Fascicule IV
(O-S)

DICTIONNAIRE
DE MÉDECINE

Par É. LITTRÉ

VINGT ET UNIÈME ÉDITION

Par A. GILBERT

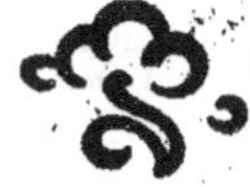

J.-B. BAILLIÈRE et FILS

cavité glénoïde ; sur l'acromion ou sur l'apophyse coracoïde : dans tous les cas, il est indiqué de négliger le déplacement, s'il existe, pour s'occuper de l'immobilisation, aucun appareil ne pouvant maintenir efficacement la réduction des fragments.

OMOPLAT-HYOÏDIEN, ENNE. adj. V. OMO-HYOÏDIEN.

OMOTOCIE. s. f. [de ὠμὸς, cru, non mûr, et τόκος, accouchement]. L'accouchement avant terme, la parturition abortive.

OMO-TRACHÉLIEN. adj. et s. m. [*levator claviculæ*, Cuvier]. Muscle de la partie latérale du cou qui existe chez presque tous les mammifères, et qu'on a trouvé plusieurs fois chez l'homme. Il s'étend des apophyses transverses des premières vertèbres cervicales à la partie externe de la clavicule ou à l'acromion.

OMPHALECTOMIE. s. f. [de ὀμφαλὸς, ombilic, et ἐκτομή, retranchement]. Résection de l'ombilic dans la cure radicale des hernies ombilicales.

OMPHALIER. s. m. [*Omphalea*]. Genre d'euphorbiacées d'Amérique, à fruits huileux, alimentaires.

OMPHALIQUE. adj. Qui concerne l'ombilic.

OMPHALITE. s. f. Inflammation de l'ombilic pendant ou après la chute du cordon. V. OMBILICAL.

OMPHALOCÈLE. s. f. [*omphalocele*, de ὀμφαλὸς, ombilic, et κήλη, hernie ; all. *Nabelbruch*, angl. *omphalocele*, it. *onfalocele*, esp. *onfalocele*, *exomphale*, *hernie ombilicale*]. Tumeur de la région ombilicale, formée par un ou plusieurs viscères sortis de l'abdomen par l'anneau ombilical. On divise généralement les hernies ombilicales en deux grandes classes, les *hernies congénitales* et les *hernies acquises*, les unes se formant avant la naissance, les autres après la naissance. Les *hernies congénitales* (fig. 497), sont généralement le résultat d'un arrêt de développement de la paroi abdominale antérieure : toutefois il est une variété de ces hernies qui résulte de l'issue des viscères abdominaux à travers l'ombilic déjà formé, et qui possède un véritable sac constitué par le péritoine, passant au-devant des enveloppes du cordon ; elles se rapprochent, par ces deux caractères, des hernies acquises. Les hernies congénitales présentent donc deux variétés : les unes, dites *embryonnaires*, développées avant le troisième mois, ont un mode de formation spécial, et présentent les viscères à nu dans le liquide amniotique ou enveloppés seulement par une membrane transparente et par la gélatine de Wharton ; les autres, dites *fœtales*, développées après le troisième mois, se forment comme les hernies acquises, mais existent, comme les précédentes, au moment de la naissance. Les *hernies acquises*, qui surviennent après ce moment, présentent aussi deux variétés : les unes, *hernies des enfants*, apparaissent dans les premiers jours du mois qui suivent la chute du cordon ombilical, se font toujours par l'anneau ombilical proprement dit, sont la conséquence d'un retard dans la formation de cet anneau, et ont une tendance marquée vers la guérison ; les autres, *hernies des adultes*, apparaissent à une époque quelconque de l'existence, sous l'influence des causes ordinaires des hernies, se font tantôt par l'anneau ombilical, tantôt par une éraillure de la ligne blanche, et ne marchent pas naturellement vers la guérison. Les hernies acquises ont pour enveloppes la peau, le fascia superficialis et le péritoine ; elles renferment de l'épiploon, de l'intestin, plus rarement une portion du foie que les hernies congénitales ; elles sont nommées, d'après la nature de leur contenu, *entéromphale*, *épiplomphale*, *hépatomphale*, etc. ; leurs symptômes, leurs accidents et complications sont les mêmes que pour les autres hernies. La *hernie congénitale* doit être réduite quand le volume de la tumeur le permet : l'intestin ou tout autre viscère hernié étant repoussé dans l'abdomen, le cordon est lié et pansé avec de la gaze aseptique ; un bandage légèrement compressif maintient ensuite la réduction ; lorsque les viscères ne peuvent être réduits, mieux vaut l'expectation que la suture ou la ligature ; souvent, à la chute du cordon, le travail de cicatrisation ramène la peau sur la tumeur. La *hernie des enfants* est facilement réduite en repoussant les viscères directement d'avant en arrière, ou de bas en haut et d'avant en arrière ; la contention se fait par quelques compresses

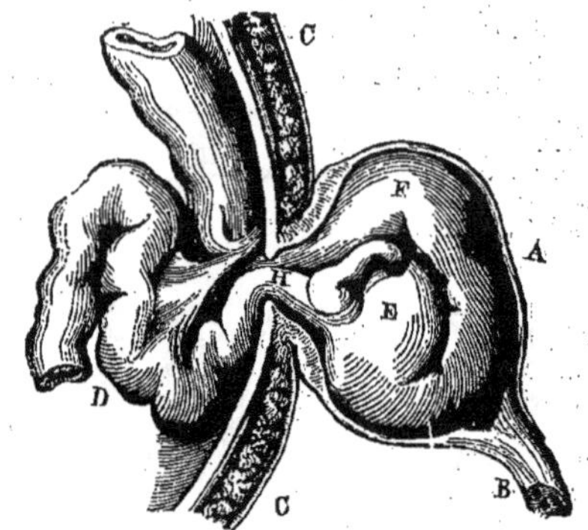

Fig. 497. — *Omphalocèle.*

maintenues à l'aide d'une bande élastique ou, quand l'anneau est très large et la hernie volumineuse, par une petite pelote en caoutchouc creuse et hémisphérique : ces moyens sont souvent insuffisants à produire la cure radicale, mais la guérison arrive naturellement par le retrait physiologique des bords de l'anneau. La *hernie des adultes* est souvent difficile à réduire à cause des adhérences contractées par les organes et de l'étroitesse de l'anneau relativement au volume des viscères. La contention se fait à l'aide d'une pelote convexe, hémisphérique, en caoutchouc, maintenue par un bandage à ressort très doux : si la réduction n'a pu être faite complètement, on applique une pelote concave ayant la forme de la tumeur, et dont on diminue progressivement la profondeur à mesure qu'on parvient à faire rentrer les viscères. V. KÉLOTOMIE. — Fig. 497. Hernie ombilicale, congénitale, pédiculée et irréductible. A, hernie ; B, cordon ; CC, abdomen ; D, gros intestin ; F, côlon ascendant ; H, intestin grêle.

OMPHALOMANCIE. s. f. [*omphalomantia*, de ὀμφαλὸς, ombilic, et μαντεία, prophétie, divination ; all. *Nabeldeuterei*, angl. *omphalomancy*, it. *omfalomanzia*, esp. *onfalomancia*]. Divination pratiquée par quelques sages-femmes, qui prédisent le nombre d'enfants qu'une femme doit avoir, d'après le nombre de nœuds du cordon ombilical de l'enfant qui vient de naître.

OMPHALO-MÉSENTÉRIQUE. adj. [*omphalo-mesentericus*, de ὀμφαλὸς, ombilic, et μεσεντέριον, mésentère ; all. *omphalo-mesenterisch*, angl. *omphalo-mesenteric*, it. *omfalo-mesenterico*, esp. *onfalo-mesenterico*]. — *Canal* ou *conduit omphalo-mésentérique*. Conduit qui fait communiquer la vésicule ombilicale avec l'intestin. V. OMBILICAL. — *Vaisseaux omphalo-mésentériques*. Nom donné à deux artères et à une veine par le moyen desquelles s'accomplit la circulation de la vésicule ombilicale. Les artères naissent des deux aortes abdominales ; la veine, après avoir reçu la mésentérique, qui n'en est alors qu'une faible branche, gagne le cœur. Cette circulation dure plus ou moins longtemps chez les divers mammifères, suivant

les différences qui existent dans le développement de la vésicule. Le seul changement qui y survienne consiste en ce que la veine se transforme en une branche de la mésentérique, qui devient tronc, et en ce que les artères ne restent plus branches directes des deux aortes abdominales, mais deviennent des branches de la mésentérique supérieure. La circulation persiste ainsi, pendant toute la vie embryonnaire, chez le chien et le lapin; elle disparaît de très bonne heure, quand la vésicule cesse de grandir ou s'atrophie, chez les ruminants, et bien plus tôt encore chez l'homme.

OMPHALONCIE. s. f. [de ὀμφαλὸς, nombril, et ὄγκος, tumeur]. Induration de l'ombilic. ‖ Tumeur ombilicale.

OMPHALOPAGE. adj. et s. [de ὀμφαλὸς, nombril, et παγείς, réuni]. Genre de monstres doubles monomphaliens.

OMPHALOPHLÉBITE. s. f. [*omphalophlebitis*]. Inflammation de la veine ombilicale.

OMPHALOPROPTOSE. s. f. [de ὀμφαλὸς, nombril, πρὸ, en avant, et πτῶσις, chute]. Hernie ombilicale. ‖ Éventration. ‖ Procidence du cordon ombilical.

OMPHALORRAGIE. s. f. [*omphalorrhagia*, de ὀμφαλὸς, ombilic, et ῥήγνυσθαι, faire éruption ; all. *Nabelblutung*, angl. *omphalorrage*, it. *omfalorragia*, esp. *onfalorragia*]. Hémorragie par l'ombilic.

OMPHALORRHÉE. s. f. [de ὀμφαλὸς, nombril, et ῥεῖν, couler]. Écoulement de lymphe par l'ombilic ; de sérosité ascitique par perforation ombilicale ; d'urine par l'ouraque resté perméable.

OMPHALOSITE. s. m. [de ὀμφαλὸς, ombilic, et σῖτος, nourriture ; esp. *onfalosito*]. (Isid. Geoffroy Saint-Hilaire). Genre de monstres dont la vie n'est entretenue que par la communication placentaire avec la mère, et cesse dès que le cordon ombilical est rompu.

OMPHALOTOME. s. m. Instrument destiné à l'omphalotomie.

OMPHALOTOMIE. s. f. [*omphalotomia*, de ὀμφαλὸς, ombilic, et τομή, section ; all. *Nabelschnitt*, angl. *omphalotomy*, it. *omfalotomia*, esp. *onfalotomia*]. Section du cordon ombilical. V. OMBILICAL.

OMPHALOTRIBE. s. m. Pince servant à pratiquer l'écrasement du cordon.

OMPHALOTRIPSIE. s. f. [de ὀμφαλὸς, ombilic, et τρίψις, de τρίβειν, broyer]. Écrasement du cordon ombilical à l'aide de l'omphalotribe ; ce procédé détermine l'hémostase dans les vaisseaux ombilicaux et peut remplacer la ligature du cordon.

ONAGE. s. f. V. INÉE.

ONAGRE. s. f. [all. *Natchkerze*, angl. *onagra*, *primros*, it. *onagra*]. Genre d'onagrariées, dont une espèce, l'*onagre bisannuelle* (*Œnothera biennis*, L.) a des racines alimentaires ; elle a été employée comme astringente.

ONANISME. s. m. [all. *Onanie*, *Selbstbefleckung*, angl. *onanism*, it. et esp. *onanismo*]. V. MASTURBATION.

ONATUPANAS. s. m. V. DIVIDIVI.

ONCOBA. s. m. V. RIMBOT.

ONCOLOGIE. s. f. Description des tumeurs.

ONCOME. s. m. [de ὄγκος, tumeur]. Tumeur, enflure.

ONCOSE. s. f. [de ὄγκος, tumeur]. Production des tumeurs, d'un gonflement.

ONCOTIQUE. adj. Qui concerne les tumeurs, leur production.

ONCOTOMIE. s. f. [*oncotomia*, de ὄγκος, tumeur, et τομή, incision ; all. *Geschwürеröffnung*, angl. *oncotomy*, it. et esp. *oncotomia*]. Ouverture d'une tumeur avec un instrument tranchant.

ONCTION. s. f. [*unctio*, *illitio*, ἔγχρισις, all. *Salbung*, *Einschmierung*, angl. *unctio*, it. *unzione*, esp. *uncion*]. Action de frotter une partie avec une substance grasse.

ONCTUEUX, EUSE. adj. [*unguinosus*, all. *schmierig*, angl. *unctuous*, it. et esp. *untuoso*]. Se dit d'un corps dont le contact produit sur le doigt une impression analogue à celle que causerait une substance grasse.

ONCTUOSITÉ. s. f. [all. *Schmierigkeit*, angl. *unctuosity*, it. *untuosità*, esp. *untuosidad*]. Qualité de ce qui est ou paraît gras au toucher.

ONDÉ, ÉE. adj. [*undatus*, all. *wellenförmig*, angl. *grained*, *watered*, it. *ondato*, esp. *ondeato*]. Se dit d'une surface qui présente des lignes colorées régulières ou irrégulières.

ONDULANT, ANTE. adj. [all. *wellenförmig*, angl. *undulating*, it. et esp. *ondulante*]. Se dit du pouls dont les mouvements sont continuels et inégaux, se font par une succession d'élévations et de dépressions.

ONDULATION. s. f. [all. *Ondulation*, *Schallwellen*, angl. *undulation*, it. *ondulazione*, esp. *ondulacion*]. Série de vibrations concentriques, analogues aux ondes formées sur une eau tranquille par une pierre qu'on y jette, qui se propagent autour du centre de l'ébranlement, et dont la production dans l'air, ou dans un fluide hypothétique, l'éther, donne l'explication des phénomènes du son, de la lumière et de la chaleur.

ONDULATOIRE. adj. [all. *wellenförmig*, angl. *undulatory*, it. et esp. *undulatorio*]. Qui se propage en ondulations : *mouvement ondulatoire*.

ONGLADE. s. f. V. ONGLE *entré dans la chair*.

ONGLE. s. m. [*unguis*, ὄνυξ, all. *Nagel*, angl. *nail*, it. *unghia*, esp. *una*]. Lame dure, cornée, demi-transparente, qui revêt l'extrémité dorsale des doigts et des orteils. On distingue dans l'ongle trois parties : son *extrémité* antérieure, qui est libre au bout du doigt ; son *corps* ou portion moyenne, adhérente par sa face interne ; sa *racine* ou extrémité postérieure, terminée par un bord mince et dentelé qui s'enfonce dans un repli de la peau, nommé *matrice unguéale*. Dans sa partie moyenne, l'ongle présente une face supérieure, convexe transversalement, striée longitudinalement, et une face inférieure, concave, en rapport avec le *lit de l'ongle*, c'est-à-dire avec la surface quadrangulaire que forme le derme au-dessous de l'ongle. En arrière et dans la plus grande partie de ses bords, l'ongle est reçu dans un sillon nommé *matrice unguéale*, et formé par la peau, qui, après s'être avancée sur la face convexe de l'ongle dans l'étendue de 5 millimètres environ, se retourne en s'adossant à elle-même ; l'épiderme se réfléchit sur le dos de l'ongle et le revêt dans une certaine étendue près du bord adhérent, tandis que le derme passe au-dessous. Du reste, le nom de *matrice unguéale* doit s'étendre au lit de l'ongle lui-même, et ne pas être restreint aux replis latéraux et postérieur du derme. Les ongles sont formés d'un tissu corné de même nature que celui qui constitue les sabots et les cornes de divers animaux (V. CORNÉ, KÉRATINE et LUNULE). Les ongles mettent à se renouveler entièrement, sur l'adulte, un temps variable avec l'âge, la constitution, le tempérament, l'état de santé ou de maladie, selon que l'on coupe souvent ou non l'extrémité libre des ongles, etc. ; ce temps est, en moyenne, de trois à quatre mois. A mesure que l'ongle fait des progrès en longueur, cette progression se fait de plus en plus lentement. L'absence congénitale ou acquise des ongles s'appelle *anonychie*. — *Ongle entré*

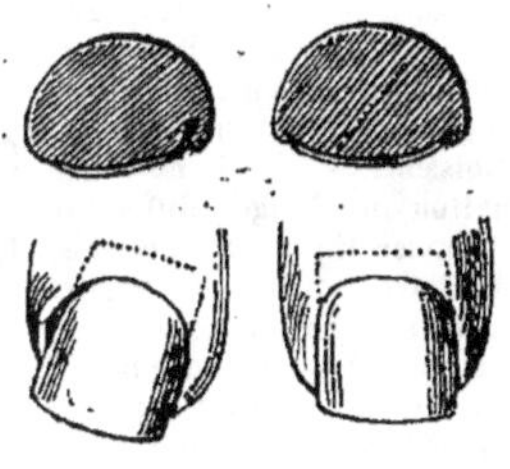

Fig. 498. — *Ongle incarné.*

dans la chair [*onyxis latéral*, *ongle incarné*, all. et angl. *onychis*, it. *onice*] (fig. 498). Lésion fort douloureuse, qui affecte surtout le gros orteil, et qui consiste dans une inflammation chronique de la partie latérale du lit de l'ongle, entretenue par la compression et la déformation que des chaussures trop étroites font subir à cet organe. Elle débute ordinairement d'une manière lente par une tuméfaction livide ; bientôt la partie malade devient rouge, tendue, très douloureuse, et l'inflammation se termine par suppuration : à cette dernière période, le derme s'ulcère et devient fongueux. Il semble que l'ongle s'enfonce dans les parties molles qui se boursouflent autour de son bord. La guérison par les seules ressources de la nature est dès lors à peu près impossible, et il faut, après anesthésie locale, faire avec le bistouri l'ablation partielle de l'ongle et de son derme, suivie d'une compression ouatée : la guérison de la plaie se fait en quelques jours. Beaucoup de procédés ont été préconisés pour la cure de l'ongle incarné; souvent, en effet, il est nécessaire d'enlever les parties fongueuses et suppurantes, et la forme du lambeau varie suivant les auteurs. Lorsque le mal est récent, peu étendu, et existe chez un individu capable de prendre lui-même les soins hygiéniques nécessaires, il peut guérir sans opération par le procédé suivant : on introduit entre le rebord de l'ongle et les chairs exubérantes un morceau de coton hydrophile ou de gaze antiseptique, dont on augmente graduellement la grosseur; lorsque les chairs sont fongueuses, on les cautérise légèrement avec la pierre infernale ; lorsque la guérison est complète, il faut maintenir pendant longtemps de l'ouate sous l'ongle pour éviter le retour des accidents. — *Signe de l'ongle.* Coloration ardoisée des ongles survenant chez les paludéens; elle apparait avant le début du frisson, s'accentue pendant le stade de frisson pour atteindre son maximum au milieu de la période de chaleur, et décroît ensuite progressivement jusqu'à disparaître vers la fin du stade de sueur. Ce signe permet de faire le diagnostic des formes larvées de l'infection palustre, et aussi de reconnaître la nature malarique de certaines affections fébriles se produisant chez des sujets entachés de paludisme (Boisson). — *Ongle en verre de montre* (P. Marie). Déformation de l'ongle différente de celle qui caractérise le doigt hippocratique ; il y a élargissement de l'ongle qui déborde latéralement les parties molles qui devraient normalement l'enserrer ; de plus, cet ongle est notablement aminci et a une consistance molle. Cette déformation est en relation directe avec les suppurations broncho-pulmonaires, et constitue le premier degré du processus qui aboutit à l'ostéo-arthropathie hypertrophiante pneumique.

ONGLÉE. s. f. [*in extremis digitis rigor*, all. *Hornigeln*, angl. *agnail*, it. *unghiella*]. Engourdissement douloureux causé par un grand froid au bout des doigts, et accompagné de picotements et de fourmillements. Il faut se garder de plonger dans l'eau chaude ou d'exposer à une température élevée les parties engourdies ; les frictions avec la neige ou l'eau froide, jusqu'à ce qu'il s'opère une réaction, sont le moyen le plus convenable.

ONGLET. s. m. (*unguiculus*, all. *Nagel*]. En chirurgie, *onglet*, synonyme de *ptérygion*.

ONGUÉAL, ALE. adj. V. Unguéal.

ONGUENT. s. m. [*unguentum*, de *ungere*, oindre ; ἔγχρισμα, all. *Salbe*, angl. *unguent*, *oilment*, it. *unguento*, esp. *ungüento*]. Nom générique de médicaments destinés à l'usage externe, d'une consistance analogue à celle de l'axonge, mais contenant généralement des substances résineuses, qui ne s'agglutinent pas, mais se liquéfient à la chaleur de la peau, et qu'on applique simplement sur des ulcères ou qu'on emploie en frictions lorsqu'ils contiennent quelques substances qui doivent être absorbées. — *Onguent de l'abbé Pipon.* V. Basilicon. — *Onguent d'althæa.* Onguent composé : d'huile de fenugrec, 120 grammes ; cire jaune, 30 grammes ; résine et térébenthine du mélèze, āā 15 grammes. — *Onguent anticancéreux* (Landolfi). Il est préparé avec : oléo-résine de térébenthine, huile d'olive, cire jaune, blanc de baleine, bois de santal et camphre ; il sert au pansement des escarres produites par le caustique anticancéreux. — *Onguent d'Arcæus.* V. Baume d'*Arcæus*. — *Onguent astringent de Fernel.* V. Pommade *astringente*. — *Onguent basilicum.* V. Basilicon. — *Onguent blanc de Rhazès* (*blanc-rhasis*, *blanc-raisin*). Mélange de 1 partie de carbonate de plomb porphyrisé avec 5 parties d'axonge ramollie à une douce chaleur. Cet onguent, employé comme dessiccatif, ne doit être préparé qu'au moment du besoin, car il rancit très vite. — *Onguent brun.* V. Basilicon. — *Onguent Canet.* V. Emplatre *de Canet*. — *Onguent citrin.* V. Pommade *citrine*. — *Onguent égyptiac.* Il est fait avec : sous-acétate de cuivre, 50 grammes ; vinaigre, 70 grammes ; miel blanc, 140 grammes. Escarrotique, employé surtout par les vétérinaires. — *Onguent gris.* Mélange de 1 partie d'onguent napolitain et de 3 d'axonge, qu'on emploie comme parasiticide, résolutif et antisyphilitique. — *Onguent mercuriel.* V. Onguent *napolitain*. — *Onguent de la mère.* On le prépare en liquéfiant et chauffant ensemble : huile d'olive, 500 grammes ; axonge, beurre frais, suif et cire jaune, āā 250 grammes ; ajoutant par portion, lorsque le mélange fume : litharge porphyrisée, 250 grammes ; faisant cuire jusqu'à ce que la masse soit d'un brun noirâtre, et y mêlant alors : poix purifiée, 50 grammes. Cet onguent est employé comme suppuratif. — *Onguent napolitain.* Pour le préparer, on mêle avec 23 parties d'axonge et 2 de cire blanche 25 parties de mercure, et l'on triture jusqu'à extinction complète du métal. On l'emploie en frictions de 2 à 4 grammes chacune. — *Onguent nitrique.* V. Pommade *oxygénée*. — *Onguent nutriteux* ou *nutritif* ou *nutritum*. Composé de litharge, de vinaigre blanc et huile rosat. Siccatif pour les plaies. — *Onguent de poix et de cire.* V. Basilicon. — *Onguent de pompholyx.* Emplâtre dessiccatif composé d'huile rosat, de cire jaune, de suc de morelle, d'encens, d'oxyde de zinc (pompholyx), de sulfure et d'oxyde de plomb. — *Onguent soufré.* Il est composé de : fleur de soufre, 1 partie, et axonge, 2 parties ; employé par les vétérinaires. — *Onguent suppuratif.* V. Basilicon.

ONGUIFORME. adj. [*unguiformis*, de *unguis*, ongle, et *forma*, forme ; all. *nagelförmig*]. Qui a la forme d'un ongle.

ONIOMANIE. s. f. [de ὠνή, achat, et μανία, manie]. Impulsion morbide et irraisonnée à faire des achats ; c'est un stigmate de dégénérescence.

ONIRIQUE. adj. [de ὄνειρος, songe]. Se dit de tout ce qui a rapport aux songes.

ONIROCRITIQUE. s. f. [ὀνειροκριτικός, de ὄνειρος, songe, et κριτικός, qui interprète] (Linden). Partie du diagnostic consistant à déterminer, d'après la nature des songes, l'état morbide qui les suscite.

ONIRODYNIE. s. f. [*onirodynia*, de ὄνειρος, songe, et ὀδύνη, douleur, c'est-à-dire songe douloureux]. Nom sous lequel Cullen réunit le somnambulisme (*onirodynia activa*) et le cauchemar (*onirodynia gravans*).

ONIROGME. s. m. [ὀνειρωγμος, de ὀνειρώσσω, rêver et avoir une pollution en dormant ; *libidinis imaginatio et genituræ per somnium emissio* (Cælius Aurelianus) ; all. *Pollution*, *nächtlicher Samenverlust*, angl. *pollution*, it. *polluzione*, esp. *pollucion* ; *pollution spontanée*]. Pollution nocturne consécutive à un rêve lascif et accompagnée d'une sensation voluptueuse souvent plus vive que celle qu'amène le coït. C'est la variété la plus fréquente et la moins nuisible à la santé. V. Spermatorrhée.

ONOMATOMANIE. s. f. [de ὄνομα, nom, et μανία, manie]. Sorte d'obsession qui consiste, soit dans la recherche d'un nom oublié qui s'impose à l'esprit; soit dans la nécessité de remplacer par d'autres mots ou par une périphrase certains mots dont la prononciation cause au malade une véritable angoisse ; quelquefois enfin dans une impulsion provoquée par un nom (Charcot et Magnan).

ONONIS. s. m. V. Arrête-boeuf.

ONOPORDE. s. m. [*Onopordon acanthium*, L., *chardon aux ânes*]. Synanthérée flosculeuse autrefois employée contre les scrofules.

ONTANEDA Y ALCEDO (Espagne). *Eaux sulfurées sodiques*, tièdes, 25°,7. Établissement : 10 juin au 30 septembre.

ONTOGÉNIE. s. f. [de ὤν, ὄντος, l'être, et γεννᾶν, engendrer]. Développement de l'individu; ce mot s'emploie surtout en opposition avec le mot *phylogénie*, développement de l'espèce.

ONTOLOGIE. s. f. [*ontologia*, de τὰ ὄντα, les êtres, et λόγος, discours ; all. *Wesenlehre*, angl. *ontology*, it. et esp. *ontologia*]. En métaphysique, recherche de l'être en soi; recherche qui, étant inaccessible à l'esprit humain, entraîne en des spéculations stériles. ‖ En médecine, *ontologie* (Broussais), doctrine opposée à la doctrine physiologique, ne rattachant pas les phénomènes pathologiques aux phénomènes réguliers de la vie. *L'ontologie médicale* est une série de conceptions qui, séparant la pathologie de la physiologie, laisse les phénomènes morbides sans fondements solides et les subordonne à des explications illusoires.

ONYCHATROPHIE. s. f. [de ὄνυξ, ongle, et ἀτροφία, atrophie]. Atrophie des ongles (Fuchs).

ONYCHAUXE. s. f. ou **ONYCHAUXIS.** s. f. [de ὄνυξ, ongle, et αὔξη, accroissement]. Hypertrophie des ongles (Fuchs).

ONYCHIE. s. f. [*onychia*, de ὄνυξ, ongle ; all. *Nagelraude*]. Synonyme d'*onyxis*.

ONYCHOGÈNE. adj. [de ὄνυξ, ongle, et γεννᾶν, engendrer]. Qui a rapport à la formation de l'ongle; l'évolution onychogène est celle que suivent les cellules de la couche de Malpighi au niveau de la plaque onguéale et qui aboutit à la formation de l'ongle. Au lieu de subir la transformation cornée, ces cellules s'infiltrent d'une substance spéciale appelée par Ranvier *matière onychogène*.

ONYCHOGRAPHE. s. m. Instrument avec lequel on pratique l'onychographie.

ONYCHOGRAPHIE. s. f. [de ὄνυξ, ongle, et γραφεῖν, écrire]. Enregistrement de la pression des vaisseaux onguéaux, en particulier du pouls onguéal.

ONYCHOGRYPOSE. s. f. [de ὄνυξ, ongle, et γρυπὸς, recourbé]. Difformités de l'ongle hypertrophié (ongle en massue, ongle cannelé, ongle cubique, ongle en griffe). Elles ne s'observent guère qu'aux orteils, chez les vieillards; elles sont causées par les inflammations, les traumatismes dus à des chaussures mal faites, à des marches exagérées.

ONYCHOMYCOSE et **ONYCHOMYCOSIS.** s. f. [de ὄνυξ, ongle, et μύκης, champignon]. Onyxis causé par des parasites végétaux, en particulier par l'*Achorion Schœnleinii* (onychomycose favique), et par une variété de *tricophyton* (onychomycose tricophytique).

ONYCHOPATHIE. s. f. [de ὄνυξ, ongle, et πάθος, affection]. Affection des ongles.

ONYCHOPHAGIE. s. f. [de ὄνυξ, ongle, et φαγεῖν, manger]. Habitude qu'ont un grand nombre d'individus, en particulier les enfants, de ronger leurs ongles. On a voulu y voir un stigmate de dégénérescence.

ONYCHOPHYME. s. m. [de ὄνυξ, ongle, et φῦμα, tumeur ; all. *Nagelgeschwulst*]. Callosité des ongles.

ONYCHOPTOSE. s. m. [de ὄνυξ, ongle, et πτῶσις, chute]. Affection caractérisée par la chute des ongles.

ONYCHORRHEXIS. s. m. Affection caractérisée par de fines cannelures longitudinales, accompagnées d'amincissement et de fragilité extrême des ongles. C'est un trouble trophique d'origine nerveuse.

ONYCHOSE. s. f. [de ὄνυξ, ongle]. Callosité des ongles avec déformation et inflammation de la matrice de l'ongle.

ONYX. s. m. Nom donné à l'*encanthis* et au *ptérygion*.

ONYXIS. s. m. [esp. *onixis*]. Inflammation du derme unguéal, résultant tantôt d'un traumatisme et portant alors sur le lit de l'ongle (*onyxis sous-unguéal*), tantôt portant sur le repli de la peau qui enchâsse l'ongle en arrière et sur les côtés (*onyxis rétro-unguéal* et *péri-unguéal*) à la suite d'une excoriation spontanée de l'extrémité du doigt ou de l'orteil. La douleur est vive, lancinante, la peau est rouge, chaude, gonflée ; presque toujours il se forme un ou plusieurs abcès. — *Onyxis latéral*. V. Ongle *entré dans les chairs*.

OOGÉNIE. s. f. V. Ovogénie.

OOÏNE. s. f. [de ὠὸν, œuf]. L'albumine de l'œuf.

OOLITHE. s. m. [ὠὸν, œuf, et λίθος, pierre]. Œuf calcifié. ‖ Concrétion calcaire des œufs. — Calcaire ou minerai de fer en forme de concrétions sphéroïdes.

OOLOGIE. s. f. V. Ovologie.

OONIN. s. m. [angl. *ooninum*, it. et esp. *oonina*; *albuminine*] (Couerbe). L'un des produits d'altération de l'albumine du blanc d'œuf.

OOPHORALGIE. s. f. [de ὠὸν, œuf, φέρειν, porter, et ἄλγος, douleur]. Névralgie de l'ovaire.

OOPHORECTOMIE. s. f. [de ὠὸν, œuf, φερεῖν, porter, et ἐκτομή, ablation]. Opération qui consiste à extirper par la voie abdominale, après laparotomie, un ovaire sain ou malade.

OOPHORITE. s. f. [de ὠὸν, œuf, et φέρειν, porter]. Inflammation de l'ovaire.

OOPHORO-SALPINGECTOMIE. s. f. Opération qui consiste à retrancher à la fois par la voie abdominale

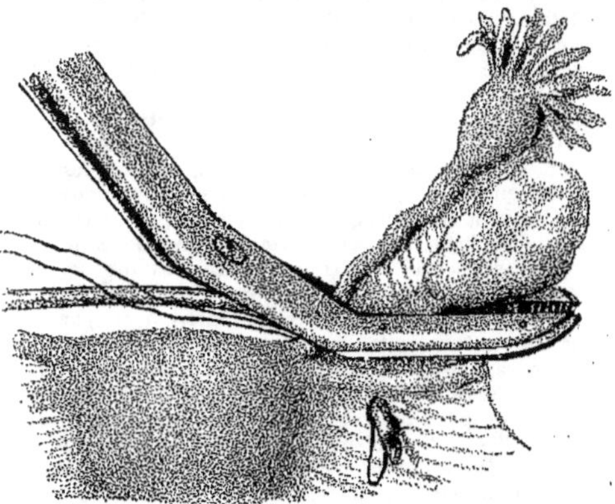

Fig. 499. — *Oophoro-salpingectomie.*

l'ovaire et la trompe de Fallope (fig. 499), quand ces deux organes sont simultanément atteints d'inflammation ancienne, ou quand la trompe est le siège d'un épanchement purulent ou sanguin et adhère à l'ovaire également altéré.

OPACITÉ. s. f. [*opacitas*, all. *Undurchsichtigkeit*, *Opacität*, angl. *opacity*, it. *opacità*, esp. *opacidad*]. Propriété qu'ont certains corps d'intercepter la lumière, de n'en laisser passer aucun rayon. Cette propriété dépend de leur épaisseur, ou de la disposition de leurs molécules, qui, isolément, seraient transparentes, ou de l'interposition d'une matière étrangère liquide ou solide. || *Opacité de la cornée*. V. TAIES. — *Opacité du cristallin*, V. CATARACTE.

OPALESCENT, ENTE. adj. Qui devient opalin.

OPALIN, INE. adj. [*opalinus*, all. *opalartig*, angl. *opaline*, it. *opalizzante*, esp. *opalino*]. Qui a une teinte laiteuse et bleuâtre, avec des reflets irisés.

OPAQUE. adj. [*opacus*, all. *undurchsichtig*, angl. *opacous*, it. et esp. *opaco*]. Se dit d'un corps doué d'opacité. — *Cornée opaque*. V. SCLÉROTIQUE.

OPEN-DOOR. Mots anglais signifiant « porte ouverte ». Système nouveau de traitement des aliénés qui consiste à remplacer la vieille méthode de l'isolement par la liberté sans restriction aucune. Aux asiles fermés, il substitue l'asile aux portes ouvertes, sans verrous ni intérieurs, ni extérieurs, sans sauts de loup, ni galeries couvertes, l'asile sous forme de village dans lequel circulent en complète liberté 60 à 70 p. 100 des aliénés hospitalisés, tandis que les 30 à 40 p. 100 qui restent, malades agités ou dangereux sont tenus dans de coquettes villas que ferment seulement des serrures ordinaires et une grille élégante. Dans l'asile ouvert, les malades, autant que le permet leur état mental, vivent de leur vie ordinaire, recevant leurs parents et leurs amis, correspondant avec eux en toute liberté. Cette méthode pratiquée en Écosse, en Russie, en Suède, en Norvège, en Hollande et en Amérique, donne des résultats bien supérieurs à la pratique de l'isolement. (Marandon de Montyel).

OPÉRATEUR. s. m. et adj. [all. *Operateur*, angl. *operator*, it. *operatore*, esp. *operador*]. Chirurgien qui exécute une manœuvre sur le corps vivant, avec sa main seule ou à l'aide d'instruments. L'opérateur, étant le plus souvent debout, devra dresser à sa taille le lit ou la table sur laquelle on couche le malade ; sauf pour l'opération de la cataracte et quelques-unes de celles qui s'exécutent sur les yeux et la face, où il est ordinairement assis. Pour les amputations des membres, il change de position, il est obligé d'abord de mettre le genou presque à terre, se relève, puis se penche en avant. Il doit conserver son sang-froid autant pour les alertes qui peuvent se produire pendant l'anesthésie que relativement aux ordres qu'il donne aux aides. Quant à la résolution qui est nécessaire à l'opérateur, et qu'il est si difficile à quelques hommes de conserver en face des tissus organisés mis à découvert sur le vivant et pendant que le sang coule, on ne peut l'obtenir qu'à l'aide de connaissances anatomiques positives, acquises par la dissection répétée des organes et des régions. L'étude des tissus doit avoir rendu familière la distinction des organes que coupe l'instrument, par la vue de leur texture seule, indépendamment de leur forme et de leurs rapports, toujours plus ou moins changés par la lésion qui nécessite l'intervention chirurgicale. Enfin, dès qu'on sort des opérations consistant en une simple incision, chacune d'elles doit avoir été répétée plusieurs fois sur le cadavre (*médecine opératoire*), avant de pouvoir être pratiquée sur le malade, sans lui faire courir des dangers autres que ceux qui sont inhérents à la plupart des opérations chirurgicales. Une des qualités essentielles que doit avoir un bon opérateur c'est d'être rompu de longue date aux pratiques de l'antisepsie et de l'asepsie; il doit éviter à tout prix que par son fait ou par celui de ses aides une complication infectieuse survienne chez l'opéré.

OPÉRATION. s. f. [*operatio*, de *opus*, ouvrage ; ἐργασία, all. et angl. *Operation*, it. *operazione*, esp. *operacion*]. Proprement *action*. — *Opération chirurgicale*. Tout ce que fait le chirurgien sur le corps vivant à l'aide de la main seule ou armée d'instruments, soit qu'il divise des parties auparavant continues (*diérèse*), soit qu'il réunisse des parties séparées (*synthèse*), soit qu'il fasse l'extraction d'une partie (*exérèse*), ou qu'il substitue une partie artificielle à une partie naturelle qui manque (*prothèse*). V. AMPUTATION, INDICATION *opératoire*, LIGATURE, RÉSECTION, etc. Un grand nombre d'opérations sont désignées par le nom de celui qui les a proposées ou exécutées le premier (V. aux noms d'auteur). — *Opération de Battey*. V. OVARIOTOMIE *normale*. — *Opération d'Emmet*. Lors du passage de la tête du fœtus à travers le col, pendant l'accouchement, il se produit souvent des déchirures du col. Tantôt la déchirure est unique et siège ordinairement à gauche, tantôt elle est double et se produit en même temps de chaque côté. On a observé des déchirures multiples, mais rarement. Ces déchirures ont été surtout étudiées en Amérique, sous le nom de *lacération du col*, par Emmet, qui a proposé de les faire disparaître au moyen d'une opération à laquelle on a donné le nom de l'auteur qui le premier l'a pratiquée. L'opération consiste à aviver les lèvres déchirées au moyen du bistouri et à pratiquer ensuite la suture avec des fils d'argent. Pour pratiquer l'opération, Emmet place la malade dans le décubitus latéral gauche, introduit un spéculum de Sims, attire légèrement le col à la vulve à l'aide d'une érigne, et fait l'avivement d'abord sur la lèvre située inférieurement, puis sur la lèvre supérieure. Cela fait, on procède au passage des fils. Le col étant toujours bien fixé au moyen d'un tenaculum, on fait pénétrer une aiguille courbe, montée sur un porte-aiguille, à 5 millimètres environ de la partie avivée et on la fait ressortir sur la lèvre opposée dans un point correspondant. Lorsque tous les fils qui doivent être placés à un demi-centimètre les uns des autres ont été passés, on procède à la torsion de ces fils en commençant par celui qui est le plus élevé. — *Opération chimique* ou *pharmaceutique*. Tout ce que fait le chimiste ou le pharmacien pour analyser un corps, déterminer des combinaisons, ou préparer des médicaments. Ces opérations se font au moyen d'agents mécaniques, à l'aide de l'action du feu et des *réactifs chimiques* ; de là les dénominations données à ces opérations, suivant le moyen employé et son mode d'action. — *Opérations obstétricales*. Toutes celles qu'exigent les divers cas de dystocie.

OPÉRATOIRE. adj. [all. *operativ*, angl. *operative*, it. et esp. *operativo*]. Qui se rapporte aux opérations : *médecine opératoire, méthode opératoire*.

OPHIASIS. s. f. [de ὄφις, serpent ; all. *Schlangenkopf*, angl. *ophiasis*, it. *ofiasi*, esp. *ofiasis*]. Affection commune à l'homme et à beaucoup d'animaux, dans laquelle, les cheveux et les poils tombant par places, celui qui en est affecté est tacheté comme la peau d'un serpent.

OPHIOGLOSSE. s. f. [*ophioglossum*, de ὄφις, serpent, et γλῶσσα, langue; all. *Schlangenzunge*, angl. *ophioglossum, adder's-tongue*, it. *erba lucia, lingua serpentina*, esp. *ofiogloso*]. Genre de plantes de la famille des fougères, dont une espèce (*langue-de-serpent, petite serpentaire, Ophioglossum vulgatum*, L.), à sporanges réunis en épi simple ou double, comparé à la langue d'un serpent, articulés, uniloculaires, à déhiscence transversale, est commune dans les lieux humides, et a une souche fibreuse dite vulnéraire.

OPHIOSTOME. s. m. [de ὄφις, serpent, et στόμα, bouche; all. *Ophiostom, Schlangenmaul*, angl. *ophiostoma*, it. et esp. *ofiostomo*]. Genre d'entozoaires nématoïdes voisins des ankylostomes, qui ont un corps cylindrique, allongé, rétréci en arrière, et une bouche munie de chaque côté d'une dent à trois pointes. On n'en connaît que dans le genre chat (*Ophiostoma* ou *Dochmius tubæformis*). L'existence de cet entozoaire dans l'homme est incertaine.

OPHIOXYLON. s. m. V. CHYNLEN.

OPHRYON. s. m. [de ὀφρύς, sourcil]. Le point sus-orbitaire indiquant le milieu de la glabelle.

OPHRYS. s. m. Genre de plantes de la famille des orchidées, dont plusieurs espèces indigènes fournissent du salep.

OPHRYTE. s. f. [de ὀφρύς, sourcil]. — *Ophryte phlegmoneuse.* Nom qui signifie inflammation de la région sourcilière, et qui a été donné, à tort, à l'inflammation avec suppuration partielle ou totale des paupières.

OPHTALMALGIE. s. f. [*ophthalmalgia*, de ὀφθαλμὸς, œil, et ἄλγος, douleur]. Douleur névralgique des yeux.

OPHTALMIE. s. f. [*ophthalmia*, ὀφθαλμία, de ὀφθαλμὸς, œil ; all. *Augenentzündung*, angl. *ophthalmy*, *ophthalmitis*, it. *ottalmia*, *oftalmia*, esp. *oftalmia*]. Toute affection inflammatoire du globe de l'œil, avec rougeur de la conjonctive. Lorsqu'elle se borne à la conjonctive, on l'appelle *conjonctivite*, et on réserve le terme d'*ophtalmie* pour indiquer les inflammations complexes, attaquant à la fois plusieurs des tissus oculaires, mais avec existence constante d'inflammation de la conjonctive. V. CONJONCTIVITE. — *Ophtalmie arthritique.* Le glaucome. — *Ophtalmie blennorragique* [all. *gonorrhœische Augenentzündung*, angl. *gonorrhœal ophthalmia*, it. *oftalmia gonorroica*]. Ophtalmie aiguë produite par le contact direct, avec la conjonctive, du pus de l'écoulement blennorragique. C'est une affection grave, contagieuse d'un œil à l'autre et d'un sujet à un autre, qui s'accompagne d'une violente inflammation de la conjonctive, d'une suppuration abondante, et qui entraîne souvent des altérations de la cornée, son ramollissement et sa perforation, et des lésions des autres membranes de l'œil. Le traitement antiphlogistique doit être énergique (sangsues, purgatifs, glace sur l'œil) ; il faut en même temps employer le nitrate d'argent en applications au pinceau sur les paupières renversées, à la dose de 1 gramme pour 40 grammes d'eau distillée, les irrigations d'eau froide et de liquides antiseptiques sur l'œil ouvert; un abcès de la cornée nécessite quelquefois la paracentèse de la zone qui suppure et de la chambre antérieure. — *Ophtalmie catarrhale épidémique.* L'*ophtalmie d'Égypte.* — *Ophtalmie ciliaire.* V. BLÉPHARITE. — *Ophtalmie diphtéritique.* Ophtalmie caractérisée par la présence d'une pseudo-membrane à la surface et dans l'épaisseur de la conjonctive; elle se développe surtout chez les enfants âgés de deux à six ans. La maladie règne parfois épidémiquement, et de préférence au printemps et à l'automne (de Græfe) ; elle est contagieuse. Elle survient souvent pendant le cours d'une autre maladie : rougeole, scarlatine, coqueluche, croup, etc. Les fausses membranes sont fibrineuses comme dans le croup. Le traitement se compose : de fomentations, de lotions acidulées (citron), d'affusions, d'injections d'eau froide; et surtout de l'emploi de la sérothérapie antidiphtérique, qui est ici formellement indiquée. L'emploi local des caustiques ne peut avoir lieu que s'il y a des phénomènes inflammatoires franchement établis. Le pronostic est plus grave chez les adultes que chez les enfants. — *Ophtalmie d'Égypte* [all. *ægyptische Augenentzündung*, angl. *pustular ophthalmia*, it. et esp. *oftalmia pustulosa*; *ophtalmie épidémique*]. Nom donné aux granulations proprement dites de la conjonctive (*trachome*) parce qu'on a observé d'abord cette affection sur des troupes revenant de l'expédition d'Égypte, d'où elle s'est étendue aux armées belge et allemande, puis aux autres armées d'Europe : actuellement elle est aussi commune dans la population civile que militaire. V. GRANULATION. — *Ophtalmie glanduleuse.* V. BLÉPHARITE *ciliaire.* — *Ophtalmie granuleuse.* V. GRANULATIONS *palpébrales.* — *Ophtalmie phlycténulaire.* V. CONJONCTIVITE *phlycténulaire.* — *Ophtalmie purulente.* Nom sous lequel on comprend : l'ophtalmie blennorrhagique, l'ophtalmie des nouveau-nés, et, à tort, l'ophtalmie d'Égypte. — *Ophtalmie purulente des nouveau-nés* [all. *purulente Augenentzündung der Neugeborenen*, angl. *ophthalmia neonatorum*, it. *oftalmia purulenta dei bambini*]. Affection analogue à l'ophtalmie blennorragique. On la rapporte à la blennorragie ou à la leucorrhée. On distingue aujourd'hui deux variétés de cette ophtalmie, l'une blennorragique et due au gonocoque de Neisser, l'autre qui est indépendante de l'action de ce microbe et dont la cause ne paraît pas encore nettement établie. La première de ces formes est la plus grave; c'est elle que vise surtout la description des auteurs. L'ophtalmie purulente des nouveau-nés est contagieuse : il faut donc, dans les soins qu'on donne aux enfants qui en sont atteints, prendre les plus grandes précautions, ne jamais se servir, pour des enfants sains, de linges qui ont été employés pour des malades. Un des premiers symptômes consiste dans le gonflement de la paupière supérieure. Bientôt les larmes sont colorées en jaune ou en jaune verdâtre; en pressant sur la paupière, on fait sortir du pus et un liquide séreux, ressemblant au liquide d'un vésicatoire. La conjonctive offre une rougeur intense, qui peut aller jusqu'à la teinte violacée; elle est le siège d'un épaississement, d'un boursouflement qui forme un bourrelet violacé et produit un ectropion momentané. La conjonctive oculaire, soulevée autour de la cornée, constitue un chémosis séreux. Le muco-pus coule constamment sur les joues ; son contact irrite la peau, l'enflamme, et, en se concrétant, il donne à la figure de l'enfant un aspect repoussant. Lorsque la maladie n'entre pas en voie de résolution, l'inflammation se propage aux autres tissus de l'œil et se porte principalement sur la cornée et sur l'iris. L'invasion d'une ophtalmie purulente chez un enfant est toujours un fait grave si l'ophtalmie n'est pas traitée à temps ; souvent la cornée devient opaque, ou même l'œil se vide par ramollissement et rupture de la cornée. Le traitement est le même que pour l'ophtalmie blennorragique. Dans la forme légère, dont le diagnostic n'est assuré que si l'examen bactériologique a permis de conclure à l'absence du gonocoque, on peut se contenter d'essuyer fréquemment les paupières avec un tampon sec ou trempé dans de l'eau bouillie, afin d'éviter la stagnation du pus, ou de faire quelques lavages avec une solution légèrement antiseptique. — *Ophtalmie sèche.* V. BLÉPHARITE *ciliaire* et SCLÉROPHTALMIE. — *Ophtalmie sympathique.* Celle qui se produit dans un œil sain sous la seule influence d'une lésion de l'œil du côté opposé : celle-ci est presque toujours d'origine traumatique (corps étranger, opérations, etc.). L'œil primitivement sain peut être atteint de congestion, d'irido-choroïdite, amenant le ramollissement de l'organe par lésion de nutrition. Le plus souvent l'énucléation de cet œil peut seule enrayer la marche de l'ophtalmie, dont le globe de l'autre côté est atteint sympathiquement.

OPHTALMIQUE. adj. et s. [*ophthalmicus*, all. *ophthalmisch*, angl. *ophthalmic*, it. *oftalmico*, esp. *oftalmico*]. Qui concerne les yeux. — *Artère ophtalmique.* Branche de la carotide interne, d'où elle naît au niveau de la courbe que celle-ci décrit en dedans de l'apophyse clinoïde antérieure. Elle entre dans l'orbite par le trou optique, avec le nerf optique, dont elle occupe d'abord la partie externe et inférieure, et qu'elle croise ensuite pour se placer en haut et en dedans. Elle se divise alors en deux branches: la nasale et la frontale interne. — *Ganglion ophtalmique.* Petit corps rougeâtre, rectangulaire, placé au côté externe du nerf optique près du fond de l'orbite, et formé de cellules et de fibres nerveuses. Par ses deux angles et son côté postérieurs, il reçoit trois racines afférentes : l'une, sensitive, vient du nerf nasal; la seconde, motrice, du moteur oculaire commun; la troisième, sympathique, du plexus caverneux. De ses deux angles antérieurs partent les nerfs ciliaires, répartis en deux faisceaux à leur origine. — *Nerf ophtalmique.* V. TRIJUMEAU. — *Veine ophtalmique.* Elle accompagne l'artère ophtalmique, sort de l'orbite par la partie interne de la fente sphénoïdale, et s'ouvre dans le sinus caverneux. On a quelquefois appelé *ophtalmique faciale* la branche de la veine faciale qui, parvenue sur les côtés de la racine du nez, communique avec l'ophtalmique, et, par suite, la fait communiquer avec la jugulaire interne.

OPHTALMITE, s. f. Phlegmon de l'œil, inflammation et suppuration de toutes les parties constituantes de l'œil, particulièrement de la choroïde et de l'iris, d'où le nom d'*irido-choroïdite purulente* qui lui est aussi donné. Elle résulte le plus souvent d'un traumatisme accidentel ou chirurgical; ou bien elle est consécutive à certaines suppurations de l'œil primitivement localisées; enfin l'ophtalmite métastatique s'observe dans certaines maladies générales et infectieuses, septicémie, typhus, affections puerpérales, etc. La perte complète de l'œil en est la conséquence ordinaire: une large ouverture de la sclérotique, donnant issue au liquide purulent de l'œil, et quelquefois même le curage de l'œil, sont les seules ressources possibles, les antiphlogistiques ordinaires, locaux et généraux, n'empêchant presque jamais la suppuration.

OPHTALMOBLENNORRHÉE. s. f. [de ὀφθαλμὸς, œil, βλέννα, mucus, pus, et ῥεῖν, couler; all. *Augenschleimfluss, Augentripper*, angl. *ophthalmo-blennorrhœa*, it. et esp. *oftalmo-blenorrea*]. L'ophtalmie purulente.

OPHTALMOCÈLE. s. f. [*ophthalmocele*, de ὀφθαλμὸς, œil, et κήλη, hernie]. V. EXOPHTALMIE.

OPHTALMOCHROÏTE. s. f. [de ὀφθαλμὸς, œil, et χρόα, couleur]. V. MÉLANINE.

OPHTALMOCOPIE. s. f. [de ὀφθαλμὸς, œil, et κόπος, fatigue; *kopiopie, lassitude oculaire, disposition à la fatigue des yeux et au trouble oculaire, asthénopie, amblyopie presbytique*]. Affaiblissement de la vue qui se remarque à peu près exclusivement chez les presbytes, et, exceptionnellement, chez des myopes qui ont fait abus de lunettes concaves trop fortes.

OPHTALMODYNIE. s. f. [*ophthalmodynia*, de ὀφθαλμὸς, œil, et ὀδύνη, douleur; all. *rheumatischer Augenschmerz*, angl. *ophthalmodynia*, it. et esp. *oftalmodinia*]. Douleur rhumatismale de l'œil. — Névralgie faciale, dans laquelle la douleur se propage aux divisions palpébrales du nerf ophtalmique.

OPHTALMOGRAPHIE. s. f. [*ophthalmographia*, de ὀφθαλμὸς, œil, et γράφειν, décrire; all. *Ophthalmographie*, angl. *ophtalmography*, it. *oftalmografia*, esp. *oftalmografia*]. Description de l'œil.

OPHTALMOIATRIE. s. f. [de ὀφθαλμὸς, œil, et ἰατρεία, médecine]. Partie de la médecine qui s'occupe surtout des maladies des yeux.

OPHTALMOLITHE. s. m. [de ὀφθαλμὸς, œil, et λίθος, pierre]. Concrétion oculaire ou lacrymale.

OPHTALMOLOGIE. s. f. [*ophtalmologia*, de ὀφθαλμὸς, œil, et λόγος, discours; all. *Ophthalmologie*, angl. *ophthalmology*, it. et esp. *oftalmologia*]. Partie de l'anatomie, de la physiologie et de la pathologie qui traite des yeux et de leurs maladies.

OPHTALMOMALACIE. s. f. [de ὀφθαλμὸς, œil, et μαλακὸς, mou] (*phtisie oculaire, hypotonie*). Atrophie de l'œil, caractérisée par le ramollissement avec diminution de volume du globe, consécutive à la paralysie ou l'irritation des nerfs grand sympathique, cervical et trijumeau.

OPHTALMOMÉLANOSE. s. f. Coloration noire des yeux. ‖ Tumeur mélanique de l'œil ou de ses annexes.

OPHTALMOMÈTRE. s. m. [*ophtalmometrum*, de ὀφθαλμὸς, œil, et μέτρον, mesure; all. et angl. *Ophtalmometer*, it. et esp. *oftalmometro*]. Instrument inventé par F. Petit pour mesurer la capacité de la chambre postérieure de l'œil. — Instrument de Helmholtz, Javal et d'autres pour l'étude de la réfraction de l'œil.

OPHTALMOMÉTRIE. s. f. Mesure des milieux réfringents de l'œil et de leurs indices de réfraction. V. OPHTALMOSCOPE *métrique*.

OPHTALMO-MICROSCOPE. s. m. (Coccius). Ophtalmoscope formé d'un microscope à long foyer disposé de manière à permettre d'examiner l'image aérienne et renversée du fond de l'œil par transparence.

OPHTALMOPLASTIE. s. f. [de ὀφθαλμὸς, œil, et πλάσσειν, former]. Prothèse oculaire. V. ŒIL *artificiel*.

OPHTALMOPLÉGIE. s. f. [de ὀφθαλμὸς, œil, et πληγή, coup]. Paralysie des muscles de l'œil. L'ophtalmoplégie est dite *interne* quand elle porte sur la musculature interne de l'œil, sphincter de la pupille et muscle ciliaire, *externe* quand les muscles moteurs du globe oculaire sont intéressés, *double*, enfin, quand ces deux groupes de muscles sont paralysés en même temps; quand la musculature externe est intéressée, l'ophtalmoplégie se traduit par le facies d'Hutchinson (V. FACIES). — *Ophtalmoplégie nucléaire*. Paralysie des muscles de l'œil due à des lésions des noyaux des muscles moteurs de l'œil. Ces noyaux sont en effet indépendants les uns des autres; le nerf moteur oculaire commun naît, en effet, d'une colonne de substance grise, qui est formée elle-même d'une série de noyaux contigus les uns aux autres; les plus antérieurs innervent le muscle ciliaire (accommodation) et le sphincter de la pupille; viennent ensuite, d'avant en arrière, les noyaux du droit interne, du droit supérieur, du releveur de la paupière, du droit supérieur, de l'oblique inférieur. Cette paralysie peut être *aiguë* (*poli-encéphalite hémorragique de Wernicke*) et donne lieu alors à une paralysie des muscles externes, accompagnée de phénomènes cérébraux graves (céphalalgie, vertiges, vomissements), et conduisant rapidement à la mort. Elle peut être *subaiguë* et se développer à la suite de maladies infectieuses ou d'intoxications; elle atteint aussi la musculature externe de l'œil et se termine généralement par la guérison. La forme *chronique* peut intéresser soit la musculature externe, soit l'interne, et se compliquer parfois de paralysie labio-glosso-laryngée; elle se rencontre dans le tabes, plus rarement le goitre exophtalmique, la sclérose en plaques. Enfin il faut distinguer des ophtalmoplégies nucléaires, des ophtalmoplégies *basilaires* dues à des lésions de nerfs de l'œil à la base du crâne, et s'accompagnant souvent de symptômes dus à l'atteinte d'autres nerfs craniens et se rencontrant de préférence dans la syphilis et le diabète.

OPHTALMOPLÉGIQUE. adj. Qui s'accompagne d'ophtalmoplégie. — *Migraine ophtalmoplégique*. V. MIGRAINE.

OPHTALMOPONIE. s. f. [*ophtalmoponia*, de ὀφθαλμὸς, œil, et πόνος, douleur]. Douleur dans l'œil.

OPHTALMOPTOSE. s. f. [*ophtalmoptosis*, de ὀφθαλμὸς, œil, et πτῶσις, chute]. Synonyme d'*exophtalmie*.

OPHTALMOPYORRHÉE. s. f. [de ὀφθαλμὸς, œil, et *pyorrhée*]. L'ophtalmie purulente.

OPHTALMORRAGIE. s. f. [*ophtalmorrhagia*, de ὀφθαλμὸς, œil, et ῥαγεῖν, faire éruption; all. *Augenblutfluss*, angl. *ophtalmorrhage*, it. et esp. *oftalmorrea*]. Écoulement de sang au dehors par la conjonctive oculaire ou dans l'œil par la choroïde.

OPHTALMOSCOPE. s. m. [de ὀφθαλμὸς, œil, et σκοπεῖν, examiner; all. *Ophthalmoskop, Augenspiegel*, angl. *tophthalmoscope*, it. et esp. *oftalmoscopio*]. Instrument inventé par Helmholtz pour examiner l'intérieur de l'œil.

On a imaginé un très grand nombre d'ophtalmoscopes. Les plus usités sont ceux de Coccius, de Desmarres, de Galezowski, de Panas, de Haab. Ces instruments se composent généralement : 1° d'un miroir plan ou concave (fig. 500) percé de deux trous latéraux ou d'un trou central, et monté

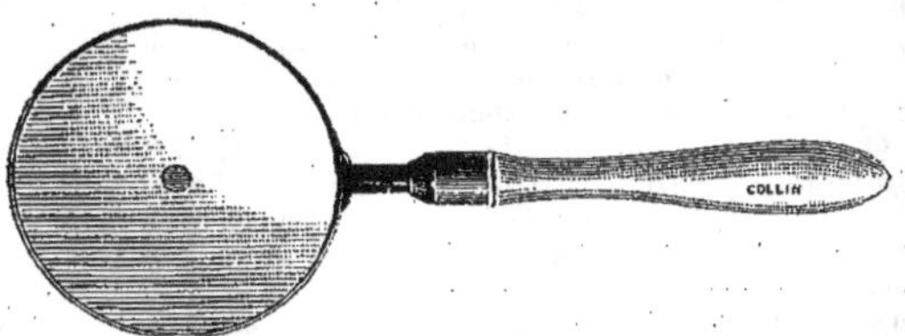

Fig. 500. — *Ophtalmoscope* de Galezowski.

sur un manche ; 2° d'une lentille biconvexe, qui recueille à son foyer l'image du fond de l'œil. La lumière réfléchie par le miroir plan est plus faible que celle qui est donnée par le miroir concave ; elle convient mieux pour rechercher les opacités du cristallin et de sa capsule. Pour examiner l'œil, on dilate quelquefois la pupille avec le sulfate d'atropine, ou mieux avec la cocaïne, dont l'action est moins prolongée et moins dangereuse, puis on place le malade dans une chambre obscure, assis en face de soi, de telle sorte que les yeux du patient, du médecin et la flamme de la lampe soient sur le même niveau ; on prend alors d'une

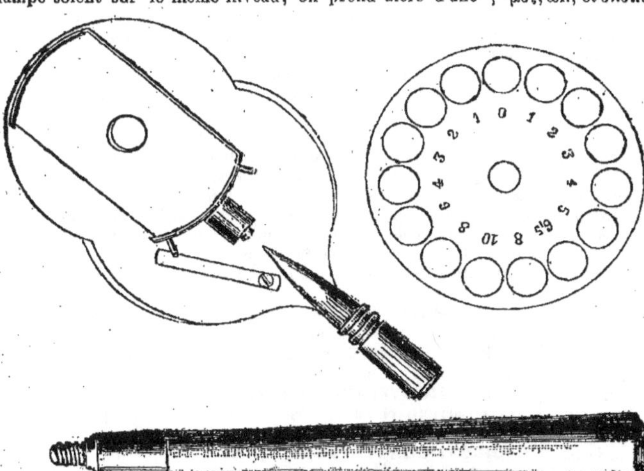

Fig. 501. — *Ophtalmoscope* de Haab.

main le miroir, on tourne vers la lampe la surface réfléchissante, et l'on s'arrange de façon à projeter la lumière sur l'œil du malade. Celui-ci regarde alors du côté des rayons lumineux, un peu à gauche du médecin, lorsque le médecin examine l'œil gauche, et *vice versâ*. Dès que le fond de l'œil est ainsi éclairé, il apparaît avec une coloration rouge, éclatante, due à la choroïde et au pourpre rétinien ; mais, pour en voir les détails, il est nécessaire de placer à 5 ou 6 centimètres au-devant de l'œil observé une forte lentille biconvexe (image renversée). Celle-ci réunit à son foyer les rayons lumineux émergeant de cet œil, et en forme une image réelle que l'observateur aperçoit distinctement. On peut aussi examiner le fond de l'œil à l'image droite, en se rapprochant très près de l'œil observé. Cette image donne un grossissement plus fort que l'image renversée, mais le champ de vision est beaucoup plus étroit et ne donne pas, comme celle-ci, une vue d'ensemble du fond de l'œil. La partie la plus intéressante à voir est la papille, ou extrémité intra-oculaire du nerf optique (fig. 502). On la reconnaît à sa forme circulaire et à sa coloration blanc rosé tranchant vigoureusement sur les parties avoisinantes. C'est de son centre qu'émergent les vaisseaux rétiniens, que l'on voit se répandre sur toute la rétine en arborisations élégantes. — Les ophtalmoscopes à réfraction renferment une série de verres à intervalles de réfraction (*dioptries*) réguliers et métriques et sont destinés à la mesure des divers degrés de réfraction des yeux.

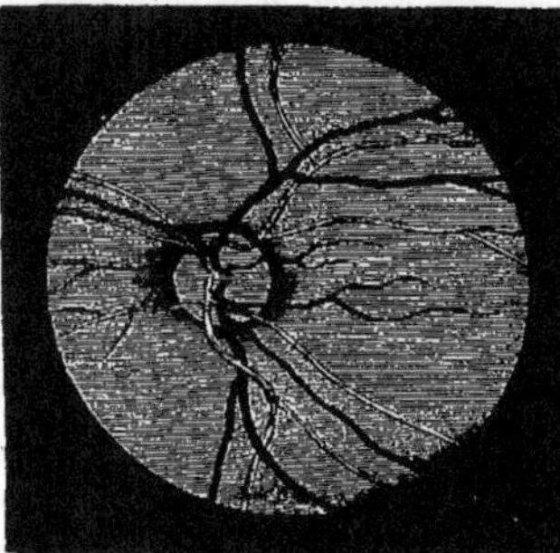

Fig. 502. — Papille optique, vue à l'*ophtalmoscope*.

OPHTALMOSCOPIE. s. f. [*ophthalmoscopia*, de ὀφθαλμὸς, œil, et σκοπεῖν, considérer ; all. *Ophthalmoscopie*, angl. *ophthalmoscopy*, it. et esp. *oftalmoscopia*]. Autrefois, l'art de connaître le tempérament d'une personne par l'examen de ses yeux. ‖ Aujourd'hui, l'emploi de l'ophtalmoscope. — *Ophtalmoscopie binoculaire*. Modification apportée par Giraud-Teulon dans l'ophtalmoscopie, et permettant d'employer les deux yeux à l'examen de l'intérieur de l'œil du sujet observé. Dans l'ophtalmoscope binoculaire, un mécanisme particulier partage les rayons qui forment l'image réelle de l'œil observé entre les deux yeux de l'observateur, comme dans le stéréoscope, par de petits prismes placés en avant de l'instrument. Ces prismes déviant les rayons font fusionner les deux images sur la ligne médiane. En coupant en deux l'un des rhomboèdres, et en rendant sa moitié externe mobile dans une coulisse horizontale, au moyen d'une vis de rappel, Nachet a résolu le problème supplémentaire de l'adaptation d'un même instrument à tous les écartements possibles des yeux. Le concours des deux axes visuels n'a pas pour unique avantage de mettre l'image plus rapidement en la possession de l'observateur ; il fixe la position même de cette image dans l'espace et la sépare des plans postérieurs sur lesquels elle est projetée dans l'examen monoculaire. Les objets qui viennent se peindre dans l'image aérienne de l'ophtalmoscope ont trois dimensions ; l'image offre aussi ces trois dimensions. Vue monoculairement, l'une de ces dimensions s'évanouit ; elle se présente en projection : c'est un dessin et non plus un objet. La vision binoculaire rend au sensorium les effets de ces trois dimensions et la sensation du relief ou la détermination nette des positions antérieures ou postérieures relatives des détails de l'image.

OPHTALMOSTAT. s. m. [de ὀφθαλμὸς, œil, et στατὸς,

arrêté; all. *Ophtalmostat*, *Augenhalter*]. Instrument à l'aide duquel on tient les paupières écartées (*blépharostat*) et le globe de l'œil immobile, lorsqu'on a à faire une opération sur cet organe, opération du strabisme, de la cataracte, iridectomie, etc., et parfois pour examiner la conjonctive ou la cornée. Parmi ces instruments, les uns sont pourvus d'un manche que tient un aide, et sont terminés par une lame mousse recourbée; les autres sont pourvus d'un ressort qui fait qu'ils tiennent d'eux-mêmes les paupières écartées. On les appelle aussi *élévateurs des paupières* et *speculum oculi*.

OPHTALMOTOMIE. s. f. [*ophtalmotomia*, de ὀφθαλμὸς, œil, et τομὴ, incision; all. *Ophtalmotomie*, *Augenausnehmung*, angl. *ophthalmotomy*, it. et esp. *oftalmotomia*]. En anatomie, dissection de l'œil. — En chirurgie : 1° ponction de l'œil; 2° extirpation de l'œil ou énucléation. Voici comment l'opération s'exécute : l'on maintient les paupières écartées. L'opérateur, saisissant la conjonctive avec des pinces, l'incise circulairement tout contre la cornée avec des ciseaux courbes; il attaque ensuite le fascia sous-jacent, ce qui a pour résultat de mettre à nu les tendons des muscles droits. Il remplace alors la pince par un crochet dont il se sert pour soulever successivement chaque tendon, qu'il coupe avec les ciseaux dans l'ordre suivant : droit supérieur, droit externe, droit inférieur, droit interne. L'œil peut alors être attiré en avant et un peu en dedans, et les ciseaux courbes être introduits derrière lui, le long de la paroi externe de l'orbite. On coupe ensuite rapidement, à l'aide de deux ou trois coups de ciseaux, les muscles obliques, le nerf optique, le tissu cellulaire, etc., et le globe oculaire se trouve dès lors séparé de toutes ses attaches. L'œil enlevé, si la plaie saigne abondamment, il faut la comprimer fortement avec un tampon pendant quelques minutes.

OPHTALMOTONOMÈTRE. s. m. [de ὀφθαλμὸς, œil, τόνος, tension, et μέτρον, mesure]. Instrument destiné à faire connaître le degré de la tension intraoculaire.

OPHTALMOTROPE. s. m. [de ὀφθαλμὸς, œil, et τρέπω, tourner]. V. MYOMÈTRE.

OPHTALMOXYSE. s. f. [*ophtalmoxysis*, de ὀφθαλμὸς, œil, et ξύειν, racler; all. *Augenskarification*, angl. *ophtalmoxysis*]. Scarification pratiquée sur la conjonctive en cas de chémosis.

OPHTALMOXYSTRE. s. m. [de ὀφθαλμὸς, œil, et ξυστρὸν, racloir; all. et angl. *Ophtalmoxyster*]. Instrument avec lequel Woolhouse scarifiait la conjonctive ou la surface interne des paupières : c'était une petite brosse faite avec des barbes d'épis d'orge ou de seigle.

OPHTALMOZOAIRE. adj. et s. [de ὀφθαλμὸς, œil, et ζῶον, animal]. Nom commun aux cysticerques, monostomes, distomes et filaires, développés dans l'œil. Ils siègent tantôt dans le tissu cellulaire sous-conjonctival, tantôt dans l'intérieur de l'œil. Dans le premier cas, on extirpe facilement la tumeur, ou au moins on en excise la plus grande partie. Lorsque le cysticerque occupe la chambre antérieure, le corps vitré ou le tissu cellulaire sous-rétinien, on a tenté l'extraction de la poche à travers une incision faite à la sclérotique (de Græfe); mais l'opération a souvent été suivie de l'atrophie du globe de l'œil. Les vermifuges ont généralement échoué. L'extirpation de l'œil serait indiquée en cas de douleurs vives et d'imminence d'ophtalmie sympathique.

OPIACÉ, ÉE. adj. [*opiaceus*, all. *opiumhaltig*, angl. *opiaceous*, it. *opiaceo*, esp. *opiado*]. Qui contient de l'opium : *huile opiacée*.

OPIACÉS. s. m. pl. Médicaments qui contiennent de l'opium brut ou une des préparations d'opium, et qui lui doivent leur action thérapeutique.

OPIAMMONE. s. m. [all. *Opianammoniak*, angl. *opiammone*, it. et esp. *opiamona*] ($C^{40}H^{19}AzO^{16}$). Amide de l'acide opianique, qu'on obtient en chauffant à 100° l'opianate d'ammoniaque. Poudre cristalline, jaune pâle, insoluble dans l'eau froide, peu soluble dans l'eau bouillante, soluble dans la potasse avec dégagement d'ammoniaque.

OPIANATE. s. m. Nom des sels que forme l'acide opianique. — *Opianate d'ammoniaque*. Corps cristallisable qu'on prépare en laissant évaporer un mélange d'alcool et d'acide opianique dissous dans l'ammoniaque.

OPIANINE. s. f. [all. *Opianin*, angl. *opianine*, it. et esp. *opianina*] ($C^{132}H^{72}Az^{4}O^{45}$). Alcaloïde cristallin de l'opium, amer, insoluble dans l'eau, un peu soluble dans l'alcool. Son action physiologique est voisine de celle de la morphine.

OPIANIQUE. adj. — *Acide opianique* [all. *Opiansäure*, angl. *opianic acid*, it. et esp. *acido opianico* ($C^{20}H^{10}O^{10}$). Produit de l'oxydation de la narcotine par un mélange de peroxyde de manganèse et d'acide sulfurique. Prismes minces, incolores, amers, peu solubles dans l'eau froide, davantage dans l'eau bouillante, l'alcool et l'éther. Chauffé pendant longtemps et refroidi, il reste mou et peut être tiré en fils, puis devient dur et opaque, insoluble dans l'eau et l'alcool : c'est une modification isomérique. Les agents oxydants le transforment en acide hémipinique; la potasse caustique le dédouble, à chaud, en cet acide et en méconine; l'hydrogène naissant le change en méconine. L'acide sulfurique, chauffé avec l'acide opianique à 180°, donne une matière colorante rouge.

OPIAT. s. m. [*opiatum*, all. *Opiat*, angl. *opiate*, it. *oppiato*, *opiato*, esp. *opiato*]. Mot autrefois employé pour désigner les électuaires qui contiennent de l'opium. Aujourd'hui on ne fait plus cette distinction, et on donne le nom d'opiat à des mélanges, en consistance de pâte molle, composés de poudres agglomérées à l'aide d'un sirop ou du miel, qui servent à l'usage interne ou comme dentifrices. — *Opiat de copahu composé*. Il est composé de copahu, poudre de cubèbe et poudre de cachou, parties égales, et employé contre la blennorragie, à la dose de 12 à 20 grammes en plusieurs fois (Codex). — *Opiat fébrifuge*. Il est composé de (Codex) : quinquina gris en poudre, 17 parties (en poids); chlorhydrate d'ammoniaque, 1 partie; miel choisi et sirop d'absinthe, āā 15 parties.

OPIOLOGIE. s. f. [de *opium*, et λόγος, traité] (Videlius). Traité de l'opium.

OPISTHION. s. m. [de ὀπίσθιος, situé par derrière]. Le point médian du pourtour postérieur du trou occipital.

OPISTHOCRÂNE. s. m. [de ὄπισθεν, en arrière, et κρανίον, crâne]. L'occiput.

OPISTHOCYPHOSE. s. f. [*opisthocyphosis*, de ὄπισθεν, en arrière, et κυφὸς, bossu; esp. *opistocifosis*]. Courbure de l'épine dorsale en arrière; cyphose.

OPISTHOGASTRIQUE. adj. et s. f. [*opisthogastricus*, de ὄπισθεν, par derrière, et γαστὴρ, estomac; all. *opisthogastrich*, angl. *opisthogastric*, it. et esp. *opistogastrico*]. — *Artère opisthogastrique* (Chaussier). Le tronc cœliaque, qui naît de l'aorte derrière l'estomac.

OPISTHOGNATHE. adj. et s. [de ὄπισθεν, en arrière, et γνάθος, mâchoire]. Qui a les dents et les alvéoles maxillaires inclinés en arrière (Topinard).

OPISTHOGNATHISME. s. m. État de l'opistognathe : la partie inférieure du profil se dirige en arrière; c'est le contraire du prognathisme.

OPISTHOMÉLOPHORE. adj. et s. Syn. de *notomèle*.

OPISTHOTONOS. s. m. [*opisthotonus*, ὀπισθότονος, de ὄπισθεν, en arrière, et τόνος, tension; all. et angl. *Opisthotonus*, it. *opistotono*, esp. *opistotonos*]. Tétanos avec renversement du corps en arrière. V. TÉTANOS.

OPIUM. s. m. [*opium*, de ὄπιον, *opium*, proprement

petit suc, de ὀπὸς, suc, liqueur; les Grecs le nomment aussi μηκώνιον, de μήκων, pavot; all. *Opium*, *Mohnsaft*, angl. *opium*, it. *oppio*, *opio*, esp. *opio*]. Suc épaissi tiré des capsules du *pavot somnifère* (*Papaver somniferum*, L.), dont la qualité, c'est-à-dire la richesse en morphine, varie avec la provenance : l'opium officinal, adopté par le Codex, est l'*opium de Smyrne*, qui contient 10 p. 100 de morphine. Il est en pains arrondis ou aplatis, pesant 100 à 150 grammes, d'un brun noirâtre à l'extérieur, rougeâtres à l'intérieur, d'odeur forte et nauséabonde, de saveur amère. L'*opium de Constantinople* ou *de Turquie* est moins mou que le précédent; il est en larmes foncées, réunies en pains recouverts de feuilles de pavot : il renferme 13 p. 100 de morphine et doit être employé à la préparation de cet alcaloïde. L'*opium d'Alexandrie* ou *d'Égypte* est roux, d'odeur tirant sur le moisi; il se ramollit à l'air et contient 2 p. 100 de morphine. L'*opium de Perse* ou *de l'Inde* renferme seulement 1/2 p. 100 de morphine; il sert à fumer, à chiquer. L'*opium indigène*, cultivé en Europe, est en pains arrondis, lisses, brun rougeâtre, et renferme 10 p. 100 de morphine comme l'opium officinal. Celui-ci, traité par l'eau, donne la moitié environ de son poids en solution : cette portion dissoute contient les alcaloïdes unis à l'acide méconique, et une matière gommeuse, qui, par évaporation, donne l'extrait aqueux ou gommeux d'opium; traité par l'alcool, l'opium donne aussi des méconates d'alcaloïdes, et, en outre, de la résine, mais pas de gomme. L'opium renferme, outre de la résine et de la gomme, une huile grasse, du caoutchouc, de l'albumine, du ligneux, des sels de potasse, de chaux, etc., et de l'acide méconique. Quant aux alcaloïdes, leur nombre, déjà considérable, s'accroît chaque jour; on connaît actuellement les suivants : morphine, codéine, narcotine, narcéine, thébaïne, papavérine, pseudomorphine, méconidine, lanthopine, laudanine, codamine, cryptopine, protopine, laudanosine, hydrocotarnine, méconine. Il y a trois propriétés principales dans les alcaloïdes de l'opium : 1° action soporifique; 2° action convulsivante; 3° action toxique. Cl. Bernard range dans l'ordre suivant, relativement à ces propriétés, les six principes les plus importants : dans l'ordre soporifique, on a au premier rang la narcéine, au second la morphine, et au troisième la codéine. Les trois autres principes sont dépourvus de propriétés soporifiques. Dans l'ordre convulsivant, on trouve : 1° la thébaïne; 2° la papavérine; 3° la narcotine, 4° la codéine; 5° la morphine; 6° la narcéine. Dans l'ordre toxique, on a : 1° la thébaïne; 2° la codéine; 3° la papavérine; 4° la narcéine; 5° la morphine; 6° la narcotine. L'action physiologique de l'opium (et de la morphine, qui a une action analogue, sinon identique) se révèle par des *effets locaux* et *généraux*. — A. *Effets locaux*. L'action locale de l'opium est l'insensibilisation; il produit l'anesthésie et l'analgésie des surfaces avec lesquelles il est en contact, d'où son utilité dans les névralgies et douleurs de toute sorte. Ingéré, il parésie la sensibilité du tube digestif, mais il diminue ou arrête les contractions et sécrétions de la bouche, de l'estomac et de l'intestin : d'où anorexie, soif, dyspepsie, constipation; aussi l'opium ne doit-il être administré par les voies digestives que si on cherche son action locale sur ces voies, en cas de douleurs gastralgiques ou entéralgiques, de gastrorrhée, de diarrhée : dans les autres circonstances, mieux vaut choisir une autre voie et employer le chlorhydrate de morphine. — B. *Effets généraux* ou *diffusés*. 1° *A doses médicales faibles*, l'opium détermine le sommeil par diminution d'activité des cellules cérébrales; émousse la sensibilité générale, mais agit moins bien qu'en applications locales; diminue l'activité motrice, relâche les muscles; paralyse les nerfs vaso-constricteurs et dilate les vaisseaux, d'où diminution de la tension artérielle, accélération du pouls, augmentation de la chaleur, de la rougeur de la peau, de la sueur, resserrement de la pupille (par paralysie des fibres rayonnées de l'iris), diminution des urines (par diminution de la tension artérielle), aphrodisie (par dilatation des vaisseaux des corps caverneux). 2° *A doses médicales fortes*, surviennent les *phénomènes d'intolérance* : nausées, vomissements, resserrement plus marqué de la pupille, tremblement général, céphalalgie frontale, sommeil agité, rêves, insomnie. 3° *A doses toxiques* (*empoisonnement par l'opium ou la morphine*), on voit apparaître, avec les phénomènes qui précèdent, des convulsions, du délire calme avec marmottement, puis un coma complet, de l'insensibilité, de la paralysie du mouvement, le ralentissement de la circulation; enfin la respiration s'arrête, la mort survient par asphyxie. Cl. Bernard a constaté que l'opium en nature amène plus souvent la mort que la morphine. Certaines personnes présentent une grande sensibilité à l'opium : tous les enfants, beaucoup de femmes et de sujets nerveux sont dans ce cas. De l'action physiologique de l'opium résultent ses applications thérapeutiques. On l'emploie : comme soporifique et sédatif du cerveau, contre l'insomnie (sauf celle des enfants et celle qui résulte de la suractivité circulatoire du cerveau, où le chloral et le bromure de potassium sont préférables), et contre le délire de la méningite, du *delirium tremens*, etc.; comme anesthésique et analgésique, contre les névralgies, gastralgies, entéralgies, coliques hépatique et néphrétique, etc.; comme calmant de l'activité musculaire, dans le tétanos, l'éclampsie, l'hystérie, la coqueluche, l'asthme, etc., et surtout contre les vomissements et l'iléus spasmodique; comme modérateur des sécrétions, dans le ptyalisme, la gastrorrhée, les diverses formes de diarrhée, la dysenterie; comme sudorifique, dans l'algidité du choléra et des fièvres intermittentes. — L'*opium brut* s'emploie rarement seul, à la dose de 10 centigrammes en moyenne (1 centigramme de morphine); il fait partie de la *poudre de Dower*. — *Extrait gommeux d'opium* [*extrait aqueux d'opium*, *extrait thébaïque*]. Prenez : opium de Smyrne, 1 000 grammes; eau distillée froide, 12 litres. Divisez l'opium en tranches très minces, et mettez-le en contact avec les deux tiers de l'eau; agitez souvent. Laissez macérer pendant vingt-quatre heures; passez et exprimez. Versez sur le marc le reste de l'eau prescrite, agitez, et après douze heures de macération, passez encore avec expression. Réunissez les liqueurs, filtrez et évaporez-les au bain-marie jusqu'à consistance d'extrait. Reprenez cet extrait par 10 parties d'eau froide; laissez reposer pour séparer les parties insolubles; filtrez et évaporez de nouveau jusqu'à consistance d'extrait ferme (Codex). On le donne en pilules à la dose de 2 à 5 centigrammes, ou en potion, sirop, teinture, pommade, liniment, collyre, injection, etc. Il contient deux fois plus de morphine que l'opium brut. Il fait la base d'un grand nombre de préparations officinales : thériaque, diascordium, pilules de cynoglosse, sirop thébaïque, etc. — *Sirop d'opium* [*sirop thébaïque*]. Sirop composé avec : extrait d'opium, 2 grammes; eau distillée, 8 grammes; sirop de sucre, 990 grammes. Faites dissoudre à froid l'extrait dans l'eau distillée, filtrez et mélangez la dissolution avec le sirop (Codex). 20 grammes de ce sirop contiennent 4 centigrammes d'extrait d'opium, 8 milligrammes de morphine. — *Teinture d'opium* [*teinture thébaïque*]. Elle est préparée avec 1 partie d'extrait d'opium pour 11 d'alcool faible : 20 gouttes de cette teinture pèsent 60 centigrammes et contiennent 5 centigrammes d'extrait d'opium (1 centigr. de morphine). — *Vin d'opium par macération*. V. LAUDANUM *de Sydenham*. — *Vin d'opium par fermentation*. V. LAUDANUM *de Rousseau*. — *Vinaigre d'opium*. On le prépare en divisant 32 grammes d'opium dans 192 grammes de fort vinaigre, ajoutant

128 grammes d'alcool à 80° centésimaux; laissant macérer pendant huit jours, passant avec expression et filtrant au papier. 4 grammes de cette préparation correspondent à 35 centigrammes d'opium brut.

OPOBALSAMUM. s. m. [ὀποβάλσαμον, de ὀπὸς, suc, et βάλσαμον, baume; all. *Mekkabalsam*, angl. *opobalsum*, it. et esp. *opobalsamo*]. Autrefois le *baume de la Mecque*.

OPOCÉPHALE. s. m. [de ὤψ, visage, et κεφαλὴ, tête; esp. *opocefalo*] (Isid. Geoffroy Saint-Hilaire). Genre de monstres qui ont les deux oreilles rapprochées ou réunies sous la tête, les mâchoires atrophiées, et point de bouche ni de trompe.

OPODELDOCH ou **OPODELTOCH.** s. m. [all. *Opodeldok*, *Seifenspiritus*, angl. *opodeldoc*, it. *opodeldoch*, *opodelthoc*]. (L'origine de ce mot est obscure; on pense généralement qu'il a été inventé par Paracelse, qui l'aurait forgé du mot grec ὀπὸς, suc.) Baume pharmaceutique préparé en faisant dissoudre au bain-marie 300 grammes de savon animal râpé dans 2500 grammes d'alcool à 90°; ajoutant camphre 240 grammes; puis huile volatile de romarin, 60 grammes; huile de thym, 20 grammes; ammoniaque, 100 grammes; mélangeant exactement et filtrant le liquide chaud au-dessus de fioles, dans lesquelles il se solidifie, et qu'on bouche promptement avec des bouchons de liège entourés d'une feuille d'étain. Ce baume est à demi solide, d'une transparence opaline, souvent interrompue par des cristallisations de stéarate de soude qui sont une véritable décomposition. Il est employé en frictions dans les entorses et les douleurs rhumatismales.

OPODÉOCÈLE. s. f. [mot mal formé : peut-être de ὀπή, trou, et κήλη, tumeur] (Sagar). La hernie sous-pubienne.

OPODYME. s. m. [de ὤψ, visage, et δίδυμος, double; esp. *opodimo*]. Nom donné par Isid. Geoffroy Saint-Hilaire à des monstres doubles qui n'ont qu'un seul corps, mais dont la tête, unique par derrière, se sépare en deux faces distinctes à partir de la région oculaire.

OPOLÉ ou **OPOLITE.** s. m. (Chéreau). En pharmacie, synonyme de *suc végétal*.

OPOPANAX et non **OPOPONAX.** s. m. [ὀποπάναξ; all. et angl. *Opopanax*, it. et esp. *opopanaco*]. Gomme-résine, fétide, obtenue par des incisions faites au collet de la racine de l'*Opopanax chironium*, Koch (*Pastinaca opopanax*, L., *Laserpitium chironium*, L., *Ferula opopanax*, Spreng), de la famille des ombellifères. Il nous vient de la Syrie en larmes ou en masses, d'un rouge brun, d'une saveur âcre et amère, d'une odeur désagréable. Il se compose de : résine, 1,42 p. 100; gomme, 33; amidon, 4; essence, eau, 5 à 6, etc. Il a été employé comme antispasmodique et expectorant.

OPOSINE. s. f. Substance albuminoïde soluble qui existe, avec la syntonine, dans la chair musculaire, surtout dans celle du mouton (Commaille).

OPOTHÉRAPIE. s. f. (Landouzy) [de ὀπὸς, suc, et θεραπεία, traitement]. Méthode thérapeutique qui repose sur l'emploi des sucs ou extraits des tissus organiques, et de ces tissus eux-mêmes, à l'état naturel, ou préparés, soit par voie hypodermique (méthode de Brown-Séquard), soit par ingestion stomacale, soit par toute autre voie. On emploie : la *cardine* (extrait cardiaque), comme tonique du cœur; la *cérébrine* (substance grise du cerveau), dans la neurasthénie; l'*extrait pancréatique*, contre le diabète maigre; l'*extrait de foie* dans le cas d'insuffisance hépatique, dans la cirrhose du foie, et surtout dans la variété de diabète liée à l'insuffisance de la fonction hépatique (diabète par anhépatie) (Gilbert et Carnot); la *néphrine* (extrait rénal), dans les néphrites; l'*ovairine* (extrait ovarique), dans l'hystérie et pour les troubles nerveux consécutifs à l'ovariotomie et à l'hystérectomie; la *séquardine* (extrait testiculaire), comme médicament dynamogène; le *suc médullaire* (moelle osseuse) et le *suc splénique*, contre l'anémie pernicieuse, la leucémie et le rachitisme; le *suc pulmonaire*, contre la tuberculose et l'emphysème; le *suc surrénal* dans la maladie d'Addison et le diabète; le *suc thymique*, contre le goitre exophtalmique; le *suc thyroïdien*, contre le myxœdème. Parmi ces différents produits, c'est surtout l'extrait thyroïdien qui a donné les résultats les plus remarquables; il constitue en effet le traitement spécifique du myxœdème et des diverses variétés d'insuffisance thyroïdienne; on comprend facilement son action quand on pense qu'en faisant ingérer la glande thyroïde on donne non seulement l'épithélium glandulaire, mais aussi le produit de sécrétion, la matière colloïde accumulée dans les vésicules thyroïdiennes; c'est donc la substance même dont le manque a occasionné la maladie que l'on donne à l'organisme; on conçoit ainsi que les symptômes morbides disparaissent rapidement, mais que, par contre, ils se montrent de nouveau dès que la médication est interrompue (M. Garnier). A côté des produits thyroïdiens, il faut placer l'extrait hépatique, qui a donné de beaux succès, non plus en apportant une substance qui manquait à l'organisme, mais en stimulant des cellules glandulaires dont la fonction était amoindrie.

OPPILATION. s. f. [*oppilatio*, de *ob*, indiquant obstacle, et *pilare*, fouler; ἔμφραξις, all. *Verstopfung*, angl. *oppilation*, it. *oppilazione*, esp. *opilacion*]. Obstruction.

OPPORTUNITÉ. s. f. [*opportunitas*, καιρὸς, all. *günstige Gelegenheit*, angl. *opportunity*, it. *opportunità*, esp. *oportunidad*]. En chirurgie, ensemble des conditions de temps, etc., que doit choisir le chirurgien de préférence à d'autres pour faire telle ou telle opération, toutes les circonstances n'étant pas également favorables au succès de l'opération. V. INDICATION.

OPPOSANT, ANTE. adj. [*opponens*, all. *Gegensteller*, angl. *opponent*, *opposing*, it. *opponente*, esp. *oponente*]. Qui met en opposition ou en face. ‖ S. m. *Opposant du petit doigt* (*carpo-métacarpien du petit doigt*, Ch.). Muscle situé dans l'éminence hypothénar, qui s'étend du ligament annulaire antérieur du carpe et de l'apophyse de l'os crochu au bord interne du cinquième os métacarpien, et qui porte celui-ci en avant, en le rapprochant de la ligne médiane. — *Opposant du pouce* (*carpo-métacarpien du pouce*, Ch.). Muscle situé dans l'éminence thénar, qui s'étend du ligament annulaire antérieur du carpe et de l'os trapèze au bord externe du premier os métacarpien : il porte celui-ci dans l'adduction.

OPPOSITION. s. f. [*oppositio*, all. et angl. *Opposition*, it. *opposizione*, esp. *oposicion*]. — *Mouvement d'opposition*. Celui qu'exécutent les muscles opposants, et par lequel le pouce se met en face de chacun des autres doigts : ce mouvement n'est qu'à l'état d'ébauche dans le petit doigt.

OPPOSITO-POLAIRE. adj. — *Cellules opposito-polaires*. Cellules nerveuses bipolaires, dont les deux prolongements naissent aux deux extrémités du corps cellulaire allongées en fuseau.

OPPRESSION. s. f. [*oppressio*, all. *Beklemmung*, angl. *oppression*, it. *oppressione*, esp. *opresion*]. État dans lequel le malade éprouve la sensation d'un poids sur la partie affectée, dont l'action est, par cela même, embarrassée. — Spécialement, l'oppression de la poitrine. V. ASTHME. ‖ *Oppression des forces*. État dans lequel le malade, loin de manquer de forces, est embarrassé de leur excès, et opprimé, pour ainsi dire, sous sa propre puissance.

OPSIGONE. adj. [*opsigonus*, ὀψίγονος, de ὀψὲ, tard, et γίνομαι, je suis engendré; all. *nachgeboren*, *nachkom-*

mend, *Weisheitzahn*, angl. *opsigonous*, it. *ossigono*, esp. *opsigono*]. S'est dit des dents de sagesse, parce qu'elles sortent les dernières.

OPSIOMÈTRE. [de ὤψς, vision, et μέτρον, mesure]. Instrument servant à mesurer la distance de la vision distincte.

OPSIONOSE. s. f. [de ὄψις, vue, et νόσος, maladie]. Maladie de l'œil, de la vision en général.

OPSIURIE. s. f. (Gilbert et Lereboullet) [de ὄψιος, qui arrive ou se fait tard, et οὖρον, urine]. Urine retardée; symptôme consistant en ce fait que les urines émises dans l'heure qui suit les repas sont moins abondantes que celles émises pendant la période de jeûne; les urines sont donc retardées, et il existe une inversion du rythme de l'élimination aqueuse accompagnée d'une inversion parallèle du rythme de l'élimination azoturique. Pour mettre ce symptôme en évidence, il faut fractionner les urines, c'est-à-dire recueillir les urines toutes les quatre heures, le malade faisant seulement deux repas par jour et n'ingérant aucun liquide dans l'intervalle; on reconnaît alors, dans le cas d'opsiurie, que les urines digestives sont les moins abondantes, celles du jeûne et notamment celles du matin au réveil sont au contraire extrêmement abondantes. Ce symptôme s'explique par le retard dans l'absorption aqueuse de la muqueuse intestinale dû à la pléthore portale; il doit donc être ajouté à ceux qui traduisent l'hypertension portale. Mais, ce qui le rend particulièrement intéressant, c'est qu'il se montre avant les autres symptômes du même ordre: il existe dès la phase préascitique des cirrhoses veineuses et apparaît aussi dans les cirrhoses biliaires et certains cas de foie cardiaque (Gilbert et Lereboullet).

OPSOMANE. adj. et s. m. [*opsomanes*, ὀψομανής, de ὄψον, aliment, et μανία, manie; esp. *opsomano*]. Qui aime avec passion une espèce particulière d'aliments.

OPTICO-TROCHLÉI-SCLÉROTICIEN. adj. et s. V. Oblique (*Grand*) *de l'œil*.

OPTIQUE. s. f. [*optice*, de ὄπτομαι, je vois; all. *Optik*, angl. *optics*, it. *ottica*, esp. *optica*]. Partie de la physique qui traite des phénomènes de la lumière, spécialement de ceux qui ont rapport à sa propagation en ligne directe, la *dioptrique* et la *catoptrique* traitant des phénomènes, de la lumière *réfractée* ou *réfléchie*. V. Lumière.

OPTIQUE. adj. [*opticus*, ὀπτικὸς, all. *optisch*, angl. *optic*, it. *ottico*, esp. *optico*]. Qui a rapport à la vue, à la vision, à l'optique: *angle optique*, *axe optique*, *centre optique*. — En anatomie, *couche optique* (*thalamus opticus*). Renflement ovoïde du milieu de la face interne de chaque hémisphère cérébral, dont la grosse extrémité est tournée en arrière et en dehors, et qui est situé en dehors et au devant des tubercules quadrijumeaux, au-dessus et en dedans du pédoncule cérébral, en arrière et en dedans du corps strié. Chaque couche optique présente: 1° une face supérieure, convexe, en rapport avec la voûte à trois piliers et la toile choroïdienne et concourant à former le plancher des ventricules latéraux: cette face présente en avant une saillie mamelonnée (*corpus subrotondum*), auquel aboutit le pilier antérieur de la voûte; au milieu, un tubercule moyen, moins saillant; en arrière, une saillie très prononcée, répondant à l'extrémité postérieure; 2° une face interne formant en avant la paroi latérale correspondante du ventricule moyen, répondant en arrière aux tubercules quadrijumeaux; 3° une extrémité postérieure (*pulvinar thalami optici*) renflée, arrondie et contournée par le pilier postérieur de la voûte; 4° une extrémité antérieure, mince, contournée par le pilier antérieur; 5° une face inférieure, reposant en avant sur le pédoncule cérébral, libre en arrière, où elle présente deux renflements, les *corps genouillés interne* et *externe*, dont le bord antérieur se continue avec la *bandelette d'origine des nerfs optiques*, tandis que leur partie postérieure est reliée au tubercule quadrijumeau postérieur pour le premier, antérieur pour le second; 6° une face externe adossée au corps strié, dont la couche optique se distingue par sa couleur blanche et par sa forme ovoïde [V. Strié (*Corps*)]. Chaque couche optique est formée de substance blanche et de substance grise à cellules multipolaires. C'est à la couche de substance blanche qui la recouvre que la couche optique doit sa couleur différente de celle du corps strié. La substance grise a été décrite comme formant plusieurs amas ou noyaux dans les parties supérieure, interne et postérieure de la couche optique: d'après Meynert, cette apparence est due au mode de distribution des faisceaux de fibres qui entrent et sortent de ce ganglion central, et ne résulte pas d'une structure ou d'une corrélation différente pour chaque noyau. D'après le même auteur, la couche optique entre en connexion avec l'écorce des hémisphères par un ensemble de fibres dites *cortico-optiques*, qui se rendent aux lobes frontal, pariétal, temporal et occipital; de plus, elle est en rapport, par un faisceau, dit *racine inférieure*, avec l'écorce de la scissure de Sylvius; un autre faisceau, dit *racine supérieure*, est constitué par le pilier antérieur de la voûte, qui aboutit au tubercule antérieur de la face supérieure de la voûte. Latéralement, la couche optique reçoit des faisceaux qui pénètrent par sa face interne, traversent la substance grise et aboutissent à un noyau central, *centre médian* (Luys). D'après Nothnagel, Meynert et Wundt, la couche optique serait le centre des mouvements inconscients qui se font par action réflexe à la suite d'impressions parties des surfaces sensibles périphériques, avec lesquelles elle est en connexion par l'intermédiaire du pédoncule cérébral, du bulbe et de la moelle épinière: les transmissions motrices qui en partent sont croisées partiellement; la lésion des couches optiques peut produire des mouvements de manège dans lesquels la rotation a lieu du côté sain ou du côté opéré suivant que la lésion porte sur leur partie postérieure ou antérieure. Au contraire, Luys et Ferrier font de la couche optique un centre de réception et même d'élaboration des sensations générales et spéciales, qui de là s'irradieraient vers l'écorce du cerveau. — *Nerf optique* ou *de la seconde paire*. Il naît de la substance cérébrale par trois racines, deux blanches et une grise. La racine blanche externe vient du corps genouillé externe et du tubercule quadrijumeau antérieur; l'interne, du corps genouillé interne et du tubercule quadrijumeau postérieur: ces deux racines se réunissent en une sorte de ruban plat (*bandelette optique*) qui contourne la face inférieure du pédoncule cérébral sans contracter d'adhérence avec lui. Ce ruban s'arrondit peu à peu, et, arrivé au-dessus de la selle turcique, il se réunit à celui du côté opposé, en formant une commissure quadrilatère assez large appelée *chiasma des nerfs optiques*, et à la partie antérieure et inférieure de laquelle aboutit la racine grise de ces nerfs, qui est située sur le prolongement du bec du corps calleux et qui est formée de deux lames, l'une antérieure, fibreuse, qui se continue avec le névrilème du nerf optique, l'autre postérieure, nerveuse: cette racine grise (*pars anterior infundibuli* de Tarin, *lame grise de la jonction des nerfs optiques* de Vicq d'Azyr) présente sur sa ligne médiane un point transparent à travers lequel on aperçoit la cavité du troisième ventricule, dont elle concourt à former la partie antérieure. Émanés de la partie antérieure du chiasma, les deux nerfs s'écartent l'un de l'autre: chacun d'eux pénètre dans l'une des cavités orbitaires par le trait optique correspondant, et, parvenu à la partie postérieure du globe de l'œil, se rétrécit et perce la sclérotique au-dessous et en dedans de l'axe optique, pour aller s'épanouir dans la rétine, vers le milieu de laquelle il se présente à l'ophtalmoscope sous forme d'un disque rond, blanchâtre, qui est dit *sa papille*. Ce nerf est uniquement apte à faire naître des sensations visuelles; ses lésions n'occasionnent aucune douleur et ne provoquent aucun mouvement. V. RÉTINE et VISION. — Fig. 503. Origines des fibres optiques et leur entre-croisement dans le chiasma.

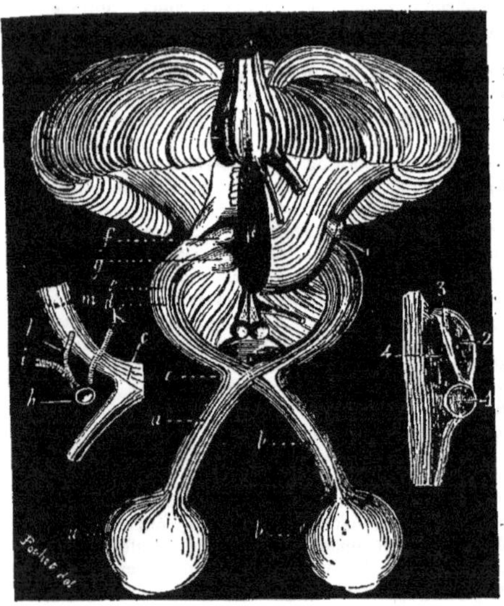

Fig. 503. — Fibres *optiques* et chiasma.

a, *a*, *c*, fibres externes qui se rendent directement d'un hémisphère à la moitié externe de la rétine de l'œil correspondant; *b*, *b*, fibres nerveuses internes s'entre-croisant dans le chiasma et se rendant à la moitié interne de la rétine de l'œil opposé; *g* et *f*, tubercules quadrijumeaux; *d*, *e*, corps genouillés. 1, noyau du tubercule supérieur, rond, gris-rougeâtre; 2, noyaux du tubercule antérieur; 3, substance blanche qui sépare les deux noyaux; 4, partie grise servant de communication entre le tubercule du côté opposé; *l*, artère optique antérieure provenant de la cérébrale moyenne; *i*, *m*, artères optiques moyennes, ou genouillées, provenant du plexus choroïdien (Galezowski). — *Atrophie du nerf optique*. Disparition ou diminution de volume, partielle ou totale, des éléments nerveux du nerf optique, s'annonçant par certaines lésions visibles à l'ophtalmoscope et par une diminution de l'acuité visuelle. La destruction plus ou moins complète des fibres nerveuses optiques peut être la conséquence d'une des formes de l'inflammation du nerf, ou de rétinites pigmentaires ou spécifiques, ou de lésions de la cinquième paire crânienne ou de la compression du nerf optique; elle accompagne certaines maladies du cerveau et de la moelle épinière, notamment l'ataxie locomotrice; enfin il existe une atrophie simple, essentielle, progressive, sans état morbide antécédent ou concomitant. Souvent l'atrophie amène une cécité complète et irrémédiable, dont le traitement, qui s'adresse aux causes plus qu'à la lésion elle-même, arrête difficilement la marche. — *Inflammation du nerf optique* [*névrite optique*]. Inflammation du tissu propre du nerf optique, dont on distingue deux formes principales : dans l'une (*neuro-rétinite*, *névrite ascendante*), l'inflammation, localisée d'abord à l'extrémité oculaire, périphérique, du nerf, s'étend dans une certaine zone de la rétine autour de la papille, puis remonte sur une étendue variable vers l'origine du nerf : les tumeurs, épanchements, exsudats de la base du crâne, en sont la cause ordinaire; dans l'autre forme (*névrite descendante*), une maladie de l'encéphale et des méninges, ordinairement inflammatoire, est le point de départ de la phlegmasie qui se propage consécutivement le long du nerf optique jusqu'à son extrémité oculaire. Dans les deux cas, le traitement est subordonné à la maladie causale. — *Trou optique*. Ouverture circulaire que présente la base de chacune des petites ailes du sphénoïde, et qui donne passage au nerf optique et à l'artère ophtalmique, située au côté externe du nerf.

OPTOGRAPHE. s. m. [de ὤψ, œil, γραφειν, écrire]. Image rétinienne photographique produite par la destruction du pourpre rétinien.

OPTOMÈTRE. m. [de ὄπτεσθαι, voir, et μέτρον, mesure; all. *Optometer*, *Schmesser*, angl. *optometer*, it. *ottometro*, *optometro*]. Appareil pour mesurer la portée de la vue.

OPTOMÉTRIE. s. f. L'emploi de l'optomètre. ‖ La *dioptrique* considérée dans ses rapports avec l'œil; étude de la réfraction des rayons lumineux par les milieux réfringents du globe oculaire. V. VISION.

OPTO-STRIÉ, ÉE. adj. Qui est relatif à la couche optique et aux corps striés. — *Corps opto-strié*. La couche optique et le corps strié considérés ensemble, comme un seul ganglion.

OPUNTIA. s. m. V. CACTIER et COCHENILLE.

OR. s. m. [*aurum*, χρυσὸς, all. et angl. *Gold*, it. et esp. *oro*] (Au). Métal d'un beau jaune, d'une pesanteur spécifique de 19,257; le plus ductile et le plus tenace des métaux; très réfractaire, fusible vers 1 050°; inaltérable à l'air, sous l'influence duquel il ne s'oxyde qu'à l'aide d'une forte chaleur longtemps continuée; soluble dans le chlore, le brome, le mercure et l'eau régale. Ce corps a été préconisé comme antisyphilitique, en poudre, à la dose de $0^{gr},01$ à $0^{gr},20$, à l'extérieur en pommade. On emploie aussi le *bromure d'or* en granules de $0^{gr},001$ à la dose de 5 à 10 milligrammes, comme succédané du bromure de potassium, le *chlorure d'or*, le *chlorure d'or et d'ammonium*, le *chlorure d'or et de soude* (V. CHLORURE), l'*iodure d'or* (V. IODURE), le *peroxyde d'or*, le *cyanure d'or*, le *sulfocyanure d'or*. — *Or de Mannheim*. (V. LAITON.) — *Or musif* ou *mussif*. Le deutosulfure d'étain. — *Or potable*. Liquide huileux qu'on obtient en agitant une dissolution de perchlorure d'or avec de l'éther, et qu'on regardait autrefois comme cordial. — *Or potable d'Helvétius* (*teinture d'or*). On mêle à une dissolution de 2 grammes d'or, dans 32 grammes d'eau régale, 32 grammes d'huile essentielle de romarin, qui prend une belle couleur jaune en s'unissant à l'or et séparant l'acide. On décante l'huile colorée qui surnage, et on la dissout dans l'alcool. Cette liqueur était employée anciennement par gouttes, comme cordiale. Elle ne pouvait agir que par l'huile essentielle et l'alcool.

ORAGE. s. m. Vent violent avec forte dépression barométrique, éclairs et foudre, pluie et grêle parfois. Causés par l'état électrique de l'air et des nuages, état qui provient lui-même de l'évaporation des eaux terrestres, les orages ont sur l'organisme une influence surtout manifeste chez les névropathiques, dans les époques d'épidémies, etc. Ils ont d'ailleurs une action certaine sur les microbes, et toutes les fermentations deviennent plus actives et plus rapides par un temps d'orage; peut-être peuvent-ils agir de même sur les microbes pathogènes et les rendre particulièrement nocifs.

ORAL, ALE. adj. [de *os*, bouche; angl. et esp. *oral*]. Qui a rapport à la bouche : *cavité orale*, *expression orale*.

ORANGE. s. f. [*aurantium*, all. *Pomeranze*, angl. *orange*, it. *arancia*, esp. *naranja*]. Fruit de l'oranger, globuleux, jaune rougeâtre, à écorce mince, lisse ou rugueuse, à chair alimentaire, rafraîchissante, dont le jus ou suc sert à faire l'*orangeade* et à préparer un *sirop*. Le zeste fournit par expression une grande quantité d'huile volatile dite *essence de Portugal*. — *Orange amère*. V. CHINOIS et BIGARADIER.

ORANGE. adj. et s. m. [all. *orangenbeld*, angl. *orange*, *tawny*, it. *arancioso*, esp. *naranjado*]. Qui est de la couleur de l'orange.

ORANGEADE. s. f. [all. *Pomeranzenwasser*, angl. *sherbet*, it. *aranciata*, esp. *naranjada*]. Boisson qu'on prépare en mêlant le suc d'orange avec de l'eau sucrée. — *Orangeade purgative*. Limonade purgative aromatisée avec teinture de zestes frais d'orange, 2 grammes.

ORANGER. s. m. [*Citrus aurantium*, all. *Pomeranzenbaum*, angl. *orange-tree*, it. *melarancio*, esp. *naranjo*]. Arbre de la famille des aurantiacées, originaire de la Chine, dont les feuilles et les fleurs sont employées en infusion comme calmantes et antispasmodiques. Les fleurs (*flores naphæ*) donnent, à la distillation, l'*eau de fleur d'oranger* (*aqua naphæ*); on en retire aussi une essence appelée *néroli* et on en prépare un *sirop*. — *Oranger amer*. V. BIGARADIER.

ORANGETTE. s. f. Fruit de l'*oranger* ou du *bigaradier* tombé avant la maturité et encore petit, d'où le nom de *petit grain* qu'on lui donne. L'essence, extraite par distillation, est l'*essence de petit grain;* on en retire une teinture amère très stomachique, et l'on en fait les *pois d'oranges à cautères*, ou *pois bruns*.

ORA SERRATA. [de *ora*, bord, et *serrata*, à dents de scie]. Ligne circulaire dentelée qui établit la démarcation entre la zone ciliaire et la zone choroïdienne de la choroïde.

ORB (Bavière), *Eaux chlorurées sodiques*, froides, 10°5, contenant 32 grammes de sels, dont 26,3 de chlorure de sodium. Établissement : cure de petit-lait.

ORBICULAIRE. adj. [*orbicularis*, de *orbiculus*, diminutif de *orbis*, cercle; all. *kreisförmig*, angl. *orbicular*, it. *orbicolare*, esp. *orbicular*]. Se dit d'une surface plane ou d'un corps aplati dont le contour est sensiblement arrondi et approche de la forme d'un cercle : *compresse orbiculaire*.

ORBICULAIRE. s. m. Muscle de forme orbiculaire. — *Orbiculaire des lèvres* (*muscle labial*). Muscle placé autour de l'ouverture de la bouche, dans l'épaisseur des lèvres, et considéré par quelques anatomistes comme formé de deux muscles distincts, l'un supérieur, l'autre inférieur, réunis au niveau des commissures. Les fibres profondes lui appartiennent en propre et forment un cercle complet ; les autres se continuent avec les fibres musculaires voisines, du buccinateur, des élévateurs, etc. Il a pour fonction de rétrécir l'ouverture de la bouche, de rapprocher les lèvres l'une de l'autre, de porter leurs bords libres en avant dans la succion, le jeu de certains instruments à vent, etc. — *Orbiculaire des paupières* (*naso-palpébral*, Ch.). Muscle formant une couche plate et assez mince au-dessous de la peau des paupières et au niveau des bords de l'orbite. On lui décrit : une *portion orbitaire* ou *extra-palpébrale*, périphérique, qui s'insère en dehors à l'angle supérieur et externe de l'orbite, et en dedans, d'une part, par l'intermédiaire du ligament palpébral interne, à la crête de l'apophyse montante du maxillaire supérieur (*tendon direct de l'orbiculaire*); d'autre part, au bord interne de l'orbite ; une *portion palpébrale*, qui, en dedans, s'attache au tendon direct, et, en dehors, aux deux bords du ligament palpébral externe ; une *portion ciliaire*, qui va de la crête lacrymale et du ligament palpébral interne au ligament palpébral externe, et dont une partie se termine à la peau du bord libre de la paupière, tandis qu'une autre partie, dite *muscle de Horner*, s'attache à la partie réfléchie du ligament palpébral interne (*tendon réfléchi de l'orbiculaire*). V. LARME et PAUPIÈRE.

ORBITAIRE. adj. [all. et angl. *orbital*, it. *orbitale*, esp. *orbitario*]. Qui a rapport à l'orbite. — *Arcade orbitaire*. Rebord saillant de la paroi supérieure de l'orbite, qui fait partie de l'os frontal et se termine par deux apophyses appelées *apophyses orbitaires :* l'une, *interne*, articulée avec l'os unguis; l'autre, *externe*, articulée avec le malaire. — *Artère orbitaire*. L'artère *ophtalmique*. — *Cavité orbitaire*. V. ORBITE. — *Fentes orbitaires supérieure* et *inférieure*. V. SPHÉNOÏDAL et SPHÉNO-MAXILLAIRE. — *Fosse orbitaire*. V. ORBITE. — *Nerf orbitaire*. Rameau du nerf maxillaire supérieur, qui pénètre dans l'orbite par la fente sphéno-maxillaire, et se termine à la partie externe de la paupière supérieure. — *Trous orbitaires internes*. Ils sont distingués en *antérieur* et *postérieur*; situés en avant du trou optique, au niveau de l'angle supérieur et interne de l'orbite, ils sont formés par la réunion de deux échancrures du coronal avec deux semblables de l'ethmoïde.

ORBITE. s. f. (quelques-uns le font masculin) [de *orbita*, proprement trace de roue; de *orbis*, cercle, *orbis*, *orbiculus*, orbite de l'œil; all. *Augenhöhle*, angl. *sokel*, *orbit*, it. et esp. *orbita*, *cavité* ou *fosse orbitaire*]. Cavité destinée à loger l'organe de la vue, située à la partie supérieure de la face, et composée de sept os, savoir : du frontal supérieurement, de l'os palatin et de l'os maxillaire inférieurement, du sphénoïde et de l'os malaire à la partie externe, de l'ethmoïde et de l'os unguis à la partie interne. Les orbites ont la forme d'une pyramide creuse, dont la base serait tournée en avant et en dehors. Elles présentent une *face supérieure* ou *voûte*, formée par le frontal et le sphénoïde, et creusée en dehors par la *fossette lacrymale* ; une *face inférieure* ou *plancher*, constituée par les os malaire, maxillaire supérieur et palatin, et traversée par la *gouttière sous-orbitaire*, à laquelle fait suite le canal de même nom ; une *paroi interne*, formée par l'apophyse montante du maxillaire supérieur, l'unguis, l'ethmoïde et une petite portion du sphénoïde ; une *paroi externe*, épaisse, formée par l'os malaire et l'apophyse orbitaire de la grande aile du sphénoïde ; quatre *angles*, dont deux supérieurs, formés en dehors par la suture du frontal avec l'os malaire et le sphénoïde, en dedans par la suture du frontal avec le maxillaire, l'unguis et l'ethmoïde, et deux inférieurs, qui répondent en dedans à l'union du maxillaire avec l'unguis et l'ethmoïde et de celle-ci avec le palatin, en dehors à l'os malaire ; une *base* ou *rebord orbitaire* ; un *sommet*, occupé par la fente sphénoïdale. Elles sont remplies par le globe de l'œil, ses muscles, ses nerfs, ses vaisseaux, la glande lacrymale, etc. — Fig. 504. Région orbitaire (muscles et nerfs). A, coupe de l'orbiculaire; B, coupe de l'os frontal ; C, glande lacrymale ; D, releveur de la paupière supérieure; E, filet anastomotique entre l'ophtalmique et le sous-orbitaire ; F, releveur; G, insertion du grand oblique; H, insertion du petit oblique; I, nerf sus-orbitaire ; J, nerf lacrymal; K, nerfs ciliaires ; L, branche inférieure du nerf moteur oculaire commun ; M, racine sensitive du ganglion ophtalmique; N, ganglion ophtalmique; O, insertion du droit externe; P, orbiculaire; W, filet du nerf vidien qui fait communiquer le ganglion géniculé avec le ganglion de Meckel; Z, nerf buccal anastomosé au facial (B. Anger). — *Inflammation de l'orbite*. Les lésions inflammatoires de l'orbite sont : le *phlegmon* du tissu cellulo-graisseux situé en arrière de l'œil, au fond de la cavité orbitaire; il résulte d'un traumatisme accidentel ou chirurgical, déterminant la pénétration d'un microbe pyogène, ou accompagne les fièvres graves, le microbe étant amené alors par la voie sanguine; la résolution peut être obtenue par l'emploi des antiphlogistiques; mais souvent la suppuration survient et nécessite une incision faite sur le point le plus saillant de la tumeur en dirigeant la pointe du bistouri vers la paroi orbitaire pour éviter de blesser le globe de l'œil; — l'*ostéite* et la *périostéite* des parois de l'orbite, qui sont le plus souvent d'origine tuberculeuse ou syphilitique et réclament un traitement antidiathésique; elles résultent parfois d'un traumatisme, et peuvent, comme le phlegmon, être suivies d'abcès. — *Lésions traumatiques de l'orbite.* La *contusion* et les *plaies contuses* s'accompagnent ordinairement d'ecchymoses, quelquefois de fractures, d'épanchements sanguins, de phlegmon, parfois

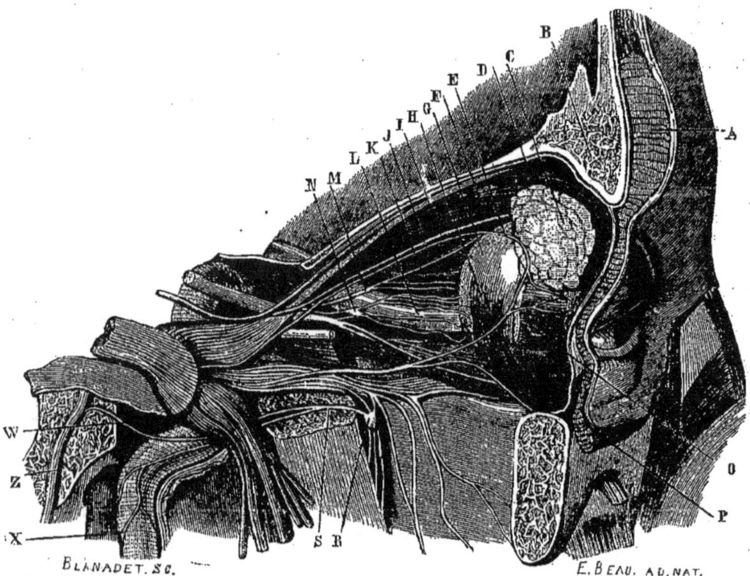

Fig. 504. — *Orbite.*

même d'amaurose immédiate ou consécutive : les antiphlogistiques, les dérivatifs, le repos de l'organe, suffisent quand la lésion est simple; le traitement des complications est subordonné à leur nature. Les *fractures* portent plus souvent sur la base de l'orbite, surtout à sa partie externe, que sur les parois ou le sommet de la cavité : elles peuvent être compliquées de fracture du crâne, de plaies ou contusions de la base de l'encéphale, de lésions du globe oculaire ou des nerfs optique, frontal, sous-orbitaire. Le rebord orbitaire peut être déplacé : la réduction en est ordinairement facile. Si la fracture est comminutive, il faut enlever les esquilles non adhérentes. Les *piqûres* et les *plaies par armes à feu* sont souvent pénétrantes, c'est-à-dire qu'elles atteignent le globe oculaire, ses annexes, ou le cerveau, surtout lorsqu'elles sont compliquées de la présence d'un corps étranger : ce corps doit être enlevé immédiatement; ensuite, le traitement doit être essentiellement antiseptique. — *Tumeurs de l'orbite.* Les unes se développent primitivement dans l'orbite, en prenant naissance dans les parois osseuses ou dans l'un des organes contenus dans la cavité; les autres, nées dans une autre région, pénètrent secondairement dans l'orbite. Elles présentent les mêmes symptômes dans les deux cas : exophtalmie, gêne des mouvements de l'œil, sensation de tiraillement et parfois douleurs vives, troubles variés et plus ou moins graves de la vue, déformation de la face et compression du cerveau à la suite de l'amincissement et de la perforation des parois de l'orbite. Leur nature varie : les lipomes et les fibromes sont rares; les exostoses sont le plus souvent d'origine tuberculeuse ou syphilitique; les kystes sont congénitaux (dermoïdes) ou accidentels (séreux ou hydatiques); les tumeurs pulsatiles sont symptomatiques de diverses lésions siégeant dans l'orbite ou hors d'elle (anévrysme du tronc de l'ophtalmique, tumeurs érectiles, cirsoïdes, communication de la carotide interne et du sinus caverneux); enfin on a observé des sarcomes et des carcinomes.

ORBITOCÈLE. s. f. Tumeur de l'orbite. — L'exophtalmie.

ORBITO-EXTUS-SCLÉROTICIEN. adj. et s. m. V. Droit *externe de l'œil.*

ORBITO-INTUS-SCLÉROTICIEN. adj. et s. m. V. Droit *interne de l'œil.*

ORBITO-MAXILLI-LABIAL. adj. et s. m. V. Élévateur *propre de la lèvre supérieure.*

ORBITO-OCULAIRE. adj. — *Aponévrose orbito-oculaire.* La capsule de Tenon.

ORBITO-PALPÉBRAL. adj. et s. m. V. Élévateur *de la paupière supérieure.*

ORCANETTE. s. f. [*Alkanna tinctoria*, Tausch, *Lithospermum tinctorium*, DC., *Anchusa tinctoria*, L., all. *Ochsenzunge*, angl. *orchanet*, it. *ancusa*, esp. *orcaneta*]. Plante borraginée dont la racine contient une matière colorante rouge (*anchusine* ou *orcanettine*) et un peu astringente, dont on se sert pour colorer certains médicaments. Elle a été employée aussi en technique histologique et préconisée par Achard comme colorant de la graisse.

ORCANETTINE. s. f. [all. *Orchanettin*, angl. *orchanetine*, it. et esp. *orcanetina*]. L'anchusine.

ORCÉINE. s. f. ($C^{14}H^7AzO^6$). Matière colorante de l'orseille, qui se forme quand on fait agir simultanément l'air, l'eau et l'ammoniaque sur l'orcine. C'est une poudre cristalline rouge, peu soluble dans l'eau et dans l'éther, soluble dans l'alcool et les alcalis.

ORCHIALGIE. s. f. [de ὄρχις, testicule, et ἄλγος, douleur]. Douleur testiculaire, névralgie du testicule.

ORCHIDOPEXIE. s. f. [de ὄρχις, testicule, et πῆξις, fixation], et **ORCHIDORRAPHIE.** s. f. [de ὄρχις, testicule, et ῥαφή, suture]. Synonyme : *Célorraphie.* Opération qui a pour but de fixer le testicule à sa place normale dans les bourses; on la pratique dans le cas de testicule en ectopie inguinale ou abdominale; on détache le testicule de ses adhérences, on sectionne le crémaster et la tunique fibreuse commune, et on amène l'organe dans le scrotum, où on le fixe par des points de suture qui traversent l'albuginée. En même temps, on ferme le canal vagino-péritonéal, de façon à empêcher une hernie inguinale de la variété congénitale de se produire.

ORCHIDOTHÉRAPIE. s. f. [de ὄρχις, testicule, et θεραπεῖν, traitement]. Emploi thérapeutique d'extrait testiculaire suivant la méthode de Brown-Séquard.

ORCHI-ÉPIDIDYMITE. s. f. V. Orchite.

ORCHIOCÈLE et non **ORCHIDOCÈLE.** s. f. [*orchiocele*, de ὄρχις, testicule, et κήλη, tumeur; esp. *orquiocele*]. Tumeur du testicule; vulgairement *hernie humorale.* — Autrefois, nom générique des maladies du testicule et de ses enveloppes. V. Sarcocèle.

ORCHIOCOQUE. s. m. Coccus décrit par Hugounenq et Eraud comme cause de l'épididymite blennorragique.

ORCHIODYNIE. s. f. [de ὄρχις, testicule, et ὀδύνη, douleur]. V. Orchialgie.

ORCHIOTOME. adj. et s. m. Instrument servant à l'orchiotomie.

ORCHIOTOMIE ou **ORCHITOMIE** et non **ORCHIDOTOMIE.** s. f. [de ὄρχις, testicule, et τομή, section]. La castration.

ORCHIS. s. m. [de ὄρχις, testicule; all. *Knabenkraut*, angl. *orchis*, it. *testicolo di cane*, *orchide*, esp. *orquis*]. Genre de plantes de la famille des orchidées, pourvues de bulbes qui servent à préparer le *salep*. V. ce mot.

ORCHITE. s. f. [*orchitis*, de ὄρχις, testicule; all. *Hodenentzündung*, angl. *orchitis*, it. *orchite*, esp. *orquitis*]. Inflammation du testicule, appelée aussi *didymite*. Elle se présente sous la forme *aiguë* ou *chronique*. L'orchite est toujours due à la localisation sur le testicule d'un agent infectieux venu du dehors, ou habitant les cavités naturellement infectées de l'organisme. Le microbe peut pénétrer par l'urètre et arriver au testicule, en remontant les voies spermatiques; dans ce cas, l'épididyme est pris en même temps que le testicule et souvent même exclusivement; c'est le cas pour la blennorragie, et l'orchite qui la complique si fréquemment est plus justement appelée épididymite ou orchi-épididymite blennorragique. Dans d'autres cas, au contraire, l'agent infectieux est apporté au testicule par la voie sanguine; c'est le cas pour les orchites apparaissant au décours de maladies infectieuses graves (orchite variolique, typhique) ou des oreillons, dont l'agent, encore mal connu, semble avoir une prédilection pour le testicule. Dans l'orchite blennorragique, l'épididyme est ordinairement le siège principal, parfois unique, de l'inflammation: cependant le testicule offre habituellement un gonflement notable; de plus, la tunique vaginale est presque toujours le siège d'un épanchement le plus souvent circonscrit, constamment situé en avant et en dehors, et ne formant pas une hydrocèle proprement dite; l'épididyme, surtout au niveau de sa queue, est le siège d'indurations persistantes, qui s'accompagnent parfois d'oblitération, du moins temporaire, des voies spermatiques, d'où résulte l'infécondité quand la lésion est bilatérale. Cette variété d'orchi-épididymite survient, en général, dans la blennorragie aiguë, entre la deuxième et la quatrième semaine, souvent au douzième jour, rarement dans la première semaine; mais elle peut se montrer à toutes les périodes, et même dans le cas de blennorragie chronique, alors que le malade n'attire plus l'attention sur son écoulement urétral devenu très faible, et attribue de bonne foi l'orchite à un traumatisme ou à un effort. Dans les autres formes, c'est sur le testicule que portent principalement les lésions inflammatoires, qui amènent le gonflement de l'organe par hypergenèse et hypertrophie de ses éléments : les lésions de l'épididyme sont accessoires, mais presque toujours la tunique vaginale contient de la sérosité. L'orchite traumatique, due à la pénétration directe de l'agent infectieux dans le testicule, est la forme qui s'accompagne le plus souvent de suppuration, laquelle est suivie de la désorganisation et de la disparition d'une partie plus ou moins étendue des canaux séminifères. A peine le malade éprouve-t-il un peu de pesanteur dans le scrotum que bientôt le gonflement, la chaleur, la rougeur, sont très prononcés, et qu'une douleur extrêmement vive rend tout mouvement insupportable. Souvent il y a une sorte d'étranglement qui détermine des accidents sympathiques, tels que des hoquets, des vomissements, etc. Dans tous les cas, les symptômes inflammatoires, bien que peu intenses, persistent assez longtemps. Quelquefois la maladie se termine par induration. Le phénomène est beaucoup plus sérieux si le testicule est en ectopie; alors les symptômes d'étranglement sont plus marqués, et une véritable péritonite peut se développer par transmission de l'inflammation à la grande séreuse péritonéale. On combat l'orchite par les moyens antiphlogistiques : sangsues sur le trajet du cordon, cataplasmes émollients et narcotiques, grands bains, boissons délayantes, laxatifs doux, surtout repos au lit, onctions belladonées; les bourses doivent être relevées et soutenues au moyen d'une plaque en caoutchouc, en carton, en liège. L'*orchite chronique*, beaucoup plus rare, à l'état simple, essentiel, succède à la forme aiguë ou apparaît d'emblée après les contusions de la glande ou les suppurations chroniques de l'urètre, comme celles consécutives au cathétérisme chez le vieillard. Le plus souvent, elle dépend de la tuberculose ou de la syphilis. V. Sarcocèle. — *Orchite syphilitique*. V. Sarcocèle *syphilitique*. — *Orchite tuberculeuse*. V. Sarcocèle *tuberculeux*. — *Orchite varioleuse*. Nulle infection, les oreillons mis à part, ne frappe aussi souvent le testicule que la variole; l'orchite varioleuse signalée par Velpeau a été surtout étudiée par Béraud (1859), qui distingua deux variétés : l'orchite périphérique et l'orchite parenchymateuse; les auteurs récents, Chiari et surtout Esmonet, ont décrit à nouveau cette manifestation sans retrouver les deux variétés de Béraud. Dans la variole mortelle, on trouve des altérations du testicule 9 fois sur 10; les altérations sont exceptionnelles dans la variole hémorragique primitive (1 fois sur 6) (Esmonet). Cliniquement, l'orchite varioleuse passe le plus souvent inaperçue; les seuls symptômes qui permettent de la reconnaître sont la douleur spontanée, car la douleur provoquée existe toujours du fait des lésions scrotales, et le gonflement du testicule. A l'autopsie, le testicule est augmenté de volume et de consistance; sa coloration est gris rougeâtre, et, dans quelques cas, se détachent sur ce fond des nodules jaunâtres; même quand le testicule paraît sain macroscopiquement, l'examen histologique peut y révéler des lésions; l'épididyme est parfois touché, et c'est seulement dans ces cas qu'on rencontre un épanchement dans la vaginale. La lésion fondamentale du testicule varioleux est l'infiltration diffuse ou nodulaire du tissu conjonctif, à laquelle s'ajoutent les vaso-dilatations, les hémorragies et les lésions des tubes séminifères. Le tissu conjonctif intertubulaire est le siège d'une infiltration fibrino-leucocytaire riche en mononucléaires, en éosinophiles et en *mastzellen*; on y trouve aussi quelques *plasmazellen*, mais les polynucléaires neutrophiles y sont rares ou absents. Cette formule leucocytaire indique bien que l'orchite est due à l'agent même de la variole, et non à un microbe surajouté, streptocoque ou staphylocoque, bien que l'on trouve fréquemment ces bactéries à l'ensemencement du parenchyme. Les lésions du tube séminipare sont variables depuis le catarrhe léger, n'entraînant la desquamation que de spermatozoïdes et de spermatocytes, jusqu'au catarrhe intense, ne laissant que quelques cellules accolées à la paroi d'où part un fin réseau chevelu. L'or chite varioleuse ne se termine pas par suppuration : l'atrophie testiculaire peut y succéder (Esmonet).

ORCHITOMIE. s. f. V. ORCHIOTOMIE.

ORCHOTOMIE. s. f. [*orchotomia*, de ὀρχοτομία, de ὄρχις, testicule, et τομή, section; ὀρχοτομία, est dans les Hippiatriques, mais les grammairiens pensent que c'est une faute et qu'il faut lire ὀρχιτομία, *orchitomie* ou *orchiotomie;* all. *Hodenschnitt*, angl. *orchotomy*, it. et esp. *orcotomia*]. Castration ; ablation des testicules.

ORCHOTOMIE. s. f. Nom employé pour désigner l'ablation du cartilage tarse par Gorræus, dans ses Définitions (ὀρχὸς, cartilage tarse) ; mais les dictionnaires grecs ne connaissent pas ce mot; ils n'ont que ὄρχος, qui veut dire rang, rangée ; *orchotomie* est à rayer des dictionnaires.

ORCINE. s. f. [all. *Orcin*, angl. *orcine*, it. et esp. *orcina*] ($C^4H^8O^4$). Corps qui existe dans certains lichens (*Variolaria dealbata*, L., *Variolaria orcina*, *Roccella montanei*, *Lecanora tartarea*, etc.), où il se trouve parfois tout formé, mais ordinairement comme résultat de la décomposition des acides évernique, lécanorique, roccellique, et de l'érythrine, contenus dans ces plantes. Elle est incolore, cristallisable, soluble dans l'eau, l'éther et l'alcool ; elle a un goût douceâtre. L'ammoniaque la change en *orcéine*.

ORDINAIRES. s. m. pl. [all. *monatliche Reinigung*, angl. *months*, it. *mestruo*, *marchesse*, esp. *castumbre*]. Vulgairement, les *menstrues*.

ORDONNANCE. s. f. [*præscriptio*, all. *Recept*, *Verordnung*, angl. *prescription*, it. *prescripzione*, esp. *receta*]. En général, tout ce que le médecin prescrit au malade. L'ordonnance comprend deux parties : les prescriptions hygiéniques et les prescriptions thérapeutiques. Le médecin, en effet, doit écrire sur son ordonnance les règles d'hygiène qui conviennent au cas qu'il a à traiter, c'est-à-dire le régime alimentaire, la température de la chambre, le climat ou la cure d'air; quant aux moyens thérapeutiques, ils sont soit psychiques, soit physiques, soit chimiques ; parmi ces derniers, les préparations magistrales doivent être entièrement formulées. Cette formule comprend trois parties : l'*inscription*, qui comprend la nomenclature des diverses substances composant la préparation ; la *souscription*, dans laquelle le médecin fait entrer les indications particulières qu'il veut donner au pharmacien, indications qu'il peut remplacer par les trois lettres f. s. a., abréviation de *fac secundum artem* : fais selon l'art; et enfin l'*instruction*, qui s'adresse au malade, et où le médecin indique la façon dont doit être pris le médicament. — Le mot *ordonnance* est souvent synonyme de *formule*.

ORDRE. s. m. En biotaxie, groupe de plantes ou d'animaux formé par le rapprochement des familles qui se ressemblent par quelques caractères fondamentaux. Plusieurs ordres réunis par l'analogie des caractères essentiels forment une classe.

OREILLE. s. f. [de *auricula*, diminutif de *auris*, oreille ; οὖς, all. *Ohr*, angl. *ear*, it. *orecchio*, esp. *oreja*]. Organe de l'ouïe. Elle est formée de trois cavités inégales, superposées, de dehors en dedans, du pavillon de l'oreille, qui fait saillie sur un côté de la tête, au rocher, qui fait partie de la base du crâne. Elle se divise, au point de vue fonctionnel, en deux parties : l'une extérieure, comprenant les deux cavités externes ou superficielles, constitue l'appareil transmetteur ou conducteur du son ; l'autre profonde, cachée dans l'épaisseur du rocher, est la partie sensible, l'expansion du nerf auditif. L'anatomie décrit à l'oreille trois parties : l'*oreille externe*, qui comprend le pavillon et le conduit auditif externe, dont l'ensemble forme un véritable cornet acoustique ; l'*oreille moyenne*, formée par la caisse du tympan, et comprenant l'appareil transmetteur du son et l'organe de l'accommodation de l'oreille, et de plus des annexes pour son aération ; enfin l'*oreille interne* ou *labyrinthe*, composé de deux parties : l'une, exclusivement sensitive et liée à la fonction de l'audition, a son siège dans le limaçon et le vestibule ; l'autre, constituée par les trois canaux semi-circulaires, fournit les réflexes cérébelleux d'équilibration, qui font de l'oreille un foyer de mouvements et du son un excitant des fonctions motrices. — *Oreille externe*. Le *pavillon de l'oreille* est une lame fibro-cartilagineuse recouverte par une couche cutanée. Tout à fait libre dans la plus grande partie de son étendue, il adhère au pourtour du conduit auriculaire et présente plusieurs saillies et enfoncements : l'*hélix*, la *rainure de l'hélix* et l'*anthélix* ; le *tragus* et l'*antitragus* ; la *fosse naviculaire*, la *conque*, le *lobule*. Le *conduit auriculaire* ou *auditif externe* commence au fond de la conque, derrière le tragus, et se termine à la membrane du tympan qui sépare l'oreille externe et l'oreille moyenne. De l'obliquité de cette membrane qui se dirige de haut en bas et de dehors en dedans, résulte une longueur moindre pour la paroi supérieure du conduit que pour l'inférieure. Sa longueur varie de 2 centimètres 1/2 à 3 centimètres. Sa direction générale est oblique d'arrière en avant, de dehors en dedans et de haut en bas. Une saillie que fait la partie supérieure ou postérieure du contour de la conque oblige à porter le tragus en avant pour examiner la cavité du conduit auditif. Il est plus étroit à sa partie moyenne qu'à ses deux extrémités, ce qui explique comment les corps étrangers qui ont franchi ce point ont de la peine à le traverser de nouveau pour sortir. Son diamètre vertical l'emporte sur le diamètre antéro-postérieur. La peau qui tapisse ce conduit se termine en cul-de-sac à son extrémité, en se réfléchissant sur la membrane du tympan : elle est garnie de poils assez longs, surtout en haut et en arrière du conduit, avec des glandes pileuses ou sébacées qui fournissent le *cérumen*. Au-dessous de

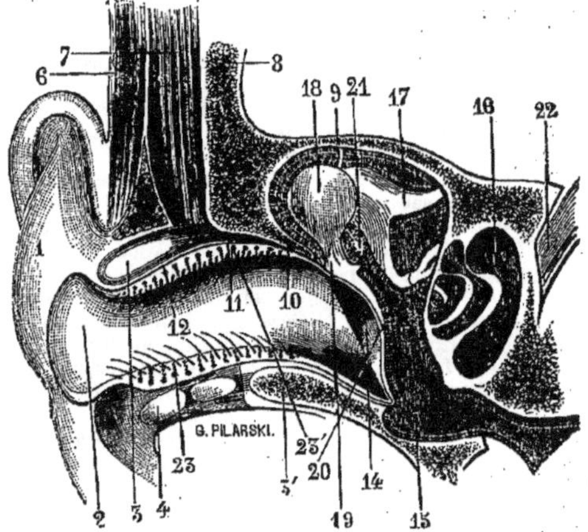

Fig. 505. — *Oreille*.

la peau sont des glandes sudoripares, dites à tort cérumineuses. Le conduit auditif reçoit des filets nerveux venant du nerf auriculo-temporal de la troisième branche de la cinquième paire, et un filet du pneumogastrique. L'impression produite par l'irritation du méat auditif produit une toux convulsive due à un phénomène réflexe ou sympathique. — Fig. 505. Coupe verticale ou transversale de l'oreille. 1, pavillon de l'oreille ; 2, orifice ou méat auditif ; 3, coupe du cartilage qui forme la paroi supérieure du conduit ; 4, coupe de la paroi cartilagineuse du conduit, avec l'incisure antérieure, et les téguments fibreux qui l'unissent à l'os 5 ; 6, muscle auriculaire antérieur ; 7, muscle temporal ; 8, os temporal ; 9, paroi cranienne, répondant à la fosse cérébrale moyenne, voûte de la caisse du tympan ; 10, portion osseuse du conduit auditif, au niveau de la chaîne des osselets de l'ouïe, ou portion tympanique de la paroi supérieure du conduit ; 11, ligament fibreux qui unit le cartilage en haut et en arrière à la portion osseuse et répond à la fosse temporale ; 12, tégument qui tapisse le conduit, ses glandes, ses poils ; 14, membrane du tympan ; 15, caisse et origine de la trompe (vue schématique) ; 16, oreille interne, coupe du limaçon et du conduit auditif interne 22, où se trouve le nerf auditif ; 17, enclume, branche horizontale, la longue branche ou verticale s'articule avec l'étrier ; 18, tête du marteau articulée avec celle de l'enclume ; 19, apophyse externe du marteau, saillante vers le conduit auditif ; 20, manche du marteau ; 21, entre le manche du marteau et la branche descendante de l'enclume, le ligament suspenseur de la caisse du tympan, repli fibro-muqueux vertical (Gellé). — *Oreille moyenne.* 1° La *caisse du tympan* est une cavité irrégulière située à la base du crâne, au-dessus de la fosse glénoïde, au-devant de l'apophyse mastoïde, derrière la trompe d'Eustache. Le conduit auriculaire y aboutit, au niveau de la *membrane du tympan*, cloison mince, fibreuse, transparente, tapissée en dehors par un prolongement de la peau, en dedans par la membrane muqueuse tympanique. Cette membrane a une forme circulaire, concave en dehors, convexe en dedans ; elle est enchâssée par sa circonférence dans une rainure que présente l'extrémité du conduit auditif. La membrane du tympan éprouve les vibrations de la colonne d'air incluse dans le conduit et les transmet par la chaîne des osselets à la platine de l'étrier. La caisse communique avec le *vestibule* de l'oreille interne par la *fenêtre ovale*, ouverture que l'on voit sur sa paroi interne, et qui est presque entièrement bouchée par la base d'un petit os appelé l'*étrier*. La *fenêtre ronde*, autre ouverture située au-dessous de la précédente, et fermée par une membrane, répond à la rampe tympanique du limaçon. Sur sa paroi externe ou tympanique, on voit la scissure de Glaser, par laquelle sortent la longue apophyse du marteau, la corde ou le nerf du tympan ; sur l'antérieure, sont deux conduits, dont le supérieur est occupé par le muscle interne du marteau, et l'inférieur forme l'orifice de la trompe d'Eustache, conduit qui vient aboutir au-dessus du voile du palais, à la partie postérieure des fosses nasales, et qui établit ainsi une communication entre la caisse et l'air extérieur ; enfin sur la paroi postérieure est un hiatus qui aboutit aux cellules mastoïdiennes, et une petite ouverture communiquant avec l'aqueduc de Fallope, et donnant passage à la corde du tympan. 2° Les *osselets de l'ouïe*, situés dans la caisse du tympan, sont au nombre de quatre : *marteau, enclume, étrier, os lenticulaire.* — Fig. 506. 1, 2, 3, 4, coupe transversale du conduit auditif externe ; la paroi osseuse antérieure est enlevée pour laisser voir le tympan ; 3, orifice du conduit ; 5, cadre tympanal et tympan ; 6, portion flaccide ou surapophysique ; 7, manche du marteau et apophyse externe ; 8, triangle lumineux ; 9, branche de l'enclume et étrier vu par transparence, dans le segment postéro-supérieur du tympan (10). Le manche du marteau fait corps avec le tympan, et la base de l'étrier est encastrée dans la fenêtre ovale. Quand le muscle interne du marteau se contracte, il tend la cloison, et, par suite du mouvement en dedans que lui transmet l'enclume, l'étrier s'enfonce dans la fenêtre ovale : cette pression labyrinthique s'étend jusqu'à la fenêtre ronde. Le muscle de l'étrier, dont le tendon limite le déplacement en dedans de l'étrier, dégage la base de cet os et en même temps reporte le manche du marteau en dehors avec le tympan ; il est donc antagoniste du tenseur (Sappey). Dans l'audition, les deux muscles de la chaîne des osselets se contractent et mettent l'appareil en tension élastique. — *Oreille interne* ou *labyrinthe.* Le *vestibule*, qui en occupe la partie moyenne, est une cavité irrégulièrement sphéroïde, située en dedans du tympan, et communiquant avec la caisse par la fenêtre ovale. De sa partie supérieure et postérieure s'élèvent les *canaux demi-circulaires osseux*, qui s'ouvrent dans le vestibule par cinq ouvertures, et que l'on distingue en *supérieur, postérieur* et *horizontal*. Les *canaux semi-circulaires* contiennent chacun un tube membraneux (*canaux demi-circulaires membraneux*) dont une extrémité dilatée ou ampoule présente une crête saillante à l'intérieur et couronnée de cellules auditives couvertes de longs cils vibratiles : un sac allongé, elliptique, situé à la partie supérieure du vestibule, et appelé *utricule*, forme le confluent dans lequel s'ouvrent ces canaux. Un nerf ampullaire aboutit à chacune de ces extrémités. Ces nerfs des ampoules ont une autre origine que les fibres qui se distribuent au limaçon et au vestibule ; elles viennent en grande partie du pédoncule cérébelleux moyen. C'est par elles que naissent les réflexes cérébelleux qui causent les accidents d'équilibration qu'on observe dans le vertige auriculaire et dans le vertige de Ménière. Au-dessous de l'utricule est le *saccule*, organe membraneux qui, supérieurement, est soudé à l'utricule, et se prolonge inférieurement en un canal étroit jusqu'à l'origine de la rampe vestibulaire du limaçon. A la partie antérieure du vestibule est le *limaçon*, qui représente un cône creux, enroulé en spirale de manière à décrire deux tours entiers et deux tiers de tour sur une tige également conique (*axe* ou *columelle*). La cavité du cône creux est séparée en deux parties ou *rampes* par une cloison nommée *lame spirale*. Celle-ci s'insère par son bord central sur la tige, et par son bord périphérique sur la paroi correspondante du cône creux ; au sommet du cône, elle est percée d'un trou (*hélicotrème*) qui établit une communication entre les deux rampes. Entre les tours de spire, les parois du cône creux ne se touchent pas, mais sont séparées par une lame dont le bord externe se continue avec la substance compacte du rocher, et dont le bord interne est implanté sur la tige. De là résulte que sur la tige conique s'implantent deux lames en spirale, l'une, la véritable, séparant les deux rampes du limaçon, l'autre placée en dehors de la cavité du cône creux, dont elle sépare les différents tours de spire. La lame spirale qui sépare les deux rampes est osseuse près de son bord interne, membraneuse près de son bord externe, et semi-membraneuse à sa partie moyenne. Des deux rampes, l'une, la tympanique, aboutit à la fenêtre ronde ; l'autre, vestibulaire, communique avec le vestibule par un orifice particulier. Les nerfs du limaçon sont fournis par la branche inférieure de l'acoustique ; ils pénètrent dans la base de l'axe, traversent les petits conduits qu'offre cette tige osseuse, se recourbent successivement à angle droit, traversent la zone osseuse de la lame spirale sous forme de faisceaux qui s'aplatissent dans la zone

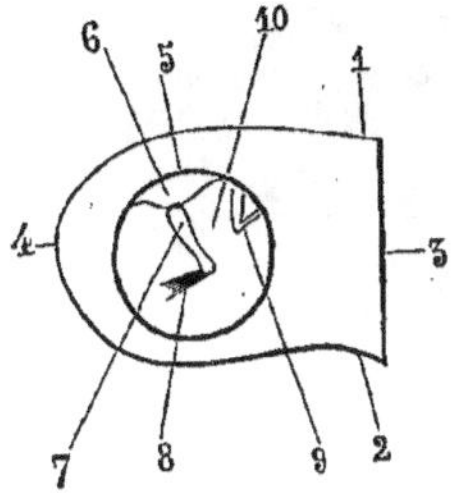

Fig. 506. — *Oreille* moyenne.

médiane, et s'anastomosent en anses entremêlées d'un peu d'otoconie. — Fig. 507. Limaçon gauche ouvert par le sommet du rocher, grossi deux fois : *a*, vestibule ; *b*,*b*, paroi externe du limaçon ; *c*,*c*, portion osseuse de la lame spirale qui sépare la cavité du limaçon en deux rampes ; *d*, orifice du sommet de la columelle ; *e*, aqueduc du limaçon ; *f*, fenêtre ronde ; *g*, aqueduc de Fallope ; *j*, canal demi-circulaire supérieur ; *k*, canal demi-circulaire supérieur. Sur la lame spirale du limaçon il y a un bourrelet (*bourrelet de Huschke*) terminé en dedans par un crochet recourbé un peu en bas. Corti a prouvé l'existence d'une membrane qui prend son origine de cette protubérance,

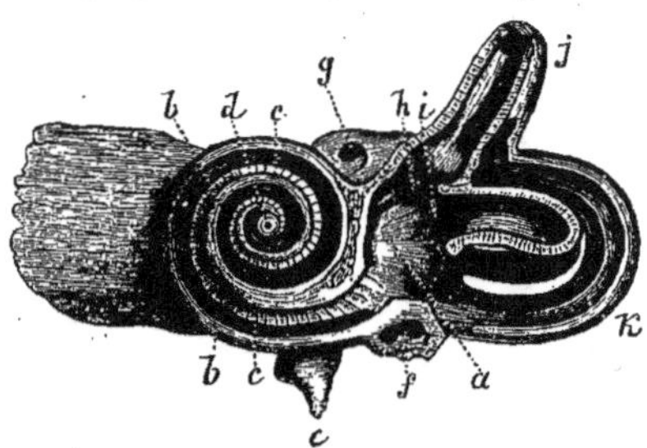

Fig. 507. — Limaçon.

et qui de là s'étend vers l'extérieur, parallèlement à la *membrane basilaire* ou portion externe de la lame spirale membraneuse. Suivant Corti, le bout externe de la membrane qu'il a trouvée (*membrane* ou *organe de Corti*) se perd dans l'épithélium de la lame spirale. Reissner a décrit une autre membrane, située au-dessus de l'organe de Corti; elle part du *bourrelet de Huschke* et s'attache à la paroi externe de la rampe vestibulaire. Plus on s'écarte de la base du limaçon, plus devient aigu l'angle qu'on obtiendrait en allongeant la membrane de Reissner et la *membrane basilaire* jusqu'à ce qu'elles se touchent. Au contraire, plus on avance dans le même sens, plus l'angle sous lequel se réunissent la *membrane de Reissner* et la paroi externe du limaçon s'élargit. Peu à peu cet angle s'arrondit, si bien que dans les tours supérieurs il forme un arc bien distinct. L'épithélium de la membrane de Reissner est un épithélium polyédrique. Une autre membrane prend son origine vers le milieu de la membrane de Reissner et en dedans s'attache à la paroi interne de la rampe vestibulaire, c'est la membrane de Corti. Elle concourt ainsi à la formation d'un canal dont les autres limites sont formées par une partie de la membrane de Reissner, de la protubérance de Huschke, de la lame spirale et de la paroi interne du tube cochléen. La forme et l'ampleur de ce canal offrent beaucoup de diversité, même en différents endroits du même limaçon. Sur la membrane de Corti, on distingue une couche interne, plus mince, et une autre externe, plus épaisse et couverte de stries. Sur la surface inférieure de la zone interne, on voit de petites facettes qui, en se joignant l'une l'autre, forment des arêtes très vives. De l'ensemble de ces arêtes, il résulte un réseau de mailles. Sur des coupes, les facettes se présentent sous formes d'échancrures, et les arêtes sous forme de pointes très fines. Ce réseau de mailles se termine en dehors au niveau de l'angle qui sépare les deux zones ; en dedans il n'atteint pas l'extrémité interne de la membrane. Ce qui caractérise la membrane de Corti, c'est la présence d'innombrables stries dirigées obliquement. Le degré de cette obliquité varie chez les différents animaux, ainsi que dans les divers degrés de leur développement ; chez l'homme adulte, il est plus prononcé que sur l'embryon. Les stries forment différentes couches les unes au-dessus des autres. Elles sont courbées en arc et se terminent en dehors l'une derrière l'autre ; en dedans, elles deviennent plus droites et forment les stries droites de la zone, qui présente les facettes dont nous avons parlé. Ainsi on distingue trois zones dans la membrane de Corti : la zone interne, dépourvue de stries transversales et du réseau de mailles ; la zone moyenne, présentant ces stries et ce réseau, et la zone externe. La zone interne et la zone moyenne de la membrane de Corti reposent sur la protubérance de Huschke. Cette dernière zone s'y attache intimement, les facettes embrassant autant de petites saillies de la protubérance. Après avoir dépassé le bec qui termine cette partie, la membrane entre en rapport avec le bourrelet épithélial qui touche le côté extérieur de la protubérance. Ce bourrelet, sur des coupes, est en forme de capitule avec une échancrure en haut et en dehors. Cette échancrure est remplie entièrement par l'angle que forment les zones externe et moyenne de la membrane de Corti en se joignant l'une l'autre. On distingue quatre canaux dans le tube cochléen : 1° la rampe tympanique ; 2° un canal borné par la *membrane basilaire*, la surface externe de la protubérance de Huschke, la membrane de Corti et une partie du ligament spiral. Ce canal contient l'organe de Corti, le bourrelet épithélial, etc. ; 3° le canal décrit par Lœwenberg. Ce canal a pour limites les membranes de Corti et de Reissner, et en dehors la bande vasculaire, partie bien caractéristique du ligament spiral et appartenant exclusivement à ce canal ; 4° ce qui reste de la rampe

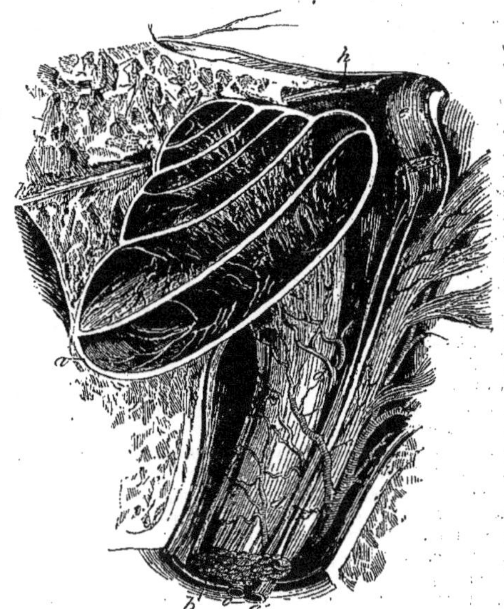

Fig. 508. — *Oreille* interne.

vestibulaire, canal limité par la membrane de Reissner, une partie de la protubérance de Huschke, la lame spirale osseuse et une partie de la paroi du tube cochléen. — Fig. 508. *a*, limaçon dont la lame osseuse est enlevée pour montrer l'intérieur des rampes ; *b*, nerf auditif à son entrée dans le trou auditif interne ; *c*, *c'*, vaisseaux auditifs internes à leur entrée dans le trou auditif interne ;

d, *d*, vaisseaux se ramifiant avec les filets du nerf auditif, distribués à la manière des cordes d'un clavier ; *e*, tronc du nerf facial ; *f*, nerf intermédiaire de Wrisberg : on le voit monter par deux filets qui vont se jeter entre ceux du facial, dont l'extrémité est renversée pour montrer ce mode de pénétration et d'accolement sans anastomose ; *g*, sommet du limaçon : les filets nerveux, devenus très courts et très grêles, sont encore accompagnés par des capillaires sanguins ; *h*, tronc commun des nerfs pétreux émanés du facial. ‖ *Bourdonnement d'oreille.* V. BOURDONNEMENT. — *Catarrhe de l'oreille.* V. OTITE et OTORRHÉE. — *Polype de l'oreille.* V. POLYPE. — *Tintement d'oreilles.* V. BOURDONNEMENT. ‖ En botanique : *Oreille d'homme.* V. CABARET. — *Oreille de houx.* V. GIROFLE. — *Oreille d'olivier.* L'*Agaricus olearius*, DC. — *Oreille d'ours.* La primevère auricule (*Primula auricula*, L.), originaire des Alpes, autrefois recommandée contre la phtisie, surtout cultivée pour ses fleurs.

OREILLÉ, ÉE. adj. [all. *geöhrt*, it. *orecchiato*]. Synonyme d'*auriculé.*

OREILLETTE. s. f. [diminutif de *oreille ; auricula*, all. *Herzohr*, *Vorkammer*, *Vorhof*, angl. *auricle*, it. *orecchietta*, esp. *auricula*]. Nom donné à deux cavités situées à la partie supérieure du cœur et distinguées en *droite* et *gauche.* L'oreille droite répond à l'espace compris entre le cartilage de la troisième côte et celui de la sixième ; la gauche occupe le troisième espace intercostal gauche et est recouverte en partie par le bord gauche du sternum. La première présente, sur sa face interne, la *fosse ovale*, limitée par l'anneau de Vieussens, et continue inférieurement avec la valvule d'Eustache, qui forme l'orifice de la veine cave inférieure et occupe la partie postéro-inférieure de la cavité, tandis que la veine cave supérieure, dépourvue de valvule, s'ouvre à la partie antérieure et supérieure ; en bas, cette oreillette est séparée du ventricule droit par la valvule tricuspide. L'oreillette gauche, d'une capacité moindre que la précédente, communique avec le ventricule correspondant par l'orifice auriculo-ventriculaire gauche, muni de la valvule mitrale ; supérieurement, elle présente les quatre orifices des veines pulmonaires, dépourvus de valvules. Chaque oreillette présente supérieurement une *auricule.* Elles sont formées de fibres musculaires beaucoup moins fortes que celles des ventricules. V. CŒUR.

OREILLONS. s. m. pl. [*angina maxillaris*, all. *Feifeln*, angl. *parotide mumps*, it. *orecchioni ; ourles, parotidite épidémique*]. Maladie aiguë, générale, contagieuse et épidémique, présentant quelques points de ressemblance avec les fièvres éruptives, et caractérisée surtout par le gonflement inflammatoire de la glande parotide. L'incubation est longue, en moyenne, quinze jours. Les oreillons déterminent le gonflement de la région parotidienne, bilatéral le plus souvent ; la douleur est plus ou moins vive, parfois presque nulle, ainsi que la rougeur et la chaleur de la peau ; les symptômes généraux manquent ou sont peu marqués : courbature, frissons, fièvre légère, embarras gastrique. Contrairement aux inflammations de la parotide symptomatiques d'états généraux graves, la phlegmasie superficielle qui constitue les oreillons ne se termine que très rarement par la suppuration. C'est une maladie ordinairement bénigne, qui se termine par résolution au bout de sept à huit jours. Souvent, chez l'adulte, au moment où le gonflement parotidien disparaît, la fièvre qui avait baissé remonte de nouveau, atteint un degré plus élevé que la première fois, et, en même temps, le testicule se gonfle, devient douloureux et présente tous les signes d'une inflammation aiguë. Cette nouvelle poussée à localisation testiculaire est en général plus longue et plus sévère que la première ; néanmoins la guérison a lieu au bout de quelques jours ; mais on a signalé l'atrophie du testicule consécutivement à cette inflammation, et, dans le cas d'orchite double, l'atrophie des deux testicules a pu aboutir à l'impuissance et au féminisme. Chez la femme, l'existence du second cycle fébrile est plus rare ; la deuxième poussée a lieu alors sur les seins ou quelquefois sur les ovaires. Dans certaines épidémies, l'orchite a pu apparaître d'emblée, et la localisation parotidienne se montrer ensuite ; peut-être l'orchite peut-elle être isolée. Le pronostic est bénin chez les enfants, chez lesquels l'orchite n'est pas à craindre ; il est plus grave chez l'adulte en raison de l'atrophie secondaire toujours possible, mais l'atrophie semble constituer une exception. Le traitement sera avant tout prophylactique ; on isolera les premiers malades atteints, et on désinfectera soigneusement les locaux contaminés. Le traitement proprement dit sera le même que celui des autres maladies infectieuses : régime lacté, boissons délayantes et traitement des symptômes : douleur, insomnie, s'il y a lieu.

ORENSE (Espagne). *Eaux indéterminées*, très chaudes, 66° à 68°. Balnéothérapie.

OREXINE. s. f. ($C^{14}H^{12}Az^{2}$) (dihydrophénylquinazoline). Dérivé de la quinoline, qui s'obtient par la réduction de l'orthonitrobenzilformanilide. On l'emploie en thérapeutique sous trois formes, l'orexine basique, le chlorhydrate et le tannate d'orexine. Cette substance a une action en quelque sorte spécifique sur l'estomac (Penzoldt) ; elle favorise la sécrétion de l'acide chlorhydrique et excite activement la motilité des parois de l'estomac. Elle est indiquée dans les cas de dyspepsie hypopeptique, d'atonie stomacale, dans l'anorexie des tuberculeux, et de toute autre cause. C'est un produit inodore et à peu près insipide. On le donne au début à la dose de 0gr,10 (d'orexine basique ou de tannate d'orexine), deux heures avant chacun des deux principaux repas ; cette dose peut être portée progressivement à 0gr,30 à 0gr,50 deux fois par jour, sauf quand le cœur ou le rein fonctionnent mal ; on donne le médicament en cachets, en capsules, en poudre, ou en pastilles chez l'enfant ; il est bon de faire avaler en même temps 200 à 250 grammes d'un liquide quelconque, de l'eau notamment, mais rien autre jusqu'au repas. En tout cas, l'action de ce médicament doit être surveillée, certains auteurs (Schmidt) la considérant comme toxique.

OREZZA (Corse). *Eaux ferrugineuses*, froides, 11°, contenant 0gr,85 de sels, dont 0gr,128 de bicarbonate de fer, 0gr,67 de bicarbonate de chaux et de magnésie et une grande quantité d'acide carbonique libre ; malgré cette abondance de gaz, le sel de fer se précipite facilement en un dépôt qui peut atteindre la moitié de sa quantité primitive. Cette eau est digestive ; le fer qu'elle contient est facilement assimilé. Indications : celles de la médication ferrugineuse. Altitude : 600 mètres. Établissement : buvette. Eaux d'exportation.

ORGANE. s. m. [*organum*, ὄργανον, all. *Organ*, *Werkzeug*, angl. *organ*, it. et esp. *organo*]. Subdivision complexe d'un appareil qui a sa conformation spéciale et est divisible en parties diverses (*organes premiers* ou *primaires* ou *parties similaires*) dont l'ensemble forme les *systèmes* ; ou *vice versâ*, partie du corps formée par la réunion intime des *parties* similaires provenant de systèmes différents et constituant un tout unique de conformation spéciale (Bichat). A la notion anatomique d'organe se rattache, comme attribut physiologique, l'idée d'*usage spécial* ordinairement multiple, c'est-à-dire que chaque organe peut *servir* à l'accomplissement de plusieurs fonctions : tel est le canal de l'urètre, etc. L'ensemble des organes d'espèces diverses qui concourent à une même fonction prend le nom d'*appareil.* — *Organe de l'action* (Broussais). Organe admis par la doctrine phrénologique dans la région antéro-latérale et inférieure des lobes du cerveau, et présidant aux actes connus sous le nom générique de *caractère*. — *Organe auditif*. V. OREILLE. — *Organe de Corti*. V. OREILLE. — *Organes génito-urinaires*. V. REIN, TESTICULE, UTÉRUS, VAGIN et VERGE. — *Organe de Jacobson*. Tube en partie membraneux et en partie cartilagineux, qui est placé sur le plancher des fosses nasales, entre le vomer et la membrane muqueuse, et qui communique avec le canal palatin antérieur ou conduit de Sténon. Jacobson admet que c'est un appareil servant à l'olfaction, à cause de la similitude de texture entre la membrane qui tapisse le tube et celle qui revêt les fosses nasales, et de l'identité de texture entre les nerfs principaux du tube de Jacobson (qui viennent des nerfs naso-palatin et olfactif) et les véritables nerfs de l'olfaction. En conséquence, Gratiolet pense qu'à l'aide de ce nerf l'animal perçoit des odeurs d'une certaine nature que les autres nerfs de l'olfaction laissent passer inaperçues. Cet organe est surtout développé sur les carnassiers, les pachydermes, etc. — *Organe du langage*. Partie postérieure de la troisième circonvolution frontale gauche, considérée comme organe de la faculté spéciale du langage articulé localisée dans le cerveau (V. APHASIE). Ce siège semble devoir être étendu à une plus grande partie de l'écorce cérébrale, et surtout au *lobule de l'insula* (V. INSULA). — *Organes plastiques* (Burdach). Ceux qui servent à la nutrition en préparant les matériaux assimilables; tels sont ceux du tube digestif, et les glandes qui lui sont annexées. — *Organes respiratoires*. V. RESPIRATION. — *Organe de Rosenmüller*. V. CORPS *de Wolff*. — *Organes rudimentaires*. Ceux dont le développement est imparfait. La règle du *balancement des organes* (V. ANALOGUE) montre que nul organe normal, comparé d'une espèce à l'autre, ou monstrueux dans une même espèce, n'acquiert un développement considérable sans qu'un autre du même système ou en connexion avec lui ne soit amoindri en une même proportion : de là l'existence forcée, si l'on peut dire, des *organes rudimentaires*. La règle des connexions sert à les déterminer; mais c'est la règle du *balancement* qui enseigne à les prendre en considération, bien que la physiologie les ait fait négliger, vu l'insignifiance de leurs usages, annulés par leur atrophie relative, ou masqués par l'exagération de l'action des organes voisins très développés. — *Organes des sens*. Les cinq appareils des sensations spéciales. — *Organes vibratiles*. V. CIL et INFUSOIRE.

ORGANICIEN, IENNE. adj. Qui est relatif à l'organisme. ‖ S. m. Le médecin qui adopte la *doctrine organicienne* ou *organicisme*.

ORGANICISME. s. m. [de *organicus*, organique; all. *Organicismus*, angl. *organicism*, it. *organicismo*]. Théorie médicale qui s'efforce de rattacher toute maladie à une lésion matérielle d'un organe. Son impuissance relative tient à ce que, prenant à la lettre sa signification étymologique, elle méconnaît les altérations de quantité ou de nature des principes immédiats et des éléments anatomiques, qui peuvent être lésés sans que les organes dont ils sont parties constituantes le soient d'une manière apparente aux moyens ordinaires d'investigation.

ORGANICISTE. s. et adj. S'est dit pour *organicien*.

ORGANIQUE. adj. [*organicus*, all. *organisch*, angl. *organic*, it. et esp. *organico*]. Qui a rapport à l'organisation. *Organique* se dit de ce qui provient des corps organisés, de ce qui concourt à l'*organisation*. *Organisé*, de ce qui offre l'état d'organisation. Une *substance organique* est celle qui prend part à la constitution de la *matière organisée*; la *substance organisée* est constituée par des principes immédiats, parmi lesquels se trouvent les substances organiques; elle offre l'état d'*organisation*. Il faut donc se garder de prendre *substance organique* comme synonyme de *substance organisée*. V. SUBSTANCE. — *Caractères ou propriétés d'ordre organique*. Caractères qui appartiennent exclusivement à la substance *organisée*. Comme les caractères d'ordre mathématique, physique, etc. (V. ANATOMIE), les caractères d'ordre organique sont multiples, plusieurs n'ont pas reçu de nom propre, mais n'en existent pas moins. C'est ainsi, par exemple : 1° qu'une matière complètement homogène, amorphe, sans structure, pourra être reconnue comme *substance organisée*, si elle est constituée par des *principes immédiats* nombreux, unis molécule à molécule, par combinaison spéciale et dissolution réciproque. C'est le caractère d'ordre organique le plus élémentaire; mais il suffit pour qu'on puisse dire qu'il y a *organisation*, que la substance est *organisée*; et, toute simple qu'est cette organisation, c'est assez pour que la substance puisse vivre; réciproquement, quels que soient les autres caractères de cette matière, si celui-là n'existe pas, il n'y a pas *organisation*, ni *vie*, par conséquent. 2° Mais, en général, chaque élément anatomique a de plus un autre *caractère d'ordre organique*, c'est d'avoir une STRUCTURE. Prise en elle-même, la matière organisée n'a pas de *structure*; mais les parties qui en sont formées, comme les *éléments anatomiques*, en offrent une qui leur est propre. Avec cette structure apparaissent, dans chaque espèce d'éléments anatomiques, certaines particularités telles que des propriétés de nutrilité, d'évolubilité et de natalité ; ou, en plus, une ou deux propriétés d'un autre ordre, la névrilité et la contractilité, appelées *propriétés animales*, parce qu'on ne les trouve que chez les animaux. 3° Les *tissus* ont d'abord les caractères d'ordre organique qui précèdent; en outre, ils ont un caractère propre, c'est une TEXTURE spéciale. A ce caractère se rattachent comme attribut physiologique, outre les propriétés vitales élémentaires, plusieurs autres dites *propriétés de tissu* (V. PROPRIÉTÉ). 4° Les *systèmes* ont les caractères des tissus, plus une CONFORMATION GÉNÉRALE propre à chacun d'eux, à laquelle correspond, comme attribut physiologique, outre les propriétés ci-dessus, l'idée d'*usage général* ou d'attribut commun à toutes les parties du système, mais variant suivant chaque système. 5° Les *organes* ont tous ces caractères, et en outre ils ont une CONSTITUTION SPÉCIALE, à laquelle se rapporte l'*usage* propre à chacun d'eux. 6° Les *appareils* ont, en plus, l'ARRANGEMENT CORRÉLATIF avec *continuité médiale* ou *immédiate des organes* qui les constituent : outre les propriétés physiologiques des autres parties du corps, ils ont une *fonction*. 7° Chaque organisme entier, ou corps organisé en général, réunit les caractères précédents et possède une *conformation extérieure* qui lui est propre; il manifeste l'ensemble des actes physiologiques énumérés ci-dessus, et d'autres appelés RÉSULTATS, ensemble qui reçoit le nom de *vitalité*. — *Lésions organiques*. Celles qui se manifestent par des altérations dans la texture des organes. — *Pouls organique*. Celui qui a rapport à une affection quelconque d'un organe, ou plutôt qui révèle cette affection déjà développée ou seulement imminente. — *Règne organique*. Ensemble de tous les corps vivants, végétaux et animaux.

ORGANISABLE. adj. Se dit d'un corps susceptible de prendre l'état d'*organisation*.

ORGANISATION. s. f. [all. et angl. *Organisation*, it. *organizzazione*, esp. *organisacion*]. État d'un corps organisé; ensemble des parties qui le constituent (Chaussier, *Tableaux*, an XI). ‖ La *structure* d'une partie d'un corps vivant, comme lorsqu'on dit l'*organisation du cœur*, *du poumon*, *des muscles* (Bordeu), etc. ‖ Ce qu'il y a de plus général dans la constitution des corps qui se nourrissent, se développent et se reproduisent. Pour avoir une idée de ce qu'est l'état d'organisation, il faut se reporter au delà d'une simple notion d'arrangement réciproque ou d'enchevêtrement de parties douées d'une certaine configuration et pénétrer jusqu'à la notion de composition immédiate et d'arrangement moléculaire des parties associées entre elles, considérées individuellement. L'*organisation* est un état particulier d'association moléculaire de principes immédiats nombreux, qui sont unis chimiquement en un tout. La faible stabilité de cette complexe composition est à la fois la condition d'existence de sa rénovation moléculaire incessante ou nutritive et celle de sa dissociation chimique après une durée restreinte. Ce qui a vécu n'est plus doué d'organisation, n'est plus organisé. Ce qu'il y avait d'essentiel dans l'état d'organisation a disparu, et avec lui l'état d'activité, le mode du mouvement dit vital. L'accessoire seul reste, savoir : le volume, la forme, la consistance, la couleur, la structure des éléments, la texture des tissus, la conformation des organes, leur groupement en systèmes et en organisme. Il y a plusieurs degrés d'organisation. Le premier est celui dans lequel, comme dans le plasma du sang et dans la substance homogène de la capsule du cristallin, etc., les principes immédiats sont simplement associés sans forme ni structure déterminées. Le *deuxième degré* d'organisation est celui dans lequel une substance ainsi constituée moléculairement par plusieurs principes immédiats offre une *structure* avec une forme et un volume déterminés, pour chaque espèce (structure en tant que cellules, fibres, etc.), ou bien une substance homogène creusée de cavités, comme dans les os. Le *troisième degré* s'observe dans les tissus, qui sont composés d'éléments anatomiques divers, dont chacun offre une structure facilement reconnaissable ; de plus, les tissus offrent une *texture*. C'est alors seulement qu'intervient cette notion d'arrangement mécanique, souvent considérée comme le seul caractère essentiel de l'organisation. || *Organisation du caillot*. Phénomène qui se passe au niveau du caillot dans les phlébites et constitue le véritable processus de guérison : le caillot devient adhérent à la paroi de la veine ; il se creuse de lacunes vasculaires en communication avec les vaisseaux de la paroi. Comme l'ont montré Cornil et Ranvier, les cellules de l'endothélium se gonflent, deviennent perpendiculaires à la paroi, plongent dans le caillot et délimitent à plusieurs la cavité des néocapillaires en relation avec les *vasa vasorum*. Cette vascularisation exagérée n'est que transitoire ; bientôt les vaisseaux diminuent de volume, le tissu conjonctif se développe, et bientôt paroi et caillot font place à un véritable bloc fibreux.

ORGANISÉ, ÉE. adj. [all. *organisirt*, angl. *organized*, it. *organizzato*, esp. *organisado*]. Qui est composé d'organes ou doué d'organisation. V. Corps *organisé*. — *Matière* ou *substance organisée*. Toute matière vivante ou ayant vécu, liquide, demi-solide ou solide, qui est formée par union moléculaire ou dissolution réciproque de principes immédiats nombreux, et qui seule possède les caractères ou propriétés d'ordre organique. Il n'y a pas une matière organisée, mais plusieurs espèces de parties simples, dites *éléments anatomiques*, ayant pour caractère commun d'être douées de l'*état d'organisation*. V. Organique.

ORGANISME. s. m. [de *organum*, organe ; all. *Organismus*, angl. *organism*, it. et esp., *organismo*]. Mot introduit dans la science au XVIIIe siècle par Charles Bonnet, puis par Chaussier, pour désigner l'ensemble des organes ou parties douées d'organisation (*Plan du cours de zoonomie*, 1809). Il a parfois depuis été usité pour désigner l'organisation en action, le côté fonctionnel de l'économie, l'ensemble de ses actes ou des lois qu'ils suivent. — Tout corps organisé doué d'une existence séparée, l'homme, le chêne, le cheval, un œuf, un bulbe, une graine, sont des *organismes simples* ou *composés*, dont l'existence distincte a ses lois ; mais un spermatozoïde, une fibre musculaire, un tube nerveux, une cellule épithéliale, ne sont pas des *organismes*, ce sont des *corps organisés*. Ce dernier terme est donc plus général que celui d'*organisme*. C'est par métaphore et parce qu'ils peuvent exister isolément pendant quelques moments qu'on étend quelquefois l'expression *organisme* à la désignation des cellules d'épithélium, des spermatozoïdes et autres éléments anatomiques qui sont des parties de l'organisme ayant existence distincte, isolée ; mais ces parties ne peuvent vivre longtemps sans lui et ne peuvent ni se développer ni se reproduire hors de lui. Outre les caractères qui font dire d'un organisme qu'il est *corps organisé*, les organismes animaux ou végétaux se distinguent, en général, des *corps bruts* par leur *nombre* et leur *situation* à la surface du globe qu'ils occupent, par des dimensions limitées pour chaque espèce, par des formes variées d'une espèce, d'un âge à l'autre, mais ayant toujours quelque chose de spécial qu'on ne retrouve pas dans les corps bruts. On en peut dire autant de leur consistance, de leur température, de leur conductibilité pour la chaleur, de leur couleur, ainsi que de leur composition immédiate ou élémentaire. Mais ils se distinguent surtout des corps bruts, par cela qu'ils sont composés d'un ou de plusieurs *éléments anatomiques* disposés en tissus, distribués en *systèmes de parties similaires* qui forment les *organes* dont sont constitués les *appareils*.

ORGANITE. s. m. Nom donné par Serres (1842) aux parties les plus petites des organes, mais de même nature qu'eux, qui se réunissent pour les former ; les divers points d'ossification sont, par exemple, pour chaque os, autant d'*organites*. || Depuis, mot employé à tort, pour désigner, soit les *éléments anatomiques*, soit les organes premiers.

ORGANOGÈNE. adj. Qui concerne l'organogénie.

ORGANOGÉNIE ou **ORGANOGÉNÉSIE.** s. f. [de ὄργανον, organe, et γεννᾷν, produire ; all. *Organbildung*, *Organformungslehre*, angl. *organogeny*, it. *organogenia*]. Étude du mode d'apparition et de développement des organes, depuis l'instant où les éléments d'un tissu prennent une conformation spéciale jusqu'à son état de complet développement, ou d'atrophie ou de résorption.

ORGANOGÉNIQUE. adj. Qui a rapport à l'organogénie.

ORGANOGÉNISTE. s. m. Celui qui s'occupe d'organogénie.

ORGANOGRAPHIE. s. f. [*organographia*, de ὄργανον, organe, et γράφειν, décrire ; all. *Organographie*, angl. *organography*, it. et esp. *organografia*]. Description des organes d'un corps vivant.

ORGANOGRAPHIQUE. adj. [*organographicus*, all. *organographisch*, angl. *organographic*, *organographical*, it. et esp. *organografico*]. Qui a rapport à l'organographie. — *Termes organographiques*. Ceux dont on se sert dans la description des animaux et des végétaux pour désigner les organes dont leur corps est composé, et toutes les modifications dont ces organes sont susceptibles.

ORGANOGRAPHISME. s. m. [de ὄργανον, organe, et γράφειν, décrire ; all. *Organographismus*, angl. *organographism*, it. *organografismo*]. Procédé à l'aide duquel Piorry constatait l'ampliation ou la diminution de volume des organes percutés, et qui consiste à tracer sur la peau des lignes circonscrivant l'étendue de ces organes.

ORGANOLEPTIQUE. adj. [*organolepticus*, de ὄργανον, organe, et ληπτὸς, pris, reçu ; esp. *organoleptico*]. — *Propriétés organoleptiques des corps*. Impression qu'ils font sur les sens, et actions qu'ils exercent sur les organes intérieurs d'un corps vivant (Chevreul), lorsqu'elles sont transmises par les nerfs de chaque tissu et perçues.

ORGANOLOGIE. s. f. [*organologia*, de ὄργανον, organe, et λόγος, discours ; all. *Organologie*, angl. *organology*, it. et esp. *organologie*]. Traité des organes.

ORGANOPATHIE. s. f. [de ὄργανον, organe, et πάθος, maladie]. Maladie des organes en général, maladie organique.

ORGANOPATHIQUE. adj. Qui se rapporte à l'organopathie.

ORGANOPATHISME, ORGANOPATHOLOGISME. s. m. (*Organopathismus*, angl. *organopathism*, it. et esp. *organopatismo*]. Doctrine pathologique d'après laquelle il n'y aurait pas de maladie en tant qu'ensemble et succession de lésions et d'états dynamiques ou symptomatologiques correspondants, mais seulement des organes malades en plus ou moins grand nombre, de différentes manières, à divers degrés, chez chaque individu malade, de telle sorte que la maladie de chacun ne peut être comparée entièrement à celle d'aucun autre (Piorry).

ORGANOPLASTIE. s. f. [de ὄργανον, organe, et πλάσσειν, former]. Génération des organes. — *Organoplastie hygiénique* (Royer-Collard). Art de faire développer certains organes par un exercice approprié, d'amener la prédominance ou la diminution et même la disparition de quelques-uns chez les animaux domestiques par hérédité, en choisissant convenablement les reproducteurs.

ORGANOPLASTIQUE. adj. [de *organe*, et πλάσσειν, former]. — *Globules organoplastiques.* Autrefois, les cellules embryonnaires. — *Traitement organoplastique* (Pravaz, 1843). Emploi des moyens propres à activer la rénovation organique pour combattre une altération des humeurs ou aider au développement régulier de l'organisme.

ORGANOPOÉTIQUE. adj. [de ὄργανον, organe, et ποιεῖν, faire] et non **ORGANOPOIÉTIQUE.** V. ORGANOPLASTIQUE.

ORGANOSCOPE. s. m. V. ENDOSCOPE.

ORGANOSCOPIE. s. f. [de ὄργανον, organe, et σκοπεῖν, considérer; all. *Organoskopie*, angl. *organoscopy*, it. et esp. *organoscopia*]. Examen attentif des organes, pour en tirer des inductions relativement aux passions, aux facultés, aux penchants, etc.

ORGANOTHÉRAPIE. s. f. (Combe) [de ὄργανον, organe, et θεραπεία, cure]. Synonyme d'*opothérapie.*

ORGANOZOONOMIE. s. f. [*organozoonomia*, de ὄργανον, organe, ζῶον, animal, et νόμος, loi]. Traité de l'organisation dans le règne animal (Gruithuisen).

ORGANULE. s. m. Synonyme d'*organite.*

ORGASME. s. m. [*orgasmus*, ὀργασμὸς, de ὀργᾶν, être excité ; all. *Blutwallung*, *Blutkongestion*, angl. *orgasm*, it. *orgasmo*]. Le plus haut degré d'excitation des sens, de l'instinct sexuel surtout, d'où on l'a parfois appliqué à la désignation de l'état de turgescence ou d'érection des organes génitaux et des sensations correspondantes.

ORGASTIQUE. adj. Qui concerne l'orgasme.

ORGE. s. f. [*hordeum*, κριθὴ, all. *Gerste*, angl. *barley*, it. *orzo*, esp. *cebada*; selon l'Académie, le mot *orge* est du féminin, sauf lorsqu'il est joint aux adjectifs *mondé* ou *perlé*; on dit : de l'*orge mondé*, de l'*orge perlé*; de *belle orge*, de l'*orge germée*, etc.]. Genre de plantes de la famille des graminées. Les semences de l'orge ordinaire (*Hordeum vulgare*, L.) contiennent beaucoup de fécule amylacée et une certaine quantité de mucilage : aussi sont-elles tout à la fois nutritives et adoucissantes, lorsqu'on les a dépouillées de leur glumelle, qui donne aux décoctions préparées avec l'orge entière (*hordeum crudum*) leur saveur légèrement âcre et amère. Privée de cette pellicule au moyen d'une meule qui roule le grain, l'orge prend le nom d'*orge mondé* (*hordeum mundatum*) ; celle qui est tout à fait décortiquée, arrondie et polie au moyen de procédés particuliers, est l'*orge perlé* (*hordeum perlatum*), qui ne contient presque pas d'hordéine. L'orge sert à préparer un pain lourd, grossier et fait la base de la bière. La farine d'orge est une des farines résolutives. La décoction d'orge s'emploie en gargarismes et en lotions. V. GRUAU. — *Sucre d'orge.* V. PÉNIDE. — *Tisane d'orge.* On la prépare en faisant bouillir, dans 1kg,250 d'eau, 32 grammes d'orge mondé, lavé à l'eau froide, passant la liqueur, et l'édulcorant avec 32 grammes d'un sirop adoucissant ou avec la racine de réglisse, qu'on met infuser dans le produit de la décoction. ‖ En chirurgie, *grain d'orge.* V. RUGINE. ‖ En anatomie, *grains d'orge des synoviales.* V. BOURSE *muqueuse.*

ORGEAT. s. m. [all. *Gerstenwasser*, angl. *orgeat*, it. *orzata*, esp. *horchata*]. Sirop dans lequel entrait autrefois la décoction d'orge, mais que l'on fait aujourd'hui avec une émulsion d'amandes : de là son nom de *sirop d'amandes.* On le prépare en pilant ensemble 50 grammes d'amandes douces, 15 grammes d'amandes amères, et 300 grammes de sucre ; les réduisant en pâte dans un mortier; ajoutant peu à peu 162 grammes d'eau, passant et exprimant la liqueur ; faisant cuire en consistance de sirop, et aromatisant avec 25 grammes d'eau de fleur d'oranger. On passe avec expression à travers un linge serré ; on laisse refroidir le sirop et on l'enferme dans des bouteilles bien sèches et bien bouchées, que l'on conserve à la cave, couchées sur le goulot. Ce sirop a des propriétés analogues à celles des autres émulsions.

ORGELET ou **ORGEOLET.** s. m. [*hordeolum*, all. *Gerstenkorn*, angl. *hordeolum*, it. *orzajuolo*, esp. *orzuelo*]. Petite élevure inflammatoire, de la nature du furoncle, qui se développe près du bord libre des paupières, particulièrement vers l'angle interne de l'œil, surtout chez des individus jeunes et par suite d'une certaine prédisposition. Sa forme oblongue et sa grosseur l'ont fait comparer à un grain d'orge. L'orgeolet cause des douleurs plus ou moins vives, suivant que la marche en est plus ou moins aiguë ; les symptômes et la terminaison sont les mêmes que ceux d'un petit furoncle. Le traitement consiste en applications émollientes, des cataplasmes de fécule surtout, et l'on attend l'ouverture spontanée du petit abcès, ou on y fait une petite incision suivie d'une légère cautérisation au nitrate d'argent.

ORGUEILLEUX, EUSE. adj. — *Monomanie orgueilleuse.* V. AMBITIEUX.

ORIENT. s. m. — *Bouton d'Orient.* V. BOUTON.

ORIFICE. s. m. [*orificium*, de *os*, bouche, et *facere*, faire; all. *Mündung*, angl. *orifice*, it. *orifizio*, esp. *orificio*]. Toute ouverture qui sert d'entrée ou d'issue à quelque partie intérieure du corps, ou qui fait communiquer des cavités les unes avec les autres : *orifices auriculo-ventriculaires*, *orifices de l'estomac*, *orifice de la matrice*, etc. — *Orifice du sac.* V. HERNIE.

ORIGAN. s. m. [*Origanum vulgare*, L., all. *Dosten*, angl. *origan*, it. *origano*, esp. *oregano*]. Plante de la famille des labiées, stimulante et aromatique. Elle donne une essence jaune rougeâtre, de saveur âcre, d'odeur forte, aromatique, qui fait explosion avec l'iode (*essence d'origan*).

ORIGINE. s. f. [*initium*, ἀρχὴ, all. *Ursprung*, angl. *origin*, it. *origine*, esp. *origen*]. En anatomie. V. NAISSANCE.

ORIOL (Isère). *Eaux bicarbonatées calciques ferrugineuses*, froides, 18°. Eaux digestives ou de table.

ORME. s. m. [all. *Ulme*, *Rüster*, angl. *elm*, it. et esp. *olmo*]. Genre d'arbres dont l'espèce indigène est l'*orme champêtre* (*Ulmus campestris*, L.). L'écorce intérieure des jeunes rameaux, mucilagineuse, amère, astringente, a été em. oyée en décoction, en poudre, en extrait, sous le nom d'*écorce d'orme pyramidal*, dans le traitement des maladies chroniques de la peau, du scorbut, de la syphilis, des scrofules : elle est à peu près inerte. — L'écorce de l'*orme rouge* ou *fauve d'Amérique* (*Ulmus fulva*, Michx.) est aussi mucilagineuse et astringente; on l'employait autrefois, dans l'Amérique du Nord, au pansement des blessures, et, à l'intérieur, contre la diarrhée et la dysenterie.

ORNITHOGALE. s. m. [*Ornithogalum umbellatum*, L., all. *Vogelmilch*, angl. *ornithogalum, star of Bethlehem*, it. et esp. *ornitogalo*]. Plante de la famille des liliacées, dont la racine comestible a été regardée comme sialagogue et diurétique.

OROBE. s. m. [all. *Walderbse*, angl. *heathpea*, it. *orobo*, *moco*, esp. *orobio*]. Genre de plantes légumineuses dont les principales espèces sont : l'*orobe printanier* (*Orobus vernus*, L.), dont la semence ne donne pas, comme on l'a dit, la farine dite d'*orobe*, qui a été mise au nombre des quatre farines résolutives, et qui est fournie, en réalité, par l'orobe bâtard (*Ervum ervilia*, L.), de la même famille ; l'*orobe tubéreux* (*Orobus tuberosus*, L.), dont les racines, chargées de tubercules amylacés, sont un bon aliment, et dont la tige est recherchée des bestiaux.

OROGRAPHIE. s. f. [de ὄρος, montagne, et γράφειν, décrire]. Description des montagnes.

OROLOGIE. s. f. [de ὀρός, sérosité, et λόγος, discours]. Science des humeurs (Landouzy).

ORONGE. s. f. — *Oronge vraie* [*amanite orangée*, *Amanita aurantiaca* (Bulliard) ; *Amanita cæsarea* (Persoon); *Agaricus cæsareus* (Schœffer); *Agaricus aureus* (Batsch); *aurantiacus* (Bulliard); all. *Kaiserschwamm*, esp. *hongo carmesi*]. Espèce du genre *Amanite*. C'est un champignon comestible caractérisé par un chapeau charnu très convexe, jaune orangé, strié, large de 10 à 13 centimètres; stipe cylindrique, plein, jaune, portant un collier membraneux et rabattu; feuillets inégaux, épais et jaunes. Au moment où l'oronge commence à paraître, elle est enveloppée d'un volva blanc, qui bientôt se sépare, à sa partie supérieure, en plusieurs lobes ; le chapeau, ainsi que le pédicule, se développe rapidement. — *Fausse oronge* [*Amanita muscaria* et *formosa*, Persoon, *Agaricus pseudo-aurantiacus*, Bulliard ; *imperialis* et *puella*, Batsch, etc.]. Espèce très vénéneuse qu'il importe de ne pas confondre avec l'oronge vraie, à laquelle elle ressemble quant au port et à la couleur. Mais elle n'a qu'un volva incomplet; son chapeau est marqué de taches jaunâtres, irrégulières; son pédicule et ses lames sont blancs, jamais jaunes comme dans l'oronge vraie. V. Amanitine et Champignon.

ORPHIE. s. f. V. Poisson *vénéneux*.

ORPHOL. s. m. [*naphtolate de bismuth*]. Combinaison de naphtol et d'oxyde de bismuth. Poudre grise, sans saveur ni odeur, qui se décompose dans les voies digestives en naphtol et en bismuth, et s'emploie comme antiseptique intestinal (5 à 10 grammes par jour).

ORPIMENT. s. m. [*auripigmentum*, de *aurum*, or, et *pigmentum*, fard ; all. *Operment*, angl. *orpiment*, it. *orpimento*, esp. *oropimente*]. Sulfure jaune d'arsenic naturel. C'est un poison corrosif, d'action analogue à celle de l'acide arsénieux, à peu près inusité. Il entre dans le baume vert de Metz et dans plusieurs dépilatoires.

ORPIN. s. m. [*Sedum*, all. *Sedum*, angl. *orpine*, it. *favagello*]. Genre de plantes crassulacées. — *Orpin commun* (*Sedum telephium*, L., *reprise, joubarbe des vignes*). Les feuilles d'un vert glauque, épaisses et charnues, sont très mucilagineuses. Écrasées, elles forment un tonique émollient, qu'on appliquait sur les hémorroïdes et qu'on regardait comme propre à hâter la cicatrisation des plaies récentes; de là ses noms de *reprise*, d'*herbe à la coupure*, d'*herbe aux charpentiers*. — *Orpin âcre* (*vermiculaire brûlante, sédon brûlant, Sedum acre*, L.). Plante à fleurs jaunes, contenant un suc très âcre, émétique et purgatif. — Au même genre appartient le *Sedum album*, L. (*petite joubarbe, trique-madame*) dont le suc est styptique et rafraîchissant.

ORROCHÉZIE. s. f. [de ὀῤῥός, sérum, et χέζειν, aller à la selle]. Diarrhée séreuse.

ORROCYSTE. s. m. [de ὀῤῥός, sérum, et *cyste* ou *kyste*]. Kyste séreux.

ORSEILLE. s. f. [all. *Lakmusflechte*, angl. *rocella*, it. *oricello*, esp. *orchilla*]. Pâte d'un rouge violet, solide, d'odeur désagréable, employée en teinture et préparée avec divers lichens (*Roccella tinctoria*, Ach., *Variolaria dealbata*, DC., *Lecanora tartarea*, etc.), qu'on laisse en contact avec la chaux et l'urine : aujourd'hui on opère cette préparation en vases clos et on remplace l'urine par le carbonate d'ammoniaque. La matière colorante ne préexiste pas dans ces lichens : ceux-ci contiennent de l'érythrine, de la lécanorine, de la roccelline, qui se transforment, au contact de l'eau, en *orcine*, laquelle, en présence de l'oxygène de l'air et de l'ammoniaque, se change en *orcéine*, matière colorante de l'orseille.

ORTEIL. s. m. [d'*articulus*, articulation, membre, ayant passé du sens général à un sens spécial; all. *Zehe*, angl. *toe*, it. *dito del piede*]. Nom donné à chacun des cinq prolongements que présente l'extrémité antérieure du pied, et qui offrent la plus grande analogie, au point de vue anatomique et pathologique, avec les *doigts* de la main. On désigne les orteils par les noms de premier, second, etc., à compter de la partie interne; le premier est souvent appelé *gros orteil*, le dernier *petit orteil*. — *Orteil en marteau*. Déformation caractérisée par l'hyperextension de la première phalange sur le métatarsien correspondant et la flexion forcée des deux dernières phalanges sur la première, de telle sorte que la tête des deux premières phalanges forme une saillie angulaire à la face dorsale du pied, tandis que la dernière phalange repose sur le sol par sa partie unguéale. — *Phénomène ou signe des orteils*. V. Babinski (*Signe de*).

ORTHOCÉPHALE. adj. et s. [de ὀρθὸς, droit, et κεφαλή, tête]. Qui a la tête ou la face droite (Thurnam).

ORTHODONTOSIE. s. f. [de ὀρθὸς, droit, et ὀδοὺς, dent]. Partie de l'art du dentiste qui s'occupe des difformités congénitales ou accidentelles des dents (V. Dent et Dentition). Quelque soin qu'on ait pris de surveiller l'arrangement des dents secondaires, il arrive souvent que quelques-unes d'entre elles se développent dans une mauvaise direction, et présentent des irrégularités bizarres. Parmi ces difformités, une des plus fréquentes est la saillie en avant ou en arrière d'une des dents, ce qu'on appelle communément *obliquité antérieure* et *postérieure*. L'art du dentiste offre une multitude de ressources pour obvier à ces divers inconvénients; mais il faut avoir recours à ces moyens le plus promptement possible.

ORTHOFORME. s. m. Éther méthylique de l'acide amidoxybenzoïque; c'est une poudre cristalline, incolore, inodore, peu soluble dans l'eau. Ce corps jouit de propriétés antiseptiques; c'est de plus un anesthésique local. Aussi l'emploie-t-on en poudre ou en pommade dans toutes les plaies ou excoriations douloureuses, contre les fissures à l'anus, etc. Mais son emploi doit être surveillé et peut donner lieu à des éruptions plus ou moins étendues. On l'a préconisé aussi à l'intérieur à la dose de 0gr,50 à 1 gramme contre les douleurs du cancer et de l'ulcère de l'estomac.

ORTHOGNATHE. adj. [de ὀρθὸς, droit, et γνάθος, mâchoire]. Se dit des races humaines, dont le rebord alvéolaire et les dents de la mâchoire supérieure offrent une obliquité antérieure très peu prononcée, par opposition aux races *prognathes*. Cet état est relatif et non absolu : le terme *orthognathe*, d'après son étymologie, devrait s'appliquer aux races chez lesquelles une ligne tirée du front au menton serait absolument verticale ; cette disposition n'existant jamais d'une façon rigoureuse, les races orthognathes sont celles dont la conformation s'en rapproche le plus.

ORTHOMORPHIE s. f. ou **ORTHOMORPHISME**. s. m. [*orthomorphia*, de ὀρθὸς, droit, et μορφή, forme ; all. *Orthomorphie*, angl. *orthomorphy*, *orthomorphosis*, it. et esp. *ortomorfial*]. Art de prévenir ou de corriger les difformités du corps (Delpech).

ORTHOPÉDIE. s. f. [*orthopædia*, ὀρθὸς, droit, et παῖς, enfant ; all. *Orthopædie*, angl. *orthopædia*, it. et esp. *ortopedia*]. Partie de l'art médical qui a pour but la conservation des forces naturelles dépendant de l'état du squelette et de ses articulations, ou leur rétablissement lorsqu'elles sont altérées. Pour Andry (1741), qui a créé le mot, il signifiait : « l'art de prévenir et de corriger dans les enfants les difformités du corps ». Dans le premier cas, quand il ne s'agit que de prévenir les déviations du squelette, les moyens, purement hygiéniques, reposent sur l'influence des attitudes du corps (V. Gymnastique). Dans le second cas, où le médecin est plus souvent appelé à remédier à des difformités existantes qu'à prévenir les désordres de ce genre, lors de leur début, certaines stations prolongées, telles que le décubitus sur un plan horizontal ou incliné, la suspension par les parties supérieures du corps, sont propres à soustraire certains organes à leurs causes de déformation et à rétablir leur direction normale. Les appareils ou machines, appropriés à chacun des cas dont il s'agit, fournissent les meilleurs résultats. Leur emploi est nécessaire pour agir sur les résistances qui retiennent les parties dans une position vicieuse, soutenir les articulations dont les ligaments sont lésés et qui se dévient sous la simple influence de la pesanteur, borner les mouvements dans certaines limites ou leur donner telle ou telle direction afin de maintenir une situation constante. Il faut s'aider des diverses variétés du massage, des bains de mer, des diverses formes de l'hydrothérapie.

ORTHOPÉDIQUE. adj. Qui a rapport à l'orthopédie : *corset orthopédique*, *lit orthopédique*. — *Fauteuil orthopédique*. Fauteuil muni de pièces mécaniques destinées à agir sur telle ou telle sorte de difformités pendant la station assise.

ORTHOPHONIE. s. f. [*orthophonia*, de ὀρθὸς, droit, et φωνή, voix]. Bonne prononciation. — Méthode destinée à corriger le bégayement et les vices de la parole (Colombat).

ORTHOPHRÉNIE. s. f. [de ὀρθὸς, droit, et φρὴν, intelligence]. Rectification de l'intelligence, guérison de la folie.

ORTHOPHRÉNOPÉDIE. s. f. [de ὀρθὸς, droit, φρὴν, intelligence, et παῖς, enfant]. Éducation des jeunes dégénérés.

ORTHOPNÉE. s. f. [*orthopnœa*, ὀρθόπνοια, de ὀρθὸς, droit, et πνέω, je respire ; all. *Orthopnœ*, angl. *orthopnœa*, it. et esp. *ortopnea*]. Dyspnée dans laquelle le malade ne peut respirer dans la situation horizontale et est obligé de rester debout ou sur son séant.

ORTHOSCOPE. s. m. [de ὀρθὸς, droit, et σκοπεῖν, voir]. Appareil servant à examiner l'œil à travers une couche liquide. Il se compose d'une petite caisse sans fond, dont les bords s'appliquent sur le contour de l'orbite et qu'on remplit d'eau ; il permet de voir exactement l'état de la chambre antérieure et la position de l'iris par rapport à la cornée et au cristallin (Czermak).

ORTHOSCOPIE. s. f. [de ὀρθὸς, droit, et σκοπεῖν, examiner]. Examen au microscope qui permet de voir les objets étendus sur un plan droit, nullement courbé.

ORTHOSCOPIQUE. adj. Ce qui se rapporte à l'orthoscopie.

ORTHOSOMATIQUE. s. f. [de ὀρθὸς, droit, et σῶμα, corps ; all. *Orthopædie*, it. *ortopedia*, esp. *orthosomatica*]. Art de rendre aux diverses parties du corps leur rectitude naturelle.

ORTHOSTATIQUE. adj. [de ὀρθὸς, droit, et στατέος, de ἵστημι, se tenir debout]. Qui a rapport à la station debout. — *Albuminurie orthostatique*. V. Albuminurie.

ORTHOSTATISME. s. m. Station debout. Comme l'ont montré Linossier et Lemoine, la station debout apporte au fonctionnement du rein une gêne très sensible ; chez les sujets à reins normaux, cette gêne se traduit uniquement par la diminution de la sécrétion de l'eau ; chez les sujets à reins malades, non seulement l'eau est diminuée, mais le sont aussi les matières solides et en particulier l'urée. Cette gêne serait due en partie à la diminution de la pression sanguine générale et en partie au tiraillement du rein sur son pédicule.

ORTIE. s. f. [*urtica*, κνίδη, all. *Brennessel*, angl. *nettle*, it. *ortica*, esp. *ortiga*]. Genre de plantes herbacées, textiles, qui a donné son nom à la famille des urticées, et dont les espèces *Urtica dioica*, L. (*grande ortie*), *Urtica urens*, L. (*ortie grièche*), *Urtica pilulifera*, L., sont munies de poils creux (*stimuli*), très fins et piquants, remplis d'une liqueur âcre qui s'introduit sous l'épiderme lorsque l'on touche quelque partie de ces plantes, ce qui détermine un prurit douloureux avec ardeur vive. V. Urtication. — *Ortie blanche*. V. Lamier. — *Ortie de mer*. V. Méduse. — *Ortie rouge*. V. Épiaire.

ORTIÉ, ÉE. adj. Qui est produit par l'ortie ; qui en provient ; qui lui ressemble. — *Fièvre ortiée*. V. Urticaire.

ORVALE. s. f. V. Sauge.

ORVET. s. m. [*Anguis fragilis*, L., *borgne*]. Reptile saurien apode qui passe à tort pour venimeux.

ORVIÉTAN. s. m. [*orvietanum*, all. *Theriak*, angl. *orvietan*, it. et esp. *orvietano*]. Électuaire très composé, ainsi appelé parce qu'il a été distribué par un charlatan venu d'Orvieto. Il était composé de thériaque, de vipères sèches, de romarin, de genièvre, de cannelle et d'une foule de substances stimulantes et aromatiques. Ses propriétés tenaient de celles de la thériaque.

OS. s. m. [*os*, gén. *ossis*, ὀστέον, all. *Knochen*, *Bein*, angl. *bone*, it. *osso*, esp. *hueso*]. Chacune des parties solides et dures qui forment la charpente du corps des animaux des classes supérieures, et dont l'assemblage constitue le *squelette* (V. ce mot). Les os se distinguent en : 1° *os longs*, qui font partie des membres et représentent ou des colonnes destinées à soutenir le poids du corps, ou des leviers de différents genres, que les muscles font mouvoir ; ils se composent d'un corps ou *diaphyse*, pourvu d'un canal central ou médullaire que limite du tissu compact, et de deux extrémités ou *épiphyses*, formées de tissu spongieux ; 2° *os plats*, qui forment les parois des cavités splanchniques et sont formés de deux lames de tissu compact réunies par une couche de tissu spongieux ; 3° *os courts*, que l'on rencontre dans les parties du corps dont les fonctions nécessitent la solidité et la mobilité, et qui ont la texture des os longs. Jaunes à l'état frais, d'un blanc mat après macération, les os sont composés chimiquement de matière organique (osséine et graisse) et de substances minérales (sels de chaux et de magnésie). V. Osseux (*Tissu*) et Ostéogénie. — *Os anonyme*. L'os *iliaque*. — *Os carré* (Hérissant), ou *en massue* (Petit), ou *intermaxillaire* (Schneider), ou *enostéal* (E.-G. Saint-Hilaire). Os généralement de forme carrée, interposé de chaque côté à la base du crâne et à la mâchoire inférieure des oiseaux. Il répond au cadre du tympan des mammifères ou au cotyléal. — *Os du cœur*. Os qui existe chez beaucoup de ruminants et de pachydermes, dans la cloison des ventricules, près de l'origine de l'aorte. — *Os de graisse.* V. FILANDRE. — *Os hypsiloïdes, en masse* ou *en V.* Os situés à la face inférieure des vertèbres coccygiennes ou caudales des mammifères qui ont la queue mobile, comme les castors, ou longue comme les cétacés. Ils sont appliqués contre l'union de chaque couple de vertèbres pour donner insertion aux muscles de la région caudale inférieure. Ils sont en forme de V ou d'Y. — *Os des iles.* V. ILIAQUE. — *Os de l'Inca* (*os Incæ*). Nom donné à l'os *épactal*, qu'on croyait propre aux indigènes du Pérou. — *Os innominé.* L'os *iliaque.* — *Os intermaxillaire.* V. INCISIF. — *Os lingual.* V. HYOÏDE. — *Grand os.* Os de la rangée métacarpienne du carpe, articulé en haut avec l'os semi-lunaire, en bas avec les deuxième, troisième et quatrième métacarpiens, en dehors avec le scaphoïde et le trapézoïde, en dedans avec l'os crochu.

OSANORE. V. OZANORE.

OSCHÉITE. s. f. [*oscheitis*, de ὀσχέον, scrotum ; all. *Hodenentzündung*, angl. *oscheitis, oschitis*, it. *oscheite*, esp. *osqueitis*]. Inflammation du scrotum.

OSCHÉOCÈLE. s. f. [*oscheocele*, de ὀσχέον, scrotum, et κήλη, hernie ; all. *Hodensackbruch*, angl. *oscheocele*, it. *oscheocele*, esp. *osqueocele*]. Hernie inguinale dans laquelle les viscères herniés descendent jusque dans le scrotum. — Tumeur formée par l'épanchement d'un liquide dans le scrotum (Sauvages).

OSCHÉOCHALASIE. s. f. [de ὀσχέον, scrotum, et χάλασις, relâchement ; *oscheochalasis*, all. *Hodensackerweiterung*, angl. *oscheochalasis*, esp. *osqueocalasia*] (Alibert). L'éléphantiasis du scrotum.

OSCHÉOLITHE. s. f. [de ὀσχέον, scrotum, et λίθος, pierre]. Concrétion calcaire produite dans le scrotum, dans les glandes annexées à ses poils.

OSCHÉOME. s. m. ou **OSCHÉONCIE.** s. f. [de ὀσχέον, scrotum, et ὄγκος, tumeur]. Tumeur du scrotum.

OSCHÉOPLASTIE. s. f. [de ὀσχέον, scrotum, et πλάσσειν, former]. Réparation du scrotum à l'aide des procédés autoplastiques.

OSCITANT, ANTE. adj. [*oscitans*, de *oscitari*, bâiller ; all. *gähnend*, angl. *oscitant*, it. et esp. *oscitante*]. — *Fièvre oscitante.* Fièvre avec bâillements fréquents.

OSCITATION. s. f. [*oscitatio*]. Bâillement causé par quelque état accidentel, avec ou sans étirement et inspirations suspirieuses, comme au début ou à la fin de certains accès de fièvre, d'attaques d'hystérie, etc.

OSE. Terminaison adoptée en physiologie normale ou pathologique pour indiquer la production d'un tissu ou d'un organe en général.

OSEILLE. s. f. [*rumex*, all. *Sauerampfer*, angl. *sorrel*, it. *acetosa*, esp. *acedera*]. Nom donné à deux plantes de la famille des polygonées : l'une est l'*oseille ordinaire* (*Rumex acetosa*, L.) ; l'autre est l'*oseille à écussons* (*Rumex scutatus*, L.). Les feuilles de ces deux espèces, qui sont alimentaires et qui font partie du *bouillon aux herbes*, doivent leur acidité à l'oxalate acide de potasse qu'elles renferment. — *Sel d'oseille.* V. OXALATE *de potasse.* — *Oseille rouge.* V. PATIENCE.

OSHAC. s. m. V. DORÈME.

OSIER. s. m. [all. *Weide*, angl. *osier*, *willow*, it. *salcio*, *salice*]. Nom donné à plusieurs espèces du genre *saule* dont l'écorce, amère, employée quelquefois contre les fièvres, doit ses propriétés à la salicine. Ces espèces sont : l'*osier vert* (*Salix viminalis*, L.), l'*osier jaune* (*S. vitellina*, L.), l'*osier blanc* (*S. alba*, L.).

OSMAZÔME. s. f. [de ὀσμή, odeur, et ζωμός, bouillon ; all. *Osmazom*, *Fleischextract*, angl. *osmazome*, it. *osmazoma*, esp. *osmazomo*, il faudrait dire *osmozôme*, et non *osmazôme* ou *osmazome*, comme on l'a écrit à tort]. Matière extractive qui a été retirée par Thénard de la chair musculaire et du sang, et qui est un mélange complexe de *créatine*, *créatinine*, *sarcosine*, non cristallisés, etc.

OSMHIDROSE s. f., ou **OSMIDROSE** s. f. [de ὀσμή, odeur, et ἱδρώς, sueur] (Synonyme : *bromidrose*). Sueur odorante ; en même temps que la sueur prend une odeur fétide, elle est sécrétée en quantité plus abondante. L'osmidrose se rencontre surtout au niveau des aisselles chez les femmes rousses et au niveau de la plante des pieds et de la paume des mains chez les sujets des deux sexes. Le traitement est celui de l'hyperidrose ; il consiste en lavages avec des solutions astringentes et désinfectantes, en particulier le permanganate de potasse en solution étendue, et on saupoudre avec une poudre minérale (talc, sous-nitrate de bismuth) additionnée de salicylate de soude ou de permanganate de potasse.

OSMIQUE. adj. — *Acide osmique* [*peroxyde d'osmium*] (OsO^8). Corps qu'on obtient en grillant l'osmium ; prismes volatils, solubles dans l'eau, l'alcool et l'éther, d'odeur forte, se ramollissant à la chaleur de la main, fusibles vers 40° en un liquide incolore. On l'emploie en histologie pour fixer les éléments anatomiques ; il a la propriété de teindre les graisses en noir par suite de la réduction de l'acide à l'état d'osmium métallique au contact des corps gras ; cette réaction est très sensible et permet de reconnaître la présence de fines gouttelettes de graisse dans les cellules.

OSMIUM. s. m. [de ὀσμή, odeur ; all. et angl. *Osmium*, it. et esp. *osmio*]. Métal découvert en 1803 dans le minerai de platine, où il est combiné à l'iridium (*osmiure d'iridium*). Il est de couleur gris foncé ; son oxyde, très volatil, répand une odeur particulière, très désagréable, qui lui a fait donner le nom d'*osmium*. Sa densité est de 22,47 (Debray et Deville).

OSMOMÈTRE. s. m. [de ὠσμός, action de pousser, et μέτρον, mesure]. Instrument destiné à mesurer l'énergie des phénomènes osmotiques. V. ENDOSMOMÈTRE.

OSMONOCIVITÉ. s. f. Accidents produits par l'introduction dans le sang d'un liquide n'ayant pas la même tension osmotique. Pour éviter ces accidents, il faut, dans la recherche de la toxicité par voie veineuse, ramener la tension du liquide examiné au taux du sérum sanguin.

OSMO-RÉGULATEUR. s. m. Appareil destiné à régler le degré de vide des ampoules employées en radioscopie et radiographie. L'osmo-régulateur de Villard (fig. 509) se compose d'un tube de platine adapté à l'ampoule ; ce tube, chauffé au rouge dans une flamme, laisse entrer l'hydrogène de la flamme dans l'ampoule ; au contraire, si on le chauffe après l'avoir entouré d'un manchon métallique, il laisse sortir l'hydrogène contenu dans l'ampoule.

OSMOSE s. f. [de ὠσμός, action de pousser]. Transmission réciproque de deux liquides au travers d'une membrane qui les sépare ; en un mot, phénomène double dont les deux actes sont connus, l'un sous le nom d'*endosmose*, l'autre sous celui d'*exosmose*.

OSMOTIQUE. adj. [de ὠσμός, action de pousser]. — *Force osmotique.* Force qui produit l'endosmose et l'exosmose.

OSPHRÉSIOLOGIE s. f. [*osphresiologia*, de ὄσφρησις, odorat, et λόγος, discours ; all. *Lehre vom Geruch*, angl. *osphresiologia*, it. et esp. *osfresiologia*]. Traité des odeurs et du sens de l'odorat.

OSSATURE. s. f. Synonyme peu usité de *squelette*.

OSSÉINE. s. f. (Ch. Robin et Verdeil, 1852) [all. *Ossein*, *Knochensubstanz*, angl. *osseine*, it. *osseina* ; *ostéine*, *substance organique propre du tissu osseux*, *substance donnant de la gélatine*, *matière des os qui se transforme* *n gélatine*]. Substance qui, avec de la graisse, forme la artie organique du tissu des os, d'où on l'extrait par de l'acide chlorhydrique dilué qui dissout la partie minérale, et laisse une masse molle, élastique, ayant la forme de l'os. L'eau bouillante fait passer l'osséine à l'état de *géla-*

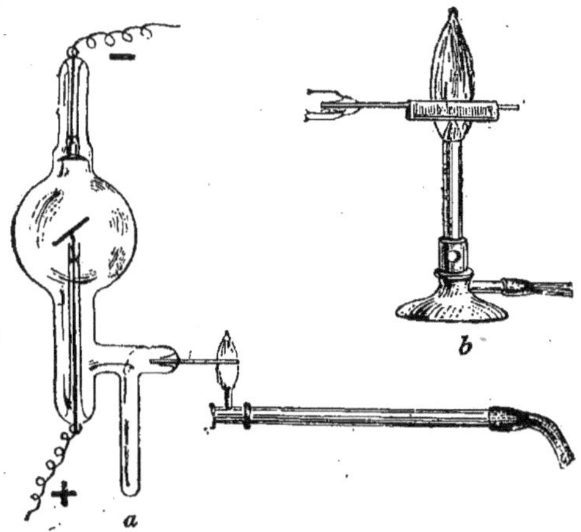

Fig. 509. — *Osmo-régulateur.*

tine. L'osséine ne renferme que des traces de soufre (Bibra); peut-être sont-elles dues à des impuretés.

OSSELET. s. m. [diminutif d'*os*; *ossiculum*, all. *Knöchlein*, angl. *ossicle*, *ossiculum*, it. *ossicino*, esp. *huesecillo*]. Petit os. — *Osselets de Berlin* (*cornua sphenoidalia*). Les apophyses triangulaires de l'os sphénoïde. — *Osselets de l'ouïe*. V. Oreille. Entre les lamelles osseuses sont des cavités appelées *orthoplastes* (V. ce mot).

OSSEMENT. s. m. Nom vulgaire d'un os quelconque ou d'un fragment d'os, en tant que débris d'hommes ou d'animaux enfouis.

OSSEUX, EUSE. adj. [*osseus*, ὀστώδης, all. *knöchern*, angl. *osseous*, it. *osseo*, esp. *huesoso*]. Qui est de la nature des os. — *Cellule osseuse*. V. Ostéoblaste. — *Système osseux*. Ensemble des os qui entrent dans la composition du corps (V. Squelette). — *Tissu osseux*. Il se compose chimiquement de sels, soit pour 100 parties : phosphate tribasique de chaux, 87 grammes; phosphate de manganèse 1,87; carbonate de chaux, 8-10; fluorure de calcium, 0,35; chlorure de sodium, 0,25. Ces sels ne forment que 60 p. 100 de la substance osseuse; le reste (40 p. 100) est constitué par une substance molle comme du cartilage, donnant à l'ébullition de la gélatine, comme la substance fondamentale du tissu conjonctif; c'est l'*osséine*. Les deux éléments ne sont pas combinés, mais se trouvent simplement à l'état d'alliage; leur proportion peut se modifier; c'est ainsi que, chez le vieillard, les sels sont un peu plus abondants. Au point de vue histologique, il faut étudier la substance osseuse, en prenant séparément chacun de ses deux éléments : l'os sec montrera la disposition des sels calcaires; l'os décalcifié permet d'étudier l'osséine, et, en même temps, les parties organisées de l'os. 1° *Os sec.* On en fait aisément des préparations en prenant la diaphyse d'un os long, complètement privé de ses matières grasses, et en y débitant à la scie des coupes aussi minces que possible, que l'on use sur une pierre à aiguiser, de manière qu'elles soient transparentes et parfaitement polies. On examine la coupe dans l'air et dans le baume du Canada. Sur une préparation ainsi faite, on voit (fig. 510), à un faible grossissement, des orifices circulaires (si la coupe est perpendiculaire à l'axe de la diaphyse), mesurant de 100 à 200 μ de diamètre (Duval), et qui, examinés sur une coupe longitudinale, apparaissent comme appartenant à des *canaux*, décrits pour la première fois par *Havers*, dont ils portent le nom. Ces canaux s'anastomosent entre eux, de manière à former un réseau à mailles allongées suivant l'axe de l'os, et s'ouvrent à plein canal dans la cavité médullaire et dans le périoste. Si on applique un grossissement de 200 à 300 diamètres à l'étude d'une coupe transversale, on voit chaque canal de Havers entouré d'une série de lamelles osseuses, concentriquement emboîtées les unes dans les autres et épaisses de 5 à 10 μ. Autour de chaque canal, on trouve de 5 à 10 de ces lamelles; l'ensemble forme le *système de Havers*. Les systèmes de Havers sont serrés les uns contre les autres, mais, comme ils sont circulaires, ils laissent entre eux des intervalles triangulaires, comblés par des lamelles osseuses incomplètes, formant les *systèmes intermédiaires*, et appartenant presque également aux trois systèmes de Havers qui délimitent l'espace triangulaire. La périphérie de l'os est revêtue de quelques lamelles, qui forment une couche continue, concentrique à l'axe de l'os; ces *lamelles périphériques* appartiennent aux systèmes de Havers les plus rapprochés du périoste, et dont les lamelles externes se sont soudées avec celles des systèmes voisins. On observe la même disposition autour du canal médullaire, qui est circonscrit par plusieurs lamelles osseuses concentriques à l'axe de l'os; au point de vue morphologique, le canal médullaire n'est autre qu'un canal de Havers très dilaté. Le tissu osseux se présente sous deux aspects différents : l'un, *tissu compact*, formant la surface externe de tous les os et le centre des os longs; l'autre, *tissu spongieux* ou *celluleux*, formant les os courts et les extrémités des os longs. Mais ces différences ne sont qu'extérieures. La description précédente s'applique au tissu compact; dans la substance spongieuse, il n'y a plus de canal médullaire, mais l'os est formé de travées irrégulières entourant des cavités dont le volume varie, depuis

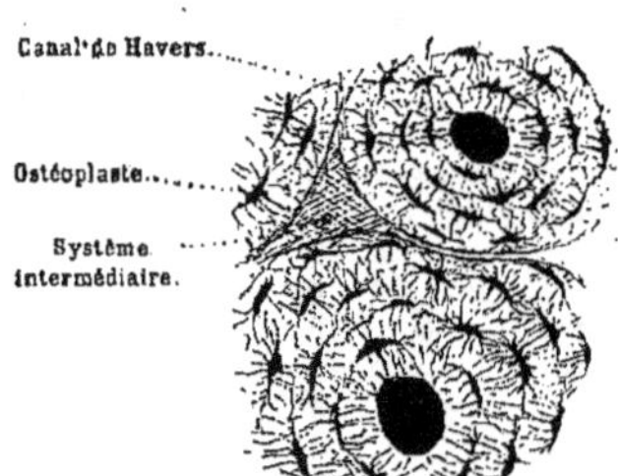

Fig. 510. — Os sec. Coupe transversale d'un os long.

la pointe d'une épingle, jusqu'à celui d'une noisette. Autour de chacune de ces cavités, on voit une série de lamelles osseuses qui l'entourent, en sorte que ces cavités ne sont, comme le canal médullaire, que des canaux de Havers agrandis (Ranvier). Les travées sont elles-mêmes constituées par une série de systèmes de Havers; la substance spongieuse n'est donc que de la substance compacte, dont certains canaux de Havers, très dilatés, lui donnent l'aspect spongieux. 2° *Os décalcifié.* Les sels calcaires sont dissous par des acides très faibles (acide chlorhydrique à 3 p. 100), ce qui permet, si on a eu soin de fixer, au préalable, les éléments de l'os (alcool à 50° pendant quarante-huit heures; liqueur de Muller pendant le même temps), d'observer les rapports de ces éléments avec la substance osseuse. Celle-ci apparaît, dégagée des sels calcaires, comme une substance homogène, formant le squelette des lamelles osseuses, présentant les mêmes réactions aux réactifs colorants que les fibres conjonctives, c'est-à-dire que le picrocarmin, l'éosine, les teignent d'une manière uniforme. La dissociation ne permet pas de la décomposer en fibres; cependant, à la lumière polarisée, les lamelles osseuses paraissent alternativement obscures et brillantes (Ranvier), ce qui a conduit Ranvier et Von Ebner à penser que la substance osseuse serait composée de fibres étroitement unies entre elles et qui, vues en long, seraient brillantes, tandis qu'en travers elles donneraient à l'os un aspect strié. Les éléments organisés de l'os sont : les *ostéoblastes* (V. ce mot) ou cellules osseuses, les fibres de Sharpey ou fibres perforantes venant du périoste et se terminant à la surface du système de Havers, les vaisseaux sanguins et la moelle des os. Les vaisseaux sanguins sont contenus dans les canaux de Havers, où on trouve de un à trois capillaires; ils sont la continuation, non de l'artère nourricière et des vaisseaux épiphysaires qui vont surtout à la moelle, mais bien des vaisseaux du périoste; les canaux de Havers viennent s'ouvrir librement à la surface de l'os. Quant à la moelle, elle remplit le canal médullaire des os longs et les alvéoles de la substance spongieuse. V. MOELLE *osseuse*. || *Tumeur osseuse*. V. OSTÉOME.

OSSICULE. s. m. [*ossiculum*]. Petit noyau des fruits. || Synonyme d'*os sésamoïde*.

OSSIFÈRE. adj. [de *os*, os, et *ferre*, porter]. Qui porte des os; qui en renferme. — *Caverne ossifère*. Celle qui contient des os fossiles, humains ou autres.

OSSIFICATION. s. f. [de *os*, os, et *facere*, faire; all. *Verknöcherung*, angl. *ossification*, it. *ossificazione*, esp. *ossificàcion*]. Le développement normal du système osseux. V. OSTÉOGÉNIE. — *Ossification accidentelle*. Production d'os entre les fibres ou à leur place, qu'il ne faut pas confondre avec l'*incrustation* ou *calcification*. — *Ossification artérielle*. V. ARTÈRE. — *Ossification du fœtus*. V. SQUELETTISER. — *Ossification du placenta*. V. OBLITÉRATION *des villosités choriales*.

OSSIFIÉ, ÉE. adj. Se dit d'une partie qui a pris, normalement ou accidentellement, les caractères du tissu osseux.

OSSIFLUENT, ENTE. adj. [de *os*, os, et *fluere*, couler]. — *Abcès ossifluent*. Abcès dont le point de départ est une altération des os, abcès par congestion. V. ABCÈS et MAL *de Pott*.

OSSIFORME. adj. Qui a la forme de l'os. — *Tissu ossiforme*. V. OSTÉOGÉNIE.

OSSIVORE. adj. [*ossivorus*, de *os*, os, et *vorare*, manger]. Qui détruit les os : *tumeur ossivore* (Ruysch).

OSTAGRE. s. m. [*ostagra*, ὀστάγρα, de ὀστέον, os, et ἄγρα, prise; all. *Knochenzange*, angl. et it. *ostagra*]. Instrument de chirurgie servant à enlever, déprimer ou faire mouvoir les os.

OSTÉAL, ALE, ou **OSTÉIQUE.** adj. Qui concerne les os; qui a la nature de l'os.

OSTÉALGIE. s. f. [de ὀστέον, os, et ἄλγος, douleur]. V. OSTÉODYNIE.

OSTÉIDE. s. m. [de ὀστέον, os, et εἶδος, apparence : all. *Osteïd*, esp. *osteide*]. Production osseuse accidentelle ou, plus souvent, incrustation calcaire des tissus normaux ou de tumeurs fibreuses. — Nom primitivement donné aux dents, lorsqu'on eut reconnu qu'elles ne sont pas des os, mais des produits spéciaux.

OSTÉINE. s. f. V. OSSÉINE.

OSTÉITE. s. f. [*osteitis*, de ὀστέον, os; all. *Knochenentzündung*, angl. *osteitis*, it. *osteite*, *osteitide*, esp. *osteitis*]. Inflammation du tissu osseux. L'ostéite peut être simple, due à des microbes banaux; elle s'accompagne alors le plus souvent d'inflammation de la moelle osseuse, et mérite le nom d'*ostéomyélite* (V. ce mot); dans d'autres cas, elle est caractérisée par des lésions spécifiques; et l'on décrit à part la tuberculose et la syphilis des os; dans ce cas aussi, la moelle osseuse est le plus souvent intéressée. — *Ostéite condensante*. Variété d'inflammation du tissu osseux dans laquelle le tissu médullaire est étouffé par l'hypergenèse osseuse. — *Ostéite épiphysaire*. V. PÉRIOSTITE *phlegmoneuse diffuse*. — *Ostéite hyperémique*. V. CROISSANCE (*Fièvre de*). — *Ostéite raréfiante*. Variété d'ostéite dans laquelle le tissu compact se creuse de cavités et où l'os perd ainsi peu à peu de sa consistance. — *Ostéite syphilitique*. La syphilis donne, à la période secondaire, des périostites et, à la période tertiaire, des gommes superficielles ou profondes, uniques ou multiples; l'infiltration gommeuse diffuse est une véritable ostéomyélite et s'accompagne d'ostéophytes, de raréfaction du tissu osseux, d'exostoses, parfois de nécrose et de séquestres. — *Ostéite tuberculeuse*. La tuberculose osseuse est caractérisée par la formation dans l'os de tubercules qui subissent leur évolution ordinaire vers la caséification et sont entourés de fongosités par prolifération du tissu médullaire environnant, par l'hypertrophie ou au contraire la raréfaction du tissu osseux (ostéite condensante ou raréfiante), et par la formation de séquestres. Elle peut évoluer sous la forme aiguë, ce qui est rare; les formes chroniques, plus fréquentes, comprennent : le tubercule enkysté, l'infiltration tuberculeuse, la carie (V. ce mot) et la *spina ventosa*.

OSTÉO-ARTHRITE. s. f. Inflammation simultanée d'une articulation et des extrémités osseuses qui l'avoisinent.

OSTÉO-ARTHROPATHIE. s. f. — *O. hypertrophiante pneumique* (Marie). Déformation hypertrophique des mains et des pieds, consécutive aux suppurations chroniques de l'appareil pleuro-pulmonaire. Elle porte sur l'épaisseur et la largeur des os; elle est plus accentuée aux extrémités; la phalangette atteint des dimensions considérables (doigts en *massue*, en *battant de cloche*); les ongles sont hypertrophiés et déformés (ongles en *verre de montre*). L'examen radiographique et anatomo-pathologique montre des lésions osseuses, et ces lésions ainsi que les douleurs et l'évolution par poussées doivent faire distinguer cette affection de la déformation connue sous le nom de doigt hippocratique; ici il y a seulement soulèvement de l'ongle sans inflammation osseuse ni articulaire.

OSTÉOATHÉROME. s. m. Tumeur des os, ou mieux de leur moelle, qui avait l'apparence d'une bouillie.

OSTÉOBLASTE. s. m. [de ὀστέον, os, et βλαστὸς, germe]. Nom donné par Gegenbauer aux cellules de la moelle embryonnaire qui président à la formation du tissu osseux. V. OSTÉOGÉNIE. || Nom réservé aujourd'hui aux cellules des os remplissant la cavité des ostéoplastes. Elles sont composées d'un noyau sphérique ou ovoïde et d'un corps protoplasmique envoyant des prolongements dans les canalicules allant rejoindre ceux venant de cellules voisines; cette disposition décrite par Virchow, qui assimilait les cellules osseuses aux cellules ramifiées du tissu conjonctif, niée par Ranvier, est admise généralement aujourd'hui (M. Duval).

OSTÉOCAMPSIE. s. f. [de ὀστέον, os, et κάμπτειν, courber] (Alibert). L'ostéomalacie causant la courbure des os.

OSTÉOCÈLE. s. f. [de ὀστέον, os, et κήλη, hernie]. Hernie dont le sac est de consistance cartilagineuse ou osseuse.

OSTÉOCHONDROPHYTE. s. f. [de ὀστέον, os, χόνδρος, cartilage, et φυτὸν, production]. Tumeur tenant au squelette, en partie osseuse et en partie cartilagineuse.

OSTÉOCLASIE. s. f. [de ὀστέον, os, et κλάειν, briser]. Opération qui consiste à briser un os dans un but thérapeutique, lorsque le col d'une fracture accidentelle est difforme. Les mains suffisent le plus souvent à l'exécuter, surtout chez les enfants. Dans certains cas, il faut avoir recours à des appareils spéciaux, appareil d'Œsterlen, clamp de Butcher, etc.

OSTÉOCLASTE. s. m. [de ὀστέον, os, et κλάειν, briser; all. *Osteoclast*, *Knochenbrecher*, angl. *osteoclast*, it. et esp. *osteoclasto*]. Instrument destiné à pratiquer l'*ostéoclasie*. ‖ En anatomie (syn. *ostéophage*), cellule de la moelle des os, volumineuse, munie de prolongements multiples, qui serait, d'après Kölliker, un agent de l'usure ou érosion morbide des os : ces cellules sont une variété accidentelle et considérablement augmentée de *myéloplaxes*.

OSTÉOCOLLE. s. f. [*osteocolla*, de ὀστέον, os, et κόλλα, colle; all. *Beinwell*, angl. *osteocolla*, it. *osteocolla*, esp. *osteocola*]. Carbonate de chaux qui se dépose sur les corps étrangers plongés dans les fontaines dont l'eau est chargée de ce sel. On lui supposait la propriété de favoriser la formation du cal dans les fractures.

OSTÉOCOPE. adj. [*osteocopus*, de ὀστέον, os, et κόπτειν, briser; all. *Osteocopus*, *Knochenschmerz*, angl. *osteocope*, it. et esp. *osteocopo*]. Se dit des douleurs aiguës des os, surtout de celles d'origine syphilitique.

OSTÉOCYSTOÏDE. s. m. (de ὀστέον, os, κύστις, kyste, et εἶδος, forme]. Tumeur développée dans les os et formée de kystes membraneux et osseux.

OSTÉOCIE. s. f. [de ὀστέον, os, et ὀξύς, léger (?)]. Légèreté remarquable du squelette ; état intermédiaire entre la calcification normale et l'ostéomalacie (P. Ferrier).

OSTÉODIASTASE. s. f. [de ὀστέον, os, et *diastase*]. Écartement des os symphysaires.

OSTÉODYNIE. s. f. [de ὀστέον, os, et ὀδύνη, douleur]. Douleur ostéocope.

OSTÉOELCOSE. s. f. [de ὀστέον, os, et ἕλκωσις, ulcération]. Ulcération des os.

OSTÉOGÈNE. adj. [de ὀστέον, os, et γεννᾶν, engendrer]. Qui engendre l'os; qui favorise sa génération. — *Couche ostéogène*. V. OSTÉOGÉNIE.

OSTÉOGÉNIE. s. f. [*osteogenia*, *osteogenesis*, de ὀστέον, os, et γένεσις, génération ; all. *Knochenbildung*, angl. *osteogeny*, it. et esp. *osteogenia*]. Étude du développement : 1° de la substance des os; 2° de leur tissu, et 3° de leur système. Le développement de l'os se fait soit aux dépens du cartilage, soit aux dépens du périoste. — *Ossification enchondrale*. Le meilleur objet d'étude est le cartilage de conjugaison des os longs, c'est-à-dire la mince lame cartilagineuse interposée à la diaphyse et à l'épiphyse, et dont la fonction est de présider à l'allongement de l'os. Une coupe parallèle à l'axe de l'os, et comprenant la lame de conjugaison avec les parties osseuses voisines, montre tous les stades de la transformation du cartilage en os (fig. 511), c'est-à-dire : 1° au centre, une zone de *cartilage hyalin fœtal*, dont chaque capsule ne contient qu'une cellule; 2° de chaque côté, du *cartilage sérié*, c'est-à-dire en voie d'accroissement. Chaque cellule se divise, donnant naissance à une famille de cellules filles, qui se disposent bout à bout, en piles de monnaie, dans la capsule mère. Celle-ci s'allonge et prend la forme d'un puits, séparé des puits voisins par des travées de substance hyaline. Mais les cellules filles n'ont pas le temps de se sécréter une capsule, car : 3° plus en dehors, on les voit manger la substance fondamentale, en sorte que les parois de la capsule mère présentent l'aspect d'un boyau allongé avec des renflements irréguliers, qui peuvent arriver à perforer la cloison qui sépare deux capsules voisines. En même temps, les travées de substance fondamentale s'incrustent de sels calcaires; 4° à un stade plus avancé, les vaisseaux sanguins de l'os envoient vers le cartilage de conjugaison des anses qui font éclater les boyaux cartilagineux et s'y introduisent, amenant avec eux des cellules médullaires (ostéoblastes), qui se mélangent aux éléments cartilagineux, dont aucun réactif ne peut les distinguer. Cependant il est possible de déduire leur sort, par analogie avec ce qu'on observe pour quelques capsules isolées, que ne pénètrent pas les vaisseaux. On voit, dans ce cas, les cellules cartilagineuses s'atrophier et disparaître, en sorte que l'os ne se forme pas par les cellules cartilagineuses, mais bien par les ostéoblastes qu'amènent les vaisseaux sanguins; le cartilage ne fait que servir de modèle et de soutien provisoire, disparaissant quand l'os est constitué. Cette zone n'est pas de l'os, car on ne trouve pas, autour du boyau cartilagineux transformé en canal de Havers par

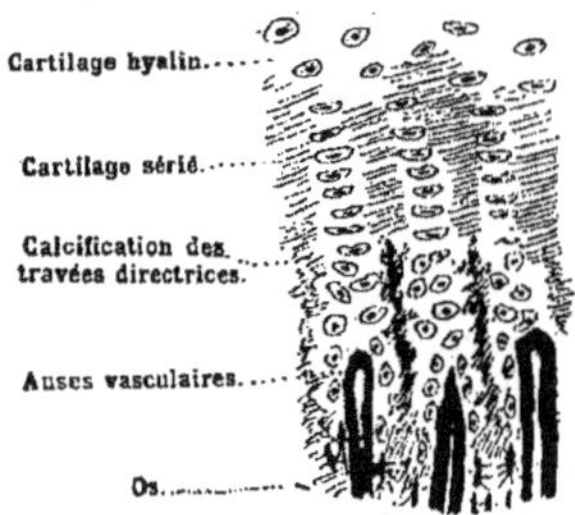

Fig. 511. — *Ostéogénie*.

la pénétration des vaisseaux, des lamelles osseuses disposées en systèmes concentriques, mais seulement du cartilage calcifié; pour arriver à l'os, il faut passer par une dernière phase; 5° les ostéoblastes qui entourent les vaisseaux sanguins sécrètent une couche de substance osseuse qui les entoure, formant une lamelle; puis, d'autres ostéoblastes se déposent, formant une nouvelle lamelle, qui repousse la première en dehors : la substance fondamentale du cartilage disparaît graduellement. — *Ossification périostée*. La production de l'os par le périoste a été démontrée par Flourens, qui, entourant d'un anneau métallique les os de jeunes animaux, le retrouvait, au bout de quelques mois, enfoui profondément dans la substance osseuse. Ollier est allé plus loin ; il a montré que l'ossification périostée se fait seulement au niveau de la couche profonde, dénommée, pour ce fait, *couche ostéogène d'Ollier;* en effet, en transportant un fragment de périoste dans le tissu cellulaire sous-cutané, on le voit produire de l'os, seulement par sa face interne. Les cellules de la couche interne du périoste repoussent en anses les fibres conjonctives vers la partie déjà ossifiée; ces *fibres arciformes* sont englobées dans les progrès de la calcification, et s'incrustent elles-mêmes de sels calcaires, ce sont les *fibres de Sharpey* : ainsi s'explique l'adhérence du périoste à l'os. Mais leur rôle ne se borne pas là; en se laissant refouler, elles entraînent avec elles les vaisseaux sanguins et les cellules jeunes qui sécrètent de la substance osseuse, et sont ainsi assimilées aux ostéoblastes venus de la moelle; c'est donc avec raison que l'on a parlé de la *moelle sous-périostée*, désignant sous ce nom les amas de cellules jeunes de la couche ostéogène du périoste. Ainsi, dans l'os périostique, les *travées directrices* sont remplacées par les *fibres directrices* de Sharpey ; les deux modes d'ossification sont identiques : production d'anses vasculaires qui s'allongent et émettent autour d'elles les ostéoblastes, cellules sécrétant la substance osseuse par couches concentriques; l'ossification est guidée, dans un cas, par des vestiges de la substance hyaline, qui disparaissent ensuite, dans l'autre, par des fibres conjonctives qui s'ossifient. Ce fait nous montre en outre pourquoi les fibres de Sharpey ne se trouvent pas dans les systèmes de Havers, produits par refoulement progressif des lamelles osseuses repoussées en dehors par des lamelles plus jeunes, mais seulement entre ces systèmes, dans les systèmes intermédiaires. Les deux modes d'ossification prennent une part fort inégale à la formation des divers os du corps. Dans les os de la voûte du crâne, l'ossification est *uniquement périostée*; l'os apparaît dans le tissu conjonctif sans ébauche cartilagineuse préalable; il se développe en rayonnant autour d'un point d'ossification primitif. Ailleurs, au maxillaire inférieur, il y a une ébauche cartilagineuse; c'est le *cartilage de Meckel*, mais l'ossification y est encore *uniquement périostée*; le modèle cartilagineux ne sert qu'à soutenir le périoste; il disparaît peu à peu, à mesure que l'ossification avance, sans que jamais les vaisseaux aient pénétré sa substance. Dans l'immense majorité des cas, l'ossification est *à la fois enchondrale et périostée*. La chose est simple pour les os courts et plats, où, au tissu spongieux formé dans le cartilage, s'ajoutent des couches périphériques dues au périoste. Le processus est, au contraire, plus compliqué pour les os longs. L'os est d'abord représenté en petit par un modèle cartilagineux. Puis la *diaphyse* présente, vers son milieu, un anneau d'ossification périostée, qui gagne rapidement le centre du cartilage, et là se forme un point d'ossification, d'où rayonneront des travées osseuses qui, peu à peu, remplacent le moule cartilagineux. Pendant ce temps, le périoste continue à apposer des couches successives qui débordent en haut et en bas la couche précédente, en sorte que le squelette cartilagineux, enserré à son centre, ne se développe plus qu'à ses extrémités et prend une forme en sablier, tandis que l'anneau périosté est de plus en plus volumineux et d'épaisseur plus considérable aux environs du point primitif d'ossification. Les *épiphyses* se développent, comme la diaphyse, par l'envahissement de l'ossification périostée, qui forme, au centre de l'extrémité osseuse, un point épiphysaire d'ossification. Ainsi l'os s'ossifie tout entier, sauf à l'union de la diaphyse et des épiphyses, où il reste une bande cartilagineuse, épaisse de 1 à 2 millimètres; c'est le *cartilage de conjugaison*, qui s'accroît en épaisseur et s'ossifie à mesure, allongeant d'autant l'os. La soudure des épiphyses à la diaphyse, c'est-à-dire la disparition du cartilage de conjugaison, marque la fin de l'allongement de l'os; elle se termine à vingt-cinq ans par la soudure des deux points osseux de la clavicule. Toute pièce osseuse n'est d'abord constituée que par du tissu spongieux, sans canal médullaire; elle subit peu à peu de nombreux remaniements. La substance compacte résulte du rétrécissement des aréoles qui contiennent les vaisseaux, par apposition d'ostéoblastes, sécrétant de nouvelles lamelles, qui rétrécissent le calibre de l'aréole et la transforment en canal de Havers. Le canal médullaire résulte du travail destructeur des *ostéoclastes*, qui résorbent peu à peu la portion diaphysaire du modèle cartilagineux primitif. Puis, quand l'os est achevé, le travail destructeur est arrêté : les vaisseaux mis en liberté dans la cavité médullaire ne laissent plus transsuder de nouveaux éléments; les anciens subissent la transformation graisseuse; tandis que le tissu conjonctif se développe un peu, de manière à former la membrane d'enveloppe qui existe autour de la moelle adulte. Enfin quelques ostéoblastes régularisent les parois du canal, en les tapissant de quelques lamelles osseuses qui forment le *système périmédullaire*. Chez le vieillard, les ostéoblastes, qui ont continué à sécréter de la substance osseuse, se ratatinent de plus en plus, au point de ne plus être représentés, par endroits, que par de simples fentes à peine plus larges qu'un canalicule osseux; ce sont les *fentes lacunaires* de Ranvier. En cet état, l'os est privé plus ou moins complètement de ses éléments nutritifs, que lui apportent mal ses ostéoblastes dégénérés; il perd sa vitalité et devient cassant, ce qui explique la fréquence et la difficulté de consolidation des fractures à un âge avancé.

OSTÉOGÉNIQUE. adj. Qui concerne l'ostéogénie.

OSTÉOGRAPHIE. s. f. [*osteographia*, de ὀστέον, os, et γράφειν, décrire; all. *Osteographie*, angl. *osteography*, it. et esp. *osteographia*]. Description des os.

OSTÉOÏDE. s. m. et adj. [de ὀστέον, os, et εἶδος, forme; all. *Osteoid*]. Qui ressemble à l'os. ‖ Production osseuse, saillante, ramifiée ou non, etc., qui se développe autour des articulations des vieillards, des articulations malades, des tumeurs, etc. Synonyme quelquefois d'*ostéide*. — *Zone ostéoïde* (*couche ossiforme*). Dans un os en voie d'ossification enchondrale, zone dans laquelle le cartilage est envahi par des anses vasculaires et des ostéoblastes; c'est la dernière phase avant d'arriver à l'os complet.

OSTÉOLOGIE. s. f. [*osteologia*, de ὀστέον, os, et λόγος, traité, discours; all. *Osteologie*, *Knochenlehre*, angl. *osteology*, it. et esp. *osteologia*]. Partie de l'anatomie qui traite des os.

OSTÉOLYSE. s. f. [de ὀστέον, os, et λύσις, action de dissoudre; all. *Knochensubstanzauflösung*, it. *osteolisi*, esp. *osteolisis*] (Lobstein). Altération du tissu osseux d'où résulte la destruction de la substance de ce tissu, comme on le voit dans le cas d'anévrysme de l'aorte usant les vertèbres, etc.

OSTÉOMALACIE. s. f. [de ὀστέον, os, et μαλακὸς, all. *Knochenerweichung*, angl. *mollities ossium*, it. *rammollimento delle ossa*, it. et esp. *osteomalacia*]. Ramollissement des os. Dans cette affection, rare en France, les os, et notamment les os longs, sont le siège d'une lésion de nutrition, par suite de laquelle ils sont privés des sels et particulièrement du phosphate calcaire entrant

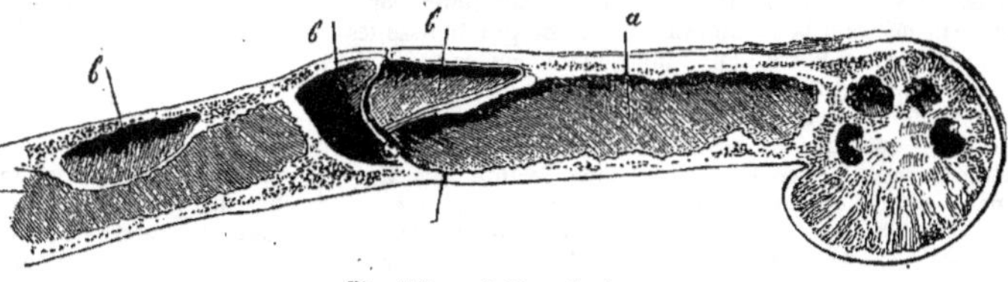

Fig. 512. — *Ostéomalacie.*

dans leur composition, et ils acquièrent une souplesse qui les rend impropres à remplir leurs fonctions. Mais on sait actuellement que l'os ne revient jamais à l'état de cartilage. Dans l'*ostéomalacie*, si l'os, en tant qu'organe, a perdu sa résistance, c'est que son tissu s'est résorbé de toutes pièces, ses parties spongieuses et sa portion compacte se sont amincies au point de prendre la minceur et le genre de souplesse dite de *parchemin*, que la lame compacte présente quelquefois lorsqu'elle est distendue par quelque tumeur développée au centre de l'os. De là vient que ce tissu est alors mou et facile à déprimer ou à couper, comme le tissu spongieux de l'os normal. Mais chaque lamelle, chaque trabécule est encore formée de substance osseuse et en présente les *ostéoplastes* caractéristiques, ainsi que Ch. Robin l'a constaté sur le squelette de la femme Supiot, considéré comme le type de ce genre d'altération. — Fig. 512. Coupe de l'humérus gauche malacique: *a*, canal médullaire agrandi; *b*, kystes ou loges du canal médullaire; *c*, trace de fracture partageant un de ces kystes. — Des douleurs souvent très vives se font sentir dans les os; l'urine renferme parfois un excès de carbonate et de phosphate de chaux, ou, quand cet excès de sels ne se rencontre pas, il n'est pas rare d'observer des calculs vésicaux qui en sont formés; les membres se courbent, se déforment, se fracturent même quelquefois spontanément ou par le moindre choc. Les malades sont réduits à la nécessité de rester étendus horizontalement. L'étiologie de cette affection est complètement inconnue; on sait seulement qu'elle s'observe souvent à la suite de grossesses répétées; elle peut se rencontrer néanmoins chez l'homme, bien qu'elle y soit rare, et aussi chez le jeune enfant et chez le vieillard. On ne possède pas de moyens efficaces contre cette maladie : l'huile de foie de morue, le phosphate de chaux, doivent être mis en usage. On a aussi proposé la castration ovarienne (Fehling) ou même utéro-ovarienne, qui, si elle n'a pas une influence certaine sur la marche de la maladie, possède l'avantage d'empêcher de nouvelles grossesses et d'annihiler ainsi une cause d'aggravation.

OSTÉOME. s. m. [de ὀστέον, os, et la finale *ome*, qui signifie une tumeur; all. *Knochengeschwulst*, angl., it. et esp. *osteoma*]. Tumeur constituée par du tissu osseux *compact* (*ostéome compact*) ou *spongieux* (*ostéome spongieux*). Virchow en décrit une troisième variété, *ostéome éburné*, constituée par des lamelles concentriques pourvues de cellules osseuses, privées de vaisseaux et développées à la surface interne des os du crâne. Tantôt les ostéomes sont adhérents aux os (*exostose*), et on doit les distinguer des *ostéophytes* ou *hyperostoses*, qui se développent sous l'influence d'un processus inflammatoire; tantôt ils se trouvent hors du lieu où siègent normalement les os : on en a vu dans la peau, les ganglions lymphatiques, la mamelle, etc.; mais, dans bien des cas, il ne s'agit pas d'ossification vraie, c'est-à-dire de production d'un tissu ayant la structure du tissu osseux, mais seulement d'infiltration calcaire d'une néoformation inflammatoire ou d'un néoplasme. — *Ostéomes des sinus.* La plupart des tumeurs osseuses des sinus de la face sont des concrétions compactes émanées de la membrane muqueuse qui tapisse les sinus; elles sont libres dans l'intérieur de ces cavités, ou du moins peu adhérentes, d'où la conséquence, en médecine opératoire, qu'il suffit, pour les enlever, de leur ouvrir une large voie sur la face antérieure; après quoi, ces ostéomes cèdent avec la plus grande facilité aux tractions et tombent d'eux-mêmes (Dolbeau). — *Ostéome des cavaliers* (Favier) (all. *Reiter-Knochen*, Billroth). Ossification des muscles adducteurs se produisant chez les cavaliers; souvent il ne s'agit pas d'ossifications véritables, mais d'hématomes musculaires, suite de ruptures, indurés ou mêmes calcifiés.

OSTÉOMÉTRIE. s. f. [de ὀστέον, os, et μέτρον, mesure]. Mesure des os, du squelette.

OSTÉOMÉTRIQUE. adj. Qui se rapporte à l'ostéométrie.

OSTÉOMYÉLITE. s. f. [de ὀστέον, os, et μυελὸς moelle; *médullite*, all. *Knochenmarkentzündung*, angl. *Osteomyelitis*, it. *osteomielite*, esp. *osteomielitis*]. Inflammation de la moelle des os, et, comme on sait aujourd'hui que la moelle des os ne se borne pas à remplir le canal des os longs, mais pénètre tous les canaux de l'os et vient s'étaler entre l'os et le périoste, le terme *ostéomyélite* désigne actuellement tout ce que l'on distinguait autrefois sous le nom d'ostéite, de médullite et de périostite. — *Ostéomyélite aiguë.* Maladie caractérisée par l'inflammation d'un os survenant pendant le temps de la croissance et accompagnée de phénomènes généraux graves. On l'appelle encore *périostite diffuse* ou *phlegmoneuse diffuse*, *ostéite aiguë*, *ostéopériostite juxta-épiphysaire*, etc. Elle est primitive ou secondaire suivant qu'elle atteint un sujet sain ou déjà atteint d'une maladie infectieuse, et, dans ce cas, elle peut être due au microbe causal de la maladie première (pneumocoque, bacille d'Eberth), ou à une infection surajoutée. L'agent le plus fréquent de l'ostéomyélite est le staphylocoque doré avec lequel on a pu reproduire

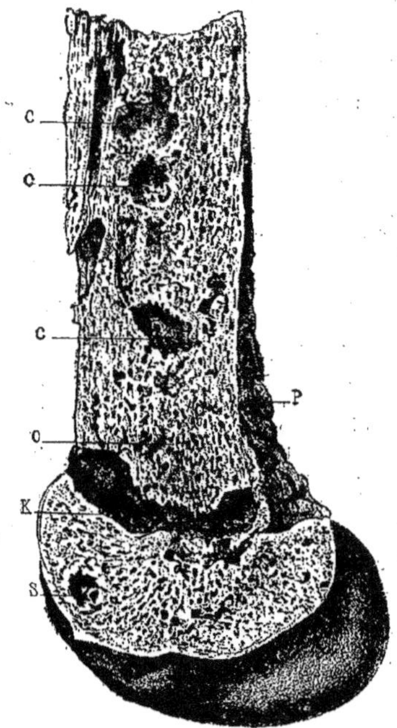

Fig. 513. — *Ostéomyélite.*

expérimentalement des ostéomyélites. Elle débute par des phénomènes généraux graves, une fièvre élevée à 40°, des troubles digestifs et un ensemble rappelant parfois le tableau de la fièvre typhoïde. En même temps apparaît une douleur en un point du squelette, le plus souvent au niveau de l'épiphyse inférieure du fémur ou supérieure du tibia, douleur qui demande parfois à être recherchée, ou est dans d'autres cas très vive, exaspérée par les mouvements et la pression. Localement, outre la douleur, on constate un gonflement léger au début, allant en augmentant les jours suivants. Bientôt la suppuration arrive, et le pus se collecte dans le tissu cellulaire et sous la peau. Mais la suppuration peut ne pas se montrer, et l'affection se termine par résolution; ou bien la suppuration est limitée au périoste, ou elle détermine une destruction partielle ou totale du cartilage de conjugaison, avec décollement aigu de l'épiphyse et souvent arthrite suppurée. Plusieurs foyers peuvent se manifester en même temps. Les phénomènes généraux et les complications infectieuses sur les viscères peuvent prendre le pas sur les phénomènes locaux, et on se rend compte ainsi des variétés de formes que peut présenter l'ostéomyélite des adolescents. Si la réparation tarde à se faire, l'ostéomyélite est dite *prolongée*, soit par persistance des douleurs (*ostéite névralgique*), soit par formation de nouveaux abcès suivis de fistules et de nécrose des os. Enfin l'ostéomyélite peut être d'emblée *subaiguë* ou même *chronique*, et le diagnostic est souvent très difficile avec la tuberculose osseuse, la syphilis héréditaire tardive, l'ostéosarcome. Le traitement consiste, au début, à soutenir l'état général comme dans toutes les infections graves, puis à donner issue au pus dès que celui-ci est formé, enfin à traiter, s'il y a lieu, par l'incision large et l'évidement les trajets fistuleux de l'ostéomyélite prolongée ou chronique d'emblée. — Fig. 513. Ostéite diffuse du fémur droit datant de quatre mois, garçon de quatorze ans (collection Lannelongue) : P, produits périostiques très prononcés ; K, cavité suppurante située à l'union de l'épiphyse avec la diaphyse, et communiquant avec l'extérieur. Q, Os atteint d'ostéite raréfiante et présentant un certain nombre de cavités *ccc* ; S, cavité creusée dans l'épiphyse. — Fig. 514. Ostéomyélite chronique d'emblée, d'après Demoulin. L'espace clair central représente la diaphyse ancienne nécrosée comprise entre l'os périostique nouveau et la moelle centrale ossifiée.

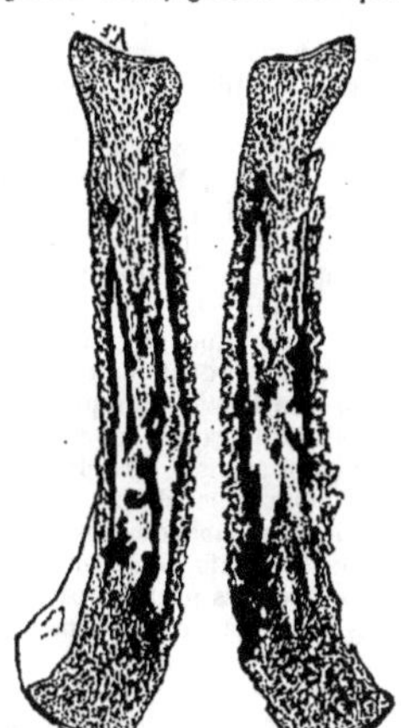

Fig. 514. — *Ostéomyélite.*

OSTÉONAURE. s. m. et adj. Dentier fait d'or et d'ivoire des dents de l'hippopotame.

OSTÉONCOSE. s. f. [de ὀστέον, os, et ὄγκος, tumeur]. Exostose éburnée (Lobstein).

OSTÉONÉCROSE. s. f. V. Nécrose.

OSTÉONOSE. s. f. [de ὀστέον, os, et νόσος, maladie]. Maladie des os en général.

OSTÉOPATHIE. s. f. [de ὀστέον, os, et πάθος, affection]. Affection des os en général.

OSTÉOPÉDION. s. m. [de ὀστέον, os, et παιδίον, enfant]. Fœtus enkysté et incrusté de calcaire, dit à tort ossifié.

OSTÉO-PÉRIOSTÉITE. s. f. ou **OSTÉO-PÉRIOSTITE.** s. f. Inflammation de l'os et du périoste correspondant : elle est caractérisée par les lésions simultanées et les symptômes de l'ostéite et de la périostite, et est plus fréquente que chacune d'elles. — *Ostéopériostite alvéolo-dentaire* (Magitot) [*suppuration conjointe des gencives et des alvéoles dentaires* (Jourdain)]. Maladie que l'on confond souvent avec les altérations scorbutiques des gencives, et qui consiste dans une altération de forme inflammatoire et à marche chronique du périoste alvéolo-dentaire et du cément. Elle commence par un gonflement des gencives, une déviation ou ébranlement des dents qui deviennent sensibles et se déchaussent; puis, en pressant du doigt la surface des gencives, on fait sortir des alvéoles un liquide épais, blanc, purulent : d'où le nom de *pyorrhée alvéolo-dentaire* donné par Toirac. Il existe une douleur tensive, pulsative, continue, exaspérée par la mastication, par les moindres chocs sur l'organe affecté, par l'impression du chaud, tandis qu'elle est momentanément apaisée par celle du froid : aussi est-elle surtout très vive pendant la nuit. Plus tard, il survient de petits abcès de la gencive. Enfin la paroi alvéolaire se résorbant, les dents tombent, lorsque la douleur n'oblige pas à les extraire. Cette affection, tantôt isolée et localisée à une ou plusieurs dents, tantôt généralisée à toute la bouche, est due à diverses causes : les lésions générales de la nutrition, le diabète et l'albuminurie, l'hérédité, le tempérament sanguin avec congestion céphalique et constipation habituelle, paraissent y prédisposer. La maladie, très rebelle, doit être attaquée énergiquement. E. Magitot a proposé l'emploi, en applications topiques, du perchlorure de fer et de l'acide chromique, introduits avec un pinceau ou un stylet de bois entre les gencives et le collet des dents.

OSTÉOPHAGE. s. m. [de ὀστέον, os, et φαγεῖν, manger]. V. Ostéoclaste.

OSTÉOPHONE. s. m. [de ὀστέον, os, et φωνή, voix]. Instrument dont le principe et les applications sont les mêmes que ceux du *dentiphone*.

OSTÉOPHYTE. s. m. [de ὀστέον, os, et φύειν, croître ; esp. *osteofite*] (Lobstein). Prolongement osseux qui se développe quelquefois aux dépens des lames profondes du périoste, dans le voisinage des portions d'os atteints d'inflammation chronique, ou encore par ossification des ecchondroses dans le cas d'arthrite sèche. — *Ostéophyte botrytique*. V. Botrytique.

OSTÉOPLASTE. s. m. [de ὀστέον, os, et πλάστης, formateur, ou πλαστός, formé ; *cellule des os*, *cellule osseuse*, *corpuscule des os*, *corpuscule noir*, *ramifié*, *corpuscule* ou *canalicule calcaire*; all. *Knochenzellen*, angl. *osteoplast*, it. *osteoplasto*]. Petites cavités allongées suivant la diaphyse des os et aplaties entre deux lamelles osseuses, larges de 10 μ et longues de 20 μ. Ces cavités ne sont pas absolument indépendantes les unes des autres, mais communiquent par de fins canalicules, qui, partis de tous les points de l'ostéoplaste, vont en s'effilant s'anastomoser par inosculation avec un canalicule appartenant à l'ostéoplaste voisin ; les cavités des ostéoplastes sont ainsi unies par des prolongements formant un fin réseau et donnant sur une coupe l'aspect de cellules en araignées. Au voisinage du canal médullaire, les canalicules s'ouvrent librement dans sa cavité. Les ostéoplastes sont exactement remplis à l'état frais par une masse cellulaire appelée *ostéoblaste* (V. ce mot).

OSTÉOPLASTIE. s. f. [de ὀστέον, os, et πλάσσειν, former]. Opération par laquelle on remédie à la perte totale ou partielle d'un os. C'est ainsi que Pirogoff a rendu plus longue de 3 à 5 centimètres la jambe devenue trop courte par un accident, en soudant à l'extrémité inférieure du tibia une portion de calcanéum détachée du reste par une section verticale : cette opération constitue l'*ostéoplastie osseuse*. — *Ostéoplastie périostique* (Ollier). Méthode opératoire qui a pour but de produire du tissu osseux au moyen du périoste transplanté. Ce résultat s'obtient avec des lambeaux de peau ou de muqueuse doublés du périoste y attenant qu'on déplace et qu'on fixe là où l'on a besoin d'un support osseux (Jordan). La régénération des os chez l'homme après les opérations est un fait incontestable et se produit aux dépens du tissu osseux lui-même ou du périoste. Dans le premier cas, les capillaires de l'os se congestionnent, et au bout de quelques jours apparaît, autour de ce tissu osseux congestionné, une nouvelle couche de substance entre le périoste et l'os : c'est l'os lui-même qui a fourni de l'os, et cela, soit sur un, soit sur plusieurs points limités en plaques irrégulières ou bien dans la totalité de la surface de la diaphyse. Ce sont les mêmes phénomènes qui se reproduisent après l'*évidement* des os, après l'amincissement de la substance compacte, après la perforation du canal de la moelle. Dans ces conditions se manifeste une vive congestion suivie de l'apparition d'une couche nouvelle périphérique. Cette couche osseuse n'est pas toujours uniforme, continue avec elle-même ; mais de petites plaques irrégulières, éparses, larges de quelques millimètres, suffisent pour que l'os se régénère, en tant que tibia, péroné, etc., après l'ablation de l'os primitif sous-jacent nécrosé. Lorsque, pour opérer une *greffe périostique*, on a enlevé une portion de périoste pour la transplanter autre part, il n'est pas nécessaire qu'on emporte avec elle et adhérente à sa face profonde une couche plus ou moins épaisse de substance osseuse : le périoste seul peut donner naissance à du tissu osseux, comme le montrent, d'une part, le développement normal de ce tissu (V. OSTÉOGÉNIE) et, d'autre part, les bons résultats des résections sous-périostées.

OSTÉOPLASTIQUE. adj. [all. *osteoplastich*, angl. *osteoplastic*, it. *osteoplastico*]. Qui a rapport à l'ostéoplastie. — *Méthode ostéoplastique* (Huguier). Opération qui a pour but d'extraire les polypes naso-pharyngiens sans produire de perte de substance des os de la face. Elle consiste à luxer transversalement l'un des côtés de la base du voile du palais, puis la joue et la région naso-faciale, de manière à obtenir un large lambeau triangulaire ; à sectionner transversalement le maxillaire supérieur en le laissant adhérer aux parties molles ; à luxer cet os en bas et en dedans, à le réduire ensuite et à le maintenir en place après l'ablation du polype.

OSTÉOPOROSE. s. f. [de ὀστέον, os, et πόρος, pore]. Augmentation de la porosité des os, raréfaction de leur tissu ; augmentation de largeur de leurs conduits vasculaires. — *Ostéoporose adipeuse*. Raréfaction du tissu osseux, caractérisée par la production exagérée de cellules adipeuses dans la moelle contenue dans les aréoles du tissu spongieux. Elle s'observe surtout dans les épiphyses des os longs et dans les os courts, à la suite d'une immobilisation prolongée des jointures, et diminue le nombre et la résistance des lamelles qui limitent les aréoles. — *Ostéoporose sénile*. Forme d'ostéomalacie propre aux vieillards, dans laquelle le défaut de résistance du tissu osseux tient à sa raréfaction progressive, et non à la perte de ses éléments minéraux.

OSTÉOPSATHYROSIS. s. f. [de ὀστέον, os, et ψαθυρὸς, friable]. Fragilité des os, sénile ou morbide (Bock). ‖ Pour Lobstein, fragilité constitutionnelle des os ; maladie héréditaire et familiale, caractérisée par ce fait que les os se fracturent à tout propos, à l'occasion des moindres mouvements, chez des individus paraissant bien portants ; ces fractures en général se consolident très vite.

OSTÉORRAGIE. s. f. [de ὀστέον, os, et ῥαγεῖν, couler]. Écoulement sanguin par un os.

OSTÉOSAPRIE. s. f. [de ὀστέον, os, et σαπρὸς, corrompu]. Nom donné par Alibert à la carie.

OSTÉOSARCOME s. m., ou **OSTÉOSARCOSE**. s. f. [*osteosarcoma*, *osteosarcosis*, de ὀστέον, os, et σὰρξ, chair ; all. *fleischiger Knochenkrebs*, angl. *osteosarcoma*, it. et esp. *osteosarcoma*]. Tumeur sarcomateuse développée dans les os. Ceux-ci peuvent être atteints (Cornil et Ranvier) : 1° de *sarcomes fasciculés*, qui ont une consistance variable, renferment des faisceaux plus ou moins distincts et sont souvent associés aux suivants ; 2° de *sarcomes encéphaloïdes*, remarquables par leur étendue, et par la rapidité de leur marche, et renfermant souvent des dilatations vasculaires considérables ou même des foyers sanguins ; 3° de *sarcomes myéloïdes*, constitués par des éléments cellulaires semblables à ceux de la moelle osseuse de la variété dite fœtale ; 4° de *sarcomes ossifiants*, qui répondent aux tumeurs à myéloplaxes des auteurs.

OSTÉOSCLÉROSE. s. f. [de ὀστέον, os, et σκλήρωσις, induration]. Éburnation des os.

OSTÉOSE. s. f. L'ostéogénie (Chaussier, 1809).

OSTÉOSPONGIOSE. s. f. [de ὀστέον, os, et σπογγιὰ, éponge]. Le *spina-ventosa* (Lobstein).

OSTÉOSTÉATOME. s. m. [*osteosteatoma*, de ὀστέον, os, et *stéatome* ; all. *speckartiger Knochenkrebs*, it. et esp. *osteosteatoma*]. Tumeur des os ou mieux de leur moelle ayant l'apparence du suif.

OSTÉOTOME. s. m. et adj. [de ὀστέον, os, et τέμνειν, couper] (Bernard Heine). La scie à chaîne. — *Ostéotomes* ou *cisailles ostéotomes* (Charrière, Magendie). Ciseaux droits, ou courbés sur le tranchant, à lames lisses ou dentées, assez forts pour servir à couper les os.

OSTÉOTOMIE. s. f. [*osteotomia*, de ὀστέον, os, et τομή, section ; all. *Osteotomie*, angl. *osteotomy*, it. et esp. *osteotomia*]. Partie de l'anatomie qui a pour objet la dissection des os. ‖ En obstétrique, section des os du fœtus à l'aide de l'ostéotomiste. ‖ En chirurgie, opération qui consiste dans la section d'un os, en un point où il est actuellement sain, à l'effet de redresser un membre difforme, ou de lui rendre, en partie du moins, la mobilité que lui avait fait perdre une ankylose complète ; l'ostéotomie a été surtout employée dans les cas de rachitisme, de *genu valgum*, de constriction complète des mâchoires. L'ostéotomie se fait tantôt à ciel ouvert, tantôt par la méthode sous-cutanée généralement abandonnée aujourd'hui ; tantôt elle consiste dans une simple section de l'os, tantôt dans l'ablation d'une portion d'os, cunéiforme en général : dans ce dernier cas, elle ne diffère de la résection qu'en ce que celle-ci enlève des portions osseuses malades, au lieu d'agir sur des portions saines. L'ostéotomie a donné de beaux succès, soit que la pseudarthrose dont elle est nécessairement suivie persiste, soit qu'il se fasse une soudure consécutive, avec le bénéfice d'une position moins vicieuse. — *Ostéotomie sous-trochantérienne*. Opération pratiquée dans le cas de luxation congénitale de la hanche avec raccourcissement et position vicieuse, et consistant à pratiquer une section très oblique du fémur au-dessous du trochanter, de manière à corriger la position vicieuse et à allonger le membre par le glissement de l'une ou l'autre des deux surfaces osseuses, au moyen de l'extension continue.

OSTÉOTOMISTE. s. m. [de ὀστέον, os, et τέμνειν, couper ; all. *Osteotomista*, angl. *osteotomist*, it. *osteotomisto*] (David Davis). Forte pince dont l'extrémité présente un anneau tranchant, destiné à couper les os du fœtus dans la matrice. ‖ Celui qui se livre à l'ostéotomie.

OSTÉOTYLE. s. m. [de ὀστέον, os, et τύλος, callosité ; it. *osteotilo*]. Exostose.

OSTÉOTYLOSE. s. f. [de ὀστέον, os, et τύλωσις, dureté]. Formation du cal (Lobstein).

OSTÉOZOAIRE. s. m. et adj. [de ὀστέον, os, et ζῶον, animal]. Synonyme d'animal vertébré.

OSTIAL, ALE. adj. [de *ostium*, porte]. Se dit des fistules dont le canal est si court qu'elles semblent réduites à leurs orifices ou portes.

OSTIOLE. s. f. Pore du péritoine, qui n'est pas seulement une porte de sortie pour l'excrétion d'un liquide normal ou anormal, mais encore une porte d'absorption des liquides infectieux (Andeer).

OSTIOLIQUE. adj. — *Appareil ostiolique*. Appareil formé par les ostioles et observé dans le péritoine (Andeer).

OSTRACION. s. m. V. POISSON *vénéneux*.

OTACOUSTIQUE. adj. [*otacusticus*, de οὖς, gén. ὠτὸς, oreille, et ἀκούειν, entendre ; angl. *otacoustic*, it. et esp. *otacustico*]. — *Instrument otacoustique*. Celui qui aide ou perfectionne le sens de l'ouïe.

OTALGIE. s. f. [*otalgia*, de οὖς, oreille, et ἄλγος, douleur; all. *Otagra*, *Ohrenzwang*, angl. *otalgy*, it. et esp. *otalgia*]. Douleur névralgique de l'oreille, douleur de l'oreille en général, résultant le plus souvent d'une otite externe ou moyenne, quelquefois de la carie d'une dent molaire, ou symptomatique de lésions intracraniennes (exostose, gomme). Le traitement doit s'adresser d'abord à la cause de la douleur; il consiste ensuite dans l'instillation de préparations narcotiques, dans l'injection de liquides chauds et mucilagineux dans le conduit auditif, dans l'application de topiques opiacés au pourtour de l'oreille, etc.

OTALGIQUE. adj. [*otalgicus*, all. *otalgisch*, angl. *otalgic*, it. et esp. *otalgico*]. Qui concerne l'otalgie. — Se dit des médicaments qu'on emploie pour calmer les douleurs d'oreille.

OTENCHYTE. s. m. [*otenchytes*, ὠτεγχύτης, de οὖς, oreille, ἐν, dans, et χύσις, action de verser; all. *Ohrspritze*, angl. *otenchytes*, esp. *otenquitis*]. Seringue pour faire des injections dans l'oreille, ou matière avec laquelle on fait ces injections.

OTHELCOSE. s. f. Ulcération de l'oreille.

OTHÉMATOME. s. m. [de οὖς, ὠτὸς, et *hématome*]. Épanchement sanguin du pavillon de l'oreille, consécutif à une chute, à un coup sur le côté de la tête. Il est particulièrement fréquent dans la paralysie générale et les diverses formes de l'aliénation mentale.

OTHYPERSARCOME. s. m. [de οὖς, oreille, ὑπὲρ, indiquant excès, et *sarcome*] (P. d'Ægine). L'hypertrophie du pavillon de l'oreille, son éléphantiasis.

OTIATRIE. s. f. [de οὖς, ὠτὸς, oreille, et ἰατρεία, médecine]. Médecine des maladies de l'oreille.

OTIATRIQUE. adj. Qui concerne l'otiatrie.

OTICODINOSE ou **OTICODINE.** s. f. [de οὖς, ὠτὸς, oreille, et δῖνος ou δίνη, tournoiement, vertige]. V. Vertige *auriculaire*.

OTIQUE. adj. [*oticus*, de οὖς, oreille; all. *Ohrmittel*, angl. *otic*, it. et esp. *otico*]. Qui concerne l'oreille. — Se

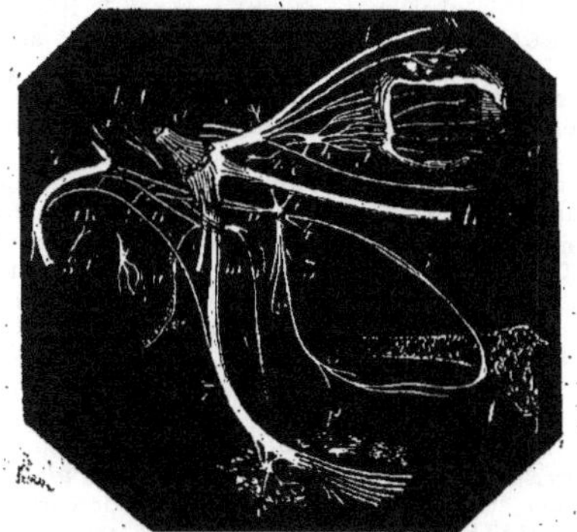

Fig. 515. — Ganglion *otique*.

dit des médicaments employés contre les maladies de l'oreille. — *Ganglion otique* ou *d'Arnold* (fig. 515, *m*). Petit corps rougeâtre, situé au-dessous du trou ovale du sphénoïde, en dedans du nerf maxillaire inférieur auquel il adhère, et au voisinage de la trompe d'Eustache. Il reçoit trois espèces de racines : 1° les unes *courtes* (ou *motrices*), viennent de (*s*) la portion motrice du nerf maxillaire inférieur (*nerf masticateur*) et du nerf facial par l'intermédiaire du petit pétreux superficiel (*n*); 2° les autres, *longues* et *grêles* (*sensitives*), sont fournies par le nerf petit pétreux profond, qui vient du nerf de Jacobson (8) et fait communiquer le glosso-pharyngien avec la cinquième paire ; 3° les dernières (*végétatives*) viennent du plexus du grand sympathique qui enlace l'artère méningée moyenne (*y*). Les branches qui émanent du ganglion ne font que le traverser; elles proviennent de la portion motrice de la cinquième paire, et sont : 1° les filets du muscle péristaphylin interne (1) et du muscle ptérygoïdien interne (*v*) ; 2° du muscle interne du marteau (*k*); 3° quelquefois il s'anastomose avec la corde du tympan (*t*). — *a* est le *ganglion de Gasser* ; *b*, le *ganglion ophtalmique*, avec ses trois racines, l'une longue et grêle (racine sensitive, *c*) venue du nerf nasal de l'ophtalmique de Willis, une autre courte et épaisse (motrice, *b*), fournie par le nerf moteur oculaire commun (*d*), la dernière sympathique, molle ou sensitive, venant du plexus carotidien (*z*) ; des angles antérieurs du ganglion partent les nerfs ciliaires (*f*) qui gagnent le muscle ciliaire, où ils se divisent et se perdent en partie ainsi que dans l'iris et la cornée (*g*). Du ganglion de Gasser se détachent : 1° l'ophtalmique, dont une branche (*w*) va dans la glande lacrymale ; 2° le nerf maxillaire supérieur (*h*) ; 3° le maxillaire inférieur (*s*), dont le rameau lingual (7) reçoit la corde du tympan (*t*) venue du *nerf facial* (*x*), qui porte le *ganglion géniculé* (*q*), dont le sommet donne naissance au grand nerf pétreux superficiel (*j*) : celui-ci reçoit le pétreux profond, branche du *nerf* ou *rameau de Jacobson* (8); celui-ci vient du ganglion d'Andersch et envoie d'autres branches terminales au petit pétreux superficiel (*n*) et au plexus carotidien un peu au-dessus de son *ganglion caverneux* (*x*). V. Facial et Glosso-pharyngien.

OTIRRHÉE. Mot mal formé. V. Otorrhée.

OTITE. s. f. [*otitis*, de οὖς, oreille, avec la désinence *ite*, commune à toutes les phlegmasies ; all. *Ohrentzündung*, angl. *otitis*, it. *otite*, esp. *otitis*]. Inflammation de l'oreille, qui débute ordinairement par une douleur plus ou moins aiguë, un bourdonnement insupportable ou des élancements violents. L'*otite* est *aiguë* ou *chronique* ; celle-ci est souvent désignée sous le nom d'*otorrhée*. On distingue aussi l'*otite externe*, dans laquelle l'inflammation ne pénètre pas au delà de la membrane du tympan ; l'*otite moyenne*, qui a son siège dans la caisse et dans la trompe d'Eustache, et l'*otite interne*, ou labyrinthique. — L'*otite externe* ou inflammation du conduit auditif externe peut être circonscrite et limitée aux glandes de la peau du conduit (furoncle de l'oreille externe) ou diffuse; elle succède alors à un traumatisme ou à l'introduction d'un corps étranger dans le conduit, en tous cas à la pénétration d'un microbe pathogène. Une variété dite *otite blennorragique* succède à l'introduction du pus blennorragique. Les symptômes, douleurs, élancements, bourdonnements, cèdent, au bout de quelques heures, ou tout au plus de trois ou quatre jours, au moment où apparaît un suintement séreux ou sanguinolent, puis jaunâtre et puriforme, qui dure pendant une quinzaine de jours. La maladie sera traitée au début par des bains d'oreille avec décoctions de substances émollientes et narcotiques légèrement antiseptiques; mais, dès que le suintement s'établit, on doit chercher à modifier l'état de la peau du conduit par des bains, des lavages antiseptiques, des instillations répétées de solutions astringentes tièdes. — L'*otite moyenne* donne lieu à des symptômes analogues, mais beaucoup plus graves, et à une céphalalgie intense : le plus souvent la phlegmasie se propage par la trompe d'Eustache et naît d'un catarrhe naso-pharyngien. Elle se rencontre fréquemment chez l'enfant et chez l'adulte au cours de la grippe, dans la convalescence de la rougeole, de la scarlatine et en général au cours des différents états infectieux. L'excrétion purulente est beaucoup plus tardive, le pus ne pouvant s'écouler qu'après la rupture de la membrane du tympan ; dans ce cas, l'évacuation a lieu subitement et sans suintement préalable. Quelquefois aussi il s'écoule par la trompe, soit lentement, soit en masse. Il peut arriver encore qu'il se fasse jour au dehors à travers l'apophyse mastoïde, par suite d'une inflammation des cellules mastoïdiennes, au-dedans du crâne, avec propagation aux méninges. Au début, il convient de calmer la douleur parfois intolérable par les médicaments appropriés; puis on pourra tenter de déterminer l'évacuation du pus par la trompe d'Eustache, en dirigeant sur ce conduit des vapeurs émollientes ou en faisant avec précaution des injections nasales de même nature. Mais, le plus souvent, il faut en venir à la perforation de la membrane du tympan, opération que l'on pratique avec un petit bistouri à manche coudé, enfoncé au lieu d'élection. Les injections sont plus nuisibles qu'utiles; aussi faut-il se contenter de faciliter l'écoulement du pus, en empêchant son accumulation dans le conduit auditif externe et en instillant une ou deux fois par jour quelques gouttes de glycérine phéniquée. — *Otite interne.* Inflammation du labyrinthe. Elle se traduit cliniquement par le syndrome de Ménière. — *L'otite chronique* est le plus souvent la conséquence d'une otite moyenne mal soignée, entretenue par un état général défectueux, lié à la syphilis ou à la tuberculose, plus rarement à une lésion tuberculeuse de l'oreille.

OTOBA. s. m. Espèce de *muscadier*, et *beurre* qu'on en retire.

OTOCÉPHALE. s. m. [de οὖς, oreille, et κεφαλή, tête; esp. *otocefalo*] (Isid. Geoffroy Saint-Hilaire). Monstre qui a les deux oreilles rapprochées ou réunies sous la tête, les mâchoires et la bouche distinctes, sans trompe nasale.

OTOCÉPHALIENS. s. m. pl. (Isid. Geoffroy Saint-Hilaire). Famille de monstres caractérisés par le rapprochement ou la réunion médiane des oreilles, l'atrophie plus ou moins marquée de la région inférieure du crâne, le plus souvent l'absence des mâchoires et d'une grande partie de la face, l'existence d'une seule trompe d'Eustache faisant communiquer le pharynx avec l'extérieur.

OTOCONIE. s. f. [de οὖς, oreille, et κονία, poussière; all. *Ohrsand*, angl. *otoconite*, esp. *otoconia*]. Nom donné par Breschet à une matière blanche pulvérulente qu'on trouve dans l'oreille interne, et qui est formée de carbonate de chaux de forme rhomboédrique, laissant une légère trame de substance organique après dissolution par l'acide chlorhydrique. Cette matière forme dans le sac vestibulaire et les renflements des canaux demi-circulaires membraneux une couche constituée ordinairement par une seule rangée de cristaux. Elle s'étend assez haut dans ces conduits. Les cristaux ne se touchent pas partout; loin du renflement du canal demi-circulaire membraneux, on voit soit des cristaux isolés, soit des groupes de trois, quatre, cinq, etc., cristaux se touchant, lesquels groupes sont plus ou moins rapprochés les uns des autres.

OTOCOPOSE. s. f. Absence auditive graduelle, épuisement temporaire de l'audition (Castex).

OTODYNIE. s. f. [de οὖς, ὠτός, oreille, et ὀδύνη, douleur]. Douleur de l'oreille. V. OTALGIE.

OTODYNIQUE. adj. Qui concerne l'otodynie.

OTOGRAPHIE. s. f. [*otographia*, de οὖς, oreille, et γραφή, description ; all. *Otographie*, angl. *otography*, it. et esp. *otografia*]. Description de l'oreille.

OTOLITHE. s. m. [*otolithos*, de οὖς, oreille, et λίθος, pierre; all. *Ohrstein*, angl. *otolith*, esp. *otolito*], Concrétion pierreuse qu'on trouve dans l'oreille interne des poissons.

OTOLOGIE. s. f. [*otologia*, de οὖς, oreille, et λόγος, discours; all. *Otologie*, angl. *otology*, it. et esp. *otologia*]. Traité anatomique de l'oreille. ‖ Traité des maladies de l'oreille.

OTOMYCOSE. s. f. Maladie de l'oreille due à des champignons, et en particulier otite externe sous la dépendance du développement de l'aspergillus dans le conduit auditif.

OTOPATHIE. s. f. [de οὖς, oreille, et πάθος, maladie]. Affection de l'oreille.

OTOPATHIQUE. adj. Qui concerne les maladies de l'oreille : *vertige otopathique* ou *auriculaire*.

OTOPIESIS. s. f. [de οὖς, oreille, πίεσις, compression]. Affection de l'oreille, résultant de la compression du labyrinthe, par suite de l'obstruction de la trompe d'Eustache ; elle entraîne la surdité paradoxale ou paracousie de Willis.

OTOPLASTIE. s. f. [*otoplastia*, de οὖς, oreille, et πλάσσειν, former]. Restauration, par autoplastie, de l'oreille externe détruite.

OTOPYORRHÉE. s. f. [de οὖς, oreille, πῦον, pus, et ῥεῖν, couler]. Otorrhée purulente.

OTORRAGIE. s. f. [de οὖς, ὠτός, oreille, et ῥαγεῖν, faire éruption]. Hémorragie par l'oreille.

OTORRAGIQUE. adj. Qui concerne l'otorragie.

OTORRHÉE. s. f. [*otorrhæa*, de οὖς, oreille, et ῥεῖν, couler; all. *Ohrfluss*, *Ohrlaufen*, angl. *otorrhæa*, it. et esp. *otorrea*]. Écoulement par l'oreille d'un liquide purulent, quelquefois sanguinolent, ordinairement fétide. Les écoulements d'oreille se manifestent : 1° dans les inflammations du conduit auditif externe ; 2° comme complication des corps étrangers du conduit, des concrétions cérumineuses, des exostoses, etc. ; 3° dans la myringite ; 4° dans l'inflammation de l'oreille moyenne, et des cellules mastoïdiennes, accompagnées ou non de nécrose des parties osseuses de l'oreille et du rocher ; 5° pendant la durée des exanthèmes fébriles et des fièvres graves (rougeole, scarlatine, variole, fièvre typhoïde, érysipèle de la face, etc.); elle est alors sous la dépendance d'une otite moyenne; 6° durant l'évolution d'un polype, d'un fongus du rocher et de la dure-mère, etc. ; 7° à la suite d'un abcès des amygdales et du pharynx se faisant jour par la trompe d'Eustache et s'écoulant par le conduit auditif après avoir déchiré la cloison tympanique. Lorsqu'elle se prolonge, l'otorrhée n'est pas seulement dangereuse pour l'ouïe ; elle peut compromettre l'existence par les accidents graves qu'elle détermine, abcès du cerveau (V. MÉNINGO-ENCÉPHALITE), carie du rocher, pyohémie, phlébite des sinus du crâne, etc. Aussi doit-on s'empresser de combattre les lésions, l'otite en particulier, qui lui donnent naissance.

OTOSCOPE. s. m. [de οὖς, ὠτός, oreille, et σκοπεῖν, examiner]. Instrument employé pour l'examen du canal auditif.

OTOTECHNIE. s. f. [de οὖς, oreille, et τέχνη, art]. L'art de la fabrication des instruments applicables au traitement des otopathies.

OTOTOMIE. s. f. [*ototomia*, de οὖς, oreille, et τομή, section ; all. *Ototomie*, *Ohrzerlegungskunde*, angl. *ototomy*, it. et esp. *ototomia*]. Dissection de l'oreille.

OUATE. s. f. [all. *Watte*, angl. *wadding*, *wad*, it. *bambagia*]. Coton cardé réuni en couches membraneuses. L'ouate a de nombreuses applications en médecine et en chirurgie. Dans le traitement des maladies articulaires, rhumatismales ou autres, la compression que l'on exerce en interposant une couche épaisse de ouate entre les bandes et le membre réduit les muscles sous-jacents à une impuissance complète et fait disparaître les contractions involontaires dont ils sont agités (Burggraeve). Quelque énergique qu'elle soit, cette compression n'est pas douloureuse et n'expose à aucun danger ; car la bande ne comprime pas directement, elle borne son rôle à tasser fortement l'ouate. En vertu de son élasticité, celle-ci fait un effort d'expansion d'autant plus grand qu'elle est plus condensée; cet effort, enrayé par l'inextensibilité de la bande amidonnée, reporte son action sur le membre, et partant le comprime. — On a aussi recours à l'ouate pour le pansement des plaies. Dans le *pansement ouaté* de A. Guérin, la plaie était mise en contact avec une première couche d'ouate introduite dans sa profondeur; elle était ensuite recouverte par un grand nombre de feuilles d'ouate maintenues en place par une ou plusieurs bandes. Le moment où le pansement devait être renouvelé était indiqué par la température du malade : tant que celle-ci ne dépassait pas ou ne dépassait que très peu l'état normal, que la douleur était nulle, que le sommeil et l'appétit restaient bons, l'appareil devait rester en place; c'est seulement au bout de quinze jours ou trois semaines en moyenne qu'il était levé pour la première fois après une amputation; en général, on trouvait la plaie vermeille, baignée par un pus crémeux, peu abondant. Ce pansement agissait en tamisant et filtrant l'air qui arrive au contact de la plaie, en le débarrassant de toutes les impuretés, à condition toutefois que l'ouate qu'on appliquait fût ellemême pure de tout germe d'infection. Aujourd'hui on emploie dans le traitement des plaies deux sortes d'ouate : l'ouate dite ordinaire, qui n'a subi aucune préparation spéciale, et l'ouate hydrophile, qui a l'avantage de se mouiller facilement et peut servir d'éponge pour laver une plaie avec un liquide antiseptique et est capable d'absorber le pus dans le cas de plaies infectées. Ces deux sortes d'ouate ne doivent être employées que stérilisées et rigoureusement aseptiques. Pour les conserver, il importe de les laisser dans les boîtes métalliques où elles ont été stérilisées; dans ces boîtes, elles seront disposées en morceaux tout préparés de différentes grandeurs, de façon à pouvoir être sortis sans que la main du chirurgien aille toucher le morceau situé au-dessous, et qui doit être conservé pour un pansement ultérieur. Les rouleaux d'ouate entourés de papier ne peuvent servir qu'une fois; dès qu'ils ont été ouverts, leur asepsie n'existe plus. — *Ouate de tourbe.* Variété d'ouate plus grossière que l'ouate ordinaire, mais d'un prix moins élevé et pouvant remplacer celle-ci dans nombre de cas.

OUBLIE. s. f. V. Azyme.

OUÏE. s. f. [*auditus*, ἀκοή, all. *Gehör*, angl. *hearing*, it. *udito*, esp. *oido*]. Celui des cinq sens par lequel nous percevons les sons et dont l'oreille est l'organe. Toute vibration sonore arrivant à l'organe auditif produit la sensation du *bruit*, et, quand elle se répète périodiquement, d'une manière régulière, celle d'un bruit *déterminable*, appelé *son*, dont l'élévation croît en proportion du nombre des vibrations dans un temps donné, et l'intensité en proportion de leur amplitude. La sensation du son est produite par des secousses dont la propagation s'effectue d'après les lois du mouvement oscillatoire, et qui ne déterminent cette sensation qu'à condition d'avoir une certaine forme et une certaine durée. Ceci posé, l'organe de l'ouïe se compose de deux parties : 1° un nerf *spécifique*, nerf auditif, le seul qui ait la propriété de percevoir le son; 2° un appareil capable de bien conduire les vibrations à ce nerf. Toutefois cet appareil conducteur n'est point indispensable; car tout corps quelconque conduit les ondes sonores, et tous les milieux, sans excepter les entourages immédiats du nerf, les reçoivent et les propagent, sans le moindre trouble et malgré les croisements les plus variés; il résulte de là que, pourvu que ces ondes rencontrent le nerf, elles arrivent infailliblement à la perception. Aussi toutes les pièces qui constituent l'organe auditif chez l'homme, membrane du tympan, caisse, osselets, limaçon, canaux demi-circulaires, vestibule, lymphe du labyrinthe, n'ont qu'un but, celui de faciliter la transmission des sons, de les multiplier par résonance, d'en accroître la netteté et l'intensité. Ordinairement, c'est par la fenêtre ovale et l'étrier, c'est-à-dire par la chaîne des osselets, que les vibrations sonores sont transmises au nerf auditif; mais elles peuvent l'être par les parois osseuses du labyrinthe dans les cas où le corps vibrant (montre, diapason) est tenu entre les dents. Arrivées au nerf auditif, les vibrations sonores déterminent certainement un ébranlement mécanique de ses filets terminaux : mais la nature même de la sensation qui suit cet ébranlement, avant d'être transmise au cerveau et perçue, est encore peu connue. V. Oreille.

OULITE, OULORRAGIE. s. f. V. Ulite et Ulorragie.

OURACAL, ALE. adj. Qui est relatif à l'ouraque.

OURANOPLASTIE. s. f. Mauvais mot. V. Uranisco-plastie.

OURAQUE. s. m. [*urachus*, οὐραχὸς, οὐραγὸς, de οὖρον, urine; all. *Harnstrang*, it. *uraco*, esp. *uracho*]. Portion moyenne de l'allantoïde, celle qui traverse l'ombilic et se transforme plus tard en un cordon plein et ligamenteux. L'ouraque demeure parfois ouvert jusqu'à la naissance depuis la vessie jusqu'à l'ombilic; mais, après cette époque, il ne représente plus qu'un cordon étendu du sommet de la vessie au nombril et atrophié tout à fait dans le cordon ombilical. Le ligament fibreux qui remplace l'ouraque se perd quelquefois en s'effilant à la surface postérieure de la ligne blanche, sans avoir de relation avec les filaments qui succèdent aux vaisseaux ombilicaux. D'autres fois, il monte sur la ligne médiane et se joint aux deux ligaments artériels à leur angle de réunion, plus bas que l'ombilic, ou il se jette latéralement sur l'un des deux ligaments artériels avant leur réunion sur la ligne médiane; alors une ou plusieurs de ses branches vont joindre le ligament qui fait suite à la veine ombilicale. Le plus souvent, enfin, il ne fait que communiquer par un ou deux minces filaments avec les ligaments des artères, et se continue avec un ou deux faisceaux du ligament qui succède à la veine ombilicale. Dans tous les cas, il ne s'insère pas directement à l'anneau ombilical, et, lors même que les deux ligaments faisant suite aux moignons artériels vont directement à l'anneau, il s'unit à eux avant de prendre ses insertions (Robin). L'ouraque reste canaliculé dans le cordon ombilical de beaucoup de mammifères, des oiseaux et des reptiles, et établit ainsi une communication entre la cavité de l'*allantoïde* et la vessie des premiers, le cloaque des autres.

OURARY. s. m. V. Curare.

OURÈTIQUE. adj. — *Acide ourétique.* L'acide phosphorique.

OURLES. s. m. pl. V. Oreillons.

OURLET. s. m. — *Ourlet du corps calleux.* Le bord du corps calleux, qu'il ne faut pas confondre avec le *bourrelet.*

OUTARDE. s. f. [*otis*, *gravipes*, *avis tarda*, ὠτίς, all. *Trappe*, angl. *bustard*, it. *ottarda*, esp. *avutarda*]. Genre d'oiseaux de l'ordre des échassiers. Deux espèces, communes autrefois en Europe, ne s'y trouvent plus qu'exceptionnellement : ce sont la *grande outarde* (*Otis tarda* L.) et la *petite outarde* ou *canepetière* (*Otis tetrao* L.); elles sont alimentaires. Leur fiel a été employé empiriquement contre la maladie des yeux.

OUTRAGE. s. m. — *Outrage public à la pudeur.* Acte délictueux consistant dans l'exhibition publique des parties génitales, la masturbation ou la pratique du coït en public, etc. Le médecin peut être appelé à reconnaître si cet acte est le résultat d'une aberration mentale, de la folie. Un cas assez fréquent est celui où un individu affecté de rétrécissement urétral, ou de calcul vésical, est accusé d'outrage public à la pudeur à cause des contorsions auxquelles il se livrait ou de la nécessité où il se trouvait de se passer une sonde urétrale pour uriner, dans un urinoir public : le médecin peut avoir à prononcer sur la validité de ces excuses.

OUTRANCOURT (Caldas de) (Espagne). *Eaux indéterminées*, chaudes 42°,5. Établissement : 1er juin au 30 septembre.

OVAIRE. s. m. [*ovarium*, de *ovum*, œuf; all. *Eiërstock*, angl. *ovary*, it. *ovario*, *ovaja*, esp. *ovario*]. Organe femelle représentant, chez la femme, un corps ovoïde aplati, long de 3 à 5 centimètres, sur 1 à 2 centimètres de large, qui est situé à l'entrée du bassin (fig. 516), de chaque côté de la matrice, à laquelle il est relié par un ligament long de 3 à 4 centimètres (*ligament de l'ovaire*) [V. UTÉRUS]. L'ovaire des mammifères, des oiseaux et des reptiles n'est pas revêtu du péritoine, mais d'un simple épithélium prismatique, se continuant directement avec celui du pavillon de la trompe par le filament qui unit celui-ci à celui-là. A la base de l'ovaire, on aperçoit distinctement une fine ligne blanche qui limite le péritoine ; les cellules aplaties de l'endothélium séreux finissent là subitement, et les cellules prismatiques de l'ovaire y commencent. L'épithélium des ovisacs dérive de l'épithélium superficiel de l'ovaire sur les embryons. Sur les nouveau-nés, la formation des vésicules

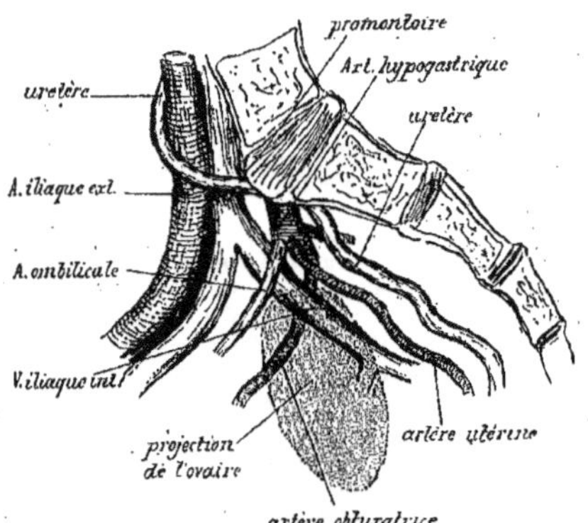

Fig. 516. — Rapports de l'*ovaire*.

de *de Graaf* et des ovules est finie, de sorte qu'après la naissance ni ovisacs ni ovules ne doivent se former. L'ovaire embryonnaire se compose de deux parties : l'épithélium superficiel, et une certaine quantité de tissu connectif vasculaire. Pendant la période de développement des ovaires, les cellules de la surface pénètrent dans l'épaisseur du tissu connectif, de façon à former des prolongements que Pflüger appela *cordons glanduleux*, et que l'on désigne sous le nom de *tubes de Pflüger* ou *de Valentin*, qui les a aussi décrits. Pour Waldeyer, cette disposition tubulaire ne serait pas constante. Quelques-unes des cellules qui constituent ces tubes se développent et donnent naissance aux ovules, tandis que les autres conservent leurs caractères primitifs et constituent la membrane granuleuse qui tapisse la cavité du follicule de de Graaf et entoure l'ovule. A l'état adulte, l'ovaire est formé d'une partie centrale, ou *substance médullaire* ou *bulbe* de l'ovaire, et d'une substance corticale. La substance médullaire a une couleur plus rouge et une consistance moindre que la corticale ; elle est formée d'un stroma conjonctif comprenant des fibres musculaires plus ou moins abondantes venant du hile, et des vaisseaux sanguins ; les artères présentent une disposition hélicine comme dans le corps caverneux. De cette substance partent des cloisons fibreuses qui se dirigent vers la périphérie en formant la charpente de la substance corticale, et se réunissent en formant à la surface

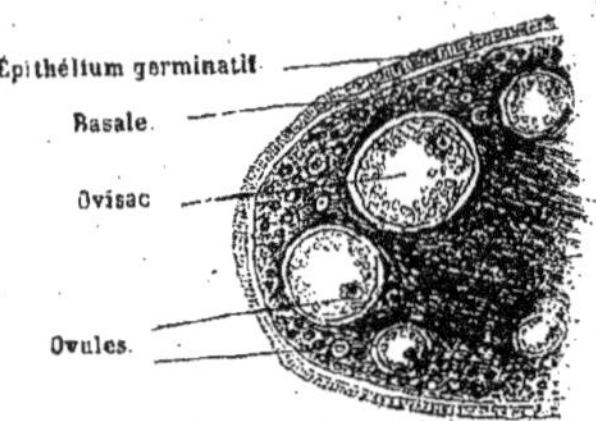

Fig. 517. — Coupe de l'*ovaire*.

de l'organe une capsule comparée parfois à l'albuginée du testicule, mais beaucoup plus mince. La substance corticale est formée de deux parties : l'épithélium ovarien, ou *membrane germinative* de Waldeyer, composé d'une seule couche de cellules cylindriques et remplaçant le péritoine ; et la *membrane ovigène*. Depuis le deuxième mois de la vie intra-utérine jusqu'à la fin de l'âge où la femme est apte à concevoir, on y trouve un grand nombre d'utricules, de volumes divers, qui sont les *vésicules de de Graaf*, *ovariques* ou *ovisacs*. On les regardait autrefois, mais à tort, comme se composant de deux tuniques superposées, l'une fibreuse (*theca folliculi*, *tunica externa ovisacci*), l'autre molle et mince (*tunica propria folliculi*, et à tort *nucleus*), et d'une couche épithéliale tapissant la face interne de la vésicule, y formant ce qu'on appelle *membrana granulosa*, *membrana cumuli*, *stratum proligerum*. Mais, en réalité, les ovisacs n'offrent qu'une tunique très vasculaire, formée d'une trame lâche de fibres conjonctives, de cellules polyédriques à angles arrondis ou sphéroïdales, dites *cellules de l'ovariule*, ou *de l'ovisac*, et de matière amorphe granuleuse. Cette tunique est directement adhérente par sa surface externe avec le tissu propre de l'ovaire, dont on peut la détacher néanmoins assez facilement par des tractions ménagées. Elle est tapissée d'épithélium, ovoïde ou sphérique, ou d'épithélium soit polyédrique, soit prismatique, dont un petit nombre de cellules portent quelques cils vibratiles. Dans les premiers temps de l'apparition des vésicules, elles sont entièrement remplies par l'*ovule* entouré d'une rangée unique de cellules épithéliales. Plus tard, un liquide s'interpose à ces éléments et distend la vésicule, de telle sorte que la couche dite *membrane granuleuse* tapisse l'ovisac ; une autre portion de cet épithélium reste adhérente à la surface de l'ovule (*couche proligère* ou *granuleuse* ou *cumulus*) ; et des traînées ou filaments (*ritinacula*) formés d'épithélium s'étendent parfois au travers du liquide, de l'épithélium péri-ovulaire à celui de la paroi interne de la vésicule ovarique. Mais, pendant cette distension, l'ovule reste toujours appliqué contre un point de la face interne de la vésicule. Ces vésicules ne sont pas plongées dans l'intérieur même de l'ovaire : elles occupent la partie superficielle du tissu de l'organe opposée à celle où lui arrivent ses vaisseaux. En grossissant, elles s'enfoncent au-dessous de ces rangées ; mais en même temps elles viennent produire des élévations arrondies, des bosselures soulevant le péritoine. Le nombre des vésicules visibles à l'œil nu dans l'ovaire d'une femme apte à procréer est de quinze à vingt ; mais le microscope en fait découvrir à sa surface plusieurs milliers, qui sont encore peu développées. Pendant longtemps on les a prises pour des œufs. L'ovaire reçoit ses vaisseaux et ses nerfs par son bord inférieur ou adhérent, dit *hile de l'ovaire*. Ses vaisseaux artériels viennent des artères ovarienne et utérine, dont les anastomoses forment au niveau de ce bord un renflement considérable, connu sous le nom de *bulbe de l'ovaire* (fig 517). Ses veines contribuent à former le plexus pampiniforme. Ses visseaux lymphatiques se rendent aux ganglions lombaires. L'ovaire peut manquer; alors, non seulement le bassin est peu développé, les seins peu considérables, les règles ne paraissent pas, mais encore la femme n'éprouve pas de désirs sexuels; le sentiment de la pudeur et de la réserve lui manque complètement. Le médecin, quand il est consulté par une de ces femmes, doit formellement interdire le mariage; s'il est consulté par le futur, il devra encore, sans manquer au secret médical, faire son possible pour empêcher le mariage, qui sera infailliblement stérile dans ces conditions. L'absence de l'ovaire entraîne un état rudimentaire de la trompe et de l'utérus, le conduit de Müller (V. Corps *de Wolff*) ne se creusant pas; mais il peut y avoir des ovaires avec absence de l'utérus. — *Kystes de l'ovaire* (fig. 518). Tumeurs liquides dont le point de départ est l'ovaire ou l'organe de Rosenmuller, vestige du corps de Wolff. Ces derniers kystes sont plus spécialement désignés sous le nom de *kystes parovariens*. Spencer Wells admet les variétés suivantes : *kystes simples* ou *uniloculaires*, *kystes multiloculaires*, *kystes proliférants*, *kystes dermoïdes*, *cystosarcomes*. Les kystes formés d'une seule poche constituent la variété dite *uniloculaire*; ceux qui comprennent plusieurs poches sont appelés *multiloculaires*. Les kystes *proliférants* sont formés d'une cavité dans l'intérieur de laquelle on aperçoit une multitude de kystes en voie de développement, et présentant un volume variable en rapport avec leur degré d'évolution. Lorsque la paroi du kyste prend un accroissement considérable et que les cavités qui renferment le liquide kystique diminuent, la tumeur prend le nom de *cystosarcome*. Les kystes *dermoïdes* contiennent dans leur cavité des tissus très variables : poils, dents, productions osseuses. Parfois la paroi de ces kystes présente des plaques ayant une structure analogue à celle de la peau. Ces kystes sont congénitaux. Les kystes du parovaire développés dans l'épaisseur du ligament large sont le plus souvent uniloculaires et dépourvus de pédicule. Le pédicule existe dans la plupart des autres kystes: il est formé par le ligament de l'ovaire, par des vaisseaux, des nerfs, et par la trompe de Fallope, qui s'étale à sa partie inférieure. La paroi des kystes est formée de trois cavités, une externe et une interne composées de tissu fibreux, la moyenne formée de tissu conjonctif. Sur la surface interne, on trouve un revêtement épithélial de cellules cylindriques. Le liquide des kystes présente une coloration variable ; tantôt il est séreux et limpide, tantôt clair, albumineux, visqueux ou gélatineux. Dans d'autres cas, le liquide est jaunâtre, purulent; parfois il prend une coloration rouge brun, couleur chocolat quand il renferme une plus ou moins grande quantité de sang. Les kystes de l'ovaire doivent être distingués de l'hydropisie de la trompe. Cette dernière affection présente rarement les dimensions que l'on observe dans les kystes. On devra éviter de confondre un kyste avec la grossesse, la grossesse extra-utérine, la distension de la vessie par l'urine, l'ascite, les tumeurs utérines et les tumeurs solides de l'ovaire. Les symptômes des kystes varient suivant le degré de développement de la maladie. Au début, quand le kyste est encore contenu dans le petit bassin, le diagnostic présente de grandes difficultés. Quand le kyste a acquis un certain volume, la malade accuse de la gêne dans le bassin, des troubles de la défécation et de la miction : ténesme rectal, constipation, dysurie. Plus tard, le ventre prend un développement en rapport avec le volume de la tumeur. La palpation abdominale combinée avec le toucher vaginal permet alors de constater l'existence d'une tumeur arrondie, à convexité supérieure et siégeant dans l'un ou l'autre côté du ventre quand la tumeur n'est pas trop volumineuse. Lorsque la tumeur a acquis un grand développement, tout l'abdomen est rempli par le kyste, et il est alors impossible de reconnaître sur quel ovaire il a pris naissance. La percussion fait constater une matité à concavité inférieure en même temps que l'on

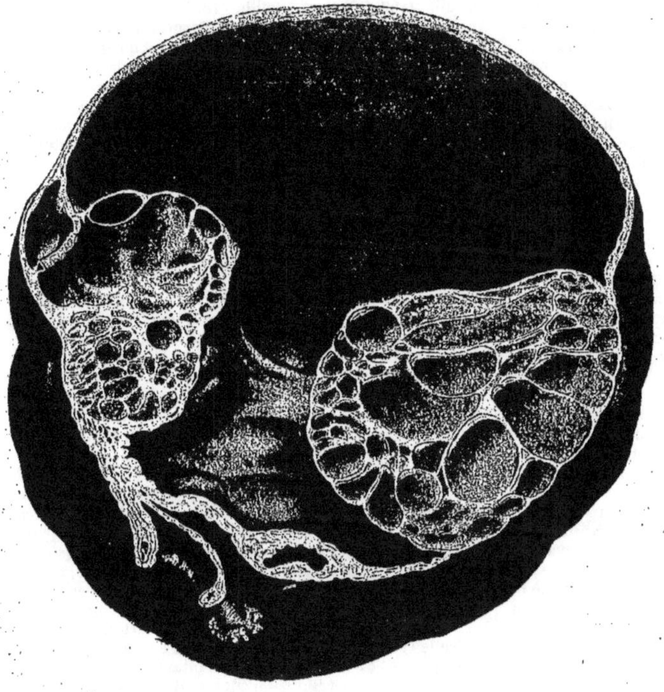

Fig. 518. — Kyste de l'ovaire.

perçoit de la fluctuation. A un degré avancé de la maladie, les veines de l'abdomen se dilatent, la respiration est gênée par suite du refoulement du diaphragme, la face s'amaigrit et prend un aspect spécial que l'on a désigné sous le nom de *facies ovarien*. La guérison spontanée des kystes, bien que rare, n'est pas cependant impossible. On l'a vue survenir par rupture de la poche kystique dans la cavité péritonéale, par suite de son ouverture dans un des organes du voisinage : rectum, vagin, vessie. Lorsque la rupture a lieu dans la cavité du péritoine, la mort en est souvent la conséquence. Sur 128 cas de rupture dans le péritoine rapportés par M. Nepveu, on a observé 63 fois la mort, c'est-à-dire dans la moitié des cas environ. Le traitement médical des kystes n'est que palliatif. Quelques kystes uniloculaires, ceux particulièrement qui ont pris naissance dans le parovaire, ont pu être guéris par la ponction simple, ou plus souvent encore par la ponction suivie d'injection iodée. Quant à l'incision, elle est complètement abandonnée de nos jours. Le véritable traitement des kystes, celui qui fournit les meilleurs résultats, consiste à enlever le kyste par une ouverture faite à l'abdomen. V. OVARIOTOMIE.

OVALAIRE. adj. [de *ovale*]. Qui représente une forme à peu près ovale. — En anatomie, *trou ovalaire* ou *ovale* [*foramen ovalum*]. Le *trou sous-pubien* de l'os iliaque. ‖ Le trou du sphénoïde par lequel le nerf maxillaire inférieur sort du crâne. ‖ En chirurgie, *luxation ovalaire*, la luxation du fémur dans laquelle la tête de cet os se place contre le trou ovale et presse les muscles, les vaisseaux et les nerfs qui l'oblitèrent. Cette luxation est tantôt traumatique, tantôt consécutive à un état pathologique de l'articulation coxo-fémorale.

OVALE. adj. [*ovatus*, de *ovum*, œuf; all. *oval*, *eirund*, angl. *oval*, it. *ovale*, esp. *oval*]. Se dit d'une partie qui est ronde et oblongue comme un œuf, dont la coupe a la forme d'une ellipse: *centre ovale*, *fenêtre ovale*. — *Fosse ovale du cœur*. Dépression que présente la face interne de l'oreillette droite, et qui est un vestige du trou de Botal ; elle est limitée par un relief circulaire appelé *anneau de Vieussens*. — *Fosse ovale de Scarpa*. Ouverture ovalaire que l'on produit artificiellement à la partie inférieure du canal crural en enlevant le *fascia cribriformis* qui forme la paroi antérieure de ce canal : c'est la lèvre externe de cette ouverture qu'on a appelée *ligament* ou *prolongement falciforme*, *ligament d'Allen Burns*, *ligament de Hay*.

OVARALGIE. s. f. (Schutzenberger). Mot hybride employé pour désigner la névralgie ovarique.

OVARIE. s. f. (Négrier). Maladie de l'ovaire ; sa turgescence.

OVARIECTOMIE. s. f. [de *ovarium*, ovaire, et ἐκτομή, excision]. Opération qui consiste dans l'ablation de l'ovaire ; on dit ordinairement dans ce sens *ovariotomie*.

OVARIEN, ENNE. adj. [angl. *ovarian*]. Qui appartient à l'ovaire. — *Artère ovarienne* ou *ovarique*. Branche de l'aorte plus connue sous le nom d'*utéro-ovarienne*. — *Facies ovarien*. V. FACIES. — *Parenchyme ovarien*. V. OVAIRE. — *Vésicule ovarienne*. V. OVAIRE.

OVARINE. s. f. Poudre provenant de la dessiccation des ovaires de la vache et de la brebis et employée comme médicament opothérapique. Cette préparation a été préconisée dans les troubles consécutifs à la ménopause naturelle ou à l'ovariotomie ; on l'a donné, aussi dans la chlorose, considérée par certains auteurs comme due à une insuffisance ovarienne ; enfin, dans la dysménorrhée et les métrorragies. On l'emploie à la dose de 0gr,50 à 1 gramme par jour, sous forme de tablette ou de cachets, contenant 0gr,10 de poudre ; un ovaire de vache pèse en moyenne 12 grammes, et le rendement en poudre sèche est de 12gr,5 p. 100 ; il faut donc 15 tablettes ou cachets pour représenter un ovaire. L'ovaire de la brebis pèse en moyenne 1gr,50 et fournit 0gr,25 de poudre sèche.

OVARIOCÈLE. s. f. [mot hybride, de *ovaire*, et κήλη, hernie]. Hernie de l'ovaire ; tumeur de l'ovaire.

OVARIOTOMIE. s. f. [all. *Ovariotomie*, angl. *ovariotomy*, it. et esp. *ovariotomia*]. Mot hybride employé pour désigner une opération qui consiste à enlever les ovaires sains ou malades. Elle paraît avoir été pratiquée en Orient sur des femmes adultes bien portantes. Laumonnier, en 1781, la pratiqua avec succès dans un cas de kyste de l'ovaire. Abandonnée depuis, elle reprit faveur en Amérique (E. Mac Dowell, 1809, Nathan Smith, 1822, Atlee, 1845), en Angleterre (Charles Clay, 1840, Spencer Wells), puis en France (Kœberlé, 1864, Péan). Mais ce n'est qu'après l'avènement de l'ère antiseptique que la pratique de cette opération s'est généralisée. Toutes les multiples précautions que l'on recommandait autrefois se réduisent à empêcher l'arrivée de germes pathogènes au contact de la muqueuse péritonéale. Il faut donc opérer avec une asepsie parfaite. Ces kystes doivent être opérés de bonne heure, et il ne faut pas attendre que le kyste soit devenu par son volume un motif de gêne excessive pour le malade ou une cause imminente de danger pour la vie (Pozzi). L'opération constitue en effet le seul traitement rationnel du kyste de l'ovaire, la ponction étant insuffisante et toujours suivie de récidives ; elle est plus bénigne quand le kyste est petit ; elle évite à la malade les dangers ultérieurs de la rupture et de la torsion du pédicule ; elle la débarrasse d'une tumeur qui peut, à un moment donné, prendre une allure nettement maligne. On ne doit y renoncer que dans le cas de lésions cancéreuses ou tuberculeuses des autres organes, quand les malades sont tellement affaiblies qu'elles semblent ne pas pouvoir supporter l'opération, quand il y a une grossesse concomitante. L'âge n'est pas toujours une contre-indication, et on cite des résultats heureux obtenus aux âges extrêmes de la vie, aussi bien chez le jeune enfant que chez des femmes ayant dépassé soixante-quinze et quatre-vingts ans. Aussi l'ovariotomie étant reconnue nécessaire, il ne faut pas la différer, parce qu'il y aura d'autant plus de chances de succès que l'opération sera faite plus près du début de la maladie, alors qu'il n'y a pas d'adhérences, ou qu'elles sont peu solides, et que la santé générale de la malade lui permettra de mieux supporter les effets d'un grand traumatisme. Les adhérences existent à peu près trois fois sur quatre, surtout lorsque la maladie est ancienne et lorsque le kyste a subi des ponctions multiples. Elles sont un obstacle d'autant plus fâcheux pour le succès de l'opération, qu'elles sont plus fortes et plus solides, à cause des hémorragies en nappe dont leur déchirure est accompagnée. Les adhérences solides, vasculaires, étendues, sont donc une contre-indication de l'ovariotomie. L'incision de l'abdomen est pratiquée très exactement sur la ligne médiane, entre l'ombilic et le pubis. Elle doit toujours être assez étendue pour que le chirurgien puisse introduire la main dans le ventre, et reconnaître si le kyste est adhérent ou non, et quels sont les obstacles qui pourraient s'opposer à son extraction. L'incision doit être faite couche par couche jusqu'au péritoine. Le kyste mis à découvert, exempt ou non d'adhérences, devra être ponctionné pour le débarrasser de son contenu, réduire son volume et lui assurer une sortie plus facile. Un aide exercera en ce moment une pression douce et continue sur les parois abdominales, de chaque côté du kyste, pour le faire saillir entre les lèvres de l'incision et empêcher le liquide de s'épancher dans la cavité péritonéale. La ponction sera faite avec un trocart spécial, celui de Thomson, modifié par Nélaton. Si le kyste est multiloculaire, on ponctionne successivement toutes les poches avec les mêmes précautions. La destruction des adhérences du kyste avec les parois abdominales ou les viscères abdominaux est la partie la plus longue et la plus délicate de l'opération. Le chirurgien y devra procéder avec calme, patience et circonspection. Il ne devra jamais déchirer ou couper les adhérences qu'il n'aura pu décoller; il faut les inciser entre deux pinces à forcipressure ou entre deux ligatures, ou les détruire avec le fer rouge de crainte d'hémorragies en nappe toujours difficiles à arrêter. Tout vaisseau saignant sera lié, tordu ou cautérisé avec soin. Les mêmes précautions seront prises tant contre les hémorragies consécutives que contre les hémorragies primitives. Il est de la dernière importance de ne jamais fermer le ventre que lorsqu'on est bien certain qu'il n'existe pas le moindre suintement de sang, et que la cavité abdominale est complètement épongée et desséchée. Pour fermer l'ouverture abdominale, on fera une double suture : une première profonde, et une seconde superficielle. Les uns, avec Tyler-Smith, veulent qu'on abandonne le pédicule dans la cavité abdominale, après l'avoir lié fortement et avoir coupé les fils au ras du nœud, ou simplement qu'on se contente de lier les vaisseaux du pédicule et de l'abandonner ensuite avec les ligatures coupées ras dans la cavité abdominale (traitement intra-péritonéal du pédicule). Une deuxième méthode consiste à abandonner le pédicule dans l'abdomen, après l'avoir lié, et à ne pas couper les ligatures qu'on fixe dans l'angle inférieur de la plaie. Une troisième, appliquée pour la première fois par Boinet, consiste à se passer de toute espèce de ligature, en comprimant le pédicule avec un clamp dentelé, resserrant, mâchant et écrasant les tissus assez complètement et solidement pour empêcher toute hémorragie. Enfin, dans la méthode extra-péritonéale, le pédicule est attiré à la plaie; de longues et fortes aiguilles traversent en croix ce pédicule, qui est comprimé avec le serre-nœud de Cintrat. La méthode presque exclusivement suivie dans ces dernières années consiste à abandonner le pédicule, fortement serré avec un fil de catgut, dans l'intérieur de la cavité pelvienne; mais la ligature, pour être solide, doit être faite après transfixion du pédicule en son milieu, ou même en chaîne, si ce pédicule est très large. L'ovariotomie est une opération qu'on doit accepter de nos jours sans hésitation à cause des résultats excellents qu'elle a fournis entre les mains des chirurgiens de tous les pays. — *Ovariotomie normale.* Sous ce nom, un chirurgien américain du nom de Battey a décrit, en 1872, une opération qui consiste à enlever les ovaires pour remédier à des états morbides graves supposés engendrés ou entretenus par ces organes, qu'ils soient sains ou altérés. L'opération se pratique par deux voies différentes : par l'ouverture de l'abdomen comme dans l'ovariotomie ordinaire; par la voie vaginale, en incisant le cul-de-sac postérieur du vagin.

OVARIO-TUBAIRE. adj. Qui concerne à la fois l'ovaire et la trompe. — *Grossesse ovario-tubaire.* Grossesse extra-utérine dans laquelle l'ovaire et la trompe prennent part à la formation de la poche contenant le fœtus.

OVARIQUE. adj. Synonyme d'*ovarien.* — *Fonction ovarique.* Fonction caractérisée par la production de l'ovule femelle ou ovule proprement dit, dans lequel apparaissent les cellules embryonnaires, d'où dérive l'embryon. Elle a pour condition d'accomplissement la propriété de *naissance*, et satisfait à l'acte organique de *reproduction*, d'où *multiplication*. Elle offre à étudier : 1° la production d'un ovule au centre des *vésicules de de Graaf* et la maturation de cet ovule; 2° l'*ovulation*; 3° la progression de l'ovule dans la trompe jusqu'à l'utérus, où il se détruit et est expulsé en l'absence des spermatozoïdes dans la cavité de cet organe et dans les trompes.

OVARISME. s. m. [all. *Ovarismus*, angl. *ovarism*, it. et esp. *ovarismo*]. Hypothèse physiologique dans laquelle on attribue l'origine de tous les animaux, et même de tous les corps organisés, au développement d'un œuf.

OVARISTE. s. m. [all. et angl. *Ovarist*, it. et esp. *ovarista*]. Physiologiste partisan des doctrines de l'ovarisme.

OVARITE. s. f. [*ovaritis*, de *ovarium*, ovaire; all. *Eierstockentzündung*, angl. *ovaritis*, it. *ovarite*, esp. *ovaritis*]. Inflammation de l'ovaire, consécutive le plus souvent à une endométrite et à une salpingite antérieure. Ainsi l'histoire de l'ovarite est intimement liée à celle de la salpingite; le plus souvent les deux organes sont pris ensemble (*oophorosalpingite*). L'ovaire malade est le plus souvent fixé par des adhérences dans le cul-de-sac de Douglas, ou sur les parois du bassin; l'ovarite suppurée accompagne la salpingite purulente et ne se rencontre

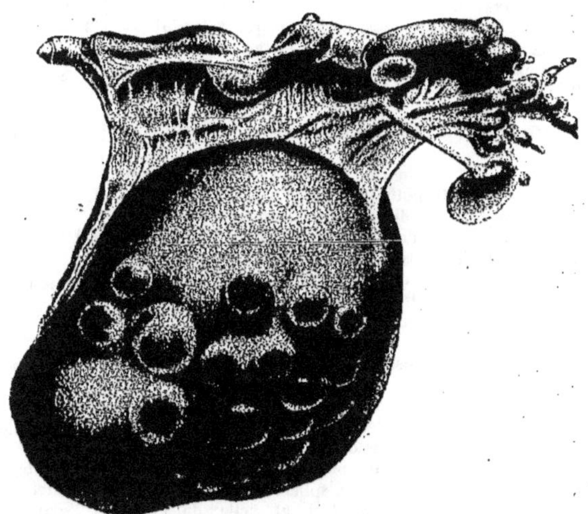

Fig. 519. — *Ovarite.*

qu'exceptionnellement à l'état isolé. Seul l'ovarite sclérokystique peut exister en dehors des lésions de la trompe. L'ovaire est alors creusé de petites cavités du volume d'un petit pois ou même d'un grain de mil, remplies d'un liquide séreux, clair; ces kystes sont surtout nombreux dans la couche ovigène, mais se rencontrent aussi dans la région bulbaire. Le microscope montre la disparition de l'ovule, la dégénérescence hyaline ou granuleuse de l'épithélium avec sclérose de la paroi du follicule, endartérite et périartérite. Cette lésion peut ne donner lieu à aucun symptôme; mais, chez les femmes nerveuses, elle détermine souvent des douleurs très vives, surtout si l'ovaire est tombé dans le cul-de-sac de Douglas. Par le toucher, on reconnaît souvent la position de l'ovaire aux côtés de l'utérus; on le sent augmenté de volume et douloureux à la pression. Le traitement médical doit être essayé et poursuivi avec persévérance; il faut tâcher d'amender le terrain névropathique, les douleurs étant plus souvent sous la dépendance de l'état général que de la lésion locale; on ne devra recourir à l'ovariotomie et à la résection de l'ovaire que quand on aura épuisé tous les autres moyens, en se rappelant que certaines femmes continuent à souffrir du ventre même une fois les ovaires enlevés. —

Ovarite varioleuse. Inflammation de l'ovaire qui répond, chez la femme, à l'orchite varioleuse de l'homme (Béraud).

OVARIULE. s. m. V. Oariule.

OVÉ, ÉE. adj. [*ovatus*, all. *eiförming*, angl. *ovate*, it. *ovato*]. Qui a la forme d'un œuf.

OVICAPSULE. s. f. L'ovisac.

OVIDUCTE. s. m. [*oviductus*, de *ovum*, œuf, et *ducere*, conduire; all. *Eiergang*, angl. *oviduct*, it. *ovidutto*, esp. *oviducto*]. Nom donné par quelques auteurs à la trompe de Fallope par analogie avec le conduit qui, chez les oiseaux, s'étend de l'ovaire au cloaque et sert de voie à l'œuf.

OVIFICATION. s. f. [de *ovum*, œuf, et *facere*, faire]. Production de l'œuf dans l'ovaire.

OVIFORME. adj. Qui est en forme d'œuf. — *Corps oviforme*. Nom donné, à cause de leur forme, aux masses constituées par le tissu hétéradénique.

OVIGÈNE. adj. [mot hybride, de *ovum*, œuf, et γεννᾶν, engendrer]. Qui engendre les œufs. — *Couche ovigène*. V. Ovaire.

OVILLÉ, ÉE. adj. [de *ovis*, brebis; esp. *ovillado*]. — *Déjections ovillées*. Celles qui ont la forme arrondie et la dureté des excréments des brebis.

OVIGÈRE. adj. — *Disque ovigère*. V. Proligère (*disque*).

OVISAC. s. m. [de *ovum*, œuf, et *saccus*, sac] (Barry). V. Ovaire.

OVISME. s. m. [de *ovum*, œuf; all. *Ovismus*, angl. *ovism*, it. *ovismo*]. Hypothèse d'après laquelle les parties essentielles du nouvel individu préexisteraient à la fécondation chez la femelle, dans l'ovaire; d'après laquelle, en conséquence, la fécondation ne serait que la condition du développement ultérieur de ce nouvel individu. Il n'y a eu de démontré dans cette hypothèse que le fait de la préexistence de l'ovule à la fécondation; mais celui-ci ne renferme aucune des parties du nouvel individu.

OVISTE. s. m. Partisan de l'ovisme (Swammerdam, puis Malpighi, Vallisnieri, Haller, Ch. Bonnet).

OVOCENTRE. s. m. L'une des deux sphères attractives existant dans l'ovule fécondé au moment où le pronucléus mâle ou tête du spermatozoïde va s'unir au pronucléus femelle ou noyau de l'ovule; pendant que les deux pronucléus se fusionnent, les deux sphères attractives, celle du spermatozoïde (*spermocentre*) et celle de l'ovule (*ovocentre*), se décomposent en deux moitiés formant autour du noyau devenu unique ce qu'on appelle le quadrille des centres de H. Fol. Enfin chacune des deux moitiés de l'ovocentre se fusionne avec une des moitiés du spermocentre donnant lieu à deux sphères attractives résultant par moitié du spermatozoïde et de l'ovule.

OVOGÉNIE. s. f. [de *ovum*, œuf, et γένεσις, naissance; mot hybride qu'il serait facile de rendre correct en disant : *Oogénie*, de ὠόν, œuf]. A proprement parler, histoire de la naissance et du développement des ovules. ‖ Mot employé, à tort, pour désigner les changements qu'éprouve l'œuf pendant l'incubation et pendant son séjour dans l'utérus; c'est-à-dire les modifications survenues dans les enveloppes pendant le développement du fœtus, et ceux qui surviennent dans le vitellus et dans les parties qui lui succèdent.

OVOLOGIE. s. f. [de *ovum*, œuf, et λόγος, discours; mot hybride, qu'il serait facile de rendre correct en disant *oologie*, de ὠόν, œuf]. Histoire des œufs en général, ou des œufs de tel ou tel animal en particulier, par exemple : *ovologie humaine*, etc. Les naturalistes ont fait ce terme synonyme d'*embryogénie* ou à peu près; car, sous ce nom, c'est du développement de l'embryon ou du fœtus qu'ils traitent plutôt que de l'histoire des œufs et des ovules.

OVONITAIRE. adj. Qui a rapport aux ovonites (Serres).

OVONITE. s. m. Globe vitellin provenant de la segmentation du vitellus (Serres).

OVOPLASTIE. s. f. [de *ovum*, œuf, et πλάσσειν, former]. L'union des spermatozoïdes et de l'ovule ou fécondation (Serres).

OVULAIRE. adj. Qui a rapport à l'ovule. — *Age ovulaire*. V. Intra-utérin. — *Fonction ovulaire*. V. Ovarique. — *Membrane ovulaire*. La membrane vitelline. V. Ovule.

OVULATION. s. f. [de *ovule*], Chute de l'ovule arrivé à maturité hors de l'ovisac par rupture de celui-ci (V. Déhiscence), et phénomènes menstruels qui l'accompagnent (Pouchet). Depuis sa genèse jusqu'à l'époque de maturité ou d'aptitude à la fécondation, l'ovule est en voie incessante de changements, et ceux-ci continuent à suivre leur marche, que la fécondation ait lieu au début de la maturité ou qu'elle ait lieu vers la fin; mais le produit est différent. Au delà d'un certain degré dans ces changements, l'œuf devient inapte à la fécondation, ce qui, chez les vertébrés, n'a lieu qu'après son issue de l'ovisac. Cette maturité et l'approche de la rupture s'accompagnent de modifications de tout l'appareil sexuel, etc., appelés phénomènes du *rut*, qui cessent dès que la fécondation a lieu, même au début. L'écoulement par les voies génitales, dernier terme de ces modifications, est borné à une simple supersécrétion muqueuse chez les femelles des mammifères; chez la femme, en raison de la structure de sa muqueuse utérine, il y a rupture des capillaires de cette muqueuse et une légère hémorragie (V. Menstruation), à la condition toutefois qu'il n'y aura pas eu fécondation dès le début de l'ovulation.

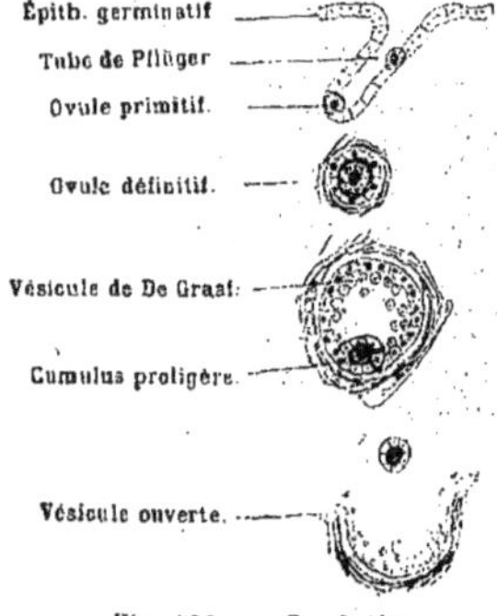

Fig. 520. — *Ovulation*.

L'époque de la maturation des œufs n'est pas immuable; elle dépend de certaines circonstances qui peuvent la hâter ou la retarder. Coste distingue des époques naturelles pour cette maturation et cette chute, et des époques artificielles qui sont provoquées par des circonstances extérieures. Au nombre de celles-ci, on doit citer les conditions d'abri et de température, l'abondance et la qualité des aliments, la cohabitation des mâles et des femelles. Ainsi une lapine entre en rut tous les deux mois quand elle est isolée; au contraire, la met-on avec le mâle peu après la cessation du rut, cet état ne tarde pas à se manifester de nouveau, et elle se laisse couvrir au bout de quelques jours. L'espèce humaine dispose, à son gré, de toutes ces conditions à l'égard d'elle-même, et jouit d'une aptitude permanente au rapprochement des sexes; aussi les phénomènes de la maturation et de la chute de l'œuf, chez la femme, sont souvent hâtés par ces circonstances. D'après Mathias Duval, les phénomènes qui marquent le travail de l'ovulation sont les suivants (fig. 520) : 1° l'ovule grossit et atteint ses dimensions définitives; il s'entoure d'une membrane amorphe, *membrane vitelline*, qui paraît être due au protoplasma de l'ovule; 2° les cellules qui entourent l'ovule se multiplient, formant la couche granuleuse. Puis dans cette couche, maintenant composée de plusieurs assises de cellules, apparaît une fente, qui se remplit d'un liquide non filant, contenant peu d'albuminoïde; ce liquide s'accroît, distendant la vésicule qui mérite alors le nom d'*ovisac*. En un point, se trouve l'ovule, entouré toujours d'une enveloppe complète de cellules (*membrane proligère*). Vient un moment où l'ovule fait saillie au dehors ; sa paroi cède, se rompt et l'ovule tombe dans la trompe. — *Maturation de l'ovule*. V. MATURATION.

OVULE. s. m. [diminutif de *ovum*, œuf ; all. *Eichen*, angl. *ovule*, it. et esp. *ovulo*]. Élément femelle produit par l'*ovaire*, et duquel dérive l'embryon après la fécondation. Il importe de ne pas confondre l'*œuf* avec l'ovule ; tous les animaux qui se reproduisent par génération sexuelle ont des ovules, mais tous n'ont pas des œufs, l'œuf étant un ovule auquel sont surajoutées des parties accessoires servant à son évolution hors des organes générateurs. Les êtres organisés se reproduisent en général par le concours de deux séries d'appareils, l'appareil mâle et l'appareil femelle : malgré l'analogie qu'ont entre eux les éléments fournis par ces appareils, on les décrit séparément en donnant aux éléments mâles le nom de *spermatozoïdes* et en réservant celui d'*ovules* aux éléments femelles. L'ovule a la forme d'une vésicule sphérique, de 1 à 3 dixièmes de millimètre chez tous les mammifères ; les différences qu'il offre à cet égard ne sont pas proportionnées à celles qui existent entre les animaux eu égard à la taille. — Fig. 521. Ovule pris dans la vésicule de De Graaf d'une femme. *a*, la tache germinative, nucléole de la vésicule germinative, *b*, laquelle est le noyau du vitellus, *c*, ou contenu de la membrane vitelline, *d*, paroi de la cellule proprement dite que l'œuf a représentée dans les premières phases de son évolution ; *e*, espace clair laissé entre le vitellus *c* et la membrane vitelline *d* par suite du retrait du vitellus, grossi 400 fois (Ch. Robin). L'ovule est composé : 1° d'une enveloppe (*zone transparente*, *zona pellucida*, *membrane vitelline*), assez épaisse, transparente, hyaline, élastique, homogène, amorphe ; 2° d'un contenu, le *vitellus*, d'abord transparent, parsemé de fines granulations, devenant peu à peu opaque par multiplication considérable et assez rapide de ces granules jaunâtres, dont quelques-uns seulement sont graisseux, et, comme conséquence, augmentant considérablement de masse ; la substance amorphe qui réunit entre elles ces granulations devient de plus en plus tenace et visqueuse ; le vitellus se distingue de plus en plus de la paroi de l'ovule et s'en écarte en laissant entre elle et lui un espace clair, résultant soit d'une distension artificielle de cette dernière, soit de changements évolutifs ; 3° d'un noyau transparent, volumineux, d'abord central, puis placé excentriquement, qu'on appelle *vésicule germinative*, *vésicule de Purkinje*, et qui représente le noyau agrandi et devenu vésiculeux de la cellule par laquelle l'œuf commence ; 4° une granulation solide, arrondie, *tache germinative*, qui n'est que le nucléole de ce noyau accru dans les mêmes proportions. En somme, l'ovule n'est pas un organe spécial ; c'est une cellule, avec toutes les parties constituantes d'un corps cellulaire. La *vésicule germinative* ou noyau de la cellule ovulaire disparaît spontanément ainsi que son nucléole ou *tache* par rupture ou liquéfaction lorsque l'ovule est arrivé à maturité ; cette disparition est le signe caractéristique de cette maturité. Quand la fécondation a eu lieu et que se sont formés les *globules polaires*, on voit apparaître au centre du vitellus un noyau rond, clair, isolable, assez consistant, élastique, qui, au bout d'une heure environ, cesse de grandir ; c'est le *noyau vitellin* apparaissant au moins deux jours après la disparition spontanée de la vésicule germinative. Ce n'est que postérieurement à l'apparition de ce noyau que débute la *segmentation*, qui a pour résultat l'*individualisation* du vitellus en cellules juxtaposées. Ce noyau, se divisant en même temps que la substance même du vitellus, forme le noyau des premiers lobes de fractionnement et consécutivement celui des cellules blastodermiques. — *Chute de l'ovule*. V. DÉHISCENCE et OVULATION.

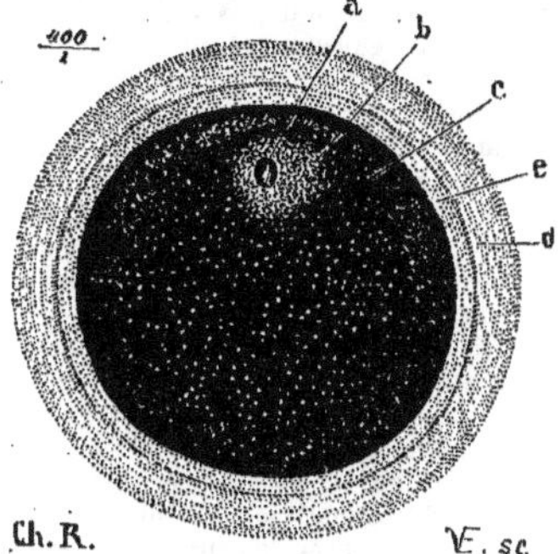

Fig. 521. — *Ovule*.

OVULIFORME. adj. En forme d'ovule.

OVULIGÈNE. adj. Qui produit des ovules.

OVULIGÈRE. adj. [de *ovule*, et *gerere*, porter]. Qui porte des ovules. — Se dit des ovaires de certains animaux à la surface desquels font saillie les ovules. || S'est dit des corps hordéiformes, trouvés dans les kystes de la face palmaire du poignet. V. BOURSE.

OXACÉTYLURÉE. s. f. L'acide *hydantoïque*.

OXALATE. s. m. [*oxalas*, all. *oxalsäures Salz*, angl. *oxalate*, it. *ossalato*, esp. *oxalato*]. Nom générique des sels produits par la combinaison de l'acide oxalique avec les bases. Il y a des oxalates neutres et des oxalates acides ou *bioxalates* ; quelques bioxalates, tels que celui de potasse, se combinent à une molécule d'acide oxalique en donnant des *quadroxalates*. Les oxalates neutres, sauf les oxalates alcalins, sont insolubles dans l'eau ; tous sont solubles dans l'alcool. Les oxalates solubles se préparent en saturant par une base une solution d'acide oxalique : les autres par double décomposition, en traitant l'oxalate d'ammoniaque par un sel soluble du métal dont on cherche l'oxalate. — *Oxalates d'ammoniaque*. On prépare l'*oxalate neutre* [$C^4(AzH^4)^2O^8$] en saturant l'acide oxalique par l'ammoniaque. Ce sel est un réactif précieux pour reconnaître la présence de la chaux, dont il indique les plus petites quantités, en formant avec la chaux et avec les sels qui en contiennent un précipité blanc, insoluble, d'oxalate de chaux. L'*oxalate acide* [$C^4(AzH^4)HO^8$] s'obtient quand on emploie un excès d'acide oxalique ; il est moins soluble dans l'eau que le premier. — *Oxalate de cérium*. Sel insoluble dans l'eau, l'alcool et l'éther, qu'on a employé à la dose de 5 à 10 centigrammes en poudre ou en pilules contre les vomissements dus à des lésions stomacales et contre ceux de la phtisie ou de la grossesse (Mills). — *Oxalate de chaux* [*oxalate calcaire*, *oxalate calcique*, *pierre murale* ($C^4H^2O^8$,CaO,3HO)]. Il se rencontre dans l'économie sous forme d'octaèdres dérivant du type cubique, facilement reconnaissables au microscope, insolubles dans l'eau, l'acide acétique et l'ammoniaque, solubles dans les acides azotique et chlorhydrique ; il ne peut exister en dissolution dans l'urine qu'à la faveur du phosphate acide de sodium (V. *Acide* OXALIQUE). Ce sel forme quelquefois la totalité de certains calculs (*calculs muraux*), ou des couches enveloppant un noyau d'acide urique. C'est, après l'acide urique, le composé qu'on trouve le plus souvent comme noyau des calculs. Il existe normalement dans l'urine de cheval. V. SÉDIMENT. — *Oxalate de* fer (*Protoxalate de fer*) (C^4FeO^8). Sel jaune, peu soluble dans l'eau, obtenu en faisant dissoudre du fer dans une solution d'acide oxalique. On l'emploie à la dose de 10 à 40 centigrammes. — *Oxalate de mercure.* Sel insoluble dans l'eau, employé dans les mêmes cas que le calomel et aux mêmes doses. — *Oxalates de potasse.* L'*oxalate neutre* ($C^4K^2O^8$), obtenu en neutralisant l'oxalate acide par la potasse, n'est d'aucun intérêt. L'*oxalate acide* [*bioxalate de potasse, sel d'oseille*] (C^4KHO^8, ou, en atomes, $C^2O^4KH+H^2O$), existe naturellement dans toutes les espèces des genres *Oxalis* et *Rumex*. On le retire spécialement du suc de l'*Oxalis acetosella*, L., au moyen de l'évaporation et de la cristallisation. Il forme des cristaux transparents, d'une saveur très acide, solubles dans 40 parties d'eau froide et 6 d'eau bouillante. Le sel d'oseille est un mélange d'oxalate acide et de *quadroxalate*. Il précipite la chaux de toutes ses combinaisons salines. Ce sel est rafraîchissant; il a été longtemps employé pour faire les limonades sèches et les pastilles contre la soif; on le donne à la dose de 0gr,50 à 1 gramme.

OXALHYDRIQUE. V. SACCHARIQUE.

OXALIDE. s. f. Nom français des plantes du genre *Oxalis*.

OXALIQUE. adj. — *Acide oxalique* [all. *oxalsäure*, angl. *oxalic acid*, it. *acido ossalico*, esp. *acido oxalico*] ($C^4H^2O^8$, ou, en atomes, $C^2H^2O^4 + 2H^2O$). Corps qui existe à l'état d'oxalate acide de potasse (sel d'oseille) dans les espèces des genres *Oxalis* et *Rumex*, d'où on peut le retirer à l'aide du sous-acétate de plomb et de l'acide sulfurique, dans les algues, les lichens, etc.; il se trouve normalement, en très petite quantité (0gr,02 par vingt-quatre heures), dans l'urine de l'homme, à l'état d'oxalate de chaux, et en grande quantité, sous la même forme, dans les calculs des reins et de la vessie (calculs mûraux). On rencontre aussi l'oxalate de chaux, mais plus rarement, dans les concrétions de la vésicule biliaire, les calculs intestinaux, les fèces, enfin dans la muqueuse utérine au cours de la grossesse. L'acide oxalique contenu dans l'organisme vient en grande partie de l'alimentation; la quantité d'oxalate de chaux contenue dans l'urine augmente notablement après l'ingestion d'aliments riches en acide oxalique, comme l'oseille ou la tomate. D'autre part, il peut prendre naissance dans l'organisme par oxydation lente et progressive de l'acide urique; cette formation, sans être démontrée, est au moins extrêmement probable. L'oxalate de calcium augmente dans les urines dans le cas de troubles respiratoires, alors que les oxydations se font mal, à la suite d'ingestion d'acide urique et d'urates alcalins, et aussi de boissons riches en anhydride carbonique et en bicarbonates alcalins. Ce dernier fait semble montrer que l'acide oxalique peut se former dans l'économie par réduction de l'anhydride carbonique; d'autre part, il peut aussi être brûlé dans l'organisme en donnant de l'eau et de l'anhydride carbonique; aussi ne se trouve-t-il pas d'une façon constante dans l'urine, et l'ingestion de petites quantités d'oxalate rend fréquemment les urines alcalines et détermine l'élimination de carbonates. Il cristallise en longs prismes carrés incolores, transparents, solubles dans l'eau, plus à chaud qu'à froid, solubles dans l'alcool, s'effleurissant à l'air, fondant à 98° dans leur eau de cristallisation. Avec les bases, il donne des *oxalates*. Chauffé avec l'acide sulfurique concentré, il perd de l'eau et se dédouble en acide carbonique et oxyde de carbone : c'est le seul des acides végétaux qui brûle sans résidu de charbon. Traité par l'eau de chaux, ou par les sels de chaux, même à acide énergique, il donne un précipité d'oxalate de chaux, blanc, insoluble dans un excès d'acide oxalique. En solution, il porte le nom d'*eau de cuivre*, ainsi nommée parce qu'elle sert à nettoyer les ustensiles de cuivre. Il est très vénéneux. Pris par mégarde pour du sulfate de magnésie, à la dose de 16 à 32 grammes, il a produit la mort en quelques minutes : c'est un poison irritant et corrosif. A petites doses (0gr,10 à 1 gr.), il est rafraîchissant et sert à préparer une limonade et des pastilles : les acides citrique et tartrique, moins dangereux, sont préférables.

OXALIS. s. m. Genre de plantes dicotylédones qui a donné son nom à la famille des oxalidées. Presque toutes les espèces ont une saveur acide, qu'elles doivent au bioxalate de potasse qu'elles renferment. — *Oxalis acetosella*, L. Les feuilles sont rafraîchissantes et diurétiques. — *Oxalis crenata*, Jacq. Espèce originaire du Pérou, produisant des tubercules amylacés, alimentaires.

OXALURIE. s. f. [de *oxalate*, et οὖρον, urine]. Dépôt d'oxalate de chaux dans l'urine; ensemble des conditions qui le causent. L'oxalurie se montre ordinairement dans la dyspepsie, la spermatorrhée et les affections de la moelle épinière; souvent, dans la phtisie pulmonaire, le rhumatisme chronique et la goutte, avec de l'acide urique. L'oxalate de chaux est fréquemment allié à l'acide urique ou aux urates dans les calculs; cette coïncidence, souvent aussi constatée dans les sédiments urinaires, conduit à penser que l'oxalurie est quelquefois due à une modification des dispositions morbides qui entraînent l'excrétion de l'acide urique et des urates (Gallois). En tout cas, c'est un signe de trouble de la nutrition. Le meilleur moyen de faire cesser l'oxalurie est l'usage des eaux minérales alcalines (Gallois).

OXALURIQUE. adj. — *Acide oxalurique* [*acide analénique*, all. *Oxalursäure*] ($C^6H^4Az^2O^8$, ou, en atomes, $C^3H^4Az^2O^4$). Produit de la décomposition de l'acide parabanique par l'ammoniaque, ou de l'action de l'acide azotique sur l'acide urique. C'est une poudre cristalline, blanche, très peu soluble dans l'eau, qui se décompose, par une longue ébullition dans l'eau, en urée et acide oxalique libre. Il se trouve en très faible quantité dans l'urine normale de l'homme.

OXÉLÆON. s. m. [ὀξέλαιον, de ὄξος, vinaigre, et ἔλαιον, huile]. Médicament fait d'huile et de vinaigre.

OXÉMIQUE ou **OXYÉMIQUE.** adj. [de *oxygène*, et αἷμα, sang]. Qui a le sang pourvu d'oxygène, par opposition à *anoxémique*.

OXÉOLAT ou **OXÉOLÉ.** s. m. [it. *osseolato*, esp. *oxeolado*]. Synonyme d'*acétolé*.

OXHYDRYLE. s. m. Syn. de *Hydroxyle*.

OXOLE. s. f. Mélange d'une solution de peroxyde d'hydrogène à 3 p. 100, avec 32 à 38 p. 100 d'alcool, mélange dans lequel se trouve dissous soit 1 p. 100 de menthol (*menthoxol*), soit 1 p. 100 de camphre (*camphroxol*), soit 2 p. 100 de naphtol (*naphtoxol*). Les oxoles sont des antiseptiques inoffensifs, doués de propriétés désodorisantes; on les emploie en solution aqueuse à 10 p. 100 pour laver les plaies ou imbiber des compresses de gaze stérilisée.

OXOLYINE, et non **OXOLUINE.** s. f. [de ὄξος, vinaigre, et λύω, je dissous] (Leconte et de Goumoëns). Portion des substances organiques azotées (fibrine, albumine, etc.), décomposées par l'acide chlorhydrique ou la potasse, qui est soluble dans l'acide acétique cristallisable. L'*anoxolyine* [α privatif, ὄξος, et λύω] est la portion de ces substances qui reste indissoute.

OXYACANTHINE. s. f. [*oxyacanthinum*, all. *Berberinum*]. Corps qui se trouve dans l'écorce du *Berberis vulgaris*, L. (épine-vinette), en même temps que la berbérine. Elle est blanche, très amère, soluble dans l'alcool et l'éther; elle fond et se décompose à une haute température en donnant des produits ammoniacaux.

OXYAZOTIQUE. adj. — *Eau oxyazotique*. Eau saturée de protoxyde d'azote par la pression (Schützenberger).

Chaque bouteille renferme environ 2 litres de gaz. Elle a une saveur légèrement sucrée; elle est diurétique et antigoutteuse, vu qu'elle accroît l'excrétion des principes azotés de l'urine (Ritter).

OXYBASE. s. f. Oxyde qui joue le rôle de base.

OXYCAMPHRE. s. m. Substance amorphe, blanche, soluble à 2 p. 100 dans l'eau froide; c'est du camphre ordinaire dans lequel un atome d'hydrogène a été remplacé par un OH. Cette substance diminue l'excitabilité du centre respiratoire; c'est un antidyspnéique dont l'action peut être comparée à celle de la morphine. On l'emploie en cachets de 0gr,50, dont on donne deux le matin et deux le soir.

OXYCÉPHALIE. s. f. [de ὀξὺς, pointu, et κεφαλή, tête] (Virchow). V. ACROCÉPHALIE.

OXYCHLOROCUMINYLE. s. f. V. CHLOROCUMINOL.

OXYCHLORURE. s. m. [all. *Oxychlorid*, angl. *oxychloride, oxychloruret*, it. *ossicloruro*, esp. *oxicloruro*]. Combinaison d'un chlorure avec un oxyde. — *Oxychlorure d'antimoine.* V. ALGAROTH. — *Oxychlorure de mercure.* V. CHLORAMIDE.

OXYCOÏE. s. f. Mot mal formé pour *oxyécoïe.*

OXYCRAT. s. m. [*oxycratum*, ὀξύκρατον, de ὀξὺς, aigre, et κρᾶσις, mélange; all. *Oxykrat*, angl. *oxycrate*, it. *ossicrato*, esp. *oxicrato*]. Mélange d'eau et de vinaigre. Boisson rafraîchissante, antiseptique, un peu astringente.

OXYCYANURE. s. m. [it. *ossicianuro*, esp. *oxicianuro*]. Combinaison d'un cyanure avec un oxyde. — *Oxycyanure de mercure.* V. CYANURE *de mercure.*

OXYDABLE. adj. [esp. *oxidable*]. Qui est susceptible de se combiner avec l'oxygène.

OXYDASE. s. f. Composé organique complexe soluble dans l'eau, renfermant dans sa molécule un métal comme le fer, le manganèse, etc., instable, se détruisant facilement sous l'influence de la chaleur. Ces corps absorbent l'oxygène et le transportent ensuite sur des combinaisons organiques qu'ils oxydent; ce sont des vecteurs d'oxygène. Ils sont très répandus dans la nature; on en trouve dans le règne végétal, en particulier dans le *latex* de l'arbre à laque *Hikorokuro Yoshida*, et dans les fruits, dans le règne animal, dans le poumon (Jacquet), dans le foie (Abelous et Biarnès) et dans tous les tissus; c'est par leur intermédiaire que s'opèrent les phénomènes d'oxydation.

OXYDATION. s. f. [all. *Oxydirung, Sauerstoffbildung*, angl. *oxydation*, it. *ossidazione*, esp. *oxidacion*]. Action de combiner un corps avec de l'oxygène, lorsqu'il en résulte la production d'un ou de plusieurs oxydes ou acides. L'action contraire, c'est-à-dire la soustraction partielle ou totale de l'oxygène d'une substance, par exemple dans la réduction des oxydes métalliques, est appelée *désoxydation.*

OXYDE. s. m. [*oxydum*, all. *Oxyd, Sauerstoffbildung*, angl. *oxyd*, it. *ossido*, esp. *oxido*]. Corps neutre ou à réaction alcaline composé d'oxygène et d'un métalloïde ou d'un métal. Le terme *oxyde* est un terme générique qui a un sens absolu, et qui n'est point synonyme de *base* ni d'*alcali :* il y a des oxydes qui ne jouent jamais le rôle de base; tel est le *peroxyde de manganèse*, etc. (V. BASE). Un même corps simple forme quelquefois plusieurs composés avec l'oxygène. On donne le nom de *protoxyde* à celui dans lequel l'oxygène est au métal comme 1 : 1, et de *sous-oxyde, oxydule*, ou *suboxyde*, à celui dans lequel l'oxygène est au métal comme 1/2 : 1. Le *sesquioxyde* est celui dans lequel la proportion est comme 2/3 : 1. Le *deutoxyde* ou *bioxyde* renferme 2 d'oxygène pour 1 du corps oxydé, et ainsi des autres, pour les *trioxyde, quadroxyde*, etc. L'oxyde le plus oxygéné connu dans la série des oxydes d'un corps simple reçoit le nom de *peroxyde.* Berzelius a établi la distinction entre les différents *oxydes* d'une même substance, au moyen des terminaisons *eux* et *ique*, et en faisant précéder les dénominations par les prépositions *hypo* et *hyper*, de même que pour les oxacides. Ainsi on dit : *oxyde ferreux, oxyde ferrique, oxyde hypermanganique*, pour désigner les degrés d'oxydation de plus en plus avancés. V. ACIDE et NOMENCLATURE. — *Oxyde d'aluminium.* V. ALUMINE. — *Oxyde animal.* V. MUCOSINE. — *Oxyde d'antimoine sulfuré.* V. OXYSULFURE *d'antimoine.* — *Oxydes d'argent.* On connaît le *sous-oxyde* (Ag^2O), le *protoxyde* (AgO) et le *bioxyde* (AgO^2). Le protoxyde est en poudre brune, absorbe l'oxygène de l'air; la lumière, la chaleur le détruisent. Il a été employé en pilules à la dose de 2 à 10 centigrammes par jour comme antiscrofuleux, dans l'épilepsie et les affections chroniques de l'estomac. — *Oxyde d'arsenic.* V. ARSÉNIEUX (*Acide*). — *Oxyde d'azote.* L'azote forme avec l'oxygène cinq combinaisons, dont trois acides, les acides *azoteux, hypoazotique* et *azotique.* Les deux autres sont : 1° le *bioxyde* ou *deutoxyde d'azote* (AzO^2), gaz incolore, très peu soluble dans l'eau, plus pesant que l'air, sans action sur le tournesol, éteignant les corps en combustion; 2° le *protoxyde d'azote* (AzO), gaz incolore, inodore, soluble dans l'eau et dans l'alcool, liquéfiable à 0° sous une pression de 30 atmosphères, faisant brûler avec éclat une bougie qui ne présente que quelques points en ignition. On l'obtient en décomposant l'azotate d'ammoniaque dans des vaisseaux fermés, à l'aide de la chaleur. Introduit dans les poumons par la respiration, il détermine l'asphyxie, avec un malaise général et des mouvements convulsifs quand il n'est pas très pur. S'il est pur, l'asphyxie est accompagnée d'une sensation agréable et d'une sorte de rire ; de là le nom de *gaz hilarant* qu'il a reçu. Il amène aussi une anesthésie passagère qu'on utilise pour des opérations de courte durée, surtout pour l'extraction des dents (Préterre). — *Oxyde de baryum.* V. BARYTE. — *Oxyde calculeux.* V. CYSTINE. — *Oxyde de carbone* (CO). Corps gazeux, incolore, inodore; il brûle à l'air avec une flamme bleuâtre caractéristique et se change en acide carbonique. Sa densité est 0,96; l'eau en dissout peu; il est sans action sur le tournesol, ne se combine ni avec les acides ni avec les bases, mais se dissout dans une solution d'oxyde de cuivre dans l'acide chlorhydrique. Toutes les fois que du charbon brûle dans un fourneau où l'oxygène de l'air arrive en quantité insuffisante, il se forme beaucoup d'oxyde de carbone, au lieu d'acide carbonique, qui se produit alors peu abondamment. Au moment où le mélange gazeux arrive à l'air au-dessus du foyer, si la température est encore assez élevée, l'oxyde de carbone s'enflamme et brûle; sinon, il se répand dans l'air qu'il vicie. C'est à la présence de ce gaz que sont dus le malaise général, les douleurs de tête persistantes que l'on ressent lorsqu'on reste près d'un fourneau contenant du charbon en combustion, et que ressentent les individus qui s'asphyxient par le charbon. L'oxyde de carbone donne au sang veineux une couleur vermeille de vermillon et se combine avec les hématies, qui dès lors deviennent inaccessibles à l'oxygène; l'animal meurt faute d'oxygénation des globules du sang (Cl. Bernard). Lors même qu'il est reporté dans l'air pur, si l'action est trop avancée, la mort survient; dans tous les cas, le rétablissement est long, comme le retour des globules à l'état normal ou leur remplacement par de nouveaux. Après l'intervention de l'air pur, tout le traitement doit consister à ranimer la sensibilité, à activer la respiration par l'eau froide cinglée au visage et à la poitrine, et à soutenir la vie jusqu'à la guérison du sang. — *Oxyde caséique.* V. LEUCINE. — *Oxydes de cuivre.* On distingue : 1° le *protoxyde* ou *sous-oxyde* (Cu^2O), obtenu en décomposant par une dissolution de potasse le chlorure de cuivre hydraté; 2° le *deutoxyde* (CuO), qui se rencontre dans quelques mines. Il est bleu lorsqu'il est hydraté, et brun ou noir quand il est sec. On l'obtient en calcinant au rouge, dans une capsule de platine, de l'azotate de cuivre pur. Il était employé autrefois, sous le nom d'*æs ustum*, comme antiépileptique et comme émétique et purgatif. Ces deux oxydes sont très vénéneux. — *Oxyde de cuivre ammoniacal*. V. Réactif *de Schweitzer*. — *Oxyde cystique*. V. Cystine. — *Oxyde d'éthyle*. V. Éther *sulfurique*. — *Oxydes de fer*. On distingue : 1° Le *protoxyde* [*oxyde ferreux*] (FeO), qui se produit quand on verse dans un sel ferreux une dissolution de potasse caustique; l'oxyde de fer se précipite à l'état d'hydrate blanc, qui passe promptement à l'état de peroxyde vert par son exposition à l'air. 2° L'*oxyde salin* ou *ferroso-ferrique* [*oxyde magnétique de fer*] (Fe^3O^4), qui paraît être une combinaison de protoxyde et de sesquioxyde. Il forme l'aimant naturel et le meilleur minerai de fer. On le trouve en Suède, amorphe ou cristallisé en octaèdres. Il se forme à la surface des barres de fer quand on les porte à la chaleur rouge, dans l'oxygène ou dans un courant de vapeur d'eau (*fer oxydulé, oxyde des battitures*). Quand on le prépare en oxydant de la limaille de fer, le précipité, desséché à l'abri du contact de l'air, est noir : c'est l'*éthiops martial* des anciens chimistes. 3° Le *sesquioxyde de fer* [*peroxyde de fer, oxyde ferrique, acide ferreux*] (Fe^2O^3), qui est très répandu dans la nature. A l'état anhydre, cristallisé en rhomboèdres aplatis, il constitue le *fer oligiste*. Dans les fissures des laves volcaniques, il forme le *fer spéculaire* ou *micacé*, en lames hexagones. En masses rouges compactes, il forme l'*hématite rouge* ou *sanguine*. On le prépare en calcinant le sulfate de fer; il est amorphe, d'un rouge brun, insoluble dans l'eau, soluble dans les acides forts (*colcothar, safran de Mars astringent*). Hydraté, il chasse l'acide carbonique des carbonates alcalins. Il joue le rôle d'acide au contact de la soude, de la potasse, de la magnésie, de l'oxyde de zinc, etc., et forme des sels appelés *ferrites*. 4° Le *peroxyde de fer hydraté*, *hydrate ferrique :* il s'obtient en desséchant à l'air libre du carbonate de fer, qui, perdant son acide carbonique et absorbant de l'oxygène, se transforme peu à peu en hydrate ferrique : il est gélatineux, brun, insoluble dans l'eau, se combinant facilement aux acides quand il vient d'être préparé, propriété qui le fait employer comme contrepoison de l'acide arsénieux ; s'il n'est pas conservé dans l'eau, il devient lourd et perd cette propriété. En pharmacie, l'hydrate ferrique porte le nom de *safran de Mars apéritif*, et s'emploie en médecine à la dose de 20 centigramme à 1 gramme. — *Oxydes de mercure*. On en connaît deux. Le *protoxyde* ou *sous-oxyde* (Hg^2O) fait partie des sels de mercure au minimum, et ne peut être isolé ; lorsqu'on précipite un de ces sels par un alcali, on a une poudre noirâtre composée de deutoxyde de mercure et de mercure métallique. Par l'acide chlorhydrique, cette poudre se transforme en métal et en deutochlorure de mercure. C'est l'*éthiops per se* des anciens chimistes, qui le faisaient en agitant pendant longtemps du mercure dans une bouteille, dont ils renouvelaient l'air par intervalles. Le protoxyde de mercure est employé comme antisyphilitique. On obtient le *deutoxyde* ou *bioxyde* (HgO) en calcinant convenablement dans un matras l'azotate de mercure (*voie sèche*), ou en traitant une solution de bichlorure de mercure par une solution de potasse ou de soude (*voie humide*) : dans le premier cas, l'oxyde est rouge-brique (*précipité rouge*), cristallin, et devient rouge orangé si on le porphyrise, noir si on le chauffe; dans le second, il est jaune, amorphe. Cet oxyde est cathérétique et fait la base de beaucoup de pommades antiophtalmiques. On emploie presque toujours l'oxyde rouge, quoique l'oxyde jaune soit plus actif et plus constant dans ses effets. — *Oxyde d'omichmyle* [ὄμιχμα, urine]. Nom donné par Scharling à un mélange de principes divers, d'aspect résinoïde, que l'on retire de l'extrait éthéré de l'urine. — *Oxydes de plomb*. Il en existe trois : 1° Le *protoxyde* ou *oxyde de plomb jaune* (PbO) se fait en fondant du plomb à l'air et l'agitant jusqu'à ce qu'il soit converti en pellicules grisâtres, que l'on réduit en poudre, et qu'on lave à grande eau ; on a ainsi une poudre de couleur jaune : c'est le *massicot*, qui sert à la fabrication du minium et de la céruse. Chauffé au rouge, le massicot fond et constitue la *litharge* ou l'*oxyde de plomb demi-vitreux*, qui a une apparence cristalline, une couleur jaune ou rouge suivant la rapidité avec laquelle elle a été refroidie, et qui est employée pour la fabrication des emplâtres. 2° Le *minium* ($PbO^2.2PbO$), poudre rouge, obtenue en mettant le massicot réduit en poudre fine dans un fourneau à réverbère, et le grillant en remuant continuellement. Le minium est un *plombate de plomb*. Le minium du commerce contient quelquefois du deutoxyde de cuivre. Si on le traite par l'acide azotique, une portion seulement s'y dissout, et l'autre se change en *bioxyde de plomb* (*oxyde de plomb puce*). Le minium, comme la litharge, entre dans quelques préparations emplastiques ; il est très employé en peinture. 3° Le *bioxyde de plomb* [*oxyde puce de plomb, acide plombique*] (PbO^2) est presque noir, insoluble dans l'eau. C'est un oxydant énergique. Il absorbe rapidement l'acide sulfureux. On le prépare en chauffant du minium avec de l'acide azotique. — *Oxydes de potassium*. Le potassium combiné avec l'oxygène donne lieu à deux oxydes: 1° le *protoxyde* [KO] (V. Potasse); 2° le *bioxyde* ou *peroxyde* (KO^2), qui, au contact de l'eau, se transforme immédiatement en protoxyde. — *Oxyde urique*. V. Xanthine. — *Oxyde vésical*. V. Cystine. — *Oxyde xanthique*. V. Xanthine. — *Oxyde de zinc* (ZnO). On le prépare en portant au rouge du zinc dans un creuset, et l'agitant dès qu'il est fondu. Le zinc brûle avec une flamme blanche, dont une portion se condense, à la partie supérieure du creuset, en flocons laineux d'une grande légèreté : de là les noms de *pompholyx, lana philosophica, nihil album, fleurs de zinc*, donnés à cet oxyde. Il sert à la peinture (*blanc de zinc*). On l'emploie comme antispasmodique, à la dose de 20 centigrammes à 2 grammes. Il entre dans les pilules de Méglin. A l'extérieur, on l'emploie en pommade (1 p. 10).

OXYDÉ, ÉE. adj. [all. *oxydirt*, angl. *oxydized*, it. *ossidato*, esp. *oxydato*]. Se dit d'un corps qui se trouve à l'état de combinaison avec l'oxygène, par opposition à *désoxydé*, qui se dit d'un corps ayant perdu l'oxygène avec lequel il était combiné.

OXYDO-CHLORURE. s. m. V. Oxychlorure.

OXYDULE. adj. et s. m. [all. *Oxydul*, it. *ossidulo*, esp. *oxydulo*]. V. Oxyde.

OXYDULÉ, ÉE. adj. [esp. *oxidulado*]. Qui est passé à l'état d'oxydule. — *Fer oxydulé*. V. Oxyde *de fer*.

OXYÉCOÏE. s. f. [*oxyecoia*, ὀξυηκοΐα, de ὀξύς, aigu, et ἀκούειν, entendre]. Acuité excessive du sens de l'ouïe.

OXYGALA. s. m. [de ὀξύς, aigre, et γάλα, lait]. Le lait aigri.

OXYGÉNABLE. adj. [all. *oxydirbar*, it. *ossigenabile*, esp. *oxigenable*]. Qui est susceptible d'oxygénation.

OXYGÉNATION. s. f. [all. *Oxygenation, Oxydation*, angl. *oxygenation*, it. *ossigenazione*, esp. *oxigenacion*]. Mot usité quelquefois dans le sens d'*oxydation*, mais qui a un sens plus général : il signifie toute dissolution ou combinaison de l'oxygène avec un corps, soit qu'il y ait production de composés oxygénés nouveaux, comme dans l'*oxydation*, soit qu'il ne s'en produise aucun, du moins directement, comme dans le cas de certaines huiles siccatives : c'est dans ce dernier sens qu'on dit *oxygénation du sang*, et non *oxydation du sang*. De même, le terme *désoxygénation*, qui signifie l'action inverse de la précédente, est souvent pris comme synonyme de *désoxydation*.

OXYGÈNE. s. m. [*oxygenium*, de ὀξὺς, acide, et γεννάω, j'engendre; all. *Sauerstoff*, angl. *oxygen*, it. *ossigeno*, esp. *oxygeno; air du feu, air* ou *gaz déphlogistiqué*, Priestley; *air éminemment respirable, air vital* et *principe oxygène*, Lavoisier, 1782]. Corps simple, découvert par Priestley (1774), et appelé ainsi parce qu'on crut d'abord qu'il entrait dans la composition de tous les acides qui ne différaient les uns des autres que par la nature des corps combustibles entrant dans leur composition. C'est un gaz incolore, inodore, insipide, liquéfiable (Cailletet, Pictet), qui est très répandu dans la nature (air, tissus animaux et végétaux, etc.), et qu'on prépare ordinairement en décomposant le peroxyde de manganèse ou le chlorate de potasse par le feu. L'oxygène est un peu plus soluble dans l'eau que l'hydrogène; il rallume les corps présentant quelques points incandescents; les métaux, le soufre, le phosphore brûlent dans l'oxygène, les premiers en formant des bases ou des corps neutres, les seconds en donnant des acides; il s'unit à l'hydrogène pour former de l'eau; il est l'agent des combustions en général, des combustions organiques et respiratoires en particulier. La facilité avec laquelle l'oxygène se prépare et se transporte dans des ballons (V. Inhalateur) a fait introduire son usage dans la pratique médicale. On en fait respirer de 20 à 30 litres par jour aux personnes atteintes de pneumonie ou de broncho-pneumonie, de bronchite chronique, de certaines formes de phtisie aiguë ou chronique, d'anémie, etc. On l'emploie surtout dans l'asphyxie terminale de la période agonique, en particulier dans la phtisie pulmonaire. C'est le meilleur moyen à employer sur les individus asphyxiés par le gaz des fosses d'aisances ou de l'éclairage, par la vapeur de charbon, etc. Quand dans les ascensions la pression barométrique diminue, les accidents et la mort sont dus à l'insuffisance de tension de l'oxygène : ils constituent une véritable asphyxie (V. Tension). L'excès de tension produit aussi des accidents graves, convulsifs, et la mort par ralentissement des inspirations et des contractions du cœur. L'oxygène en excès tue les végétaux phanérogames et cryptogames comme les animaux, et il gêne ou arrête la germination (Bert). La proportion d'oxygène n'a augmenté que très peu dans le sang, auquel le gaz est combiné chimiquement, au moment où arrivent les accidents; de 20 p. 100 par exemple, elle est montée à 25 ou 28; au delà survient rapidement la mort (V. Air *comprimé*). Ainsi trop peu d'oxygène laisse mourir par insuffisance des combinaisons intra-organiques : c'est l'asphyxie. D'autre part, trop d'oxygène tue. Bien loin d'activer d'une manière exagérée les combinaisons intra-organiques, l'oxygène en excès les enraye. L'exhalation d'acide carbonique, la production d'urée diminuent; la température s'abaisse de plusieurs degrés.

OXYGÉNÉ, ÉE. adj. [all. *oxygenirt*, angl. *oxygenated*, it. *ossigenato*, esp. *oxigenado*]. Qui est combiné ou mélangé avec l'oxygène : *eau oxygénée, essence oxygénée*. Ce mot est pris quelquefois comme synonyme d'*oxydé*; mais plus souvent pour dire d'un corps qu'il contient l'oxygène à l'état de dissolution ou de mélange sans être combiné avec lui. Il en est de même pour le terme *désoxygéné*, qui exprime l'état inverse.

OXYGÉNÈSES. s. f. pl. [all. *Oyygenese*, angl. *oxygenesis*, it. *ossigenesi*, esp. *oxygenesis*]. Classe de maladies attribuées à un désordre dans l'oxygénation des organes (Baumes).

OXYHÉMOGLOBINE. s. f. V. Hémoglobine *oxygénée*.

OXYMEL. s. m. [*oxymel*, ὀξύμελι, de ὀξὺς, acide, et μέλι, miel; all. *Sauerhoning*, angl. *oxymel*, it. *ossimele*, esp. *oximiel*]. Mélange de miel et de vinaigre. On distingue, en pharmacie, l'*oxymel simple*, que l'on fait en mettant cuire ensemble 4 parties de miel et 1 partie de vinaigre; l'*oxymel colchicique* et l'*oxymel scillitique*, que l'on prépare comme le simple, mais avec du vinaigre scillitique ou colchicique. L'*oxymel simple* est employé comme rafraîchissant, laxatif et expectorant; on le donne en gargarisme dans les angines. L'*oxymel scillitique* excite plus fortement la muqueuse bronchique : il est diurétique aussi. L'*oxymel colchicique* est son succédané; il est peu employé.

OXYMELLITE. s. m. Mellite ayant pour véhicule un vinaigre simple ou médicamenteux.

OXYMURIATE. s. m. Ancien nom des chlorates.

OXYMURIATIQUE. adj. — *Acide oxymuriatique*. Ancien nom de l'acide chlorique. — *Gaz oxymuriatique*. Ancien nom du chlore.

OXYOPIE. s. f. [*oxyopia*, de ὀξὺς, aigu, et ὤψ, œil, vue; all. *Oxyopie, Scharfsichtigkeit*, angl. *oxyopy, oxyopia*, it. *ossiopa*, esp. *oxiopia*]. Vue plus perçante qu'elle ne l'est ordinairement.

OXYOSMIE. s. f. [de ὀξὺς, aigu, et ὀσμή, odorat spécialement développé, tel qu'on le rencontre dans certaines races, et en particulier chez les nègres; l'oxyosmie est donc un attribut physiologique, bien distincte de l'*hyperosmie*, qui est un trouble pathologique.

OXYOSPHRÉSIE. s. f., et non **OXYPHRÉSIE.** [*oxyosphresia*, de ὀξὺς, aigu, et ὄσφρησις, olfaction]. Grand développement, congénital ou acquis, du sens de l'odorat.

OXYPHLOGOSE. s. f. [de ὀξὺς, aigu, et φλόγωσις, inflammation]. Inflammation suraiguë (Lobstein).

OXYPHLEGMASIE. s. f. [de ὀξὺς, aigu, et φλεγμασία, phlegmasie]. Inflammation violente.

OXYPHONIE. s. f. [*oxyphonia*, de ὀξὺς, aigu, perçant, et φωνή, la voix; it. *ossifonia*, esp. *oxifonia*]. Voix aiguë ou perçante.

OXYPICRIQUE. adj. V. Styphinique.

OXYREGMIE. s. f. [*oxyregmia*, ὀξυρεγμία, de ὀξὺς, aigre, acide, et ἐρευγμὸς, éructation; it. et esp. *ossiregmia*]. Rapport acide.

OXYRRHODON. s. m. [*oxyrrhodum*, de ὀξὺς, aigre, et ῥόδον, rose; all. *Rosenessig*, angl. *oxyrrhodine*, it. *ossirodino*, esp. *oxirodino*]. Le vinaigre rosat.

OXYSACCHARUM. s. m. [de ὀξὺς, aigre, acide, et σάκχαρον, sucre; all. *Sauerzucker, Essigzucker*, it. *ossisaccharo*, esp. *oxisacaro*]. Mélange de sucre et de vinaigre. Les anciens y faisaient souvent dissoudre du verre d'antimoine ou de la scille, ce qui constituait l'*oxysaccharum vomitivum* ou l'*oxysaccharum scilliticum*.

OXYSEL. s. m. [all. *Oxysal, Sauersalz*, angl. *oxysal*, it. *ossisale*, esp. *oxisal*]. Nom donné aux sels formés d'un acide et d'une base contenant tous deux de l'oxygène.

OXYSEPTONIQUE. adj. — *Acide oxyseptonique*. L'acide azotique.

OXYSULFURE. s. m. [angl. *oxysulfuret*, it. *ossisulfuro*, esp. *oxysulfuro*]. Combinaison d'un sulfure avec un oxyde. — *Oxysulfure d'antimoine*. Nom donné à plusieurs composés obtenus en calcinant incomplètement, au contact de l'air, le sulfure d'antimoine : celui-ci s'oxyde en partie, et l'oxyde d'antimoine formé reste mélangé à une certaine quantité de sulfure. Les matières obtenues ont un aspect vitreux, demi-vitreux, etc., qui vient principalement de la silice enlevée aux creusets où a eu lieu la calcination. On leur donne les noms de *chaux grise d'antimoine*, de *foie d'antimoine*, de *verre d'antimoine*, de *safran des métaux* (*crocus metallorum*), suivant leur aspect et leur couleur; ils ne sont plus usités qu'en médecine vétérinaire. V. Kermès minéral.

OXYTARTRE. s. m. L'acétate de potasse.

OXYTOCIQUE. adj. et s. m. [de ὀξὺς, prompt, et τόκος,

accouchement]. Se dit des moyens qui activent l'accouchement.

OXYURE. s. m. [*oxyuris*, de ὀξὺς, aigu, et οὐρὰ, queue, all. *Spitzschwanzwurm, Fadenwurm*, angl. *thread* ou *maw-worm*, it. *ossiuro*, esp. *oxiuro*]. — *Oxyure vermiculaire* [*Oxyuris vermicularis*, Bremser, *Ascaris vermicularis*, L.]. Helminthe nématoïde à corps rond, blanc, demi-transparent, un peu rigide et élastique, plus gros au milieu qu'aux extrémités; terminé en arrière, chez les femelles, par une queue longue et aiguë. La bouche est orbiculaire, garnie de trois petits nodules, terminale, grande. Le mâle (fig. 522, *a*) est long de 3 à 4 millimètres, linéaire, obtus à son extrémité antérieure, un peu renflé à son extrémité postérieure, qui est contournée en spirale sur elle-même et un peu obtuse. La femelle (*b*) est longue de 8 à 10 millimètres, atténuée en arrière. On le rencontre surtout chez les enfants, quelquefois chez les adultes. Il vit dans l'intestin grêle. L'accouplement terminé, les mâles meurent et sont expulsés avec les matières fécales. Les femelles fécondées gagnent l'anus où elles se fixent pour pondre, et provoquent un violent prurit. On commencera donc par ordonner des purgatifs violents pour expulser les oxyures de l'intestin, après quoi on chassera ceux de l'anus par des lavements salés. — Fig. 522. *a*, mâle; *b*, femelle; *c*, extrémité céphalique, montrant les trois nodules de la bouche; *d*, extrémité caudale du mâle; *e*, extrémité caudale de la femelle; *f*, œuf.

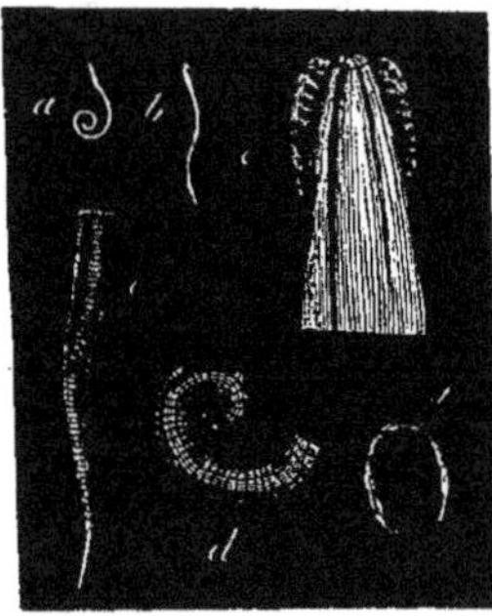

Fig. 522. — *Oxyure*.

OZANORE, ou plutôt **OZÆNORE**, et non **OSANORE**. s. m. et adj. [de ὄζαινα, puanteur, et ὠρέω, j'ai soin]. Dentier taillé dans la défense de l'hippopotame. V. Prothèse *dentaire*.

OZÈNE. s. m. [*ozæna*, ὄζαινα, de ὄζειν, sentir mauvais; all. *Ozæna, stinkendes Nasengeschwür*, angl. *ozæna*, it. et esp. *ozena*]. Odeur infecte exhalée par la membrane pituitaire, et comparée à celle d'une punaise écrasée : de là le nom de *punais* par lequel on désigne les individus affectés d'ozène, et celui de *punaisie* donné à l'affection elle-même. Cette infirmité est ordinairement le résultat d'un coryza chronique, et est liée à une rhinite atrophique. Cette rhinite se montre ordinairement entre dix et quinze ans et est plus fréquente chez les filles que chez les garçons. La scrofule et la syphilis ne sont que des causes prédisposantes; de même les pyrexies comme la rougeole, la variole, la fièvre typhoïde. Quant à la cause même de l'ozène, elle n'est pas encore connue avec certitude; on a décrit différents microbes qui seraient caractéristiques, en particulier un cocco-bacille (Löwenberg), un bacille voisin du bacille diphtérique (Belfanti et Della Vedova). Le symptôme capital de cette affection est l'odeur spéciale, *sui generis*, des sécrétions nasales; cette odeur s'exagère à certains moments, pendant la menstruation et la grossesse; elle n'est pas perçue par le malade et ne l'incommode pas. Les sécrétions nasales sont jaunes, grisâtres, verdâtres, mélangées de petites croûtes brunâtres; elles sont expulsées assez difficilement. Le nez est quelquefois épaté, mais le plus souvent sa forme n'est pas modifiée. L'examen des fosses nasales révèle une largeur anormale permettant de voir la paroi postérieure du pharynx, par suite de l'atrophie ou de la disparition du cornet inférieur; la muqueuse est pâle, lisse, grisâtre, atrophiée, recouverte de croûtes; la sensibilité est diminuée. La durée de l'affection est indéfinie, la curabilité paraît douteuse; il y a des améliorations durables, mais pas de guérison véritable. Le traitement consiste en nettoyage soigneux de la muqueuse, suivi d'irrigations biquotidiennes abondantes avec une solution de bicarbonate de soude puis avec une solution antiseptique (lysol, acide phénique, phénosalyl, etc.) et de pansement avec une pommade antiseptique. Le massage vibratoire, les cautérisations ne donnent pas de résultats constants. Enfin il ne faut pas négliger l'état général : administrer l'huile de foie de morue, les préparations iodées, l'arsenic; prescrire des séjours aux bords de la mer, des saisons aux eaux chlorurées sodiques ou sulfureuses suivant les cas.

OZÉNEUX, SE. adj. Qui est atteint d'ozène. ‖ Qui sent mauvais. — *Pleurésie ozéneuse* (Dieulafoy). Nom sous lequel Dieulafoy a réuni toutes les pleurésies dont le liquide exhale une odeur désagréable. Ces pleurésies comprennent diverses variétés : les *pleurésies gangreneuses*, caractérisées par le sphacèle de la paroi pleurale; les *pleurésies putrides*, où il y a dégagement de gaz au-dessus de l'épanchement, d'où la formation d'une variété de pyopneumothorax; les *pleurésies fétides*, dans lesquelles l'odeur nauséabonde ne s'accompagne ni de sphacèle ni de dégagement gazeux.

OZÉNIQUE. adj. Qui se rapporte à l'ozène.

OZOCÉRITE. s. f. [de ὄζη, mauvaise odeur, et κηρὸς, cire]. Sorte de résine ou de cire fossile qui a la plus grande analogie avec la paraffine.

OZONE. s. m. [de ὄζειν, avoir de l'odeur; all. *Ozon*]. Oxygène à un état particulier d'allotropie, qui modifie ses propriétés physiques et chimiques : son nom lui vient de l'odeur forte qu'il répand. L'ozone est de l'oxygène condensé dans le rapport de 3 à 2; car en s'ozonisant l'oxygène diminue de volume; au contraire, l'ozone chauffé augmente de volume, en se transformant en oxygène ordinaire; enfin la densité de l'ozone est égale à une fois et demie celle de l'oxygène ordinaire (1,658). Suivant Schœnbein, l'oxygène ordinaire serait un composé neutre, formé par la combinaison d'un oxygène électro-négatif, qui est l'*ozone*, avec un oxygène électro-positif qu'il nomme l'*antozone* : mais tous les chimistes n'admettent pas cette théorie. L'ozone est un gaz d'odeur forte, de couleur bleue lorsqu'on le voit sous une grande épaisseur, liquéfiable, soluble dans l'eau et l'essence de térébenthine; chauffé à 250°, il redevient oxygène ordinaire. Il se combine plus rapidement que l'oxygène ordinaire à tous les corps oxydables; il décompose l'iodure de potassium en donnant de la potasse et mettant l'iode en liberté (V. Ozonomètre). Sa présence dans l'air est certaine; il s'y combine rapidement avec les substances miasmatiques, les oxyde et les fait disparaître; l'ozone disparaît promptement des lieux où abondent les substances organiques en voie d'altération; il est plus abondant dans les campagnes que dans les villes, et disparaît pendant les grandes épidémies; l'apparition de la grippe a été attribuée aux variations de sa quantité; sa présence dans l'atmosphère semble purifier celle-ci. L'ozone a une action irritante locale sur la muqueuse bronchique, analogue à celle du chlore; dans l'air ozonisé, la respiration des animaux s'accélère, des mucosités sont sécrétées abondamment, une bronchite et parfois une pneumonie se développent. L'ozone se fixe aux globules, comme l'oxygène non ozonisé; mais il n'a aucune action spéciale sur le sang, car, par le fait même de sa combinaison à une substance organique ou autre, il perd les qualités qui en faisaient un corps particulier. L'ozone a été préconisé aussi dans le traitement de la coqueluche. On l'obtient soit au moyen d'une machine statique, mais ce serait là, d'après Bordier, un procédé illusoire, soit au moyen d'un appareil spécial appelé *ozoneur*, soit enfin par les effluves de haute fréquence.

OZONÉ, ÉE. adj. V. Ozonisé.

OZONEUR. s. m. Appareil servant à la production de l'ozone qui doit être respiré par un malade dans le cas de coqueluche, par exemple; l'ozone est obtenu au moyen d'une bobine de Ruhmkorff en ayant soin de faire circuler entre les deux électrodes non pas de l'air, mais de l'oxygène.

OZONISATION. s. f. Action de donner à l'oxygène les qualités de l'ozone, ou de charger un corps d'oxygène ozonisé.

OZONISÉ, ÉE. adj. — *Oxygène ozonisé.* Celui auquel on a communiqué les propriétés de l'ozone. — *Essence de térébenthine ozonisée.* Celle qui, ayant été placée dans des vases de verre blanc remplis au quart d'essence et aux trois quarts d'air, et exposée à la lumière solaire, se charge d'ozone, qui y reste en solution. L'essence de térébenthine prend alors une odeur fraîche et piquante, une odeur voisine de celle de l'essence de menthe. Elle tue les animaux plus vite et à plus petite dose que l'essence pure.

OZONOMÈTRE. s. m. [all. *Ozonometer, Ozonmesser*, angl. *ozonometer*, it. et esp. *ozonometro*]. Instrument destiné à constater la présence et à mesurer la quantité de l'ozone dans l'air. Celui de Schœnbein était composé de papier à filtrer imprégné d'un empois contenant 1 partie d'iodure de potassium, 10 parties d'amidon et 200 parties d'eau, et séché ensuite sur une lame de verre, à l'abri du soleil et de tout courant d'air (*papier ozonométrique* ou *ozonoscopique*). La teinte plus ou moins bleue qu'il prend lorsqu'on en suspend des lanières dans un endroit que frappe le vent est censée indiquer la proportion d'ozone contenue dans l'air : car l'ozone, décomposant l'iodure de potassium, donne lieu à la production de potasse, et l'iode mis en liberté s'unit à l'amidon qu'il colore en bleu; mais l'acide nitrique, au contact des substances organiques, l'acide hypoazotique et le chlore ont la même propriété. Le procédé d'Houzeau est préférable : un papier de tournesol rouge est plongé à moitié dans une solution d'iodure de potassium; la potasse formée bleuit la partie du papier imprégnée d'iodure ; l'autre partie conserve sa couleur.

OZONOMÉTRIE. s. f. Mesure de l'ozone; emploi de l'ozonomètre.

OZONOMÉTRIQUE. adj. Qui a rapport à l'ozonométrie. — *Papier ozonométrique.* V. Ozonomètre.

OZONOSCOPIQUE. adj. Qui sert à constater la présence de l'ozone. — *Papier ozonoscopique.* V. Ozonomètre.

P

p = π.

P. Æ. ou **P. E.** V. Abréviation.

PABULUM VITÆ [*aliment de vie*, all. *Nahrungstoff, Sauerstoff*, angl. *pabulum*]. Mots latins employés souvent en physiologie pour désigner d'une manière abstraite le principe fondamental de la nutrition, du soutien des corps, de l'accomplissement d'une fonction. — S'est dit de l'oxygène par rapport à la fonction de respiration.

PACHOMÈTRE. s. m. [de πάχος, épaisseur, et μέτρον, mesure]. Instrument destiné à mesurer l'épaisseur des corps, compas d'épaisseur, pelvimètre, etc.

PACHYBLÉPHAROSE, et non **PACHÉABLÉPHAROSE.** s. f. [*pachyblepharosis*, de παχύς, épais, et βλέφαρον, paupière; *pachyblépharon*, all. *Augenliedschwiele*, angl. *pachyblepharosis*, it. *pachiblefarosi*]. Épaississement du tissu des paupières, par inflammation chronique, ou par développement de tubercules, d'excroissances sur leur bord libre.

PACHYCÉPHALIE. s. f. [de παχύς, épais, et κεφαλή, tête]. Épaisseur des os de la tête, du crâne.

PACHYCHOROÏDITE. s. f. Épaississement de la choroïde par inflammation.

PACHYDACTYLIE. s. f. [de παχύς, épais, et δάκτυλος, doigt]. Augmentation tératologique ou pathologique du volume des doigts, avec ou sans syndactylie.

PACHYDERMATOCÈLE. s. f. [de παχύς, épais, δέρμα, peau, et κήλη, tumeur]. Hypertrophie du tissu conjonctif de la peau, congénitale le plus souvent, commençant par une tache brunâtre, puis donnant lieu à une tumeur molle disposée sous forme de plis superposés, peu vasculaires. On a vu ces tumeurs récidiver après ablation (Valentin Mott). V. Dermatolysis.

PACHYDERMIE. s. f. Éléphantiasis. V. ce mot.

PACHYDERMIQUE. adj. — *Cachexie pachydermique.* Nom donné par Charcot à l'affection décrite par Ord sous celui de *myxœdème*. V. Myxœdème.

PACHYMÉNINGITE. s. f. [de παχύς, épais, et *méningite*; all. et angl. *Pachimeningitis*, it. *pachimeningite; pachyméningite* (Virchow), *hémorragie méningée, hémorragie intra-arachnoïdienne, enkystée* ou *organisée, arachnoïdite hémorragique, kyste arachnoïdien hémorragique*]. Inflammation lente de la dure-mère, qui donne lieu à la formation, sur la face interne de cette méninge, de néomembranes stratifiées, nombreuses, et pourvues de nombreux vaisseaux; les parois de ceux-ci se rompent facilement et fournissent des hémorragies répétées, dont le sang s'accumule dans des espaces clos, sacciformes, limités par les néomembranes (*hématomes de la dure-mère*). C'est en raison de ces hémorragies que l'on a généralement pris cette inflammation pour une hémorragie primitive et essentielle, avec quelques altérations phlegmasiques consécutives (Virchow). Les néomembranes et les extravasations sanguines de l'arachnoïde peuvent se produire en même temps (*hémorragie intra-arachnoïdienne*). On rencontre le plus souvent en même temps des lésions de même nature sur la pie-mère et la substance corticale du cerveau. Les néomembranes existent quelquefois sans déterminer d'accidents graves, et on a parfois signalé la présence de kystes sanguins volumineux chez des individus qui ne présentaient pendant la vie aucun trouble notable de la sensibilité, du mouvement, ni même de l'intelligence. On peut diagnostiquer la pachyméningite quand, chez un individu aliéné ou adonné à l'usage des boissons alcooliques, une céphalalgie ordinairement de longue durée, accompagnée d'étourdissements ou de vertiges, est suivie d'un état de somnolence et de torpeur profonde, sans fièvre; l'hémorragie méningée s'annonce, après les douleurs de tête de longue durée, par des attaques apoplectiques, ou convulsives, épileptiformes, suivies d'hémiplégie, de contraction des pupilles sans strabisme, d'incontinence de l'urine et des matières fécales avec vomissements; fièvre, conservation ou seulement diminution de la sensibilité; la ponction lombaire détermine alors l'issue d'un liquide sanglant. La mort est la terminaison presque fatale, dans le coma ou les convulsions. Les émissions sanguines, les dérivatifs, les révulsifs, conviennent contre la pachyméningite : le traitement de l'hémorragie méningée est celui de l'hémorragie cérébrale. — *Pachyméningite cervicale hypertrophique.* Affection qui évolue cliniquement en deux phases : une première, dite *période douloureuse*, caractérisée par des crises de douleurs ayant leur siège dans le cou, la nuque, l'occiput, et s'irradiant dans les membres supérieurs, pouvant durer plusieurs mois, et une deuxième, dite *période paralytique*, caractérisée par la paralysie et l'atrophie des muscles des mains, des avant-bras et des bras; les douleurs disparaissent alors, et on observe des troubles de la sensibilité objective, anesthésies, paresthésie. Ces troubles peuvent s'étendre au renflement lombaire de la moelle et aux membres inférieurs. Des arrêts et des améliorations peuvent se produire et la durée est longue; la mort survient ordinairement par une complication. Les lésions portent surtout sur les méninges et accessoirement sur la moelle (Charcot et Joffroy). Actuellement on considère le type clinique décrit par Charcot et Joffroy comme symptomatique soit d'une syringomyélie, soit d'une méningo-myélite syphilitique ou tuberculeuse; certains cas pourtant ne rentreraient pas dans ces affections, et il y a des inflammations chroniques étendues à une grande partie des méninges cérébro-spinales dont l'étiologie reste inconnue.

PACINI (Filippo) (anatomiste italien, 1812-1883). — *Corpuscules de Pacini*. V. Corpuscule.

PÆDIATRIE. s. f. [de παῖς, enfant, et ἰατρεία, médecine]. Partie de la médecine qui s'occupe des maladies des enfants.

PÆDIOMÈTRE. s. m. [de παιδίον, enfant, et μέτρον, mesure]. Instrument destiné à mesurer la taille des enfants.

PÆDOPHLYSIS. s. f. [de παῖς, enfant, et φλύσις, ébullition]. Pemphigus des nouveau-nés.

PAGET (Sir James) (médecin anglais, 1814-1888). — *Maladie de Paget*. Nom sous lequel on désigne deux maladies bien distinctes : 1° *Maladie de Paget du mamelon* (*Paget's disease of the nipple*). Affection caractérisée au début par des lésions de la peau rappelant celles de l'eczéma, puis plus tard par une infiltration de la glande avec transformation épithéliomateuse. C'est une maladie fort rare; on la rencontre surtout chez les femmes à partir de quarante ans, et au niveau du sein droit. La première période, dite eczématiforme, est caractérisée par des excoriations superficielles, à peine suintantes, finement grenues, qui deviennent bientôt le siège d'hémorragies faciles. Puis les ulcérations deviennent bourgeonnantes, le mamelon se rétracte, la glande s'infiltre, se tuméfie; un véritable cancer du sein s'est développé ; la durée est très variable, en moyenne de deux à six ans avant d'arriver à la phase épithéliomateuse. Cette affection a été attribuée à des psorospermies. Le traitement au début consiste en des applications de pommades parasiticides à l'acide pyrogallique ou à l'iodoforme, ou en des cautérisations au chlorure de zinc ; plus tard, le raclage avec application de chlorate de potasse; enfin l'extirpation chirurgicale du sein dès qu'il y a infiltration de la glande. — *Maladie osseuse de Paget*. Affection caractérisée par des déformations osseuses surtout accusées au niveau du tibia qui augmente considérablement de volume et devient convexe en avant et en dehors, et du front qui devient énorme. Elle se montre chez des individus en plein âge adulte. Les os atteints restent durs; le tissu spongieux condensé prend un aspect semblable à celui du tissu compact; néanmoins l'incurvation souvent très prononcée des membres inférieurs détermine un affaissement de la taille. Enfin Paget a signalé la fréquence du cancer chez ces malades; des accidents cardiaques ou pulmonaires peuvent aussi entraîner la mort. Le traitement est purement palliatif.

PAGLIARI (médecin italien contemporain). — *Eau de Pagliari*. V. Eau.

PAIN. s. m. [*panis*, ἄρτος, all. *Brod*, angl. *bread*, it. *pane*, esp. *pan*]. Aliment préparé avec la farine et l'eau, auxquelles on fait subir un certain degré de fermentation à l'aide de la levure (V. Panification). Toutes les substances végétales qui contiennent du gluten, du sucre et de la fécule, sont propres à faire du pain; la farine de froment est préférable aux autres, parce que c'est elle qui contient le plus de gluten, matière qui donne à la pâte la propriété de lever et de se boursoufler, ce qui la rend plus légère et plus facile à digérer. — *Champignon du pain*. V. Oïdium *aurantiacum*. — *Pain de coucou*. V. Alleluia. — *Pain de Dika*. V. Oba. — *Pain d'épice* (*panis mellitus*). Pain fait avec la fleur de farine de seigle et le miel jaune, tel qu'il découle des gâteaux de cire : on y fait entrer une certaine quantité de quatre-épices. Il peut servir d'excipient à beaucoup de médicaments : de là les *pains d'épice vermifuges, purgatifs*, etc., que l'on prépare pour les enfants. — *Pains médicamenteux*. Ceux dans la composition desquels on fait entrer des médicaments ferrugineux, mercuriels, etc. V. Biscuit. — *Pain de pourceau*. V. Cyclame. — *Pain de singe*. V. Baobab.

PAIRE. s. f. — *Paire de nerfs*. V. Nerfs *craniens*.

PALAIS. s. m. [*palatum*, οὐρανὸς, οὐρανίσκος, all. *Gaumen*, angl. *palate*, it. *palato*, esp. *paladar*]. Partie supérieure de la cavité de la bouche, en forme de voûte parabolique, formée par l'apophyse montante des deux os maxillaires supérieurs et par la partie horizontale des deux os palatins, revêtue d'une membrane muqueuse blanche, épaisse et adhérente au périoste, bornée en devant et sur les côtés par l'arcade dentaire supérieure, en arrière par le voile du palais, légèrement déprimée dans le milieu par une ligne blanchâtre ou raphé qui la traverse d'avant en arrière. Une *papille caliciforme* volumineuse s'observe au palais; sur la ligne médiane, en arrière des incisives moyennes et autour de celles-ci, existent

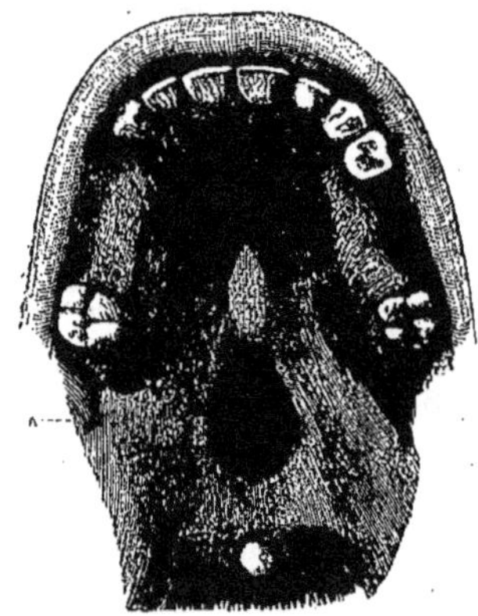

Fig. 523. — Perforation du *palais*.

des tubercules et des replis pourvus de grosses papilles. C'est sur ce point du palais que la pointe de la langue, douée de la sensibilité gustative, vient souvent s'appuyer. V. Voile. — *Lésions traumatiques du palais*. Les *plaies* et *contusions* de la muqueuse qui revêt le palais offrent peu de gravité et guérissent sans accident. Il n'en est pas de même des *fractures* de la partie osseuse, ordinairement produites par un coup de feu tiré dans la bouche; outre qu'elles peuvent s'accompagner de lésions complexes de la cavité buccale, de fracture des os du nez et même du crâne, elles déterminent une perte de substance osseuse, qui, si l'on ne parvient pas à rapprocher et à mettre en contact les lambeaux de la muqueuse et du périoste sous-jacent de manière à former un pont membraneux, entraînent les mêmes symptômes et nécessitent le même traitement que les autres *perforations* du palais. — *Ostéo-périostite du palais.* Inflammation des os qui forment le squelette du palais et du périoste qui les double. Elle peut être consécutive à une périostite alvéolo-dentaire, à un traumatisme, accompagner la *palatite*; elle peut alors guérir par les moyens employés contre celle-ci. Celle qui prend naissance sous l'influence de la tuberculose ou de la syphilis a, au contraire, de la tendance à se terminer par carie ou nécrose, et à laisser après elle une ouverture fistuleuse ou une véritable perforation après l'élimination du séquestre : aussi est-il nécessaire d'ouvrir rapidement les collections purulentes, s'il s'en forme, en même temps qu'on fait suivre un traitement général en rapport avec la diathèse. — *Perforation du palais.* Perte de substance plus ou moins considérable des os du palais, faisant communiquer la bouche avec les fosses nasales, accidentelle ou congénitale. Les perforations accidentelles sont le plus souvent d'origine syphilitique (fig. 523), consécutives à une ostéo-périostite terminée par nécrose; elles peuvent aussi succéder à un traumatisme accidentel ou chirurgical. Les perforations congénitales coexistent souvent avec le bec-de-lièvre et peuvent se prolonger sur le voile du palais. Suivant leur étendue, elles apportent une gêne plus ou moins considérable à la succion, la déglutition, la mastication, la phonation, l'olfaction. Le traitement curatif des perforations du palais consiste dans l'*uraniscoplastie*, le palliatif, dans l'application d'*obturateurs*.

PALAMOUD. s. m. Analeptique composé de : cacao torréfié, 25 ; santal rouge, 3 ; fécule de pomme de terre, 100 ; farine de riz, 100 parties.

PALATIN, INE. adj. [*palatinus*, angl. *palatine*, it. et esp. *palatino*]. Qui a rapport ou appartient au palais. — *Artères palatines.* Elles sont distinguées en *supérieure* ou *descendante* et *inférieure* ou *ascendante*. La première naît de la maxillaire interne au fond de la fosse zygomatique, parcourt le canal palatin postérieur, et se distribue à la voûte du palais; la seconde est fournie par la faciale, et se distribue au voile du palais, à la langue, à l'amygdale. — *Canaux* ou *conduits palatins antérieur* et *postérieur*. L'*antérieur* est situé derrière l'arcade alvéolaire, sur le bord antérieur des deux os sus-maxillaires. Il n'a inférieurement qu'un seul orifice; supérieurement, il est bifurqué et présente deux ouvertures qui s'ouvrent chacune dans une des cavités nasales. Le *postérieur* est situé au point de jonction de l'os palatin avec la surface raboteuse que présente l'os maxillaire supérieur, en arrière du sinus maxillaire. — *Épine palatine.* L'épine nasale postérieure. — *Fosse palatine.* L'excavation dont la voûte palatine forme le fond et que l'arcade dentaire supérieure limite en avant et sur les côtés. — *Nerfs palatins.* On en compte trois : le grand, le moyen et le petit. Tous les trois naissent de la partie inférieure du ganglion sphéno-palatin. Le premier passe par le canal palatin postérieur; à sa sortie de ce canal, il se ramifie dans la muqueuse de la voûte du palais. Le second se distribue à la muqueuse du voile du palais. Le petit se partage en deux filets, l'un pour la luette, l'autre pour l'amygdale et les glandes de la membrane palatine. — *Os palatins.* Deux petits os irréguliers situés à la partie postérieure des fosses nasales, et complétant en arrière la voûte du palais. Une portion de l'os palatin est horizontale et l'autre verticale. La portion horizontale ou inférieure fait partie des fosses nasales par sa face supérieure et de la voûte palatine par l'inférieure, sur laquelle est situé l'orifice du canal palatin postérieur : en arrière, elle donne attache au voile du palais. La portion ascendante fait partie, par sa face interne, de la paroi externe des fosses nasales, et s'articule par sa face externe avec l'os maxillaire supérieur. L'angle que forme le bord postérieur de cette face, en se réunissant avec le même bord de la face horizontale, offre une éminence pyramidale nommée *tubérosité palatine*. Son bord supérieur est surmonté antérieurement d'une *apophyse orbitaire*, qui fait partie du plancher de l'orbite et de la fente ptérygo-maxillaire, et postérieurement d'une *apophyse* dite *sphénoïdale*, qui fait partie des fosses nasales et s'applique sur le corps du sphénoïde en complétant le canal ptérygo-palatin. — *Voûte palatine.* V. PALAIS.

PALATITE. s. f. [*palatitis*, de *palatum*, palais; all. *Gaumenentzündung*, *Rachenentzündung*, angl. *palatitis*, it. *palatitide*]. Inflammation de la membrane muqueuse de la voûte et du voile du palais. C'est une stomatite localisée, se développant sous les mêmes influences que la stomatite, et cédant au même traitement.

PALATO-LABIAL, ALE. adj. — *Artère palato-labiale.* V. FACIAL.

PALATO-PHARYNGIEN, IENNE. adj. et s. m. [*palato-pharyngeus*, it. et esp. *palato-faringeo; pharyngo-staphylin*]. Le *pharyngo-staphylin.*

PALATOPLASTIE. s. f. Mauvais mot pour *uraniscoplastie.*

PALATO-SALPINGIEN, IENNE. adj. et s. m. [de *palais*, et σάλπιγξ, trompe, trompette; it. *palato-salpingiano*, esp. *palato-salpingeo*]. Nom donné par Valsalva au péristaphylin externe.

PALATO-STAPHYLIN. adj. et s. m. [de *palatum*, palais, et σταφύλη, luette, it. *palato-stafilino*, esp. *palato-estafilino; éleveur de la luette*]. Petit muscle qui s'étend de l'épine nasale postérieure jusqu'au sommet de la luette, dont il occupe l'épaisseur.

PÂLE. adj. [*pallidus*, ὠχρὸς, all. *blass*, angl. *pale*, it. *pallido*, esp. *palido*]. — *Pâles couleurs.* V. CHLOROSE.

PALETTATION. s. f. Manœuvre de massothérapie consistant à frapper le corps avec une palette.

PALETTE. s. f. [altération de *poëlette* ou *poilette*, qui est le diminutif de *poële* : petit poële, petit vase; *catillus*, *excipula*, all. *Aderlassbecken*, angl. *pallet*, it. *scodelletta*]. Vase d'étain ayant à peu près la forme d'une grande soucoupe pourvue d'anses, dans lequel est reçu le sang de la saignée. Une palette contient 125 grammes de sang.

PALETTE. s. f. [diminution de *pale*, chose plate, du lat. *pala*, pelle]. Petite planche de bois mince, ayant la forme de la main et découpée en autant de languettes qu'il y a de doigts, dont on se sert dans le pansement des plaies de cette partie pour maintenir les doigts écartés, et empêcher les adhérences contre nature, ou pour assurer l'immobilisation des doigts, des os du métacarpe et du carpe, en cas de fracture. On emploie une palette analogue pour le pied.

PALÉTUVIER. s. m. V. MANGLIER.

PÂLEUR. s. f. [*pallor*, ὦχρος, ὠχρότης, all. *Blässe*, angl. *paleness*, it. *pallore*, esp. *palidez*]. Ton blanchâtre de la peau, se montrant accidentellement, à la face surtout; elle survient lorsque ses capillaires se contractant se vident, ou lorsque les battements de cœur, diminuant d'énergie ou cessant, ne leur envoient plus de sang.

PALINDROMIE. s. f. [*palindromia*, παλινδρομία, de παλινδρομεῖν, retourner, de πάλιν, derechef, et δρομεῖν, courir; all. *Rückfall*, angl. *palindromia*, it. et esp. *palindromia*]. Récidive d'une maladie, ou, selon quelques-uns, refoulement des liquides vers les organes intérieurs.

PALINGÉNÉSIE. s. f. [*palingenesis*, παλιγγενεσία, de πάλιν, derechef, et γένεσις, naissance; all. *Palingenesis*, *Wiedergeburt*, angl. *palingenesy*, it. et esp. *palingenesia*]. Synonyme de *régénération.*

PALLANZA (Italie). *Station d'hiver*, située sur la rive ouest du lac Majeur, bien protégée par les montagnes ;

climat d'une douceur relative, la moyenne descendant à 2°,5 en hiver; humidité modérée, plutôt faible; séjour agréable en automne. Indications : anémie, bronchite et laryngite chroniques, emphysème.

PALLIATIF, IVE. adj. [de *palliare*, couvrir; all. *palliirend*, angl. *palliative*, it. *palliativo*, esp. *paliativo*]. Qui produit la *palliation*. — *Traitement palliatif*. Celui qui se propose non de guérir, mais seulement de modérer les symptômes d'une maladie, pour l'empêcher de faire des progrès, prolonger les jours du malade et diminuer ses souffrances.

PALLIATIFS. s. m. pl. Moyens thérapeutiques employés pour produire la palliation.

PALLIATION. s. f. [de *palliare*, couvrir, masquer, ἴασις ἐπιπόλαιος, all. *Palliativkur*, angl. *palliation*, it. *palliazione*, esp. *paliacion*]. Action de pallier, de ne guérir un mal qu'en apparence.

PALMA-CHRISTI. s. m. V. Ricin.

PALMAIRE. adj. [*palmaris*, de *palma*, paume de la main; angl. *palmar*, it. *palmare*, esp. *palmar*]. Qui appartient à la paume de la main. — *Aponévrose palmaire* [all. *Handteller*, angl. *palmar fascia*]. Couche aponévrotique triangulaire qui revêt la paume de la main, et est intimement adhérente à la peau. Ses fibres superficielles naissent du tendon du muscle petit palmaire; les autres du ligament antérieur du carpe. En dedans et en dehors, elle recouvre les muscles des éminences hypothénar et thénar; dans sa partie moyenne, elle recouvre les tendons des fléchisseurs, les vaisseaux et les nerfs de la paume de la main. — *Arcades palmaires*. Extrémités recourbées des artères radiale et cubitale : de là une *arcade palmaire radiale* ou *profonde*, sous-jacente aux tendons fléchisseurs, et formée par la terminaison de la radiale anastomosée avec la cubito-palmaire, et une *arcade palmaire cubitale* ou *superficielle*, sous-jacente à l'aponévrose, et constituée par l'anastomose de la terminaison de la cubitale avec la radio-palmaire. — *Ligaments palmaires*. Petits faisceaux ligamenteux très nombreux, destinés à maintenir les os du carpe et du métacarpe. — *Région palmaire*. V. Paume. || S. m. *Palmaire cutané*. Petit muscle aplati, quadrangulaire, situé au-devant de l'éminence hypothénar, étendu du ligament annulaire du carpe et de la partie interne de l'aponévrose palmaire aux téguments du bord cubital de la paume de la main. — *Long* ou *grand palmaire* (*épitrochlo-métacarpien*, Ch.). Muscle qui s'étend de la tubérosité interne de l'humérus à la base du deuxième métacarpien. Il fléchit la main sur l'avant-bras et la porte en dehors. — *Petit palmaire*. Muscle très grêle dont l'existence n'est point constante; il s'attache en haut à l'épitrochlée, en bas à l'aponévrose palmaire.

PALMATURE. s. f. État de ce qui est palmé. — *Palmature des doigts*. V. Syndactylie.

PALME. s. f. Nom vulgaire de la drupe ou de l'amande des palmiers.

PALMÉ, ÉE. adj. [*palmatus*, all. *gefingert*, angl. *palmated*, it. *palmato*, esp. *palmado*]. En zoologie, se dit d'un animal dont les doigts sont réunis jusqu'au bout par une membrane partant de leur base, dite *palmaire*.

PALMIERS. s. m. pl. [all. *Palmbaum*, angl. *palmtree*, it. *palmizio*, esp. *palmera*]. Famille de plantes monocotylédones, dont le fruit parfois énorme, ordinairement charnu, contient un noyau très dur, dans lequel se trouve une amande formée en grande partie de fécule amylacée unie à une huile grasse, ce qui la rend propre à faire des émulsions. Tantôt c'est la pulpe charnue enveloppant le noyau qui sert d'aliment (ex. : la datte); tantôt, c'est l'amande renfermée dans le noyau (ex. : le coco); quelquefois ce sont les bourgeons qui terminent la tige, comme le chou palmiste; d'autres fois, enfin, c'est la fécule renfermée dans le tissu cellulaire de la tige, fécule qui constitue le *sagou*.

PALMIFORME. adj. [*palmiformis*, all. *palmiförmig*, angl. *palmiformous*, it. et esp. *palmiforme*]. Se dit d'une partie qui a la forme de la paume de la main.

PALMINE. s. f. [*ricinélaïdine*; all. *Palmin*, angl. *palmine*, it. et esp. *palmina*] ($C^{78}H^{72}O^{14}$). Matière découverte par Félix Boudet, en traitant l'huile de ricin par l'acide azotique. Par la saponification, elle donne naissance à l'*acide palmique*.

PALMI-PHALANGIEN. s. m. Nom donné aux muscles *lombricaux* de la main.

PALMIQUE. adj. — *Acide palmique* [*acide ricinélaïdique*] ($C^{36}H^{34}O^{6}$). Corps blanc, cristallisé, fusible à 50°, obtenu en saponifiant la palmine ou l'huile de ricin.

PALMISTE. s. m. et adj. V. Arec.

PALMITINE. s. f. [all. *Margarin*, angl. *palmitine*, it. *palmitina*]. Principe de l'huile de palme, identique avec la *monopalmitine*.

PALMITIQUE. adj. — *Acide palmitique* ou *éthalique* ($C^{32}H^{32}O^{4}$ ou, en atomes, $C^{16}H^{31}O,OH$). Corps solide, incolore, inodore, insipide, plus léger que l'eau, qui ne le dissout pas, soluble dans l'alcool et l'éther bouillants, fusible à 72°, brûlant avec une flamme éclatante et fuligineuse, qui existe dans beaucoup de graisses animales et végétales, particulièrement dans l'huile de palme, d'où on l'obtient par saponification. On le rencontre à l'état de sel de sodium dans le sang, de sel de calcium dans les fèces et le gras de cadavre : il existe à l'état de liberté dans le pus en décomposition, dans les masses tuberculeuses et souvent en assez gros cristaux dans les crachats de la gangrène pulmonaire.

PALMO-PLANTAIRE. adj. — *Signe palmo-plantaire* (*Signe de Filipovicz*). Coloration jaunâtre de la paume des mains et de la plante des pieds se montrant au cours d'un certain nombre de maladies aiguës, principalement la fièvre typhoïde, et suivie de desquamation au moment de la convalescence. Ce signe, se rencontrant aussi bien dans la tuberculose que dans la fièvre typhoïde, n'a pas de valeur diagnostique.

PALMURE. s. f. V. Palmature.

PALOMMIER. s. f. V. Gaulthérie.

PALPATION. s. f., et **PALPER.** s. m. [*palpatio*, all. *Betasten*, angl. *palpation*, it. *palpazione*]. Examen des parties normales ou morbides placées sous la peau ou dans les cavités naturelles à paroi souple, comme l'abdomen ou les bourses, par l'application méthodique de la main sur leur surface externe. On use du palper dans l'exploration des tumeurs du foie, de l'estomac, de la rate, de l'ovaire, de l'utérus, des testicules, etc.; on en use aussi pour diagnostiquer la grossesse d'après le degré de développement de l'utérus et les mouvements propres du fœtus (*palper abdominal*). Pendant l'accouchement, lorsque le toucher abdominal et l'auscultation sont incertains, ou que l'utérus a une forme irrégulière, que les parois du ventre sont minces, lorsque surtout les eaux de l'amnios se sont écoulées, il aide à constater le point occupé par la tête de l'enfant. Le palper de la poitrine sert aussi à reconnaître les différences dans le retentissement de la voix ou de la toux, le frémissement vibratoire du cœur, etc.

PALPÉBRAL, ALE. adj. [*palpebralis*, de *palpebra*, paupière; angl. *palpebral*, it. *palpebrale*, esp. *palpebral*]. Qui appartient aux paupières. — *Artères palpébrales*. Elles sont distinguées en *supérieure* et *inférieure*, naissent de l'ophtalmique, près de la poulie cartilagineuse du muscle grand oblique, et se distribuent aux paupières. — *Follicules palpébraux*. V. Paupière. — *Muscle palpébral*. V. Orbiculaire *des paupières*. — *Région palpé-*

brale. Celles qu'occupent les muscles palpébral, sourcilier et élévateur de la paupière supérieure. — *Veines palpébrales*. Quelques-unes des *externes* s'ouvrent dans la branche antérieure de la temporale ; les *supérieures* et *inférieures et internes* s'ouvrent dans la labiale, ainsi que l'*inférieure externe*.

PALPÉBRO-FRONTAL, ALE. adj. V. FRONTAL.

PALPER. s. m. V. PALPATION.

PALPITATION. s. f. [*palpitatio*, παλμὸς, all. *Herzklopfen*, angl. *palpitation*, it. *palpitazione*, esp. *palpitacion*]. — *Palpitations cardiaques*. Battements du cœur plus fréquents ou plus forts et plus étendus qu'à l'état normal, quelquefois irréguliers. Les palpitations continues dépendent souvent d'une lésion physique du cœur ; celles qui sont intermittentes tiennent à l'anémie, à la chlorose, à une affection nerveuse, à une émotion morale vive, à l'abus du thé, café, tabac, etc. Les premières sont toujours beaucoup plus graves que les secondes, quoique celles-ci puissent, en se répétant, conduire à une véritable affection cardiaque. La valériane, le bromure de potassium, et surtout l'éloignement des causes, sont la base du traitement. La digitale ne doit être employée que quand les palpitations sont liées à une lésion organique du cœur arrivée à la phase d'asystolie.

PALTE. s. f. V. SÉNÉ.

PALUDÉEN, ENNE. adj. [de *palus*, marais ; all. *sumpfig*, *morastig*, angl. *paludal*, it. *paludale*, *paludoso*]. — *Fièvres paludéennes, intoxications paludéennes*. Elles comprennent les *fièvres intermittentes* de tous les types, les *fièvres rémittentes* et *pseudo-continues*, les *fièvres pernicieuses* de toutes les formes, et conduisent à la *cachexie paludéenne*, avec les engorgements viscéraux (surtout de la rate et du foie) et les hydropisies qui l'accompagnent. C'est, de toutes les endémies, la plus commune et la mieux connue. La quinine guérit ces accidents, d'où le nom de *fièvres à quinquina*. Liée à l'existence de ses foyers de production, l'*endémie paludéenne* ne s'étend pas au loin. Elle y acquiert parfois un surcroît d'activité, sous l'influence de causes occasionnelles, inondations, débordements des fleuves, pluies abondantes succédant à de longues sécheresses, élévation exceptionnelle de la température, mais on ne la voit jamais s'étendre comme les maladies épidémiques, parce que le principe infectieux qui la fait naître n'est transmissible que dans des conditions spéciales, en particulier par le moyen de certains insectes (anophèles). Toutes ces fièvres sont dues à l'hématozoaire de Laveran. — *Terrains paludéens*. Ceux qui résultent d'un mélange de terre très divisée et d'une forte proportion de tourbe ou de terreau. Lorsque ces terrains ne recouvrent pas un sous-sol imperméable, ils sont généralement très fertiles.

PALUDÉINE. s. f. Le mucus des *paludines*, qui sert à faire un sirop adoucissant.

PALUDIDE. s. f. Nom donné parfois aux affections cutanées paraissant dériver directement de l'infection malarienne.

PALUDINE. s. f. [*Paludina vivipara*, L.). Mollusque gastéropode d'eau douce.

PALUDIQUE. adj. V. PALUDÉEN.

PALUDISME. s. m. V. IMPALUDISME.

PALUSTRE. adj. V. PALUDÉEN.

PAMOISON. s. f. [anc. fr. *pasmoison*, dit pour *spasmoison*, de *spasmus*, dont le sens a été étendu ; λειποθυμία, all. *Ohnmacht*, angl. *swoon*, it. *spasimare*, esp. *pasmo*]. Expression vulgaire, synonyme de *lipothymie*.

PAMPINIFORME. adj. [*pampiniformis*, de *pampinus*, pampre, branche de jeune vigne avec ses feuilles, et de *forma*, forme ; all. *weinrankenartig*, angl. *pampiniform*, it. et esp. *pampiniforme*]. Se dit, en anatomie des lacis de vaisseaux qui, par leur entrelacement, imitent les pampres de la jeune vigne : tel est le *plexus* ou *corps pampiniforme*, réseau formé par l'entrelacement des artères et surtout des veines spermatiques au-devant du muscle psoas.

PAMPLEMOUSSE. s. f. [*citrus decumanum*]. Variété d'oranger à fruit piriforme, très gros, rempli d'une pulpe verdâtre, peu sapide.

PANACÉE. s. f. [*panacea*, πανάκεια, de πᾶν, tout, et ἄκος, remède ; all. *Universalmittel*, angl. *panacea*, it. et esp. *panacea*]. Remède à tous maux. — *Panacée anglaise*. Carbonate de magnésie mêlé de carbonate calcaire. — *Panacée de Glauber*. V. SEL *admirable*. — *Panacée mercurielle*. Protochlorure de mercure sublimé neuf fois. ‖ *Panacée de montagne*. L'*Heracleum panaces*, L. ombellifère aromatique, qui sert, en Sibérie, à préparer une liqueur alcoolique.

PANAIRE. adj. Qui concerne le pain. — *Fermentation panaire*. Celle qui a lieu pendant la panification.

PANAIS. s. m. [all. *Pastinake*, angl. *parsnep*, it. et esp. *pastinaca*]. Genre d'ombellifères, dont une espèce, le *Pastinaca sativa*, L., a une racine napiforme, blanche, sucrée, alimentaire. L'odeur très forte, comme musquée, de cette racine, la fait distinguer de celle de la ciguë vireuse et de la grande ciguë, avec lesquelles on l'a quelquefois confondue, et qui ont une odeur nauséabonde. — *Panais des vaches*. La *berce*.

PANAMA (ÉCORCE DE). V. QUILLAIA.

PANARIS. s. m. [*panaritium*, *reduvia*, *paronychia*, παρωνυχία, all. *Panaris*, *Nagelgeschwür*, angl. *whitlow*, *panaris*, it. *panereccio*, esp. *panadizo*]. Inflammation phlegmoneuse des doigts ou des orteils. On a distingué trois variétés de *panaris* : 1° celui qui a son siège entre l'épiderme et la peau (*panaris sous-épidermique*, *érythémateux*, *vésiculeux* ou *phlycténoïde*), et qui fait souvent le tour de l'ongle, d'où le nom vulgaire de *tourniole* ; 2° celui qui réside dans le tissu conjonctif sous-cutané (*panaris phlegmoneux*) ; 3° celui qui occupe la gaine des tendons (*panaris tendineux*). La variété dite *anthracoïde* (Ravaton) est intermédiaire entre les deux premières, et résulte de l'inflammation des bulbes pileux de la face dorsale des deux premières phalanges. Toutes ces variétés sont dues à l'introduction dans les tissus du doigt de microbes pyogènes, en général le streptocope et le staphylocoque. Le panaris *sous-épidermique*, causé souvent par une piqûre superficielle ou par l'arrachement d'une de ces pellicules épidermiques nommées vulgairement *envies*, se manifeste par une douleur vive, avec prurit et gonflement rosé et luisant, bientôt suivi du soulèvement de l'épiderme, de la formation d'une vésicule remplie d'une sérosité sanguinolente, occupant tantôt la surface pulpeuse du doigt, tantôt le pourtour de l'ongle. A l'ouverture naturelle ou artificielle de cette vésicule, on trouve le derme couvert d'une exsudation purulente, et souvent ulcéré ou perforé jusqu'au tissu cellulaire sous-jacent. La chute de l'ongle est assez fréquente. Il faut dès le début donner des bains prolongés dans des solutions antiseptiques faibles employées à chaud, et entourer le doigt d'un pansement humide recouvert d'une toile imperméable. Si les symptômes persistent, il faut, aussitôt que l'épiderme se soulève, inciser les vésicules, donner issue à la sérosité, mettre à nu la surface du derme et continuer d'appliquer sur cette surface des solutions antiseptiques. Le *panaris phlegmoneux*, et surtout le *tendineux*, caractérisés par une douleur plus profonde, plus brûlante, par des élancements insupportables, par des symptômes généraux intenses, cèdent très rarement aux applications antiseptiques chaudes, et ne tardent pas, au milieu d'angoisses atroces, à causer des suppurations profondes qui peuvent gagner la paume de la main et l'avant-bras, des caries ou des nécroses plus ou moins étendues, l'exfoliation, la destruction ou l'adhérence des tendons, si l'on ne se hâte de pratiquer une ou plusieurs incisions pour assurer l'évacuation large et rapide du pus. On tient, après cette incision faite, la main plongée dans un bain local antiseptique (sublimé à 1 p. 4000 par exemple), et l'on panse avec des compresses trempées dans le même liquide. Souvent des rétractions tendineuses et des raideurs articulaires persistent après la disparition de l'inflammation ; il convient alors de faire des massages prolongés pour rendre aux doigts leur souplesse. — *Panaris analgésique* [*maladie de Morvan*]. Variété de la syringomyélie (Charcot) ou forme atténuée de la lèpre (Zambaco, Pitres), caractérisée par des panaris à répétition avec perte de phalange évoluant sans douleur. V. MORVAN.

PANAX. s. m. V. GINSENG.

PANBOTANO. s. m. [*Calliandra*]. Plante légumineuse qui pousse au Mexique, au Sénégal, au Gabon. Amer employé contre les fièvres (fièvres paludéennes, fièvre typhoïde, grippe, tuberculose). Décoction : 70 grammes d'écorce.

PANCHRESTE. adj. et s. [πάγχρηστος, de πᾶς, tout, et χρηστὸς, utile ; all. *Panchrestum*, it. et esp. *pancresto*]. Synonyme de *panacée*.

PANCHYMAGOGUE. adj. [*panchymagogus*, παγχυμαγωγὸς, de πᾶς, tout, χυμὸς, suc, et ἄγειν, chasser ; all. *Panchymagogum*, angl. *panchymagogue*, it. *panchimagogo*]. S'est dit des purgatifs auxquels on attribuait la propriété d'évacuer toutes les humeurs : *pilules panchymagogues*.

PANCRÉAS. s. m. [*pancreas*, πάγκρεας, de πᾶς, tout, et κρέας, chair : qui est tout charnu ; all. *Bauchspeicheldrüse*, *Pankreas*, angl. *pancreas*, it. *pancreas*, esp. *pancreas*]. Glande en grappe située dans l'abdomen, en arrière de l'estomac, en avant des première et deuxième vertèbres lombaires, au milieu des courbures du duodénum, entre celui-ci et la rate, et présentant, à droite, un prolongement appelé *petit pancréas*, distinct du *pancréas d'Aselli*. L'extrémité droite du pancréas est appelée sa *tête*, et son extrémité gauche sa *queue* ; la partie intermédiaire, ou *corps*, présente deux sillons, l'un supérieur, l'autre inférieur, qui logent le premier l'artère, le deuxième la veine splénique. Le pancréas naît de deux diverticules épithéliaux de l'endoderme, l'un petit dont le canal d'abord distinct va bientôt s'unir au cholédoque pour déboucher dans l'intestin au niveau de l'ampoule de Vater, l'autre plus considérable dont le conduit excréteur s'atrophie ou, s'il persiste, forme le canal accessoire de Santorini, tandis que les deux ébauches mêmes se fusionnent l'une avec l'autre dès la fin du deuxième mois. Le pancréas, long de 15 à 16 centimètres, de consistance ferme, a un parenchyme blanc grisâtre et granuleux, d'où naissent, par une infinité de radicules déliées, deux canaux excréteurs. Le plus gros, *canal pancréatique principal* ou *canal de Wirsung*, parcourt le pancréas de *gauche* à *droite*, entouré par le parenchyme, et s'ouvre à la partie interne et postérieure de la seconde portion du duodénum au même niveau que le canal cholédoque, au sommet d'une saillie ou mamelon de la muqueuse, qui est souvent renflé en ampoule (*ampoule de Vater*) à ce niveau. Un repli valvulaire de la muqueuse duodénale se voit au-dessus de ce mamelon ; un autre pli de cette muqueuse se prolonge au-dessous de lui. Le second canal du pancréas (*canal accessoire*, *deuxième* ou *petit canal*, *canal de Santorini*, *canal récurrent* ou *de Bernard*) s'anastomose avec le premier par une grosse branche ou parfois par plusieurs. Chez l'homme, il est ordinairement plus large près de cette anastomose que vers son abouchement dans l'intestin ; il reçoit surtout le branches de la tête du pancréas. Il s'ouvre dans le duodénum, en avant et *au-dessus* de l'orifice commun des conduits cholédoque et de Wirsung, à une distance qui varie de 1 à 4 centimètres. Une disposition analogue du petit conduit s'observe chez le chien, le cheval, etc. ; il arrive par analogie que le conduit supérieur ou accessoire est plus gros que celui qui s'abouche avec le cholédoque. Chez le fœtus, ils sont égaux ou à peu près. Chez le chat, ils sont tantôt égaux, tantôt inégaux ; quel que soit leur volume relatif, c'est *au-dessous* de l'orifice commun des canaux cholédoque et de Wirsung que s'ouvre le conduit récurrent. Le pancréas est une glande en grappe composée ou acineuse, comparable aux glandes salivaires, mais les

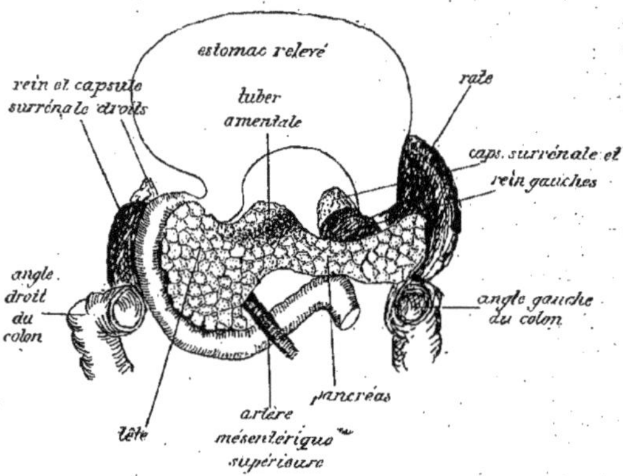

Fig. 524. — *Pancréas.*

cellules sécrétantes diffèrent notablement de celles des glandes salivaires. Ce sont des éléments prismatiques ayant à leur centre un noyau sphérique ; le protoplasma contient dans la partie interne (entre le noyau et la cavité de l'acinus) une série de granulations, découvertes par Heidenhain ; elles se colorent légèrement en brun par l'acide osmique, se dissolvent dans l'eau ; elles constituent la *matière zymogène* du pancréas, qui, par adjonction d'eau, produit le ferment pancréatique. Mouret (1895) a étudié le mode de formation des granulations zymogènes : elles naissent dans la partie externe (profonde) de la cellule où l'on voit des granulations plus petites (*granulations prézymogènes*), qui grossissent et vont prendre la place des *grains zymogènes*, à mesure que ceux-ci disparaissent au cours de la digestion. En outre, quand le pancréas entre en activité, on voit apparaître dans le protoplasma un liquide incolore, qui creuse des vacuoles, et dissout la matière zymogène pour former le ferment, de même que le mucus est formé de mucigène et d'eau. Dans la cavité de l'acinus se trouvent des cellules à corps allongé, fusiformes, dites cellules *centro-acineuses*, découvertes par Langerhans. Ces cellules, d'origine épithéliale, représentent l'extrémité des canaux excréteurs pénétrant dans l'acinus, mais une extrémité mobile, active, pouvant aller recueillir la sécrétion jusqu'à sa source et lui frayer passage (Laguesse). Entre les acini glandulaires se trouvent des amas cellulaires découverts aussi par Langerhans, et dénommés *îlots de Langerhans*. Ces îlots, appelés *points folliculaires* par Renaut, sont formés de cellules d'origine épithéliale et apparaissent chez le fœtus par différenciation de cordons pleins (îlots primaires) ou de cavités sécrétantes (îlots secondaires) (Laguesse) ; ils persistent toute la vie. Leur importance physiologique est considérable ; ils paraissent être le siège de la sécrétion interne du pancréas, d'où le nom d'*îlots endocrines* que leur a donné Laguesse dès 1893. Le pancréas a en effet un double rôle. Sa sécrétion externe longtemps seule connue, ou suc pancréatique, est déversée dans l'intestin par le canal pancréatique. V. PANCRÉATIQUE. La sécrétion interne du pancréas est démontrée par la clinique (diabète pancréatique par atrophie de la glande) et par l'expérimentation (extirpation du pancréas suivie de symptômes du diabète à condition que l'extirpation soit totale : la persistance d'un fragment de l'organe, même sans rapport avec l'intestin, empêche l'apparition des accidents). Cette action sur le sucre a été expliquée par Lépine par l'hypothèse du ferment glycolytique sécrété par le pancréas; l'hyperglycémie consécutive à l'extirpation de la glande résulterait de l'impuissance de l'organisme à consommer le sucre normalement formé. Pour Chauveau et Kaufman, la sécrétion interne du pancréas aurait un rôle inhibiteur sur le foie, et l'hyperglycémie diabétique serait due à une surproduction du sucre par défaut de cette action modératrice. — *Pancréas d'Aselli.* Nom donné à tort à un certain nombre de *glandes lymphatiques*, agglomérées en une masse allongée ou ovoïde, près du pancréas et de la racine du mésentère, dont elles suivent à peu près la direction. Elles reçoivent les chylifères : on les trouve ainsi disposées surtout chez les carnassiers. — *Pancréas succenturié.* V. GLANDE *de Brunner.*

PANCRÉATALGIE. s. f. [de πάγκρεας, pancréas, et ἄλγος, douleur ; all. *Bauchspeicheldrüsenschmerz*, angl. *pancreatalgy*, it. et esp. *pancreatalgia*]. Douleur du pancréas.

PANCRÉATEMPHRAXIS. s. f. [de πάγκρεας, pancréas, et ἐμφράσσειν, obstruer ; all. *Bauschspeicheldrüsenverstopfung*, angl. *pancreatemphraxis*, it. *pancreatemfrassi*, esp. *pancreatemfraxis*]. Obstruction du pancréas.

PANCRÉATICO-DUODÉNAL, ALE. adj. [it. *pancreatico-duodenale*]. — *Artère pancréatico-duodénale.* Branche de l'artère gastro-épiploïque droite, qui donne des branches à la tête du pancréas et à la deuxième portion du duodénum, et s'anastomose avec un rameau de la mésentérique supérieure.

PANCRÉATINE. s. f. [de *pancreas*, all. *Pankreatin*, angl. *pancreatine*, it. et esp. *pancreatina* ; *mucus pancréatique*, *matière animale du pancréas soluble dans l'alcool* (Leuret et Lassaigne) ; *matière qui se colore en rouge par l'action du chlore*, *matière analogue à la caséine dans le suc pancréatique*, *matière ordinaire du suc pancréatique*, *albumine du suc pancréatique* (Tiedemann et Gmelin) ; *matière pancréatique*, *matière salivaire du suc pancréatique*, *matière active du suc pancréatique* (Cl. Bernard)]. Substance organique naturellement liquide, que le chlore rougit, qui est coagulable par la chaleur ou l'alcool, et, dans ce dernier cas, redissoute par l'eau, et qui existe, unie à la soude, dans le suc pancréatique. C'est à cette substance qu'on attribue l'action du suc pancréatique sur les substances albuminoïdes, l'amidon et les graisses. D'après Kühne, c'est un mélange d'albumine, de caséine, et de trois ferments différents, à chacun desquels correspondrait une des actions précédentes : le nom de *pancréatine* serait alors réservé à celui de ces ferments qui agit sur l'albumine. V. PANCRÉATIQUE.

PANCRÉATIQUE. adj. et s. m. [*pancreaticus*, all. *pancreatisch*, angl. *pancreatic*, it. et esp. *pancreatico*]. Qui a rapport au pancréas. — *Artères pancréatiques.* Artères du pancréas, distinguées en *supérieure*, qui vient de la splénique, et en *transversale*, qui naît de la *pancréatico-duodénale*. — *Canal pancréatique.* V. PANCRÉAS. — *Lobe pancréatique du foie.* Le lobe de Spigel, ainsi appelé à cause de ses rapports avec le pancréas. — *Nerfs pancréatiques.* Ils viennent du plexus solaire, et suivent les artères. — *Suc pancréatique.* Liquide sécrété par le pancréas, et qui, à l'état normal, est incolore, limpide, visqueux et gluant, coulant lentement par de grosses gouttes perlées ou sirupeuses, devenant mousseux par l'agitation, sans odeur spéciale, d'un goût un peu salé; il est constamment alcalin. Il renferme des substances albuminoïdes, des ferments, de la leucine, des traces de savons et de graisses, des sels. Il se coagule en masse par la chaleur (75°); coagulé par l'alcool, il se redissout en totalité dans l'eau, à laquelle il communique toutes ses propriétés. Il s'altère facilement, perd sa viscosité, devient trouble et perd de l'odeur. Il *dédouble les graisses neutres* (butyrine, oléine, margarine, stéarine) *en glycérine* et *en acide libre* (butyrique, etc.); de plus, il *émulsionne les graisses et les huiles* avec la plus grande facilité : l'émulsion persiste longtemps. Le chyle ne commence à se réunir dans les chylifères qu'à partir de la région du tube intestinal où le suc pancréatique se mêle aux matières alimentaires. Dans les affections du pancréas, les corps gras contenus dans les aliments passent tout entiers dans les déjections. Il est donc incontestable que les corps gras sont émulsionnés par ce suc d'une manière facile et persistante (Cl. Bernard). Le pancréas possède deux autres propriétés : d'une part, il transforme presque instantanément les féculents dans le duodénum en dextrine, puis en glycose soluble; d'autre part, il liquéfie définitivement les tissus musculaires et autres albuminoïdes gonflés ou dissociés, mais non dissous, par le suc gastrique. Le liquide du pancréas agit surtout sur ces tissus quand le suc gastrique les a modifiés ; mais l'action préalable de la bile et du suc gastrique n'est pas indispensable, et les substances albuminoïdes peuvent être transformées par la seule influence du suc pancréatique. D'après Heidenhain, le ferment du suc pancréatique qui opère cette transformation se forme dans la glande aux dépens d'une substance qu'il appelle zymogène, qui seule préexiste dans les cellules glandulaires. D'après Schiff, la formation de ce ferment est influencée par la rate, fait qui n'est pas démontré. Le suc pancréatique offre une action prédominante dans tel ou tel sens, d'un animal à l'autre, selon que son alimentation est spécialement graisseuse, végétale ou azotée; et il concourt activement, d'une manière égale, à la *liquéfaction* de toutes ces matières, si l'alimentation est mixte. Des travaux récents ont montré que le suc pancréatique recueilli pur et aseptique n'exerce aucune action digestive sur les substances albuminoïdes ; pour que cette action puisse s'accomplir, il faut que le suc pancréatique soit placé en présence du suc intestinal : celui-ci agit grâce à un ferment soluble, ou *entérokinase* (Pawlow et Chepowalnikoff) ; d'autres ferments, et en particulier la kinase leucocytaire, peuvent exercer la même action (Delezenne); la digestion des albuminoïdes nécessite donc la réunion de deux ferments : l'un, l'entérokinase, aurait une action analogue à la sensibilisatrice des sérums hémolytique et bactériolytique et jouerait le rôle de mordant; l'autre, la trypsine, serait comparable à l'alexine des mêmes sérums. Le suc intestinal renforce aussi, mais d'une manière moins nette, l'action lipolytique et amylolytique du suc pancréatique; cette action n'est pas due à un ferment soluble, mais paraît être le fait de sels, de matières albuminoïdes et de leurs produits de transformation.

PANCRÉATITE. s. f. [*pancreatitis*, all. *Bauchspeicheldrüsenentzundung*, angl. *pancreatitis*, it. *pancreatite*, esp. *pancreatitis*]. Inflammation du pancréas.

PANCRÉATOGÈNES. s. m. pl. Substances hypothétiques élaborées par la rate et fournissant au pancréas les matériaux nécessaires à l'élaboration de ses ferments (Schiff).

PANCRÈNE. adj. [de πᾶς, tout, et κρήνη, fontaine]. *Pancréas pancrène* est le titre d'un ouvrage sur le pancréas, de Bernard Swalbe ou Swalwe.

PANDÉMIE. s. f. [*pandemia*, de πᾶς, tout, et δῆμος, peuple; all. *Pandemie*, angl. *pandemy*, it. et esp. *pandemia*]. Maladie qui attaque à la fois un grand nombre d'individus habitant un même lieu, ou la plupart des peuples du globe : le choléra est une *pandémie*.

PANDÉMIQUE. adj. Qui a le caractère d'une pandémie.

PANDER (Christ. H.) (anatomiste russe, né à Dorpat en 1798 : a écrit de 1817 à 1838). — *Feuillets de Pander*. Les feuillets du blastoderme, qu'il a découverts (1817).

PANDICULATION. s. f. [*pandiculatio*, de *pandiculari*, s'étendre; all. *Dehnen*, *Recken*, angl. *pandiculation*, it. *pandiculazione*, esp. *pandiculacion*]. Mouvement automatique des bras en haut, avec renversement de la tête et du tronc en arrière, et extension des membres abdominaux. Ce mouvement, souvent accompagné de bâillements, indique, dans l'état de santé, le besoin de sommeil. On l'observe dans certaines maladies, particulièrement dans les maladies nerveuses, au début des accès de fièvre intermittente, etc.

PANÉ, ÉE. adj. Qui est fait avec du pain : *eau panée*.

PANGENÈSE. s. f. [de πᾶς, tout, et *genèse*]. La doctrine inverse de la panspermie.

PANHYPÉMIE. s. f. [de πᾶν, tout, ὑπὸ, diminution, et αἷμα, sang). Diminution de la totalité des éléments du sang.

PANIC. s. m. [*panicum*, de *panus*, épi à panicules ; all. *Hirse*, angl. *panic*, it. *miglio*]. Genre de graminées dont une espèce, appelée *millet* ou *mil* (*Panicum miliaceum*, L.), a des graines disposées en panicule cylindrique, alimentaires en Asie.

PANICAUT. s. m. V. CHARDON *Roland*.

PANIFICATION. s. f. [*panis fabricatio*, *panificium*, all. *Brodbereitung*, angl. *panification*, it. *panificazione*]. Conversion de la farine en *pain*. — *Panification par le procédé ordinaire ou ancien pratiqué à Paris*. — 1° *Pain bis*. La farine qui donne le pain bis renferme tous les principes immédiats du grain de froment, et se trouve par là disposée à éprouver le plus grand changement de la part des principes immédiats faisant fonction de *ferments*. La *céréaline*, le plus énergique des ferments de la farine du blé, se trouvant dans la farine du pain bis en proportion plus forte que dans la farine blanche de première marque dépourvue de son, son action prédomine sur celle de la *caséine végétale* et du *gluten*, qui font aussi fonction de ferments : aussi la fermentation *lactique* prédomine sur la fermentation successivement dextrinique, glycosique et alcoolique, que la légumine et le gluten produisent, au point que d'abord trop d'acide lactique se forme proportionnellement au gaz acide carbonique, qui cause le *lever* de la pâte ; il se produit ensuite de l'ammoniaque et une matière brune aux dépens du gluten ; enfin une portion de gluten passe à l'état de *ferment lactique*, et, pendant la cuisson, de l'amidon se transforme encore en dextrine et en glycose. Cette réaction explique la coloration du pain bis par la matière brune et sa saveur particulière par le développement de l'ammoniaque ; en outre, la diminution du gluten et son altération, la prédominance de matières solubles, dextrine et glycose, expliquent le peu de fermeté de la mie du pain bis, et son inaptitude à servir à la confection de la soupe. — 2° *Pain blanc*. La farine blanche, dite de première marque, c'est-à-dire ne contenant pas de son, avec laquelle on fait le pain de première qualité, ne renferme point ou presque pas de céréaline. Celle-ci ayant été enlevée avec les divers sons, la farine blanche est dans une condition favorable à ce que la *fermentation alcoolique*, indispensable au *lever* de la pâte, prédomine sur la *fermentation lactique* et sur l'*acétique*. Elle se fait aux dépens de la glycose, qui s'est développée dans la farine ; elle est déterminée par du *gluten ferment*, lorsqu'on n'a pas ajouté de la levure à la pâte. Pour que la fermentation alcoolique soit convenable, il faut que, dans le temps où la pâte a été divisée en pains, il se produise la quantité de gaz acide carbonique susceptible de faire lever la pâte, c'est-à-dire de la soulever sans en rompre la couche superficielle, qui sera la croûte dans le pain cuit; or, cette condition n'est remplie qu'autant que le gluten conserve toute sa ténacité. L'inconvénient d'un levain trop acide, trop fermenté, en un mot *disposé à produire la fermentation lactique*, est tel, qu'en agissant à l'instar de la céréaline, il donne avec la pâte de farine blanche un pain plus ou moins coloré. — *Panification par le procédé Mège-Mouriès*. Il consiste en trois opérations principales : 1° la *mouture* ; 2° la *préparation de la pâte avec la farine blanche et l'eau où les gruaux bis ont fermenté* ; et 3° la *cuisson de la pâte levée* ; il est plus simple que ne le sont les procédés anciens. — I. *Mouture*. Le blé ne passe qu'une fois sous la meule ; un seul blutage suffit pour obtenir : 1° la *farine blanche* composée de la *fleur de farine* et des *gruaux blancs* ; 2° les *gruaux bis* ; 3° les *sons grossiers et moyens*. II. *Préparation de la pâte*. Il suffit de soumettre à une fermentation alcoolique des gruaux bis délayés dans quatre fois leur poids d'eau, au sein de laquelle ont fermenté de la levure et de la glycose : 1° pour neutraliser l'action de la *céréaline* en tant que ferment lactique, du moins en grande partie ; 2° pour séparer le son fin ; 3° pour faire qu'en ajoutant à la farine blanche l'eau fermentée des gruaux bis avec son dépôt, on ait une pâte qui représente toute la partie farineuse du grain de froment. La levure et la glycose ajoutées à l'eau des gruaux sont, en donnant de l'acide carbonique, la cause de la neutralisation de la céréaline ; car en laissant dans la pâte de trois à cinq parties de son, on a, au lieu de pain bis, un pain dont la mie est blanche. Conséquemment (Mège-Mouriès), la couleur du pain bis n'est pas due à la présence du son dans la farine, mais au procédé de panification, puisqu'on fait, par ce procédé, du pain blanc avec de la farine contenant du son, et que, avec de la farine dépourvue de son, mais trop avancée et panifiée par l'ancien procédé, on peut obtenir du pain bis. III. La cuisson du pain a surtout pour effet de rendre sa fécule hydratable, et, par suite, liquéfiable et digestible ; la fécule crue traverse l'intestin sans être digérée ; aussi le pain trop peu cuit est-il indigeste. Le pain rassis est celui dont les grains d'amidon ont fixé toute l'eau de la pâte, qui les a rendus plus digestibles. La chaleur rend le gluten plus facilement liquéfiable. Dans celui qui a subi la haute température qui cause la formation de la croûte, le gluten a subi une modification qui le rend directement soluble, et qui est analogue à celle des substances animales qu'on retrouve dans le jus de viande (Barral). La croûte est plus facilement digestive que la mie, et, sous le même volume, elle contient plus de substances nutritives.

PANLÉCITHE. adj. [de πᾶς, tout, et λέκιθος, jaune d'œuf]. Qui contient tout le deutoplasma ou lécithe : dans l'ovule panlécithe, le vitellus nutritif est accumulé dans la partie la plus éloignée du noyau ; l'œuf est alors à segmentation totale et inégale (batraciens).

PANMASTITE. s. f. [de πᾶν, tout, et μαστὸς, mamelle ; *mastite totale*]. Inflammation totale de la mamelle ou phlegmon diffus du sein.

PANNA. s. m. Fougère employée comme anthelminthique par les indigènes de l'Afrique méridionale. On prend, dans une infusion aqueuse, de 3 à 5 grammes de la poudre du rhizome, en plusieurs fois, et l'on en fait suivre l'administration d'un purgatif. Ce remède provoque le vomissement et produit des congestions cérébrales passagères.

PANNE. s. m. [*pannus*, πῆνος]. Tache cutanée épaisse et jaune; espèce des *dermatoses dyschromateuses* d'Alibert. — Synonyme de *pannus*. ‖ Nom vulgaire du pannicule adipeux.

PANNICULE. s. m. [*panniculus*, de *pannus*, pièce de drap ou d'étoffe; all. *Fetthaut, Fleischhaut*, angl. *panniculus; fleshy membrane*, it. *pannicolo*, esp. *paniculo*]. — *Pannicule adipeux* ou *graisseux*. La couche sous-cutanée du tissu adipeux. — *Pannicule charnu*. La couche musculeuse formée, chez l'homme, par le muscle peaussier, et s'étendant de la partie inférieure de la face à la partie supérieure et latérale du thorax. ‖ *Pannicule*, réunion de plusieurs ptérygions sur la cornée.

PANNICULITE. s. f. Inflammation du pannicule adipeux sous-cutané.

PANNOSITÉ. s. f. Vulgairement, mollesse de la peau comparable à celle du pannicule adipeux.

PANNUS. s. m. [de *pannus*, pièce d'étoffe; all. *Augenfell*, angl. *pannus*]. Maladie de la cornée caractérisée par un réseau de petits vaisseaux de nouvelle formation, adhérant à cet organe et le recouvrant, en partie ou en totalité, sous forme d'un voile membraneux. Les vaisseaux sont un prolongement de ceux de la conjonctive et de la sclérotique, qui se terminent à l'état normal sous forme d'anses autour de la cornée, qu'ils ne recouvrent pas. Entre eux existent une certaine quantité de matière amorphe et de leucocytes. Le pannus est une conséquence de l'irritation répétée de la cornée, soit directe, par inflammation de la cornée, soit consécutivement à une conjonctive granuleuse, à un entropion avec trichiasis, etc. On le traite en cherchant d'abord à faire disparaître la maladie qui l'a causé; puis en combattant le bourgeonnement des vaisseaux par la pommade au précipité jaune ou la cautérisation directe avec le perchlorure de fer : récemment on a proposé l'usage du *jéquirity*, qui, dans les cas rebelles, a de grands avantages sur l'irritation du pus blennorragique qu'on a parfois employé.

PANOPHOBIE. s. f. [de Πᾶν, le dieu Pan, et φόϐος, crainte; crainte subite, terreur panique; mais πανφοϐία n'est pas grec, et *panophobie*, que l'on trouve dans les lexiques, est un mot à rayer]. V. PANTOPHOBIE.

PANOPHTALMIE. s. f. V. OPHTALMITE.

PANOPTIQUE. adj. [de πᾶς, tout, et ὄπτομαι, je vois]. — *Lunette panoptique* (Serre d'Alais). Lunette établie sur une monture ordinaire, et dans laquelle, au lieu de verres, il y a deux plaques ou disques de cuivre noirci, portant une fente horizontale recouverte par une plaque mobile. Au centre est un trou de la dimension de l'extrémité d'une épingle, par lequel la lumière arrive à la rétine. La distance qui sépare les deux trous peut varier de 8 à 10 millimètres, afin de pouvoir les mettre en rapport avec l'axe optique des deux yeux, dont la distance moyenne est d'environ 65 millimètres. Pour obtenir cette distance, on rapproche ou l'on éloigne les plaques à l'aide d'un petit bouton, jusqu'à ce que les deux yeux voient simultanément le même objet. Par cette simple lunette, sans verre, les vues normales ne sont plus limitées pour les petites distances; elles peuvent lire, à la distance du nez, les caractères les plus menus, qui apparaissent extrêmement grossis. Les presbytes jouissent du même privilège et distinguent les objets les plus rapprochés et les plus petits. Les myopes ont aussi l'avantage de distinguer nettement à distance, et même de fort loin si le trou est suffisamment réduit.

PANOSTÉITE. s. f. [de πᾶν, tout, et *ostéite*]. Ostéomyélite aiguë.

PANPHLEGMON. s. m. [de πᾶν, tout, et *phlegmon*]. Septicémie suraiguë.

PANSEMENT. s. m. [*cura, curatio*, all. *Verbinden*, angl. *dressing*, it. *cura, medicamento*]. Application méthodique sur une partie malade d'un topique ou d'un appareil destinés à la maintenir dans une situation déterminée, nécessaire à la guérison, comme dans le cas de fracture, de luxation; ou à mettre la partie affectée à l'abri des germes qui peuvent être apportés par l'air et les objets, ou encore à maintenir sur la plaie des substances antiseptiques dans le cas où l'infection existe déjà. Les gazes antiseptique et aseptique, le coton hydrophile stérilisé, le coton ordinaire, les compresses de tarlatane, les bandes sont les *pièces à pansement* ordinaires. Ces matériaux sont renfermés dans des boîtes [fig. 525 : boîtes à stérilisa-

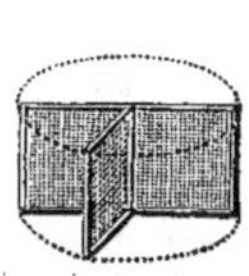
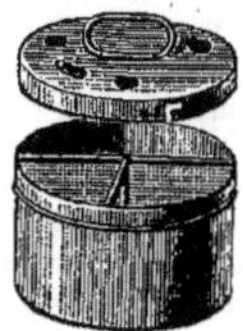

Fig. 525. — Boîte à *pansements*.

tion pour le transport des pansements et fig. 526, bocaux avec couvercle en métal ou avec bouchon à l'émeri (Flicoteaux)]. Pour opérer le pansement, on se sert des doigts seuls, ou aidés, soit de *pinces à anneaux* ou *à pansement*, soit de pinces ordinaires pour enlever les

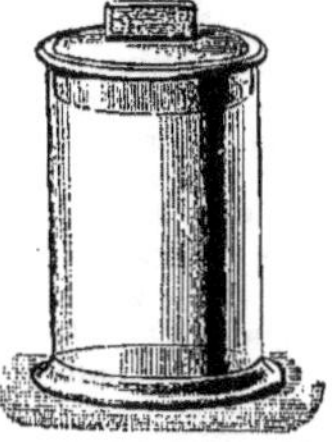
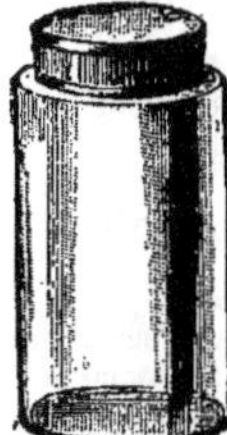

Fig. 526. — Bocaux à *pansements*.

compresses imprégnées de pus ou de sang, de la spatule pour détacher le pus desséché sur les bords de la plaie, etc. L'art de faire le pansement des plaies accidentelles ou chirurgicales a été complètement renouvelé dans ces dernières années, depuis que l'on sait d'une façon précise quelles sont les causes de la suppuration et des diverses complications des plaies. Toute solution de continuité des téguments portant sur des tissus antérieurement sains a tendance à se refermer d'elle-même, et la cicatrisation se fera par les seules forces de la nature, pourvu qu'aucune entrave n'y soit apportée. Or, le plus grand danger auquel est exposée une plaie est l'arrivée de germes infectieux qui, trouvant dans les tissus dénudés un bon terrain de culture, y détermineront soit la suppuration, soit différentes complications (gangrène gazeuse, tétanos, etc.). Ces germes peuvent venir soit de l'objet même qui a causé la plaie, d'où le précepte, dans le cas d'intervention opératoire, de ne se servir que d'instruments rigoureusement aseptiques; soit de la peau, d'où le précepte de la nettoyer complètement avant toute opération chirurgicale; soit des parties qui recouvraient la peau au moment où la plaie a été produite, poils, vêtements; soit enfin de l'air ambiant. Au début de l'ère antiseptique, on cherchait surtout à prémunir contre l'arrivée des germes contenus dans l'air, d'où le spray, c'est-à-dire la pulvérisation d'eau phéniquée dans la chambre d'opération pour antiseptiser l'air, d'où aussi les pansements occlusifs, le pansement ouaté (V. Ouate) de Guérin, imaginé par son auteur dès avant l'établissement des règles antiseptiques, et qui donnait de bons résultats surtout en raison de la rareté des pansements. Aujourd'hui on a reconnu que les plaies étaient surtout infectées par les objets arrivant à leur contact, par les mains du chirurgien ou ses instruments. Souvent aussi les matériaux de pansement, comme les cataplasmes, constituaient d'excellents milieux de culture où se multipliaient les microbes pyogènes. Les règles qui président au pansement des plaies diffèrent donc suivant qu'il s'agit d'une plaie opératoire faite délibérément par le chirurgien ou d'une plaie accidentelle. La plaie opératoire, sauf dans le cas où il s'agit de l'ouverture d'un abcès ou d'une cavité septique, devant être faite toujours dans des conditions d'asepsie absolue, la réunion devra avoir lieu par *première intention*, c'est-à-dire que les deux lèvres de la plaie rapprochées dès la fin de l'opération et réunies au moyen de sutures, sont appelées à se réunir d'emblée, par accolement des deux surfaces séparées. Le pansement dans ce cas doit être uniquement aseptique, c'est-à-dire viser simplement à recouvrir la plaie de pièces de linge dépourvues de germes ; on se sert dans ce cas de gaze aseptique, que l'on recouvre de ouate hydrophile stérilisée, le tout maintenu au moyen d'une bande ou d'un bandage. La partie la plus importante de ce pansement est l'ouate ; celle-ci opère une véritable filtration de l'air et retient dans ses mailles les poussières qui se déposent à sa surface. Dans beaucoup de cas, en particulier quand il s'agit de plaies de petites dimensions et peu profondes, on peut se contenter d'une très mince couche d'ouate que l'on recouvre d'une couche de collodion ou de stérésol ; ce pansement *par occlusion* a l'avantage d'éviter les bandages, qui, en certains points du corps, constituent une gêne véritable pour les malades ; mais il ne peut être appliqué que quand l'asepsie de la plaie est certaine d'une façon absolue, sans quoi il contribue à augmenter l'inflammation ; enfin il empêche toute arrivée d'air au contact de la plaie, ce qui constitue peut-être une mauvaise condition pour la cicatrisation en privant les tissus d'un de leurs aliments naturels. Quand la plaie est la conséquence d'un traumatisme accidentel, elle est le plus souvent infectée, et elle doit toujours être considérée comme l'ayant été. Aussi le premier acte du chirurgien doit être de la désinfecter soigneusement ; pour cela, il convient d'abord de laver soigneusement à l'eau chaude et au savon les bords de la plaie et la peau environnante, de raser les poils dans cette région, de laver ensuite la plaie et les parties voisines avec une solution légèrement antiseptique. Ici, d'ailleurs, les soins à donner diffèrent encore suivant que le chirurgien est appelé à voir le blessé immédiatement après l'accident ou plus ou moins d'heures ou de jours après. Si la plaie est récente, et qu'elle n'a pas été souillée de détritus en trop grande abondance, un lavage soigneux avec de l'eau bouillie légèrement salée peut suffire dans beaucoup de cas ; le lavage agit, en effet, surtout par action mécanique ; d'autre part, les antiseptiques ont souvent une action aussi nuisible sur les cellules des tissus que sur les microbes. Néanmoins il sera bon, après un lavage à l'eau salée, de toucher avec une solution faible de sublimé (à 1 p. 4 000) par exemple. Puis, si la plaie est grande, on la ferme au moyen de points de suture, et on met un pansement faiblement antiseptique ou même simplement aseptique. Si, au contraire, le chirurgien n'est appelé que plusieurs jours après l'accident, au moment où la plaie est déjà infectée, la réunion par première intention ne pourra plus être tentée ; il faudra laver la plaie avec des liquides antiseptiques faibles, et, si l'inflammation est très marquée, appliquer un *pansement humide*. Celui-ci consiste en compresses de tarlatane imbibées de solution antiseptique appliquées directement sur la plaie, et recouvertes d'une étoffe imperméable, comme le taffetas gommé. Au contraire du pansement ordinaire ou pansement sec, le pansement humide doit être fréquemment renouvelé, au moins une fois par jour. Mais sa valeur est diversement appréciée par les auteurs, et on l'a accusé de maintenir au niveau de la plaie une humidité chaude favorable au développement des germes que le liquide antiseptique n'arrive pas toujours à détruire. Le drainage dans ces cas peut constituer un adjuvant utile. Le premier pansement antiseptique fut le *pansement de Lister* ; abandonné aujourd'hui, il constituait, au moment où Lister le préconisait, un progrès immense sur les pansements antérieurs ; aussi mérite-t-il d'être rappelé dans ses grandes lignes. On fait d'abord un lavage de la plaie avec la solution forte d'acide phénique (à 5 p. 100). On place un morceau d'étoffe de soie, dit *protective*, très mince, imperméable, et préalablement trempé dans la solution faible d'acide phénique (2,5 p. 100), en contact direct avec la plaie ; par-dessus, on applique quelques fragments de gaze phéniquée ; enfin on superpose huit feuillets de cette gaze, qui dépassent largement la plaie, après avoir placé entre les deux feuillets superficiels une feuille d'un tissu imperméable ou *mackintosh*.

PANSPERMIE. s. f. [de πᾶς, tout, et σπέρμα, graine ; all. *Panspermie*, angl. *panspermy*, it. et esp. *panspermia*]. Système physiologique suivant lequel les germes sont disséminés dans toutes les parties de la terre et de l'espace qui l'environne, et se développent quand ils rencontrent des corps disposés à les retenir et à les faire croître. — *Panspermie atmosphérique*. Dérivé de cette doctrine qui considère beaucoup de maladies et toutes les fermentations comme dues à des *germes* existant dans l'atmosphère ou dans l'eau, et introduits dans les êtres vivants (Pasteur). Elle est confirmée par l'expérience dans la plupart des cas.

PANSPERMIQUE. adj. Qui concerne la panspermie.

PANSPERMISTE. s. m. Partisan de la panspermie.

PANTAGOGUE. adj. et s. m. [*pantagogus*, de πᾶς, tout, et ἄγειν, chasser, évacuer ; angl. *pantagogue*, it. et esp. *pantagogo*]. Synonyme de *panchymagogue*.

PANTICOSA (Espagne, Aragon). *Eaux indéterminées azotées*, tièdes, 27 à 29°. Altitude : 830 mètres.

PANTOGAMIE. s. f. [de πᾶς, tout, et γάμος, noce ; all. *ungebundene Geschlechtsbefriedigung*, angl. *pantogamy*, it. *pantogamia*, esp. *pantogamia*]. Mode de procréation dans lequel le mâle et la femelle s'accouplent indistinctement avec tous les individus du sexe contraire au leur, tant que le besoin de la production se fait sentir en eux.

PANTOPHOBIE. s. f. [παντοφοβία, de πᾶς, παντὸς, tout, et φοβεῖν, craindre ; all. *Furcht*, *Furchtsamkeit*, angl. *pantophoby*, it. et esp. *pantofobia*]. Crainte qui se manifeste au sujet de toute chose ; anxiété non motivée empêchant d'exécuter les actes les plus simples. C'est une forme de monomanie dite *lypémanie anxieuse*, *monomanie du scrupule*, *angoisse* ou *oppression morale*. V. Mélancolie.

PANULÉ, ÉE. adj. Se dit vulgairement des furoncles rendant la peau brune comme de la croûte de pain.

PAO-PEREIRA. V. Geissospermum.

PAPAÏNE. s. f. Substance azotée extraite du papayer, et employée dans les mêmes cas que la pepsine, en vin, sirop, etc.

PAPAVÉRINE. s. f. [esp. *papaverina*]. Ancien nom de la *codéine*. — *Papavérine* ($C^{42}H^{21}AzO^{8}$). Alcaloïde de l'opium, insoluble dans l'eau, peu soluble à froid dans l'alcool et l'éther, très soluble à chaud, cristallisable en prismes très blancs, coloré en bleu foncé par l'acide sulfurique concentré (Anderson), soluble dans cet acide sans coloration quand il est pur (Hesse). V. Opium.

PAPAVÉRIQUE. adj. [de *papaver*, pavot]. Qui se rapporte au pavot. — *Acide papavérique*. V. Rhéadique.

PAPAYER. s. m. [*carica*, all. *Melonenbaum*, angl. *papaw, papaya*, it. et esp. *papajo*]. Genre d'arbres de la famille des papayacées. — *Papayer commun* (*Carica papaya*, L.). Arbre des Moluques, propagé dans les Indes et aux Antilles, dont la tige donne un suc laiteux amer, très riche en substances azotées coagulables : quelques gouttes de ce suc mises dans l'eau attendrissent les viandes dures qu'on y fait séjourner pendant huit à dix heures ; les feuilles dont on les enveloppe produisent le même effet. — Le *Carica digitata*, Pœppig, de l'Amazone, a un suc vénéneux comme celui de l'upas. Le lait fourni par les fruits verts du papayer femelle (cette plante est dioïque) est un vermifuge énergique. Le lait s'administre *cuit* au bain-marie, à la dose d'une ou deux cuillerées à café pour un enfant de dix ans, et mélangé à une quantité égale d'huile de ricin. Si l'on négligeait de faire cuire le *lait de papayer* avant de l'administrer, il en résulterait des accidents mortels, par perforation du tube digestif (Desjardins).

PAPIER. s. m. [all. *Papier*, angl. *paper*, it. *carta*, esp. *papel*]. — *Papier antiasthmatique*. On a conseillé contre l'asthme les vapeurs d'un papier imprégné d'une dissolution de nitrate de potasse (*papier nitré*), et auquel on met le feu. On a conseillé encore, contre la même affection, les vapeurs d'un papier composé de pâte de carton gris, 120 grammes; azote de potasse, 75 grammes; poudre de belladone, de stramoine, de digitale, de sauge, āā 5 grammes ; poudre de myrrhe et d'oliban, āā 10 grammes. On incorpore ces poudres dans la pâte de carton, qu'on divise en trois plaques, et chaque plaque en douze carrés. — *Papier arsenical*. Arséniate de soude, 1 partie ; eau distillée, 30 ; imbibez avec cette solution une feuille de papier blanc, divisez en vingt carrés égaux, chacun contient 5 centigrammes d'arséniate (Codex). Ce papier se fume en aspirant la fumée. — *Papier à cautères*. Faites fondre : poix blanche, 450 grammes; cire jaune, 600 grammes; ajoutez térébenthine du mélèze, 100 grammes, et baume du Pérou, 20 grammes. Passez et étendez sur des bandes de papier. Divisez chaque bande en rectangles de 0m,09 sur 0m,065 (Codex). On l'emploie pour panser les cautères. — *Papier chimique*. Sparadrap fait avec des feuilles de papier enduites d'huile siccative, puis sur une de leurs faces d'emplâtre de minium. — *Papier Joseph*. Papier non collé, résistant, à filaments bien feutrés, servant à faire des filtres et des papiers réactifs. — *Papier médicamenté*. Topique préparé en appliquant sur du papier une substance adhésive, telle que des matières grasses chargées du principe vésicant des cantharides ou du garou, et associées à la cire, des résines, comme la thérébenthine, la résine élémi, le galipot. Ces substances sont étendues en couche mince, d'une manière uniforme, sur des bandes de papier préalablement lissées avec soin. — *Papier nitré*. V. Papier *antiasthmatique*. — *Papier parchemin*. La fulminose préparée avec un papier ordinaire non collé. Ce papier se conserve dans l'air humide, et ne s'altère pas par l'ébullition dans l'eau. Il a une ténacité égale aux trois quarts de celle du parchemin ordinaire et à cinq fois celle du papier ordinaire. Il est imperméable à l'eau, et sert de membrane dans les expériences de dialyse. — *Papier réactif*. Bandelette de papier Joseph teinte avec des solutions de couleurs végétales. Le *papier bleu de tournesol* rougit au contact des acides ; le *papier rouge de tournesol* est ramené au bleu par les alcalis. Le *papier de curcuma* est jaune ; les alcalis le brunissent. Le *papier de dahlia*, d'un bleu violacé, est coloré en rouge par les acides et en vert par les alcalis. Le *papier d'acétate de plomb*, imprégné d'une solution concentrée de ce sel, noircit au contact de l'hydrogène sulfuré en formant un sulfure de plomb. — *Papier Rigolot*. V. Sinapisme. — *Papier sensible*. Papier rendu sensible à l'action de divers agents par l'imprégnation préalable d'une solution des sels d'argent, d'or, de platine, de palladium et d'iridium.

PAPILLAIRE. adj. [*papillaris*, all. *warzig*, angl. *papillar*, it. *papillare*, esp. *papilar*]. Qui a des papilles, qui a rapport aux papilles. — *Angine papillaire*. V. Angine *glanduleuse*. — *Corps papillaire*. L'ensemble des papilles cutanées et muqueuses. — *Muscles papillaires*, Les colonnes charnues de première espèce des ventricules du cœur. — *Tumeur papillaire*. Tumeur dont la surface présente une série d'élevures séparées par des dépressions, ressemblant plus ou moins à des papilles hypertrophiées. Ces tumeurs sont le plus souvent des sarcomes ou des épithéliomes et n'ont donc rien de commun avec la lésion décrite sous le nom de papillome.

PAPILLE. s. f. [*papilla*, θηλή, all. *Warze*, angl. *wart*, it. *papilla*, esp. *papila*]. Nom donné à de petites éminences plus ou moins saillantes, coniques, qui s'élèvent de la surface du derme cutané et des membranes muqueuses à épithélium pavimenteux (particulièrement de la langue). Les *papilles* font partie du derme, dont elles occupent la région superficielle. Elles sont formées par le tissu dermique ; leur centre est parcouru, quand elles sont grosses, par des fibres conjonctives éparses et par quelques rares fibres élastiques minces, qui donnent un aspect strié à cette partie centrale ; leur hauteur varie de 30 à 300 μ. Leur intervalle est comblé par les couches épidermiques. Elles se subdivisent en : 1° *papilles simples*, régulièrement coniques ou arrondies, renflées ou non au sommet ; 2° *papilles composées*, qui ont une base plus ou moins large portant plusieurs papilles simples. On les rencontre à la paume des mains et à la plante des pieds, où elles sont très développées et disposées en séries parallèles, à la face antérieure des doigts, au mamelon, à la face supérieure de la pointe de la langue, au gland, et sur les autres muqueuses à épithélium pavimenteux. Quant à la structure, elles se divisent en : A. *Papilles nerveuses* ou *à corpuscules du tact* (V. Corpuscule), lesquelles ne se voient qu'à la paume des mains, de la plante du pied, des faces antérieure et latérale (rarement dorsale) des doigts, du poignet, à la partie rose des lèvres, et à la pointe de la langue. Elles sont *simples* ou *composées*. — B. *Papilles vasculaires*. Ce sont les plus nombreuses. A la peau, où elles sont mêlées aux précédentes, elles se rencontrent seules dans les points où les autres n'existent pas ; elles renferment généralement de une à trois anses vasculaires, et davantage dans les grandes papilles de la *matrice* des ongles, des sabots et des cornes des mammifères ; elles ne renferment pas de corpuscules du tact. Elles se rencontrent dans la muqueuse de l'urètre, du vagin, des lèvres, du col utérin, de la vulve, du gland, du prépuce, des lèvres, gencives, voûte palatine, œsophage et conjonctive, toutes muqueuses à épithélium pavimenteux où elles existent sans être accompagnées de papilles nerveuses, et sont *simples* ou *composées*. Souvent une papille nerveuse est soudée, dans une partie ou dans la totalité de sa longueur, à une papille vasculaire, ce qui peut faire croire à la vascularité des papilles nerveuses ; mais au-dessous du *corpuscule* du tact il n'y a pas de vaisseaux, ou tout au plus une anse s'avance un peu à la base de la papille. — *Papille optique*. V. Ophtalmoscope, Optique (*Nerf*), Rétine et Vision. — *Atrophie de la papille optique*. V. Optique (*Atrophie du nerf*). — *Papilles du rein*. V. Rein.

PAPILLEUX, EUSE. adj. Qui est chargé de papilles.

PAPILLIFORME. adj. Qui a l'aspect de papilles,

PAPILLITE. s. f. Inflammation de l'extrémité oculaire nerf optique. V. OPTIQUE (*Nerf*). ‖ On a donné aussi ce m à l'inflammation des papilles de la langue avec formation de petites ulcérations.

PAPILLOME. s. m. Lésion considérée longtemps comme ne tumeur, dont elle a gardé la désinence, et constituée mplement par l'hypertrophie des papilles simples ou mposées; elle est d'origine inflammatoire, comme le ontre l'abondance des éléments embryonnaires au début e sa formation; plus tard le corps de la papille est ccupé par du tissu conjonctif adulte qui peut prendre ssez d'importance pour que Virchow ait voulu ranger ces productions parmi les fibromes, et par des anses vasculaires de nombre et de calibre variables. Tantôt le papillome est recouvert par un épithélium pavimenteux (*papillome orné*); tantôt par un épithélium de la même nature que celle de la muqueuse sur laquelle il repose (*papillome muqueux*) (Cornil et Ranvier) : à la première variété répondent les *cornes, cors* et *verrues* ; la seconde peut se rencontrer sur la plupart des muqueuses, dans la bouche, le larynx, l'estomac, l'intestin, la vessie, l'urètre, et a son type dans les excroissances des organes génitaux connues sous le nom de *choux-fleurs* et de *condylomes*. Le papillome simple siège le plus souvent aux mains ou aux avant-bras et se rencontre chez des individus exposés par leur profession à manipuler des substances irritantes. Le début est marqué par l'apparition d'une petite excroissance, suivie d'autres qui forment bientôt une plaque à surface granuleuse, fissurée, recouverte de croûtes. Le diagnostic avec la tuberculose verruqueuse et le tubercule anatomique est toujours difficile. Le traitement consiste dans le raclage ou la cautérisation au thermocautère. Les papillomes vénériens sont plus connus sous le nom de *végétations* (V. ce mot).

PAPIN (chimiste et physicien français, 1647-1710). — *Marmite de Papin*. V. DIGESTEUR.

PAPULATION. s. f. Production de papules dans le cours de quelques maladies éruptives.

PAPULE. s. f. [*papula*, all. *Papel*, angl. *papula, pimple*, it. et esp. *papula*]. Lésion élémentaire de la peau caractérisée par une petite élevure solide, c'est-à-dire ne contenant pas de pus comme les pustules, ni de sérosité comme les vésicules, se terminant le plus souvent par desquamation, qui caractérise le lichen, le strophulus, etc. Les papules résultent de l'augmentation de volume circonscrite de la couche papillaire du derme, qui soulève l'épiderme à ce niveau, et de l'hypergenèse des cellules épithéliales de la couche de Malpighi au même niveau.

PAPULEUX, EUSE. adj. [all. *papulös*, angl. *papulose*, esp. *papuloso*]. Qui a rapport aux papules,

PAPYRACÉ, ÉE. adj. [*papyraceus*, de *papyrus*, papier; all. *papierartig*, angl. *papyraceous*, it. et esp. *papiraceo*]. Qui est mince et sec comme du papier. — *Os papyracé*. L'un des noms de l'ethmoïde, et en particulier de *sa lame externe, plane* ou *papyracée*.

PAPYRINE. s. f. [*papier parchemin, parchemin végétal*]. La *fulminose*.

PARA-APPENDICITE. s. f. Péritonite circonscrite limitée au voisinage de l'appendice et sans lésion de cet organe.

PARABANIQUE. adj. — *Acide parabanique* (*oxalylurée*) [all. *Parabansäure*, angl. *parabanic acid*, it. et esp. *acido parabanico*] ($C^6H^2Az^2O^6$ et en atomes $C^3H^2Az^2O^3$). Produit de décomposition de l'acide urique par l'acide nitrique. Cristallisable en prismes, incolore; saveur très acide; soluble dans l'eau et dans l'alcool; fusible, volatil en partie sans décomposition, une partie se transforme en acide prussique.

PARABIOSE. s. f. — *Parabiose des nerfs*. Série de modifications déterminées dans un nerf par les excitants appliqués avec une certaine intensité et une certaine durée avant d'abolir ses fonctions. Ces modifications se manifestent par trois stades successifs : 1° le stade de transformation du rythme des irritations appliquées au nerf; 2° le stade paradoxal où la conductibilité des impressions fortes est suspendue, celle des impressions faibles étant encore possible; 3° le stade inhibitoire, caractérisé par l'action déprimante des ondes d'excitations nées en des points normaux du nerf. Au moment de la restitution des fonctions, les stades se succèdent dans l'ordre inverse (Wedensky).

PARABLASTE. adj. [de παρὰ, indiquant changement, et βλαστὸς, germe] (Eisenmann). Se dit de maladies qui s'accompagnent de changements anatomiques dans les tissus, telles que les exanthèmes, etc. ‖ Pris substantivement, ce terme a servi à His pour désigner une ébauche périphérique primitivement située en dehors de l'embryon, et qui pénétrerait au cours du développement dans l'aire embryonnaire entre les tissus archiblastiques; le parablaste donnerait naissance au tissu conjonctif, au sang et aux endothéliums vasculaires. Cette théorie du parablaste de His n'a pas été admise par la plupart des embryologistes et a fait place à la théorie du cœlome d'Hertwig.

PARABOLAIN. s. m. [*parabolanus*, all. *Parobolane*. angl. *parabolan*, it. *parabolano*, esp. *parabolano*]. Autrefois celui qui se consacrait au service des malades dans les hôpitaux. Ce nom, dérivé de παράβολος, hardi, avait été donné à cause des dangers de cette profession.

PARACASÉINE. s. f. Substance qui prend naissance par dédoublement de la caséine du lait sous l'influence de la présure; elle donne, avec les sels de calcium du lait, un coagulum de paracaséinate basique de calcium qui entraîne les globules graisseux.

PARACELSISTES. s. m. pl. Partisans de Paracelse, qui attaqua vivement le galénisme, et donna aux remèdes minéraux une plus grande part qu'on ne faisait avant lui.

PARACENTÈSE. s. f. [*paracentesis*, παρακέντησις, de παρὰ, à travers, et κεντεῖν, piquer; all. *Durchstisch, Anstechen, Abzapfen, Punktion*, angl. *paracentesis, tapping*, it. *paracentesi*, esp. *paracentesis*]. En général, opération par laquelle on fait une ouverture à une partie quelconque du corps, pour évacuer un liquide épanché. — *Paracentèse abdominale*. Ponction faite à l'abdomen pour évacuer la sérosité accumulée en cas d'ascite. On pratique cette opération avec un trocart de 13 à 16 centimètres de longueur, préalablement stérilisé. Les chirurgiens varient sur le point des parois abdominales où l'on doit plonger l'instrument : on opère ordinairement sur le milieu d'une ligne qui s'étendrait de l'ombilic à l'épine iliaque antérieure supérieure. On prend les téguments soigneusement aseptisés avec le pouce et l'index de la main gauche, et l'on enfonce d'un seul coup le trocart, en le tenant de manière que le manche appuie contre la paume de la main droite, et que la tige soit soutenue par les trois premiers doigts. Lorsque l'instrument a pénétré dans la collection, ce que l'on connaît par le sentiment d'une résistance vaincue, on prend la canule avec le pouce et l'index de la main gauche, et l'on enfonce un peu plus pendant que, de l'autre main, on retire le poinçon. La sérosité s'écoule pendant qu'on exerce une douce pression sur l'abdomen, en même temps que l'on soutient la canule dont on incline successivement l'extrémité en tous les sens. On la retire ensuite doucement avec la main droite, et l'on recouvre la piqûre avec un morceau d'ouate hydrophile recouverte de collodion. On garnit alors le ventre de serviettes soutenues par un bandage de corps suffisamment serré, qu'on resserre encore lorsqu'il se relâche, et dont il est bon de continuer pendant longtemps l'usage. Les accidents possibles sont l'hémorragie dans le cas de blessure d'un gros vaisseau, accident très rare quand on a fait la ponction au lieu d'élection, et la péritonite qui est sûrement évitée quand on a pris toutes les précautions d'asepsie nécessaires. — *Paracentèse de la cornée.* Ponction qu'on pratique en cas d'abcès de la cornée, d'hydrophtalmie, d'hypopyon, d'empyésis. Elle se fait avec une aiguille à cataracte qu'on fait pénétrer dans la chambre antérieure en attaquant la membrane près de sa circonférence. L'instrument, conduit dans une direction parallèle à celle de l'iris, qu'il ne doit pas intéresser, exécute sur son axe, après 2 millimètres au plus de trajet, un mouvement de rotation qui écarte les lèvres de la plaie, et le contenu de la chambre antérieure s'échappe. A mesure que celle-ci se vide, l'iris tombe en avant et s'applique sur la cornée. Si l'on juge convenable de vider de nouveau la chambre antérieure, on attend une ou deux minutes, et comme, après ce temps, elle est déjà remplie, on introduit un petit stylet d'argent dans la plaie, pour en écarter les lèvres et donner une nouvelle issue au liquide. Dans les ophtalmies intenses, l'œil, entouré d'une membrane fibreuse peu élastique, la sclérotique, résiste à la pression de dedans en dehors, et la cornée est le seul point où en vont aboutir les effets : c'est alors qu'elle s'enflamme, se ramollit, s'ulcère, si l'on ne fait cesser la pression au moyen de la ponction. — *Paracentèse du péricarde.* Proposée par Sénac, pratiquée pour la première fois en 1840 par Schuh, elle est indiquée dans les cas où l'abondance d'un épanchement de sérosité dans le péricarde devient menaçant pour la vie (Trousseau, Aran, Jobert). La ponction doit être pratiquée le long du bord gauche du sternum dans le cinquième espace intercostal; la perforation du sternum est au moins inutile. L'opération peut être faite, soit par ponction directe avec le trocart, soit par incision avec le bistouri, soit par le procédé mixte d'une incision des couches superficielles et d'une ponction des parties sous-jacentes. La canule, introduite dans le péricarde, reste à demeure jusqu'à ce que l'écoulement s'arrête de lui-même; on referme la plaie avec de l'ouate hydrophile recouverte de collodion maintenu par un bandage de corps. Les instruments usités pour la thoracentèse conviennent mieux que tous les autres. — *Paracentèse de la poitrine.* V. Thoracocentèse.

PARACENTRAL, ALE. adj. [de παρὰ, à côté, et *central*]. Qui est à côté du centre. — *Lobe* ou *lobule paracentral du cerveau* (fig. 527 : C, circonvolution du corps calleux; F, lobe frontal; P, lobe pariétal; O, lobe occipital; T, lobe temporal). Petit lobe de forme quadrilatère situé à la partie supérieure de la face interne de chaque hémisphère du cerveau, près du centre de cette face, et limité en bas par un sillon (calloso-marginal) qui le sépare de la circonvolution du corps calleux, en arrière par le prolongement postérieur de ce sillon, en avant par un autre sillon peu profond qui marque la partie interne de la circonvolution frontale ascendante. Il représente la partie interne des deux circonvolutions ascendantes (Charcot).

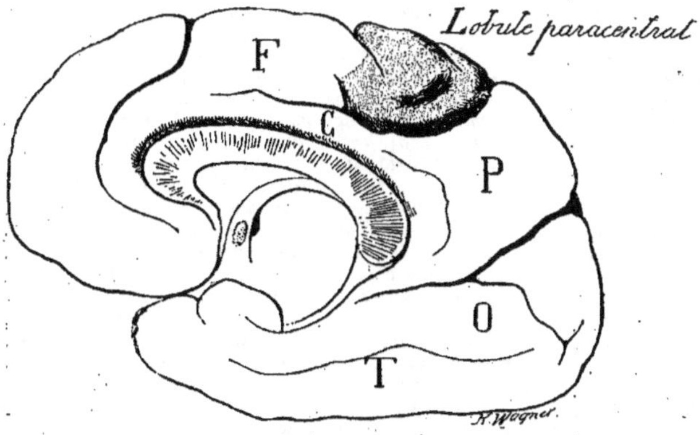

Fig. 527. — Face interne de l'hémisphère cérébral.

PARACÉPHALE. s. m. [de παρὰ, préposition qui indique un vice, un défaut, et κεφαλή, tête; esp. *paracefalo*] (Isid. Geoffroy Saint-Hilaire). Genre de monstres qui ont la tête mal conformée, mais volumineuse, une face distincte, avec une bouche et des organes sensoriaux rudimentaires, et des membres thoraciques.

PARACÉPHALIEN, IENNE. adj. et s. [esp. *paracefalico*] (Isid. Geoffroy Saint-Hilaire). Famille de monstres dont le corps, dans presque toutes ses régions, s'écarte manifestement de la symétrie normale ; dont les membres sont très imparfaits, soit seulement quant à la forme ou aux proportions, soit quant au nombre des doigts; chez lesquels il y a absence d'une très grande partie des viscères thoraciques et abdominaux, et qui, surtout, ont une tête imparfaite, mais apparente à l'extérieur.

PARACHOLIE. s. f. [de παρὰ, préposition qui indique un vice, et χολή, bile]. Trouble de la sécrétion biliaire, aboutissant au passage de la bile dans les espaces lymphatiques (Pick).

PARACMASTIQUE. adj. [de παρὰ, indiquant diminution, et *acmastique*. V. Acmastique.

PARACOLIBACILLE. s. m. Bacille très voisin du *Bacillus coli communis*, mais s'en éloignant par l'absence de quelques caractères (Gilbert). Les paracolicabilles se rattachent à cinq types principaux : celui du premier type diffère du *Bacterium coli commune* par son immobilité. Il présente d'ailleurs deux variétés : l'une donne sur la gélatine des colonies épaisses, blanc jaunâtre, et sur la pomme de terre de nombreuses bulles de gaz ; cette *variété opaque* n'est autre que le *bacille lactique*, décrit par Pasteur dès 1857, étudié ensuite par Hueppe, puis par Escherich, sous le nom de *Bacillus lactis aerogenes* ; l'autre donne sur la gélatine des colonies minces et bleutées; à cette *variété transparente* se rattache le *bacille d'endocardite* de Gilbert et Lion. Le *paracolibacille du deuxième type* se distingue du collibacille par son impuissance à engendrer de l'indol (Achard et Renault, Gilbert et Lion); celui du *troisième type*, par son défaut d'action sur la lactose (Gilbert et Lion) ; celui du *quatrième type*, par la privation de deux des qualités du bacille, à savoir par son immobilité et son inaptitude à produire de l'indol (Gilbert et Lion) ; enfin, celui du *cinquième type*, par l'absence de trois des propriétés du colibacille, c'est-à-dire par son immobilité, par son incapacité à faire de l'indol et par son inaction sur la lactose (Gilbert et Lion). Comme le colibacille, les paracolibacilles donnent naissance à des substances toxiques: mais celles qu'engendrent les variétés du premier type ont été seules étudiées par Gilbert et Lion, Wurtz et Leudet, Denis et Brion.

PARACOUSIE. s. f. [*paracusis*, de παρακούειν, entendre mal ; all. *Ohrentönen*, *Falschhören*, it. et esp. *paracusis*]. D'une façon générale, audition anormale. ‖ Bourdonnement ou tintement d'oreille, qui précède souvent la surdité. V. Bourdonnement. ‖ Perception inexacte de sons. ‖ *Paracousie double.* Anomalie dans la perception des sons, qui produisent une impression discordante sur les deux oreilles, anomalie qui est à l'ouïe ce que le strabisme est à la vue. — *Paracousie de Weber*. Trouble de l'audition reconnu au moyen de l'épreuve du diapason. V. WEBER. — *Paracousie de Willis*. Trouble de l'audition caractérisé par une diminution dans les conditions ordinaires et son exaltation dans les milieux en trépidation ; c'est ainsi que certains sourds entendent mieux qu'une personne normale dans une voiture roulant sur le pavé.

PARACUELLOS DE JILOCA (Espagne). *Eaux chlorurées sodiques*, froides, 16 à 18°. Établissement : 15 juin au 30 septembre.

PARACYÉSIE. s. f. [de παρὰ, préposition qui indique un vice, une défectuosité, et κύησις, grossesse ; it. et esp. *paraciesa*]. Grossesse intra-utérine.

PARACYNANCIE. s. f. Amygdalite anormale.

PARAD (Hongrie). *Eaux ferrugineuses sulfatées et bicarbonatées*, froides, 11° ; très riches en fer.

PARADIDYME. s. m. [de παρὰ, à côté, et δίδυμος, testicule] (Waldeyer) [*corps innominé*, Giraldès]. Petit corps long de quelques millimètres, composé de tubes ramifiés, qu'on trouve à la partie interne de la tête de l'épididyme, et qui est un vestige du corps de Wolff. V. CORPS.

PARADOXAL, E. adj. Se dit d'un symptôme qui paraît en contradiction avec les autres ou avec une loi physiologique. V. PERCUSSION, POULS.

PARAÉLECTRONOMIQUE. adj. — *Couche paraélectronomique*. V. ÉLECTROGENÈSE.

PARAFFINE. s. f. [de *parum affinis*, qui a peu d'affinité ; all. *Parafin*, angl. *paraffine*, it. et esp.. *parafina*]. Carbure d'hydrogène, incolore, cristallin, dur, de nature grasse, inodore, insipide, qu'on obtient parmi les produits de la distillation du goudron de bois ou de houille, des schistes bitumineux, de la cire, etc. Suivant son origine, elle est fusible entre 45° et 65° en un liquide blanc qui se volatilise sans résidu. Elle bout à 300°. Elle brûle très bien. Elle est soluble dans l'éther, l'huile de térébenthine, le naphte, moins dans l'alcool, pas dans l'eau. On l'emploie en histologie pour faire des inclusions (V. INCLUSION), et parfois aussi en chirurgie pour confectionner des appareils inamovibles.

PARAFIBRINE. s. f. (Polli). Modification hypothétique de la fibrine, formée dans certaines conditions morbides.

PARAFORME. s. m. (en atomes, $C^3H^6O^6$) (*trioxyméthylène, triformol, aldéhyde formique polymérisé*). Substance blanche, cristalline, insoluble dans l'eau, obtenue en chauffant la solution aqueuse de formaldéhyde. Elle a été préconisée comme antiseptique intestinal en cachets de 0gr,10 ; à la dose de 3 à 5 grammes, elle a une action purgative ; absorbée en moindre quantité, elle provoquerait plutôt la constipation. On l'emploie aussi comme antiseptique pour les pansements, en poudre ou en solution aqueuse au millième. Enfin les vapeurs de paraforme peuvent servir à désinfecter les appartements ; pour cela, on fait une pâte avec du chlorure de calcium et un peu d'eau, et on étend cette pâte sur des bandelettes qu'on suspend dans la pièce à désinfecter.

PARAGÉNÉSIE. s. f. [de παρὰ, à côté, et γένεσις, génération]. L'hybridité collatérale (Broca). Les métis sont stériles entre eux, mais sont fertiles si on les accouple avec des individus de l'une ou l'autre race mère.

PARAGEUSTIE. s. f. [*parageustia*, de παρὰ, qui indiqueu ne défectuosité, et γεῦσις, goût, γευτὸς, goûté ; it. *parageusia*, esp. *parageustia*]. Perversion du sens du goût.

PARAGLOBULINE. s. f. Globuline existant dans le sérum sanguin (d'où son nom de sérum-globuline), la lymphe, le chyle, les épanchements péritonéaux, péricardiques, pleuraux, etc. ; c'est la substance fibrinoplastique de Schmidt. On l'obtient en ajoutant à du sérum sanguin la moitié de son volume d'une solution saturée de sulfate d'ammonium, ou en le saturant de chlorure de sodium ; la paraglobuline se précipite et on la purifie en la dissolvant dans une solution étendue de chlorure de sodium et la précipitant ensuite de nouveau par l'addition d'une plus grande quantité de ce sel. La paraglobuline est, en effet, insoluble dans l'eau, et soluble dans les solutions étendues de sel marin (2 à 10 p. 100) ; cette solution est coagulée par la chaleur et précipitée à froid par la dialyse, par saturation de chlorure de sodium ou de sulfate de magnésium. La paraglobuline est soluble aussi dans les alcalis très étendus, dans les sels à réaction alcaline, dans l'eau saturée d'oxygène ou d'anhydride carbonique.

PARAGLOSSE. s. f. [*paraglossa*, de παρὰ, qui indique une défectuosité, et γλῶσσα, langue ; all. *Zungenvorfall*, angl. *paraglossa*, it. *paraglossa*, esp. *paraglosa*]. La macroglossie.

PARAGNATHE. adj. et s. [de παρὰ, à côté, et γνάθος, mâchoire]. Genre de monstres doubles polygnathiens.

PARAGOMPHOSE. s. f. [de παρὰ, entre, et γομφόω, je cloue ; all. et angl. *Paragomphosis*, it. *paragomfosi*, esp. *paragomfosis*]. Synonyme d'*enclavement*.

PARAGRAPHIE. s. f. [de παρὰ, qui indique une défectuosité, et γράφειν, écrire] (Kussmaul). Variété d'agraphie dans laquelle le malade peut écrire, mais substitue au mot juste un mot sans signification dans la phrase, ou même sans signification aucune. La paragraphie se rencontre, comme la paraphasie et la jargonaphasie, dans l'aphasie sensorielle.

PARAGUAY-ROUX. s. m. V. CRESSON *de Para*.

PARAKAKODYLE. s. m. — *Oxyde de parakakodyle* C^4H^6AsO). Corps obtenu par oxydation de l'oxyde de kakodyle. Il ressemble à celui-ci, mais ne fume pas à l'air et se transforme difficilement en acide kakodylique.

PARAKINÉSIE. s. f. [de παρὰ, indiquant une défectuosité et κίνησις, mouvement]. Absence de coordination dans les mouvements.

PARALACTIQUE. adj. V. SARCOLACTIQUE.

PARALALIE. s. f. [de παρὰ, qui indique une défectuosité, et λαλεῖν, parler] (Lordat, 1843). Disparition temporaire ou permanente de la faculté d'expression orale, caractérisée par la conservation de l'exercice interne de la pensée, de la formation et de la combinaison des idées, avec impossibilité de trouver les mots destinés à les exprimer, de coordonner ceux qui sont encore articulés et qui le sont en dehors de tout rapport de leur valeur avec les idées du malade et les événements du dehors.

PARALAMPSIE. s. f. [*paralampsis*, παράλαμψις, de παράλαμπειν, jeter peu de lumière ; all. *perlmutterartiger Hornhautfleck*, angl. *paralampsis*, it. *paralampsi*, esp. *paralampsia*]. Variété de l'*albugo* dite aussi *perle*.

PARALBUMINE. s. f. [all. *Paralbumin*, angl. *paralbumine*, it. et esp. *paralbumine*] (Scherer, 1852). Matière azotée et sulfurée trouvée dans le liquide des kystes de l'ovaire avec l'albumine proprement dite, et incomplètement coagulée par la coction ou l'addition d'acide acétique. Additionnée d'alcool, elle se précipite en flocons granuleux, qui, laissés deux jours en présence de ce liquide, et filtrés, sont complètement dissous par l'eau à 35° au bout de deux heures de contact. Le sulfate de magnésie ne la précipite pas. Elle se distingue de la caséine parce qu'elle n'est pas coagulée par l'acide acétique froid.

PARALDÉHYDE. s. f. (en atomes, $C^4H^4O^2$). Synonyme : *elaldéhyde*. Liquide incolore, neutre, à odeur éthérée spéciale, d'une saveur brûlante, solidifiable à + 12°, soluble dans huit fois son poids d'eau froide, et miscible à l'alcool et à l'éther. Il est doué de propriétés hypnotiques. On l'emploie à la dose de 2 à 4 grammes en une fois en élixir, lavement, potion, solution.

PARALEXIE. s. f. [de παρὰ, et λέγειν, parler, lire à haute voix]. Trouble de la faculté de lire les mots, dans lequel le malade substitue des mots dépourvus de sens à ceux du texte.

PARALLAXE. s. f. [*parallaxis*, παράλλαξις, différence, de παραλλάττειν, changer ; esp. *paralaxe*]. En chirurgie, déplacement des deux fragments d'un os rompu, qui chevauchent l'un sur l'autre.

PARALLÉLOKINÉSIE. s. f. (Pick). Phénomène observé dans l'hémiplégie hystérique : la malade reproduit avec le membre paralysé les mouvements passifs que l'on fait exécuter au membre sain. Ce phénomène aurait été aussi rencontré par Anton dans des lésions localisées à la zone motrice ; il serait aux paralysies motrices ce que l'aphasie transcorticale est à l'aphasie de Broca.

PARALYSÉ, ÉE. adj. et s. Qui est atteint de paralysie. — *Paralysé général.* Expression employée fréquemment pour désigner un sujet atteint de paralysie générale.

PARALYSEUR. adj. Qui paralyse. — *Nerf paralyseur.* V. Vaso-moteur.

PARALYSIE. s. f. [*paralysis*, παράλυσις, de παραλύειν, délier, relâcher; all. *Lahmung, Schlag*, angl. *palsy*, it. *paralisia*, esp. *paralisis*]. Diminution considérable ou abolition de la motricité volontaire ou involontaire, se manifestant par la cessation des contractions des muscles de la vie animale ou de la vie végétative. Cette diminution ou cette abolition peut dépendre d'une lésion matérielle du neurone moteur, elle est dite alors organique ; elle peut aussi être liée à des troubles purement dynamiques de ce neurone ; elle est dite alors fonctionnelle, *sine materia*, et est le plus souvent un symptôme de l'hystérie. La lésion peut porter sur un point quelconque du neurone, au niveau du cerveau, de la moelle ou des nerfs périphériques. Les symptômes varient naturellement avec la localisation. La diminution ou l'abolition de la *sensibilité* ou paralysie de la sensibilité, est plus souvent appelée *anesthésie*. — La *paralysie* du mouvement est appelée *hémiplégie*, quand elle occupe tout un côté du corps; *paraplégie*, quand elle en affecte la moitié inférieure ; *monoplégie*, quand un seul membre est intéressé ; *diplégie* ou *hémiplégie bilatérale* quand les deux moitiés du corps sont prises ; quelquefois elle est bornée aux nerfs de quelques muscles (*paralysie locale*). Le traitement de la paralysie consiste d'abord dans l'éloignement de la cause qui lui a donné naissance ; parfois cette cause, comme la syphilis, par exemple, nécessite un traitement spécifique qui peut à lui seul faire disparaître tous les accidents ; dans l'hystérie, il faudra avoir recours au traitement psychique. Localement on emploiera les frictions excitantes, le massage, les douches, les bains de vapeur simples ou aromatiques, et surtout l'électricité localisée. V. Hémiplégie et Paraplégie. — *Paralysie agitante* [*maladie de Parkinson*, angl. *shaking paralysis*, Parkinson, 1817 ; *synclonus ballismus*, Mason Good ; *paralysis agitans* ; all. *Schüttellähmung*]. Maladie de l'âge adulte, dont le début est ordinairement lent et insidieux : le malade accuse d'abord un léger sentiment de faiblesse générale, en même temps qu'une tendance à trembler avec les mains, les bras, la tête, et plus tard avec les membres inférieurs. Ces symptômes augmentent progressivement d'intensité : au bout d'un temps variable, quelques mois, un an, les parties jusque-là épargnées étant à leur tour envahies, le corps tout entier est agité et continuellement secoué ; les mouvements ont perdu leur précision, au point que les malades peuvent à peine tenir une plume, manger, etc. L'influence de la volonté arrête momentanément les oscillations morbides, mais celles-ci reprennent aussitôt. Leur force est telle, qu'il est souvent difficile de les faire cesser en maintenant avec les mains les membres agités, et quelquefois il semble que le tremblement augmente dans d'autres parties. En même temps il y a de la raideur musculaire (Charcot) qui détermine un facies caractéristique (V. Facies). La marche devient de plus en plus difficile, et elle s'accompagne de la propulsion involontaire et irrésistible du tronc en avant : le malade se porte sur la partie antérieure du pied et sur les orteils et prend involontairement le pas de course ; parfois la rétropulsion se joint à la propulsion ; la marche devient tout à fait impraticable. Enfin un jour arrive où l'agitation des membres se continue même pendant le sommeil ; et, à la longue, les organes qui président à la mastication et à l'articulation des sons deviennent incapables de remplir leurs fonctions ; les malades peuvent à peine manger, ils bégayent, la salive s'écoule involontairement de la bouche, la déglutition ne s'effectue qu'avec peine, et les matières fécales ne sont rendues qu'avec une extrême difficulté. Puis surviennent un amaigrissement rapide, la perte des forces, la paralysie des organes de la déglutition, les évacuations involontaires, le délire et la mort. Les causes de la paralysie agitante sont le plus souvent des émotions morales vives, parfois l'irritation des nerfs périphériques consécutive à un traumatisme (Charcot), ou le froid humide. Le traitement n'est guère déterminé ; des frictions, des bains chauds sont utiles, ainsi que l'électricité et l'iodure de potassium. — *Paralysie des aliénés*. V. Paralysie *générale*. — *Paralysie alterne* ou *dimidiée*. V. Hémiplégie. — *Paralysie amyotrophique*. V. Atrophie *musculaire progressive*. — *Paralysie ascendante*. Celle qui résulte d'une lésion de la moelle s'étendant de bas en haut, et qui, d'abord limitée aux extrémités inférieures, se propage aux supérieures et au thorax. — *Paralysie ascendante aiguë* [*maladie de Landry*]. Paralysie à marche rapide à laquelle on conserve le nom de l'auteur qui l'a décrite le premier, faute surtout de bien connaître les lésions anatomiques qui lui donnent naissance. Ces lésions portent soit sur la moelle épinière, soit sur les nerfs périphériques. La moelle présente une vascularisation exagérée ; les méninges sont congestionnées ; à l'examen microscopique on trouve une endopérivascularite pouvant aboutir à la thrombose ; enfin la méthode de Nissl révèle des modifications multiples dans les cellules. Mais la moelle n'est pas toujours prise à un degré aussi avancé ; alors on trouve des lésions nerveuses ; aussi doit-on considérer actuellement la maladie de Landry comme une affection du neurone moteur périphérique qui est frappé, suivant les cas, dans la cellule d'origine ou dans le prolongement cylindraxile. Le début de la maladie est variable ; il est ordinairement accompagné de fièvre et de symptômes généraux ; en même temps on note l'apparition presque subite d'un affaiblissement, puis d'une disparition complète de la motricité dans les membres inférieurs, parfois des douleurs vives ; cette paralysie s'étend rapidement aux muscles des membres thoraciques, puis à ceux du thorax, et est promptement suivie de l'abolition de la contractilité électrique de ces muscles ; la sensibilité est ordinairement diminuée ; rarement il y a incontinence de l'urine et des matières fécales, ce qui doit faire penser à une forme poliomyélitique ; enfin la mort survient au bout de six à douze jours, par paralysie du diaphragme et asphyxie, sans que l'intelligence ait été diminuée. Cette affection peut apparaître au cours d'une maladie infectieuse, variole, grippe ; elle peut être aussi primitive ; en tout cas elle est due à des agents microbiens variés et on a rencontré le pneumocoque, le streptocoque, le méningocoque et différents bacilles. — *Paralysie asphyxique*. Suspension des facultés intellectuelles, des mouvements volontaires, de la sensibilité cutanée, des mouvements de la respiration, de ceux de l'iris, enfin de ceux du cœur, que détermine successivement l'asphyxie. Le retour de ces actes s'opère en sens inverse : les derniers paralysés reparaissent les premiers. Les contractions du cœur ne cessent jamais subitement : elles s'accélèrent d'abord, puis se ralentissent progressivement, deviennent rares et cessent. La paralysie des pupilles se manifeste par une dilatation progressive; la cessation des contractions du cœur n'arrive que quelques instants après leur dilatation complète, souvent précédée de quatre à cinq grands mouvements inspiratoires qui, depuis quelques instants, étaient suspendus, et lorsque depuis assez longtemps il y a résolution complète des muscles des membres. — *Paralysie atrophique*. V. Atrophie *musculaire*. — *Paralysie bulbaire*. V. Paralysie *labio-glosso-laryngée*. — *Paralysie choréique*. V. Chorée. — *Paralysies consécutives aux maladies aiguës*. Paralysies plus ou moins étendues qu'on observe pendant la convalescence de la fièvre typhoïde, de la variole, etc. — *Paralysie diphtéritique* [all. *diphtheritische Lähmung*, angl. *diphtheritic paralysis*, it. *paralysi difteritica*]. Paralysie consécutive à la diphtérie, dont la première mention se trouve dans les œuvres d'Hippocrate (V. Épidémie *de Périnthe*), et qui consiste dans une paralysie des muscles des membres et du tronc, du voile du palais et du pharynx, succédant à une diphtérie cutanée, ou à une affection diphtéritique de la gorge (angine couenneuse ou croup). Elle est due à la toxine diphtérique, et on a pu reproduire avec cette toxine des paralysies chez les animaux. Le malade éprouve de la gêne pour avaler et pour parler; les boissons sortent par le nez ou pénètrent dans le larynx. Le plus souvent la paralysie reste limitée au voile du palais; mais parfois on voit survenir au bout de quelque temps de l'engourdissement dans les membres inférieurs et supérieurs, avec affaiblissement dans la contractilité musculaire des membres, qui peut atteindre le tronc et même le diaphragme. Cet affaiblissement rend la marche pénible, mais le malade est rarement forcé de s'aliter; plus souvent c'est la musculature interne de l'œil qui est prise, donnant une paralysie de l'accommodation. La durée est de plusieurs mois. Le traitement consiste dans l'emploi des moyens usités contre la paralysie en général (électricité, strychnine), et, en outre, dans l'administration des analeptiques, des ferrugineux, du quinquina, etc. — *Paralysie de l'enfance* [*paralysie essentielle, infantile, myogénique, spinale, atrophique, myélite antérieure aiguë*]. Maladie dans laquelle on observe, du côté du système nerveux, une lésion primitive de la moelle épinière, siégeant dans les parties de cet organe qui président à la motilité, et consistant dans l'atrophie des cellules nerveuses des cornes antérieures et de ces cornes elles-mêmes, qui résulte de l'inflammation primitive de ces cellules (Charcot, Parrot) ou de la névroglie (Roger, Damaschino) : la sclérose des cordons latéraux peut en être la suite. Du côté des organes de la locomotion (fig. 528), on observe une altération consécutive des muscles paralysés, qui consiste, soit dans une atrophie simple ou granuleuse avec destruction successive des éléments musculaires, soit dans une atrophie avec production de tissu graisseux. La maladie se rencontre surtout chez les enfants de un à deux ans, mais peut être observée plus tard. Elle débute ordinairement avec de la fièvre et des phénomènes généraux rappelant la période d'invasion des maladies infectieuses. Puis apparaît une paralysie plus ou moins complète et généralisée. Dans une troisième période, les phénomènes paralytiques régressent et se localisent sur un certain nombre de muscles; enfin, la dernière période est marquée par l'atrophie des muscles atteints. La paralysie de certains muscles est le fait primordial; vient ensuite l'atrophie. Il y a prédominance des muscles antagonistes, complètement ou relativement sains; prédominance d'abord active, physiologique, ensuite passive, par rétraction ou raccourcissement permanent du muscle. Il y a entraînement des parties des membres qui obéissent à l'action non contre-balancée des muscles sains dans des situations vicieuses permanentes, d'où les déformations et difformités consécutives à la paralysie de l'enfance et qu'on retrouve plus ou moins accrues sur les adultes (pieds bots, etc.). Parfois, chez l'enfant, il y a en même temps arrêt de développement des os. Les différents modes de traitement sont : au début, les révulsifs, les antiphlogistiques, les ventouses, etc.; plus tard, l'électricité, la gymnastique, les appareils mécaniques et la ténotomie. — *Paralysie* ou *hémiplégie faciale* [*paralysie de la septième paire*]. Paralysie qui occupe le plus souvent une seule des moitiés de la face. On observe, *du côté paralysé*, l'abaissement et la projection en avant de la commissure labiale; la flaccidité de la joue et des lèvres, d'où résultent la difficulté de maintenir dans la bouche le bol alimentaire, un écoulement de la salive, l'impossibilité de siffler, la difficulté de prononcer les consonnes labiales; l'immobilité de la narine, qui reste largement ouverte; la non-occlusion des paupières par paralysie de l'orbiculaire et tonicité prédominante du releveur de la paupière supérieure; l'impossibilité du clignement, et, par ces deux causes, la sécheresse du globe de l'œil, son irritation consécutive à l'action continuelle de la lumière et de l'air; l'immobilité, l'aspect lisse et tombant de toute la moitié paralysée de la face, qui semble placée sur un plan plus antérieur, ce qui donne un aspect bizarre, comme hébété, à la figure, etc.; au contraire, *du côté sain*, la rétraction des traits : la différence entre les deux côtés de la face est augmentée par le rire. L'injection de pilocarpine ne détermine, au moins dans les formes graves de la paralysie périphérique, l'apparition de la sueur qu'avec un retard de plusieurs minutes sur le côté sain (Strauss). Dans certaines paralysies faciales, on observe à l'intérieur de la bouche la déviation de la luette vers le côté sain, déjà signalée par Hippocrate (par paralysie du nerf vidien); mais, d'après les physiologistes modernes, le facial n'innerve aucun muscle du voile du palais; les cas dans lesquels il y a à la fois paralysie faciale et paralysie du voile sont rares et demanderaient à être contrôlés par l'examen laryngé (Lermoyez). On note aussi parfois la diminution de la faculté gustative (par défaut d'action de la corde du tympan). Si l'altération de motilité des muscles de la face est le seul phénomène morbide, c'est que le nerf de la septième paire est seul intéressé, et qu'il est lésé après sa sortie du trou stylo-mastoïdien; si, avec l'hémiplégie faciale, coïncident des troubles auditifs, gustatifs et la paralysie du voile, c'est que la lésion porte sur le trajet du nerf dans le rocher. Si une hémiplégie du membre du même côté ou du côté opposé existe en même temps, les centres encéphaliques sont pris. Mais tant que la lésion porte en un point siégeant avant la sortie du noyau bulbaire ou au niveau de ce noyau, la paralysie affecte la même forme dite paralysie périphérique. Quand, au contraire, il

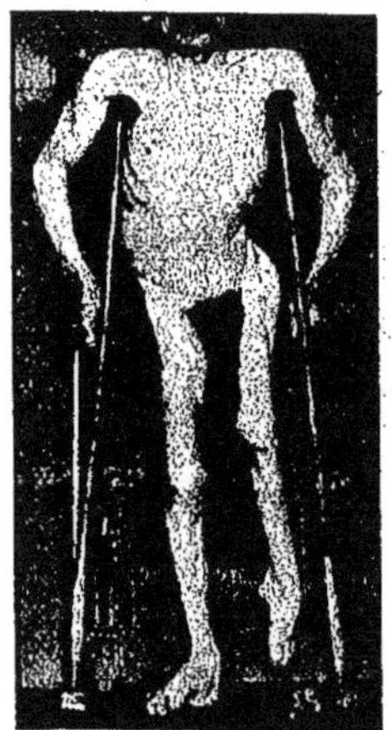

Fig. 528. — *Paralysie* infantile.

s'agit d'une lésion de l'écorce cérébrale ou d'une partie du trajet entre l'écorce et le bulbe, la paralysie a un type particulier. Dans ce cas, en effet, la partie inférieure de la face est seule paralysée ; la moitié supérieure, et en particulier l'orbiculaire des paupières, n'est pas prise. Cette intégrité du facial supérieur dans les paralysies faciales d'origine centrale n'est pourtant pas complète, comme l'ont

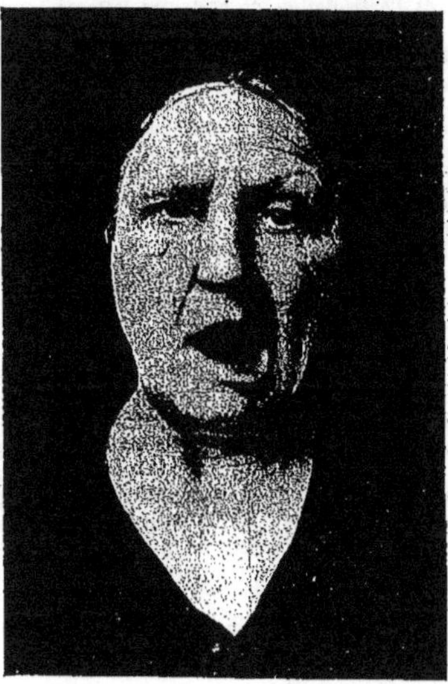

Fig. 529. — *Paralysie* faciale.

montré les recherches précises de ces dernières années. Dans ces paralysies d'origine centrale, il y a de plus absence de modification des réactions électriques, absence de troubles du goût et de l'ouïe, de la réaction sudorale et de l'abolition des réflexes. Parfois la paralysie faciale est double : les deux moitiés de la face présentent une immobilité égale. En dehors des cas où le nerf facial est comprimé ou altéré, la paralysie périphérique est le plus souvent de *cause rhumatismale*, survient pour avoir couché sur la terre ou contre un mur humide, ou à la suite d'un voyage en chemin de fer, les fenêtres ouvertes, ou pour avoir travaillé longtemps dans un courant d'air ; elle est peu grave et guérit en quelques semaines ou quelques mois par les vésicatoires, l'électricité, les douches, etc. Enfin il faut toujours rechercher la syphilis et appliquer le traitement spécifique s'il y a lieu. Fig. 529 : paralysie faciale périphérique du côté droit, pendant l'effort pour tenir la bouche ouverte ; la bouche est oblique ovalaire, le pôle le plus large de l'ovale dirigé du côté sain ; la lèvre inférieure de ce côté, plus abaissée et plus renversée au dehors, découvre en partie les dents de la mâchoire inférieure. — *Paralysie générale progressive* [*paralysie des aliénés, paralysie progressive, folie paralytique, démence paralytique, méningo-périencéphalite chronique diffuse, polyparésie*]. Espèce de folie produite par une altération organique spéciale des centres nerveux (inflammation chronique ou sclérose superficielle) à marche progressive, mais inégale et souvent interrompue par des rémissions. Elle est caractérisée : 1° par des lésions multiples et diffuses des organes encéphalo-rachidiens, prédominantes vers la surface des circonvolutions cérébrales ; 2° par un ensemble complexe de symptômes dont les uns, fondamentaux et constants, consistent dans l'affaiblissement progressif de l'intelligence et de la motilité (démence et paralysie), et les autres complémentaires, accessoires, souvent temporaires, consistent dans la perversion des mêmes fonctions (délire ambitieux, hypocondriaque, instinctif ; contractures, spasmes, convulsions). La découverte de la paralysie générale, due aux médecins aliénistes français élèves d'Esquirol, Georget, Delaye, Calmeil, Bayle (1820-1826), « constitue le plus grand progrès que l'on puisse signaler dans l'histoire des maladies mentales » (Baillarger). Cette maladie a été depuis cette époque, dans tous les pays, l'objet d'un grand nombre d'études pratiques et de discussions théoriques. Elle reconnaît pour causes toutes les influences qui déterminent l'usure, l'épuisement anticipé du système nerveux, c'est-à-dire toutes les formes d'excès physiques et intellectuels, sensuels ou moraux ; elle est moins héréditaire que les autres formes de folie ; elle se produit surtout aux âges moyens de la vie ; elle affecte l'homme beaucoup plus souvent que la femme, et dans le sexe féminin, elle s'adresse surtout aux prostituées. Ses rapports avec la syphilis sont aujourd'hui admis par la généralité des médecins ; sans être une manifestation directe de la syphilis, elle apparaît le plus souvent chez d'anciens spécifiques, mais doit être distinguée toutefois de certaines formes de syphilis cérébrale qui s'en rapprochent. Les troubles affectent toujours la motilité et l'intelligence, sans ordre précis dans l'époque de leur apparition. Au début il y a plutôt ataxie des mouvements que paralysie. L'articulation des mots est irrégulière ; on observe des trémulations fibrillaires dans la langue, les lèvres, les joues ; l'altération de la parole est le plus souvent assez caractéristique pour faire reconnaître, à elle seule, la nature de la maladie. Les mouvements délicats des doigts perdent de leur précision ; puis la marche s'altère à son tour. Tous ces symptômes augmentent progressivement depuis le début presque imperceptible jusqu'à un état généralisé de paralysie qui justifie le nom donné à la maladie. A l'affaiblissement musculaire s'ajoutent, le plus ordinairement, des contractions, des spasmes, des convulsions tantôt généralisées (attaques épileptiformes), tantôt localisées (épilepsie spinale, convulsions jacksonniennes). Au point de vue intellectuel, il y a, dans tous les cas de paralysie générale, un élément fondamental et commun, l'affaiblissement intellectuel ou démence. Il s'y ajoute presque sans exception, mais à des époques fort diverses de l'affection, une forme quelconque de délire. Celle que l'on considérait autrefois comme constante et pathognomonique est le délire ambitieux ou folie des grandeurs. On a reconnu depuis que le délire mélancolique est aussi très fréquent, surtout dans sa forme hypocondriaque. Ces deux espèces de délire se produisent souvent chez le même malade ; le plus habituellement elles alternent, parfois elles coexistent. Très fréquemment une période plus ou moins intense de dépression mélancolique précède, ou indique le début de la maladie. D'autres fois le trouble mental se manifeste surtout dans les actes, sous forme de délire instinctif, tendance au vol, aux excès alcooliques, aux actes d'immoralité. La paralysie générale présente en outre, à titre de symptômes accessoires, des troubles oculaires (dilatation ou rétrécissement des pupilles), des troubles de la sensibilité (anesthésie, analgésie, hallucinations, illusions), de la circulation (état congestif), de la nutrition (amaigrissement ou embonpoint, altération des sécrétions). Au point de vue de l'évolution, et surtout de l'aspect de la maladie, au début, on admet diverses variétés : congestive, paralytique, mélancolique, expansive. Elles finissent toutes par aboutir, à la suite d'une évolution fort variable, à un état à peu près complet de démence et de paralysie. On attribuait, autrefois, à l'affection, une durée à peu près uniforme de trois ans; aujourd'hui, comme on fait le diagnostic à une époque plus rapprochée du début, la durée paraît plus longue, surtout chez les femmes. La paralysie générale commençante peut être confondue avec la manie simple ou la mélancolie simple et mieux encore avec la folie à double forme. Les altérations anatomiques se rattachent au type des inflammations interstitielles de la substance nerveuse (sclérose); la lésion macroscopique la plus remarquable, qui a une valeur presque pathognomonique, consiste dans l'adhérence par

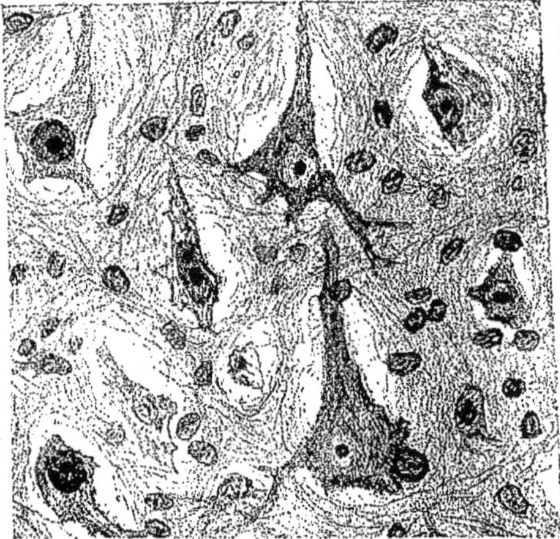

Fig. 530. — *Paralysie* générale (altérations du cerveau).

plaques des méninges à la substance corticale du cerveau; au point de vue microscopique, le caractère le plus saillant est l'étouffement atrophique des cellules par la prolifération du tissu conjonctif ou névroglie. Les applications de la théorie des localisations cérébrales à l'étude de la paralysie générale tendent à limiter dans la région psychomotrice de l'écorce des hémisphères le point de départ de tous les symptômes caractéristiques de la maladie; après diverses alternatives on revient aux idées des auteurs qui l'ont décrite les premiers et qui la considéraient comme étant de nature inflammatoire. Le traitement de la paralysie générale doit varier suivant la prédominance de tel ou tel ordre de symptômes (V. Folie); à une période rapprochée du début, on devra recourir à un traitement antisyphilitique énergique. Cette maladie est presque toujours mortelle à assez bref délai. Les améliorations très sensibles qu'elle présente souvent ne sont presque jamais que des rémissions qui aboutissent à une rechute plus ou moins rapide. De loin en loin, cependant, on observe quelques cas de rétablissement presque complet et durable, qui doivent faire admettre, à titre de rareté tout à fait exceptionnelle, la possibilité d'une guérison réelle. Fig. 530. Coupe d'un fragment d'écorce à un stade avancé de la paralysie générale. Proliférations névrogliques intenses (réticulum fibrillaire assez dense, noyaux et cellules araignées proliférées en grand nombre, souvent orientés autour d'un vaisseau). Les cellules nerveuses existent encore, quoique diminuées de nombre et malades à divers degrés. Les fibres nerveuses ont disparu. — *Paralysie graisseuse*. Celle qui s'accompagne de production de tissu adipeux. — *Paralysie hémifaciale*. V. Paralysie *faciale*. — *Paralysie infantile*. V. Paralysie *de l'enfance*. — *Paralysie infantile obstétricale*. Celle qui s'observe parfois au moment de la naissance par suite de compression des centres ou des troncs nerveux, due à l'action du forceps, à la constriction exercée par le col de l'utérus, aux rétrécissements du bassin, etc. — *Paralysie labio-glosso-laryngée* (Trousseau) [*paralysie bulbaire*]. Affection qui débute par une difficulté dans l'articulation de certaines lettres; les malades avalent encore très bien, et déjà l'on perçoit une modification de la voix, qui est devenue nasillarde. Les lettres *r*, *k*, *c*, sont les premières à être mal prononcées. Les malades avalent avec plus de circonspection qu'auparavant. Au bout d'un temps qui n'est pas long, la prononciation et la déglutition se font plus difficilement, et les lettres labiales et dentales finissent par ne plus être prononcées. Puis vient une immobilité notoire dans l'orbiculaire des lèvres, par suite de laquelle les commissures labiales, entraînées en dehors par leurs muscles propres, élargissent la bouche, surtout pendant le rire. La salive s'écoule par le bord des lèvres pendant la nuit d'abord, puis pendant le jour; la prononciation devient confuse, et bientôt n'est qu'un grognement de moins en moins sonore, qui enfin disparaît complètement. Alors les difficultés de déglutition augmentent; les aliments reviennent par le nez, entrent dans le larynx. La respiration diminue, et les malades s'éteignent par asphyxie. En même temps les muscles atteints s'atrophient, et le degré de la paralysie est toujours proportionnel à celui de l'atrophie. La maladie dure de six mois à trois ans. A l'autopsie, on constate l'atrophie des cellules nerveuses du bulbe rachidien d'où naissent les nerfs hypoglosse, facial, trijumeau, spinal et pneumogastrique (Duchenne de Boulogne, Charcot). — *Paralysie périodique familiale*. Syndrome caractérisé par des accès de paralysie avec diminution ou perte complète de l'excitabilité électrique et des réflexes, sans le moindre trouble de la sensibilité ni de l'intelligence. Les paroxysmes reviennent à intervalles irréguliers, tantôt quotidiens, tantôt longuement espacés; parfois la fréquence augmente progressivement. La durée de l'accès est ordinairement de quelques heures, peut-être dans certains cas de quelques jours, voire même d'une semaine. Le repos, l'immobilité semblent favoriser la production des accès qui sont plus fréquents la nuit. Le début se fait par les membres inférieurs, puis la paralysie s'étend au tronc et aux extrémités supérieures, au larynx et au pharynx; les nerfs craniens restent indemnes. La paralysie est flasque. Cette affection a un caractère familial et héréditaire; elle n'a aucun rapport avec la malaria, et doit être bien différenciée des paralysies intermittentes d'origine palustre avec lesquelles on l'a souvent confondue. — *Paralysie des porteurs d'eau*. V. Radial. — *Paralysie pseudo-hypertrophique*. Hypertrophie *apparente* des muscles dans laquelle l'hyperplasie et la dégénérescence graisseuse du tissu conjonctif interstitiel masquent l'atrophie des fibres musculaires. Héréditaire, spéciale à l'enfance, elle débute par un affaiblissement des membres inférieurs, d'où marche difficile et attitudes caractéristiques: écartement des jambes, démarche de canard, ensellure lombaire, équin varus bilatéral, impossibilité pour le malade couché de se relever. Les muscles du mollet d'abord, puis de la fesse, de la cuisse, des lombes, du tronc, du deltoïde, des membres supérieurs, parfois de la langue, sont augmentés de volume, ce qui contraste avec l'atrophie réelle de certains muscles, surtout de ceux du bras. Après plusieurs années, la maladie aboutit à l'impuissance musculaire absolue, et à la mort dans le marasme ou par maladie intercurrente (bronchite, pneumonie). C'est une variété de *myopathie* (V. ce mot). — *Paralysie de la sensibilité* ou *du sentiment*. V. Anesthésie. — *Paralysie spinale* Celle qui a pour cause une lésion de la moelle épinière. — *Paralysie tremblante*. V. PARALYSIE AGITANTE.

PARALYTIQUE. adj. et s. [*paralyticus*, παραλυτικὸς, all. *paralitisch*, angl. *paralytic*, it. et esp. *paralitico*]. Qui est atteint de paralysie, qui a rapport à la paralysie. — *Altération* ou *démence paralytique*. V. PARALYSIE *générale*. || S. m. *Paralytique général*. V. PARALYSÉ *général*.

PARAMALIQUE. adj. — *Acide paramalique*. V. FUMARIQUE.

PARAMASTITE. s. f. Inflammation développée autour de la glande mammaire; c'est le phlegmon périmammaire.

PARAMÉCIE. s. f. ou **PARAMÉCIENS.** s. m. pl. Genre d'infusoires ciliés.

PARAMÉTRITE. s. f. Nom donné parfois au phlegmon péri-utérin. V. PÉRI-UTÉRIN.

PARAMIMIE. s. f. [de παρὰ, qui indique une défectuosité, et μιμέομαι, j'imite]. Trouble de la mimique, dans lequel les gestes ne correspondent plus aux idées ou aux sentiments que le malade veut exprimer.

PARAMNÉSIE. s. f. [de παρὰ, indiquant défectuosité, et μνῆσις, souvenir] (Lordat, 1843). Trouble de la faculté d'expression, consistant en une perte du souvenir de la signification des mots entendus et de leurs signes visibles, avec suggestion instinctive de sons encore connus, mais mal employés, parfois avec interversion des lettres d'un mot.

PARAMORPHINE. s. f. [*paramorphium*, all. *Paramorphin*, *Thebaïn*, angl. *paramorphine*, it. et esp. *paramorfina* (Pelletier). La *thébaïne*.

PARAMUSIE. s. f. [de παρὰ, et μοῦσα, musique]. Trouble de la faculté musicale : le malade peut chanter et a gardé le souvenir des images nécessaires pour émettre des sons (différence avec l'*amusie*), mais il se trompe sur les tons et les intervalles. Elle est à l'*amusie*, ce que la paraphasie est à l'aphasie de Broca.

PARAMYOCLONIE. s. f. [de παρὰ, employé ici dans le même sens que dans *paraplégie* et *myoclonie*]. Variété de myoclonie limitée aux membres inférieurs.

PARAMYOCLONUS MULTIPLEX. Affection décrite par Friedreich en 1881, et consistant en une myoclonie affectant les deux côtés du corps et intéressant un grand nombre de muscles. Les contractions sont brusques, involontaires, sans déplacement sauf pour les fortes secousses; elles surviennent à intervalles rapprochés mais inégaux, occupant non symétriquement les groupes musculaires des membres supérieurs plus encore que des inférieurs, épargnant presque toujours la face. Ces contractions diminuent dans la station debout et sous l'influence de la volonté; elles s'accentuent dans le décubitus et cèdent au sommeil. Il n'y a pas d'autre trouble nerveux, sauf l'exagération du réflexe rotulien. Cette affection se développe ordinairement à la suite de commotion morale chez des sujets névropathiques, elle paraît due à l'hyperexcitabilité du neurone moteur, en rapport le plus souvent avec l'hystérie. La suggestion hypnotique, les injections hypodermiques de petites doses de cocaïne sont indiquées dans ce cas.

PARANAPHTALINE. s. f. [all. *Paranaphtalin*, angl. *paranaphtaline*, it. et esp. *paranaftalina*]. V. ANTHRACÈNE.

PARANGYNE. s. f. [παρὰ, à côté, et *angine*]. Angine anormale.

PARANYMPHE. s. m. [*paranymphus*, de παράνυμφος, garçon de noce, de παρὰ, proche, et νύμφη, nouvelle mariée]. Terme adopté, par métaphore, par les anciennes écoles de médecine pour exprimer le discours solennel que l'on prononçait à la fin de chaque licence, et où l'orateur faisait l'éloge des licenciés.

PARAOMPHALIQUE. adj. [de παρὰ, à côté, et ὀμφαλὸς, nombril]. — *Vaisseaux paraomphaliques*. Veinules sous-péritonéales découvertes par Sappey, se jetant dans la veine porte, vers la partie antérieure du sillon antéro-postérieur du foie, et anormalement développées dans la *cirrhose* de cet organe.

PARAPEPTONE. s. f. V. PEPTONE.

PARAPEXIEN, NE. adj. [de παρὰ, à côté, et *apex*, sommet]. Qui se trouve au voisinage de la pointe du cœur. — *Région parapexienne* (Potain). Région située immédiatement en dehors de la pointe du cœur sur une même ligne horizontale.

PARAPHIMOSIS. s. m. [*paraphimosis*, παραφίμωσις, de παρὰ, au delà, et φιμόω, je serre, j'étreins; all. *Paraphimosis*, *spanischer Kragen*, angl. *paraphimosis*, it. *parafimosi*, esp. *parafimosis*]. Étranglement du gland par l'ouverture du prépuce, qui, retiré fortement derrière la couronne, ne peut plus être ramené sur l'extrémité du pénis. Cette constriction peut déterminer le gonflement, l'inflammation, la gangrène du gland, la phlogose et l'ulcération du prépuce: il est donc important de tenter tout de suite la réduction des parties déplacées. Le malade étant couché sur le dos, le chirurgien, placé à son côté droit, saisit le pénis avec la main gauche, au niveau des replis du prépuce, puis, pressant avec le pouce et les premiers doigts de la main droite enduits d'un corps gras sur le gland et les bourrelets formés derrière lui, il les affaisse et les repousse peu à peu en arrière, tandis qu'il attire en avant le prépuce, et qu'il achève ainsi la réduction. Quelquefois la constriction est telle que cette réduction est impossible, et qu'il faut inciser parallèlement à l'axe de la verge, et sur le dos de celle-ci, les replis du prépuce, en déprimant autant que possible les bourrelets saillants, et divisant successivement avec un bistouri droit la peau et le tissu cellulaire, jusqu'à ce que la bride soit complètement coupée. Après la réduction, les tissus revenant sur eux-mêmes, cette incision n'a plus qu'une très petite étendue, et se cicatrise promptement.

PARAPHONIE. s. f. [de παρὰ, qui indique quelque chose de vicieux, et φωνή, voix ; all. *Stimmfehler*, angl. *paraphonia*, it. et esp. *parafonia*]. Vice de la voix consistant dans un timbre désagréable.

PARAPHRÉNÉSIE. s. f. [*paraphrenitis*, de παρὰ, proche, et φρένες, diaphragme; all. et angl. *Paraphrenitis*, it. *parafrenesia*, esp. *parafrenesis*]. Nom donné autrefois à un délire que l'on supposait dépendre de l'inflammation du diaphragme. || La *diaphragmatite*.

PARAPHRÉNITIS. s. f. V. PARAPHRÉNÉSIE.

PARAPHRONIQUE. adj. — *Etat paraphronique* (Pitres). Délire hystéro-hypnotique à caractère monoïdéique, dans lequel l'esprit, dominé par une sorte de fascination psychique, reste indifférent à tout ce qui ne se rapporte pas à l'objet de son délire, est rebelle à toutes les suggestions étrangères à son rêve, et perd ensuite le souvenir des actes accomplis pendant la période délirante.

PARAPHROSYNE. s. f. [παραφροσύνη, de παρὰ, qui indique un vice quelconque, et φρήν, esprit; all. et angl. *Paraphronesis*, it. *parafronesi*]. Délire fébrile. — *Paraphrosine calenture*. Nom donné par Sauvage à une sorte de délire furieux observé par les navigateurs dans la zone torride, les portant à se jeter dans la mer, etc., et considéré comme une maladie à part, d'après le mot *calentura* employé par les navigateurs espagnols, qui les premiers en observèrent les phénomènes. Le Roy de Méricourt a démontré que les documents qui ont servi à la description de cette maladie se rapportaient au délire des congestions cérébrales produites par l'insolation, par le séjour dans un endroit chaud et peu aéré, par la fatigue excessive, à celui des méningites et des fièvres pernicieuses, et non à une maladie distincte. Il en résulte que les premiers qui ont employé le mot *calentura* (en français *fièvre*) avaient simplement voulu dire qu'il y a *fièvre* avec délire, et que le mot *calentura* doit être rayé du langage scientifique, puisque ceux qui s'en sont servis ne l'ont fait que faute de connaître la signification espagnole de ce terme.

PARAPHYSE. s. f. Nom donné: 1° aux filaments cloisonnés qui portent les sporanges de certaines algues; 2° à des cellules entremêlées avec les thèques des lichens sur l'hypothécium.

PARAPLÉGIE. s. f. [*paraplegia*, *paraplexia*, de παρὰ, qui marque quelque chose de nuisible ou d'incomplet, et πλήσσειν, frapper; all. *Paraplegia*, *Querlähmung*, angl. *paraplegy*, it. et esp. *paraplegia*]. Paralysie de la partie inférieure du corps (membres abdominaux, rectum, vessie). Le *mouvement* peut être aboli à différents degrés; cette abolition peut s'accompagner de contractures, de spasmes. La *sensibilité* cutanée peut être remplacée par de l'analgésie, ou de l'anesthésie, ou de l'hyperesthésie; la sensibilité musculaire, augmentée ou diminuée. La *nutrition* peut être atteinte; alors les membres inférieurs maigrissent, les articulations se déforment. La paraplégie peut se présenter sous divers types : paraplégie spasmodique et paraplégie flaccide. La *paraplégie spasmodique* est surtout caractérisée par l'exagération des réflexes tendineux, et souvent par le clonus du pied; de plus les muscles de la cuisse et du mollet sont plus ou moins raides, déterminant l'attitude du membre qui est en adduction et en rotation en dedans. Cette variété peut être d'origine traumatique et succéder à une fracture du rachis, à une plaie par instrument tranchant; quand elle s'est développée spontanément, elle peut s'accompagner de douleurs plus ou moins vives: c'est cette forme que l'on observe dans le mal de Pott, dans le cancer vertébral (*paraplégie douloureuse des cancéreux* de Charcot) et en général dans tous les cas de compression lente de la moelle (tumeurs des méninges, syphilis osseuse ou méningée, etc.). La paraplégie spasmodique peut ne pas s'accompagner de douleurs, comme cela se rencontre au cours de la sclérose en plaques, du tabes dorsal spasmodique, de la maladie de Little, de la sclérose latérale amyotrophique, de la myélite transverse, de la syringomyélie, dans certaines intoxications comme le lathyrisme ou la pellagre, et enfin dans la syphilis médullaire (paralysie spinale syphilitique d'Erb). La *paraplégie flasque* détermine une impotence fonctionnelle ordinairement beaucoup plus intense que la variété précédente; la marche, quand elle est possible, se fait en steppant, mais souvent tout mouvement est aboli. Les réflexes tendineux sont supprimés; l'atrophie musculaire, les paralysies de la vessie et du rectum, les troubles de la sensibilité sont fréquents. Cette variété est parfois accompagnée de fièvre: paralysie infantile, paralysie spinale antérieure de l'adulte, myélites infectieuses aiguës, névrites infectieuses, paraplégie des fièvres graves (variole, fièvre typhoïde, impaludisme). Quand la fièvre n'existe pas, la cause de la paraplégie peut être l'hématorachis, caractérisé par son début brusque; l'hystérie, où les troubles de la sensibilité sont très marqués; un réflexe parti des voies urinaires ou de l'utérus, une intoxication chronique par l'alcool, le plomb, l'oxyde de carbone, une auto-intoxication comme le diabète, enfin la syphilis. Mais avant de porter le diagnostic de la cause de la paraplégie, il faut avoir séparé le syndrome des autres affections qui peuvent la simuler, comme les lésions des os ou des articulations, la sciatique, l'ataxie qui était confondue avec elle avant Duchenne (de Boulogne), l'astasie-abasie. Le traitement variera suivant la cause, psychique dans l'hystérie, mercuriel et ioduré dans la syphilis; l'électrisation, le massage, les bains sulfureux ou alcalins sont indiqués dans beaucoup de cas. — *Paraplégie cervicale.* Nom donné parfois à la paralysie des deux membres supérieurs. — *Paraplégie spasmodique familiale.* Affection familiale caractérisée par la paralysie avec contracture des membres inférieurs (impotence, attitudes vicieuses). Elle diffère de la maladie de Little par son début à un âge plus avancé, et par son évolution progressive. Elle reconnaîtrait soit une origine cérébrale, soit une origine spinale. Il est probable qu'elle ne constitue pas une entité morbide, mais un syndrome commun à des affections familiales de nature et de siège différents.

PARAPLEURÉSIE. s. f. [*parapleuritis*, de παρὰ, indiquant fausseté, et *pleurésie*; all. et angl. *Parapleuritis*, it. *parapleurisia*, esp. *parapleuresia*]. Fausse pleurésie. Nom donné par les auteurs soit à la pleurodynie, soit à la pleuro-pneumonie.

PARAPLEXIE. s. f. [*paraplexia*, παραπληξία]. Mot employé par plusieurs auteurs comme synonyme de *paralysie* ou *paraplégie*. ‖ Pour Gendrin, forme d'apoplexie dans laquelle la paralysie prédomine.

PARAPOPLEXIE. s. f. [de παρὰ, indiquant fausseté, et *apoplexie*; it. *parapoplessia*]. État soporeux qui simule l'apoplexie.

PARARTHRÈME. s. m. [παράρθρημα, de παρὰ, indiquant dérangement, et ἄρθρον, articulation; it. *parartrema*]. Luxation incomplète.

PARASITAIRE. adj. [esp. *parasitario*]. Qui concerne les parasites; qui est causé par eux. — *Crase parasitaire* (Bazin). V. PARASITOGÉNIE. — *Maladie parasitaire*. Maladie causée par la présence de parasites. V. MALADIE. — *Monstre parasitaire* (Isidore Geoffroy Saint-Hilaire). Monstre double, caractérisé par l'association de deux individus, l'un vivant par lui-même, l'autre implanté sur son frère et vivant à ses dépens.

PARASITE. adj. [*parasitus*, παράσιτος, de παρὰ, auprès, et σῖτος, nourriture; all. *Parasit*, *Schmarotzer*, angl. *parasitic*, *parasitical*, it. *parassito*, *parassitico*, esp. *parasito*]. — *Monstre parasite*. V. MONSTRUOSITÉ. — *Plante parasite*. Celle qui naît et croît sur d'autres corps organisés, vivants ou morts. Les unes, *vraies parasites*, vivent aux dépens des sucs élaborés par d'autres végétaux, à l'extérieur ou dans l'intérieur desquels elles se développent; les autres, *fausses parasites*, ne tirent rien des plantes dans ou sur lesquelles elles croissent. V. ÉPIPHYTIQUE.

PARASITE. s. m. En zoologie, animal qui vit aux dépens de la substance des autres. On les divise en *ectoparasites* (poux, puces, punaises, acariens) et *entoparasites*. — De plus certains animaux sont parasites des plantes, soit *ectoparasites*, soit *entoparasites*. Les *animaux phytophages*, qui tranchent et ingèrent de toutes pièces les tissus, tels que les sauterelles, nombre de chenilles, etc., ne sont pas des *parasites*. Sont dits parasites des plantes les articulés, vers, etc., qui passent tout ou partie de leur existence sur un végétal en ingérant ses sucs cellulaires, qu'ils font couler par piqûre des organes mous, ou dont par leur contact ils amènent le suintement ou la sécrétion; ou encore en déterminant l'hypertrophie des tissus sous forme de *galles*, dont ils se nourrissent ensuite. Le parasitisme des animaux agissant ainsi, de force en quelque sorte, pour emprunter leurs aliments, soit à des plantes, soit à d'autres animaux, est bien distinct du parasitisme des cryptogames et de quelques parasites animaux dont les germes ne vivent, se développent et se reproduisent que sur des êtres se trouvant dans des conditions générales de nutrition mauvaises ou déjà morbides.

PARASITICIDE. adj. [de *parasitus*, parasite, et *cædere*, tuer]. Se dit des préparations qui tuent les parasites, surtout en parlant de celles que l'on emploie pour détruire les champignons de la teigne, de la mentagre, etc. : *lotion parasiticide, pommade parasiticide.*

PARASITICIDE. s. m. Agent propre à tuer les parasites, animaux ou végétaux. L'épilation, employée seule ou pour faciliter l'action de substances spéciales, est un parasiticide. Les parasiticides les plus employés sont le soufre, l'acétate de cuivre, le sublimé, le turbith minéral, l'onguent mercuriel, l'huile de cade, les alcalins.

PARASITIFÈRE ou **PARASITOPHORE.** adj. [de *parasitus*, parasite, et *ferre*, porter, ou παράσιτος, parasite, et φορὸς, qui porte]. S'est dit des êtres qui nourrissent des parasites.

PARASITIQUE. adj. Qui est de nature parasitaire : *tumeur parasitique.*

PARASITISME. s. m. [all. *Schmarotzerleben*, *Parasitismus*, angl. *parasitism*, it. et esp. *parasitismo*). Mot qui a deux sens, selon qu'on envisage les *parasites* ou les êtres *parasitifères*. Dans le premier, il désigne l'état ou la condition d'un être organisé qui vit sur un autre être organisé à l'aide ou aux dépens de la substance. Dans le second, il désigne le milieu auquel certains êtres empruntent leurs principes nutritifs, et qui est représenté par d'autres êtres vivants sains ou malades; il désigne alors un ordre spécial des conditions d'existence de certains êtres, se rapportant : 1° soit à leur nutrition; 2° soit à certaines périodes de leur développement; 3° soit à leur reproduction; 4° et, pour quelques-uns, à toute la durée de leur existence.

PARASITOGÉNIE. s. f. [de παράσιτος, parasite, et γεννᾷν, engendrer; *crase parasitaire*, Bazin] (Bourguignon et Delafond). Ensemble de phénomènes par lequel les sujets cachectiques et débiles deviennent aptes au développement et à la reproduction des parasites animaux ou végétaux.

PARASITOLOGIE. s. f. [de *parasite* et λόγος, traité]. Étude des parasites et en particulier de ceux qui vivent sur l'homme.

PARASITOPHOBIE. s. f. [de *parasite*, et φόβος, crainte]. Crainte morbide de contracter les maladies parasitaires.

PARASTATE. s. f. [*parastata*, de παρὰ, auprès, et στάναι, être placé; it. *parastate*, esp. *parastata*]. Autrefois, nom donné à l'épididyme et à la prostate.

PARASYPHILITIQUE. adj. [de παρὰ, à côté, et *syphilis*]. Se dit de certaines manifestations morbides qui apparaissent exclusivement ou d'une façon prédominante chez des syphilitiques, tout en n'étant pas de nature syphilitique. Ces accidents sont en général rebelles au traitement antisyphilitique.

PARATARTRIQUE. adj. V. TARTRIQUE.

PARATHÉNAR. s. m. [de παρὰ, auprès, et θέναρ, paume de la main; all. et angl. *Parathenar*, it. *paratenare*, esp. *paratenar*]. Winslow appelait *grand parathénar* une portion du muscle abducteur du petit orteil, et *petit parathénar* le court fléchisseur de cet orteil.

PARATHYROÏDE. s. f. [*Glandes* ou *glandules parathyroïdiennes*, *glandules thyroïdiennes*, *corpuscules épithéliaux*]. Petits organes glandulaires situés dans le voisinage de la glande thyroïde, découverts par Sandström en 1880 et ayant une structure et des fonctions bien distinctes de celles de la thyroïde proprement dite. Ces glandes forment deux groupes : l'un, externe ou inférieur, composé de deux ou trois glandules disséminées le long de l'artère thyroïdienne inférieure au moment où celle-ci plonge dans la thyroïde; l'autre interne ou supérieur, représenté le plus souvent par une seule glandule visible au point de pénétration de l'artère thyroïdienne supérieure; chez l'homme, cette glandule supérieure est ordinairement accolée au lobe thyroïdien correspondant et comprise dans un dédoublement de sa capsule. Microscopiquement (fig. 531), cette glande est formée d'un stroma conjonctif et d'un épithélium; de la face profonde de la capsule partent des prolongements qui segmentent le parenchyme; ces travées très minces ont un trajet irrégulier, de sorte que les départements ainsi délimités sont de forme très variable. L'épithélium remplit plus ou moins exactement les loges conjonctives; il apparaît sous forme de boyaux pleins irrégulièrement contournés, présentant des renflements en cer-

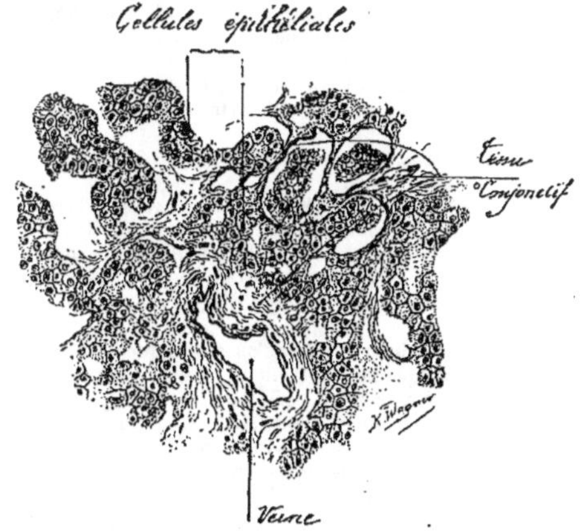

Fig. 531. — *Parathyroïde.*

tains points de leur trajet; ces boyaux sont anastomosés les uns avec les autres et forment un réseau continu qui occupe toute la glandule. Chacun d'eux est composé de cellules tassées les unes contre les autres et disposées généralement sur deux rangées. Au niveau des renflements, le nombre des cellules augmente; elles se disposent alors souvent circulairement; mais l'espace ainsi délimité ne contient jamais de matière colloïde ni de formation analogue; il n'y a donc pas de vésicules ni d'alvéoles comparables aux vésicules thyroïdiennes. — Fig. 531. Coupe d'une parathyroïde d'un enfant de huit ans mort d'une endocardite ulcéreuse consécutive à la scarlatine, d'après une préparation de M. Garnier. — Embryologiquement, les parathyroïdes ont une origine différente de celle de la thyroïde; elles proviennent de corpuscules pairs qui prennent naissance au niveau des deuxième et surtout des troisième et quatrième arcs branchiaux. Le rôle des parathyroïdes est aussi bien distinct de celui de la thyroïde : l'ablation des parathyroïdes seules détermine des accidents aigus caractérisés par des convulsions et des contractures et la mort en quelques jours, si toutes les glandules ont été enlevées. Aussi doit-on attribuer les phénomènes aigus, et en particulier la tétanie, observés parfois chez l'homme après la thyroïdectomie, à la suppression des parathyroïdes; si ces accidents aigus sont inconstants, c'est que l'ablation de la thyroïde n'entraîne pas fatalement celle des parathyroïdes.

PARATHYROÏDIEN, NE. adj. Qui appartient aux parathyroïdes. — *Insuffisance parathyroïdienne.* Défaut de la sécrétion parathyroïdienne; elle se traduit cliniquement par de la tétanie, et d'après certains auteurs, l'existence de ce symptôme impliquerait toujours l'idée de l'insuffisance des parathyroïdes.

PARATOPIE. s. f. [de παρὰ, indiquant déplacement, et τόπος, lieu]. Déplacement, tel que luxation, hernie, etc.

PARATRIMME. s. m. [*paratrimma*, παράτριμμα, de παρὰ, qui indique quelque défectuosité, et τρίβειν, frotter; all. *Wundsein*, *sogenannter Wolf*, angl. et it. *paratrimma*, esp. *paratrimmo*]. Sorte d'érythème qui survient par suite d'une pression forte et constante sur une partie de la surface cutanée, aux fesses après l'équitation, à la plante des pieds après de longues marches, à la région du coccyx chez les malades qui restent constamment couchés sur le dos. V. Intertrigo.

PARATUDO. s. m. [*propre à tout*]. Nom brésilien de diverses écorces du genre *Gomphrena*, famille des amarantacées, employées dans la médecine populaire comme une panacée.

PARATYPHIQUE. adj. — *Bacilles paratyphiques*. Microbes très voisins du bacille d'Eberth, mais en différant par certains caractères.

PARATYPHOÏDE. adj. — *Infection* ou *fièvre paratyphoïde*. V. Paratyphus.

PARATYPHUS. s. m. (*fièvre paratyphoïde*). Terme générique englobant des infections diverses ayant l'allure clinique de la fièvre typhoïde, mais dans lesquelles l'examen bactériologique fait reconnaître l'existence de microbes paratyphiques distincts du bacille d'Eberth. Cliniquement, le diagnostic de fièvre typhoïde est le seul qui puisse être porté, et les signes différentiels qu'on a indiqués (brièveté du stade prodromique, allure bénigne, absence de prostration) sont insuffisants pour permettre de distinguer ces faits de la dothiénentérie véritable. Anatomiquement, dans les cas où la mort est survenue, on n'a pas trouvé d'ulcérations des plaques de Peyer, mais une entérite généralisée. La recherche du sérodiagnostic avec le bacille d'Eberth est ordinairement négative. Enfin les ensemencements fournissent des cultures de microbes différents du bacille d'Eberth et désignés par Schottmuller sous le nom de *bacilles paratyphiques* du type A et du type B; ces microbes sont agglutinés par le sérum des malades.

PARCHEMIN. s. m. [*membrana pergamena*, περγαμηνή, all. *Pergament*, angl. *parchment*, it. *pergamena*, esp. *pergamino*]. Peau de chèvre, de mouton ou de divers autres animaux mort-nés, tannée, polie à la pierre ponce, et rendue imperméable à l'encre par de la sandaraque ou autres matières résineuses. — *Parchemin végétal*. V. Papier *parchemin*. — *Bruit de parchemin*. Bruit qui ressemble au frottement de deux morceaux de parchemin l'un contre l'autre, qu'on entend dans la péricardite sèche.

PARCHEMINÉ, ÉE. adj. Se dit de la peau dans certaines maladies, des cicatrices et de certaines formes d'induration du chancre, par analogie avec le parchemin au point de vue de la sensation au toucher et de la résistance au plissement.

PARÉGORIQUE. adj. [*paregoricus*, παρηγορικὸς, de παρηγορέω, je calme, j'adoucis; all. *beruhigend*, angl. *paregoric*, it. et esp. *paregorico*]. Synonyme d'*anodin*. V. Élixir *parégorique*.

PAREIRA BRAVA. Racine ligneuse, grosse, fibreuse, tortueuse, brune extérieurement, gris jaunâtre à l'intérieur, inodore et amère, dont la coupe transversale présente de nombreux cercles concentriques traversés par des lignes radiées, et qui a été employée comme diurétique. On l'attribue généralement au *Cissampelos pareira*, L., de la famille des ménispermées : actuellement elle est fournie par plusieurs espèces des genres *Cissampelos* et *Cocculus*. Elle renferme de la *cissampéline* ou *pélosine*.

PARELLE. s. f. V. Patience.

PARELLIQUE. adj. — *Acide parellique* [$C^{18}H^{6}O^{8}$]. Corps cristallisable, très peu soluble dans l'eau, soluble dans l'alcool et l'éther, qu'on retire, avec la lécanorine ou acide lécanorique, de certains lichens (Schunck).

PAREMPTOSE. s. f. [*paremptosis*, παρέμπτωσις, de παρεμπίπτειν, tomber entre; all. et angl. *Paremptosis*, it. *paremptosi*, esp. *paremptosis*]. Expression ancienne qui paraît synonyme d'*accident*. On la trouve employée aussi comme synonyme d'*erreur de lieu* (*error loci*), d'*hétérotopie*, et pour désigner la production ou l'arrivée d'humeurs, de tissus, etc., dans des régions qui ne sont pas celles où on les trouve normalement.

PARENCÉPHALE. s. m. [*parencephalum*, παρεγκεφαλὶς, de παρὰ, auprès; et ἐγκέφαλος, cerveau, all. *das kleine Gehirn*, angl. *parencephalum*, it. et esp. *parencefalo*]. Le cervelet.

PARENCÉPHALITE. s. f. La cérébellite.

PARENCÉPHALOCÈLE. s. f. [*parencephalocele*, de παρεγκεφαλὶς, cervelet, et κήλη, tumeur; all. *Parencephalbruch*, angl. *parencephalocele*, it. et esp. *parencefalocele*]. Tumeur molle, indolente, non réductible, saillante à travers une ouverture de l'os occipital, et constituée par une hernie du cervelet. Cette hernie est le plus ordinairement congénitale, et tient à un retard dans l'ossification du crâne.

PARENCHYMATEUX, EUSE. adj. [all. *parenchimatös*, angl. *parenchymatous*, it. *parenchimatoso*, esp. *parenquimatoso*]. Qui est formé d'un parenchyme : *organe parenchymateux*, etc. — *Parenchymateux* est souvent dit pour *tissulaire* par ceux qui confondent la valeur des mots *tissu* ou *parenchyme*. || En anatomie pathologique, le mot *parenchymateux*, placé après le nom d'une inflammation d'organe, indique que cette inflammation attaque principalement l'élément noble de l'organe et s'oppose ainsi au mot *interstitiel* qui désigne la localisation du processus sur le tissu conjonctif; c'est dans ce sens qu'il est employé dans l'expression de néphrite *parenchymateuse* opposée à celle de néphrite *interstitielle*.

PARENCHYME. s. m. [*parenchyma*, παρέγχυμα, de παρὰ, auprès, et ἔγχυμα, effusion, ἐν, en, et χύειν, répandre; all. *Parenchym*, angl. *parenchyma*, it. *parenchima*, esp. *parenquima*]. Tissu propre aux organes glanduleux, composé de grains agglomérés unis par du tissu conjonctif et se déchirant avec plus ou moins de facilité : le mot *parenchyme* n'est pas synonyme, soit de l'expression *tissu*, soit de substance propre de chaque élément anatomique, il désigne un groupe de tissus contenant plusieurs espèces, mais non tous les tissus. Les *parenchymes* sont des *tissus constituants*, par conséquent vasculaires, généralement composés de tubes, ou de vésicules closes, tapissés d'épithélium; souvent formés d'un plus grand nombre d'espèces d'éléments anatomiques que les tissus proprement dits, sans que jamais l'une d'elles prédomine sur les autres, soit élément anatomique et caractéristique fondamental par sa masse et son mode de texture, comme les fibres musculaires, les tubes nerveux, etc., le sont pour les tissus correspondants. Seulement, en chaque espèce de parenchyme, on observe quelque chose de spécial dans la forme ou la structure de l'épithélium. Les parenchymes ont des caractères extérieurs, une consistance, etc., qui les distinguent des autres tissus. Ils ne se régénèrent qu'imparfaitement après ablation d'une portion de leur masse et non tous. Ils ont pour attribut physiologique : *a*. de produire des liquides caractérisés par la présence de quelque principe spécial, souvent cristallisable, fabriqué dans l'organe (glande), et pouvant, du lieu où il est formé, rentrer dans le sang veineux (glandes sans conduits excréteurs ou vasculaires sanguines), ou être expulsé pour être quelquefois résorbé (fluides excrémentitiels des glandes à conduits excréteurs, foie, pancréas, glandes salivaires, de Brunner, mammaires, etc.); *b*, de rejeter au dehors, ou d'échanger des principes préexistants dans le sang (rein, poumon, placenta), ou d'être le siège de la production d'éléments anatomiques spéciaux (ovaire, testicule). Robin divisait les parenchymes en A. *parenchymes glandulaires* ou *glandes*; B. *parenchymes non glandulaires*: ces derniers se distinguent anatomiquement par une disposition spéciale de leurs capillaires (rein, poumon, placenta) qui ne se retrouve pas dans les glandes, ou par quelque autre particularité propre de structure (ovaire, testicule); physiologiquement, ils ne font que prendre des principes tout formés dans le sang (poumon, placenta, rein), sans rien fabriquer de toutes pièces, ou bien ils sont le siège de la production d'éléments anatomiques particuliers (spermatozoïdes, ovules), fait bien différent des sécrétions proprement dites. Embryogéniquement, l'ovaire et le testicule diffèrent encore davantage des glandes en ce qu'ils sont une dérivation directe de l'ectoderme et se produisent pendant la durée de la période blastodermique de la vie intra-utérine; tandis que les glandes ne sont que des involutions secondaires de ces feuillets, soit de la période embryonnaire, comme pour le foie, le pancréas et la rate, soit seulement de la période fœtale, comme pour les autres. Cependant l'usage a prévalu de ranger parmi les glandes l'ovaire et le testicule, le rein et le poumon, malgré les différences anatomiques, physiologiques et embryogéniques qui précèdent. V. GLANDE.

PARÉPIDIDYME. s. m. [de παρὰ, près, επι, sur, et διδυμος, testicule]. Nom donné par Henle au *corps innominé* de Giraldès, lequel correspond au *parovarium* de His.

PARÉSIE. s. f. [*paresis*, πάρεσις, it. *paresia*]. Paralysie légère, avec trouble ou privation du mouvement, mais non du sentiment, pour quelques-uns. — Paralysie du mouvement et du toucher dans divers auteurs anciens. — Synonyme de *paralysie* pour plusieurs. — Le moindre degré de la paralysie, la paralysie sans lésion apparente des centres nerveux, pour d'autres.

PARESTHÉSIE. s. f. [de παρὰ, indiquant fausseté, et αἴσθησις, sens]. Hallucination de la vue, de l'ouïe, de l'odorat, du goût, etc., quelle qu'en soit la cause, et aussi trouble de la sensibilité consistant en sensations anormales ou perceptions fausses.

PARESTHÉSIQUE. adj. Qui s'accompagne de paresthésie. — *Méralgie paresthésique*. V. MÉRALGIE.

PARÉTIQUE. adj. Qui a rapport à la parésie.

PARHÉPATIE. s. f. [de παρὰ, indiquant la défectuosité, et ἧπαρ, foie]. Fonctionnement anormal de la cellule hépatique.

PARICINE. s. f. Substance retirée de l'écorce d'un *quina de Para*. Amorphe, jaune pâle, légère, insoluble dans l'eau, soluble dans l'alcool, l'éther, les acides, avec lesquels elle ne donne pas de sels (Winckler).

PARIDINE. s. f. ($C^{64}H^{56}O^{28}$). Substance cristallisable, brillante, soluble dans 75 parties d'eau, dans 50 parties d'alcool, extraite des feuilles du *Paris quadrifolia*. C'est une glycoside: l'acide chlorhydrique, à chaud, la dédouble en glycose et *paridol*.

PARIDOL. s. m. ($C^{52}H^{47}O^{18}$). Matière résineuse formée par dédoublement de la paridine.

PARIÉTAIRE. s. f. [*Parietaria officinalis*, L.; all. *Glaskraut*, angl. *pellitory*, it. et esp. *parietaria*]. Plante de la famille des urticées, qui croît sur les vieux murs (*paries*), et qui est diurétique à raison de l'azotate de potasse qu'elle contient. On l'emploie en décoction (une poignée de l'herbe fraîche dans 1 kilogramme d'eau), ou on donne le suc exprimé à la dose de 30 ou 60 grammes. On se sert aussi de son eau distillée.

PARIÉTAL, ALE. adj. et s. m. [*parietalis*, de *paries*, muraille; angl. *parietal*, it. *parietale*, esp. *parietal*. — *Bosse pariétale*. Éminence que présente le milieu de la face externe de chaque os pariétal. — *Fosse pariétale*. L'enfoncement qui répond à la bosse pariétale, sur la face interne de l'os. — *Os pariétal*. Os pair, quadrilatère, situé à la partie latérale et supérieure du crâne, qui s'articule avec son congénère supérieurement, avec l'occipital en arrière, le frontal en devant, le temporal et le sphénoïde en bas. Sa face externe est convexe; l'interne, concave, est creusée de sillons logeant des branches artérielles, et présente supérieurement une demi-gouttière qui s'unit à celle du côté opposé pour former une gouttière complète dans laquelle est reçu le sinus longitudinal. — *Suture pariétale*. Celle qui unit ensemble les deux os pariétaux. — *Trou pariétal*. Petit trou pour le passage d'une artère ou d'une veine, qu'on voit près de l'angle postérieur supérieur de l'os pariétal.

PARIÉTINE. s. f. V. USNIQUE.

PARIÉTIQUE. adj. — *Acide pariétique*. L'acide *chrysophanique*.

PARIGLINE. s. m. V. SMILACINE.

PARINE. s. f. La *paridine*.

PARIS. s. m., ou **PARISETTE.** s. f. [*Paris quadrifolia*, L.]. Asparaginée indigène, herbacée, dont les racines sont émétiques, les feuilles purgatives, et les fruits vénéneux.

PARITÉ. s. f. Synonyme de *similitude*. — *Lois de parité*. Lois de grande analogie entre certains groupes d'êtres, entre les êtres normaux et les monstres au point de vue du mode d'apparition des organes. V. ANALOGIE.

PARKINSON (James) (médecin anglais mort en 1835). — *Maladie de Parkinson*. V. PARALYSIE *agitante*.

PARMÉLIE. s. f. Genre de lichens dont une espèce, le *Parmelia parietina*, Ach., amère à cause de l'acide chrysophanique qu'elle renferme, fournit une couleur tinctoriale jaune. D'autres espèces servent à la préparation du *tournesol*.

PARMENTIÈRE. s. f. [du nom de *Parmentier*, qui a rendu agricole sa culture en France vers 1760]. L'un des noms de la *pomme de terre*, ou seulement de sa variété allongée à yeux écartés.

PARNASSIE. s. f. [*Parnassia palustris*, L.]. Plante de la famille des saxifragées, assez âcre, autrefois employée contre les maladies du foie.

PARODONTIS. s. f. [de παρὰ, auprès, et ὀδοὺς, dent; all. *Zahnfleischgeschwür*, angl. *parodontis*, *parulis*]. Inflammation douloureuse siégeant aux gencives.

PAROI. s. f. [*paries*, all. *Wand*, angl. *wall*, it. *parete*, esp. *pared*]. Toute partie qui forme la clôture ou la limite d'une cavité: les *parois de l'estomac, de la vessie, de la matrice*, etc.

PAROLE. s. f. [*loquela*, λαλιὰ, all. *Wort*, angl. *word*, it. *parola*, esp. *palabra*]. Voix articulée. La parole, abstraction faite des conditions cérébrales et sociales qui tendent à l'instituer, résulte du concours de la voix produite par le larynx, et des modifications que lui font subir les différentes parties du tuyau additionnel, constitué par le pharynx, la bouche et les fosses nasales. Tantôt le son émis par le larynx résulte uniquement du frottement de l'air sur les parois de la glotte interaryténoïdienne, et constitue le *chuchotement* ou *parole à voix basse*; tantôt ce sont les cordes vocales elles-mêmes qui engendrent ce son (V. PHONATION et VOIX), lequel peut alors produire la *parole à voix haute* ou *articulée*, si le tube vocal surajouté entre en action. Ce tube, comprenant des parties fixes (fosses nasales), et des parties mobiles (isthme du gosier, langue, lèvres), il est évident que ce sont ces dernières qui subissent les changements de forme nécessaires à l'articulation des sons (d'où le nom de *régions d'articulations* qui leur a été donné), tandis que les premières servent surtout à la résonance ou au renforcement de ces sons. Les sons, suivant le point où ils se forment, sont rangés en deux grandes catégories : les *voyelles* sont formées dans le larynx et renforcées par le tuyau additionnel ; les *consonnes* sont formées dans ce tuyau et renforcées par le son laryngien (Helmholtz). Ainsi tous les sons produits par le larynx, et modifiés par leur résonance dans la cavité buccale, sont des voyelles : c'est la forme de cette cavité, correspondant à chaque voyelle, qui donne à celle-ci son timbre spécial, et le plus souvent, pendant cette articulation, le voile du palais relevé ferme hermétiquement les fosses nasales, qui n'interviennent que dans l'émission d'un très petit nombre de voyelles, dites *nasales*. C'est en passant très rapidement de la forme nécessaire à l'articulation d'une voyelle à celle qui est propre à une autre voyelle, que la cavité buccale produit les sons appelés *diphtongues*. Inversement, tous les sons qui s'accompagnent d'un rétrécissement très notable ou même d'une occlusion complète d'une des parties mobiles du tuyau additionnel, et s'ajoutent au son laryngé qui les renforce, sont des consonnes, lesquelles, suivant leur *lieu* de production, sont dites *gutturales* (isthme du gosier), *linguales* (voûte palatine et langue), *labiales* (lèvres). Suivant leur *mode* de production, les *consonnes* sont dites : *soutenues*, lorsque la région du tuyau vocal qui les articule est simplement rétréci, et que l'émission du son dure aussi longtemps que l'expiration de l'air (J, V, F, S); *explosives*, lorsque cette région est complètement fermée au moment de l'émission du son, lequel a une durée très courte, correspondant à l'occlusion ou à la fermeture (G, K, D, T, B, P); *vibrantes*, lorsque cette région, vibrant sous l'action du courant d'air expiré, produit une sorte de roulement (R, L); *nasales*, lorsque l'air passe à la fois par les fosses nasales et par la bouche (N, M). D'après ces modes de génération des phénomènes de la parole, on peut se rendre compte de la formation de toutes les lettres. Il ne reste qu'à déterminer, pour les voyelles, la forme du tuyau vocal ; pour les consonnes, le point du rétrécissement ou de l'occlusion, et les organes qui opèrent l'occlusion. La bouche étant largement ouverte, ainsi que l'isthme du gosier, le son produit par le larynx peut s'exprimer par *á*. Si, pendant la tenue du son, on projette insensiblement les lèvres en avant de manière à rétrécir la portion buccale du tuyau, en même temps qu'on l'allonge, le son sera successivement exprimé par *a, à, â, o, eu, u, ou*. Si, à partir de l'*à*, au lieu de rétrécir le tuyau buccal avec les joues, les lèvres et les arcades dentaires, on porte les bords de la langue vers la voûte palatine, de manière que le contact s'opère de la partie postérieure des bords vers la pointe de la langue, le son sera représenté par *a, ê, è, é, i, z*. Entre l'*é* et l'*i*, on fait entendre des *é* de plus en plus fermés ; entre l'*i* et le *z*, on fait entendre plusieurs variétés d'*i*. En plaçant le *z* à la suite de l'*i*, j'ai indiqué la transition réelle des voyelles aux consonnes soutenues. On pourrait de la même manière placer le *v* à la suite de l'*u*. Ces dispositions sont les plus naturelles ; mais, *artificiellement*, on peut, la bouche largement ouverte, prononcer la voyelle *o*, par exemple, en rétrécissant suffisamment l'isthme du gosier. On pourrait en dire autant de quelques autres voyelles. Une voyelle étant produite, si l'on interrompt son passage à travers la bouche par une contraction du voile du palais, de manière à engager le son dans les fosses nasales, on a un son composé nasal exprimé par *an, in, on, un*. Le rétrécissement qui produit les consonnes soutenues peut s'opérer sur divers points : au niveau du milieu de la langue, il en résulte *ch, j;* vers la pointe, *s, z*, entre la pointe de la langue et le bord des incisives supérieures, *th*, θ ; entre la lèvre inférieure et le bord des incisives supérieures, *f, v*. Si la voix ne se fait entendre qu'au moment où cesse l'occlusion, on produit, au moyen du courant d'air, les fortes *ch, s, th* dur, *f*. Si, au lieu du courant d'air, c'est la voix même qui s'engage à travers le rétrécissement, on a les douces *j, z, th* doux, *v*. Si le rétrécissement s'opère entre la base de la langue et le voile du palais, pendant qu'au passage du son la luette est animée d'un léger frôlement, on produit le *j* des Espagnols. Pour les consonnes, elles varient aussi suivant le point où se fait l'articulation. L'occlusion s'opérant entre le milieu de la langue et la voûte palatine, on forme *q, g, gn;* entre la pointe de la langue et la voûte palatine, *c, g*, des Italiens ; entre la pointe de la langue et la partie postérieure des incisives, *t, d, n;* entre les deux lèvres, *p, b, n*. Pour une même articulation, on a l'explosion *g, c*, des Italiens ; *t, p*, si la voix, comme emprisonnée derrière l'obstacle, se fait entendre au moment où les parties se séparent. Si la séparation des parties est précédée d'un murmure vocal, s'opérant derrière les parties qui font obstacle, au moment de l'explosion, on forme les douces, *g, g* des Italiens, *d, b*. Enfin, si ce murmure préalable à l'explosion va spécialement retentir dans les fosses nasales, on a *gn, n, m*. Une disposition spéciale se rapporte à *l* et *ll :* pour *l*, la pointe de la langue s'applique au palais pendant que la voix passe de chaque côté entre les bords de la langue et les bords alvéolaires ; pour *ll*, ce n'est plus la pointe seulement, mais la moitié antérieure de la langue qui est fixée au palais (Segond).

PAROMPHALOCÈLE. s. f. [de παρὰ, à côté, ὀμφαλὸς, nombril, et κήλη, hernie ; it. et esp. *paronfalocele*]. Hernie à travers une éventration voisine de l'ombilic.

PARONYCHIE. s. f. [de παρωνυχία, de παρὰ, auprès, et ὄνυξ, ongle]. V. PANARIS.

PAROOPHORON. s. m. Nom donné par Waldeyer à l'organe tubulé, placé en dedans du corps de Rosenmüller, et analogue, dans le sexe féminin, au *paradidyme* de l'homme. V. CORPS *de Wolff*.

PAROPHTALMIE. s. f. [de παρὰ, à côté, et *ophtalmie*]. Ophtalmie péri-oculaire ou palpébrale.

PAROPIE. s. f. [*paropia*, παρωπία, angle de l'œil, de παρὰ, auprès, et ὤψ, œil]. Angle externe des paupières.

PAROPSIE. s. f. [de παρὰ, indiquant dérangement, et ὄψις, vue]. Nom général des troubles de la vision, tels que la myopie, l'héméralopie, etc.

PARORCHIDE. s. m. Celui qui est affecté de parorchidie.

PARORCHIDIE. s. f. [de παρὰ, qui signifie quelque chose de vicieux, et ὄρχις, testicule ; it. *parorchide*, esp. *parorquide*]. Toute position d'un ou des deux testicules différente de celle qu'ils occupent normalement dans le scrotum. V. CRYPTORCHIDIE et MONORCHIDIE.

PARORCHIDO-ENTÉROCÈLE. s. f. [esp. *hernia parorquido-enterica*]. Hernie intestinale compliquée de déplacement du testicule ou de sa rétraction dans l'abdomen.

PARORGANIQUE. adj. [de παρὰ, à côté, et *organe*]. Ce qui, dans l'organisme, est accidentel.

PAROSMIE. s. f. [de παρὰ, indiquant quelque chose de vicieux, et ὀσμή, odorat]. Trouble de l'odorat consistant en sensations fausses ou en hallucinations.

PAROSTAL. adj. — *Tissu parostal*. Tissu conjonctif qui entoure le périoste.

PAROSTÉAL. adj. — *Ostéo-sarcome parostéal*. Variété d'ostéo-sarcome qui prend son origine à la face externe du périoste.

PAROSTITE. s. f. Inflammation du tissu parostal.

PAROTIDE. s. f. [*parotis*, παρωτὶς, de παρὰ, proche, et οὖς, gén. ὠτὸς, oreille ; all. *Ohrspeicheldrüse*, angl. *parotid gland*, it. *parotide*, esp. *parotida*]. En anatomie, la plus considérable des glandes salivaires, ainsi appelée parce qu'elle est située au-dessous de l'oreille, dans une excavation profonde (*excavation parotidienne*), limitée en avant par le bord postérieur de l'os maxillaire inférieur (*bord parotidien*), en arrière par le conduit auditif externe et l'apophyse mastoïde du temporal, en haut par l'arcade zygomatique, en bas par l'angle de la mâchoire. Le tronc du nerf facial traverse cette glande, ainsi que le rameau temporal superficiel du nerf maxillaire inférieur. L'artère carotide externe passe dans une gouttière ou un canal complet que présente son tissu à peu de distance de son extrémité interne : les branches de cette artère et leurs veines satellites sont logées dans une partie de leur trajet au milieu de la parotide. Son tissu est résistant, d'un blanc grisâtre, enveloppé par une membrane fibreuse (*aponévrose parotidienne*), et composé de granulations réunies en lobules et en lobes irréguliers, séparés les uns des autres par des cloisons émanées de l'aponévrose, et donnant naissance à des ramuscules excréteurs qui se réunissent pour former un canal unique connu sous le nom de *conduit parotidien* ou *canal de Sténon*. Ce conduit, après s'être avancé horizontalement dans l'épaisseur de la joue jusqu'au bord antérieur du masséter, traverse une ouverture du buccinateur qui lui est destinée, et vient s'ouvrir dans la bouche au niveau de la troisième dent molaire supérieure; il est formé d'une membrane fibreuse, d'une couche de fibres élastiques, et d'un épithélium cylindrique. Il reçoit souvent, au milieu de sa longueur, le conduit excréteur de lobules glandulaires isolés, qui constituent la *parotide accessoire*. V. SALIVAIRES (*Glandes*) et SALIVE. || *Fistules de la parotide et du canal parotidien*. V. SALIVAIRE (*Fistule*). — *Inflammation de la parotide*. V. PAROTIDITE. — *Plaies de la parotide*. Les plaies par instruments tranchants, les plaies contuses, et surtout les plaies avec perte de substance, ont des conséquences graves, qu'elles atteignent la glande elle-même ou son canal excréteur : hémorragie, paralysie faciale, écoulement continu de la salive, établissement d'une fistule salivaire, persistance de cicatrices difformes, formation d'une tumeur salivaire. Aussi est-il important de réunir exactement les bords de la solution de continuité et de les maintenir en contact au moyen de points de suture. — *Tumeurs de la parotide*. Les *calculs* de la glande manifestent leur présence, après un temps variable, par l'inflammation des tissus dans lesquels ils sont logés : il est utile de les extraire sans attendre leur élimination spontanée, consécutive à la suppuration qui peut être l'origine de fistules salivaires. Les *lymphadénomes*, les *lymphosarcomes*, les *fibromes*, les *enchondromes*, le *cancer* (qui revêt habituellement la forme de l'épithélioma), ne sont justiciables d'aucun traitement interne, médical : l'intervention chirurgicale consiste dans l'extirpation de la tumeur, qui, lorsqu'on s'y décide à cause de la tendance à l'envahissement des parties voisines, exige les plus grands ménagements, à cause des vaisseaux et nerfs de la région. Enfin le canal de Sténon peut être le siège de tumeurs, qui sont presque toujours produites par la salive accumulée. V. SALIVAIRE (*Tumeur*).

PAROTIDIEN, IENNE. adj. [*parotidæus*, it. et esp. *parotideo*]. Qui a rapport à la parotide : *aponévrose parotidienne, bord parotidien, conduit parotidien, excavation parotidienne*. V. PAROTIDE.

PAROTIDITE ou **PAROTITE.** s. f. [*parotiditis*, all. *Parotitis, Ohrspeicheldrüsenentzündung*, angl. *parotitis*, it. *parotide*, esp. *parotiditis*]. Inflammation du tissu propre de la parotide ou du tissu conjonctif et des ganglions lymphatiques qui avoisinent cette glande. C'est le plus souvent une espèce de phlegmon œdémateux, bien distinct des *oreillons*. Il survient ordinairement dans le cours ou au déclin de certaines fièvres graves, typhoïde, puerpérale, etc., et est dû à l'ascension des germes de la bouche par le canal de Sténon jusqu'au niveau des culs-de-sac glandulaires. Outre le gonflement et l'œdème de la région, se propageant à une distance plus ou moins étendue de la glande elle-même, la parotidite détermine des douleurs vives, locales et irradiées, de la dysphagie, de la difficulté dans la mastication, des phénomènes généraux graves. Puis surviennent des collections purulentes plus ou moins profondes, dont le liquide peut fuser vers le cou, vers le pharynx ou vers l'oreille, en décollant les vaisseaux et les nerfs qu'il rencontre. Une incision rapide est nécessaire dès que la fluctuation est manifeste, aussi bien dans les abcès profonds que superficiels, afin d'éviter les accidents qui précèdent, ainsi que la destruction et la gangrène qui peuvent apparaître : elle a aussi l'avantage de faire disparaître les douleurs considérables que déterminent les abcès sous-jacents à l'aponévrose par suite de l'inextensibilité de cette membrane, et qui sont parfois le point de départ de symptômes cérébraux, convulsifs ou autres, rapidement mortels.

PAROTIQUE. adj. Qui concerne la parotide ou ses maladies.

PAROTONCIE. s. f. [de παρωτὶς, parotide, et ὄγκος, tumeur; all. *Halsmandeln*, it. et esp. *parotoncia*]. Mot proposé par Alibert comme synonyme d'*oreillon*.

PAROVAIRE. s. m. [de παρὰ, à côté, et *ovaire*]. Le *paroophoron*.

PAROVARIQUE. adj. Situé près de l'ovaire. — *Kyste parovarique*. Celui qui dérive du parovaire.

PAROXYNTIQUE. adj. [παροξυντικὸς]. — *Jours paroxyntiques*. Ceux où les paroxysmes ont lieu.

PAROXYSME. s. m. [*paroxysmus*, παροξυσμὸς, de παρὰ, indiquant augmentation, et ὀξύνειν, aiguiser; all. *Paroxysmus*, angl. *paroxysm*, it. *parossismo*, esp. *paroxismo*]. L'arrivée au plus haut degré des symptômes ordinaires d'un accès de fièvre, d'une attaque d'épilepsie, etc.; le moment le plus véhément d'une maladie. L'*exacerbation* est l'accroissement momentané, anormal, imprévu, des symptômes; le *redoublement* est leur réapparition succédant à une diminution ou à une disparition momentanée. Cependant beaucoup d'auteurs se servent de ces divers termes comme synonymes.

PAROXYSTIQUE. adj. Mot mal fait; il faut dire paroxyntique.

PARROT (Jules-Marie) (médecin français, 1829-1883). — *Maladie de Parrot*. Pseudo-paralysie syphilitique des nouveau-nés, décrite par Parrot en 1869. Cette apparence de paralysie est causée par le décollement des épiphyses dû à une ostéite juxta-épiphysaire. || On a donné aussi parfois le nom de *maladie de Parrot* à un état morbide décrit par cet auteur chez les nourrissons sous le nom d'*athrepsie* (V. ce mot). — *Loi de Parrot* ou *loi des adénopathies similaires*. Toutes les fois qu'un ganglion bronchique est le siège d'une lésion tuberculeuse, il y a une lésion analogue dans le poumon; la lésion pulmonaire est parfois très petite et difficile à trouver, mais on la rencontre toujours quand on poursuit cette recherche avec patience. Cette loi a été énoncée et vérifiée chez les enfants. Admise sans restrictions par Hutinel et les élèves de Parrot, elle comporterait des exceptions pour d'autres auteurs. — *Signe de Parrot*. Murmure vibratoire qui remplace les bruits du cœur dans l'asystolie.

PART. s. m. [*partus*, τόκος, all. *Geburt*, angl. *delivery*, it. et esp. *parto*]. Mot synonyme tantôt d'*accouchement*, tantôt de *fœtus* ou d'*enfant nouveau-né*. C'est dans ce dernier sens que l'on dit *exposition de part, suppression de part*. — *Exposition de part* (art. 349 et suiv. du Code pénal). Action de *déposer* et de *délaisser un enfant*. L'*exposition* ne constitue pas par elle-même le crime; il faut qu'il y ait eu *délaissement*, c'est-à-dire que l'enfant ait été abandonné en vue de cacher sa naissance ou d'éviter les frais de la surveillance qui lui est due. Ainsi il n'y a pas *exposition* s'il est prouvé que la personne qui a déposé l'enfant n'a pas cessé de veiller sur lui jusqu'à ce qu'elle ait eu la certitude qu'il avait été recueilli par des mains charitables. La loi distingue le délaissement en un lieu *solitaire* et le délaissement en un lieu *non solitaire*, et inflige, dans le premier cas, des peines plus graves, attendu qu'il y a danger plus grand pour l'enfant. Le délit d'exposition n'existe que si l'enfant a moins de sept ans accomplis. — *Substitution de part.* Action de remplacer un enfant mort-né, ou un enfant dont le sexe ne répond point aux vues que l'on peut avoir, par un enfant vivant ou un enfant d'un sexe différent. Elle est souvent commise dans la même vue que la *supposition*. Quelquefois il y a, de la part de collatéraux, *substitution* d'un enfant mort-né, ou d'un enfant d'un autre sexe à celui dont une femme vient d'accoucher. — *Supposition de part.* Action de présenter un enfant comme né de telle femme qui ne lui a pas donné naissance; fraude quelquefois commise par la femme elle-même, pour priver des collatéraux d'un titre ou d'une succession, en introduisant dans la famille un héritier direct, dont l'état civil est faux. — *Suppression de part.* Action de cacher un enfant immédiatement après sa naissance, pour le priver, non pas de la vie, mais de son état civil.

PARTHÉNOGENÈSE. s. f. [de παρθένος, vierge, et *genèse*]. Phase de l'évolution des êtres organisés qui se reproduisent par métagenèse, phase pendant laquelle une naissance d'êtres intermédiaires a lieu sans intervention des sexes. V. MÉTAGENÈSE.

PARTICULE. s. f. [*particula*, μορίον, all. *Theilchen*, angl. *particle*, it. *particola*, esp. *particula*]. Partie la plus petite détachée d'un corps, visible à l'œil nu ou sous le microscope. || Nom donné aux atomes intégrants des corps simples ou composés, qui sont toujours de même nature que les corps dont ils font partie.

PARTIE. s. f. En anatomie, synonyme d'organe, d'appareil, de région, et en général de tout ce qui est séparé de l'organisme : *parties génitales*, *honteuses*, *nobles*; *parties similaires*, *parties solides*. || On a défini l'anatomie générale, l'étude des *parties semblables* (M. Duval), en comprenant sous ce nom les éléments anatomiques, les principes immédiats constituant l'organisme, les tissus, les systèmes, les organes et les appareils.

PARTOLOGIE. s. f. Mot hybride; dites *tokologie*.

PARTURITION. s. f. [*parturitio*, all. *Gebären*, angl. *parturition*. it. *partorizione*, esp. *parturicion*]. Accouchement naturel; action par laquelle le fœtus, parvenu au terme de son accroissement, est expulsé de la matrice à travers les parties génitales. V. ACCOUCHEMENT.

PARULIE. s. f. [*parulis*, παρουλίς, de παρὰ, auprès, et οὖλον, gencive; all. *Zahnfleischgeschwür*, angl. *parulis*, it. *parulide*, esp. *parulis*]. Abcès qui se forme dans le tissu fibro-muqueux des gencives. C'est une complication de la périodontite : l'inflammation de la membrane alvéolo-dentaire peut se transmettre directement à la gencive par continuité de tissu : l'abcès est alors *sus-périostique*; ou bien le pus formé autour de la racine de la dent a perforé la membrane alvéolo-dentaire, passé à travers le maxillaire, et arrive à constituer un abcès *sous-périostique*. Dans le second cas, il ne s'agit plus à proprement parler de parulie, c'est une suppuration osseuse. Ces abcès doivent être incisés, mais la guérison définitive n'a lieu que quand la périodontite cause des accidents est elle-même traitée et guérie.

PAS. s. m. [*passus*, all. *Schritt*, angl. *pace*, it. *passo*, esp. *paso*]. Résultat de l'écartement des deux membres inférieurs pendant la marche, auquel on ajoute la longueur du pied : aussi plus le pied et le membre inférieur sont longs, plus le pas est large. La longueur ordinaire du pas, chez une personne de taille moyenne, est de 0m,8656. La durée d'un pas est de 0s,33 dans la marche la plus rapide. Cette durée dans la marche habituelle peut varier, suivant les personnes, entre 0s,33 et 0s,48. Les frères Weber ont montré que la durée du pas dans la marche la plus rapide est un peu moindre, quand nous appuyons, non le talon, mais le bout du pied. V. MARCHE. || *Pas-d'âne*. Nom vulgaire du *tussilage*.

PASSE. s. f. V. MASSAGE.

PASSE-FIL. s. m. V. SUTUREUR.

PASSE-PIERRE. s. f. V. BACILE.

PASSERAGE. s. f. [*Lepidium*, all. *Kresse*, it. *lepidio*]. Genre de plantes crucifères, auquel appartiennent le *nasitort* ou *cresson alénois* (*Lepidium sativum*, L.); le *thlaspi officinal* (*L. campestre*, L.); la *petite passerage* (*L. Iberis*, L.), qui a passé pour lithontriptique; et la *passerage* (*L. latifolium*, L.), dont les feuilles et les racines sont rubéfiantes et antiscorbutiques. V. NASITORT et THLASPI.

PASSE-ROSE. s. f. V. ALCÉE.

PASSE-VELOURS. s. m. V. CÉLOSIE.

PASSIF, IVE. adj. [*passivus*, all. *passiv*, angl. *passive*, it. *passivo*, esp. *pasivo*]. Se dit d'une affection qui dépend d'une faiblesse ou d'un relâchement des organes (*hémorragie passive*), par opposition à celles qui se rattachent à une augmentation d'action, et qu'on appelle *actives*.

PASSIFLORE. s. f. Genre de plantes de la famille des passiflorées, de l'Amérique tropicale, dont les unes ont des fruits alimentaires (*Passiflora coccinea*, Aubl., *maliformis*, L., *ligularis*, Juss., *edulis*, Simson); d'autres possèdent, dans leurs racines, feuilles et tiges, des principes émétiques, purgatifs ou narcotiques (*P. quadrangularis*, L.).

PASSION. s. f. [*passio*, πάθος, all. *Leidenschaft*, angl. *passion*, it. *passione*, esp. *pasion*]. Affection permanente, tendance soutenue, désir violent et fixe, volonté immuable, ou penchant irrésistible pour un objet ou une action quelconque. V. INSTINCT. — *Passion cardiaque*, *passion du cœur*. V. CARDIALGIE. — *Passion colique*, *passion iliaque*. V. OCCLUSION *intestinale*. — *Passion hystérique*. V. HYSTÉRIE.

PASSUGG (Suisse, Grisons). *Eaux bicarbonatées sodiques*, et *eaux ferrugineuses*, froides, 6°,2 et 8°,2; les sources bicarbonatées contiennent 5gr,60 de bicarbonate de soude sur une minéralisation totale de 8gr,4 (*Ulricus*), et 4gr,7 sur 6gr,7 (*Fortunatus*); la source ferrugineuse contient 30 milligrammes de bicarbonate de fer, 2 grammes de bicarbonate de chaux et 1041 centimètres cubes d'acide carbonique libre. Altitude : 829 mètres. Établissement de bains, boisson. Les eaux sont transportées.

PASSULAR. s. m. [de *passula*, raisin séché, de *uva passa*, raisins secs]. Pâte médicamenteuse ou alimentaire aux raisins secs.

PASSY-PARIS (Seine). *Eaux sulfatées ferrugineuses*, froides, 8° à 9°, contenant 2gr,5 de sels, dont 1gr,5 de sulfate de chaux, 0gr,48 de sulfate de magnésie et de soude, 0gr,26 de chlorure de sodium, et 0gr,045 de sulfate de fer. Boisson et bains.

PASTEL. s. m. [*guède* ou *vouède*]. Nom de l'*Isatis tinctoria*, L., plante crucifère indigène, qui donne de l'*indigo*.

PASTÈQUE. s. f. [all. *Wassermelone*, angl. *water-melon*, it. *cocomero*, esp. *sandia*]. Nom du *Citrullus vulgaris*, Schrad. (*Cucumis citrullus*, L., *cucurbita anguria*, Duchesne). Plante cucurbitacée qu'on cultive dans le midi de l'Europe, et dont le fruit mûr, appelé *melon d'eau* ou *pastèque*, a les mêmes qualités que le melon.

ordinaire, mais est sans cavité au centre, de saveur fraîche, aqueuse et agréable.

PASTEUR (Louis) (chimiste français, 1822-1895). — *Vibrion de Pasteur.* Vibrion septique. V. VIBRION.

PASTEURELLA. s. f. (Lignières). Nom générique donné à un groupe de bactéries comprenant les microbes du choléra des poules, de la pneumo-entérite des porcs, du hog-choléra, de la diarrhée des jeunes veaux et de beaucoup d'autres septicémies animales. Ces microbes ont pour caractère commun d'avoir une forme coccobacillaire, d'être immobiles, de ne pas se colorer par la méthode de Gram, de ne pas liquéfier la gélatine ni coaguler le lait, de ne pas donner de culture visible sur pomme de terre naturelle acide, ni d'indol dans le bouillon pancréatique, de ne pas rougir la gélose de Wurtz, d'être aérobies mais aussi anaérobies, de développer dans leurs cultures une odeur *sui generis*; enfin ils n'ont pas de spores ni de cils, et sont doués d'une virulence variable, parfois considérable.

PASTEURELLOSE. s. f. (Lignières). Maladie causée par une pasteurella; les pasteurelloses sont des septicémies, affectant le plus souvent, mais non toujours, le caractère des septicémies hémorragiques.

PASTEURISATION. s. f. Procédé de stérilisation des milieux organiques, consistant à chauffer ces milieux au bain-marie à une température de 65-70° pendant au moins une demi-heure, puis à les refroidir brusquement. Ce procédé détruit un grand nombre de germes, en particulier le bacille de Koch, et celui de la fièvre typhoïde, mais les spores des autres microbes ne sont pas tuées, et le milieu peut s'altérer quand ces éléments se sont développés. La pasteurisation suffit pour conserver certains produits pendant quelques jours à l'abri de la fermentation. Le lait pasteurisé est privé des germes les plus redoutables; il a l'avantage d'avoir subi une modification chimique moins profonde qu'après le chauffage à 100°, ou la stérilisation à 120°.

PASTILLE. s. f. [*pastillus*, τροχίσκος, all. *Täfelchen, Rotul*, angl. *pastil, troche*, it. *pastiglia*, esp. *pastilla*]. Médicament solide, de forme hémisphérique, qu'on obtient en coulant goutte à goutte, sur un corps froid, du sucre aromatisé ou uni à une substance active, et préalablement réduit en pâte avec de l'eau et liquéfié par la chaleur (V. TABLETTE) : *pastilles de cachou, d'ipécacuanha, de kermès, de menthe.* — *Pastille minérale.* Celle dans laquelle entre un sel obtenu par évaporation d'une eau minérale. — *Pastille contre la soif.* V. TABLETTE *oxalique.* — *Pastille du sérail.* Pastille rendue antispasmodique et stimulante par addition de musc, ambre gris, maïs, safran, vanille, girofle, etc., etc. — *Pastille de Vichy.* V. TABLETTE *alcaline.*

PATATE ou **BATATE.** s. f. Tubercule ovoïde, blanc ou jaune, amylacé, sucré, alimentaire, fourni par le *Convolvulus batatas*, L., *Batatas edulis*, Choisy, tahitien *oumara*, plante de l'Inde, famille des convolvulacées, cultivée dans divers pays.

PATCHOULY. s. m. [en malabar, corruption de *patchey elley*, feuille de patchey; en telegan, de *ouli*, feuille, et *patchei*, verte]. Nom du *Pogostemon patchouly*, Pelletier, plante labiée dont les tiges et les feuilles grossièrement hachées, d'une très forte odeur de *coumarine*, sont employées comme parfum ou contre les vers qui attaquent les fourrures.

PÂTE. s. f. [*pasta*, πάστα, all. *Teig*, angl. *paste*, it. et esp. *pasta*]. Préparation pharmaceutique formée de sucre et de gomme dissous dans l'eau pure ou chargée de principes médicamenteux, qu'on rapproche peu à peu par l'évaporation jusqu'à ce qu'on ait obtenu une masse assez consistante pour pouvoir conserver la forme qu'on lui donne, sans cependant être cassante. — Par extension, *pâte*, composé qui ne contient ni sucre ni gomme, et qui n'a de commun avec les vraies pâtes que sa consistance. — *Pâte amygdaline* ou *pâte à looch.* Préparée avec : sucre blanc, 30 parties, pilé avec amandes douces, 27 parties, et amandes amères, 3 parties, et additionnée d'eau de fleur d'oranger, 10 parties; cette pâte peut être conservée plusieurs mois, au frais; on en prend 50 gram. pour préparer un looch. — *Pâte arsenicale.* On la prépare avec la *poudre arsenicale de Rousselot* ou *du frère Côme* (V. POUDRE), qu'on délaye dans l'eau au moment de l'application. La surface de la partie étant débarrassée des croûtes et végétations qui pourraient s'y trouver, on étend la pâte uniformément avec une spatule, de manière à en former une couche de 1 millimètre à 3 millimètres au plus, qui empiète légèrement sur les bords sains, et qu'on recouvre avec une toile d'araignée ou de papier Joseph pour empêcher le caustique de se répandre sur les parties voisines. La mortification des tissus s'opère : l'escarre se détache au bout d'un temps variable. La pâte arsenicale peut convenir pour arrêter certains ulcères phagédéniques et certains lupus; mais, dans tous les cas, il faut que la maladie ne dépasse pas en profondeur l'épaisseur de la peau, et que la surface à cautériser ait moins de 27 millimètres de diamètre. — *Pâte de Canquoin.* Chlorure de zinc, 1 partie; farine de froment, 2; eau simple, quantité suffisante. Délayez et faites une pâte très ferme. — *Pâte cathérétique.* Mélange en proportions variables, suivant l'effet cherché, de sulfate de zinc en poudre et de glycérine, de façon à faire une pâte épaisse qu'on emploie en applications externes. — *Pâte caustique.* Mélange, à parties égales, de chaux vive et de savon blanc, employé pour cautériser les tumeurs superficielles, telles que les *nævi materni.* — *Pâte de guimauve.* On fait dissoudre au bain-marie 83 grammes de gomme arabique dans autant d'eau : on passe au tamis; on ajoute 83 grammes de sucre blanc, et l'on fait évaporer, toujours au bain-marie et en remuant continuellement, jusqu'à consistance de miel épais. D'autre part, on bat en neige un blanc d'œuf avec 8 grammes d'eau de fleur d'oranger; on l'ajoute à la pâte de gomme, que l'on tient sur le feu et qu'on agite vivement; quand la pâte est arrivée à une consistance suffisante, on la coule sur une table ou dans des boîtes couvertes d'amidon. — *Pâte de jujube.* On fait bouillir pendant une demi-heure 500 grammes de jujubes dans 3 kilogrammes et demi d'eau; on passe, on laisse déposer et l'on décante. On fait dissoudre dans cette décoction 3 kilogrammes de gomme arabique; on passe sans exprimer, on ajoute 2 kilogrammes de sucre blanc (le tout clarifié avec 3 ou 4 blancs d'œufs); on chauffe, en ayant soin de remuer continuellement avec une spatule de bois. Souvent on vend comme pâte de jujube une pâte semblable aromatisée avec l'eau de fleur d'oranger, dans laquelle manque la décoction de jujube. — *Pâte de lichen.* On met sur le feu, dans une bassine, 500 grammes de lichen avec suffisante quantité d'eau. Quand le liquide bout, on le décante et on le rejette; on le remplace par une nouvelle quantité d'eau, qu'on laisse bouillir sur le lichen pendant une heure; on passe avec expression. On ajoute à la liqueur 2kg,500 de gomme arabique et 2 kilogrammes de sucre; on fait dissoudre et on évapore sur un feu doux en consistance de pâte très ferme, que l'on coule sur un marbre légèrement huilé. Quand cette pâte est refroidie, on l'essuie avec soin pour enlever le peu d'huile qui y adhère, et on l'enferme dans des boîtes. — *Pâte de lichen opiacée.* Faite en ajoutant aux quantités ci-dessus 4 grammes d'extrait d'opium, elle contient, par 32 grammes, 25 milligrammes d'extrait d'opium. — *Pâte pectorale.* On fait infuser 50 grammes d'espèces pectorales dans 1500 grammes d'eau; on fait fondre dans l'infusé, à chaud, 1500 grammes de gomme arabique; on ajoute 1000 grammes de sucre, puis 1 gramme d'extrait d'opium dissous dans 50 grammes d'eau de laurier-cerise (Codex). — *Pâte de réglisse brune* On fait dissoudre 32 grammes de suc de réglisse dans 780 grammes d'eau; on passe la liqueur au blanchet. On ajoute 500 grammes de gomme arabique, 300 grammes de sucre et $0^{gr},15$ d'extrait d'opium, et l'on évapore sur un feu doux en consistance de pâte ferme, que l'on coule sur un marbre légèrement huilé; quand elle est refroidie, on l'essuie avec soin et on l'enferme dans une boite. — *Pâte de réglisse noire.* Elle contient beaucoup plus de réglisse: on dissout 30 grammes de suc dans 120 grammes d'eau froide; on passe au blanchet. On ajoute 60 grammes de gomme arabique et 30 grammes de sucre, et, quand ces substances sont dissoutes, on passe de nouveau, on évapore et l'on coule sur le marbre comme il vient d'être dit; puis on étend la pâte en plaques minces, qu'on divise ensuite en tablettes, et que l'on fait sécher à l'étuve. On peut aromatiser cette pâte en l'agitant dans un flacon avec quelques gouttes d'huile essentielle d'anis, ou en y incorporant quelques grains d'iris de Florence. — *Pâte de Socin.* Pâte proposée pour remplacer les sulfures; elle se prépare au moment de l'emploi avec parties égales d'oxyde de zinc et d'une solution de chlorure de zinc à 10 p. 100. Employée sur les pansements ou à l'air, à la place de l'iodoforme.

PATELLAIRE. adj. [de *patella*, rotule]. Qui concerne la rotule. — *Réflexe patellaire* (*réflexe rotulien*). C'est le réflexe tendineux le plus connu et le plus souvent recherché. Pour l'explorer, il faut mettre le malade assis sur le bord d'un lit ou d'une table, les jambes pendantes; on percute alors le tendon rotulien avec le bord cubital de la main ou avec le marteau à réflexe; la jambe fait un mouvement d'extension sur la cuisse par suite de la contraction du triceps crural. Une condition nécessaire pour obtenir ce réflexe est le relâchement complet de tous les muscles de la cuisse; pour y arriver, il est souvent utile de recourir à la manœuvre de Jendrassik (V. JENDRASSIK). Ce réflexe est aboli dans nombre de cas, en particulier dans le tabes (*signe de Westphal*); il est au contraire exagéré dans d'autres. D'après Sherrington, le réflexe patellaire serait un pseudo-réflexe tendineux; le temps de latence de réaction serait trop court pour que l'on puisse admettre l'intermédiaire du système nerveux dans la production du phénomène; mais comme les pseudo-réflexes tendineux ne peuvent exister que grâce au tonus spinal des muscles, leur exploration renseigne sur l'état de la moelle.

PATELLARIQUE. adj. — *Acide patellarique* ($C^{34}H^{20}O^{20}$). Corps acide, cristallisable, amer, presque insoluble dans l'eau, soluble dans l'alcool, l'éther et le chloroforme, surtout à chaud, extrait d'un lichen, le *Patellaria scruposa* (Knop).

PATENTE. s. f. La patente des médecins ne comporte pas de droit fixe, mais seulement un droit proportionnel qui est égal au quinzième de la valeur du loyer, et au douzième si le loyer des locaux imposables dépasse 4000 francs à Paris, et 2000 francs dans les villes de plus de 100000 habitants; il y a en plus les centimes additionnels. ‖ Déclaration officielle de l'état sanitaire d'un bâtiment: *patente nette*, état sanitaire parfait; *patente brute*, une maladie contagieuse régnait dans le port d'embarquement.

PÂTEUX, EUSE. adj. [all. *teigig*, angl. *clammy*, *mealy*, it. et esp. *pastoso*]. — *Bouche pâteuse.* Se dit quand la langue est recouverte d'un enduit muqueux qui en émousse la sensibilité.

PATHÉTIQUE. adj. et s. m. [*patheticus*, παθητικὸς, de παθεῖν, éprouver une passion; it. et esp. *patetico*]. Qui émeut ou qui peint les passions. — *Muscle pathétique.* V. OBLIQUE (*Grand*) *de l'œil.* — *Nerf pathétique* [*nerf de la quatrième paire*]. Il naît du sommet de la valvule de Vieussens, en arrière des tubercules quadrijumeaux; son noyau d'origine, placé sur le côté de l'aqueduc de Sylvius, avec celui de l'oculo-moteur commun, donne des fibres qui s'entre-croisent dans la valvule de Vieussens avec celles du côté opposé. Il passe dans le sinus caverneux, dont il occupe la région externe, pénètre dans l'orbite par la partie interne de la fente sphénoïdale, et se termine dans le muscle grand oblique, auquel il est destiné et dont il règle l'action sur l'œil.

PATHIE. s. f. [de πάθος, maladie]. Mot employé parfois dans le sens d'affection d'organe; il est plus souvent ajouté comme suffixe au nom de l'organe atteint, comme dans les mots *cardiopathie*, *pneumopathie*, *néphropathie*, etc., désignant une affection du cœur, du poumon, du rein, etc.

PATHOGÈNE. adj. Se dit des influences qui provoquent le développement des maladies. Les causes pathogènes sont nombreuses; elles peuvent être mécaniques, physiques, chimiques, ou animées; les agents animés sont les plus fréquents, en particulier les bactéries. — *Bactéries pathogènes.* V. BACTÉRIES.

PATHOGÉNÉSIE ou **PATHOGÉNIE.** s. f. [*pathogenia*, de πάθος, maladie, et γένεσις, génération; all. *Pathogenie*, angl. *pathogeny*, it. et esp. *pathogenia*]. Partie de la pathologie qui traite de la manière dont les maladies se développent. L'étude de la pathogénie n'a fait de réels progrès que dans ces dernières années. On a reconnu que les maladies survenaient toujours par suite de l'intervention d'un agent extérieur à l'organisme. La cause de la maladie n'est pas en nous, mais en dehors de nous. Cela est devenu évident pour les maladies infectieuses depuis la découverte des microbes; on doit l'admettre aussi pour les maladies non transmissibles, pour toutes celles réunies par Bouchard sous le nom de maladies par ralentissement de la nutrition; ce sont alors les aliments mal choisis ou ingérés en trop grande quantité, l'air vicié des villes, les chocs moraux répétés, parfois des intoxications véritables comme l'alcoolisme ou le saturnisme, qui sont à l'origine de ces maladies; la qualité particulière du terrain prédisposé par l'hérédité a permis à ces causes d'agir dans un sens déterminé. La pathogénie étudie la manière dont la cause agit sur l'organisme; elle diffère donc de l'étiologie: ainsi l'étiologie montre un microbe à l'origine de chaque maladie infectieuse, et la pathogénie nous apprend que ce microbe n'agit que par l'intermédiaire des produits solubles qu'il sécrète. Elle diffère d'autre part de la physiologie pathologique, qui étudie la manière dont fonctionne l'organisme pendant la maladie, et par suite la production des symptômes.

PATHOGÉNÉTIQUE. adj. — *Éruption pathogénétique.* Éruption artificielle de cause interne, dite provoquée indirecte ou pathogénétique par Bazin. Ces éruptions sont dues à l'introduction dans l'économie par le tube digestif, le poumon ou la peau, d'une substance nuisible quelconque, alimentaire ou médicamenteuse. Dans la pathogénie de ces éruptions, il faut faire une grande part aux susceptibilités individuelles qui gouvernent l'apparition de l'éruption et la forme morbide que revêtent les manifestations cutanées (Brocq).

PATHOGÉNIQUE. adj. Qui a rapport à la pathogénie.

PATHOGNOMONIE. s. f. [de πάθος, affection, et γνώμων, signe indicateur]. Ensemble des signes caractéristiques d'une maladie.

PATHOGNOMONIQUE ou **PATHOGNOSTIQUE.** adj. [*pathognomonicus*, παθογνωμονικὸς, de πάθος, maladie, et γνώμων, indicateur; all. *pathognomonisch*, angl. *pathognomonic*, it. et esp. *pathognomonico*]. Se dit des signes caractéristiques d'une maladie.

PATHOLOGIE. s. f. [*pathologia*, παθολογία, de πάθος, maladie, et λόγος, discours, all. *Pathologie, Krankheitslehre*, angl. *pathology*, it. et esp. *patologia*]. Science concrète ou d'application qui traite de tous les désordres survenus, soit dans la disposition matérielle des parties constituantes de l'organisme, soit dans les actes qu'elles sont appelées à remplir. V. Médecine. — *Pathologie cellulaire* (Virchow). Partie de la pathologie générale qui étudie les altérations des éléments anatomiques en prenant pour point de départ la *théorie cellulaire*, d'après laquelle tous les éléments anatomiques seraient des cellules ou dériveraient d'une cellule. V. Cellulaire. — *Pathologie chirurgicale* ou *externe*. Celle qui s'occupe des maladies, lésions ou difformités, qui siègent à l'extérieur du corps, ou dont le principal moyen curatif consiste dans la pratique de certaines opérations exécutées avec la main seule ou armée de divers instruments. — *Pathologie comparée*. Celle dont l'objet est l'étude comparative des phénomènes pathologiques qui se manifestent chez les différentes espèces d'animaux et même de végétaux. Plus les espèces sont voisines de l'homme, plus cette comparaison offre d'intérêt et d'étendue. De même que la pathologie doit être étudiée dans l'espace, c'est-à-dire dans les modifications que lui impriment les climats, et dans le temps, c'est-à-dire dans les modifications que lui impriment les variations de l'état social, de même elle doit l'être dans la série animale tout entière. C'est un complément indispensable de la pathologie humaine. De plus, il y a des échanges de maladies entre l'homme et les animaux, et si la vaccine est un exemple du bienfait qu'on en peut tirer, la rage et la morve sont des exemples des funestes effets de ces transmissions. C'est sur les documents que lui fournissent l'anatomie générale et la pathologie comparée que la pathologie générale appuie ses données les plus précieuses. — *Pathologie expérimentale*. V. Médecine *expérimentale*. — *Pathologie générale*. Celle qui réunit les considérations communes, sinon à toutes les maladies, du moins au plus grand nombre d'entre elles, expose les faits les plus généraux de la science médicale, et fonde un langage technique indispensable à l'exposition claire et méthodique des faits, généraux ou particuliers. Étudiant les lésions communes aux éléments anatomiques, puis aux tissus semblablement composés, et les troubles correspondants de leurs propriétés, elle conduit à déterminer l'origine et la nature de ces lésions et de ces troubles, ainsi que le traitement général à suivre dans les affections de même provenance et de même nature, quel que soit l'organe dans lequel elles siègent. — *Pathologie interne* ou *médicale*. Celle qui s'occupe particulièrement des maladies siégeant à l'intérieur du corps, ou curables par les moyens tirés de la matière médicale et de l'hygiène. — *Pathologie spéciale*. Celle qui étudie une à une les diverses espèces de maladies auxquelles l'homme est exposé. Elle diffère beaucoup du *spécialisme*, car le *spécialiste* se consacre à l'étude d'une seule affection, tandis que la *pathologie spéciale* embrasse le champ de la pathologie entière, divisé en autant de chapitres qu'il y a de maladies.

PATHOLOGIQUE. adj. [*pathologicus*, all. *pathologisch*, angl. *pathological*, it. et esp. *patologico*]. Qui a rapport à la pathologie : *anatomie pathologique*, *nomenclature pathologique*.

PATHOLOGISTE. s. m. [all. *Pathologiker*, angl. *pathologist*, it. *patologo*, esp. *patologista*]. Celui qui s'occupe de la pathologie.

PATHOPHOBIE. s. f. [de πάθος, maladie, et φόβος, crainte]; (*nosophobie*). Peur angoissante des maladies.

PATHOPOÈSE. s. f. [de πάθος, maladie, et ποιεῖν, faire]. Production des maladies.

PATHOPOÉTIQUE. adj. Qui a rapport à la pathopoèse.

PATIENCE. s. f. [*Rumex*, L., all. *Geduldampfer*, angl. *patience*, it. *romice*, *lapazio*, esp. *romazo*]. Genre de plantes de la famille des polygonées, dont plusieurs espèces intéressent la médecine. — *Patience officinale* (*Rumex patientia*, L.). Elle croît dans les lieux humides et a le port de la grande oseille; sa racine est fusiforme, brune à l'extérieur, jaune à l'intérieur; elle a une odeur particulière, une saveur amère et austère. On l'emploie en décoction (15 à 20 grammes par litre d'eau), récente ou sèche, comme dépurative et antiscorbutique. On en fait aussi un extrait. — On lui substitue souvent les racines d'espèces du même genre ayant les mêmes propriétés : *R. crispus*, L., *R. acutus*, L., *R. obtusifolius*, L. (*patience sauvage*), *R. alpinus*, L. (*rhubarbe des moines, rhapontic de montagne*). — *Patience sang-dragon* ou *oseille rouge* (*Rumex sanguineus*, L.). Les feuilles ont les nervures d'un beau rouge et donnent un suc laxatif, la racine est un peu astringente. — *Patience aquatique* ou *parelle* (*Rumex aquaticus*, L.). Employée comme tonique, astringente et antiscorbutique en Angleterre et en Suède, inusitée en France. V. Oseille.

PATRAQUE. s. f. V. Pomme *de terre*.

PATTE. s. f. [*pes*, all. *Pfote*, angl. *paw*, it. *zampa*, esp. *pata*]. En général, membre ou organe de locomotion des animaux; cependant les membres antérieurs sont appelés *mains*, et les postérieurs *pieds*, chez l'homme, tandis que, chez les singes, les uns et les autres prennent très souvent le nom de *mains*. || *Patte d'oie*. Région occupée, en haut de la crête du tibia, par les insertions du couturier, du demi-tendineux et du droit interne.

PAU (Basses-Pyrénées). *Station d'hiver*, à 205 mètres d'altitude, sur les bords du gave de Pau, à 100 kilomètres de la mer; l'air est calme, le vent rare; la température est élevée, mais les oscillations sont sensibles, s'élevant en moyenne à 6°,3 et pouvant atteindre 11 à 12° par jour. L'humidité relative est élevée, la pluie fréquente surtout en octobre et novembre; la neige tombe sept à huit fois par an, mais ne reste pas sur le sol; le brouillard est rare, mais le sol est poreux et absorbe rapidement l'humidité. Le climat a une action calmante, sédative, se faisant sentir sur les divers systèmes, digestif, respiratoire, nerveux, circulatoire, mais est plutôt débilitant que fortifiant. Il convient aux malades excitables, éréthiques; il est indiqué dans la phtisie commune à type floride, dans les formes fébriles de la tuberculose, dans les états d'excitation nerveuse. Il est contre-indiqué au contraire dans les formes torpides et chez les déprimés.

PAULLINIA. s. f. Genre de plantes sapindacées, dont plusieurs espèces sont employées dans leur pays d'origine : le *P. africana*, R. Br., comme hémostatique; le *P. asiatica*, L., comme amer et fébrifuge; le *P. mexicana*, L., comme dépuratif. Les semences des *P. pinnata*, *triternata*, *cururu*, sont vénéneuses, et employées par les Indiens de la Guyane pour enivrer le poisson et empoisonner les flèches. Le *P. sorbilis*, Mart., ou *Guarana uva* sert à préparer une pâte dite de *Guarana* (V. ce mot) : de plus la poudre des semences de cette espèce est vendue en France sous le nom de *Paullinia*, et employée contre la migraine à la dose de 0gr,50 à 1 gramme; on l'administre aussi sous forme d'extrait, de sirop, de teinture.

PAUME. s. f. [*vola*, θέναρ, all. *Handteller*, angl. *palm*, it. et esp. *palma*]. Le creux ou le dedans de la main, ou mieux la face antérieure de la main, car la paume n'est creuse que dans la partie moyenne (*région palmaire moyenne*), tandis que les régions *externe* et *interne* sont constituées par deux saillies musculaires, dites éminences *thénar* et *hypothénar*. C'est dans la région moyenne que sont situés les organes les plus importants à connaître, au point de vue des incisions et des ligatures : car son squelette, constitué par le métacarpe, supporte les tendons fléchisseurs, les arcades palmaires superficielle et profonde, et un grand nombre de filets nerveux qui se rendent à l'extrémité des doigts. V. MAIN.

PAUPIÈRE. s. f. [*palpebra*, βλέφαρον, all. *Augenlied*, angl. *eye-lid*, it. *palpebra*, esp. *parpado*]. Nom donné à deux voiles mobiles qui, en se rapprochant l'un de l'autre, couvrent entièrement les yeux, qu'ils mettent à l'abri d'une clarté très vive ou de l'action des corps extérieurs. Les paupières sont distinguées en *supérieure* et *inférieure*; la première est bornée par le sourcil, la seconde par un sillon qui la sépare de la joue. En se réunissant à leurs extrémités, elles forment, en dedans, l'*angle interne* ou *grand angle de l'œil*, qui présente le *lac lacrymal* et la *caroncule lacrymale*; en dehors, l'*angle externe* ou *petit angle*. Chacune présente une face antérieure, libre; une face postérieure, tapissée par la conjonctive; un bord libre, taillé en biseau, qui offre les *cils* et les orifices des *glandes de Meibomius*. — Fig. 532, 1, iris; 2, pupille qui se montre à travers la cornée transparente; 3, partie antérieure de la membrane sclérotique, que l'on voit entre les paupières, et que l'on appelle, à cause de sa couleur blanche, le *blanc* de l'œil; 4, paupière supérieure; 5, paupière inférieure. Les paupières sont formées d'une peau mince, présentant des poils fins, des glandes sébacées et sudoripares, et doublée d'un tissu conjonctif

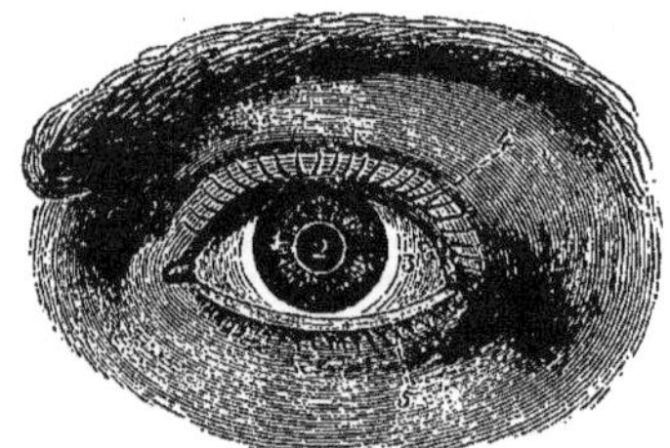

Fig. 532. — *Paupière.*

lâche; d'une couche musculeuse appartenant à l'*orbiculaire*; d'un organe *fibreux*, résistant, appelé *fibro-cartilage tarse*, qui s'étend d'une commissure à l'autre dans l'épaisseur de chacune d'elles : le supérieur est deux fois plus haut (9 millimètres) que l'inférieur; chacun présente une face postérieure soudée à la conjonctive; une antérieure qui répond à l'orbiculaire; un bord adhérent rattaché au rebord orbitaire par une lame fibreuse (*ligament palpébral*); un bord libre, adhérent à celui de la paupière. Dans l'épaisseur des organes tarses se trouvent les *glandes de Meibomius* (*follicules palpébraux*), plus rapprochées de la face postérieure ou oculaire de ces cartilages que de leur face antérieure ou cutanée; il y en a 25 à 30 dans la paupière supérieure, 20 à 25 dans l'inférieure. Ce sont des glandes en grappe composée, et non des follicules; elles sont formées d'un long canal excréteur, chargé de 20 à 40 acini échelonnés. Chaque acinus renferme 3 ou 4 culs-de-sac au moins, et souvent un grand nombre, et alors il peut être bilobé et comme double. L'épithélium des culs-de-sac est pavimenteux, finement granuleux, grisâtre, parsemé de granulations graisseuses comme celui des glandes sébacées. Elles sécrètent une matière sébacée, qui empêche l'écoulement extérieur des larmes, et qui, desséchée avec celles des glandes pileuses ciliaires, porte le nom de *chassie*. Les artères des paupières sont les *palpébrales*; leurs nerfs viennent de l'ophtalmique, du sous-orbitaire, du facial et de l'oculo-moteur commun. ‖ *Inflammation des paupières*. Outre la *blépharite* et l'*orgeolet* (V. ces mots), les paupières peuvent être atteintes d'*érysipèle phlegmoneux*, qui, abandonné à lui-même, amène une inflammation et une suppuration diffuses, lesquelles donnent parfois lieu à la production d'escarres, ou déterminent, par propagation, des lésions graves, telles que phlegmon de l'orbite, phlébite, méningite, etc. : aussi, que le phlegmon des paupières soit circonscrit ou diffus, le foyer purulent doit être ouvert rapidement. — *Lésions traumatiques des paupières*. Les *contusions* s'accompagnent d'ecchymoses souvent très étendues, qui disparaissent par l'application de réfrigérants et de résolutifs. Les *plaies* doivent toujours être réunies, même lorsqu'elles sont irrégulières, les solutions de continuité des paupières guérissant vite et bien par l'affrontement de leurs lèvres; ces voiles membraneux se coupant facilement, les fils de la suture doivent être enlevés au bout de peu de temps. Les *plaies contuses* donnent souvent naissance à une inflammation suppurative et gangreneuse, d'où peut résulter un ectropion. La section de la glande lacrymale et de ses conduits excréteurs peut aussi être la conséquence d'une plaie de la paupière; les plaies contuses, comme les plaies par instruments tranchants, nécessitent une réunion exacte de leurs bords. — *Tumeurs des paupières*. Les *kystes* développés aux dépens des glandes palpébrales doivent être extirpés, ou simplement incisés et cautérisés sur leur surface interne, lorsqu'ils ont acquis un volume gênant. L'*épithéliome* doit toujours être enlevé avec soin. Les *verrues* peuvent disparaître par une simple cautérisation.

PAUSE. s. f. [de παῦσις, cessation; *pausis*, all. *Pause*, *Aufhören*, angl. *pause*, *suspension*, it et esp. *pausa*]. — *Pause du cœur*. Troisième temps de la révolution du cœur, temps de repos, coexistant avec la diastole générale. V. CŒUR.

PAVIÉTINE. s. f. La fraxétine.

PAVIINE. s. f. La fraxine.

PAVILLON. s. m. [angl. *pavilion*, it. *paviglione*, esp. *pavellon*]. Extrémité évasée d'une sonde. ‖ En anatomie, extrémité libre évasée et froncée de la trompe de Fallope.

PAVIMENTEUX, EUSE. adj. [de *pavimentum*, pavé]. Qui a l'aspect d'un pavage : *épithélium pavimenteux*, épithélium formé de cellules aplaties disposées les unes à côté des autres comme des dalles, soit sur une seule couche (*épithélium pavimenteux simple*), soit sur plusieurs (*épithélium pavimenteux stratifié*). — *Épithélioma pavimenteux*. V. ÉPITHÉLIOMA.

PAVOT. s. m. [*Papaver*, L., μήκων, all. *Mohn*, angl. *poppy*, it. *papavero*, esp. *adormidera*]. Genre de plantes papavéracées, dont on cultive deux espèces. — *Pavot blanc* (*Papaver album*, Lobel, *Papaver somniferum*, var. α L.). Ses pétales sont blancs; la capsule (fig. 533) est ovoïde, complètement indéhiscente; les graines sont très nombreuses, réniformes, d'un blanc jaunâtre, translucides; le disque stigmatique est sessile. Les graines sont alimentaires en Italie, en Grèce et en Perse; elles sont huileuses, mais inusitées pour l'extraction des corps gras.

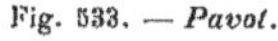

Fig. 533. — *Pavot.*

C'est avec le suc de ce pavot qu'est préparé l'*opium*. Les *têtes* ou *capsules de pavot* des pharmaciens sont de grosses capsules papyracées, qu'on emploie surtout en décoction pour tisanes ou pour lavements sédatifs. C'est lorsqu'elles sont encore vertes ou ne font que commencer à jaunir qu'il faut les récolter. L'extrait hydro-alcoolique préparé avec ces capsules formait la base du sirop diacode (sirop de pavot blanc) de l'ancien Codex : il y est actuellement remplacé par l'extrait d'opium. — *Pavot noir* ou *pourpre* (*Papaver nigrum*, Lobel, *Papaver somniferum*, var. 6 L.), ou *œillette*. Ses pétales sont d'un rouge violacé pâle, avec une tache noirâtre à sa base. Les capsules sont arrondies, plus petites, plus nombreuses que celles du pavot blanc. On le cultive dans le Nord pour retirer de sa graine, par expression, une huile douce bonne à manger, connue sous le nom d'*huile d'olivette*, d'*œillette* (de l'italien *oglietto*, petite huile), ou *huile blanche*. Elle sert souvent à falsifier l'huile d'olive. Elle est siccative, nullement narcotique, solidifiable à 18°. — *Pavot cornu*. V. Glaucier. — *Pavot épineux du Mexique*. V. Argémone.

PAVY (Fr.-William) (médecin anglais contemporain). — *Maladie de Pavy*. Albuminurie intermittente cyclique.

PAWLICK (C.-J.) (chirurgien autrichien contemporain). — *Triangle de Pawlick*. Région de la paroi antérieure du vagin correspondant dans la vessie au triangle de Lieutaud : l'angle antérieur répond à l'orifice de l'urètre, et les deux angles postérieurs aux embouchures des uretères.

PAYS. s. m. — *Pays chauds*. V. Climat.

PAYTINE. s. f. ($C^{42}H^{24}Az^2O^4$). Alcaloïde trouvé dans un quinquina blanc de Payta. Cristallisable, fusible à 156°, soluble dans l'eau, l'alcool, l'éther, l'ammoniaque.

PAZEN. s. m. V. Ægagre.

PÉAN (Jules) (chirurgien français, 1830-1898). — *Opération de Péan*. Ablation des fibro-myomes de l'utérus par la voie vaginale au moyen du morcellement.

PEARSON (médecin anglais de la fin du XVIIIe siècle). — *Liqueur de Pearson*. V. Arséniate *de soude*.

PEAU. s. f. [*pellis*, *cutis*, δέρμα, all. *Haut*, angl. *skin*, it. *pelle*, esp. *cuero*, *piel*]. Organe membraneux, dense, épais, résistant et flexible, qui couvre le corps de la plupart des mammifères, des oiseaux, reptiles et poissons, et d'un assez grand nombre d'animaux sans vertèbres, et se continue en certains points avec le revêtement interne constitué par les muqueuses. Envisagée ainsi dans l'ensemble du règne animal, la peau n'a d'autre caractère général que celui d'être molle et étendue à la surface du corps. — Chez les vertébrés, la peau se compose de deux couches : 1° l'*épiderme* (V. ce mot); 2° le *derme* (V. plus bas). — Dans les parties du corps où la peau est colorée, et sur les espèces où la peau l'est partout, la rangée de cellules polyédriques qui, dans l'épiderme, est contiguë aux papilles, est remplie par des granulations pigmentaires, plus ou moins abondantes selon l'intensité de la coloration (V. Pigment). Le reste de la couche de Malpighi est encore fortement coloré; mais la teinte va en diminuant d'intensité à mesure qu'on approche de la couche cornée, parce que la mélanine n'est plus à l'état de granulations pigmentaires, mais à l'état d'imbibition dans les cellules qu'elle colore, ainsi que leurs fines granulations propres, comme par un phénomène de teinture. Pourtant on trouve encore quelques cellules de la couche de Malpighi renfermant un petit nombre de granulations pigmentaires isolées ou en amas, formant comme des ponctuations plus foncées que le reste de la couche, surtout dans les portions qui remplacent les intervalles des papilles ou sont au voisinage de leur sommet. Cette coloration, en brun rougeâtre, est bornée à la couche de Malpighi (mais l'occupe tout entière) dans les régions moyennement colorées; chez les nègres, elle s'étend à la couche cornée. Dans les taches de rousseur et les muqueuses colorées des nègres, il n'y a que la couche de cellules profondes du réseau de Malpighi qui renferme des granulations colorées. V. Épiderme. — Le *derme* se compose : *a*, des *papilles* ou *couche papillaire* (V. Papille); *b*, du *derme proprement dit*, composé de faisceaux volumineux et serrés de fibres du tissu conjonctif, accompagnés de capillaires, et traversé par les nerfs allant aux papilles nerveuses. Il est composé pour près de moitié de nombreuses fibres élastiques minces et larges, ramifiées et anastomosées un grand nombre de fois : c'est à ces fibres que la peau doit son élasticité. Le derme est plus épais que partout ailleurs à la plante des pieds et à la paume des mains, très fin aux paupières, et généralement plus fort au dos qu'au côté antérieur du corps; son épaisseur, plus considérable chez l'homme que chez la femme, varie entre un demi-millimètre et 2 millimètres et demi. On trouve en outre, à la face profonde du derme, des faisceaux de *fibres-cellules*, auxquelles il doit sa contractilité. Elles constituent une sorte de réseau à mailles lâches, dû aux subdivisions et anastomoses de leurs faisceaux. Ces faisceaux représentent sur l'homme le *peaussier*, qui, chez les mammifères, est un muscle à faisceaux striés (V. Pannicule *charnu*). A certaines places déterminées où se forment les plis principaux, le derme envoie des prolongements fibreux sur les aponévroses ou sur les os; ils rendent ces plis permanents. — A la peau sont annexés d'autres *organes*, qui concourent, avec les *ongles* et les *cornes*, à en faire l'*appareil du tact* ou *du toucher*, organes sous-cutanés qui n'appartiennent pas plus à la peau que la glande mammaire. Ce sont : 1° les *follicules pileux*, dont la partie essentielle, le bulbe, et souvent les glandes pileuses, sont dans le tissu adipeux sous-cutané sauf pour les plus petits poils du duvet; 2° les *glandes sébacées*, telles que celles de l'aréole du mamelon, ou *tubercules de Montgomery*, qui sont dans le même tissu; 3° les *glandes* ou *follicules glomérulés*, *sudoripares*, de la peau en général ou de l'aisselle. — Fig. 534. *a*, épiderme; *b*, couche papillaire du derme; *c*, couche réticulée; *d*, follicule sudoripare avec son canal excréteur. V. Follicule. — En dehors de ses usages comme organe du *toucher* et de *protection*, la peau ou mieux ses follicules sudoripares servent surtout à l'*excrétion sudorale* (V. Sueur). L'*absorption* par la peau et le passage dans l'économie des médicaments dissous dans l'eau est très limitée chez l'homme; l'enduit sébacé ne permet d'autre pénétration que celle qui se produit par l'intermédiaire d'un véhicule gras, ou de tout autre agent capable de mouiller réellement l'épiderme : mais la peau se laisse traverser par les gaz, toxiques ou non, aussi bien de dehors en dedans que de dedans en dehors. Chez les batraciens et divers poissons dont l'épiderme est réduit à un petit nombre de rangées de cellules épithéliales, l'*absorption cutanée* des gaz et des liquides a lieu promptement. Ce phénomène est nul chez les squales, les ophidiens et les sauriens. Le contact direct avec la peau d'une matière saline solide très divisée est suivi d'absorption par l'effet de la présence de l'enduit sébacé, qui dissout sur place cette poudre elle-même, laquelle est absorbée plutôt en pénétrant dans les glandes sébacées qu'en traversant l'épiderme, qui ne se prête pas à l'absorption. Il faut donc rejeter l'emploi des solutions aqueuses, lorsqu'on veut, pour un but thérapeutique, faire pénétrer par la peau une substance médicamenteuse. La méthode *iatraliptique* conduit à l'absorption médicamenteuse par l'intermédiaire des follicules pileux et sudoripares, dont l'épithélium est mince, et dans lesquels les

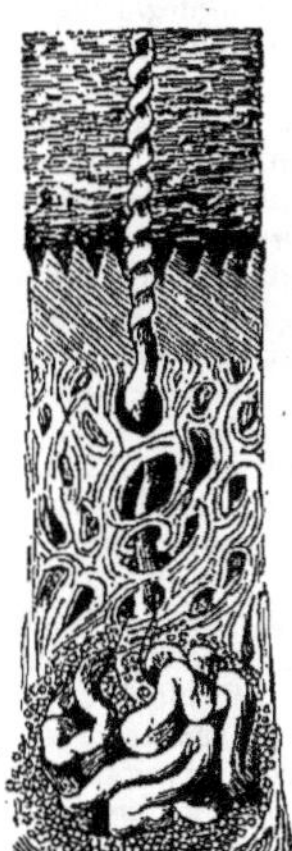

Fig. 534. — *Peau*.

frictions font pénétrer d'abord un peu du médicament absorbé ensuite dans ces glandes. — *Peau divine*. V. BAUDRUCHE. — *Peaux rouges*. V. HOMME.

PEAUSSIER, du moins c'est ainsi qu'écrit l'Académie, et non **PEAUCIER**. adj. et s. m. [*cuticularis*]. Qui a rapport à la peau. — Se dit surtout des muscles qui, comme les zygomatiques et les releveurs de l'aile du nez et de la lèvre supérieure à la face, le palmaire cutané à la main, prennent une au moins de leurs insertions sur la peau. — *Muscle peaussier du cou* [all. *Hautmuskel; thoraco-facial*, Ch.; *platysma*, Ba.]. Muscle large et mince, situé chez l'homme immédiatement sous la peau des parties antérieure et latérale du cou; il s'insère en bas, vers le milieu de la poitrine, à l'aponévrose des muscles grand pectoral et deltoïde, trapèze et sterno-mastoïdien, et s'étend jusqu'à la symphyse du menton et à la ligne oblique externe de l'os maxillaire; il se prolonge contre la peau de la face, en se continuant avec les muscles carrés du menton et triangulaire de la lèvre inférieure, et envoyant à la commissure des lèvres un faisceau distinct du risorius de Santorini. Innervé par le facial et par quelques branches du plexus cervical superficiel, il sert surtout à tendre la peau de la région sus-claviculaire et à empêcher l'affaissement des veines jugulaire externe et antérieure pendant l'inspiration. — *Signe du peaussier* (Babinski). Signe permettant de différencier l'hémiplégie organique de l'hémiplégie hystérique. Il consiste à rechercher l'état du muscle peaussier dans les différents mouvements qui nécessitent sa contraction : flexion de la tête sur le cou pendant qu'on cherche à s'opposer à ce mouvement en ramenant la tête dans l'extension, ouverture très grande de la bouche, action de siffler, de souffler, mouvement de déglutition; dans tous ces mouvements le peaussier, dans le cas d'hémiplégie organique, se contracte d'une façon plus énergique du côté sain que du côté paralysé.

PÉBRINE. s. f. [du mot languedocien *pébré*, poivre] (*gattine, maladie des corpuscules*). Maladie parasitaire des vers à soie, caractérisée par la présence de *corpuscules*, dits *vibrants* ou *de Cornalia*, qui ne sont pas des éléments anatomiques provenant de l'altération des parties fluides ou solides de leur économie, mais bien des *psorospermies*. La maladie, peu accusée dans l'œuf, est très développée au moment de l'éclosion; il en résulte que les corpuscules, dont le nombre s'est accru dans la même proportion, peuvent être alors facilement constatés. Les uns sont libres dans les interstices des tissus; les autres, renfermés dans des kystes. Les corpuscules libres sont de forme ovoïde, d'une longueur de 4 à 7 millièmes de millimètre, d'une largeur de 2 à 3 millièmes, et renferment chacun vers la grosse extrémité une vacuole claire et transparente. Leur présence distingue la pébrine de la *muscardine* et de la *flacherie*. Comme l'a montré Pasteur, la pébrine est héréditaire : le germe peut passer, en effet, du corps de la mère dans les œufs et dans les petits; le mâle ne leur communique pas la maladie, mais donne une progéniture faible et débile. La flacherie au contraire n'est pas directement transmissible de la mère au fœtus; mais les petits nés de parents infectés sont faibles et prédisposés à contracter la maladie.

PECCANT, ANTE. adj. [*peccans*, all. *verdorben*, angl. *peccant*, it. *peccante*, esp. *pecante*]. — *Humeur* ou *matière peccante*. Pour les humoristes, humeur qui pêche surtout par rapport à la qualité.

PÊCHE. s. f. Fruit du *pêcher*, drupe charnue, savoureuse, à noyau profondément sillonné, dont l'amande renferme de l'acide prussique.

PECHEGUERA. s. m. Affection pulmonaire observée sur les enfants de trois à quatre mois dans l'Amérique du Sud, et qui est promptement fatale.

PÊCHER. s. m. [*Persica vulgaris*, DC., *Amygdalus persica*. L., all. *Pfirsischbaum*, angl. *peach-tree*, it. *pesco*, esp. *alberchigo*]. Arbre de la famille des rosacées, originaire de la Perse, dont les feuilles et les fleurs sont légèrement purgatives et anthelminthiques. Le *sirop de fleur de pêcher*, préparé en pilant 4 kilogrammes de fleurs, les exprimant, et faisant fondre dans le suc, au bain-marie, 3 kilogrammes de sucre blanc, sert surtout à purger les enfants (15 à 60 grammes).

PECHURIM. s. m. V. PICHURIM.

PÉCHYAGRE. s. f. [*pechyagra*, de πῆχυς, coude, et ἄγρα, proie; all. *Ellenbogengicht*, angl. *pechyagra*, it. *pechiagra*, esp. *pequiagra*]. Goutte fixée au coude.

PECQUET (anatomiste et chirurgien français, 1610-1674). — *Citerne* ou *réservoir de Pecquet*. V. THORACIQUE.

PECTASE. s. f. [all. *Pectase*, angl. *pectasinum*, it. *pectasia*] (Fremy). Ferment capable de transformer la pectine en acide pectique et pectasique, insolubles et gélatineux, et qui, par suite, fait prendre en gelée une solution aqueuse de pectine. Elle existe à l'état soluble dans les carottes et les betteraves, et à l'état insoluble dans les fruits acides.

PECTATE. s. m. [*pectas*, all. *gellertsaures Salz*]. Nom générique de sels formés par la combinaison de l'acide pectique avec les bases. Les pectates alcalins sont précipités en gelée par les acides, propriété qui peut être utilisée pour la préparation des gelées végétales.

PECTEUX, EUSE. adj. Qui se rapproche de la pectine par sa consistance de gelée, son gonflement dans l'eau, etc. — *État pecteux*. Passage d'un corps sirupeux à l'état de gelée consistante.

PECTINE. s. f. [de πηγνύω, je coagule; all. *Pectin*, angl. *pectine*, esp. *pectina*; *pectine* (Braconnot), *grossuline* (Guibourt)]. Corps neutre qui se forme aux dépens de la *pectose* dans le suc de carotte, de navet, de pomme, de poire, etc., traité par un acide faible. Il est soluble dans l'eau, qu'il rend visqueuse, insoluble dans l'alcool, qui le précipite sous forme gélatineuse. Il est blanc, incristallisable; sa saveur est nulle, ainsi que son odeur; une très petite quantité d'alcali ou d'une base alcalino-terreuse le transforme en pectate.

PECTINÉ. s. m. [*pectineus*, de *pecten*, pubis; all. *Kammuskel*, angl. *pectineus*, it. *pettineo*, esp. *pectineo*]. Muscle (*sus-pubio-fémoral*, Ch.) de la partie interne de la cuisse situé en dedans du psoas, fixé supérieurement à la crête et à la surface pectinéales, et se terminant inférieurement à la bifurcation interne de la ligne âpre du fémur. Il est fléchisseur, adducteur et rotateur en dehors de la cuisse.

PECTINÉAL, ALE. adj. Qui a rapport au muscle pectiné. — *Crête pectinéale*. Crête saillante située à la partie interne de la surface pectinéale. — *Surface pectinéale*. Surface triangulaire qui occupe le bord antérieur de l'os iliaque, et qui s'étend de l'éminence ilio-pectinée à l'épine du pubis. Elle donne attache au muscle pectiné ainsi que la crête pectinéale.

PECTIQUE. adj. [de πηκτικὸς, coagulant, de πηγνύω, je coagule; all. *pectinige Säure*, angl. *pectinic acid*]. — *Acide pectique* [*gelée végétale*] ($C^{64}H^{46}O^{64}$). Acide qu'on retire de la pulpe de carotte à l'aide des carbonates alcalins. Il est insoluble dans l'eau.

PECTORAL, ALE. adj. et s. m. [*pectoralis*, de *pectus*, poitrine; angl. *pectoral*, it. *pettorale*, esp. *pectoral*]. Qui appartient, qui a rapport à la poitrine ou à ses maladies. ‖ En anatomie, *cavité pectorale*. V. POITRINE. — *Muscle grand pectoral* (*sterno-huméral*, Ch.). Muscle qui, des deux tiers internes du bord antérieur de la clavicule, de la face antérieure du sternum et des cartilages des six premières côtes, va se fixer au bord antérieur de la gouttière bicipitale de l'humérus : les fibres supérieures sont obliques en bas et en dehors, les inférieures en haut et en dehors, de façon à se croiser au niveau de l'aisselle, dont le muscle forme le bord antérieur. Le faisceau supérieur, agissant seul, soulève l'épaule ; l'inférieur l'abaisse ; la totalité des muscles porte le bras en avant et en dedans et lui imprime un mouvement de rotation en dedans ; si le bras est fixé, il élève le tronc (action de grimper). — *Muscle pectoral interne.* V. Triangulaire *du sternum.* — *Muscle petit pectoral* (*costo-coracoïdien*, Ch.). Muscle situé sous le grand pectoral, qui s'étend obliquement de l'apophyse coracoïde à la face externe des troisième, quatrième et cinquième côtes. Il abaisse le moignon de l'épaule, et peut devenir inspirateur en élevant les côtes. ‖ En pharmacie, *espèces* ou *fleurs pectorales*. Les fleurs de mauve, de guimauve, de violette, de bouillon blanc, de pied-de-chat, de tussilage et de coquelicot. — *Fruits pectoraux.* Dattes, jujubes, figues et raisins. On fait avec ces fruits, comme avec les fleurs, des décoctions adoucissantes.

PECTORAUX. s. m. pl. Médicaments qu'on regarde comme propres à combattre les affections du poumon.

PECTORILOQUE. s. m. [esp. *pectoriloquio*] (Laënnec). Tout individu qui présente le phénomène de la pectoriloquie ; c'est improprement qu'on a appelé *pectoriloque* le cylindre employé pour explorer la poitrine, et auquel Laënnec a donné le nom de *stéthoscope*.

PECTORILOQUIE. s. f. [*pectoriloquia*, de *pectus*, poitrine, et *loqui*, parler ; *voix caverneuse* ; all. *Pectoriloquie, Bruststimme*, angl. *pectoriloquia, pectoriloquy*, esp. *pectoriloquia*]. Parole ou voix venant de la poitrine. Laënnec a désigné sous ce nom la résonance que présentent, lorsque la poitrine est explorée à l'aide du *stéthoscope*, la voix et la toux semblant sortir à travers les parois du thorax, phénomène qui indique l'existence de cavités anfractueuses produites dans le poumon par le ramollissement des tubercules ou la gangrène pulmonaire, ou la présence d'une dilatation bronchique. — *Pectoriloquie aphone.* Phénomène indiqué par Gueneau de Mussy comme caractéristique d'un épanchement pleurétique séreux et abondant : il consiste en ce que le médecin, auscultant la poitrine, entend distinctement le chuchotement du malade parlant à voix basse. — *Pectoriloquie chevrotante.* V. Égophonie.

PECTOSE. s. f. Principe tiré des fruits verts, des carottes, des navets où il est mêlé à la cellulose ; il est insoluble dans l'eau.

PÉDARTHROCACE. s. f. [*pædarthrocace*, de παῖς, enfant, ἄρθρον, articulation, et κάκη, mal ; all. *Winddorn*, it. et esp. *pedartrocace*] (M. A. Severin). Le *spina ventosa*.

PÉDATROPHIE. s. f. [de παῖς, enfant, et *atrophie*]. Le carreau.

PÉDÉRASTIE. s. f. Inversion de l'instinct sexuel et satisfaction de l'appétit vénérien avec un individu de même sexe (*tribadisme* chez la femme), qui rentre dans la catégorie des attentats aux mœurs. Pratiquée clandestinement, la pédérastie ne donne aucune prise à l'action de la justice ; exercée publiquement, ou accompagnée de violences, elle donne lieu à l'intervention du médecin légiste, qui doit pouvoir dire s'il y a pédérastie. Les allures extérieures (A. Tardieu) ne sont que des signes de présomption ; les signes locaux, qui, seuls, donnent une certitude, varient suivant que le rôle du pédéraste est passif ou actif. Dans le premier cas, si la pédérastie est récente et passagère, il y a contusion, excoriations, déchirure de l'anus, inflammation de la muqueuse ; si la pédérastie est habituelle, l'anus prend la forme d'un entonnoir (*infundibulum anal*), les fesses sont déprimées, l'orifice est dilaté, le sphincter externe relâché, la muqueuse lisse par effacement de ses plis. Dans le second cas, la verge est tordue, le méat urinaire oblique, le gland déformé, aplati (*pénis en massue*), ou effilé en pointe (*pénis de chien*). Toutefois (Brouardel), on n'observe souvent qu'une gracilité de la verge, plutôt imputable à l'état efféminé des pédérastes qu'à leurs pratiques ; d'un autre côté, l'infundibulum pourrait apparaître à la suite d'un acte unique et ne serait pas l'indice d'une habitude invétérée.

PÉDICULAIRE. s. f. Genre de plantes scrofulariées dont deux espèces, le *Pedicularis palustris*, L. (*herbe aux poux*) et le *Ped. sylvatica*, L., ont été employées comme vulnéraires et astringentes. La première doit son nom à ce que les animaux qui s'en nourrissent sont en peu de temps couverts de poux.

PÉDICULAIRE. adj. [de *pediculus*, petit pied et poux ; it. *pediculare*, esp. *pedicular*]. En zoologie, qui concerne les poux. — *Maladie pédiculaire.* V. Phthiriase.

PÉDICULE. s. m. [*pediculus*, de *pes*, pied ; all. *Stiel*, angl. *pedicle*, it. *pediccello, pediculo*, esp. *pediculo*]. En pathologie, partie rétrécie qui supporte certaines tumeurs.

PÉDICULÉ, ÉE. adj. [*pediculatus*, all. *gestielt*, angl. *pediculated*, it. *pediculato*]. Qui est porté par un pédicule.

PÉDICULISÉ, ÉE. adj. Qui est devenu pédiculé après avoir existé sans pédicule : *tumeur pédiculisée*.

PÉDICULOSE. s. f. V. Phthiriase.

PÉDICURE. s. m. [all. *Fussarzt*, it. *pediatro*]. Nom vulgaire des individus qui se livrent spécialement à l'extirpation des cors.

PÉDIEUX, EUSE. adj. [*pediosus*, de *pes*, pied ; esp. *pedioso*]. Qui appartient au pied. — *Artère pédieuse.* Elle fait suite à la tibiale antérieure. Elle s'étend du milieu de l'espace intermalléolaire à la partie postérieure du premier espace intermétatarsien, où elle plonge de haut en bas pour s'anastomoser avec la terminaison de la plantaire externe. Placée sous le bord interne du muscle pédieux, l'artère est en dehors de la gaine du tendon de l'extenseur propre du gros orteil ; elle répond en bas au squelette du pied, sur lequel elle est fixée par une aponévrose venue du bord interne du muscle pédieux. Elle fournit les artères dorsales du tarse et du métatarse, et la collatérale dorsale du premier espace interosseux. Elle a deux veines satellites qui sont, l'une en dedans, l'autre en dehors. — *Muscle pédieux* (*calcanéo-sus-phalangettien commun*, Ch.). Situé à la face dorsale du pied, il s'attache en arrière à la partie externe de la face antérieure du calcanéum. En avant chacune de ses quatre divisions se termine par un tendon grêle qui s'attache au bord externe du tendon correspondant de l'extenseur commun des orteils. — *Signe de la pédieuse* (J. Teissier). Augmentation de la pression dans l'artère pédieuse dans le cas d'aortite abdominale ; la pression qui normalement est inférieure dans la pédieuse de 20 millimètres en moyenne à la pression radiale, lui devient supérieure de 2 à 4 centimètres de mercure. Ce signe permet de distinguer l'aortite véritable des accidents d'aortisme d'ordre réflexe ou névropathique qui ne déterminent pas l'hypertension relative de la pédieuse.

PÉDILANTHE. s. m. [*pedilanthus*, de πέδιλον, chaussure, et ἄνθος, fleur]. Genre de plantes euphorbiacées dont une espèce (*P. tithymaloides*, Necker) des Antilles, est appelée *ipécacuanha bâtard*, en raison des propriétés vomitives et drastiques de sa racine, dues à un suc d'une âcreté brûlante et déterminant des pustules sur la peau. Ses feuilles sont employées contre la syphilis.

PÉDILUVE. s. m. [*lavipedium*, *pediluvium*, de *pes*, *pedis*, pied, et *luere*, laver ; all. *Fussbad*, angl. *foot* *bath*, it. et esp. *pediluvio*]. Bain de pieds. Les effets des pédiluves varient suivant la température de l'eau employée. Les *pédiluves tièdes* déterminent la dilatation des vaisseaux et l'afflux du sang dans leur intérieur : aussi en fait-on usage immédiatement avant la saignée du pied, et y replonge-t-on ensuite le membre pour entretenir l'écoulement du sang. — Les *pédiluves froids*, ou même avec l'eau glacée, conviennent pour entraver le développement d'une inflammation, particulièrement à la suite d'une entorse, d'une brûlure, etc., ou au début d'un panaris : il faut que les parties restent plongées dans l'eau pendant plusieurs heures, et que le liquide soit renouvelé assez souvent pour que sa température n'ait pas le temps de s'élever. Les menstrues, une transpiration abondante, une phlegmasie cutanée, contre-indiqueraient l'emploi des pédiluves froids. — Les *pédiluves chauds* sont employés comme révulsifs, dans les cas de céphalalgie, d'éblouissements, de tintements d'oreilles, d'ophtalmie, d'angine, etc., toutes les fois qu'on veut opérer une prompte dérivation. Il faut que l'eau soit aussi chaude qu'on puisse l'endurer, et l'immersion ne doit pas durer au delà de huit à dix minutes. Le plus souvent on ajoute à ce pédiluve quelques grammes de sel commun ou de la farine de moutarde.

PÉDIONALGIE. s. f. [de πέδιον, métatarse, et ἄλγος, douleur]. Affection qui régna en 1762 à Savigliano (Piémont), et, en 1806, parmi les militaires dans le Padouan ; elle consistait dans une douleur extrêmement aiguë sous la plante des pieds, accompagnée d'une chaleur locale, sans rougeur ni enflure. Les frictions faites avec une solution de 5 centigrammes d'opium et 5 ou 10 de sublimé dans 62 grammes d'alcool, répétées tous les matins, procuraient une sueur aux jambes et de la diurèse, suivie de la disparition des douleurs et d'un parfait rétablissement du troisième au sixième jour.

PÉDONCULAIRE. adj. [*pedunculāris*, all. *stielständig*, angl. *peduncular*, it. *peduncolare*, esp. *peduncular*]. Qui tient ou appartient au pédoncule.

PÉDONCULE. s. m. [*pedunculus*, de *pes*, pied ; all. *Stiel*, angl. *peduncle*, it. *peduncolo*, esp. *pedunculo*]. En anatomie, nom donné à divers appendices de l'encéphale. — *Pédoncules du cerveau* ou *cuisses du cerveau*. Nom donné à deux cordons blancs, arrondis, situés au-devant de la protubérance annulaire et qui prolongent la moelle allongée dans l'épaisseur des hémisphères cérébraux : l'espace qu'ils interceptent en s'écartant l'un de l'autre à partir du pont de Varole est l'*espace perforé interpédonculaire*. Chacun d'eux présente : une face interne, qui limite cet espace, et qui présente l'origine apparente du nerf oculo-moteur commun et le *locus niger* de Sœmmering ; une face externe qui répond à la partie latérale de la grande fente de Bichat ; une face supérieure, sur laquelle se voient les tubercules quadrijumeaux ; une face inférieure, libre, croisée en avant par la bandelette optique, en arrière par l'artère cérébrale postérieure. Ils représentent les fibres nerveuses qui, de la moelle, se rendent au cerveau, et, de plus, quelques fibres émanées du bulbe rachidien, de la protubérance annulaire et des tubercules quadrijumeaux. Sur une coupe, chaque pédoncule présente : 1° un *plan* ou *étage inférieur* (*pied du pédoncule*), renfermant le faisceau pyramidal, le faisceau géniculé et le faisceau de Türck ; 2° un *plan* ou *étage supérieur* (*tegmen*, *calotte*), comprenant le noyau rouge de Stilling, le ruban de Reil, la formation réticulaire, et des voies motrices accessoires que l'on peut appeler parapyramidales ; les fibres radiculaires issues des noyaux du moteur oculaire commun traversent la région de la calotte pour venir émerger dans la région interpédonculaire ; 3° une masse grise, intermédiaire aux deux masses blanches précédentes, *locus niger de Sœmmering*, qui donne naissance à des fibres nombreuses renforçant celles du pédoncule cérébral. — Les lésions des pédoncules cérébraux donnent lieu à des symptômes différents suivant qu'elles atteignent le pied ou la calotte des pédoncules : celles du pied déterminent l'hémiplégie alterne supérieure ou syndrome de Weber (V. Weber) ; la paralysie du moteur oculaire commun, qui existe dans ce cas associée à l'hémiplégie du côté opposé, peut être partielle ou totale ; elle est plus accusée que dans le cas de lésions de la calotte. Dans celles-ci, la paralysie du moteur oculaire commun est souvent partielle, et atteint avec prédilection le droit interne et le droit supérieur ; elle est souvent associée à des troubles de la sensibilité, rarement hémianesthésie, plus souvent hypoesthésie ; à des troubles auditifs, mais ceux-ci n'apparaissent que si les lésions s'étendent aux tubercules quadrijumeaux postérieurs et aux corps genouillés internes ; enfin à des mouvements choréiformes et au syndrome de Benedikt (hémiparésie avec paralysie croisée du moteur oculaire commun et tremblement des parties paralysées). — *Pédoncules du cervelet*. Nom donné à trois paires de prolongements ou cordons médullaires, qui, du cervelet, se portent : les *inférieurs*, au bulbe rachidien, en se continuant avec les *corps restiformes*, les *moyens* (*processus cerebelli ad cerebellum*), à la protubérance annulaire, dont ils constituent surtout la couche superficielle ; les *supérieurs* (*processus cerebelli ad testes*), aux couches optiques en passant au-dessous des tubercules quadrijumeaux, formant la paroi supérieure du quatrième ventricule, et donnant, par leur bord interne, insertion à la valvule de Vieussens. Les pédoncules cérébelleux établissent donc la communication du cervelet avec le bulbe rachidien, avec la protubérance, et avec les couches optiques. — *Pédoncules du corps calleux*. V. Calleux. — *Pédoncules de la glande pinéale*. V. Pinéal.

PÉDOTRIBE. s. m. [παιδοτρίβης, de παῖς, enfant, et τρίβειν, rompre]. Dans les gymnases de l'antiquité, celui qui connaissait les manœuvres propres à chaque exercice, et enseignait comment il faut l'exécuter. V. Gymnaste.

PÉDOTROPHIE. s. f. [*pædotrophia*, de παῖς, gén. παιδὸς, enfant, et τροφὴ, nourriture ; all. *Pedotrophie*, angl. *pedotrophy*, it. et esp. *pedotrofia*]. Partie de l'hygiène qui a pour objet le régime alimentaire des enfants.

PEDRAS SALGADAS (Portugal). *Eaux bicarbonatées sodiques*, froides. Établissement.

PEGLI (Italie, province de Gênes). *Station d'hiver* située au bord de la mer au pied des montagnes, à 10 kilomètres à l'ouest de Gênes, moins bien protégée contre le vent du nord que la région comprise entre Cannes et San Remo. Indications : catarrhe chronique du larynx, emphysème, convalescence, surmenage.

PEGMATIQUE. adj. Qui se rapporte à la coagulation. Coagulant.

PEGMINE. s. f. [de πηγνύω, je coagule] (Thomson). La couenne inflammatoire sur le caillot de la saignée.

PEIGNE. s. m. [all. *Kamm*]. Petit instrument à dents qui sert à nettoyer et à arranger les cheveux. Les peignes de plomb ont causé des accidents saturnins.

PELADE. s. f. [it. *pelatina*, esp. *peladera*]. Terme qui désigne dans les anciens auteurs (Astruc) l'alopécie syphilitique généralisée. Depuis Bazin, il sert à désigner une maladie à symptômes bien tranchés, l'alopécie en aires. Les plaques de pelade plus ou moins nombreuses, en général arrondies, sont lisses, blanches, absolument glabres ; la peau au centre paraît souvent comme déprimée et atrophiée ; les poils qui bordent la plaque s'arrachent facilement. Le cheveu peladique est atrophié, avec une racine courbée en crosse, sèche, poudreuse. L'évolution de la pelade est plus ou moins rapide ; parfois elle est véritablement galopante, et les plaques se multiplient avec une rapidité effrayante, envahissant toutes les régions velues du corps; c'est la *pelade décalvante* de Bazin. La maladie se termine par la guérison au bout d'un temps variable qui peut être parfois de plusieurs années; alors apparaissent des poils follets incolores, qui sont ensuite remplacés par des poils colorés et solides. Dans une variété dite *pelade à cheveux fragiles* (Besnier), *fausse pelade* (Bazin), ou *pelade pseudo-tondante* (Lailler), la plaque, au lieu d'être glabre, est parsemée de cheveux noirs cassés à ras ou à une petite distance de la peau; c'est dans cette variété que Nimier, puis Vaillard et Vincent ont décrit un microbe particulier. L'étiologie de la pelade est encore discutée: pour les uns il s'agit d'une affection contagieuse, parasitaire; pour d'autres, d'un trouble tropho-névrotique. La contagiosité paraît certaine dans beaucoup de cas, et l'on a décrit des épidémies de pelade dans les écoles et les casernes (Besnier). Mais à côté de ces faits, il semble qu'il y ait d'autres pelades apparaissant à la suite d'une commotion morale, ou de lésions de certains nerfs cervicaux, ou même, d'après Jacquet, comme aboutissant d'un réflexe dont le point de départ serait le plus souvent une lésion dentaire. Le traitement de la pelade comprend des applications de topiques irritants au niveau des plaques et des lotions de tout le cuir chevelu qui doit être considéré comme en imminence morbide : comme topique irritant, on emploiera les préparations à l'hydrate de chloral seul ou associé à la teinture d'iode et à l'acide phénique, l'acide acétique pur ou associé à un excipient, le vésicatoire liquide de Bidet; mais il faut avoir soin de graduer l'irritation de façon à ne pas dépasser le but et à éviter les folliculites pustuleuses et les alopécies irrémédiables. Comme lotion générale du cuir chevelu, on utilisera des solutions alcooliques de sublimé ou d'acide salicylique, le baume de Fioravanti, etc.

PÉLARGONIQUE. adj. — *Acide pélargonique* [all. *Pelargonsäure*, angl. *pelargonic acid*, it. *acido pelargonico*] ($C^{18}H^{18}O^{4}$). Acide gras du *Pelargonium roseum*; huile incolore, d'odeur d'acide butyrique, solidifiable au-dessous de 10°, soluble dans l'alcool (Redtenbacher).

PELARGONIUM. s. m. Genre de plantes géraniacées, dont plusieurs espèces [*P. roseum*, Willd., *capitatum*, Ait., *odoratissimum*, Willd.) donnent par distillation une essence qui sert souvent à falsifier celle de rose, et d'où on tire l'acide pélargonique.

PELIAS. s. m. V. VIPÈRE.

PÉLICAN. s. m. [*pelecanus*, πελεκὰν, all. *Pelikan*, angl. *pelican*, it. *pellicano*]. Instrument dont on se servait autrefois pour l'extraction des dents molaires, et qui ressemblait à la clef de Garengeot. Il est aujourd'hui remplacé par le davier.

PÉLIOME. s. m. [*pelioma*, de πελίωμα, de πέλιος, livide]. Tache cuivrée, verte ou jaune, de la peau.

PÉLIOSE. s. f. [*livor*, πελίωσις, de πέλιος, livide; all. *Blutfleckenkrankeit*, angl. *peliosis*, it. *peliosi*]. — *Péliose rhumatismale*. Nom donné : 1° à l'*érythème noueux*; 2° au *purpura rhumatismal*. V. ÉRYTHÈME et PURPURA.

PELLAGRE. s. f. [*pellagra*, all. *Pellagra*, *mailändische Rose*, angl. *pellagra*, it. *pellagra*, esp. *pelagra*]. Maladie générale, se manifestant d'abord par des symptômes du côté de la peau, suivis d'altérations graves de la muqueuse digestive et de ses fonctions, puis de troubles du système nerveux central. Elle est particulière à certaines contrées de l'Italie, surtout au Milanais et au Piémont, au département des Landes, à quelques cantons des Pyrénées en France, et à quelques parties de l'Espagne. La pellagre est commune chez les individus dont la constitution a été détériorée par la misère ou les maladies. Vers mars ou avril, une tache rouge et brillante apparaît sur le dos de la main ou sur quelque autre partie du corps; elle ressemble à l'érysipèle, mais sans beaucoup de démangeaison ou de douleurs (*érythème pellagreux*, *mal de la rosa* des Espagnols, *pella rosa* des Italiens). Elle donne un peu de relief à la peau, produisant des tubercules de différentes couleurs. La peau devient sèche et se fend : il s'en détache de longues écailles furfuracées. Mais, par-dessous, la rougeur brillante persiste; la santé est bonne. Le printemps suivant, l'affection cutanée augmente; il y a de la céphalalgie et du découragement. Dans l'hiver, le mieux reparaît; mais, au troisième printemps ou plus tard, les symptômes cérébraux deviennent manifestes. Alors l'abattement des forces est remplacé par une débilité des membres inférieurs, et arrive à l'état nommé *paralysie pellagreuse*; les vertiges s'accompagnent assez souvent de chutes, qui offrent, dans certains cas, des apparences épileptiformes; à des troubles sensoriaux, mêlés de stupeur et de tristesse, succèdent de véritables désordres cérébraux; la *folie pellagreuse* paraît, ou les malades sont en proie à un affaiblissement mental progressif qui aboutit à la démence ou à l'imbécillité ou qui mène au suicide et particulièrement au suicide par submersion (*hydromanie* de Strumbio). La langue, les lèvres, la cavité buccale, présentent les altérations décrites sous le nom de *stomatite pellagreuse*. Des lésions se révèlent dans les voies digestives par des diarrhées opiniâtres. Au troisième degré la plupart des fonctions sont troublées : la peau est sèche, terreuse, et présente des altérations épidermiques générales; le corps est amaigri et offre une profonde empreinte de cachexie; on voit survenir des œdèmes et des hydropisies qui terminent assez souvent la vie des malades, lorsqu'ils ne sont pas enlevés par des diarrhées incoercibles. Les facultés intellectuelles sont abolies; à la débilité des membres inférieurs s'ajoutent des tremblements, des convulsions et autres accidents, résultats complexes des intoxications et de l'ensemble des conditions débilitantes dans lesquelles la maladie s'est développée (Th. Roussel). Avant que ces derniers symptômes surviennent, il peut se passer dix ans. A l'autopsie on trouve diverses lésions de la muqueuse digestive et des enveloppes cérébro-rachidiennes, avec ramollissement de la substance blanche de la moelle (Brierre de Boismont, 1834), en particulier des cordons postérieurs (Bouchard, 1864). La pellagre paraît avoir des analogies avec le *mal de rose* ou *des Asturies*. Balardini, Costallat et autres considèrent la pellagre comme due à une intoxication résultant de l'usage du maïs envahi par le *verdet*, mais nullement causée par le maïs mûr ou préservé de toute altération cryptogamique à l'aide du passage au four. Costallat a aussi distingué de la pellagre le *flema salada* des Espagnols, qui est dû à la carie des céréales, et qu'il assimile à l'acrodynie de Paris en 1828 et 1829. Amb. Tardieu pense que le verdet est la cause unique de la pellagre, mais il admet, avec Bouchardat, que diverses céréales peuvent, comme le maïs, être envahies par le verdet. Gintrac admet que, si le maïs altéré n'est pas la cause unique, spécifique, de la pellagre, du moins il contribue à en préparer l'éclosion comme l'alimentation par d'autres céréales altérées ou non, mais insuffisamment réparatrices, pour des sujets placés d'ailleurs dans les plus déplorables conditions hygiéniques. — Les cas de pellagre sporadique signalés par quelques auteurs ne sont plus aussi généralement acceptés depuis que H. Gintrac s'est attaché à établir les différences qui existent entre les *pseudo-pellagres* et la pellagre, c'est-à-dire entre l'érythème solaire (coup de soleil) et l'érythème pellagreux, entre l'érysipèle, entre l'érythème pellagreux et l'érythème chronique, entre l'acrodynie et la pellagre. Il considère que la diarrhée ne peut suffire à faire diagnostiquer la maladie si elle n'est pas accompagnée de l'érythème des mains, et qu'il en est de même des accidents cérébraux. Ce sont les altérations de l'enveloppe cutanée qui ont d'abord attiré l'attention et qui ont valu à la maladie le nom qu'elle porte aujourd'hui (*pella agria*); il ne faudrait pourtant pas faire de la pellagre une simple maladie de la peau.

PELLAGREUX, EUSE, adj. et s. m. et f. Qui se rapporte à la pellagre. — *Folie pellagreuse*. Accidents cérébro-spinaux chroniques qui surviennent chez les pellagreux au bout de quelques années et qui sont comparables aux accidents des dernières périodes de la *paralysie générale*. — *Un pellagreux, une pellagreuse*, celui ou celle qui sont atteints de pellagre.

PELLE DE LIXA (*peau de poisson*). s. f. Espèce de variole confluente qui règne au Brésil, principalement sur les nègres et les Indiens. L'éruption commence au visage, et c'est seulement là que les pustules se développent : au tronc et aux membres, on ne voit d'ordinaire qu'un petit nombre de points noirs ou cendrés, qui paraissent indiquer la place de pustules. En d'autres endroits où il n'y a pas de boutons, la peau, rude et ridée, ressemble à une peau de poisson. L'épiderme se soulève en différentes parties du corps, et forme des ampoules plus ou moins larges, mais peu élevées, qui se rompent, laissent échapper un liquide ténu et corrosif, et causent des excoriations plus profondes. Çà et là les phlyctènes deviennent confluentes et forment de très grosses bulles qui, crevant, enlèvent de grands lambeaux d'épiderme et laissent à nu des surfaces considérables. Cette maladie a un cours rapide; elle ne dépasse guère sept jours. Beaucoup de malades demeurent, pendant toute la durée, dans une stupeur plus ou moins profonde ; d'autres conservent l'usage de leurs facultés intellectuelles; d'autres ont du délire avec mussitation.

PELLETIÉRINE. s. f. ($C^{16}H^{15}AzO^2$). Alcaloïde extrait de l'écorce de racine de grenadier, dont il est le principe actif (Tanret). Liquide, incolore, mais brunissant à l'air; soluble dans l'eau, donnant des sels avec les acides. C'est un tænifuge : on emploie généralement le sulfate de pelletiérine, à la dose de 0,35 à 0,40, associés à 1gr,50 de tannin dans quantité suffisante de sirop simple ; il est imprudent de le donner aux enfants.

PELLICULE. s. f. [*pellicula*, diminutif de *pellis*, peau ; all. *Häutchen*, angl. *pellicle*, it. *pellicola*, esp. *pelicula*]. Membrane très mince, de nature quelconque.

PELLUCIDE. adj. [*pellucidus*, de *per*, et *lucidus*, clair]. Qui est transparent : *conicité pellucide*. — *Zone pellucide*. V. OVULE.

PÉLOSINE. s. f. V. CISSAMPÉLINE.

PELOTE. s. f. Partie des *brayers* et des *compresseurs* qui appuie sur la peau et qui est faite de tissus élastiques. — Bourdonnet dur de charpie pour opérer le tamponnement hémostatique des plaies.

PELOTON. s. m. — *Peloton chromatique*. On donne ce nom, au début de la caryocinèse, au filament chromatique ramassé sur lui-même comme une pelote de ficelle ; c'est le stade du *spirème* ou du peloton chromatique. V. CARYOCINÈSE.

PELVIEN, IENNE. adj. [*pelvinus*, de *pelvis*, bassin; angl. *pelvic*, it. *pelvino*, esp. *pelviano*]. Qui appartient au bassin. — *Aponévrose pelvienne*. L'aponévrose périnéale supérieure. — *Cavité pelvienne*. Celle du bassin. — *Membres pelviens*. Les membres inférieurs ou abdominaux.

PELVIGRAPHIE. s. f. Synonyme de *pelvimétrie*.

PELVIMÈTRE. s. m. [de *pelvis*, bassin, et μέτρον, mesure; all. *Beckenmesser*, angl. *pelvimeter*, it. et esp. *pelvimetro*]. Instrument dont on se sert dans la pratique des accouchements, pour mesurer les diamètres du bassin, et surtout le diamètre antéro-postérieur du détroit abdominal. — *Pelvimètre de Baudelocque*. Compas d'épaisseur composé de deux branches d'acier terminées par un bouton lenticulaire et muni d'une petite règle graduée indiquant le degré d'écartement des branches. On applique un des boutons sur la symphyse pubienne, l'autre sur la saillie du sacrum; on note le degré d'écartement et l'on en déduit trois pouces tant pour l'épaisseur de la base du sacrum que pour celle du pénil et du pubis. Cette mesure prise extérieurement est loin d'être exacte ; aussi a-t-on inventé d'autres instruments destinés à être introduits dans le vagin (*intropelvimètres*); tel est le *grand pelvimètre de Stein*, espèce de pince longue à anneaux et à branches inégales qu'on peut écarter dans l'intérieur du bassin ; tel est aussi le *petit pelvimètre* du même auteur, espèce de tige droite graduée, destinée à mesurer seulement la profondeur de la cavité pelvienne. Le *pelvimètre de Coutouly*, semblable au compas dont les cordonniers se servent pour mesurer la longueur du pied, est formé de deux tiges d'acier glissant l'une sur l'autre et présentant chacune à leur extrémité libre une petite portion recourbée à angle droit. On introduit dans le vagin ces deux branches rapprochées, puis on les écarte, et l'on mesure ainsi le degré d'écartement qu'il est possible de leur donner. Le *pelvimètre* ou *pelvicéphalomètre* de Budin est un pelvimètre externe, qui peut servir en même temps à mesurer la tête du fœtus.

PELVIMÉTRIE. s. f. [esp. *pelvimetria*]. Art ou action de mesurer les diamètres du bassin. Le moyen pelvimétrique le plus simple est l'introduction du doigt indicateur, dont on porte l'extrémité dans le vagin jusque sur le milieu de la saillie sacro-vertébrale ; on ramène le bord radial de ce doigt sous le bord inférieur de la symphyse des pubis, et on marque sur ce doigt le point sur lequel tombe la symphyse; après avoir retiré l'index, on mesure la distance qui existe entre ce point et l'extrémité du doigt. On obtient ainsi la longueur d'une ligne oblique étendue du sommet de l'angle sacro-vertébral à la partie inférieure de la symphyse pubienne, longueur qui excède ordinairement de 14 millimètres celle du diamètre antéro-postérieur.

PELVIMÉTRIQUE. adj. Qui concerne la pelvimétrie.

PELVI-PÉRITONITE. s. f. Inflammation du péritoine du petit bassin. V. PÉRITONITE.

PELVI-RECTAL, ALE. adj. — *Espace pelvi-rectal*. Partie du bassin située entre le rectum et les parois du bassin. Bichat distingue l'*espace pelvi-rectal inférieur* (*fosse ischio-rectale*, Velpeau), espace plein de tissu adipeux, étendu de la partie externe du rectum et du releveur de l'anus à chacun des ischions ; et l'*espace pelvi-rectal supérieur*, compris entre l'aponévrose supérieure du releveur, le péritoine, le rectum et les parois du bassin.

PELVIS. s. m. [all. *Becken*, angl. *pelvis*, *basin*, it. *pelvi*]. Mot latin employé souvent en français comme synonyme de *bassin*. — *Pelvis obtecta*. Bassin couvert ; bassin dont le détroit supérieur est recouvert par la colonne vertébrale par suite de spondylizème ou de spondylolisthésis.

PELVI-SUPPORT. s. m. Appareil destiné à supporter le bassin d'un malade de façon que ses épaules seules touchent le plan du lit ; le tronc est ainsi soulevé et le chirurgien peut faire facilement les pansements qui, comme le spica de l'aine, exigent l'enroulement d'une bande autour de l'abdomen et des lombes.

PELVITOMIE. s. f. [de *pelvis*, bassin, et τομή, section]. Section du pubis pratiquée à droite et à gauche de la symphyse, en sciant la branche horizontale du pubis et ascendante de l'ischion, pour remplacer la symphyséotomie. On lui donne de préférence aujourd'hui le nom d'*ischio-pubiotomie*.

PELVI-TROCHANTÉRIEN, IENNE. adj. [*pelvi-trochanterianus*, esp. *pelvitrocanteriano*]. Qui appartient au bassin et au trochanter. — *Région pelvi-trochantérienne.* Celle qu'occupent le pyramidal, les deux obturateurs, les jumeaux et le carré crural, qui s'étendent du bassin à la cavité du grand trochanter : ces muscles sont dits *pelvi-trochantériens.*

PÉLYCOTOMIE. s. f. [de πέλυξ, bassin, et τομή, section]. La pelvitomie.

PÉLYKOGÈNE. adj. [de πέλυξ, bassin, et γεννάω, engendrer]. — *Cyphose pélykogène* (Freund). Cyphose intrapelvienne avec soudure de la cinquième vertèbre lombaire au sacrum, déterminant une élévation du promontoire et étant une cause de dystocie. — *Scoliose pélykogène.* Scoliose lombo-sacrée ou sacrée, devenant une cause de dystocie par suite de la déformation du bassin qu'elle entraîne.

PEMPHIGODE. adj. [*pemphigodes*, πεμφιγώδης, de πέμφιξ, pustule, et εἶδος, apparence; all. *pemphigusartig*, it. *penfigoide*, esp. *penfigode*]. — *Fièvre pemphigode* [*fièvre bulleuse* ou *vésiculeuse*]. Nom que les anciens donnaient à la fièvre qui accompagne le pemphigus : c'est le *pemphigus* lui-même.

PEMPHIGOÏDE. adj. Qui ressemble au pemphigus.

PEMPHIGUS. s. m. [de πέμφιξ, bulle, all. *Pemphigus*, *Blasenausschlag*, angl. *pemphigus*]. Affection de la peau, principalement caractérisée par un soulèvement épidermique ou bulle, de volume variable. Dans la forme *aiguë*, la moins grave, qui est caractérisée par une dissémination irrégulière des éléments éruptifs, on distingue deux variétés : *P. des adultes*, s'accompagnant d'un état fébrile et de troubles généraux passagers; *P. des nouveau-nés*, maladie épidémique et contagieuse, manifestation de l'infection du nouveau-né que l'on ne doit pas confondre avec le pemphigus syphilitique, qui est congénital, siège aux mains et aux pieds et coïncide avec d'autres lésions de syphilis héréditaire. Quant au *P. chronique* qui peut succéder au *P. aigu*, mais qui peut se montrer d'emblée, il faut différencier trois variétés : *P. bulleux continu*, *successif*, *P. foliacé* caractérisé par la formation de squames foliacées au niveau des bulles desséchées, *P. prurigineux*. Ces formes sont presque toujours mortelles, et accompagnées de symptômes graves de dénutrition. Il ne faut pas confondre ces affections avec les *éruptions pemphigoïdes*, que l'on peut exceptionnellement rencontrer dans l'impétigo herpétiforme, l'herpès hydroa, la gale, la syphilide bulleuse, dans les brûlures ; avec les bulles artificiellement produites (dans un but de simulation) avec la poudre de cantharide (Laillier) ou par des applications limitées d'acide nitrique.

PEMPHIX. s. m. Le *pemphigus.*

PENCHANT. s. m. Nom donné, ainsi que celui d'*inclination*, au sentiment, dès l'instant où celui-ci se manifeste par les fonctions d'expression ou de locomotion. Tous les actes cérébraux instinctifs déterminent en nous un état particulier qui est plus vif que tout autre acte cérébral, et qui nous conduit immédiatement à agir, ainsi que l'exprime le mot *penchant*. Ce dernier à son tour reçoit le nom d'*impulsion* lorsqu'il va jusqu'à déterminer des actions ; d'où le nom d'*actes effectifs* comme synonyme d'actes instinctifs, tant en ce qui concerne les actes intellectuels que les mouvements eux-mêmes. L'impulsion ou le penchant sont des causes de *mouvements*, tantôt directs et dits alors *spontanés* ou *instinctifs*, tantôt consécutifs à une série d'actes intellectuels, à un certain degré de raisonnement, et dits alors *réfléchis*.

PENDAISON. s. f. [*suspensio per laqueum collo injectum, suspendium*, all. *Erhängen*, angl. *hanging*, it. *impiccatura*, esp. *ahorcadura*]. En médecine légale, genre de violence dans lequel le corps, retenu par un lien noué autour du cou et abandonné à son propre poids, exerce sur le lien suspenseur une traction assez forte pour interrompre l'entrée de l'air et le cours du sang, d'où mort par asphyxie ou par congestion cérébrale. On croit généralement que, dans la mort par *pendaison*, le corps doit nécessairement être suspendu, dans une position verticale, à une certaine hauteur au-dessus du sol, loin de tout appui pour les pieds, et l'on incline à mettre sur le compte de manœuvres criminelles les cas de mort avec suspension incomplète. Mais la mort par pendaison volontaire survient, soit debout contre un mur et les pieds reposant sur le sol, à genoux, soit ployé en deux, assis ou accroupi ou presque couché : il n'existe pas *une seule position du corps dans laquelle la mort volontaire par pendaison ne soit possible.* Tous les pendus n'ont pas la face bouffie et livide, les yeux saillants et hors des orbites, la langue noirâtre, tuméfiée et sortie de la bouche, les traits contractés, les doigts crispés, etc. : ce tableau rappelle l'aspect des criminels livrés au supplice de la corde ou celui des individus qui ont lutté contre les étreintes homicides ; mais celui qui s'est donné la mort a peu à peu perdu connaissance, et sa figure n'est le plus souvent ni bouleversée ni horrible. Il est très difficile d'étrangler un homme avec un lien et à peu près impossible de le pendre, sauf les enfants, les imbéciles et les gens paralysés. La pendaison homicide exige le concours de plusieurs malfaiteurs : on doit rechercher les traces de la résistance opposée par la victime, égratignures, blessures, luxations, fractures de doigts, ecchymoses, cheveux dans les mains, etc. Dans les cas de pendaison-suicide, ce n'est souvent que le lendemain de la mort que la face devient bouffie et violette, les empreintes cervicales apparentes, et que se montrent les taches ecchymotiques. V. STRANGULATION.

PENDULAIRE. adj. — *Rythme pendulaire* (Pawinsky). Type de rythme fœtal sans tachycardie (*embryocardie dissociée* de Grasset). Les bruits du cœur ne sont ni précipités ni affaiblis ; au lieu de rappeler le tic tac d'une montre comme dans l'embryocardie véritable, ils ressemblent à ceux du balancier d'une pendule. Ce rythme serait dû au retard du deuxième bruit par suite de la diminution de l'élasticité artérielle. Il serait fréquent, d'après Barth et Roger, dans l'âge avancé, quand le cœur est gros et flasque, et que l'aorte a perdu la souplesse et la contractilité de ses parois.

PÉNÉTRANT, ANTE. adj. [all. *penetrirend*, angl. *penetrating*, it. et esp. *penetrante*]. Se dit d'une odeur à la fois vive et agréable. ‖ Se dit d'une plaie qui s'étend jusque dans l'intérieur d'une cavité splanchnique. V. PLAIE.

PÉNÉTRATION. s. f. [de *penetrare*, pénétrer; all. *Eindringen*, *Durchdringen*, angl. *penetration*, it. *penetrazione*]. — *Pénétration de corps solides dans les tissus vivants.* Phénomène qui se produit toutes les fois qu'un corps solide, plus dur que la substance organisée, placé à la surface d'une muqueuse ou sous l'épiderme cutané, traverse cette substance par son propre poids, ou à l'aide d'une pression produite par le jeu d'un organe. La matière vivante disparaît, molécule à molécule, devant le corps solide du côté où est la plus forte pression, pendant qu'en sens opposé il se reforme, molécule à molécule, de la matière organisée, laquelle prend successivement la place auparavant occupée par le corps étranger. C'est là le mécanisme de la pénétration des poussières de charbon et de métal, des spores de divers végétaux cryptogames dans la cavité de certains organes ou à la surface des tissus. C'est aussi celui de la pénétration et du transport des œufs d'helminthes qui, pour la plupart, ont une enveloppe dure et coriace ; de la perforation des parois intestinales par les ascarides et autres vers. Ainsi, dans la *pénétration*, c'est le corps traversé qui disparaît, molécule à molécule, devant celui qui pénètre, tandis que celui-ci ne change que de *place* et non d'*état*. Dans l'*absorption*, au contraire, la matière organisée ne change pas ou presque pas. La *pénétration* et l'*absorption* sont donc deux phénomènes très différents. — *Pénétration du chyle.* Passage des gouttelettes graisseuses du chyle à travers les villosités jusqu'au vaisseau central de celles-ci, semblant s'opérer d'après le mécanisme de celui des fines poussières au travers de la substance organisée. Le premier élément anatomique que la graisse traverse est l'épithélium. Pendant la digestion chaque cellule renferme souvent une gouttelette plus ou moins grosse, ou un amas de gouttelettes brillantes, cachant le noyau. Les cellules sont alors gonflées par les gouttelettes qui les pénètrent et les traversent. Au delà des cellules épithéliales jusqu'aux vaisseaux lymphatiques, *les gouttelettes graisseuses traversent librement le tissu propre des villosités*; dans ce tissu des villosités, il n'existe pas d'autres voies préformées, destinées au chyle, que le vaisseau central lymphatique ou vaisseau d'origine des chylifères, voie toujours existante et ouverte pour recevoir et faire circuler les gouttelettes graisseuses arrivant du côté de la périphérie des villosités. La graisse pénètre aussi, mais peu, dans la cavité des capillaires sanguins, bien que les cellules épithéliales ne soient séparées que par une épaisseur de substance insignifiante de la paroi de ceux qui forment le réseau superficiel de la villosité. — *Pénétration de l'air dans les veines.* V. Aérhémoctonie.

PÉNICILLAIRE. s. f. [*Penicillaria*]. V. Dekkelé.

PÉNICILLÉ, ÉE. adj. [*penicillatus*, de *penicillium*, pinceau; all. *pinselförmig*, angl. *penicillate*, it. *penicillato*, esp. *penicilado*]. Se dit d'un corps qui offre un assemblage de poils disposés en pinceau à son extrémité, comme les capillaires dans certains organes.

PÉNICILLIUM. s. m. Genre de champignons hyphomycètes mucédinés, dont une espèce (*P. glaucum*, Link) forme une moisissure commune sur les corps organiques en voie d'altération.

PÉNIDE. s. m. [all. *Gerstenzucker*, angl. *barley-sugar*, it. *penedio*, *sucre tors*]. Sucre dépuré, cuit avec une décoction d'orge, coulé à chaud sur un marbre huilé, malaxé ensuite entre les mains enduites d'huile d'amande douce, enfin allongé et tortillé comme une corde. Le *sucre d'orge* n'en diffère qu'en ce qu'il est coloré par quelques gouttes de teinture de safran et qu'on le laisse refroidir sans le remuer, pour qu'il conserve sa transparence. Tous deux ont les mêmes propriétés que les pastilles et les pâtes.

PÉNIEN, IENNE. adj. Qui se rapporte au pénis. — *Artères péniennes.* Les artères *caverneuse* et *dorsale de la verge*. — *Nerf pénien.* Le nerf *dorsal de la verge*. V. Honteux.

PÉNIL. s. m. [*Schamhügel*]. V. Mont *de Vénus*.

PÉNIS. s. m. [*penis*, καυλὸς, it. et esp. *pene*]. V. Verge.

PÉNITENTIAIRE. adj. [de *pœnitentia*, pénitence]. — *Système pénitentiaire.* V. Emprisonnement *cellulaire*.

PÉNITIS. s. m. [de *pénis*, verge]. Inflammation totale de la verge envahissant le fourreau et les tissus érectiles.

PENNIFORME. adj. [*penniformis*, all. *federformig*, angl. *penniform*, it. et esp. *penniforme*]. Qui a la forme d'une plume. Se dit d'un muscle dont les fibres charnues s'insèrent de l'un et de l'autre côté d'un tendon moyen.

PENSÉE. s. f. Nom vulgaire du *Viola tricolor*, L. V. Violette.

PENSÉE. s. f. [*cogitatio*, νόησις, all. *Gedanke*, angl. *thought*, it. *pensiere*, esp. *pensamiento*]. Mot qui a deux sens, l'un actif, l'autre passif. Dans le premier cas, il désigne l'acte par lequel l'individu pensant concentre l'ensemble ou une partie de l'entendement sur un objet. Dans le second, il exprime le résultat de cette opération. L'encéphale est l'organe de la pensée. C'est abstractivement que l'on parle de la pensée comme d'une chose pouvant être séparée du cerveau; il n'existe en fait que des êtres pensants et non une seule sorte de pensée. En rapportant la faculté de penser à certains tissus, tels que ceux du cerveau, plutôt qu'à d'autres, on veut dire que le cerveau reçoit du sang, le travaille à sa manière et en fait sortir les désirs, l'intelligence et le caractère, sans assimiler ces actes à la nutrition ou à ses modifications. Le sang dans le cerveau ne fait pas plus de la pensée que dans les muscles il ne fait de la contractilité; il sert à engendrer des éléments nerveux et à renouveler la substance de ceux qui existent, comme dans les muscles il le fait pour les fibres musculaires; il nourrit les uns et les autres, leur fournit et leur enlève des matériaux pour les maintenir dans un état convenable à leur *action spéciale*. Celle-ci a lieu alors plus ou moins bien, selon l'état de leurs éléments : contractilité ici, sensibilité là, pensée ailleurs, motricité dans quelque autre région. Mais ces actes ne sont pas comparables à une sécrétion; c'est une manière d'agir propre à ces tissus, qui a pour condition d'accomplissement l'existence des éléments anatomiques dans tel ou tel état que maintient la nutrition, et qui suppose la nutrition, mais en est distincte. Cabanis a dit : *le cerveau est l'organe de la pensée comme le foie est l'organe de la sécrétion* de la bile, *organe sans lequel on ne voit pas de sécrétion biliaire*, mais nulle part il n'a comparé l'action de penser aux actes sécrétoires. La pensée est indépendante du langage. On ne pense dans aucune langue; penser n'est pas parler; seulement, suivant l'habitude plus ou moins grande que l'on a d'exprimer ce que l'on pense dans une langue plutôt que dans une autre, on passe plus ou moins vite et facilement de la pensée à l'expression parlée, écrite ou mimée. Le travail de la pensée et celui de l'expression sont deux opérations distinctes, dont l'une peut s'accomplir sans l'autre; bien que la seconde succède généralement à la première d'une manière presque immédiate, elles ne se confondent pas. Presque toujours le travail de l'expression modifie la pensée, et très souvent la pensée reste longtemps fort nette avant d'être exprimée convenablement, oralement ou par écrit. Il faut un assez long exercice aussi avant de parvenir à exprimer par la parole sa pensée telle qu'on l'a conçue; souvent le travail de l'expression reste difficile, même après que celui de la pensée faisait croire le contraire.

PENTASTOME. s. m. [de πεντε, cinq, et στόμα, bouche]. V. Linguatule.

PENTASULFURE. s. m. Sulfure contenant cinq équivalents de soufre pour un de métal. V. Sulfure.

PENTATEUQUE CHIRURGICAL [*pantateuchus*, de πεντάτευχος, qui signifie les cinq livres de Moïse; all. et angl. *Pentateuch*, it. *pentateuco*, esp. *pentateuco quirurjical*]. Par analogie, division des maladies externes en cinq classes : *plaies*, *ulcères*, *tumeurs*, *luxations* et *fractures*.

PENTICOSA (Espagne, Haut-Aragon). *Eaux oligométalliques*, chaudes, 25° à 29°; leur minéralisation, variant de 13 à 15 centigrammes, est formée de sulfate de soude 0gr,03, et de sulfure de sodium 0gr,002; une source renferme de l'hydrogène sulfuré libre; d'autres sont fortement azotées. Altitude : 1 636 mètres. Ces eaux ont une action sédative en bains, boisson, inhalations (d'azote). On les emploie dans le catarrhe chronique des voies respiratoires, la tuberculose pulmonaire, les dyspepsies, les dermatoses. Saison, 15 juin au 15 septembre.

PENTOSE. s. f. [*pentaglycose*] (en atomes, $C^5H^{10}O^5$). Glycose à cinq atomes de carbone. La pentose qui existe parfois dans l'urine de l'homme est la *r*. arabinose.

PENTOSURIE. s. f. Présence de la pentose dans l'urine. Les urines renfermant de la pentose réduisent la liqueur de Fehling, mais la réduction se fait d'un seul coup et après l'ébullition; elles présentent aussi la réaction de la phénylhydrazine. La pentosurie se rapproche donc par certains caractères de la glycosurie, et en fait certains cas ont été confondus avec un diabète léger. Mais les urines pentosuriques ne dévient pas le plan de polarisation, et ne fermentent pas sous l'influence de la levure, ce qui les distingue des urines glycosuriques; enfin elles présentent la réaction du chlorhydrate d'orcine : si à 4 ou 5 centimètres cubes d'urine on ajoute parties égales d'acide chlorhydrique et quelques grains d'orcine, l'urine prend par le chauffage une coloration verte très foncée; en agitant alors avec de l'alcool amylique, celui-ci s'empare de la coloration verte qui surnage, et au spectroscope on voit une bande dans la partie rouge du spectre près du jaune. La pentosurie a été attribuée à une origine alimentaire; en effet, on trouve dans la bière et un certain nombre de fruits (cerises, pruneaux, etc.) des substances qui lui donnent naissance dans l'économie; mais si l'on supprime de l'alimentation les matières amylacées et les hydrates de carbone, la quantité de pentose ne varie pas dans l'urine; elle n'augmente pas non plus avec une alimentation riche en ces substances. Aussi admet-on que la pentose rencontrée dans l'urine provient d'une anomalie de la nutrition, et a son origine dans certains corps particuliers venant des organes; d'ailleurs Hammarsten a retiré une pentose du pancréas et Blumenthal des acides nucléiniques. En tout cas, la pentosurie ne s'accompagne d'aucuns symptômes généraux, et en particulier d'aucun signe de diabète; on a signalé parfois des troubles gastro-intestinaux. La pentosurie a une grosse importance dans le cas d'assurances sur la vie; elle peut être confondue avec le diabète; on l'a vue coexister avec le diabète ou alterner avec la glycosurie.

PÉPASME. s. m. [*pepasmus*, πεπασμὸς, de πέσσειν, cuire; all. *Pepasmus*, angl. *pepasm*, it. et esp. *pepasmo*]. V. Coction.

PÉPASTIQUE. adj. et s. m. [*pepasticus*, *pepticus*, de πέσσειν, cuire; all. *peptisch*, angl. *peptic*, it. et esp. *pepastico*]. Synonyme de *maturatif*. Nom que les humoristes donnaient aux médicaments qu'ils croyaient propres à favoriser la coction des humeurs.

PÉPORÉSINE. s. f. V. Courge.

PEPSIE. s. f. Terme suivant lequel Hayem et Lion désignent l'ensemble des caractères de la digestion tirés de l'examen physico-chimique du suc stomacal; elle peut être troublée en plus, *hyperpepsie*, qui est elle-même générale quand il y a augmentation à la fois du chlore combiné aux matières organiques et de l'acide chlorhydrique libre, ou partielle quand l'augmentation porte seulement sur le chlore organique ou sur l'acide chlorhydrique; elle peut l'être en moins, *hypopepsie*, quand il y a affaiblissement du processus stomacal pouvant aller juqu'à l'annihilation, avec diminution de la chlorhydrie; le degré extrême de l'hypopepsie est l'*apepsie*.

PEPSINE. s. f. [*pepsinum*, de πέψις, coction; all. et angl. *Pepsin*, esp. *pepsina*; *chymosine*, Deschamps, *gastérase*, Payen]. Ferment soluble contenu dans le suc gastrique (3 p. 1000 environ) dont le nom a été créé par Th. Schwann, qui, le premier, a extrait cette matière. Elle se rapproche par sa composition des matières albuminoïdes, mais elle ne donne pas la réaction xanthoprotéique. Elle se coagule vers 100°; desséchée, elle reste active jusqu'à 100°; mais en solution dans l'eau ou la glycérine, elle se transforme à 40° en une substance moins active, l'*isopepsine*, et perd complètement son activité à 60°; elle devient presque instantanément inactive dans une solution à 5 p. 1000 de soude; l'alcool faible la dissout; l'alcool anhydre la précipite en flocons blancs; elle est aussi précipitée par les acétates, chlorures et sulfates métalliques. La pepsine se forme dans les glandes dites à suc gastrique de l'estomac, soit dans les cellules de revêtement, soit dans les cellules principales (Heidenhain) de ces glandes (V. Glande *de l'estomac*); quoi qu'il en soit, ce serait, d'après Schiff, aux dépens d'une substance qu'il appelle *propepsine*, et que contiendraient ces cellules, que la pepsine prendrait naissance, et non immédiatement; d'après le même auteur, la formation de la pepsine serait subordonnée à la présence des matières *peptogènes*. La pepsine est associée, dans le suc gastrique, mais non combinée, à un acide (V. Gastrique) : en effet, elle doit être acidifiée pour remplir son rôle dans la digestion; elle doit, de plus, être étendue d'une certaine quantité d'eau. Elle agit sur les substances albuminoïdes pour les transformer en *peptones* : cette action paraît être celle d'un ferment, puisqu'une même quantité de pepsine semble pouvoir digérer des quantités presque illimitées de substances albuminoïdes. — *Pepsine médicinale*. On la prépare, dans les abattoirs de Paris, de la façon suivante. Aussitôt que la caillette est retirée du mouton qui vient d'être tué, on ouvre cet organe, on le vide des aliments qui s'y trouvent, on le lave et l'on en frotte rudement la muqueuse avec une brosse de chiendent. Il en résulte une pulpe qu'on fait macérer dans l'eau, en agitant souvent, pendant deux heures. On jette le tout sur une toile; au liquide on ajoute une solution d'acétate neutre de plomb. Le précipité qui se forme est très abondant. On y fait passer un courant de gaz sulfhydrique jusqu'à ce qu'il y en ait un excès manifeste. On filtre, puis on évapore jusqu'à ce que le produit soit sec : celui-ci doit digérer, en douze heures, à 36°, 50 fois son poids de fibrine humide; telle est la *pepsine extractive* du Codex. La pepsine étant variable suivant les saisons et l'état des animaux, on fixe préalablement sa force digestive, et l'on ajoute une quantité telle d'amidon que 1 gramme du mélange possède uniformément la faculté de dissoudre et de transformer 20 grammes de fibrine humide; telle est la pepsine médicinale du Codex, qui est un mélange de pepsine extractive et d'amidon. A cette pepsine *amylacée neutre*, on ajoute une petite quantité d'acide citrique, lactique, ou tartrique, qui en fait la *pepsine amylacée* (Boudault), et qui augmente son pouvoir digestif. La pepsine amylacée, neutre ou acide, s'emploie pour faciliter la digestion des substances azotées, en cas de dyspepsie par insuffisance d'action du suc gastrique (L. Corvisart); on la donne en poudre (0gr,50 à 1 gramme), dans du pain azyme ou des cachets médicamenteux; ou en vin, en sirop, en élixir.

PEPSIS. s. f. V. Coction.

PEPTIQUE. adj. et non **PEPSIQUE.** [πεπτικὸς, de πέσσειν, cuire, digérer]. Qui concerne la digestion : *glande peptique*, pour *glande à pepsine*. — Synonyme de *pépastique*. — *Sens peptique* (Récamier). La sensibilité digestive.

PEPTOGÈNE. adj. et s. m. [de πεπτὸς, digéré, et γεννᾶν, produire]. Se dit des substances qui, ingérées dans l'estomac, ont la propriété de déterminer la production de la pepsine dans le suc gastrique sécrété : tels sont le pain, la dextrine, le bouillon de viande, les peptones (Schiff). En l'absence de ces substances dans le sang, le suc gastrique sécrété par l'estomac est acide, ne renferme pas de pepsine, et ne peut digérer les aliments azotés; injecte-t-on une solution de dextrine dans le sang ou dans le rectum, la pepsine apparaît dans le suc gastrique. C'est dans l'estomac et dans le gros intestin, dans le cæcum principalement, que se ferait l'absorption des substances peptogènes : elle ne pourrait avoir lieu dans le duodénum, parce que ces substances seraient alors arrêtées par les ganglions mésentériques (Schiff, Vulpian).

PEPTONATE. s. m. — *Peptonate de mercure* ou *peptone mercurique*. V. PEPTONE *hydrargyrique*.

PEPTONE. s. f. [de πέσσειν, digérer; all. *Pepton*, *Verdauungsprodukt*, angl. *pepton*, it. *peptona* ; *caséine de l'intestin grêle*, Tiedmann et Gmelin ; *matière gélatiniforme de l'intestin grêle*, Prévost et Morin ; *albuminose*, Mialhe]. Nom donné par Lehmann au produit liquide et absorbable de l'action du *suc gastrique* sur les substances azotées ; mais à côté de ces peptones gastriques, il y a des peptones pancréatiques par action du suc pancréatique sur les substances albuminoïdes. Ce produit diffère des matières albuminoïdes dont il dérive, en ce qu'il est soluble dans l'eau et très diffusible ; qu'il ne précipite ni par l'ébullition, ni par les acides nitrique et acétique, ni par les sels neutres ; que, dissous dans l'acide acétique en excès et additionné d'acide sulfurique concentré, il prend une coloration bleu violet avec une faible fluorescence verte. Il résulte du dédoublement des substances albuminoïdes par voie d'hydratation ; la fibrine, par exemple, fixe près de 4 p. 100 d'eau pour se transformer en fibrine-peptone (Schutzenberger) ; les déshydratants transforment à nouveau les peptones en une substance voisine des matières albuminoïdes naturelles. A l'exemple de Meissner, un grand nombre de physiologistes considèrent chaque espèce de principe immédiat azoté comme pouvant donner un produit liquide, ou *peptone*, différent des produits fournis par les autres principes de même nature. De plus, des peptones obtenues aux dépens d'une même matière albuminoïde sous l'influence de la digestion gastrique et de la digestion pancréatique ne sont pas identiques. Une même matière albuminoïde peut donner deux sortes de peptone (Kühne) : l'*hémipeptone* qui, sous l'influence d'une digestion pancréatique suffisamment prolongée, se dédouble à son tour en leucine et tyrosine, l'*antipeptone* ou peptone vraie, qui résiste à toute action ultérieure des sucs digestifs. Les peptones sont absorbées par la muqueuse intestinale, mais leur présence dans le sang de la veine porte pendant la digestion n'est pas constante, et leur quantité en tous cas est des plus minimes ; aussi doit-on admettre la transformation des peptones en matière albuminoïde, non pas celle qui leur a donné naissance, mais celle du sang, essentiellement assimilable. Cette transformation, démontrée directement par Hofmeister, est due à l'activité même des cellules épithéliales. Elle est nécessaire, car les peptones injectées expérimentalement dans le sang, même dans le sang porte, ne sont pas assimilées et sont en grande partie éliminées par l'urine. A l'état sec, les peptones sont amorphes, transparentes, hygroscopiques, d'un blanc jaunâtre ; à l'état humide, elles sont blanches et analogues à la caséine coagulée. — *Peptone artificielle*. Produit jaunâtre, ayant la saveur du bouillon concentré, qu'on prépare en faisant macérer pendant douze heures, à 45°, de la viande de bœuf hachée, débarrassée de sa graisse et des tendons, dans de l'eau acidulée par de l'acide chlorhydrique et contenant de la pepsine : après filtration on sature par le carbonate de soude et on évapore. Le produit, qui représente trois fois son poids de viande, est administré en lavements, à la dose de 45 grammes, dans l'eau ou la glycérine, toutes les trois heures, quand l'alimentation par l'estomac est impossible. — *Peptone hydrargyrique ammonique* (Delpech). Mélange de peptone sèche en poudre et chlorure d'ammonium, āā 15 grammes, sublimé corrosif, 10 grammes, dissous dans un mélange d'eau et de glycérine : cette solution, employée en injections hypodermiques dans la syphilis, doit être dosée de telle sorte que 1 gramme de liquide renferme 5 milligrammes de sublimé.

PEPTONIODE. s. f. Combinaison définie de peptone et d'iode (Gilbert et Galbrun) ; ce corps se présente sous forme de paillettes jaunes solubles dans l'eau, la glycérine et l'alcool faible ; il renferme 16,5 p. 100 d'iode. La peptoniode n'est pas décomposée par le suc gastrique et n'irrite pas la muqueuse stomacale ; elle est mieux tolérée que les autres préparations iodées, tout en jouissant des mêmes propriétés. On l'emploie en solution dont chaque centimètre cube représente 0gr,05 d'iode ; dose : 2 à 5 centimètres cubes par jour.

PEPTONURIE. s. f. Passage dans l'urine des peptones. Pour reconnaître leur présence dans l'urine, on la neutralise et on la sature de sulfate d'ammonium qui précipite les albumines et les propeptones ; on filtre. Puis on étend de son volume d'eau et on traite par quelques gouttes d'une solution de tannin ; l'absence de précipité indique l'absence de peptones. S'il y a un précipité, il faut filtrer de nouveau, étendre du volume d'eau et traiter par le tannin. C'est ce nouveau précipité qu'on sèche et qu'on chauffe avec un peu d'eau de baryte ; on enlève le tannin en ajoutant au liquide un peu d'acétate neutre de plomb, on filtre et on a un liquide incolore sur lequel on fait la réaction du biuret. La peptonurie est relativement rare, et bien des cas considérés comme des exemples de peptonurie sont en réalité des exemples de propeptonurie ou albumosurie. On a signalé la peptonurie dans l'ulcère de l'estomac, le cancer de l'estomac et de l'intestin, l'atrophie jaune aiguë du foie, l'empoisonnement par le phosphore, la leucémie, le rhumatisme articulaire aigu, la pleurésie purulente, la pneumonie, les suppurations d'origine tuberculeuse, etc.

PÉRACÉPHALE. adj. et s. Genre de monstres acéphaliens dont le corps asymétrique est dépourvu de membres thoraciques.

PERBROMURE. s. m. V. BROMURE *de fer*.

PERCE-CRÂNE. s. m. [all. *Schädelbohrer*]. Instrument avec lequel on divise le crâne du fœtus, dans l'opération appelée *céphalotomie*. — *Perce-crâne de Blot*. Il se compose de deux lames se recouvrant l'une l'autre, de sorte que, l'instrument étant fermé, le dos mousse de la lame de droite dépasse le tranchant de la lame de gauche et réciproquement. Chaque face de la lame supporte à son sommet une arête qui, lorsque l'instrument est fermé, forme avec le sommet de la lame une pointe quadrangulaire. Lorsqu'on presse sur une bascule qui occupe le côté du manche de l'instrument, celui-ci s'ouvre par écartement de ses branches, et ses bords tranchants sont dégagés. Il est inoffensif pour la mère, puisqu'on peut l'introduire et le retirer fermé, en cessant d'appuyer sur la bascule : aussi est-il préférable aux instruments de Mauriceau, Levret, Smellie, etc.

PERCE-FEUILLE. s. m. V. BUPLÈVRE.

PERCE-LANGUE. s. m. V. GLOSSANTHRAX.

PERCE-MEMBRANE. s. m. Instrument obstétrical destiné à la pratique de la perforation ou rupture artificielle des membranes du fœtus pendant l'accouchement.

PERCE-MURAILLE. s. m. La *pariétaire* officinale.

PERCE-NEIGE. s. m. V. GALANTHINE.

PERCE-PIERRE. s. m. V. BACILE.

PERCEPTA. s. m. pl. [*percepta*, choses perçues, de *percipere*, percevoir]. Mot latin employé en hygiène pour désigner la classe des agents renfermant ce qui a rapport aux sensations.

PERCEPTIBILITÉ. s. f. Qualité qui rend les corps ou les impressions perceptibles.

PERCEPTIBLE. adj. Se dit, en physiologie, de ce qui peut être perçu.

PERCEPTIF, IVE. adj. Qui concerne la perception, qui l'accomplit. — *Centre* ou *foyer perceptif*. V. SENSORIUM.

PERCEPTION. s. f. [*perceptio*, de *percipere*, percevoir; all. *Perception*, *Wahrnehmung*, angl. *perception*, it. *percezione*, esp. *perception*]. Toute modification ressentie par les centres nerveux, et qui produit l'image de la sensation éprouvée. Il peut y avoir des perceptions réelles sans que l'organe externe soit affecté, et qui naissent, soit dans le trajet du nerf à cet organe, soit dans la masse centrale elle-même. Toute sensation se compose de trois actes différents : 1° l'*impression*; 2° la *transmission*; 3° la *perception*. La *perception* est un phénomène cérébral qui se passe à l'extrémité encéphalique des éléments nerveux. Elle peut varier suivant les conditions accidentelles ou pathologiques dans lesquelles se trouve l'encéphale. Elle précède la pensée et les déterminations auxquelles celle-ci conduit, lesquelles varient selon la nature des impressions, et selon l'intensité de la perception, qui diffère selon l'organisation individuelle pour une même intensité de l'impression. — *Centre de perception*. V. SENSORIUM.

PERCEPTIVITÉ. s. f. Propriété spéciale aux éléments nerveux qui accomplissent la perception, qui en sont le siège, qui transforment l'impression transmise en sensation. Les éléments doués de cette propriété ne sont pas sensibles par eux-mêmes, c'est-à-dire que, stimulés directement, ils ne causent pas de douleur.

PERCHE. s. f. [*Perca fluviatilis*, L., πέρκη, περκίς, all. *Barsch*, angl. *perch*, *barse*, it. *pesce*, *persico*]. Poisson acanthoptérygien d'eau douce, alimentaire. — *Perche vénéneuse*. V. POISSON *vénéneux*.

PERCHLORATE. s. m. Nom générique des sels formés par l'acide perchlorique. — *Perchlorate de potasse*. On l'obtient en versant de l'acide sulfurique sur du chlorate de potasse : il reste, après dégagement d'acide hypochloreux, un mélange de perchlorate et de bisulfate de potasse, d'où le perchlorate, peu soluble dans l'eau, s'extrait facilement. Il se rapproche de la quinine par son action antifébrile, du nitre par ses effets diurétiques (Rabuteau).

PERCHLORIQUE. adj. [all. *perchlorisch*, angl. *perchloric*, it. et esp. *perclorico*]. — *Acide perchlorique* [*acide chlorique oxygéné*, *heptachlorique*, *hyperchlorique* et *oxychlorique*] (ClO^7). Corps inconnu à l'état anhydre. On l'obtient monohydraté ($ClO^7.HO$) en distillant le perchlorate de potasse avec de l'acide sulfurique concentré, ou en faisant bouillir du chlorate de potasse avec de l'acide hydrofluosilicique : il est liquide, incolore, volatil; ses vapeurs répandent des fumées blanches à l'air; il se colore, même à l'abri de la lumière, et se décompose spontanément avec explosion. Il est très avide d'eau.

PERCHLOROSALICINE. s. f. V. CHLOROSALICINE.

PERCHLORURE. s. m. Nom générique des chlorures qui, pour chaque métal, offrent le nombre le plus élevé d'équivalents de chlore par rapport à un équivalent du corps simple. — *Perchlorure de fer* [*chloride de fer*, *chlorure ferrique*, *hydrochlorate de peroxyde de fer*, *sesquichlorure de fer*, *trichlorure de fer* (Fe^2Cl^3, en atomes, Fe^2Cl^6)]. Sel qu'on obtient en faisant passer un courant de chlore sur du fer chauffé au rouge, sous forme de paillettes brillantes, rouges, volatiles, déliquescentes, très solubles dans l'eau, dans l'éther et dans l'alcool. Dissous, il est d'un brun foncé, vu à la lumière réfléchie; d'un jaune doré verdâtre, vu par transparence. Pour l'usage médical et chirurgical, on prépare une *solution officinale* de *perchlorure de fer* (*perchlorure de fer liquide*) de la façon suivante : dissoudre du fer dans de l'acide chlorhydrique étendu ; filtrer le liquide, verser dans une capsule de porcelaine ; faire passer un courant de chlore dans cette solution de protochlorure de fer, jusqu'à ce qu'elle ne précipite plus en bleu par le ferricyanure de potassium, ce qui indique que le protochlorure est transformé totalement en perchlorure; évaporer le liquide à 50° jusqu'à ce qu'il n'y ait plus de dégagement de chlore ; étendre la liqueur avec de l'eau distillée, de manière qu'on ait une solution marquant 30° de l'aréomètre de Baumé (Codex) ; conserver le sel en dissolution, car, à l'état sec, il s'altère facilement. Cette solution de perchlorure de fer coagule l'albumine ; le coagulum est soluble dans un excès de solution. C'est un hémostatique puissant, et un coagulant du sang, qu'on emploie en injections, en badigeonnages, comme topique, dans certains anévrysmes, les varices, les tumeurs érectiles, les *nævi materni*, les hémorroïdes, les tumeurs ulcérées et saignantes de l'utérus et d'autres parties, le pannus, et sur les plaies dont on veut arrêter l'écoulement sanguin. Il a l'inconvénient de déterminer une escarre, qui dans les cavités normalement ou anormalement infectées peut être le point de départ de suppurations ou de gangrène. C'est un agent efficace du traitement interne du *purpura hæmorrhagica*. Il peut être employé à l'intérieur avec avantage, dans les mêmes cas que les autres ferrugineux, à la dose de 10 à 30 gouttes de la solution à 30° prise en trois fois dans la journée. Employé à l'extérieur, à des degrés divers de concentration, il peut rendre de grands services comme modificateur des plaies, des ulcérations atoniques, et de diverses formes chroniques, sécrétantes, des maladies de la peau. — *Teinture éthérée de perchlorure de fer*. V. TEINTURE *de Bestuchef*.

PERCLUS, USE. adj. [*membris captus*]. Qui ne peut exécuter aucun mouvement.

PERCUSSION. s. f. [*percussio*, du verbe *percutere*, frapper; πλῆξις, all. *Perkussion*, *Perkutiren*, angl. *percussion*, it. *percussione*, esp. *percusion*]. Méthode d'exploration à l'aide de laquelle, en frappant sur les parois d'une cavité du corps, on peut reconnaître, par les qualités de son produit (*mat*, *tympanique*, etc.), les lésions des parties contenues dans cette cavité. Découverte par Auenbrugger, elle se fait le plus souvent en frappant avec un ou plusieurs doigts de la main droite sur les quatre doigts de l'autre main appliqués sur la cavité, et réunis sur une seule ligne : le pouce, placé dans l'état d'opposition, à la réunion des seconde et troisième phalanges de l'index, ne doit servir qu'à maintenir les doigts serrés les uns contre les autres. Il faut frapper avec le bout des doigts, perpendiculairement et non obliquement, légèrement et en relevant la main aussitôt qu'elle a porté. Si l'on percutait avec les doigts réunis en faisceau ou sous un angle oblique, de manière que leur *ventre* portât seul, et non leur extrémité, ou si on laissait les doigts sur la poitrine du malade, on aurait un son moins distinct. Si l'on percute comparativement les deux côtés de la poitrine, il faut choisir les deux points semblables, les frapper avec une égale force et sous le même angle ; il ne faudrait pas percuter parallèlement aux côtes d'un côté, et de l'autre transversalement. Enfin, pour tirer parti de la percussion, il ne faut pas perdre de vue que chaque région de la poitrine donne naturellement un son particulier. Piorry a préconisé la *percussion médiate* faite en interposant un corps solide et conducteur du son entre la main et la partie explorée. V. PLESSIMÈTRE. — *Percussion du cœur* (Potain). On détermine la pointe, le bord supérieur du

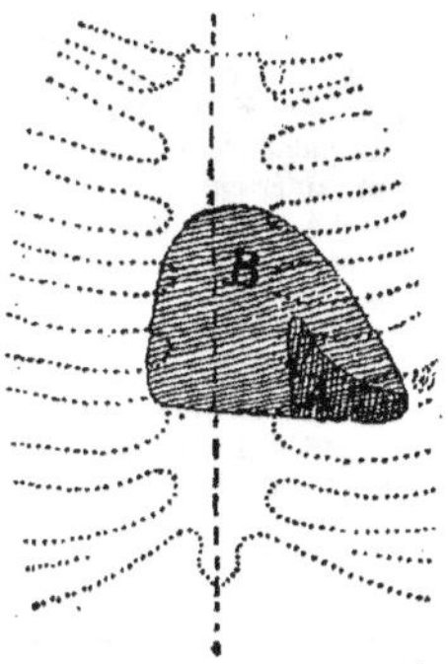

Fig. 535. — *Percussion* du cœur.

foie, puis on recherche le bord droit et le bord supérieur du cœur par la percussion pratiquée sur des lignes qui convergent vers le centre de matité. Enfin on détermine la zone de matité vraie par la percussion légère sur des lignes divergentes; on obtient ainsi un triangle de matité (fig. 595) qui représente la zone de contact entre le cœur et la paroi et qu'on peut comparer à la zone de submatité correspondant à l'interposition des languettes pulmonaires. — *Percussion paradoxale* (Hertz). Percussion révélant de la sonorité là où l'auscultation, en indiquant la présence d'un grand nombre de râles fins, devait faire prévoir de la matité. Ce phénomène se rencontre dans l'œdème aigu du poumon : à l'auscultation on trouve une pluie de râles crépitants à bulles très fines, très serrées, et à la percussion, la sonorité est plutôt exagérée ; ce fait est attribué par Huchard à un emphysème aigu concomitant.

PERCUTEUR. s. m. Instrument lithotriteur courbe, inventé par Heurteloup vers 1832 : il est aujourd'hui inusité, mais a été le point de départ des instruments employés actuellement. V. LITHOTRITIE. ‖ Marteau employé dans la percussion par le plessimètre.

PERDRIX. s. f. [*Perdrix*, πέρδιξ, all. *Rebhuhn*, angl. *partridge*, it. *pernico*, esp. *perdiz*]. Oiseau gallinacé, à queue courte, à pourtour de l'œil sans plumes, et dont le mâle a un ergot plus ou moins marqué. Toutes les espèces sont alimentaires. Les principales espèces sont la *perdrix grise* (*Perdix cinerea*, Brisson), et la *perdrix rouge* (*Perdix rubra*, Brisson).

PÉREIRINE. s. f. Substance amère basique, tirée de l'écorce de *Pao pereira*.

PÉRENNITÉ. s. f. [*perennitas*, de *per*, à travers, et *annus*, année]. En physiologie, fait de la persistance d'un acte, comparativement à quelque autre qui cesse dans des conditions analogues.

PERFORANT, ANTE. adj. [*perforans*, all. *durchbohrend*, angl. *perforating*, it. et esp. *perforante*]. Qui perce. — *Artères perforantes*. Ce sont, à la cuisse, trois branches de la fémorale qui traversent le grand adducteur; à la main, des rameaux qui traversent les muscles interosseux, et sont fournis par l'arcade palmaire profonde ; au pied, les rameaux supérieurs et antérieurs de l'arcade plantaire. — *Muscle perforant*. Le *fléchisseur profond des doigts*. — *Nerf perforant de Cassérius*. Le nerf *musculo-cutané* du bras.

PERFORATEUR, TRICE. adj. Qui perfore, qui est destiné à la perforation.

PERFORATEUR. s. m. Nom donné à divers instruments de chirurgie. — *Perforateur du crâne*. Instrument destiné à pratiquer la *céphalotomie*. On distingue les *perforateurs-couteaux* (de Paré, Mauriceau, etc.); les *perforateurs-ciseaux* (de Smelli, Nægelé, etc.) ; les *perforateurs-forets* (de Dugès, Ferguson, etc.); les *perforateurs-trépans* (de Leissnig, Braün, etc.). V. CÉPHALOTOME, PERCE-CRANE et TRÉPAN. — *Perforateur de l'unguis*. Instrument imaginé par Georges Camuset pour ouvrir aux larmes un nouveau passage par le méat moyen des fosses nasales, dans certains cas d'obstruction des voies lacrymales. Cet instrument se compose d'une canule qui sert à conduire jusqu'à l'unguis, par le point lacrymal inférieur, un trocart de 2 millimètres de diamètre. En donnant à la pointe du trocart un mouvement de rotation alternative régularisée par un pas de vis, on pratique dans la paroi de l'os une ouverture ronde que l'on empêche de se refermer en y passant pendant quelques jours une sonde fine en gomme.

PERFORATIF. adj. Qui perfore : *trépan perforatif*.

PERFORATION. s. f. [*perforatio*, de *perforare*, percer ; τρῆσις, all. *Durchbohrung*, angl. *perforation*, it. *perforamento*]. Ouverture accidentelle dans la continuité des organes, produite par une lésion externe, ou résultant d'une affection interne. Ces dernières perforations, dites *spontanées*, s'observent surtout à l'estomac, à l'intestin, au poumon, à la suite de diverses affections. — *Perforation anomale*. V. DISJONCTION. ‖ En chirurgie, *perforation des cellules mastoïdiennes*. La peau qui recouvre l'apophyse mastoïde ayant été incisée crucialement ou en T, on applique une couronne de trépan sur la base de cette apophyse, à 1 centimètre et demi ou 2 centimètres de son sommet, en dirigeant la perforation en avant et en haut. S'il s'agit d'ouvrir une issue à du pus accumulé dans l'oreille moyenne, un trépan perforatif suffit pour traverser les cellules mastoïdiennes, qui souvent sont elles-mêmes remplies de pus. Quand une partie de l'os est nécrosée, il faut souvent avoir recours à la gouge et au maillet pour circonscrire la nécrose.

PERFORÉ, ÉE. adj. et s. m. [*perforatus*, τρητὸς, all. *durchbohrt*, angl. *perforated*, it. *perforato*, esp. *perforado*]. Qui est percé de trous : *bande perforée*. — *Espace perforé*. Nom donné, en anatomie : 1° à une surface située à la face inférieure du cerveau, de chaque côté, entre le pédoncule du corps calleux et la bandelette optique en arrière, la racine blanche externe du nerf olfactif en avant, et recouverte par une lame de substance grise perforée dans sa partie interne par un grand nombre de trous donnant passage à des vaisseaux (*espace perforé antérieur* ou *latéral*); 2° à une surface également grise et perforée, située dans l'écartement des pédoncules cérébraux, en arrière des tubercules mamillaires, en avant de la protubérance annulaire (*espace perforé postérieur*). — *Muscle perforé*. Le *fléchisseur superficiel* des doigts. — *Perforé de Casserius*. V. CORACO-BRACHIAL.

PÉRIADÉNITE. s. f. [de περὶ, autour, et ἀδὴν, glande]. Inflammation du tissu cellulaire qui entoure un ganglion; elle est consécutive à l'adénite elle-même et détermine ces empâtements parfois considérables que l'on rencontre dans certaines variétés d'adénites consécutives en particulier à la diphtérie (cou proconsulaire).

PÉRIANAL, ALE. adj. [mot hybride, de περὶ, autour, et *anus*]. V. PÉRIPROCTIQUE.

PÉRIANGIOCHOLITE. s. f. [de περὶ, autour, et *angiocholite*]. Inflammation du tissu hépatique situé autour des vaisseaux biliaires ; c'est une complication de l'angiocholite, déterminant la formation d'abcès miliaires ou d'abcès aréolaires.

PÉRIAPPENDICITE. s. f. [de περὶ, autour, et *appendicite*]. Inflammation du péritoine qui entoure l'appendice; c'est une péritonite localisée à cette région.

PÉRIARTÉRITE. s. f. [de περὶ, autour, et *artère*]. V. ARTÉRITE.

PÉRIARTHRITE. s. f. [de περὶ, autour, et *arthrite*]. Inflammation des bourses séreuses qui entourent une articulation. C'est ainsi que la *périarthrite scapulo-humérale* consiste dans l'inflammation de la bourse séreuse située à la face profonde du deltoïde, entre ce muscle et l'articulation de l'épaule. De même les périarthrites du genou sont des inflammations de la bourse séreuse sous-jacente aux tendons rotuliens ou de celle de la patte d'oie. Ces périarthrites peuvent simuler plus ou moins complètement l'inflammation de l'articulation sous-jacente. Le diagnostic se fait par la localisation exacte des points douloureux et l'étude attentive des différents mouvements.

PÉRIBLASTE. s. m. [de περὶ, autour, et βλαστὸς, germe]. Nom donné par certains auteurs à la matière amorphe, granuleuse, qui entoure et réunit les noyaux d'épithélium des culs-de-sac glandulaires ou *endoblastes*.

PÉRIBLEPSIE. s. f. [*periblepsis*, περίβλεψις, de περὶ, autour, et βλέψις, regard ; all. *das scheue Umherschielen*, angl. *periblepsy*, it. *periblessia*, esp. *periblepsia*]. Regard effaré et inquiet qui accompagne le délire.

PÉRIBOLE. s. f. [*peribole*, περιβολή, de περιβάλλειν, jeter autour ; it. *peribole*]. Transport d'une manière morbifique vers les parties extérieures.

PÉRICAL. s. m. [mot signifiant *gros pied* dans la langue des indigènes de Pondichéry ; *mycétôme*, *pied fébricitant de Cochin*, *goutlou mahdi* (pied à œufs) des indigènes de Bellary, *pied de Madura* ou *du Maduré* des habitants de ce pays, *ulcus grave*, *pied tuberculeux* de Godefrey et autres chirurgiens anglais, *dégénérescence endémique des os du pied* de Collas]. Affection locale, différente de l'éléphantiasis des Arabes (appelé *ânaycal*, c'est-à-dire *pied d'éléphant* dans le langage des habitants de Pondichéry) et de la *jambe des Barbades* ou de *Cochin*. Elle est caractérisée par une augmentation de volume indolente et graduelle du pied, qui se recouvre de tubérosités dont la base s'étend dans les parties molles sous-cutanées. Au bout de quelques années, ces tubercules se ramollissent, s'ulcèrent, présentent à leur sommet des ouvertures fongueuses souvent taillées à pic, dont sort un pus fétide, épais ou séreux, contenant parfois des granules à surface rugueuse, grisâtre ou noirâtre ; ces ouvertures conduisent le stylet sur les os ramollis et friables. Après quelques années encore le malade meurt épuisé par la suppuration, ou par la gangrène du pied, si l'on ne pratique l'amputation. A l'autopsie, on trouve les os du pied très friables, raréfiés, parfois réduits à des aiguilles ou lamelles osseuses ; les tendons et les tissus mous sont devenus gélatiniformes comme autour des tumeurs blanches ulcérées. La lésion essentielle consiste en nombreuses cavités à face interne lisse, à paroi fibreuse, molle, remplies par une substance blanchâtre, grisâtre ou brune, pâteuse, à surface grenue, comme framboisée. Ces grains mamelonnés ont un volume qui varie de celui d'une tête d'épingle à celui d'une noisette. Ils sont formés de cellules d'épithélium prismatique assez régulièrement juxtaposées en couches concentriques, accompagnées de matière amorphe finement grenue et de gouttes ou granules graisseuses. Cette maladie est due à un microbe particulier appartenant au groupe des streptothricées ; c'est un champignon ramifié rappelant celui de l'actinomycose, mais donnant sur pomme de terre des colonies d'une couleur foncée, presque noire.

PÉRICARDE. s. m. [*pericardium*, περικάρδιον, de περί, autour, et καρδία, cœur ; all. *Hertzbeutel*, angl. *pericardium*, it. et esp. *pericardio*]. Sac membraneux qui enveloppe le cœur. Il est composé de deux membranes, dont l'extérieure est fibreuse et l'intérieure séreuse. La *portion fibreuse du péricarde* a la forme d'un cône dont la base repose sur le centre phrénique, et dont le sommet se continue avec la tunique externe des gros vaisseaux qui partent de la base du cœur. La *base*, chez le fœtus, peut être séparée du centre phrénique ; chez l'adulte, cette séparation est impossible. La *face externe*, en avant, est en contact avec le sternum, les quatrième, cinquième, sixième et septième cartilages costaux du côté gauche, le muscle triangulaire du sternum, les vaisseaux mammaires internes et les muscles intercostaux internes. De plus, chez le fœtus, elle est en rapport avec le thymus. En arrière, elle est en contact avec l'œsophage et les deux nerfs pneumogastriques, la grande veine azygos, le canal thoracique, de nombreux ganglions lymphatiques et l'aorte descendante. Sur les côtés, la face externe du sac fibreux du péricarde adhère à la plèvre médiastine ; le nerf phrénique et les vaisseaux diaphragmatiques supérieurs qui accompagnent ce nerf passent entre ces deux membranes. — *Portion séreuse*. Elle est formée d'une couche endothéliale supportée par des fibres élastiques et conjonctives, et tapisse la face interne du sac fibreux par son feuillet pariétal. Le feuillet viscéral recouvre le cœur ; il tapisse les ventricules, passe sur les sillons auriculo-ventriculaires, laissant au-dessous de lui les vaisseaux, les nerfs et le tissu cellulaire qui y sont contenus. Il franchit de même le sillon interventriculaire et les organes qu'il contient. Il entoure aussi les deux auricules et les oreillettes. Pour se porter sur le sac fibreux, cette membrane quitte l'artère pulmonaire et l'aorte à 2 ou 3 centimètres environ au-dessus de leur origine. Au niveau de la paroi de la veine cave inférieure, de la veine cave supérieure et des quatre veines pulmonaires, elle se porte sur le sac fibreux après avoir formé une demi-gaine séreuse à la face antérieure de ces vaisseaux. Le myolemme manquant autour des faisceaux musculaires du cœur, l'élasticité de ses parois est due à la couche de fibres élastiques minces, entrecroisées, souvent ramifiées et anastomosées, qui existent à la face adhérente du péricarde, ainsi qu'à celle qui existe dans l'endocarde, à la face interne des parois musculaires des quatre cavités cardiaques. Tous les vertébrés, les crustacés et les mollusques possèdent un péricarde, séparant le cœur des autres viscères. V. Hydropéricarde, Hydropneumopéricarde, Paracentèse, Péricardite et Symphyse *cardiaque*.

PÉRICARDIQUE. adj. Qui appartient au péricarde, qui en dépend ou qui a rapport à lui. — *Adhérences péricardiques*. V. Symphyse *cardiaque*.

PÉRICARDITE. s. f. [*pericarditis*, de *pericardium*, péricarde, avec la désinence *itis*, commune à toutes les phlegmasies ; all. *Herzbeutelentzündung*, angl. *pericarditis*, it. *pericardite*, esp. *pericarditis*]. Inflammation du péricarde, qui est *aiguë* ou *chronique*. Tantôt elle est *primitive*, déterminée par la pénétration directe d'un agent infectieux à travers une plaie de la paroi, ou la localisation en ce point d'un microbe amené par la circulation par suite d'une prédisposition particulière ; tantôt elle est *secondaire*, consécutive à l'inflammation d'un organe voisin (plèvre, poumon, endocarde, myocarde), ou à une maladie générale (rhumatisme, fièvres éruptives ou typhoïde, mal de Bright, état puerpéral, septicémie) ; la chorée peut aussi lui donner naissance (G. Sée, Roger). Au début, les lésions anatomiques de la péricardite sont l'injection de la membrane, et la formation d'un exsudat fibrineux, gélatineux, transparent, que les mouvements incessants du cœur empêchent de s'étaler uniformément à la face interne du péricarde : d'où résulte l'aspect mamelonné, villeux, comparé à celui du dos de la langue d'un chat, que prend cette surface. Si les lésions s'arrêtent à cette période, la péricardite est dite *sèche* ; le plus souvent, il se fait un *épanchement*, d'abondance variable, constitué le plus souvent par un liquide séro-fibrineux pur, quelquefois mélangé avec du pus (*péricardite purulente*) ou avec du sang (*péricardite hémorragique*). Plus tard enfin, l'exsudat se résorbe, du moins dans ses portions liquides : mais les parties solides restent sous forme de fausses membranes qui établissent des adhérences entre les deux feuillets du péricarde et peuvent produire la *symphyse cardiaque*, ou séjournent sur des points circonscrits du péricarde sous forme de taches blanches, opaques, dites *plaques laiteuses*. Les signes locaux de la péricardite sont une douleur plus ou moins vive au-dessous du mamelon ou vers l'extrémité inférieure du sternum, augmentant par la percussion, la toux et les mouvements respiratoires ; les battements du cœur plus forts, plus fréquents, souvent tumultueux ; en cas d'épanchement, une augmentation de la matité (fig. 536) et une voussure de la région précordiale. La région précordiale laisse entendre divers bruits que l'on a comparés à ceux du cuir neuf, d'un soufflet, d'une râpe ou d'une scie, et qui paraissent dus au frottement réciproque des deux feuillets opposés du péricarde revêtus de fausses membranes ; ces bruits sont localisés, et s'entendent surtout à la base. Les bruits normaux du cœur sont faibles ou remplacés par des bruits de souffle. Il y a souvent de la gêne respiratoire, un sentiment d'angoisse qu'augmentent les mouvements, et ordinairement

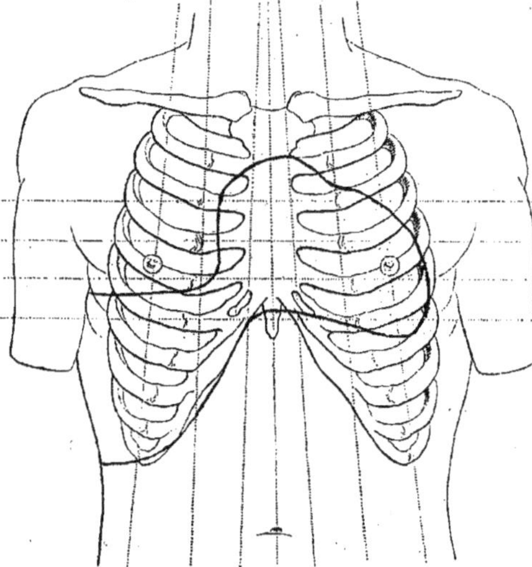

Fig. 536. — Matité précordiale dans la *péricardite* avec grand épanchement.

une fièvre plus ou moins vive. La mort, quand elle survient, est le résultat de l'asystolie ou de l'asphyxie. Le traitement consiste, en général, dans les émissions sanguines, les ventouses sèches et scarifiées, l'usage de la digitale et des toniques, et parfois la paracentèse.

PÉRICARDO-PÉRIHÉPATIQUE. adj. Qui concerne à la fois le péricarde et le péritoine périhépatique. — *Symphyse péricardo-périhépatique* (Gilbert et Garnier). Affection caractérisée par la coexistence d'une symphyse cardiaque et d'une périhépatite sèche chronique avec adhérences au péritoine pariétal. Cette affection, toujours difficile à diagnostiquer en clinique, évolue le plus souvent sous les aspects d'une cardiopathie : essoufflements, palpitations; parfois le début est subaigu et on croit à une péritonite. L'examen physique révèle les signes de la symphyse cardiaque; dans un cas observé par Gilbert et Garnier, il y avait un rythme spécial du cœur auquel ces auteurs ont donné le nom de *bruit de rappel paradoxal*. L'ascite est un phénomène constant, elle est souvent abondante et récidivante ; le foie est gros, son bord inférieur est mousse et dur ; la rate est hypertrophiée. La marche est lentement progressive; l'asystolie apparaît, d'abord passagère puis permanente, et la maladie se termine dans la cachexie après une durée de plusieurs années. A l'autopsie, le foie paraît enveloppé d'une capsule épaisse, dure, opaque qui envoie parfois des prolongements dans la profondeur, d'où une cirrhose à point de départ capsulaire, ou plus exactement *périhépatogène*. Le cœur présente les lésions ordinaires de la symphyse cardiaque. Les rapports du péritoine périhépatique avec le péricarde expliquent la possibilité de cette double localisation ; quant à la cause de ce syndrome, elle n'est probablement pas unique. Ce qui le spécifie nettement, c'est une notion anatomo-pathologique et non point une donnée étiologique. Le traitement est uniquement symptomatique : révulsion au niveau du foie et du cœur ; traitement de l'asystolie quand celle-ci apparaît.

PÉRICHONDRE. s. m. [*perichondrium*, de περὶ, autour, et χόνδρος, cartilage ; all. *Knorpelhaut*; angl. *perichondrium*, it. *pericondrio*, esp. *perichondro*]. Membrane fibreuse vasculaire, analogue au périoste, qui revêt les cartilages non articulaires.

PÉRICHONDRITE. s. f. [de *périchondre*, all. *Knorpelhautentzündung*, angl. *perichondritis*, it. *pericondrite*]. Inflammation du périchondre ; elle s'observe en particulier au niveau des cartilages du larynx. — *Périchondrite tarsienne.* L'un des noms du *chalazion*, pour ceux qui admettaient à tort que l'organe appelé *cartilage tarse des paupières* était pourvu de périchondre.

PÉRICHONDROME. s. m. Tumeur cartilagineuse sans coque osseuse, ou tumeur du périchondre.

PÉRICLASE. s. f. Ancien nom des fractures comminutives.

PÉRICOLPITE. s. f. [de περὶ, autour, et κόλπος, vagin]. Inflammation du tissu qui entoure le vagin.

PÉRICORNÉAL, ALE. adj. Qui est autour de la cornée : *cercle péricornéal*.

PÉRICOWPÉRITE. s. f. Inflammation du tissu cellulaire qui entoure les glandes de Cowper ou glandes bulbo-urétrales; elle complique souvent l'inflammation de ces glandes.

PÉRICRÂNE. s. m. [*pericranium*, περικράνιον, de περὶ, autour, et κρανίον, crâne; all. *Schädelhaut*, angl. *pericranium*, it. *pericranio*, esp. *pericraneo*]. Périoste qui revêt toute la surface externe du crâne.

PÉRICYSTITE. s. f. [de περὶ, autour, et κύστις, vessie]. Inflammation du tissu qui entoure la vessie.

PÉRIDESMIQUE. adj. [de περὶ, autour, et δεσμὸς, lien; esp. *peridesmico*]. Qui est occasionné par une ligature serrée autour d'une partie quelconque.

PÉRIDIDYME. s. f. [de περὶ, autour, et δίδυμος, testicule]. Tunique albuginée des testicules.

PÉRIDIDYMITE. s. f. [*perididymitis*, de περὶ, autour, et δίδυμος, testicule]. Inflammation de la tunique albuginée des testicules.

PÉRIENCÉPHALITE. s. f. [de περὶ, autour, et *encéphale*]. Inflammation de la substance grise du cerveau coexistant ordinairement avec la méningite et entraînant les symptômes cérébraux observés dans celle-ci. A l'état chronique, elle cause la *paralysie générale* (Calmeil).

PÉRIÉRÈSE. s. f. [*periæresis*, περιαίρεσις, de περὶ, autour, et αἱρεῖν, enlever; it. *perieresi*, esp. *perieresis*]. Incision circulaire au moyen de laquelle les anciens circonscrivaient la base des grands abcès.

PÉRIFOLLICULITE. s. f. Inflammation du tissu qui entoure soit les follicules pileux (*périfolliculite pilaire* ou *pilo-sébacée*), soit les foramina de l'urètre (*périfolliculite urétrale*).

PÉRIGLOTTE. s. f. [de περὶ, autour, et γλῶττα, langue]. Nom ancien de l'épiderme lingual.

PÉRIHÉPATITE. s. f. Inflammation du péritoine qui entoure le foie. Elle peut être sèche, hémorragique ou purulente. La périhépatite sèche est le plus souvent secondaire; on la rencontre dans la plupart des maladies du foie, en particulier dans la cirrhose cardiaque, dans les cirrhoses alcooliques, la cirrhose hypertrophique biliaire, et les différents processus infectieux intéressant le foie et les voies biliaires. Plus rarement elle est primitive; elle peut alors accompagner une péritonite sèche généralisée dont elle n'est qu'une localisation, ou être isolée; elle s'associe alors le plus souvent à une symphyse cardiaque, formant ainsi une affection particulière : la symphyse *péricardo-périhépa-*

tique (V. ce mot). La périhépatite hémorragique est exceptionnelle et n'est pas diagnostiquée. La *périhépatite purulente* est plus importante. Elle forme deux variétés : la *pyopérihépatite* est consécutive à une inflammation du foie, abcès, angiocholécystite, etc., à une ulcération stomacale ou intestinale, à une appendicite, plus rarement à une suppuration de la cavité thoracique, ou même à une inflammation d'un organe éloigné. Les microbes arrivent soit par la voie veineuse, soit plus souvent par la voie lymphatique. La collection purulente siège soit à la face convexe du foie (*abcès sous-phrénique*), soit à la face inférieure. Elle se révèle par une douleur vive au niveau de l'hypocondre droit, de la dyspnée, des vomissements, quelquefois de l'ictère; l'examen montre l'élargissement de la base du thorax et le refoulement des côtes, l'abaissement du foie si l'abcès est sus-hépatique, l'augmentation de la matité hépatique, parfois de la fluctuation, et surtout des frottements péritonéaux si l'abcès est sous-hépatique. La fièvre est vive; les frissons sont fréquents, surtout au début. L'abcès cherche à se faire jour dans le tube digestif, ou dans la plèvre, le péricarde ou les bronches, d'où il est évacué par une vomique, plus rarement à l'extérieur au niveau de l'ombilic. La durée est toujours assez longue; la terminaison habituelle, en dehors de l'intervention chirurgicale ou de l'ouverture spontanée à la peau, est fatale. Le diagnostic, toujours difficile, doit être fait avec une suppuration intrathoracique, sus-diaphragmatique; le signe de Pfuhl (V. Pfuhl) sera ici d'un grand secours; si l'abcès est sous-hépatique, il faut faire le diagnostic avec une cholécystite suppurée et avec toutes les tumeurs et les abcès intra-abdominaux. La deuxième variété, ou *pyopneumopérihépatite*, diffère de la première par la présence de gaz dans l'abcès. Elle peut succéder à une pyopérihépatite simple par ouverture de la poche dans l'intestin, ou par formation de gaz par les germes du pus. Elle peut apparaître d'emblée, et est alors consécutive à l'ouverture de l'estomac ou de l'intestin. Les gaz viennent de la cavité intestinale; ils peuvent provenir aussi de microbes anaérobies contenus dans le pus. Le début de la maladie est en général brusque; c'est celui de la perforation intestinale. La douleur est vive, les vomissements abondants. Le ventre est ballonné, quelquefois bilobé; la percussion fait reconnaître l'existence d'une zone tympanique à la base du thorax; l'auscultation peut faire entendre un souffle amphorique et tous les signes d'un pneumothorax véritable. Dans d'autres cas, l'abcès a une évolution abdominale. Les symptômes généraux sont graves; la fièvre, élevée au début, diminue les jours suivants. Le pus cherche parfois à se faire jour au dehors, le plus souvent par vomique. La mort arrive à peu près fatalement si on n'intervient pas. Le traitement de cette forme, comme de la précédente, est en effet avant tout chirurgical, et comporte l'incision large et le drainage de la cavité, avec fermeture de la perforation s'il y a lieu.

PÉRIHÉPATOGÈNE. adj. Qui a pour origine le péritoine périhépatique. — *Cirrhose périhépatogène.* V. Cirrhose.

PÉRIKÉRATIQUE. adj. [de περί, autour, et κέρας, corne, cornée]. V. Péricornéal.

PÉRILYMPHE. s. f. [*humeur de Cotugno*, angl. *perilymph*, esp. *perilinfe*]. Liquide albumineux, fluide, qui remplit toutes les cavités osseuses de l'oreille interne, et baigne les parties membraneuses contenues dans ces cavités.

PÉRIMÉNINGITE. s. f. Inflammation du tissu cellulaire qui entoure la dure-mère, en particulier au niveau de la moelle épinière. La *périméningite aiguë spinale*, décrite par Albers en 1833, ou *péripachyméningite spinale* de Leyden, est une affection très rare, due à la localisation d'un agent microbien dans l'espace périméningé; elle se traduit par la paraplégie et l'anesthésie s'installant rapidement; la paralysie est flasque; il y a rétention d'urine et des matières fécales; la fièvre est élevée le soir; des escarres ne tardent pas à se montrer, et la mort arrive en général au bout de quelques jours.

PÉRIMÈTRE. s. m. [de περί, autour, et μέτρον, mesure] (Badal). Instrument destiné à la mesure du champ visuel aussi loin qu'il peut s'étendre. Il se compose (fig. 537) d'un huitième de sphère pivotant autour du point E, et auquel on peut donner les positions 2, 3, 4.

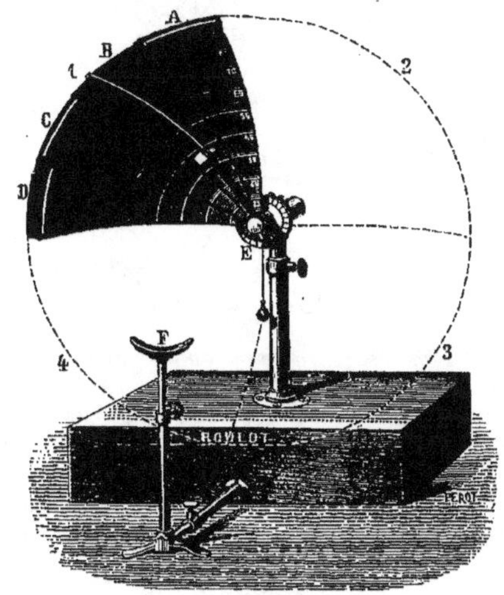

Fig. 537. — *Périmètre.*

La portion de sphère est divisée en quatre parties A, B, C, D, qui peuvent rentrer sur elles-mêmes. Une tige portant un cavalier avec papiers de couleurs reste libre, et peut occuper tous les axes qui sont indiqués par une aiguille sur un cadran divisé.

PÉRIMÉTRITE. s. f. [de περί, autour, et *métrite*]. Inflammation du tissu conjonctif qui entoure immédiatement l'utérus. V. Péri-utérin (*Phlegmon*).

PÉRIMÉTRO-SALPINGITE. s. f. Inflammation de différents tissus qui entourent la trompe et l'utérus, péritoine au niveau du cul-de-sac de Douglas, tissu cellulaire du ligament large; cette inflammation est le plus souvent la conséquence d'une oophoro-salpingite.

PÉRIMYSIUM. s. m. [de περί, autour, et μῦς, muscle] (Clarus, 1810). Tissu conjonctif qui entoure les faisceaux secondaires que forme la réunion de plusieurs *faisceaux* primitifs des muscles.

PÉRINÉAL, ALE. adj. [*perinealis*, angl. *perineal*, it. *perineale*, esp. *perineal*]. Qui appartient au périnée. — *Aponévrose périnéale.* V. Périnée. — *Artère périnéale superficielle.* Branche de la honteuse interne qui fournit aux muscles transverses du périnée, bulbo-caverneux et ischio-caverneux, et se termine dans la peau des bourses. — *Nerf périnéal.* Branche du honteux interne qui a la même distribution que l'artère périnéale. || *Hernie périnéale.* V. Périnéocèle.

PÉRINÉAUXÉSIS. s. m. [de *périnée*, et αὔξησις, accroissement]. Variété de colpopérinéorraphie imaginée par A. Martin, et consistant dans la formation d'un lambeau à concavité supérieure, se prolongeant dans le vagin sous forme d'une languette de chaque côté de la colonne postérieure du vagin qui est respectée.

PÉRINÉE. s. m. [*perinæum, interfemineum*, περίνεος, all. *Damm, Mittelfleisch*, angl. *perineum*, it. et esp. *perineo*]. Espace compris entre l'anus et les parties géni-

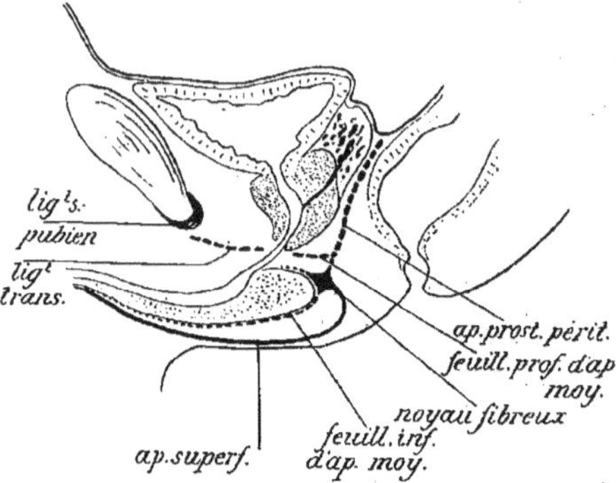

Fig. 538. — Aponévroses du *périnée* (homme).

tales. Le périnée, limité latéralement par les branches ascendante de l'ischion et descendante du pubis des deux côtés, et en arrière par une ligne transversale fictive qui réunirait les deux tubérosités de l'ischion, a la forme d'un triangle dont le sommet correspond à la symphyse du pubis, et est divisé d'avant en arrière en deux parties

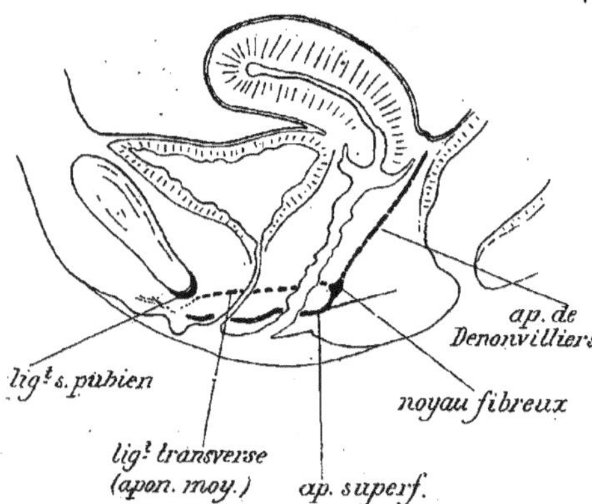

Fig. 539. — Aponévroses du *périnée* (femme).

égales par une ligne médiane, dite le raphé de la peau. Cet espace, qui renferme du tissu cellulaire, des muscles, des vaisseaux, des nerfs, et les portions prostatique et membraneuse du canal de l'urètre, est divisé en deux étages par trois feuillets aponévrotiques, dits *aponévroses périnéales* : 1° l'*aponévrose périnéale superficielle* ou *inférieure*, située immédiatement au-dessus du fascia superficialis qui la sépare de la peau, est formée par l'ensemble des gaines fibreuses dans lesquelles sont contenus les muscles superficiels du périnée, le *transverse superficiel* en arrière, l'*ischio-caverneux* latéralement, le *bulbo-caverneux* au milieu : cette aponévrose triangulaire se continue en avant, par son sommet, avec la gaine fibreuse du corps spongieux de l'urètre, latéralement avec l'aponévrose moyenne du périnée, en arrière, par sa base, avec l'aponévrose du releveur de l'anus; 2° l'*aponévrose moyenne du périnée* (*ligament de Carcassonne*) est formée de deux lamelles secondaires : l'une, inférieure, dite *ligament triangulaire de l'urètre*, traversée par la partie membraneuse de l'urètre, par les vaisseaux et nerfs dorsaux de la verge, s'insère en avant à la symphyse pubienne, latéralement à l'arcade du pubis au-dessus des racines des corps caverneux; l'autre, supérieure, tapisse la face inférieure du releveur de l'anus, se soude à la lamelle précédente au niveau du bord postérieur du transverse superficiel, l'abandonne au niveau du transverse profond, et reste sur la face inférieure du releveur jusqu'aux insertions de ce muscle sur le pubis; latéralement, elle se porte en haut sur les côtés de la prostate, et forme l'*aponévrose latérale de la prostate*, qui sépare cet organe du rectum, sur les parties latérales duquel elle se perd; une lame fibreuse, riche en fibres lisses, dite *aponévrose postérieure de la prostate* ou *prostato-péritonéale*, placée sur la paroi postérieure de la prostate, se réunit en bas à l'aponévrose latérale, et se continue en haut avec le tissu cellulaire sous-péritonéal du cul-de-sac recto-vésical : entre les deux lamelles de l'aponévrose moyenne, est un espace subdivisé en trois loges, l'une médiane, comprenant en arrière la *prostate*, en avant la *partie membraneuse de l'urètre*, le *muscle de Wilson* et le *plexus pubio-prostatique*; les deux autres, latérales, contenant les muscles *transverses profonds*, les *glandes de Cowper*, l'*artère honteuse interne*; 3° l'*aponévrose profonde* ou *supérieure du périnée*, ou *aponévrose pelvienne*, dense, résistante, tapisse les muscles *ischio-coccygien*, *releveur de l'anus*, et *obturateur interne*, s'attache en arrière au sacrum, constitue en avant, de chaque côté de la prostate et de la vessie, deux replis, *ligaments pubio-prostatiques* ou *pubio-vésicaux latéraux*, et se perd en dedans sur les côtés du rectum et de la vessie. Toutes ces parties, particulièrement celles qui sont comprises entre l'aponévrose moyenne et l'aponévrose supérieure, ou plutôt dans l'épaisseur même de la première, prostate, portion membraneuse de l'urètre, glandes de Cowper, vaisseaux, sont importantes à connaître, puisque c'est dans l'espace qu'elles remplissent qu'on opère dans la taille périnéale. Chez la femme, les aponévroses du périnée ont la même disposition que chez l'homme; les muscles ischio-caverneux et bulbo-caverneux sont remplacés par les ischio-clitorien et constricteur du vagin; mais, la prostate faisant défaut, l'aponévrose pelvienne est en contact avec l'aponévrose moyenne, de sorte que la loge supérieure manque. V. DÉCHIRURE *du périnée*.

PÉRINÉOCÈLE. s. f. [de *périnée*, et κήλη, hernie]. Hernie périnéale. Dans cette variété, très rare, de hernie, l'intestin sort en avant du rectum, par la partie inférieure de l'abdomen, pour faire saillie au périnée, entre la vessie et le rectum chez l'homme, entre le rectum et le vagin chez la femme. La réduction se fait facilement, le malade étant couché horizontalement, le bassin un peu élevé. En cas d'étranglement, la kélotomie se fait par une incision oblique en arrière et en dehors et par un débridement multiple.

PÉRINÉO-CLITORIDIEN. adj. [it. et esp. *perineo-clitoriano*]. Le *constricteur du vagin*.

PÉRINÉOPLASTIE. s. f. [de *périnée*, et πλάσσειν, former, restaurer]. Autoplastie de la région périnéale.

PÉRINÉORRAPHIE. s. f. [de περίνεος, périnée, et ῥαφή, suture]. Opération qui consiste, en cas de déchirure du périnée, à suturer les lèvres de la solution de continuité. Les déchirures incomplètes peuvent guérir par les soins de propreté, le rapprochement des jambes de la malade, etc. (V. DÉCHIRURE); mais, en cas de déchirure complète, c'est à la *périnéorraphie* qu'il faut avoir recours. Celle-ci peut être pratiquée tout de suite après l'accouchement: la plaie est encore vive, et se réunit par première

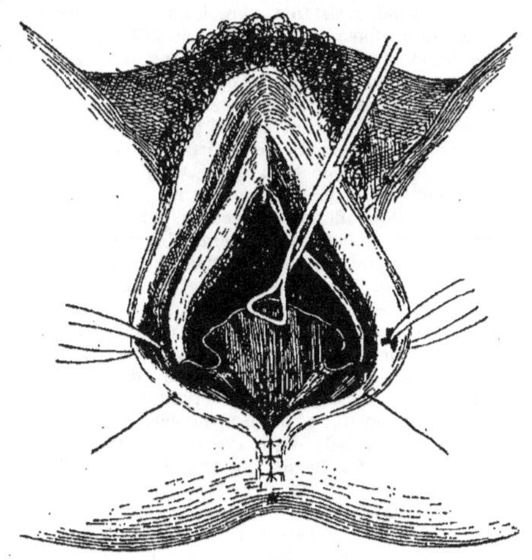

Fig. 540. — *Périnéorraphie.*

intention si on a opéré avec asepsie. Si la déchirure est ancienne, il faut alors aviver les deux lèvres de la plaie, parfois réséquer des morceaux de muqueuse avant de pouvoir appliquer les sutures. — Fig. 540. Procédé à valve semi-lunaire de Tait (modifié, suture terminale en bourse : S. Bonnet et Paul Petit).

PÉRINÉOSTOMIE. s. f. [de *périnée*, et στόμα, bouche]. Opération qui consiste à pratiquer, au niveau du périnée, un orifice communiquant avec l'urètre (*urétrostomie périnéale*), par où s'écoule l'urine dans le cas de rétrécissement incurable.

PÉRINÉOTOMIE. s. f. [de *périnée*, et τομή, section]. Incision du périnée.

PÉRINÉPHRÉTIQUE. adj. V. PÉRINÉPHRITIQUE.

PÉRINÉPHRIQUE. adj. Mauvais mot pour *périnéphritique*.

PÉRINÉPHRITE. s. f. [de περὶ, autour, et νεφρῖτις, néphrite]. Inflammation du tissu cellulaire qui enveloppe le rein, par opposition à la *néphrite* et à l'*endonéphrite*. Elle peut être aiguë ou subaiguë et aboutit alors à la formation du pus (V. PÉRINÉPHRITIQUE, *phlegmon* ou *abcès*); elle peut aussi être chronique et donner lieu à la sclérose (*périnéphrite scléreuse*), ou à la formation de graisse (*périnéphrite fibro-lipomateuse*).

PÉRINÉPHRITIQUE. adj. [de περὶ, autour, et νεφρὸς, rein]. Qui siège autour du rein. — *Abcès* ou *phlegmons périnéphritiques* [*périnéphrite*]. Inflammation du tissu cellulaire qui entoure le rein, laquelle est tantôt *primitive*, produite par une lésion traumatique, un effort musculaire, une fatigue, l'impression du froid humide, les secousses répétées du rein, toute circonstance favorisant l'arrivée et la fixation d'un microbe pathogène en ce point; tantôt *secondaire*, symptomatique de l'inflammation du rein, surtout de la pyélonéphrite calculeuse, consécutive à un phlegmon iliaque, à une typhlite, concomitante à une fièvre typhoïde, une affection purulente ou puerpérale, etc. Les signes *locaux* sont : la *douleur* de la région lombaire, d'un seul côté le plus souvent, douleur sourde et continue, ou vive, aiguë, exacerbante, s'irradiant vers l'abdomen et le membre inférieur, toujours exaspérée par le mouvement et la pression ; et une *tuméfaction* de la même région, sensible à la vue et au toucher, d'abord diffuse, œdémateuse, puis mieux limitée, circonscrite, plus saillante en un point, lorsque le pus est réuni en foyer et tend à se faire jour au dehors ; au même moment la fluctuation devient superficielle et peut être perçue plus ou moins facilement. Les symptômes *généraux* sont la fièvre, les nausées, les vomissements, la prostration des forces, communs à un grand nombre d'autres états morbides : aussi le diagnostic peut-il présenter quelques difficultés au début. Le traitement consiste d'abord dans l'emploi des antiphlogistiques locaux et généraux : sangsues, ventouses scarifiées, vésicatoires volants, onctions belladonées et opiacées, purgatifs salins, etc. Mais dès que les signes de la suppuration se manifestent, il faut ouvrir le foyer, le pus pouvant fuser en bas vers la fosse iliaque et le petit bassin, donner lieu au psoïtis, pénétrer dans la vessie, dans l'intestin, ou en haut en déterminant une pleurésie ou une pneumonie. L'ouverture, faite par le bistouri ou le thermo-cautère, doit être assez large pour que le pus s'écoule facilement au dehors. Le drainage donne de bons résultats quand l'abcès n'est pas trop profond ; des lavages avec des solutions antiseptiques sont souvent indiqués.

PÉRINERF. s. f. [de περὶ, autour, et *nerf*]. Ancien nom du névrilème.

PÉRINÈVRE. s. m. [de περὶ, autour, et νεῦρον, nerf] (Ch. Robin). Gaine en forme de tube qui entoure les *faisceaux primitifs* des tubes nerveux dans les *nerfs de la vie animale* et dans les *filets blancs* du grand sympathique, comme le *myolemme* entoure les faisceaux striés des muscles volontaires: avec les tubes nerveux se trouvent dans sa cavité quelques fibres conjonctives, et quelques capillaires dans les plus gros faisceaux. On rencontre cet élément dès la sortie des faisceaux de tubes hors des centres nerveux, dès l'*origine apparente* des nerfs. Il s'interrompt au-dessus des ganglions pour recommencer au-dessous. Il s'étend jusqu'à la terminaison des tubes nerveux isolés. C'est lui qui se ramifie et s'anastomose, et non les filets nerveux qu'il enveloppe et qui ne font que se séparer les uns des autres. L'épaisseur de la paroi du périnèvre est de 2 à 3 millièmes de millimètre. Les acides acétique et sulfurique le gonflent un peu, le rendent un peu plus transparent et finement grenu. L'acide azotique étendu en rend la substance plus ferme, plus raide, les plis plus nets, et les multiplie en la resserrant; s'il est concentré, les plis se montrent plus épais, plus nombreux, la substance se resserre fortement, réfracte la lumière avec une teinte jaunâtre. Tous ces caractères le distinguent nettement du *névrilème*; de plus, il n'a pas de vaisseaux propres. Le périnèvre se compose d'une série de lamelles conjonctives très minces, recouvertes d'un endothélium; avec les petits nerfs, on ne trouve qu'une seule lamelle; sur les gros troncs, il y en a jusqu'à dix ou quinze superposées, elles sont alors anastomosées. Vers la terminaison des tubes sensitifs, le périnèvre est en continuité de substance avec les couches des *corpuscules de Pacini*, et avec les *corpuscules du tact*. Il cesse en s'amincissant avant la terminaison des tubes nerveux moteurs. Des capillaires en petit nombre pénètrent dans l'épaisseur des faisceaux primitifs nerveux qui sont gros, en traversant le *périnèvre* après avoir rampé à sa surface, dans l'épaisseur du névrilème. Pathologiquement ou chez les vieillards, il s'altère par dépôt de fines granulations graisseuses dans l'épaisseur de sa substance avec atrophie des noyaux.

PÉRINÉVRITE. s. f. Ancien nom de la névrite.

PÉRINYCTIDES. s. f. pl. [*perinyctides*, de περὶ, pendant, et νὺξ, nuit; it. *perinittide*, esp. *perinitides*]. Exanthèmes qui ne se montrent que la nuit.

PÉRIODE. s. f. [*periodus*, περίοδος, de περὶ, pendant, et ὁδὸς, chemin, circuit; all. *Periode*, angl. *period*, it. et esp. *periodo*]. Nom donné aux différentes phases ou révolutions d'une maladie, aux différentes époques que l'on peut distinguer dans son cours. On admet communément trois périodes : la première est l'*augment* ou l'*accroissement*, le *progrès* (*incrementum*) ; la deuxième est l'*état* (*status*), le plus haut degré d'intensité; la troisième est le *déclin* (*decrementum*). Quelques auteurs comptent deux périodes de plus : l'*invasion* et la *terminaison*. — *Période*. Dans les fièvres intermittentes, l'espace de temps qui comprend un accès et une intermission, qui s'écoule, par conséquent, de l'invasion d'un accès à l'invasion de l'accès suivant. — Quand le mot *période* signifie le plus haut degré auquel une chose puisse parvenir, il est masculin. On dit : *cette maladie est à son plus haut période*.

PÉRIODEUTE. s. m. [*circulator*, περιοδευτὴς, it. et esp. *periodeudo*]. Nom que l'on donnait dans l'ancienne Grèce aux médecins qui allaient de ville en ville pour traiter les malades.

PÉRIODICITÉ. s. f. [*reversio*, *certus circulus*, all. *Periodicität*, *Wiederkehr*, angl. *periodicity*, it. *periodicità*, esp. *periodicidad*]. Aptitude qu'ont certains phénomènes physiologiques ou pathologiques à se reproduire à des époques déterminées, après des intervalles plus ou moins longs, mais égaux entre eux, pendant lesquels ils cessent complètement. La périodicité est un mode d'*intermittence* dans les affections des tissus doués de propriétés de la vie animale, du système nerveux en particulier. Les altérations des nerfs ont de la tendance à offrir une périodicité plus ou moins tranchée dans leurs manifestations symptomatiques locales (douleur) ou générales (accès fébriles par actions réflexes sur les centres nerveux), etc.

PÉRIODIQUE. adj. — *Folie périodique*. Variété de vésanie caractérisée par une évolution particulière, le malade ayant des accès de manie ou de mélancolie isolés ou conjugués, séparés par des intervalles plus ou moins longs. Dans la folie périodique proprement dite, appelée aussi *folie intermittente*, les accès de manie ou de mélancolie se reproduisent à intervalles variables ; mais on réunit aussi sous le nom de *folie périodique* les cas de folie alterne, folie à double forme, folie circulaire, dans lesquels il y a des accès maniaques et des accès mélancoliques alternant entre eux. — *Maladies périodiques*. Celles qui ont un caractère de *périodicité* : telles sont les fièvres intermittentes, certaines maladies nerveuses, certaines hémorragies, etc. Toutes les maladies périodiques sont combattues avec succès par le quinquina.

PÉRIODONTITE. s. f. [de περὶ, autour, et ὀδοὺς, dent]. Inflammation du périoste alvéolo-dentaire ou membrane qui entoure la dent. V. OSTÉO-PÉRIOSTITE *alvéolo-dentaire*.

PÉRIODYNIE. s. f. [περιωδυνία]. Douleur intense.

PÉRIŒSOPHAGITE. s. f. Inflammation du tissu conjonctif qui entoure l'œsophage.

PÉRIONE. s. m. [de περὶ, autour, et ὠὸν, œuf; all. *Eihülle*, esp. *periona*]. Nom donné à la caduque par Breschet. Il est inexact en ce que la caduque se produit dans l'utérus, alors même que l'ovule reste dans l'ovaire ou la trompe, ou tombe dans l'abdomen.

PÉRIOPHTALMITE. s. f. Inflammation de la capsule de Tenon (V. CAPSULITE).

PÉRIORBITE. s. m. [de περὶ, autour, et *orbite*; it. et esp. *periorbita*]. Périoste qui revêt la fosse orbitaire.

PÉRIORCHITE. s. f. [de περὶ, autour, et ὄρχις, testicule]. Inflammation de la portion superficielle, sous-albuginée, du parenchyme testiculaire.

PÉRIOSTAL. adj. V. PÉRIOSTÉIQUE.

PÉRIOSTE. s. m. [*periosteum*, περιοστέος, de περὶ, autour, et ὀστέον, os; all. *Beinhaut*, *Knochenhaut*), angl. *periosteum*, it. et esp. *periostio*]. Membrane fibreuse et vasculaire, blanche, résistante, chez les jeunes sujets, jaunâtre, réduite à une mince couche de tissu conjonctif, chez l'adulte et le vieillard, qui enveloppe les os et les revêt de toutes parts, excepté dans les endroits où ils sont encroûtés de cartilages et où s'attachent les tendons et les ligaments. Il est uni à l'os par le prolongement dans les canalicules osseux des vaisseaux qui le parcourent, et par des fibres de tissu connectif, *fibres de Sharpey*, qui pénètrent dans le tissu osseux, entre les lamelles de ce tissu. Son adhérence avec les parties molles qui le recouvrent varie avec les régions observées ; elle est très intime en certains points, comme la voûte palatine, où il se soude au tissu connectif de la muqueuse pour former une fibro-muqueuse. Il se compose d'une couche externe, connective, dans laquelle se ramifient des vaisseaux très nombreux ; et d'une couche interne, formée de fibres élastiques fines. Son rôle est relatif, d'une part, à la distribution des vaisseaux dans le tissu osseux ; d'autre part, à l'accroissement de l'os en épaisseur. V. OSTÉOGÉNIE.

PÉRIOSTÉ, ÉE. adj. Synonyme de *périostéal*.

PÉRIOSTÉAL, ALE. adj. Qui se rapporte au périoste : *douleur périostéale*, *tissu périostéal*.

PÉRIOSTÉIQUE. adj. Qui se rapporte au périoste : *tumeur périostéique*, *vaisseau périostéique*, etc.

PÉRIOSTEITE. s. f. (*périostite*) [all. *Knochenhautentzündung*, angl. *periostitis*, it. *periostite*, *periostitide*, esp. *periostitis*]. Inflammation du périoste; mais le périoste étant uni intimement aux autres parties de l'os, son inflammation est rarement isolée ; aussi certaines affections, décrites autrefois sous le nom de *périostite*, sont-elles maintenant désignées par celui d'*ostéomyélite*. — *Périostite alvéolo-dentaire*. V. OSTÉOPÉRIOSTITE *alvéolo-dentaire*. — *Périostéite circonscrite*. La forme *aiguë* reconnaît pour causes locales les violences extérieures, les contusions surtout, le froid humide, la propagation d'une inflammation voisine (ulcère de la jambe par exemple) ; pour causes générales, efficientes ou prédisposantes, la faiblesse de constitution, le rhumatisme et surtout la syphilis. On la rencontre principalement sur les os longs, particulièrement au tibia, puis au fémur, où elle se manifeste par une douleur souvent très vive, spontanée et augmentée par la pression, parfois intermittente; par un empâtement profond, mal limité, avec rougeur et chaleur des parties molles : la peau, dans la région malade, présente des marbrures rougeâtres, des taches irrégulières rosées ou brunâtres, différentes de la rougeur propre à l'érysipèle, et des traînées ou cordons rouges ou bleuâtres propres à la lymphangite et à la phlébite. Quand un os volumineux est atteint, il peut y avoir quelques phénomènes généraux, fébriles, qui deviennent graves surtout en cas de suppuration. Celle-ci est une terminaison fréquente de l'inflammation du périoste, au-dessous duquel se forment des abcès (*abcès sous-périostiques*), parfois suivis de nécrose du tissu osseux. Les terminaisons autres que la suppuration sont la résolution et le passage à l'état chronique. Rarement la périostite aiguë phlegmoneuse se termine par résolution. Le *débridement* par de larges incisions faites jusqu'à l'os, *avant que la fluctuation soit évidente*, et dès que la périostite est reconnue, est établi en précepte. A l'autopsie, on trouve le périoste décollé et notablement épaissi, infiltré, ainsi que le tissu sous-cutané. Là où le pus s'est formé, la face interne du périoste est d'un blanc sale, offrant des taches ecchymotiques; ailleurs ce dernier offre une teinte marbrée ou rouge foncé, à surface tomenteuse, avec ou sans épanchement de sang entre elle et l'os, qui n'est pas toujours enflammé à ce niveau. — La forme *chronique* de la périostite circonscrite peut succéder à la forme aiguë, ou apparaître d'emblée à la suite d'une violence extérieure, d'une inflammation de voisinage, etc. : le plus souvent, elle est d'origine syphilitique et succède à des accidents tertiaires du tissu osseux. Une tuméfaction circonscrite, un peu douloureuse à la pression et dans les mouvements, marque le début de la maladie : si celle-ci est abandonnée à elle-même, les téguments rougissent et se ramollissent au bout d'un certain temps, la suppuration apparaît et exige le même traitement que dans la forme aiguë. Dans le cas de syphilis, le traitement mixte mercuriel et ioduré amènera la résolution des accidents. — *Périostéite diffuse* (*périostéite phlegmoneuse diffuse, ostéo-myélite aiguë, ostéite épiphysaire, décollement des épiphyses, typhus des membres*, etc.). V. Ostéomyélite aiguë.

PÉRIOSTÉOGENÈSE. s. f. Ostéogenèse par le périoste. V. Ostéogenèse.

PÉRIOSTÉO-MÉDULLITE. s. f. (Gerdy). Inflammation simultanée de la moelle des os et du périoste.

PÉRIOSTÉOPHYTE. s. m. [de περιοστέος, périoste, et φυτὸν, production]. Production osseuse partant du périoste (Albers).

PÉRIOSTÉOPLASTIE. s. f. Ostéoplastie périostique.

PÉRIOSTÉOTOMIE. s. f. [*periosteotomia*, de περιοστέος, périoste, et τομή, section]. Opération qui consiste à couper une partie du périoste d'un os, en faisant pénétrer dans les tissus un instrument tranchant et à pointe mousse, avec lequel on opère la séparation du périoste et de la tumeur osseuse qu'il recouvre et dont on veut obtenir la nécrose. Le plus souvent cette opération manque le but, le volume de la tumeur ne diminuant pas.

PÉRIOSTIQUE. adj. V. Périostéique.

PÉRIOSTITE. s. f. V. Périostéite.

PÉRIOSTOSE. s. f. [*periostosis*, de περιοστέος, périoste; all. *Beinhautwucherung*, *Periostosis*, angl. *periostosis*, it. *periostosi*, esp. *periostosis*]. Tuméfaction du périoste accompagnée souvent de nécrose des lames superficielles de l'os. Cette tuméfaction est le plus souvent le résultat d'une inflammation chronique du périoste, syphilitique, tuberculeuse, etc., par suite de laquelle du tissu conjonctif mou, grisâtre ou blanchâtre, quelquefois friable, se produit à la face interne de cette membrane. Elle a ordinairement son siège sur les os larges. Tantôt elle s'ossifie à la longue et se convertit en exostose; tantôt elle se ramollit et devient pâteuse, sans cependant conserver l'impression du doigt. Souvent la périostose reste stationnaire; quelquefois elle diminue et disparaît; quelquefois aussi elle s'enflamme, la suppuration s'y établit, la tumeur s'ouvre, il s'écoule une petite quantité de pus, et une masse grisâtre, gélatiniforme, ou semblable au bourbillon d'un furoncle, se présente à l'ouverture. La sortie de cette masse homogène laisse voir le fond d'un ulcère blafard, ou une portion osseuse dénudée : dans le premier cas, la cicatrisation est lente, mais régulière; dans le second, il faut attendre l'expulsion des lames osseuses mortifiées, et la cicatrice est difforme et adhérente à l'os sous-jacent.

PÉRIOSTOSTÉITE. s. f. (Gerdy). L'inflammation simultanée du périoste et du tissu osseux.

PÉRIOVULAIRE. adj. Qui entoure l'ovule.

PÉRIPACHYMÉNINGITE. s. f. Nom donné par Leyden à la *périméningite aiguë* (V. ce mot), pour montrer qu'il ne s'agit pas d'une inflammation de la dure-mère elle-même, mais du tissu qui l'entoure.

PÉRIPÉNIEN, ENNE. adj. Qui entoure le pénis. — *Muscle péripénien*. Nom donné par quelques auteurs aux rares fibres musculaires de la vie végétative qu'on trouve autour de la verge, à la face profonde de son enveloppe cutanée.

PÉRIPHACITE. s. f. [de περὶ, autour, et φακὸς, lentille]. V. Phacohyménitis.

PÉRIPHÉRIE. s. f. [*peripheria*, περιφέρεια, de περὶ, autour, et φέρειν, porter; all. *Umkreis*, angl. *periphery*, it. et esp. *periferia*]. Circonférence, surface extérieure d'un corps.

PÉRIPHÉRIQUE. adj. Qui appartient à la périphérie du corps, d'un appareil.

PÉRIPHLÉBITE. s. f. [de περὶ, autour, et *phlébite*]. Inflammation du tissu conjonctif qui entoure une veine.

PÉRIPLEURITE. s. f. [de περὶ, autour, et *pleurite*]. Inflammation du tissu conjonctif sous-pleural.

PÉRIPNEUMONIE. s. f. [*peripneumonia*, περιπνευμονία, de περὶ, autour, et πνεύμων, poumon; all. *Lungenentzündung*, angl. *peripneumony*, it. et esp. *peripneumonia*]. Synonyme de *pneumonie*. Cependant le terme de *péripneumonie* désigne plutôt l'inflammation de l'enveloppe du poumon, de la plèvre, que celle du parenchyme pulmonaire. Ce mot est surtout employé en art vétérinaire pour désigner une maladie de l'espèce bovine.

PÉRIPNEUMONIQUE. adj. et s. Qui se rapporte à la péripneumonie; qui en est atteint.

PÉRIPROCTIQUE. adj. [de περὶ, autour, et πρωκτὸς, anus]. Se dit des organes ou des lésions placés aux environs de l'anus. Meilleur que *périanal*, qui est hybride.

PÉRIPROCTITE. s. f. [de περὶ, autour, et πρωκτὸς, anus]. Inflammation du tissu qui entoure le rectum.

PÉRIPROSTATIQUE. adj. Qui est autour de la prostate : *abcès, inflammation, tissu périprostatiques*, etc.

PÉRIPROSTATITE. s. f. [de περὶ, autour, et *prostatite*]. Inflammation du tissu conjonctif qui entoure la prostate.

PÉRIPTOSE. s. f. [περίπτωσις, de περὶ, indiquant augmentation, et πτῶσις, chute]. Chute subite d'un organe ou d'un phénomène.

PÉRIPYÈME. s. m. [de περὶ, autour, et πύον, pus]. Suppuration autour d'un organe, ou à sa surface.

PÉRISALPINGITE. s. f. [de περὶ, autour, et *salpingite*]. Inflammation du péritoine qui entoure la trompe; c'est une variété de pelvipéritonite secondaire à l'inflammation de l'ovaire et de la trompe. Elle peut parfois rester séreuse, et des poussées de *périsalpingite séreuse* peuvent apparaître au cours des annexites et doubler le volume des annexes malades.

PÉRISCLÉRITE. s. f. V. Épisclérite.

PÉRISCOPIQUE. adj. [de περὶ, autour, et σκοπεῖν, voir]. — *Verre périscopique*. Verre en forme de ménisque, convexe-concave pour les presbytes (avec prédominance de la convexité), concave-convexe pour les myopes (avec prédominance de la concavité). On emploie ces verres pour remédier à l'inégalité et à la confusion de la vision que produisent les verres à foyer ovalaire et trop petits; confusion encore plus marquée quand les verres sont biconcaves ou biconvexes, car alors leur courbure moindre à la circonférence fait qu'on ne voit nettement qu'en regardant par le centre.

PÉRISIGMOÏDITE. s. f. [de περὶ, autour, et *sygmoïdite*]. Inflammation du péritoine qui entoure l'anse sigmoïde du côlon.

PÉRISPLÉNITE. s. f. [de περὶ, autour, et σπλὴν, rate]. Inflammation du péritoine qui entoure la rate.

PÉRISTALTIQUE. adj. [*peristalticus*, περισταλτικὸς, de περὶ, autour, et στέλλειν, resserrer; all. *peristaltisch*, *wurmförmig*, angl. *peristaltic*, it. et esp. *peristaltico*]. Se dit, par opposition à *antipéristaltique*, du mouvement par lequel le tube intestinal se contracte du haut vers le bas pour favoriser le travail de la digestion. Dans ce mouvement, les fibres circulaires de la membrane musculeuse intestinale se contractent successivement de haut en bas, à mesure que le chyme avance dans le canal alimentaire, de manière que cette matière, comprimée supérieurement, se trouve poussée dans la portion suivante de l'intestin, dont les fibres sont encore dans le relâchement. Normalement il l'emporte toujours en force et en étendue sur le *mouvement antipéristaltique*. La contraction péristaltique des faisceaux circulaires, associée à celle des faisceaux longitudinaux, cause la progression des matières relativement au lieu qu'elles occupent. A la contraction des faisceaux qui viennent de se resserrer succède, soit celle de ceux qui sont au-dessous (*contraction péristaltique*), soit celle de ceux qui sont au-dessus (*contraction antipéristaltique*), sous l'influence des nerfs pneumogastriques. Dans la vessie, la contraction se propage d'une manière analogue, d'où l'évacuation de son contenu, mais simultanément dans les trois couches à faisceaux dirigés en sens contraire. L'uretère, les voies biliaires, et d'autres canaux ou réservoirs creux, présentent un mouvement péristaltique analogue à celui de l'intestin.

PÉRISTALTISME. s. m. Action par laquelle un canal, comme celui de l'intestin, accomplit le mouvement péristaltique.

PÉRISTAPHYLIN. adj. et s. m. [*peristaphylinus*, de περὶ, autour, et σταφυλὴ, luette; all. *Zapfenmuskel*, it. et esp. *peristafilino*]. Qui entoure la luette. — *Muscle péristaphylin externe* ou *inférieur* (*ptérygo-staphylin*, Ch., *tensor veli palatini*, Ba.). Muscle qui s'attache en haut à la base de l'aile interne de l'apophyse ptérygoïde, à la partie voisine de la grande aile du sphénoïde et au tiers externe de la paroi membraneuse de la trompe d'Eustache, se réfléchit en bas sur le crochet de cette aile interne, et se perd dans l'épaisseur du voile du palais, dont il est tenseur, en même temps que dilatateur de la trompe d'Eustache. — *Péristaphylin interne* ou *supérieur* (*pétro-salpingo-staphylin*, Ch., *levator veli palatini*, Ba.). Muscle attaché supérieurement à la face inférieure du rocher et au bord inférieur de la partie externe du cartilage de la trompe d'Eustache, et se terminant dans l'épaisseur du voile du palais, qu'il élève.

PÉRISTAPHYLO-PHARYNGIEN. adj. et s. m. [it. *peristafilo-faringeo*]. V. PHARYNGO-STAPHYLIN.

PÉRISTOLE. s. f. [*peristole*, περιστολὴ, angl. *peristole*, it. et esp. *peristole*]. Action péristaltique du canal intestinal. — La systole cardiaque.

PÉRISTOME. s. m. [*peristôma*, de περὶ, autour, et στόμα, bouche; all. *Peristomium*, angl. *peristome*, it. *peristomo*, esp. *peristoma*]. En anatomie, le pourtour de la bouche ou de l'abouchement d'un conduit dans un autre.

PÉRISTOMIQUE. adj. Qui concerne le péristome.

PÉRISTROMA. s. m. [de περὶ, autour, et στρῶμα, couche]. Couche, enveloppe tapissant la cavité ou l'extérieur d'un organe.

PÉRISYNOVITE. s. f. [de περὶ, autour, et *synovite*]. Inflammation du tissu conjonctif qui entoure une synoviale.

PÉRISYSTOLE. s. f. [*perisystole*, de περὶ, autour, et συστολὴ, contraction; all. et angl. *Perisystole*, it. et esp. *perisistole*]. Temps qui s'écoule entre la systole et la diastole du cœur ou des artères. ‖ Intervalle entre le premier et le deuxième bruit (Gendrin).

PÉRISYSTOLIQUE. adj. Qui concerne la périsystole.

PÉRITESTE. s. m. [de περὶ, autour, et *testis*, testicule]. Mot hybride et mauvais : dites *pérididyme*.

PÉRITHÉLIUM. s. m. [de περὶ, autour, et θηλὴ, mamelon]. L'épithélium et l'endothélium, d'après Auerbach. ‖ Eberth a proposé ce nom pour désigner la tunique adventice des capillaires.

PÉRITHORACIQUE. adj. [de περὶ, autour, et θώραξ, poitrine]. Qui est placé autour du thorax. — *Muscles périthoraciques*. Les pectoraux, le grand dentelé, les surcostaux, les sous-costaux, etc.

PÉRITOINE. s. m. [*peritonæum*, περιτόναιον, de περὶ, autour, et τείνειν, étendre : étendu autour ; all. *Bauchfell*, angl. *peritoneum*, it. et esp. *peritoneo*]. Membrane séreuse qui tapisse la face interne des parois de la cavité abdominale (*feuillet pariétal*), enveloppe en totalité ou en partie la plupart des organes contenus dans cette cavité (*feuillet viscéral*), et maintient leurs rapports respectifs au moyen de nombreux prolongements et de replis dit *ligamenteux* (V. ÉPIPLN., MÉSENTÈRE, MÉSOCÔLON, etc.). — Fig. 541. Coupe antéro-postérieure et médiane de la cavité abdominale : 1, foie ; 2, estomac ; 3, côlon transverse ; 4, intestin grêle ; 5, duodénum ; 6, pancréas ; 7, rectum ; 8, vessie ; 9, utérus ; 10, aorte ; 11, veine cave supérieure ; 12, épiploon gastro-hépatique ; 13, mésocôlon transverse ; 14, mésentère ; 15, lame postérieure du grand épiploon ; 16, la lame antérieure ; 17, arrière-cavité des épiploons ; 18, cul-de-sac recto-vaginal ; 19, cul-de-sac vésicoutérin ; 20, diaphragme. — Le péritoine est une sorte de sac sans ouverture, qui recouvre tous les organes abdominaux sans les contenir dans son intérieur, et dont la surface interne, lisse et humectée de sérosité, est partout en contact avec elle-même, sauf dans les cas où la quantité de sérosité augmente d'une façon anormale (V. ASCITE). Chez le fœtus mâle, il fournit un prolongement qui accompagne le testicule lors de sa descente ; dans le fœtus femelle, un petit prolongement dans le canal inguinal, appelé *canal de Nuck* ; chez la femme, vers le milieu du pavillon de la trompe, sa cavité communique avec ce canal par un petit orifice. Le *feuillet pariétal* peut être détaché avec assez de facilité du diaphragme, plus aisément encore de la paroi abdominale antérieure et latérale, et plus encore des fosses iliaques et des parois du petit bassin, où il est doublé par du tissu cellulaire. Au niveau de l'ombilic, le péritoine est adhérent, le tissu conjonctif sous-péritonéal disparaît. Sur tout le reste de la paroi abdominale antérieure, ainsi qu'au niveau du rein, ce tissu lâche est assez abondant et constitue le *fascia propria*. Le *feuillet viscéral*, plus mince que l'autre, transparent, permet d'apercevoir la couleur des viscères qui en sont recouverts. Sur certains organes, il est tellement mince qu'il est réduit à sa couche épithéliale (foie, rate, ovaire). Sur d'autres organes, quoique assez ténu, il peut être séparé sous forme de membrane (estomac, intestins, pancréas). En passant de la paroi abdominale sur la vessie, le péritoine s'applique à la symphyse pubienne pour gagner ensuite le sommet de

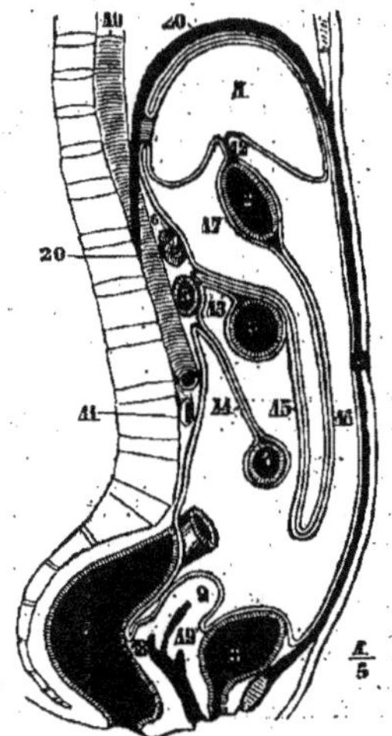

Fig. 541. — *Péritoine*.

la vessie, et se continuer sur ses faces latérales et sur sa face postérieure. De là il se réfléchit sur les parois latérales du petit bassin, après avoir recouvert le releveur de l'anus, dont il est séparé par l'aponévrose périnéale supérieure. De la face postérieure de la vessie, chez l'homme, il se porte sur la face antérieure et sur les faces latérales du rectum, en formant le cul-de-sac recto-vésical; puis il s'adosse à lui-même et constitue le méso-rectum. Le péritoine forme autour de la vessie un cul-de-sac péri-vésical dont les culs-de-sac vésico-utérin chez la femme et recto-vésical chez l'homme sont la partie postérieure. Chez la femme, le péritoine se réfléchit de la face postérieure de la vessie sur la face antérieure de l'utérus, et forme ainsi le cul-de-sac vésico-utérin. Il se porte ensuite sur le fond de cet organe, puis sur la face postérieure, qu'il recouvre dans toute son étendue; il continue son trajet descendant sur la paroi postérieure du vagin, dans une étendue de 2 à 3 centimètres, pour se réfléchir, comme chez l'homme, sur le rectum. En se réfléchissant sur cet organe, il donne naissance au cul-de-sac recto-vaginal. Sous le péritoine le tissu conjonctif passe souvent à l'état adipeux (mésentère, épiploons et appendices épiploïques du gros intestin). Des fibres-cellules existent aussi à la face profonde du mésentère et surtout à celle du péritoine qui tapisse les parois et les organes de l'excavation pelvienne (Rouget).

PÉRITOMIE. s. f. La circoncision.

PÉRITOMISTE. s. m. [de περιτομή, circoncision, de περὶ, autour, et τομή, section]. Celui qui pratique la circoncision chez les juifs (Ricord, Trousseau, Rollet).

PÉRITONÉAL, ALE. adj. [*peritonæus*, all. et angl. *peritoneal*, it. *peritoneale*, esp. *peritoneal*]. Qui appartient au péritoine : *replis péritonéaux*, *tunique péritonéale*. — *Arrière-cavité péritonéale* [*cavité épiploïque* ou *arrière-cavité des épiploons*]. V. Arrière-cavité et Hiatus *de Winslow*. — *Sac péritonéal*. V. Hernie.

PÉRITONÉALGIE. s. f. Douleur péritonéale.

PÉRITONÉORRAGIE. s. f. Hémorragie dans le péritoine.

PÉRITONISME. s. m. Syndrome comprenant les principaux symptômes de la péritonite, et pouvant en imposer pour celle-ci, mais ne s'accompagnant pas d'inflammation de cette séreuse. C'est pour marquer l'indépendance entre les symptômes péritonéaux et la lésion de la péritonite que Gubler a inventé le mot de *péritonisme*. Celui-ci se rencontre le plus souvent dans l'hystérie, où il est parfois provoqué par des lésions minimes de l'appendice et de l'ovaire, qui chez d'autres sujets seraient passées inaperçues; parfois il apparaît sans cause localisatrice appréciable. Le traitement sera avant tout celui de l'hystérie; la suggestion sera souvent efficace; enfin il ne faudra pas oublier le traitement de la lésion locale, cause occasionnelle de l'éveil du syndrome.

PÉRITONITE. s. f. [*peritonitis*, de περιτόναιον, péritoine, avec la terminaison *ite*, qui indique une phlegmasie; all. *Bauchfellentzündung*, angl. *peritonitis*, it. *peritonite*, esp. *peritonitis*]. Inflammation du péritoine, qui, suivant sa marche, est dite *aiguë* ou *chronique*; suivant son étendue, *générale* ou *partielle*. — *Péritonite aiguë générale*. Rarement consécutive à un traumatisme ou à l'impression du froid (*péritonite primitive*), elle est ordinairement consécutive (*péritonite secondaire*), soit à la propagation de l'inflammation d'un organe voisin (hépatite, néphrite, métrite, etc.), soit à la perforation de la membrane séreuse et à l'irruption dans sa cavité de matières fécales, de pus, de sang, d'urine, de bile, etc., à la suite d'un ulcère de l'estomac ou de l'intestin, de l'ouverture d'un abcès du foie, de la vésicule biliaire, etc., soit enfin à une affection générale, fièvres éruptives ou typhoïde, rhumatisme, etc. Les signes caractéristiques de cette phlegmasie sont des douleurs abdominales aiguës, lancinantes, augmentant par la moindre pression, par la toux, par les fortes inspirations et par les mouvements du corps, avec tension de l'abdomen, météorisme, hoquets, vomissements bilieux ou verdâtres, porracés, constipation, fièvre, petitesse et concentration du pouls, dyspnée, affaissement et pâleur de la face; les traits sont comme tirés en haut, grippés; la peau est sèche ou couverte d'une sueur froide, etc. La durée de la maladie ne dépasse pas un ou deux septénaires; quelquefois même elle est très aiguë, et vingt-quatre ou quarante-huit heures suffisent à son cours entier. Le diagnostic est souvent difficile, d'autant plus qu'il y a des formes insidieuses et latentes où la douleur est peu marquée, le météorisme absent, la constipation remplacée par la diarrhée; il faut alors interroger soigneusement chacun des symptômes, tenir compte de l'état du pouls, du facies, de la température; le diagnostic n'est alors possible que quand on connaît les troubles qui ont précédé et qui permettaient de craindre l'inflammation du péritoine. Quand l'inflammation a envahi tout le péritoine, il est rare que l'issue ne soit pas funeste; et, après la mort du malade, on trouve la membrane séreuse rouge, injectée, ou couverte d'une exsudation concrète, ou bien un épanchement lactescent dans lequel flottent les circonvolutions intestinales et des flocons albumineux, ou un épanchement sanguin (*péritonite hémorragique*). Le traitement consiste dans l'emploi des moyens antiphlogistiques les plus actifs, saignées locales, bains prolongés, fomentations adoucissantes, glace intus et extra, opium, onctions mercurielles; dans certains cas l'intervention chirurgicale constitue la seule chance de guérison. Quant à la péritonite développée à la suite de l'accouchement, elle présente des particularités étiologiques et symptomatiques qui méritent une description spéciale. V. Puerpéral. — *Péritonite aiguë circonscrite* ou *partielle*. Suivant la localisation de l'inflammation, on distingue : 1° la *péritonite périhépatique* ou *périhépatite*, phlegmasie du péritoine qui enveloppe le foie, ordinairement consécutive à une maladie de cette glande (V. Périhépatite); — 2° la *péritonite périsplénique* ou *périsplénite*, qui est aussi exsudative ou purulente, consécutive au traumatisme, à l'impaludisme, à la pyohémie, à la fièvre typhoïde, et dont les symptômes sont très obscurs; — 3° la *péritonite pelvienne* ou *pelvipéritonite*, qui a son siège dans le péritoine du petit bassin, chez la femme. V. Péri-utérin (*Phlegmon*). — *Péritonite chronique*. Inflammation chronique du péritoine, rarement simple, le plus souvent d'origine *tuberculeuse* ou *cancéreuse* : la péritonite tuberculeuse est de beaucoup la plus fréquente. Elle se rencontre surtout chez les enfants et les adolescents, et constitue la première et la principale manifestation de la tuberculose. Les signes sont, au début : coliques sourdes, alternatives de diarrhée et de constipation, amaigrissement, anorexie, soif, tuméfaction du ventre, matité dans les parties déclives de l'abdomen avec sonorité tympanique dans les autres points, empâtement, défaut de souplesse des parois abdominales, douleurs peu marquées à la pression; plus tard, troubles digestifs plus prononcés, fièvre hectique, émaciation, face terreuse, œdème des extrémités inférieures, toux, signes de tuberculisation pulmonaire : la mort est la terminaison fréquente, après une durée variable de quelques mois à deux ans. A l'autopsie, on trouve dans l'abdomen des fausses membranes, nombreuses, résistantes, épaisses, qui unissent la paroi abdominale aux viscères sous-jacents et englobent complètement ceux-ci; elles forment des loges dans lesquelles est un liquide purulent ou puriforme, peu abondant; ces membranes, le péritoine et l'épiploon sont infiltrés de tubercules, à l'état de granulations grises ou jaunes, ou de masses ramollies; la muqueuse intestinale présente aussi des tubercules, des ulcérations et des perforations multiples. A côté de cette forme banale, ulcéreuse, il y en a d'autres, en particulier la forme fibreuse et la forme ascitique. Dans la forme fibreuse, l'évolution est plus favorable, mais la formation de brides fibreuses dans l'abdomen peut aboutir à des coudures de l'intestin et à des phénomènes d'obstruction intestinale. La forme ascitique est celle dont le pronostic est le moins grave ; certaines variétés d'ascite dite essentielle, comme l'ascite des jeunes filles de Cruveilhier, sont des formes de péritonite tuberculeuse, qui ont une tendance spontanée à la guérison. Dans la *péritonite cancéreuse*, les symptômes sont analogues aux précédents, mais la palpation de l'abdomen fait reconnaître la présence de tumeurs solides ; les douleurs sont violentes, la marche est plus rapide ; la face est jaune pâle et non terreuse.

PÉRITYPHLITE. s. f. [de περὶ, autour, et τυφλὸς, aveugle ; angl. *perityphlitis*]. Inflammation du tissu cellulaire qui entoure le cæcum. Comme le plus souvent, le cæcum est entouré de toutes parts par le péritoine, la pérityphlite est une péritonite localisée et se confond avec la péri-appendicite. Ce n'est que dans le cas exceptionnel où le cæcum est appliqué contre la paroi abdominale, et entouré de tissu cellulaire en rapport avec celui de la fosse iliaque, que la pérityphlite telle qu'on la décrivait autrefois a une existence véritable.

PÉRI-URÉTÉRITE. s. f. [de περὶ, autour, et *uretère*]. Inflammation du tissu conjonctif qui entoure l'uretère.

PÉRI-UTÉRIN, INE. adj. [mot hybride, de περὶ, autour, et *utérus*]. Qui siège autour de l'utérus. — *Phlegmon et abcès péri-utérins* [*engorgement utérin*, Lisfranc, *périmétrite, pelvi-péritonite*, Bernutz, *phlegmon des ligaments larges, phlegmon péri-utérin*, Nonat, *cellulite pelvienne*]. Inflammation du tissu cellulaire situé entre les replis du péritoine qui forment les ligaments larges. Lorsque l'inflammation siège en avant ou en arrière de l'utérus, au-dessus du point où le vagin s'insère sur le col, la maladie est désignée encore sous le nom de *phlegmons antéutérin* et *rétro-utérin*. La possibilité de l'inflammation en ces points a été niée par certains auteurs, mais elle a été démontrée par Gallard. La phlegmasie péri-utérine se développe à la suite de l'accouchement (V. PUERPÉRAL), des métrites, en particulier la métrite blennorragique, des opérations pratiquées sur l'utérus sans asepsie. Lorsque la phlegmasie se termine par suppuration, on dit qu'il y a *abcès péri-utérin*. La maladie s'annonce par de la fièvre, des frissons, des douleurs dans les aines, la région sacrée, l'hypogastre et jusque dans les cuisses. Souvent il existe des troubles du côté de la miction et de la défécation, dysurie, ténesme. Parfois il se produit de la métrorragie. Le toucher vaginal, combiné avec la palpation abdominale, permet de reconnaître une tumeur placée au pourtour de l'utérus, soit à gauche, soit à droite, quand l'inflammation siège dans l'épaisseur des ligaments larges. Quelquefois, mais plus rarement, dans les variétés *anté-utérine* et *rétro-utérine*, la tumeur est perçue dans le cul-de-sac antérieur ou postérieur. Si la phlegmasie est plus étendue et occupe tout le tissu cellulaire avoisinant l'utérus, on trouve cet organe englobé dans une masse qui l'entoure de tous côtés et le tient immobile. Souvent le doigt perçoit des battements au niveau des points tuméfiés. La pression du doigt détermine une vive douleur. Si la masse inflammatoire est volumineuse, la main placée sur l'abdomen permet d'en saisir l'étendue. La phlegmasie se termine le plus souvent par résolution, mais, dans un assez grand nombre de cas, il survient un abcès qui s'ouvre dans l'un des organes voisins : vagin, rectum, vessie. On a vu encore ces abcès s'ouvrir dans le péritoine, au niveau de l'ombilic et de l'arcade crurale. La maladie peut encore se terminer par le passage à l'état chronique. Pendant la période aiguë de l'inflammation on aura recours au repos, aux lavements laudanisés, aux injections antiseptiques chaudes ; on se trouvera bien aussi d'émissions sanguines pratiquées au moyen de sangsues ou de ventouses sur la région hypogastrique. Lorsqu'il s'est formé un abcès, il faut ouvrir la collection purulente, avant que l'ouverture spontanée se fasse dans l'un des organes creux du voisinage. Lorsque la maladie s'est terminée par l'induration du tissu cellulaire, la résolution peut être obtenue par l'usage de l'hydrothérapie et de certaines eaux minérales. — *Hématocèle péri-utérine*. Cette maladie, désignée aussi sous le nom d'*hématocèle rétro-utérine*, résulte d'un épanchement de sang dans la cavité pelvienne, et qui forme tumeur en s'enkystant. L'épanchement de sang au-dessous du péritoine, entre les feuillets du ligament large, que l'on a désigné sous le nom d'*hématocèle extrapéritonéale*, ne doit pas être confondu avec l'hématocèle péri-utérine. C'est d'ailleurs une affection très rare, qu'il est plus juste de dénommer *hématome extrapéritonéal*, ou *pseudo-hématocèle*. Le toucher, combiné avec la palpation abdominale, permet de constater une tumeur fluctuante remontant à une hauteur variable suivant la quantité de sang épanché. Après quelques jours, la fluctuation est moins facile à percevoir, la tumeur prend alors une consistance pâteuse. La miction est troublée, ainsi que la défécation, par suite de la compression que subissent la vessie et le rectum. Le plus souvent, le sang épanché se résorbe, mais dans quelques cas la tumeur sanguine, après avoir pris une certaine consistance, se ramollit et s'ouvre dans le rectum, le vagin ou la vessie. Disons toutefois que l'ouverture dans ces deux dernières cavités est rare. L'ouverture peut encore avoir lieu du côté de la cavité abdominale. La mort est presque toujours alors la conséquence de cet accident. On a assigné, comme causes de l'hématocèle, la rupture d'un des viscères du bassin, ou de l'un des vaisseaux qui siègent dans la cavité pelvienne, le reflux du sang menstruel à travers les trompes de Fallope, une hémorragie provenant de la rupture de la vésicule de de Graaf, lorsque la trompe s'applique mal sur la surface de l'ovaire. Pour Gallard, l'hématocèle paraît due le plus souvent à une ponte extra-utérine, que l'œuf soit fécondé ou non. Besnier attribue la production de l'épanchement sanguin à la rupture des vaisseaux contenus dans les néo-membranes qui se forment lorsque existe une inflammation du péritoine pelvien. La maladie débute brusquement par une douleur intense dans le petit bassin, s'accompagnant de lipothymie et quelquefois de syncope. La face est décolorée, ainsi que les muqueuses. Le traitement consiste à mettre les malades dans le repos le plus absolu. On fera des applications de glace sur l'abdomen, et l'on évitera les mouvements de l'intestin en administrant des opiacés. On devra éviter d'ouvrir la collection sanguine tant qu'il n'y a pas d'indices d'infection.

PÉRIVAGINITE. s. f. [et περί, autour, et *vagin*]. Inflammation du tissu conjonctif qui entoure le vagin.

PÉRIVASCULAIRE. adj. — *Gaine périvasculaire*. Vaisseaux lymphatiques qui entourent de petits vaisseaux sanguins dans la substance nerveuse (His).

PÉRIVISCÉRITE. s. f. [de περί, autour, et *viscère*]. Terme par lequel on a désigné des inflammations multiples atteignant le péritoine qui entoure différents viscères : plèvre, péricarde, péritoine périhépatique, péritoine périsplénique, etc.

PERKINISME. s. m. [all. *Perkinismus*, angl. *perkinism*, it. et esp. *perkinismo*]. Moyen thérapeutique employé par Perkins, médecin à Plainfeld (Amérique), et qui consistait dans l'emploi de deux *tracteurs* ou fuseaux faits de métaux différents, que l'on promenait à chaque distance de la peau, et dont on a assimilé les effets au galvanisme. V. MÉTALLOTHÉRAPIE.

PERLE. s. f. [*margarita*, μαργαρίτης, all. *Perle*, angl. *pearl*, it. et esp. *perla*]. Concrétion de carbonate calcaire, combiné avec une substance azotée, produite par plusieurs mollusques. Les perles sont de même nature que la *nacre*, formées par hypersécrétion de celle-ci dans les points où un grain de sable ou une lésion de la coquille irrite le manteau. Ce sont des couches concentriques ou globuleuses de nacre. On croyait autrefois les perles astringentes. Les grosses étaient dites *perles* du Levant; les plus petites étaient appelées *semence de perles*; elles sont maintenant inusitées. || *Perle. L'albugo.* || En pharmacie, *perle* ou *globule*, capsule arrondie de gélatine, enveloppant de l'éther, du laudanum ou autres médicaments liquides, volatils ou désagréables au goût.

PERLÉ, ÉE. adj. [all. *perlartig*, *perlförmig*, angl. *pearled*, it. *perlato*, esp. *perlado*]. Qui a l'éclat et la forme d'une perle. — *Crachats perlés.* Crachats qui caractérisent la fin de l'accès d'asthme: ils contiennent de petits bouchons opalescents, facilement visibles à la loupe. — *Grains perlés.* Nom donné par Cruveilhier à de petits grains d'un *blanc de perle*, qu'on trouve souvent à la surface des sarcocèles kystiques et dans certaines tumeurs de la peau, des muqueuses, de la verge, des séreuses. Leur volume varie depuis celui d'une petite tête d'épingle jusqu'à celui d'un pois et plus. Ils sont durs quand ils sont petits, friables lorsqu'ils sont gros. Ils sont formés de cellules épithéliales minces, aplaties ou comme arrondies, transparentes, non granuleuses, juxtaposées et imbriquées. Très souvent elles sont disposées en forme de *globes épidermiques* dont ces grains sont une variété. La plupart des cellules qui les forment sont dépourvues de ces noyaux, sauf celles de la surface. Il est de ces masses épithéliales qui atteignent un volume considérable, celui d'une noisette par exemple; elles sont alors enkystées, et leur contenu, plus grisâtre qu'à l'ordinaire, est friable, mélangé de cristaux de cholestérine.

PERLÈCHE ou **POURLÈCHE.** s. f. Affection contagieuse, fréquente chez les enfants, caractérisée par une altération épidermique et une lésion fissuraire occupant la commissure des lèvres; elle occasionne une sensation de cuisson, qui oblige les enfants à se lécher les lèvres, d'où son nom; on l'appelle encore *poissonade*, *niarde*, *bridou*, en patois limousin, parce qu'elle bride les deux commissures labiales et gêne pour ouvrir la bouche.

PERMANENT, ENTE. adj. [*permanens*, διαμένων, all. *permanent*, *bleibenb*, angl. *permanent*, it. et esp. *permanente*]. Se dit d'un gaz qui conserve l'état aériforme à toutes les températures et sous toutes les pressions.

PERMANGANATE. s. m. Nom générique des sels formés par l'acide permanganique. — *Permanganate de chaux* (*monol*, *acerdol*). Substance employée en médecine en raison de ses propriétés antiseptiques, en solution d'un titre variant de 0gr,40 à 5 grammes p. 1000. Elle n'attaque pas les instruments, à condition de ne les laisser à son contact que pendant le temps nécessaire à l'opération et de bien les essuyer ensuite. On s'en sert aussi dans la blennorragie en injections vaginales ou en lavages urétraux, et dans la bromidrose des pieds, en bains peu prolongés avec des solutions à 0gr,35 p. 1000. — *Permanganate de potasse* ($Mn^2O^7.KO$, ou en atomes MnO^4K^2). Sel obtenu en traitant le manganate de potasse par un acide, même très faible. Sa solution est un des meilleurs désinfectants connus. Elle n'a aucune odeur, sa couleur est violet foncé; elle s'altère rapidement au contact des tissus et des matières organiques. Le permanganate de potasse est en paillettes cristallines d'une couleur rouge intense, avec un reflet métallique; leur poudre est d'un rouge purpurin foncé. Exposées à l'air, elles deviennent ordinairement d'un bleu d'acier foncé, sans éprouver d'autres altérations; très peu de sel suffit pour donner une forte teinte rouge à une grande quantité d'eau. Traité par la potasse, il passe au vert. Le permanganate de potasse s'emploie parfois à l'intérieur, contre les septicémies, à la dose de 10 à 20 centigrammes pour 1 litre d'eau; pour l'extérieur, on en fait des solutions contenant 1 à 2 grammes pour 1000 grammes d'eau. Quelques injections ou lavages faits avec ces liquides suffisent pour enlever l'odeur des cancers cutanés, des cancers utérins, des abcès profonds, des plaies superficielles ou profondes, de l'ozène à l'aide d'injections, pour enlever aux mains l'odeur qu'apportent les examens nécroscopiques, etc., ainsi que l'odeur de la transpiration des pieds. Il agit comme oxydant et détruit ainsi les principes odorants, infectieux, miasmatiques et contagieux. Le permanganate de potasse a l'inconvénient de teindre les tissus en rouge brunâtre. Pour enlever cette coloration il faut laver avec une solution de bisulfite de soude. Dans la blennorragie, on emploie le permanganate de potasse en lavages urétraux et vésicaux; on se sert alors de solutions très étendues, en commençant par des dilutions au dix millième, pour arriver ensuite au titre de 1 p. 4000 ou même 1 p. 2000.

PERMÉABILITÉ. s. f. [*permeabilitas*, all. *Durchdringlichkeit*, angl. *permeability*, it. *permeabilità*, esp. *permeabilidad*]. Propriété qu'ont certains corps d'en laisser passer d'autres à travers leurs pores. — *Perméabilité rénale.* Propriété qu'a le rein de se laisser traverser par certaines substances étrangères à l'organisme, et qui doivent être éliminées. C'est ainsi que beaucoup de substances toxiques et même de microbes contenus dans le sang passent dans les urines en traversant le rein. Cette propriété peut être altérée dans certaines néphrites et en particulier dans la néphrite chronique atrophique, dite aussi néphrite interstitielle.

PERMÉABLE. adj. [*permeabilis*, de *per*, à travers, et *meare*, passer; all. *durchdringlich*, *durchdringbar*, angl. *permeable*, it. *permeabile*, esp. *permeable*]. Qui jouit de la perméabilité.

PERNICIEUX, EUSE. adj. [all. *höchstgefährlich*, angl. *pernicious*, it. et esp. *pernicioso*]. — *Anémie pernicieuse progressive.* Anémie qu'on décrit depuis 1871 en Allemagne. A cette époque, Gusserow publia cinq cas d'anémies extrêmes chez des femmes enceintes, observées à Zurich dans un intervalle de deux années. Quelques mois plus tard, Biermer décrivit cette forme d'anémie sous sa dénomination actuelle. Depuis lors un grand nombre d'observations furent publiées (Immermann, Gfrörer, Ponfick); l'affection fut constatée chez les hommes aussi. Les caractères essentiels sont: 1° absence totale de données étiologiques; 2° pauvreté excessive du sang accompagnée de modifications considérables de l'appareil circulatoire; débilité rapidement croissante; 3° mouvements fébriles inexplicables par l'état anatomique des organes; 4° caractère progressif de cette anémie, et marche essentiellement pernicieuse, car jusqu'à ce jour tous les moyens thérapeutiques n'ont pu réussir à l'enrayer; 5° absence d'atrophie des organes; conservation intacte du pannicule adipeux; absence de leucémie et d'accroissement de la rate ou des ganglions lymphatiques. V. ANÉMIE. — *Fièvre pernicieuse.* Fièvre paludéenne dont les symptômes sont si graves et la marche si rapide qu'elle se termine quelquefois par la mort dès les premiers accès. On l'observe en Europe, surtout chez les sujets qui ont eu depuis longtemps la fièvre intermittente simple. Au Sénégal, sur les côtes d'Afrique et différents points de l'Asie, des îles Bourbon et Madagascar, elle se présente fréquemment d'*emblée* sur les Européens non acclimatés; ou bien l'accès *pernicieux* survient douze ou vingt-quatre heures après un accès insignifiant, n'ayant offert qu'un frisson léger et peu de sueur. Ce deuxième accès tue fréquemment en quatre, six, huit ou dix heures, si le sulfate de quinine n'est pas administré à haute dose immédiatement. L'accès pernicieux est caractérisé, en Europe, par une prostration profonde avec fièvre intense et congestion considérable du poumon et quelquefois du foie, de celui-ci toujours et souvent aussi du premier dans les climats chauds (*forme typhoïde*); d'autres fois, c'est vers le cerveau, seul ou simultanément avec les autres organes, que se montre la congestion. Les fièvres pernicieuses ont reçu différents noms suivant la nature des organes affectés et les symptômes correspondants. Dans la forme *comateuse*, la perversion des facultés intellectuelles, les vertiges, le délire, les convulsions, les soubresauts des tendons, une immobilité absolue, sont autant de symptômes qui compromettent au plus haut point la vie du malade. Dans les formes *algide*, *cholérique*, *dysentérique*, *pneumonique* et *cardiaque*, les sueurs froides, visqueuses, fétides, les syncopes, la dyspnée, sont d'un fâcheux augure; les déjections involontaires, sanguinolentes, sont encore des complications qu'on doit redouter, en tant qu'elles diminuent les forces du malade et empêchent l'action des spécifiques. — *Fièvre pernicieuse ictérique de Madagascar* [*fièvre hémorragique, fièvre pernicieuse bilieuse, fievre pernicieuse ictéro-hémorragique, fièvre bilieuse mélanurique* (Bérenger-Féraud) et improprement *fièvre jaune*]. Fièvre bilieuse qui existe à Madagascar, qui est très commune à Mayotte et à Nossi-Bé, et qui revêt les trois formes de la fièvre paludéenne; on l'observe plus souvent intermittente que rémittente, plus rarement sous la forme continue. Sous chacune de ces trois formes, elle présente divers degrés de gravité. Elle ne frappe jamais d'emblée l'Européen arrivant de France ou de la Réunion. Il faut, pour la contracter, avoir passé les accidents primitifs de l'infection miasmatique. L'ictère apparaît tout d'abord avec le premier accès, ne manque jamais, est très prononcé. La céphalalgie est totale, va croissant jusqu'à la fin de l'accès, manque quelquefois. Il y a dans les hypocondres des douleurs se prolongeant en arrière, faisant ceinture et peu intenses; des vomissements bilieux constants, pendant presque toute la durée de chaque accès; une diarrhée bilieuse ordinairement. La langue est humide, avec enduit blanchâtre, n'est rouge ni à sa pointe ni sur ses bords. Urines rouges, brunes, couleur malaga, caractéristiques, très abondantes. Pouls petit et fréquent pendant le premier stade, plein pendant le stade de chaleur. L'accès dure au plus dix-huit heures. Après l'apyrexie, réapparition de symptômes semblables aux premiers. Elle est curable par les préparations de quinquina; jamais d'antiphlogistiques ni au début ni dans le cours. L'acclimatement en est la cause prédisposante la plus patente. Elle offre des rechutes très communes, d'autant plus imminentes que la maladie s'est montrée plus souvent (Daullé). Elle diffère de la fièvre jaune (Bérenger-Féraud) et n'est pas importable comme celle-ci. — *Ictère pernicieux*. V. ICTÈRE *grave*.

PERNICIOSITÉ. s. f. État de ce qui est pernicieux : *perniciosité d'une fièvre*, etc.

PERNION. adj. et s. [*pernio*, χίμετλον]. Chez les anciens, noms des engelures, de l'érythème des mains et des pieds, parfois appelé de nos jours *érythème pernion*.

PÉROCÉPHALE. s. m. Genre de monstres acéphaliens (Gurlt) comprenant les pseudocéphales, les agnathes, etc.

PÉROMOPLASTIE. s. f. [de πήρωμα, mutilation, et πλάσσειν, former]. L'autoplastie du moignon après les amputations, dans les cas de saillie de l'os. Ce procédé consiste à détacher les chairs au ras de l'os saillant, et à les faire glisser jusqu'à ce qu'elles recouvrent l'os (Philippe).

PÉRONÉ. s. m. [*fibula*, *suræ radius*, *sura*, περόνη, qui signifie proprement agrafe; all. *Wadenbein*, angl. *perone*, it. *peroneo*, esp. *perone*]. Os long et grêle, placé à la partie externe de la jambe, et qui a emprunté son nom de sa ressemblance avec une espèce d'agrafe dont se servaient les anciens. Le péroné, placé parallèlement au tibia, dont il est séparé dans toute sa partie moyenne par un espace interosseux, s'articule avec cet os par son extrémité supérieure, qui porte le nom de *tête du péroné* et qui se prolonge supérieurement en une pointe, *apophyse styloïde du péroné* (fig. 542), à laquelle s'attache le ligament latéral externe du genou; son extrémité inférieure ou tarsienne, plus volumineuse, forme la *malléole externe*. Son *corps*, prismatique et triangulaire, est tordu sur son axe de telle sorte que sa face interne devient antérieure en bas, sa face postérieure interne, sa face externe postérieure; les bords, antérieur, externe et interne présentent la même déviation, qui répond à la façon dont s'enroulent les muscles, lesquels, d'externes, deviennent postérieurs à l'os. — *Fracture du péroné*. Ordinairement produite par une cause indirecte, telle que faux pas, exagération d'un mouvement normal du pied ou production d'un mouvement anormal, cette fracture siège sur un point de l'os variable avec son mécanisme. Or elle peut se produire dans trois circonstances (Maisonneuve) : 1° *par arrachement*, lorsque le pied est porté dans une abduction forcée (elle siège alors à 3 centimètres au-dessus de la malléole externe); 2° *par divulsion*, après une rotation en dehors exagérée (4 à 6 centimètres au-dessus du sommet de la malléole); 3° *par diastase*, lorsque la rotation en dehors a produit, avant la fracture, l'écartement du tibia et du péroné et la rupture des ligaments qui unissent ces deux os l'un à l'autre (tiers supérieur du péroné). Le siège de l'ecchymose et de la douleur varie avec celui de la fracture. Quant au déplacement, il manque souvent : lorsqu'il existe, ce qui a lieu surtout dans la fracture par divulsion, il consiste dans un angle formé par la malléole externe qui se porte en dehors, d'où résultent la déviation de la pointe du pied dans le même sens, et une dépression dite *coup de hache* (Dupuytren) au niveau de la base de cette malléole. La fracture du péroné peut se compliquer de fracture de la malléole interne (*fracture bimalléolaire*) ou de l'extrémité inférieure du tibia, de luxation du pied, de déchirure de la peau ou des ligaments latéraux de l'articulation tibio-tarsienne. Le traitement consiste à immobiliser le pied et la jambe par un appareil plâtré ou silicaté, en laissant le pied dans sa direc-

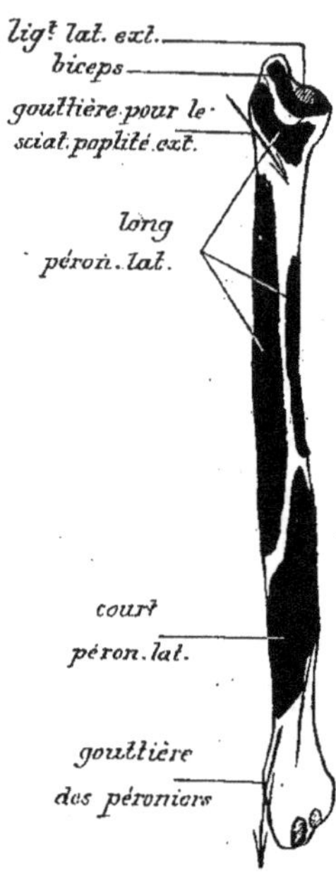

Fig. 542. — Péroné.

tion normale, ou en le plaçant dans l'adduction pour éviter tout déplacement en dehors.

PÉRONÉO-DACTYLIEN. adj. et s. m. Long fléchisseur des orteils.

PÉRONÉO-MALLÉOLAIRE. adj. [it. *peroneo malleolare*]. Nom donné à la veine saphène externe.

PÉRONÉO-SOUS-PHALANGETTIEN. adj. — *Péronéo-sous-phalangettien du premier orteil.* V. FLÉCHISSEUR (*Long*) *du gros orteil.*

PÉRONÉO-SOUS-TARSIEN. V. PÉRONIER (*Long*) *latéral.*

PÉRONÉO-SUS-MÉTATARSIEN. V. PÉRONIER (*Court*) *latéral* et PÉRONIER *antérieur.*

PÉRONÉO-SUS-PHALANGETTIEN. adj. — *Péronéo-sus-phalangettien commun.* V. EXTENSEUR *long des orteils.* — *Péronéo-sus-phalangettien du pouce.* V. EXTENSEUR *propre du gros orteil.*

PÉRONÉO-TIBIAL, ALE. adj. [*peroneo-tibialis*]. Se dit des articulations par lesquelles le péroné et le tibia se joignent l'un et l'autre en haut et en bas.

PÉRONIER, IÈRE. adj. [*peroneus*, angl. *peroneal*, it. et esp. *peroneo*]. Qui appartient au péroné. — *Artère péronière.* Branche de bifurcation du tronc tibio-péronier, située à la partie postérieure et profonde de la jambe, le long du bord et de la face interne du péroné. Près de la malléole externe, elle se divise en *péronière postérieure*, qui se distribue à la partie externe et postérieure du pied, et *péronière antérieure*, qui traverse le ligament interosseux à sa partie inférieure et descend sur le dos du pied. — *Muscle péronier antérieur* [*Petit péronéo-sus-métatarsien*, Ch.]. Faisceau de l'extenseur commun des orteils qui s'étend du tiers inférieur de la face interne du péroné à l'extrémité postérieure du cinquième os du métatarse. — *Péronier* (*Court*) *latéral* (*grand péronéo-sus-métatarsien*, Ch.). Muscle qui s'étend des deux tiers inférieurs de la face externe du péroné à l'apophyse du cinquième os du métatarse. — *Péronier* (*Long*) *latéral* (*péronéo-sous-tarsien*, Ch.). Muscle qui s'étend de la partie supérieure et externe du péroné et de la tubérosité externe du tibia jusqu'au-dessous du tarse, où il se porte dans la gouttière creusée sur la face inférieure du cuboïde et s'attache à la partie externe de la base du premier métatarsien.

PÉRONINE. s. f. (*chlorhydrate de benzoylmorphine*). Poudre blanche soluble dans l'eau et l'alcool faible. C'est un hypnotique qui procure un sommeil plus profond et plus calme que ne le fait la morphine; elle ne détermine pas d'excitation. On l'emploie pour calmer la toux opiniâtre des bronchitiques et des tuberculeux; on peut aussi l'administrer contre les accès asthmatiques et comme calmant dans le cas de douleurs rhumatismales ou névralgiques. On la donne à la dose de $0^{gr},02$ à $0^{gr},04$, en ne dépassant pas $0^{gr},20$ par vingt-quatre heures. On peut la prescrire chez les enfants contre la coqueluche, en formulant: potion gommeuse, 50 grammes; péronine, autant de centigrammes que l'enfant a d'années d'âge; trois cuillerées à café par jour.

PEROXYDE. s. m. [*peroxydum*, all. *Hyperoxyd*, angl. *peroxyd*, it. *perossido*, esp. *peroxydo*]. V. OXYDE. — *Peroxyde de magnésium* (en atomes MgO^2). Médicament que l'on donne à la dose de $0^{gr},25$ à $0^{gr},50$ en cachets ou en comprimés, une heure avant chacun des deux principaux repas, dans les cas de fermentations gastriques anormales; c'est à l'oxygène mis en liberté dans l'estomac et étant ainsi à l'état naissant que paraissent dus les divers effets de cette substance (Gilbert et Jomier). — *Peroxyde de zinc* (en atomes ZnO^2). Poudre blanche presque insoluble dans l'eau, que l'on emploie dans le pansement des plaies; au contact des cellules de l'organisme, elle se décompose et dégage de l'oxygène à l'état naissant, doué d'un grand pouvoir antiseptique.

PERPÉTUATION. s. f. [de *perpetuare*, rendre perpétuel]. La conservation des espèces par la reproduction des individus. — *Produit de perpétuation.* V. HUMEUR.

PERRYGINE. s. f. Sorte de dermatose teigneuse marquée de rugosités, d'après Alibert.

PER SE. — *Précipité per se.* V. OXYDE *de mercure.*

PERSÉCUTEUR, TRICE. adj. et s. Qui concerne les aliénés atteints du délire des persécutions.

PERSÉCUTION. s. f. — *Délire, idées* ou *manie de persécution.* V. DÉLIRE.

PERSEL. s. m. V. SEL.

PERSICAIRE. s. f. La *renouée.*

PERSIL. s. m. [*Apium petroselinum*, L., *Petroselinum sativum*, Hoffm.; all. *Petersilie*, angl. *parsley*, it. *petrosello*, esp. *peregil*]. Plante de la famille des ombellifères, dont la racine, simple, grosse comme le doigt, blanche, aromatique, est une des cinq racines apéritives. Les feuilles sont employées à l'extérieur comme résolutives. La semence, qui est très aromatique, et qui contient une huile essentielle, est une des quatre semences chaudes mineures. Il importe de bien distinguer du persil, dans les jardins, quelques plantes vireuses, et particulièrement l'*Æthuse*. Le suc concentré de graines de persil a été appelé *apiol*: c'est un liquide jaune, huileux, non volatil, plus dense que l'eau, dans laquelle il ne se dissout pas, soluble dans l'alcool et l'éther; il a été recommandé contre les fièvres intermittentes, à la dose de 1 à 2 grammes, en capsules gélatineuses. Il produit des phénomènes d'*ivresse apiolique* analogues à ceux de l'*ivresse quinique.* — *Persil des marais.* V. ACHE. — *Persil de montagne.* V. PEUCÉDAN.

PERSODINE. s. f. Solution aqueuse à 1 p. 100 de persulfates alcalins.

PERSPIRATION. s. f. [*perspirare*, de *per*, à travers, et *spirare*, souffler; διαπνοή, all. *Ausdünstung*, angl. *perspiration*, it. *perspirazione*, esp. *perpiracion*]. Exhalation insensible de vapeur d'eau et de gaz qui a lieu à la surface de la peau des batraciens, mais non à celle de la peau de l'homme et autres mammifères, ou du moins qui est insensible chez eux. V. RESPIRATION et SUEUR.

PERSPIRATOIRE. adj. [de *perspirare*; all. *perspirirend*, esp. *perspiratorio*]. Qui est le produit de la perspiration.

PERSTRICTION. s. f. [*perstrictio*, de *perstringere*, serrer; it. *perstrizione*, esp. *perstriccion*]. Nom donné par les anciens à l'application de ligatures très serrées sur le trajet des gros vaisseaux, au creux des aisselles, aux poignets, aux aines, aux jarrets et aux malléoles, pour empêcher le retour des maladies d'accès. De nos jours, on a essayé d'arrêter ainsi la marche des accès de fièvres intermittentes.

PERSULFATE. s. m. Sel obtenu par l'électrolyse des sulfates additionnés d'acide sulfurique. Le *persulfate de soude* est un sel blanc entièrement altérable à l'état sec par l'air et la lumière; on ne peut le conserver qu'en solution dans des flacons colorés. La toxicité est relativement faible: ($0^{gr},75$ à 2 gr. par kilogr. chez le chien par voie intraveineuse). Ce sel est doué de propriétés antiseptiques qui l'ont fait employer dans le pansement des plaies et en gargarisme contre les angines. Il est surtout utilisé à l'intérieur comme apéritif, à la dose de $0^{gr},20$, soit une cuillerée à soupe de la solution au centième, prise une heure avant le principal repas; on donne une seule dose par jour. L'appétit se trouve considérablement augmenté à partir du deuxième et du troisième jour, et la digestion est facilitée. Parfois, dans les premières quarante-huit heures, une diarrhée légère apparaît, qui cède d'elle-même rapidement. Au bout de trois à quatre semaines, il faut interrompre pour éviter l'accoutumance. Ce médicament a donné de bons résultats chez les tuberculeux au début, et en général chez tous les malades dont l'appétit et les forces ont besoin d'être relevés.

PERTE. s. f. [all. *Verlust*, angl. *loss*, esp. *perdida*]. Expression par laquelle le vulgaire désigne communément la *ménorragie* et la *métrorragie*. — *Perte blanche*. La *leucorrhée*. — *Pertes séminales*. V. SPERMATORRHÉE. — *Perte de substance*. Tout enlèvement ou destruction d'une portion des tissus d'un organe. V. PLAIE.

PERTÉRÉBRANT, ANTE. adj. [*perterebrans*, de *per*, à travers, et *terebrare*, percer avec une vrille; all. *bohrend*, esp. *perterebrante*]. Se dit d'une douleur vive, comparable à celle que déterminerait un instrument perçant et creusant une partie : telle est la douleur causée par le panaris.

PERTURBATEUR, TRICE. adj. [*perturbator*, all. *störend*, angl. *perturbator*, it. *perturbatore*, esp. *perturbador*]. — *Méthode* ou *médecine perturbatrice*. Méthode de traitement consistant dans l'emploi de moyens actifs qui tendent à troubler et à abréger la marche des maladies.

PERTURBATION. s. f. [*perturbatio*, de *perturbare*, troubler; ταραχή, all. *Störung*, angl. *perturbation*, it. *perturbazione*, esp. *perturbacion*]. Entraves mises par les agents thérapeutiques à la marche d'une maladie.

PERVENCHE. s. f. [*Vinca*, L., all. *Sinngrün*, angl. *periwinkle*, it. *pervinca*, esp. *vincapervinca*]. Genre de plantes de la famille des apocynées. — *Petite pervenche* [*Vinca minor*, L.]. Les feuilles ont une saveur amère et styptique. A petites doses, elles agissent comme toniques et astringentes. A dose plus élevée, elles sont légèrement purgatives et diaphorétiques : une décoction faite avec 32 grammes de canne de Provence et 8 grammes de petite pervenche est vulgairement employée par les femmes qui veulent *faire passer leur lait*, c'est-à-dire établir une dérivation du sang qui afflue vers les mamelles pour la sécrétion du lait. — *Grande pervenche* [*Vinca major*, L.]. Elle jouit des mêmes propriétés.

PERVERSION. s. f. [*perversio*, de *pervertere*, altérer; all. *Verberbniss*, *Ausartung*, angl. *perversion*, it. *perversione*, esp. *perversion*]. Changement du bien en mal ; il y a, par exemple, *perversion de l'appétit* dans le pica, de la vue dans la diplopie, etc. — *Perversion morale des instincts*. V. FOLIE *héréditaire*.

PESANT, ANTE. adj. [*gravis*, βαρὺς, all. *schwer*, angl. *heavy*, it. *grave*, esp. *pesante*]. Se dit de tout corps qui, abandonné à lui-même, tombe sur la surface du globe, et qui, lorsqu'il est retenu par quelque obstacle, exprime sa tendance à tomber par la pression qu'il exerce contre cet obstacle, c'est-à-dire par son poids.

PESANTEUR. s. f. [*gravitas*, βαρύτης, all. *Schwere*, angl. *heaviness*, it. *gravità*, esp. *pesadez*]. Force considérée, par abstraction, comme distincte de la matière ; il n'y a en fait que des corps pesants et non une pesanteur. || *Pesanteur spécifique* [it. *pezo specifico*, esp. *pesadez especifica*]. Synonyme de *densité*. — *Pesanteur spécifique du corps*. Un homme de constitution ordinaire, haut de $1^{m},72$ et pesant $64^{kg},250$ déplace $63^{lit},500$ d'eau. Ces nombres donnent pour densité du corps $\frac{64\ 250}{63\ 500} = 1,011$. Un homme haut de $1^{m},75$, plutôt obèse que robuste, et pesant 78 kilogrammes, déplace $75^{lit},20$, ce qui donne pour la densité moyenne $\frac{78\ 000}{75\ 200} = 1,010$. Une femme haute de $1^{m},58$, pesant $46^{kg},450$, déplace 46 litres d'eau, ce qui donne pour la densité du corps $\frac{46\ 450}{46\ 000} = 1,009$ (Ch. Robin). D'après Valentin, cette pesanteur spécifique est de 1,066, mais sur le cadavre probablement, après retrait du poumon. On peut, d'après cela, juger approximativement que la masse du corps de l'homme adulte varie à peu près entre 62 000 et 69 000 centimètres cubes, c'est-à-dire que le corps d'un adulte occupe le même espace que 62 à 69 litres d'eau ou 64 à 65 en moyenne, ou, si l'on veut, qu'il entrerait dans un vase cubique, dont la cavité aurait 40 à 42 centimètres d'arête ou de côté. Les courbes de la surface du corps font qu'on ne peut calculer d'après ces chiffres quelle est réellement cette surface en centimètres carrés ; mais la mensuration directe montre qu'elle varie de 10 600 à 15 000 centimètres carrés (L. Vacher). || *Pesanteur dans les maladies*. V. POSITION.

PÈSE-ACIDE, PÈSE-LAIT, PÈSE-LIQUEUR, PÈSE-SEL. s. m. V. ARÉOMÈTRE, DENSIMÈTRE, GALACTOMÈTRE et LACTOSCOPE.

PÈSE-BÉBÉ. s. m. Instrument destiné à peser les nouveau-nés, à des intervalles de temps déterminés, pour juger de l'état de leur nutrition d'après l'augmentation de leur poids. — *Pèse-bébé de Bouchut*. Dynamomètre, dont la partie inférieure porte un crochet auquel l'enfant est suspendu par une brassière : le poids est connu par la division du cadran à laquelle s'arrête l'aiguille.

PESÉE. s. f. Pression exercée sur un membre dans le cas de luxation, sur une hernie à réduire, etc., en faisant intervenir le poids du corps pour la rendre plus forte.

PESETTE. s. f. La *vesce* commune.

PESSAIRE. s. m. [*pessus*, *pessarium*, πεσσὸς, all. *Mutterzäpfchen*, *Mutterkranz*, angl. *pessary*, it. *pessario*, *pesso*, esp. *pesario*]. Instrument que l'on introduit et que l'on place à demeure dans le vagin, pour maintenir ou remettre la matrice en sa situation naturelle, dans le cas de chute ou de relâchement de cet organe, ou pour maintenir la réduction en cas de hernie vaginale. On a fait des pessaires de buis, d'ivoire, de plomb, d'argent, etc. ; mais on ne se sert plus guère que des pessaires d'étain, d'aluminium, et surtout de caoutchouc durci, qui sont plus légers, plus souples, plus élastiques. On en compose aussi d'un tissu de soie rempli d'une laine choisie et enduits extérieurement de plusieurs couches de gomme élastique. On leur donne des dimensions et des formes très variées ; l'état des organes ou la nature du déplacement auquel il s'agit de remédier guident dans le choix des uns ou des autres. Il y en a de sphériques, d'ovoïdes, d'aplatis sur deux sens opposés, d'ovales ; il en est d'allongés avec un rétrécissement dans leur milieu (*pessaires en huit de chiffre*) ; il y en a *en cuvette*, *en bondon*, *en gimblette circulaire* ou *allongée*, ou munis d'une tige de forme variable. Les pessaires dits *à tige*, *à pivot*, ou *à bilboquet*, sont composés ordinairement d'une partie supérieure évasée, et ayant la forme d'un anneau d'où partent trois branches qui convergent et se réunissent en une tige plus ou moins allongée. Les *pessaires de Sims* et *de Dumontpallier* ont une forme presque sphérique (fig. 543) ; celui *de Gariel* se compose de deux poires en caoutchouc, dont une, facilement introduite dans le vagin lorsqu'elle est vide, est ensuite distendue par insufflation de l'air qu'y fait pénétrer l'autre poire restée à l'extérieur. Quelle que soit leur forme, les pessaires sont ordinairement un peu déprimés et creusés en cuvette sur la face qui doit être en contact avec le col de l'utérus, et présentent un trou central destiné à l'écoulement du sang menstruel. Ceux qui n'ont point de tige doivent être munis d'un fil pour être retirés du vagin. Avant de placer un pessaire, on fait évacuer le rectum et la vessie ; la femme est couchée le bassin élevé, les jambes fléchies et les cuisses écartées ; le pessaire, graissé avec de la vaseline boriquée ou simplement stérilisée, est introduit dans le vagin par une de ses extrémités (s'il est ovale ou ovoïde) ; ensuite on le tourne en travers, de manière que ses deux extrémités appuient en dedans des ischions et que sa face concave regarde en haut. S'il s'agit d'un pessaire à pivot, on le fixe à l'aide de cordons passés d'une part dans une ouverture pratiquée à l'extrémité de la tige de l'instrument, de l'autre à une ceinture. Les pessaires causent toujours, dans les premiers temps, de la gêne et un écoulement muqueux. Ceux qui sont sphériques exercent, en général, sur la vessie et le rectum, une pression insupportable, et l'on préfère ceux qui sont ovales, ovoïdes ou en huit de chiffre, parce qu'étant plus étroits d'arrière en avant, ils appuient moins sur ces organes ; mais aussi se déplacent-ils plus facilement. Les femmes qui portent un pessaire doivent avoir le soin de le retirer tous les huit à dix jours pour le laver et le replacer aussitôt. Il suffit ordinairement, pour l'extraire du vagin, de tirer peu à peu, et alternativement en deux sens opposés, sur le fil qui y est attaché ou sur la tige. S'il résiste, on glisse le doigt indicateur de la main droite

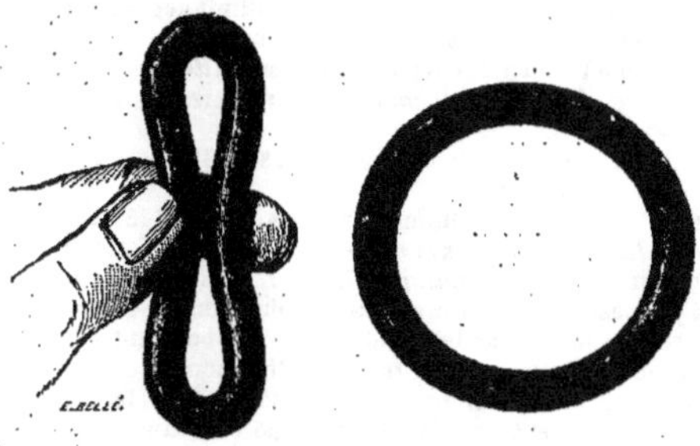

Fig. 543. — *Pessaire.*

entre l'instrument et la surface du vagin ; on repousse doucement le col de l'utérus, et, avec ce doigt ainsi placé dans la cuvette du pessaire, on renverse l'instrument, et l'on dirige son grand diamètre de haut en bas. Si le col de l'utérus, engagé dans le trou du pessaire, fait saillie au-dessous de ce trou, il faudrait avant tout en opérer la réduction avec le bout de l'indicateur, ou par une sorte de taxis fait doucement avec les doigts enduits d'un corps gras. — Les pessaires anciens étaient non des instruments destinés à soutenir la matrice, mais des médicaments dont on imbibait d'ordinaire de la laine roulée sur une plume, et qu'on introduisait ainsi. Ces médicaments étaient émollients, excitants et même caustiques, suivant les indications à remplir. — *Anneau-pessaire* (Dumont-Rollin). Pessaire annulaire formé d'un ressort de montre enroulé plusieurs fois sur lui-même ou mieux par des anneaux en baleine recouverts de caoutchouc (Gairal).

PESSE. s. f. V. ÉPICÉA.

PESTE. s. f. [*pestis*, λοιμός, all. *Pest*, angl. *plague*, it. et esp. *peste*]. Nom sous lequel on a décrit plusieurs maladies épidémiques, mais qu'il faut réserver à la *peste d'Orient* ou *peste à bubons*, dite aussi *typhus d'Orient*. La peste bubonique est une maladie aiguë, infectieuse, épidémique et contagieuse, due à un bacille spécial découvert par Yersin (fig. 544), et caractérisée par des bubons et des anthrax. Après une période d'incubation de deux à sept jours, la maladie éclate brusquement par un frisson violent, de la céphalalgie, de la rachialgie, des vomissements; puis la fièvre reste élevée à 40°, et du deuxième au quatrième jour apparaissent les bubons à la partie inférieure et interne de la cuisse, au pli de l'aine, au cou, à l'angle de la mâchoire, aux aisselles. Les ganglions profonds abdominaux et thoraciques peuvent aussi être pris. Après les bubons apparaissent les charbons, véritables tumeurs gangréneuses, siégeant en un point quelconque des téguments, au nombre de un à quinze ou trente ; leur existence n'est pas constante. Dans les cas graves, la mort arrive du troisième au cinquième jour, parfois même en quelques heures (forme foudroyante) ; quand le malade survit, les bubons peuvent se résorber ou, au contraire suppurer, et la guérison se trouve ainsi retardée. Parfois les symptômes sont très atténués, il y a seulement quelques bubons sans phénomènes généraux (*forme ambulatoire*). Dans d'autres cas les symptômes gastro-intestinaux ou respiratoires prédominent. Cette dernière forme (*pneumonie pesteuse*), parfois difficile à reconnaître en dehors de la notion d'épidémicité, a été fréquemment observée dans les épidémies récentes. Le pronostic est très grave, la mortalité atteignant en moyenne 50 à 60 p. 100. Le traitement, purement symptomatique jusqu'à ces dernières années, consiste actuellement dans l'emploi du sérum antipesteux. Ce sérum, préparé par Yersin, a déjà donné de bons résultats. — *Peste anthracique* (Pinel). V. SANG *de rate*. — *Peste antonine* [*pestis antonina*]. Maladie fébrile qui sévit dans l'empire romain, particulièrement à Rome, sous l'empire d'Antonin ; ses ravages furent affreux. Galien en a laissé quelques traits épars dans ses ouvrages. Elle commença en Asie et s'étendit jusque dans l'Occident. Elle offrait un exanthème qui laissait après lui des ulcérations à la peau, une toux violente, de la raucité, une rougeur de la bouche entière, une diarrhée funeste. Hecker la rapproche de la *peste d'Athènes*. — *Peste d'Athènes*. Maladie fébrile qui sévit à Athènes d'une manière effroyable pendant la guerre du Péloponèse, dans le ve siècle avant l'ère chrétienne. Nous en avons une description due à Thucydide; les médecins hippocratiques n'en font aucune mention. Ce qui est dit des services rendus par Hippocrate dans cette épidémie, des honneurs qui lui furent accordés, du refus qu'il fit d'aller soigner Artaxerce, est une pure fable, appuyée sur des pièces apocryphes. La maladie était caractérisée par une éruption à la peau qui donnait lieu à de petites ulcérations, par des vomissements, par l'affection des organes respiratoires et la diarrhée. Elle venait du haut Orient, et, avant d'atteindre Athènes, elle avait ravagé l'Égypte et la plus grande partie de l'empire des Perses. Quoiqu'on soit porté à voir dans cette affection le typhus proprement dit, il faut exclure le typhus quand on fait réflexion que

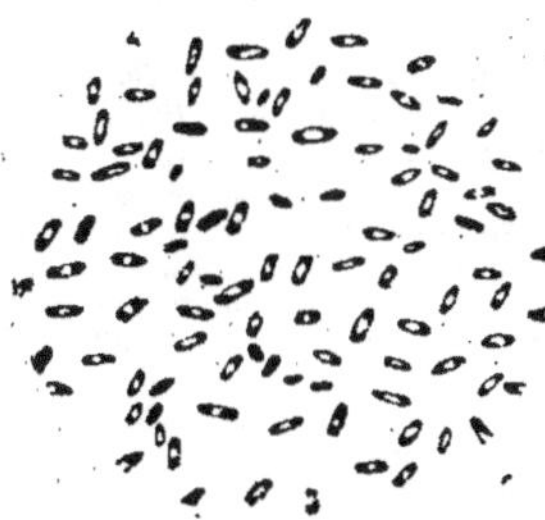

Fig. 544. — Bacille de la *peste*. Frottis de ganglion (d'après Yersin).

la *peste d'Athènes* ne fut pas bornée à cette ville, mais qu'elle venait de l'Orient et qu'elle sévit sur de vastes contrées. De la *peste d'Athènes*, de la *peste antonine*, on a fait une seule affection qui visita à diverses reprises les peuples de l'antiquité, et à laquelle ne ressemble plus aujourd'hui aucune maladie observée. — *Peste bovine* ou *peste cholérique des bœufs*. Maladie infectieuse spéciale aux bovidés. — *Peste noire* [*pestis nigra*, all. *der Schwärze Tod*, it. *la mortolega grande*]. La plus formidable épidémie dont l'histoire ait conservé le souvenir, et qui régna dans le milieu du XIVe siècle. Elle vint d'Asie et ravagea l'Europe et l'Afrique. C'était la vraie peste à bubons et à charbons, avec un épiphénomène particulier : les organes respiratoires étaient pris d'une inflammation putride; une violente douleur se faisait sentir à la poitrine; il survenait des hémoptysies, et l'haleine répandait une odeur très fétide. La mortalité fut excessive; et, la morale et la raison perdant leurs droits, d'une part les hommes se livrèrent à toutes sortes d'excès; d'autre part, des bandes de fanatiques, voulant apaiser la colère du ciel, parcoururent les villes et les campagnes en se flagellant. — *Peste péripneumonique*. V. PÉRIPNEUMONIE.

PESTIFÈRE. adj. Qui transmet la peste.

PESTIFÉRÉ, ÉE. adj. et s. Qui est atteint de la peste.

PESTILENCE. s. f. État de ce qui est pestilentiel.

PESTILENTIEL, ELLE. adj. [*pestilentialis*, de *pestis*, peste; all. *pestartig*; angl. *pestilential*, it. *pestilenziale*, esp. *pestilencial*]. Qui dépend de la peste, qui en a quelques caractères. — *Bubon pestilentiel*. V. PESTE. — *Fièvre pestilentielle*. Toute fièvre dans laquelle il survient des bubons, des anthrax charbonneux, comme la *fièvre jaune*, la *peste*. V. TYPHUS. — *Maladie pestilentielle*, Nom donné à la peste, et, par extension, aux maladies contagieuses de mauvais caractère.

PÉTARKURA. s. m. V. CHAULMOOGRA.

PÉTASITE. s. m. V. TUSSILAGE.

PÉTÉCHIAL, ALE. adj. [bas lat. *petechialis*, all. et angl. *petechial*, it. *petecchiale*, esp. *petequial*]. Qui ressemble à des pétéchies, ou qui est accompagné de pétéchies. — *Fièvre pétéchiale*. Le *typhus exanthématique*.

PÉTÉCHIANOSE. s. f. V. PURPURA *hémorragique*.

PÉTÉCHIE. s. f. [bas lat. *petechia*, *peticula*, all. *Petechin*, angl. *petechia*, it. *petecchia*, esp. *petequia*]. Tache rouge ou pourprée, semblable à une morsure de puce qui apparaît souvent sur la peau durant le cours de certaines maladies. Elle est due à un petit épanchement sanguin par rupture spontanée, non traumatique, des capillaires. V. PURPURA.

PETERSTHAL (Allemagne, Bade). *Eaux ferrugineuses bicarbonatées*, froides, 8 à 10°. Établissement. Eaux d'exportation.

PETIT, ITE. adj. — *Petite centaurée*. V. GENTIANE. — *Petite chélidoine*. V. RENONCULE. — *Petit-chêne*. V. GERMANDRÉE. — *Petit grain*. V. ORANGETTE. — *Petit houx*. V. FRAGON. — *Petit-lait* [*serum lactis*, ὀῤῥός, all. *Molken*, angl. *whey*, it. *siero di latte*, esp. *suero*]. Partie séreuse du lait, qu'on obtient en faisant cailler du lait de vache au moyen de la présure (environ 2gr,50 pour 2 kilogr. de lait) ou d'un peu de vinaigre, chauffant doucement, augmentant graduellement la chaleur dès que le lait commence à se cailler, de manière cependant que la liqueur ne bouille pas, et transvasant le sérum. A cet état, le petit-lait est trouble et blanchâtre : pour le clarifier, on bat des blancs d'œufs (3 pour 2 kilogr. de petit-lait); on y verse le petit-lait et on le chauffe. Quand l'ébullition commence, on jette dans la liqueur un peu de tartrate acidulé de potasse (1gr,20 sur 2 kilogr. de petit-lait); dès qu'elle devient claire, on la passe à travers un linge, ensuite à travers le papier joseph. Le petit-lait bien préparé est limpide, jaune verdâtre, d'une saveur douceâtre légèrement sucrée; il est composé de beaucoup d'eau, de traces de matière caséeuse et de beurre, de sucre de lait, d'acides acétique et lactique, de quelques lactates, de phosphates de chaux et de potasse et de chlorure de potassium. Le petit-lait passe facilement à la fermentation acide. A l'état frais, on l'administre comme adoucissant et laxatif. V. CURE. — *Petit-lait artificiel*. Liquide composé de : *poudre pour petit-lait*, 10 grammes, dissous dans 1 litre d'eau, avec addition de vinaigre et sirop de nerprun, āā 1 gramme. Cette *poudre pour petit-lait* se compose de sel marin, 50 grammes; sucre de lait, 100 grammes; nitre et alun, āā 5 grammes (Bouchardat). — *Petit-lait d'Hoffmann*. Liquide qu'on obtient en traitant par l'eau bouillante le lait évaporé jusqu'à consistance presque solide. On conservait autrefois cet extrait du lait, dans les pharmacies, pour faire extemporanément le *petit-lait d'Hoffmann*, médicament qui n'a jamais les mêmes qualités que le petit-lait ordinaire. — *Petit-lait de Weiss*. On le prépare en faisant infuser dans le petit-lait bouillant 500 grammes : caille-lait jaune, fleurs de sureau, d'hypericum et de tilleul, āā 1gr,20; séné mondé et sulfate de soude, āā 4 grammes. On l'emploie pour diminuer ou supprimer la sécrétion du lait chez les femmes qui cessent d'allaiter; d'où son nom de *remède antilaiteux*. Il agit comme purgatif. — *Petit mal*. V. ÉPILEPSIE. — *Petite vérole*. V. VARIOLE.

PETIT (A.) (chirurgien français, 1718-1794). — *Canal de Petit*. V. GODRONNÉ.

PETIT (J.-L.) (chirurgien français, 1674-1750). — *Écharpe de Petit*. V. ÉCHARPE. — *Hernie de J.-L. Petit*. Hernie lombaire. — *Triangle de J.-L. Petit*. Triangle situé à la partie inférieure et latérale du tronc; son bord postérieur est formé par le grand dorsal, son bord antérieur par le grand oblique; sa base par la crête iliaque; son sommet est situé ordinairement à égale distance de la crête iliaque et de la dernière côte. Ce triangle constitue un des points faibles de la paroi abdominale qui n'est formée à son niveau que par les muscles petit oblique et transverse, doublés du péritoine. C'est par ce triangle que s'échappent les hernies lombaires.

PÉTIVÉRIE. s. f. (*Petiveria*). Genre de plantes phytolaccées, dont une espèce à odeur d'ail (*Petiveria alliacea*, L.), dite *herbe aux poules de Guinée*, haute de 1 mètre, est recherchée des bestiaux, mais donne à leur lait une légère odeur d'ail. Ses racines sont employées au Brésil, sous le nom de *Pipi*, comme sudorifiques et antiparalytiques.

PÉTRÉ, ÉE. adj. V. PÉTREUX.

PÉTRÉAL. s. m. Le *rocher*.

PÉTREUX, EUSE. adj. [*petrosus*, all. *steinicht*, angl. *petrous*, it. et esp. *petroso*]. Qui tient de la pierre. — *Ganglion pétreux*. Le *ganglion d'Andersh*. V. GLOSSO-PHARYNGIEN. — *Nerfs pétreux*. Nom donné à quatre nerfs, deux *superficiels* et deux *profonds*, et dont les premiers émanent du ganglion géniculé du facial, les seconds du rameau de Jacobson du ganglion d'Andersh : le grand pétreux superficiel se rend au ganglion sphéno-palatin et s'anastomose avec le grand pétreux profond; le petit pétreux superficiel va au ganglion otique et s'anastomose avec le petit pétreux profond. V. FACIAL, GLOSSO-PHARYNGIEN et OTIQUE. — *Os pétreux*. V. ROCHER.

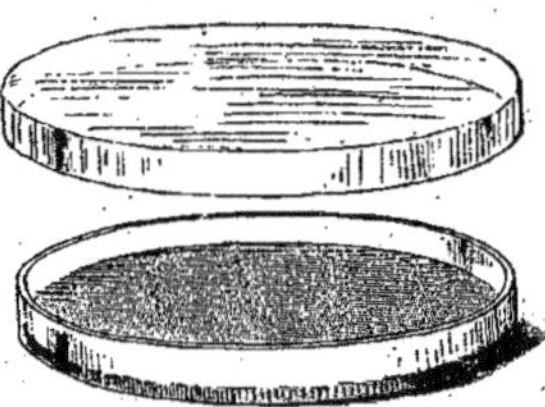

Fig. 545. — Boîte de *Petri*.

PETRI (bactériologiste allemand contemporain). — *Boîte de Petri*. Boîte formée de deux plaques de verre circulaires à bords relevés et disposées de telle sorte que l'une de ces plaques peut recouvrir et emboîter exactement l'autre. Ces boîtes, enveloppées de papier à filtrer, sont stérilisées à l'autoclave ou au four Pasteur; on les enlève du papier au moment de s'en servir (fig. 545). Elles sont surtout employées pour faire la séparation des microbes; on y coule de la gélose dans laquelle on a ensemencé le mélange microbien; chaque colonie pousse séparément à la surface de cette couche nutritive très mince; on peut alors les examiner à la loupe, au microscope, et en prélever une pour la porter sur un autre milieu de culture.

PÉTRIFICATION. s. f. — *Pétrification du fœtus* V. SQUELETTSER.

PÉTRISSAGE. s. m. V. MASSAGE.

PÉTROLAN. s. m. Produit obtenu par la saponification d'huiles minérales, employé contre les eczémas chroniques, le prurigo, dans le pansement des brûlures. On l'applique en couche épaisse de 1 millimètre environ sur des bandes de toile dont on recouvre la partie malade.

PÉTROLE. s. m. [*petroleum*, de *petra*, pierre, et *oleum*, huile; *huile de pierre*, *huile minérale*; πετρέλαιον, all. *Steinöl*, angl. *petroleum*, it. *petrolio*, esp. *petroleo*]. Bitume liquide dont on trouve des sources dans diverses parties de l'Amérique du Nord, de la Californie et du Canada, en Perse, en Médie, en Italie, en Sicile et en France, à Gabian, près Béziers : de là le nom d'*huile de Gabian* qui lui a été donné. Le *pétrole brut* est un liquide *huileux*, presque opaque, d'un brun noirâtre ou rougeâtre, verdâtre quand on le voit à la lumière réfléchie, d'une odeur bitumeuse forte et très tenace, plus léger que l'eau. Sa densité est de 0gr,780 à 0gr,920. Ce liquide est distillé dans des appareils appropriés : le premier produit qui passe à la distillation, entre 45° et 70°, est dangereux, étant susceptible de faire explosion par son mélange avec l'air (*éther du pétrole*, *huile légère*), et a une densité égale à 0,65; le second produit, obtenu entre 75° et 120°, est le *naphte*, ou *essence de pétrole*, *essence minérale*, qui est inflammable à la température ordinaire, et qui a pour densité 0,702 à 0,740; entre 150° et 280°, on obtient l'*huile d'éclairage* ou *kérosène*, dont la densité varie de 0,780 à 0,810, et dont l'*épuration* ou *raffinage* se fait par redistillation et traitement par l'acide sulfurique et la soude caustique; enfin, en chauffant jusqu'à 400° progressivement, on obtient les *huiles lourdes*, dont la densité est de 0,830 à 0,900, et la *paraffine*. La proportion des produits obtenus varie avec l'origine du pétrole; 100 parties fournissent, en moyenne : 15 d'éther ou essence légère (*light-ends*); 12 de naphte; 10 d'huile légère d'éclairage (*light illuminating oil*); 25 d'huile moyenne d'éclairage (*medium illuminating oil*), 20 d'huile pesante d'éclairage (*hevier illuminating oil*); 12 d'huile lourde, contenant 1,3 p. 100 de paraffine; 6 de charbon combustible (Mowbray). Le pétrole contient plusieurs hydrocarbures, dont la composition, analogue à celle du gaz des marais, répond à la formule C^nH^{2n+2}. On a employé l'*éther de pétrole* comme anesthésique; sa vapeur mêlée à l'air constitue le gaz Mille, employé pour l'éclairage. L'*essence de pétrole* ou *essence minérale* est aussi employée pour l'éclairage; c'est un bon dissolvant pour les corps gras et les résines. C'est l'*huile d'éclairage* épurée qu'on utilise surtout pour l'éclairage; elle est alors fluide, incolore; elle ne doit pas émettre de vapeurs à 35°; si le pétrole s'enflamme au-dessous de cette température, c'est qu'il est falsifié par le mélange d'essence de pétrole; il est alors dangereux. En médecine, le pétrole a été employé comme vermifuge et antispasmodique; à l'intérieur, on le donne à la dose de V à XXV gouttes et plus en capsules et perles. La gale est promptement guérie *au début* par des onctions de pétrole. Des frictions d'eau chargée de pétrole débarrassent les animaux domestiques des insectes parasites qui les incommodent; on doit savonner l'animal quelques instants après la friction.

PÉTROLÉINE. s. f. V. VASELINE.

PÉTRO-MASTOÏDIEN, ENNE. adj. Qui se rapporte au rocher et à l'apophyse mastoïdienne.

PÉTRO-OCCIPITAL, ALE. adj. [it. *petro-occipitale*, esp. *petro-occipital*]. Qui appartient au rocher et à l'occipital. — *Suture pétro-occipitale*. Suture formée sur le bord postérieur du rocher avec le bord antérieur de l'occipital.

PÉTROSAL. s. m. La partie du rocher qui contient le labyrinthe.

PÉTRO-SALPINGO-STAPHYLIN. adj. V. PÉRISTAPHYLIN *interne*.

PÉTRO-SPHÉNOÏDAL, ALE. adj. [*petro-sphenoidalis*, esp. *petrosfenoidal*]. Qui appartient au rocher et au sphénoïde. — *Suture pétro-sphénoïdale*. Petite suture formée par les bords antérieur du rocher et postérieur du sphénoïde.

PÉTROSULFOL. s. m. Produit tiré des schistes sulfureux; il est plus consistant et plus coloré que l'ichtyol, son odeur est moins pénétrante. Il est facilement soluble dans l'eau, à laquelle il communique une fluorescence verdâtre, en partie soluble dans l'alcool à 90°, soluble dans la glycérine; il peut être incorporé à la vaseline, l'axonge, la lanoline. Il s'emploie dans les mêmes cas que l'ichtyol, en pommade à 10 p. 100.

PETTENKÖFER (Max-Joseph von) (médecin allemand 1818-1901). — *Réactif de Pettenköfer*. V. RÉACTIF. — *Théorie de Pettenköfer*. Théorie d'après laquelle les épidémies de fièvre typhoïde seraient dues aux variations de la nappe d'eau souterraine; trop de sécheresse du sol et trop d'humidité nuiraient à l'éclosion de la maladie.

PEUCÉDAN. s. m. [*Peucedanum*, all. *Haarstrang*, angl. *hog's fennel*, it. et esp. *peucedano*]. Genre de plantes ombellifères dont les espèces utilisées en médecine sont : 1° le *Peucedanum Ostruthium*, L. (V. IMPÉRATOIRE); 2° le *peucédan officinal* (*P. officinal*, L., *fenouil de porc*), dont la racine contient un suc gommo-résineux, d'odeur vireuse, employé autrefois comme antispasmodique; 3° le *persil de montagne* (*P. Athamantha*, L., *P. oreoselinum*, Mœnch.), dont la racine passe pour excitante et antihystérique.

PEUCÉDANIN, s. m. **PEUCÉDANINE** ou **PEUCÉDANITE.** s. f. [all. *Peucedanin*, angl. *peucedanin*, it. et esp. *peucedanino*] ($C^{32}H^{16}O^8$). Substance cristallisable en prismes incolores, insoluble dans l'eau, soluble dans l'alcool chaud, de saveur amère, fusible à 75°, soluble dans les alcalis, d'où les acides la précipitent; extraite de la racine du peucédan officinal et de l'impératoire (Schlatter) au moyen de l'alcool bouillant.

PEUPLIER. s. m. [*Populus*, αἴγειρος, all. *Pappel*, angl. *poplar*, it. *pioppo*, esp. *pobo*]. Genre d'arbres de la famille des salicinées, comprenant plusieurs espèces. La plus répandue est le *peuplier noir* (*Populus nigra*, L.), dont l'écorce, jaune grisâtre, fendillée, renferme de la populine et de la salicine, et dont les bourgeons, qui sont oblongs, pointus, d'un vert jaunâtre, enduits d'une matière résineuse très odorante, font la base de l'onguent populéum, et ont été recommandés à l'intérieur comme expectorants, à la dose de 8 à 16 grammes en infusion dans 500 grammes d'eau ou de vin.

PEYER (anatomiste suisse, 1658-1712). — *Glandes et plaques de Peyer*. V. INTESTIN.

PEYRILHE (médecin français, 1735-1804). — *Élixir de Peyrilhe*. V. ÉLIXIR *antiscrofuleux*.

PÉZIZE. s. m. [*peziza*]. Genre de champignons thécasporés, charnus, en forme de cupule, ordinairement sessiles, dont le diamètre varie de 1 millimètre à 5 ou 6 centimètres.

PFEFFERS (Suisse, Saint-Gall). *Eaux indéterminées*

thermales simples, à 4 kilomètres au sud de Ragatz. Altitude : 683 mètres. Les eaux sont amenées à Ragatz par une conduite en bois. V. RAGATZ.

PFEIFFER (Richard-Fréd.-Joan.) (bactériologiste allemand, né en 1858). — *Bacille de Pfeiffer*. Bactérie découverte par Pfeiffer en 1892 et considérée comme l'agent spécifique de la grippe; c'est un bacille très fin que l'on rencontre en abondance dans les crachats des malades ; il ne peut être cultivé que sur la gélose sur laquelle on a laissé couler quelques gouttes de sang, en particulier du sang de pigeon (fig. 546). Ce bacille se colore assez difficilement par les couleurs basiques et ne prend pas le Gram ; on le colore

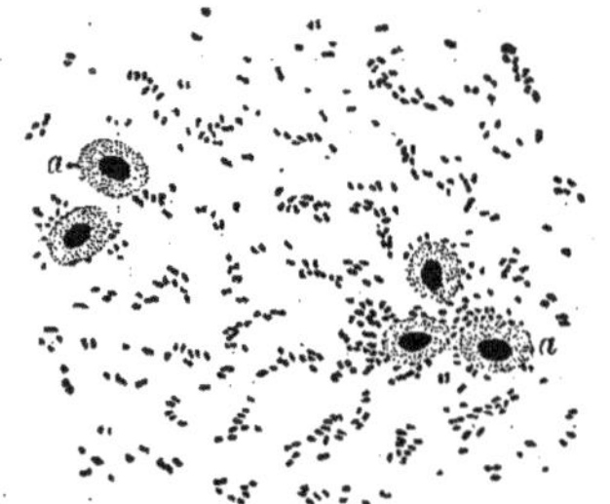

Fig. 546. — Bacilles de *Pfeiffer*.

par la solution de Ziehl diluée. — *Phénomène de Pfeiffer*. Transformation de certains microbes (vibrion cholérique, bacille typhique) en boules quand on les injecte dans la cavité péritonéale d'un cobaye immunisé contre ce microbe, ou quand on les injecte avec une dose suffisante de sérum immunisant dans la cavité péritonéale d'un cobaye neuf. Cette transformation en boules précède la disparition des microbes et a lieu en dehors des leucocytes. Metchnikoff a montré que dans cette expérience l'injection de la culture déterminait la dissolution ou phagolyse des leucocytes contenus dans le sérum, et c'est le contenu leucocytaire ainsi mis en liberté qui communique au liquide le pouvoir de détruire les microbes ; la dissolution des leucocytes et par suite la formation extracellulaire des boules est atténuée ou supprimée quand on prépare les animaux par l'injection préalable de bouillon frais ou d'eau physiologique (M. Garnier).

PFLÜGER (Ed.-Fr.-W.) (physiologiste allemand, né en 1829). — *Cordons ou tubes de Pflüger*. Cordons cellulaires qui partent de l'épithélium germinatif de Waldeyer et s'enfoncent dans le tissu mésodermique ; ces cordons décrits par Pflüger vont former la couche corticale de l'ovaire; ils renferment deux sortes d'éléments : les cellules folliculaires et les ovules primordiaux. Des cordons épithéliaux semblables existent de même quand l'être doit évoluer vers le type mâle, et sont l'origine des éléments des testicules (V. OVAIRE et TESTICULE).

PFUHL (médecin allemand contemporain). — *Signe de Pfuhl*. Si on fait la ponction d'une collection purulente voisine du diaphragme avec un appareil muni d'un manomètre, on reconnaît que la pression monte pendant l'inspiration et baisse pendant l'expiration, si la collection est située au-dessous du diaphragme (abcès abdominal, sousphrénique) et baisse pendant l'inspiration pour monter pendant l'expiration quand la collection est située dans le thorax (pleurésie purulente). Ce signe est le seul qui permette de localiser avec certitude ces abcès; sa recherche a été simplifiée par Jaffé, qui, sans recourir au manomètre, se contente de noter le moment où l'écoulement est le plus rapide.

PHACITIS. s. f. [de φακὸς, lentille]. Inflammation supposée du cristallin, qui n'existe pas.

PHACOHYDROPISIE. s. f. [de φακὸς, lentille, et *hydropisie*]. Hydropisie supposée du cristallin.

PHACOHYMÉNITIS. s. f. [de φακὸς, lentille, et ὑμὴν, membrane]. Inflammation de la capsule du cristallin.

PHACOÏDE. adj. [*phacoides*, de φακὸς, lentille, et εἶδος, ressemblance ; all *linsenartig*, it. *facoide*]. — *Corps phacoïde*. Nom donné quelquefois au cristallin à cause de sa forme lenticulaire.

PHACOMALACIE. s. f. [de φακὸς, lentille, et μαλακὸς, mou]. Ramollissement du cristallin.

PHACOMÈTRE. s. m. [de φακὸς, lentille, et μέτρον, mesure]. Instrument permettant de connaître par une simple lecture le pouvoir dioptrique des lentilles qui forment les verres des lunettes ordinaires (phacomètres de Badal et de Snellen).

PHACONINE. s. f. Nom donné par Fremy à la substance albuminoïde qui prédomine dans les fibres dentelées du cristallin.

PHACOPYOSIS. s. f. [de φακὸς, lentille, et πῦον, pus]. Suppuration supposée du cristallin : c'est la *cataracte* molle qu'on a prise pour telle.

PHACOSCLÉROSE. s. f. [de φακὸς, lentille, et σκληρὸς, dur]. Endurcissement du cristallin.

PHAGÉDÉNIQUE. adj. [*phagedænicus*, de φαγέδαινα faim dévorante ; all. *fressend*, angl. *phagedenic*, it. *fagedenico*, esp. *fajedenico*]. Se dit des substances qu'on emploie pour consumer les chairs fongueuses : *eau phagédénique*. ‖ Se dit des ulcères scrofuleux, cancéreux, morveux, etc., qui rongent les parties voisines, et en particulier de ceux qui ont pour point de départ un chancre (*chancre phagédénique*) ou un bubon ouvert naturellement ou artificiellement, qui s'étendent surtout en largeur et quelquefois en profondeur, et résistent souvent pendant plusieurs mois et même plusieurs années à la cicatrisation. V. CHANCRE *phagédénique* et PHAGÉDÉNISME.

PHAGÉDÉNISME. s. m. Qualité ou état de ce qui est *phagédénique*. Le phagédénisme consiste dans l'extension indéfinie d'un ulcère, surtout d'un chancre, à la surface du corps, soit dans tous les sens, soit le plus souvent dans un seul, alors qu'il se cicatrice dans le sens opposé. Le phagédénisme ne se produit guère que chez les individus dont la constitution est affaiblie par la chloro-anémie, l'alcoolisme, les diathèses cancéreuse, tuberculeuse, scrofuleuse, etc. Aussi est-ce surtout en modifiant la constitution par un traitement général qu'on met un terme au phagédénisme; localement, les cautérisations de la surface ulcérée par le nitrate d'argent, la teinture d'iode ou le fer rouge, et les pansements à l'iodoforme, ou avec une solution de tartrate ferrico-potassique, sont les meilleurs moyens à employer. Le phagédénisme n'est qu'un accident, une complication du chancre, et peut sévir sur l'une ou l'autre espèce d'ulcère (Ricord), mais il affecte le plus souvent le chancre mou; dans la forme indurée, c'est une véritable exception.

PHAGOCYTAIRE. adj. Qui se rapporte aux phagocytes et à la phagocytose.

PHAGOCYTE. s. m. [de φάγειν, manger, et κύτος, cellule]. Nom donné à certaines cellules de l'organisme qui ont la propriété d'englober les éléments solides introduits dans l'économie, en particulier les microbes, et de les détruire. Cette propriété existe dans le protoplasma des protozoaires, et certaines cellules de l'économie l'ont conservée par hérédité. Les phagocytes sont doués de mouvements amiboïdes et possèdent une sensibilité particulière, variable suivant les cas, aux sécrétions microbiennes.

La propriété phagocytaire s'exerce sur les microbes vivants (Metchnikoff) et aussi sur certaines cellules de l'organisme affaiblies ou malades. Les phagocytes sont de deux ordres, les *microphages* et les *macrophages* (V. ces mots).

PHAGOCYTOSE. s. f. Phénomène qui consiste dans l'englobement des particules solides animées ou non par certaines cellules dites phagocytes (fig. 547). Cet englobement s'exerçant à l'égard de microbes vivants, et étant suivi de la disparition des microbes, a été regardé par Metchnikoff comme la condition nécessaire et la manifestation en quelque

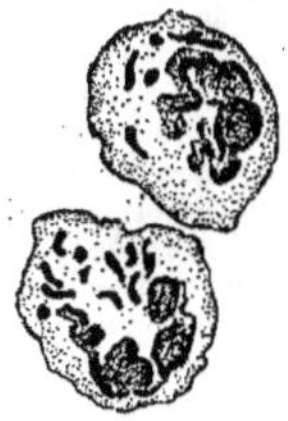

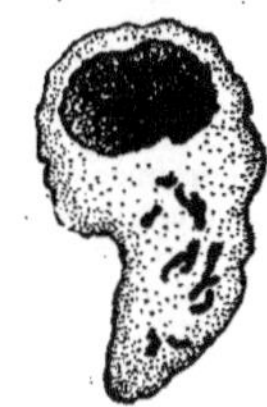

Fig. 547. — *Phagocytose.*

sorte de l'immunité. Les microbes n'agissant pas par eux-mêmes, mais grâce aux produits solubles qu'ils sécrètent, les phagocytes produisent aussi de leur côté des ferments capables de digérer les microbes et de neutraliser les toxines; ils secréteraient, d'après Metchnikoff, les antitoxines. La théorie de la phagocytose a permis de comprendre le rôle considérable joué par les leucocytes dans les maladies infectieuses, la formation et la signification du pus, les leucocytoses infectieuses locales et générales. Elle a donné l'explication des différents phénomènes de l'inflammation (V. ce mot).

PHAGOLYSE. s. f. [de φαγεῖν, manger, et λύειν, dissoudre]. Phénomène qui consiste dans la dissolution des phagocytes dans le liquide qui les contient (Metchnikoff). Cette dissolution met en liberté leur contenu et les ferments qu'ils renferment; elle a été invoquée pour expliquer le phénomène de Pfeiffer (V. PFEIFFER).

PHAGOTHÉRAPIE. s. f. [de φαγεῖν, manger, et θεραπεία, traitement]. Méthode de traitement qui consiste à faire absorber au malade des aliments en quantité exagérée (suralimentation).

PHAÏORÉTINE. s. f. V. PHÉORÉTINE.

PHAÏOSINE. s. f. V. PHÉOSINE.

PHALACROSE. s. f. [*phalacrosis*, φαλάκρωσις, de φαλακρός, chauve; all. *Kahlheit*, angl. *baldness*, it. *falacrosi*, esp. *falacrosis*]. Chute des cheveux, calvitie.

PHALANGE. s. f. [*phalanx*, all. *Fingerknochen*, *Zehenknochen*, angl. *phalanx*, *bone-joint*, it. et esp. *falange*]. Chacun des petits os longs qui concourent à former les doigts et les orteils. On en compte quatorze à chaque main et autant à chaque pied, en tout cinquante-six. Chaque doigt en a trois, sauf le pouce et le gros orteil, qui n'en possèdent que deux chacun. Placées verticalement à chaque doigt, au-dessus les unes des autres, elles sont distinguées en *premières* (*phalanges* proprement dites, *phalanges métacarpiennes* ou *métatarsiennes*), *secondes* (*phalangines*) et *troisièmes* (*phalanges unguéales*, *phalangettes*). Chaque *phalange* proprement dite a une partie moyenne, ou corps, convexe du côté dorsal, concave sur sa face palmaire; et deux extrémités, l'une supérieure, creusée d'une petite cavité glénoïde qui s'articule avec la tête du métacarpien ou du métatarsien, l'autre inférieure, en forme de poulie, unie à la *phalangette*. Celle-ci présente supérieurement deux facettes concaves, séparées par une crête mousse et articulées avec la phalange, inférieurement une petite poulie qui s'articule avec l'extrémité supérieure de la *phalangette*. Celle-ci est semblable supérieurement à la partie supérieure de la phalangette; inférieurement, elle est aplatie en forme de fer à cheval.

PHALANGETTE. s. f. [it. *falangetta*, esp. *falangita*]. V. PHALANGE.

PHALANGIEN, IENNE. adj. Qui concerne les phalanges. — *Articulations phalangiennes.* Celles qui sont constituées, dans un même doigt ou orteil, par l'union d'une phalange inférieure avec la supérieure. Ce sont des articulations trochléennes, maintenues par un ligament glénoïdien et des ligaments latéraux serrés, sans autre mouvement que ceux de flexion et d'extension.

PHALANGINE. s. f. [it. et esp. *falangina*]. V. PHALANGE.

PHALANGOSE. s. f. [*phalangosis*, φαλάγγωσις, de φάλαγξ, phalange; all. et angl. *Phalangosis*, it. *falangosi*, esp. *falangosis*]. Maladie des paupières, différant du trichiasis, selon Paul d'Égine, en ce que, dans celui-ci, il y a des cils accidentels et surnuméraires, au lieu que, dans la phalangose, il y a simplement déviation des cils naturels. || Relâchement de la paupière supérieure, par suite de la paralysie du muscle élévateur de cette partie.

PHALLITE. s. f. [de φαλλὸς, pénis; it. *fallitide*, esp. *falitis*]. Inflammation du pénis.

PHALLODYNIE. s. f. [de φαλλὸς, pénis, et ὀδύνη, douleur; esp. *falodinia*]. Douleur au pénis.

PHALLORRAGIE. s. f. [*phallorrhagia*, de φαλλὸς, pénis, et ῥήγνυμι, je sors avec force; all. *Phallorrhagia*, angl. *phallorrhage*, it. et esp. *fallorrhagia*]. Synonyme inusité de *blennorragie*. — Hémorragie ayant lieu par le pénis.

PHALLORRHÉE. s. f. La blennorrhée urétrale.

PHANÈRE. s. m. [de φανερός, apparent; it. *fanero*). Production apparente et persistante à la surface de la peau, comme les poils, les crins, les cornes, les dents, etc. Par opposition à *crypte* (de Blainville).

PHANÉRIFÈRE ou **PHANÉRIPARE** (Laurent). Mots mal faits. V. PHANÉROPHORE.

PHANÉROBIOTIQUE. adj. [de φανερὸς, manifeste, et βίος, vie]. Qui concerne les phénomènes évidents de la vie.

PHANÉRONEURE. adj. [*phaneroneurus*, de φανερὸς, apparent, et νεῦρον, nerf; esp. *faneroneura*]. Se dit d'un animal qui a des nerfs bien distincts.

PHANÉROPHORE. adj. [de φανερὸς, apparent, et φορὸς, qui porte]. Se dit d'une partie qui porte des phanères, comme les bulbes pileux et dentaires. — *Tissu phanérophore.* Tissu composé d'une substance amorphe finement granuleuse, parsemée d'un très grand nombre de petites cellules ovoïdes régulièrement espacées, qui forme la partie fondamentale des bulbes pileux et dentaires. Les vaisseaux et les nerfs ne s'y développent que lorsqu'ils acquièrent un assez grand volume. Dans celui des dents, il se produit des concrétions calcaires, mamelonnées. Ce tissu devient le point de départ de tumeurs, observées surtout à la mâchoire inférieure, et dont on distingue deux variétés, selon qu'elles ne renferment pas ou presque pas de concrétions, ou qu'elles en contiennent assez pour prendre une teinte jaunâtre opaque. Elles distendent et amincissent les maxillaires avant de faire saillie hors des loges alvéolaires. C'est surtout chez les jeunes sujets qu'on les observe.

PHANTASME. s. m. [*phantasma*, de φάντασμα, fantôme, ou fausse apparence; all. *Trugbild*, angl. *phantasm*, it. et esp. *fantasma*]. Nom donné à des croyances imaginaires et sans fondement (bien distinctes des hallucinations) qui poursuivent les malades atteints de névroses et les hypocondriaques (*phantasmes chroniques*), ou qui se montrent momentanément chez quelques individus au moment des règles, pendant des troubles passagers de la digestion ou des fonctions des voies génito-urinaires, etc. (*phantasmes aigus*).

PHARBITINE. s. f. Résine analogue à la *jalapine*, qui constitue le principe actif du *pharbitis Nil* (V. KALADANA).

PHARMACEUTIQUE. adj. [*pharmaceuticus*, φαρμακευτικός; all. *pharmaceutisch*, angl. *pharmaceutic*, it. et esp. *farmaceutico*]. Qui a rapport à la pharmacie : *moyen pharmaceutique, opération pharmaceutique, préparation pharmaceutique*.

PHARMACIE. s. f. [*ars pharmaceutica*, φαρμακευτική, de φάρμακον, médicament; all. *Pharmacie*, angl. *pharmacy*, it. et esp. *farmacia*]. Art de reconnaître, de recueillir, de conserver les drogues simples, et de préparer les médicaments composés. La pharmacie comprend, outre la connaissance de l'histoire naturelle, la *collection* des substances médicamenteuses, la *préparation* des médicaments, et leur *conservation* ou *réposition*. On distinguait autrefois la *pharmacie galénique* et la *pharmacie chimique*. La première, suivie par Galien, avait pour objet les préparations faites avec les médicaments sans les analyser. La *pharmacie chimique* s'occupait de la préparation des médicaments fondée sur l'action chimique de leurs principes. Cette distinction est inadmissible : la pharmacie est inséparable de la chimie. — *Pharmacie*. L'officine ou lieu où les médicaments sont préparés ou débités. ‖ La profession même du pharmacien ; c'est dans ce sens que l'on dit l'*exercice de la pharmacie*, la *police de la pharmacie*. V. EXERCICE *de la pharmacie*. — *Docteur en pharmacie*. Le décret du 21 juillet 1897 et le règlement du 28 mars 1898 ont institué un diplôme de *doctorat en pharmacie* de l'Université de Paris. Ce titre ne confère aucun droit ni privilège attaché aux grades de l'État par les lois ou règlements ; il ne peut en aucun cas être déclaré équivalent à ces mêmes grades, notamment en vue de l'exercice professionnel en France.

PHARMACIEN. s. m. [*pharmacopœus*, all. *Apotheker*, angl. *apothecary*, it. *speziale*, *farmacista*]. Celui qui exerce la pharmacie.

PHARMACOCHIMIE. s. f. [it. *farmacochimia*, esp. *farmacoquimia*]. Synonyme de *pharmacie chimique*.

PHARMACODYNAMIQUE. s. f. [de φάρμακον, médicament, et δύναμις, force; angl. *pharmacodynamics*]. Branche de la matière médicale qui traite des effets ou du pouvoir des médicaments sur l'économie animale.

PHARMACOLOGIE. s. f. [*pharmacologia*, de φάρμακον, médicament, et λόγος, discours; all. *Pharmakologie*, angl. *pharmacology*, it. et esp. *farmacologia*]. Partie de la matière médicale qui a pour objet l'étude des médicaments en tout ce qui peut éclairer sur l'emploi thérapeutique.

PHARMACOPÉE. s. f. [*pharmacopæa*, de φάρμακον, médicament, et ποιεῖν, faire; all. *Pharmacopœ*, angl. *pharmacopœia, dispensatory*, it. et esp. *farmarcopea*]. L'art de préparer les médicaments. ‖ La connaissance des formules et des procédés relatifs à cette préparation. ‖ Synonyme de *Codex pharmaceutique*. V. CODEX.

PHARMACOPOÈSE. s. f. [de φάρμακον, médicament, et ποιεῖν, faire]. Préparation des médicaments.

PHARMACOPOLE. s. m. [*pharmacopola*, φαρμακοπώλης, de φάρμακον, médicament, et πωλεῖν, vendre; all. *Arzneihändler*, angl. *pharmacopolist, druggist*, it. et esp. *farmacopola*]. Vendeur de drogues, charlatan.

PHARMACOPOSIE. s. f. [*pharmacoposia*, φαρμακοποσία, de φάρμακον, médicament, et πόσις, boisson; esp. *farmacoposia*]. Action de boire un médicament liquide, particulièrement un médicament purgatif.

PHARYNGÉ, ÉE. adj. Qui appartient au pharynx, *angine pharyngée*.

PHARYNGECTOMIE. s. f. [de φάρυγξ, pharynx, et ἐκτομή, excision]. Extirpation totale ou partielle du pharynx.

PHARYNGIEN, IENNE. adj. [*pharyngeus*, angl. *pharyngeal*, it. *faringiano*, esp. *faringeo*]. Qui a rapport au pharynx. — *Aponévrose pharyngienne*. V. PHARYNX. — *Artères pharyngiennes*. Elles sont au nombre de deux. L'une, *supérieure* (*ptérygo-palatine*), naît de la maxillaire interne au sommet de la fosse zygomatique, s'engage dans le canal ptérygo-palatin et se ramifie dans le pharynx; l'autre, *inférieure*, naît de la partie interne de la carotide externe et monte jusqu'à la base de l'apophyse basilaire, où elle donne une branche qui se distribue au pharynx, et une autre branche, *branche méningienne*, qui se distribue à la dure-mère cranienne par deux rameaux, dont l'un pénètre dans le crâne par le trou déchiré postérieur, l'autre par le trou déchiré antérieur. — *Nerfs pharyngiens*. Nerfs qui se portent en grand nombre sur les faces latérales du pharynx, où ils forment le *plexus pharyngien*. Ce sont des rameaux venus du ganglion cervical supérieur du grand sympathique, du glosso-pharyngien, du pneumogastrique, et, par l'intermédiaire du plexus gangliforme de celui-ci, de la branche interne du spinal. Ce plexus est pair et situé de chaque côté du pharynx. Le glosso-pharyngien et le pneumogastrique président à la sensibilité de la muqueuse pharyngienne, le spinal préside aux mouvements, le grand sympathique à la sécrétion des glandes du pharynx et à la circulation des parties constituantes de ce conduit. La muqueuse du pharynx reçoit de plus un filet nerveux spécial, *nerf pharyngien de Bock*, qui émane du ganglion sphéno-palatin, et qui se rend à la muqueuse pharyngienne et à celle de la trompe d'Eustache et de la partie supérieure de l'ouverture postérieure des fosses nasales. — *Catarrhe pharyngien*. L'*angine glanduleuse*. — *Diphtérite pharyngienne*. L'*angine couenneuse*.

PHARYNGISME. s. m. Contraction spasmodique des muscles du pharynx, avec mouvements de déglutition, causée par la présence d'un corps étranger, d'une tumeur ou autre lésion du pharynx.

PHARYNGITE. s. f. [*pharyngitis*, all. *Schlundkopfentzündung*, angl. *pharyngitis*, it. *faringite*, esp. *faringitis*]. Inflammation du pharynx. V. ANGINE *aiguë*. — *Pharyngite apostématique* (*pharyngitis apostematica*). L'*angine phlegmoneuse*. — *Pharyngite chronique* ou *granuleuse*. V. ANGINE *glanduleuse*.

PHARYNGOCÈLE. s. f. [*pharyngocele*, de φάρυγξ, pharynx, et κήλη, tumeur, hernie; all. *Schlundkopfbruch*, angl. *pharyngocele*, it. et esp. *faringocele*]. Tumeur résultant d'une dilatation anormale du pharynx.

PHARYNGO-GLOSSE ou **PHARYNGO-GLOSSIEN.** adj. V. GLOSSO-PHARYNGIEN (*Muscle*).

PHARYNGOGRAPHIE. s. f. [*pharyngographia*, de φάρυγξ, pharynx, et γράφειν, décrire; all. *Pharyngographie*, angl. *pharyngography*, it. et esp. *faringologia*]. Description anatomique du pharynx.

PHARYNGOLOGIE. s. f. [*pharyngologia*, de φάρυγξ, pharynx, et λόγος, discours; all. *Pharyngologie*, angl. *pharyngology*, it. et esp. *faringologia*]. Partie de l'anatomie qui traite du pharynx.

PHARYNGOSCOPE. s. m. [de *pharynx*, et σκοπειν, examiner; all. *Schlundkopfspiegel*, angl. *pharyngoscope*, it. *faringoscopio*]. Modification du laryngoscope qui permet l'éclairage du fond de la bouche. En concentrant la lumière sur le pharynx, les amygdales, le voile du palais, etc., il permet au médecin et au malade lui-même de voir dans quel état se trouvent ces organes et de leur appliquer directement un traitement. D'un autre côté, le pharyngoscope éclaire le miroir laryngien placé au-devant du voile du palais, et l'image du laryngoscope est aperçue directement par le médecin sur le malade et par celui-ci dans le laryngoscope (Mourra-Bourouillou).

PHARYNGO-STAPHYLIN. adj. et s. m. [*pharyngo-staphylinus*, esp. *faringoestafilino*; *pharyngo-palatinus*, Ba.]. Muscle large et membraneux, situé verticalement dans la paroi latérale du pharynx et dans le pilier postérieur du voile du palais. Sa partie supérieure (*péristaphylo-pharyngien*, Winslow) s'attache aux bords de la luette, à l'aponévrose du voile du palais, au tendon du péristaphylin externe et au cartilage de la trompe d'Eustache; sa partie moyenne (*pharyngo-staphylin* propre-dit, Winslow) occupe la ligne médiane du pharynx et le pilier palatin postérieur; la partie inférieure (*thyréo-staphylin*, Winslow) se fixe au bord postérieur et à la grande corne du cartilage thyroïde. Il sert à la déglutition en élevant le pharynx, abaissant le voile du palais et rapprochant l'un de l'autre les piliers postérieurs du voile du palais.

PHARYNGOTOME. s. m. [*pharyngotomus*, de φάρυγξ, pharynx, et τομή, section; all. *Pharyngotome*, *Schlundkopflancette*, angl. *pharyngotome*, it. et esp. *faringotomo*]. Instrument inventé par J.-L. Petit, et consistant en une lame étroite, cachée dans une longue gaine d'argent légèrement courbée, d'où on la fait sortir au moyen d'un ressort. On s'en sert pour ouvrir les abcès situés dans le fond de la gorge et pour scarifier les amygdales.

PHARYNGOTOMIE. s. f. [*pharyngotomia*, même étymologie que le précédent; all. *Schlundkopfschnitt*, angl. *pharyngotomy*, it. et esp. *faringotomia*]. Section du pharynx. || Incision qu'on fait au pharynx pour en extraire un corps étranger, ou pour ouvrir les abcès qui s'y sont formés. Elle doit être pratiquée avec les mêmes précautions que l'*œsophagotomie*.

PHARYNX. s. m. [*pharynx*, *fauces*, φάρυγξ, arrière-bouche, gosier, all. *Pharynx*, *Schlundkopf*, angl. *pharynx*, it. et esp. *faringe*]. Canal musculo-membraneux, irrégulièrement infundibuliforme, plus large en haut qu'en bas, de longueur très variable (13 centimètres en moyenne), situé au-devant de la colonne vertébrale, depuis l'apophyse basilaire de l'occipital jusqu'à la cinquième vertèbre cervicale, séparé de la bouche par le voile du palais, et se continuant inférieurement avec l'œsophage. Ce conduit présente extérieurement une face postérieure, séparée de la colonne vertébrale par un tissu cellulaire lâche, et deux faces latérales, séparées du muscle ptérygoïdien interne par un espace triangulaire qui contient les carotides interne et externe, la jugulaire interne, les nerfs glosso-pharyngien, pneumogastrique, spinal, grand hypoglosse et grand sympathique; intérieurement, il offre une voûte ou paroi supérieure, mamelonnée, formée par la base du crâne, une paroi postérieure plane et deux parois latérales sur lesquelles se voient, supérieurement, l'orifice de la trompe d'Eustache, et, plus bas, l'amygdale et le pilier postérieur du voile du palais. En avant, le pharynx présente, de haut en bas, les ouvertures postérieures des fosses nasales, la face postérieure du voile du palais, l'isthme du gosier, la base de la langue, l'épiglotte, l'entrée du larynx et la face postérieure de cet organe, sur les côtés duquel sont deux gouttières triangulaires qui représentent seules la paroi antérieure du pharynx. Celui-ci donne passage à l'air pendant la respiration, et aux aliments pendant la déglutition; ces fonctions, ainsi que les rapports du canal et les différences de mobilité que présentent ses diverses parties, permettent de considérer le pharynx comme formé de trois parties : l'une, supérieure, *nasale*, répondant aux fosses nasales, dont elle forme l'arrière-cavité, sert au passage de l'air et ne varie presque pas; la seconde, *gutturale* ou *buccale*, communiquant avec la précédente en haut, avec la bouche en avant, avec le larynx en bas, représente une sorte de carrefour commun aux voies digestives et alimentaires, et peut varier par rapport à sa forme, à ses dimensions, à sa situation, dans une grande étendue; la troisième, *œsophagienne*, exclusivement réservée à la transmission des aliments, peut varier un peu de calibre et s'élever ou s'abaisser en totalité avec le larynx. Les parois du pharynx sont essentiellement constituées par une muqueuse et par une couche musculaire. Celle-ci se compose de

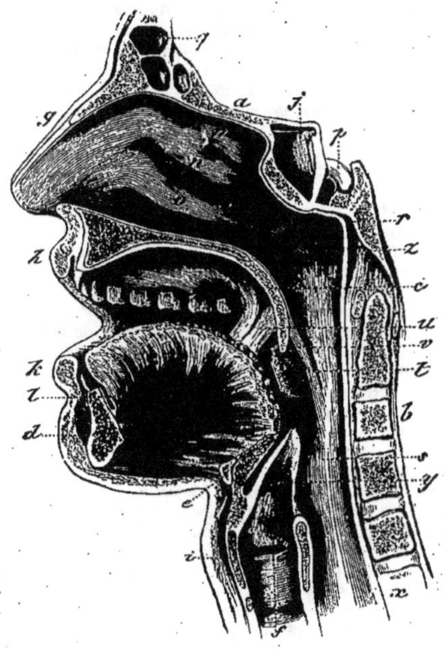

Fig. 548. — Coupe du *pharynx*.

deux sortes de muscles : les uns resserrent les parois du pharynx, diminuent son calibre (V. CONSTRICTEUR); les autres élèvent le conduit (V. PHARYNGO-STAPHYLIN et STYLO-PHARYNGIEN). Ces muscles sont recouverts extérieurement par une lame conjonctive mince, qui se continue avec l'aponévrose buccinato-pharyngienne; profondément par une aponévrose, *aponévrose pharyngienne*, fixée supérieurement à l'apophyse basilaire (*aponévrose céphalo-pharyngienne*), en dehors à la suture pétro-sphénoïdale (*aponévrose pétro-pharyngienne*). La muqueuse du pharynx se continue avec celles des fosses nasales, de la bouche, du larynx et de l'œsophage, mais avec des modifications. Rouge, mamelonnée, anfractueuse, comme boursouflée, au niveau de la voûte, elle est sur les autres points rouge et à peu près lisse. Elle est molle, facile à déchirer, épaisse de 1 à 2 millimètres, pourvue de follicules clos, blanchâtres, isolés ou agminés, qui lui donnent l'aspect adénoïde ou lymphoïde, dépourvue de papilles et tapissée par un épithélium vibratile, dans la portion nasale; dans les deux autres parties, elle prend les caractères de la muqueuse buccale quant aux papilles et à l'épithélium pavimenteux. Elle possède des glandes en grappe, très nombreuses supérieurement, plus rares dans les autres points. En général, cette muqueuse est facile à détacher des parties sous-jacentes; mais en haut elle adhère intimement au périoste de la base du crâne, et là les glandes sous-muqueuses font défaut. Le pharynx reçoit ses artères des pharyngiennes, des thyroïdiennes et des palatines; ses veines se rendent à la jugulaire interne; ses nerfs viennent du plexus pharyngien. — Fig. 548. *a*, voûte des fosses nasales formée par la lame criblée de l'ethmoïde: *b*, place occupée par le canal rachidien derrière le corps des vertèbres; *c*, le voile du palais; il sépare la cavité buccale de la partie nasale du pharynx; *d*, section de la mâchoire inférieure sur la ligne médiane; *e*, section de l'os hyoïde; *f*, coupe du larynx; *g*, le nez; *h*, lèvre supérieure; *i*, coupe du cartilage thyroïde sur la ligne médiane; *j*, sinus sphénoïdal; *k*, lèvre inférieure; *l*, muscle génio-glosse; *m*, *n*, *o*, cornets supérieur, moyen, et inférieur de la fosse nasale droite; *p*, artère vertébrale; *q*, sinus frontal droit; *r*, muqueuse de la voûte du pharynx; *s*, portion moyenne de la cavité du pharynx ou *arrière-bouche*; *t*, amygdale droite dans son excavation entre les piliers antérieurs (*u*) et postérieur (*v*); ceux-ci limitent avec les organes correspondants du côté opposé l'*isthme du gosier*, que la luette divise en deux moitiés et qui fait communiquer la cavité de la bouche avec la portion du pharynx dite arrière-bouche; *x*, série des corps des vertèbres cervicales et de leurs disques correspondant au pharynx; *y*, l'épiglotte; *z*, orifice du pavillon de la trompe d'Eustache. || Les *corps étrangers* et les *lésions traumatiques* du pharynx présentent les mêmes particularités que les accidents semblables de l'œsophage. — Pour l'*érysipèle*, l'*inflammation* et les *abcès* du pharynx, V. Angine.

PHASE. s. f. [φάσις]. V. Période.

PHASÉOMANNITE. s. f. L'*inosite*.

PHELLANDRE ou **PHELLANDRIE.** s. f. [*ciguë aquatique, fenouil d'eau, Phellandrium aquaticum*, L., *Œnanthe phellandrium*, Lamk]. Ombellifère aquatique, dont les fruits brunâtres, luisants, ont été préconisés comme apéritifs, diurétiques, expectorants, en poudre (30 centigr. à 40 gr.), vin, sirop, teinture; ils produisent parfois des vertiges dus à la *phellandrine*.

PHELLANDRINE. s. f. Alcaloïde des semences de phellandrie. C'est un liquide huileux, d'odeur nauséabonde, miscible à l'alcool et à l'éther, peu à l'eau, qui, injecté dans les veines d'un chien à la dose de 50 centigrammes, détermine de la gêne respiratoire, de l'anxiété, des tremblements.

PHELPS (A.-M.) (chirurgien américain contemporain). — *Opération de Phelps* (1884). Opération pratiquée dans le but de redresser le pied bot varus équin; elle consiste à pratiquer sur le bord interne du pied la section de toutes les parties molles qui par leur rétraction s'opposent au redressement (tendons des muscles jambiers antérieur et postérieur, ligaments de l'articulation médio-tarsienne), et à immobiliser ensuite le membre en bonne position.

PHÉNACÉTINE. s. f. (en atomes $C^{10}H^{13}AzO^{2}$). Poudre blanche, inodore, insipide, très peu soluble dans l'eau, un peu plus dans la glycérine, facilement dans l'alcool chaud; c'est un dérivé acétique de la phénétidine (éther éthylique du para-amidophénol); on se sert ordinairement de l'orthophénacétine. On l'emploie comme antithermique et analgésique, dans les mêmes cas que l'antipyrine, à la dose de 50 centigrammes à 2 grammes par jour, par cachets de 25 à 50 centigrammes.

PHÉNAKISTICOPE. s. m. [de φεναχίστης, trompeur, et σκόπειν, regarder]. Appareil inventé par Plateau et basé sur la persistance des impressions rétiniennes. C'est un jouet donnant certaines illusions d'optique par suite de cette persistance.

PHÉNATE. s. m. Sel formé par la combinaison de l'acide phénique avec les bases. — *Phénate de cocaïne*. Sel employé dans le même cas que la cocaïne (avulsions dentaires, gastralgie); il peut être utilisé en injections sous-cutanées; pour l'emploi par la voie gastrique, il faut avoir soin de l'envelopper dans des capsules gélatineuses pour éviter son contact immédiat avec la muqueuse buccale. — *Phénate de soude* (*phénol sodé*). Désinfectant antiparasitaire, antihémorragique. On l'emploie à l'extérieur en pommade au dixième dans la vaseline, ou en solution au dixième également.

PHÈNE. s. m. La *benzine*. — *Oxyde de phène* (Laurent). L'acide *phénique*.

PHÉNÉDINE. s. f. Synonyme de *Phénacétine*.

PHÉNÉGOL. s. m. Poudre rouge soluble dans l'eau froide en toutes proportions, sans saveur ni odeur, ni caustique, ni irritante; c'est un corps à formule complexe contenant du mercure dans sa molécule. Il ne coagule pas les albumines, n'est pas décomposé par les matières organiques et précipite les toxines. Sa toxicité est très faible, et son élimination rapide. Il est doué de propriétés bactéricides très marquées, et la solution à 4 p. 1 000 stérilise les cultures.

PHÉNÉTHOL. s. m. [*salithol, phénate d'éthyle*] ($C^{16}H^{10}O^{2}$). Liquide incolore, odeur aromatique, bouillant à 173°, obtenu en traitant le phénate de potasse par l'iodure d'éthyle.

PHÉNICINE. s. f. L'*acide sulfopurpurique*.

PHÉNIGME. s. m. [*phœnigmus*, φοινιγμὸς, action de teindre en rouge]. Rubéfaction à l'aide des sinapismes, des orties, etc.

PHÉNIQUE. adj. Qui concerne le phénol. — *Acide phénique* [*phénol* ou *spirol normal, ordinaire* ou *benzénique, acide phénylique, carbolique, alcool phénique, hydrate de phényle*] ($C^{12}H^{6}O^{2}$, ou, en atomes, $C^{6}H^{6}O$). Produit de distillation du goudron de houille, qui se forme aussi dans la distillation de l'urine de bœuf, de l'homme et d'autres animaux, et dans celle de beaucoup de substances organiques, animales ou végétales. Industriellement, on le prépare en recueillant les produits de la distillation du goudron qui passent entre 160° et 200°, traitant ces produits par la potasse et l'acide chlorhydrique, et les purifiant par de nouvelles distillations: l'acide phénique cristallise quand on refroidit la liqueur à — 10°. C'est un corps solide, blanc, cristallisant en prismes incolores, d'odeur de créosote, de saveur caustique; il cautérise la peau et les muqueuses; il coagule l'albumine avec une extrême rapidité. Plus dense que l'eau, il brûle avec une flamme rougeâtre et bout à 187 et 188°; il ne rougit pas le papier de tournesol, il tache le papier comme les corps gras. Il fond à 35°; il se dissout dans l'eau, l'alcool, l'éther, la glycérine, les huiles grasses et volatiles, etc. L'acide phénique se combine facilement avec la potasse et la soude et donne des combinaisons cristallisées, peu stables et solubles dans l'eau. L'acide azotique le transforme en acide picrique. Le perchlorure de fer colore en bleu les solutions d'acide phénique; l'acide chlorhydrique, en bleu foncé; l'eau de brome fournit un précipité blanc laiteux. A 15°, l'eau peut dissoudre 5 parties pour 100 d'acide phénique, et cette solubilité peut être augmentée en ajoutant à l'eau 5 ou 10 p. 100 d'alcool. Cette solution est l'*eau phéniquée saturée* (Lemaire), qui est utilisée comme désinfectant et pour conserver soit les pièces anatomiques, soit les objets d'histoire naturelle. C'est un violent poison pour les végétaux et les animaux inférieurs. Elle arrête et prévient les fermentations et, par suite, la putréfaction. Quant aux mammifères, son action est variable suivant que l'acide phénique leur est administré en solution ou en nature. En solution, il semble les foudroyer, mais ce n'est qu'une espèce d'anesthésie qu'il détermine; bientôt les phénomènes cessent, et les animaux reprennent leurs habitudes. Si on l'injecte dans le péritoine, il détermine rapidement la mort après une crise convulsive généralisée, accompagnée d'hypotonie musculaire et d'hypothermie, à la dose de 0gr,30 par kilogramme d'animal chez le cobaye ; à dose moindre, la mort arrive encore par suite de la péritonite secondaire déterminée par l'action caustique du liquide (Chassevant et Garnier). On connaît des cas d'empoisonnement chez l'homme, soit à la suite d'injections, soit plus souvent à la suite de lavements dans lesquels l'eau phéniquée a été employée par erreur. On s'en est servi beaucoup comme désinfectant au début de l'ère antiseptique ; il formait la base du pansement de Lister. Actuellement il est beaucoup moins utilisé; son action caustique sur les mains de l'opérateur le rend désagréable à manier. De plus, son pouvoir bactéricide est moindre que celui du sublimé. Il semble qu'il ait dû une grande partie de sa vogue à son odeur spéciale et à ses propriétés volatiles, à une époque où on n'était pas encore complètement dégagé de la croyance aux miasmes, et où l'on considérait la transmission des germes par l'air comme fréquente. Quoi qu'il en soit, cet agent rend encore des services dans nombre de cas. A l'intérieur, on l'a employé pour diverses maladies miasmatiques sans aucun inconvénient, à la dose de 5 à 20 centigrammes; il ferait disparaître ainsi l'odeur nauséabonde que répandent les malades atteints de variole grave, etc. On l'a proposé aussi dans le traitement du catarrhe bronchique, sous forme de sirop, et en pilules pour calmer les démangeaisons. La supériorité de cet acide comme réactif sur l'acide nitrique, pour déceler l'albumine dans l'urine, paraît réelle : le mélange à parties égales de ces deux acides avec le double d'alcool a été proposé par Méhu. Meynott-Tidy mélange l'éther acétique à l'acide phénique jusqu'à ce qu'une goutte de ce mélange, tombée dans l'eau, n'y produise ni nuage ni précipité. Ainsi préparé, ce réactif décèle la présence de l'albumine dans quinze mille fois son volume d'eau, tandis que l'acide nitrique l'effectue à peine dans huit mille. — *Acide phénique trinitré.* V. Picrique.

PHÉNIQUÉ, ÉE. adj. Qui contient de l'acide phénique. — *Alcool phéniqué.* Alcool dans lequel on dissout de 2 à 20 parties p. 100 d'acide phénique et employé comme désinfectant conservateur ou pour le pansement des plaies. — *Eau phéniquée.* V. Phénique. — *Huile phéniquée.* Huile dans laquelle on dissout de 2 à 20 p. 100 d'acide phénique et qu'on emploie dans le pansement des plaies.

PHÉNOCOLLE. s. f. Poudre blanche, cristalline, soluble dans l'eau. Le chlorhydrate de phénocolle est doué de propriétés antithermiques et analgésiques et ne serait pas toxique. Il communique à l'urine une teinte rouge brun qui fonce par addition de perchlorure de fer. On le donne en cachets à la dose de 0gr,50 à 1 gramme contre la fièvre des phtisiques et dans les névralgies.

PHÉNOL. s. m. En médecine, ce mot est employé pour désigner le phénol ordinaire ou acide phénique (V. ce mot). En chimie, il s'applique à toute la série des produits de substitution hydroxylée des carbures aromatiques.

PHÉNOLAMINE. s. f. V. Aniline.

PHÉNOMÈNE. s. m. [*phænomenum*, de φαίνομαι, je parais ; all. *Phänomen*, angl. *phenomenon*, it. et esp. *fenomeno*]. Tout ce qui tombe sous les sens, tout ce qui peut affecter notre sensibilité au physique ou au moral. ‖ En physiologie, tout changement, appréciable par nos sens, qui survient dans un organe ou une fonction ; on dit les *phénomènes de la circulation*, les *phénomènes de la respiration*. Le *phénomène* est à la physiologie ce que le *caractère* est à l'anatomie. ‖ En pathologie, synonyme de *symptôme*. — *Phénomène de contact*. V. Catalytique. — *Phénomène de la main, du pied*. V. Clonus.

PHÉNOMÉNISATION. s. f. — *Phénoménisation pathologique.* Manifestation sous des formes morbides d'un phénomène normal.

PHÉNO-SALYL. s. m. Mélange antiseptique, proposé par J. de Christmas. En voici la formule : acide phénique, 9 grammes ; acide salicylique, 1 gramme ; acide lactique, 2 grammes ; menthol, 0gr,10 ; essence d'eucalyptus, 0gr,50. On prépare en chauffant les trois acides jusqu'à liquéfaction. Ce corps est très soluble dans la glycérine et dans l'eau (jusqu'à 4 p. 100). Il est doué d'un pouvoir antiseptique plus grand que celui de l'acide phénique. On l'emploie en solution à 1 p. 100 pour injections vaginales, pour le pansement des plaies, la stérilisation des instruments.

PHÉNOZYGE. s. f. Angle pariétal. V. Angle.

PHÉNYLACRYLIQUE. adj. — *Acide phénylacrylique.* L'acide cinnamique.

PHÉNYLURÉE. s. f. [*phénylcarbamide*, *carbanilamide*] [$(C^2Az^2H^3(C^{12}H^5)O^2]$. Urée dans laquelle 1 atome d'hydrogène est remplacé par le groupe $C^{12}H^5$ (*phényle*). Cristallisable, très soluble dans l'alcool et l'éther. — On connaît une *diphénylurée* ($C^2Az^2H^2(C^{12}H^5)^2O^2$], dans laquelle deux groupes C^2H^5 remplacent 2 atomes d'hydrogène.

PHÉORÉTINE. s. f. ($C^{32}H^{16}O^{14}$). Poudre résineuse extraite de la rhubarbe, peu soluble dans l'eau et l'éther, facilement dans l'alcool, dans l'acide acétique, et, en rouge brun, dans les alcalis, d'où les sels minéraux la précipitent en jaune.

PHÉOSINE. s. f. Matière brune, résinoïde, retirée des graines de laurier à l'aide du carbonate de soude (Grosourdy).

PHILADELPHUS. s. m. V. Seringat.

PHILIATRE. s. m. [*philiater*, de φίλος, ami, et ἰατρική, médecine ; esp. *filiatre*]. Qui se livre à l'étude de la médecine, qui cultive la médecine.

PHILOBIOSIE. s. f. [de φίλος, ami, et βίος, vie ; esp. *filobiosia*]. Amour de la vie.

PHILOCOME. s. m. et adj. [de φίλος, ami, et κόμη, chevelure]. Pommade contenant environ 4 p. 100 d'extrait de quinquina, prônée contre la calvitie, mais inerte.

PHILOCYTASE. s. f. (Metchnikoff). L'un des noms proposés pour désigner la sensibilisatrice, rappelant son affinité pour l'alexine, cette dernière substance étant appelée cytase dans la terminologie de Metchnikoff.

PHILOGÉNITURE. s. f. V. Craniologie.

PHILONIUM. s. m. [φιλώνειον, ainsi appelé du médecin Philon; esp. *filonio*]. Électuaire opiacé, anodin, dont les anciens faisaient fréquemment usage.

PHILOPATRIDALGIE. s. f. [de φίλος, ami, πατρίς, patrie, et ἄλγος, douleur ; esp. *filopatridalgia*]. Le *mal du pays*. V. Nostalgie.

PHILOSOPHE. s. m. — Les *philosophes*. Les alchimistes. V. Alchimie.

PHILOSOPHIE. s. f. [*philosophia*, φιλοσοφία, de φίλος, ami, et σοφία, sagesse ; all. *Philosophie*, *Weltweisheit*, angl. *philosophy*, it. et esp. *filosophia*]. Système de notions générales ou abstraites (ces deux termes sont ici synonymes) sur l'ensemble des choses. Elle présente trois phases qui correspondent à trois phases dans la civilisation : elle est successivement *théologique*, *métaphysique* et *positive*. Dans la première phase, l'explication des choses est rattachée à des personnalités qui sont la cause des existences, des phénomènes et des événements. Pour la seconde, quand la critique a commencé à ébranler les notions théologiques, une classe d'entités intervient dans le système, et élimine çà et là, et de plus en plus, les êtres divins dont l'agence était admise en tout phénomène. Dans la troisième, on renonce à la recherche de l'absolu, c'est-à-dire des causes premières et des causes finales, recherche désormais reconnue inaccessible et bonne seulement pour occuper l'enfance de l'esprit humain, et l'on s'applique uniquement à l'investigation des lois et des conditions [V. Positive (*Philosophie*)]. C'est ainsi que la philosophie satisfait au besoin de la raison, qui est d'avoir une source de règles générales supérieures et régissant l'intelligence et la conduite, et elle remplit son office justement parce qu'elle est relative, s'adaptant, par le mode même de sa formation, à tous les degrés du développement humain. — *Philosophie hermétique.* V. Alchimie. — *Philosophie médicale.* Rameau détaché de la philosophie générale. La philosophie d'une science particulière est le système des idées générales qui appartiennent à cette science; et, comme la médecine n'est qu'un appendice de la biologie, c'est par l'intermédiaire de celle-ci qu'il faut arriver à celle-là. Le terme culminant de la *philosophie médicale* est que la *pathologie* est seulement une altération des propriétés normales des parties vivantes. Là est le pivot de la médecine et le dernier système auquel elle puisse arriver; si bien que, depuis qu'elle a atteint cette idée suprême, tous les systèmes qui l'ont si longtemps occupée, soutenue, agitée, sont tombés en désuétude. Ce point de vue acquis, elle a à décrire les maladies et à les classer. Son domaine se divise en deux grandes parties, suivant qu'elle s'occupe d'entretenir la santé (*hygiène*), ou de guérir les maladies (*médecine* proprement dite). C'est dans ce domaine qu'intervient l'étude du rapport entre l'être vivant et le milieu; car toute l'efficacité de la médecine comme art dépend du judicieux emploi des moyens capables de modifier l'être vivant. V. Doctrine.

PHILOSOPHIQUE. adj. [*philosophicus*, all. *philosophisch*, angl. *philosophical*, it. et esp. *filosofico*]. Quelquefois, dans les sciences médicales, ce mot est synonyme de *méthodique* : *nosographie philosophique*, etc.

PHILTRE. s. m. [*philtrum*, φίλτρον, de φιλέω, j'aime; all. *Liebestrank*, angl. *philter*, it. et esp. *filtro*]. Breuvage qu'on supposait propre à inspirer de l'amour. ‖ Dans le vulgaire, enfoncement de la lèvre supérieure situé immédiatement sous la cloison du nez.

PHILYRINE. s. f. ($C^{54}H^{34}O^{22}$). Substance cristallisable, peu soluble dans l'eau, surtout à froid, insoluble dans l'éther, extraite de feuilles et de l'écorce des *Philyrea latifolia* et *media*. C'est une glycoside : bouillie avec l'acide chlorhydrique, elle se dédouble en glycose et philygénine.

PHIMOSIS. s. m. [*capistratio*, φίμωσις, de φιμὸς, ficelle, cordon; all. *Phimosis*, *spanischer Mantel*, angl. *phimosis*, it. *fimosi*, esp. *fimosis*]. Étroitesse naturelle ou resserrement accidentel de l'ouverture du prépuce au-devant de l'extrémité de la verge, d'où résulte l'impossibilité de découvrir le gland. Le phimosis *congénital* est dit incomplet lorsqu'on peut apercevoir une partie du gland à travers l'orifice du prépuce; il est dit complet dans le cas contraire. Il est long lorsque le prépuce dépasse l'extrémité du gland de plusieurs centimètres, court quand le gland le remplit complètement et le distend. Il peut gêner la miction et déterminer la stagnation de l'urine qui s'écoule goutte à goutte; il gêne le coït et peut être cause de stérilité; il facilite les inoculations vénériennes, la balano-posthite, et prédispose à l'onanisme. Le phimosis congénital est fréquent dans la première enfance, mais il guérit souvent spontanément; aussi ne doit-on opérer qu'en cas d'accident, soit dans le jeune âge s'il y a obstacle à la miction, soit plus tard si des troubles portant sur les fonctions génitales se développent à la puberté. Il prédispose au paraphimosis. Le phimosis *accidentel* ou *acquis* est dit *vrai* quand il est provoqué par une altération du prépuce rétréci, et *faux* quand c'est l'augmentation de volume du gland qui s'oppose au retrait du prépuce. Il succède souvent à la blennorragie, mais est dû aussi à un chancre induré, à des plaques muqueuses, ou plus fréquemment au chancre mou qui peut devenir phagédénique. Enfin il vient parfois à la suite d'affections légères, l'herpès, l'eczéma, en particulier chez les diabétiques. Le phimosis accidentel peut se terminer par résolution ou par induration et cicatrice. Le traitement du phimosis congénital consiste dans la dilatation ou plutôt la circon-

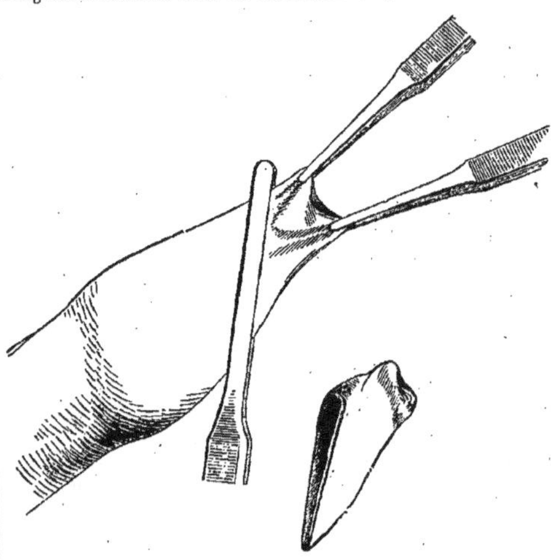

Fig. 549. — Opération du *phimosis*.

cision; dans le phimosis acquis on peut se contenter de soins antiseptiques; l'incision sera nécessaire si l'on redoute des accidents graves. — *Phimosis labial.* Atrésie buccale.

PHLÉBARTÉRIE. s. f. [de φλέψ, veine, et *artère*]. Maladie de l'artère pulmonaire (Piorry). — Variété d'anévrysme artérioso-veineux (Broca). V. Artérioso-veineux.

PHLÉBECTASIE. s. f. [*phlebectasis*, de φλέψ, veine, et ἔκτασις, dilatation; all. *Krampfader*, angl. *phlebectasy*, it. *flebettasia*, esp. *flebectasia*] (Alibert). La dilatation d'une veine ou d'une portion de veine.

PHLÉBENTÉRISME. s. m. [de φλέψ, veine, et ἔντερον, intestin]. Hypothèse d'après laquelle de Quatrefages, supposant que, lorsqu'un appareil disparaît dans l'économie, la fonction qu'il accomplit ne disparaît pas, avait admis la disparition de l'appareil circulatoire dans certains êtres et son remplacement par le tube digestif qui s'y serait substitué pour accomplir la *circulation*, non plus du sang, mais des substances alimentaires chymifiées. Les organes pris pour des expansions digestives étaient de larges conduits biliaires dans certains mollusques, des cæcums intestinaux simples ou ramifiés dans divers annelés. De ces observations inexactes, il avait inféré que : *la forme du corps et l'organisation intérieure sont indépendantes l'une de l'autre*, idée en désaccord avec l'observation.

PHLÉBEVRYSME. s. m. [*phlebeurysma*, de φλέψ, veine, et εὔρυσμα, dilatation]. Dilatation des veines. Ce mot est synonyme de *varices*.

PHLÉBITE. s. f. [*phlebitis*, de φλέψ, φλεβὸς, veine, avec la désinence *ite*, qui indique une phlegmasie; all.

Venenentzündung, angl. *phlebitis*, it. *flebite*, esp. *flebitis* (Breschet)]. Inflammation des veines; elle peut être aiguë ou chronique, infectieuse ou toxique. Les phlébites aiguës et subaiguës sont de causes le plus souvent infectieuses. Le microbe peut être apporté directement au contact de la veine au cours d'un traumatisme; le phlébite était assez fréquemment autrefois un accident de la saignée faite sans asepsie. Elle peut aussi être la conséquence de la propagation d'un processus infectieux de voisinage, comme dans le cas de phlébite des sinus de la dure-mère consécutive aux suppurations des cavités de la face. Elle survient surtout à la suite de maladies infectieuses, fièvre typhoïde, pneumonie, etc.; alors le microbe est apporté à la veine par le sang circulant. Elle est souvent une manifestation de l'infection puerpérale atténuée; l'infection se propage alors de l'utérus jusqu'aux veines du membre inférieur. Elle est fréquente dans les états cachectiques, surtout quand une porte est ouverte à l'infection, comme dans le cancer de l'estomac ulcéré. Elle se rencontre aussi dans la chlorose. Mais elle peut apparaître parfois comme la première manifestation d'une infection qui ne s'est pas localisée antérieurement dans un autre point de l'organisme; c'est ainsi qu'on la voit se développer chez des individus surmenés, affaiblis, parfois même sans cause connue. Elle est alors plus fréquente chez les sujets porteurs de varices. Enfin, comme phlébite toxique, il faut citer la phlébite goutteuse. Cliniquement, la phlébite aiguë ou subaiguë se présente sous deux formes : l'une, *phlébite oblitérante*, est plus connue sous le nom de *phlegmatia alba dolens* (V. PHLEGMATIA ALBA DOLENS); l'autre, plus rare, est la phlébite *suppurée*. Celle-ci se rencontre surtout à la suite des plaies septiques des veines, plus rarement chez les cachectiques, les cancéreux et les tuberculeux. Elle frappe indistinctement les veines du membre supérieur et celles du membre inférieur; les phlébites sont multiples, et de plus ambulantes, l'inflammation pouvant passer d'une veine à l'autre. Les parois veineuses sont épaissies, infiltrées de pus, quelquefois ulcérées; dans la lumière du vaisseau il n'y a pas de caillot fibrineux, mais un détritus puriforme, quelquefois véritablement du pus. La défense de l'organisme ne s'est pas faite au moyen de la fibrine, comme dans le cas de phlegmatia, mais par l'arrivée de nombreux leucocytes qui ont formé le pus. Le plus souvent, l'infiltration purulente apparaît sous forme d'abcès échelonnés sur le trajet de la veine. Le tissu voisin est aussi envahi et on y trouve des abcès qui ne communiquent pas avec la cavité vasculaire. En d'autres points on peut trouver au contraire le processus de la phlébite oblitérante. Les lésions histologiques consistent dans une congestion intense des vasa vasorum, avec diapédèse des globules blancs; on y voit des streptocoques et des staphylocoques suivant le cas. Les lymphatiques voisins sont enflammés, les ganglions engorgés; enfin, des embolies septiques peuvent être transportées en différents points de l'organisme. Le tableau clinique de la phlébite suppurée est celui de l'infection purulente; il s'accompagne de symptômes locaux, douleur au niveau des veines malades, œdème toujours limité, plutôt rosé que blanc. Au palper, on peut reconnaître parfois la veine malade qui est dure, empâtée, douloureuse, ou bien on sent des abcès ramollis dans lesquels on trouve de la suppuration. La marche et le pronostic sont variables suivant qu'il s'agit de formes généralisées où la mort est presque fatale, ou de formes localisées, où la fièvre est moins vive, et où la guérison se produit souvent. La phlébite goutteuse peut affecter le tableau de la phlébite non oblitérante; elle est souvent multiple, ambulante et alors symétrique; mais elle n'a pas tendance à la suppuration. Elle peut affecter la forme de phlegmatia alba dolens et déterminer une embolie. Elle récidive avec la plus grande facilité. La phlébite chronique est la conséquence non pas d'une phlébite aiguë terminée le plus souvent par oblitération, mais d'une inflammation lente, consécutive à des infections ou surtout des intoxications répétées. Elle s'observe souvent à la suite du paludisme. Les lésions portent surtout sur les veines du membre inférieur; elles consistent en sclérose de la paroi et parfois incrustation calcaire, mais sans bouillie athéromateuse; les fibres musculaires disparaissent.

PHLÉBOGÈNE, adj. — *Angiome phlébogène*. Angiome caverneux développé aux dépens des vasa vasorum des veines (Virchow).

PHLÉBOGRAPHIE. s. f. [*phlebographia*, de φλὲψ, gén. φλεϐὸς, veine, et γραφὴ, description; it. et esp. *flebografia*]. Description des veines.

PHLÉBOLITHE. s. m. [*phlebolithus*, de φλὲψ, veine, et λίθος, pierre; all. *Venenstein*, angl. *phlebolith*, it. *flebolite*]. Concrétion calcaire qu'on rencontre parfois dans l'intérieur des veines variqueuses des jambes, du rectum, etc. Ce sont d'anciens caillots de fibrine coagulée, denses, incrustés de sels calcaires.

PHLÉBOLOGIE. s. f. [*phlebologia*, de φλὲψ, gén. φλεϐὸς, veine, et λόγος, discours; all. *Phlebologie*, angl. *phlebology*, it. et esp. *phlebologia*]. Traité des veines.

PHLÉBOMALACIE. s. f. [de φλὲψ, veine, et μαλαχὸς, mou]. Ramollissement des veines (Lobstein).

PHLÉBOPALIE. s. f. [*phlebopalia*, φλεϐοπαλία, de φλὲψ, veine, et πάλλειν, battre]. Pouls veineux, battement des veines.

PHLÉBORRAGIE. s. f. [*phleborrhagia*, de φλὲψ, veine, et ῥήγνυμι, je romps; it. et esp. *fleborragia*]. Rupture d'une veine. || Hémorragie veineuse.

PHLÉBOSCLÉROSE. s. f. Sclérose des veines; c'est la lésion de la phlébite chronique; elle est comparable à l'artériosclérose.

PHLÉBOTOME. s. m. [*phlebotomus*, φλεϐοτόμος, de φλὲψ, veine, et τομὴ, section, incision; all. *Aderlasschnäpper*, angl. *phlebotome*, it. et esp. *flebotomo*]. V. FLAMMETTE.

PHLÉBOTOMIE. s. f. [*phlebotomia*, φλεϐοτομία, all. *Aderlass*, angl. *phlebotomy*, *bleeding*, it. et esp. *flebotomia*]. La *saignée*. || Dissection des veines.

PHLÉBOTOMISTE. s. m. [all. *Phlebotomist*, *Bader*, angl. *phlebotomist*, it. et esp. *flebotomista*]. Chirurgien qui pratique la phlébotomie ou saignée.

PHLEGMA SALSUM. [expression latine signifiant, mot à mot, *pituite salée*; on la fait précéder en français de l'article masculin]. Nom, dans le moyen âge, d'une maladie dyscrasique de la peau, voisine de la lèpre, mal déterminée.

PHLEGMAGOGUE. adj. et s. m. [*phlegmagogus*, φλεγμαγωγὸς, de φλέγμα, phlegme, pituite, et ἄγειν, chasser; all. *schleimausleerend*, angl. *phlegmagogue*, it. *flemmagogo*, esp. *flegmagogo*]. Nom que les médecins humoristes donnaient aux médicaments qui évacuent la pituite.

PHLEGMASIE. s. f. [*phlegmasia*, φλεγμασία, de φλέγω, je brûle; all. *Entzündung*, it. *flemmasia*, esp. *flegmasia*]. Mot qui, selon Galien, signifie toute inflammation avec fièvre. Il désigne particulièrement, aujourd'hui, l'inflammation des organes intérieurs.

PHLEGMASIQUE. adj. [*inflammatorius*, all. *entzündlich*, angl. *phlegmasic*, it. *flemmasico*, esp. *flegmasico*]. Qui tient à la phlegmasie, à l'inflammation.

PHLEGMATIA ALBA DOLENS. [expression latine qui signifie *œdème blanc douloureux*; on la fait précéder en français de l'article féminin; all. et angl. *Phlegmasia dolens*, it. *flemmasia dolente*]. Gonflement aigu et douloureux d'un membre, en particulier d'un des membres abdominaux, rarement des deux, dû à l'oblitération de la veine principale du membre; c'est une forme de la phlébite oblitérante. Elle apparaît dans les mêmes conditions que la phlébite, en particulier chez les femmes en couches ou dans la convalescence des fièvres graves. Le début se fait par l'apparition de la douleur, bientôt suivie de gonflement; souvent il n'y a pas d'élévation de température à ce moment, mais alors il y a eu quelques jours auparavant, c'est-à-dire, dans le cas de femmes en couches, dans les premiers jours qui suivirent l'accouchement, un léger état fébrile que l'on retrouve toujours si la température est prise régulièrement. La douleur siège au pli de l'aine, à la cuisse, au creux poplité; elle est plus ou moins accentuée suivant les cas et s'affaiblit par la suite. L'œdème débute à la racine du membre et s'étend bientôt à tout le membre; il commence au contraire au niveau des malléoles chez les cachectiques. La pression du doigt ne détermine pas de godet. La peau est lisse, blanche, quelquefois bleuâtre, surtout si les veines superficielles sont atteintes (*phlegmatia cœrulea dolens*). En même temps on constate de l'hydarthrose du genou correspondant, de l'élévation de la température du membre, des troubles de la sensibilité cutanée; quant à l'examen de la veine par le palper, on doit s'en abstenir dans la crainte de déterminer une embolie. La durée varie de trois à six semaines ou même davantage; puis l'œdème se résorbe peu à peu, mais le membre ne reprend son fonctionnement que très lentement. La complication la plus fréquente et la plus grave est l'embolie pulmonaire, qui peut se montrer même avant le début des accidents locaux (phlébite latente à début embolique), mais survient plus souvent dans le cours de l'évolution de la maladie. L'embolie peut déterminer la mort subite, ou être suivie d'un infarctus plus ou moins volumineux qui se révèle par une hémoptysie et les signes stéthoscopiques. Comme accident local, il faut citer le pied bot phlébitique de Verneuil, qui peut apparaître d'une façon précoce, trois semaines après le début, et est dû à un trouble trophique. L'œdème persistant, des ulcérations chroniques peuvent encore s'observer à la suite de la phlegmatia. D'abord attribuée par Cruveilhier à la phlébite, la coagulation sanguine qui détermine la phlegmatia a été considérée comme primitive par Bouchut, et surtout par Virchow, et due à des troubles mécaniques de la circulation veineuse (thrombose marastique). Mais les travaux des anatomopathologistes ont montré que la phlébite était bien le premier phénomène, et l'examen de la paroi au niveau du point où le caillot s'est formé, y décèle la présence de microorganismes, en particulier du streptocoque. Le traitement de la phlegmatia consiste dans le repos absolu au lit; l'immobilité du membre doit être complète pendant les premières semaines; aussi, pendant ce temps, le membre sera mis dans une gouttière. Les mouvements ne devront être permis que vers le quarantième jour, ou même plus tardivement si le malade a eu des accès fébriles. A ce moment, un massage léger sous forme d'effleurage hâte la résorption de l'œdème et le retour des mouvements. Enfin, on fera porter au malade pendant longtemps un bas à varices ou une bande de crêpe Velpeau.

PHLEGMATIE. s. f. [*phlegmatia*, de φλέγμα, phlegme]. Synonyme d'*anasarque* ou *œdème*.

PHLEGMATIQUE. adj. et s. [*phlegmaticus*, de φλέγμα, phlegme; all. *phlegmatisch*, angl. *phlegmatic*, it. *flemmatico*, esp. *flegmatico*]. Qui abonde en *phlegme*. — Synonyme de *lymphatique*.

PHLEGMATORRAGIE. s. f. [*phlegmatorrhagia*, de φλέγμα, phlegme ou pituite, et ῥήγνυμι, je coule avec force; all. *Scheimflüss*, angl. *phlegmatorrhage*, it. *flemmatorragia*, esp. *flemmatorragia*]. Excrétion abondante, par les narines, d'une mucosité limpide, sans inflammation. ‖ Synonyme de *catarrhe*, de *bronchorrhée*, etc.

PHLEGME. s. m. [*phlegma*, *pituita*, φλέγμα, all. *Phlegma*, *Schleim*, angl. *phlegm*, it. *flemma*, esp. *flema*]. L'une des quatre humeurs des anciens. Elle est, suivant eux, froide et humide, et prédomine surtout en hiver. ‖ Nom donné par les anciens chimistes aux produits aqueux, insipides et inodores, obtenus par l'action de la chaleur sur les matières végétales humides.

PHLEGMON. s. m. [*phlegmone*, de φλεγμονή, dérivé de φλέγω, je brûle; all. *Entzündungsgeschwulst*, angl. *phlegmon*, it. *flemmone*, esp. *flemon*]. Inflammation du tissu conjonctif situé dans l'intervalle des organes. Le phlegmon peut se développer dans toutes les parties qui contiennent une certaine quantité de ce tissu, même dans les organes que renferment les cavités splanchniques. Mais on réserve ordinairement le nom de phlegmon à l'inflammation du tissu conjonctif sous-cutané (*phlegmon superficiel*) ou sous-aponévrotique (*phlegmon sous-aponévrotique*) : tous deux peuvent être *circonscrits* ou *diffus*. — *Phlegmon circonscrit* ou *simple*. Il est caractérisé par la circonscription exacte et le caractère ordinairement bénin de l'inflammation. Quelquefois produit par une cause interne inconnue, il résulte le plus souvent de coups, contusions, chutes, plaies, piqûres, de la présence d'un corps étranger, de l'inoculation d'une matière septique, en tout cas par l'introduction dans l'organisme d'un agent pathogène microbien, le plus souvent le streptocoque ou le staphylocoque. Le phlegmon superficiel s'annonce par une douleur plus ou moins vive qui augmente par la pression; bientôt apparaît une tuméfaction arrondie, circonscrite, dure, rénitente, avec chaleur de la peau et rougeur plus ou moins intense, toujours plus vive au centre, ne disparaissant pas par la pression du doigt. La douleur, d'abord pulsative, devient ensuite gravative, la suppuration se forme, la tumeur s'amollit et présente de la fluctuation; la peau, plus pâle, surtout au centre, finit par présenter un point blanchâtre, qui, abandonné à lui-même, s'ouvre et donne issue à une quantité plus ou moins considérable de pus. Dans le phlegmon profond, sous-aponévrotique, la tuméfaction est moins bien limitée, la peau n'est pas rouge, mais il existe de l'empâtement et de l'œdème; la douleur existe, mais elle est profonde et sourde. Dans les deux cas, il existe des phénomènes généraux franchement fébriles et inflammatoires. La suppuration, la formation d'un abcès, est la terminaison ordinaire du phlegmon circonscrit; la terminaison par induration ou par gangrène est beaucoup plus rare; parfois on parvient à prévenir la suppuration, à obtenir la résolution. Le traitement varie selon la cause, le siège, l'intensité; en général il consiste dans l'emploi des bains chauds, faiblement antiseptiques, des applications de pansements humides antiseptiques avec repos absolu de la partie malade, et position telle que l'extrémité du membre soit plus élevée que sa racine, de façon à faciliter la circulation veineuse; quand la suppuration est formée, il est nécessaire d'ouvrir l'abcès et de favoriser le dégorgement du foyer purulent. V. ABCÈS. — *Phlegmon diffus* [all. *diffuse Zellengewebentzündung*, angl. *diffuse inflammation*, it. *flemmone diffuso*, *érysipèle phlegmoneux diffus*]. Inflammation aiguë du tissu conjonctif, avec tendance à envahir rapidement les couches voisines et à en produire la mortification : l'extension presque indéfinie et la nature gangreneuse de l'inflammation distinguent le phlegmon diffus du circonscrit. Chassaignac admettait quatre variétés de phlegmon diffus : 1° le *phlegmon diffus panniculaire*, dans lequel le pus réside exclusivement dans les mailles du tissu cellulo-adipeux qui double la peau; 2° le *phlegmon diffus par nappe purulente*, dans lequel une formation de pus concret occupe la couche du tissu conjonctif extérieur aux aponévroses; 3° le *phlegmon diffus sous-aponévrotique*, dans lequel le pus est exclusivement renfermé dans des gaines musculaires; 4° le *phlegmon diffus total*, qui consiste dans une infiltration purulente simultanée de toutes les couches du membre. Le phlegmon diffus a des *causes générales* ou *prédisposantes*, faiblesse de la constitution, alcoolisme, diabète; et des *causes locales* ou *efficientes*, efforts musculaires violents, piqûres, plaies contuses, brûlures, application de substances irritantes sur les ulcères ou les plaies, infiltration d'urine, bile, quand ces liquides sont chargés de microbes, écrasement de doigts ou d'orteils, contusions des bourses sous-cutanées, piqûres anatomiques, marches forcées, etc. ; quelquefois les causes générales, le diabète surtout, paraissent exister seules, sans cause efficiente proprement dite ; mais bien souvent dans ces cas la porte d'entrée a été très petite et a échappé à l'observation. Les *signes locaux* du phlegmon diffus varient suivant la période à laquelle on l'observe ; au début, ce sont ceux d'une *inflammation* très intense : douleur extrêmement vive; gonflement énorme; peau rouge vif ou violette, par traînées ou par plaques, ce qui peut faire confondre la maladie avec l'érysipèle ordinaire; chaleur brûlante; au toucher, sensation d'une consistance spéciale, qui n'est ni molle, ni dure, ni élastique. Du quatrième au sixième jour, commence la période de *mortification*, qui s'annonce par un amendement des symptômes inflammatoires et douloureux ; enfin dans une troisième période, dite d'*élimination*, la peau se perfore en plusieurs points et par les ouvertures sortent d'abord du pus, puis des lambeaux de tissu conjonctif, d'aponévrose, etc., de tous les tissus mortifiés; à cette époque peut survenir une hémorragie mortelle par ulcération d'un gros vaisseau. La mort peut encore survenir par pyohémie, ou, plus tard, par épuisement. Les *symptômes généraux* sont, au début, frissons, céphalalgie; malaise général, vomissements, etc.; plus tard, fièvre très vive, dépression considérable des forces, anxiété et agitation, ou symptômes typhoïdes, stupeur, adynamie. Le *traitement* général consiste à soutenir les forces du malade à l'aide d'un régime tonique et reconstituant. Localement les incisions sont la partie essentielle du traitement du phlegmon diffus. Il faut les répartir sur toute l'étendue des couches envahies, et, si le phlegmon est sous-aponévrotique, assurer le libre écoulement du pus et des lambeaux de tissu mortifié en pratiquant des débridements latéraux sur les deux lèvres de l'incision faite à l'aponévrose. Les incisions doivent être éloignées l'une de l'autre d'environ 4 centimètres, pour éviter la gangrène dont pourraient être frappées les parties comprises entre deux incisions. Consécutivement, il faut surveiller attentivement la propagation du pus, et s'y opposer par le drainage, les injections antiseptiques dans le foyer, les grands bains locaux, les contre-ouvertures. Dans le cas où le phlegmon diffus, ayant envahi tout un membre, menace d'atteindre des portions du tronc, l'amputation faite à propos peut seule sauver la vie du malade. V. Iliaque, Périnéphritique et Péri-utérin.

PHLEGMONEUX, EUSE. adj. [φλεγμονώδης, de φλεγμονή, phlegmon ; all. *phlegmonös*, angl. *phlegmonus*, it. *flemmonoso*, esp. *flemonoso*]. Qui est de la nature du phlegmon : *érysipèle phlegmoneux*, *pus phlegmoneux*.

PHLEGMORRAGIE. s. f. [*phlegmorrhagia*, de φλέγμα, phlegme, pituite, et ῥήγνυμι, je coule avec force; esp. *flemorragia*]. V. Phlegmatorrhagie.

PHLEGMORRAGIQUE. adj.—*Période phlegmorragique du choléra*. Deuxième période de l'évolution du choléra asiatique succédant à la période de diarrhée prémonitoire et précédant la phase d'algidité. Elle est caractérisée par l'apparition des selles caractéristiques à grains riziformes, les vomissements, les crampes; bientôt survient l'algidité qui caractérise la période suivante. Elle peut être très courte et ne durer qu'une heure, ou se prolonger pendant un jour ou deux.

PHLOBAPHÈNE ou mieux **PHLOOBAPHÈNE.** s. f. [de φλόος, écorce, et βαφή, couleur] ($C^{20}H^8O^8$). Substance brune, soluble dans les alcalis d'où les acides la précipitent, que renferment les écorces de quinquina, de ratanhia, de pin, de bouleau, de platane, etc.

PHLOGISTIQUE. s. m. [*phlogiston*, de φλέγω, je brûle; all. *Brennstoff*, angl. *phlogiston*, it. *flogistico*, *flogisto*, esp. *flogisto*]. Principe imaginaire au moyen duquel Stahl expliquait la *combustion*, phénomène qu'il attribuait au dégagement du phlogistique des corps avec lesquels il le supposait combiné.

PHLOGISTIQUÉ, ÉE. adj. [all. *phlogistisirt*, angl. *phlogisticated*, it. *flogisticato*, esp. *flogisticado*]. Se disait, d'après Stahl, de tout corps combiné avec du phlogistique, et, par conséquent, combustible. — Actuellement, synonyme de *désoxydé*, ou de *non oxydé*. — *Air phlogistiqué, gaz phlogistiqué*. V. Azote.

PHLOGOGÈNE. s. m. [de φλὸξ, φλογὸς, flamme, et γεννᾷν, engendrer]. L'*hydrogène*.

PHLOGOGÈNE. adj. [de *phlogose*, et γεννᾷν, engendrer]. Se dit de ce qui engendre la *phlogose*.

PHLOGOGÉNÉTIQUE. adj. et s. m. Synonyme de *phlogogène*, employé surtout en parlant des agents destinés à produire la *phlogose* dans un but thérapeutique.

PHLOGOPYRE. s. f. [*phlogopyra*, de φλέγω, j'enflamme, et πῦρ, feu ; all. *Entzündungsfieber*, it. et esp. *flogopira*]. La fièvre inflammatoire.

PHLOGOSE. s. f. [*phlogosis*, φλόγωσις, de φλέγω, je brûle; all. *Entzündung*, angl. *phlogosis*, it. *flogosi*, esp. *flogosis*]. Synonyme d'*inflammation* ou de *phlegmasie*. ‖ Spécialement, inflammation légère, superficielle. ‖ Quelquefois, nom donné à la rougeur et à la chaleur qui caractérisent l'inflammation.

PHLOGOSÉ, ÉE. adj. [it. *flogosato*, esp. *flogoseado*]. Qui est affecté de phlogose.

PHLOOBAPHÈNE. s. f. V. Phlobaphène.

PHLORIZINE. s. f. [de φλόος, écorce, et ῥίζα, racine] ($C^{24}H^{24}O^{10}$, en atomes $C^{21}H^{24}O^{10}$). Glycoside cristallisable, blanc nacré, amère, soluble dans l'alcool, peu dans l'éther; soluble à chaud dans l'eau. Les acides étendus la dissolvent. L'acide azotique la transforme en acide oxalique. Bouillie avec de l'acide sulfurique étendu, elle se dédouble en glycose et *phlorétine*. La phlorizine existe dans l'écorce des racines de pommier, de prunier, du cerisier, etc. Elle a été administrée comme succédanée de la quinine à la dose de 0gr,50 à 1 gramme. Elle a été surtout utilisée dans ces dernières années par les physiologistes en raison de sa propriété découverte par von Mering de déterminer de la glycosurie. Cette propriété a été utilisée chez l'homme pour explorer cliniquement les fonctions rénales ; l'*épreuve de la phlorizine* (Achard et Delamare) montre que chez les malades porteurs d'une lésion du rein, ou seulement atteints d'un trouble fonctionnel de cet organe, la glycosurie est modifiée dans son moment d'apparition, dans sa durée, et dans le chiffre de sucre éliminé. Le plus souvent dans ce cas on observe un retard dans l'apparition du sucre et la diminution de la période d'élimination. La phlorizine ne porte pas seulement son action sur le rein ; elle détermine aussi l'augmentation du sucre dans le lait sous forme de lactose, et dans la sueur.

PHLOROL. s. m. ($C^{16}H^{10}O^2$). Liquide oléagineux, incolore, bouillant à 220°, qu'on extrait, avec le créosol, de la créosote du goudron de hêtre (Marasse).

PHLYCTÈNE. s. f. [*phlyctæna*, φλύκταινα, de φλύζειν, bouillir; *Wasserbläschen*, angl. *phlyctæna*, it. *flittena*, esp. *flictena*]. Petite ampoule vésiculeuse, transparente, formée par l'épiderme que soulève un amas de sérosité. Tantôt le mot *phlyctène* s'emploie comme synonyme de *bulle* ou de *vésicule* ; tantôt on donne aux phlyctènes volumineuses le nom de *bulles* et celui de *vésicules* aux petites phlyctènes.

PHLYCTÉNOGÈNE. adj. et s. m. [de φλύκταινα, phlyctène, et γεννᾶν, engendrer] (Fonssagrives). Se dit d'un agent qu'on emploie topiquement pour produire un effet vésicant dans un but thérapeutique : telles sont l'ammoniaque, les cantharides, l'eau bouillante, etc.

PHLYCTÉNOÏDE. adj. [*phlyctenoides*, all. *blasenartig*, angl. *phlyctenoid*, it. *flittenoide*, esp. *flictenoides*; syn. *herpes*]. Qui ressemble à une phlyctène, ou qui est caractérisé par des phlyctènes, *dartre phlycténoïde*.

PHLYCTÉNULAIRE. adj. Qui concerne les phlycténules, *kératite phlycténulaire*.

PHLYCTÉNULE. s. f. Petite phlyctène de la cornée dans certaines kératites.

PHLYSE. s. f. Dites *phlyzacie*.

PHLYZACIE. s. f., et **PHLYZACIUM.** s. m. (au pl. **PHLYZACIA**) [de φλύζειν, bouillonner; all. *Phlyzacium*, *Breitblatter*, angl. *phlyzacium*, it. *flizacia*]. (Willan et Bateman). L'*ecthyma*.

PHLYZACIÉ, ÉE. adj. Qui est pustuleux : *syphilis phlyzaciée*.

PHOBIE. s. f. [de φόβος, crainte]. Obsession impulsive caractérisée par une crainte irrésistible, anxieuse : crainte d'objets, de lieux, d'éléments, d'êtres vivants, de maladies, etc.

PHOCÉNINE. s. f. [de *phocæna*, marsouin; all. *Phocenin*, angl. *phocenine*, it. et esp. *focenina*]. La *valérine*.

PHOCOMÈLE. s. m. [de φώκη, phoque, et μέλος, membre; all. et angl. *Phocomelus*, esp. *focomelo*] (Isidore Geoffroy Saint-Hilaire). Genre de monstres chez lesquels des pieds ou des mains paraissent seuls constituer les membres et s'insérer immédiatement sur le tronc, comme chez les phoques.

PHOCOMÉLIE. s. f. État du monstre phocomèle.

PHŒNICINE. s. f. [de φοῖνιξ, pourpre ; all. *Phœnicin*, angl. *phœnicine*]. V. Phénicine.

PHŒNIGME. s. f. V. Phénigme.

PHŒNODINE. s. f. L'*hématine*.

PHONASCIE. s. f. [φωνασκία, de φωνή, voix, et ἀσκεῖν, exercer; all. *Phonatio*, *Stimmbildung*, angl. *phonascy*. esp. *fonascia*]. Art d'exercer la voix; déclamation. On lit dans les auteurs grecs : « La déclamation est un exercice de la poitrine et des organes de la voix. Nous l'employons tantôt pour guérir une maladie, soit dans le cas où la voix est fatiguée, soit dans celui où c'est tout le corps; tantôt pour améliorer la voix, qu'elle soit affectée accidentellement ou congénitalement. La déclamation convient dans les cas de vomissements tenant à une affection de l'orifice de l'estomac, aux gens qui ont des renvois acides ou qui sont sujets aux mauvaises digestions ; elle est également utile à ceux qui abondent en pituite et aux femmes qui ont des appétits contre nature ; mais elle ne convient pas aux affections de la tête, parce qu'elle a, jusqu'à un certain point, la propriété de causer de la plénitude dans cette partie et dans les organes des sens qui y sont logés. Elle est encore utile à ceux qui n'ont point d'appétit ou qui profitent mal de la nourriture, et bien plus encore aux paralytiques, aux hydropiques et aux asthmatiques; elle est aussi très avantageuse dans la convalescence des maladies. »

PHONATEUR. adj. m. Qui se rapporte à la production de la voix ; qui sert à la phonation : *le courant d'air phonateur*. V. Phonation. — *Nerf phonateur*. V. Spinal.

PHONATION. s. f. [de φωνή, voix ; all. *Stimmbildung*, esp. *fonacion*]. Ensemble des phénomènes qui concourent chez l'homme et les animaux à la production de la voix, articulée ou non (Chaussier). La *phonation* est une fonction de la vie de relation, qui, bornée chez les animaux à la production de la voix brute ou du son vocal avec des intonations diverses, est plus compliquée chez l'homme, qui a pour attribut la *parole* ou *voix articulée*. Les conditions essentielles de la phonation sont : la tension des cordes vocales, le rétrécissement ou l'occlusion de la glotte, et l'existence du courant d'air phonateur, c'est-à-dire d'un courant d'air capable de faire vibrer les cordes vocales ; phénomènes essentiels et corrélatifs à ce point que, l'un d'eux venant à faire défaut, la phonation est impossible. Ainsi le courant d'air doit avoir une certaine pression pour écarter ces ligaments tendus, pression qui ne peut exister que pendant l'expiration : aussi la phonation est-elle impossible pendant l'inspiration, et disparaît-elle dès qu'une ouverture de la trachée abaisse la pression de l'air expiré. Les cordes vocales sont tendues en longueur, en largeur et en épaisseur. La tension en longueur et la tension en largeur ont toujours lieu ; la tension en épaisseur peut disparaître et disparaît en effet dans le registre du fausset. La tension totale ou partielle met les ligaments en état de vibrer. Comme elle peut être augmentée ou diminuée par gradations insensibles, elle permet aux ligaments d'engendrer tous les sons de la voix humaine, du grave à l'aigu, et réciproquement. Elle peut, en augmentant et en diminuant, compenser en partie les effets de l'intensité ou de la faiblesse du courant d'air, mais non son absence, et permettre l'accroissement ou la diminution de la force du son sur chaque degré de l'échelle vocale. La glotte peut se rétrécir simplement, ou se fermer soit dans toute son étendue, soit seulement dans sa portion intercartilagineuse. Cette occlusion peut augmenter ou diminuer graduellement. Elle augmente ou diminue en arrière l'étendue de la surface vibrante, et concourt ainsi à la production des sons graves ou aigus. Dans le registre de poitrine, ou registre inférieur, la glotte intercartilagineuse est ouverte, la glotte interligamenteuse représente une fente étroite ; le contraire a lieu dans le registre du fausset, voix de tête ou registre supérieur. Le passage d'un courant d'air, ayant une énergie voulue, à travers les ligaments vocaux affrontés et tendus, les fait entrer en vibration : l'accroissement d'intensité du courant concourt à l'élévation et à l'intensité du son en augmentant la tension des ligaments. V. Parole et Voix. — *Appareil de la phonation*. L'ensemble des parties de l'appareil respirateur, laryngien, nasal et buccal, qui concourent à la phonation.

PHONAUTOGRAPHE. s. m. [de φωνή, voix, αὐτὸς, soi-même et γράφειν, écrire]. Instrument inventé par Scott pour enregistrer les sons articulés. Il se compose d'une sorte de cornet agissant à la façon d'un cornet acoustique et renvoyant les sons sur une membrane de caoutchouc mince, qui porte un stylet inscripteur en contact avec un cylindre tournant.

PHONENDOSCOPE. s. m. [de φωνή, voix, ἔνδον, en dedans, et σκοπεῖν, examiner]. Instrument imaginé par Bianchi, composé d'une tige creuse qui aboutit à une caisse de résonance et d'où partent deux tuyaux de caoutchouc munis d'embouts que l'on introduit dans chaque oreille. L'appareil peut servir simplement de stéthoscope ; mais on l'emploie plus souvent pour délimiter les différents organes grâce à une manœuvre spéciale (fig. 550). La tige étant posée sur la peau qui recouvre un organe, le foie par exemple, on pratique avec une main de légers ébranlements de la peau en s'écartant de plus en plus du point où repose la tige. Tant que le doigt qui frictionne la peau se trouve dans une région qui correspond à l'organe, les ébranlements se propagent au viscère sous-jacent qui entre en vibrations, et ces vibrations recueillies et amplifiées par l'appareil sont perçues par l'observateur. Quand le doigt a dépassé la limite de l'organe examiné, les vibrations ne sont plus transmises; il est facile ainsi de marquer sur la peau la délimitation précise de l'organe.

PHONENDOSCOPIE. s. f. Délimitation des organes, au moyen d'un phonendoscope.

PHONOMÈTRE. s. m. [de φωνή, voix, et μέτρον, mesure]. Instrument imaginé par Lucæ, pour mesurer la pression du courant d'air expiré pendant la phonation.

PHONOPHOBIE. s. f. [de φωνή, voix, et *phobie*]. Crainte morbide de parler à haute voix; chez certains

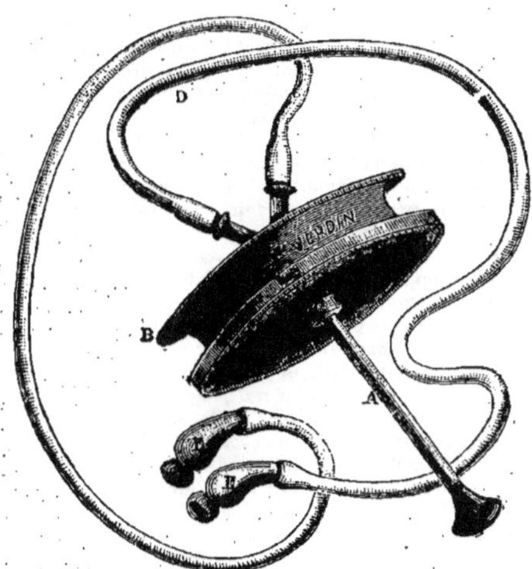

Fig. 550. — *Phonendoscope.*

tuberculeux atteints de laryngite, la dysphonie est due beaucoup plus à la crainte de parler qu'à l'intensité des lésions : le malade évite de parler à voix haute pour laisser reposer son organe, mais il peut avec effort redonner à sa voix quelque sonorité.

PHONOSPASMIE. s. f. [de φωνή, voix, et σπασμὸς, spasme; all. *Stimmkrampf*]. Spasme ou convulsion au moment de l'émission de la voix. B. Semmola (*Dissertatio de singulari neurosi*, Neap., 1833; *Revue médicale*, 1833, juillet, p. 82) cite le cas d'un jeune homme robuste qui était attaqué de violentes convulsions générales quand il essayait de parler.

PHOQUE. s. m. Genre de mammifères ichtyophages aquatiques, à membres courts, onguiculés, à cerveau pourvu de lobes olfactifs. Le *phoque commun* (*Phoca vitulina*, L.) de l'Océan reçoit vulgairement les noms de *chien* ou *veau marin*. On retire de l'huile du tissu adipeux des phoques.

PHOSACTÉON. s. m. (L. Bonnafont). L'*otoscope*.

PHOSPHATE. s. m. [*phosphas*, all. *phosphorsaures Salz*, angl. *phosphate*, it. et esp. *fosfato*]. Nom générique des sels formés par l'union de l'acide phosphorique avec les bases. Il y a des phosphates neutres, basiques et acides : les phosphates neutres et basiques sont insolubles dans l'eau, sauf ceux qui sont alcalins : les acides sont tous solubles. Les phosphates solubles précipitent en blanc par l'eau de chaux ou de baryte, en jaune par l'azotate d'argent, et les dépôts sont solubles dans l'acide azotique. Les phosphates insolubles, chauffés avec le potassium, donnent à l'air humide une odeur très reconnaissable d'hydrogène phosphoré. — *Phosphate acide éthylique*. V. PHOSPHOVINIQUE. — *Phosphate ammoniaco-magnésien* [*phosphate double d'ammoniaque et de magnésie*, *phosphate d'ammoniaque et de magnésie*, *triple phosphate* de quelques auteurs ($AzH^3.HO.2MgO.PhO^5 + 12HO$, ou, en atomes, $PhO^4MgAzH^4.6H^2O$). Principe absent des liquides animaux à l'état normal, mais qui se forme dans l'urine du cheval et de l'homme lorsqu'elle est neutre ou alcaline. Les excréments rendus dans diverses maladies, principalement dans la dysenterie et la dothiénentérie, en renferment. Dans les affections graves de la vessie et à la suite des maladies de la moelle épinière, on observe des sédiments presque entièrement composés de cristaux de ce sel, sédiments incolores ou d'un blanc sale. Le phosphate ammoniaco-magnésien se trouve dans les calculs vésicaux, plus souvent encore dans les calculs rénaux de l'homme et des autres mammifères. On le trouve aussi dans les graviers; souvent il est pur et même à l'état cristallin, formant à lui seul des calculs ou des couches de calculs. Il concourt fréquemment, surtout avec le phosphate de chaux, à former le sable vésical. Ses cristaux dérivent du prisme droit à base rectangulaire; mais ils sont habituellement modifiés d'un très grand nombre de manières par des décroissements sur les arêtes et sur les faces; ils sont insolubles dans l'eau, solubles dans les acides. V. SÉDIMENT. — *Phosphate ammoniaco-sodique* [*sel fusible de l'urine*, *sel microcosmique de l'urine*, *phosphate double d'ammoniaque et de soude*, *triple phosphate ammoniaco-sodique*]. On n'a jamais rencontré ce sel dans l'économie, si ce n'est dans le cas où l'urine entre en putréfaction; on en trouve aussi dans l'urine qui se décompose par évaporation à feu nu. — *Phosphate acide d'ammoniaque* [*biphosphate ammonique*] ($AzH^3,2HO.PhO^5$). Il n'a été rencontré que dans des cas d'altération des humeurs, de l'urine surtout. Cl. Bernard et Barreswill pensent qu'on le trouve en assez grande quantité dans les liquides intestinaux des chiens auxquels on a enlevé les reins. Soluble dans l'eau, insoluble dans l'alcool; employé comme antigoutteux, à la dose de 15 à 20 grammes. — *Phosphate de bismuth* (*bismuthol*). Corps renfermant 20 p. 100 d'oxyde de bismuth, complètement soluble dans l'eau; mais les solutions concentrées se troublent déjà après peu de temps, tandis que la solution au vingtième se conserve plus de vingt-quatre heures, et les solutions plus faibles se maintiennent plusieurs jours. Ce corps a été employé comme antiseptique intestinal à la dose de 0gr,20 à 0gr,50 trois fois par jour; il donnerait de bons résultats dans la gastro-entérite aiguë des enfants. — *Phosphates de chaux* [all. *phosphorsaure Kalke*, angl. *phosphates of lime*, it. *phosphati di calce*]. 1° *Phosphate de chaux des os* ou *tribasique* [$PhO^5.3CaO$, ou, en atomes, $(PhO^4)^2Ca^3$]. Il se trouve à l'état solide dans les os, les dents, les ongles, les poils. Quoique insoluble dans l'eau, il existe dans le sang et les autres liquides du corps des animaux, à l'état liquide, par dissolution à l'aide de l'acide carbonique libre dans le sang. Dans l'urine, ce principe est tenu en dissolution par le phosphate acide de soude, par celui de chaux, et par les autres sels de soude ou de potasse dans lesquels il est un peu soluble. L'acide carbonique de l'urine concourt à le tenir en dissolution. Pour l'usage pharmaceutique, on prépare le phosphate de chaux basique avec les os des animaux, qu'on calcine jusqu'au blanc, c'est-à-dire jusqu'à destruction de toute matière organique; on les pulvérise, on les traite par l'acide chlorhydrique étendu; on délaye dans l'eau, on filtre, et on verse de l'ammoniaque dans le liquide; on décante, on lave le dépôt à l'eau chaude et on le fait sécher (Codex). Ce sel forme souvent la base des calculs urinaires, qui en sont quelquefois exclusivement composés. Le minéral appelé *apatite* est du phosphate de chaux tribasique cristallisé naturel. A la base du terrain crétacé, dans les étages désignés sous le nom de *grès vert* ou de *gault*, le phosphate de chaux forme une couche assez mince, mais à peu près continue. Le phosphate basique, ou mieux tricalcique, est blanc, amorphe, insoluble dans l'eau, soluble dans les acides, même les plus faibles, qui le transforment en phosphate acide ou monocalcique : aussi se dissout-il dans l'estomac, à l'aide de l'acide du suc gastrique, et est-il absorbé, ce qui le fait employer, à la dose de 1 à 5 grammes, comme reconstituant, surtout du tissu osseux, dans le rachitisme, l'ostéomalacie, la phtisie pulmonaire, etc. Toutefois, à l'état sec, pulvérulent, il n'a pas son maximum de solubilité et d'action, ce qui a fait proposer un phosphate *hydraté*, préparé en précipitant par le carbonate de soude la solution acide des os calcinés (Collas); le phosphate *gélatineux*, qui résulte de la précipitation du chlorure de calcium, additionné d'ammoniaque, par le phosphate de soude, est encore plus soluble et plus actif. A la dose de 1 à 10 grammes, le phosphate tribasique agit comme absorbant : c'est à ce titre qu'il fait partie de la décoction blanche de Sydenham. — 2° On obtient, par double décomposition du chlorure de calcium et du phosphate de soude, un *phosphate bibasique* ou *neutre* [$PhO^5.HO.2CaO + 4HO$, ou, en atomes, $(PhO^4)^2H^2Ca^2$] blanc, cristallin, insoluble dans l'eau, plus soluble que le précédent, mais moins absorbant et moins employé. — 3° On obtient, par dissolution d'un des deux phosphates précédents dans l'acide phosphorique, un *phosphate de chaux monobasique* ou *acide* [$PhO^5.CaO.2HO$, ou, en atomes, $(PhO^4)^2H^4Ca$] qui cristallise en paillettes nacrées, déliquescentes, et qui, peu employé en nature, est souvent prescrit sous forme de *lacto-phosphate* de chaux. On a rencontré ce principe dans l'urine de l'homme et dans celle du chien ; il existe à l'état de dissolution dans l'organisme ; il se trouve dans le suc gastrique dissous par l'acide de ce liquide. V. Sédiment. — *Phosphate de créosote.* Huile dense, d'odeur presque imperceptible rappelant celle de la créosote, de saveur astringente et amère peu prononcée ; ce produit est insoluble dans l'eau, la glycérine, les solutions alcalines et les huiles, soluble dans l'alcool et l'éther ; il contient environ 75 p. 100 de créosote et 25 p. 100 d'acide phosphorique. On emploie le produit qui distille entre 190° et 203°. Il n'est ni caustique, ni irritant, ni vénéneux ; on le donne à la dose de 0gr,50 à 1 gramme par jour en capsules, en pilules, dans la tuberculose pulmonaire et laryngée, et dans la bronchite chronique. — *Phosphate de cuivre.* Médicament préconisé contre la tuberculose (Luton). On l'obtient par double décomposition dans des préparations où l'on fait entrer à la fois du phosphate de soude et une petite quantité d'acétate de cuivre, comme dans la formule suivante : acétate de cuivre, 5 centigrammes ; phosphate de soude, 50 centigrammes ; potion gommeuse, 125 centimètres cubes, à prendre par cuillerées. — *Phosphate de fer* [*phosphate ferroso-ferrique*]. Sel dans lequel le fer se trouve à l'état d'oxyde ferroso-ferrique. On l'obtient en traitant le sulfate de fer par le phosphate de soude, en solution aqueuse, et faisant sécher à l'air le précipité. Poudre amorphe, d'un bleu ardoisé, insoluble dans l'eau, soluble dans les acides. On l'emploie en poudre ou en pilules, à la dose de 25 à 50 centigrammes. — *Phosphate de gaïacol.* Corps cristallin, incolore, inodore, insipide, insoluble dans l'eau, la glycérine et les huiles, soluble dans l'alcool fort, fusible à 97°. Il contient 89,4 p. 100 de gaïacol (Béhal et Choay). Il traverse l'estomac sans subir de modifications et se dédouble dans l'intestin ; il est alors absorbé puis éliminé par les urines (72 p. 100) ; sa toxicité (2,60 par kilo d'animal) est inférieure à celle du gaïacol (1,50) (Gilbert). On le donne à la dose de 0gr,40 à 0gr,60 par jour en cachets ; ses indications thérapeutiques sont les mêmes que celles du gaïacol ; il a l'avantage de présenter une toxicité moindre, et d'être dépourvu de saveur et d'odeur ; enfin, il introduit du phosphore dans l'économie. — *Phosphate de magnésie* [*magnésie phosphatée*, $PhO^5.3MgO.7HO$]. Il se rencontre dans tous les tissus et humeurs du corps des mammifères, en petite quantité. Il est plus abondant que le phosphate de chaux dans la chair musculaire (Liebig). Il manque complètement ou à peu près dans l'urine des herbivores, mais abonde dans leurs fèces. Il se rencontre quelquefois sous forme cristalline dans l'économie. Parfois c'est à lui qu'est dû l'aspect trouble, jaunâtre, que présente l'urine des lapins domestiques ; d'autres fois c'est au carbonate de chaux. — *Phosphate de manganèse.* Sel d'un blanc légèrement rosé et à peu près insoluble dans l'eau ; employé avec succès (Barrachon et Calvo) comme succédané du sous-nitrate de bismuth dans ses applications à l'hygiène et à la thérapeutique. Il ne noircit pas sous l'action des vapeurs sulfhydriques ; associé au phosphate de fer, il acquiert des propriétés fortifiantes. — *Phosphate de potasse.* Sel neutre qui existe dans le sang et probablement aussi dans les muscles, ainsi que dans les aliments végétaux. — *Phosphate de quinine.* Sel peu soluble à froid dans l'eau ; blanc, soyeux, amer. On l'obtient directement par combinaison de l'acide phosphorique avec la quinine, ou par double décomposition avec le sulfate de quinine et le phosphate de soude. Il a été employé comme le *sulfate quinique*, à la dose de 5 à 20 centigrammes. — *Phosphates de soude.* 1° *Phosphate neutre de soude* ou *bisodique* ($2NaO.HO.PhO^5 + 24HO$, ou, en atomes, PhO^4HNa^2) [*sel de l'urine, sel essentiel* ou *natif de l'urine, sel fusible de l'urine, sel admirable de l'urine, sel perlé de l'urine, sel phosphorique, sel microcosmique, sel fusible à base de natrum*]. Sel que l'on trouve dans l'urine ; il cristallise en rhomboïdes blancs efflorescents, oblongs, d'une saveur un peu salée, solubles dans 4 parties d'eau à 16° C. et dans 2 d'eau bouillante. Pour l'usage pharmaceutique, on le prépare en versant une dissolution de carbonate de soude dans du phosphate acide de chaux ; filtrant la liqueur, lavant le dépôt avec de l'eau, évaporant à 25° de l'aréomètre, laissant cristalliser par le refroidissement, dissolvant de nouveau les cristaux et les purifiant par une nouvelle cristallisation. Ce sel est employé comme purgatif à la dose de 20 à 50 grammes. Ce principe se rencontre dans tous les solides et tous les liquides de l'économie ; c'est à sa présence que le sang doit en partie son alcalinité. Dans l'urine, le phosphate de soude, en présence de l'acide urique ou hippurique, perd une certaine quantité de son alcali, prend une réaction acide. — 2° *Phosphate acide de soude* ou *monosodique* ($NaO.2HO.PhO^5$) [*phosphate acidule de soude*]. On trouve ce principe immédiat dans l'urine, où il joue un rôle important. — 3° *Phosphate de soude basique* ou *trisodique* ($3NaO.PhO^5$). Il peut céder 1 atome de son oxyde à l'acide carbonique. Il se forme alors du phosphate de soude neutre et du carbonate de soude. Le phosphate neutre de soude peut céder aux acides les plus faibles, par exemple à l'acide urique, un atome de soude. Ces transformations peuvent toutes avoir lieu dans le corps des animaux ; de la sorte, suivant les circonstances, il se trouvera un phosphate neutre ou basique. On voit de quelle importance doit être le rôle des phosphates, et comment l'étude anatomique de ces sels rend compte des phénomènes physiologiques si variables de l'urine, sa neutralité et son acidité, par exemple. — *Phosphates terreux.* Ceux de chaux et de magnésie. — *Phosphate triple.* V. Phosphate *ammoniaco-magnésien*.

PHOSPHATÉ, ÉE. adj. Qui contient des phosphates, qui en est formé. — *Chaux phosphatée.* Le phosphate de chaux.

PHOSPHATIQUE. adj. Qui est formé de phosphate. — *Acide phosphatique.* Mélange d'acides phosphoreux et phosphorique.

PHOSPHATURIE. s. f. Vice de nutrition qui accompagne souvent l'*oxalurie*, et qui consiste en ce que, l'acide urique étant surabondant dans l'économie sous l'influence d'un vice général de la nutrition ou d'une affection des voies urinaires, les phosphates de chaux que celui-ci contient normalement sont décomposés en urates et en acide phosphorique, qui apparaît en quantité exagérée dans l'urine, mêlé à la chaux.

PHOSPHÈNE. s. m. [de φῶς, lumière, et φαίνειν, faire briller; all. *Phosphena*, *Phosphaina*]. Nom donné par Savigny (1838) aux images lumineuses qui se produisent quand on comprime méthodiquement le globe de l'œil avec le doigt, et, par suite, la rétine. Suivant Serre (d'Uzès), la pâleur de ces anneaux lumineux, leur apparition par segments, leur absence sur un ou plusieurs points et dans un certain ordre, permettent de constater un affaiblissement imminent ou actuel, ou la perte de la sensibilité de la rétine. Le malade étant placé dans un demi-jour, ou dans l'obscurité, le chirurgien presse l'œil, tenu fermé comme pendant le sommeil, en poussant l'index entre le globe et l'orbite. Pour que l'anneau lumineux soit plus net, plus apparent, il est nécessaire qu'une petite secousse soit donnée à l'œil, et qu'en même temps on exerce une pression assez marquée. Serre admet quatre phosphènes principaux qu'il désigne dans l'ordre suivant, établi d'après le point (en bas, en haut, en dehors, en dedans) où a lieu la pression, et selon leur importance croissante : *jugal*, *frontal*, *temporal*, *nasal*. Au premier degré d'anesthésie, dit l'auteur, c'est le *jugal* qui disparaît; au deuxième, le *frontal*; au troisième, le *temporal*; au quatrième, le *nasal*. Celui-ci absent, les autres ne se montrent pas; ainsi de suite jusqu'au *frontal*. Dans la disposition inverse, le *jugal* manquant, tous les autres lui survivent. Quand, sous l'influence d'un traitement, plusieurs phosphènes déjà disparus viennent à se montrer, la réapparition a lieu dans l'ordre de la survivance; de sorte que le *nasal*, éteint le dernier, est le premier à se manifester, puis viennent successivement le *temporal*, le *frontal*, le *jugal*. L'absence du *jugal* indique que la zone terminale de la rétine est seule frappée d'anesthésie; celle du *frontal* signale les progrès de l'insensibilité sur une zone plus reculée; enfin celle du *temporal* et du *nasal*, sur d'autres zones plus reculées encore. Ce moyen permet au chirurgien, sans inspection directe, d'après les seules appréciations du malade, de s'éclairer (lorsque la pupille est fermée par de fausses membranes ou obstruée par une cataracte) sur les chances probables d'une opération de pupille artificielle ou de cataracte.

PHOSPHITE. s. m. [*phosphis*, all. *phosphorischtsaures Salz*, angl. *phosphite*, it. et esp. *fosfito*]. Nom générique des combinaisons de l'acide phosphoreux avec les bases salifiables. Les phosphites, chauffés fortement, dégagent de l'hydrogène phosphoré, spontanément inflammable.

PHOSPHOGÉNIE. s. f. Production de la *phosphorescence*.

PHOSPHOGÉNIQUE. adj. V. PHOSPHOROGÉNIQUE.

PHOSPHOGLYCÉRATE. s. m. Nom générique des sels que forme l'acide phosphoglycérique.

PHOSPHOGLYCÉRIQUE. adj. — *Acide phosphoglycérique* ($C^6H^9PhO^{12}$). Acide qui se forme lorsqu'on chauffe la glycérine avec l'acide phosphorique anhydre ou hydraté liquide; il donne avec les bases des phosphoglycérates bien définis, solubles dans l'eau. V. LÉCITHINE.

PHOSPHOLÉINE. s. f. Poudre d'os et de moelle de bœuf alcoolisée et sucrée, proposée comme analeptique.

PHOSPHOLUTÉINE. s. f. V. LÉCITHINE.

PHOSPHORE. s. m. [*phosphorus*, φωσφόρος, de φῶς, lumière, et de φορὸς, qui porte, c'est-à-dire porte-lumière; all. *Phosphor*, angl. *phosphorus*, *phosphur*, it. et esp. *fosforo*]. Corps simple, découvert en 1669 par Brandt, qui avait soumis de l'urine humaine à une forte calcination; extrait des os par Gahn en 1769. Aujourd'hui on le retire du phosphate de chaux des os, traité par l'acide sulfurique. Cet acide en sépare l'acide phosphorique, qu'on décompose ensuite par le charbon dans une cornue. Le phosphore, obtenu par une opération longue et compliquée, se volatilise, est condensé dans les récipients remplis d'eau, et purifié au moyen de la distillation. C'est en l'aspirant dans les tubes de verre, lorsqu'il est en fusion, qu'on lui donne la forme de cylindres ou de bâtons sous laquelle on le conserve dans les officines. Le phosphore *ordinaire* est solide, blanc jaunâtre, à demi transparent, d'une odeur alliacée; il est flexible et se laisse couper facilement. Il fond à 44° et bout à 290°; il absorbe l'oxygène de l'air et répand des fumées blanches, qui, dans l'obscurité, sont lumineuses, et ont une couleur d'un blanc bleuâtre; de cette combustion lente résulte de l'acide phosphorique. Il est donc nécessaire de le conserver sous l'eau. Le phosphore est insoluble dans l'eau, dont il décompose une petite partie cette eau contient alors un peu d'hydrogène phosphoré, qui lui donne la propriété de luire dans l'obscurité et de répandre une odeur alliacée. Il se combine avec le soufre, le chlore, l'iode, le brome. Il est sensiblement soluble dans l'alcool, l'éther, les essences et les huiles : le sulfure de carbone est son meilleur dissolvant. On l'emploie rarement en médecine, à la dose de 1 à 2 milligrammes, sous forme de capsules gélatineuses contenant le phosphore dissous dans l'huile d'olive. Il a été préconisé dans les maladies du système nerveux à forme dépressive, et surtout dans les affections osseuses, comme le rachitisme et l'ostéomalacie. C'est un poison violent. On lui préfère pour l'usage interne le phosphure de zinc. V. PHOSPHURE. — *Phosphore rouge* ou *amorphe* (Schrotter). Modification allotropique du phosphore, qui s'obtient en soumettant pendant plusieurs jours le phosphore ordinaire à une température élevée, voisine de son point d'ébullition. Il devient rouge, opaque, insoluble dans le sulfure de carbone, dur, fusible à 180° seulement. Il ne s'enflamme plus qu'à 260°, ne produit plus de fumées à l'air, et devient absolument inodore. En un mot, la chaleur a donné au phosphore des propriétés toutes nouvelles, et qui le rendent éminemment propre à être substitué au phosphore ordinaire dans la fabrication des allumettes chimiques. En effet, ne donnant lieu à des émanations d'aucune nature, il n'engendre plus la carie des os maxillaires chez les ouvriers qui le manient; insoluble dans les sucs de l'estomac, il ne détermine plus d'empoisonnement. De fortes proportions de cette variété de phosphore n'empoisonnent pas les animaux, tandis que de minimes quantités de phosphore blanc ordinaire déterminent promptement leur mort.

PHOSPHORÉ, ÉE. adj. [all. *phosphorhaltig*, esp. *fosforado*]. Qui contient du phosphore : *gaz hydrogène phosphoré*. — *Pâte phosphorée*. Elle est employée pour la destruction des animaux nuisibles. Voici quelques-unes des formules que l'on suit : *Pâte usitée en Prusse*. Phosphore divisé, 8 grammes; eau tiède, farine de seigle, beurre fondu, āā 180 grammes; sucre, 125 grammes. — *Pâte de Roth*. Colle de pâte, 17gr,8; phosphore divisé, 2 grammes. — *Pâte de Duboys*. Phosphore, 20 grammes; eau bouillante, farine, āā 400 grammes; huile de noix, 200 grammes; sucre en poudre, 250 grammes. Les animaux domestiques qui mangent de ces pâtes quand on n'a pas soin de les tenir hors de leur portée succombent, et leurs chairs, même cuites, deviennent vénéneuses. On cite quelques exemples d'empoisonnements de ce genre. Au reste, ces viandes cuites, le bouillon préparé avec ces viandes, offrent une phosphorescence qui a quelquefois empêché d'en faire usage et prévenu ainsi des accidents. || *Intoxication phosphorée aiguë*. Ensemble des accidents causés par l'ingestion du phosphore. Dix à quinze centigrammes de phosphore suffisent pour donner la mort, qu'il ait été pris pur ou mêlé aux matières qui l'accompagnent dans les allumettes. Une soif vive se déclare ; des vapeurs alliacées répandant des lueurs à l'obscurité s'échappent de la bouche et des narines. Des nausées et des vomissements de matières muqueuses, bilieuses, alimentaires, quelquefois teintes de sang, lumineuses dans l'obscurité, se manifestent, laissant à leur suite une sécheresse de la bouche et de la gorge. Puis surviennent des douleurs abdominales plus ou moins vives, augmentant par la pression, suivies ou non de selles liquides, quelquefois très fétides, du ténesme rectal avec une sensation de brûlure à l'anus ; du ténesme vésical, de la douleur en urinant, et parfois la suppression des urines ; un sentiment de faiblesse générale, des fourmillements, des crampes dans les muscles des membres et du tronc, un peu de céphalalgie, des étourdissements. L'intelligence reste le plus souvent intacte ; un peu de lenteur dans les réponses est le seul phénomène que l'on remarque. Le visage est pâle, les traits plus ou moins altérés ; on n'observe rien de notable du côté de la circulation. Puis vient une rémission des principaux symptômes d'une durée variable ; très courte, et à peine appréciable chez les uns, on l'a vue chez d'autres se prolonger jusqu'à deux ou trois jours. La région hépatique devient douloureuse ; le foie augmente de volume ; de l'ictère se manifeste ; des douleurs se déclarent dans les muscles des membres et du tronc, douleurs contusives avec courbature générale, continues ou s'exaspérant par moments, accompagnées de crampes ou de contractures, quelquefois de la perte de la sensibilité de la peau. Puis viennent des hémorragies dans les divers organes. Les vomissements reparaissent, et avec eux le rejet de matières noirâtres formées par du sang altéré, des selles sanguinolentes ; quelquefois même de l'hématurie ; des hémoptysies, des épistaxis, et enfin des ecchymoses sous-cutanées, du purpura, des pétéchies, etc. Bientôt apparaissent l'agitation, le délire, une anxiété très grande, des convulsions générales ou partielles, une respiration embarrassée, le coma et la mort. A l'autopsie, on trouve : 1° les signes d'une phlegmasie déterminée par l'action irritante, locale, du phosphore sur le tube digestif ; 2° des lésions consécutives à l'absorption du phosphore : ce sont des hémorragies à la surface des muqueuses, dans le cœur et le poumon principalement, et dans le tissu conjonctif sous-cutané et intermusculaire, avec un état de dégénérescence graisseuse très marqué des fibres musculaires et de l'épithélium du foie, des reins, etc. Le traitement consiste au début en vomitif (ipéca, apomorphine) pour faire évacuer ce qui n'a pas été absorbé. Puis on administre l'essence de térébenthine à la dose de 2 grammes toutes les demi-heures, et on donne une purgation avec 25 grammes de sulfate de magnésie. — *Intoxication chronique phosphorée, phosphoreuse* ou *par le phosphore* (Magnus Huss). Ensemble des accidents produits à la longue par la respiration de vapeurs phosphorées abondantes, et caractérisés par une sensation de faiblesse de la colonne vertébrale, de la débilité dans la marche et dans les efforts, tremblements des jambes, des bras et des mains, diminution graduelle des forces génitales, un peu de bégayement, et se terminant parfois par la mort, après quelques années de progression graduelle de la paralysie. Chez les ouvriers qui travaillent à la fabrication des allumettes phosphorées, on voit généralement au bout d'un espace de quatre à neuf ans, rarement moins, après des accidents du côté de l'intestin ou des voies respiratoires, assez légers pour que les malades ne s'en préoccupent pas, survenir des douleurs de dents, soit sur une, soit sur plusieurs, mais s'étendant ensuite à toutes les autres de l'une ou des deux mâchoires. Que les malades fassent ou non extraire les dents, la douleur s'étend à toute la mâchoire, qui se gonfle, devient sensible, et en même temps il se produit une salivation abondante. Les joues, les gencives, le cou et la face même participent à ce gonflement, selon que la mâchoire supérieure ou l'inférieure est seule affectée ou qu'elles le sont toutes deux. — *Médication phosphorée.* Pendant longtemps la médication phosphorée a consisté dans l'emploi du phosphore métalloïdique (Trousseau) et des phosphates de chaux, mais le phosphore étant dangereux à manier et les phosphates calciques s'éliminant pour la plus grande part par les fèces et par l'urine, cette médication ne pouvait donner que des résultats médiocres. Depuis ces dernières années, on a eu recours à de nouveaux composés phosphorés qui sont ou les formes physiologiques mêmes sous lesquelles le phosphore évolue chez les êtres vivants, ou les matériaux de construction de ces formes ou leurs produits de dégradation : glycérophosphates, lécithine, nucléine, acide nucléique, acide anhydroxyméthylène-diphosphorique (Gilbert et Posternak). — *Nécrose phosphorée des maxillaires.* Altération fréquente des os maxillaires, consistant en leur mortification et leur élimination, partielle ou complète. La nécrose des maxillaires porte plus fréquemment sur l'inférieur que sur le supérieur, et sur ces deux os que sur tous les autres. L'altération est due à une action locale du phosphore, se propageant à l'os par les dents atteintes de carie pénétrante avec ostéo-périostite alvéolo-dentaire (Magitot). La maladie marche ainsi : vacillation et chute des dents ; tuméfaction des gencives, qui deviennent saignantes ; gonflement et induration de toute la région occupée par l'os ; formation d'abcès et de trajets fistuleux permettant de sentir l'os à nu à l'aide d'un stylet ; suppuration intarissable et affaiblissement du sujet tant que la portion d'os ou l'os nécrosé n'a pas été extrait, soit en agrandissant la plaie et réséquant l'os s'il n'est pas mobile, soit en le détachant des tissus mous qui lui adhèrent encore. Une fois le séquestre éliminé, la guérison est généralement rapide, et l'on a même vu un os dépourvu de dents, mais ayant la forme de la mâchoire inférieure, remplacer celle-ci entièrement détachée. Cette nécrose frappe exclusivement les ouvriers en allumettes ; elle atteint surtout les individus qui ont une carie dentaire.

PHOSPHORÉNÈSE. s. f. [it. *fosforenesi*, esp. *fosforenesis*] (Baumès). Groupe de maladies regardées comme dues à l'excès, au défaut ou à la décomposition du phosphore calcaire, telles que le rachitisme, la goutte, etc.

PHOSPHORESCENCE. s. f. [all. *Phosphorescenz*, angl. *phosphorescence*, it. *fosforescenza*, esp. *fosforescencia*]. Propriété qu'ont certains corps de briller un certain temps dans l'obscurité, *sans répandre de chaleur sensible*, d'un éclat plus ou moins vif, par l'effet du frottement (certaines variétés de sulfure de zinc), de la percussion (sucre), de la compression (eau, air), de l'exposition à la chaleur (fluorure de calcium), ou seulement à la lumière solaire ; quelquefois par suite d'une action chimique, comme dans la combinaison de la chaux vive avec de l'eau, et dans la décomposition de la plupart des substances organiques ; d'autres fois enfin par une propriété inhérente à certains animaux. V. FLUORESCENCE et PHOSPHORESCENT.

PHOSPHORESCENT, ENTE. adj. [all. *phosphorescirend*, angl. *phosphorescent*, esp. *fosforescente*]. Se dit d'un corps qui a la propriété de luire dans l'obscurité. — *Animaux phosphorescents.* La phosphorescence des eaux de la mer est due à la lumière que dégagent des myriades de *Noctiluca miliaris*, Suriray (classe des acalèphes), à chaque contraction volontaire ou déterminée par une irritation. D'autres animaux sont phosphorescents dans des conditions analogues ou pendant la putréfaction de leurs cadavres, de leurs mucosités, etc. — Certains insectes ont des organes phosphorescents ; certaines plantes, comme les

Agaricus olearius, *Rhizomorpha subterranea*, possèdent aussi la propriété de luire dans l'obscurité.

PHOSPHOREUX, EUSE. adj. [all. *phosphorous*, it. *fosforoso*]. — *Acide phosphoreux* [all. *phosphorige Säure*, angl. *phosphorous acid*, it. *acido fosforoso*] ($PhO^3.3HO$). Corps cristallisé, déliquescent, très avide d'oxygène, formant avec les bases des phosphates neutres et acides.

PHOSPHORIQUE. adj. Qui se rapporte au phosphore, qui en renferme, etc. — *Acides phosphoriques.* On en connaît quatre: l'acide phosphorique anhydre (PhO^5); l'acide phosphorique monohydraté, glacial, vitreux, ou métaphosphorique ($PhO^5.HO$); l'acide phosphorique bihydraté ou pyrophosphorique ($PhO^5.2HO$); l'acide phosphorique trihydraté ou phosphorique ordinaire ($PhO^5.3HO$). L'acide phosphorique officinal (en atomes, PhO^4H^3 + eau) a été conseillé contre l'impuissance, la gravelle phosphatique, le typhus, la scarlatine, la variole, le rachitisme, l'hémoptysie, et enfin dans ces dernières années pour relever le taux de l'acidité urinaire quand celle-ci est diminuée. On le donne à l'intérieur à la dose de 0gr,20 à 3 grammes; on emploie souvent la limonade phosphorique à 2 grammes d'acide par litre. — *Sel phosphorique.* V. Phosphate *de soude.*

PHOSPHORISME. s. m. L'intoxication *phosphorée.*

PHOSPHOROGÉNIQUE. adj. Qui détermine la phosphorescence.

PHOSPHURE. s. m. [*phosphuretum*, angl. *phosphuret*, it. et esp. *fosfuro*]. Combinaison, en proportions définies, du phosphore avec un autre corps simple. — *Phosphure d'hydrogène.* Il existe trois corps de ce nom : l'un, *gazeux*, PhH^3, incolore, d'odeur alliacée, qui forme les *feux follets*, et qu'on obtient en chauffant l'acide phosphorique; un second, *liquide*, PhH^2, qui est décomposé par la lumière et spontanément inflammable; un troisième, *solide*, jaune, Ph^2H. — *Phosphure de zinc* (en atomes, Ph^2Zn^3). Sel gris, très actif, parfois employé en médecine à la place du phosphore; comme ce corps il est excitant, aphrodisiaque; on le donne dans les paralysies, l'ataxie locomotrice, et aussi contre l'anorexie. On l'emploie en pilules de 1 milligramme; 8 milligrammes de phosphure de zinc représentant 1 milligramme de phosphore actif : la dose peut donc être portée à 8 ou 10 milligrammes par jour.

PHOTISME. s. m. Sensation visuelle liée à des phénomènes auditifs, dans l'audition colorée.

PHOTO-CHIMIQUE. adj. [de φῶς, lumière, et *chimique*]. Qui concerne les actions chimiques dues à l'influence de la lumière. V. Spectre.

PHOTOCYANINE. s. f. Cyanine décolorée par l'ozone.

PHOTOÉRYTHRINE. s. f. Photocyanine transformée par l'action prolongée de la lumière en une matière rouge-cerise.

PHOTOGÈNE et **PHOTOGÉNIQUE.** adj. [de φῶς, lumière, et γεννᾷν, engendrer]. Qui engendre la lumière (Hermstaedt).

PHOTOGÉNIE. s. f. Production de la lumière.

PHOTOGRAPHIE. s. f. [de φῶς, lumière, et γραφὴ, dessin; all. *Photographie*, angl. *photography*, esp. *fotografia*]. — *Photographie anatomique.* On a essayé de reproduire par la photographie les pièces anatomiques. Ces procédés ne réussissent que pour les os sains ou altérés, les carapaces de crustacés, les fossiles, etc. Voyez à l'article Squelette un dessin photographié sur bois. Quant aux pièces sèches, la déformation que fait subir la dessiccation aux parties molles, et dont la photographie reproduit tous les accidents, rend ces reproductions moins claires et même moins exactes que les lithographies et les gravures faites d'après des pièces fraîches: pour ces dernières, les reflets, la couleur et la demi-transparence des tissus étant reproduits, masquent les détails essentiels ou en empêchent la reproduction. La photographie peut être utilisée pour la représentation des tumeurs et autres lésions avant l'opération et des cicatrices consécutives (*photographie pathologique*). — *Photographie microscopique.* Représentation des objets microscopiques à l'aide d'une petite chambre noire ajoutée au microscope du côté de l'oculaire. La reproduction des préparations microscopiques fraîches et sèches a été faite pour la première fois en 1842 et en 1843, sur plaques daguerriennes, par Donné et Foucault, qui, en 1845, publièrent un atlas gravé d'après un choix de ces photographies. Plus tard, Salmon et Garnier firent des daguerréotypes sur plaques de laiton ioduré, qui, par simple immersion dans l'acide nitrique, donnaient en quelques minutes une vraie gravure à l'eau-forte. Depuis, beaucoup d'observateurs français et étrangers ont photographié sur verre des préparations pouvant être tirées comme des portraits. Actuellement la photographie est employée assez souvent pour la reproduction de préparations microscopiques; elle n'a pas toutefois remplacé le dessin qui donne des images plus nettes. Comme le microscope projette sur un seul et même plan mathématique l'ombre des objets observés par lumière transmise, mais placés au-dessus et au-dessous d'un plan horizontal qui passe par le foyer de l'objectif ou par le point de la vision distincte, la photographie reproduit à la fois sur ce même plan les objets à contours diffus qui ne sont pas au point de la vision nette et ceux qui s'y trouvent. Ces derniers sont ainsi masqués par les autres et rendus indistincts, si ce n'est pour les préparations des objets d'une minceur extrême.

PHOTOMAGNÉTIQUE. adj. [de φῶς, lumière, et *magnétique*; all. *photomagnetisch*, angl. *photomagnetic*, *photomagnetical*, it. et esp. *fotomagnetico*]. Se dit de phénomènes tenant à la propriété qu'ont quelques-uns des rayons du spectre solaire (le vert, le bleu et le violet) de communiquer la vertu magnétique à des aiguilles d'acier.

PHOTOMÈTRE. s. m. [de φῶς, lumière, et μέτρον, mesure; all. *Lichtemesser*, angl. *photometer*, it. et esp. *fotometro*]. Instrument propre à évaluer la vivacité de la lumière que projette un foyer, ou à mesurer comparativement l'intensité de celles qui émanent de deux foyers différents. Les photomètres de Rumford et de Bunsen sont des plus usités.

PHOTOMÉTRIE. s. f. [all. *Lichtmessung*, angl. *photometry*, it. et esp. *fotometria*]. Mesure de l'intensité ou vivacité de la lumière. Cette intensité est en raison inverse du carré des distances, pour deux sources de lumière donnée.

PHOTOMÉTRIQUE. adj. [all. *photometrisch*, angl. *photometric*, *photometrical*, it. et esp. *fotometrico*]. Qui a rapport à la photométrie.

PHOTOPHOBIE. s. f. [*photophobia*, de φῶς, lumière, et φόβος, crainte; all. *Lichtschen*, angl. *photophoby*, it. *fotofobia*]. Aversion de la lumière, sensibilité extrême de l'œil à l'egard de cet agent, symptôme propre à diverses inflammations oculaires, plus ou moins intenses, et se rencontrant aussi au cours d'affections encéphaliques, en particulier dans les méningites.

PHOTOPSIE. s. f. [*photopsia*, de φῶς, lumière, et ὄψις, vue; all. *Funkensehen*, angl. *photopsy*, it. et esp. *fotopsia*]. Trouble de la vue dans lequel on croit voir des traînées lumineuses; c'est un symptôme commun à plusieurs affections du globe de l'œil.

PHOTOTACTISME. s. m. Propriété générale du protoplasma de réagir aux rayons lumineux; le phototactisme est dit *positif* quand le protoplasma est attiré, *négatif* quand il est repoussé par la lumière.

PHOTOTAXIE. s. f. V. Phototactisme.

PHOTOTHÉRAPIE. s. f. [de φῶς, lumière, et θεραπεία, traitement]. Méthode thérapeutique qui utilise les rayons lumineux dans le traitement des maladies. Cette méthode imaginée par Finsen peut être appliqué de deux façons différentes. Dans certains cas, on place le malade dans une chambre dont toutes les ouvertures sont garnies de rideaux de couleur, rouge par exemple, de manière que les seuls rayons rouges arrivent au patient; ce traitement a été préconisé dans la variole, où il donnerait de bons résultats. Mais la photothérapie est surtout employée dans le traitement du lupus : alors les rayons lumineux d'un arc voltaïque sont concentrés dans une lentille et projetés directement sur la surface malade au moyen d'un appareil spécial

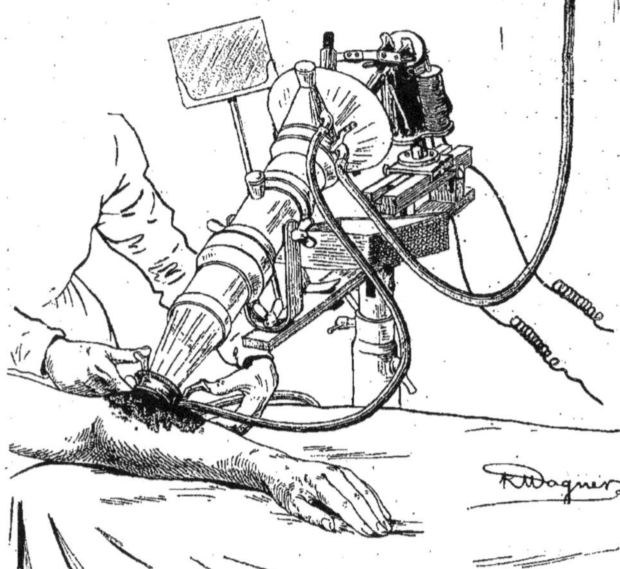

Fig. 551. — Appareil de Finsen.

dit appareil de Finsen (fig. 551). On obtient ainsi la guérison du lupus avec des cicatrices meilleures que celles données par les autres méthodes. Ce procédé est basé sur les propriétés bactéricides des rayons chimiques compris dans la partie violette et ultra-violette du spectre.

PHRAGMOPLASTE. s. m. On donne ce nom à la cloison qui apparaît entre les deux corps cellulaires nouveaux quand la caryocinèse vient de finir.

PHRÉNÉSIE. s. f. [*phrenitis*, *phreniliasis*, *phrenesis*, φρενῖτις, de φρήν, esprit; all. *Phrenitis*, *Tobucht*, angl. *phrenesis*, *phrensy*, it. *frenesia*, esp. *frenesi*]. L'inflammation du cerveau et des méninges, et plus souvent le délire symptomatique qui a lieu dans ces affections.

PHRÉNÉTIQUE. adj. et s. [*phreniticus*, φρενιτικός, all. *phrenetisch*, angl. *phrenetic*, it. et esp. *frenetico*]. Qui a rapport à la phrénésie, ou qui en est atteint.

PHRÉNIQUE. adj. [*phreniticus*, de φρένης, diaphragme; angl. *phrenic*, it. et esp. *frenico*]. Qui a rapport au diaphragme. — *Artères phréniques*. Les artères diaphragmatiques inférieures. — *Centre phrénique*. V. DIAPHRAGME. — *Nerf phrénique*. V. DIAPHRAGMATIQUE.

PHRÉNISME. s. m. [de φρήν, esprit, it. et esp. *frenismo*]. Synonyme de *phrénésie*.

PHRÉNITE. s. f. [*phrenitis*, de φρένης, diaphragme; all. *Zwerchfellentzündung*, it. *frenite*, esp. *frenitis*]. Inflammation du diaphragme. V. DIAPHRAGMATITE.

PHRÉNITIS. s. f. [φρενῖτις, angl. *phrenitis*] : Pour les médecins grecs et latins, *délire aigu avec fièvre intense, carphologie, pouls petit et serré*. Ce n'est pas pour eux une inflammation de la tête; c'est une fièvre qu'ils rangent à côté du *causus* et du *lethargus*, et que l'on doit assimiler à une des formes de la fièvre rémittente ou pseudo-continue, commune dans les pays chauds et dans les contrées marécageuses.

PHRÉNO-GASTRIQUE. adj. [de φρένης, diaphragme, et *gastrique*]. Qui appartient à l'estomac et au diaphragme. — *Ligament phréno-gastrique* [all. *Zwerchfellmagenband*]. Repli du péritoine allant de l'estomac au diaphragme.

PHRÉNO-GLOTTISME. s. m. [de φρένης, diaphragme, et *glotte*]. Spasme de la glotte et du diaphragme. V. SPASME.

PHRÉNOGRAPHIE. s. m. [de φέρνης, diaphragme, et γράφειν, écrire]. Instrument inventé par Rosenthal pour enregistrer les mouvements du diaphragme dans les expériences sur les animaux. C'est un levier dont la partie interne, introduite par une ouverture de la paroi abdominale et appliquée sur la face inférieure du muscle, transmet les mouvements de celui-ci à la partie extérieure, qui l'inscrit sur un cylindre tournant.

PHRÉNOLOGIE. s. f. [*phrenologia*, de φρήν, esprit, et λόγος, discours; all. *Phrenologie*, angl. *phrenology*, it. et esp. *frenologia*]. Hypothèse de Gall qui considère le cerveau comme constitué par des organes servant chacun à une affection, à un instinct, à une faculté, et qui admet que le développement de chacune de ces qualités est en rapport avec la grosseur relative de l'organe. Elle n'a pas été vérifiée par l'expérience. V. CRANIOLOGIE.

PHRÉNOPATHIE. s. f. [*phrenopathia*, de φρήν, intelligence, et πάθος, affection]. Lésion des facultés intellectuelles, maladie mentale, aliénation.

PHRÉNO-SPLÉNIQUE. adj. [de φρένης, diaphragme, et *splénique*]. Qui appartient au diaphragme et à la rate. — *Ligament phréno-splénique* [all. *Zwerchfellmilzband*]. Repli péritonéal étendu de la rate au diaphragme.

PHRICODE. adj. [*phricodes*, φρικώδης, de φρίξ, froid ou frisson fébrile, et εἶδος, ressemblance; it. *fricode*, esp. *fricodes*]. — *Fièvre phricode* [all. *Frostfieber*, angl. *phricodes*]. Anciennement, une fièvre intermittente ou rémittente dans laquelle le malade éprouve un froid considérable.

PHTALATE. s. m. Noms des sels que forme l'acide phtalique.

PHTALÉINE. s. f. Groupe de substances organiques colorantes, formées par union de l'acide phtalique avec un phénol. Telle est la *phtaléine du phénol* ordinaire ou acide phénique ($C^{40}H^{14}O^8$), dont les solutions alcalines ont une couleur rouge de fuchsine.

PHTALIDE. s. f. V. Phtalique.

PHTALINE. s. f. Nom donné à plusieurs substances incolores, qui se forment par action des agents réducteurs sur les phtaléines, et qui, par oxydation, reproduisent celles-ci. Telle est la *phtaline du phénol* ($C^{40}H^{16}O^8$) qui dérive de la phtaléine correspondante.

PHTALIQUE. adj. — *Acide phtalique.* On l'obtient anhydre [*phtalide, acide pyroalizarique*] [$C^{16}H^4O^6$ ou en atomes C^6H^4 $(CO\,OH)^2$] en distillant son hydrate. Il est cristallisable en aiguilles, soluble dans l'eau chaude, davantage dans l'eau bouillante, et cristallise par refroidissement à l'état d'hydrate, en petits groupes cristallins, jaunâtres. Sa toxicité en injection intrapéritonéale chez le cobaye est comprise entre 1 gr. 30 par kilog. (acide métaphtalique) et 1 gr. 76 (acide orthophtalique); sa toxicité moléculaire, au moins en ce qui concerne l'acide orthophtalique et le paraphtalique, est inférieure à celle du benzène (Chassevant et Garnier).

PHTARTIQUE. adj. [*phtharticus*, φθαρτικὸς, de φθείρειν, détruire]. Délétère.

PHTHIRIASE. s. f. [*phthiriasis*, φθειρίασις, de φθείρ, pou; all. *Läusesucht*, angl. *phthiriasis, pediculation*, it. *ftiriasi*, esp. *tiriasis*]. Maladie caractérisée par le développement d'une grande quantité de poux sur une région ou sur toute la surface du corps. C'est particulièrement au développement d'un grand nombre de *pediculi corporis* (V. Pou) qu'on donne le nom de *phthiriase*, de *maladie pédiculaire*. On trouve des insectes à la surface de la peau, sur les membres, sur le tronc et en particulier sur la poitrine et aux aisselles; ils déposent leurs œufs ou *lentes* sur les poils. La peau n'est altérée que par suite des démangeaisons insupportables qui poussent le malade à se gratter sans cesse, ce qui détermine une irritation superficielle, et l'apparition de croûtes ou de petites élevures papuleuses, coniques, rougeâtres. Dans les cas invétérés, appelés aussi *maladie des vagabonds*, la peau prend aux endroits où le grattage a été le plus intense (pourtour du cou, et partie supérieure de la poitrine) une teinte noirâtre plus ou moins marquée, souvent accentuée par le manque de soin de ces malades; le trouble de la pigmentation peut se généraliser aux muqueuses, et on voit apparaître dans la bouche des taches pigmentées, semblables à celles de la maladie d'Addison (Besnier). La phthiriase est toujours le résultat des pontes successives et multipliées d'un ou de plusieurs de ces insectes venus accidentellement. On a attribué à la phthiriase la mort d'Hérode, de Sylla, et de Philippe II, roi d'Espagne. Les bains, les fumigations sulfureuses et les frictions sulfuro-alcalines suffisent ordinairement pour détruire complètement ces insectes. La *phthiriase de la tête* est surtout fréquente chez les enfants mal tenus; elle donne lieu à des démangeaisons; elle occasionne le développement d'*impétigo* et d'abcès du cuir chevelu accompagnés d'engorgement ganglionnaire. La *phthiriase du pubis*, due au *phthirius pubis* (V. Pou), occupe la région génitale, mais peut se généraliser à toutes les régions pileuses du corps, aisselle, poitrine, barbe, sourcils, sans jamais toutefois envahir les cheveux. Elle détermine des démangeaisons et surtout l'apparition de taches bleues au niveau de l'abdomen et de la région interne des cuisses, dues à l'inoculation sous l'épiderme d'une substance spéciale sécrétée par un appareil glandulaire du pou. Elle est guérie par des lotions avec une solution de sublimé ou l'application d'une pommade mercurielle.

PHTISIE. s. f. [*phtisis*, φθίσις, φθόη, de φθίνομαι, je me consume; all. *Schwindsucht, Lungenschwindsucht*, angl. *phtisis*, it. *tisichezza, ftisi, ftisia*, esp. *tisica, tisis*]. Proprement *consomption*, quelle qu'en soit d'ailleurs la cause. On a admis des *phtisies pulmonaire, hépatique, mésentérique*, etc., selon l'organe dans lequel la lésion à laquelle le dépérissement était dû avait son siège. — Plus tard Bayle désigna sous le nom de *phtisie* toute lésion du *poumon* qui tend à produire une désorganisation progressive de ce viscère à la suite de laquelle survient son ulcération. Il en admettait six espèces : la *tuberculeuse*, la *granuleuse*, la *phtisie avec mélanose*, l'*ulcéreuse*, la *calculeuse* et la *cancéreuse*. Morton décrivit quarante espèces de phtisie pulmonaire, Portal en distinguait quatorze. Laënnec, au contraire, rapportant toutes les variétés cliniques de phtisie du poumon à l'apparition et à l'évolution des granulations tuberculeuses (V. Tubercule), créa la doctrine de l'*unicité des phtisies* (*doctrine française* ou *de Laënnec*), à laquelle Virchow opposa celle de la *dualité des phtisies* (*doctrine allemande*), qui admet que la phtisie pulmonaire est tantôt *tuberculeuse*, due à la présence de granulations tuberculeuses ramollies; tantôt *caséeuse*, due à des produits inflammatoires, pneumoniques, qui ont évolué à la façon des tubercules. Actuellement, grâce aux recherches anatomo-pathologiques qui ont montré, contrairement à l'opinion de Virchow, que le tubercule pouvait prendre naissance dans l'épithélium des alvéoles pulmonaires aussi bien que dans le tissu conjonctif (Grancher, Thaon), et aux expériences d'inoculation qui ont prouvé que la matière caséeuse de certaines pneumonies chroniques déterminait l'apparition de la phtisie pulmonaire comme l'inoculation de la matière tuberculeuse elle-même (Villemin), la doctrine de Laënnec l'a définitivement emporté sur celle de Virchow, et les cliniciens et les anatomo-pathologistes admettent l'unicité des phtisies, quelle que soit d'ailleurs la forme clinique qu'elles revêtent dans le poumon. Enfin la découverte du bacille de Koch est venu apporter un supplément de preuve. — *Phtisie aiguë granulique* [*phtisie granuleuse, phtisie générale, granulie, phtisie à granulations grises, à infiltration grise, à tubercules miliaires gris, tuberculose miliaire aiguë*, etc.]. Maladie dans laquelle on rencontre des tubercules à l'état de *granulations miliaires grises*, non seulement dans le poumon, mais dans un grand nombre d'organes (V. Tubercule); Empis l'a décrite sous le nom de *granulie*. Elle est tantôt *primitive*, et se rencontre alors chez les individus surmenés, ou habituellement privés d'air et d'exercice; tantôt *secondaire*, et apparaît dans le cours d'une phtisie tuberculeuse chronique. Elle se présente tantôt sous la forme d'une maladie générale, simulant la fièvre typhoïde, ou simplement la grippe ou l'embarras gastrique; tantôt sous celle d'une affection thoracique. Mais dans tous les cas le début est précédé d'une période prodromique se caractérisant par un malaise général avec accès fébriles légers et irréguliers, des troubles dyspeptiques plus ou moins marqués, de l'inaptitude au travail, et surtout par un amaigrissement rapide. Cet état peut durer deux ou trois semaines avec des rémissions plus ou moins longues. 1° *Forme typhoïde.* Tous les symptômes de la fièvre typhoïde peuvent se rencontrer dans ce cas. Pourtant l'adynamie et la stupeur sont moindres, le délire est plus rare, les taches rosées manquent le plus souvent et apparaissent à des époques variables, la courbe thermique ne présente pas la régularité de celle de la dothiénentérie, la photophobie est fréquente, la surdité et les bourdonnements d'oreille manquent souvent; la diarrhée est inconstante, la langue reste humide, l'appétit est conservé; les symptômes thoraciques manquent complètement ou sont peu marqués; seule la dyspnée peut parfois exister, sans rapport avec les signes stéthoscopiques; signalons enfin l'hyperesthésie cutanée, qui indiquerait l'envahissement des méninges (Empis). L'un des caractères les plus importants pour fixer le diagnostic avec la fièvre typhoïde est la précocité de l'amaigrissement ; celui-ci n'apparaît en effet, dans la fièvre typhoïde, qu'à la fin de la période fébrile, et la courbe quotidienne du poids montre que celui-ci ne commence à baisser que quand la température redescend et que la crise urinaire se produit (Garnier et Sabaréanu) ; au contraire, dans la phtisie aiguë, l'amaigrissement est précoce, les malades l'ont remarqué dès le début et souvent avant même le début de la période fébrile. La marche est le plus souvent irrégulière, des rémissions peuvent se produire ; la terminaison se fait le plus souvent par la mort, qui arrive par asphyxie, par les progrès de l'adynamie, par une complication due à une nouvelle localisation bacillaire (méningite). La maladie peut prendre une marche subaiguë ou même passer à l'état chronique. La guérison enfin, quoique rare, a été observée. 2° *Forme de pyrexie atténuée.* Dans ce cas, les symptômes restent frustes jusqu'au moment où apparaissent les phénomènes terminaux. Après une période prodromique plus ou moins prolongée, apparaît une fièvre modérée et irrégulière ; on porte le diagnostic d'embarras gastrique ou de grippe. Ces accidents peuvent guérir, mais peu à peu se développent les signes de la phtisie chronique ; ou bien, tout d'un coup apparaissent des accidents manifestement tuberculeux qui emportent rapidement le malade, des signes de méningite tuberculeuse, ou des accidents pulmonaires à forme asphyxique ou à forme de broncho-pneumonie tuberculeuse. 3° *Forme suffocante* (*asphyxie tuberculeuse aiguë* de Graves). Cette forme, fréquente chez les enfants de deux à cinq ans et les adultes de vingt à trente ans, est caractérisée par une dyspnée excessive avec accès d'orthopnée ; la toux est nulle ou légère, l'expectoration est gommeuse ou spumeuse ; à l'auscultation le murmure vésiculaire est diminué ou aboli, les râles sont peu nombreux ou manquent ; la fièvre est irrégulière, souvent peu élevée. La durée de cette forme est de vingt à trente jours ; elle peut être réduite à trois jours dans les cas foudroyants. La mort arrive par les progrès de l'asphyxie. 4° *Forme catarrhale.* Dans ce cas aussi, les phénomènes respiratoires sont prédominants ; mais à la dyspnée s'ajoutent des signes stéthoscopiques qui trahissent les lésions associées à la granulie ; il y a en effet de la bronchite (forme bronchitique, forme de bronchite capillaire) ou même de la broncho-pneumonie (forme broncho-pneumonique fréquente chez les enfants). La mort arrive par asphyxie au bout de cinq à six semaines ; plus rarement, la maladie passe à l'état chronique. — *Phtisie aiguë pneumonique* (*pneumonie caséeuse*). Cette forme, séparée de la tuberculose par Reinhardt, Virchow, Niemeyer, Jaccoud, y fut définitivement réintégrée par Villemin, Grancher et Thaon, qui démontrèrent le bien fondé de la conception de Laënnec ; la découverte du bacille de Koch donna une preuve nouvelle et indiscutable de l'unicité de la tuberculose. Elle affecte l'allure générale de la pneumonie, mais s'en distingue par un certain nombre de signes importants : le début n'a pas toujours la brusquerie de celui de la pneumonie, le frisson initial manque souvent ; l'expectoration est sanguinolente ou muco-purulente, et n'a pas les caractères de celle de la pneumonie ; le souffle tubaire manque ou apparaît tardivement ; la fièvre a une marche irrégulière ; l'amaigrissement est précoce. L'évolution peut être rapide, et la mort arrive vers la troisième ou la quatrième semaine au milieu de phénomènes adynamiques ou par asphyxie consécutive à une éruption granuleuse secondaire. Dans d'autres cas, la marche est traînante ; le foyer s'ulcère et se vide ; des signes cavitaires apparaissent, et la mort arrive entre la quatrième et la huitième semaine par consomption. — *Phtisie des aiguiseurs* [all. *Asthma der Schleifer*, angl. *millstonemakers' phtisis*, it. *tisi degli scalpellini ; pneumonokoniose siliceuse*, Zenker]. Forme de pneumonie chronique interstitielle dont sont atteints les tailleurs de pierre, les aiguiseurs, les tailleurs de grès et autres ouvriers qui vivent dans une atmosphère chargée de poussière minérale. Le poumon renferme quelquefois des myriades de granulations dont le volume ne dépasse pas celui d'un plomb de chasse ; elles sont blanches et formées seulement de silice, ou brunes, noirâtres, et contenant du fer, du phosphate de chaux et du charbon. Ces granulations déterminent des lésions pulmonaires et des symptômes, immédiats et consécutifs, semblables à ceux qu'engendrent les particules de charbon dans l'anthracosis, c'est-à-dire que le dernier terme est l'ulcération du poumon, comme dans la phtisie tuberculeuse. On admet aujourd'hui que pour qu'il y ait ulcération du poumon, il faut qu'aux particules solides apportées dans le parenchyme se joigne le bacille de Koch, et la phtisie des aiguiseurs, comme la phtisie anthracosique, est due à l'association de la tuberculose à la pneumoconiose. — *Phtisie anthracosique*. V. *Anthracosis*. — *Phtisie calcaire* ou *calculeuse*. Accidents rares, causés par les *broncholithes*, calcaires ou autres. — *Phtisie cancéreuse.* Nom sous lequel Bayle décrivait le *cancer du poumon.* — *Phtisie caséeuse.* V. Pneumonie *chronique.* — *Phtisie dorsale* [*tabes dorsalis, Rückendarre*]. Le *mal vertébral de Pott.* Le dépérissement qui suit les pertes séminales. V. Spermatorrhée. — *Phtisie galopante* [*phtisie subaiguë*] (Hérard et Cornil). Forme de phtisie tuberculeuse caractérisée par sa marche rapide. Les altérations anatomiques sont les mêmes que dans la forme commune ; mais, en raison de la faiblesse de l'organisme qui en est le siège, elles évoluent en un temps très court, soit qu'elles apparaissent dès le principe avec cette tendance à la terminaison prompte, soit qu'elles se montrent dans le cours d'une phtisie ordinaire, à marche chronique, dont elles abrègent considérablement la durée. Dans le premier cas, le début est brusque, la fièvre intense, l'amaigrissement rapide ; dans le second, les symptômes déjà existants, dyspnée, toux, consomption, prennent un surcroît d'intensité. Localement, on constate d'abord des râles de bronchite dans toute l'étendue des deux poumons ; bientôt, en raison de la production des cavernes, ils se limitent aux sommets et deviennent caverneux. La durée totale de la maladie peut ne pas dépasser deux ou trois mois. — *Phtisie granuleuse.* V. *Phtisie aiguë granulique.* — *Phtisie hépatique.* L'atrophie du foie. — *Phtisie laryngée* [all. *Kehlkopfschwindsucht, laryngite tuberculeuse, laryngite ulcéreuse*]. Affection du larynx caractérisée anatomiquement par la présence dans cet organe de granulations tuberculeuses et d'ulcérations de deux sortes : les unes, produites par l'évolution habituelle, régressive, des tubercules ; les autres, siégeant au niveau des glandules du larynx, et résultant de la destruction de ces glandes, consécutive à leur suppuration (Cornil et Ranvier). Dans la première période, dite d'*infiltration*, les symptômes cliniques, altérations de la voix, toux, etc., sont les mêmes que dans toute autre forme de laryngite chronique. Dans la seconde période, d'*ulcération*, la voix devient stridente et rauque, la toux est éructante (Trousseau) ; les crachats, puriformes ou sanguinolents, contiennent des débris de cartilages ou de ligaments ; la dyspnée apparaît et va en augmentant, avec inspiration sifflante ; la dysphagie est très marquée, quoique la pression extérieure du larynx ne soit pas douloureuse ; l'examen laryngoscopique montre la présence d'ulcérations plus ou moins profondes sur les cordes vocales ; enfin le poumon devient le siège de lésions tuberculeuses (celles-ci, dans la phtisie laryngée secondaire, sont la première manifestation de la tuberculose), et la mort survient par le fait de la phtisie pulmonaire ou d'un œdème de la glotte. — *Phtisie avec mélanose, phtisie des mineurs. L'anthracosis.* — *Phtisie mésentérique.* V. Carreau. — *Phtisie péripneumonique.* V. Péripneumonie. — *Phtisie pulmonaire chez l'homme.* V. Phtisie *galopante*, Phtisie *granuleuse* et Phtisie *tuberculeuse.* — *Phtisie pupillaire.* V. Myose. — *Phtisie trachéale.* Maladie qui présente la plupart des symptômes de la phtisie tuberculeuse du poumon, et qui est produite par une inflammation chronique de la trachée, avec ulcération et désorganisation de la membrane muqueuse de ce conduit. On en cite des cas causés par la présence d'un corps étranger (noyau de fruit, etc.), dont l'existence était méconnue; ils ont guéri lors de l'expulsion de ce corps. — *Phtisie tuberculeuse* [*phtisie pulmonaire chronique, phtisie commune*]. Elle est due à la pénétration du bacille de Koch dans l'organisme et à son développement au niveau du poumon. Cette cause efficiente unique est favorisée par un grand nombre de causes prédisposantes : toutes les raisons de débilitation de l'organisme, le surmenage, les fatigues excessives, les excès de toutes sortes, les infections et les intoxications chroniques, surtout l'alcoolisme, la mauvaise nourriture habituelle permettent le développement du bacille tuberculeux. La contagion est facilitée par l'encombrement des logements surpeuplés, des hôpitaux, des casernes, et ces causes expliquent la fréquence de la phtisie pulmonaire dans les villes, surtout dans les quartiers pauvres. Elle se fait surtout d'homme à homme par contact direct ou transport indirect; les crachats constituent l'agent le plus redoutable de la contagion. Plus rarement la contagion vient des animaux, lait, viande tuberculeux; mais ce mode de contagion paraît moins fréquent et aussi moins redoutable que celui qui a lieu par les crachats des malades. L'hérédité de la tuberculose est une hérédité de terrain, le germe ne passant pas de la mère au fœtus; mais certains individus sont plus facilement tuberculisables que d'autres. Malgré la multiplicité des causes de contagion auxquelles tout individu est exposé, si la plupart ne deviennent pas tuberculeux, c'est parce que l'homme résiste en général assez bien au bacille de Koch; la preuve en est dans la fréquence de tubercules guéris que l'on rencontre à l'autopsie d'individus morts de toute autre cause. Cela démontre que tout tuberculeux ne devient pas fatalement un phtisique; le développement du bacille de Koch dans le poumon peut être limité par la réaction défensive de l'organisme; la phtisie n'apparaît que quand le poumon se laisse envahir par le bacille qui détruit peu à peu le tissu pulmonaire et le creuse de cavernes. Le début de la maladie est variable. Elle commence (*premier degré*) par une petite toux sèche, qui persiste quelquefois longtemps avant qu'il s'y joigne aucun symptôme, et si, pendant ce temps, la mort survient par une maladie étrangère aux poumons, on trouve dans ces organes une multitude de tubercules très petits. Assez souvent une hémoptysie est le premier signe qui éveille l'attention; peu à peu s'établissent une expectoration muqueuse et une fièvre continue qui présente ordinairement deux redoublements : l'un vers midi, et l'autre au commencement ou vers le milieu de la nuit. Il y a des sueurs abondantes le matin; la respiration est quelquefois à peine plus courte que dans l'état naturel; les fonctions digestives sont souvent dans un état d'intégrité parfaite; les forces musculaires même se conservent longtemps. Les douleurs locales sont souvent nulles et toujours très variables. L'inspection et l'analyse des crachats n'en apprennent guère davantage au début; leurs caractères sont, en général, les mêmes que dans les catarrhes chroniques. C'est donc à l'aide de l'auscultation et de la percussion du thorax que l'on peut reconnaître la phtisie. Les tubercules s'accumulant d'abord au sommet des poumons, les premiers signes se manifestent ordinairement au-dessous des clavicules, et surtout de la droite; dans ce cas, la résonance est moindre et inégale à la partie antérieure supérieure de la poitrine jusqu'au niveau de la quatrième côte; l'inspiration est exagérée, bruyante au-dessous de la clavicule, dans la fosse sus-épineuse et sous l'aisselle, l'expiration est prolongée; parfois le murmure respiration est remplacé par un véritable souffle, indiquant une condensation du parenchyme pulmonaire. Lorsque les tubercules commencent à se ramollir (*deuxième degré*), les mêmes signes persistent; de plus, apparaissent des râles sous-crépitants, d'abord secs et appelés souvent *craquements*, puis humides; ces râles sont plus nombreux au moment de la toux, qui ramène des crachats épais dans lesquels on trouve le bacille de Koch en abondance. Bientôt les râles deviennent plus liquides et plus semblables aux râles muqueux, et la toux, devenue caverneuse, fait sentir qu'une excavation se forme dans le tissu pulmonaire (*troisième degré*). A mesure que l'excavation se vide, la respiration prend ce caractère caverneux; la bronchophonie diffuse fait place à une pectoriloquie, d'abord imparfaite, fréquemment interrompue, mais qui devient de plus en plus évidente. Quelquefois la résonance du thorax, qui jusque-là était obscure, devient plus claire, et l'on pourrait croire à une amélioration de l'état du malade. Lorsqu'une excavation tuberculeuse est tout à fait vide, la toux et la respiration caverneuse l'indiquent évidemment, et la pectoriloquie est parfaite. Quelquefois cependant aux sueurs colliquatives se joint une diarrhée débilitante, soit que des tubercules se soient également développés dans le canal intestinal, soit sans ulcération ni inflammation des intestins. Dès que la fièvre hectique est établie, l'amaigrissement fait des progrès plus ou moins rapides, selon l'abondance des évacuations. Suivant le tableau tracé par Arétée : « Le nez est effilé; les pommettes sont saillantes, et leur coloration tranche sur la pâleur du reste de la face; les conjonctives sont luisantes et d'un léger bleu de perle, les joues caves, les lèvres rétractées; le cou paraît oblique et gêné dans ses mouvements; les omoplates sont ailées; les côtes deviennent saillantes, tandis que les espaces intercostaux s'enfoncent; quelquefois la poitrine semble rétrécie, quelquefois même elle l'est réellement. Lorsque la marche de la maladie est lente, le ventre est aplati et rétracté, les articulations semblent plus grosses, les ongles se recourbent. » Parfois au moment où les signes stéthoscopiques annoncent qu'une excavation tuberculeuse se vide, il y a une amélioration notable, qui peut conduire à une guérison complète, par cicatrisation de la caverne; mais, ordinairement, cette amélioration ne dure que quelques jours ou quelques semaines, selon que les tubercules produits par des éruptions secondaires sont plus ou moins avancés. » « La guérison de la phtisie, dit Laënnec, n'est pas au-dessus des forces de la nature; mais l'art ne possède encore aucun moyen certain d'arriver à ce but. » Cette doctrine a régné longtemps parmi les médecins, qu'elle conduisait à une expectation peu ou pas déguisée en face de la phtisie tuberculeuse : elle n'est plus admissible aujourd'hui; on a vu en effet des malades les uns guéris, les autres améliorés au point que le sujet atteint peut vivre de l'existence commune, en s'astreignant seulement à certaines précautions hygiéniques. Il est évident, d'ailleurs, que tous les organismes, que toutes les périodes de phtisie, ne sont pas également aptes à recueillir les bons effets du traitement. L'hygiène, les moyens diététiques tiennent la première place dans le traitement : l'alimentation surtout doit être surveillée. Les viandes saignantes et surtout la viande crue, les aliments azotés, les vins généreux en petite quantité, sont recommandés aux phtisiques dont les fonctions digestives sont intactes; aux autres les poudres de viande, les peptones artificielles, l'alimentation intensive par le *gavage*

(Debove), c'est-à-dire par l'introduction de substances très nutritives, en abondance, dans l'estomac, à l'aide de la sonde œsophagienne, conviennent. Puis vient la question du climat : au début, l'habitation des plateaux élevés de la Suisse, en été, et même en hiver après acclimatement, est bonne, en ce qu'elle fournit un air pur, reconstituant ; à une période plus avancée de la maladie, ce sont les climats chauds ou tempérés, Pau, Madère, Amélie-les-Bains, etc., qu'il faut choisir : en tout cas, le voisinage de la mer est funeste aux phtisiques qui sont fébricitants ou chez lesquels l'éréthisme nerveux est très prononcé. De toutes façons, le traitement consistera à combiner à la suralimentation la cure de repos dans un air pur ; c'est ce qu'on s'efforce de faire dans les *sanatoriums* qui ont l'avantage de soumettre le malade à une direction médicale constante. L'hydrothérapie est bonne, à condition d'être surveillée dans son mode d'emploi. Le traitement pharmaceutique occupe une place secondaire ; il comprend un grand nombre de méthodes ou de moyens, dont les principaux sont les suivants. A l'extérieur, les badigeonnages avec la teinture d'iode, les pointes de feu très souvent renouvelées, suffisent, au début, comme révulsifs ; en cas de congestion, le vésicatoire volant est indiqué ; s'il y a des cavernes, si la maladie a une forme lente, torpide, l'application d'un cautère est parfois nécessaire. A l'intérieur, on emploie les opiacés, l'eau de laurier-cerise, contre la toux quinteuse ; les balsamiques, le goudron et ses dérivés, la créosote et le gaïacol, contre la toux catarrhale ; les expectorants contre la toux sèche ; les amers, les boissons effervescentes, contre l'anorexie et les vomissements ; les astringents, le bismuth, le laudanum, le nitrate d'argent contre la diarrhée ; le sulfate d'atropine contre les sueurs profuses ; le sulfate de quinine, la digitale, contre la fièvre. A côté de cette médication symptomatique et au-dessus d'elle, si l'on peut dire, se place une médication générale, qui a pour but d'entretenir ou de relever les forces de l'économie et de la mettre en état de lutter contre la maladie. Ce sont : à l'extérieur, les frictions alcooliques ou térébenthinées ; à l'intérieur, les hypophosphites de soude et de chaux, et mieux, le phosphate de potasse dissous dans le vin de quinquina (15 gr. pour un demi-litre de vin), et l'huile de foie de morue additionnée de créosote à la dose de 50 gr. pour 1 litre d'huile (Bouchard) ; l'huile peut être remplacée par la glycérine si elle n'est pas supportée par les malades. Enfin les eaux sulfureuses (Eaux-Bonnes, Cauterets, Amélie-les-Bains, etc.) conviennent dans les formes torpides ; les eaux arséniées (Mont-Dore, Royat, la Bourboule) dans les autres formes. — *Phtisie ulcéreuse.* Celle qui s'accompagne d'ulcérations dans les voies respiratoires.

PHTISIOLOGIE. s. f. [*phtisiologia*, de φθίσις, phtisie, et λόγος, traité ; angl. *phthisiology*, it. *ftisiologia*, esp. *tisiologia*]. Traité sur la phtisie.

PHTISIOPHOBIE. s. f. État des individus qui se croient atteints de phtisie pulmonaire.

PHTISIOTHÉRAPIE. s. f. [φθίσις, phtisie, et θεραπεία, thérapeutique]. Traitement de la tuberculose pulmonaire.

PHTISIQUE. adj. et s. [*phtisicus*, φθισικός, all. *schwindsüchtig*, angl. *phthisical*, it. *tisico*, *ftisico*, esp. *tisico*]. Qui est atteint de phtisie.

PHTISURIE. s. f. [*phthisuria*, de φθίσις, phtisie, et οὖρον, urine ; it. *ftisuria*, esp. *tisuria*]. Dépérissement causé par une sécrétion excessive d'urine. V. POLYURIE. — *Phtisurie sucrée.* V. DIABÈTE.

PHTORE. s. m. [de φθορά, destruction ; it. *ftoro*] (Ampère). Le *fluor*, parce qu'il détruit tous les vases dans lesquels on l'enferme.

PHTORIQUE. adj. V. FLUORIQUE.

PHYCÉES. s. f. pl. La classe des algues.

PHYCINE et **PHYCITE.** s. f. L'*érythrite*.

PHYGETHLON. s. m. [φύγεθλον, angl. *phygethlon*, it. *figetlone*, esp. *figetlon*]. Inflammation non suppurative des ganglions lymphatiques sous-cutanés.

PHYLACTÈRE. s. m. [*phylacterium*, φυλακτήριον, de φυλάσσειν, protéger, conserver ; all. *Amulet*, *Schutzgehänge*, angl. *phylactery*, it. *filattero*, esp. *filaterio*]. Nom donné par les anciens aux amulettes qu'ils portaient sur eux pour se préserver de quelque mal.

PHYLLANTHUS. s. m. Genre de plantes euphorbiacées, auquel appartient l'arbre qui fournissait les *myrobalans emblics*. — *Phyllanthus niruri* ou *yerba de quinino*, ou *quinine créole*. Plante de la famille des euphorbiacées, qui croît aux Antilles, à Porto-Rico, à la Réunion, en Cochinchine ; les feuilles sont douées de propriétés toniques et diurétiques. On emploie l'infusion de feuille à 10 p. 1000, la poudre à la dose de 4 grammes, la teinture au cinquième à la dose de 8 grammes. Cette plante a été préconisée, dans les cas de fièvres intermittentes, et aussi dans la blennorragie et l'hydropisie ; à doses répétées, elle a une action purgative.

PHYLLIRINE. s. f. V. PHILYRINE.

PHYLLOBOTHRYDÉ, ÉE. adj. et s. m. [de φύλλον, feuille, et βόθρος, enfoncement]. V. CESTOÏDE.

PHYLOGÉNIE. s. f. [de φυλή, espèce, et γεννᾶν, engendrer]. Développement de l'espèce.

PHYMATINE. s. f. [de φῦμα, tumeur, tubercule (Guetterbock)]. Substance organique qui serait propre aux tubercules. C'est un corps soluble dans l'eau et dans l'alcool, dont l'acétate de plomb le précipite, et qui n'est coagulé ni par le sulfate de cuivre ni par l'extrait de noix de galle.

PHYMATOÏDE. adj. [de φῦμα, tubercule, et εἶδος, apparence] (Lebert). Se dit d'un état des tissus morbides dans lequel ils prennent une couleur jaune terne, analogue à celle du *tubercule*. Il est dû à des granulations graisseuses jaunâtres, remplissant non seulement les cellules, mais les noyaux libres ou inclus. Elles en font disparaître souvent le nucléole, les rendent plus opaques, quelquefois polyédriques et irréguliers. Il y a en même temps beaucoup de cette graisse (dite *xanthose* par Lebert) dans la matière amorphe du tissu de ces tumeurs. Partout où elle s'est déposée, le tissu a cessé d'être vasculaire ; les capillaires sont atrophiés, surtout au centre plus ou moins ramolli des masses phymatoïdes, tandis qu'à la périphérie on trouve des capillaires d'un rouge foncé par suite de la coagulation du sang dans leur cavité.

PHYMATEUX. adj. Tuberculeux.

PHYMATOSE. s. f. [*phymatosis*, de φῦμα, excroissance, tubercule ; all. et angl. *Phymatosis*, it. *fimatosi*, esp. *fimatosis*]. La tuberculose.

PHYME. s. m. ou **PHYMIE.** s. f. [*phyma*, de φῦμα, tumeur (dérivé de φύομαι, je nais, je crois) ; all. *Phyma*, *Geschwulst*, angl. *phyma*, it. et esp. *fima*). Mot auquel il est difficile d'assigner un sens déterminé. On l'emploie généralement comme synonyme de *phtisie tuberculeuse*.

PHYSACIUM. s. m. Pustule de la grosseur d'un pois et à base circulaire, remplie de pus sanguinolent.

PHYSALINE. s. f. ($C^{28}H^{16}O^{10}$). Poudre blanche, faiblement amère, extraite du *Physalis alkekengi*, L. (Dessaignes et Chautard).

PHYSALIS. s. m. V. ALKÉKENGE.

PHYSCONIE. s. f. [*physconia*, de φύσκων, ventru ; all. *Bauchauftreibung*, angl. *physcony*, it. et esp. *fisconia*]. L'*hypocarpe*. — *Physconie mésentérique*. V. CARREAU.

PHYSICISME. s. m. Emploi ou abus des explications empruntées à la physique pour se rendre compte des phénomènes d'ordre organique.

PHYSICO-CHIMIQUE. adj. Se dit de ce qui tient de la physique et de la chimie, qui comprend la physique et la chimie; des caractères tant physiques que chimiques d'un corps (par opposition à *organique*); des phénomènes moléculaires qui tiennent autant de l'activité physique que des activités chimiques de la matière.

PHYSICOTHÉRAPIE. s. f. Thérapeutique par les agents physiques; le mot *physiothérapie* est préférable.

PHYSIOGÉNIE. s. f. [Mauvais mot qui, signifiant *développement de la nature*, n'a pas le sens qu'on lui attribue]. Naissance et développement naturels de l'organisme et de ses parties.

PHYSIOGÉNIQUE. adj. Qui concerne la physiogénie.

PHYSIOGNOMONIE. s. f. V. PHYSIONOMIE.

PHYSIOGNOSIE. s. f. [de φύσις, nature, et γνῶσις, connaissance; esp. *fisiognosia*]. Science de la nature.

PHYSIOGRAPHIE. s. f. [*physiographia*, de φύσις, nature, et γράφειν, décrire; all. *Naturbeschreibung*, angl. *physiography*, it. et esp. *fisiographia*]. Description des objets dont l'ensemble constitue la nature.

PHYSIOLOGIE. s. f. [*physiologia*, de φύσις, nature, et λόγος, discours, traité; all. *Physiologie*, angl. *physiology*, it. et esp. *fisiologia*]. Partie de la biologie qui a pour objet l'étude des corps organisés à l'état *dynamique*, et pour but la connaissance des actes qu'ils manifestent, ainsi que le rapport existant entre ces actes et les parties de l'organisme qui les accomplissent. L'organisme est constitué de parties très diverses, de complication différente, dont chacune, outre les actes de même ordre que ceux qui sont présentés par les corps bruts, offre une activité spéciale, a sa vitalité ou vie qui lui est propre; à toute disposition statique ou anatomique correspond une notion dynamique ou physiologique. Chacun de ces modes d'activité est lié à la vie commune ou nutrition, mais en diffère par moins de généralité, d'indépendance, et plus de complication. Dans l'organisme tout est lié et solidaire; mais, pour mieux étudier, on le divise en appareils, organes, systèmes, tissus et humeurs, éléments anatomiques et principes immédiats, qui doivent être étudiés *successivement*, si l'on veut connaître le tout. Dans l'organisme aussi tout se passe et agit *simultanément;* mais, pour mieux étudier, on examine *successivement* les actes accomplis par les appareils, ceux des organes, des systèmes, des tissus, et puis des éléments anatomiques et principes immédiats. De là résulte la subdivision de la physiologie en plusieurs *sections* qui étudient successivement : 1° la *vitalité* et les actes généraux appelés *résultats*; 2° les *fonctions*; 3° les *usages* des organes; 4° les *usages généraux* ou *attributs* des systèmes; 5° les *propriétés* des tissus; 6° les *propriétés des éléments anatomiques, propriétés vitales* ou *élémentaires*. Quant aux principes immédiats, ils ne jouissent que de propriétés physico-chimiques tant qu'ils sont isolés, et ce n'est que réunis en *substance organisée* qu'ils acquièrent des propriétés d'ordre organique. Aussi l'étude de la physiologie suppose faite celle de la chimie. Les *substances* organiques seules offrent des propriétés d'ordre chimique très différentes de celles des composés définis, et se rattachent réellement à l'étude de la physiologie en ce que l'interprétation n'en peut être donnée sans que l'on connaisse déjà les actes d'assimilation et de désassimilation. — La *physiologie* est *normale* ou *pathologique* (Chaussier, *Plan du cours de zoonomie*, Paris, 1809), selon qu'elle étudie les actes des parties du corps saines, ou ceux des parties altérées ou lésées. La *physiologie pathologique* est, à proprement parler, l'étude du fonctionnement de l'organisme pendant la maladie; elle est donc différente de la symptomatologie, qui n'étudie que les manifestations extérieures révélant la maladie, et de l'anatomie pathologique, qui recherche l'état anatomique des organes malades. Quoique encore peu étudiée, elle constitue un des chapitres les plus importants de la nosologie; elle permet d'apprécier les troubles apportés par la maladie au fonctionnement normal des organes, et de reconnaître les réactions opposées par l'organisme; elle montre ce qu'il y a d'actif et de passif dans les phénomènes morbides, et par suite elle apprend les symptômes qu'il faut savoir respecter et ceux au contraire que le traitement doit combattre. Elle constitue, avec la pathogénie, une des bases les plus solides de la thérapeutique. — *Physiologie cellulaire.* Partie de la physiologie générale qui traite des propriétés des éléments anatomiques, chez les écrivains qui font le mot *cellule* synonyme d'*élément anatomique*. V. CELLULAIRE (*Théorie*). — *Physiologie comparative*, *comparée*. V. COMPARATIF. — *Physiologie expérimentale*. Celle qui fait appel à l'*expérimentation* pour se rendre compte des actes accomplis par les diverses parties de l'organisme. V. VIVISECTION. — *Physiologie générale*. Celle qui, sans faire d'application à aucune espèce vivante déterminée, traite d'une manière philosophique ou abstraite des phénomènes de la vie. — *Physiologie médicale*. Application des données de la physiologie à l'interprétation des phénomènes morbides. — *Physiologie psychique* ou *psycho-physiologie* (Littré). Partie de la physiologie du cerveau s'occupant des conditions et des lois qui président à l'ensemble des besoins, des passions, des sentiments, des pensées et de la volonté, par opposition à *psychologie*, qui est consacré à l'étude métaphysique du même objet, et à *physiologie cérébrale*, qui embrasse un domaine plus considérable. V. ENCÉPHALE. — *Physiologie spéciale*. Celle qui, prenant pour sujet d'étude une espèce vivante distincte, décrit le mécanisme de la vie dans cette espèce seule ou dans quelqu'un de ses organes. Il y a autant de *physiologies spéciales* qu'il y a d'espèces vivantes : de là, les expressions de *physiologie de l'homme, physiologie végétale*, etc.

PHYSIOLOGIQUE. adj. [*physiologicus*, all. *physiologisch*, angl. *physiologic*, it. et esp. *fisiologico*]. Se dit de ce qui a rapport à la physiologie (*doctrine physiologique*) ou à l'action des parties des corps vivants (*phénomène physiologique*). — Le terme *physiologique* est encore employé à tort comme synonyme de *normal*, et opposé au mot *pathologique*, par ceux qui croient à une différence radicale entre les actes normaux et les actes pathologiques : de là résultent de fréquents non-sens, tels que les termes *anatomie physiologique*, *actes* ou *actions physiologiques*, etc. Tout phénomène physiologique est déterminé par une disposition anatomique correspondante; et, *vice versâ*, toute disposition anatomique entraîne une particularité correspondante dans les actes. Aussi faut-il se garder de croire que des actes différents, des sécrétions diverses par exemple, sont opérés par des glandes de structure identique, erreur qui dépend de ce que, dans l'étude de l'anatomie, on omet de pousser l'analyse jusqu'à l'examen de la structure et de la composition immédiate; ou de ce qu'en examinant les éléments anatomiques qui entrent dans la structure d'un tissu, on se borne à constater leur forme ou leur volume, sans examiner leur structure, leur composition immédiate, leurs réactions chimiques, etc.

PHYSIOLOGISME. s. m. En médecine, *systèmes du physiologisme* ou *de l'accidentalisme*, ceux dans lesquels la maladie est considérée comme une modification éventuelle de la santé, sans racine en nous, qu'on peut prévenir et détruire en en prévenant et détruisant les causes extérieures et leurs occasions.

PHYSIOLOGISTE. s. m. [all. *Physiolog*, angl. *physiologist*, it. *anatomista*, esp. *anatomista*, *fisiologista*]. Celui qui s'occupe spécialement de physiologie.

PHYSIONOMIE (pour **PHYSIOGNOMONIE**). s. f. [*physiognomonia*, φυσιογνωμονία, de φύσις, nature, et γνώμων, qui connaît; all. *Physiognomie*, angl. *physiognomy*, it. et esp. *fisionomia*]. Aspect particulier qui, pour chaque être vivant, résulte de l'ensemble de ses parties tant intérieures qu'extérieures, et, pour l'homme en particulier, de l'ensemble des traits de la face.

PHYSIONOTYPE. s. m. [*physiono*, contraction de *physionomie*, et *type*]. Instrument destiné à transporter sur le papier les traits de la face (E. Huschke).

PHYSIOTHÉRAPIE. s. f. [φύσις, nature, et θεραπεία, traitement]. Ensemble des méthodes de traitement qui mettent en œuvre les agents physiques : température, lumière, électricité, mouvement, air, eau, climat, altitude, etc.

PHYSIQUE. s. f. [*physice*, de φυσικός, physique, qui appartient à la nature; all. *Physik*, *Naturlehre*, angl. *physics*, it. et esp. *fisica*]. Science qui traite des propriétés immanentes à la matière, indépendamment de toute considération de forme, d'actions moléculaires et d'organisation. Elle est distincte de la mathématique, qui considère les qualités numériques, géométriques et mécaniques des corps; de la chimie, qui traite de leur constitution et de leurs propriétés moléculaires; de la biologie, qui a pour sujet l'état d'organisation et les propriétés coexistantes. Elle a pour sujet l'étude de la gravité ou pesanteur, de la consistance (d'où divisibilité), de l'élasticité (d'où compressibilité et vibrations), des propriétés thermiques, optiques, électromagnétiques, olfactives et sapides des corps. — *Physique médicale*. Application des données de la physique à l'observation et à l'interprétation des phénomènes morbides. — *Physique sociale* (A. Comte). La *sociologie*. — *Physique terrestre*. V. Géologie et Météorologie.

PHYSIQUE. s. m. Nom donné tantôt à l'ensemble de l'apparence extérieure du corps, tantôt à l'ensemble des dispositions anatomiques intérieures, par opposition au *moral*. Ces deux conditions sont en rapport l'une avec l'autre, comme la forme de l'animal est en rapport avec celle de son système nerveux; et, à leur tour, les qualités spéciales de l'innervation marquent leur empreinte sur la nature des actes et gestes par lesquels elle se produit au dehors et sur l'*habitude* extérieure. V. Instinct.

PHYSIQUE. adj. [*physicus*, φυσικός, all. *physisch*, angl. *physic*, it. et esp. *fisico*]. Synonyme de *naturel*. — *Caractères d'ordre physique*. V. Anatomie. — *Loi physique d'un phénomène*. La détermination des conditions de son accomplissement, ce qui permet d'en prédire les détails pour un cas quelconque et d'en développer toutes les analogies. — *Sciences physiques*. Celles qui étudient la nature et les propriétés des corps.

PHYSOCÈLE. s. f. [*physocele*, φυσοκήλη, de φῦσα, vent, air, et κήλη, hernie, tumeur; all. *Windbruch*, angl. *physocele*, it. et esp. *fisocele*; *pneumatocèle*]. Tumeur gazeuse du scrotum, hernie intestinale descendue jusque dans le scrotum et distendue par les gaz.

PHYSOCÉPHALE. s. m. [*physocephalus*, de φῦσα, vent, air, et κεφαλή, tête; all. *Kopfwindgeschwulst*, angl. *physocephalus*, it. *fisocephalo*]. Gonflement emphysémateux de la tête.

PHYSŒLIDE. s. m. Nom donné par Virchow à de petits corps pédiculés, piriformes, pleins de liquide, qui existent dans les proliférations épithéliales des villosités du chorion en cas d'oblitération de ces villosités.

PHYSOMÈTRE ou **PHYSOMÉTRIE.** s. f. [*physometra*, de φῦσα, vent, air, et μήτρα, matrice; all. *Mutterwindsucht*, angl. *physometra*, it. et esp. *fisometra*]. Distension de l'utérus par des gaz. Ces gaz accumulés dans l'utérus sont presque toujours le produit de la décomposition putride des débris de fœtus, ou de placenta (si la femme est récemment accouchée), ou de la décomposition de quelques caillots menstruels. Des erreurs de diagnostic l'ont fait dire idiopathique Elle réclame le nettoyage complet de la cavité utérine, suivi d'irrigations avec une solution antiseptique faible.

PHYSOSTIGMINE. s. f. L'*ésérine*.

PHYSOTHORAX. s. m. [de φῦσα, vent, et *thorax*]. Accumulation de gaz dans la cavité pleurale.

PHYTOALOPÉCIE. s. f. [de φυτόν, végétal, et *alopécie*]. V. Trichophyton.

PHYTOLACCIN. s. m. Principe actif du *Phytolacca decandra* L. Résine amère, purgative et cholagogue; dose de 0gr,05 à 0gr,10.

PHYTOLACCIQUE. adj. — *Acide phytolaccique*. L'acide oxalique.

PHYTOLAQUE. s. f. [*Phytolacca*, all. *Kermesbeere*, angl. *phytolacca*, it. *fitolacca*, esp. *fitolaca*]. Genre de plantes dont l'espèce principale est le *Phytolacca decandra*, L. : son suc sert à colorer le vin dans certains pays; on mange les jeunes pousses en guise d'asperges, ou les jeunes feuilles au lieu d'épinards; la racine est purgative, à la dose de 0gr,50 à 1gr,50 en poudre. — Une autre espèce, *P. drastica*, L., est également purgative.

PHYTOLÉINE. s. f. Oléo-résine regardée comme le principe âcre de la racine de phytolaque (Boudart).

PHYTOMÉLINE. s. f. La *rutine*.

PHYTOPATHOLOGIE. s. f. [de φυτόν, plante, et *pathologie*]. Étude des maladies des plantes.

PHYTOSTÉRINE. s. f. Corps voisin de la cholestérine, qui existe dans la fève de Calabar (Hess).

PHYTOZOAIRES. s. m. pl. [*phytozoum*, de φυτόν, plante, et ζῷον, animal] (Bory Saint-Vincent). Êtres supposés intermédiaires entre les végétaux et les animaux : ce sont des animaux et des végétaux d'organisation très simple. Il n'existe pas d'êtres qui soient, comme on l'a supposé, intermédiaires entre les deux règnes végétal et animal. ‖ Les zoanthaires (Brandt). ‖ Les *spermatozoïdes* des hépatiques (Gottsche).

PIA. s. m. V. Tacca.

PIAN. s. m. [*frambœsia*, all. *Pian*, *Erdbeerpocken*, angl. *pian*, esp. *pian*, *epian*]. Nom donné, dans les colonies françaises de l'Amérique, à une maladie chronique, caractérisée par une éruption cutanée de tubercules fongueux à surface granuleuse, comparés à des framboises. Sauf quelques différences peu importantes, le *pian* d'Amérique est la même affection que l'*yaws* endémique chez les nègres de la Guinée. Cette maladie est contagieuse, et propagée sans doute par les piqûres des moustiques; elle s'observe surtout chez les indigènes, en raison de la promiscuité dans laquelle ils vivent, qui favorise la contagion; mais les Européens n'ont pas d'indemnité de race. D'après les médecins français qui l'ont observé à Saint-Domingue, à la Guadeloupe, à Cayenne, le *pian* s'annonce par de petits boutons rouges, avec fièvre et douleurs dans les membres. La peau devient écailleuse, et bientôt se développent les pians ou tubercules qui présentent trois aspects différents : les gros pians blancs ; les petits pians; les pians rouges, qui sont les plus graves. Ordinairement, il en est un plus gros que les autres, qui prend la forme d'un ulcère profond, sans fongosités, d'où découle une matière sanieuse. Cet ulcère est appelé *mère pian*, ou *maman pian*. Quelquefois cette affection est suivie du *mal aux os*, caractérisé par des douleurs ostéocopes, des exostoses, la tuméfaction des extrémités articulaires, etc. Les mauvais effets des mercuriaux empêchent de considérer le pian comme de nature syphilitique. Le traitement est local et hygiénique. V. Yaws. — *Pian hémorragique*. V. Verruga. — *Pian de Nérac*. Accidents tertiaires de la syphilis infantile observés à Nérac par J. Raulin en 1752.

PIANIFORME. adj. S'est dit de productions morbides cutanées ayant la forme de celle du pian.

PIARRHÉMIE. s. f. [*piarrhæmia*, de πῖαρ, graisse, et αἷμα, sang]. État du sang où de la graisse en émulsion dans le sérum lui donne une teinte opaline, lactescente ou *chyleuse*. C'est un état normal temporaire du sang, qui se reproduit chaque jour, et dure tant que l'animal est en digestion, pour disparaître ensuite peu à peu. Mais, de temporaire, cet état peut devenir exagéré, permanent, et, par suite, pathologique, dans certaines affections primitives ou secondaires du foie : c'est alors qu'on voit quelquefois se manifester la *chylurie*, symptôme extérieur de la piarrhémie permanente et morbide. Cl. Bernard a montré que la piarrhémie est due à ce que le sucre introduit comme aliment, et le produit de la digestion des fécules, des gommes, etc., se changent dans le foie en un mélange de substances partie graisseuses, partie azotées, coagulables, qui, dans les veines sus-hépatiques, puis dans les veines générales, se montrent à l'état de granulations fines, excessivement nombreuses, qui donnent au sérum l'aspect chyleux. Cet état ne se manifeste qu'autant que l'alimentation se compose, en grande partie, de fécules, de gommes, de sucre, etc. Lorsque le chyle est très chargé de fines gouttes graisseuses, c'est une condition de plus pour donner au sérum l'aspect laiteux. — De la graisse a été trouvée dans le sang chez des personnes affectées de choléra asiatique, de pneumonie et d'hépatite. En ce cas le sérum est *laiteux*, et des globules de graisse s'aperçoivent aisément au microscope. Cette question de la piarrhémie est liée à celle des sérums opalescents ; or, l'opinion actuelle est que les granulations auxquelles est due l'opalescence sont de nature albuminoïde et non graisseuse ; d'ailleurs, ces corpuscules ne se colorent pas par l'acide osmique et ne sont pas dissous par l'éther.

PIAULEMENT. s. m. V. MUSICAL.

PICA et **PICACISME.** s. m. [κίσσα, qui, en grec, signifie une *pie* et le *pica*, par une assimilation entre les goûts de cet oiseau et la dépravation de goût dont il s'agit ; le latin *pica*, qui signifie aussi *pie*, est une traduction faite du grec par les médecins modernes ; all. *krankhafte Esslust*, angl. it. et esp. *pica*]. Perversion du goût caractérisée par l'éloignement pour les aliments ordinaires, et par le désir de manger diverses substances non nutritives, qui répugnent dans l'état de santé, charbon, etc. Le *pica* ne diffère pas du *malacia* : cependant on appelle spécialement *malacia*, ou *malacie*, l'anomalie du goût qui nous fait appéter exclusivement telle ou telle substance alimentaire ; *pica*, l'aberration qui fait désirer une substance non alimentaire.

PICHURIM. s. m. [*pechurim*, *pichomin*, *pichora*, *pichola*, *noix de sassafras*, *fève* ou *semence de pichurim*]. Graine brunâtre, rugueuse au dehors, de couleur de chair et marbrée au dedans, de saveur et odeur tenant de celles du sassafras et de la muscade, contenant de l'acide benzoïque, et employée au Brésil comme tonique et excitante. La fève de Pichurium *vraie* (Guibourt) provient du *Nectandra puchury major*, Nees. Une autre espèce moins aromatique, plus courte, plus arrondie, vient du *Nectandra puchury minor*, Nees, de la famille des laurinées.

PICOTE. s. f. Nom populaire de la *variole* dans quelques provinces. — *Picote des bêtes à laine.* V. CLAVELÉE.

PICOTEMENT. s. m. [*punctio*, νύγμα, νύξις, all. *Prickeln*, angl. *prickling*, it. *pizzicore*, esp. *picazon*]. Impression incommode et un peu douloureuse sur la peau, comme si l'on y faisait des piqûres légères.

PICRAMINE. s. f. (Berzelius). L'*amarine*.

PICRAMYLE. s. m. V. STILBÈNE.

PICRATE. s. m. Nom générique des sels que l'acide picrique forme avec les bases. Ils sont cristallisables, amers, généralement colorés en jaune, et fusent lorsqu'on les chauffe. Quelques-uns détonent par un choc violent ou par l'action de la chaleur. Mêlés avec un corps oxydant, comme le chlorate de potasse, ils produisent une détonation violente par le choc ou à une température peu élevée.

PICRINE. s. f. [de πικρὸς, amer; all. et angl. *Picrin*]. Substance amère obtenue de la digitale pourprée par Radig : son existence est douteuse.

PICRIQUE. adj. [de πικρὸς, amer]. — *Acide picrique* [all. *Picrinsaure*, angl. *picrin acid*, it. *acido picrinico ; acide amer*, *acide carbazotique*, *nitroxanthique*, *nitropicrique*, *trinitrophénique*, *chrysolépique*, *azocarbonique* (Liebig), *jaune amer*, *phénol trinitrique*, *amer d'indigo* ou *de Welter*] [$C^{12}H^2(AzO^4)^3O.HO$] ou, en atomes, [$C^6H^2(AzO^2)^3OH$]. Acide obtenu par action de l'acide nitrique sur l'indigo, l'aloès, la salicine, la coumarine, l'acide phénique, etc. : c'est de l'acide phénique trinitré, c'est-à-dire dans lequel 3 équivalents d'hydrogène sont remplacés par 3 groupes AzO^4. Cristallisable en prismes dérivant de l'octaèdre rhomboïdal. Soluble dans 86 parties d'eau à 15°, et dans 26 parties à 77° ; facilement soluble dans l'alcool et dans l'éther. Chauffé peu à peu à 122°, il fond, prend l'aspect d'une huile jaune et se sublime sans altération. Chauffé brusquement, il détone violemment, dégage de l'acide carbonique, de l'azote, du bioxyde d'azote, de l'acide cyanhydrique, et laisse un résidu de charbon. Il brûle au contact de l'air et à une température élevée. Guinon l'a employé (1849) pour la teinture de la soie et de la laine ; il ne donne au coton aucune coloration. Mêlé au carmin d'indigo, il donne de magnifiques verts, employés pour teindre la soie, la laine et les fleurs artificielles. Il colore en jaune-soufre les tissus animaux frais et les durcit. Il enlève à la longue le phosphate de chaux des os et les ramollit. Il est employé dans les études d'histologie pour durcir et fixer les éléments anatomiques. Curie en 1876 a reconnu que les compresses ou l'ouate imbibées de sa solution diminuent ou suppriment la suppuration des plaies. Depuis, il a été employé avec succès en badigeonnage contre l'érysipèle, l'eczéma et surtout les brûlures ; il agit à la fois comme analgésique, antiseptique et kératoplastique ; il est surtout efficace dans les cas de brûlure du premier et du second degré, et même du troisième degré pourvu qu'il reste des traces d'épiderme. On l'emploie en solution à 12 p. 1 000, dont on imbibe des compresses ou du coton hydrophile. Ce médicament n'est pas complètement inoffensif et provoque chez certains sujets l'apparition d'un exanthème scarlatiniforme généralisé.

PICRO-CARMIN. s. m. V. PICRO-CARMINATE.

PICRO-CARMINATE. s. m. Composé d'acides picrique et carminique unis à une base. On emploie en histologie le *picro-carminate d'ammoniaque* ou *picro-carmin* comme matière colorante rouge. Le picro-carmin de Ranvier se prépare de la façon suivante : on fait fondre un peu de carmin n° 40 dans quantité suffisante d'ammoniaque ; on prépare une solution saturée d'acide picrique, puis on verse dans cette solution le carmin dissous dans l'ammoniaque. On laisse ensuite reposer dans un bocal sur lequel on ne met pas de couvercle. Une partie du liquide s'évapore, des moisissures se développent à la surface, et au bout de plusieurs mois on a un colorant doué d'un pouvoir électif très net. Le picro-carmin colore les noyaux en rouge foncé, les fibres conjonctives en rouge clair, le protoplasme cellulaire en jaune foncé, les globules rouges du sang en jaune clair. Il donne de bons résultats pour la coloration du système nerveux et de différents parenchymes, en particulier pour le foie dans le cas de cirrhose.

PICROGLYCION. s. m. Substance cristallisable, amère, contenue avec la solanine dans la douce-amère.

PICROMEL. s. m. [all. *Gallenzucker*, *Gallensüss*, angl. *picromel*, it. *picromele*, esp. *picromiel*]. Mélange de taurocholate et de glycocholate conservant la saveur amère, puis sucrée, de ces sels (Thénard) : c'est l'acide *choléique* de Demarçay.

PICRONITRIQUE. adj. — *Acide picronitrique*. Corps se présentant sous forme de lamelles cristallines jaunes; il est soluble dans l'alcool et dans 100 parties d'eau froide. Il a les mêmes propriétés analgésique, antiseptique et kératoplastique que l'acide picrique; on l'emploie en solution hydro-alcoolique dans les cas de brûlures, d'eczéma, d'érysipèle, et aussi de zona.

PICROTOXINE. s. f. [de πικρὸς, amer, et τοξικὸν, poison; all. *Pikrotoxin*, *Kokkelskornbitter*, angl. *picrotoxine*, it. *picrotossina*, esp. *picrotoxina*]. Principe toxique extrait (Boullay) de la coque du Levant. Elle cristallise en prismes quadrangulaires, blancs, brillants, transparents, inodores, excessivement amers, solubles dans 3 parties d'alcool, dans 25 d'eau bouillante, et dans 150 d'eau froide. La picrotoxine a été considérée à tort comme

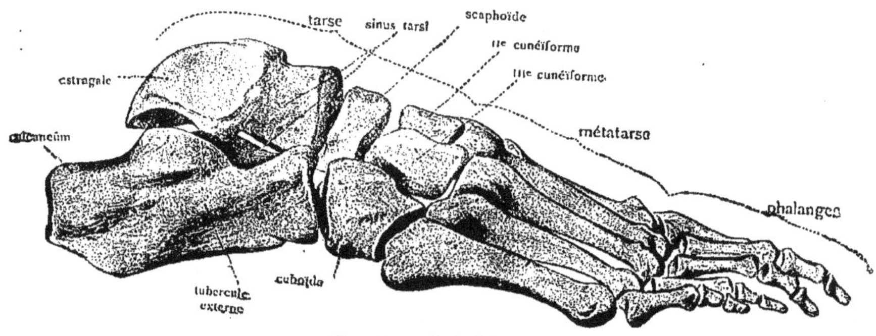

Fig. 552. — *Pied*, côté externe.

une base végétale; c'est un principe neutre qui se dissout dans les acides sans former de sels; elle est lévogyre. Avec les bases alcalino-terreuses, elle forme des combinaisons amorphes; les alcalis l'altèrent. Oppermann lui donne pour formule $C^{10}H^6O^4$. D'après Barth, la picrotoxine a pour formule $C^{24}H^{14}C^{10}$, et se transforme, en présence des alcalis ou des acides, en une substance amorphe, gommeuse, ayant pour formule $C^{24}H^{16}O^{12}$, c'est-à-dire qu'elle renferme, en plus, deux molécules d'eau. La picrotoxine est un poison très actif : elle agit sur le bulbe rachidien, détermine des vertiges, des convulsions, et peut amener la mort. On l'a employée, à la dose de 1/2 à 3 milligrammes, contre les spasmes et contractures, l'épilepsie, l'hystérie, la chorée.

PIED. s. m. [*pes*, ποῦς, all. *Fuss*, angl. *foot*, it. *piede*, esp. *pié*]. Partie inférieure du membre pelvien de l'homme, qui pose sur le sol et supporte le corps: elle est comprise entre le *talon* et l'extrémité des orteils. Le pied comprend le *tarse*, le *métatarse* et les *orteils*. Vingt-six os (calcanéum, astragale, scaphoïde, cunéiforme, cuboïde, métatarsiens, phalanges), assujettis les uns aux autres par un grand nombre de ligaments, concourent à sa formation (fig. 552); ils sont recouverts par vingt muscles (pédieux, court fléchisseur des orteils, accessoire du long fléchisseur, lombricaux, interosseux, courts abducteurs du gros et du petit orteil, courts fléchisseurs du gros et du petit orteil, court abducteur du gros orteil), et donnent, en outre, insertion aux tendons des muscles de la jambe. La *face inférieure* du pied, appelée *plante*, est concave, et représente une voûte élastique qui transmet au sol le poids du corps; sa *face supérieure*, ou *dos du pied*, qui commence en arrière au *cou-de-pied*, est convexe, et formée par la peau, une aponévrose mince, le muscle pédieux, l'artère pédieuse, les veinules d'origine de la saphène interne, les rameaux des nerfs saphènes interne et externe, musculo-cutané de la jambe et tibial antérieur. Le pied, articulé au niveau de l'astragale avec les os de la jambe (*articulation tibio-tarsienne*), présente des mouvements de flexion et d'extension qui se passent dans cette jointure; quant à ses mouvements d'adduction et d'abduction, c'est dans l'articulation sous-astragalienne qu'ils ont lieu. — Indépendamment des *lésions inflammatoires* (abcès, phlegmon, arthrite, synovite, etc.), du *mal perforant*, de l'*ongle incarné*, de la *tarsalgie*, dont le pied peut être le siège, on observe sur ce segment du membre inférieur des fractures et des luxations. Les *fractures* des os du pied s'accompagnent souvent d'écrasement, de contusion violente, de délabrement des parties molles avec issue des fragments, etc.; elles portent surtout sur l'astragale, qui présente ordinairement une fracture complète, dans le sens transversal ou antéro-postérieur, avec déplacement du fragment détaché; et sur le calcanéum, qui est fracturé par arrachement ou par écrasement, et dont les fragments s'écartent plus ou moins : toutes ces fractures sont graves, en raison de la possibilité d'arthrites consécutives, et nécessitent, outre la réduction et l'immobilisation, un traitement antiphlogistique et résolutif énergique. Les *luxations* consistent tantôt dans un déplacement de la totalité du pied par rapport aux os de la jambe (*luxation tibiotarsienne*), tantôt dans le déplacement d'un seul des os qui le constituent. Ainsi l'astragale peut se déplacer par rapport au calcanéum et au scaphoïde, sans perdre toute connexion avec les os, ou bien il perd tout rapport avec eux et avec l'extrémité inférieure des os de la jambe : on a alors affaire à l'*énucléation* de l'astragale, dans laquelle cet os se déplace en avant, en arrière, en dedans ou en dehors, par rotation ou par renversement; si la luxation est simple, on doit tenter la réduction, et n'extraire l'astragale que si l'articulation est ouverte consécutivement par la mortification des parties molles; s'il existe une plaie primitive, il est encore indiqué de tenter la réduction; si celle-ci est impossible, on aura recours à l'extraction immédiate ou consécutive. On a observé aussi quelques cas de luxations isolées du calcanéum, du scaphoïde, des cunéiformes; ces luxations, rares, peuvent être réduites par les méthodes de douceur ordinaires, mais s'accompagnent souvent de solutions de continuité des parties molles. — *Pied d'hippocampe*. V. Corne d'Ammon. || En pathologie, *pied bot* [*bot*, dans l'ancien français, signifie *mousse*, *tronqué*: *scaurus*, all. *Klumpfuss*, angl. *clubfoot*, it. *piede torto*, esp. *pié truncado*]. Difformité consistant en une déviation permanente du pied. On distingue quatre espèces principales de pied bot : tantôt le pied est dévié en dedans et repose sur son bord externe (*varus*); tantôt il est dévié en dehors et repose sur son bord interne (*valgus*); ou bien il est dans une extension forcée et ne pose sur le sol que par l'extrémité des orteils (*pied équin*); ou bien, au contraire, il est dans une flexion exagérée et ne touche le sol que par le talon (*pied talus*). — Le *varus* (fig. 554) résulte de la rétraction, d'abord des jambiers antérieur et postérieur, puis des jumeaux et des fléchisseurs des orteils; les muscles péroniers sont, au contraire, relâchés et affaiblis. C'est l'opposé dans le *valgus* (fig. 553), où les péroniers sont rétractés. Dans le

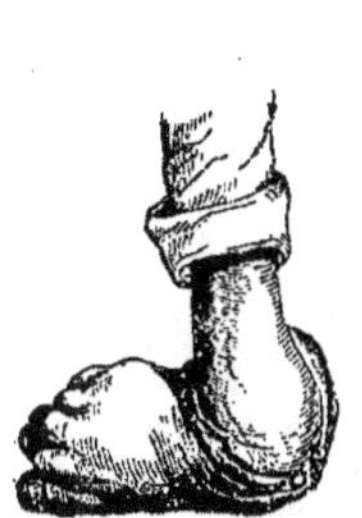

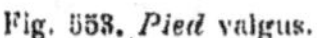

Fig. 553. *Pied* valgus.

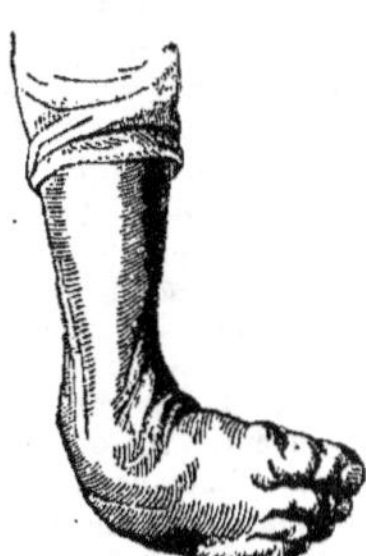

Fig. 554. *Pied* varus.

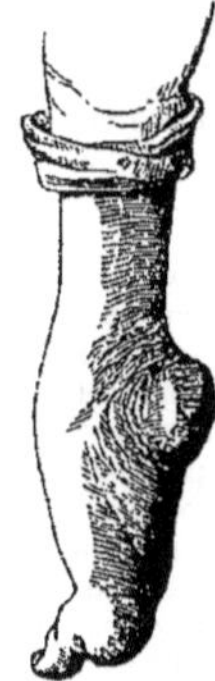

Fig. 555. *Pied* équin.

pied équin (fig. 555), il y a défaut de longueur du tendon d'Achille, et par conséquent, des muscles jumeaux et soléaire. Dans le *pied talus*, qui est l'espèce la plus rare, il y a raccourcissement des extenseurs des orteils, du jambier antérieur et des péroniers. Souvent ces quatre espèces de pied bot se combinent deux à deux : par exemple, le *pied équin* est en même temps *varus* ou *valgus;* de là les dénominations de *pied équin varus* ou de *pied varus équin*, et de *pied équin valgus* ou de *pied valgus équin*, suivant que c'est l'une ou l'autre de ces déviations qui prédomine. Le pied bot est parfois *accidentel*, déterminé par une affection du système musculaire (rétraction ou paralysie), ou consécutif à la paralysie infantile, ou résultant de brides cicatricielles qui entraînent le pied dans le sens de la rétraction. Mais le plus souvent, il est *congénital* : l'hérédité a une influence incontestable sur son développement; celui-ci résulte, d'autre part, de diverses affections du fœtus, rétraction musculaire survenant par suite de convulsions, affaiblissement ou paralysie des muscles, maladies du squelette, fracture congénitale, absence d'un des os de la jambe ou du tarse, malformations congénitales des surfaces articulaires. Après la naissance, le poids du corps, dans la station et la progression, contribue puissamment à augmenter la déviation. Dans la torsion des pieds en dedans ou en dehors, le calcanéum, le cuboïde, le scaphoïde, les os cunéiformes, éprouvent un mouvement de rotation anormale sur l'axe antéro-postérieur du pied. Dans la torsion en dehors (*valgus*), la plus fréquente, le calcanéum se porte en dedans, et son extrémité postérieure remonte; le cuboïde présente en bas son bord externe, et souvent une partie de sa face postérieure; la tubérosité interne du scaphoïde vient se placer sous la malléole tibiale. Les os cunéiformes et ceux du métatarse éprouvent une rotation analogue dans la torsion du pied en dedans (*varus*) : sa face plantaire est très concave et présente de profonds sillons; sa face dorsale est très convexe; son bord interne paraît raccourci et offre une concavité considérable; son bord externe est allongé et convexe; le gros orteil est saillant et entraîné en haut et en dehors; les orteils suivants se renversent souvent du côté opposé. Lorsque la torsion est très ancienne, les os perdent leur forme naturelle et peuvent s'ankyloser. Les moyens *orthopédiques* que réclament ces difformités consistent en manipulations méthodiques, répétées journellement, et en machines qui agissent comme des leviers, et quelquefois en même temps comme des ressorts : ces moyens agissent d'autant mieux, que le sujet est plus jeune, la déviation moins prononcée. Mais la *ténotomie* abrège et simplifie singulièrement ce traitement, et les machines orthopédiques ne sont plus guère que des moyens contentifs employés consécutivement à l'opération. — *Pied bot hystérique*. Variété de pied bot varus équin dû à la contraction de certains muscles. — *Pied bot tabétique* (Joffroy). Déformation consistant en une position permanente du pied en extension exagérée, la pointe du pied inclinée en dedans, d'où la production d'un pied bot varus équin. Cette déformation est due au défaut de tonicité des muscles, si fréquent dans le tabes ; elle n'apparaît que chez les tabétiques confinés au lit, et est déterminée par le poids des couvertures. — *Pied chinois*. Celui qui, chez l'homme, a été déformé par les procédés employés par les Chinois, de manière à en diminuer le volume sans en arrêter le développement. On admet deux degrés de déformation dus à deux degrés de manœuvres. Dans le premier degré, flexion des quatre orteils sous la plante du pied, tassement d'avant en arrière, obtenus par les bandages. Dans le second degré (supposant le succès du premier), bascule du calcanéum, diminution de la longueur du membre, exagération de la voûte plantaire obtenue par le bandage, aidé d'un demi-cylindre de métal, par le massage et par les efforts exercés aux deux extrémités du pied, le point d'appui étant placé sous la face plantaire (Morache). — *Pied d'éléphant*. *L'éléphantiasis* des Arabes. — *Pied fébricitant, pied du Maduré* ou *de Madura*. V. Péricai. — *Pied forcé*. Gonflement dur et douloureux de la partie moyenne du pied se manifestant surtout chez les jeunes soldats, à la suite de marches forcées, efforts, faux pas. La limitation de la douleur à un point des métatarsiens fait considérer cet accident comme dû à une fracture d'un de ces os (Thiele). — *Pied plat* [all. *Plattfuss*, angl. *platfoot*] Difformité du pied consistant dans l'aplatissement général de la surface plantaire : les malléoles et surtout l'interne se rapprochent du sol, le bord interne du pied appuie plus fortement que l'externe; de là l'impossibilité de faire une longue marche. Aussi le *pied plat* est-il une cause d'exemption du service militaire. On y remédie, autant que possible, au moyen d'un bas de peau lacé, qui comprime uniformément le pied et le bas de la jambe, et de souliers dont la semelle, garnie d'une lame de tôle, est convexe d'avant en arrière, jusqu'au niveau de l'extrémité antérieure des os du métatarse. V. Tarsalgie. — *Pied tabétique*. Localisation sur le pied de l'arthropathie tabétique : il est caractérisé par la tuméfaction du pied, surtout au niveau de l'articulation tarso-métatarsienne, l'affaissement de la voûte plantaire, la déviation du métatarse en dehors, le raccourcissement du pied qui prend un aspect cubique : tous les os du tarse et du métatarse sont atteints, et deviennent spongieux et friables. — *Pied tuber-*

culeux. V. PÉRICAL. — *Phénomène ou Clonus du pied.* V. CLONUS. ‖ En botanique, *Pied-d'alouette*.V. CONSOUDE. — *Pied-de-chat* [*Gnaphalium dioicum*, L.]. Plante synanthérée dont les fleurs entrent dans les espèces dites *pectorales*. — *Pied-de-lion*. V. ALCHIMILLE. — *Pied-de-loup*. V. LYCOPODE. — *Pied-de-pigeon*. Nom vulgaire de quelques géraniums. — *Pied-de-poule*. V. CHIENDENT. — *Pied-de-veau*. V. ARUM.

PIEDRA. s. f. Maladie parasitaire, exotique, des poils et des cheveux, caractérisée par la présence de nouures échelonnées sur les poils, d'où le nom de *trichomycose noueuse* qu'on lui a donné aussi (Juhel-Rénoy). Ces nouures sont formées par l'accumulation de spores agglutinées entre elles. Le parasite est un champignon qui se cultive facilement ; il ne pénètre pas dans l'intérieur du poil et n'attaque pas le bulbe. Cette affection est surtout fréquente chez les femmes. Le traitement consiste dans des lavages répétés à l'eau chaude, additionnée d'un millième de sublimé; en coupant la chevelure au ras de la peau, elle repousse intacte.

PIEDRA BEZAL. s. m. Sorte de bézoard.

PIE-MÈRE. s. f. [*pia mater*, all. et angl. *Pia mater*, it. et esp. *pia madre*]. La plus intérieure des *méninges*. C'est une membrane fine, mince et demi-transparente, qui enveloppe immédiatement tout l'appareil cérébro-spinal, et qui est formée de tissu conjonctif très vasculaire, d'une étendue superficielle beaucoup plus considérable que celle du feuillet viscéral de l'arachnoïde qui lui est supérieur. En supposant effacées les circonvolutions du cerveau et du cervelet, la vaste surface que présenterait alors l'axe cérébro-spinal n'excéderait pas celle de la pie-mère, qui continuerait à la recouvrir sur tous les points. La différence entre les dimensions de l'arachnoïde et de la pie-mère dépend de ce que la première passe comme un pont au-dessus de tous les sillons qu'elle rencontre, tandis que la seconde se déprime au niveau de chacun d'eux, se moule sur toutes les saillies, et reste constamment en contact avec la substance nerveuse, quelles que soient les saillies ou les anfractuosités qu'elle rencontre. Par sa *surface externe*, la pie-mère est unie au feuillet viscéral de l'*arachnoïde*. Au niveau de l'origine des nerfs, son tissu se continue avec le névrilème des troncs nerveux, mais la vascularité de celui-ci est moindre. Par sa *surface interne*, la pie-mère répond à l'axe cérébro-spinal auquel elle est unie par les vaisseaux qui plongent dans l'épaisseur du centre nerveux, après s'être subdivisés jusqu'à se réduire à un diamètre de $0^{mm},1$ et au-dessous. La portion *encéphalique* de la pie-mère, mince, très délicate, couvre toutes les circonvolutions, pénètre dans les anfractuosités; elle est formée par une petite quantité de tissu lamelleux et par de nombreuses veines cérébrales et cérébelleuses accompagnant les artères de ce nom et allant se jeter dans les sinus de la dure-mère. La *portion rachidienne*, bien moins vasculaire, plus forte et plus dense, forme un pli longitudinal sur la ligne médiane antérieure et dans une grande étendue de la ligne médiane postérieure de la moelle épinière. De chaque côté, elle produit aussi un pli longitudinal peu saillant, qui est en connexion avec le *ligament dentelé* (V. MOELLE *épinière*). Au-dessous de la pointe par laquelle se termine la moelle épinière inférieurement, un filament ou cordon grêle, impair (*filum terminale medullæ spinalis*, *fil* ou *filet terminal*, *nerf impair*, *ligament caudal* ou *coccygien*), la pie-mère continue et va s'unir à la dure-mère sur la base du coccyx, parfois même vers son articulation avec la partie inférieure du sacrum. Ce cordon est la terminaison de la pie-mère ; il est résistant, de structure fibreuse, d'un aspect gris blanchâtre, nacré à sa surface, demi-transparent sous certaines incidences. Sa partie supérieure est ordinairement creuse, tapissée d'une couche épithéliale, remplie d'une matière amorphe, molle, grisâtre, parsemée de noyaux, indépendante de la substance nerveuse de la moelle. Parfois quelques tubes nerveux s'étendent dans cette substance. Une veine ou deux, et une artériole, à peine visibles à l'œil nu, l'accompagnent.

PIERRE. s. f. [*lapis*, λίθος, all. *Stein*, angl. *stone*, it. *pietra*, esp. *piedra*]. Nom vulgaire des *calculs* de la vessie et autres organes. — *Pierre d'aigle*. V. AÉTITE. — *Pierres à aiguiser*. Celles des rémouleurs sont des grès à grains plus ou moins fins, venant surtout de la Haute-Marne. Les *pierres à rasoir*, *à faux*, etc., sont des schistes argilo-siliceux ou alumineux plus ou moins durs, de la Belgique et d'Amérique. Celles dites à *huile* ou du *Levant* sont des calcaires très compacts. — *Pierre d'aimant*. V. AIMANT. — *Pierre de Bologne*. V. SULFATE *de baryte*. — *Pierre calcaire* ou *à chaux*. V. CARBONATE *de chaux*. — *Pierre à cautère*. Composé préparé avec 2 parties de carbonate de potasse, 1 de chaux vive et 25 d'eau. On délaye la chaux dans cinq fois son poids d'eau. On dissout le carbonate de potasse, on porte la liqueur à l'ébullition dans une chaudière de fer ; on y ajoute le lait de chaux par portions, sans interrompre l'ébullition, et en agitant avec une spatule de fer ; on maintient la liqueur bouillante pendant une demi-heure, en remplaçant par de nouvelle eau celle qui s'évapore. On filtre sur des toiles, on lave avec soin le résidu; on réunit les liqueurs claires, on les évapore rapidement à siccité dans une bassine d'argent, et l'on coule le produit sur un marbre légèrement huilé, en pastilles, en cylindres ou en plaques. — *Pierre divine*. Composé de sulfate de cuivre, d'azotate de potasse et de sulfate d'alumine, ãã 20 parties, qu'on fait fondre dans un creuset, en ajoutant 1 partie de camphre à la masse fondue. Cette préparation, dissoute dans l'eau, est employée comme collyre sous le nom de *collyre d'Helvétius*, ou elle sert à toucher directement les granulations de la conjonctive. On la remplace souvent par un simple fragment de sulfate de cuivre, ce qui fait que ce sel reçoit aussi le nom de *pierre divine*. — *Pierre d'écrevisse*. V. YEUX *d'écrevisse*. — *Pierres à filtres*. Ce sont des grès poreux à grain plus ou moins fin. — *Pierres gemmes* ou *précieuses*. Le grenat, l'hyacinthe, la topaze, l'émeraude et le saphir, employés autrefois en médecine sous le nom de *cinq fragments précieux*. — *Pierre de Goa*, *pierre de Malacca*, *pierre de porc* ou *de porc-épic*. V. BÉZOARD *factice*. — *Pierre infernale*. V. AZOTATE *d'argent*. — *Pierres intestinales*, *pierres stercorales*. Les *entérolithes*. — *Pierre murale*. V. OXALATE *de chaux*. — *Pierre néphrétique*. V. JADE. — *Pierre ophtalmique*. Le sulfate de cuivre. — *Pierre à plâtre*. V. SULFATE *de chaux*.

PIERREFONDS (Oise). *Eaux hydrosulfurées calciques*, froides, température 12°,4, contenant 0,015 de sulfure de calcium, 0,26 de sulfate de chaux, autant de bicarbonate de chaux et de magnésie, et $1^{cc},4$ d'hydrogène sulfuré libre ; une autre source est ferrugineuse et renferme 0,13 de bicarbonate et de crénate de fer. Indications : affections chroniques des voies respiratoires, rhumatisme, lymphatisme, dermatoses. Altitude : 84 mètres. Établissement : buvette, bains ; saison du 1er juin au 30 septembre. Cette eau est transportée.

PIERREUX, EUSE. adj. [esp. *pietroso*]. V. PÉTREUX. — *Apophyse pierreuse*. Le *rocher* (V. TEMPORAL). — *Concrétion pierreuse*. V. CRÉTACÉ.

PIERRURE. s. f. V. CORNE *de cerf*.

PIETRA-POLA (Corse). *Eaux sulfurées sodiques*, très chaudes, 43 à 57°. Établissement : 1er mai au 30 juin et 1er septembre au 1er novembre.

PIGAMON. s. m. Genre de renonculacées dont une espèce (*Thalictrum flavum*, L.) appelée *rue des prés*, *fausse* *rhubarbe* ou *des pauvres*, est dite purgative, à dose trois fois plus élevée que la rhubarbe.

PIGMENT ou **PIGMENTUM**. s. m. [*pigmentum*, all. *Farbstoff*, *Pigment*, angl. *pigment*, it. et esp. *pigmento*] Couleur. — En anatomie, toute matière à l'état de gouttelettes liquides et demi-liquides ou de granulations solides, douées d'une coloration propre, jaune, verte, rouge, etc., existant normalement ou pathologiquement dans les éléments anatomiques, dans leurs interstices ou dans les liquides de l'économie. — *Pigment cutané*, *noir* ou *oculaire*. Matière de teinte noire, brune ou roussâtre, qui donne des nuances diverses à la peau des espèces animales, en passant du jaunâtre au jaune-cuivre et au brun foncé. Dans l'homme blanc, le pigment ne s'étale généralement en couches que sur la face interne de la choroïde, la face postérieure de l'iris et les procès ciliaires. Cependant certains points de la peau doivent souvent une teinte temporaire ou permanente à du pigment dont la couleur perce à travers l'épiderme : tels sont le pourtour du mamelon pendant la grossesse et la lactation, la peau de la verge et du scrotum, celle des grandes lèvres et de l'anus. Le pigment se montre souvent pendant l'été ou d'une manière permanente dans certaines taches de la face, qu'on désigne sous le nom de *taches de rousseur*, et qui sont communes chez les personnes blondes. C'est aussi à son accumulation locale que sont dues les taches mélaniques appelées *envies* (V. Nævus). A l'état pathologique, il se développe en masses compactes dans le parenchyme des organes, constituant les tumeurs connues sous le nom de *mélanoses*. Le *pigment* est composé de *mélanine*, laquelle forme presque à elle seule une substance colorée qui se présente à l'état de *granulations pigmentaires*. Elles sont insolubles dans l'acide acétique et dans l'acide sulfurique froid, contrairement à l'hématosine. Dans la peau, ces granulations (fig. 556, Ch. Robin) sont déposées dans les cellules épithéliales de la rangée profonde (*c*) de la couche de Malpighi (V. Épiderme) par places (taches de rousseur, *nævi*) ou dans des parties déterminées (auréole du mamelon, scrotum, grandes lèvres, portions colorées de la peau de diverses espèces animales sauvages, de diverses races domestiques, etc.); ou bien on en trouve dans toute l'étendue de la peau (nègres, peaux-rouges, etc., et quelques espèces animales). Sur les blancs il y en a dans toute l'étendue de la peau, mais quelques granulations seulement dans chaque cellule de la couche profonde de l'épiderme; elles peuvent disparaître par régions, ou de tout le corps, dans quelques conditions morbides (albinisme accidentel). Chez les nègres et dans les parties très noires de la peau des autres espèces, les granulations pigmentaires sont éparses dans chaque cellule de la couche de Malpighi (*c*, *n*). Quelques-unes en offrent des amas qui apparaissent sous forme de points très foncés sur une portion de la couche de Malpighi. Au-dessus de cette couche est la portion d'épiderme formée de cellules sans noyaux (*o*) ou à noyaux sans granulations (*n*). Dans ces cellules, il n'y a plus de granulations pigmentaires, ni chez le blanc, ni dans la plus grande partie de la surface du corps des nègres, etc. Mais à l'auréole de leur mamelon, sur le scrotum et autres parties très foncées, les cellules sans noyau sont teintées uniformément de brun, surtout celles qui sont vues de côté (*o*) ou superposées les unes aux autres; pourtant leurs granulations propres sont grisâtres et non pigmentaires. Le pigment cutané semble être d'origine autochtone et produit par la cellule pigmentaire elle-même (P. Carnot). — Dans la choroïde, dans l'iris (face postérieure et procès ciliaires), les granulations sont déposées dans les cellules épithéliales de cette membrane, dites *cellules pigmentaires* ou *cellules épithéliales pigmentées* (*b*); elles sont pressées les unes contre les autres en général, polyédriques, à angles nets, ou irrégulières et à angles mousses (*d*). Elles ont un noyau sphérique, incolore, clair (*e*), sans granulations, ordinairement sans nucléole, et autour de lui sont déposées les granulations pigmentaires. Si ces dernières sont nombreuses et remplissent complètement la cellule, le noyau peut être masqué (*e*); si elles sont plus rares, éparses ou par petits amas, le noyau est visible. Cellules larges de 12 ou 20 millièmes de millimètre, noyau large de 8 millièmes. Chez les albinos, ces *cellules* existent avec leur forme polyédrique régulière (*q*) ou irrégulière, mais elles sont incolores, à noyau granuleux, et elles-mêmes uniformément parsemées de fines granulations grisâtres (V. Tapis). Dans leur épaisseur, entre leur périphérie et le noyau, se voient de une à quatre gouttes d'huile, jaunâtres, à centre brillant et contour foncé. — Les granules pigmentaires se déposent encore dans les cellules pigmentaires de la *lamina fusca*, cellules étoilées recouvrant les lamelles conjonctives dans les procès ciliaires et en moindre quantité dans l'iris. Dans l'iris il y a en outre des granules libres, soit isolés, soit réunis en petits groupes (*d*). — Chez les reptiles, les poissons, les crustacés, etc., on trouve les granulations pigmentaires dans le névrilème, les muscles, à la surface de la peau ou sous le péritoine, etc.; elles existent dans les cellules dites *chromatophores* ou *chromoblastes* (G. Pouchet); ces cellules commencent par être incolores, et ce n'est que peu à peu, sur l'embryon, que se produisent des granulations mélaniques ou une matière jaune soluble dans l'acide acétique: il y en a qui restent toujours incolores. Il y a ainsi trois sortes de cellules dans lesquelles se dépose du pigment : les cellules épithéliales, les cellules conjonctives et les chromoblastes. V. Chromatophore. — A l'état morbide le pigment noir ou *mélanémique* ne diffère pas du pigment cutané normal; il peut s'accumuler sous forme d'amas (*mélanose* simple) ou infiltrer des tumeurs (*mélano-sarcomes*, *mélano-épithéliomes*); on le rencontre aussi dans le paludisme, où il infiltre le foie à côté du pigment ocre. — *Pigment ocre*. Pigment ne se rencontrant qu'à l'état pathologique, et caractérisé par la présence du fer. Il doit son nom à sa teinte particulière (Kelsch et Kiener); Auscher et Lapicque l'ont appelé *rubigine*. Il a pour caractère de résister à l'action des alcalis étendus et des acides organiques, de se dissoudre lentement dans les acides minéraux étendus, de se colorer en noir par le sulfhydrate d'ammoniaque, en bleu par le ferrocyanure de potassium en présence de l'acide chlorhydrique; c'est un hydrate ferrique. Il dérive de l'hémoglobine. Il apparaît dans des conditions pathologiques fort différentes. On le rencontre au niveau du foie dans certaines formes d'anémie grave et en particulier dans l'anémie pernicieuse progressive, dans le rein au cours de l'accès d'hémoglobinurie paroxystique, dans le foie et le rein dans la fièvre bilieuse hémoglobinurique, dans l'empoisonnement par l'acide pyrogallique, la toluylènediamine, le sulfure de carbone, enfin expérimentalement à la suite d'injections intrapéritonéales de sang. Dans le foie on le voit apparaître dans certains cas de cirrhose alcoolique (Letulle, Gilbert et Grenet) et tuberculeuse (Pilliet, Brault); il est surtout abondant dans l'impaludisme, et il donne au diabète bronzé de Hanot et Chauffard sa caractéristique anatomique et clinique. La présence de ce pigment dans le foie n'entrave pas son fonctionnement et coïncide souvent au contraire avec un excès d'activité de l'organe (Gilbert et Castaigne); pourtant le pigment se trouve dans le protoplasma même de la cellule dont le noyau est conservé : ce serait là l'infiltration pigmentaire. Le terme de dégénérescence pigmentaire ne devrait être employé que quand le pigment s'est substitué au protoplasma. Les rapports des deux pigments, mélanine et pigment ocre, ne sont pas complètement connus; P. Carnot a montré qu'on peut suivre dans le tube digestif de la sangsue la transformation des globules sanguins en granulations pigmentaires contenant du fer, puis en pigment mélanique ferrugineux ; ce qui montre que l'absence des réactions fer-

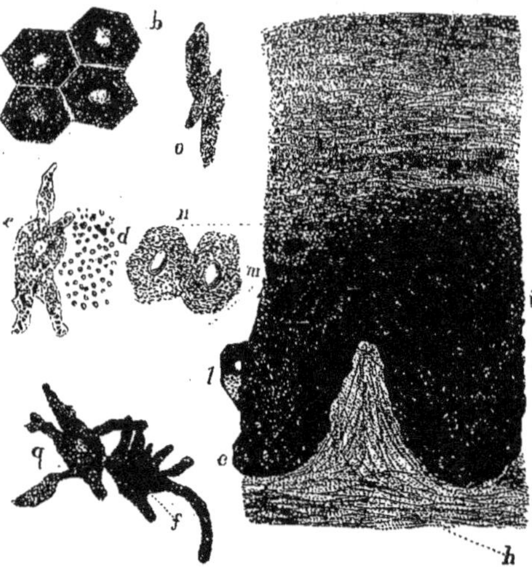

Fig. 556. — *Pigment.*

riques n'est pas suffisante pour nier l'origine hématique de certains pigments.

PIGMENTAIRE. adj. [*pigmentarius*, esp. *pigmentario*]. Qui a rapport au pigment : *granulation pigmentaire*. — *Couche pigmentaire*. V. Épiderme. — *Cachexie* ou *dégénérescence pigmentaire*. Quand l'infiltration de pigment, en particulier de pigment ocre, atteint un grand nombre de parenchymes, l'état général devient mauvais ; mais il est difficile d'affirmer si cette cachexie doit être attribuée à la présence du pigment dans la cellule, ou si elle est la conséquence de l'affection qui est à l'origine de l'infiltration pigmentaire. Autrement dit, le rôle que joue le pigment dans l'organisme malade n'est pas connu. Quel est le lieu exact de sa formation ? Est-ce dans le sang circulant ou dans les parenchymes glandulaires? Quel est le rôle du foie dans l'élaboration du pigment ocre? Une fois formé et répandu dans les organes, va-t-il jouer un rôle actif ? Faut-il attribuer la glycosurie du diabète bronzé à l'accumulation du pigment dans le pancréas? Toutes ces questions ne sont pas encore résolues. — *Cellule pigmentaire* (fig. 557). Cellule normale, pathologique, infiltrée de pigments. — *Tissu pigmentaire*. V. Pigment. — *Tumeur pigmentaire*. V. Mélanose.

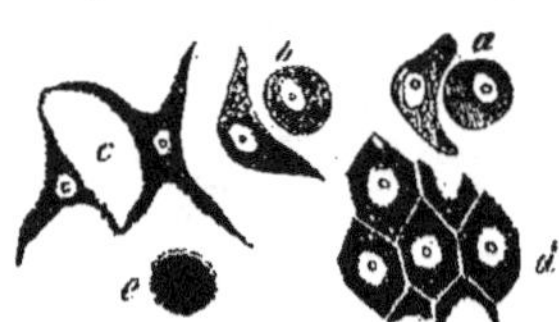

Fig. 557. — Cellules dans les différentes phases de la pigmentation. *a, b, c, e*, cellules d'un cancer pigmentaire ; *d*, épithélium pigmenté de la rétine ; grossissement 300.

PIGMENTATION. s. f. [all. *Pigmentbildung*, angl. *pigmentation*, it. *pigmentazione*]. Production d'une matière colorante quelconque dans l'économie, normalement ou accidentellement. La production normale de la couche de cellules épithéliales pigmentées de la choroïde a lieu chez l'embryon par la genèse entre la sclérotique et l'iris d'une couche de noyaux entre lesquels existe une petite quantité de matière amorphe qui se remplit de granules pigmentaires de plus en plus nombreux. A cette époque, en dissociant cette couche, chaque noyau entraîne un peu de cette matière amorphe avec ses grains de pigment. Vers le troisième mois de la vie intra-utérine, cette matière amorphe se segmente entre chaque noyau dont chacun devient le centre des cellules individualisées de la sorte; cellules qui se trouvent alors chargées du pigment dont était parsemée la matière internucléaire qui se segmente. — *Pigmentation rétinienne*. Hypergenèse par places de la couche pigmentaire superficielle de la choroïde, qui empiète sur la rétine, l'amincit et finit par la perforer quelquefois. Ces petits amas irréguliers ou étoilés donnent un aspect tigré à la rétine vue à l'ophtalmoscope, d'où les noms inexacts de *rétinite tigrée* ou *pigmentaire*. Il en résulte parfois des troubles de la vision.

PIGMENTÉ, ÉE. adj. Qui est pourvu de pigment.

PIGMENTEUX, EUSE. adj. V. Pigmentaire.

PIGNE. s. f. Le pignon doux.

PIGNON. s. m. [all. *Pinie*, *Pignole*, *Zirbelnus*, angl. *barbadoes-nut*, *pineus nucleus*, it. *pinocchio*, esp. *piñon*]. Nom commun à plusieurs semences provenant de plantes diverses. — *Pignon de Barbarie*. Semence du ricin. — *Gros Pignon d'Inde* ou *Pignon des Barbades*. Semence du *médicinier*. — *Petit pignon d'Inde*. Synonyme de *graine de Tilly*. — *Pignon doux*. Semence du *Pinus picea*. V. Pin.

PIITE ou **PIITIS.** s. f. V. Méningite.

PILAIRE. adj. [*pilaris*, de *pilus*, poil ; it. *pilare*, esp. *pilar*]. Qui a rapport aux poils. — *Système pilaire*. V. Pileux.

PILE. s. f. [all. *Saüle*, angl. *pile*, it. et esp. *pila*]. Appareil dégageant de l'électricité galvanique et dans lequel l'énergie électrique est produite par la transformation de l'énergie chimique. La première est due à Volta ; elle se compose de deux métaux, zinc et cuivre, et d'un corps bon conducteur exerçant une action chimique sur ces deux métaux. La *pile à colonne* se compose avec des disques de cuivre et de zinc superposés ou soudés. Chaque couple est séparé par une rondelle de drap imbibée d'une dissolution saline ou acidulée qui fait l'office de conducteur. On a soin de terminer la pile par un disque de cuivre si on l'a commencée par un disque de zinc, et, en faisant communiquer ces deux disques extrêmes par un fil de cuivre ou de platine, on obtient les deux pôles de la pile : le pôle positif au zinc, le pôle négatif au cuivre. Cette pile et toutes celles qui en dérivent offrent l'inconvénient d'un affaiblissement considérable de leur courant initial, à cause de la prompte oxydation des métaux. Les *piles à courant constant* de Daniell, de Grovers et de Bunsen, se composent d'un bocal de verre contenant de l'acide sulfurique étendu ; dans ce bocal plonge un cylindre de zinc ; dans l'intérieur de celui-ci est un autre cylindre de terre poreuse fermé en bas et nommé *diaphragme*. Ce cylindre contient de l'acide nitrique, et un cylindre plein de charbon formé du mélange de 1 partie de houille grasse et de 2 de coke (*pile à charbon*). Le pôle positif est au charbon, le pôle négatif au zinc. Pour les applications médicales de l'électricité, il convient de faire usage d'une pile ayant la résistance intérieure le plus faible possible, et possédant une force électro-motrice moyenne (1 volt 5) de façon à éviter un trop grand nombre d'éléments ; ces avantages se trouvent réunis dans la pile médicale de Bergonié (fig. 558). Chaque élément de cette pile se compose d'un vase en verre (V) de deux litres de capacité dont les bords ont été enduits de paraffine, d'un vase poreux en charbon (C) dont la partie supérieure est paraffinée, et qui contient du bioxyde de manganèse comme dépolarisant, d'une lame de zinc amalgamé et paraffinée en haut et portant une queue de cuivre, d'une augette de verre (D) destinée à recevoir la partie inférieure de la barre de zinc et à l'empêcher de toucher le charbon, enfin d'un couvercle en ébonite (B). Le liquide est une solution de chlorure d'ammonium pur dans de l'eau distillée, au titre de 130 grammes de sel pour un litre d'eau ; on peut, en se servant de solutions moins concentrées, donner à la résistance intérieure une valeur plus considérable. — *Pile sèche.* Celle dans laquelle on obtient les courants par le seul contact des sels solides hétérogènes, sans intervention d'un liquide.

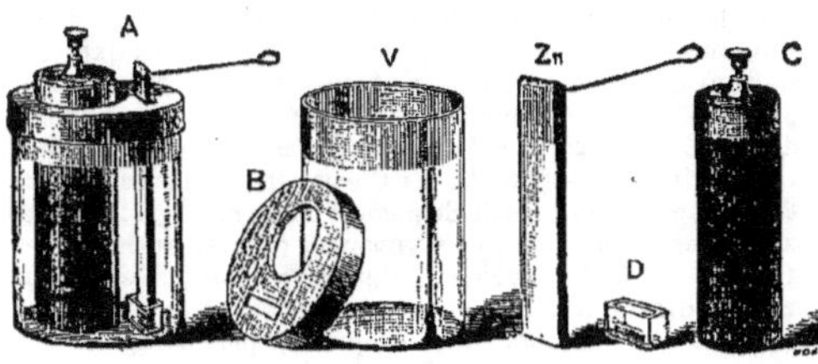

Fig. 558. — *Pile* médicale de Bergonié.

PILEUX, EUSE. adj. [*pilosus*, de *pilus*, poil ; angl. *pileous, pilous*, it. et esp. *piloso*]. Qui a rapport aux poils, ou qui en contient : *kyste pileux*. — *Bulbe, follicule, glande, substance, système* et *tissu pileux*. V. Poil.

PILIER. s. m. [all. *Säule*, angl. *pillar*, it. *colonna*]. V. Diaphragme, Voute et Voile *du palais*.

PILIFÈRE. adj. [*piliferus*, de *pilus*, poil, et *ferre*, porter ; all. *haartragend*, angl. *pilous*, esp. *pilifero*]. Qui porte des poils.

PILIFORME. adj. [*piliformis*, de *pilus*, poil, et *forma*, forme ; all, *haarförmig*, esp. *piliforme*]. Qui a la forme d'un poil.

PILIMICTION. s. f. [*pilimictio*, de *pilus*, poil, et *mictio*, action d'uriner ; all. *Pilimiction*, *Haarharnen*, angl. *pilimiction*, it. *pilimictione*, esp. *pilimiction*]. Excrétion d'urine mêlée de filaments piliformes, qui sont du mucus vésical, et parfois de vrais poils habituellement chargés d'acide urique cristallisé. Rayer distingue l'expulsion de *faux poils* ou *trichiasis*, de l'expulsion de *vrais poils* ou *pilimiction*, caractérisée par l'émission d'urines contenant des poils provenant de *kystes fœtaux* mis en communication avec la vessie, poils souvent mêlés avec d'autres débris de fœtus, dents, os, etc. Les poils, dans le premier cas, ne proviennent pas d'un fœtus ou kyste, mais de portions de peau, hétérotopiquement produites à la place de la muqueuse vésicale ou de l'uretère et donnant des poils, de duvet ou autres. Rayer recommande de ne pas confondre ces faits avec ceux où des poils ont été rendus par les urines ou trouvés dans la vessie avec des caractères tels sous le microscope, qu'il était évident que ces poils avaient dû être introduits dans l'urètre par suite d'une étrange aberration mentale, et entraînés de là dans la vessie.

PILOCARPINE. s. f. ($C^{46}H^{34}Az^{4}O^{8}.2HO$; actuellement en atomes $C^{11}H^{16}Az^{2}O^{2}$). Alcaloïde retiré des feuilles du *Pilocarpus pennatifolius* (V. Jaborandi). Masse visqueuse, incolore, un peu amère, peu soluble dans l'eau, très soluble dans l'alcool, l'éther et le chloroforme, donnant un nitrate et un chlorhydrate cristallisables (le premier est dextrogyre). Ses effets, comme ceux du jaborandi, sont la sécrétion abondante de la sueur et de la salive ; de plus, elle fait contracter la pupille : c'est donc un antagoniste de l'atropine. Pour l'usage thérapeutique, on emploie le nitrate ou le chlorhydrate dissous dans l'eau, en injection hypodermique à la dose d'un demi à 1 ou 2 centigrammes.

PILON. s. m. [*pistillum*, ὕπερον, all. *Stössel*, angl. *pestle*, it. *pestello*, esp. *majadero*]. Instrument dont on se sert pour piler une substance dans un mortier, et qui peut être de bois, de fer, de marbre, de verre, d'agate.

PILOSELLE. s. f. [*Hieracium pilosella*, L., all. *Habichtskraut*, ang. *pilosella*, *creeping mouse-ear*, it. *pilosella*, esp. *vellosilla*, *pilosela*]. Plante synanthérée qu'on regardait jadis comme vulnéraire.

PILULAIRE. adj. [*pilularis*, all. *pillenartig*, angl. *pilular*, it. *pillolare*, esp. *pilular*]. Qui a rapport aux pilules. — *Masse pilulaire*. V. Pilule.

PILULAIRE. s. m. Instrument à l'aide duquel on administre aux grands animaux des médicaments sous forme de bol ou de pilule.

PILULE. s. f. [*pilula*, diminutif de *pila*, boule ; καταπότιον, all. *Pille*, angl. *pill*, it. *pillola*, esp. *pildora*]. Médicament de forme sphérique, du poids de quelques centigrammes, de consistance demi-dure. La *pilule* ne diffère du *bol* que par son volume ; les pilules sont du poids de 0gr,05 à 0gr,25, les bols peuvent peser jusqu'à 60 gr. et plus. Une pilule se compose : 1° d'une substance active poudre, sel, extrait, huile, essence, etc., qui doit, autant, que possible, être insoluble, non déliquescente ; 2° d'un excipient destiné à donner à la masse la consistance voulue, et qui est tantôt solide (poudres inertes de guimauve, de réglisse ou d'amidon, gomme, sucre, mie de pain, ou douées de propriétés médicinales) quand il s'agit de durcir la substance active, tantôt liquide ou demi-liquide (sirop, miel, glycérine, huile, alcool, essence) quand la substance active est pulvérulente. On ne conserve pas de pilules dans les pharmacies, mais seulement des *masses pilulaires*, que l'on convertit en pilules au moment du besoin. La masse pilulaire se prépare en triturant la substance active dans un mortier de fer, de marbre, ou de porcelaine, et ajoutant peu à peu l'excipient jusqu'à ce que la pâte ait une consistance suffisante et n'adhère ni aux doigts ni au mortier ; puis on divise cette masse en pilules au moyen du *pilulier*, et on les place dans une boîte contenant une poudre, amidon, réglisse, lycopode, capable de préserver leur surface de l'humidité de l'air. Les pilules sont destinées à être prises intérieurement ; leur forme sphérique et leur peu de volume permettent de les avaler avec facilité, ce qui épargne à l'organe du goût l'impression désagréable de drogues souvent rebutantes par leur saveur. Pour mieux assurer ce dernier avantage, et les préserver plus efficacement des influences extérieures, on peut dorer ou argenter les pilules : à cet effet on les met avec quelques feuilles métalliques dans une sphère creuse de bois, formée de deux demi-sphères qui se joignent, et l'on agite circulairement la boîte jusqu'à ce que la surface des pilules soit parfaitement enveloppée d'une feuille métallique. On ne peut argenter celles qui contiennent du mercure, du sublimé ou des préparations sulfureuses, à cause de l'action de ces substances sur l'argent. On obtient, du reste, un résultat préférable à celui de la dorure et de l'argenture en versant sur les pilules une solution éthérée de baume de Tolu ou de mastic, répartie uniformément par l'agitation. — *Pilules d'aloès.* Aloès du Cap pulvérisé, 30 gr. ; conserve de rose, 15 gr. On fait une masse, et on la divise en pilules de 0gr,15 qu'on argente (Codex). — *Pilules d'aloès et de savon.* Aloès du Cap pulvérisé, savon médicinal, āā 10 gr., mêlez : faites des pilules de 0gr,20, contenant chacune 0gr,10 d'aloès (Codex).

— *Pilules alunées d'Helvétius.* Alun en poudre, 0gr,10; sang-dragon en poudre, miel rosat, ãã 0gr,05 ; mêlez pour une pilule que vous roulerez dans de la poudre de sang-dragon (Codex). — *Pilules d'Anderson* [*pilules écossaises*]. Elles contiennent: gomme-gutte et aloès, ãã 20 gr.; essence d'anis, 1 gr., et miel blanc, 10 gr. On fait des pilules de 0gr,20 dont chacune contient 0gr,04 d'aloès et autant de gomme-gutte. — *Pilules angéliques* [*pilules de Francfort, grains de santé du Dr Frank*]. Aloès socotrin, jalap en poudre, ãã 0gr,04, poudre de rhubarbe, 0gr,01, sirop d'absinthe, q. s. pour une pilule; 2 à 10 pilules par jour. La composition des pilules angéliques a varié; mais la base en a toujours été l'aloès. — *Pilules ante cibum* [*pilules gourmandes, grain de vie de Mésué*]. Aloès du Cap pulvérisé, 10 gr.; extrait de quinquina huanuco, 5 gr.; cannelle pulvérisée, 2 gr.; sirop d'absinthe, 3 gr. Faites une masse que vous diviserez en 100 pilules de 0gr,20. Chaque pilule contient 0gr,10 d'aloès et 0gr,05 d'extrait de quinquina (Codex). On les prend avant le repas pour exciter l'appétit et faciliter la digestion. — *Pilules antichlorotiques.* Limaille de fer porphyrisée, 0gr,10; poudre de scille, poudre de digitale, ãã 0gr,05 : pour une pilule (Chomel). — *Pilules asiatiques.* Acide arsénieux pulvérisé, 0gr,50; poivre noir pulvérisé, 5 gr.; gomme arabique, 1 gr.; eau, q. s. pour 100 pilules; chacune contient 5 milligr. d'acide arsénieux (Codex). 1 à 5 pilules par jour contre le lichen, l'eczéma, et autres affections cutanées rebelles. — *Pilules astringentes de Capuron.* Elles contiennent: poudre de cachou, 12 parties; alun, 6 parties; opium, 2 parties; sirop de roses rouges, q. s. — *Pilules d'azotate d'argent.* Azotate d'argent cristallisé, 0gr,02; gomme arabique et eau distillée, q. s. pour une pilule. 1 à 3 pilules par jour contre les diarrhées rebelles. — *Pilules de Bacher.* Pilules du poids de 0gr,05 faites avec extrait d'ellébore noir et extrait de myrrhe, ãã 4 gr.; et feuilles de chardon bénit pulvérisées, 2 gr. On les a préconisées contre l'hydropisie. On prépare l'extrait d'ellébore en faisant digérer 40 gr. d'ellébore et 10 gr. de carbonate de potasse dans 150 gr. d'alcool à 60°, et versant sur le marc 160 gr. de vin blanc. — *Pilules balsamiques de Morton.* Elles sont faites avec: poudre de cloporte, 72 gr.; gomme ammoniaque, 36 gr.; acide benzoïque sublimé et baume de soufre anisé, ãã 24 gr.; poudre de safran et baume de Tolu, ãã 4 gr. On fait des pilules de 0gr,20 chacune, 2 à 6 par jour pour stimuler la membrane muqueuse des bronches, dans les catarrhes chroniques. — *Pilules de Barton.* Pilules composées d'acide arsénieux, 0gr,10 ; opium pulvérisé, 0gr,40; savon médicinal, 1gr,10. Pour 36 pilules, qui contiennent chacune 3 milligr. d'arsenic. 2 à 5 dans les fièvres intermittentes rebelles. — *Pilules de Belloste* [*pilules mercurielles purgatives*]. Mercure pur, miel blanc, poudre d'aloès du Cap, ãã 60 gr.; poudre de poivre noir, 10 gr.; poudre de rhubarbe, 30 gr.; poudre de scammonée d'Alep, 20 gr. Faites des pilules de 0gr,20. Chaque pilule contient 0gr,05 de mercure, autant d'aloès et 17 milligr. de scammonée (Codex). 1 à 2 par jour comme purgatif anthelminthique et antisyphilitique. — *Pilules bénites de Fuller.* Pilules emménagogues, purgatives et antispasmodiques, composées de : aloès, 30 gr.; séné, 15 gr.; myrrhe, asa fœtida et galbanum, ãã, 7gr,50; safran et macis, ãã 4 gr.; sulfate de fer, 45 gr. On mêle ces substances, on ajoute : huile de succin, 4 gr.; sirop d'armoise, 60 gr. On fait des pilules de 0gr,20. Chacune contient 0gr,05 de sulfate de fer, 34 milligr. d'aloès, 0gr,05 de séné, 0gr,05 de gomme-résine. — *Pilules de Blancard.* Iode, 4 gr.; limaille de fer, 2 gr.; eau distillée, 5 gr.; miel blanc, 5 gr.; poudre de réglisse et de guimauve, q. s. pour 100 pilules (Codex). Chacune représente 0gr,04 de protoiodure de fer et 0gr,01 de limaille de fer. 2 à 20 pilules. — *Pilules de Blaud.* Elles sont faites avec : protosulfate de fer et carbonate de potasse, ãã 30 gr.; gomme arabique, 5 gr.; eau, 20 gr.; sirop simple, 15 gr. (Codex). On fait une masse que l'on divise en 120 pilules, dont chacune pèse 0gr,40 et représente environ 0gr,20 de carbonate de fer. Préparation ferrugineuse plus altérable que les pilules de Vallet. — *Pilules bleues.* V. PILULES *mercurielles simples.* — *Pilules de Bontius.* Aloès Barbade pulvérisé, gomme-gutte, gomme ammoniaque, ãã 10 gr.; vinaigre blanc, 60 gr. Faites dissoudre dans le vinaigre à l'aide de la chaleur les trois premières substances grossièrement pulvérisées; passez avec expression, évaporez le mélange au bain-marie en consistance pilulaire. Faites des pilules de 0gr,20 (Codex). A la dose de 3 à 6 pilules. — *Pilules chalybées.* Celles qui contiennent du fer. — *Pilules de Chrestien.* Chlorure d'or et de sodium, 0gr,05; fécule de pomme de terre, 2 gr.; gomme arabique, 0gr,40; eau, q. s. pour 12 pilules. Antisyphilitique. — *Pilules cochées.* Pilules employées autrefois comme drastiques. Les *pilules cochées mineures* contenaient : aloès, scammonée, coloquinte, parties égales de chaque, dans suffisante quantité de sirop. Les *pilules cochées majeures* contenaient en outre de la poudre d'hiera picra, de racine de turbith et de fleurs de stœchas, avec du sirop de nerprun. — *Pilules de coloquinte composées.* Aloès Barbade pulvérisé, coloquinte pulvérisée, scammonée pulvérisée, ãã 10 gr.; miel liquide, 30 gr.; essence de girofle, 0gr,05. Divisez en 200 pilules, argentez (Codex). Chacune contient 0gr,05 de chaque substance purgative. — *Pilules de copahu magnésiées.* On forme avec 10 gr. de copahu et quantité suffisante de magnésie carbonatée une masse homogène qu'on divise en 40 pilules, recouvertes de gélatine ou de sucre (Codex). — *Pilules de cynoglosse.* Extrait d'opium, poudre d'écorce de racine de cynoglosse, et poudre de semences de jusquiame, ãã 10 gr.; poudre de myrrhe, 15 gr.; d'oliban, 12 gr.; de castoréum et de safran, ãã 4 gr.; sirop de miel, 35 gr. (Codex). On fait, au moment du besoin, des pilules de 0gr,20 qui contiennent chacune 0gr,02 d'extrait d'opium et autant de poudre de jusquiame. Elles sont calmantes et réussissent souvent mieux que l'opium seul. — *Pilules dépuratives de Plummer.* Elles contiennent chacune parties égales (0gr,03) de soufre doré, d'antimoine, de protochlorure de mercure et d'extrait de réglisse. 1 à 5 par jour, dans les maladies dartreuses ou syphilitiques rebelles. — *Pilules de Dupuytren.* Chacune contient 0gr,01 de deutochlorure de mercure, 0gr,02 d'extrait d'opium, 0gr,04 d'extrait de gaïac, 1 à 2 par jour. Antisyphilitique, antiherpétique. — *Pilules écossaises.* V. PILULES *d'Anderson.* — *Pilules ferrugineuses.* V. PILULES *de Blaud,* PILULES *de Blancard,* PILULES *de Vallet.* — *Pilules gourmandes.* V. PILULES *ante cibum.* — *Pilules d'Helvétius.* V. PILULES *alunées.* — *Pilules de Lartigue.* Pilules dont la formule est secrète. Elles sont à base de coloquinte et de colchique, et employées contre la goutte. — *Pilules de Méglin.* Pilules préparées avec extrait alcoolique de jusquiame, extrait de valériane et oxyde de zinc obtenu par sublimation, ãã 10 gr. pour 200 pilules : chacune contient 0gr,05 de chaque médicament (Codex). Elles agissent comme calmantes, spécialement contre les névralgies. On commence par une le matin et une le soir, et l'on augmente peu à peu la dose jusqu'à 9 ou 10 par jour. — *Pilules mercurielles purgatives.* V. PILULES *de Belloste.* — *Pilules mercurielles savonneuses* [*pilules de Sédillot*]. Pommade mercurielle récemment préparée, 30 gr.; savon médicinal, 20 gr.; poudre de réglisse, 10 gr. Faites une masse homogène que vous diviserez en pilules de 0gr,20 qui contiennent chacune 0gr,05 de mercure (Codex). 1 à 3 pilules par jour. Antisyphilitique. — *Pilules mercu-*

rielles simples [*pilules bleues*]. Mercure pur, 20 gr.; conserve de roses, 30 gr.; poudre de réglisse, 10 gr. Divisez en 400 pilules, dont chacune contient 0gr,05 de mercure (Codex). 1 à 4 pilules. Antisyphilitique. — *Pilules de Morison*. Pilules n° 1, aloès, 70 gr.; crème de tartre, séné, āā 35 gr.; on fait avec de l'eau une masse qu'on divise en pilules de 0gr,15. — Pilules n° 2 : aloès, 40 gr.; coloquinte, gomme-gutte, āā 30 gr.; jalap, crème de tartre, āā 20 gr. Divisez en pilules de 0gr,15, 1 à 5 pilules par jour. Purgatif. — *Pilules de Morton*. V. Pilules *balsamiques*. — *Pilules de nitre camphré*. Azotate de potasse, 10 gr.; camphre pulvérisé, conserve de roses, āā 5 gr. Mêlez et faites des pilules de 0gr,20, qui contiennent chacune 0gr,10 de sel de nitre et 0gr,05 de camphre (Codex). On les emploie contre la blennorragie. 2 à 10 par jour. — *Pilules d'onguent mercuriel* (L. V. Lagneau). Onguent mercuriel, 16 gr., et poudre de guimauve, 12 gr.; mêlez et divisez en 144 pilules contenant chacune 0gr,05 de mercure. — *Pilules perpétuelles*. V. Antimoine. — *Pilules de Plummer*. V. Pilules *dépuratives*. — *Pilules de Rufus*. Pilules stomachiques composées d'aloès socotrin, 60 gr., de myrrhe, 30 gr., et de stigmates de safran, 15 gr., incorporés au moyen du sirop d'absinthe, et divisés en pilules de 0gr,20. — *Pilules de savon*. Savon médicinal, 20 gr., divisé en 100 pilules, 2 à 20 pilules. Purgatif. — *Pilules de savon nitrées*. Savon médicinal, 20 gr.; poudre de guimauve, 3 gr.; azotate de potasse, 2 gr. Divisez en 100 pilules (Codex). 2 à 20 pilules. Purgatif, diurétique. — *Pilules scillitiques*. Poudre de scille, 12 gr.; gomme ammoniaque, 4 gr.; oxymel scillitique, 4 gr. Divisez en pilules de 0gr,20, contenant 0gr,05 de scille et 0gr,015 de gomme ammoniaque, 4 à 20 pilules. Expectorant. — *Pilules de Sédillot*. V. Pilules *mercurielles savonneuses*. — *Pilules de térébenthine*. Térébenthine de sapin, 40 gr.; hydro-carbonate de magnésie, 30 gr. Mêlez exactement et divisez en 200 pilules. Chaque pilule contient 0gr,20 de térébenthine (Codex). — *Pilules de térébenthine cuite*. On ramollit la térébenthine dans l'eau chaude et on la divise en pilules de 0gr,30 (Codex). On les emploie dans la blennorragie. — *Pilules de Vallet*. Sulfate de protoxyde de fer, 1000 gr.; carbonate de soude, 1 200 gr.; miel blanc, sucre de lait, āā 300 gr.: sucre blanc, q. s. On ajoute à 3 parties de ce composé 1 partie, à poids égaux, de poudre de réglisse et de poudre de guimauve, et on fait des pilules de 0gr,25 chacune, qui doivent être argentées et conservées dans des flacons bien bouchés (Codex). Chaque pilule représente environ 0gr,05 de protoxyde de fer. 1 à 10 par jour.

PILULIER. s. m. [it. *pillolajo*]. Instrument employé,

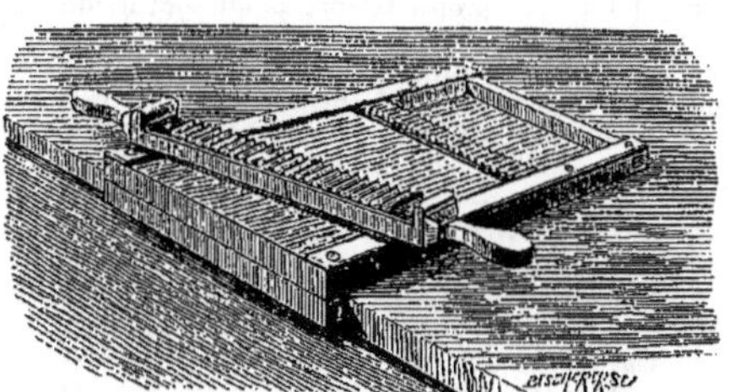

Fig. 559. — *Pilulier*.

en pharmacie, pour diviser la masse pilulaire et rouler plusieurs pilules à la fois. Il se compose (fig. 559) de deux pièces de bois, revêtues chacune d'une plaque de métal, creusée de cannelures égales et parallèles; la masse pilulaire, appliquée sur la plus grande de ces pièces, est roulée en cylindre avec la main, puis coupée en parties semblables par la pression qu'on lui fait subir à l'aide de l'autre pièce cannelée.

PIMÉLITE. s. f. [de πιμελή, graisse]. Inflammation du tissu adipeux.

PIMÉLORRHÉE. s. f. [de πιμελή, graisse, et ῥεῖν, couler]. Déjections chargées de graisse non absorbée, dans certaines maladies du pancréas. — Écoulement de graisse par les voies urinaires ou digestives. V. Chylurie.

PIMÉLOSE. s. f. [de πιμελή, graisse]. L'obésité. — *Pimélose du foie* se dit pour *foie gras*.

PIMÉLOTIQUE. adj. [de πιμελή, graisse]. Qui concerne l'obésité.

PIMÉLURIE. s. f. [de πιμελή, graisse, et οὐρεῖν, uriner]. V. Chylurie.

PIMENT. s. m. [*Capsicum*, L., all. *Beissebeere*, angl. *piment*, it. *pimento*, esp. *pimienta*]. Genre de plantes solanées dont l'espèce principale est le *piment des jardins* [*C. annuum*, L., *C. indicum*, Lobel, *corail des jardins*, *poivre de Guinée*, *poivre d'Inde*]; son fruit, âcre et irritant, sert d'assaisonnement, surtout dans les pays chauds, et pourrait être employé comme rubéfiant; c'est une baie longue, verte, devenant rouge en mûrissant, unie, renfermant des semences plates. Son extrait aqueux, dit *capsicum*, à la dose de 0gr,30 à 0gr,60, ou la poudre des semences à la dose de 0gr,50 à 2 gr. en pilules, ont été employés contre la congestion des hémorroïdes. On donne aussi la teinture alcoolique, à la dose de X à XXX gouttes. — Le *piment de Cayenne* [*piment enragé*, *C. frutescens*, L.] a des baies plus longues et plus grosses, d'une âcreté insupportable. — *Piment aquatique*, *bâtard* ou *royal*. Fruit du *Myrica gale*. L. V. Myrica. — *Piment* ou *poivre de la Jamaïque*. Nom donné aux fruits du *Myrtus pimenta*, L. (*Eugenia pimenta*, DC., *Pimenta officinalis*, O. Berg], de la famille des myrtacées. Ce sont des baies sèches, de la grosseur d'un pois, presque rondes, rugueuses, d'un gris rougeâtre, qui renferment deux graines noires et hémisphériques. Leur odeur et leur saveur, très fortes, se rapprochent de celles de la girofle et de la cannelle. — *Piment de Thével* ou *piment couronné*. Fruit aromatique, stimulant, du *Pimenta acris*, H. Bn. [*Myrtus pimentoides*, Nees, *Amomis acris*, Berg].

PIMENTA. s. m. Genre de plantes myrtacées qui comprend le *Pimenta officinalis*, et le *P. acris*. V. Piment.

PIMENTIQUE. adj. — *Acide pimentique*. L'*acide eugénique*.

PIMPRENELLE. s. f. [all. *Pimpinelle*, angl. *pimpernel*, *pimpinel*, it. *pimpinella*]. Nom vulgaire de plusieurs plantes rosacées; 1° la *petite pimprenelle* (*Poterium sanguisorba*, L.); 2° la *grande pimprenelle*, *commune* ou *des montagnes* (*Sanguisorba officinalis*, L.), qu'on regarde comme galactophores, vulnéraires, diurétiques et astringentes.

PIN. s. m. [*pinus*, πίτυς, all. *Fichte*, angl. *pine*, it. et esp. *pino*]. Genre de plantes de la famille des conifères, dont la plupart des espèces sont des arbres qui contiennent beaucoup de résine. Ils ont des feuilles persistantes, subulées; les fleurs mâles forment des chatons réunis en grappes et munis d'écailles qui constituent des étamines élargies; les femelles sont disposées en cônes, à écailles imbriquées, ligneuses, ombiliquées au sommet. Les espèces principales sont: le *pin sauvage* ou *pinasse* (*Pinus sylvestris*, L.), dont les bourgeons, aromatiques, d'odeur et de saveur résineuses, sont employés en infusion, sous le nom de *bourgeons de sapin*, comme balsamiques et diurétiques, et qui servent à préparer une bière antiscorbutique, dite *sapinette*; avec ses feuilles on prépare en Allemagne une décoction dite *baume* ou *essence de pin*, *eau résineuse balsamique*, employée contre la goutte et les rhumatismes; —

le *pin pignon* (*Pinus pinea*, L.), dont les graines ou *pignons doux* renferment une amande blanche, huileuse, bonne à manger ; — le *pin de Bordeaux* ou *maritime* (*Pinus maritima*, L.), d'où on retire la térébenthine commune, dite de Bordeaux, la poix noire, le galipot, etc., et dont la sève, lactescente, d'odeur et de saveur résineuse, est apéritive, stomachique, et préconisée contre la toux et l'expectoration de la phtisie au début ; — le *pin des marais* (*Pinus palustris*, Mill.), qui fournit la térébenthine de Boston ; — le *pin d'encens* (*Pinus Tæda*, Lamb.), qui fournit la térébenthine de la Caroline ; — le *pin Alviez* (*Pinus Cembra*, L.), qui fournit le baume de Riga ou des Carpathes ; — le *pin Mugho* (*Pinus Mugho*, Mill.), qui fournit le baume de Hongrie, et une essence d'odeur agréable, dite huile du Templin ; — le *pin Weymouth* (*Pinus strobus*, L.), qui fournit la térébenthine d'Amérique, etc.

PINAU. s. m. et adj. Nom vulgaire donné à divers palmiers à la Guyane, et aux divers bolets vénéneux en France.

PINCE. s. f. [*volsella*, λαβίς, all. *Zange*, *Pincette*, it. *pinzette*, esp. *pinzas*]. En anatomie, *pince du corps calleux*. V. Calleux. ‖ En chirurgie, *pince*, instrument dont on se sert dans diverses opérations pour saisir, attirer ou fixer certaines parties. Il se compose de deux branches

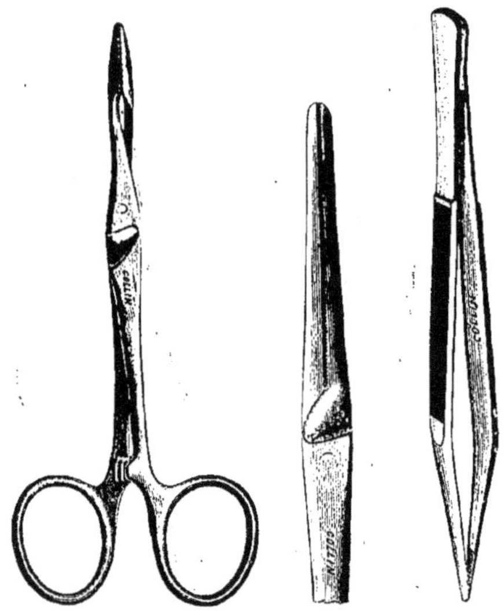

Fig. 560. — *Pince* à forcipressure. Fig. 561. *Pince* clamp. Fig. 562. — *Pince* à dissection.

au moins, réunies d'une manière variable, et susceptibles d'être écartées ou rapprochées. Les unes ont deux branches soudées ensemble à l'une de leurs extrémités, libres dans le reste de leur étendue, naturellement écartées l'une de l'autre par leur élasticité, et susceptibles d'être rapprochées par la pression qu'on exerce sur elles avec les doigts. Les autres sont formées de deux branches réunies à leur partie moyenne par une charnière. Enfin il y en a qui sont composées de deux ou de trois branches qui s'écartent par le fait de leur élasticité, et qu'on rapproche en faisant glisser sur elles un anneau ou une canule dans laquelle elles ont été introduites. — *Pince à baguette* ou *à refoulement*. Pince employée, avec la pince à torsion, pour la torsion des artères. Elle n'a ni mors ni verrou ; elle est formée de deux trous cylindriques, qui servent à serrer fortement les tuniques interne et moyenne de l'artère et à les refouler dans le cylindre de la tunique externe, qui seule est tordue par la pince à torsion. — *Pince à cataracte*. Pince à dissection de dimensions très petites ; ses extrémités, très ténues, ont les mors arrondis et se correspondent avec la plus grande précision. — *Pince de Desmarres*. Employée pour l'extraction des kystes et autres tumeurs des paupières, elle évite l'écoulement de sang par la compression qu'elle exerce, rend immobile la tumeur malgré les mouvements du malade, et permet d'opérer sans perforer la paupière. L'une des branches porte une plaque pleine qu'on engage sous la paupière ; l'autre porte un anneau qui embrasse la tumeur et en comprime le pourtour lorsqu'on serre la vis de rappel placée au milieu des deux branches. — *Pince à dissection*. Elle se compose de deux lames d'acier ou d'argent, réunies par leur extrémité postérieure, s'écartant l'une de l'autre par leur propre ressort et se joignant lorsqu'on les serre entre les doigts. Elles vont en diminuant de largeur et en augmentant d'épaisseur vers leur extrémité libre, qui est mousse, et garnie à sa face interne de petites dents transversales qui s'engrènent les unes dans les autres lorsqu'on comprime les branches, pour serrer plus exactement les corps ou les tissus qu'on veut saisir (fig. 562). Cette pince sert également en chirurgie, dans la plupart des opérations, telles que ligature d'artères, etc. — *Pince-écraseur* (Richet). Pince courbe sur le côté ou sur le plat, armée de dents qui s'engrènent les unes dans les autres, et destinée à la section du pédicule des polypes de l'utérus. — *Pince élytro-caustique*. V. Pincement *du vagin*. — *Pince à faux germe* (Levret). Elle diffère peu de la *pince à polypes*. — *Pince à forcipressure* (fig. 560). Pince munie d'anneaux, à mors dentelés, dont les branches, croisées comme celles des ciseaux, sont maintenues fermées à l'aide d'un petit crochet que porte l'une d'elles et qui pénètre dans un trou de l'autre branche. — *Pince clamp*. Variété de pince longue, dont les mors s'appliquent l'un contre l'autre depuis l'articulation (fig. 561). — *Pince à gaine*. Pince à deux, trois ou quatre branches, susceptibles d'être serrées par une gaine mobile. — *Pince à griffes*. Pince dont les branches sont terminées par deux ou plusieurs crochets pointus, destinés à saisir solidement une partie. — *Pince de Hales*, improprement dite *de Hunter*. Pince employée pour l'extraction des calculs engagés dans l'urètre. Elle se compose d'une tige d'acier longue de 24 centimètres, large de 27 millimètres, divisée en deux branches qui s'écartent par l'effet de leur propre ressort, et qui sont terminées par deux petites cuillers dentelées ; et d'une sonde droite, d'argent, longue de 54 millimètres, large de 17 centimètres 1/2, munie de deux anneaux. Cette sonde est destinée à recevoir la tige d'acier, dont les branches s'ouvrent plus ou moins selon qu'on lui fait dépasser plus ou moins l'extrémité de la sonde. — *Pince hémostatique*. V. Pince *à forcipressure*. — *Pince incisive*. Sorte d'ostéotome formé par de solides pinces dont les branches et les tranchants sont diversement disposés selon les os à réséquer. — *Pince de Kocher*. Variété de pince assez semblable aux pinces à forcipressure ordinaires, mais dont l'un des mors se termine par une dent pointue qui pénètre dans l'intervalle de deux dents que porte l'autre mors (fig. 563). — *Pince à langue*. Variété de pince dont une des branches porte deux griffes destinées à être enfoncées dans la langue, tandis que l'autre est aplatie et est percée de deux trous pour recevoir les griffes (fig. 565). Elle sert à attirer la langue en dehors pendant le cours de la chloroformisation, et à empêcher la base de cet organe, en tombant en arrière, d'aller obstruer l'orifice du larynx. — *Pince à ligature*. Celle dont on se sert pour lier une artère

C'est tantôt une pince à dissection ordinaire, tantôt une pince à verrou. — *Pince* ou *cisaille de Liston* (fig. 566). Ostéotome droit ou courbe dont une lame est dentée et empêche le glissement de l'os, tandis que l'autre est lisse et tranchante. On en construit de différents modèles droits et courbes. — *Pince longuette*. Variété de pince dont les branches sont beaucoup plus longues que dans les pinces à forcipressure ordinaires. — *Pince de Museux*. Pince qui porte deux anneaux destinés à la maintenir et dont les branches sont terminées par quatre crochets qui se regardent et se croisent à leur extrémité, de manière à faire l'office d'érigne (fig. 567). — *Pince ostéotome*. V. OSTÉOTOME et SÉCATEUR. — *Pince à pansement* ou *à anneaux*. Pince composée de deux branches arrondies, munies d'anneaux à une extrémité, et semblables à celles des ciseaux, si ce n'est qu'au lieu de se croiser et d'être tranchantes, elles sont directement opposées l'une à l'autre et aplaties, et munies de quelques dentelures superficielles. Cet instrument sert à enlever les parties d'un pansement souillées de pus, et permet au chirurgien de ne pas se souiller les mains en soignant une plaie infectée. — *Pince à polypes*. Elle est formée de deux branches disposées comme celles de la pince à pansement, et garnies de même d'anneaux ; mais elle est, en général, plus forte, et chaque branche a son extrémité libre large, mousse, arrondie, creusée en dedans en forme de cuiller et percée de deux petites ouvertures de 9 millimètres de hauteur sur 6 de diamètre. Les bords

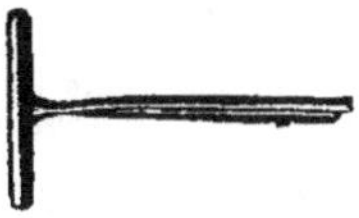

Fig. 564. — *Pince* en T.

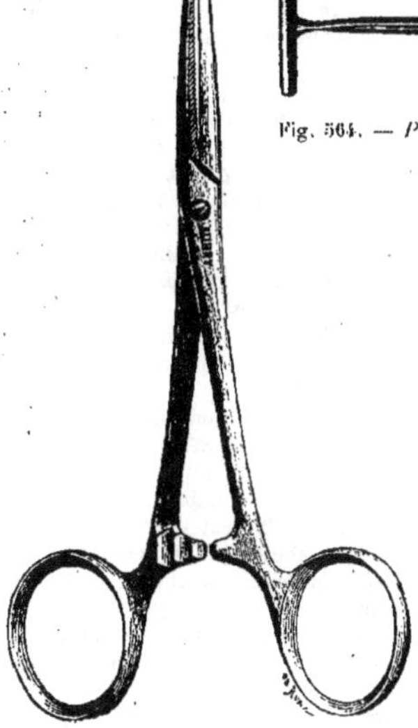

Fig. 563. *Pince* de Kocher.

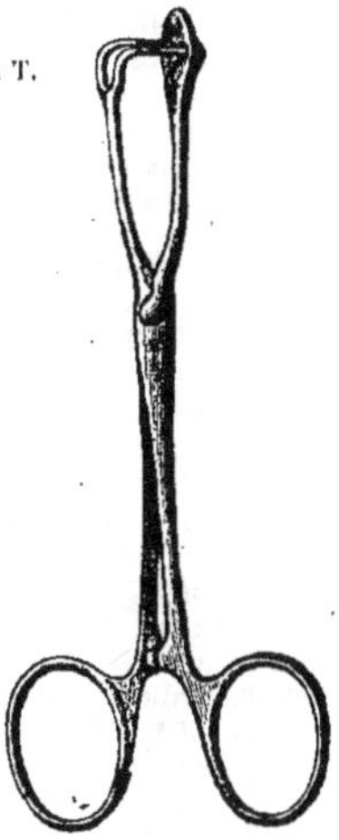

Fig. 565. *Pince* à langue.

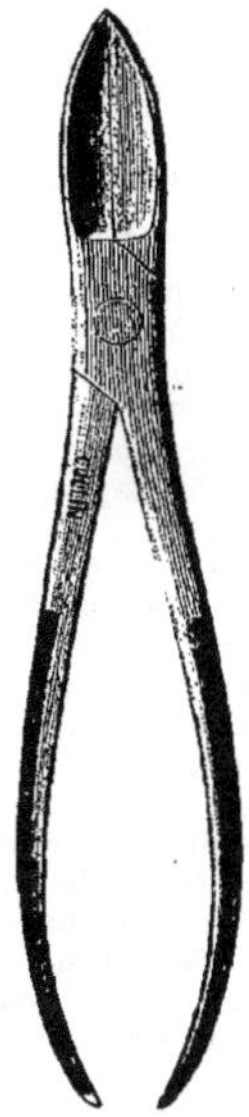

Fig. 566. *Pince* de Liston.

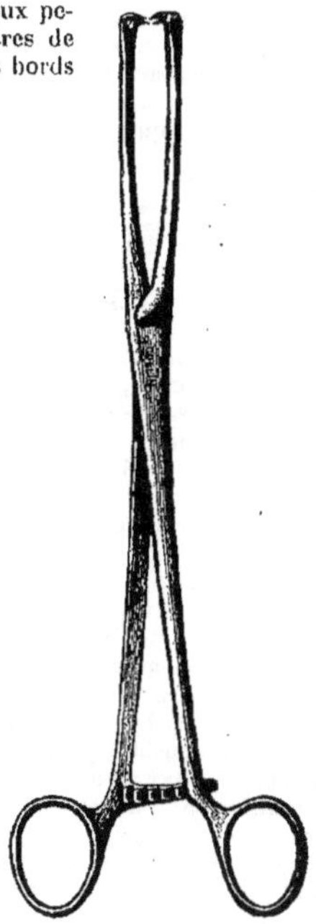

Fig. 567. *Pince* de Museux.

de cette cuiller fenêtrée sont garnis de dentelures qui s'entre-croisent avec celles de la branche opposée. Les pinces à polypes sont droites ou courbes sur leur plat ou sur leur côté. — *Pinces à pression continue*. Pince disposée de manière que les branches se croisent et exercent sur la partie saisie une pression proportionnée à la force de ces branches. Pour pincer l'objet, on exerce avec le pouce et l'index une pression sur les branches, ce qui fait écarter les mors de la pince. Il suffit alors de cesser la pression avec les doigts pour que l'objet soit saisi. C'est sur leur principe qu'ont été faites les serres-fines. Elles sont remplacées généralement par les pinces à forcipressure, et ne sont guère utilisées que dans les laboratoires pour comprimer temporairement une artère chez un animal au cours d'une opération. — *Pince en T*. Variété de pince dont les mors figurent un T (fig. 564). — *Pince à torsion*. La pince à verrou. — *Pince à trois branches*. V. LITHOLABE. — *Pince à verrou*. Pince allongée qui porte un petit verrou destiné à la tenir fermée. On l'employait surtout autrefois pour la torsion ou la ligature des artères. Un de ses mors porte ordinairement une petite rainure destinée à recevoir une épingle ; aussi cette pince était-elle utilisée pour faire les sutures, avant l'adoption des aiguilles à suture actuelles.

PINCEAU. s. m. — *Pinceau électrique*. Faisceau de fils de laiton déliés et rigides, sortant d'un cylindre de même métal, dans lequel on peut le refouler, et susceptible d'être vissé sur un des manches terminant les électrodes ; c'est le pinceau ou la brosse de Duchenne (de Boulogne). Il est destiné à l'électrisation de la peau, et appliqué : 1° en frappant la peau de coups légers et rapides ; 2° en promenant ses pointes contre la surface cutanée ; 3° en laissant pendant quelque temps les extrémités des fils en contact avec un point de la peau.

PINCÉE. s. f. [*pugillus*, δραχίον; all. *Prise*, angl. *pinch*, it. *pizzico*, esp. *pizca*]. Quantité d'une substance médicamenteuse que l'on peut saisir avec l'extrémité de deux ou trois doigts. Cette manière de prescrire les drogues étant trop vague, le Codex a indiqué les poids équivalents aux pincées de certaines substances :

	Grammes.
Une pincée de fleurs de camomille pèse......	2
— — de guimauve...........	2
— — de mauve..............	1
— — d'arnica..............	1
— — de tussilage...........	2
— — de tilleul mondées.......	2
— de fruits de fenouil..............	2
— d'anis..........................	2

PINCEMENT. s. m. Action de pincer. || *Pincement du vagin.* Opération (Desgranges) destinée à remédier à la chute de l'utérus. Elle consiste soit à placer dans le vagin des pinces qui produisent la mortification de la partie pincée, et, à la suite, une cicatrice qui soutient l'utérus et l'empêche de redescendre; soit à combiner la constriction mécanique avec la cautérisation, à l'aide d'une *pince* dite *élytro-caustique* qui porte une cuvette chargée de chlorure de zinc.

PINCHBECK. s. m. V. LAITON.

PINÇON. s. m. V. AMPOULE.

PINÉAL, ALE. adj. [*pinealis*, de *pinea*, pignon, à cause de la forme; all. *zirbelnussformig*, angl. *pineal*, it. *pineale*, esp. *pineal*]. Qui a la forme d'une pomme de pin. — *Glande pinéale* [*conarium*, *corps conoïde*, *épiphyse*, all. *Zirbeldrüse*]. Petit organe gris situé dans l'épaisseur de la toile choroïdienne, au-dessus des tubercules quadrijumeaux antérieurs, au-dessous du bourrelet du corps calleux, au-devant du cervelet, en arrière du troisième ventricule. Son volume égale celui d'un pois; sa forme rappelle celle d'un cône. Sa couleur est d'un gris cendré. De sa partie antérieure partent trois prolongements, appelés ses *pédoncules* : le *pédoncule supérieur* ou *antérieur* (*rênes de la glande pinéale*, *habenæ*) se porte en dehors vers la partie interne et supérieure de la couche optique, puis en avant, et arrive en s'effilant au niveau du trou de Monro, où il se continue avec le pilier antérieur de la voûte à trois piliers; le *pédoncule inférieur* descend en bas et en dehors, et se perd dans la couche optique, en avant de la commissure blanche antérieure; le *pédoncule moyen* ou *transversal*, situé au-dessus de cette commissure, se rend horizontalement à la couche optique. Cet organe est formé d'une enveloppe conjonctive et vasculaire dépendant de la pie-mère; de cette enveloppe partent des prolongements qui divisent la glande en un grand nombre de petites loges renfermant des cellules considérées comme de nature névroglique et des concrétions calcaires appelées *acervules* (V. ce mot). Ces concrétions se rencontrent non seulement chez les vieillards, mais aussi chez les adultes et même les enfants. Cet organe, appelé improprement glande, est le représentant, chez l'homme et les vertébrés supérieurs, de l'œil pinéal des lacertiens.

PINGHWAR HARJAMBI. s. m. Rhizome d'une plante originaire probablement de l'Abyssinie, et appartenant à la famille des filicinées. Gaupp (de Schorndorf) l'a employé avec succès contre les hémorragies internes et traumatiques. Pour l'usage externe, on fait avec le chevelu du pinghwar un tampon que l'on introduit dans la plaie ou dans la cavité qui fournit le sang. Pour l'usage interne, on l'emploie en décoction (30 grammes de pinghwar pour 180 grammes d'eau).

PINGUICULA. s. m. V. GRASSETTE.

PINGUICULA, et non **PINGUECULA.** s. f. [de *pinguiculus*, grassouillet, diminutif de *pinguis*, gras; all., angl. et it. *pinguecula*]. Petite tumeur de la conjonctive, ainsi dite parce qu'on la croyait formée de graisse. Elle siège ordinairement vers le grand angle de l'œil; elle ne dépasse guère le volume d'un grain de chènevis. Elle est assez dure, arrondie et brillante à la surface, de couleur jaunâtre, ce qui a fait croire à sa nature graisseuse; elle est peu vasculaire. Elle fait corps avec la conjonctive sans produire l'adhérence de cette membrane avec la sclérotique. Elle vient sans cause connue, et ne donne lieu à aucune sensation douloureuse ou autre. Nul traitement ne la fait disparaître; l'extirpation n'est nécessaire que si elle s'hypertrophie. Desmarres et Robin ont montré qu'elle se compose exclusivement d'épithélium pavimenteux conjonctival hypertrophié.

PINITANNIQUE. adj. V. TANNIN.

PINITE. s. f. ($C^{12}H^{12}O^{10}$). Principe (Berthelot) d'une matière sucrée alimentaire qui exsude, en Californie, au pied du *Pinus Lambertiana*, Douglas, quand on creuse la terre; elle est fournie par le bois. La pinite est cristallisable, à cristaux durs, très solubles dans l'eau, peu dans l'alcool; elle est neutre, dextrogyre; elle est isomère avec la quercéite, la mannitane et la dulcitane; elle ne fermente pas, ne réduit pas le tartrate cupro-potassique.

PINNAL. adj. et s. m. [de *pinna*, plume]. Qui a la forme d'une plume. — *Pinnal radié* (Cruveilhier). Le muscle myrtiforme. m *Pinnal transverse* ou *supérieur*. Le triangulaire du nez.

PINNOTHÈRE. s. m. V. CRABE.

PINS (médecin autrichien contemporain). — *Signe de Pins.* Dans le cas d'épanchement abondant dans le péricarde, surtout chez les enfants, on perçoit en arrière du thorax des signes simulant une pneumonie ou une pleurésie par suite de la compression du poumon. D'après Pins, ces signes disparaissent si on fait pencher le malade en avant, ou si on le met dans la position génu-pectorale. Mais, pour Weill, ce résultat ne serait pas constant.

PINTA. s. f. — *Pinta du Mexique* [*mal de los pintos*, *Quiricua*, *Tinna*]. Maladie de la peau particulière au Mexique. On l'observe principalement à la côte ouest, et jusqu'à l'État de Tabasco. Elle est caractérisée par des taches qui se montrent autour des yeux, sur la poitrine et les extrémités, d'abord d'un blond jaunâtre clair, puis tournant au bleu, et finissant en s'étendant par devenir noires, ce qui donne au malade l'aspect d'un nègre. La peau qui les supporte devient raboteuse, écailleuse et irritable, s'excorie au plus léger contact, et se couvre d'ulcères sordides d'odeur repoussante.

PIORA (Suisse, Tessin). *Station d'altitude*, 1859 mètres, avec une température douce et un air calme, bien protégée des vents du nord.

PIOULE (Var). *Eaux froides bicarbonatées calciques.*

PIPE. s. f. — *Pipe camboge.* V. GOMME-*gutte*.

PIPER. s. m. V. POIVRE.

PIPÉRAZINE. s. f. (en atomes $C^4H^2Az^{10}$). Syn.: diéthylénimine. Poudre cristalline blanche, de réaction très alcaline, soluble dans l'eau. Elle est obtenue par synthèse ainsi que son chlorhydrate. Elle forme avec l'acide urique un urate très soluble dans l'eau (47 fois son poids d'eau). Aussi l'emploie-t-on pour faciliter l'élimination de ce corps dans la goutte et la gravelle urique. On l'emploie en injections hypodermiques à la dose de 0gr,05 à 0gr,10 par jour en solution au dixième, le chlorhydrate à celle de 0gr,10 à 0gr,40. On peut aussi la donner par la voie digestive, sous forme de cachets à la dose de 0gr,50 à 1 gramme par jour.

PIPÉRIDINE. s. f. ($C^{10}H^{11}Az$). Corps basique qui se forme par action de la potasse sur le pipérin. Liquide incolore, d'odeur poivrée et ammoniacale, de saveur caustique; soluble dans l'eau, bouillant à 106°, fortement alcalin, donnant des sels avec les acides.

PIPÉRIN. s. m. ou **PIPÉRINE.** s. f. [all. *Piperin*, angl. *piperine*, it. *piperino*] ($C^{34}H^{19}AzO^6$). Base organique faible découverte (Œrsted) dans le poivre noir, dans le poivre long et autres espèces voisines. Elle est en cristaux incolores, prismatiques, à peine solubles dans l'eau, solubles dans l'alcool et l'éther, plus à chaud qu'à froid. Le pipérin paraît jouir d'une propriété fébrifuge assez prononcée, à la dose de 5 à 10 centigrammes.

PIPÉRIQUE. adj. Qui se rapporte au poivre. — *Acide pipérique* ($C^{24}H^{10}O^{8}$). Composé obtenu en faisant bouillir le pipérin avec la potasse. Aiguilles jaunâtres, fusibles à 150°, très peu solubles dans l'eau et l'éther, solubles dans l'alcool bouillant.

PIPÉROÏDE. adj. Qui ressemble au poivre.

PIPÉRONAL. s. m. [*aldéhyde pipéronylique*] ($C^{16}H^{6}O^{6}$). Obtenu par oxydation de l'acide pipérique. Prismes incolores, peu solubles dans l'eau, solubles dans l'alcool et l'éther, fusibles à 37°.

PIPETTE. s. f. [diminutif de *pipe*, au sens de tuyau]. Tube de verre renflé au milieu que l'on plonge dans un liquide en tenant un doigt sur son orifice extérieur, de manière à faire monter dans la partie renflée la portion du fluide que touche l'orifice profond, quand on soulève le doigt qui bouche l'autre extrémité. On transporte ainsi une petite quantité de liquide, qui reste dans la pipette tant qu'un doigt obture l'orifice supérieur, et qui tombe quand on retire ce doigt. — *Pipette Chamberland* ou *ballon-pipette*. Ballon portant à sa partie supérieure un renflement qui se termine par un tube incliné à 45°, tube que l'on obture avec un morceau d'ouate; sur la partie sphérique du ballon, est fixé un tube plus fin, deux fois recourbé et se terminant par une pointe effilée, fermée à la lampe. Ce ballon, stérilisé au four à flamber, sert à emmagasiner des liquides nutritifs, que l'on peut ensuite répartir aseptiquement dans les vases de culture. — *Pipette Pasteur*. Tube de verre dont une extrémité effilée est fermée à la lampe, tandis que l'autre est obturée avec de l'ouate; on les stérilise au four à flamber; elles servent à conserver à l'abri de l'air une petite provision de matières virulentes.

PIPI. s. m. V. Pétivérie.

PIPITZAHOAC. s. m. Racine du *Perezia adnata*, récoltée au Mexique; cette racine a des propriétés purgatives qu'elle doit à l'acide pipitzahoïque, corps cristallisé, jaune, sans odeur, de saveur âcre. On l'emploie en poudre à la dose de 3 à 5 grammes en capsules gélatineuses ou en décoction. L'acide pipitzahoïque est prescrit en pilules de 0gr,10 à la dose de deux à trois.

PIQUETÉ, ÉE. adj. Se dit de l'aspect offert par la substance cérébrale et autres tissus lorsque les vaisseaux distendus par du sang montrent leurs orifices béants, sous forme de petites taches rouges analogues à celles que forment les gouttelettes de sang qui sortent d'une piqûre. On dit aussi substantivement le *piqueté*, pour l'état piqueté.

PIQÛRE. s. f. [*punctura*, νύγμα, all. *Stichwunde*, angl. *pricking*, it. *punctura*, esp. *picadura*]. Plaie étroite et profonde faite par un instrument aigu. Ces plaies saignent peu, et guérissent rapidement, en général, par première intention, sous un pansement aseptique. Elles peuvent toutefois être le point de départ d'accidents dans le cas où l'instrument piquant a introduit dans l'organisme un germe septique; aussi est-il toujours bon de faire saigner la plaie et de la laver avec une solution légèrement antiseptique. Il peut arriver qu'une piqûre, faite par un instrument mousse (clou, dent de fourche), déchire et contonde fortement les parties; on se trouve alors dans les conditions ordinaires des plaies contuses. — *Piqûre anatomique* [angl. *dissection wound*]. Piqûre faite pendant une autopsie ou une dissection ou même au cours de certains pansements, et entraînant à sa suite des accidents locaux et généraux plus ou moins graves; elle a été attribuée autrefois à l'introduction dans l'organisme d'un poison venant du cadavre; on sait aujourd'hui qu'elle est due à la pénétration sous la peau de germes septiques plus ou moins virulents. Dans les cas les plus fréquents, des traînées rouges de lymphangite se développent dans les heures qui suivent la piqûre, autour du point vulnéré, et gagnent rapidement la région avoisinante et la racine du membre; en même temps apparaît un frisson violent, suivi d'une élévation de la température à 39° ou 40°. Les ganglions axillaires s'engorgent; l'état général est sérieux. Les phénomènes se succèdent plus ou moins rapidement. Dans les cas très graves, les phénomènes généraux prennent le pas sur les symptômes locaux, qui peuvent même manquer complètement dans certains faits exceptionnels; il y a des nausées, des vomissements, de la diarrhée, de l'oppression et de l'anxiété précordiale, et le malade est emporté en quelques jours. Dans certains cas, le mal prend les allures de l'infection purulente ordinaire, et l'on voit se développer des abcès dans les viscères, les articulations, les séreuses. Mais le plus souvent, les phénomènes locaux s'accentuent; un érysipèle phlegmoneux se développe, une suppuration diffuse envahit le membre atteint, et si le malade a résisté aux phénomènes infectieux graves du début, il guérira avec les cicatrices diffuses, les rétractions qu'entraînent toujours les suppurations profondes. La piqûre anatomique peut évoluer aussi sous une forme plus favorable; elle peut être le point de départ d'un panaris superficiel ou profond; elle peut ne déterminer qu'une pustule avec une lymphangite légère vite dissipée. Enfin, parfois les accidents évoluent d'une façon chronique, et on voit se développer, au niveau du point piqué, un *tubercule anatomique* (V. Tubercule). Le traitement de ces accidents variera suivant la forme qu'ils auront revêtue; le plus souvent il faudra avoir recours aux bains locaux prolongés, suivis d'un pansement humide avec des liquides faiblement antiseptiques; dans bien des cas il faudra pratiquer de larges incisions au thermocautère, qui parviendront à limiter la suppuration et à arrêter la marche envahissante du phlegmon. Il faut surtout éviter avec grand soin ces piqûres dont le pronostic reste toujours grave malgré les ressources de la chirurgie moderne. Les dissections faites sur des cadavres injectés avec des liquides antiseptiques pour maintenir leur conservation, sont en général peu dangereuses; beaucoup plus graves sont les piqûres faites dans les autopsies ou pendant un pansement, et la gravité dépend elle-même de la virulence de l'agent causal. Avant de pratiquer une autopsie, on devra obturer toutes les écorchures des mains; dès qu'une piqûre est faite, il faut faire couler le sang en abondance, de manière à faire un véritable lavage du trajet; parfois il sera bon d'élargir la piqûre avec un bistouri; la cautérisation avec le thermocautère donne une sécurité plus grande en détruisant complètement les germes. Un lavage soigné de la région avec une solution antiseptique préviendra les infections secondaires. — *Piqûres d'insectes*. V. Abeille, Cousin et Processionnaire. — *Piqûre de vipère*. V. Vipère.

PIRIFORME. adj. V. Pyriforme.

PIROGOFF (Nicolas) (chirurgien russe, 1810-1881). — *Opération de Pirogoff*. Procédé d'amputation du pied; c'est une variante de la désarticulation du pied par le procédé de Syms, dans lequel on enlève d'un trait de scie la surface articulaire de la jambe, et on conserve dans le lambeau inférieur la partie postérieure du calcanéum, qui pourra ainsi se souder aux os de la jambe. De cette façon, le malade marche sur le point d'appui naturel du talon, et de plus les os de la jambe sont allongés de toute l'épaisseur de l'os conservé (allongement ostéoplastique).

PIROPLASMA. s. m. Parasite ayant un aspect piriforme. Le *Piroplasma bigeminum*, parasite du bœuf, cause une maladie appelée, suivant les régions, fièvre du Texas, hémoglobinurie du bœuf, tristeza, maladie bovine;

il est formé de deux corps piriformes unis par leur extrémité effilée; il est contenu dans les globules rouges. Le *Piroplasma Donovani* (fig. 568) est un parasite de

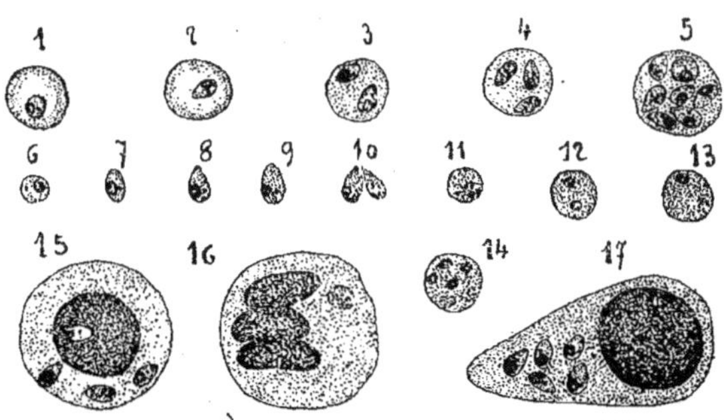

Fig. 568. — *Piroplasma Donovani*, d'après Laveran et Mesnil. 1, 2, hématies d'aspect normal contenant chacune un petit *Piroplasma*; 3, 4 et 5, hématies altérées contenant 2 à 8 parasites; 6, 7, 8, parasites libres sphériques ovalaires ou piriformes; 9, parasite piriforme en voie de division; 10, 2 parasites piriformes accolés, provenant probablement d'une division par bipartition; 11, élément parasitaire sphérique grand; 12, 13, 14, formes de multiplication par division répétée du noyau; 15 et 17, grands leucocytes mononucléaires, avec parasites inclus dans le protoplasme et même dans le noyau (15); 16, polynucléaire avec un parasite inclus dans le protoplasme (grossissement 1000 fois environ).

l'homme chez qui il détermine la maladie appelée *Kala-azar*; il est formé de petits éléments piriformes, ovalaires ou sphériques, présentant une grosse masse nucléaire et une autre plus petite située ordinairement au point diamétralement opposé; ces éléments sont libres ou endoglobulaires et se rencontrent dans le sang de la rate, dans le sang périphérique où ils sont plus petits que dans la rate, dans la moelle des os, et les ganglions mésentériques. Ils ont été décrits pour la première fois par Leishman en 1903, puis par Donovan; Ross n'admet pas que ce soit un piroplasma et en fait une espèce spéciale, *Leishmania*.

PIROPLASMOSE. s. f. Maladie causée par les piroplasmes. On connaît plusieurs piroplasmoses humaines, toutes d'origine exotique. Ce sont le *Kala-azar* ou *fièvre noire* de l'Inde, dû au *Piroplasma Donovani*; la *fièvre à tique* du Montana (États-Unis), dite aussi fièvre pétéchiale (*spotted fever*), due au *Piroplasma hominis* qui est inoculé par une morsure de tique. Cette maladie débute brusquement par des frissons violents et une élévation rapide de la température; puis du deuxième au cinquième jour, apparaît une abondante éruption de pétéchies; la mort survient ordinairement du sixième au onzième jour.

PISCIDIA ERYTHRINA. Synonyme: Jamaïca Dogwood. Arbuste de la famille des légumineuses papilionacées, qui croît aux Indes et aux Antilles, qui doit son nom à l'action stupéfiante qu'il exerce sur les poissons, et à la couleur rouge de sa fleur. On emploie l'écorce de la racine qui contient la piscidine (en atomes $C^{20}H^{24}O^{8}$), comme sédatif dans les cas de névralgie, d'insomnie et dans la phtisie. On administre la poudre à la dose de 4 grammes, l'extrait fluide représentant son poids de plante à la dose de 3 à 6 grammes, la teinture alcoolique au cinquième à la dose de 1 à 5 grammes.

PISCINE. s. f. Vaste réservoir d'eau courante ou dormante, chaude ou froide selon les indications à remplir, dans lequel on fait prendre des bains ou faire de simples immersions aux malades, durant un traitement hydrothérapique ou thermal. Les immersions dans la piscine d'eau froide sont utiles aux personnes débilitées, atteintes d'anémie, de chlorose, de paralysie, d'affections nerveuses, d'hystérie, de spermatorrhée, etc. : le séjour sera court si l'on veut obtenir un effet excitant avec réaction à la peau; plus ou moins long, selon l'état et l'impressionnabilité du malade, lorsqu'on veut obtenir un effet sédatif.

PISIFORME. adj. [*pisiformis*, de *pisum*, pois, et *forma*, forme; all. *erbsenförmig*, it. et esp. *pisiforme*]. Qui a la forme d'un pois. — *Éminence* ou *tubercule pisiforme*. V. Mamillaire. — *Os pisiforme*. Le quatrième os de la première rangée du carpe, qui s'articule en arrière avec l'os pyramidal, et donne attache au tendon du cubital antérieur et au ligament transverse antérieur du carpe.

PISIMÉTACARPIEN. adj. — *Ligament pisimétacarpien*. Celui qui va du pisiforme au cinquième métacarpien.

PISIUNCIFORMIEN. adj. — *Ligament pisiunciformien*. Celui qui va du pisiforme au crochet de l'os crochu.

PISSASPHALTE. s. m. [*pissasphaltum*, πισσάσφαλτος, all. *Pissasphalt*, angl. *pissasphaltum*, it. *pissasfalto*, esp. *pisasfalto*; *poix minérale*]. Bitume mou, noir, glutineux, presque solide par les temps froids. Employé autrefois comme vulnéraire.

PISSÉLÆON. s. m. [de πίσσα, poix, et ἔλαιον, huile; *huile de poix*]. Matière liquide, huileuse, qui se sépare de la poix noire dans l'eau où tombent les produits résineux pendant la préparation de la poix. Le pissélæon des anciens [πισσέλαιον] était un médicament composé d'un mélange d'huile et de poix.

PISSEMENT. s. m. V. Miction. — *Pissement de pus* [all. *Eiterharnen*]. V. Pyurie. — *Pissement de sang* [all. *Blutharnen*]. V. Hématurie.

PISSENLIT. s. m. [*Leontodon taraxacum*, L., *Taraxacum dens leonis*, Desf.; all. *Löwenzahn*, angl. *dandelion*, *piss-a-bed*, it. *macerone*, esp. *diente de leon*]. Plante de la famille des synanthérées, regardée comme diurétique, tonique et laxative. On l'emploie dans l'ictère, les obstructions abdominales, etc. (le suc des feuilles, à la dose de 60 à 120 grammes; en décoction, 30 grammes de feuilles fraîches par litre d'eau; l'extrait, 2 à 4 grammes). On mange en salade sa racine et ses jeunes feuilles; celles-ci sont employées dans la préparation des *sucs d'herbes* et du sirop de chicorée.

PISTACHE. s. f. [*pistacia*, all. *Pistazie*, *Pimpernuss*, angl. *pistachio-nut*, it. *pistacchio*, esp. *pistacho*]. Graine du *pistachier*. Les *pistaches* sont contenues dans des fruits drupacés, gros comme des olives, composés d'un brou tendre, rougeâtre, d'une coque ligneuse, blanche, qui s'ouvre facilement en deux valves, et d'une amande anguleuse, recouverte d'une pellicule rougeâtre, d'un vert pâle, à l'intérieur et d'une saveur douce et agréable. Elles viennent particulièrement de la Sicile, ont un goût agréable qui les fait employer comme condiment, et servent, en pharmacie, à faire le *looch vert*. — *Pistache de terre*. V. Arachide.

PISTATION. s. f. V. Épistation.

PISTOIA (ville d'Italie). — *Remède de Pistoia*. Remède secret préparé dans un couvent des environs de cette ville et dont les principaux éléments paraissent être le genêt à balais et la gentiane. Il rend souvent de grands services dans la goutte chronique; mais il ne doit être employé que chez les malades dont les reins fonctionnent bien, et l'urine doit être fréquemment analysée au cours de son emploi, de peur des phénomènes toxiques pouvant résulter de l'accumulation de la spartéine.

PITHIATIQUE. adj. Qui peut être guéri par la persuasion.

PITHIATISME. s. m. (de πειθώ, persuasion, et ἰατός, guérissable). Nom proposé par Babinski pour désigner un état psychique se manifestant par des troubles guérissables par la persuasion, et devant remplacer celui d'*hystérie*.

PITRES (Jean-Albert) (médecin français, né en 1848). — *Signe du cordeau de Pitres.* V. Cordeau (*Signe du*). — *Signe de Pitres.* Haphalgésie. V. ce mot. — *Signe du sou de Pitres.* V. Sou (*Signe du*).

PITUITAIRE. adj. et s. [*pituitarius*, de *pituita*, pituite ou mucosité ; angl. *pituitary*, it. et esp. *pituitario*]. — *Fosse pituitaire* [*selle turcique*, *ephippion*, à cause de sa forme ; *fosse pituitaire*, parce qu'elle loge la glande pituitaire]. Enfoncement quadrilatère et profond que l'on observe sur la ligne médiane de la face cérébrale du sphénoïde, et qui loge la glande pituitaire. — *Glande* ou *corps pituitaire* [all. *Gehirnsshleimdrüse*, *Schleimkörper*, *Gehirnanhang ; hypophyse* (Sœmmerring), *appendice sus-sphénoïdal du cerveau* (Chaussier), *glans pituitam excipiens* (Vésale)]. Petit organe situé derrière le chiasma des nerfs optiques, en avant des tubercules mamillaires, appendu à la tige pituitaire, et logé dans la fosse pituitaire ou selle turcique, sur laquelle il est fixé par un repli de la dure-mère (*repli pituitaire*) qui lui forme une loge presque complète. Le sinus circulaire en avant et en arrière, les sinus caverneux en dehors, et la lame quadrilatère du sphénoïde en arrière, forment ses rapports les plus immédiats. La forme du corps pituitaire est ovoïde, sa couleur grisâtre, son poids de 0gr,40, son diamètre transversal de 12 millimètres, et l'antéro-postérieur de 6 à 8 millimètres. Il est formé de deux lobes, l'un postérieur, petit et grisâtre, contenant des éléments nerveux ; l'autre antérieur, jaune, présentant une structure épithéliale. Il est formé d'amas de cellules séparées par de minces cloisons conjonctives; parmi ces cellules certaines se teintent fortement par les matières colorantes (cellules chromophiles), en particulier par l'éosine, tandis que les autres restent claires. On rencontre parfois entre ces cellules de petits amas de matière colloïde. Ce lobe antérieur (1, fig. 569) reçoit l'insertion de l'*infundibulum* ou *tige pituitaire* (3) [all. *Schleimdrüsenstiel*, *Infundibulum* (Galien et Vésale), *tige sus-phénoïdale* (Chaussier)], qui unit le *tuber cinereum*, dont elle constitue un prolongement, au corps pituitaire. La longueur de la tige varie de 4 à 6 millimètres. Sa direction est oblique de haut en bas et d'arrière en avant; sa couleur, d'un gris rougeâtre; sa forme, celle d'un cône dont la base, tournée en haut et en arrière, répond au *tuber cinereum*. Elle est composée de deux couches : 1° une couche externe fibreuse, dépendance de la pie-mère ; 2° une couche interne formée par une lame mince de substance grise, formant un canal infundibuliforme qui se prolonge dans la tige pituitaire, et communique avec le troisième ventricule. Le *tuber cinereum* ou *corps cendré*, conoïde, formé de substance nerveuse grise, occupe la moitié antérieure du losange limité en avant par le chiasma, en arrière par les tubercules mamillaires, latéralement par les bandelettes optiques. Il présente à sa partie centrale inférieure la tige pituitaire. La glande pituitaire est appendue à cette tige. — *Membrane pituitaire de Schneider*, ou simplement *pituitaire* [all. *Schneider'sche Haut*]. Membrane muqueuse qui tapisse les cavités nasales dans toute leur étendue, depuis les ouvertures des narines jusqu'au pharynx, où elle se continue avec celle de l'arrière-bouche et du voile du palais. Elle couvre toutes les éminences et pénètre dans toutes les anfractuosités des cavités nasales et des sinus maxillaires et frontaux. Le périoste des os sous-jacents lui est intimement uni. Siège immédiat de l'olfaction, elle reçoit, outre le nerf olfactif, un grand nombre de filets nerveux de la cinquième paire. Des vaisseaux, également nombreux, rampent à sa surface. Dans la région des fosses nasales dite *respiratoire*, où ne se distribue pas le nerf olfactif, cette membrane est très épaisse, tapissée par un épithélium vibratile (sauf sur la partie inférieure du cornet et du méat inférieurs, où il est pavimenteux stratifié) et pourvue de glandes en grappe très nombreuses et d'un réseau veineux très développé ; dans les sinus, elle est moins épaisse, les glandes sont plus rares. Dans la région où se distribue le nerf olfactif, *région olfactive*, la muqueuse est molle, jaune brunâtre, pourvue, chez les animaux, de glandes en tube spéciales (*glandes de Bowmann*), à canal excréteur très étroit, et, chez l'homme, de glandes de forme intermédiaire entre les glandes de Bowmann et les glandes en grappe : son épithélium, épais, se compose d'une couche superficielle de cellules cylindriques, très allongées, contenant un noyau et des granulations pigmentaires, présentant quelques cils vibratils chez l'homme ; au-dessous de cette couche, sont des cellules particulières, dites *cellules olfactives* ou *cellules de Schultze*, ovoïdes, bipolaires, de nature nerveuse, et pourvues de deux prolongements : l'un, inférieur, très fin, s'enfonce profondément et se continue probablement avec une fibrille terminale d'un filet du nerf olfactif ; l'autre, plus large, se termine sur la surface libre, et porte chez certains animaux un pinceau de cils, mobiles ou non, qui manquent chez l'homme; c'est l'élément sensoriel de la pituitaire. — *Repli pituitaire, tige pituitaire*. V. Pituitaire (*Glande*).

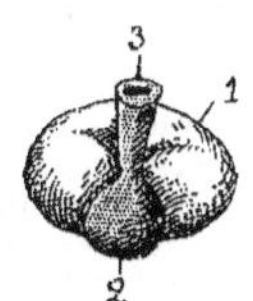

Fig. 569. — Glande *pituitaire*.

PITUITE. s. f. [*pituita*, βλέννα, φλέγμα, all. *Schleim*, angl. *phlegm*, it. et esp. *pituita*]. Liquide aqueux et filant qui est rejeté en plus ou moins grande quantité, soit par l'expectoration, soit par une sorte de régurgitation, ou par le vomissement, ainsi qu'on l'observe dans certains catarrhes chroniques, dans quelques maladies de l'estomac et dans certaines bronchorrhées. — *Pituite hémorragique* (Mathieu et Milian). V. Hémosialémèse.

PITUITEUX, EUSE. adj. Causé par la pituite. — *Fièvre pituiteuse.* V. Fièvre *adéno-méningée*.

PITURI. s. m. (*Duboisia Hopwoodii*). Plante de la famille des solanacées, dont on emploie les feuilles qui contiennent un principe actif peu connu, la *piturine*. Celui-ci agit sur le système nerveux comme la duboisine, mais a une action inverse sur les sécrétions et excite la sudation et la salivation comme la pilocarpine.

PITYRIASIS. s. m. [*pityriasis*, πιτυρίασις, de πίτυρον, son, partie la plus grossière du blé moulu ; all. *Kleiengrind*, *Hautkleie*, angl. *pityriasis*, it. *pitiriasi*, esp. *pitiriasis ; dartre furfuracée volante*]. Symptôme commun à diverses dermatoses et consistant en une fine desquamation. — *Pityriasis alba parasitaire.* Nom donné parfois à la teigne tondante ou tricophytie du cuir chevelu. — *Pityriasis circiné et marginé* (Vidal). Affection voisine de l'eczéma séborrhéique et du pityriasis rosé de Gibert, caractérisée par de petites taches rosées, sèches, qui sont le signe d'une fine desquamation. Ces taches guérissent en leur centre et s'accroissent par leur périphérie ; elles siègent sur le tronc, les bras, les cuisses. C'est une affection chronique qui guérit facilement par les bains sulfureux et les lotions au savon de goudron. Elle serait due, pour Vidal, au *Microsporon anomœon* ou *dispar*. — *Pityriasis rosé de Gibert.* Affection cutanée à évolution cyclique, débutant par une plaque unique, primitive (Brocq), à bords rosés et un peu surélevés, recouverte de squames fines, à centre décoloré et comme affaissé. L'éruption secondaire est constituée par des taches rosées, squameuses, siégeant sur le cou, le haut de la poitrine, les parties latérales du thorax, les bras, les cuisses; chacun de ces éléments s'accroît par les bords en se décolorant au centre et arrive ainsi à ressembler à la plaque primitive. Cette affection guérit spontanément en six ou huit semaines; mais elle peut persister davantage. Le traitement consistera en bains sulfureux ou d'amidon. — *Pityriasis rubra* (Hébra). Dermatose caractérisée par une rougeur intense et généralisée du derme avec desquamation abondante de l'épiderme. Elle correspond aux érythrodermies exfoliantes de Besnier. Elle peut être secondaire à une autre affection cutanée, eczéma, lichen, psoriasis; elle répond alors aux *herpétides malignes exfoliatrices* de Bazin. Elle peut être primitive, et revêtir différents types. Le début se fait par l'apparition de plaques rouges qui peu à peu se réunissent, si bien que tout le tégument est rouge et devient le siège d'une desquamation intense. L'évolution peut être aiguë et s'accompagner d'une fièvre élevée; on l'appelle alors souvent *érythème scarlatiniforme*; dans d'autres cas, la fièvre est moins élevée, la marche subaiguë; les poils tombent, les ongles sont altérés ; la terminaison est la guérison, mais la mort peut survenir par le fait de complications pulmonaires. Enfin, dans une forme chronique, l'affection dure des mois et des années; la desquamation se fait sous forme d'écailles fines; la mort arrive ordinairement dans la cachexie. Le traitement consiste dans l'emploi de bains prolongés, l'application du liniment oléo-calcaire, de glycérolé d'amidon, de pommade antiprurigineuse à l'acide phénique et à l'acide salicylique ; il faudra aussi relever les forces du malade au moyen de toniques, quinquina, fer, huile de foie de morue. — *Pityriasis rubra pilaire* (Devergie, Richaud, Besnier). Affection bien distincte du pityriasis rubra véritable, et voisin du psoriasis et du lichen ruber. Elle est caractérisée par des aspérités folliculaires en forme de petits cônes à sommet squameux, une desquamation pityriasique, une rougeur d'abord circumpilaire, puis sous forme de larges surfaces, accompagnée plus tard d'infiltration, d'exagération des plis cutanés. La marche est chronique et l'affection présente des rémissions ; l'état général reste bon. Le traitement consiste dans les frictions à l'huile de cade, l'emploi de pommade à l'acide pyrogallique ou au naphtol. — *Pityriasis versicolor*. Affection cutanée causée par le *Microsporon furfur*, et caractérisée par des taches café au lait ou jaune grisâtre, disséminées sur les téguments, en particulier sur le tronc (*crasse parasitaire*). Le grattage permet d'enlever des squames fines, grisâtres. Le traitement consiste en bains sulfureux, frictions au savon noir et applications de pommade au goudron, au naphtol, à l'acide salicylique, au calomel. Le malade doit faire désinfecter ses vêtements pour éviter les récidives.

PIVOINE. s. f. [*Pæonia officinalis*, L., all. *Gichtrose*, angl. *peony*, it. et esp. *peonia*]. Plante de la famille des renonculacées, dont la racine a été vantée comme antispasmodique : on en prépare encore une poudre, une conserve, un sirop, une alcoolature, que l'on emploie quelquefois contre l'épilepsie; elle entre dans le sirop d'armoise composé et dans la poudre de Guttète. Les semences varient suivant qu'elles appartiennent à la variété précédente, dite *pivoine femelle*, ou à la *pivoine mâle* (*P. corallina*, Retz): celles-ci, d'abord rouges, puis bleues, enfin noires, grosses comme de petits pois, passent pour éméto-cathartiques.

PIVOTANT, ANTE. adj. [esp. *pivotante*]. — *Articulation pivotante*. V. TROCHOÏDE.

PLACENTA. s. m. [all. *Mutterkuchen*, angl. *placenta*, *after-birth*, it. et esp. *placenta*]. Mot latin qui signifie *gâteau*. — En anatomie, *placenta*, nom donné, à cause de sa forme, à un corps mollasse et spongieux, aplati, circulaire, ovalaire ou réniforme, intermédiaire, pendant la gestation, entre la mère et le fœtus, adhérant par une de ses faces à la paroi interne de l'utérus, et recevant, par l'autre, les vaisseaux ombilicaux. Sa largeur ordinaire est de 16 à 21 centimètres, mais elle est sujette à varier, ainsi que son épaisseur toujours très inégale. Sa face *fœtale* ou *interne* est tapissée par le chorion, qui le supporte, et par l'amnios, qui peut toujours en être enlevé à l'aide de légères tractions. Une mince couche de tissu conjonctif, reste de l'allantoïde, existe entre le chorion et l'amnios. Les ramifications des vaisseaux du cordon y forment un réseau divergent. Sa circonférence est entourée complètement ou incomplètement par un *sinus* ou une *veine circulaire*, qui communique avec les veines de la muqueuse utérine ou caduque. Sa *face externe* ou *utérine* (fig. 570) est rouge, saignante, spongieuse, régulière, et divisée par des sillons en lobes ou cotylédons. Elle est recouverte par une couche de matière glutineuse, plus grisâtre, qui passe sur les cotylédons et pénètre dans les sillons intercotylédonaires : c'est la partie de la caduque interutéro-placentaire qui a été entraînée par le placenta au moment de sa chute. Sa *circonférence* se continue avec le chorion et la caduque, au point où se trouve le sinus ou veine circulaire. Sa situation dans la matrice correspond généralement à l'intervalle de l'insertion des deux trompes. On le trouve souvent fixé en arrière, et, plus souvent encore, en avant, tantôt un peu plus à droite, tantôt un peu plus à gauche. Quelquefois son attache se rapproche davantage de la cavité du col (*insertion près du col*), ou à l'orifice du col, ce qui est souvent la source d'hémorragies graves avant ou pendant le travail de l'accouchement. — *Développement et structure du placenta*. La substance du chorion et celle de ses villosités sont identiques ; ces dernières sont de même nature anatomique que le premier. Le placenta est redevable de sa première formation à ce que le tissu allantoïdien ou interannexiel (Dastre), avec ses vaisseaux qui sortent de l'embryon, s'insinue dans les villosités du chorion. Lorsque les villosités se développent sur le chorion, elles sont pourvues d'un canal central simple, tant que l'allantoïde ne l'a pas rempli. Les villosités continuent à croître, et poussent sans cesse de nouvelles branches, dans chacune desquelles s'insinuent aussi des vaisseaux et le tissu allantoïdiens. L'allantoïde est composée de fibres conjonctives déliées, réunies en faisceaux entre-croisés, recouvertes sur leur face libre d'un véritable endothélium, et de tissu muqueux, continuation du tissu muqueux du cordon ombilical : tissu muqueux qui, à mesure qu'il se rapproche de l'amnios et du chorion, devient trabéculaire, réticulé, et enfin affecte la forme d'une lame textile dans la couche la plus profonde, qui sert de support à l'endothélium allantoïdien (*tissu muqueux interannexiel de Dastre*). Les capillaires y forment des mailles dont la disposition se retrouve dans toutes les villosités choriales où elle s'enfonce. Il arrive une époque de l'évolution embryonnaire où une partie des villosités cessent de grandir plutôt qu'elles ne s'atrophient. Elles restent sans vaisseaux ou, si elles en avaient, ceux-ci disparaissent; quant aux autres, elles continuent à augmenter de volume, à se ramifier de plus en plus, restent seules vasculaires, et constituent le placenta. Ce dernier organe est d'abord *placenta frondosa*, c'est-à-dire formé de villosités dont toutes les subdivisions, encore peu enchevêtrées, sont faciles à isoler, et flottent sous forme arborescente très délicate et élégante lorsqu'on plonge le tout dans l'eau. Bientôt les ramifications, s'allongeant et se multipliant, s'enchevêtrent, et constituent le tissu placentaire plus serré, à déchirure filamenteuse, etc. Chaque villosité est devenue un cotylédon à circulation indépendante de celle des autres cotylédons; car ces ramifications ne s'anastomosent pas. Il est à tous les âges un certain nombre de ramifications des villosités choriales et placentaires qui ne sont pas creuses et restent sans capillaires. Le placenta peut être divisé en deux parties : *une partie fœtale* et *une partie maternelle*. *L'élément essentiel de la partie fœtale* est la *villosité*. Celle-ci se termine de deux façons suivant qu'elle se soude ou non au placenta maternel. Les prolongements libres, de longueur et de forme très variables, sont très nombreux et serrés les uns contre les autres; ils constituent à eux seuls presque toute la masse du placenta; ils plongent dans les lacunes sanguines que forme le placenta maternel. Les prolongements qui se soudent au placenta maternel sont appelés *crampons*; ils s'attachent soit à la membrane basale, soit aux cloisons qui partent de cette membrane (V. plus bas) (Langhans). Les villosités sont constituées par un axe conjonctif contenant une artériole et une veinule anastomosées en boule à leur extrémité. Tout le long de son trajet, l'artère émet de petites branches qui vont se ramifier en un réseau capillaire au-dessus de l'épithélium de revêtement. Celui-ci, qui coiffe la villosité, est formé par la membrane séreuse et est de nature ectodermique. Le *placenta maternel* est constitué par la partie de la muqueuse interutéro-placentaire dans laquelle viennent s'implanter les villosités choriales. Winkler le considère comme composé de trois parties : une partie para-utérine, membrane basale (*basal-platte*), une partie sous-choriale, lame obturante (*schluss-platte*) et une partie intermédiaire (*pars cavernosa*). La lame basale est formée de la couche de tissu de la sérotine qui se détache de l'utérus et forme la voûte du placenta lors de la délivrance. Cette lame donne naissance à une série de cloisons verticales qui descendent entre les villosités choriales et leur forment des loges distinctes. La lame obturante est une couche qui part des bords du placenta et s'avance vers le centre sans l'atteindre; elle forme ainsi une sorte de diaphragme ouvert à son centre; elle est traversée par les villosités choriales dont elle enserre la base et donne insertion aux cloisons intercotylédonaires parties de la membrane basale; si bien que ces villosités sont contenues dans des loges dont toutes les parois appartiennent au placenta maternel, membrane basale, cloison, lame obturante. Au centre du placenta, là où la membrane obturante n'existe pas, les loges sont ouvertes du côté du placenta fœtal. Ces différentes parties ont la même structure que la caduque vraie, c'est-à-dire qu'elles sont formées d'une couche cellulaire, formée de cellules déciduales et d'une couche profonde ou couche spongieuse, renfermant les culs-de-sac de glandes utérines très développées. Dès le cinquième mois de la grossesse, apparaissent dans le placenta maternel des cellules à noyaux multiples, *cellules géantes*, que l'on rencontre en quantité innombrable dans le placenta à terme, où elles forment une véritable couche. Le placenta maternel se composerait donc en réalité de deux couches : une profonde en rapport avec le tissu musculaire et composée de culs-de-sac glandulaires tapissés d'épithéliums, et réunis par du tissu conjonctif; une plus superficielle, composée de cellules volumineuses, rondes dans la portion superficielle de la caduque (cellules géantes), et terminées en aiguilles dans la portion qui avoisine la couche glandulaire. Au moment de la délivrance, la partie superficielle de la couche des cellules en aiguilles et toute la couche des cellules rondes tomberaient seules en restant adhérentes au placenta, l'utérus restant tapissé dans toute son étendue par les cellules à aiguilles les plus profondes, et surtout par la couche formée par les espaces glandulaires (Friedlander). Ce serait cette couche glandulaire qui régénérerait la nouvelle muqueuse qui ne se formerait ainsi qu'après l'accouchement. — Les artères *utéro-placentaires* sont celles de la caduque *interutéro-placentaire* ou *sérotine*, dont les veines correspondantes aboutissent aux *sinus* ou *lacs maternels*; mais ni les unes ni les autres ne concourent à former le placenta ou à nourrir le fœtus autrement qu'en se distribuant à la surface et entre les cotylédons. Ce sont les vaisseaux de la muqueuse utérine, flexueux, parallèles ou non aux glandes, etc., qui, en se dilatant au niveau du placenta, finissent par former les sinus à parois minces et molles de la sérotine, qui s'enfoncent un peu entre les

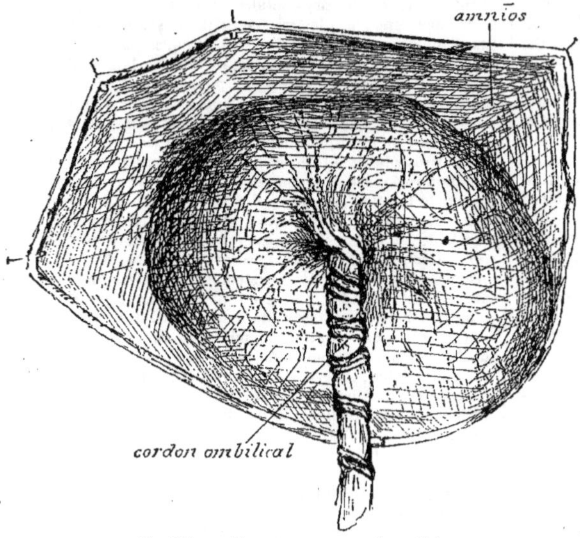

Fig. 570. — *Placenta* vu par sa face utérine.

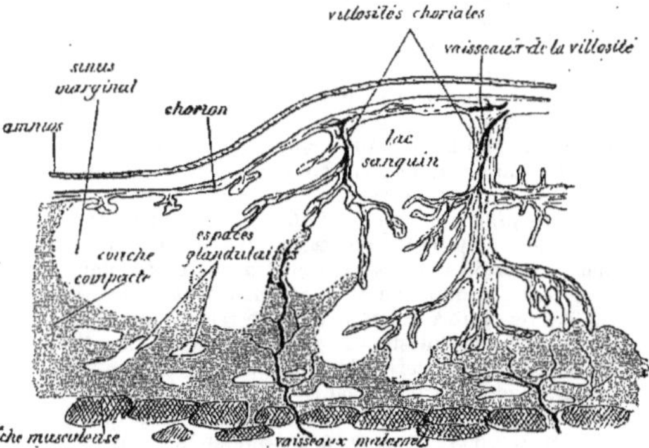

Fig. 571. — *Placenta* au cinquième mois (schéma).

cotylédons avec les *artères utéro-placentaires*. Les réseaux superficiels jouent un grand rôle non seulement dans l'acte de la menstruation, mais encore dans l'évolution de l'œuf. Lorsque, large de 2 à 3 millimètres, ce dernier commence à se couvrir de très petites villosités, ces capillaires en se dilatant suffisent à combler les intervalles, et, en contact immédiat avec elles, fournissent à la nutrition de l'embryon. A mesure que ces villosités grandissent et se subdivisent de plus en plus, ces capillaires, superficiels, s'élargissant considérablement, forment des flexuosités saillantes sous forme de plis vasculaires délicats, interposés aux villosités encore courtes et engainant en réalité celles-ci jusqu'à la base de leur pédicule au contact du chorion ; c'est ce que font les plis analogues pendant toute la durée de la gestation chez les rongeurs et quelques autres mammifères ; ils vont en réalité au-devant des villosités qui s'accroissent, et cela surtout à la place, encore fort étroite, où l'œuf touche la paroi utérine et où existera bientôt la muqueuse utéro-placentaire. Les villosités multipliant là leurs subdivisions de plus en plus, les capillaires superficiels qui leur sont interposés se dilatant davantage encore, les minces parois de ceux-ci finissent par s'atrophier, de telle sorte que leurs cavités se réunissent peu à peu les unes aux autres, entre les villosités, en un véritable *lac sanguin* où arrivent les fines subdivisions des *artères utéro-placentaires* dont les continuations formaient auparavant ce réseau. Ce lac sanguin est représenté par les conduits qui se trouvent compris entre le chorion, à la base des villosités, d'une part, et le tissu propre de la muqueuse utéro-placentaire, vers la superficie des cotylédons, d'autre part. Chacun des cotylédons dont l'ensemble forme le placenta a ainsi un pédicule en continuité de substance avec le chorion, duquel se détachent les subdivisions qui, enchevêtrées, constituent son tissu filamenteux, comme spongieux ou fongueux, facile à déchirer. Chacun a sa face utérine saillante à la surface de l'organe avec des sillons intermédiaires plus ou moins profonds; mais une couche grisâtre, demi-transparente, assez élastique, un peu gluante et visqueuse, tapisse sans discontinuité toute cette face du placenta en passant d'un cotylédon à l'autre. Cette couche est formée par la partie superficielle de la muqueuse interutéro-placentaire, qui s'est détachée au niveau de la couche des cellules à aiguilles et des culs-de-sac glandulaires au moment de l'accouchement. Les particularités que présente la structure du chorion et de ses villosités sont importantes à prendre en considération dans les questions médico-légales, lorsqu'il s'agit de savoir si quelque caillot ancien ou récent renferme les débris des enveloppes d'un fœtus : car, le chorion et l'amnios résistant à un grand nombre de causes physiques de destruction des tissus, leur structure peut être reconnue longtemps encore après leur expulsion (fig. 570 et 571). — *Usages du placenta*. Comme l'*allantoïde* dont il est une modification, le placenta emprunte au sang maternel les principes nutritifs liquides, solides et gazeux en dissolution, qui servent à la nutrition et à l'accroissement du fœtus. Il remplit à cet égard à la fois le rôle que remplissent séparément les villosités intestinales et le poumon. De plus il rejette dans le sang maternel les principes de désassimilation liquides, solides ou gazeux en dissolution, comme le font les reins d'une part et les poumons de l'autre, principes fort peu abondants du reste, alors que l'assimilation l'emporte sur la désassimilation. Ce qui dans ces phénomènes concerne les gaz porte le nom de *respiration fœtale* ou *placentaire*. Le rein du reste intervient de bonne heure dans les actes d'excrétion désassimilatrice qui amènent la réplétion de la vessie fœtale et de la cavité allantoïdienne des animaux sur lesquels elle persiste. Ce fait se rattache à cet autre, consistant en ce que la portion vasculaire de l'allantoïde va prendre part à la formation du placenta, en lui donnant sa vascularité. Les substances solubles peuvent passer à travers le placenta ; ainsi en est-il de beaucoup de médicaments comme l'iodure de potassium, l'acide salicylique, le chloroforme ; les corps solides et en particulier les microbes peuvent aussi le traverser ; il en est ainsi de l'organisme qui cause la pébrine des vers à soie, comme l'a montré Pasteur, de l'agent de la variole, de celui de la syphilis, de la bactéridie charbonneuse, du pneumocoque, du bacille d'Eberth ; pour la bactéridie charbonneuse, que l'on a surtout étudiée, le passage est inconstant, et l'on admet qu'il ne peut avoir lieu que quand le placenta est altéré. Enfin, outre son rôle de filtre, le placenta a aussi une fonction glandulaire ; il est doué, en effet, d'un pouvoir glycogénique comme le foie de l'adulte. — *Placenta prævia* [de *prævius*, qui va devant]. Celui qui, en général inséré sur les parois du col ou sur le segment inférieur de l'utérus (*insertion vicieuse du placenta*), se présente lors des couches vraies ou fausses avant le fœtus. Le placenta prævia est dit *central*, quand le centre du placenta correspond exactement à l'orifice interne de l'utérus, c'est la variété la plus rare ; il est *partiel* quand il obture l'orifice interne de l'utérus par une partie de sa surface plus ou moins éloignée du centre ; il est *marginal*, quand un de ses bords affleure l'orifice interne, et *latéral*, quand il reste à une distance de cet orifice qui ne dépasse pas 8 centimètres. Cette anomalie donne lieu pendant le grossesse à des hémorragies dues au décollement du placenta, en particulier au cours des trois derniers mois. Elle expose de plus à la rupture prématurée des membranes, aux présentations vicieuses, à l'accouchement prématuré. Aussi le pronostic est grave pour la mère en raison des hémorragies et surtout pour l'enfant dont beaucoup succombent. Le traitement varie suivant la nature des accidents ; le plus souvent on aura recours, contre l'hémorragie de la grossesse, au tamponnement vaginal fait aseptiquement. — *Maladies du placenta*. V. CHATONNEMENT, DÉCOLLEMENT, MÔLE, OBLITÉRATION, PLACENTITE et RÉTENTION.

PLACENTAIRE. adj. Qui a rapport au placenta : *gâteau placentaire, souffle placentaire, villosité placentaire*. — *Apoplexie placentaire*. V. OBLITÉRATION. — *Bruit placentaire*. V. SOUFFLE. — *Parenchyme placentaire*. V. PLACENTA. — *Vaisseaux placentaires* ou *allantoïdiens*. Les artères et la veine qui sont dans le cordon ombilical. V. OMBILICAL et PLACENTA.

PLACENTIFORME. adj. [*placentiformis*]. En forme de placenta, de gâteau.

PLACENTITE. s. f. Inflammation du placenta. Il est nécessaire de se rappeler, pour comprendre les divergences d'opinion des auteurs au sujet de la réalité de cette inflammation, que le placenta présente deux parties distinctes, l'une *fœtale*, l'autre *maternelle* (V. PLACENTA). L'existence de l'inflammation de la partie fœtale n'est pas démontrée, elle reste douteuse, malgré les observations de Brachet, Dance, Simpson, Cruveilhier, etc. L'inflammation de la partie maternelle du placenta, la placentite interutéro-placentaire, a été admise par beaucoup d'auteurs : elle consisterait dans une augmentation de volume des cellules qui forment le tissu interstitiel de cette partie, et puis dans leur dégénérescence et leur atrophie, et dans l'oblitération des vaisseaux utéro-placentaires, amenant des thromboses et des embolies plus ou moins étendues.

PLACENTOME. s. m. Déciduome développé aux dépens du placenta.

PLACORGANOMÈTRE. s. m. [de πλάξ, plaque, *organe*, et μέτρον, mesure]. Plessimètre (Souligoux), dans lequel la plaque de percussion a la forme d'un plan incliné, présentant au niveau du bord rectiligne l'épaisseur du plessimètre ordinaire, et au niveau du bord circulaire une épaisseur de 5 millimètres en plus. Après avoir obtenu les sensations d'ensemble, on arrive à la délimitation en faisant exécuter à l'instrument un mouvement de quart de cercle, de telle sorte que, le bord rectiligne restant appliqué, le bord circulaire se redresse et vient servir de surface de percussion ; on fait avancer l'instrument dans cette position, jusqu'à ce que le changement de son se produise.

PLADAROSE. s. f. [*pladarosis*, de πλαδαρὸς, flasque ; it. *pladarosi*]. Anciennement petite loupe molle (kyste sébacé, verrue), sans rougeur ni douleur, qui se développe aux paupières.

PLAGIOCÉPHALE. adj. et s. [de πλάγιος, oblique, et κεφαλή, tête]. Qui a le crâne large à front aplati (Linné).

PLAGIOCÉPHALIE. s. f. Déformation du crâne plagiocéphale. Parrot a donné le nom de *plagiocéphalie athrepsique* à un aplatissement latéral du crâne observé chez les athrepsiques; cette déformation serait due à la raréfaction du liquide céphalo-rachidien, et au chevauchement des os du crâne consécutif au décubitus latéral.

PLAGIOSTOMES. s. m. pl. [de πλάγιος, oblique, et στόμα, bouche ; all. *Quermäuler*, it. *plagiostomi*]. Ordre de poissons chondroptérygiens caractérisés par l'obliquité plus ou moins prononcée de leur bouche, et par les plaques qui garnissent leur peau (d'où le nom de *placoïdes* qui leur est aussi donné). Cet ordre, qui répond aux *sélaciens* de Cuvier, comprend les *raies*, les *requins*, les *torpilles*.

PLAGUE (COLD). Dénomination anglaise signifiant proprement *froide peste*, et appliquée dans le sud des États-Unis à une fièvre congestive dans laquelle il y a peu ou point de réaction.

PLAIE. s. f. [*vulnus*, *plaga*, τραῦμα, ἕλκος, all. *Wunde*, angl. *wound*, it. *piaga*, esp. *llaga*]. Solution de continuité faite aux parties molles par une cause qui agit mécaniquement (V. Blessure). On divise les plaies, par rapport aux causes qui les produisent, en plaies faites par des instruments piquants (*piqûres*), plaies faites par des instruments tranchants (*coupures*, *incisions*), et plaies faites par des corps contondants (*plaies contuses*) : à cette dernière division appartiennent les *plaies par armes à feu* (autrefois *plaies d'arquebusade*), les *plaies par arrachement* et les *plaies par écrasement*. Toute plaie est l'origine de *phénomènes locaux*, dont les uns sont primitifs, les autres consécutifs. Parmi les premiers, se trouvent la douleur, qui existe toujours, mais avec de grandes différences d'intensité; l'écartement des bords de la plaie, l'écoulement de sang, qui, presque constants dans les plaies par instruments tranchants, sont peu marqués ou nuls dans les autres espèces de plaies. Les phénomènes consécutifs sont les modifications par lesquelles passe une plaie avant d'arriver au terme de la cicatrisation : ils varient suivant que celle-ci se fait par *première intention*, par *réunion immédiate*, ou par *réunion médiate*, par *deuxième intention* avec suppuration (V. Cicatrisation et Réunion). Celle-ci n'existe que consécutivement à l'intervention des agents microbiens ; elle peut être évitée dans tous les cas au moyen de l'asepsie et de l'antisepsie. L'ancienne fièvre traumatique n'est que l'expression de l'infection de la plaie; parfois pourtant, à la suite de traumatismes étendus, une élévation de température ordinairement peu marquée et passagère apparaît ; elle est due alors à la résorption des exsudats et des produits solubles formés au niveau des tissus contus. La plaie est dite *simple* quand la réunion se fait directement, par première intention ; elle est dite *compliquée* lorsque son évolution naturelle est entravée par l'apparition d'un accident, local ou général, primitif ou consécutif. Ces *accidents des plaies* sont : les *hémorragies traumatiques*, la *douleur* et l'*inflammation*, qui existent dans toute plaie, mais qui deviennent des complications lorsque leur intensité est exagérée par suite de la présence d'un corps étranger, de la rétention de liquides ou de caillots dans la plaie, de l'étranglement des parties, etc. ; le *délire nerveux traumatique*, qui est dû à l'intoxication alcoolique; le *tétanos traumatique*; l'*érysipèle*; la *pourriture d'hôpital*; l'*emphysème traumatique*; la *pyohémie*, l'*infection putride* et la *septicémie*, toutes complications qui sont dues à des microbes, bacille de Nicolaïer, streptocoque, vibrion septique, etc. ; la présence de *corps étrangers*, qui agissent par les microbes qu'ils entraînent avec eux. — *Plaie par armes à feu*. Plaie appartenant au type des plaies contuses, mais caractérisée par une stupeur, générale et locale, plus ou moins considérable, par l'élimination lente des parties mortifiées, par une réaction vive, toutes causes de complications parfois terribles, surtout d'inflammation, de gangrène, d'hémorragie. Une des indications les plus importantes du traitement est l'extraction immédiate des corps étrangers, esquilles, parties de vêtement, et le lavage antiseptique de la plaie; quant à la balle elle-même, elle peut être laissée sans inconvénient dans la plaie, et il est inutile de se livrer à de grands délabrements pour aller la chercher. La réunion immédiate doit toujours être tentée en appliquant un pansement aseptique et en surveillant attentivement l'état local et général. — *Plaie par arrachement*. Celle dans laquelle un membre ou un segment plus ou moins étendu d'un membre est brusquement détaché par une traction violente. Ces plaies sont remarquables par l'irrégularité de leur surface, l'état frangé de leurs bords, l'absence d'hémorragie, le peu d'intensité de la douleur comparée à l'étendue des désordres. Il est parfois nécessaire de régulariser les surfaces, d'égaliser les bords de la plaie, de réséquer les os dénudés, avant de pratiquer un pansement aseptique. — *Plaie articulaire*. Celle qui ouvre une articulation et permet l'écoulement de la synovie. Ces plaies sont souvent suivies, au quatrième ou cinquième jour, d'arthrite aiguë avec fièvre, douleurs violentes, suppuration, parfois septicémie, gangrène et mort : en cas de guérison, l'ankylose consécutive est fréquente. La séreuse articulaire est, en effet, comme toutes les séreuses, très sensible à l'action des microbes, qui s'y développent rapidement. Aussi faut-il le plus tôt possible immobiliser l'articulation, fermer la plaie avec un pansement aseptique, extraire les corps étrangers, s'il en est resté dans la plaie. En cas de suppuration, il faut pratiquer l'arthrotomie suivie de drainage de l'articulation et de lavage avec une solution antiseptique. — *Plaie par écrasement*. Plaie contuse dans laquelle les tissus ont subi une attrition telle que le sphacèle est presque inévitable. — *Plaie empoisonnée*. Celle qui se complique de l'introduction dans les tissus d'un principe septique ou toxique : tantôt c'est un poison végétal ou minéral (*plaie empoisonnée proprement dite*), tantôt un venin laissé par la piqûre d'un animal venimeux (*plaie envenimée*) ; on y rattachait autrefois la piqûre anatomique dont on attribuait les accidents à une matière toxique venant du cadavre et introduite par l'instrument piquant, mais on sait aujourd'hui que la gravité de la piqûre anatomique est due aux microbes inoculés. — *Plaie pénétrante*. Celle qui traverse de part en part les parois d'une cavité normale du corps, crâne, thorax, abdomen, avec ou sans lésion des organes qu'elle renferme. — *Plaie de tête*. Celle qui intéresse le crâne et l'encéphale. — *Plaie de l'Yémen*. En Arabie, variété d'ulcère calleux, que l'on guérit en pansant avec de la poudre de quinquina et un astringent spécial, nommé *tarratico*, fort analogue au cachou.

PLAN, ANE. adj. [*planus*, all. *eben*, angl. *even*, it. *piano*, esp. *plano*]. Se dit de toute surface qui n'offre ni plis, ni courbures, ni rides, ni ondulations.

PLAN. s. m. [*plana superficies*, all. *Ebene*, *Fläche*, angl. *plane*, it. *piano*, esp. *plano*]. Surface plane. ‖ En physique, *plan de polarisation*. V. POLARIMÈTRE. ‖ En anatomie, surface qu'on suppose traverser le corps dans tel ou tel sens déterminé, et à laquelle on rapporte différentes directions, telles que l'abduction, l'adduction, etc.

PLANCHER. s. m. [all. *Boden*, angl. *ground*, it. *fondo*]. Surface inférieure d'une cavité : *plancher des fosses nasales*, *plancher de l'orbite*, *plancher du troisième ventricule*.

PLAN-DE-PHAZY (Hautes-Alpes). *Eaux chlorurées sodiques* tièdes, 28° à 30°.

PLANTAIN. s. m. [*Plantago*, L., all. *Wegerich*, angl. *plantain*, it. *piantagine*, esp. *planten*]. Genre de plantes plantaginées, dont les espèces *Plantago major* ou *grand plantain*, *Plantago media* et *Plantago lanceolata* ou *petit plantain* (*herbe à cinq côtes*), sont un peu astringentes et réputées fébrifuges. L'eau distillée de plantain, que l'on prépare avec la première de ces espèces, est employée dans les collyres résolutifs. Les espèces *Plantago psyllium*, L. (*herbe aux puces*), et *Plantago cynops*, L. (*grande herbe aux puces*), ont des semences très mucilagineuses qu'on emploie comme émollientes.

PLANTAIRE. adj. et s. [*plantaris*, de *planta*, plante du pied ; angl. *plantar*, it. *plantare*, *piantare*, esp. *plantar*]. Qui appartient à la plante du pied : *coussinet plantaire*, *névralgie plantaire*. — *Aponévrose plantaire*. Couche fibreuse de la plante du pied, épaisse, dense, triangulaire, intimement adhérente à la peau, et fournissant des insertions à plusieurs muscles de cette région. Elle s'attache en arrière aux éminences postérieures et inférieures du calcanéum, et se confond en avant avec les ligaments des articulations métatarso-phalangiennes des orteils. De ses parties latérales partent deux prolongements, l'un interne, l'autre externe, qui établissent la démarcation entre les régions plantaires. — *Arcade plantaire*. Courbe à concavité postérieure que l'artère plantaire externe décrit à la plante du pied, à partir de son anastomose avec l'artère du pied, au niveau de l'extrémité postérieure du premier métatarsien. De cette arcade partent, en arrière, des branches grêles qui vont aux articulations tarso-métatarsiennes ; en haut, des branches dites *perforantes postérieures*, qui traversent l'espace intermétatarsien pour communiquer avec les interosseuses dorsales, venues de la dorsale du métatarse ; en avant, les *interosseuses plantaires*, qui fournissent les collatérales des orteils et des branches, dites *perforantes antérieures*, qui communiquent avec les interosseuses dorsales à la partie antérieure de l'espace interosseux. — *Artères plantaires*. Ce sont les deux branches de terminaison de la tibiale postérieure ; elles commencent sous la voûte du calcanéum et sont distinguées en *interne* et en *externe*. La première, plus petite, se dirige d'arrière en avant, et s'épuise dans les muscles du gros orteil, dont elle forme parfois la collatérale interne ; la seconde se dirige d'abord en avant et en dehors, puis directement en avant, et au niveau de l'extrémité postérieure du cinquième métatarsien, elle s'infléchit en dedans et en avant pour gagner le premier espace intermétatarsien, où elle s'anastomose avec la pédieuse. — *Ligaments plantaires*. Petits faisceaux ligamenteux très multipliés, destinés à maintenir les rapports de la surface inférieure des os du tarse et du métatarse. — *Muscle plantaire grêle* (*petit fémoro-calcanéen*, Ch.) (*plantaris*, Ba.). Petit muscle qui naît du fémur en dedans du jumeau externe, et quelquefois de la capsule de l'articulation du genou, et dont le tendon, long et grêle, descend le long du côté interne du tendon d'Achille, pour s'insérer au côté interne de ce tendon ou au calcanéum. — *Nerf plantaire*. V. SCIATIQUE (*Nerf*). — *Régions plantaires*. On distingue à la plante du pied trois régions, dites *plantaire externe*, *plantaire interne*, *plantaire moyenne*, d'après leur position relative à la ligne médiane du pied. La *région plantaire externe* répond à l'abducteur et au court fléchisseur du petit orteil ; l'*interne*, aux muscles court adducteur, court fléchisseur, adducteur oblique et adducteur transverse du gros orteil ; la *moyenne*, au court fléchisseur commun des orteils, à l'accessoire du long fléchisseur et aux lombricaux. C'est dans la région plantaire moyenne que la peau est le plus épaisse, surtout au niveau du talon, et que l'aponévrose est la plus résistante.

PLANTATIONS. s. f. pl. [φυτεία, all. *Anpflanzungen*, angl. *plantations*, it. *piantagioni*]. Arbres plus ou moins gros qui couvrent un terrain. Chevreul considère comme propres à prévenir l'infection du sol des villes, et à assainir un terrain infecté par l'infiltration des matières organiques, les plantations d'arbres faites avec intelligence quant à leur nombre, à leur distribution, au choix des espèces et aux dispositions à prendre pour que les racines puissent, en s'étendant dans la terre, y puiser la nourriture nécessaire, sans être exposées à trouver des principes délétères ou des couches privées d'oxygène.

PLANTE. s. f. [*planta*, φυτόν, all. *Pflanze*, angl. *plant*, it. *pianta*, esp. *planta*]. En botanique, synonyme de *végétal*. —*Plante du pied* [*planta pedis*, πεδίον, all. *Fussohle*, angl. *sole*, it. *pianta*, esp. *planta*]. Partie inférieure du pied de l'homme, depuis le talon jusqu'à la base des orteils. V. PIED et PLANTAIRE.

PLANTI-SOUS-PHALANGIENS. s. m. pl. Les *lombricaux* du pied.

PLANUM (Os) [esp. *hueso planum*]. s. m. Lame osseuse, carrée, lisse et polie, qu'on observe sur chaque face latérale de l'*ethmoïde*, et qui fait partie de la paroi interne de l'orbite correspondant.

PLAQUE. s. f. En anatomie, *plaque à noyaux multiples*. V. MYÉLOPLAXE. — *Plaque de Peyer*. V. INTESTIN. — *Plaque protovertébrale*. Le cartilage du corps des vertèbres dans l'embryon. — *Plaque terminale des nerfs musculaires*. V. MUSCLE. ‖ En histologie, *plaque équatoriale*. V. CARYOCINÈSE. ‖ En chirurgie, *plaque de feu*. V. CAUTÈRE. — *Plaque de Lotteri*. Petite machine inventée par Lotteri, pour la compression de l'artère intercostale, dans les cas de blessure de ce vaisseau. ‖ En anatomie pathologique, *plaque dure*, *plaque gaufrée*. V. TYPHIQUE (*Matière*). — *Plaques laiteuses*. Taches blanches, opaques, de formes et de dimensions diverses, qu'on trouve parfois à la face interne du péricarde, et qui sont constituées par des modifications organiques des concrétions fibrineuses à surface inégale, plus ou moins régulièrement réticulées, feuilletées ou villeuses, qui se produisent pendant la péricardite, ou par des granulations graisseuses abondantes, fines, produites entre les fibres du péricarde affecté, et réfléchissant la lumière en blanc, comme tous les granules de cet ordre. — *Plaque muqueuse*. V. SYPHILIDE. — *Plaques ptérygoïdiennes* de Parrot. V. PTÉRYGOÏDIENNES (*Plaques*).

PLAQUEMINIER. s. m. [*diospyros*, de Διὸς, Jupiter, et πυρὸς, grain ; angl. *guyacana*]. Genre de plantes de la famille des ébénacées, dont une espèce, le *plaqueminier de Virginie* (*Diospyros virginiana*, L.), a un fruit alimentaire, recherché dans les États-Unis, et une écorce astringente, antidiarrhéique, hémostatique et fébrifuge. Le *plaqueminier ébénier* (*D. ebenum*, L.), de Ceylan et des Moluques, fournit le *bois d'ébène*, que donnent aussi les *D. reticulata*, Willd., de l'île Maurice, *D. meladina* et *leucomelas*, Poiret, de Maurice et Madagascar : le duramen, noir et pesant, est susceptible d'un beau poli.

PLAQUETTE. s. f. — *Plaquette sanguine* (Bizzozero). Hématoblaste. V. ce mot.

PLASMA. s. m. [πλάσμα, de πλάσσειν, donner une forme; *liquor sanguinis*, all., angl. et esp. *Plasma*]. Partie liquide du sang et de la lymphe, celle dans laquelle nagent les éléments anatomiques. Après la coagulation de la fibrine qui en fait partie et entraîne les globules sanguins, il ne reste plus qu'un liquide chargé d'albumine, de principes d'origine organique cristallisables et de sels; ce liquide est le *sérum*.

PLASMARRHEXIS. s. f. Nom servant à désigner en histologie le terme ultime de la dégénérescence cellulaire, caractérisé par la disparition de la membrane d'enveloppe et la mise en liberté des granulations protoplasmiques.

PLASMASE. s. f. Ferment soluble doué de la propriété de faire coaguler tous les liquides qui contiennent de la fibrine (plasma sanguin, sérosités); il est contenu dans l'intérieur des leucocytes et n'est mis en liberté que par la mort de ces éléments ou tout au moins par des modifications de leur tension superficielle. D'après Pekelharing, la substance formée dans le leucocyte ne serait qu'une matière zymogène qui se transformerait en plasmase par sa combinaison avec les sels de chaux.

PLASMATIQUE. adj. [de *plasma*; all. *plasmatisch*, angl. *plasmatic*, it. *plasmatico*]. Qui est relatif au plasma. — *Cellules plasmatiques.* Nom donné par Virchow, Kölliker, et d'autres histologistes allemands, aux cellules du tissu conjonctif, appelées par Robin noyaux embryo-plastiques et cellules fibro-plastiques fusiformes et étoilées, considérées comme des formes non développées de ce tissu qui serviraient à charrier des sucs et à favoriser la nutrition; on nomme alors *tubes plasmatiques* les prolongements qui les rendent fusiformes. Mais ces prolongements sont pleins; de plus, l'observation embryogénique ne permet d'accepter ni le mot, ni l'hypothèse, hypothèse que renverse ce fait, que nombre de tissus dépourvus de semblables cellules se nourrissent et charrient des sucs aussi bien que ceux qui renferment ces corps comme éléments accessoires. — *Poison plasmatique.* Celui qui agit sur le plasma du sang. — *Transformation plasmatique* (Burdach). Cas dans lequel une production morbide dont les matériaux proviennent du plasma devient semblable à une partie normale qui procède aussi du sang. || En pathologie, *anémie plasmatique.* Variété mal connue d'anémie dans laquelle l'appauvrissement du sang porte sur le plasma (sérum et fibrine). — *Coagulation plasmatique.* Mode particulier de coagulation du sang observé dans l'hémophilie et le purpura : les hématies tombent au fond de l'éprouvette dans laquelle le sang est recueilli et au-dessus le plasma se coagule tardivement (Gilbert et Weil).

PLASMAZELLE. s. f. (mot allemand formé de πλάσμα, et de l'allemand *Zelle*, cellule) (au pluriel *plasmazellen*). Cellule se rencontrant à l'état pathologique dans le tissu conjonctif et plus rarement dans le sang. Elle est formée d'un protoplasma qui avec le bleu de méthylène et le bleu de Unna paraît souvent plus coloré que le noyau; celui-ci est arrondi, possède cinq ou six grains de chromatine très colorables, et occupe parfois une situation excentrique. Dans le sang, elle représente un mononucléaire petit ou moyen à protoplasma fortement basophile. Dans les tissus, elle a un aspect plus caractéristique, grâce à la position du noyau, et se rencontre dans le lupus, le rhinosclérome, le mycosis fongoïde, et dans les différentes lésions de la syphilis (fig. 572). La plasmazelle de Unna que nous venons de décrire ne doit pas être confondue avec l'élément de même nom décrit antérieurement par Waldeyer et qui paraît tout à fait différent.

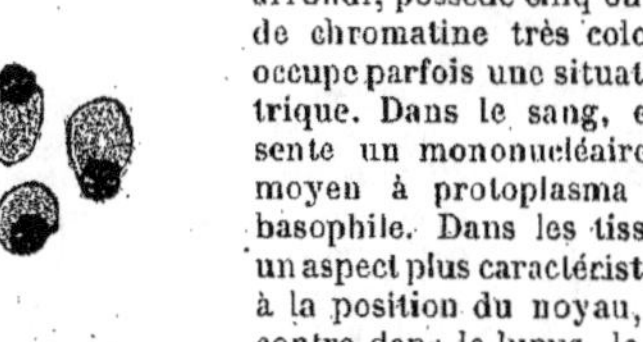

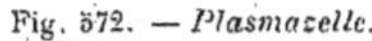
Fig. 572. — *Plasmazelle.*

PLASMINE. s. f. [all. *Plasmin*, angl. *plasmine*, it. *plasmina*, *séro-fibrine* (Denis, 1842), *fibrinogène* (Denis, 1859)]. Substance organique du plasma sanguin, qui, lors de la coagulation naturelle du sang, se dédoublerait, d'après Denis, en *fibrine concrète* ou ordinaire qui se coagule spontanément, et en *fibrine* dite *pure* qui reste dans le sérum avec la *sérine*.

PLASMIQUE. adj. Mot mal fait; il faut dire *plasmatique*.

PLASMODE. s. m. [*plasmodium*]. Fusion des corps reproducteurs amibiformes des éponges, des monères, des myxomycètes, etc., suivie chez ces derniers d'enkystement de la masse qui se segmente pour former des corps reproducteurs (spores) d'un ordre plus élevé.

PLASMODIAL, ALE. adj. Qui a rapport aux plasmodies: *masse plasmodiale.*

PLASMODIE. s. f. Formation de plasmodes.

PLASMODIOME. s. m. Néoplasme développé aux dépens de l'ectoderme ovulaire; ce tissu englobe à la fois le *voile hydatiforme* et le *deciduum malaire* (Brindeau et Nattan).

PLASMOLYSE. s. f. [de πλάσμα, et λυεῖν, dissoudre]. Dissolution du protoplasma par pénétration dans l'intérieur de la cellule d'une solution non isotonique.

PLASMOME. s. m. [de *plasma* et de la finale *ome* adoptée comme terminaison générique des tumeurs]. Nom donné autrefois aux tumeurs fibro-plastiques ou embryo-plastiques, par suite d'une vicieuse confusion entre les plasmas et les éléments anatomiques. Aujourd'hui on donne parfois ce nom à des nodules formés en majeure partie de plasmazellen et rencontrés dans le lupus, le rhinosclérome, le mycosis fongoïde, les syphilides.

PLASSON. s. m. [de τὸ πλάσσον, ce qui forme] (E. Van Beneden). Ce qui, dans la substance organisée, est considéré abstractivement comme substance formatrice d'une particule qui d'abord n'existait pas, noyau, nucléole, etc. || Nom donné par Hæckel à la substance fondamentale des *cytodes*, celle des cellules pourvues de noyau portant seule alors le nom de *protoplasma*.

PLASTICITÉ. s. f. [de *plastique*; all. *Bildungsvermögen*, angl. *plasticity*, it. *plasticità*, esp. *plasticidad*]. Propriété des éléments anatomiques de se nourrir, de se développer et surtout de se reproduire plus ou moins énergiquement, selon leur nature et selon les conditions dans lesquelles ils se trouvent. Ce terme est alors synonyme de *propriétés végétatives*. — Dans un autre sens, aptitude plus ou moins grande que possède un principe immédiat, un aliment ou une humeur, à rendre actifs et énergiques la nutrition, le développement et la reproduction des éléments anatomiques, et, par suite, des tissus. La *plasticité du sang* est plus ou moins prononcée suivant les espèces animales, les individus, les âges, l'alimentation, etc. Quelques auteurs la déterminent d'après le degré de coagulabilité de la fibrine du sang ou d'après sa quantité, et désignent cette coagulabilité par l'expression de *plasticité du sang*.

PLASTIDE. s. f. [de πλασμα, forme]. Cellule formée par une petite masse de protoplasma sans enveloppe (Huxley).

PLASTIDULAIRE. adj. Qui a rapport aux plastidules. — *Théorie plastidulaire.* Celle qui admet l'existence de plastidules dans le protoplasma.

PLASTIDULE. s. m. Nom donné par Hæckel aux granulations qui constituent les éléments primaires du protoplasma, lequel n'a pas l'homogénéité qu'on lui a attribuée pendant longtemps.

PLASTIQUE. adj. [*plasticus*, πλαστικὸς, δύναμις πλαστική, de πλάσσειν, former; all. *bildend, formend, plastisch*, angl. *plastic*, it. et esp. *plastico*]. Qui forme, qui sert à former : *aliment plastique, chirurgie plastique.* — *Activité plastique.* Nom sous lequel les auteurs désignent tantôt la nutrition, tantôt la manifestation, dans un tissu, des facultés de se développer et de se reproduire. — *Force plastique* [*nisus formativus*, δύναμις πλαστική]. La puissance génératrice dans les corps organisés, la force qui est supposée présider aux phénomènes de nutrition et de reproduction ou de réparation des tissus dans ces corps. ‖ Nom donné par Lobstein (1829) à la force qui transforme en tissu la matière organisable ; c'est la propriété des éléments anatomiques de déterminer autour d'eux la naissance d'autres éléments. — *Liquide plastique.* Synonyme de *blastème.* — *Lymphe plastique* [*médium unissant* (Hunter); *lymphe coagulable* ou *coagulante extravasée*]. Nom donné au liquide exsudé à la surface des plaies, et dans lequel prendraient naissance les éléments anatomiques des bourgeons charnus, des cicatrices, etc. — *Matière plastique.* Synonyme de *blastème.* — *Tissu plastique* (de Blainville, 1833). Le tissu conjonctif embryonnaire. — *Tumeurs plastiques.* Les tumeurs fibroplastiques. — *Vie plastique.* La nutrition et les fonctions qui concourent à son accomplissement dans tous les tissus : *digestion, urination, respiration et circulation.*

PLASTODYNAMIE. s. f. [de πλάσσειν, former, et δύναμις, force]. Manifestation de l'activité nutritive en général, et de celle du sang en particulier (Lobstein).

PLAT, PLATE. adj. et s. — *Cellule plate.* V. LAMINEUX. ‖ *Pied plat.* V. PIED.

PLATANE. s. m. Genre de plantes saxifragées, dont la principale espèce, le *platane* d'Orient (*Platanus orientalis*, L.), a une écorce amère et astringente. — *Érable platane, faux platane.* V. ÉRABLE.

PLATANINE. s. f. Substance verdâtre cristallisée en cubes, retirée de l'écorce de platane (Belhomme).

PLATEAU. s. m. [*discus* et *lecus*, de λεκός, plateau ; all. *Zwiebelscheibe*]. En physique, *plateau électrique.* V. ÉLECTRIQUE (*Machine*).

PLATHELMINTHES. s. m. pl. Vers caractérisés par leur corps plat, long, rubané, souvent composé de métamères, produits par bourgeonnement, qui possèdent une certaine autonomie et sont spécialement affectés à la reproduction (cestoïdes) : le système nerveux est nul ou rudimentaire; le système digestif manque entièrement (cestoïdes) ou consiste en une cavité munie d'un seul orifice (trématodes); à l'exception de quelques Turbellariés, tous sont hermaphrodites. — Les plathelminthes se divisent en trois ordres : 1° *Turbellariés;* 2° *Trématodes* (Distomiens) ; 3° *Cestoïdes* (Tæniadés, Bothriocéphalidés).

PLATINE. s. m. [de l'espagnol primitif, *platina*, petit argent; *platinum*, all. *Platin, Weissgold*, angl. *platinum*, it. *platino, oro bianco*, esp. *platino*]. Métal découvert en 1741 par Wood. Il existe dans la nature mélangé à l'osmium, l'iridium, le palladium. Il est d'un blanc gris, très ductile, très malléable, très tenace, sans saveur ni odeur. Densité, 21,15. C'est le moins combustible et le moins fusible de tous les métaux connus. On le fond cependant à la flamme du chalumeau oxhydrique. On en fait des creusets, des capsules et autres vases de chimie pour la fusion et l'évaporation des substances qui exigent un degré de chaleur considérable, ou qui attaqueraient les vaisseaux de toute autre matière. Toutefois les alcalis l'attaquent à chaud; le phosphore, l'arsenic, la silice, mélangés au charbon, le perforent. Les acides ne l'attaquent pas. — *Éponge* ou *mousse de platine.* Platine métallique à l'état de masse spongieuse, grisâtre, qui absorbe les gaz et les condense avec élévation de température, au point que quelques-uns s'enflamment. On prépare l'éponge de platine en décomposant par calcination le chlorure double de platine et d'ammoniaque. — *Noir de platine.* Platine métallique en parcelles pulvérulentes noires très fines, obtenu sous forme de précipité par décomposition du chlorure de platine qu'on fait bouillir avec de la potasse dissoute dans l'alcool. Il condense les gaz plus énergiquement que tous les corps poreux, et même que l'*éponge de platine.* Il produit par sa seule présence, et sans s'altérer, diverses réactions du genre de celles qu'on appelle phénomènes *catalytiques.*

PLATINE. s. f. Partie supérieure du pied du *microscope.*

PLATINIQUE. adj. Qui concerne le platine. — *Éponge platinique.* V. PLATINE (*Éponge de*).

PLÂTRAGE. s. m. [all. *Gypsen*, angl. *plastering*], Action de répandre sur la terre ou d'enfouir du plâtre pour amender le sol et le féconder. La dose, variable selon la composition du terroir, est généralement comprise entre 300 et 600 kilogrammes par hectare. — *Plâtrage des vins.* Mode de collage qui a pour effet de débarrasser le moût de certaines matières qui, se retrouvant dans le vin fait, nuiraient à ses qualités extérieures et à sa conservation, telles que substances organiques coagulables et divers sels. Les vignerons du Midi plâtrent leurs vins pour leur donner une *couleur riche*, une *robe éclatante et plus pure.* On pratique le plâtrage en ajoutant 2 kilogrammes de plâtre pour 100 kilogrammes de raisin, avant de fouler. Les vins plâtrés ne contiennent plus de plâtre, parce que celui-ci est décomposé par la crème de tartre que les vins contiennent naturellement et qui, dans les *vins plâtrés*, diminue considérablement ou disparaît. Elle est remplacée par une quantité de sulfate de potasse qui peut atteindre 1 à 3 grammes par litre, et dont la saveur amère se produit aux dépens de la crème de tartre. Or 100 grammes de crème de tartre *équivalent* à 46 grammes de sulfate de potasse; si donc dans un vin il existe 4 grammes de crème de tartre, il ne se produira que 2 grammes de sulfate de potasse. Au point de vue de l'hygiène, les vins plâtrés peuvent être considérés comme sans danger pour la santé; cependant ils sont laxatifs, et l'on a signalé des cas de véritables purgations causées par leur usage. D'après Lancereaux, le plâtrage serait un des facteurs principaux de la cirrhose alcoolique, et cet auteur a pu rendre des animaux cirrhotiques en leur faisant ingérer pendant cinq à six mois du bisulfate de potasse. Par divers jugements, les tribunaux ont considéré le fait de plâtrage comme une sophistication.

PLÂTRE. s. m. [*gypsum*, γύψος, all. *Gyps*, angl. *plaster*, it. *gesso*, esp. *yeso*]. Sulfate de chaux calciné.

PLÂTRÉ, ÉE. adj. — *Bandage plâtré* [all. *Gypsverband*, angl. *plastered bandage*]. V. BANDAGE *inamovible.*

PLATYBASIQUE. adj. et s. [de πλατύς, large, et *base*] Se dit d'un crâne à base plate et élargie (Broca).

PLATYCÉPHALIE. s. f. [de πλατύς, large, et κεφαλή, tête]. État élargi surbaissé de la voûte du crâne.

PLATYCNÉMIE. s. f. [de πλατύς, large, et κνήμη, jambe]. État aplati de la jambe, du tibia (Broca).

PLATYPODIE. s. f. [de πλατύς, large, et ποῦς, pied]. Le *pied plat.*

PLATYRRHINIE. s. f. [de πλατύς, large, et ῥίν, nez]. L'élargissement du nez.

PLECTOGNATHES. s. m. pl. Poissons téléostéens, tous marins, dont la chair est réputée vénéneuse.

PLÉIADE. s. f. — *Pléiade ganglionnaire.* Assemblage en une région de plusieurs ganglions lymphatiques sains ou lésés.

PLEIN. s. m. La partie moyenne d'une bande.

PLEIN, EINE. adj. [*plenus*, πλέος, all. *voll*, angl. *full*, it. *pieno*, esp. *lleno*]. — *Pouls plein.* Se dit du pouls quand l'artère, quel qu'en soit le diamètre, paraît bien remplie.

PLÉIOCHROMIE. s. f. Présence dans la bile de pigments en excès. V. PLÉIOCHROMIQUE (*Ictère*).

PLÉIOCHROMIQUE. adj. [de πλείων, plus nombreux.

et χρῶμα, couleur]. — *Ictère pléiochromique.* Nom donné par Stadelmann à une variété d'ictère dû à la présence dans la bile d'une quantité exagérée de pigments. La bile, rendue plus épaisse, s'écoule difficilement par les canaux biliaires, stagne dans le foie, cherche d'autres voies d'issue et passe dans les vaisseaux. C'est par le mécanisme de la pléiochromie, que l'hydrogène arsénié, la toluylène-diamine, le phosphore produisent l'ictère; c'est aussi de cette façon qu'agissent les injections de sang défibriné, les injections sous-cutanées ou intraveineuses de solutions d'hémoglobine, les hémoglobinhémies expérimentales par injection intraveineuse d'eau.

PLÉIOMAZIE. s. f. [de πλείων, plus nombreux, et μαζὸς, mamelle]. Synonyme de *pléomazie.*

PLÉNITUDE s. f. [*plenitudo*, πληθώρα, all. *Vollheit. Füll*, angl. *plenitude, fulness*, it. *ripienezza*, esp. *plenitud*]. Sentiment de pesanteur qu'on éprouve à l'épigastre quand l'estomac est trop rempli. ‖ Synonyme de *pléthore.* ‖ *Plénitude de l'utérus.* Synonyme de *grossesse.*

PLÉOCHROÏSME. s. m. [de πλέος, plein, et χροιὰ, couleur]. État de coloration complète ou exagérée d'une partie d'un végétal ou d'un animal.

PLÉOMAZIE. s. f. [de πλέων, nombreux, et μαζὸς, mamelle]. Multiplicité des mamelles ou des mamelons.

PLÉOMORPHISME. s. m. [de πλέων, nombreux, et μορφή, forme]. Modifications morphologiques passagères que subissent certaines bactéries mises dans des conditions déterminées. Ainsi la bactérie des légumineuses de Hellrig et Wilfarth présente à la fois des formes en coccus, en bacille endosporé, en streptothrix ramifié (Macé). Le bacille tuberculeux revêt parfois des formes ramifiées qui le rapprochent des streptothrix (fig. 573) : dans le cerveau, il prendrait, d'après Babès et Levaditi, des formes actinomycosiques. De même, beaucoup d'autres microbes, le bacille diphtérique, le vibrion cholérique, le bacille pyocyanique présentent des aspects plus ou moins éloignés de leur forme typique dans les vieilles cultures ou sous l'influence de certaines conditions défavorables, par exemple l'addition de substances antiseptiques; ces formes, que l'on appelle formes d'involution, révèlent un véritable pléomorphisme du microbe. Il est en général facile, en cultivant le microbe sur des milieux favorables, de lui rendre sa forme typique.

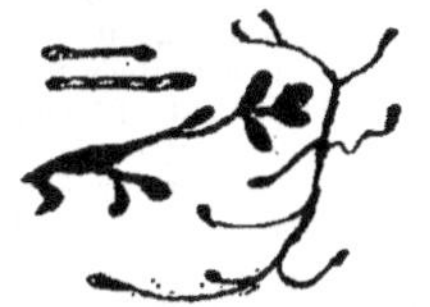

Fig. 573. — Polymorphisme du bacille tuberculeux ; formes bacillaire, vacuolaire, ramifiée et filamenteuse.

PLÉROSE. s. f. [πλήρωσις, all. *Körperfülle*, angl. *plerosis*, it. *plerosi*, esp. *plerosis*]. Réplétion ou rétablissement de l'embonpoint du corps, après une maladie.

PLÉROTIQUE. adj. [*pleroticus*, πληρωτιχὸς, all. *anfüllend*, angl. *plerotic*, it. et esp. *plerotico*]. Synonyme d'*incarnatif.*

PLESSIGRAPHE. s. m. [de πλήσσειν, frapper, et γράφειν, décrire]. Instrument destiné à pratiquer la percussion et composé d'une tige cylindrique terminée, à l'extrémité en rapport avec les organes, par une petite calotte sphérique, légèrement aplanie à son sommet. L'autre extrémité, plus large et plane, est celle sur laquelle on percute, ou plutôt qu'on ne fait que toucher. Il suffit d'un très léger attouchement pour obtenir un son assez intense. La tige est creuse et munie intérieurement d'un crayon mobile. Dès que l'opérateur est arrivé à un point où le son change, il fait sortir le crayon, qui marque un point noir; une série de points donne la configuration des organes. Le plessigraphe se termine par une surface aussi peu étendue que possible, de sorte que la percussion ne met en vibration que le point même avec lequel elle est en contact. Pour renforcer le son obtenu par une surface de percussion aussi peu étendue, Peter a remplacé la plaque par une tige vibrante, dont les vibrations s'ajoutent à celles de la surface immédiatement en contact avec le point percuté.

PLESSIMÈTRE. s. m. [de πλήσσειν, frapper, et μέτρον, mesure; all. et angl. *Plessimeter*, it. *plessimetro*, esp. *plessimetro*]. Instrument employé par Piorry pour pratiquer la percussion médiate. Il consiste en une plaque d'ivoire circulaire, de 2 millimètres d'épaisseur, que l'on tient appliquée à plat successivement sur les divers points du thorax que l'on veut explorer, et sur laquelle on percute avec l'extrémité des doigts, avec une large pièce de monnaie, ou avec un petit marteau dit *percuteur*. Au moyen d'un rebord circulaire et saillant, le plessimètre s'adapte à l'extrémité du stéthoscope de Laënnec, d'où on le sépare lorsqu'on veut s'en servir. Les plessimètres qui ne sont pas destinés à être adaptés au stéthoscope n'ont point de rebord circulaire, mais seulement, aux deux extrémités d'un de leurs diamètres, deux onglets ou lamelles perpendiculaires à l'une des faces de l'instrument et servant à le tenir.

PLESSIMÉTRIE. s. f. Emploi du plessimètre; indications qu'il fournit. On dit aussi *plessimétrisme.*

PLESSIMÉTRIQUE. adj. Qui a rapport au plessimètre : *examen plessimétrique.*

PLESSIMÉTRISME. s. m. V. PLESSIMÉTRIE.

PLÉTHORE. s. f. [*plethora*, πληθώρα, de πλήθειν, être plein : all. *Vollblütigkeit*, angl. *plethora*, it. et esp. *pletora*]. Surabondance de sang dans le système sanguin ou dans une partie de ce système : de là la division de la pléthore en *générale* et *locale*. La pléthore est un syndrome dont l'étude, généralement négligée aujourd'hui, mérite pourtant d'être reprise. En effet, s'il est impossible de démontrer directement l'augmentation de la masse sanguine, le type clinique, désigné sous le nom de pléthore, n'en a pas moins une existence certaine; et la fréquence de ce syndrome chez les gros mangeurs, en particulier chez ceux qui usent d'aliments très nourrissants (viande), est une raison de croire à cette surabondance de sang. La *pléthore générale* est caractérisée par la rougeur de la peau du visage, le gonflement des vaisseaux sanguins superficiels, la dureté du pouls, une augmentation de la chaleur animale, la tendance aux hémorragies, des douleurs vagues, la somnolence, les vertiges, la rougeur des yeux et de la face, la pulsation des artères carotides, le gonflement des veines du cou, qui font craindre une congestion cérébrale. Quelques-uns de ces symptômes font partie du syndrome de l'hypertension artérielle, et il semble bien que la pléthore s'accompagne d'hypertension; mais l'hypertension peut exister sans pléthore, chez des brightiques anémiques par exemple. L'idée de la *pléthore locale* est plus difficilement admissible; il semble bien, en effet, qu'elle doive se confondre avec les congestions actives ou passives des organes; c'est en ce sens que l'on parle de pléthore pulmonaire, dans le cas de gêne dans la petite circulation. Les anciens distinguaient une *pléthore vraie* [*pléthore des vaisseaux, plethora ad molem, plethora ad vasa*], dans laquelle les vaisseaux sont réellement distendus par une surabondance de sang : une *pléthore fausse* [*plethora spuria, pléthore des forces* (*plethora ad vires*)] dans laquelle la quantité de sang, sans être assez abondante pour distendre les vaisseaux, est trop considérable proportionnellement aux forces du sujet, et détermine les symptômes de la vraie pléthore ; une *pléthore relative au volume* [*plethora ad volumen*], due à la raréfaction du sang par la chaleur; une *pléthore relative à l'espace* [*plethora ad spatium*], déterminée par une diminution de l'étendue du système circulatoire : par exemple, à la suite d'une amputation. Une distinction plus légitime est celle qui sépare la pléthore produite par la surabondance de la partie liquide du sang, dite *pléthore aqueuse*, de celle qui résulte de l'augmentation de nombre de ses globules, qui seule produit les symptômes de la pléthore générale. — *Pléthore abdominale*. Surabondance du sang dans le système de la veine porte par gêne de la circulation hépatique.

PLÉTHORIQUE. adj. [*plethoricus*, πληθωριϰὸς, all. *vollsaftig*, angl. *plethoric*, it. et esp. *pletorico*]. Replet, qui est affecté de pléthore, ou qui a rapport à la pléthore.

PLÉTHYSMOGRAPHE. s. m. Appareil destiné à mesurer les variations de volume d'un membre sous l'influence de l'afflux sanguin (Mosso). Il est dit à air ou à eau suivant que le membre est plongé dans l'air ou dans l'eau.

PLEURAL, ALE. adj. [esp. *pleural*]. Qui a rapport à la plèvre.

PLEURÉSIE. s. f. [*pleuritis*, πλευρῖτις, de πλευρὰ, plèvre : all. *Pleuritis*, *Rippenfellentzündung*, *Seitenstechen*, angl. *pleurisy*, it. *pleuritide*, *pleurisia*, esp. *pleuresia*]. Inflammation de la plèvre. Elle peut être aiguë ou chronique, sèche ou avec épanchement séreux, purulent ou hémorragique, tuberculeuse ou due à des agents microbiens divers. — *Pleurésie aiguë*. Elle est tantôt *primitive*, et attribuée à des coups ou des chutes sur le thorax, à l'exposition au froid pendant ou après la transpiration, etc. ; on sait aujourd'hui que la cause en est alors presque toujours le bacille de Koch ; tantôt *secondaire*, consécutive à l'inflammation d'un organe voisin, pneumonie (*pleuropneumonie*), péricardite, abcès du poumon ou du foie, etc., ou développée dans le cours d'une maladie générale, telle que rhumatisme, fièvres éruptives, typhoïde ou puerpérale, blennorragie, syphilis, etc. Un ensemble de preuves cliniques et anatomo-pathologiques a permis d'établir qu'en dehors de ces cas où la cause de la pleurésie ressort facilement de l'examen du malade, l'inflammation aiguë de la plèvre est toujours due au bacille de Koch (Landouzy), si bien que l'ancienne pleurésie *a frigore*, la fièvre pleurétique de certains auteurs, doit être regardée comme une des multiples manifestations de la tuberculose. Cette idée a été admise sans conteste du jour où on a montré que le bacille de Koch ne déterminait pas seulement dans l'organisme la formation de tubercules, mais était aussi capable de susciter des réactions inflammatoires non spécifiques. Les lésions de la pleurésie sont, au début, l'injection de la plèvre, son épaississement, le gonflement de ses cellules endothéliales, l'état villeux, inégal, dépoli de sa surface, enfin la formation de néomembranes qui unissent l'un à l'autre les deux feuillets, et, ordinairement, un exsudat fibrineux, épais, sous forme de pseudo-membranes. Au microscope, le feuillet viscéral de la séreuse montre de dehors en dedans : la *pseudo-membrane*, constituée par des lames fibrineuses parallèles séparées par des leucocytes d'autant plus nombreux qu'on se rapproche davantage de la couche suivante, la *néo-membrane* formée d'un tissu conjonctivo-vasculaire au milieu duquel sont semées des cellules géantes et quelques îlots caséeux, le tissu fondamental de la séreuse formé de faisceaux conjonctifs et élastiques serrés, séparés par des cellules plates, la couche superficielle du poumon présentant tantôt seulement des alvéoles affaissés, tantôt des granulations tuberculeuses situées dans le réseau lymphatique sous-pleural ; les bacilles tuberculeux se rencontrent surtout dans les amas leucocytiques de la pseudo-membrane, et aussi dans la néo-membrane. Rarement la pleurésie reste à cet état, dans lequel elle est dite *sèche* ; ordinairement la plèvre devient le siège d'un *épanchement*, dont le liquide, d'abondance variable (8 à 1200 gr. en moyenne), est séro-fibrineux, clair, de coloration ambrée, dans la pleurésie aiguë dite *franche*. Ce liquide agit sur le poumon en le comprimant, l'affaissant, l'accolant à la colonne vertébrale ; sur le cœur, en le déviant et en le refoulant dans un sens déterminé par la situation de l'épanchement ; sur les parois thoraciques, en augmentant le volume de la cavité qu'elles limitent. La pleurésie aiguë débute ordinairement par des frissons répétés et irréguliers, auxquels succède une fièvre continue, rémittente, avec exacerbation vespérale ; le pouls est accéléré, dur et développé, ou petit et concentré ; la température, qui varie entre 38° et 39°, est un peu plus élevée du côté malade (Peter). Constamment, il existe une douleur pongitive dans un des côtés de la poitrine, augmentant durant l'inspiration, par les efforts de la toux et par la pression ; la respiration est difficile ; l'inspiration est courte, arrêtée par la douleur ou *point de côté pleurétique*, et fréquente ; la toux est sèche ou avec peu d'expectoration, le décubitus impossible sur le côté douloureux ; souvent on observe l'inverse, et cela quand la douleur du début est un peu calmée, et que l'abondance de l'épanchement entrave le jeu du poumon : le malade, couché sur le côté atteint, se maintient dans l'immobilité et respire plus largement avec le côté sain, sur lequel il n'appuie pas. A ces signes fonctionnels se joignent les signes physiques que fournissent l'*auscultation*, la *percussion* et la *palpation*. Au début, quand le liquide est peu abondant, la percussion donne un son clair, parfois tympanique ; mais bientôt on observe une diminution très marquée dans le son de la percussion, d'abord de la submatité, puis une matité complète, au niveau des points occupés par l'épanchement ; et cette diminution de sonorité indique avec exactitude les limites de l'épanchement lorsqu'il s'est produit. Toutefois, si l'épanchement n'est pas considérable, la percussion donne dans la fosse sous-claviculaire un son tympanique produit par l'ébranlement brusque de l'air contenu dans les grosses bronches et la trachée (*son trachéal* de Williams). Ce tympanisme s'accompagne de l'augmentation des vibrations vocales avec élévation du murmure respiratoire (intégrité du poumon), ou avec diminution de la respiration (menace de tuberculose), ou de diminution des vibrations et de la respiration (compression et œdème du poumon) (schémas de Grancher). A l'auscultation, on entend d'abord un bruit de frottement dû à l'état inégal des feuillets de la plèvre glissant l'un sur l'autre, frottement qui peut reparaître à la fin de la maladie, quand l'épanchement a disparu ; puis, avant même la formation de l'épanchement, on trouve ordinairement le bruit respiratoire plus faible du côté affecté que du côté sain, où il n'a pas non plus la même force qu'à l'état normal, phénomène dû à la nécessité où est le malade de respirer le moins possible, par suite de l'augmentation de la douleur que causent les grandes inspirations. Le premier résultat de l'épanchement commençant est la diminution du murmure respiratoire, laquelle, d'abord légère et bornée à la partie inférieure de la poitrine, devient plus prononcée à mesure que la quantité de liquide augmente ; et le murmure vésiculaire finit par disparaître complètement, si ce n'est à la partie supérieure et postérieure de la poitrine. Dans la plupart des cas, à mesure que le bruit normal de la respiration disparaît, on perçoit un souffle tubaire qui s'entend aux deux temps, surtout en arrière, entre l'omoplate et le rachis ; ce souffle a un timbre particulier, d'où le nom de souffle tubaire pleurétique ou souffle en E qu'on lui donne ; simultanément on distingue une *bronchophonie* ou une *égophonie* très marquée. La bronchophonie coïncide ordinairement avec un épanchement abondant ; l'égophonie, avec un épanchement médiocre : ce qui fait comprendre comment l'un de ces deux signes peut disparaître pour faire place à l'autre. Les points où l'égophonie se fait surtout entendre sont en général situés entre le rachis et l'omoplate, ou entre l'omoplate et la mamelle. De plus, en faisant parler le malade à voix basse, on peut percevoir le phénomène dit de la *pectoriloquie aphone*. En même temps, en cas d'épanchement, l'inspection fait constater la voussure du côté de la poitrine où siège le liquide; la palpation, l'absence ou au moins la diminution considérable des vibrations thoraciques. La pleurésie aiguë franche, séro-fibrineuse, se termine ordinairement au bout de quinze à vingt jours par la guérison, complète ou avec persistance de la diminution de sonorité à la percussion; la mort peut survenir par asphyxie, compression du cœur, complication de péricardite : cette terminaison fâcheuse s'observe surtout dans la pleurésie double. La pleurésie se distingue de la pneumonie par plusieurs caractères. Dans la pneumonie, le frisson est unique et intense, la douleur est profonde et obtuse, et n'augmente pas dans l'inspiration; le sentiment d'oppression et d'étouffement est prononcé; dans la pleurésie, les frissons sont multiples, la douleur est superficielle, très vive, lancinante, augmente dans l'inspiration et change quelquefois de siège. Dans la pneumonie, l'expectoration est teintée, fibrineuse, caractéristique; dans la pleurésie, la toux est sèche, ou n'est suivie que d'une expectoration peu abondante, toujours muqueuse. La pneumonie a des râles crépitants, qui manquent dans la pleurésie. Le traitement de la pleurésie consiste dans l'application locale des ventouses scarifiées, des vésicatoires volants, de la teinture d'iode, dans l'administration des purgatifs et des diurétiques à l'intérieur; et dans la pratique de la thoracocentèse, quand la suffocation est imminente par suite de l'abondance de l'épanchement, ou quand celui-ci persiste sans présenter de tendance naturelle à la résorption. — *Pleurésie chronique*. Elle peut être chronique d'emblée, surtout chez les individus débilités ou atteints d'une affection générale ou locale, chez les alcooliques, les phtisiques, etc., ou bien succéder à la pleurésie aiguë. Dans le premier cas : douleurs vagues dans la poitrine, petite toux sèche, oppression par intervalles, frissons, mouvements fébriles irréguliers, avec dureté du pouls. C'est le plus souvent une pleurésie tuberculeuse qui s'installe sans éveiller de réactions bruyantes. On connaît que la pleurésie aiguë devient chronique, lorsque, les symptômes inflammatoires étant diminués, la douleur persiste ainsi que la gêne de la respiration; qu'il y a de la fièvre avec redoublement le soir; que le son du côté affecté est mat, et que le malade se couche de préférence sur ce côté. Les signes physiques sont ceux de la pleurésie aiguë, sèche ou avec épanchement. Si la mort arrive, on trouve la plèvre épaissie, rouge, enflammée, couverte d'exsudations membraneuses de fibrine. Paris a montré que, dans la pleurésie costale, il y a toujours hyperémie du périoste costal et même de l'os, puis production d'une mince couche cartilagineuse, aussitôt envahie par l'ossification, d'où un épaississement des côtes à ce niveau qui peut aller au double de l'état normal et donne à leur coupe une forme triangulaire. La cavité de la plèvre renferme souvent des épanchements séreux ou séro-purulents de diverse nature : mais il est certain qu'ils ne sont pas toujours purulents et qu'il existe une pleurésie chronique non purulente. — *Pleurésie biliaire*. Pleurésie survenant au cours d'une infection biliaire (Gilbert et Lereboullet). — *Pleurésie bilieuse*. Celle qui existe simultanément avec des symptômes gastriques, complication qui n'est pas rare. — *Pleurésie catarrhale*. Celle qui survient comme complication des affections catarrhales des bronches. — *Pleurésie diaphragmatique*. Celle qui est limitée à la partie de la plèvre qui tapisse la face supérieure du diaphragme. La fièvre est intense, la dyspnée considérable et va jusqu'à l'orthopnée, le point de côté très douloureux : de plus, on observe du hoquet, des vomissements, parfois de l'ictère, presque constamment une douleur qui siège sur le trajet du nerf diaphragmatique, au niveau du cou, et qui s'irradie vers l'épaule, dans les rameaux du plexus cervical supérieur, en même temps qu'elle présente un point fixe sur le bord externe du sternum, au niveau de la dixième côte. Elle amène souvent une mort rapide par asphyxie. — *Fausse pleurésie*. V. PLEURODYNIE. — *Pleurésie fétide*. Pleurésie dont le liquide, ordinairement purulent, dégage une odeur infecte sans qu'il y ait dégagement de gaz dans la plèvre (distinction avec les pleurésies putrides). La fétidité est presque la règle dans les épanchements enkystés, interlobaires et médiastinaux. Elle n'implique pas un caractère de gravité, et est due au développement de certains microbes comme le bacterium coli et différents anaérobies. — *Pleurésie gangreneuse*. Inflammation de la plèvre avec mortification de cette membrane, qui s'observe à la suite d'un traumatisme, parfois sans cause connue, mais surtout simultanément avec la gangrène du poumon, dans le cours du diabète. Elle est toujours consécutive à la pénétration et au développement de germes anaérobies dans le tissu pleural. Le début est ordinairement brusque: point de côté très douloureux, dyspnée, toux, fièvre intense; la fétidité caractéristique de l'haleine et des crachats n'apparaît que quand la communication du foyer gangreneux avec les bronches s'est établie, ou est sur le point de s'établir. Le pronostic est toujours très grave : l'empyème peut seul sauver la vie du malade. — *Pleurésie hémorragique*. Celle dans laquelle l'épanchement est composé d'un liquide sanguinolent, par abondance des globules rouges dans la sérosité exsudée, ou de sang pur par rupture des vaisseaux de la plèvre ou des néo-membranes qu'y a produites l'inflammation. Le cancer, la tuberculose pulmonaire, en sont les causes ordinaires : les symptômes sont ceux de la pleurésie aiguë ordinaire. Le pronostic est subordonné à l'origine de la maladie. — *Pleurésie interlobaire*. Inflammation limitée aux parties de la plèvre qui séparent deux lobes du poumon. Elle peut passer inaperçue; le plus souvent elle est purulente, et donne lieu à la formation d'une sorte de kyste, dont le contenu, par irruption dans les bronches, est éliminé à la suite d'une *vomique*. Le diagnostic avant la vomique ne peut être posé d'une façon ferme; en effet, les signes généraux indiquent la formation du pus, les signes locaux se bornent à des symptômes fonctionnels, toux, dyspnée, et parfois hémoptysie, ce dernier précédant la vomique de près; les signes physiques sont nuls ou peu nets; dans quelques cas on trouve la *matité suspendue*, c'est-à-dire une zone de matité située à la partie moyenne de la poitrine et entourée en haut et en bas d'une zone de sonorité. — *Pleurésie latente*. Celle qui fait sourdement des progrès sans présenter des signes propres à la faire connaître. — *Pleurésie médiastine*. Pleurésie dans laquelle l'inflammation est limitée à la partie de la plèvre qui limite le médiastin. Elle peut être postérieure, c'est le cas le plus fréquent, et donne lieu alors au syndrome médiastinal de Dieulafoy par compression des organes du médiastin; le meilleur signe physique est fourni par la radioscopie; l'épanchement est le plus souvent purulent, et la terminaison se fait par vomique. Parfois l'épanchement peut être séreux et donner lieu à une matité postérieure en bande verticale le long de la colonne vertébrale, ou en équerre; il n'y a alors ni signes de compression, ni vomique, l'épanchement n'étant pas enkysté (Chauffard). La pleurésie médiastine peut être antérieure (Grancher), et être prise pour une péricardite, ou pour la prolongation d'un épanchement pleural très abondant; le liquide est séreux. — *Pleurésie ozéneuse*. Nom sous lequel Dieulafoy propose de réunir toutes les pleurésies qui sentent mauvais, soit qu'elles soient simplement fétides, soit qu'elles s'accompagnent de formation de gaz (pleurésies putrides), ou de sphacèle de la plèvre (pleurésie gangreneuse). — *Pleurésie purulente*. Variété de pleurésie dans laquelle l'épanchement est constitué par du pus. Elle peut être chronique ; c'est alors une forme de tuberculose de la plèvre, c'est l'abcès froid pleural. Quand elle est aiguë, elle est rarement primitive, et alors l'affection qui lui a donné naissance a été latente ; le plus souvent elle est secondaire à une affection du poumon (pneumonie, bronchopneumonie, etc.), du médiastin, des parois thoraciques, de la cavité abdominale, ou enfin à une maladie générale, érysipèle, scarlatine, etc. Les signes sont ceux de la pleurésie avec épanchement ; on trouve parfois de l'œdème de la paroi ; on note aussi l'absence de pectoriloquie aphone ou signe de Baccelli, mais ce sont surtout les symptômes généraux qui permettent le diagnostic ; en effet, la fièvre est élevée, et présente souvent de grandes oscillations ; l'état général est mauvais, le malade abattu, l'appétit disparu. Néanmoins le diagnostic reste parfois hésitant jusqu'à la ponction exploratrice, ou à la vomique. Celle-ci est une terminaison fréquente de la pleurésie purulente, surtout quand la cause en est le pneumocoque. Le diagnostic de la variété microbienne est basé sur la marche de la fièvre, à grandes oscillations dans le cas du streptocoque, continue dans le cas du pneumocoque, sur l'étiologie, sur l'aspect du pus crémeux, verdâtre dans le cas du pneumocoque, sur la quantité plus abondante aussi dans ce cas, enfin et surtout sur l'examen bactérioscopique, la culture et l'inoculation ; d'autres microbes, comme le staphylocoque, le tétragène, peuvent être aussi la cause de ces épanchements. Le traitement consiste dans la ponction simple, souvent suffisante dans la pleurésie à pneumocoque, dans la ponction suivie de lavage antiseptique, ou enfin dans la thoracotomie. Cette dernière opération est la seule qu'on puisse opposer efficacement aux pleurésies purulentes tuberculeuses.

PLEURÉTIQUE. adj. et s. [*pleuriticus*, πλευριτικὸς, all. *pleuretisch*, angl. *pleuretic*, it. et esp. *pleuritico*]. Qui est affecté de pleurésie, ou qui est causé par la pleurésie. — *Point pleurétique*. V. PLEURÉSIE.

PLEURITE. s. f. [*pleuritis*, it. *pleurite*, esp. *pleuritis*] (Alibert). Pleurésie.

PLEUROCÈLE. s. f. [*pleurocele*, de πλευρὰ, côté, et κήλη, hernie ; all. *Brustfellbruch*, angl. *pleurocele*, it. et esp. *pleurocele*] (Sagar). Hernie qui se fait par le côté. ‖ Hernie du poumon.

PLEUROCŒNADELPHE. adj. et s. m. [de πλευρὰ, côté, κοινὸς, commun, et ἀδελφὸς, frère ; esp. *pleurocœnadelfo*]. Nom donné par Gurlt aux monstres cœnadelphes dont les deux corps sont unis par une des parties latérales du tronc.

PLEURODYNIE. s. f. [*pleurodynia*, de πλευρὰ, côté, et ὀδύνη, douleur ; all. *Seitenschmerz*, angl. *pleurodynia*, it. *pleurodine*, *pleurodinia* ; *point de côté*, *fausse pleurésie*]. Douleur rhumatismale qui a son siège dans les muscles intercostaux, sur une surface plus ou moins étendue ; elle change souvent de place, augmente par la pression, la respiration, la toux, le mouvement du corps ; elle est plus extérieure que dans la pleurésie et la pneumonie, apparaît ordinairement sans fièvre, et, ce qui est pathognomonique, l'auscultation et la percussion donnent les signes de l'état sain : le murmure respiratoire est seulement un peu affaibli, lorsque le malade retient sa respiration pour éviter la douleur que causent les inspirations profondes. Elle cède promptement aux topiques chauds, émollients, narcotiques, et aux sinapismes. Elle disparaît par le massage. — *Pleurodynie venteuse* (Pingle). Douleur dans les hypocondres due à la présence de gaz dans les intestins.

PLEURODYNIQUE. adj. [*pleurodynicus*, all. *pleurodynisch*, angl. *pleurodynic*, it. et esp. *pleurodinico*]. Qui tient à la pleurodynie.

PLEUROMÈLE. s. m. [de πλευρὰ, côté, et μέλος, membre]. Genre de monstres polyméliens (Pictet) caractérisés par deux membres antérieurs accessoires, soudés ensemble par leur base, placés sur les côtés et en arrière d'un membre normal, et liés avec l'omoplate de ce membre par les parties molles qui recouvrent l'os, de manière que leur double omoplate soit en contact avec le bord de l'omoplate du membre normal.

PLEUROPATHIE. s. f. [de πλευρὰ, côté, et πάθος, affection]. Nom générique des affections pleurales.

PLEUROPÉRICARDITE. s. f. [*pleuro-pericarditis*]. Inflammation simultanée de la plèvre et du péricarde.

PLEUROPÉRIPNEUMONIE. s. f. ou **PLEUROPNEUMONIE.** s. f. [de πλευρὰ, plèvre, et περιπνευμονία, péripneumonie ; all. *Lungen und Brustfellentzündung*, angl. *pleuro-pneumony*, it. *pleuro-pneumonia*, esp. *pleuroneumonia*]. Pneumonie accompagnée de pleurésie. Dans la pneumonie, il y a toujours pleurésie du moment que l'inflammation pulmonaire atteint les lobules sous-jacents à la séreuse ; dans certains cas, cette inflammation devient assez importante pour modifier les symptômes pneumoniques ; c'est à ces cas qu'on doit réserver le nom de *pleuropneumonie*.

PLEUROPÉRITONÉAL, ALE. adj. — *Cavité pleuro-péritonéale* ou *cœlome*. Celle qui, chez l'embryon, résulte de la communication de la cavité pleurale avec la cavité péritonéale. Elle cesse d'exister vers la dixième semaine, où la plèvre devient distincte comme membrane, et où chaque poumon est entouré d'un sac séreux spécial.

PLEUROPYOSE. s. f. [de πλευρὰ, côté, et πῦον, pus]. Production du pus dans la plèvre. V. PLEURÉSIE PURULENTE.

PLEURORRAGIE. s. f. [de πλευρὰ, plèvre, et ῥαγή, éruption]. Hémorragie de la plèvre.

PLEURORRHÉE. s. f. [de πλευρὰ, côté, et ῥεῖν, fluer]. Amas de liquide dans la plèvre. V. HYDROTHORAX.

PLEURORTHOPNÉE. s. f. [de πλευρὰ, côté, ὀρθὸς, droit, et πνεῖν, respirer ; it. *pleurortopnea*]. Douleur de côté qui ne permet au malade de respirer que lorsqu'il est dans une position verticale.

PLEUROSOME. s. m. [de πλευρὰ, côté, et σῶμα, corps ; esp. *pleurosoma*] (Isid. Geoffroy Saint-Hilaire). Genre de monstres qui présentent une éventration latérale occupant principalement la portion supérieure de l'abdomen et s'étendant au-devant de la poitrine, avec atrophie ou développement très imparfait du membre thoracique du côté occupé par l'éventration.

PLEUROSTOSE. s. f. [de πλευρὰ, plèvre, et ὀστέον, os]. Ossification de la plèvre.

PLEUROTHOTONOS. s. m. [*pleurothotonus*, de πλευρόθεν, latéralement, et τόνος, tension ; all. *Seitenstarrkrampf*, angl. *pleurothotonus*, it. *pleurototono*, esp. *pleurototonos*]. Tétanos latéral, c'est-à-dire dans lequel le corps est courbé latéralement par la contracture des muscles d'un côté. V. TÉTANOS.

PLEUROTOMIE. s. f. [de πλευρὰ, côté, et τομή, section] (Peyrot). L'opération de l'empyème.

PLEURO-TYPHOÏDE. adj. — *Fièvre pleuro-typhoïde*. Forme rare de fièvre typhoïde où le début se fait par une pleurésie.

PLÈVRE. s. f. [*pleura*, πλευρὰ, all. *Brustfell*, angl., it. et esp. *pleura*]. Nom donné à deux membranes séreuses qui tapissent chacune un des côtés de la poitrine et se réfléchissent ensuite sur le poumon. Comme toutes les membranes séreuses, chaque plèvre est un sac sans ouverture, diaphane, présentant une face interne, lisse, tournée vers la cavité du sac, et une face externe, rugueuse, dont une portion, qui revêt la face interne des côtes, est désignée sous le nom de *plèvre pariétale*, et l'autre portion, en contact avec le poumon, sous celui de *plèvre pulmo-*

naire ou *viscérale*. A partir de la racine du poumon, la plèvre se développe autour de cet organe, pour revenir en avant où elle se réfléchit sur le péricarde, à la partie antérieure duquel elle revient sur elle-même en tapissant les côtes (*plèvre costale*) et le diaphragme (*plèvre diaphragmatique*) jusqu'à son point de départ. Par une partie de son feuillet pariétal (*plèvre médiastine*), la plèvre d'un côté limite, avec celle du côté opposé, les médiastins : dans le médiastin antérieur se trouve le cœur; dans le médiastin postérieur, la partie inférieure de la trachée, etc. (V. Médiastin). Au niveau du hile, la plèvre pariétale passe comme un pont au-dessus des organes qui le constituent ; au-dessous, au contraire, elle s'adosse à elle-même et constitue ainsi le ligament du poumon ou ligament triangulaire (fig. 574). En passant du diaphragme à la paroi costale, et de la paroi costale au médiastin, la plèvre forme des replis en *culs-de-sac* dont le trajet a été précisé avec soin : le cul-de-sac antérieur à droite, d'abord éloigné de la ligne médiane par la veine cave supérieure, s'en rapproche derrière le cartilage de la deuxième côte, déborde le bord gauche du sternum dans le deuxième espace intercostal, descend ensuite obliquement de manière à rejoindre l'insertion costale de la sixième côte droite; à gauche, le cul-de-sac antérieur est d'abord à 2 centimètres en dedans du bord gauche du

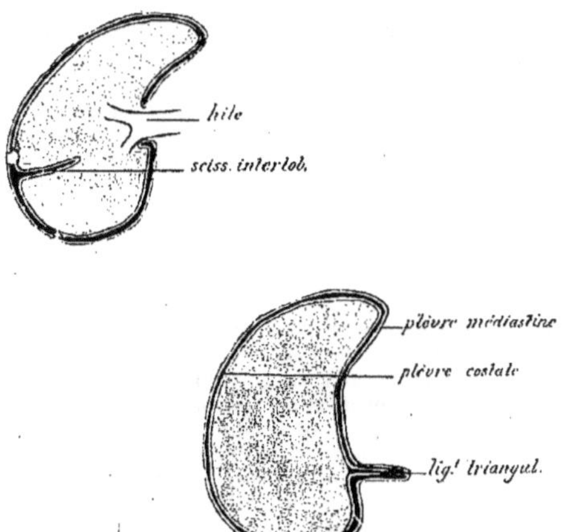

Fig. 574. — Trajet des feuillets de la plèvre au niveau et au-dessous du hile, coupe horizontale.

sternum, puis se dirige vers l'insertion sternale du troisième cartilage costal, s'écarte ensuite du sternum dans le troisième et surtout dans le quatrième espace intercostal et revient vers le bord sternal dans le cinquième espace (fig. 575). Le cul-de-sac inférieur ou costo-diaphragmatique commence en avant au niveau de la septième côte, descend obliquement jusqu'à l'extrémité antérieure de la partie osseuse de la huitième côte, puis devient à peu près horizontal, présente son point le plus déclive en arrière à 10 ou 11 centimètres de la ligne médiane, et déborde la douzième côte de 1 centimètre et demi à 2 centimètres. Le cul-de-sac postérieur formé par l'union de la plèvre costale et de la plèvre médiastine, suit à gauche la rainure costo-vertébrale; à droite, il s'insinue entre la colonne vertébrale et l'œsophage (cul-de-sac rétro-œsophagien), s'avance jusqu'à l'aorte, puis diminue de profondeur en se rapprochant de la bifurcation de la trachée, et est arrêté par la crosse de l'azygos.

La plèvre est constituée par une charpente de tissu conjonctif, dans laquelle se ramifient et s'anastomosent des fibres élastiques fines et très nombreuses, à mailles étroites, anguleuses, étendues jusque dans le tissu conjonctif sous-jacent (tissu sous-pleural), qui les sépare des fibres plus grosses, moins régulières, de la trame élastique du poumon ; ce tissu provenant de la séreuse très mince au

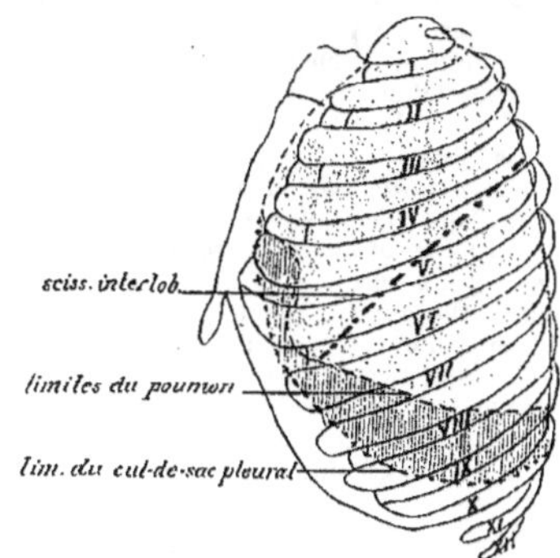

Fig. 575. — Rapports des poumons et de la plèvre avec la paroi thoracique. Vue latérale gauche.

niveau du poumon, est plus épais sur la paroi costale; cette charpente est tapissée par une couche simple d'endothélium pavimenteux. La cavité contient normalement une petite quantité de sérosité, qui rend ses deux faces glissantes l'une sur l'autre et favorise le mouvement alternatif d'abaissement et d'élévation du poumon, indispensable à la respiration ; mais à l'état normal, elle ne contient aucun fluide aériforme, et c'est en raison de ce vide que le poumon est attiré contre la cage thoracique et en suit les mouvements, au lieu de se porter vers le rachis comme il arrive quand l'air est introduit accidentellement entre les deux feuillets de la plèvre. — Pour les maladies de la plèvre, V. Empyème, Hydrothorax, Kyste *hydatique*, Pleurésie, Pneumothorax, et Thoracocentèse.

PLEXIFORME. adj. [de *plexus* et *forme*]. En forme de plexus. — *Ganglion* ou *plexus plexiforme* (Lecat). V. Pneumogastrique.

PLEXUS. s. m. [*plexus*, de *plectere*, entrelacer; πλέγμα, all. *Geflecht*, angl. *plexus*, it. *plesso*, esp. *plexo*]. Entrelacement réciproque de plusieurs branches nerveuses, ou de vaisseaux d'un même ordre anastomosés. V. Brachial, Bronchique, Caverneux, Cardiaque, Cervical, etc. — *Plexus rétiforme* ou *réticulaire* (R. de Graaf). Le bulbe du vestibule. — *Plexus veineux de Santorini*. V. Pubio-prostatique.

PLI. s. m. [*plica*, all. *Falte*, angl. *fold*, it. *piega*]. — *Pli du bras*. V. Coude. — *Plis cérébraux*. Les circonvolutions cérébrales. — *Pli de Douglas*. Pli du péritoine résultant du soulèvement de cette membrane séreuse par le ligament utéro-sacré. — *Pli semi-lunaire de Douglas*. Repli plus ou moins large, formé, en arrière du quart inférieur du grand droit de l'abdomen, par l'aponévrose du muscle transverse de l'abdomen, qui, à ce niveau, reste en arrière du grand droit : la base de ce repli se continue avec cette aponévrose, son sommet se fixe à la symphyse du pubis, son bord interne répond à la ligne blanche ; sous ce pli passent les vaisseaux épigastriques qui vont au muscle droit. — *Pli longitudinal* ou *vertical de Vater* (*plicatura longitudinalis*, s. *diverticulum Vateri*). V. Pan-

CRÉAS. — *Plis de passage*. Circonvolutions reliant au travers de la scissure perpendiculaire le lobe occipital du cerveau au lobe pariétal et temporo-sphénoïdal (Gratiolet). ‖ Plus généralement, circonvolutions de dispositions et de rapports variables qui établissent une anastomose entre deux circonvolutions voisines dont la situation est fixe et constante.

PLICA GUBERNATRIX (Arnold). Le mésorchion.

PLIE. s. f. Genre de poissons malacoptérygiens subbrachiens pleuronectes, alimentaire, dont les principales espèces sont le *carrelet* ou *plie franche* (*Pleuronectes platessa*, L.) et la *limande* (*Pl. limanda*, L.).

PLIQUE. s. f. [*trichoma*, bas lat. *plica*, all. *Weichselzopf*, angl. *plica polonica*, it. et esp. *plica*; *plique polonaise*]. Maladie que l'on observe particulièrement en Pologne et en Russie, et qui est caractérisée par l'agglomération des cheveux, et quelquefois de tout le système pileux. Le cuir chevelu est douloureux au toucher ou devient le siège d'une vive démangeaison; une sueur de mauvaise odeur, qui semble sortir de toute la surface de la tête, se coagule et se dessèche en forme de croûtes; quelquefois, cependant, cette matière manque (*plique sèche*). Cette affection est due uniquement à la misère et au manque de soins; les cheveux enchevêtrés par les poussières, la graisse, servent d'habitat à de nombreux parasites, qui irritent le cuir chevelu, provoquent le grattage et déterminent des inoculations microbiennes et parfois consécutivement de la suppuration du derme. Le traitement consiste à couper les cheveux, et à faire des applications locales alcalines ou antiseptiques.

PLOMB. s. m. [*plumbum*, *Saturne* des alchimistes, μόλυβδος, all. *Blei*, angl. *lead*, it. *piombo*, esp. *plomo*]. Métal dont le minerai est la *galène*. Il est solide, d'un gris bleuâtre, mou, malléable et ductile, peu tenace; fusible à 335°. Sa pesanteur spécifique est de 11,3 à 11,4. Il a une odeur et une saveur désagréables, surtout quand on l'a frotté. Il est oxydable dans l'air; facilement attaquable par l'acide azotique; les acides sulfurique et chlorhydrique ne l'attaquent que s'ils sont concentrés et à chaud; il est très employé pour les besoins économiques, surtout pour fabriquer les tuyaux de conduite d'eau et de gaz : il rend toxique l'eau distillée, parce qu'il se forme du carbonate de plomb qui s'y dissout; mais l'eau commune échappe à cet inconvénient, parce qu'elle contient des sels calcaires, sulfate et carbonate, qui empêchent cette dissolution : toutefois les eaux qui ont été en contact avec des matières azotées deviennent toxiques au contact du plomb. Ce métal doit être proscrit de la fabrication des vases dans lesquels sont reçues des substances contenant des acides organiques, ces derniers attaquant le plomb en présence de l'air. Ses oxydes et plusieurs de ses sels sont employés en médecine. Les sels de plomb sont précipités en noir par l'hydrogène sulfuré ou les sulfures alcalins. Ses émanations et ses dissolutions, introduites dans nos organes, soit par l'absorption cutanée ou pulmonaire, soit par les voies de la digestion, peuvent produire la paralysie, le tremblement, la colique métallique, etc. V. SATURNIN. Le *plomb laminé* en lames très minces a été employé autrefois pour le pansement des ulcères de la jambe, les plaies végétantes, et a fourni de bons résultats. Les feuilles de plomb s'appliquent comme le taffetas d'Angleterre, et sont maintenues par des bandelettes agglutinatives. — *Mine de plomb*. V. GRAPHITE. ‖ Vulgairement, *plomb*, gaz qui s'exhale des fosses d'aisances pendant la vidange, et qui produit l'asphyxie. Ce gaz est ordinairement formé d'air atmosphérique et d'une certaine quantité de sulfhydrate d'ammoniaque; dans quelques cas, il est composé d'environ 94 parties d'azote, 2 d'oxygène et 4 d'acide carbonique ou de carbonate d'ammoniaque. Les symptômes ordinaires de son absorption sont une douleur à l'estomac et aux articulations, un resserrement au gosier, de la céphalalgie, des nausées, des défaillances, des cris involontaires, du délire, le rire sardonique, des convulsions générales suivies de l'asphyxie. Quelquefois aussi l'asphyxie et la mort surviennent subitement et sans aucun symptôme précurseur. Lorsque le méphitisme est produit par le gaz azote, c'est le défaut d'air respirable qui cause l'asphyxie; il y a un affaiblissement progressif de la respiration sans aucune lésion des fonctions nerveuses. Les secours consistent à transporter le malade dans un air pur, à faire sur le visage et sur tout le corps des aspersions avec de l'eau froide et du vinaigre, et des frictions avec un corps rude. Quand le malade revient à lui, on excite le vomissement, soit (comme les ouvriers vidangeurs ont coutume de faire) par quelques cuillerées d'huile d'olive, et en donnant ensuite un verre d'eau-de-vie; soit par l'émétique, en même temps que l'on donne des eaux spiritueuses de mélisse, de Cologne, etc. On administre ensuite des lavements ou quelque purgatif, et l'on prescrit l'usage de la limonade sulfurique.

PLOMBAGE. s. m. [angl. *plumbage*]. — *Plombage des dents*. V. OBTURATION.

PLOMBAGIN. s. m. [all. et angl. *Plumbagin*, it. *piombaggine*]. Principe âcre (Dulong d'Astafort) de la racine de la *dentelaire* (*Plumbago europæa*, L.).

PLOMBAGINE. s. f. La mine de plomb. V. GRAPHITE.

PLOMBATE. s. m. Nom générique des sels que l'acide plombique forme avec les bases.

PLOMBÉ, ÉE. adj. [*plumbeus*, μαλιβδώδης, all. *bleifarbig*, angl. *livid*, it. *livido*, *squallido*]. Se dit des parties qui ont la couleur et la teinte du plomb : *teint plombé*, couleur particulière que prend la peau du visage dans certaines infections graves (diphtérie, etc.).

PLOMBEUX, EUSE. adj. Qui concerne le plomb ou ses composés. — *Acide plombeux*. Le protoxyde de plomb.

PLOMBIÈRES (Vosges). *Eaux indéterminées*, *thermales simples*, température variant de 25° à 70° : minéralisation totale 0gr,37, dont 0gr,13 de sulfate de soude, 0gr,12 de silicate de soude, 0gr,02 de bicarbonate de soude et quelques dixièmes de milligramme d'arséniate de soude; les sources dites *savonneuses* ont une onctuosité spéciale due à la présence de silicate d'alumine; une source, la Bourdeille, contient 16 milligrammes de fer. Ces eaux sont employées surtout en bains, douches, lavages intestinaux, et aussi en boissons. Elles sont sédatives, et conviennent dans les affections intestinales, en particulier l'entérite muco-membraneuse, dans la dyspepsie avec hyperchlorhydrie, dans le rhumatisme, les névralgies, les inflammations chroniques du petit bassin chez la femme. Saison : 1er juin au 1er octobre. Altitude : 450 mètres.

PLOMBIÉRINE. s. f. V. GLAIRINE.

PLOMBIQUE. adj. Qui concerne le plomb et ses composés. — *Acide plombique*. L'oxyde puce de plomb.

PLOMBITE. s. m. Nom générique des combinaisons du protoxyde de plomb avec les bases.

PLUIE. s. f. [*pluvia*, ὑετός, all. *Regen*, angl. *rain*, it. *piova*, esp. *lluvia*]. — *Bain de pluie*. V. HYDROTHÉRAPIE.

PLUMASSEAU. s. m. [de *pluma*, plume; *pulvillus*, all. *Plumasseau*, angl. *pledget*, it. *piumacciuolo*]. Gâteau de charpie qu'on prépare en étendant parallèlement les uns à côté des autres des filaments de charpie, les disposant par couches, et les aplatissant entre la paume des mains. On donne aux plumasseaux des dimensions et des formes appropriées à celles des plaies sur lesquelles ils doivent être appliqués. On les employait pour recouvrir une solution de continuité d'une substance médicamenteuse molle, ou pour panser les plaies qui ne fournissaient qu'une suppuration peu abondante. On les a remplacés par l'ouate hydrophile.

PLUMIERIA ALBA. Plante de la famille des apocynacées qui croît aux Antilles et à la Réunion. On l'emploie comme dépuratif et purgatif sous forme de décoction prise aux repas à la dose d'un demi-litre par jour.

PLURIFÉTATION. s. f. [de *plures*, plusieurs, et *fœtus*, embryon]. Conception de deux ou plusieurs fœtus (Percy). V. SUPERFÉTATION.

PLURIMAMME. adj. [de *plures*, plusieurs, et *mamma*, mamelle]. Qui a plusieurs mamelles (Percy).

PLURIPARTITE. adj. [*pluripartitus*]. Partagé en plusieurs parties.

PNÉOBIOMANTIE. s. f. [de πνεῖν, respirer, βίος, vie, et μαντεία, divination]. Docimasie pulmonaire.

PNÉODYNAMIQUE. s. f. [de πνεῖν, respirer, et δύναμις, force]. Partie mécanique de la respiration.

PNÉOGRAPHE. s. m. [de πνεῖν, respirer, et γράφειν, écrire]. V. PNÉOSCOPE.

PNÉOMÈTRE. s. m. [de πνεῖν, respirer, et μέτρον, mesure; all. *Pneometer*, *Athemmesser*, angl. *pneometer*, it. *pneometro*; *pulmomètre* (Kentisch, 1814), *spiromètre* (Hutchinson, 1840)]. Appareil destiné à mesurer la capacité vitale du poumon, c'est-à-dire la quantité d'air inspirée et expirée, et construit sur le modèle des *gazomètres*. V. SPIROMÈTRE.

PNÉOMÉTRIE. s. f. [de *pnéomètre*, all. *Pneometrie*, *Athemmessung*, angl. *pneometry*, it. *pneometria*]. V. SPIROMÉTRIE.

PNÉOMÉTRIQUE. adj. Qui a rapport à la pnéométrie.

PNÉOSCOPE. s. m. [de πνεῖν, respirer, et σκοπεῖν, examiner] (Rodet). Instrument se composant d'une ceinture que l'on applique à la base de la poitrine, et qui, étant élastique dans une partie de son étendue, peut suivre les mouvements d'amplitude et de retrait du thorax; mouvements qui se communiquent, soit à une poulie munie d'un levier sur un point de sa circonférence (*pnéoscope*), soit à un crayon qui les enregistre sur une bande de papier déroulée au-devant de lui par un appareil d'horlogerie (*pnéographe*).

PNEUMA. s. m. [πνεῦμα, souffle]. Principe à l'aide duquel les pneumatistes expliquaient les phénomènes organiques.

PNEUMARTHROSE. s. f. [*pneumarthrosis*, de πνεῦμα, air, et ἄρθρον, articulation]. Sécrétion de gaz dans une cavité articulaire.

PNEUMATE. s. m. — *Pneumate de soude*. Sel qui se trouve dans le poumon des mammifères et dans le sang des vaisseaux du poumon. Il existe aussi dans le sang pris en masse; mais il disparaît rapidement, car on ne le retrouve plus dans l'urine ou dans d'autres produits sécrétés. Il se forme dans le poumon par décomposition du carbonate de soude par l'acide pneumique, d'où production d'acide carbonique qui est exhalé.

PNEUMATICITÉ. s. f. État ou degré de ce qui contient des gaz.

PNEUMATIQUE. adj. [*pneumaticus*, de πνεῦμα, air; all. *pneumatisch*, angl. *pneumatic*, it. et esp. *pneumatico*]. Qui concerne les gaz, l'état gazeux, qui contient le gaz. — *Aspirateur pneumatique*. V. PYULQUE. — *Cure pneumatique*. V. AIR *comprimé*. — *Théorie pneumatique*. Théorie chimique qui renversa la doctrine de Stahl, ainsi dite parce que ce fut surtout l'étude de plusieurs gaz nouveaux qui la fonda.

PNEUMATISME. s. m. La doctrine des pneumatistes.

PNEUMATISTES. s. m. pl. [de πνεῦμα, air; all. et angl. *pneumatist*, it. et esp. *pneumatisto*]. Secte médicale dont Athénée d'Attalie, en Cilicie, fut le fondateur dans le Ier siècle de l'ère chrétienne. Elle attribuait la cause de la vie et des maladies à l'action du *pneuma* ou esprit aérien, qui modifiait les solides et les liquides. Elle se rattachait aux *dogmatistes*, qui avaient la prétention de pénétrer dans la nature des phénomènes vitaux, et était opposée aux *empiriques*, qui excluaient toute spéculation de ce genre.

PNEUMATOCÈLE. s. f. [*pneumatocele*, de πνεῦμα, air, vent, et κήλη, tumeur; all. *Windbruch*, angl., it. et esp. *pneumatocele*]. Tumeur gazeuse, *emphysème*. — *Pneumatocèle du crâne*. Emphysème attribué à la perforation, par atrophie, de la lame externe des cellules mastoïdiennes ou des sinus frontaux, et siégeant entre le péricrâne et le crâne. L'origine de la tumeur peut être une chute, dont l'effet est la fracture de l'apophyse pétrée. — *Pneumatocèle vaginale*. Distension de la tunique vaginale par des gaz, qui forme une tumeur arrondie, circonscrite, non fluctuante, et rend un son clair lorsqu'on la percute.

PNEUMATODE. adj. [*pneumatodes*, πνευματώδης, de πνεῦμα, air, vent; all. *aufgebläht*, it. *pneumatode*, esp. *pneumatodes*]. Qui est distendu par des gaz ou causé par des gaz.

PNEUMATOGÉNIE. s. f. [all. *Pneumatogenie*, angl. *pneumatogeny*, it. et esp. *pneumatogenia*] (Dumont). Procédé de respiration artificielle. Le sujet est étendu horizontalement, la bouche ouverte. L'opérateur se place au bout du lit ou de la table, et, glissant une main sous chaque aisselle d'arrière en avant, il saisit fortement le bras à sa partie supérieure; alors, par un mouvement lent, mais énergique, il porte le moignon de l'épaule en arrière et en haut, puis, laissant l'épaule reprendre sa position normale, il exerce une pression en sens inverse. Ces mouvements sont répétés d'après le rythme qu'affecte la respiration normale. Ils introduisent deux tiers de litre d'air à chaque fois.

PNEUMATOLOGIE. s. f. [de πνεῦμα, air, vent, et λόγος, discours, traité; all. *Pneumatologie*, angl. *pneumatology*, it. et esp. *pneumatologia*] (Combalusier). Traité des maladies venteuses.

PNEUMATOMÈTRE. s. m. [de πνεῦμα, air, et μέτρον, mesure; all. *Athemmesser*, angl. *pneumatometer*, it. et esp. *pneumatometro*]. Gazomètre gradué, par lequel on peut mesurer la quantité d'air inspiré ou expiré (Bonnet).

PNEUMATOMPHALE. s. m. [*pneumatomphalus*, de πνεῦμα, air, et ὀμφαλός, nombril; all. *Nabelwindbrüch*, angl. *pneumatomphalocele*, it. et esp. *pneumatonfalo*]. Tumeur ombilicale formée par une hernie que des gaz distendent.

PNEUMATORRACHIS. s. m. [*pneumatorrhachis*, de πνεῦμα, air, vent, et ῥάχις, rachis; all. et angl. *Pneumatorrachis*, it. *pneumatorachide*, esp. *pneumatorraquis*]. Accumulation de gaz dans le canal vertébral.

PNEUMATOSE. s. f. [*pneumatosis*, πνευμάτωσις, de πνεῦμα, vent; all. *Windsucht*, angl. *pneumatosis*, *windy swelling*, it. *pneumatosi*, esp. *pneumatosis*]. Maladie causée par un développement et une accumulation de gaz dans les tissus. — *Pneumatose gastrique* ou *intestinale* [*vents*, *flatuosités*, *coliques venteuses*]. Accumulation de gaz dans l'estomac ou l'intestin, et, plus souvent, dans les deux cavités à la fois. Quelques personnes rendent naturellement beaucoup de vents, cela tient aux fermentations abondantes qui se passent dans leur tube intestinal, et dépend à la fois de la nature de l'alimentation, de la forme du processus chimique de la digestion, et de la flore intestinale individuelle. Les gaz qui se forment pendant la digestion, en quantité plus ou moins grande, selon la nature des aliments, se composent d'oxygène, d'azote, d'hydrogène, pur, ou carboné, ou sulfuré, et d'acide carbonique, mélangés en proportions variables. La quantité proportionnelle d'oxygène est plus considérable dans l'estomac, et va en diminuant dans les autres parties du canal alimentaire; le gaz acide carbonique suit la progression contraire ; l'azote et l'hydrogène occupent particulièrement les gros intestins. Les gaz qui sont le produit d'une mauvaise digestion ou résultent d'un état inflammatoire de la muqueuse sont composés aussi des éléments que nous venons d'indiquer ; mais ceux qui se rencontrent en abondance chez les hypocondriaques, les neurasthéniques, les hystériques sont inodores, et sont souvent formés uniquement d'air dégluti. On emploie avec succès, contre les pneumatoses gastro-intestinales, les infusions chaudes de tilleul, de camomille, de fleurs d'oranger, d'anis, de menthe, d'angélique, etc. ; mais si la maladie tient à une névrose, il faut employer de préférence les opiacés faibles et les antispasmodiques. En général, les personnes tourmentées par des flatuosités doivent s'abstenir des aliments où dominent les fécules, et se nourrir de viandes et de mets légèrement excitants. V. Occlusion et Tympanite. — *Pneumatose du péricarde.* Le *pneumopéricarde.* — *Pneumatose péritonéale.* Production de gaz dans la cavité du péritoine, par altération des liquides qu'elle renferme pathologiquement, ou par suite de perforations intestinales. — *Pneumatose de la plèvre.* Le *pneumothorax.* — *Pneumatose du scrotum* ou *de la tunique vaginale.* La *pneumatocèle vaginale.* — *Pneumatose du tissu cellulaire.* L'*emphysème.* — *Pneumatose utérine.* La *physométrie.*

PNEUMECTOMIE. s. f. [de πνεύμων, poumon, et ἐκτομή, retranchement]. Résection d'une partie ou de la totalité du poumon. Cette opération a été pratiquée dans des cas de cancer ou de tuberculose localisée.

PNEUMIQUE. adj. [de πνεύμων, poumon]. — *Acide pneumique.* Principe cristallisable qui se formerait normalement dans le poumon par décomposition désassimilatrice des principes faisant partie de ses éléments anatomiques. C'est à lui que le parenchyme pulmonaire devrait la propriété de rougir le tournesol. C'est un *acide conjugué,* résultant de la combinaison d'acide lactique et de taurine (Verdeil).

PNEUMOCÈLE. s. f. [*pneumocele*, de πνεύμων, poumon, et κήλη, tumeur, hernie ; all. *Lungenbruch*, angl. it. et esp. *pneumocele*]. Hernie d'une portion du poumon à travers un des espaces intercostaux, de manière à former, sous les téguments, une petite tumeur arrondie, molle, circonscrite, indolente, qui augmente de volume dans l'inspiration, et diminue dans l'expiration ; elle doit être réduite et maintenue par un bandage compressif.

PNEUMOCOCCÉMIE. s. f. [de *pneumocoque*, et αἷμα, sang]. Passage du pneumocoque dans le sang ; ce passage s'effectue souvent au cours de la pneumonie ; il explique les localisations du microbe sur le péricarde, les méninges, les articulations ; quand quelques rares éléments microbiens passent dans le sang, le pronostic de la maladie n'est pas changé ; mais si beaucoup de pneumocoques émigrent dans les vaisseaux, la pneumonie devient infectante et par là même d'une gravité plus considérable ; d'ailleurs la pneumonie peut tuer sans qu'il y ait pneumococcémie, la mort étant le fait de l'intoxication par les toxines pneumococciques diffusibles ou par des troubles cardiaques secondaires. La pneumococcémie peut se rencontrer dans toutes les pneumococcies autres que la pneumonie.

PNEUMOCOCCIE. s. f. (Landouzy). Maladie infectieuse générale, causée par le pneumocoque. Ensemble des troubles organiques ou fonctionnels, localisés ou diffus, développés dans l'économie humaine par la pullulation du pneumocoque agissant, tant *in situ* qu'à distance, du fait de ses toxines plus ou moins diffusibles. La pneumonie est le mode symptomatique le plus commun de l'infection pneumococcique localisée. Ses autres modes d'expression sont les pleurésies, arthrites, otites, endocardites, péricardites, lymphangites, angines, méningites à pneumocoques, qui surviennent pendant la durée de la pneumonie, ou secondairement après la défervescence, ou même en dehors de toute pneumonie.

PNEUMOCOQUE. s. m. [de πνεύμων, poumon, et κόκκος, graine ; [*microcoque de Talamon-Frænkel*]. Microcoque en forme de grains d'orge ou de lancettes, groupés par paires (diplocoques) ou en courtes chaînettes de 3 à 6 éléments, immobiles, longs de 0,5 à 1 μ, un peu moins larges, entourés d'une capsule gélatineuse, commune à chaque chaînette (fig. 576). Ce microbe, vu par Pasteur, Roux et Chamberland dans la salive d'un enfant mort de la rage (1881), fut appelé par eux *bactérie auréolée* ; puis Sternberg lui donna le nom de *Micrococcus Pasteuri* ; en 1883, Talamon le découvrit dans les crachats et dans les exsudats des pneumoniques, le cultiva, et reproduisit la pneumonie chez le lapin en inoculant ses cultures ; en 1884, Frænkel l'étudiait à nouveau et l'identifiait avec le microbe de la septicémie salivaire. Gamaleïa l'a appelé *streptococcus lanceolatus Pasteuri.* Le pneumocoque donne des cultures en général peu abondantes et meurt en quelques jours ; dans le bouillon, il produit un trouble léger ; sur la gélose, il donne des colonies fines en gouttes de rosée ; il ne pousse pas sur gélatine, car il ne se développe pas à la température ordinaire. Il se développe plus abondamment sur sérum de lapin jeune (Mosny, Bezançon et Griffon), sur sang défibriné (Gilbert et Fournier), et sur ces milieux il donne des cultures qui restent vivantes pendant très longtemps. La souris est sensible à de très petites doses de culture et constitue l'animal de choix pour la recherche de ce microbe par l'inoculation. Le lapin est aussi assez sensible ; le cobaye l'est beaucoup moins. Le pneumocoque agit par des toxines que les recherches de Carnot et Fournier ont permis d'isoler en se servant des cultures en milieux dialysables. Il détermine chez l'homme la pneumonie, et des inflammations de différents organes (V. Pneumococcie).

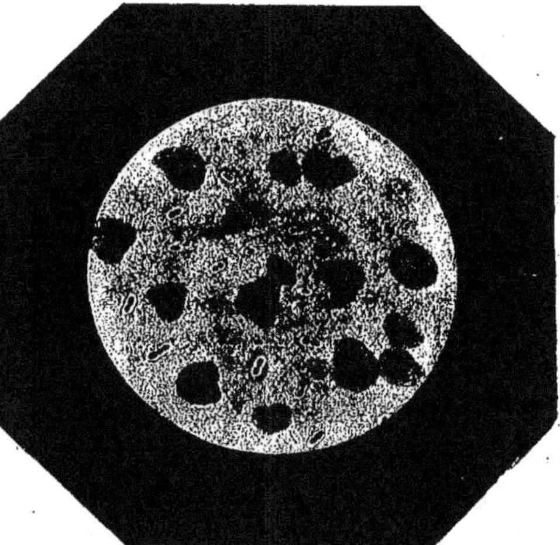

Fig. 576. — *Pneumocoque* dans le pus d'une péritonite suppurée 1000/1.

PNEUMOGASTRIQUE. adj. et s. m. [*pneumogastricus*, de πνεύμων, poumon, et γαστήρ, ventre ; all. *pneumogastrisch*, angl. *pneumogastric*, it. et esp. *pneumogastrico* ;

nerf vague (*vagus*)]. Nom donné au nerf de la dixième paire, à cause de sa distribution au poumon et à l'estomac. Son origine réelle a lieu par deux noyaux, situés comme ceux du glosso-pharyngien, l'un sur la partie latérale du bulbe, l'autre sur le plancher du quatrième ventricule. Son origine apparente est dans le sillon latéral du bulbe, entre le glosso-pharyngien au-dessus et le spinal au-dessous, et se fait par une série de racines dont l'ensemble forme un faisceau triangulaire, à base interne. Le tronc nerveux qui résulte de leur réunion se porte en haut et en dehors, et sort du crâne à travers le trou déchiré postérieur, par un canal qui lui est commun avec le *spinal*, et distinct du conduit ostéo-fibreux propre au glosso-pharyngien. A ce niveau, il présente le *ganglion jugulaire* ou d'*Ehrenritter*, duquel partent les filets anastomotiques avec : 1° le *ganglion d'Andersch*; 2° le spinal; et 3° le nerf facial. Sorti du trou déchiré postérieur, il offre un deuxième ganglion (*ganglion olivaire, plexus gangliforme* ou *ganglion plexiforme*), qui reçoit : 1° le *rameau interne du spinal*; 2° une *anastomose de l'hypoglosse*, 3° une autre du *ganglion cervical supérieur du grand sympathique*. Ensuite il descend le long du cou, profondément situé en dehors de l'artère carotide primitive, en dedans du grand sympathique, en arrière de la veine jugulaire interne. Il entre dans la poitrine en se glissant derrière la veine sous-clavière, et en passant à droite au-devant de l'artère sous-clavière, à gauche au-devant de la crosse de l'aorte. — Fig. 577. Pneumogastrique du côté gauche, grand sympathique au cou, plexus cardiaque et ganglion de Wrisberg. 1, 1, nerf pneumogastrique gauche; 2, 2, nerf récurrent gauche embrassant la crosse de l'aorte et remontant entre la trachée et l'œsophage; 3, rameau cardiaque venu du pneumogastrique; 4, ganglion cervical supérieur du sympathique; 5, ganglion cervical inférieur; 6, arcade du sympathique entourant l'artère sous-clavière; 7, rameau cardiaque sympathique supérieur; 8, rameau cardiaque sympathique moyen; 9, rameau cardiaque sympathique inférieur; 10, ganglion de Wrisberg et plexus cardiaque. — Celui du côté droit descend dans le sillon intermédiaire à l'œsophage et à la trachée, puis sur le côté droit et enfin en arrière de l'œsophage, avec lequel il pénètre dans l'abdomen ; celui du côté gauche passe derrière la bronche gauche, et s'applique ensuite au-devant de l'œsophage. Dans l'abdomen, le gauche se distribue aux deux extrémités et à la face antérieure de l'estomac et se termine dans le foie ; le droit se distribue à la face postérieure de l'estomac et se termine dans le ganglion semi-lunaire droit. Au cou, le pneumogastrique fournit des nerfs pharyngiens, laryngés et cardiaques; dans la partie thoracique, il donne des nerfs cardiaques, pulmonaires et œsophagiens. — Le nerf pneumogastrique a une action mixte, sensitive et motrice, sur les organes auxquels il se distribue : mais tandis que, d'après Longet, ses filets moteurs lui sont fournis par les anastomoses du spinal, Chauveau et Cl. Bernard, se basant sur les contractions des muscles du pharynx et de l'œsophage, déterminées par l'excitation mécanique des racines mêmes du nerf, regardent celui-ci comme mixte dès son origine. Quoi qu'il en soit, il donne la *sensibilité* à toute la muqueuse des voies aériennes, au cœur, à la base de la langue, au voile du palais, à la muqueuse du pharynx, de l'œsophage, de l'estomac, des voies biliaires, et peut-être du duodénum et de l'intestin grêle; la *motricité* aux muscles péristaphylin interne et pharyngo-staphylin, aux constricteurs du pharynx, aux muscles de l'œsophage et de l'estomac, à ceux du larynx, aux muscles lisses des bronches. On admet généralement qu'après la section des nerfs pneumogastriques dans la région moyenne du cou, les aliments arrivent dans l'estomac (en cheminant dans l'œsophage paralysé) par leur propre poids et par les contractions du pharynx. Cela est vrai trente-six ou quarante-huit heures après la section ; mais, immédiatement après l'opération, l'arrivée dans l'estomac est rendue impossible par une contraction spasmodique de la partie inférieure de l'œsophage, contraction qui persiste quelquefois pendant plusieurs jours. Depuis longtemps on savait que la section des nerfs pneumogastriques arrêtait plus ou moins complètement les phénomènes digestifs. Cl. Bernard a constaté, au moment même de la section des nerfs, que la membrane muqueuse de l'estomac, qui était turgide et vermeille, se décolore, s'affaisse et devient insensible. Au même instant, la sécrétion acide du suc gastrique s'arrête et est remplacée par la formation d'un liquide muqueux, filant, à réaction neutre ou légèrement alcaline. Dès lors la digestion est complètement suspendue. De plus, les aliments introduits dans l'estomac après la section des nerfs vagues pouvant, sous l'influence de la chaleur et de l'humidité, donner lieu à des phénomènes de décomposition spontanée, le sucre, le pain ou d'autres matières amylacées entrent bientôt en fermentation lactique. Les recherches récentes ont montré que la section bilatérale du pneumogastrique supprime le suc d'appétit, c'est-à-dire le suc qui est sécrété dans l'estomac, comme l'a montré Pawlow, au moment où on présente des aliments à l'animal et où on les lui fait flairer. Ce sont aussi les pneumogastriques qui innervent les muscles de l'estomac et leur section entraîne la dilatation par atonie de l'organe (Hallion et Carrion). L'action du pneumogastrique sur la respiration est controversée : d'après beaucoup de physiologistes, ce nerf contient deux sortes de fibres centripètes qui agissent par voie réflexe sur la respiration : les unes, pulmonaires, venues du poumon, exciteraient le centre de l'inspiration

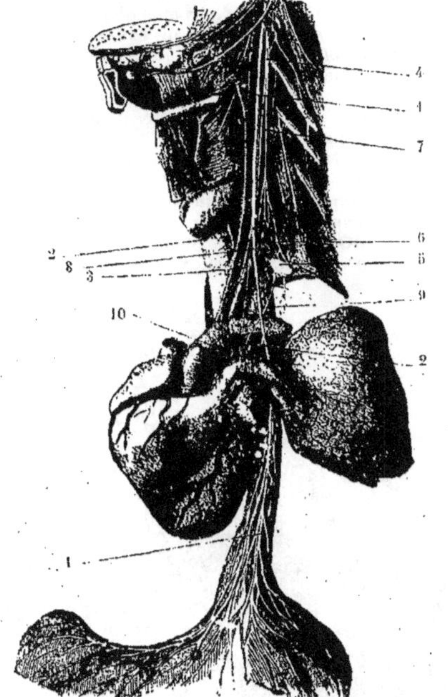

Fig. 577. — *Pneumogastrique.*

et paralyseraient celui de l'expiration; les autres, contenues dans le laryngé supérieur, filets laryngés, auraient une action inverse. D'après Bert, l'excitation partie du poumon ou du larynx aurait le même effet : accélération des mouvements respiratoires, si elle est faible; arrêt de ces mouvements, si elle est forte. D'après Beaunis, l'excitation du laryngé supérieur produirait une expiration ample et prolongée; celle du pneumogastrique au-dessous du laryngé déterminerait, non un arrêt en inspiration, mais une série de respirations très courtes correspondant à l'inspiration. Pour ce qui est du larynx, le pneumogastrique préside aux mouvements de la glotte dans la respiration normale, en particulier aux mouvements de dilatation. L'excitation du pneumogastrique agit sur le cœur en produisant la diminution du nombre de ses battements si elle est faible, l'arrêt des battements si elle est forte; sa section détermine une accélération du pouls (E. Weber) : cette action spéciale du pneumogastrique est expliquée par Schiff par la *théorie de l'épuisement*, d'après laquelle une excitation un peu forte amènerait immédiatement la paralysie du nerf, qui aurait une excitabilité plus fugace que tout autre nerf moteur; la *théorie des nerfs d'arrêt* (Weber), généralement adoptée, regarde cette action comme s'exerçant sur les nerfs ou ganglions cardiaques, dont l'influence sur le tissu musculaire est empêchée ou retardée. A côté de cette action spéciale du pneumogastrique se place celle du *nerf dépresseur de Cyon*, nerf que Cyon découvrit chez le lapin, où il naît, par deux racines, du tronc du pneumogastrique et du laryngé supérieur, et se rend au ganglion cervical inférieur : l'excitation du bout central de ce nerf produit une diminution de pression dans le système artériel et une diminution de fréquence du pouls; ce nerf paraît agir sur les centres vaso-moteurs, et non par l'intermédiaire du cœur; de plus, d'après Stilling, il agit seulement sur les vaso-moteurs du cœur et des extrémités inférieures, de façon à établir un balancement entre les circulations centrale et périphérique: lorsque l'excitation des centres vaso-moteurs a augmenté la pression sanguine, celle-ci, transmise au cœur, excite le nerf dépresseur, d'où dilatation des artères périphériques et diminution de la pression cardiaque. Enfin le nerf pneumogastrique agit par action réflexe sur la sécrétion du suc gastrique, du suc pancréatique, de l'urine, sur la formation de la matière glycogène, etc.

PNEUMOGRAPHE. s. m. [de πνεύμων, poumon, et γράφειν, décrire] (Marey). Pnéographe (V. Pnéoscope) muni de deux ampoules, l'une appliquée sur la paroi thoracique, l'autre en rapport avec le cylindre enregistreur, ampoules communiquant entre elles par un tube de caoutchouc, à travers lequel l'air mis en vibration passe de la première dans la seconde et transmet à celle-ci les différences de l'amplitude du thorax (Voy. Stéthographe).

PNEUMOGRAPHIE. s. f. [*pneumographia*, de πνεύμων, le poumon, et γραφή, description; all. *Pneumographie*, angl. *pneumography*, it. et esp. *pneumographia*]. Description du poumon. ‖ Emploi du pneumographe (Voy. Stéthographie).

PNEUMOHÉMIE. s. f. [de πνεῦμα, vent, et αἷμα, sang]. On donne quelquefois à certaines formes de septicémie suraiguë le nom de *pneumohémie putride*, pour rappeler la formation de gaz qui se produit dans ces cas.

PNEUMO-HÉMORRAGIE. s. f. [all. *Lungenblutung*, angl. *pneumo-hemorrhage*, it. *pneumo-emorragia*]. Hémorragie pulmonaire. V. Apoplexie *pulmonaire* et Hémoptysie.

PNEUMOKONIOSE. s. f. Nom donné par Zenker aux pneumonies chroniques, interstitielles, déterminées par l'introduction dans les voies aériennes de particules de charbon (*pneumokonioses anthracosiques*), ou de silice et d'acier (*pneumokonioses siliceuses*, dites aussi *chalicoses* (de *kalix*, silex). V. Anthracosis, Chalicosis, Phtisie *des aiguiseurs*, Sidérosis. Dans tous ces cas, il semble que les particules solides introduites ainsi dans le poumon n'agissent qu'en favorisant la pénétration et le développement du bacille de Koch. On ne comprend pas en effet comment des corps insolubles seraient capables de causer autre chose qu'un traumatisme direct et pourraient être à eux seuls le point de départ du développement d'une maladie.

PNEUMOLITHE. s. f. [de πνεύμων, poumon, et λίθος, pierre]. V. Broncholithe.

PNEUMOLITHIASE. s. f. [*pneumolithiasis*, de πνεύμων, poumon, et de λιθίασις, lithiase; all. *Lungenstein*, angl. *pneumolithiasis*, it. *pneumolitiasi*, esp. *pneumolitiasis*]. Le développement de calculs dans les poumons.

PNEUMOLOGIE. s. f. [*pneumologia*, de πνεύμων, poumon, et de λόγος, discours; all. *Lehre von den Lungen*, angl. *pneumology*, it. et esp. *pneumologia*]. Traité sur l'organe pulmonaire.

PNEUMOMÈTRE. s. m. Appareil servant à mesurer la capacité respiratoire et à enregistrer les mouvements de la cage thoracique.

PNEUMONALGIE. s. f. [*pneumonalgia*, de πνεύμων, poumon, et ἄλγος, douleur; all. *Lungenschmerz*, angl. *pneumonalgy*, it. et esp. *pneumonalgia*]. Nom donné par Alibert à l'angine de poitrine.

PNEUMONIE. s. f. [*pneumonia*, περιπνευμονία, all. *Lungenentzündung*, angl. *peripneumony*, it. et esp. *peripneumonia*, *pneumonia*; *fluxion de poitrine*]. Inflammation du parenchyme pulmonaire. — *Pneumonie aiguë* [*péripneumonie, pulmonite, pneumonie franche, lobaire, fibrineuse*]. Maladie infectieuse, aiguë, suscitée dans le poumon par le pneumocoque de Talamon. Elle est particulièrement fréquente au printemps, notamment au mois d'avril. Elle frappe surtout les adultes. Tantôt et fréquemment elle atteint des individus vigoureux, tantôt et

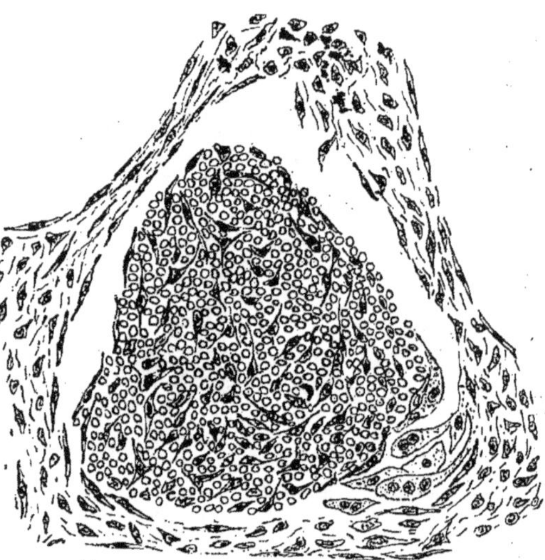

Fig. 578. — *Pneumonie*. Exsudat fibrineux et hématique recouvert par des cellules endothéliales. Parois alvéolaires épaissies et recouvertes par des cellules endothéliales gonflées et en voie de prolifération.

plus fréquemment encore, des individus débilités par l'alcool, le diabète, l'albuminurie, etc. Elle complique volontiers la grippe. Le refroidissement crée une circonstance propice à son développement. A l'attaque du pneumocoque, l'organisme riposte par une décharge de fibrine dans les alvéoles du poumon, puis par un envoi de leucocytes. Au préalable et en vue de ces actes locaux défensifs, le sang s'est chargé de fibrine (hyperinose) et de globules blancs (leucocytose). La décharge fibrineuse a pour but et pour résultat de capter l'assaillant dans un filet rétractile, dont la substance est impropre à sa culture (Gilbert et Fournier). Lorsque les leucocytes interviennent, ils trouvent ainsi un agent pathogène affaibli dans sa résistance. L'ectasie vasculaire qui se produit au début de la maladie facilite l'issue de la fibrine et l'exode leucocytaire. Ces considérations permettent de comprendre la signification des trois phases que depuis Laënnec on reconnaît aux lésions : 1° l'*engouement*, caractérisé par la coloration rouge, l'augmentation de volume, de poids, de friabilité du poumon, qui surnage incomplètement dans l'eau et crépite encore sous le doigt; à l'examen histologique, les parois alvéolaires se montrent sillonnées de vaisseaux capillaires tortueux, dilatés, les cavités alvéolaires remplies d'un liquide fibrineux renfermant des hématies et des cellules endothéliales desquamées (fig. 578); 2° l'*hépatisation rouge*, dans laquelle le poumon, de couleur et de consistance analogues à celles du foie, solide, compact, non crépitant sous le doigt, tombe au fond de l'eau, et présente, à la coupe, des granulations, qu'on enlève en raclant la surface coupée, et qui sont constituées par le passage de la fibrine à l'état de moules solides, grisâtres par eux-mêmes, mais rendus rouges par les globules du sang qu'ils ont emprisonnés, moules fibrineux qu'on trouve non seulement dans les alvéoles, mais aussi dans les petites bronches et parfois jusque dans les bronches de gros calibre qui sont oblitérées (*pneumonie massive*, Grancher); l'examen microscopique montre dans le réticulum fibrineux de très nombreux pneumocoques, des leucocytes abondants et des cellules endothéliales desquamées; 3° l'*hépatisation jaune*, dans laquelle la fibrine entre en régression, se fragmente en petites granulations très fines, en même temps qu'apparaissent des leucocytes dont les uns se chargent de granulations graisseuses, d'autres de grains de fibrine et de cadavres de pneumocoques ; des cellules du revêtement alvéolaire tuméfiées se joignent aux leucocytes qui encombrent la lumière de l'alvéole. Tous ces produits ne tardent pas à être éliminés par les crachats ou résorbés par les lymphatiques ; l'endothélium alvéolaire se régénère, et bientôt la réparation est parfaite. Dans d'autres cas le processus suit une marche différente ; la résolution ne se fait pas, et le bloc hépatisé arrive au stade d'*hépatisation grise* ou d'infiltration purulente ; la consistance du tissu est diminuée; l'affluence des leucocytes devient considérable, formant des amas dont le centre est souvent en désintégration ; pendant ce temps les capillaires de l'alvéole diminuent de volume, et les globules rouges deviennent moins abondants. Cette infiltration purulente est sous la dépendance du pneumocoque, seul, sans intervention de microbes d'infection secondaire ; elle constitue une terminaison anormale de la pneumonie, due au défaut de résistance du sujet. Ce n'est que dans des cas exceptionnels que le pus se collecte et qu'il se forme en véritables abcès pneumoniques. D'autres formes anatomiques méritent d'être signalées : la forme *hémorragique* de Schutzenberger, caractérisée par la prédominance des globules rouges dans l'exsudat ; la forme *plane* ou *séreuse* observée chez le vieillard, dans laquelle l'exsudat est pauvre en fibrine; enfin la forme *purulente* d'emblée (Ranvier), dans laquelle on trouve des globules de pus prédominants dès le début de la maladie. Suivant que les lésions occupent la surface du poumon ou le centre d'un de ses lobes, ou qu'elles sont limitées au sommet de l'organe, la pneumonie est dite *corticale*, *centrale*, ou *du sommet*. Enfin on a donné, à tort, le nom de *pneumonie hypostatique* à la congestion passive du poumon (V. CONGESTION *pulmonaire*). Rarement la pneumonie occupe les deux poumons ; le droit est plus souvent pris que le gauche. Le plus souvent la plèvre est enflammée au niveau du lobe pulmonaire atteint ; parfois elle est le siège d'un véritable épanchement (*pleuro-pneumonie*). Le début de la pneumonie est brusque et solennel ; il est marqué par un frisson violent, prolongé et unique, suivi de chaleur et de fièvre, un sentiment d'ardeur dans la poitrine, des vomissements, une douleur profonde, pongitive, augmentant par une forte inspiration, la toux, les mouvements (point de côté). La difficulté de respirer augmente, la toux devient quinteuse, pénible, et ramène une expectoration caractéristique. Celle-ci, qui n'apparaît souvent qu'à une époque tardive de la maladie, est formée de crachats peu abondants, visqueux, adhérents au vase, transparents, colorés en jaune tirant plus ou moins sur le rouge, d'où le nom de crachats rouillés qu'on leur a donné. La pommette du côté du poumon affecté est injectée et rouge; le décubitus est pénible sur les deux côtés, et surtout sur le côté sain. La palpation fait constater l'augmentation des vibrations thoraciques. La percussion donne un son d'abord moins clair, puis mat, dans l'endroit affecté ; l'auscultation fait entendre d'abord un râle crépitant fin, caractéristique, cessant quand l'inflammation passe au 2e degré et remplacé alors par du souffle tubaire à timbre spécial, souffle tubaire pneumonique ou souffle en O, avec bronchophonie, reparaissant enfin à la troisième période (*râle crépitant de retour*) quand le poumon redevient perméable à l'air, en même temps que le souffle et la matité diminuent, puis disparaissent. La guérison s'annonce par une défervescence brusque, la chute subite de la fièvre et l'amendement de tous les symptômes généraux ; en même temps, le taux des urines augmente, et les chlorures qui avaient été fortement abaissés pendant la durée de la maladie remontent rapidement au chiffre habituel ou même supérieur au chiffre normal. Quand la résolution ne se fait pas et que le bloc pneumonique passe au stade d'hépatisation grise, les crachats prennent une coloration jus de pruneaux, de gros râles humides encombrent la poitrine et la mort arrive le plus souvent dans l'adynamie. La pneumonie aiguë se termine ou par résolution, ou par gangrène, ce qui est très rare, ou enfin par passage à l'état chronique, ce qui n'est pas plus fréquent : la guérison complète et la mort restent donc les deux terminaisons ordinaires. La marche de la pneumonie est ordinairement continue, quoiqu'on dise avoir observé le type intermittent. Sa durée est de sept, neuf, quatorze ou vingt et un jours. Son pronostic, toujours grave, l'est moins pendant la seconde enfance et la jeunesse qu'à tout autre âge; il peut être assombri par une complication, état de grossesse, pleurésie, péricardite, méningite, etc. La mort peut être le fait d'une complication, du passage à l'hépatisation grise ; elle survient le plus souvent par asthénie cardiaque, celle-ci pouvant se montrer dès la période d'état. Dans certains cas, la pneumonie est *abortive* (Charcot, Woillez), cesse avant d'avoir parcouru ses périodes habituelles, en un temps très court; dans d'autres, elle est *foudroyante*, tue très rapidement (surtout chez les diabétiques) ; sa marche est, au contraire, ralentie dans les pneumonies doubles, dites *migratrices*; elle peut être *intermittente* ou *rémittente*, quand la pneumonie existe comme manifestation pernicieuse de la fièvre palustre, tous les signes physiques disparaissent alors dans l'intervalle des accès. D'après les symptômes prédominants, la pneumonie est dite *bilieuse*, quand il y a des signes d'embarras gastrique très marqués, nausées, diarrhée, langue saburrale et teinte ictérique plus ou moins prononcée; *adynamique*, quand il y a stupeur, prostration des forces, fuliginosités de la langue et des lèvres; *ataxique*, quand il y a délire bruyant, carphologie, etc. Quand elle est *centrale*, les signes d'auscultation manquent, mais les caractères des crachats, les phénomènes généraux permettent de faire le diagnostic. La pneumonie du *sommet* est fréquente chez les alcooliques, les enfants, les vieillards; les signes généraux sont toujours sérieux, les signes physiques apparaissent tardivement et sont souvent difficiles à percevoir. Quand la pneumonie est *massive*, les bronches sont obturées par la fibrine, les signes d'auscultation font défaut et les crachats manquent; aussi le diagnostic est-il toujours très difficile; il peut être fait par la radioscopie qui révèle l'existence d'une ombre dans le champ pulmonaire clair. La pneumonie des *buveurs* est toujours grave et s'accompagne d'un délire violent; celle des *cachectiques* est latente, mais se termine ordinairement par la mort; celle qui vient compliquer la *grippe* a un début moins franc, et une allure toujours sérieuse. Le traitement de la pneumonie aiguë est purement symptomatique : contre la douleur du début on appliquera des ventouses scarifiées, et contre la dyspnée, des ventouses sèches que l'on répétera pendant le cours de la maladie; on luttera contre la fièvre par les enveloppements avec le drap mouillé ou les bains froids; on soutiendra les forces du malade au moyen de boissons abondantes qui faciliteront la diurèse; on donnera du lait, de la limonade vineuse; l'alcool n'est nécessaire que chez les alcooliques; chez les autres malades son emploi ne doit pas être systématique ni prolongé, mais réservé pour les cas de menace d'adynamie. Mais surtout il convient de soutenir le cœur, et chez les malades ayant dépassé la quarantaine on se trouvera bien de donner dès le début de la digitale à petites doses, de manière à prévenir les défaillances possibles du myocarde; dans certains cas, une saignée générale faite à la veine du bras soulagera le cœur en désencombrant la circulation pulmonaire. — *Pneumonie caséeuse*. V. PHTISIE *aiguë pneumonique*. — *Pneumonie chronique*. Nom sous lequel on désigne l'inflammation chronique du tissu pulmonaire; cette expression n'est plus guère employée aujourd'hui, que dans les cas rares où la pneumonie chronique succède à la pneumonie lobaire aiguë; autrement on emploie plus volontiers l'expression de *sclérose pulmonaire*. La *pneumonie lobaire chronique* (Andral, Chomel, Grisolle), *induration pulmonaire* (Heschl), *sclérose lobaire*, peut succéder à la pneumonie aiguë, soit que celle-ci se prolonge, la résolution ne se faisant pas, soit qu'elle récidive plusieurs fois au même point. Charcot a étudié les différentes phases du processus: l'*induration rouge* (Charcot) ou *hépatisation indurée* (Lebert) survient un mois à six semaines après la phase aiguë; le tissu pulmonaire est rouge, sec, granuleux; le microscope montre les parois alvéolaires épaissies, infiltrées de cellules embryonnaires, parfois déjà envahies par la sclérose; les alvéoles sont rétrécis, l'endothélium est parfois transformé en épithélium cubique; la cavité alvéolaire est remplie de cellules épithéliales englobées dans une masse granulo-graisseuse. Dans certains cas, la couleur du tissu est jaune au lieu de rouge, c'est l'*induration jaune* d'Hope, *induration albumineuse* d'Addison, *hépatisation jaune* de Lebert; les lésions histologiques sont semblables, et la différence de couleur est due à une régression plus avancée des exsudats. La dernière phase est constituée par l'*induration grise* ou *ardoisée* (Andral, Grisolle, Chomel) [*grey, grey-iron induration*, Addison, Hope; *Lungeninduration* (auteurs allemands)], *induration plane* (Barthez); elle survient deux à trois mois après le début; le tissu a une consistance ferme avec une friabilité qui permet de l'écraser entre les doigts; il est dense, imperméable, non crépitant, tombant au fond de l'eau; les travées interlobaires augmentées par la sclérose se dessinent plus nettement; la vascularité est moins grande. La troisième phase est caractérisée par la *transformation fibreuse complète*, et ne s'observe guère que six mois à un an après le début; le bloc atteint est rétracté, ratatiné, entouré d'un corps pleural très épaissi; il est dur et ferme; la surface de section est lisse, non granuleuse, parcourue de travées fibreuses, plus ou moins infiltrées d'anthracose qui détermine l'aspect grisâtre, ardoisé. Le microscope montre les cloisons interalvéolaires épaissies, transformées en travées fibreuses; le tissu fibreux pénètre même dans les alvéoles sous forme de végétations polypiformes qui remplissent les cavités; celles qui restent sont réduites à l'état de fentes tapissées par un épithélium polygonal et renferment des détritus granulo-graisseux avec des cristaux aciculés d'acides gras. Ce tissu scléreux peut se nécroser, ce qui détermine la formation de cavités, *ulcères du poumon* de Charcot; dans un cas de Debove, l'absence du bacille de Koch fut constatée à l'examen microscopique. Cette description repose sur des faits déjà anciens, et remontant à une époque où l'action sclérosante du bacille tuberculeux n'était pas bien connue. On sait aujourd'hui que beaucoup de scléroses pulmonaires sont d'origine tuberculeuse, et que d'autre part la phtisie fibreuse a une marche clinique particulière; aussi à l'heure actuelle les cas de pneumonie chronique véritable sont-ils devenus exceptionnels. Pour expliquer le passage à l'état chronique de la pneumonie, on invoque toutes les causes d'affaiblissement de l'organisme, l'âge, l'albuminurie, le paludisme, l'alcoolisme. Ces causes peuvent expliquer la résolution lente de l'exsudat; il est difficile d'admettre que la persistance de l'exsudat suffit pour provoquer la formation du tissu scléreux; même dans le cas où la pneumonie devient chronique, les leucocytes accourent pour prendre la fibrine désagrégée et nettoyer le champ pulmonaire; on ne voit pas comment les causes de débilitation de l'organisme empêcheraient ces leucocytes de retourner aux ganglions et comment ceux-ci en restant sur place formeraient du tissu fibreux. On pense généralement aujourd'hui que les scléroses sont d'origine toxique, que le poison soit fourni par un agent microbien ou produit dans l'organisme; mais dans tous les cas, ce poison doit agir d'une façon lente et continue; or le bacille de Koch est le type de ces agents sclérosants, par suite de sa longue survie dans les tissus, et de la persistance de son action toxique locale même après sa mort. Peut-on admettre qu'un agent beaucoup plus délicat comme le pneumocoque peut persister longtemps dans le poumon, et produire de la sclérose en sécrétant des poisons locaux? C'est ce qu'il faudrait démontrer par de nouvelles observations. Quoi qu'il en soit, les symptômes de la sclérose lobaire ne présentent rien de particulier. Après une ou plusieurs pneumonies, la guérison complète ne s'établit pas; la fièvre reparaît, rémittente, s'accompagnant de sueurs nocturnes, d'amaigrissement, de troubles digestifs; il y a de la toux, une expectoration muco-purulente, de la dyspnée, des douleurs thoraciques. A l'examen, on trouve au niveau du lobe atteint, de l'exagération des vibrations thoraciques, de la matité, du souffle tubaire, de la bronchophonie, des râles sous-crépitants; à une période avancée il peut y avoir de la rétraction de la poitrine. La guérison, bien que rare, peut s'observer cependant; le plus souvent, la mort arrive dans la consomption, à moins qu'une complication (gangrène pulmonaire) ne vienne emporter le malade. Le diagnostic avec la tuberculose est toujours difficile à faire; l'étiologie, la localisation des symptômes en un point autre que le sommet éloignent ce diagnostic; l'absence de bacilles dans les crachats constatée à diverses reprises aura plus de valeur; la preuve complète n'en sera fournie que par l'inoculation à un cobaye des crachats pendant la vie ou d'un fragment de tissu pulmonaire prélevé à l'autopsie. — La *pneumonie chronique interstitielle primitive* (Laënnec, Andral) débuterait comme une pneumonie franche, mais au bout de deux ou trois jours, les symptômes feraient penser à la phtisie et le malade meurt en quelques semaines; l'absence du bacille de la tuberculose aurait été constatée dans certains cas. D'autres formes de pneumonies interstitielles sont plus fréquentes : telle est la sclérose broncho-pulmonaire avec dilatation des bronches, *cirrhose du poumon* de Corrigan; elle n'existe pas sans dilatation des bronches concomitante (V. DILATATION). Elle succède à des bronchopneumonies aiguës ou subaiguës, principalement à celles de la rougeole, de la coqueluche, de la grippe, de la fièvre typhoïde. Toutes les causes qui débilitent l'organisme favorisent le passage de la bronchopneumonie à l'état chronique. Dans une première phase intermédiaire entre la bronchopneumonie aiguë et la sclérose, les parties atteintes du poumon deviennent violacées et prennent la consistance de la chair musculaire, d'où le nom de *carnisation* donné par Legendre et Bailly; la surface de section est lisse, sans granulations, et offre un aspect homogène; les bronches sont déjà dilatées, remplies de pus. Au microscope, la paroi bronchique et le tissu voisin sont infiltrés de cellules rondes, le tissu péribronchique est épaissi et fibreux, les cloisons interlobulaires épaissies et infiltrées, les alvéoles remplis de cellules épithéliales gonflées, dégénérées et tapissés par un épithélium cubique. La carnisation conduit bientôt à l'induration atrophique, par suite de la transformation fibreuse des parties infiltrées; alors le poumon est réduit de volume, le tissu dur crie sous le scalpel, les bronches sont dilatées, les lésions sont définitives. Les symptômes sont ceux de la dilatation bronchique; le diagnostic avec la tuberculose en est souvent difficile; on le fera par la localisation exacte des lésions, la recherche du bacille de Koch dans les crachats, les antécédents du malade, l'étiologie. — La *pneumonie chronique pleurogène* ou sclérose pulmonaire d'origine pleurale a été surtout étudiée par Brouardel en 1872. Elle succède à certaines pleurésies purulentes, en particulier à celles d'origine puerpérale. L'inflammation pleurale se propage au poumon par l'intermédiaire des lymphatiques; il y a pneumonie interstitielle aiguë, pouvant parfois prendre l'allure d'une véritable pneumonie *disséquante*; si le processus aigu s'amende, les lésions passent à l'état chronique, et la sclérose s'organise. Le poumon est atrophié, réduit à l'état d'un moignon informe, entouré d'un corps fibreux épaissi, adhérent à la paroi par suite de la soudure des deux feuillets pleuraux; à la coupe on voit le tissu pulmonaire pâle, parcouru par des cloisons fibreuses épaisses, suivant les espaces périlobulaires. Le microscope montre que les bronches sont indemnes, que les alvéoles pulmonaires sont affaissés, mais ne paraissent pas malades par eux-mêmes. Cette lésion peut être soupçonnée pendant la vie, à la suite de pleurésies purulentes, quand on voit un côté de la poitrine affaissé, les côtes rapprochées, ne participant plus à l'expansion respiratoire. La percussion dénote de la matité; l'auscultation révèle parfois un silence respiratoire absolu ou permet d'entendre une respiration rude, ou parfois même un véritable souffle produit par le passage de l'air dans une grosse bronche. Les symptômes cardiaques ne tardent pas à prendre le dessus et le malade meurt d'asystolie. — La *pneumonie interstitielle des phtisiques* n'est autre chose que la sclérose tuberculeuse du poumon; elle constitue l'induration ardoisée avec emphysème décrite par Cruveilhier chez les vieux phtisiques autour des cavernes; elle se rencontre aussi par îlots, autour des tubercules miliaires, indurés ou caséeux; elle caractérise une forme particulière de phtisie à évolution lente, la phtisie fibreuse. La syphilis pulmonaire détermine aussi une sclérose du tissu, sous forme de bandes plus ou moins épaisses. Enfin, au dernier terme des lésions déterminées dans le poumon par l'insuffisance cardiaque, on voit aussi apparaître la sclérose. On considère aujourd'hui que la stase seule est incapable de produire des lésions de sclérose; il faut qu'un agent toxique ou infectieux vienne se surajouter pour que celle-ci apparaisse; le poumon et surtout les bases pulmonaires deviennent indurées et rougeâtres, d'où les noms de *sclérose pigmentaire*, d'*induration brune*, de *carnification* (Isambert et Robin); la paroi alvéolaire s'épaissit, la cavité alvéolaire est réduite à l'état de fente, à la fois par la turgescence des capillaires et la prolifération conjonctive; elle contient encore de grandes cellules chargées de débris pigmentaires; l'espace péribronchique est épaissi et fibreux. Boy-Tessier décrit en outre une sclérose disséminée d'origine artérielle. Ces dernières formes de pneumonie chronique n'ont pas d'autres symptômes que ceux de la congestion chronique du poumon arrivée à ses dernières périodes. — *Pneumonie lobulaire* [*bronchopneumonie, fausse pneumonie, catarrhe suffocant, pneumonie partielle mamelonnée, généralisée, pseudo-lobaire, catarrhale, secondaire*). Inflammation qui envahit successivement et sans ordre régulier, un plus ou moins grand nombre de lobules du parenchyme pulmonaire. Le poumon présente un aspect bigarré; on y note à la fois des lésions inflammatoires, de l'atélectasie et de l'emphysème. Les lésions inflammatoires sont constituées par de l'hépatisation ou de la splénisation occupant une petite partie ou la totalité d'un lobe, et par les *grains jaunes*, constitués par de petits foyers de suppuration; enfin, en pressant sur une surface de section on fait sourdre du pus des bronches. L'*atélectasie*, ou état fœtal, est due à l'affaissement des lobules pulmonaires revenus sur eux-mêmes et dans lesquels l'air ne pénètre pas; les parties atélectasiées ont une consistance élastique, ne crépitent pas, et ne tombent pas au fond de l'eau; la surface de coupe est sèche et unie, bleuâtre. La plèvre est épaissie, les ganglions du hile sont engorgés. La lésion fondamentale est constituée par l'inflammation des bronches qui a envahi peu à peu l'alvéole; l'emphysème et l'atélectasie sont des lésions accessoires, conséquence mécanique de l'inflammation des bronchioles et des alvéoles. La bronchopneumonie peut se présenter sous forme de foyers disséminés (*bronchopneumonie mamelonnée*), surtout fréquente chez l'enfant. Dans la forme pseudo-lobaire, les lésions sont confluentes et forment des foyers plus ou moins étendus. Enfin certaines formes de bronchite capillaire s'accompagnent d'alvéolite légère se rapprochant de la bronchopneumonie; mais ici l'évolution est rapide et les lésions de l'alvéole n'ont pas le temps de se constituer. Les grains jaunes de Fauvel ou vacuoles de Barrier sont dus à la suppuration de nodules péribronchiques. Si la lésion pulmonaire n'a pas tendance à la guérison, on observe le passage à la carnisation de Legendre et Bailly et ultérieurement à la sclérose (V. PNEUMONIE *chronique*). La bronchopneumonie est surtout fréquente chez les enfants de deux à quatre ans; son début est presque toujours insidieux et progressif; il est caractérisé par l'élévation de la température, la toux et la dyspnée, symptômes se montrant soit d'emblée, soit dans le cours d'une bronchite légère, soit pendant une rougeole, une coqueluche, une fièvre typhoïde. Puis les phénomènes augmentent, la dyspnée devient très vive, le rythme respiratoire est changé, c'est la *respiration expiratrice* de Bouchut; il y a du tirage à l'inspiration; à l'examen du thorax on entend des signes diffus, des râles de bronchite plus ou moins nombreux, et pouvant masquer les phénomènes sous-jacents, des râles sous-crépitants fins; du souffle tubaire, indiquant une condensation pulmonaire déjà assez étendue; la percussion dénote parfois un peu de matité. Ce sont ces signes qui, joints à l'importance de la dyspnée et à la gravité des symptômes généraux, permettront de faire le diagnostic. La marche est plus ou moins rapide, parfois elle se prolonge pendant des semaines. La mort peut arriver par les progrès de l'infection, par l'asphyxie dont la cause est à la fois mécanique et toxique, ou par une complication. Néanmoins la guérison est fréquente; le passage à l'état chronique suivi de dilatation des bronches est beaucoup plus rare. En dehors de l'enfance, la bronchopneumonie peut aussi s'observer, mais beaucoup plus rarement, chez l'adulte et chez le vieillard. Elle est due à des microbes variés dont le streptocoque est le plus fréquemment observé chez l'enfant; on rencontre aussi le pneumocoque, surtout chez l'adulte, le pneumobacille de Friedlander, le staphylocoque blanc ou doré, le bacterium coli, le *Proteus vulgaris*, le tétragène, le bacille de Pfeiffer. A côté de ces bronchopneumonies non spécifiques, il faut faire une place aux bronchopneumonies spécifiques; la bronchopneumonie tuberculeuse est due au bacille de Koch qui peut déterminer des lésions inflammatoires banales sans granulations. La bactéridie charbonneuse peut déterminer, en pénétrant dans les voies aériennes, une bronchopneumonie spéciale, désignée sous le nom de maladie des trieurs de laine (V. Charbon *pulmonaire*) : dans ce cas il y a de l'œdème des bronches et du médiastin, des hémorragies dans la muqueuse bronchique, des épanchements séreux dans la plèvre et le péricarde; les ganglions du hile sont fortement engorgés. La peste peut aussi se traduire d'emblée par une bronchopneumonie due au bacille d'Yersin; il s'agit alors de foyers disséminés. Le bacille de Löffler serait aussi capable à lui seul de produire l'inflammation du parenchyme pulmonaire, et certaines bronchopneumonies de la diphtérie seraient occasionnées par lui. Le bacille de Hansen enfin peut donner une bronchopneumonie lépreuse qui évolue vers la sclérose et serait toujours mortelle. La diversité de ces formes impose la diversité des traitements. Dans la forme habituelle chez l'enfant, on recourra aux bains chauds sinapisés, répétés plusieurs fois par jour, à l'enveloppement humide du thorax, aux ventouses sèches; on donnera des stimulants sous forme d'acétate d'ammoniaque, de balsamiques comme le tolu et l'eucalyptus; si les symptômes s'aggravent, on fera des injections sous-cutanées de sérum artificiel, d'huile camphrée, de caféine.

PNEUMONIQUE. adj. et s. [*pneumonicus*, all. *pneumonisch*, angl. *pneumonic*, it. *pneumonico*, esp. *neumonico*]. Se dit des remèdes propres aux maladies du poumon, ou des individus affectés d'une de ces maladies et en particulier de pneumonie aiguë.

PNEUMONITE. s. f. [*pneumonitis*, it. *pneumonite*, esp. *neumonitis*]. Synonyme de *pneumonie*.

PNEUMONOLITHE. s. m. Concrétion ou calcul pulmonaire. V. Broncholithe.

PNEUMONOMÈTRE. s. m. [de πνεύμων, poumon, et μέτρον, mesure] (Kentisch). Sorte de *spiromètre*.

PNEUMONOMYCOSIS. s. f. [de πνεύμων, poumon, et μύκης, champignon] (Lebert). Production de champignons dans les cavernes pulmonaires des phtisiques. Ce sont ordinairement des *Aspergillus*.

PNEUMONOPATHIE. s. f. [de πνεύμων, poumon, et πάθος, affection] Nom générique des maladies du poumon.

PNEUMONOSCOPE. s. m. [de πνεύμων, poumon, et σκοπεῖν, examiner; all. *Pneumoscop*, angl. *pneumoscope*, it. *pneumoscopio*]. Appareil qui se compose d'un buste de carton-pierre sur la surface duquel on a ménagé à la partie postérieure dix ouvertures et deux à la partie antérieure, portant chacune l'inscription d'un bruit pulmonaire particulier. A la base du buste sont les extrémités de tubes de caoutchouc, par lesquelles on introduit un soufflet à main. En augmentant et diminuant alternativement la pression, on produit, selon le tube et l'ouverture à laquelle on écoute, soit la respiration normale, forte, faible, saccadée, l'expiration prolongée, soit le souffle rude, ou tubaire, ou caverneux, ou amphorique, soit le tintement métallique. Pour produire les râles, on ajoute au soufflet des embouchures préparées, qui, étant humectées d'eau albumineuse, produisent le râle crépitant, le sous-crépitant, le caverneux, le sibilant et le ronflant (Collongues).

PNEUMOPALUDISME. s. m. (de Brun, 1894). Accident pulmonaire du paludisme simulant la phtisie au début, d'autant plus que les lésions sont localisées au sommet du poumon. Mais il n'y a pas de râles, et la guérison survient rapidement sous l'influence des sels de quinine.

PNEUMOPÉRICARDE. s. m. [*pneumopericardium*, de πνευμᾶ, air, et περικάρδιον, péricarde; all. *Luftherzbeutel*, angl. *pneumopericardium*, it. *pneumopericardio*, esp. *neumopericardio*] (Laënnec). Épanchement de gaz dans la cavité du péricarde. Le pneumopéricarde simple, sans épanchement de sérosité, paraît très rare; il est le plus souvent compliqué d'épanchement séreux (V. Hydropneumopéricarde), purulent (V. Pyopneumopéricarde) ou hémorragique (*hémopneumopéricarde*). Quant au pneumopéricarde proprement dit, il résulte de l'entrée subite de l'air dans la séreuse du cœur à la suite d'une plaie pénétrante de la région précordiale ou d'une contusion du thorax avec fracture des côtes et pénétration d'un fragment dans le poumon et dans le péricarde. Mais dans ce cas le pneumopéricarde ne reste pas simple et se complique le plus souvent d'épanchement sanguin ou hémorragique, qui ne tarde pas à devenir purulent si des germes septiques ont pénétré en même temps que l'air. Quand c'est l'ouverture d'une caverne pulmonaire, d'un pyopneumothorax, de l'œsophage et de l'estomac qui a déterminé le pneumopéricarde, l'inflammation de la séreuse est fatale. La pénétration de gaz dans la cavité péricardique est annoncée par des douleurs violentes, une dyspnée vive, de l'angoisse, parfois du collapsus, un état syncopal; le choc de la pointe disparaît, la voussure précordiale augmente et la percussion révèle un son tympanique, et l'auscultation le bruit de moulin de Bricheteau, quand du liquide est mélangé au gaz. En présence de tels accidents, il faudra recourir aux narcotiques pour calmer la douleur et assurer l'immobilité du malade, aux injections de caféine et d'éther s'il y a tendance au collapsus.

PNEUMOPHLÉBITE. s. f. [de πνεύμων, poumon, et *phlébite*]. Inflammation des veines pulmonaires.

PNEUMOPLEURÉSIE. s. f. [*pneumopleuritis*, de πνεύμων, poumon, et πλευρὰ, plèvre; all. *Pneumopleuresie*, angl., it. et esp. *pneumopleuresia*]. Synonyme de *pleuropneumonie*.

PNEUMOPYOTHORAX. s. m. [de πνεύμων, poumon, πῦον, pus, et *thorax*]. Épanchement de pus et d'air dans le thorax. V. Pneumothorax.

PNEUMORRAGIE. s. f. [*pneumorrhagia*, de πνεύμων, poumon, et ῥήγνυσθαι, faire éruption; all. *Blutspucken*, angl. *pneumorrhage*, it. et esp. *pneumorragia*]. Synonyme d'*hémoptysie*.

PNEUMORRHÉE. s. f. [de πνεύμων, poumon, et ῥεῖν, fluer]. V. Bronchorrhée.

PNEUMOSE. s. f. [*pneumosis*, de πνεύμων, poumon; all. *Lungenübel*, *Lungenleiden*, angl. *pneumosis*, it. *pneumosi*, esp. *pneumosis*]. Les affections du poumon (Alibert).

PNEUMOTHÉRAPIE. s. f. [de πνεῦμα, air, et θεραπεία, traitement]. Traitement par l'air, en particulier par l'air comprimé ou raréfié ; cette méthode thérapeutique a été employée dans l'emphysème : on fait inspirer le malade dans l'air comprimé et expirer dans l'air raréfié.

PNEUMOTHORAX. s. m. [*pneumothorax*, de πνεύμων, poumon, et θώραξ, poitrine; all. *Luftbrust*, angl. *pneumothorax*, it. *pneumotorace*, esp. *pneumothorax*]. Épanchement de gaz dans les plèvres. Il est le plus souvent consécutif à la pénétration d'air dans la cavité pleurale. Exceptionnellement l'air vient du dehors et pénètre à la suite d'une plaie thoracique; presque toujours il vient du poumon. La cause la plus fréquente du pneumothorax est la rupture d'un tubercule sous-pleural jeune (Laënnec); l'ouverture d'une caverne de gangrène pulmonaire, d'une vacuole de bronchopneumonie, d'un abcès du poumon, sont des causes très rares. Plus fréquente est la rupture d'une vésicule emphysémateuse sous l'influence d'un effort (pneumothorax des conscrits de Gaillard) ou de la coqueluche, ou l'ouverture dans les bronches d'une collection purulente pleurale, quand la plèvre épaissie et adhérente ne peut venir s'accoler au poumon. Les plaies pénétrantes de poitrine, les fractures de côtes avec blessure du poumon sont des causes assez souvent notées. Le gaz épanché peut être autre que l'air dans les cas de rupture de l'œsophage, de l'estomac ou de l'intestin, ou quand le pneumothorax est dû à la formation de gaz dans une pleurésie putride, sous l'influence de microbes anaérobies. Dans ce dernier cas, comme dans celui d'empyème, l'épanchement de gaz s'accompagne de celui d'une certaine quantité de liquide purulent (*pyopneumothorax* ou *pneumopyothorax*); parfois il s'accompagne de la formation de sérosité (*hydropneumothorax*). Quelquefois le début est lent, ne se manifeste que par une augmentation de la dyspnée ou une vomique, suivie de l'apparition des signes physiques; le plus souvent, il est brusque, et se traduit, d'une part, par une douleur soudaine, très vive, d'autre part, par une dyspnée très intense. Les symptômes physiques, caractéristiques, du pneumothorax et de l'hydropneumothorax ou du pyopneumothorax, sont le souffle amphorique, le tintement métallique, le caractère amphorique de la voix et de la toux, la succussion hippocratique, enfin un bruit métallique aigu, vibrant (*bruit d'airain*, Trousseau) que l'on entend en appliquant l'oreille sur la paroi postérieure de la poitrine du malade, pendant qu'on fait percuter la paroi antérieure, soit à l'aide du plessimètre et du marteau, soit à l'aide de deux pièces de monnaie servant de plessimètre et de marteau, ou encore avec une pièce de monnaie et le doigt. La percussion révèle un son tympanique dans toute la hauteur du poumon, sauf dans la partie inférieure quand de la sérosité ou du pus étant épanché en cet endroit détermine la matité; les organes voisins sont déplacés. La palpation fait constater l'abolition des vibrations thoraciques. La distinction du pneumothorax ouvert, fermé, ou à soupape ne doit pas être acceptée, d'après Bard : la pression des gaz serait toujours positive aux deux temps de la respiration : cette pression positive est due aux actions musculaires de la paroi et à l'élasticité pulmonaire; elle est une conséquence de la compressibilité des gaz. La pression ne devient négative que quand la fistule est oblitérée. La mort survient tantôt très rapidement, par asphyxie aiguë, tantôt après quelques semaines ou même plusieurs mois. C'est la terminaison ordinaire de la maladie; pourtant celle-ci a paru, dans quelques cas de tuberculose, amender la marche de la maladie (Hérard, Potain). Le traitement, purement palliatif, consiste à combattre la douleur, la dyspnée, au moyen de piqûres de morphine, de ventouses sèches sur la poitrine; quant à la thoracentèse conseillée par beaucoup d'auteurs, elle serait inutile sinon nuisible, d'après Bard. Quand l'air s'épanche dans une plèvre déjà cloisonnée par des adhérences, le pneumothorax est partiel; les symptômes sont alors beaucoup moins marqués; le diagnostic ne se fait que par la constatation des signes physiques. C'est alors une complication de la tuberculose pulmonaire avancée, ne comportant pas d'indications thérapeutiques spéciales.

PNEUMOTOMIE. s. f. [*pneumotomia*, de πνεύμων, poumon, et τέμνειν, couper, disséquer; all. *Lungenzerlegung*, angl. *pneumotomy*, it. et esp. *pneumotomia*]. Opération qui consiste, en cas d'abcès pulmonaire, à inciser la peau et les muscles de la poitrine, puis à ponctionner le poumon, à ouvrir la cavité avec la sonde cannelée ou le thermo-cautère, et à la laver avec une solution antiseptique. Elle a aussi été conseillée dans la tuberculose localisée, la bronchite putride, la gangrène en foyer.

PNEUMOTYPHUS. s. m. Fièvre typhoïde débutant par une pneumonie. La maladie commence comme une pneumonie, mais au moment où la défervescence devrait apparaître, on voit se dérouler les symptômes ordinaires de la fièvre typhoïde, dont le début avait été masqué par les symptômes plus bruyants de la pneumonie. On a discuté beaucoup pour savoir à quel microbe était due cette pneumonie; on sait aujourd'hui qu'elle est due au pneumocoque; le bacille d'Eberth, que l'on trouve parfois associé au pneumocoque, n'intervient que secondairement; il est incapable de déterminer la pneumonie fibrineuse ordinaire et ne fait que de la congestion ou de la splénisation.

PNEUSIMÈTRE. s. m. Appareil destiné, comme le spiromètre, à mesurer la capacité vitale du poumon, et construit sur le modèle des anémomètres (Guillet).

PNIGALION. s. m. [πνιγαλίων, de πνίγειν, étouffer]. Nom grec du *cauchemar*.

POA. s. m. V. TEFF.

POAYA. s. m. V. BORRÉRIE.

POCA D'ESTORIL (Portugal). *Eaux chlorurées sodiques*, 27° à 28°.

POCHE. s. f. — *Poche des eaux* [all. *Wasserblase*]. En obstétrique, saillie que les membranes de l'œuf, distendues par le liquide amniotique, dont chaque contraction de l'utérus augmente la quantité, font à travers le col utérin dilaté. Les eaux sont dites *hémisphériques*, quand la poche (ce qui est le plus ordinaire) forme une saillie qui

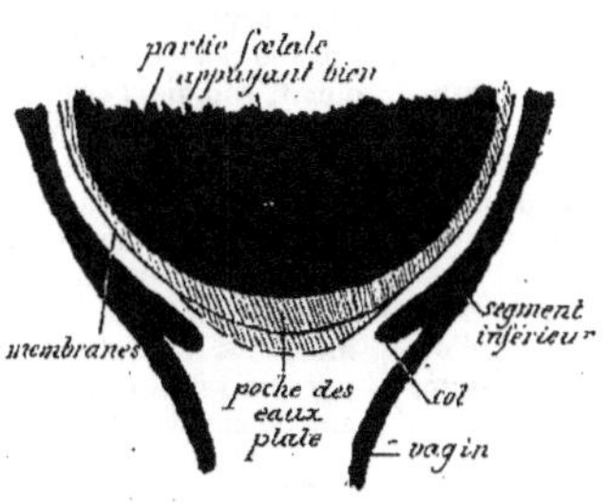

Fig. 579. — Formation de la *poche des eaux*.

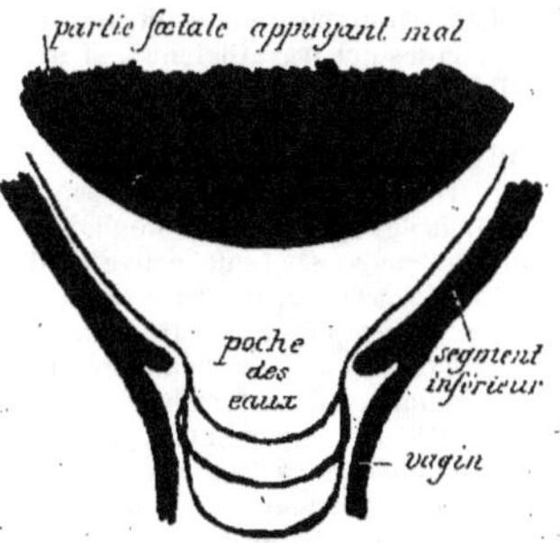

Fig. 580. — Variétés de forme de la *poche des eaux* (pyriforme, cylindrique).

est un segment de sphère ; *en boudin* ou *en boyau*, quand la poche est allongée et étroite; *plates*, quand elle fait peu de saillie (fig. 579) : *ovalaires*, quand elle décrit une courbe ovalaire, soit transversalement, soit d'avant en arrière (fig. 580). Une poche des eaux volumineuse annonce une présentation défectueuse ; il faut alors chercher à en retarder la rupture, la présence du liquide amniotique étant favorable à l'exécution de la version. En d'autres cas, il faut hâter cette rupture pour accélérer la marche du travail.

POCULIFORME. adj. [*poculiformis*, de *poculum*, coupe, et *forma*]. En forme de coupe.

PODACACE. s. f., pour **PODARTHROCACE** (Lobstein).

PODAGRAIRE. s. f. L'*Ægopodium podagraria*, L., de la famille des ombellifères, plante supposée anti-goutteuse.

PODAGRE. s. f. [*podagra*, ποδάγρα, de ποῦς, pied, et ἄγρα, proie ; all. *Fussgicht*, angl., it. et esp. *podagra*]. La *goutte*, lorsqu'elle occupe les articulations des pieds.

PODAGRISME. s. m. L'état goutteux.

PODALIQUE. adj. Synonyme de *pelvien*. V. Version.

PODARTHROCACE. s. f. [*podarthrocace*, de ποῦς, pied, ἄρθρον, articulation, et κάκη, maladie ; all. *chronisches Fussgelenkleiden*, angl. *podarthrocace*, it. *podartrocace*]. Inflammation des articulations du pied.

PODENCÉPHALE. s. m. [de ποῦς, pied, et ἐγκέφαλος, encéphale; all. *Stielhirn*, angl. *podencephalus*, it. et esp. *podencefalo*] (Geoffroy Saint-Hilaire). Monstre dont le cerveau, situé hors du crâne, est porté sur une sorte de pédoncule.

PODEX. s. m. Mot latin employé en français pour désigner l'anus.

PODOLOGIE. s. f. [*podologia*, de ποῦς, pied, et λόγος, discours; all. *Fussbeschreibung*, angl. *podology*, it. et esp. *podologia*]. Description du pied ; traité sur le pied.

PODOPHYLLE. s. m. [*Podophyllum peltatum*, L., angl. *mandrake*, *may-apple*]. Plante de la famille des berbéridées, très commune aux États-Unis d'Amérique, où elle croît dans les lieux humides. La partie usitée est le rhizome, purgatif très actif, sans danger, d'une action régulière. On donne, soit la poudre de racine, à la dose de 25 à 60 centigrammes, soit la résine (*podophyllin*).

PODOPHYLLIN. s. m. ou **PODOPHYLLINE.** s. f. Principe actif résineux du *Podophyllum peltatum*, L. ; il est surtout abondant dans le rhizome, soluble dans l'alcool, insoluble dans l'eau. On emploie la podophylline à la dose de 1 à 3 centigrammes comme purgatif. Elle a causé une inflammation pustuleuse du nez et des paupières chez des personnes qui travaillaient à sa préparation.

PODOTHERME. s. m. (Petit). Thermomètre destiné à la mesure de la température des pédiluves.

POÊLE. s. m. [all. *Ofen*, angl. *stove*, it. *stufa*, esp. *estufa*]. On a signalé des cas d'asphyxie consécutifs au séjour dans des appartements où étaient des poêles de fonte chauffés au rouge. La fonte neuve contenant généralement 5 p. 100 de carbone, il arrive que, lorsqu'on chauffe au rouge un de ces poêles, le carbone se combine avec l'oxygène de l'atmosphère, et brûle très lentement, vu la densité de la fonte ; il se forme de l'oxyde de carbone, d'où mal de tête, assoupissement, anesthésie, et, par suite, asphyxie, lorsque l'action est prolongée. Cette dernière période arrive surtout quand la pièce dans laquelle on se trouve ne reçoit pas de courant d'air. On doit donc éviter de faire rougir ces sortes de poêles, surtout quand ils sont neufs et quand la pièce chauffée est étroite et peu ventilée, et de les noircir avec de la mine de plomb ; celle-ci contient du carbone, qui, en brûlant, dégage aussi de l'oxyde de carbone et tend à rendre l'atmosphère délétère.

POÊLETTE. s. f. V. Palette.

POGOSTÉMON. s. m. V. Patchouly.

POIDS. s. m. [*pondus*, σταθμὸς, all. *Gewicht*, angl. *weigt*, it. et esp. *peso*]. Résultante des actions que la pesanteur exerce sur tous les points d'un corps. Cette résultante se mesure, à l'aide de la *balance*, en comparant ces actions à celles qu'exerce la pesanteur sur un corps déterminé, pris pour unité : le *gramme* est l'unité adoptée en France. Ce qu'on appelle vulgairement le poids d'un corps est donc son *poids relatif*. Son *poids spécifique* est le poids de l'unité de volume de ce corps, ou mieux le rapport de son poids relatif à celui d'un égal volume d'eau. V. Densité. — Il est parfois utile de comparer le poids du corps humain d'une période à l'autre de son évolution naturelle ou de ses maladies. En moyenne, à leur naissance, les enfants pèsent 3 000 à 3 250 gr. ; les garçons pèsent un peu plus que les filles ; à un an le poids est de 9000 gr. Pendant les douze premières années, le poids des deux sexes est presque égal ; après cet âge, l'homme acquiert une prépondérance décidée. Ainsi les jeunes gens d'une vingtaine d'années pèsent en moyenne 64kg,622, tandis que les jeunes femmes du même âge ne pèsent que 54kg,180. Les hommes atteignent leur plus grand poids vers 35 ans ; les femmes augmentent en poids jusqu'à 50 ans. Le poids des hommes varie de 49kg,032 à 103kg,966, et celui des femmes de 34kg,952 à 93kg,978. A 40 ans, il est de 67 kil. chez l'homme, de 55kg,23 chez la femme. A 50 ans, il est de 63 kil. chez l'homme, de 58 kil. chez la femme. A 60 ans, il descend chez le premier à 61kg,94 ; à 70 ans, les moyennes sont de 59kg,52 et 51kg,51 ; à 80 ans, elles sont de 57kg,83 et 49kg,37 ; à 90 ans, de 57kg,83 et 49kg,34. Si les variations de poids sont utiles à noter à l'état de santé au point de vue de l'hygiène, elles sont indispensables à connaître pendant la maladie. Dans les maladies chroniques, comme la tuberculose, dans les affections d'organes qui entravent plus ou moins la nutrition, l'amaigrissement est la règle ; on sait à quel degré de maigreur atteignent les cancéreux et en particulier les malades atteints de cancer gastrique. Dans les affections qui s'accompagnent d'anasarque, comme les néphropathies ou les cardiopathies au stade d'asystolie, on peut voir le poids augmenter en même temps que les phénomènes morbides s'aggravent ; l'augmentation de poids est due à l'accumulation de l'eau dans les tissus et la chute du poids indique souvent une amélioration. Dans les maladies infectieuses aiguës, comme la fièvre typhoïde, la variole, la scarlatine, la chute de poids ne se produit pas d'emblée, surtout si l'on a soin de donner au malade des boissons abondantes; des recherches récentes ont montré que durant la période fébrile de la variole et de la scarlatine, et la période d'état de la fièvre typhoïde, le poids se maintenait au chiffre initial, il y a même parfois une augmentation notable. Ces faits s'expliquent, comme l'ont montré Garnier et Sabaréanu, par la rétention de l'eau qui se fait dans l'intimité des tissus, rétention qui est un phénomène favorable en rapport avec les nécessités de la lutte que l'organisme soutient contre les agents microbiens. Cette rétention cesse au moment de la chute de la température, quand se produit la polyurie critique ; elle cesse aussi dans les heures qui précèdent la mort, et une chute brusque de poids au cours d'une pyrexie infectieuse, quand elle ne s'accompagne pas d'un amendement des signes généraux, doit être considérée comme d'un fâcheux pronostic.

POIGNÉE. s. f. [all. *Handvoll*, angl. *handfull*, it. *pugnetto*, esp. *puñado*]. V. Manipule.

POIGNET. s. m. [*carpus*, καρπὸς, all. *Handwurzel*, angl. *wrist*, it. *giuntura*, esp. *muneca*, *puño*]. Nom vulgaire de la région du *carpe*.

POIKILOCYTOSE. s. f. [de ποικίλος, varié, et κύτος,

cellule] (Quincke]. État des globules rouges déformés que l'on rencontre dans les anémies graves. Les globules rouges, surtout les petits, prennent des formes variées, allongées, semi-lunaires, en serpette, en poire, en crochet. Cet état se rencontre dans l'anémie cancéreuse, la chlorose grave, l'anémie pernicieuse progressive, et dans les intoxications qui entrainent la destruction des globules rouges. Pour Ehrlich, ces déformations seraient dues à la fragmentation des globules rouges qui se multiplient afin d'augmenter la surface respiratoire du sang. Mais on peut se demander si ces déformations existent dans le sang circulant, si elles ne se produisent pas pendant la dessiccation et si elles ne sont pas dues uniquement à la diminution de résistance des globules que l'on observe dans l'anémie (Bezançon et Labbé).

POIL. s. m. [*pilus*, θρὶξ, all. *Haar*, angl. *hair*, it. et esp. *pelo*]. Nom donné aux filaments qui sortent de la peau et recouvrent quelques parties du corps qu'ils semblent destinés à protéger. Suivant les parties qu'ils couvrent, on les nomme *cheveux*, *sourcils*, *cils* ou *barbe*. On observe, en outre, des poils, qui n'ont pas reçu de nom spécial, au pubis, au pourtour de l'anus, dans le creux de l'aisselle, à l'entrée des narines et du conduit auditif externe ; partout ailleurs ils sont clairsemés, courts et fins, et désignés sous le nom de *poils du duvet* ou *poils follets* ; ce dernier nom désigne particulièrement ceux qui sont plus ou moins tôt remplacés par d'autres, sur tout le corps chez le nouveau-né, à la face, au pubis et aux aisselles des impubères. — Les poils sont en général cylindriques, parfois plus ou moins plats ; droits ou frisés, et diversement colorés, depuis le blanc jusqu'au noir, en passant par le jaune ou le rouge et le brun. On distingue dans chacun trois parties, continues l'une à l'autre: 1° la *racine*, ou extrémité adhérente, appelée autrefois le *bulbe*, parce qu'elle est renflée ; mais le nom de *bulbe* est réservé actuellement à la partie du follicule à laquelle adhère la racine; 2° la *pointe* ou extrémité terminale, conique, plus ou moins amincie ; 3° la partie moyenne, ou le *corps*, quelquefois plus épaisse dans son milieu que dans la partie intracutanée qui avoisine le bulbe. Au point de vue de la structure, le poil se compose de trois parties : 1° la *substance propre* ; 2° la *moelle*, qui est au centre ; 3° une *couche épithéliale* qui en tapisse la surface. La *substance propre*, *fondamentale* ou *corticale* (*substance pileuse*) est une matière homogène, dure, incolore, striée longitudinalement et se déchirant en ce sens plus facilement que dans tout autre. Elle est formée de cellules épithéliales pâles, très minces, sans noyaux, cornées, aplaties en lamelles très cohérentes, se soudant même à l'état normal, mais se séparant sous l'influence des réactifs dans certaines anomalies du développement et à l'état fœtal. Elle est colorée du blond pâle au noir foncé, ce qui est dû à la présence de *mélanine* que l'on trouve dans ces cellules comme dans celles de la moelle. L'absence de production de cette substance donne lieu à l'*albinisme* des cheveux ; sa disparition, à la *canitie*. Le cheveu est creusé d'un canal qui commence vers le niveau du derme, se termine plus ou moins près de la pointe, et est souvent interrompu d'espace en espace; il est fréquemment variqueux. — La *moelle* est formée de cellules polyédriques, à angles arrondis, fortement pressées les unes contre les autres, ou régulièrement superposées. Elles sont pourvues d'un noyau central et sont remplies de granulations à centre brillant, à contour foncé, graisseuses, accompagnées quelquefois de granules mélaniques. Ceux-ci existent également épars çà et là dans la substance de la racine qui est encore assez molle, striée longitudinalement, ou même d'aspect fibrillaire et donnant un aspect hérissé à la surface convexe ou concave de la racine. La *couche épithéliale* ou *épidermicule* est formée d'une couche unique de cellules pavimenteuses minces, pâles, sans noyaux, imbriquées et fortement adhérentes, mais se détachant quelquefois dans une étendue variable par l'action du peigne, etc. Ce sont leurs bords qui avaient été pris pour des cônes emboîtés dont on supposait les cheveux formés. Sur les poils arrachés de leur follicule, les cellules qui forment la gaine épithéliale adhérente à la partie intrafolliculaire se plissent ou se relèvent,

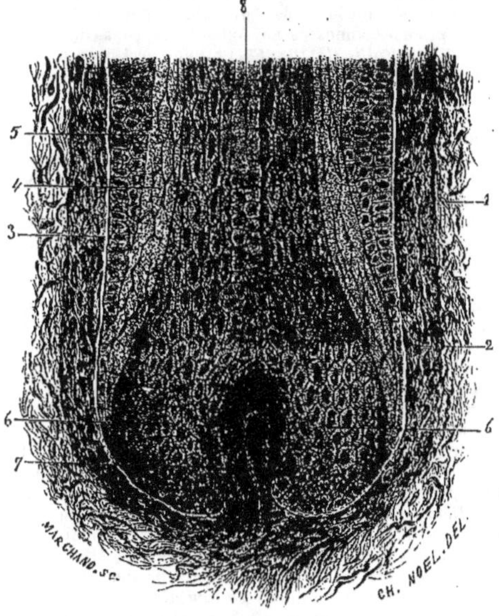

Fig. 581. — Follicule pileux. — 1, Couche dermique externe du follicule; 2, couche dermique moyenne; 3, liséré amorphe du follicule; 4, couche épidermique externe; 5, couche épidermique interne; 6, bulbe pileux ; 7, papille vasculaire; 8, cellules de la substance médullaire (d'après Morel et Villemin, *Histologie*, pl. XIII).

dans tout ou partie de la périphérie, et se recroquevillent en un cylindre creux microscopique, mais en restant adhérentes par le milieu. Le réseau à mailles polygonales, à lignes minces, pâles, délicates (représentées par de légers sillons de contact du bord des cellules pavimenteuses), qu'on voit sur les cheveux enlevés avec le follicule et non arrachés, se trouve alors remplacé par ces bords roulés en cylindre ; ils sont larges de 1 à 3 millièmes de millimètre, à bords foncés, à centre brillant, représentant des lignes ramifiées interrompues ou continues, et alors paraissent anastomosés ; ces lignes simulent les fils foncés d'un grillage, dont l'espace clair intermédiaire est formé par le milieu de la cellule pavimenteuse pâle, sans noyaux, dont les bords sont plissés et courbés. Il n'est pas rare de trouver, dans le voisinage du bulbe ou dans celui de la peau, des cellules à bords plissés ou courbés, qui sont presque entièrement détachées. Par le contact de l'eau prolongé une demi-heure environ, les bords des cellules s'étalent de nouveau; l'aspect flexueux des cylindres ramifiés disparait presque entièrement, remplacé par des lignes claires, indiquant le bord des cellules pavimenteuses imbriquées, mais moins étroites que dans le poil frais enlevé avec son follicule, sans arrachement. C'est cette disposition accidentelle du bord des cellules qui est décrite comme naturelle sous les noms de *stries transversales* ou *réseau propre de la racine du cheveu* [all. *eigene Netzbildung der Haarwurzel*]. Les poils ont leur extrémité inférieure embrassée dans l'étendue de 1 à 5 millimètres (selon leur volume) par un petit appareil dit *appareil pileux* qui les produit. Celui-ci se compose : 1° du *follicule*, pourvu à son fond d'un renflement ou *bulbe* formé de la même substance; 2° de l'*épiderme* qui les tapisse du côté du poil; et 3° des *glandes pileuses* annexées au follicule et sous-cutanées comme lui. Le *follicule* (fig. 581) a une paroi propre en cul-de-sac ouvert à la surface de la peau et s'enfonçant de 1 à 5 millimètres au-dessous d'elle dans le tissu adipeux. Cette paroi est formée de *substance phanérophore*, élément anatomique différent du derme. Des vaisseaux très fins rampent à sa surface sans pénétrer dans son épaisseur. Elle est entourée de tissu conjonctif contenant des faisceaux de fibres-cellules dont beaucoup sont circulaires. Un faisceau à peu près parallèle au poil est un véritable muscle pileux (muscle *arrecteur*) qui s'étend du fond du follicule à la face profonde du derme et soulève l'appareil dans le phénomène de la *chair de poule*. Chez les grands mammifères, il est remplacé, pour les moustaches du moins, par un petit muscle à faisceaux striés. Chez eux, autour de ces poils, existe une couche de tissu érectile principalement veineux, à larges et nombreuses aréoles (Kollmann). Le *bulbe* est un renflement saillant du poil dans la cavité du follicule s'implantant sur la *papille*; celle-ci est une dépendance de la tunique externe du follicule, et est formée de tissu conjonctif; les vaisseaux pénètrent profondément dans son épaisseur en formant des anses nombreuses, surtout dans celle des grands poils de la barbe et des cheveux. Le *follicule* est formé de trois tuniques concentriques : une externe fibreuse, une moyenne hyaline, et une interne épithéliale. Celle-ci est formée de nombreuses assises cellulaires superposées et divisées en deux parties; la *gaine épithéliale externe* ou *gaine radiculaire externe* n'est autre que l'épiderme qui descend contre la paroi du follicule; elle est dépourvue de *stratum granulosum* et la kératinisation ne s'y produit pas. Entre elle et le poil il y a une couche assez épaisse translucide qui réfracte la lumière, et va du bulbe jusqu'à l'abouchement des glandes pileuses (*gaine épithéliale interne* ou *radiculaire interne*). Elle présente, en allant de dehors en dedans, trois couches : la *couche de Henle* formée d'une rangée unique de cellules polyédriques; la *couche de Huxley* formée aussi de cellules polyédriques, mais plus allongées, et séparées de loin en loin par des fentes dans lesquelles passent des prolongements protoplasmiques de la couche de Henle; la *cuticule de la gaine*, formée de cellules lamelliformes. Toutes ces cellules sont kératinisées et proviennent de la papille pileuse. Entre la substance de la racine du poil et celle du bulbe, est une rangée de cellules prismatiques, régulières, pâles. Chaque follicule porte en général deux *glandes pileuses* ou *sébacées*, quelquefois une ou trois, ou davantage, lorsque plusieurs poils émergent de leurs follicules par un orifice commun, ou lorsqu'un poil unique, à sa sortie de la peau, a deux racines distinctes avec chacune son follicule muni de ses glandes. Elles sont énormes et à culs-de-sac nombreux dans les poils du duvet des joues et du nez, où l'on voit quelquefois le follicule pileux plus petit que les culs-de-sac glandulaires, et souvent alors il n'y a qu'un seul orifice commun pour la glande ou les glandes pileuses et le follicule, qui semble en ce cas un appendice de la glande. Le follicule pileux apparaît à la face profonde du derme fœtal, vers la fin du deuxième mois de la vie intra-utérine. Il est longtemps sans communication avec l'extérieur; un mois ou deux plus tard, l'épithélium propre de la cavité gagne dans l'épaisseur du derme et joint l'épiderme cutané. Le poil se développe en même temps, mais ne traverse l'épiderme que plus tard. Le développement des poils sur certaines parties du corps coïncide avec le développement des parties sexuelles. Leur couleur est en rapport avec celle du pigment dans d'autres parties colorées, l'œil par exemple. — *Poil accidentel*. V. Hétérotopie. || Vulgairement, *poil*, engorgement de la mamelle, d'après l'opinion du vulgaire rapportée par Aristote, que, si une femme avale un poil en buvant, il passe dans la mamelle dont il engorge les canaux. V. Mastite.

POILETTE. s. f. V. Palette.

POILU, UE. adj. Se dit d'une partie couverte de poils.

POINCIANE ou **POINCILLADE**. s. f. Genre de plantes légumineuses d'Asie et d'Amérique, dont l'espèce la plus répandue (*Poinciana pulcherrima*, Lam.) a des feuilles usitées aux Antilles comme purgatives, sous le nom de *séné*, et aussi comme emménagogues et fébrifuges.

POINT. s. m. [*punctum*, στιγμή, all. *Punkt*, angl. *point*, it. et esp. *punto*]. En anatomie, *point*, nom donné à la disposition de divers tissus ou organes qui se présentent avec la forme et le volume d'un petit corps à peine visible à l'œil nu : *point lacrymal*. — *Point d'ossification* [*punctum ossificationis*]. Nom donné à la première portion de substance osseuse, visible à l'œil nu, sous forme de point ou de tache blanchâtre, qui se montre au sein du cartilage précédant un os, ou sans cartilage préexistant. V. Ostéogénie. || En pathologie, *point de côté* (all. *Seitenstich*, it. *puntura*]. Douleur pongitive dans un lieu fixe et circonscrit des parois thoraciques ou des flancs, qu'on observe surtout dans la pleurésie, la pleurodynie et la pneumonie. — *Point de Mac Burney*. V. Appendicite. — *Point névralgique*. V. Névralgie. — *Point pleurétique*. V. Pleurésie. || En médecine opératoire, *point de repère* ou *de ralliement*. Partie saillante de la région où l'on opère, sur laquelle on se guide pour découvrir l'artère qu'on veut lier. Les points de repère sont tantôt des muscles, tantôt des saillies osseuses.

POINTE. s. f. [all. *Spitze*, angl. *point, tack*, it. et esp. *punta*]. En histologie, *pointe d'accroissement*, mode de développement des capillaires sanguins par bourgeonnement des cellules centrales qui se transforment en hématies nucléées. — *Appareil à pointe métallique, pour les fractures obliques du tibia* (Malgaigne). Il se compose d'un double plan incliné, de coussins, d'attelles, de courroies à boucles, et d'un arc métallique muni d'une pointe. Le double plan incliné est formé par deux planchettes larges de 22 centimètres, réunies sous un angle de 155°, et dont l'une, jambière, est longue de 58 centimètres; l'autre, fémorale, de 26. A l'extrémité antérieure de la planchette jambière est fixée une semelle haute de 28 centimètres, percée de mortaises qui donnent passage aux lacs extenseurs. On emploie ordinairement trois courroies : deux d'entre elles, placées aux extrémités de l'appareil, en soutiennent les pièces accessoires; la troisième, médiane, fixe l'arc métallique. Cet arc consiste en une lame d'acier large de 5 centimètres, courbée en demi-cercle et portant une vis pointue, mobile sur cette lame; aux deux bouts sont deux mortaises horizontales, laissant passer la courroie armée de sa boucle. Pour appliquer la pointe, l'extrémité libre de la courroie est passée sous le plan incliné, au niveau du point où l'on veut exercer la pression, et ramenée à travers la mortaise; l'autre extrémité est appliquée par-dessus l'arc métallique, et présente près de sa boucle une fente par laquelle on fait passer la tête de la vis. On dispose l'arc par-dessus la jambe, les deux extrémités pressant sur les deux attelles latérales, et l'on passe le ruban dans la boucle. Le chirurgien, abaissant alors le fragment saillant, ajuste l'arc et la vis de manière que celle-ci tombe sur le fragment dans le sens le plus favorable, et il soutient en même temps la pointe, pour éviter qu'elle n'éraille inutilement la peau; il serre la boucle le plus possible, et, tournant rapidement la vis, il en fait pénétrer la pointe à travers la peau, sur la face interne de l'os, jusqu'au degré convenable. L'implantation de l'instrument doit avoir lieu à 5 ou 6 centimètres au moins du siège de la fracture. — *Pointe de feu.* V. CAUTÈRE et CAUTÉRISATION *en pointe.* — *Pointe de hernie.* V. HERNIE.

POINTILLAGE. s. m. V. MASSAGE.

POINTILLÉ, ÉE. adj. [*puncticulatus*, all. *punctirt*, angl. *pricked*, it. *puntiggiato*]. En anatomie pathologique, se dit de la rougeur produite par une accumulation de petits points rouges, qui marquent les orifices des vaisseaux distendus par le sang en cas d'inflammation ou de congestion.

POIRE. s. f. [*pyrum*, all. *Birne*, angl. *pear*, it. et esp. *pera*]. Fruit du poirier, ombiliqué au sommet, à chair douce, sucrée, d'une digestion stomacale plus facile que les pommes, en général. Les cellules du parenchyme renferment du sucre, de la pectine, etc., dans les grains de fécule que montrent les poires. Plusieurs variétés renferment des grains durs, dits à tort *pierreux*, qui sont formés par des groupes de cellules allongées, à parois très épaisses, marquées de canalicules rayonnants à partir de la cavité centrale très étroite. — *Essence de poire.* V. ESSENCE *de cognac.* — *Poire d'avocat.* V. AVOCATIER. — *Poire sèche* ou *tapée.* Poire desséchée au soleil et au four, recommandée en compotes dans quelques affections intestinales. ‖ En petite chirurgie, instrument de caoutchouc en forme de poire servant à insuffler de l'air ou des liquides (lavements chez les enfants). — *Poire de Politzer.* V. POLITZER.

POIRÉ. s. m. [all. *Birnmost*, angl. *perry*, it. *sidro de pere*]. Liqueur spiritueuse obtenue par écrasement, pression et fermentation de poires âpres, impropres à l'alimentation (*cidre de poires*). Son goût est plus agréable que celui du cidre de pommes, mais il est un peu plus alcoolique, et ne se conserve pas aussi longtemps. Il est limpide, peu coloré, et passe facilement à l'état de vinaigre s'il est abandonné à l'air.

POIREAU. s. m. [ἀκροχόρδων, all. *Warze*, angl. *wart*, it. *porro*, esp. *puerro*]. Excroissance verruqueuse qui se développe spécialement aux mains, par hypertrophie de l'épiderme, et dont la surface est tantôt lisse, tantôt inégale et raboteuse. C'est une variété du *papillome*, qui paraît due à un microbe spécial, le *Bacterium porri* de Cornil et Babès. On la fait disparaître en l'excisant avec un instrument tranchant ou la cautérisant avec la pierre à cautère, l'acide azotique, etc., ou encore à l'aide d'une ligature élastique. Il semble que le sang qui s'écoule des poireaux, lorsqu'on les coupe, a la propriété de faire naître de semblables excroissances sur des parties où il n'en existait pas encore. ‖ *Poireau* ou *porreau* [*Allium porrum*, L., all. *Lauch*, angl. *leek*, it. *porro*, esp. *puerro*]. Espèce d'ail usité comme assaisonnement, et dont la décoction, en lavement, passe pour excitante.

POIRÉE. s. f. [all. *Mangold*, angl. *white beet*, it. *bieta*, esp. *acelga*]. V. BETTE.

POIS. s. m. [*Pisum sativum*, L., πίσος, all. *Erbse*, angl. *pea*, it. *pisello*, esp. *guisante*]. Plante légumineuse dont les graines sont farineuses et servent d'aliment. Jeunes et frais, les pois contiennent un principe sucré qui en rend la digestion facile. — *Pois chiche* ou *ciche* [*cicérole, Cicer arietinum*, L.]. Plante légumineuse dont les semences torréfiées ont été employées comme succédanées du café (*café de pois chiche*), et dont les feuilles renferment de l'acide oxalique. ‖ *Pois à cautère* (all. *Fontanellkügelchen, Erbse*]. Petite boule faite avec une substance stimulante, telle que la racine d'iris de Florence, que l'on met dans l'exutoire connu sous le nom de *cautère* pour en entretenir la suppuration et en empêcher la cicatrisation. On fait aussi des pois à cautère, avec les *orangettes*. Ceux d'iris excitent davantage la suppuration, se gonflent quelquefois outre mesure, et prennent une forme irrégulière, inconvénient que n'ont pas les orangettes. On se sert encore de petites boules de cire; mais celles-ci n'ont pas l'avantage de se gonfler et de dilater les lèvres de la plaie. On a remarqué que, à cet égard, les pois alimentaires, fruits du *Pisum sativum*, sont peut-être préférables à tous les autres. On a préparé des *pois suppuratifs* avec des pois d'orange enduits d'une *solution alcoolique d'extrait d'écorce de garou*, et séchés à l'air; ces pois conviennent pour provoquer une suppuration abondante sans irritation.

POISON. s. m. [*toxicum*, *venenum*, τοξικόν, φάρμακον, all. *Gift*, angl. *poison*, it. *veleno*, esp. *veneno*]. Nom générique de toutes les substances qui, introduites dans l'économie animale, ou formées dans l'organisme, peuvent, en se fixant aux parties constitutives des humeurs ou des tissus, troubler d'une manière temporaire ou permanente les fonctions de l'économie ou causer la mort. Ils agissent en s'unissant, molécule à molécule, aux principes immédiats des tissus vivants, dont ils modifient la constitution ou qu'ils décomposent; ils agissent plus particulièrement sur tel ou tel tissu, selon la nature des principes immédiats qui constituent le tissu et selon leur nature propre, c'est-à-dire leur affinité pour ces principes. De là la nécessité et la possibilité de classer les poisons d'après la façon dont ils manifestent leur action nocive. La première classification vraiment scientifique, d'après le mode d'action des poisons, est celle de Vicat et Orfila, qui admettaient : 1° des *poisons irritants* ou *corrosifs*, tuant par inflammation et désorganisation du tube digestif: les uns sont *organiques* (cantharides, drastiques, etc.); les autres sont des *acides* concentrés, des *alcalis* caustiques, des *métalloïdes* (iode, brome, chlore), des *sels* métalliques (de cuivre, de mercure, etc.); 2° des *poisons narcotiques*, qui déterminent le sommeil et tuent sans lésions du tube digestif (opium et ses alcaloïdes, etc.): 3° des *poisons narcotico-âcres*, irritants comme les premiers, perturbateurs du système nerveux comme les seconds (solanées, ciguë, digitale, strychnées); 4° des *poisons septiques* ou *putréfiants* (plomb des égouts, etc.). Tardieu a supprimé la classe des poisons septiques, mais subdivise celle des poisons irritants en *poisons corrosifs* (acides, alcalis, drastiques, sels) et poisons *hyposthénisants* (arsenic, phosphore, etc.); et celle des narcotico-âcres en *narcotiques* (opiacés) et *stupéfiants* (solanées, ciguë, aconit, etc.); il ajoute une cinquième classe, celle des *convulsivants* (strychnées). Martin-Damourette et Rabuteau ont proposé chacun une classification des poisons également basée sur leur mode d'action. On a tendance aujourd'hui à séparer des poisons ou toxiques, les caustiques; ainsi, pour Roger, les toxiques sont des substances capables de troubler ou d'abolir la vie des éléments anatomiques en modifiant directement ou indirectement le milieu liquide qui les contient; les toxiques n'agissent donc que quand ils ont pénétré dans le sang et les plasmas interstitiels et ont modifié la constitution chimique de ces milieux. La classification actuelle des poisons est basée sur leur origine; à ce titre on distingue les poisons *exogènes*, c'est-à-dire venus du dehors, et *endogènes* ou formés dans l'organisme. Les poisons exogènes sont d'origine alimentaire (alcool, sels de plomb, certains champignons, etc.), professionnelle (plomb, mercure, phosphore, etc.), médicamenteuse (chloroforme, mercure, etc.), criminelle ou accidentelle (oxyde de carbone, venins, etc.). Les poisons endogènes peuvent eux-mêmes être divisés en hétérogènes et autogènes: les poisons hétérogènes sont fournis par les parasites et les agents infectieux, qui vivent habituellement dans le tube digestif ou se développent accidentellement dans l'économie en déterminant les réactions morbides qui constituent la maladie. Les poisons autogènes sont ceux qui résultent de la vie cellulaire ; transformés et éliminés à l'état normal, ils peuvent devenir l'origine de maladies si ces phénomènes n'ont pas lieu. V. AUTO-INTOXICATION.

POISSON. s. m. [*piscis*, ἰχθύς, all. *Fisch*, angl. *fish*, it. *pesce*, esp. *pescado*]. Classe de vertébrés ovipares ou vivipares. — *Colle de poisson*. V. ICHTYOCOLLE. — *Poisson rouge de la Chine*. V. DORADE. — *Poissons vénéneux*. Les poissons à rejeter parce qu'ils sont vénéneux d'une manière constante sont : la *melette vénéneuse* (*Meleta venenosa*, Dussumier); le *tétrodon scélérat* (*Tetrodon sceleratus*, Coak, Forster, Gmelin), et le *Tetrodon ocellatus*, L. Ce dernier vit dans le Nil, les deux autres dans les mers tropicales. Les poissons à rejeter parce qu'ils sont vénéneux à certaines époques sont : le *grondin gris*, la *dorade*, le *pagre orphie*, le *pagre vénéneux*, les *chétodons* et les *pomacentres*, l'*Esoxe belone*, L. ou *orphie commune*, la *sphyrène gello*, la *sphyrène bécune* (Dutertre et Rochefort), le *Clupea thrissa*, L. ou *cailleu-tassart*, les *Muræenophis*, la *perche* ou *denté-vénéneux* des mers américaines (*Dentex* ou *Sparus venenosus*, Lacép.), les *tétrodons*, *diodons*, *balistes* et *ostracions*. Les symptômes produits par l'ingestion de poissons vénéneux se partagent en deux groupes : 1° accidents d'ingestion gastro-entéritiques ; 2° accidents d'algidité, de dépression et d'ataxie nerveuse. Chaque sujet peut présenter, dans une proportion variable, le mélange de ces deux ordres de phénomènes. Le traitement est celui de tous les empoisonnements. — La piqûre des rayons de la première nageoire dorsale de plusieurs acanthoptérygiens, tels que les *vives* (*Trachinus*, L.), cause aussi des accidents graves chez les uns, semblables à ceux de toute autre piqûre chez les autres. Il en est de même de la piqûre des aiguillons du préopercule, chez les *chabots* (*Cottus*, L.), les *scorpènes* (*Scorpæna*, L.), du sous-orbitaire chez les *Apistes*, Cuv. La piqûre du *Trachinus aranea*, Risso, cause les accidents suivants : douleur, gonflement rapide du membre, engourdissement, oppression, convulsions et fièvre. Des boissons chaudes avec de l'acétate d'ammoniaque à la dose de 2 grammes, ou une potion ammoniacale, puis du thé alcoolisé, les combattent facilement, en déterminant une diaphorèse abondante.

POITRINAIRE. adj. et s. [all. *schwindsüchtig*]. Vulgairement synonyme de *phtisique*.

POITRINE s. f. [*pectus*, θώραξ, all. *Brust*, angl. *breast*, it. *petto*, esp. *pecho*]. Partie du tronc qui loge les poumons avec les principaux organes de la circulation et qui est séparée du ventre par le diaphragme (V. THORAX). Les mammifères et les oiseaux sont les seuls animaux qui aient une poitrine proprement dite, puisque seuls ils ont un diaphragme. — *Fluxion de poitrine*. V. PNEUMONIE. — *Hydropisie de poitrine*. V. HYDROTHORAX. — *Mensurateur de la poitrine*. V. CYRTOMÈTRE. — *Paracentèse de la poitrine*. V. THORACOCENTÈSE.

POIVRE. s. m. [*piper*, πέπερι, all. *Pfeffer*, angl. *pepper*, it. *pepe*, esp. *pimienta*]. Fruit de diverses plantes de la famille des pipéracées, dont toutes les espèces croissent dans les pays chauds, t surtout dans les Indes orientales. Le *poivre noir* et le *poivre blanc* (*piper nigrum* et *album*) proviennent l'un et l'autre du *Piper nigrum*, L. (*Piper aromaticum*, Poir.), plante sarmenteuse de Java et de Sumatra. Le premier est généralement ridé à sa surface qui est d'un vert noirâtre : il doit cet aspect à ce que les fruits sont recueillis avant leur parfaite maturité, afin qu'ils ne se détachent pas d'eux-mêmes de la plante qui les porte, et qu'ils ne se perdent pas. Il a une saveur âcre, brûlante, spéciale, une odeur piquante et aromatique. Intérieurement, ce poivre est d'une teinte jaune pâle. Le *poivre blanc* est le même qu'on a jeté dans l'eau bouillante pour en détacher la partie extérieure et charnue et le réduire à la graine : il a généralement une saveur moins âcre et moins aromatique. Le poivre doit sa saveur à une essence concrète, peu volatile ; on y trouve aussi le *pipérin*. Le poivre noir est très employé comme condiment, mais peu usité en médecine ; on lui reconnaît pourtant des propriétés aphrodisiaques ; il a été employé comme stimulant et essayé comme fébrifuge : on le donne à la dose de 0gr,05 à 2 grammes ; à l'extérieur, il a été utilisé en pommade contre la teigne. Il est souvent falsifié. V. FALSIFICATION. — *Poivre cubèbe*. Fruit desséché du *Piper cubeba*, L. fils (*Cubeba officinalis*, Miquel). Il est plus gros que le poivre noir ; il est muni de son pédicelle qui lui est adhérent par de fortes nervures. Il contient une huile volatile presque concrète, de la gomme, quelques sels, une matière extractive, une résine analogue à celle du copahu, et de la *cubébine*. Il est employé comme anti-blennorragique, à la dose de 4 à 20 grammes par jour, en poudre, pilules, opiat, lavement, ou en capsules contenant de l'extrait alcoolico-éthéré de cubèbe. — *Poivre d'eau*. V. RENOUÉE. — *Poivre d'Éthiopie*. Fruit d'un arbre de la famille des anonacées (*Unona Æthiopica*, Dan., *Habzelia pica*, DC.), qui a 4 à 10 graines lisses, vrillées, de saveur âcre et chaude, et de propriétés semblables à celle du gingembre. — *Poivre de Guinée* [*poivre d'Inde*, et à tort *poivre long*]. V. GRAINE *du paradis*. — *Poivre de la Jamaïque*. V. PIMENT. — *Poivre long*. Fruit du *Piper longum* L. (*Chavica officinarum*, Miquel), cueilli avant sa maturité et desséché. Ce fruit, semblable au chaton du bouleau, sec, dur, pesant, tuberculeux, d'un gris obscur, est composé d'un grand nombre d'ovaires soudés ensemble. Chaque tubercule renferme une semence rouge ou noirâtre, plus âcre que celle du poivre noir. On l'emploie dans les mêmes cas.

POIVRETTE. s. f. Condiment extrait des graines de nigelle.

POIVRIER. s. m. [*Piper*]. Genre de plante tropicale, famille des Pipéracées ; les principales espèces sont le *cubèbe*, le *bétel*, le *matico*, le *poivre commun*. ‖ *Poivrier d'Amérique* ou *arbre au poivre*. Arbre, famille des Térébinthacées ; les feuilles servent à préparer le *baume des missions*.

POIX. s. f. [*pix*, πίσσα, all. *Pech*, angl. *pitch*, it. *pece*, esp. *pez*]. — *Poix commune*, ou *poix noire* (*pix nigra*). Matière résineuse qu'on prépare en brûlant dans un fourneau, sans courant d'air, les filtres de paille qui ont servi à la préparation de la térébenthine, ainsi que les éclats provenant des entailles faites aux pins ou sapins. Le produit de la combustion est conduit dans une cuvette à demi remplie d'eau, où il se partage en deux parties : l'une plus fluide, qui surnage, et qu'on nomme *huile de poix*, l'autre à demi solide, qui se précipite au fond, et qui est la *poix noire*. C'est une substance molle, odorante, d'une saveur chaude et piquante, fusible, inflammable, se concrétant par son exposition continuée à la chaleur, et perdant alors son odeur et saveur ; donnant à l'analyse une essence et une résine ; partiellement soluble dans l'alcool faible, qui ne dissout que l'essence sans attaquer la résine. La *poix* doit son action stimulante surtout à l'essence de térébenthine ; son emploi est borné aux applications extérieures, sous forme d'emplâtre. — *Poix blanche* [*poix jaune*, *poix de Bourgogne*]. La poix fondue au feu et passée à travers un lit de paille. Elle sert à préparer l'*emplâtre de poix de Bourgogne*, mélange de 1 partie de cire jaune et 3 de poix blanche, liquéfiées et passées à travers un linge, qu'on emploie comme stimulant dans la bronchite chronique. — *Poix minérale*. V. PISSASPHALTE. — *Poix na-*

vale, poix bâtarde. Mélange de brai sec, de poix noire et de goudron. — *Poix résine.* V. Térébenthine *commune.*

POLAIRE. adj. — *Globules polaires* [*globules muqueux, huileux* ou *transparents, corpuscules hyalins*]. Globules translucides qui commencent à paraître sur les côtés de l'embryon douze à vingt-quatre heures après la disparition de la vésicule germinative, en un point de la surface du vitellus qui va se déprimer, puis se creuser d'un sillon de division équatorial : d'où le nom de *globules polaires.* En réalité ils sont dus à deux caryocinèses successives sans phase de repos du noyau ou vésicule germinative, qui n'a pas disparu comme on le croyait autrefois, mais s'est transformé. Ces deux caryocinèses déterminent la formation de deux parties résiduales, qui sont les globules polaires. Une fois produits, les globules polaires restent, sous la membrane vitelline, étrangers aux phénomènes qui se passent près d'eux, et ils sont abandonnés avec l'enveloppe lors de l'éclosion. Les deux caryocinèses s'étant succédé sans phase de repos, le noyau a perdu la moitié, puis le quart de sa chromatine ; la formation des globules polaires a donc pour but de diminuer la quantité de chromatine du noyau ; un phénomène semblable s'est passé quand le spermatoblaste s'est transformé en spermatozoïde ; les deux noyaux mâle et femelle sont donc équivalents.

POLARIMÈTRE. s. m. [all. et angl. *Polarimeter*, it. *polarimetro*]. Appareil destiné à mesurer le sens et l'étendue du pouvoir rotatoire d'un corps sur la lumière polarisée. Il se compose essentiellement d'un miroir polarisant la *lumière par réflexion* sous un angle de 35° 25', d'un prisme biréfringent ou *analyseur*, et d'un tube de 10 à 40 centimètres, interposé au miroir et au prisme, et terminé à ses deux extrémités par deux glaces à faces parallèles. On emplit ce tube de la substance à examiner, et on le fait traverser par la lumière polarisée, de manière qu'elle frappe perpendiculairement sur les glaces qui en bouchent les extrémités, et sur la face du prisme sur laquelle elle arrive. Le saccharimètre est un polarimètre fréquemment employé en médecine pour la recherche et le dosage du sucre

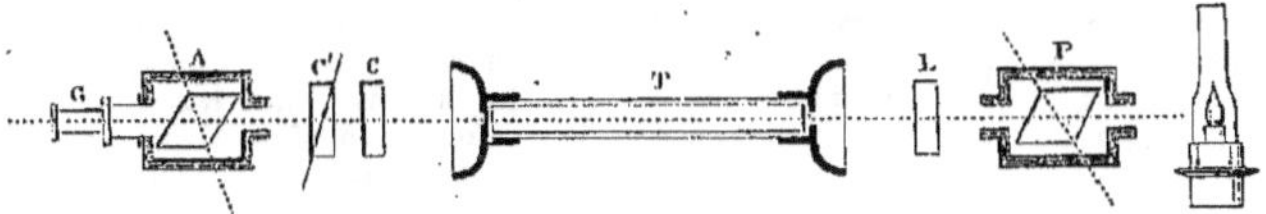

Fig. 582. — Coupe du saccharimètre de Soleil avec toutes les pièces qui le composent.

dans l'urine ou dans tout autre liquide normal ou pathologique. — Fig. 582. Coupe du saccharimètre de Soleil avec toutes les pièces qui le composent : L, lame de quartz ; P, polarisateur ; T, tube d'essai ; CC', compensateur ; A, analyseur ; G, oculaire. Le prisme, enchâssé à la base d'une alidade dont l'axe longitudinal coïncide avec la section principale du prisme, peut tourner à droite et à gauche avec l'alidade, autour de l'axe du faisceau réfléchi, auquel il demeure toujours perpendiculaire. L'extrémité libre ou index de l'alidade court sur un cercle gradué ; l'extrémité fixe portant le prisme est placée au centre du cercle. Le plan du cercle est perpendiculaire au plan que suit le rayon polarisé, ou *plan de polarisation.* Le plan de réflexion ou *plan primitif de polarisation* est vertical, et le zéro des divisions tracées sur le cercle est placé à son sommet supérieur. De là résulte qu'en plaçant l'index de l'alidade sur le zéro, la section principale du prisme coïncide avec le plan de réflexion. Alors, quand l'appareil est vide ou que le tube creux contient une substance *moléculairement inactive*, c'est-à-dire sans *pouvoir rotatoire*, l'image extraordinaire disparaît et l'on ne voit que l'image ordinaire. En inclinant l'alidade à droite ou à gauche, comme elle entraîne le prisme avec elle, la coïncidence n'a plus lieu, l'image extraordinaire reparaît ; en arrivant au 90°, 180° ou au 270° degré, elle persiste, et c'est l'autre qui disparaît. La succession des images ordinaire et extraordinaire que ce mouvement développe dans les différentes directions où l'on mène l'alidade fait connaître l'état de polarisation du faisceau réfléchi. Au contraire, si le tube renferme une substance polarisant la lumière qu'elle réfracte (*polarisation par réfraction*), et dite douée du *pouvoir rotatoire* ou *moléculairement active*, lorsque l'alidade est sur le zéro du cercle, on aperçoit deux images, et il faut la faire tourner (et avec elle le prisme) à droite ou à gauche, pour faire disparaître l'image extraordinaire et voir l'image ordinaire seule, comme on la voyait primitivement avant l'interposition des substances essayées. Si l'on dépasse ce point, l'image extraordinaire reparaît. Il y a des substances qui dévient le plan de polarisation à gauche, d'autres le dévient à droite ; de là les expressions de *substances qui polarisent à gauche* ou *à droite.* L'arc parcouru par l'alidade depuis le 0° du cercle jusqu'à ce qu'on ne voie plus qu'une image, comme primitivement, mesure l'*angle de déviation* que le plan de polarisation a subi à droite ou à gauche, angle qui varie avec chaque espèce de substance chimiquement différente. Il varie même dans certaines substances isomères, ce qui indique une différence dans l'arrangement des *molécules intégrantes* ; différence que l'analyse chimique pondérale ne peut indiquer, mais que l'analyse optique vient dévoiler. Beaucoup de principes immédiats dévient le plan de polarisation de la lumière, jouissent du pouvoir rotatoire. D'autres sont inactifs : l'eau, l'alcool, tous les acides (moins l'acide tartrique et ses dérivés), restent sans action sur la lumière polarisée ; ces liquides servent comme dissolvants des substances moléculairement actives. L'eau tenant des acides et des sels inorganiques en dissolution peut également servir de dissolvant, puisque, à part le quartz, nulle substance d'origine inorganique ne jouit du pouvoir rotatoire. L'activité sur la lumière polarisée est donc un caractère des substances organiques. — Pour voir sous le microscope quels sont les corps qui polarisent la lumière, on additionne l'oculaire d'un prisme de Nicol, et on ne laisse passer que la lumière polarisée : c'est le *microscope polarisant.*

POLARISATEUR, TRICE. adj. Qui polarise. — *Appareil polarisateur.* V. Polarimètre. ‖ Employé substantivement, ce terme désigne le prisme de Nicol.

POLARISATION. s. f. [all. *Polarisirung*, angl. *polarisation*, it. *polarizzazione*, esp. *polarizacion*]. Propriété secondaire de la lumière, caractérisée par diverses modifications que subit un rayon lumineux dédoublé au sein d'un cristal biréfringent, modifications dans la direction, dans l'intensité, etc., qui lui sont imprimées par la réfraction simple ou double, par la réflexion, et par d'autres phénomènes encore. Il y a deux sortes principales de polarisation : une *par réflexion* et l'autre *par réfraction*, de même qu'il y a une réflexion et une réfraction de la lumière. Les cristaux ainsi que des corps non cristallisés peuvent décomposer la lumière blanche polarisée sous le microscope et donner des images colorées de ces solides (*polarisation chromatique*). Les couleurs que développe la lumière blanche polarisée, en traversant les lames minces des corps qui ont une action sur elle, ne sont que des franges très larges produites par interférence. Aussi existe-t-il un mode de polarisation indépendante de celle qui est due à la composition moléculaire des corps et de leur type cristallin, qui est dite *polarisation moléculaire.* L'autre mode résulte d'une action spéciale exercée sur la lumière par des lames superposées de substances, soit uniréfringentes, soit biréfringentes. Cette action, distincte de la *double réfraction moléculaire*, peut lui être ou non associée : c'est la *polarisation lamellaire* de Biot (1841). Certains corpuscules, organisés ou non, visibles à l'aide du microscope, que leur constitution moléculaire ou chimique rend sans action sur la lumière polarisée, agissent pourtant sur celle-ci en raison de leur structure lamelleuse, fibrillaire ou striée, comme font les corps doués de la *polarisation moléculaire*. Ces substances agissent sur la lumière blanche polarisée, non moléculairement, mais par *polarisation lamellaire*, c'est-à-dire comme agrégation de couches distribuées en systèmes distincts avec un ordre régulier d'opposition dans la masse qu'elles forment. La polarisation de la lumière est dite *rectiligne* quand chaque molécule éthérée du rayon lumineux polarisé suit un chemin rectiligne ; *circulaire*, quand les molécules sont disposées suivant une hélice, parce que les vibrations varient entre elles de façon à former une circonférence par leur résultante ; *rotatoire*, lorsque le faisceau polarisé est dans un autre plan que le faisceau incident, de sorte que le plan de polarisation paraît avoir tourné.

POLARISCOPE. adj. et s. m. Nom de divers instruments employés dans le même but que le polarimètre.

POLARISEUR. s. m. Appareil destiné à polariser la lumière.

POLARISTROBOMÈTRE. s. m. Appareil qui sert à mesurer le pouvoir optique rotatoire d'une solution sucrée (Wild).

POLARITÉ. s. f. [all. *Polarität*, angl. *polarity*, it. *polarità*, esp. *polaritad*]. État d'un corps ou d'un appareil dans lequel se sont manifestés deux pôles opposés.

POLDER. s. m. Nom donné en Flandre et en Hollande à des terrains soumis à la culture après avoir été préservés par des digues contre l'envahissement de la mer qui les a déposés. Leur voisinage est souvent l'origine de fièvres paludéennes dites *fièvres des polders*.

PÔLE. s. m. [*polus*, πόλος, all. *Pol*, angl. *pole*, it. et esp. *polo*]. Chacune des deux extrémités de l'axe rationnel autour duquel la terre exécute sa rotation sur elle-même. — *Pôles de l'aimant*. Les deux parties d'un aimant qui sont les plus éloignées de sa ligne médiane et sur lesquelles l'attraction a le plus de force. V. Aimant. — *Pôles d'une pile*. Les deux points opposés de cette pile, qui manifestent des actions contraires. V. Pile.

POLICE. s. f. — *Police médicale* ou *sanitaire* [all. *Medicinalpolizei*, angl. *medical police*]. Ensemble des mesures et règlements qui se rapportent à la conservation de la santé dans les villes et durant les épidémies. Les questions de quarantaine, les cordons sanitaires, l'enregistrement des naissances et des morts, l'examen des établissements ou industries nuisibles à la santé publique sont du ressort de la police médicale. V. Hygiène *publique*.

POLICLINIQUE. s. f. [de πόλις, ville, et *clinique*]. Clinique qui se fait auprès des malades de la ville non hospitalisés. Par extension, on donne ce nom à des établissements où l'on soigne les malades qui se présentent à la consultation sans les hospitaliser. V. Traitement *à domicile*.

POLIOENCÉPHALITE. s. f. ou **POLIENCÉPHALITE.** s. f. [de πολιὸς, gris]. Inflammation aiguë ou chronique des noyaux gris du bulbe, de la protubérance ou des pédoncules ; elle correspond à la *poliomyélite* ou inflammation des cornes antérieures de la moelle (Wernicke). Elle est dite *supérieure*, lorsqu'elle frappe les noyaux qui occupent la protubérance et le pédoncule, et se traduit alors par des troubles oculaires (ophtalmoplégie nucléaire) ; *inférieure*, lorsqu'elle atteint les noyaux bulbaires (paralysie labio-glosso-laryngée). — *Polioencéphalite supérieure hémorragique*. Inflammation de la substance grise de la protubérance s'accompagnant d'hémorragies parenchymateuses intra-ventriculaires. Cette affection a un début brusque et une évolution aiguë ; elle se traduit, outre les troubles oculaires, par des symptômes généraux : fièvre, vomissements, céphalalgie. Souvent elle se complique de paralysie flasque des nerfs craniens ou des membres. Les lésions ne sont pas toujours limitées à la protubérance, mais atteignent souvent tout le mésocéphale et même l'encéphale et la moelle en gardant leurs caractères inflammatoires et hémorragiques. — *Polioencéphalite supérieure chronique*. Affection se traduisant par des troubles de la musculature oculaire, d'où le nom d'*ophtalmoplégie nucléaire progressive* qu'on lui donne souvent ; elle se complique parfois de polioencéphalite inférieure donnant lieu au syndrome labio-glosso-laryngé ou même d'atrophie musculaire des membres rappelant le type Aran-Duchenne. Quand l'ophtalmoplégie est complète, la physionomie du malade prend un aspect spécial dit *facies d'Hutchinson* (V. Hutchinson). La marche est lente, et la gravité tient à l'envahissement possible du bulbe ; mais certaines ophtalmoplégies sont stationnaires, en particulier celles qui se développent chez les nouveau-nés et dans les premières années de la vie.

POLIOENCÉPHALOMYÉLITE. s. f. Inflammation simultanée des noyaux gris de la moelle épinière, du bulbe, de la protubérance et des pédoncules.

POLIOMYÉLITE. s. f. [de πολιὸς, gris, et *myélite*]. Inflammation de la substance grise de la moelle épinière. — *Poliomyélite antérieure aiguë*. Inflammation aiguë des cornes antérieures de la substance grise ; cette lésion constitue le substratum anatomique de la paralysie infantile, affection à laquelle on donne parfois le nom de *poliomyélite antérieure aiguë de l'enfance* ; elle peut se développer chez l'adulte où on la désigne en clinique sous le nom de *paralysie spinale aiguë de l'adulte*. La poliomyélite antérieure peut être aussi *subaiguë*, elle est alors difficile à distinguer de la polynévrite. Elle peut enfin être *chronique*, et donne lieu alors à l'atrophie musculaire progressive de Duchenne et d'Aran. Ce qui caractérise la poliomyélite antérieure, c'est anatomiquement l'atteinte puis la disparition des cellules de la corne antérieure de la moelle, et cliniquement l'atrophie musculaire qui dans tous les cas finit toujours par prendre le pas sur la paralysie. — *Poliomyélite postérieure*. Inflammation des cornes postérieures de l'axe gris de la moelle ; elle est peu connue. Head et Campbell considèrent le zona comme une *poliomyélite postérieure aiguë*, et lui donnent ce nom bien que la lésion du zona ne siège pas dans les cornes postérieures, mais dans les ganglions rachidiens ; ces ganglions sont anatomiquement et physiologiquement équivalents aux cornes antérieures, puisqu'ils renferment les cellules des protoneurones sensitifs, de même que les cornes antérieures renferment celles des protoneurones moteurs. Il y a entre le zona et la paralysie infantile une analogie qui justifie la similitude des dénominations.

POLIOSE. s. f. Décoloration des poils (Besnier).

POLITZER (Adam) (médecin autrichien né en 1835). — *Douche* ou *procédé de Politzer* (fig. 583). Procédé employé pour insuffler de l'air dans l'oreille moyenne par la trompe d'Eustache : on insuffle l'air dans un tube introduit dans les narines au moment précis où le malade exécute un mouvement de déglutition ; la cavité naso-pharyngienne se trouve hermétiquement fermée en arrière par le voile du palais élevé par l'acte de la déglutition, en avant par l'occlusion des narines que l'on maintient appliquées contre le tube ; l'air insufflé tend donc à pénétrer dans les trompes d'Eustache dont les orifices sont d'ailleurs dilatés par le mouvement de déglutition. — *Poire de Politzer*. Instrument composé d'une poire en caoutchouc présentant une petite ouverture latérale, et d'un petit tube de caoutchouc long de 3 centimètres, muni d'une olive en verre stérilisable. Cet instrument sert à insuffler l'oreille moyenne.

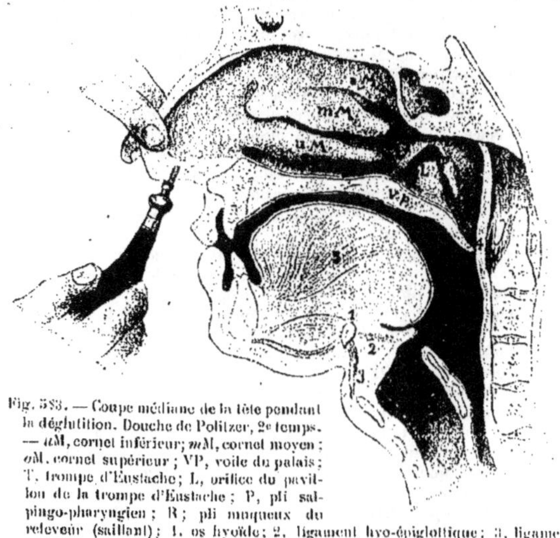

Fig. 583. — Coupe médiane de la tête pendant la déglutition. Douche de Politzer, 2e temps. — *uM*, cornet inférieur; *mM*, cornet moyen; *oM*, cornet supérieur; VP, voile du palais; T, trompe d'Eustache; L, orifice du pavillon de la trompe d'Eustache; P, pli salpingo-pharyngien; R; pli muqueux du releveur (saillant); 1, os hyoïde; 2, ligament hyo-épiglottique; 3, ligament thyro-hyoïdien; 4, bourrelet de Passavant; 5, langue.

POLLAKIURIE. s. f. [de πολλακίς, souvent, et οὐρεῖν, pisser]. Phénomène qu'on observe dans le mal de Bright, et qui consiste en ce que le malade, tout en ne rendant dans les vingt-quatre heures qu'une quantité normale d'urine, est contraint de se lever souvent la nuit pour satisfaire à un besoin impérieux de miction (Dieulafoy).

POLLEN. s. m. [*pollen*, farine fine; all. *Blüthenstaub*, angl. *pollen*, it. *polline*, esp. *polen*]. Matière ordinairement pulvérulente, formée de corpuscules ou *grains de pollen* qui sont les éléments anatomiques fécondateurs des plantes. Ce sont les analogues des spermatozoïdes. Chaque grain de pollen se compose : 1° d'une *membrane interne*, l'*endhyménine*; 2° d'une *enveloppe extérieure*, l'*exhyménine*; 3° d'un contenu, la *fovilla*. Le diamètre des grains de pollen est de 3 centièmes de millimètre à 1 dixième de millimètre. Leur forme est sphérique, ovoïde, en navette, trigone, polyédrique, etc.

POLLÉNINE. s. f. [all. et angl. *Pollenin*, it. *pollenina*, esp. *polenina*]. Nom donné à tort à la matière azotée qui forme le résidu de la poudre de lycopode épuisée par l'eau, l'alcool et la potasse, qu'on a regardée comme un principe immédiat; mais la poudre de lycopode n'est pas du pollen, elle est formée de spores.

POLLINIDE. s. f. [dérivé de *pollen*]. Synonyme de spermatie.

POLLUTION s. f. [*pollutio*, de *polluere*, polluer; ἐξονείρωσις, all. et angl. *Pollution*, it. *polluzione*, esp. *polucion*]. Excrétion du sperme hors du temps du coït, déterminée pendant la veille par un acte volontaire (la *masturbation*), ou provoquée pendant le sommeil par des rêves lascifs (*pollution nocturne*). V. Spermatorrhée.

POLYADÉNIE. s. f. Hypertrophie plus ou moins considérable des ganglions lymphatiques; les ganglions restant en général de petit volume, on emploie plus souvent le terme de *micropolyadénie* ou *micropolyadénopathie* (V. ce mot).

POLYADÉNOME. s. m. [de πολύς, nombreux, et *adénome*]. Hypertrophie simultanée d'un grand nombre de glandes de même nature (Broca) (adénome multiglandulaire). — *Polyadénomes de l'estomac*. Ils peuvent être de trois sortes : 1° *Polyadénomes polypeux*, appelés aussi *polypes muqueux*, *polypes glandulaires*. Petites tumeurs du volume d'un pois à une noisette au plus, sessiles ou pédiculées, formées de glandes gastriques hypertrophiées, l'hypertrophie portant soit sur la portion excrétoire des glandes, soit sur les culs-de-sac. 2° *Polyadénome en nappe* (Ménétrier). Variété très rare en forme de plaque molle, mobile, plus ou moins étendue, formée par l'hypertrophie de l'appareil sécréteur des glandes. 3° *Polyadénome à type brunnérien* (Hayem). Variété très rare dans laquelle l'adénome est formé par l'hypertrophie des glandes en grappes répondant au type des glandes de Brunner. — *Polyadénome sébacé* (Broca). Tumeur formée par l'hypertrophie adénomateuse des glandes sébacées.

POLYARTHRITE. s. f. [de πολύς, beaucoup, et *arthrite*]. Arthrite qui porte sur plusieurs articulations. — *Polyarthrite aiguë fébrile*. Nom donné parfois au rhumatisme articulaire aigu. — *Polyarthrite déformante*. Rhumatisme déformant. — *Polyarthrite vertébrale*. L'arthrite vertébrale, quand elle atteint les articulations de plusieurs vertèbres. V. Mal *de Pott*.

POLYBLENNIE. s. f. [de πολύς, abondant, et βλέννα, mucosité; all. *Verschleimung*, angl *polyblennia*, it. *poliblennia*]. Écoulement morbide surabondant de mucosités à la surface d'une muqueuse.

POLYCANALICULITE. s. f. Inflammation simultanée de nombreux conduits glandulaires; ces conduits débouchent au niveau des surfaces infectées, normalement (peau, intestin), mais ne se laissent pas envahir par les germes, grâce à la résistance particulière qu'oppose leur épithélium et à l'écoulement du liquide sécrété. Dans certains cas, en particulier chez les cachectiques, ces conditions n'existent plus et l'infection se produit (furoncles, parotidites, etc.). Il existe de plus chez certains individus une prédisposition héréditairement transmissible à l'infection des muqueuses et des conduits glandulaires, prédisposition qui constitue le fondement de la *diathèse d'auto-infection* (Gilbert et Lereboullet).

POLYCÉPHALE. s. m. [de πολύς, beaucoup, et κεφαλή, tête] (Zederer). Nom donné aux *échinocoques* et aux *cœnures*, à l'époque où on considérait chaque individu comme représentant seulement la tête, et la vésicule commune comme l'animal même.

POLYCÉPHALOCYSTE. s. m. Synonyme de *polycéphale*.

POLYCHOLIE. s. f. [*polycholia*, de πολύς, beaucoup, et χολή, bile; all. *Gallsucht*, angl. *polycholia*, it. et esp. *policolia*]. Surabondance de bile.

POLYCHOLIQUE. adj. — *Ictère polycholique*. Ictère dû à une formation trop considérable de bile; il semble que ce soit surtout la sécrétion exagérée du pigment qui soit capable de produire l'ictère; aussi les ictères polycholiques doivent-ils rentrer le plus souvent dans le groupe des ictères *pléiochromiques* (V. ce mot).

POLYCHRESTE. adj. [*polychrestus*, πολύχρηστος, de πολύς, beaucoup, et χρηστός, bon, utile; all. *wirksam*, *wirkend*, angl. *polychrest*, it. et esp. *policresto*]. S'est dit de certains médicaments auxquels on attribuait une grande importance.

POLYCHROÏTE. s. f. [de πολύς, beaucoup, et χρώζειν, colorer; all. *Polychroït*, angl. *polychroitum*, esp. *policroïta*] (Bouillon-Lagrange et Vogel). V. Safranine.

POLYCHROMATOPHILIE. s. f. Altération des globules rouges qui deviennent aptes à fixer les colorants basiques aussi bien que les colorants acides ; les hématies deviennent violacées au lieu de roses dans les colorations par l'hématéine et l'éosine, blancs au lieu de verts avec la thionine. Cette réaction s'observe surtout dans les hématies nucléées et aussi dans les hématies altérées ou *poïkilocytes*. Certains auteurs, en particulier Gabritchewsky, considèrent les globules polychromatophiles comme des éléments jeunes passant dans le sang avant d'être complètement achevés; d'autres, comme Ehrlich, les regardent comme des éléments dégénérés en voie de dissolution. Cette lésion se rencontre dans les anémies graves, l'anémie pernicieuse progressive, les cancers, les fièvres éruptives, la fièvre typhoïde, la malaria, le purpura et certaines intoxications comme celles par le chlorate de potasse, le plomb, les champignons, etc. La réaction de Bremer (V. Bremer) est un cas particulier de polychromatophilie

POLYCHROME. s. m. [de πολὺς, beaucoup, et χρῶμα, couleur]. L'*æsculine*.

POLYCHROMIQUE. adj. V. Chrysammique.

POLYCLINIQUE. s. f. [de πολὺς, plusieurs, et *clinique*]. Clinique dans laquelle on s'occupe de maladies d'ordres divers et non d'une maladie spécialement.

POLYCORIE. s. f. [de πολὺς, beaucoup, et κόρη, pupille]. Présence de plusieurs orifices pupillaires par anomalie ou lésion de l'iris.

POLYCOTYLAIRE. adj. Se dit des animaux qui sont pourvus de plusieurs ventouses. V. Trématode.

POLYCROTE. adj. [de πολὺς, beaucoup, et κρότος, battement]. Se dit du pouls dont la ligne de descente présente plusieurs soulèvements, tandis que le pouls dicrote n'en présente que deux.

POLYCROTISME. s. m. État du pouls polycrote.

POLYCYTHÉMIE. s. f. Augmentation du nombre de globules rouges contenus dans le sang. V. Hyperglobulie.

POLYDACTYLE. adj. et s. [de πολὺς, beaucoup, et δάκτυλος, doigt; all. *vielfingerig*, angl. *polydactilous*, it. *polidattilo*, esp. *polidactilo*]. Se dit d'un individu qui a des doigts surnuméraires.

POLYDACTYLIE. s. f. Existence d'un ou de plusieurs doigts surnuméraires. C'est une anomalie généralement héréditaire. Il est bon d'extirper les doigts surnuméraires chez les nouveau-nés, leur présence étant ordinairement une gêne, surtout ceux des bords de la main. Lorsqu'ils tiennent seulement par les parties molles au reste de la main, ou qu'ils renferment un os non articulé, l'ablation se fait facilement par une incision circulaire à la base du doigt, précédée d'une ligature à ce niveau pour éviter l'hémorragie. Lorsque l'os du doigt surnuméraire est articulé avec la tête du métacarpien ou la première phalange du doigt normal, il vaut mieux opérer dans la continuité que dans la contiguïté de l'os normal, sans ouvrir son articulation.

POLYDIPSIE. s. f. [*polydipsia*, de πολὺς, beaucoup, et δίψα, soif; all. *Polydipsie*, angl. *polidipsia*, it. et esp. *polidipsia*]. Soif excessive. V. Diabète.

POLYÉMIE. s. f. [de πολὺς, beaucoup, et αἷμα, sang; all. *Vollblütigkeit*, angl. *polyaemia*, it. *poliemia*]. La pléthore.

POLYESTHÉSIE. s. f. [de πολὺς, beaucoup, et αἴσθησις, sensibilité]. Trouble de la sensibilité dans lequel une excitation unique produit des sensations multiples : ainsi, le contact de la pointe d'une aiguille produit la sensation de deux ou plusieurs piqûres simultanées.

POLYFIBROMATOSE. s. f. Tendance à la formation de fibromes en différents points du corps. — *Polyfibromatose neuro-cutanée pigmentaire* [*maladie de Recklinghausen*]. Affection caractérisée cliniquement par la présence de tumeurs cutanées, de tumeurs nerveuses et d'une pigmentation anormale de la peau, et par des symptômes fonctionnels et généraux, crampes douloureuses, troubles de la sensibilité, déchéance progressive des forces. Les tumeurs, cutanées et nerveuses, sont des fibromes. Les tumeurs nerveuses siègent sur les branches superficielles des nerfs : elles sont pédiculées et font corps avec le nerf dont elles constituent un renflement. La pigmentation est formée par des taches de dimensions variables ou plus souvent punctiformes, de couleur café au lait plus ou moins foncée. C'est une affection souvent congénitale, et les fibromes, rares dans l'enfance, se généralisent chez l'adulte ; parfois elle semble héréditaire et familiale. Le traitement est purement symptomatique.

POLYGALA. s. m. [*polygala*, all. *Kreuzblume*, angl. *milk wort*, it. et esp. *poligala*]. Genre de plantes qui a donné son nom à la famille des polygalées, et dont deux espèces sont employées en thérapeutique : 1° *Polygala de Virginie* (*Polygala senega*, L.). La racine est contournée, calleuse, terminée supérieurement par une tubérosité difforme et marquée d'une côte saillante ; son écorce est grise, comme résineuse : sa saveur, d'abord mucilagineuse, devient ensuite âcre et piquante. Son écorce est plus énergique que le centre. On l'emploie en poudre (50 centigr. à 1 gr.), ou en infusion (10 gr. pour 1 litre d'eau), comme stimulant sudorifique et diurétique; 2° *Polygala vulgaire* (*Polygala vulgaris*, L.). Plante indigène dont la tige est menue, cylindrique, verte; la racine, longue de 27 millimètres, a environ 2 à 3 millimètres de diamètre ; elle est moins contournée, d'une couleur plus foncée que celle du polygala de Virginie, et n'a pas de côte saillante. Sa saveur est faiblement aromatique, puis un peu âcre, sans amertume sensible ; son odeur est faible. Elle est un peu tonique et substituée à celle de *polygala amer* (*Polygala amara*, L.), qui est bien plus amère et plus tonique.

POLYGALACTIE. s. f. [de πολὺς, beaucoup, et γάλα, lait]. Surabondance de lait (Lobstein).

POLYGALINE. s. f. [angl. *polygaline*]. La *sénégine*.

POLYGALIQUE. adj. — *Acide polygalique*. V. Sénégine.

POLYGANGLIONNAIRE, pour **MULTIGANGLIONNAIRE.** adj. — *Engorgement polyganglionnaire*. V. Syphilis.

POLYGÉNIE. s. f. [de πολὺς, beaucoup, et γένος, genre, espèce]. La multiplicité des espèces humaines.

POLYGÉNISME. s. m. Doctrine qui admet la pluralité des couples originels pour expliquer les variétés du genre humain.

POLYGÉNISTE. s. m. Celui qui admet qu'à l'origine il y a eu plusieurs couples pour chaque espèce, que toutes les espèces dérivent, non d'un seul type originel, mais de plusieurs (V. Transformiste) : par opposition à *monogéniste*.

POLYGLOBULIE. s. f. [de πολὺς, beaucoup, et *globule*]. Augmentation du nombre des globules rouges dans le sang; on emploie souvent dans ce sens le terme *hyperglobulie* (V. ce mot) ; mais Vaquez fait remarquer qu'il est préférable de réserver le mot *hyperglobulie* pour désigner l'augmentation de diamètre des hématies, et d'utiliser celui de *polyglobulie* pour indiquer l'augmentation de leur nombre.

POLYGLYCOSIDE. s. m. ou f. V. Substance *organique*.

POLYGNATHE ou **POLYGNATHIEN, IENNE.** adj. [de πολὺς, beaucoup, et γνάθος, mâchoire ; all. *vielkieferig*] (Isid. Geoffroy Saint-Hilaire). Se dit d'un monstre qui, à l'une de ses mâchoires, porte suspendues des mâchoires difformes, parfois même une masse irrégulière d'os et de cartilages amorphes, dans laquelle il est difficile de reconnaître l'ébauche d'une tête.

POLYGNATHIE. s. f. Monstruosité des polygnathes. La polygnathie résulte de la division de l'un des deux bourgeons maxillaires, bourgeonnement qui se produit à une époque nécessairement antérieure à celle de la soudure des arcs maxillaires, c'est-à-dire, d'après Coste, un peu avant le vingtième jour qui suit la conception. Les cas dans lesquels on a trouvé, à côté d'une mâchoire, des fragments évidents du crâne ou de la face, rentrent dans les monstruosités bicéphales, c'est-à-dire résultant d'une bifurcation de l'extrémité céphalique embryonnaire avec atrophie ou altération de la tête secondaire. Dans le cas où l'on trouverait d'autres organes embryonnaires, comme des membres ou des fragments intestinaux, c'est qu'il s'agit de deux embryons, c'est-à-dire d'une déviation primitive plus profonde de l'arc embryonnaire. La polygnathie s'accompagne ordinairement de la production de kystes qui se développent aux dépens des follicules dentaires contenus dans le maxillaire surnuméraire, et dont le nombre peut devenir indéfini. Elle peut aussi se compliquer d'autres anomalies organiques, comme celle des arcs branchiaux, du sternum, etc. Cela résulte de l'action de la même influence tératogénique portant simultanément sur plusieurs organes embryonnaires. La polygnathie peut être, dans certains cas, curable chirurgicalement (Magitot).

POLYGONUM. s. m. V. Bistorte et Renouée.

POLYGRAPHE. s. m. et adj. [de πολὺς, beaucoup, et γράφειν, tracer]. Instrument analogue au *sphygmographe*, et destiné à enregistrer les battements du cœur et les pulsations des artères.

POLYHYDRAMNIOS. s. m. Abondance anormale du liquide amniotique; c'est l'hydropisie de l'amnios; on la désigne souvent aussi sous le nom d'*hydramnios*.

POLYLYMPHIE. s. f. [de πολὺς, beaucoup, et *lympha*, lymphe; all. *Polylymphie*, angl. *polylymphia*, it. et esp. *polilinfia*]. L'anasarque. — Le lymphatisme.

POLYMASTIE. s. f. [de πολὺς, nombreux, et μαστός, mamelle]. Multiplicité anormale des mamelles. On dit aussi *pléiomastie*.

POLYMÉLIEN, IENNE. adj. [de πολὺς, beaucoup, et μέλος, membre; esp. *polimeliano*] (Isid. Geoffroy Saint-Hilaire). Se dit d'un monstre caractérisé par l'insertion, sur un sujet bien conformé, d'un ou de plusieurs membres accessoires, accompagnés quelquefois des rudiments de quelques autres parties, ou existant avec un second anus.

POLYMÉRIE. s. f. [de πολὺς, beaucoup, et μέλος, partie]. V. Isomérie.

POLYMÉRISME. s. m. [de πολὺς, plusieurs, et μέρος, partie; all. *Vielgliederigkeit*, angl. *polymerism*, it. et esp. *polimerismo*]. Monstruosité qui consiste dans l'existence d'organes surnuméraires, comme quand il y a plus de cinq doigts aux mains, etc. V. Polydactylie.

POLYMORPHE. adj. Se dit d'un corps qui présente des formes cristallines multiples.

POLYMORPHIE. s. f., ou **POLYMORPHISME.** s. m. (quelques auteurs disent **POLYMORPHOSE.** s. f.) [de πολὺς, beaucoup, et μορφή, forme; all. *Polymorphismus, Vielgestaltigkeit*, angl. *polymorphism*, it. et esp. *polimorfismo*]. En chimie, propriété qu'ont certains corps d'affecter des formes cristallines différentes entre elles. ‖ En anatomie pathologique, *polymorphisme d'une cellule*, variété de formes que présente une même cellule, par exemple une cellule cancéreuse dans une tumeur. ‖ En bactériologie. V. Pléomorphisme.

POLYMYOSITE. s. f. [de πολὺς, nombreux, et *myosite*]. Affection caractérisée par l'inflammation simultanée d'un plus ou moins grand nombre de muscles sans tendance à la suppuration. Elle est le plus souvent primitive, à l'inverse des myosites suppurées qui sont ordinairement secondaires à une autre infection. Elle s'accompagne parfois de lésions de la peau (œdème, érythème) et prend alors le nom de *dermatomyosite* (Unverricht), ou d'inflammation des nerfs (paralysies, paresthésies) et est alors désignée sous le terme de *neuromyosite* (Senator). Mais il y a des cas de polymyosite pure (Vincent, Méry, Terrien et Génévrier); la maladie se caractérise alors par de la fièvre, de la courbature, l'apparition de tuméfactions musculaires circonscrites, d'une dureté ligneuse, l'évolution aiguë, et la terminaison par la guérison. La *polymyosite hémorragique* (Prinzing) se caractérise par les mêmes symptômes auxquels s'ajoutent des hémorragies cutanées, des troubles cardio-vasculaires, et la mort dans la majorité des cas; à l'autopsie on constate des hémorragies intra-musculaires. Quand le malade guérit, les muscles atteints restent atrophiés. L'étiologie des polymyosites est encore entourée d'obscurité. Le traitement est purement symptomatique.

POLYNÉVRITE. s. f. Névrite atteignant un plus ou moins grand nombre de nerfs. C'est une affection particulière dont la cause infectieuse ou toxique est apportée aux nerfs par le système circulatoire; les névrites sont donc, dans ce cas, secondaires; les nerfs sont atteints indirectement. Elle peut être liée parfois à des affections du système nerveux central (tabes), mais en général elle est indépendante de toute altération des centres; quoique ce fait soit contesté, force est bien de reconnaître que les altérations des cellules, si elles existent, échappent à nos moyens d'investigation et que les lésions sont localisées aux nerfs. Ces lésions consistent en la *névrite segmentaire périaxile* de Gombault, bientôt suivie de la disparition du cylindre-axe; parfois le tissu interstitiel est plus profondément touché que l'élément noble, notamment dans la névrite lépreuse. Le début se fait par des fourmillements dans les extrémités, suivis de douleurs, d'élancements dans les membres atteints; en même temps la paralysie apparaît et a pour caractère principal de prédominer aux extenseurs; elle est suivie d'atrophie; les réflexes tendineux sont dans la règle abolis; la contractilité électrique est troublée et la réaction de dégénérescence apparaît. La sensibilité objective est modifiée; il y a des plaques d'anesthésie. Parfois se montrent des troubles psychiques, qu'on réunit sous le nom de *psychose polynévritique* (Korsakoff). La durée est toujours assez longue et atteint quelques semaines et même quelques mois; la guérison est la règle. Le diagnostic doit être fait surtout avec les différentes myélites; on ne confondra pas le *steppage*, dû à la paralysie des extenseurs du pied, avec l'ataxie; on se rappellera que les sphincters, très souvent pris quand la moelle est atteinte, sont ordinairement intacts dans la polynévrite. D'ailleurs, le tableau de la polynévrite diffère suivant la cause; elle est surtout motrice dans le saturnisme, mixte et à prédominance sensitive dans l'alcoolisme. Les causes sont nombreuses; il faut citer parmi les poisons: le plomb, l'alcool, l'arsenic, l'oxyde de carbone; parmi les infections, la grippe, la variole, la fièvre typhoïde, l'impaludisme, la syphilis, la pneumonie, etc.; il faut surtout mettre à part, à raison de la fréquence avec laquelle elles donnent lieu à cette complication, la diphtérie, qui agit au moyen de la toxine sécrétée à distance par le bacille de Löffler, et la lèpre, dans laquelle le bacille de Hansen se localise directement dans les nerfs. Les poisons formés dans l'organisme au cours du diabète, de la goutte, ou par le fait d'un cancer, peuvent encore déterminer la polynévrite. Le traitement peut être rarement causal; dans le cas de diphtérie, le sérum antidiphtérique n'a pas d'effet sur les manifestations éloignées de la maladie; il sera surtout symptomatique, et consistera en l'électrisation des muscles et des nerfs atteints, en massage, pour lutter contre la paralysie, et en l'administration des médicaments antinévralgiques contre les phénomènes douloureux.

POLYNUCLÉAIRE. adj. Qui a ou qui paraît avoir plusieurs noyaux. — *Leucocyte polynucléaire* ou par abréviation *polynucléaire*, s. m. V. LEUCOCYTE.

POLYNUCLÉOSE. s. f. Augmentation du nombre des polynucléaires et en particulier des polynucléaires neutrophiles dans le sang; elle s'accompagne ordinairement de leucocytose, c'est-à-dire d'élévation du nombre total des leucocytes; mais elle peut exister parfois sans leucocytose, elle n'est alors que relative. Elle constitue la réaction habituelle du sang contre les infections aiguës, et la leucocytose est alors constituée uniquement par la polynucléose : le nombre des polynucléaires dépasse alors 70 p. 100 et atteint 80 à 90, et même 95 p. 100. Elle a une plus grande valeur diagnostique dans le cas de suppuration latente.

POLYONYCHIE. s. f. [de πολύς, beaucoup, et ὄνυξ, ongle]. Anomalie caractérisée par l'exagération du nombre des ongles.

POLYOPIE ou **POLYOPSIE.** s. f. [de πολύς, beaucoup, et ὄψις, vue; all. *Poliopsis*, angl. *polyopsia*, it. et esp. *poliopsia*]. Vice de la vision qui fait voir chaque objet comme s'il était multiplié. La polyopsie est dite *monoculaire* ou *binoculaire*, suivant qu'elle affecte un seul œil ou les deux yeux. V. DIPLOPIE.

POLYORCHIDIE. s. f. [de πολύς, beaucoup, et ὄρχις, testicule]. Existence chez l'homme de plus de deux testicules.

POLYOREXIE. s. f. [de πολύς, beaucoup, et ὄρεξις, appétit; all. *Wolfshunger*, *Vielfresserei*, angl. *polyorexia*, it. *polioressia*]. Faim excessive. V. BOULIMIE.

POLYPAGE. s. m. [de πολύς, nombreux, et παγείς, soudé] (Pictet). Genre de monstres de la famille des monomphaliens, à axes du corps parallèles, les deux colonnes vertébrales étant complètes et indépendantes, avec une mâchoire inférieure double, dont les deux branches sont dirigées en avant. La tête, le cou et la poitrine paraissent simples, mais participent à la duplicité : la tête a deux trous occipitaux, deux mâchoires; la face a deux langues. Les deux poitrines forment une cavité unique.

POLYPARÉSIE. s. f. [de πολύς, beaucoup, et πάρεσις, faiblesse, relâchement]. La *paralysie générale*.

POLYPARÉTIQUE. adj. et s. Qui concerne la polyparésie; qui en est atteint.

POLYPATHIE. s. f. [πολυπάθεια, de πολύς, beaucoup, et πάθος, affection]. Maladie se montrant sur un grand nombre de parties à la fois, ou sur le même sujet un grand nombre de fois, ou sur beaucoup d'individus simultanément.

POLYPE. s. m. Nom donné communément, en chirurgie, par analogie grossière de forme avec les animaux invertébrés appelés *polypes*, à des tumeurs développées sur une membrane muqueuse, aux dépens de ses papilles, de ses glandes ou de son chorion. Leur consistance, leur aspect extérieur, leur marche varient suivant que la composition de leur tissu les rapproche des myxomes ou des fibromes : les premiers, dits *polypes muqueux*, sont rouges, fongueux, mous, et ont une marche continue, un développement rapide; les seconds, *polypes fibreux*, sont fermes, grisâtres et marchent lentement. Les polypes déterminent des symptômes variables avec la nature et les fonctions des organes sur lesquels ils sont développés. Leur guérison ne peut s'obtenir que par l'arrachement, l'excision, la ligature ou la cautérisation. — *Polypes des fosses nasales*. Les fosses nasales peuvent être le siège de polypes muqueux et de polypes fibreux. Les *polypes muqueux* ou *myxomes* sont des tumeurs molles, ordinairement pédiculées et disséminées en grand nombre sur la muqueuse, particulièrement sur la partie supérieure de la paroi externe; leurs causes sont encore inconnues; leur marche est continuellement progressive et l'étendue de leur développement subordonnée à l'espace qu'ils trouvent libre devant eux. L'arrachement avec une pince, l'excision à l'aide d'un polypotome, sont les meilleures méthodes à employer pour détruire ces tumeurs; l'emploi du spéculum nasi, aidé d'un éclairage convenable, est indispensable dans les deux cas pour saisir le polype, éviter les déchirures de la muqueuse, ruginer et cautériser cette membrane, à la fin de l'opération, pour éviter les récidives. Les *polypes fibreux*, *fibromes* ou *polypes naso-pharyngiens*, presque toujours sessiles et solitaires, à l'inverse des premiers, siègent rarement dans les fosses nasales seules : leur point d'implantation habituel est au voisinage immédiat de l'orifice pharyngien de la trompe d'Eustache, sur une surface plus ou moins étendue, d'où ils envoient des prolongements constants par l'orifice postérieur des fosses nasales et dans le pharynx, et d'autres, accidentels, par la fente ptérygo-maxillaire, et dans les fosses zygomatique, temporale et orbitaire. Leur marche continue, généralement lente, aboutit habituellement à la mort par asphyxie, par dysphagie ou par hémorragies répétées. La destruction de ces tumeurs peut se faire : 1° par les méthodes dites simples, dans lesquelles on attaque le polype sans atteindre les parties molles ni le squelette (cautérisation par la pâte de Canquoin ou l'acide chromique, excision, arrachement, ligature); 2° par les méthodes composées, qui ont pour but de mettre la tumeur à nu par une opération préalable avant de l'attaquer, et qui sont dites palatine, nasale ou faciale, suivant que le chirurgien se crée une voie artificielle en perforant la voûte du palais, en incisant le nez sur la ligne médiane, ou enfin en pratiquant l'ablation totale ou partielle du maxillaire supérieur, ou mieux en détachant seulement cet os et le remplaçant après l'arrachement du polype. — *Polypes de l'oreille*. Ils se développent le plus souvent après une suppuration de l'oreille externe ou moyenne ayant duré un certain temps; ils déterminent un écoulement de pus fétide, souvent mêlé de sang; ils siègent primitivement soit dans le conduit auditif externe, soit dans la caisse du tympan, leur développement est ordinairement lent, ce n'est qu'après plusieurs mois qu'ils envahissent toute l'étendue du conduit. Lorsque le polype est arrivé à cette période, les styptiques, les astringents, sont devenus inutiles : la meilleure méthode pour enlever la tumeur consiste dans la ligature à l'aide du polypotome, suivie de la cautérisation directe du pédicule pour prévenir les récidives. — *Polypes de l'utérus*. V. MYOME.

POLYPÉDIE. s. f. [de πολύς, beaucoup, et παῖς, enfant; esp. *polipedia*]. Présence de plusieurs fœtus dans une même gestation.

POLYPEUX, EUSE. adj. Qui a la forme d'un polype — *Angine polypeuse*. L'angine glanduleuse.

POLYPHAGE. s. m. [*polyphagus*, πολυφάγος, de πολύς nombreux, et φαγεῖν, manger; all. *Vielesser*, angl. *polyphagus*, it. et esp. *polifago*]. Individu qui mange beaucoup sans que sa santé en éprouve aucun dérangement. Pris adjectivement, ce mot a été employé comme synonyme d'*omnivore*.

POLYPHAGIE. s. f. [*polyphagia*, πολυφαγία, all. *Polyphagie*, *Vielfresserei*, angl. *polyphagia*, it. et esp. *polifagia*]. Faim insatiable qui porte à prendre beaucoup d'aliments sans que la santé en soit altérée.

POLYPHARMACIE. s. f. [*polypharmacia*, de πολύς, beaucoup, et φάρμακον, médicament; all. *Polypharmacie*, angl. *polypharmacy*, it. et esp. *polifarmacia*]. Proprement *multiplicité des médicaments*, et, par extension, *prescription d'un grand nombre de médicaments*.

POLYPHARMAQUE. adj. et s. m. [all. et angl. *Polypharmacus*, it. et esp. *polifarmaco*]. Se dit d'un médecin qui prescrit à la fois un grand nombre de médicaments, ou dont les formules sont surchargées de substances médicamenteuses.

POLYPHYSIE. s. f. [*polyphysia*, de πολὺς, beaucoup, φῦσα, vent; esp. *polifisia*]. Abondance de flatuosités.

POLYPIFORME. adj. Qui a la forme ou l'apparence d'un polype. — *Concrétion polypiforme*. V. FIBRINEUX. — *État polypiforme*. V. PROGLOTTIS.

POLYPIOSE. s. f. [de πολὺς, beaucoup, et πίων, gras all. *Fettsucht*, angl. *polypiosis*, *polypionia*]. Synonyme d'*obésité*.

POLYPNÉE. s. f. [de πολὺς, beaucoup, et πνεῖν, respirer]. Variété de dyspnée caractérisée par la multiplicité des mouvements respiratoires, dont le nombre passe de 16 à 18 à l'état normal, à 30, 40 ou même 60 à la minute. C'est la forme la plus fréquente de la dyspnée ; aussi emploie-t-on souvent ce dernier mot dans le sens de polypnée.

POLYPODE. s. m. [*Polypodium*, all. *Tüpfelfarn*, angl. *polypody*, it. et esp. *polypodio*]. Genre de fougères polypodiées, dont les principales espèces sont : 1° le *Polypodium calaguala* (V. CALAGUALA) ; 2° le *Polypode commun* ou *Polypode de chêne* (*Pol. vulgare*, L.), dont le rhizome est couvert d'écailles jaunâtres, qui subsistent en partie après la dessiccation. Sec, ce rhizome est de la grosseur d'un tuyau de plume, cassant, aplati ; il présente une surface tuberculeuse qui donne naissance aux feuilles, et une surface garnie d'épines provenant des radicules. Il est brun jaunâtre extérieurement, vert à l'intérieur, d'une odeur désagréable, d'une saveur douceâtre et sucrée, puis nauséabonde. Il passe pour laxatif et apéritif.

POLYPODESME. s. m [de *polype*, et δεσμὸς, lien]. Instrument pour la ligature des polypes des fosses nasales, qui consiste en trois tiges d'acier, courbées à leur terminaison, qu'une canule, dans laquelle elles glissent, peut rapprocher ou éloigner. Elles sont percées, près de leur extrémité, d'un trou qui se continue avec une fente dont les deux parties, en s'écartant, permettent de retirer un fil engagé dans le trou (Rigaud).

POLYPODIE. s. f. [*polypodia*, de πολὺς, beaucoup, et ποῦς, pied]. Genre de monstruosité qui consiste dans la présence de pieds surnuméraires.

POLYPODIUM. s. m. V. FOUGÈRE et POLYPODE.

POLYPORE. s. m. [*Polyporus*, de πολὺς, beaucoup, et πόρος, pore]. Genre de champignons caractérisés par un hyménium tubuleux s'ouvrant en dehors par des pores. Trois polypores sont employés en médecine : 1° *Polypore du mélèze* [*agaric blanc*, *bolet du mélèze*, *Polyporus officinalis* (Fries), *Agaricus laricis* (Lamk), *Boletus laricis* (Jacquin), *Boletus officinalis* (Batsch), *Boletus purgans* (Gmelin, Persoon)]. Il croît sur le tronc du mélèze, est arrondi, blanc intérieurement, recouvert d'une pellicule lisse, colorée alternativement en blanc, jaune et brun. Pour les usages de la pharmacie, on le sépare de sa croûte, on le blanchit au soleil, on le bat avec des marteaux de bois. Il est incolore, d'une saveur d'abord douceâtre, puis amère et nauséabonde : il est réputé drastique (dose : 25 à 75 centigrammes), il est employé contre les sueurs nocturnes des phtisiques. — 2° *Polypore du chêne* [*agaric du chêne*, *bolet amadouvier*, *Polyporus igniarius* (Fries), *Agaricus igniarius* (Lamk), *Boletus igniarius* (Linné), *Boletus fomentarius*, *pomaceus*, et *obtusus* (Persoon), etc.]. Il est sessile, orbiculaire, aplati, mou intérieurement, recouvert d'une couche corticale noirâtre et coriace, blanc sur sa face inférieure et sur ses bords, d'une odeur de moisi et d'une saveur amère lorsqu'il est récent. On le récolte en août et septembre; on le dépouille de sa couche corticale, on le fait dessécher, et on le coupe par tranches, que l'on bat avec un maillet de bois pour se rendre douces et souples. Ainsi préparé, c'est l'*agaric* des chirurgiens, que l'on emploie comme hémostatique ; il s'adapte exactement à l'orifice des vaisseaux, absorbe la partie la plus fluide du sang, et favorise la formation du caillot. — 3° *Polypore ongulé* [*Polyporus fomentarius* Fries et Persoon]. Plus ligneux que le précédent ; il a les mêmes usages.

POLYPOSE. s. f. Maladie caractérisée par la production de polypes. — *Polypose intestinale*. Formation de polypes multiples dans l'intestin.

POLYPOSIE. s. f. [*polyposia*, πολυποσία, de πολὺς, beaucoup, et πόσις, boisson ; all. *Trunksucht*, angl. *polyposia*, it. et esp. *poliposia*]. Synonyme de *polydipsie*.

POLYPOTOME. s. m. [de *polype*, et τομή, section]. Instrument destiné à la section du pédicule des polypes.

POLYSARCIE. s. f. (de πολὺς, beaucoup, et σὰρξ, chair ; all. *Fettleibigkeit*, angl. *polysarcia*, it. et esp. *polisarcia*]. L'augmentation anormale soit des muscles, soit du tissu adipeux (*polysarcie adipeuse*), soit plus rarement des deux en même temps. On emploie ordinairement ce terme aujourd'hui dans le sens d'*obésité* (V. ce mot).

POLYSARQUE. adj. s. m. Qui est atteint de polysarcie.

POLYSCÉLIE. s. f. [de πολὺς, beaucoup, et σκέλος jambe]. Genre de monstruosité caractérisé par la présence de jambes surnuméraires.

POLYSCOPE. s. m. [de πολὺς, beaucoup, et σκοπεῖν, examiner]. Instrument (Wintrich) destiné à isoler les sons musculaire et valvulaire dans le premier bruit du cœur (V. BRUIT). C'est un cône tronqué en zinc, au-devant duquel est une membrane de caoutchouc : suivant que celle-ci est plus ou moins tendue, c'est le bruit musculaire ou valvulaire qui résonne dans le cône métallique et qui est perçu par l'oreille.

POLYSIALIE. s. f. [de πολὺς, beaucoup, et σίαλον, salive, all. *Speichelfluss*, angl. *polysialy*, it. *polisialia*]. Flux abondant de salive.

POLYSOMIE. s. f. [de πολὺς, beaucoup, et σῶμα, corps ; all. *Polysomie*, angl. *polysomy*, it. *polisomia*, esp. *polisomia*]. Monstruosité caractérisée par l'existence de plusieurs corps.

POLYSPERMIE. s. f. [de πολὺς, beaucoup, et σπέρμα, semence]. Présence dans l'œuf fécondé de plusieurs pronucléus mâles, par suite de la pénétration de plusieurs spermatozoïdes. Cette anomalie est l'origine des monstres doubles.

POLYSTICHUM. s. m. V. FOUGÈRE.

POLYSULFURE. s. m. V. SULFURE.

POLYTHALAME. adj. et s. m. V. RHIZOPODE.

POLYTHÉLIE. s. f. [de πολὺς, beaucoup, et θηλή, mamelon]. Présence de plusieurs mamelons sur une seule mamelle.

POLYTRIC. s. m. [*Asplenium trichomanes*, L., de πολὺς, beaucoup, et θρὶξ, cheveu ; all. *Mädchenhaar*, angl. *the golden maidenhair*, it. *politrico*]. Fougère parfois employée comme succédanée des capillaires, dont elle se distingue par la petitesse de ses folioles, rangées le long du pétiole, presque rondes, légèrement creusées, et chargées, sur l'une de leurs faces, d'écailles fauves qui recouvrent les organes de la fructification.

POLYTRICHIE. s. f. ou **POLYTRICHOSE.** s. f. [de πολὺς, nombreux, et θρὶξ, cheveu]. Surabondance de cheveux.

POLYTROPHIE. s. f. [de πολὺς, beaucoup, et τροφή, nourriture ; all. *Polytrophie*, angl. *polytrophia*, it. et esp. *politrofia*]. Abondance ou excès de nourriture ; activité très grande de nutrition.

POLYTRITOME. s. m. Instrument destiné à trépaner les os.

POLYURIE. s. f. [de πολὺς, beaucoup, et οὖρον, urine ; all. *Vielharnen*, angl. *polyuria*, it. et esp. *poliuria*]. Sécrétion très abondante d'urine. Elle est un des symptômes du diabète; elle constitue aussi l'affection appelée autrefois *diabète non sucré* ou *insipide*, qui, avec des urines claires et abondantes, quelquefois albumineuses, mais sans sucre, avec ou sans excès d'urée, présente les symptômes généraux d'épuisement du diabète vrai ou sucré. Dans certaines conditions expérimentales (piqûre du plancher du quatrième ventricule), on peut faire apparaître le sucre dans l'urine sans augmentation de la sécrétion urinaire, tandis que, dans d'autres cas, on détermine une augmentation très grande dans l'émission de l'urine sans que le sucre apparaisse. On peut aussi produire les deux effets réunis, et c'est le cas le plus habituel, c'est-à-dire que l'apparition du sucre dans l'urine coïncide avec une évacuation d'urine plus abondante. La polyurie est un symptôme qui se rencontre souvent en clinique. Passagère, elle est observée dans les maladies infectieuses aigües, au moment de la crise, chez les cardiaques asystoliques quand le cœur reprend son action normale et que le malade vide ses œdèmes; enfin à la suite d'émotions ou de chocs nerveux (polyurie nerveuse). Permanente, en dehors des cas de diabète sucré et insipide, elle se rencontre dans certaines affections comme la néphrite interstitielle, mais alors son taux est peu élevé.

POLYURIQUE. adj. et s. Qui a rapport à la polyurie; qui en est affecté.

POMMADE. s. f. [*pomatum*, de *pomum*, fruit, pris ici dans le sens de *pomme*, parce que la pommade est primitivement un cosmétique où entrent de la graisse et des pommes; all. *Pomade, Salbe*, angl. *pomatum, pommade*, it. *pomata*, esp. *pomada*]. Préparation pharmaceutique de consistance molle, obtenue par la mixtion d'une graisse animale (ordinairement l'axonge) ou minérale (vaseline) avec une ou plusieurs substances médicinales. On n'emploie les pommades qu'à l'extérieur; elles ne diffèrent des onguents que par une consistance moindre et l'absence de résine. — *Pommade alcaline*. Carbonate de potasse, 1 partie, axonge, 4 parties (Biett). Eczéma chronique, lichen. — *Pommade alcaline contre la teigne* [*pommade des frères Mahon*]. Axonge, 16; carbonate de soude, 3; chaux éteinte, 2. Epilatoire. — *Pommade d'Alyon*. V. POMMADE *oxygénée*. — *Pommade ammoniacale* V. POMMADE *de Gondret*. — *Pommade astringente* [*onguent astringent de Fernel*, *pommade virginale*]. Poudre de noix de galle, de cyprès, d'écorce de grenade, de feuille de sumac, et mastic, ana 1 partie, pour 20 parties d'onguent rosat. Acmé, hémorroïdes. — *Pommade d'Autenrieth*. V. STIBIÉ. — *Pommade camphrée*. On la prépare en faisant fondre 9 parties d'axonge avec 1 partie de cire blanche, et ajoutant 3 parties de camphre pulvérisé; remuer pendant le refroidissement (Codex). — *Pommade de Cirillo*. Préparée avec 1 partie de bichlorure de mercure et 8 d'axonge. Employée en frictions comme antisyphilitique. — *Pommade citrine* [*onguent citrin*]. Préparée en dissolvant, à froid, 40 gr. de mercure dans 80 gr. d'acide azotique; liquéfiant 400 gr. d'axonge dans 400 gr. d'huile d'olive, à une douce chaleur; mêlant les corps gras à la solution mercurielle, agitant, et coulant dans des moules de papier (Codex). — *Pommade de concombre*. On liquéfie et l'on passe : axonge, 1 kilogr., et graisse de veau purifiée, 600 gr. On ajoute : suc de concombres, 1kg,500; baume de Tolu, 2 gr.; eau distillée de rose, 10 gr.; on malaxe avec la main; on abandonne le mélange pendant vingt-quatre heures. On décante le suc, et on le remplace par de nouveau suc, en opérant de même dix fois. Quand la graisse a acquis une odeur prononcée de concombre, on la fait fondre au bain-marie. — *Pommade de Desault*. Mélange de 32 grammes de pommade rosat, de 4 grammes de précipité rouge, d'autant d'acétate de plomb, d'oxyde de zinc, d'alun calciné, et de 60 centigrammes de sublimé. — *Pommade de la veuve Farnier*. Pommade dite anti-ophtalmique composée de 1 partie de minium, 3 d'acétate de plomb cristallisé pour 60 d'excipient (beurre frais). — *Pommade de Gondret* ou *ammoniacale*. Pour la préparer, on fait liquéfier dans un flacon à large ouverture 32 grammes de suif et autant d'axonge; on ajoute 64 gr. d'ammoniaque liquide à 25°. On bouche le flacon, on agite vivement, et on le tient plongé dans l'eau froide, en ayant soin de l'agiter de temps en temps jusqu'à refroidissement complet (Codex). — *Pommade d'Helmerich* [*pommade antipsorique*]. Soufre sublimé, 32 gr.; carbonate de potasse, eau, huile d'amandes, ana 16 gr.; axonge 16 gr. (Codex). — *Pommades iodurées*. Pommades composées d'axonge et d'iodure de potassium, seul ou associé à l'iode. Lugol en a donné plusieurs recettes, à des degrés différents, qu'on distingue par les nos 1, 2 et 3. Le no 1 renferme : graisse, 64 gr.; iodure de potassium, 5gr,20, et iode, 60 centigr. — Le no 2 contient : graisse, 61 gr.; iodure de potassium, 8 gr.; et iode, 90 centigr. — Et le no 3 : graisse, 64 gr.: iodure, 64 gr., et iode, 1gr,05. On les emploie dans le traitement des maladies scrofuleuses, soit en frictions sur les tumeurs, soit pour panser les ulcères. — *Pommade pour les lèvres*. V. CÉRAT. — *Pommade de Lyon*. On mêle et l'on broie sur le porphyre : oxyde rouge de mercure porphyrisé, 2 gr., et pommade rosat, 30 gr. — *Pommade mercurielle*. V. ONGUENT *napolitain*. — *Pommade nitrique* ou *oxygénée*. On la prépare avec 500 grammes d'axonge, que l'on fait fondre, et à laquelle on ajoute 60 grammes d'acide azotique à 35° en remuant sans cesse la masse jusqu'à ce qu'elle entre en ébullition (Codex). Elle a été employée contre les maladies de la peau. Elle est jaune, mais elle blanchit et se durcit promptement, aussi convient-il de ne l'employer que toute à fait récente; plus tard, on n'a plus qu'une graisse rance, presque privée d'acide azotique. — *Pommade parasiticide*. Axonge, 30 gr.; turbith minéral, 50 centigr. — *Pommade au phosphore*. Pommade composée de 1 partie de phosphore incorporée dans 50 d'axonge. — *Pommade du Régent*. Beurre très frais, 18 gr.; camphre divisé, 10 centigr.; acétate de plomb cristallisé et oxyde rouge de mercure porphyrisé, ana 1 gr.; porphyrisez avec beaucoup de soin le sel de plomb avec l'oxyde de mercure; ajoutez le camphre, puis le beurre, en broyant très exactement sur le porphyre pour obtenir une pommade homogène (Codex). — *Pommade de Rochard*. Préparée avec bichloro-iodure de mercure, 1 partie; axonge, 88 parties. Acme rosacea. — *Pommade à la rose* [*pommade rosat*]. On la fait avec : 1000 gr. d'axonge récente, dans laquelle on fait digérer 30 gr. de racine d'orcanette pendant 1 heure au bain-marie; on ajoute cire blanche, 8 gr.; on liquéfie, et on mêle essence de rose, 2 gr. (Codex). — *Pommade de Saint-Yves*. Pommade antiophtalmique à base de précipité rouge. — *Pommade soufrée*. Elle est faite avec : soufre sublimé et lavé, 15 gr., huile d'amandes douces, 10 gr., et axonge benzoïnée, 30 gr. (Codex). — *Pommade virginale*. V. POMMADE *astringente*.

POMME. s. m. [*malum*, μῆλον, all. *Apfel*, angl. *apple*, it. *mela*, *pomo*, esp. *munzana*, *pomo*]. Fruit du *pommier*, dont les nombreuses variétés sont alimentaires ou servent à la préparation du *cidre*. Les cellules de leur parenchyme renferment quelques grains de fécule isolés ou groupés. — *Acide des pommes*. V. MALIQUE. — *Essence de pommes*. V. ESSENCE *de cognac*. — *Pomme d'amour*. V. TOMATE. — *Pomme épineuse* [all. *Stechapfel*]. V. STRAMONIUM. — *Pomme de Perse* ou de *Médie*. V. CÉDRAT. — *Pomme de terre* [all. *Kartoffel*, angl. *potato*, it. *pomo di terra*, esp. *patata*]. Racine tuberculeuse du *Solanum tuberosum* (solanées), originaire d'Amérique, apportée en Europe au XVe siècle. C'est une des substances qui contiennent le plus de fécule, et qui conviennent le mieux comme aliment. Il suffit, pour l'obtenir, de râper des pommes de terre crues au-dessus d'un vase plein d'eau; la fécule se dépose au fond du vase; on la fait ensuite sécher, et on la réduit en poudre. On retire de la pomme de terre fermentée une eau-de-vie très forte, et l'on convertit sa fécule en un sucre particulier. On connaît comme variétés de la pomme de terre : la *parmentière*, la *vitelotte* à yeux rapprochés, et les *patraques* ou *globuleuses*. — La pomme de terre a été attaquée par deux maladies. La *première*, dite *gangrène sèche*, a sévi en 1830 dans une grande partie de l'Allemagne. Elle consistait dans une transformation du tubercule en une masse dure tachée de brun. Elle a été attribuée par Martius à un champignon (*Perisporium solani*). La *seconde maladie*, déclarée, en 1845, dans la Hollande et la Belgique, d'où elle s'est propagée en Angleterre, en France et en Allemagne, est caractérisée par la présence de taches brunes sur les fanes, et par la production, dans les tubercules, d'une matière jaune brun, occupant d'abord la circonférence, causées par l'envahissement du *Peronospora infestans* avec altération spéciale des substances organiques azotées du tubercule. La récolte doit être faite aussitôt que possible, et les tubercules placés dans des endroits aérés, en tas peu considérables, à travers lesquels on établit des courants d'air. Changer les variétés, les renouveler par des semis, tels sont les moyens proposés pour empêcher le retour de la maladie. — Les pommes de terre sont actuellement attaquées par le *Doryphora decemlineata*, coléoptère voisin des chrysomèles et appelé aussi *colorado*. C'est vers le milieu de mai que le *doryphore* sort de terre où il a séjourné tout l'hiver. Dans l'espace de douze à quatorze jours, la femelle s'accouple, incube et dépose des œufs, au nombre de dix à douze, sur la partie inférieure des fanes. Quant aux larves, dès qu'elles sont écloses, ce qui a lieu dix-huit ou vingt jours après la ponte, elles quittent la feuille sur laquelle elles ont été déposées, rentrent sous terre et y opèrent leur seconde métamorphose. L'insecte sort de terre après dix ou douze jours et procède à la multiplication. Vers la fin de septembre, le doryphora rentre dans le sol pour hiverner. Dans le courant de l'été, chaque couple produit, par année, environ 14000 insectes. C'est en 1824 qu'il a été aperçu dans les Montagnes Rocheuses. Il a commencé à faire de grands ravages en 1859. Il a été importé en Allemagne en 1874. On ne connaît encore aucun moyen de le détruire. — *Huile de pomme de terre*. V. AMYLIQUE. || En anatomie, *pomme d'Adam* [all. *Adamsapfel*, angl. *Adam's apple*, it. *pomo di Adamo*, esp. *nuez de la garganta*]. V. LARYNX.

POMMELIÈRE. s. f. [de *pommelle*, diminutif de *pomme* : petite masse tuberculeuse en forme de pomme]. Tuberculose des bovidés.

POMMETTE. s. f. [de *pomme ;* petite pomme, en raison de la forme; all. *Oberbacken*, angl. *cheekbone*, it. *pomello*]. Partie proéminente que présente la face au-dessous de l'angle externe de chaque œil. Elle est formée par l'*os de la pommette* ou *os malaire*.

POMMIQUE. adj. — *Acide pommique*. V. MALIQUE.

POMPE. s. f. En médecine, appareil adapté aux canules ou aux trocarts et servant à aspirer les liquides morbides ou les gaz dans des cavités naturelles ou accidentelles, à obtenir un vide relatif dans les ventouses, etc. — *Pompe stomacale* [all. *Magenpumpe*, angl. *stomach-pump*]. Instrument employé pour débarrasser l'estomac des liquides délétères et y injecter de l'eau ou des liquides nutritifs. C'est une pompe aspirante et foulante garnie d'un long tube œsophagien (fig. 584). Pour injecter des liquides, l'extrémité aspirante est placée dans le fluide, et l'extrémité foulante, munie du tube, est introduite dans l'estomac. Quand il s'agit de retirer des liquides hors de l'estomac, le tube est attaché à l'extrémité aspirante. V. SERINGUE et SIPHON.

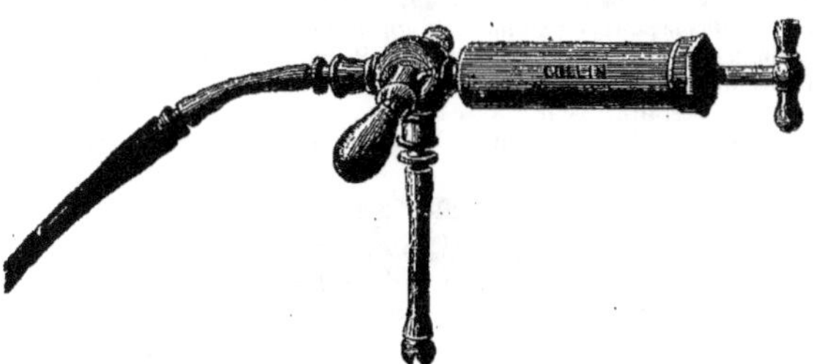

Fig. 584. — *Pompe* stomacale.

POMPHOLYX. s. m. [*pompholyx*, de πομφόλυξ, vésicule ; all. *Pemphygus*, *Blasenausschlag*, angl. *pompholyx*, esp. *pompholix*] (Willan). Le *pemphigus*. || En chimie, *pompholyx* [all. *weisses Nichts*] V. OXYDE *de zinc*.

POMPHOS ou **POMPHUS.** s. m. [πομφὸς, vésicule]. Élevure cutanée, rouge ou noire, formée par l'épiderme que soulève et distend de la sérosité.

POMPOLÉON. s. m. Variété de bigaradier.

PONCE. s. f. Silico-aluminate de potasse ou de soude et de chaux, d'origine volcanique, léger, spongieux, qui sert à polir les métaux, amincir les tissus durs, etc.

PONCET (Antonin) (chirurgien français né en 1849). — *Opération de Poncet*. Cystostomie sus-pubienne.

PONCIRE. s. m. Variété du *cédrat*.

PONCTION. s. f. [*punctio*, de *pungere*, piquer : κέντησις, all. *Stich*, angl. *tapping*, it. *paracentesi*, *puntura*, esp. *puntura*]. Opération consistant à plonger un trocart ou la lame d'un bistouri au travers des parois d'une cavité naturelle ou accidentelle, pour évacuer un liquide ou un gaz, ou pour s'assurer de la nature du contenu d'une tumeur (*ponction exploratrice*). Elle doit toujours être faite avec une asepsie parfaite, après stérilisation de l'instrument, nettoyage du point où sera faite la ponction, des mains de l'opérateur, etc. V. PARACENTÈSE. — *Ponction de la cornée*, V. PARACENTÈSE. — *Ponction de l'œil*. V. PARACENTÈSE. — *Ponction du péricarde*. V. PARACENTÈSE. — *Ponction lombaire* ou *Ponction rachidienne* (Quincke). Ponction du canal rachidien ayant pour but de laisser écouler une certaine quantité de liquide céphalo-rachidien. On peut la pratiquer le malade étant couché latéralement ; on préfère en général faire asseoir le malade au bord du lit et lui incliner la tête en avant, de manière à faire saillir la colonne lombaire : le malade fait le gros dos. Comme point de repère, on prend la ligne qui joint la partie culminante des deux crêtes iliaques ; cette ligne passe au niveau de l'apophyse épineuse de la quatrième vertèbre lombaire ; c'est au-dessous de cette apophyse, dans le quatrième espace intervertébral, que l'on fait la ponction. On enfonce l'aiguille à un centimètre environ de la ligne médiane, transversalement et avec une légère obliquité en dedans. On traverse la couche musculaire, le ligament jaune qui donne une sensation caractéristique, puis la dure-mère; on est alors dans le canal rachidien, à 8 ou 10 millimètres du ligament jaune, et le liquide rachidien s'écoule par l'aiguille. On se sert pour cette opération d'une aiguille longue de 8 à 10 centimètres, en acier ou en platine iridié, avec un biseau court, ou d'un trocart capillaire. L'instrument doit être stérilisé, et la région soigneusement aseptisée ainsi que les mains de l'opérateur. Quand l'aiguille a pénétré dans le canal, le liquide apparaît à son extrémité sous forme d'une goutte, parfois d'un jet, suivant la tension qu'il possède. Parfois la ponction est blanche, soit parce que la direction donnée était mauvaise, soit que l'aiguille ait été obstruée en chemin par un petit morceau de muscle; dans d'autres cas il est nécessaire d'aspirer avec la seringue pour faire sortir le liquide; quelquefois enfin, la piqûre d'une veine amène l'issue de sang. Cette opération n'est pas toujours sans danger, et l'on peut voir survenir des vertiges, des syncopes, parfois même un ictus apoplectique; la mort subite n'a été observée que quand la quantité de liquide retiré était très considérable. Les accidents consécutifs sont la céphalée qui apparaît en général le lendemain, les vomissements, les vertiges, les syncopes. Pour les éviter, on devra ne retirer jamais qu'une très petite quantité de liquide, 10 centimètres cubes au maximum chez l'adulte, 5 chez l'enfant, et laisser le malade étendu pendant les heures qui suivent la ponction. La ponction lombaire permet de se rendre compte des caractères physiques (tension), chimiques (albumine, chlorure de sodium), microscopiques (leucocytes, microbes) du liquide céphalo-rachidien, et est utile dans le diagnostic de la plupart des troubles encéphaliques et médullaires; la présence du sang devra faire penser à une hémorragie méningée (liquide sanglant homogène dans les trois tubes, ne se coagulant pas ultérieurement), à une fracture du crâne (liquide couleur chair), à une méningite hémorragique. Dans tous les cas, le liquide surnageant au-dessus du culot hématique a une teinte jaunâtre, par suite de la présence de l'hémoglobine en solution; dans l'ictère chronique, cette même teinte existe par suite de la présence d'un pigment diffusible dérivé des pigments biliaires. La ponction lombaire est un procédé thérapeutique; elle est utile dans les méningites suppurées cérébro-spinales, elle diminue les symptômes et peut hâter la guérison; elle soulage la céphalée des syphilitiques et des brightiques. Enfin elle permet d'injecter certaines substances médicamenteuses dans le canal rachidien (cocaïne, sérum antitétanique, bromure de potassium), mais cette voie ne paraît pas avoir donné les résultats qu'on pouvait en attendre. — *Ponction lombo-sacrée.* Ponction du canal rachidien faite entre la cinquième lombaire et la base du sacrum; elle exposerait moins que la ponction lombaire à la blessure des nerfs de la queue de cheval, qui sont plus éparpillés à ce niveau. Le point de repère est fourni par une ligne fictive réunissant les deux épines iliaques postérieures et inférieures. — *Ponction de la sclérotique.* On la pratique pour diminuer la tension intra-oculaire, ou en cas d'épanchements sous-rétiniens. Avec une aiguille-trocart, on pique la sclérotique au-dessus de l'épanchement, puis, traversant le corps vitré, on perce la rétine au niveau du décollement en laissant sortir une partie du liquide sous-rétinien; un léger mouvement de bascule communiqué à la canule du trocart ouvre à l'épanchement une issue dans le corps vitré. Comme presque toujours la lésion siège à la partie inférieure du globe de l'œil, on pénètre dans l'interstice des muscles droits supérieur et externe à 8 ou 10 millimètres de la circonférence de la cornée. — *Ponction sous-cutanée.* Ponction des tumeurs liquides, des abcès par congestion en particulier, faite en piquant simplement la peau, sans l'inciser. Un aide faisant à la peau voisine de l'abcès un pli dont il saisit l'une des extrémités, tandis que l'autre est fixée par le chirurgien, celui-ci, armé d'un trocart, limite avec son doigt indicateur la partie de la canule qui doit pénétrer dans la tumeur; puis, glissant la pointe de l'instrument dans la base du pli, il l'introduit obliquement dans la cavité de l'abcès. Retirant le trocart de sa gaine, il en tourne le robinet transversalement pour empêcher l'air de communiquer avec le foyer; puis, adaptant la virole à l'extrémité d'une seringue, il tourne le premier robinet dans l'axe de la seringue, et le robinet de la seringue perpendiculairement. Alors, attirant à lui le piston de l'instrument, il aspire le pus, et, tournant les deux robinets, celui du trocart perpendiculairement à la direction de cet instrument, celui de la seringue dans une direction opposée, il expulse le liquide aspiré, qui ne trouve plus d'issue que par le tube latéral. — *Ponction de la vessie.* Opération qui a pour but de vider la vessie du liquide qu'elle contient, en cas de rétention d'urine. Le plus souvent on enfonce le trocart dans la vessie par l'hypogastre (*ponction hypogastrique* ou *sus-pubienne*), parfois l'instrument traverse le rectum avant de pénétrer dans le réservoir urinaire (*ponction rectale*); mais cette dernière opération est mauvaise, car le trocart, avant de pénétrer dans la vessie, doit traverser un milieu septique, le rectum,

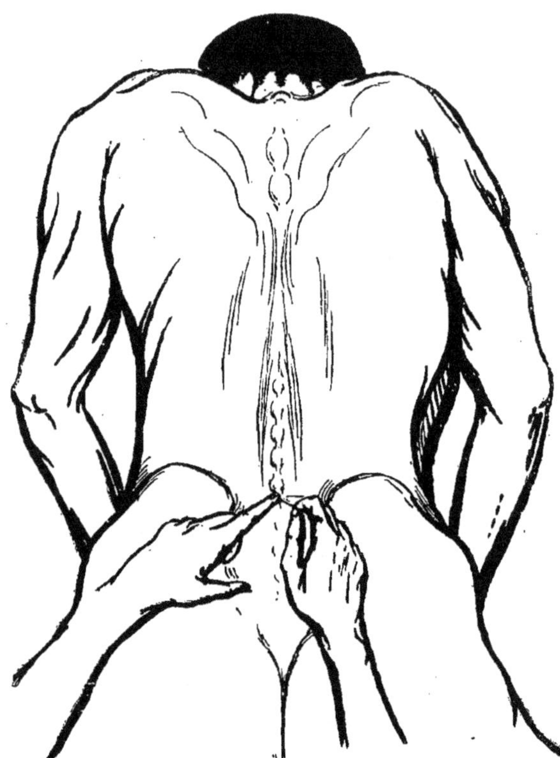

Fig. 585. — *Ponction* lombaire.

dont il transportera les germes dans la vessie. On aura donc toujours recours à la ponction par la voie cutanée, en ayant soin d'opérer aseptiquement, la vessie, surtout chez les prostatiques, étant très sensible à la présence des germes.

PONCTIONNEUR. s. m. Instrument en fer de lance qui sert à faire l'ouverture étroite de la peau par laquelle on introduit le ténotome dans les sections sous-cutanées.

PONÈRE. s. m. V. FOURMI.

PONGITIF, IVE. adj. [*pungens*, all. *stechend*, angl. *pungent*, it. *pungitivo*]. Se dit de la douleur, quand la partie où elle se fait sentir semble percée par une pointe, comme dans la pleurésie.

PONOSE. s. f. (Revilliod). Syndrome caractérisé par de la dyspnée, de la fièvre, du délire, et dû au surmenage physique; il serait sous la dépendance d'une auto-intoxication causée par la fatigue. On le désigne aussi sous le nom de *kinésisme*.

PONT. s. m. — *Pont de Varole* [all. *Gehirnbrücke*, angl. *Varolius' bridge*, it. *ponte di Varolio*, esp. *puente de Varolio*]. V. PROTUBÉRANCE *annulaire*.

PONTGIBAUD (Puy-de-Dôme). *Eaux bicarbonatées mixtes*, froides, 10° à 13°.

PONTRESINA (Suisse, Grisons). *Station d'altitude*, 1803 mètres, abritée des vents froids du nord et du nord-est; température moyenne 10°,9; en juillet, maximum 20°,7; pression barométrique 610 millimètres. Air sec, insolation forte. Indications : anémie, prédisposition à la tuberculose.

POPLITÉ, ÉE. adj. [*poplitæus*, de *poples*, jarret; angl. *popliteal*, it. et esp. *popliteo*]. Qui a rapport au jarret. — *Creux poplité* ou *du jarret*. Espace losangique limité supérieurement par les muscles demi-tendineux et demi-membraneux en dedans, le biceps en dehors, et inférieurement par les deux jumeaux de la jambe, et situé à la partie postérieure du genou. Cet espace renferme du tissu cellulo-adipeux abondant et des ganglions lymphatiques (fig. 586). Les organes principaux qui le traversent sont l'*artère*, la *veine*, et les *nerfs poplités*. L'*artère poplitée* (fig. 587) s'étend depuis l'anneau du troisième adducteur jusqu'au bord supérieur du muscle soléaire. Sa direction est celle d'une ligne qui réunirait l'angle supérieur à l'angle inférieur du losange formé par les muscles qui bornent le creux poplité. C'est la continuation de la crurale. *En haut*, elle est en rapport, en avant, avec la face postérieure du fémur où l'on peut la comprimer; en arrière, elle est recouverte par l'aponévrose dont elle est séparée par des ganglions lymphatiques et par une grande quantité de graisse; en dehors, elle répond au biceps; en dedans, au muscle demi-membraneux. *En bas*, elle repose sur le muscle poplité; en dehors, elle est en rapport avec le jumeau externe; en dedans, avec l'interne. Au quart supérieur de la jambe, elle se divise en péronière et tibiale postérieure. Les rapports de l'artère poplitée avec le nerf sciatique poplité interne et la veine sont très importants. Ces trois parties sont situées de manière à représenter un plan incliné d'arrière en avant et de dehors en dedans, le nerf étant le plus superficiel et le plus externe, l'artère la plus interne et la plus profonde, et la veine étant entre le nerf et l'artère et sur un plan intermédiaire. Elle couvre l'artère si elle est pleine de sang. — *Muscle poplité* (*fémoro-poplitibial*, Ch.). Muscle qui s'étend du condyle externe du fémur au bord interne et à la ligne oblique du tibia. — *Nerf poplité*. V. SCIATIQUE (*Nerf*). || *Anévrysme poplité*. Anévrysme artériel ou artérioso-veineux développé sur le trajet de l'artère poplitée. Les *anévrysmes artériels* de l'artère poplitée sont très fréquents, et paraissent résulter de la combinaison d'une altération des tuniques avec un mouvement forcé de l'articulation (extension plus souvent que flexion). Le début se manifeste par divers accidents de compression : gêne douloureuse et raideur dans le genou, œdème du pied, fourmillements dans la jambe; plus tard, outre les signes ordinaires des anévrysmes, on peut observer des complications articulaires (hydarthrose, arthrite), ou ganglionnaires (adénites inguinales, poplitées, etc.). La gangrène survient ici plus souvent que dans tout autre anévrysme, par oblitération de la veine correspondante. La guérison spontanée est rare; la terminaison se fait ordinairement par rupture du sac sous la peau, sous l'aponévrose, ou dans l'articulation, et est presque toujours mortelle. L'anévrysme poplité circonscrit se prête très bien à la compression indirecte, digitale ou mécanique, et à la compression directe, par flexion forcée : si les deux méthodes de compression ont échoué, il est nécessaire de recourir à la ligature de l'artère fémorale, au milieu de la cuisse ou au-dessus de l'anneau du troisième adducteur. La transformation de l'anévrysme circonscrit en anévrysme diffus est une indication d'amputation immédiate toutes les fois qu'il y a menace de gangrène : les suppurations articulaires, les altérations osseuses graves, nécessitent aussi l'amputation. Contre l'*anévrysme artérioso-veineux*, il faut mieux se borner à faire porter un bas élastique que

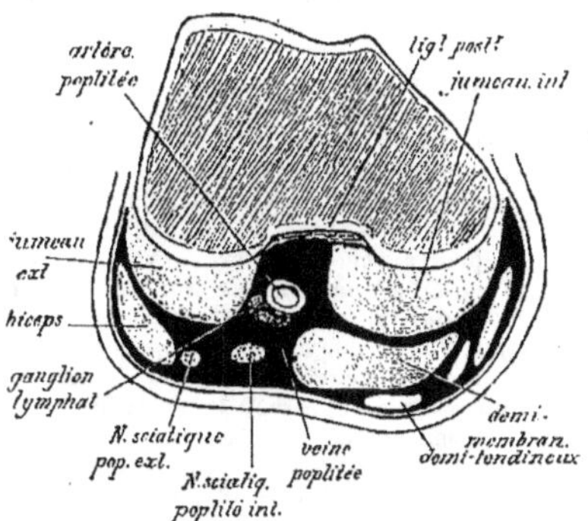

Fig. 586. — Coupe schématique du creux *poplité*.

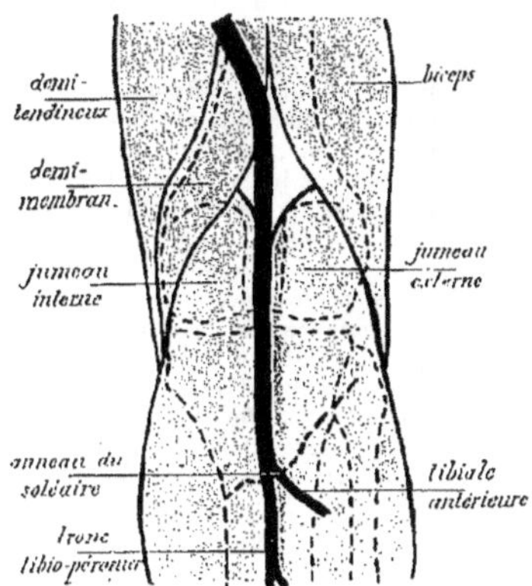

Fig. 587. — Schéma de l'artère *poplitée*.

de tenter la compression : si la tumeur faisait des progrès inquiétants, il faudrait lier l'artère au-dessus et au-dessous du sac sans toucher à celui-ci.

POPULAGE. s. m. [*souci d'eau*, *bassinet des marais*]. Nom vulgaire de *Caltha palustris*, dont les boutons à fleurs sont un condiment, comme les câpres.

POPULAIRE. adj. — *Maladies populaires.* Celles qui sont endémiques et épidémiques. — *Remèdes populaires.* V. Erreur, Médecine, Préjugé et Remède.

POPULATION. s. f. [*populus*, all. *Bevölkerung*, angl. *population*, it. *popolazione*, esp. *poblacion*]. Nom collectif qui désigne l'ensemble des individus qui *peuplent* un territoire. La population est l'élément dont la *démographie* entreprend d'étudier : 1° l'état ; 2° les mouvements. L'état d'une population comprend le nombre, la densité, les rapports des âges, des professions, des sexes, l'état civil, enfin la force, en nombre et en grandeur, de tous les attributs physiques, moraux et intellectuels. Les mouvements de population comprennent l'étude de tous les phénomènes périodiques : *natalité*, *mortalité*, *mariages*, *migrations*, etc., qui peuvent changer les rapports constitutifs de son état. La connaissance du nombre des vivants, leur distribution à chaque âge par sexes et par professions, mais surtout par âges, est la base de toute connaissance démographique. Les perturbations éprouvées par les générations dans le cours de leur durée sont trop multiples, trop irrégulières, ont trop échappé aux registres et aux enquêtes, pour que la distribution par âges puisse être trouvée par théorie ou même par tâtonnement. Pour comprendre cette indétermination, il faut considérer que la population de chaque âge a pour origine un chiffre de naissances qui date, d'hier pour les plus jeunes, d'un siècle pour les centenaires, d'un demi-siècle pour ceux de cinquante ans, etc. ; — que les proportions de ces naissances sont souvent très différentes, et en outre, — que chacune de ces descendances a été décimée par des causes complexes, diverses, et nullement comparables, que, par conséquent, les vivants qui surnagent maintenant à chaque âge $P_1, \ldots, P_{10}, \ldots, P_{20}, \ldots, P_{21}, \ldots, P_{30}, \ldots, P_{50}, \ldots, P_{51}, \ldots, P_{52}, \ldots, P_{70}, \ldots$, ne constituent pas une succession dont chaque terme trouve sa raison dans ses antécédents, mais est un résultat complexe des causes variables qui viennent d'être indiquées. La mortalité, qui, par exemple, a décimé le premier âge de ceux qui ont aujourd'hui soixante et soixante-dix ans, peut être fort différente de celle qui agit sur les premières années des enfants d'aujourd'hui. Ainsi les groupes de population à chaque âge pn, dont la somme constitue la population générale P, sont presque comme des étrangers que les hasards des temps ont rapprochés, mais dont les grandeurs démographiques résultent des aventures différentes supportées par chacun. Cependant il n'en est pas de même de la population actuelle aux premiers âges $p_{0-1}, p_{1-2}, \ldots, p_{5-6}$. Ces groupes résultent du nombre S_0 des naissances vivantes, diminué des nombres de décès à chaque âge, $d_{0-1}, d_{1-2}\ldots, d_{5-6}$, qui nous sont connus, et sont sensiblement constants ; les migrations sont peu sensibles, s'il s'agit d'un grand territoire (on peut d'ailleurs tenir compte de la progression de S_0 si elle est notable) ; dès lors les documents de l'état civil permettent de calculer la population des premiers âges. Ainsi, connaissant S_0 et $d_{0-1}, d_{1-2}, \ldots, d_{5-6}$ de la même période, on a $S_0 - d_{0-1} = S_1$; de même $S_1 - d_{1-2} = S_2$, ainsi de suite, les termes S_0, S_1, S_2, $S_3, \ldots$ (qu'il ne faut pas confondre avec la population à chaque âge $p_{0-1}, p_{1-2}, \ldots$) étant les nombres de ceux auxquels il est donné : de naître vivants ; de toucher *à la fin* de leur première, de leur seconde, de leur troisième année ; on les appelle encore les survivants à l'accouchement, — à un an, — à deux ans, etc. Cependant ces survivants, qui ont précisément 1, 2, etc., ans révolus, ne sont pas la population ; $p_{0-1}, p_{1-2}, \ldots$ sont les nombres de ceux dont, en un jour quelconque de l'année, l'âge est compris entre 0 et 1 an, entre 1 et 2 ans, etc., entre 5 et 6 ans. Mais ce nombre p_{5-6}, par exemple, est nécessairement compris entre S_5 et S_6, et l'on a $P_{5-6} = (S_5 + S_6) \times 0,5$. Si la mortalité de la première année était également répartie entre chaque mois d'âge, on aurait de même $P_{0-1} = (S_0 + S_1) \times 0,5$. Mais cette uniformité n'existe pas : le premier mois, la première semaine sont le plus chargés de décès ; plus des 0,7 des décès de la première année ont lieu avant le sixième mois. On se rapproche de la vérité en posant $P_{0-1} = (S_0 + S_1) \times 0,478$ et $p_{1-2} = (S_1 + S_2) \times 0,498$ - le reste comme la formule p_{5-6}. D'ailleurs les irrégularités, les inconnues, les mouvements des naissances, de la mortalité, etc., permettent rarement de continuer ainsi au delà de cinq à six ans. On peut et l'on doit avec ces formules contrôler les recensements des premiers âges. C'est par elles que nous nous sommes assuré que le recensement français de 1851, qui ne paraît pas plus mauvais qu'un autre, avais omis environ 350000 enfants dans la première année de la vie et 300000 de 0 à 7 ans (sans préjudice des erreurs aux autres âges) ; que le recensement de la même année en Angleterre avait omis 35000 enfants de 0 à 1 an ; que celui de la Suède n'en avait point omis, etc. Cette distribution de la population suivant les âges est une considération aussi importante pour l'économiste que pour le physiologiste. Le premier appréciera la vigueur réelle d'un pays, sa force pour la défense et pour le travail, non par le nombre absolu des vivants, mais par le nombre de ceux arrivés aux âges de travail et de production, et par le rapport de ces producteurs avec les impubères, qui ne sont que consommateurs. Le second, en comparant ces vivants à chaque âge avec les décès aux mêmes âges, reconnaîtra le coefficient de mortalité propre à chaque groupe d'âge. Il ne s'en laissera pas imposer par une mortalité générale un peu lourde qui pourrait être due seulement à un grand nombre de jeunes enfants, ou inversement (à défaut de distribution par âges, la considération de la natalité, comparée à la mortalité, pourrait encore l'avertir) (V. Natalité, Mortalité, et Tables). Au point de vue économique, sur 1000 vivants, la France en compte 531 de 20 à 60 ans, et l'Angleterre 476. *L'âge moyen de la population*, surtout au point de vue économique et politique, est une bonne mesure qui résume en un seul terme la force d'une population ; cet âge moyen est actuellement (1861) en France environ de 31ans,15 (V. Vie). Tout ce qui concerne l'état de la population : nombre absolu, rapport des âges, etc., n'a pu être déterminé que par les recensements. La statistique humaine n'offrira aux économistes, aux physiologistes, aux hygiénistes, à l'administration elle-même, une base solide et féconde, que par un fonctionnement permanent, régulier, des registres de population, où chaque citoyen soit immatriculé avec son âge, sa profession, ses principaux attributs. Ces registres de population, depuis longtemps tenus en Suède, aujourd'hui en Belgique, compléteraient notre état civil, et permettraient de résoudre en très peu de temps un grand nombre de problèmes sociaux. Avec l'incertitude du nombre des vivants dans chaque groupe, toute solution démographique devient incertaine au même degré. La tenue des registres de population qui donneraient les professions avec les détails d'âge, de sexe, de cause de mort, etc., serait de la plus haute importance pour l'hygiène publique, et pour les sciences qui ont l'homme pour objet. Ces documents font défaut, et les dénombrements n'y suppléent qu'imparfaitement. En France, à la date de 1856, sur 1000 vivants de tout âge et de tout sexe, 530 subsistaient par l'agriculture, 292 par l'industrie, 46 par le commerce, 15 par les professions libérales, 12 par les armes; 11 étaient attachés à l'administration, 4 à l'autel; enfin 90, rentiers, sans profession et vagabonds. La *densité* de la population (nombre des vivants dans l'unité de surface) est encore un élément très important d'étude. Cette densité est variable : en France on compte 68 habitants par kilomètre carré ; en Belgique, 151 ; en Angleterre, 129; en Écosse, 36 ; en Suède, 8, etc. L'*accroissement* de la population résulte de la balance des naissances avec les décès, et de celle des immigrations avec les émigrations. Mais les enquêtes statistiques n'enregistrent encore que le premier élément, ce qui empêche de pouvoir contrôler les dénombrements périodiques par la confrontation des accroissements qu'ils annoncent avec ceux qui résultent de cette balance. Quand un excès des naissances sur les décès se prononce davantage dans une population, ce mouvement peut résulter d'une plus grande natalité ou d'une plus faible mortalité. C'est donc surtout en comparant ces deux coefficients (V. MORTALITÉ et NATALITÉ) que l'on peut apprécier la manière dont s'accroît une population. La cause intime de cet accroissement ne résulte pas en effet de la fécondité ou aptitude virtuelle à la reproduction : cette aptitude est toujours tenue en bride par les conditions de l'existence qui sont les subsistances procurées par le travail. Lorsqu'une nouvelle source de travail est ouverte ou que les sources connues s'élargissent, la natalité se développe en conséquence. Mais certaines races ont un autre génie : leurs populations, plus avides de bien-être, de confort, emploient ce supplément de ressources à augmenter leur aisance, leur vitalité, leur instruction, et très peu à accroître le nombre de leurs enfants; ils préfèrent la qualité au nombre. Nos départements normands *non manufacturiers* offrent un exemple de cet emploi de l'accroissement de la richesse ; c'est que ce résultat est surtout obtenu quand la richesse ne peut être que lentement acquise, et par l'industrie, la spontanéité de chacun. Alors c'est moins la population générale qui augmente que le nombre des adultes. Ainsi la population anglaise, déjà si dense, s'accroît toujours, sollicitée par les travaux croissants de sa grande industrie mais sur 1000 vivants, elle en a 548 au-dessus de vingt ans. Depuis près d'un demi-siècle, l'accroissement du Calvados est très lent, semble s'arrêter; mais sur 1000 vivants, il en a 681 au-dessus de vingt ans, et la France en moyenne 638. C'est entre ces deux modes d'accroissement (exclusivement par la vitalité, exclusivement par la natalité) que se tiennent la plupart des nations de l'Europe, chacune suivant son génie, ses mœurs et ses conditions antérieures d'existence, inclinant plus, les unes vers l'accroissement lent par augmentation de la vitalité et par suite des adultes, les autres vers un accroissement rapide par la natalité. Quelques rares contrées doivent à leur faible densité, et sans doute à de bonnes conditions intrinsèques, de pouvoir se développer avec succès par la natalité et la vitalité, telle est la Suède. L'accroissement annuel des populations varie depuis 0 jusqu'à 3 et 4 p. 100 (États-Unis, Canada). En France, pour la dernière période décennale (1891-1900), il ne dépassait pas 0,06 p. 100. Postérieurement elle s'est élevée à 0,19 p. 100. Quelques populations même sont saisies d'un mouvement de décroissance, par suite de mauvaises conditions météorologiques (Islande, Martinique), ou économiques (îles Ioniennes, Irlande), qui amènent d'énervantes émigrations, ou une profonde altération des deux sources qui président à l'accroissement de la population, la natalité et plus souvent la vitalité. Il résulte de ces considérations que les calculs des époques de doublement de la population d'après leur coefficient d'accroissement annuel sont dépourvus de toute valeur effective; car ces coefficients que l'on suppose constants varient sans cesse, et diminuent à mesure que la densité de la population augmente ; et l'on ne peut pas plus supposer l'extension indéfinie et toujours égale des subsistances, que la fin de toute aspiration progressive vers une aisance croissante. V. MARIAGE, MORTALITÉ, NATALITÉ, TABLES et VIE (Bertillon).

POPULÉUM. s. m. [de *populus*, peuplier; *Pappelsalbe*, angl. *poplarsalve*, it. *populeone*, esp. *populeon*]. Onguent composé de : bourgeons de peuplier, 800 gr. ; axonge, 4000 gr. ; feuilles récentes de pavot noir, de belladone, de jusquiame et de morelle noire, ãã 500 gr. Il est employé comme calmant; on l'applique sur les tumeurs hémorroïdales, sur les gerçures du sein, etc.

POPULINE. s. f. [all. *Populin*, *Benzosalicin*, angl. *popline*, it. et esp. *populina*] ($C^{40}H^{22}O^{16}$). Matière cristallisable (Braconnot) des feuilles et de l'écorce du peuplier, et accompagnant la salicine. Blanche, de saveur sucrée douceâtre; peu soluble dans l'eau, soluble dans l'alcool. Elle brûle au feu avec flamme, donne par l'acide nitrique de l'acide oxalique. C'est une glycoside : les acides la transforment en acide benzoïque, salirétine et glycose.

PORE. s. m. [*porus*, du grec πόρος, trajet, passage ; all. et angl. *Pore*, it. et esp. *poro*]. Nom de petits espaces ou interstices, qu'on suppose séparer les molécules intégrantes des corps, et qui rendraient ces corps perméables. — Nom donné à des orifices existant sur toutes les parties du corps vivant, auxquels on attribuait la fonction d'absorber ou d'exhaler, mais qui ne sont que les ouvertures des glandes sudoripares. Dans l'épaisseur des tissus, les éléments sont immédiatement contigus, intriqués ou imbriqués; ils ne laissent pas entre eux de *pores*, *lacunes* ou *canalicules*, et ce n'est point entre eux que passent les fluides qui y portent la nourriture et y entretiennent la vie; ces fluides les pénètrent et les traversent par endosmose. — *Pore du goût*. V. BOURGEON *du goût*.

PORENCÉPHALIE. s. f. (Heschl) [de πόρος, cavité, et ἐγκέφαλος, cerveau]. Encéphalopathie infantile, caractérisée par la formation d'excavations s'ouvrant comme des cratères à la surface des hémisphères cérébraux. La *porencéphalie* est dite *vraie* quand l'excavation ou *porus* communique avec la cavité du ventricule latéral. Cette variété est toujours congénitale; elle est due à un arrêt de développement du cortex, le plus souvent dans le territoire de l'artère sylvienne, d'où l'hypothèse de l'origine vasculaire. La pie-mère passe comme un pont au-dessus de la cavité. Les circonvolutions voisines se dirigent en rayonnant vers les bords de l'excavation. La cavité elle-même a la forme d'un entonnoir, dont l'orifice inférieur ou *porus* proprement dit est régulièrement arrondi. Cette lésion est accompagnée d'autres anomalies autour de l'excavation dues au même arrêt de développement. La fausse porencéphalie ou *pseudo-porencéphalie*, est caractérisée par une dépression siégeant aussi sur le cortex, mais ne communiquant pas avec le ventricule latéral; il n'y a pas de modifications de la morphologie des circonvolutions voisines. C'est une formation kystique à une ou plusieurs loges contenue dans la pie-mère. Cette lésion peut être congénitale, mais souvent elle est acquise ; elle entraîne à sa suite des dégénérations secondaires variables suivant son siège. Elle est consécutive à des lésions en foyers, hémorragies, ramollissement; mais comme on considère aujourd'hui que ces lésions en foyers sont rares chez l'enfant, l'origine en reste souvent inconnue.

POREUX, EUSE. adj. [*pumicosus*, *fistulosus*, all. *porös*, angl. *porous*, it. et esp. *poroso*]. Se dit d'un corps dont la surface est percée de trous, comme ceux des vaisseaux des plantes sur une coupe de bois, ou dont les parties laissent entre elles de notables distances. — *Canaux poreux*. Nom impropre donné aux canalicules vasculaires.

des os (canaux de Havers) et des cartilages d'ossification.

PORLA (Suède). *Eaux crénatées ferrugineuses*, froides : 9°.

PORNOGRAPHIE. s. f. [*pornographia*, de πόρνη, prostituée, et γράφειν, décrire]. Description des prostituées par rapport à l'hygiène publique. V. PROSTITUTION.

POROCÈLE. s. f. [*porocele*, de πῶρος, callosité, et κήλη, hernie; all. *Steinbruch*, *Steingewächsbruch*, angl. *porocele*, it. et esp. *porocele*]. Hernie scrotale dont les enveloppes sont épaissies et comme calleuses.

POROKÉRATOSE. s. f. [de πῶρος, callosité, et *kératose*]. Affection cutanée caractérisée par des taches circulaires de dimensions variables, au niveau desquelles la couche cornée est épaissie et squameuse ; chaque tache a un centre déprimé, et un bourrelet périphérique acuminé (Mibelli).

POROMA. s. m. [πώρωμα, de πῶρος, callosité, et la terminaison *ôme*]. Excroissance produite par la callosité de l'épiderme.

POROMPHALE. s. f. [*poromphalus*, de πῶρος, callosité, et ὀμφαλός, ombilic; all. *Nabelsteinbruch*, angl. *poromphalus*, it. et esp. *poronfalo*]. Hernie ombilicale compliquée de callosités.

POROSE. s. f. [de πόρος, cavité]. Altération qui consiste dans l'existence de cavités arrondies plus ou moins nombreuses siégeant à même la substance cérébrale, d'où les noms de *dégénérescence kystique* ou *état de fromage de gruyère*, qu'on lui a donnés. Ces cavités ont un volume variant de celui d'un grain de chènevis à celui d'un haricot ou d'une petite noisette ; elles sont comme taillées à l'emporte-pièce, et sont vides ou remplies d'une sorte de gelée ; examinée au microscope, la paroi ne présente aucune modification histologique appréciable (Arnold Pick). Elles siègent de préférence dans la substance blanche des hémisphères, mais se rencontrent aussi dans les ganglions centraux, les pédoncules, le cervelet. Ces cavités sont considérées par beaucoup d'auteurs (A. Pick) comme une dilatation des espaces lymphatiques ; elles représentent purement et simplement pour P. Marie une altération cadavérique ; en effet, elles se rencontrent uniquement dans les autopsies faites en été, elles ne donnaient lieu à aucun symptôme pendant la vie, même quand on les trouve dans le pédoncule. Elles sont dues probablement au développement de microbes anaérobies, et ce sont les gaz produits par ces microbes qui refoulent la substance cérébrale et déterminent la formation de la cavité.

POROSITÉ. s. f. [*raritas*, all. *Porosität*, angl. *porosity*, it. *porosità*, esp. *porosidad*]. Qualité des corps poreux. V. PORE.

POROTIQUE. adj. et s. m. [de πῶρος, cal, durillon ; angl. *porotic*, it. et esp. *porotico*]. Se disait autrefois des substances qu'on croyait propres à favoriser la formation du cal.

PORPHYRE. s. m. [*porphyrites*, de πορφύρα, pourpre, parce que le plus beau porphyre est rouge (l'autre espèce est noire) ; all. *Porphyr*, angl. *porphyry*, it. et esp. *porfido*]. Roche à pâte d'*eurite* ferrifère (silicate de chaux et de fer) ou d'*albite* (silico-aluminate de soude et de potasse), renfermant des cristaux de *feldspath* (silico-aluminate de potasse), très dure, susceptible du plus beau poli. — *Porphyre*. Petite table de cette pierre sur laquelle les pharmaciens pulvérisent très finement les substances à l'aide d'une petite masse de même matière et de forme conique, nommée *molette*, qu'on fait mouvoir circulairement. ‖ Par extension, on a conservé le nom de *porphyres* à ces instruments, lors même qu'ils sont de granit, de verre ou de marbre.

PORPHYRINE. s. f. Alcaloïde extrait par Hesse, avec la *chlorogénine*, d'une écorce d'Australie. Substance amorphe ; cristallisable dans l'alcool en prismes blancs, fusibles à 87° ; amère, soluble dans l'eau, l'alcool et l'éther.

PORPHYRISATION. s. f. [*lævigatio*, all. *Zerreiben*, angl. *porphyrisation*, it. *porfirizzazione*, esp. *porfirizacion*]. Action de broyer une substance pour la réduire en poudre très fine.

PORPHYRISÉ, ÉE. adj. Se dit d'une substance réduite en poudre très fine.

PORPHYROXINE. s. f. [angl. *porphyroxin*, *opine*]. Alcaloïde qui existerait dans l'opium de Smyrne, d'après Marck. Son existence est douteuse. Hesse la regarde comme un mélange de laudanine, méconidine, etc.

PORRACÉ, ÉE. adj. [*porraceus*, de *porrum*, poireau ; πρασοειδής, all. *lauchgrün*, angl. *porraceous*, it. *porraceo*]. Se dit de la bile, des crachats, des vomissements, qui ont une couleur verte semblable à celle du poireau.

PORREAU. s. m. V. POIREAU.

PORRETTA. (Italie, Bologne). *Eaux chlorurées sodiques*, *sulfureuses*, chaudes, 33 à 35°, contenant pour une minéralisation totale de 9 gr., 8gr,2 de chlorure de sodium, 0,56 de bicarbonate de chaux, soude et magnésie, 0,10 de bromure de sodium et 0,08 d'iodure de sodium, 1 centimètre cube à 13 centimètres cubes, suivant la source, d'hydrogène sulfuré libre, et du carbure d'hydrogène inflammable. Altitude : 370 mètres. Cette eau, prise en boisson, est purgative et diurétique. On l'emploie dans la lithiase biliaire, la congestion du foie, les hémorroïdes ; on l'utilise en bains dans l'eczéma et le rhumatisme. Établissement : 30 juin au 30 septembre.

PORRIGINEUX, EUSE. adj. [de *porrigo*, crasse ou teigne ; all. *hautkleienartig*, it. et esp. *porriginoso*]. S'est dit d'une espèce de teigne.

PORRIGO. s. m. [*porrigo*, de *porrigere*, étendre ; all. *Hautkleie*, angl. *porrigo*, *ringworm of the scalp*, *scald head*, it. *porrigine*, esp. *porrigo*]. Mot employé par certains auteurs comme synonyme de *pityriasis*. ‖ D'après Willan, *porrigo*, affection contagieuse, caractérisée par une éruption de pustules qui se couvrent de croûtes jaunâtres, ayant de la tendance à s'étendre, sans fièvre. On a décrit : 1° le *porrigo contagiosa* ou *larvalis*, forme d'*impétigo* ; — 2° le *porrigo furfurans* ou *amiantacé*, qui semble correspondre à la teigne tondante ; — 3° le *porrigo granulata*, qui n'est qu'une dermite impétigineuse causée par la phtiriase du cuir chevelu ; — 4° le *porrigo lupinosa*, *favosa*, *scutulata*, *squarrosa* (V. FAVEUX) ; — 5° le *porrigo decalvans* (Willan et Bateman) qui correspond à la pelade. C'est par suite d'une confusion que certains auteurs, entre autres Gruby, ont pris le terme de *porrigo decalvans* comme désignant la teigne tondante et non la pelade ; aussi, décrivant le parasite du *porrigo decalvans*, Gruby ne parlait pas du parasite cause de la pelade, comme on l'a cru pendant cinquante ans, mais bien de celui de la teigne tondante.

PORRIGOPHYTE. adj. et s. [de *porrigo*, et φυτόν, végétal]. Le *Trichophyton*.

PORRO (chirurgien de Pavie). — *Opération de Porro*. Opération césarienne, suivie de l'amputation utéro-ovarique.

PORTE. adj. et s. f. [*porta*, πύλη, all. *Pforte*, angl. *port*, it. *porta*, esp. *puerta*]. — *Appareil porte* ou *vaisseaux portes*. Nom donné aux parties de l'appareil circulatoire qui sont intermédiaires entre deux réseaux de capillaires. Cette disposition se rencontre en deux points de l'économie chez l'homme, qui possède : 1° un *appareil porte rénal*, dans lequel le vaisseau efférent du glomérule de Malpighi joue le rôle de *vaisseau porte*, puisqu'il fait suite aux capillaires du glomérule et donne, à son tour, naissance aux capillaires qui se continuent avec les veines rénales (V. REIN) ; 2° un *appareil porte intestinal* ou *hépatique*, encore appelé : *système de la veine porte*, ou *système veineux abdominal*. C'est un appareil de veines à sang noir placées dans l'abdomen et interposées à deux ordres de capillaires que réunit un tronc commun (fig. 588 1, 2). De ces deux ordres de capillaires, l'un a son origine dans tous les organes renfermés dans la cavité abdominale (excepté les reins, la vessie et l'utérus), et ramène au foie le sang de la rate

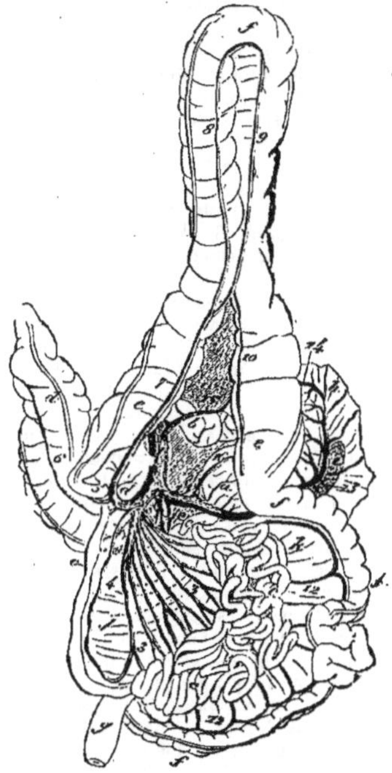

Fig. 588. — Veine *porte*.

(fig. 588) (*i*), du pancréas, de l'estomac (*a*) et de l'intestin (3, 4, 5, 6, 7, 8, 9, 10, 11, 12, 13, 14, 15 et 16); (*b* est le duodénum; *c*, l'intestin grêle; *d*, le cæcum; *ef*, le côlon; *g*, le rectum; *h*, une portion du grand épiploon; *j*, le mésentère). Ces ramifications se réunissent en deux branches principales, les veines splénique (13) et mésentérique supérieure (17) dont l'union forme le tronc de la veine porte (1, 2). Ce tronc se dirige obliquement de bas en haut, de gauche à droite, et un peu d'avant en arrière, vers le foie: il est placé d'abord en avant de l'hiatus de Winslow, derrière l'extrémité droite du pancréas et la seconde portion du duodénum; il s'engage ensuite dans l'épiploon gastro-hépatique qu'il parcourt jusqu'au hile du foie; dans cet épiploon il se trouve situé en arrière de l'artère hépatique qui est à gauche, et du canal cholédoque, qui est à droite; il reçoit dans ce trajet la veine coronaire stomachique, la veine pylorique et la veine cystique. Parvenu dans le sillon transverse du foie, il se partage en deux branches (en C, fig. 588) qui se séparent à angle droit, de manière à former un canal unique horizontal que l'on appelle *sinus de la veine porte*. La branche droite de cette bifurcation, plus courte et plus volumineuse que la gauche, pénètre dans le lobe droit du foie et s'y ramifie. La branche gauche se porte horizontalement à gauche jusqu'au sillon de la veine ombilicale dont elle n'est que la continuation chez le fœtus (comme on le voit dans la figure 589, où BD représente le *canal veineux* continuant la veine ombilicale A directement jusqu'à la veine cave E, canal qui s'oblitère et devient fibreux après la naissance); elle s'enfonce ensuite dans le lobe gauche du foie, où elle se divise à l'infini (V. FOIE). La *veine porte* représente donc un arbre vasculaire dont les radicules sont dans les intestins, la rate et le pancréas, dont les ramuscules terminaux sont dans le foie, et dont le tronc, intermédiaire aux uns et aux autres, n'a guère que 11 à 14 centimètres de longueur. Le nom de *veine porte abdominale* est donné à la portion intestinale de ce système (fig. 588), et celui de *veine porte hépatique* (fig. 589, BF) à la portion qui commence au sinus et qui distribue dans le foie le sang qui lui transmet la portion

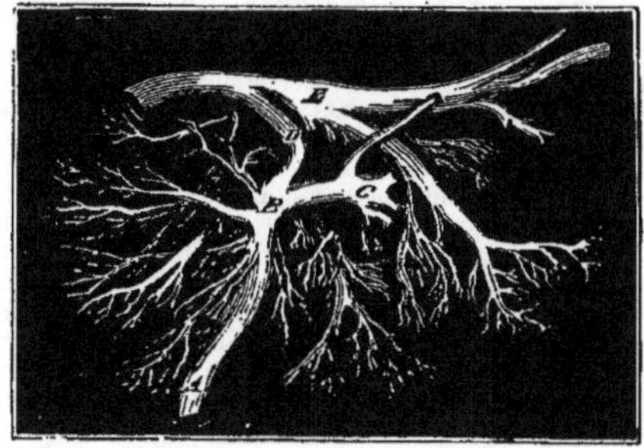

Fig. 589. — Veine *porte*.

abdominale (C). Lorsqu'on suit, dans le foie, la veine porte, on voit qu'elle se divise, comme une artère, en rameaux de plus en plus petits, qui se continuent par l'intermédiaire des capillaires avec les veines *sus-hépatiques* (G, H) qui vont dans la veine cave inférieure (E). Chez certains animaux, elle communique encore avec la veine cave par de très petites branches s'abouchant directement dans le tronc de cette veine (Cl. Bernard). Cette disposition se voit très bien à l'œil nu sur le cheval et le mouton; ici, un certain nombre de rameaux de la veine porte s'épuisent dans la substance hépatique, tandis que d'autres passent directement sur la face extérieure de la veine cave inférieure, dans la cavité de laquelle ils s'enfoncent brusquement; le système de la veine porte et celui de la veine cave communiquent donc directement, de sorte qu'une partie du sang de la veine porte peut passer dans le système veineux général sans traverser le tissu capillaire du foie. Chez l'homme, ces anastomoses directes entre la veine porte et la veine cave n'ont pas été retrouvées; par contre, Sappey a décrit un certain nombre de *veines portes accessoires*, qui ont été classées par cet auteur en cinq groupes: le groupe gastro-hépatique est formé de veinules venant de la petite courbure de l'estomac et suivant l'épiploon gastro-hépatique; le groupe cystique comprend dix à douze veinules venant du fond de la vésicule biliaire; le groupe des veinules nourricières émane des parois de la veine porte, de l'artère hépatique et des conduits biliaires; le groupe du ligament suspenseur du foie est formé de veinules venant de la partie médiane du diaphragme et communiquant avec les veines diaphragmatiques; enfin le groupe para-ombilical comprend les veines venant de la partie sus-ombilicale de la paroi antérieure de l'abdomen et communiquant à leur origine avec les veines épigastriques, mammaires internes et tégumentaires abdominales. Ces veines portes accessoires se réunissent, comme la veine porte, en petits troncs qui se ramifient dans le foie et aboutissent aux veines sus-hépatiques; elles constituent donc des anastomoses entre le système de la veine porte et le système veineux général, peuvent servir au rétablissement de la circulation dans le premier de ces systèmes, et prennent un développement anormal quand cette circulation est embarrassée, comme dans le cas de cirrhose du foie. Ces anastomoses existent encore au niveau du cardia, où les radicules d'origine de la coronaire stomachique s'abouchent avec les veines œsophagiennes, branches des intercostales, et avec les veines diaphragmatiques supérieure et inférieure, branche de la veine cave supérieure et de la veine cave inférieure, au niveau du rectum, par l'intermédiaire de l'hémorroïdale supérieure, branche d'origine de la mésentérique supérieure, qui s'anastomose avec les hémorroïdales moyenne et inférieure, branches de l'hypogastrique; elles se font aussi par le système de Retzius formé de veinules qui, parties des parois de l'intestin, vont à la veine cave, et par le système porto-rénal de Lejars, qui consiste en anastomoses entre la veine rénale gauche et la mésentérique inférieure, et en branches des veines coliques allant à la capsule adipeuse du rein. Les fonctions de la veine porte sont évidemment corrélatives à celles du foie, c'est-à-dire à la sécrétion de la bile ou de la substance glycogène; cette veine constitue le vaisseau fonctionnel du foie, c'est-à-dire que le sang qu'elle apporte à cet organe est destiné à subir des modifications nécessaires pour la vie de l'organisme, tandis que l'artère hépatique est le vaisseau nourricier. Elle est chargée d'amener au foie le sang qui vient de recevoir les éléments apportés par le tube digestif, et absorbés au niveau de l'intestin, et à le modifier avant qu'il n'aille rejoindre la circulation générale et qu'il se mette en contact avec l'intimité des tissus. V. Bile, Foie et Glycogénie. — Chez les oiseaux, il y a une anastomose volumineuse entre la portion mésentérique de la veine porte et la veine cave, ce qui fait que, dans certaines conditions, une partie du sang de la veine porte intestinale peut arriver au cœur sans traverser le foie. De plus, chez ces animaux, Cl. Bernard a montré l'existence d'un véritable *appareil porte rénal* (*système veineux de Jacobson*) qu'il a étudié sur le coq et qui est analogue à l'appareil porte intestinal: il est représenté, à son origine, par les veines dites caudales, dont la réunion forme deux troncs qui pénètrent dans les reins, où elles se distribuent à la manière des branches de la veine porte hépatique dans le foie, tandis que d'autres branches leur faisant suite par les capillaires ramènent le sang dans la veine cave à la manière des veines sus-hépatiques dans le foie. — *Éminences portes antérieure* et *postérieure*. Le *lobe carré* et le *lobe de Spigel* du foie. — *Sillon de la veine porte*. Le *hile* ou *sillon transversal* du foie.

PORTE-AIGUILLE. s. m. [all. *Nadelhalter*, it. *portaago*, esp. *porta-ajugas*]. Instrument dont on se sert pour tenir les aiguilles lorsqu'elles sont si fines qu'on ne saurait les saisir avec les doigts, ou lorsqu'il s'agit de pratiquer des sutures dans les parties où les doigts du chirurgien ne sauraient pénétrer ou manœuvrer avec facilité. C'est une tige de métal, longue de 5 à 6 centimètres, fendue dans presque toute sa longueur en deux branches, pour former une espèce de pince qui se ferme par le moyen d'un anneau coulant. Chaque branche est creusée longitudinalement pour loger la tête de l'aiguille: elles se tiennent écartées par leur propre ressort; elles se rapprochent et serrent l'aiguille quand on glisse l'anneau en avant. Le manche de la tige est creux, et garni, dans sa cavité, de trous par lesquels on pousse l'aiguille en cas de besoin. La pince à verrou peut remplacer cet instrument.

PORTE-BOUGIE. s. m. [all. *Bougieleiter*, angl. *bougie-pipe*, esp. *porta-candellilas*]. Canule d'argent semblable à celle du trocart, mais plus longue. Cet instrument sert à conduire les bougies dans l'urètre pour le dilater.

PORTE-CAUSTIQUE. s. m. [esp. *portacaustico*]. Instrument dont on se sert pour porter un caustique dans une cavité, spécialement pour cautériser une région limitée, sans toucher aucun autre point.

PORTE-CAUTÈRE. s. m. Instrument servant à isoler les rhéophores du cautère galvanique et à tenir les anses rougies par l'électricité.

PORTE-CORDON. s. m. V. Porte-Lacs.

PORTE-CRAYON. s. m. V. Porte-Pierre.

PORTE-ÉPONGE. s. m. V. Porte-Pierre.

PORTE-FIL et **PORTE-LIGATURE.** s. m. V. Porte-Nœud et Sutureur.

PORTE-LACS. s. m. [esp. *porta-lazos*]. Instrument employé en obstétrique pour porter des lacs sur les membres du fœtus jusque dans l'intérieur de l'utérus.

PORTE-LOUPE. s. m. Support articulé en métal destiné à soutenir les loupes pendant l'examen des objets ou leur dissection.

PORTE-MAIN. s. m. Appareil soutenant la main, recommandé contre le tremblement V. Supporteur.

PORTE-MÈCHE. s. m. [all. *Mecheträger*, esp. *portalechino*]. Tige d'acier ou d'argent, longue de 15 à 16 centimètres, munie d'un bouton à une extrémité et légèrement bifurquée à l'autre, avec laquelle les chirurgiens portaient des mèches de charpie au fond des plaies. On engage dans sa bifurcation la partie moyenne d'une mèche qu'on rabat de chaque côté de la tige, de manière à l'envelopper. Après avoir enduit cette charpie d'un corps gras, on place le bouton du porte-mèche dans la paume de la main, où il est tenu par l'annulaire et le petit doigt; le pouce et le doigt du milieu saisissent et tendent la mèche, et l'indicateur, allongé sur la tige, en dirige l'introduction. L'instrument est ensuite retiré, et la mèche laissée en place. Il n'est plus jamais employé aujourd'hui; on se sert comme mèche de gaze aseptique ou antiseptique que l'on introduit au moyen du stylet.

PORTE-MOXA. s. m. [all. *Moxaring*, esp. *portamoxas*]. Instrument destiné à tenir le moxa appliqué sur la partie qu'on veut cautériser. Le *porte-moxa de Larrey* est un anneau métallique isolé de la peau par trois petits supports de bois d'ébène, et auquel est adapté un long manche. La plupart des chirurgiens se servent simplement d'une pièce à anneau.

PORTE-NŒUD. s. m. [esp. *porta-nodos*]. Instrument destiné à porter une ligature autour du pédicule d'un polype. — Le *porte-nœud de Desault*, modifié par Bichat et par Dubois, consiste en deux canules d'argent, droites, recevant chacune une tige d'acier de 33 centimètres de long sur 5 millimètres de diamètre, fendue à une extrémité, de manière à former deux branches terminées par deux demi-anneaux; l'extrémité opposée porte un cliquet qui s'abaisse par l'effet d'un ressort, et qui s'oppose à ce que l'élasticité des branches fasse redescendre la canule. Lorsqu'on pousse la canule de bas en haut sur les branches de la tige, celles-ci se rapprochent; on passe, dans l'anneau qu'elles forment, un des chefs d'une ligature, qu'on fixe à la partie échancrée de la tige, on engage le second chef de la ligature dans la canule, et on l'arrête à l'un des anneaux de son extrémité inférieure, après avoir rapproché les deux instruments l'un contre l'autre. Ceux-ci ainsi disposés, on fait parcourir à la canule la circonférence du polype, et l'on embrasse son pédicule dans la ligature. V. Serre-Nœud.

PORTE-OBJET. s. m. [all. *Objectträger*]. Lame de verre sur laquelle on place les objets à étudier par *transparence* ou *lumière transmise* avec le microscope. — Lame de verre, coloré ou non, de cire, de bois, de liège, etc., qui sert à porter les objets qu'on examine au microscope à l'aide de la *lumière réfléchie*. — *Porte-objet du mi-*

croscope. La *platine* de cet instrument, sur laquelle on place le porte-objet proprement dit.

PORTE-PIERRE. s. m. [all. *Höllensteinhalter*, angl. *porte-pierre*, it. *porta-pietra*, esp. *porta-piedra*]. Instrument destiné à tenir le crayon d'azotate d'argent ou pierre infernale. Il est formé d'un manche plus ou moins long, et de deux branches métalliques, entre lesquelles se place la pierre, qui est serrée par un anneau coulant.

PORTER. s. m. V. Bière.

PORTE-SONDE. s. m. [all. *Sondenleiter*, it. *portalenta*, esp. *porta-sonda*]. Instrument dont on se sert dans l'opération de la fistule lacrymale selon le procédé de Laforest, pour porter la sonde dans le canal nasal.

PORTEURS D'EAU (Paralysie des). V. Radial.

PORTE-VOIX. s. m. [all. *Sprachrohr*, angl. *speaking-trumpet*, it. *tromba parlante*, esp. *bocina, cerbalana*]. Instrument destiné à porter la voix à de grandes distances. C'est un tube métallique légèrement conique, d'un petit diamètre au niveau de l'*embouchure*, évasé en forme de *pavillon* à l'extrémité opposée. Un porte-voix de $1^m,30$ porte la voix à 414 mètres; un porte-voix de $7^m,80$ porte la voix à 2080 mètres. Dans un porte-voix dont la section moyenne est de 10 centimètres, le son est rendu environ 1600 fois plus fort.

POSITIF, IVE. adj. [*positivus*, all. *positiv*, angl. *positive*, it. et esp. *positivo*]. En électricité, *élément positif*, chaque disque de zinc de la pile galvanique ou de Volta; *état positif*, nom donné, dans l'hypothèse de Franklin, qui regardait le fluide électrique comme un être simple, à l'*état* auquel passe un corps quand il reçoit du dehors une certaine quantité de fluide, qui s'ajoute à celle qu'il possédait déjà, comme il arrive au verre par l'effet du frottement; *fluide positif* (V. Électricité); *pôle positif*, extrémité de la pile galvanique. || *Philosophie positive*. Troisième phase de la philosophie, qui, contrairement aux philosophies théologique et métaphysique, et en raison de l'impuissance où celles-ci ont été de donner la démonstration de leurs principes, renonce à toute recherche de l'absolu, quelque forme qu'il prenne, soit par rapport à l'origine des choses, soit par rapport à leur fin ou but : la philosophie positive est donc toujours relative (V. Philosophie). Distinguant les connaissances abstraites des connaissances concrètes (les premières sont seules du domaine de la philosophie), elle range tout le savoir humain sous six chefs ou sciences qui se suivent et s'enchaînent (V. Science et Série) : 1° la *mathématique*, la plus ancienne de toutes et la plus simple; 2° l'*astronomie*; 3° la *physique*; 4° la *chimie*; 5° la *biologie*; 6° la *sociologie*. Tel est le vaste ensemble trouvé par Auguste Comte, ensemble qui, par soi seul, est pour l'esprit l'enseignement le plus fécond et la méthode la plus sûre. La *sociologie* lui doit aussi ses premiers fondements; ce n'est qu'après l'avoir créée que, ayant pu construire le cycle entier de la science, il a pu aussi construire celui des idées générales ou philosophie.

POSITION. s. f. [*positio*, θέσις, all. *Stellung*, *Lage*, angl. *position*, it. *posizione*, esp. *posicion*]. — *Position dans les maladies.* Étude de l'influence de la pesanteur sur les liquides et les organes mobiles de l'économie, et de la manière dont ceux-ci se comportent selon la position des parties du corps où ils se trouvent. La *position* agit, soit en favorisant ou en neutralisant l'action de la pesanteur sur les liquides; soit en favorisant ou en neutralisant la résistance de certains organes mobiles. Suivant que le corps sera placé dans telle position, la pesanteur agira sur le sang dans telle direction; tantôt elle augmentera l'impulsion du cœur, tantôt elle lui fera obstacle. Dans la pneumonie hypostatique des vieillards ou des sujets débilités condamnés longtemps au *décubitus dorsal*, dans une foule d'affections de nature inflammatoire, érysipèle, phlébite, angioleucite, orchite, adénite, métrite, arthrite, etc., la *position* exerce une action bienfaisante manifeste, encore plus prononcée dans les phlegmons des membres, le panaris, etc., par suite de l'influence de la pesanteur sur le cours du sang : l'*élévation* de l'extrémité du membre est alors la position préférable. Dans l'arthrite, la position donnée à l'articulation affectée a pour résultat tantôt de calmer les douleurs, tantôt d'établir, entre deux surfaces articulaires menacées d'ankylose, des rapports en harmonie avec la fonction du membre, de façon que cette fonction ne soit pas absolument perdue en cas de soudure anormale.

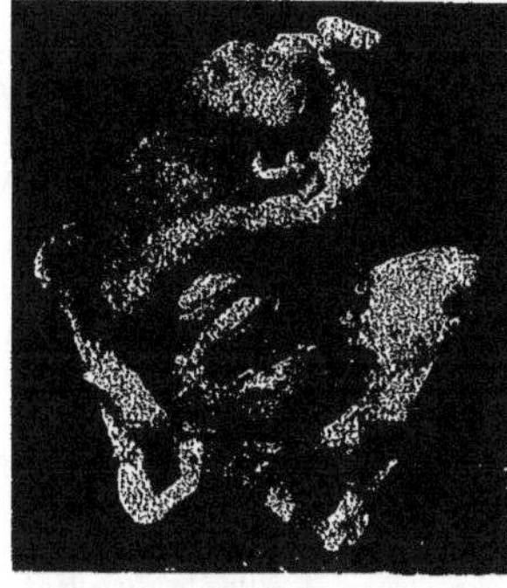

Fig. 590. — Présentation du sommet. *Position* iliaque droite, variété postérieure, occipito-iliaque droite postérieure, O. I, D. P.

Dans la période aiguë de toute maladie articulaire, la position doit avoir pour but principal de relâcher le plus possible les ligaments, ce qui s'obtient par une légère flexion : lorsqu'une articulation devient le siège d'un épanchement, elle se fléchit même contre les lois de la pesanteur. La

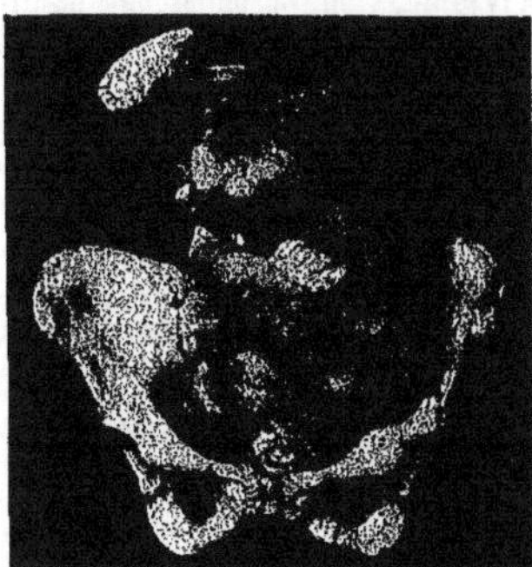

Fig. 591. — *Position* O. I. G. T.

position que prend le patient dans certaines maladies acquiert la valeur d'un symptôme. Dans les crises d'asthme, le malade est assis sur une chaise, le buste penché en avant, les mains appuyées sur ses genoux, afin de favoriser l'action des muscles inspirateurs accessoires. Dans la pleurésie, les malades se couchent au début sur le côté sain, afin d'éviter la douleur que cause la pression; plus tard, le décubitus a lieu sur le côté malade, afin de laisser au côté sain toute l'amplitude de ses mouvements et de parer à la diminution du champ de l'hématose. Toutefois ces règles n'ont rien de fixe. ‖ En chirurgie, *positions du bistouri*. Les différentes manières de tenir cet instrument. *Première position*, le bistouri est tenu comme un couteau de table, le tranchant en bas; *deuxième position*, la même, le tranchant en haut; *troisième position*, le bistouri tenu comme une plume, la pointe en avant, le tranchant en haut; *quatrième position*, la même, le tranchant en bas; *cinquième position*, la même, la pointe en arrière, le tranchant en haut; *sixième position*, le bistouri tenu comme un archet. ‖ En obstétrique, *position*, rapport de la présentation fœtale avec certains points du bassin pris comme points de repère (fig. 590 et 591). Le bassin étant divisé en moitié droite et moitié gauche, on prend comme points de repère les extrémités des diamètres obliques de ce bassin. Sur le fœtus, les points de repère changent suivant les présentations, l'occiput pour le sommet, le menton pour la face, le sacrum pour l'extrémité pelvienne. Pour l'épaule on se guide sur le côté où siège la tête et l'épaule qui se présente. Ces différentes parties du fœtus pouvant se trouver en rapport avec la région antérieure, transversale ou postérieure de la moitié gauche ou droite du bassin (os iliaque), on a ainsi :

Prés. du sommet.....	Position OIG.	antérieure... transversale. postérieure..	Se reconnaissent à la situation de la fontanelle postérieure ou occipitale.
—	OID.	antérieure... transversale. postérieure..	
Prés. de la face.......	Position MIG.	antérieure... transversale. postérieure..	Se reconnaissent à la situation du menton et à la direction des narines.
—	MID.	antérieure... transversale. postérieure..	
Prés. de l'extrémité pelvienne..	SIG.	antérieure... transversale. postérieure..	Se reconnaissent à la situation du sacrum et à la direction du coccyx.
—	SID.	antérieure. . transversale. postérieure..	
Prés. de l'épaule....	Céphalo-iliaque.	gauche...... droite......	de l'épaule gauche ou droite.

POSITIVISME. s. m. La philosophie positive.

POSITIVISTE. adj. et s. Se dit des doctrines de la philosophie positive. — Celui qui professe cette philosophie.

POSITIVITÉ. s. f. [all. *Positivität*, angl. *positivity*, it. *positivita*, esp. *positividad*]. État d'un corps qui manifeste les phénomènes de l'électricité positive. ‖ Caractère d'une notion, d'une conception, conforme aux lois de la philosophie positive.

POSOLOGIE. s. f. [*posologia*, de ποσὸν, quantité, et λόγος, discours; all. *Dosenlehre*, angl. *posology*, it. et esp. *posologia*]. Indication des doses auxquelles les divers médicaments doivent être administrés, eu égard à l'âge, au sexe, à la constitution, etc. V. Formule.

POSSÉDÉ, ÉE. adj. et s. [*dæmoniacus*, δαιμονιαχὸς, all. *besessen*, *Besessener*, angl. *possessed*, it. *indemoniato*, esp. *poseido*]. Nom donné à des individus qui étaient en proie à des accidents nerveux variés, toujours bizarres, et que, dans l'ignorance où l'on était de la nature de ces affections, on supposait possédés par un démon. Maintes fois les exorcismes, les cérémonies religieuses, les attouchements ou la parole d'un personnage renommé pour sa piété ou pour une puissance surnaturelle qu'on lui attribuait, ont guéri de telles maladies. La *possession* rentre dans la catégorie des *maladies religieuses*.

POSSESSION. s. f. Maladie religieuse; état d'un individu *possédé*.

POSSET. s. m. V. Zythogale.

POSTENY (Autriche). *Eaux sulfurées calciques*, très chaudes, 60°; altitude : 140 mètres. Établissement : 1er mai au 30 septembre.

POSTFORMATION. s. f. [de *post*, après, et *formation*]. — *Postformation des germes*. Nom donné à ce fait que le germe de tout individu nouveau apparaît de toutes pièces chez les parents déjà existants, et ne s'est pas formé en même temps qu'eux. C'est un cas particulier de l'*épigenèse*, appliquée au germe ou ovule.

POSTHITE. s. f. [de πόσθη, prépuce; all. *Vorhaut-entzündung*, it. *postite*, esp. *postitis*]. Inflammation du prépuce. V. Balanite.

POSTPECTORAL, ALE. adj. Qui est en arrière de la poitrine.

POSTPOSITION. s. f. État d'une fièvre intermittente dont l'accès retarde.

POT s. m. — *Bruit de pot fêlé*. V. Bruit.

POTABLE. adj. [*potabilis*, πότιμος, all. *trinkbar*]. Se dit d'un liquide qu'on peut boire (*eau potable*), ou d'un corps habituellement solide, mais rendu liquide pour être bu (*or potable*).

POTAMOPHOBIE. s. f. [de ποταμὸς, fleuve, et φόβος, crainte]. Peur morbide de l'eau et des cours d'eau.

POTASSE. s. f. [*alcali fixe végétal*, *kali*, *hydrate de potassium* ou *protoxyde de potassium hydraté*; *potassa*, all. *Pottasche*, angl. *potash*, *vegetable alkali*, it. *potassa*, esp. *potasa*] (KO.HO ou, en atomes, KOH). Alcali qu'on obtient en faisant bouillir dans beaucoup d'eau le carbonate de potasse avec de la chaux, filtrant à travers une toile, faisant évaporer à siccité, puis fondant le résidu, qui est de la *potasse à la chaux*, ou *pierre à cautère*. On la débarrasse des carbonates, sulfates, silicates et chlorures alcalins que contient le carbonate de potasse du commerce, en versant sur cette pierre de l'alcool à 90°, qui ne dissout que la potasse pure, et évaporant la dissolution alcoolique dans des vaisseaux clos : le produit est la *potasse à l'alcool*. La potasse pure est blanche, inodore, solide, onctueuse au toucher, d'une saveur âcre et caustique; elle absorbe avec avidité l'humidité de l'air et son acide carbonique; elle verdit le sirop de violettes et rétablit la couleur bleue du papier de tournesol rougi par un acide; elle fond au rouge sombre et se volatilise au rouge blanc; sa densité est 2,1; elle se dissout dans l'eau, les huiles, les graisses et l'alcool, et détruit avec rapidité la plupart des tissus animaux. C'est en vertu de cette dernière propriété qu'elle est employée comme caustique, à l'état de *pierre à cautère* : elle produit une escarre qui s'étend facilement aux tissus voisins, défaut qu'on corrige en la divisant avec de la chaux vive, ce qui forme la poudre de Vienne ou le caustique Filhos. L'ingestion accidentelle ou volontaire de potasse détermine de graves accidents; on les combattra par l'administration de boissons acides, eau vinaigrée, etc. — *Potasse du commerce*. On l'obtient en incinérant une grande masse de végétaux sur un endroit du sol abrité des vents, lessivant la cendre, faisant évaporer les liquides à siccité, et calcinant le résidu dans un fourneau à réverbère; ce n'est point de la potasse pure ni du carbonate de potasse, mais un composé de carbonate et de sulfate de potasse, de sulfure et de chlorure de potassium, de silice, d'alumine, d'oxyde de fer et de manganèse. — Les sels de potasse injectés dans le sang sont éminemment toxiques, et des doses très faibles suffisent pour amener la mort après de violentes convulsions. La mort dans ce cas a lieu par arrêt du cœur. Feltz et Ritter ont attribué les accidents de l'urémie à la rétention des sels de potasse dans le sang. Mais si ces sels ont une certaine part dans la production de l'urémie, d'autres substances de nature organique douées d'une action toxique et même convulsivante paraissent jouer le rôle principal. — *Potasse d'Amérique*, *potasse perlasse*. V. Carbonate *de potasse*. — *Prussiate de potasse*. V. Cyanure. — *Prussiate ferrugineux de potasse*. V. Ferrocyanure.

POTASSÉ, ÉE. adj. Qui est additionné de potasse.

POTASSISME. s. m. Nom donné aux accidents toxiques produits par la potasse ; on dit aussi *kalisme.*

POTASSIQUE. adj. Qui concerne la potasse et ses composés.

POTASSIUM. s. m. [*potassium*, all. *Potassium*, *Kalimetall*, *Kalium*, angl. *potassium*, it. *potassio*, esp. *potasio*]. Métal très répandu dans la nature, découvert en 1807 par Davy. Il est solide, très ductile, brillant, plus mou que la cire et plus léger que l'eau (0,86), qu'il décompose avec chaleur en se changeant en potasse et en enflammant l'hydrogène; projeté sur un bain de mercure, à l'air, il s'y amalgame en tournoyant, sans produire de lumière ni d'explosion ; c'est le seul métal qui s'oxyde à froid dans l'air sec. On l'a obtenu d'abord par la pile (Davy) ; puis en décomposant la potasse par le fer chauffé très fortement. Actuellement on le prépare en chauffant au rouge sombre un mélange de carbonate de potasse et de charbon. On le conserve à l'abri de l'air et de l'humidité dans de l'huile de naphte ou de l'essence de copahu.

POTENCE. s. f. Appareil qui sert à mesurer la taille des hommes et des animaux. C'est une large règle qui porte des divisions numériques et sur laquelle glisse à frottement une pièce de bois.

POTENTIEL, ELLE. adj. [*potentialis*, du mot latin *potentia*, puissance: all. *potentiell*, angl. *potential*, it. *potenziale*, esp. *potencial*]. Se dit d'une substance qui, quoique très énergique, n'agit que quelque temps après son application, comme les alcalis caustiques, qu'on nomme *cautères potentiels*, par opposition au *cautère actuel.*

POTENTILLE s. f. [*Potentilla*, L., all. *Fingerkraut*, angl. *silver-weed*, *wild tansy*, *cinquefoil*, ou *five-leaved grass*, it. *potentilla*, esp. *potentila*]. Genre de plantes de la famille des rosacées, dont deux espèces sont légèrement astringentes : 1° l'*argentine*; 2° la *quintefeuille.*

POT FÊLÉ. — *Bruit de pot fêlé.* V. Bruit.

POTION. s. f. [*potio*, πόσις, all. *Trank*, angl. *potion*, *draught*, it. *pozione*, esp. *pocion*]. Médicament liquide, magistral, destiné à l'usage interne, qu'on administre par cuillerées. Les substances qui entrent dans la composition d'une potion peuvent être rangées sous cinq chefs : la *substance active* ou *base*, très variable, pouvant être suivant le cas unique ou multiple ; l'*adjuvant*, substance destinée à renforcer l'action de la base, par exemple l'eau de laurier-cerise ; l'*excipient* ou *véhicule*, destiné à dissoudre ou à maintenir en suspension la base et l'adjuvant, eau distillée, infusion, hydrolat, etc. ; l'*intermède*, corps devant servir d'intermédiaire entre la base et l'adjuvant d'une part et l'excipient de l'autre, par exemple, la gomme, les mucilages, les jaunes d'œufs ; ce corps devient inutile quand la base et l'adjuvant sont tous deux solubles dans l'eau ; enfin le *correctif*, qui a pour but de masquer le goût ou l'odeur désagréables de certaines substances employées comme base ou comme adjuvant ; on emploie dans ce but des sirops, sirop d'écorces d'oranges amères, sirop de fleurs d'oranger, ou des essences. Le poids moyen de la potion est de 120 à 150 grammes ; en effet, pour l'ordinaire, la potion doit être prise dans les vingt-quatre heures; de plus, à moins de contenir certains produits antiseptiques, elle forme par son mélange d'eau et de sucre un milieu éminemment fermentescible et s'altère facilement. Si l'on prescrit d'y ajouter de l'éther, il faut ne le mettre qu'au moment de boucher la bouteille ; et, si la potion contient un infusé végétal, il faut attendre que ce dernier soit complètement refroidi pour éviter la volatilisation de l'éther. S'il doit entrer des extraits ou des électuaires dans la potion, il faut les mélanger avec soin dans un mortier de marbre ou de porcelaine. Les teintures alcooliques résineuses doivent être mélangées d'abord avec les sirops ; on y ajoute ensuite peu à peu les eaux distillées, les décoctés ou les infusés, etc., afin que la résine soit divisée le plus possible. Le camphre, l'ammoniaque, doivent être d'abord dissous avec un peu de jaune d'œuf ; mais le camphre peut aussi se pulvériser à l'aide de quelques gouttes d'alcool, et se diviser ensuite dans la potion au moyen de quelques grains de gomme adragant. — *Potion antivomitive de Rivière* [*potion gazeuse*]. N° 1. *Potion alcaline :* bicarbonate de potasse, 2 gr. ; eau commune, 50 gr. ; sirop de sucre, 15 gr. Faites dissoudre le sel dans l'eau et ajoutez le sirop. — N° 2. *Potion acide :* acide citrique, 2 gr. ; eau commune, 50 gr. ; sirop d'acide citrique aromatisé au citron, 15 gr. Faites dissoudre l'acide citrique dans l'eau et ajoutez le sirop d'acide citrique (Codex). On la fait avaler par moitié, en donnant aussitôt après, chaque fois, une cuillerée à café (8 gr.) de suc de citron : de cette manière l'effervescence a lieu dans l'estomac même. — *Potion aromatique* [*potion cordiale*]. Elle est composée de : vin de banyuls, 110 gr. ; sirop d'écorce d'oranges amères, 40 gr.; teinture de cannelle, 10 gr. ; elle se prépare par simple mélange (Codex). — *Potion calmante.* V. Julep. — *Potion de Chopart* [*potion balsamique*]. Elle est faite avec : copahu, alcool à 80°, sirop de Tolu, ãã 50 gr. ; eau de menthe poivrée, 100 gr. ; alcool nitrique, 5 gr. — *Potion gazeuse.* V. Potion *antivomitive.* — *Potion gommeuse.* V. Julep *gommeux.* — *Potion incisive.* Infusion de feuilles d'hysope, 4 gr., dans eau bouillante, 125 gr., à laquelle on ajoute gomme ammoniaque, 60 centigr., et oxymel scillitique, 30 gr. — *Potion d'ipécacuanha.* V. Coqueluche. — *Potion à la magnésie* [*médecine blanche*]. Magnésie blanche, 8 gr.; sucre blanc, 50 gr. ; eau, 40 gr.; eau de fleur d'oranger, 20 gr. (Codex). — *Potion pectorale.* Infusé de fleurs pectorales, 120 gr. ; sirop de gomme, 30 gr. — *Potion de Pradel.* V. Tanin. *Potion purgative* [vulgairement *médecine noire*]. Feuilles de séné mondées, 10 gr.; sulfate de soude, 15 gr ; rhubarbe choisie, 5 gr.; manne en sortes, 60 gr.; eau bouillante, 120 gr. Versez l'eau bouillante sur le séné et la rhubarbe; après une demi-heure d'infusion, passez avec expression. Ajoutez le sulfate de soude et la manne ; faites dissoudre sur un feu doux ; passez, laissez déposer et décantez (Codex). — *Potion purgative à la résine de jalap* [*looch purgatif*]. On triture dans un mortier : résine de jalap, 60 centigr., et huile d'amandes douces, 120 centigr.; on ajoute : gomme adragant, 30 centigr. (ou bien le tiers d'un jaune d'œuf), et lait d'amandes, 96 gr., qu'on ne verse que peu à peu, en mêlant exactement à mesure. On prépare de même des potions purgatives avec la résine de scammonée. — *Potion purgative au jalap.* On triture 60 à 80 centigr. de poudre de jalap avec : sirop de fleur de pêcher, 32 gr., et l'on ajoute : eau pure, 32 gr ; eau de fleur d'oranger, de menthe ou de citron, 4 gr. Il faut agiter la bouteille en prenant la potion. — *Potion purgative à l'huile de ricin.* On mêle : huile de ricin, 48 gr.; sirop de limon, 32 gr.; eau de menthe poivrée, 16 gr. Il faut agiter la bouteille. Ou bien on mêle, dans un mortier de marbre, un jaune d'œuf avec : sirop de fleur de pêcher, 32 gr. ; on ajoute peu à peu huile de ricin, 16 gr., et, quand on a mêlé parfaitement, on délaye peu à peu avec eau commune, 32 gr. — *Potion simple.* Sirop simple, 30 gr. ; eau de fleur d'oranger, 20 gr. ; eau distillée, 100 gr. (Codex). — *Potion de Todd.* Eau-de-vie vieille, 40 gr.; sirop de sucre, 30 gr.; eau distillée, 75 gr.; teinture de cannelle, 5 gr. (Codex).

POTIRON. s. m. [*Cucurbita pepo*, L.; all. *Pfebenkürbis*, angl. *pumpion*, it. *popone*, esp. *calabaza grande*]. Espèce de courge qui a quelquefois un volume énorme et dont la chair est un aliment adoucissant. Ses semences sont au nombre des quatre semences froides majeures. V. Tænifuge.

POTT (Percival) (chirurgien anglais, 1713-1788). — *Bandage de Pott.* V. Bandage. — *Maladie de Pott.* V. Mal vertébral.

POU. s. m. [*pediculus*, φθείρ, all. *Laus*, angl. *louse*, it. *pidocchio*, esp. *piojo*]. Nom donné par les anciens naturalistes aux insectes parasites aptères, qui n'ont que trois paires de pattes. ‖ Actuellement, genre d'insectes aptères parasites, dont trois espèces se rencontrent chez l'homme : le *pou de tête*, le *pou de corps* (fig. 592), et le *pou du pubis*. — *Pou de tête* (*Pediculus capitis*, L.) : cendré, avec lobes ou découpures de l'abdomen arrondies. — *Pou de corps* (*Pediculus vestimenti* seu *corporis*, L.) : d'un blanc sans taches, avec les découpures de l'abdomen moins, saillantes que celles du pou de tête ; il est plus gros que celui-ci. C'est celui qui se multiplie le plus rapidement au point de couvrir littéralement le corps en un jour, mais seulement sur les individus cachectiques et qui ne peuvent prendre des soins de propreté, comme on le voit parfois dans les asiles de vieillards et d'aliénés. V. Phthiriase. — *Pou du pubis* (*Pediculus pubis*, vulgairement *morpion*) : corps arrondi et large, corselet très court se confondant avec l'abdomen, quatre pieds postérieurs très forts. Le volume des poux du pubis peut varier depuis celui d'un point imperceptible jusqu'à 1 millimètre de diamètre et plus. Ils peuvent repulluler après le traitement, soit parce qu'il en est resté de cachés dans les plis de l'anus, soit parce qu'il en est demeuré dans les vêtements. — Les *poux* ont la bouche tubulaire, située à l'extrémité antérieure de la tête et disposée en suçoir. Leurs œufs (*lentes*) éclosent au bout de cinq ou six jours et les petits arrivent en huit ou dix jours à l'âge adulte ; ils se multiplient avec une telle rapidité, que deux individus suffisent pour en produire 18 000, en moins de deux mois. Les soins de propreté suffisent ordinairement pour détruire les poux de la tête. Il est un moyen fort simple, qui consiste à huiler largement les cheveux ; le corps gras tue les poux en bouchant leurs trachées et les asphyxiant. Les frictions avec l'essence de térébenthine tuent assez rapidement toutes les espèces de poux. On peut aussi faire quelques lotions avec une solution alcaline dans laquelle on fait infuser une petite quantité de semence de staphisaigre, ou des frictions avec l'onguent mercuriel. Pour se débarrasser des poux du corps, il suffit de quelques bains sulfureux ou de fumigations sulfureuses. On détruit les poux du pubis par des frictions mercurielles sur les parties où ils se sont développés, ou par des lotions avec l'essence de térébenthine, l'alcool camphré, la benzine, ou une décoction de tabac dans la proportion de 60 grammes pour un litre d'eau ; lotions qui ont l'avantage de ne pas excorier la peau. Les bains sulfureux répétés les détruisent également, mais moins vite. — *Pou des oiseaux*. V. Dermanysse et Liothé.

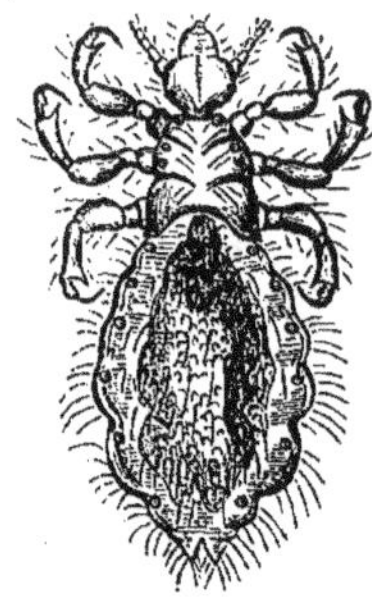

Fig. 592. — *Pou*.

POUCE. s. m. [*pollex*, de *pollere*, avoir beaucoup de force ; ἀντίχειρ, all. *Daumen*, angl. *thumb*, it. *pollice*, esp. *pulgar*]. Le plus gros et le plus fort des doigts de la main et du pied.

POUDRE. s. f. [*pulvis*, κόνις, all. *Pulver*, angl. *powder*, it. *polvere*, esp. *polvo*]. Substance réduite en particules aussi petites que possible par les moyens mécaniques (*contusion*, *trituration*, *porphyrisation*, *mouture*). On appelle *poudres simples*, celles qui proviennent d'une seule substance ; *poudres composées*, celles qui résultent du mélange de plusieurs poudres simples. V. Pulvérisation. — *Poudre absorbante* ou *antiacide*. Parties égales de magnésie calcinée et de sucre blanc. On l'emploie contre les aigreurs de l'estomac (60 à 70 centigr.). — *Poudre alimentaire*. Substance alimentaire desséchée et réduite en poudre qu'on emploie pour la pratique du gavage. Elle doit représenter quatre fois son poids de viande fraîche et se délayer facilement dans l'eau, le lait, le bouillon ; c'est dans ces liquides qu'on la délaye pour l'avaler ou la porter directement dans l'estomac à l'aide du tube Faucher ; on la prend aussi dans un potage clair, des grogs, du chocolat ; on commence par 25 à 30 grammes par jour, et on arrive progressivement à 300 grammes en plusieurs doses. — *Poudre anodine d'Hoffmann*. Myrthe, 6 parties ; cascarille et cannelle giroflée, ãã 4 parties ; corail rouge 2 parties ; bol d'Arménie et opium, ãã 1 partie. Elle est calmante, astringente, stomachique à la dose de 45 à 120 centigrammes. Elle n'est plus employée aujourd'hui. — *Poudre anthelminthique*. Mousse de Corse, semen-contra, ãã 20 gr. ; calomel à la vapeur, 1 gr. ; (Bouchardat) ; 50 centigr. à 2 gr. — *Poudre antiacide*. V. Poudre *absorbante*. — *Poudre antiseptique de Lucas-Championnière*. V. Poudre *iodoformée*. — *Poudre anticachectique d'Hartmann*. Safran de Mars apéritif, 32 gr ; cannelle fine, 64 gr. ; sucre en poudre, 160 gr. Dose, 2 à 8 gr. — *Poudre arsenicale du frère Cosme, poudre arsenicale de Ant. Dubois*. V. Poudre *escarrotique*. — *Poudre arsenicale de Rousselot*. Contre les cancers. Cinabre porphyrisé, et sang dragon, ãã 32 gr. : acide arsénieux, 4 gr. — *Poudre astringente simple*. Racines de bistorte et de tormentille, ãã 16 gr. ; fleurs de grenadier, semences de berbéris, cachou, mastic en larmes, sang-dragon, ãã 8 gr. ; succin, bol d'Arménie et terre sigillée préparée ãã 6 gr. ; avec extrait d'opium, 3 centigr. Dose, 60 centigr. à 4 gr. Elle contient par gramme 4 milligr. d'opium. Elle n'est plus employée aujourd'hui. — *Poudre de blanchiment* [*poudre de Tennant et de Knox*]. Anciens noms du chlorure de chaux. — *Poudre capitale de Saint-Ange*. Elle est composée, selon Baumé, de poudre grossière de feuilles d'asarum, 31gr,20, et poudre de racine d'ellébore blanc, 1gr,30. Mais la véritable formule de cette poudre est : poudre de feuilles d'asaret, 250 gr. ; de bétoine, 12 gr. ; de verveine et de crapaud, ãã 4 gr. — *Poudre du capucin*. Nom donné autrefois à la poudre de cévadille, employée pour tuer les poux. — *Poudre de Carignan*. V. Poudre *de Guttète*. — *Poudre carminative*. Fruits d'anis, de coriandre, de fenouil, ãã 48 gr. ; cannelle, écorce de citron et d'orange amère, ãã 12 gr. ; girofle et rhubarbe, ãã 48 gr. On pulvérise ensemble toutes ces substances et l'on ajoute : sucre blanc, 256 gr. — *Poudre cathartique*. Poudre de jalap, scammonée d'Alep, ãã 1 partie : tartrate acide de potasse, 2 parties. — *Poudre cathartique de Swédiaur*. Quinquina en poudre, 16 gr., et bitartrate de potasse, 8 gr. Dose, 1gr,50 à 2 gr. contre les constipations opiniâtres. — *Poudre caustique*. V. Poudre *escarrotique*. — *Poudre chalybée* ou *poudre martiale*. Limaille de fer porphyrisée, 64 gr. ; cannelle fine, 24 gr. ; myrrhe, sommités de thym, de rue, de matricaire, de calament, d'armoise, de cataire, de sabine, ãã 16 gr. ; racines d'aristoloche ronde, de garance, de boucage saxifrage, et semences d'ache et de séséli, ãã 8 gr. Dose, 90 centigr. à 4 gr., contre les cachexies, la chlorose et l'aménorrhée. Elle n'est plus employée aujourd'hui. — *Poudre charbonneuse*. Poudre désinfectante obtenue d'un mélange de terre et de débris végétaux calcinés ensemble. — *Poudre des Chartreux*. V. Kermès *minéral*. — *Poudre de colophane composée*. V. Poudre *hémostatique*. — *Poudre du comte de Palme* [*poudre de Sentinelli*]. Le sous-carbonate de magnésie. — *Poudre du comte de Warwick*. V. POUDRE *cornachine*. — *Poudre cornachine* [*poudre du comte de Warwick, poudre de tribus*]. Parties égales de bitartrate de potasse et d'antimoine diaphorétique lavé. Elle est purgative à la dose de 60 centigr. à 4 gr. — *Poudre-coton*. V. PYROXYLE. — *Poudre à cuire de Horsford*. Elle se compose d'une poudre acide et d'une poudre alcaline; la première est du phosphate acide de chaux et de magnésie, et la seconde du bicarbonate de soude. Ces deux poudres sont enveloppées séparément; on se sert d'une petite mesure de fer-blanc ayant la forme de deux cônes tronqués, réunis par leur base et de grandeur différente. Lors de la préparation du pain, on remplit, pour une quantité donnée de farine, le petit cône avec le bicarbonate et le grand avec le phosphate acide; on mêle soigneusement les deux poudres avec la farine, on ajoute la quantité d'eau nécessaire, on fait la pâte, et on met au four. Il se forme pendant le pétrissage une double décomposition : l'acide phosphorique s'unit avec la soude, et l'acide carbonique mis en liberté fait lever la pâte et rend le pain poreux. Avec la suppression de la fermentation, disparaît le principal inconvénient qui s'opposait à l'exploitation industrielle de la boulangerie, et grâce à cette méthode, le pain pourra être fabriqué à la machine. — *Poudre de Digby*. V. SULFATE *de fer*. — *Poudre de Dover*. Poudre de nitrate de potasse, 40 gr.: de sulfate de potasse, 40 gr.; d'ipéca, 10 gr.; poudre d'opium, 10 gr. Chacune des poudres doit être desséchée avant la pesée, et le mélange doit être fait avec grand soin (Codex). Cette poudre sudorifique est administrée à la dose de 2 centigrammes à 1 gramme contre la goutte et le rhumatisme, chaque matin, dans une cuillerée d'un véhicule aqueux; 1 gramme de cette poudre contient 10 centigrammes de poudre d'opium, ou 5 centigrammes d'extrait. — *Poudre du Duc*. Cannelle, 1 partie, et sucre, 16 parties. On la prend immédiatement après le repas (4 à 12 gr.). — *Poudre de Dupuytren*. Protochlorure de mercure et acide arsénieux dans la proportion de 1 ou 2 centièmes d'arsenic. C'est un caustique très doux. — *Poudre escarrotique arsenicale faible* [*poudre arsenicale de Ant. Dubois*]. Acide arsénieux pulvérisé, 1 gr.; sulfure rouge de mercure pulvérisé, 16 gr.; sang-dragon pulvérisé, 8 gr. Mêlez exactement (Codex). On l'emploie comme escarrotique, sous forme de pâte, que l'on prépare au moment de s'en servir en mouillant la poudre avec un peu d'eau. — *Poudre escarrotique arsenicale forte* [*poudre arsenicale du frère Cosme*]. Acide arsénieux pulvérisé, 1 gr.; sulfure rouge de mercure pulvérisé, 5 gr.; éponge torréfiée pulvérisée, 2 gr. Mêlez exactement (Codex). — *Poudre de Fontanelles*. Arsenic blanc, 10 centigr.; mercure doux, 80 centigr.; opium brut, 10 centigr.; gomme arabique et sucre, 4 gr. Contre les fièvres intermittentes. — *Poudre galactopoétique de Rosenstein*. Semences de fenouil et d'écorce d'orange, ãã 4 gr.; magnésie blanche, 32 gr.; sucre blanc, 8 gr. Henry et Guibourt n'y font entrer que 16 grammes de magnésie, et ajoutent 16 grammes de sucre. Ainsi réformée, elle se prend à la dose de 120 centigrammes à 4 grammes, trois fois par jour. — *Poudres gazogènes* (destinées à produire extemporanément des eaux gazeuses artificielles). Mélanges d'un acide sec avec un carbonate alcalin : comme ces corps retiennent toujours une certaine quantité d'eau hygrométrique, qui dégagerait l'acide carbonique, on les tient séparés, et l'on n'opère le mélange qu'au moment de les administrer. — *Poudre gazogène simple* [*soda powder* des Anglais]. Mélange de 16 gr. d'acide tartrique réduit en poudre, et de 24 gr. de bicarbonate de soude pulvérisé. On conserve séparément dans une boîte, d'un côté, l'acide tartrique partagé en douze petits paquets enveloppés de papier blanc, et de l'autre le sel de soude, divisé aussi en douze paquets, dans du papier bleu. Au moment d'en faire usage, on fait dissoudre le contenu d'un des paquets blancs dans un grand verre, rempli d'eau au tiers; on y jette ensuite la poudre d'un des paquets bleus, et l'on boit aussitôt. Cette eau a beaucoup d'analogie avec les eaux minérales alcalines gazeuses. — *Poudre gazifère laxative* [*poudre de Sedlitz*]. Mélange de 24 gr. d'acide tartrique, de 24 gr. de bicarbonate de soude, et de 72 gr. de tartrate de potasse et de soude. On conserve d'une part l'acide et de l'autre les sels, et l'on opère le mélange dans un vase à moitié rempli d'eau. — *Poudre de Goa* ou *chrysarobine*. Anthelminthique de l'Inde composé de 80 p. 100 d'acide chrysophanique et de poudre végétale inerte. — *Poudre de Godernaux*. Mélange de calomel avec 1/60e de protoxyde de mercure. Elle était employée autrefois comme antisyphilitique. — *Poudre de guerre*. Elle est composée d'un mélange, rendu intime et réduit en grains, par divers procédés, de 78 parties de salpêtre, 12 charbon et 10 de soufre. — *Poudre de Guttète*. Gui de chêne, racine de dictame blanc et de pivoine, corne de cerf calcinée, 4 parties; semences d'arroche et corail rouge préparé, 2 parties. C'est cette poudre antispasmodique qu'on employait sous le nom de *poudre de la princesse de Carignan* contre les convulsions des enfants, 5 à 20 centigr. par jour. — *Poudre de Haly* [*poudre contre la phtisie*]. Amandes douces mondées à sec, 8 gr.; semences de coing et de pavot blanc, gommes arabique et adragante, et amidon, ãã 4 gr.; résine, 2 gr.; sucre blanc, 25 gr. Elle est très adoucissante, à la dose de 2 gr. plusieurs fois par jour, dans de l'eau. Elle forme un véritable looch extemporané, qu'on a toujours tout prêt. — *Poudre d'Helvétius*. V. POUDRE *vomitive*. — *Poudre hémostatique* [*poudre de colophane composée*]. Colophane en poudre, 4 parties; gomme arabique, 1 partie, et charbon de bois, 2 parties. — *Poudre impériale de Lémery*. Cannelle, 40 gr.; gingembre, 32 gr.; girofle, 26 gr.; petit malaga, macis, muscade, ãã 8 gr.; musc, 70 centigr. Elle est digestive et excitante (60 à 80 centigr.). — *Poudre incisive*. Poudre antiasthmatique composée de sucre blanc, 3 parties, soufre sublimé et lavé, 2 parties; poudre de scille, 1 partie. — *Poudre iodoformée de Lucas-Championnière*. Iodoforme, poudre de quinquina, benjoin, carbonate de magnésie, essence d'eucalyptus P. E. — *Poudre de jalap orangée composée*. Poudre de jalap, 64 gr.; bitartrate de potasse, 52 gr., et sucre 390 gr.; aromatisée avec l'huile volatile d'orange, 2 gr.; 4 à 8 gr. dans un peu d'eau ou de bouillon. Employée pour purger les enfants. — *Poudre de James*. Sulfure d'antimoine et râpure de corne de cerf, parties égales, qu'on projette dans un bassin de fer chauffé au rouge, et qu'on calcine ensuite très fortement. Elle est réputée diaphorétique. — *Poudre laxative* (Dujardin-Beaumetz). Follicules de séné lavés à l'alcool, 6 gr.; soufre sublimé, 6 gr.; anis étoilé pulvérisé, 3 gr.; fenouil pulvérisé, 3 gr.; crème de tartre, 2 gr.; sucre, 4 gr.; réglisse pulvérisée, 8 gr. Une cuillerée à dessert dans un demi-verre d'eau, le soir. — *Poudre de légumes, de lentilles*. Elle s'emploie de la même façon que la poudre alimentaire, seule ou associée à celle de viande. V. POUDRE *alimentaire*. — *Poudre de Lucas-Championnière*. V. POUDRE IODOFORMÉE. — *Poudre du marquis* [*pulvis marchionis*]. Poudre prétendue antiépileptique dans laquelle entraient la racine de pivoine, la poudre d'andouiller, de feuilles d'or, de perles, de dent de licorne marine, etc. — *Poudre martiale*. V. POUDRE *chalybée*. — *Poudre mercurielle purgative*. Poudre cornachine à laquelle on ajoute partie égale de sulfure de mercure noir préparé par la trituration. La dose est de 60 centigr. ou plus. — *Poudre pour petit-lait*, V. PETIT-LAIT. — *Poudre contre la phtisie*. V. POUDRE *de Haly*. — *Poudre de projection*. Poudre que les alchimistes supposaient propre à changer en or les métaux sur lesquels on la projetait. — *Poudre purgative*. V. POUDRE *anthelminthique, mercurielle*. — *Poudre de Rousselot*. V. POUDRE *arsenicale*. — *Poudre sédative de Wetzler*. Mélange de 1gr,20 de poudre de racine de belladone et de 4gr,80 de sucre qu'on divise en 96 prises. On l'emploie contre la coqueluche, 2 à 6 prises, selon l'âge. — *Poudre de Sentinelli*. V. POUDRE *du comte de Palme*. — *Poudre sternutatoire*. V. SAPONINE. — *Poudre sympathique de Digby*. V. SULFATE *de fer*. — *Poudre tempérante de Stahl*. Mélange porphyrisé de 9 parties de sulfate et de nitrate de potasse, et de 2 parties de sulfate de mercure rouge préparé; calmante et rafraîchissante. — *Poudre de Tennant et de Knox*. V. POUDRE *de blanchiment*. — *Poudre de Tonquin*. 8 parties de valériane; 2 parties de musc et une partie de camphre. On l'emploie à la dose de 15 à 60 centigr. — *Poudre de tribus*. V. POUDRE *cornachine*. — *Poudre de Valentini*. Le carbonate de magnésie. — *Poudre vermifuge*. V. VERMIFUGE. — *Poudre à vers*. V. SEMEN-CONTRA. — *Poudre de vie*. V. POUDRE *d'Algaroth*. — *Poudre de Vienne*. Excellent escarrotique composé de 5 parties de potasse caustique à la chaux et 6 parties de chaux vive. On réduit en poudre les deux substances dans un mortier chauffé. On les mélange exactement et rapidement, et l'on renferme le mélange dans un bocal à large ouverture bouché à l'émeri. Pour en faire usage, on le délaye avec un peu d'alcool, de manière à le réduire en une pâte molle. — *Poudre vomitive d'Helvétius*. 2 parties d'émétique, 1 partie d'ipécacuanha, et 16 parties de crème de tartre.

POUDRETTE. s. f. [all. *Staubmist*, angl. *powdered human dung*]. Excréments de l'homme desséchés et préparés pour la fumure des terres, qu'on emploie dans la proportion moyenne de 1500 kilogrammes par hectare. Elle contient des sels ammoniacaux et des matières organiques azotées qui lui donnent ses qualités fertilisantes.

POUDROIEMENT. s. m. Action de réduire en poudre. — *Poudroiement de l'eau, des calculs*. V. PULVÉRISATION.

POUGUES (Nièvre). *Eaux bicarbonatées calciques*, froides, 12°, contenant 4gr,53 de sels, dont 2 gr. de bicarbonate de chaux, et des quantités assez notables de bicarbonate de magnésie, de fer, de soude et aussi de lithine, un peu de sulfate de soude et de chlorure de sodium, et 1 100 centimètres cubes d'acide carbonique libre (source Saint-Léger); une autre source non gazeuse (source Saint-Marcel) sert aux bains. Cette eau stimule les fonctions digestives, augmente la diurèse, facilite l'élimination des sables urinaires, accélère les fonctions du cœur, détermine souvent de la constipation. Elle est indiquée dans les dyspepsies nervo-motrices, l'atonie gastrique, l'entérite chronique simple, la lithiase biliaire chez les sujets affaiblis, les lithiases urique, oxalurique, phosphaturique, le diabète arthritique chez les sujets débiles, le catarrhe chronique de la vessie, la convalescence. Altitude : 200 mètres. Etablissement : boissons, bains, douches; cure de terrain, dont les pentes aboutissent à la terrasse de Pougues-Bellevue, à 300 mètres d'altitude. Saison : 25 mai au 15 octobre.

POULAIN. s. m. [all. *Leistenbeule*, angl. *bubo*, it. *tincone*]. Dans le langage vulgaire, le *bubon inguinal*, parce que ceux qui en sont atteints marchent les jambes écartées comme les jeunes chevaux.

POULET (Alfred) (médecin français, 1848-1888). — *Maladie de Poulet*. Ostéopériostite rhumatismale.

POULIE. s. f. Synonyme de *trochlée*.

POULIOT. s. m. [all. *Polei, Flohkraut*, angl. *pudding-grass, puliol*, it. *puleggio*, esp. *poleo*]. La *Mentha pulegium*, L., plante labiée, à saveur âcre et amère, à odeur pénétrante, excitante comme les autres menthes. — *Pouliot de montagne*. Nom donné à plusieurs plantes du genre *Teucrium* (V. GERMANDRÉE).

POULPE. s. m. [*Octopus*, angl. *pulp*, it. *polpa*, esp. *pulpa*]. Genre de mollusques céphalopodes octopodes dont une espèce (*Octopus vulgaris*, Lam.) est alimentaire, mais de peu de saveur.

POULS. s. m. [*pulsus*, σφυγμός, all. *Puls*, angl. *pulse*, it. *polso*, esp. *pulso*]. Sensation de soulèvement brusque que le doigt éprouve lorsqu'il palpe une artère reposant sur un plan osseux résistant qui permet au doigt de la déprimer. La pression du doigt se substitue alors à la force élastique de la paroi artérielle; en déprimant, elle fait perdre au vaisseau sa forme cylindrique, en vertu de laquelle tous les points de sa paroi offraient une égale résistance à la pression intérieure exercée par le sang. Cette sensation n'est pas perçue si l'artère est au milieu des parties molles. Les alternatives de soulèvement et d'affaissement de la paroi artérielle sous le doigt qui la presse sont directement liées aux changements de la *tension* de ce vaisseau, qui se manifestent par la *diastole artérielle* synchronique de chaque systole cardiaque, et par la *systole* ou resserrement consécutif. La *fréquence du pouls* indique le nombre des contractions du cœur, qui varient avec l'âge, le sexe et les maladies ; elle est de 65 à 75 pulsations par minute, en moyenne, chez l'adulte; elle est un peu plus grande chez la femme que chez l'homme, et dans les deux sexes, d'autant plus grande que l'individu est plus jeune. Les pulsations sont d'autant plus fréquentes que le cœur éprouve moins de peine à se vider, que la tension artérielle est moindre ; c'est ce qu'on observe après la saignée. Dans la fièvre, dans un endroit chaud, après un exercice violent, pendant la digestion, la fréquence du pouls est augmentée parce que la circulation des capillaires est devenue relativement plus facile dans le plus grand nombre des organes. La sensation de nausée, celle qui précède la syncope, déterminent une contraction des vaisseaux qui retient le sang dans les artères, y relève la pression, rend le pouls filiforme, et, par suite, diminue la fréquence des contractions du cœur. La

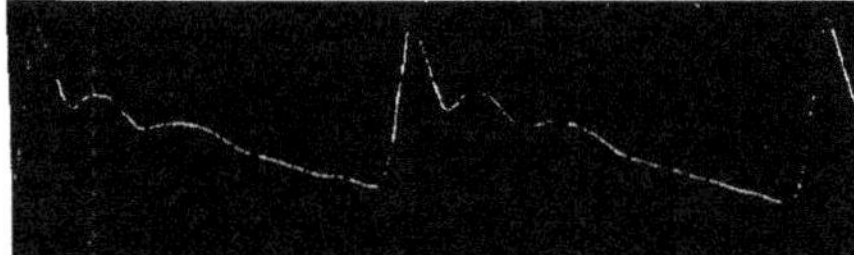

Fig. 593. — *Pouls* normal.

force du pouls est l'intensité de la sensation tactile que fait éprouver une artère ; elle est d'autant plus grande que le vaisseau est plus dilaté; elle n'est pas en rapport avec l'énergie de la systole ventriculaire, mais avec la *tension artérielle*, surtout réglée par la circulation capillaire et bien appréciée seulement à l'aide du sphymomanomètre. Certains caractères du pouls qui échappent au doigt peuvent être révélés par le *sphygmographe*. Cet instrument enregistre le pouls sous forme d'ondulations plus ou moins régulières. La figure 593 représente le type nor-

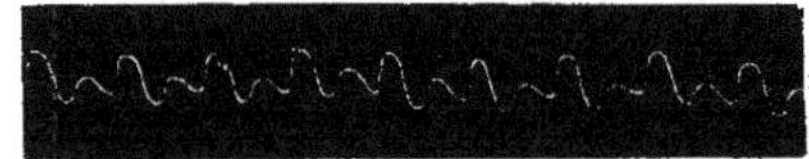

Fig. 594. — *Pouls* dicrote (fièvre typhoïde).

mal. Ce tracé dessine plusieurs *pulsations*, dont le nombre est proportionnel à la fréquence du pouls qu'il exprime. Chaque pulsation présente une période ascendante qui correspond à l'arrivée du sang dans les artères, et une période descendante correspondant à leur repos. Dans la période descendante il existe un léger rebondissement, même à l'état normal (fig. 593) ; il correspond au *dicrotisme* de la pulsation, qui existe à un léger degré même dans le pouls normal, et qui se prononce davantage dans certaines maladies. Le pouls peut présenter dans sa forme graphique les variations les plus grandes, selon les conditions physiologiques ou pathologiques, ce qui fournit

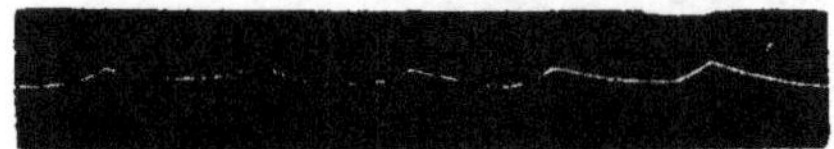

Fig. 595. — *Pouls* recueilli au-dessous d'un anévrysme.

un moyen important de diagnostic dans certaines maladies. Voici quelques types de pouls pathologiques : fig. 594, pouls de la fièvre typhoïde, dicrotisme exagéré ; fig. 595, pouls recueilli au-dessous d'un anévrysme. — La fréquence, la force, la régularité, le dicrotisme, l'état filiforme, inégal, irrégulier du pouls, etc., sont utilisés pour porter un diagnostic. On peut explorer le pouls sur différentes artères, temporale, carotide, crurale, brachiale ; on choisit ordinairement la radiale (fig. 596). Le médecin place sur le trajet de cette artère, à trois centimètres environ au-dessus du poignet, l'indicateur et les deux doigts suivants, qu'il tient rapprochés sans effort les uns contre les autres, de manière que leur pulpe se trouve exactement sur la même ligne et puisse presser également l'artère. Il place en même temps son pouce à la partie postérieure du bras du malade, afin d'avoir un point d'appui qui lui permette d'exercer une pression plus ou moins forte, et de pouvoir juger ainsi de la force impulsive du cœur. — *Pouls abdominal*. V. Pulsation. — *Pouls alternant*. Variété de pouls bigéminé caractérisé par la succession régulière de pulsations fortes et faibles, chaque pulsation forte étant suivie d'une pause plus considérable que celle qui suit la pulsation faible (Traube). — *Pouls anacrote*. V. Anacrote. — *Pouls bigéminé*. V. Bigéminé. — *Pouls bulbaire de Bamberger*. V. Bamberger (*Signe de*). — *Pouls capillaire*. Pulsations que l'on observe au niveau des capillaires dans l'insuffisance aortique et qui se traduisent par des alternatives de rougeur et de pâleur de la région examinée, en particulier derme sous-unguéal, front, rétine. — *Pouls de Corrigan*. V. Corrigan. — *Pouls dicrote*. V. Dicrote. — *Pouls fébrile*. Le pouls tel qu'il est au point de vue de la fréquence, de la dureté, etc., durant la fièvre. — *Pouls hépatique*. Pulsations du foie dans l'insuffisance tricuspidienne, dues au reflux du sang dans les veines sus-hépatiques à chaque contraction ventriculaire ; ces pulsations succèdent immédiatement au choc du cœur. — *Pouls instable*. Modification du pouls radial, qui s'accélère d'une façon notable quand le malade passe de la position couchée à la station debout. — *Pouls lent permanent*. Syndrome caractérisé par un ralentissement permanent et extrême des battements cardiaques, et par des crises syncopales, apoplectiformes ou épileptiformes ; on lui donne souvent le nom de *maladie de Stokes-Adams*. Le nombre des pulsations oscille entre 30 et 40 par minute ; il peut descendre à 20 et même 15 ; c'est dans ces périodes de grand ralentissement que se montrent les accidents nerveux ; mais si on ausculte le cœur à ce moment, on reconnaît que le nombre des pulsations cardiaques est plus grand que celui des pulsations radiales ; il y a des contractions faibles qui ne donnent pas lieu à un soulèvement artériel ; ainsi le terme de *bradycardie* n'est pas exactement synonyme de pouls lent. Au moment des crises il y a diminution des urines avec albuminurie. La durée peut être longue ; des rémissions sont possibles. La mort peut arriver subitement ; elle peut être le résultat de lésions surajoutées, ces malades étant des artérioscléreux exposés à la néphrite, à la myocardite, etc. Ce syndrome paraît être sous la dépendance d'une modification bulbaire organique ou fonctionnelle ; on peut l'observer à la suite de traumatismes de la nuque déterminant une compression du bulbe ; mais il est surtout fréquent chez les athéromateux. Le ralentissement du pouls parfois extrême que l'on observe à la suite de certaines maladies infectieuses, en particulier de la diphtérie, s'accompagne de vomissements, de crises syncopales, et conduit en général rapidement à la mort. Le traitement est avant tout celui de l'artériosclérose, régime lacto-végétarien, iodure de sodium à petites doses. — *Pouls des membres*. Mouvement d'expansion de la totalité de chaque membre, qu'on observe aussi sur certaines tumeurs très vasculaires, et qui est produit par la diastole artérielle à chaque systole cardiaque ; il peut être perçu, comme le pouls, à l'aide d'appareils circonscrivant une portion ou la totalité de l'organe observé (Piégu). — *Pouls myure*. V. Myure. — *Pouls paradoxal*. Petitesse ou suppression du pouls radial pendant l'inspiration sans aucune interruption des battements du cœur (*pulsus inspiratione intermittens*) (Kussmaul) ; c'est le phénomène inverse de celui observé à l'état normal, c'est-à-dire que le pouls normalement s'accélère et s'amplifie pendant l'inspiration ; d'où le nom de paradoxal. Cette modification du pouls n'est pas caractéristique de la médiastino-péricardite calleuse ; elle se rencontre dans cette affection, mais encore dans la symphyse cardiaque, dans les épanchements péricardiques ; on l'observe encore chaque fois qu'un obstacle empêche l'air de rentrer dans la poitrine (sténose du larynx, croup, etc.) (Fr. Franck). — *Pouls précordial*. Soulèvement de la paroi thoracique parfois saisissable à la vue, et sensation de soulèvement que perçoit la main appliquée au niveau de l'intervalle des cinquième et sixième côtes gauches. Il est ainsi appelé par comparaison avec le *pouls artériel*, qui a lieu en même temps que lui : ce dernier est dû à la dilatation artérielle causée par un afflux de liquide, tandis que le soulèvement précordial coexiste avec la systole ventriculaire. V. Choc *du cœur*. — *Pouls veineux*. Pulsations observées au niveau de la jugulaire ; on distingue un *pouls veineux normal* ou *physiologique*, se produisant au moment de la sys-

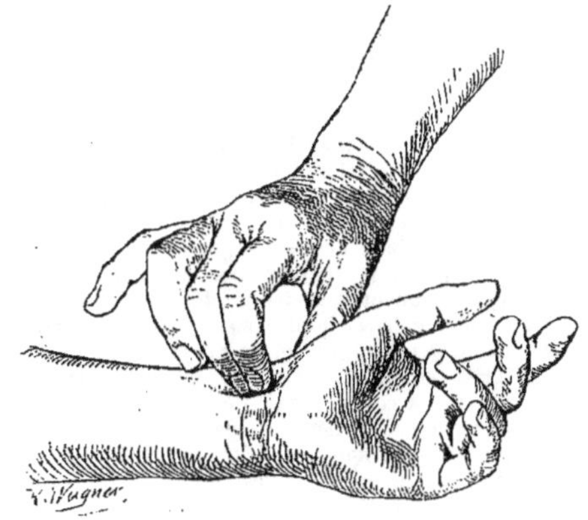

Fig. 596. — Exploration du *pouls*.

tole des oreillettes et dû à la stase du sang dans le système veineux à ce moment; un *pouls veineux vrai*, produit par le reflux du sang veineux dans la veine cave supérieure à travers l'orifice tricuspide et l'oreillette droite dilatés; il est synchrone à la systole ventriculaire; c'est un symptôme d'insuffisance tricuspidienne; un *faux pouls veineux*, qui peut être *présystolique* et dû alors au reflux du sang veineux au moment de la systole auriculaire, c'est l'exagération du pouls veineux normal, ou *systolique* et dû à la transmission à la jugulaire des battements carotidiens. Enfin Quincke a décrit sous le nom de *pouls veineux progressif*, des pulsations observées au niveau des veines dorsales du pied et de la main, dues à la propagation de la pulsation artérielle, et en retard sur elle. Ce phénomène s'observe dans l'insuffisance aortique, où il se produit en même temps que le pouls capillaire; on le rencontre aussi dans les phlegmasies, l'anémie, etc.

POUMON. s. m. [*pulmo*, πνεύμων, de πνεῖν, respirer; all. *Lunge*, angl. *lung*, it. *polmone*, esp. *pulmon*]. Organe de la respiration, d'une structure spongieuse, mou, flexible, compressible et dilatable, remplissant exactement chacune des parties latérales de la cavité thoracique; les deux poumons sont séparés l'un de l'autre par le médiastin et le cœur. Ils ont la forme d'un cône irrégulier, dont le sommet, étroit et obtus, est logé dans le cul-de-sac supérieur des plèvres, au niveau de la première côte, et dont la base repose sur le diaphragme. Le droit, plus volumineux que le gauche, est divisé par deux scissures obliques en trois lobes inégaux; le gauche n'a que deux lobes, et qu'une scissure (*scissure interlobaire*). La face interne de ces organes, légèrement concave, présente vers le milieu de sa hauteur un pédicule formé par les bronches et les vaisseaux et nerfs pulmonaires, et désigné sous le nom de *hile* ou *racine des poumons*. V. Pulmonaire (*artère, plexus et veine*). — Fig. 597. Disposition respective des poumons et du cœur dans la cavité thoracique (Les poumons sont un peu écartés pour découvrir le cœur et l'origine des gros

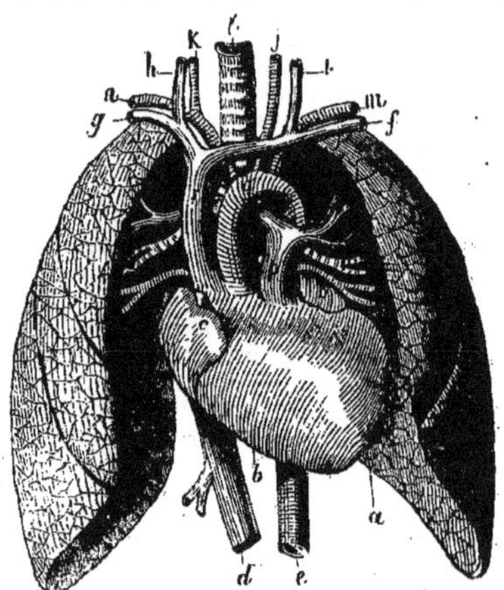

Fig. 597. — *Poumons*.

vaisseaux). *pd*, le poumon droit trilobé; *pg*, le poumon gauche bilobé; *l*, la trachée-artère avant sa division en deux bronches; *c*, l'oreillette droite du cœur; *b*, son ventricule droit; *a*, son ventricule gauche surmonté de son oreillette *o*; *f*, *g*, veines sous-clavières, et *h*, *i*, jugulaires, qui viennent s'ouvrir dans la veine cave supérieure *r*, laquelle se rend, avec la veine cave inférieure *d*, à la partie postérieure de l'oreillette droite *c*; *k*, *j*, artères carotides,

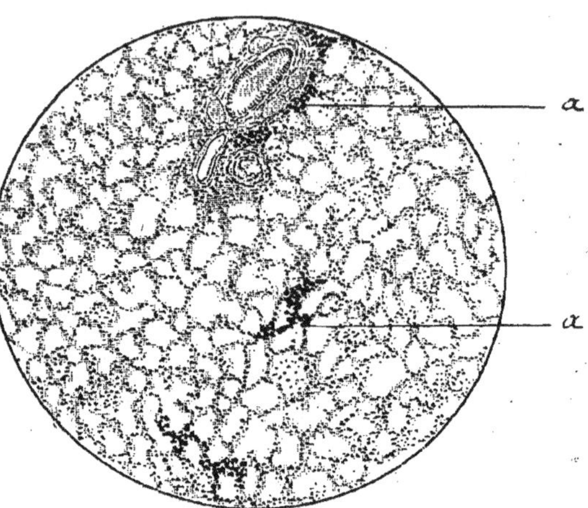

Fig. 598. — Coupe du *poumon*.

et *m*, *n*, artères sous-clavières, qui naissent de la crosse de l'aorte *q*; *e*, aorte descendante. Au-dessous de la crosse de l'aorte *q*, on voit l'artère pulmonaire *p*, qui se divise près de la crosse, pour aller se distribuer à chaque poumon. Au-dessus et plus en arrière, les veines pulmonaires viennent s'ouvrir dans l'oreillette gauche *o*. Chaque poumon est tapissé par la plèvre correspondante, sauf au niveau du *hile*. Fréquemment il s'établit des adhérences entre la plèvre pulmonaire et la plèvre costale (V. Pleurésie). Au-dessous de la plèvre, se voit le *parenchyme pulmonaire*, rose gris, crépitant, spongieux, mou et élastique chez l'animal qui a respiré; rose rouge, charnu, non crépitant ni spongieux, de consistance glandulaire, et assez facile à déchirer avant la naissance. Ce parenchyme est divisé en *lobules* (*lobules pulmonaires*), polyédriques, à angles nets, épais de 1 centimètre ou environ, séparés les uns des autres par des cloisons de tissu conjonctif dites *interlobulaires*; dans chacun de ces lobules vient se jeter un *ramuscule bronchique*, qui devient la *bronche lobulaire* ou *intralobulaire*; ce ramuscule, réduit à un diamètre de 1 millimètre au plus, se ramifie dans l'intérieur du lobule soit en donnant des divisions qui se séparent à angle droit sur tout son parcours, soit dichotomiquement (V. Lobule *pulmonaire*). Ces ramifications ou *bronches acineuses* (fig. 598) : coupe du *poumon*; en haut de la figure on voit un espace conjonctif contenant une bronche, une veine ou une artériole en *a* — *a*; anthracose), ont un diamètre de 0mm,33; elles se terminent par un rétrécissement auquel fait suite une dilatation ampullaire, le *vestibule;* de chaque vestibule partent quatre ou cinq conduits alvéolaires qui vont en divergeant et se terminent en culs-de-sac renflés ou *infundibula;* la réunion de quatre à cinq infundibula forme l'*acinus*; les parois du conduit alvéolaire et de l'infundibulum sont couvertes de dépressions hémisphériques en cul-de-sac (*alvéoles*, *cellules*, *utricules* ou *vésicules pulmonaires*). La bronche intralobulaire est formée d'une mince tunique externe fibreuse, d'une tunique moyenne constituée par des fibres musculaires qui décrivent un anneau complet, et d'une muqueuse qui garde son épithélium à cils vibratiles. La bronche acineuse a une tunique moyenne réduite à quelques fibres musculaires disséminées, et une muqueuse dont l'épithélium, dépourvu de cils vibratiles, devient cubique et presque pavimenteux au voisinage des conduits alvéolaires. L'alvéole est tapissé d'une rangée unique de cellules épithéliales pavimenteuses minces appliquée contre une *paroi propre* hyaline, épaisse de 0mm,001, et contre la face adhérente de celle-ci s'étale le réseau des capillaires pulmonaires dans lesquels ont lieu les échanges respiratoires. Les mailles du réseau sanguin sont polygonales à angles arrondis, d'égal diamètre en tout sens pour la plupart, larges de une à deux fois le diamètre des capillaires qui les limitent quand le poumon est distendu par insufflation, mais bien plus étroites dans le cas contraire. Les plus petits capillaires de ces mailles ont un calibre intérieur de 1 centième de millimètre; tandis que dans divers tissus leur diamètre total descend à 7 millièmes. Dans l'emphysème, ce calibre ne change pas, mais la largeur des mailles ou espace circonscrit par les capillaires augmente notablement. Dans les mailles des capillaires se trouvent les parties renflée et granuleuse des cellules, tandis que la partie transparente s'étale sous forme d'une lame très mince sur les vaisseaux. Immédiatement au-dessous de ce réseau de capillaires (formé par les *vaisseaux pulmonaires*, tandis que les *vaiseaux bronchiques* se distribuent sur les *bronches* à épithélium prismatique et dans les cloisons interlobulaires), on trouve les faisceaux de fibres élastiques disposés circulairement, anastomosés avec ceux des vésicules qui sont au-dessus et au-dessous. Grancher distingue trois variétés de fibres élastiques: les *fibres d'orifice* qui circonscrivent l'ouverture de l'alvéole; les *fibres communes* qui se dirigent dans toutes les directions et entourent plusieurs orifices d'alvéoles, et les *fibres du sac* qui embrassent en sautoir l'ampoule alvéolaire. La charpente élastique, a donc la forme d'un panier à salade. C'est à cette trame de fibres élastiques que le poumon doit son élasticité, qui le fait revenir sur lui-même dès que cesse la contraction des muscles inspirateurs. Lorsque les culs-de-sac terminaux se distendent chez l'adulte, ou plus souvent dans les états sénile et pathologique, leur ensemble forme une vésicule pouvant atteindre le volume d'une tête d'épingle et au delà, plus ou moins irrégulière; on a alors sous les yeux une ampoule ou chambre mamelonnée au dehors, éperonnée au dedans par les cloisons de séparation des culs-de-sac. Chaque cul-de-sac terminal plein d'air est large de 9 à 10 centièmes de millimètre, chez les jeunes sujets, sur une longueur égale ou double, ou même plus considérable. Sans que la longueur augmente notablement, la largeur s'élève à 0mm,2 sur l'adulte, et à 0mm,3 dans la vieillesse. Le fond en est arrondi, souvent un peu plus large que le cul-de-sac, plus rarement ovoïde. Les poumons sont ordinairement d'une couleur fauve, pâle, grisâtre, quelquefois violacée et comme marbrée; mais l'âge et un grand nombre de causes accidentelles modifient cette coloration. Le long des cloisons interlobulaires sont déposées, en plus ou moins grande abondance, surtout chez les vieillards, des particules charbonneuses. V. Anthracosis. — Le poumon est l'organe de l'hématose; le sang arrive par l'artère pulmonaire, se répand dans les capillaires de l'alvéole, où il ne se trouve séparé de l'air que par l'épaisseur de la lame protoplasmique des cellules de l'épithélium alvéolaire; à ce niveau s'opère l'absorption de l'oxygène, et l'exhalaison de l'acide carbonique, accompagné de vapeur d'eau et de certains produits toxiques; le sang arrive noir dans ces capillaires et ressort à l'état de sang rouge pour gagner par les veines pulmonaires le cœur gauche. Une certaine quantité d'air, dit résiduel, reste toujours en permanence dans les alvéoles; la disparition de cet air résiduel provoque l'accolement des parois alvéolaires et l'*atélectasie.* Le jeu respiratoire fait pénétrer à chaque mouvement inspiratoire une nouvelle quantité d'air dans les alvéoles grâce à l'élasticité des parois; cet air se trouve chassé au moment de l'expiration quand les alvéoles reviennent sur eux-mêmes. Ces phénomènes sont régis par le pneumogastrique. — Pour les maladies du poumon, V. Congestion *pulmonaire*, Emphysème *pulmonaire*, Gangrène *du poumon*, Œdème *du poumon*, Phtisie, Pneumocèle, Pneumonie et Tubercule.

POUPART (chirurgien français, mort en 1708). — *Ligament de Poupart.* V. Fémoral.

POURLÈCHE. s. f. V. Perlèche.

POURPIER. s. m. [*Portulaca*, all. *Portulak*, angl. *purslain*, it. *portulaca*, esp. *verdolaga*]. Genre de plantes portulacées, dont plusieurs espèces sont mucilagineuses et dont quelques-unes sont alimentaires. Tel est le *Port. oleracea*, L., employé comme aliment, et auquel on a attribué une propriété vermifuge qu'il ne paraît pas avoir. Ses feuilles sont légèrement rafraîchissantes; sa décoction passe pour diurétique.

POURPRE. s. f. [*purpura*, all. *Purpur*, angl. *purple*, it. *porpora*, esp. *purpura*]. Matière colorante rouge foncé fournie par un mollusque gastéropode, le *Murex brandaris*, L., et remplacée aujourd'hui par la cochenille, etc.

POURPRE. s. m. [all. *Blutflecken*, angl. *purples*, it. *petecchie*, esp. *purpura*]. Vulgairement le *purpura.* — *Pourpre blanc.* V. Miliaire. — *Pourpre de Werlhoff.* V. Purpura. ‖ En chimie, *pourpre de Cassius* [all. *Cassiuspurpur*, angl. *Cassius purple*]. Composé obtenu en précipitant le chlorure d'or par un mélange de protochlorure et de deutochlorure d'étain, et considéré comme de l'oxyde d'étain mélangé d'or très divisé. Le *pourpre de Cassius*, ainsi nommé de sa belle couleur pourpre, qui le fait employer pour colorer le verre, a été essayé dans le traitement de la syphilis. ‖ En anatomie, *pourpre rétinien*, ou rhodopsine, pigment rouge dont la rétine se charge dans l'obscurité, et qui se décolore à la lumière du jour; on peut en faire l'étude à l'aide de la lumière jaune du sodium, à laquelle il est beaucoup moins sensible. Il se trouve dans le segment interne des bâtonnets. On peut l'extraire en se mettant à l'abri de la lumière à l'aide d'une solution de sels d'acides biliaires. Il ne présente pas de bande d'absorption; il est détruit par les alcalis, les acides, l'alcool et l'éther; traité par l'alun, il devient presque insensible à l'action de la lumière. Son rôle est inconnu; son existence n'est pas constante dans toutes les espèces animales.

POURPRÉ, ÉE. adj. [*purpuratus*, all. *purpurfarben*, angl. *purple*, it. *porporino*, esp. *purpureo*]. Qui a rapport au *pourpre.* — *Fièvre pourprée.* V. Miliaire.

POURRI, IE. adj. *Foie pourri.* V. Pourriture.

POURRITURE. s. f. [*putredo*, σῆψις, all. *Fäule*, angl. *putridity*]. En botanique, *pourriture des fruits*, altération de leur parenchyme due au développement du mycélium des *Aspergillus* ou des *Penicillium*, développement qui n'a pas lieu dans le *blettissement.* ‖ *Pourriture d'hôpital* [*gangrène d'hôpital*, *gangræna nosocomiorum*, angl. *hospital gangrene*, all. *Spitalbrand*, *Spitalfäulniss*]. Complication des plaies ou ulcères, survenant dans les hôpitaux, les camps, les ambulances, dont l'air est vicié par l'encombrement des malades, où les conditions hygiéniques sont mauvaises, où les pansements sont rares et insuffisants, etc. Ce mal est contagieux et épidémique. Dans une forme de *pourriture d'hôpital* dite *ulcéreuse*, le malade commence par ressentir une douleur sourde, qui devient rapidement assez intense; au niveau du point douloureux, on aperçoit une *vésico-pustule*, qui, en s'ouvrant, laisse à nu une excavation à peu près circulaire, plus ou moins profonde, dont les bords, taillés à pic, ont une teinte vineuse plus foncée que celle du reste de la surface suppurante. Le fond de cette petite excavation est rempli par un ichor brunâtre et tenace. La seconde forme, *forme pulpeuse* ou *couenneuse*, peut, comme la précédente, affecter d'emblée toute la plaie, ou se limiter à quelques points ; dans ce dernier cas, elle envahit secondairement, et avec plus ou moins de rapidité, tout le reste de la surface suppurante. Peu à peu les bourgeons charnus se recouvrent d'une pellicule demi-transparente blanchâtre, qui ne se laisse pas enlever par le frottement. Cette couche s'épaissit de plus en plus, recouvre entièrement les granulations vasculaires, qui peuvent être le siège d'un suintement sanguin abondant (*forme hémorragique*). Vers le dixième ou le douzième jour, quelquefois plus tard, la plaie devient plus douloureuse, ses bords sont bruns et légèrement pâteux ; la couche mortifiée, en s'épaississant, ne permet plus de distinguer les bourgeons charnus ; la surface blanchâtre du point affecté devient opaque, grise et pulpeuse, et passe bientôt à l'état de putrilage. La pourriture d'hôpital est une affection très grave, elle peut donner lieu à des désordres incurables et même mortels ; elle a toujours au moins pour effet d'arrêter en partie le travail de la cicatrisation, et d'accroître l'étendue des solutions de continuité. Le derme peut être détruit dans une très grande étendue et le tissu cellulaire l'avoir été dans l'intervalle des muscles, au point de les isoler ; les organes eux-mêmes peuvent avoir disparu en tout ou en partie. La mortification des tendons est fréquente ; les vaisseaux et les nerfs principaux ne sont pas épargnés ; les articulations sont souvent ouvertes. Le traitement est surtout prophylactique ; depuis que l'antisepsie est pratiquée rigoureusement, cette affection a complètement disparu des hôpitaux. En temps de guerre, avec des hôpitaux encombrés, il serait nécessaire d'augmenter encore les précautions antiseptiques. Si malgré tout un cas de pourriture d'hôpital apparaissait, il devrait être immédiatement isolé des autres malades pour éviter la contagion ; on désinfecterait la plaie aussi bien que possible par des lavages répétés suivis d'applications de liquide antiseptique, solution de permanganate de potasse, eau oxygénée, solution de sublimé. Grâce aux bains antiseptiques, aux pulvérisations, aux pansements humides, on arrivera à limiter et à détruire le mal avant qu'il ait causé des dégâts considérables.

POUSSÉE. s. f. Éruption cutanée plus ou moins aiguë, plus ou moins douloureuse, qui se manifeste dans le cours ou à la suite de l'emploi de certaines eaux minérales (Loèche, Bade, Schinznach, etc.), de certains médicaments, comme l'iodochlorure mercureux, etc. Elle consiste en une production de taches rouges, puis de plaques, et enfin de pustules plus ou moins grosses, avec un état fébrile proportionné à leur quantité. Les pustules suppurent, puis sèchent, et laissent après elles la peau nette, même dans les cas où elle était couperosée.

POUSSIÈRE. s. f. [*pulvis*, κόνις, all. *Staub*, angl. *dust*, it. *polvere*, esp. *polvo*]. Nom donné à l'ensemble des corpuscules solides qui sont contenus dans l'air en quantité plus ou moins grande, et dont le diamètre varie depuis 0mm,001 et moins, jusqu'à 0mm,010 environ. Leur densité, plus grande que celle de l'air, est diminuée par la couche gazeuse adhérente par capillarité à leur surface, faisant corps avec eux et les suivant dans leurs mouvements ; de là résulte que l'impulsion de l'air en mouvement les entraîne et les soulève facilement, jusqu'à ce qu'ils se déposent dans les lieux où l'air est calme. La poussière se compose : 1° de granules de matières minérales diverses, surtout calcaires et siliceuses, généralement polyédriques, à angles arrondis ; parmi elles se trouvent de rares particules de fer attirables à l'aimant ; 2° de fragments d'éléments anatomiques ou de tissus végétaux, de fibres ligneuses, de cellules d'espèces diverses ou même de cellules entières ; de cellules du liber provenant des étoffes ; de poils de plantes, de cellules filamenteuses des aigrettes des fruits, etc., de grains de pollen, de fécule ; de spores et filaments de cryptogames, appartenant à diverses espèces, etc. ; 3° d'éléments anatomiques entiers ou brisés, ou de fragments de tissus animaux, tels que : écailles d'insectes ; cellules épithéliales desséchées ; poils ou fragments de poils des insectes et des vertébrés ; barbes et barbules des plumes ; fragments d'animaux articulés de très petit volume, tels que les acarus ; squelettes d'infusoires, surtout dans les temps de grands vents ; corpuscules indéterminés de nature azotée, parmi lesquels il y a parfois des infusoires entiers desséchés. Les poussières aériennes sont composées d'un tiers de matières organiques combustibles et des deux tiers de matières minérales, dont près de la moitié est constituée de particules siliceuses. L'étude de leur composition a pris une grande importance depuis qu'on sait, par les travaux de Pasteur et de ses élèves, qu'elles peuvent servir de véhicule à des germes variés, dont un certain nombre sont pathogènes. — Dans beaucoup d'industries, il s'élève des poussières qui, entraînées par l'air jusque dans les bronches, sont plus ou moins nuisibles, surtout lorsqu'elles pénètrent dans les tissus. V. ANTHRACOSIS, NACRIERS, PÉNÉTRATION, PHTISIE *des aiguiseurs*, etc. ‖ *Poussière fécondante*. V. POLLEN.

POUSSOIR. s. m. [all. *Stosseisen*, angl. *driver*, esp. *gatillo*]. Fer à trois pointes qui sert aux dentistes à pousser la dent qu'on a déchaussée. — Dans la chirurgie humaine, *poussoir* (angl. *probang*), instrument dont on se sert pour chasser les corps étrangers arrêtés dans l'œsophage. C'est une tige de baleine, présentant à l'une de ses extrémités une olive d'ivoire ou un morceau d'éponge.

POUVOIR. s. m. — *Pouvoir absorbant pour la chaleur* (*capacité pour le calorique*). Faculté qu'ont les corps d'absorber une quantité plus ou moins considérable de rayons caloriques, qui en élèvent la température ou en changent l'état physique. Un corps placé près d'un autre dont la température est élevée ne s'échauffe pas, ou ne le fait que lentement, si sa surface est blanche et polie : le calorique est réfléchi en grande partie par cette surface. Si la surface du premier corps est noire et dépolie, il s'échauffe beaucoup, et il ne réfléchit pas ou presque pas la chaleur. On dit alors que le calorique est absorbé ; cette *absorption* varie suivant la nature physique et chimique du corps et suivant la nature du rayon calorique : le *pouvoir absorbant* d'un corps est égal au rapport entre la quantité de calorique absorbé et la quantité de calorique incident. — *Pouvoir absorbant pour la lumière*. V. COULEUR et DICHROÏSME. — *Pouvoir des objectifs*. Un objectif possède : 1° le *pouvoir définissant*, lorsqu'il donne l'image très nette et très noire des détails, reliefs et contours d'un objet ; 2° le *pouvoir pénétrant*, lorsqu'il permet de distinguer du même coup d'œil plusieurs plans très rapprochés dans l'épaisseur des objets ; 3° le *pouvoir résolvant* ou *séparateur*, lorsqu'il montre nettement des parties très serrées existant sur une surface, telles que les points sur les stries des diatomées (Goring, 1835 ; Carpenter). V. GROSSISSEMENT.

PRAGMATIQUE. adj. [*pragmaticus*, πραγματικὸς, de πρᾶγμα, affaire ; all. *pragmatisch*, angl. *pragmatic*, esp. *pragmatico*]. Se dit de ce qui est conforme à la réalité. — Épithète donnée par Sprenzel à son *Histoire de la médecine*.

PRATELLE. s. f. Vulgairement l'*agaric* comestible.

PRATICIEN. s. m. [*medicinæ artis peritus*, all. *Praktiker*, angl. *practitioner*, it. *medico pratico*, esp. *practico*]. Médecin qui se livre à la pratique de l'art médical, par opposition à *théoricien*. Ce mot se trouve dans les anciens, qui disent que nul n'est bon praticien s'il ne possède les connaissances qui font le théoricien. Les qualités qui font le bon praticien sont les mêmes que celles dont l'exercice élève l'homme au rang de savant; seulement, dans ce dernier cas, il en use pour étudier les rapports que présentent les faits entre eux, les lois qui les relient les uns aux autres, et expliquent leur solidarité; dans le premier cas, sans se préoccuper de ces notions générales, il applique ses facultés à l'examen de chaque phénomène en particulier, à l'effet de le modifier. L'étude des sciences est nécessaire au praticien, non seulement comme source de moyens d'application et d'agents qu'elles lui enseignent à connaître, mais encore comme base de discipline et d'éducation intellectuelle au point de vue de la méthode à suivre, pour aller rapidement et avec sûreté des effets aux causes et des causes aux effets dans chaque cas particulier qui se présente à lui, ce qu'on nomme souvent sagacité et pénétration du praticien. Savoir pour diagnostiquer et pronostiquer, prévoir pour agir, doivent être sa règle constante, sans jamais oublier que le sentiment de l'opportunité dans l'action curative est le signe essentiel de toute connaissance, de même que les effets de la prévoyance sont le critérium de la vérité. C'est par la culture de ces sciences qu'il acquiert un jugement droit, l'habitude de concentrer son attention sur tous les faits relatifs à ce sujet; celle de la continuité des efforts dans une direction déterminée; celle de saisir les analogies et les différences entre plusieurs faits compliqués ayant quelques rapports entre eux. L'ensemble de ces qualités, développées et perfectionnées par l'exercice de l'art dans une direction spéciale, constitue ce qu'on a appelé le *tact*, le *coup d'œil médical*, le *sens pratique*. Les procédés d'analyse et d'expérimentation nécessaires à l'étude des sciences conduisent insensiblement le praticien à acquérir cette adresse plus délicate encore qu'exigent les observations et les opérations à faire sur les êtres vivants.

PRATIQUE. s. f. [*pratica*, *praxis*, πρακτική, all. *Praxis*, angl. *practice*, it. *pratica*, esp. *practica*]. Exercice de l'art médical, ou description de la manière et des moyens de faire la médecine, à l'effet tant de conserver que de rétablir la santé. Contrairement à ce qu'on entend souvent répéter, il n'y a pas d'opposition entre la *pratique* et la *théorie*. Tout ce qui est vrai devient utile dans la pratique, et cela seul est utile qui est vrai, seulement cette utilité est plus ou moins directe et immédiate, selon le degré d'avancement de chaque science; pour conduire à des résultats réels, autres que ceux que peut amener le hasard, la pratique exige donc l'étude de la théorie.

PRATIQUE. adj. [*practicus*, πρακτικός, all. *praktisch*, angl. *practical*, it. *pratico*, esp. *practico*]. Se dit de ce qui se réduit en acte dans un art, de ce qui constitue l'application des règles et des principes empruntés aux sciences ou connaissances spéculatives et raisonnées.

PRÉACTION. s. f. Terme employé par les hydrothérapeutes et servant à désigner l'échauffement préalable du corps par un exercice approprié, avant une pratique hydrothérapique froide, la douche par exemple; elle a pour but de favoriser la réaction consécutive; elle exerce aussi une influence sur l'intensité de l'action thermogène et sur le degré d'hypothermie provoquée par l'application froide, c'est-à-dire sur l'action frigorigène. Une promenade à pied, une séance de massage sont des préactions utiles.

PRÉCHACQ-LES-BAINS (Landes). *Eaux sulfatées calciques*, très chaudes, 60°, dégageant de l'azote, de l'acide carbonique et de l'oxygène. Ces eaux stimulent l'appétit, et sont légèrement laxatives et diurétiques. Des boues végéto-minérales, formées par les alluvions de l'Adour, sont employées en bains et en applications locales dans le rhumatisme chronique et les névralgies. Une source sulfureuse froide est utilisée en boisson, bains, pulvérisations, humage. Établissement : saison du 1er mai au 1er novembre.

PRÉCIPITANT. adj. et s. m. Anciennement, corps qui, ajouté à un autre, y détermine un précipité. L'acide sulfurique était un précipitant pour la baryte, le sel d'oseille pour la chaux, etc.

PRÉCIPITATION. s. f. [*præcipitatio*, all. *Niederschlagung*, angl. *precipitation*, it. *precipitazione*, esp. *precipitacion*]. Phénomène qui a lieu quand un corps se sépare du liquide où il était dissous, et se dépose sous la forme solide de poudre, de flocons ou de très petits polyèdres. La précipitation s'opère lorsqu'un corps dissous dans un liquide y devient insoluble par l'effet de l'addition ou de la soustraction d'un autre corps. — *Précipitation de l'utérus*. V. Prolapsus.

PRÉCIPITÉ. s. m. [*præcipitatum*, all. *Niederschlag*, *Præcipitat*, angl. *precipitate*, it. *precipitato*, esp. *precipitado*]. Dépôt qu'on obtient lorsque, par l'action d'un corps sur une dissolution, il se sépare une matière solide qui occupe le fond du vase. — *Précipité blanc de Charas*, *de Zwelfer*. Protochlorure de mercure ou calomel obtenu par précipitation. — *Précipité blanc de Lémery*. V. Chlorамide. — *Précipité per se*, *précipité rouge*. V. Oxyde *de mercure*.

PRÉCIPITINE. s. f. Substance contenue dans certains sérums et capable de précipiter de sa solution une matière albuminoïde; cette substance apparaît dans le sérum d'un animal à la suite d'injection dans le péritoine de cet animal du sérum d'un animal d'une autre espèce; ainsi, en injectant à des lapins du sérum humain, le sérum du lapin devient capable de précipiter l'albumine humaine.

PRÉCIRRHOSE. s. f. Période qui dans la cirrhose du foie, en particulier dans la cirrhose alcoolique, précède l'apparition de l'ascite et les signes de la cirrhose confirmée (Hanot). Cette période est caractérisée par l'existence de troubles dyspeptiques variés, de petits signes d'insuffisance hépatique, hypoazoturie, urobilinurie, glycosurie alimentaire. Elle peut durer plusieurs mois. Le diagnostic est toujours très difficile à cette période; on le basera principalement sur la recherche des signes d'insuffisance hépatique que nous venons de signaler. Un traitement bien conduit, mis en œuvre à ce moment, peut retarder, sinon éloigner à jamais l'échéance de l'ascite et de la cirrhose confirmée; le régime lacté, l'iodure de potassium à petites doses forment les bases de ce traitement.

PRÉCORDIAL, ALE. adj. [*præcordialis*, de *præcordia*, diaphragme, de *præ*, en avant, et *cor*, *cordis*, cœur; all. *præcordial*, angl. *precordial*, it. *precordiale*, esp. *precordial*]. Se dit de ce qui existe ou de ce qui se passe au-devant du cœur : *pouls précordial*, *soulèvement précordial*, *voussure précordiale*.

PRÉCORDIALGIE. s. f. Douleur siégeant au niveau de la région précordiale. Ce terme engloberait toutes les variétés d'angine de poitrine, aussi bien celle qu'on a qualifiée de vraie que celle que l'on a regardée comme fausse (Huchard).

PRÉCURSEUR. adj. et s. m. [*præcursor*, de *præ*, avant, et *currere*, courir; all. *Vorbote*, angl. *precursory*, it. *precursore*, esp. *precursor*]. — *Signe précurseur*. Celui qui annonce une maladie prochaine.

PRÉDIASTOLIQUE. adj. [de *præ*, auparavant, et *diastole*]. Qui précède la diastole du cœur.

PRÉDICATEUR. s. m. — *Main de prédicateur*. V. Main.

PRÉDIGESTION. s. f. [de *præ*, auparavant, et *digestion*]. Ensemble des opérations préliminaires à la digestion : mastication, insalivation, etc.

PRÉDISPOSANT, ANTE. adj. [all. *worbereitend*, *prædisponirend*, angl. *predisposing*, it. et esp. *predispo-*

nente]. Se dit de ce qui prépare l'économie à l'invasion d'une maladie : *cause prédisposante.*

PRÉDISPOSITION. s. f. [de *præ*, d'avance, et *disponere*, disposer ; all. *Prædisposition*, angl. *predisposition*, it. *predisposizione*, esp. *predisposicion*]. Effet patent ou occulte qui prépare l'économie, en un temps plus ou moins long, et à des degrés divers d'intensité, selon les individus, à l'invasion d'une maladie.

PRÉDORSAL, ALE. adj. [*prædorsalis*, de *præ*, devant, et *dorsum*, dos ; all. *prædorsal*, angl. *predorsal*, it. *predorsale*, esp. *predorsal*]. Qui est situé au-devant du dos.

PRÉDORSO-ATLOÏDIEN. adj. et s. m. [it. *predorso-alloideo*]. V. Long *du cou.*

PRÉEXISTENCE. s. f. [de *præ*, auparavant, et *existence*, all. *Vorherdasein*, angl. *preexistence*, it. *preesistenza*, esp. *preexistencia*]. Etat de ce qui préexiste. — *Préexistence des germes.* Hypothèse d'après laquelle la procréation des êtres serait apparente, les êtres que nous voyons se produire ayant existé déjà en germe dans toutes leurs parties, que l'acte procréateur n'aurait fait que développer. Selon les uns, les êtres organisés seraient contenus en germe dans l'ovaire de la femelle (V. Ovisme) ; selon les autres, ils seraient dans le sperme du mâle (V. Spermatisme) ; dans l'un et l'autre cas, les êtres organisés auraient existé en matière et en forme de tout temps, auraient été préformés par rapport à nous, et la procréation n'aurait fait que les déterminer à se développer : c'est ce qu'on appelait la théorie de la *préformation* ; ou bien ces êtres auraient existé en matière seulement, et la procréation aurait eu pour résultat de leur faire acquérir une forme : c'est ce qu'on appelait la *théorie de la métamorphose* ; enfin la préexistence, selon quelques auteurs, aurait compris dès l'origine les germes, nés en même temps, de tous les êtres à venir : c'est la *théorie de la syngenèse*. Aucune de ces hypothèses n'a été vérifiée par l'observation. V. Épigenèse.

PRÉFORMATION. s. f. [de *præ*, avant, et *formation* ; all. *Vorherbildung*, angl. *preformation*, it. *preformazione*, esp. *preformacion*]. Système physiologique, dit aussi de l'*évolution*. V. Préexistence.

PRÉHENSEUR. adj. Se dit d'un organe servant à la préhension.

PRÉHENSEUR - LEVIER - MENSURATEUR. s. m. (Farabeuf). Instrument destiné à aider la tête du fœtus, dans les rétrécissements du bassin, à passer du ventre dans l'excavation par le détroit supérieur suivant le mécanisme naturel. Il permet de saisir solidement la tête et d'agir sur elle pour la diriger, et de mesurer en même temps la valeur de ses diamètres.

PRÉHENSION. s. f. [*prehensio*, de *prehendere*, saisir, λῆψις, all. *Aufnehmen*, angl. *prehension*, esp. *prehencion*]. Action de prendre, de saisir un objet quelconque avec la main ou la bouche.

PRÉIRIDIEN, IENNE. adj. m. Qui est en avant de l'iris : *l'anneau sclérotical préiridien.*

PRÉJUGÉ. s. m. [all. *Vorurtheil*, angl. *prejudice*, it. *pregiudizio*]. — *Préjugés en médecine.* Opinions préconçues touchant des notions que l'observation et l'expérience peuvent seules donner : telles sont celles du vulgaire et de quelques médecins sur des dispositions anatomiques des nerfs, des tendons, des articulations, et autres qu'ils n'ont pas observées ; sur la constitution du sang et des autres humeurs ; sur les divers actes de l'économie, à l'état sain ou à l'état morbide ; sur la possibilité de les connaître sans les observer, de découvrir leurs dérangements sans avoir étudié leurs conditions normales ; sur l'existence d'une divination individuelle innée ou acquise à cet égard en dehors de l'expérience. Telle est, d'autre part, la croyance à l'existence de substances douées de qualités préservatives ou curatives, merveilleuses ou susceptibles d'acquérir ces qualités par des mélanges, des actions physiques ou certaines interventions mentales, substances agissant ou pouvant agir sur l'économie en dehors de toute relation moléculaire et de quantité proportionnelle avec les liquides et les solides de l'organisme. Ces préjugés et autres analogues, très répandus, reconnaissent pour cause une aberration de l'instinct de conservation individuelle troublant l'entendement, par suite du manque de rectifications à ces impulsions que devraient apporter le savoir et la raison ; rectifications dont le défaut est dû à l'absence d'une éducation biologique en rapport avec les nécessités de la vie individuelle et sociale Ces préjugés sont journellement la cause d'accidents et de maladies que les médecins sont appelés à traiter ; ils faussent, non seulement les appréciations du public, mais encore ses observations, en lui faisant voir dans les choses, non ce qui s'y trouve effectivement, mais ce qu'il désire y voir. V. Erreur.

PRÊLE. s. f. [*equisetum*]. Genre de plantes qui forme seul la famille des *équisétacées.* — *Prêle commune* [*Equisetum arvense*, L., *cauda equina* des pharmaciens ; all. *Schachtelhalm*, angl. *shavegrass*, it. *equiseto*, *setolone*, esp. *cola de caballo*]. Plante dont la tige est diurétique.

PRELO (Espagne). *Eaux sulfurées sodiques*, froides. 17°,5. Établissement : 15 juin au 15 septembre.

PRÉLOMBAIRE. adj. [de *præ*, devant, et *lumbi*, les lombes ; all. *prælumbar*, angl. *prelumbar*, it. *prelombare*, esp. *prelumbar*]. Qui est situé au-devant des lombes.

PRÉLOMBO-SUS-PUBIEN. adj. et s. m. V. Psoas (*Petit*).

PRÉLOMBO-THORACIQUE. adj. Nom donné à la veine azygos.

PRÉLOMBO-TROCHANTINIEN. adj. et s. V. Psoas (*Grand*).

PRÉLUDES. s. m pl. V. Prodrome.

PRÉMATURÉ, ÉE. adj. Qui vient avant terme : *accouchement prématuré.* On emploie aussi ce mot pris substantivement pour désigner un enfant né avant terme, mais viable, c'est-à-dire à partir du sixième mois de la grossesse.

PRÉMOLAIRE. adj. et s. [de *præ*, avant, et *molaire*]. Nom donné aux première et deuxième petites molaires ou antérieures.

PRÉMONITOIRE. adj. [de *præ*, avant, et *monere*, avertir ; all. *ankündigend*, *vorhersagend*, angl. *premonitory*, it. *premonitorio*]. — *Diarrhée prémonitoire.* V. Choléra.

PRÉŒDÈME. s. m. Etat des tissus précédant immédiatement le stade d'œdème confirmé. La quantité d'eau et de chlorure est augmentée, et la méthode des pesées montre cette hydratation de l'organisme ; pourtant, les liquides ne sont pas encore assez abondants pour infiltrer les tissus et donner lieu au phénomène bien connu de l'œdème.

PRÉPARANT, ANTE. adj. Se dit, en obstétrique, des douleurs du deuxième temps de l'accouchement, qui, dilatant le col de l'utérus, le préparent au passage du fœtus.

PRÉPARATE. adj. et s. f. [*præparata*, all. *Stirnblutader*, it. *preparata*, esp. *preparada*]. La veine *frontale*. V. Faciale (*Veine*).

PRÉPARATEUR. s. m. Celui qui, dans les officines, les laboratoires et les cours, est chargé spécialement des préparations.

PRÉPARATION. s. f. [*præparatio*, all. *Præpariren*, angl. *preparation*, it. *preparazione*, esp. *preparacion*]. Opération de chimie pharmaceutique qui consiste à disposer toutes les substances qui doivent être employées ; tels sont : le lavage, la dessiccation, la pulvérisation, etc. — *Prépa-*

ration. Produit de diverses opérations pharmaceutiques : *préparations magistrales* et *officinales*. || *Préparation*. Partie fraîche ou sèche que l'anatomiste a disséquée pour l'étude.

PRÉPUBIEN, IENNE. adj. Se dit des organes et des tissus qui sont placés au-devant du pubis.

PRÉPUCE. s. m. [*præputium*, πόσθη, all. *Vorhaut*, angl. *prepuce*, it. *prepuzio*, esp. *prepucio*]. Prolongement des téguments de la verge, qui couvre le gland. Le prépuce est composé de deux couches membraneuses, l'une externe ou cutanée, l'autre interne ou muqueuse, séparées par du tissu cellulaire très lâche. Lorsqu'on exerce une traction sur la peau de la verge, et qu'on la porte en arrière, le prépuce disparaît en se dédoublant aux dépens du tissu cellulaire. La membrane muqueuse tapisse la surface interne de la couche cutanée jusqu'au delà du gland ; puis elle se réfléchit sur celui-ci, en formant derrière la couronne un petit cul-de-sac appliqué sur le corps caverneux, interrompu par un repli triangulaire de la membrane muqueuse, connu sous le nom de *frein* ou de *filet*. Elle n'a pas de glandes, mais est pourvue de papilles vasculaires et tapissée par un épithélium pavimenteux. L'extrémité antérieure du prépuce est percée d'un orifice qui, normalement, permet la sortie du gland pendant l'érection ; il n'en est pas de même dans le *phimosis*. Les artères du prépuce sont fournies par la dorsale de la verge ; ses nerfs viennent du honteux interne.

PRÉPUTIAL, ALE. adj. [*præputialis*, de *præputium*]. Qui concerne le prépuce, qui en provient, qui s'y rend : *artères préputiales*, *nerfs préputiaux*, *herpès préputial*.

PRÉRECTAL, ALE. adj. Qui est au-devant du rectum. — *Taille prérectale*. V. Cystotomie.

PRÉROTULIEN, IENNE. adj. Qui est situé au-devant de la rotule. — *Bourse prérotulienne*. Bourse séreuse accidentelle qui se développe au-devant de la rotule, sous la peau, chez ceux que leur profession oblige à une station fréquente sur les genoux. V. Hygroma.

PRÉ SAINT-DIDIER (Italie). *Eaux bicarbonatées calciques*, chaudes, 35°,6 ; altitude : 1 200 mètres. Établissement : 15 juin au 1er septembre.

PRESBYACOUSIE. s. f. [de πρεσβὺς, vieillard, et ἀκούειν, entendre]. Trouble de l'ouïe observé chez le vieillard, et rapproché de la presbytie : le malade qui en est atteint entend mieux de loin que de près, et perçoit la voix chuchotée mieux que la parole à haute voix. Cet état est attribué à un affaiblissement des muscles de l'oreille moyenne, qui ne peuvent plus accommoder le tympan à la perception des différents sons.

PRESBYOPIE. s. f. [*presbyopia*, esp. *presbiopia*]. Synonyme de *presbytie*.

PRESBYTE. s. m. [all. *Presbyt*, *Fernsichtiger*, angl. *presbyopical*, it. *presbite*, esp. *presbito*]. Qui est affecté de presbytie.

PRESBYTIE. s. f. [*presbytia*, de πρεσβὺς, vieillard, parce que les vieillards y sont surtout sujets ; all. *Presbyopie*, *Fernsichtigkeit*, angl. *longsightedness*, it. *presbiopia*, *presbizia*, esp. *presbicia*]. État de ceux qui ont la vue confuse quand ils regardent de près, et nette quand ils regardent des objets plus ou moins éloignés. Cet état résulte de l'affaiblissement sénile du muscle ciliaire, qui produit la perte progressive de la faculté d'accommodation et détermine pour l'œil l'impossibilité de prendre spontanément les changements de courbure nécessaires à la vision des objets rapprochés. La presbytie a donc le même effet que l'hypermétropie, bien que les causes soient différentes : dans les deux cas, tous les rayons lumineux partis du même point d'un objet ne convergent plus sur la rétine, mais en arrière de cette membrane. Pour obtenir la convergence, il faut *éloigner* l'objet ; mais alors l'image qu'il forme sur la rétine, quoique nette, est plus petite, et *la netteté de la sensation est diminuée*, puisqu'un nombre moins considérable d'éléments anatomiques de la rétine est impressionné. Si, laissant l'objet à la distance ordinaire, on prescrit l'usage de lunettes à verres convexes d'un numéro approprié à l'intensité du trouble visuel, la vision devient nette, sans que l'image perde de sa grandeur. V. Hypermétropie.

PRESBYTIQUE. adj. Qui appartient à la presbytie.

PRESCIENCE. s. f. Faculté de deviner les événements futurs.

PRESCRIPTION. s. f. V. Ordonnance. || *Prescription légale*. V. Honoraires.

PRESE (LE) (Suisse, Grisons). *Eaux sulfurées calciques*, froides, 8°. Altitude : 960 mètres. Établissement : cure de petit-lait ; 15 juin au 30 septembre.

PRÉSENTATION. s. f. [angl. *presentation*, esp. *presentacion*, all. *Stellung*]. En obstétrique, on dit qu'il y a

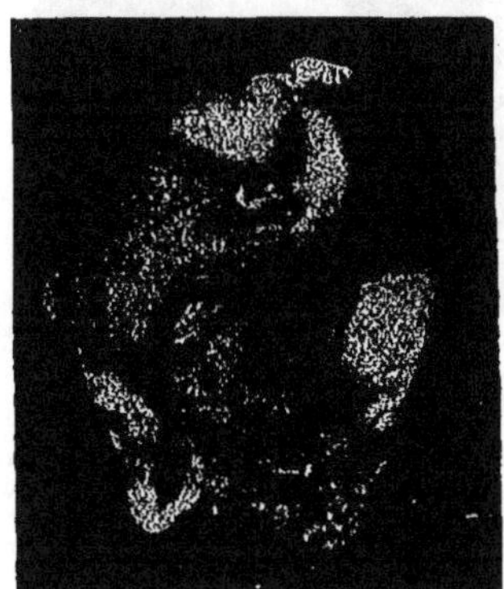

Fig. 599. — *Présentation* du sommet.

présentation du fœtus toutes les fois qu'arrive au niveau du détroit supérieur une région du fœtus suffisam-

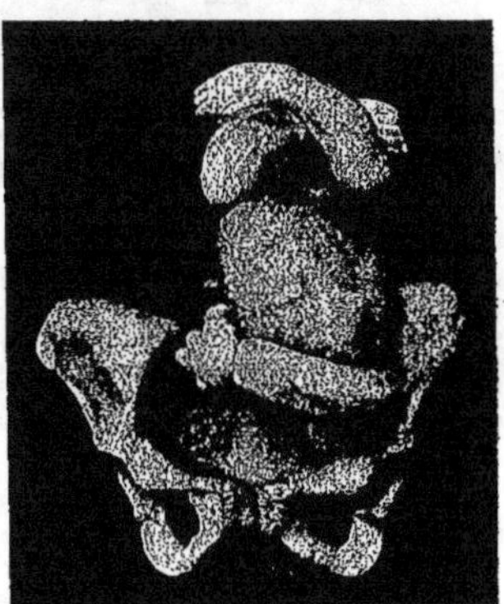

Fig. 600. — *Présentation* de la face.

ment grande pour remplir ce détroit. Le fœtus à ce point de vue est divisé en trois régions : l'extrémité céphalique avec ses divers diamètres, l'extrémité pelvienne, le tronc. L'extrémité céphalique peut se présenter *fléchie* (présentation du sommet), ou *défléchie* (présentation de la face). L'extrémité pelvienne comporte plusieurs variétés. Ainsi elle est *complète* quand les pieds et les fesses se présentent simultanément, *décomplétée*, quand les membres inférieurs ne restent pas accolés aux fesses, et alors, s'ils sont relevés sur le tronc, on a la présentation du siège ou des fesses ; s'ils sont étendus plus ou moins, on a la présentation des genoux ou des pieds. Le tronc peut se présenter par son plan latéral droit ou gauche (épaule droite ou épaule gauche). Ces différentes régions du fœtus peuvent affecter des rapports variés avec les points du

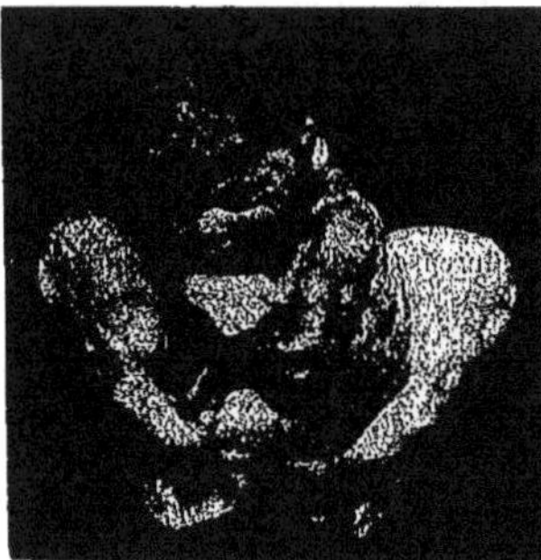

Fig. 601. — *Présentation* du siège.

bassin; c'est ce qui constitue les *positions*. Pour désigner les présentations et les positions, on emploie couramment un certain nombre d'abréviations : on désigne la présentation du sommet (fig. 599) par la lettre O (occiput), et pour indiquer la position on fait suivre cette lettre de l'ini-

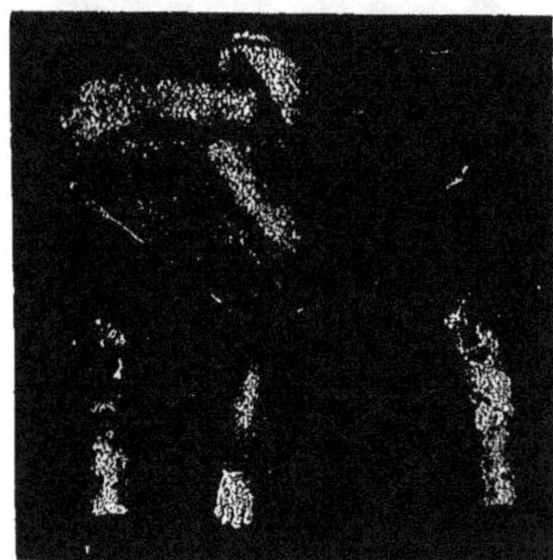

Fig. 602. — *Présentation* de l'épaule.

tiale du nom de la région du squelette du bassin avec laquelle la partie fœtale est en rapport ; ainsi OIGA se dit occipito-iliaque gauche antérieure, et signifie que l'occiput de l'enfant est en rapport avec l'épine iliaque antérieure gauche de la mère ; OIDP, occipito-iliaque droite postérieure, etc. Pour la présentation de la face (fig. 600), on désigne la partie fœtale par la lettre M (menton), et l'on dit de même MIGA, MIGP ; pour celle du siège (fig. 601) on se sert de la lettre S (sacrum) ; pour celle de l'épaule (fig. 602) de la lettre A (acromion) (V. POSITION). La présentation du sommet est la plus favorable de toutes ; l'accouchement peut se terminer spontanément dans la présentation de la face et de l'extrémité pelvienne. Seule, la présentation du tronc réclame *absolument* l'intervention de l'accoucheur. Si elle est reconnue avant le travail, il faut la transformer en une présentation du sommet par la version par manœuvres externes. Si elle n'est reconnue que pendant le travail, il faut la transformer en présentation de l'extrémité pelvienne par la version podalique par manœuvres internes. Celle-ci est généralement suivie de l'extraction immédiate du fœtus.

PRÉSERVATIF, IVE. adj. et s. m. [all. *præservatif*, angl. *preservative*, it. et esp. *preservativo*]. Se dit des remèdes propres à prévenir le développement d'une maladie, et dont l'ensemble constitue le *traitement préservatif*. Ainsi le sous-nitrate de bismuth et l'opium à faible dose ont été recommandés comme préservatifs du choléra en temps d'épidémie.

PRÉSERVATION. s. f. [de *præ*, avant, et *servare*, sauver]. Synonyme de *prophylaxie*.

PRÉSERVE. s. f. Terme proposé pour désigner en hygiène alimentaire les substances qui ont été mises à l'abri de la décomposition par un procédé quelconque : chauffage, fumage, dessiccation, congélation, salaison. On l'opposerait ainsi au mot *conserve*, qui désignerait uniquement les aliments stérilisés par la chaleur, et enfermés dans des récipients clos à l'abri de l'air.

PRÉSPINAL, ALE. adj. [de *præ*, devant, et de *spina*. épine : all. *præspinal*, angl. *prespinal*, it. *prespinale*, esp. *prespinal*]. Qui est situé devant la colonne vertébrale.

PRESSE-ARTÈRE. s. m. (Deschamps). Instrument servent à la compression immédiate des artères. Il est composé d'une plaque longue de 14 à 16 millimètres, et large de 7, et d'une tige de 54 de long, rivée perpendiculairement au-dessus de la plaque. A chaque extrémité de celle-ci est un trou dans lequel on passe l'un des bouts du cordonnet engagé sous l'artère ; chacun de ces bouts est ensuite passé dans une ouverture pratiquée au tiers supérieur de la tige ; en les tirant tous deux en sens contraire sur le bord poli de l'extrémité de cette tige, comme sur une poulie, on serre l'artère, et l'on empêche le lien de se relâcher, en remplissant l'ouverture avec un fausset. Le presse-artère, entouré de charpie, reste dans la plaie jusqu'à ce que l'on n'ait plus à craindre l'hémorragie ; on coupe alors le lien, qu'on retire ensuite avec l'instrument. Ce procédé prévient la section trop prompte du vaisseau, et met en contact les parois artérielles en les aplatissant, dans des cas où leur rigidité s'opposerait à leur froncement circulaire.

PRESSE-URÈTRE. s. m. Sorte de pince de fer élastique dont les branches, recouvertes d'une peau de buffle, peuvent être rapprochées ou éloignées au moyen d'une vis. On introduit la verge entre les branches, de manière que l'urètre soit appliqué sur l'une d'elles, et on les rapproche au moyen de la vis, afin d'exercer une pression suffisante pour mettre en contact les parois de ce canal. On se sert du presse-urètre dans les incontinences d'urine, pour empêcher momentanément l'écoulement de ce liquide.

PRESSION. s. f. En physique et en physiologie, synonyme de *tension* : *pression* ou *tension atmosphérique*, *pression* ou *tension sanguine*. V. TENSION. — *Pression à tergo*. V. VIS *à tergo*.

PRESSOIR. s. m. — *Pressoir d'Hérophile* [*torcula Herophili*, all. *Hirnkeller*]. Cavité veineuse irrégulière, située au niveau de la protubérance occipitale interne, limitée par la faux du cerveau, la faux et la tente du cervelet, et représentant le confluent du sinus longitudinal supérieur, du sinus droit et des sinus latéraux.

PRESTE (LA) (Pyrénées-Orientales). *Eaux sulfurées sodiques*, chaudes, 31 à 44°, ayant des propriétés diurétiques et une action sédative, au contraire des autres eaux sulfurées sodiques des Pyrénées qui sont excitantes. On les emploie surtout dans les catarrhes de la vessie, les affections de l'utérus, et aussi dans les affections des voies respiratoires, le rhumatisme, les dermatoses. Altitude : 1118 mètres. Etablissement : buvette, bains, douches, inhalations ; saison du 1er mai au 1er octobre.

PRÉSURE. s. f. [*coagulum*, πυτία, all. *Lab*, angl. *rennet*, it. *présame*, *gaglio*, esp. *cuajo*]. Matière qu'on extrait du quatrième estomac ou caillette du veau et des jeunes animaux ruminants, à l'âge où ils sont encore nourris de lait, en raclant la caillette ou la faisant macérer dans l'eau à 30°. La présure récente est en grumeaux blanchâtres, qui deviennent ensuite d'un gris plus ou moins foncé. Lavée, salée et séchée à l'air, elle prend une consistance et un aspect onguentacés. C'est un ferment qui a la propriété de faire coaguler presque instantanément la caséine. On s'en sert pour faire cailler le lait, à la dose de 1 gramme par litre.

PRÉSYSTOLE. s. f. [de *præ*, auparavant, et *systole*]. Fin de la grande pause du cœur ; moment qui précède immédiatement la systole (Fauvel, Gendrin), et auquel correspondent le resserrement des oreillettes et la dilatation des ventricules (*dilatation présystolique*).

PRÉSYSTOLIQUE. adj. [de *præ*, avant, et *systole*]. Qui précède la systole du cœur : *bruit de frottement présystolique*, *retrait présystolique*.

PRÉTAXOÏDE. adj. [de *præ*, auparavant, et *taxis*] (Jordan, 1864). Se dit d'un procédé de kélotomie dans lequel celle-ci est suivie du taxis. On fait près du collet de la tumeur, à travers la peau et les couches superficielles, une incision assez grande pour y admettre le bout du doigt. Après quelques minutes de taxis, on laisse reposer le malade, et l'on calme l'intestin enflammé par des opiacés et en s'abstenant de tout purgatif irritant. Ce procédé n'est plus de mise depuis que, grâce à l'antisepsie, on ne craint pas d'ouvrir le sac, pour rentrer la hernie étranglée et faire la cure radicale.

PRÉTESTICULAIRE. adj. Qui est placé au-devant du testicule.

PRÉTHYROÏDIEN, ENNE. adj. Se dit des parties situées au-devant du corps ou du cartilage thyroïde. — *Bourse préthyroïdienne*. Sorte de bourse séreuse en laquelle se transforme parfois le tissu cellulaire lâche qui sépare le derme du cartilage thyroïde, et dont la formation résulte du glissement de la peau au-devant du larynx. Cette bourse peut être le siège d'hygroma.

PRÉTIBIAL, ALE. adj. [de *præ*, devant, et *tibia*, le tibia ; all. *prætibial*, it. *pretibiale*, esp. *pretibial*]. Qui est situé à la face antérieure du tibia.

PRÉTIBIO-DIGITAL. adj. et s. [*prætibio-digitalis*, it. *pretibio-digitale*]. Le nerf musculo-cutané de la jambe.

PRÉTIBIO-SUS-PHALANGÉTAIRE. adj. [*prætibio-supra-phalangeteris*]. Le nerf tibial antérieur.

PRÉVENTIF, IVE. adj. [de *prævenire*, prévenir ; all. *vorbegend*, angl. *préventive*, it. et esp. *preventivo*]. Qui est destiné à prévenir. — En chirurgie, *moyen préventif*, celui qui est employé pour prévenir un accident pendant la durée d'une opération, d'une cicatrisation, pour éviter le dérangement d'un appareil à pansement, etc. — En médecine, *traitement préventif*, celui qu'on fait suivre à un malade guéri d'une maladie pour prévenir l'apparition d'une autre qu'elle entraîne habituellement. Après la guérison des accidents primitifs de la syphilis, beaucoup de médecins prescrivent un traitement préventif des accidents secondaires ; d'autres, pensant que ce traitement ne fait que retarder l'apparition des accidents, attendent leur début pour les traiter.

PRÉVERTÉBRAL, ALE. adj. [de *præ*, en avant, et *vertebra*, vertèbre]. Qui est en avant des vertèbres. — *Muscles prévertébraux*. Les muscles grand et petit droits antérieurs de la tête, droit latéral et long du cou. — *Région prévertébrale*. Celle qui est en rapport avec la partie antérieure des corps vertébraux.

PRÉVERTÈBRE. s. f. Synonyme de *protovertèbre*. V. Vertèbre *type*.

PRÉVOST (Jean-Louis) (médecin suisse, né à Genève en 1838). — *Phénomène de Prévost*. Déviation conjuguée de la tête et des yeux, symptôme se rencontrant dans l'apoplexie. V. Déviation.

PRÉVOYANCE. s. f. Synonyme de *circonspection* dans le système de Gall.

PRIAPISME. s. m. [*priapismus*, *lentigo*, πριαπισμὸς, de Πρίαπος, Priape, membre viril, all. *Priapismus*, *Ruthenkrampf*, angl. *priapism*, it. et esp. *priapismo*]. Tension forte et douloureuse du pénis, avec sentiment d'ardeur brûlante, mais sans désir de l'acte vénérien, contrairement à ce qui se passe dans le *satyriasis*. Il peut être un des symptômes de l'empoisonnement par les cantharides, ou simplement de la cystite cantharidienne, quoique le plus souvent ce soit du satyriasis que causent les cantharides. Cet état est souvent symptomatique d'une blennorragie, d'une cystite, ou de la présence d'un calcul vésical. Le traitement est le même que pour le satyriasis.

PRIMAIRE. adj. [*primarius*, all. *primär*, angl. *primary*, it. *primario*]. En anatomie, *organe primaire*, *partie primaire*. V. Similaire. — Selon quelques auteurs, *os primaire*, l'os qui remplace le cartilage primitivement existant ; *os secondaire*, celui qui naît ensuite, d'où l'accroissement des os en volume. Mais on ne peut pas différencier celui qui est né le premier de celui qui est apparu ensuite ; tout ce qu'on peut dire, c'est que certaines portions se substituent à un cartilage préexistant, et que les autres naissent sans que du cartilage ait précédé l'os. V. Ostéogénie. — *Tissu primaire*. Le *blastoderme*. ‖ En médecine, se dit des phénomènes, maladies, symptômes, causes, etc., auxquels appartient la priorité dans l'apparition, par opposition à *secondaire* et *tertiaire*. Ainsi, dans la syphilis, il y a : des *symptômes primaires* (le chancre et l'adénopathie qui l'accompagne), des *symptômes secondaires*, qui apparaissent quelques semaines après le chancre (roséole, plaques muqueuses, éruptions diverses) ; et des *symptômes tertiaires*, ceux qui viennent à un intervalle plus ou moins long après la disparition des accidents secondaires (gommes, scléroses d'organes, etc.). Chacun de ces groupes de symptômes a des caractères particuliers qui permettent de le reconnaître, quand on n'a pas assisté au début de la maladie.

PRIMATES. s. m. pl. [*primates*, L. ; du lat. *primates*, les premiers citoyens]. Ordre de la classe des mammifères comprenant ceux qui ont quatre incisives en haut et en bas de chaque côté, cinq ou six molaires en haut et en bas de chaque côté, deux mamelles pectorales ; des doigts libres, les ongles ovalaires, aplatis, ou en griffes ; des bras claviculés ; ils sont omnivores ou frugivores. Cet ordre comprenait, d'après Linné, les genres *Homme*, *Singe*, *Lemur* et *Chauve-souris*. D'autres zoologistes, faisant de l'homme le type d'un ordre spécial, celui des *bimanes*, ont rangé dans l'ordre des *quadrumanes* les autres primates. Cependant l'ordre des primates est généralement admis, et considéré comme comprenant, avec l'homme, deux groupes de mammifères, les singes et les lémuriens ; les chauves-souris font partie de l'ordre des chiroptères.

PRIMEVÈRE. s. f. [*Primula veris*, L., all. *Schlüssels blume*, *Primel*, angl. *primrose*, it. *primavera*, esp. *bellorita*]. Plante de la famille des primulacées, dont les fleurs ont été regardées comme cordiales et anodynes, et la racine comme antirhumatismale. — *Primevère auricule.* V. Oreille *d'ours*,

PRIMIPARE. adj. et s. f. [*primipara*, de *primus*, premier, et de *parere*, enfanter; πρωτοτόκος, all. *erstgebärend*, *Ertsgebärende*, angl., it. et esp. *primipara*]. Femme qui accouche pour la première fois.

PRIMITIF, IVE. adj. [*primitivus*, all. *ursprünglisch*, angl. *primitive*, it. et esp. *primitivo*]. Qui apparaît en premier lieu, qui précède. — Se dit d'un corps dont les autres dérivent. || En anatomie, *cellule primitive*, celle qui contribue à former le blastoderme. V. Blastoderme, Embryon et Embryonnal. — *Fibre primitive*, nom donné par divers anatomistes aux fibres conjonctives considérées comme celles dont dérivent toutes les autres espèces de fibres. — *Ligne primitive*. V. Embryon. || En pathologie, *maladie primitive*. V. Essentiel.

PRIMORDIAL, ALE. adj. [*primogenius*, πρωτογένης]. — *Éléments primordiaux*. Ceux qui sont les premiers dans l'ordre de l'apparition des différentes espèces : telles sont les cellules blastodermiques. — *Tissu primordial*. Celui du blastoderme.

PRIMULINÉ. s. f. [all. *Primulin*, angl. *primuline*, it. et esp. *primulina*]. Principe retiré (Hünefeldt) des racines de la *primevère*; il cristallise en aiguilles; il est sans goût, ni odeur, ni couleur; soluble dans l'eau et l'alcool étendu; neutre; il fond et se décompose à une température élevée.

PRINCIPE. s. m. [*principium*, ἀρχή, all. *Prinzip*, angl. *principle*, it. et esp. *principio*]. En chimie, synonyme d'*élément*. — *Principe amer de la bile*. Le taurocholate et le glycocholate de soude. — *Principe amer du houblon*. V. Lupulin et Lupuline. — *Principe astringent des végétaux*. Le *tannin*. || En médecine et en physiologie, *principes immatériels*, entités qu'on a regardées comme causes des actes normaux ou morbides de l'organisme en général, puis seulement de ceux des centres nerveux. Ces principes immatériels, échappant à toutes les constatations, ne sont, au point de vue théorique, qu'une hypothèse employée pour se rendre compte des phénomènes : si, par cette hypothèse, on essaye de rendre raison des faits, on trouve qu'elle rencontre des difficultés insolubles, ou qu'elle tourne à un vain symbolisme. Il faut donc l'écarter, et reconnaître, dans la substance organisée, des propriétés immanentes, formant le terme, provisoire ou non, de nos connaissances, lequel, s'il doit être dépassé, le sera par les recherches expérimentales et non par des conceptions à priori qui troublent l'ordre régulier de la science. || En anatomie générale, *principes immédiats*, ou *matériaux immédiats*, des végétaux et des animaux. Les derniers corps solides, liquides ou gazeux, auxquels on puisse, par l'analyse anatomique, c'est-à-dire sans décomposition chimique, par coagulations et cristallisations successives, ramener la substance organisée; ou *vice versâ*, corps définis ou non, généralement très complexes, gazeux, liquides ou solides, constituant, par dissolution réciproque ou union moléculaire spéciale, la substance organisée, savoir, les tumeurs et les éléments anatomiques. Les principes immédiats étaient divisés en trois classes dont chacune comprenait de nombreuses tribus. — *Principes médiats*. Nom donné aux acides, aux bases et autres composés qu'on obtient par double décomposition ou par dédoublement des sels et autres principes immédiats qui constituent la substance organisée. Ce nom a quelquefois été étendu aux corps simples dont sont formés ces principes immédiats, mais on les nomme plus exactement *éléments généraux*, *communs* ou *chimiques*.

PRINOS. s. m. Ancien nom du chêne vert et du houx vomitif.

PRINTEMPS. s. m. [*ver*, ἔαρ, all. *Frühling*, angl. *spring*, it. et esp. *primavera*]. L'une des quatre saisons de l'année, celle qui dure depuis le moment où le soleil semble traverser la ligne de l'équateur pour passer dans l'hémisphère boréal, jusqu'à son arrivée au tropique boréal. La tendance aux symptômes congestifs, hémorragiques et inflammatoires, aux maladies aiguës, caractérise cette période.

PRIONODERME. s. m. [*prionoderma*, de πρίων, scie, et δέρμα, derme]. Synonyme de *linguatule*.

PRISMATIQUE. adj. Qui a la forme d'un prisme : *compresse prismatique*, *épithélium prismatique*.

PRISME. s. m. [*prisma*, πρίσμα, de πρίειν, scier; all. *Prisma*, angl. *prism*, it. et esp. *prisma*]. En optique, milieu transparent, généralement plus réfringent que l'air, et limité par deux surfaces planes, qui, en s'inclinant l'une vers l'autre, forment un angle dièdre qui est l'*angle réfringent* du prisme : la partie opposée à cet angle est la base du prisme. Si le prisme est triangulaire comme ceux qu'on emploie ordinairement, chacun de ses angles dièdres latéraux joue le rôle d'angle réfringent. Le prisme a pour effets : 1° de dévier vers sa base le rayon lumineux qui tombe sur une de ses faces; 2° de décomposer ce rayon qui prend les couleurs de l'arc-en-ciel. V. Lumière et Spectre. — *Prisme de Nicol* [du nom de Richard Nicol, d'Édimbourg], et substantivement *un nicol*. Il est formé d'un rhomboïde de spath d'Islande, d'environ 25 millimètres de longueur sur 9 millimètres de largeur et d'épaisseur. On coupe le prisme en deux parties par un plan conduit suivant les diagonales parallèles de deux des longues faces, et l'on réunit les deux parties par du baume du Canada dans la position qu'elles avaient d'abord. Comme l'indice de réfraction de ce baume est plus petit que l'indice ordinaire du rhomboïde et plus grand que l'indice extraordinaire, le rayon ordinaire se réfléchit totalement sur la couche interposée entre les deux prismes, et par suite le rayon extraordinaire est le seul qui émerge comme lumière blanche polarisée. V. Réfraction.

PRISON. s. f. [all. *Gefängniss*, angl. *prison*, *gaol*, *jail*, it. *prigione*, esp. *prision*, *carcel*]. D'après le système français, les prisons doivent satisfaire aux conditions suivantes : travail, lecture, promenade, visites. Or la lecture n'est une ressource que pour un petit nombre de prisonniers. La promenade de trois quarts d'heure, qui ne peut être augmentée par la disposition matérielle des lieux, est insuffisante au point de vue hygiénique. Le travail n'est une ressource que pour 300 détenus sur 1000; les autres se trouvent, pendant les longues heures de la captivité, constamment en face d'eux-mêmes, et ils n'ont pas toujours la force de réagir contre l'ébranlement intellectuel qui en est la suite. Les visites ont une efficacité minime; leur effet moralisateur se traduit, dans les meilleures conditions, par la possibilité, pour les directeurs, aumôniers et médecins, de converser quarante-sept minutes par mois avec chaque détenu. Le système d'aération, si simple en théorie, laisse beaucoup à désirer dans l'application; on ne l'a pas encore rendu indépendant des vicissitudes atmosphériques. V. Emprisonnement. — *Fièvre des prisons*. V. Typhus.

PRIVILÈGE. s. m. — *Privilège des médecins*. V. Honoraires.

PROCATARCTIQUE. adj. [*procatarcticus*, de πρὸ, devant, κατὰ, au-dessus, et ἄρχομαι, je commence; all. *disponirend*, angl. *procatarctic*, it. et esp. *procatartico*]. Synonyme de *prédisposant*. Se disait surtout des causes externes et éloignées de la santé et de la maladie.

PROCÉDÉ. s. m. [de *procedere*, marcher en avant; *ratio*, all. *Prozess*, *Experiment*, angl. *proceeding*, *process*, esp. *proceder*]. Manière de faire une opération chimique, pharmaceutique, chirurgicale, etc. V. MÉTHODE.

PROCÈS. s. m. [*processus*, de *procedere*, s'avancer; all. *Fortsatz*, angl. *process*, it. *processo*, esp. *proceso*]. En anatomie, prolongement qui se rattache à une partie principale : *procès ciliaires*.

PROCESSIONNAIRE. adj. et s. — *Chenille processionnaire.* La chenille du *Bombyx processionea*, Réaumur. Elle est grise, couverte de poils, vit sur les chênes en sociétés nombreuses, et sort en longues files en suivant toutes la même route, et toujours rangées régulièrement en bandes de plus en plus larges à partir de celle qui marche la première. La piqûre de leurs poils, longs, très fragiles, cause une urtication pénible et d'assez longue durée que l'on calme avec les lotions alcooliques ou avec l'extrait de Saturne.

PROCESSUS. s. m. [*processus*, action de s'avancer, de *procedere*, s'avancer]. Nom latin employé dans le langage scientifique comme synonyme de *procès*. — *Processus cérébelleux* (*processus cerebelli*). V. PÉDONCULE. || *Processus inflammatoires*. Ensemble de vaisseaux gorgés de sang sur le cadavre, se présentant sous forme de traînées, etc. || *Processus* [all. *Prozess*]. Terme employé, dans divers écrits du commencement du XIXe siècle, pour désigner l'ensemble ou l'enchaînement des phénomènes chimiques, vitaux, etc. ; et, depuis, dans le sens de marche, progrès des lésions et des symptômes ; de succession ou évolution des phases normales ou morbides des phénomènes. Jusque-là l'emploi est bon ; mais il ne l'est plus dans le sens de *procédé*, *mode*, *aspect d'un phénomène*, *d'un état normal* ou *pathologique*, etc.

PROCHAIN, AINE. adj. [*proximus*, all. *nahe*, angl. *proximate*, it. *prossimo*, esp. *proximo*]. Qui est rapproché : *cause prochaine*.

PROCIDENCE. s. f. [*procidentia*, de *procidere*, tomber; πρόπτωσις, all. *Procidenz*, *Vorfall*, it. *procidenza*, esp. *procidencia*]. Chute d'une partie, comme de la paupière supérieure (V. BLÉPHAROPTOSE), du rectum (V. EXANIE), de l'utérus (V. PROLAPSUS), etc. || En obstétrique, *procidence du cordon*, engagement d'une partie du cordon en avant ou sur les côtés de la partie du fœtus qui se présente. Cet accident se produit tantôt quand les membranes sont intactes (*procubitus* ou *présentation du cordon*), tantôt quand elles sont rompues (*prolapsus* ou *procidence*). Les causes de la procidence du cordon sont variables ; elles agissent en augmentant la mobilité du cordon ou du fœtus (abondance du liquide amniotique, petitesse du fœtus, procidence d'un membre) ; ou en produisant un espace libre dans lequel le cordon s'engage (absence de contractions de la portion inférieure de l'utérus, positions irrégulières du fœtus, déformations du bassin) ; ou en rapprochant le cordon de l'orifice utérin (positions ou présentations anormales, insertion vicieuse du placenta) ; ou en augmentant le poids du cordon (longueur excessive du cordon, rupture prématurée des membranes) ; enfin, les manœuvres obstétricales peuvent causer la procidence du cordon. Celle-ci, peu dangereuse pour la mère, peut amener la mort de l'enfant par compression des vaisseaux, laquelle, suivant qu'elle est brusque et complète, ou lente et incomplète, détermine un des deux états de la mort apparente des nouveau-nés. Si les membranes sont intactes, il faut empêcher leur rupture. Si elles sont rompues, il faut terminer l'accouchement le plus vite possible par le forceps ou la version quand le col est suffisamment dilaté ; dans le cas contraire, il faut réduire le cordon, c'est-à-dire le repousser avec la main ou avec des instruments spéciaux. — *Procidence des membres*. Présence au niveau ou au-dessous du détroit inférieur d'une partie du fœtus qui n'appartient pas à celle qui se présente. Les causes sont les mêmes que pour la procidence du cordon. Le membre supérieur est plus souvent que l'inférieur en état de procidence. Il faut refouler la partie prolapsée et la maintenir réduite jusqu'à la descente de la tête, ou extraire le fœtus par le forceps.

PROCOLIS. s. m. Torticolis dans lequel la tête est projetée en avant.

PROCONDYLE. s. m. [de πρὸ, en avant, et κόνδυλος, condyle]. V. MÉTACONDYLE.

PROCONSULAIRE. adj. — *Cou proconsulaire.* Tuméfaction énorme du cou se rencontrant dans certaines formes d'angine diphtérique maligne et donnant au malade une apparence spéciale, plus ou moins analogue à celle qu'offre le buste du proconsul romain Vitellius ; d'où la dénomination que lui a donnée de Saint-Germain. Cette tuméfaction est due à l'engorgement de tous les ganglions de la région accompagné d'infiltration du tissu périganglionnaire.

PROCRÉATION. s. f. [*procreatio*, γένεσις, all. *Erzeugung*, angl. *procreation*, it. *procreazione*, *generazione*, esp. *procreacion*]. Action d'engendrer. — *Théories de la procréation*. Celles qui, avant que l'on connût exactement les lois d'après lesquelles apparaît la substance organisée, et par suite comment naissent les êtres vivants, admettaient tantôt que dans la mère ils *préexistent* à leur développement, tantôt que leur apparition est le résultat d'une création consécutive à l'acte dit procréateur.

PROCTALGIE. s. f. [*proctalgia*, de πρωκτὸς, anus, et ἄλγος, douleur ; all. *Afterschmerz*, angl. *proctalgy*, it. *prottalgia*, esp. *proctalgia*]. Douleur à l'anus sans phénomènes inflammatoires.

PROCTECTOMIE. s. f. [de πρωκτὸς, anus, et ἐκτομή, excision]. Résection d'un lambeau de la paroi de l'ampoule rectale, en particulier de la paroi postérieure (proctectomie postérieure).

PROCTITE. s. f. [*proctitis*, de πρωκτὸς, anus ; all. *Afterentzündung*, angl. *proctitis*, it. *prottite*, esp. *proctitis*]. Inflammation de l'anus.

PROCTOCÈLE. s. f. [*proctocele*, de πρωκτὸς, anus, et κήλη, hernie ; all. *Afterbruch*, angl. *proctocele*, it. *prottocele*, esp. *proctocele*]. Chute du rectum. V. EXANIE.

PROCTOPEXIE. s. f. [de πρωκτὸς, anus, et πῆξις, fixation]. Fixation au sacrum de la dernière portion du rectum, dans le but de remédier à un prolapsus rectal.

PROCTOPTOSE. s. f. [*proctoptosis*, de πρωκτὸς, anus, et πτῶσις, chute ; all. *Aftervorfall*, it. *prottotosi*, esp. *proctoptosis*]. Synonyme de *proctocèle*.

PROCTORRAGIE. s. f. [*proctorrhagia*, de πρωκτὸς, anus, et ῥήγνυμι, je romps, je déchire ; all. *Afterblutfluss*, angl. *proctorrhage*, it. *prottorragia*, esp. *proctorragia*]. Hémorragie anale.

PROCTORRHÉE. s. f. [de πρωκτὸς, anus, et ῥεῖν, couler]. Écoulement muqueux par l'anus.

PROCTOSCOPIE. s. f. [de πρωκτὸς, anus, et σκοπεῖν, examiner]. Examen de l'anus et du rectum.

PROCTOTOME. s. m. [de πρωκτὸς, anus, et τέμνειν, couper]. Instrument destiné à l'incision des rétrécissements de l'anus, du rectum, et construit sur le modèle des urétrotomes.

PROCTOTOMIE. s. f. [de πρωκτὸς, anus, et τομή, section]. La dissection, l'incision du rectum, de l'anus, incision faite en vue de combattre les rétrécissements de cette partie de l'intestin : c'est cette opération qu'on désigne, à tort, sous le nom de *rectotomie*. — Emploi du proctotome.

PROCUBITUS. s. m. V. PROCIDENCE.

PRODIAGNOSE. s. f. [*prodiagnosis*, all. *Prodiagnose*, angl. *prodiagnosis*, it. *prodiagnosi*, esp. *prodiagnosis*]. Découverte des signes à l'aide desquels on peut reconnaître d'avance la prédispostion à telle ou telle maladie. C'est une sorte de diagnostic anticipé.

PRODIGIOSUS. Mot latin employé en français pour désigner un microbe particulier, le *Bacillus prodigiosus*. Ce bacille se développe bien sur les milieux de culture usités en bactériologie ; ses colonies, quand on les a laissées pousser à l'air et à la température ambiante, prennent une couleur d'un rouge éclatant ; c'est à cette propriété qu'il doit son nom, parce qu'en se développant sur le pain azyme il donne lieu au phénomène des hosties sanglantes. Il n'est doué d'aucun pouvoir pathogène ; mais, associé à un autre microbe, vibrion septique, bacille du charbon symptomatique, streptocoque, il renforce la virulence de ces microbes, leur rend l'action pathogène qu'ils avaient perdue, ou les rend nocifs pour des animaux qui leur étaient naturellement réfractaires. Ce microbe a un polymorphisme remarquable ; il se présente en général sous l'aspect d'éléments très courts, à peine plus longs que larges, si bien que certains auteurs l'ont décrit sous le nom de microcoque ; souvent il s'allonge en bâtonnet véritable ; parfois il apparaît sous forme de filaments ; il peut présenter aussi des aspects en massue, en fuseau, etc.

PRODROME. s. m. [*prodromus*, πρόδρομος, de πρὸ, devant, et δρόμος, course ; all. *Vorläufer*, angl. *prodromus*, it. et esp. *prodromo*]. État d'indisposition, de malaise, qui est l'avant-coureur d'une maladie ; phénomène propre à la phase intermédiaire à la santé et à la maladie, qui a lieu depuis l'instant où certains changements se manifestent dans la santé habituelle de l'individu, jusqu'à celui où l'état de maladie devient incontestable.

PRODROMIQUE. adj. [all. *vorhergehend*, *vorherlaufend*, angl. *prodromic*, it. et esp. *prodromico*]. Qui a rapport aux prodromes d'une maladie. — *Maladie prodromique*. Maladie dont la manifestation actuelle ou passée se lie à la manifestation future d'une autre maladie, et surtout d'une maladie plus importante (Requin), qu'il s'agit de qualifier avant l'événement et dans une vue de pronostic.

PRODUCTION. s. f. [*productio*, de *producere*; allonger ; all. *Verlängerung*, angl. *production*, it. *produzione*, esp. *produccion*]. En anatomie, prolongement. Le mésentère est une *production* du péritoine, le médiastin une *production* de la plèvre. ‖ En physiologie, *production* [de *producere*, produire]. Synonyme de *naissance*, particulièrement lorsqu'il s'agit de l'apparition d'un produit morbide ou de l'incrustation d'un tissu normal. — *Production accidentelle* [all. *Afterbildungen*]. Tissu accidentellement développé dans une partie aux dépens de quelque tissu naturel du corps, ce qui distingue ce tissu morbide des *corps étrangers*. — *Production cornée*. V. Verrue. — *Production plastique*. Production accidentelle dont l'inflammation de certains tissus amène l'apparition : telles sont les néomembranes des séreuses, etc.

PRODUCTIVITÉ. s. f. [all. *Zeugungsvermögen*, angl. *productivity*, it. *productività*, esp. *productivitad*]. Faculté de produire.

PRODUIT. s. m. [all. *Produkt*, *Erzeugnis*, angl. *product*, it. *prodotto*, esp. *producto*]. Nom donné, par opposition à *constituant*, aux parties de l'organisme qui sont accessoires par rapport aux autres quant à la masse et quant à la passivité des actes qu'elles accomplissent, lesquels ne font que favoriser et perfectionner les actes des *constituants*. Les *produits* ne sont jamais que déposés, pour un temps plus ou moins limité, sur les surfaces internes ou externes avec lesquelles ils sont contigus et adhérents, mais non continus ; ou bien, ils sont liquides, semi-liquides, etc., et sont contenus dans des réservoirs communiquant à l'extérieur et annexés aux organes qui sécrètent. Parmi les produits, les uns sont, comme la sueur, l'urine, les fèces, etc., destinés à être plus ou moins immédiatement expulsés ; sans aucun usage dans l'économie, dès qu'ils sont formés ils peuvent être considérés comme des corps étrangers dont le séjour ne peut être trop prolongé. D'autres, salive, sucs gastrique, biliaire, pancréatique, sperme, ovule, epithéliums, cristallin, humeur aqueuse, dents, poils, ongles, etc., sont des produits de perfectionnement. Parmi ces produits, les uns servent, soit à la conservation et propagation de l'espèce, comme le spermatozoïde et l'ovule, soit à la conservation de l'individu, comme la salive, les sucs gastrique, pancréatique, etc. ; étant récrémentitiels, ils prennent part à la série d'actes désignés sous le nom de *digestion* ; ils exercent, en vertu de leur composition chimique, une action indispensable pour préparer l'assimilation des matériaux organiques. Les autres sont des produits solides étroitement unis à de vrais tissus dans la structure de certains appareils. Tous les *produits* sont des dérivés des feuillets blastodermiques externe et interne, tant normalement que pathologiquement ; feuillets formés tous deux de cellules disposées, soit en couches dites épidermiques et épithéliales, soit en organes diversement configurés, comme les ongles, les poils, les plumes, le cristallin (au moins au début de sa production), etc. Outre ces produits solides que l'on peut dire primitifs, il en est d'autres, solides aussi, qui en dérivent en quelque sorte, comme les humeurs sécrétées dérivent des épithéliums glandulaires. Ces *produits dérivés* sont l'ivoire et l'émail, les écailles des poissons, les enveloppes minces ou chitineuses des articulés et des vers, les coquilles des mollusques ; tous se forment, molécule à molécule, par l'intermédiaire d'une couche épithéliale qui les sépare du chorion dermique ou muqueux, sans dériver directement de ces cellules s'associant de toutes pièces les unes aux autres, comme on le voit pour les ongles, les cornes, les poils, etc. ‖ *Produit chimique*. Résultat d'une opération chimique faite artificiellement et industriellement. Dans les fabriques de produits chimiques, c'est à la dispersion des vapeurs toxiques irritantes ou simplement fétides qu'il importe de s'opposer, par l'emploi des vases clos et la fermeture hermétique des appareils, l'élévation des cheminées de dégagement, la combustion des vapeurs et des gaz nuisibles que l'on ramène dans les générateurs, l'écoulement des eaux ou leur absorption dans les puisards souterrains, enfin l'enlèvement rapide des résidus susceptibles de décomposition. Ces fabriques sont placées dans la première classe des établissements insalubres.

PROÉGUMÈNE. adj. [*proegumenus*, de προηγοῦμαι, je devance ; all. *voraufgehend*, *vorbereitend*, angl. *proegumenal*, it. et esp. *proegumeno*]. Synonyme de *prédisposant*.

PROÉMINENT, ENTE. adj. [*prominens*, all. *hervorragend*, angl. *prominent*]. Qui fait saillie. — *Vertèbre proéminente*. La septième vertèbre cervicale, dont l'apophyse épineuse dépasse celle des vertèbres voisines.

PROENCÉPHALE. s. m. [de πρὸ, devant, et ἐγκέφαλος, encéphale] (Is. Geoffroy Saint-Hilaire). Monstre dont l'encéphale est situé en très grande partie hors de la boîte cérébrale, et en avant du crâne, qui est ouvert dans la région frontale.

PROFESSION. s. f. V. Hygiène *professionnelle*. — *Profession insalubre*. V. Établissement.

PROFETA (Joseph) (médecin italien contemporain). — *Loi de Profeta*. Loi d'après laquelle un enfant né d'une mère syphilitique et saine en apparence peut être allaité sans inconvénient par sa mère ; celle-ci ne pourrait plus lui transmettre la syphilis. Cette loi n'est pas admise par tous les auteurs.

PROFOND, ONDE. adj. [*altus*, *profundus*, βαθὺς, all. *tiefliegend*, angl. *deep-seated*, it. *profondo*, esp. *profundo*]. En anatomie, *muscle profond*, muscle plus profondément situé que ses congénères : tel est, à la main, le *fléchisseur profond* des doigts. Ce mot est opposé à *superficiel*, et quelquefois à *sublime*. — On dit, dans le même sens, l'*artère profonde*, ou simplement la *profonde de la cuisse*, en parlant de la branche principale de la fémorale. || *Pouls profond*. Pouls dont les battements se font sentir comme si l'artère était très enfoncée sous la peau.

PROFUS, USE. adj. [*profusus*]. Se dit des sécrétions produites abondamment : *sueur profuse*, etc.

PROGÉNITURE. s. f. — *Amour* ou *instinct de la progéniture*. V. Instinct.

PROGLOSSIS. s. f. [προγλωσσίς, all. *Zungenspitze*, angl. *proglossis*, it. *punta della lingua*]. La partie antérieure, libre et pointue, de la langue.

PROGLOTTIS. s. m. [pour *proglossis*, de προγλωσσίς, bout de la langue, de πρὸ, en avant, et γλῶσσα, ou γλῶττα, langue]. Nom donné par Dujardin à un genre de vers reconnus depuis pour des *cucurbitains*. || Par analogie, mot conservé par Van Beneden pour désigner, chez les distomiens, les cestoïdes, les polypes, etc., la dernière phase d'évolution, celle qui représente l'animal portant des organes sexuels, et dans laquelle il se reproduit, non plus par génération directe et agame, mais par des œufs. Chez les *distomiens*, le proglottis naît directement dans le corps de chaque scolex ; il y prend d'abord la figure de *cercaire*, pour atteindre bientôt celle de *distome* à deux ventouses, avec des organes génitaux et digestifs. Chez les *cestoïdes*, lorsque le scolex est arrivé à s'introduire dans l'estomac de l'animal dans lequel il va trouver les conditions d'un développement plus avancé, on voit en quelques heures la tête, engainée jusqu'alors dans le proscolex, s'épanouir ainsi que les bothridies. Dans l'intestin, la tête se fixe à la muqueuse ; et de la partie postérieure du scolex se développe rapidement, en quelques heures ou quelques jours, un prolongement qui est une simple extension du scolex, et qui s'allonge et devient opaque par suite de la présence des granulations à l'intérieur ; des sillons transverses foncés le séparent en segments ou articles, comme dans les cas de segmentation transversale de certains ovules végétaux, etc. Les articles postérieurs ou segments se séparent de mieux en mieux, pendant que de nouveaux articles naissent de la même manière près de la tête, par allongement et segmentation, simultanés en ce point. Peu à peu des organes générateurs se montrent dans chaque article, en commençant par les articles postérieurs. Chacun de ces articles ou segments est un *proglottis* de cestoïde, comparable au distomien complet ou sexué ; si ce n'est que chaque distomien proglottis a un tube digestif et un système nerveux à lui propre ; tandis que dans les cestoïdes il n'y a de système nerveux spécial que pour la tête et non pour chacun des nombreux proglottis qui en dérivent par segmentation. Lorsque chaque article renferme les organes sexuels, dans beaucoup d'espèces, chacun se sépare et vit librement : c'est dans ce cas que l'on a les *cucurbitins* proprement dits (ou *cucurbitains*). Il est des espèces où, les articles ne se détachant pas, on leur a toutefois, par analogie, appliqué le mot de *proglottis*. Ceux qui se séparent et vivent isolés peuvent grandir, changer de forme, passer d'un animal chez un autre. C'est dans chacun de ces séjours que se fait la principale évolution de l'œuf, et sa couleur change avec ces phases. Pour beaucoup d'auteurs, les proglottis ne sont pas des individus distincts, mais des organes sexuels disposés par paire dans les anneaux multiples d'un même animal, qui, une fois l'évolution de l'œuf commencée, se détachent, simplement protégés et mis en mouvement par une gaine contractile musculaire. Pour Van Beneden, les cestoïdes, bien que n'ayant qu'une tête avec ventouses, crochets, etc., pour toute la chaîne des articles, seraient des êtres *polyzoïques*, c'est-à-dire dans lesquels chaque segment (*proglottis* ou *cucurbitin*), pourvu d'organes sexuels, présente un individu à part comparable à chaque individu des distomiens par exemple.

PROGNATHE. adj. Se dit de la forme du crâne qui caractérise le prognathisme.

PROGNATHISME. s. m. [*prognathus*, de πρὸ, en avant, et γνάθος, mâchoire ; esp. *prognato*]. Nom (Prichard) sous lequel on désigne la forme du crâne des races humaines, chez lesquelles l'os maxillaire supérieur et les dents correspondantes se portent obliquement en avant, tandis que la base du maxillaire inférieur, très haute, oblique en avant et en haut, porte les incisives inférieures dans la même direction : d'où la forme de museau que prend la face. V. Brachycéphale.

PROGNOSE. s. f. [*prognosis*, πρόγνωσις, all. *Prognose*, *Vorhersagung*, angl. *prognosis*, it. *prognosi*, esp. *prognosis*]. Doctrine hippocratique qui a trait aux maladies fébriles aiguës en tant qu'il s'agit de leur marche et des signes qui indiquent les accidents, les crises et les solutions. Il est dit dans le *Pronostic* (tome II, p. 489, édit. Littré) : « Celui « qui veut apprendre à présager convenablement quels ma- « lades guériront et quels succomberont, chez quels la ma- « ladie durera plus de jours et chez quels elle en durera « moins, doit juger toute chose par l'étude des signes et « par la comparaison de leur valeur réciproque... Il ne faut « demander le nom d'aucune maladie qui ne soit pas ins- « crit dans ce traité, car toutes celles qui se jugent dans les « intervalles de temps indiqués se connaissent par les « mêmes signes. » Cette dernière pensée est explicite : Hippocrate a cru pouvoir ranger toutes les maladies aiguës fébriles sous un chef commun et en donner la doctrine générale au point de vue de la prognose. La prognose est un essai de physiologie pathologique, et, à ce titre, l'essai est remarquable ; il l'est encore en ceci que le choix a été heureux : la maladie fébrile aiguë est une perturbation qu'on peut, indépendamment des formes qu'elle revêt, des causes qui la produisent, des foyers dont elle part, considérer comme essentiellement identique ; et dès lors il s'est présenté à l'esprit de tracer le tableau, non plus d'une fièvre ou d'une pleurésie, mais de toute une classe d'affections dont il s'est agi de déterminer les lois.

PROGNOSTIC. s. m. V. Pronostic.

PROGRÈS. s. m. V. Période et Processus.

PROGRESSIF, IVE. adj. En médecine, *atrophie musculaire progressive*. V. Atrophie. — *Paralysie progressive*. V. Paralysie *générale*.

PROGRESSION. s. f. [*progressio*, προχώρησις, all. *Fortschreten*, angl. *progression*, it. *progressione*, esp. *progresion*]. Action de marcher ; faculté que la plupart des animaux possèdent de se déplacer et de se transporter d'un lieu dans un autre, à l'aide d'organes particuliers. V. Locomotion et Marche.

PROJECTILE. s. m. [de *pro*, en avant, et *jacere*, jeter ; all. *Geschoss*, angl. *projectile*, it. *projetto*, esp. *projectil*]. Tout corps solide et pesant susceptible d'être lancé par une force quelconque, et de continuer sa course seul et abandonné à lui-même : tel est un boulet de canon. Si l'on arrête subitement une balle de plomb animée d'une vitesse de 400 mètres par seconde, la température du projectile s'élève à 582°. Une vitesse de 270 mètres par seconde détermine la fusion de la balle. Chaque fois qu'une balle de plomb pénètre en pleine course dans le corps et y est subitement arrêtée, elle subit la fusion ou le ramollissement par lequel débute celle-ci. De là les changements de forme que présente la balle dans les plaies osseuses. Le plomb conduit parfaitement la chaleur et la communique aux tissus environnants ; il en résulte que toute plaie osseuse se complique de brûlure des parties molles. Les balles et les boulets frappant des corps durs dans des conditions convenables peuvent enflammer la poudre (qui prend feu à 300°), le charbon de bois (qui brûle entre 340° et 400°), le bois (qui donne des gaz inflammables à 250°). Lorsqu'un boulet pénètre à travers les plaques métalliques d'un navire blindé, le boulet et les plaques qu'il traverse sont en effet portés à la température rouge. V. COMMOTION, PLAIE *par armes à feu*, TRAUMATIQUE (*Choc*) et VENT *du boulet*.

PROLABÉ et **PROLAPSÉ, ÉE.** adj. S'est dit de l'utérus, du cordon ombilical, etc., déplacés de haut en bas. *Prolabé* ne vaut rien, *prolapsé* peut se dire.

PROLAPSUS. s. m. [de *pro*, en avant, et *labi*, tomber; all. *Vorfall*, angl. *prolapse*, it. *procidenza*, esp. *prolapso*]. Relâchement, chute, d'une partie quelconque, luette, vagin, utérus, etc. — *Prolapsus de l'anus, du rectum*. V. EXANIE. — *Prolapsus du cordon*. V. PROCIDENCE. — *Prolapsus de l'utérus*. On distingue dans le

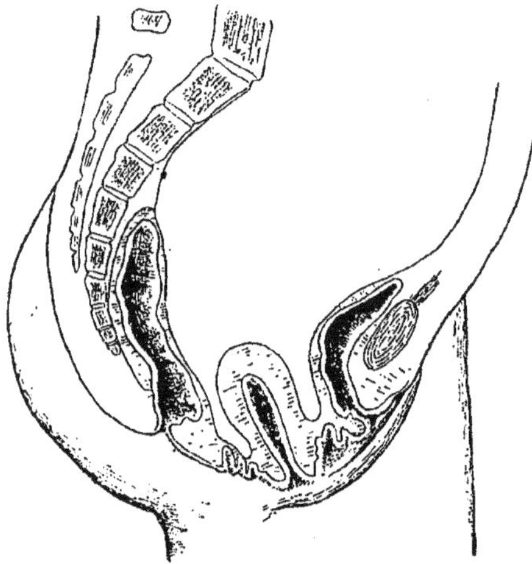

Fig. 603. — *Prolapsus* de l'utérus.

prolapsus utérin trois degrés principaux : 1° le prolapsus commençant ou *abaissement*; 2° le semi-prolapsus, *chute* ou *descente*; 3° le prolapsus complet ou *précipitation* (fig. 603). Il y a des degrés intermédiaires de l'un à l'autre. Le plus souvent, c'est le relâchement des ligaments de l'utérus qui favorise son déplacement. Lorsque ces parties, fatiguées par un exercice prématuré après l'accouchement, restent molles et allongées, la matrice descend plus ou moins bas, précédée d'un bourrelet formé par un repli du vagin (*prolapsus vaginal*). L'*abaissement* s'observe normalement par suite de l'âge : il amène de la gêne, de la pesanteur au périnée, des troubles fonctionnels du côté de la vessie et du rectum, et se complique parfois de proctocèle ou de cystocèle; il survient lentement, ou plus rarement d'une façon brusque, produit alors par une cause traumatique. Lorsqu'il y a *chute complète* de l'utérus (*précipitation utérine*), cet organe est en totalité hors de la vulve et entraîne avec lui toute la muqueuse vaginale : l'exploration fait reconnaître l'orifice béant que forme à son extrémité le museau de tanche, d'où suintent habituellement des mucosités et du sang à l'époque des règles ; souvent la muqueuse vaginale s'enflamme ou s'ulcère par le contact de l'air ou des vêtements, ou bien elle se dessèche et prend l'aspect de la peau. On traite le simple abaissement de l'utérus par l'emploi de ceintures abdominales munies d'une pelote périnéale ou par l'usage de pessaires. On peut encore y remédier au moyen des différents procédés d'hystéropexie abdominale ou vaginale. Mais quand la chute de l'organe est complète, il est le plus souvent impossible de le maintenir dans le ventre; il faut alors l'enlever, et restaurer secondairement le périnée de manière à empêcher la chute consécutive et souvent concomitante du rectum et de la vessie.

PROLEPTIQUE. adj. [*prolepticus*, προληπτικὸς, προλαμβάνειν, prévenir, prendre d'avance; all. *anticipirend*, angl. *proleptic*, it. *prolettico*, esp. *proleptico*]. Se dit des fièvres dont chaque accès anticipe sur le précédent.

PROLIFÉRATION. s. f. [all. *Sprossung*, *Sprossenbildung*, angl. *proliferation*, it. *proliferazione*, esp. *proliferacion*]. Production naturelle ou accidentelle, par un organe, d'un autre organe semblable ou différent. ‖ Division d'un élément anatomique en un ou plusieurs autres. V. FRACTIONNEMENT et GEMMATION.

PROLIFÈRE. adj. [*proliferus*, de *proles*, rejeton, et *ferre*, porter; all. *sprossend*, angl. *proliferous*, it. et esp. *prolifero*]. En tératologie animale, *dent prolifère*, celle dont la couronne est hérissée de saillies anormales simulant d'autres dents. ‖ En pathologie, *kyste prolifère*. V. PROLIGÈRE.

PROLIFÉRÉ, ÉE. adj. Qui est produit par prolifération.

PROLIFIQUE. adj. [*prolificus*, de *proles*, rejeton, et *facere*, faire; all. *befruchtend*, angl. *prolific*, it. et esp. *prolifico*]. Qui a la faculté d'engendrer. — *Humeur prolifique*. Le sperme.

PROLIGÉRATION. s. f. La prolifération.

PROLIGÈRE. adj. [de *proles*, rejeton, et *gerere*, porter; all. *sprossentragend*, angl. *proligerous*]. Qui porte des germes. — En embryologie, *disque proligère*, chez les *batraciens* et les *poissons*, l'amas discoïde des petites cellules embryonnaires résultant de la *segmentation* du vitellus, accumulées à l'un des pôles de l'œuf, amas qui, lors de son apparition, porte le nom de *cumulus prolifère* ou de *saillie germinative*. A la surface du *cumulus*, se distingue bientôt une rangée de cellules qui dépasse peu à peu le pourtour du *cumulus*, forme une membrane distincte qui entoure plus tard le *jaune*, sous les noms de *membrane prolifère* ou *enveloppante*, puis finit par former autour de lui une vésicule complète (*vésicule blastodermique*). Les cellules du *disque* restent accumulées en plus grande épaisseur là où elles sont apparues sous forme de *cumulus*, et forment les premiers vestiges de l'embryon. — Chez les *oiseaux* et les *reptiles écailleux*, on a donné, à tort, les noms précédents aux parties suivantes de l'*œuf non fécondé* : au centre du *vitellus*, s'accumule la substance du *jaune*, lequel manque chez les mammifères. Il reste entouré d'une mince *couche de vitellus* (dite à tort *couche* ou *membrane celluleuse* ou *granuleuse*) ; mais la plus grande portion du *vitellus*, retenant la *vésicule germinative*, reste sous forme d'un amas discoïde, appelé *cicatricule*, *disque proligère*, *couche* ou *membrane proligère* (*stratum proligerum*) ; d'autres ont appelé *disque* la circonférence de cette couche ou portion principale du *vitellus*, et *noyau*, *cumulus* ou *amas proligère*, sa partie centrale, plus renflée. Ces parties n'ont pas d'analogie avec celles de même nom des batraciens, puisque, chez ceux-ci, leur production est la conséquence de la *segmentation* du *vitellus*, tandis que, chez les oiseaux, ce sont elles qui représentent le *vitellus* et deviennent le siège du fractionnement après la fécondation. — D'après de fausses analogies, le nom de *disque proligère* et de *cumulus granuleux* a été donné, chez les mammifères, à l'amas de cellules épithéliales qui entoure l'ovule dans l'*ovisac*, et appartient à la couche épithéliale (*membrane granuleuse*, *membrana cumuli*), dont la face interne de celui-ci est tapissée. Dans l'ovule fécondé, le nom de *cumulus proligère* a été donné à l'*aire germinative* du blastoderme. ‖ En pathologie, *kyste proligère* ou *prolifère*. Variété la plus fréquente des kystes de l'ovaire, arrivant en général à un développement considérable ; ce sont des cysto-épithéliomes. Waldeyer en a distingué deux variétés : dans le *kyste prolifère glandulaire*, il y a formation de tubes glandulaires nombreux ; dans le *kyste prolifère papillaire*, la prolifération se fait en surface et se limite à la formation de végétations papillaires avec prolifération conjonctive prédominante.

PROLONGEMENT. s. m. — *Prolongement falciforme*. V. Ovale (*Fosse*). — *Prolongement rachidien* (Chaussier) [it. *prolungamento rachitico*]. La moelle épinière.

PROMONTOGNO (Suisse, Grisons). *Station de printemps et d'automne*, altitude : 850 mètres ; climat doux et sec.

PROMONTOIRE. s. m. [*promontorium*, all. *Vorgebirg*, angl. *promontory*, it. et esp. *promontorio*]. Saillie de la paroi interne du tympan, qui correspond à la rampe externe du limaçon et au côté externe du vestibule, et qui forme inférieurement la fenêtre ovale. — Saillie de l'articulation sacro-vertébrale du côté de la cavité du bassin.

PROMORPHISME. s. m. [de πρὸ, en avant, et μορφὴ, forme]. L'état auquel conduit la promorphose.

PROMORPHOSE. s. f. [de πρὸ, en avant, et μορφὴ, forme]. Le passage à une forme plus élevée que celle qui est habituelle, qui la dépasse.

PRONATEUR. adj. et s. m. [*pronator*, all. *Neigemuskel*, *Vorbeuger*, angl. *pronator*, it. *pronatore*, esp. *pronador*]. Qui fait exécuter le mouvement de pronation. — *Petit pronateur* ou *carré pronateur* (*cubito-radial*, Ch.). Muscle placé à la partie inférieure, antérieure et profonde de l'avant-bras, et qui se fixe au quart inférieur de la face antérieure du cubitus et du radius. — *Grand pronateur* ou *rond pronateur* (*épitrochléo-radial*, Ch., *pronator teres*, Ba.). Muscle situé à la partie supérieure antérieure de l'avant-bras, qui s'étend de la tubérosité humérale interne et de l'apophyse coronoïde du cubitus à la partie moyenne de la face externe du radius.

PRONATION. s. f. [*pronatio*, de *pronus*, penché en devant ; all. *Neigung*, *Vorwartsbeugung*, angl. *pronation*, it. *pronazione*, esp. *pronacion*]. Mouvement par lequel l'extrémité inférieure du radius se porte au-devant du cubitus, et la main exécute une sorte de rotation de dehors en dedans. V. Décubitus et Supination.

PRONONCIATION. s. f. [*pronunciatio*, διάλεξις, all. *Aussprache*, angl. *pronunciation*, it. *pronunciazione*, esp. *pronunciacion*]. Manière de prononcer, d'articuler et de faire entendre les mots. Les vices de prononciation sont nombreux : *balbutiement*, *bégayement*, *blésité*, *bredouillement*, *grasseyement*, *iotacisme*, *lallation*, *mogilalisme*, *mytacisme*, *nasillement*.

PRONOSTIC. s. m. [*prognosis*, πρόγνωσις, de πρὸ, d'avance, et γνώσκειν, connaître ; all. *Prognose*, angl. *prognostic*, it. *prognosi*, esp. *prognostico*]. Jugement que portent les médecins sur les changements qui doivent survenir pendant le cours d'une maladie, sur sa durée et sa terminaison. V. Maladie et Prognose.

PRONOSTIQUE. adj. [*prognosticus*, προγνωστικὸς, all. *prognostisch*, angl. *prognostic*, it. *pronostico*]. Qui a rapport au pronostic. — *Signes pronostiques*. Ceux qui font prévoir ce qui arrive de bon ou de mauvais dans une maladie.

PRONUCLÉUS. s. m. [pour *protonucléus*, le premier nucléus]. Le noyau vitellin (Ch. Robin) ou premier noyau embryonnaire (E. Van Beneden). Aujourd'hui on désigne sous le nom de *pronucléus mâle*, la tête du spermatozoïde ayant pénétré dans l'ovule au moment de la fécondation ovulaire, et de *pronucléus femelle* le noyau de l'ovule quand il a rejeté ses globules polaires. C'est la fusion des deux pronucléus qui donne lieu au noyau du nouvel être, et constitue le phénomène essentiel de la fécondation.

PROPAGATION. s. f. *propagatio*, διαδοχὴ, all. *Fortpflanzung*, angl. *propagation*, it. *propagazione*, esp. *propagacion*]. Conservation des espèces et des races dans le temps, et extension dans l'espace, par la naissance de nouveaux individus. La propagation repose sur la propriété de naissance dont sont doués les éléments anatomiques, et que manifeste la fonction de reproduction. — *Lois de propagation*. On les trouvera exposées, en ce qui concerne l'espèce humaine, aux articles *Mortalité*, *Mort-né*, *Natalité*, *Population* et *Sexe*. Il convient d'ajouter que des événements fort lointains peuvent arrêter momentanément la propagation de l'espèce humaine. C'est ainsi qu'en Suède les guerres de 1790-1808 ont : 1° diminué le nombre des naissances survenues pendant cette période ; 2° diminué le nombre des adultes vivants en 1825-1840 (issus des naissances de 1790-1808) ; 3° diminué par suite le nombre des naissances survenues pendant cette même période (les parents en âge d'engendrer étant rares, les naissances étaient rares aussi) ; 4° diminué enfin le nombre des adultes vivants en 1860-1870 (issus des naissances de 1825-1840) (Jacques Bertillon). ‖ *Propagation*. Extension d'une lésion aux parties voisines de celle qui en est le point de départ. C'est dans ce sens qu'on dit *propagation de l'inflammation* quand, par exemple, un phlegmon des parois thoraciques, une ostéite des côtes, etc., déterminent l'apparition d'une pleurésie.

PROPATHIE. s. f. [de πρὸ, auparavant, et πάθος, affection ; esp. *propatia*]. Affection antérieure par rapport à l'état morbide considéré.

PROPÉDEUTIQUE. s. f. [de πρὸ, auparavant, et παιδεύω, enseigner]. Enseignement des éléments d'une science et en particulier de la médecine. Il a pour but de préparer l'étudiant à recevoir un enseignement plus complet.

PROPEPSINE. s. f. V. Pepsine.

PROPEPTONE. s. f. V. Albumose.

PROPEPTONURIE. s. f. Présence de propeptone ou albumose dans l'urine. V. Albumosurie.

PROPHYLACTIQUE. adj. [*prophylacticus*, προφυλακτικὸς, de προφυλάσσειν, garantir ; all. *prophylaktisch*, angl. *prophylactic*, esp. *profilactico*]. Synonyme de *préservatif*. — Ce mot se prend substantivement pour désigner la partie de l'hygiène qui a pour objet les précautions propres à prévenir la maladie : la *prophylactique*.

PROPHYLAXIE. s. f. [*prophylaxis*, προφύλαξις, all. *Prophylaxie*, esp. *profilaxis*]. Précaution contre le développement d'une maladie pouvant survenir : *prophylaxie du choléra*, *de la peste*, *de la variole*, etc.

PROPIAC (Vaucluse). *Eaux bicarbonatées sulfatées* (source Daniel), *sulfatées chlorurées* (source Française), froides 16°. Établissement : 10 juin au 20 septembre.

PROPIONIQUE. adj. — *Acide propionique* [all. *Propionsäure*, angl. *propionic acid*, it. *acido propionico* ; *acide acéto-butyrique*, *métacétonique*, *butyro-acétique*, *pseudo-acétique*? *métacétique*] ($C^6H^5O^3$.HO ou, en atomes, C^3H^5O.OH). Liquide huileux, incolore, qui se prend en masse cristalline à une basse température, bout à 140°, et donne une odeur d'acides acétique et butyrique. Il se dissout complètement dans l'eau. Il se forme pendant la décomposition d'un grand nombre de matières végétales, par l'action de la potasse hydratée sur le cyanure d'éthyle, pendant la fermentation des corps azotés en présence de l'acétate de chaux ; dans le *vin tourné*, il dérive, par fermentation, du tartre des tonneaux, qui disparaît alors de leurs parois, pendant que le vin se charge ainsi de la potasse du tartre, passant à l'état de *propionates* acides, etc., solubles (Nicklès). Quelques auteurs prétendent l'avoir trouvé dans la sueur, le suc gastrique, la bile.

PROPOLIS. s. f. [de πρὸ, devant, et πόλις, ville ; all. *Vorwachs*, angl. *propolis*, it. *propoli*, esp. *propolis*]. Matière résineuse, rougeâtre et odorante, dont les abeilles se servent pour clore leurs ruches.

PROPORTION. s. f. [*proportio*, all. *Verhältniss*, *Ebenmass*, angl. *proportion*, it. *proporzione*, esp. *proporcion*]. Rapport des parties du corps entre elles. C'est la tête qui, dans l'homme et le cheval, sert d'unité. Les peintres et les statuaires comptent de sept têtes à sept têtes et demie pour la hauteur de l'homme. — *Proportions chimiques* [all. *Verhältniss*, angl. *proportion*, it. *proporzione*, esp. *proporcion*]. Quantités d'après lesquelles telles ou telles combinaisons s'effectuent. V. Combinaison.

PROPRIÉTÉ. s. f. [*proprietas*, δύναμις, all. *Eigenschaft*, angl. *property*, it. *proprietà*, esp. *propriedad*]. Mode d'activité qui appartient en propre à chaque corps, qui lui est inhérent, qui lui permet d'agir d'une manière déterminée sur les autres corps. Les corps se présentent à nous toujours doués de propriétés, et nulle propriété ne se montre sans le corps simple ou composé auquel elle est immanente. Toute propriété d'un corps envisagée dans ses relations avec celles de quelque autre corps prend le nom de *force*. Ces propriétés peuvent sinon se transformer l'une dans l'autre, au moins se substituer l'une à l'autre. Ainsi, il y a des substitutions de l'effet thermique au travail mécanique et du travail mécanique à l'effet thermique qui s'opèrent suivant une *loi constante*, et cette loi est la *même* pour les deux ordres de substitution. Elle est formulée dans les trois principes suivants : 1° Quand une force motrice, suffisante pour effectuer un travail de 425 kilogrammètres, est consommée sans produire ni travail mécanique, ni force vive appréciables, il y a nécessairement production d'*une unité* de chaleur (V. Calorie). 2° Réciproquement, quand *une unité* de chaleur est consommée sans déterminer un effet thermique appréciable, il y a nécessairement production d'une force motrice suffisante pour effectuer un travail mécanique de 425 kilogrammètres. 3° Les quantités de force motrice et de chaleur qui peuvent se substituer l'une à l'autre sont donc dans le *rapport constant* de 425 à 1. Ce nombre 425 prend la dénommination d'*équivalent mécanique* de la chaleur. Ce fait, que les propriétés de la matière brute ou organisée suivent, dans leurs manifestations, des lois qui peuvent être représentées par les mêmes formules mathématiques, nous rend compte de la *solidarité* ou *corrélation* qui existe entre ces propriétés. Cette solidarité est telle, que, toutes les fois qu'un de ces états d'activité de la matière se transmet à un autre corps, il détermine dans celui-ci le même ou un des autres modes d'activité ; que, toutes les fois que l'un d'eux cesse de se manifester en un corps, il ne le fait qu'en déterminant, dans un ou plusieurs autres corps, une somme équivalente d'activité mécanique, physique ou moléculaire, égale à la sienne. Un corps en mouvement ne s'arrête qu'en déterminant du mouvement, de la chaleur ou de l'électricité, et même tous les trois. La température d'un corps ne s'élève ou ne s'abaisse qu'en produisant de l'électricité. La quantité d'électricité que dégagent les combinaisons chimiques est proportionnelle à la quantité d'équivalents des corps qui se combinent ou se décomposent, et *vice versa*. Ainsi de même qu'en poids rien ne se perd, rien ne se crée dans l'ensemble de la matière, rien ne se perd et ne se crée également dans les propriétés qui l'escortent; toute manifestation de celles-ci qui s'éteint suscite une manifestation équivalente d'une autre propriété. Dans la manifestation des propriétés d'ordre organique il n'y a jamais calorification en l'absence d'actions chimiques. L'homme qui produit du travail musculaire ou intellectuel consomme ou des aliments ou la substance propre de ses tissus. S'il n'ingère pas une quantité suffisante d'aliments, il perd de son poids, en raison composée de l'insuffisance de son alimentation et de la quantité de travail qu'il produit. Lorsqu'un *stimulant* du système nerveux aide l'organisme à produire du travail, ce travail résulte de changements chimiques, soit du stimulant lui-même, jouant le rôle d'*aliment*, soit des aliments ordinaires, soit des tissus eux-mêmes. L'analyse chimique trouve les composés alors formés et désassimilés dans les gaz expirés ou dans les urines, et ainsi des autres pour les muscles, comme pour toute espèce d'éléments anatomiques.

PROPTOME. s. m., ou **PROPTOSE.** s. f. [*proptoma*, de προπίπτειν, tomber, all. *Vorfall*, angl *proptosis*, it. *proptoma*, *proptosi*, esp. *proptomo*]. Prolongement morbide d'une partie quelconque, de la luette, du clitoris, etc.

PROPTYSIE. s. f. [de πρὸ, en avant, et πτύσις, action de cracher]. Synonyme d'expectoration.

PROPULSIF. adj. — *Force propulsive*. Celle qu'exerce la contraction du cœur sur le sang, etc.

PROPULSION. s. f. [*propulsio*, all. *Forttreiben*, angl. *propulsion*, it. *propulsione*]. Action de pousser en avant : telle est celle du cœur sur le sang. — En pathologie, on donne ce nom à un trouble de la marche observé dans la maladie de Parkinson : le malade, quand il veut avancer, fait malgré lui des pas de plus en plus précipités, comme s'il était entraîné en avant ; il est obligé bientôt de s'arrêter en s'accrochant à un obstacle afin d'éviter d'être projeté en avant.

PROPYLAMINE ou **PROPYLIAQUE.** s. f. [*métacétamine* ; all. *Propylaminum*, *Propylamin*, angl. *propylamine*, it. *propylamina*] (C^6H^9Az). Ammoniaque composée, obtenue par Vertheim en distillant la narcotine avec la potasse. Elle se rencontre dans les fleurs d'aubépine, dans les fruits de sorbier, dans l'épinard. La saumure de hareng la renferme en quantité notable, à l'état de combinaison avec un acide, duquel on la sépare par distillation avec la potasse. Le propylamine est un liquide incolore, transparent, doué d'une odeur forte qui rappelle celle de l'ammoniaque. Elle se dissout dans l'eau, et présente même à l'état de dissolution étendue une forte réaction alcaline. Elle sature bien les acides et forme des sels cristallisables. Comme l'ammoniaque, elle produit des fumées blanches à l'approche d'un tube imprégné d'acide chlorhydrique. On l'a employée dans le rhumatisme articulaire à la dose de X à XXX gouttes ou à l'état de chlorhydrate (50 centigr. à 1 gram.) en potion.

PROPYLIAQUE. adj. V. Propylamine.

PROPYLIQUE. adj. — *Alcool propylique* [*alcool propionique*, *tritylique*] ($C^6H^8O^2$ ou, en atomes, C^3H^8O). Alcool monoatomique, obtenu en traitant l'acide propionique par l'amalgame de sodium. Il existe dans les matières volatiles qui forment le résidu d'un grand nombre de fermentations alcooliques. C'est un liquide limpide, plus léger que l'eau, d'une enivrante odeur de fruits. Il bout à 96°, se dissout dans l'eau en toute proportion. Il forme avec les acides des combinaisons analogues à celles que l'alcool ordinaire donne dans les mêmes conditions.

PRORRHAPHIE. s. f. V. Strabotomie.

PRORRHÉTIQUE. s. m. [προῤῥητικὸς, de πρόῤῥησις, prédilection]. Titre de deux ouvrages de la Collection hippocratique.

PRORUPTION. s. f. Synonyme d'*éruption*.

PROSAPOTHLIPSE. s. f. [de πρὸς, contre, auprès, et ἀπόθλιψις, pression]. Sorte de suture du crâne.

PROSCARABÉE. s. m. V. Cantharide.

PROSCOLEX. s. m. [pour *proto-scolex* ou *scolex* de première génération]. L'embryon des *trématodes distomiens* et des *cestoïdes*, au moment où il sort de l'œuf; il est pourvu de cils vibratiles chez les premiers et de six crochets chez les seconds (*embryon hexacanthe*). Il est analogue à un infusoire cilié chez les distomiens; ceux-là seuls qui peuvent gagner l'intestin d'un mollusque, d'un insecte aquatique, etc., fournissent au développement de la phase du *scolex* qui leur succède. Chez les cestoïdes, le *proscolex* est très petit; c'est aussi sous cette forme que ces vers pénètrent dans les tissus à l'aide des six crochets dont ils se servent pour traverser l'épithélium, les parois vasculaires, etc. Lorsqu'il arrive dans un tissu convenable à son évolution, le proscolex devient vésiculeux, et la tête à quatre ventouses ou *scolex* se développe. La vésicule des cysticerques, des cœnures, la *membrane* ou *vésicule fertile* des échinocoques, sont le corps des *proscolex* correspondants, et sur ses parois on retrouve parfois les six crochets primitifs. La période de *proscolex* manque chez certains polypes et quelques autres animaux, dont l'embryon, en sortant de l'œuf (pris pour un genre à part sous le nom de *scyphistome* chez les méduses), est directement scolex proprement dit, et donne naissance par segmentation à des individus sexués.

PROSECTEUR. s. m. [*prosector*, de *pro*, pour, et *secare*, couper; all. et angl. *Prosector*, it. *prosettore*, esp. *prosector*]. Celui qui est chargé de préparer les pièces d'anatomie nécessaires pour les leçons d'un professeur. Dans l'enseignement de l'anatomie tel qu'il est organisé à la Faculté de médecine de Paris, le prosecteur dirige, sous l'autorité du chef des travaux anatomiques, un pavillon de dissection. Il est assisté dans sa tâche par un certain nombre d'aides d'anatomie. Il apprend aux étudiants la dissection; plus tard il leur fait pratiquer la médecine opératoire sur les cadavres. Les prosecteurs sont nommés à la suite d'un concours.

PROSENCÉPHALE. s. m. Vésicule antérieure du cerveau de l'embryon, qui forme les couches optiques et le ventricule moyen du cerveau.

PROSOPALGIE. s. f. [*prosopalgia*, de πρόσωπον, visage, et ἄλγος, douleur; all. *Gesichtsschmerz*, angl. *prosopalgy*, it. et esp. *prosopalgia*]. Névralgie faciale.

PROSOPALGIQUE. adj. Qui tient de la prosopalgie, qui la concerne.

PROSPHYSE. s. f. [*prosphysis*, de πρόσφυσις, adhérence; all. *Verwachsung*, angl. *prosphysis*, it. *prosfisi*, esp. *prosfisis*]. Adhérence anormale de parties qui devraient être séparées.

PROSPHYSECTOMIE. s. f. [de πρόσφυσις, appendice (?), et ἐκτομή, excision]. Ablation opératoire de l'appendice iléo-cæcal. On dit aussi dans ce sens *appendicectomie*.

PROSTATE. s. f. [*prostata*, πρόστατα, all. *Vorsteherdrüse*, angl. *prostate*, it. et esp. *prostata*]. Glande propre au sexe masculin, impaire et symétrique (fig. 604), située sur la ligne médiane, à la partie inférieure du col de la vessie qu'elle embrasse ainsi que la portion de l'urètre dite *prostatique*, qui lui fait suite; en avant du rectum, au-dessus du plancher périnéal; en arrière et au-dessous des pubis, dont elle est éloignée au moins de 10 millimètres. Sa longueur est de 30 millimètres; son épaisseur de 14 millimètres; sa largeur à la base, 32 millimètres; sa largeur à la pointe, 18 millimètres. Sa forme est celle d'un prisme losangique offrant six faces, car les bords latéraux des auteurs sont plutôt des faces que des bords. Son poids est de 20 à 25 grammes, sa densité de 1,045. Elle est contenue dans une loge aponévrotique fermée en arrière par l'aponévrose prostato-péritonéale de Denonvilliers qui la sépare du rectum, latéralement par deux lames à moitié fibreuses et à moitié musculaires dites aponévroses latérales de la prostate ou aponévroses pubo-rectales, qui la séparent du releveur de l'anus, en bas par l'aponévrose moyenne du périnée, en avant par le pubis; elle est largement ouverte en haut. — A. *Région supérieure*. 1° *Face supérieure* ou *vésicale*. Elle embrasse entièrement le col vésical, et se prolonge un peu en arrière, vers le bas-fond de la vessie. Le canal de l'urètre s'engage dans la glande, vers la partie antérieure de cette face, dont il se rapproche au point que la glande est représentée à ce niveau par une très petite épaisseur de substance, ou même forme avec la partie supérieure de l'urètre une simple gouttière dont les bords sont en contact. 2° *Face antérieure* ou *pubienne*. Elle regarde

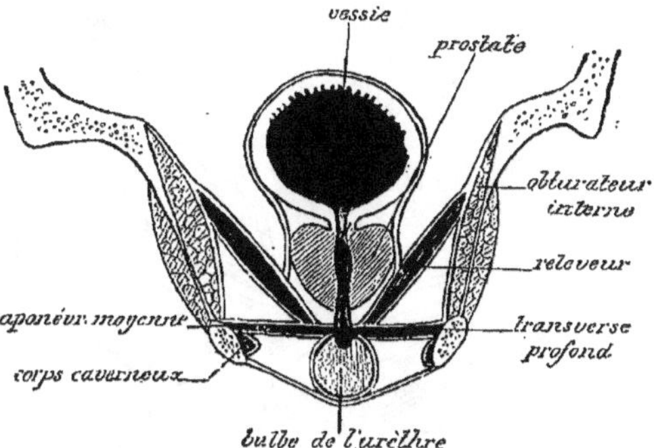

Fig. 604. — Coupe transversale de la loge prostatique.

en haut, mais surtout en avant; elle est libre, recouverte seulement par les plexus de Santorini, qui la séparent de la symphyse pubienne (fig. 605). — B. *Région inférieure*. 1° *Face postérieure* ou *rectale*. Cette face, en rapport avec le rectum, représente assez bien un cœur de carte à jouer. A l'union de la face postérieure et de la face supérieure, dans l'interstice du cœur de carte à jouer, est une dépression dans laquelle s'enfoncent les vésicules séminales et les canaux déférents. Elle est séparée de la supérieure par un bord très tranchant, tandis qu'elle semble se confondre avec l'inférieure par un bord mousse et peu apparent. 2° *Face inférieure* ou *périnéale*. Cette face appuie sur le plancher périnéal, et présente l'orifice par lequel le canal de l'urètre se dégage de la glande, pour traverser les différentes couches qui forment le périnée. — C. *Faces latérales droite et gauche* (*bords latéraux* des auteurs). Elles sont mousses et arrondies, et présentent une certaine étendue, qui dépasse toujours 2 centimètres à la partie moyenne, mais s'amoindrit en avant et en arrière. — La prostate a une couleur fauve, roussâtre. Cet organe est pourvu d'une enveloppe propre, épaisse d'un demi-millimètre, extrêmement adhérente au tissu glandulaire, formée principalement de fibres-cellules analogues à celles qui composent la vessie. Il est formé de deux lobes latéraux séparés par un sillon médian postérieur, et d'un lobe médian, formé par la partie de la glande comprise entre l'urètre et les deux canaux éjaculateurs. Il est en effet parcouru par ces trois canaux, et creusé de plus par l'utricule prostatique. Le tissu de la prostate se compose d'une trame et de la partie sécrétante proprement dite. La trame se compose : 1° de fibres conjonctives peu abondantes, disposées en faisceaux mal limités, dirigés en tous sens, le plus souvent parallèlement à la direction des tubes sécréteurs et des conduits excréteurs; 2° d'une grande quantité de fibres musculaires lisses qui forment à elles seules la moitié de la masse de l'organe, et dont un grand nombre se continuent à la surface de la glande avec celles de l'enveloppe propre de la prostate; 3° d'un assez grand nombre de filets nerveux; 4° de nombreux canaux veineux. La partie glandulaire est formée par trente ou quarante glandes en grappe disposées en rayons tout autour du canal de l'urètre. Ces glandes, très inégales de volume, sont munies de canaux excréteurs qui vont s'ouvrir à la surface de la muqueuse urétrale chacun par un orifice particulier. Les culs-de-sac sécréteurs de la prostate ont une longueur de 150 à 250 μ., et une largeur de 100 à 120 μ.; les uns sont

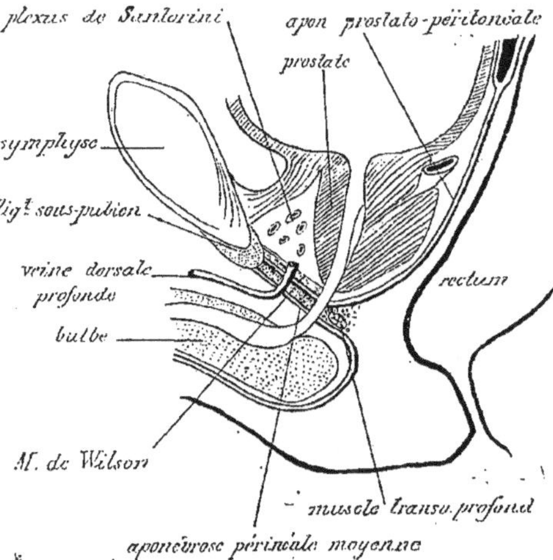

Fig. 605. — Rapports de la *prostate* sur une coupe antéro-postérieure.

cylindriques, d'autres un peu aplatis. Ils présentent, sur leur trajet et surtout vers leur extrémité terminale, des bosselures latérales plus ou moins prononcées. La paroi propre de ces culs-de-sac est épaisse de 2 à 3 millièmes de millimètre, très adhérente à la trame; elle se déchire facilement, aussi éprouve-t-on les plus grandes difficultés à isoler les éléments glandulaires. Les culs-de-sac sécréteurs sont tapissés par des cellules polyédriques formant une seule rangée d'après Kolliker, deux assises superposées pour Langerhans. Le noyau, sphérique ou ovoïde, offre un contour un peu irrégulier, de teinte assez foncée. On trouve presque constamment, sinon toujours, les culs-de-sac sécréteurs remplis d'une matière jaunâtre, demi-solide, granuleuse; cette matière est composée principalement de granulations graisseuses d'un jaune brunâtre, solides, irrégulières, extrêmement abondantes, et dont le volume varie de 1 à 2 millièmes de millimètre. On y trouve, en outre, des cellules épithéliales libres, devenues irrégulièrement sphériques, et des noyaux semblables à ceux que contiennent les cellules. A partir de vingt à vingt-cinq ans, de petites concrétions arrondies se déposent dans les culs-de-sac; ces concrétions formées de couches concentriques possèdent une certaine analogie avec les grains d'amidon; elles sont formées de matière azotée; elles s'accroissent peu à peu, dilatent l'acinus et constituent ainsi une des causes qui déterminent l'augmentation de volume de l'organe par les progrès de l'âge. Les culs-de-sac, en se réunissant les uns aux autres, finissent par constituer un conduit de 2 à 3 dixièmes de millimètres; l'épithélium de la face interne prend peu à peu la forme cylindrique, ou mieux prismatique, puis, dans les tubes un peu plus larges, ces cellules ont leur extrémité libre chargée de cils vibratiles. Dans l'épaisseur des cellules autour de leur noyau, il y a des granulations graisseuses d'un jaune foncé, volumineuses, ressemblant à celles qui, flottant dans le liquide prostatique, lui donnent sa couleur blanche. La paroi propre de ces conduits excréteurs, que tapisse l'épithélium, est composée de fibres conjonctives sans fibres élastiques. Ils renferment aussi une quantité au moins égale de fibres musculaires lisses. La prostate sécrète un liquide particulier, visqueux, filant, dit *liquide prostatique*, qui ne s'échappe qu'au moment de l'éjaculation et se mêle immédiatement au sperme. V. SPERME. — *Abcès de la prostate*. V. PROSTATITE. — *Calculs de la prostate*. Ils sont formés par les concrétions que l'on rencontre à l'état physiologique, mais devenues plus considérables; cette première variété de calculs prostatiques, dite à tort *gravelle prostatique*, est très fréquente au delà de cinquante ans; une autre variété, beaucoup plus rare, est constituée par de véritables concrétions calcaires de composition chimique et de friabilité variables. Ces calculs, qui peuvent atteindre les dimensions d'une fève, d'une noix ou d'un œuf de poule, se rencontrent à tous les âges, tandis que la variété précédente était le propre des glandes séniles. La lithiase prostatique ne se traduit ordinairement par aucun symptôme. Un calcul considérable faisant saillie vers l'urètre ou vers le rectum peut pourtant donner lieu à des troubles variés. — *Cancer de la prostate*. Le sarcome et le carcinome peuvent se développer

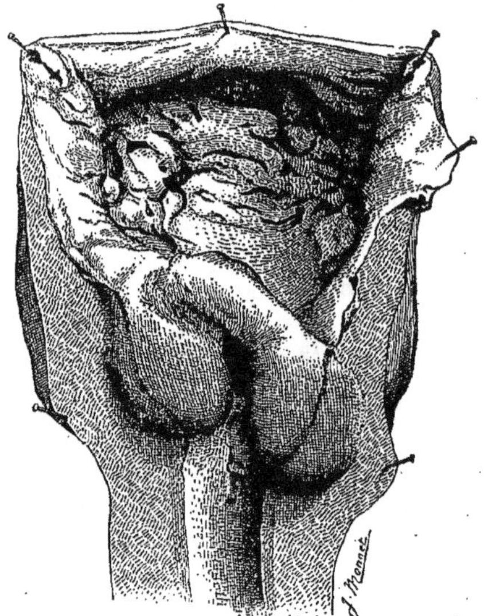

Fig. 606. — Hypertrophie totale de la *prostate*; les glandes sous-cervicales forment par leur développement une barre glandulaire.

au niveau de la prostate. Les signes fonctionnels sont souvent peu marqués; mais il y a des symptômes généraux graves, de l'amaigrissement, du dégoût pour la viande, et le toucher rectal montre le changement de volume et de consistance de la glande. La prostatectomie pratiquée de bonne heure est le seul traitement rationnel et efficace. — *Hypertrophie de la prostate* (fig. 606). Accroissement exagéré d'une ou de toutes les parties de la prostate sans altération de texture, affection propre à la vieillesse. C'est une sclérose hypertrophique de la glande. Dans l'hypertrophie générale, qui se voit rarement, la glande acquiert parfois des dimensions telles, qu'elle fait une saillie très prononcée dans la vessie ; cependant son accroissement n'est pas uniforme; il porte de préférence sur la partie moyenne, et notamment sur celle qui correspond au trigone vésical. L'hypertrophie partielle porte sur le corps ou sur les lobes latéraux. Dans le premier cas, il y a tantôt une légère élévation plus marquée au centre, et diminuant graduellement à la périphérie, tantôt une saillie en forme de barre transversale, ou un soulèvement longitudinal; la tumeur est tantôt pédiculée, c'est-à-dire plus grosse à l'extrémité saillante dans la vessie qu'au point par lequel elle tient à la glande, tantôt à base large et à sommet arrondi. Dans le second cas, les lobes latéraux s'allongent tantôt d'avant en arrière, tantôt sur le côté. Quelquefois le corps et les lobes latéraux sont tuméfiés ensemble. L'engorgement des deux lobes latéraux, quand il n'est pas accompagné de celui du corps, altère peu la direction de l'urètre, en aplatit seulement la partie profonde, et le réduit à une espèce de fente. Lorsqu'un seul lobe latéral est tuméfié, l'aplatissement de l'urètre est moins prononcé, mais il y a déviation en sens inverse, c'est-à-dire du côté opposé à la tuméfaction. La tuméfaction de la prostate ne se borne pas à dévier l'urètre, elle refoule aussi le col vésical en arrière, et pousse en avant la partie membraneuse de l'urètre. Elle produit à la fois de l'incontinence d'urine par les modifications qu'elle apporte à la disposition du col, et de la rétention par les déviations qu'elle imprime au canal de l'urètre, et par les lésions dont elle est l'origine pour la vessie elle-même : la rétention peut apparaître brusquement sous une influence congestive résultant des variations de température ou des excès. Le traitement sera d'abord et avant tout hygiénique ; c'est le traitement de l'artériosclérose qui existe ordinairement chez ces malades et est regardée comme une des causes de l'affection. De plus on recommandera au malade d'éviter la constipation, de ne pas rester trop sédentaire. Enfin on donnera l'iodure de sodium à petite dose, et on pourra avoir recours à l'opothérapie prostatique. Dans le cas de rétention, on devra pratiquer le cathétérisme avec une asepsie parfaite. Quand la rétention est installée à l'état chronique, le cathétérisme devient indispensable, et certains malades arrivent à ne plus pisser que par la sonde. — *Inflammation de la prostate*. V. PROSTATITE. — *Tuberculose de la prostate*. Elle existe rarement à l'état isolé dans la glande prostatique; le plus souvent, des manifestations semblables existent du côté des vésicules séminales, et surtout du testicule, sans qu'il soit possible de décider lequel de ces organes a été atteint en premier. La tuberculose revêt ici ses différentes formes depuis la granulation grise jusqu'au tubercule crétacé et à la caverne. En clinique, elle s'associe à d'autres manifestations de même nature du côté des organes génito-urinaires. On la reconnaîtra au moyen du toucher rectal, qui montrera l'augmentation de volume de la glande, la présence de nodosités parfois ramollies ou de granulations fines et dures. — La *prostate* du taureau a été utilisée en thérapeutique contre l'hypertrophie prostatique (Reinert). On la donne à l'état frais à la dose d'un quart puis d'un demi-organe, deux à trois fois par semaine. On la donne aussi à l'état de poudre sèche, en tablettes ou en capsules contenant $0^{gr},10$ de poudre, 3 à 6 par jour.

PROSTATECTOMIE. s. f. [de προστάται, prostate, et ἐκτομή, retranchement]. Ablation chirurgicale de la prostate ; on la pratique soit par le périnée, soit par la voie sus-pubienne.

PROSTATIQUE. adj. [*prostaticus*, angl. *prostatic*, it. et esp. *prostatico*]. Qui a rapport à la prostate : *utricule prostatique, valvule prostatique*. — *Concrétion prostatique*. Calcul de la prostate, composé surtout (Wollaston) de phosphate de chaux et de substances azotées. — *Humeur prostatique*. Celle que sécrète la prostate. V. SPERME. — *Portion prostatique de l'urètre*. V. URÈTRE.

PROSTATITE. s. f. [*prostatitis*, all. *Vorsteherdrüsenentzündung*, angl. *prostatitis*, it. *prostatite*, esp. *prostatitis*]. Inflammation de la prostate, qui se présente à l'état aigu ou chronique. La *prostatite aiguë* apparaît le plus souvent dans l'âge adulte, dans le cours d'une blennorragie, ou à la suite d'une violence extérieure agissant sur le périnée, d'une manœuvre de cathétérisme ou de lithotritie, d'une irritation répétée produite par la présence d'un calcul. Souvent ces causes agissent en réveillant une ancienne inflammation urétrale latente. Les envies fréquentes d'uriner, le ténesme vésical, la douleur au niveau du périnée, spontanée et exaspérée par le contact de la sonde, la sensation d'une tumeur dure et plus ou moins saillante perçue par le toucher rectal : tels sont les signes les plus apparents de la prostatite aiguë, dont le diagnostic est souvent difficile, et dont la terminaison a lieu soit par résolution, soit par la formation d'un abcès qu'on reconnaît à la consistance molle et élastique que prend la tumeur. Au début, on cherchera à calmer l'inflammation au moyen de bains tièdes, de boissons abondantes, de lavements chauds; on calmera la douleur avec une pommade cocaïnée ou belladonée. Si la suppuration se produit, il faut donner issue au pus par une incision suffisamment large; celle-ci devra être faite au niveau du périnée; il faut inciser couche par couche, méthodiquement, refouler le rectum en arrière et le bulbe en avant, et inciser largement la paroi de l'abcès, que l'on bourre ensuite de gaze stérilisée ou iodoformée. L'incision par le rectum ne sera pratiquée que dans les cas où l'abcès pointe directement sous la muqueuse ; il faut éviter dans ce cas d'ouvrir les artères rectales, qui donnent une hémorragie grave, difficile à arrêter. — La *prostatite chronique* peut se montrer d'emblée à la suite d'une blennorragie ; plus souvent elle succède à une prostatite aiguë dont le traitement a été négligé ou qui s'est réveillée sous l'influence d'un excès de table ou de coït. Le traitement sera celui de l'urétrite chronique postérieure qui accompagne toujours la prostatite ; on aura recours aux lavements chauds, parfois au massage de la prostate qui permet souvent de vider la glande du pus qui y est accumulé, et favorise la guérison.

PROSTATOCÈLE. s. f. [de *prostate*, et κήλη, tumeur]. Tumeur de la prostate.

PROSTATOLITHE. s. m. [de *prostate*, et λίθος, pierre]. Calcul de la prostate.

PROSTATO-PÉRITONÉAL, ALE. adj. — *Aponévrose prostato-péritonéale*. V. PÉRINÉE.

PROSTATOPEXIE. s. f. [de *prostate*, et πῆξις, fixation]. Fixation chirurgicale de la prostate hors de sa loge aponévrotique, de façon à en déterminer l'atrophie (Delagenière).

PROSTATORRHÉE. s. f. [de *prostate*, et ῥεῖν, couler; *prostatite chronique, écoulement urétro-prostatique*]. Nom donné à un prétendu écoulement morbide de liquide prostatique par l'urètre, qui accompagnerait les maladies de la prostate. Jamais on n'a constaté les caractères propres à ce liquide dans un écoulement morbide de l'urètre. Toutes les humeurs qui en sortent ont, ou bien les caractères du pus ou ceux du liquide des glandes de Méry, purulent ou non. Aucun fait ne prouve cette supersécrétion prostatique, ni cette émission continue d'une humeur qui, normalement, n'est excrétée que par une contraction de la trame musculaire de l'organe au moment de l'éjaculation seulement.

PROSTATOTOMIE. s. f. [de *prostate*, et τομή, incision]. Opération qui consiste à ouvrir la portion membraneuse de l'urètre par le périnée sur un conducteur, puis à introduire le doigt dans l'urètre prostatique : la portion obstruante est ensuite incisée sur la ligne médiane; le doigt introduit de nouveau fait alors une sorte de divulsion et pénètre dans la vessie.

PROSTITUTION. s. f. [*prostitutio*, de *pro*, en avant, et *statuere*, poser ; πορνεία, all. *Hurerei*, angl. *prostitution*, it. *prostituzione*, esp. *prostitucion*]. Au point de vue de la police médicale et de l'hygiène publique, les hygiénistes réclament : 1° l'inscription, dans toutes les localités de France, des filles se livrant à la prostitution de notoriété publique; 2° leur visite faite, tous les quatre jours, par des médecins et l'emploi du spéculum pour les visiter; 3° la visite hebdomadaire, dans toutes les villes de garnison, faite par les soins de leurs chirurgiens respectifs, des hommes appartenant aux troupes de terre et de mer, et l'envoi des hommes malades à l'hôpital; 4° l'admission des vénériens dans les hôpitaux généraux, sans pour cela supprimer les services spéciaux ; 5° l'amélioration du régime de certains hôpitaux spéciaux ; 6° la multiplication des consultations publiques, avec distribution gratuite de médicaments ; 7° l'interdiction absolue de toute provocation sur la voie publique.

PROSTRATION. s. f. [*prostratio virium*, de *prosternere*, renverser ; all. *Entkräftung*, angl. *prostration*, it. *prostrazione*, esp. *prostracion*]. Anéantissement des forces musculaires qui accompagne certaines maladies aiguës, particulièrement à forme typhoïde. Elle est caractérisée par la lenteur et la difficulté des mouvements, l'abattement des traits, l'attitude et le décubitus qu'affectent les malades.

PROTAGON. s. m. Corps cristallisé extrait de la substance cérébrale après traitement par l'alcool à la température de 45° et refroidissement à 0°. Il se présente sous la forme d'une poudre blanche légèrement soluble dans l'éther. Il se décompose facilement en lécithine et en cérébrine.

PROTARGOL. s. m. Substance résultant de la combinaison de l'argent à des matières protéiques ; elle contient 8 p. 100 d'argent. Elle se présente sous la forme d'une poudre jaunâtre soluble dans l'eau ; sa solution est claire et ne se coagule pas par la chaleur ; elle ne précipite ni par les chlorures, ni par l'albumine, ni par les acides, ni les alcalis étendus. Elle est facilement absorbée par les tissus, et n'a pas d'effet irritant. Elle a été préconisée comme antiseptique et employée avec succès contre la blennorragie, en injections au titre de 0,5 à 2 p. 100. On l'a utilisée contre la conjonctivite en solution, et contre la blépharite en pommade.

PROTECTIVE. s. f. — *Protective-plaster* (Lister). Taffetas de soie huilée, recouvert de vernis copal et enduit de dextrine, employé pour les pansements.

PROTÉIFORME. adj. [de *Protée*, dieu marin, qui, saisi, changeait ses formes pour s'échapper, et *forme*]. Se dit pour désigner ce qui est de forme très variable : *névropathie protéiforme*.

PROTÉINE. s. f. [de πρῶτος, premier; all. *Protein*, angl. *proteine*, it. et esp. *proteina*]. Nom donné par Muller à un corps qu'on obtient en faisant bouillir de l'albumine, de la fibrine ou de la caséine, dans une lessive de potasse moyennement concentrée, et ajoutant un léger excès d'acide acétique à la dissolution alcaline ; il se précipite une matière gélatineuse qu'on lave aussi longtemps que l'eau qui passe contient des traces d'acétate de potasse, et qui est la *protéine*. Elle est insoluble dans les liquides neutres, soluble dans les alcalis et les acides faibles. En soumettant la fibrine, l'albumine, etc., à l'analyse, Muller trouva que ces substances contenaient certaines proportions de soufre, et étaient formées du radical la *protéine*, plus du soufre dans des proportions déterminées. Mais Liebig a montré que le corps appelé *protéine* contenait toujours une certaine quantité de soufre, et que, n'étant pas identique à lui-même, il ne pouvait constituer un radical commun à plusieurs substances. La protéine se confond avec les corps qu'on nomme actuellement *syntonines*, ou en dérive.

PROTÉINÉ, ÉE. adj. Qui contient de la protéine.

PROTÉIQUE. adj. Qui est formé de protéine. — *Substances protéiques.* Nom donné par Muller aux substances albuminoïdes, d'après l'hypothèse qu'elles contiendraient toutes de la protéine comme radical commun. — S'est dit pour protéiforme.

PROTÉOLYSE. s. f. [de *protéique*, et λύειν, dissoudre]. Dissolution des substances protéiques ou albuminoïdes.

PROTÉOLYTIQUE. adj. Qui a la propriété de dissoudre les matières albuminoïdes.

PROTÉOSE. s. f. Nom donné parfois aux albumoses ou propeptones.

PROTHÈSE. s. f. [*prothesis*, de πρὸ, au lieu de, et τίθημι, je pose, je place; all. et angl. *Prothesis*, it. *protesi*, esp. *protesis*]. Partie de la thérapeutique chirurgicale qui a pour objet de remplacer par une préparation artificielle un organe qui a été enlevé en totalité ou en partie, ou de cacher une difformité. V. Bras, Jambe et Obturateur. — *Prothèse dentaire.* Partie de l'art dentaire qui a pour but de substituer une ou plusieurs dents à celles dont on est obligé de faire l'extraction ou qui sont tombées à la suite d'une lésion quelconque. On donne le nom de *dents artificielles* à celles qu'on substitue isolément aux dents naturelles; et celui de *dentier* ou *râtelier* à une série de dents artificielles montées soit sur une même pièce, représentant exactement une des arcades dentaires (*dentier simple*), soit sur deux pièces représentant les deux arcades (*dentier double*) : dans ce dernier cas, les arcades artificielles, supérieure et inférieure, sont unies ensemble à leurs deux extrémités au moyen de ressorts dits à *boudin*. Les dents humaines seraient préférables à toute autre substance comme dents artificielles, si elles ne s'altéraient pas au bout de quelques années ; l'altération est plus rapide encore pour les pièces dites *ozanores* ou *ostéaunores*, qui sont taillées dans la défense de l'hippopotame, et qui jaunissent au bout de trois à douze mois, se détruisent rapidement et communiquent à l'haleine une mauvaise odeur ; aussi emploie-t-on presque exclusivement les dents minérales, faites en pâte à porcelaine ou kaolin, qui sont inaltérables et peuvent être teintées à volonté. Quant à la cuvette ou base des dentiers, destinée à supporter les dents artificielles, il est nécessaire qu'elle soit faite d'une matière inaltérable par les liquides de la bouche, tels que l'or, l'argent, le platine, la gutta-percha : la vulcanite est préférable à ces substances, en ce qu'elle est aussi inaltérable, et que, de plus, elle est souple, élastique, et susceptible d'être polie et colorée au point de simuler l'apparence des parties qu'elle remplace. Les moyens de fixation des dents artificielles et des dentiers n'ont pas moins varié que leur composition : on s'est d'abord servi de fils ou de crochets qui fixaient les dents artificielles aux dents naturelles restées en place, mais l'ébranlement qui résultait pour celles-ci de l'emploi de ce moyen en a fait abandonner l'usage; les ressorts ne valent pas beaucoup mieux comme moyen d'attache : leur mécanisme est facile à déranger; la pression qu'ils exercent détermine la chute des dents et la déformation de la mâchoire. Le meilleur moyen d'attache, surtout pour les dentiers, est celui qui met à contribution la pression atmosphérique à l'aide d'une sorte de chambre à air que porte la cuvette : ces appareils, dits *à succion*, d'origine américaine, ont été importés en France et perfectionnés par Préterre, qui remplace la chambre à air centrale par un filet périphérique, lequel, formant ventouse, transforme tout le dentier en chambre à air, ce qui évite l'irritation des gencives parfois produite par la chambre centrale. L'empreinte exacte des gencives et du palais étant prise, on en exécute le moule à l'aide du plâtre mêlé de sel marin ou de la cire molle, et sur ce moule on construit la cuvette de vulcanite, qu'on colore pour lui donner l'aspect des gencives et à laquelle on adapte le nombre voulu de dents minérales, en ayant soin de ménager la ventouse marginale nécessaire à l'adhérence. Quand on n'a à remplacer qu'une dent ou un petit nombre de dents, on peut employer les *dents à pivot*, dents artificielles munies d'un pivot cylindrique d'or ou de platine qu'on fait entrer dans la racine préalablement taraudée de la dent à remplacer ; mais il est indispensable que cette racine soit complètement saine et non douloureuse. Les dentiers bien construits permettent de mâcher avec facilité les aliments les plus durs ; aussi leur usage prévient-il ou fait-il disparaître un grand nombre de dyspepsies et de gastralgies, causées par l'insuffisance des actes qui précèdent la digestion, c'est-à-dire de la mastication et de l'insalivation. Les dentiers doivent être enlevés au moins une fois par jour, brossés et nettoyés avec un dentifrice. Il est préférable de ne pas les garder dans la bouche pendant la nuit, afin de laisser reposer les gencives ; on cite, d'ailleurs, quelques cas de pièces dentaires artificielles avalées durant le sommeil et ayant déterminé des accidents d'asphyxie. — *Prothèse oculaire*. V. Œil artificiel.

PROTHÉTIQUE. adj. Qui a rapport à la prothèse. — *Appareil* ou *moyens prothétiques*. Ceux qu'on emploie pour remplacer les parties du corps qui manquent : tels sont les jambes, pieds, bras et mâchoires artificiels.

PROTISTE. adj. et s. m. Nom donné par Haeckel aux organismes les plus simples, formés simplement d'une masse de protoplasma, souvent sans nucléus, qui, n'ayant aucun des caractères distinctifs du règne animal ou végétal, formerait, d'après lui, un règne à part, souche commune et primitive des autres organismes. Les *monères* sont les représentants de cet embranchement, inférieur aux infusoires et autres protozoaires.

PROTO. [de πρῶτος, premier]. Préfixe employé en chimie, ainsi que les mots *sesqui*, *deuto* ou *bi*, *trito* ou *tri*, joints à un autre mot, pour indiquer les diverses proportions dans lesquelles une substance est combinée avec une autre substance. Ainsi le *protoxyde de fer* est la combinaison du fer avec l'oxygène dans laquelle ce dernier principe se trouve en moindre proportion que dans toutes les autres combinaisons de même nature ; le *bi* ou *deutoxyde de fer* est celle dans laquelle l'oxygène est en proportion deux fois plus grande que dans le protoxyde ; dans le *sesquioxyde*, il y a une fois et demie autant d'oxygène que dans le protoxyde ; il y en a trois fois autant dans le *tritoxyde*.

PROTOALBUMOSE. s. f. Albumose primaire soluble dans l'eau, dérivant directement des matières albuminoïdes, et donnant naissance aux albumoses secondaires ou deutéroalbumoses. V. Albumose.

PROTOBLASTE. s. m. [de πρῶτος, premier, et βλαστὸς, germe]. Cellule animale ou végétale, dont la paroi n'est pas distincte de la cavité ; ou ensemble du contenu cellulaire, y compris le noyau, abstraction faite de la paroi de cellule, qui, lorsqu'elle se produit, est considérée comme un produit de sécrétion ou excrétion de ce protoblaste, fait douteux.

PROTOCATÉCHIQUE. adj. — *Acide protocatéchique* ($C^{14}H^6O^8$). Corps obtenu par l'action de la potasse sur la catéchine. Cristallisable, soluble dans l'eau bouillante, l'alcool et l'éther, peu dans l'eau froide, fusible à 198°.

PROTOCOCCUS. s. m. Genre d'algues unicellulaires.

PROTOGALA s. m. [*protogala*, πρωτόγαλα, de πρῶτος, premier, et γάλα, lait]. Synonyme de *colostrum*.

PROTOLÉCITHE. s. m. [de πρῶτος, premier, et λεκίθος, jaune d'œuf]. Ensemble des éléments cellulaires du jaune d'œuf.

PROTONEURONE. s. m. Premier neurone placé sur le trajet de l'arc réflexe. — *Protoneurone sensitif*. Premier neurone sensitif ; c'est celui dont le corps cellulaire est contenu dans les ganglions rachidiens et dont les prolongements s'en vont d'une part dans les nerfs périphériques (prolongement cellulipète) et d'autre part dans la moelle, où ils se mettent en rapport avec les prolongements des neurones moteurs et des autres neurones sensitifs (prolongement cellulifuge).

PROTO-ORGANISME. s. m. Nom donné aux organismes les plus simples, représentés en quelque sorte par un seul élément, qui vit et se reproduit isolément.

PROTOPATHIE. s. f. [*protopathia*, πρωτοπάθεια, de πρῶτος, premier, et πάθος, maladie ; all *Urleiden*, angl. *protopathy*, it. et esp. *protopatia*]. Maladie primitive, essentielle.

PROTOPATHIQUE. adj. Qui a rapport à une maladie première. — *Symptôme protopathique*. Symptôme primaire.

PROTOPINE. s. f. Alcaloïde de l'opium (Hess).

PROTOPLASIE. s. f. [*formatio primaria*], La *genèse*.

PROTOPLASMA. s. m. [de πρῶτος, premier, et *plasma*]. Primitivement, le liquide contenu dans la cavité des cellules végétales ou dans les cellules embryonnaires animales (H. Mohl., 1847 ; Reichert, 1841). ‖ Actuellement, la substance organisée, libre ou contenue dans l'intérieur d'une membrane d'enveloppe, commune à tous les êtres organisés, animaux et végétaux, qui représente la *base physique de la vie* (Huxley), et qui, quels que soient ses caractères morphologiques et sa composition chimique, est le point de départ de toute évolution cellulaire. C'est une matière demi-liquide, composée d'une substance fondamentale, homogène, azotée, et de granulations graisseuses, amylacées, etc., de grosseur variable ; elle est parfois creusée de vacuoles, petites cavités remplies d'eau qui disparaissent au bout d'un certain temps. La plupart des histologistes la considèrent actuellement comme formée d'un réticulum de filaments contractiles (protoplasma proprement dit ou *cytoplasma*) contenant dans ses mailles un liquide (suc intracellulaire, *enchylèma* ou *hyaloplasma*). Le protoplasma est doué de mouvements amœboïdes et de contractions amibiformes, dont la production ne s'accomplit que dans certaines conditions de chaleur (10° à 30°), d'humidité, d'oxygénation ; les agents chimiques, mécaniques, électriques, ont aussi une influence marquée sur les mouvements du protoplasma, dont la cause intime est encore obscure, mais qui montrent que cette substance est douée de l'irritabilité commune à tous les éléments vivants. Les myxomycètes, les amibes, sont constitués par des masses de protoplasma libres, sans paroi cellulaire. Lorsque celle-ci existe autour de la masse de substance protoplasmatique, c'est encore le protoplasma qui en constitue la partie essentielle, fondamentale, c'est à lui que la cellule doit ses propriétés vitales, que cette cellule soit animale ou végétale (dans ce dernier cas, le protoplasma est ce qu'on nomme l'*utricule azotée*) : la paroi, au contraire, ainsi que les noyaux et nucléoles qui peuvent se développer dans la cellule, ne sont que des parties accessoires. V. Cellulaire et Cellule. — *Protoplasma supérieur*. Nom donné à la partie du protoplasma qui travaille soit pour fournir une sécrétion (on l'appelle alors *ergastoplasma*, V. ce mot), soit pour concourir à la division de la cellule par caryocinèse.

PROTOPLASMATIQUE. adj. Qui concerne le protoplasma.

PROTOPLASMIQUE. adj. Mauvais mot. V. PROTOPLASMATIQUE.

PROTOPLASTE. s. m. Monère pourvu d'un noyau central.

PROTOSCLÉREUX. adj. V. SCLÉREUX.

PROTOSCOLEX. s. m. V. PROSCOLEX.

PROTOSEL. s. m. [angl. *protosalt*]. Sel d'un protoxyde. Pour chacune des espèces de *protosels*, V. les noms génériques de ces composés, CARBONATE, etc.

PROTOVERTÉBRAL, ALE. adj. [de πρῶτος, primitif, et *vertébral*]. V. PLAQUE.

PROTOVERTÈBRE. s. f. V. VERTÈBRE *type*.

PROTOXYDE. s. m. [*protoxydum*, all. *Oxydul*, esp. *protoxydo*]. V. OXYDE et PROTO.

PROTOZOAIRES. s. m. pl. [*protozoum*, de πρῶτος, premier, et ζῶον, animal]. Classe des zoophytes, comprenant les spongiaires, les rhizopodes et les infusoires.

PROTOZOÏDE. s. m. [de πρῶτος, primitif, et ζῶον, animal]. Nom donné autrefois aux *spermatozoïdes* par ceux qui les considéraient comme des animaux.

PROTRUS, USE. adj. [*protrusus*, poussé en avant; all. *hervorspringend, herausgetrieben*, angl. *protruded*]. Se dit d'un organe placé en avant d'un autre, comme s'il avait été poussé devant lui. || En anatomie, se dit des petites lèvres qui dépassent les grandes lèvres.

PROTRUSION. s. f. [*protrusio*, de *protrudere*, pousser devant soi; all. *Hervortreibung*, angl. *protrusion*, it. *protrusione*]. État d'un organe qui, par le fait de son accroissement, est placé au-devant de certains autres, qu'il ne dépasse pas habituellement.

PROTUBÉRANCE. s. f. [*protuberantia*, de *pro*, devant, en avant, et *tuber*, bosse; all. *Vorsprung*, angl. *protuberance*, it. *protuberanza*, esp. *protuberancia*]. Éminence ou saillie. || En anatomie, *protubérances*, les saillies qu'on observe à la surface des os du crâne : telles sont les *protubérances occipitales interne* et *externe*, la *protubérance pariétale*. — *Protubérance annulaire* ou *cérébrale*

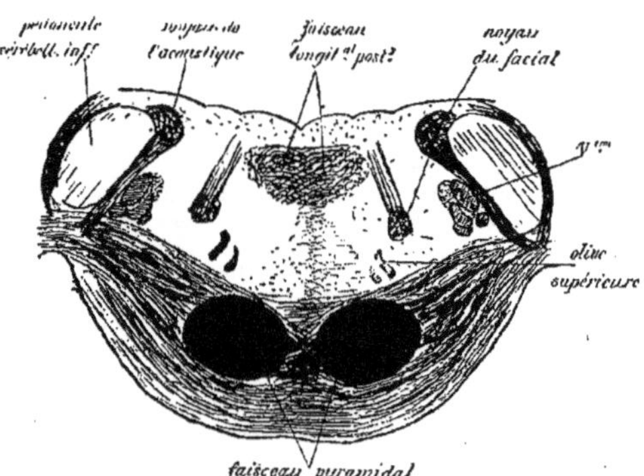

Fig. 607. — Coupe passant par la partie inférieure de la *protubérance*.

[all. *Gehirnvorsprung*, *pont de Varole*, *mésocéphale*]. Grosse éminence quadrilatère, blanche, saillante à la face inférieure de l'encéphale, derrière les pédoncules cérébraux, en avant de la moelle allongée (fig. 607). La face antérieure, convexe, repose sur la gouttière basilaire, et offre, en son milieu, un sillon longitudinal dans lequel passe l'artère basilaire; en dehors de ce sillon, plus près du bord antérieur que du postérieur, se voit, de chaque côté, le point d'émergence du trijumeau. La face postérieure contribue à former le plancher du quatrième ventricule. La protubérance annulaire est constituée par plusieurs plans de fibres nerveuses, alternativement transversales et longitudinales, entre lesquelles se trouvent des cellules nerveuses qui se continuent avec quelques-uns des noyaux d'origine des nerfs craniens dans le bulbe rachidien : les fibres transversales sont formées en partie par les pédoncules cérébelleux moyens, en partie par des fibres propres qui unissent les cellules d'un côté à celles du côté opposé. La protubérance annulaire transmet à la fois la sensibilité et le mouvement; toutefois ses lésions morbides ou expérimentales sont plus souvent suivies de paralysie motrice que d'anesthésie; la paralysie se manifeste du côté opposé à la lésion pour ce qui concerne le tronc et les membres, du même côté pour la face, le nerf facial s'entre-croisant avec son congénère de l'autre côté dans la protubérance elle-même. Celle-ci est, en outre, un centre pour l'expression mimique de la face, la mastication, les mouvements des yeux (Laborde), la locomotion (Vulpian), la sensibilité gustative, la sensibilité générale (Longet). || En pathologie, les lésions de la *protubérance* se traduisent soit par des paralysies alternes (syndrome de Millard-Gubler), soit par des paralysies croisées ou homolatérales. — *Protubérances cylindroïdes* (Chaussier). Les cornes d'Ammon. — *Protubérance de Huschke*. V. OREILLE *interne*.

PROVINS (Seine-et-Marne). *Eaux ferrugineuses bicarbonatées*, froides, 7° à 8° ; altitude : 88 mètres. Établissement.

PROVOQUÉ, ÉE. adj. — *Avortement provoqué*. V. AVORTEMENT.

PRUINE. s. f. [*pruina*, πάχνη, all. *Reif*]. Poussière glauque, cireuse, qui recouvre les prunes, etc., ainsi que le chapeau et les lames de certains agarics (en ce dernier cas la pruine est composée de spores). || Le sable le plus fin des urines.

PRUNE. s. f. [all. *Pflaume*, angl. *plum*, it. *prugna*, esp. *ciruela*]. Fruit du prunier, comestible. — *Prune icaque* ou *d'Amérique*. V. ICAQUIER.

PRUNEAU. s. m. [all. *Zwetschgetrocknete Pflaume*, angl. *prune*, it. *prugna*, esp. *ciruela pasa*]. Prune séchée au four ou au soleil, et comestible.

PRUNELLE. s. f. [angl. *Schlehe*, angl. *sloe*, it. *prugnola*, esp. *endrina*]. Fruit du prunellier. || Nom donné vulgairement à la *pupille*. || *Sel de prunelle* [*nitrum tabulatum*, all. *Prünellsalz*]. Le salpêtre tabulaire.

PRUNELLIER. s. m. [*Prunus spinosa*, L., *épine noire*, all. *Schlehendorn*, angl. *sloe-tree*, it. *prugnolo*, esp. *endrino*]. Arbrisseau indigène de la famille des rosacées dont l'écorce est astringente, et dont les fruits non mûrs servent à préparer un extrait (*suc d'acacia nostras*) souvent substitué au vrai suc d'acacia.

PRUNIER. s. m. [*Prunus domestica*, L., all. *Pflaumenbaum*, angl. *plum-tree*, it. *prugno*, esp. *ciruelo*]. Arbre de la famille des rosacées dont les nombreuses variétés fournissent des fruits alimentaires, tant à l'état frais qu'après leur dessiccation.

PRUNINE. s. f. V. BASSORINE.

PRURIGINEUX, EUSE. adj. [*pruriginosus*, de *prurigo*, démangeaison ; κνησμώδης, all. *pruriginös, juckend*, angl. *pruriginous*, it. *prurigginoso*, esp. *pruriginoso*]. Qui cause de la démangeaison : *douleur prurigineuse*.

PRURIGO. s. m. [κνησμὸς, all. *Hautjucken*, angl. *prurigo*, it. *prurriggine*, esp. *prurigo*]. Mot latin souvent employé en français comme synonyme de *démangeaison*.

— *Prurigo* (Willan). Éruption cutanée caractérisée par des *papules* peu saillantes, disséminées, rouges, et le plus souvent excoriées à leur sommet qui est recouvert d'une croûtelle noirâtre; elles sont le siège d'une démangeaison très vive et quelquefois intolérable. Le *prurigo* est local ou général. On distingue le *prurigo mitis*, dans lequel les symptômes sont légers; et le *prurigo formicans*, dans lequel les papules sont larges, la démangeaison est presque continuelle, cause une agitation, un tourment difficiles à décrire, et porte les malades à chercher le contact des corps froids ou à se déchirer avec les ongles ou avec une brosse. Le prurigo peut être *parasitaire*, et dû à la phtiriase, la gale, aux puces, etc., ou *symptomatique d'une maladie interne*, comme le prurigo ictérique, celui des brightiques, des diabétiques, etc. — *Prurigo diathésique* (Besnier). Variété de prurigo dans lequel les lésions sont polymorphes, papules de lichen, éléments urticairiens ou eczématiformes, etc., débutant insidieusement dans la jeunesse, à une époque plus tardive que le prurigo de Hebra, chez des sujets névropathes. L'évolution se fait par poussées, et on voit parfois les phénomènes cutanés s'amender alors que se développe une complication viscérale, l'asthme par exemple. Le traitement consistera en l'application de pommade à l'oxyde de zinc, de glycérolé d'amidon à l'acide phénique, d'emplâtres; à l'intérieur, on prescrira un régime sévère, d'où seront écartés tous les excitants; on donnera du bromure, de la valériane, du bicarbonate de soude et de la lithine chez les arthritiques, de l'huile de foie de morue chez les lymphatiques. — *Prurigo de Hebra*. V. Hebra.

PRURIT. s. m. [*pruritus, prurigo*, κνησμός, all. *Jucken*, angl. *pruritus*, it. et esp. *prurito*]. Sensation plus ou moins analogue à celle du *chatouillement* qui se manifeste spontanément à la surface de la peau et des muqueuses buccale, nasale et génitale, dans divers états morbides, soit généraux, soit locaux. Le prurit peut se rencontrer en effet dans la plupart des dermatoses; mais il apparaît souvent en dehors de toute modification appréciable des téguments, constituant alors une véritable *névrose* de la peau (Brocq). Le malade éprouve des sensations de brûlure, de cuisson, de picotements, survenant par crises, sous l'influence d'un excès, d'une émotion, de la chaleur du lit, déterminant un besoin impérieux de se gratter, et causant une surexcitation nerveuse, poussant dans des cas exceptionnels jusqu'à une exaltation voisine de la folie. Le prurit peut être *généralisé* : tels sont le *prurit sénile*, qui paraît lié à la néphrite interstitielle; le *prurit hivernal* de Duhring, qui se montre au moment des premiers froids; le *prurit général*, qui survient chez les rhumatisants et les goutteux; il faut rapprocher de cette dernière forme le prurit des ictériques, des brightiques, des diabétiques, des dyspeptiques, celui qui apparaît dans le cas de cancer de l'estomac ou chez les femmes atteintes de troubles sexuels. Parmi les prurits *localisés*, nous citerons le prurit du méat urinaire ou du prépuce et celui du nez, qui sont causés par action réflexe, lors de la présence de calculs dans la vessie et d'helminthes dans les voies digestives. Le *prurit de dentition* porte les enfants à se frotter les mâchoires avec les doigts; ce prurit, par sa persistance et son intensité, agace et irrite le système nerveux, trouble le sommeil et les fonctions digestives, et peut compromettre la santé. Le *prurit vulvaire* siège ordinairement aux petites lèvres, à la face interne des grandes, ou au clitoris, et quelquefois s'étend à la fourchette, au périnée et à l'anus; il est plus fréquent pendant la grossesse. La muqueuse ou la peau est un peu plus rugueuse qu'à l'ordinaire, parfois d'une teinte un peu foncée; il revient par accès pendant ou après la marche, pendant le sommeil. Le *prurit anal* est fréquent chez les arthritiques et les nerveux; il s'observe dans beaucoup d'affections du tube digestif et de ses annexes. Le *prurit scrotal* survient par crises extrêmement pénibles, les sensations ayant leur maximum d'intensité au niveau du raphé médian. Les bains de son, généraux ou locaux, les lotions au sublimé et à l'extrait de Saturne, avec l'alcool pur ou étendu d'eau, le maintien de compresses imbibées de ces liquides, sont les meilleurs moyens à employer. Les lotions, même à l'eau pure et surtout alcoolisée, doivent être faites dès le début plutôt que de céder au besoin de se gratter. Enfin on prescrira à l'intérieur le traitement approprié à la cause du prurit.

PRUSSIATE. s. m. [angl. *prussiate*, it. *prussiato*, esp. *prusiato*]. V. Cyanure. — *Prussiate de fer*. V. Ferrocyanure.

PRUSSINE. s. f. [angl. *prussine*]. Le *cyanogène*.

PRUSSIQUE. adj. [angl. *prussic*, it. *prussico*, esp. *prusico*]. V. Cyanhydrique.

PSALLOÏDE, adj., et **PSALTERIUM**. s. m. [angl. *psalloides*]. V. Lyre.

PSAMMOME. s. f. [de ψάμμος, sable]. Dénomination sous laquelle Virchow a rapproché des tumeurs les plus diverses anatomiquement et symptomatologiquement, d'après le seul fait de la présence de concrétions calcaires granuleuses produites dans leur épaisseur, et en modifiant ou non l'aspect extérieur sans en changer a nature.

PSAMMOPHIS. s. m. [de ψάμμος, sable, et ὄφις, serpent]. V. Couleuvre.

PSELLISME. s. m. [*psellismus*, ψελλισμὸς all. *Psellismus*, *Stammeln*, angl. *psellism*, it. *psellismo*]. Bégayement. — *Psellisme métallique*. Bégayement qui accompagne quelquefois l'érythème mercuriel.

PSEUDANGUSTURE. s. f. La fausse angusture. V. Vomiquier.

PSEUDANGUSTURINE. s. f. V. Vomicine.

PSEUDARTHROSE. s. f. [de ψευδής, faux, et ἄρθρον, articulation; all. *falsches Gelenke*, angl. *pseudarthrosis*, it. *pseudartrosi*, esp. *seudartrosis*]. Articulation accidentelle produite entre les deux bouts non consolidés d'une fracture : la mobilité et la déformation persistent, avec abolition de la fonction du membre, sans crépitation. Gerdy distinguait plusieurs variétés de pseudarthrose. Tantôt les fragments sont incrustés d'un cartilage accidentel qui prévient leur usure, ou leurs extrémités sont recouvertes d'une lame osseuse éburnée; une capsule fibreuse entoure les fragments, qui sont lubrifiés par une espèce de synovie; les bouts des fragments sont amoindris ou augmentés de volume par des végétations osseuses (*pseudarthrose indurée* et *pseudarthrose synovio-cartilagineuse*). Tantôt les fragments sont réunis par un tissu fibreux plus ou moins résistant, tenant les fragments très rapprochés ou leur permettant des mouvements assez étendus (*pseudarthrose fibreuse*). Tantôt les deux fragments sont indépendants l'un de l'autre, se terminent par un bout arrondi, et sont séparés par des chairs (*pseudarthrose lâche*). La plus commune de ces variétés est celle dont les fragments sont réunis par un tissu fibreux. La non-consolidation des fractures reconnaît des causes générales (âge avancé, alimentation insuffisante, grossesse, allaitement, alcoolisme, goutte, cancer, syphilis), et des causes locales (obliquité de la fracture et écartement des fragments, inflammation ou anémie locales). Le traitement consiste dans l'immobilisation prolongée et un traitement général reconstituant; mais le plus souvent, il faut recourir à une opération, enlever les cartilages et les tissus fibreux, mettre à nu les surfaces osseuses et les suturer. Cette opération faite aseptiquement donne de bons résultats, si l'on a soin en même temps d'améliorer l'état général et de lutter contre la cause qui a amené la formation de la pseudarthrose.

PSEUDENCÉPHALE. s. m. [de ψευδής, faux, et ἐγκέφαλος, encéphale; esp. *seudencefalo*] (Isid. Geoffroy Saint-Hilaire). Monstre qui a l'encéphale remplacé par une tumeur vasculaire, le crâne et le canal vertébral largement ouverts, et point de moelle épinière.

PSEUDENCÉPHALIENS. s. m. pl. [esp. *seudencefalino*] (Isid. Geoffroy Saint-Hilaire). Famille de monstres qui n'ont plus, à proprement parler, d'encéphale, la matière nerveuse ayant plus ou moins disparu pour faire place à une tumeur composée d'un lacis de vaisseaux.

PSEUDESTHÉSIE. s. f. [*pseudæsthesia*, de ψευδής, faux, et αἰσθάνεσθαι, sentir]. Sensations fausses par *impression* ou *transmission* anormales (V. ILLUSION), la *perception* restant saine, ou par *perception* anormale, sans objet qui impressionne (V. HALLUCINATION).

PSEUDHYMÈNE. s. m. [de ψευδής, faux, et ὑμὴν, membrane]. Fausse membrane (Laboulbène).

PSEUDOBLEPSIE. s. f. [*pseudoblepsia*, de ψευδής, faux, et βλέψις, vue; all. *Sehfehler*, angl. *pseudoblepsy*, it. *pseudoblessia*, esp. *seudoblepsia*] (Collen). Perversion du sens de la vue.

PSEUDO-BULBAIRE. adj. — *Paralysie pseudo-bulbaire*. Syndrome caractérisé par des troubles de l'articulation, de la déglutition et de la phonation simulant la paralysie labio-glosso-laryngée ou paralysie bulbaire, et indépendant de toute lésion du bulbe. La paralysie s'installe insidieusement ou à la suite d'un ou deux ictus apoplectiques; l'hémiplégie qui suit l'ictus s'amende et les troubles de la parole et de la déglutition, atténués après le premier ictus, s'installent définitivement après le second. Souvent persiste un trouble de la démarche, la marche « à petits pas ». La face

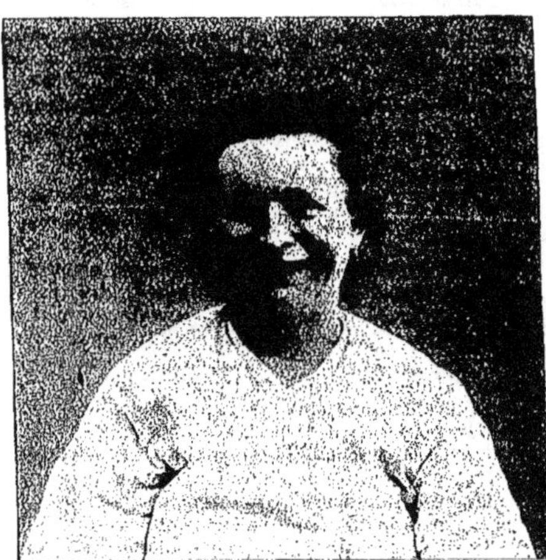

Fig. 608. — Facies dans la paralysie *pseudo-bulbaire*.

paralysée est inexpressive, la salive s'écoule le long des commissures; le visage exprime l'hébétude ou la tristesse (*facies pleurard*); l'intelligence est diminuée; souvent on observe le rire et le pleurer spasmodiques survenant sans cause appréciable (fig. 608). La mastication est difficile, sinon impossible; la déglutition est gênée. Le diagnostic avec la paralysie bulbaire vraie est facile : dans ce cas, en effet, le début est insidieux, la marche progressive, la paralysie est la conséquence de l'atrophie qui domine la scène. Chez le pseudo-bulbaire, au contraire, il n'y a pas d'atrophie, l'évolution est variable, les attaques apoplectiformes sont fréquentes. Cette affection est due à une lésion corticale double siégeant au niveau de l'opercule rolandique; plus souvent la lésion est centrale et occupe les corps opto-striés, empiétant toujours sur la capsule interne, d'après Dejerine et Comte. Enfin, dans certains cas, la paralysie pseudo-bulbaire est due à une lésion unilatérale siégeant dans la région capsulaire; la pathogénie de cette forme est encore mal élucidée.

PSEUDOCÉPHALE. s. m. Genre de monstres qui, bien que semblant acéphales, ont pourtant une boîte crânienne cachée dans la partie charnue qui forme la région supérieure du corps et réunit sous une seule masse céphalothoracique tous les organes placés au-dessus de l'ombilic (Désormeaux et Gervais).

PSEUDOCHROMESTHÉSIE. s. f. [de ψευδής, faux, χρῶμα, couleur, et αἴσθησις, sensation] (Chabalier). Anomalie de la perception des impressions visuelles dans laquelle les voyelles paraissent colorées chacune d'une teinte différente; leur réunion donne aux mots une coloration particulière d'après les assemblages de voyelles qui les composent. Parfois elles sont perçues avec leur couleur noire, mais aussitôt cette perception suscite l'idée d'une couleur, rouge pour l'*a* par exemple, rose pour l'*e*, blanche pour l'*i*, etc. Le souvenir ou l'audition des voyelles ou des mots suscite chez certains l'idée de cette couleur, indépendamment de toute sensation visuelle causée par leur représentation objective.

PSEUDOCHROMIE. s. f. [de ψευδής, faux, et χρῶμα, couleur]. V. DYSCHROMATOPSIE.

PSEUDOCHROMINE. s. f. V. STRYCHNOCHROMINE.

PSEUDO-CONTINU, UE. adj. V. RÉMITTENT.

PSEUDO-CONTRACTURE. s. f. Nom donné parfois à la rétraction musculaire, qui peut en effet simuler la contracture; mais la rétraction est localisée à un petit nombre de muscles, elle donne lieu à une résistance fibreuse; elle ne s'accompagne pas d'exagération des réflexes, et ne disparaît pas sous l'influence du chloroforme.

PSEUDO-CROUP. s. m. V. LARYNGITE *striduleuse*.

PSEUDO-CURARINE. s. f. Substance azotée, basique, non vénéneuse, extraite du laurier-rose avec l'oléandrine.

PSEUDO-DIASCOPE. s. m. (Ward). Instrument construit de telle sorte qu'on reçoit sur l'un des yeux le rayon lumineux transmis par une petite ouverture, tandis que l'autre œil regarde un objet opaque : la sensation est alors transposée, on place involontairement le point lumineux sur l'axe de l'œil qui regarde le corps opaque, et pour lequel il semble que ce corps est percé d'un trou au travers duquel il voit la lumière.

PSEUDO-ÉNARTHROSE. s. f. Variété de pseudarthrose reproduisant le type de l'énarthrose.

PSEUDO-FIBRINE. s. f. La *bradyfibrine*.

PSEUDO-FILAIRE. adj. et s. (E. Van Beneden). Grégarine arrivée à la période de son évolution qui fait suite à la phase monérienne et précède l'état de plein développement.

PSEUDO-HERMAPHRODISME. s. m. Hermaphrodisme apparent dû à une malformation des organes génitaux externes, sans qu'il y ait coexistence des deux glandes sexuelles mâle et femelle. V. HERMAPHRODISME.

PSEUDO-HYPERTROPHIQUE. adj. Qui simule l'hypertrophie. — *Paralysie pseudo-hypertrophique*. V. PARALYSIE.

PSEUDO-LEUCÉMIQUE. adj. — *Anémie infantile pseudo-leucémique*. V. LYMPHADÉNIE.

PSEUDO-LIPOME. s. m. Nom donné, par analogie d'aspect et de consistance, à une infiltration œdémateuse du tissu cellulo-graisseux, qu'on observe parfois chez les rhumatisants, surtout au-dessus de la clavicule et au voisinage du genou (Potain).

PSEUDO-LOBAIRE. adj. — *Broncho-pneumonie pseudo-lobaire.* V. Pneumonie *lobulaire.*

PSEUDO-MÉLANOSE. s. f. — *Pseudo-mélanose pulmonaire.* V. Anthracosis.

PSEUDO-MEMBRANE. s. f. [*pseudo-membrana*, de ψευδής, faux, et *membrana*, membrane; *fausse membrane*, all. *Aftermembran*, *Afterhaut*, angl. *pseudo-membrane*, *false membrane*, it. *pseudo-membrana*, esp. *seudo-membrana*]. Mot hybride qui servait autrefois à désigner toutes les membranes de nouvelle formation. Actuellement on réserve le nom de *pseudo-membranes* ou *fausses membranes* aux productions morbides qui ne sont ni ne deviennent organisées ni vasculaires, qui ne participent pas aux phénomènes vitaux des parties qu'elles couvrent, et qui n'ont des membranes proprement dites que l'apparence, la disposition en couches plus ou moins épaisses; elles sont ainsi bien distinctes des *néomembranes*. Elles sont formées de fibrine coagulée, soit pure, soit englobant des cellules épithéliales ou des globules de pus. Telles sont les pseudo-membranes de l'angine couenneuse, du croup, etc. V. Néomembrane.

PSEUDO-MEMBRANEUX, EUSE. adj. Qui a rapport aux fausses membranes : *angine pseudo-membraneuse*, *bronchite pseudo-membraneuse*, *entérite pseudo-membraneuse.* — *Laryngite pseudo-membraneuse.* V. Croup.

PSEUDO-MÉNINGITE. s. f. V. Méningisme.

PSEUDOMNÉSIE. s. f. [de ψευδής, faux, et μνῆσις, mémoire]. Trouble de la mémoire qu'on observe dans certains états psychologiques spontanés ou provoqués, et qui consiste en ce que le sujet croit se souvenir de faits qui n'ont jamais existé.

PSEUDO-MORPHINE. s. f. [all. *Pseudomorphin*, angl. *pseudomorphine*, *pseudomorphia*, it. *pseudomorfina*, esp. *seudomorfina*] ($C^{34}H^{19}AzO^{8}$). Alcaloïde de l'opium du Levant (Pelletier). Elle est blanche, micacée, non vénéneuse, insoluble dans l'eau, l'éther et l'alcool absolu; soluble dans les solutions aqueuses de soude et de potasse, d'où elle est précipitée par les acides étendus. Elle se dissout dans l'acide sulfurique concentré avec une coloration vert-olive, dans l'acide azotique avec une coloration jaune; le perchlorure de fer la colore en bleu.

PSEUDOMORPHOSE. s. f. [de ψευδής, faux, et μορφή, forme; all. *Pseudomorphose*, angl. *pseudomorphosis*, it. *pseudomorfosi*, esp. *seudomorfosis*] (Burdach). Augmentation anormale des parties normales, occasionnée par de simples circonstances locales, rarement par une diathèse. Ces productions se distinguent en : 1° *celluleuses*, qui sont *a.* les *néoplasmes*; *b.* les *vaisseaux accidentels*, *c.* les *kystes*; 2° *stratifiées*, qui sont les dents et les poils; 3° *membraniformes*, ou bourses séreuses accidentelles; 4° *scléreuses*, ou cartilages et os accidentels.

PSEUDO-NAVICELLE. s. f. V. Psorospermie.

PSEUDO-NÉVRALGIE. s. f. Douleur due à la compression des racines rachidiennes, localisée le long des troncs nerveux, mais se distinguant des névralgies par l'absence des points douloureux caractéristiques. Ces douleurs apparaissent par crises et sont souvent intolérables. Elles indiquent une compression lente de la moelle épinière, dans le cas de mal de Pott, de cancer vertébral, etc., et apparaissent en général avant les autres signes.

PSEUDO-PARASITE. s. m. V. Larve.

PSEUDO-PELADE. s. f. Variété de folliculite décalvante du cuir chevelu; autour de chaque poil se fait un processus inflammatoire lent, caractérisé par une tache rouge aboutissant à l'atrophie complète du poil, et laissant une cicatrice blanche, déprimée. Ce processus semble devoir être rapproché de la kératose pilaire (Brocq).

PSEUDO-PELLAGRE. s. f. V. Pellagre.

PSEUDO-PÉRITONITE. s. f. V. Péritonisme.

PSEUDO-PHLEGMON. s. m. Œdème rouge et induré donnant un aspect semblable à celui du phlegmon : c'est un trouble trophique que l'on rencontre dans les névrites.

PSEUDOPLASME. s. m. [de ψευδής, faux, et πλάσμα, formation; *pseudoplasma*, all. *Aftergebilde*, angl. *pseudoplasm*, it. *pseudoplasma*, esp. *seudoplasma*] (Burdach). Synonyme de tissu ou produit *hétéromorphe*, par opposition à *néoplasme* employé comme synonyme de tissu homœomorphe.

PSEUDO-PLEURÉSIE. s. f. [*pseudo-pleuritis*, all. *falsche Pleuresie*, angl. *pseudopleuritis*, it. *pseudopleurisia*, esp. *seudopleurisia*]. La *pleurodynie.*

PSEUDOPODE. s. m. [de ψευδής, faux, et ποῦς, pied]. Faux pied : nom donné à des prolongements locomoteurs, etc., de certains organismes inférieurs (amibes) et aussi d'éléments migrateurs comme les leucocytes.

PSEUDO-PORENCÉPHALIE. s. f. V. Porencéphalie.

PSEUDO-PSORE. s. f. V. Psydracium.

PSEUDO-PUS. s. m. Nom donné aux liquides qui ont la couleur du pus, sans en avoir la composition. Le pus doit sa couleur aux éléments anatomiques qu'il tient en suspension, et qui réfléchissent la lumière en jaune grisâtre. Beaucoup d'humeurs peuvent tenir en suspension des éléments anatomiques réfléchissant ainsi la lumière, tout en offrant des caractères de forme, de volume et de structure qui en font des espèces différentes des *globules de pus*. L'urine des bassinets, le liquide des vésicules du thymus, tenant des cellules épithéliales en suspension, en sont des exemples. Les globules blancs du sang, accompagnés de fibrine à l'état de fines granulations moléculaires flottant dans un sérum, en sont d'autres exemples dans les caillots polypiformes du cœur, des gros vaisseaux, etc.

PSEUDO-QUININE. s. f. Alcaloïde retiré d'un extrait de quinquina d'origine incertaine. Blanc, cristallin, insipide.

PSEUDO-QUINIQUE. adj. — *Acide pseudo-quinique.* Corps retiré de l'écorce de *Strychnos pseudo-kina*, par Vauquelin.

PSEUDORCINE. s. f. V. Érythrite.

PSEUDOREXIE. s. f. [*pseudorexia*, de ψευδής, faux, et ὄρεξις, faim, appétit; it. *pseudoressia*, esp. *seudorexia*]. Faux appétit.

PSEUDO-RHUMATISME. s. m. Affection simulant le rhumatisme articulaire aigu, mais n'ayant ni la même évolution, ni la même nature. Elle est ordinairement de cause infectieuse (*pseudo-rhumatisme infectieux*), plus rarement toxique, et apparaît dans le décours d'une maladie infectieuse aiguë, en particulier de la blennorragie, de l'érysipèle, de l'infection puerpérale, de la pyohémie, de la pneumonie, de la scarlatine, de la fièvre typhoïde, de la diphtérie, de la variole, de la dysenterie, de la syphilis, de la morve, etc. Parfois la porte d'entrée de l'infection est une angine, ou une plaie assez légère pour être passée inaperçue. Dans tous ces cas, les arthropathies sont moins nombreuses que dans le rhumatisme articulaire aigu vrai; les lésions sont plus tenaces, plus profondes; les formes plastiques et ankylosantes, les formes purulentes ne sont pas rares. Suivant la maladie causale, certaines articulations sont prises de préférence : la scarlatine frappe surtout les articulations du poignet et des doigts; la blennorragie, le genou, l'articulation sterno-claviculaire, etc. L'arthrite est due soit au microbe causal de la maladie primitive (gonocoque dans la blennorragie), soit à un organisme d'infection secondaire (streptocoque en particulier). Le rhumatisme tuberculeux de Poncet doit rentrer dans les pseudo-rhumatismes. Le salicylate de soude ne donne pas ici les résultats merveilleux qu'il fournit dans le rhumatisme aigu vrai; il pourra être employé néanmoins pour calmer les douleurs; il faudra traiter la maladie causale, guérir la blennorragie par exemple; le traitement local comportera l'immobilisation pendant la période aiguë, puis les mouvements méthodiques, le massage quand la phase inflammatoire est passée, de manière à prévenir l'ankylose. Quand il y a formation de pus, l'ouverture chirurgicale de l'articulation doit être pratiquée.

PSEUDO-SARCOCÈLE. s. m. L'andrum.

PSEUDO-SCLÉROSE EN PLAQUES. Névrose décrite par Westphal simulant la sclérose en plaques, à tel point que le diagnostic n'est fait le plus souvent que sur la table d'autopsie. C'est une forme de l'hystérie.

PSEUDO-SÉREUSE. s. f. Membrane ayant la surface lisse, l'état humide et les autres aspects des séreuses, sans en avoir la structure; telle est la membrane interne des vaisseaux sanguins et lymphatiques.

PSEUDOSMIE. s. f. [de ψευδής, faux, et ὀσμή, odorat]. Hallucination de l'odorat.

PSEUDOSTOSE. s. f., ou **PSEUDOSTOME.** s. m. Production qui simule l'os sans être osseuse.

PSEUDO-SYPHILIS. s. f. V. SYPHILOÏDE.

PSEUDO-TABES. s. m. Syndrome comprenant la plupart des signes principaux du tabes (ataxie, douleurs fulgurantes, abolition du réflexe rotulien, signe de Romberg), mais n'ayant ni la même étiologie, ni la même évolution, et ne s'accompagnant pas des mêmes lésions anatomiques Parmi les pseudo-tabes, les uns sont dus à des lésions des nerfs périphériques (*nervo-tabes* de Dejerine), les autres à des lésions médullaires. Les pseudo-tabes par névrite reconnaissent pour causes l'alcool, plus rarement l'arsenic, le sulfure de carbone, parfois la diphtérie; il faut distinguer de ces cas les névrites toxiques à forme motrice qui peuvent être dues aux mêmes causes, mais dans lesquelles il n'y a pas ataxie, mais paralysie des muscles extenseurs, d'où la démarche en steppant, différente de la démarche de l'ataxique. Le pseudo-tabes par lésions médullaires est beaucoup plus rare; on le rencontre dans l'ergotisme, l'anémie pernicieuse. Quant au pseudo-tabes diabétique, c'est un nervo-tabes; pourtant, dans quelques cas, on a trouvé des lésions médullaires.

PSEUDOTOXINE. s. f. [all. *Pseudotoxin*, angl. *pseudotoxine*, it. *pseudotossina*, esp. *seudotoxina*]. Extrait jaunâtre retiré (Brandes) des feuilles de belladone; c'est un mélange d'atropine et d'autres substances.

PSEUDO-TUBERCULEUX. adj. — *Bacilles pseudo-tuberculeux.* Bacilles se rapprochant du bacille de la tuberculose par certains caractères, en particulier par leur propriété de résister à la décoloration par les acides, mais n'ayant pas les propriétés pathogènes du bacille de Koch. On les désigne le plus souvent aujourd'hui sous le nom de *bacilles acido-résistants*.

PSEUDO-TUBERCULOSE. s. f. Maladie caractérisée anatomiquement par la formation de tubercules dans les organes en dehors de l'action du bacille de Koch. Un grand nombre de substances peuvent amener la formation de tubercules; on distingue une *pseudo-tuberculose* par *substances inanimées*, qui n'a guère d'existence qu'en pathologie expérimentale et apparaît à la suite d'injection de poudre de cantharides, de lycopode, de poivre de Cayenne; pourtant, Cornil et Toupet ont décrit chez l'homme un tubercule cutané développé autour d'un fragment d'écaille d'huître. Les pseudo-tuberculoses par *parasites animaux* ne se rencontrent que chez les animaux (chats, chiens, moutons, veaux); les œufs de distomes pourraient produire des tubercules chez l'homme dans l'épiploon (Miura). Les pseudo-tuberculoses *mycosiques* sont plus importantes: l'actinomycose et l'aspergillose (V. ces mots) rentrent dans ce groupe; d'autres champignons (*Oospora asteroïdes, Oïdium albicans*) ont été rencontrés dans certains cas. Les pseudo-tuberculoses *microbiennes* sont de plusieurs sortes : la pseudo-tuberculose zoogléique de Malassez et Vignal est due à un parasite mal connu qui n'est peut-être qu'une forme du bacille de Koch; la pseudo-tuberculose bacillaire de Charrin et Roger est due à un petit bacille très court et a été observée chez le cobaye; la pseudo-tuberculose streptobacillaire de Dor a été rencontrée chez le lapin; celle de Guinard a été vue chez le mouton, celle de J. Courmont chez le bœuf. Enfin, dans quelques cas, on a trouvé chez l'homme des pseudo-tuberculoses bacillaires (Du Cazal et Vaillard, Hayem et Lesage, J. et P. Courmont).

PSEUDO-URIQUE. adj. — *Acide pseudo-urique* ($C^{10}H^4Az^6O^8$). Corps cristallin, inodore, insipide, peu soluble dans l'eau, soluble dans les solutions alcalines concentrées, obtenu en traitant l'uramile par le cyanate de potasse et le produit de la réaction (pseudo-urate de potasse) par l'acide chlorhydrique. Il diffère de l'acide urique en ce qu'il renferme une molécule d'eau en plus, et qu'il est monobasique.

PSEUDOXANTHINE. s. f. ($C^{10}H^4Az^4O^4$). Corps très voisin de la xanthine, solide, jaune, peu soluble dans l'eau, soluble dans les alcalis, obtenu en traitant l'acide urique par l'acide sulfurique.

PSILOTHRE. s. m. [*psilothrum*, ψίλωθρον, it. *psilotro*]. Synonyme de *dépilatoire*.

PSITTACOSE. s. f. [de ψιττακός, perroquet]. Maladie infectieuse, transmise à l'homme par des perruches ou des perroquets atteints de la même affection. Elle est due à un bacille particulier appelé *bacille de Nocard* et appartenant au groupe des paracolibacilles (Gilbert et Fournier). Elle se caractérise cliniquement par une fièvre élevée, un état typhoïde, des signes de bronchite ou de broncho-pneumonie et des troubles intestinaux. Le traitement sera surtout prophylactique; il convient de surveiller l'importation des perruches, de sacrifier les animaux malades; une fois la maladie déclarée, le traitement sera seulement symptomatique.

PSOAS. s. m. [*psoas*, de ψόαι, les lombes; all. *Lendenmuskel*, angl. *psoas*, it. *psoas*, esp. *soas*]. Nom donné à deux muscles appliqués sur la partie antérieure des vertèbres lombaires. — *Grand psoas* (*prélombo-trochantérien*, Ch.). Muscle qui s'attache, en haut, aux apophyses transverses des quatre dernières vertèbres lombaires, à leur corps, à celui de la première dorsale et aux ligaments intervertébraux; en bas, au sommet du petit trochanter, avec le muscle iliaque. — *Petit psoas* (*prélombo-sus-pubien*, Ch.). Muscle qui s'étend du corps de la dernière vertèbre dorsale à l'éminence ilio-pectinée et à la partie externe du bord postérieur du corps du pubis.

PSODYME. s. m. [de ψόαι, les lombes, et δίδυμος, double] (Isid. Geoffroy Saint-Hilaire). Monstre ayant, à partir de la région lombaire, deux thorax complets et séparés, deux membres pelviens et quelquefois les rudiments d'un troisième.

PSOÏTE. s. f. [*psoitis*, all. *Lendenmuskelentzündung*, angl. *psoitis*, esp. *soitis*]. Inflammation du muscle psoas, caractérisée par une fièvre intense, des douleurs vives dans la région lombaire, un engourdissement qui s'étend de l'aine à la cuisse du même côté, et qui empêche de fléchir ce membre et de lui faire exécuter le moindre mouvement. Les causes ordinaires sont des exercices forcés, des efforts violents pour soulever des fardeaux, des coups ou des chutes sur la région lombaire. Toutes ces causes agissent en localisant sur le muscle psoas une infection dont le microbe existait dans l'organisme. C'est une affection grave qui se termine rarement par résolution; le pus qui se forme habituellement peut se faire jour dans l'intestin, ou fuser dans la région inguinale, former une collection au niveau du petit trochanter, ou pénétrer dans l'articulation de la hanche. Il faut, au début, immobiliser le malade, soutenir ses forces, et, si l'on n'a pu arrêter la marche de la maladie, donner issue au pus dès que l'empâtement, l'œdème des téguments, etc., indiquent qu'une collection purulente est formée.

PSORALÉINE. s. f. Substance cristalline azotée, amère, soluble dans l'éther (Lenoble), retirée des feuilles du *maté*, légèrement grillées.

PSORALIER. s. m. [*psoralea*, de ψώρα, gale, à cause de la surface tuberculeuse du calice]. Genre de plantes légumineuses papilionacées, nombreuses en espèces frutescentes ou herbacées, glanduleuses, intertropicales ou américaines. Le *psoralier comestible* (*Psoralea esculenta*, Pursh), de l'Amérique septentrionale, a une racine très féculente, gommeuse et sucrée, nourrissante. Le *Ps. glandulosa*, L. (*coulen*), du Chili, est vermifuge et émétocathartique. Le *Psoralea pentaphylla*, qui croît au Mexique, donne des graines stomachiques, toniques et émétiques à haute dose; la racine est fébrifuge; on emploie la poudre de racine à la dose de 10 grammes en deux paquets, ou en décoction dans l'eau (30 gr. par litre), l'extrait fluide à la dose de 3 à 10 grammes, la *psoraline*, alcaloïde trouvé dans la racine, à la dose de 0gr,10.

PSORE. s. f. [*psora*, all. *Krätze*, *Räude*, angl. *psora*, it. *rogna*, *scabbia*, esp. *sarna*]. Nom générique des maladies vésiculeuses ou pustuleuses de la peau. || Synonyme de *gale* chez quelques auteurs.

PSORÉLYTRIE. s. f. [de ψώρα, psore, et ἔλυτρον, vagin]. L'état granulé de la muqueuse du vagin dans la blennorragie (Ricord).

PSORENTÉRIE. s. f. [de ψώρα, psore, et ἔντερον, intestin]. Lésion de la muqueuse intestinale caractérisée par la présence de nombreuses élevures acuminées, correspondant aux follicules clos saillants; on l'a décrite dans le choléra; mais elle n'est pas particulière à cette maladie et se rencontre aussi dans d'autres états morbides de l'intestin, en particulier dans la fièvre typhoïde.

PSORIASIS. s. m. (ψωρίασις, de ψώρα, gale]. Affection chronique de la peau, caractérisée par des amas de squames sèches, blanchâtres, nacrées, argentées, analogues à des taches de bougie, recouvrant une base rouge, parfois très tuméfiée, rendue facilement saignante par le grattage, à cause de l'hyperémie papillaire concomitante. Ces plaques sont de formes et dimensions très variables (*psoriasis guttata*, *circiné*, *gyrata*, *diffusa*). Elles ont une prédilection particulière pour les genoux et les coudes, mais peuvent siéger ailleurs; d'où les dénominations suivantes : *P. capitis*, de la *face*, des *paupières*, des *ongles*, des *parties génitales*, et même *généralisé*. Le *psoriasis palmaire* et *plantaire* se rencontrerait, suivant Bazin, chez les arthritiques. Quant au *P. lingual*, qui donne à la muqueuse linguale un aspect porcelainé, on le désigne actuellement sous le nom de *leucoplasie* (V. ce mot). Dans le *psoriasis invétéré*, avec l'épaississement de la peau, les gercures, les fentes, on peut rencontrer de la cuisson et des démangeaisons. Cette affection est sujette à des poussées, à des rechutes de plus en plus graves, soit par l'étendue, soit par l'abondance des squames, et ces poussées succèdent, surtout sous l'influence d'écarts de régime, à des périodes d'améliorations partielles ou totales. Elles n'est pas contagieuse, mais paraît héréditaire. On la rencontre surtout vers l'âge adulte. Au cours de la syphilis secondaire et tertiaire, on peut voir survenir des éruptions psoriasiformes; le diagnostic avec le psoriasis vrai se fera par la notion de la syphilis antérieure, la coïncidence d'autres éruptions syphilitiques, l'absence des localisations caractéristiques, l'adhérence plus grande des squames, la couleur des éléments, l'existence d'une collerette épidermique périphérique (collerette de Biett); les syphilides palmaires et plantaires de la période tertiaire sont souvent unilatérales. Le traitement antisyphilitique dans les cas douteux permettra de faire le diagnostic. Outre le traitement classique à base d'*arsenic*, on a préconisé à l'intérieur l'usage de l'acide phénique, du goudron, du copahu. Comme traitement externe local : l'*enveloppement* avec la toile de caoutchouc pour amollir et décaper les plaques; les bains alcalins associés aux frictions de savon noir, précéderont les onctions avec l'huile de cade, ou mieux avec la pommade à la chrysarobine de Balsamo-Squire. Cette dernière substance donne de bons résultats, mais son administration a besoin d'être très surveillée, et l'on devra au début n'employer qu'une pommade très faible à 5 ou 10 p. 100. Le pyrogallol, moins coûteux, est moins dangereux à manier que la chrysarobine; il produit également une amélioration rapide de la peau. L'influence du régime est capitale. Les eaux minérales sulfureuses, comme celles de Loèche, de Bade, de Barèges, Bagnères-de-Luchon, Aix-en-Savoie et Schinznach, ou bien les eaux alcalines, enfin les eaux de Schlangenbad, sont d'utiles adjuvants du traitement.

PSORIQUE. adj. et s. m. [*psoricus*, ψωρικός, de ψώρα, gale; all. *krätzig*, *räudig*, angl. *psoric*, it. *psorico*, esp. *sorico*]. Qui est de la nature de la gale.

PSOROPHTALMIE. s. f. [*psorophthalmia*, de ψώρα, gale, et ὀφθαλμός, œil; all. *Augenlidkrätze*, angl. *psorophtalmy*, it. *psorottalmia*, esp. *soroftalmia*]. Nom donné à diverses variétés de la blépharite.

PSOROPTE. s. m. [*psoropte* (Gervais, 1841), appelé depuis, mais à tort, *dermatodecte* (Gerlach, Bourguignon et Delafond)]. Genre de *sarcoptides* d'un gris roussâtre dont la longueur atteint ou dépasse un peu 1/2 millimètre; à tégument résistant, marqué de fins sillons régulièrement sinueux. Ces arachnides sont des parasites cutanés du cheval, du bœuf et du mouton, sur qui ils causent deux variétés de gale. Les espèces sont : le *Psoroptes equi*, Hering, qui vit sur le cheval, le bœuf et le mouton, et le *Symbiotes equi* (Gerlach), vivant sur le cheval et le bœuf. Ils ont été considérés à tort par Gerlach comme constituant autant d'espèces qu'ils ont d'habitats.

PSOROSPERMIE. s. f. Nom donné à des corpuscules microscopiques qu'on rencontre dans presque tous les organes d'un grand nombre de poissons, et dont la forme et le volume varient presque autant que les espèces de poissons. Leur forme est tantôt globuleuse, tantôt aplatie, ovoïde ou lenticulaire; d'autres fois, allongée, cylindrique ou fusiforme. Leur volume est de 0mm,010 à 0mm,025. Ces corpuscules se composent d'une enveloppe résistante et d'une cavité renfermant différents organes dans son intérieur. L'enveloppe est formée de deux valves qui s'appliquent l'une contre l'autre et peuvent s'écarter pour laisser sortir deux filaments ou flagellums. Les psorospermies sont rangées parmi les algues parasites près des *Diatomées* et des *Mélosirées*, d'où le nom de *pseudo-navicelles* qui leur a été parfois donné. — *Psorospermie oviforme*. V. Coccidie.

PSOROSPERMOSE. s. f. Maladie causée par les psorospermies chez le lapin et la plupart des autres animaux domestiques. Ces microorganismes se développent dans le foie, les muscles; on donne à cette maladie le nom de *coccidiose* plutôt que celui de psorospermose. Chez l'homme l'action pathogène des psorospermies, admise à un moment donné dans certaines affections (maladie de Paget, certains épithéliomes superficiels, etc.), semble battue en brèche actuellement. — *Psorospermose folliculaire végétante* (Darier) (*acné cornée végétante*). Dermatose caractérisée par la formation de papules surmontées d'une croûtelle noirâtre, agglomérées en placards au niveau des plis articulaires, des flancs, de la région présternale, de la face, du cuir chevelu; ces éléments se développent, deviennent végétants; la croûtelle tombe, laissant à sa place une dépression en entonnoir; les placards forment alors de véritables tumeurs. Au microscope, on trouverait des psorospermies dans les oûtes. Le traitement consiste en lotions de sublimé, applications de pommade d'Helmerich, de poudre de magnésie, etc.

PSYCHAGOGIQUE. adj. [*phsychagogicus*, ψυχαγωγικὸς, de ψυχή, âme, et ἄγειν, conduire, diriger; all. *psychagogisch*, *belebend*, angl. *psychagogue*, it. *psicagogo*, esp. *sicagogo*]. Se dit d'un médicament qui ranime l'action vitale, dans la syncope, l'apoplexie, etc.

PSYCHASTHÉNIE. s. f. [de ψυχή, âme, et *asthénie*]. Indécision de l'esprit avec tendance au doute que l'on rencontre chez les dégénérés; c'est l'état mental particulier sur lequel viennent se greffer les diverses phobies, la folie du doute, etc.

PSYCHIATRIE. s. f. [de ψυχή, âme, et ἰατρὸς, médecin; all. *Seelenheilkunde*, angl. *psychiatry*, it. *psiciatria*, esp. *siciatria*]. Doctrine des maladies mentales et de leur traitement. On a dit aussi *médecine psychique*.

PSYCHODIAIRE. adj. et s. m. — *Règne psychodiaire* (Bory de Saint-Vincent). Celui qui comprenait les *phytozoaires*.

PSYCHOLOGIE. s. f. [*psychologia*, de ψυχή, âme, et λόγος, discours; all. *Psychologie*, *Seelenlehre*, angl. *psychology*, it. *psicologia*, esp. *sicologia*]. Science qui traite de l'âme ou des facultés intellectuelles et affectives. L'usage restreint le sens de ce mot à l'étude du moral et de l'intelligence, abstraction faite des parties qui en sont les organes, d'où résulte une incertitude dans la détermination des fonctions psychiques et dans la conception de la doctrine mentale, si bien que la psychologie, entendue en ce sens, a cessé de fournir des applications pour la philosophie générale et la sociologie.

PSYCHOMÉTRIE. s. f. [de ψυχή, âme, et μέτρον, mesure]. Mesure de l'activité intellectuelle.

PSYCHO-MOTEUR, TRICE. adj. [de ψυχή, âme, et *moteur*]. Se dit des portions du cerveau qui président à la volonté dans ses rapports avec les mouvements des muscles : *centre psycho-moteur*. V. LOCALISATION *cérébrale*.

PSYCHOPATHIE. s. f. [de ψυχή, âme, et πάθος, affection]. Nom générique des diverses maladies mentales.

PSYCHOPATHIQUE. adj. Qui concerne les psychopathies.

PSYCHO-PHYSIOLOGIE. s. f. (E. Littré). V. PHYSIOLOGIE *psychique*.

PSYCHO-PHYSIOLOGIQUE. adj. Qui a rapport à la psycho-physiologie.

PSYCHOSE. s. f. [de ψυχή, âme]. Synonyme de *maladie mentale*. — *Psychose systématique progressive*. Nom donné parfois au délire de persécution (Garnier).

PSYCHOTHÉRAPIE. s. f. ou **PSYCHOTHÉRAPEUTIQUE**. s. f. [de ψυχή, âme, et θεραπεία, traitement]. Méthode de traitement basée uniquement sur l'emploi des procédés psychiques (suggestion à l'état de veille ou de sommeil, gymnastique mentale, etc.). Cette méthode est utile dans toutes les maladies, et il est de notion courante que la confiance que le médecin inspire au malade est une des raisons du succès de la thérapeutique. Mais dans beaucoup d'états morbides, en particulier chez les neurasthéniques déprimés, abouliques, qui se plaignent de douleurs que n'explique pas l'état de leurs organes, le rôle de la psychothérapie devient prédominant : par ses conseils et par ses suggestions, le médecin peut arriver à amender ces troubles et améliorer l'état mental.

PSYCHOTIQUE. adj. Qui concerne la psychose.

PSYCHROLOGUE. s. m. [de ψυχρὸς, froid, et λόγος, doctrine]. Se dit des médecins s'occupant spécialement de l'emploi des bains froids.

PSYCHROMÈTRE. s. m. [*psychrometrum*, de ψυχρὸς, froid, et μέτρον, mesure; all. *Feuchtigkeitsmesser*, angl. *psychrometer*, it. *psicrometro*]. Instrument qui sert à déterminer la quantité de vapeur contenue dans l'atmosphère.

PSYCHROTHÉRAPIE. s. f. [de ψυχρὸς, froid, et θεραπεία, thérapie] (Noel Guenau de Mussy). Mode de traitement des maladies par l'usage du froid : bains froids, applications locales d'eau froide, emploi de la glace intus et extra, etc.

PSYCTIQUE. adj. et s. m. [*psycticus*, ψυκτικὸς, de ψύχειν, rafraîchir; all. *erfrischend*, angl. *refrigerant*, it. *psittico*]. Synonyme de *rafraîchissant*.

PSYDRACIÉ, ÉE. adj. Qui rappelle le psydracium, comme certaines pustules petites ne s'accompagnant pas d'aréoles inflammatoires (pustules psydraciées).

PSYDRACIUM. s. m. [de ψυδράκια, pustules; it. *psidracia*]. Nom que les anciens ont donné tantôt à des pustules cutanées, tantôt à des phlyctènes. Willan et Bateman l'ont adopté pour désigner l'*impetigo*.

PSYLLE. s. m. [de *Psylli*, les Psylles, peuple de Lybie qui avait des préservatifs contre la morsure des serpents]. Nom de jongleurs qui, chez les Romains, se prétendaient doués de l'art de neutraliser le venin des serpents et de guérir leurs morsures par la succion de la plaie. La succion par un psylle, faute de ventouse, était recommandée par Celse contre la morsure des serpents. Les régiments ont été pourvus de psylles ou suceurs de plaies jusqu'à la fin du XVIIIe siècle (Percy). ‖ *Psylle* (*Psyllus*). Espèce de pucerons, ayant les membres disposés pour le saut.

PSYLLION. s. m. [all. *Flohsamen*]. V. PLANTAIN.

PTARMIQUE. s. f. [de πταρμὸς, éternuement; *Achillæa ptarmica*, L.; *Ptarmica vulgaris*, DC.]. Plante synanthérée dont les feuilles et les fleurs ont été employées comme sternutatoires.

PTÈNE. s. m. [de πτηνὸς, volatil, it. *ptene*]. Nom primitif de l'*osmium*.

PTÉRÉAL. s. m. [de πτερὸν, aile] (E. Geoffroy Saint-Hilaire). La grande aile du sphénoïde formant un os distinct sur divers poissons et batraciens.

PTÉRÉON. s. m. Le point où se rencontrent le frontal, le temporal, le pariétal et le sphénoïde.

PTÉRITANNIQUE. adj. — *Acide ptéritannique*. Un des deux tannins de la racine de fougère mâle (Luck). L'autre est l'acide *tannaspidique*.

PTERNALGIE. s. f. [de πτέρνα, talon]. Hygroma chronique, douloureux, qui résulte de la compression ou du froissement de la bourse calcanéenne et que l'on rencontre surtout chez les individus à station debout prolongée (Duplay).

PTÉROCARPE. s. m. [*Pterocarpus*, L., all. et angl. *Pterocarp*, it. *pterocarpo*, esp. *terocarpo*]. Genre de plantes de la famille des légumineuses, dont l'espèce *Pterocarpus draco*, L., arbre des deux Indes, fournit la résine sang-dragon, et l'espèce *P. santalinus*, L. donne le santal rouge.

PTÉROCARPINE. s. f. Corps neutre, cristallisable, très soluble dans le sulfure de carbone et le chloroforme, retiré du bois de santal (Cazeneuve).

PTÉRYGION. s. m. [de πτερύγιον, petite aile, drapeau; all. *Pterygium*, *Flügelfell*, angl. *pterygium*, it. *pterigio*]. Épaississement ou hypertrophie partielle du tissu sous-conjonctival de la conjonctive oculaire. Il se présente sous la forme d'un triangle, dont le sommet est dirigé vers la cornée, sur laquelle il finit par empiéter, ce qui en fait le danger; sa base est tournée vers la caroncule. Il offre plusieurs variétés (*ténu* ou *membraneux*, *charnu* ou *graisseux*). Il se manifeste surtout chez les sujets lymphatiques, à la suite de conjonctivites répétées. Il marche lentement et par poussées, et peut à la longue empêcher totalement la vision. Si on n'a pu le faire disparaître en employant les collyres astringents, ou la poudre d'alun, le sulfate de cuivre, le nitrate d'argent, en injectant dans son épaisseur, au moyen de la seringue de Pravaz, une goutte de solution de perchlorure de fer, en le disséquant et en l'enlevant tout entier d'un coup de ciseau, il faut, après avoir disséqué le ptérygion, inciser la conjonctive et fixer la petite tumeur entre les lèvres de l'incision par un point de suture : ce procédé, dit de *dérivation*, amène l'atrophie de la tumeur.

PTÉRYGOÏDE. adj. [*pterygoïdes*, de πτέρυξ, aile, et εἶδος, ressemblance ; all. *flügelförmig*, angl. *pterygoid*, it. *pterigoide*, esp. *terigoide*]. Nom donné à deux apophyses de l'os sphénoïde, une de chaque côté de la ligne médiane. Elles se dirigent perpendiculairement en bas, et sont composées chacune de deux lames appelées *ailes*, interne et externe, soudées en haut, séparées en bas, entre lesquelles se trouve une excavation, *fosse ptérygoïdienne*, qui présente supérieurement une petite fossette, *fossette scaphoïde*, où s'insère le péristaphylin externe, dont le tendon glisse sur un petit crochet de la partie inférieure de l'aile interne. Chaque apophyse est percée, à sa base, par le trou grand rond, le canal vidien et le canal ptérygo-palatin. Sa face interne répond à la paroi externe des fosses nasales ; l'externe à la fosse zygomatique. || En pathologie, *ptérygoïde de la conjonctive*, affection présentant une certaine ressemblance avec le ptérygion, et caractérisée par des plis de la conjonctive se greffant sur la cornée à la suite d'un traumatisme.

PTÉRYGOÏDIEN, IENNE. adj. [*pterygoideus*, all. *Flügelmuskel*, angl. *pterigoidous*, it. *pterygoideo*, esp. *terigoideo*]. Qui a rapport à l'apophyse ptérygoïde. — *Artère ptérygoïdienne* ou *vidienne*. Elle naît de la maxillaire interne, au sommet de la fosse zygomatique, et s'engage dans le conduit ptérygoïdien pour aller se distribuer à la trompe d'Eustache et à la voûte du pharynx. On nomme encore *ptérygoïdiennes* les petites artères que la maxillaire interne fournit, près du col du condyle de la mâchoire, aux muscles ptérygoïdiens. — *Canal* ou *conduit ptérygoïdien* ou *vidien*. Petit canal qui traverse la base de l'apophyse ptérygoïde. — *Fosse ptérygoïdienne*. V. Ptérygoïde. — *Muscle ptérygoïdien grand* ou *interne* (*grand ptérygo-maxillaire*, Ch.). Muscle qui s'étend de la fosse ptérygoïde à la face interne de l'angle du maxillaire inférieur. Il élève la mâchoire inférieure. — *Muscle ptérygoïdien petit* ou *externe* (*petit ptérygo-maxillaire*, Ch.). Muscle qui s'étend de l'apophyse ptérygoïde au col du condyle de la mâchoire inférieure. Il porte ce condyle en avant, et imprime à la mâchoire des mouvements de latéralité. — *Nerfs ptérygoïdiens*. Nom donné à deux nerfs, dont l'un provient du maxillaire inférieur et se distribue aux muscles ptérygoïdiens. L'autre, nommé aussi *nerf vidien*, naît de la partie postérieure du ganglion sphéno-palatin, et s'engage dans le canal vidien ; il résulte de la réunion du petit nerf pétreux superficiel et des filets carotidiens du ganglion cervical supérieur qui se rendent à ce ganglion. — *Os ptérygoïdiens* [*adgustal* de G. Saint-Hilaire, *os transverse ou ptérygoïdien externe* de Cuvier]. Les apophyses ptérygoïdes, formant des os distincts chez les oiseaux et les sauriens. || En pathologie, *plaques ptérygoïdiennes*, nom donné par Parrot à des ulcérations symétriques, situées sur les parties latérales de la voûte palatine, au niveau de la saillie des apophyses ptérygoïdes ; elles se rencontrent chez les nourrissons athrepsiques. D'abord saillantes, elles s'affaissent par la suite, leur fond devient grisâtre, leurs bords rouges. Elles paraissent dues au frottement de la langue pendant la succion sur les saillies formés par les apophyses ptérygoïdes. Elles guérissent sans laisser de cicatrice, quand l'état général s'améliore.

PTÉRYGO-MAXILLAIRE. adj. V. Ptérygoïdien (*Muscle*). — *Aponévrose ptérygo-maxillaire*. V. Buccinato-pharyngien.

PTÉRYGOME. s. m. [*pterygoma*, angl. et it. *pterygoma*, esp. *terigoma*]. Engorgement chronique des petites lèvres ou ailes de la vulve, qui empêche le coït (M.-A. Severin).

PTÉRYGO-PALATIN, INE. adj. [*pterygo-palatinus*]. Qui appartient à l'apophyse ptérygoïde et au palais. — *Conduit ptérygo-palatin*. Petit canal formé, sur les côtés de la face gutturale du sphénoïde, par une gouttière longitudinale que recouvre une apophyse de l'os du palais. Il donne passage à l'*artère ptérygo-palatine* ou *pharyngienne supérieure* que fournit la maxillaire interne au sommet de la fosse zygomatique, et au *nerf ptérygo-palatin* ou nerf pharyngien de Bock. V. Pharyngien.

PTÉRYGO-PHARYNGIEN, IENNE. adj. et s. m. [*pterygo-pharyngeus*]. Qui a rapport à l'apophyse ptérygoïde et au pharynx. — *Muscles ptérygo-pharyngiens*. Nom donné à divers faisceaux musculaires qui font partie du constricteur supérieur.

PTÉRYGO-STAPHYLIN. adj. V. Péristaphylin *externe*.

PTÉRYGO-SYNDESMO-STAPHYLI-PHARYNGIEN. adj. et s. V. Constricteur *supérieur du pharynx*.

PTILOSE. s. f. [*ptilosis*, πτίλωσις, all. et angl. *Ptilosis*, it. *ptilosi*]. Chute des cils.

PTISANE. s. f. [*ptisana*, πτισσάνη, de πτίσσειν, concasser ; all. et angl. *Tisane*, it. et esp. *tisana*]. Décoction d'orge pilée, qu'on donnait au malade, soit non passée, c'était alors une bouillie d'orge (ῥόφημα), soit passée, c'était alors une simple décoction d'orge (χυλὸς). La ptisane, dans la médecine hippocratique, était la préparation dont on se servait pour les maladies aiguës. Le livre d'Hippocrate, intitulé : *Du régime dans les maladies aiguës*, porte aussi le titre de *Livre sur la ptisane*.

PTOMAÏNE. s. f. (de πτῶμα, cadavre). Nom donné par Selmi aux alcaloïdes toxiques qui se développent dans les matières animales en putréfaction, par décomposition des substances albuminoïdes. Étudiées par Gautier, Brieger, etc., elles se rapprochent des alcaloïdes végétaux par leurs réactions chimiques et leurs effets physiologiques ; beaucoup d'entre elles ont une action toxique sur l'organisme, qu'elles soient introduites par ingestion ou par injection intraveineuse ou sous-cutanée. C'est à leur présence dans les viandes conservées, la charcuterie, les fromages, qu'on attribue certains accidents d'empoisonnement causés par les matières alimentaires. Elles ont une grande importance en médecine légale, parce qu'elles peuvent être confondues avec des alcaloïdes végétaux ; Selmi les isola pour la première fois du cadavre d'un homme que l'on pensait avoir été empoisonné et dans lequel d'autres experts avaient cru trouver un alcaloïde végétal, la delphinine. Au point de vue chimique, les ptomaïnes sont divisées en plusieurs groupes : ptomaïnes à chaîne ouverte non oxygénées (amines) ; ptomaïnes à chaîne ouverte oxygénées, telles que la choline, la neurine, la muscarine, la mytilotoxine ; ptomaïnes à chaîne fermée, qui sont des dérivés de la pyridine ; ptomaïnes de constitution inconnue, telles que la typhotoxine de Brieger, la pyocyanine, etc.

PTOMAPHAGIE. s. f. [πτῶμα, cadavre, et φαγεῖν, manger]. Variété de vésanie dans laquelle le malade se plaît à manger des cadavres.

PTOSE. s. f. V. Ptosis. Ce mot s'emploie souvent pour désigner le déplacement d'un organe par suite du relâchement de ses moyens de fixité ; on l'adjoint alors comme suffixe au nom de l'organe atteint, d'où les mots d'*entéroptose*, *néphroptose*, etc.

PTOSIS. s. f. [πτῶσις, chute]. Chute de la paupière. Synonyme de *blépharoptose*.

PTYALAGOGUE. adj. et s. m. [*ptyalagogus*, πτυαλαγωγὸς, de πτύαλον, crachat, et ἄγειν, pousser ; all. *speichellreibend*, angl. *ptyalagogue*, it. *ptialagogo*, esp. *tialagogo*]. Synonyme de *sialagogue*.

PTYALINE. s. f. [de πτύαλον, crachat, all. *Ptyalin*, *Speichelstoff*, ang. *ptyaline*, it. *ptialina*, esp. *tialina*; *matière* ou *mucus propre salivaire* (beaucoup d'auteurs) ; *ptyaline* (Hünefeld) ; *caséine de la salive* (Simon) ; *albumine salivaire* (Chaptal) ; *diastase salivaire* ; *amylase salivaire*]. Substance organique azotée, qui est le ferment propre à la salive, où elle a été découverte par Leuchs en 1831. Elle est peu visqueuse, coagulable par l'alcool, ne s'y dissolvant pas quand elle a été desséchée, soluble dans l'eau. Elle transforme l'amidon en dextrine et en glycose : les acides concentrés empêchent cette action. Cette saccharification de l'amidon se fait en deux temps ; dans un premier temps l'amidon est liquéfié par un premier ferment appelé *amylo-pectinase salivaire* (Roger); dans un deuxième temps, sous l'influence de la ptyaline ou amylase, l'amidon est saccharifié. ‖ *Ptyaline* (Tiedemann et Gmelin) [*matière salivaire*]. Extrait ou mélange analogue à l'osmazôme.

PTYALISME. s. m. [*ptyalismus*, πτυαλισμὸς, de πτύαλον, salive ; all. *Speichelfluss*, angl. *ptyalism*, it. *ptialismo*, esp. *tialismo*]. Synonyme de *salivation*.

PTYSMAGOGUE. adj. et s. m. [*ptysmagogus*, de πτύσμα, crachat, et ἄγειν, chasser ; all. *auswerfend*, *speichellreibend*, angl. *ptysmagogue*, it. *ptismagogo*, esp. *tismagogo*]. Synonyme inusité d'*expectorant*.

PUBÈRE. adj. [all. *reif*, it. et esp. *pubere*]. Qui a l'âge de puberté.

PUBERTÉ. s. f. [*pubertas*, ἥβη, all. *Pubertät*, *Geschlechtsreife*, angl. *puberty*, it. *puberta*, esp. *pubertad*]. Vulgairement l'état des garçons ou filles qui ont passé l'âge de l'enfance et qui sont nubiles, définition qui confond, à tort, la puberté avec la *nubilité*. ‖ L'apparition de la faculté procréatrice, ou, mieux, la série des phénomènes d'accroissement qui accompagnent la première ovulation chez les filles, la première production des spermatozoïdes chez les garçons. Le droit français a fixé l'âge de la puberté à quatorze ans pour les garçons et douze ans pour les filles ; mais, dans les climats plus au nord que le centre de la France, la puberté est fréquemment plus tardive de deux ou trois ans. A partir de cet âge, la faculté procréatrice se développe rapidement, sans arriver tout de suite à parfaite maturité. Les organes génitaux deviennent plus volumineux et plus excitables. Chez la femme, les plis du vagin se multiplient ; le mont de Vénus se dessine ; il y croît des poils qui, de courts d'abord et rares, s'allongent et se frisent. Les grandes lèvres deviennent plus rouges et plus pleines ; les hanches s'arrondissent ; la mamelle grossit, l'aréole prend une teinte rouge brun, et le mamelon devient un peu saillant. Alors survient la première menstruation avec les symptômes et les changements dans la direction des idées qui l'accompagnent. Chez les garçons, les testicules deviennent plus pesants, plus fermes, et sécrètent ; le scrotum brunit et acquiert plus de contractilité ; les corps caverneux deviennent plus gros, le gland plus sensible, plus long, plus épais, le prépuce plus ample ; alors peut survenir la première éjaculation du sperme. Le larynx prend plus de volume, ainsi que la thyroïde. Le cou devient plus gros, le cartilage thyroïde plus saillant, la glotte plus étendue. La voix, rauque et enrouée par moments, devient plus grave et plus uniforme.

PUBESCENCE. s. f. [*pubescentia*, de *pubescere*, commencer à avoir du poil ; all. *Haarbekleidung*, angl. *pubescence*, it. *pubescenza*, esp. *pubescencia*]. Présence de poils sur une partie d'un corps organisé.

PUBIEN, IENNE. adj. [*pubianus*, angl. *pubic*, it. et esp. *pubico*]. Qui a rapport au pubis. — *Arcade pubienne*. Échancrure que présente la portion antérieure de la circonférence inférieure du bassin, et qui a pour limite, de chaque côté, la branche ascendante de l'ischion et descendante du pubis. — *Articulation* ou *symphyse pubienne*. Articulation des deux os pubis entre eux. Elle est formée par l'union des deux surfaces ovalaires que présentent en avant les os iliaques, maintenue par des fibres interarticulaires transversales, denses et serrées, qui forment des lames concentriques entre-croisées. Le ligament souspubien et le ligament pubien antérieur, qui se portent de l'une à l'autre des branches du pubis, concourent à maintenir le rapport de ces surfaces articulaires. — *Ligaments pubiens*. Deux faisceaux ligamenteux placés au-devant et au-dessous de la symphyse pubienne, qu'ils affermissent : l'un est appelé *ligament pubien antérieur* ; l'autre, *ligament sous-pubien*. — *Os pubien*. L'os du pubis. — *Région pubienne*. Partie moyenne de la région hypogastrique et sous-ombilicale.

PUBIO-CAVERNEUX, EUSE. adj. Qui se rapporte au pubis et aux corps caverneux.

PUBIO-COCCYGIEN ANNULAIRE. adj. et s. m. [it. *pubio-coccigeo annulare*, esp. *pubio-coccigeo annular*]. Nom donné par Dumas aux muscles releveur de l'anus et ischio-coccygien, qu'il regardait comme ne formant qu'un seul muscle.

PUBIO-FÉMORAL. adj. V. Adducteur *de la cuisse*.

PUBIO-OMBILICAL. adj. V. Pyramidal *du bas-ventre*.

PUBIO-PROSTATIQUE. adj. — *Plexus pubio-prostatique*, *pubio-vésical*, ou *de Santorini*. Plexus veineux situé sur les côtés de la prostate, entre le pubis et le col vésical, recevant les veines de cette région, et dont les branches se jettent dans celles de la veine honteuse interne.

PUBIO-STERNAL. adj. V. Droit *abdominal*.

PUBIOTOMIE. s. f. [de *pubis*, et τομή, section]. Opération consistant à diviser un des os pubiens près de la symphyse, au moyen de la scie à chaîne introduite par la méthode sous-cutanée à l'aide d'une boutonnière pratiquée à la peau du pénil, ou mieux après incision des téguments faite aseptiquement. Elle a été proposée par Stolz pour remplacer la symphyséotomie, à la suite de laquelle la symphyse du pubis ne se consolide pas toujours.

PUBIO-URÉTRAL, ALE. adj. V. Muscle *de Wilson*.

PUBIO-VÉSICAL, ALE. adj. V. Pubio-prostatique.

PUBIS. s. m. [de *pubere*, commencer à se couvrir de poils ; ἥβη, all. *Schamhügel*, angl. et it. *pube*, esp. *pubis*]. Mot latin conservé en français pour désigner la partie médiane inférieure de la région hypogastrique, parce qu'elle se couvre de poils à l'époque de la puberté. ‖ On donne aussi le nom de *pubis* à la portion antérieure de l'os iliaque. V. Bassin, Iliaque (*Os*) et Pubien.

PUCCINIE. s. f. Genre de champignons de la classe des clinosporées, de la tribu des *Phragmidiés* (Leveillé). Presque toutes les espèces sont parasites des plantes phanérogames, telles que les légumineuses, les convolvulacées. Une d'elles vit en parasite sur les *favi* de la teigne. Elle est d'un brun rouge. La forme est allongée ; l'une des extrémités est plus ou moins arrondie, et quelquefois, mais rarement, un peu angulaire ; l'autre extrémité se rétrécit en une tige plus ou moins grande. Il y a ainsi dans certains cas de teigne : 1° le champignon caractéristique (*Achorion Schœnleinii*, Remak), dont l'accumulation forme les favi de la teigne ; 2° la *Puccinia favi*, Ardsten, autre champignon différent du premier, et qui peut se développer sur les favi, ainsi que dans les squames qui entourent ou recouvrent ces favi.

PUCE. s. f. [*Pulex*, L., ψύλλα, all. *Floh*, angl. *flea*, it. *pulce*, esp. *pulga*]. Genre d'insectes de l'ordre des aphaniptères. Les puces des animaux domestiques paraissent différer de celles de l'homme, et chaque espèce semble avoir la sienne propre. Les soins hygiéniques sont le meilleur remède. On emploie avec avantage pour le chien les bains de sulfure de potasse. — *Puce proprement dite* ou *ordinaire* (*Pulex irritans*, L.). Tête petite, comprimée, ciliée en avant; œil arrondi, derrière lequel est une petite fossette où l'on découvre un petit corps garni d'épines. Bouche en forme de bec avec un suçoir de trois soies entre deux lames articulées, dont la base est recouverte par deux écailles mobiles. Pattes postérieures fortes et longues. Leur piqûre ne cause aucun accident. — *Puce pénétrante*. V. CHIQUE. = *Puce de Bourgogne* ou *puce maligne* [esp. *pulga maligna o de Borgogna*]. La *pustule maligne*.

PUCERON. s. m. [*aphis;* all. *Blattlaus*, it. *piattola*, esp. *pulgon*]. Genre d'insectes hémiptères homoptères, voisins des cochenilles. Ils vivent sur les parties jeunes des végétaux et déterminent la production de galles, dont une, produite par l'*Apis pistaciæ*, sur le pistachier, est employée en médecine sous le nom de *caroub de Judée*. V. CAROUB.

PUDENDAGRE. s. f. [*pudendagra*, de *pudendum*, parties génitales externes, et ἄγρα, capture; angl., it. et esp. *pudendagra*]. Douleur des parties génitales. — Parfois synonyme de *syphilis*.

PUDENDAL HERNIA. Hernie vagino-labiale ou postérieure de la grande lèvre.

PUDENDUM. s. m. [*pudendum*, all. *Schamtheile*, it. *pudende*, esp. *pudendum*]. Les parties génitales externes des deux sexes, mais particulièrement de la femme.

PUENTE VIESGO (Espagne). *Eaux chlorurées sodiques*, chaudes 35°. Établissement : 1er juin au 15 octobre.

PUÉRICULTURE. s. f. [de *puer*, enfant, et *culture;* all. *Kinderpflege*]. Art d'élever les enfants (Caron). Il embrasse l'étude de toutes les questions de physique, de chimie, de physiologie et de météorologie, qui peuvent, par leur application méthodique et raisonnée, contribuer au développement régulier de l'organisme; il consiste à apprécier physiologiquement et philosophiquement les circonstances du mariage, le choix des époux; à analyser toutes les questions d'hygiène relatives à la jeune mère avant et pendant la gestation, et à approfondir les considérations physiologiques qui peuvent concourir à la mise en activité des fonctions digestives, respiratoires et circulatoires chez le nouveau-né et dans les années suivantes.

PUÉRIL, ILE. adj. [*puerilis*, de *puer*, enfant]. Qui a rapport à l'enfance, qui tient à l'enfance. — *Respiration puérile* [all. *rauschend*, angl. *puerile*, esp. *pueril*]. Respiration plus bruyante qu'à l'ordinaire, surtout au moment de l'expiration, avec augmentation de la durée absolue des deux temps, leur durée relative restant la même, et le murmure vésiculaire conservant d'ailleurs son caractère doux et moelleux. C'est l'annonce d'une maladie quelconque du poumon, sans qu'on en puisse rien déduire par rapport au siège ni à la nature de l'affection.

PUÉRILISME. s. m. Terme proposé par Dupré pour désigner une modalité particulière d'altération par réversion de la personnalité, dans laquelle toute une série concordante et systématique des manifestations psychiques et expressives traduit un retour à l'état d'âme de l'enfance, avec ses tendances, ses sentiments, ses goûts, son expression mimique et son langage. C'est un syndrome psychologique d'étiologie variable, assez souvent de nature hystérique.

PUERPÉRAL, ALE. adj. [*puerperalis*, de *puerpera*, femme en couches; all. et angl. *puerperal*, it. *puerperale*]. — *État puerpéral*. Ensemble des conditions dans lesquelles se trouve la femme depuis le début de la conception jusqu'au retour de couches. — *Exanthème puerpéral*. V. SCARLATINOÏDE. — *Fièvre puerpérale* [all. *Puerperalfieber*, *Kindbettfieber*, angl. *puerperal fever*, it. *febbre puerperale*]. Considérée autrefois comme une entité morbide spéciale, la fièvre puerpérale est regardée aujourd'hui comme une véritable septicémie (*septicémie puerpérale*), qui peut se manifester sous des formes diverses, mais qui est toujours due à la pénétration dans l'organisme au niveau de la plaie utérine des germes septiques (bactéries de diverses sortes). Il y a toujours *infection de la malade*. Contagieuse au premier chef, la septicémie puerpérale se présente rarement sous forme endémique; bien plus souvent elle est épidémique, surtout dans les Maternités. Attribuée successivement à la rétention des lochies et des produits placentaires, à des métastases laiteuses, à l'inflammation, considérée comme un érysipèle, la fièvre puerpérale a été regardée par les *localisateurs*, sous l'influence de Trousseau, comme ayant pour point de départ des lésions primitives génitales, compliquées par la suite de lésions secondaires générales du fait de l'infection purulente; par les *essentialistes* représentés par P. Dubois et Depaul, comme due à une *influence extérieure* primitive agissant d'abord sur le sang, et frappant ensuite l'organisme aux points prédisposés, tels que l'appareil génital, le péritoine, mais amenant surtout une intoxication générale par typhisation du milieu sanguin et réaction morbide des organes (Dubois). Semmelweiss (1847-1861) admettait que la fièvre puerpérale résulte de l'absorption d'une matière organique animale en décomposition, absorption qui peut se faire par *auto-infection* (produit de décomposition provenant de l'individu lui-même) ou par *hétéro-infection* (produit de décomposition provenant du dehors. Tarnier, dès 1857, soutenait l'idée de la contagiosité. Aujourd'hui, depuis les travaux de Mayrhofer, Recklinghausen, Waldeyer, Despine, Quinquaud, Orth, Hugh Miller, et surtout Pasteur et Doléris, il est incontestable que l'on trouve toujours dans les lochies des femmes atteintes de septicémie puerpérale un microorganisme spécial, qui, cultivé et donné à des femelles en état de puerpéralité, reproduit des accidents identiques à la septicémie puerpérale. Ce microorganisme est le plus souvent le streptocoque; mais d'autres bactéries, et notamment des anaérobies, peuvent aussi causer cette affection. La septicémie puerpérale est donc due à une infection venant du dehors; celle-ci est apportée par le doigt de l'accoucheur ou de la sage-femme, par l'instrument dans le cas d'intervention, par la canule à injection, etc. Aussi est-il de toute nécessité de n'introduire dans le vagin d'une femme en couches ou sur le point d'accoucher que des objets aseptiques; et, comme l'asepsie des mains ne peut jamais être réalisée d'une façon absolue, le médecin doit se borner à suivre les divers temps de l'accouchement par le palper abdominal, et ne pratiquer le toucher qu'en cas de nécessité absolue et après une désinfection rigoureuse des mains; enfin le vagin lui-même est lieu d'habitat de nombreux microbes, si bien qu'un objet introduit stérile peut se charger de microbes en traversant le vagin. L'infection puerpérale est facilitée par la rétention dans l'utérus de débris de membranes ou de cotylédons placentaires. Elle est fréquente à la suite de l'avortement, en particulier de l'avortement provoqué criminel. — *Formes de la maladie*. Elles peuvent être rapportées à deux grands types, auxquels on peut en ajouter deux ou trois secondaires. — A. Dans une première forme, les accidents ont de la tendance à se localiser dans l'utérus ou ses annexes: c'est de la *métrite*, de la *para* et *péri-métrite*, des *phlegmons* du *ligament large*, de la *pelvi-péritonite* en un mot. Ils restent locaux et n'entraînent de danger que par le fait de leur existence et de leur intensité. De nature franchement inflammatoire, ils évoluent en général rapidement, l'état suraigu ne durant que quelques jours et se terminant, comme dans les inflammations, par suppuration, ou, ce qui est la règle, par résolution, la convalescence pouvant au contraire durer un temps notable. Dans certains cas, ils prennent un caractère de gravité exceptionnelle (*forme gangreneuse, diphtérique, croupale* des Allemands) ; la mort, qui est alors la règle, survient rapidement, la malade présentant un état adynamique, typhique, qui correspond à ce que Peter a appelé l'*auto-typhisation*, le *typhus des femmes en couches*. L'expression la plus grave de ces accidents, c'est la *péritonite*, la *métro-péritonite puerpérale*, qui, tantôt primitive, tantôt secondaire, c'est-à-dire survenant comme complication de la métrite, marche avec une rapidité quelquefois foudroyante, s'accompagne d'épanchements séreux, séro-purulents, souvent extrêmement abondants, et se termine ordinairement par la mort. — B. La deuxième forme est l'*infection putride*. Due le plus ordinairement à la décomposition de produits placentaires, de lambeaux de membranes, de caillots retenus dans l'utérus, d'escarres gangreneuses provenant du vagin ou de la matrice, elle se manifeste surtout à la suite de l'avortement, dans les cas où la délivrance a été incomplète, lorsqu'un fœtus mort s'est, sous l'influence de la pénétration de l'air dans les voies génitales, altéré et putréfié; dans les cas de métrite gangreneuse, de traumatismes violents et prolongés, en un mot lorsqu'un corps en décomposition se trouve retenu dans les voies génitales. — C. La troisième forme est l'*infection purulente*, identique à l'infection purulente des grands blessés, des amputés, débutant en général plus tardivement que les deux précédentes, se traduisant par les mêmes phénomènes locaux et généraux que l'infection purulente chirurgicale, s'accompagnant comme elle de manifestations éloignées, abcès métastatiques, viscéraux ou extérieurs, arthrites suppurées, embolies, infarctus, éruptions cutanées, etc. — D. Enfin dans une quatrième forme qui constitue la véritable *septicémie puerpérale*, il n'y a point de localisation. Tous les organes, tous les systèmes de l'économie peuvent être pris, simultanément ou successivement, et les malades présentent tour à tour des phénomènes morbides du côté du ventre, de la plèvre, du cœur, du cerveau, des poumons, des articulations, de la peau, etc., sans que l'on puisse dire quelle est la cause de la mort. C'est dans ces cas surtout que l'on trouve ces altérations spéciales du sang, sur lesquelles Depaul et Hervieux avaient basé la théorie de l'essentialité. — A côté de ces quatre variétés d'accidents qui dominent la pathologie des suites de couches, il faut en placer deux autres qui se rattachent à la puerpéralité, quoiqu'elles diffèrent notablement des accidents précédents. L'une est la *folie puerpérale*, l'autre la *phlegmatia alba dolens*. Enfin signalons encore la *mort subite des femmes en couches*. — Que le poison, le germe, le microbe infectieux pénètre dans l'économie par les veines ou les lymphatiques, ses effets se traduisent au lit des malades par des accidents que l'on peut toujours faire rentrer dans l'une des grandes divisions qui précèdent; qu'il y ait *phlébite* ou *lymphangite*, peu importe: si ces distinctions peuvent avoir de l'importance au point de vue théorique, il n'en est plus de même au point de vue clinique, le diagnostic entre la phlébite et la lymphangite n'offrant qu'un intérêt purement scientifique. Trois conditions doivent être prises en considération : l'agent infectieux avec son degré de virulence; l'individualité, le terrain avec sa dose de résistance; enfin l'intervention thérapeutique. Lorsque la fièvre puerpérale doit revêtir la forme épidémique : 1° on voit les accidents se reproduire à peu près identiques chez toutes les malades ; on trouve à l'autopsie la même lésion ; 2° les épidémies sont toujours précédées dans les Maternités par des maladies des enfants, entérites, ophtalmies, etc. ; 3° enfin les salles de clinique, au moment des épidémies de fièvre puerpérale, sont elles-mêmes le siège d'érysipèles, d'infection purulente, de pourriture d'hôpital, etc. — Les *caractères distinctifs* des différentes formes de septicémie puerpérale sont : 1° *Accidents localisés à la matrice, à ses annexes et aux organes circonvoisins*. Début en général du deuxième au cinquième jour, brusque ou progressif (précédé de tranchées persistantes chez les multipares) ; *douleur* localisée à la matrice et à ses annexes; *frisson*, *fièvre* caractérisée par l'élévation de la température (38,5 à 39,5, 40 au maximum), pouls de 100 à 120 ; *pas* ou *peu de ballonnement du ventre*. Suppression ou diminution des lochies, arrêt de la régression utérine, vomissements rares. Le début est celui de la métrite, qui devient de la périmétrite, de la paramétrite, et se termine par la formation, dans un des côtés du petit bassin, d'une masse phlegmoneuse qui peut disparaître par résolution, ou arrive à suppuration et s'ouvre alors soit à la peau, soit dans le vagin, vessie, rectum, etc.; la guérison est la règle, mais elle se fait très lentement. Lorsque la métrite est gangreneuse, on constate la *fétidité des lochies*, et l'état général est toujours très sérieux; la mort est la règle. — *Péritonite, métro-péritonite*. Mêmes phénomènes du début, *frissons, fièvre, douleur*; température très élevée, 40-41°; pouls de 120 à 130; trois signes caractéristiques : la *douleur est généralisée* à tout l'abdomen; il y a du *ballonnement* du ventre, et ce ballonnement est souvent énorme; enfin les *vomissements* sont fréquents, quelquefois irritants, composés de matières bilieuses, porracés; aspect grippé de la face, dyspnée, conservation de l'intelligence, pouls petit, serré; le délire ne survient qu'à la fin et indique la mort imminente; quelquefois rémissions trompeuses; la malade accuse un bien-être qui contraste avec le ballonnement du ventre et l'état général (le ventre est devenu insensible); la mort est la règle. Comme dans le cas précédent, le début a lieu du deuxième au cinquième jour, exceptionnellement plus tard. — 2° L'*infection putride* se présente dans des conditions spéciales, et ce qui domine, c'est l'état général. Il ne s'agit plus d'un état phlegmasique local, mais d'un véritable *empoisonnement par résorption de matières putrides*. Cet empoisonnement semble tantôt se faire lentement, progressivement, à petites doses pour ainsi dire, tantôt au contraire rapidement et à doses massives; tantôt on a la certitude de la présence d'un corps infectant retenu dans les voies génitales; tantôt ce corps fait défaut, et les malades présentent néanmoins les caractères de l'infection putride, sans que l'on puisse découvrir la cause de l'empoisonnement. Ce qui caractérise cette forme de la maladie, c'est la *fétidité des lochies*, des *frissons* répétés, tantôt violents, tantôt à peine marqués; un *état fébrile* souvent modéré, une température qui dépasse rarement 39°,5; l'examen local n'apprend rien, mais les malades vont s'affaiblissant lentement jusqu'à la terminaison fatale, ou, au contraire, se remettent assez promptement une fois le corps infectant disparu. Le premier phénomène favorable est la disparition de la fétidité des lochies. — 3° L'*infection purulente puerpérale* est identique à l'infection purulente chirurgicale; même apparition relativement tardive, mêmes *grands frissons* suivis d'une élévation énorme de la température, 40, 41, 42 degrés, à laquelle succède en vingt-quatre ou trente-six heures un abaissement de la température jusqu'au-dessous de la normale, 36, 35,5, 35 ; pouls de 120 à 130; procède par accès et se termine par des *manifestations* dites *métastatiques*, *abcès du foie*, *du poumon*, *arthrites suppurées*, *abcès sous-cutanés*, *éruptions cutanées purulentes*, etc. La mort est la règle presque absolue. — 4° Enfin la *septicé-*

mie puerpérale vraie, qui n'a rien de précis, est caractérisée par la mobilité des lésions, la variété des manifestations locales et leur multiplicité. Tantôt c'est le ventre qui semble être la partie la plus touchée, tantôt le poumon, tantôt le cœur, tantôt le cerveau; tantôt il n'y aura pas de manifestation locale bien déterminée, et l'on verra successivement les différents organes être pris et les symptômes morbides s'accuser plus nettement dans l'un ou l'autre d'entre eux; puis brusquement la maladie semblera se déplacer, pour se porter sur un autre organe resté indemne jusqu'alors, et le quitter avec une rapidité identique à celle avec laquelle il l'aura atteint. Ce qui domine, c'est l'état fébrile et l'élévation de la température; ici l'infection est à son summum. Les altérations du sang sont le phénomène capital, et les diverses manifestations locales ne sont que l'expression de ce véritable empoisonnement puerpéral. La mort est la règle absolue. V. Folie *puerpérale*, Mort *subite* et Phlegmatia alba dolens. — Le *pronostic* de la fièvre puerpérale est toujours extrêmement grave, et *toutes les fois qu'une femme récemment accouchée sera prise d'un frisson*, si l'on ne trouve pas du côté des seins (crevasses, engorgement, lymphangite mammaire) l'explication de l'accès fébrile, on devra redouter l'invasion de ces accidents puerpéraux. La forme seule de ces accidents pourra varier. — *Traitement*. Puisque la fièvre puerpérale est le résultat d'une infection et qu'elle est éminemment contagieuse, la première indication à remplir est, à l'aide d'une prophylaxie sévère, de combattre et de supprimer les causes d'infection. Le traitement prophylactique se résume en quelques mots : *employer tous les moyens antiseptiques avant, pendant et après l'accouchement*. Éviter l'encombrement, isoler les femmes, les laver avec des solutions antiseptiques, eau phéniquée à 1 p. 100, liqueur de Van Swieten, solutions de sulfate de cuivre à 1 p. 100; veiller à ce que la propreté la plus absolue soit observée par l'accoucheur, les gardes, les élèves (l'accoucheur ne doit être qu'accoucheur, c'est-à-dire ne voir et soigner ni malade de médecine, ni malade de chirurgie), éviter les examens répétés, les traumatismes, faire minutieusement la toilette des accouchées avec des solutions antiseptiques. Le traitement curatif est à peu près le même pour tous les cas et ne diffère que par quelques nuances, suivant les formes. Il faudra d'abord s'assurer de la vacuité de l'utérus et pratiquer un curettage qui enlèvera les débris placentaires, s'il y a lieu. Les grands lavages intra-utérins avec une solution antiseptique pourront être employés seuls ou après curettage; des injections vaginales seront faites dans tous les cas. Si les phénomènes de métrite et de péritonite prédominent, il faudra appliquer de la glace sur le ventre pour modérer l'inflammation locale. Dans aucun cas, on ne négligera l'état général; on donnera la quinine à l'intérieur, une potion à l'acétate d'ammoniaque et à l'éther; on pratiquera des injections sous-cutanées de sérum artificiel, d'huile camphrée, de caféine, suivant les indications; le traitement ne différera pas de celui de toute infection aiguë.

PUERPÉRALITÉ. s. f. L'*état puerpéral*.

PUERPÉRISME. s. m. L'état puerpéral.

PUG. V. Abréviation.

PUISSANCE. s. f. [*potentia*, de *posse*, pouvoir; δύναμις, all. *Fähigkeit*, angl. *power*, it. *potenza*, esp. *potencia*]. Faculté de faire une chose quelconque. ‖ En physiologie, la possibilité d'entrer en érection et de pratiquer le coït, par opposition à *impuissance*.

PUISSANT. adj. m. En physiologie, qui peut entrer en érection et accomplir le coït, fécondant ou non.

PUITS. s. m. — *Puits* ou *stomates lymphatiques*. Orifices qui font communiquer la cavité de la séreuse péritonéale avec les lymphatiques sous-jacents.

PULASSARI. s. m. V. Alyxie.

PULEX. s. m. V. Puce.

PULICAIRE. adj. [*pulicaris*, de *pulex*, puce; it. *pulicare*, esp. *pulicar*]. Se dit des éruptions cutanées semblables à des morsures de puces, et aux maladies dans lesquelles on observe ces éruptions.

PULICAIRE. s. f. Nom donné : 1° au *Plantago psyllium* (V. Plantain); 2° au *Pulicaria dysenterica*, Gærtn., ou *Inula antidysenterica* (V. Aunée).

PULLNA (Bohême). *Eaux sulfatées sodiques et magnésiennes*, froides 7°,5, contenant 32 grammes de sels dont 15 grammes de sulfate de soude, 12 grammes de sulfate de magnésie et 2 grammes de chlorure de sodium. Cette eau est transportée.

PULLULATION. s. f. [*pullulatio*] (Burdach). Production morbide dans laquelle un tissu dépasse les limites normales de son développement, et qui se manifeste sous des formes diverses. Elle diffère des hypertrophies en ce qu'il n'y a pas un simple accroissement de masse, mais production nouvelle (condylomes, exostoses, etc.).

PULMO-AORTIQUE. adj. [it. et esp. *pulmo-aortico*]. Qui appartient au poumon et à l'aorte. — *Canal pulmo-aortique*. Le canal artériel.

PULMOMÈTRE. s. m. V. Spiromètre.

PULMONAIRE. s. f. Nom donné à deux végétaux différents : 1° *Pulmonaire de chêne* ou *lichen pulmonaire* [*Pulmonaria arborea*, *Lichen pulmonarius*, L., *Sticta* ou *Parmeria pulmonaria* ou *pulmonacea*, Acharius; *fucus pulmonarius* des pharmacopées; all. *Lungenkraut*, angl. *pulmonary*, *lung-wort*, it. *polmonaria*, esp. *pulmonaria*]. Lichen d'un vert jaunâtre, remarquable par les lacunes en réseau qu'offre sa surface, et qu'on a comparées aux cavernes pulmonaires, d'où son nom et son emploi contre les maladies du poumon. Il renferme de l'acide *stictique*. Ses propriétés sont les mêmes que celles du lichen d'Islande. On le donne en décoction ou en poudre (4 gram.). — *Pulmonaire officinale* [*Pulmonaria officinalis*, L., *sauge de Jérusalem*, *herbe du cœur*]. Plante de la famille des borraginées, mucilagineuse et adoucissante, qu'on a employée comme un spécifique contre les maladies du poumon, parce qu'on a trouvé de l'analogie entre ses feuilles tachées de blanc et un poumon atteint de tubercules. Elle est peu usitée.

PULMONAIRE. adj. [*pulmonaris*, angl. *pulmonary*, it. *pulmonare*, *polmonario*, esp. *pulmonar*]. Se dit de ce qui appartient au poumon, de ce qui a rapport à cet organe, de ce qui convient dans ses maladies. — *Absorption pulmonaire*. V. Respiration. — *Artère pulmonaire* (*veine artérieuse*). Artère qui naît de l'infundibulum du ventricule droit du cœur, se porte en haut et à gauche, puis s'infléchit en arrière et se divise en deux troncs, au niveau de la seconde vertèbre dorsale, un pour chaque poumon. Le tronc droit, un peu plus long et plus gros que le gauche, est situé en arrière de la partie ascendante de l'aorte et de la veine cave supérieure, puis au-dessous et en avant de la bronche droite; le gauche affecte les mêmes rapports avec la bronche gauche; en avant de chaque tronc se trouvent les veines pulmonaires droites et gauches. Cette artère porte du cœur au poumon le sang qui doit être soumis à l'acte respiratoire, et qui, régénéré dans le réseau capillaire de cet organe, est ensuite rapporté au cœur par les *veines pulmonaires*. — *Contractilité pulmonaire*. Non donné communément à la contraction des fibres-cellules circulaires des bronches, qui est sous la dépendance des branches du pneumogastrique contenues dans le plexus pulmonaire, et qui, expérimentalement produite sur tout le poumon, amène une légère diminution de son volume avec expulsion d'air. Quant au parenchyme pulmonaire lui-même, il n'est pas contractile, il n'est qu'élastique. — *Lymphatiques pulmonaires.* Ils naissent des lobules pulmonaires et de la muqueuse bronchique. Ceux de la muqueuse bronchique traversent les parois des bronches, dont ils suivent ensuite la direction jusqu'au hile du poumon. Ceux des lobules forment le *réseau sus-lobulaire* et le *réseau circum-lobulaire*, le premier prend naissance à la surface des lobules, et le second à la base du lobule par de larges polygones qui circonscrivent cette base. De ces divers points les vaisseaux lymphatiques se portent aux ganglions situés vers le hile du poumon et autour de la trachée. Les uns suivent le trajet des bronches comme les vaisseaux pulmonaires et bronchiques (*lymphatiques profonds*); les autres rampent au-dessous de la plèvre et se portent au hile en suivant des directions variées (*lymphatiques superficiels*). Les ganglions lymphatiques du poumon pénètrent dans le tissu pulmonaire jusqu'à une profondeur de 2 à 4 centimètres. Ils sont nombreux. — *Parenchyme pulmonaire.* V. Poumon. — *Plexus pulmonaire.* Entrelacement nerveux considérable situé en partie en avant des bronches (*plexus pulmonaire antérieur*), en partie derrière les bronches (*plexus pulmonaire postérieur*), et formé par de nombreuses ramifications du pneumogastrique et par des filets des quatre premiers ganglions dorsaux du grand sympathique. De ce plexus partent quelques filets nerveux destinés à la partie inférieure de la trachée, à l'œsophage et au péricarde, et des filets bronchiques, beaucoup plus nombreux, qui suivent les bronches dans l'intérieur du poumon jusqu'à leur terminaison. — *Veines pulmonaires.* Celles qui naissent du réseau capillaire que forment dans le poumon les dernières ramifications de l'artère pulmonaire. Ces veines, sorties des lobules, suivent les ramifications des bronches. Elles se réunissent entre elles à mesure qu'elles se rapprochent du hile du poumon. Arrivées là, réduites à deux pour chaque poumon, elles passent devant la bronche correspondante pour se jeter dans l'oreillette gauche, ramenant ainsi au cœur le sang qui s'est oxygéné dans le poumon. Elles sont dépourvues de valvules. Il naît aussi des rameaux d'origine des veines pulmonaires dans la muqueuse des bronches, au delà de leurs subdivisions de troisième ordre (*veines broncho-pulmonaires*, Lefort), et sur ces bronches elles s'anastomosent avec les veines bronchiques; mais les artères bronchiques ne s'anastomosent pas avec l'artère pulmonaire. || *Catarrhe pulmonaire.* V. Bronchite et Bronchorrhée. — *Charbon pulmonaire.* V. Anthracosis. — *Fistule pulmonaire.* Communication du parenchyme pulmonaire avec les bronches, la plèvre ou l'extérieur, consécutive à l'ouverture en ces points d'une caverne d'origine tuberculeuse, d'un abcès du poumon, d'un foyer gangreneux. Lorsque l'épanchement se fait dans la plèvre, il se produit un hydrothorax, un hydro-pneumothorax, un pyothorax; quand le trajet fistuleux aboutit au tissu cellulaire sous-cutané ou au dehors, la matière purulente s'accumule sous la peau ou s'écoule à l'extérieur.

PULMONAL, ALE. adj. [*pulmonalis*, de *pulmo*, poumon]. Qui concerne le poumon. — *Son pulmonal.* Son que donne la percussion du poumon, ou son analogue.

PULMONIE. s. f. [de *pulmo*, poumon; all. *Lungenkrankheit*, angl. *consumption*, it. *polmonia*, esp. *pulmonia*]. Synonyme de *pneumonie* ou de *phtisie pulmonaire*.

PULMONIQUE. adj. et s. [*pulmonicus*, *pulmonarius*, all. *lungensüchtig*, angl. *polmonic*, it. *polmonico*, *tisico*, esp. *pulmonico*]. Qui est atteint de pulmonie. || Vulgairement, un *pulmonique*.

PULMONITE. s. f. Vulgairement, la *pneumonie*.

PULPAIRE. adj. Qui concerne la pulpe.

PULPATION. s. f. [*pulpatio*, all. *Zermüsung*, angl. *pulpation*, it. *pulpazione*, esp. *pulpacion*]. Opération pharmaceutique qui a pour objet de réduire en pulpe certaines substances végétales.

PULPE. s. f. [*pulpa*, *pulpamen*, all. *Brei*, angl. *pulp*, it. *polpa*, esp. *pulpa*]. En pharmacie, la partie molle et charnue des végétaux, qu'on a réduite en une espèce de pâte, de la consistance d'une bouillie, en la séparant des parties ligneuses. Il est presque toujours nécessaire de faire subir une opération préliminaire aux substances qu'on veut réduire en pulpe. On râpe les tubercules, les fruits et les racines (pulpes de carotte, de pomme de terre, d'oignon, etc.); on pile les feuilles et fleurs fraîches (pulpe de rose rouge, de cochléaria, de cresson, etc.); on fait bouillir dans un peu d'eau le tamarin, la casse; on expose à la vapeur de l'eau les dattes, les pruneaux, les racines de guimauve, d'aunée, les bulbes de lis, de scille, etc.; on fait fermenter dans du vin blanc les cynorrhodons. On place sur un tamis de crin la substance ainsi réduite à l'état de masse molle, et l'on force les parties les plus divisées à passer à travers le tissu, en les pressant avec une sorte de spatule appelée *pulpoire*. Ordinairement on repasse ensuite la pulpe à travers un tamis plus serré, afin de l'avoir plus homogène; souvent aussi on la fait épaissir dans une capsule, au bain-marie, lorsqu'elle n'a pas assez de consistance. La *pulpe de casse*, celle de *cynorrhodon*, et celle de *tamarin*, sont les seules qui soient officinales. || En anatomie, *pulpe cérébrale*, et *pulpe splénique*, nom donné quelquefois à la substance blanche du cerveau et à la substance de la rate, parce qu'elles se réduisent aisément en bouillie. — *Pulpe des doigts* et *des orteils*. Leur extrémité palmaire ou plantaire, qui est charnue, renflée et arrondie par suite de la présence de lobules de tissu adipeux entre l'os et la peau.

PULPEUX, EUSE. adj. [*pulposus*, all. *breiig*, angl. *pulpy*, it. *pulposo*]. Plein de pulpe ou qui en a l'aspect.

PULPITE. s. f. Inflammation de la pulpe dentaire.

PULPOIRE. s. f. V. Pulpe.

PULQUE. s. f. V. Agave.

PULSATIF, IVE. adj. [*pulsativus*, *pulsatorius*, de *pulsare*, frapper; σφυγματώδης, all. *klopfend*, angl. *pulsative*, it. et esp. *pulsativo*]. — *Douleur pulsative.* Battement douloureux qu'on éprouve dans les parties enflammées, et qui répond aux pulsations artérielles.

PULSATILE. adj. [de *pulsare*, battre; all. *pulsirend*, angl. *pulsatory*]. Qui présente des pulsations. — *Empyème pulsatile.* V. Empyème. — *Râle pulsatile.* Variété de râle se produisant dans la lame pulmonaire qui passe devant le cœur, et ayant pour caractère d'être entendu au moment de chaque systole cardiaque; il s'agit d'un râle muqueux ou d'un râle sous-crépitant, déterminé par la pression du cœur ou diastole sur le poumon; on peut rencontrer aussi parfois des râles caverneux pulsatiles, c'est-à-dire coïncidant avec les mouvements cardiaques et se produisant dans une caverne de la partie antérieure et inférieure du poumon gauche, maintenue au-devant du cœur par des adhérences. — *Tumeur érectile pulsatile.* V. Anévrysme cirsoïde. — *Tumeurs pulsatiles des os.* Nom donné à toutes les tumeurs des os présentant des battements isochrones au pouls, qui cessent quand on comprime l'artère principale du membre. Ces tumeurs, réductibles par une pression continue, ont un début ordinairement brusque, du moins en apparence, et une marche assez lente; elles sont d'espèces diverses (tumeurs fibreuses, fibro-plastiques, à médullocelles, et dans les neuf dixièmes des cas, tumeurs à myéloplaxes); pour Poncet, elles sont toujours à myéloplaxes, l'élément cellulaire pouvant avoir parfois complètement disparu. La condition anatomique des battements est le grand développement des vaisseaux de ces tumeurs, développement habituel dans les tumeurs à myéloplaxes; les pulsations sont constantes et faciles à constater en raison de la résistance du tissu osseux sur lequel repose la tumeur, ce qui fait que toute 'expansion de celle-ci, à chaque battement artériel, est répercutée vers l'extérieur, où elle se manifeste. La compression, surtout digitale, de l'artère principale du membre, et, en cas d'échec, la ligature de ce vaisseau, ont donné de meilleurs résultats que la résection de l'os (Richet); quand la tumeur est de petit volume, la résection de l'os pourra être pratiquée avec succès.

PULSATILLE. s. f. V. Anémone.

PULSATION. s. f. [*pulsatio, pulsus*, de *pulsare*, battre; σφυγμὸς, all. *Pulsiren, Pulsschlag*, angl. *pulsation*, it. *pulsazione*, esp. *pulsacion*]. Battement des artères qui constitue le *pouls*. — *Pulsations abdominales idiopathiques*. Battements plus ou moins forts qui se font sentir à la région abdominale, surtout chez les femmes, par suite de l'impulsion de l'aorte abdominale. Les pulsations sont assez souvent accompagnées de troubles variés des fonctions digestives, tiraillement d'estomac, vomissements spasmodiques, etc., elles s'étendent ordinairement depuis l'appendice xiphoïde jusqu'à l'ombilic, et parfois même jusqu'à la bifurcation de l'aorte. Il ne s'agit pas là d'une affection à part; ces pulsations ne sont que l'exagération d'un phénomène normal, dû à l'éréthisme cardiaque propre à certains névropathes. Les opiacés les antispasmodiques et les antihystériques apporteront quelque soulagement. — *Pulsation cardiaque*. Chez quelques auteurs, synonyme de *systole ventriculaire* ou de *pouls cardiaque*. — *Pulsation* ou *pouls du foie* ou *hépatique*. Soulèvement de la région du foie dû au reflux du sang dans les veines cave inférieure et sus-hépatiques, perceptible au toucher dans le cas d'insuffisance tricuspidienne.

PULSILOGE. s. m. [de *pulsus*, pouls, et λέγειν, indiquer; all. *Pulsmesser*, it. *pulsilogio*, esp. *pusilogo*]. Mauvais mot : dites *sphygmologe*.

PULSIMANTIE. s. f. [de *pulsus*, pouls, et μαντεία, divination; all. *Pulsimantie*, angl. *pulsimanty*, it. *pulsimanzia*, esp. *pulsimancia*]. Charlatanisme consistant à tirer des indications du pouls un diagnostic ou un pronostic sur l'état physiologique ou pathologique d'un individu. Il faudrait dire *sphygmomantie*, si la chose en valait la peine.

PULSIMÈTRE. s. m. [*pulsimetrum*, de *pulsus*, pouls, et μέτρον, mesure; all. *Pulsmesser*, angl. *pulsimeter*, it. et esp. *pulsimetro*]. Mauvais mot : dites *sphygmomètre*.

PULSION. s. f. Action de pousser : *ventilation par pulsion*.

PULSOGRAPHE. s. m. (Ozanam). Mauvais mot : dites *sphygmographe*.

PULTACÉ, ÉE. adj. [de *puls, pultis*, bouillie; all. *breiicht*, angl. *pultaceous*, it. et esp. *pultacco*]. Qui a la consistance d'une bouillie : *angine pultacée*. — *Stomatite pultacée*. V. Muguet.

PULTATION. s. f. [de *puls, pultis*, bouillie]. Réduction en bouillie, en pulpe.

PULV. V. Abréviation.

PULVÉRIFÈRE. adj. et s. Instrument destiné à porter des poudres médicamenteuses dans les cavités naturelles.

PULVÉRISABLE. adj. Se dit d'un corps qui peut être réduit en poudre.

PULVÉRISATEUR. adj. et s. m. Instrument servant à réduire en poudre les substances médicamenteuses. — Instrument destiné à produire l'anesthésie locale à l'aide de l'éther, dirigé sous forme de vapeur sur la partie à anesthésier. Cet instrument, dit *appareil de Richardson* (fig. 609), se compose d'un flacon de verre contenant le liquide, et communiquant par un tube en caoutchouc avec deux boules de même substance, à l'aide desquelles on fait arriver dans le flacon de l'air qui chasse l'éther à l'état de

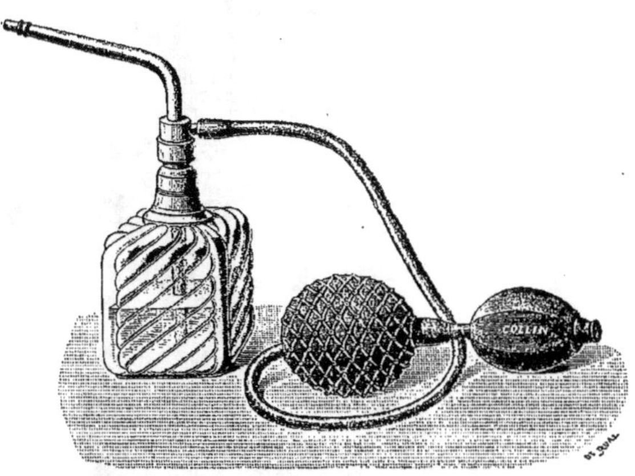

Fig. 609. — *Pulvérisateur* Richardson.

vapeur. — Instrument à l'aide duquel on force un jet très fin d'eau minérale, fortement chassé par compression, à se briser sur une lentille métallique, où il se réduit en poussière très fine, propre à être inhalée. Toutes les fois qu'on introduit dans l'appareil pulvérisateur de l'eau à une température plus élevée que celle de l'air ambiant, elle se refroidit en sortant de l'appareil. Si, au contraire, l'eau est plus froide, elle se réchauffe par la pulvérisation. Il faut donc, pour éviter le refroidissement dans les salles d'inhalation, que l'air soit saturé de vapeur d'eau, et que sa température soit un peu plus élevée que celle de l'eau qu'on veut pulvériser. Les liquides pulvérisés pénètrent dans le pharynx et dans le larynx, jusqu'à la partie supérieure de celui-ci. Ordinairement, dans le pulvérisateur, une pompe à compression communique, à l'aide d'un tube, avec une boule de verre qui porte elle-même un tube à robinet dont l'extrémité, criblée de trous, simule une petite pomme d'arrosoir, ou porte simplement une seule ouverture très étroite. C'est dans la boule que se trouve l'eau qui sera pulvérisée; on comprime l'air, on ouvre le robinet, et l'eau sort pulvérisée. On ajoute une lampe à cet appareil pour chauffer l'extrémité du tube pulvérisateur et amener l'eau à une certaine température. En même temps que l'eau est pulvérisée, l'air est projeté à l'extérieur avec plus ou moins de force. Par la pulvérisation, toutes les eaux qui contiennent de l'acide sulfhydrique perdent en moyenne 60 pour 100 de ce principe sulfureux. Les eaux qui renferment du sulfure de sodium, comme celles des Pyrénées, ne sont point altérées, ou n'éprouvent qu'une altération insignifiante par la pulvérisation. Les inhalations d'eaux minérales pulvérisées, convenablement pratiquées, sont d'une grande ressource dans le traitement des maladies de l'appareil respiratoire. L'eau pulvérisée est employée très utilement contre les angines et les laryngites chroniques, les inflammations chroniques du poumon en dehors de la tuberculose, etc. — *Pulvérisateur à vapeur*. Instrument dans lequel le liquide est pulvérisé à l'aide d'un jet de vapeur s'échappant d'une chaudière (fig. 610). Quand l'eau bout dans la chaudière, on abaisse le robinet B en A; la vapeur s'échappant alors aspire le liquide contenu dans le récipient et le pulvérise. Cet appareil, construit pour pulvériser l'eau phéniquée dans la salle d'opération, de manière à réaliser le spray de Lister (Lucas-Championnière), sert surtout aujourd'hui à pulvériser des liquides antiseptiques sur des plaies infectées, des phlegmons, etc.

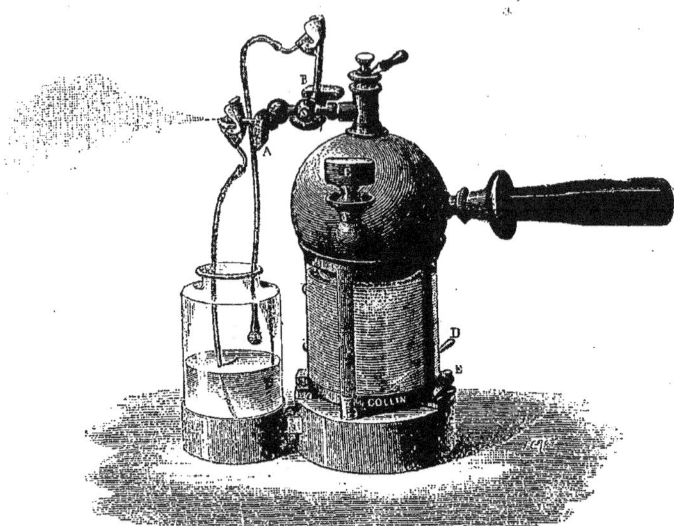

Fig. 610. — *Pulvérisateur à vapeur.*

PULVÉRISATION. s. f. [*pulverisatio*, de *pulvis*, poussière; κονιόρτωσις, all. *Pulverisirung*, angl. *pulverisation*, it. *pulverisazione*, esp. *pulverisacion*]. Opération pharmaceutique qui consiste à réduire les substances médicamenteuses en poudres plus ou moins ténues, suivant l'usage auquel on les destine. Toutes les matières solides peuvent être pulvérisées, mais toutes ne peuvent l'être par le même procédé. On pulvérise par *contusion* les substances d'une texture dense, dont les molécules ne peuvent être ramollies par la chaleur que développe le choc. On pulvérise par *trituration* celles qui sont naturellement friables, ou qui deviennent molles par une faible élévation de température. On pulvérise par *mouture* les semences, principalement celles qui contiennent de l'huile. Toutes les matières, après avoir été divisées par contusion, trituration, etc., doivent être passées au tamis. Lorsqu'il s'agit de préparer une poudre bien fine, le mortier doit être recouvert d'une peau pendant qu'on pile, le tamis doit être fermé pendant le tamisage : ces précautions sont indispensables quand on opère sur des matières âcres et vénéneuses. Certaines parties des substances qu'on pulvérise sont plus friables que les autres : si les parties qui se pulvérisent les premières sont les moins actives, on améliore le médicament en rejetant cette première poudre ; si elles sont les plus actives, on n'emploie que les premiers produits de la pulvérisation. Outre ces modes généraux de pulvérisation, il en est d'autres qui s'appliquent plus particulièrement à quelques substances. On pulvérise par *frottement* à la surface d'un tamis les corps composés de molécules fines, faciles à désagréger (la céruse, la magnésie); on pulvérise par *porphyrisation* les substances minérales qu'on a besoin d'avoir en poudre très fine. Parfois on pulvérise *par intermède*, c'est-à-dire qu'on interpose aux molécules du corps à diviser celles d'un autre corps, qui peut être solide, gazeux ou liquide : le sucre est un intermédiaire olide, qu'on emploie pour pulvériser l'or, l'argent, l'étain, laminés ; en traitant le mélange par l'eau bouillante, on dissout le sucre, et on recueille la poudre; si les métaux sont facilement fusibles, on les fond, et, en état, on les agite vivement pour empêcher que leurs particules ne se prennent en une masse compacte; l'air est un intermédiaire gazeux dont on se sert pour pulvériser le soufre et le calomel, les vapeurs de ces corps se condensant et se déposant en poudre au contact de l'air froid; pour pulvériser le camphre, on emploie un intermédiaire liquide, alcool, etc. || En chirurgie, *pulvérisation des calculs*, procédé par lequel on les réduit en poudre, par perforation, évidement, grugement et éclatement. V. LITHOTRITIE. || *Pulvérisation de l'eau.* V. PULVÉRISATEUR.

PULVÉROLÉ. s. m. V. POUDRE.

PULVÉRULENCE. s. f. [de *pulverulentus*, pulvérulent]. État de ce qui est pulvérulent. — *Pulvérulence des narines.* Accumulation des poussières entraînées par la respiration sur les poils des narines, qui se remarque dans la fièvre typhoïde et autres affections graves; elle indique que les malades n'ont plus la force de se débarrasser de ces poussières, et fait constater le degré d'affaiblissement (Beau).

PULVÉRULENT, ENTE. adj. [*pulverulentus*, de *pulvis*, poussière ; all. *staubicht*, angl. *pulverulent*, esp. *pulverulento*]. Qui est couvert de poussière, ou qui est réduit en poudre. — Se dit des yeux, quand ils paraissent semés de poussière, à cause de granulations ou de stries grisâtres qui résultent de l'épaississement du liquide muqueux conjonctival.

PULVINAR. s. m. L'extrémité postérieure de la couche optique.

PULVINÉ, ÉE. adj. [*pulvinatus*, de *pulvinus*, coussin ; all. *polsterförmig*, angl. *pulvinated*]. Se dit d'une surface parcourue par de larges sillons longitudinaux.

PUMACUCHU. s. m. V. RATANHIA.

PUMITE. s. f. La ponce.

PUNA, dit aussi **VETA**, s. m. Sensation de mal de cœur et d'abattement éprouvée dans les endroits élevés des Andes.

PUNAIS, AISE. adj. et s. m. [all. *Stinknase*, angl. *stinking nose*, it. *puzzolente*]. V. OZÈNE.

PUNAISE. s. f. [de *punais*, fétide ; *cimex*, *acanthia*, all. *Wanze*, angl. *punice*, *bug*, it. *cimice*, esp. *chinche*]. Genre d'insectes hémiptères hétéroptères, à corps ovalaire, aplati, à tête sans rétrécissement postérieur, antennes à premier article court, deuxième et troisième assez longs et grêles. La principale espèce est la *punaise des lits* (*Cimex lectularius*, L., *Acanthia lectularia*, Fabr.), qui se trouve surtout dans l'Europe tempérée, a des habitudes nocturnes, et dont tout le corps répand une odeur fétide. Sa bouche est pourvue d'une trompe raide et aiguë qui cause une piqûre entourée bientôt d'une aréole rouge et quelquefois d'une phlyctène due à l'action irritante de la salive de l'insecte. Il suffit de lotions avec l'eau fraîche pour la faire disparaître en peu de temps. Quant aux punaises elles-mêmes, on les détruit par l'essence de térébenthine, la poudre de pyrèthre, etc. — *Punaise mouche.* V. Réduve.

PUNAISIE. s. f. L'ozène.

PUNCTICULAIRE. adj. [de *punctum*, point; *puncticularis*]. — *Fièvre puncticulaire.* Fièvre maligne avec taches lenticulaires, telle que la dothiénentérie, le typhus.

PUNCTIFORME. adj. [*punctiformis*, de *punctum*, point, et *forma*, forme]. En forme de points.

PUNCTUM. s. m. — *Punctum cæcum.* Lacune dans le champ visuel, qui a été découverte par Mariotte, et qui correspond à la papille même du nerf optique. Elle est très petite, comme cette papille, et échappe si l'on se met en dehors des conditions particulières de l'expérience de Mariotte : celles-ci consistent à prendre un papier noirci, et à tracer à l'extrémité gauche une petite croix blanche, à l'extrémité droite un cercle blanc ; si, en fermant l'œil gauche, et fixant attentivement avec l'œil droit la croix blanche, on approche ou on éloigne le papier de l'œil, le cercle blanc cesse d'être vu à une distance de 30 centimètres environ, et, si on place sur ce cercle un objet coloré ou non, celui-ci n'est pas vu davantage. Cette lacune du champ visuel est comblée ordinairement, dans la vision binoculaire, par les perceptions de l'autre œil, dans la vision monoculaire par les déplacements du regard, et, avant tout, par l'habitude qui fait que nous rectifions par le jugement les erreurs de perception qui résulteraient de cette lacune. — *Punctum proximum* et *punctum remotum* (ou *remotissimum*). Termes employés pour désigner, le dernier, le point le plus éloigné de la vision distincte (65 mètres environ) sans que l'accommodation intervienne; le premier, le plus rapproché de cette vision (15 centimètres). V. Accommodation. — *Punctum saliens* [all. *Hüpfpunkt*]. Expression latine qui signifie proprement le *point bondissant*, conservée en français pour désigner les premiers rudiments du cœur se contractant chez l'embryon.

PUNICINE. s. f. Matière âcre, non cristallisable, blanc jaunâtre, retirée de l'écorce de grenadier (Righini).

PUPILLAIRE. adj. [*pupillaris*, de *pupilla*, pupille; all. *pupillär*, angl. *pupillary*, it. *pupillare*, esp. *pupilar*]. Qui a rapport à la pupille. — *Membrane pupillaire.* Fine membrane très vasculaire (fig. 611, *c, d, e, i*, Ch. Robin) qui clôt la pupille pendant une grande partie de la vie intra-utérine, et disparaît vers le septième mois de la grossesse, par atrophie et résorption du centre (*h*) à la circonférence. Elle est formée d'une substance amorphe ou à peine striée, transparente, ferme, parcourue d'un réseau serré de capillaires (*h, i*), tous à une seule tunique et à noyaux longitudinaux. Sa circonférence adhère intimement à la petite circonférence de l'iris (*e, e*). Ses vaisseaux principaux se continuent avec ceux de la petite circonférence de l'iris (*d, e*). Comme dans les premiers temps le cristallin est très rapproché de la cornée et que l'iris n'est représenté que par le bord antérieur de la choroïde, la cristalloïde antérieure soulève la membrane pupillaire qu'on peut faire glisser sur elle. L'artère hyaloïde ou capsulaire (*a, b*) envoie en avant des rameaux qui atteignent et dépassent un peu la circonférence de la cristalloïde postérieure, de manière à empiéter légèrement sur l'antérieure; là ces branches artérielles, devenues capillaires, quittent la capsule pour se continuer, après un trajet extrêmement court, dans le réseau de la membrane pupillaire (*c, d*), établissant ainsi des adhérences mécaniques et organiques entre cette membrane et la capsule du cristallin. C'est à cette jonction des terminaisons de l'artère capsulaire avec le réseau de la membrane pupillaire qu'on a donné le nom de *vaisseaux*

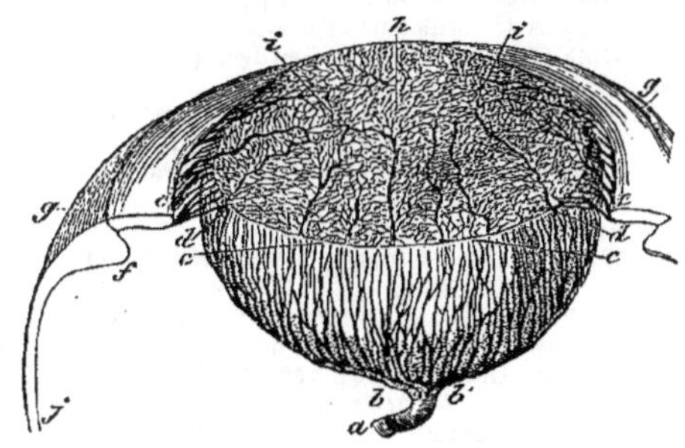

Fig. 611. — Membrane *pupillaire.*

capsulo-pupillaires. On se rend compte par ce qui précède de l'absence de veines satellites de l'artère hyaloïde ou capsulaire; les capillaires qui la terminent se jetant dans le réseau pupillaire (*dih*) qui se rend dans les *veines iriennes* (en *e*), ce sont celles-ci qui emmènent le sang apporté par l'*artère capsulaire*. Peu à peu l'iris croît, le cristallin se retire d'avant en arrière : la partie de la membrane pupillaire qui alors s'étend de *d* en *e*, du point de connexion avec elle des rameaux de l'artère capsulaire jusqu'à la circonférence de la pupille, représente ce qu'on a nommé *membrane capsulo-pupillaire*. Ce n'est pas une membrane spéciale, c'est une *portion de la membrane pupillaire*, ou mieux ce ne sont que des capillaires allongés sans être unis ensemble. Tant que cette membrane reste appliquée contre la face antérieure de la capsule du cristallin, elle concourt, avec les rameaux de l'artère hyaloïde, à entourer la capsule du cristallin d'un petit appareil de vaisseaux (*b, d, i*), qu'on a nommé *sac capsulo-pupillaire*, parce qu'on croyait que les artères de la moitié postérieure de la capsule étaient contenues dans une membrane spéciale, ce qui n'est pas; ce sac n'existe donc pas non plus comme organe distinct. — Il peut arriver que la membrane pupillaire persiste jusqu'à la naissance et que l'enfant naisse avec une occlusion complète de la pupille, qui constitue ce qu'on appelle une *cataracte pupillaire* ou une *synizésis congénitale*, et nécessite l'établissement d'une pupille artificielle. ‖ *Phtisie pupillaire.* V. Myose.

PUPILLE. s. f. [*pupilla*, κόρη, all. *Pupille*, angl. *pupil*, it. *pupilla*, esp. *pupila*]. Ouverture que l'*iris* présente, non pas dans son milieu, mais un peu plus près de l'angle interne de l'œil, et par laquelle passent les rayons lumineux pour arriver au cristallin. Elle est ronde chez l'homme; elle est elliptique dans le même sens que la cornée chez la plupart des animaux. Dans le bœuf et les autres ruminants, elle est transversalement oblongue, et, dans son plus grand resserrement, elle devient une ligne transversale. Dans le cheval, elle a une forme semblable, mais son bord postérieur présente cinq festons plus épais que le reste du contour. Dans le chat, animal nyctalope, elle se rapproche d'une ligne verticale, en passant par différents losanges toujours plus étroits, selon l'intensité de la lumière. V. Ciliaire, Cilio-spinal et Iris. — *Pupille artificielle* [all. *künstliche Pupille*, angl. *artificial pupil*, esp. *pupila artificial*]. Ouverture de l'iris que l'on pratique pour suppléer à la pupille naturelle, lorsque celle-ci manque ou qu'elle a été effacée ou oblitérée. On opère d'après plusieurs méthodes auxquelles on a donné les noms de : *coréparelcyse, iridectomédialyse, iridectomie, iridodialyse, iridotomédialyse, iridotomie,*.

PUPILLOMÈTRE. s. m. Instrument permettant d'évaluer les dimensions de l'orifice pupillaire.

PUPILLOMÉTRIE. s. f. Mensuration de la pupille avec un appareil spécial dit *pupillomètre*.

PUPILLOSCOPIE. s. f. Détermination de la réfraction statique de l'œil par le jeu des ombres qu'on observe quand on éclaire le fond de l'œil avec le miroir ophtalmoscopique. On désigne encore cette méthode sous le nom de *kératoscopie, rétinoscopie, skiascopie*.

PURGATIFS. s. m. pl. [*purgans, purgativus*, du verbe *purgare*, purger ; καθαρτικὸς, all. *abführend, Abführungsmittel, Purgimittel*, angl. *purgative*, it. *purgativo, purga, purgante*]. Médicaments qui déterminent des évacuations alvines. On divise les purgatifs suivant l'intensité de leurs effets, en *laxatifs, cathartiques* et *drastiques*. Trois théories ont été émises pour expliquer l'action des purgatifs : celle de Poiseulle, acceptée par Rabuteau, invoque l'exosmose produite par l'introduction dans le tube digestif d'une substance qui y attire les liquides de l'économie. Ainsi le sulfate de soude, qui est purgatif quand on l'a fait ingérer par l'estomac, est dépourvu de toute action quand on l'introduit par voie veineuse. Cette théorie a été combattue par Cl. Bernard qui a montré que le sucre, bien que doué d'un pouvoir exosmotique considérable, n'est pas purgatif, et qui a vu le sulfate de soude introduit dans les veines manifester encore son action purgative. La seconde théorie, défendue par Vulpian, explique l'action purgative par l'irritation ; il y a à la fois vaso-dilatation et excitation des glandes intestinales expliquant l'afflux des liquides. Enfin, dans la troisième théorie, la substance purgative agirait sur le muscle intestinal, augmenterait le péristaltisme, déterminant ainsi une évacuation plus rapide de l'intestin (Radziejewski). Ces deux dernières théories sont seules admises aujourd'hui.

PURGATIF, IVE. adj. Se dit d'une préparation qui a pour effet de produire la purgation : *dragée purgative, lavement purgatif, limonade purgative, potion purgative*.

PURGATION. s. f. [*purgatio*, κάθαρσις, all. *Purganz, Abführung*, angl. *purge, purgation*, it. *purgazione*, esp. *purgacion*]. Irritation plus ou moins vive et passagère des voies digestives, avec exhalation plus abondante des mucosités intestinales, et activité plus grande des sécrétions biliaire et pancréatique, suivie d'évacuation du produit commun de toutes ces sécrétions mêlé avec les matières qui existaient dans les intestins avant l'administration du médicament. On détermine la purgation pour agir localement, dans les embarras intestinaux, les constipations opiniâtres, certaines affections du foie ; ou pour préparer à certaines opérations chirurgicales, pour faciliter l'accouchement, etc., ou encore pour provoquer un effet général et une dérivation dans certaines hydropisies, dans l'apoplexie, dans les affections mentales, etc.

PURIFORME. adj. [*puriformis*, de *pus*, pus, et *forma*, forme ; all. *eiterartig*, angl. *puriform*, it. et esp. *puriforme*]. Qui ressemble à du pus. — *Crachat puriforme*. Crachat opaque que l'on rend dans la seconde période de la bronchite, des catarrhes pulmonaires, et qui est le produit de la sécrétion muqueuse des bronches augmentée et modifiée par le mélange des leucocytes. — *Mucus puriforme*. V. Muco-pus et Pus.

PURKINJE (Johannes) (physiologiste allemand, 1797-1869). — *Arbre vasculaire* ou *figures de Purkinje*. Perception dans le champ visuel de l'ombre que les vaisseaux rétiniens projettent sur la couche postérieure de la rétine. Il faut que la lumière pénètre dans l'œil très obliquement. On y arrive en regardant un fond obscur, en donnant à une bougie un mouvement de va-et-vient au-dessous de l'œil. — *Cellules de Purkinje*. Grosses cellules nerveuses de la substance grise corticale du cervelet. V. Cervelet. — *Fibres de Purkinje*. Fibres existant dans l'endocarde chez quelques animaux, formant un réseau anastomosé distinct du myocarde, mais se continuant avec lui. — *Images de Purkinje-Samson*. Images données par les surfaces des milieux oculaires fonctionnant comme miroirs. V. Exploration de l'œil. — *Vésicule de Purkinje*. V. Ovule.

PURPURA. s. m. [all. *Blutfleckenkrankheit*, angl. *purpura*, it. *porpora*]. Lésion de la peau, constituée par une tache rouge, plus ou moins étendue, ne s'effaçant pas par la pression du doigt ; elle est due à l'issue des globules rouges hors des vaisseaux ; c'est une *hémorragie* cutanée. Suivant la forme et les dimensions des taches, on distingue les *pétéchies* qui sont des hémorragies punctiformes ou très peu étendues, les *vibices* qui ont la forme de sillons ou de stries, et les *ecchymoses*, sorte de placards parfois très considérables. Le purpura est un symptôme qui peut se rencontrer dans beaucoup d'affections différentes. Il peut compliquer diverses dermatoses, et en particulier les eczémas anciens ; il peut être consécutif à des piqûres de puce (*P. pulicosa*). Il apparaît parfois au niveau d'un membre atteint de phlébite ou de névrite. Mais souvent il se montre à la suite d'une modification importante de l'état général ; c'est ainsi qu'on le rencontre chez les tuberculeux, les cancéreux, les cachectiques. Il s'observe dans les maladies infectieuses à forme grave, dans la variole, la rougeole, la scarlatine, la fièvre typhoïde ; il n'est qu'un symptôme de la forme hémorragique que prennent parfois ces affections ; dans la variole hémorragique primitive, le rash purpurique constitue parfois le seul exanthème, la mort arrive avant que l'éruption papuleuse ait eu le temps de s'effectuer. Dans le scorbut, il constitue un symptôme important, et apparaît sous forme de piqueté et d'ecchymoses. Certaines substances toxiques, comme l'iodure de potassium, l'arsenic, le chloral, le sulfate de quinine, l'alcool, le déterminent parfois. Enfin, il peut être le symptôme prédominant, et différents syndromes cliniques portent le nom de *purpura* ; tel est le *purpura rhumatoïde, rhumatismal* ou *exanthématique*, que l'on appelle encore *péliose rhumatismale* (Schönlein) ou *purpura myélopathique* (Faisans), qui se manifeste par des arthralgies surtout marquées aux membres inférieurs, des phénomènes gastro-intestinaux et une éruption en général symétrique de taches purpuriques, accompagnées parfois de nodosités semblables à celles de l'érythème noueux ; tels sont aussi les *purpuras infectieux primitifs*, dont le type est le *typhus angio-hématique* de Landouzy et Gomot, dans lequel il y a une fièvre élevée, tous les signes d'une infection grave, des ecchymoses d'étendue variable, et une terminaison souvent fatale. Le groupe des purpuras infectieux comprend aussi le *purpura fulminans* de Henoch qui survient chez les enfants, entraîne la mort très rapidement, et n'est peut-être qu'une variole ou une scarlatine hémorragique d'emblée, et le *purpura hémorragique primitif* de Martin de Gimard, dans lequel le pronostic est en général favorable. Très souvent le purpura s'accompagne d'hémorragies se faisant par les muqueuses, et beaucoup de ces variétés méritent le nom de *purpura hémorragique*. C'est ce nom aussi qui convient à un dernier type de purpura, appelé souvent *maladie de Werlhof*, dans lequel les hémorragies et le purpura surviennent brusquement, ne s'accompagnent pas de fièvre ni de symptômes infectieux, et qui se termine par la guérison.

PURULENCE. s. f. [*purulentia*, all. *Purulenz*, angl.

purulency; it. *purulenza*, esp. *purulencia*]. Qualité de ce qui est purulent.

PURULENT, ENTE. adj. [*purulentus*, all. *eiternd*, angl. *purulent*, it. et esp. *purulento*]. Qui est de la nature du pus, ou bien qui a l'aspect du pus : *boue purulente, collection purulente, foyer purulent, infection purulente.* — *Crachat purulent.* Crachat semblable à du pus, qu'on observe dans la phtisie pulmonaire avec ulcération du poumon. — *Dépôt purulent.* V. Sédiment. — *Fièvre purulente.* Celle qui annonce ou accompagne la suppuration. — *Infection purulente.* Maladie caractérisée par l'apparition de foyers purulents dans divers organes, articulations, cavités séreuses, parenchymes; elle se rencontrait autrefois comme complication des plaies; elle est devenue très rare aujourd'hui. V. Pyohémie. — *Mucus purulent.* V. Pus. — *Tumeur purulente.* V. Abcès.

PUS. s. m. [*pus*, πῦον, all. *Eiter*, angl. *pus, matter*, it. *marcia, pus*, esp. *materia, pus*]. Liquide blanc jaunâtre, crémeux, d'odeur fade, que l'on trouve dans les abcès; sa densité varie ordinairement de 1,030 à 1,040; sa réaction est alcaline. Il se compose de deux parties : une liquide ou sérum et une solide formée de leucocytes plus ou moins dégénérés, appelés *globules du pus*, de particules de graisse, parfois de cristaux d'acides gras, et enfin de microorganismes. Le pus est dit *séreux*, quand il est demi-transparent

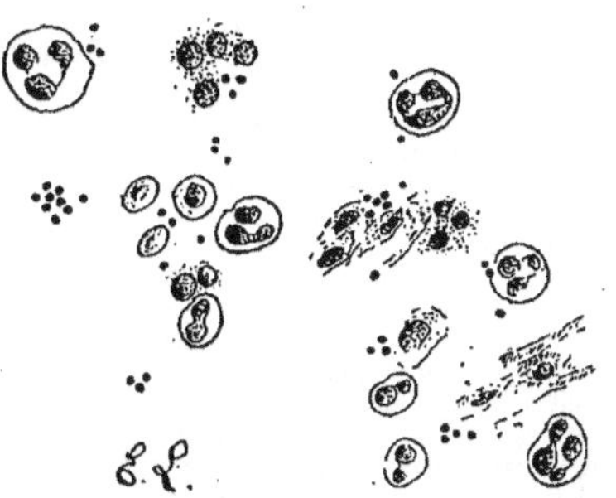

Fig. 612. — *Pus* de panaris.

et très fluide, par suite de la prédominance du sérum sur les éléments en suspension; *louable* ou *phlegmoneux*, quand il est épais, crémeux, par suite de la grande quantité de fibrine qu'il contient. S'il s'est développé à la surface d'une membrane muqueuse, il est filant en raison de son mélange avec le mucus; on le désigne sous le nom de *muco-pus*, quand le mucus est très abondant. Parfois il est *mal lié*, la sérosité étant en partie séparée des particules solides qui forment des grumeaux; il renferme souvent dans ce cas des amas de carbonate et de phosphate de chaux, et des cristaux de cholestérine. Enfin, parfois il a perdu complètement la consistance liquide et apparaît sous forme de pâte, plus ou moins semblable à du fromage mou; il est dit alors caséeux; c'est cet aspect qu'il offre constamment chez le lapin et le cobaye. Au point de vue chimique, le sérum du pus présente une composition analogue à celle du sérum sanguin, mais contient des quantités notables de leucine et de tyrosine et une assez forte proportion de lécithine; il ne renferme pas de fibrinogène, ce qui le différencie des transsudats; celui-ci a probablement été détruit par les microbes; aussi le pus n'est pas coagulable, bien qu'il renferme du fibrin-ferment. Les globules de pus ont une composition analogue à celle des globules blancs; ils renferment plus de graisse, de lécithine et de cholestérine, et contiennent des albumoses et des peptones. Au point de vue histologique (fig. 612), les globules du pus ou *pyocytes* sont formés par des leucocytes plus ou moins dégénérés; ce sont pour la plupart des polynucléaires neutrophiles, éosinophiles, rarement basophiles, auxquels se joignent un certain nombre de mononucléaires et de lymphocytes; à côté de ces cellules, on rencontre des amas de détritus cellulaires agglomérés, ayant subi la dégénérescence graisseuse, et désignés sous le nom de *corpuscules de Glüge*, et des éléments volumineux en dégénérescence mucoïde provenant des cellules fixes du tissu conjonctif et des cellules endothéliales ou adipeuses. Parfois il renferme des parties de tissu sphacélées; il prend alors une couleur brun-chocolat, et dégage une odeur fétide. La fétidité peut exister en dehors de tout processus gangreneux; elle est due au développement de microbes anaérobies, soit que ceux-ci soient la cause même de la suppuration, soit qu'ils aient pénétré secondairement dans un foyer purulent déjà formé; la plupart des collections développées au voisinage du tube digestif sont fétides. La coloration du pus est variable; elle est généralement jaunâtre, ou verdâtre; elle devient rouge quand il contient du sang ou des débris de tissus, ou plus rarement par suite du développement secondaire d'une bactérie chromogène sécrétant un pigment rouge. Quant au *pus bleu*, il est dû au développement d'un microbe spécial, le bacille pyocyanique; en réalité, le pus bleu ne se forme pas dans l'organisme; ce que l'on désigne ainsi, c'est une coloration bleue que prennent parfois les pièces de pansement d'une plaie; c'est dans le pansement que se développe le bacille pyocyanique, qui ne sécrète son pigment qu'au contact de l'air; grâce à l'antisepsie, les épidémies de pus bleu ont disparu des hôpitaux. Les différentes qualités du pus varient suivant l'organe où il s'est développé et suivant l'agent qui lui a donné naissance : le pus est épais, vert, à demi concret dans le cerveau et au niveau des méninges; il est rouge, chocolat ou lie-de-vin dans le foie, rougeâtre dans le poumon; il contient un morceau de tissu sphacélé appelé *bourbillon*, quand il provient d'un furoncle, des fragments osseux quand il s'est formé dans un os, de la bile, de l'urine, du lait, des matières fécales quand le foyer où il se développe communique avec les conduits où passent ces produits. Quand il est dû au pneumocoque, il est bien lié, verdâtre et filant; quand il est produit par le bacille de Koch, il est mal lié, granuleux; il renferme des grains jaunes dans l'actinomycose. V. Suppuration.

PUSTULATION. s. f. Passage à l'état de pustule des élevures ou papules de la peau, dans la vaccine, la variole, etc.

PUSTULE. s. f. [*pustula*, all. *Pustel, Eiterbeule*, angl. *pustule*, it. *pustula, pustola*]. D'une façon générale, très petite tumeur cutanée qui suppure au sommet; ce qui la distingue du *bouton*, qui ne suppure pas, et de la *phlyctène*, qui contient un liquide séreux et non du pus. — *Pustules de Colles.* Syn. *maladie de Colles.* Maladie générale à détermination cutanée se faisant sous forme de pustules, et se terminant par la guérison; c'est une pyémie atténuée. Le début se fait par des frissons, de la fièvre, quelquefois de la rachialgie; puis apparaissent des pustules, si bien que le diagnostic de variole est souvent porté; mais ces pustules sont plus superficielles que celles de la variole, elles se remplissent d'emblée de pus, elles ne s'ombiliquent pas; enfin l'examen du sang montre de la polynucléose au lieu de la mononucléose de la variole. — *Pustule humide.* V. Syphilis. — *Pustule maligne* [all. *Milzbrand, Karbunkelkrankheit*, angl. *malignant pustule*, it. *pustola maligna*]. Variété la plus fréquente de l'infection charbonneuse chez l'homme; elle est due à l'inoculation directe et au développement de la bactéridie dans la peau. (V. CHARBON). Elle atteint non seulement les individus qui soignent les animaux affectés du charbon, mais encore ceux qui, même à une époque éloignée, manient la peau, la laine ou quelque autre partie des dépouilles de ces animaux. Les expériences anciennes de Leuret ont constaté la virulence du sang des animaux charbonneux. Ce fait explique la production de la pustule maligne par la piqûre de mouches qui venaient de sucer le sang d'un de ces animaux. L'évolution de la pustule maligne se fait en trois périodes. Dans la première (*période d'inoculation*), qui débute deux jours environ après l'inoculation et dure de quelques heures à trois jours, il n'y a que de la démangeaison et de la chaleur localisées à un point de la peau, qui prend l'aspect d'une morsure de puce. La deuxième période (*période d'éruption*) est caractérisée d'abord par l'apparition d'une papule, qui se transforme en phlyctène, reposant sur un noyau induré, tandis que tout autour se développe de l'œdème, qui s'étend progressivement plus ou moins loin; la douleur et la cuisson augmentent; la vésicule centrale se rompt, et laisse à nu une tache brunâtre, livide, quelquefois très superficielle, qui est manifestement une escarre. Tout autour de la cavité noire centrale, sur le bourrelet rougeâtre qui l'entoure se développe une couronne de petites vésicules, appelée *aréole vésiculaire de Chaussier*. Après cette période pendant laquelle le mal était localisé, et qui dure de quatre à six jours, vient la *période d'intoxication* et de *généralisation*, caractérisée par l'extension de la gangrène au tissu cellulaire, aux muscles, aux parties profondes, et par des phénomènes généraux ataxiques et adynamiques qui amènent la mort en quelques jours. Mais celle-ci n'est pas fatale; la guérison peut survenir en dehors de toute intervention; on voit alors l'escarre se limiter et se soulever à la périphérie, en même temps apparaît un peu de suppuration; puis l'escarre tombe et la cicatrisation s'opère. Le traitement de la pustule maligne employé par les médecins de la Beauce consistait à inciser crucialement la pustule, à exciter les lambeaux, et à déposer sur la plaie 1 à 2 grammes de sublimé corrosif; en même temps, on administrait à l'intérieur les toniques, les excitants et les diaphorétiques. Le sublimé corrosif a, sur les autres caustiques (potasse, pâte de Vienne, chlorure d'antimoine, etc.), l'avantage de ne pas fuser, de donner des escarres sèches et dures, d'amener une réaction favorable à la guérison. Mais il détermine souvent des douleurs vives, des cicatrices vicieuses, et parfois des empoisonnements. Aujourd'hui on a recours aux injections sous-cutanées faites tout autour de la pustule d'acide phénique en solution à 1,5 p. 100, de teinture d'iode diluée ou même pure, ou mélangée à de l'eau iodurée à parties égales. Roger injecte matin et soir XV à XX gouttes de ce dernier mélange en dehors de la zone vésiculaire, et autour des ganglions engorgés; les injections ne doivent être interrompues que quand l'ardeur aura diminué et que la peau sera devenue souple; on pourra administrer en même temps la teinture d'iode à l'intérieur à la dose de V à XV gouttes; enfin on maintiendra les forces du malade en l'alimentant, et en lui faisant prendre des toniques. — *Pustule merisée*. V. SYPHILIS. — *Pustule muqueuse* ou *plate*. V. SYPHILIS.

PUSTULEUX, EUSE. adj. [*pustulosus*, all. *pustulös*, *eiterbeulig*, angl. *pustulous*, it. et esp. *pustuloso*]. Qui a la forme d'une pustule : *conjonctivite pustuleuse*, *dartre pustuleuse*.

PUTAMEN. s. m. V. STRIÉ (*Corps*).

PUTRÉFACTION. s. f. [*putrefactio*, σῆψις, all. *Fäulniss*, angl. *putrefaction*, it. *putrefazione*, esp. *putrefaccion*]. Décomposition que subissent, sous l'influence de certaines bactéries, les corps organisés, végétaux ou animaux, que la vie a abandonnés; cette décomposition est accompagnée de production de substances nouvelles, et particulièrement de gaz fétides. La putréfaction n'est donc pas le premier degré de l'état cadavérique; elle est un phénomène distinct de la mort, et est due à l'action des bactéries; elle manque par conséquent quand celles-ci sont absentes : c'est ainsi que le fœtus mort dans le sein de la mère ne subit pas la putréfaction tant que l'œuf n'est pas rompu. La putréfaction est en somme une fermentation spéciale, se produisant aux dépens de la matière organique morte; les microbes qui la déterminent sont nombreux, et pour la plupart anaérobies, ce qui explique la production abondante de gaz. On a fait jouer à la putréfaction un rôle important en médecine; aussi a-t-on étudié avec soin les produits formés pendant la putréfaction, et recherché leur mode d'action. Ces produits sont fort variables suivant les circonstances dans lesquelles s'est faite la putréfaction, suivant qu'elle a eu lieu à l'air ou en vase clos, suivant le temps qu'elle a duré, etc. Parmi les gaz, il faut citer l'hydrogène sulfuré, phosphoré et protocarburé, l'ammoniaque et le sulfhydrate d'ammoniaque, l'acide carbonique, etc.; à côté des gaz il faut placer les acides gras volatils, en particulier l'acide butyrique, les acides de la série oléique, les substances aromatiques (indol, phénol, scatol, etc.), des substances albuminoïdes, des corps amidés (leucine, tyrosine, xanthine), des bases organiques (méthylamine, éthylendiamine, etc.). Mais en plus de ces produits ou parmi eux, se trouve une substance toxique découverte dès le XVIIIe siècle par Seybert, étudiée au XIXe siècle par Gaspard qui l'appela *poison putride*, puis par Magendie, Virchow, Stich, et surtout par Panum. Les travaux modernes ont permis d'isoler un certain nombre de ces substances; les unes sont de nature basique et font partie du groupe des ptomaïnes de Selmi, telles sont la névrine, la méthylguanidine, la mydaléine, etc.; les autres, moins connues, rentrent dans le groupe encore mal défini des toxalbumines ou toxopeptones. Ces substances varient suivant le moment de la putréfaction : dans les cadavres humains, c'est vers le septième jour que se montrent les corps particulièrement actifs; elles varient aussi suivant la matière mise à putréfier (viande, poisson, lait, végétaux, etc.), et probablement suivant la nature des microbes qui entrent en jeu. Dans le lait et les fromages putréfiés, Vaughan a mis en évidence une base très active qu'il a appelée *tyrotoxikon* ou tyrotoxine, et une toxalbumine toxique pour le chat et le rat. D'une façon générale, la toxicité des produits de putréfaction est en raison directe de la complexité chimique des matières mises à pourrir; la viande donne plus de poisons que le bouillon, et le bouillon que les solutions salines; les substances toxiques sont surtout abondantes du cinquième au trentième jour; enfin, les matières insolubles dans l'alcool sont plus toxiques que celles solubles dans ce liquide. Au bout d'un mois, la putréfaction est presque entièrement terminée; parmi les produits formés, un certain nombre, comme le phénol, sont antiseptiques et arrêtent le développement des germes. — *Putréfactions gastro-intestinales*. Toutes les conditions nécessaires à la production de la putréfaction se trouvent réunies dans le tube digestif : il y a des matières organiques mortes, ingérées sous forme d'aliments, des microbes en grande quantité, et une température de 37° favorable à leur développement. Aussi dans le contenu intestinal se passent des phénomènes de putréfaction, outre les transformations produites par les sucs digestifs et nécessaires pour permettre aux aliments d'être absorbés; on retrouve dans l'intestin un certain nombre des corps que nous venons d'énumérer, tels que les substances aromatiques et les gaz; ils n'existent pas chez le fœtus *in utero*, dont l'intestin ne contient pas de microbes et chez qui par suite il n'y a pas de putréfaction. Aussi, le contenu du tube digestif est-il toxique : tandis que le contenu de l'estomac du chien et du lapin n'est pas ou n'est que peu toxique, celui de l'intestin grêle l'est fortement ; le contenu du gros intestin l'est moins que celui de l'intestin grêle, ce qui prouve que la putréfaction n'est pas la seule source de production de la substance toxique, que plusieurs poisons peuvent se former dans l'intestin et que le plus actif est dû à l'action des sucs digestifs sur les aliments (Roger et Garnier). Quant aux matières fécales, leur toxicité, démontrée par Stich, plus récemment par Bouchard, est assez marquée, sans être considérable. A l'état pathologique, les matières diarrhéiques des gastro-entérites ont une toxicité plus élevée que les matières fécales normales. Les substances toxiques formées dans l'intestin peuvent être absorbées; elles déterminent alors des symptômes généraux : telles sont les crampes, l'hypothermie, les éruptions, observées dans les gastro-entérites. Aussi chaque fois qu'il y a lieu de croire que les putréfactions intestinales sont intenses, il convient de faciliter les évacuations alvines, et de supprimer momentanément toute alimentation ; dans la gastro-entérite aiguë à aspect parfois cholériforme, la diète hydrique amène souvent une amélioration très rapide, tandis que le régime lacté aurait fourni aux microbes un nouveau terrain de culture et aurait permis la formation de nouveaux poisons.

PUTRESCENCE. s. f. [de *putrescere*, se corrompre]. État dans lequel est un corps en voie de putréfaction.

PUTRESCIBLE. adj. Qui est susceptible d'éprouver la putréfaction.

PUTRESCINE. s. f. (*tétraméthylènediamine*) [en atomes, $C^4H^{12}Az^2$]. Ptomaïne retirée par Brieger de la viande putréfiée; c'est un liquide incolore, épais, d'odeur spermatique, soluble dans l'eau. Roos l'a rencontrée avec la cadavérine dans les excréments des malades atteints de diarrhée des pays chauds.

PUTRIDE. adj. [*putridus*, σαπρὸς, all. *faulig*, angl. *putrid*, it. et esp. *putrido*]. Qui concerne la putridité : *infection putride*. — *Décomposition putride*. La *putréfaction*. — *Émanations putrides*. Les émanations qui sortent de fosses mortuaires, de cimetières, d'amphithéâtres d'anatomie, et qui résultent de la décomposition des substances en état de *putréfaction*. Elles peuvent ne pas altérer la santé des gens qui vivent par métier au milieu d'émanations putrides, par exemple ceux qui travaillent dans les clos d'équarrissage, les ateliers de poissonneries, volailles, gibier, beurrerie des halles, en raison de l'accoutumance qu'ils acquièrent ; mais, en d'autres circonstances, elles ont donné lieu aux accidents les plus graves, soit pour les individus, soit pour des populations entières. Il semble que ces émanations agissent alors en favorisant le développement de microbes existant dans l'organisme et rendus virulents par suite de la moindre résistance du terrain ; ainsi s'expliquent les épidémies d'ictère infectieux survenues chez des individus employés à curer des égouts. Pour empêcher ces émanations de se produire, ou pour combattre leur action quand elles sont produites, il faudra avoir recours à l'un des procédés suivants : 1° l'*enfouissement sous terre* des matières putrescibles; 2° la *coction dans l'eau bouillante*, avec perte du bouillon dans les eaux courantes, et *dessiccation* rapide des résidus solides, procédé applicable seulement aux débris des animaux; 3° le *mélange avec les antiseptiques*; 4° la *désinfection*; 5° la *combustion vive*, qui empêche complètement la putréfaction, et qui était appliquée, dans l'antiquité, aux corps humains et l'est parfois aujourd'hui (V. CRÉMATION); 6° la *distillation sèche*, avec condensation des matières volatilisables et combustion des gaz. Dans ce procédé, proposé pour tous les débris et produits animaux, on supprime complètement aussi la putréfaction, le résidu est du noir animal ; les produits condensés sont utilisés pour les industries chimiques; les gaz sont utilisés pour l'éclairage; 7° la *décomposition par la chaux vive*, qui n'est employée qu'accidentellement. — *Fermentation putride*. V. PUTRÉFACTION. — *Fièvre putride*. Nom que les humoristes donnaient à un ordre de fièvres qu'ils attribuaient à la corruption des humeurs, parce que l'haleine et les excrétions du malade exhalaient une odeur fétide. V. TYPHOÏDE et TYPHUS. — *Matières putrides*. Celles qui sont en voie de putréfaction. V. PUTRIDITÉ et SEPTIQUE. — *Pleurésie putride*. Variété de pleurésie dans laquelle l'épanchement purulent s'accompagne de formation de gaz. V. PLEURÉSIE. — *Poison putride*. Poison qui se forme pendant la putréfaction (Gaspard); cette expression n'est plus employée; on admet aujourd'hui que la toxicité des matières en putréfaction est due à différentes substances. — *Résorption putride*. V. INFECTION.

PUTRIDITÉ. s. f. [*putriditas*, σηπεδὼν, all. *Putridität*, *Fäule*, angl. *putridity*, it. *putridità*, esp. *putridez*]. L'état des matières en voie de putréfaction. — Autrefois, état dans lequel les parties d'un corps vivant affecté de maladies appelées *fièvres adynamiques*, de typhus, etc., offrent des altérations comparables, jusqu'à un certain point, à celles qui ont lieu dans les corps organisés privés de la vie.

PUTRILAGE. s. m. [*putrilago*, all. *Jauche*, *Moder*, angl. *putrilage*, it. *putrilaggine*, esp. *putrilago*]. La matière pultacée qui se forme dans certaines affections gangreneuses par putréfaction et ramollissement des tissus.

PUTRILAGINEUX, EUSE. adj. Qui est réduit à l'état de putrilage, c'est-à-dire de ramollissement avec décomposition putride ou mécanique par écrasement.

PYARTHROSE. s. f. [de πῦον, pus, et ἄρθρον, articulation]. V. ARTHROPYOSE.

PYATE. s. m. V. PYIQUE.

PYCNOMÈTRE. s. m. [de πυκνὸς, épais, dense, et μέτρον, mesure]. Instrument destiné à faire connaître, d'une façon plus sensible que les aréomètres, la densité d'un liquide, vin, bière, lait, etc.

PYCNOSE. s. f. [πύκνωσις, de πυκνὸς, épais]. Terme employé en histologie pathologique pour désigner une altération particulière du noyau des cellules. Celui-ci devient homogène, se colore uniformément par les matières tinctoriales; le réseau chromatinien n'est plus distinct. Cet état paraît dû à la mort du noyau.

PYCNOTIQUE. adj. et s. m. [*pycnoticus*, πυκνωτικὸς, de πυκνὸς, épais]. Mot employé par les humoristes comme synonyme d'*incrassant*.

PYÉLITE. s. f. [*pyelitis*, de πύελος, bassin ; all. *Nierenbeckenentzündung*, angl. *pyelitis*, it. *pyelitide*, esp. *pielitis*]. Inflammation aiguë ou chronique de la membrane muqueuse qui tapisse les bassinets et les calices des reins (Rayer). Elle est le plus souvent compliquée d'inflammation du rein (*pyélo-néphrite*). La cause est infectieuse ou toxique; l'agent peut être amené au bassinet par la voie sanguine (origine descendante) ou par la voie urétérale (origine ascendante). Dans le premier cas, la pyélo-néphrite apparaît au décours des maladies générales infectieuses, érysipèle, lymphangite, infection purulente, fièvre puerpérale, particulièrement l'ostéomyélite, ou à la suite de l'administration à doses trop élevées de balsamiques, de cantharides; parfois l'action du froid est seule invoquée, et il semble alors que le microbe causal est venu de l'intestin. Plus souvent la pyélo-néphrite est d'origine ascendante : toute infection des voies urinaires inférieures, cystite blennorragique ou autre, peut à un moment donné envahir l'uretère et le rein; un cathétérisme septique sera souvent le point de départ de l'infection qui gagnera d'emblée le rein. La rétention d'urine complète ou incomplète, par suite des altérations qu'elle entraîne dans le rein, favorise l'ascension des germes. La lithiase rénale est aussi une use prédisposante. La pyélo-néphrite est rarement *catarrhale*, elle succède alors à l'action des balsamiques et se traduit uniquement par la douleur rénale, les envies fréquentes d'uriner, l'émission d'une urine rare, foncée, contenant du mucus et des cellules épithéliales du bassinet; elle peut s'observer au décours des infections aiguës, par suite de l'élimination massive de toxines et de produits de désassimilation (*pyélite des convalescents* de A. Robin). Elle est parfois *fibrineuse*, en particulier dans le cas d'empoisonnement par les cantharides; les phénomènes sont alors plus marqués, la dysurie est extrême, les urines renferment du mucus et de la fibrine qui forme une gelée rosée dans le bocal. Le plus souvent elle est *suppurée*; aux symptômes précédemment énumérés, s'ajoutent de la fièvre et l'élimination de pus par les urines; si celle-ci s'arrête, le rein se distend, et à la pyélo-néphrite sans distension succède la pyélo-néphrite avec distension ou *pyonéphrose*; alors le pus n'apparaît dans les urines que par intermittences, et l'exploration fait constater une augmentation de volume plus ou moins considérable des reins. Enfin la pyélite tuberculeuse n'est qu'une localisation de la tuberculose rénale. Le traitement consiste dans l'emploi des balsamiques, des alcalins, du régime lacté; dans la pyélo-néphrite suppurée, il faudra le plus souvent avoir recours à l'opération: la néphrotomie permettra l'évacuation plus complète du pus à l'extérieur; la néphrectomie ne sera pratiquée que quand on aura pu s'assurer avec certitude de l'intégrité de l'autre rein.

PYÉLO-NÉPHRITE. s. f. V. PYÉLITE.

PYÉLOSTOMIE. s. f. [de πύελος, bassin, et στόμα, bouche]. Opération qui consiste à pratiquer une ouverture sur le bassinet, de manière à permettre l'écoulement au dehors du pus qui s'y accumule dans le cas de néphrite.

PYÉLOTOMIE. s. f. [de πύελος, bassin, et τομή, section]. Ouverture chirurgicale et temporaire du bassinet, destinée à permettre l'ablation d'un calcul ou l'évacuation d'une collection liquide; tandis que dans la pyélostomie, l'ouverture est laissée permanente après l'opération, dans la pyélotomie elle est immédiatement refermée.

PYÉLO-VÉSICAL. adj. — *Réflexe pyélo-vésical.* Douleur que provoque, chez le malade atteint de pyélo-néphrite, la pression de l'abdomen au niveau de la vessie; elle s'accompagne d'envie d'uriner.

PYÉMIE. s. f. V. PYOHÉMIE.

PYGODIDYME. adj. et s. m. Synonyme de *pygopage*.

PYGOMÈLE. s. m. [de πυγή, fesse, et μέλος, membre] (Isid. Geoffroy Saint-Hilaire). Monstre qui a un ou deux membres accessoires dans la région hypogastrique, derrière ou entre les membres pelviens normaux.

PYGOPAGE. s. m. [de πυγή, fesse, et παγείς, uni] (Isid. Geoffroy Saint-Hilaire). Monstre composé de deux individus à ombilics distincts, qui sont réunis ensemble par la région fessière.

PYGOPAGIE. s. f. Monstruosité du pygopage.

PYINE. s. f. [de πῦον, pus; *pyinum*, all. *Pyin*, *Eiterstoff*, angl. *pyine*, it. *pyina*]. Nom donné par Gütterbock à une substance trouvée dans le pus et qui est un mélange de plusieurs substances albuminoïdes. Sa solution dans l'eau forme par la chaleur ou l'acide acétique un coagulum insoluble dans un excès d'acide; l'alcool faible ne la coagule pas.

PYIQUE. adj. Qui se rapporte au pus. — *Acide pyique* (Delore, 1854) [all. *Pyinsäure*, angl. *pyinic acid*, it. *acido pyinico*]. Acide retiré du pus par Delore, et décrit depuis par Bædeker sous le nom d'*acide chlorrhodique*. Il est quelquefois à l'état libre et rend le pus acide. Le plus souvent il est à l'état de sels (*pyates*).

PYKNOMORPHE. adj. [de πυκνός, épais, et μορφή, forme]. — *État pyknomorphe.* État du noyau de la cellule qui est condensé et prend fortement les matières colorantes.

PYLÉPHLÉBITE. s. f. [de πύλη, porte, et *phlébite*]. Inflammation de la veine porte, qui peut être adhésive ou suppurative (Frerichs). Dans le premier cas, elle résulte d'une compression de la veine porte par une périhépatite ou des ganglions hypertrophiés; parfois elle se montre au cours de la cachexie tuberculeuse ou cancéreuse; la cause la plus fréquente est la cirrhose du foie, puis le cancer de cet organe, les calculs biliaires, la compression de la veine porte au-dessous du foie. Ses signes n'ont rien de caractéristique: le principal est l'ascite, avec développement du réseau veineux sous-cutané de l'abdomen, ascite qui se reproduit très rapidement après la ponction; les autres se rapportent aux maladies qui ont donné naissance à l'inflammation. Dans le second cas, la pyléphlébite est consécutive à une inflammation simple, ulcéreuse ou tuberculeuse, de la muqueuse de l'intestin ou de l'estomac, à une suppuration des ganglions mésentériques ou du foie: outre les symptômes de ces affections, on observe des frissons suivis de chaleur et de sueurs, irréguliers ou intermittents, l'hypertrophie du foie et de la rate, l'ictère, l'ascite, des symptômes de péritonite, la fièvre hectique; la mort survient dans le marasme et le coma.

PYLORE. s. m. [*pylorus*, de πυλωρός, portier, composé de πύλη, porte, et οὖρος, gardien; all. *Magenpförtner*, angl. *pylorus*, it. et esp. *piloro*]. Orifice droit et inférieur de l'estomac, situé dans l'épigastre, à la hauteur de la première vertèbre lombaire, au-dessous du foie, au-devant et au-dessus du pancréas, près du col de la vésicule biliaire (fig. 613). Il est ainsi appelé parce qu'il ferme l'entrée du canal

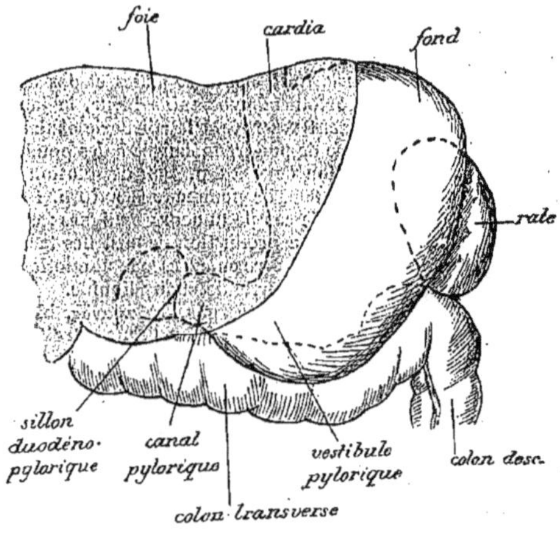

Fig. 613. — *Pylore.*

intestinal, et qu'il est formé d'un bourrelet circulaire (*valvule pylorique*), aplati, perpendiculaire aux parois de l'orifice, qui circonscrit une ouverture étroite par laquelle les aliments passent dans le duodénum. C'est un repli des membranes musculeuse et muqueuse de l'estomac, qui répond par une de ses faces à la cavité de cet organe, et par l'autre à celle du duodénum. Sa grande circonférence est formée par un anneau fibreux, solide, blanc, placé entre les deux membranes (*muscle pylorique* de quelques auteurs). — *Sténose du pylore*. Ensemble des accidents qui succèdent au rétrécissement de l'orifice pylorique; la principale conséquence de la sténose est la dilatation de l'estomac, dont la tunique musculaire s'hypertrophie d'abord pour lutter contre l'obstacle, mais est vaincue dans cette lutte, ce qui engendre l'atonie de l'organe. La stase des matières alimentaires se produit dès que le muscle stomacal n'arrive plus à vider complètement la cavité, d'où irritation de la muqueuse, et sécrétion continue de suc gastrique. Le traitement varie suivant la cause.

PYLORECTOMIE. s. f. [de *pylore*, et ἐκτομή, excision]. Opération qui consiste à réséquer le pylore atteint de cancer ou de rétrécissement, après avoir incisé la paroi de l'abdomen sur la ligne blanche et attiré l'estomac dans la plaie : on suture ensuite les bords de la perte de substance pour rétablir le cours des matières.

PYLORIQUE. adj. [*pyloricus*, angl. *pyloric*, it. et esp. *pilorico*]. Qui appartient au pylore. — *Artère pylorique* (*petite gastrique droite*). Branche de l'artère hépatique, qui descend sur le côté droit du pylore, et s'applique sur la petite courbure de l'estomac, à la partie droite de laquelle elle se distribue en s'anastomosant avec la coronaire stomachique. — *Muscle pylorique, valvule pylorique.* V. PYLORE.

PYLORISME. s. m. Rétrécissement spasmodique du pylore.

PYLOROPLASTIE. s. f. [*Opération d'Heinecke-Mikulicz*]. Section longitudinale d'un rétrécissement pylorique, suivie de la suture transversale. On transforme ainsi la portion rétrécie en une portion dilatée.

PYLOROSPASME. s. m. V. PYLORISME.

PYOCOLPOS. s. m. [de πῦον, pus, et κόλπος, vagin]. Transformation purulente du sang retenu dans le vagin.

PYOCTANINE. s. f. [de πῦον, pus, et κτείνειν, tuer]. Syn. *Apyonine*. Nom sous lequel on désigne différentes couleurs d'aniline, bleue (*violet de méthyle*), jaune (*auramine*), antiseptiques, non toxiques, employées en chirurgie et en oculistique pour le traitement des plaies et des ulcérations. On emploie surtout la pyoctanine bleue, la jaune est presque exclusivement réservée à la chirurgie oculaire. On les utilise sous forme de poudre mélangée à des poudres inertes dans la proportion de 1 à 2 p. 100, de solution au taux de 1 p. 10 à 1 p. 3000, de pommade (1 à 10 p. 100). On les a employées dans le cas de tumeurs malignes ; elles réussissent partout où il y a production de pus. Les taches qu'elles déterminent peuvent être enlevées par une lotion à l'eau de Javel ou à l'hypochlorite de chaux liquide.

PYOCYANINE. s. f. [de πῦον, pus, et κυανὸς, bleu]. Principe cristallisable, amer, soluble dans l'eau, extrait des cultures du *Bacillus pyocyaneus* (V. PYOCYANIQUE).

PYOCYANIQUE. adj. — *Bacille pyocyanique* [*Bacillus pyocyaneus*]. Bactérie en forme de bâtonnets minces, courts, un peu courbés, immobiles, décrite par Gessard. Elle colore en bleu le pus et les linges qui en sont imprégnés (V. Pus *bleu*). Ses cultures prennent une odeur fécaloïde ; injectées au cobaye ou au lapin, elles provoquent des phénomènes d'hyperthermie, d'affaiblissement, de paralysie, dont l'ensemble constitue la *maladie pyocyanique*, presque toujours suivie de mort, et engendrée par la pyocyanine sécrétée par le bacille (Charrin).

PYOCYTE. s. m. [de πῦον, pus, et κύτος, cellule]. Leucocyte du pus. V. LEUCOCYTE et PUS.

PYODE. adj. [*pyodes*, πυώδης]. S'est dit pour *purulent*, et pour *pyoïde*.

PYODERMIE. s. f. ou **PYODERMITE.** s. f. [de πῦον, pus, et δέρμα, peau]. Affection caractérisée par l'apparition de lésions suppuratives multiples de la peau (furoncles, abcès, folliculites) ; elle se développe chez les jeunes enfants à la faveur de troubles digestifs.

PYOGÈNE. adj. Se dit des bactéries à la présence desquelles est due la production du pus. Dans l'immense majorité des cas, la suppuration (V. ce mot) résulte du développement dans l'organisme de diverses bactéries. Presque toutes les bactéries sont capables, dans certaines conditions, de provoquer la formation de pus ; Roger range les bactéries pyogènes en trois groupes : le premier comprend les agents habituels de la suppuration ou *pyogènes* proprement dits, ce sont les staphylocoques, les streptocoques, le colibacille, le *Proteus vulgaris* et certains anaérobies stricts comme le *Staphylococcus parvulus*, le *Bacillus ramosus*, le *Bacillus fusiformis*, etc. Le second comprend les bactéries pyogènes *spécifiques*, c'est-à-dire suscitant toujours des lésions suppuratives, tels sont le diplocoque de la méningite cérébro-spinale, le gonocoque, les bacilles du chancre mou, de la morve, de la peste. Enfin, dans le troisième, il range certains microbes qui habituellement produisent des maladies bien définies, mais qui accidentellement peuvent devenir pyogènes, tels sont les bacilles de l'influenza, de la fièvre typhoïde, du charbon, de la tuberculose, etc. A côté des bactéries, il y a d'autres parasites d'un ordre plus élevé qui peuvent devenir pyogènes, tels sont parmi les végétaux l'*Actinomyces*, l'*Aspergillus*, l'*Oïdium albicans*, etc., et parmi les animaux, l'*Amœba coli*.

PYOGÉNIE. s. f. [*pyogenia*, de πῦον, pus, et γένεσις, génération ; all. *Eiterbildung*, angl. *pyogenesis*, it. *piogenia*]. Production du pus. V. PUS.

PYOGÉNIQUE. adj. — *Fièvre pyogénique*. V. INFECTION *purulente* et PYOHÉMIE. — *Membrane pyogénique*. Nom donné à tort à une membrane de nouvelle formation qui sécréterait le pus. La couche dite *pyogénique*, quand elle existe, est consécutive à l'accumulation du pus. V. ABCÈS.

PYOHÉMIE. s. f. [de πῦον, pus, et αἷμα, sang ; *pyæmia*, all. *Pyæmie*, it. *piemia, piemassia*]. Syn. *Pyémie, infection purulente*. Affection caractérisée par la formation d'abcès multiples en différents points de l'organisme (séreuses articulaires ou viscérales, parenchymes, etc.). Elle est consécutive à une plaie infectée, celle-ci pouvant siéger au niveau du tégument externe ou sur une muqueuse en contact avec un milieu septique. Très fréquente autrefois où elle survenait presque fatalement à la suite des plaies un peu étendues et très souvent à la suite des interventions chirurgicales, elle a à peu près entièrement disparu aujourd'hui, grâce aux progrès de l'antisepsie et de l'asepsie. Elle est due à des microbes variés, qui, introduits au niveau de la plaie, passent dans la circulation et vont former des abcès au loin. Des frissons, des accès fébriles irréguliers, une teinte subictérique de la peau, des douleurs articulaires, en survenant chez un blessé, dans le cours d'une lésion suppurante, doivent faire craindre l'invasion de la pyohémie. Puis apparaissent les symptômes indiquant la localisation de la suppuration. Le traitement est avant tout prophylactique ; si un cas se montrait malgré les précautions prises, il faudrait l'isoler des autres malades, de manière à éviter la propagation épidémique de l'affection, ouvrir les collections purulentes et remonter l'état général du malade par l'alimentation et les toniques.

PYOHÉMIQUE. adj. Qui se rapporte à la *pyohémie*.

PYOÏDE. adj. [de πῦον, pus, et εἶδος, forme]. Qui ressemble au pus.

PYOMÈTRE et **PYOMÉTRIE.** s. f. [*pyometra*, de πῦον, pus, et μήτρα, matrice ; it. *piometra*]. Transformation purulente du sang retenu dans l'utérus (*hématométrie*).

PYONÉPHROSE. s. f. [de πῦον, pus, et νεφρὸς, rein]. Lésion rénale caractérisée par la dilatation du bassinet et du rein lui-même, par une collection purulente plus ou moins volumineuse. C'est là une conséquence de la pyélonéphrite (V. ce mot) suppurée ; le rein se distend quand l'uretère est oblitéré et que le pus ne peut plus s'écouler librement dans la vessie. On reconnaît en clinique l'existence l'une pyonéphrose par l'exploration du rein qui montre l'augmentation de volume de l'organe, en même temps qu'existent les signes de la pyélonéphrite.

PYOPÉRIHÉPATITE. s. f. Inflammation purulente du péritoine périhépatique. C'est une péritonite purulente, localisée et enkystée; elle peut être sous-hépatique et occuper le voisinage de la vésicule biliaire, ou sus-hépatique, située entre le foie et le diaphragme : on lui donne alors parfois les noms de *pyothorax sous-phrénique, abcès sous-phrénique, empyème hypophrénique*. Elle est consécutive le plus souvent à une inflammation du foie ou des voies biliaires, angiocholécystite consécutive à la lithiase, abcès du foie, kyste hydatique suppuré, plus rarement à une inflammation venant de l'intestin et propagée à distance par les lymphatiques (appendicite, entérite infectieuse, etc.). Cliniquement, la pyopérihépatite donne lieu à de la douleur dans l'hypocondre droit et à l'épigastre avec irradiation à l'épaule, à de la dyspnée souvent vive si l'abcès siège sous le diaphragme, à des vomissements, parfois à l'ictère; on constate, à l'examen, l'abaissement du foie, quand l'abcès siège au-dessus, sous les fausses côtes, l'augmentation de la matité hépatique; enfin la fièvre est constante et oscille entre 38 et 39°. L'abcès peut chercher à s'ouvrir soit dans le péritoine, soit dans le tube digestif, soit dans la plèvre ou les bronches. Le traitement consiste dans l'ouverture et le drainage de la poche.

PYOPHTALMIE. s. f. [de πῦον, pus, et ὀφθαλμός, œil]. V. Hypopyon.

PYOPNEUMOHYDATIDE. s. f. [de πῦον, pus ; πνεῦμα, air, et *hydatide*]. Kyste hydatique suppuré dans lequel la formation du pus s'est accompagnée de dégagement de gaz.

PYOPNEUMOPÉRICARDE. s. m. [de πῦον, pus; πνεῦμα, air, et *péricarde*]. Épanchement de pus et de gaz dans le péricarde.

PYOPNEUMOPÉRIHÉPATITE. s. f. [de πῦον, pus; πνεῦμα, air, et *périhépatite*]. Variété de pyopérihépatite dans laquelle il y a formation de gaz dans la poche de même qu'épanchement de pus. Elle peut être consécutive à l'ouverture, dans l'intestin, d'une pyopérihépatite; elle peut apparaître à la suite de la perforation du tube digestif déterminant une péritonite localisée avec formation de pus et de gaz ; on sait aujourd'hui que la perforation intestinale n'est pas nécessaire pour qu'il y ait des gaz dans une poche purulente; les microbes anaérobies, si nombreux dans l'intestin, peuvent, en passant dans le péritoine, déterminer une inflammation s'accompagnant d'emblée de gaz. Quand le siège est sus-hépatique, ce qui est le cas le plus fréquent, cette affection correspond au *pyopneumothorax sous-phrénique* (Leyden) ou *abcès gazeux sous-diaphragmatique* de Debove et Rémond. Les signes sont ceux de la pyopérihépatite, auxquels s'ajoutent ceux que donne la présence de gaz : tympanisme avec parfois disparition de la matité hépatique. Le début est souvent brusque, et correspond à la perforation intestinale. Le pronostic est très grave en dehors de l'intervention chirurgicale, qui doit être pratiquée dès que le diagnostic est posé.

PYOPNEUMOTHORAX. s. m. Épanchement simultané de pus et d'air dans la plèvre. V. Pneumothorax.

PYOPOÉTIQUE. adj. [de πῦον, pus, et ποιεῖν, faire]. Synonyme de *suppuratif*.

PYORRAGIE ou **PYORRHÉE.** s. f. [*pyorrhagia*, de πῦον, pus, et ῥεῖν, couler ; all. *Eiterfluss*, angl. *pyorrhage*, it. *piorragia*]. Écoulement du pus. — *Pyorrhée alvéolo-dentaire*. V. Ostéo-périostite.

PYOSALPINX. s. m. Collection purulente enkystée de la trompe de Fallope, qui est le plus souvent d'origine puerpérale, blennorragique ou tuberculeuse. En plus des signes de ces états morbides, et des signes habituels à la salpingite, le pyosalpinx se reconnaît aux symptômes locaux et généraux propres aux inflammations suppuratives : douleur vive, fièvre continue à exacerbations vespérales, dépérissement, etc. Le kyste purulent peut se rompre dans le péritoine et donner lieu à une pelvi-péritonite ou à une péritonite généralisée, suivant qu'il est ou non entouré d'adhérences.

PYOTHORAX. s. m. [de πῦον, pus, et θώραξ, poitrine; *empyème, pleurésie purulente*]. Épanchement de pus dans la plèvre. V. Pleurésie *purulente*. — *Pyothorax sous-phrénique*. V. Pyopérihépatite.

PYOXANTHOSE. s. f. [de πῦον, pus, et ξανθός, jaune]. Matière jaune qui accompagne la pyocyanine dans les suppurations bleues. Les acides la rougissent, les alcalis la colorent en violet.

PYOZOAIRE. s. m. [de πῦον, pus, et ζῷον, animal] (Bergeret). Nom donné aux granulations moléculaires douées de mouvement brownien qu'on trouve dans les leucocytes gonflés par l'eau, et qui ont été prises par erreur pour des animaux.

PYRAMIDAL, ALE. adj. et s. m. [*pyramidalis*, de *pyramis*, pyramide; all. *pyramidenförmig*, angl. *pyramidal*, it. *piramidale*, esp. *piramidal*]. Qui a la forme d'une pyramide. — *Cellule pyramidale*. Cellule nerveuse ainsi nommée en raison de la forme qu'elle affecte, et se rencontrant au niveau de l'écorce grise; il y en a deux variétés, les petites et les grandes cellules pyramidales. — *Corps pyramidaux* ou *éminences pyramidales*. Les pyramides du bulbe rachidien. V. Moelle *allongée*. — *Faisceau pyramidal* (fig. 614). Faisceau de fibres nerveuses qui relie l'écorce grise des circonvolutions cérébrales au niveau de la zone psychomotrice aux différents étages de l'axe gris de la moelle; son nom lui vient de ce qu'il forme au niveau du bulbe une éminence allongée appelée *pyramide*. C'est seulement à ce niveau qu'il forme un tout, et qu'il est accessible aux moyens d'étude ordinaires de l'anatomie descriptive; pour l'étudier au-dessus et au-dessous, il faut avoir recours à l'anatomie pathologique ou expérimentale qui permet de le suivre dans les dégénérations secondaires (application de la méthode de Waller), ou à l'anatomie de développement, les différents systèmes de fibres se recouvrant de myéline à différentes époques (méthode de Flechsig). En passant du bulbe à la moelle, une partie du faisceau pyramidal s'entrecroise avec une partie de celui du côté opposé, si bien qu'il y a dans chaque moitié de la moelle deux faisceaux pyramidaux, le faisceau pyramidal *direct*, et le faisceau pyramidal *croisé*; le faisceau direct s'entrecroise aussi sur toute la hauteur de la moelle au niveau de la commissure antérieure. Les fibres se terminent en se mettant en connexion avec les cellules des cornes antérieures de la moelle. En allant vers le cerveau, le faisceau pyramidal remonte à travers la protubérance, le pédoncule, la capsule interne et le centre ovale, et ses fibres vont prendre leur origine dans les cellules de l'écorce grise. — *Os pyramidal* (*os cubital*). Troisième os de la première rangée du carpe, dont la forme est celle d'un coin qui aurait sa base en haut et en dehors. Il s'articule en bas avec l'os crochu, en dehors avec le semi-lunaire, en avant avec le pisiforme, en haut avec le cubitus par l'intermédiaire du ligament triangulaire. — *Pyramidal*

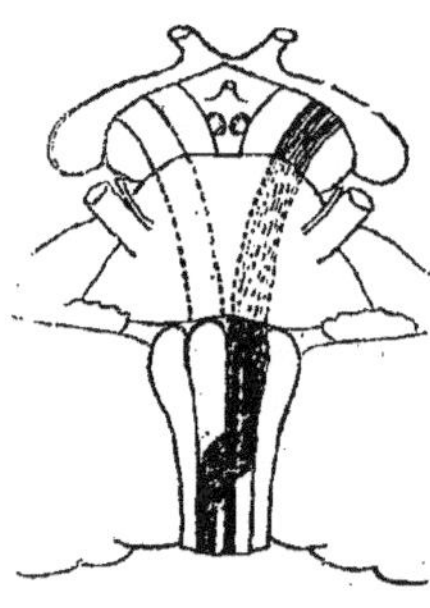

Fig. 614.
Faisceau *pyramidal*.

de l'abdomen (*sous-pubio-ombilical*, Ch.). Muscle triangulaire, annexé au grand droit de l'abdomen, qui s'étend de la symphyse pubienne à la partie sous-ombilicale de la ligne blanche, dont il est tenseur. — *Pyramidal de la cuisse* (*sacro-trochantérien*, Ch.). Muscle qui se porte de la face antérieure du sacrum et du grand ligament sacro-sciatique au bord supérieur du grand trochanter. — *Pyramidal du nez* (*fronto-nasal*, Ch.). Muscle continu supérieurement avec l'occipito-frontal, et qui s'épanouit inférieurement dans la peau de la racine du nez.

PYRAMIDE. s. f. [*pyramis*, πυραμὶς, all. *Pyramide*, angl. *pyramid*, it. et esp. *piramide*]. Petite éminence osseuse qu'on observe dans la caisse du tympan. — *Pyramide du bulbe*. V. MOELLE *allongée*. — *Pyramide de Ferrein*. V. REIN. — *Pyramide de Lalouette*. Prolongement pyramidal du bord supérieur de la glande thyroïde. — *Pyramide lamineuse de Malacarne*. V. CERVELET.

PYRAMIDON. s. m. [*diméthylamidoantipyrine*]. Poudre d'un blanc jaunâtre, presque insipide, soluble dans 10 parties d'eau. Ce corps est doué de propriétés antithermiques et analgésiques analogues à celles de l'antipyrine, mais il agit à doses moindres : on l'emploie à la dose de 0gr,25 à 3 grammes en vingt-quatre heures. Cette dernière dose ne doit pas être dépassée, et doit être administrée en plusieurs fois par paquets de 0gr,75. On le donne en cachets ou en solution.

PYRANTINE. s. f. [*éthoxyphénylsuccimide*]. Corps se présentant sous la forme d'aiguilles prismatiques incolores, très peu solubles dans l'eau froide. On emploie sous le nom de *pyrantine soluble* le sel sodique facilement soluble dans l'eau. Il est doué de propriétés analgésiques et antipyrétiques ; c'est un succédané de l'antipyrine. On l'administre à la dose de 1 à 3 grammes par jour en cachets de 0gr,25 à 0gr,50.

PYRÉLAÏNE. s. f. [de πῦρ, feu, et ἔλαιον, huile ; all. *Pyrelaïn*]. Nom générique des huiles empyreumatiques.

PYRÉNÉINE. s. f. V. GLAIRINE.

PYRÉNOÏDE. adj. [*pyrenoides*, de πυρὴν, noyau, et εἶδος, forme ; all. *kernförmig*, angl. *kernel-shaped*, it. *pirenoide*]. Se dit quelquefois de l'apophyse odontoïde de l'axis, parce qu'on l'a comparée à un noyau.

PYRÈTHRE. s. m. [*Pyrethrum*, Gærtner]. Genre de plantes synanthérées sénécionidées, caractérisé par des akènes tous de même forme, subtétragones ou subcylindriques, jamais munis d'ailes latérales, surmontés ou non d'un rebord ou d'une couronne membraneuse. Presque toutes les espèces sont aromatiques, stimulantes, vermifuges, ou irritantes. — *Pyrèthre du Caucase*. Nom d'une poudre insecticide fournie par les capitules des *Pyrethrum roseum*, et *Pyr. carneum*, employée pour détruire les punaises. — *Pyrèthre matricaire*. V. MATRICAIRE. — *Pyrèthre officinal* ou *proprement dit*. V. CAMOMILLE *pyrèthre*.

PYRÉTHRINE. s. f. [angl. *pyrethrin*]. Résine molle, extraite de la racine de pyrèthre, et qui paraît être formée par le mélange d'une résine insoluble dans la potasse avec deux huiles, l'une brune, l'autre jaune, toutes deux solubles dans la potasse.

PYRÉTIQUE. adj. [*pyrecticus*, πυρεκτικὸς, de πυρετὸς, fièvre; all. *fieberhaft*, angl. *pyretic*, it. et esp. *piretico*]. Synonyme de *fébrile*.

PYRÉTOGÈNE. adj. Qui engendre la fièvre.

PYRÉTOGÉNÉTIQUE. adj. [de πυρετὸς, fièvre, et γένεσις, génération]. Se dit d'un stimulant qui détermine dans l'organisme une excitation générale, pouvant faire naître la fièvre.

PYRÉTOLOGIE. s. f. [*pyretologia*, de πυρετὸς, fièvre, et λογὸς, discours ; all. *Fieberlehre*, angl. *pyretology*, it. et esp. *piretologia*]. Traité des fièvres.

PYRÉTOLOGIQUE. adj. [*pyretologicus*, all. *pyretologisch*]. Qui a rapport à la pyrétologie.

PYRÉTOLOGISTE. s. m. [all. et angl. *Pyretologist*, it. *piretologista*]. Celui qui s'occupe de l'étude des fièvres.

PYREXIE. s. f. [*pirexia*, πυρεξία, de πῦρ, chaleur et fièvre, et ἔχειν, avoir; all. *Fieberzustand*, angl. *pirexia*, it. *piressia*]. État fébrile. || Synonyme de *fièvre*.

PYREXIQUE. adj. Qui concerne la pyrexie.

PYRGOCÉPHALIE. s. f. [de πύργος, tour, et κεφαλή, tête]. V. ACROCÉPHALIE.

PYRIDINE. s. f. [all. *Pyridin*] ($C^{10}H^5Az$). Produit de la distillation sèche des os, du goudron de houille ; c'est un liquide incolore, miscible à l'eau, alcalin, volatil, d'odeur pénétrante ; il bout vers 116° (Anderson). On l'emploie dans l'asthme, l'emphysème, pour calmer l'oppression, en inhalations : on en verse sur un mouchoir ou sur une assiette 15 à 25 gouttes, que le malade inhale pendant quelques minutes ; l'inhalation est répétée trois ou quatre fois par jour. C'est un agent palliatif, et non curatif (G. Sée).

PYRIFORME. adj. [*pyriformis*, de *pyrum*, poire, et *forma*, forme; all. *birnförmig*, angl. *pyriform*, it. et esp. *piriforme*]. Qui a la forme d'une poire.

PYRMONT (Allemagne). *Eaux ferrugineuses et chlorurées sodiques*, froides, 10 à 15° ; les sources ferrugineuses contiennent 2gr,7 de sels dont 1gr,1 de bicarbonate de chaux et de magnésie, 0gr,77 de bicarbonate de fer, 0gr,006 de bicarbonate de manganèse, 1gr,2 de sulfate de chaux et de magnésie, 0gr,15 de chlorure de sodium, et 1 270 centimètres cubes d'acide carbonique libre ; les sources chlorurées contiennent de 6 à 300 grammes de chlorure de sodium et 300 à 760 centimètres cubes d'acide carbonique. Altitude : 130 mètres. Établissement : boissons, bains, douches, 15 mai au 15 octobre. L'eau ferrugineuse est transportée.

PYRO-ACÉTIQUE. adj. — *Acide pyro-acétique*. Nom impropre donné à l'*acide pyroligneux*. — *Esprit* ou *éther pyro-acétique*. V. ACÉTONE.

PYRO-ACONITIQUE. adj. — *Acide pyro-aconitique*. V. CITRICIQUE.

PYROCATÉCHINE. s. f. [*acide pyrocatéchique* ou *oxyphénique*, *oxyphénol*] [$C^{12}H^6O^4$ ou, en atomes, $C^6H^4(OH)^2$]. Corps cristallisable obtenu par la distillation sèche du cachou, de l'acide morintannique et autres substances contenant du tannin ; il a saveur douceâtre ; il est fusible à 110°, volatil, très soluble dans l'eau et l'alcool. Sa toxicité chez le cobaye en injection intrapéritonéale est de 0gr,15 par kilogramme (Chassevant et Garnier).

PYROCATÉCHIQUE. adj. V. PYROCATÉCHINE.

PYROGALLATE. s. m. V. PYROGALLIQUE.

PYROGALLIQUE. adj. — *Acide pyrogallique* [*pyrogallol*, all. *Brenzgallsäure*, angl. *pyrogallic acid*, it. et esp. *acido pirogallico*] [$C^{12}H^6O^6$ et, en atomes, $C^6H^3(OH)^3$]. Corps cristallisable, amer, fusible à 115°, obtenu par distillation de l'acide gallique. Il est très soluble dans l'eau, moins dans l'alcool et l'éther. Sa solution, qui noircit à l'air, est neutre ; il se combine aux alcalis, et donne des sels (*pyrogallates*), solubles dans l'eau, s'oxydant et se colorant au contact de l'air. Il bleuit les sels de protoxyde de fer, et colore en rouge ceux de peroxyde. Il absorbe rapidement l'oxygène quand il est dans un liquide alcalin. Il est toxique pour le cobaye en injection intra-péritonéale à la dose de 0gr,80 par kilogramme d'animal (Chassevant et Garnier). Il est employé avec succès contre certaines affections cutanées, en particulier contre le psoriasis, sous forme de pommade (5 à 10 p. 100); mais son emploi doit être surveillé.

PYROGALLOL. s. m. V. PYROGALLIQUE. — *Disalicylate de pyrogallol* ou *saligallol*. Substance résineuse que l'on emploie en solution dans l'acétone associée ou non avec la suivante. — *Monoacétate de pyrogallol* ou *engallol*. Substance de consistance sirupeuse, irritante, que l'on emploie en solution dans l'acétone quand on veut produire une action énergique sur un point limité de la peau (psoriasis). — *Triacétate de pyrogallol* ou *lénigallol*. Poudre blanche insoluble dans l'eau employée dans le traitement de l'eczéma et du psoriasis, associée à l'oxyde de zinc sous forme de pommade.

PYROGÈNE. adj. [de πῦρ, fièvre, et γεννᾶν, produire]. Qui cause la fièvre : *élément pyrogène*.

PYROGÉNÉ, ÉE. adj. [de πῦρ, feu, et γένεσις, génération]. Se dit d'un grand nombre de principes produits par l'action du feu, tels que des acides, des huiles fixes et volatiles, des goudrons et des substances cristallisables, comme la naphtaline, l'eupione, la paraffine. Parmi les *acides pyrogénés*, il s'en trouve qui résultent de modifications apportées par la chaleur à des acides déjà formés : tels sont les *acides pyrocitrique, pyrogallique, pyromalique, pyromucique, pyrotartrique*, etc. — *Théorie des corps pyrogénés*. Ensemble des règles à suivre pour produire les réactions qui se passent pendant la formation des corps pyrogénés. Quand on chauffe un corps d'origine organique, il se forme d'abord de l'eau, de l'acide carbonique, de l'oxyde de carbone, de l'ammoniaque, du formène, c'est-à-dire des composés volatils ; mais plus tard le corps, ne pouvant plus résister à l'action décomposante de la chaleur, se résout en ses éléments. Dès lors, les composants qui ont le moins d'affinité pour les autres, et le plus entre eux, se combinent pour former un ou plusieurs composés nouveaux. Le reste des éléments constitue un composé plus stable.

PYROGENÈSE. s. f. [de πῦρ, feu, et γένεσις, production]. Production de chaleur.

PYROGÉNÉSIQUE. adj. [de *pyrogenèse*]. S'est dit du prétendu fluide vital, supposé susceptible de produire la chaleur qui résulte des actes moléculaires nutritifs.

PYROGÉNÉTIQUE. adj. Qui a rapport à la production de chaleur.

PYROÏDE et non **PYRIFORME,** adj. [de πῦρ, feu, et εἶδος, ressemblance, qui ressemble au feu]. En physiologie, se dit des organes phosphorescents.

PYROLE. s. f. [*Pyrola*, angl. *pyrola*, it. et esp. *pirola*]. Genre de plantes de la famille des pyrolacées, dont deux espèces sont médicinales. — *Pyrole à feuilles rondes* (*Pyrola rotundifolia*, L.). Ses feuilles, d'une saveur âpre assez marquée, étaient très employées autrefois comme astringentes, toniques et vulnéraires, en application sur les contusions et les blessures. — *Pyrole ombellée* (*P. umbellata*, L., *Chimaphila umbellata*, Nutt, ou *corymbosa*, Pursh). Plante connue sous le nom de *Wintergreen* dans l'Amérique du Nord ; ses feuilles sont astringentes et très diurétiques, et employées en décocté et en extrait (5 centigrammes à 2 grammes).

PYROLÉIQUE, adj. V. SÉBACIQUE.

PYROLIGNEUX, EUSE. adj. [all. *holzsauer*, it. *pirolegnoso*. — *Acide pyroligneux*. Acide acétique impur obtenu par distillation sèche du bois. — *Esprit* ou *éther pyroligneux*. V. MÉTHYLIQUE.

PYROLITHIQUE. adj. — *Acide pyrolithique*. L'acide cyanurique.

PYROLOGIE. s. f. [*pyrologia*, de πῦρ, feu, et λόγος, discours ; all. *Feuerlehre*, angl. *pyrology*, it. et esp. *pirologia*]. Traité du feu.

PYROMANCIE. s. f. [de πῦρ, feu, et μαντεία, divination]. Partie de l'astrologie qui croyait deviner l'avenir d'après l'examen des météores ignés, ou d'après la manière dont brûlaient tels ou tels corps jetés au feu.

PYROMANIE. s. f. [*pyromania*, de πῦρ, feu, et μανία, manie] (Marc). La monomanie incendiaire.

PYROMÉCONIQUE. adj. — *Acide pyroméconique* [all. *Brenzmekonsäure*, angl. *pyromeconic acid*, it. et esp. *acido piromeconico*] ($C^{10}H^4O^6$). On l'obtient en chauffant à 200° ou 230° l'acide méconique. Cristallisable, amer, fond à 125° et se volatilise sans décomposition ; soluble dans l'eau et l'alcool, rougit à peine le tournesol.

PYROMÈTRE. s. m. [*pyrometrum*, de πῦρ, feu, et μέτρον, mesure ; all. et angl. *Pyrometer*, it. et esp. *pirometro*]. Instrument qui sert à mesurer des températures beaucoup plus élevées que celles que pourrait indiquer le thermomètre à réservoir de verre. Le *pyromètre de Wedgwood* est composé de deux règles de cuivre légèrement convergentes, soudées sur une plaque de même métal, à laquelle on donne le nom de *jauge*. Ces règles forment un canal dont le diamètre diminue d'une extrémité à l'autre. L'une d'elles est divisée en 240 degrés égaux, dont le zéro, situé à l'extrémité la plus large, correspond environ à 580 degrés centigrades. De petits cylindres d'argile, de même forme, de même diamètre, après avoir été placés dans des fours, sont introduits entre les règles ; ils y glissent d'autant plus qu'ils ont pris plus de *retrait* (c'est-à-dire qu'ils ont diminué davantage de volume par l'action du feu), et s'avancent d'autant plus vers l'extrémité étroite que la température du four d'où ils sortent est plus élevée : on a ainsi, approximativement, la température des fours à porcelaine. Aujourd'hui on emploie des *pyromètres métalliques* qui sont moins défectueux.

PYRONOMIE. s. f. [de πῦρ, feu, et νόμος, règle ; all. *Pyronomie*, angl. *pyronomia*, it. *pironomia*]. L'art de régler le feu dans les opérations chimiques.

PYROPHLYCTIDE. s. f. [de πῦρ, feu, et φλυκτίς, vésicule]. La pustule maligne (Alibert).

PYROPHOBIE. s. f. [de πῦρ, feu, et φόβος, crainte]. Crainte morbide du feu.

PYROPHORIQUE. adj. — *Fer pyrophorique*. Fer réduit par l'hydrogène au-dessous du rouge, très divisé, et s'oxydant à l'air au point d'être porté au rouge.

PYROPHOSPHATE. s. m. [de πῦρ, feu, et *phosphate* ; all. *Pyrophosphat*, it. et esp. *pirofosfato*]. Nom générique des sels formés par l'acide pyrophosphorique. V. PHOSPHORIQUE. — *Pyrophosphate de fer et de soude*. Sel de saveur à peine sensible, dont l'astringence est nulle, qui n'exerce aucune action sur l'estomac et ne provoque pas de constipation. De là son emploi en médecine comme ferrugineux, en solution ou en sirop, au centième (chaque cuillerée de 20 grammes contient 20 centigrammes de sel, correspondant à 4 centigrammes de fer métallique ; la dose, pour les adultes, est de une à trois cuillerées à bouche par jour) ; ou en dragées, contenant chacune 10 centigrammes de fer : dose, pour les adultes, de deux à six dragées par jour.

PYROPHOSPHORIQUE. adj. V. PHOSPHORIQUE.

PYROPUNCTURE. s. f. [de πῦρ, feu, et *puncture*] (Dubreuil). Emploi des aiguilles rougies au feu, qui produisent des traînées de cautérisation partielles dans la tumeur au sein de laquelle elles sont enfoncées (Macilwain, 1829-1833 ; — Lallemand, 1835).

PYROSCOPE. s. m. [*pyroscopium*, de πῦρ, feu, et σκοπεῖν, examiner ; all. *Pyroscop*, angl. *pyroscope*, it. et esp. *piroscopio*]. Instrument au moyen duquel on peut connaître l'intensité du feu allumé dans un appartement. C'est un thermomètre différentiel, dans lequel on a recouvert complètement d'une épaisse feuille d'or ou d'argent la boule qui sert de réservoir au liquide coloré. Les rayons de chaleur qui partent du foyer pour se répandre dans l'appartement sont en grande partie réfléchis par la surface brillante du métal qui recouvre cette boule, tandis que l'autre boule, découverte, reçoit toute l'impression de la chaleur ; on voit alors le liquide s'abaisser d'une quantité proportionnelle dans le tube. L'action de la chaleur diminue comme le carré de la distance, à mesure qu'on s'éloigne du foyer; et cependant la sensibilité de l'instrument est telle, qu'il est visiblement affecté, même lorsqu'il est fort éloigné du feu.

PYROSIQUE. adj. — *Dyspepsie pyrosique.* Variété de dyspepsie qui s'accompagne de pyrosis.

PYROSIS. s. m. [*pyrosis*, πύρωσις, de πυρόω, brûler; all. *Sodbrennen*, angl. *pyrosis*, *water-brash*, *black-water*, it. *pirosi*, esp. *pirosis*; vulgairement : *fer chaud*. *ardeur d'estomac*, *crémason*, *soda*]. Sensation brûlante qui, de l'estomac, se propage dans toute la longueur de l'œsophage et se porte jusqu'à la gorge, où le malade croit sentir l'impression d'un corps irritant, d'un fer chaud. Comme cette sensation accompagne ordinairement une forme de dyspepsie, il y a en même temps d'autres symptômes gastriques. Le pyrosis affecte surtout les personnes qui se nourrissent d'aliments gras, de fritures, de salaisons, de fromages avancés ou de toute autre substance irritante. Le traitement consiste principalement dans la suppression de ces aliments, qu'on remplace par la diète lactée et végétale, les boissons alcalines, etc. Le pyrosis est accompagné généralement de sécrétion gastrique d'un fluide aqueux acide (Goodsir) contenant les acides lactique et acétique, parfois des cellules de levure, des *sarcines*, etc.

PYROTECHNIE. s. f. [*pyrotechnia*, de πῦρ, gén. πυρὸς, feu, et τέχνη, art; all. *Feuerungskunt*, angl. *pyrotechny*, it. et esp. *pirotecnia*]. La science du feu ou l'art de s'en servir. — *Pyrotechnie chirurgicale.* L'art d'employer le feu ou le cautère actuel en chirurgie (Percy).

PYROTHONIDE. s. m. [de πῦρ, feu, ὀθόνιον, linge, chiffon; *huile de papier*, all. *Pyrothonid*, angl. *pyrothonide*, it. et esp. *pirotonido*]. Huile pyrogénée produite par la combustion des tissus de chanvre, de lin ou de coton, dans des vases de cuivre. Cette matière brune, acide, a été préconisée par Ranque pour l'usage médical externe comme succédané du goudron. Une goutte sur la langue abolit le goût pour quelques heures (Johnson).

PYROTIQUE. adj. et s. m. [*pyroticus*, πυρωτικὸς, de πυρόω, je brûle, dérivé de πῦρ, feu; it. *pirotico*]. Brûlant, caustique.

PYRO-URIQUE. adj. — *Acide pyro-urique.* L'acide cyanurique.

PYROXAM. s. m. [*amidon azotique*]. V. Xyloïdine.

PYROXYLE s. m., ou **PYROXYLINE.** s. f. [de πῦρ, feu, et ξύλον, bois, all. *Pyroxylin*, *Schiessbaumwolle*, angl. *pyroxyline*; *coton azotique*, *coton-poudre*, *fulmi-coton*, *poudre-coton*]. Produit explosif provenant de l'action de l'acide azotique fumant, mélangé de 3 parties d'acide sulfurique, sur le coton. Il a les caractères extérieurs du cordon cardé; mais, au contact de l'iode et de l'acide sulfurique, il jaunit et ne bleuit pas. Frotté dans un endroit sec, il est phosphorescent. Il est mauvais conducteur de l'électricité. Il prend feu de 75° à 180°. Le pyroxyle, chauffé à l'air, détone avec violence au-dessous de 100°. C'est de la *cellulose pentanitrique* (Béchamp) ou *décanitrique* (Berthelot) [$C^{48}H^{20}O^{20}(AzH^{6}O)^{10}$]. Il est insoluble dans l'eau, l'alcool, l'éther, l'acide acétique, etc. La *cellulose octonitrique* ($C^{48}H^{24}O^{24}(AzHO^{6})^{8}$], également explosive, mais soluble dans l'éther ou le mélange d'éther et d'alcool, donne le *collodion*.

PYROXYLIQUE. adj. — *Esprit pyroxylique.* V. Méthylique.

PYRRHÉE. s. m. [*jaune indien*]. Matière colorante, formée d'acide pyrrhéique (ou euxanthique) combiné à la magnésie, et regardée par les uns comme une concrétion intestinale de la vache ou du chameau, considérée par les autres comme d'origine végétale.

PYRRHOMÉE. s. m. [*Koheul au noir de fumée*]. Sorte de cosmétique formé d'une matière pulvérulente, d'un noir brun très foncé, qui prend une teinte brune ardoisée lorsqu'elle est étendue en couche mince ou suspendue en petite quantité dans un liquide. Elle se compose de granules de noir de fumée, mêlés de fragments lamelleux de poussière de talc.

PYRRHOPINE. s. f. Alcaloïde identique à la *sanguinarine*, retiré de la racine de la grande chélidoine.

PYULQUE. s. m. [*pyulcum*, πυουλκόν, de πῦον, pus, et ἕλκειν, tirer, extraire; all. *Pyulcus*, *Eiterzieher*, it. *piulco*]. Instrument de chirurgie dont on se sert pour extraire le pus contenu dans une cavité du corps. Les anciens employaient diverses espèces de *pyulques* (Galien, Anel, Scultet), qui agissaient comme des pompes aspirantes, et avaient la forme de la seringue ordinaire. Ils ont été remplacés par une sonde de gomme élastique adaptée au canon d'une seringue qui sert à pratiquer la thoracocentèse par succion, en passant la sonde dans la canule qui a pénétré dans la plèvre. Le pyulque de J. Guérin est une seringue dont la canule est aplatie, terminée en pointe, avec des orifices latéraux, ce qui permet de s'en servir comme trocart, puis de retirer le liquide par aspiration sans laisser arriver l'air dans la cavité ponctionnée. Les pyulques de Laugier (1837) et de Dieulafoy (aspirateurs pneumatiques, seringues aspiratrices) sont des seringues pourvues d'un robinet latéral outre celui qui les termine. La canule est un trocart très fin auquel, une fois faite la ponction, on adapte la seringue dans laquelle le vide a été fait par élévation du piston, les robinets fermés. Ouvrant alors le robinet du côté du trocart, le liquide remplit la cavité vide; on expulse celui-ci en ouvrant le robinet latéral et abaissant le piston. On recommence cette opération s'il le faut, comme dans les cas de thoracentèse. Ce terme n'est plus usité aujourd'hui. V. Aspirateur, Seringue et Siphon.

PYURIE. s. f. [*pyuria*, de πῦον, pus, et οὐρεῖν, uriner; all. *Eiterharnen*, angl. *pyury*, it. et esp. *piuria*]. Émission d'urine purulente.

PYURIQUE. adj. Qui concerne la pyurie.

Q

q = le q latin.

Q. P. V. Abréviation.

Q. S. V. Abréviation.

QHITEGN. s. m. Chez les Abyssins, dans l'Ambara, maladie vénérienne sans plaies.

Q'SSELA QHITEGN. s. m. Chez les Abyssins, maladie vénérienne accompagnée de plaies.

QUADRI. Préfixe venant du latin, dont on fait précéder certaines dénominations pour indiquer la proportion quadruple d'un des éléments de leurs composants : *quadroxyde*, *quadrisulfure*, etc.

QUADRIGA. s. m. Mot latin conservé en français pour désigner un bandage autrefois employé dans les fractures des côtes, de la clavicule et du sternum, et composé de jets entre-croisés devant et derrière la poitrine, sous les aisselles et sur le moignon de l'épaule, de manière à former une sorte de cuirasse.

QUADRIGÉMINÉ. adj. [de *quatuor*, quatre, et *geminus*, gémeau]. — *Pouls quadrigéminé.* Anomalie dans le rythme du pouls : quatre pulsations sont associées et séparées par un intervalle d'un autre groupe semblable de quatre pulsations.

QUADRIJUMEAU. adj. [*quadrigeminus*, all. *Vierhügel*, it. *quadrigemini*, *quadrigemelli*]. — *Tubercules quadrijumeaux.* Nom donné à quatre éminences de la partie supérieure de la moelle allongée, arrondies, symétriquement séparées par deux sillons en croix, et situées au-dessus des pédoncules cérébraux, au-dessous de la glande pinéale, en avant de la valvule de Vieussens, en arrière du troisième ventricule. Il y a deux tubercules quadrijumeaux antérieurs (*nates*), et deux postérieurs (*testes*), ceux-ci plus volumineux que les premiers. Sous les tubercules quadrijumeaux passent les pédoncules cérébelleux supérieurs, à la partie externe desquels se voit le ruban de Reil. Ces tubercules sont formés extérieurement de fibres blanches. De leur partie externe partent des prolongements (*bras des tubercules quadrijumeaux*) qui paraissent se rendre au corps genouillé externe pour les antérieurs, au corps genouillé interne pour les postérieurs, mais qui, en réalité, passent sous la couche optique, et se rendent à la couronne rayonnante, établissant ainsi une communication entre les tubercules quadrijumeaux et l'écorce du cerveau (Huguenin).

QUADRILATÈRE. adj. Se dit d'une partie qui a quatre côtés. — *Lame quadrilatère.* V. SPHÉNOÏDE. — *Lobule quadrilatère.* V. AVANT-COIN.

QUADRILLE. s. m. — *Quadrille des centres.* Expression employée par H. Fol pour désigner une des phases de la fécondation. V. OVOCENTRE.

QUADRIPLÉGIE. s. f. [de *quatuor*, quatre, et πλήσσειν, frapper]. Paralysie frappant à la fois les quatre membres. C'est un mot mal formé; on lui préférera celui de *tétraplégie*.

QUADRUMANE. adj. [*quadrimani* ou *quadrumani*, de *quatuor*, quatre, et *manus*, main; all. *Quadrumanen, Vierhänder*, angl. *quadrumans*, it. *quadrumani*, esp. *cuadrumanes*] (Tyson). Qui a quatre mains.

QUADRUMANES. s. m. pl. Ordre de la classe des mammifères contenant ceux qui, comme les singes, ont le pouce séparé aux pieds de derrière ainsi qu'à ceux de devant. Cet ordre est admis, par opposition aux *bimanes*, par les zoologistes qui font de l'homme le type d'un ordre spécial. D'autres font des bimanes et des quadrumanes un ordre unique de mammifères, sous le nom de *primates*.

QUAL. s. m. V. ASTÉRIE.

QUALITATIF, IVE. adj. En chimie, qui a trait à la *nature* des composants d'un corps, par opposition à *quantitatif* : *analyse qualitative*.

QUALITÉ. s. f. [*qualitas*, ποιότης, all. *Beschaffenheit*, angl. *quality*, it. *qualita*, esp, *calidad*]. Manière d'être des corps en vertu de laquelle ils font sur les sens une impression particulière qui donne des idées de figure, de couleur, de grandeur, etc. || En physiologie, *qualité des actes*, la nature de ces actes, qui est liée à des états moléculaires de la substance organisée, indépendants de sa masse, mais susceptibles d'être déterminés. — *Qualités occultes.* Qualités non saisissables aux sens et au raisonnement que l'on admettait dans les corps pour expliquer les effets dont on ne pouvait se rendre compte par les qualités réelles, alors mal connues. Les qualités occultes ont joué un grand rôle dans la physique, la chimie, la physiologie et la pathologie des anciens. On croyait se rendre compte des faits en attribuant des effets physiques et organiques à des causes morales calquées sur les affections humaines d'antipathie et de sympathie, d'irritabilité, d'excitation et d'asthénie. C'est ainsi qu'avant de connaître la pesanteur de l'air qui fait monter l'eau dans les pompes, on attribuait cette ascension à l'horreur de l'eau pour le vide; qu'en physiologie, on admettait des âmes concupiscibles, irascibles, rationnelles, etc., pour se rendre compte des phénomènes encéphaliques, des facultés ou forces digestives, plastiques ou formatrices, végétatives, de résistance vitale, etc.; pour expliquer les actes de liquéfaction digestive, de nutrition, de génération des tissus, etc. Peu à peu l'esprit humain a fondé les nouvelles explications sur la connaissance des choses accessibles à l'observation et à l'expérience aidées de la raison. — *Qualité occulte d'une maladie.* V. SPÉCIFICITÉ.

QUANTITATIF, IVE. adj. En chimie, qui a trait au poids ou au volume des composants d'un corps : *analyse quantitative*.

QUARANTAINE. s. f. [all. *Quarantäne*, angl. *quarantine*, it. *quarantena*, esp. *cuarantenà*]. Séjour que les voyageurs qui arrivent d'un pays où règne une maladie contagieuse sont obligés de faire dans un lazaret ou à bord des vaisseaux, avant de communiquer avec les habitants du pays ou du port où ils veulent entrer. On donne à ce temps le nom de *quarantaine*, quoique souvent la durée ne soit pas de quarante jours.

QUARANTENAIRE. adj. Qui a rapport aux quarantaines : *mesure quarantenaire*, etc.

QUARTE. adj. [*quartanus*, τεταρταῖος, all. *viertägiges Fieber*, *Quartanfieber*, angl. *quartan*, it. *febbre quartana*, esp. *cuartana*]. — *Fièvre quarte.* V. INTERMITTENT.

QUARTÉNYLIQUE. adj. — *Acide quarténylique* (Geuther). L'acide crotonique.

QUARTERON, ONNE. s. m. et f. V. CARTERON.

QUARTZ. s. m. [*cristal de roche*]. Silice pure, très répandue dans la nature, dont une variété (*quartz hyalin*) est cristallisée en prismes hexagonaux, limpides, transparents, incolores ou colorés. D'autres variétés sont translucides, mais non cristallisées (*agate*); d'autres sont opaques (*silex*).

QUASSATION. s. f. [*concassation*, all. *Zerquetschung*, it. *quassazione*, esp. *cuasacion*]. En pharmacie, action de réduire en morceaux les racines et écorces tenaces pour faciliter l'extraction de leurs principes actifs.

QUASSIA. s. m. [*Quassia amara*, L., *bois de Surinam*; all. *Quassie, Bitterholz*, angl. *quassia*, it. *quassia quassio*, esp. *cuasia*]. Arbre de la famille des simaroubées, dont la racine nous est apportée de la Guyane revêtue de son écorce, qui est unie, mince, grise, tachetée, peu adhérente au bois; celui-ci est blanc, très léger, inodore, d'une amertume franche et très prononcée, moindre cependant que celle de l'écorce. Cette racine est un des amers les plus énergiques, se rapprochant de la gentiane par l'absence de toute astringence. On l'emploie dans la dyspepsie atonique, la chlorose, les vomissements nerveux. La macération dans l'eau froide (8 à 12 grammes par litre), ou dans l'eau tiède, pure ou mêlée au vin, est préférable à la décoction. On emploie aussi la macération dans le vin (8 grammes pour 500 grammes de vin), la teinture (30 à 60 gouttes dans un véhicule), ou l'extrait. — *Quassia de la Jamaïque* [*Quassia excelsa*, Swartz, *Pierchera excelsa*, Lindl.]. Arbre de la même famille, dont le bois, plus jaune et plus grossier que celui du *Q. amara*, est aussi très amer, et a les mêmes propriétés médicinales. — *Quassia du Para.* V. TACHI.

QUASSIINE. s. f. ou **QUASSINE.** s. f. [all. *Quassin*, angl. *quassine*, it. *quassina*, esp. *cuassina*]. Principe actif du *Quassia amara*. La quassine cristallisée a pour formule $C^{32}H^{44}O^{10}$; elle se présente sous forme de lamelles rectangulaires solubles dans 400 parties d'eau, 30 d'alcool et 2 de chloroforme. Ce produit active la sécrétion de la salive, de la bile et de l'urine; il réveille l'action des fibres musculaires du tube digestif. La quassine amorphe est employée à la dose de 0gr,025 à 0gr,20; la quassine cristallisée à celle de 0gr,002 à 0gr,02, en pilules ou en cachets.

QUASSITE. s. f. (Wiggers). Nom donné parfois à la *quassine*.

QUATERNAIRE. adj. [all. *geviert*, angl. *quaternary*, it. *quaternario*, esp. *cuaternario*]. En chimie, se dit d'un composé formé par combinaison de quatre corps simples ; tels sont presque tous les principes azotés.

QUATRE-ÉPICES. s. f. pl. Poudre du fruit du *Myrtus pimenta*. V. PIMENT *de la Jamaïque*.

QUATRE-FLEURS. s. f. pl. Fleurs de mauve, de guimauve, de violette et de coquelicot. On en fait, à parties égales, une tisane pectorale.

QUATRE-FRUITS. s. m. pl. Les dates privées de noyau, les jujubes, les figues, et les raisins ou les pruneaux secs. Se donnent comme les quatre-fleurs.

QUÉBRACHINE. s. f. ($C^{44}H^{26}Az^{2}O^{6}$). Alcaloïde extrait du *Quebracho*. Il cristallise en aiguilles incolores, solubles dans l'alcool bouillant, peu solubles dans l'éther, encore moins dans l'eau ; il est dextrogyre. Il ralentit la circulation et surtout la respiration, d'où son application au traitement de l'asthme et de la dyspnée : 0gr,25 à 1 gramme par jour, en granules de 5 à 10 centigr. (Maragliano).

QUEBRACHO. s. m. (*Aspidosperma Quebracho* Sell.). Arbre de la famille des Apocynées poussant dans la République Argentine ; l'écorce, d'un rouge brun, amère, analogue à l'écorce du quinquina, renferme l'*aspidospermine* et la *québrachine* ; elle est fébrifuge et surtout antidyspnéique ; on l'emploie contre l'asthme, la dyspnée des cardiaques, etc., sous forme de teinture alcoolique.

QUERCINE. s. f. V. QUERCITE.

QUERCITANNIQUE. adj. — *Acide quercitannique*. Acide tannique de l'écorce de chêne et du blé noir, différant de celui de la noix de galle en ce qu'il ne donne pas d'acide gallique par le contact de l'air, ni d'acide pyrogallique par la distillation. Il précipite les sels de fer en noir bleuâtre.

QUERCITE. s. f. [*quercine*, *sucre de gland* ; all. *Quercit*, *Eichelzucker*, angl. *quercite*, it. *quercita*, esp. *cuercita*] ($C^{12}H^{12}O^{10}$). Matière sucrée retirée du gland de chêne par Braconnot et Dessaigne ; cristallise en prismes solubles dans l'eau et l'alcool chaud ; donne de l'acide oxalique par l'acide nitrique ; non fermentescible ; ne réduit pas les sels cuivriques.

QUEUE. s. f. [*cauda*, οὐρά, all. *Schwanz*, *Schweif*, angl. *tail*, it. *coda*, esp. *cola*, *rabo*]. En anatomie, *queue de cheval*. V. MOELLE *épinière*.

QUIESCENT, ENTE. adj. [*quiescens*, de *quies*, repos ; all. *ruhend*]. S'est dit, pour expliquer la décomposition réciproque de deux sels et la formation d'un autre sel insoluble, des bases respectives de ces sels, pour lesquelles on supposait que la somme des affinités des deux acides l'emportait sur les affinités de chacun de ces acides pour la base de l'autre, qu'on nommait *divellente*. — En histologie, se dit du noyau de la cellule quand il est à l'état de repos, c'est-à-dire ne subit pas les différentes transformations qui caractérisent le caryocinèse.

QUILLAIA. s. f. [*Quillaia Molinæ*, DC., *Q. smegmadermos*, R. et Pav., *Q. saponaria*, Mol.]. Arbre du Chili, famille des rosacées spiréacées, dont l'écorce grisâtre, très riche en saponine, appelée *écorce de Panama*, est employée en infusion plus ou moins concentrée pour laver et dégraisser les étoffes, pour nettoyer le cuir chevelu encombré des croûtes de séborrhée, etc. Elle est diurétique. Elle peut donner lieu à des empoisonnements dus aux effets émétocathartiques de la saponine, avec anxiété, syncopes, tremblements, nausées et besoins fréquents d'uriner. L'action émétique de la substance fait qu'elle est rejetée avant que les accidents soient graves ; le repos et les boissons calmantes suffisent.

QUINA. s. m. Se dit pour *quinquina*.

QUINA-NOVA. s. m. [*quinova*, *kinova*, *kina* ou *china-nova*, *quinquina-nova*]. Écorce du *Ladenbergia oblongiflora*, Klotzsch, rubiacée qui est un faux quinquina, sans quinine ni cinchonine.

QUINAMICINE ou **QUINAMIDINE.** s. f. Modifications isomériques de la quinamine.

QUINAMINE. s. f. Alcaloïde extrait du *Cinchona succirubra* (Hess).

QUINANILINE. s. f. Dérivé phénylé de l'amide quinique.

QUINATE. s. m. Nom générique des sels formés par la combinaison des bases avec l'acide quinique. La plupart des quinates sont cristallisables, solubles dans l'eau, insolubles dans l'alcool ; par l'action de la chaleur ou des oxydants, ils donnent de la quinone. Les quinates de chaux, de quinine, de cinchonine, existent dans les diverses écorces de quinquina, et leur donnent leurs propriétés fébrifuges.

QUINCÉ (Maine-et-Loire). *Eaux ferrugineuses bicarbonatées*, froides.

QUINCKE (Heinrich-Irenæus) (médecin allemand, né en 1842). — *Maladie de Quincke*. Syn. *œdème circonscrit de la peau*. Affection décrite par Quincke en 1882, caractérisée par des poussées d'œdème circonscrit apparaissant au niveau de la peau ou des muqueuses ; chaque tuméfaction dure seulement quelques heures ; des poussées nouvelles se font pendant plusieurs jours et plusieurs semaines sans cause appréciable et sans modification de l'état général. De semblables attaques peuvent se montrer chez le même individu pendant toute la durée de son existence. C'est une maladie héréditaire et familiale. On a étendu le nom de *maladie de Quincke* à tous les œdèmes aigus circonscrits de la peau. Apert a fait remarquer qu'il est préférable de laisser à la maladie de Quincke son sens primitif, et d'en séparer les cas d'œdème aigu apparaissant accidentellement chez un individu sans antécédents œdémateux, cas dans lesquels les tuméfactions sont plus fixes, sont parfois précédées de courbature et de douleurs rhumatoïdes, et guérissent définitivement. — *Ponction lombaire de Quincke*. V. PONCTION *lombaire*. — *Pouls de Quincke*. V. POULS *veineux progressif*.

QUINÉTINE. s. f. [all. *Quinetin*, angl. *quinetine*, it. et esp. *quinetina*]. Matière rouge tirée du sulfate de quinine par oxydation, peu soluble dans l'eau (Marchand).

QUINICINE. s. f. ($C^{40}H^{24}Az^{2}O^{4}$). Corps isomère de la quinine, obtenu en chauffant du sulfate de quinine avec un peu d'eau et d'acide sulfurique ; insoluble dans l'eau, très soluble dans l'alcool, dextrogyre, amer et presque inactif (Pasteur).

QUINIDE. s. f. ($C^{14}H^{10}O^{10}$). Corps cristallisable, qui dérive de l'acide quinique chauffé entre 200° et 250°, et perdant une molécule d'eau.

QUINIDINE. s. f. [*cincholine*] ($C^{40}H^{24}Az^{2} + 2HO$). Alcaloïde isomère de la quinine, mais hydraté, efflorescent, et plus dextrogyre. La quinidine existe dans le quinquina avec la quinine, et fait partie du mélange complexe appelé *quinoïdine*, d'où on l'extrait. Elle est cristallisable, très peu soluble dans l'eau froide, soluble dans l'alcool froid et en toute proportion dans l'alcool bouillant, peu soluble dans l'éther. Ses solutions aqueuses sont fluorescentes. Elle verdit par le chlore et l'ammoniaque. Elle est moins fébrifuge que la quinine (Pasteur).

QUINIMÉTRIE. s. f. Dosage des quantités de quinine contenues dans les diverses variétés d'écorces de quinquina. De nombreux procédés ont été proposés : celui de Berthelot consiste à épuiser 10 grammes de poudre de l'écorce à essayer par 150 grammes environ d'alcool à 90° étendu de 1/10 d'eau ; la solution, décolorée par la chaux, filtrée, et neutralisée par l'acide sulfurique, est concentrée au bain-marie, puis évaporée ; le produit de l'évaporisation, filtré, est traité par l'éther, qui dissout la quinine et l'abandonne par évaporation : on la pèse directement, ou bien on la dissout de nouveau dans l'éther, et on la transforme en sulfate, qu'on fait cristalliser.

QUININE. s. f. [*chinium*, all. *Chinin*, *Quinin*, angl. *quina*, *quinine*, *quinia*, it. *chinina*, *chinino*, esp. *quinina*] ($C^{40}H^{24}Az^{3}O^{4}$ ou, en atomes, $C^{20}H^{24}Az^{2}O^{2} + 3H^{2}O$). Alcaloïde découvert par Pelletier et Caventou dans l'écorce du quinquina jaune, et trouvé depuis dans beaucoup d'autres variétés ou espèces de quinquina, mais en des proportions différentes, et associé à plus ou moins de cinchonine. Cette substance est lévogyre, blanche, poreuse, très amère, amorphe, mais cristallisable en prismes quand on la met en contact avec l'eau et surtout avec l'ammoniaque : c'est alors un hydrate de quinine ($C^{40}H^{24}Az^{2}O^{4} + 3HO$), fusible à 57°, soluble dans 167 parties d'eau à 15°, très soluble dans l'éther; anhydre, elle fond à 176°, est presque insoluble dans l'eau froide, très peu soluble dans l'alcool, l'éther, soluble dans les huiles. Traitée par le chlore, puis par l'ammoniaque, elle donne une liqueur d'un vert-émeraude, qui devient bleu céleste, puis violette, et enfin rouge feu, quand on ajoute de l'acide chlorhydrique jusqu'à saturation exacte. On l'obtient en faisant bouillir l'écorce de quinquina jaune réduite en poudre grossière dans de l'eau chargée d'acide chlorhydrique, passant, et décomposant la liqueur par de la chaux éteinte. Le dépôt formé, recueilli et lavé, est traité à chaud par l'alcool à 85°. On distille, et le résidu est évaporé à siccité : on a ainsi la quinine brute, colorée par la matière colorante du quinquina. En la dissolvant par l'acide sulfurique étendu, à chaud, et décomposant la liqueur chaude par l'ammoniaque, on a la quinine pure. La quinine forme avec les acides deux sortes de sels, les uns neutres, les autres acides : ces sels sont d'autant plus actifs qu'ils sont plus solubles; aussi emploie-t-on de préférence, en médecine, le bromhydrate, le chlorhydrate, et surtout le sulfate acide ou bisulfate; l'acétate, le sulfate neutre, le valérianate, sont moins solubles; les autres sont insolubles. La quinine ralentit le pouls, diminue la température et les combustions organiques : c'est un puissant fébrifuge, qui agit probablement par excitation directe du grand sympathique, déterminant la contraction des petits vaisseaux; Gubler la regarde aussi comme dynamophore. On ne l'emploie en médecine qu'à l'état de combinaison avec les acides, avec l'acide sulfurique principalement. V. Sulfate *de quinine*.

QUINIQUE. adj. Qui a rapport au quinquina : *médication quinique*. — *Acide quinique* ($C^{14}H^{12}O^{12}$ ou, en atomes, $C^{7}H^{12}O^{6}$). Corps découvert par Hoffmann (1790). On le prépare en précipitant par la chaux une décoction de quinquina, et décomposant par l'acide oxalique le quinate de chaux obtenu. Prismes incolores, très acides, solubles dans l'eau, peu dans l'alcool et l'éther, lévogyres, fusibles à 161°. Chauffé, il donne de la *quinide;* distillé avec l'acide sulfurique et le peroxyde de manganèse, il donne de la *chinone*. Il existe à l'état de sels (*quinates*) dans l'écorce des quinquinas ; dans l'économie il se transforme en acide benzoïque et est éliminé à l'état d'acide hippurique. Il aurait la propriété de diminuer la formation d'acide urique et a été préconisé récemment comme agent curatif de la goutte et de la diathèse urique. || *Fièvre quinique*. État fébrile, constitué par la succession des stades de frisson, de chaleur et de sueur, qui, signalé par Bretonneau et Trousseau, nié par Andral, mis en doute par Grisolle, apparaîtrait quand la quinine ou ses sels sont administrés à dose massive. Quant à l'exanthème cutané, décrit sous le même nom et sous celui de *fièvre de quinquina* (Zimmer) et auquel seraient exposés les ouvriers qui travaillent à la fabrication du sulfate de quinine ou à la pulvérisation du quinquina, il paraît dû, ainsi que l'accélération de la circulation, à l'action des substances irritantes, acides ou alcalines, avec lesquelles ces ouvriers sont en contact, plutôt qu'à l'action de la quinine elle-même. — *Ivresse quinique*. Ensemble des symptômes cérébraux, céphalalgie, troubles de l'ouïe, bourdonnements d'oreille, surdité, dilatation de la pupille, vertiges, marche chancelante, résolution musculaire, etc., que déterminent les sels de quinine, lorsque la dose atteint et surtout dépasse un gramme. Ces symptômes sont dus à l'anémie cérébrale que détermine le sulfate de quinine à cette dose (Martin Damourette).

QUINISME. s. m. Ensemble des effets généraux que produisent la quinine et ses sels sur l'organisme. On distingue le *quinisme médical*, thérapeutique, déterminé par des doses modérées (V. Sulfate *de quinine*); et le *quinisme toxique*, produit par les doses élevées [V. Quinique (*Ivresse*)].

QUINITE. s. f. Mélange de cyanoferrure de sodium et de salicine, proposé comme succédané de la quinine.

QUINIUM. s. m. Extrait alcoolique de quinquina, obtenu en réunissant plusieurs espèces de quinquina de telle sorte que le mélange renferme deux fois plus de quinine que de cinchonine, ajoutant à la poudre la moitié de son poids de chaux éteinte, épuisant par l'alcool à 90° bouillant, distillant, et évaporant à siccité. On le donne comme tonique et fébrifuge, en *pilules* (15 centigrammes de quinium en une pilule représentent 5 centigrammes de quinine) ou en *vin* (50 à 100 grammes comme tonique; 100 à 200 grammes comme fébrifuge).

QUINOA. s. m. Le *Chenopodium quinoa*, L., chénopodée du Pérou dont les graines sont alimentaires.

QUINOCHLORAL. s. m. (*chironal*). Substance huileuse de saveur amère, résultant de la combinaison du chloral avec un sel de quinine; elle est facilement soluble dans l'eau et l'alcool. Elle est douée de propriétés antiseptiques ; elle a de plus des effets hypnotiques et serait dépourvue de toute action sur le cœur. On la prescrit à la dose de 0gr,05 à 1 gramme par jour.

QUINOGÈNE. s. m. [angl. *quinogen*]. Radical hypothétique des alcaloïdes des quinquinas.

QUINOÏDE. adj. Qui ressemble au quina.

QUINOÏDE. s. m. Mélange de berbérine et d'oxyacanthine proposé comme succédané du quinquina, mais qui n'en a que l'amertume sans les propriétés fébrifuges.

QUINOÏDINE. s. f. [it. *chinoidina*]. Matière résinoïde, brune, inodore, très amère, découverte dans les eaux mères de la fabrication du sulfate de quinine par Sertuerner. Elle est formée pendant la dessiccation des écorces de quinquina au soleil et pendant la fabrication du sulfate de quinine, et résulte de l'altération des alcaloïdes du quinquina (Pasteur).

QUINOLÉINE. s. f. [*chinoléine*, *quinoline*, *chinoline*] ($C^{18}H^{7}Az$). Liquide incolore, d'odeur d'amandes amères, de saveur âcre et amère, bouillant vers 240°, plus lourd que l'eau dans laquelle il est peu soluble, très stable, basique, donnant des sels cristallisables avec les acides. La quinoléine s'obtient en distillant la cinchonine avec la potasse. C'est un mélange de plusieurs bases homologues (Laurent), isomérique avec le leucol.

QUINOLIQUE. adj. — *Acide quinolique*. Corps formé par l'ébullition de la cinchonine avec l'acide nitrique.

QUINOLOGIE. s. f. [*kinologia*, formé de *kina*, et de λόγος, discours ; esp. *quinologia*]. Description des diverses espèces de quinquinas.

QUINON. s. m. ou **QUINONE.** s. f. V. Chinone.

QUINONAMIDE. s. f. V. Chinonamide.

QUINOTANNIQUE. adj. — *Acide quinotannique* [*tannin du quinquina*] ($C^{56}H^{22}O^{28}$). Corps qui existe combiné avec la quinine et la cinchonine, dans les quinquinas. Pulvérulent, jaune, astringent, soluble dans l'eau, les acides, l'alcool et l'éther. Ses solutions passent au rouge à l'air et donnent un dépôt de *rouge cinchonique*. Il colore en vert les sels de fer, précipite l'émétique, la gélatine et l'amidon.

QUINOTINE. s. f. La quinidine.

QUINOVA. V. Quina-nova.

QUINOVATANNIQUE. adj. — *Acide quinovatannique*. Tannin du quinova, faux quinquina.

QUINOVATE. s. m. V. Quinovique.

QUINOVATIQUE. adj. — *Acide quinovatique* [*quinovine*] ($C^{60}H^{48}O^{16}$). Acide trouvé par Pelletier et Caventou dans le *quina-nova*; jaune, gommeux, peu soluble dans l'eau, soluble dans l'éther et l'alcool. D'après Hlasiwetz, l'acide quinovatique est une glycoside, qu'il nomme *quinovine*, et qui, sous l'influence des acides, se dédouble en un sucre analogue à la mannitane, et en acide quinovique.

QUINOVINE. s. f. V. Quinovatique.

QUINOVIQUE. adj. — *Acide quinovique* ($C^{48}H^{38}O^{3}$). Produit de dédoublement de la quinovine ou acide quinovatique. Poudre cristalline, blanche, insipide, insoluble dans l'eau, soluble dans l'alcool bouillant, l'ammoniaque et les alcalis; la solution est amère. Il forme des sels (*quinovates*) avec les acides.

QUINOYLE. s. m. V. Chinone.

QUINQUAUD (Eugène) (médecin français, 1843-1893). — *Signe de Quinquaud*. Crépitation fine perçue au niveau des articulations phalangiennes dans le cas d'alcoolisme: pour reconnaître l'existence de ce signe, il faut que les doigts du malade, en extension, soient appliqués par leurs extrémités perpendiculairement contre la main de l'observateur.

QUINQUINA. s. m. [*Cinchona, peruvianus cortex*; all. *China, Chinarinde*, angl. *bark, peruvian bark*, it. *china-china*, esp. *quina cascarilla*]. Nom donné par La Condamine (du mot des Indiens du Pérou, *quinaquina*, écorce par excellence, manteau), au genre *Chinchona* de Linné (du nom du comte de Chinchon, vice-roi du Pérou, qui en favorisa l'emploi), ou *kinakina* de Joseph de Jussieu, qui fournit les écorces dites *cascarilla* par les Espagnols; de là est venu qu'on appelle *écorces de quinquina*, ou *quinquina* tout court, un grand nombre de variétés d'écorces fournies par les espèces du genre *Cinchona* (*quinquinas vrais*), et même d'autres genres voisins (*faux quinquinas*). Les *vrais quinquinas* sont les écorces de plusieurs plantes de la famille des rubiacées, tribu des cinchonées, toujours vertes, croissant en Amérique dans les vallées des Andes, entre le dixième degré de latitude septentrionale et le dix-neuvième degré de latitude australe, entre 1200 et 3000 mètres au-dessus de l'Océan. Ce sont des arbres ou des arbrisseaux, à feuilles entières, stipulées, à fleurs d'odeur suave, dont le calice est turbiné, soudé avec l'ovaire, à limbe supère quinquéfide, persistant. La corolle est supère, à tube cylindrique, à limbe velu, étalé, rosacé, à cinq lobes valvaires obtus; cinq étamines insérées dans le tube de la corolle, à anthères oblongues linéaires. L'ovaire est infère, biloculaire, à ovules nombreux, anatropes, insérés sur deux placentas linéaires de chaque côté de la cloison et imbriqués. Le style est simple, le stigmate bifide. Le fruit est une capsule oblongue, à deux loges, couronnée par le limbe du calice, se séparant de *bas en haut* en deux valves, lors de la maturité. Les graines sont petites, nombreuses, imbriquées sur les placentas devenus libres, comprimées, entourées d'une aile marginale membraneuse. L'écorce contient de la quinine et de la cinchonine à l'état de quinate acide, ou au moins de cette dernière, tandis que, dans le genre *Cascarilla*, Weddell, souvent confondu avec les *Cinchona*, mais distinct par la déhiscence de *haut en bas* du fruit, il n'y a aucun de ces alcaloïdes. Il s'y trouve en outre de la *quinidine* et de la *cinchonidine*, de la *quinicine* et de la *cinchonicine*; du quinate de chaux; de l'*acide quinotannique*, et du *rouge cinchonique*, qui en dérive. On y trouve aussi une *matière colorante jaune*; une *matière grasse*, verte ou non, selon qu'elle retient ou non de la chlorophylle, de la gomme, de l'amidon et des débris de cellules végétales ou ligneux. Le Codex admet seulement trois sortes de quinquinas officinaux : — I. Quinquinas gris. Caractérisés par des écorces minces, roulées, médiocrement fibreuses, grises et fendillées extérieurement, jaunâtres intérieurement, plus astringentes qu'amères, donnant une poudre d'un fauve grisâtre plus ou moins pâle, contenant surtout de la cinchonine et peu ou pas de quinine. On les divise en : A. *Quinquinas de Loxa* [all. *Loxa-China, Kronchina*, angl. *crow-bark*], qui sont : 1° le *gris compact* (*Cinchona Condaminea*, Humb. et Bonpl., fig. 615); 2° le *brun compact* [all. *dunkele China*], ou *Jaën*, province du Pérou

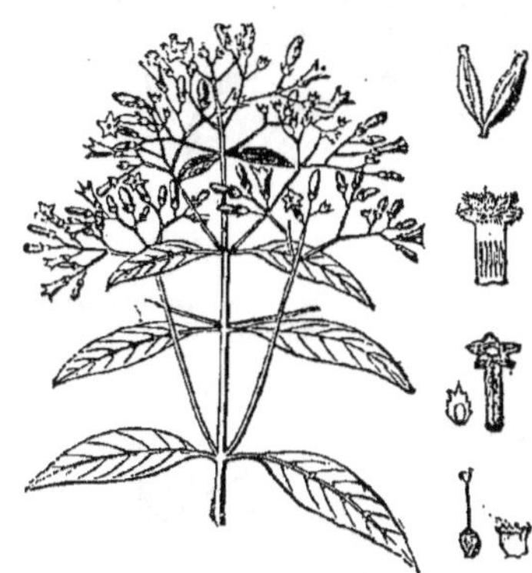

Fig. 615. — *Quinquina* gris compact.

(*china pseudo-Loxa* de Bergen); 3° le *rouge marron*, fourni par le *C. scrobiculata*, Humb. et Bonpl., comme le précédent; 4° le *rouge fibreux du roi d'Espagne* (*quina estoposa* de Pavon), d'origine encore indéterminée; 5° le *gris jaune fibreux* (*C. macrocarpa*, Pavon). B. *Quinquina gris de Lima* ou *de Huanaco* [all. *graue China, China Huanaco*, angl. *silver bark, grey bark*], qui comprend les espèces suivantes : 6° *gris brun* (*Cascarilla peruviana*); 7° *gris ordinaire*, tous deux fournis par le *C. micrantha*, Ruiz et Pavon (fig. 616); 8° *Lima gris blanc* (probablement du *C. purpurea*, R. et Pav.); 9° *Lima*, très rugueux, imitant le calisaya, très actif (*cascarilla negrilla* des Péruviens), fourni par le *C. glandulifera*, R. et Pav.; 10° *quinquina Lima gris rouge*, venant de Jaën ou de Loxa; on ne sait encore quelle est l'espèce dont il est retiré. — II. Quinquinas rouges [all. *rothe China*, angl. *red bark*]. Ils tiennent le milieu, pour la texture, entre les gris et les jaunes; ils sont en même temps très amers et très astringents; leur poudre est rouge, de teinte plus ou moins vive. Ils contiennent à la fois de la quinine et de la cinchonine (quinquinas mixtes). Les espèces sont : 1° le *rouge*, blanchissant à l'air; on ne sait quel *Cinchona* le fournit; 2° *rouge de Lima*, très actif en médecine; 3° *rouge vrai non verruqueux* (*cascarilla roja verdadera*, très actif; 4° *rouge officinal*; 5° *rouge vrai verruqueux*, très actif aussi. Ces quatre derniers sont fournis par le *C. succirubra*, R. et Pav. On ne sait quelle espèce fournit les quatre suivants : 6° *rouge orangé verruqueux*; 7° *rouge pâle à surface blanche*; 8° *rouge brun de Carthagène*; 9° *rouge de Carthagène*. — III. Quinquinas jaunes. Ils peuvent offrir un volume plus considérable, sont d'une texture très fibreuse, d'une amertume plus forte et plus dégagée d'astringence. L'écorce, jaune orangé, épaisse de 3 à 4 millimètres, plane ou en gouttière, donne une poudre jaune fauve ou orangée, contenant

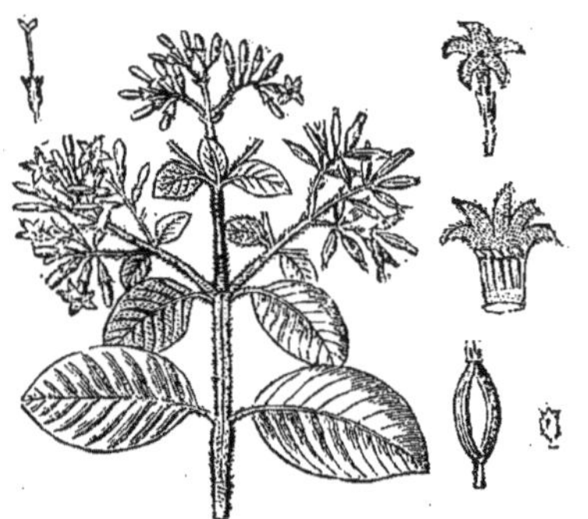

Fig. 616. — *Quinquina* gris ordinaire.

surtout de la quinine et très peu de cinchonine. Ce sont les plus employés. 1° *Jaune du roi d'Espagne* (*cascarilla amarilla del Rey*, Laubert); 2° *calisaya* ou *jaune royal* [*china regia* de Bergen, all. *Kœnigs-China*, angl. *yellow bark*] : tous deux sont fournis par le *C. calisaya*, Weddell (fig. 617), très actif en thérapeutique; 3° *jaune orangé*, *quinquina cannelle* ou *calisaya léger* (*cascarilla claro-amarilla* de Laubert), venant du *C. micrantha*, R. et Pav., très actif; 4° *quinquina pitaya* ou *de la Colombie* ou *d'Antiochia* (*cascarilla parecida à la calisaya*, Laubert), très actif aussi; 5° *quinquina de la Colombie ligneux* [angl. *woody Carthagena bark*] ; ces deux derniers sont fournis par le *C. Condaminea*, Humb. et Bonpl.; 6° *orangé* de Mutis, ou *Carthagène spongieux* (*new spurious yellow bark* de Pereira), venant du *C. lancifolia*, Mutis.
— D'après Weddell, c'est le liber des écorces de quinquina qui presque exclusivement contient la quinine, tandis que la cinchonine existe surtout dans la couche cellulaire extérieure : ainsi Weddell a reconnu que beaucoup de *quinquinas gris* ne sont autre chose que les écorces des jeunes branches de plusieurs espèces différentes de *Cinchona*, plus tard rouges ou jaunes. Or, dans ces jeunes écorces, le liber n'a pris encore que peu de développement, tandis que la couche cellulaire extérieure à lui, non encore convertie en périderme caduc, y conserve une épaisseur notable et la liqueur grise propre aux jeunes branches. Weddell a démontré aussi que ce n'est ni dans les fibres à cavité presque nulle du liber, ni dans le suc gommo-résineux des laticifères qui lui sont extérieurs, que se trouve la quinine. Ce sont les couches cellulaires du liber qui la renferment, et elle y abonde d'autant plus que ces couches sont plus minces; tandis que, lorsqu'elles sont très épaisses entre les fibres, elles sont plutôt riches en cinchonine. La cassure de l'écorce indique assez bien la distribution des fibres dans l'écorce. Leur présence dans toute l'épaisseur indique la richesse en quinine, elle se caractérise par une *cassure fibreuse* ou à surface hérissée partout de petites pointes. Si ces pointes se prolongent en filaments plus longs, inégaux, on a la *cassure filandreuse*, indiquant moins de richesse que la première. Enfin l'absence des fibres vers le contour extérieur donne en ce point la *cassure subéreuse*, plus nette que les autres, avec des fibres à la partie interne seulement; elle indique la pauvreté en quinine avec prédominance de la cinchonine. La *quinimétrie* est un moyen plus sûr de doser la quinine contenue dans les quinquinas.
— Fig. 618. Écorce de quinquina gris Huanaco : *s*, suber; *cc*, couche herbacée ; *cl*, liber ; A, fibre très grossie ; B, portion de couche herbacée très grossie. — Fig. 619. Écorce de quinquina calisaya jaune royal : *s*, suber; *l*, liber;

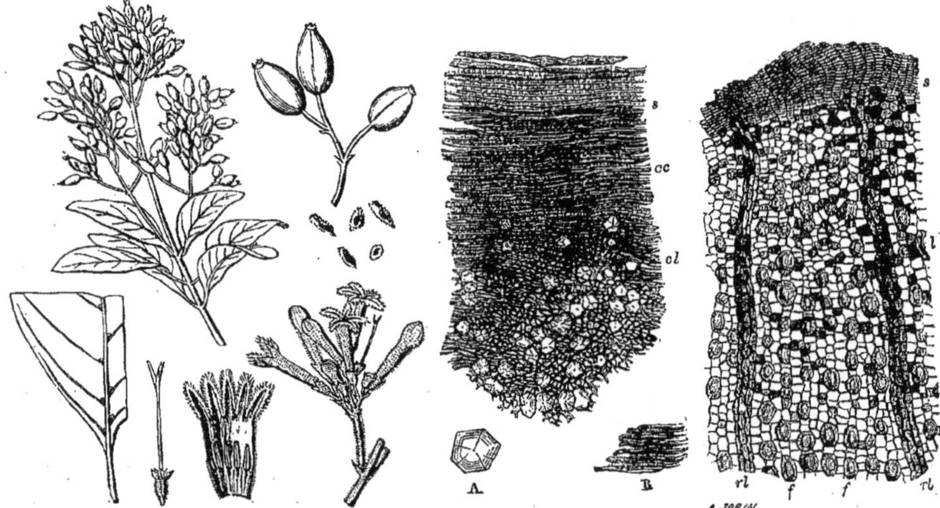

Fig. 617. — *Quinquina* calisaya.

Fig. 618. — *Quinquina* Huanaco (écorce).

Fig. 619. — *Quinquina* calisaya (écorce).

rl, rayons médullaires; *ff*, fibres. — Outre ces divers quinquinas, on trouve dans le commerce quelques autres écorces qui appartiennent à d'autres genres *Cinchona*, qui ne renferment ni quinine ni cinchonine, dont les propriétés fébrifuges sont à peu près nulles, et qu'on réunit sous le nom de *faux quinquinas*. A l'état sec, ils se distinguent des vrais quinquinas par la dureté et la persistance de la partie cellulaire extérieure de leurs écorces et par la nature très ligneuse de leur liber. Le tissu cellulaire interposé aux fibres de celui-ci est moins abondant que dans les vrais quinquinas. D'un autre côté, la partie cellulaire de leur écorce est généralement imprégnée d'une matière gommo-résineuse plus abondante et plus tenace que dans la couche analogue des *Cinchona*, d'où une dureté qui à elle seule fait souvent reconnaître un vrai quinquina. Tels sont: 1° Le *quinquina nova* (V. Quina-nova). — 2° Le *quinquina caraïbe* ou *de la Jamaïque*, écorce de l'*Exostemma caribæum*, Willd. — 3° Le *quinquina piton* (*quinquina de la Martinique*, *de Sainte-Lucie* ou *de Saint-Domingue*), qu'on attribue à l'*Exostemma floribundum*, Willd et qui passe pour vomitif, cathartique et même vénéneux. — 4° Les *quinquinas blancs du Pérou* et *de la Nouvelle-Grenade*, fournis par les *Landerbergia macrocarpa* et *prismatostylis*, Klotzsch. — Le *quinquina gris Huanaco* contient de 12 à 36 grammes de cinchonine par kilogramme (en moyenne 27 grammes). Le *quinquina calisaya* (*quinquina jaune royal*), choisi, donne sur 1000 parties 30 à 40 parties de sulfate de quinine. Le *quinquina rouge*, *verruqueux* ou *non verruqueux*, outre son principe astringent, contient une certaine quantité de cinchonine (0,010 à 0,020), et fournit, pour 1000 grammes, de 25 à 10 grammes de sulfate de quinine (en quantités inverses de la cinchonine). Le quinquina est un des agents les plus importants de la thérapeutique. Employé de temps immémorial par les Péruviens contre les fièvres intermittentes, il fut introduit en Europe par la femme d'un vice-roi du Pérou [(d'où son nom d'*herbe à la comtesse*); il fut envoyé au général de l'ordre des Jésuites, à Rome, où Torti l'expérimenta pour la première fois par la méthode des Jésuites de Lima, à doses concentrées (*poudre des Jésuites*); plus tard, Sydenham l'employa à doses fractionnées; enfin, il fut importé en France par Talbot (1679), qui guérit Louis XIV d'une fièvre intermittente (*remède de Talbot*). Aujourd'hui, on ne l'emploie guère comme fébrifuge, la quinine et ses sels étant préférables à ce point de vue, mais on l'utilise largement comme astringent, antiseptique, tonique, stomachique et général. Le quinquina gris est tonique et astringent plutôt que fébrifuge; le quinquina rouge est le plus fébrifuge; le quinquina jaune, intermédiaire aux deux autres, peut remplacer le quinquina gris pour l'usage externe, à cause de son astringence. A l'intérieur, on donne le quinquina en poudre (4 grammes de quinquina gris comme tonique, 12 grammes de quinquina rouge comme fébrifuge) ou sous forme de préparations officinales. — *Décoction de quinquina*. Elle est préparée en faisant bouillir pendant quelques minutes: quinquina gris ou jaune concassé, 32 grammes, et eau commune, 1 kilogramme. — *Décoction de quinquina composée et laxative*. Elle est faite comme la précédente, mais on y fait infuser follicules de séné et sulfate de soude, ãã 8 grammes. — *Extrait alcoolique de quinquina*. Quinquina gris Huanaco, ou quinquina calisaya, ou quinquina rouge, 1000 grammes; alcool à 60°, 6000 grammes. Pulvérisez et introduisez la poudre dans un appareil à déplacement; versez sur cette poudre modérément tassée la quantité d'alcool nécessaire pour qu'elle en soit pénétrée dans toutes ses parties; fermez alors l'appareil, et laissez les deux substances en contact pendant douze heures. Au bout de ce temps, rendez l'écoulement libre, et faites passer successivement sur le quinquina la totalité de l'alcool prescrit. Distillez la liqueur alcoolique pour en retirer toute la partie spiritueuse et concentrez au bain-marie jusqu'à consistance d'extrait mou (Codex). — *Extrait mou de quinquina*. On fait infuser 1000 grammes de quinquina gris dans 8000 grammes d'eau pendant vingt-quatre heures; on passe, on laisse déposer, et on verse sur le marc 4000 grammes d'eau bouillante; on concentre la première infusion, on ajoute la seconde réduite à l'état sirupeux, et on évapore à consistance d'extrait mou (Codex). — *Extrait sec de quinquina*. On délaye dans l'eau distillée l'extrait de quinquina Huanaco, en le réduisant en consistance sirupeuse, et l'on chauffe à l'étuve; quand l'extrait est sec, on le détache et on l'enferme promptement dans des flacons qu'on bouche avec soin (Codex). — *Macération de quinquina* [*eau de quinquina*, *tisane de quinquina*]. On fait macérer 20 grammes de quinquina gris dans un litre d'eau pendant dix heures; on filtre. Cette préparation se donne par tasses, pure ou mêlée au vin ordinaire, quand le vin de quinquina n'est pas toléré par l'estomac. — *Sirop de quinquina*. On le prépare en faisant bouillir pendant une demi-heure, dans un vase couvert: écorce de quinquina gris, 96 grammes, avec eau, 1 kilogramme; passant avec expression, rapprochant à moitié de son volume le liquide trouble, et y faisant fondre sucre blanc, 500 grammes, puis opérant la cuisson convenable, et passant froid. On prépare aussi un *sirop de quinquina avec le vin*: en pilant, quinquina concassé, 64 grammes; ajoutant peu à peu: alcool à 56° centésimaux (22° B.), 32 grammes; vin blanc, 500 grammes; laissant macérer pendant quatre jours; passant alors, et dissolvant dans la colature: extrait de quinquina, 24 grammes et ensuite sucre, 250 grammes. — *Tablettes de quinquina*. On les prépare avec: poudre de quinquina gris, 64 grammes; poudre de cannelle, 8 grammes; sucre en poudre, 448 gr. et mucilage de gomme adragant, q. s. pour faire des tablettes de 80 centigrammes. — *Teinture de quinquina*. On la prépare en faisant macérer pendant huit jours 1 partie de quinquina gris, jaune ou rouge (suivant la prescription) en poudre, sur 4 d'alcool à 56° centésimaux, passant avec expression et filtrant la liqueur. La teinture ordinaire est faite avec le quinquina gris. — *Vin de quinquina*. Quinquina calisaya, 30 grammes; alcool à 60°, 60 grammes; vin rouge, 1000 grammes. Concassez le quinquina, versez l'alcool dessus; laissez en contact dans un vase fermé pendant vingt-quatre heures. Ajoutez le vin; faites macérer pendant dix jours en agitant de temps en temps. Passez avec expression et filtrez (Codex). Ce vin se donne à la dose de 30 ou 60 grammes une ou deux fois par jour, avant le repas. — *Vin de quinquina composé*. Il est préparé comme le vin simple, si ce n'est qu'on met macérer, en même temps que le quinquina, 16 grammes de baies de quassia et autant d'écorce de Winter et d'écorce d'orange amère sèche. — *Quinquina aromatique*, V. Cascarille. — *Quinquina d'Europe*. V. Frêne et Gentiane. — *Quinquina français*. Quinquina factice que Lémery composait avec le tan, les trochisques d'alhandal et diverses substances insignifiantes. — *Quinquina de la Guyane* ou *d'angusture* (*quinquina de Virginie*). L'*angusture* vraie. — *Quinquina de la Guyane française* ou *écorce fébrifuge de Cayenne*. Selon quelques auteurs, le *quinquina de la Nouvelle-Carthagène* ou *faux calisaya*, qu'ils attribuent au *Portlandia hexandra*, Jacquin. — *Quinquina nova*. V. Quina-nova. — *Quinquina des pauvres*. V. Arnica.

QUINTANE. adj. [*quintanus*, *quintus*, de cinquième; πεμπαῖος, all. *Quintanfieber*, angl. *quintan*, it. et esp. *quintana*]. — *Fièvre quintane*. V. Intermittent.

QUINTE. s. f. Synonyme d'*accès*, en parlant de la toux: une *quinte de toux*.

QUINTEFEUILLE. s. f. [*Potentille, Potentilla reptans*, L., all. *Fünffingerpraut*, angl. *cinque-foil*, it. *cinquefoglio*, esp. *quinquefolio*]. Plante de la famille des rosacées, qui ressemble au fraisier, mais dont les feuilles sont petites et divisées. Sa racine, cylindrique, pivotante, d'un rouge brun au dehors, blanche au dedans, est légèrement astringente.

QUINTESSENCE. s. f. [*quintus*, cinquième, et *essentia*, essence; all. *Quintessenz*, angl. *quintessence*, it. *quintessenza*, esp. *quintaesencia*]. Autrefois, l'alcool, chargé de principes médicamenteux. ‖ Principe volatil d'un corps.

QUINTO (Espagne). *Eaux sulfatées calciques*, froides, 17 à 20°. Établissement : 10 juin au 15 septembre.

QUOTIDIEN, ENNE. adj. [*quotidianus*, de *quotus*, chaque, et *dies*, jour; καθημερινός, all. *täglich*, angl. *quotidian*, it. *quotidiano*, esp. *cuotidiano*]. Qui a lieu tous les jours. — *Fièvre quotidienne*. V. Intermittent.

R

r = ρ, rh = ῥ.

R. V. Abréviation.

RABBI (Autriche). *Eaux ferrugineuses bicarbonatées*, froides, 9°. Établissement : 1er juin au 30 septembre.

RABDOÏDE. Mauvaise orthographe. V. Rhabdoïde.

RABEL (pharmacien français du commencement du XVIIe siècle). — *Eau de Rabel*. V. Eau.

RABIÉIQUE. adj. [de *rabies*, rage; it. *rabbico*, esp. *rabifico*]. Qui a rapport à la rage.

RABIEN, ENNE. adj. Synonyme de *rabiéique*.

RABIFIQUE. adj. Qui produit la rage.

RABIOULE. s. f. V. Rage.

RABIQUE. adj. Synonyme de *rabiéique*.

RACAHOUT. s. m. — *Racahout des Arabes*. Analeptique composé de salep, 15 ; cacao, 60 ; glands doux, 60 ; fécule de pommes de terre, 45 ; farine de riz, 60 ; sucre blanc, 250 ; sucre vanillé, 5 (Dorvault).

RACE. s. f. [*genus*, γένος, all. *Race, Stamm, Geschlecht*, angl. *race, breed*, it. *razza*, esp. *raza*]. Collection d'individus de même espèce, présentant un ensemble de différences de même ordre que dans la variété, qui, une fois produites, se reproduisent par génération dans un certain nombre de circonstances qui ne sont pas complètement identiques. — *Pure race*. Un sujet de *pure race* est celui qui descend directement, sans croisement, de la souche de la race elle-même. — *Races humaines*. V. Homme.

RACÉMEUX, EUSE. adj. En forme de grappe.

RACÉMIFORME. adj. [*racemiformis*, de *racemus*, grappe, et *forma*, forme]. En forme de grappe.

RACÉMIQUE. adj. — *Acide racémique* [*paratartrique* ou *uvique*]. S'extrait des eaux mères dont on a retiré l'acide tartrique. Il est isomère avec ce dernier, mais contient 1 équivalent d'eau de plus. Il est dépourvu de pouvoir rotatoire; Pasteur a montré qu'il pouvait être dédoublé en deux autres acides, dont l'un est dextrogyre comme l'acide tartrique et l'autre lévogyre. En mélangeant des dissolutions d'acide tartrique droit et d'acide tartrique gauche, ces deux corps se combinent en dégageant de la chaleur, et donnent lieu à la formation d'acide racémique.

RACHE. s. f. Nom sous lequel on désignait autrefois diverses maladies de la tête, la teigne particulièrement. V. Rash.

RACHIALGIE ou mieux **RHACHIALGIE.** s. f. [*rachialgia*], de ῥάχις, épine du dos, et ἄλγος, douleur; all. *Rückgratschmerz*, angl. *rhachialgia*, it. *rachialgia*, esp. *raquialgia*]. Douleur qui occupe un point quelconque de la colonne vertébrale ; c'est un symptôme de maladies essentiellement différentes les unes des autres : variole, myélites, etc. — *Rachialgie mésentérique*. V. Carreau.

RACHIANESTHÉSIE. s. f. [de *rachis*, et *anesthésie*]. Méthode d'anesthésie qui consiste à injecter par la voie rachidienne l'agent médicamenteux qui doit produire l'insensibilité. L'anesthésique employé est le chlorhydrate de cocaïne ou plus rarement un de ses dérivés, eucaïne, tropacocaïne, ou un corps à action similaire comme la stovaïne. L'insensibilité occupe les deux membres inférieurs, le périnée, l'abdomen et remonte parfois sur une partie du thorax. Elle est absolue, et permet de faire des opérations comme des amputations de jambe, des cures radicales de hernie, des ablations d'appendice, sans donner du chloroforme ; le malade assiste à son opération sans éprouver aucune douleur. Cette méthode, préconisée d'abord en Allemagne par Bier [V. Bier (*Méthode de*)], puis en France par Tuffier, expose à des inconvénients immédiats et tardifs (douleurs) qui l'ont fait abandonner par beaucoup de chirurgiens.

RACHICENTÈSE. s. f. [de ῥάχις, rachis, et κεντεῖν, piquer]. Nom proposé par Marfan pour remplacer l'expression de ponction lombaire. V. Ponction.

RACHICOCAÏNISATION. s. f. Rachianesthésie par la cocaïne.

RACHIDIEN, IENNE, ou mieux **RHACHIDIEN.** adj. [angl. *rachidian*, it. *rachideo*, esp. *raquidiano*]. Qui appartient au rachis. — *Artères et veines rachidiennes*. V. Vertébral. — *Bulbe rachidien*. V. Moelle *allongée*. — *Canal rachidien*. V. Vertébral. — *Prolongement rachidien de l'encéphale*. Nom donné quelquefois à la moelle épinière. — *Trous rachidiens*. Trous de conjugaison de la colonne vertébrale. — *Sinus rachidien*. V. Intravertébral. — *Voie rachidienne*. Voie d'introduction des médicaments dans l'économie qui utilise le canal rachidien, dans lequel on pénètre par la ponction lombaire. On a ainsi introduit la cocaïne dans l'espoir de déterminer l'anesthésie de la partie inférieure du corps (V. Rachianesthésie), le bromure de potassium, le sérum antitétanique, etc.

RACHIS ou mieux **RHACHIS.** s. m. [*spina dorsi*, ῥάχις, all. *Rückgrat*, angl. *rhachis*, it. *rachide*, esp. *raquis*]. La *colonne vertébrale*.

RACHISAGRE ou mieux **RHACHISAGRE.** s. f. [*rhachisagra*, de ῥάχις, épine du dos, et ἄγρα, proie; all. *Rückgratsgicht*, angl. *rhachisagra*, it. *rachisagra*, esp. *raquisagra*]. Goutte, rhumatisme goutteux de l'épine dorsale.

RACHISTOVAÏNISATION. s. f. Rachianesthésie par la stovaïne.

RACHITIQUE ou mieux **RHACHITIQUE.** adj. et s. [*rachitide detentus*, all. *rhachitisch*, angl, *rickety*, it. *rachitico*, esp. *raquitico*, *riquet, noué, bancal*]. Qui est attaqué du rachitisme, ou qui tient du rachitisme.

RACHITIS. s. m. Synonyme de *rachitisme*.

RACHITISME ou mieux **RHACHITISME.** s. m. [*rachitis*, de ῥάχις, épine du dos; νόσος ῥαχῖτις, *rachitis, morbus anglicus, articuli duplicati*, all. *Rhachitis, englische Krankheit, Doppelglieder*, angl. *rickets, rhachitis*, it. *rachitismo, rachitide*, esp. *raquitis, raquitismo*]. Maladie propre à l'enfance, caractérisée par une perturbation de la nutrition et du développement des tissus qui concourent à la formation des os : ceux-ci subissent à leurs extrémités épiphysaires un gonflement anormal, et dans leurs diaphyses des incurvations ou des fractures qui portent sur le rachis et sur le reste du système osseux, et qui résultent de l'impossibilité où ils sont de remplir leurs usages généraux de sustentation. Le rachitisme se développe surtout à l'âge de la première dentition, de six à huit mois, ou de un à trois ans, sous l'influence d'une mauvaise hygiène, d'une alimentation défectueuse, d'un sevrage prématuré, de l'humidité, du froid. Il est toujours lié à des troubles digestifs et à la gastro-entérite, si fréquente chez les enfants élevés au biberon ou soumis de bonne heure à une alimentation autre que le lait ; expérimentalement, en soumettant de jeunes animaux à une alimentation qui ne leur est pas appropriée, on détermine des arrêts de croissance; mais il ne semble pas que les altérations du squelette ainsi

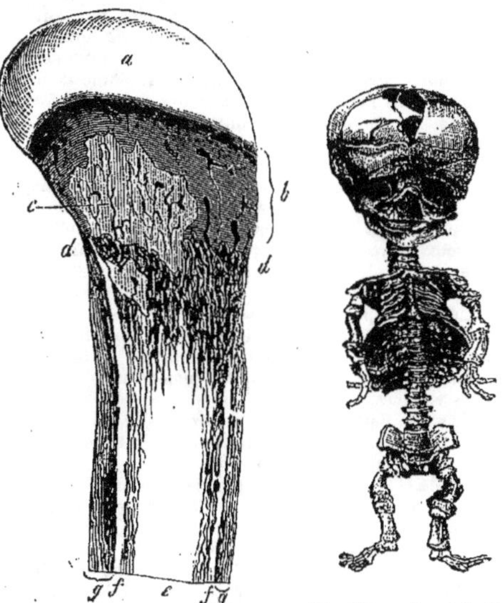

Fig. 620. — Humérus *rachitique*.

Fig. 621. — Squelette d'un *rachitique*.

déterminées soient semblables aux lésions des os rachitiques (Tripier). Aussi a-t-on soutenu l'origine infectieuse du rachitisme (Mircoli). Il est possible en effet qu'un microorganisme spécifique soit le chaînon intermédiaire indispensable entre la gastro-entérite, affection banale, et le rachitisme, trouble spécialisé; mais le vice de l'alimentation reste toujours la cause primordiale. Aux points de vue anatomique et clinique, on décrit au rachitisme trois périodes. — Anatomie : *Première période*. Les os en général, mais surtout les os longs, sont infiltrés d'une grande quantité de sang noir qui ruisselle quand on les coupe. Ce sang est épanché dans le canal médullaire, dans le tissu spongieux des épiphyses, sous le périoste ou même entre les lamelles du tissu compact, écartées les unes des autres. — Fig. 620. Coupe longitudinale d'un humérus rachitique, faite à la partie supérieure et vue à un faible grossissement. *a*, cartilage hyalin épiphysaire ; *b*, couche de multiplication des cellules cartilagineuses avec espaces médullaires ; *c*, masse de cartilage plus avancé et en voie d'ossification ; *d*, limite du tissu osseux ; *e*, grande cavité médiane de la moelle ; *f*, substance compacte de la diaphyse ; *g*, couche de multiplication du périoste (E. Rindfleisch). D'abord de consistance aqueuse, et disparaissant très facilement sous un filet d'eau, ce sang perd plus tard sa couleur noire, prend une consistance gélatineuse, devient demi-transparent et adhère aux surfaces avec lesquelles il est en contact, et le lavage ne peut plus l'enlever. Si l'on fait la section d'un os long, dans le sens de la diaphyse, on voit que cet os n'a qu'une augmentation apparente, due au périoste qui s'est considérablement épaissi, et à une couche sous-jacente de nature cartilagineuse, ce qui explique pourquoi un grand nombre de fractures passent inaperçues chez les enfants rachitiques. Les os ont considérablement diminué de densité ; ils sont raréfiés, boursouflés. — *Deuxième période*. Cette période est surtout caractérisée par le gonflement des épiphyses et la déformation des os. Ces phénomènes sont dus à l'augmentation de volume de la *couche chondroïde* (Broca), et surtout à la production d'un tissu rougeâtre, élastique, réticulaire, que J. Guérin a désigné sous le nom de *tissu spongoïde* (V. Chondroïde et Spongoïde). Le ramollissement noté dans la première période augmente et atteint son maximum. — Fig. 621. Squelette d'un enfant rachitique mort quelques heures après la naissance. — *Troisième période*. Il peut arriver deux cas : ou bien la maladie guérit, la nutrition reprend son cours normal, alors les os se consolident ; ou bien le trouble nutritif continue, alors une désorganisation complète s'empare du tissu osseux. Dans le premier cas, le tissu spongoïde se résorbe, ou prend de la densité : l'os recouvre sa solidité primitive, et acquiert même une fermeté et une dureté plus grandes que celles de l'état normal (*éburnation*). Dans l'os ainsi éburné, le tissu compact de nouvelle formation est intimement uni à l'os primitif ; la ligne de démarcation n'est sensible que par une couleur plus blanche dans l'os récent. C'est surtout au niveau des courbures et du côté concave que se produit l'éburnation, là où elle est plus nécessaire pour la force de l'os. A ce même niveau, le canal médullaire se rétrécit parfois d'une manière considérable, au point de disparaître tout à fait. Lorsque cette éburnation n'a pas lieu, le tissu spongoïde détruit les lamelles osseuses en les isolant et en empêchant leurs communications vasculaires; dès lors la consolidation de l'os ne peut se faire. Dans cet état, décrit par Jules Guérin sous le nom de *consomption rachitique*, les épiphyses des os longs, leurs diaphyses, et les os plats sont réduits à une coque très mince de tissu osseux, qui se fracture avec la plus grande facilité. Du tissu spongieux remplit quelquefois le canal médullaire des os longs. Leur trame, formée de larges cellules, est remplie d'une moelle graisseuse de couleur jaunâtre, mêlée parfois de détritus de lamelles. — Symptomatologie : *Première période*. Dans cette période, les petits malades deviennent moroses, inquiets. Le moindre mouvement les fatigue, ils ne se trouvent bien que couchés. En même temps, ils maigrissent, pâlissent ; cependant leur appétit persiste le plus souvent, parfois même il s'exagère, avec ou sans diarrhée. Il n'est pas rare de voir les urines très abondantes et très chargées de phosphates calcaires. Ensuite vient une fièvre continue; le corps est couvert d'une sueur abondante et presque incessante. La tête offre une disproportion marquée entre le crâne et la face, et, de plus, les fontanelles et les sutures persistent quelquefois au point que tout le crâne offre un certain degré de mollesse. Le thorax n'est presque pas développé, la respiration est fréquente. Le ventre, au contraire, présente un volume considérable, et le foie fait saillie dans l'hypocondre droit. Outre le gonflement des extrémités (*nouures*), qui commence dans cette période, il faut noter que les membres sont plus courts qu'à l'état normal, surtout les inférieurs. Enfin l'accroissement du squelette se ralentit ou cesse ; la dentition s'arrête, ou, si elle continue, c'est toujours irrégulièrement. Cette période peut durer de deux à dix mois ; quelquefois même davantage. — *Deuxième période*. Si une prompte médication n'a pas enrayé la maladie, les douleurs, qui, dans la première période, n'étaient presque jamais spontanées, le deviennent et arrachent des cris aux petits malades. Presque toujours survient une diarrhée opiniâtre. Cette cause d'épuisement, la fièvre hectique, l'insomnie, les sueurs, font que les malades dépérissent à vue d'œil. C'est alors qu'on voit apparaître les déformations osseuses. Les jambes, le bassin, la colonne vertébrale, se déforment successivement; sous l'influence, tant de la simple contraction musculaire que d'une action mécanique, comme le poids du corps ou toute autre pression extérieure. Les jambes sont fortementarquées en avant, tordues sur elles-mêmes, déjetées du même côté ou en sens contraire, tandis que les genoux se heurtent et que les pieds se touchent. Les fémurs se déforment presque toujours dans le même sens ; la courbure présente, en général, sa convexité en avant et en dehors. Les déformations des bras et des avant-bras sont toujours moins prononcées. Les clavicules s'infléchissent, s'arquent en avant. La déformation de la cage thoracique (*thorax en carène*) fait que les enfants respirent le plus qu'ils peuvent par le ventre, instinctivement. Pour respirer de la sorte, l'enfant abaisse son diaphragme et ouvre sa glotte : de cette manière, il fait le vide dans la poitrine ; les côtes sternales cèdent avec facilité aux organes qui les repoussent en dehors, tandis que les côtes supérieures se recourbent en dedans. Quant aux déformations du bassin, une des plus communes est celle qui résulte du tassement des dernières vertèbres lombaires et des deux premières sacrées. D'autres fois le bassin s'aplatit d'avant en arrière ; quelquefois, enfin, on trouve une dépression latérale produite par la tête des fémurs. — *Troisième période*. La mort peut survenir par le fait de la cachexie ou d'une complication thoracique. Quand la nutrition troublée reprend son cours, et que l'enfant guérit, les déformations osseuses, si elles n'étaient pas trop prononcées, s'effacent insensiblement. Mais il peut arriver que la lésion soit assez prononcée pour empêcher cet heureux résultat, et alors l'enfant est condamné pour toute sa vie à être difforme. — Le traitement est presque entièrement hygiénique. Un air pur, une habitation saine et exposée aux rayons solaires, au bord de la mer si c'est possible, un régime salubre et fortifiant, des frictions avec un liquide alcoolique, des bains aromatiques, des exercices modérés, sont particulièrement indiqués. On peut y ajouter l'eau ferrée mêlée au vin, lors des repas, les sirops de gentiane ou de quinquina, l'huile de foie de morue surtout. Localement, on tente le redressement des os avec les mains et les appareils orthopédiques, quand l'incurvation des os est trop prononcée. — *Rachitisme congénital* ou *intra-utérin*. Variété de rachitisme se développant pendant la vie intra-utérine et dont les lésions sont guéries quand l'enfant naît; beaucoup d'auteurs admettent qu'il ne s'agit pas dans ce cas de rachitisme véritable. — *Rachitisme tardif* ou *des adolescents*. Déformations du squelette (déviations de la colonne vertébrale, genu valgum, etc.) apparaissant à la puberté; il n'est pas démontré que ces lésions soient de même nature que le rachitisme véritable. — *Rachitisme hémorragique*. Affection complètement distincte du rachitisme et décrite ordinairement sous le nom de *scorbut infantile*, ou de *maladie de Barlow* (V. Barlow).

RACHITOME ou mieux **RHACHITOME**. s. m. [de ῥάχις, rachis, et τέμνειν, couper]. Instrument d'anatomie à l'aide duquel on ouvre le canal rachidien sans léser la moelle.

RACHITOMIE. s. f. Variété d'embryotomie dans laquelle on pratique la section de la colonne vertébrale; cette opération est nécessaire dans certains cas de présentation de l'abdomen avec fœtus mort, dans lesquels la rigidité de la colonne rachidienne s'oppose à l'évolution du fœtus.

RACINE. s. f. [*radix*, ῥίζα, all. *Wurzel*, angl. *root*, it. *radice*, esp. *raiz*]. Partie inférieure d'un végétal plongée dans la terre, qui croît toujours en sens contraire de la tige, ne se colore jamais en vert par l'action de la lumière, et sert tant à fixer la plante au sol qu'à pomper sa nourriture. Suivant sa forme et sa constitution, la racine est dite *pivotante*, *fasciculée*, *tuberculeuse*, *napiforme*, etc. — *Racine blanche*. Le panais cultivé. — *Racine du Brésil*. V. Ipécacuanha. — *Racine des dents*. Le pyrèthre. V. Camomille. — *Racine de Florence*. L'iris de Florence. — *Racine jaune*. Nom vulgaire de la *carotte* ou du *chynlen*. — *Racine de Jean Lopez*. Racine d'un arbre des Indes orientales, le *Toddalia aculeata*, Pers., de la famille des zanthoxylées. Elle a un bois blanc, léger, poreux, amer, inodore; une écorce brune, compacte, amère, recouverte d'un épiderme jaune, spongieux, comme velouté. Cette racine est, selon quelques auteurs, le plus puissant des antidiarrhéiques. — *Racine de Mangouste*, *de Mungo* ou *d'or*. V. Chynlen. — *Racine salivaire*. V. Camomille. ‖ En anatomie, *racine des dents*, la partie d'une dent qui s'enfonce dans l'alvéole. — *Racine des membres*. La partie épaisse par laquelle ils se continuent avec les côtés du tronc. — *Racines des nerfs*. Points par lesquels les nerfs se détachent des centres nerveux. — *Racine rachidienne*. Partie des nerfs rachidiens comprise entre le point d'émergence du filet nerveux hors de la moelle, et la partie externe du trou de conjugaison ; chaque nerf rachidien naît par deux ordres de racines; la racine antérieure ou motrice qui vient de la partie antérieure de la moelle, et la racine postérieure ou sensitive qui vient du sillon collatéral postérieur et présente sur son trajet le ganglion rachidien. C'est la réunion de ces deux racines dans le trou de conjugaison qui constitue le nerf rachidien. — *Racine d'une tumeur*. Prolongement qu'une tumeur envoie dans les parties voisines.

RACK. s. m. Eau-de-vie tirée du riz. V. Arack.

RACLAGE. s. m. Mode de traitement des dermatoses épithéliales, des lupus, etc. V. Lupus.

RACLEMENT. s. m. Action de racler la surface des os dans certaines opérations, la peau dans certains pansements, etc.

RACLURE. s. f. — *Raclure de boyaux*. V. Abrasion.

RACORNISSEMENT. s. m. État d'un corps organisé devenu dur, coriace comme de la corne : c'est le résultat physico-chimique de l'expulsion d'un ou de plusieurs de ses principes constituants.

RADESYGE. s. f. [du danois *rada*, mauvais, et *syge*, maladie]. En Norvège, maladie qui a quelque analogie avec le pian, ou avec certaines variétés de la lèpre.

RADIAIRE. adj. V. Radial et Tangentiel.

RADIAL, ALE. adj. et s. [*radiæus*, all. et angl. *radial*, it. *radiale*, esp. *radial*]. Qui a rapport au radius, aux rayons. — *Artère radiale*. L'une des branches de bifurcation de l'humérale (fig. 622). En haut, elle est située au niveau de l'interstice qui existe entre le long supinateur et le rond pronateur. La branche antérieure du nerf radial est placée à son côté externe dans une gaine distincte; deux veines lui sont accolées, l'une en dedans, l'autre en dehors. Au-dessus de la couche graisseuse sous-cutanée, l'aponévrose d'enveloppe de l'avant-bras fait une sorte de pont entre les bords des muscles rond pronateur et long supinateur en avant de l'artère radiale, qui est de plus recouverte par un feuillet de l'aponévrose profonde. En bas, l'artère radiale est située entre le tendon du grand palmaire et celui du long supinateur. En arrière, elle repose sur le fléchisseur superficiel des doigts et sur le fléchisseur propre du pouce dans le tiers moyen de l'avant-bras ; un peu plus bas, elle est en rapport avec le carré pronateur qui la sépare de la face antérieure du radius. Ici l'artère radiale est à plus d'un demi-centimètre de son nerf satellite, qui longe son côté externe et qui lui est accolé au milieu de l'avant-bras. L'artère radiale fournit : la *récurrente radiale antérieure* ; la *transverse antérieure du carpe* ; la *radio-palmaire* ; la *dorsale du pouce* ; la *dorsale du carpe* ; la *dorsale du métacarpe* ; l'*interosseuse du premier espace intermétacarpien* ; la *collatérale externe du pouce* ; un grand nombre de rameaux destinés aux muscles de la région antérieure de l'avant-bras. A la paume de la main, elle forme l'*arcade palmaire profonde*. — *Nerf radial*. Il naît de la partie interne et postérieure du plexus brachial, par un tronc commun avec le nerf axillaire, et provient principalement des cinquième, sixième et septième nerfs cervicaux et du premier dorsal. Situé d'abord derrière les autres nerfs du plexus et l'artère axillaire, il s'engage ensuite entre les trois portions du muscle triceps brachial, passe derrière l'humérus, puis descend entre le long supinateur et le brachial antérieur, jusqu'au niveau de l'extrémité supérieure

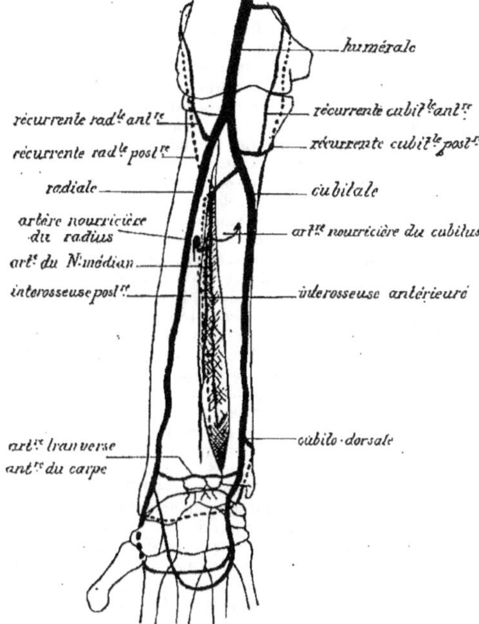

Fig. 620. — Artères de l'avant-bras.

du radius, où il se divise en deux branches, l'une antérieure, l'autre postérieure. *Au bras*, il fournit les rameaux moteurs du triceps, du long supinateur et du premier radial externe, et deux rameaux cutanés, l'un interne, l'autre externe, destinés à la peau des parties postérieure et externe du bras. *A l'avant-bras*, il anime les quatre muscles de la région externe et les huit muscles de la région postérieure, et donne une anastomose au musculo-cutané. *A la main*, il fournit les collatéraux dorsaux du pouce, de l'index, et l'externe du médius. — *Paralysie du nerf radial* [dite aussi *paralysie des porteurs d'eau de Rennes*, parce qu'elle a été souvent observée chez eux]. Les individus atteints de paralysie du nerf radial présentent une attitude qui est toujours la même. La main est inclinée presque à angle droit sur l'avant-bras, les doigts sont à demi fléchis dans la paume de la main; le pouce est également fléchi sur les autres doigts. Le malade ne peut, par la volonté, redresser la main, ni la mouvoir latéralement dans aucun sens ; les mouvements d'extension et d'abduction du pouce sont impossibles. Tous ces mouvements peuvent s'obtenir artificiellement, lorsque la maladie n'est pas trop ancienne et que les fléchisseurs ne sont pas atrophiés. Si le malade veut serrer un objet dans la main, il peut à peine le maintenir, ce qui pourrait faire croire à une paralysie des fléchisseurs ; mais il n'en est rien, et il suffit de fixer la main dans l'extension pour que les doigts puissent se fléchir avec énergie. Cette paralysie est produite tantôt par l'impression du froid, tantôt par la compression. Ainsi on l'a vue survenir à la suite d'un sommeil prolongé, la tête reposant sur le bras, lequel était appuyé sur le sommet d'une chaise. L'électrisation localisée est le meilleur moyen de traitement. — *Radial antérieur* (*épitrochlo-métacarpien*, Ch.). Muscle qui s'étend du bord du condyle interne de l'humérus à la base du second os du métacarpe. — *Radial court* ou *deuxième externe* (*épicondylo-sus-métacarpien*, Ch.). Muscle qui s'étend du ligament annulaire du radius et de l'épicondyle à la base du troisième os du métacarpe. Il est extenseur de la main. — *Radial long* ou *premier externe* (*huméro-sus-métacarpien*, Ch.). Muscle qui s'étend de la partie inférieure du bord externe de l'humérus à la base du second os du métacarpe. Il étend la main et l'incline en dehors. — *Veines radiales*. Les unes sont profondes et accompagnent l'artère radiale; les autres, superficielles, continuent la céphalique du pouce, longent, au nombre de deux ou trois, le bord interne de l'avant-bras, et se réunissent en un tronc unique qui forme, avec la médiane céphalique, la veine céphalique du bras.

RADIANT, ANTE. adj. — En physique, *état radiant de la matière* (Faraday, 1819); *matière radiante* (Crookes, 1879), état dans lequel se trouve la matière extrêmement raréfiée, et qui est aussi éloigné de l'état gazeux que celui-ci l'est de l'état liquide. Ces phénomènes apparaissent dans les tubes où, le vide atteignant un millionième d'atmosphère, les molécules matérielles sont excessivement rares. La matière radiante se meut en ligne droite; le choc de ses molécules a une énergie suffisante pour engendrer des actions mécaniques et produit des phénomènes de phosphorescence; un dégagement de chaleur se manifeste en même temps que la phosphorescence; dans un tube où la matière est à l'état radiant, une bande lumineuse se courbe vers un électro-aimant approché de la paroi du tube ; le courant de la matière radiante n'est pas assimilable à un courant électrique (Crookes).

RADIATION. s. f. [*radiatio*, de *radius*, rayon ; all. *Strahlenwerfen*, angl. *radiation, irradiation*, it. *radiazione*, esp. *irradiacion*]. Nom donné à l'action de la lumière et de la chaleur en raison de leur propagation rectiligne. La *radiation solaire* produit quatre séries d'effets : 1° la sensation de lumière (*radiation lumineuse*); 2° la sensation de chaleur (*radiation calorifique*) ; 3° des changements dans l'état physique de quelques corps qui acquièrent la propriété de devenir eux-mêmes lumineux sous l'influence des rayons solaires (*radiation phosphorogénique*) : tels sont les sulfures de calcium et de baryum, placés dans la lumière bleue du spectre, tandis que, placés dans la lumière rouge, ils perdent cette propriété ; 4° des modifications profondes dans la constitution de beaucoup de corps bruts et dans les actions moléculaires des êtres organisés (*radiation chimique*). La *radiation calorifique* est distincte de la *radiation lumineuse* : la température, plus élevée dans la bande rouge du spectre que dans la couleur violette, l'est de plusieurs degrés au delà du rouge, là où il n'y a plus de lumière. Les rayons calorifiques peuvent être polarisés dans des conditions analogues à celles de la polarisation de la lumière. Les radiations calorifiques obscures sont décuples des lumineuses dans les sources de lumière artificielle. Elles sont complètement absorbées par les milieux de l'œil. La cornée en absorbe les deux tiers ; l'humeur aqueuse absorbe les deux tiers du reste, le cristallin et l'humeur vitrée, le dernier neuvième, et ne laissent parvenir à la rétine que les rayons lumineux. Les milieux de l'œil partagent avec l'eau cette propriété et la doivent à leur eau de constitution (Janssen). La *radiation chimique* est distincte aussi des deux autres radiations : c'est dans le violet qu'elle a son maximum, et même au delà du violet, là où il n'y a plus de lumière, elle noircit les sels d'argent, etc., aussi vite que dans le violet. Les rayons chimiques peuvent être concentrés par une lentille, polarisés comme la lumière après deux réflexions successives sous une incidence de 35°. La *radiation de la lumière solaire* a sur les corps vivants une influence très marquée. On sait que : 1° les *radiations lumineuse* et *chimique* interviennent plus efficacement que la *radiation calorifique* dans la respiration des plantes; 2° que toutes les espèces de radiations solaires participent à l'influence qu'a la lumière sur l'absorption, les sécrétions et la direction de la tige des plantes; 3° que la *radiation lumineuse* agit seule sur les mouvements des feuilles, sauf les cas de températures extrêmes ; 4° que les *radiations lumineuse* et *chimique* exercent une action évidente sur les phénomènes d'assimilation et de désassimilation des parties du corps des animaux qu'elles atteignent; de là leur influence sur l'accroissement et sur la respiration ; toutes conditions égales d'ailleurs, des grenouilles aveugles rejettent moins d'acide carbonique hors de l'action de la lumière qu'à la lumière, et, dans les mêmes circonstances, les grenouilles dont les yeux n'ont pas été clos rejettent plus d'acide carbonique que les premières (Moleschott) ; car les impressions du dehors, lumineuses, sonores, etc., influant sur la circulation par l'intermédiaire de l'encéphale, influent indirectement sur la nutrition; 5° que les *radiations calorifiques* influent sur tous les actes moléculaires de la nutrition, et par suite sur l'existence des êtres vivants. L'influence la plus grande provient de la chaleur solaire et non de la température moyenne du lieu. On sait que le déboisement, tout en laissant à chaque lieu terrestre sa moyenne annuelle sur une série de cinq à dix ans, a diminué l'élévation de température de l'été et l'abaissement de celle de l'hiver. Or le nombre de jours qui sépare le *commencement de la végétation* du moment de la *maturité* est d'autant plus grand que la température sous l'influence de laquelle la plante croît s'élève moins haut, car le grain reçoit pour mûrir toujours la même quantité d'unités de chaleur, quel que soit le climat sous lequel la plante végète. Si donc la température s'élève peu, le végétal, en restant plus longtemps en terre pour mûrir, est exposé à un bien plus grand nombre de causes de destruction, de maladies, etc.; de là cette influence si marquée, sur les récoltes, de l'abaissement de la température moyenne des saisons pendant lesquelles a lieu la végétation, comparativement à l'élévation correspondante de la moyenne de l'hiver. Pouillet a montré que la quantité de chaleur envoyée *annuellement* à la terre par le soleil est suffisante pour fondre une couche de glace de 31 mètres d'épaisseur qui recouvrirait complètement la surface de la planète; les *six dixièmes* de cette chaleur parviennent jusqu'au sol; les *quatre dixièmes* restants sont absorbés par l'atmosphère. Ces résultats lui ont permis de calculer que la quantité totale de chaleur émise par le soleil et rayonnée dans l'espace, *dans le cours d'une année*, est suffisante pour fondre une couche de glace de 1552 lieues d'épaisseur appliquée sur la surface de l'astre.

RADICAL, ALE. adj. [*radicalis*, angl. *radical*, it. *radicale*, esp. *radical*]. Qui appartient à la racine.

RADICAL. s. m. [all. *Grundstoff*]. En chimie, corps simple qui, dans les acides ou les bases, est combiné avec un autre corps qu'on regarde comme principe acidifiant ou basifiant. — *Radical composé*. Corps composé de deux ou un plus grand nombre de corps simples, qui se combine avec des corps simples ou composés à la manière d'un élément, et qui se sépare en entier des composés dont il fait partie, comme font les corps simples. Un radical composé peut, selon l'espèce qu'il représente, se combiner avec un ou plusieurs atomes d'hydrogène, ou avec l'équivalent d'un ou plusieurs atomes d'hydrogène, tel qu'un ou plusieurs atomes de chlore, de brome, d'iode, etc., ou tel que quelque autre radical, comme le cyanogène, le propyle, etc. De même qu'il y a des corps simples monoatomiques (c'est-à-dire saturés par leur union à un atome d'un autre corps simple), diatomiques, triatomiques, tétratomiques, etc., de même aussi il y a des radicaux composés monoatomiques, diatomiques, etc.

RADICULAIRE. adj. Qui concerne les radicules. — *Faisceau radiculaire*. V. SYMPATHIQUE. — *Paralysie radiculaire*. Paralysie portant sur les racines d'un plexus et non sur les troncs nerveux qui en partent. On décrit surtout la *paralysie radiculaire du plexus brachial* ; elle est consécutive à un traumatisme, compression ou extension forcée, à une inflammation des méninges ou des vertèbres, enfin aux manœuvres obstétricales chez le nouveau-né. Elle peut être totale, c'est-à-dire atteindre toutes les racines du plexus, ou partielle et affecter alors le type supérieur ou le type inférieur. Dans la forme totale, tous les muscles du membre supérieur sont paralysés ; les réflexes tendineux sont diminués ou abolis ; l'anesthésie est complète au niveau de la main et de l'avant-bras ; elle remonte plus ou moins haut sur le bras, laissant toujours intact un territoire de la face interne innervé par des anastomoses venant du 2e et du 3e nerf intercostal ; il y a en même temps des troubles oculo-pupillaires (myosis, rétrécissement de la fente palpébrale, rétraction du globe oculaire) dus à l'atteinte de rameaux communicants sympathiques de la 8e paire cervicale et de la 1re dorsale ; enfin, il peut y avoir des troubles trophiques et vaso-moteurs. Dans les paralysies radiculaires supérieures type Duchenne-Erb, les muscles deltoïde, biceps, brachial antérieur, long supinateur sont pris; les troubles sensitifs manquent le plus souvent ; les troubles oculo-pupillaires manquent toujours. Ils caractérisent au contraire la variété inférieure que l'on désigne aussi sous le nom de type Klumpke (V. KLUMPKE). — *Topographie radiculaire*. Un trouble nerveux est dit à topographie radiculaire quand les territoires atteints correspondent non pas à la distribution des nerfs, mais à celle des racines nerveuses ; celles-ci donnant des filets à des nerfs différents, ces deux territoires ne se superposent pas.

RADICULALGIE. s. f. [de *radicula*, et ἄλγος, douleur]. Terme proposé par Chipault pour désigner la douleur de topographie nettement radiculaire due à la compression des racines rachidiennes.

RADICULE. s. f. [*radicula*, all. *Würzelchen*, angl. *radicle*, it. *radicella*, esp. *radicula*]. D'une façon générale, petite racine, ensemble des fibrilles qui terminent une grande racine.

RADICULITE. s. f. Inflammation de racines rachidiennes; elle est consécutive le plus souvent à une inflammation des méninges.

RADIÉ, ÉE. adj. [*radiatus*, all. *gestrahlt*, angl. *radiated*, it. *raggiato*, *radiato*, esp. *radiado*]. Qui est disposé en rayons partant d'un centre commun.

RADIEUTOMÈTRE. s. m. Appareil servant à déterminer au moyen de deux radiographies la position d'un corps étranger dans l'organisme.

RADIO-ACTIF, IVE. adj. Qui est doué de radio-activité. Les principaux corps radio-actifs sont le radium et le polonium, découverts par M. et Mme Curie, l'actinium, trouvé par Debierne, et l'uranium, avec lequel Becquerel démontra le premier, en 1896, la propriété radio-active de la matière.

RADIO-ACTIVITÉ. s. f. Propriété que possèdent certains corps d'émettre, sans intervention d'une énergie extérieure, des radiations inaccessibles à nos sens, et qu'on ne peut mettre en évidence que par des moyens détournés (impression de la plaque photographique par exemple) (Becquerel). — *Radio-activité indirecte.* Propriété qu'acquièrent certains corps d'émettre des radiations et de devenir eux-mêmes radio-actifs, quand on les a exposés pendant un temps suffisant à l'action des rayons d'une substance radio-active.

RADIO-CARPIEN, IENNE. adj. [*radio-carpianus*]. Qui a rapport au radius et au carpe. — *Articulation radio-carpienne.* Articulation de l'extrémité inférieure du radius avec la surface convexe formée par le scaphoïde, le semi-lunaire et le pyramidal. C'est une articulation condylienne, maintenue par plusieurs ligaments et pourvue d'une synoviale.

RADIOCHROMOMÈTRE. s. m. Instrument imaginé par Benoist pour mesurer les qualités des rayons de Röntgen émis par l'ampoule de Crookes. Il se compose d'un disque d'argent très mince encadré par douze lames d'aluminium d'épaisseur croissant de 1 à 12 millimètres (fig. 623). Si on place ce disque sur un écran fluorescent exposé aux rayons de Röntgen, on aura sur l'écran la teinte fournie par le disque central correspondant à la lame d'argent, et tout autour les douze teintes dues aux douze plaques d'aluminium. Il suffit de chercher celle des teintes phériphériques qui ressemble le plus à la teinte centrale ; plus les rayons sont pénétrants, plus l'épaissur de la lame d'aluminium correspondante sera élevée.

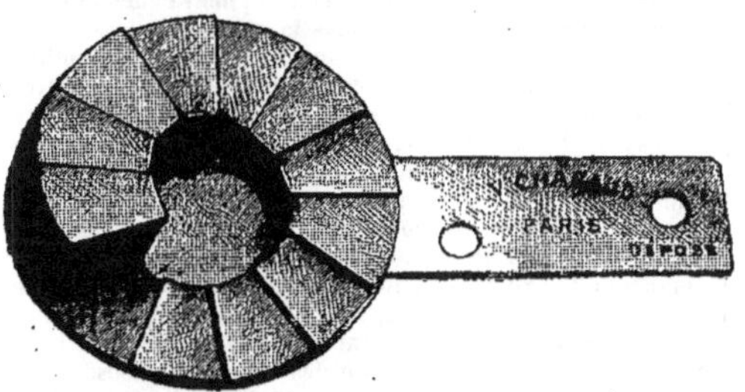

Fig. 623. — *Radiochromomètre* de Benoist.

RADIO-CUBITAL, ALE. adj. [*radio-cubitalis*]. Qui a rapport au radius et au cubitus. — *Articulation radio-cubitale* (ou *cubito-radiale*). Celle des os radius et cubitus entre eux. Il y a une articulation *radio-cubitale supérieure* (*radio-ulnaris proximalis*, Ba.) formée par la tête du radius et la petite cavité sigmoïde du cubitus, et maintenue par le ligament annulaire; et une articulation *radio-cubitale inférieure* (*radio-ulnaris distalis*, Ba.) dans laquelle la tête de la partie inférieure du cubitus est reçue dans la cavité sigmoïde du radius.

RADIODERMITE. s. f. [de *radius*, rayon, et *dermite*]. Inflammation de la peau consécutive à l'exposition trop prolongée d'une région cutanée à l'action des rayons de Röntgen.

RADIO-DIAGNOSTIC. s. m. Diagnostic basé sur l'emploi des rayons de Röntgen. Le radio-diagnostic est applicable à l'examen des traumatismes des membres, pour déterminer s'il y a ou non une fracture, à la recherche des corps étrangers introduits sous les téguments, à l'examen du thorax (poumons, plèvre, médiastin), à celui de l'abdomen, en particulier à la recherche de calculs urinaires, etc.

RADIODOSIMÉTRIE. s. f. Dosage des rayons de Röntgen.

RADIODOSIMÉTRIQUE. adj. Qui a rapport au dosage des rayons de Röntgen. — *Feuille radiodosimétrique* (Béclère). Feuille employée en radiothérapie, pour indiquer la quantité de rayons de Röntgen absorbés par le malade pendant un temps donné ; les lignes verticales représentent les divisions du temps ; les lignes horizontales indiquent la quantité de rayons successivement absorbés par les tissus, et correspondent chacune à une unité H, c'est-à-dire à l'unité adoptée pour la mesure des quantités de rayons X, au moyen du chromoradiomètre de Holzknecht.

RADIOGÈNE. adj. Qui fournit des rayons X. — *Appareil radiogène.* V. RADIOSCOPIE.

RADIOGRAPHIE. s. f. [de *radius*, rayon, et γραφεῖν, inscrire]. Photographie obtenue en interposant entre une plaque sensible et une source de rayons X l'objet, en particulier une région du corps humain, que l'on veut étudier. Elle fixe les images fournies par la radioscopie.

RADIO-HUMÉRAL, ALE. adj. Se dit de la portion du coude formée par le radius et l'humérus. V. COUDE.

RADIOLOGIE. s. f. Étude des rayons, en particulier des rayons de Röntgen ; ce mot est pris souvent dans le sens d'étude faite au moyen des rayons de Röntgen.

RADIOMÈTRE. s. m. [de *radius*, rayon, et μέτρον, mesure] (Crookes). Moulinet à quatre rayons métalliques ayant une face brillante et une face noircie, qui chauffées inégalement par les rayons solaires dans un globe où l'on a fait le vide, produisent un mouvement rotatoire rapide dû au départ des gaz qui, fixés par la surface des palettes, résistaient à l'action du vide. La radiation de la lumière n'est pour rien dans le mouvement (Bertin et Garbe).

RADIO-PALMAIRE. adj. [*radio-palmaris*]. — *Artère radio-palmaire* (*ramus volaris superficialis*, Ba.). Branche de la radiale qui fournit des rameaux aux muscles

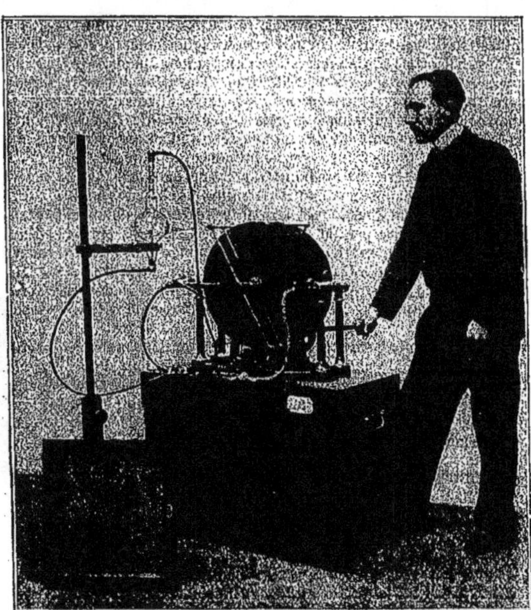
Fig. 624. — Appareil *radiogène* du médecin de campagne.

de l'éminence thénar, et concourt à former l'arcade palmaire superficielle.

RADIOPELVIGRAPHIE. s. f. Application de la radiographie à l'examen du bassin obstétrical.

RADIO-PHALANGETTIEN DU POUCE. adj. et s. m. V. Fléchisseur *long du pouce*.

RADIOSCOPIE. s. f. [de *radius*, rayon, et σκοπεῖν, examiner]. Examen d'un objet, en particulier d'une région du corps humain, à l'aide des rayons X, que l'on reçoit directement, à leur sortie du corps, sur un écran fluorescent. Pour pratiquer la radioscopie, il suffit d'un appareil assez simple et peu encombrant, une machine statique transportable de Drault, avec une ampoule et un support; c'est là véritablement l'appareil *radiogène* du médecin de campagne (fig. 624). Les divers organes, se laissant inégalement pénétrer par les rayons, donnent sur l'écran des ombres de valeur différente. On peut reconnaître ainsi leurs contours et leurs mouvements, ceux du cœur et du diaphragme en particulier. Par la facilité avec laquelle on peut faire varier la direction générale des rayons, et explorer une même région de divers côtés, la radioscopie rend, en clinique, beaucoup plus de services que la radiographie. Elle a, de plus, l'avantage d'être plus rapide, et de renseigner immédiatement le médecin. Elle doit donc toujours précéder la radiographie et rendra souvent inutile l'épreuve radiographique. Celle-ci a pour avantage de laisser un document permanent; elle permet parfois de voir des différences de teinte que la radioscopie laisserait inaperçues; elle est utile, en particulier, dans la recherche des calculs urinaires qui ne donnent pas une ombre beaucoup plus opaque que celle des tissus avoisinants.

RADIOTHÉRAPIE. s. f. [de *radius*, rayon, et θεραπεία, traitement]. Traitement à l'aide des rayons de Röntgen; dès que l'on eut observé les accidents cutanés déterminés quelquefois par l'exposition d'une partie du corps aux rayons émis par l'ampoule de Crookes, on eut l'idée d'employer les rayons de Röntgen comme moyen thérapeutique (1896). C'est surtout dans les lésions de la peau, en particulier dans le cancer et dans le lupus, qu'on en a obtenu de bons effets; pour beaucoup d'auteurs la radiothérapie constitue la méthode de choix dans le traitement des cancroïdes de la peau, et dans celui des noyaux secondaires consécutifs à l'ablation du cancer du sein. On l'a appliquée aussi à la cure des lésions sous-cutanées, ganglions cancéreux ou tuberculeux, avec des résultats déjà moins satisfaisants. Dans la leucémie, pourtant, l'application des rayons X sur la rate a donné des améliorations curieuses; Heineke a reconnu que les rayons de Röntgen déterminaient chez la souris, le cobaye, le chien, une destruction des follicules lymphatiques et une atrophie marquée de la rate. Dans la leucémie, on voit de même la rate diminuer rapidement de volume, le nombre des globules blancs s'abaisser progressivement et revenir au chiffre normal, pendant que celui des globules rouges augmente et que l'équilibre leucocytaire se rétablit; mais l'amélioration ne semble pas être définitive dans la plupart des cas, et un retour offensif des accidents peut amener la mort. La radiothérapie a été appliquée avec succès par Sabouraud au traitement de la teigne tondante grâce aux propriétés dépilantes des rayons X; elle a permis de réduire à quelques mois le traitement de cette affection qui autrefois demandait des années. Enfin elle semble avoir donné quelques résultats dans le traitement des névralgies. Mais pour pouvoir être appliqué régulièrement, le nouvel agent devrait être dosé, comme l'a fait remarquer Béclère; or les rayons de Röntgen sont de qualités différentes, ils deviennent de plus en plus pénétrants, à mesure qu'on raréfie davantage l'air de l'ampoule radiogène. Cette qualité des rayons est mesurée au moyen du *radiochromomètre* de Benoist. Pour apprécier la quantité de rayons absorbés, facteur encore plus important que ne l'est la qualité, et d'où dépendent les réactions thérapeutiques, on emploie le *chromoradiomètre* d'Holzknecht, formé d'une échelle graduée et d'une série de réactisf consistant en sels colorables par les rayons de Röntgen.

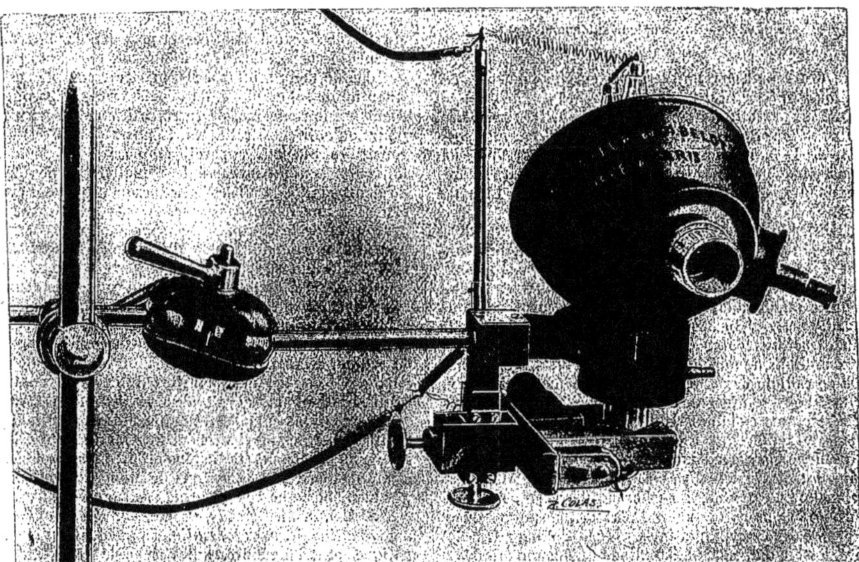

Fig. 625. — Localisateur pour *radiothérapie*.

L'*interrupteur* autonome (fig. 626) à vitesse et puissance variables doit être également utilisé. Grâce à ces méthodes de dosage, la radiothérapie a pu entrer dans la pratique. Enfin, pour protéger l'opérateur et l'opéré contre l'action

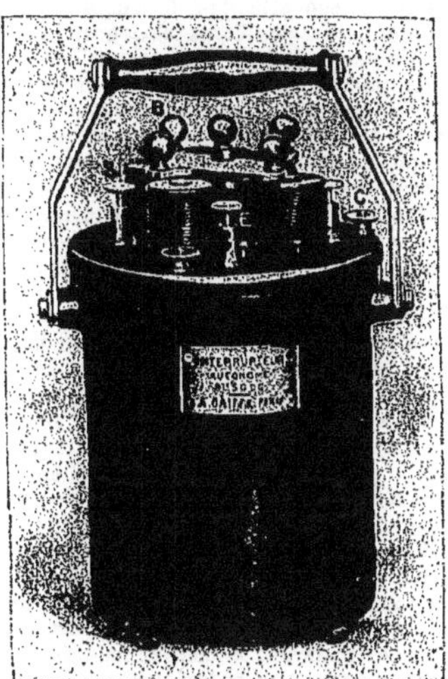

Fig. 626. — Interrupteur autonome.

nuisible des radiations inutiles, on emploie un appareil appelé *localisateur* (fig. 625).

RADIS. s. m. [all. *Rettig*, angl. *radish*, it. *ravanello*, esp. *reponche*]. Racine d'une variété du *Raphanus sativus*, L., de la famille des crucifères; elle est arrondie ou napiforme, blanche, rose ou rouge extérieurement, légèrement excitante, diurétique et antiscorbutique. V. Raifort et Rave.

RADIUM. s. m. Métal découvert par M. et Mme Curie, et appartenant au groupe du calcium, du baryum, du strontium et de l'uranium. On le retire de la *pechblende*, minerai contenant de l'oxyde d'urane. On l'obtient à l'état de bromure ou de chlorure de radium. Ce corps est doué d'une radio-activité beaucoup plus considérable que celle d'aucun des autres corps connus; son pouvoir radio-actif est deux millions de fois plus grand que celui de l'uranium. Les sels de radium desséchés sont spontanément lumineux. Ils rendent bons conducteurs de l'électricité tous les corps considérés comme isolants. Ils dégagent de l'électricité, de la chaleur, et enfin des radiations ressemblant plus ou moins à celles émises par l'ampoule de Crookes et répondant au moins à trois variétés. Ces rayons traversent tous les métaux, même le plomb; ils colorent le verre, rendent lumineux le diamant, et déterminent la phosphorescence du sulfure de zinc et du platino-cyanure de baryum. Le radium émet en outre des émanations qui communiquent une radio-activité d'emprunt à tous les corps contenus dans la même enveloppe; ces émanations sont de nature gazeuse et bien différentes, par conséquent, du rayonnement. Bien que dégageant constamment de la chaleur, de la lumière, de l'électricité, des émanations radio-actives et des rayons multiples, ce corps ne perd pas de son poids. Les rayons dégagés par les sels de radium déterminent sur la peau un érythème qui, si l'action se prolonge, se transforme en une ulcération qui ne guérit ensuite que lentement. Ils exercent une influence profonde sur le système nerveux et déterminent la mort des animaux qui ont été placés un certain temps dans leur voisinage. Ils ont été utilisés dans le traitement du lupus, des cancers de la peau notamment. On emploie aussi l'eau radio-active, que l'on obtient en laissant séjourner pendant quarante-huit heures, dans une solution de sel de cuisine, un tube renfermant une parcelle de radium; cette eau a été utilisée en gargarismes et en inhalations dans les angines, les laryngites et les bronchites, et à l'intérieur en potion dans la fièvre typhoïde, la malaria, la tuberculose.

RADIUMTHÉRAPIE. s. f. [de *radium*, et θεραπεία, traitement]. Méthode de traitement par les sels de radium. On utilise en thérapeutique le chlorure et le bromure de radium que l'on a rarement purs, le plus souvent mélangés à une quantité plus ou moins grande des sels correspondants de baryum. On a surtout étudié les effets du rayonnement du radium; quant aux émanations, on sait seulement que, mélangées en petites quantités à l'air inspiré par les petits mammifères, elles les font périr rapidement. Les rayons émis par le radium sont de trois sortes: les rayons α analogues aux rayons-canaux des ampoules de Crookes, qui sont complètement arrêtés par la plus mince paroi, et par conséquent n'ont aucune action biologique, les rayons β ou rayons cathodiques, et les rayons γ, ou rayons de Röntgen. Ce sont ces deux sortes de rayons qui sont utilisées; les effets du radium ne peuvent donc être complètement assimilables à ceux des rayons émis par l'ampoule de Crookes. L'activité du radium, c'est-à-dire l'intensité du rayonnement, est mesurée au moyen de la méthode électrique; elle est calculée en prenant comme unité celle de l'uranium métallique; elle est d'autant plus grande que la quantité de sel de baryum associée est plus petite; on a ainsi des intensités variant de 10000 à 500000; le radium pur a une activité de deux millions. Il faut tenir compte aussi de la quantité de sel employé, de l'épaisseur de la paroi du récipient qui le renferme, de sa répartition dans ce récipient; pour obtenir des résultats comparables, Béclère a fait construire un petit appareil composé d'une boîte métallique représentant un carré de 11 millimètres de côté, formé de deux lames parallèles entre lesquelles le sel peut être étalé sur une faible épaisseur, et fermé du côté qui sert au contact de la région traitée par une lame d'aluminium d'un dixième de millimètre d'épaisseur. L'application du radium produit souvent, dans la journée même, une rougeur passagère, accompagnée de cuisson et de démangeaison; c'est la préréaction, la réaction proprement dite n'apparaissant que plusieurs semaines après. On a appliqué ce mode de traitement aux troubles douloureux, les rayons du radium semblant avoir une action analgésiante comme ceux de Röntgen; aux arthrites de diverses natures sur lesquelles Soupault aurait observé des effets favorables, enfin aux lésions cutanées et muqueuses comme le lupus et l'épithélioma, les nævi vasculaires. C'est dans ces derniers cas qu'ils paraissent être le plus utiles; ils agissent ici de la même manière que les rayons de Röntgen, mais ils sont plus maniables que ceux fournis par l'ampoule de Crookes.

RADIUS. s. m. [*radius*, κερκίς, all. *Speichenknochen*, angl., *radius*, it. *raggio*, *radio*, esp. *radio*]. Os long, prismatique et triangulaire, qui occupe le côté externe de l'avant-bras. Son extrémité supérieure, la moins volumineuse, porte une éminence arrondie, appelée *tête*, et soutenue par un rétrécissement qu'on nomme le *col*. A l'endroit où le col se confond avec le *corps* ou partie moyenne de l'os, se voit l'*éminence* ou *tubérosité bicipitale*, ainsi appelée parce qu'elle donne attache au tendon du biceps. Articulé par son extrémité supérieure d'une part avec la petite tête de l'humérus par une excavation appelée *cupule*, d'autre part avec la petite cavité sigmoïde du cubitus par le pourtour convexe de sa tête, le radius s'unit par son extrémité inférieure, volumineuse et quadrilatère, avec les deux premiers os du carpe, par une surface aplatie qui présente : à son côté externe, l'apophyse styloïde ou *épine du radius;* à son côté interne, une excavation articulée avec la tête du cubitus; en arrière, des coulisses pour le glissement des tendons. Le radius se développe par trois points d'ossification : un pour le corps, et un pour chacune de ses extrémités. — *Fractures du radius.* Le radius peut être brisé dans un point de son *corps*, et les fragments présentent alors une tendance à se porter vers l'espace interosseux, qui entraîne la diminution ou l'effacement de cet espace, la perte des mouvements de pronation et de supination ou au moins une grande gêne de ces mouvements; aussi, après la réduction, faut-il lutter contre cette tendance à l'aide de compresses graduées appliquées sur les faces antérieure et postérieure de l'avant-bras et recouvertes par des attelles de bois. Plus souvent, le radius est brisé au niveau de son *extrémité inférieure*, à la suite d'une chute sur la paume de la main, plus rarement sur sa face dorsale; la fracture se fait par pénétration plus fréquemment que par divulsion ou par arrachement. Le déplacement, presque constant, se manifeste par une déformation spéciale, dite en dos de fourchette, du poignet : le radius est raccourci, déplacé selon l'épaisseur; il y a diastasis de l'articulation radio-cubitale inférieure, la main est dans l'abduction; il n'y a pas de déplacement vers l'espace interosseux, celui-ci n'existant plus au point blessé. La réduction se fait soit par la flexion forcée du poignet, l'avant-bras étant dans la pronation, soit en faisant l'extension sur la main, la contre-extension sur le coude, et la coaptation avec les pouces appliqués en arrière du fragment inférieur qu'ils repoussent en avant. La contention se fait soit par des coussins d'ouate qui exercent une compression douce sur les deux faces de l'avant-bras où ils sont fixés par une bande silicatée, soit à l'aide de compresses graduées appliquées en avant et en arrière de l'avant-bras, de deux attelles, et de trois bandelettes de diachylon qui maintiennent le tout.

RAFFINAGE. s. m. [*purificatio*, all. *Raffinirung. Läuterung*, angl. *refinement*, it. *raffinamento*, esp. *rafinadura*]. Opération de chimie qui consiste à séparer d'une substance les matières étrangères qui en altèrent la pureté. — Purification du sucre brut. V. Sucre.

RAFFLESIA. s. m. Genre de plantes rafflésiacées dont une espèce, le *Rafflesia palma*, a des bourgeons astringents, employés à Java contre les métrorragies.

RAFRAÎCHISSANTE, ANTE. adj. et s. m. [*refrigerans*, ψυκτικός, all. *kühlend*, angl. *cooling*, it. *refrigerativo*, esp. *rinfrescante*]. Substance qui est apte à calmer la soif et à diminuer la température du corps.

RAGATZ (Suisse, Saint-Gall). *Eaux indéterminées, thermales simples*, 33° à 37° ; minéralisation totale, 0,30, dont 0,18 de carbonate de chaux et de magnésie. Altitude : 521 mètres. On emploie cette eau en bains qui ont une action sédative dans les cas de névralgies, de rhumatisme chronique, de névrose cardiaque ou utérine. Prise en boisson, cette eau est diurétique, et stimule la sécrétion biliaire. Établissement : 1er juin au 1er octobre.

RAGE. s. f. [*rabies*, λύσσα, all. *Wuth*, angl. *madness*, it. *rabbia*, esp. *rabia*]. Maladie virulente propre aux genres chien et chat, et que la morsure communique à l'homme et à d'autres animaux. La maladie consiste dans un trouble profond de l'innervation qui atteint à la fois la sensibilité et le mouvement, en traversant successivement trois périodes (Van Swieten) qui en réalité se mêlent souvent l'une à l'autre : une période d'excitation, une période de perversion et une période d'affaissement. Tout impressionne violemment les sens du malheureux qui est en proie aux effets du virus rabique : un reflet brillant, celui de l'eau, celui d'une glace ou d'une vitre, la flamme d'une bougie, offensent sa rétine, que les mouvements irréguliers de l'iris garantissent incomplètement; le plus léger bruit éveille son attention, le trouble et le fait sursauter; pour lui, tous les corps deviennent odorants, les substances les plus insipides prennent un goût prononcé; le plus petit mouvement de l'air, le contact de l'eau, la moindre pression de la peau, lui causent une sensation douloureuse ; tous les sens sont dans un état d'hyperesthésie, ce qui explique l'agitation incessante qui constitue l'un des caractères les mieux accusés de la rage au début. Le sens génésique lui-même est excité d'une façon anormale : c'est ainsi qu'un malade a pu se livrer trente fois à l'acte du coït dans les vingt-quatre heures (Haller). Youatt a également signalé chez le chien une agitation inquiète et un changement continuel de position (*perpetual motion*) parmi les premiers symptômes de la maladie. Pendant plusieurs heures, le chien malade se retire dans son panier ou dans sa niche; il ne montre aucune disposition à mordre, et il obéit encore, quoique avec lenteur, à la voix qui l'appelle. Bientôt il devient inquiet, cherche une nouvelle place pour se reposer, la quitte pour en chercher une autre ; il s'agite perpétuellement, ne pouvant trouver une position qui lui convienne; il jette autour de lui un regard dont l'expression est étrange; son attitude est sombre. L'animal, comme crispé sur lui-même, cache sa tête entre ses pattes de devant; le chien hargneux et méchant seul a déjà l'aspect terrifiant et des yeux féroces. Chose digne de remarque, il continue à *boire* et à manger, et souvent cherche à prendre des substances dont les chiens ne se nourrissent pas; en dernier lieu, une bave filante s'écoule de sa bouche. Un signe caractéristique, ce sont des hurlements d'une nature spéciale ayant quelques rapports avec le cri du coq, aboiement qui s'opère par le rapprochement subit des mâchoires, et qui, provenant du fond de la gorge, se convertit en une sorte de hurlement saccadé en trois notes plus aiguës que l'aboiement ordinaire. Chez l'homme survient ensuite le crachotement qui est lié intimement à un symptôme constant dans la rage, la dysphagie et les convulsions spasmodiques du pharynx; crachotement qui disparaît dans la dernière période. Parfois, non toujours, la sécrétion salivaire est augmentée. Chez l'homme, elle peut manquer, et chez le chien l'écoulement salivaire n'égale pas celui qui se manifeste dans l'épilepsie ou dans les nausées. L'*écume mousseuse* qui salit les coins de la gueule dans la rage est un symptôme de courte durée, qui rarement persiste au delà de douze heures. Les histoires de chiens enragés couverts d'écume sont fabuleuses; on confond souvent l'épilepsie avec la rage : de là l'erreur. Après avoir augmenté, la quantité de salive diminue ; elle devient plus épaisse, visqueuse et adhérente, elle s'attache aux commissures des lèvres et au fond de la gorge. Il semble que dans le principe les mouvements convulsifs ne se produisent que lorsque le malade cherche à avaler, qu'ils sont d'autant plus violents que les efforts de déglutition sont plus énergiques, et que l'horreur qu'éprouvent les enragés pour toute sorte de boisson ou d'aliment tient surtout, sinon exclusivement, à la crainte de réveiller les convulsions par les mouvements de déglutition. A l'hyperesthésie succèdent les hallucinations, et à l'excitation intellectuelle le délire, chez le chien comme chez l'homme. Le délire atteint dans quelques cas les proportions d'un accès de fureur maniaque; c'est alors qu'on a vu l'enragé se jeter sur ceux qui l'entouraient et les frapper. Quant à la croyance que tous les enragés cherchent à mordre, elle est erronée; les cas où la fureur rabique aboutit à des tentatives de morsure sont exceptionnels. Sans connaître la nature du mal dont ils sont atteints, les enragés semblent parfois pénétrés de la pensée qu'ils peuvent devenir dangereux pour ceux qui les approchent, soit par la violence de leur délire, soit même par leurs embrassements. Cependant les spasmes deviennent plus fréquents, les moments de calme et de lucidité plus rares et plus courts; et, lorsque, par instants, les malades reprennent possession de leur intelligence, ce n'est que pour s'occuper d'idées funèbres; ils annoncent leur mort, et semblent se préparer à cette fin prochaine. A partir de ce moment tout signe d'intelligence disparaît, les sensations deviennent obtuses, les convulsions se généralisent, il est vrai, mais en même temps elles perdent de leur énergie, et bientôt le malade, épuisé par la douleur, par la violence et la continuité des accidents convulsifs, par la privation absolue d'aliments, tombe dans un état d'affaissement dont pourront bien le faire sortir encore, par intervalles, quelques hallucinations ou quelques spasmes thoraciques, mais que l'asphyxie ne tarde pas à rendre plus profond et à transformer en un état de résolution complète; alors toute agitation cesse pour faire place au coma, et le malade succombe après avoir rejeté à plusieurs reprises, par des efforts de vomissements, de l'écume bilieuse. On observe chez le chien quelques phénomènes convulsifs analogues à ceux qui ont été signalés chez l'homme : par exemple, une sorte de tremblement général, ou parfois des contractions rapides et violentes des muscles thoraciques, lorsque l'animal fait des efforts pour avaler quelques gorgées de liquide; mais, tandis que, chez l'homme, le frisson et le spasme se montrent dans la première période, chez le chien, au contraire, ils ne surviennent que tardivement. Tandis que chez l'homme la dysphagie et l'horreur des boissons ne font jamais défaut, et suivent de près les prodromes, chez le chien l'hydrophobie proprement dite n'existe pas, ou du moins ne s'observe qu'exceptionnellement, et la dysphagie ne se montre qu'à la dernière période; de sorte qu'on peut dire que des deux symptômes pathognomoniques de la rage humaine, l'un n'a presque jamais été observé dans la rage canine, et l'autre ne s'y manifeste qu'à une époque où d'autres signes ont déjà fait reconnaître la maladie. Après un laps de temps qui varie avec le degré d'intensité des troubles de l'innervation, le chien tombe épuisé, la période d'affaissement commence; mais un attouchement, un simple appel, suffisent quelquefois pour réveiller la fureur et le besoin de mordre, qui sont les caractères dominants des dernières phases de la période d'excitation. Bientôt l'affaissement devient complet, l'animal est comme assoupi; enfin apparaissent des symptômes de paralysie, et surtout de paraplégie. Tantôt, c'est le cas le plus rare, les muscles de la langue et des mâchoires perdent seuls leur contractilité; tantôt tout l'ensemble du système musculaire semble frappé. L'autopsie permet de constater les lésions suivantes : turgescence des veines périphériques du cerveau, coloration rosée de la substance corticale, ramollissement de la substance blanche cérébro-médullaire de certaines paires crâniennes (Meynert), tuméfaction des papilles caliciformes de la langue, injection de la région pharyngienne, engouement pulmonaire avec noyaux apoplectiques et suffusions sanguines au bord postérieur, albumine dans les urines; mais ces lésions anatomiques sont, pour la plupart, consécutives aux symptômes, plutôt qu'elles n'en sont la cause déterminante. La rage est susceptible de se développer spontanément chez le chien, le loup, le chat et le renard, qui peuvent la transmettre aux autres quadrupèdes ou à l'homme. Ni la colère, ni l'influence des climats et des saisons, ni les variations de température, ni la faim, ni la soif, ne peuvent produire la rage, pas plus que ne la produisent la malpropreté et l'usage d'aliments malsains et d'eaux corrompues. Magendie et Breschet ont montré que la salive des animaux enragés possède des propriétés virulentes; la maladie peut être aussi inoculée par l'insertion des centres nerveux, en particulier du bulbe, mais l'inoculation du sang est d'une innocuité parfaite. Le musellement général et permanent des chiens est une mesure efficace pour empêcher la propagation de cette maladie; jamais la contrainte résultant de l'application de la muselière ne peut être cause du développement de la rage. La durée de l'incubation est de vingt à trente jours chez les enfants de deux à douze ans, mais elle peut s'étendre à cinq mois et plus; plus tard elle est habituellement de quarante à soixante jours, mais peut durer plusieurs mois aussi. Toute cautérisation autre que celle au fer rouge est insuffisante pour prévenir l'inoculation du virus rabique; encore faut-il qu'elle soit faite dans les vingt-quatre heures qui suivent la morsure. Pendant la période d'incubation, il est nécessaire de rassurer l'individu qui a été mordu, d'éviter toute allusion à l'accident. Quand il est avéré que l'animal mordeur est enragé, il faut soumettre le mordu à la vaccination antirabique, d'après la méthode de Pasteur; celle-ci est fondée sur ce principe que la moelle épinière d'un lapin enragé perd sa virulence quand on la soumet à la dessiccation et devient apte à immuniser l'animal auquel elle est injectée; suspendue dans un flacon fermé à l'ouate et contenant des fragments de potasse, la moelle n'est plus virulente à partir du quatorzième jour. Pour pratiquer la vaccination, on inocule au sujet des moelles de plus en plus virulentes; on commence par celle du quatorzième jour, et on va jusqu'à celle du troisième jour; on inocule chaque fois un fragment de moelle de 3 millimètres environ broyé dans un centimètre cube de bouillon. Dans les cas graves on emploie la méthode intensive : on fait quatre injections par jour, deux le matin avec la moelle du quatorzième et du treizième jour, et deux le soir avec celles du douzième et du onzième jour; le troisième jour du traitement on injecte la moelle du sixième jour; on ne fait plus alors qu'une injection par jour; puis arrivé à la moelle du troisième jour, on recommence une nouvelle série en partant de celle du cinquième jour, puis une troisième et parfois une quatrième. Grâce à ce traitement, la mortalité des personnes mordues est devenue inférieure à 1 p. 100. La rage une fois déclarée, la mort est inévitable; il n'existe pas un seul cas bien avéré de guérison chez l'homme. Les moyens qui ont été mis en usage sont les injections hypodermiques de chlorhydrate de morphine, l'hydrate de chloral en lavement, les inhalations de chloroforme, le hachisch, l'emploi des courants continus. Klebs a cru trouver un microbe particulier à la rage; mais Pasteur a montré que le microbe trouvé dans la salive des personnes atteintes de rage, et retrouvé dans celle d'enfants morts de diverses maladies et même de personnes bien portantes, n'a rien de commun avec le virus rabique, lequel n'est pas encore caractérisé par un microbe cultivable. — *Rage mue, rage muette* ou *paralytique* [angl. *dumb madness*]. Variété de rage du chien caractérisée essentiellement par la paralysie d'un membre du train postérieur ou des masséters. Elle succède à la forme furieuse ou apparaît d'emblée. Le chien est en proie à une grande anxiété, sans accès de fureur. Il est le plus souvent dans l'impossibilité de crier (d'où le nom de la maladie) et de mordre (car il ne peut rapprocher les mâchoires). — *Rage de tête.* Maladie qui a régné en France en 1481. « En cette année, dit un chroniqueur, au mois d'avril, on commença fort à mourir à Metz et en plusieurs autres contrées, tant en France comme autre part. Cela venait d'une chaude maladie de fièvre et de *rage de tête*; les malades devenaient égarés et à demi hors de leur entendement, et au bout de quatre ou cinq jours quelques-uns étaient guéris, mais les autres et la plupart succombaient. » Il est possible que cette *rage de tête* soit à ranger auprès de la méningite épidémique.

RAGLE. s. m. Hallucination particulière à laquelle sont sujets les voyageurs qui parcourent le désert.

RAIE. s. f. [*Raja*, all. *Roche*, angl. *ray, thornback*, it. *razza*, esp. *raya*]. Genre de poissons chondroptérygiens plagiostomes, caractérisé par le grand développement des nageoires pectorales sous forme d'*ailes*; queue longue et relativement volumineuse, pourvue d'un appareil électrique sous-musculaire et sous-cutané (Ch. Robin). Presque toutes les espèces sont alimentaires. Les principales sont la raie bouclée (*R. clavata*, L.), la raie blanche (*R. batis*, L.), et la raie ronce (*R. rubus*, L.). L'*huile de foie de raie* est moins riche en iode et en soufre, et un peu plus riche en phosphore, que celle de foie de morue. V. Huile *de foie*.

RAIE. s. f. — *Raie méningitique*. Raie rouge qui se produit sur la peau du tronc, et persiste assez longtemps, quand on y trace un trait avec l'ongle, en appuyant plus ou moins fortement, pendant la méningite tuberculeuse (Trousseau). C'est une conséquence des troubles vasomoteurs cutanés. Elle s'observe aussi durant certaines phases de la fièvre typhoïde, des altérations encéphaliques débilitantes, etc., et n'a rien de pathognomonique. || *Raie de Frauenhofer*. V. Spectre.

RAIFORT. s. m. [all. *Rettig, Meerrettig*, angl. *radish, horse-radish*, it. *radice, rafano*, esp. *rabano*]. Nom donné à deux plantes crucifères qui appartiennent à des genres différents. — *Raifort sauvage* [*cochléaria de Bretagne, cranson*]. Le *Cochlearia armoracia*, L., dont la racine, blanche, charnue, de saveur âcre et piquante, d'odeur très pénétrante, contient une huile sulfurée volatile; appliquée sur la peau, cette racine agit comme rubéfiant; excitante et antiscorbutique, elle entre dans le sirop et le vin antiscorbutiques, et dans l'alcoolat de cochléaria composé. V. Cochléaria. — *Raifort cultivé*. Le *Raphanus niger*, L., variété du *Raphanus sativus*, dont la racine, connue sous le nom de *radis noir*, est très piquante.

RAILWAY-BRAIN, RAILWAY-SPINE [mots anglais : *railway*, chemin de fer; *brain*, cerveau, ou *spine*, moelle épinière]. Troubles nerveux consécutifs à un accident de chemin de fer, et rattachés à l'hystéro-traumatisme. Ils consistent en paralysies, contractures, anesthésies, paraissant relever, suivant les cas, d'une commotion médullaire ou cérébrale. Le mode d'apparition des accidents, leur évolution, les symptômes concomitants d'hystérie permettent d'écarter le diagnostic de lésion organique, et de considérer ces troubles comme d'ordre purement dynamique.

RAINURE. s. f. [*incisura*]. — *Rainure mastoïdienne*. V. Digastrique. — *Rainure de l'hélix*. V. Oreille.

RAIPONCE. s. f. [*Campanula rapunculus*, L., all. *Rapunzel*, angl. *rampion*, it. *raperonzo*, esp. *reponche*]. Plante campanulacée, dont la racine, fusiforme et blanche, et les feuilles lancéolées et sessiles, passent pour apéritives et rafraîchissantes. On mange les feuilles en salade.

RAISIN. s. m. [*uva*, σταφυλή, all. *Weintraube*, angl. *grape*, it. et esp. *uva*]. Fruit des diverses variétés de la vigne (*Vitis vinifera*, L.), de la famille des ampélidées. On emploie en médecine, comme pectoraux, trois sortes de raisins secs : 1° les *raisins de caisse*, qui viennent du midi de la France. Ce sont des raisins trempés avec leurs rafles dans une lessive de soude et séchés au soleil. Ils sont jaunes, et ont un principe sucré qui s'effleurit en partie à leur surface; 2° les *raisins de Corinthe*, qui venaient autrefois de cette ville, sont très petits, presque noirs, en grains détachés, et sont envoyés de Céphalonie et des diverses îles Ioniennes; 3° les *raisins de Damas* ou *de Smyrne*, qui viennent de Syrie, sont très gros, aplatis, rougeâtres, demi-transparents; ils ont une saveur de muscat. V. Cure *de raisin*. — *Raisin d'Amérique*. V. Phytolaque. — *Raisin d'ours*. V. Arbousier. — *Sucre de raisin*. V. Glycose.

RAISINIÈRE. s. f. V. Staphylome *de l'iris*.

RAISON. s. f. [*ratio, intellectus*, λόγος, all. *Vernunft*, angl. *reason*, it. *ragione*, esp. *razon*]. Physiologiquement, l'ensemble des facultés par lesquelles l'homme perçoit, reconnaît, démontre *le vrai*, et qui ont pour organe les parties antérieures et supérieures du cerveau. La raison n'est pas l'apanage exclusif de l'homme, car on observe chez beaucoup d'animaux une appréciation judicieuse des circonstances qui ne peut être que le fait d'une raison réelle. Mais ce qui distingue la raison humaine de la raison animale, ce qui lui donne sa supériorité, c'est le pouvoir d'abstraire et de généraliser; et ce qui montre le passage entre les deux raisons, c'est que l'homme sauvage ne possède qu'à un degré infiniment petit ce pouvoir. Il faut beaucoup de temps pour que l'abstraction et la généralisation se développent. On a la trace de ce développement graduel dans les langues, qui d'abord n'ont que des termes concrets, et qui peu à peu gagnent des termes abstraits, lesquels montrent par leur étymologie et leur origine qu'ils ne sont nés qu'après une élaboration qui a permis de leur donner un sens figuré.

RAISONNANT, ANTE. adj. et s. — *Manie raisonnante* (Pinel). V. Folie *héréditaire*. — Celui ou celle qui sont atteints de folie raisonnante.

RAIZ. s. m. [Mot portugais voulant dire *racine*]. — *Raiz de Mungo*. V. Chynlen.

RAK. s. m. V. Arak.

RAKI. s. m. Boisson qui se prépare par la distillation du marc fermenté de raisin. La vapeur alcoolique, dirigée sur des espèces aromatiques, telles que les semences d'anis, se charge de leurs principes volatiles. La liqueur obtenue a un goût agréable; elle devient, comme l'absinthe, d'un blanc laiteux quand on y verse de l'eau, et exerce la même action sur le système nerveux.

RAKOCZY (Hongrie). *Eau sulfurée magnésienne*, contenant 56gr,4 de sels, dont 25 grammes de sulfate de magnésie, 20 grammes de sulfate de soude, 6 grammes de sulfate de chaux, 2gr,3 de chlorure de sodium, et 0gr,7 de carbonate de chaux. Cette eau a une action purgative, elle est transportée.

RÂLE. s. m. [*rhonchus*, ῥόγχος, all. *Röcheln*, angl. *ronchus, rattle*, it. *rantolo*]. Vulgairement, le bruit qui, chez les moribonds, est produit par le passage de l'air à travers les mucosités accumulées dans le larynx, la trachée-artère ou les grosses divisions des bronches. || Nom donné par Laennec à tous les bruits anormaux que le passage de l'air, pendant l'acte respiratoire, peut produire, soit en traversant des liquides qui se trouvent dans les bronches, soit en résonnant d'une façon particulière dans ces conduits enflammés ou rétrécis, bruits anormaux qui, se mêlant au murmure respiratoire, l'obscurcissent ou le remplacent. Il faut examiner dans les râles : 1° le volume des bulles (qui permet de juger approximativement le calibre des tuyaux où ils se produisent); 2° leur nombre; 3° la clarté, le ton, la force des râles, la distance à laquelle ils se produisent, la rapidité avec laquelle se forment et crèvent les bulles (ce qui permet de juger la consistance du liquide); 4° s'ils coïncident avec l'inspiration, avec les deux temps, si la toux les modifie, les fait disparaître. On les dit *secs*, quand ils consistent en des résonances variables; *humides* ou *bullaires*, quand ils sont constitués par des bulles. Le *râle sec* peut être *aigu* ou *grave*; on le dit *sibilant* dans le premier cas, et *ronflant* dans le second. Parmi les *râles bullaires* on distingue : 1° Le *râle crépitant* [angl. *crepitory rattle*, it. *rantolo crepitante*], ainsi dit parce qu'il ressemble à la décrépitation du sel sur le feu. Il est formé de bulles petites, nombreuses et égales. Il est caractéristique du premier degré de la pneumonie ; on l'observe aussi parfois dans l'œdème pulmonaire. On ne l'entend que dans l'inspiration. — 2° Le *râle muqueux* ou *sous-crépitant* [angl. *mucous rattle*, it. *rantolo mucoso*], produit par le passage de l'air à travers un liquide d'une certaine ténacité, formant des bulles qui varient de grosseur et de nombre, et s'entendant aux deux temps de la respiration. On l'observe quand les bronches sont obstruées par du mucus, du sang, du pus. On le rencontre dans la bronchite, dans l'hémoptysie, et dans la phtisie tuberculeuse quand les tubercules se ramollissent. — 3° Le *râle caverneux* [angl. *cavernous rattle*] ou *de gargouillement*, râle sous-crépitant qui a lieu dans une excavation des poumons, ce qui lui donne un timbre particulier. — 4° Le *râle de craquement* [angl. *crackling rattle*], son analogue à celui que produit l'insufflation d'une vessie sèche. On l'entend seulement durant l'inspiration ; il provient de la pénétration de l'air dans des cellules sèches et inégalement dilatées. On le rencontre dans l'emphysème pulmonaire. Il peut être *sec* ou *humide*. Dans le premier cas, il peut s'entendre comme un *bruit de soupape* qui retombe. — *Râle de retour*. Râle crépitant à grosses bulles, qui se fait entendre dans la troisième période de la pneumonie, quand le souffle bronchique diminue et que la résolution commence. — *Râles gutturaux*. Bruits qui se produisent dans le larynx et la trachée pleins de mucosités. Quand ils sont très intenses, les râles gutturaux sont entendus à distance, et aussi à l'auscultation du thorax ; les grandes dimensions de leurs bulles, leur caractère lointain, permettent de les distinguer des râles produits dans les bronches ou dans les excavations accidentelles creusées dans le poumon.

RALLIEMENT. s. m. V. POINT *de ralliement*.

RAMAÏ ou **RAMIÉ**. s. m. [*Urtica tenacissima*]. Urticée originaire de Java, cultivée au Texas, à la Louisiane, en Chine et dans l'Indoustan. C'est une variété de *China grass* (*Urtica nivea*, *Bœhmeria nivea*, Hooker et Arnolt) ; mais elle produit des tiges plus abondantes, et rend une filasse plus soyeuse, à reflets nacrés. Le ramié pourrait s'acclimater dans le nord de la France. En Algérie et dans les plaines de la Crau (Bouches-du-Rhône), il donne des rendements importants.

RAMASSÉ, ÉE. adj. Se dit des organes de même espèce, serrés en nombre les uns contre les autres.

RAMEAU. s. m. [*ramus*, all. *Zweig*, angl. *branch*, it. *ramicello*, esp. *ramo*]. Division d'une branche d'arbre, d'un vaisseau, d'un nerf.

RAMESCENCE. s. f. [de *ramus*, branche]. État de ce qui se ramifie : *ramescence des nerfs, des vaisseaux*.

RAMESCENT, ENTE. adj. Se dit d'un organe ou d'un produit morbide qui, ordinairement simple, offre accidentellement des divisions en forme de rameaux.

RAMEUX, EUSE. adj. [*ramosus*, de *ramus*, branche : all. *ästig*, angl. *ramose*, it. et esp. *ramoso*]. Qui se partage en branches secondaires.

RAMIER. s. m. V. PIGEON.

RAMIFICATION. s. f. [de *ramus*, rameau, et *facere*, faire; all. *Verästelüng*, angl. *ramification*, it. *ramificazione*, esp. *ramificacion*]. Division d'une tige, d'un vaisseau, d'un nerf, en plusieurs rameaux.

RAMIFIÉ, ÉE. adj. Qui est subdivisé en rameaux.

RAMOLLI, IE. adj. Se dit des *tubercules* en état de ramollissement.

RAMOLLISSEMENT. s. m. [μάλαξις, all. *Erweichung*, angl. *ramollissement*, esp. *reblandecimiento*]. Diminution de la cohésion des éléments d'un tissu, conséquence de certains troubles de la nutrition. — *Ramollissement cérébral* (Rochoux, Rostan). Lésion cérébrale caractérisée par la diminution de consistance de l'organe et se traduisant cliniquement par différents troubles : hémiplégie plus ou moins complète et plus ou moins durable, diminution de l'intelligence, parfois gâtisme. Cette lésion, attribuée à l'inflammation sous l'influence de Broussais, fut ensuite rattachée à des coagulations intra-artérielles quand Virchow eut établi le mécanisme de la thrombose et de l'embolie. Ce n'est que dans ces dernières années que P. Marie (1900) a montré que le plus grand nombre des hémiplégies des vieillards, répondant cliniquement au type du ramollissement cérébral, étaient caractérisées anatomiquement par des *foyers lacunaires de désintégration cérébrale* sans oblitération artérielle; Grasset, en 1904, a désigné cette lésion sous le nom de *cérébrosclérose lacunaire progressive d'origine artérielle* pour montrer que cette lésion est sous la dépendance de l'artériosclérose cérébrale. Il n'est pas démontré que les lésions des parois artérielles sans oblitération de la lumière des vaisseaux soient capables de déterminer des transformations des éléments anatomiques avoisinants; et de même qu'on sépare actuellement les scléroses d'organes des lésions artérielles parfois concomitantes, de même on doit envisager séparément l'artériosclérose cérébrale et les lacunes, aucun lien pathogénique évident ne permettant de les réunir. Il semble plus logique d'admettre que ces lacunes, dont l'apparition a lieu ordinairement à un âge déjà avancé, sont dues à l'action lente et continue de substances toxiques circulant dans le sang, et provenant soit d'une alimentation défectueuse, soit d'un vice de fonctionnement des diverses glandes de l'économie. Il y a des cas néanmoins où le ramollissement, comme l'a montré Virchow, est consécutif à une oblitération vasculaire, qui détermine l'ischémie et la nécrose des éléments nerveux du cerveau dans une étendue plus ou moins grande; celle-ci résulte tantôt d'une thrombose consécutive à l'endartérite et à l'athérome artériel, principalement chez les vieillards, tantôt d'une embolie formée par des végétations propres à l'endocardite, particulièrement chez les anciens rhumatisants. Le ramollissement cérébral se présente sous deux formes principales : l'une, *aiguë, apoplectiforme*; l'autre, *chronique, progressive*. Dans la première forme, l'invasion peut être absolument identique à celle de l'hémorragie cérébrale : le malade est frappé tout à coup de paralysie, d'hémiplégie surtout, avec ou sans perte de connaissance. Le diagnostic différentiel repose surtout sur l'absence, dans le ramollissement, de l'abaissement de température, presque constant au début de l'hémorragie cérébrale; sur la présence de l'aphasie, beaucoup plus fréquente dans le ramollissement; sur le caractère mobile de la paralysie, qui peut diminuer d'un jour à l'autre, dans un membre, ou abandonner un membre pour en atteindre un autre. La mort peut survenir sans que le malade soit sorti du coma initial; dans le cas contraire, il reprend connaissance au bout d'un temps variable, mais les facultés intellectuelles restent affaiblies à un degré plus prononcé qu'à la suite d'une hémorragie cérébrale; de plus, la paralysie, au lieu de tendre à diminuer, augmente par saccades, et suit une marche croissante. Les prodromes, si rares dans l'hémorragie cérébrale, sont souvent manifestes dans le ramollissement, surtout dans le ramollissement chronique progressif. Ces prodromes sont (Rostan) : une douleur de tête ordinairement fixe; de l'engourdissement, des fourmillements, un sentiment de gêne et de pesanteur, quelquefois de la contracture et des crampes, voire même des convulsions dans les membres du côté opposé à la céphalalgie : tous prodromes complètement étrangers à la paralysie dépendant d'une hémorragie cérébrale. La paralysie a une marche aussi variable que dans la forme aiguë. Parfois tous les symptômes se bornent à un affaiblissement général de l'organisme avec troubles de la marche (*marche à petits pas*) et émotivité excessive;

le syndrome de la paralysie pseudo-bulbaire (V. PSEUDO-BULBAIRE) peut se constituer peu à peu. La mort peut être hâtée par une attaque apoplectiforme, ou par le fait d'une complication, pneumonie, etc. ; dans d'autres cas, elle survient lentement, dans le marasme et dans un état voisin du gâtisme. A l'autopsie, on trouve soit des lacunes cérébrales [V. LACUNAIRES (*Foyers*)], soit les lésions consécutives à l'oblitération d'une artère ; dans ce cas on reconnait d'abord le siège de l'oblitération vasculaire ; puis, au niveau de l'ischémie, on trouve la substance cérébrale très molle, d'une consistance diffluente, facile à entraîner par l'eau, et d'une couleur jaune-serin pâle (*ramollissement blanc*), ou rouge (*ramollissement rouge*). Cette masse ramollie est composée de fragments de tubes nerveux altérés, de granulations graisseuses, de leucocytes granuleux, de gouttes de myéline visqueuse, demi-liquide. Lorsque la mort a tardé plusieurs mois, les foyers de ramollissement sont remplacés par des plaques jaunes, indurées, de coloration ocreuse, au niveau desquelles les éléments nerveux ont disparu et sont remplacés par du tissu conjonctif de nouvelle formation et des granulations graisseuses (Durand-Fardel). — *Ramollissement de la membrane muqueuse de l'estomac*. V. GASTROMALACIE. — *Ramollissement des os*. V. OSTÉOMALACIE.

RAMPE. s. f. [*scala*]. — *Rampe du limaçon de l'oreille*. V. OREILLE.

RAMUSCULE. s. m. [all. *Aestchen*]. Subdivision d'une branche, soit en botanique, soit en anatomie.

RANA. s. f. V. GRENOUILLE.

RANCE. adj. [*rancidus*, ἔωλος, all. *ranzig*, angl. *rancid*, it. *rancido*, esp. *rancio*]. Se dit d'un corps gras qui, en absorbant l'oxygène de l'air, a pris une odeur forte et une saveur désagréable, dues à la mise en liberté d'acides gras.

RANCIDITÉ. s. f. [*rancor*, ἑωλότης, all. *Ranzigkeit*, angl. *rancidity*, it. *rancidume*, *rancidezza*, esp. *rancia-dura*]. État d'un corps gras devenu rance.

RANCIMENT. s. m. V. SAPONIFICATION.

RANCISSEMENT. s. m. Production de la rancidité.

RANDA (Suisse, Valais). *Station d'altitude* à 1444 mètres, située dans la vallée de Zermatt.

RANGÉE. s. f. — *Rangée des os du carpe, du tarse*. V. CARPE et TARSE.

RANGOON ou **RANGOUN.** s. m. (ville de Birmanie). — *Huile de Rangoon*. Liquide retiré d'un pétrole de la Birmanie. L'huile de Rangoon est d'un jaune se rapprochant beaucoup de celui de l'huile d'olive, lorsqu'on la regarde par transmission directe du rayon lumineux ; mais, en la regardant par réflexion, on s'aperçoit qu'elle a une deuxième couleur vert bleuâtre, qui devient très apparente pour une position convenable du flacon par rapport à l'œil. Odeur et saveur désagréables, faibles à la température ordinaire. Le poids spécifique varie de 0,961 à 0,968. Elle est dextrogyre. L'alcool en dissout 95 p. 100. Neutre ou à peine acide. Elle sert au graissage des machines et donne fort peu d'un cambouis résineux.

RANINE. adj. et s. f. [de *rana*, grenouille, all. *Froschpulsader*, *Froschader*, angl. *ranine*, it. et esp. *ranina*]. — *Artère ranine*. Terminaison de l'artère *linguale*. — *Veine ranine*. Elle accompagne l'artère, et s'ouvre dans la jugulaire interne ou dans la thyroïdienne supérieure.

RANQUE. — *Eau de Ranque*. V. EAU *antipsorique*.

RANULE. s. f. La grenouillette. — *Ranule concrète*. Lésion du plancher de la bouche qui n'est autre que la formation de calculs salivaires dans le canal de Wharton : cette dénomination erronée se retrouve encore dans les écrits des chirurgiens de la première moitié du XIXe siècle.

RAOULT (physicien français contemporain). — *Lois de Raoult*. Lois qui régissent l'abaissement du point de congélation des dissolutions ; elles sont au nombre de quatre : 1° Toute substance solide, liquide ou gazeuse, en se dissolvant dans un corps défini liquide, capable de se solidifier, en abaisse le point de solidification, et cela d'autant plus que la solution est plus concentrée. 2° Si le corps dissous existe dans la solution non combiné à l'eau, s'il n'est en aucune façon altéré par l'eau, l'abaissement du point de congélation Δ est proportionnel au poids de substance dissoute P, contenu dans 100 grammes d'eau (loi de Blagden). 3° Lorsqu'on dissout une molécule (ou une quantité proportionnelle au poids moléculaire) d'une substance quelconque dans une quantité constante d'eau, on abaisse toujours le point de congélation du dissolvant de la même quantité, quelle que soit la nature de la substance dissoute. 4° Lorsque plusieurs substances différentes sont contenues à la fois dans la même solution, l'abaissement du point de congélation de la solution commune égale la somme des abaissements des points de congélation qu'aurait amenés chaque substance dissoute seule.

RAPACÉ, ÉE. adj. [*rapaceus*, all. *rübenartig*, angl. *rapaceous*, it. *rapaceo*]. Qui a des racines semblables à des raves.

RAPALLO (Italie, Ligurie). *Station d'hiver*, située au bord de la mer ; climat doux, à l'abri des vents.

RÂPE. s. f. — *Bruit de râpe, bruit de lime, bruit de scie* [all. *Rapelgeräusch*, angl. *rasp sound*, it. *raspa*]. En auscultation, bruit pathologique du cœur ou des artères imitant le frottement que produisent ces instruments sur le bois ; c'est le bruit de souffle porté à un haut degré. Il indique une affection organique du cœur, particulièrement le rétrécissement d'un orifice, ou un anévrysme.

RÂPEUX, EUSE. adj. Se dit des bruits caverneux qui ressemblent à ceux d'une râpe. Le frottement pleural peut devenir tellement intense, qu'il prend le *caractère râpeux*. V. FROTTEMENT et RAPE.

RAPHANÉDON. s. m. [ῥαφανηδὸν, de ῥάφανος, navet : en manière de navet]. Synonyme de *caulédon*.

RAPHANIE. s. f. [*convulsio cerealis*, *rhaphania*, all. *Kriebelkrankheit*, angl. *raphania*, it. et esp. *rafania*] (Linné). Maladie convulsive assez fréquente en Allemagne et en Suède, et qu'on attribuait au *Raphanus raphanistrum*, L., plante crucifère dont les semences sont quelquefois mêlées avec le blé. C'est l'ergotisme chronique.

RAPHANUS. s. m. V. RADIS, RAIFORT, RAVE et RAPHANIE.

RAPHÉ. s. m. [ῥαφή, de ῥάπτειν, coudre ; all. *Nath*, angl. *raphe*, it. et esp. *rafe*]. En anatomie, nom donné à certaines lignes saillantes qui ressemblent à une couture : tel est le *raphé*, qui divise le scrotum et le périnée en deux parties latérales, et qui s'étend depuis l'anus jusqu'à l'origine de la verge. — *Raphé de Stilling* (*septum médian*). La commissure blanche antérieure de la moelle épinière, devenue épaisse dans le bulbe au niveau du quatrième ventricule.

RAPIFORME. adj. [*rapiformis*, de *rapa*, rave, et *forma*, forme]. En forme de rave.

RAPONTIC. s. m. ou **RAPONTIQUE.** s. f. V. RAIPONCE.

RAPONTIN. s. m. La racine de patience.

RAPPEL. s. m. — *Bruit de rappel*. Rythme cardiaque à trois temps, dans lequel le bruit surajouté se trouve au voisinage du deuxième bruit normal, et en présente les caractères ; il est dû le plus souvent au dédoublement du second bruit, les claquements des valvules aortiques et pulmonaires se faisant successivement au lieu d'être synchrones. Il a été comparé, par Bouillaud, « au rythme si connu du battement de tambour désigné sous le nom de rappel », et « au bruit du marteau qui, après avoir frappé le fer, tombe sur l'enclume, rebondit et retombe, immobile » (bruit d'enclume) ; on l'a rapproché aussi du chant de la caille (bruit de caille). Il peut être représenté par une longue suivi de deux brèves; c'est le bruit du dactyle (Peter). On le rencontre dans le rétrécissement mitral, et aussi dans la symphyse cardiaque. — *Bruit de rappel paradoxal* (Gilbert et Garnier). Bruit de rappel constitué par l'existence d'un bruit présystolique surajouté à l'allongement du petit silence; le rythme du cœur est interverti; entre le bruit systolique et le bruit diastolique s'écoule un laps de temps plus long qu'entre le bruit diastolique et le bruit présystolique; ainsi dans les conditions où devrait naître un bruit de galop, un bruit de rappel se trouve réalisé. Ce bruit a été observé dans la symphyse cardiaque.

RAPPORT. s. m. [all. *Verhältniss*, angl. *proportion, analogy*, it. *proporzione, analogia*]. Mot employé souvent comme synonyme d'*analogie*. || En anatomie, *rapport anatomique*. Situation d'un organe, relativement à un ou plusieurs autres organes, comme celle d'un nerf par rapport aux artères, veines, muscles, etc. *Rapport* et *connexion* ne sont point synonymes; car les *rapports*, tels qu'on les entend couramment, ne sont qu'un cas particulier des connexions. || En pathologie [ἔρευξις, all. *Magenblähung*, it. *rutto*], synonyme d'*éructation* : *rapport aigre, acide*. || En médecine légale, acte authentique (*relatio*) fait par un ou plusieurs médecins ou chirurgiens requis par la justice, et après prestation de serment, pour constater l'état d'une personne, la nature d'une maladie, une grossesse, la cause d'une mort spontanée ou violente, etc. Il se compose de trois parties essentielles : le *protocole* ou *préambule*, contenant l'indication des nom, prénoms, titres et qualités de l'expert, l'indication de l'autorité requérante, l'objet de la réquisition, les lieu, jour et heure de l'expertise, l'indication du serment prêté; l'*exposition* des constatations (examen extérieur, autopsie); les *conclusions*. L'exposition des constatations doit être précédée assez souvent des *renseignements* qui ont été fournis par le malade ou le blessé, par les personnes de l'entourage de la victime, par le médecin traitant, tant sur les symptômes observés que sur les circonstances dans lesquelles la blessure est survenue. Ces renseignements sont placés entre guillemets; l'expert n'en prend jamais la responsabilité et il indique de qui il les tient, de façon à les séparer nettement des constatations auxquelles il a procédé lui-même. Enfin, avant les conclusions, il y a place en général pour une *discussion* qui les justifie. On distinguait autrefois les *rapports dénonciatifs*, faits à la réquisition des blessés ou de ceux qui s'intéressent à eux, et destinés à faire connaître les détails du crime ou délit; les *rapports provisoires*, qui avaient pour but d'obtenir pour les blessés des *provisions*, tant pour leurs aliments ou médicaments que pour leurs frais de poursuite (remplacés actuellement en justice de paix par les certificats médico-légaux dans les accidents du travail); et des *rapports mixtes*, à la fois dénonciatifs et provisoires. On divise aujourd'hui les rapports en *judiciaires*, qui servent à éclairer les juges dans les causes civiles et criminelles; et *administratifs*, qui fournissent des renseignements sur les objets relatifs à quelques branches de l'administration publique, comme sur les dangers et les inconvénients de certains établissements, sur le caractère d'une maladie qu'on soupçonne être épidémique, etc. Enfin il y a des *rapports d'estimation*, qui sont le jugement par écrit, donné par un ou plusieurs médecins, sur l'examen d'un mémoire de visites, opérations, pansements, médicaments, etc., dont le payement est contesté.

RAPTUS. s. m. [de *rapere*, enlever]. Transport soudain des humeurs dans une partie. — *Raptus hémorragique*. Afflux de sang et hémorragie.

RAQUETTE. s. f. V. CACTIER.

RARE. adj. [*rarus*, ἀραιὸς, all. *langsam*, angl. *rare*, it. et esp. *raro*]. Se dit du pouls et de la respiration, dont les mouvements sont moins nombreux dans un temps donné qu'ils ne doivent l'être naturellement.

RARÉFACTION. s. f. [*rarefactio*, de *rarefacere*, raréfier; ἀραίωσις, all. *Verdünnung*, angl. *rarefaction*, it. *rarefazione*, esp. *rarefaccion*]. Diminution de poids d'un gaz sans diminution de l'espace qu'il occupe, par diminution de la pression à laquelle il était soumis.

RARÉFIABLE. adj. [all. *verdünnbar*, angl. *rarefiable*, it. *rarefabile*]. Qui est susceptible de raréfaction. || Synonyme peu usité de *dilatable*.

RARÉFIANT, ANTE. adj. et s. m. [*rarefaciens*, ἀραιωτικὸς, all. *verdünnend*, angl. *rarefactive*, it. et esp. *rarefaciente*]. Mouvement auquel on attribuait la propriété de donner plus de volume ou d'expansion au sang et aux autres humeurs circulatoires.

RARESCIBILITÉ. s. f. [all. *Verdünnbarkeit*, angl. *rarescibility*, it. *rarescibilità*, esp. *rarescibilidad*]. Propriété par laquelle les corps sont susceptibles d'occuper un plus grand espace. V. GAZ, TENSION et VAPEUR.

RASE. s. f. Nom vulgaire de l'essence qui surnage quand on extrait l'essence de térébenthine par distillation des résines de pin.

RASH. s. m. [du mot anglais *rash*, *éruption*, et qui est sans doute le même que le français *rache*; angl. *variolous rash*]. Nom sous lequel Th. Dimsdale (1792) a décrit les éruptions analogues à celles de la scarlatine ou de la rougeole (dites *scarlatiniformes* ou *morbilliformes*) qui, sans être dues à ces fièvres éruptives, se montrent dans un certain nombre de maladies fébriles générales, telles que la fièvre puerpérale, la diphtérie, le rhumatisme, la fièvre typhoïde, etc. On applique surtout ce nom aux éruptions qui apparaissent au début de la variole, avant l'éruption caractéristique de cette maladie.

RASION. s. f. [de *radere*, ratisser, racler]. Opération par laquelle on pulvérise un corps avec une lime ou une râpe.

RASMUSSEN (Fritz-Waldemar) (médecin danois, 1834-1877). — *Anévrysme de Rasmussen*. Petits anévrysmes situés sur les rameaux de l'artère pulmonaire qui cheminent dans la paroi des cavernes. De dimensions minimes, d'une lentille, d'un pois, ils sont formés d'une membrane hyaline qui, en se déchirant, donne issue au sang; l'hémoptysie ainsi déterminée peut entraîner une mort immédiate. Ils sont dus à l'artérite tuberculeuse développée par propagation; aussi peuvent-ils se rencontrer parfois sur une artériole bronchique.

RASORISME. s. m. [all. *Rasorismus*, angl. *rasorism*, esp. *rasorismo*]. V. CONTRE-STIMULISME.

RASOT. s. m. Extrait impur des *Berberis* vendu comme fébrifuge dans l'Inde.

RASPATOIRE. s. f. [all. *Beinfeile*, angl. *raspatory*, it. *rastiatojo*]. Synonyme inusité de *rugine*.

RAT. s. m. Genre de rongeurs omnivores de petit volume. — *Rat d'eau*. Le *Mus* ou *Lemmus amphibius*, rongeur amphibie, surtout radicivore.

RATAFIA. s. m. [all. et angl. *Ratafia*, it. *amarasco*, *ratafia*, esp. *ratafia*]. Nom d'un grand nombre de liqueurs alcoolisées, sucrées et chargées des principes odorants ou sapides de plusieurs végétaux. On les prépare, ou par le mélange de sucs avec l'alcool, ou par l'infusion ou la macération des substances dont on veut extraire les principes solubles.

RATANHIA. s. f. et m. [all. *Ratanhia*, angl. *ratany*, *ratanhy*, it. et esp. *ratania*. *Ratanhia* est, d'après Ruiz et Pavon, le nom que donnent à cette racine les indigènes de la province péruvienne de *Huanuco*; il signifie plante traçante; ceux de la province de *Tarina* l'appellent *Pumacuchu*, c'est-à-dire coiffe de lion. Voy. Ruiz et Pavon,

Disserlacion sobre la ratanhia especifico singular contra los fluxos de sangre. Madrid, 1799]. Racine du *Krameria triandra*, R. et Pav. (*ratanhia officinal* ou du *Pérou*) et du *Krameria ixina*, L., de la famille des polygalées, racine qui est ligneuse, longue, fibreuse, rouge à l'extérieur, jaune rougeâtre en dedans. Sa partie externe a une saveur très astringente, sans amertume; sa partie centrale est plus dure et d'une saveur plus faible. C'est de la première dont on fait usage. Le ratanhia est un des plus forts astringents; on l'emploie surtout contre les diarrhées chroniques et les hémorragies dites *passives*. On le prescrit en poudre (1 à 10 gr.), en décoction (4 à 30 gr. par litre d'eau), en extrait aqueux (2 à 4 gr.), en infusion (20 gr. par litre d'eau), en teinture (5 à 20 gr.); l'extrait aqueux contient beaucoup plus de tannin que l'extrait alcoolique. On l'emploie en lavements, suppositoires, en pommade, contre les hémorroïdes et la fissure à l'anus. Le tannin est le principe actif de cette plante; elle renferme aussi de l'acide kramérique et de la ratanhine. Les *Kr. ixina* (avec ses variétés *tomentosa* et *grandiflora*), et *Kr. secundiflora* ou *Ratanhia* du Texas, sont moins estimés que le *Kr. triandra*.

RATANHINE. s. f. ($C^{20}H^{13}AzO^{6}$). Principe cristallisable, soluble dans l'eau et l'alcool faible, retiré de la ratanhia.

RATE. s. f. [*lien*, σπλὴν, all. *Milz*, angl. *milt, spleen*, it. *milza*, esp. *bazo*]. Glande vasculaire sanguine, de consistance molle, d'un rouge violet plus ou moins foncé, située profondément dans l'hypocondre gauche, au-dessous du diaphragme, au-dessus du côlon descendant, entre la grosse tubérosité de l'estomac et les cartilages des fausses côtes, au-dessus et au-devant du rein gauche (fig. 627). Sa longueur, très variable suivant la quantité de sang qu'elle renferme, est de 13 à 16 centimètres; elle mesure 8 à 11 centimètres du bord antérieur au bord postérieur; et de 33 à 46 millimètres de sa face interne à sa face externe; son poids est d'environ 200 grammes. Elle est revêtue d'une membrane séreuse que lui fournit le péritoine, et d'une tunique propre, de nature fibreuse, qui lui est intimement adhérente; celle-ci envoie dans son intérieur des prolongements fins ou *trabécules*, solides, très élastiques et contractiles, propriété due à des fibres-cellules petites, mais nombreuses. Lisse sur tout le reste de sa surface, la rate présente sur son bord interne une fissure (*hile*) par laquelle les vaisseaux et les nerfs pénètrent dans son tissu. La rate est remarquable par le nombre et le volume de ses rameaux veineux, qui servent de diverticulum au sang de la veine porte en certaines circonstances physiologiques et pathologiques. Elle est parsemée d'un grand nombre de *granules* ou *grains*, dits *corpuscules* ou *corps glanduleux de Malpighi* ou *acini*, souvent visibles à l'œil nu sous la forme de petites granulations grisâtres, molles et demi-transparentes, arrondies, larges de 1 à 2 dixièmes de millimètre, appendues aux artérioles. Chaque grain se compose d'une paroi propre finement granuleuse, que des capillaires entourent et qu'ils pénètrent pour se ramifier et s'anastomoser dans la cavité du grain. Celle-ci a la structure d'un follicule clos (V. Follicule). Le parenchyme de la rate est parcouru par une quantité considérable de veines très volumineuses, souvent anastomosées; à leur origine, surtout autour des acini, les veinules ont des parois minces, sont dilatées à la manière des aréoles du tissu érectile et se rompent très aisément. Leur paroi, bien que très mince, renferme des fibres-cellules très nombreuses, qui existent également dans la tunique propre et dans les filaments grisâtres résistants qui en partent. Aussi ces veines, et, par suite, tout l'organe, sont susceptibles de dilatation et de contraction considérables, selon certaines conditions normales ou pathologiques, ou sous l'influence de certains médicaments, par l'action directe de l'électricité, etc. Les minces filaments ou cloisons qui partent des veines et de la face interne de la tunique fibreuse de la rate limitent des alvéoles polyédriques que remplit la substance demi-solide dite *boue splénique*. Celle-ci est constituée par un réticulum analogue à celui de la substance médullaire des ganglions lymphatiques. Dans les mailles ou canaux ainsi formés s'ouvrent les artères et les veines; le sang parcourt ainsi les canaux de la rate qui seraient tapissés, d'après certains auteurs, d'un endothélium en continuité avec celui des vaisseaux. Les vaisseaux de la rate sont appelés *spléniques*. Ses nerfs viennent du plexus cœliaque. Outre son rôle de diverticulum, par rapport à la circulation abdominale, la rate est, comme les autres glandes vasculaires, un lieu de formation des globules blancs; de plus, elle paraît être le siège de formation d'une partie des globules rouges (V. Hémopoèse); elle semble aussi être un lieu de destruction des globules rouges. Ses alvéoles renferment non seulement des globules blancs, mais aussi des éléments intermédiaires entre ceux-ci et les hématies. — *Rate cireuse*. Mode d'hypertrophie de la rate dans lequel cet organe renferme une quantité considérable de petits grains pouvant atteindre le volume d'une lentille, grisâtres ou rosés, demi-transparents, faciles à isoler les uns des autres et souvent appendus aux filaments élastiques du parenchyme par un mince pédicule vasculaire. Cette altération est due à la production, dans chaque vésicule close, de petits corpuscules polyédriques à angles arrondis, à facettes nombreuses, ou *sympexions*. Ces corpuscules sont formés d'une matière amorphe, demi-transparente, réfractant assez fortement la lumière, et d'une consistance cireuse. Les cellules des corpuscules existent en quantité d'autant moindre que le mal est plus avancé. L'organe est lourd et peut atteindre jusqu'à trois ou quatre fois son volume normal. La surface est d'un bleu pâle et couverte de granulations aplaties; la capsule est fortement tendue, la déchirure du parenchyme est grenue. La coupe, d'un rouge brun, est luisante, tantôt unie, tantôt granulée; elle est anémique : exposée à l'air, elle devient d'un rouge pâle et ne s'affaisse pas. Les corpuscules de Malpighi sont très développés; on en trouve qui ont le volume d'un petit pois; on parvient facilement à les isoler. Leur coupe est unie, bleuâtre et translucide.

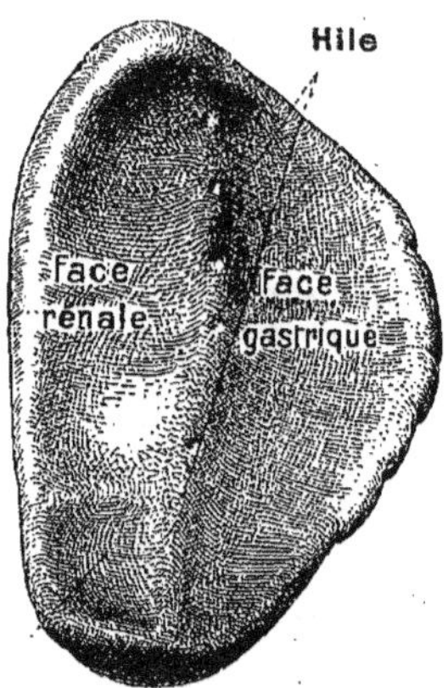

Fig. 627. — *Rate*.

RATELAIRE. s. f. L'aristoloche clématite.

RATELEUX, EUSE. adj. et s. [*lienosus*, σπληνικὸς, all. *milzsüchtig*, angl. *splenetic, spleenful*, it. *splenetico*]. Qui a une rate volumineuse, qui est sujet aux maladies de la rate.

RÂTELIER. s. m. V. Prothèse *dentaire*.

RATION. s. f. [*diarium*, all. et angl. *Ration*, it. *razione*, esp. *racion*]. Quantité de nourriture consommée chaque jour par un militaire ou un marin. — L'âge, le sexe, le tempérament, les habitudes nouvelles, les conditions si variables de climat, de travail, sont des circonstances qui doivent influer puissamment sur la composition, la quantité, la variété de l'alimentation. La ration du travail doit atteindre de 1 600 à 1 750 grammes (de Gasparin), et même 1 830 gr. (Ch. Richet) d'aliments divers en vingt-quatre heures et de 2 litres environ de liquides. La ration d'un adulte, entre vingt et vingt-cinq ans, *sans travail*, devra être, *au minimum*, de 18 à 20 gr. d'azote et de 310 gr. de carbone; 100 gr. de pain contiennent 30 gr. de carbone et 7,02 de substances azotées, 1 035 gr. de pain fourniront les 310 gr. de carbone exigés. Pour fournir 20 gr. d'azote, il faut (Payen) 1 852 gr. de pain, tandis que cette quantité est fournie par 659 gr. de viande. Aujourd'hui on admet que la ration du citadin doit comprendre 80 à 120 gr. de matières albuminoïdes, 50 à 70 gr. de graisse, et 350 à 500 gr. d'hydrates de carbone; ces doses sont nécessaires pour fournir les 2 700 calories qu'il faut à un homme au repos, et les 600 calories de plus que consomme le travail. — *Ration du soldat français en temps de paix :* 1° Partie allouée par l'État : pain de munition, 750 gr. ; viande fraîche (non désossée), 320 gr.; légumes secs, 60 gr.; sucre, 21 gr. ; café torréfié, 16 gr. 2° Partie fournie par les ordinaires : pain de soupe, 250 gr.; légumes frais, 100 gr.; graisse de saindoux, 30 gr.; sel, 16 gr. — *En campagne :* Deux espèces de rations : 1° *Ration normale :* pain de munition, 750 gr. ou 700 gr. de pain biscuité, ou 600 gr. de biscuit; pain de soupe, 250 gr.; viande fraîche, 400 gr. ou 248 gr. de lard salé ou 200 gr. de conserves de viande; légumes secs, 60 gr.; saindoux, 30 gr.; sel, 20 gr.; sucre, 21 gr.; café torréfié, 16 gr. 2° *Ration forte* (période active des opérations) : pain de munition, 750 gr.; pain de soupe (comme on pourra rarement s'en procurer, on a augmenté la quantité des autres vivres); viande fraîche, 500 gr. ou lard salé, 300 gr. ou viande de conserve, 250 gr.; légumes secs, 100 gr.; saindoux, 30 gr. ou graisse de bœuf, 40 gr.; sel, 20 gr.; sucre, 31 gr.; café torréfié, 24 gr. Au bivouac, ration de liquide : vin, 25 centilitres, ou bière, 50 centilitres, ou eau-de-vie, 0^{lit},0625. Des substitutions sont prévues par le règlement. Des allocations supplémentaires peuvent être exceptionnellement accordées par les commandants d'armée (1/3 ration pain, ou 1/5 ration viande, ou 1/2, 1/3, 1/4 de la ration forte ou normale). Théoriquement et pratiquement, ces rations sont suffisantes comme quantité et comme qualité, depuis qu'on y a introduit le saindoux et qu'on a adopté l'alimentation variée, dans les corps de troupe (1885, expériences de Schindler). Elles correspondent à 3 426 calories pour la ration de paix et à 4 005 pour la ration forte de campagne. Leur valeur est, pour le moins, égale, sinon supérieure, à celle de la plupart des armées étrangères. La proportion des divers éléments qui entrent dans leur composition est la suivante : ration de paix : albumine, 125^{gr},06, graisse, 60^{gr},46; hydrates de carbone, 573^{gr},52. Ration forte de campagne : albumine, 143^{gr},2; graisse, 72^{gr},30; hydrates de carbone, 517^{gr},95. Il serait à désirer qu'on diminuât la quantité des matières hydrocarbonées, pour augmenter celle de la graisse qui est plus avantageuse, puisqu'elle est utilisée rapidement par l'organisme sans exiger de transformation préalable.

RATIONALISME. s. m. [de *ratio*, raison; all. *Rationalismus*, angl. *rationalism*, it. et esp. *rationalismo*]. Doctrine où l'on suit les principes de la raison, et qu'il faut distinguer du positivisme. Le rationalisme est, suivant la définition de Descartes : ne comprendre en ses jugements que ce qui se présenterait si clairement et si distinctement à l'esprit, qu'on n'ait aucune occasion de le mettre en doute. Cette définition, quelles qu'aient été les réserves de Descartes, est opposée aux mystères théologiques; et c'est en ce sens qu'est pris aujourd'hui le mot de rationalisme; mais elle est le fondement de la méthode de Descartes, qui est essentiellement métaphysique. En effet, du moment qu'on fait appel à la raison seule, et non pas simultanément au monde extérieur et à la raison, ou, en termes de l'école, à l'objet et au sujet, on tombe inévitablement dans la métaphysique. Le rationalisme ne deviendra positif que quand, expliquant le mot de *raison*, il dira, avec la philosophie positive, qu'elle est l'ensemble des vérités objectives et subjectives, ou notions de l'objet et du sujet systématisés par l'entendement.

RATIONNEL, ELLE. adj. — *Médecine rationnelle*. Celle qui s'appuie sur le rationalisme. — *Traitement rationnel* [all. *rationnelle Behandlung*, angl. *rational treatment*, it. *cura razionale*, esp. *cura racional*]. Système de traitement qui est fondé sur des indications suggérées par la physiologie et par l'anatomie, etc., sur des données *rationnelles*, et qui n'est pas le simple résultat de l'*empirisme*.

RAU et non **RAW** (anatomiste badois, 1658-1719). — *Apophyse de Rau*. V. Apophyse et Oreille.

RAUCITÉ. s. f. *raucitas*, *raucedo*, βράγχος, all. *Rauhheit*, *Heiserkeit*, angl. *hoarseness*, it. *raucedine*, esp. *ronquez*]. Son particulier de la voix, devenue plus grave et comme voilée dans certaines affections du larynx.

RAUQUE. adj. [*raucus*, all. *rauh*, *heiser*, angl. *hoarse*, it. *rauco*, esp. *ronco*]. V. Raucité.

RAVE. s. f. [*rapa*, all. *Rübe*, angl. *rape*, it. *rapa*, esp. *naba*]. — *Petite rave*. Racine violette et allongée provenant d'une variété du *Raphanus sativus*, L., de la famille des crucifères, racine légèrement excitante, diurétique et antiscorbutique. — *Grosse rave* [all. *turnip; grosse rave*, *rabioule*]. Racine du *Brassica rapa*, L., autre plante de la même famille. Elle a beaucoup de ressemblance avec le navet, mais sa saveur est plus piquante; elle est cultivée dans quelques provinces comme alimentaire. — *Rave*, nom donné dans beaucoup de contrées de la France au navet.

RAVENSARA. s. m. [*Agathophyllum aromaticum*, Willd., *A. ravensara*, Mirbel, *Evodia ravensara*, Gærtn.]. Arbre de Madagascar, de la famille des laurinées, dont le fruit (*noix de girofle*), presque sphérique, d'un brun noirâtre, se compose d'une drupe sèche et un peu épaisse, d'un noyau ligneux, et d'une amande huileuse divisée en six lobes. Toutes les parties de ce végétal sont aromatiques et ont une forte odeur de girofle.

RAVIVEMENT. s. m. En chirurgie, synonyme d'*avivement*. || Action de répéter cette opération restée insuffisante une première fois.

RAVIVER. v. a. Se dit, en chirurgie, au lieu d'*aviver*, ou de l'action de répéter l'opération de l'*avivement*.

RAW. V. Rau.

RAYGRASS. s. m. Nom anglais de deux graminées fourragères : l'*ivraie vivace*, et le *raygrass français* ou *fromental*.

RAYNAUD (Maurice) (médecin français, 1834-1881). — *Maladie de Raynaud*. L'asphyxie locale des extrémités. V. Asphyxie.

RAYON. s. m. [*radius*, ἀκτίν, all. *Strahl*, angl. *ray*, it. *raggio*, esp. *rayo*]. En physique, *rayons lumineux*, *rayons calorifiques*, lignes droites suivant lesquelles se propagent les vibrations qui ont pour résultat la production de la lumière et de la chaleur. V. Radiation. — *Rayons de Blondlot ou rayons* N. Les rayons N sont des radiations lumineuses découvertes en 1903 par Blondlot, professeur à Nancy, et venant se ranger au delà de l'ultra-violet du spectre. Ces radiations sont émises par des sources lumineuses (tube de Crookes, bec Auer, lampe Nernst, lame métallique au rouge, lumière solaire) et des sources non lumineuses (corps à l'état contraint comme l'acier trempé, corps sonore, champ magnétique, oscillations hertziennes, gaz liquéfiés, substances odorantes, ferments solubles, tissus végétaux, corps humain). Les radiations N émises par le corps humain (radiations physiologiques) ont été découvertes par A. Charpentier et proviennent des muscles et du tissu nerveux. Elles peuvent être mises en évidence au moyen du sulfure de calcium phosphorescent et enregistrées par la photographie (fig. 628). Blondlot a donné le nom de rayons N, à des radiations qui ont sur le sulfure de calcium un effet

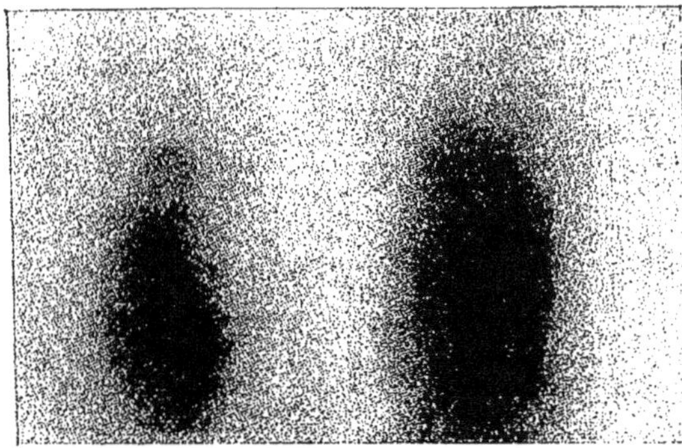

Fig. 628. — *Rayons* N.

contraire à ceux des rayons N et diminuent son éclat. — *Rayons convergents.* Ceux qui vont en se rapprochant les uns des autres au point de se rencontrer. — *Rayons divergents.* Ceux qui vont en s'écartant les uns des autres. — *Rayon extraordinaire, ordinaire,* V. RÉFRACTION. — *Rayons Rœntgen* [*Rayons* X, *rayons cathodiques*]. Rayons qui se dégagent d'un tube de Crookes, où l'on a réalisé le vide presque parfait et où l'on produit avec une forte bobine de Ruhmkorff des décharges électriques : ces rayons sont à peine visibles, mais rendent certains corps fluorescents et ont la propriété d'impressionner les plaques photographiques au même titre que les rayons lumineux. De plus, ils ont la propriété curieuse de traverser sans déviation certains corps solides et d'être arrêtés par d'autres. Une main étant interposée entre le tube de Crookes et la plaque photographique, les rayons de Rœntgen traversent les parties molles et les dessinent sous forme d'une tache grise, tandis que les os, arrêtant ces mêmes rayons, projettent leur silhouette sur la plaque sous forme d'une surface noire : de là ce singulier aspect des clichés, ensuite de l'épreuve positive où l'on peut voir le squelette de la main entouré de ses parties molles. Le diagnostic des fractures, des luxations, des corps étrangers, des tumeurs trouve là un élément de grande valeur. V. RADIOSCOPIE, RADIO-DIAGNOSTIC, RADIOGRAPHIE. || En anatomie, *os du rayon.* Le radius.

RAYONNANT, ANTE. adj. [all. *strahlend,* angl. *radiant,* it. *radiante,* esp. *radioso*]. Qui rayonne. — *Calorique rayonnant,* celui qui se transmet par rayonnement et non par conductibilité. — *Pouvoir rayonnant,* la faculté qu'ont les corps d'émettre de la chaleur dans tous les sens, et qui varie avec ces corps.

RAYONNÉ, ÉE. adj. [*radiatus,* all. *gestrahlt,* angl. *radiated*]. Qui est disposé en manière de rayons, comme les ligaments destinés à affermir les articulations des côtes avec le sternum.

RAYONNEMENT. s. m. [*radiatio,* all. *Strahlen,* angl. *radiation,* it. *brillamento,* esp. *brillo, centelleo*]. Mode de propagation du son, de la lumière, de la chaleur, se faisant par des rayons susceptibles d'être réfléchis et réfractés, avec cette différence que le rayonnement de la chaleur et de la lumière se fait dans le vide comme dans l'air, tandis que celui du son ne peut avoir lieu dans le vide.

RÉACTEUR. adj. Se dit du corps employé pour mettre en évidence la présence d'un autre corps ; ou d'un réactif considéré dans sa période d'action.

RÉACTIF. s. m. [all. *Reagens,* angl. *reagent,* it. *reattivo,* esp. *reactivo*]. En chimie, tout corps servant à faire ressortir les propriétés caractéristiques d'autres corps avec lesquels on le mêle. Les réactifs les plus employés sont : les teintures et papier de tournesol et de curcuma, le sirop de violettes, qui indiquent l'acidité ou l'alcalinité d'un corps ; l'acide sulfurique, qui décèle dans une liqueur la présence de la baryte, du plomb, etc. ; l'acide chlorhydrique, qui précipite l'argent de ses dissolutions ; le chlore, qui indique la présence de l'ammoniaque libre, etc. ; l'acide tartrique et l'acide oxalique, qui précipitent, l'un la potasse, l'autre la chaux ; la teinture de noix de galle et l'acide gallique, qui précipitent les sels de fer en noir ; l'ammoniaque, qui précipite l'alumine, et la magnésie en partie ; l'eau chargée d'hydrogène sulfuré, qui décompose la plupart des dissolutions métalliques ; l'oxalate d'ammoniaque, qui agit comme l'acide oxalique ; les ferrocyanures alcalins, qui forment un précipité bleuâtre avec les dissolutions de fer ; les carbonates alcalins, qui précipitent toutes les terres ; l'azotate de baryte et le chlorure de baryum, qui précipitent les sulfates ; l'azotate d'argent qui précipite les chlorures. — *Réactif de Bareswill, réactif cupro-potassique, réactif de Fehling.* V. SUCRE *du foie.* — *Réactif cupro-ammoniacal.* V. RÉACTIF *de Schweitzer.* — *Réactif d'Esbach.* On le prépare en dissolvant à chaud dans de l'eau 10 grammes d'acide picrique et 20 grammes d'acide citrique ; après refroidissement, on complète le litre avec de l'eau froide ; si on mélange 1 centimètre cube de ce réactif et 2 centimètres cubes d'urine filtrée, il se forme un précipité dans le cas où l'urine contient de l'albumine. Pour doser l'albumine avec ce réactif, on se sert du tube ou *albuminimètre d'Esbach.* V. ALBUMINIMÈTRE. — *Réactif de Millon* [*réactif* ou *liqueur azoto-mercurique*]. On l'obtient en dissolvant du mercure dans un poids égal d'*acide azotique à 4 équivalents d'eau* ; on étend ensuite la liqueur de son double volume d'eau, ou de deux fois son poids d'acide azotique. Cette liqueur rougit à froid les substances albumineuses à l'exclusion des autres principes ; la coloration est plus prompte quand on chauffe à 100°. C'est le caractère le plus sensible pour distinguer les substances organiques azotées des corps non azotés. L'air, la chaleur, ni le temps, ne détruisent ensuite cette coloration. — *Réactif de Nylander.* Il sert à déceler la présence de glycose dans l'urine. On le prépare en dissolvant dans 95 parties d'eau distillée, 4 grammes de sel de Seignette, 60 grammes de lessive de soude caustique à 1,35 et 8 grammes de sous-nitrate de bismuth ; quelques centimètres cubes d'urine bouillis avec ce réactif donnent à l'ébullition un précipité noir s'il y a de la glycose. Après l'absorption du séné, de la rhubarbe, de la térébenthine, de l'antipyrine, de la quinine, de la morphine, les urines réduisent le réactif de Nylander. — *Réactif de Pettenkofer.* Il sert à déceler la présence des acides biliaires et à déterminer si un élément est de nature azotée ou non. Aux éléments anatomiques, aux fragments de tissus placés sous le microscope dans une goutte de dissolution de sucre moyennement concentrée, on ajoute une ou deux gouttes d'acide sulfurique concentré. Il se produit, quand le corps est azoté, une belle couleur rouge qui passe peu à peu au violet, et disparaît quand l'acide a attiré l'humidité. L'ostéine, la gélatine, la cartilagéine, ne se colorent qu'en jaune. Il en est de même des éléments anatomiques qui d'abord ont été trempés dans l'eau avant addition de sucre et d'acide sulfurique. — *Réactif de Schweitzer* [*réactif* ou *liquide cupro-ammoniacal, ammonio-cuprique, ammoniaco-cuivrique* ou *oxyde de cuivre ammoniacal*]. Solution ammoniacale de sulfate de cuivre, dissolvant la cellulose, le coton, la soie. Les acides, l'alcool, les solutions concentrées de sels alcalins, le miel, la gomme, la dextrine, les précipitent de la solution (Schlossberger). La fibrine, l'albumine, les poils, la corne, la gélatine, sont dissous en totalité ou en partie par cette solution. On la remplace aujourd'hui, surtout pour dissoudre la cellulose, par la solution ammoniacale de l'hydrate bleu de cuivre, cristallin, très divisé, obtenu en précipitant par l'eau l'azotite de cuivre et d'ammoniaque (Peligot). On se sert aussi de la solution obtenue en versant de l'ammoniaque seule ou additionnée de sel ammoniac sur la tournure de cuivre ou sur l'oxyde de cuivre (Fremy). — *Réactif de Trommer*. V. SUCRE *du foie*.

RÉACTIF, IVE. adj. — *Papier réactif*. V. PAPIER.

RÉACTION. s. f. [all. et angl. *Reaction*, it. *reazione*, esp. *reaccion*]. Action opposée à une autre ; résistance active à un effort quelconque. ‖ En chimie, manifestation des caractères distinctifs d'un corps provoquée par l'action d'un autre corps. — *Réaction de substitution*. Celle dans laquelle un corps s'élimine d'un composé, et y est remplacé par un autre. ‖ En physiologie et en pathologie, action organique qui tend à balancer l'influence de l'agent par lequel elle a été occasionnée. — *Réaction de dégénérescence*. Ensemble de phénomènes fournis par l'électrisation des muscles et des nerfs et indiquant la dégénérescence des filets nerveux. Elle comprend trois groupes de faits : 1° perte de l'excitabilité faradique des nerfs et des muscles ; 2° perte de l'excitabilité galvanique des muscles et *inversion de la formule* des réactions musculaires, c'est-à-dire que le courant de fermeture obtenu avec le pôle négatif, au lieu d'être comme à l'état normal plus fort que celui obtenu avec le pôle positif, est égal ou plus faible ; il y a de plus effacement des points moteurs, c'est-à-dire des points excitables que l'on trouve à l'état normal, et enfin réaction à distance (dite *réaction longitudinale de Doumer-Ghilarducci*), c'est-à-dire que le muscle qui ne réagit plus quand l'électrode active est appliquée sur ses points moteurs ou sur son corps charnu, réagit vivement quand elle est portée vers l'extrémité de ses tendons ; 3° lenteur des secousses musculaires et fusion rapide des secousses ou tétanos. — *Réactions morbides*. Beaucoup de phénomènes morbides doivent être considérés comme des réactions de l'organisme luttant contre la cause morbifique ; telle est la fièvre dans les maladies infectieuses ; les toxines microbiennes ont pour effet d'abaisser la température, et l'expérimentateur constate cet abaissement quand il les injecte en quantité suffisante ; mais dans les conditions ordinaires, elles arrivent en petite quantité, et l'organisme réagissant contre cette cause d'hypothermie, produit plus de chaleur qu'il n'est nécessaire, d'où l'élévation thermique. C'est en effet une loi générale que les réactions morbides sont exagérées et toujours plus intenses qu'il ne faudrait, si bien que la réaction, phénomène utile en lui-même, peut devenir nuisible par son excès ; aussi faut-il s'efforcer de diminuer l'hyperthermie quand celle-ci devient excessive et l'économie le fait d'elle-même par la sudation qui suit la fièvre. La notion des réactions morbides a permis de distinguer parmi les symptômes des maladies ceux que le médecin doit respecter comme étant des phénomènes utiles, et ceux qu'il doit combattre d'emblée. Ces derniers sont ceux qui résultent directement de l'application de l'agent morbigène ; telles sont les hémorragies de la fièvre typhoïde par ulcération des plaques de Peyer ; ici l'organisme est passif ; le rôle du thérapeute est de s'opposer à la production du symptôme. Les phénomènes réactionnels au contraire ne doivent être combattus que quand ils dépassent la mesure ; ainsi l'épanchement pleural ne sera ponctionné que quand son abondance apportera une gêne notable au fonctionnement du poumon.

RÉACTIONNEL, ELLE. adj. Qui se rapporte à la réaction. — *Phénomène réactionnel*. En pathologie, V. RÉACTIONS *morbides*.

RÉALGAR. s. m. [all. *Schwefelarsenick, Rubinschwefel*, angl. *realgar*, it. *realgar, risigallo*, esp. *rejalgar*] (AsS^2). Le sulfure rouge d'arsenic. Il cristallise en octaèdres transparents, d'un beau rouge orangé ; il fond et se sublime sans altération. Soluble dans les alcalis. Employé en peinture.

REBONDISSANT, ANTE. adj. V. DICROTE.

REBOUTEUR. s. m. V. RENOUEUR.

RÉCAMIER (médecin français, 1774-1852). — *Opération de Récamier*. V. CURETTAGE.

RÉCEPTIVITÉ. s. f. [de *recipere*, recevoir ; all. *Empfänglichkeit*, angl. *receptivity*, it. *suscettibilità*, esp. *susceptibilidad*]. Aptitude des organes à recevoir l'impression des agents externes ou internes, dans l'ordre physiologique comme dans l'ordre pathologique. ‖ Aptitude d'un organisme à contracter une maladie.

RECETTE. s. f. [all. *Recept*, angl. *recipe*, it. *ricetta*, esp. *receta*]. Synonyme de *formule*, souvent pris en mauvaise part.

RECHUTE. s. f. [*morbi reversio*, ὑποστροφή, all. *Rückfall*, angl. *relapse*, it. *recidiva*, esp. *recaida*]. Réapparition d'une maladie, en particulier d'une maladie infectieuse, pendant la convalescence, sans qu'il y ait eu nouvelle infection. La rechute diffère donc de la récidive, dans laquelle la réapparition de la maladie est plus tardive et est due à une nouvelle infection. Les chances de rechute sont d'autant plus fortes que la convalescence est moins avancée ; mais on ne peut qualifier de *rechute* le développement d'une maladie autre que celle-là même dont le convalescent relève. — *Fièvre à rechute, fièvre récurrente, typhus récurrent* [angl. *relapsing fever*] (Jenner et Austin Flint, 1850 et 1853). Maladie infectieuse, contagieuse et épidémique, caractérisée par une fièvre continue durant cinq à sept jours, suivie d'une période à peu près égale d'apyrexie, puis d'une nouvelle évolution fébrile semblable à la première. Elle a été observée en Irlande, en Angleterre, en Amérique (État de New-York), en Russie, en Pologne. L'invasion est plus brusque que dans la fièvre typhoïde ; les douleurs musculaires et articulaires sont violentes. Les symptômes cérébraux manquent ou sont moins forts que dans les autres fièvres continues. Certains symptômes généralement très prononcés dans la fièvre typhoïde tels que : diarrhée, sensibilité des régions iliaques, météorisme, font défaut. Il y a, au contraire, des nausées, des vomissements souvent prédominants, joints à la sensibilité de la région épigastrique. Les matières rejetées, vertes, quelquefois noires, ressemblent à celles de la fièvre jaune. L'éruption caractéristique du typhus et de la fièvre typhoïde manque. La toux et les râles bronchiques ont été moins souvent observés que dans la fièvre typhoïde. L'épistaxis se manifeste dans certains cas. Le pouls ne descend pas au-dessous de 100 pulsations dans plus de la moitié des cas, il peut aller jusqu'à 120 et plus haut. Une sueur abondante précède l'apparente convalescence, et survient aussi vers la fin de la rechute. Une teinte jaune de la peau se montre fréquemment, le quatrième ou le cinquième jour. Dans les cas graves, la jaunisse est souvent prédominante comme symptôme. Les rechutes sont le trait distinctif. Le premier accès fébrile dure rarement moins de quatre jours et plus de dix, puis il cesse, et le malade paraît être en convalescence. Après cinq à huit jours, un autre accès se manifeste, généralement brusque et souvent précédé d'un frisson : il est aussi intense que le premier, quelquefois plus. Il continue pendant quatre à cinq jours et se termine ordinairement après une sueur. Généralement après une rechute, le malade entre dans une période de convalescence permanente; mais une seconde, une troisième, parfois même un plus grand nombre de rechutes ont été observées. La maladie est rarement mortelle. Les lésions intestinales qui caractérisent la fièvre typhoïde n'existent pas, en général, dans celle-ci; la rate est ordinairement augmentée de volume et ramollie. Cette fièvre peut se communiquer par la contagion. Elle n'exempte, dans l'avenir, des atteintes ni des autres sortes de fièvres, ni de celles de la même espèce. Pendant le cours des accès fébriles, on trouve dans le sang des malades des spirilles ou spirochètes découverts par Obermeier en 1873 (V. OBERMEIER); l'inoculation à l'homme ou au singe du sang contenant ces spirilles détermine l'apparition de la maladie.

RÉCIDIVE. s. f. [de *recidivus*, qui recommence; *morbi reversio*, ὑποστροφή, all. *Rückfall*, angl. *relapse*, it. *recidiva*, esp. *reincidencia*]. Réapparition d'une maladie après le rétablissement complet de la santé, au bout d'un laps de temps indéfini, qui souvent se compte par années; dans ce cas, il y a eu nouvelle infection. Les mots *récidive* et *rechute* n'ont donc pas le même sens. — *Récidive des tumeurs.* Réapparition d'une tumeur, après son ablation, au lieu même où elle existait avant l'opération. Elle est donc distincte de la *généralisation*, qui implique l'idée d'apparition de nouvelles tumeurs, semblables comme structure à la première, mais à distance de celle-ci. Elle est d'autant moins fréquente et d'autant moins rapide que l'ablation a été faite plus largement. En clinique, il est utile de prendre en considération la tendance à la récidive que présentent ou non les tumeurs, et qui les fait dire *malignes* ou *bénignes*.

RÉCIDIVITÉ. s. f. Le fait de la récidive des tumeurs.

RECIPE. [it. et esp. *recipe*]. Mot latin qui signifie *prenez*, et par lequel le médecin commence une formule. Ce mot s'écrit ordinairement en abrégé : R/; on le remplace aussi souvent par le signe ℞.

RÉCIPIENT. s. m. [*excipulum, vas exceptorium*, all. *Recipient*, angl. *receiver*, it. et esp. *recipiente*]. Vase en forme de cloche, de ballon, etc., et presque toujours de verre, à une ou deux tubulures, destiné à recevoir le produit d'une distillation ou d'une autre opération chimique. — *Récipient florentin.* Récipient qu'on emploie pour la distillation des essences plus légères que l'eau. C'est une carafe de verre, ayant un fond large, et s'amincissant vers le haut en un goulot à bord renversé. Vers le bas de cette carafe est soudé une sorte de siphon dont l'extrémité la plus courte est en dehors et se rend dans un autre vase. On remplit d'eau le récipient à une hauteur déterminée. Pendant l'opération, le liquide distillé arrive par le goulot et tombe sur l'eau; cette eau s'élève dans le col du récipient et dans le siphon. Mais, dès que le niveau s'est élevé, le liquide du récipient prend son écoulement par le siphon; et, comme cet écoulement a lieu par la partie inférieure du récipient, et que l'essence, plus légère, est à la surface, l'eau seule s'écoule dans le second vase et l'essence s'accumule dans le col du récipient. Lorsque l'opération est terminée, et qu'on a laissé reposer l'appareil, pour que la séparation de l'huile et de l'eau soit exacte, on enlève la première avec une pipette, pour la déposer dans les flacons où l'on doit la conserver.

RECKLINGHAUSEN (Friedrich-Daniel) (médecin allemand, né en 1833). — *Maladie de Recklinghausen.* V. POLYFIBROMATOSE *neuro-cutanée pigmentaire*.

RÉCLINAISON. s. f. En botanique, abaissement graduel d'un rameau, d'une étamine, etc., dressé dans le principe. ‖ *Réclinaison de la cataracte.* V. KÉRATONYXIS. — *Réclinaison des paupières.* L'ectropion. — *Réclinaison de l'utérus.* Le prolapsus.

RECLUS (Paul) (chirurgien français, né en 1847). — *Maladie de Reclus.* Maladie kystique de la mamelle.

RECOARO (Italie). *Eaux ferrugineuses bicarbonatées*, froides, 11°; altitude : 463 mètres. Établissement : 1er mai au 15 octobre.

RÉCOLTE. s. f. — *Récolte des médicaments.* Action de recueillir les substances médicamenteuses, végétales surtout, dans les conditions propres à donner une conservation certaine et un maximum d'effet utile. Ces conditions varient suivant la partie de la plante usitée : les feuilles seront récoltées au moment où la floraison commence; les écorces, quand l'ascension de la sève est terminée; les racines, à l'automne; les fleurs, à l'époque de leur épanouissement, et après l'évaporation de la rosée; les fruits et les graines, à leur parfaite maturité. — *Récolte du sérum.* Action de recueillir le sérum d'un animal, cheval, bœuf, etc., destiné à servir de milieu de culture ou à être employé dans un but thérapeutique. Elle se fait par le procédé de Nocard et Roux, en plongeant directement dans la veine de l'animal un trocart stérile muni d'un tube de caoutchouc également stérile et recueillant le sang dans des ballons stériles; ou d'après la méthode de Koch, dans laquelle le sang jaillissant de la veine est recueilli dans de grands cristallisoirs stérilisés, puis le sérum une fois mis en tube est stérilisé par tyndallisation; aussi ce dernier procédé ne peut servir pour la récolte des sérums thérapeutiques. — *Récolte des produits pathologiques.* Elle peut être faite sur le vivant ou sur le cadavre : on devra éviter une contamination du produit par les microbes de l'air, de la paroi; une asepsie rigoureuse des instruments et des régions à traverser est donc nécessaire.

RECONSTITUANTS. s. m. pl. Médicaments qui peuvent, selon la dose à laquelle on les emploie, remplir le rôle de *métasyncritiques* en favorisant l'assimilation, ou celui d'*altérants* en activant la désassimilation : tels sont l'iodure de potassium, l'acide arsénieux, quelques eaux sulfureuses; ou qui ne remplissent que le premier rôle, tels que les amers, les préparations de quinquina, etc.

RÉCORPORATIF, IVE. adj. [*recorporativus*, de *re*, indiquant réduplication, et *corpus*, corps; all. *wiederherstellend*, angl. *recorporative*, it. et esp. *recorporativo*]. Synonyme de *métasyncritique*.

RECOUPE ou **RECOUPETTE.** s. f., ou **RECOUPON.** s. m. [all. *Afterkleie*, angl. *grit, gurgion, pollard*, it. *cruschello, tritella*, esp. *moyello*]. Deuxième et troisième farines obtenues du son séparé du gruau. Le son du froment renfermant beaucoup plus de matières fixes que la farine, une farine dont on a enlevé la fine fleur par un premier blutage, et qui a passé une seconde fois au moulin, contient une forte proportion de matières fixes, laquelle peut s'élever à 2, 3 ou à 6 pour 100 du poids total de la farine séchée à 100°. Ces farines ne contiennent que des traces de gluten. Malaxées sous un filet d'eau, il ne reste rien dans les mains, et, quand on veut les bluter, le son, étant finement moulu, passe entièrement avec la farine ou presque entièrement. La cendre de ces recoupes ou remoulages, comme celle du froment bluté, est sèche et frittée.

RÉCRÉMENT. s. m. [*recrementum*, περίττωμα, all. *ausgeschiedene Säfte*, it. et esp. *recremento*]. Humeur qui, après avoir été séparée du sang par un organe sécréteur, y est reportée par voie de l'absorption. V. HUMEUR.

RÉCRÉMENTITIEL, ELLE. adj. [*recrementitius*, all. *unrein*, angl. *recrementitial*, it. *recrementoso*, esp. *recrementicio*]. — *Absorption récrémentitielle.* V. DIGESTION.

RÉCRÉMENTO-EXCRÉMENTITIEL, ELLE. adj. Se dit d'une humeur sécrétée (salive, bile, etc.) qui est en partie reportée dans le sang par voie d'absorption, et en partie excrétée.

RECRUDESCENCE. s. f. [*recrudescere*, de *re*, itératif, et de *crudescere*, s'irriter; παλιγκότησις, all. *Recrudescenz*, *Wiederverschlimmerung*, angl. *recrudescence*, it. *recrudescenza*, esp. *recrudescencia*]. Retour des symptômes d'une maladie, avec une nouvelle intensité, après une rémission momentanée, mais sans qu'il y ait eu convalescence. La recrudescence diffère donc de la rechute, dans laquelle la réapparition des symptômes est séparée de la première maladie par une période de convalescence.

RECRUTEMENT. s. m. V. Réforme et Révision.

RECTAL, ALE. adj. Qui concerne le rectum, *toucher rectal*.

RECTEUR, TRICE. adj. — *Esprit recteur*. Autrefois, corps que l'on considérait comme la source de l'odeur dans les substances odorantes. V. Arome.

RECTIFICATION. s. f. [*rectificatio*, all. *Rectificirung*, *Reinigung*, angl. *rectification* it. *rettificazione*, esp. *rectificacion*]. Distillation réitérée par laquelle on sépare un liquide de quelques substances étrangères. Lorsque celles-ci sont plus volatiles que le liquide qu'on veut rectifier, elles passent dans le récipient, et le liquide reste dans l'appareil distillatoire : c'est ce qui a lieu dans la concentration de certains composés. Si les matières étrangères sont moins volatiles, elles restent dans la cornue, et le liquide passe dans le récipient, comme dans la rectification de l'alcool.

RECTITE. s. f. [all. *rothe Ruhr*, angl. *rectitis*, it. *rectitide*, esp. *rectitis*]. Inflammation du rectum.

RECTIUSCULE. adj. [de *rectus*, droit]. Qui est à peu près droit, sans l'être tout à fait.

RECTOCÈLE. s. f. Mot mal fait. V. Proctocèle.

RECTOCOCCYPEXIE. s. f. Fixation à la face antérieure du coccyx de la paroi postérieure du rectum plissée transversalement de façon à en diminuer l'étendue.

RECTOPÉRINÉORRAPHIE. s. f. Opération qui a pour but de remédier au prolapsus du rectum par le rétrécissement de l'anus.

RECTOPEXIE. s. f. de *rectum*, et πῆξις, fixation). Fixation artificielle du rectum prolabé par suite de l'insuffisance du méso-rectum.

RECTOSCOPIE. s. f. (de *rectum*, et σκοπεῖν, examiner). Examen direct du rectum, au moyen d'une lampe à incandescence introduite dans sa cavité à travers l'anus, maintenu béant au moyen de valves.

RECTOTOME. s. m. Mot mal fait. V. Proctotome.

RECTOTOMIE. s. f. Mot mal fait. V. Proctotomie.

RECTO-URÉTRAL, ALE. adj. — *Triangle recto-urétral*. Espace triangulaire compris entre le rectum et l'urètre, et dans lequel on manœuvre chez l'homme pendant l'opération de la taille bilatérale et prérectale pour arriver sur la portion membraneuse de l'urètre; cet espace est long de 1 à 2 millimètres, et son sommet aboutit au point de contact de la vessie et du rectum.

RECTO-UTÉRIN, INE. adj. Se dit de la partie du péritoine qui, chez la femme, remonte de la face postérieure de l'utérus sur la face antérieure du rectum.

RECTO-VAGINAL, ALE. adj. [angl. *recto-vaginal*, it. *retto-vaginale*, esp. *recto-vaginal*]. Qui a rapport au rectum et au vagin. — *Cloison recto-vaginale*. Celle qui, formée par l'adossement des parois rectale et vaginale, sépare la cavité du rectum de celle du vagin. V. Rectum. || *Fistule recto-vaginale*. Continuation anormale du rectum avec le vagin, qui est tantôt congénitale, tantôt accidentelle, produite par l'ulcération que détermine un corps étranger de l'une des cavités, par un abcès de la cloison qui les sépare. Le traitement présente les mêmes indications que pour la fistule vésico-vaginale.

RECTO-VÉSICAL, ALE. adj. [angl. *recto-vesical*, it. *retto-vescicale*, esp. *recto-vesical*]. Qui a rapport au rectum et à la vessie. — *Cloison recto-vésicale*. Elle résulte du rapprochement et de l'adhérence des parois correspondantes de la vessie et du rectum. — *Fistule recto-vésicale*. V. Urinaire (*Fistule*). — *Taille recto-vésicale*. V. Cystotomie.

RECTUM. s. m. [*rectum*, ἀρχὸς, all. *Mastdarm*, angl. *rectum*, it, *retto*, esp. *recto*]. Dernière portion du gros intestin, ainsi appelée à raison de sa direction presque droite. Le rectum (fig. 629) fait suite à l'S du côlon, sans aucune limite bien précise. Il occupe la partie postérieure

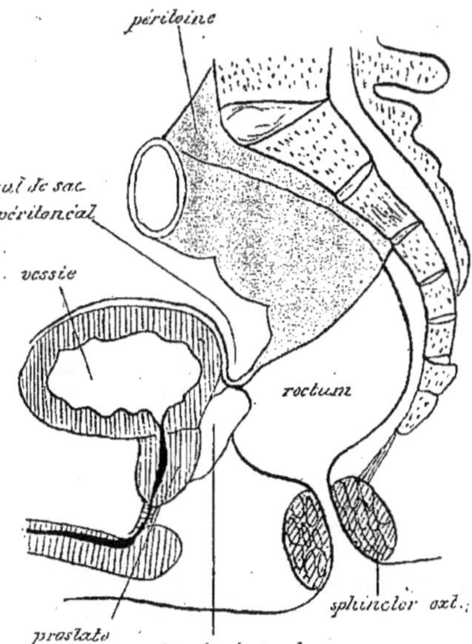

Fig. 629. — Rapports du *rectum*.

du bassin, et s'étend depuis le côté gauche de l'articulation sacro-vertébrale jusqu'au coccyx, au-devant duquel il s'ouvre au dehors par un orifice appelé *anus*, 3 centimètres environ au-devant de ce dernier os. Le rectum est généralement cylindrique; mais à sa partie inférieure, il présente une ampoule ou dilatation dont le développement est en raison de l'accumulation plus ou moins fréquente et plus ou moins abondante des matières fécales en ce point. La partie postérieure du rectum est dépourvue de péritoine au-dessous de la deuxième vertèbre sacrée : au-dessus de ce point il est entouré par le *mésorectum*. Cette partie étant flottante, se continue sans ligne de démarcation avec l'S iliaque ou anse sigmoïde; aussi beaucoup d'auteurs modernes réservent le nom de *rectum* à la portion fixe dépourvue de méso. Sa face antérieure est recouverte par le péritoine dans ses deux tiers supérieurs. Inférieurement, il est complètement libre. Le tiers inférieur correspond, *chez l'homme*, au bas-fond de la vessie, aux vésicules séminales, à la prostate, au-devant de laquelle l'urètre et le rectum s'éloignent de plus en plus l'un de l'autre en formant le triangle *recto-urétral*; *chez la femme*, au vagin, dont il n'est séparé que par une cloison mince, appelée *cloison recto-vaginale*. Le cul-de-sac du péritoine est à 8 centimètres et demi au-dessus de l'anus chez l'homme, à 4 chez la femme. Au niveau de la jonction de la muqueuse rectale et de la peau correspond une zone circulaire de 5 à 8 millimètres de hauteur, limitée en haut et en bas par une ligne sinueuse, et correspondant au cloaque de quelques animaux. C'est sur cette zone qu'on rencontre de petits plis muqueux verticaux connus sous le nom de *colonnes du rectum* ou *de Morgagni*, et séparés les uns des autres par des dépressions de 2 à 3 millimètres de large, *godets intercolonnaires* ou *sinus de Morgagni*. Les fissures à l'anus siègent sur cette zone. Les fistules de l'anus y ont souvent leur origine. Les glandes en tube de la muqueuse du gros intestin, le chorion formé de tissu cellulaire embryonnaire, la couche musculaire propre de la muqueuse, tous ces éléments s'arrêtent sur la ligne sinueuse supérieure. La zone proprement dite, comprise entre la muqueuse et la peau, offre des sortes de saillies du chorion un peu différentes des papilles de la peau. Une couche d'épithélium pavimenteux stratifié recouvre cette zone. On n'y trouve pas trace de glandes. Le chorion, formé de fibres de tissu cellulaire et de fibres élastiques, offre la structure du chorion des muqueuses à épithélium pavimenteux. Au-dessous de la ligne sinueuse inférieure, du côté de la peau, on trouve les *plis rayonnés de l'anus* qui convergent vers l'ouverture. La peau qui forme ces plis dans une étendue de 15 à 18 millimètres tout autour de l'anus ne renferme ni follicules pileux, ni glandes sébacées, ni glandes sudoripares (V. Sphincter). Quant à la muqueuse du rectum lui-même, elle est couverte d'un épithélium cylindrique, comme le reste du gros intestin. Les artères du rectum sont les *hémorroïdales* (V. ce mot). Les veines, très nombreuses, forment entre la membrane muqueuse et le sphincter interne un plexus qu'on nomme *plexus hémorroïdal* : elles aboutissent aux rameaux veineux qui accompagnent les artères hémorroïdales. Les nerfs proviennent du grand sympathique et des nerfs sacrés. — *Chute du rectum*. V. Exanie.

RECUL. s. m. Mode de locomotion de divers animaux. || *Recul du cœur* [all. *Rückstoss*]. V. Choc *du cœur*.

RÉCURRENCE. s. f. [all. *Wiederkehr*, angl. *recurrence, recurrency*, it. *ricorrenza*, esp. *recurrencia*]. Action de revenir sur ses pas. La récurrence des nerfs laryngés inférieurs se rattache au développement du cou et de la poitrine. Chez le fœtus, ces nerfs naissent du pneumogastrique un peu au-dessous des gros vaisseaux qui partent du cœur et se rendent directement à angle droit au larynx, placé alors au sommet du thorax. Lorsque le cou grandit, le larynx s'élève par rapport au cœur, et détermine ainsi l'allongement de ces nerfs de haut en bas à partir des gros vaisseaux situés à peu près au niveau de leur origine.

RÉCURRENT, ENTE, adj. et s. [*recurrens*, de *recurrere*, retourner, revenir sur ses pas ; all. *zurücklaufend, wiederkerend*, angl. *recurrent*, it. *riconente*, esp. *ricurrente*]. — *Artères récurrentes*. On distingue : 1° les *artères récurrentes cubitales*, antérieure et postérieure, qui naissent de la cubitale, ordinairement par un tronc commun, au-dessous de l'apophyse coronoïde du cubitus ; la première s'anastomose avec la branche antérieure de la collatérale interne de l'humérale, la seconde avec la branche postérieure de cette collatérale ; de plus, les deux récurrentes s'anastomosent entre elles ; 2° les *artères récurrentes radiales*, dont l'antérieure, née de la radiale, donne des branches aux muscles long supinateur, brachial antérieur et radiaux externes, et s'anastomose avec la collatérale externe de l'humérale et avec la récurrente radiale postérieure ; celle-ci naît de l'artère interosseuse postérieure, branche de la cubitale, et s'anastomose avec la collatérale externe et les récurrentes cubitales ; 3° l'*artère récurrente tibiale antérieure*, branche de la tibiale antérieure qui se porte en haut sur la tubérosité externe du tibia, et s'anastomose avec les articulaires supérieures et inférieures. — *Nerf récurrent*. V. Laryngé *inférieur* et Récurrence. || En physiologie, *sensibilité récurrente*, sensibilité des racines antérieures de la moelle, démontrée par Magendie en 1839 ; les racines antérieures ne recevant de la moelle que des filets moteurs, cette sensibilité est due à des filets nerveux venant du ganglion de la racine postérieure et remontant le long de la racine antérieure en se dirigeant vers la moelle. Cette sensibilité récurrente existe aussi au niveau des nerfs périphériques, grâce à des filets sensitifs qui unissent les nerfs moteurs et sensitifs, et aussi les nerfs sensitifs entre eux (Arloing et Tripier). || *Bandage récurrent*. V. Capeline. || *Fièvre récurrente*. La fièvre à rechutes. V. Rechute.

REDDITION. s. f. Mot employé dans quelques ouvrages de médecine au lieu d'*expulsion* : *reddition d'un lombric, d'un calcul*, etc.

RÉDINTÉGRATION. s. f. [*redintegratio*, de la particule *red*, par euphonie, pour *re*, indiquant retour, et *integer*, intact]. Réparation de forces ou d'une partie du corps.

REDONDANCE. s. f. [*redundantia*, all. *Ueberfülle*, angl. *redundance, redundancy*, it. *ridodanza*, esp. *redundancia*]. Synonyme de *plénitude*, de *pléthore*.

REDOUBLEMENT. s. m. [it. *raddoppiamento, risalimento*]. Réveil des symptômes qui commençaient à s'assoupir, réveil produit par une cause qui n'est pas étrangère à la maladie elle-même, ce qui distingue le *redoublement* de l'*exacerbation*. Le redoublement n'est pas forcément accompagné d'un accroissement dans l'intensité des phénomènes morbides, contrairement au *paroxysme*. — *Redoublement des bruits du cœur*. V. Réduplication.

REDOUL ou **REDOU**. s. m. [*corroyère*, *Coriaria myrtifolia*, L., all. *myrtenblättriger Gerberstrauch*, angl. *rhus myrtifolia, myrtle-leaved sumach*, it. et esp. *coriaria*]. Plante de la famille des coriariées, du midi de l'Europe. Les feuilles, vénéneuses, très souvent mêlées au séné, particulièrement au séné de rebut, dit *grabeaux*, en diffèrent en ce qu'elles présentent trois nervures, une médiane et deux latérales, saillantes en dessus, creuses en dessous, tandis que celles du séné ont plusieurs nervures parallèles, saillantes en dessus et en dessous. Les fleurs, en grappes simples pourvues de bractées, sont de deux sortes : les unes ont les étamines longues et fertiles, au nombre de dix, elles sont hermaphrodites ; les autres ont dix étamines courtes et les anthères stériles. Le fruit, formé de cinq coques soudées, indéhiscentes, monospermes, est vénéneux. Toutes les parties de la plante sont riches en tannin et servent au tannage des peaux. Elle doit (Riban) ses propriétés vénéneuses à une glycoside, la *coriamyrtine*. Quant à la *coriarine*, qu'elle renferme aussi, c'est un mélange inerte de substances diverses.

REDRESSEMENT. s. m. Action de redresser un organe dévié. V. Ankylose. — *Redressement du cœur*. V. Torsion *du cœur*. — *Redressement des dents*. V. Orthodontosie.

REDRESSEUR. s. m. — *Redresseur utérin* (Huguier, Simpson). Instrument qui sert à redresser l'utérus abaissé ou dévié. Il consiste en une tige destinée à être introduite dans l'utérus, et qui est en métal ou en ivoire, longue de 5 centimètres environ, et fixée au milieu d'un disque ovale, à bords arrondis, sur lequel doit reposer le col. Ce disque a 4 centimètres et demi dans son plus grand diamètre. De sa partie antérieure part une tige creuse qui sort du vagin quand l'instrument est en place, et dans laquelle on introduit à frottement une tige pleine, qui porte un plastron ou écusson de laiton, fortement recourbé à sa partie supérieure, pour venir s'agrafer, pour ainsi dire, sur la partie supérieure du pubis.

RÉDUCTEUR. adj. et s. m. V. Réduction.

RÉDUCTIBLE. adj. [all. *reducirbar*, angl. *reducible*, it. *riducibile*, esp. *reductible*, *reducible*]. Se dit, en chimie, d'un composé, en chirurgie, d'une fracture, d'une luxation, d'une hernie, qui est susceptible de réduction.

RÉDUCTION. s. f. [*reductio*, de *reducere*, ramener; *repositio*, *restitutio*, ἐμβολή, all. *Einrichtung*, *Einrenkung*, angl. *reduction*, it. *riduzione*, esp. *reduccion*]. Opération chirurgicale qui a pour but de remettre à leur place les os luxés ou fracturés, ou les parties molles herniées. La réduction des *fractures* et des *luxations* comprend trois temps : l'*extension*, la *contre-extension* et la *coaptation*. — Celle des *hernies* se fait au moyen du *taxis*. ‖ En chimie, *réduction* [all. *Herstellung*]. Opération qui a pour but de ramener à l'état métallique un composé où le métal est combiné avec l'oxygène, avec le soufre, etc. Elle s'opère quelquefois par l'action seule de la chaleur; le plus souvent il faut mêler le composé avec un corps avide d'oxygène, qu'on appelle *réducteur*, et qui est presque toujours le charbon. Lorsque le métal à réduire est réfractaire, on y ajoute, en outre, un corps qui, par sa facile fusion, détermine celle des autres : ce corps *fondant* ou *flux* est ordinairement, dans les laboratoires, le borax, ou un azotate, ou un carbonate alcalin.

RÉDUISANT, ANTE. adj. Se dit, en chimie, de ce qui sert à ramener les composés, métalliques surtout, à leurs éléments, en dissociant ceux-ci. La portion centrale de la flamme est *réduisante*, tandis que la partie périphérique et la pointe sont oxydantes.

RÉDUIT, ITE. adj. Se dit, en chimie, d'un composé métallique artificiellement débarrassé de l'oxygène, du soufre, etc., qu'il contenait, et ramené à l'état de métal pur. — *Fer réduit par l'électricité*. Fer préparé pour l'usage thérapeutique en soumettant le protochlorure de fer en solution à l'action d'un courant électrique (Collas); peu employé à cause de son altérabilité. — *Fer réduit par l'hydrogène*. On le prépare en faisant passer un courant d'hydrogène sur du peroxyde de fer dans un tube de porcelaine chauffé au rouge sombre. Il doit être léger, gris foncé. Dose : 10 à 20 centigrammes.

RÉDUPLICATION. s. f. [*reduplicatio*, ἀναδίπλωσις]. Répétition des bruits du cœur, qui tantôt n'affecte qu'un des bruits du cœur en produisant trois bruits par battement, tantôt double chacun des deux bruits, produisant alors quatre bruits de battement. Au lieu du *tic tac* normal, les trois bruits peuvent se représenter de la manière suivante : réduplication de la systole, *tic tac, tac*, réduplication de la diastole, *tic, tac tac*. En employant les mêmes signes quand les deux bruits sont répétés, la représentation en est : *tic tic, tac tac*. (Bouillaud, A. Flint). Le plus souvent, c'est le bruit correspondant à la diastole du cœur, le bruit diastolique, qui est seul doublé; ce phénomène, qui dépend de ce que les valvules sigmoïdes des artères pulmonaires et aorte ne claquent pas d'une façon exactement synchronique, existe *à l'état normal* chez un sixième des sujets examinés, se perçoit à la fin de l'inspiration et au début de l'expiration, et ne s'accompagne d'aucun trouble fonctionnel; à l'état morbide, la duplication du deuxième bruit cardiaque est ordinairement le signe d'un *rétrécissement de l'orifice auriculo-ventriculaire gauche*, dépend de la chute trop rapide des valvules sigmoïdes de l'aorte, et s'accompagne des troubles fonctionnels et des signes physiques propres au rétrécissement mitral; enfin la réduplication peut se produire par augmentation de pression dans l'artère pulmonaire, dépendant d'une affection chronique des voies respiratoires, et précédant une dilatation du ventricule droit avec *insuffisance de l'orifice auriculo-ventriculaire droit* (Potain).

RÉDUVE. s. m. [*Reduvius personatus*, Fab., *punaise-mouche*]. Insecte hémiptère brun noir, velu, se trouvant dans les habitations, poursuivant les autres insectes, surtout les punaises, qu'il tue. La piqûre de sa trompe est douloureuse, mais sans danger, bien qu'elle puisse s'accompagner d'enflure. Il en est de même pour le *bichuque*, autre espèce de l'Amérique centrale.

RÉÉDUCATION. s. f. Méthode de traitement qui consiste à apprendre à un malade des mouvements qu'il ne sait plus faire, ou plus généralement un mode d'activité des centres nerveux que la maladie avait fait disparaître. La rééducation des mouvements peut être tentée toutes les fois que la force musculaire est conservée; tel est le cas de l'ataxie; on fait exécuter au patient des mouvements simples d'abord, puis de plus en plus compliqués, dont il doit surveiller l'exécution au moyen de la vue (Frenkel). Mais la rééducation s'applique à d'autres troubles que l'ataxie; c'est ainsi que la gymnastique respiratoire est une véritable rééducation, utile chez les sujets qui ont désappris les mouvements normaux de la respiration par suite, par exemple, d'une obstruction de plus ou moins longue durée des fosses nasales (adénoïdiens). Enfin elle constitue une méthode importante de psychothérapie : le médecin apprend au malade à savoir réagir par lui-même, et à substituer des pensées, des sensations, des volitions saines à des pensées, des sensations, des volitions morbides (P.-E. Lévy).

RÉEL, ELLE. adj. Se dit, en optique, de l'*image* qui a une existence effective, par opposition à *virtuel*.

RÉFECTION. s. f. [*refectio*, de *reficere*, refaire; ἀνάληψις]. Synonyme de *rédintégration*.

RÉFLÉCHI, IE. adj. [de *re*, en arrière, et *flectere*, fléchir; all. *niedergebogen*, angl. *reflected*, it. *riflesso*, esp. *reflejo*, *reflejado*]. En physique, se dit d'un rayon calorifique ou lumineux, ou d'une onde sonore, qui change de direction par suite de la présence d'un obstacle sur son trajet.

RÉFLECTIF, IVE. adj. V. Réflexe.

RÉFLECTIVITÉ. s. f. Propriété réflexe; caractère des actions réflexes.

REFLET. s. m. [all. *Schein*, *Widerschein*, angl. *reflection*, it. *riflesso*, esp. *reflejo*, *reverberacion*]. Teinte que prend la couleur propre d'un corps frappé par les rayons colorés que réfléchit sur lui un corps coloré voisin; ou le rayon coloré lui-même ainsi réfléchi et reçu par l'œil de l'observateur. Ces reflets variés doivent être pris en considération dans l'étude des tissus, qui, presque tous demi-transparents, réfléchissent la lumière non seulement par leur surface, mais aussi par les parties sous-jacentes, et graduellement de moins en moins à mesure qu'on pénètre plus avant dans la profondeur de l'organe. La couleur de ces corps demi-transparents reçoit de ce fait un caractère différent de celui que présente la teinte des corps opaques qui ne réfléchissent la lumière que par leur superficie à l'exclusion des plans sous-jacents. De là une plus grande difficulté de reproduire la teinte de ces tissus que celle des corps bruts.

RÉFLEXE. adj. [all. et angl. *reflex*]. — *Actes réflexes*. Actes nerveux moteurs, sécréteurs, etc., qui succèdent à des *phénomènes de sensibilité sans conscience*, c'est-à-dire dans lesquels, l'*impression* et la *transmission* ayant lieu comme dans toute autre circonstance, l'acte correspondant à la *perception* manque; tout reste borné, de la part des cellules ganglionnaires (*centres réflexes ou de réflexité*) dans lesquelles s'opère la *transformation de l'impression en action* (Rouget), à un acte automatique, qui est transmis par les nerfs moteurs ou autres à la partie dont les nerfs de sensibilité ont été impressionnés. Les *mouvements réflexes*, qui ont été les premiers connus et sont les plus simples des actes réflexes, supposent trois périodes successives : l'*excitation* des nerfs de sensibilité spéciale, générale ou végétative, excitation portant soit sur l'extrémité des nerfs, soit sur un point de leur trajet, et suivie, dans le second cas, de mouvements qui présentent un caractère de coordination qui manque dans le premier cas; l'*excitation* des centres réflexes, lesquels ne se trouvent pas seulement dans la substance grise de la moelle épinière, mais aussi dans celle de la moelle allongée et du cerveau, excitation centrale dont l'intensité est augmentée quand les centres réflexes ont perdu toute communication avec les centres psycho-moteurs, par l'action de certaines substances, telles que la strychnine, ou diminuée par l'influence d'autres corps, tels que l'atropine, le bromure de potassium; le *mouvement réflexe* lui-même, mouvement involontaire qui se passe tantôt dans un seul muscle ou groupe de muscles (*mouvement réflexe simple*), tantôt dans plusieurs muscles ou groupes de muscles (*mouvement réflexe composé*) : lorsque les mouvements composés concourent à un acte déterminé, ils sont dits *coordonnés*. L'ensemble d'un acte réflexe peut donc être représenté par une sorte d'arc (*arc diastaltique*, Marshall-Hall), dont le sommet est occupé par le centre réflexe, qui, d'une part, reçoit l'impression des nerfs centripètes, incidents ou *isodiques*, et, d'autre part, transmet son action psopre ou réaction par les nerfs centrifuges ou *exodiques* (fig. 630). Pflüger a établi une série de lois auxquelles sont soumis les mouvements réflexes, et qui portent le nom de *lois des réflexes* ou *de Pflüger* : une excitation modérée, transmise à un centre réflexe, se réfléchit dans les muscles du côté correspondant (*loi de l'unilatéralité*); plus forte, elle arrive jusqu'à un centre du côté opposé, symétrique du premier, et détermine des contractions dans le côté d'où elle est partie et dans l'autre côté (*loi de la symétrie*); plus forte encore, elle atteint les deux centres situés au-dessus des premiers et symétriquement placés (*loi de l'irradiation*); enfin elle peut gagner le bulbe rachidien, centre des réflexes de la plus grande partie du corps et, au lieu de contractions musculaires partielles, elle produit des convulsions (*loi de la généralisation des réflexes*). La motricité n'est pas seule à fournir des exemples d'actes réflexes : les sécrétions sont presque toutes de même nature, et dépendent également d'une impression périphérique, d'une excitation nerveuse, qui, partie de l'extrémité ou d'un point du parcours d'un nerf sensitif, se transforme dans un centre réflexe de manière à donner lieu aux actes organiques de la sécrétion. Ainsi, non seulement les tissus doués des propriétés de la vie animale sont liés entre eux par l'arc nerveux réflexe ou diastaltique; mais encore les organes de la vie végétative sont liés entre eux et avec les tissus précédents, surtout par l'intermédiaire de la moelle épinière et des ganglions nerveux comme centre, puis des filets du grand sympathique comme branches de l'arc diastaltique. — En clinique, l'importance des réflexes est considérable et bien des phénomènes s'expliquent par leur intervention. C'est surtout dans les affections du système nerveux que l'étude des réflexes est importante. On se contente en général de rechercher l'état des réflexes tendineux et des réflexes cutanés. Les *réflexes tendineux* sont formés par une contraction musculaire involontaire survenant après percussion du tendon correspondant; tels sont le réflexe patellaire (V. PATELLAIRE), le plus souvent recherché en clinique; le réflexe achilléen obtenu par la percussion du tendon d'Achille; au membre supérieur le réflexe des radiaux; à la face celui des masticateurs. Les *réflexes cutanés* comprennent les contractions musculaires provoquées par l'excitation des nerfs cutanés; les plus connus sont le phénomène des orteils ou signe de Babinski (V. BABINSKI), le réflexe abdominal ou signe de Rosenbach (contraction des muscles grand droit et transverse de l'abdomen à la suite du pincement de la paroi), le réflexe crémastérien (élévation brusque du testicule à la suite de l'excitation de la face interne de la cuisse), etc.

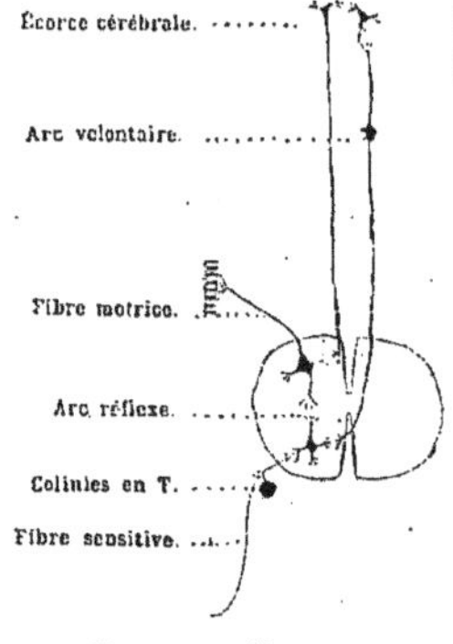

Fig. 630. — *Réflexe.*

RÉFLEXIBILITÉ. s. f. [de *re*, en arrière, et *flectere*, plier; all. *Reflectirbarkeit*, angl. *réflexibility*, it. *riflessibilità*, esp. *reflexibilidad*]. Faculté qu'a un corps de subir la réflexion.

RÉFLEXIBLE. adj. [all. *reflectirbar*, *zurückwerfbar*, angl. *reflexible*, it. *riflessibile*, esp. *reflexible*]. Qui est susceptible d'être réfléchi.

RÉFLEXION. s. f. [*consideratio*, all. *Ueberlegung*, angl. *reflexion*, *reflection*, it. *riflessione*, esp. *reflexion*]. Suite de pensées et de jugements qui découlent les uns des autres. ‖ En physiologie, *réflexion* [*volition réfléchie*], mode de l'association des idées dans lequel, sous l'influence de la volonté, nous déterminons par l'action d'une partie du cerveau l'activité d'autres parties, ou faisons succéder tel mode d'activité à tel autre d'une manière réglée, pour obtenir telle ou telle idée nouvelle ou déjà connue. L'habitude, la répétition a une grande influence sur la réflexion, comme la volonté. Réfléchir, c'est diriger l'association des idées en ce qui concerne leur enchaînement, c'est-à-dire l'activité de telle partie de la substance cérébrale après telle autre ou en même temps; ce qui conduit à la comparaison, soit des objets perçus, soit de notions déjà acquises, présentement remémorées : l'exercice répété est nécessaire pour conduire au perfectionnement; car, sans cela, nous voyons naturellement et involontairement s'opérer un enchaînement rapide d'idées, une association d'un ordre d'actions cérébrales à un autre qui nous éloigne du point de départ, et nous conduit à des idées ou résultats très différents de ceux dont nous étions partis ou auxquels nous voulions arriver. Réfléchir, c'est, au point de vue de la durée, maintenir longtemps en action un même organe ou un même groupe d'organes, sans que cette activité entraîne celle des parties cérébrales voisines. *Réflexion* arrive ici à signifier l'inverse d'*action réflexe*, celle-ci étant la suite immédiate et automatique d'une impression; le mécanisme reste au fond le même, seulement l'acte moteur qui l'exprime, immédiat dans un cas, est au contraire précédé d'une succession d'actes consécutifs dans l'autre. ‖ En physique, *réflexion* [*reflexio*, ἀνάκαμψις, all. *Reflexion*, angl. *reflection*, it. *riflessione*, esp. *reflexion*]. Phénomène qui a lieu lorsqu'un corps en mouvement (rayon lumineux, rayon calorifique, onde sonore) en rencontre un autre qui lui fait obstacle, et le force de suivre une autre direction.

RÉFLEXITÉ. s. f. Action réflexe (Carpenter). La volition, tant inductive que déductive, est un acte moléculaire des cellules nerveuses centrales, de *même ordre* (bien que non identique) que celui dont les cellules ganglionnaires sont le siège dans les actes réflexes. Ce sont les *actions réflexes cérébrales* de Laycock (1840). De même, en effet, que chaque sensation peut entraîner un acte de motricité réflexe correspondant, toute pensée, toute réflexion relative à la prévoyance de quelque fait, suscite un acte correspondant, automatique, d'impression inconsciente, dans les cellules qui dans le cerveau correspondent aux cellules motrices des cornes antérieures de la moelle. De là aux actes de cérébration voulus pour les mouvements, soit de translation, soit d'expression, il y a continuité facile à saisir. La répétition de ces volitions caractérisant le souvenir ou mémoire suscite la notion de ce qui est normal ; d'où le remords par comparaison lors de la remémoration des actes ou des pensées anormales dans tel ou tel milieu social : comparaison qui physiologiquement constitue ce qu'on nomme la conscience.

REFLUX. s. m. — *Reflux hépato-jugulaire.* Phénomène signalé par Rondot dans l'asystolie et la dilatation du cœur ; il consiste dans la distension de la veine jugulaire déterminée par la compression du foie.

RÉFORME. s. f. [all. *Reform*, angl. *invaliding*, it. *licenziamento*, esp. *reforma*]. Éloignement, de l'armée, d'un militaire reconnu impropre au service. Pour l'officier, la réforme peut être prononcée pour cause de discipline ou pour infirmités n'ouvrant point droit à la *retraite*. La réforme des sous-officiers, caporaux et soldats, a toujours pour cause des infirmités entraînant l'incapacité de servir. La *réforme* diffère de l'*exemption* en ce que cette dernière s'applique à des individus non encore admis au service. Elle peut être définitive ou temporaire. — La *réforme définitive* ou l'*exemption* peuvent être motivées pour les maladies ou infirmités suivantes : — *Tête.* La teigne, la calvitie presque totale, les tumeurs volumineuses, l'ossification imparfaite des os du crâne, les cicatrices étendues, chéloïdiennes. — *Audition.* La perte du pavillon de l'oreille, l'atrésie du conduit auditif, ses végétations, les affections chroniques et rebelles de l'oreille externe, de l'oreille moyenne, la perforation du tympan, la suppuration chronique des cellules mastoïdiennes, la surdité, les affections chroniques de l'oreille interne déterminant une surdité prononcée. — *Vision.* La myopie, l'hypermétropie, non corrigibles par les verres, l'astigmatisme, déterminant tous une acuité visuelle inférieure à 1/2 pour un œil et 1/20 pour l'autre. Les affections chroniques des paupières, des voies lacrymales entraînant des déformations, les affections rebelles et ulcéreuses de la cornée, du cristallin, de l'iris, de la choroïde, de la rétine, les ophtalmoplégies. — *Olfaction.* La difformité prononcée du nez, les néoplasmes, l'ozène. — *Bouche, lèvres, voile du palais.* La perte, la carie de la plupart ou d'un grand nombre des dents, les ulcérations chroniques de la muqueuse buccale, le bec-de-lièvre, le bégaiement très prononcé, la paralysie du voile du palais. — *Cou.* Les tumeurs, le torticolis, le goitre, la laryngite chronique, le goitre exophtalmique, le rétrécissement, les déformations du larynx, l'aphonie. — *Thorax.* Le mal de Pott, les déviations prononcées de la colonne vertébrale, les affections organiques du cœur, la tuberculose pulmonaire, la pleurésie tuberculeuse, l'emphysème pulmonaire très prononcé, l'asthme. — *Abdomen.* La hernie n'exempte pas, sauf quand elle est irréductible et très volumineuse. Les affections chroniques du foie, de la rate, quand elles sont anciennes et prononcées. — *Bassin et organes génito-urinaires.* Les affections malignes du rectum, son rétrécissement, son prolapsus. Les lésions rénales chroniques. Les cystites rebelles; l'exstrophie vésicale, l'incontinence d'urine. Le rétrécissement de l'urètre, les affections chroniques de la prostate, les calculs vésicaux, l'hématurie, le varicocèle (s'il est trop volumineux et douloureux), l'ectopie testiculaire (si le testicule est à l'anneau), l'hydrocèle (symptomatique d'une lésion grave du testicule), la perte et l'atrophie des testicules. L'hypospadias, l'épispadias ne motivent pas la réforme. — *Système nerveux.* L'idiotie, le crétinisme, l'aliénation mentale, le myxœdème, la paralysie générale, l'épilepsie, la chorée, la tétanie, le somnambulisme, les diverses formes de myélite (tabes, sclérose en plaques, etc.). — *Membres.* Les déviations, les atrophies des membres, les varices provoquant des phénomènes douloureux prononcés, les déformations des doigts (flexion et extension permanentes), les doigts surnuméraires (s'ils gênent les fonctions de la main), le pied bot, l'orteil en marteau (après l'échec d'un traitement approprié), le mal perforant plantaire ; les mutilations des doigts de la main (perte du pouce, perte de l'index si le fonctionnement des autres doigts est troublé, perte simultanée de trois phalanges intéressant l'index et le médius de la même main, etc.). L'ongle incarné ne motive plus la réforme ni l'exemption. — La *réforme temporaire* peut être prononcée pour les affections qui contribuent à éloigner momentanément le soldat de l'armée, mais qui, pouvant guérir, ne l'empêchent pas de rentrer ultérieurement au service.

RÉFRACTAIRE. adj. [*refractarius*, all. *feuerbeständig*, angl. *refractory*, it. *rifrattario*, *ritroso*, esp. *refractario*]. Se dit d'une substance qu'il est difficile ou impossible de fondre.

RÉFRACTÉ, ÉE. adj. — *Dose réfractée.* Mode d'administration des médicaments qui consiste à en faire prendre une quantité déterminée par petites portions, à des intervalles plus ou moins rapprochés, selon la nature du médicament et le but qu'on veut atteindre. On obtient ainsi, avec une même substance, des effets différents de ceux que donne l'administration des doses élevées, et même parfois complètement opposés. V. FORMULE.

RÉFRACTIF, IVE. adj. [*refractivus*, all. *strahlenbrechend*, angl. *refractive*, it. *rifrattivo*, esp. *refractivo*]. — *Puissance réfractive.* L'action que les corps diaphanes exercent sur les rayons lumineux pour leur faire subir la *réfraction*.

RÉFRACTION. s. f. [*refractio*, de *refringere*, briser; all. *Refraktion*, *Strahlenbrechung*, angl. *refraction*, it. *rifrazione*, esp. *refraccion*]. Phénomène qui consiste en ce que, en traversant certains corps diaphanes, les rayons lumineux obliques par rapport à ces corps éprouvent de leur part une action particulière, en vertu de laquelle ils subissent un changement de direction et se trouvent brisés à l'endroit où ils pénètrent. Ainsi, quand un rayon lumineux tombe perpendiculairement sur la surface d'un milieu transparent, il le traverse sans changer de direction, en ligne droite ; mais, s'il arrive obliquement sur cette surface, il se dévie de sa direction primitive, il se *réfracte*, il semble s'être brisé au point d'incidence. Si le milieu dans lequel il entre est plus dense que celui d'où il sort, il se rapproche de la perpendiculaire menée au plan du premier milieu ; il s'éloigne, au contraire, de cette perpendiculaire, si le second milieu est moins dense que le premier. Son écartement ou son rapprochement de la perpendiculaire est proportionnel à la densité relative de ces milieux; il varie aussi en raison de leur nature chimique. La forme convexe ou concave des surfaces transparentes influe aussi sur la marche de la lumière qui les traverse. Les rayons lumineux se rapprochent de la perpendiculaire, toutes les fois qu'ils passent obliquement d'un milieu moins dense dans un plus dense (par exemple lorsqu'ils passent de l'air dans la cornée transparente, ou lorsque, après avoir traversé l'humeur aqueuse, ils passent à travers le cristallin) ; les rayons perpendiculaires n'éprouvent pas de déviation ; les rayons convergents deviennent plus convergents encore, si la surface est convexe ; les rayons divergents divergent moins, ou cessent de diverger, et il peut arriver même qu'ils se réunissent tous. L'inverse a lieu si la surface est concave ; et la déviation que les rayons éprouvent en traversant ainsi des surfaces convexes ou concaves est d'autant plus forte que la courbure de la surface est plus grande.

RÉFRACTOMÈTRE. s. m. Instrument qui fait connaître l'indice de réfraction des corps. — *Réfractomètre d'Abbe*. Il permet de lire rapidement l'indice cherché sur un cadran annexé à l'instrument, et d'opérer avec des quantités très petites de la substance considérée.

RÉFRANGIBILITÉ. s. f. [all. *Refrangibilität, Brechbarkeit*, angl. *refrangibility*, it. *rifrangibilità*, esp. *refrangibilidad*]. Propriété dont jouissent les rayons lumineux de s'éloigner ou de se rapprocher de la perpendiculaire au point d'incidence, quand ils tombent obliquement d'un milieu diaphane dans un autre de densité différente. V. Aberration *de réfrangibilité*.

RÉFRANGIBLE. adj. [all. *refrangibel, brechbar*, angl. *refrangible*, it. *refrangibile*, esp. *refrangible*]. Se dit d'un rayon lumineux susceptible de subir la réfraction. Dans le spectre solaire, le rayon violet est le plus réfrangible, le rouge est celui qui l'est le moins.

RÉFRIGÉRANT, ANTE. adj. [*refrigeratorius*, rafraîchissant, de la particule *re*, et *frigus*, froid ; ψυκτικός, all. *kaltend*, angl. *refrigerant*, it. *refrigerante*, esp. *refrescante*]. Se dit d'une substance qui a la propriété de déterminer le refroidissement. — *Mélange réfrigérant*. Mélange d'un liquide avec un solide dans lequel la dissolution de celui-ci amène un abaissement de température des parties voisines, ou de deux solides dont le contact détermine la liquéfaction et produit le même effet de réfrigération. Dans le premier cas sont le mélange, à parties égales, d'eau et d'ammoniaque, qui fait baisser la température de 25° ; le mélange de trois parties de sulfate de soude cristallisé et de deux parties d'acide chlorhydrique, qui amène un refroidissement de 30°. Parmi les mélanges de la seconde catégorie, se trouve celui de deux parties de glace pilée ou de neige avec une partie de sel marin, qui, pris à 0°, abaisse la température à — 20°. — *Méthode réfrigérante*. Méthode de traitement de l'hyperthermie par l'eau froide, bains froids, lotions froides, enveloppements froids.

RÉFRIGÉRANT. s. m. [all. *Kühlfass*, angl. *refrigeratory*, it. *refrigerante vaso*, esp. *refrigeratorio*]. Vaisseau qui entoure le chapeau d'un alambic, et qu'on emplit d'eau froide pour favoriser la condensation des vapeurs qui s'élèvent des matières soumises à l'action du feu ; ou vase placé au-dessus du récipient et disposé de manière que le liquide tombe sur la surface de ce dernier.

RÉFRIGÉRATIF, IVE. adj. [all. *kühlend, erfrischend*, angl. *refrigerative, cooling*, it. et esp. *refrigerativo*]. Synonyme de *rafraîchissant*.

RÉFRIGÉRATION. s. f. [*refrigeratio*, περίψυξις, all. *Abkühlung*, angl. *refrigeration, cooling*, it. *refrigerazione*, esp. *refrigeracion, enfriamiento*]. Opération qui consiste à abaisser la température d'une enceinte close à l'effet de soustraire l'homme à l'influence d'une chaleur excessive. De même que le *chauffage* est destiné à abriter l'homme contre le froid, de même les procédés de *réfrigération* ont pour objet de le garantir contre les inconvénients d'une chaleur exagérée. V. Ventilation. — *Anesthésie par réfrigération*. Anesthésie locale produite par un mélange réfrigérant. — *Réfrigération thérapeutique*. V. Bain et Hydrothérapie.

RÉFRINGENCE. s. f. Qualité de ce qui est réfringent ; propriété de déterminer une réfraction de la lumière. On étudie une préparation, un tissu, *par réfringence*, lorsqu'on l'examine par transparence, par lumière transmise, à l'aide de la lumière qui l'a traversé. La réfringence des éléments anatomiques paraît plus ou moins grande, selon le liquide dans lequel ils sont plongés.

RÉFRINGENT, ENTE. adj. [*refringens*, all. *refringirend*, angl. *refracting*, it. *rifrangente*, esp. *refringente*]. Qui cause une réfraction.

REFROIDISSEMENT. s. m. [*refrigeratio*, ψύξις, all. *Erkalten*, angl. *cooling, coldness*, it. *raffreddamento, rinfrescamento*, esp. *enfriamiento, resfriamiento*]. Abaissement de la température d'un corps, par l'abandon qu'il fait de son calorique aux corps moins échauffés qui l'entourent. — *Refroidissement du sol*. Quand le terrain est gazonné ou recouvert de 7 à 8 centimètres de neige, le refroidissement ne se communique pas à la terre, et le sol, à quelques centimètres de profondeur, est au-dessus de zéro. Dans le cas contraire, le thermomètre descend au-dessous de zéro au delà de 20 centimètres. Ainsi les insectes doivent périr en hiver sous un terrain dénudé quand ils ne sont pas trop enfoncés sous terre, mais ils doivent échapper à la mort sous un terrain gazonné ; mêmes conclusions pour les graines ensemencées et les racines de certains végétaux.

RÉGALE. adj. f. [all. *Königswasser*, angl. *aqua regalis, aqua regia*, it. *acqua regale*, esp. *agua regia*]. V. Eau *régale*.

RÉGALIN. adj. — *Acide régalin*. L'eau régale.

RÉGÉNÉRATION. s. f. [*regeneratio*, de la particule *re*, indiquant retour, et *generare*, engendrer ; παλιγγενεσία, all. *Wiedererzeugung, Wiederherstellung*, angl. *regeneration*, it. *rigenerazione*, esp. *regeneracion*]. Reproduction d'une partie détruite par une néoformation morphologiquement et fonctionnellement semblable. La régénération est un processus très général qui s'observe à l'état physiologique aussi bien qu'à l'état pathologique. Comme exemple de régénération physiologique, on peut citer le remplacement des plumes ou des poils à chaque mue, le remplacement de la muqueuse utérine à chaque ovulation, etc. La rénovation continue des différents tissus est d'ailleurs un phénomène de régénération physiologique. La régénération pathologique peut s'observer après destruction de diverses parties, par un traumatisme, par autotomie, par opération chirurgicale, etc. : c'est ainsi que les pattes des écrevisses, les bras des astéries repoussent après section ; la régénération périostique des os (Ollier), la régénération cylindraxile des nerfs (Ranvier) sont parmi les processus de cet ordre les mieux analysés. La régénération des différents organes s'observe, d'autre part, après leur altération pathologique par diverses causes mécaniques, toxiques ou infectieuses ; par exemple, l'hyperplasie du foie consécutive au développement des kystes hydatiques ou de certaines cirrhoses, l'hyperplasie du rein consécutive à certaines hydronéphroses ou certaines néphrites, peuvent être considérées comme des exemples de régénération, sinon toujours morphologique, du moins fonctionnelle de ces organes. La régénération, liée à la reproduction plus ou moins active des éléments cellulaires, varie avec la fragilité et la complexité de ces éléments. Dans la série animale, c'est généralement chez les animaux inférieurs que l'on observe les régénérations les plus complètes : par exemple, l'hydre d'eau douce, hachée en morceaux, régénère chaque fragment (Trembley) ; le lombric coupé en deux complète chaque segment ; à un degré plus élevé, on observe encore la régénération de membres entiers chez l'écrevisse, chez le triton, tandis que chez les animaux supérieurs les processus régénératifs sont beaucoup plus bornés et se limitent à la cicatrisation des plaies et à la rénovation physiologique des divers éléments cellulaires. De même, dans la hiérarchie des tissus, la régénération est d'autant moins aisée qu'il s'agit de tissus plus différenciés, plus fragiles, exigeant, pour proliférer, des conditions plus électives : par exemple, le tissu conjonctif se répare très facilement, même dans de mauvaises conditions; cette réparation est la seule qui puisse s'effectuer dans certains milieux infectieux et toxiques, et donne lieu à la sclérose des différents organes. Les épithéliums de revêtement des muqueuses (vessie, voies biliaires, tube digestif), déjà beaucoup plus différenciés, sont néanmoins encore résistants et aussi se réparent activement (Cornil et Carnot). Par contre, les épithéliums glandulaires, notamment ceux du foie, des reins, se régénèrent avec une beaucoup plus grande difficulté ; enfin, les neurones, très hautement différenciés, semblent incapables de régénérer autre chose que leurs filaments cylindraxiles. Les conditions nécessaires à la régénération sont donc d'autant plus difficiles à réaliser qu'il s'agit d'organes plus différenciés et plus fragiles; et cependant ce sont ces organes hautement différenciés dont la régénération a fonctionnellement le plus d'importance. Leur régénération est en effet le seul mode définitif de guérison, qui puisse mettre fin à une insuffisance fonctionnelle des parenchymes nobles : lorsque, à la suite d'un processus morbide, un organe a subi une dégénérescence, et par là même une insuffisance fonctionnelle, le retour intégral à l'état antérieur ne peut se produire que par la régénération, au moins fonctionnelle, des parties détruites. La guérison définitive des diverses maladies d'organes est donc liée en dernière analyse à la régénération de ces organes (P. Carnot). Il y a donc un intérêt thérapeutique de premier ordre, à connaître les processus de la régénération et les différents facteurs qui agissent sur eux, puisque la seule thérapeutique rationnelle à diriger contre les insuffisances organiques, consiste à favoriser leur régénération.

RÉGÉNÉRESCENCE. s. f. [de *re*, indiquant réduplication, et *génerescence*]. Synonyme de *régénération*.

RÉGIME. s. m. [*regimen*, de *regere*, gouverner; δίαιτα, all. *Diät*, *Lebensweise*, angl. *regimen*, it. *reggime*, *dieta*, esp. *regimen*]. Usage raisonné et méthodique des aliments et de toutes les choses essentielles à la vie, tant dans l'état de santé que dans celui de maladie. — *Régime alimentaire.* Pour que la santé se maintienne dans les meilleures conditions possibles, il faut que l'alimentation réponde aux desiderata suivants : 1° association, dans des proportions déterminées, des deux sortes d'aliments : *a.* albuminoïdes, quaternaires ou azotés : *b.* ternaires féculents ou cellulosiques et graisseux; 2° il est nécessaire que la quantité minimum d'azote et de carbone soit plus élevée pour un sujet soumis à un travail pénible que pour un homme ne se livrant à aucun travail (V. Ration); 3° il faut que les aliments soient facilement digestibles; 4° il faut qu'ils ne soient pas en trop grande quantité, d'où la nécessité de les associer de telle sorte qu'ils puissent contenir, sous un petit volume, tous les éléments indispensables; 5° il faut que l'alimentation soit variée pour ne pas fatiguer l'estomac et éviter la satiété; 6° il faut modifier à la fois le régime, les matières alimentaires, les heures, les conditions des repas, selon l'état de travail ou de repos, suivant les climats, les saisons, etc., surtout en campagne, en marche, chaque fois que l'on sera appelé à se livrer à des efforts violents. En hiver, l'alimentation doit être augmentée; plus l'homme a à lutter contre les causes de refroidissement, plus il lui faut fournir de matériaux combustibles, capables d'élever sa température. Lorsque, la nourriture n'augmentant pas, ou ne se modifiant pas, on fait, en hiver, travailler un homme outre mesure, c'est-à-dire lorsqu'on oblige son organisme à dépenser plus qu'il ne répare, il devient plus apte à contracter des maladies. — *Régime de Bouchard.* Préconisé dans le traitement de la dilatation de l'estomac; il comprend les viandes rôties ou braisées, les poissons bouillis, les pâtes alimentaires, les crèmes, les purées de légumes, les œufs à la coque, les compotes de fruits; les repas doivent être espacés. — *Régime de Cantani.* Régime proposé dans le traitement du diabète, et comprenant uniquement la viande et les graisses. Ce régime est abandonné aujourd'hui et reconnu dangereux. — *Régime de Combe.* Régime propre au traitement des entérites; il est essentiellement lacto-farineux et comprend des potages épais à l'eau et au lait, des pâtes alimentaires, de la purée de pommes de terre, du pain grillé, des biscottes; on y ajoute peu à peu des jaunes d'œuf, du beurre frais, du jambon, des viandes grillées ou rôties. — *Régime de Dœpp.* V. Viande *crue*. — *Régime gras.* Celui dans lequel sont recommandées les viandes et les graisses. — *Régime lacté.* V. Diète *lactée*. — *Régime maigre.* Celui dans lequel sont recommandés les légumes, les fruits, les œufs, le beurre, avec ou sans poissons. ‖ En hygiène, *régime des eaux.* Distribution méthodique des eaux en certaine quantité, dans les diverses parties d'une ville, d'un établissement public ou hospitalier, d'une maison, d'un établissement thermal, etc. V. Eau *potable*. — *Régime* ou *système sanitaire.* Ensemble des mesures et règlements qui ont pour objet de prévenir le développement et d'empêcher la propagation des maladies réputées pestilentielles, notamment de la peste d'Orient, de la fièvre jaune, du choléra-morbus et de la variole.

RÉGION. s. f. [*regio*, τόπος, all. *Gegend*, angl. *region*, it. *regione*, esp. *region*]. En anatomie, espace déterminé du corps dont on étudie la constitution de la surface vers la profondeur, par couches ou plans successifs (*anatomie des plans*) pour déterminer les rapports de contiguïté des organes qui s'y rencontrent (V. Anatomie *topographique*). Les *régions naturelles* sont celles dans lesquelles les limites sont tracées par la disposition même des organes : telles sont les régions orbitaires, nasale, poplitées, axillaires, sus- et sous-hyoïdienne, etc. Les *régions artificielles* sont celles dont les limites sont tracées par l'anatomiste à l'aide de lignes plus ou moins fictives se rattachant ou non à tel ou tel point de repère : telles sont celles de l'épigastre, de l'hypogastre, les hypocondres, les régions inguinale et crurale, etc.

RÉGIONAL, ALE. adj. [*regionalis*, ἐνδήμιος]. Qui appartient à une région. — *Maladie régionale.* V. Endémie.

REGISTRE. s. m. — *Registre de poitrine et de fausset.* V. Phonation. ‖ *Registre mortuaire.* V. Obituaire.

RÈGLE. s. f. — *Règle cyclique.* V. Cycle.

RÈGLES. s. f. pl. [all. *monatliche Regeln*, angl. *courses*, *menses*, it. *mestrui*, *mesi*, esp. *regla*]. Synonyme de *menstrues*. — *Règles supplémentaires* [*déviation des règles*, *hémorragie menstruelle supplémentaire*]. Écoulement de sang qui se fait à des époques périodiques, par des parties autres que les voies génitales, chez la femme. Ces hémorragies ont des sièges de prédilection parmi lesquels il faut signaler l'estomac, les mamelles, les poumons, la muqueuse nasale; elles ont souvent, comme antécédents, soit des phénomènes hystériques, soit une excitabilité nerveuse exagérée. Les règles proprement dites font le plus souvent défaut; mais, au moment de l'hémorragie supplémentaire, il y a ordinairement un léger suintement de sang par l'utérus. Les organes génitaux sont le plus souvent sains, quelquefois altérés (atrésie congénitale ou accidentelle). Hors ces derniers cas, l'absence des règles n'implique pas la stérilité : à moins de désordres graves dans l'économie, l'ovulation continue à s'effectuer, et la rupture de la vésicule de Graaf coïncide avec l'époque de la déviation hémorragique. La grossesse est possible; elle suspend la déviation, sauf à la voir reparaître, soit après les couches, soit après la cessation de l'allaitement. Quoique compatible avec la santé et pouvant durer de la puberté jusqu'à l'âge critique, la déviation est un acte pathologique.

RÉGLISSE. s. f. [*Glycyrrhiza glabra*, L., all. *Süssholz*, angl. *licorice*, it. *regolizia*, esp. *regaliz*]. Plante de la famille des légumineuses, dont la racine est longue de plusieurs pieds, traçante, cylindrique, lisse, de la grosseur du doigt, brune au dehors, jaune à l'intérieur. Cette racine contient de l'*asparagine* et de la *glycyrrhizine*. Elle sert à édulcorer les tisanes ; sa poudre est employée souvent pour la confection des pilules. — *Suc* ou *extrait de réglisse*. On le prépare en Espagne, en Italie et en Calabre, en faisant bouillir plusieurs fois la racine de réglisse, l'exprimant fortement et faisant évaporer la liqueur. Il doit être sec, cassant, noir, lisse, brillant dans sa cassure, sucré, légèrement âcre, mais sans aucun goût de brûlé.

RÈGNE. s. m. [all. *Reich*, angl. *kingdom*, it. *regno*, esp. *reino*]. Nom donné à chacune des grandes divisions qui comprennent tous les corps de la nature : ainsi on dit le *règne minéral*, le *règne végétal*, le *règne animal* ; ou bien le *règne inorganique* (minéraux) et le *règne organique* (animaux et végétaux).

REGORGEMENT. s. m. Mode d'écoulement de l'urine au dehors, quand ce liquide, distendant la vessie, qui ne se contracte plus, coule au dehors par trop-plein, sans que celle-là se vide entièrement.

RÉGRESSIF, IVE. adj. [de la particule *re*, en arrière, et *gressus*, marche]. Se dit d'un élément anatomique qui, après s'être développé, s'atrophie et se résorbe.

RÉGRESSION. s. f. [de *regressio*, retour]. — *Régression des éléments anatomiques et des tissus* normaux ou accidentels. Nom donné, par Wetter et Burdach, à certains états des tissus, qu'on a supposés être un retour de ces parties vers l'une des phases de leur évolution première. Les altérations désignées sous le nom de *tissus en voie de régression* sont : 1° tantôt des produits morbides à un degré de développement moins avancé que ne le sont ordinairement les productions de même espèce ; 2° tantôt un tissu dans lequel les éléments sont en voie d'atrophie ; 3° le plus souvent des produits pathologiques qui sont le siége de dépôts de granules graisseux, calcaires, etc., dans l'épaisseur et dans les interstices des éléments. C'est là une modification dans la structure, la texture, la couleur et la consistance qui, loin d'indiquer un retour vers une phase antérieure, est un caractère d'évolution progressive, accidentelle ou aberrante, de plus en plus prononcée, qui conduit l'élément ou le tissu à tel ou tel mode de mortification ou de destruction, mais n'est point un retour en arrière. V. Réversion.

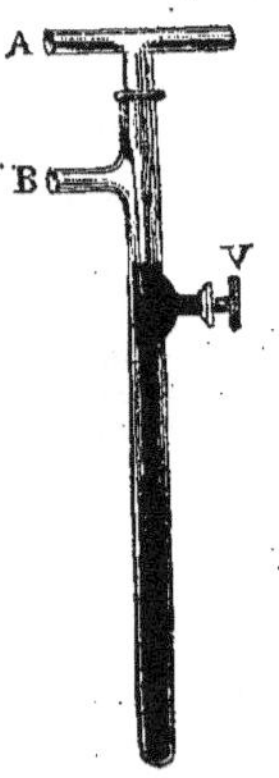

Fig. 631. — *Régulateur* à mercure.

RÉGULATEUR. s. m. [de *regula*, règle ; all. *Regler*, *Leiter*, angl. *regulator*, it. *regolatore*, esp. *regulador*]. Appareil qui modère ou conduit. Les étuves à température constante sont toutes munies d'un régulateur qui laisse passer seulement la quantité de gaz nécessaire pour entretenir la température de l'étuve au degré voulu ; plusieurs modèles de régulateurs sont employés ; l'un des plus répandus est le *régulateur de Roux* (V. Étuve) ; pour les étuves à paraffine, on se sert souvent du *régulateur Chancel* ou régulateur à mercure (fig. 631) ; ce dernier se compose d'un tube de verre B contenant du mercure ; l'arrivée du gaz a lieu par un autre tube de verre A plongeant dans le premier et terminé par une extrémité coupée en biseau ; une vis latérale permet d'élever le mercure plus ou moins haut dans le tube de manière à diminuer ou augmenter la quantité de

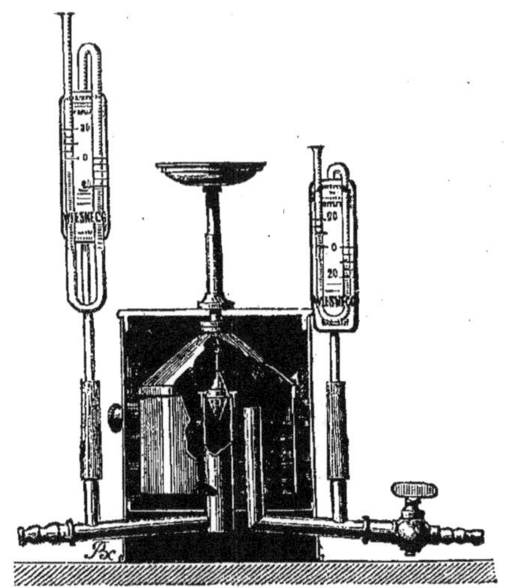

Fig. 632. — *Régulateur* de pression de Moitessier.

gaz qui passera du régulateur dans le bec situé sous l'étuve : les variations de température, en dilatant ou resserrant le mercure, agissent de la même façon. — *Régulateur de pression* ou *Régulateur de Moitessier* (fig. 632). Appareil que l'on interpose entre le robinet d'arrivée du gaz et le régulateur de l'étuve ; il a pour but d'amortir les variations de pression parfois considérables qui surviennent dans les conduites de gaz et qui pourraient déranger le régulateur de l'étuve. Il est muni de deux manomètres dont l'un indique les oscillations de la pression de la conduite et l'autre permet de vérifier la pression du gaz à sa sortie.

RÉGULIER, IÈRE. adj. [*regularis*, de *regula*, règle ; νόμιμος, all. *regelmässig*, angl. *regular*, it. *regolare*, esp. *regular*]. Se dit du pouls, lorsqu'il présente, entre ses pulsations, des intervalles bien égaux.

RÉGULIN, INE. adj. [all. *regulinisch*, angl. *reguline*, it. *regolino*]. Se dit de l'état de pureté parfaite d'un métal.

RÉGURGITATION. s. f. [*regurgitatio*, de *regurgitare*, regorger ; ἀναγωγή, all. *Aufstossen*, angl. *regurgitation*, it. *regurgitazione*, esp. *regurgitacion*]. Action par laquelle un conduit ou un réservoir se débarrasse sans effort des matières qui y sont accumulées outre mesure, et qui refluent par son ouverture. ‖ Particulièrement, espèce de vomiturition, nullement pénible, par laquelle l'enfant rejette par gorgées les aliments qui surchargent son estomac. V. Vomissement.

REHBURG (Hanovre). *Eaux bicarbonatées calciques*, froides, 13°. Bains.

REIBOLDSGRÜN (Saxe). *Sanatorium* situé à 692 mètres d'altitude, sur les pentes de l'Erzgebirge, abrité au nord, à l'est et à l'ouest par des montagnes et des forêts de sapins. Climat de moyenne altitude ; air vif ;

humidité assez élevée. Traitement de la tuberculose par la cure d'air.

REICHMANN (médecin allemand contemporain). — *Maladie* ou mieux *Syndrome de Reichmann*. L'hypersécrétion chlorhydrique. V. GASTRO-SUCCORRHÉE.

REICHENHALL (Bavière). *Eaux chlorurées sodiques*, contenant 240 grammes de chlorure de sodium par litre; latitude : 410 mètres. Établissement : 15 mai au 30 septembre.

REID (médecin anglais contemporain). — *Méthode de Reid*. Méthode de traitement des anévrysmes artériels circonscrits, consistant dans l'emploi de la compression élastique générale.

REIL (anatomiste allemand, 1759-1813). — *Couronne rayonnante de Reil*. V. COURONNE. — *Insula de Reil*. V. INSULA. — *Ruban de Reil*. V. RUBAN.

RÉIMPLANTATION. s. f. — *Réimplantation des dents*. Opération qui consiste en l'arrachement d'une dent, résection de la portion de la racine qui est altérée et réimplantation dans l'alvéole suivie, de fixation à l'aide de fils aux dents voisines avec repos pendant dix à vingt jours. On a obtenu plusieurs succès (Alquié, 1860; Magitot, etc.).

REIN. s. m. [*ren, renis*, νεφρὸς, all. *Niere*, angl. *kidney*, it. *rene*, esp. *rinon*]. Nom donné aux organes sécréteurs de l'urine. Ils sont au nombre de deux, situés profondément, l'un à droite et l'autre à gauche, dans les hypocondres, derrière le péritoine, au milieu d'un tissu cellulo-graisseux très abondant. Le rein est d'un rouge brun, d'une forme ovoïde comprimée sur deux faces; il présente sur son bord interne une *scissure* (*hile*) plus ou moins profonde par laquelle les vaisseaux et les nerfs pénètrent dans l'organe, et par où sort l'uretère : on a assez exactement comparé sa forme à celle d'un haricot. Son poids est de 170 grammes en moyenne; sa longueur est de 11 centimètres, sa largeur de 5 centimètres, son épaisseur

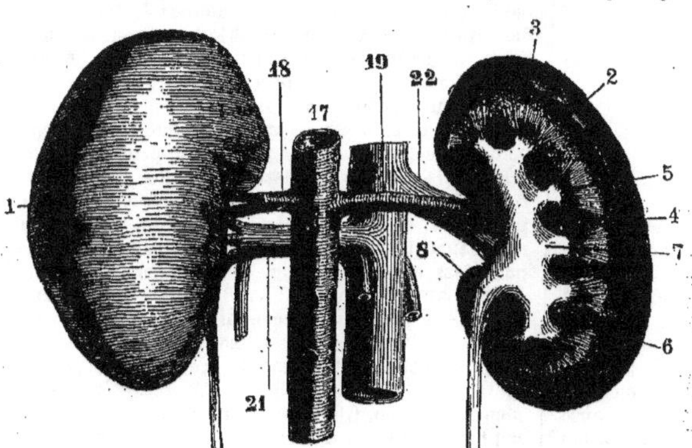

Fig. 633. — *Reins*.

de 4 centimètres et demi. Il répond à toute la hauteur de la douzième vertèbre dorsale, de la première et de la deuxième vertèbre lombaire; son extrémité supérieure, surmontée de la capsule surrénale, est plus rapprochée de la colonne vertébrale que l'inférieure. Sa face postérieure répond au diaphragme, à la dernière côte, au carré des lombes et aux trois feuillets de l'aponévrose du transverse; l'antérieure, au foie du côté droit, à la rate, au pancréas, et à la grosse tubérosité de l'estomac du côté gauche. — Fig. 633. Coupe et vue postérieure des reins. 1, rein gauche; 2, coupe du rein droit; 3, substance corticale; 4, colonnes de Bertin; 5, pyramide de Malpighi; 6, vaisseaux; 7, calices traversés par l'urine; 8, bassinet;

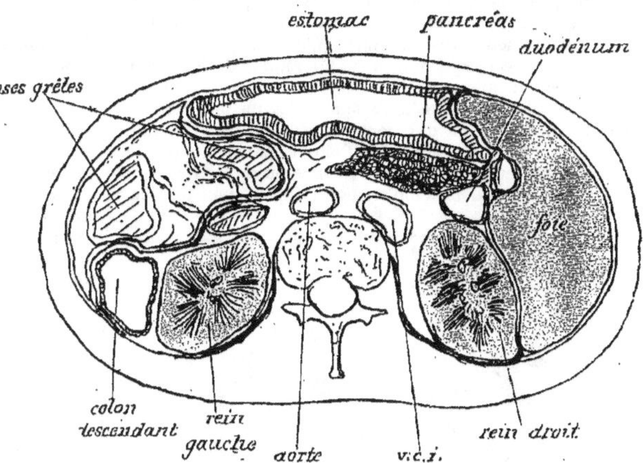

Fig. 634. — Rapports des *reins*.

17, aorte; 18, artère rénale gauche; 19, veine cave inférieure; 21, veine rénale gauche; 22, veine rénale droite (Beaunis et Bouchard). — Fig. 634. Coupe passant au niveau de la deuxième lombaire. — Le parenchyme du rein est composé d'une substance extérieure ou *corticale*, et d'une substance intérieure *tubuleuse* ou *médullaire* : on donne le nom de *substance limitante* à la partie qui répond à l'union des deux substances. La première, d'aspect grenu, d'une couleur fauve, brunâtre ou rougeâtre, forme autour de la seconde une couche de 2 à 5 millimètres d'épaisseur, qui envoie des prolongements (*colonnes de Bertin*) entre les faisceaux de la substance tubuleuse. Celle-ci, d'un rouge pâle, dense et résistante, représente des faisceaux coniques (*pyramides de Malpighi*), au nombre de huit à quinze, enveloppés par la substance corticale, excepté à leur sommet : elle envoie des prolongements (*pyramides de Ferrein*) entre les tubes de la substance médullaire. La base de ces cônes est arrondie et tournée vers la périphérie; leur sommet (*papille rénale*) a la forme d'un mamelon (de là le nom de *substance mamelonnée* donné à l'ensemble de ces sommets des cônes rénaux), et fait saillie dans de petits conduits membraneux appelés *calices* (*infundibula*), lesquels embrassent d'un côté la circonférence des mamelons, et se réunissent de l'autre pour former un petit réservoir membraneux appelé *bassinet*, placé à la partie postérieure de la scissure du rein, derrière l'artère et la veine rénales, et se continuant inférieurement avec l'uretère. Le rein est revêtu d'une enveloppe fibreuse mince qui lui est propre. L'urine formée dans sa substance corticale traverse les tubes de la substance tubuleuse, et coule lentement par les mamelons dans les calices et dans le bassinet, qui la transmet à l'uretère. Le parenchyme du rein se compose : 1° De *tubes propres* (*canalicules urinifères* ou *de Bellini*) formés d'une membrane hyaline et d'un épithélium qui varie avec le point de leur trajet considéré. 2° De faisceaux de fibres conjonctives composant, avec quelques fibres-cellules, une trame dont les mailles circulaires, lorsqu'elles sont vues sur une coupe mince, entourent les faisceaux de tubes propres. 3° De vaisseaux sur les plus gros desquels sont des filets nerveux sympathiques, et dont les capillaires forment les *glomérules de Malpighi*. Ces éléments sont disposés ainsi qu'il suit dans chaque *lobule rénal*, correspondant à une pyramide de Malpighi enveloppée par une coque de substance corticale : dans celle-ci sont les *corpuscules de Malpighi*, qui lui donnent son aspect grenu, et qui sont formés par une ampoule tapissée à sa face interne d'épithélium pavimenteux; de chaque corpuscule part un *tube propre* ou *de Bellini*, qui est d'abord *contourné* et tapissé par un épithélium trouble,

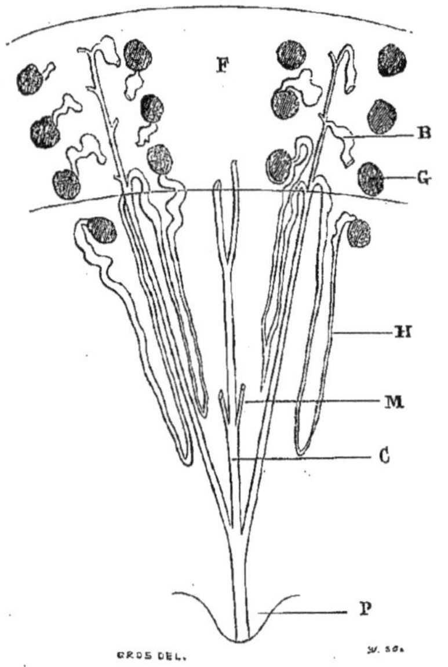

Fig. 635. — Tubes du *rein*.

granuleux; les cellules de cet épithélium qui forme la partie essentielle de la glande rénale sont remplies de grains disposés dans la partie périphérique de la cellule en bâtonnets perpendiculaires à la surface libre; vers la lumière du tube, le protoplasme devient clair. Puis le tube descend, en diminuant de volume et en devenant *rectiligne*, de la substance corticale vers la substance médullaire; mais, arrivé à la substance limitante, il s'élargit subitement et remonte vers la première substance, en formant une anse (*anse de Henle*), dont la partie descendante a un épithélium clair, et la partie ascendante un épithélium semblable à celui de la partie contournée; revenu dans la substance corticale, il reprend un épithélium clair, se contourne un peu, et s'unit à un ou plusieurs autres pour former un *canalicule droit*, lequel descend d'une façon rectiligne dans la substance médullaire pour s'unir à des canalicules semblables et contribuer enfin à former les canaux excréteurs communs (*tubes collecteurs*) qui aboutissent aux papilles : ce canalicule droit, qui, dans la substance corticale, fait partie des pyramides de Ferrein, a un épithélium clair, d'abord pavimenteux, puis cylindrique dans la dernière partie de son trajet. — Fig. 635. Schéma des canalicules urinifères. F, couche corticale; B, tube contourné; M, tube collecteur de moyen calibre; P, papille; G, glomérule; H, anse de Henle; C, tube collecteur (Laveran et Teissier). — Chaque *corpuscule de Malpighi* renferme un *glomérule vasculaire*, formé de capillaires provenant d'une subdivision de l'artère rénale (*vaisseau afférent du glomérule*) qui pénètre par le pôle du corpuscule opposé à celui d'où part le tube urinifère; ces capillaires se réunissent en un seul tronc (*vaisseau efférent*), qui part du glomérule au point où aboutit le vaisseau afférent, et qui se jette dans le réseau capillaire de la substance corticale : il y a donc là un véritable système porte rénal. L'artère rénale, outre les rameaux des glomérules, envoie dans la substance corticale quelques rameaux qui aboutissent à son réseau capillaire sans passer par les glomérules; à la substance médullaire elle fournit des branches, dites *artérioles droites* à cause de leur direction rectiligne. Les réseaux capillaires des deux substances communiquent entre eux et donnent naissance à des veines formant des arcades sur leur limite; des veines droites correspondent aux artérioles droites; à la périphérie de la substance corticale, les veines s'unissent par cinq ou six, de façon à former une sorte d'étoile (*étoile de Verheyen*), d'où part un tronc veineux unique pour chaque groupe. Les nerfs viennent du plexus rénal. Le rein a pour fonction de sécréter l'*urine*; mais, à côté de ce rôle principal, le rein agit encore accessoirement en tant que glande à sécrétion interne, comme le démontre l'aspect clinique différent de l'urémie par anurie simple, et de l'urémie des néphrites; de même expérimentalement les animaux chez lesquels on a déterminé l'anurie vivent plus longtemps que ceux auxquels on a fait une néphrectomie double (Brown-Séquard); enfin on retarde la mort des animaux néphrectomisés en leur injectant du suc rénal. Ce rôle consisterait dans la sécrétion d'une antitoxine chargée de neutraliser à leur passage dans le rein certains principes toxiques du sang résultant de l'activité de l'organisme (Raphael Dubois). C'est sur ce rôle de sécrétion interne qu'est basée l'opothérapie rénale qui a donné à J. Renaut (de Lyon) des résultats remarquables dans le traitement des néphrites. Pour les maladies des reins, V. Néphrite, Périnéphritique, Pyélite, etc. — *Rein mobile, rein flottant*. Déplacement du rein résultant du relâchement de ses moyens de fixité; le rein est dit *mobile* quand le déplacement est peu marqué, *flottant* quand l'organe peut être porté à une grande distance de sa place habituelle. Le rein mobile se rencontre le plus souvent chez la femme, et siège presque toujours à droite. Il donne lieu à des douleurs plus ou moins marquées, parfois continues, plus souvent survenant par crises, accompagnées de vomissement et de diminution de la quantité des urines. Le diagnostic se fait par la palpation qui permet de reconnaître facilement le rein flottant dans l'abdomen, qui demande à être faite avec soin pour trouver les déplacements peu accentués, en se servant de la palpation bimanuelle pour la recherche du ballottement rénal de Guyon, combinée ou non à la palpation néphroleptique de Glénard, qui cherche à saisir le rein au moment de l'inspiration. Le traitement consiste dans le port d'une ceinture appropriée, parfois dans le massage de la région; enfin dans certains cas on pourra avoir recours à l'intervention chirurgicale et pratiquer la néphropexie. — *Reins chirurgicaux*. Nom donné par les Anglais aux cas que Rayer a décrits sous le nom de pyélo-néphrite. — *Reins provisoires*. V. Corps *de Wolff*. — *Reins succenturiés* ou *succenturiaux*. Nom donné par Casserius aux *capsules surrénales*.

REINE. s. f. — *Reine des bois.* V. MUGUET. — *Reine des prés* [*ulmaire, spiræa ulmaria*, L., all. *Wiesenkonigin*, angl. *ulmaria, meadow-sweet*, it. et esp. *ulmaria*]. Plante rosacée spiréacée dont les fleurs sont diaphorétiques et diurétiques. On la prescrit en tisane (la plante entière et sèche) contre les affections des voies urinaires. La racine passe pour tonique et antihémorragique. — *Essence de reine des prés.* V. SALICYLEUX (*Acide*).

REINERZ (Prusse). *Eaux bicarbonatées ferrugineuses*, froides, 9° à 17° ; altitude : 570 mètres. Établissement : 1er mai au 1er octobre; cures de petit-lait.

RÉINFECTION. s. f. — *Réinfection syphilitique.* Apparition d'une deuxième syphilis constitutionnelle chez ceux qui l'ont eue déjà une fois. Ce fait, s'il existe, est fort rare.

RÉINOCULABILITÉ. s. f. Qualité que présente un chancre d'être réinoculé.

RÉINOCULABLE. adj. Se dit du liquide d'un chancre qui, inoculé à un individu, lui donne un chancre susceptible d'être réinoculé lui-même.

REINS. s. m. pl. [*lumbi*, ἰξὺς, all. *Lenden*, angl. *loins*, it. *lombi*, esp. *lomos*]. Dans le langage vulgaire, la partie inférieure du dos. — *Mal aux reins.* Le *lumbago*.

REISSNER (physiologiste allemand, 1824-1878). — *Membrane de Reissner.* V. OREILLE *interne*.

RELÂCHANT, ANTE. adj. et s. m. [*laxans*, χαλαστικὸς, all. *abspannend*, angl. *relaxing*, it. *rilassante*, esp. *relajante*]. Se dit d'un médicament propre à déterminer le relâchement des organes qui sont dans un état de tension ou d'éréthisme : tels sont les mucilagineux, les corps gras, etc. || Synonyme de *laxatif*.

RELACHEMENT. s. m. [*prolapsus, procidentia*, χάλασις, all. *Nachlassen, Schlaffwerden*, angl. *relaxation*, it. *rilassazione*, esp. *relajamiento*]. État d'abaissement, de laxité excessive de certaines parties : *relâchement de la luette, relâchement de l'utérus.* || *Relâchement*, l'état des muscles opposé à celui de contraction.

RELAPSING FEVER. V. RECHUTE.

RELATION. s. f. [*relatio*, all. *Beziehung*, angl. *relation*, it. *relazione*, esp. *relacion*]. En anatomie descriptive, synonyme de *rapport*, employé pour désigner la *situation d'un organe par rapport à un autre.* C'est dans ce sens qu'on dit d'une artère qu'elle *conserve ses relations habituelles* avec un nerf ou une veine, pour indiquer que leur situation relative n'a pas changé. || En physiologie, *vie de relation.* V. FONCTION, MOTRICITÉ et VIE *animale*.

RELAXATION. s. f. [*relaxatio*]. Le relâchement.

RELEVEUR. adj. et s. m. [*elevator*, all. *Aufhebemuskel*, angl. *raiser, erector*, it. *rilevatore*, esp. *erector*]. Se dit de certains muscles dont l'action est de relever momentanément les parties auxquelles ils sont attachés, lorsque celles-ci sont habituellement abaissées, ou de ramener dans leur position naturelle les parties abaissées momentanément. — *Releveur de l'aile du nez.* Quelques anatomistes ont réuni sous ce nom collectif les muscles pyramidal et transverse du nez. — *Releveur de l'aile du nez et de la lèvre supérieure* (*grand sus-maxillo-labial*, Ch., *caput angulare quadrati labii superioris*, Ba.). Muscle qui s'insère supérieurement à la face externe de l'apophyse montante de l'os maxillaire supérieur, au bord antérieur de la gouttière lacrymale et à la partie inférieure de la base de l'orbite; en bas, il se perd dans l'aile du nez et la lèvre supérieure. — *Releveur de l'angle des lèvres.* V. CANIN. — *Releveur de l'anus* (*sous-pubio-coccygien*, Ch., *levator ani*, Ba.). Muscle qui part de la paroi latérale du petit bassin, et se dirige en bas et en dedans vers le détroit inférieur, où ses fibres touchent celles du muscle opposé, s'entrecroisent même avec elles, et se confondent avec celles du transverse du périnée et avec la couche profonde du sphincter. — *Releveur du coccyx.* V. ISCHIO-COCCYGIEN. — *Releveur des côtes.* Les surcostaux. — *Releveur de la lèvre inférieure.* V. HOUPPE *du menton*. — *Releveur de la luette.* V. PALATO-STAPHYLIN. — *Releveur de l'omoplate.* V. ANGULAIRE *de l'omoplate*. — *Releveur de la paupière supérieure* (*orbito-palpébral*, Ch.). Muscle inséré en haut à la partie supérieure de la gaine du nerf optique, inférieurement au bord supérieur du cartilage tarse de la paupière supérieure. — *Releveur de la prostate.* Fibres antérieures du releveur de l'anus, qui entourent la prostate (Santorini). — *Releveur de l'urètre.* Portion du transverse du périnée (Santorini).

RELIGIEUSES (MALADIES). V. MALADIE et MONOMANIE.

RÉMAK (Robert) (médecin allemand, 1815-1865). — *Fibre de Remak.* V. NERVEUX et SYMPATHIQUE. — *Ganglion de Remak.* V. CARDIAQUE (*Ganglion*). — *Signe de Remak.* Trouble de la sensibilité rencontré chez les tabétiques, consistant en ce qu'une seule excitation donne naissance à plusieurs sensations successives. — *Type antibrachial de Remak.* Forme habituelle de la paralysie saturnine déterminant la paralysie des extenseurs de la main et des doigts.

REMÈDE. s. m. [*remedium*, βοήθημα, φάρμακον, all. *Heilmittel*, angl. *remedy*, it. et esp. *remedio*]. Tout ce qui peut déterminer un changement salutaire dans l'économie en général, ou dans un organe en particulier. — *Grand remède.* Nom vulgaire du mercure qu'on administre pour la guérison de la syphilis. || *Remède.* Nom donné vulgairement aux lavements. || *Remèdes.* Nom conservé à certains médicaments dont les auteurs avaient d'abord gardé le secret. — *Remède de Basville.* V. CENTAURÉE. — *Remède du capucin.* V. AZOTATE *de mercure*. — *Remède des Caraïbes* (contre la goutte). Composé de résine gaïac, 64 gram. que l'on met en contact avec alcool de sucre ou tafia, 1kg,500, jusqu'à ce qu'elle soit bien dissoute; on filtre; on en prend, le matin, deux cuillerées suivies d'une tasse de thé ou d'un verre d'eau froide. — *Remède de la Charité.* V. TRAITEMENT *de la Charité*. — *Remède chimique.* V. GALÉNIQUE. — *Remède de Dibon.* Le précipité blanc. — *Remède du duc d'Antin.* V. AZOTATE *de mercure*. — *Remède de Durande* ou de *Whytt.* V. TÉRÉBENTHINE. — *Remède de Kœmpfer* ou *remède de magnanimité.* Médicament aphrodisiaque composé d'opium ou de substances aromatiques. — *Remède Leroy.* Purgatif drastique consistant en un extrait alcoolique de scammonée, de turbith et de jalap. — *Remède Millé.* Extrait tonique de feuilles de noyer, d'ache et de trèfle d'eau. — *Remède de Mme Noufer.* V. TÆNIFUGE. — *Remèdes populaires.* Ceux auxquels le vulgaire attache une grande valeur curative, importance toujours exagérée qui les fait employer inutilement ou mal à propos et non sans danger. — *Remède de Pradier* (contre la goutte). Teinture préparée avec une solution de baume de la Mecque, 24 gram., dans alcool, 500 gram., que l'on mêle avec le produit de la macération de quinquina rouge, sauge et salsepareille, āā 32 gr., et de safran 16 gram., dans alcool, 1 kilogramme. On fait avec une partie de cette teinture, et deux ou trois d'eau de chaux, un mélange qui contient un précipité jaunâtre, et dont on arrose la surface des cataplasmes destinés à envelopper les jambes depuis le bout du pied jusqu'au-dessous des genoux (64 grammes de la liqueur pour chaque cataplasme d'un litre et demi de farine de graine de lin). — *Remède de Renaud.* Vermifuge composé de graines de pourpier. — *Remède secret.* Préparation pharmaceutique qui n'est ni conforme au *Codex*, ni achetée et rendue publique par le gouvernement, ni composée pour un cas spécial sur la prescription d'un médecin. Une drogue simple peut être considérée comme remède secret si on la débite sous un nom qui la déguise; il en est de même d'un médicament composé de deux ou d'un plus grand nombre de substances simples ou réputées telles si, lorsqu'on l'annonce, on omet d'indiquer dans quelles proportions ces substances figurent dans le remède. Les remèdes reconnus comme nouveaux et utiles par l'Académie de médecine, déléguée à cet effet par le gouvernement, sont insérés dans le *Codex*. Un décret de 1850 permet la vente de ces remèdes par les pharmaciens, dès que leur formule, approuvée par le ministre, conformément à l'Académie de médecine, a été publiée dans le bulletin de cette compagnie. — *Remède de Mlle Stephens*. Prétendu lithontriptique composé surtout de carbonate de chaux extrait des coquilles d'œufs. — *Remède spagirique*. V. Galénique. — *Remède* ou *élixir de Villette* (contre la goutte). On le prépare en faisant digérer pendant quinze jours : quinquina gris concassé, 128 gram. ; coquelicot, 64 gram. ; sassafras râpé, 32 gram. dans rhum, 2kg,500 ; passant; faisant digérer pendant quinze jours dans l'alcoolat, résine de gaïac pulvérisée, 64 gram. On ajoute alors un sirop de salsepareille fait avec : salsepareille, 128 gram., et sucre, 1kg,500 ; on mêle, puis on filtre. On le donne à la dose d'une ou deux cuillerées à bouche, une, deux ou trois fois par jour.

RÉMISSION. s. f. [*remissio*, de *remittere*, relâcher; ἄνεσις παρακμή, all. *Nachlassen*, angl. *remission*, it. *remissione*, esp. *remission*]. Cessation des symptômes fébriles, entre les accès d'une fièvre rémittente. ‖ Diminution temporaire des symptômes d'une maladie, soit aiguë, soit chronique.

RÉMITTENCE. s. f. [all. *Remittenz*]. Caractère des affections qui sont rémittentes.

RÉMITTENT, ENTE. adj. [*remittens*, de *remittere*, relâcher; all. *remittirend*, angl. *remittent*, it. *remittente*, esp. *remitente*]. Se dit de toutes les maladies qui présentent des rémissions. — Se dit, en particulier, des fièvres d'origine palustre dans lesquelles l'intervalle qui sépare les accès pyrétiques est très court comparativement à la durée des accès eux-mêmes. — Les fièvres continues présentent toujours quelques rémissions dans leur cours, le matin du moins; tel est le cas de la dothiénentérie.

REMOLLON (Hautes-Alpes). *Eaux bicarbonatées calciques*, froides, 13°,8.

REMOULAGE. s. m. V. Mouture.

REMPART. s. m. V. Avant-mur.

REMPLISSAGE. s. m. V. Coussinet.

RENAISON (Loire). *Eaux bicarbonatées mixtes*, froides, 11°, contenant 1gr,500 de sels, dont 0gr,66 de bicarbonate de chaux, 0gr,54 de bicarbonate de soude, de potasse et de magnésie, 0gr,20 de silicates alcalins, 0gr,10 de chlorures de sodium et de potassium et 500 centimètres cubes d'acide carbonique libre. Cette eau est exportée comme eau de table.

RÉNAL, ALE. adj. [*renalis*, de *ren*, rein, νεφριτικός, angl. *renal*, it. *renale*, esp. *renal*]. Qui concerne le rein. — *Artères rénales* ou *émulgentes*. Au nombre de deux, une pour chaque rein, elles sont les plus volumineuses et les plus courtes des artères fournies par l'aorte abdominale. Elles naissent au niveau de la deuxième vertèbre lombaire, et se rendent transversalement au rein; elles sont situées en avant des piliers du diaphragme, en arrière des veines rénales. Elles fournissent les artères *capsulaires inférieures*. Avant d'entrer dans le rein, elles se divisent, dans la scissure de cet organe, en trois ou quatre branches considérables. V. Rein. — *Parenchyme rénal*. V. Rein. — *Plexus rénal*. Lacis nerveux, double comme l'organe auquel il appartient, et provenant des plexus solaire et cœliaque, de la partie externe des ganglions semi-lunaires, et des petits nerfs splanchniques. Il pénètre dans la substance propre du rein, en suivant les rameaux de l'artère rénale, et donne auparavant des filets aux capsules surrénales et aux artères capsulaires. — *Veines rénales*. Elles sont volumineuses, suivent les artères rénales et s'ouvrent dans la veine cave abdominale.

RENDEMENT. s. m. — *Rendement des sources*. Se dit de la quantité d'eau versée chaque jour par les sources d'eaux minérales.

RÊNE. s. f. — *Rênes du conarium* ou *de la glande pinéale*. V. Pinéal.

RENFLEMENT. s. m. — *Renflement cervical, lombaire*. V. Moelle *épinière*.

RÉNIFORME. adj. [*reniformis*, de *ren*, rein, et *forma*, forme; all. *nierenförmig*, angl. *reniform*, it. *reniformo'* esp. *reniforme*]. Qui a la forme d'un rein.

RÉNIQUE. adj. V. Rénal.

RÉNITENCE. s. f. [all. *Prallheit*, angl. *renitency*]. Caractère de ce qui est rénitent.

RÉNITENT, ENTE. adj. [*renitens*, de *reniti*, faire résistance; ἀντίτυπος, all. *prall*, angl. *renitent*, it. et esp. *renitente*]. Qui résiste tout en cédant, sans fluctuation. — *Tumeur rénitente*. Tumeur dure au toucher, et sur laquelle la peau est tendue et luisante.

RÉNIXIGRADE. adj. [de *renixus*, résistance, et *gradus*, degré; esp. *renixigrado*]. V. Bandage.

RENLAIGUE (Puy-de-Dôme). *Eaux ferrugineuses bicarbonatées*, froides, 10°, contenant 1gr,4 de sels dont 0gr,86 de bicarbonates de soude, de chaux et de magnésie, 0gr,08 de bicarbonate de fer et 0gr,43 de chlorures de sodium et de potassium, et 1 695 centimètres cubes d'acide carbonique libre. Eau d'exportation.

RENNES-LES-BAINS (Aude). *Eaux chlorurées sodiques et ferrugineuses* chaudes, 51°, et froides, 12°; minéralisation totale: 1 gramme, dont 0gr,32 de carbonates de chaux et de magnésie, 0gr,032 de carbonate de fer, 0gr,35 de chlorure de sodium et 0gr,16 de sulfate de chaux et 162 centimètres cubes d'acide carbonique libre; altitude : 319 m. Établissement : boissons, bains; 1er mai au 15 octobre.

RÉNO-GASTRIQUE. adj. V. Néphro-gastrique.

RENONCULE. s. f. [*Ranunculus*, L., all. *Ranunkel Hahnenfüss*, angl. *ranunculus*, *crow-foot*, it. *ranuncolo*, esp. *ranunculo*]. Genre de plantes renonculacées, dont la plupart des espèces contiennent un principe âcre qui les rend rubéfiantes, très irritantes et dangereuses : telles sont la *renoncule âcre*, ou *bouton d'or* (*Ranunculus acris* L.), la *renoncule flamme* ou *petite douve* (*R. flammula* L.), la *renoncule scélérate* (*R. sceleratus*, L.). Ce principe disparaît par la dessiccation, l'ébullition et l'action des acides. — *Renoncule petite éclaire* [*petite chélidoine* ou *ficaire*, *Ranunculus ficaria*, L., communément *herbe aux hémorroïdes*]. Elle a été préconisée autrefois comme antihémorroïdale.

RÉNO-RÉNAL. adj. — *Réflexe réno-rénal*. Réflexe ayant pour point de départ un rein et pour aboutissant le rein du côté opposé. C'est par ce réflexe qu'on explique certains cas d'anurie observés à la suite de l'obstruction d'un seul uretère par un calcul.

RENOUÉE. s. f. [*Polygonum*, L., all. *Vogelknœterich*, angl. *centinodia*, *knotgrass*, it. et esp. *sanguinaria*]. Genre de plantes polygonées, auquel appartient la *bistorte*. — *Renouée des oiseaux* [*renouée centinode*, ou *traînasse*; *Polygonum aviculare*, L.]. Ses semences sont dites émétiques. — *Renouée âcre* [*poivre d'eau*, *Polygonum hydropiper*, L.]. Les feuilles sont excitantes et détersives. — La semence du *Polygonum fagopyrum*, L., connue sous le nom de *sarrasin* ou de *blé noir*, donne une farine nutritive, ainsi que le *P. tartaricum*, L.; on préfère la variété dite *sarrasin-seigle* à tige presque simple, précoce, à grain plus lourd, plus long, moins anguleux.

RENOUEUR, REBOUTEUR, ou **RHABILLEUR**. s. m. [all. *Einrenker*, angl. *bone-setter*, esp. *algebrista*]. Vulgairement, celui qui fait métier de réduire les luxations et les fractures des membres.

RÉNOVATION. s. f. [*renovatio*, de *renovare*, renouveler; ἀνακαίνωσις, all. *Wiederherstellung*, angl. *renovation*, it. *rinovazione*, esp. *renovacion*]. Opération par laquelle les chimistes faisaient passer un corps d'un état imparfait à l'état parfait. — *Rénovation matérielle*, *moléculaire* ou *organique*. V. NUTRITION et VÉGÉTALITÉ.

RENTLINGEN (Wurtemberg). *Eaux bicarbonatées mixtes*, froides, 12 à 13°. Établissement.

RENVERSÉ, ÉE. adj. V. BANDAGE.

RENVERSEMENT. s. m. [all. *Umkehrung*, angl. *overthrow*, it. *rovesciamento*, esp. *renversamiento*]. Dérangement dans la situation ou dans la conformation naturelle d'un organe, par suite duquel la partie supérieure devient inférieure, la partie postérieure devient antérieure, ou l'interne devient externe. — *Renversement de l'intestin*. V. OCCLUSION. — *Renversement de l'utérus*. V. HYSTÉROLOXIE et PROLAPSUS.

RENVOI. s. m. [all. *Aufstossen*, angl. *belching*, it. *eruttazione*, esp. *eructacion*]. Synonyme de *rapport*, d'*éructation*.

RÉOMÈTRE. s. m. V. RHÉOMÈTRE.

RÉOPHORE. s. m. V. RHÉOPHORE.

RÉORGANISATION. s. f. V. RÉGÉNÉRATION.

RÉPARATEUR, TRICE. adj. — *Aliment réparateur*. Synonyme d'*aliment plastique*.

REPAS. s. m. — *Repas d'épreuve*. Repas ayant une composition déterminée, que l'on fait prendre à un malade dans le but d'explorer les fonctions digestives. Pour l'examen du chimisme gastrique, le repas d'épreuve le plus employé est celui d'Ewald : il se compose de 250 grammes d'infusion de thé noir léger sans lait, et de 60 grammes de pain blanc rassis. — *Repas fictif*. Repas que fait un chien porteur d'une fistule de l'œsophage; tous les aliments ingérés sont immédiatement rendus au dehors sans aller dans l'estomac. Mais si on a eu soin de pratiquer sur l'animal une fistule gastrique, on pourra suivre la sécrétion du suc gastrique pendant le repas, et recueillir celui-ci à l'état de pureté (Pawlow).

RÉPERCUSSIF, IVE. adj. et s. m. [*repercutiens*, *repellens*, ἀποκρουστικός, all. *zurücktreibend*, angl. *repercussive*, *repellent*, it. *repercussivo*, esp. *repercusivo*]. Topique qui, appliqué sur une partie malade, fait refluer à l'intérieur les liquides qui tendent à l'engorger, ou arrête le développement d'un exanthème ou de toute autre altération morbide. La glace, l'eau froide, l'air froid, etc., sont des *répercussifs*.

RÉPERCUSSION. s. f. [*repercussio*, ἀπόκρουσις, all. *Zurücktreibung*, angl. *repercussion*, it. *repercussione*, esp. *repercusion*]. Action des répercussifs; disparition brusque d'une tumeur ou d'un exanthème ou de toute autre affection qui est susceptible de répercussion. Cette disparition est suivie de la réapparition de la même maladie ou d'une autre sur quelque organe différent ou éloigné du premier, réapparition qui caractérise essentiellement la répercussion.

RÉPERCUTÉ, ÉE. adj. Se dit d'une affection qui s'est développée par répercussion, consécutivement à la disparition d'une affection, semblable ou non à la seconde, du point qu'elle occupait.

RÉPERCUTIF, IVE. adj. V. RÉPERCUSSIF.

REPÈRE. s. m. V. POINT *de repère*.

RÉPÉTITION. s. f. — *Maladies à répétition*. Maladies qui se reproduisent fréquemment sous l'influence de causes variables.

RÉPLÉTION. s. f. [*repletio*, πλησμονή, all. *Anfüllung*, *Vollheit*, angl. *repletion*, it. *replezione*, esp. *replecion*]. Pléthore, plénitude.

REPLI. s. m. En anatomie, V. PLI. — *Repli semi-lunaire*. V. CARONCULE.

REPOS. s. m. [*quies*, ἡσυχία, all. *Ruhe*, angl. *rest*, it. *riposo*, esp. *reposo*]. Persistance de toutes les parties qui composent un corps dans les mêmes rapports de situation relativement à certains objets qu'on regarde comme fixes, soit que ce corps n'éprouve l'influence d'aucun agent capable de le mettre en mouvement, soit qu'il éprouve une action dont l'effet est détruit par des obstacles invincibles ou par des actions opposées. V. LOI *d'intermittence*.

RÉPOSITION. s. f. La *conservation* des médicaments.

REPOUSSOIR. s. m. [*repulsorium*, all. *Treibeisen*, angl. *driver*, *driving-bolt*, it. *depressore*, esp. *sacapuntas*]. Tige d'acier longue de 5 centimètres et demi, solidement fixée dans un manche d'ébène, et terminée par deux petits crochets, dont on se sert pour extraire les chicots de dents. — *Repoussoir d'arêtes* [all. *Treibeisen*]. Espèce de canule garnie d'une éponge à l'une de ses extrémités, inventée par J.-L. Petit, pour repousser dans l'estomac les corps arrêtés dans l'œsophage.

REPRISE. s. f. Nom vulgaire de l'*orpin*.

REPRODUCTEUR, TRICE. adj. Qui reproduit, qui sert à la reproduction. — *Appareil reproducteur*. V. GÉNÉRATION.

REPRODUCTILE. adj. Qui est susceptible de se reproduire.

REPRODUCTILITÉ. s. f. Propriété de se reproduire dont la manifestation a pour effet la *reproduction*.

REPRODUCTION. s. f. [*regeneratio*, all. *Fortpflanzung*, angl. *reproduction*, it. *riproduzione*, esp. *reproduccion*]. Action par laquelle les corps organisés produisent des êtres semblables à eux, de quelque manière que cette action s'exerce. La reproduction a lieu de trois manières : 1° par *sillonnement*, *segmentation*, *fractionnement*, *fissiparité*, *scission* ou *cloisonnement*; 2° par *propagules* ou *bourgeonnement*; 3° par *gemmation* ou *surculation*.

REPRODUCTIVITÉ. s. f. Possibilité de reproduire.

REPTATION. s. f. [*reptatio*, all. *Kriechen*, angl. *reptation*, it. *rettazione*, esp. *reptacion*]. Action propre aux serpents et à quelques animaux sans vertèbres, qui consiste à rapprocher successivement les parties du corps en remplacement de la précédente, qui s'est portée en avant.

REPTATOIRE. adj. [all. *kriechend*, esp. *reptatorio*]. Se dit d'un mouvement qui a le caractère de la reptation.

RÉPULLULATION. s. f. V. RÉCIDIVE.

RÉPULSIF, IVE. adj. [ἀποκρουστικός, all. *zurückstossend*, angl. *repulsive*, it. *repulsivo*, esp. *repulsivo*]. Qui exerce la répulsion : *force répulsive*.

RÉPULSION. s. f. [*repulsio*, ἀπόκρουσις, all. *Zurückstossen*, *Rückstoss*, angl. *repulsion*, it. *ripulsione*, esp. *repulsion*], Effet qui résulte de la mise en activité de la *force répulsive*.

REQUIN. s. m. Genre de poissons plagiostomes, dont plusieurs espèces fournissent une huile analogue à celle de foie de morue. V. HUILE *de foie de poissons*.

RÉQUISITION. s. f. — *Réquisition des médecins*. Un témoin ne peut pas refuser son concours, mais un expert peut décliner l'honneur de remplir un mandat judiciaire. Le refus du médecin ne saurait, dans ce cas, tomber sous le coup de l'art. 475 du Code pénal, lequel est ainsi conçu : « Ceux qui, le pouvant, auront refusé ou négligé de faire les travaux, le service, ou de prêter le secours dont ils auront été requis, dans les circonstances d'accidents, tumultes, naufrage, inondation, incendie ou autres calamités, ainsi que dans les cas de brigandage, pillage, flagrant délit, clameur publique ou d'exécution judiciaire, seront punis d'amende depuis 6 francs jusqu'à 10 francs inclusivement. » Le législateur a eu en vue la punition du refus d'un *concours matériel* de tous les citoyens en général; mais lorsqu'il n'y a pas danger imminent, lorsqu'il ne s'agit plus de prêter un concours dans l'un des cas prévus par l'article précédent, lorsque la réquisition ne porte que sur un examen scientifique ou sur des contestations qui désignent spécialement la personne requise en vertu de sa position légale, lorsqu'un avocat, un médecin, un expert, est requis de procéder à une vérification, à une opération chirurgicale, à une expertise, leur refus ne motiverait nullement l'application de cet article : car il serait absurde et ridicule de contraindre par une pénalité un jurisconsulte à examiner un point de droit, un médecin à faire une autopsie, un maître d'écriture à vérifier une pièce fausse! Quelle confiance pourraient inspirer des experts contraints par la force à expertiser? Quel bénéfice la justice retirerait-elle d'un pareil concours? La Cour de cassation semble avoir sanctionné cette opinion de Chauveau et Faustin Hélie par un arrêt en date du 4 juin 1830, dans lequel il est dit qu'il n'existe dans notre législation aucune peine qui puisse être appliquée à un tel refus. Toutefois, en face d'un *flagrant délit*, et sur la réquisition d'un officier de police judiciaire, tout médecin ne devra jamais refuser son concours.

RÉSALDOL. s. m. Poudre amorphe, jaune, insoluble dans l'eau et les dissolvants ordinaires, produit de condensation du sanoforme avec la résorcine. On la prescrit contre la diarrhée, en raison de son action antiseptique, à la dose de 3 à 5 grammes par jour.

RESCISION. s. f. [*rescisio*, de *rescindere*, retrancher]. Ablation, retranchement. — Se dit surtout en parlant de l'ablation des amygdales. V. Tonsillitome.

RÉSEAU. s. m. [*reticulum*, diminutif de *rete*, rets, filet, δίκτυον, all. *Geflecht*, *Netz*, angl. *rete*, it. *reticcolato*, esp. *enrejado*]. Entrelacement de vaisseaux sanguins, de fibres ou de nerfs, qui forment comme une espèce de filet ou de rets. — *Réseau admirable* [*rete mirabile*]. Nom donné à des réseaux formés : 1° par des artères et des veines des membres de la queue chez les tardigrades; 2° par les artères intercostales et les veines iliaques chez les cétacés; 3° par l'artère ophtalmique avant de se distribuer au globe oculaire, chez les chats, les ruminants, les oiseaux; 4° par diverses artères de la base du cerveau, chez les pachydermes et les ruminants; chez le porc, par l'artère méningée et l'ophtalmique; chez le mouton, par la sphéno-épineuse et par des branches de l'artère carotide interne (appelées *génératrices des rameaux admirables*), lesquelles se subdivisent en branches très petites s'anastomosant de manière à former une masse de mailles très étroites, et se reconstituant sous forme d'un tronc artériel commun aux artères de l'encéphale. Chez le bœuf, l'artère ophtalmique et les génératrices du réseau admirable naissent d'un tronc commun que l'artère sphéno-épineuse concourt à former ainsi que des branches de l'artère occipitale et du réseau artériel des rameaux spinaux intravertébraux. Le réseau entoure la selle turcique, et se reconstitue en un tronc commun pour les artères encéphaliques représentant l'artère carotide interne qui manque réellement. ‖ En anatomie, *réseau de Haller* [*rete vasculorum testis*]. V. Testicule. — *Réseau de Malpighi*. V. Épiderme. — *Réseau de Gerlach*. V. Gerlach.

RÉSÉCABLE. adj. Qui est susceptible de résection.

RÉSECTION. s. f. [*resectio*, de *resecare*, retrancher; ἀνατομή, all. *Resection*, *Abschneiden*, angl. *resection*, it. *resezione*, esp. *reseccion*]. Action de couper, de retrancher. — *Résection nerveuse*. Opération qui consiste à mettre à nu un cordon nerveux, dans un point déterminé de son parcours, et à en enlever une partie plus ou moins considérable. Pour éviter la régénération du nerf et le rétablissement du courant nerveux, la portion réséquée doit être longue de 2 centimètres au moins. C'est dans les névralgies périphériques rebelles, portant sur des cordons nerveux exclusivement *sensitifs*, que cette opération trouve une indication précise. — *Résection osseuse*. Opération qui consiste à enlever une partie ou la totalité d'un ou de plusieurs os vivants en conservant les parties molles qui l'entourent. Les résections se divisent en *traumatiques* et *pathologiques* suivant la nature de la lésion; elles se pratiquent soit dans la continuité du cylindre osseux, soit sur les extrémités articulaires. Si un os est complètement enlevé, il y a *extirpation*. Il y a *évidement* quand on enlève les parties altérées de l'os sans détruire ses couches extérieures, sans interrompre sa continuité. La valeur des résections n'est pas complètement déterminée; mais il est démontré que la conservation du périoste (*R. sous-périostée*) et des liens articulaires (*R. sous-capsulo-périostée*) rend l'opération moins dangereuse et favorise le rétablissement des fonctions. Hors les cas d'affection maligne (carcinome, sarcome, etc.), la méthode sous-périostée doit toujours être préférée. Solidité pour le membre inférieur, mobilité pour le membre supérieur, tel doit être le résultat recherché. D'une façon générale, les résections peuvent être pratiquées par une incision unique, droite, coudée, mais cette règle doit être transgressée si les conditions anatomiques l'exigent. L'important est de ménager toutes les parties molles : muscles, tendons, nerfs, vaisseaux; et pour arriver à ce but, le chirurgien doit prendre la voie la plus avantageuse. Dans les résections *articulaires*, il faut toujours ouvrir l'articulation largement et examiner avec soin les extrémités osseuses avant d'en pratiquer l'ablation. Il n'est plus possible de mettre en doute la régénération osseuse par le périoste, pas plus que la reconstitution des articulations suivant le type normal.

RÉSÉDA. s. m. [all., angl. et esp. *Reseda*, de *resedare*, calmer]. Genre de plantes de la famille des résédacées, dont quelques-unes étaient autrefois considérées, à tort, comme calmantes. Les principales espèces sont le *Reseda odorata*, L., cultivé pour l'odeur de ses fleurs, et le *R. luteola* (V. Gaude).

RÉSERVOIR. s. m. [*cisterna*, δεξαμενή, all. *Behälter*, angl. *receptaculum*, it. *serbatojo*, esp. *reservorio*]. Cavité où s'amasse un fluide. — *Réservoir de la bile*. La vésicule biliaire. — *Réservoir du chyle* (*chyli receptaculum*) ou *réservoir de Pecquet*. V. Chylifère. — *Réservoir des larmes*. Le sac lacrymal. — *Réservoirs de la semence*. Les vésicules séminales. — *Réservoir de l'urine*. La vessie.

RÉSIDU. s. m. [*residuum*, *reliquium*, all. *Rückstand*, angl. *residue*, it. et esp. *residuo*]. Matière qui reste après une opération chimique, et qui souvent est encore utilisable : ainsi on utilise pour la nourriture du bétail les résidus des fabriques d'amidon, de sucre, de betterave, de bière, d'eau-de-vie de grain ou de pomme de terre.

RÉSIDUAL. adj. — *Air résidual*. Celui qui reste dans le poumon et dans les voies aériennes après l'expiration la plus énergique.

RÉSINATE. s. m. V. Résine.

RÉSINE. s. f. [*resina*, ῥητίνη, all. *Harz*, angl. *resin*, it. et esp. *resina*]. Nom donné à des composés tertiaires, riches en carbone et en hydrogène, pauvres en oxygène, qui découlent naturellement, ou par suite d'incisions, de l'écorce ou des fruits de beaucoup de végétaux. Les résines renferment, en général : 1° une ou plusieurs essences, principes volatils sans décomposition; 2° un mélange solide (appelé autrefois *sous-résine*) de principes cristallisables, ordinairement acides, et se combinant avec les bases pour former des corps appelés jadis *résinates*, aujourd'hui nommés, improprement, *savons de résine*, lesquels moussent dans l'eau comme ceux des corps gras, mais ne sont pas précipités de leurs dissolutions par le chlorure de sodium.

Les *résines* se distinguent en : *a. résines liquides* ou *térébenthines*, dans lesquelles abonde l'essence, telles que la *térébenthine* (ou *baume*) *de copahu*, les *térébenthines de Venise, du Canada*, etc. ; *b. résines solides*, *résines* proprement dites, qui renferment trop peu d'essence pour rester fluides, et qui sont solides, cassantes, inodores, insipides ou âcres, un peu plus pesantes que l'eau, jaunâtres et plus ou moins transparentes. Toutes s'électrisent d'une manière négative par le frottement ; aucune n'est conductrice du fluide électrique. Les résines ne tachent pas le papier, fondent au-dessus de 100°, distillent en se décomposant, se saponifient difficilement ou pas du tout, et brûlent au contact d'un corps en ignition, avec une flamme fuligineuse. Elles sont insolubles dans l'eau, solubles dans l'alcool (à l'exception du copal), solubles dans l'éther (sauf la résine de jalap), solubles dans les huiles fixes et essentielles, solubles dans l'acide sulfurique avec une coloration rouge le plus souvent, oxydées par l'acide azotique. La plupart des résines sont stimulantes, irritantes et purgatives. V. Gomme-résine. — La substance employée communément sous le nom de *résine* est un mélange de 1 partie de galipot et 3 parties de brai sec, que l'on fait fondre, que l'on passe à travers un filtre de paille, et sur lequel on jette de l'eau froide, d'où résultent des vapeurs abondantes et un changement de couleur de la matière, qui devient d'un jaune d'or. — *Résine de Kaori*. Résine provenant d'un conifère, la *Dammara australis*, originaire de la Nouvelle-Zélande et de la Nouvelle-Calédonie. Elle contient une essence, le *dammarol* ou *dammarylène*, une résine acide, l'*acide dammarique*, et une résine neutre, le *dammaryle*. Elle a été préconisée dans le traitement des affections cutanées, où elle remplace le collodion et la traumaticine. A l'intérieur, elle aurait une action favorable contre le catarrhe vésical. La solution de cette résine dans une essence peut être employée dans les préparations histologiques comme le baume du Canada.

RÉSINEUX, EUSE. adj. [all. *harzig*, angl. *resinous*]. Qui a la nature des résines, qui en contient, qui s'y rapporte : *électricité résineuse, emplâtre résineux, extrait résineux, suc résineux*.

RÉSINIGOMME. s. f. La *sabadilline*.

RÉSINO-GAÏACIQUE. adj. — *Acide résino-gaïacique*. L'acide gaïarétique.

RÉSINOÏDE. adj. [de *résine*, et εἶδος, forme]. Qui ressemble à une résine.

RÉSOLUTIF, IVE. adj. [*resolvens*, all. *auflösend*, angl. *resolvent*, it. *risolutivo*, *risolvente*, esp. *resolutivo*]. Se dit d'un agent propre à amener la *résolution* : *emplâtre résolutif, farines résolutives*.

RÉSOLUTIFS. s. m. pl. Médicaments qui déterminent la *résolution* des engorgements. Les *résolutifs* sont pris tantôt dans la classe des émollients, tantôt dans celle des excitants et des toniques, selon que la tumeur est de nature inflammatoire ou atonique. Les alcalins, les carbonates de soude et de potasse, l'iodure de potassium, le chlorure ammonique, l'extrait de ciguë, etc., font résoudre les engorgements lymphatiques.

RÉSOLUTION. s. f. [*resolutio*, de *resolvere*, résoudre ; λύσις, all. *Auflösung*, angl. *resolution*, it. *risoluzione*, esp. *resolucion*]. Mode de terminaison des phlegmasies, consistant dans le retour de la partie affectée à son état naturel, se faisant insensiblement et sans suppuration. || Résorption du liquide qui, épanché entre les éléments anatomiques d'un tissu, en déterminait l'engorgement. || *Résolution des forces*. Abattement prononcé de l'incitation motrice, ou affaiblissement accidentel de l'usage des facultés intellectuelles. — *Résolution des membres, des muscles*, etc. Dans l'anesthésie, l'asphyxie, les paralysies partielles, les maladies graves, affaiblissement ou cessation, permanente ou momentanée, des contractions musculaires, qui n'opposent plus d'obstacles à l'action de la pesanteur sur les parties du corps, ni de résistance aux efforts d'une personne étrangère.

RÉSONANCE. s. f. [*resonantia*, all. *Resonanz*, angl. *sounding*, *resounding*, it. *risonanza*, esp. *resonancia*]. Bruit confus qui résulte du prolongement ou de la réflexion du son, soit par les parois d'un corps sonore, soit par les vibrations continues des cordes ou des parois d'un instrument. || Propriété de résonner que possèdent certains instruments et certains locaux. — *Résonance de la voix* [angl. *resonance of the voice*]. Bruit que l'on distingue en auscultant le thorax d'un individu qui parle : c'est le retentissement des sons produits dans les voies aériennes, par transmission des vibrations sonores. Il prend dans quelques affections, certaines qualités caractéristiques. V. Bronchophonie, Pectoriloquie et Voix.

RÉSORCINE. s. f. (en atomes $C^{12}H^6O^4$) (*dioxybenzine*, *métadioxybenzol*). On l'obtient en fondant le galbanum, l'asa fœtida, le sagapénum, ou la gomme ammoniaque, avec la potasse. C'est une poudre cristalline, devenant rosée à l'air, de saveur douceâtre et amère, soluble dans son poids d'eau, l'alcool et l'éther. Elle a des propriétés antipyrétiques à la dose de 2 à 3 grammes ; mais l'abaissement de la température est fugace, s'accompagne de sueurs profuses et parfois de troubles cérébraux, avec frissons au moment de la réascension : aussi son emploi comme antithermique ne s'est pas généralisé. Comme antiseptique, on l'emploie dans les catarrhes vésicaux et la blennorragie, en injections d'une solution de 1 à 5 p. 100 ; dans la diphtérie, en badigeonnages sur les membranes avec une solution glycérinée à 5 ou 10 p. 100 ; dans l'acné, l'eczéma séborrhéique, en pommade au dixième ou au vingtième.

RÉSORPTION. s. f. [*resorptio*, ἀνάποσις, all. *Aufsaugung*, angl. *resorption*, it. *riassorbimento*]. Mode d'*absorption* qui ne s'observe guère que dans des conditions accidentelles, et dans lequel la substance absorbée est une humeur produite par l'animal même chez lequel se passe le phénomène dans une cavité close, soit naturelle, comme une séreuse, les cavités de l'œil, etc., soit accidentelle, comme un kyste, soit produite par un liquide épanché (sang, lymphe) ou sécrété (sérosité de l'œdème) dans l'épaisseur d'un tissu. Les cas d'atrophie dans lesquels des éléments anatomiques ou des organes disparaissent en entier, par suite de troubles de nutrition, dans lesquels la *désassimilation* l'emporte sur l'*assimilation*, sont souvent confondus, sous le nom de *résorption* des solides, avec les phénomènes précédents, d'après cette supposition que les éléments ou l'organe passent d'abord par un état de liquéfaction graduelle : quoiqu'il y ait là confusion de choses très différentes, l'usage entraîne souvent à se servir du mot *résorption* pour dire qu'un élément anatomique ou un organe se sont atrophiés jusqu'à disparition complète, comme s'il s'agissait du liquide d'un kyste ou de la plèvre résorbé après sécrétion. — *Résorption putride* ou *purulente*. V. Infection.

RESPIRABILITÉ. s. f. [all. *Einalembarkeit*, angl. *respirability*, it. *respirabilità*, esp. *respirabilidad*]. Qualité d'un gaz respirable.

RESPIRABLE. adj. [all. *einathembar*, angl. *respirable*, it. *respirabile*, esp. *respirable*]. Se dit d'un gaz qui peut servir à la respiration.

RESPIRATEUR. s. m. [all. et angl. *Respirator*, it. et esp. *respiratore*]. Petit appareil composé de différentes couches de fils d'argent, qu'on ajuste devant la bouche, pour échauffer l'air, chez les personnes sujettes à la bronchite chronique et aux affections pulmonaires. On en fait qui, munis de soupapes comme celles des appareils à éthérisation, contiennent, entre les lames de fils d'argent ou de fer, soit une couche d'ouate seule, soit de plus une couche de charbon porphyrisé, qui, arrêtant les poussières et les vapeurs nuisibles, sont utiles dans différentes industries et pour séjourner dans les endroits incendiés ou infects. On en fait avec une couche de chaux en poudre pour pénétrer dans les atmosphères chargées d'acide carbonique (Garrick, Stenhouse, Tyndall).

RESPIRATEUR, TRICE. adj. Se dit des organes qui servent à la respiration : *nerfs*, *muscles respirateurs*, etc.

RESPIRATION. s. f. [*respiratio*, ἀναπνοή, all. *Athmen*, angl. *respiration*, *breathing*, it. *respirazione*, esp. *respiracion*]. Fonction caractérisée par l'absorption des gaz venus du dehors et l'expulsion des gaz produits dans l'organisme, absorption d'oxygène, élimination d'acide carbonique, se faisant simultanément et ayant pour résultat la transformation du sang veineux en sang artériel ou *hématose*; elle a pour condition d'existence la propriété physique d'endosmose et d'exosmose des tissus à l'égard des *fluides gazeux*, et satisfait simultanément, *en ce qui concerne ces fluides*, aux deux actes chimiques de composition assimilatrice et de décomposition désassimilatrice dont se compose la nutrition. Tandis que le travail d'introduction et d'expulsion des solides et des liquides est le résultat de plusieurs fonctions, l'appareil respiratoire suffit, lui seul, pour les gaz, au même travail. L'appareil qui accomplit cette fonction est, chez les mammifères, oiseaux et reptiles, constitué par le poumon et l'ensemble des voies aériennes, formant l'*appareil respiratoire*; c'est l'appareil branchial chez les poissons, beaucoup de mollusques, les crustacés et divers annelés; ce sont des poumons chez quelques mollusques et arachnides; des trachées chez les insectes, les myriapodes et divers arachnides. Enfin chez les larves et divers invertébrés, chez beaucoup de radiaires et d'infusoires, l'appareil respiratoire manquant ou étant réduit à l'état rudimentaire, les actes qui se passent dans la respiration ont lieu sur toute la surface du corps ou sur une grande partie, sans les actes d'impulsion et d'expulsion des gaz ou de l'eau qui, chez les autres êtres, font partie de la fonction et la compliquent. C'est ce qui s'opère aussi accessoirement à la surface de la peau de divers animaux pulmonés : tels sont surtout les batraciens; c'est ce qui s'opère exclusivement chez les plantes cellulaires. — Chez l'homme, la respiration se compose de phénomènes physico-chimiques, qui se passent exclusivement au niveau du poumon et qui consistent dans l'échange gazeux d'où résulte l'hématose; et d'actes mécaniques, auxquels prennent part le thorax et les voies aériennes, et qui consistent dans des mouvements respiratoires ramenant l'air au contact du sang dans le poumon (V. RESPIRATOIRE). Chaque mouvement respiratoire est composé de deux temps : celui par lequel l'air est introduit dans les poumons (*inspiration*), et celui par lequel ce fluide est rejeté au dehors (*expiration*) (fig. 636). Le besoin de l'inspiration et de l'expiration est une sensation interne, qui est à la respiration ce que la faim est à la digestion, et qui met en jeu l'ensemble des organes qui concourent à la respiration. Ce besoin, transmis par le pneumogastrique au centre respiratoire, se fait sentir dès que cessent les relations du sang fœtal avec le sang maternel. Néanmoins la cause directe de la première inspiration est difficile à préciser; l'enfant fait des mouvements respiratoires avant la ligature du cordon, et quand les vaisseaux funiculaires battent encore; quelquefois il pousse des vagissements dans l'utérus au cours de la version, mais on admet aujourd'hui que la première inspiration est due à l'excitation de la peau, et si l'enfant naît en état d'asphyxie c'est à cette excitation que l'on a recours. L'inspiration et l'expiration commencent avec la vie extra-utérine et se succèdent alternativement pendant toute la durée de notre existence. Tandis que l'inspiration est active, résulte de la dilatation thoracique produite par la contraction des *muscles inspirateurs*, l'expiration, dans les conditions ordinaires, est purement passive, non musculaire, produite par le retrait du poumon résultant de l'élasticité de son parenchyme : dans l'expiration forcée seule, celle qui accompagne la parole, le cri, etc., les *muscles expirateurs* interviennent. Dans l'état naturel, la respiration est facile, douce, égale, et détermine un murmure léger (*murmure vésiculaire*). On compte, chez l'homme, environ trente-cinq respirations par minute pendant la première année de la vie, vingt-cinq la seconde année, vingt à la puberté, et dix-huit dans l'âge adulte. Mais le nombre des mouvements respiratoires et leurs autres caractères varient beaucoup dans les maladies. La respiration enlève à l'air de 1gr,183 à 1gr,016 d'oxygène par heure pour chaque kilogramme du poids du corps chez les carnassiers, et 0gr,918 en moyenne chez les herbivores. Elle rejette un *volume* d'acide carbonique égal à celui de l'oxygène, à 1, 2 et 3 dixièmes près en moins; si les aliments sont de nature végétale, le volume de l'acide peut atteindre ou dépasser celui de l'oxygène absorbé. A chaque inspiration, il entre dans le poumon, en moyenne, un demi-litre (500 centimètres cubes) d'air ; il absorbe de 4 à 6 (5,5 en moyenne) pour 100 d'oxygène, et ne rend à la place que de 3 à 5 (4,3) pour 100 d'acide carbonique; aussi les gaz expirés offrent un volume un peu moindre que l'air inspiré. La quantité d'acide carbonique rejeté est indépendante de la quantité d'oxygène absorbé. Il y a, selon les espèces de vertébrés, de 4 à 7 parties d'azote exhalé pour 1000 d'oxygène consommé, des traces d'hydrogène, des sels ammoniacaux et 500 grammes de vapeur d'eau environ par vingt-quatre heures. La quantité d'acide carbonique éliminé est directement proportionnelle à l'élévation de la température, inversement proportionnelle à la pression barométrique; elle est d'autant moins forte que la température est plus basse, d'autant plus forte que la pression est plus faible. L'influence de la température et celle de la pression agissant en sens inverse se compensent. Une température élevée et une basse pression équivalent à une température basse et une pression élevée, pourvu que les facteurs varient dans les mêmes limites. L'élévation de la température et l'abaissement de la pression additionnent leurs effets et portent l'élimination de l'acide carbonique par les poumons à son maximum d'intensité. La température de l'air atmosphérique a aussi de l'influence sur l'absorption de l'oxygène : la quantité d'oxygène inspiré est d'autant plus faible que l'air extérieur est plus dilaté par la chaleur (V. AIR). L'air inspiré est chargé des bactéries contenues dans l'air atmosphérique, mais il s'en débarrasse dans les voies respiratoires supé-

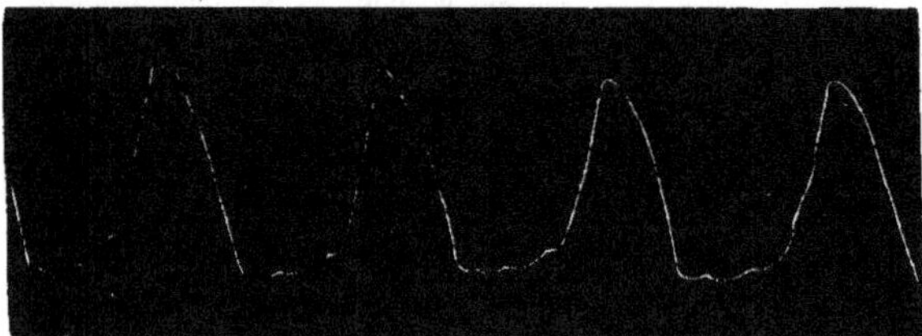

Fig. 636. — Graphique de la *respiration* (homme), obtenu par le pneumographe.

rieures (fosses nasales, larynx, trachée, grosses bronches), et l'air qui arrive dans les alvéoles est stérile (Straus et Dubreuilh); l'air expiré ne contient pas de microbes. Par contre, il contient des substances toxiques qui entrent pour une large part dans les dangers de l'air confiné, et parmi lesquelles il faut ranger la substance thermogène mise en évidence par Cadiot et Roger; enfin il renferme une assez grande proportion de vapeur d'eau (V. HALEINE). Cette fonction éliminatrice du poumon est mise à profit au cours des infections et des intoxications; les substances volatiles introduites dans l'économie ou formées par le jeu des organes sont éliminées par l'air expiré. Le poumon ne se vide jamais complètement de l'air qu'il renferme: après l'expiration la plus forte, il renferme une quantité d'air évaluée à 1 200 centimètres cubes, et appelé *air résidual, résidu respiratoire*; après une expiration ordinaire (qui expulse environ 500 centimètres cubes), il reste dans le poumon, en plus du résidu respiratoire, une quantité d'air, dite *réserve respiratoire*, qui est environ de 1 600 centimètres cubes. Inversement, dans les inspirations très profondes, le poumon prend une quantité d'air (en plus de la quantité normale qui est de 500 centimètres cubes, comme celle de l'air normalement expulsé) qu'on appelle *air complémentaire*, et qui est de 1 670 centimètres cubes environ. Or la somme de cette quantité complémentaire, de la quantité normale et de la réserve respiratoire est ce qu'on appelle la *capacité vitale* du poumon (Hutchinson), qu'il ne faut pas confondre avec la *capacité pulmonaire* (Gréhan), représentée par la somme du résidu et de la réserve respiratoires: la première est égale, en moyenne, à 3 770 centimètres cubes; la seconde, à 2 800 centimètres cubes; mais la capacité vitale varie souvent suivant le sexe, la taille, etc., ainsi que le montre l'emploi du *spiromètre*. La respiration est régie par l'action du système nerveux: la section du pneumogastrique ralentit la respiration, l'excitation du bout central du nerf coupé amène l'expiration; le centre respiratoire se trouve dans le bulbe, sous le plancher du quatrième ventricule, au niveau du nœud vital de Flourens. On considère souvent la respiration comme une *combustion* s'opérant dans les capillaires, d'où il suivrait que la respiration se passerait non dans les poumons, mais dans toute l'économie: c'est attribuer à la *respiration* ce qui appartient à la *nutrition*. Or il importe de distinguer la *fonction de respiration* (ou d'échange entre les produits gazeux de l'air ou de l'eau et ceux qui sont dissous dans le sang, d'où *purification* de celui-ci) de la *propriété de nutrition* dont jouissent tous les tissus; propriété dont l'accomplissement a pour résultat la formation de l'acide carbonique et autres principes immédiats que l'on attribue à la *combustion respiratoire*, tandis que la fonction dont il s'agit ne fait que les rejeter en prenant de l'oxygène (V. COMBUSTION). La respiration ne fait que prendre les gaz nécessaires aux actes nutritifs et rejeter ceux qui, ayant été produits par la désassimilation, sont devenus nuisibles; d'où *hématose*, ou modification des caractères physiques du sang (couleur, etc.), et bien-être général survenant aussitôt. L'oxygène concourt, dans nos tissus, à l'*assimilation* de nombre des principes liquides ou solides dissous, introduits par la digestion, et qui, sans les gaz de l'atmosphère, resteraient inutiles, sinon nuisibles, ou seraient excrétés sans avoir été utilisés. La nécessité des aliments gazeux venant s'associer aux aliments liquides et solides pour qu'il y ait formation de substance organisée se fait sentir dans diverses conditions pathologiques du poumon où, faute de ceux-là, des digestions régulières ne préviennent pas l'amaigrissement. Elle se fait sentir davantage encore dans les villes, les prisons ou autres accumulations d'êtres vivants, où une atmosphère viciée fait que, malgré une alimentation plus substantielle et plus abondante que celle des hommes qui vivent dans les campagnes, celle-ci devient peu utile; ne réparant pas par assimilation la substance organisée, elle ne *répare pas* les forces et *n'entretient pas* la santé. — La membrane qui, dans l'acte de la respiration, est interposée entre l'air et le sang, n'exerce elle-même aucune action sur les gaz qui la traversent. Cl. Bernard a montré que: 1° Le sang de toutes les parties du corps n'absorbe pas également l'oxygène. Le sang de la veine porte ventrale est celui qui en absorbe la plus grande quantité; vient ensuite le sang du cœur droit, puis celui des veines périphériques; enfin le sang du cœur gauche ou le sang artériel, qui en absorbe le moins de tous. 2° Le sang des animaux à jeun a constamment une faculté absorbante plus grande pour l'oxygène que celui des animaux en digestion. 3° L'explication de cette diminution d'absorption d'oxygène pendant la digestion, malgré l'augmentation de la masse du sang, lui a paru se lier à la présence, dans le sang, d'une plus grande quantité de sucre qui y est versé par le foie. En effet, le sucre ajouté au sang diminue sa faculté absorbante pour l'oxygène, tandis que d'autres substances, telles que le chlorure de sodium, l'augmentent d'une manière très notable. Dans l'absorption d'oxygène par le sang, il n'y a pas un simple phénomène de solubilité, mais une sorte d'affinité spéciale des globules du sang pour ce gaz, affinité des globules variant elle-même avec la nature du plasma dans lequel ils sont plongés, et qui est telle qu'il se fait une véritable combinaison de l'oxygène avec l'hémoglobine (*oxyhémoglobine*); de plus, la pression joue un rôle essentiel dans l'absorption de l'oxygène, cette pression étant beaucoup plus élevée pour l'air contenu dans les vésicules du poumon que dans les capillaires sanguins. Inversement la tension de l'acide carbonique dans les capillaires, étant beaucoup plus forte que dans l'air intravésiculaire, détermine la diffusion et l'élimination de ce gaz. — *Respiration artificielle*. Employée chez les nouveau-nés en état de mort apparente et chez les personnes asphyxiées, elle consiste en insufflation d'air dans le larynx, en mouvements communiqués à la poitrine, en tractions rythmées de la langue, etc. V. INSUFFLATION, NOYÉ et PNEUMATOGÉNIE. — *Respiration cutanée*. Chez les animaux à température fixe, chez l'homme entre autres, l'échange de gaz entre la peau et l'atmosphère est insignifiant (Regnault et Reiset) en raison de l'imperméabilité de leur épiderme. Il est très considérable chez les batraciens; peu abondant chez les reptiles, davantage chez les poissons. Il consiste dans l'absorption d'oxygène, et l'élimination d'acide carbonique et de vapeur d'eau, peut-être aussi l'exhalation d'azote. — *Respiration fœtale*. V. PLACENTA. ‖ En séméiologie, l'étude des modifications de la respiration offre une grande importance. À l'état normal, le murmure vésiculaire a un timbre et un moelleux spécial; les deux temps qui le composent, inspiration et expiration, ont entre eux un rapport constant, l'inspiration étant plus longue, l'expiration plus courte et silencieuse. L'auscultation peut révéler des modifications de la respiration; celle-ci peut être altérée dans son intensité, dans son rythme, dans son timbre. Son intensité peut en effet être augmentée, la respiration est dite alors forte, exagérée, supplémentaire ou puérile en raison de sa ressemblance avec le murmure vésiculaire chez l'enfant; elle peut être diminuée, et la respiration est dite faible, atténuée, lointaine. Quand le rythme est modifié, la respiration peut être rapide (polypnée), ou lente, ou irrégulière, parfois avec des alternances revenant à intervalles fixes, comme dans la *respiration de Cheyne-Stokes* (V. CHEYNE), ou la *respiration de Kussmaul* (V. KUSSMAUL). Le bruit vésiculaire, au lieu d'être continu, peut être entrecoupé, tel est le cas de la *respiration saccadée*: les saccades se produisent le plus souvent au moment de l'inspiration; elles sont parfois dues aux battements du cœur et sont alors limitées à la région sous-claviculaire gauche, ou à des efforts convulsifs que fait le malade pour respirer ; mais elle est souvent l'indice d'une tuberculose commençante, et s'entend alors uniquement au sommet du poumon. L'expiration peut encore être prolongée, souvent plus longue que l'inspiration, comme cela se rencontre dans l'asthme, l'emphysème pulmonaire, et la tuberculose au début. Les altérations de timbre sont caractérisées par la rudesse de l'inspiration qui peut devenir râpeuse. Enfin, dans certains cas, l'oreille appliquée contre la poitrine n'entend plus le murmure respiratoire; elle perçoit un bruit de souffle dû à la transmission à l'oreille du bruit bronchique à travers le tissu pulmonaire condensé, ou un épanchement pleural gazeux ou liquide; parfois le souffle est dû au passage de l'air à travers une cavité. On a employé, pour désigner ces faits, les termes de *respiration bronchique, tubaire, caverneuse, amphorique*; il est préférable de se servir du mot *souffle* pour bien montrer que le bruit perçu n'est pas dû à la pénétration de l'air dans les alvéoles, mais qu'il a une autre origine.

RESPIRATOIRE. adj. [angl. *respiratory*]. Qui a rapport à la respiration : *aliment respiratoire, bruit respiratoire.* — *Appareil respiratoire.* V. RESPIRATION. — *Bandelette respiratoire* [angl. *respiratory tract*] (Ch. Bell). Le *centre respiratoire.* — *Capacité respiratoire.* V. RESPIRATION. — *Centre respiratoire.* Amas de cellules nerveuses situé dans le bulbe rachidien vers la pointe du V du quatrième ventricule, au niveau des origines du nerf pneumogastrique, et dans lequel on distingue deux parties : un *centre inspirateur*, qui est mis en activité par l'accumulation d'acide carbonique ou la diminution d'oxygène dans le sang, ainsi que par l'irritation des nerfs sensitifs ; un *centre expirateur*, qui est excité spécialement par l'irritation des fibres du nerf laryngé supérieur, mais dont l'activité ne se manifeste que si l'expiration est profonde et difficile, ce second mouvement de la respiration étant passif à l'état normal. V. PNEUMOGASTRIQUE et RESPIRATION. — *Mouvements respiratoires.* Ceux qui servent à la respiration, c'est-à-dire qui produisent l'inspiration et l'expiration ; ils ne se passent pas de la même manière chez tous les individus, ni chez tous les animaux. Beau et Maissiat les ont classés et décrits sous les noms de *modes* ou *types abdominal, costo-inférieur* et *costo-supérieur*, — Fig. 637. Diagramme des divers modes de respiration (Hutchinson). Cette figure montre l'étendue des mouvements antéro-postérieurs dans la respiration ordinaire et dans la respiration forcée, chez l'homme et chez la femme. Le trait noir indique par ses deux bords les limites de l'inspiration et de l'expiration ordinaire. La ligne pointillée répond à l'inspiration forcée, le contour de la silhouette à l'expiration forcée. *Type abdominal :* Chez certains individus ou espèces animales, la respiration calme ne se révèle que par le mouvement du ventre, qui devient saillant dans l'inspiration et se retire dans l'expiration. Ces mouvements du ventre trahissent les contractions et les relâchements alternatifs du *diaphragme*, qui, dans ce cas, borne son action à déprimer les viscères abdominaux. Les côtes semblent immobiles ; les inférieures seules sont entraînées en dehors et en bas, en suivant, au moment de l'inspiration, les mouvements des viscères abdominaux, qui dilatent les flancs en même temps qu'ils distendent la paroi antérieure du ventre. Ce type s'observe constamment dans le premier âge, quel que soit le sexe ; mais, au bout d'un nombre variable d'années, on voit s'établir des différences entre les garçons et les filles, ces dernières perdant cette forme qui persiste chez un grand nombre d'hommes. Le chat, le lapin, le cheval, respirent d'après le type abdominal. — *Type costo-inférieur :* Dans ce mode, les mouvements respiratoires sont très apparents au niveau des sept dernières côtes ; ils diminuent à mesure qu'on remonte vers le sommet de la poitrine, qui semble immobile. Le sternum est un peu porté en avant dans sa partie inférieure. La paroi abdominale est immobile ; parfois même elle s'applatit pendant l'inspiration pour reprendre un état normal de gonflement à l'expiration. Ce mode

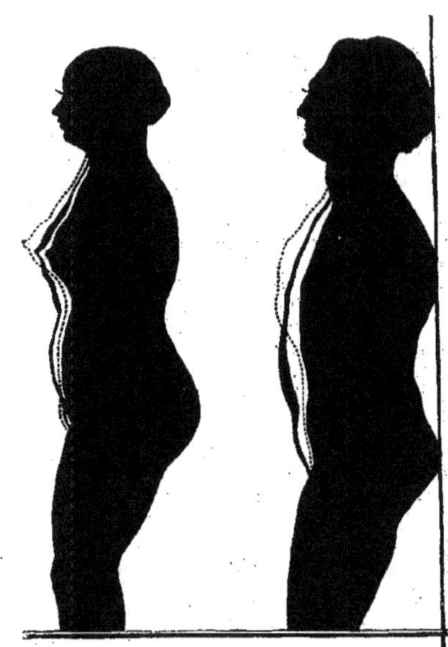

Fig. 637. — Différents types *respiratoires.*

respiratoire s'observe rarement chez la femme ; chez l'homme, il est à peu près aussi fréquent que le type abdominal. La respiration du chien appartient à ce type. — *Type costo-supérieur :* Dans cette forme, la plus grande étendue des mouvements a lieu sur les côtes supérieures qui sont portées en haut et en avant. La clavicule, le sternum et la première côte se soulèvent et cette action se propage, mais en s'affaiblissant, de la partie supérieure à la partie inférieure de la poitrine. Il y a de plus un mouvement de rotation très marqué dans les côtes qui suivent la première. Ce mode de respiration est propre aux femmes et s'exagère par l'usage du corset. Il l'est aussi chez les femelles des autres mammifères, mais surtout pendant la grossesse un peu avancée. — *Réserve respiratoire, résidu respiratoire.* V. RESPIRATION.

RESPONSABILITÉ. s. f. [all. *Verantwortlichkeit*, angl. *responsability*, it *responsabilità*, esp. *responsabilidad*]. — *Responsabilité des aliénés.* Code pénal. art. 64 : « Il y a ni crime ni délit lorsque le prévenu était en état de démence au moment de l'action ou lorsqu'il a été contraint par une force à laquelle il n'a pu résister. » Il est impossible à un médecin d'analyser sainement un acte psychique s'il ne part de cette notion qu'il est un phénomène organique et « si dans l'appréciation d'un crime on n'abandonne pas de vaines théories psychologiques » (Frese, de Kasan). L'acte de l'aliéné ne se distingue de l'acte correspondant de l'homme sain que par l'état organique morbide dont l'influence est inévitable dès que l'encéphale agit, et qui fait que, les impressions normalement accomplies étant anormalement perçues, les conceptions correspondantes sont insensées. Pour que la réflexion conduisant à l'exécution d'un acte parlé ou locomoteur soit naturelle, il faut que le cours des conceptions ne soit ni trop lent, ni trop précipité, ni trop intense, en supposant même que le point de départ relatif aux impressions, perceptions et conceptions, ait été normal. Sinon, l'impulsion représentée par une conception anormale conduit dans l'*accomplissement de l'acte* à des mouvements désordonnés ou dépassant le but. Dans le premier cas, le crime est commis sans avoir été réellement voulu, c'est-à-dire réfléchi; dans le second, l'individu fait bien plus qu'il n'aurait voulu. L'analyse de l'influence de ces divers facteurs nerveux intervenant dans nos actions indique quelle est la marche à suivre lorsqu'il s'agit d'apprécier le *degré de responsabilité* d'un individu dans chaque cas donné. — *Responsabilité médicale.* Degré de responsabilité que peuvent encourir les gens de l'art envers les particuliers ou le public, à l'occasion de l'exercice de leur profession. Le médecin rentre, à cet égard, dans le droit commun. — *Code civil*, art. 1383 : « Chacun est responsable du dommage qu'il a causé, non seulement par son fait, mais encore par sa négligence ou par son imprudence. » — *Code pénal*, art. 319 : « Quiconque par maladresse, imprudence, inattention, négligence ou inobservation des règlements, aura commis involontairement un homicide, ou en aura involontairement été la cause, sera puni d'un emprisonnement de trois mois à deux ans et d'une amende de cinquante francs à six cents francs. » — Art. 320 : « S'il n'est résulté du défaut d'adresse ou de précaution que des blessures ou coups, l'emprisonnement sera de six jours à deux mois, et l'amende ne sera que de seize francs à cent francs. » La responsabilité médicale ne peut pas être spécifiée par la loi : aussi, en matière civile comme en matière criminelle, les magistrats ne se prononcent jamais sur des faits médicaux sans expertise préalable. En effet, d'une part, les diplômes que la loi confère empêchent d'admettre, en principe, le manque de savoir, le meurtre ou les blessures par ignorance. D'autre part, les anomalies artérielles, les différences individuelles de susceptibilité envers le chloroforme ou l'éther, la marche différente des suites d'une opération selon les âges, les sexes et les individus, etc., empêchent de pouvoir formuler, en droit, aucun article invariable sur ce que le praticien doit ou ne doit pas faire. La responsabilité médicale n'en est pas moins réelle moralement et en droit, ainsi que le montrent les articles précédents; mais elle ne peut être appréciée que par des experts choisis parmi des hommes capables d'éclairer les juges sur la nature du cas, sur la question de savoir si le praticien en agissant l'a fait avec une suffisante connaissance des choses (l'instruction pouvant se perdre), et sur le degré de *négligence*, d'*imprudence*, de *maladresse*, ou d'*inobservation des règlements* qu'il a montré dans chaque circonstance, les circonstances ne se produisant jamais exactement les mêmes.

RESSERRANT, ANTE. adj. et s. Vulgairement, qui cause la constipation.

RESSERRÉ, ÉE. adj. [all. *verstopft*, angl. *obstructed*, it. *ristretto*, esp. *obstruido*]. Se dit du ventre dans l'état de constipation : *alvus dura*, *alvus astricta*.

RESSERREMENT. s. m. Vulgairement, *resserrement du ventre*, la constipation.

RESSUSCITANT, ANTE. adj. — *Animaux ressuscitants.* V. Réviviscent.

RESTIFORME. adj. [*restiformis*, de *restis*, corde, et *forma*, forme; all. *strangformig*, angl. *restiform*, esp. *restiforme*]. En anatomie, *corps restiformes* ou *processus restiformes* : nom donné à deux cordons blancs situés sur la face postérieure du bulbe rachidien, entre le sillon latéral du bulbe en avant, et la pyramide postérieure en arrière (V. Moelle *allongée*) : ces cordons forment le plancher du quatrième ventricule, dont le cervelet constitue la voûte, et sont, en apparence, situés sur le prolongement des cordons postérieurs de la moelle épinière, qui s'écarteraient au niveau du bec du *calamus scriptorius*; mais en réalité, d'après Sappey et Duval, les corps restiformes, au lieu de se rendre du bulbe au cervelet, descendent du cervelet et forment les pédoncules cérébelleux inférieurs.

RESTREINT. s. m. Isolement absolu ou relatif des aliénés dangereux. Il consiste à maintenir le patient sur une chaise, un canapé, un fauteuil à liens destinés à empêcher les mouvements violents, ou un lit avec une camisole, une ceinture, laissant les mouvements libres dans les limites voulues pour éviter tout accident. Des poignets, des manchons matelassés peuvent parfois suffire, quand on peut sans inconvénient laisser au malade la liberté de marcher.

RÉSULTAT. s. m. En physiologie, phénomène ou acte qui, se manifestant chez les êtres organisés, n'est accompli ni par des espèces d'éléments anatomiques, ni par des tissus ou des appareils en particulier, mais qui est l'attribut physiologique de l'organisme considéré comme un tout. Les résultats ne sont pas inhérents à telle ou telle partie du corps, comme la contractilité aux fibres musculaires, la reproduction à l'appareil générateur; ils sont l'effet de l'activité dont jouissent les éléments, tissus, organes, etc. Ils sont dits *généraux* lorsqu'ils dépendent de tous les actes de l'économie : telles sont la *vitalité*, qui diffère dans chaque individu, pour l'un au moins de ses trois modes principaux, *végétalité*, *animalité*, *sociabilité*, et tient à l'état de l'ensemble des fonctions; puis la *mortalité*. A chacun des trois modes de vitalité se rattachent des résultats moins généraux, dits *résultats spéciaux*, qui peuvent être rattachés à telle ou telle propriété vitale, à l'accomplissement de telle ou telle fonction plutôt qu'à l'accomplissement de toutes les autres; telles sont : la *production de chaleur*, en rapport avec les fonctions de nutrition; l'*hérédité*, qui se rattache aux fonctions de reproduction; la *production de l'électricité*, en rapport surtout avec la contractilité.

RETE MIRABILE. V. Réseau *admirable*.

RÉTENTION. s. f. [*retentio*, de *retinere*, retenir; ἐπίσχεσις, all. *Verhaltung*, angl. *retention*, it. *ritenzione*, esp. *retencion*]. Accumulation d'une substance solide ou liquide dans les conduits destinés à son excrétion, ou dans le réservoir qui est naturellement destiné à la contenir, mais où elle ne devrait séjourner que momentanément. — *Rétention des membranes.* Rétention dans l'utérus de la totalité ou d'une partie des membranes après expulsion du placenta. Elle peut être une cause d'hémorragie pendant les suites de couches; elle favorise surtout l'infection de la cavité utérine et la septicémie puerpérale. Aussi doit-on toujours examiner le délivre afin de s'assurer que toutes les membranes sont sorties, et, dans le cas où une partie serait restée dans l'utérus, aller l'y chercher en faisant une délivrance artificielle. — *Rétention du placenta.* La rétention, dans l'utérus, du placenta détaché en totalité ou en partie, est une cause fréquente d'hémorragie. Le délivre peut être complètement détaché, sans cependant pouvoir être attiré au dehors; une contraction spasmodique de l'orifice interne du col de l'utérus, ou une contraction irrégulière du corps de ce viscère, peuvent en être la cause. D'autres fois le placenta reste adhérent dans une partie variable de son étendue, et les contractions de l'utérus sont alors insuffisantes pour opérer la délivrance. Une adhérence anormale du délivre se reconnaîtra lorsqu'il s'est écoulé un certain laps de temps après l'accouchement, sans que l'arrière-faix ait été expulsé, et que cependant la forme globuleuse de l'utérus, sa dureté, ses contractions manifestes, montrent que cet organe travaille à détacher et à expulser ce corps. Il faut alors, en procédant avec une asepsie parfaite, introduire la main dans l'utérus comme pour faire la version, et saisir le placenta au point d'insertion du cordon, qui guide dans cette manœuvre; on le détache par un mouvement de torsion exécuté lentement, en ayant soin de ne laisser aucun cotylédon adhérent à la paroi intérieure (décollement artificiel du placenta). V. Délivrance. — *Rétention d'urine* [all. *Harnverhaltung*]. Accumulation de l'urine dans la vessie. La rétention d'urine est *complète* ou *incomplète*. Complète, elle détermine toujours la distension de la vessie; celle-ci forme une tumeur plus ou moins considérable, pouvant s'élever jusqu'à l'ombilic, et même refouler le diaphragme. Le malade ressent des besoins impérieux d'uriner, sauf dans le cas où il est plongé dans un état grave, du fait de la maladie causale. Si l'on n'intervient pas, l'évacuation spontanée peut se produire : le malade urine alors par regorgement, et la rétention devient incomplète et chronique; si cette éventualité ne se produit pas, les accidents s'aggravent : la douleur devient angoissante, le délire apparaît, et le malade peut mourir au milieu de ces phénomènes, sans qu'il y ait eu de fièvre, ni de symptômes d'infection; ce n'est qu'exceptionnellement que l'on observe la rupture de la vessie; et comme dans ce cas il y a ordinairement cystite chronique, cette rupture entraîne des phénomènes de péritonite suraiguë si elle a lieu dans le péritoine, ou d'infiltration si elle est extra-péritonéale. Quand la rétention est incomplète, le malade peut uriner, mais est dans l'impossibilité de vider complètement sa vessie. L'urine peut seulement stagner dans le bas-fond de la vessie ou au contraire distendre le réservoir comme dans le cas de rétention complète. Il y a toujours de la polyurie, et comme la vessie est infectée le plus souvent, il y a des symptômes généraux graves, de la fièvre, des troubles digestifs surtout. Les causes de la rétention d'urine sont nombreuses. Les unes dépendent de lésions de l'appareil urinaire: le rétrécissement de l'urètre et l'hypertrophie de la prostate doivent être mis au premier rang; il faut songer aussi au spasme de l'urètre dans le cas de blennorragie, de cystite et de calcul vésical, aux contusions ou aux ruptures de l'urètre, aux compressions de ce canal par un néoplasme voisin, un déplacement osseux, etc. Parmi les causes indépendantes de l'appareil urinaire, il faut surtout citer les lésions du système nerveux, le tabes dorsalis, les compressions de la moelle (mal de Pott, fracture du rachis, etc.), la sclérose en plaques, la paralysie générale, l'hémorragie cérébrale; les maladies mentales, l'hystérie, la neurasthénie peuvent aussi entraîner la rétention d'urine; les traumatismes graves et en particulier les contusions de la moelle, les opérations sur l'anus et les organes génitaux, enfin les maladies générales comme la fièvre typhoïde peuvent agir de même. Le traitement variera suivant la cause; le cathétérisme évacuateur fait aseptiquement sera toujours tenté: dans le cas de rétrécissement serré, il suffira souvent d'introduire dans la vessie une bougie filiforme, le long de laquelle le malade pourra uriner. La ponction de la vessie ne sera faite que dans des cas exceptionnels. V. Ponction de la *vessie*.

RETENTISSEMENT. s. m. — *Retentissement de la voix.* V. Résonance.

RÉTENTIVITÉ. s. f. Propriété qu'ont les cellules nerveuses, préposées à l'accomplissement des actes psychiques, de conserver pendant un certain temps la modification intime que leur ont imprimée les excitations qui mettent en jeu leur activité.

RETE TESTIS. Réseau des canaux séminifères dans le corps d'Highmore.

RÉTICULATION. s. f. La disposition réticulée du tissu.

RÉTICULE. s. m. Ensemble de deux fils très fins disposés en croix, l'un vertical, l'autre horizontal, dans une lunette, au point où se forme l'image réelle donnée par l'objectif : par leur point d'entre-croisement passe l'axe optique de la lunette.

RÉTICULÉ, ÉE. adj. [*reticulatus*, all. *netzicht*, angl. *reticulated*, it. *reticolato*, esp. *reticulado*]. Se dit d'une partie qui présente des lignes entre-croisées en manière de réseau. — *Glande réticulée*. Nom donné par certains auteurs à quelques parenchymes, tels que le foie, le rein, le testicule; à cause de la disposition de leurs éléments constituants. — *Tissu réticulé*. Nom donné parfois au tissu qui forme la trame des follicules clos et des ganglions lymphatiques. V. Lymphatique.

RETICULUM. s. m. indécl. Mot latin qui veut dire *réseau*, employé en anatomie pour désigner l'état d'un tissu dont les fibres, faisceaux de fibres, ou vaisseaux, limitent, en se subdivisant et s'anastomosant, des mailles remplies par d'autres éléments anatomiques. V. Lymphatique et Muqueuse.

RÉTIFORME. adj. [de *rete*, rets, et *forma*, forme]. Qui est en forme de réseau.

RÉTINACLE. s. m. [*retinaculum*, de *retinere*, retirer]. V. Ovaire.

RÉTINAPHTE. s. m. V. Rhétinaphte.

RÉTINE. s. f. [de *rete*, rets; all. *Netzhaut*, angl. *retina*, it. et esp. *retina*]. La plus intérieure des tuniques de l'œil, membrane grisâtre, demi-transparente, très mince, qui embrasse le corps vitré et se trouve placée entre lui et la choroïde, sans adhérer à l'un ou à l'autre de ces organes. Sur l'embryon, la formation de l'œil débute par la production de la *vésicule oculaire*, dont l'hémisphère antérieur, repoussé d'avant en arrière dans la concavité de l'hémisphère postérieur, jusqu'à contact, par le cristallin, devient la rétine en s'épaississant graduellement, tandis que le feuillet de l'hémisphère postérieur cesse de grandir. L'épaisseur de la rétine est de $0^{mm},18$ à $0^{mm},24$. La rétine a son origine (*limite postérieure*) au point de pénétration du nerf optique dans la *sclérotique*, un peu au-dessous et en dedans de l'axe visuel. Là, le nerf est comme étranglé, et forme, à la face interne de la rétine, une très légère cupule circulaire (*papille du nerf optique*). La terminaison de la rétine (*limite antérieure*) a lieu à la circonférence externe ou postérieure de la *zone ciliaire*; détachée, cette limite antérieure est sinueuse (*ora serrata retinæ*). En dedans de la papille se voit la *tache jaune* (*macula flava*, ou *lutea centralis*) occupant le centre optique de l'œil, de forme ovalaire, transversale, ayant au plus 3 millimètres de long. Son centre est déprimé; cette dépression (*foramen cæcum*; *fovea centralis*, *fosse centrale*) a été, à tort, considérée comme un trou véritable (*foramen centrale Sœmmeringii*). La rétine se compose d'éléments cellulaires : 1° de nature nerveuse, 2° de nature névroglique, intimement unis les uns aux autres. Pour la facilité de la description, on divise la rétine en dix couches, dont la première répond au feuillet externe de la vésicule oculaire secondaire et les neuf autres au feuillet interne de cette même vésicule. On décrit ces couches en allant de la choroïde vers le corps vitré. — 1° *Couche pigmentaire*. Rangée unique de cellules hexagonales, séparées les unes des autres par une sorte de ciment. Dans toute sa partie moyenne, la cellule contient un pigment très abondant, en forme de petites aiguilles et de points arrondis. L'extrémité antérieure des cellules présente des prolongements qui peuvent pénétrer plus ou moins profondément, sous l'action de la lumière, dans la couche suivante. — 2° *Couche des cônes et des bâtonnets* : *a*) Bâtonnets [all. *Stabchen*]. Ce sont des éléments de forme cylindrique, composés de deux articles ou segments, l'un externe, l'autre interne. Le segment externe est formé de petits disques disposés en piles, et unis par du ciment. Il contient le pourpre rétinien (rouge visuel, érythropsine), qui se détruit très vite sous l'action de la lumière. Le segment interne, beaucoup plus court, séparé du précédent par le corps intercalaire filamenteux, est formé d'une substance transparente. *b*) Cônes [*coni*, all. *Zapfen*]. Ils ont la même disposition générale que les bâtonnets; leur segment interne est renflé; ils ne contiennent pas de rouge visuel. — 3° *Limitante externe*. Membrane fine et régulière, résultant de l'union des extrémités supérieures des fibres de Müller. Elle se prolonge en dehors par des filaments qui enveloppent les cônes. — 4° *Couche des cellules visuelles externes* (*C. granuleuse externe, C. des grains externes*). Elle est constituée par le noyau et le corps des cellules à cônes et à bâtonnets. On y trouve également des prolongements lamelleux des fibres de Müller et quelques cellules bipolaires. — 5° *Couche plexiforme externe* (*C. intergranuleuse*). Elle comprend les articulations des cellules à cônes et à bâtonnets avec les prolongements des cellules de la couche suivante. — 6° *Couche des cellules visuelles internes* (*C. granuleuse interne*), formée par les noyaux des cellules bipolaires et unipolaires, et des fibres de Müller. Les cellules bipolaires et unipolaires sont en rapport avec les cellules à cônes et à bâtonnets. — 7° *Couche plexiforme interne*. Plexus résultant des connexions des cellules bipolaires, unipolaires et multipolaires ou ganglionnaires. Celles-ci forment la

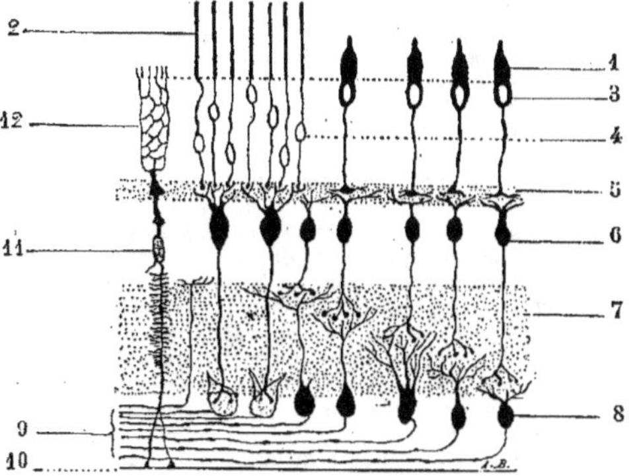

Fig. 638. — *Rétine* traitée par la méthode de Golgi.

couche suivante. — 8° *Couche des cellules ganglionnaires*. Disposées sur une seule couche, sauf au niveau de la macula, où elles forment deux à trois rangées. Le prolongement cylindraxile des cellules ganglionnaires est le cylindraxe des fibres nerveuses du nerf optique. — 9° *Couche des fibres nerveuses*. Ensemble des cylindraxes des cellules de la couche précédente. On y trouve également les pieds des fibres de Müller et les cellules en araignée. Les fibres nerveuses, dépourvues de myéline, convergent vers la papille. Au niveau de la *fovea*, d'où il en part un grand nombre, les fibres font des courbes au-dessus et au-dessous de cette région spécialisée, pour ne pas la recouvrir. La *fovea* ne contient que des cônes. — 10° *Couche limitante interne* formée par l'union des pieds des fibres de Müller, dont l'autre extrémité forme la limitante externe. Les fibres ou cellules de Müller, sont des éléments névrogliques, appelés encore fibres radiées de soutènement. Les vaisseaux de la rétine, branches de l'artère centrale et de la veine centrale, sont situés dans l'épaisseur de la couche des fibres optiques. Les rameaux capillaires qui dépendent de ce système se disposent en deux réseaux : l'un interne dans la couche des fibres optiques et des cellules multipolaires, l'autre externe dans la couche des cellules unipolaires et bipolaires. Les cellules à cônes et à bâtonnets sont dépourvues de vaisseaux. La limitante interne répond en dedans à la membrane hyaloïde, qui sépare la rétine du corps vitré. — Fig. 638, 1, cône; 2, bâtonnet; 3, cellule visuelle de cône, et de bâtonnet (4); 5, plexus basal; 6, cellules bipolaires; 7, plexus cérébral; 8, cellule multipolaire; 9, fibre du nerf optique; 10, limitante interne; 11, noyau d'une fibre de Müller; 12, tête de la fibre de Müller (d'après Cajal).

RÉTINIEN, IENNE. adj. Qui concerne la rétine : *décollement rétinien, pigmentation rétinienne*.

RÉTINITE. s. f. [*retinitis*, all. *Netzhautentzündung*, angl. et esp. *retinitis*]. Inflammation de la rétine. Maladie qu'il est difficile de distinguer de quelques autres affections oculaires, puisque les symptômes qu'on lui assigne (la photophobie, les bluettes lumineuses, la sensation d'une tension plus ou moins pénible dans le globe de l'œil, avec rétrécissement de la pupille, etc.) existent également dans plusieurs autres genres d'ophtalmies, surtout dans l'iritis. On la traite comme la choroïdite. — *Rétinite albuminurique*. Hypérémie péripapillaire avec œdème auquel se joint parfois une véritable neuro-rétinite; elle se rencontre principalement dans les néphrites subaiguës. — *Rétinite congestive*. Congestion des vaisseaux rétiniens observable à l'ophtalmoscope, s'accompagnant de photophobie et d'amblyopie. — *Rétinite exsudative*. Altération de la rétine caractérisée par la présence dans cette membrane de plaques formées par des leucocytes distendus par des granules graisseux et augmentés de volume. — *Rétinite pigmentaire* ou *tigrée*. V. Pigmentation.

RÉTINOÏDE. adj., **RÉTINOLÉ.** s. m. V. Rhétinoïde, Rhétinolé.

RÉTINOL. s. m. [*rosinol, huile de résine*]. Produit de la distillation de la colophane, employé comme antiseptique et balsamique.

RÉTINOSCOPE. s. m. [de *rétine*, et σκοπεῖν, examiner]. V. Ophtalmoscope.

RÉTINOSCOPIE. s. f. V. Ophtalmoscopie.

RETOMBEL. s. m. V. Tartonraire.

RETORTE. s. f. [all. *Retorte*]. Synonyme de *cornue*.

RETOUR. s. m. [*reditus*]. — *Age de retour*. Période de la vie humaine où la vigueur commence à décroître et la vieillesse à approcher. Chez la femme, époque de la cessation des règles. V. Ménopause. — *Hérédité en retour*. V. Hérédité et Réversion.

RÉTRACTÉ, ÉE. adj. Qui est dans l'état de rétraction.

RÉTRACTEUR. adj. et s. m. Qui a pour usage d'amener la rétraction. V. Tracteur.

RÉTRACTILE. adj. [de *retrahere*, retirer; all. *retracti, zurückziehbar*, angl. *retractile, retractable*, it. *ritrattile*]. Qui est capable de rétraction.

RÉTRACTILITÉ. s. f. [all. *Zurückziehbarkeit*, *Retractilität*, angl. *retractility*, it. *ritrattilità*]. Qualité d'une partie ou d'une substance qui est capable de rétraction.

RÉTRACTION. s. f. [*retractio*, ἀντίσπασις, all. *Retraction*, *Verkürzung*, angl. *retraction*, it. *ritrazione, contrazione*, esp. *retraccion*]. État d'une partie qui est revenue sur elle-même, et qui a perdu par là une partie de ses dimensions normales. — *Rétraction du caillot*. Phénomène qui consiste en ce que la fibrine, après sa solidification, revient sur elle-même; c'est à ce moment que le sérum se sépare du caillot. A l'état normal, la rétraction du caillot commence quelques minutes après la coagulation : elle est complète après un temps qui varie de six à dix-huit heures. Mais dans beaucoup d'états pathologiques, le caillot se rétracte mal ou même devient complètement irrétractile; il en est ainsi dans certaines infections profondes comme la variole hémorragique primitive, la fièvre typhoïde, la pneumonie, les intoxications expérimentales par les toxines diphtérique ou tétanique, dans l'urémie pernicieuse, les purpuras hémorragiques graves, la maladie de Werlhof à forme chronique (Lenoble). Cette absence de rétraction du caillot serait due, d'après Hayem, à une lésion des hématoblastes. — *Rétraction des muscles*. Celle qui, due à l'élasticité du myolemme des muscles, se manifeste dans les cas de fracture des os, de rupture des tendons, toutes les fois, en un mot, que l'état de tension habituelle des muscles entre leurs points d'insertion vient à cesser. Elle met deux à trois jours à s'accomplir totalement; après quoi elle ne croît plus, et, lors même qu'une contraction survient dans le muscle rétracté, on constate après cette contraction qu'elle ne le raccourcit pas davantage. — *Rétraction des doigts*. Difformité de la main qui consiste dans la flexion permanente et anormale des doigts; la camptodactylie (V. ce mot) en est une variété; l'extension permanente est beaucoup plus rare. Rarement congénitale, la rétraction avec flexion est ordinairement produite par des cicatrices vicieuses, un panaris tendineux, une paralysie des muscles extenseurs des doigts, la rétraction des fléchisseurs ou de l'aponévrose palmaire. Le traitement varie avec la cause: section des cicatrices vicieuses, électrisation localisée des extenseurs, ténotomie des fléchisseurs. — *Rétraction des extrémités*. V. CONTRACTURE. — *Rétraction de l'aponévrose palmaire*. V. DUPUYTREN (*Maladie de*). Gerdy avait donné le nom de *rétraction des tissus albuginés*, au raccourcissement, avec induration, de ces tissus, qui prennent la disposition de cordes tendues et raides, adhérentes ou non aux parties voisines, ou de masses arrondies, ovoïdes, etc. Mais en dehors de la rétraction de l'aponévrose palmaire, qui paraît constituer une espèce morbide distincte, les autres rétractions qu'il décrivait au niveau de l'avant-bras à la suite de plaie, dans les ligaments articulaires, les aponévroses et le tissu cellulaire à la suite d'arthrites, d'ulcères anciens des parties voisines, de phlegmon diffus, dans les poumons, la rate, ou à la surface des intestins, autour des points qui ont été enflammés ou ulcérés, dans le tissu cellulaire sous-muqueux de l'œsophage, de la bouche, dans celui de la peau ou sous-cutané des paupières, des lèvres, des narines, du conduit auditif externe, à la suite d'inflammation de la muqueuse ou du tégument externe de ces régions, semblent devoir être considérées comme des épaississements du tissu conjonctif consécutifs à des inflammations chroniques; ce sont des scléroses post-infectieuses. — *Rétraction de l'ombilic*. V. OMBILICAL. — — *Rétraction de l'utérus*. Nom donné par les accoucheurs à la diminution du volume de l'utérus pendant l'accouchement: elle est due à la contraction des fibres musculaires de cet organe et se manifeste chaque fois qu'il se vide d'une partie ou de la totalité de son contenu. C'est ainsi qu'après l'écoulement des eaux de l'amnios, la capacité utérine diminue parce que l'utérus se rétracte sur le produit; dans l'accouchement normal, le travail n'est nullement entravé par cette rétraction qui passe inaperçue; les contractions augmentent d'énergie après la rupture des membranes, et après un temps plus ou moins long le fœtus est expulsé. Lorsqu'un obstacle mécanique, tel qu'une présentation de l'épaule, un rétrécissement du bassin, etc., paralyse les efforts de la matrice; lorsque les eaux se sont écoulées depuis un certain temps et à peu près complètement; lorsque les contractions utérines sont affaiblies ou épuisées; alors la rétraction s'exerce avec une intensité croissante, et, à un moment donné, elle opposera une résistance parfois invincible aux manœuvres de l'accoucheur. Après l'accouchement, la rétraction ou *retrait de l'utérus* est due aux contractions de l'utérus, à l'évacuation de ses vaisseaux et à la diminution de volume de ses éléments constitutifs.

RETRAIT. s. m. Rapprochement des molécules d'un corps, et, conséquemment, diminution de son volume, par l'abaissement de sa température. ‖ En médecine, retour d'un organe amplifié à ses dimensions normales. — *Retrait des artères*. V. SYSTOLE. — *Retrait présystolique* (Spring). Dépression extérieure des parois thoraciques au niveau de la pointe du cœur, qui se voit chez quelques sujets au début de la systole. Il est dû à la pression atmosphérique, en raison de la tendance instantanée au vide qui se manifeste, et il est aussitôt suivi du soulèvement de ce même point. — *Retrait systolique de la pointe du cœur*. Phénomène que l'on rencontre dans les cas de symphyse cardiaque, et appelé aussi *signe de Heim et Kreysig*. Il consiste dans une dépression de la paroi thoracique au niveau de la pointe du cœur, intéressant un ou plusieurs espaces intercostaux, et se produisant au moment de la systole. Il est dû au vide intrathoracique qui se produit au moment de la contraction du ventricule; à l'état normal, ce vide est comblé par la lame pulmonaire de Luschka. La dépression se produit quand la languette est immobilisée par des adhérences pleurales, ou quand le péricarde est soudé à la paroi thoracique. Elle n'est donc pas pathognomonique de la symphyse cardiaque, et dans le cas de symphyse elle traduit surtout la péricardite externe, ou médiastinite, qui accompagne si fréquemment l'adhérence des deux feuillets de la séreuse. Enfin, elle ne peut se produire que quand le cœur se contracte énergiquement, et la disparition de ce signe au cours d'une symphyse cardiaque indique l'asthénie du myocarde et fait présager l'asystolie. — *Retrait de l'utérus*. V. RÉTRACTION.

RETRAITE. s. f. V. RÉFORME.

RÉTRÉCISSEMENT. s. m. [*coarctatio*, στένωσις, all. *Verengerung*, angl. *stricture*, it. *stringimento*, esp. *acortamiento*]. Resserrement, diminution d'une cavité ou d'un canal. — *Rétrécissement du bassin*. V. DÉFORMATION. — *Rétrécissement des orifices du cœur*. Lésion des orifices qui font communiquer les cavités du cœur entre elles ou avec les artères qui en partent, lésion consistant dans la diminution de calibre de ces orifices par suite de l'adhérence des valvules qui leur sont annexées ou de la production de tissus d'origine inflammatoire à leur niveau. On distingue: 1° le *rétrécissement de l'orifice aortique*, consécutif à l'inflammation de l'endocarde ou de la crosse de l'aorte, et qui peut porter sur les valvules sigmoïdes ou sur le canal qui précède l'embouchure de l'artère: il y a souvent une insuffisance concomitante. Les signes principaux sont l'hypertrophie du cœur, surtout du ventricule gauche; un souffle systolique, ayant son maximum à la base et se prolongeant sur le trajet de l'aorte; la petitesse et la régularité du pouls; la tendance au vertige, à la syncope, aux symptômes de l'anémie cérébrale; — 2° le *rétrécissement de l'orifice mitral*, qui est souvent accompagné d'insuffisance mitrale: l'ensemble des deux lésions porte le nom de *maladie mitrale*. Seul, le rétrécissement mitral est caractérisé par un frémissement cataire correspondant à la diastole du cœur; le dédoublement du deuxième temps à la base; un roulement diastolique à la pointe se terminant par un souffle présystolique; la petitesse du pouls. Tandis que le rétrécissement mitral accompagné d'insuffisance est le plus souvent la conséquence d'une attaque de rhumatisme articulaire aigu, le rétrécissement mitral *pur* apparaît sans rhumatisme antécédent. C'est une affection du sexe féminin; elle se manifeste au moment de l'adolescence et se traduit parfois par des symptômes qui font penser à la tuberculose (type pseudo-tuberculeux). Elle est mieux supportée que le rétrécissement mitral d'origine rhumatismale et est compatible avec une survie beaucoup plus longue; il semble que l'organisme se soit adapté peu à peu à la lésion cardiaque (V. NANISME MITRAL); — 3° le *rétrécissement de l'artère pulmonaire*, tantôt congénital, tantôt acquis après la naissance. Il est, en général, le résultat d'une endocardite. Il peut se faire au niveau de l'infundibulum et former un rétrécissement préartériel; ou siéger sur une des branches de bifurcation de l'artère, ou même sur les deux. Il siège sur le tronc de l'artère quand il se produit dans les premiers mois de la vie intra-utérine. Au delà du rétrécissement, l'artère est, en général, dilatée. Il y a une hypertrophie consécutive du ventricule droit. Le rétrécissement peut s'accompagner d'insuffisance des valvules. Le symptôme propre au rétrécissement de l'artère pulmonaire est un bruit de souffle systolique, plus ou moins râpeux, ayant son maximum au niveau du troisième espace intercostal, près du bord gauche du sternum, et un prolongement caractéristique le long de ce vaisseau, dans la direction de la clavicule gauche; — 4° le *rétrécissement de l'orifice tricuspide* est le plus souvent d'origine congénitale et dû à une endocardite fœtale; il accompagne alors d'autres malformations cardiaques comme l'inocclusion du trou de Botal, ou la communication des deux ventricules; il est plus rarement acquis pendant la vie extra-utérine et se trouve alors ordinairement associé à une lésion d'un des orifices du côté gauche. Ses signes sont difficiles à reconnaître au milieu de ceux des lésions concomitantes; ils consistent en un frémissement cataire présystolique et en un souffle présystolique au niveau de la région xiphoïdienne, et en stase du sang dans la jugulaire avec pouls veineux présystolique. — *Rétrécissement de l'urètre*. V. URÉTROSTÉNIE.

RÉTROACTION. s. f. En physiologie, action qui a lieu après une autre. V. VIS A TERGO.

RÉTROCEPS. s. m. Instrument inventé par Hamon pour remplacer le forceps; il est inusité.

RÉTROCESSION. s. f. [*retrocessio*, de *retro*, en arrière, et *cedere*, aller; ἐπανάκλησις, all. *zurücktreten*, angl. *retrocession*, esp. *retroceso*]. Action de rétrograder. — *Rétrocession du travail de l'accouchement* [*fausses eaux, faux travail*]. Phénomène consistant en ce que le travail, commencé pendant le cours de la grossesse, s'est tout à coup suspendu pour ne reprendre et ne se terminer qu'au terme normal de l'accouchement. On a pu parfois suivre, du septième au huitième mois de la grossesse, toutes les phases initiales du travail de la parturition jusqu'à une dilatation assez considérable, puis la rétrocession du travail jusqu'à la fermeture nouvelle du col, et, comme résultat final, la continuation de la grossesse jusqu'au terme. Chaque fois qu'une femme aura perdu des glaires ou des liquides en plus ou moins grande quantité avant d'être à terme, le médecin devra toujours agir comme si le travail pouvait être enrayé et suspendu, malgré l'effacement du col et la dilatation commencée, malgré les contractions utérines, et il pourra obtenir le plus souvent cet enrayement. || Ce mot était employé aussi autrefois comme synonyme de *métastase*, lorsque le transport de la maladie se fait sur un organe intérieur.

RÉTROCOLIS. s. m. [de *retro*, en arrière, et *collum*, cou]. Torticolis postérieur; variété de torticolis dans laquelle la tête est inclinée en arrière par suite de la lésion des muscles de la nuque.

RÉTRODÉVIATION. s. f. — *Rétrodéviation de l'utérus*. Déplacement en arrière de l'utérus par flexion du corps sur le col (*rétroflexion*), ou par bascule de l'organe en totalité (*rétroversion*).

RÉTROFLEXION. s. f. [de *retro*, en arrière, et *flectere*, fléchir]. — *Rétroflexion de l'utérus*. V. FLEXION.

RÉTROGRADATION. s. f. V. CONSANGUINITÉ.

RÉTROÏTION. s. f. [de *retro*, en arrière, et *ire*, aller]. Déviation d'une ou plusieurs dents, qui, repoussées par d'autres de la place qu'elles devraient occuper, se renversent en arrière, de manière à laisser la couronne des dents voisines empiéter au-devant d'elles. || Synonyme de *régression* et de *réversion*.

RÉTRO-PÉRITONÉAL, ALE. adj. Qui est situé derrière le péritoine.

RÉTROPÉRITONITE. s. f. Péritonite localisée à l'arrière-cavité des épiploons. On ne décrit que la *rétro-péritonite calleuse*, complication de la linite plastique, caractérisée par l'épaississement scléreux du péritoine de cette région.

RÉTROPOSITION. s. f. — *Rétroposition de l'utérus*. Déplacement en arrière de l'utérus en totalité.

RÉTROPULSION. s. f. L'action de repousser en haut et en arrière la tête du fœtus mal engagée dans les détroits du bassin pendant l'accouchement. || Trouble de la marche qui consiste en ce que le malade se trouve entraîné de plus en plus rapidement en arrière, quand il a commencé à faire un pas dans ce sens; il s'observe dans la maladie de Parkinson, et accompagne la *propulsion*.

RÉTRO-SÉREUX, EUSE. adj. Qui est situé derrière les membranes séreuses.

RÉTROSTATION. s. f. [de *retro*, en arrière, et *stare*, se tenir]. Accroissement des dents en dedans.

RÉTRO-STERNAL, ALE. adj. Qui est derrière le sternum. — *Douleur rétro-sternale*. Douleur siégeant derrière le sternum, dans l'*angine de poitrine*.

RÉTRO-UTÉRIN, INE. adj. Se dit des tumeurs siégeant en arrière de l'utérus, et particulièrement des *abcès* et des *hématocèles*. V. PÉRI-UTÉRIN.

RÉTROVACCINATION. s. f. Inoculation à la génisse de vaccin humain; elle a pour but de régénérer le vaccin et de le rendre plus actif.

RÉTROVERSION. s. f. [*retroversio*, de *retro*, en arrière, et *vertere*, tourner, all. *Zurückwendung*, angl. *retroversion*, it. *retroversione*, esp. *retroversion*]. Renversement en arrière — *Rétroversion de l'utérus*. V. DÉVIATION *utérine*.

RÉUNION. s. f. [all. *Vereinigung*, *Wiedervereinigung*, angl. *reunion*, it. *riunione*, esp. *union*, *reunion*]. Action par laquelle on tient en contact et rapprochées les parties qui ont éprouvé une solution de continuité. La réunion est *immédiate* ou *par première intention*, quand les bords de la plaie sont mis en contact de manière que la cicatrisation se fasse par accolement direct des parties divisées; *médiate* ou *par seconde intention*, quand un tissu nouveau s'est interposé entre les deux lèvres de la plaie; c'est suivant ce dernier mode que se fait la réunion quand la suppuration n'a pu être évitée. — *Réunion immédiate* ou *par première intention* (Alanson, 1779). Elle doit être tentée dans tous les cas, pour ainsi dire; il est nécessaire, pour qu'elle réussisse, que la plaie soit récente, nette, à bords non contus ou du moins peu contusionnés, sans perte de substance ni caillots sanguins; il faut que la circulation et l'influx nerveux conservent leur action sur les lèvres de la plaie; il faut surtout débarrasser la plaie des corps étrangers qui l'encombrent, la nettoyer avec des substances aseptiques ou même légèrement antiseptiques, de manière à enlever mécaniquement les germes qui y ont été déposés et à les tuer si possible, enfin veiller à n'en pas apporter de nouveaux avec les instruments nécessaires pour pratiquer la réunion. On l'obtient en rapprochant l'un de l'autre les bords de la solution de continuité et les mettant en contact à l'aide de points de suture, ou de serres-fines: le repos de la partie lésée, et la position appropriée (flexion ou extension, et, en tout cas, relâchement des parties) sont des adjuvants nécessaires. —

Réunion par seconde intention. Elle a lieu quand la plaie abandonnée à elle-même n'a pas été soustraite à l'action des germes pathogènes, ou encore quand une faute d'antisepsie a empêché la réunion par première intention. Il y a alors suppuration, et la réunion se fait quand l'organisme a triomphé des germes. — Les recherches expérimentales ont montré comment se faisait la réparation des tissus dans les cas de réunion immédiate ou par première intention : quand la plaie est peu étendue, la perte de substance est obturée par un caillot fibrineux, lequel s'organise rapidement par ascension de cellules plasmatiques allongées et anastomosées et par formation de nouveaux vaisseaux; peu à peu les leucocytes disparaissent, la fibrine se résorbe, et le tissu conjonctif s'organise définitivement. En même temps d'autres phénomènes se passent du côté de l'épithélium : si la perte de substance est minime, les cellules épithéliales s'isolent les unes des autres, glissent sur le tissu de soutien; puis elles prolifèrent, se serrent, et glissent de nouveau. Ce processus a été mis en évidence par Ranvier pour les plaies cutanées, par Cornil et Carnot pour celles des muqueuses. Au niveau des muqueuses existe un autre processus, la greffe spontanée (Cornil et Carnot), par lequel les cellules de la muqueuse se détachent, flottent dans le liquide interposé, et vont adhérer à la nouvelle paroi. De toutes façons, la réunion est toujours extrêmement rapide: les plaies des canaux, uretère, trompes, sont obturées presque immédiatement par un caillot fibrineux; pour les organes abdominaux, le grand épiploon vient se placer spontanément aux endroits où il y a perte de substance et adhérer aux bords de la plaie. Quand il y a suppuration, la réunion se trouve plus ou moins retardée; le développement des germes détermine en effet un afflux leucocytaire et l'issue de sérosité, et les phénomènes de réparation sont complètement entravés; ils ne reprennent que quand la suppuration est tarie. — Quant à ce qu'on a appelé *réunion secondaire par première intention* ou *réunion immédiate secondaire*, c'est une forme de réunion avec production de tissu cicatriciel, c'est-à-dire de réunion médiate, dans laquelle les deux bords d'une plaie, déjà bourgeonnants et commençant à se couvrir de tissu cicatriciel, peuvent, s'ils sont mis en contact, se réunir immédiatement l'un à l'autre.

REVACCINATION. s. f. Inoculation de la vaccine pratiquée chez un individu déjà vacciné. Dans les premiers temps qui ont suivi la découverte de la vaccine, on a cru que c'était un préservatif définitif de la variole. Mais depuis on a reconnu que ce n'était qu'un préservatif temporaire, et que bon nombre de vaccinés étaient susceptibles de contracter une seconde vaccine, ce qui, selon toute apparence, les exposait à de nouvelles atteintes, plus ou moins graves, de la maladie. Dès lors on a conçu l'idée de pratiquer la revaccination. Celle-ci est aujourd'hui reconnue nécessaire. Il faut se faire revacciner tous les huit à dix ans, surtout en temps d'épidémie et lorsqu'on est appelé à entrer en rapport avec des varioleux. Il est nécessaire de se faire revacciner deux à trois fois de suite, si la première revaccination échoue : 1° la revaccination réussit d'autant mieux qu'elle est pratiquée à une époque plus éloignée de la première vaccination ou d'une atteinte de la variole; 2° à partir de quinze à vingt ans et jusqu'à trente ans, elle produit des résultats utiles sur un certain nombre d'individus; 3° à partir de trente ans, elle devient véritablement nécessaire; 4° en supposant qu'elle n'ait pas réussi une première fois à vingt ou vingt-cinq ans, par exemple, il convient d'y revenir à trente ou trente-cinq ans, et plus tard même, rien n'indiquant que, dans l'espace de temps compris entre une première et une seconde insertion, la réceptivité ne soit pas établie (Vleminckx). D'après la nouvelle loi sur la vaccination obligatoire (loi du 15 février 1902), tout Français doit être vacciné au cours de la première année de la vie, et revacciné au cours de la onzième et de la vingt et unième année.

REVALESCIÈRE. s. f. Farine à potages composée de : farine de lentille, 3; farine de maïs, 1; farine de pois, 1; farine d'orge, 1; sel marin, 1 p. 100.

REVARD (LE MONT-) (Savoie). — *Station d'altitude*, 1 545 mètres, au-dessus d'Aix-les-Bains.

RÊVASSERIE. s. f. [*subdelirium*, all. *Fieberlraum*]. Rêves sans suite qui ont lieu pendant un sommeil agité.

RÊVE. s. m. [*somnium*, ὄναρ, all. *Traum*, angl. *dream*, it. *sogno*, esp. *sueno*]. Combinaison involontaire d'images ou d'idées, souvent confuses, parfois très nettes et très suivies, qui se présentent à l'esprit pendant le sommeil. Les rêves sont le signe d'un sommeil partiel, de l'activité où veille d'un seul ou d'un petit nombre des organes de la pensée; le concours simultané de la totalité de ces organes n'ayant pas lieu, les résultats de leur activité sont incomplets, avec ou sans ordre. Les rêves peuvent être en rapport avec l'état des viscères internes, état dont l'impression transmise au cerveau suscite l'activité de la partie qui correspond à ces viscères; ils peuvent alors fournir au médecin quelques indications. A l'état normal, on rêve rarement pendant les premières heures du sommeil. Mais plus tard, à mesure que les organes encéphaliques se délassent, ils rentrent successivement à l'état de veille; c'est pourquoi on rêve davantage lorsque l'heure du lever approche. Le rêve peut embrasser les événements d'une très longue durée, pendant un sommeil de quelques minutes. Les rêves, longtemps considérés comme des actes surnaturels, des avertissements célestes, des annonces de l'avenir, sont le produit d'un travail cérébral non réglé par l'examen de la réalité à l'aide des organes des sens et des idées qu'ils suscitent; ils sont souvent bizarres, parce que, le sommeil ayant fait cesser toute spontanéité, les idées formées sont associées au hasard et avec d'étranges incohérences. Le plus souvent le cerveau est seul mis en jeu dans une ou plusieurs de ses parties; mais il peut arriver que les rêves s'accompagnent de tous les phénomènes expressifs : on se meut, on parle, on gémit, on se plaint, on chante, etc. Quelquefois pendant le sommeil se produisent de véritables travaux intellectuels et que la volonté semble diriger : on résout alors avec promptitude des difficultés de mémoire, de jugement, d'imagination, qu'on n'avait pu vaincre pendant la veille; c'est que le sommeil n'a pas gagné les organes de la conception et de la méditation. Le plus souvent, contrairement aux parties percevantes en rapport avec les organes des sens, celles qui correspondent aux viscères sont relativement les moins endormies pendant le sommeil. N'étant plus distraites par les impressions qui viennent des sens, les sensations internes sont alors plus vives (Cabanis). Or, les parties cérébrales qui perçoivent ces sensations sont en rapport immédiat avec les organes encéphaliques qui président aux idées instinctives. La sensation provient-elle d'un état particulier des organes génitaux, elle est perçue par l'organe de l'instinct sexuel, au point que la réaction sur les organes contractifs correspondants survient bientôt, et amène l'érection et l'éjaculation. Les viscères digestifs, urinaires, respiratoires et circulatoires étant en rapport avec l'instinct nutritif ou de conservation personnelle, les impressions venues de ces viscères donnent lieu à des idées variées, presque toujours très vives et très pénibles, rarement agréables : la réplétion de l'intestin, sa vacuité, son état maladif, etc., donnent lieu à des idées de soif ou de faim, de mort, de blessure, etc.; une gêne de la circulation ou de la respiration, par compression du cou ou du côté gauche du thorax, est perçue comme douleur violente, donnant des idées de mort ou de blessure, provoquant des cris ou des mouvements des membres et des mouvements respiratoires en rapport avec ces idées. C'est cette variété de rêve qui porte le nom de *cauchemar*.

RÉVEIL, s. m. [*evigilatio*, ἔγερσις, all. *Erwachen*, angl. *awaking*, it. *risvegliamento*, esp. *despertamiento*]. Passage de l'état de sommeil à l'état de veille. La cause du *réveil* est le retour des éléments anatomiques à leur état de nutrition parfaite. Aussi, lorsqu'on est arraché violemment au sommeil, on se sent moins dispos intellectuellement et physiquement; la production de chaleur qui dépend de la rénovation organique est moindre, et l'on éprouve des frissons qui ne disparaissent que par un exercice forcé ou par l'usage des boissons spiritueuses qui ont une influence marquée sur la circulation et sur la rénovation matérielle. L'habitude intervient également, et souvent en se couchant plus tôt ou plus tard qu'à l'ordinaire, on ne s'éveille pas moins à la même heure. Le réveil résulte aussi de l'accumulation des matières excrémentitielles, impressions auditives ou olfactives, lorsque la cause s'en présente, etc.

RÉVERBÈRE. s. m. En physique, miroir destiné à réfléchir dans une direction déterminée la lumière ou la chaleur. ‖ En chimie. V. Fourneau *à réverbère*.

REVERDIN (Jacques-Louis) (chirurgien suisse, né en 1842). — *Aiguille de Reverdin*. V. Aiguille.

RÉVERSIF, IVE. adj. Qui concerne la réversion.

RÉVERSION. s. f. Retour d'un être ou d'une partie vers un état par lequel il a déjà passé. V. Hérédité *en retour* et Régression.

REVISION. s. f. Examen par le médecin des cas d'exemption, lors du recrutement de l'armée (V. Réforme). On donne le nom de *conseil de revision* à une juridiction à la fois civile et militaire, chargée de constater l'aptitude au service. Elle siège chaque année vers le milieu d'avril, et examine tous les jeunes gens portés sur la liste d'appel. Le conseil de revision se compose ainsi : le préfet, président ou, à son défaut, le secrétaire général ou exceptionnellement le vice-président du conseil de préfecture; un conseiller de préfecture désigné par le préfet; un conseiller général; un conseiller d'arrondissement; un général de brigade ou colonel ou officier supérieur; un sous-intendant militaire; un commandant de recrutement; un médecin militaire ou, à défaut, un médecin civil désigné par l'autorité militaire. Le sous-préfet de l'arrondissement et les maires des communes auxquelles appartiennent les jeunes gens appelés devant le conseil de revision assistent aux séances et ont le droit de présenter des observations. Les attributions du conseil sont de deux sortes : les unes délibératives (membres civils du conseil, général ou colonel), les autres consultatives (sous-intendant militaire, commandant de recrutement, médecins). Le conseil classe les jeunes gens en quatre catégories : 1° bons pour le service armé; 2° bons pour le service auxiliaire; 3° ajournés; 4° exemptés. On classe dans les services auxiliaires les jeunes gens qui, sans être incapables de tout service, ne peuvent faire un service actif. On ajourne à un nouvel examen du conseil de revision les jeunes gens trop faibles. Enfin on exempte ceux qui ont des infirmités les rendant tout à fait impropres à tout service actif ou auxiliaire; il leur est délivré, pour justifier de leur situation, un certificat constatant leur inaptitude physique au service militaire. L'exemption n'est prononcée que pour cause d'incapacité physique (loi du 21 mars 1905).

RÉVIVIFICATION. s. f. [*revivificatio*, all. et angl. *Revivification*, it. *ravvivamento*, *revivificazione*, esp. *revivificacion*]. Synonyme, en chimie, de *réduction*, et en biologie, de *réviviscence*.

RÉVIVISCENCE. s. f. [de *reviviscere*, revivre; all. *Reviviscenz*] (Marshall-Hall, Humboldt). Faculté qu'ont les plantes et certains animaux de recommencer à se nourrir, etc., après la dessiccation. V. Réviviscent.

RÉVIVISCENT, ENTE. adj. [*reviviscens*]. Qui est doué de la réviviscence. — *Animaux réviviscents*. Ceux qui peuvent être ranimés par l'humectation après avoir perdu par dessiccation toutes les manifestations de la vie. Dans un milieu humide, ils vivent comme les animaux ordinaires ; ils ne s'en distinguent par aucun caractère anatomique ou physiologique, et ne peuvent alors supporter, sans périr définitivement, une température supérieure à 50°. Lorsqu'ils ont été privés de toutes les apparences de la vie par une dessiccation naturelle à l'air libre, ils peuvent supporter des températures beaucoup plus élevées, sans perdre leur propriété de réviviscence : ils franchissent alors brusquement un intervalle de près de 100° (de — 17°,6 à + 78°) sans perdre leur propriété de réviviscence (Pouchet). La dessiccation artificielle à froid ne suffit pas toujours pour enlever à ces animaux leur propriété de réviviscence. Leur résistance aux températures élevées paraît s'accroître d'autant plus, qu'ils ont été plus complètement desséchés d'avance. Toutes les espèces réviviscentes ne résistent pas également à la dessiccation artificielle et aux températures élevées. Cette résistance varie aussi pour des animaux de la même espèce, suivant le milieu où ils ont vécu ; ceux qui ont vécu dans un milieu habituellement humide résistent moins que ceux qui ont vécu dans un milieu habituellement sec. Les anguillules des tuiles perdent leur propriété de réviviscence plus aisément que les tardigrades et les rotifères; ceux-ci paraissent doués d'une résistance supérieure à celle des tardigrades. Les tardigrades émydiums, et surtout les tardigrades macrobiotes, ont pu se ranimer après avoir subi pendant cinq minutes une température de 98°. La température de l'ébullition de l'eau est aisément supportée pendant cinq minutes par les rotifères et les tardigrades, *préalablement desséchés* à froid; cette même température, prolongée pendant trente minutes, a anéanti chez les tardigrades et chez la plupart des rotifères la propriété de réviviscence. Les rotifères peuvent se ranimer après avoir séjourné quatre-vingt-deux jours dans le vide sec et subi immédiatement après une température de 100° pendant trente minutes. Par conséquent, des animaux desséchés successivement à froid dans le vide sec, puis à 100° sous la pression atmosphérique, c'est-à-dire amenés au degré de dessiccation le plus complet, peuvent conserver encore la propriété de se ranimer au contact de l'eau.

RÉVOLUTION. s. f. — *Révolution cardiaque*. V. Cœur et Rythme.

RÉVULSEUR. s. m. Instrument muni de fines aiguilles, produisant à la peau de petites piqûres qu'on enduit d'une huile irritante sinapisée, de façon à déterminer *une éruption vésiculeuse presque instantanée*, utilisée dans certains cas de douleurs rhumatismales (Baunscheidt).

RÉVULSIF, IVE. adj. [*revellens*, de *revellere*, ôter avec effort; ἀντισπαστικός, all. *revulsiv*, angl. *revulsive*, *revellent*, it. *rivulsivo*, esp. *revulsivo*]. Se dit d'un agent ou d'un moyen que l'on emploie pour détourner le principe d'une maladie vers une partie plus ou moins éloignée.

RÉVULSIFS. s. m. pl. Substances ou procédés auxquels on attribue la propriété de produire la *révulsion*. Les rubéfiants et les vésicatoires agissent souvent comme *révulsifs* ; la saignée du pied, les pédiluves sinapisés, sont *révulsifs* à l'égard de la tête; la saignée du bras paraît *révulsive* à l'égard de la poitrine.

RÉVULSION. s. f. [*revulsio*, ἀντίσπασις, all. *Revulsion*, *Antispase*, angl. *revulsion*, it. *rivulsione*, esp. *revulsion*]. Dans l'ancienne médecine, action d'éloigner une humeur de l'organe où l'on supposait qu'elle se portait, pour la diriger ensuite vers une autre partie; ici la *dérivation* s'associait à la *révulsion*. On admettait quatre variétés de révulsion : du haut vers le bas, de droite à gauche, d'avant en arrière et du dedans au dehors. Aujourd'hui on donne le nom de *révulsion* à une méthode thérapeutique qui consiste à provoquer un afflux sanguin, un appel leucocytaire ou l'issue d'une plus ou moins grande quantité de sérosité dans un tissu plus ou moins éloigné de l'organe malade ou même au dehors du corps, dans le but d'améliorer l'état de cet organe. La révulsion se fait au niveau de la peau au moyen d'applications de teinture d'iode, de sinapismes, de thapsia, de ventouses, de vésicatoires, de cautères, au niveau du tube digestif par les purgatifs. La saignée générale à la veine du pli du coude est considérée aussi comme un moyen de révulsion ; elle soustrait une certaine quantité de sang à l'organisme, favorise ainsi l'action du cœur, et évacue au dehors une partie des principes toxiques que le sang charriait. Les ventouses sèches ou scarifiées dérivent dans le réseau capillaire cutané ou attirent au dehors une quantité plus ou moins grande de sang. Il est plus difficile de se rendre compte de la manière dont agissent les pointes de feu, les vésicatoires, les cautères. Dans ces deux derniers cas, on peut supposer qu'il y a des modifications de l'équilibre leucocytaire ; le cautère en particulier, par la suppuration permanente qu'il entretient, détermine des modifications dans les organes hématopoiétiques, et les bons effets qu'en ont obtenus récemment certains médecins (Brocq) sont peut-être explicables par la leucocytose qu'on est en droit de lui attribuer comme à tout agent suppuratif. Quant aux pointes de feu, tout en ayant aussi sans doute une certaine action sur le sang par les plaies qu'elles déterminent, elles agissent peut-être surtout par l'irritation des filets nerveux cutanés et les modifications réflexes qui en résultent.

REYBARD (chirurgien français, 1790-1863). — *Canule de Reybard*. V. CANULE.

RHABARBARIN. s. m. ou **RHABARBARINE**. s. f. [angl. *rhabarbarin*]. La *rhéine*.

RHABDITIS. s. m. [de ῥάβδος, verge]. Nom générique de plusieurs *anguillules*. Le *Rhabditis stercoralis*, Bavay et Normand, long d'un millimètre à l'état adulte, vit dans l'intestin des hommes atteints de diarrhée en Cochinchine. Cinq jours après l'éclosion, le développement est complet. Il vit aussi dans les voies pancréatiques et biliaires sans causer d'accidents spéciaux. Il est très voisin du *Rhabditis terricola*, Duj., ou anguillule de la terre et de la vase. V. ANGUILLULE.

RHABDOCÈLES. s. m. pl. Vers plathelminthes.

RHABDOÏDE. adj. [*rhabdoïdes*, de ῥάβδος, verge, et εἶδος, forme, ressemblance ; all. *stabähnlich*, it. *rabdoïde*, esp. *rabdoides*]. — *Suture rhabdoïde*. Ancien nom de la suture sagittale.

RHABDOMYOME. s. m. [de ῥάβδος, strie, et *myome*]. Variété de myome à fibres striées.

RHABILLEUR. s. m. V. RENOUEUR.

RHACHIS. s. m. V. RACHIS et ses composés. Il vaudrait mieux écrire RHACHIS dans le simple et dans les composés ; les mots commençant par un ῥ en grec prennent *rh* en français.

RHACOSE. s. f. [*rhacosis*, ῥάκωσις, de ῥάκος, guenille]. Relâchement du scrotum.

RHAGADE. s. f. [de ῥαγάς, rupture ; *fissura*, all. *Rhagade*, *Schrunde*, angl. *rhagade*, it. *ragada*]. Anciennement, toute fissure, crevasse ou gerçure des parties molles, des mains, des lèvres, de l'anus, de la vulve, du prépuce, du gland et des bourses. ‖ Pour quelques syphilographes, fissure ou autre ulcération étroite et allongée des organes génito-urinaires et de l'anus, quelle qu'en soit la nature. Ce mot n'a pas de signification précise et n'est plus guère employé. Il n'est pas synonyme de *condylome* ou de *végétation*.

RHAGIOCRINE. adj. [ῥάγιον, grain, et κρίνειν, séparer]. — *Cellule rhagiocrine* (Renaut). Cellules sécrétant des substances sous forme de grains à l'intérieur de vacuoles. Elles sont particulièrement abondantes dans le tissu conjonctif jeune, en voie de croissance, et dans les plaques laiteuses de l'épiploon des jeunes lapins.

RHAGOÏDE. adj. [*rhagoïdes*, de ῥάξ, grain de raisin, et εἶδος, forme; it. *ragoïde*]. Épithète donnée à l'*uvée*.

RHAMNÉGINE. s. f. (Lefort) [*xanthorhamnine*, Gellaty]. L'un des principes colorants du nerprun. On en retire 6 p. 100 du poids de la graine employée. Pure, elle est cristallisable, d'un jaune-citron clair, sans odeur ni saveur, et neutre aux réactifs. Elle est très soluble dans l'eau et dans l'alcool, peu soluble dans l'éther. C'est une glycoside : elle se dédouble, sous l'influence de l'acide sulfurique étendu, à chaud, en glycose et rhamnétine.

RHAMNÉTINE. s. f. Produit de dédoublement de la rhamnégine ; insoluble dans l'alcool et l'éther.

RHAMNINE. s. f. [*chrysorhamnine*]. Principe cristallin retiré du nerprun. Jaune d'or, facile à dissoudre dans l'alcool et l'eau chaude. Soluble dans l'ammoniaque avec une couleur d'un jaune-safran (Fleury, Lefort).

RHAMNOCATHARTINE. s. f. Principe amer des baies de nerprun, amorphe, jaune, neutre, soluble dans l'eau et l'alcool.

RHAMNOXANTHINE. s. f. V. FRANGULINE.

RHAMNUS. s. m. V. NERPRUN.

RHAPHANÉDON. s. m. V. CAULÉDON.

RHAPHANIE. s. f. V. RAPHANIE.

RHAPHÉ. s. m. V. RAPHÉ.

RHAPONTIC. s. m. [de ῥᾶ, nom d'une plante à racine médicinale, chez les anciens, et ποντικός, qui vient du Pont-Euxin : ainsi nommée pour être distinguée d'une racine apportée postérieurement par les barbares des contrées sauvages de l'Asie, qui fut nommée *Rha barbarum*, puis *rhubarbe* ; all. *pontischer Rhabarber*, angl. *pontic rhubarb*, it. et esp. *rapontico*]. Nom ancien de la *rhubarbe de France*, originaire des bords du Pont-Euxin et du nord de la mer Caspienne. — *Rhapontic de montagne*. V. PATIENCE. — *Rhapontic nostras*. La *grande centaurée*.

RHAPONTICINE. s. f. [all. et angl. *Rhaponticin*]. V. CHRYSOPHANIQUE.

RHAZÈS (médecin arabe, 850-923). — *Onguent blanc de Rhazès*. V. ONGUENT.

RHÉADIQUE ou **RHÉADINIQUE**. adj. V. RÉADIQUE.

RHEGMATE. s. m. [de ῥῆγμα, rupture ; all. *Springfrucht*]. Fruit diérésilien correspondant à l'élatérie.

RHÉINE. s. f. V. CHRYSOPHANIQUE.

RHEINFELDEN (Suisse, Argovie). *Eaux chlorurées sodiques* contenant 311 grammes de chlorure de sodium, 1 gramme de chlorure de magnésium et d'aluminium et 5 grammes de sulfate de chaux. Indications : scrofule, rachitisme, rhumatisme chronique. Établissements de bains d'eau douce additionnée d'eau salée ou d'eau mère aux titres les plus divers.

RHÉIQUE. s. f. V. CHRYSOPHANIQUE.

RHÉOCORDE. s. m. [de ῥεῖν, couler, et χορδή]. Appareil destiné à diminuer l'intensité des courants électriques d'une quantité déterminée.

RHÉOMÈTRE. s. m. [de ῥεῖν, couler, et μέτρον, mesure, mesure de courant]. V. GALVANOMÈTRE.

RHÉOPHORE. s. m. [de ῥεῖν, couler, et φέρειν, porter ; porte-courant]. Synonyme d'*électrode*. ‖ Nom donné aux instruments variés qui servent à l'application de l'électricité aux organes malades et peuvent être ajustés aux extrémités des électrodes.

RHÉOSCOPIQUE. adj. [de ῥεῖν, couler, courant, et σκοπεῖν, examiner]. Qui sert à constater l'existence des courants électriques (Pouillet). V. GALVANOSCOPIQUE.

RHÉOSTAT. s. m. [de ῥεῖν, couler, courant, et στάτης, qui arrête]. Appareil qui, augmentant ou diminuant la longueur du circuit que parcourt un courant électrique, en augmente ou diminue l'intensité, celle-ci étant en raison inverse de la longueur du circuit (Wollaston). V. ÉLECTROMAGNÉTIQUE.

RHÉOTROPE. s. m. [de ῥεῖν, couler, courant, et τρέπειν, tourner; *commutateur*, *disjoncteur*, *tachytrope* et *gyrotrope*]. Instrument qui sert, dans les appareils d'induction, à rendre un courant électrique discontinu sans en changer le sens ou en lui donnant alternativement des sens contraires.

RHÉTINAPHTE. s. m. BENZOÈNE.

RHÉTINOÏDE. s. m. [esp. *retinoides*] (Béral). Excipient pharmaceutique composé, qui résulte de l'union des résines entre elles ou avec la cire.

RHÉTINOLÉ, s. m. [esp. *retinolado*]. Médicament qui résulte de l'union d'une résine avec d'autres substances médicamenteuses : il ne contient qu'une seule résine, tandis qu'il y en a plusieurs dans les rhétinoïdes.

RHEUMINE. s. f. V. CHRYSOPHANIQUE.

RHEUMIQUE. adj. — *Acide rheumique* [angl. *rheumic acid*]. Ancien nom de l'acide oxalique.

RHIGOSOLÈNE. s. f. [de ῥῖγος, frisson). Hydrocarbure retiré du pétrole. Il bout à 38°. C'est le plus volatil des produits hydrocarbonés. C'est aussi le plus léger des liquides connus. Sa densité n'est que de 0,625. Son extrême volatilité donne lieu à un refroidissement subit et des plus intenses capable de congeler la peau en cinq à dix secondes. L'usage en est supérieur à celui de l'éther comme réfrigérant (Bigelow), par sa plus grande rapidité d'action et son défaut d'odeur. Mais l'extrême inflammabilité de ce liquide sera toujours un obstacle à son emploi, à sa vulgarisation.

RHINALGIE. s. f. [*rhinalgia*, de ῥίν, nez, et ἄλγος, douleur; esp. *rinalgia*]. Douleur qui a son siège au nez.

RHINANTHACÉES. s. f. pl. Section de la famille des scrofulariées comprenant le genre *Rhinanthus* ou *Alectorolophus*, dont une espèce (*Rh.* ou *Al. cristagalli* L.; *cocrète*, *cocriste*, *crête-de-coq*) a été employée comme les scrofulaires.

RHINANTHINE. s. f. ($C^{116}H^{52}O^{80}$). Glycoside retirée des graines de la *crête-de-coq* (V. RHINANTHACÉES), cristallisable, amère, soluble dans l'eau et l'alcool; les acides étendus la dédoublent en glycose et *rhinanthogine*.

RHINANTHOGINE. s. f. Substance amorphe, brune, insoluble, qui prend naissance par dédoublement de la *rhinanthine*.

RHINELCOSE. s. f. [de ῥίν, nez, et ἕλκος, ulcère]. Ulcération d'une narine.

RHINENCÉPHALE. adj. et s. m. [*rhinencephalus*, de ῥίν, nez, et ἐγκέφαλος, encéphale; all. *Rüssellkopf*, it. et esp. *rinencefalo*] (Geoffroy Saint-Hilaire). Monstre qui a le nez prolongé en forme de trompe.

RHINENCÉPHALIE. s. f. L'état du rhinencéphale.

RHINENCHYTE. s. m. [*rhinenchytes*, de ῥίν, nez, et ἔγχυτον, injection; all. *Nasenspritze*, angl. *rhinenchyta*, it. *rinenchite*, esp. *rinenquites*]. Instrument destiné à faire des injections dans le nez.

RHINIQUE. adj. Qui se rapporte au nez, à la rhinite.

RHINITE. s. f. [de ῥίν, nez; all. *Schnupfen*, angl. *rhinitis*, it. *rinite*, esp. *rinitis*]. Inflammation de la muqueuse des fosses nasales. — *Rhinite atrophique.* Variété de rhinite caractérisée par l'atrophie de la muqueuse, de la sous-muqueuse et des cornets, s'accompagnant le plus souvent de sécrétion d'odeur repoussante (*rhinite atrophique fétide* ou *ozène*). — *Rhinite hypertrophique.* Variété de rhinite catarrhale chronique, caractérisée par l'hypertrophie localisée ou diffuse de la muqueuse nasale.

RHINOBRONCHITE. s. f. Inflammation des muqueuses nasale et bronchique.

RHINOBYON. s. m. [de ῥίν, nez, et βύειν, boucher]. Sonde qu'on passe par le nez et qui renferme un petit sac de baudruche avec un ajutage extérieur pourvu d'un robinet. Une fois le bout de la sonde à l'arrière des fosses nasales, on souffle de l'air ou l'on injecte de l'eau dans le sac par l'ajutage, dont on ferme le robinet quand il est distendu. Ce sac se moule sur les anfractuosités de l'organe.

RHINOCÉPHALE. adj. et s. m. V. RHINENCÉPHALE.

RHINOCÉPHALIE. s. f. V. RHINENCÉPHALIE.

RHINOLALIE. s. f. [de ῥίν, nez, λαλία, parole]. Voix nasonnée. Elle est dite *ouverte*, quand elle est due à une exagération de la perméabilité nasale, comme cela arrive dans les cas de paralysie du voile ou de perforation de la voûte. Quand au contraire la perméabilité nasale est supprimée, la rhinolalie est dite *fermée*; si l'obstacle siège en arrière, les fosses nasales ne forment plus une caisse de résonance, le malade parle de la bouche; si l'obstacle siège en avant, vers les narines, l'air peut encore résonner dans les fosses nasales. Certains auteurs réservent le nom de *nasillement* à ce dernier cas; le terme de *nasonnement* s'appliquerait au contraire à l'altération de la voix, due à une perméabilité exagérée.

RHINO-LARYNGITE. s. f. [esp. *rino-laryngitis*]. Inflammation simultanée des membranes muqueuses nasale et laryngée.

RHINOLITHE. s. f. (de ῥίν, nez, et λίθος, pierre]. Calcul ou concrétion des fosses nasales.

RHINOLOGIE. s. f. [de ῥίν, nez, et λόγος, discours]. Étude des affections des fosses nasales.

RHINOMÉTRIE. s. f. Mesure du degré de perméabilité des fosses nasales par l'air.

RHINONÉCROSIE. s. f. [de ῥίν, nez, et νέκρωσις, nécrose]. Nécrose de la cloison des fosses nasales, observée chez les ouvriers qui travaillent à la fabrication des chromates.

RHINOPHONIE. s. f. [de ῥίν, nez, et φωνή, voix]. V. RHINOLALIE.

RHINOPHYMA. s. m. [de ῥίν, nez, et φῦμα, tumeur]. Développement considérable du nez par suite de l'épaississement de la peau et de l'hypertrophie des glandes sébacées. Le nez peut devenir énorme et descendre sur la lèvre supérieure, jusqu'à la bouche; en même temps la cavité des narines est rétrécie, et parfois même obstruée. La peau est ordinairement rouge et sillonnée de télangiectasies. C'est une variété d'acmé hypertrophique ou éléphantiasique. Le traitement est celui ordinaire de l'acmé, auquel il faut joindre souvent les scarifications linéaires quadrillées.

RHINOPLASTIE. s. f. [*rhinoplastia*, de ῥίν, nez, et πλάσσειν, former; all. *Rhinoplastie*, *Nasenbildung*, angl. *rhinoplasty*, it. *rinoplastica*, esp. *rinoplastica*]. Opération ayant pour but de refaire un nez, lorsque cette partie du visage a été retranchée, ou détruite, en partie ou en totalité, par un lupus, un cancer, une affection scrofuleuse ou syphilitique, une lésion traumatique. La *rhinoplastie* a été pratiquée d'abord dans l'Inde, où l'amputation du nez est une peine fréquemment infligée. La méthode la plus ancienne (*méthode de Celse*) consistait à appliquer, sur la plaie encore saignante, un lambeau, de la grandeur et de la forme de la portion du nez amputée, pris dans les téguments des parties voisines et ramené par glissement au niveau de l'organe perdu, et maintenu en position par des bandelettes agglutinatives jusqu'à ce qu'il eût contracté adhérence avec les lèvres de la plaie. Suivant une autre méthode (*méthode indienne*), on taille sur le front un lambeau suffisant, en ayant soin de ne point détacher entièrement le morceau ainsi taillé, et de conserver intact une sorte de pédicule pour la nutrition du lambeau. On rabat celui-ci en le retournant de haut en bas, au moyen d'une torsion faite à la languette adhérente; et, après avoir avivé la plaie du nez, on y applique ce lambeau, en ayant soin de bien affronter les bords, et en le maintenant avec des bandelettes agglutinatives et un bandage approprié. Une troisième méthode (*méthode italienne*) consiste à tailler sur le bras le lambeau de peau nécessaire; et ce lambeau converti en nez est nourri par les vaisseaux du bras, jusqu'à ce qu'il soit greffé sur le visage : à cet effet, le bras est tenu élevé et attaché près de la tête pendant plusieurs jours. Ces différentes méthodes peuvent avoir leurs indications; l'opération sera faite avec une asepsie absolue; les points de suture remplaceront les bandelettes agglutinatives des anciens.

RHINOPLASTIQUE. adj. Qui concerne la rhinoplastie.

RHINOPTIE. s. f. [de ῥὶν, nez, et ὄπτομαι, je vois; it. *rinopzia*, esp. *rinoptia*]. Strabisme dans lequel les yeux sont dirigés vers le nez.

RHINORRAGIE. s. f. [*rhinorrhagia*, de ῥὶν, nez, et ῥήγνυμι, je romps; all. *Nasenbluten*, angl. *rhinorrhage*. it. et esp. *rinorragia*]. Hémorragie nasale.

RHINORRAPHIE. s. f. [*rinorrhaphia*, de ῥὶν, nez, et ῥαφή, couture; all. *Rhinorrhaphie*, angl. *rhinorrhaphy*, it. et esp. *rinorrafia*]. Réunion, par suture, des bords d'une plaie du nez.

RHINORRHÉE. s. f. [*rhinorrhœa*, de ῥὶν, nez, et ῥεῖν, couler; all. *Nasenfluss*, angl. *rhinorrhœa*, it. et esp. *rinorrea*]. Écoulement de mucosités limpides par le nez, sans aucun symptôme inflammatoire.

RHINO-SALPINGITE. s. f. Inflammation de la muqueuse de la trompe d'Eustache.

RHINOSCLÉROME. s. m. [de ῥὶν, nez, et σκληρὸς, dur].

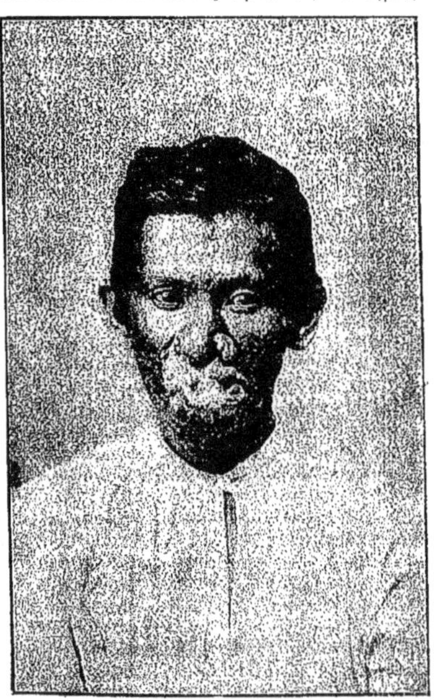

Fig. 639. — *Rhinosclérome.*

Epaississement d'une des ailes du nez ou de la muqueuse de la cloison, étendu aux fosses nasales, à la lèvre supérieure, quelquefois au pharynx et au larynx, et caractérisé par des nodosités dures (fig. 639), isolées et confluentes. Cette affection a une marche très lente, mais a une tendance constante à s'étendre; elle récidive toujours après extirpation. Histologiquement, la structure de la tumeur rappelle celle du sarcome. On y trouve de plus un bacille encapsulé décrit par Frisch en 1882, voisin par ses caractères du bacille de Friedländer.

RHINOSCOPE. s. m. Petit spéculum destiné à examiner l'intérieur des fosses nasales (*speculum nasi*). On donne aussi ce nom au miroir servant à la rhinoscopie postérieure.

RHINOSCOPIE. s. f. [de ῥὶν, nez, et σκοπεῖν, examiner]. Examen des fosses nasales, fait à l'aide du rhinoscope. — *Rhinoscopie antérieure.* Examen de l'intérieur des fosses nasales par les orifices antérieurs ou narines; on le fait au moyen du *speculum nasi* (fig. 640). — *Rhinoscopie postérieure.* Examen des fosses nasales par les orifices postérieurs ou choanes; on le pratique au moyen d'un petit miroir ovalaire incliné à 140° sur sa tige et que l'on place obliquement sous le voile du palais en évitant de toucher la luette. Un abaisse-langue est nécessaire pour l'introduction du miroir; un releveur du voile est souvent utile. L'image rhinoscopique postérieure montre (fig. 641) le bord postérieur de la cloison plus clair que le reste de l'image et qu'on ne confondra pas avec la luette, les trois cornets superposés dont le moyen, plus rouge, se reconnaît facilement, la voûte surchargée de végétations adénoïdes chez l'enfant et montrant chez l'adulte des inégalités traces de l'amygdale pharyngienne atrophiée, enfin l'orifice de la trompe d'Eustache, et, plus en avant, la fossette de Rosenmüller.

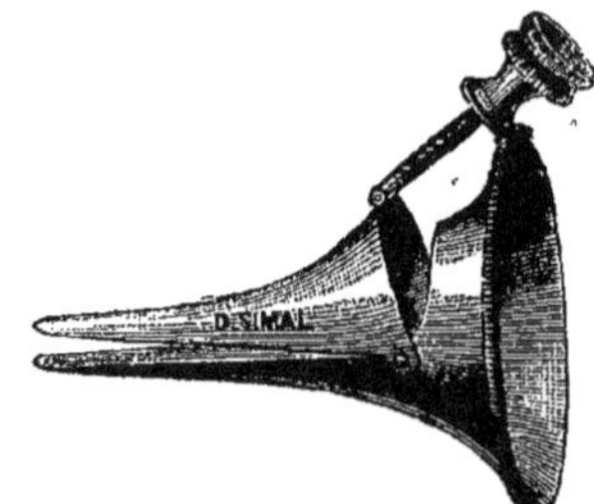

Fig. 640. — *Speculum nasi.*

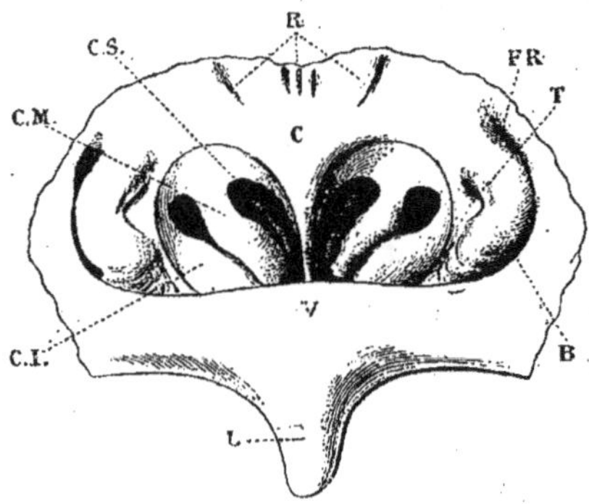

Fig. 641. — Orifices postérieurs des fosses nasales. — L, Luette; V, voile du palais; C, bord postérieur de la cloison; CI, cornet inférieur; CM, cornet moyen; CS, cornet supérieur; R, recessus de l'amygdale pharyngée; T, pavillon tubaire; B, bourrelet tubaire, FR, fossette de Rosenmuller (d'après Schmidt).

RHINOTOMIE. s. f. [de ῥίν, nez, et τομή, section]. Ouverture chirurgicale des fosses nasales.

RHINOTRICHIE. s. f. Le pilosisme du nez.

RHIZAGRE. s. m. [de ῥίζα, racine, et ἄγρα, prise, capture; all. *Wurzelzange*, angl. *rhizagra*, it. *rizagro*, esp. *rizagre*]. Instrument propre à extraire les racines des dents. V. Repoussoir.

RHIZOBOLÉES. s. f. pl. Famille de plantes dicotylédones polypétales hypogynes, contenant de grands arbres de la Guyane et du Brésil, à feuilles opposées, dont le fruit a une pulpe butyreuse alimentaire, ainsi que l'amande, qui est huileuse.

RHIZOCTONE. s. m. [de ῥίζα, racine, et κτείνειν, tuer]. Champignon parasite (*Rhizoctonia violacea*, Tresl.), voisin des truffes, formant sur les racines de safran et de luzerne un feutre violacé rougeâtre, avec prolongements et renflements charnus, bruns. Il fait flétrir en été les plantes attaquées.

RHIZOME. s. m. [de ῥίζα, racine; all. *Wurzelstock*, angl. *rhizome*, it. *risomo*]. V. Souche.

RHIZOMÈRE. s. m. [de ῥίζα, racine, et μέρος, partie]. Territoire cutané dont les nerfs sont en relation avec un ganglion rachidien et les racines qui en émanent.

RHIZOPODES. s. m. pl. [de ῥίζα, racine, et ποῦς, pied, *polythalames*, *foraminifères*]. Protozoaires que Cuvier, de Blainville, etc., rangeaient parmi les céphalopodes, Dujardin reconnut qu'ils devaient se placer très près des éponges. Les rhizopodes sont de petits animaux, souvent microscopiques, d'une organisation simple, et dont le corps est nu (amibes, actinophrys) ou protégé par une enveloppe testacée; ils ont une existence individuelle, ce qui les distingue des éponges. Ils sont formés d'une masse de sarcode, gélatineuse, tantôt entière, tantôt divisée en segments. L'enveloppe est cloisonnée, pourvue d'ouvertures ou de pores qui donnent passage à des filaments contractiles (*pseudopodes*). Les rhizopodes trouvent leur nourriture dans les substances animales qui flottent dans les eaux. Au moyen des filaments qui font saillie par les ouvertures de leur coquille, ils agglutinent des infusoires et les attirent dans l'intérieur.

RHIZOPODIENS. s. m. pl. V. Rhizopodes.

RHIZOPOGON. s. m. Genre de champignons tubéracés, souterrains, blancs, voisins des truffes. On les trouve dans le nord de l'Europe.

RHIZOSARQUE, et non **RADICOSARQUE.** s. m. [de ῥίζα, racine, et σάρξ, σαρκὸς, chair]. V. Tubérosité.

RHIZOSTOME. s. m. V. Méduse.

RHODALLINE. s. f. L'huile de moutarde ammoniacale.

RHODANOGÈNE. s. m. Le sulfocyanogène.

RHODÉORÉTINE. s. f. V. Convolvuline.

RHODÉORÉTINOL. s. m. V. Convolvulinol.

RHODÉORÉTIQUE. adj. — *Acide rhodéorétique*. V. Convolvulique.

RHODIQUE. adj. — *Acide rhodique*. Synonyme de *Trioxyde de rhodium*.

RHODIUM. s. m. [de ῥόδον, rose; all. et angl. *Rhodium*, it. et esp. *rodio*]. Métal que Wollaston a trouvé en 1803 dans la mine de platine. Blanc comme le platine, infusible, cassant; il pèse environ 11, donne des solutions salines d'un beau rose, d'où son nom, et un oxyde vert (RhO^2).

RHODODENDRON. s. m. [*rhododendrum*]. Genre d'éricacées dont plusieurs espèces, *Rh. crysanthum*, *Rh. ferrugineum*, *Rh. ponticum*, etc., sont douées de propriétés âcres et narcotiques.

RHODOMÈLE. s. m. [*rhodomelon*, ῥοδόμηλον]. Se dit pour *miel rosat* [*mel rosaceum*, ῥοδόμελι], et pour désigner une préparation de rose et de pulpe de coing.

RHODOTANNIQUE. adj. — *Acide rhodotannique*. Tannin des feuilles du *Rhododendron ferrugineum*. Il fournit une substance rouge, la *rhodoxanthine*.

RHŒADINE. s. f. ($C^{42}H^{21}AzO^{12}$). Alcaloïde, non vénéneux, extrait du coquelicot; cristallisable, presque insoluble dans l'eau, l'alcool, les solutions alcalines. Les acides le colorent en rouge et le convertissent en *rhœagénine*.

RHŒAGÉNINE. s. f. Base isomérique avec la *rhœadine*.

RHOMBOÏDE ou **RHOMBOÏDAL, ALE.** adj. [*rhomboides*, de ῥόμβος, rhombe, et εἶδος, forme; all. *rautenformig*, angl. *rhomboid*, it. *romboide*, esp. *romboidal*]. Qui a la forme d'un rhombe, qui a quatre côtés, dont les opposés sont égaux et parallèles, et quatre angles, dont deux aigus et deux obtus. — *Corps rhomboïdal*. V. Cervelet.

RHOMBOÏDE. s. m. [esp. *romboideo*; *dorso-scapulaire*, Ch.]. Muscle du dos couvert par le trapèze, et qui, des apophyses épineuses des vertèbres dorsales, s'étend au bord interne de l'omoplate.

RHONCHUS. s. m. [*rhonchus*, *stertor*, ῥόγχος, de ῥέγχω, *sterto*, je ronfle; all. *Rasselgeräusch*, angl. *rhonchus*]. Mot latin employé en français pour désigner l'espèce de ronflement plus ou moins dur et bruyant que font entendre les apoplectiques, lorsque la paralysie a gagné le voile du palais, ou les agonisants. On l'a aussi appliqué à la désignation de certains râles pulmonaires bruyants. Ces rhonchus sonores ressemblent au bruit d'une corde de basse, au roucoulement de la tourterelle, etc.; ils prédominent généralement dans l'expiration; ils peuvent se modifier, se déplacer, disparaître par la toux; ils produisent sur les parois pectorales un frémissement appréciable à la main. Les rhonchus bronchiques secs ou humides s'observent particulièrement dans la bronchite aiguë et chronique, surtout à la racine des bronches. Les rhonchus humides des grosses bronches s'observent encore quand un liquide, sang, pus, séjourne dans les grosses bronches. V. Rale.

RHOTACISME. s. m. [ῥωτακισμὸς, de ῥῶ, nom de la lettre ρ en grec]. Prononciation vicieuse de la lettre *r*. V. Grasseyement.

RHUBARBARIN. s. m., ou **RHUBARBARINE.** s. f. V. Chrysophanique.

RHUBARBARIQUE. adj. V. Chrysophanique.

RHUBARBE. s. f. [all. *Rhabarber*, angl. *rhubarb*, it. *rabarbaro*, esp. *ruibarbo*]. Nom collectif de plusieurs racines employées en médecine, qui toutes appartiennent au genre *Rheum*, de la famille des polygonées. — *Rhubarbe de Chine*, *de Perse* ou *des Indes* (*Rheum palmatum*, L.). Elle est en morceaux compacts, arrondis, d'un jaune sale extérieurement; leur cassure présente une marbrure formée de lignes serrées. Elle a une saveur amère, teint la salive en jaune-orange, et croque fortement sous la dent. — *Rhubarbe de Moscovie*, *rhubarbe officinale*, *vraie rhubarbe* (*Rheum palmatum*, L.). Elle est d'un jaune plus pur, d'une cassure moins compacte, marbrée de veines rouges et blanches irrégulières. C'est la plus estimée. Cette rhubarbe contient de l'acide chrysophanique, qui est probablement son principe actif. La poudre, à faible dose (20 à 40 centigrammes), agit comme tonique; à dose plus forte (2 à 4 grammes), elle devient purgative. On l'administre aussi en infusion (4 à 8 grammes dans 150 grammes d'eau), en sirop (4 à 8 grammes), en extrait (1gr,30), en tablettes, en teinture (30 à 60 gouttes). — *Rhubarbe de France* (*Rheum compactum*, L., *undulatum*, L., et *rhaponticum*, L., *racine de rhapontic*). Elle se trouve dans le commerce sous deux formes différentes. Tantôt elle est très grosse, d'une apparence ligneuse, gris rougeâtre à l'extérieur; sa cassure transversale est marbrée de stries rayonnantes rouges et blanches; sa saveur est très astringente et mucilagineuse; elle ne croque pas sous la dent; elle colore la salive en jaune; son odeur, plus désagréable que celle de la rhubarbe de Moscovie, peut être facilement distinguée; sa poudre a une teinte rougeâtre. Tantôt elle est en morceaux de 8 à 10 centimètres, moins ligneux, plus pâles que ceux de l'espèce précédente, et ressemblant à la vraie rhubarbe, dont ils diffèrent par leur cassure rayonnante et leur saveur astringente. Elle contient beaucoup plus de matière colorante que la vraie rhubarbe, mais ce principe est rougeâtre au lieu d'être jaune. — *Rhubarbe des Alpes*. V. PATIENCE. — *Rubarbe blanche*. V. MÉCHOACAN. — *Rhubarbe des moines*. V. PATIENCE.

RHUM. s. m. [all. et angl. *rhum*, it. *rhum*, esp. *rom*]. Alcool retiré de la mélasse du sucre de canne.

RHUMAPYRE. s. f. [mot hybride fait de *rhume*, et πῦρ, feu] (Swediaur). La fièvre rhumatismale.

RHUMARTHRITE. s. f. [mot hybride fait de *rhume*, et *arthrite*]. Arthrite rhumatismale.

RHUMATALGIE. s. f. [mot hybride fait de *rhumatisme*, et ἄλγος, douleur; all. *rheumatisches Leiden*, angl. *rheumatalgia*, esp. *reumatalgie*]. Douleur rhumatismale.

RHUMATIQUE. adj. V. RHUMATISMAL.

RHUMATISANT, ANTE. adj. et s. [all. *rheumatisch*, it. *reumatizzante*]. Qui est affecté de rhumatisme.

RHUMATISMAL, ALE. adj. [all. *rheumatisch*, angl. *rheumatic*, it. et esp. *reumatico*]. Qui appartient au rhumatisme : *douleurs rhumatismales*, *méningite rhumatismale*, *péliose rhumatismale*, *vertige rhumatismal*. — *Fièvre rhumatismale*. Fièvre plus ou moins vive qui accompagne le rhumatisme articulaire aigu ; cette expression est aussi employée parfois pour désigner le *rhumatisme articulaire aigu*. ‖ S'est dit, à tort, de toutes les maladies qui peuvent survenir sous l'influence d'un refroidissement.

RHUMATISME. s. m. [*rheumatismus*, ῥευματισμὸς, de ῥεῦμα, fluxion ; all. *Rheumatismus*, angl. *rhumatism*, it. et esp. *reumatismo*]. Ce mot employé seul n'a pas de sens précis en médecine : parfois il désigne une diathèse qui se confond plus ou moins complètement avec l'*arthritisme*; le plus souvent il éveille l'idée de manifestations douloureuses, mobiles et passagères, localisées de préférence au niveau des articulations, mais pouvant se montrer ailleurs, et dépendant d'une modification héréditaire ou acquise de l'état général; dans certains cas il est pris dans le sens de rhumatisme articulaire. — *Rhumatisme articulaire* [*arthrite rhumatismale*, all. *Gelenkrheumatismus*, angl. *acute rheumatism*, it. *reumapira*, *febbre reumatica*]. Maladie caractérisée par l'inflammation aiguë ou chronique du système fibro-séreux des articulations intéressant toujours plusieurs articles à la fois ou successivement et s'accompagnant de modifications plus ou moins profondes de l'état général. — Le *rhumatisme articulaire aigu* (*fièvre rhumatismale, polyarthrite aiguë fébrile*) est considéré aujourd'hui comme une maladie infectieuse dont le microbe n'est pas connu, mais dont la cause bactérienne semble résider dans le tube digestif et envahit les articulations à la faveur de cette modification spéciale de l'état général appelée *diathèse d'auto-infection* (Gilbert et Lereboullet). Le début se fait souvent par une angine accompagnée de malaise et de fièvre ou par de la fatigue musculaire, des douleurs vagues localisées aux lombes, aux côtes, ou parfois d'emblée aux articulations. Généralement au bout de vingt-quatre à quarante-huit heures, une ou plusieurs articulations deviennent douloureuses et se tuméfient; il s'y développe de la chaleur et parfois une teinte rosée; la synoviale est distendue par du liquide qui à l'examen cytologique se montre riche en leucocytes polynucléaires. La douleur constitue toujours le symptôme capital prédominant; elle détermine l'attitude du malade qui met ses muscles dans le relâchement, et commande l'immobilité. Les grandes articulations sont plus souvent prises que les petites; chaque arthrite passe par une période aiguë qui dure de quatre à huit jours. Plusieurs articulations sont prises, et on observe souvent qu'une articulation jusque-là indemne se prend quand une autre primitivement atteinte guérit. Cette mobilité des arthrites est un des caractères de l'affection. La fièvre est en rapport avec l'intensité et le nombre des fluxions articulaires; elle est irrégulière, rémittente. Elle s'accompagne de modifications des urines qui sont rares, colorées et contiennent de l'albumine. Enfin l'état général du rhumatisant se caractérise par une anémie intense et rapide, déterminant la pâleur de la peau ; le sang présente une diminution considérable des globules rouges, une leucocytose marquée et enfin une augmentation de la fibrine. La durée de cette affection varie depuis quelques jours jusqu'à deux ou trois mois. Le rhumatisme articulaire aigu peut, en dehors de ses localisations articulaires, déterminer des inflammations des séreuses viscérales, et en particulier du péricarde et de l'endocarde. Bouillaud a montré la fréquence et la loi de ces complications cardiaques [V. BOUILLAUD (*Lois de*)]. La plèvre est prise plus rarement. L'œdème pulmonaire aigu se rencontre parfois. Enfin les manifestations cérébrales qui existent dans quelques cas sont décrites sous le nom de *rhumatisme cérébral* (V. plus bas). Le diagnostic est en général facile; la goutte a un début plus brusque, une localisation spéciale au gros orteil qui se fait d'emblée, des phénomènes généraux moins accusés; le diagnostic avec les pseudo-rhumatismes infectieux est parfois plus délicat (V. PSEUDO-RHUMATISME). Le pronostic est toujours réservé en raison de la gravité des complications cardiaques toujours possibles, de la tendance aux récidives que présente cette affection; la première attaque a lieu, généralement, dans l'enfance ou au début de l'âge adulte; mais il est rare qu'elle soit unique. Le traitement consiste dans l'administration du salicylate de soude qui peut être considéré comme le spécifique de cette maladie; il sera administré à dose suffisante, 5 à 6 grammes d'emblée, dose que l'on sera parfois obligé de porter à 8 et 10 grammes; on peut y joindre les enveloppements des articulations avec un liniment calmant, ou l'application *loco dolenti* de 10 à 20 gouttes de salicylate de méthyle; on donnera du lait, des boissons abondantes; on traitera les complications par les moyens appropriés. — Le *rhumatisme articulaire chronique* comprend, d'après les auteurs récents (Teissier et Roque), trois formes : 1° le *rhumatisme déformant* ou *rhumatisme noueux*; 2° le *rhumatisme articulaire chronique simple*, succédant au rhumatisme articulaire aigu ou à un pseudo-rhumatisme; 3° le *rhumatisme chronique dyscrasique*, appelé encore *rhumatisme goutteux*. Le *rhumatisme noueux* (rhumatisme chronique déformant, nodosités des jointures de Haygarth, goutte asthénique primitive de Landré-Beauvais) se rencontre surtout chez les femmes entre quarante et soixante ans, et spécialement dans la classe pauvre; il est attribué généralement à l'action du froid humide, au séjour dans des maisons humides à parois salpêtrées et recouvertes de moisissures. Dans sa forme ordinaire, il affecte principalement les petites articulations des mains et des pieds, mais envahit secondairement les grands articles; il procède d'une façon symétrique. L'envahissement des jointures n'est pas accompagné de réaction locale vive ; les douleurs sont en général peu marquées, apparaissant sous forme de crampes. Peu à peu les mains et les pieds se déforment : le premier type, dit *de flexion*, est caractérisé par la flexion du poignet sur l'avant-bras, des phalanges sur les métacarpiens et de la phalangette sur la phalangine, les phalangines étant en extension sur la phalange ; le deuxième type, ou *d'extension*, est caractérisé par l'extension des phalanges sur les métacarpiens et de la phalangette sur la phalangine ; la phalangine est en flexion sur la phalange, et le poignet sur l'avant-bras ; dans les deux cas il y a déviation en masse des phalanges vers le bord cubital de la main. Enfin, dans un troisième type dit *rectiligne*, décrit par Widal, les trois phalanges sont sur le même axe et déviées vers le bord cubital, avec une légère flexion sur les métacarpiens. Souvent ces différents types sont groupés à la même main, à des doigts différents [fig. 642 : les différents types de déformation sont réunis chez le même malade : type de flexion (quatre derniers doigts de la main gauche) ; type d'extension (pouce de la main gauche) ; type rectiligne (indicateur de la main droite)]. Puis les masses musculaires s'atrophient ; la peau devient lisse et froide. Aux membres inférieurs les déformations sont différentes, les orteils sont attirés en dehors ; au lieu de l'atrophie, on constate un œdème dur et indolent du pied et de la jambe. La durée est toujours très longue et se chiffre par années ; à la fin, l'albuminurie apparaît, et la mort arrive par les progrès d'une urémie à marche lente, ou à la suite d'une tuberculose secondaire qui évolue chroniquement. Dans une autre forme, une seule articulation est prise, et de préférence alors la hanche (*morbus coxæ senilis*) : le mal évolue sous forme d'arthrite sèche ; parfois le début est subaigu et s'accompagne d'œdème périarticulaire et d'hydarthrose (forme hypertrophique d'Adams) ; plus souvent il y a atrophie des muscles voisins. Enfin il semble que ce soit à cette forme que l'on doive attribuer la *spondylose rhizomélique* de Marie (V. SPONDYLOSE). Le traitement du rhumatisme noueux est purement symptomatique ; on calmera les douleurs quand elles seront trop vives par des liniments opiacés ou des applications locales de salicylate de méthyle ; à l'intérieur, l'usage de l'iodure de potassium peut donner de bons résultats. — Le *rhumatisme articulaire chronique simple* peut succéder au rhumatisme articulaire aigu ; il est consécutif alors à des poussées aiguës successives ; à la dernière, la résolution ne se fait pas, les petites jointures se prennent. Cette forme se rencontre chez les jeunes sujets comme le rhumatisme articulaire aigu, et s'accompagne fréquemment de lésions cardiaques. On en rapproche le rhumatisme chronique succédant à certains pseudo-rhumatismes infectieux : tel est le rhumatisme chronique blennorragique qui peut affecter soit le type de rhumatisme ankylosant oligo-articulaire, soit le type de polyarthrite déformante localisée aux mains et aux pieds et rappelant le rhumatisme noueux, soit le type de spondylose rhizomélique. — Le *rhumatisme chronique dyscrasique*, appelé parfois *rhumatisme goutteux*, survient chez des malades présentant tous les signes de l'arthritisme ; anatomiquement il est caractérisé par la conservation du cartilage articulaire, comme le montre la radiographie, et la présence d'ostéophytes de constitution uratique. Il donne lieu à des arthrites sèches, parfois à des douleurs ostéalgiques violentes (rhumatisme chronique ostéalgique), douleurs indépendantes des mouvements des articulations. Il s'accompagne parfois de nodosités situées au niveau de l'articulation de la phalangette avec la phalangine dites nodosités d'Heberden (V. HEBERDEN). — Récemment Poncet a fait connaître le *rhumatisme tuberculeux* : nombreux seraient les cas de rhumatisme, notamment de rhumatisme déformant ou ankylosant, qui relèveraient de la tuberculose. Les jointures d'ailleurs ne seraient pas le siège de lésions spécifiques. Le diagnostic en serait facilité par la coexistence de lésions tuberculeuses pulmonaires ou autres, par la recherche du séro-diagnostic et par l'inoculation au cobaye du liquide articulaire, amenant le développement de tubercules. — Récemment aussi a été décrit le *rhumatisme biliaire*. Complication possible des cirrhoses biliaires (Gilbert et Fournier), ainsi que des diverses modalités de l'angiocholécystite microbienne capables d'évoluer sur le terrain de la cholémie familiale (Gilbert et Lereboullet), tantôt aigu, tantôt chronique, le rhumatisme biliaire peut amener des déformations articulaires associées dans certains cas à l'hippocratisme des doigts. Ce n'est point un rhumatisme toxique dû à l'action de la bile, mais un rhumatisme toxi-infectieux dû à l'action des germes qui occupent les canaux de la bile. — Le traitement de ces diverses formes de rhumatisme chronique est toujours difficile et donne peu de résultats ; le salicylate de soude est le plus souvent sans effet ; on pourra l'essayer sous forme d'injections au voisinage de l'articulation malade, ou encore en frictions ; on traitera surtout la cause, si celle-ci peut être mise en évidence. Dans la forme dyscrasique se rapprochant de la goutte, le colchique pourra trouver ses indications. — *Rhumatisme cérébral* [*encéphalopathie rhumatismale*]. Ensemble des accidents qui se développent du côté de l'encéphale pendant le cours d'un rhumatisme articulaire. Ce sont : 1° Délire simple, rappelant le délire sympathique ou nerveux observé dans un grand nombre de maladies aiguës fébriles, de cause interne ou traumatique : *rhumatisme compliqué de délire* ou *rhumatisme cérébral*. 2° Réunion de la plupart des symptômes et probablement des lésions propres à la méningite : *méningite rhumatismale*. C'est sans doute à des lésions de cet ordre, mais passées à l'état chronique ou étendues à la substance de l'encéphale, que sont dus les accidents d'aliénation consécutifs à certains rhumatismes, et qui ont reçu le nom de *folie rhumatismale*. 3° État ataxique brusque, imprévu, bientôt remplacé par un collapsus ou coma mortel : *apoplexie rhumatismale de Stoll* et *rhumatisme ataxique*. 4° Délire, puis coma, accompagnant une élévation anormale de la température : *rhumatisme hyperthermique*. C'est surtout dans ce dernier cas qu'on emploie avec avantage les bains frais. Ainsi les accidents cérébraux du rhumatisme sont

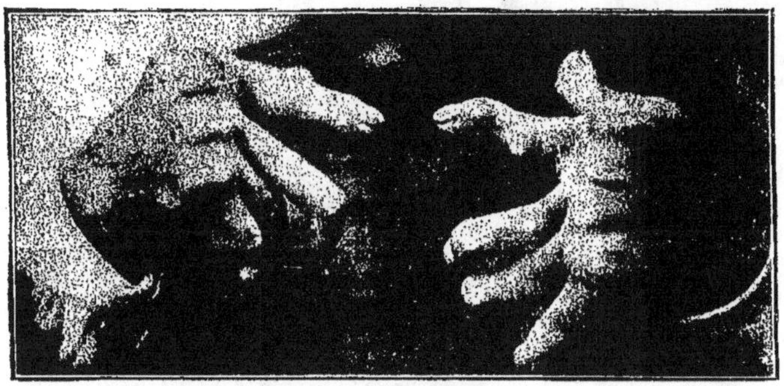

Fig. 642. — *Rhumatisme noueux.*

tantôt sympathiques; tantôt ils dépendent d'une inflammation des méninges, tantôt enfin d'un excès de calorification.

RHUMATOÏDE. adj. [mot hybride fait de *rhumatisme*, avec εἶδος, forme]. Se dit des douleurs analogues à celles du rhumatisme, et en particulier de celles qui se manifestent au voisinage des articulations des membres, aux régions cervicale, lombaire et sternale, quelques semaines après le début du chancre induré, vers l'époque où les ganglions cervicaux s'engorgent. Elles sont, avec la chloro-anémie, parmi les symptômes qui servent de prodromes aux accidents secondaires. — *Arthrite rhumatoïde*. V. Rhumatisme *goutteux*.

RHUME. s. m. [*rheuma*, de ῥεῦμα, écoulement, dérivé de ῥέω, je coule; all. *Catarrh*, *Schnupfen*, angl. *rheum*, it. et esp. *reuma*]. Vulgairement, toute affection des voies respiratoires supérieures qui s'accompagne d'un écoulement plus ou moins abondant. Tels sont le coryza aigu ou chronique, appelé *rhume de cerveau* (V. Coryza), la rhino-pharyngite aiguë, la laryngo-trachéite, et certaines formes de trachéite avec inflammation des premières ramifications bronchiques (*rhume de poitrine*). Il s'agit dans tous ces cas d'une inflammation de la muqueuse de ces conduits sous l'influence des microbes vulgaires qui habitent leurs orifices. Le *rhume négligé*, accusé parfois d'être le commencement de la phtisie, n'est pas une affection de même nature que le rhume ordinaire, mais constitue l'expression symptomatique première d'une tuberculose pulmonaire au début; aussi les phénomènes de catarrhe nasopharyngé sont absents, il y a seulement de la toux sèche ou accompagnée d'une expectoration minime. Parfois pourtant des phénomènes d'inflammation banale peuvent se surajouter à des lésions tuberculeuses antécédentes et augmenter la virulence des bacilles de Koch, si bien que la tuberculose, silencieuse jusque-là, commencera à donner lieu à ses symptômes ordinaires quand le rhume proprement dit sera calmé et ainsi paraîtra lui succéder.

RHUMICINE. s. f. V. Chrysophanique.

RHUS. s. m. V. Sumac.

RHYAS. s. m. [ῥυὰς, de λέω, je coule; all. *Thränenfluss*, *Augentriefen*, *Rhyas*, angl. *rhyas*, it. et esp. *rias*]. Écoulement continuel des larmes, causé par l'atrophie ou l'absence complète de la caroncule lacrymale.

RHYPIA. s. m. V. Rupia.

RHYPTIQUE. adj. et s. m. [*rhypticus*, de ῥύπτειν, nettoyer, all. *reinigend*, angl. *rhyptic*, *rhyptical*, it. *rittico*, esp. *riptico*]. Nom que quelques humoristes donnaient autrefois à des médicaments qu'ils regardaient comme propres à entraîner les humeurs corrompues.

RHYTIDOSIS. s. f. [de ῥυτίδωσις, froncement]. Atrophie de la cornée (Bock).

RIBEAUVILLÉ (Haute-Alsace). *Eaux bicarbonatées calciques, magnésiennes*, température, 18°. Établissement. Eaux transportées.

RIBES. s. m. V. Groseillier.

RICCIE. s. f. Genre d'hépatiques, dont une espèce, la *Riccie flottante* (*Riccia fluitans*, L.), croît dans les eaux douces et a des feuilles effilées.

RICHARDSONIE. s. f. Genre de plantes rubiacées, dont une espèce, la *Richardsonie à feuilles rondes* (*Richardsonia scabra*), a une racine ondulée, connue sous le nom d'*ipécacuanha ondulé*. V. Ipécacuanha.

RICHE. adj. — *Sang riche*. Celui dont la couleur est vermeille, et qui se coagule facilement.

RICHTER (Aug. Gott.) (chirurgien allemand, 1742-1812). — *Hernie de Richter*. Entérocèle pariétale.

RICIN. s. m. [*Ricinus*, κρότων, all. *Wunderbaum*, *Ricinusol*, angl. *ricinus*, *castor-oil plant*, it. *ricino*, *palma Christi*, esp. *ricino*]. Genre de plantes euphorbiacées dont la principale espèce est le *ricin commun* (*Ricinus communis*, L.), plante originaire d'Afrique, annuelle dans nos climats, vivace dans le Midi, portant ordinairement les fleurs mâles et femelles sur un même épi : les mâles, à étamines jaunes polyadelphes, sont au bas; les femelles, à trois stigmates plumeux, bifides, rouges, sont en haut. Le fruit est formé de trois coques épineuses se séparant à maturité. Les graines sont oblongues ovales, un peu aplaties, luisantes, grises et tachetées de noir (fig. 643); elles contiennent une amande blanche très huileuse, et donnent, par expression, une huile très épaisse, transparente, rougeâtre, verdâtre, jaunâtre ou incolore suivant le mode de préparation. De toutes les huiles végétales, c'est la seule qui soit soluble en toutes proportions dans l'alcool absolu. Elle est siccative, et devient âcre au contact de l'air. Le meilleur mode de préparation est l'expression à froid : on prend des graines de ricin de France récentes, on les fait passer entre deux cylindres pour briser l'enveloppe, on vanne, on sépare à la main les débris d'enveloppe, on exprime fortement dans des sacs de coutil, on filtre au papier (Codex). L'huile ainsi obtenue est incolore, d'odeur et de saveur peu prononcées : c'est un purgatif doux, dont le principe actif n'est pas exactement connu; il est probable qu'il existe dans toutes les parties de la graine, et que l'huile en prend une faible partie pendant l'expression; le résidu de l'expression est beaucoup plus actif que l'huile; les graines elles-mêmes sont âcres, émétiques et purgatives. La *ricinélaïdine* ou *palmine*, la *ricinine*, les *acides ricinique* et *ricinoléique*, ont été retirés de l'huile de ricin. Celle-ci se donne à la dose de 30 à 60 grammes, selon l'âge et la constitution des sujets, soit simplement étendue dans du bouillon gras ou aux herbes, soit sous forme d'émulsion. On fait l'émulsion, d'après le Codex, avec : huile de ricin, 30 grammes; gomme arabique, 8 grammes; eau de menthe poivrée, 15 grammes; eau commune, 60 grammes, et sirop simple, 30 grammes. On fait un mucilage avec la gomme et un peu d'eau dans un mortier de marbre; on ajoute par portions l'huile de ricin, en triturant, et l'on délaye ensuite peu à peu, avec le reste de l'eau et le sirop. On l'administre aussi en lavement (60 gr.), en capsules, en potion (V. Potion *purgative*). Outre son effet purgatif, elle est anthelminthique, et paraît exercer sur les vers intestinaux une action vénéneuse. ‖ En zoologie [*ricinus*, all. *Holzmilbe*, *Waldzecke*], nom vulgaire des *ixodes*, d'après une certaine analogie de forme et de couleur de leur femelle gonflée d'œufs et de sang avec la graine de ricin. ‖ Par confusion, nom donné aux *liothés*.

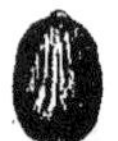
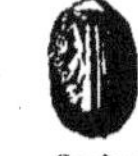

Fig. 643. — Graines de *ricin*.

RICINE. s. f. Substance extraite par Stillmarck des grains de ricin : elle n'est soluble ni dans l'alcool ni dans l'éther ni dans l'eau distillée, mais se dissout facilement dans les solutions salines et présente les réactions des matières albuminoïdes; elle rentrerait dans la classe des albumoses de Kuehne. Elle est remarquable surtout par son pouvoir toxique très élevé; elle est un exemple d'un poison végétal qui n'est pas de nature alcaloïdique. Elle peut donc être rapprochée complètement des toxines bactériennes; c'est une toxi-albumine végétale; d'ailleurs Ehrlich a pu immuniser des animaux contre son action, comme on le fait contre les poisons sécrétés par les microbes.

RICINÉLAÏDINE. s. f. La *palmine*.

RICINÉLAÏDIQUE. adj. — *Acide ricinélaïdique*. L'acide *palmique*.

RICININE. s. f. Corps retiré de la graine de ricin (Tuson). La ricinine cristallise en prismes rectangulaires ou en tables; elle est amère; fusible par la chaleur en un liquide incolore, qui se concrète en une masse cristalline, peu soluble dans l'éther et la benzine. L'acide sulfurique la dissout sans la noircir. L'acide azotique concentré la dissout sans dégagement de gaz. Elle forme avec le chlorure de platine de beaux octaèdres d'un jaune orangé; avec le bichlorure de mercure, de petits faisceaux cristallins brillants. Elle n'est point purgative.

RICINIQUE. adj. — *Acide ricinique* [all. *Ricinussäure*, angl. *ricinic acid*]. On l'obtient en distillant l'huile de ricin. Il se solidifie à + 10°; il est blanc, brillant, d'un goût âcre; fond à 22°; insoluble dans l'eau, soluble dans l'alcool et l'éther; rougit le tournesol; volatil sans décomposition.

RICINOLAMIDE. s. f. ($C^{36}H^{35}AzO^4$). Substance cristallisable, blanche, insoluble dans l'eau, soluble dans l'alcool et l'éther, fusible à 66°, obtenue en faisant passer un courant de gaz ammoniac dans une solution alcoolique d'huile de ricin (Bouis).

RICINOLÉIQUE ou **RICINOLIQUE.** adj. — *Acide ricinoléique* [*acide élæodique*; all. *Ricinolinsaure*, angl. *ricinolinic acid*, it. *acido ricinolinico*] ($C^{38}H^{36}O^6$). Il distille en même temps que l'acide ricinique, mais ne se solidifie qu'à quelques degrés au-dessous de zéro; odeur faible, goût acide très fort; miscible à l'alcool.

RICINOSTÉARIQUE. adj. — *Acide ricinostéarique* [all. *Ricinostearinsäure*, angl. *stearoricinic acid*, it. *acido ricinostearico*]. Produit de la saponification de l'huile de ricin, sans goût ni odeur; insoluble dans l'eau, soluble dans son poids d'alcool chaud; rougit le tournesol, cristallise en lames nacrées; fond à 130°, et donne des sels analogues aux stéarates.

RICORD (Philippe) (syphiligraphe français, 1800-1889). — *Pilules de Ricord*. Protoiodure de mercure, thridace, poudre de feuilles de belladone, āā 5 grammes, extrait thébaïque, 1 gramme; mêlez et divisez en 100 pilules, contenant chacune 5 centigrammes de protoiodure: 1 à 2 pilules par jour contre la syphilis.

RICTUS. s. m. [*rictus*, ouverture de la bouche]. Ouverture de la bouche, large comme dans un rire forcé, qui s'observe pendant la durée de quelques accidents nerveux.

RIDE. s. f. [*ruga*, ῥυτίς, de ῥύειν, tirer; all. *Runzel*, angl. *wrinkle*, it. *ruga*, esp. *arruga*]. Sillon ou pli de la peau, ou d'une membrane quelconque.

RIEUR. adj. et s. — *Muscle rieur*. Nom donné: 1° à la portion du muscle peaussier qui s'étend sur la partie inférieure de la face; 2° à un faisceau musculaire indépendant du premier, situé près de sa terminaison entre sa portion faciale et la peau; 3° au *risorius*.

RIGA (médecin italien contemporain). — *Maladie de Riga*. Affection de l'enfance, caractérisée par une ulcération du frein de la langue, se recouvrant parfois de débris pseudo-membraneux, d'où le nom de *subglossite diphtéroïde*, qu'on lui a aussi donné. Elle apparaît chez les enfants pourvus de dents, et c'est au frottement de la langue sur les dents au moment de la toux qu'on attribue la formation de l'ulcération; mais elle peut aussi se montrer chez les nourrissons avant la première dentition. Riga la considérait comme due à une influence générale. La plupart des auteurs actuels en font un accident local et purement traumatique apparaissant au cours de la coqueluche ou en dehors de cette maladie, sous l'influence d'un rhume banal ou même simplement chez les enfants qui ont l'habitude de frotter leur langue contre les incisives.

RIGI-KALTBAD (Suisse, Lucerne). *Station d'altitude*, 1 414 mètres; établissement d'hydrothérapie.

RIGI-SCHEIDECK (Suisse, Schwyz). *Station d'altitude*, 1 648 mètres; vents violents; air agité.

RIGIDITÉ. s. f. [*strictura*, all. *Starrheitt*, *Steifheit*, angl. *rigidity*, it. *rigidità*, esp. *rigidez*]. Défaut de souplesse, raideur. — *Rigidité cadavérique*. Phénomène caractérisé par le durcissement des muscles, la perte de leur extensibilité, et un léger raccourcissement de chacun d'eux, d'où résultent le rapprochement des mâchoires, la flexion des doigts, l'impossibilité de faire mouvoir les articulations les unes sur les autres: il se manifeste, selon les circonstances, d'un quart d'heure à sept heures après la mort. La rigidité dure plusieurs heures, d'autant plus longtemps qu'elle commence plus tard, qu'il fait moins chaud, que la putréfaction survient plus lentement: elle n'existe pas dans les contrées tropicales humides, où la putréfaction des cadavres commence de deux à huit heures après la mort. Dans les cas de mort violente, sans affaiblissement des forces, elle se montre tard et dure longtemps. Dans les maladies aiguës ou chroniques qui épuisent les forces, elle se montre de bonne heure et dure moins; Brown-Séquard a constaté le fait sur les muscles et le cœur fatigués par des contractions que causaient des courants électriques: les animaux tués après avoir été longtemps chassés ou surmenés sont pris, presque aussitôt après la mort, de rigidité cadavérique, qui alors dure peu. Elle se montre sur les muscles paralysés comme sur les autres, pourvu que le tissu n'ait pas présenté d'atrophie avec substitution graisseuse ou d'œdème; elle peut commencer avant le refroidissement complet; elle est plus intense dans l'eau que dans l'air. L'influence du cerveau et de la moelle sur ce phénomène est nulle. L'ordre dans lequel il se produit est le même, que la mort soit lente ou rapide, naturelle ou accidentelle. Les muscles qui meuvent la mâchoire inférieure se raidissent les premiers; presque en même temps se raidissent ceux des membres abdominaux, puis du cou (moteurs de la tête sur le tronc); enfin, et plus ou moins tard, les muscles thoraciques. Les muscles qui se sont raidis les premiers demeurent les derniers dans cette situation (Larcher). Vaincue par la force, la rigidité ne reparaît plus, sauf le cas où elle n'était pas encore complète, et alors elle ne reprend pas l'intensité qu'elle offre dans les autres membres. Dans un membre fléchi avant l'apparition de la rigidité, les muscles relâchés se durcissent comme les muscles antagonistes étirés. Les muscles de la vie végétative sont, comme les muscles striés, le siège de la rigidité cadavérique. Sur les hommes tués subitement, l'état de chair de poule de la peau se produit par rigidité des fibres musculaires se rendant aux follicules pileux de trois à sept heures après la mort. Les tissus non contractiles, capsules articulaires et ligaments, tissu conjonctif, peau, muqueuses, sont le siège d'une rigidité bien moins prononcée que celle des muscles. La petite quantité de fibrine dans le sang et dans la lymphe, la rigidité des animaux morts par hémorragie, le mode de distribution des capillaires dans les muscles, montrent que ce n'est pas à la coagulation du sang dans les vaisseaux qu'est due la raideur cadavérique. Un muscle dont on a coupé une insertion tendineuse, et qu'on fait contracter autant que possible, reste mou, et, dans le muscle intact, la dureté pendant la contraction est due uniquement à la tension, qui est d'autant plus grande, que l'obstacle à vaincre est plus considérable. Or, comme les muscles d'un cadavre raide ont leur tissu plus consistant que pendant la vie, et qu'ils restent durs lors même qu'on les a coupés en deux, il est certain que la rigidité cadavérique n'est pas un phénomène de contractilité musculaire. Dire que, de même que la coagulation de la fibrine est la mort du sang, de même la rigidité est celle des muscles (Sommer), ce n'est pas rendre compte du phénomène. Les muscles ne renfermant pas d'autre fibrine que celle qui est dans le sang de leurs capillaires, on ne saurait admettre, avec Bruecke, que la raideur est due à la coagulation de la fibrine qui arrive à la substance musculaire pour la nourrir. Mais la connaissance des substances organiques et de leurs propriétés peut rendre compte de la rigidité des muscles, et de celle, moins forte, des tissus conjonctifs, ligamenteux, etc. La musculine, la géline et autres substances organiques demi-solides ont, en effet, la propriété de se coaguler spontanément, et même celle de se rétracter, comme la fibrine, mais à un degré moindre; cette coagulation de la musculine, etc., avec un certain degré de retrait, se manifeste par le durcissement des fibres, dont elles composent en grande partie la substance, et peut expliquer la rigidité cadavérique. De même que certaines affections morbides, le *surmenage*, certaines influences physiques et conditions de putréfaction, etc., modifient la rapidité de la coagulation de la fibrine, ou de sa rétraction, ou même l'empêchent, de même on voit des conditions analogues modifier aussi la production de la rigidité. — *Rigidité cataleptique*. Nom donné par Du Bois-Reymond à une forme de rigidité qui apparaît à la suite de blessures amenant la mort subitement, en particulier sur les champs de bataille, et dans laquelle le cadavre conserve l'attitude qu'il avait au moment où la blessure a été reçue. — *Rigidité du col utérin*. État de contraction spasmodique des fibres musculaires du col, ou manque de dilatabilité de cette couche musculaire (*rigidité mécanique*), arrêtant le travail d'expulsion du fœtus, bien que les contractions du corps utérin continuent et que toute autre cause de dystocie soit absente. On traite la première forme par l'application d'extrait de belladone sur le col même ou par le chloral et le chloroforme à dose obstétricale, et la seconde par la dilatation du col à l'aide d'un instrument métallique ou même par des incisions multiples de 4 à 6 millimètres de profondeur pratiquées dans l'intervalle de deux douleurs; mais ce dernier moyen est dangereux et expose aux ruptures utérines.

RIGOR. s. m. [angl. *rigor*, it. *rigore*]. Mot latin employé quelquefois comme synonyme de *frisson*.

RIMA. s. m. V. Arbre *à pain*.

RIMBOT. s. m. Nom vulgaire de l'*Oncoba spinosa*, Fors., grand arbre de la famille des tiliacées, à fruit alimentaire, de l'Égypte et du Sénégal.

RINNE (Friedrich-Heinrich) (otologiste allemand contemporain). — *Epreuve de Rinne*. A l'état normal, les vibrations du diapason sont perçues plus fortement quand on présente l'appareil devant le méat auditif, que quand on applique son pied sur l'apophyse mastoïde : c'est ce qu'on traduit en disant que le *Rinne* est normal ou *positif*. Dans les maladies de la caisse, c'est l'inverse qui se produit; le son envoyé par la voie osseuse rencontre moins d'obstacles et est mieux perçu que quand il suit la voie ordinaire; le *Rinne* est dit alors négatif.

RIOLAN (anatomiste français, 1577-1657). — *Bouquet anatomique de Riolan*. V. Bouquet.

RIOLIZINIQUE. adj. — *Acide riolizinique* [*acide pipitzahuique*] ($C^{30}H^{20}O^{6}$). Matière tinctoriale fort belle, en paillettes jaune d'or, très peu soluble dans l'eau, soluble dans l'alcool et l'éther, fusible vers 100° en un liquide rouge; les alcalis et carbonates alcalins colorent la solution en rouge. D'après Ramon de la Sagra, la plante dont on l'extrait serait le *Dumerilia Humboldlii*, Lesson, synanthérée du Mexique.

RIPPOLSDAU (Allemagne, Bade). *Eaux bicarbonatées sulfatées, ferrugineuses*, froides, 10°; altitude : 470 m.

RIQUET s. m. V. Rachitique.

RIRE ou **RIS**. s. m. [*risus*, γέλως, all. *Lachen*, angl. *laughter*, it. *riso*, esp. *risa*]. Série de petites expirations saccadées, plus ou moins bruyantes, dépendant de contractions du diaphragme, et accompagnées de contractions également involontaires des muscles faciaux. C'est ordinairement l'expression de la joie. — *Rire sardonique* [*risus sardonius*, esp. *sardonia*]. V. Canin.

RIS. s. m. — *Ris de veau*. V. Riz *de veau*.

RISORIUS. adj. et s. m. — *Muscle risorius de Santorini*. Faisceau musculaire venant de l'aponévrose parotidienne pour se perdre dans la commissure des lèvres. Son existence n'est pas constante. V. Rieur.

RIVA (Autriche, Tyrol). *Station d'automne et d'hiver*, altitude 69 mètres, sur le lac de Garde, mal abritée contre les vents du nord.

RIVA-LOS-BANOS (Espagne). *Eaux bicarbonatées calciques*, froides, 22° à 24°. Établissement : 20 juin au 20 septembre.

RIVIÈRE (médecin français, 1589-1655). — *Potion de Rivière*. V. Potion *antiémétique*.

RIVINUS (médecin saxon, 1676-1723). — *Canal de Rivinus*. V. Canal.

RIZ. s. m. [*oryza*, ὀρύζα, all. *Reiss*, angl. *rice*, it. *rizo*, esp. *arroz*]. Genre de plantes de la famille des graminées, dont on ne connaît qu'une espèce, le *riz cultivé* (*Oryza sativa*, L.). C'est aux semences de cette plante, cultivée dans les quatre parties du monde, qu'on donne communément le nom de *riz*. On en connaît dans le commerce deux sortes : celui de la Caroline et celui du Piémont. Le premier est plus estimé, tout à fait blanc, transparent, anguleux, allongé, inodore. Le second est un peu jaunâtre, moins allongé, arrondi, opaque. Tous deux sont alimentaires et très nutritifs, et en même temps émollients, adoucissants, et légèrement astringents : on prescrit souvent, dans les irritations intestinales peu intenses ou accompagnées de diarrhée, l'*eau* ou la *tisane de riz*, préparée en faisant bouillir 20 grammes de riz dans un litre d'eau, jusqu'à ce qu'il soit bien crevé; on l'édulcore en y faisant infuser 12 grammes de racine de réglisse, ou en ajoutant 60 grammes de sirop de coing. Réduit en farine, le riz peut être employé pour faire des cataplasmes émollients. La poudre sert à saupoudrer les parties irritées. || *Riz de veau*. Nom vulgaire du thymus des jeunes ruminants, en raison de l'aspect des grains glanduleux de l'organe.

RIZIÈRE. s. f. [all. *Reisfeld*, angl. *field of rice*, it. *risiera*, *risaja*, esp. *arrozal*]. Terrain où l'on cultive le riz. La culture du riz nécessite l'inondation du terrain où croît cette substance; elle condamne les paysans à travailler pendant une partie de l'année les jambes dans l'eau dormante. Aussi, sur les rizières du Piémont, du Milanais et de la Caroline, la population est étiolée, et décimée par la mort avant quarante ans. Les hygiénistes demandent que les rizières ne puissent être autorisées qu'à 2 kilomètres au moins de tout centre de population, qu'elles ne puissent être établies que dans des terrains analogues à ceux de nos landes et qu'avec des eaux courantes; que les conditions hygiéniques relatives aux ouvriers soient obligatoires pour celui qui les emploie, que l'administration soit invitée à réglementer les travaux relatifs à la culture du riz. On assure que, dans l'Inde, cette culture ne donne pas lieu aux maladies observées ailleurs, grâce au système d'irrigation : dans ce pays on déverse l'eau des rizières dès que la fleur de la plante est passée et que sa panicule commence à jaunir; chaque jour, depuis cette époque, on diminue l'eau progressivement, et on la renouvelle aussitôt que le grain est formé, de sorte que les eaux stagnantes s'écoulent avant que la plante soit entièrement desséchée; on empêche ainsi le chaume de se corrompre, et de rendre malsaine l'eau des rizières.

RIZIFORME. adj. Qui ressemble à un grain de riz. — *Grain riziforme*. V. Bourse *muqueuse* : la synovite à grains riziformes n'est qu'une forme de la tuberculose des synoviales. — *Selles riziformes.* Selles caractéristiques du choléra : elles sont formées d'un liquide opalin renfermant des flocons blanchâtres comparables à des grains de riz.

ROB. s. m. [de l'arabe *robbe*, qui vient du persan *robb*, moût de vin purifié au feu ; all. *Muss, Obstsaft*, angl. *rob*, it. *rob, robbo*, esp. *rob*]. Suc de fruit épaissi en consistance de miel par l'évaporation, avant qu'il ait fermenté. Le Codex n'a conservé que les robs de nerprun et de sureau. Le *diacaryon* est une sorte de rob. — *Rob Boyveau-Laffecteur*. Rob exploité par les empiriques contre les affections syphilitiques, et qui n'est autre que le *sirop de Cuisinier* à peine modifié. — *Rob de genièvre.* V. Genévrier.

ROBERT (Heinrich-Ludwig-Ferdinand) (médecin allemand du XIXe siècle). — *Bassin de Robert*. Bassin oblique ovalaire double. V. Bassin.

ROBERTSON (John-Argyll). V. Argyll-Robertson.

ROBINIER. s. m. [*Robinia*]. Genre de plantes de la famille des légumineuses auquel appartient le *Robinia pseudo-acacia*, L. V. Acacia.

ROBININE. s. f. ($C^{50}H^{30}O^{32}$). Glycoside, jaune, cristallisable, neutre, presque sans saveur, insoluble dans l'éther, peu soluble dans l'eau et l'alcool froids, davantage à chaud, retirée des fleurs du *Robinia pseudo-acacia*, L. Chauffée avec l'acide sulfurique ou chlorhydrique étendu, elle se dédouble en glycose et en quercétine.

ROBINIQUE. adj. — *Acide robinique*. Cristallin, déliquescent, précipite l'acétate de plomb. Se retire de la racine du *Robinia pseudo-acacia*, L.

ROBORANT, ANTE, ROBORATIF, IVE. adj. [*roborans*, ῥωστικὸς, angl. *roborant*, it. et esp. *roborante*]. V. Fortifiant.

ROCAMBOLE. s. f. [angl. *rocambole*]. V. Ail.

ROCCELLE. s. f. V. Orseille.

ROCHAGE. s. m. Phénomène que présentent quelques métaux, qui, lorsqu'ils se solidifient après avoir été fondus, se boursouflent et se couvrent de rugosités analogues à des végétations, en même temps qu'une petite portion du corps est projetée au loin sous forme de particules métalliques : on dit que le métal a *roché*. Ce phénomène tient à ce que l'oxygène emprisonné dans la masse fondue s'échappe par les ouvertures ou fissures qu'elle présente en se solidifiant, et repousse inégalement la masse sous forme de végétations. L'argent surtout présente le rochage ; il a été observé aussi sur l'or, le platine, le palladium, etc.

ROCHER. s. m. [all. *Felsenbein*, angl. *petrous bone*, it. *osso petroso, rocca* ; *apophyse pierreuse* ou *pétrée*]. En anatomie, une des trois portions de l'os temporal.

ROCHES-SANTEUIL (Seine-et-Oise). *Eaux magnésiennes, ferrugineuses, lithinées*, froides, 10° à 11°. Eau d'exportation.

ROCOU. s. m. [all. *Ruku, Orleans*, angl. *roucou, annotto, orlean*, it. *oriana*, esp. *achiote*]. Pâte homogène, rouge, qui cède un principe jaune, l'*orelline*, préparée par fermentation des semences du *Bixa orellana*, en Amérique : la *bixine* est sa principale matière colorante. Le rocou est employé pour teindre en jaune ou en jaune orangé la soie et quelques produits.

ROCPOLANO (Italie). *Eaux sulfureuses*, chaudes, 39° ; altitude : 400 mètres. Établissement : 15 avril au 15 octobre.

RODNO (Autriche). *Eaux ferrugineuses, bicarbonatées*, froides, 13°, contenant 7gr,6 de sels, dont 3 grammes de carbonate de soude et 0gr,12 de carbonate de fer. Établissement.

ROGER (Henri) (médecin français, 1811-1892). — *Maladie de Roger*. Malformation congénitale du cœur consistant dans la communication de deux ventricules, par inocclusion de la cloison. — *Souffle de Roger*. Souffle qui révèle la communication interventriculaire : il est systolique, râpeux, a son maximum dans le troisième espace intercostal gauche et se propage transversalement.

ROGNON. s. m. [all. *Nierenstück, Geilen*, angl. *kidney*, it. *arnione*]. — *Rognon* ou *rognon de graisse*. En vétérinaire, chez les animaux de boucherie, le rein avec la graisse qui l'entoure.

ROHITSH (Autriche). *Eaux sulfatées sodiques*, froides, 12°, contenant 6gr,39 de sels, dont 2gr,237 de sulfate de soude. Établissement.

ROI. s. m. — *Mal du Roi*. Nom donné autrefois aux adénopathies cervicales ou écrouelles, parce que le roi avait le don de les guérir par le simple toucher.

ROIDEUR, ou mieux **RAIDEUR.** s. f. [all. *Steifheit*, angl. *stiffness, toughness*, it. *rigidezza*, esp. *tesura, rigidez*]. Propriété par laquelle les corps résistent aux puissances qui tendent à détruire la cohésion de leurs parties, en en changeant la direction par la flexion. — *Roideur cadavérique*. V. Rigidité.

ROLANDIQUE. adj. — *Zone rolandique*. Région de la face externe du cerveau comprenant les deux circonvolutions frontale et pariétale ascendante qui bordent la scis-

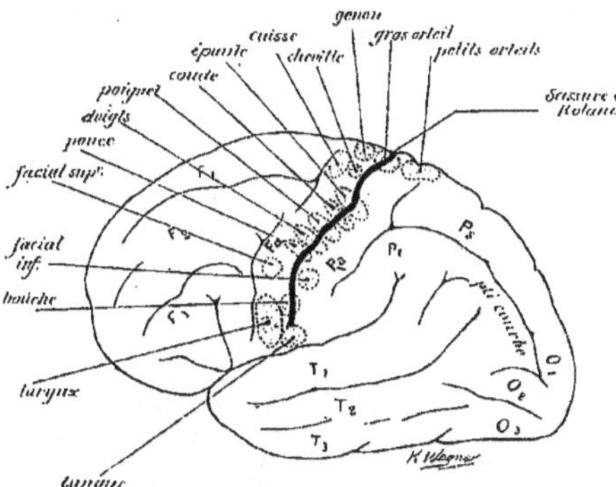

Fig. 644. — Zone *rolandique*.

sure de Rolando ; elle a une grande importance en physiologie et en pathologie. C'est à ce niveau que sont groupés les centres psycho-moteurs des différents muscles du corps (fig. 644). V. Circonvolution.

ROLANDO (Louis) (anatomiste piémontais, 1775-1831). — *Sillon de Rolando*. V. Scissure.

RÔLE. s. m. [all. *Rolle*, angl. *roll*, it. *rotolo, ruotolo*]. Corde faite avec des feuilles de tabac mouillées et débarrassées de leurs nervures ; c'est le tabac favori des *chiqueurs*. Ce tabac produit dans la bouche un sentiment d'âcreté et d'amertume, augmente la sécrétion de la salive et l'expuition, et donne à l'haleine une odeur désagréable. Les soldats, et surtout les marins, affectionnent ce moyen de faire usage du tabac, qui leur permet de vaquer à toutes les occupations, sans interrompre l'acte sensuel, et qui n'expose pas aux incendies comme la pipe. L'action de mâcher le tabac cause la destruction des dents, les ulcérations de la bouche, et l'empoisonnement si l'on avale des fragments trop volumineux.

ROMAINE. s. f. [it. *lattuga romana*]. V. Laitue.

ROMARIN. s. m. [*Rosmarinus*, L., all. *Rosmarin*, angl. *rosemary*, it. *rosmarino*, esp. *romero*]. Genre de plantes labiées, dont une espèce (*Rosmarinus officinalis*, L.) a des fleurs connues sous le nom d'*anthos* dans les officines, et qui sont stomachiques, stimulantes et carminatives : on les emploie rarement, à l'intérieur, en infusion. — *Alcoo-*

ral ou *esprit de romarin*. Il est composé avec : 1 kilogr. de sommités fleuries et fraîches de romarin, 3 kilogr. d'alcool à 80° et 1 kilogr. d'eau distillée de romarin. On fait macérer pendant quatre jours, et l'on distille au bain-marie jusqu'à ce que l'on ait 2kg,500 de produit. Cet alcoolat constitue l'*eau de la reine de Hongrie*, qui a été préconisée contre la goutte. — *Essence de romarin, huile volatile de romarin*. Elle est fluide, incolore ou jaunâtre, neutre, d'odeur forte, lévogyre. — *Miel de romarin* [*mel anthosatum*]. On le faisait avec les sommités fleuries du romarin, et on l'employait en lavements contre l'hystérie et les coliques venteuses.

ROMBERG (Moritz-H.) (médecin allemand, 1795-1873). — *Maladie de Romberg*. Trophonévrose faciale caractérisée par l'atrophie des parties molles et osseuses d'une moitié de la face. — *Signe de Romberg*. Difficulté qu'éprouvent certains malades (tabétiques) de conserver la station debout, les talons joints ; dans les cas habituels, cette difficulté n'apparaît que quand on fait fermer les yeux au malade ; parfois elle ne se montre que quand le malade repose sur un seul pied.

ROME (Italie). *Station d'hiver ;* le climat, très doux, calme et égal, permet de considérer la ville de Rome comme un séjour favorable pour les individus nerveux, déprimés, surmenés.

RONABÉE. s. f. — *Ronabée vomitive*. Le *Ronabea* ou *Psychotria emetica*, qui fournit l'ipécacuanha strié.

RONCE. s. f. (*Rubus fruticosus*. L., all. *Brombeere. Maulbeere*, angl. *bramble*, it. *rogo, rovo*, esp. *zarza*). Arbuste sarmenteux très commun, de la famille des rosacées. La décoction des feuilles est légèrement astringente : on en fait des gargarismes détersifs, employés dans les inflammations légères de la gorge ; les fruits servent à préparer un sirop astringent.

RONCEGNO (Autriche, Tyrol). *Eaux ferrugineuses, sulfatées, arsenicales*, contenant 7gr,8 de sels, dont 2gr,4 de sulfates de chaux, magnésie, soude et potasse, 1gr,3 de sulfate d'alumine, 3gr,1 de sulfate de fer, 0gr,10 d'arséniate de soude, et 0gr,11 d'acide arsénieux ; cette eau est employée à l'intérieur à la dose de 1 à 5 cuillerées dans de l'eau pure, extérieurement en bains dilués avec de l'eau douce. Indications : anémie, paludisme, dermatoses, affections nerveuses. Altitude : 535 mètres. Établissement : 1er mai au 30 septembre. Cette eau est exportée.

ROND, ONDE. adj. et s. m. [*teres*, περιφερής, all. *rund*, angl. *round*, it. *rotondo*, esp. *redondo*]. — *Ligament rond*. V. Coxo-fémoral. — *Ligament rond du coude*. V. Ligament *de Weilbrecht*. — *Ligament rond de la matrice*. V. Utérus. — *Muscle grand rond* (*scapulo-huméral*, Ch.). Muscle étendu de la partie inférieure et du bord axillaire de l'omoplate à la lèvre postérieure de la coulisse bicipitale de l'humérus. — *Muscle petit rond* (*petit sous-scapulo-trochitérien*, Ch.). Muscle étendu du bord axillaire de l'omoplate à la facette inférieure de la grosse tubérosité de l'humérus. — *Muscle rond pronateur*. V. Pronateur.

RONDOTTE. s. f. V. Barbarée.

RONFLANT, ANTE. adj. [all. *schnarrend*, angl. *snorting*, it. *russante*, esp. *roncante*]. Se dit du râle bronchique caractérisé par un bruit musical grave, ressemblant au ronflement d'un homme endormi, ou au son que rend une corde de basse sous le doigt qui la touche : il est caractéristique de la bronchite aiguë à la première période.

RONFLEMENT. s. m. [all. *Schnarchen*, angl. *snorting*, it. *russo*, esp. *ronquido*]. Bruit que produit quelquefois, pendant le sommeil, la vibration du voile du palais, lorsque l'air traverse l'arrière-bouche, particulièrement pendant l'inspiration : il se passe tout entier dans l'arrière-bouche et les fosses nasales, contrairement au râle ronflant qui a son siège dans les bronches. — *Ronflement guttural*. Râle guttural faible, qu'on entend au niveau du thorax, avec un caractère lointain.

RONGEANT, ANTE. adj. V. Phagédénique et Ulcère.

ROQUETTE. s. f. [all. *Rauke, Senfkohl*, angl. *rocket*, it. *ruchetta*, esp. *ruqueta*]. — *Roquette cultivée*. L'*Eruca sativa*, L., plante crucifère annuelle qui a une odeur forte et désagréable et une saveur âcre et piquante. C'est un stimulant assez énergique et un antiscorbutique.

RORIFÈRE. adj. [*rorifer*, de *ros*, rosée, et *ferre*, porter ; angl. *roriferous*, it. et esp. *rorifero*]. S'est dit de vaisseaux auxquels on donnait pour fonction de verser à la surface des organes les produits des exhalaisons.

ROSACÉ, ÉE. adj. De couleur rose. — *Acide rosacé, matière rosacée*. V. Urochrome. — *Acné rosacée*. V. Couperose.

ROSACÉES. s. f. pl. [*rosaceæ*, all. *Rosaceen*, esp. *rosaceas*]. Famille de plantes dicotylédones polypétales périgynes, à feuilles alternes, simples ou composées, accompagnées, à leur base, de deux stipules persistantes. C'est de végétaux de la famille des rosacées que proviennent la plupart de nos fruits comestibles : pomme, poire, pêche, abricot, prune, cerise, fraise, amande, etc. Beaucoup donnent des gommes ; beaucoup renferment un principe astringent utilisé par la thérapeutique (l'aigremoine, la rose rouge, la benoîte, la tormentille, etc.).

ROSACIQUE. adj. V. Rosacé et Urochrome.

ROSANILINE. s. f. [*azaléine*] ($C^{40}H^{19}Az^3HO$). Nom donné par Hoffman à une base dont les matières colorantes dites rouges d'aniline sont les sels : la fuchsine est un chlorhydrate de rosaniline. Pure, la *rosaniline* est à l'état de cristaux incolores, solubles en rouge dans l'alcool, très peu solubles dans l'eau, insolubles dans l'éther. La rosaniline colore en rose les fibres élastiques, ce que ne fait pas le carmin (Legros). En faisant agir sur cette substance des agents réducteurs, tels que l'hydrogène naissant ou l'hydrogène sulfuré, on a une nouvelle base, la *leucaniline* ($C^{40}H^{21}Az^3$), sous forme de poudre très blanche, fondant et se colorant en rouge quand on la chauffe à 100 degrés, et régénérant la rosaniline par oxydation. — *Arséniate de rosaniline*. La fuchsine retenant de l'arsenic.

ROSAT. adj. [de *rosa*, rose]. Nom de quelques compositions pharmaceutiques où il entre des roses rouges (roses de Provins) : *huile rosat, miel rosat, vinaigre rosat*. — *Onguent rosat* [all. *Rosenpommade*, angl. *roseate oil*, it. *rosato*, esp. *rosado*]. V. Pommade *rosat*.

ROSE. s. f. [*rosa*, ῥόδον, all. *Rose*, angl. *rose*, it. et esp. *rosa*]. Nom donné aux fleurs de diverses espèces de *rosiers*, qui forment un genre de la famille des rosacées. On emploie en médecine : 1° la *rose rouge* ou *rose de Provins* (*Rosa gallica*, L.) ; 2° la *rose pâle* ou *rose à cent feuilles* (*R. centifolia*, L.) ; 3° la *rose de tous les mois* ou *des quatre saisons* [*rose de Puteaux*, ainsi appelée à Paris parce qu'on la cultive en grand près de ce village, *rose de Damas, R. damascena, R. prænestrina*]. Quelquefois on emploie aussi comme *rose pâle* la fleur du *R. canina*, L. (*rosier sauvage, églantier*), ainsi nommé parce que sa racine a été préconisée contre la rage. On conserve les pétales de roses, pour l'usage pharmaceutique, par la dessiccation à l'ombre, après en avoir séparé les onglets. — *Rose des Canaries*. V. Bois *de Rhodes*. — *Conserve de roses*. Préparation astringente, qu'on prépare en faisant macérer partie de poudre de roses rouges dans 1 partie d'eau distillée de rose, et ajoutant 2 parties de sucre. — *Eau distillée de rose*. Elle est employée pour composer les collyres résolutifs, pour aromatiser le cérat de Galien, etc. Cette eau, naturellement incolore, doit sa couleur rose à la cochenille qu'on y ajoute. — *Huile* *volatile* dite *essence de roses*. V. Essence. — *Sirop de roses pâles* (Codex). Suc de roses pâles, 1 000 grammes; sucre blanc, 1 900 grammes. Faites un sirop par solution au bain-marie couvert; passez au travers d'une étamine. Légèrement laxatif à la dose de 30 grammes. En ajoutant du séné, de l'agaric blanc, de l'anis, du gingembre et du suc de citron, on aurait le *sirop de roses pâles composé*, employé anciennement. — *Rose trémière*. V. Alcée.

ROSEAU. s. m. [*arundo*, all. *Rohr*, angl. *reed*, it. *canna*, esp. *cana*]. Genre de plantes de la famille des graminées. — *Roseau aromatique*. V. Canne. — *Roseau* ou *jonc à balais* (*Arundo phragmites*, L.). Il a passé pour antisyphilitique et antiherpétique. — *Roseau à quenouilles*. V. Canne *de Provence*.

ROSÉE. s. f. [*rose*, δρόσος, all. *Thau*, angl. *dew*, it. *rugiada*, esp. *rocio*]. Eau qui se dépose pendant la nuit sur les plantes et que l'action des vents et de la chaleur solaire dissipe le matin; c'est le résultat de la condensation d'une partie de la vapeur aqueuse de l'air sur les corps refroidis. Elle se dépose lorsque le ciel est clair, l'air calme, la température du jour élevée, la nuit froide, l'atmosphère humide, etc. La rosée est utile aux plantes, restituant à la terre une partie de l'humidité volatilisée pendant le jour par l'action des rayons solaires.

ROSÉINE. s. f. V. Violine.

ROSENBACH (O.) (médecin allemand, né en 1851). — *Signe de Rosenbach*. Persistance du réflexe abdominal dans l'hémiplégie hystérique; il est au contraire aboli dans l'hémiplégie organique. — *Syndrome de Rosenbach*. Association de troubles cardiaques, respiratoires et gastriques, caractérisant certaines formes de tachycardie paroxystique.

ROSEN de ROSENSTEIN (médecin suédois, 1706-1773). — *Poudre de Rosenstein*. V. Poudre *galactopoétique*.

ROSENMÜLLER (anatomiste saxon, 1771-1820). — *Corps* ou *organe de Rosenmüller*. V. Corps *de Wolff*.

ROSÉOLE. s. f. [*roseola*, all. *Roseola*, *Feuermasern*, angl. *roseola*, it. *rosalia*]. Éruption cutanée formée de taches rosées non saillantes, apparaissant comme simple épiphénomène au cours de maladies diverses et disparaissant en quelques jours. C'est ainsi qu'on le rencontre au cours de la fièvre typhoïde (taches rosées lenticulaires), de la syphilis à la deuxième période, ou d'autres maladies infectieuses comme la méningite cérébro-spinale, le typhus, etc. Elle est parfois consécutive à des intoxications par le copahu, l'iodure de potassium. Enfin elle peut se montrer comme l'expression d'un trouble vaso-moteur passager dû à l'émotion (*roséole pudique*).

ROSHEIM (Alsace). *Eaux bicarbonatées calciques et lithinées*, froides, 13°. Établissement : 15 mai au 15 septembre.

ROSIER. s. m. V. Rose. — *Rosier sauvage*. V. Cynorrhodon.

ROSSBACH (Michel-Joseph) (médecin allemand, né en 1842). — *Maladie de Rossbach*. V. Gastroxynsis.

ROSSIGNOL. s. m. — *Rossignol des tanneurs*. Ulcérations arrondies très douloureuses se développant aux mains chez les ouvriers mégissiers : elles sont consécutives à la manipulation de substances caustiques. Elles guérissent par la suppression de la cause et des applications de compresses émollientes imbibées de solutions stérilisées. On donne aussi à cette affection le nom de *pigeonneau* ou de *tourtereau*.

ROSSOLIS. s. f. [*Ros solis*, all. *Sonnenthau*, *Bauernloffel*, angl. *round leaved sundew*, it. *rugiada del sole*, esp. *roviada*]. Le *Drosera rotundifolia*, L., de la famille des droséracées, recommandé autrefois contre les fièvres, l'hydropisie et les maladies de poitrine, et à l'extérieur comme épispastique. V. Drosera.

ROSTOCK (Suède). *Eaux bicarbonatées mixtes*. Établissement.

ROSTRE. s. m. [*rostrum*, all. *Schnabel*, *Rüssel*, angl. *rostrum*]. Synonyme de *bec* dans beaucoup de descriptions zoologiques. — Ensemble des organes buccaux rapprochés en forme de bec chez les arachnides, etc. Chez les acariens, le *rostre*, à tort appelé *tête*, se compose : 1° de deux *mâchoires* ou *maxilles*, placées en arrière, presque toujours transversales, soudées ensemble sur la ligne médiane; 2° de deux *palpes maxillaires*, organes parfois les plus volumineux de tous ceux du rostre dont ils forment les côtés, et qui s'étendent de la base à son sommet; 3° d'une *lèvre inférieure* membraneuse, plus courte que les palpes, dont la base est adhérente aux mâchoires et au bord interne des palpes; elle porte en arrière le *menton*, et au milieu de sa face supérieure une *languette* ou *ligule*; 4° de deux *mandibules*, volumineuses, conoïdes, dont l'extrémité dépasse le bord antérieur de la lèvre et dont la base adhère au fond du *camérostome*; elles reposent sur la face supérieure de la lèvre et constituent la partie dorsale la plus épaisse du rostre. L'organe qui borde les palpes en dehors, dans le genre Sarcopte, sous forme de joue, et appelé *palpe secondaire*, *faux palpe*, est un prolongement de l'épistome; il n'a aucun rapport avec les palpes et les mâchoires, et il n'est pas articulé.

ROSTRÉ, ÉE, adj. [*rostratus*, de *rostrum*, bec; all. *schnabeförmig*, angl. *rostrate*]. Allongé en forme de bec.

ROSTRIFORME. adj. [de *rostrum*, bec, et *forma*, forme]. Synonyme de *coracoïde*.

ROT. s. m. [*ructus*. ἔρευξις, all. *Rülpsen*, angl. *belch*, it. *rutto*. esp. *regüeldo*]. Gaz qui s'échappe de l'estomac par la bouche avec bruit. V. Éructation. — *Rot vaginal*. Dégagement par le vagin, avec bruit, de gaz contenus dans ce canal et dans l'utérus.

ROTACÉ, ÉE. adj. [de *rota*, roue; all. *radformig*, angl. *rotaceous*, it. *rotaceo*]. En forme de roue.

ROTANG. s. m. [*Calamus*]. Genre de palmiers à tiges minces et flexibles, dont une espèce fournit le *sang-dragon*.

ROTATEUR. adj. [*rotator*, de *rota*, roue; all. *Rollmuskel*, angl. *rotator*, it. *rotatore*, esp. *rotador*]. Se dit de certains muscles qui font tourner sur leur axe les parties auxquelles ils sont attachés : tels sont les grands et petits obliques de l'œil.

ROTATION. s. f. [*rotatio*, de *rota*, roue; all. *Rollen*, *Umdrehung*, angl. *rotation*, it. *rotazione*, esp. *rotacion*]. Mouvement dans lequel un corps tourne autour d'un axe fixe, ou transporté lui-même d'un point à un autre, comme celui de la terre. ‖ En physiologie, mouvement par lequel certaines parties tournent sur leur axe. Tel est le mouvement que l'œil exécute dans l'orbite par l'action de ses muscles obliques; celui que le muscle long du cou fait exécuter à la tête. Au bras, le sous-scapulaire est l'agent de la rotation de dehors en dedans. A la cuisse, le pyramidal, les deux obturateurs, les jumeaux et le carré crural sont rotateurs de dedans en dehors; le demi-tendineux et le demi-membraneux sont rotateurs de dehors en dedans.

ROTATOIRE. adj. — *Bruit rotatoire*. V. Musculaire (*Bruit*). — *Chorée rotatoire*. V. Chorée *rythmée*. — *Pouvoir rotatoire* d'un solide, d'un liquide ou d'un gaz. Propriété dont est doué ce corps de modifier le plan primitif de polarisation de la lumière polarisée qui le traverse. V. Polarimètre et Polarisation.

ROTH (Bernard) (médecin anglais contemporain). — *Maladie de Roth*. Méralgie paresthésique. V. Méralgie.

ROTHENFELDE (Prusse). *Eaux chlorurées sodiques*, froides, 19°, contenant 60 grammes de sels dont 51gr,7 de chlorure de sodium. Établissements, bains.

ROTHENFELS (Allemagne, Bade). *Eaux chlorurées sodiques,* froides, 20°, contenant 5gr,72 de sels, dont 4gr,25 de chlorure de sodium. Établissement : 1er mai au 30 septembre.

ROTTLÉRINE. s. f. Substance cristalline extraite du *kamala* par Anderson.

ROTULE. s. f. [*patella, mola,* ἐμιγουνὶς, all. *Kniescheibe,* angl. *knee-pan, patella,* it. *rotella, padella, rotula,* esp. *rotula*]. Petit os plat, court, épais, triangulaire, à angles arrondis, situé à la partie antérieure du genou : c'est un os sésamoïde développé dans le tendon des extenseurs. Sa face antérieure est rugueuse et convexe ; la postérieure présente supérieurement une surface ovalaire articulée avec le fémur et divisée par une crête verticale en deux facettes excavées. — Fig. 645. B, rotule; C, tibia; 1, 2, condyles du fémur ; 3, 4, tubérosités de l'extrémité supérieure du tibia ; 5, péroné. — *Fracture de la rotule.* Elle est produite par des causes directes ou par l'action musculaire. Les causes directes sont une chute sur le genou, ou une violence exercée sur l'os sans chute préalable : si l'action musculaire n'agit pas secondairement, le déplacement est nul ou très léger; l'action musculaire intervient-elle, il y a déplacement des fragments. L'action musculaire seule agit sur la rotule dans une flexion légère, dans une flexion prononcée, ou dans une extension légère. Dans le premier cas, elle rompt la rotule par flexion; dans les deux derniers, par traction suivant l'axe longitudinal de l'os. La résistance que possède une rotule saine, porte à accorder une grande influence aux lésions de cet os comme cause prédisposante dans les ruptures par action musculaire, une faible contraction des muscles ayant parfois ce fâcheux résultat. En cas de déplacement, le fragment supérieur est attiré en haut par le triceps ; souvent alors la réparation se fait par une partie fibreuse, ce qui, joint à l'arthrite consécutive habituelle, entrave la locomotion. Le traitement consiste dans l'immobilisation par une simple gouttière, ou par l'*appareil à griffes* de Malgaigne, qui se compose de deux plaques d'acier de 3 centimètres de long sur 2 de large, pouvant glisser l'une sur l'autre et se rapprocher à l'aide d'une vis passant dans un piton vertical percé d'un écrou que porte chacune d'elles. La vis est serrée à l'aide d'une clef. Ces plaques, bifurquées à l'une de leurs extrémités, se recourbent en ce point en deux crochets fort aigus. Les crochets de la plaque inférieure ne sont écartés que de 1 centimètre; ils doivent contenir dans leur intervalle le sommet de la rotule; ceux de la plaque supérieure, destinés à s'implanter sur la base de l'os, sont écartés du double; en outre, le crochet interne doit être plus long de 5 à 6 millimètres que l'externe, à cause de l'obliquité, en bas et en dedans, de la base de la rotule. Il est bon que les crochets soient dorés, pour empêcher leur oxydation. On peut avoir aussi recours à la suture osseuse qui accole les deux fragments plus exactement que l'appareil à griffes. — *Phénomène de la rotule.* Phénomène analogue au clonus du pied et se rencontrant dans les mêmes cas ; on le provoque en imprimant à la rotule un mouvement brusque de haut en bas ; l'os exécute alors une série d'oscillations de haut en bas et de bas en haut.

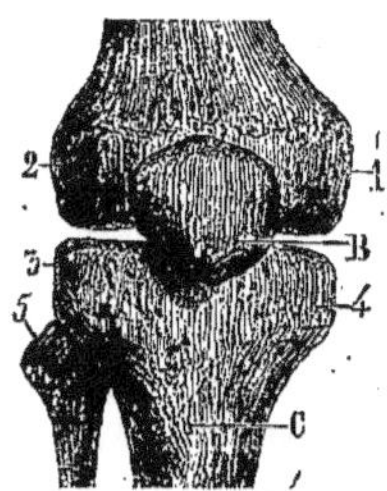

Fig. 645. — *Rotule.*

ROTULIEN, IENNE. adj. [it. et esp. *rotuliano*]. Qui a rapport à la rotule. — *Ligament rotulien.* La portion du tendon du droit antérieur de la cuisse qui se porte de l'extrémité inférieure de la rotule à la tubérosité antérieure du tibia.

ROUCAS-BLANC (Bouches-du-Rhône). *Eaux chlorurées sodiques,* froides, 20°,5, contenant 24 grammes de sels, dont 10 grammes de chlorure de sodium, 2 grammes de chlorure de magnésium, 1gr,6 de sulfate de soude et 1 gramme de sulfates et de bicarbonates de chaux et de magnésie. Situation : près de Marseille, au bord de la mer. Établissements : bains, boisson.

ROUCOULEMENT. s. m. V. Musical (*Bruit*).

ROUET. s. m. — *Bruit de rouet.* V. Diable (*Bruit de*).

ROUGE. adj. [*ruber,* ἐρυθρὸς, all. *roth,* angl. *red,* it. *rosso,* esp. *rojo*]. Se dit de certains corps qui possèdent la couleur de ce nom. — *Fièvre rouge.* V. Scarlatine. — *Fruits rouges.* Les cerises, fraises, framboises et groseilles. — *Précipité rouge.* V. Oxyde *de mercure.* — *Sang rouge.* V. Artériel.

ROUGE. s. m. Une des sept couleurs primitives. — *Rouge d'Angleterre.* Le *colcothar.* V. Oxyde *de fer.* ‖ *Rouge de sang.* V. Hématine. ‖ *Rouges colorants.* Sans parler des rouges minéraux, vermillon et autres, les principales couleurs rouges organiques qui peuvent être fixées sur les fibres textiles sont : 1° la garance ; 2° la cochenille ; 3° la murexide ; 4° la carthaméine ; 5° la fuchsine ; 6° la coralline ou péonine. Les trois premières ne peuvent se fixer sur les étoffes qu'au moyen de mordants. Ainsi, le rouge garance est à base d'alumine et d'étain ; le rouge cochenille à base d'étain, le rouge de murexide à base d'oxyde de mercure ou de plomb, souvent dangereux pour les ouvriers qui le manient (Thibaut). Les trois dernières matières colorantes rouges se fixent sur les tissus sans aucun mordant. — *Rouge d'aniline.* V. Fuchsine. — *Rouge de carmin.* Matière colorante produite par dédoublement de l'acide carminique sous l'influence des acides étendus et bouillants. — *Rouge de carthame.* V. Carthamine. — *Rouge cinchonique insoluble* [all. *Chinaroth*]. Substance rouge brun qui se forme quand la solution aqueuse d'acide quinotannique, abandonnée à l'air, absorbe de l'oxygène. — *Rouge cinchonique soluble.* Indiqué dans les écorces de quinquina en même temps que le rouge insoluble ; c'est un mélange ou une combinaison de *rouge insoluble* et *d'acide quinotannique.* — *Rouge de cochenille.* Plongé dans une liqueur ammoniacale, il vire au violet et communique au liquide une teinte violette très vive. V. Carmine. — *Rouge à la coralline.* Il ne se dissout pas dans l'eau froide. Il cède un peu de sa couleur dans l'eau bouillante, mais se décolore beaucoup plus rapidement et plus promptement dans l'alcool bouillant. Les liquides alcalins ne font pas virer la couleur ; les acides précipitent la matière colorante en flocons jaunâtres. — *Rouge de garance.* Il ne se laisse pas altérer par des solutions contenant 3 ou 4 p. 100 d'acide chlorhydrique ou d'ammoniaque ; c'est le plus résistant des rouges organiques. — *Rouge à la murexide.* Il blanchit rapidement au contact d'une solution d'acide citrique. V. Murexide. — *Rouge végétal* [*rouge de toilette*]. V. Fard, Carthamine et Orcanette.

ROUGEOLE. s. f. [*morbilli,* all. *Masern,* angl. *measles,* it. *rosolia,* esp. *sarampion*]. Maladie infectieuse, épidémique et contagieuse, caractérisée par une éruption cutanée, précédée et accompagnée de coryza, d'angine, de larmoiement et de toux. La période d'incubation est de huit à dix jours. Les caractères de l'éruption sont : de petites taches rouges, un peu proéminentes, semblables à des morsures de puces, séparées les unes des autres par des intervalles anguleux où la peau conserve sa teinte naturelle ; ces taches paraissent du troisième au cinquième jour de l'invasion de la fièvre, se montrent d'abord à la face, puis au cou, au thorax, aux membres, et se transforment parfois en papules saillantes (*rougeole boutonneuse*). Cette maladie n'attaque d'ordinaire qu'une seule fois, et dure de sept à huit jours. Les taches disparaissent dans l'ordre de leur éruption, et sont suivies de la desquamation furfuracée de l'épiderme. La rougeole, peu grave par elle-même, est accompagnée d'une inflammation catarrhale de la muqueuse bronchique, qui n'est pas sans danger, surtout pour les adultes (ces derniers sont plus rarement atteints que les enfants), et, à tout âge, quand elle atteint les petites bronches (bronchite capillaire); mais ce qui fait surtout la gravité de la rougeole, c'est la bronchopneumonie, qui est fréquente dans les milieux hospitaliers ou dans les habitations surpeuplées; aussi, quand un cas de bronchopneumonie apparaît dans une salle de rougeoleux, il faut l'isoler des autres malades, sous peine d'en voir un grand nombre contracter la même complication. Les autres complications, comme la gangrène de la bouche ou de la vulve, sont plus rares; la diphtérie, quand elle se surajoute, est très grave et attaque de préférence le larynx. Le traitement est avant tout prophylactique, mais la prophylaxie de l'affection est difficile à réaliser, car la contagion se fait surtout au début pendant la période de catarrhe, à un moment où le diagnostic est le plus souvent impossible; on avait pensé pouvoir faire ce diagnostic précoce grâce au signe de Koplik (V. KOPLIK), mais ce signe manque souvent ou apparaît quand l'éruption commence déjà à se montrer. Par contre, une fois l'éruption sortie et la catarrhe guéri, il semble que la contagion ne se fasse plus; aussi la durée de l'isolement pourra être raccourcie. Le traitement consistera à placer le malade dans une chambre vaste, bien aérée, à lui faire prendre des boissons abondantes, avec quelques préparations calmantes si la toux est fréquente. Si la bronchopneumonie apparaît, il faudra mettre en œuvre le traitement de cette maladie.

ROUGET. s. m. Nom de divers poissons acanthoptérygiens alimentaires. V. MULLE. — Nom vulgaire de la larve hexapode du *Trombidion soyeux* (*Tr. Holosericum*, L.), acarien phytophage (Mégnin). A l'état de *rouget* ou de *Lepte* (*Leptus autumnalis*, Latr., *Leptus irritans*) c'est-à-dire de nymphe octopode, il est rouge, à corps mou, et vit en parasite sur les petits mammifères, et même sur l'homme. Ses piqûres causent de vives démangeaisons avec fièvre (vulgairement *fièvre de grain*), et une éruption érythémateuse plus ou moins prononcée en plaques rouges. Il a encore été appelé *Trombidium autumnale*, *aoutat*, *aouti* et *vendangeur*. Le *Trombidium fuliginosum*, Hermann, espèce voisine de la précédente, a été appelé, à ses diverses phases de développement, *Acarus phalangii*, *culicis*, *cicadarum*, *coccineus*, et *Pediculus opilionis*, *acaroides*, etc. Il vit surtout sur divers insectes. Le meilleur traitement consiste en bains sulfureux; on a aussi conseillé l'emploi de la benzine (Mégnin). — Nom donné, à tort, aux *ixodes*.

ROUGEUR. s. f. [*rubor*, ἐρύθημα, all. *Rothe*, angl. *redness*, it. *rossore*, esp. *rubor*]. Coloration qui est un des phénomènes constants de l'inflammation. Elle est due à l'afflux du sang dans les vaisseaux capillaires.

ROUGNON (de Magny) (Nicolas) (médecin français, 1727-1799). — *Maladie de Rougnon-Heberden*. L'angine de poitrine.

ROUILLE. s. f. [*rubigo*, ἰός, all. *Rost*, angl. *rust*, it. *ruggine*, esp. *orin*]. Mélange d'oxyde de fer hydraté et de carbonate de fer qui se forme par l'action de l'humidité atmosphérique à la surface du fer.

ROUILLÉ, ÉE. adj. [*rubiginosus*, ἰώδης, all. *rostfarbig*, angl. *rusted*, it. *arrugginito*]. Qui est couvert de rouille, qui en a l'aspect : *crachat rouillé*, dans la pneumonie.

ROUISSAGE. s. m. Opération industrielle qui a pour but de séparer le liber de la partie ligneuse du chanvre et du lin, en faisant macérer les tiges dans les mares, étangs et fosses creusées sur le bord des rivières et alimentées par une rigole. Le rouissage corrompt l'eau, rend son emploi dangereux pour l'homme et les animaux, tue les poissons et répand dans l'air, à d'assez grandes distances des étangs ou cours d'eau, des miasmes délétères très dangereux. Les procédés de rouissage dans les fosses à l'eau courante ou à l'eau dormante, et même ceux du rouissage sur les prés, sont condamnables à tous les points de vue : le rouissage à la vapeur doit leur être substitué.

ROULÉ, ÉE. adj. V. BANDAGE.

ROULEMENT. s. m. — *Roulement diastolique* (Duroziez). Bruit à timbre ronflant que l'on entend pendant le grand silence et qui se termine par un renforcement aigu (souffle présystolique), dans le cas de rétrécissement mitral.

ROULIS. s. m. — *Mouvement de roulis* (Jaccoud). Mouvement de la région précordiale que l'on observe quelquefois dans la symphyse cardiaque : pendant la systole, la partie supérieure de cette région est projetée en avant tandis que l'inférieure se trouve en retrait; le mouvement inverse se produit pendant la diastole.

ROUSSELOT (médecin français du XVIIIe siècle). — *Poudre de Rousselot*. V. POUDRE *arsenicale*.

ROUSSEUR. s. f. — *Tache de rousseur*. V. ÉPHÉLIDE.

ROUZAT (Puy-de-Dôme). *Eaux ferrugineuses bicarbonatées*, froides et chaudes. Établissement : piscine; 15 mai au 30 septembre.

ROYAT (Puy-de-Dôme). *Eaux bicarbonatées chlorurées sodiques*, froides et chaudes, 20° à 35°, contenant 1^{gr},349 de bicarbonate de soude, 0^{gr},435 de bicarbonate de potasse, 1^{gr},728 de chlorure de sodium, des traces d'arsenic et de fer, et 645 centimètres cubes d'acide carbonique libre (source Eugénie). D'autres sources contiennent de l'arséniate de soude en plus grande quantité : 0^{gr},0045 (Saint-Victor), 0^{gr},0017 (Saint-Mart); Saint-Victor, qui est la source la plus ferrugineuse, contient 0^{gr},056 de fer; quant au chlorure de lithium, il varie suivant la source de 0^{gr},035 (Eugénie) à 0^{gr},009. Indications : arthritisme, anémie, nervosisme, lithiase biliaire et rénale, diabète, albuminurie, dyspepsie, dermatoses. Altitude : 450 mètres. Établissement : boisson, bains d'eau courante, bains hydro-électriques, inhalations; saison du 25 mai au 1er octobre. L'eau des sources Saint-Mart, Saint-Victor et César est transportée.

ROYOC. s. m. Arbrisseau de la famille des rubiacées de la Chine et de l'Amérique tropicale, dont une espèce (*Morinda Royoc*, L.) est employée comme vermifuge.

RUBAN. s. f. [all. *Band*, angl. *ribbon*, it. *fettuccia*, *nastro*, esp. *cinta*, *liston*]. Bandelette étroite. || En anatomie, *rubans de la glotte* ou *rubans vocaux* : les cordes vocales. V. GLOTTE. — *Ruban de Reil*. Faisceau de tubes nerveux blancs qui, du sillon latéral de la protubérance annulaire, contourne le pédoncule cérébelleux supérieur pour se porter au-dessus de lui dans la valvule de Vieussens, sous les tubercules quadrijumeaux et dans le cerveau.

RUBANÉ, ÉE. adj. [*fasciatus*, all. *gebändert*]. Qui ressemble à un ruban.

RUBÉFACTION. s. f. [*rubefactio*, φοινιγμὸς, all. *Röthen*, angl. *rubefaction*, it. *rubefazione*, esp. *rubefaccion*]. Congestion passagère déterminée par les rubéfiants appliqués sur la peau, qui devient plus rouge qu'elle n'est naturellement.

RUBÉFIANT, ANTE. adj. [*rubefaciens*, φοινίσσων, all. *röthend*, angl. *rubefacient*, it. et esp. *rubefaciente*]. Qui produit la rougeur de la peau. — *Cataplasme rubéfiant*. Il est composé d'orge torréfiée légèrement et pilée,

128 grammes; vinaigre, 32 grammes; œufs, nº 3; que l'on convertit en pâte au moyen d'eau chaude. Ainsi préparé, on le saupoudre avec poivre noir et fenouil, ãã 16 grammes.

RUBÉFIANTS. s. m. pl. Moyens à l'aide desquels on détermine la rubéfaction de la peau. La *rubéfaction* et la *vésication* n'étant que des degrés différents d'une même action, le même moyen peut être, selon les circonstances, *rubéfiant* ou *vésicant*. Les emplâtres de poix de Bourgogne et les sinapismes sont *rubéfiants*.

RUBÉOLE. s. f. [*rubbiolæ*, all. *rötheln*, angl. *rubeola*, *german measles*]. Maladie infectieuse, contagieuse et épidémique, distincte de la rougeole, caractérisée par un exanthème polymorphe, la tuméfaction des ganglions et une évolution ordinairement bénigne. Elle frappe de préférence les enfants; la période d'incubation est de quatorze à vingt et un jours. Le début est caractérisé par du malaise, de l'inappétence, bientôt suivis de l'apparition de l'éruption à la face et au tronc; l'exanthème est formé de petites taches rouges, réunies souvent sur les membres sous l'aspect de placards scarlatiniformes; il donne lieu souvent à des démangeaisons, et dure de quatre à cinq jours; il est accompagné d'un énanthème au niveau de la gorge, des amygdales, des muqueuses nasale, conjonctivale et laryngée. Les symptômes généraux sont peu marqués ou nuls; la fièvre, quand elle existe, est légère. Les ganglions de la nuque et sous-maxillaires sont engorgés, quelquefois aussi ceux des aines. L'éruption se termine par une desquamation furfuracée; elle peut reparaître dans la convalescence. Plusieurs auteurs anglais et américains ont signalé une forme grave qui paraît très rare. Le traitement consiste dans le maintien à la chambre du petit malade pendant quelques jours.

RUBÉOLEUX, EUSE ou **RUBÉOLIQUE.** adj. Qui a rapport à la rougeole. Synonyme de *morbilleux*.

RUBÉRYTHRIQUE. adj. — *Acide rubérythrique*. Corps isolé par Rochleder de la racine de garance. Cristaux jaunes, solubles dans l'eau chaude, l'alcool et l'éther. C'est une glycoside, qui peut être dédoublée en glycose et alizarine.

RUBIA. s. m. V. GARANCE.

RUBIACÉES. s. f. pl. [*rubiaceæ*, all. *Krapparten*, esp. *rubiaceas*]. Famille de plantes dicotylédones, monopétales rigynes, qui renferme des plantes herbacées, des arbustes et de grands arbres. V. CAFÉ, GARANCE, QUINQUINA.

RUBIAN. s. m. [*rubianum*, all. *Rubian*]. Nom donné par Schunck à une glycoside, probablement impure, qu'il a isolée de la racine de garance, et qui, par fermentation ou par l'action des acides, donne de la glycose et divers principes colorants. C'est une masse amorphe, dure, jaune foncé, amère, soluble dans l'eau et l'alcool.

RUBICHLORIQUE. adj. — *Acide rubichlorique*. Corps identique à la chlorogénine, découvert dans la racine de garance.

RUBIDINE. s. f. ($C^{22}H^{17}Az$). Liquide incolore, huileux, bouillant à 230°, insoluble dans l'eau, soluble dans l'alcool et l'éther, s'épaississant à 17° sans se solidifier, qui se forme dans la distillation sèche d'un grand nombre de matières organiques, et qui existe dans la fumée de tabac.

RUBIDIUM. s. m. [de *rubidus*, rougeâtre]. Métal alcalin voisin du potassium, découvert par Bunsen à l'aide de l'analyse spectrale dans les minerais dont on a extrait la lithine. Il colore en beau rouge les raies du spectre. Il décompose l'eau aussi énergiquement que le potassium. On connaît son oxyde et ses sels. Densité, 1516; fond à 38°,5; équivalent 85 (Bunsen); symbole, Rb. Contrairement à ce qu'auraient pu faire prévoir les analogies si complètes du potassium et du rubidium, ce dernier métal est tout à fait dépourvu de propriétés toxiques, et ses sels peuvent être impunément introduits dans le torrent circulatoire, sans amener aucun des accidents produits par l'injection des sels de potassium (Grandeau).

RUBIGINE. s. f. Nom donné par Auscher et Lapicque au pigment ocre. V. PIGMENT.

RUBINAT (Espagne). *Eaux sulfatées sodiques*, froides, 13°,1, contenant 104 grammes de sels, dont 96 grammes de sulfate de soude, 3,2 de sulfate de magnésie, 2,1 de sulfates de potasse et de chaux et 2 grammes de chlorure de sodium. Cette eau purge à la dose d'un verre à bordeaux. Eau d'exportation.

RUBINE. s. f. Ancien nom des sulfures de couleur rouge. — *Rubine d'antimoine*. Sulfure d'antimoine fondu avec du protoxyde d'antimoine. — *Rubine d'arsenic*. Le réalgar. — *Rubine de soufre*. Soufre dissous dans l'huile.

RUBINIQUE. adj. — *Acide rubinique* [*acide rufocatéchique*]. Corps qui se forme quand on expose à l'air une solution de catéchine dans le carbonate de potasse. On ne connaît guère que son sel de potasse qui précipite en rouge les sels métalliques.

RUBITANNIQUE. adj. — *Acide rubitannique*. Le tannin des feuilles du *Rubia tinctorum*.

RUDE. adj. Se dit d'un corps qui est désagréable au toucher par suite des inégalités de surface qu'il présente.

RUDIMENTAIRE. adj. [esp. *rudimentario*]. Se dit de toute partie qui n'existe qu'avec un développement plus ou moins imparfait: *organe rudimentaire*.

RUE. s. f. [*ruta*, ῥυτή, πήγανον, all. *Raute*, angl. *rue*, it. *ruta*, esp. *ruda*]. Genre de rutacées dont l'espèce officinale, *Ruta graveolens*, L., est emménagogue, et peut causer l'avortement. On emploie ses sommités fleuries en poudre (120 centigr. à 4 gram.) dans un liquide ou dans du miel; ou bien en infusion théiforme (5 grammes p. 1000). Son eau distillée entre dans quelques potions excitantes, antispasmodiques ou emménagogues, à la dose de 30 à 60 grammes. L'essence qui donne à la rue son odeur forte, désagréable, est formée par un composé défini oxygéné ($C^{22}H^{22}O^2$), âcre, jaune verdâtre, bouillant à 230°; on l'emploie parfois (2 à 6 gouttes) sur du sucre ou dans une potion. — *Rue des murailles*, V. ASPLÉNIUM. — *Rue sauvage*. V. HARMEL.

RUFINE. s. f. [*Rufinum*, all. *Rufin*, angl. *rufine*, it. *rufina*] ($C^{42}H^{20}O^{16}$). Produit de l'action de la chaleur sur la phlorizine. Masse résineuse rouge, soluble dans l'alcool, presque pas dans l'éther. Elle se dissout avec une belle couleur rouge dans l'ammoniaque et la potasse caustique.

RUFINOSULFURIQUE. adj. — *Acide rufinosulfurique*. Acide sulfoconjugué qui se forme par l'action de l'acide sulfurique sur la rufine.

RUFOCATÉCHIQUE. adj. V. RUBINIQUE.

RUFUS (médecin grec du Ier siècle de notre ère). — *Pilules de Rufus*. V. PILULE.

RUGINATION. s. f. Action de racler un os, ou l'intérieur de l'utérus chargé de granulations.

RUGINE. s. f. [*radula*, *scalprum*, ξύστρα, all. *Knochenfeile*, angl. *rugine*, it. *rastiatojo*, esp. *raspadera*]. Instrument dont on se sert, dans les opérations chirurgicales, pour racler ou ratisser les os (fig. 646). C'est une plaque d'acier trempé, de forme variée, suivant l'usage auquel on la destine, dont les bords sont en biseaux tranchants, et à laquelle un manche est adapté sur une de ses faces. Les rugines employées dans l'opération du trépan pour détacher le péricrâne de la surface des os se composent d'une plaque épaisse d'acier, dont la circonférence, quadrilatère ou polygone, est taillée en biseaux abattus de court pour donner plus de force à leurs tranchants. Cette plaque est fixée à l'extrémité d'un manche de métal. — Instrument dont les dentistes se servent pour détacher le tartre des dents, ou pour nettoyer la carie, et qui consiste en une tige d'acier arrondie, de 3 millimètres de diamètre sur 5 centimètres et demi de longueur, montée sur un manche taillé à pans; tantôt la rugine à son extrémité est en langue de carpe tranchante des deux côtés; tantôt elle se termine par une lame droite semblable à celle d'un canif mais plus forte (*déchaussoir*); tantôt elle est coudée carrément et coupe sur trois bords, ou bien elle se termine en pointe et coupe des deux côtés (*grain d'orge*); ou bien elle est en cuillère recourbée, etc.

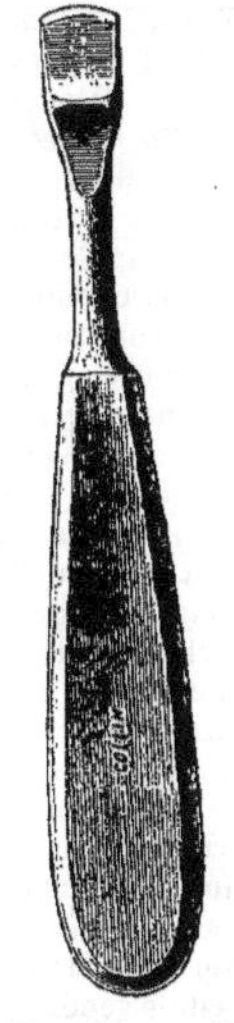

Fig. 646. — *Rugine.*

RUGOSITÉ. s. f. [de *ruga*, ride : all. *Runzeligkeit*, angl. *rugosity*, it. *rugosità*, esp. *rugosidad*]. Ride d'une surface dure, raboteuse.

RULAND (médecin bavarois, 1532-1602). — *Eau de Ruland.* V. Eau bénite.

RUMEN. s. m. [*rumen*, all. *Pansen*, angl. *rumen*, *paunch*, it. *rumine*, esp. *panza*; vulgairement *panse* ou *herbier*]. Premier estomac des ruminants occupant à lui seul la plus grande partie de la cavité abdominale.

RUMEX. s. m. Synonyme de *Patience*.

RUMICINE. s. f. La caphopicrite de la *patience*.

RUMINATION. s. f. [*ruminatio*, μηρυκισμός, all. *Wiederkauen*, angl. *rumination*, it. *ruminazione*, esp. *rumia*]. Fonction particulière aux animaux ruminants, par laquelle ils mâchent une seconde fois les aliments qu'ils ont déjà avalés. V. Mérycisme.

RUMMO (Gaetano) (médecin italien contemporain). — *Maladie de Rummo* [*gérodermie génito-dystrophique*]. Affection caractérisée par des modifications de la peau, qui prend l'aspect qu'elle a chez le vieillard, et une dystrophie génitale : diminution de la puissance sexuelle ou impuissance absolue. La peau est rugueuse, flasque, ridée, l'abdomen est tombant, les testicules et la verge sont de dimensions réduites. Cette affection a été surtout observée chez l'homme. D'après Rummo, la cause première serait la dystrophie génitale.

RUPÉAL. s. m. Le rocher, formant un os distinct sur divers poissons et batraciens (E. Geoffroy Saint-Hilaire).

RUPESTRE. adj. [*rupestris*, de *rupes*, roche; it. *rupestrale*]. Se dit des plantes croissant sur les rochers.

RUPIA. s. m. [de ῥύπος, ordure; all. *Rupia*, *Rhypia*, angl., it. et esp. *rupia*]. Lésion de la peau, caractérisée par la formation de croûtes concentriques stratifiées, donnant l'aspect d'une écaille d'huître; à la périphérie est une aréole d'un rouge vif, qui indique la zone d'extension du processus; la partie enflammée d'abord rouge est ensuite soulevée par un liquide brunâtre, lequel en séchant donne lieu à la formation des croûtes. Cet aspect n'est pas caractéristique d'une dermatose déterminée; toute lésion pustuleuse de la peau à marche extensive peut lui donner naissance; telles sont les syphilides ulcéreuses (*rupia syphilitique*), et plus rarement l'ecthyma. C'est surtout chez les sujets cachectiques qu'apparaît cette lésion, en raison du peu de résistance qu'ils opposent et de la marche extensive que prennent chez eux les infections.

RUPOPHOBIE. s. f. [de ῥύπος, ordure, et φόβος, crainte]. Crainte de la saleté ou de la souillure.

RUPPERTSHAIN (Allemagne, Taunus). *Sanatorium* pour phtisiques indigents, construit en 1894 par Dettweiler; galeries de cure.

RUPTEUR et **RUPTOIRE.** adj. et s. m. Instrument servant à causer une rupture en médecine opératoire.

RUPTURE. s. f. [*ruptura*, ῥῆγμα, all. *Zerreissung*, *Riss*, angl. *rupture*, it. *rottura*, esp. *rotura*]. Solution de continuité survenant par suite de contractions musculaires, ou de distension exagérée d'un organe creux : *rupture des muscles*, *des tendons*. — Ce mot est quelquefois employé comme synonyme de *hernie*. — *Rupture du cœur*. V. Cardiarrhexie. — *Rupture musculaire*. Elle peut être traumatique, mais on étudie surtout sous ce nom la solution de continuité des muscles survenant sous l'influence de leur contraction. La rupture peut être préparée par une altération pathologique des fibres, comme cela s'observe au cours des maladies infectieuses, fièvre typhoïde, variole, etc. Elle se produit le plus souvent chez un individu bien musclé à l'occasion d'une contraction excessive et brusque. Elle se traduit par une douleur subite comparée parfois à un coup de fouet, suivie de l'arrêt du mouvement commencé. A l'examen, on trouve souvent une ecchymose sous-cutanée; la palpation fait reconnaître une dépression ou encoche entre les deux parties du muscle rompu, tandis que les deux moignons apparaissent sous forme de masses dures et volumineuses. Quand la rupture est partielle, cette déformation n'existe plus. Le traitement consiste dans le repos, le malade étant mis dans une position que facilite le rapprochement des deux parties du muscle. — *Rupture du périnée*. V. Déchirure. — *Rupture de l'utérus*. Elle a lieu rarement pendant la grossesse, et survient soit spontanément, sous l'influence de lésions qui ont aminci les parois de l'utérus, soit plus souvent à la suite de violences extérieures, coups, chutes, sur l'abdomen : la mort est la terminaison la plus fréquente, mais non constante. Le plus souvent, la rupture, complète ou incomplète, se produit pendant le travail, spontanément, par suite de rétrécissements du bassin, d'amincissement des parois utérines par une grossesse gémellaire ou l'hydramnios, du volume exagéré du fœtus, etc., ou d'une façon traumatique, par suite de manœuvres obstétricales, telles que la version. La rupture utérine se traduit par une douleur abdominale vive suivie bientôt d'une hémorragie qui peut se faire dans le péritoine, et donne lieu alors aux signes d'une hémorragie interne, ou à l'extérieur. Le pronostic est extrêmement grave pour la mère et pour l'enfant, surtout quand celui-ci passe dans l'abdomen; quand il est resté dans l'utérus, il faut l'extraire par les voies naturelles; dans le cas contraire, la laparotomie est la seule ressource. Si l'hémorragie devient inquiétante par son abondance, il faudra pratiquer l'hystérectomie vaginale.

RURAL, ALE. adj. [*ruralis*, de *rus*, campagne; all. *Feldgewächse*, angl. *rural*, it. *rurale*, esp. *rural*]. Se dit des plantes qui croissent dans les champs.

RUSMA. s. m. [angl., it. et esp. *rusma*]. Nom que les Orientaux donnent à un dépilatoire composé de réalgar (1 partie) et de chaux vive (5 à 8).

RUSSULE. s. f. Champignon vénéneux de la famille des agarics.

RUT. s. m. [all. *Brunst*, angl. *rut*, it. *frega*, esp. *brama*; *chaleur*]. Ensemble des phénomènes que présentent les femelles et les mâles chez les animaux, pour le besoin de la reproduction. Chez les femelles, lorsque les vésicules de de Graaff se développent, les oviductes, la matrice et les organes copulateurs se tuméfient, s'injectent, sécrètent certains liquides et subissent, dans leur structure, des changements qui les approprient au rôle qu'ils devront bientôt remplir. L'instinct de la reproduction s'éveille et devient si impérieux, que les femelles, qui jusqu'alors évitaient les mâles, en recherchent, au contraire, les approches et cèdent avec empressement à leurs poursuites. Cet état ne persiste pas longtemps, surtout si l'accouplement vient en limiter la durée, car il cède presque toujours au coït. Lorsqu'il n'existe plus, la femelle perd son ardeur, fuit le mâle, ou lui résiste, jusqu'à ce que, après un temps plus ou moins long, les mêmes symptômes se manifestent de nouveau, pour revenir désormais après des intervalles de temps égaux dans chaque espèce et à des époques dont la périodicité régulière coïncide avec les saisons. Les *signes* du rut varient suivant les espèces. Chez les poules, la crête se colore plus vivement en rouge; chez les lapines, la vulve se gonfle et s'injecte fortement; chez la chienne, cette tuméfaction est accompagnée d'un écoulement muqueux odorant qui attire les mâles, et quelquefois d'un véritable écoulement sanguin; chez les singes, elle coïncide avec un écoulement sanguinolent et même sanguin assez abondant, surtout si l'on observe ces animaux à l'état sauvage. La *périodicité* du rut est hors de doute pour plusieurs animaux, surtout pour nos espèces domestiques, chez lesquelles le retour de cet état physiologique est beaucoup plus fréquent que chez les espèces sauvages. Les brebis non fécondées deviennent en chaleur tous les quinze jours; les truies, tous les quinze à dix-huit jours. Ce phénomène se reproduit toutes les trois ou quatre semaines chez les vaches, tous les mois chez les juments, et après le même laps de temps chez les buffles, les zèbres et les singes.

RUTHÉNIQUE. adj. Qui a rapport au ruthénium. — *Acide ruthénique* ou *perruthénique* (RuO^4). Corps jaune, cristallisé et d'une instabilité telle qu'il a été impossible d'en déterminer la forme. Il fond vers 40° et émet des vapeurs à la température ordinaire.

RUTHÉNIUM. s. m. Métal existant principalement dans les minerais de platine avec l'iridium. Solide, gris comme l'iridium, cassant, fusible, inattaquable par l'eau régale. Densité, 11.

RUTILANCE. s. f. État de ce qui est rutilant. La rutilance du sang artériel est due à l'oxygène fixé à ses globules; elle existe dans le sang veineux lorsque, par cessation de l'action du grand sympathique coupé ou lésé, les capillaires se dilatent et laissent passer le sang trop vite pour qu'il ait perdu son oxygène dans les tissus; elle se retrouve aussi lorsque normalement cet oxygène n'a pas disparu, comme on le voit dans les glandes et le rein pendant la durée de leur activité sécrétante (Cl. Bernard). Le sang qui revient d'un organe enflammé contient plus d'acide carbonique que celui de son congénère resté sain; mais il contient le double d'oxygène de plus que le sang veineux de l'organe sain; là est la cause de la rutilance et de celle des parties enflammées, ou mieux congestionnées, encore parcourues par le sang qui entoure celles où l'inflammation est confirmée avec arrêt des globules dans le sang veineux (Estor et Saint-Pierre).

RUTILANT, ANTE. adj. [*rutilans*]. Qui est d'un roux ardent. ‖ En physiologie, se dit du sang artériel qui est d'un rouge vif.

RUTILE. s. m. V. Titanique.

RUTILINE. s. f. [de *rutilus*, rouge vif : all. *Rutilin*]. Nom donné par Braconnot à une matière résineuse qui se produit par l'action de l'acide sulfurique sur la salicine. Mulder l'avait nommée *olivine*.

RUTINE. s. f. [all. *Rutin, Rutinum*, angl. *rutine*, it. *rutina*; *acide rutinique, phytoménine, ménine*]. Principe retiré de la rue (*Ruta graveolens*, L.). Cristallisable, jaune clair, sans saveur; peu soluble dans l'eau froide, davantage dans l'eau bouillante, soluble dans l'alcool bouillant, insoluble dans l'éther; elle réagit acide.

RUTINIQUE. adj. V. Rutine.

RUTIQUE. adj. Synonyme de *caprique*.

RUYSCH (anatomiste hollandais, 1638-1731). — *Membrane de Ruysch.* V. Choroïde. — *Muscle de Ruysch.* V. Utérin (*Muscle*).

RUYSCHIENNE. adj. et s. f. [it. *ruischiana*, esp. *ruisquiana*]. La membrane de Ruysch. V. Choroïde.

RYTHME. s. m. [*rhythmus*, de ῥυθμός, cadence, proportion; all. *Rhythmus, Ebenmass*, angl. *rhythm*, it. et esp. *ritmo*]. Proportion qui règne entre les parties d'un tout. — En médecine, proportion qui existe dans les battements du pouls entre une pulsation et les suivantes. — *Rythme des battements du cœur.* Ordre de succession d'après lequel se produisent la systole, la diastole et la pause dans chaque révolution du cœur, et le retour de chaque révolution. Au point de vue de la fréquence et de la durée de chaque phénomène, le rythme varie d'un animal à l'autre, et, chez chaque animal même, selon l'âge et mille circonstances diverses, morbides ou normales, telles que des sensations, des pensées, etc., parce que le rythme est sous la dépendance du système nerveux, et se rattache à l'influence de l'encéphale sur le cœur. Mais, au point de vue de l'ordre dans lequel se succèdent la systole et la diastole, le rythme reste partout le même, et subordonné au cours du sang dans chaque cavité. Une révolution du cœur se divise, par rapport aux mouvements essentiels qui la constituent, en trois périodes : la première caractérisée surtout par la systole des oreillettes, la seconde par la systole des ventricules, la troisième par un repos commun aux deux systèmes des cavités du cœur, c'est-à-dire qu'une révolution commence avec la période de systole auriculaire et se termine avec la période de diastole générale. Ordinairement la durée des deux systoles est égale à la moitié de la durée totale de chaque révolution. Mais la contraction auriculaire n'occupe point tout le premier temps de chaque mesure; elle cesse avant le commencement du deuxième temps; et les ventricules, de leur côté, n'attendent même pas la fin de la systole des oreillettes pour commencer leur contraction. Les troubles du rythme cardiaque sont fréquents en clinique; le rythme peut être plus rapide (*tachycardie*) ou plus lent (*bradycardie*); il peut être irrégulier (*arythmie*), que l'irrégularité soit périodique (*allorythmie*) ou non; il peut présenter d'autres modifications désignées sous les noms d'*embryocardie* ou rythme fœtal, *rythme pendulaire, rythme de déclenchement, rythme couplé*, dissociation du rythme auriculaire et ventriculaire. — *Rythme couplé.* Groupement de deux pulsations cardiaques qui sont très rapprochées l'une de l'autre, tandis qu'elles sont séparées des pulsations suivantes par un intervalle plus considérable; le deuxième battement est généralement plus faible que le premier; quelquefois il y en a un troisième et le rythme est tricouplé. Si les deux pulsations associées sont suffisamment fortes, le pouls est bigéminé; si la seconde pulsation du couple est faible, un seul soulèvement artériel correspond à chaque couple, et le pouls parait ralenti (*pouls disystolique*). — *Rythme de déclenchement* (Perret). Modification du rythme du cœur, caractérisée par le raccourcissement du petit silence. — *Rythme fœtal.* V. Embryocardie. — *Rythme pendulaire.* V. Pendulaire.

RYTHMICITÉ. s. f. Caractère que présentent les contractions du cœur d'être rythmiques.

RYTHMIQUE. adj. [all. *rhythmisch*, angl. *rhythmical, rhythmic*, it. et esp. *ritmico*]. Se dit des mouvements qui offrent un ordre déterminé dans la manière dont ils se succèdent, qui se font avec rythme.

RYTIDOME. s. m. [de ῥυτίς, ride, et δῶμα, couvertures, *faux liège*]. Nom donné à l'écorce de certains arbres à cause de son aspect crevassé, rugueux, résultant de ce qu'elle est divisée par des prolongements du périderme en feuillets qui rendent sa surface inégale.

S

ς = le Σ grec.

S. A. V. ABRÉVIATION.

S. DU CÔLON. V. CÔLON.

SAAS-FÉE et **SAAS-GRUND** (Suisse, Valais). *Stations d'altitude*, 1 778 mètres et 1 562 mètres.

SABADILLINE. s. f. [all. *Sabadillin*, angl. *sabadilline*, it. et esp. *sabadillina* ($C^{42}H^{56}Az^2O^{26}$). Alcaloïde tiré de la cévadille, où elle accompagne la vératrine (Couerbe). Elle est cristallisable en prismes assez gros, insolubles dans l'eau et l'alcool, peu solubles dans l'éther; elle verdit le sirop de violette, fond en résine à une chaleur de 200°. La sabadilline ne provoque ni éternuements ni vomissements; elle accélère les battements du cœur.

SABADILLIQUE. adj. V. CÉVADIQUE.

SABATRINE. s. f. ($C^{102}H^{86}Az^2O^{34}$). Alcaloïde qui accompagne la sabadilline, dont elle a les propriétés; elle est plus soluble dans l'éther.

SABINE. s. f. [*Juniperus sabina*, L., all. *Sabina*, *Sevenbaum*, angl. *savin*, it. et esp. *sabina*]. Arbrisseau conifère dont on distingue deux variétés: la *petite sabine* ou *sabine femelle* dont les feuilles ressemblent à celles du tamarin, et la *grande sabine* ou *sabine mâle*, qui a ses feuilles comme celles du cyprès. Toutes deux sont toujours vertes, résineuses, d'une odeur très forte et désagréable. Elles sont très irritantes et stimulent puissamment les vaisseaux utérins; aussi doit-on, quand on les emploie (comme emménagogues ou comme vermifuges), ne les administrer qu'avec la plus grande circonspection (10 à 30 centigr. de la poudre des feuilles et des jeunes pousses). A plus fortes doses, c'est un violent poison, qui détermine l'inflammation de l'estomac et des intestins et celle de l'utérus. La sabine fournit une essence âcre; la poudre s'emploie aussi à l'extérieur comme escarrotique.

SABLE. s. m. V. GRAVELLE. — *Bain de sable.* En chimie, sable chauffé sur lequel on pose les cornues, les capsules ou les ballons, pour évaporer doucement leur contenu; en médecine, sable chauffé par le soleil au bord de la mer ou artificiellement dont on recouvre les rhumatisants pour obtenir la sudation, etc. V. ARÉNATION.

SABURRAL, ALE. adj. [*saburralis*, all. *saburral*, it. *saburrale*, esp. *saburral*]. Qui tient aux saburres gastriques. — *État saburral* (*colluvies gastrica*). Accumulation de saburres dans l'estomac, causant un grand nombre de maladies, selon les médecins humoristes. Aujourd'hui on entend sous ce nom un état caractérisé par le manque d'appétit, une sensation de sécheresse de la bouche qui est comme pâteuse, l'aspect de la langue qui est recouverte d'un enduit blanchâtre, et un malaise général. Cet état est déterminé par la diminution de la sécrétion salivaire et de la sécrétion gastrique, et probablement aussi par celle de la bile et du suc pancréatique. Sous l'influence de cette stagnation des liquides le long du tube digestif, les microbes, hôtes normaux de cette cavité, prolifèrent, et peuvent devenir offensifs; d'où les bons effets, dans ces cas, du purgatif qui active les sécrétions digestives et chassent au dehors les détritus accumulés et les microbes. L'état saburral est dû soit à une maladie générale infectieuse, soit à une intoxication, soit à l'ingestion d'aliments de mauvaise qualité, indigestes ou trop abondants, ayant déterminé un surmenage de l'appareil de la digestion. — *Langue saburrale.* État de la langue quand elle est recouverte d'un enduit blanchâtre plus ou moins épais, formé de cellules desquamées, de débris alimentaires et de microbes; il est dû à la diminution de la sécrétion salivaire et à l'absence de mastication.

SABURRE. s. f. [*saburra*, gravier; all. *gastrische Unreinigkeiten*, angl. *saburra*, it. et esp. *saburra*]. — *Saburres gastriques.* Matières muqueuses que l'on supposait amassées dans l'estomac à la suite des mauvaises digestions, et que l'on considérait tantôt comme un produit altéré de l'excrétion muqueuse de cet organe ou de la sécrétion biliaire, tantôt comme un résidu de substances alimentaires mal digérées.

SAC. s. m. [*saccus*, all. et angl. *Sack*, it. *sacco*, esp. *saco*]. — *Sac d'ambulance.* V. SACOCHE. ‖ En anatomie, *sac capsulo-pupillaire.* V. PUPILLAIRE. — *Sac pulmonaire.* Dans les écrits des anatomistes du XVIIe et du XVIIIe siècle, ce qu'on nomme aujourd'hui *oreillette gauche*; *oreillette* désignait alors ce que nous appelons *auricule de l'oreillette gauche* ou *pulmonaire*. — *Sac veineux.* Chez les anatomistes du XVIIe et du XVIIIe siècle, ce qu'on appelle aujourd'hui *oreillette droite*, y compris son auricule. ‖ En chirurgie, *sac herniaire.* V. HERNIE.

SACCADÉ, ÉE. adj. [all. *stossend*]. V. RESPIRATION.

SACCHARATE. s. m. [esp. *sacarato*]. Nom générique des sels résultant de la combinaison des bases avec l'acide saccharique. — *Saccharate d'éthyle.* V. SACCHARIQUE (*Éther*).

SACCHARATÉ, ÉE. adj. Qui est à l'état de saccharate; qui est sucré. — *Mercure saccharaté.* V. MERCURE.

SACCHARHYDROLÉ. s. m. Association d'un hydrolé à un saccharolé.

SACCHARIDE. s. m. (Berthelot). Groupe de composés chimiques qui résultent de l'action des acides organiques sur les sucres.

SACCHARIFICATION. s. f. [de *saccharum*, sucre, et *facere*, faire; all. *Zuckerbildung*, angl. *saccharification*, it. *saccharificazione*, esp. *sacarification*]. Conversion d'une substance en sucre par l'hydratation des matières amylacées.

SACCHARIGÈNE. adj. et s. Nom donné aux corps, tels que la cellulose, la fécule, les gommes, qui donnent des sucres.

SACCHARIMÉTRIE. s. f. [de σάκχαρον, sucre, et μέτρον, mesure]. Dosage de la quantité de sucre contenu dans une liqueur. — *Saccharimétrie chimique.* V. SUCRE *du foie.* — *Saccharimètre physique.* V. POLARIMÉTRIE.

SACCHARIMÉTRIQUE. adj. — *Liqueurs* ou *réactifs saccharimétriques.* V. SUCRE *du foie.*

SACCHARIN, INE. adj. [*saccharinus*, all. *zuckerhaltig*, angl. *saccharine*, it. *saccarino*, esp. *sacarino*]. Qui est de la nature du sucre, qui en contient. — *Acide saccharin.* V. OXALIQUE.

SACCHARINE. s. f. [*acide anhydro-sulfamido-benzoïque*]. Substance obtenue en transformant successivement le toluène en acide sulfoconjugué, sulfotoluate de soude, sulfochlorure de toluène, sulfamide de toluol; traitant celui-ci par l'action combinée d'un permanganate alcalin et du peroxyde de plomb, et précipitant la saccharine à l'aide de l'acide chlorhydrique. Cristallisable, peu soluble dans l'eau, douée d'un goût sucré très prononcé, elle a une réaction acide, n'agit pas sur la lumière polarisée, ne produit pas d'alcool par la fermentation; elle diffère donc du sucre par ses propriétés chimiques, ce qui la fait employer pour sucrer les mets et les boissons des diabétiques, sous forme de tablettes de 5 centigrammes : une tablette suffit pour une tasse de liquide. Mais elle ne convient qu'aux malades dont l'estomac est intact et le rein perméable.

SACCHARINITE. s. m. [all. *Pflanzenzucker*, it. *saccarinite*]. Le groupe des substances sucrées susceptibles de fermenter: sucre, glycose, etc. (Desvaux).

SACCHARIQUE. adj. Qui concerne le sucre et ses composés. — *Acide saccharique* [*acide malique du sucre* ou *artificiel*, Scheele; *acide métatartrique*, Erdmann; *acide oxalhydrique*] ($C^{12}H^{10}O^{16}$ ou, en atomes, $C^6H^{10}O^8$). Corps isomérique avec l'acide mucique, qui résulte de l'action de l'acide azotique sur le sucre de canne, la glycose, la lactose, la mannite. Amorphe, incolore, déliquescent, soluble dans l'eau et l'alcool, insoluble dans l'éther. — *Éther saccharique* [*saccharate d'éthyle*] [$C^{13}H^8O^{16}(C^4H^5)^2$]. Substance cristallisable, déliquescente, obtenue par action de l'acide chlorhydrique sur le saccharate de chaux dissous dans l'alcool.

SACCHAROÏDE. adj. Qui a l'aspect du sucre.

SACCHAROÏTE. s. m. Nom collectif de tous les principes sucrés non fermentescibles, tels que la glycérine, la glycyrrhizine, la mannite, etc.

SACCHAROKALI. s. m. Poudre digestive alcaline, composée de sucre, 1000, bicarbonate de soude, 20, et laque carminée pour colorer.

SACCHAROLÉ. s. m. Médicament pulvérulent qui résulte du mélange du sucre en poudre avec d'autres substances également pulvérisées.

SACCHAROLIE. s. f. Nom commun des saccharolés et des mellites.

SACCHAROLIQUE. adj. Se dit (Béral) des médicaments dont la base est du sucre uni à d'autres corps.

SACCHAROMYCES. s. m. [de σάκχαρον, sucre, et μύκης, champignon]. Nom générique des levures; le type en est la levure de bière ou *Saccharomyces cerevisiæ* (V. Levure); mais d'autres végétaux appartiennent à ce groupe, tels sont le *Saccharomyces albicans* ou champignon du muguet (V. Muguet), et d'autres formes plus rares rencontrées dans des cas d'angine (Troisier et Achalme), d'otite moyenne (Maggiora et Gradenigo). Ces végétaux se présentent ordinairement sous forme d'éléments arrondis unicellulaires; mais ils sont capables, dans certaines conditions, de donner un véritable mycélium, et doivent par conséquent être rangés parmi les mycomycètes.

SACCHAROMYCOSE. s. f. Maladie produite par un saccharomyces.

SACCHAROSE. s. f. Corps provenant de la condensation de plusieurs molécules de glycose avec élimination d'eau; sous l'influence des acides étendus et de certains ferments, les saccharoses se dédoublent en deux molécules de glycose. Le groupe des saccharoses comprend : la saccharose ordinaire ou sucre de canne (V. Sucre *de canne*), la lactose qui se dédouble en glycose et galactose, la maltose qui donne seulement de la glycose par hydratation.

SACCHAROSIDE. s. f. (Berthelot). Le groupe de corps formés par l'union de la saccharose avec les bases.

SACCHARURE. s. m. (Béral). Médicament qu'on obtient en versant une teinture alcoolique ou éthérée sur du sucre et séchant à l'étuve; on le réduit au bout de vingt-quatre heures en poudre grossière.

SACCIFORME. adj. [de *saccus*, sac, et *forma*, forme]. Qui est en forme de sac. Se dit de certains anévrysmes, etc.

SACCOGUMMITE. s. f. [*glycyrrhizine*]. Glycoside renfermée dans la racine de réglisse. S'emploie en tisane.

SACCOLACTIQUE. adj. — *Acide saccolactique*. Synonyme d'*acide mucique*.

SACCULAIRE. adj. Qui a rapport au saccule. — *Nerf sacculaire*. Filet du nerf auditif allant au saccule.

SACCULE. s. m. [diminutif de sac]. V. Oreille *interne*.

SACEDON (Espagne). *Eaux sulfatées calciques*, tièdes, 28°; altitude : 634 mètres. Établissement : 15 juin au 15 septembre.

SACHET. s. m. [*sacculus*, μαρσίππιον, all. *Kräutersäckchen* angl. *satchel*, *nodule*, it. *sacchetto d'odori*, esp. *saquillo*]. Petit sac de toile ou de taffetas, rempli d'espèces aromatiques pulvérisées ou de poudres interposées entre des cardes de coton, qu'on met en contact avec diverses parties du corps. — *Sachet de Morand*. V. Collier.

SACOCHE. s. f. — *Sacoche* ou *sac d'ambulance*. Petit sac porté par un infirmier militaire accompagnant le chirurgien du régiment sur le lieu du combat. Il contient des médicaments : éther, perchlorure de fer, laudanum, quinine; des objets de pansement : bandes, linge à pansement, gaze antiseptique; des appareils : attelles pour fractures, une boîte de chirurgie, des instruments pour les opérations d'urgence.

SACRÉ, ÉE. adj. [*sacer*, ἱερός, angl. *sacral*, it. et esp. *sacro*]. Qui appartient au sacrum. — *Artère sacrée antérieure* ou *moyenne*. Elle naît de la partie postérieure de l'aorte, au niveau de la quatrième vertèbre lombaire, descend verticalement sur l'articulation sacro-vertébrale, fournit la dernière artère lombaire et des *artères sacrées* qui s'anastomosent avec les branches des sacrées latérales, et se divise, au-devant du coccyx, en deux branches qui donnent des rameaux au coccyx, aux muscles et ligaments qui s'y attachent. — *Artère sacrée latérale*. Elle naît tantôt de la fessière, tantôt de l'hypogastrique; quelquefois il n'y en a qu'une seule de chaque côté de la ligne médiane; d'autres fois il y en deux ou même trois. Elles descendent au-devant des trous sacrés antérieurs, et s'anastomosent par arcade avec la sacrée moyenne. — *Nerfs sacrés*. Ordinairement au nombre de six, souvent de cinq seulement, ils sont fournis par la terminaison de la moelle vertébrale. C'est des quatre premiers de ces nerfs et du cordon lombo-sacré que résulte le plexus sacré. — *Plexus sacré*. V. Sciatique. — *Région sacrée*. La partie postérieure et inférieure médiane du dos, qui correspond au sacrum. — *Trous sacrés*. Nom donné à seize trous, dont huit *antérieurs*, situés sur la face antérieure du sacrum, quatre de chaque côté de la ligne médiane, les uns au-dessus des autres, et huit *postérieurs*, placés à la face postérieure du même os, et présentant la même disposition que les antérieurs, avec lesquels ils correspondent. Ces trous communiquent avec le *canal sacré*, qui fait suite au canal vertébral; ils sont traversés par une branche des nerfs sacrés. — *Veines sacrées*. Satellites des artères sacrées; elles forment un plexus au-devant du sacrum. ‖ *Mal sacré* ou *maladie sacrée*. V. Épilepsie.

SACRO-COCCYGIEN, IENNE. adj. [*sacro-coccygeus*, it. et esp. *sacro-coccygeo*]. Qui a rapport au coccyx. — *Articulation sacro-coccygienne*. Celle de l'extrémité inférieure du sacrum avec la facette supérieure du coccyx; elle est affermie par deux ligaments appelés *sacro-coccygiens antérieur* et *postérieur*.

SACRO-COXALGIE. s. f. [de *sacrum*, l'os sacrum, *coxa*, l'os coxal, et ἄλγος, douleur]. Tumeur blanche de la symphyse sacro-iliaque. La marche et le traitement sont analogues à ceux de la coxalgie.

SACRO-ÉPINEUX, EUSE. adj. [*sacro-spinosus*]. — *Ligaments sacro-épineux*, l'un *supérieur* et l'autre *inférieur*. Ils s'étendent des épines postérieures, supérieure et inférieure, de l'os iliaque, aux parties latérales et postérieure du sacrum.

SACRO-FÉMORAL, ALE. adj. et s. m. V. Fessier (*Grand*).

SACRO-ILIAQUE. adj. [*sacro-iliacus*]. Qui a rapport au sacrum et à l'os des iles. — *Articulation* ou *symphyse sacro-iliaque*. Celle de chaque face latérale du sacrum avec l'os iliaque correspondant. Les liens qui l'affermissent sont les ligaments *sacro-iliaque antérieur*, *supérieur* et *inférieur*, et le *ligament sacro-iliaque interosseux*. Ce dernier occupe l'espace que laissent entre eux le sacrum et l'os iliaque, derrière leurs surfaces articulaires.

SACRO-ILI-TROCHANTÉRIEN. adj. et s. m. V. Pyramidal *de la cuisse.*

SACRO-LOMBAIRE. adj. et s. m. [*sacro-lumbus, sacro-lumbalis, lombo-sacro-trachélien*; it. *sacro-lombare*, esp. *sacro-lumbar*]. Muscle pair et allongé, étendu de la face postérieure du sacrum, de la partie correspondante de la crête iliaque et du sommet des apophyses épineuses des vertèbres lombaires et des dernières vertèbres dorsales, à l'angle des douze côtes et aux tubercules postérieurs des apophyses transverses des cinq dernières vertèbres cervicales.

SACRO-SCIATIQUE. adj. [*sacro-ischiaticus*, it. *sacro-ischiatico*, esp. *sacro-sciatico*]. — *Ligaments sacro-sciatiques.* Nom donné à deux ligaments membraniformes qui concourent à affermir l'articulation sacro-iliaque. Le *grand ligament sacro-sciatique*, ou *sacro-sciatique postérieur*, s'étend de la partie postérieure de la crête iliaque et des côtés du sacrum et du coccyx à la lèvre interne de la tubérosité de l'ischion; le *petit ligament sacro-sciatique*, ou *sacro-sciatique antérieur*, naît de la face antérieure du précédent et se termine à l'épine sciatique. Par son bord externe, le grand ligament sacro-sciatique convertit la grande échancrure sciatique en une vaste ouverture, que le petit ligament sacro-sciatique divise en deux ouvertures secondaires.

SACRO-SPINAL. adj. et s. m. [*sacro-spinalis*, esp. *sacro-espinal*]. — *Muscle sacro-spinal.* Nom sous lequel Chaussier avait réuni les muscles sacro-lombaire, long dorsal, transversaire épineux, intertransversaire. Il distinguait à ce muscle: une portion dorso-trachélienne, qui est le sacro-lombaire; une portion costo-trachélienne, qui répond à l'intertransversaire et au long dorsal; une portion lombo-cervicale, qui est le transversaire épineux.

SACRO-TROCHANTÉRIEN. adj. et s. m. V. Pyramidal *de la cuisse.*

SACRO-VERTÉBRAL, ALE. adj. [*sacro-vertebralis*]. Qui appartient au sacrum et aux vertèbres. — *Articulation sacro-vertébrale.* Celle du sacrum avec la face inférieure de la dernière vertèbre lombaire. L'angle que forment ces deux os à leur partie antérieure a été appelé *angle sacro-vertébral* ou *promontoire.* — *Ligament sacro-vertébral.* Faisceau ligamenteux qui, de chaque côté de la colonne vertébrale, se rend de la partie antérieure inférieure de l'apophyse transverse de la dernière vertèbre lombaire à la partie supérieure du sacrum.

SACRUM. s. m. [de *sacer*, sacré; τὸ ἱερὸν ὀστέον, all. *Heiligenbein, Kreuzbein*, angl. *sacrum*, it. et esp. *sacro*]. Os impair, symétrique et triangulaire, placé à la partie postérieure du bassin, entre les deux os iliaques, et faisant suite à la colonne vertébrale. Sa *face spinale* ou *postérieure*, recouverte par les muscles sacro-lombaires, présente sur la ligne médiane quatre ou cinq éminences qui font suite aux apophyses épineuses des vertèbres, et qui forment une crête (*crête sacrée*) au-dessous de laquelle est une ouverture triangulaire qui termine le *canal sacré.* Sur les côtés de cette face existent deux gouttières, continuation de celle de la colonne vertébrale, et dans lesquelles s'ouvrent les *trous sacrés postérieurs.* La *face antérieure* ou *pelvienne*, légèrement concave, présente l'orifice des *trous sacrés antérieurs.* La *base* du sacrum s'articule avec la dernière vertèbre lombaire, son *sommet* avec le coccyx, chacun de ses *bords latéraux* avec l'os coxal correspondant. Il se développe par cinq points d'ossification; des rainures transversales sont les indices de la réunion de ces cinq pièces primitives, qui ressemblent chacune à une petite vertèbre. V. Sacré. — Fig. 647. 1, ouverture supérieure du canal sacré; 2, apophyses articulaires supérieures; 3, trous sacrés postérieurs; 4, tubercules internes; 5, tubercules externes des trous sacrés; 6, crête sacrée; 7, cornes du sacrum; 8, facette auriculaire; 9, rugosités pour des insertions ligamenteuses; 10, cornes du coccyx.

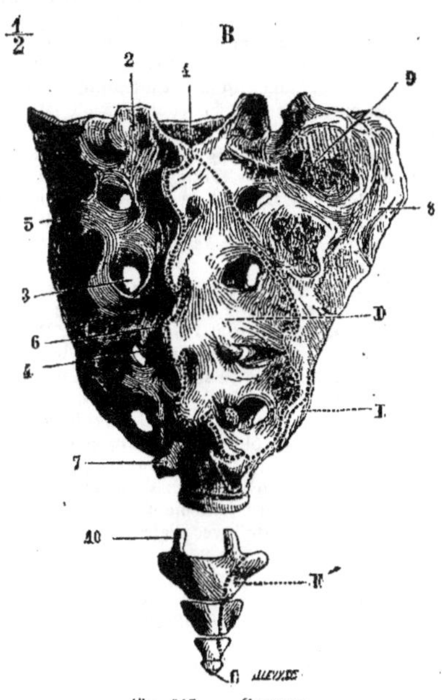

Fig. 647. — *Sacrum.*

SADISME. s. m. Variété de perversion du sens génital dans laquelle l'appétit sexuel est excité par la vue de la souffrance d'autrui et en particulier des femmes.

SÆMISCH (Théodore) (ophtalmologiste autrichien, né en 1833). — *Ulcère de Sæmisch.* Ulcération serpigineuse de la cornée.

SAFRAN. s. m. [*crocus*, κρόκος, all. *Saffran*, angl. *saffron*, it. *zafferano*, esp. *azafran*). Nom donné aux stigmates desséchés de la fleur du *Crocus sativus*, L., de la famille des iridées. Le safran venait autrefois d'Asie, sous le nom de *safran oriental*; il est aujourd'hui cultivé en Espagne et en France, et celui du Gâtinais est le plus estimé. Dès que la corolle est épanouie, on cueille la fleur et l'on enlève les *stigmates*, que l'on fait sécher sur des tamis de crin chauffés par de la braise, opération qui leur fait perdre les quatre cinquièmes de leur poids. Le safran doit être en filaments longs, souples, d'un rouge-orange foncé, sans mélange d'étamines; il doit fortement colorer la salive en jaune doré, avoir une odeur forte, vive, pénétrante, produire une poudre rutilante. Il donne, à l'analyse, une matière colorante (*safranine*), une huile volatile, de la cire, de la gomme, de l'albumine et quelques sels. Il est souvent sophistiqué avec la fleur du *carthame* ou *safran bâtard*; mais cette fleur se reconnaît à son tube rouge, quinquéfide, renfermant le pistil et les étamines: elle n'a d'ailleurs ni la souplesse ni l'odeur du safran. Ce dernier est employé comme emménagogue, sous forme de poudre (30 à 120 centigram.), d'infusion (une pincée pour 500 grammes de liquide), de sirop ou de teinture (12 à 36 gouttes). Il entre dans la préparation de la thériaque, du laudanum de Sydenham, du caustique carbo-safrané. — *Sirop de safran.* On le prépare en faisant macérer pendant deux jours, 32 grammes de safran dans 500 grammes de vin de Malaga, passant la liqueur, la faisant déposer, la décantant, ajoutant 768 grammes de sucre blanc et faisant un sirop. — *Teinture* ou *alcoolé de safran.* On l'obtient en faisant digérer pendant quinze jours 1 partie de safran dans 4 parties d'alcool à 80°, passant avec expression et filtrant. — *Safran des Indes.* V. CURCUMA. — *Safran des prés.* V. COLCHIQUE. ‖ En chimie, *safran*, nom donné à plusieurs corps dont la couleur a été comparée à celle de la plante de ce nom. — *Safran de Mars apéritif, safran de Mars astringent.* V. OXYDE *de fer.* — *Safran de Mars de Zwelfer.* Tritoxyde de fer d'un beau rouge brillant, obtenu en traitant la limaille de fer par l'azotate de potasse, et lavant le produit avec soin, afin d'enlever tout l'alcali. — *Safran des métaux.* V. OXYSULFURE *d'antimoine.*

SAFRANINE. s. f. [*polychroïte, jaune de safran*] ($C^{86}H^{60}O^{36}$). Matière colorante du safran. Masse rouge, inodore, peu soluble dans l'eau et l'alcool étendu. D'après Weiss, c'est une glycoside qui, chauffée avec de l'acide sulfurique étendu, se dédouble en sucre et en une substance qu'il nomme *crocine* ($C^{32}H^{18}O^{22}$), et qui est distincte de la substance du même nom extraite du *Gardenia grandiflora*. La safranine est un colorant nucléaire employé fréquemment en histologie ; on utilise la solution aqueuse ou mieux la solution dans l'eau anilinée ; il est préférable de laisser la coloration se faire lentement, en vingt-quatre heures ; on décolore ensuite avec l'alcool absolu contenant une faible quantité (0,2 à 0,5 p. 100) d'acide chlorhydrique. Cette coloration réussit sur les pièces fixées au Flemming ou avec tout autre mélange osmiqué.

SAGACITÉ. s. f. — *Sagacité comparative.* V. COMPARAISON.

SAGAPÉNUM. s. m. [*sagapenum*, σαγάπηνον, *gomme séraphique*, all. *Sagapengummi, Serapingummi*, angl. *sagapen*, it. et esp. *sagapeno*]. Gomme-résine provenant probablement du *Ferula persica*, Willdenow (ombellifères). Elle est apportée de la Perse, ordinairement en masses molles, demi-transparentes, mêlées d'impuretés et de semences de plantes ombellifères. Le sagapénum ressemble au galbanum ; mais il a la saveur et l'odeur de l'asa fœtida; il ne se colore pas en rouge par le contact de la lumière et de l'air, comme fait cette dernière substance. Le sagapénum fournit : résine, 50,29 ; gomme, 32,72 ; essence (jaune, fluide, d'odeur alliacée), 3,73 ; mucilage, 3,48 ; sels, eau, etc. (Brandes). On ne l'emploie pas seul, mais il entre dans plusieurs préparations pharmaceutiques, notamment dans le diachylon gommé et la thériaque.

SAGE-FEMME. s. f. [*obstetrix*, μαῖα, all. *Hebamme*, angl. *midwife*, it. *levatrice*, esp. *comadre*]. Femme qui exerce l'art des accouchements. D'après la loi du 30 novembre 1892, les sages-femmes ne peuvent pratiquer l'art des accouchements que si elles sont munies d'un diplôme de 1re ou de 2e classe délivré par le gouvernement français, à la suite d'examens subis devant une faculté de médecine, une école de plein exercice ou une école préparatoire de médecine et de pharmacie de l'État. Le décret du 25 juillet 1893 a fixé la durée de l'enseignement à deux années, pendant lesquelles les élèves sont astreintes à suivre deux cours complets et à faire un stage dans un service d'accouchement. Comme sanction de leurs études, elles ont à subir deux examens : le premier à la fin de la première année porte sur l'anatomie, la physiologie et la pathologie élémentaires; le deuxième à la fin de la seconde année porte sur la théorie et la pratique des accouchements. La Maternité de Paris est un centre d'enseignement à part où ne sont admises que des élèves internes ; la durée des études y était déjà de deux ans avant même l'organisation actuelle de l'enseignement des sages-femmes. Le diplôme qui leur est délivré doit être enregistré au tribunal de première instance et à la sous-préfecture de l'arrondissement où elles s'établissent. Celles qui ne seraient pas pourvues de diplôme seraient poursuivies et condamnées, en faveur des hospices, à une amende de 100 francs, et, en cas de récidive, à une amende double et à un emprisonnement qui pourrait durer jusqu'à six mois. — Les sages-femmes ne peuvent employer les instruments, dans les accouchements laborieux, sans appeler un docteur en médecine (loi du 19 ventôse an XI). Elles ne peuvent prescrire de médicaments, sauf le seigle ergoté (décret du 23 juin 1873) et le sublimé pour l'usage externe. Elles sont autorisées à pratiquer les vaccinations et revaccinations antivarioliques.

SAGESSE. s. f. — *Sagesse des chirurgiens.* V. SISYMBRE.

SAGITTAIRE. s. f. [*fléchière, flèche d'eau, Sagittaria sagittæfolia*, L.]. Plante alismacée à fleurs monoïques, qui croît dans les lieux marécageux; la poudre de ses racines et de ses feuilles a été recommandée par des empiriques contre la phtisie.

SAGITTAL, ALE. adj. [*sagittalis*, de *sagitta*, flèche ; angl. *sagittal*, it. *sagittale*, esp. *sagital*]. — *Gouttière saggitale.* Sillon profond creusé par la suture sagittale, à la partie interne de la voûte du crâne, depuis la crête coronale jusqu'à la protubérance occipitale interne, et dans lequel est logé le sinus longitudinal supérieur. — *Suture sagittale* [all. *Pfeilnaht*]. Celle qui unit les deux os pariétaux et qui s'étend d'avant en arrière sur la ligne médiane, ainsi nommée parce qu'elle rencontre à angle droit le milieu de l'arc que décrit la suture fronto-pariétale, comme une flèche placée sur l'arc qui doit la décocher.

SAGITTULE. s. f. Prétendu helminthe qui n'était qu'une trachée d'oiseau.

SAGOU. s. m. [all. *Sago, Sagobaum*, angl. *sago*, it. *sago, sagu*, esp. *sagu*]. Substance amylacée alimentaire qu'on retire de la moelle de plusieurs espèces de palmiers (particulièrement du *Sagus vinifera*, Pers., et du *Sagus Rumphii*, Willd), qui croissent aux Moluques, aux Philippines et dans les autres îles des Indes orientales. On la sépare de la partie fibreuse à l'aide de l'eau froide et de l'agitation ; on met le tout sur un tamis : l'eau qui passe entraîne avec elle le *sagou*, qui s'y dépose sous forme de poudre très fine et très blanche. Après l'avoir fait à moitié dessécher, on le réduit en petits grains en le passant à travers un crible, et l'on achève ensuite sa dessiccation en l'agitant continuellement dans des bassines chauffées. C'est à cette légère torréfaction que le sagou doit sa couleur rougeâtre. Planche compte plusieurs espèces de sagous : celui des îles Maldives, en grains ovoïdes arrondis, très durs, d'une couleur briquetée non uniforme; celui de Sumatra, en grains arrondis blancs ou jaunâtres; celui de la Nouvelle-Guinée, semblable à celui des Maldives, mais plus briqueté ; celui des îles Moluques, tantôt gris, tantôt rosé; le sagou *blanc*, arrivant aussi des îles Moluques, en grains blancs, qui deviennent translucides après avoir absorbé l'eau. Ces sagous, souvent falsifiés avec la fécule de pomme de terre, contiennent du muriate de soude. On a indiqué un sagou de Madagascar ; mais il ne contient pas d'amidon, et ne peut être considéré comme un véritable sagou.

SAHLI (Hermann) (né en 1856, professeur de clinique médicale à Berne). — *Epreuve de Sahli.* Méthode qui se propose d'explorer l'état de la fonction pancréatique en faisant ingérer au malade une pilule d'iodoforme enrobé dans du gluten. Celui-ci résiste à l'action du suc gastrique, mais est attaqué rapidement par le suc pancréatique. L'iode mis en liberté apparaît dans l'urine quelques heures après l'ingestion. Quand le suc pancréatique ne se déverse pas dans le duodénum par suite d'une oblitération de son canal d'excrétion, le gluten n'est pas attaqué, et l'urine ne contient pas d'iode. On a proposé, dans le même but, l'emploi du salol qui est décomposé sous l'influence du suc pancréatique ; l'acide salicylique mis en liberté passe dans l'urine où il est facile de le mettre en évidence au moyen du perchlorure de fer (*épreuve du salol*). La valeur de ces procédés est contestée.

SAIDSCHUTZ (Bohême). *Eaux sulfatées magnésiennes*, froides, 15°,5, contenant 10 grammes de sulfate de magnésie. Eau d'exportation.

SAIGNÉE. s. f. [*sanguinis missio*, *venæ sectio*, φλεβοτομία, all. *Aderlass*, angl. *blood-letting*, it. *salasso*, esp. *sangria*]. Évacuation artificielle d'une certaine quantité de sang. On distingue la *saignée artérielle*, la *saignée veineuse* et la *saignée capillaire*. — La *saignée artérielle* (*artériotomie*) et la *saignée veineuse* (*phlébotomie*) se font avec une lancette ou un phlébotome. L'*artériotomie* ne peut guère être pratiquée que sur de petites branches qui présentent un point d'appui solide ; elle est complètement

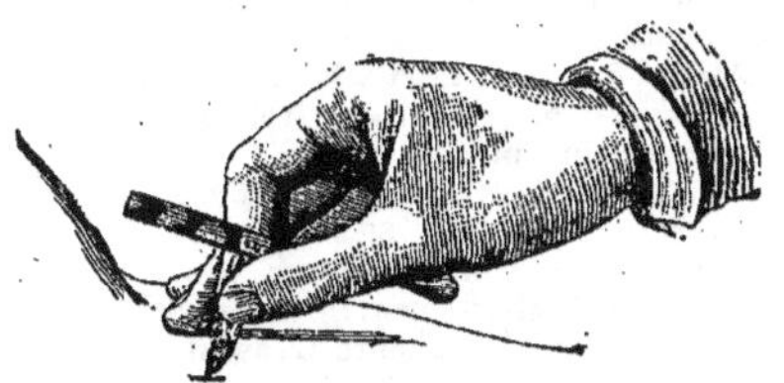

Fig. 648. — *Saignée.*

abandonnée aujourd'hui. — C'est le plus ordinairement au pli du bras ou au pied qu'on pratique la *phlébotomie*. 1° Au bras, on peut tirer le sang de la céphalique, de la basilique, des médianes céphalique ou basilique, ou de la cubitale antérieure; 2° au pied, on ouvre la saphène interne ou externe. On a aussi ouvert, au cou, la veine jugulaire externe; à la main, la céphalique ou la salvatelle ; au front, la veine frontale; dans la bouche, les veines ranines; mais ces variétés rares de saignées ne sont plus usités maintenant. — Pour pratiquer une *saignée du bras*, on commence par comprimer le membre circulairement au-dessus de la veine que l'on veut ouvrir, afin que le sang la rende plus apparente en s'y accumulant. La peau est soigneusement aseptisée, ainsi que la main de l'opérateur et l'instrument. Le chirurgien, se plaçant alors au côté droit du malade, s'il doit ouvrir une veine du bras droit, fixe dans son aisselle gauche la main droite du malade, en même temps qu'il saisit de la main gauche le coude de ce bras. Il explore la position de la veine qu'il veut ouvrir, prend par le talon, entre le pouce et l'index (fig. 648) de sa main droite, sa lancette ouverte; fléchit ses deux doigts, pose les autres sur l'avant-bras pour donner de la fixité à sa main, et, tendant la peau régulièrement, il enfonce dans le vaisseau la pointe de la lancette, puis, par un léger mouvement de bascule, il relève le tranchant de l'instrument, de manière à agrandir l'ouverture en le retirant. Le chirurgien se place à gauche du malade et tient sa lancette de la main gauche, s'il pratique la saignée sur le bras gauche. Pendant que le sang coule, il faut avoir soin de maintenir le parallélisme des ouvertures de la veine et de la peau, et recevoir ce liquide dans des vases (V. Palette) d'une capacité déterminée, afin de juger de la quantité évacuée. On accélère l'écoulement en déterminant des contractions musculaires de l'avant-bras, par exemple en recommandant au malade de faire rouler entre ses doigts un corps quelconque. Lorsqu'on juge la saignée suffisante, on détache la ligature, on rapproche les lèvres de la plaie, on lave, et l'on applique une compresse stérilisée que l'on maintient en place à l'aide d'une bande. Lorsqu'un malade a été déjà plusieurs fois saigné, on incise au-dessous des cicatrices. C'est ordinairement sur la médiane céphalique qu'on pratique la saignée du bras, parce qu'il est facile, en n'enfonçant pas la lancette trop profondément, d'éviter de blesser le nerf musculo-cutané, seule partie dont on ait à craindre en cet endroit la lésion. Si l'on est obligé de la pratiquer sur la médiane basilique, il faut reconnaître exactement ses rapports avec l'artère brachiale, et ouvrir la veine au-dessus ou au-dessous, de façon à éviter la formation d'un anévrysme artérioso-veineux ; si l'on n'a pas l'habitude de saigner, il vaut mieux ouvrir la veine du dos de la main ou de l'avant-bras qui présenterait le plus de volume, en ayant soin de plonger auparavant le membre dans un bain chaud. Pour la *saignée du pied*, on ouvre le plus souvent la saphène interne, au-devant de la malléole. Après avoir fait gonfler les vaisseaux au moyen d'un bain de pieds chaud, le chirurgien met une ligature à la jambe sur laquelle il veut opérer, fait replonger le pied dans le bain, puis le place sur son genou, et ouvre la veine comme il a été dit pour la saignée du bras. On replace ensuite le pied dans l'eau pour activer l'écoulement du sang. La saignée faite, on essuie le membre, et l'on applique le bandage dit *étrier*. — La *saignée capillaire* se fait au moyen des sangsues ou des scarifications ; on l'appelle aussi *saignée locale*, parce qu'elle dégorge spécialement la partie du système capillaire où on la pratique ; de même qu'on donne le nom de *saignée générale* à la phlébotomie, qui dégorge tout le système sanguin. — La *saignée* est dite *déplétive*, lorsqu'elle a pour but, chez les pléthoriques, chez les malades ayant de l'hypertension artérielle, ou chez ceux dont le myocarde faiblit, de diminuer la quantité de sang qui surabonde dans le système circulatoire. La *saignée* était dite *révulsive*, lorsqu'on la pratiquait loin de la partie où le sang se portait en trop grande abondance, à l'effet de détourner ce fluide, d'en changer le cours : le sang et la lymphe étant les seules humeurs qui circulent, l'action révulsive attribuée aux saignées générales est nulle, parce qu'en tirant le sang d'une veine, on ne tire pas seulement celui de l'organe avec lequel la veine est immédiatement en communication, mais que, de proche en proche, tout le système se désemplit, attendu que le courant n'est jamais discontinu. Il n'y a qu'une *déplétion* générale à laquelle la partie malade participe pour sa petite part, s'il n'y a pas encore stase dans les capillaires; elle en tire profit de plus, en ce qu'il lui arrive un peu moins de sang. — Dire que toute *saignée* est *dérivative*, en ce que la ligature fait accumuler le sang au-dessous d'elle, et *révulsive*, en ce que la piqûre de la peau et de la veine détermine une congestion dans son voisinage, est puéril en raison du peu de durée du premier phénomène et du peu d'intensité du second. V. Dérivation et Révulsion. — On a donné à la *saignée* le nom de *spoliative*, lorsqu'on l'employait pour diminuer la partie solide du sang. On a attribué cet effet aux fréquentes saignées, le sérum du sang se réparant, disait-on, plus promptement que la partie solide. En réalité, toute saignée est spoliative et permet de soustraire à l'organisme une certaine quantité de principes toxiques circulant dans les vaisseaux; tel est, semble-t-il, le mécanisme suivant lequel agit la saignée dans l'urémie. — Quelques auteurs, admettant une sympathie, mais qui n'est pas réelle, entre tous les organes situés d'un même côté de la ligne médiane, ont recommandé de pratiquer la saignée du côté correspondant au siège du mal : *saignée latérale*. — *Saignée blanche*. Faire une *saignée blanche*, manquer la veine, ne point l'ouvrir. ‖ Vulgairement la *saignée*, la région où se pratique la saignée du bras. V. Coude.

SAIGNEMENT. s. m. [*sanguinis fluxus*, all. *Nasenbluten*, angl. *bleeding*, esp. *desangramiento*]. Écoulement de sang. Ce terme ne s'emploie guère que pour le *saignement du nez* ou *épistaxis*.

SAIL-LES-BAINS (Loire). *Eaux faiblement minéralisées, thermales*, température 26 à 34°, contenant 0gr,45 de sels, dont 0,11 de bicarbonates de chaux et de magnésie, 0,10 de silicates de soude et de potasse, 0,09 de chlorure de sodium. Altitude : 250 mètres. Établissement : 15 mai au 30 septembre; boisson, bains, douches, pulvérisations. L'eau est transportée.

SAIL-SOUS-COUZAN (Loire). *Eaux bicarbonatées mixtes*, froides, 12 à 13°, contenant 3gr,2 de sels, dont 1 gramme de bicarbonates de potasse, magnésie et chaux, 1,05 de bicarbonate de soude, et 0,017 de bicarbonate de fer, et renfermant de plus 225 centimètres cubes d'acide carbonique libre par litre. Altitude : 400 mètres. Établissement : boisson, bains, douches; saison, 1er juin au 15 septembre. Cette eau est transportée.

SAIN, AINE. adj. Qui est en état de santé, par opposition à *malade*.

SAINBOIS. s. m. V. Garou.

SAINDOUX. s. m. V. Axonge.

SAINT-ALBAN (Loire). *Eaux bicarbonatées mixtes*, froides, 17°,5, contenant 2gr,44 de sels, dont 0,93 de bicarbonate de chaux, 0,85 de bicarbonate de soude, 0,45 de bicarbonate de magnésie; 0,023 de bicarbonate de fer, et renfermant de plus un litre d'acide carbonique libre. Cette eau est diurétique, digestive et excitante. Établissement : boisson, bains, inhalations, douches; saison, 1er juin au 30 septembre. Altitude : 400 mètres. Cette eau est transportée.

SAINT-AMAND (Nord). *Eaux sulfatées calciques*, froides, 19°,5, contenant 1gr,4 de sels, dont 0,84 de sulfate de chaux, 0,29 de sulfates de magnésie et de soude, et des traces d'hydrogène sulfuré. Bains de boues sulfureuses. Indications : rhumatismes, névralgies, paralysies. Altitude : 37 mètres. Établissement : 1er juin au 30 septembre.

SAINT-BEATENBERG (Suisse, Berne). *Station d'altitude* : 1148 mètres. Climat doux, et tonique, humidité assez élevée.

SAINT-BERNARDIN (Suisse, Grisons). *Station d'altitude* : 1626 mètres, et *eau minérale ferrugineuse*, carbogazeuse.

SAINT-BLASIEN (Allemagne, Bade). *Sanatorium*, situé dans la Forêt-Noire, à 772 mètres d'altitude, pour le traitement des tuberculeux au début.

SAINT-BONNET (Hautes-Alpes). *Eaux sulfurées calciques*, chaudes, 33°.

SAINT-CERGUES (Suisse, Vaud). *Station d'altitude*, 1046 mètres, convenant aux convalescents et aux déprimés.

SAINT-CHRISTAU (Basses-Pyrénées). *Eaux oligo-métalliques*, froides, 13 à 15°, contenant 0gr,29 de sels, dont 0,20 de bicarbonates de chaux et de magnésie, 0,0042 de sulfate de fer, et des traces d'arséniate de chaux; la source du *Pêcheur* contient 0,01 de sulfure de calcium. A l'intérieur, cette eau est diurétique; extérieurement, elle est employée en lotions et en bains dans les dermatoses. Altitude : 300 mètres. Établissement : saison, 15 mai au 1er octobre. L'eau des *Arceaux* est transportée.

SAINT-CHRISTOPHE (Saône-et-Loire). *Eaux ferrugineuses, bicarbonatées*, froides.

SAINTE-MARIE (Cantal). *Eaux ferrugineuses, bicarbonatées*, froides, 11°.

SAINTE-MARIE (Hautes-Pyrénées). *Eaux sulfatées calciques*, froides, 17°. Établissement.

SAINT-FÉLIX-DE-PAILLIÈRES (Gard). *Eaux faiblement minéralisées*, froides, 13°,5, contenant 0gr,405 de sels, dont 0,046 de bicarbonate de fer.

SAINT-FLORET (Puy-de-Dôme). *Eaux bicarbonatées sodiques et ferrugineuses*, froides, 15°,5.

SAINT-GALMIER (Loire). *Eaux bicarbonatées mixtes*, froides, 8°, contenant 2gr,88 de sels dont 1,02 de bicarbonate de chaux. Eaux transportées.

SAINT-GERVAIS (Haute-Savoie). *Eaux hydrosulfurées, chlorurées*, chaudes, 39 à 42°, contenant 5 grammes de sels, dont 1,7 de chlorure de sodium, 1,6 de sulfate de soude, 1,1 de sulfate de chaux et 3 centimètres cubes d'hydrogène sulfuré libre; une source est ferrugineuse et contient 0,006 d'oxyde de fer. Altitude : 630 mètres. Indications : dermatoses, hémorroïdes, constipation, rhumatismes. Établissement : bains, douches, inhalations, pulvérisations, boisson; saison, 1er juin au 1er octobre.

SAINT-HONORÉ (Nièvre). V. Honoré (*Saint-*).

SAINT-LOUBOUER (Landes). *Eaux sulfurées calciques*, froides, 16 à 19°.

SAINT-LUC (Suisse, Valais). *Station d'altitude* : 1675 mètres, au voisinage de forêts.

SAINT-MARTIN-LANTOSQUE (France, Var). *Station d'été*, à 950 mètres d'altitude au-dessus de Nice, au milieu de montagnes atteignant 3000 mètres.

SAINT-MAURICE ou VIC-LE-COMTE (Puy-de-Dôme). *Eaux ferrugineuses bicarbonatées*, froides et chaudes, 16 à 34°. Établissement : piscine.

SAINT-MORITZ (Suisse, Grisons). *Eaux ferrugineuses bicarbonatées*, froides, 5°,5 et 6°,62. Altitude : 1769 mètres. Climat de haute montagne dont l'action se joint à celle des eaux. Établissement : boisson, bains carbogazeux; saison, 15 juin au 15 septembre. L'eau est transportée.

SAINT-MYON (Puy-de-Dôme). *Eaux ferrugineuses bicarbonatées*, froides, 14°.

SAINT-NECTAIRE. V. Nectaire (*Saint*).

SAINT-PARDOUX (Allier). *Eaux ferrugineuses, bicarbonatées*, faiblement minéralisées et fortement gazeuses, froides, 8°, utilisées à Bourbon-l'Archambault, qui en est peu éloigné.

SAINT-RAPHAEL (France, Var). *Station d'hiver*, au bord de la mer; climat excitant et tonique.

SAINT-SALVERINE. s. f. V. Glairine.

SAINT-SAUVEUR (Hautes-Pyrénées). *Eaux sulfurées sodiques*, chaudes, 22 à 34°, contenant 0gr,265 de sels dont 0,04 de sulfure de sodium. Altitude : 770 mètres. Cette eau a une action sédative, contrairement aux autres eaux sulfurées des Pyrénées; elle est indiquée dans les affections de l'utérus et des annexes, les cystites, les névralgies, les rhumatismes, les affections des voies respiratoires. Établissement : bains, douches, gargarismes, boisson; saison, 1er juin au 30 septembre. L'eau est transportée.

SAINT-THOMAS (Pyrénées-Orientales). *Eaux sulfurées sodiques*, très chaudes, 48 à 59°. Établissement.

SAISON. s. f. [*tempestas*, ὥρα, all. *Jahreszeit*, angl. *season*, it. *stagione*, esp. *sazon, estacion*]. Chacune des périodes de l'année, qui, dans la zone tempérée, correspondent à une différence dans le temps pendant lequel le soleil reste sur l'horizon, temps qui détermine la température de chaque lieu, et par suite exerce une influence puissante sur la vie végétale et animale. Les saisons physiques ne se prêtant point à une détermination générale, puisqu'elles varient pour chaque pays, on y a substitué les saisons astronomiques, réglées d'après la plus grande, la moyenne et la plus petite distance du zénith à laquelle le soleil se trouve quand il atteint le méridien, c'est-à-dire d'après le passage apparent de cet astre par les points équinoxiaux et solsticiaux, ce qui produit quatre saisons : le *printemps*, l'*été*, l'*automne* et l'*hiver*. La division admise dans les zones tempérées n'est pas applicable à la zone torride, et ne convient pas non plus aux zones glaciales.

SAL. s. m. Nom donné à la bronchite en Abyssinie, dans l'idiome de l'ambara.

SALAAM (de l'arabe *salâm*, qui indique l'idée de saluer). — *Tic de salaam* (*spasmus nutans* ou *salutans*). Syndrome observé dans la première enfance et caractérisé par des accès de salutations convulsives; pendant l'accès, la tête est portée en bas et en avant, et le corps s'incline en même temps en avant, puis la tête et le corps sont reportés dans la position normale; le mouvement se répète à intervalles plus ou moins rapprochés; parfois il s'accompagne de haussement d'épaules, de nystagmus, de rotation de la tête, etc. Ce syndrome n'est le plus souvent qu'une manifestation épileptique; il peut se rencontrer aussi au cours d'autres affections (rachitisme, intoxication gastro-intestinale, etc.).

SALACÉTOL. s. m. (*salicylacétol*). Corps qui résulte de l'action de la monochloracétone sur le salicylate de soude; il se présente sous forme d'aiguilles cristallines, insolubles dans l'eau, solubles dans l'alcool surtout à chaud. C'est un antiseptique intestinal que l'on donne à la dose de 2 à 3 grammes dissous dans l'huile de ricin. On l'emploie aussi en pommade à 20 p. 100 ou en badigeonnage en solution dans la glycérine.

SALACITÉ. s. f. [*salacitas*, ἀφροδισιασμὸς, ἀσέλγεια, all. *Geilheit*, angl. *salacity*, it. *lussuria*, *lascivia*, esp. *lascivia*]. Propension des animaux, domestiques surtout, aux rapprochements sexuels.

SALAISON. s. f. [*salsamentum*, τάριχος, all. *das Gesalzene*, angl. *salted provisions*, it. *salsume*, esp. *cecina*]. Opération qui consiste à saler la viande, c'est-à-dire à l'imprégner et la saupoudrer de sel de cuisine; aux points de contact de la viande et du sel il se forme une *saumure* qui comprend environ le tiers et même la moitié du liquide contenu dans la viande fraîche : on altère ainsi la composition de la viande beaucoup plus que ne le fait la coction dans l'eau (Liebig), et l'on diminue proportionnellement son pouvoir nutritif. L'action conservatrice du sel marin, et surtout du salpêtre qu'on ajoute souvent, résulte de ce qu'il empêche le développement des microbes de la putréfaction. L'emploi trop prolongé ou exclusif des salaisons produit cet affaiblissement graduel, ces diarrhées et ces affections scorbutiques qu'on observe chez les marins et les soldats, et que la consommation des aliments frais fait rapidement disparaître quand ces affections n'ont pas trop profondément altéré les organes : les aliments frais agissent en fournissant des substances organiques non altérées, et non parce qu'ils contiennent de l'iode ou tout autre corps métallique; leur mode d'action n'est pas d'ailleurs complètement élucidé.

SALAMANDRE. s. f. [*salamandra*, σαλάμανδρα, all. *Salamander*, *Molch*, angl. *salamander*, it. et esp. *salamandra*]. Genre de batraciens urodèles nombreux en espèces, que le vulgaire redoute parce qu'il en croit la morsure venimeuse. Ces animaux ont des dents trop petites pour entamer la peau, et n'ont pas de glandes salivaires à venin. Leur peau et leurs *glandes temporales* sous-cutanées seules sécrètent un liquide blanchâtre, visqueux, irritant pour les yeux si on les touche avec les doigts après avoir manié ces animaux. Cette humeur inoculée aux petits vertébrés (oiseaux, cochons d'Inde) les tue rapidement. Ce venin des salamandres empoisonne aussi, mais plus lentement, les autres batraciens. L'espèce la plus commune est la *salamandre terrestre* ou *tachetée* (*Salamandra maculata*, Laur.).

SALAMANDRINE. s. f. ($C^{68}H^{60}Az^{2}O^{10}$ ou, en atomes, $C^{34}H^{60}Az^{2}O^{5}$). Alcaloïde trouvé dans le liquide visqueux de la salamandre terrestre. C'est une base fixe, altérable en présence de l'eau et donnant des sels cristallisés. Elle détermine les mêmes accidents que le venin lui-même.

SALANGANE. s. f. V. ALCYON.

SALANT, ANTE. adj. [all. *salzhaltig*]. Qui a la propriété de saler, de contenir, de fournir du sel, du sel marin en particulier. — *Marais salant* [*salin*, *saline*; angl. *salt*, it. *stagno*, esp. *saladar*]. Vaste surface destinée à l'évaporation spontanée de l'eau de mer. D'après Mélier, l'industrie des marais salants n'a rien d'insalubre, et un salin bien établi, bien exploité, bien entretenu, peut même être considéré souvent comme un moyen d'assainissement: dans les conditions inverses, c'est une cause d'insalubrité analogue à celle des marais ordinaires, et qui doit être combattue de la même façon.

SALAS (Pyrénées-Orientales). — *Eaux chlorurées sodiques*, froides, 18 à 20°.

SALÉ, ÉE. adj. [*salsus*, ἁλμυρός, all. *gesalzen*, angl. *salted*, it. *salato*, esp. *salado*]. Imprégné de sel : *bain salé*. — *Pré salé*. Herbage situé au bord de la mer, et ayant une saveur salée qui excite l'appétit des animaux. Par cette alimentation, la chair, le lait, le beurre, prennent un goût particulier qui les fait rechercher. — *Viande salée*. V. SALAISON.

SALEP. s. m. [all. et angl. *Salep*, it. *saleppa*, esp. *salep*]. Substance analeptique qui vient de l'Asie Mineure en petits tubercules ovoïdes, enfilés sous forme de chapelets, d'un gris jaunâtre, demi-transparents, d'une cassure cornée, d'une odeur faible, analogue à celle du mélilot, d'une saveur mucilagineuse un peu salée. Ces tubercules sont ceux de diverses espèces d'*Orchis*, *Orchis mascula*, *Or. fusca*, *Or. latifolia*, *Or. maculata*, etc. L. Geoffroy a reconnu que les bulbes de nos orchis indigènes, recueillis après la marcescence des tiges, nettoyés, enfilés, et séchés au soleil, fournissent un salep semblable à celui d'Orient, et constituent un très bon analeptique.

SALERNITAIN, AINE. adj. et s. Se dit des médecins qui ont appartenu à l'école de Salerne; cette école se montre dès l'origine du moyen âge et en occupe toute la durée; elle a surtout donné des principes d'hygiène et de diététique.

SALICAIRE. s. f. [*Lythrum*, L., de λύτρον, sang, parce qu'on lui attribuait des vertus anti-hémorragiques; all. *Blutkraut*, *Ackerweiderich*, angl. *salicaria*, *spiked willowherb*, it. *lisimachia*, *salicaria*]. Genre de plantes lythrariées dont l'espèce à épis (*Lythrum salicaria*, L.) est astringente. Employée contre la leucorrhée, la diarrhée, la dysenterie.

SALICINE. s. f. [de *salix*, saule; all. *Salicin*, angl. *salicine*, it. et esp. *salicina*] ($C^{26}H^{18}O^{14}$, ou en atomes $C^{13}H^{18}O^{7}$). Principe cristallisable de l'écorce du *Salix alba*, L. (V. SAULE) (Fontana et Leroux, 1825), et de l'écorce de plusieurs trembles et peupliers (Braconnot). Il y en a aussi dans le castoréum. Elle a été proposée comme succédanée de la quinine; ses effets sont moins certains, mais elle possède une action fébrifuge évidente (1 à 3 grammes). En Angleterre on l'emploie dans le rhumatisme comme l'acide salicylique. Elle se présente en aiguilles prismatiques, solubles dans l'alcool et dans l'eau, mais non dans l'éther; sa saveur est très amère; elle est fusible à 120° en une résine; les acides la dissolvent sans être saturés par elle. Les acides sulfurique et chlorhydrique étendus la dédoublent en glycose et en *salirétine* à la température de l'ébullition; à une température moins élevée, elle se dédouble en glycose et *saligénine*. Elle est lévogyre.

SALICOR. s. m. La salicorne. — Le carbonate de soude autrefois obtenu par combustion de la *salicorne*.

SALICORNE. s. f. — *Salicorne herbacée* (*Salicornia herbacea*, L.). Plante chénopodée se développant en abondance dans les terrains d'alluvion aux affluents d'eau douce, dans les baies maritimes. Cultivée autrefois dans le midi de la France pour la fabrication de la soude; elle est comestible.

SALICYLACÉTOL. s. m. V. SALACÉTOL.

SALICYLATE. s. m. Nom des sels formés par l'acide salicylique. — *Salicylate d'amyle* (*éther amylsalicylique*). Liquide incolore peu toxique, d'odeur moins pénétrante que le salicylate de méthyle; on l'emploie en badigeonnages sur la région douloureuse à la dose de 2 à 3 grammes; on recouvre ensuite la région avec de l'ouate et de la gutta-percha. L'acide salicylique passe dans l'urine. Il ne détermine pas d'irritation cutanée. — *Salicylate d'atropine*. Sel préférable au sulfate d'atropine, en ce que sa solution dans l'eau est inaltérable, et qu'instillée dans l'œil elle détermine la mydriase sans irriter cet organe. — *Salicylate de bismuth*. Sel blanc, insoluble dans l'eau, qu'on emploie comme antiacide, absorbant et surtout antiseptique gastro-intestinal, dans la dyspepsie putride, la dilatation et le catarrhe de l'estomac, la fièvre typhoïde, le choléra. Dose, de 1 à 5 ou 10 grammes par jour, en cachets ou suspendu dans une potion, seul ou associé au naphtol, au charbon végétal, à la magnésie, au bicarbonate et au benzoate de soude. — *Salicylate d'éthyle*. V. SALICYLIQUE (*Éther*). — *Salicylate de lithine*. On l'emploie aux mêmes doses et dans les mêmes cas que les autres sels de lithine, benzoate et carbonate, contre la lithiase urinaire et la diathèse goutteuse. — *Salicylate de méthyle*. Liquide d'odeur pénétrante formant le principe actif de l'essence de Wintergreen; on l'emploie en applications locales à la dose de 50 à 100 gouttes au niveau des régions douloureuses; on recouvre ensuite avec de l'ouate et un morceau de tissu imperméable; on peut aussi l'incorporer à des pommades. — *Salicylate de β-naphtyle*. V. BÉTOL. — *Salicylate de phényle*. V. SALOL. — *Salicylate de quinine*. Sel qui peut remplacer le sulfate de quinine, à la dose de 0gr,40 à 1 gramme, en pilules, cachets, potion, lavement, etc. — *Salicylate de soude* (en atomes, $C^7H^5O^3Na$). On l'obtient en saturant une solution d'acide salicylique par le carbonate de soude. Sel cristallisé en aiguilles, très soluble dans l'eau, préférable, pour l'usage interne, à l'acide salicylique, dont il a les propriétés (1 à 6 grammes par jour, en potion). — *Salicylate de zinc*. Sel blanc, cristallisé, sucré et amer, plus soluble dans l'alcool que dans l'eau, employé en injections.

SALICYLE. s. m. ($C^{14}H^5O^4$). Radical hypothétique de l'*acide salicyleux*, considéré comme de l'hydrure de salicyle.

SALICYLEUX. adj. — *Acide salicyleux* [*acide spiroyleux*, *essence de reine-des-prés*, *acide spiroyligique*, *spiriligique*, *hydrospiroyle*, *hydrosalicyle*, *salicylol*, *hydrure de salicyle*] ($C^{14}H^6O^4$). Corps retiré des fleurs de reine-des-prés par distillation avec l'eau. Il n'y existe pas tout formé, mais se produit pendant la distillation par un phénomène de dédoublement analogue à celui qui produit l'essence d'amandes amères (V. ÉMULSINE). On obtient en même temps un hydrocarbure isomère à l'essence de térébenthine et un corps analogue au camphre, volatil et cristallisable. L'acide salicyleux se forme aussi par oxydation de la salicine, de la saligénine, de la populine. C'est un liquide huileux, incolore, rougissant au contact de l'air, d'une odeur analogue à celle d'essence d'amandes amères, de saveur âcre et brûlante, formant sur la peau des taches jaunes qui disparaissent facilement. Bout à 196°; assez soluble dans l'eau, soluble dans l'éther et l'alcool. Chauffé avec un excès de potasse, ou traité par le bichromate de potasse et l'acide sulfurique, il se transforme en acide salicylique. Il forme des sels (*salicylures*) avec les oxydes métalliques. Il fournit des produits de substitution avec le brome, le chlore, l'iode, le cyanogène, l'acide azotique, etc.

SALICYLIQUE. adj. — *Acide salicylique* [*acide oxybenzoïque*, all. *Salicylsäure*, *Spirolsäure*, angl. *salicylic acid*, it. *acido salicilico*] ($C^{14}H^6O^6$ ou, en atomes, $C^7H^6O^3$). Corps obtenu en chauffant l'acide salicyleux, la salicine ou l'essence de Wintergreen, avec la potasse. Cristallisable, volatil, soluble dans l'eau bouillante, l'alcool et l'éther, fusible à 158 degrés. Il ne dévie pas la lumière polarisée. Il forme des produits de substitution avec le brome et le chlore. L'acide salicylique forme une poudre d'un blanc jaunâtre, d'une saveur styptique, ténue, qui s'attache aux muqueuses, fait éternuer et produit peu à peu une sensation persistante de cuisson désagréable. Soluble dans la glycérine et l'essence de térébenthine à chaud. Dissous dans l'alcool, dans la proportion d'une partie sur quatre d'alcool, il est caustique comme l'acide phénique, et sert aux mêmes usages. Il n'a pas d'odeur et produit une sensation de brûlure moins vive, mais un peu plus durable. Il tue les organismes inférieurs et a des propriétés antiseptiques au moins aussi prononcées. Sa saveur est aigre-douce. Le perchlorure de fer colore la solution aqueuse de cet acide en violet, ce qui permet de reconnaître son passage dans l'urine et dans la salive, peu après son ingestion : dans l'économie, il se transforme en acide salicylurique. L'acide salicylique et le salicylate de soude, outre leurs usages antiseptiques, sont employés dans les affections fébriles; ils diminuent le nombre des pulsations et abaissent la température d'une manière très favorable, sans changer pourtant la marche générale de la maladie. Ils ont une action quasi spécifique dans le rhumatisme articulaire aigu; le salicylate de soude administré à la dose de 4 à 6 et même 8 grammes par jour, diminue rapidement les douleurs, fait céder les fluxions articulaires et permet d'enrayer la marche de la maladie, et par suite d'éviter les complications cardiaques. L'acide se donne aux doses de 2 à 3 grammes par vingt-quatre heures dans du pain azyme, à doses fractionnées; son emploi n'est pas exempt de danger; aussi doit-on surveiller ses effets quand on l'administre à l'intérieur, et son affectation à la conservation des substances alimentaires ne doit-elle pas être approuvée sans réserve. — *Éther salicylique* [*salicylate d'éthyle*] ($C^{18}H^{10}O^6$). Liquide incolore, plus lourd que l'eau, bouillant vers 230°, obtenu en distillant un mélange d'alcool absolu, d'acide salicylique et d'acide sulfurique. — *Série salicylique*. Série de composés provenant de la salicine et de ses combinaisons.

SALICYLITE. s. m. Sel formé par la combinaison de l'acide salicylique avec les bases.

SALICYLOL. s. m. V. SALICYLEUX.

SALICYLURE. s. m. Nom générique des sels formés par la combinaison de l'acide salicyleux avec les bases. Ils s'altèrent à l'air en se colorant en brun. Traités par un acide, ils dégagent l'odeur d'acide salicyleux.

SALICYLURIQUE. adj. — *Acide salicylurique* ($C^{18}H^9AzO^8$). Très soluble dans l'eau bouillante, soluble dans l'alcool et l'éther, fusible à 160°, non volatil, cristallisable, amer. Se retire de l'urine où il arrive après s'être produit dans l'économie par transformation de l'acide salicylique ingéré.

SALIES-DE-BÉARN (Basses-Pyrénées). *Eaux chlorurées sodiques*, froides, 14°, contenant 255 grammes de sels, dont 245 de chlorure de sodium, 2,3 de chlorure de potassium, 0,017 de chlorure de lithium, 0,16 de bromure de sodium et 6,8 de sulfates de chaux, de magnésie et de soude. L'eau mère, produit de concentration privé d'une partie du chlorure de sodium, contient 487 gr. de sels dont 223 gr. de chlorure de sodium, 155 gr. de chlorure de magnésium, 55 de chlorure de potassium, 1,5 de chlorure de lithium, 11,2 de sulfate de magnésie, 10 grammes de bromure de magnésium, 0,9 d'iodure de magnésium et 15 de matières organiques. On emploie l'eau en bains plus ou moins mitigés par l'eau douce, en douches locales et générales; on combine son action avec celle de l'eau mère. Cette eau est indiquée dans les cas de tuberculose osseuse ou articulaire, de lymphatisme, de scrofule, de rhumatisme chronique, dans les affections de l'utérus ou des annexes (fibromes, métrites, paramétrites), etc. Altitude : 60 mètres. Climat doux, assez chaud en été. Établissement ouvert toute l'année; saison, 1er mars au 30 novembre. L'eau mère et les sels extraits de celle-ci sont transportés.

SALIFÈRE. adj. [de *sal*, sel, et *ferre*, porter; all. *salzhaltig*, angl. *saliferous*, esp. *salifero*]. Qui contient du sel, du chlorure de sodium.

SALIFIABLE. adj. [de *sal*, sel, et *fieri*, devenir; all. *salzbildend*, angl. *salifiable*, it. *salificabile*, esp. *salificable*]. Se dit d'une substance susceptible de former des sels en se combinant avec un autre corps, comme les oxydes métalliques avec les acides, le chlore avec le sodium, etc.

SALIFICATION. s. f. [*salificatio*]. Anciennement, opération chimique dans laquelle se produisait un sel ou un corps cristallisé.

SALIFORMINE. s. f. (*salicylate d'hexaméthylènetétramide*). Poudre cristalline blanche, soluble dans l'eau et dans l'alcool, d'une saveur agréable, légèrement acide. Ce corps est employé comme antiseptique et comme dissolvant de l'acide urique, en particulier dans les infections urinaires avec urines ammoniacales; on l'administre à la dose de 1 à 2 grammes par jour.

SALIGÉNINE. s. f. [*saligeninum*, all. *Saligenin*, angl. *saligenine*, it. *saligenina*, *oxyde de saligényle*] ($C^{14}H^8O^4$ ou, en atomes, $C^7H^8O^2$). Produit du dédoublement de la salicine en saligénine et en sucre sous l'influence de la synaptase. Cristallisable, soluble dans l'eau surtout à chaud, dans l'alcool et l'éther. Chauffée à 150°, bouillie avec la potasse, ou traitée par les acides étendus, elle se transforme en *salirétine*; les corps oxydants la changent en acide salicyleux; ingérée, elle passe à l'état d'acide salicylurique.

SALIGOT. s. m. V. Macre.

SALIN, INE. adj. [*salinus*, ἁλμυρὸς, all. *salzig*, angl. *saline*, *salinous*, it. et esp. *salino*]. Qui contient un sel, qui est de la nature des sels, qui a la saveur du sel marin. — *Eau saline*. V. Eau *minérale*.

SALINAPHTOL. s. m. V. Bétol.

SALINE. s. f. V. Salant.

SALINS (Jura). *Eaux chlorurées sodiques*, froides, 12 à 13°, contenant 26 grammes de sels, dont 22,7 de chlorure de sodium, 2 grammes de sulfates de chaux et de potasse, 0,03 de bromure de potassium. L'eau mère, résidu de la fabrication industrielle du sel, contient 350 gr. de sels, dont 168 gr. de chlorure de sodium, 60 gr. de chlorure de magnésium, 87 gr. de sulfate de potasse et de soude, et 2,8 de bromure de potassium. L'eau est employée seulement à l'extérieur en bains et douches générales ou locales. Altitude : 354 mètres. Cette eau est indiquée dans le cas de lymphatisme, de rachitisme, de chlorose, de tuberculose osseuse, articulaire ou ganglionnaire, dans les affections de l'utérus et des annexes. Établissement : saison, 1er juin au 1er octobre.

SALINS-MOUTIERS (Savoie). *Eaux chlorurées sodiques*, chaudes, 35°, contenant 16 grammes de sels, dont 10,6 de chlorure de sodium, 0,3 de chlorure de magnésium, 4 grammes de sulfates de chaux, de soude et de magnésie, 0,76 de carbonate de chaux, 0,013 de carbonate de fer, et de plus 398 centimètres cubes d'acide carbonique libre. Cette eau est employée en boisson et en bains, dans les cas de scrofule, d'affections de l'utérus et des annexes, de paralysies, de névroses. Altitude : 492 mètres. Établissement : 1er juin au 1er octobre.

SALIPYRINE. s. f. [*salicylate d'antipyrine*] (en atomes, $C^{11}H^{12}Az^2O$, $C^7H^6O^3$). Poudre cristalline soluble dans 200 parties d'eau froide, plus soluble dans l'alcool, l'éther, le chloroforme. Ce corps est doué de propriétés antithermiques et analgésiques. On l'emploie dans le rhumatisme chronique et les névralgies à la dose de 2 à 6 grammes par jour en cachets de 1 gramme.

SALIRÉTINE. s. f. Produit de l'action des acides étendus sur la saligénine à chaud. Matière résinoïde, insoluble dans l'eau, soluble dans l'alcool, l'éther, l'acide acétique et les alcalis.

SALITANNOL. s. m. Poudre blanche, amorphe, insoluble dans l'eau, la benzine, l'éther et le chloroforme, presque insoluble dans l'alcool, formée par un mélange d'acide salicylique et d'acide gallique. On l'emploie comme antiseptique dans le pansement des plaies.

SALITRE. s. m. L'azotate de soude naturel des plaines du Pérou et de la Bolivie. — Le sulfate de magnésie naturel.

SALIVAIRE. adj. [*salivaris*, σιαλώδης, angl. *salivary*, it. *salivare*, esp. *salival*]. Qui a rapport à la salive. — *Albumine salivaire*. V. Ptyaline. — *Calculs salivaires* [all. *Speichelsteine*, it. *calcoli salivali*, angl. *salivary calculus*]. Concrétions qu'on trouve quelquefois dans les glandes salivaires ou dans leurs conduits, et qui sont presque toujours formées de carbonate calcaire uni à du carbonate de magnésie et à un peu de phosphate de chaux, liés ensemble par une substance analogue au mucus. Les calculs de la parotide ne produisent pas d'accidents au début, il est impossible de les reconnaître; au bout d'un certain temps, ils manifestent leur présence par l'inflammation des tissus au sein desquels ils sont logés en raison de l'ascension des germes de la bouche le long des parois du canal excréteur; il est alors utile de les extraire, sans attendre qu'ils soient éliminés par la suppuration, afin de prévenir la formation de fistules salivaires ou de cicatrices difformes, consécutives à l'élimination spontanée. La formation de calculs dans le conduit de Wharton est suivie d'inflammation et de dilatation de ce conduit, et parfois de l'apparition d'une variété de grenouillette dite grenouillette salivaire. — *Fistules salivaires* [all. *Speichel-fisteln*, angl. *salivary fistula*, it. *fistole salivali*]. Ouvertures fistuleuses résultant d'une lésion d'une glande salivaire, de son canal excréteur principal ou des radicules excréteurs qui concourent à le former. On les reconnaît à leur situation et surtout à la nature du liquide transparent et visqueux qu'elles versent au dehors, et qui s'écoule surtout pendant la mastication. Les fistules du parenchyme de la parotide s'ouvrent vers l'oreille, dans l'angle parotidien : elles résultent souvent d'une plaie de la glande, surtout lorsqu'il y a perte de substance, ou bien elles sont consécutives à l'ouverture d'un abcès, à l'ablation d'une tumeur, à l'élimination d'un calcul. La cautérisation avec le nitrate d'argent ou le fer rouge, et une compression exacte et prolongée exercée aussitôt après la cautérisation, ont souvent suffi pour amener la guérison. Le même traitement convient aux fistules de la glande sous-maxillaire, qui sont situées sous la branche et près de l'angle de la mâchoire inférieure. Les fistules du canal de Sténon, qui s'ouvrent sur la joue, sont plus fréquentes, et causées ordinairement par une blessure de la partie latérale et inférieure du visage; elles guérissent plus difficilement. On réussit quelquefois, mais rarement, par la cautérisation et la compression pratiquée entre la glande et l'orifice de la fistule. L'établissement d'une fistule interne, que l'art substitue à la fistule extérieure, est la méthode curative employée ordinairement. Avec un petit trocart, on perce la joue au niveau de la fistule, de dehors en dedans, et on glisse dans la plaie un fil de plomb : le trocart, retiré et armé de nouveau, est replongé au fond de la fistule, et perfore la joue de dedans en dehors; on introduit par la canule un fil de soie auquel on attache le bout du fil de plomb resté en dehors; la soie, tirée par la bouche, y introduit le plomb, et la joue se trouve traversée par une anse métallique dont le milieu correspond au fond de la fistule, et dont les extrémités sont dans la bouche. Celles-ci, coupées assez court pour ne pas gêner les mouvements de la mâchoire et de la langue, sont tordues; la plaie extérieure est réunie avec soin, et le malade est nourri d'aliments liquides. L'anse du fil de plomb divise graduellement les parties molles qu'elle étreint; la cicatrice se forme à mesure sur la joue, et au bout de quelques jours l'anse métallique tombe dans la bouche, laissant sur la membrane muqueuse une large ouverture pour l'écoulement normal de la salive. — *Glandes salivaires.* Organes sécréteurs de la salive. Ils sont au nombre de six, trois de chaque côté : les deux *parotides*, les deux *sous-maxillaires* et les deux *sublinguales.* Il y a en outre un grand nombre de petites glandes analogues sous la muqueuse des lèvres (*glandes labiales*), des joues, surtout près des dents molaires (*glandes molaires* ou *génales*), sous la muqueuse du palais, du voile du palais et même du pharynx. Les glandes salivaires sont des glandes en grappe composée. Chaque cul-de-sac ou *acinus* offre 5 ou 6 centièmes de millimètre de large ; il a une paroi homogène, transparente, assez résistante, formée d'une membrane basale au-dessus de laquelle se trouve une couche de cellules aplaties dites cellules en *panier* (Boll) ; ces éléments, que l'on tend à regarder comme de nature musculaire, séparent l'épithélium du tissu conjonctif et des vaisseaux. Des vésicules adipeuses sont interposées aux acini. La texture de ces glandes est plus ou moins serrée, le parenchyme plus ou moins ferme, selon qu'il s'agit de la glande parotide ou de son accessoire, des glandes sous-maxillaires ou sublinguales. D'après les recherches d'Heidenhain, confirmées par celles de Ranvier, de Renault, de Gianuzzi, les cellules contenues dans les acini des glandes salivaires sont de deux sortes et diffèrent d'aspect suivant que l'organe est à l'état de repos ou d'activité. La glande sous-maxillaire, qui a fait l'objet principal de ces recherches, renferme : 1° des *cellules muqueuses,* volumineuses, à contenu clair, réfringent, à noyau périphérique, remplies de mucine, et ne se colorant pas par le carmin : 2° des *cellules* à protoplasma *granuleux*, petites, dépourvues de mucine et se colorant par le carmin. Lorsque la glande est au repos, les cellules muqueuses remplissent presque totalement la cavité de l'acinus, les cellules granuleuses étant refoulées à la périphérie de cette cavité sous forme de *croissant* ou *demi-lune* (Gianuzzi) ; quand la glande est en activité, les premières disparaissent, tandis que les dernières remplissent le cul-de-sac glandulaire : le rôle des premières paraît être de fournir de la mucine ; celui des dernières, de donner la ptyaline (V. SALIVE). Dans les acini de la glande sublinguale, on trouve également les deux sortes de cellules. Dans ceux de la glande parotide, on ne rencontre que les cellules granuleuses, ce qui expliquerait la richesse de la salive sécrétée par cette glande en ptyaline. V. PAROTIDE, SOUS-MAXILLAIRE et SUBLINGUAL. — Fig. 649. Glandes salivaires. 1, parotide ; 2, canal de Sténon ; 3, parotide accessoire ; 4, glande sous-maxillaire ; 5, son prolongement antérieur ; 6, glandes sublinguales ; 7, maxillaire inférieur coupé en avant du masséter ; 8, masséter ; 9, buccinateur enlevé en partie ; 10, mylo-hyoïdien ; 11, digastrique ; 12, nerf lingual. — *Tumeur salivaire.* Poche contenant de la salive, et formée par l'accumulation de ce liquide, soit en arrière d'un obstacle à son écoulement naturel, dû à la présence d'un calcul salivaire ou d'un corps étranger dans le canal de Sténon, soit au niveau d'une plaie de la joue ayant intéressé ce canal : cette poche se plisse pendant la mastication par augmentation de la quantité de la salive sécrétée ; sa présence peut donner lieu à l'apparition d'un engorgement œdémateux de la joue ou d'une fistule salivaire par ulcération des téguments. L'extraction du calcul ou du corps étranger, l'oblitération de la fistule, font disparaître la tumeur salivaire. V. GRENOUILLETTE. || *Racine salivaire.* Le pyrèthre.

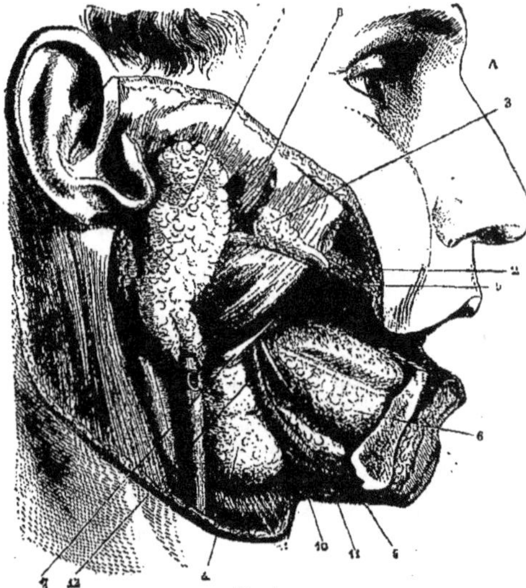

Fig. 649. — Glandes *salivaires.*

SALIVANT, ANTE. adj. et s. Qui fait saliver.

SALIVATION. s. f. [*salivatio*, σιαλισμὸς, all. *Speichelfluss*, angl. *salivation*, it. *salivazione*, esp. *salivacion*]. Sécrétion surabondante de la salive, déterminée soit par l'usage des masticatoires irritants, soit par une influence nerveuse (grossesse, névralgie de la cinquième paire, paralysie labio-glosso-laryngée, paralysie agitante, etc.); soit enfin, ce qui est le plus fréquent, comme symptôme d'une stomatite, notamment celle qui est produite par les préparations mercurielles (V. STOMATITE) ; elle peut être provoquée artificiellement, dans un but thérapeutique, par l'usage du jaborandi. L'extrait de belladone, ou mieux le sulfate d'atropine, le chlorate de potasse en cas d'inflammation de la bouche, font cesser la salivation.

SALIVE. s. f. [*saliva*, σίαλον, πτύαλον, all. *Speichel*, angl. *spittle*, it. et esp. *saliva*]. Liquide sécrété par les glandes salivaires, et versé par les conduits de Sténon, de Wharton et de Rivinus, dans la bouche, où il se mêle au produit de sécrétion des glandes contenues dans les parois de cette cavité, de façon à constituer la *salive mixte.* Celle-ci est inodore, insipide, transparente, un peu visqueuse, un peu plus lourde que l'eau (1,004 à 1,009). Sa réaction, ordinairement alcaline, peut devenir acide à certains moments par décomposition des parcelles alimentaires restées entre les dents. La quantité, diminuée dans l'intervalle des repas (surtout par diminution de la sécrétion de la parotide), augmente par l'action des sensations gustatives, des mouvements de mastication, de l'arrivée des aliments dans l'estomac (même par une fistule gastrique). Elle se trouble par la chaleur, précipite par l'alcool, le tannin, l'acétate de plomb, l'azotate de mercure. Elle renferme des traces d'albumine, de la mucine, de la ptyaline, des carbonates et phosphates alcalins et terreux, des traces de chlorures, du sulfocyanure de potassium ou de sodium :

la présence de ce dernier sel, qui peut manquer, est décelée par la coloration rouge de sang que le perchlorure de fer donne à la salive qui en renferme. — La *salive parotidienne*, limpide, incolore, très fluide, neutre ou alcaline quand l'estomac ne renferme pas d'aliments, acide dans le cas contraire, renferme de l'albumine, de la ptyaline, des sels alcalins, du sulfocyanure de potassium, mais pas de mucine. — La *salive sous-maxillaire*, filante, visqueuse, surtout à l'air, alcaline, contient de la mucine, de la ptyaline, et du sulfocyanure de potassium en quantité moindre que la précédente. — La *salive sublinguale* est transparente, très visqueuse, très alcaline. — Le mécanisme de la sécrétion de la salive a été étudié par Cl. Bernard, Heidenhain, Pflüger, surtout en ce qui concerne la glande sous-maxillaire. Cl. Bernard a montré que le sang veineux qui sort de cet organe est rouge vif quand la sécrétion est active : la rapidité de la circulation et la pression du sang sont donc momentanément et localement augmentées. Les centres nerveux agissent sur ces modifications circulatoires : l'excitation de la corde du tympan dilate les vaisseaux de la glande, augmente l'écoulement et la rougeur du sang veineux ; celle des filets du grand sympathique qui se rendent à la glande rétrécit ses vaisseaux et rend le sang noir ; la section produit l'effet inverse. Ces centres agissent aussi directement, sans l'intermédiaire de la circulation sanguine, sur l'activité sécrétoire des cellules contenues dans les glandes, au moyen de filets nerveux qui se termineraient dans ces cellules (Pflüger), et qui seraient de deux ordres, les uns se rendant aux cellules granuleuses, les autres aux cellules muqueuses (Heidenhain) [V. Salivaire (*Glande*)]. Les glandes parotide et sublinguale paraissent être soumises aux mêmes influences que la sous-maxillaire, et contenir aussi des filets nerveux vasculaires et glandulaires : de sorte qu'en résumé la sécrétion de la salive serait partout, en partie du moins, indépendante de la circulation du sang, qui ne ferait qu'apporter aux glandes les matériaux nécessaires à cette sécrétion, laquelle résulterait de l'activité spéciale des cellules glandulaires, influencée par les nerfs sécréteurs. — La salive transforme en sucre l'amidon, que celui-ci soit cuit ou cru ; dans ce dernier cas, elle agit plus lentement. D'après Claude Bernard, la salive mixte aurait seule le pouvoir de faire cette transformation ; on sait aujourd'hui que les salives partielles sont toutes capables de cette action ; la salive parotidienne est plus active que la salive sous-maxillaire et que la salive mixte. Cette transformation se fait en deux temps : un premier ferment liquéfie l'amidon, un deuxième le transforme en sucre ; le premier seul peut agir encore à 72°, ce qui permet de les différencier (Roger). La salive parotidienne, aqueuse et non gluante, a surtout une action chimique et dissout l'amidon ; la salive fournie par la glande sublinguale et les glandules buccales, visqueuse et gluante, est propre à envelopper le bol alimentaire, qu'elle rend plus cohérent et dont elle facilite le glissement. La salive sous-maxillaire, à cause de ses caractères mixtes, peut à la fois dissoudre, étendre ou affaiblir les substances sapides, en même temps qu'elle peut lubrifier les surfaces et diminuer l'énergie du contact. L'analyse physiologique expérimentale, en signalant la diversité des produits sécrétés, et surtout en faisant remonter aux influences nerveuses qui régissent ces sécrétions, apprend que chaque glande accomplit un acte spécial, et que son action s'exerce sous des influences séparées ou indépendantes. Malgré le déversement et le mélange des différentes salives dans la bouche, leurs usages restent distincts : le rôle caractéristique de la parotide est de sécréter pour la mastication ; aussi elle est très grosse chez les animaux qui mâchent des aliments secs ; celui de la sous-maxillaire, de sécréter pour la gustation ; et celui de la glande sublinguale et des glandules buccales, de sécréter pour la déglutition.

SALKOWSKI (Ernst-Léopold, médecin allemand né en 1844). — *Procédé de Salkowski*. Procédé employé pour la recherche des pigments biliaires dans l'urine. On alcalinise l'urine avec quelques gouttes d'une solution saturée de carbonate de soude. Les pigments biliaires sont dissous à l'état de bilirubinates ou de biliverdinates alcalins s'ils ne l'étaient déjà ; surtout à l'état de biliverdinates, car le contact de l'air suffit à changer les bilirubinates alcalins en biliverdinates. On ajoute goutte à goutte une solution de chlorure de calcium au dixième jusqu'à ce que la liqueur qui surnage n'offre plus de coloration autre que celle de l'urine normale. Le chlorure de calcium a précipité les biliverdinates alcalins solubles à l'état de sels de chaux insolubles. On filtre ; on lave sur le filtre le précipité formé des sels calciques des pigments biliaires. On le jette dans un verre à réaction et on le délaye dans de l'alcool où il est d'ailleurs insoluble. On ajoute alors de l'acide chlorhydrique et on agite, le dépôt se dissout. Le biliverdinate a été décomposé par l'acide chlorhydrique : il s'est formé du chlorure de calcium et la biliverdine mise en liberté s'est dissoute dans l'alcool où elle est très soluble. La solution incolore à froid présente, si on la chauffe, une couleur variant du vert au bleu : s'il n'y a pas de pigments biliaires, elle reste incolore. On laisse refroidir et on traite cette liqueur par l'acide azotique nitreux. On observe la succession des couleurs : bleue, violette, rouge, dans le cas où l'urine renferme des pigments biliaires.

SALLE. s. f. — *Salle d'autopsie*. V. Hôpital. — *Salle de dissection*. V. Amphithéatre. — *Salle d'opérations*. Une salle d'opérations, dans un hôpital moderne, doit avoir des parois lisses, sans angles et sans recoins où se nichent les poussières, susceptibles d'être lavées à grande eau, et d'une couleur pâle qui décèle la moindre tache ou le plus léger dépôt. Son toit de verre donne un éclairage intense nécessaire pour les interventions délicates, et n'expose pas le chirurgien à ces variations d'ombre et de lumière, qui rendent si gênant l'éclairage latéral. Quand la lumière vient d'en haut, elle est toujours plus pure et n'est pas arrêtée par les mains de l'opérateur et de ses aides. Des robinets fournissent à volonté l'eau chaude et l'eau froide stérilisées ; des plateaux de verre ou de métal d'un nettoyage facile supportent les divers récipients. Le parquet, bitumé, est pourvu de rigoles assez inclinées pour entraîner les liquides vers une ouverture d'évacuation centrale. Un récipient à clôture hermétique pour le linge sale, une étuve à stérilisation, un appareil de chauffage, complètent le mobilier de la pièce. La propreté la plus scrupuleuse y est observée, et elle donne au chirurgien une sécurité telle qu'il peut négliger toute précaution germicide spéciale destinée à l'antisepsie de la salle.

SALOCOLLE. s. f. (*salicylate de phénocolle*). Corps d'une saveur sucrée, peu soluble dans l'eau, doué de propriétés antipyrétiques et antinévralgiques. On l'administre en poudre à la dose de 1 à 2 grammes.

SALOL. s. m. [*salicylate de phénol*] [en atomes, $C^{12}H^4(C^{14}H^6O^6)$]. Corps neutre, cristallisé, incolore, presque insipide, d'odeur aromatique, insoluble dans l'eau, soluble dans l'alcool, obtenu en chauffant un mélange de salicylate de soude et de phénate de soude. C'est un antiseptique et un antithermique. A l'intérieur, on l'emploie dans le rhumatisme articulaire aigu et les infections intestinales (4 grammes par jour en 4 cachets) : dans l'organisme il se dédouble en acide salicylique et phénol, sous l'influence du suc pancréatique et de certains microbes. Ces deux corps s'éliminant par l'urine, on a préconisé le salol dans les infections des voies urinaires. A l'extérieur, il s'emploie en poudre pour le pansement des plaies de toute nature ;

on prépare aussi de la gaze salolée, de l'éther salolé, du collodion salolé.

SALOPHÈNE. s. m. Corps solide, blanc, inodore, insipide, soluble dans l'alcool et l'éther, très peu dans l'eau, contenant 50 p. 100 d'acide salicylique; c'est l'éther salicylique de l'acétylparamidophénol. Il a été préconisé dans le rhumatisme articulaire aigu, à la dose de 4 à 6 grammes par jour.

SALPÊTRE. s. m. [all. *Salpeter*, angl. *saltpeter*, it. *salpetro*, esp. *salitre*]. L'*azotate de potasse*. — *Eau mère du salpêtre*. V. Azotate *de chaux*.

SALPÊTRÉ, ÉE. adj. Qui contient du salpêtre, qui est formé de salpêtre. — *Magnésie salpêtrée*. V. Azotate *de chaux*.

SALPINGITE. s. f. [de σάλπιγξ, trompe]. Inflammation de la trompe d'Eustache, aiguë ou chronique, rarement isolée, accompagnant souvent l'inflammation de la caisse du tympan. V. Otite. — Inflammation de la trompe de Fallope; elle est le plus souvent consécutive à une

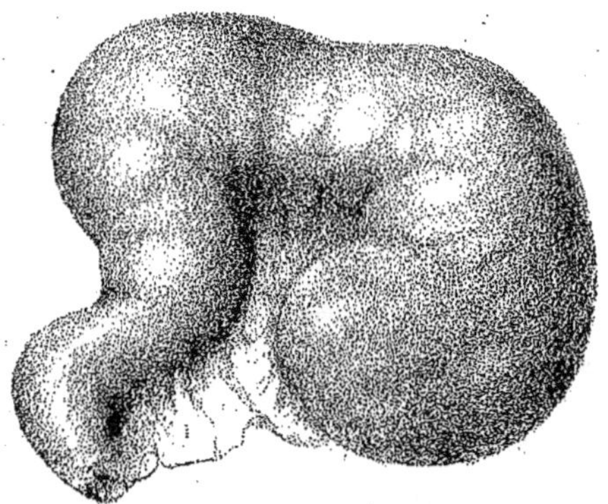

Fig. 650. — *Salpingite*.

métrite, d'origine puerpérale ou blennorragique. L'inflammation est aiguë ou chronique; le plus souvent elle suit une marche chronique avec des poussées aiguës. La salpingite est au début catarrhale, la muqueuse étant seule atteinte; elle ne tarde pas à devenir interstitielle et parenchymateuse, l'inflammation se propageant à la paroi; souvent elle s'accompagne d'épanchement dans la cavité de la trompe dont les orifices s'oblitèrent (fig. 650); cet épanchement peut être d'aspect séreux (*hydrosalpinx*), purulent (*pyosalpinx*), ou hématique (*hématosalpinx*). Le péritoine à ce niveau est fréquemment enflammé et recouvert de fausses membranes (*périsalpingite*). L'ovaire est le plus souvent atteint en même temps que la trompe, et l'affection mérite le nom de *salpingo-ovarite* ou *oophoro-salpingite*; il peut être congestionné, suppuré ou sclérosé. Le principal symptôme consiste en une douleur dans une des fosses iliaques, disparaissant pendant le repos, accrue par les mouvements, les secousses, les fatigues, les règles, les rapports sexuels; quelquefois irradiée aux lombes, aux cuisses, au sacrum, à l'épigastre. Les troubles digestifs sont habituels, ainsi que les troubles menstruels : ménorragie, métrorragie, quelquefois dysménorrhée ou aménorrhée. Dans la forme suppurée il y a une légère élévation de la température qui atteint le soir 38° à 38°,5; alors l'état général s'altère, le teint devient gris, la malade maigrit. A la palpation abdominale, on sent dans les cas aigus ou au moment des poussées aiguës, au-dessus de l'arcade de Fallope une plaque dure (*plastron abdominal*), formée par les fausses membranes qui entourent l'ovaire, et la trompe. Le toucher vaginal fait reconnaître un défaut de mobilité et une déviation latérale de l'utérus, et une masse bosselée, douloureuse, dans un cul-de-sac ou dans les deux, suivant que la salpingite est uni ou bilatérale; cette masse est surtout considérable dans le cas où un épanchement liquide s'est développé. La salpingite est une affection grave, en raison de la stérilité presque constante et de la fréquence des complications (péri-ovarite, périmétrite, etc.) qu'elle entraîne. Le traitement consiste dans le repos, les injections chaudes, l'ouverture du cul-de-sac et de la poche quand il y a suppuration, enfin l'ablation de la trompe dans les cas rebelles.

SALPINGECTOMIE. s. f. [de σάλπιγξ, trompe, et ἐκτομή, ablation]. Ablation de la trompe de Fallope.

SALPINGO-MALLÉEN. adj. et s. m. [*salpingo-malleus*, de σάλπιγξ, σάλπιγγος, trompe, et *malleus*, marteau; all. *Röhrenhammermuskel*, angl. *salpingo-malleous*, it. *salpingo-martelliano*, esp. *salpingo-maleo*]. Le muscle interne du marteau.

SALPINGO-OVARIOPEXIE. s. f. [de σάλπιγξ, trompe, *ovarium*, ovaire, et πῆξις, fixation]. Fixation de l'ovaire à la trompe.

SALPINGO-OVARIOSYNDÈSE. s. f. [de σάλπιγξ, trompe, *ovarium*, ovaire, et σύνδεσις, action de lier]. Suture de l'ovaire à la trompe.

SALPINGO-OVARIOTRIPSIE. s. f. [de σάλπιγξ, trompe, *ovarium*, ovaire, et τρίψις, broiement]. Opération qui consiste dans le broiement et le morcellement des annexes par la voie vaginale; elle est indiquée quand celles-ci sont trop adhérentes pour être pédiculisées et enlevées en totalité.

SALPINGO-OVARITE. s. f. [de σάλπιγξ, trompe, et *ovarium*, ovaire]. Syn. *tubo-ovarite*, *oophoro-salpingite*, *annexite*. Inflammation simultanée de la trompe et de l'ovaire.

SALPINGO-PHARYNGIEN. adj. [*salpingo-pharyngeus*, all. *Röhrenschlundmuskel*, angl. *salpingo-pharyngeal*, it. et esp. *salpingo-faringeo*]. Qui a rapport à la trompe d'Eustache et au pharynx. — *Muscle salpingo-pharyngien* (Albinus). Faisceau du constricteur supérieur du pharynx.

SALPINGORRAPHIE. s. f. [de σάλπιγξ, trompe, et ῥαφή, suture]. Suture de la trompe.

SALPINGOSCOPIE. s. f. [de σάλπιγξ, trompe, et σκοπεῖν, examiner]. Examen de la trompe d'Eustache et en particulier de son orifice interne.

SALPINGOSTOMIE. s. f. [de σάλπιγξ, trompe, et στόμα, bouche]. Ouverture de la trompe sur laquelle on pratique un orifice qui restera permanent; cette opération se fait quand, les orifices naturels étant oblitérés, un liquide aseptique s'est accumulé dans la cavité tubaire.

SALPINGO-STAPHYLIN. adj. et s. m. V. Péristaphylin *interne*.

SALPINGOTOMIE. s. f. [de σάλπιγξ, trompe, et τομή, section]. Ouverture de la trompe dilatée par du pus, du sang ou de la sérosité.

SALSEDINE. s. f. Variété de la pellagre.

SALSEPAREILLE. s. f. [*smilax*, all. *Salseparill*, *Sarsaparill*, angl. *salsaparill*, *sarsaparill*, it. *sarsapariglia*, esp. *sarzaparrilla*]. Genre de plantes asparaginées, originaires des pays chauds, et dont les racines sont sudorifiques. Parmi les espèces de salsepareilles, on distingue : 1° la *salsepareille du Mexique* ou de *la Vera Cruz*, rapportée au *Smilax medica*, Schlecht : racines repliées sur elles-mêmes, noires ou gris jaunâtre, sillonnées, dures, sèches; 2° la *salsepareille de Honduras*, qui est rapportée au *Smilax salsaparilla*, L., et qui vient des ports de la baie de Honduras, pourvue ou non de souches : racines gris brunâtre ou brun rougeâtre, épaisses ou maigres; 3° la *salsepareille de la Nouvelle-Grenade*, qui provient du *Smilax officinalis*, H. et Bl.; 4° la *salsepareille caraque*, attribuée au *Smilax syphilitica*, H. B. et K., etc. — Pereira divise les salsepareilles en deux groupes, les unes contenant de l'amidon, les autres en étant dépourvues : parmi ces dernières se trouvent les deux premières sortes, qui sont plus riches en principes actifs, ceux-ci étant probablement diminués dans les autres par l'abondance de la substance amylacée. Celle de Honduras est la plus estimée. La poudre de racine de salsepareille est grise, d'odeur peu prononcée, de saveur faiblement âcre et amère. Elle renferme une huile volatile, une matière grasse, une résine âcre, etc., et une substance, appelée *salseparine*, *smilacine* ou *parigline*, qui paraît être son principe actif. La salsepareille est nauséeuse et diaphorétique : c'est à ce titre qu'elle est usitée comme antiarthritique, antidartreuse, antisyphilitique. On la donne communément en décoction, soit seule, soit associée à d'autres sudorifiques. On fait cette décoction avec 60 à 90 grammes de salsepareille coupée menu et 1 litre et demi d'eau, que l'on réduit au tiers. On prépare aussi un *sirop de salsepareille* qu'on donne à la dose de 60 à 100 grammes; et un *extrait alcoolique de salsepareille* (1 à 5 grammes). — La salsepareille fait la base de la *tisane de Feltz* et du *sirop de Cuisinier*. — *Décoction de salsepareille composée*. Salsepareille, 70 gr.; sassafras, gayac râpé, réglisse, ãã 7 gr.; écorce de mézéréum, 4 gr.; eau distillée, 850 gr. On fait bouillir jusqu'à réduction à 575 gr. : deux à quatre verres par jour contre les affections syphilitiques et herpétiques rebelles. — *Salsepareille d'Allemagne*. V. CAREX.

SALSEPARINE. s. f. [all. *Salsaparin*]. V. SMILACINE.

SALSIFIS. s. m. [*Tragopogon porrifolium*, L., all. *Bocksbart*, *Haferwurzel*, angl. *salsify*, *goat's beard*, it. *sassefrica*, esp. *barba cabruna*, *cercifis*]. Plante synanthérée dont la racine est alimentaire et a été regardée autrefois comme apéritive et dépurative.

SALSOLA. s. m. Genre de plantes chénopodées, dont les diverses espèces, qui croissent sur les bords de la mer, renferment une grande quantité de soude. Seul, le *Salsola tragus*, L. renferme de la potasse et de la chaux, au lieu de soude.

SALSOMAGGIORE (Italie). *Eaux chlorurées sodiques* contenant 154 grammes de sels dont 131gr,15 de chlorure de sodium et 0gr,16 de chlorure de lithium; on se sert aussi d'eau mère dans laquelle les proportions de lithium, de strontium, de brome et d'iode est beaucoup plus élevée que dans l'eau naturelle. Établissement.

SALTATOIRE. adj. [de *saltare*, sauter]. — *Chorée saltatoire*. Variété de chorée hystérique. V. CHORÉE.

SALTZBRUNN (Prusse). *Eaux bicarbonatées sodiques*, contenant 5gr,15 de sels dont 2gr,32 de bicarbonate de soude. Altitude : 382 mètres. Établissement : 15 mai au 30 septembre.

SALUBRE. adj. [*saluber*, ὑγιεινός, all. *heilsam*, *gesund*, angl. *salubrious*, *healthy*, it. *salubre*, esp. *saludable*]. Sain, qui contribue à la santé.

SALUBRITÉ. s. f. [*salubritas*, all. *Salubrität*, angl. *salubrity*, it. *salubrità*, esp. *salubridad*]. Qualité de ce qui est salubre. — *Salubrité publique*. Partie de l'hygiène publique qui embrasse ce qui concerne les soins de propreté des villes, l'éclairage, la surveillance des halles et marchés, la vente des comestibles, les falsifications et sophistications des aliments et des boissons; les inhumations, constructions des rues, habitations, égouts, canaux, institutions et établissements publics divers, les prisons, hôpitaux, hospices, salles d'asile; la prostitution; les mesures concernant les épidémies, les vaccinations, etc.

SALURE. s. f. Quantité de sel, de chlorure de sodium surtout, contenue par l'eau. V. EAU *de mer*.

SALVAN (Suisse, Valais). *Station de montagne*, à 925 mètres d'altitude, température égale; saison : mai à septembre.

SALVATELLE. s. f. [*salvatella*, all. *Vena salvatella*, angl. *salvatella*, esp. *salvatela*]. Veine qui commence sur la surface dorsale des doigts et de la main par un grand nombre de radicules qui se réunissent près du bord interne : elle se continue avec la *veine cubitale antérieure*. Les anciens recommandaient d'ouvrir cette veine dans certaines maladies (dans la mélancolie, etc.), et attribuaient à cette saignée la guérison des malades; de là le nom de *salvatelle*, formé de *salvare*, sauver.

SALVATOR (Hongrie). *Eau bicarbonatée calcique, lithinée, iodurée*, contenant 2gr,5 de sels dont 1gr,5 de carbonates de chaux et de magnésie et 0gr,12 de carbonate de lithium. Cette eau est transportée seulement.

SALZUNGEN (Saxe-Meiningen). *Eaux chlorurées sodiques*, froides, 12°,5, contenant 265 grammes de sels, dont 256 grammes de chlorure de sodium. Altitude 250 mètres. Établissement : 1er mai au 30 septembre.

SAMADEN (Suisse, Grisons). *Station d'altitude*, 1,728 mètres; saison : juin à septembre.

SAMBUCINE. s. f. La cellulose de la moelle du sureau. — On donne aussi ce nom à l'extrait sirupeux de sureau (*Sambucus nigra*). Cet extrait est diurétique à la dose de 10 à 15 grammes par jour; le médicament est titré de telle sorte que 10 grammes de sirop sont l'équivalent de 10 grammes d'écorce.

SAMOLE. s. f. Genre de primulacées dont une espèce aquatique (*Samolus valerandi*, L., ou *mouron d'eau*) est dite vulnéraire.

SAN-ADRIAN (Espagne). *Eaux bicarbonatés mixtes*, chaudes, 35°. Établissement : 20 juin au 30 septembre.

SANATOGÈNE. s. m. Produit résultant de l'union de la caséine avec le glycérophosphate de soude. On l'administre à la dose de 10 à 30 grammes par jour dans les cas de névrose avec phosphaturie et chez les aliénés déprimés et mélancoliques; on le donne aussi à dose moindre chez les rachitiques.

SANATORIUM. s. m. (au pluriel, *sanatoria*). Établissement destiné à la cure de certaines maladies chroniques par des moyens hygiéniques. Un sanatorium doit être situé dans des conditions climatériques déterminées, variables avec la maladie que l'on doit y soigner. Il est placé sous la direction d'un médecin qui règle à la fois l'hygiène et le traitement des malades. — *Sanatorium pour phtisiques*. Les principaux sanatoria sont destinés à la cure de la tuberculose pulmonaire. Il n'y a pas à proprement parler de climat spécifique; le meilleur emplacement est celui où le malade peut séjourner le plus longtemps à l'air libre; aussi a-t-on construit des sanatoria dans des régions très diverses, et à des altitudes variant de 150 à 2000 mètres. Une altitude de 300 à 700 mètres semble être la meilleure; le climat doit être tempéré, le froid ne sera pas excessif en hiver, ni la chaleur en été; d'après certains médecins, le climat le meilleur pour la cure de la tuberculose serait celui sous lequel le malade est né ou a demeuré de longues années. L'air doit être pur; le voisinage des villes, des usines, sera soigneusement évité. Le sanatorium doit être abrité des vents trop forts ou trop froids par des montagnes, qui seront néanmoins assez éloignées pour ne pas diminuer le temps de l'insolation. Il sera entouré d'un parc. Les pavillons ne doivent contenir qu'un nombre de lits restreint, l'agglomération d'un grand nombre de personnes dans un même point étant à éviter; mais il est inutile de recourir au système de chalets isolés contenant seulement de cinq à huit personnes, en honneur aux États-Unis; la surveillance du médecin est alors moins efficace. Chaque pavillon doit être muni d'une *galerie de cure*, sorte de grande véranda exposée au midi ; on y dispose des lits ou des chaises longues sur lesquels les malades passent une plus ou moins grande partie de la journée. L'aménagement des chambres doit être fait de telle sorte que tout ce qui s'y trouve soit facilement stérilisable ; la ventilation sera assurée par des fenêtres à vasistas et par un appel d'air au plafond. Le chauffage sera fait au moyen de la vapeur sous pression moyenne ; la température doit atteindre + 18°. L'éclairage sera fait à l'électricité. En un mot, le sanatorium pour phtisiques doit répondre à deux objets : 1° être construit de telle sorte que le traitement par l'air y soit facilement applicable, et que 2° la désinfection y soit facile et complète pour éviter les réinfections continuelles. Le sanatorium n'est pas une cause de contagion pour les villages environnants : à Gœbersdorf, où l'on trouve trois grands sanatoria ayant hébergé plus de 25 000 tuberculeux en quarante ans, la mortalité des habitants du village n'a jamais dépassé la moyenne ordinaire ; elle aurait plutôt diminué, grâce peut-être à l'exemple donné par les trois sanatoria (Knopf) ; à Falkenstein, la mortalité par tuberculose est tombée de 18,9 p. 100 avant l'établissement du sanatorium, à 11,9 p. 100 depuis (Nahm). Enfin, grâce aux mesures prophylactiques, les employés du sanatorium ne sont pas contaminés : ainsi, à Falkenstein, 225 personnes pendant une période de dix ans ont séjourné au sanatorium pour tenir compagnie aux malades, beaucoup pendant six mois et plus : dans aucun cas on n'a observé d'infection tuberculeuse ; à l'Adirondack cottage sanatorium, aucun employé n'est devenu phtisique en dix ans (Trudeau). Le traitement au sanatorium consiste principalement dans la cure d'air ; le malade ne séjournera jamais dans l'air confiné ; l'air pur arrive toujours largement au malade, même la nuit, les fenêtres devant rester ouvertes. Mais une partie importante du traitement consiste dans le séjour à l'air libre ; ce séjour se fait dans la véranda exposée au midi ou au sud-ouest ; le malade est couché sur une chaise longue ou sur un lit ; quand il fait froid, il est protégé par des couvertures en nombre nécessaire, mais non exagéré pour éviter la sudation, avec une boule aux pieds ; il est garanti des rayons du soleil, quand il fait chaud. La cure est faite tous les jours et par tous les temps ; il n'y a d'exception que pour les vents trop forts ou trop froids ; tous les malades y sont exposés ; ceux qui sont trop faibles sont laissés dans leur lit, et le lit tiré sur le balcon ; les autres descendent sur les chaises longues de la véranda. Le temps pendant lequel le malade fait sa cure à l'air libre est réglé par le médecin ; c'est ce qu'on appelle la « journée médicale » ; elle est de cinq à onze heures suivant le temps et les malades ; d'après Dettweiler, « malgré la pluie, les brouillards, les vents et la neige, malgré un froid dépassant parfois — 12°, très souvent sans soleil, les malades ont des « jours médicaux » de sept à dix heures, quelques-uns même de onze heures. » Andvord (de Tonsaasen, Norvège) a pu prolonger le jour médical jusqu'à cinq, sept et même neuf heures par une température de 25° au-dessous de zéro. Les malades sont laissés dans la position demi-assise, le dossier de la chaise longue ayant une inclinaison de 45° ; d'après Knopf, il serait préférable d'interrompre la cure de repos toutes les deux heures par une courte promenade, ou par des exercices respiratoires, ou par des changements de position, afin d'éviter l'hypostase et le contact prolongé du dos avec le dossier rembourré, ce qui produit une température locale plus élevée et détermine une tendance à s'enrhumer plus facilement. A la cure d'air on joint des exercices respiratoires (V. Exercices), des promenades graduées, diverses pratiques d'hydrothérapie (drap mouillé, affusions froides, douches), une alimentation intensive, etc. Pour apprécier les résultats de ce traitement de la phtisie, il faut distinguer avec Dettweiler la guérison absolue, c'est-à-dire le rétablissement des fonctions normales de tous les organes, la disparition absolue des bacilles ; la guérison relative, c'est-à-dire le retour au bien-être, tous les organes fonctionnant bien malgré quelques accès de toux et quelques expectorations matutinales. D'après Knopf, le total minimum des guérisons absolues, des guérisons relatives et des améliorations dues au traitement hygiéno-diététique de la tuberculose dans les établissements fermés est de 70 p. 100, se répartissant ainsi : guérison absolue, 14 p. 100 ; guérison relative, 14 p. 100 ; amélioration, 42 p. 100. Les guérisons absolues ont pu être suivies dans quelques cas pendant l'espace de neuf à dix ans sans rechute.

SANCHEZ (médecin portugais, 1699-1783). — *Baume de Sanchez*. V. Baume.

SANDAL. s. m. V. Santal.

SANDARAQUE. s. f. [*sandaracha*, σανδαράχη, all. *Sandarack*, *Wacholderharz*, angl. *sandarach*, it. et esp. *sandaraca*]. Résine qui découle du *Thuya articulata*, Desf., arbre de la famille des conifères qui croît en Algérie. Cette substance, qui est en larmes, d'un jaune clair, à cassure vitreuse, friable, efflorescente, insipide, d'odeur de térébenthine, est stimulante.

SANDERS (James) (médecin anglais, 1777-1843). — *Signe de Heim et Sanders*. V. Heim.

SANG. s. m. [*sanguis*, αἷμα, all. *Blut*. angl. *blood*, it. *sangue*, esp. *sangre*]. Liquide assez épais, d'une couleur rouge, tantôt claire et merveille, tantôt foncée et comme noire, qui, chez les animaux supérieurs, circule dans le système vasculaire sanguin. Le sang a une pesanteur spécifique de 1,052 à 1,057, une saveur salée, un peu nauséeuse, une odeur particulière, qui rappelle celle de la

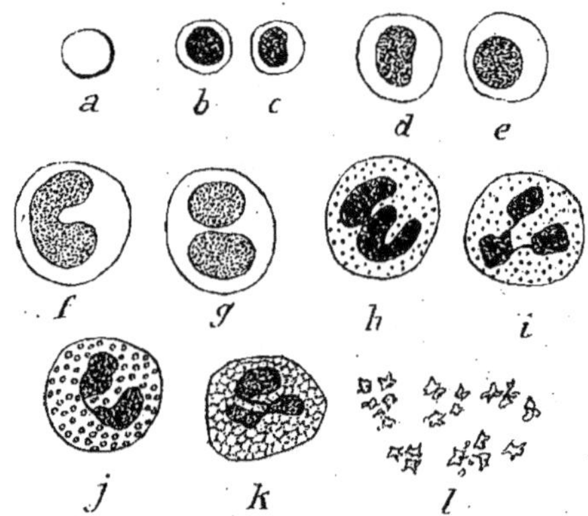

Fig. 651. — Éléments cellulaires du *sang*.

sueur de l'animal, et une réaction alcaline. Dans les vaisseaux, le sang se compose : A. D'*éléments anatomiques en suspension*, en moyenne 141 p. 1000 à l'état sec chez l'homme, et chez la femme 127 p. 1000. A l'état frais il y en a de 300 à 400 pour 700 à 600 parties de plasma ; cette proportion est presque inverse sur le fœtus. Ce sont : 1° des *hématies*, 2° des *leucocytes*. — Fig. 651 : *a*, globules rouges ; *b*, *c*, lymphocytes ; *d*, *e*, petits leucocytes mononucléaires ; *f*, *g*, gros leucocytes mononucléaires ; *h*, *i*, leucocytes polynucléaires à granulations neutrophiles ; *j*, leucocytes polynucléaires à granulations éosinophiles ; *k*, mastzelle ; *l*, plaquettes sanguines. — B. D'un *plasma*, liquide incolore, d'une densité de 1,027, distinct du sérum en ce que la fibrine à l'état liquide en fait partie. Il renferme : Prin-

CIPES DE LA 1re CLASSE : 1° Oxygène rendu à l'état gazeux, 21 centimètres cubes p. 100 dans le sang artériel; 12 centimètres cubes dans le sang veineux ; 2° hydrogène, quelquefois des traces ; 3° azote, 2 centimètres cubes p. 100 dans le sang artériel, et la même quantité dans le sang veineux ; 4° ammoniaque, des traces; 5° eau, 779 en poids p. 1000 chez l'homme, 791 chez la femme; 6° chlorure de sodium, 3 à 4 ; 7° chlorure de potassium; 8° chlorhydrate d'ammoniaque; 9° sulfate de potasse; 10° sulfate de soude; 11° carbonate de soude; 12° de potasse; 13° de chaux; 14° de magnésie; 15° phosphate de soude; 16° phosphate de potasse; 17° phosphate de magnésie; 18° phosphate de chaux des os, 0,33 p. 1000; 19° silice probablement; 20° phosphate de fer, probablement des traces ; 21° cuivre, plomb et manganèse, des traces à un état de combinaison qui n'est pas connu. — PRINCIPES DE LA 2e CLASSE. *Première tribu :* 1° acide carbonique, 38 centimètres cubes p. 100 dans le sang artériel, et 46 centimètres cubes p. 100 dans le sang veineux; lactate de soude et lactate de chaux probablement ; 2° hippurate de soude; 3° pneumate de soude; 4° urate de soude; 5° urate de potasse probablement ; 6° urate de chaux ou d'ammoniaque probablement ; 7° acétate de soude probablement. *Deuxième tribu :* 8° urée; 9° créatinine ; 10° créatine, etc. *Troisième tribu :* 11° oléate de soude ; 12° margarate de soude; 13° stéarate de soude; 14° valérate de soude; 15° butyrate de soude : tous ces sels ou acides gras dans la proportion de 1 p. 1000; 16° oléine ; 17° margarine ; 18° stéarine dans la proportion de 1,60 p. 1000, soit unis aux savons, soit en suspension à l'état de gouttelettes blanchissant le sérum ; 19° matière grasse phosphorée, 0,48 p. 1000 ; 20° séroline, 0,02 p. 1000; 21° cholestérine, 0,08 p. 1000 et traces des principes colorants de la bile. *Quatrième tribu :* 22° glycose et inosite. — PRINCIPES DE LA 3e CLASSE : 1° fibrine, 2,50 p. 1000 ; 2° métalbumine et sérine, 69 p. 1000 chez l'homme, 70 chez la femme; 3° peptone. L'acide carbonique n'est pas exclusivement dissous dans le plasma, et l'oxygène par les hématies seulement. Celles-ci dissolvent aussi l'acide carbonique; elles le prennent aux éléments anatomiques des tissus en leur cédant l'oxygène, et *vice versa* dans les poumons. Néanmoins, pour 100 parties d'acide carbonique contenues dans le sang, il y en a environ 60 en dissolution dans le plasma et 40 dans les globules, c'est-à-dire un peu plus dans le plasma que dans ceux-ci. — Le sang veineux, outre les différences dans les proportions des gaz, contient relativement plus d'eau que l'artériel, et sa fibrine, qui y est en proportion légèrement moindre, contient moins d'eau que celle du sang artériel. Le sang veineux diffère dans chaque veine prise en particulier, surtout dans chacune de celles qui reviennent de l'intestin, du foie, de la rate, du rein, etc. Le sang de la veine rénale, le sang veineux des glandes en général, est alternativement rouge et noir, suivant les différents états d'activité ou de repos du rein et de la sécrétion des glandes, et *vice versâ* pour les muscles : donc, si la dénomination de *sang rouge* doit être conservée pour désigner le *sang artériel,* il n'en est pas de même de celle de *sang noir*, qui n'est pas exactement synonyme de *sang veineux.* Outre les variétés de la coloration, le sang veineux, suivant certaines conditions particulières, subit des modifications plus profondes; il change dans sa composition chimique : ainsi le sang veineux rouge forme un caillot plus mou, plus diffluent que le sang veineux noir, dont la cohésion et la consistance sont plus grandes. Donc, le sang veineux, non seulement ne doit pas être considéré comme identique avec lui-même dans l'organisme en général, mais encore diffère dans chaque organe, suivant que celui-ci est dans l'état de repos ou d'activité (Cl. Bernard). — Retiré des vaisseaux, et quelquefois dans les vaisseaux pendant la vie, le sang se prend en une masse cohérente qui se resserre peu à peu sur elle-même, en exprimant un liquide clair et jaunâtre; il se sépare en deux parties distinguées par les noms de *caillot* et de *sérum.* A. *Caillot.* La coagulation de la fibrine, qui détermine cette séparation, entraîne tous les éléments anatomiques en suspension, ou globules du sang. Le caillot se compose : 1° de la *fibrine* du sang; 2° de ses globules, dont l'espèce rouge, la plus abondante, donne à la masse la couleur qu'elle offre. Comme ceux-ci sont plus denses que le sang, si la stagnation de ce liquide a duré quelque temps avant la solidification de la fibrine, les globules tombent vers la partie déclive; alors une portion de la fibrine, n'en rencontrant pas, se coagule en conservant sa coloration propre, et le caillot se compose de deux parties : l'une, *superficielle*, *grisâtre*, *demi-transparente* ou *blanche*, appelée *couenne*, formée de fibrine pure ou accompagnée de leucocytes; l'autre, colorée (appelée souvent *cruor*), composée de *fibrine* et d'*hématies.* B. *Sérum.* Le sérum est le *plasma* privé de la fibrine, qui, en se coagulant, a entraîné les globules ; il est vert jaunâtre, transparent ; sa densité est de 1,026 à 1,028. Dans les animaux vertébrés, les globules rouges sont la partie colorante du sang, le plasma est incolore. Chez les animaux sans vertèbres, le sang contient aussi des globules, mais ce sont des leucocytes incolores; dans quelques annélides et mollusques, le plasma est coloré en rouge, en jaunâtre, en verdâtre, en bleuâtre. V. CIRCULATION et HÉMATIE. — Parmi les principes immédiats : 1° les uns, ceux de la 1re classe, pénètrent dans l'économie, et en ressortent à peu près en totalité, du moins quand l'accroissement est achevé; ils sont tous d'origine minérale, ou au moins d'origine extérieure à l'organisme dont ils vont faire partie momentanément. 2° Les autres, ceux de la 2e classe, sortent de l'organisme (quelques-uns s'y décomposent préalablement en acide carbonique ou autres principes; quelques autres peuvent y être introduits tout formés chez les animaux supérieurs : sucres, graisses) ; ils sont d'origine organique, c'est-à-dire se forment dans l'économie, et certains d'entre eux peuvent être faits de toutes pièces par les procédés chimiques (urée, hippurates, etc.). 3° Les derniers n'entrent ni ne sortent ; ils se font et se défont dans l'organisme (en tant que telle ou telle espèce propre aux muscles, aux nerfs, etc.) ; ils constituent essentiellement la masse de l'organisme, quand on tient compte de l'eau facile à chasser, qui en est partie constituante : ce sont les *substances organiques*, coagulables, et ne cristallisant pas comme les principes des deux autres classes. On ne conçoit pas d'être vivant sans substance coagulable, non cristallisable. En résumé, les uns entrent, les autres sortent, les derniers restent. Tous les principes constitutifs du sang venant du dehors des parois qui le contiennent, des cavités naturelles ou de l'intimité des tissus, ou y retournant, ou se formant dans le plasma même, et non dans cette paroi même avec la composition immédiate de laquelle celle du plasma n'offre pas d'analogie, il n'est pas exact de dire que le sang est une *sécrétion interne.* Il constitue un véritable *milieu intérieur* ou *interne* (Ch. Robin et Verdeil, 1852) pour tous les éléments anatomiques qui lui empruntent ce dont ils ont besoin, et dans lequel ils rejettent les principes devenus inutiles. — Les altérations du sang sont nombreuses ; elles consistent en diminution ou au contraire augmentation de l'un ou de plusieurs de ses éléments normaux (V. ANÉMIE, LEUCÉMIE, LEUCOCYTOSE, PLÉTHORE), ou présence d'éléments anormaux, dont les plus importants sont les agents figurés : protozoaires (V. PALUDISME), bactéries (V. SEPTICÉMIE). Le sang peut contenir aussi des substances toxiques, que celles-ci aient été formées dans l'organisme (*auto-intoxication*), ou y aient pénétré venant de l'extérieur (*hétéro-intoxication*). Il faut remarquer toutefois que ces éléments anormaux, agents figurés ou poisons, ne font en général que passer dans le sang avant d'aller se fixer dans un point quelconque de l'économie, d'où la difficulté que l'on a dans bien des cas à saisir ce passage; ainsi dans beaucoup d'infections aiguës les microbes ne peuvent être décelés dans le sang, ou ne se rencontrent qu'à l'état d'unités isolées; et dans les intoxications, les variations de la toxicité du sérum n'ont pas donné les résultats qu'on était en droit d'en attendre. Enfin certaines altérations du sang qui déterminent les diathèses échappent encore complètement à l'analyse. — Le sang de veau et de bœuf a été préconisé en thérapeutique à la dose d'un verre chaque jour, à sa sortie des vaisseaux, avant la coagulation, dans les cas de chlorose, de dyspepsie et d'anémie, comme succédané de la viande crue ou comme venant en aide à son influence. V. TRANSFUSION. — *Flux de sang*. La dysentérie. — *Sang de bœuf*. V. CLARIFICATION. — *Sang chaud* et *Sang froid*. V. TEMPÉRATURE. — *Sang chyleux*. V. PIARRHÉMIE. — *Sang cristallisé*. V. HÉMOGLOBINE. — *Sang laiteux*. V. CHYLURIE || *Sang de rate* [*maladie de sang*, *mourroy rouge*, *pisse-sang*, *coup de sang*, *apoplexie splénique*, *splénorragie*, *apoplexie charbonneuse de la rate*, *peste anthracique* (Pinel)]. Maladie propre aux bêtes à laine et aux bêtes à cornes et due au développement dans leur organisme de la *bactéridie charbonneuse*. V. CHARBON.

SANG-DRAGON. s. m. [all. *Drachenblut*, angl. *dragon's blood*, it. *sangue di dragone*, esp. *sangre de drago*]. Résine sèche, friable, inodore ou d'une odeur balsamique faible, insipide; d'un rouge foncé et presque brun quand elle est en masse, d'un rouge de sang lorsqu'elle est en poudre. Elle provient d'un palmier, le *Calamus draco*, Willenow. C'est un astringent employé en poudre comme hémostatique. On obtient une résine analogue du *Pterocarpus draco*, L., de la famille des légumineuses, et du *Dragonnier*.

SAN GIULIANO (Italie, Toscane). *Eaux sulfatées calciques*, chaudes, 24 à 39°, contenant 3gr,364 de sels, dont 1,401 de sulfate de chaux. Altitude : 40 mètres. Établissement : buvette, bains, douches; 15 mai au 15 septembre.

SANGLANT, ANTE. adj. V. CRACHAT.

SANGLOT. s. m. [*singultus*, λύγξ, all. *Schluchzen*, angl. *sobbing*, it. *singhiozzo*, esp. *sollozo*]. Contraction spasmodique, brusque et instantanée du diaphragme, qui est aussitôt suivie d'un mouvement de relâchement par lequel le peu d'air que la contraction avait fait entrer dans la poitrine est chassé avec bruit.

SANGSUE. s. f. [*hirudo*, *sanguisuga*, βδέλλα, all. *Blutegel*, angl. *leech*, it. *mignatta*, *sanguisuga*, esp. *sanguijuela*]. Genre d'annélides hirudinés (*Hirudo*, Rai et Linné, *Sanguisuga*, Savigny, *latrobdella*, Blainville), à corps allongé, rétréci, déprimé en avant, renflé au milieu, obtus en arrière, formé de 95 anneaux égaux, lisses ou granuleux. Tête continue avec le corps; bouche antérieure, bilabiée, taillée en bec de-flûte; lèvre supérieure prolongée (fig. 652) formant ventouse avec l'inférieure; trois mâchoires demi-circulaires, pourvues de deux séries marginales de dentelures fines et aiguës (fig. 653) au nombre de 60 à 70 dans chaque série; 10 yeux. Ventouse postérieure, circulaire; anus un peu dorsal. Animaux androgynes, pénis sortant entre le 27e et le 28e anneau; vulve entre le 30e et le 33e. Ovipares; œufs au nombre de 6 à 24, contenus dans une masse gélatineuse que renferme un cocon corné, mince, couverts de petits prolongements entre-croisés, d'apparence spongieuse. Ce cocon est sécrété (Ebrard) par deux petites glandes ouvertes sur le dos, un peu en arrière de l'orifice de la matrice. Toutes les sangsues habitent les eaux douces. Les espèces employées en médecine sont : 1° l'*Hirudo medicinalis*, Rai et Linné (fig. 654, A, B), *sangsue grise*, à corps gris olivâtre, marqué en dessus de six bandes plus ou moins distinctes, à bords olivâtres, et marqué en dessous de lignes marginales; longueur de 8 à 20 centimètres environ, largeur de 11 à 14 millimètres : elle offre un très grand nombre de variétés; 2° l'*Hirudo* ou *Sanguisuga officinalis*, Savigny, ou *sangsue verte*, à corps verdâtre, abdomen olivâtre; 3° l'*Hirudo* ou *Sanguisuga obscura*, Moquin-Tandon, ou *sangsue noire*, à dos brun, ventre cendré, tacheté de noir. Quelques auteurs considèrent ces deux dernières comme de simples variétés de l'autre, à tort probablement. La sangsue verte est plus commune dans l'Europe méridionale, et les deux autres dans l'Europe du Nord. En Suède, on emploie aussi l'*Hirudo albo punctata*, Diesing (*Sanguisuga albo punctata*, Wahlberg), à corps brun noir, avec six bandes longitudinales très noires; anneaux verruqueux, tachés de blanc. En Algérie, on emploie également l'*Hirudo troctina*, Johnston (fig. 655), à corps verdâtre en dessus,

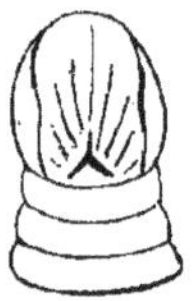

Fig. 652. — Tête de *sangsue*.

Fig. 653. — Les trois mâchoires de la *sangsue*.

avec sept taches sur chaque ligne transversale, bord orangé, bande marginale en zigzag en dessous. Dans l'Inde, on emploie l'*Hirudo granulosa*, Blainville, à corps brun vert, anneaux granuleux. Au Sénégal, c'est l'*Hirudo mysomelas*, Henri Sérullas et Virey. En Chine et au Japon, on emploie les *Hirudo sinica*, Blainville, et *japonica*, Blainville. Il n'y a pas de sangsue venimeuse; c'est à tort que les anciens et le vulgaire en ont admis l'existence. On doit attribuer à des infections secondaires les accidents, tels que de petits abcès ou des points gangreneux, que déterminent quelquefois les piqûres de sangsues; la sangsue de Ceylan (*Hirudo ceylanica*, Blainville), noire, filiforme, vivant dans les herbes humides, et se fixant aux jambes des voyageurs, cause souvent de tels accidents probablement en inoculant des microbes pathogènes. Les sangsues pondent en juillet et août, et chaque fois elles donnent 4 ou 5 cocons (V. HIRUDINICULTURE). Les vases dans lesquels on conserve les sangsues doivent être à large ouverture, et contenir, aux deux tiers de leur hauteur, de l'eau de pluie, de rivière ou d'étang, qu'on doit renouveler tous les deux jours en hiver, tous les cinq jours en été, et dès qu'un de ces animaux vient à mourir. Un moyen meilleur encore consiste à les tenir dans un grand vase plein aux deux tiers de terre argilo-siliceuse dépourvue de débris organiques; la terre doit être en fragments, ne formant pas un tout lié, et l'on recouvre le tout de mousse mouillée, qu'on humecte toutes les fois qu'elle se dessèche. On tient le vase fermé par un couvercle de terre ou de bois. Le vase doit avoir une capacité de 3 litres par 30 sangsues ou au-dessous. Les sangsues malades viennent mourir à la surface de la terre au-dessous de la mousse. On doit renouveler ou laver la terre deux ou trois fois par an, surtout en été. On doit les tenir dans un lieu éclairé, ou moyennement clair, mais frais sans descendre au-dessous de 0° en hiver, et de température peu variable. —

La piqûre des sangsues qui ont servi n'est pas dangereuse. On peut faire resservir les sangsues au bout de quelques jours et même de quelques heures, lorsqu'on a eu le soin de leur faire subir l'opération du dégorgement. La meilleure méthode (Ebrard) consiste à mettre chaque sangsue gorgée dans un mélange de parties égales d'eau et de vin jusqu'à ce qu'elle laisse échapper une goutte de sang. Alors, tenant l'extrémité postérieure de la sangsue avec le pouce et l'indicateur de la main gauche, on presse la sangsue d'arrière en avant avec le pouce et l'index de l'autre main, de manière à diriger le sang vers l'orifice buccal en exécutant une série de petits mouvements de pression, sans appuyer trop sur les organes génitaux. On lave ensuite les sangsues, et on les place dans un vase rempli d'eau. Le mélange d'eau et de vin détermine rapidement le relâchement des sphincters de l'œsophage, et permet l'expression facile du liquide sanguin sans que l'animal en souffre. Les lotions avec l'eau tiède de la partie où l'on veut appliquer les sangsues sont préférables à toute autre; si la peau est dure, on doit y appliquer pendant quelque temps des compresses mouillées tièdes ou un cataplasme de son. Le meilleur moyen d'appliquer les sangsues consiste à couvrir l'orifice d'un verre avec un morceau de toile. On enfonce le milieu, on y place les sangsues, et l'on applique le tout sur la partie destinée à être mordue. Cela fait, le vase étant maintenu en place, on tire successivement les quatre coins du linge, de sorte que les sangsues sont ramenées sur la peau. Elles mordent très vite si le verre contient un peu d'eau froide, ou si les parois ont été préalablement humectées d'un peu de vin, ou si l'on a tenu les sangsues quelque temps (mais moins d'une heure) dans un vase sans eau. Une sangue vigoureuse tire environ, terme moyen, 16 grammes de sang lorsqu'elle se remplit bien; en sorte qu'il en faut huit ou neuf pour équivaloir à une palette. — S'il arrivait qu'une sangsue s'introduisît dans la bouche et pénétrât dans le pharynx, il faudrait faire boire abondamment de l'eau salée, ou mieux des liqueurs alcooliques, du vin ou de l'eau vinaigrée. Si elle avait pénétré dans l'estomac, il faudrait administrer en outre un vomitif. Si les sangsues venaient à s'engager dans le rectum ou le vagin, il faudrait employer l'eau salée en lavements ou en injections. — L'extrait de tête de sangsue jouit de la propriété de rendre le sang incoagulable; cet extrait, obtenu en faisant macérer dans l'eau pendant quelque temps des têtes de sangsues coupées en morceaux, est souvent employé en médecine expérimentale pour empêcher des coagulations intravasculaires de se produire. — *Sangsue de cheval.* V. Hæmopis. ‖ *Procédé de la sangsue.* Procédé imaginé par Lesieur pour la recherche des microbes contenus dans le sang; le sang retiré par la sangsue, étant incoagulable, peut être soumis à la centrifugation; on pratique la recherche des microbes dans le culot ainsi obtenu.

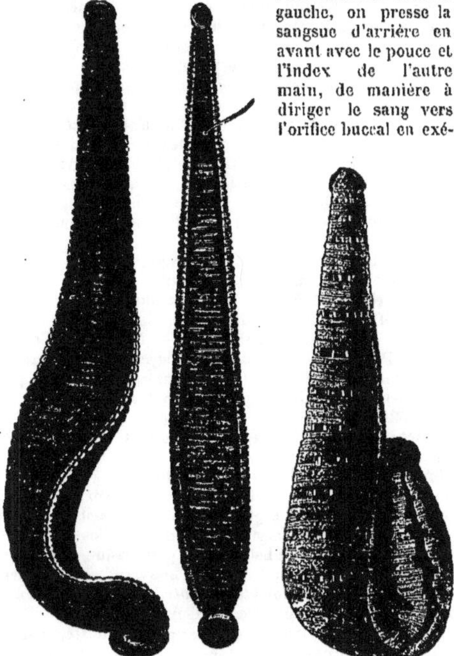

Fig. 654. — *Sangsues grises.* Fig. 655. — *Sangsue d'Algérie.*

SANGUIFICATION. s. f. [*sanguificatio*, de *sanguis*, sang, et *facere*, faire; αἱμάτωσις, all. *Bluterzeugung*, angl. *sanguification*, it. *sanguificazione*, esp. *sanguificacion*]. Formation du sang; elle se fait à l'aide des principes qui arrivent à l'organisme par l'intestin, le poumon, etc.

SANGUIN, INE. adj. [*sanguineus*, αἱματηρός, angl. *sanguineous*, it. *sanguigno*, esp. *sanguineo*]. Qui appartient au sang, qui en a la couleur, qui en contient beaucoup : *apoplexie sanguine, foyer sanguin, kyste sanguin.* — *Collection sanguine.* V. Hématome. — *Concrétion sanguine.* V. Fibrineux. — *Maladie sanguine.* Celle qui dépend de la pléthore. — *Système sanguin.* L'ensemble des vaisseaux artériels et veineux qui contiennent le sang. V. Vasculaire. — *Vaisseaux sanguins.* Ceux qui servent à la circulation du sang.

SANGUINAIRE. s. f. [*Sanguinaria canadensis*, L., all. *canadisches Blutkraut*, angl. *blood-wort*]. Papavéracée originaire du nord de l'Amérique, dont la racine est émétique, narcotique, et qui diminue le nombre des battements du cœur comme la digitale : le suc est rouge de sang, âcre et brûlant.

SANGUINARINE. s. f. ($C^{34}H^{15}AzO^{8}$) (Dana). Substance basique, pulvérulente, jaunâtre, soluble dans l'alcool, extraite de la racine de la sanguinaire; elle forme avec les acides des sels rouges, amers, solubles dans l'eau.

SANGUINOLENT, ENTE. adj. [*sanguinolentus*, all. *blutig*, angl. *bloody*, it. et esp. *sanguinolento*]. Teint de sang : *pus sanguinolent, crachat sanguinolent.*

SANGUISORBE. s. f. [all. *Blutwurzel*, *Wiesenknopf*, angl. *greatburnet*, it. et esp. *pimpinella*]. V. Pimprenelle.

SANICLE. s. f. [*Sanicula europæa*, L., all. *Sanikel*, angl. *sanicle*, it. *sanicola*, esp. *sanicula*]. Plante ombellifère, considérée autrefois comme vulnéraire.

SANIE. s. f. [*sanies*, *ichor*, ἰχώρ, all. *Jauche*, angl. *sanies*, it. *sanie*, esp. *virus*, *pus*]. Matière purulente, séreuse, sanguinolente et d'une odeur fétide, produite par les ulcères et les plaies d'un aspect grisâtre.

SANIEUX, EUSE. adj. [*saniosus*, *ichorosus*, ἰχωρώδης, all. *jauchig*, angl. *sanious*, it. *sanioso*, esp. *virulento*, *purulento*]. Qui tient à la nature de la sanie.

SANITAIRE. adj. [de *sanitas*, santé; angl. *sanitary*, it. et esp. *sanitario*]. Qui a rapport à la santé. V. Cordon, Police et Régime.

SAN JUAN DE AZCOITIA (Espagne). *Eaux sulfurées calciques*, froides, 16°,5. Établissement : 15 juin au 30 septembre.

SAN JUAN DE CAMPOS (Majorque). *Eaux sulfureuses*, chaudes. Établissement.

SANOFORME. s. m. (*éther méthylique diiodosa-*

licylé). Poudre blanche cristalline, sans odeur ni saveur, soluble dans l'alcool, l'éther, la vaseline. On l'obtient en faisant agir l'iode sur l'essence de Wintergreen ; elle renferme 63 p. 100 d'iode. C'est un succédané de l'iodoforme.

SANONE. s. m. Produit diététique contenant 80 p. 100 de caséine et 20 p. 100 d'albumose. C'est une poudre blanche inodore et insipide, donnant une émulsion avec l'eau et avec le lait.

SAN PEDRO DO SUL (Portugal). *Eaux sulfurées sodiques*, très chaudes, 70°. Établissement : 15 mai au 30 octobre.

SAN PHILIPPO (Italie). *Eaux ferrugineuses bicarbonatées* et *sulfurées calciques*, froides et chaudes, 19° à 50°.

SAN REMO (Italie). *Station d'hiver*, au bord de la mer, bien protégée des vents du sud et du nord-est, ouverte à ceux de l'ouest et de l'est. Saison : 15 octobre au mois de mai.

SANTA ANNA (Espagne). *Eaux sulfurées calciques*, froides, 20°. Établissement : 15 avril au 30 juin et 1er septembre au 30 octobre.

SANTAL. s. m. [*santalum*, all. *Sandel*, *Sandelholz*, angl. *sanders*, it. et esp. *sandalo*]. Nom donné, en pharmacie, à trois substances ligneuses que l'on distingue par les noms de *santal blanc*, *santal citrin* et *santal rouge*. Le *santal blanc* appartient au *Santalum album*, L., famille des santalacées. Le *santal jaune* ou *citrin* (angl. *yellow sandal wood*) agit sur les muqueuses pulmonaire, vésicale et urétrale enflammées, à la manière des térébenthines (Henderson) ; on emploie l'essence de santal dans la blennorragie, sous forme de capsules renfermant chacune 20 centigrammes d'essence. Il est probable que les santals blanc et citrin sont produits par la même plante, dont le premier est l'aubier, et le second le cœur du bois. On retire des deux santals une essence qui leur donne leurs propriétés. Ils sont l'un et l'autre odorants. Le *santal rouge* est le bois du *Pterocarpus santalinus*, L. (légumineuses papilionacées). Les trois santals sont placés parmi les sudorifiques.

SANTALÈNE. s. m. Principe trouvé dans l'essence de santal, et appartenant au groupe des terpènes; il y a des santalènes α et β différant par leur point d'ébullition et leur pouvoir rotatoire.

SANTENAY (Côte-d'Or). *Eaux chlorurées sodiques lithinées*, contenant 9gr,2 de sels, dont 5gr,2 de chlorure de sodium, 0gr,092 de chlorure de lithium et 3gr,2 de sulfates de chaux, de magnésie et de soude. Altitude : 240 mètres. Établissement : 1er mai au 1er octobre. Cette eau est transportée.

SANTÈNE. s. m. (en atomes, C^9H^{14}). Carbure d'hydrogène retiré de l'essence de santal.

SANTÉ. s. f. [*sanitas*, ὑγίεια, all. *Gesundheit*, angl. *health*, it. *sanità*, esp. *salud*]. Exercice libre et facile des fonctions. — *Maison de santé*. V. Maison. — *Santé (la)*. Établissement institué dans les ports de mer pour empêcher l'introduction des maladies contagieuses. V. Quarantaine. — *Loi sur la protection de la santé publique* (15 février 1902). Cette loi établit les mesures sanitaires générales, l'assainissement communal, la salubrité des immeubles, la prophylaxie des maladies transmissibles, l'administration sanitaire.

SANTOLINE. s. f. V. Aurone *femelle*.

SANTONINE. s. f. [*acide santonique;* all. *Santonin*, *Santonsaüre*, angl. *santonine*, it. et esp. *santonina*] ($C^{30}H^{18}O^6$, ou, en atomes, $C^{15}H^{18}O^3$). Corps cristallisable, incolore, fusible à 136°, volatil, amer et âcre, insoluble dans l'eau froide, soluble dans l'alcool chaud et dans l'éther, retiré du *semen-contra*. D'après Kossmann, c'est une glycoside qui, sous l'influence des acides étendus, se dédouble en glycose et *santonirétine*. D'après Hesse, c'est l'anhydride d'un acide, *acide santoninique* ($C^{30}H^{20}O^8$) : la santonine, corps neutre, se transformerait donc, par fixation de l'eau, en un corps acide, qui pourrait se combiner avec les bases pour former des santoninates. Les malades faisant usage de la santonine voient les objets colorés en vert, phénomène qui peut-être s'explique par la coloration en jaune du sérum du sang ; et l'on suppose cette coloration du sérum parce que la santonine, prise à l'intérieur, donne à l'urine une coloration citron ou orange, sans aucune participation de la bile. Quelques auteurs attribuent cette dyschromatopsie artificielle à une insensibilité des fibres impressionnées par le rouge et le violet que causerait la santonine. La santonine s'emploie comme vermifuge contre les lombrics, en poudre, à la dose de 0gr,02 à 0gr,10 chez l'enfant et 0gr,05 à 0gr,25 chez l'adulte. On l'a préconisée récemment contre les douleurs fulgurantes des tabétiques. — *Dragées vermifuges de santonine* (à 25 milligrammes). Santonine pure, 50 grammes ; sucre, 950 grammes. Dose : pour les enfants de six mois à un an, deux soir et matin ; d'un an à deux ans, trois soir et matin ; de deux ans à trois ans, quatre soir et matin.

SANTONINIQUE. adj. V. Santonine.

SANTONIQUE. adj. V. Santonine.

SANTONIRÉTINE. s. f. V. Santonine.

SANTORIN [anatomiste italien (Venise), 1681-1737]. — *Canal de Santorin*. V. Pancréas. — *Plexus de Santorin*. V. Pubio-prostatique. — *Tubercules de Santorin* [*Santorini tubercula*]. Petites cornes cartilagineuses placées au sommet des cartilages aryténoïdes.

SAORIA. V. Soaria.

SAPA. s. m. [*sapa*, σίραιον, ἕψημα, it. *sapa*]. Suc de raisin cuit en consistance de rob.

SAPE. s. f. Destruction d'une partie dure à l'aide d'instruments piquants et perforants. — *Sape sphénoïdienne* (Guéniot). Procédé de céphalotripsie qui consiste à broyer le crâne du fœtus en faisant éclater d'abord l'os sphénoïde, à l'aide soit d'un térébellum ou perce-crâne perforateur spécial (*transforation*, Hubert de Louvain) ; soit de deux tréphines et d'un tire-fond (*céphalotripsie intracranienne*, *trépanation du sphénoïde*, F. Guyon).

SAPHÈNE. s. f. [*saphena*, de σαφής, manifeste, évident ; all. et angl. *saphena*, it. et esp. *safena*]. Nom donné à deux veines sous-cutanées du membre inférieur, manifestes à la vue et au toucher. — *Saphène interne* ou *grande saphène*. Elle naît à la partie interne de la face dorsale des orteils, passe devant la malléole interne, monte le long de la partie antérieure et interne de la jambe, contourne la tubérosité interne du tibia et le condyle interne du fémur, soit le côté interne de la cuisse, et, après avoir reçu de nombreux vaisseaux veineux de la jambe, toutes les veines sous-cutanées de la cuisse, les veines honteuses internes, s'ouvre dans la veine crurale près de l'arcade inguinale. — *Saphène externe* ou *petite saphène*. Elle naît sur les orteils de la partie externe, passe derrière la malléole externe, monte sur la face postérieure de la jambe, et va s'ouvrir au jarret dans la veine poplitée. C'est sur l'une ou l'autre des veines saphènes que se pratique la saignée du pied. Toutes deux présentent souvent des dilatations variqueuses. V. Varice.

SAPHÈNE. adj. — *Nerf saphène externe*. V. Sciatique (*Nerf*). — *Nerf saphène interne*. V. Crural (*Nerf*).

SAPHISME. s. m. V. Tribadisme.

SAPIDE. adj. [*sapidus*, de *sapor*, goût; all. *schmackhaft*, angl. *sapid*, it. et esp. *sapido*]. Se dit d'une substance douée de sapidité.

SAPIDITÉ. s. f. [all. *Schmackhaftigkeit*, angl. *sapidity*, it. *sapidezza*, esp. *sapidez*]. Propriété qu'ont certaines substances de faire impression sur l'organe du goût. V. SENSATION.

SAPIN. s. m. [*Abies*, Tourn.; all. *Tanne*, *Fichte*, *Kiefer*, angl. *firtree*, it. *abete*, esp. *abeto*]. Genre de plantes conifères, dont toutes les espèces sont des arbres et fournissent, comme les *pins*, des térébenthines. — *Sapin baumier*, *sapin* ou *baumier du Canada* [*Abies balsamea*, Miller, *sapinette*, *sapinette de Québec*]. Arbre du Canada et de la Sibérie qui fournit le baume ou térébenthine du Canada. — *Sapin commun* ou *avet*, *sapin argenté commun* ou *vrai sapin* [*Abies pectinata*, D. C.]. Arbre des Vosges et du Jura, dont on retire la térébenthine commune, dite *de Strasbourg*. V. ÉPICÉA et TÉRÉBENTHINE. — *Bourgeons de sapin*. V. PIN.

SAPINETTE. s. f. [all. *Tannensprossenbier*. V. BIÈRE *antiscorbutique* et SAPIN.

SAPODERMINE. s. f. Savon à base de caséinate de mercure; il est d'une couleur vert grisâtre, d'odeur fade; sa solubilité est parfaite; la mousse est extrêmement adhérente à la peau, et ne provoque aucune irritation. On l'a employé dans le traitement des syphilides cutanées, de certains eczémas, de l'acmé, de la furonculose, etc.

SAPOGÉNINE. s. f. [*acide saponique* ou *esculique*, Fremy, *saporétine*, Overbeck] ($C^{28}H^{22}O^{4}$). Substance produite par dédoublement de la saponine. Cristallisable, soluble dans l'alcool et l'éther (Rochleder).

SAPOLANE. s. f. Pommade composée de deux parties et demie de naphte brut soumis à une distillation fractionnée, d'une partie et demie de lanoline et 3 à 4 p. 100 de savon anhydre. Elle a une couleur brun noirâtre, une odeur rappelant celle de l'ichtyol; elle est assez soluble dans l'eau. On l'emploie dans le traitement de certains eczémas, du prurigo, de l'impétigo, de l'ecthyma, etc.

SAPONACÉ, ÉE. adj. [*saponaceus*, all. *seifenartig*, angl. *saponaceous*, it. *saponaceo*]. Qui a les caractères du savon, ou qui peut être employé aux mêmes usages.

SAPONAIRE. s. f. [*Saponaria officinalis*, L., στρούθιον, all. *Seifenkraut*, angl. *soap-wort*, it. et esp. *saponaria*]. Plante caryophyllée dont la racine, longue, noueuse, ridée, de saveur âcre, est employée comme tonique, dépurative, antiscrofuleuse et antisyphilitique. Les racines, les feuilles, les sommités fleuries et les tiges de cette plante forment avec l'eau un liquide savonneux et mousseux, ce qui l'a fait proposer pour dégraisser les étoffes. On emploie la décoction des feuilles comme légèrement sudorifique. On en donne aussi l'extrait, 1 à 2 grammes. Son principe actif paraît être la *saponine*. — *Saponaire d'Orient* (*Gypsophylla struthium*, L.). Plante analogue à la précédente, et dont la racine a les mêmes propriétés.

SAPONAL. s. m. Produit résultant de la combinaison de lanoline, de savon et d'un dérivé du naphte; il est employé dans le traitement de certains eczémas et de quelques dermatoses parasitaires comme le favus, l'herpès tonsurant, etc.

SAPONÉ. s. m. [all. *Arzneiseife*, esp. *saponado*] (Béral). Médicament qui résulte de l'union du savon avec des substances médicinales, qu'on ajoute ordinairement au savon lors de sa fabrication même.

SAPONIFIABLE. adj. Se dit d'un corps gras qui est susceptible d'être dédoublé, par la saponification, en glycérine et en acides gras.

SAPONIFICATION. s. f. [de *sapo*, savon, et *facere*, faire; all. *Seifenbereitung*, *Verseifung*, angl. *saponification*, it. *saponificazione*, esp. *saponificacion*]. Opération qui a pour objet la fabrication du savon. Les alcalis et beaucoup d'autres oxydes, ainsi que les carbonates alcalins, en présence de l'eau, dédoublent les corps gras neutres, qui sont des éthers salins, d'une part en acides gras, qui se combinent avec la base pour former un sel nommé *savon*, et d'autre part en l'alcool (glycérine ou autre) de ces éthers. C'est une décomposition semblable à celle qui aurait lieu en agissant sur un sel. L'acide gras qui se sépare de la combinaison neutre qu'il formait (corps gras neutre) se combine avec une portion de la base du carbonate neutre, dont l'autre portion devient du bicarbonate, ou avec l'oxyde employé. C'est cette action chimique qui caractérise l'opération technique connue sous le nom de *saponification*. — Le *rancissement* est aussi une décomposition lente des corps gras neutres avec mise en liberté de l'acide et de la glycérine, qui eux-mêmes s'oxydent parfois au contact des ferments et de l'air humide. Le suc pancréatique agit de même en quelques heures. — Par extension, nom donné au dédoublement des principes gras neutres, sous l'influence de l'acide sulfurique, en acides gras d'une part, et en glycérine de l'autre. Ici il ne se produit pas de savon; il se forme de l'acide sulfoglycérique.

SAPONINE ou **STRUTHINE.** s. f. [στρούθιον, saponaire; all. *Saponin*, angl. *saponine*, it. et esp. *saponina*] ($C^{64}H^{54}O^{36}$). Substance extraite d'abord de la racine de saponaire officinale et de la saponaire d'Orient (Bussy). Corps blanc, non cristallisable, inodore, de saveur d'abord douceâtre, puis styptique et âcre, soluble en toutes proportions dans l'eau qu'il rend mousseuse comme le savon. En solution alcoolique, elle émulsionne les graisses et les résines : d'où son emploi en médecine pour préparer certaines émulsions (Lebœuf) (V. COALTAR). Sa poudre est fortement sternutatoire. C'est une glycoside qui, bouillie longtemps avec l'acide chlorhydrique, se dédouble en glycose et en *sapogénine*. On la trouve aussi dans l'écorce de *quillaya*, dans les marrons d'Inde (Fremy), dans la nielle des blés (*githagine*).

SAPONIQUE. adj. — *Acide saponique*. V. SAPOGÉNINE.

SAPONULE. s. m. [all. *Weingeistseife*, it. et esp. *saponulo*]. Masse presque transparente qu'on obtient en laissant refroidir une dissolution de 1 partie de savon de soude à la graisse de veau dans 8 parties d'alcool rectifié, et qui sert d'excipient pour la préparation des saponulés.

SAPONULÉ. s. m. [esp. *saponulado*] (Béral). Médicament qui résulte de l'union du saponule avec une ou plusieurs huiles volatiles; c'est l'*opodeldoch*.

SAPONURE. s. m. (H. Béral). Médicament formé de savon en poudre et de parties extractives ou résineuses, quelquefois remplacées par une essence.

SAPORÉTINE. s. f. V. SAPOGÉNINE.

SAPORIFIQUE. adj. [*saporificus*, de *sapor*, saveur; all. *schmackhaftmachend*, angl. *saporific*, it. et esp. *saporifico*]. Qui produit la saveur.

SAPOTILLIER. s. m. [*Achras sapota*, L., all. *Breiapfelbaum*, angl. *sapota*, it. *sapotiglia*, esp. *zapote*]. Arbre de l'Amérique méridionale, de la famille des sapotées, dont l'écorce a été recommandée comme fébrifuge, et les semences, qui sont émulsives, comme propres à calmer les coliques néphrétiques.

SAPPEY (Marie-Philibert-Constant) (anatomiste français, 1810-1896)]. — *Nerf de Sappey*, V. MYLO-HYOÏDIEN.

SAPRÉMIE. s. f. Accidents de l'intoxication putride.

SAPROGÈNE. adj. [de σαπρὸς, putride, et γεννᾶν, produire]. Qui engendre la putréfaction, *bactérie saprogène*.

SAPROPHYTE. s. m. [de σαπρὸς, putride, et φυτὸν, plante]. Bactérie qui se développe aux dépens des matières mortes; elle n'attaque pas l'organisme vivant auquel elle ne peut nuire que par les produits solubles qu'elle sécrète. Les microbes qui habitent normalement les voies digestives et les différents canaux en communication avec l'extérieur vivent en *saprophytes* : ils se développent en effet aux dépens des sécrétions qu'ils y rencontrent ou des particules organiques qui s'y trouvent sans attaquer l'organisme qui les porte. Sous certaines influences, ils peuvent acquérir l'aptitude de se développer aux dépens de la matière vivante et déterminer des maladies par leur pullulement.

SAPROPYRE. s. f. [*sapropyra*, de σαπρὸς, putride, et πῦρ, fièvre; all. *Faulfieber*, angl. *sapropyra*, *putrid fever*, esp. *supropira*]. Nom donné à la fièvre putride.

SARATOGASPRINGS (États-Unis, New-York). *Eaux chlorurées sodiques*, froides, 9° à 12°. Établissement.

SARCÉPIPLOCÈLE. s. f. [de σὰρξ, chair, et *épiplocèle*]. Épiplocèle de consistance charnue.

SARCÉPIPLOMPHALE. s. m. Hernie ombilicale épiploïque de consistance charnue.

SARCEUX, EUSE. adj. [de σὰρξ, chair; mauvais mot hybride fait du grec avec le suffixe latin *osus*]. Qui tient de la chair, du muscle. — *Élément sarceux*. V. Musculaire (*Fibre*). — *Tissu sarceux* (Laurent, 1837). Le tissu musculaire.

SARCIDIE. s. f. [dimin. de σὰρξ, chair, caroncule]. Verrue, caroncule morbide.

SARCINE. s. f. [*Sarcina ventriculi*, Goodsir, *Merismopædia ventriculi*, Ch. R., all. *Sarcinalge*, angl. *sarcine*, it. *sarcina*]. Bactérie disposée en masses cubiques ou prismatiques, allongées ou irrégulières, composées de huit, seize ou soixante-quatre éléments (*gonidia*) cubiques, dont chaque face est partagée en quatre saillies (*frustules* de J. Goodsir) par deux légers sillons qui se coupent en croix à angle droit. Plaques ayant de 0mm,030 à 0mm,050 de longueur sur 0mm,016 à 0mm,020 de largeur, de couleur brune très claire; éléments contigus ou à peine écartés (fig. 656). On trouve ce végétal quelquefois en quantité considérable dans les vomissements de malades atteints d'affections chroniques de l'estomac, etc., dans les matières de l'estomac du lapin (*sarcina ventriculi*), dans des dépôts urinaires, le pus d'abcès gangreneux. Ch. Robin et Sichel en ont trouvé dans un noyau cristallinien tombé dans la chambre antérieure et entouré de sa capsule opaque, opérée par extraction. Les sarcines adhéraient à la face externe de la capsule. || *Sarcine* [*hypoxanthine*] ($C^{10}H^4Az^4O^2$, ou, en atomes, $C^5H^4Az^4O$). Substance extraite d'abord de la rate par Scherer, puis des muscles par Strecker, et retrouvée dans le thymus, le foie, les capsules surrénales ; elle existe aussi dans le sang et dans l'urine des leucémiques C'est une poudre blanche, peu soluble dans l'eau froide, un peu plus dans l'eau bouillante, très peu soluble dans l'alcool. La chaleur la décompose, avec dégagement d'acide cyanhydrique.

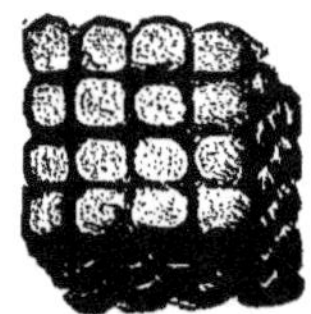
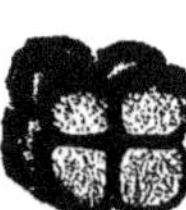

Fig. 656. — *Sarcine*.

SARCITE. s. f. [de σὰρξ, chair]. Inflammation des muscles.

SARCOCÈLE. s. m. [*sarcocele*, de σὰρξ, chair, et κήλη, tumeur; all. *Fleischbruch, Hodenkrebs*, angl. *sarcocele*, it. et esp. *sarcocele*]. Tumeur du testicule. — *Sarcocèle cystique* (Curling) (*maladie kystique du testicule*, A. Cooper). Variété de cancer du testicule, caractérisée par l'existence dans l'intérieur de la tunique albuginée de kystes de nombre et de volume variables. Tantôt ils sont assez petits et assez rapprochés pour que, la coupe n'en vidant qu'un certain nombre, ceux qui restent à la surface de ceux-ci donnent au tissu l'aspect *colloïde* ; d'autres fois ils sont plus écartés les uns des autres, et un tissu grisâtre, souvent un peu transparent, leur est interposé. L'ablation du testicule est le seul traitement rationnel. — *Sarcocèle égyptien*. V. Éléphantiasis. — *Sarcocèle encéphaloïde*. Variété la plus fréquente de cancer du testicule. Il n'attire d'abord l'attention des malades que par son volume et son poids incommode ; il est ordinairement indolent au début. La forme de l'organe n'est pas notablement altérée ; seulement il s'arrondit un peu ; sa surface est lisse, unie, sa consistance assez ferme. Les téguments sont encore parfaitement sains et mobiles ; mais bientôt la masse morbide se ramollit ; à sa surface apparaissent des bosselures larges, dépressibles, fluctuantes. Des douleurs se manifestent, vives, lancinantes, comparées par les malades à des coups d'aiguille, réveillées et exaspérées par la pression. La peau s'altère au niveau des bosselures, devient adhérente, et de grosses veines s'y dessinent. Le volume de la tumeur s'accroît rapidement ; il peut devenir énorme, on l'a vu égaler celui d'une tête de fœtus à terme ; son tissu est souvent mou, phymatoïde. Le sarcocèle envahit quelquefois le cordon, puis les ganglions lombaires. Souvent il débute par l'épididyme : les tumeurs *encéphaloïdes* et *cystiques* qui siègent dans l'épididyme respectent anatomiquement les tubes du testicule même ; les éléments qui les constituent offrent une disposition en forme de tubes analogues à ceux de l'épididyme, tant dans la tumeur primitive que dans celles qui apparaissent consécutivement dans les ganglions lymphatiques, etc. ; le testicule se retrouve sur un des côtés de la tumeur ; sa forme est changée, mais non sa structure. Il est toujours plus ou moins aplati, étalé à la surface de la tumeur, mais séparé d'elle par la portion de l'*albuginée* correspondant à l'épididyme. Dans tous les cas, on voit apparaître l'amaigrissement, la teinte jaune-paille, l'ensemble cachectique, propres à la diathèse cancéreuse ; la mort est la conséquence ordinaire du sarcocèle cancéreux. Le seul traitement rationnel consiste dans la castration, quoique celle-ci puisse être suivie de récidives souvent très rapides ; elle n'est plus applicable quand le cordon testiculaire et les ganglions lombaires sont envahis. — *Sarcocèle syphilitique* ou *fibreux* [*testicule syphilitique*, *testicule vénérien*, *engorgement syphilitique du testicule*, *orchite syphilitique*, Maisonneuve et Montanier ; *albuginite*, Ricord]. Rarement on observe le sarcocèle syphilitique à son début ; quelquefois c'est le hasard qui fait découvrir aux malades l'affection qu'ils portent depuis longtemps ; leur attention est attirée par des tiraillements, par de légères douleurs, par la pesanteur ou le gonflement du testicule, et le médecin, consulté alors, peut constater l'augmentation de volume des bourses, qui résulte de deux causes : 1° du gonflement du testicule, qui n'atteint jamais les dimensions du sarcocèle encéphaloïde ; 2° d'un épanchement de liquide dans la tunique vaginale, tenant en suspension des cristaux de cholestérine ; il est en général peu abondant. La lésion est tantôt diffuse, tantôt circonscrite. Elle consiste surtout en une sclérose de l'organe accompagnée du développement de *gommes* de volume variable, l'une ou l'autre de ces altérations prédominant suivant les cas. Les tubes testiculaires et leur épithélium sont plus ou moins atrophiés, selon l'ancienneté du mal et son volume. La sensibilité est émoussée. Les désirs vénériens sont moins prononcés, les érections moins fréquentes, et les rapports sexuels, de moins en moins recherchés, deviennent impossibles dans les cas fréquents où se prennent les deux testicules. Le traitement est celui des accidents tertiaires de la syphilis : l'iodure de potassium en forme la base. Ce médicament se donne en solution, à la dose de 3 ou 4 grammes par jour. Il faut diminuer les doses, et même suspendre momentanément l'administration du médicament s'il survient quelque symptôme d'iodisme. On donne concurremment, chaque jour, une pilule de 2 centigrammes de protoiodure de mercure. — *Sarcocèle tuberculeux* (fig. 657). L'altération débute ordinairement par l'épididyme; elle n'envahit que secondairement le corps du testicule (cette règle toutefois n'est pas sans exception). Elle se traduit par des bosselures plus régulièrement arrondies, plus saillantes, plus nettement détachées de la surface de l'organe, moins résistantes, que les points indurés du sarcocèle syphilitique. Ces bosselures deviennent douloureuses, se ramollissent,

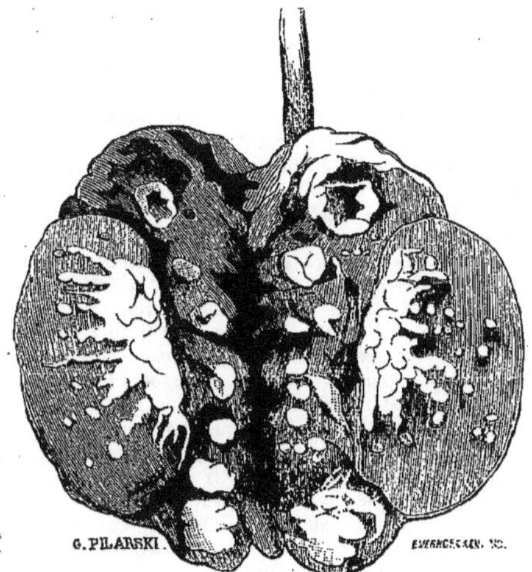

Fig. 657. — *Sarcocèle* tuberculeux.

contractent des adhérences avec les téguments, qui s'enflamment, s'ulcèrent, et donnent issue à un pus grumeleux; il peut se produire un fongus malin. Dans le sarcocèle tuberculeux, l'hydrocèle est exceptionnelle; c'est la règle pour le sarcocèle syphilitique. La tuberculisation ne reste pas bornée au testicule et à l'épididyme; elle envahit le plus souvent le canal déférent, la prostate, les vésicules séminales. Dans le sarcocèle syphilitique, le mal ne s'étend jamais au delà de l'épididyme. La marche de la maladie est le plus souvent lente, chronique; cependant les accidents peuvent avoir une évolution rapide, aiguë (*orchite tuberculeuse aiguë*, Reclus). Sous le nom d'*état caséeux* du testicule, on a décrit des lésions de cet organe qui ne sont autre chose que des granulations grises, miliaires (Hayem), et qui, en conséquence, doivent être traitées comme le sarcocèle tuberculeux. Le traitement général doit être tonique et reconstituant, comme dans toutes les formes de tuberculose; le séjour à la campagne ou au bord de la mer sera souvent conseillé. Le traitement local consiste dans l'ablation totale de l'organe, qui ne devra être pratiquée que quand les lésions sont limitées au testicule; mais le plus souvent la prostate et les vésicules séminales sont prises; aussi devra-t-on alors s'abstenir d'une intervention qui ne peut être radicale. On se contentera d'évacuer les abcès, de les badigeonner avec de l'éther iodoformé ou du naphtol camphré afin d'éviter la production de fistules.

SARCOCOLLE. s. f. [*sarcocolla*, σαρκοκόλλα, de σάρξ, chair, et κόλλα, colle; all. *Sarkocoll*, angl. *sarcocolla*, it. *sarcocolla*, esp. *sarcocola*]. Substance gommeuse qui se présente sous la forme de grains agglomérés, friables, opaques ou demi-transparents, jaunes, rosés ou grisâtres, inodores et amers. La *sarcocolle*, ainsi appelée parce qu'on l'a crue propre à consolider les chairs, exsude spontanément du *sarcocollier*.

SARCOCOLLIER. s. m. [*Penæa sarcocolla*, L.]. Arbuste d'Ethiopie, de la famille des pénéacées, qui fournit la sarcocolle.

SARCOCOLLINE. s. f. [all. *sarkocollin*, angl. *sarcocolline*, it. *sarcocollina*, esp. *sarcocolina*] ($C^{40}H^{30}O^{16}$). Principe extrait de la sarcocolle. La sarcocolline est incristallisable, soluble dans l'eau et l'alcool; l'acide azotique la transforme en acide oxalique. Sa saveur est sucrée et amère.

SARCODE. s. m. [de σαρκώδης, charnu]. Nom donné par Dujardin à la substance amorphe, visqueuse et contractile, dont sont formés certains animaux à organisation très simple, *Infusoires*, *Rhizopodes*, *Spongiaires*, réunis parfois pour cette raison sous la désignation de *sarcodaires*, et qui sort par exsudation, sous forme de *globules* ou disques diaphanes plus ou moins saillants, autour du corps de ces animaux encore vivants placés sous le microscope entre deux lames de verre. Cette substance émet des prolongements (*pseudopodes*, *expansions sarcodiques*) de forme variable, et se déplace soit à l'aide de ces expansions, soit à l'aide de cils vibratiles qui émanent de cette substance. Elle représente le protoplasma de la cellule qui constitue ces êtres; aussi ce mot est-il employé parfois comme synonyme de protoplasma.

SARCODIQUE. adj. Qui se rapporte au sarcode.

SARCO-ÉPIPLOCÈLE. s. f. [*sarco-epiplocele*, de σάρξ, chair, ἐπίπλοον, épiploon, et κήλη, tumeur; all. *Netzfleischbruch*, angl., it. et esp. *sarco-epiplocele*]. Hernie épiploïque compliquée d'un sarcocèle.

SARCO-ÉPIPLOMPHALE. s. f. [*sarco-epiplomphalus*, de σάρξ, chair, ἐπίπλοον, épiploon, et ὀμφαλός, nombril; all. *Fleischnetznabelbruch*, angl. *sarco-epiplomphalum*, esp. *sarco-epiplonfalo*]. Hernie ombilicale formée par l'épiploon devenu dur et charnu.

SARCO-HYDROCÈLE. s. f. [*sarco-hydrocela*, de σάρξ, chair, ὕδωρ, eau, et κήλη, tumeur; all. *Fleischwasserbruch*, angl. *sarco-hydrocele*, it. *sarco-idrocele*, esp. *sarco-hidrocele*, *hydrosarcocèle*]. Sarcocèle accompagné d'une hydrocèle.

SARCOÏDE. adj. et s. m. [de σάρξ, chair, et εἶδος, forme] (Heusinger). Qui ressemble à la chair. — Le tissu des polypes, des condylomes. ‖ *Sarcoïde cutané*. Dermatose décrite par Bœck en 1899, et caractérisée par le développement de petits nodules multiples au niveau du dos et de la face d'extension des membres. Les nodules, rouges au début, deviennent jaunes ou bruns plus tard; ils laissent après eux une cicatrice déprimée. C'est une affection indolore, de nature bénigne, et aboutissant à la guérison en plusieurs mois ou quelques années; sa nature est inconnue. Le traitement le plus efficace paraît être la médication arsenicale.

SARCOLACTIQUE. adj. — *Acide sarcolactique*. Corps que l'on retire des muscles de l'homme et des animaux après la mort, et qui n'est pas un composé simple, mais le mélange de deux acides isomères (Wislicenus) : l'*acide lactique ordinaire* ou de fermentation, et l'*acide paralactique*; celui-ci ne diffère de celui-là que parce qu'il est dextrogyre, tandis que le premier est lévogyre, et parce qu'il forme avec le zinc et la chaux des sels (*paralactates*) insolubles dans l'alcool, tandis que les lactates correspondants se dissolvent dans ce liquide. Aujourd'hui on prend parfois le mot *sarcolactique* comme synonyme de *paralactique*.

SARCOLEMME. s. m. [*sarcolemma*, de σάρξ, chair, et λέμμα, pelure]. V. MYOLEMME.

SARCOLOGIE. s. f. [*sarcologia*, de σάρξ, chair, et λόγος, discours; all. *Sarkologie*, angl. *sarcology*, it. et esp. *sarcologia*]. Partie de l'anatomie qui traite des parties molles (myologie, angiologie, névrologie, æsthésiologie, adénologie, dermologie, splanchnologie).

SARCOMATEUX, EUSE. adj. [all. *sarkomatös*, angl. *sarcomatous*, it. et esp. *sarcomatoso*]. Qui tient du sarcome : *tumeur sarcomateuse*.

SARCOMATOSE. s. f. Développement des sarcomes; maladie caractérisée par la production de ces tumeurs.

SARCOME. s. m. [σάρκωμα, de σὰρξ, chair; all. *Sarkom*, *Fleischgewächs*, angl., it. et esp. *sarcoma*]. Nom donné par les anciens à toute excroissance qui a la consistance de la chair et n'est pas pédiculée comme les *polypes*. ‖ Actuellement, nom donné à des tumeurs formées de tissu embryonnaire, ayant une marche rapidement progressive et un caractère malin. Histologiquement on distingue deux formes: 1° Le *sarcome globocellulaire* (fig. 658), qui est formé de cellules arrondies ou munies de courts prolongements, à protoplasma peu abondant, à noyau volumineux ; leur grosseur est variable suivant chaque tumeur, mais elle est identique pour toutes les cellules dans une tumeur donnée. Ces cellules sont réunies les unes aux autres par une substance amorphe ou plus souvent fibrillaire, ce qui explique que la pièce fraîche ne donne pas de suc au raclage ou à la pression et que le tissu se dissocie difficilement. 2° Le *sarcome fusocellulaire* (fig. 659), constitué par des cellules fusiformes, allongées, dont la partie moyenne, renflée, est occupée par un noyau ovalaire et dont les extrémités s'effilent et parfois se divisent. Ces cellules sont uniformément ou petites, ou moyennes, ou grosses; elles sont unies par une substance plus ou moins fibrillaire. Elles sont groupées en faisceaux plus ou moins épais, dans lesquels elles sont toutes orientées dans le même sens, d'où le nom de sarcome *fasciculé* qu'on donne aussi à cette variété. Ces faisceaux s'entre-croisent sous des angles variés, si bien que sur les coupes histologiques, les cellules peuvent apparaître dans certains îlots avec des formes arrondies. Dans l'une et l'autre de ces formes, les vaisseaux ne sont pas limités par une paroi distincte, mais sont creusés dans l'épaisseur même du néoplasme ; cette absence de paroi vasculaire propre explique la fréquence des épanchements ou kystes sanguins dans ces tumeurs (Cornil et Ranvier). A côté des deux variétés principales de sarcome, il faut placer un certain nombre de formes plus rares : le *sarcome à myéloplaxes* est caractérisé par la présence d'un nombre plus ou moins considérable de ces éléments ; les myéloplaxes (V. ce mot) se rencontrent dans toutes les variétés de sarcome, mais elles y sont en général assez rares ; dans certaines tumeurs au contraire, elles deviennent prédominantes, surtout dans les sarcomes des os et du maxillaire en particulier ; à côté d'elles, on trouve toujours des cellules rondes ou fusiformes ou parfois ces deux sortes d'éléments. Le *sarcome alvéolaire* est constitué par des travées formées de cellules fusiformes, circonscrivant des cavités remplies de cellules rondes volumineuses; c'est une association des formes fusocellulaire et globocellulaire. Le *sarcome mélanique* est un sarcome à la fois fuso et globocellulaire, dans lequel les cellules renferment des granulations de mélanine; la tumeur a une coloration noire qui peut être généralisée et uniforme, ou au contraire irrégulièrement répartie, donnant un aspect truffé ; son point de départ est toujours soit dans le globe oculaire, soit dans la peau ; il a une tendance très marquée à la généralisation, et offre un caractère particulièrement malin. Le *sarcome angiolithique* (*psammome* de Virchow) est caractérisé par la présence dans les parois vasculaires de grains calcaires analogues aux acervules des plexus choroïdes. Le *sarcome ossifiant* est une tumeur développée aux dépens des os ou dans leur voisinage (épulis) et se caractérise par une tendance à l'ossification; il est distinct du *sarcome ostéoïde*, dans lequel il n'y a pas d'os véritable, mais des trabécules infiltrés de granulations calcaires. On décrit encore des formes *télangiectasique*, dans laquelle les vaisseaux sont très développés, *lipomateuse*, dans laquelle les cellules ont subi la dégénérescence graisseuse. Quant au *sarcome encéphaloïde*, il est identique au sarcome globocellulaire ou tumeur à tissu embryoplastique de Ch. Robin. Le sarcome a tendance à gagner successivement de proche en proche; il est aussi susceptible de généralisation; mais celle-ci, au lieu de se faire principalement par les lymphatiques comme dans l'épithéliome, suit la voie veineuse ; aussi les ganglions restent-ils indemnes le plus souvent, et les noyaux secondaires se trouvent ordinairement au niveau du poumon. En raison de leur tendance à envahir les tissus voisins, à se généraliser, c'est-à-dire à apparaître avec les mêmes caractères que la tumeur primitive en des points plus ou moins éloignés de celle-ci, et à récidiver, c'est-à-dire à reparaître à la même place que la tumeur enlevée, les sarcomes sont rangés parmi les tumeurs dites *malignes*. Cette malignité n'est du reste pas aussi prononcée dans toutes les espèces : c'est ainsi que les sarcomes fasciculés, ossifiants, sont, en général, moins extensifs, moins envahissants que les sarcomes encéphaloïdes ou mélaniques. Les symptômes des sarcomes varient nécessairement avec la nature du tissu atteint, avec les usages des parties où s'est développée la production morbide, avec l'espèce d'organes que la tumeur avoisine et sur lesquels elle détermine une compression plus ou moins marquée : en tout cas, les symptômes de la cachexie dite *cancéreuse* apparaissent à un moment donné de l'évolution des sarcomes. Le traitement est avant tout chirurgical ; l'extirpation doit être tentée le plus tôt possible, dès que le diagnostic est fait; elle devra être faite largement ; quand ces conditions sont réalisées, on peut espérer la guérison définitive. Dans beaucoup de cas la ré-

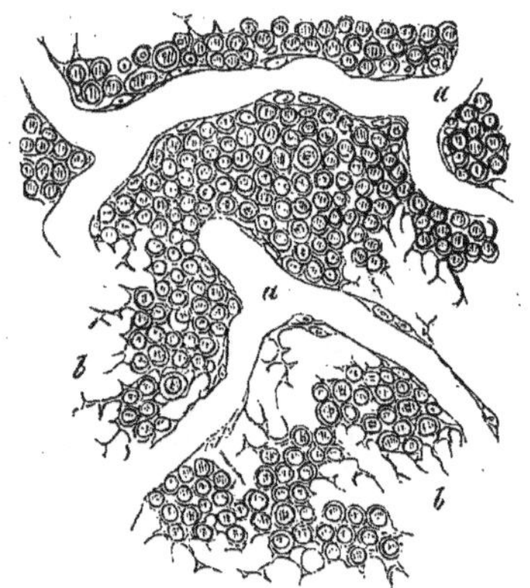

Fig. 658. — *Sarcome* globocellulaire : *a*, vaisseaux ; *b*, parenchyme.

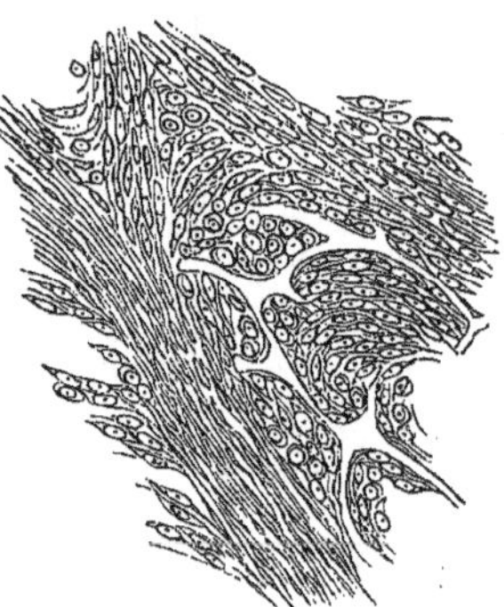

Fig. 659. — *Sarcome* fusocellulaire ou fasciculé, vaisseaux béants.

cidive a lieu; elle se montre alors de bonne heure, dès la première année qui suit l'opération. Un traitement spécifique du sarcome est encore à trouver.

SARCOMPHALE. s. f. [*sarcomphalus*, de σὰρξ, chair, et ὀμφαλὸς nombril; all. *Nabelfleischgewächs*, angl. *sarcomphalum*, it. et esp. *sarconfa-o*]. Tumeur dure développée au nombril.

SARCOPHAGE. adj. et s. m. [*sarcophagus*, σαρκοφάγος, de σὰρξ, chair, et φαγεῖν, manger; all. *fleischfressend*, *fleischverzehrend*, angl. *sarcophagous*, *flesh-eating*, it. et esp. *sarcofago*]. Synonyme de *cathérétique*.

SARCOPHAGE. s. f. [*Sarcophaga carnaria*, Meig., *mouche carnassière*]. Mouche qui dépose ses larves sur les cadavres et souvent sur les plaies de l'homme ou des animaux.

SARCOPHAGIE. s. f. [de σὰρξ, chair, et φαγεῖν, manger; all. *Fleischessen*, angl. *sarcophagy*]. Régime exclusivement animal, par opposition à régime végétal.

SARCOPLASMA. s. m. Protoplasma des cellules musculaires.

SARCOPLASTE. s. m. et adj. [de σὰρξ, chair, et πλάσσειν, former]. Se dit des cellules dont les muscles dérivent.

SARCOPLASTIQUE. adj. Synonyme de *myoplastique*.

SARCOPTE. s. m. [*Sarcoptes*, Latr.; par abréviation pour *sarcocopte*, de σὰρξ, chair, et κόπτειν, couper; all. *Krätzmilbe*, angl. *sarcoptes*, it. *sarcopto*, esp. *sarcopta*]. Genre d'acarien de la famille des sarcoptides, caractérisé par un corps large, ovalaire, obtus aux deux bouts, convexe en dessus, plat en dessous, à tégument marqué de sillons fins, sinueux, symétriques; dépassé en avant par un rostre mobile, incliné, aplati, unguiforme, en partie caché sous l'épistome, et pourvu de palpes élargis, à trois articles, bordés par deux joues membraneuses, transparentes, formées par un prolongement des côtés du camérostome. Mandibules épaisses, courtes, en pinces didactyles, dentelées; pattes épaisses, courtes, coniques, les antérieures

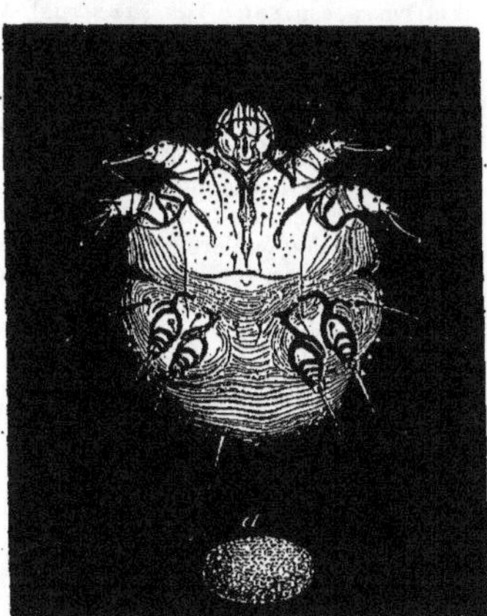

Fig. 660. — *Sarcopte*, femelle vue de face.

un peu rétractiles à la base; tarses pourvus de deux mamelons coniques et d'une ventouse articulée sur un pédicule d'une seule pièce. Vulve transversale sur le troisième anneau céphalothoracique, organe mâle entre les dernières pattes; anus rétrodorsal. — *Sarcopte de la gale* (*Sarcoptes scabiei*, Latr.; *Acarus scabiei*, L.). Petit acarien dont la femelle est longue de 350 à 450 μ, large de 250 à 350 μ (fig. 660 et 661); le mâle n'a guère que 200 à 250 μ de longueur, sur 150 à 200 μ de largeur. Le corps, symétrique, convexe en dessus, plat en dessous, déprimé, environ moitié moins épais que large, peut être comparé à celui d'une tortue. Il est mou, un peu luisant, légèrement transparent, grisâtre ou rosé, roussâtre chez le mâle. Rostre continu avec le thorax, dont un léger pli l'embrasse (camérostome); aplati, ovalaire, à extrémité obtuse, long

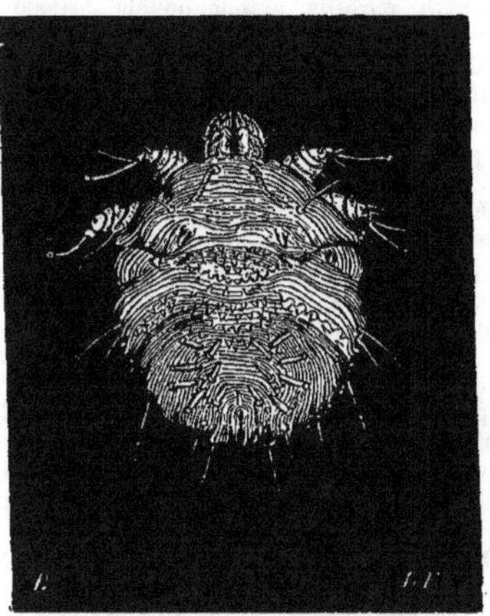

Fig. 661. — *Sarcopte*, femelle vue de dos.

de 0mm,075, large de 0mm,066. En arrière, se trouve l'anus, fente longitudinale médiane, longue de 40 μ environ, placé sur la *face dorsale*. La peau, mince, résistante, est marquée de lignes, parallèles quand l'animal n'est pas contracté, généralement transversales, mais déviant en courbes régulières, symétriques, au niveau des plis des segments du corps, en arrière de la vulve, entre les pattes et autour de l'anus. Un aiguillon impair, courbé, plein, siège sur le dos immédiatement au niveau de l'anus. Sur la face dorsale, on voit environ cent cinquante petits tubercules coniques, symétriquement distribués en séries concentriques qui s'étendent jusqu'aux côtés du ventre, en formant deux lignes courbes dirigées vers l'anus, qu'elles n'atteignent pas. Le sarcopte n'a ni trachées ni stigmates. Il présente quatre paires de pattes, disposées en deux groupes. Les deux premières paires sont terminées par un *ambulacre* long de 52 μ environ, délié, courbé, raide, presque cylindrique, tubuleux, et offrant, tout à fait à son extrémité, une ventouse (*pelote vésiculeuse*, Latreille) en forme d'*assiette creuse*. Elle est articulée par le fond, sur la tige filiforme de l'ambulacre, qui, près du rétrécissement de l'article, porte une petite pointe aiguë. Cette tige s'articule entre les deux courtes pointes du tarse qui porte encore deux poils flexibles, effilés. Les deux paires de pattes postérieures de la femelle sont terminées par une longue soie, creuse, traînante, arquée et pointue, qui sort entre les deux courtes pointes coniques du tarse, sans s'articuler avec celui-ci. Chez le mâle, seule la troisième paire de pattes porte des soies, la quatrième porte des ventouses. L'orifice mâle se trouve entre les pattes de la dernière paire. Cette ouverture est elliptique et transversale; de chaque côté part un corps grêle dirigé en avant, arqué de dedans en dehors, brunâtre; entre ces corps est placé un organe presque transparent et cylindrique, un peu dilaté à une trémité, comme tronqué à l'autre, qui est le pénis enermé dans son fourreau (Lanquetin). Les mâles, à cause leur petite taille, pénètrent facilement dans le sillon tracé par la femelle; on les y rencontre quelquefois au moment de l'accouplement. Peu de temps après l'éclosion, les larves quittent le sillon maternel et vont loger sous une pellicule épidermique, dans le voisinage des sillons. L'absence de la dernière paire de pattes les fait reconnaître (larves hexapodes). On trouve encore dans le sillon : des œufs, des fragments d'enveloppe, provenant de la métamorphose, des matières d'un brun rougeâtre, analogues à celles qui sont dans l'intestin du parasite, et quelquefois des sarcoptes morts. La femelle fait plusieurs pontes successives. Elle peut pondre une vingtaine d'œufs dans un mois, après une seule fécondation. Ces œufs, ovoïdes, blanchâtres, comme nacrés, présentent en moyenne une longueur de 150 μ sur une largeur de 100 μ. Pour trouver le sarcopte on recherchera un sillon bien net. Ouvert à une extrémité, celui-ci se termine à l'autre par l'*éminence acarienne* où se trouve le parasite qui apparaît comme un point blanc brillant. Avec la pointe d'une aiguille tenue presque horizontalement, on déchire ce sillon et lorsqu'on arrive au niveau de l'éminence acarienne, on enfonce directement l'aiguille jusqu'à ce que la pointe vienne au contact du sarcopte qui s'y colle par ses ventouses. On le porte alors sous le microscope. Il vit sur l'homme, le singe, le chien, le renard, le loup, l'hyène, le chat, le lion, l'ours, le cobaye, la gazelle, la chèvre, le mouton, le lama, les caméliens, la girafe, le bœuf, le cheval, le lapin, le porc et y cause des variétés de gale. V. GALE.

SARCOPYODE. adj. [de σὰρξ, chair, et πῦον, pus]. Se disait autrefois des crachats purulents très tenaces.

SARCOSE. s. f. [*sarcosis*, σάρκωσις, all. *Sarkose*, *Fleischbildung*, angl. *sarcosis*, esp. *sarcosis*]. Expression qui désignait, chez les anciens, la *génération de la chair*. ‖ Synonyme de *sarcome*.

SARCOSINE. s. f. [*méthylglycocolle*; all. *Sarkosin*, angl. *sarcosine*, it. et esp. *sarcosina*] [$C^6H^7AzO^4$, ou, en atomes, $CH^2,AzH(CH^3)CO.OH$]. Composé résultant du dédoublement de la créatine sous l'influence de l'eau de baryte; l'autre produit est l'urée. Substance cristallisable, neutre aux réactifs, de goût légèrement sucré, très soluble dans l'eau, peu dans l'alcool et l'éther, se combinant avec les acides pour former des sels.

SARCOSTOSE. s. f. [*sarcostosis*, de σὰρξ, chair, et ὀστέον, os; all. *Sarkostose*, *Muskelverknöcherung*, angl. *sarcostosis*, esp. *sarcostosis*] (Macbride). L'ostéosarcome.

SARCOTIQUE. adj. et s. m. [*sarcoticus*, σαρκωτικὸς, de σὰρξ, chair; all. *fleischbildend*, angl. *sarcotic*, it. et esp. *sarcotico*]. Synonyme d'*incarnatif*.

SARCOTRIPSIE. s. f. [de σὰρξ, chair, et τρῖψις, broiement]. Synonyme d'*écrasement linéaire*.

SARCOTRIPTEUR. s. m. [de σὰρξ, chair, et τρίπτης, broyeur]. Synonyme d'*écraseur linéaire*.

SARCOUS ELEMENT. V. MUSCULAIRES (*Fibres*).

SARDINE. s. f. [*Clupea sardina*, C., all. *Sardelle*, angl. *pilchard*, it. et esp. *sardina*]. Poisson malacoptérygien abdominal voisin des harengs, alimentaire.

SARDONIE. s. f. [*sardos*, *sardonia*, *sardoum* et *sardoa herba*; *scelerata* d'Apulée, *Ranunculus sceleratus*, L.]. Nom donné par les anciens à la renoncule scélérate, plante très commune en Sardaigne, vénéneuse et causant des convulsions accompagnées de rires convulsifs dits *sardoniques* et des accidents du côté de l'intestin quelquefois suivis de mort.

SARDONIQUE. adj. [all. *sardoniches Lachen*, angl. *sardonic laugh*, it. *riso sardonico*, esp. *risa sardonica*]. V. RIRE.

SARRACÉNIE. s. f. [*Sarracenia*, L.]. Genre de plantes qui a donné son nom à la famille des sarracéniées. — *Sarracénie pourprée* (*Sarr. purpurea*, L.). Elle se présente sous la forme de radicelles de 15 à 50 centimètres de longueur, de la grosseur d'une plume d'oie, bosselées à intervalles inégaux, à cassure nette, à structure fibreuse. Des racines épaisses et charnues sortent de longues expansions qui, à leur sommet, deviennent tubuleuses, ventrues, et portent des appendices en forme d'ailes longitudinales (*phyllodes*). Les expansions sont remplies d'une eau limpide inodore, sécrétion particulière au végétal. Les racines sont employées comme remède préventif et curatif de la variole par les Indiens. — Les racines du *Sarr. flava*, amères et astringentes, sont employées dans l'Amérique du Nord contre la dyspepsie atonique, la gastralgie, la migraine, etc.

SARRACÉNINE. s. f. Alcaloïde extrait de la racine de la *Sarracénie pourpre* (Stan. Martin); blanc, amer, soluble dans l'alcool et l'éther. Avec les acides il forme des sels. — *Sulfate de sarracénine*. Il cristallise en belles aiguilles prismatiques; il est très soluble dans l'eau et sa saveur est amère.

SARRASIN. s. m. [all. *Heidekorn*, angl. *buck-wheat*, it. *grano saraceno*, esp. *alforfon*]. V. RENOUÉE.

SARRÈCE ou **SARRÈTE.** s. f. Nom vulgaire du trismus des nouveau-nés.

SARRIETTE. s. f. [*Satureia hortensis*, L., all. *Gartenquendel*, *Pfefferkraut*, angl. *savory*, it. *timbra*, *satureia*, esp. *ajedrea*]. Plante labiée, aromatique, qui est stimulante, mais qu'on n'emploie que comme assaisonnement.

SARSAPARILLINE. s. f. La *pariglìne*.

SARTORIUS. s. m. [de *sartor*, tailleur]. Le muscle *couturier*.

SASSA. s. m. — *Gomme de Sassa* [*fausse adragante*]. Gomme provenant d'une espèce de *Mimosa* d'Afrique, de moins bonne qualité que la gomme adragant et se dissolvant moins bien dans l'eau.

SASSAFRAS. s. m. [*Laurus sassafras*, L., *Sassafras officinale*, Nees, all. *Sassafras*, *Fenchelholz*, angl. *sassafras*, it. *sassafrasso*, esp. *salsafras*, *saxafras*]. Arbre de l'Amérique septentrionale, famille des laurinées, dont la racine fournit un des quatre bois sudorifiques. On associe le sassafras aux autres bois sudorifiques, à la dose de 8 à 12 grammes pour 1 kilogramme à 1 kilogramme et demi d'eau; ou on le donne seul à la dose de 16 à 32 grammes, dans eau bouillante, 100 à 500 grammes. L'*écorce de sassafras* provient du tronc et des branches; elle est tantôt recouverte d'un épiderme mince et grisâtre, tantôt raclée et de couleur de rouille; spongieuse, d'une saveur forte, amère et aromatique. Sa surface intérieure, rouge, est parsemée de cristaux blancs, brillants et transparents. Cette écorce est plus aromatique que celle de la racine, quoique le bois de la racine le soit plus que celui de la tige. La racine est envoyée en souches ou en gros morceaux qui ont une écorce brune et ferrugineuse et un bois jaunâtre, poreux, d'une odeur forte particulière.

SASSAFRIDE. s. f. (Reinsen). Matière cristallisable, insipide, retirée de l'écorce de la racine de sassafras.

SATELLITE. s. pris adj. [*satelles*, all. *nebenherlaufend*, angl. *satellite*, esp. *satelite*]. Qui garde, qui est placé auprès. — En anatomie, *muscles*, *nerfs* et *veines satellites*, ceux qui avoisinent les artères.

SATELLITISME. s. m. — *Satellitisme cultural*. Expression par laquelle H. Meunier désigne l'influence favorable qu'exercent certaines bactéries sur le développement d'autres bactéries semées sur le même milieu; ainsi le développement du bacille de Pfeiffer est favorisé par la culture de staphylocoques sur le même tube de gélose.

SATIÉTÉ. s. f. [*satietas*, ἐμφόρησις, all. *Sattheit*, angl.

satiety, it. *sazietà*, esp. *saciedad*]. Dégoût pour une chose dont on a beaucoup usé. — Réplétion résultant de l'ingestion des aliments.

SATURATION. s. f. [*saturatio*, de *saturare*, rassasier, remplir; all. *Sättigung*, angl. *saturation*. it. *saturazione*, esp. *saturacion*]. État caractérisé par ce fait que les affinités réciproques des deux éléments d'un corps binaire, ou d'un acide et d'une base (V. Neutralisation), étant satisfaites, aucun des deux principes n'est plus susceptible de s'unir avec une nouvelle quantité de l'autre. V. Capacité et Sursaturation. — *Saturation d'un liquide*. Opération qui consiste à y faire dissoudre la plus grande quantité possible d'un corps. — *Saturation du sol des cimetières*. Condition qui provient de ce que, des cadavres nouveaux étant incessamment inhumés dans un cimetière avant que les cadavres plus anciens aient eu le temps de se consommer, le sol devient impropre à opérer les changements qui constituent la putréfaction ; il se sature. Des sols ainsi saturés sont toujours malsains, surtout si on les remue. Il faut donc diriger les inhumations de manière que la putréfaction puisse toujours faire son office.

SATURÉ, ÉE. adj. [*saturatus*, all. *gesättigt*, angl. *saturated*, it. *saturato*, esp. *saturado*]. Se dit d'un corps qui ne peut plus fixer ou dissoudre davantage d'un autre corps avec lequel on l'a combiné; d'une *solution* dont le liquide ne peut pas dissoudre davantage d'un solide ; des *acides* et des *bases* dont la neutralisation est achevée.

SATURNE. s. m. Nom donné au plomb par les alchimistes. — *Extrait* ou *sel de Saturne*. V. Acétate de *plomb*.

SATURNIN, INE. adj. [*saturninus*, de *Saturnus*, nom du plomb]. Qui a rapport au plomb ou à ses composés. — *Albuminurie saturnine*, *cachexie* et *colique saturnines*, *encéphalopathie saturnine*, *intoxication saturnine*. V. Saturnisme.

SATURNISME. s. m. Ensemble des effets toxiques que produit sur l'économie l'action du plomb, de ses oxydes ou de ses sels, absorbés par les muqueuses des voies digestives ou respiratoires, ou même par la peau. On l'observe surtout chez les ouvriers qui fabriquent ou manient la céruse, le minium, la litharge, les minerais ou les oxydes de plomb, chez les fondeurs en caractères, les potiers de terre, les ouvriers en papiers peints, les électriciens, etc. L'usage de l'eau qui a séjourné dans des conduites de plomb, des cosmétiques à base de céruse, peut produire les mêmes accidents. Ceux-ci consistent dans des symptômes d'intoxication, qui peuvent suivre une marche aiguë ou chronique : d'où une *intoxication saturnine aiguë* et une *intoxication saturnine chronique*. — Le premier et le principal effet de l'*intoxication saturnine aiguë* est la *colique de plomb*, dite aussi *colique métallique*, *colique saturnine*, *colique des peintres*, qui apparaît brusquement en cas d'intoxication accidentelle, plus lentement et après quelques troubles des fonctions digestives chez les ouvriers qui manient le plomb ou ses composés : elle consiste en douleurs extrêmement vives, occupant la partie médiane de l'abdomen, ayant une durée continue, avec paroxysmes intolérables, exagérées par une pression superficielle, diminuées par une pression large et profonde. En même temps on observe une constipation complète et opiniâtre, une dureté et un affaissement du ventre remarquables, un liséré bleuâtre sur le rebord des gencives et des taches de même couleur sur la muqueuse des joues, souvent un ictère peu prononcé, parfois des vomissements. Le pouls est lent, mais dur, tendu, dicrote et quelquefois polycrote. Les globules rouges du sang présentent souvent des réactions particulières (granulations basophiles) ; leur nombre est diminué, et cette anémie peut expliquer le souffle systolique qu'on entend à la base du cœur. Pour les uns, la colique de plomb est une affection névralgique de l'intestin, c'est une entéralgie; pour d'autres, c'est un spasme des fibres lisses de sa tunique musculaire. — L'*intoxication saturnine chronique* peut produire successivement ou simultanément un grand nombre d'accidents, dont les principaux et les plus fréquents sont des troubles fonctionnels des systèmes nerveux et musculaire. Ainsi on peut voir survenir, brusquement ou après quelques jours de malaise, du côté du système nerveux central, quelques-uns des phénomènes qu'on décrit sous le nom d'*encéphalopathie saturnine* (Grisolle, Tanquerel-Desplanches), et qui, suivant la nature des accidents dominants, sont distingués en *forme délirante*, *forme convulsive*, *forme comateuse*. Avec ou sans cette encéphalopathie, qui, pour n'être pas toujours mortelle, n'en est pas moins d'un pronostic constamment grave, apparaissent des troubles de la sensibilité périphérique, consistant tantôt dans la perte ou la diminution d'acuité d'un ou de plusieurs sens ou de la sensibilité générale, tantôt dans l'exagération de cette sensibilité, une véritable hyperesthésie, avec névralgies, arthralgies, etc. Certains de ces troubles doivent être mis sur le compte de l'*hystérie saturnine* : tels sont en particulier la plupart des troubles sensoriels, l'hémianesthésie, l'hyperesthésie, certains cas d'apoplexie. Les *paralysies saturnines* du mouvement sont très fréquentes : ordinairement partielles, elles frappent presque exclusivement les muscles extenseurs de la main et les doigts, débutent par ceux du médius et de l'annulaire, s'étendent aux extenseurs de l'index et du petit doigt, et gagnent enfin les deux radiaux; dans la forme ordinaire ou type antibrachial, elle offre donc le tableau de la paralysie radiale, mais avec cette particularité curieuse que les supinateurs ne sont pas pris ; elle peut atteindre les autres muscles du bras, et parfois ceux du membre inférieur : dans les muscles, la contractilité électrique diminue avant la contractilité volontaire, et ce n'est que plus tard que survient l'atrophie musculaire. On devra distinguer de ces paralysies organiques d'autres paralysies purement fonctionnelles, accompagnées de troubles de la sensibilité, qui relèvent de l'hystérie. On observe aussi dans les membres un tremblement (*tremblement saturnin*), dont le degré varie depuis de simples trémulations musculaires jusqu'au tremblement aussi prononcé que dans l'intoxication mercurielle. Souvent, dans l'intoxication saturnine chronique, les artères deviennent athéromateuses, le cœur s'hypertrophie, se dilate ou est atteint de dégénérescence ; souvent aussi l'albuminurie s'installe (*albuminurie saturnine*), révélant le développement d'une néphrite interstitielle. Une amaurose par paralysie des muscles de l'accommodation, ou par altération organique de la rétine, apparaît souvent. Enfin il existe une *goutte saturnine*, aiguë ou chronique, qui se distingue de la goutte ordinaire par la tendance à la généralisation, la marche rapide, les déformations précoces des jointures. L'intoxication saturnine amène, au bout d'un certain temps, la stéatose de tous ou presque tous les tissus de l'économie, et conduit à un état cachectique (*cachexie saturnine*), caractérisé par une anémie profonde qui peut amener la mort. — Le traitement du saturnisme aigu, de la colique de plomb, consiste à calmer les douleurs par les opiacés, la belladone, les injections hypodermiques de morphine ou d'atropine ; à combattre la constipation par les purgatifs énergiques; à favoriser l'élimination du plomb par les bains sulfureux, par l'usage interne de l'iodure de potassium. Ces derniers moyens conviennent aussi dans le saturnisme chronique, ainsi que l'électrisation localisée contre les paralysies, les boissons acidules, etc. V. Traitement *de la Charité*.

SATYRIASIS. s. m. [*satyriasis*, σατυρίασις, de σάτυροι, les satyres, qui, selon la Fable, étaient fort lubriques ; all.

et angl. *Satyriasis*, it. *satiriasi*, esp. *satyriasis*]. État d'exaltation morbide des fonctions génitales propre au sexe masculin, et caractérisé par un penchant irrésistible à répéter l'acte vénérien, avec la faculté de l'exercer sans s'épuiser, affection ordinairement accompagnée d'une odeur forte de la peau, d'une tendance à la démence ou à la manie, si le penchant pour le coït est contrarié; de pollutions nocturnes, de convulsions, etc. Le satyriasis, ordinairement spontané, peut succéder à l'usage des aphrodisiaques (cantharides), à l'abus de la masturbation, etc. Les lotions froides, les bains généraux, les antispasmodiques (camphre), la diète, les saignées, sont les principaux moyens à lui opposer.

SAUCISSON. s. m. V. Charcuterie et Trichinose.

SAUGE. s. f. [*Salvia*, L., ἐλελίσφακος, all. *Salbei*, angl. *sage*, it. et esp. *salvia*]. Genre de plantes labiées, dont plusieurs espèces sont toniques et stimulantes. — *Sauge officinale* (*Salvia officinalis*, L.). On emploie particulièrement les sommités; on connait trois variétés. 1° La *grande sauge*, à tiges rameuses, ligneuses, velues, garnies de feuilles oblongues, larges, obtuses, épaisses, ridées, blanchâtres et cotonneuses, d'une odeur forte et agréable, d'une saveur aromatique et amère, un peu âcre. — 2° La *petite sauge*, ou *sauge de Provence*, à feuilles moins larges, plus petites, plus blanches, d'une odeur plus prononcée : c'est la plus estimée. — 3° La *sauge* dite *de Catalogne*, plus petite encore. — La sauge officinale est employée surtout en infusion (4 à 8 grammes par 500 grammes d'eau). Elle fait partie des espèces vulnéraires, du thé suisse, etc. Elle fournit à la distillation une eau très aromatique et une essence fluide, verdâtre, neutre, lévogyre, bouillant entre 130° et 150°. — La *sauge sclarée* (*S. sclarea*, L., *orvale*, *toute bonne*) et la *sauge des prés* (*S. pratensis*, L.) ont des propriétés analogues. — *Sauge des bois*. V. Germandrée. — *Sauge de Jérusalem*. V. Pulmonaire.

SAULE. s. m. [*Salix*, L., ἰτέα, all. *Weide*, angl. *willow*, it. *salice*, esp. *salce*]. Genre d'arbres de la famille des salicinées, dont la principale espèce est le *saule blanc* (*Salix alba*, L.) : l'écorce des jeunes branches a été proposée comme succédanée du quinquina, en poudre (32 grammes), ou en décoction (32 à 48 grammes dans 1 kilogramme d'eau, qu'on réduit d'un tiers). Elle renferme de la *salicine*.

SAULRIZE (France, Landes). *Eaux chlorurées sodiques*, chaudes, 33°.

SAUMON. s. m. [*salmo*, all. *Salm*, angl. *salmo*, it. *sermone*, esp. *salmon*]. Genre de poissons malacoptérygiens abdominaux dont toutes les espèces sont alimentaires. Les principales espèces sont le *saumon* proprement dit (*Salmo salar*, L.); le *saumon huch* ou *du Danube* (*Salmo hucho*, Bloch). V. Omble.

SAUMURE. s. f. [all. *Lake*, *Beitze*, *Salzwasser*, angl. *brine*, *pickle*, it. *salamoja*]. Liquide rosé, trouble, qui reste dans les vases où l'on a préparé les salaisons. Elle résulte de la dissolution du sel marin par les liquides qui se sont écoulés des matières salées, et tient en suspension des débris de ces matières. Elle a la saveur propre au chlorure de sodium, avec un arrière-goût acide comme celui du bouillon légèrement aigri. Froide, elle n'a pas d'odeur; chauffée, elle répand celle de la viande grillée de l'animal dont elle provient. Elle marque en général, au pèse-sels, de 24 à 25°; elle tient en dissolution 23 à 25 p. 100 de chlorure de sodium. Sa réaction acide est due à une petite quantité de lactate d'ammoniaque. Des empoisonnements ont été causés par son emploi culinaire en trop grande quantité.

SAURIASIS. s. m. [de σαύρα, lézard]. Synonyme d'*icthyose*. V. ce mot.

SAURIENS. s. m. pl. [*saurii*, all. *Saurier*, esp. *saurios*]. Ordre de la classe des reptiles comprenant tous ceux qui se rapprochent du lézard (σαῦρος) pour la conformation. Quelques-uns ont été regardés comme antisyphilitiques et aphrodisiaques (V. Scinque); d'autres sont alimentaires.

SAUT. s. m. [*saltus*, ἅλσις, all. *Sprung*, angl. *jump*, it. et esp. *salto*]. Mouvement brusque par lequel un corps vivant se détache du sol, au moyen de l'extension brusque d'une ou de plusieurs parties de son corps préalablement fléchies. V. Marche.

SAUTERELLES. s. f. pl. [*locusta*, ἀκρὶς, all. *Heuschrecke*, angl. *locust*, *grasshopper*, it. *cavalletta*, esp. *langosta*]. Famille d'insectes orthoptères herbivores, à petites pattes postérieures longues et robustes, servant au saut, appelés aussi *acridiens*. En frottant leurs pattes postérieures rugueuses contre leurs élytres striés, ils produisent, comme les grillons, un son solidien, dont les vibrations harmoniques supérieures ont pour résultat le bruit entendu le soir dans les campagnes, en été, par les temps secs. Les grandes espèces, très voraces, pondent leurs œufs dans le sable, et lors de l'éclosion se répandent en bandes dévastatrices. Ce sont : en Afrique, *Acridium peregrinum*; en Italie, en France et en Espagne, *Caliptamus italicus* et *Locusta viridissima*; en Suisse, *Pachytylus migratorius*; en Allemagne, *Pachytylus cinerascens*. Les habitants des parties chaudes de l'Afrique et de l'Asie les mangent cuites ou séchées, réduites en poudre.

SAUVE. s. f. V. Moutarde *sauvage*.

SAUVE-VIE. s. f. La *rue des murailles*. V. Asplenium.

SAVEUR. s. f. [*sapor*, all. *Geschmack*, angl. *savour*, it. *sapore*, esp. *sabor*]. Impression qu'un corps produit sur l'organe du goût. V. Sensation.

SAVINIER. s. m. L'un des noms de la sabine.

SAVON. s. m. [*sapo*, σάπων, all. *Seife*, angl. *soap*, it. *sapone*, esp. *jabon*]. Composé résultant de l'action des oxydes métalliques sur les corps gras (V. Saponification). Pendant longtemps on a cru les savons formés par la combinaison directe du corps gras et de l'oxyde; Chevreul a montré que, dans l'acte de la *saponification*, le corps gras se décompose en un acide qui se combine avec l'oxyde, et en glycérine : les savons sont donc des sels à acides gras. On prépare pour la médecine, les arts et l'usage domestique, plusieurs espèces de savons. — *Savon ammoniacal*. V. Liniment *ammoniacal*. — *Savon amygdalin* [*savon médicinal*]. Il est fait avec 10 parties de *lessive caustique des savonniers* et 21 d'huile d'amandes douces. On met l'huile dans un vase de faïence ou de terre; on y ajoute la soude par portions, et l'on mêle exactement. On place ce mélange pendant quelques jours à une température de 18° à 20°, et l'on continue de l'agiter de temps en temps avec une spatule de verre ou d'argent, jusqu'à ce qu'il ait la consistance d'une pâte molle; on le divise alors dans les moules de faïence où on le laisse se solidifier. Ce savon ne doit être employé pour l'usage médical que lorsqu'il a perdu, par un ou deux mois d'exposition à l'air, l'excès d'alcali qu'il retient (Codex). Il est demi-dur, blanc jaunâtre, de saveur douce, soluble dans l'eau et l'alcool. C'est un oléo-margarate de soude. On l'emploie comme résolutif et comme purgatif. On le donne à l'intérieur sous forme de pilules, à la dose de 20 à 30 centigr. par jour, que l'on augmente progressivement jusqu'à 2 ou 3 grammes. Les *pilules de savon* sont faites avec : *savon amygdalin*, 20 grammes, divisé en 100 pilules. Les *pilules de savon nitré* sont faites avec : savon amygdalin, 20 grammes; poudre de racine de guimauve, 3 grammes, et nitrate de potasse, 2 grammes; on forme une masse homogène qu'on divise en 100 pilules; chacune contient 20 centigrammes de savon, et 2 centigrammes de nitre (Codex). Le savon amygdalin sert aussi à faire des suppositoires et à lier les masses pilulaires. — *Savon* *animal* ou de *moelle de bœuf*. On chauffe avec 100 parties d'eau, dans une capsule de porcelaine ou dans un vase d'argent, 50 parties de moelle de bœuf purifiée; et lorsqu'elle est fondue, on ajoute par portions, et en agitant continuellement, 25 parties de lessive des savonniers ; on entretient la chaleur et l'agitation jusqu'à ce que la saponification soit complète, et l'on ajoute alors 10 parties de sel marin. Puis on enlève le savon qui se rassemble à la surface, on le fait égoutter, on le fond à une douce chaleur et on le coule dans des moules où il se solidifie de nouveau par le refroidissement. Il est plus blanc, plus dur que le savon amygdalin; c'est un mélange de margarate et de stéarate de soude. — *Savon blanc* et *savon marbré de Marseille*. Ils sont faits avec l'huile d'olive mélangée d'un cinquième d'huile de pavot et la soude. Le *blanc* est solide, opaque, formé d'oléate et de margarate de soude. Il se décompose dans les eaux chargées de sels calcaires et magnésiens, et c'est pour cette raison que les eaux de puits de Paris sont impropres au savonnage ; il se forme alors un sel soluble à base de soude, et un savon de chaux et de magnésie qui se précipite. Il sert à préparer l'*emplâtre de savon*. Le *savon marbré* doit sa couleur à un composé de matière grasse, d'alumine et de sulfhydrate de fer, qui se trouve inégalement réparti dans sa masse, et qui est formé par l'alumine et le fer contenus dans la soude. Il renferme moins d'eau que le savon blanc. — *Savon calcaire*. V. Liniment *calcaire*. — *Savon camphré*. Savon additionné de camphre, considéré comme calmant et recommandé aux personnes nerveuses et aux enfants dont la santé laisse à désirer par suite de mauvaises habitudes. — *Savons ferrugineux*. Savons toniques contenant 4 p. 100 de citrate et de tartrate de fer (E. Lanquetin). — *Savons iodurés*. Savons employés en bains ou en frictions dans le traitement de certaines affections de la peau, et surtout après l'emploi des mercuriaux. Ils contiennent 4 p. 100 d'iodure de potassium. — *Savon marbré*. V. Savon *blanc*. — *Savon médicinal*. V. Savon *amygdalin*. — *Savon de moelle de bœuf*. V. Savon *animal*. — *Savon noir* ou *vert*. On l'obtient en saponifiant un mélange d'huile de chènevis et de suif par la potasse caustique ; il est mou, de consistance onguentacée, d'une odeur désagréable ; très alcalin. — *Savon ponce*. Savon mélangé de pierre ponce en poudre plus ou moins fine. — *Savons sulfureux*. Savons dont les uns sont solides et les autres de consistance molle : ceux-ci portent le nom de *crèmes de Barèges*, leur composition est à peu près la même. Savon à base d'huile d'olive, 100 gr ; sulfure de potassium et sulfure de sodium, ãã 15 gr.; soufre précipité, 5 gr. Le savon sulfureux solide est employé en bains. On introduit un demi-pain, coupé en petits morceaux, dans une mitaine de flanelle ou de bouracan, avec laquelle on se frictionne dans l'eau du bain; une fois la friction faite, on a un bain sulfureux d'une odeur agréable et qui a l'avantage de *ne pas nécessiter l'emploi d'une baignoire spéciale*. — *Savon végétal*. Poudre composée de 8 parties de gomme arabique et d'une de bicarbonate de potasse. On l'emploie comme fondant à la dose de 2 à 4 gr. — *Savon des verriers*. Le peroxyde de manganèse, qui blanchit le verre en lui communiquant une teinte violette complémentaire de la teinte jaune que lui donne le sesquioxyde de fer. — *Savon vert*. V. Savon *noir*.

SAVONNEUX, EUSE. adj. V. Extrait, Liniment et Pilule.

SAVONNIER. s. m. [*Sapindus*, all. *Seifenbaum*, angl. *soapberrytree*]. Genre de sapindacées des régions tropicales. Le *savonnier des Antilles* (*Sapindus saponaria*, L.) a un bois, une racine et des fruits riches en saponine.

SAVONULE. s. m. [*saponulus*]. Combinaison que l'on croyait à tort analogue aux *savons*, et que forment quelques essences au contact des alcalis.

SAVOUREUX, EUSE. adj. [all. *schmackhaft*, angl. *savoury*, it. *saporoso*, esp. *sabroso*]. Qui a une saveur agréable.

SAXIFRAGE. adj. [*saxifragus*, de *saxum*, rocher, et *frangere*, briser ; all. *steinbrechend*, angl. *saxifragous*, it. *sassifrago*, esp. *sagifrago*]. Synonyme de *lithontriptique*.

SAXIFRAGE. s. f. [*Saxifraga granulata*, L., all. *Steinbrech*, angl. *saxifrage*, it. *sassifraga*, esp. *saxifraga*]. Plante de la famille des saxifragées : au collet de la racine se trouvent un grand nombre de petits tubercules rougeâtres, charnus et pyriformes, qu'on employait autrefois en décoction (16 gr. dans 500 gr. d'eau), comme diurétiques et lithontriptiques. — *Grande saxifrage*. Le *boucage* majeur. — *Saxifrage noire*. Variété à racines noires du boucage majeur. — *Petite saxifrage*. Le *boucage* mineur.

SAXON (Suisse, Valais). *Eaux bicarbonatées calciques*, tièdes, 24°, contenant 0gr,95 de sels dont 0,32 de bicarbonate de chaux, 0,38 de sulfates de magnésie et de soude, 0,041 de bromures de calcium et de magnésium, et 0,11 d'iodures de calcium et de magnésium. Indications : scrofule, rhumatisme, syphilis, goitre. Altitude : 476 mètres. Établissement : boissons, bains ; du 15 mai au 15 septembre. Cette eau est transportée.

SAYRE (Lewis-Albert) (chirurgien américain né en 1820). | *Corset de Sayre*. Corset plâtré destiné à soutenir la taille et à empêcher l'affaissement de la colonne vertébrale dans le cas de mal de Pott. Pour l'appliquer, on se sert d'un appareil (fig. 662) qui étend au maximum le rachis, en soutenant le malade par la nuque, le menton et les aisselles ; c'est pendant l'extension ainsi obtenue qu'on applique le corset plâtré.

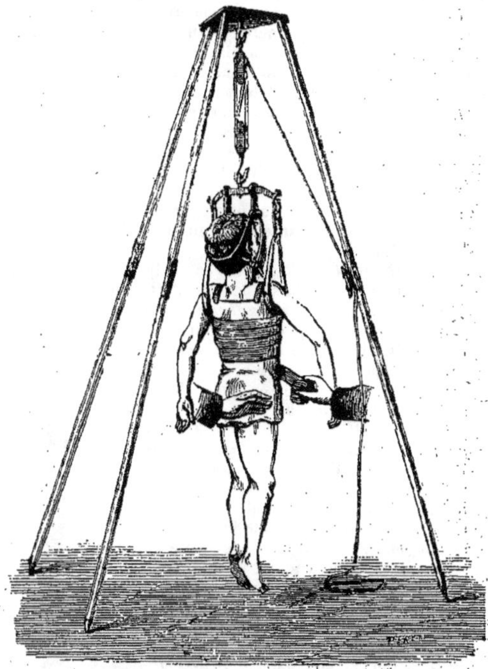

Fig. 662. — Application du corset de *Sayre*.

SCABIÉIQUE. adj. V. Scabieux.

SCABIEUSE. s. f. [*Scabiosa*, all. *Skabiose, Grindkraut*, angl. *scabious*, it. *scabbiosa*, esp. *escabiosa*]. Genre de plantes dipsacées, dont plusieurs espèces, légèrement astringentes et amères, ont été employées comme dépuratives contre les maladies de la peau et surtout contre la gale (d'où leur nom, de *scabies*, gale). L'espèce officinale est la *Scabiosa succisa*, L. (*succise, mors-du-diable*). On fait aussi usage de la *scabieuse des bois* (*Sc. sylvatica*, L.), et de la *scabieuse des champs* (*Sc. arvensis*, L.).

SCABIEUX, EUSE. adj. [*scabiosus*, de *scabies*, la gale; all. *krätzicht*, angl. *scabby*, it. *scabbioso*, esp. *escabioso*]. Qui ressemble à la gale, qui a rapport à la gale.

SCABRITIE. s. f. [*scabrities*, de *scaber*, rude; τραχύτης]. La conjonctive granuleuse.

SCALARIFORME. adj. [*scalariformis*, de *scalare*, échelon, degré, et *forma*, forme; all. *treppenförmig*, angl. *scalariform*, it. *scalariforma*]. En forme d'échelle. — *Traits scalariformes d'Eberth.* V. Myocarde.

SCALÈNE. adj. et s. m. [de σκαληνὸς, boiteux; all. *ungleichdreiseitig*, angl. *scalenous*, it. *scaleno*, esp. *escaleno*]. Se dit, en géométrie, d'un triangle dont les trois côtés sont inégaux. — *Scalène antérieur* [all. *Rippenhalter*, angl. *scalene*]. Muscle qui s'étend des tubercules antérieurs des apophyses transverses des troisième, quatrième, cinquième et sixième vertèbres cervicales, au bord supérieur et à la face interne de la première côte, qu'il élève et qu'il fixe de façon à permettre le mouvement d'ascension des autres côtes pendant l'inspiration. — *Scalène moyen.* Muscle qui s'étend des tubercules postérieurs des apophyses transverses des vertèbres cervicales à la face externe et au bord supérieur de la première côte. — *Scalène postérieur.* Muscle qui s'étend des tubercules postérieurs des apophyses transverses des vertèbres cervicales au bord supérieur de la seconde côte. Le plus souvent on réunit sous le nom de *scalène postérieur* les scalènes moyen et postérieur, dont l'insertion inférieure seule diffère. Même action que le scalène antérieur; en plus, élévation de la seconde côte.

SCALPATION. s. f. Action de scalper, d'exciser une portion du cuir chevelu sur le haut de la tête.

SCALPEL. s. m. [*scalpellum*, de *scalpere*, inciser; μαχαίριον, all. *Skalpell, Bistouri*, angl. *scalpel*, it. *scalpello*, esp. *escapelo*]. Instrument à lame fixe, pointue, à un ou deux tranchants, dont on se sert pour les dissections anatomiques (fig. 663). V. Incision.

Fig. 663. — *Scalpel.*

SCAMMONÉE. s. f. [*scammonium*, σκαμμώνια, σκαμμώνιον, all. *Scammonium, purgirender Windensaft*, angl. *scammony*, it. *scamonea*, esp. *escamonea*]. Gomme-résine qui vient de Syrie (*scammonée d'Alep*) et de l'Anatolie (*scammonée de Smyrne*). La première, extraite de la racine du *Convolvulus scammonia*, L., et du *Conv. hirsutus*, Stev., famille des convolvulacées, est la plus estimée; on en connaît deux variétés. L'une paraît provenir uniquement d'incisions faites au collet de la racine. Le suc laiteux, blanc et visqueux, qui s'écoule, est reçu dans des coquilles, où il s'évapore naturellement et se concrète: *scammonée en coquilles* ou *de première goutte*. L'autre variété est le suc que l'on exprime des racines, en les broyant, et qui est ensuite évaporé au soleil ou par le feu: *scammonée de deuxième goutte*. La *scammonée de Smyrne* provient de plusieurs plantes différentes, et entre autres, d'après Dorvault, d'une asclépiadée (*Periploca scammone*, L.). La *scammonée d'Alep* est en masses irrégulières, peu considérables, couvertes d'une poussière blanchâtre, d'une cassure brillante et noire. Elle a une odeur faible de beurre cuit et une saveur forte de même espèce. Elle est souvent poreuse dans son intérieur, et légère. La scammonée de Smyrne est d'un brun terne, très pesante, dure, non friable, non poreuse, à cassure terne; son odeur est plus faible que celle de la précédente. Ses caractères sont très variables, parce qu'elle est souvent altérée. La scammonée d'Alep de bonne qualité renferme: 75 à 80 p. 100 d'une matière résineuse, la *scammonine*; de la cire; de la gomme; de l'amidon; des matières extractives. — La scammonée, désignée autrefois sous le nom de *diagrède* lorsqu'on avait affaibli par diverses manipulations son action réputée trop énergique, est un purgatif drastique qui entre dans beaucoup de potions purgatives, dans la poudre de *tribus*, dans les pilules de Bontius et de Rudius, dans l'électuaire diaphœnix, l'eau-de-vie allemande, etc. La *poudre* se donne à la dose de 50 centigrammes à 1 gramme, suivant l'âge et la force des sujets, mélangée avec du sucre ou dans du pain azyme. La *résine* se prépare en traitant la scammonée par l'alcool à 90°, distillant la teinture alcoolique aux trois quarts, et faisant sécher sur des assiettes la résine obtenue (Codex). Cette résine est en écailles transparentes jaunâtres, d'une saveur assez douce et peu nauséeuse; elle se dissout dans l'alcool et l'éther: on la donne à la dose de 40 à 60 centigrammes. — *Émulsion purgative avec la scammonée.* Scammonée d'Alep, 1 gr.; lait de vache, 120 gr.; sucre, 15 gr.; eau de laurier-cerise, 5 gr. Triturez dans un mortier de marbre la scammonée avec le sucre, et, quand elle sera bien divisée, ajoutez peu à peu le lait et l'eau de laurier-cerise. On prépare de la même façon l'émulsion avec la résine de scammonée (Codex). — *Teinture de scammonée.* Elle est préparée par la digestion de 1 partie de résine dans 5 d'alcool à 80°; dose, 2 à 8 grammes. — *Scammonée d'Allemagne.* Le *liseron des haies.* — *Scammonée d'Amérique.* Le *méchoacan.* — *Scammonée jaune.* V. Gomme-gutte. — *Scammonée de Montpellier, scammonée en galettes* ou *fausse scammonée.* On la fabrique en Allemagne probablement avec le suc exprimé d'une asclépiadée (*cynanche, Cynanchum monspeliacum*, L.), dans lequel on incorpore des substances résineuses et purgatives. Elle est noire, dure et compacte, et forme, lorsqu'on la mouille, un liquide d'un gris foncé, gras, onctueux et tenace.

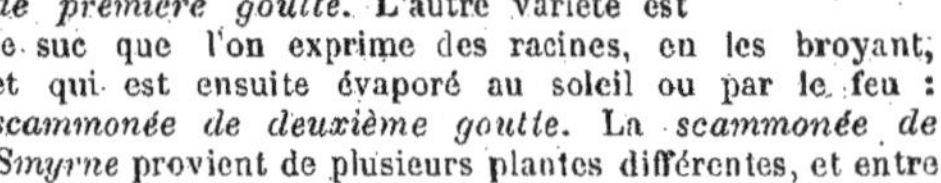

SCAMMONÉOL. s. m. V. Scammonine.

SCAMMONINE. s. f. Principe actif de la scammonée qui est isomérique, et, d'après Wurtz, identique à la *jalapine*, et que les acides dédoublent en glycose et *scammonéol*, identique au *jalapol*, et les bases en glycose et *acide scammonique*, identique à l'*acide jalapique*.

SCAMMONIQUE. adj. — *Acide scammonique.* V. Scammonine.

SCAMMONITE. s. f. Œnolé de scammonée.

SCAMMONOLIQUE. adj. — *Acide scammonolique.* Corps identique à l'*acide jalapinolique.*

SCANSION. s. f. — *Scansion de la parole.* Trouble de la parole consistant en ce fait que le malade décompose les mots en leurs syllabes dont chacune est prononcée séparément. Ce trouble se rencontre en particulier dans la sclérose en plaques.

SCAPHOCÉPHALIE. s. f. [de σκάφη, nacelle, et κεφαλή, tête]. Déformation du crâne, qui prend la figure d'un bateau.

SCAPHOÏDE. adj. et s. m. [*scaphoides*, de σκάφη, nacelle, et εἶδος, forme, ressemblance; all. *kahnformig*, angl. *scaphoid*, it. *scafoide*, esp. *escafoides*]. — *Fosse scaphoïde.* V. Ptérygoïde. — *Os scaphoïde du carpe* [os *naviculare manus*, Ba., all. *Kahnbein*]. Le plus externe et le plus gros des os de la première rangée carpienne ; il présente en dehors une partie saillante, *apophyse du scaphoïde*, et s'unit supérieurement au radius, inférieurement au trapèze et au trapézoïde, en dedans à l'os semi-lunaire et au grand os; en avant, en arrière et en dehors, il donne attache à des ligaments. — *Os scaphoïde du tarse* [*os naviculare pedis*, Ba., all. *Kahnbein*]. Il en occupe la partie interne : il s'articule en arrière avec l'astragale, en avant avec les trois cunéiformes; par sa circonférence, il donne attache à des ligaments; quelquefois, en dehors, il s'articule avec le cuboïde. En dedans, il présente une tubérosité saillante, *apophyse du scaphoïde*.

SCAPHOÏDO-ASTRAGALIEN, IENNE. adj. [*scaphoido-astragalianus*, it. *scafoido-astragalico*, esp. *escafoideo-astragaliano*]. Qui appartient au scaphoïde et à l'astragale. — *Articulation scaphoïdo-astragalienne*. Articulation formée par la face postérieure et concave de l'os scaphoïde avec la partie antérieure et convexe de la tête de l'astragale : le *ligament scaphoïdo-astragalien* affermit cette articulation, et va du col de l'astragale à la face dorsale du scaphoïde.

SCAPHOÏDO-CUBOÏDIEN, IENNE. adj. [*scaphoido-cuboideus*, it. *scafoido-cuboideo*, esp. *escafoideo-cuboideo*]. Qui appartient au scaphoïde et au cuboïde. — *Articulation scaphoïdo-cuboïdienne*. Articulation de l'os scaphoïde avec l'os cuboïde, affermie par deux ligaments, l'un dorsal, l'autre plantaire.

SCAPHOÏDO-CUNÉEN, ENNE. adj. — *Articulation scaphoïdo-cunéenne* (*cuneo-navicularis*, Ba.). V. CUNÉO-SCAPHOIDIEN.

SCAPULÆ ALATÆ. Mots latins servant à désigner l'aspect particulier que prennent les omoplates quand les muscles qui les entourent sont atrophiés ; elles semblent alors séparées de la cage thoracique et ressemblent à des ailes. C'est ce qu'on observe dans le cas d'amaigrissement prononcé, comme cela a lieu dans la tuberculose pulmonaire chronique,

SCAPULAIRE. s. m. [*scapulare*, de *scapulæ*, épaules; all. *Schultertragbinde*, angl. *scapulary*, it. *scapolare*, esp. *escapulario*]. Large bande de toile divisée en deux chefs dans les trois quarts de sa longueur, dont on fixe l'extrémité non divisée à la partie postérieure et moyenne du bandage de corps, et dont les chefs, ramenés en devant, en passant chacun par-dessus l'une des épaules, sont attachés à la partie antérieure du bandage, pour l'empêcher de descendre.

SCAPULAIRE. adj. [*scapularis*, de *scapulæ*, épaules; all. et angl. *scapular*, it. *scapolare*, esp. *escapular*]. Qui appartient à l'épaule. — *Artère scapulaire*. Nom donné : 1° à l'artère *cervicale transverse* (*scapulaire postérieure*, *transversa colli*, Ba.) ; 2° à l'artère *sous-scapulaire* (*scapulaire inférieure*, *subscapularis*, Ba.).

SCAPULALGIE. s. f. [de *scapulæ*, épaules, et ἄλγος, douleur]. Mot hybride et mauvais. Douleur de l'articulation scapulo-humérale. On désigne parfois sous ce nom l'arthrite tuberculeuse de cette articulation, par analogie avec le mot *coxalgie* qui est presque constamment pris dans le sens de *coxo-tuberculose*.

SCAPULARTHROCACE. s. f. [de *scapulæ*, épaules, ἄρθρον, articulation, et κακὸς, mauvais; esp. *escapuloartrocace*]. Mot hybride et mauvais. Tumeur blanche de l'articulation scapulo-humérale.

SCAPULECTOMIE. s. f. [de *scapulæ*, épaules, et ἐκτομή, ablation]. Opération qui consiste dans l'ablation de l'omoplate, le membre supérieur étant conservé.

SCAPULO-CLAVICULAIRE. adj. — *Articulations* et *ligaments scapulo-claviculaires*. Les articulations et ligaments acromio-claviculaires et coraco-claviculaires qui unissent la clavicule à l'omoplate.

SCAPULODYNIE. s. f. [de *scapulæ*, épaules, et ὀδύνη, douleur]. Mot hybride et mauvais. Rhumatisme de l'épaule. V. OMAGRE.

SCAPULO-HUMÉRAL, ALE. adj. [*scapulo-humeralis*, angl. *scapulo-humeral*, it. *scapolo-omerale*, esp. *escapulo-humeral*]. Qui appartient à l'omoplate et à l'humérus. — *Artères scapulo-humérales*. V. CIRCONFLEXE. — *Articulation scapulo-humérale* [*articulatio humeri*, Ba.; all. *Schultergelenk*, angl. *schoulder-joint*]. Celle qui a lieu entre la tête de l'humérus et la cavité glénoïde de l'omoplate. C'est une *énarthrose*, dans laquelle la tête de l'humérus, convexe, revêtue d'un cartilage plus épais au centre qu'à la circonférence, est reçue dans la cavité glénoïde, légèrement concave, revêtue d'un cartilage plus épais sur ses bords qu'à sa partie centrale, et prolongée par le *bourrelet glénoïdien* : la cavité de réception est complétée et protégée en haut et en arrière par le *ligament acromio-coracoïdien*. Les surfaces articulaires sont maintenues en rapport par une capsule ou manchon fibreux, renforcé en haut par le *ligament coraco-huméral*, et doublé à sa face interne par une synoviale qui présente deux prolongements, l'un situé entre la concavité de l'apophyse coracoïde et le tendon du muscle sous-scapulaire, l'autre qui enveloppe le tendon de la longue portion du biceps, et tapisse la gouttière bicipitale. Grâce à la laxité de la capsule fibreuse, les mouvements sont faciles et multiples : mouvements d'adduction et d'abduction, mouvements en avant et en arrière. — L'articulation scapulo-humérale ou de l'épaule peut être atteinte d'arthrite, de rhumatisme, de tumeur blanche, lésions qui ne présentent ici rien de particulier : ses luxations, consistant dans le déplacement de l'humérus par rapport à la cavité glénoïde de l'omoplate, sont dites luxations de l'humérus. V. HUMÉRUS. — *Muscle scapulo-huméral*. V. ROND (*Grand*). — *Nerf scapulo-huméral*. V. AXILLAIRE (*Nerf*).

SCAPULO-HUMÉRO-OLÉCRÂNIEN. adj. V. TRICEPS *brachial*.

SCAPULO-HYOÏDIEN. adj. V. OMO-HYOÏDIEN.

SCAPULO-RADIAL. adj. V. BICEPS *brachial*.

SCAPULO-TROCHITÉRIEN. adj. V. SOUS-ÉPINEUX.

SCAPULUM. s. m. V. OMOPLATE.

SCARBOROUGH (Angleterre). *Eaux sulfatées calciques et magnésiennes*, froides.

SCARIFICATEUR. s. m. [de *scarificare*, en grec σκαριφεύειν, inciser ; all. *Schröpfschnäpper*, angl. *scarificator*, it. *scarificatore*, esp. *escarificador*]. Petite boîte de cuivre ou d'argent, dont une des faces est percée de fentes longitudinales (12, 16 ou 20), par lesquelles sortent toutes à la fois (fig. 664, D), au moyen d'un ressort

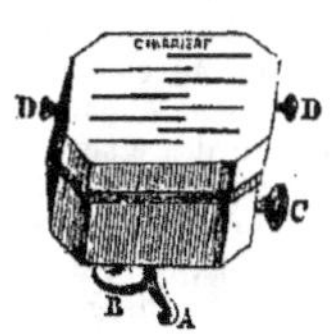
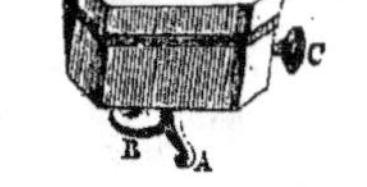

Fig. 664. — *Scarificateur.*

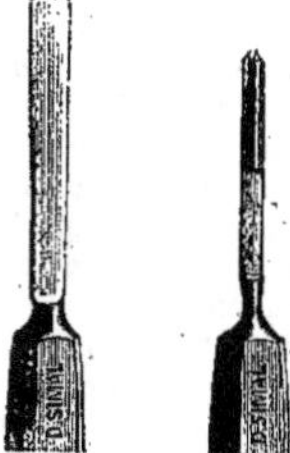

Fig. 665 et 666. — *Scarificateurs* de Vidal et de Brocq.

que l'on presse (B), autant de pointes de lancettes, qui sont disposées dans l'intérieur sur un pivot commun, et qui font autant de scarifications. On commence ordinairement par appeler le sang dans le système capillaire cutané, en appliquant une ventouse sèche; puis on tend le ressort de l'instrument, on applique, sur la partie à scarifier, la face sur laquelle sont les fentes, on presse le ressort, et au même instant l'opération est terminée. Cet instrument produit peu de douleur, tant son action est instantanée. La saignée locale qu'il détermine est plus prompte que celle provoquée par les sangsues. ‖ Instrument employé en dermatologie pour traiter le lupus par la méthode des scarifications linéaires quadrillées. Le scarificateur de Vidal (fig. 665) se compose d'une petite lame d'acier aplatie, longue de 25 millimètres et large de 2 millimètres, dont les bords deviennent tranchants à 1 centimètre de la pointe (fig. 666, modèle du Dr Brocq); celle-ci a une forme triangulaire. Cette lame est montée sur un manche carré. Le scarificateur à seize lames de Balmanno-Squire, construit dans le même but, n'est plus employé.

SCARIFICATION. s. f. [*scarificatio*, ἐγχάραξις, all. *Schröpfen*, angl. *scarification*, it. *scarificazione*, esp. *escarificacion*]. Petite incision superficielle faite avec un scarificateur, ou avec une lancette ou un bistouri, pour opérer un dégagement local dans une partie enflammée, ou l'écoulement d'une humeur épanchée ou infiltrée. Les scarifications prennent le nom de *mouchetures* quand elles ne dépassent pas le tissu de la peau. — *Scarifications linéaires quadrillées*. Méthode de traitement du lupus et de quelques autres dermatoses par des scarifications faites parallèlement les unes aux autres dans un sens puis, au même point, dans une direction perpendiculaire à la première, de manière que les incisions dessinent une sorte de treillage. Ces incisions, très rapprochées les unes des autres, dissocient complètement le tissu morbide, ouvrent les capillaires, et déterminent une hémorragie assez considérable. Ces scarifications doivent être faites avec asepsie; l'hémostase sera en général facilement obtenue en tamponnant la région scarifiée avec de l'ouate hydrophile imbibée d'eau stérilisée fraîche. On panse ensuite avec des compresses trempées dans une solution antiseptique faible, puis quand l'irritation est calmée, avec l'emplâtre de Vigo ou l'emplâtre rouge de Vidal. Les scarifications constituent la méthode de choix pour le traitement du lupus des orifices, en particulier du pourtour des narines; en effet, elles ne donnent pas lieu à des cicatrices rétractiles et permettent aux parties de conserver leur forme naturelle. On les emploie aussi parfois dans le traitement de la couperose et des télangiectasies de la face. — *Scarification sous-cutanée*. V. Lacération.

SCARIFIÉ, ÉE. adj. V. Ventouse.

SCARLATINE. s. f. [all. *Scharlachfieber*, angl. *scarlet fever*, it. *scarlatina*, esp. *escarlatina*]. Maladie générale, infectieuse, contagieuse et épidémique, caractérisée par un exanthème particulier, écarlate, et par un énanthème buccal et pharyngé de même nature. Elle débute par une fièvre intense, avec frisson violent, fréquence du pouls, soif vive, constipation, sans vomissements ni douleur lombaire en général. A la fin du deuxième jour, ou au commencement du troisième, paraît l'éruption; elle débute par de petits points rouges, que remplacent ensuite des plaques larges, irrégulières, d'un rouge écarlate, non proéminentes, disparaissant momentanément sous la pression du doigt, se montrant d'abord au cou, à la poitrine, au ventre et aux membres, et ne commençant pas par le visage comme la variole ou la rougeole. Ces plaques s'agrandissent et se réunissent dans l'ordre de leur apparition, et la rougeur devient uniforme. L'éruption est accompagnée d'ardeur, de prurit, et quelquefois d'élevures papuleuses au visage et aux extrémités. Au bout de deux ou trois jours, les symptômes diminuent, l'exanthème pâlit, et vers le neuvième jour de la maladie commence une desquamation sous forme de larges plaques d'épiderme. Le mal de gorge est très intense dès le premier jour : le voile du palais et les amygdales sont rouges, gonflés, couverts de produits pultacés; la déglutition est douloureuse; il existe une véritable angine scarlatineuse, qui s'accompagne parfois de production de fausses membranes dont la nature, diphtérique dans certains cas, ne peut être reconnue que par l'examen bactérioscopique. L'énanthème buccal se termine, comme l'exanthème, par desquamation; celle-ci est surtout bien visible au niveau de la langue qui, dépouillée de son épithélium, prend, dès les premiers jours de la maladie et quand l'éruption cutanée est encore en pleine efflorescence, un aspect rouge framboisé, caractéristique, qui constitue un bon signe diagnostique. La scarlatine attaque surtout les enfants; elle se rencontre assez souvent chez l'adolescent; elle est plus rare chez l'adulte. Elle se transmet aisément aux individus qui ne l'ont pas eue, surtout vers la fin de la période d'éruption et pendant la desquamation. Elle ne récidive pas. La durée de la période aiguë est de sept à neuf jours, mais la desquamation se prolonge pendant quinze jours et quelquefois beaucoup plus. La terminaison est le plus souvent heureuse. Les complications les plus fréquentes sont la néphrite, qui se localise surtout aux glomérules de Malpighi (*glomérulo-néphrite*, Klebs), et qui s'accompagne d'albuminurie, d'anasarque, et parfois d'urémie; la pleurésie, la péricardite, la méningite, l'arthrite, inflammations des membranes séreuses dans lesquelles l'épanchement devient souvent et rapidement purulent. Ces complications sont souvent mortelles. La scarlatine peut prendre un aspect anormal : ainsi on décrit une *forme nerveuse*, caractérisée soit par des vomissements bilieux incoercibles, soit par de l'agitation, du délire, des convulsions (Graves); une *forme hémorragique*, dans laquelle des hémorragies se font sous la peau (pétéchies) ou par les reins (hématurie). Enfin il existe une *forme fruste* (Trousseau) dans laquelle un ou plusieurs des principaux symptômes manquent : tantôt l'angine existe seule, et sa forme pultacée, la coexistence d'une fièvre intense et d'une épidémie régnante, font seules découvrir la nature de la maladie; tantôt la maladie a passé inaperçue, et se révèle seulement par les conséquences de la néphrite : anasarque, urémie. Comme traitement prophylactique, il faut isoler rigoureusement les individus atteints et désinfecter les objets qu'ils ont touchés et les lieux qu'ils ont habités. Le plus souvent, le traitement hygiénique et expectant, comme dans la rougeole, est seul indiqué. Dans les formes nerveuses, quand la température est très élevée, les affusions froides, les bains tempérés, sont employés avec avantage. Dans tous les cas il faut redouter les complications rénales; elles seront évitées en instituant d'emblée le régime lacté exclusif qui sera prolongé pendant quinze jours au moins après le début de la maladie, ou plus exactement huit jours après la cessation de la fièvre; puis on donnera le régime lacté partiel, les urines étant surveillées tous les jours, et les malades remis au lait en cas de constatation d'albuminurie; enfin le malade sera maintenu à la chambre pendant trois semaines au moins. L'isolement sera continué jusqu'à la fin de la desquamation; celle-ci dure plus ou moins longtemps suivant les cas; on prend en général comme moyenne une période de quarante jours. — *Scarlatine puerpérale*. V. Scarlatinoïde.

SCARLATINIFORME. adj. Qui ressemble à la scarlatine. — *Érythème scarlatiniforme*. Érythème rappelant l'aspect de l'éruption cutanée de la scarlatine, mais différant de cette affection par l'évolution beaucoup plus longue, l'absence ou la courte durée de la période fébrile, l'apparition de la desquamation pendant la période même d'éruption; il diffère aussi de l'érythème scarlatinoïde qui est plus voisin de la scarlatine. L'érythème scarlatiniforme est dit le plus souvent *desquamatif* en raison de la précocité et de l'importance de la desquamation; il se confond à peu près complètement avec le *pityriasis rubra* et la *dermatite* *exfoliative* (V. ces mots). Ce terme doit pourtant être conservé pour désigner les formes bénignes de ces affections, alors qu'il n'y a pas inflammation profonde de la peau.

SCARLATINOÏDE. adj. et s. f. [all. *scharlachfieberartig*, angl. *scarlatinoid*]. Qui ressemble à la scarlatine. — *Exanthème scarlatinoïde* [*exanthème puerpéral, scarlatine puerpérale* (Helm, 1840), *erythema diffusum* (Braun), *porphyra* (Retzius)]. Éruption cutanée, analogue à celle de la scarlatine, qui apparaît quelquefois chez les nouvelles accouchées. La nature de cet exanthème a donné lieu à de nombreuses controverses. Il est possible que dans certains cas il s'agisse de scarlatine véritable, une épidémie pouvant sévir dans une salle d'accouchées. Depuis l'application des méthodes antiseptiques dans les maternités, on n'observe plus qu'exceptionnellement de scarlatine puerpérale; aussi il semble que la plupart de ces cas étaient des érythèmes infectieux consécutifs à la fièvre puerpérale. — Aujourd'hui on décrit sous le nom d'*érythèmes scarlatinoïdes* des érythèmes rappelant la scarlatine, non pas seulement par l'aspect de l'éruption, mais aussi par la fièvre, les accidents généraux, la rapidité de l'invasion et l'évolution, et se distinguant ainsi des érythèmes scarlatiniformes (Besnier). Ces scarlatinoïdes sont le plus souvent secondaires et apparaissent au cours de septicémies et d'infections diverses; parfois elles sont consécutives à l'ingestion de certains médicaments. — *Scarlatinoïde métadiphtérique*. Expression proposée par Marfan pour désigner un érythème rappelant celui de la scarlatine, accompagné de fièvre et apparaissant à la suite de la diphtérie. L'évolution rappelle celle de la scarlatine vraie, mais la desquamation est toujours peu marquée ou même absente à la peau comme à la langue. Cet accident, attribué parfois au sérum, ne lui est pas imputable et ne s'observe jamais chez les sujets sains auxquels on a injecté du sérum. Il doit être considéré soit comme dû à une infection secondaire, soit comme une scarlatine véritable.

SCAROLE. s. f. V. Chicorée.

SCARPA (anatomiste et chirurgien italien, 1747-1832). V. Aiguille et Triangle.

SCATOL. s. m. (en atomes, C^9H^9Az). Substance azotée trouvée dans les excréments; elle se forme pendant la putréfaction des substances albuminoïdes, et dans leur décomposition par les alcalis. Elle est éliminée par l'urine à l'état de scatoxylsulfate de potassium; mais à l'état normal l'urine n'en renferme que de très faibles quantités.

SCATOPHAGE. adj. et s. [σκατοφάγος, de σκῶς, σκατὸς, matière fécale, et φαγεῖν, manger]. Synonyme de *coprophage*.

SCATOPHAGIE. s. f. [de σκατοφάγος, scatophage]. Synonyme de *coprophagie*.

SCEAU-DE-NOTRE-DAME. s. m. V. Tamier.

SCEAU-DE-SALOMON. s. m. [*Polygonatum vulgare*, Desf.]. Plante de la famille des asparaginées, dont le rhizome, astringent et émétique, a été employé comme vulnéraire et antigoutteux.

SCÉLODIDYME. adj. et s. [de σκέλος, membre inférieur, et δίδυμος, double]. Synonyme d'*ischiopage*.

SCÉLOTYRBE. s. f. [*scelotyrbe*, de σκέλος, jambe, et τύρβη, trouble, désordre; all. *Wanken der Schenkel*, angl. *scelotyrbe*, it. *scelotirbe*, esp. *escelotirbe*]. Vacillation des membres inférieurs, due à la faiblesse. || La *chorée*. || Dans les auteurs anciens, affection qui attaqua les armées romaines, et qui a plusieurs traits de ressemblance avec le scorbut. Il en est question dans Strabon (XVI, p. 1127), qui la joint à la stomacace, et dans Pline (XXV, 6), qui parle de la chute des dents. Suivant Galien, c'est une espèce de paralysie dans laquelle le malade est obligé, en marchant, de tourner le corps de gauche à droite, ou de droite à gauche; souvent même il traîne le pied comme on fait quand on a à monter une pente raide. Ce symptôme a été constaté par Le Bret chez nombre de scorbutiques venus de Crimée. C'est un mode de tremblement des membres inférieurs dans leur totalité, entraînant une sorte de titubation dans la marche, contrariant les efforts musculaires en dépit de la volonté et bien différent de la progression des paralytiques.

SCHAUDINN (médecin allemand contemporain). — *Microbe de Schaudinn*. Microbe décrit en 1905 par Schaudinn et Hoffmann dans les lésions syphilitiques et considéré par beaucoup d'auteurs comme l'agent pathogène de la syphilis. V. Tréponème.

SCHEDE (Max-Édouard-Herman-Wilhelm) (chirurgien allemand, né en 1844). — *Opération de Schede*. Résection d'une partie de la cage thoracique dans les cas de pleurésie purulente chronique.

SCHEELE (chimiste suédois, 1742-1786). — *Vert de Scheele*. V. Vert.

SCHÉERÉRITE. s. f. [*könléinite*]. Carbure d'hydrogène retiré des couches de bois fossile d'Uznach (Suisse), principalement dans les gros troncs, en partie à la surface, en partie dans les fentes. Cristallisable, fond à 114°; sans goût ni odeur; facilement soluble dans l'éther et difficilement dans l'alcool.

SCHÉMA ou **SCHÈME.** s. m. [*schema*, de σχῆμα, forme, plan]. En anatomie et en physiologie, figure qui, à l'effet de démontrer la disposition générale d'un appareil, ou la succession des états d'un être ou d'un organe, est exécutée en faisant abstraction de certaines particularités de forme, de volume, de direction ou de rapports des parties, qui empêcheraient de saisir d'un seul coup d'œil l'ensemble des notions qu'il s'agit de faire connaître.

SCHÉMATIQUE. adj. Qui a rapport au schéma: *dessin schématique*.

SCHÉMOGRAPHE. s. m. [*schéma*, et γράφειν, tracer]. Instrument permettant de tracer le schéma du champ visuel mesuré à l'aide du *périmètre*.

SCHERLIEVO. s. m. [all. *Scherliewoseuche*]. V. Falcadine.

SCHERTI. s. m. Nom donné en Abyssinie, dans le Tigray, au *Pirennia abyssinica*, Moq., de la famille des phytolaccées, nommé *andoz* en amharina, qui croît aussi au cap de Bonne-Espérance, à Madagascar et aux îles Sandwich. En Abyssinie, la racine de cette plante se prend fraîche comme purgative et émétique; ses fruits sont employés comme tænifuges.

SCHINDYLÈSE. s. f. [*schindylesis*, de σχινδυλεῖν, diviser; it. *schindilezi*]. Mode d'articulation qui consiste en ce qu'une lame osseuse est reçue dans une gouttière d'un autre os : telle est celle du vomer avec les os maxillaires supérieurs et palatins.

SCHINUS MOLLE. Plante de la famille des térébinthacées anacardées, qui croît au Pérou, au Chili et en Algérie. La résine, qu'on appelle *mastic américain*, jouit de propriétés purgatives; le fruit séché a le même usage que le cubèbe.

SCHINZNACH (Suisse, Argovie). *Eaux hydrosulfurées calciques*, chaudes, 36°, contenant 2gr,6 de sels, dont 1 gramme de sulfate de chaux, 0,37 de carbonate de chaux et de magnésie, 0,6 de chlorure de sodium, et de plus 37cc,8 d'hydrogène sulfuré libre. Altitude : 351 mètres. Indications : dermatoses, scrofule, rhumatisme, bronchites chroniques, saturnisme. Établissement : boissons, bains, douches, pulvérisations, inhalations; saison : 1er mai au 1er octobre.

SCHISTE. s. m. Nom général des roches dont la texture est feuilletée, comme celle de l'ardoise. Les schistes bitumineux, tels que le *boghead* d'Écosse, donnent par la distillation des produits liquides (*huiles de schiste*), dont les uns (*huiles légères*) sont incolores ou à peu près, tandis que les autres (*huiles lourdes*) sont colorés en noir par du goudron, plus denses, moins mobiles que les précédentes.

SCHISTOSOME. s. m. [de σχιστὸς, fendu, ouvert, et σῶμα, corps] (Isid. Geoffroy Saint-Hilaire). Monstre qui présente une éventration latérale ou médiane sur toute la longueur de l'abdomen, et qui n'a pas de membres pelviens, ou n'en a que de très imparfaits. — On a dit aussi *schistosome* pour *schizothorax*.

SCHIZOCÉPHALE. adj. et s. m. [de σχίζειν, séparer, et κεφαλή, tête; *fissiceps*]. Monstre dont la tête est divisée longitudinalement.

SCHIZOMYCÈTES. s. m. pl. [de σχίζειν, séparer, et μύκης, champignon]. Nom donné par Nægeli aux bactéries pour rappeler leur propriété de se multiplier par scission et pour les rattacher aux champignons, dont les rapproche leur manque de chlorophylle.

SCHIZOPHYTES. s. m. pl. [de σχίζειν, séparer, et φυτὸν, plante]. Nom donné par Cohne aux bactéries qui sont en effet des végétaux se reproduisant par scission.

SCHIZOPROSOPIE. s. f. [de σχίζειν, séparer, et πρόσωπον, visage]. Difformité congénitale caractérisée par la division du visage par une fente représentant le prolongement de la fissure du bec-de-lièvre.

SCHIZOTHORAX. adj. et s. m. [de σχίζειν, séparer, et θώραξ, poitrine]. Monstruosité caractérisée par la division du sternum ou de toute la paroi thoracique.

SCHIZOTRICHIE. s. f. [de σχίζειν, séparer, et θρὶξ, τριχὸς, cheveu]. Division des cheveux à leur extrémité.

SCHLANGENBAD (Allemagne, Nassau). *Eaux indéterminées*, thermales simples, 30°. Altitude : 350 mètres. Indications : nervosisme chez les femmes. Établissement : 15 mai au 30 septembre.

SCHLEMM (anatomiste allemand, 1795-1858). — *Canal de Schlemm*. V. Ciliaire (*Canal*).

SCHNEIDER (anatomiste saxon, 1610-1680). — *Membrane de Schneider* [*membrana Schneideriana*, angl. *Schneider's membrane*]. V. Pituitaire (*Muqueuse*).

SCHŒNANTHE. s. m. [*schœnanthe officinal, jonc odorant, aromatique* ou *esquine*, *Andropogon Schœnanthus*, L.]. Plante graminée des Indes et de Bourbon, dont les feuilles radicales, d'une odeur forte, analogue à celle du vétiver, entraient dans la thériaque.

SCHŒNBERG (Wurtemberg, Forêt-Noire). *Sanatorium*, à 650 mètres d'altitude, au voisinage de grandes forêts de pins; installation pour la cure de la tuberculose pulmonaire.

SCHŒNBRUNN (Suisse, Zug). *Établissement hydrothérapique* utilisant une eau froide, 7°, et pure (0gr,20 de sels par litre), en bains, douches, etc.

SCHŒNFELS (Suisse, Zug). *Station de montagne*, à 937 mètres d'altitude; climat de montagne, mais sédatif. Saison : 15 mai au 1er octobre.

SCHŒNLEIN (Johann-Lucas) (médecin allemand, 1793-1864). — *Maladie de Schœnlein*. Péliose rhumatismale. V. Purpura. — *Achorion Schœleinii*. V. Achorion.

SCHRŒDER (chirurgien allemand contemporain). — *Opération de Schrœder* [*amputation anaplastique sous-vaginale du col utérin*]. Opération qui consiste à sectionner d'un coup de ciseaux chacune des commissures du col, de façon à diviser celui-ci en deux moitiés, puis à enlever sur chaque moitié, à l'aide du bistouri, un segment en forme de coin, à base supérieure, comprenant la muqueuse cervicale et les deux tiers de la lèvre; enfin à retourner de dehors en dedans chacun des lambeaux minces, flottants, ainsi obtenus, et à suturer son extrémité dans le canal cervical. Cette opération est indiquée dans la métrite cervicale chronique avec dégénérescence scléro-kystique, avec ou sans déchirure du col et ectropion de sa muqueuse; dans le cas de métrite chronique du corps avec hypertrophie de l'utérus, et de métrite hémorragique invétérée, qui ont résisté aux autres moyens thérapeutiques. On la fait précéder ordinairement d'un curettage de l'utérus. Elle ne laisse pas de rétrécissement du canal ni des orifices du col, et n'entrave ni la conception ni l'accouchement : toutefois la cicatrisation doit être surveillée pour prévenir ce rétrécissement.

SCHWALBACH (Nassau). *Eaux ferrugineuses*, froides, 8 à 12°, contenant 0gr,58 de sels, dont 0gr,41 de bicarbonate de chaux et de magnésie, et 0gr,08 de bicarbonate de fer, et de plus 1675 centimètres cubes d'acide carbonique libre. Altitude : 318 mètres. Établissement : 1er mai au 1er octobre.

SCHWALHEIM (Hesse-Électorale, près de Nauheim). *Eaux chlorurées sodiques*, froides, 10°, contenant 2gr,32 de sels, dont 1gr,49 de chlorure de sodium; eau gazeuse. Cette eau est exportée comme eau de table.

SCHWANN (anatomiste belge, 1810-1882). — *Substance blanche de Schwann*. La *myéline*. V. Nerveux.

SCHWEIZER (chimiste suisse, 1818-1860). — *Réactif de Schweizer*. V. Réactif.

SCIATIQUE. adj. [*ischiaticus*, de ἰσχίον, hanche; angl. *sciatic*, it. *sciatio*, esp. *ciatico*, *sciatico*]. Qui a rapport à la hanche, au haut de la cuisse. — *Artère sciatique*. V. Ischiatique. — *Échancrure sciatique* [*grand trou sciatique*]. Échancrure située sur le bord postérieur de chaque os iliaque, au-dessous de l'épine iliaque postérieure et inférieure; elle est convertie en trou par le sacrum et les ligaments sacro-sciatiques, et subdivisée par l'épine sciatique en deux ouvertures secondaires : l'une supérieure, *grande échancrure sciatique*, qui donne passage au muscle pyramidal, au grand nerf sciatique, aux vaisseaux et nerfs fessiers, ischiatiques et honteux internes; l'autre inférieure, étroite, *petite échancrure sciatique*, qui donne passage au muscle obturateur interne, et par laquelle l'artère honteuse interne rentre dans le bassin. — *Épine sciatique*. Éminence courte, pyramidale, aplatie, qui divise l'échancrure sciatique en deux échancrures secondaires, et donne attache au petit ligament sacro-sciatique, aux muscles jumeau supérieur et ischio-coccygien. — *Grand nerf sciatique*. Branche terminale du plexus sacré, qui, aplati à son origine, puis de plus en plus arrondi, s'étend de ce plexus, dont toutes les branches concourent à le former, jusqu'au creux poplité, où il se termine en se bifurquant. Il sort du bassin par la partie inférieure de la grande échancrure sciatique, au-dessous du pyramidal, en dehors des vaisseaux ischiatiques et honteux internes, descend verticalement entre la tubérosité de l'ischion et le grand trochanter, puis sur la face postérieure de la cuisse, recouvert en haut par le grand fessier, plus bas par la longue portion du biceps, inférieurement par l'aponévrose crurale, le tissu sous-cutané et la peau. A la cuisse, il donne des rameaux aux trois muscles de la région postérieure et au grand adducteur; au jarret, il se divise en deux branches. 1° La branche de bifurcation interne, ou *nerf sciatique poplité interne*, plus volumineuse que l'externe, descend verticalement dans le creux poplité, en arrière de la veine poplitée, qui elle-même est située en arrière et en dehors de l'artère du même nom, fournit des rameaux musculaires destinés aux jumeaux, au plantaire grêle et au poplité, un rameau articulaire destiné au genou, et un rameau cutané, le *saphène externe* ou *saphène tibial*, qui fournit des filets aux téguments du côté externe du talon, contourne la malléole externe, et donne les nerfs collatéraux dorsaux interne et externe du petit orteil et externe du quatrième. Arrivé à l'anneau du soléaire, le sciatique poplité interne prend le nom de *tibial posté-*

rieur, accompagne l'artère tibiale postérieure et fournit aux muscles profonds de la région postérieure de la jambe. Arrivé à la face interne du calcanéum, il se bifurque. La branche interne, ou *plantaire interne*, se distribue aux muscles de la région interne de la plante du pied, aux deux premiers lombricaux, et donne les collatéraux plantaires de trois orteils et demi à la partie interne. La branche externe, ou *plantaire externe*, se distribue à tous les autres muscles et fournit les collatéraux plantaires d'un orteil et demi à la partie externe. 2° La branche de bifurcation externe, ou *nerf sciatique poplité externe*, contourne la face postérieure du condyle externe du fémur, puis la tête et le col du péroné, et se bifurque dans l'épaisseur du long péronier en tibial antérieur et musculo-cutané. Avant sa division, il fournit deux rameaux à la partie supérieure du muscle jambier antérieur : un rameau cutané, dit *saphène péronier* ou *branche accessoire du saphène externe*, qui devient sous-cutané vers le milieu de la jambe, et s'unit au saphène externe au-dessus de la malléole externe, ou envoie seulement un filet anastomotique à ce nerf et se distribue à la peau du tiers inférieur de la jambe et du talon; et une branche *cutanée péronière*, dont les filets se rendent à la peau de la face externe de la jambe. La branche interne de bifurcation du sciatique poplité externe, ou *nerf tibial antérieur*, se distribue à tous les muscles antérieurs de la jambe, au muscle pédieux, et donne les collatéraux dorsaux profonds de l'espace qui sépare le premier du deuxième orteil. La branche externe, ou *nerf musculo-cutané*, se distribue aux deux muscles péroniers latéraux, traverse l'aponévrose jambière, envoie une branche anastomotique au saphène externe et se termine en formant les collatéraux dorsaux de trois orteils et demi à la partie interne. Le nerf sciatique poplité externe est un des nerfs qui sont le plus souvent atteints de névrite au cours des intoxications et des infections (alcoolisme, fièvre typhoïde, etc.); il est souvent pris seul dans le cas où le tronc du nerf sciatique a été irrité ou comprimé dans son trajet intra-pelvien (paralysies obstétricales). — *Petit nerf sciatique*. V. Fessier. — *Tubérosité sciatique*. Éminence épaisse, rugueuse et arrondie, formée par la réunion des bords postérieur et inférieur de l'os iliaque, et donnant attache aux muscles carré et grand abducteur de la cuisse, jumeau inférieur, biceps fémoral, demi-tendineux et demi-membraneux. || *Névralgie sciatique*, ou simplement *sciatique*. V. Névralgie. Dans certains cas, la douleur du sciatique est l'indice d'une névrite (Landouzy); celle-ci détermine alors, outre les symptômes névralgiques, des troubles plus profonds, tels que l'atrophie musculaire. Brissaud a donné le nom de *sciatique spasmodique* à une variété de névralgie sciatique, s'accompagnant d'exagération des réflexes tendineux, de trépidation épileptoïde, et de contracture des muscles de la hanche et sacro-lombaires, cette dernière déterminant une scoliose homologue.

SCIE. s. f. [*serra*, πρίων, all. *Säge*, angl. *saw*, it. *sega*, esp. *sierra*]. En chirurgie, instrument dont on se sert pour la section des os, et qui consiste en une lame de bon acier trempé et recuit, présentant, sur un de ses bords, des dentelures plus ou moins fines, selon le volume de la partie osseuse qu'il s'agit de diviser. Tantôt une sorte de châssis sert à maintenir la lame de la scie, et à la tendre au degré convenable (fig. 669); tantôt on fait usage de la *scie droite*, espèce de large couteau dont le tranchant est remplacé par des dentelures, et dont le dos est surmonté dans toute sa longueur par une tige de fer qui maintient la lame et lui donne la pesanteur convenable (fig. 670). La scie ordinaire, bonne pour les amputations, ne peut servir pour séparer une portion d'os malade au milieu des tissus qu'il importerait de ménager ; pour les résections, on se sert alors de la *scie à chaîne* ou *à chaînette* (fig. 668), qui consiste en une petite chaîne semblable à une chaîne de montre, dont les paillons (petites lames allant d'un chaînon à l'autre) sont armés de dents sur un de leurs bords, de manière à former une série de petites scies articulées les unes à la suite des autres. L'extrême flexibilité de cette chaînette permet de l'engager avec une aiguille dans les espaces les plus étroits et les plus sinueux; une fois en place, on la manœuvre à l'aide de deux branches transversales qu'on adapte facilement. La *scie circulaire à molette* de Charrière (fig. 667) consiste en un disque dentelé qui reçoit son impulsion de la circonférence au moyen de diverses roues à engrenages, et agit ainsi avec une force beaucoup plus grande. La scie à molette a une action prompte, bornée au point attaqué ; elle peut agir dans tous les sens et à toute profondeur sur les os larges, sur les courts, et sur toutes les saillies osseuses qu'il s'agit d'abattre. — *Bruit de scie*. V. Râpe.

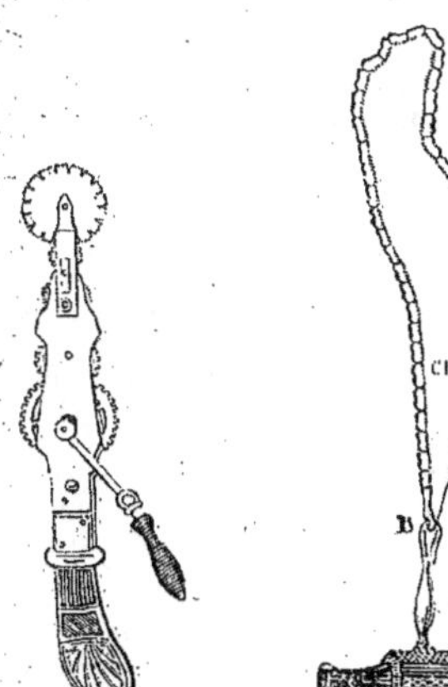
Fig. 667. — *Scie* circulaire.

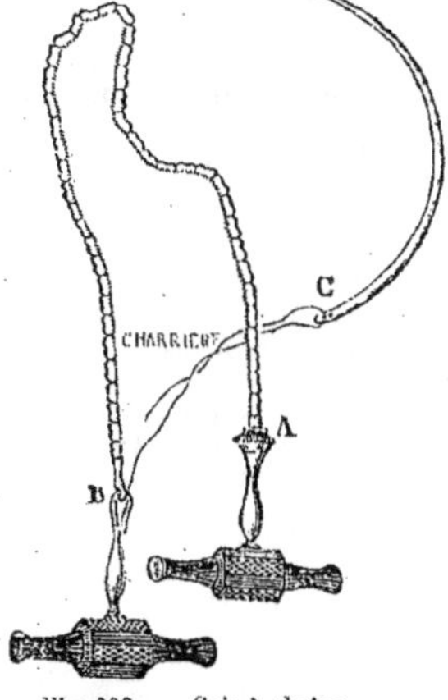

Fig. 668. — *Scie* à chaîne.

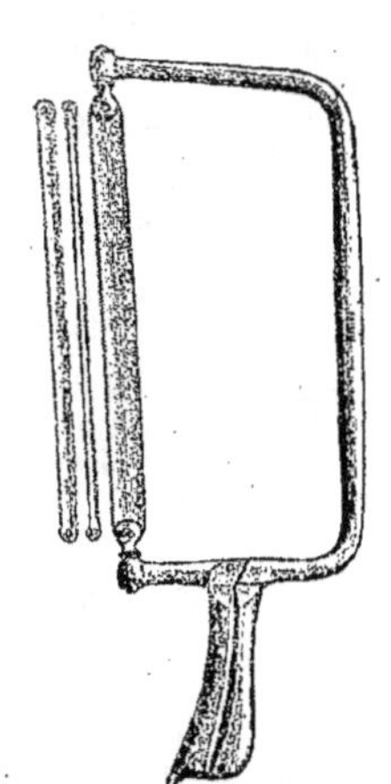
Fig. 669. — *Scie* de Farabeuf.

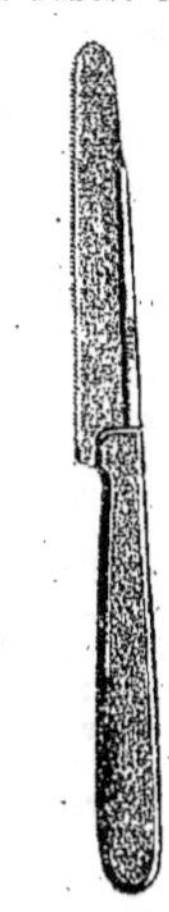
Fig. 670. — *Scie* à dos mobile.

SCIENCE. s. f. [*scientia*, ἐπιστήμη, all. *Wissenschaft*, angl. *science*, it. *scienza*, esp. *ciencia*]. Ensemble de connaissances relatives à une matière déterminée. Une science est dite *abstraite*, quand elle s'occupe des théories générales; *concrète*, quand elle s'occupe d'un objet particulier. Ainsi sont *sciences abstraites* : la mathématique, l'astronomie, la physique, la chimie, la biologie et la sociologie; la géologie, par exemple, est une science *concrète*. Cette distinction permet d'établir entre les sciences une hiérarchie (*série des sciences*), dont le principe est la généralité décroissante et la complexité croissante; la première science est la plus générale et la moins complexe; la dernière est la plus complexe et la moins générale. Subsidiairement, ce principe se fortifie d'un second qui en découle : une science conséquente a toujours besoin, pour se développer, de la science antécédente; la première science étant la seule qui n'ait pas besoin d'un pareil appui en vertu de son extrême simplicité. Cette première science, dans l'ordre hiérarchique, est la *mathématique*, s'occupant de ce qu'il y a de plus général, les nombres, les formes et les mouvements. Vient ensuite la *physique*, qui se divise en deux, l'*astronomie* et la *physique proprement dite*; ni l'une ni l'autre ne peuvent se développer sans la mathématique. La quatrième est la *chimie*, qui suppose la physique. La cinquième est la *biologie*, qui suppose la chimie. La sixième et dernière est la *sociologie*, qui suppose la biologie. Ainsi rangées, ces six sciences constituent tout le savoir humain abstrait, hiérarchie qui est, par elle seule, une immense lumière, due à Auguste Comte, et menant directement à la philosophie positive. V. Positive (*Philosophie*). — *Science hermétique*. V. Alchimie. — *Sciences médicales*. V. Médecine. — *Sciences occultes*. Nom sous lequel on comprend d'ordinaire toutes les sciences où entre un certain merveilleux, un certain concours d'influences *occultes* de la nature, une certaine contradiction avec la science fondée sur l'expérience. Il faut établir une distinction entre les sciences constituées par un pouvoir exercé sur les puissances surnaturelles, et les sciences fondées sur la connaissance de puissances naturelles, mais secrètes. Au premier groupe appartient proprement le nom de *sciences occultes*, ainsi dites parce que ceux qui les exerçaient se cachaient ordinairement. C'est la *magie* sous toutes ses formes : *nécromancie*, *art cabalistique*, *sortilège*, etc. Le magicien avait la prétention d'être en communication avec les dieux dans le polythéisme, ou les génies dans le gnosticisme et les croyances orientales, avec le diable dans le christianisme, et d'en obtenir des effets qui dépassaient tout pouvoir humain. Évoquer les morts était un des attributs du magicien; et le *spiritisme* de nos jours n'est qu'un renouvellement, avec d'autres pratiques, de l'ancienne nécromancie. Les dieux du paganisme ont depuis longtemps péri avec les conceptions qui les avaient fait naître; les génies de la gnose et de l'Orient ont eu semblable sort; le diable n'est plus qu'une idée subjective des penchants mauvais qui sont en nous. La magie n'a donc aucun fondement; ou, si l'on veut, pour nous tenir dans la méthode expérimentale qui gouverne toute la science, la magie est expérimentalement condamnée, car elle n'a jamais pu produire un fait qui lui fût propre et qui dérivât des puissances surnaturelles. Au second groupe appartient le nom de *sciences fausses*, sciences parce qu'elles procèdent naturellement, fausses parce que leur point de départ est faux. On y rangera, pour ce qui concerne l'antiquité, l'*interprétation des songes*, les *augures* et l'*astrologie*; il se pouvait que les songes, les augures, les aspects des astres eussent quelque relation avec les faits à venir; l'expérience a montré qu'il n'en est rien. Il n'est pas sûr que l'*alchimie* doive être mise dans cette catégorie; son principe de la transmutation des métaux n'est pas démontré vrai, mais n'est pas démontré faux; et, si nous savons que nos éléments sont indécomposés, nous ne savons pas s'ils sont indécomposables. On peut définir une fausse science, une science fondée sur une conception subjective, tandis que la science positive part toujours de quelque fait observé. On a encore donné le nom de *sciences occultes* aux notions scientifiques que l'on supposait possédées par les prêtres du polythéisme et dont l'exercice, se déployant dans les temples, frappait la foule d'étonnement. Ce qu'il a pu y avoir de jongleries dans les lieux fermés, obscurs, et où l'on disposait tout à son gré, nous ne le savons; mais, si l'on suppose que les anciens prêtres ont eu, en physique et en chimie, des connaissances qui leur permissent d'exécuter comme miracles ce que nous exécutons aujourd'hui comme effets naturels, on se trompe; rien n'est rapporté qui nous oblige à admettre une telle hypothèse en contradiction avec le développement des sciences qui ne permet ni une chimie sans une physique, ni une physique sans une mathématique. V. Erreur et Préjugé. || En botanique. V. Sisymbre.

SCILLAÏNE. s. f. Substance extraite d'une plante exotique, l'*Urginia scillæ*, et dont l'action paraît analogue à celle de la digitale blanche. Basique, amère, inodore, peu soluble dans l'eau, soluble dans l'éther.

SCILLE. s. f. [*Scilla maritima*, L., σκίλλα, all. *Meerzwiebel*, angl. *squill*, it. *scilla*, esp. *escila*]. Plante vivace de la famille des liliacées. Son bulbe arrondi, gros comme les deux poings, composé de tuniques nombreuses et serrées, est rouge ou blanc, selon la variété; le rouge est seul employé en médecine. On jette les premières tuniques; celles du centre, blanches et mucilagineuses, sont peu estimées, et l'on ne fait ordinairement usage que des tuniques intermédiaires, qui sont épaisses, recouvertes d'un épiderme blanc rosé, pleines d'un suc visqueux et inodore, mais amer, âcre et corrosif. Pour les faire sécher, on les coupe en lanières, on les enfile en chapelets, et on les met à l'étuve. C'est en cet état que les écailles ou *squames* de scille viennent d'Espagne ou d'Italie. Bien que ces bulbes perdent une partie de leur âcreté par la dessiccation, c'est encore un médicament énergique. Il contient un principe particulier (*scillitine*), cristallisable (Bley et Danderer), amorphe quand il a été chauffé, d'une amertume excessive, soluble dans l'eau, l'alcool et l'éther, et déliquescent, auquel la scille doit une grande partie de ses propriétés. D'après Mandet, la scillitine serait inactive, et le principe actif de la scille serait la *sculéine*, substance vénéneuse, distincte de la précédente. — La scille est un puissant diurétique : on l'emploie aussi comme stimulante de la membrane muqueuse bronchique. A dose élevée, elle détermine tous les effets des poisons narcotico-âcres. On l'administre, soit en *poudre* (10 à 30 centigrammes), soit en *potion*, soit sous forme de *pilules*, de *teinture*, de *vin*, de *vinaigre*, d'*oxymel*. — *Teinture alcoolique de scille*. On la prépare en faisant macérer pendant quinze jours : 128 grammes de bulbe de scille dans 500 grammes d'alcool, passant avec expression et filtrant; elle sert surtout en frictions.

SCILLITINE. s. f. [all. *Scillitin*, *Meerzwiebelbitter*, angl. *scillitine*, it. *scillitina*, esp. *escilitina*]. V. Scille.

SCILLITIQUE. adj. [*scilliticus*, all. *scillitisch*, *meerzwiebelhaltig*, angl. *scillitic*, it. *scillitico*, esp. *escillitico*]. Qui contient de la scille. V. Oxymel, Pilule, Vin et Vinaigre.

SCINQUE. s. m. [*Scincus officinalis*, L.; all. *Stinz*, angl. *scincus*, *scink*, it. *coccordillo terrestre*, esp. *estinco*]. Reptile saurien que les anciens regardaient comme alexipharmaque et aphrodisiaque, et qui entrait dans l'électuaire mithridate.

SCIOMACHIE. s. f. [σκιομαχία, ou σκιαμαχία, de σκιὰ, ombre, et μάχη, combat]. Dans la gymnastique ancienne, sorte d'exercice dans lequel on imitait, à vide, les mouvements des pugilistes.

SCIROCCO. s. m. V. Simoun.

SCIRRHOCÈLE. s. f. [de σκίῤῥος, squirre, et κήλη, hernie, tumeur: all. *Hodenspeckgeschwulst*, angl. *scirrhocele*, it. *scirrocele*, esp. *escirrocele*]. Squirre des testicules. V. Sarcocèle.

SCIRRHOPHTALMIE. s. f. [de σκίῤῥος, dureté, et *ophtalmie*, all. *Augenkrebs*, angl. *scirrhophthalmy*, it. *scirroftalmia*, esp. *escirroftalmia*]. Synonyme de *xérophtalmie*.

SCIRRHOSE. s. f. [*scirrhosis*, de σκίῤῥος, dur; all. *Scirrhusbildung*, angl. *scirrhosis*, it. *scirrosi*, esp. *escirrosis*]. Dégénérescence squirreuse.

SCISSION et **SCISSIPARITÉ.** s. f. [*scissio*, de *scindere*, fendre]. V. Fissiparité. — *Scission anomale*. V. Disjonction.

SCISSIPARE. adj. [de *scissus*, fendre, et *parere*, enfanter]. V. Fissipare. — *Reproduction scissipare*. V. Gemmation.

SCISSURE. s. f. [*scissura*, fente, crevasse; all. *Spalte*, angl. *scissure*, *breach*, it. *scissura*, esp. *grieta*]. Fente que présentent certains os pour le passage de petits rameaux vasculaires ou nerveux. — *Scissure glénoïdale* ou *de Glaser*. V. Fissure. || Sillon dont est creusée la surface de certains organes parenchymateux, et qui porte alors le nom de *hile*. V. Poumon, Rate, Rein. — *Grande scissure hépatique*. Le sillon horizontal du foie. || Sillon de la surface du cerveau. — *Scissure calcarine* [*fissura calcarina*, Huxley, *fissura horizontalis*, *sillon de l'hippocampe*]. Scissure profonde située à la face interne des hémisphères cérébraux, au-dessous et en arrière du coin, qu'elle sépare du lobe occipital. — *Scissure calloso-marginale*. Scissure de la face interne des hémisphères, qui limite en arrière le lobule paracentral, et le sépare en bas de la circonvolution du corps calleux. — *Grande scissure du cerveau* [*scissure médiane*, *interhémisphérique interlobaire*]. Elle est antéro-postérieure et verticale comme la faux du cerveau qu'elle reçoit. Complète en avant et en arrière, où les deux hémisphères sont indépendants, elle répond par sa partie moyenne et inférieure au corps calleux. — *Scissure* ou *sillon perpendiculaire* (Gratiolet) [*scissure pariéto-occipitale*]. Sillon qui part de la grande scissure du cerveau, se dirige transversalement en dehors, et sépare les lobes occipitaux du reste des hémisphères. — *Scissure* ou *sillon de Rolando*. Grand sillon placé obliquement vers le milieu de la longueur de la surface pariétale des hémisphères cérébraux, séparant les circonvolutions antérieures des postérieures, à partir de la grande scissure médiane. V. Circonvolution et Localisation. — *Scissure de Sylvius*. Enfoncement que présente la base du cerveau et qui sépare les lobes antérieur et moyen; située à l'union du tiers antérieur avec les deux tiers postérieurs de la base des hémisphères, elle se dirige transversalement de dedans en dehors en décrivant une courbe à concavité postérieure, et se bifurque en deux branches ascendantes, entre lesquelles est l'insula de Reil. V. Fente *de Bichat*.

SCLARÉE. s. f. V. Sauge.

SCLÉRANTHUS. s. m. Genre de plantes paronychiées, dont une espèce (*Scleranthus perennis*, L.) porte la cochenille de Pologne.

SCLÉRECTASIE. s. f. [de *sclérotique* et ἔκτασις, distension]. Distension de la sclérotique.

SCLÉRECTOMIE. s. f. [*sclerectomia*, de σκληρὸς, dur, et ἐκτομή, excision; esp. *esclerectomia*]. Section de la sclérotique. V. Pupille *artificielle*.

SCLÉRÈME. s. m. [*sclerema*, de σκληρὸς, dur; all. *Scleroma*, *Xeroderma*, angl. *scleroderma*, *xeroderma*, it. *sclerasi*, *xeroderma*, esp. *esclerema*] (Chaussier). Affection caractérisée par un endurcissement particulier des téguments, apparaissant chez les nouveau-nés, au cours de la première semaine de la vie. On l'observe surtout chez les enfants d'une faible constitution, nés avant terme, débiles; sa cause première est inconnue. Quelquefois l'endurcissement est borné aux mains et aux pieds, qui sont gonflés, froids et violacés; d'autres fois il se propage à tout le corps : la peau paraît coller sur les plans sous-jacents; les muscles ne peuvent plus se mouvoir; à la face les mouvements de succion deviennent impossibles. En même temps la température s'abaisse au-dessous de la normale, le pouls se ralentit, la respiration devient rare, et le petit malade prend l'aspect d'un cadavre. Parfois surviennent des convulsions; souvent il y a des troubles digestifs, du muguet, et la mort arrive du quatrième au septième jour. Cette affection est extrêmement grave; elle est liée à la débilité congénitale, contre laquelle il est bien difficile de lutter. Le petit malade sera placé dans une chambre chaude ou mieux dans une couveuse à température constante; des bains chauds à 35° ou 36° ou même à une température plus élevée seront donnés une ou deux fois par jour; on s'efforcera de nourrir l'enfant artificiellement s'il ne peut prendre le sein, on lui donnera alors du lait de vache ou mieux du lait d'ânesse; enfin on aura recours aux inhalations d'oxygène, aux frictions excitantes sur la peau. On fera le traitement mercuriel chez les hérédo-syphilitiques.

SCLÉRÉMIE. s. f. V. Sclérodermie; Besnier et Doyon réservent le nom de *sclérémie* à la *sclérodermie œdémateuse* de Hardy, dont ils font une maladie à part.

SCLÉRÉRYTHRINE. s. f. Poudre rouge, extraite de l'ergot de seigle, analogue à la purpurine.

SCLÉREUX, EUSE. adj. [de σκληρὸς, dur]. — *Tissu scléreux* (Laurent). Celui qui, provenant du tissu cellulaire primordial, forme par ses modifications évolutives les tissus *hyposcléreux* (tissu fibreux), *protoscléreux* (cartilages) et *deutoscléreux* (os). Aujourd'hui on donne ce nom au tissu fibreux qui se développe pathologiquement dans certains organes où il détermine l'altération désignée sous le nom de *sclérose*.

SCLÉRIASE. s. f. [*scleriasis*, de σκληρὸς, dur; all. et angl. *Scleriasis*, it. *scleriasi*, esp. *escleriasis*]. La sclérose.

SCLÉRINE ou **SCLÉRITINE.** s. f. [*bois durci*]. Mélange de sciure de bois (généralement de palissandre) et de sang de bœuf, qu'on introduit dans des moules d'acier, de bronze ou de fonte malléable, et qu'on comprime fortement dans ces moules en même temps qu'on chauffe à une température suffisante pour que la masse acquière un état presque pâteux, prenne toute les finesses du moule, et produise, après le refroidissement, des pièces semblables au modèle.

SCLÉRITE. s. f. Nom des pierres calcaires microscopiques squelettiques diversement configurées des polypes alcyonnaires et corollaires. || La sclérotite.

SCLÉRO-CHOROÏDITE. s. f. [de *sclérotique*, et *choroïdite*]. Inflammation simultanée de la sclérotique et de la choroïde, dans laquelle ces membranes s'amincissent et adhérent l'une à l'autre sans produit morbide interposé. La *scléro-choroïdite antérieure* est rare : elle cause des douleurs vives dans l'orbite, une dureté particulière du globe de l'œil, et des troubles de la vision caractérisés par de la photophobie et de la myopie; elle accompagne souvent l'iritis à rechute, et peut aboutir à la formation d'un staphylome antérieur. Dans la *scléro-choroïdite postérieure*, le staphylome postérieur est constant. Dans les deux cas, la lésion est de nature atrophique : aussi est-elle nommée *choroïdite atrophique*. V. STAPHYLOME.

SCLÉRO-CONJONCTIVITE. s. f. [de *sclérotique*, et *conjonctivite*; esp. *esclero-conjunctivitis*]. Inflammation simultanée de la sclérotique et de la conjonctive.

SCLÉRO-CRISTALLINE. s. f. Principe extrait de l'ergot de seigle.

SCLÉRO-DACTYLIE. s. f. [de σκληρὸς, dur, et δάκτυλος, doigt]. Sclérodermie limitée aux doigts.

SCLÉRODERMASIE. s. f. V. SCLÉRODERMIE.

SCLÉRODERMIE. s. f. Affection caractérisée par l'induration des téguments aboutissant à une atrophie plus ou moins complète de la peau. Elle correspond à la *chorionitis* ou *sclérosténose cutanée*. Elle peut être secondaire à des inflammations répétées ou à des œdèmes chroniques. Dans d'autres cas elle est primitive et est alors diffuse ou limitée. La sclérodermie diffuse des adultes débute par une tuméfaction de la peau ressemblant à une sorte d'œdème dur; puis le tégument se rétracte et s'atrophie; la peau devient lisse, immobile, collée aux parties sous-jacentes. En même temps le malade se plaint d'engourdissement, de fourmillements, phénomènes qui peuvent précéder l'apparition de la lésion caractéristique, et s'accompagner parfois à ce stade de début d'une éruption de vésicules ou de bulles. Le début a lieu en général aux membres supérieurs ou au tronc; peu à peu la généralisation se fait, mais toujours très lentement, et l'affection dure des mois ou des années. Quand la face est atteinte, elle prend un aspect caractéristique: le nez est effilé, les narines rétrécies, les lèvres amincies, les joues tendues sur l'arcade dentaire, les oreilles collées au crâne. Cette rigidité des téguments apporte une gêne considérable aux mouvements des muscles, entrave la mastication; elle peut déterminer des ulcérations qui sont le point de départ de gangrènes. L'affection peut quelquefois rétrocéder; le plus souvent, sa marche est progressive, et la mort arrive lentement, du fait d'une maladie intercurrente ou par suite de lésions rénales ou cardiaques. Le *sclérème* des nouveau-nés n'est qu'une forme de sclérodermie; la *sclérodactylie* est une sclérodermie symétrique limitée aux doigts. Les formes de sclérodermie localisée sont la sclérodermie en plaques ou *morphée* (V. ce mot), et la sclérodermie en bandes; dans ce dernier cas existent de véritables bandes suivant la longueur des membres ou entourant le tronc. La cause de cette affection n'est pas connue. Le traitement est purement symptomatique; on aura recours aux liniments huileux, au massage, aux mouvements méthodiques, à l'électricité sous forme de courants continus ou de bains électriques; on conseillera des cures aux eaux sulfureuses. Dans la morphée, l'électrolyse pourra donner des améliorations. Enfin, on ne négligera pas l'état général, et on donnera suivant les cas des toniques, arsenic, fer, huile de foie de morue, ou des nervins, bromures, valériane, etc.

SCLÉRODERMITE. s. f. Synonyme de sclérite.

SCLÉROGÈNE. adj. [de σκληρὸς, dur, et γεννᾶν, engendrer]. — *Méthode sclérogène* (Lannelongue). Méthode de traitement des arthrites tuberculeuses qui consiste à créer, par des injections de chlorure de zinc autour de l'articulation malade, une zone scléreuse qui l'enserre et empêche l'extension des lésions. Pour faire ces injections, on se sert de la seringue de Pravaz munie de son aiguille ordinaire ou d'une aiguille plus longue, si l'on a affaire à une articulation profonde, comme la hanche, ou à un sujet très gras, et d'une solution de chlorure de zinc à 10 p. 100. La peau qui recouvre l'articulation malade étant soigneusement désinfectée, ainsi que les mains de l'opérateur et la seringue dont on va faire usage, on pratique les piqûres tout autour de l'articulation, à 2 ou 3 centimètres les unes des autres, et en injectant à chaque piqûre quatre ou cinq gouttes de liquide. L'aiguille doit pénétrer jusqu'à l'os. Elle doit être enfoncée perpendiculairement, sauf lorsqu'on arrive en des régions où les parties molles sont moins épaisses, comme sur les côtés de la rotule, par exemple. Dans ces points, au lieu de piquer l'aiguille perpendiculairement, ce qui déterminerait une escarre de la peau, il faut pénétrer très obliquement. On fait tout le tour de l'articulation et l'on injecte ainsi environ 60 gouttes dans le cas où l'on a affaire à un adulte, de 30 à 40 seulement, pour un enfant de dix à douze ans. En ne dépassant pas ces doses, la réaction n'est jamais très violente. Il faut éviter de piquer les vaisseaux ou les nerfs, et immobiliser l'articulation jusqu'à la cessation complète des phénomènes douloureux. Lannelongue a appliqué la méthode sclérogène à la cure radicale de la hernie inguinale. Pour cela, les injections sont faites à la *périphérie* du sac herniaire, en prenant comme point de repère le squelette ostéo-fibreux de la région. Pour éviter de faire pénétrer le liquide dans la cavité abdominale, on réduit la hernie et on fait fermer, par deux doigts de la main d'un aide, l'orifice supérieur péritonéal du canal inguinal. On pratique deux séries d'injections : trois en dedans du cordon, trois en dehors. La première doit être faite dans l'anneau inguinal interne; le liquide doit être déposé sur le bord du pubis entre la symphyse et l'épine pubienne, tandis que l'index de la main gauche protège le cordon. L'aiguille doit piquer les téguments sur la ligne médiane et même plus en dehors, sur le côté sain, pour se diriger obliquement vers le pubis. Pour cela, la seringue est inclinée de manière à former avec la peau, du côté où on opère, un angle de 100 à 120°; elle est à peu près dans l'axe du pli de l'aine. Elle pénètre dans les tissus, un peu au-dessus de la symphyse, et la pointe de l'aiguille, après avoir traversé les parties molles, atteint le bord supérieur du pubis, au-devant de l'ongle du doigt de la main gauche. Il faut que la pointe soit arrêtée par l'os. La seconde piqûre est faite de la même manière, à un demi-centimètre ou à un centimètre au-dessous de la précédente. Enfin, pour la troisième piqûre, il convient d'incliner la seringue un peu de bas en haut. Chez les très jeunes sujets, on peut ne faire que deux piqûres en dedans du cordon. La seconde série de trois injections est faite en dehors du cordon. La première est pratiquée sur le bord supérieur du pubis, à peu près au niveau de l'épine pubienne, en tenant la seringue obliquement à 100 ou 120° et dans l'axe du pli de l'aine. La pointe de l'aiguille doit buter sur l'os immédiatement en avant de l'index gauche. Pour la seconde et la troisième piqûre, on suivra les indications des injections internes. Le liquide employé est une solution de chlorure de zinc titrée au dixième et on injecte 10 gouttes par piqûre, quel que soit l'âge du sujet. L'opération terminée, sans cesser la compression, on substitue aux doigts de l'aide un tampon maintenu par un bandage compressif pendant trois ou quatre jours.

SCLÉROGÉNIE. s. f. [de σκληρὸς, dur, et γεννᾶν, engendrer]. Développement du tissu scléreux (Laurent).

SCLÉRO-IODURE. s. f. Matière colorante retirée de l'ergot de seigle.

SCLÉRO-KÉRATITE. s. f. [de *sclérotique*, et *kératite*] (Desmarres). Production d'une ou de plusieurs petites tumeurs blanchâtres, de nature inflammatoire, de la grosseur d'un grain de millet, sous la conjonctive, à 3 ou 5 millimètres de la cornée. Rougeur peu étendue autour de la cornée, avec faisceaux vasculaires qui en partent pour aller au grand angle de l'œil. En même temps, il y a production d'autant de taches semi-lunaires intracornéales, d'un blanc bleuâtre, qu'il y a de petites tumeurs. Elles laissent souvent une tache opaline de la cornée après guérison.

SCLÉROME. s. m. [*scleroma*, σκλήρωμα, all. *Verhärtung*, angl. *scleroma*, esp. *escleroma*]. La *sclérose*.

SCLÉRO-MÉNINGITE. s. f. V. Pachyméningite.

SCLÉRO-MUCINE. s. f. Principe amorphe, extrait de l'ergot de seigle, qui a une action analogue à celle de l'acide sclérotinique.

SCLÉROPATHIE. s. f. Induration en général; sclérème.

SCLÉROPHTALMIE. s. f. [*sclerophthalmia*, σκληροφθαλμία, de σκληρὸς, dur, et ὀφθαλμὸς, œil; all. *Sclerophthalmia, trockene Augenentzündung*, angl. *sclerophthalmy*, it. *scleroftalmia*, esp. *escleroftalmia*]. V. Xérophtalmie.

SCLÉROSARCOME. s. m. [*sclerosarcoma*, de σκληρὸς, dur, et σάρκωμα, sarcome; all. *Sclerosarcom*, angl. et it. *sclerosarcoma*, esp. *esclerosarcoma*]. Tumeur dure et charnue des gencives. V. Épulie.

SCLÉROSE. s. f. [σκλήρωσις, de σκληρὸς, dur; all. et angl. *Sclerosis*, it. *sclerosi*, esp. *sclerosis*]. D'une manière générale, toute sorte d'endurcissement morbide des tissus; mais ce mot ne s'applique guère qu'à l'endurcissement dû à la prolifération du tissu conjonctif. Pendant longtemps on a cru que les causes qui déterminent la sclérose agissaient en irritant directement le tissu conjonctif; ainsi ferait l'alcool apporté au foie par la veine porte et déterminant la sclérose ou cirrhose de l'organe; le tissu fibreux une fois produit comprimerait et atrophierait les cellules de l'organe, qui disparaissent ainsi peu à peu. Aujourd'hui on admet que c'est l'élément noble le plus différencié, qui est atteint en premier; dans l'exemple que nous avons pris, la cellule hépatique est détruite par l'alcool; le tissu conjonctif qui a résisté à l'action du poison vient se substituer au parenchyme et combler les vides; ainsi la sclérose est constituée. On peut penser d'ailleurs que l'organisation de ce tissu conjonctif sous forme de tissu fibreux est commandée par l'irritation que provoque le poison; mais la disparition des cellules est primitive et non secondaire comme on le croyait autrefois. La sclérose représente donc la trace d'un processus terminé, et par conséquent une cicatrice. On conçoit que les causes qui peuvent déterminer la sclérose sont multiples, et que tout agent toxique ou infectieux pourra la provoquer; mais elle n'apparaîtra que quand le processus aura été limité ou, s'il est diffus, quand il sera resté suffisamment léger pour permettre la survie de l'individu; elle sera donc surtout le résultat des infections chroniques ou des intoxications lentes et prolongées. Elle peut se montrer au niveau de différents organes et tissus; et on fait entrer ce terme comme suffixe dans la composition de mots qui indiquent à la fois cette lésion et le tissu qui en est atteint. V. Artériosclérose, Cérébrosclérose, Ostéosclérose, etc. La sclérose peut se rencontrer à tous les âges, mais comme elle est le reliquat de la plupart des processus toxiques ou infectieux qui ont atteint l'économie, elle sera beaucoup plus fréquente chez l'homme adulte et surtout chez le vieillard que chez l'adolescent; c'est à la fin de la vie que l'on rencontre les scléroses diffuses multiples, étendues à différents organes, intéressant en particulier les grands émonctoires et au premier chef le rein; c'est à ces scléroses que l'on attribue les accidents d'intoxication urémique et les troubles cardiaques si fréquents à cet âge. — *Sclérose de la moelle épinière* [*myélo-sclérose, atrophie grise* ou *dégénérescence grise de la moelle épinière*]. Altération de la moelle épinière consistant dans une induration grise de ce centre nerveux, et se manifestant par des symptômes divers selon son siège et son étendue, lesquels sont subordonnés à la cause qui lui a donné naissance. Tantôt la sclérose porte sur un ou plusieurs des faisceaux de la moelle sur une certaine longueur (*sclérose rubanée* ou *fasciculée*, Bouchard); tantôt elle consiste en plaques d'induration disséminées ou confluentes (*sclérose en plaques*, Charcot, Vulpian). Dans le premier cas, la sclérose peut atteindre les faisceaux postérieurs de la moelle : c'est l'altération caractéristique de l'*ataxie locomotrice progressive* (V. Ataxie); ou bien elle atteint les faisceaux latéraux seuls : c'est la *sclérose latérale*. — Dans le second cas, les plaques de sclérose siègent en divers points, non symétriques, de la moelle épinière, et, en outre, du bulbe rachidien, de la protubérance annulaire, des pédoncules cérébraux et cérébelleux, du cerveau lui-même. — La *sclérose latérale* est tantôt secondaire, consécutive à une lésion du cerveau, et siégeant sur le côté de la moelle opposé à celui de la lésion encéphalique; tantôt elle est primitive, et est alors symétrique et accompagnée d'atrophie musculaire : d'où les noms de *sclérose latérale symétrique*, de *sclérose latérale amyotrophique*, qui lui sont aussi donnés. L'altération de la moelle consiste en une induration grise des cordons latéraux analogue à celle des cordons postérieurs dans l'ataxie locomotrice et surtout prononcée dans la région cervicale de la moelle. Charcot divise en trois périodes la marche de la maladie, au point de vue symptomatique. Dans la première période, on observe d'abord un affaiblissement lent, mais progressif, des membres supérieurs, sans fièvre, parfois accompagné de douleurs, de fourmillements; puis tous les muscles de ces membres s'atrophient, et deviennent bientôt le siège de contractures caractéristiques. A la seconde période, qui vient au bout de six à neuf mois au plus, les membres inférieurs sont, à leur tour, atteints de parésie et de rigidité, mais sans atrophie : ces membres sont dans l'adduction; lorsqu'on presse fortement sur la plante du pied, la jambe et le pied sont pris d'une trémulation involontaire (*phénomène du pied*), qui continue quand on cesse la pression, et qui s'observe, ainsi que la contraction réflexe du tendon rotulien (*phénomène du genou*) dans toute myélite chronique avec sclérose des cordons latéraux. Enfin, la troisième période est marquée par l'aggravation des symptômes précédents et l'apparition des signes de la paralysie dite bulbaire (V. Paralysie *labio-glosso-laryngée*) : la mort survient alors, après deux à trois ans en moyenne, sans troubles de la miction ni de la défécation, sans troubles de l'intelligence. — La *sclérose en plaques*, qui débute ordinairement de vingt à trente ans, est caractérisée anatomiquement par l'apparition de plaques d'un gris jaunâtre, larges de un ou plusieurs millimètres, demi-transparentes, irrégulièrement disséminées dans les diverses régions des centres nerveux : mais tandis que dans le cerveau elles siègent dans la profondeur de la substance grise, elles sont en général superficielles dans la moelle épinière, dont elles occupent de préférence les cordons antéro-latéraux. Au niveau de ces plaques, on trouve une augmentation considérable de la masse du tissu conjonctif interposé aux éléments nerveux, et, en outre, des granulations graisseuses et des corps granuleux : mais l'intégrité des cylindres-axes est conservée pendant longtemps, ce qui explique la conservation des fonctions des nerfs atteints et les améliorations passagères observées dans la paralysie des membres. Cette paralysie est en général le premier symptôme de la maladie : elle est presque toujours incomplète, lente, porte seulement sur les membres inférieurs, parfois sur un seul membre, et apparaît sans douleurs fulgurantes comme sans anesthésie. Les membres supérieurs ne sont affaiblis qu'à une période avancée de la maladie. Parfois, au lieu de troubles médullaires, ce sont des symptômes céphaliques qui ouvrent la scène, et parmi eux les plus fréquents sont l'amblyopie, la diplopie, le nystagmus. Puis viennent deux phénomènes caractéristiques : l'embarras de la parole qui est scandée; le tremblement, qui n'existe jamais au repos, et qui se manifeste seulement lorsque le malade exécute un mouvement assez étendu, tel que l'action de porter à ses lèvres un verre d'eau : le bras présente alors des oscillations rythmiques, et différentes du tremblement de la chorée en ce que le mouvement se fait dans la direction voulue pour atteindre les lèvres, et ne s'égare pas, comme dans cette dernière maladie, vers l'oreille, le front, etc. A la paralysie succèdent les contractures, d'abord intermittentes, puis continues, beaucoup plus fréquentes aux membres inférieurs qu'aux supérieurs. L'intelligence, la mémoire, les sentiments affectifs, l'intérêt aux choses extérieures, diminuent ou disparaissent. Le malade succombe, soit par le fait d'une paralysie bulbaire produite par le développement de plaques de sclérose sur le plancher du quatrième ventricule, soit par épuisement progressif, soit par complication de pneumonie, de tuberculose pulmonaire, etc. La durée de la maladie est de six à dix ans ; la marche est progressive, mais souvent coupée par des rémissions d'une durée plus ou moins longue. Le nitrate d'argent à l'intérieur, les courants continus et l'hydrothérapie, sont les moyens de traitement employés jusqu'ici. — *Scléroses combinées*. Variété de sclérose de la moelle épinière dans laquelle les altérations portent à la fois sur les cordons postérieurs et les cordons latéraux. A ce groupement anatomo-pathologique appartiennent les types cliniques suivants : la maladie de Friedreich, l'hérédo-ataxie cérébelleuse de P. Marie, la paraplégie spasmodique familiale de Strümpell, ces trois affections étant congénitales ; puis les scléroses combinées de l'adulte présentant la forme tabétique (tabes combiné, caractérisé par la paraplégie, le signe de Babinski et le phénomène de Strümpell) ou la forme spasmodique qui peut aussi se rencontrer chez les vieillards, les scléroses combinées subaiguës de l'anémie pernicieuse, de l'ergotisme, de la pellagre, du lathyrisme, enfin celles de la paralysie générale.

SCLÉROSIS. s. f. La blépharite ciliaire. ‖ La sclérose.

SCLÉROSTÉNOSE. s. f. [de σκληρὸς, dur, et στενὸς, étroit]. Endurcissement d'un organe. — *Sclérosténose cutanée*. V. Sclérodermie.

SCLÉROSTOME. s. m. [de σκληρὸς, dur, et στόμα, bouche]. Genre d'helminthes nématoïdes ovipares. Le principal est le *sclérostome du cheval* (*Sclerostoma equinum*, Dujardin, *Strongylus equinus*, Müller, *Strongylus armatus*, Rudolphi, *Strongylus armatus minor*, Rayer), dont une variété, pourvue d'organes sexuels, se trouve dans l'intestin du cheval, et l'autre, à organes génitaux non développés, se trouve dans les anévrysmes. Cette variété, appelée *crinon tronqué* (*Crino truncatus*), est très commune dans les tuniques de l'intestin et dans les parois des artères de cet animal, particulièrement dans celles des anévrysmes de la mésentérique. Ils se développent dans des kystes du tissu de la muqueuse sur laquelle les œufs sont déposés.

SCLÉROTICONYXIS. s. f. [*scleroticonyxis*, de *sclérotique*, et νύσσειν, percer ; angl. *scleroticonyxis*, esp. *escleroticonyxis*]. Ouverture faite à la sclérotique pour arriver jusqu'au cristallin, et en opérer le déplacement. L'opération de la cataracte *par abaissement* est une *kératonyxis* ou une *scléroticonyxis*, selon que l'instrument est dirigé à travers la cornée ou à travers la sclérotique. Quelques auteurs n'appliquent la dénomination de *kératonyxis* qu'à l'opération de la cataracte *par broiement*, opération que l'on pratique, de même que celle de l'abaissement, par deux procédés différents. La *méthode par abaissement* consiste à déplacer simplement le cristallin avec une aiguille introduite à travers la sclérotique, et à l'enfoncer dans la partie inférieure du corps vitré, où il ne peut plus gêner la vision. On a employé pour cette opération diverses aiguilles droites ou courbes (V. Aiguille *à cataracte*). On plonge l'instrument au côté externe de l'œil, à 2 millimètres au-dessous de son diamètre transversal (pour éviter l'artère ciliaire longue), et à 3 millimètres en arrière de l'union de la sclérotique avec la cornée (pour éviter les procès ciliaires). On le dirige ensuite à la partie supérieure du cristallin ; puis, après avoir déchiré le feuillet antérieur de la capsule, on déprime le cristallin, comme il vient d'être dit, et on le maintient abaissé pendant quelques instants pour que le corps vitré vienne se placer au-devant de ce corps : on retire ensuite l'aiguille. La pointe, qui a pénétré d'abord au point *a* (fig. 671),

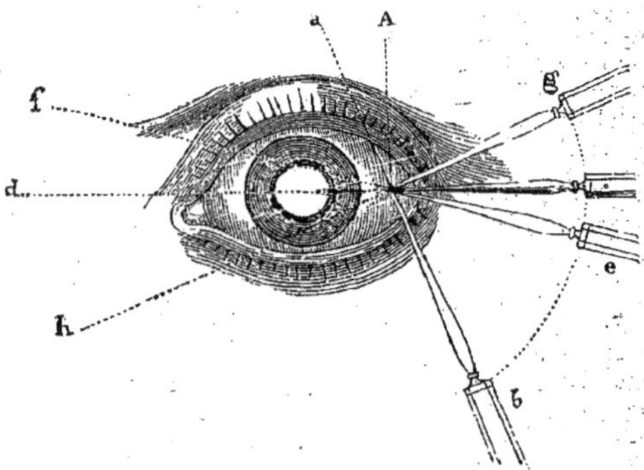

Fig. 671. — *Scléroticonyxis*.

suivant la ligne *ab*, se trouve au commencement de l'opération au-devant du cristallin, suivant la ligne *cd* ; puis par une série de mouvements de bascule sur le point *a*, après avoir incisé la capsule, elle se trouve en haut du cristallin, suivant la ligne *ef* ; enfin, élevant le manche de l'instrument en haut, en avant et en dehors, suivant la ligne *gh*, la pointe abaisse le cristallin en bas, en dehors et en arrière dans le corps vitré. Le *broiement* consiste à diviser en tous sens la partie antérieure de la capsule du cristallin et le cristallin lui-même, soit en parvenant jusqu'à cet organe à travers la sclérotique, comme quand on pratique l'abaissement, soit en traversant la cornée transparente et plongeant l'instrument à travers la pupille. Dans le premier cas, c'est la *méthode de broiement* proprement dite, qui ne diffère de l'abaissement qu'en ce que l'aiguille, parvenue au cristallin, le divise *en place*, par des mouvements alternatifs en haut, en bas, en avant, en arrière, et en dissémine les parties dans le corps vitré et dans la chambre antérieure. Dans le second cas, c'est la *kératonyxis*, qui ne diffère du mode opératoire précédent qu'en ce que c'est à travers la cornée que l'instrument est introduit. — Après l'abaissement, la petite plaie se cicatrise dans l'espace de quelques heures : le cristallin, déprimé, reste fixé dans le lieu où il a été placé. La vue est immédiatement rétablie, mais ce n'est qu'après une ou deux semaines que les malades doivent faire un libre usage de leur œil (V. Cataracte). Cette méthode a joui autrefois d'une grande vogue, mais elle est aujourd'hui à peu près complètement délaissée, car le cristallin abandonné dans l'œil ne s'y résorbe pas et expose celui-ci à des iridocyclites fort graves, à des phénomènes glaucomateux et même à l'ophtalmie sympathique.

SCLÉROTICOTOMIE. s. f. [*scleroticotomia*, de *sclérotique*, et τομή, section, incision ; esp. *escleroticotomia*]. Incision de la sclérotique.

SCLÉROTIDECTOMIE. s. f. [de *sclérotique*, et ἐκτομή, excision ; esp. *esclerotidectomia*]. Excision de la sclérotique.

SCLÉROTINIQUE. adj. — *Acide sclérotinique*. Principe actif de l'ergot de seigle.

SCLÉROTIQUE. s. f. [*sclerotica*, de σκληρὸς, dur ; all.

Sclerotica, Sclera, harte Augenhaut, angl. *sclerotic coat*, it. *sclerotica*, esp. *esclerotica*; *cornée opaque*]. La membrane extérieure de l'œil. Elle est dure, opaque, d'un blanc nacré chez l'adulte, blanc bleuâtre chez l'enfant, jaunâtre chez le vieillard, composée de faisceaux fibreux entrecroisés et séparés par de fins réseaux de fibres élastiques; elle revêt les quatre cinquièmes postérieurs du globe de l'œil, et a la forme d'une sphère tronquée en avant, où elle présente une ouverture circulaire d'environ 14 millimètres de diamètre coupée en biseau aux dépens de sa face interne, et dans le bord de laquelle est enchâssée la cornée transparente. Elle est percée, dans sa partie qui répond au fond de l'orbite, d'une ouverture pour le passage du nerf optique. Elle donne attache, par sa surface externe, aux muscles de l'œil, et elle est en contact par l'interne avec la choroïde. Son épaisseur, de 1 millimètre près de l'entrée du nerf optique, diminue un peu en avant.

SCLÉROTITE. s. f. [*sclerotitis*, all. et angl. *Sclerotitis*, it. *sclerotitide*, esp. *esclerotitis*]. Inflammation de la sclérotique, qui accompagne souvent la choroïdite. V. ÉPISCLÉRITIS et SCLÉRO-CHOROÏDITE.

SCLÉROTOMIE. s. f. La scléroticotomie.

SCLÉROXANTHINE. s. f. Principe extrait de l'ergot de seigle.

SCLÉRYSME. s. m. [*sclerysma*, σκλήρυσμα, de σκληρὸς, dur]. Endurcissement, du foie en particulier.

SCOBIFORME. adj. [*scobiformis*, de *scobs*, limaille, sciure, et *forma*, forme; all. *sagspännartig*, it. *scobiforme*, esp. *escobiforme*]. Qui ressemble à de la sciure de bois.

SCOBS. s. m. [*scobs*, sciure]. Ancien nom de la râpure de cerf, de la cendre gravelée et des scories métalliques.

SCOLASTIQUE. s. f. [de *schola*, école; all. *Scholastik*, angl. *scholastic*, it. *scolastica*, esp. *escolástica*]. Nom donné, dans le moyen âge, à la théologie et à la philosophie enseignées dans les écoles, et qui, partant des principes donnés pour la théologie par les livres saints, pour la philosophie par Aristote, procédaient par voie syllogistique. — *Scolastique médicale* (Pidoux). Forme de l'ontologie médicale que Broussais a cherché à renverser, et qui est caractérisée par l'emprunt des prémisses à des entités, telles que fluides nerveux, etc., dont on cherche à déduire toutes les conséquences possibles, au lieu de puiser ces prémisses dans l'observation des états et des phénomènes normaux, suivis dans la série des âges et dans celle de leurs variations accidentelles.

SCOLÉCIACIS. s. f. [de σκώληξ, ver]. Maladie causée par la présence de vers. V. HELMINTHIASE et VERMINEUX.

SCOLEX, s. m. C'est le nom sous lequel Aristote désigne les larves de vers ou d'insectes (σκώληξ). Les premiers helminthologistes l'appliquèrent à de très petits vers dépourvus d'organes génitaux, qu'ils rencontrèrent comme parasites chez certains poissons de mer. Ils en décrivirent plusieurs espèces. Mais après les travaux de Steenstrup et de Küchenmeister on comprit que ces *scolex* n'étaient qu'une simple phase du développement de certains Cestodes. Ce fait avait été pressenti par Dujardin dès 1845 et fut mis nettement en évidence par Van Beneden en 1850. Ce *scolex* représente la phase du développement qui précède immédiatement l'adulte et par extension on donne aujourd'hui ce nom à la *tête* des cestodes, c'est-à-dire à la partie dont le bourgeonnement va fournir le ver rubané adulte. Ce *scolex* est encore appelé *deutoscolex* comme succédant au *proscolex* ou larve proprement dite des cestodes. Cette larve est une vésicule pouvant se rencontrer dans différents tissus de l'homme ou des animaux et dans laquelle se développent une ou plusieurs têtes. C'est ainsi que le cysticerque (*proscolex*) ne renferme qu'une seule tête (*deutoscolex*), tandis que le cœnure ou le kyste hydatique en renferment un grand nombre. Quand le proscolex n'existe pas, comme c'est le cas chez le Bothriocéphale, la larve se confond avec le scolex; c'est ce qu'on appelle le plérocercoïde.

SCOLIOSE. s. f. [*scoliosis*, σκολιότης, de σκολιὸς, tortueux, sinueux; all. *Skoliosis*, *Rückgratsverbiegung*, angl. *scoliosis*, it. *scoliosi*, esp. *escoliosis*]. Déviation latérale du rachis, plus fréquente que les déviations antéro-postérieures (cyphose et lordose), et se combinant souvent avec elles. La scoliose est ordinairement divisée en *myopathique* et *ostéopathique*. La première est la suite d'un trouble dans l'antagonisme physiologique des muscles qui agissent des deux côtés de la colonne vertébrale; si elle a été déterminée par une position vicieuse du tronc, avec exercice inégal des muscles latéraux de la colonne, on l'appelle *scoliose habituelle*. Au cours de la névralgie sciatique, on peut observer une scoliose due à la contraction des muscles du dos (Charcot); ordinairement la scoliose est *croisée*, la concavité de la courbure se faisant du côté opposé à la douleur; parfois il se fait une courbure de compensation, et l'épaule du côté de la concavité, au lieu d'être abaissée, est relevée et se trouve plus haute que celle de l'autre côté. Dans certains cas et en particulier dans la sciatique spasmodique, la scoliose est dite *homologue*, c'est-à-dire que l'inclinaison se fait du côté de la sciatique. — La scoliose *ostéopathique* est ordinairement la suite du rachitisme (*scoliose rachitique*) (fig. 672); plus rarement d'une affection inflammatoire ou tuberculeuse de la colonne; elle forme alors une courbure anguleuse, tout à fait analogue à la gibbosité angulaire due au mal de Pott. On peut rattacher à la scoliose ostéopathique les cas rares de scoliose dus à la formation anomale *congénitale* de la colonne (*scoliose congénitale* de certains auteurs). D'après Bouvier, les modifications musculaires seraient toujours consécutives à une lésion osseuse. On a encore décrit une scoliose *empyématique*, suite d'empyème; une scoliose *statique*, due au raccourcissement d'une des extrémités inférieures. Cette déviation, au début, montre une saillie

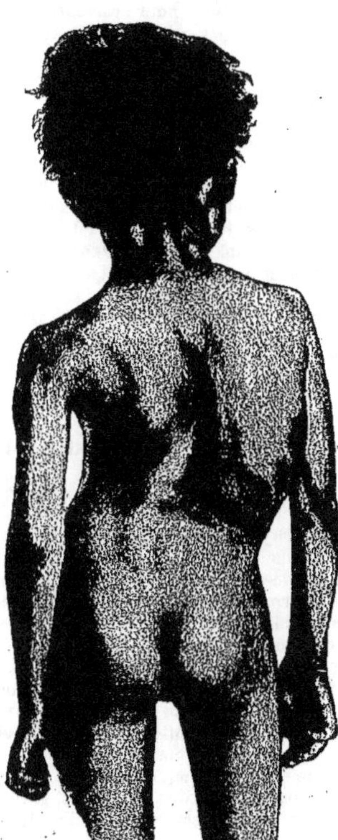

Fig. 672. — *Scoliose* rachitique dorsale à convexité droite, garçon de quatre ans.

allongée, placée entre le bord spinal de l'omoplate d'un côté et les apophyses épineuses, et une saillie semblable de l'autre côté dans la région lombaire. Lorsque la scoliose est à ce premier degré, le tronc est encore d'aplomb; le sujet *se tient mal*, sans que l'on voie encore de déformation. Au second degré, la courbure dorsale devient prédominante, et le tronc s'incline d'un côté; ou bien c'est la courbe lombaire qui prédomine, ce qui est plus rare, et le corps tend à s'incliner dans le même sens. Les individus chez lesquels existe ainsi une scoliose au deuxième degré sont dits *contrefaits*. Le troisième degré n'est que l'exagération des formes précédentes, et les sujets sont alors *bossus* d'une manière très prononcée. La position dans le décubitus horizontal, les moyens mécaniques et orthopédiques, la gymnastique, l'électricité, doivent être successivement ou simultanément employés pour ramener et maintenir les vertèbres dans une situation voisine de la normale.

SCOLOPENDRE. s. f. [*Asplenium scolopendrium*, L., *langue de cerf*, all. *Hirschzunge*, angl. *hartstongue*, *spleen-wort*, it. *scolopendra*, esp. *escolopendra*]. Fougère, dont les frondes radicales, pétiolées, entières présentent sur leur dos deux rangs de lignes parallèles, formées par les sores. On les employait jadis, fraîches, comme apéritives; sèches, elles étaient administrées dans les mêmes cas que les capillaires dont elles ont l'odeur.

SCOLOPOMACHÉRION. s. m. [*scolopomachærium*. de σκόλοψ, instrument long et pointu, et μαχαίριον, petit couteau; all. *Skalpell*, angl. *scolopomachærium*, esp. *escolopomaquerion*]. Espèce de bistouri très allongé, recourbé et terminé par un bouton.

SCOLOPSIE. s. f. [de σκόλοψ, pieu]. Sorte de suture du crâne.

SCOPARINE. s. f. ($C^{42}H^{22}O^{20}$). Matière colorante extraite du genêt à balais (*Genista scoparia*, Lam.). Jaune, cristallisable (Stenhouse), soluble dans l'eau bouillante et l'alcool.

SCOPOLAMINE. s. f. Alcaloïde retiré du *scopolia atropoïdes* par Schmidt, et de la jusquiame par Ladenburg. On utilisait le chlorhydrate ou le bromhydrate en solution au millième comme mydriatique; son action est cinq fois plus forte que celle de l'atropine. Récemment on a proposé d'employer ce corps pour favoriser la production de l'anesthésie générale en l'associant à la morphine; une seule injection de 0gr,001 de scopolamine et de 0gr,01 de morphine peut suffire pour déterminer un sommeil assez profond pour permettre des interventions d'assez longue durée; mais souvent il faut recourir au chloroforme, dont une très petite dose est alors suffisante pour déterminer l'insensibilité. On se contentera ordinairement d'injecter un demi-milligramme de scopolamine, quantité qu'il est préférable de ne pas dépasser, certains accidents graves ayant été imputés à l'emploi de cet agent à des doses supérieures.

SCORBUT. s. m. [all. *Scorbut*, *Scharbock*, angl. *scurvy*, it. *scorbuto*, esp. *escorbuto*]. Affection apyrétique à marche lente survenant chez les individus soumis à des conditions d'hygiène défectueuses, et dont les principaux caractères sont un affaiblissement notable dans l'énergie musculaire, des altérations des gencives, et des hémorragies multiples. Le scorbut reconnaît pour cause une nourriture insuffisante, et en particulier la privation d'aliments végétaux frais et de fruits, l'encombrement, l'exposition prolongée au froid humide, associé aux fatigues d'un travail continu. Les conserves, les viandes salées, favorisent le développement du scorbut quand l'usage en est exclusif ou trop prolongé. Il n'y a pas lieu de différencier le scorbut de mer du scorbut de terre : dans quelque lieu qu'elle se développe, cette maladie est identique; seulement elle peut revêtir un caractère d'autant plus grave, que les causes qui lui ont donné naissance sont plus difficiles à modifier : c'est le cas pour les hommes embarqués. Dans cette circonstance, l'affection atteint le plus souvent, avec plus ou moins de rapidité, la grande majorité des individus soumis aux mêmes influences, tant intérieures qu'extérieures. Quand le séjour à la mer se prolonge plus de six mois sans relations avec la terre, on voit survenir le scorbut, plus ou moins tôt, selon la constitution et le régime des hommes. Les symptômes du scorbut des *hommes de mer* sont les suivants : on observe d'abord dans l'équipage une paresse insolite; sur tous les visages apparaît une teinte jaunâtre caractéristique, distincte de l'ictérique et de celle de toute autre cachexie. Peu après, les hommes offrant cette teinte sont incapables de service, restent couchés avec lassitude extrême, prostration insurmontable, air triste et abattu; puis les gencives deviennent livides, molles, saignantes, avec ou sans enduit blanchâtre; haleine fétide, insupportable. Bientôt apparaissent des pétéchies sous-épidermiques, auxquelles succèdent de véritables ecchymoses, variant du jaune brun au bleu noirâtre; elles soulèvent la peau lorsque l'infiltration sanguine s'étend à tout le derme et au tissu cellulaire sous-cutané; elles déterminent parfois des ulcérations qui n'ont aucune tendance à guérir, saignent facilement et suppurent. Les gencives deviennent fongueuses, végétantes, ulcérées; les dents se déchaussent; puis viennent des douleurs articulaires, insupportables, des hémorragies de telle ou telle muqueuse pouvant causer la mort; de l'œdème des jambes, des phlyctènes suivies d'ulcères qui s'étendent rapidement; la chute des dents. Quelques-uns offrent une dypsnée très pénible, qui va toujours en croissant. Le pouls reste normal pendant toute la durée du mal, ainsi que l'intelligence, mais avec dépression morale, désespoir, nostalgie, et quelquefois tendance au suicide, dégoût profond, le plus souvent, pour les aliments. Sur terre les symptômes sont les mêmes. Quand les malades succombent, on trouve des épanchements sanguins dans le tissu cellulaire et dans les cavités splanchniques; les muscles sont souvent ramollis, plus fréquemment indurés par suite d'épanchements sanguins entre les fibres (*induration scorbutique*), les os cariés, etc. Le traitement est presque tout hygiénique : un bon régime, un air pur, l'exercice, le passage d'une température froide et humide à une température chaude et sèche, sont particulièrement indiqués; on doit y joindre les toniques, les amers, les fruits acides, en particulier l'orange et le citron, les végétaux dits *antiscorbutiques*, au nombre desquels il faut ranger la pomme de terre, la gentiane et le quinquina. Dans la marine anglaise, on doit administrer à tous les hommes d'un équipage en mer depuis quinze jours le jus de citron; on le donne sous forme de conserve (*lime-juice*), à la dose de 14 grammes dans 112 grammes d'eau additionnée de 42 grammes de sucre. On combat le gonflement et la mollesse des gencives par les collutoires aiguisés avec l'eau de Rabel; on fait sur les taches scorbutiques des fomentations alcooliques camphrées, etc. A l'intérieur, quand la maladie est déclarée, on donne du citron à hautes doses, ou des préparations faites avec les plantes antiscorbutiques (raifort, cochléaria, cresson, moutarde). — *Scorbut des Alpes* (Odoardi). La pellagre. — *Sorbut infantile*. V. Barlow (*Maladie de*).

SCORBUTIQUE. adj. [all. *scorbutisch*, angl. *scorbutic*, *scorbutical*, it. *scorbutico*, esp. *escorbutico*]. Qui est affecté du scorbut; qui est de la nature du scorbut : *ulcère scorbutique*, *tache scorbutique*.

SCORDÉINE ou **SCORDININE.** s. f. Principe retiré du *Teucrium scordium*, L., jaune de corne, aromatique, peu soluble dans l'eau, soluble dans l'alcool et les alcalis.

SCORDIUM. s. m. [all. *Knoblauchsgamander*, angl.

water-gamander, it. *scordio*, esp. *escordio*]. V. Diascordium et Germandrée *aquatique*.

SCORIE. s. f. [*scoria*, de σκωρία, écume, crasse; all. *Schlacke*, angl. *scoria*, *slag*, *dross*, it. *scoria*, esp. *escoria*]. Matière qui se sépare pendant la fusion des métaux, et qui vient se vitrifier à leur surface. Les *scories* sont composées surtout par des silicates divers, des sulfures, des oxydes métalliques.

SCORODONE. s. f. V. Germandrée *sauvage*.

SCORODOSMINE. s. f. V. Cystine.

SCORPÈNE. s. f. V. Poisson *vénéneux*.

SCORPION. s. m. [*scorpio*, σκορπίος, all. et angl. *Scorpion*, it. *scorpione*, esp. *escorpion*]. Genre d'arachnides pulmonaires, qui existent dans toutes les parties chaudes ou tempérées du globe, et dont on rencontre une espèce (*Scorpio europæus*, L.) dans le sud de l'Europe. La queue est armée d'un piquant qui présente au-dessous de sa pointe plusieurs ouvertures communiquant avec une glande à venin située dans le dernier segment de la queue. La piqûre de ce dard détermine une inflammation locale, avec tuméfaction considérable, fièvre, engourdissement, vomissements, douleurs et tremblement de tout le corps. On combat ces accidents au moyen de l'ammoniaque à l'intérieur et à l'extérieur, et de topiques alcooliques, camphrés, d'extrait de Saturne, etc. — *Huile de scorpion*. Préparée autrefois par la digestion des scorpions dans l'huile d'olive, elle n'avait d'autre propriété que celle de l'huile, bien qu'elle fût réputée antiputride et alexipharmaque.

SCORZONÈRE. s. f. [*Scorzonera*, all. *Schwarzwurzel*, angl. *scorzonera*, *viper's grass*, it. *scorzonera*, esp. *escorzonera*]. Genre de plantes synanthérées. — *Scorzonère d'Espagne* [*Scorzonera hispanica*, L.]. Elle est cultivée comme alimentaire. Sa racine, longue, du volume du doigt, noire en dehors et très blanche en dedans, mucilagineuse et un peu sucrée après sa cuisson, constitue un aliment adoucissant; mais elle est inférieure, comme médicament, aux autres plantes émollientes.

SCOTODINIE. s. f. [*scotodinia*, σκοτοδινία, de σκότος, ténèbres, et δῖνος, vertige; angl. *scotodinia*, it. *scotodinia*, esp. *escotodinia*]. Synonyme de *vertige ténébreux*.

SCOTOME. s. m. [*scotoma*, σκότωμα, de σκότος, ténèbres; all. *Scotosis*, angl. et it. *scotoma*, esp. *escotoma*] (Sichel). Tache plus ou moins étendue, arrondie, d'une teinte sombre, gris foncé ou noire, immobile, rarement multiple, qui occupe le centre de l'axe visuel ou son voisinage. Elle couvre une portion de l'objet que le malade regarde, et dans lequel il croit voir une espèce de tache qui en cache une portion. Il en résulte une vision partielle ou latérale. Cette affection résulte de l'insensibilité d'une portion peu étendue de la rétine, dépendant, soit de l'engorgement ou de la varicosité de quelqu'un des vaisseaux rétiniens, soit de la paralysie ou de la désorganisation d'un point de la pulpe nerveuse; elle est symptomatique d'une amaurose commençante. Avec le progrès de la maladie, la tache s'agrandit et peut envahir tout le champ de la vision, et amener une cécité complète. Le scotome, quand il est persistant, est toujours un symptôme de mauvais augure, en ce qu'il indique une affection profonde quoique circonscrite de la rétine, et résiste longtemps aux moyens curatifs. Le traitement sera dirigé d'après le caractère de l'amblyopie que ce phénomène accompagne. Il ne faut pas confondre le scotome avec les *mouches volantes*.

SCOTOMIE. s. f. V. Vertige.

SCRIBOMANIE. s. f. [de *scribere*, écrire, et μανία, manie]. V. Graphorrhée.

SCROBICULE. s. m. [*scrobiculus*, diminutif de *scrobs*, fosse; ἀντικάρδιον, all. *Herzgrube*, angl. *scrobiculum*, it. *scrobicolo*, esp. *escrobiculo*]. Autrefois, *scrobicule* ou *fossette du cœur* (*scrobiculus cordis*), la dépression que présente l'épigastre au niveau et au-dessous de l'appendice xiphoïde, et qui répond au foie et non au cœur.

SCROFULACRINE. s. f. Matière résineuse, soluble dans l'eau et l'alcool, extraite de la scrofulaire aquatique.

SCROFULAIRE. s. f. [*Scrofularia*, L., all. *Braunwurzel*, angl. *scrofularia*, *fig-wort*, it. *scrofolaria*, esp. *escrofularia*]. Genre de plantes scrofulariées. — *Scrofulaire aquatique* [*herbe du siège*, *bétoine d'eau*, *Scrofularia aquatica*, L.]. Elle a été recommandée comme tonique, résolutive, antiscrofuleuse. — *Scrofulaire noueuse* [*grande scrofulaire*, *herbe aux écrouelles*, *Scrofularia nodosa*, L.]. Elle est succédanée de la précédente.

SCROFULARINE. s. f. Matière cristallisable, amère, soluble dans l'eau, extraite de la scrofulaire noueuse.

SCROFULE. s. f. [*scrofulæ*, de *scrofa*, truie; χοιράδες, de χοῖρος, pourceau; all. *Scrofeln*, angl. *scrofula*, it. *scrofola*, esp. *escrofulas*; vulgairement *écrouelles*, *humeurs froides*, *les scrofules*, à cause de son analogie avec une affection propre aux porcs]. Autrefois on décrivait sous ce nom une maladie constitutionnelle, non contagieuse, le plus souvent héréditaire, se traduisant par un ensemble d'affections variables de siège et de modalité pathogénique, ayant pour caractères communs la fixité, la tendance hypertrophique et ulcéreuse, et pour siège ordinaire les systèmes tégumentaire (peau et muqueuses), lymphatique et osseux. Les affections cutanées que l'on rattachait à la scrofule étaient certaines formes d'eczéma, l'impétigo, le lupus. Dans le système osseux, la scrofule donnait lieu à la périostite, à la carie, à la nécrose, aux tumeurs blanches. Du côté des muqueuses, elle déterminait des coryzas, des blépharites, des conjonctivites, des bronchites, des entérites rebelles. Enfin elle causait des *engorgements* chroniques des ganglions du cou qui, d'abord indolents et mobiles, se ramollissaient, s'ouvraient à la peau, et laissaient après une période de suppuration parfois très prolongée des cicatrices indélébiles. Actuellement le terme *scrofule* ne désigne plus une maladie déterminée. La plupart des maladies scrofuleuses, adénites, ostéites, arthrites, certaines dermatoses comme le lupus, sont de nature tuberculeuse; d'autres sont dues à des microbes banaux: tels sont les inflammations des muqueuses, l'impétigo, etc. Ce qui est spécial, ce n'est pas la maladie, mais le terrain sur lequel les accidents se développent; ce terrain est le lymphatisme. La scrofule représente le tempérament lymphatique très accusé, ou plus exactement au moment où le lymphatisme s'accompagne d'adénites suppurées, d'ostéoarthrite tuberculeuse, etc. La tuberculose évolue sur ce terrain d'une façon particulière; elle a peu de tendance à se généraliser et à gagner le poumon et les autres viscères; elle guérit assez souvent. Marfan pense que ces tuberculoses locales déterminent une vaccination lente de l'organisme, qui serait ainsi préservé de la généralisation. Celle-ci s'observe pourtant dans certains cas; la tuberculose pulmonaire, quand elle apparait, évolue d'une façon torpide; elle peut entraîner lentement la mort, ou s'accompagner à un moment donné de méningite tuberculeuse ou même de granulie. Le traitement est, avant tout, hygiénique: il faut un air pur, sec et chaud, des vêtements de laine, des exercices en plein air, un régime fortifiant, des frictions sèches ou des fumigations aromatiques, des bains de mer ou des bains salés. De tous les médicaments réputés antiscrofuleux, l'iode avec ses composés est celui auquel on donne aujourd'hui la préférence, ainsi qu'à l'huile de foie de morue. — *Scrofule mésentérique*. V. Carreau.

SCROFULEUX, EUSE. adj. et s. [*scrofulosus*, *strumosus*, all. *scrofulös*, angl. *scrofulous*, it. *scrofuloso*, esp. *escrofuloso*]. Qui est affecté de scrofule; qui a rapport à cette maladie: *conjonctivite scrofuleuse*. Le *scrofuleux* présente l'aspect suivant: tête trop grosse ou trop petite;

membres trop longs ou trop courts; difformités de la face, dont l'expression est disgracieuse : front tantôt bas, étroit et déprimé, tantôt d'une saillie exagérée; yeux petits, à peine ouverts; paupières bouffies, comme infiltrées, chassieuses; nez camard, court, déprimé, enfoncé au niveau de sa racine, arrondi à son extrémité libre et dans ses ailes, dont l'épaisseur rétrécit l'ouverture des fosses nasales. Bouche trop grande ; lèvres épaisses, renversées en dehors ; pommettes saillantes, diamètre transverse de la face trop considérable ; peau fine, mate, terreuse, ou d'un rouge trop foncé, par plaques circonscrites. Cou court, volumineux ; poitrine étroite, ventre gros, doigts élargis en forme de palette à leur extrémité. La sensibilité générale est le plus souvent obtuse, l'imagination lente, l'intelligence bornée, les sens peu développés. Les fonctions animales restent quelquefois normales ; souvent elles présentent des anomalies prononcées ; l'inappétence alterne avec l'appétit immodéré ; la constipation la plus opiniâtre avec une diarrhée difficile à maîtriser. En un mot, au défaut d'harmonie dans les formes extérieures correspond un défaut d'équilibre et de régularité dans l'exercice des fonctions physiologiques. — *Ophtalmie scrofuleuse*. V. Blépharite.

SCROFULIDE. s. f. (Bazin et Hardy). Nom générique des affections de la peau et des muqueuses développées sous l'influence de la scrofule. En admettant, pour la scrofule cutanée, de même que pour les syphilides, des variétés fondées sur la présence de la vésicule, de la pustule, etc., comme lésions primordiales ou principales, on aurait, d'après Hardy, les formes suivantes : 1° la *scrofulide cutanée exanthématique* ; 2° la *scrofulide cutanée pustuleuse* ; 3° la *scrofulide cutanée squameuse* ; 4° la *scrofulide cutanée cornée* ; 5° la *scrofulide cutanée tuberculeuse* ; 6° la *scrofulide cutanée verruqueuse* ; 7° la *scrofulide cutanée phlegmoneuse*. En réalité il s'agit dans toutes ces formes, tantôt d'impétigo, tantôt d'eczéma séborrhéique, tantôt d'ecthyma, tantôt enfin de tuberculoses cutanées, présentant une évolution particulière du fait du tempérament lymphatique du malade. V. Scrofule. — *Scrofulide boutonneuse* (Bazin). V. Strophulus.

SCROFULISME. s. m. L'état scrofuleux.

SCROFULOSE. s. f. (Fuchs). L'ensemble des affections particulières auxquelles la constitution scrofuleuse imprime un cachet spécial.

SCROFULO-TUBERCULOSE. s. f. Tuberculose évoluant chez un scrofuleux ; elle a le plus souvent une marche torpide ; elle se localise ordinairement aux ganglions, aux os, à la peau ; elle n'a pas de tendance à gagner les viscères, mais d'autre part guérit difficilement, et récidive fréquemment.

SCROTAL, ALE. adj. [*scrotalis*, angl. *scrotal*]. Appartenant au scrotum : *hernie scrotale*.

SCROTOCÈLE. s. f. [*scrotocèle*, de *scrotum*, scrotum, et κήλη, hernie, tumeur ; all. *Hodensackbruch*, angl. *scrotocele*, it. *scrotocele*, esp. *escrotocele*]. Hernie complète, qui descend au fond du scrotum.

SCROTUM. s. m. [*scrotum*, ὀσχέον, all. *Hodensacks*, angl. *scrotum*, it. *scroto*, esp. *escroto*]. Enveloppe cutanée commune aux deux testicules. C'est un prolongement de la peau de la partie interne des cuisses, du périnée et du pénis, qui forme une sorte de poche brune, rugueuse, couverte de poils longs et rares, et pourvue de follicules sébacés. Le scrotum est partagé en deux par une ligne saillante, le *raphé*, qui s'étend de l'anus à la racine de la verge. Son organisation est la même que celle de la peau des autres parties, si ce n'est que son chorion est plus mince, que son épiderme offre davantage de pigment, et que sa transparence laisse distinguer les vaisseaux se distribuant dans le dartos. ‖ Dans quelques écrits le mot *scrotum* désigne les enveloppes du testicule connues vulgairement sous le nom de *bourses*, et qui sont, en procédant du dehors au dedans, le scrotum, le dartos, la tunique celluleuse ou lamineuse, la tunique musculaire ou érythroïde, la tunique fibreuse et la tunique vaginale. D'une grande minceur, elles forment au testicule une enveloppe commune peu épaisse. Elles sont unies entre elles par contiguïté immédiate ou par un tissu cellulaire lâche. — *Hydropisie* ou *œdème du scrotum*. V. Hydrocèle.

SCRUPULE. s. m. V. Poids *officinal*. — *Monomanie du scrupule*. V. Pantophobie.

SCULÉINE. s. f. V. Scille.

SCULTET (chirurgien wurtembergeois, 1595-1645). — *Bandage de Scultet*. V. Bandage.

SCUTELLAIRE. s. f. [*Scutellaria*]. Genre de plantes labiées dont une espèce (*Scutellaria galericulata*, L.), amère, astringente, a été employée comme fébrifuge et stomachique. Le *Scut. indica*, L., a les mêmes propriétés. — Le *Scut. lateriflora*, L., a été vanté contre la rage.

SCUTELLARINE. s. f. Principe amer, brun, soluble dans l'eau, du *Scutellaria lateriflora*.

SCUTIFORME. adj. [*scutiformis*, de *scutum*, bouclier, et *forma*, forme ; all. *schildformig*, angl. *scutiform*, it. *scudiforme*, esp. *escutiforme*]. En forme de bouclier. — *Cartilage scutiforme*. Le cartilage thyroïde.

SCYBALES. s. f. [*scybala*, σκύβαλα]. Excréments endurcis et arrondis.

SCYLLITE. s. f. (Staedler et Frerichs). Principe neutre, analogue à l'inosite, douceâtre, soluble dans l'eau, insoluble dans l'alcool froid et dans l'acide azotique, qui la dissout à chaud. Se trouve dans le foie, la rate et le rein de la *roussette* (*Scyllium canicula*, L.), de la raie, de la torpille, etc.

SCYPHISTOME. s. m. [de σκύφος, coupe, et στόμα, bouche]. V. Proscolex.

SEAU. s. m. V. Alambic.

SÉBACÉ, ÉE. adj. [*sebaceus*, de *sebum*, suif ; all. *talgartig*, angl. *sebaceous*, it. et esp. *sebaceo*]. Qui est de la nature du suif. — *Follicules sébacés*. Nom sous lequel la plupart des auteurs comprennent : 1° les *glandes pileuses*, glandes en grappe simple annexées aux follicules pileux

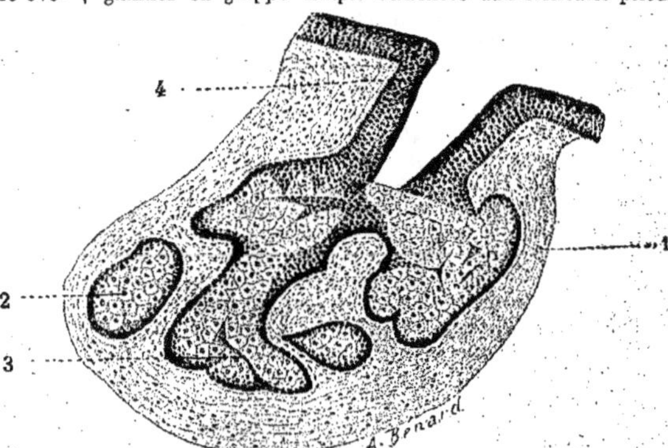

Fig. 673. — Glande *sébacée*.

(V. Poil.) ; 2° d'autres glandes en grappe simple (*glandes sébacées* proprement dites) très développées dans l'aréole du mamelon, mais qui existent aussi dans certaines parties du corps sans être annexées à des poils (gland, face interne du prépuce, petites lèvres de la vulve). Plus superficielles que les glandes sudoripares, ovoïdes, larges de 1/2 à 2 millimètres, jaunâtres ou blanchâtres, presque opaques, elles sont composées de 1 à 10 culs-de-sac larges de 6 à 35 centièmes de millimètre, se jetant dans un canal excréteur large de 1/5e à 1/10e de millimètre qui s'ouvre dans un follicule pileux ; elles ont une paroi propre, amorphe, à peine granuleuse, à la surface de laquelle adhèrent des fibres élastiques minces et des fibres conjonctives ; elles sont tapissées de larges cellules épithéliales, polyédriques ou sphéroïdales, sans noyaux, ayant une paroi incolore, transparente, assez épaisse, et une cavité remplie de gouttes d'huile, qui, s'écoulant par rupture des cellules, constituent l'humeur grasse qui humecte la peau des régions où elles se trouvent. Fig. 673 : 1, derme ; 2, lobule de la glande ; 3, formation cloisonnante ; 4, canal excréteur. V. Comédon, Molluscum et Varioliforme. — *Matière sébacée* (*sebum*). Le produit de sécrétion des glandes sébacées. Il est jaunâtre ou blanchâtre, onctueux, et formé : 1° de cellules analogues à celles qui tapissent les glandes sébacées, quelquefois devenues sphériques ou ovoïdes, distendues qu'elles sont par leur contenu huileux, plus transparent, à contour moins foncé que les vésicules adipeuses. Ce contenu est souvent devenu homogène par réunion des gouttes huileuses, au lieu d'être à l'état de gouttelettes distinctes : ce fait s'observe surtout dans les kystes sébacés ; 2° de cellules épithéliales libres, claires, transparentes, minces, plissées, sans noyau ni graisse ; 3° de gouttes huileuses libres ; 4° de granulations moléculaires. V. Enduit *fœtal* ou *sébacé*. — *Tumeurs sébacées*. V. Athérome, Glandulaire (*Hypertrophie*), Loupe et Tanne.

SÉBACINE. s. f. [all. *Sebacin*, angl. *sebacine*, it. et esp. *sebacina*] (Bonastre). Matière grasse, retirée du fruit du *Myristica sebifera*, L. V. Muscadier. || La matière *sébacée* (de Blainville). || *Sébacine* ($C^{20}H^{18}$). Hydrocarbure solide, incolore, inodore, insipide, fusible à 55°, insoluble dans l'eau, soluble dans l'alcool et l'éther, produit par distillation du sébate de chaux avec un excès de chaux.

SÉBACIQUE. adj. Qui se rapporte à la matière sébacée. — *Acide sébacique* [*acide pyroléique*, all. *Fettsäure*. angl. *sebacic acid*, it. et esp. *acido sebacico*] ($C^{20}H^{18}O^{6}$, ou, en atomes, $C^{10}H^{18}O^{4}$). Un des produits de la distillation des corps gras. On l'obtient aussi en traitant l'huile de ricin par la potasse (Bouis), ou les graisses par l'acide azotique. Il cristallise en aiguilles ou lames blanches, nacrées, fusibles à 127°. L'eau, à chaud surtout, et l'alcool, le dissolvent.

SÉBATE. s. m. [*sebas*, de *sebum*, suif; all. *fettsaures*, *Salz*, angl. *sebate*, it. et esp. *sebato*]. Nom générique des sels formés par l'acide sébacique et les bases.

SÉBESTE. s. f. [all. *Sebeste*, *Brustbeere*, angl. *sebesten*, it. *sebesten*, esp. *sebesta*]. Drupe desséchée du *Cordia Mixa*, L., de la famille des borraginées. Les sébestes ressemblent à de petites prunes noirâtres; elles sont mucilagineuses, adoucissantes et légèrement laxatives. Autrefois on les recevait sèches de l'Égypte; aujourd'hui elles sont remplacées par les jujubes.

SÉBIFÈRE. adj. [de *sebum*, suif, et *ferre*, porter]. Qui donne du suif, de la graisse.

SÉBINE. s. f. (Berthelot) ($C^{30}H^{32}O^{16}$), Corps obtenu en chauffant l'acide sébacique avec la glycérine. Neutre, cristallisé, saponifiable.

SÉBIQUE. adj. S'est dit pour *sébacique*.

SÉBOLITHE. s. f. [de *sebum*, et λίθος, pierre] (Lebert). Concrétion calcaire dans les kystes sébacés. V. Tanne.

SÉBORRAGIE, SÉBORRHÉE ou **STÉARRHÉE.** s. f. [de *sebum* ou στέαρ, graisse, et ῥεῖν, couler ; *fluxus sebaceus*, all. *Talgdrüsenauschwitzung*, angl. *seborrhœa*, it. et esp. *seborrea*] (le mot *stéarrhée* est employé aujourd'hui dans un autre sens). Exagération de la sécrétion des glandes sébacées et plus généralement des glandes cutanées, sudoripares aussi bien que sébacées. Ce trouble sécrétoire peut être passager ou permanent; en général il persiste plus ou moins atténué chez l'individu qui en a été atteint et constitue une manière d'être de la peau sur laquelle se greffent d'autres lésions, en particulier l'acmé et l'eczéma ; il se traduit le plus souvent par un état particulier de la peau qui est plus grasse que normalement : un papier à cigarettes appliqué sur le tégument révèle cette abondance de graisse. Quand la sécrétion devient très active, elle peut se concréter en croûtes ou couler sur la peau. Dans la première forme, dite *croûteuse*, les croûtes jaunes ou brunâtres sont formées par des lamelles épidermiques agglutinées par le sébum ; au-dessous de la croûte la peau est rouge et humide ; chez l'enfant, elle constitue les croûtes de lait ; chez le vieillard, les verrues plates séborrhéiques ; elle peut se montrer au cuir chevelu et sur les parties couvertes de poils aussi bien que sur les parties glabres. La deuxième forme, forme *fluente* ou séborrhée huileuse, peut se rencontrer aux mêmes points ; les orifices des glandes sudoripares sont dilatés, la peau est recouverte d'un enduit graisseux. On a décrit encore une forme sèche ou pityriasique de la séborrhée caractérisée par la production incessante de squames fines et sèches ; elle se rencontre surtout au niveau du cuir chevelu où elle donne lieu à ce qu'on appelle vulgairement les pellicules et s'accompagne de calvitie ; elle se voit aussi au niveau des parties glabres, en particulier du visage, où on la décrit sous le nom d'eczéma sec ou de dartres furfuracées ; mais rien ne démontre qu'il y ait dans ces cas exagération de la sécrétion des glandes cutanées, et que les pellicules soient formées de matière grasse séchée et concrétée ; on peut penser aussi bien qu'elles sont formées de squames véritables et qu'elles doivent être rapportées à un trouble de l'évolution épidermique. On traitera la séborrhée par les lotions de la peau à l'alcool ; quand elle est très abondante, on aura recours au soufre en lotion ou en poudre ; dans tous les cas, on évitera les pommades et les corps gras.

SÉBORRHÉIDE. s. f. Dermatose dont la cause principale paraît être la séborrhée ; les croûtes de séborrhée concrète sont parfois considérées comme des séborrhéides, bien qu'elles ne constituent pas une affection de la peau à proprement parler, mais le résultat d'un trouble de fonctionnement des glandes cutanées ; il en est de même pour le *pityriasis capitis*, si on admet qu'il est formé par la graisse desséchée et concrétée sous forme de squames. Mais consécutivement à la séborrhée, et sous l'action de causes secondes, on voit apparaître des dermatoses ayant un aspect un peu particulier, participant de l'eczéma, du psoriasis ou plus rarement de l'impétigo ; il semble que dans ces cas il s'agisse simplement d'eczéma, de psoriasis ou d'impétigo apparaissant chez des séborrhéiques et revêtant de ce fait des aspects spéciaux. Aussi beaucoup de dermatologistes actuels rejettent le groupe des séborrhéides.

SÉBORRHÉIQUE. adj. — *Eczéma séborrhéique*. V. Eczéma.

SÉBUM. s. m. Mot latin employé en français pour désigner la *matière sébacée*.

SEC, SÈCHE. adj. [*siccus*, ξηρός, all. *trocken*, angl. *dry*, it. *secco*]. Se dit d'un terrain, d'un corps, etc., qui est peu ou point humide. — *Arthrite sèche*. V. Rhumatisme *chronique*.

SÉCATEUR. s. m. [de *secare*, couper]. Nom générique donné à divers *ostéotomes*. Les *sécateurs*, en particulier la *pince de Liston*, sont préférés à la scie quand l'os n'est pas volumineux, et qu'on craint de tirailler les ligaments d'une articulation par l'action de scier trop près d'elle. —

Sécateur par écrasement. V. ÉCRASEMENT. — *Sécateur des amygdales*. V. TONSILLITOME.

SÈCHE. s. f. [*Sepia officinalis*, σηπία, all. *Tintenfisch*, *Sepie*, angl. *cuttle-fish*, it. *seppia*, esp. *jibia*]. Mollusque céphalopode dont le corps contient un organe spongieux (*os de sèche*) employé autrefois comme absorbant, et formé d'une trame de chitine, associée à du carbonate de chaux, très différent du tissu osseux. La sèche fournit aussi une liqueur noire (*encre de sèche*) à l'aide de laquelle elle trouble l'eau pour échapper aux poissons qui la poursuivent, et qui contient de la *mélaïne*.

SECOND, ONDE. adj. — *Seconde vue*. V. DEUTÉROSCOPIE.

SECONDAIRE. adj. [*secundarius*, all. *secondär*, angl. *secondary*, it. *secondario*, esp. *secundario*]. Se dit de phénomènes subséquents ou subordonnés à d'autres: *cataracte secondaire, paralysie secondaire*, par opposition à *primaire*. — *Accidents* ou *symptômes secondaires*. V. SYPHILIS. — *Amputation secondaire*. Celle qui, dans les cas d'une fracture compliquée ou de quelque autre grave lésion, est reculée jusqu'à ce que les premiers effets du traumatisme soient passés, contrairement à celle qui est pratiquée immédiatement, et dite *primaire*. — *Fièvre secondaire*. Affection fébrile qui survient après une crise, après l'issue de quelque matière morbide, ou pendant le déclin d'une maladie fébrile. — *Hémorragie secondaire*. V. HÉMORRAGIE *traumatique*.

SECONDINES. s. f. pl. [*secundinæ*, *hepar uterinum*, δεύτερα, all. *Nachgeburt*, angl. *secundine*, it. *secundina*, esp. *secundinas*]. V. ARRIÈRE-FAIX.

SECONDIPARE. adj. et s. f. [de *secundus*, second, et de *parere*, enfanter]. Femme qui accouche pour la seconde fois.

SECOURS. s. m. [all. *Hülfe*, *Beistand*, angl. *helpe assistance*, it. *soccorso*, esp. *socorro*]. — *Secours à domicile*. V. TRAITEMENT *à domicile*. — *Secours publics*. Secours institués à l'effet de venir en aide, primitivement, aux noyés seuls, et aujourd'hui à toute personne blessée ou malade sur les voies publiques. Les appareils de secours consistent en des *brancards* et des *boîtes* qui renferment des médicaments et objets de pansement. Le *brancard* ou *civière* se compose de deux pans de bois, longs de 3m,30, reliés par une toile cirée qui peut, au moyen d'une tringle de fer, se relever en avant, suivant un angle presque droit; de deux traverses de bois qui se replient au moyen de charnières; de quatre montants de bois disposés à l'avant et à l'arrière, et unis par des boulons aux pièces sur lesquelles ils se meuvent de manière à leur devenir perpendiculaires et à servir de pieds au brancard et de supports à une toile de tente destinée à couvrir le malade ou le blessé; de deux bretelles de cuir pour les hommes qui opèrent le transport. Le brancard ne doit pas peser plus de 25 kilos. — Le contenu des *boîtes* varie suivant que ce sont des *boîtes à blessés* ou des *boîtes à noyés*. Les premières renferment : 1° une paire de ciseaux de 16 centimètres de long à pointes mousses ; 2° un paquet d'ouate hydrophile ; 3° deux paquets de coton ordinaire; 4° un rouleau de gaze, au salol, d'un mètre; 5° une boîte de soie phéniquée n° 0; 6° un étui renfermant des aiguilles à suture de diverses formes; 7° une boîte d'épingles anglaises; 8° une boîte de sinapismes en feuilles; 9° un étui renfermant de la baudruche gommée; 10° du sparadrap dans un étui de fer-blanc; 11° un petit pot de vaseline boriquée ; 12° des bandes de tarlatane de 6 mètres de longueur sur 8 centimètres de largeur; 13° des compresses; 14° une bande hémostatique en caoutchouc, 15° une éponge et son enveloppe en taffetas gommé 16° une cuvette en fer étamé; 17° une cuillère en fer étamé; 18° un gobelet d'étain ; 19° une palette graduée pour la saignée ; 20° un agaric de chêne; 21° un appareil Scultet; 22° quatre grands flacons contenant : alcool camphré, acétate de plomb liquide, solution phéniquée à 25 p. 1000, solution boriquée à 40 p. 1000 ; 23° quatre petits flacons contenant : éther, acétate d'ammoniaque, alcoolat de mélisse, teinture d'arnica. Chaque poste de secours aux blessés est pourvu, en outre, de deux gouttières en fil de fer pour le membre supérieur, et de deux gouttières en fil de fer pour le membre inférieur tout entier. Les secondes boîtes contiennent : 1° une paire de ciseaux ; 2° un peignoir de laine; 3° un bonnet de laine ; 4° un levier de bois ; 5° un caléfacteur, ou appareil pour faire chauffer de l'eau rapidement, de trois quarts de litre ; 6° deux frottoirs de laine ; 7° deux gants de crins ; 8° une bassinoire ; 9° un appareil fumigatoire; 10° du tabac à fumer (100 grammes) ; 11° une seringue à lavements; 12° une aiguille à dégorger le tuyau de l'appareil fumigatoire; 13° une boîte de sinapismes Rigollot ; 14° des plumes pour chatouiller la gorge; 15° une cuiller de fer étamé; 16° un gobelet d'étain; 17° un biberon; 18° deux flacons renfermant 500 grammes d'alcool de mélisse et d'alcool camphré; 19° un flacon renfermant 200 grammes d'alcool rectifié, pour le caléfacteur; 20° trois flaçons contenant 125 grammes de vinaigre, d'éther et d'ammoniaque liquide; 21° un flacon renfermant 100 grammes de sel marin ; 22° une seringue à injections hypodermiques ; 23° une lancette et une palette à saignée ; 24° un spéculum laryngien ; 25° un marteau de Mayor ; 26° un nouet de poivre et de camphre pour la conservation des objets en laine ; 27° un briquet; 28° une boîte renfermant dix paquets d'émétique, de 5 centigrammes. A Paris et dans les communes du département de la Seine, ces appareils sont déposés dans les postes de la police municipale, de la garde de Paris, les bureaux d'octroi situés le long de la Seine ou des canaux, chez des particuliers, presque tous mariniers, et à bord de quelques bateaux à lessive. De plus, tous les propriétaires de bains froids, de bains chauds, de bateaux à vapeur transportant des voyageurs, de loueurs, sont tenus d'avoir des boîtes de secours pour noyés conformes au modèle précédent. Les boîtes de secours renferment une instruction du conseil de salubrité, indiquant les premiers soins à donner aux noyés, asphyxiés et blessés. Le médecin-directeur des secours publics exerce les agents de la police municipale, les mariniers, etc., à la pratique de ces instructions, afin qu'ils puissent, en cas de besoin, administrer eux-mêmes les premiers soins. V. NOYÉ. — Des appareils de secours, boîtes et brancards, sont établis sur toutes les lignes de chemins de fer de France, dans les stations principales, au niveau des embranchements, partout où il y a un dépôt de locomotives dites *de secours*. Tous les 40 ou 60 kilomètres, on trouve de ces appareils. Certaines compagnies en ont établi volontairement une grande quantité. Les appareils de secours réglementaires sont confiés à la surveillance des chefs de gare, à qui le médecin-inspecteur donne les instructions qui leur permettent d'administrer les premiers soins en attendant l'arrivée du médecin attaché par la Compagnie à certaines circonscriptions déterminées de la ligne (Auguste Voisin).

SECOUSSE. s. f. — *Secousse musculaire*. Raccourcissement brusque et très court d'un muscle, sous l'action d'une excitation courte et unique.

SECRET. s. m. — *Secret médical* ou *professionnel*. *Code pénal*, art. 378. « Les médecins, chirurgiens, et autres officiers de santé, ainsi que les pharmaciens, les sages-femmes et toutes autres personnes dépositaires, par état ou profession, des secrets qu'on leur confie, qui, hors le cas où la loi les oblige à se porter dénonciateurs, auront révélé ces secrets, seront punis d'un emprisonnement de un mois à six mois, et d'une amende de 100 francs à 500 francs ». Le secret médical n'est donc pas seulement une obligation morale, c'est une obligation légale. Les cas où le médecin doit se porter dénonciateur sont mal définis par la loi; aussi les opinions sont partagées au sujet de l'obligation de tenir secrets les crimes dont on a eu connaissance dans l'exercice de la médecine. Les articles 55 du code civil et 346 du code pénal sont, en apparence, contradictoires avec l'article 378 : mais ils obligent le médecin à déclarer le fait même de la naissance d'un enfant, et nullement à fournir les indications contenues dans l'article 57; il peut donc déclarer inconnus les noms du père et de la mère, et même leur domicile. V. NAISSANCE.

SECRETA. s. m. pl. [*secreta*, choses sécrétées]. Mot latin employé, en hygiène, pour désigner l'ensemble des produits de sécrétion.

SECRÉTAN (médecin suisse contemporain). — *Maladie de Secrétan.* Syn. *Œdème dur traumatique de la main.* Syndrome clinique caractérisé par un œdème dur du dos de la main ou du pied, apparaissant à la suite d'un traumatisme parfois même insignifiant. Il est le plus souvent le résultat d'un accident du travail. La tuméfaction d'abord modérée s'accroît les jours suivants, devient dure et rénitente, et donne à la palpation l'impression d'un coussinet élastique. Elle persiste ainsi deux et trois mois, et quelquefois davantage, et rend les mouvements des doigts difficiles et douloureux. Le traitement consiste dans les bains chauds et l'immobilisation.

SÉCRÉTÉ, ÉE. adj. Se dit d'une substance produite par sécrétion : *humeur sécrétée.*

SÉCRÉTEUR ou **SÉCRÉTOIRE.** adj. [*secretorius*, de *secernere*, séparer; all. *absondernd*, angl. *secretory*, it. *secretorio*, esp. *secretor*, *secretario*]. Qui sert aux sécrétions, et qui a rapport aux sécrétions. — *Appareils, organes,* ou *tissus sécréteurs.* V. GLANDE. — *Centres sécréteurs.* Points circonscrits de la moelle épinière ou allongée dont l'excitation artificielle donne lieu à des sécrétions déterminées, et qui, normalement, sont le point de départ des actions réflexes dont ces sécrétions sont le résultat. Leur topographie est encore mal établie. — *Nerfs sécréteurs.* V. SÉCRÉTION.

SÉCRÉTINE. s. f. (Bayliss et Starling). Substance présumée prenant naissance quand on traite la muqueuse intestinale par l'acide chlorhydrique, et révélant son existence par la propriété qu'elle possède d'exciter la sécrétion du pancréas. On la prépare en faisant macérer la muqueuse duodénale d'un chien à jeun dans de l'eau acidulée par l'acide chlorhydrique à 4 p. 1000 ou par d'autres acides; on neutralise ensuite le liquide et on le fait bouillir. Si on injecte l'extrait aqueux ainsi obtenu dans les veines d'un chien porteur d'une fistule pancréatique, on voit après quelques instants une sécrétion abondante s'écouler par la fistule. Cette même sécrétion s'établit aussi quand, chez un chien à jeun, on verse dans l'estomac une solution d'acide chlorhydrique d'un titre égal à celui du suc gastrique, au moment où cette solution passe dans le duodénum; dans ce cas, on trouve de la sécrétine dans le sang efférent du duodénum. La sécrétine agit aussi sur les sécrétions biliaire et salivaire, mais beaucoup moins que sur la pancréatique. Elle se forme dans le duodénum par transformation sous l'influence d'un acide, d'une substance préexistante ou *prosécrétine.* Elle résiste à la température de 120°; elle n'est pas précipitée par l'alcool; elle n'appartient donc pas à la classe des ferments solubles. Elle est détruite par les oxydants, les sels métalliques et le suc pancréatique lui-même.

SÉCRÉTION. s. f. [*secretio*, du verbe *secernere*, séparer; all. διάκρισις, *Absonderung*, angl. *secretion*, it. *secrezione*, esp. *secrecion*]. Acte physiologique, qui, malgré l'étymologie du mot qui le désigne, ne consiste pas en une simple *séparation*, puisque les humeurs produites n'existent pas toutes formées dans le sang, mais sont produites, avec *choix*, par les cellules qui sécrètent; *choix* qui caractérise la *sécrétion* et la rend très distincte de l'*exsudation* et de l'*exhalation*. On donne parfois le nom de *sécrétions morphologiques* à celles dont la partie essentielle est un *élément anatomique* (spermatozoïde), qui apparaît tout formé dans un liquide peu abondant : mais ces éléments sont le résultat de la transformation d'autres cellules, ils ne sont pas sécrétés. La sécrétion a pour *condition physique* d'existence l'*exosmose*, mais elle en diffère en ce que la substance complexe qui sort, molécule à molécule, au travers d'un tissu, est modifiée, chemin faisant, par ce tissu, qui lui emprunte ou lui cède tel ou tel de ses principes, suivant la nature des principes de l'humeur qui fournit les matériaux de sécrétion et suivant la composition de ce tissu. D'où il résulte que l'humeur sécrétée est, au delà des parois sécrétantes, autre qu'elle n'était en deçà. Ce fait rend compte de l'issue de certains principes contenus dans le sang au travers de certains tissus, de certaines glandes, et l'impossibilité où ils sont d'en traverser d'autres. En outre, la sécrétion a pour *condition organique* ou *vitale* d'effectuation la *désassimilation*, comme l'absorption a pour condition d'ordre organique l'*assimilation*. Le produit sécrété, une fois formé dans la cellule, est déversé au dehors; s'il s'agit d'une glande unicellulaire comme la cellule caliciforme des membranes muqueuses, il passe directement à la surface de la muqueuse où il s'étale. Dans le cas de glande pluricellulaire, le produit de sécrétion des cellules s'accumule dans l'espace que limitent les cellules, espace arrondi formant la cavité de l'acinus dans les glandes en grappe, allongé dans les glandes en tube, puis il passe au dehors en suivant le canal excréteur; ce transport de la substance sécrétée au point où elle sera utilisée porte le nom d'*excrétion*. Pendant longtemps on a pensé que toutes les sécrétions allaient se déverser à la surface des muqueuses ou dans une cavité communiquant ou non avec l'extérieur. Les recherches modernes ont montré qu'à côté de ce mode de sécrétion qui mérite le nom de *sécrétion externe*, en existait un autre appelé *sécrétion interne* ; dans ce cas en effet le produit sécrété, au lieu d'être versé dans une cavité, passe directement dans les vaisseaux sanguins ou lymphatiques. Si l'on analyse de plus près les différents modes de sécrétion, on voit que dans le cas de sécrétion externe, le produit sécrété sort de la cellule par le point opposé à celui qui est en contact avec les vaisseaux sanguins, tandis que dans le cas de sécrétion interne, c'est par le pôle vasculaire de la cellule que se fait l'issue du produit sécrété; si bien que toute cellule sécrétante peut avoir les deux espèces de sécrétion, l'une se faisant par son pôle cavitaire ou canaliculaire : sécrétion externe, l'autre se faisant par son pôle vasculaire : sécrétion interne; tel est le cas pour la cellule hépatique qui déverse dans le canalicule biliaire les éléments de la bile, et dans les veinules sus-hépatiques la glycose. Certaines cellules glandulaires, telles celles des surrénales, n'ont que la sécrétion interne. Si l'on envisage de cette façon le mécanisme de la sécrétion (M. Garnier), on voit que certaines glandes considérées comme glandes à sécrétion interne ne méritent pas ce nom : tel est le cas pour la thyroïde. La cellule thyroïdienne, en effet, déverse la matière colloïde qu'elle sécrète dans une cavité qui se distend par suite de l'accumulation du produit sécrété, de manière à former la vésicule thyroïdienne ; ce produit est repris ultérieurement par les lymphatiques; mais la sécrétion s'est bien faite par le pôle cavitaire, comme dans une glande en grappe ; la sécrétion est donc externe, c'est l'excrétion qui est interne. Cette conception n'a pas seulement un intérêt théorique;

elle permet de concevoir qu'à côté de sa sécrétion externe, la cellule thyroïdienne peut avoir un autre rôle et agir sur le sang par son pôle vasculaire, par une véritable sécrétion interne (V. THYROÏDE). Dans la pituitaire, le mécanisme glandulaire est analogue; là aussi il y a formation de sécrétion colloïde dont on peut saisir parfois l'accumulation au milieu de cellules sécrétantes; mais cette substance passe très rapidement dans les vaisseaux sanguins. Ainsi entre la glande à sécrétion externe et celle à sécrétion interne, il faut faire une place aux glandes à sécrétion externe mais à excrétion interne, comme la thyroïde et la pituitaire. Dans les glandes à sécrétion externe, les cellules épithéliales, qui se renouvellent ici comme partout où existe un épithélium, contribuent parfois, en tombant dans la cavité de l'acinus glandulaire, à former le produit de sécrétion; ce sont ces glandes que Ranvier désigne sous le nom de glandes *holocrines*; dans d'autres cas, le produit de sécrétion est formé à l'intérieur de la cellule qui n'est pas détruite; ce sont les glandes *mérocrines* de Ranvier (V. ces mots). Parfois le sang contient déjà les principes tout formés de la sécrétion, laquelle s'accomplit sans formation nouvelle. Ici, le phénomène de la sécrétion, qui toujours a pour condition d'existence la structure propre et la nutrition, consiste en un choix de principes formés ailleurs (urates, urée, créatine, créatinine, pour le rein, acide carbonique, etc., pour le poumon). Aussi observe-t-on alors un fait capital qui distingue ces sécrétions excrémentitielles des sécrétions proprement dites ou récrémentitielles; c'est que, dans les glandes à sécrétion interne, on ne trouve pas les principes nouvellement formés dans les artères, tandis qu'on les trouve dans les veines venant de ces glandes; c'est que, dans les glandes à sécrétion externe récrémentitielle (biliaire, pancréatique, etc.), on ne trouve les principes qu'elles forment ni dans leurs artères, ni dans leurs veines, mais seulement dans le liquide sécrété; au contraire, dans les parenchymes à sécrétion externe excrémentitielle (rein, etc.), on trouve les principes du liquide qu'ils élaborent dans le sang artériel qui arrive au tissu, et on ne les trouve plus dans le sang qui l'a traversé, dès qu'il est dans les veines, où ce sang est dépuré. — Ainsi toutes les sécrétions, quel que soit l'organe qui en est le siège, quel qu'en soit le produit, sont toujours sous la dépendance de la circulation sanguine, et, par suite, sous la dépendance indirecte du système nerveux, les nerfs vaso-moteurs modifiant les conditions de cette circulation. Mais, en outre, la plupart des sécrétions, celles dans lesquelles l'activité spéciale des cellules épithéliales se fait sentir, paraissent directement influencées par des nerfs, *nerfs glandulaires* ou *sécréteurs*, indépendants des vaso-moteurs, et qui influeraient sur le *choix* des principes sécrétés, c'est-à-dire sur l'acte essentiel de la sécrétion. Quoique ce second mode d'action nerveuse soit encore obscur au point de vue de sa nature intime, les connexions mêmes des cellules glandulaires avec les terminaisons des nerfs étant imparfaitement connues, elle ne peut actuellement être mise en doute.

SÉCRÉTIVITÉ. s. f. (Spurzheim). En phrénologie, faculté de garder un secret, prudence. V. CRANIOLOGIE.

SÉCRÉTOIRE. adj. V. SÉCRÉTEUR.

SECTION. s. f. [*sectio*, de *secare*, couper; τομή, all. *Durchschneidung*, angl. *section*, it. *sezione*, esp. *seccion*]. Action de couper. — *Section sous-cutanée.* V. TÉNOTOMIE. — *Section du muscle ciliaire.* Opération utile au début du staphylôme et dans les cas d'inflammation de quelque partie de l'œil, avec douleur due à une augmentation de pression intra-oculaire; elle calme aussitôt les douleurs. Un couteau de Wenzel, entouré d'un fil qui en limite le degré de pénétration, de manière à faire une incision de 2 millimètres, et tenu comme une plume à écrire, est plongé dans la sclérotique, de haut en bas, d'avant en arrière, le dos tourné du côté de la cornée, le tranchant dans la direction des fibres de l'albuginée, au-dessous du diamètre transverse, jusqu'au fil qui l'arrête (Serre). Trop rapprochée de la cornée, elle est suivie d'un petit épanchement de sang dans l'œil, qui se dissipe promptement. Quelquefois la cicatrice étreint, sous forme d'un staphylôme à peine visible, une portion d'iris; il sort quelques gouttes de sang, parfois de l'humeur aqueuse; jamais le corps vitré ne s'est présenté à l'orifice.

SECTIONNER. v. a. Pratiquer la section d'un organe.

SÉCURIFORME. adj. [de *securis*, hache, et *forma*, forme; angl. *securiform*]. En forme de hache.

SÉDATIF, IVE. adj. Se dit d'une préparation pharmaceutique propre à produire la sédation : *eau sédative*, *liniment sédatif*.

SÉDATIFS. s. m. pl. [*sedativus*, *sedans*, de *sedare*, apaiser; καταπαύων, all. *lindernd*, *beruhigend*, angl. *sedative*, it. et esp. *sedativo*]. Médicaments qui modèrent l'action augmentée d'un organe ou d'un système d'organes. Ainsi, la digitale est un *sédatif* de l'action du cœur ou de la circulation; les gommes-résines sont des *sédatifs* du système nerveux. Ce mot est synonyme de *calmant*, mais a un sens plus étendu; il comprend non seulement les moyens médicamenteux, mais encore un grand nombre de moyens étrangers à la pharmacologie. Ainsi, on ne peut dire que la saignée soit un *calmant* des douleurs, de la pleurésie, de la pleurodynie, etc., mais on dira qu'elle est un *sédatif* de la douleur. C'est que la *sédation* n'est point le résultat d'une médication particulière produite par un ordre de moyens analogues les uns aux autres, mais l'expression générale d'un effet thérapeutique secondaire, qui peut être produit par des moyens très différents, quelquefois opposés.

SÉDATION. s. f. [*sedatio*, κατάπαυσις, all. *Linderung*, angl. *mitigation*, it. *sedazione*, *lenimento*, esp. *sedacion*]. Effet produit par des sédatifs.

SÉDENTAIRE. adj. [*sedentarius*, de *sedere*, résider]. — *Os sédentaire* [*os sedentarium*, *protuberantia ossis coxendicis*, all. *Sitzbein*, *Sitzhöker*, angl. *sedentary bone*, it. *sedentario*]. La tubérosité sciatique.

SÉDILLOT (Joseph) (médecin français, 1745-1825). — *Pilules de Sédillot.* V. PILULES *mercurielles*.

SÉDIMENT. s. m. [*sedimentum*, de *sedere*, tomber au fond; ὑπόστασις, all. *Satz*, angl. *sediment*, it. et esp. *sedimento*]. Dépôt qui se forme par la précipitation d'une ou de plusieurs substances tenues en dissolution ou en suspension dans un liquide. — *Sédiments urinaires* [all. *Niedersatz*]. L'urine peut tenir en suspension : 1° du *mucus vésical*, produit naturellement par la vessie; 2° des *cellules épithéliales* pavimenteuses englobées dans ce mucus et venant de la vessie et de l'urètre (fig. 674); 3° des *leucocytes* en très petit nombre, mêlés aux cellules épithéliales, ou composant de petits filaments blancs par accumulation dans de petits faisceaux de mucus dense

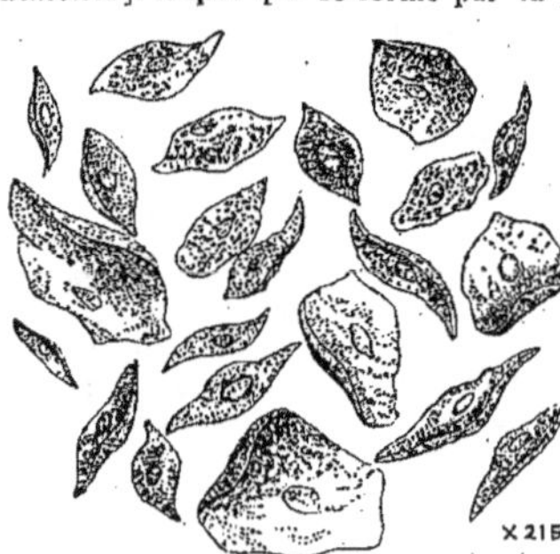

Fig. 674. — *Sédiments* organisés (cellules épithéliales).

et finement strié. Dans ce cas ils indiquent un état d'inflammation ancienne de l'urètre et sont le reliquat d'une blennorragie guérie. Dès qu'ils deviennent plus nombreux, ils forment des dépôts purulents en rapport avec une suppuration des voies urinaires; 4° de la *graisse* (V. Chylurie); 5° des *globules sanguins*, qui existent fréquemment comme partie principale des dépôts morbides, soit en assez grande quantité pour former une couche au fond du vase, après le repos, soit peu abondants, restant en suspension dans l'urine qu'ils colorent plus ou moins, et visibles seulement au microscope; 6° de la *fibrine* en caillots, fait qui indique presque certainement une *hématurie vésicale*; 7° des *cylindres* de constitution variable. — Les dépôts suivants ne proviennent plus, comme les précédents, des parties constituantes de l'appareil urinaire, mais des principes de l'urine. Ce sont : 1° l'*urate de soude*, toujours combiné avec des traces d'urates d'ammoniaque, de potasse, et quelquefois de chaux et de magnésie. Ce sédiment peut être considéré comme presque aussi normal que celui de carbonate de chaux du cheval, tellement sont légères les modifications de la circulation, de l'exercice ou de l'alimentation, qui en amènent la production. Il est en fine poussière à grains sphéroïdaux, de 1 à 5 millièmes de millimètre. Sa couleur varie du blanc jaunâtre au blanc rosé et même au rouge, par suite d'union des sels à de l'urochrome en quantité variable. Ce dépôt est souvent pris à l'œil nu pour du pus ou du sang; 2° le *phosphate de chaux des os*, en grains amorphes de volume variable, blanchâtre, grisâtre ou jaunâtre, se dissolvant dans les acides sans donner d'acide urique, à moins d'être mêlé au précédent; 3° le *phosphate ammoniaco-magnésien*, qui se montre en grande quantité dans certains cas d'altération du rein par des calculs. Ses dépôts ressemblent beaucoup, pour l'œil nu, à ceux du pus. Il existe quelquefois en petite quantité dans les dépôts muqueux; 4° l'*acide urique* se trouve souvent en petite quantité, compliquant beaucoup d'autres sédiments. Chez les rhumatisants, les goutteux et chez ceux où il est assez abondant pour former du sable ou des calculs, on le trouve sous forme de dépôts rouge-brique avec toutes ses variétés de cristallisation et de couleur par transparence; 5° l'*oxalate de chaux* se rencontre toujours en petite quantité lorsqu'on a mangé de l'oseille et fréquemment chez les individus déprimés. Sa forme octaédrique le fait facilement reconnaître; 6° l'*acide hippurique*, rare, se rencontre quelquefois, dans les mêmes conditions que l'acide urique et que l'oxalate de chaux, et dans d'autres cas où l'urine est fort acide; ses cristaux en aiguilles ou prismes formant des groupes irradiés et étoilés le font reconnaître; 7° la *cystine* ne se rencontre guère que dans les cas où la vessie ou le rein contiennent un calcul de cette espèce. — Des produits venant d'autre part que l'appareil urinaire peuvent être accidentellement versés dans la vessie ou ailleurs, et se mêler à l'urine. Ce sont: 1° des *spermatozoïdes*; 2° des *poils* (V. Pilimiction); 3° des débris de *fœtus* dans certains cas de grossesse *extra-utérine*; 4° des helminthes provenant du rein ou de perforations intestino-vésicales. D'autres fois du pus d'abcès des ganglions de la fosse iliaque, ainsi que le contenu de kystes divers, peut être versé dans la vessie. — Parmi ces sédiments, les uns sont organisés (leucocytes, spermatozoïdes, etc.), les autres inorganisés (urates, phosphates, etc.). Enfin au milieu d'eux on peut rencontrer de nombreux microbes développés dans l'urine après sa sortie de la vessie, ou éliminés par le rein, ou venant d'un point quelconque des voies urinaires.

SÉDIMENTAIRE. adj. Qui est de la nature du sédiment.

SÉDIMENTEUX, EUSE. adj. Qui renferme un sédiment : *urine sédimenteuse.*

SEDLITZ (Bohême). *Eaux sulfatées magnésiennes*, froides, 15°, contenant 33gr,57 de sels, dont 31 de sulfate de magnésie; cette eau est purgative à la dose de un à trois verres. Eau d'exportation.

SEDON ou **SEDUM**. s. m. V. Orpin.

SEELISBERG (Suisse, Uri). *Station de montagne*, à 845 mètres d'altitude : saison, 15 mai au 30 septembre.

SEEWIS (Suisse, Grisons). *Station de montagne*, à 950 mètres d'altitude; climat doux, sédatif. Saison, 1er avril au 1er octobre.

SEGESTRIE. s. f. [*Segestria perfida*, Walk., *Seg. cellaria*, Latr., *Araignée des caves*]. Araignée à mandibules, d'un vert-bouteille et d'un éclat métallique, dont la morsure cause un peu de douleur et de rougeur.

SEGMENT. s. m. [*segmentum*, de *secare*, couper]. Portion d'un corps coupée dans ce corps. ‖ En anatomie, partie d'un organe distincte d'une autre partie, bien que continue avec elle. — *Segment inférieur de l'utérus*. Le col utérin. — *Segments de la trachée*. Les anneaux cartilagineux de la trachée.

SEGMENTATION. s. f. [all. *Furchungsprozess*]. Mode de division de l'œuf consistant en ce que son contenu se partage en deux, quatre, huit, etc., masses grumeleuses, appelées *globes organiques*, *vitellins* ou *de segmentation*]. Cette division se fait par le mécanisme de la caryocinèse. Les *sphères de segmentation du vitellus* [all. *Furchungs-Kugeln*, *Furchungs-Segmente*] constituent les cellules dites *primitives* ou *embryonnaires*, parce que ce sont les premiers éléments de l'être vivant, et que, dès qu'elles sont formées, l'*embryon* a une existence distincte de celle de ses parents; il existe comme organisme nouveau, et non plus comme ovule. Ces cellules portent aussi le nom de *blastomères*. En se divisant, elles laissent entre elles un espace libre appelé *cavité de segmentation* ou cavité de von Baer. — Fig. 675 : *sg*, cavité de segmentation; A, stade de division en deux segments; B, stade de division en quatre segments égaux; C, stade dans lequel les quatre segments seront divisés par un sillon équatorial de huit segments égaux; D, stade dans lequel une seule couche de cellules entoure une cavité de segmentation

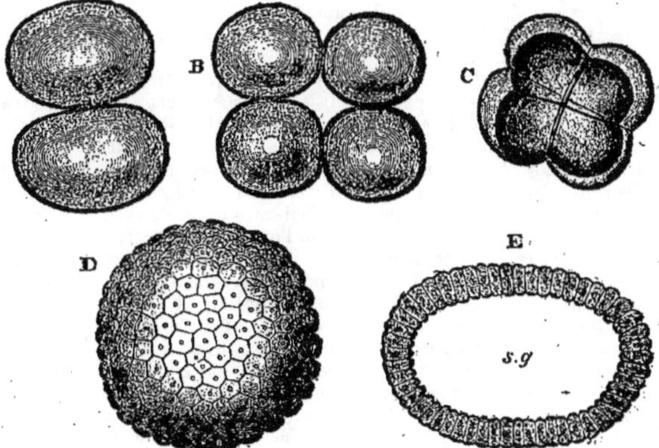

Fig. 675. — *Segmentation* de l'œuf de l'amphioxus (d'après Kowalewsky).

centrale; E, stade un peu plus avancé en coupe optique. — Dans l'œuf alécithe, la segmentation est totale et égale, c'est-à-dire que l'œuf tout entier s'est divisé (*œuf holoblastique*), et la division s'est faite de telle sorte que les sillons séparent des segments égaux; dans l'œuf panlécithe, la segmentation est totale et inégale, c'est-à-dire que tout l'œuf se segmente, mais les deux premières cellules formées sont seules égales; elles se divisent elles-mêmes en quatre cellules dont deux petites et deux grosses, ces dernières contenant le vitellus formatif; dès lors les petites cellules se diviseront très activement, alors que la segmentation est très lente dans les autres. Dans l'œuf télolécithe, la segmentation est partielle (oiseaux): le vitellus nutritif qui en forme la plus grande partie reste inerte; le vitellus formatif seul se divise. La segmentation aboutit à la formation de la blastula. V. ce mot.

SÉGRÉGATION. s. f. [*segregatio*, de *se*, particule indiquant séparation, et *grex*, troupeau; all. *Scheidung*, angl. *segregacion*, it. *segregazione*, esp. *segregacion*]. Dans l'ancienne chimie, dissociation d'un entier en ses particules élémentaires. La *distraction* et l'*extraction* en étaient des cas particuliers; la *dissolution* et la *séparation*, des moyens. — On dit encore *ségrégation chimique* pour indiquer la dissociation d'un composé en ses éléments.

SEGURA DE ARAGON (Espagne). *Eaux bicarbonatées mixtes*, froides, 23°. Établissement : 15 juin au 30 septembre.

SEICHE. s. f. V. Sèche.

SEIDSCHUTZ (Bohême). *Eau saline*, froide. Boisson.

SEIGLE. s. m. [*Secale cereale*, L., all. *Roggen*, angl. *rye*, it. *segale*, esp. *centeno*]. Graminée dont les semences fournissent une farine alimentaire, qui peut servir aussi à la préparation de cataplasmes émollients. — *Seigle ergoté* [*spurred rye*]. V. Ergot.

SEIN. s. m. La *mamelle* de la femme (*ubera*). — L'*utérus* gravide. V. Mamelle et Utérus.

SEINTEIN (Ariège). *Eaux ferrugineuses bicarbonatées*, froides, 12°,4.

SEL. s. m. [*sal*, ἅλς, all. *Salz*, angl. *salt*, it. *sale*, esp. *sal*]. Autrefois tout corps cristallin soluble dans l'eau. ‖ Plus tard, composé d'un acide et d'une base (Lavoisier); cette définition comprend seulement les sels formés par les oxydes. ‖ Aujourd'hui, résultat de la combinaison d'un élément *électro-négatif* avec un élément *électro-positif* (Berzélius), et, en particulier, combinaison d'un acide avec une base, ou du chlore, du brome, de l'iode, avec un corps simple. On peut encore définir un sel: un acide dans lequel l'hydrogène est remplacé par un métal. Lorsque l'hydrogène est complètement remplacé par le métal, il est dit *neutre;* dans le cas contraire, il est *acide*. Pour désigner un sel formé par un oxacide, on remplace la terminaison *ique* ou *eux* de l'acide par les syllabes *ate* ou *ite*, et on fait suivre le mot ainsi formé du nom de la base qui concourt à constituer le sel: l'acide azotique donne de l'azotate de soude; l'acide hypochloreux, de l'hypochlorite de chaux, etc. Pour désigner un sel formé par deux éléments, l'un électro-négatif, l'autre électro-positif, dont aucun n'est un oxacide, on remplace la terminaison du corps électro-positif par la finale *ure* et le terme ainsi formé est suivi du nom du corps électro-négatif: bromure de potassium, sulfure de carbone, etc. — *Sel au maximum* ou *persel*. Celui dans lequel l'acide est combiné avec une base dont le métal est au maximum d'oxydation. — *Sel d'absinthe*. V. Carbonate *de potasse*. — *Sel acéteux ammoniacal*. Acétate d'ammoniaque. — *Sel acéteux calcaire*. Acétate de chaux. — *Sel acéteux minéral*. Acétate de soude. — *Sel acide de borax*. Acide borique. — *Sel à acide gras*. V. Gras. — *Sel acide de tartre*. Acide tartrique. — *Sel admirable* ou *panacée de Glauber*. Sulfate de soude. — *Sel admirable de Lémery*. Sulfate de magnésie. — *Sel admirable perlé*. Phosphate acide de soude. — *Sel alcali volatil*. Sous-carbonate d'ammoniaque provenant de la distillation des plantes crucifères. — *Sel amer*. Chlorhydrate de magnésie. — *Sel amer cathartique de Glauber*. Sulfate de magnésie. — *Sel ammoniac*. Chlorure d'ammonium. — *Sel ammoniac crayeux*. Sous-carbonate d'ammoniaque. — *Sel ammoniac fixe*. Chlorure de calcium. — *Sel ammoniac fixe caustique*. Chlorure de calcium calciné. — *Sel ammoniac liquide*. Acétate d'ammoniaque. — *Sel ammoniac nitreux*. Azotate d'ammoniaque. — *Sel ammoniac secret*. Sulfate d'ammoniaque. — *Sel ammoniacal cuivreux*. Sulfate de cuivre ammoniacal. — *Sel ammoniacal sédatif*. Sous-borate d'ammoniaque. — *Sel ammoniacal spathique*. Fluate d'ammoniaque. — *Sel ammoniacal tartareux*. Tartrate d'ammoniaque. — *Sel d'ammoniac vitriolique*. V. Sulfate *d'ammoniaque*. — *Sel anglais*. Sulfate de magnésie. — *Sel antiépileptique de Weissmann*. Sulfate de cuivre ammoniacal. — *Sel apéritif de Frédéric*. Sulfate de soude. — *Sel d'armoise*. Sous-carbonate de potasse obtenu par l'incinération de l'armoise. — *Sel arsenical de Macquer* ou *sel arsenical de potasse*. Biarséniate de potasse. — *Sel arsenical de soude*. Arséniate de soude. — *Sel de benjoin*. L'acide benzoïque. — *Sel blanc*. V. Chlorure *de sodium*. — *Sel de canal* ou *sel cathartique amer*. Sulfate de magnésie. — *Sel chalybé*. Protosulfate de fer. — *Sel de Cheltenham*. Mélange d'environ 19/20es de sulfate de soude et de 1/20e de sel commun. — *Sel de colcothar*. Sulfate de fer au maximum. — *Sel commun* ou *sel de cuisine*. V. Sel *marin*. — *Sel de corail*. Acétate de chaux. — *Sel de corail fixe*. Chlorure de sodium. — *Sel de crâne humain fixe*. Sous-phosphate de chaux. — *Sel de crâne humain volatil*. Sous-carbonate d'ammoniaque huileux. — *Sel dépuratif de Dufour*. Sulfate de potasse pur. — *Sel de Derosne*. La narcotine. — *Sel de Descroizilles*. Remède secret qui paraît être composé de 928 parties de sulfate de potasse, de 8 de chlorure de fer, de 4 de chlorure de magnésium, et de 9 de tripoli. — *Sel digestif de Sylvius* ou *diurétique*. Acétate de potasse. — *Sel de duobus*. Sulfate de potasse. — *Sel d'Égra*, *sel d'Epsom*. Sulfate de magnésie. — *Sel d'Epsom de Lorraine*. Sulfate de soude extrait des eaux mères du sel commun. — *Sel essentiel d'absinthe*. V. Carbonate *de potasse*. — *Sel essentiel d'opium de Baumé*. Narcotine. — *Sel essentiel d'oseille*. V. Oxalate *acide de potasse*. — *Sel essentiel de quinquina*. Quinate de chaux. — *Sel essentiel de tartre*. Tartrate acide de potasse. — *Sel fébrifuge de Lémery*. Sulfate acide de potasse. — *Sel fébrifuge de Sylvius* ou *sel fixe fébrifuge de Sylvius*. Chlorure de potassium. — *Sel fixe de corail*. Chlorure de sodium. — *Sel fixe de tartre*. Sous-carbonate de potasse. — *Sel fixe de vitriol*. Sulfate de fer au maximum. — *Sel fossile*. Chlorure de sodium natif. — *Sel fusible de l'urine*. Phosphate de soude et d'ammoniaque. — *Sel gemme*. Chlorure de sodium natif. — *Sel de Glauber*. V. Sel *admirable*, Sel *amer* et Sel *secret*. — *Sel de gravelle*. Sous-carbonate de potasse. — *Sel gris*. V. Sel *marin*. — *Sel de Guindre*. Mélange de 24 grammes de sulfate de soude, de 60 centigrammes d'azotate de potasse, et de 2 centigrammes et demi de tartrate de potasse antimonié. — *Sel halotrique de Scopoli*. Mélange naturel de sulfate de fer et de sulfate de magnésie. — *Sel de Homberg* [*sel sédatif de Homberg*]. Acide borique. — *Sel huileux et aromatique de Sylvius*. Sous-carbonate d'ammoniaque associé à diverses huiles volatiles. — *Sel infernal*. Azotate de potasse. — *Sel de Jupiter*. Chlorure d'étain et acétate d'étain. — *Sel de kali*. Sous-carbonate de soude. — *Sel* *de lait.* Le sucre de lait. V. Lactose. — *Sel de La Rochelle.* V. Tartrate *de potasse et de soude.* — *Sel de Lémery.* V. Sel *admirable* et Sel *fébrifuge.* — *Sel marin.* Celui qu'on obtient par évaporation de l'eau de mer. Il est principalement formé de chlorure de sodium, mélangé de chlorures de magnésium et autres, d'iodures, de bromures et sulfates alcalins, lesquels lui donnent un goût d'une amertume particulière qui le rend un meilleur stimulant de l'appétit et de la digestion que le chlorure de sodium pur ou le sel de cuisine blanc qui est du sel marin ou du sel gemme purifié. Ces sels, mêlés de quelques particules terreuses, le rendent plus *gris* que ce dernier. Le sel est un condiment utile dans l'alimentation non seulement de l'homme, mais des animaux, puisqu'il fait partie des éléments constituants du sang. A la vérité il serait possible de s'en passer quand les aliments contiennent une suffisante quantité de chlorure de sodium, mais il devient indispensable quand cette condition (fort rare du reste) n'est pas remplie. Aussi beaucoup d'agriculteurs font entrer le sel dans la nourriture de leurs animaux. 30 à 40 grammes de sel marin dans deux à trois verres d'eau purgent comme le sulfate de magnésie. La même quantité ingérée en une seule fois dans un peu d'eau seulement cause des accidents toxiques. Dans certaines néphrites, le chlorure de sodium n'est pas éliminé par l'urine ; retenu dans l'organisme, il entraîne par sa présence la rétention de l'eau, d'où la formation d'œdèmes ou, suivant les cas, l'élévation de la pression artérielle. Aussi est-on obligé de recourir au régime déchloruré. — *Sel marin argileux.* Chlorure d'aluminium. — *Sel marin barotique.* Chlorure de baryum. — *Sel marin à base terreuse* ou *calcaire.* Chlorure de calcium. — *Sel marin pesant.* Chlorure de baryum. — *Sel marin régénéré.* Chlorure de potassium. — *Sel de Mars.* Sulfate de fer au minimum. — *Sel martial acide.* Sulfate acidule de potasse ferrugineux. — *Sel mercuriel ferrugineux liquide.* Mélange de sublimé corrosif et d'acétate de fer dissous. — *Sel mercuriel des philosophes.* Nom alchimique de chlorure ammonique. — *Sel microscopique.* Phosphate de soude et d'ammoniaque qu'on retirait des urines. — *Sel muriatique.* Chlorure de magnésium. — *Sel narcotique, sel narcotique de vitriol.* Acide borique. — *Sel natif de Hongrie* ou *de Transylvanie.* Chlorure de sodium natif. — *Sel natif de l'urine.* Phosphate de soude et d'ammoniaque. — *Sel neutre arsenical de Macquer.* Arséniate acide de potasse. — *Sel de nitre.* Azotate de potasse. — *Sel de Normandie.* Chlorure de sodium. — *Sel d'opium.* La narcotine. — *Sel d'oseille.* V. Oxalate *acide de potasse.* — *Sel perlé.* Phosphate acide de soude. — *Sel de perle.* Acétate de chaux. — *Sel phosphorique.* V. Phosphate *de soude.* — *Sel phosphorique mercuriel.* Phosphate de mercure. — *Sel polychreste de Glazer.* Sulfate de potasse. — *Sel polychreste soluble.* Tartrate de potasse et de soude. — *Sel de prunelle* [*cristal minéral*]. Azotate de potasse fondu, mêlé d'un peu de sulfate de potasse. — *Sels de quinquina.* V. Quinquina. — *Sel régalin d'étain.* Chlorure d'étain. — *Sel régalin d'or.* Chlorure d'or. — *Sel de la sagesse.* V. Alembroth. — *Sel de Saturne.* Acétate de plomb cristallisé. — *Sel de Schlipp* [*kermès des Allemands*]. Sel qu'on prépare en dissolvant du soufre doré ou pentasulfure d'antimoine dans du sulfure de sodium, et qu'on emploie en Allemagne en place de kermès. — *Sel secret de Glauber.* Sulfate d'ammoniaque. — *Sel sédatif de Homberg.* V. Borique et Sel *de Homberg.* — *Sel sédatif mercuriel.* Sousborate de mercure. — *Sel de Sedlitz.* Sulfate de magnésie. — *Sel de Seidschutz.* Sulfate de magnésie. — *Sel de Seignette.* Tartrate de potasse et de soude. — *Sel de Sennert.* Acétate de potasse. — *Sel de soufre.* Sulfate acide de potasse. — *Sel sublimé.* Acide borique sublimé au moyen de l'eau. — *Sel de succin.* Acide succinique obtenu par la voie humide. — *Sel sulfureux de Stahl.* Sulfite en général, et sulfite de potasse en particulier. — *Sel de tartre.* Sous-carbonate de potasse. — *Sel de tartre fixe.* Sous-carbonate de potasse. — *Sel de tartre de Mynsicht.* Tartrate de potasse et d'antimoine. — *Sel terreux.* Sel dont la base est un oxyde métallique terreux, comme l'alumine, la chaux, etc. — *Sel de l'urine.* V. Phosphate *de soude.* — *Sel urineux, volatil.* V. Ammoniaque. — *Sel végétal.* Tartrate de potasse neutre. — *Sel végétal fixe.* Sous-carbonate de potasse. — *Sel vert de magnus.* Chlorure de platine. — *Sel de vinaigre.* Sulfate de potasse cristallisé, arrosé de vinaigre radical. — *Sel de vitriol.* Sulfate au maximum. — *Sel de vitriol de Chypre.* Sulfate de cuivre. — *Sel vitriolique martial.* Sulfate de fer vert. — *Sel volatil d'Angleterre.* Mélange de chlorhydrate d'ammoniaque et de carbonate de potasse. — *Sel volatil concret.* Sous-carbonate d'ammoniaque. — *Sel volatil de corne de cerf.* Sous-carbonate d'ammoniaque empyreumatique. — *Sel volatil de succin.* Acide succinique impur, obtenu par la distillation du succin. — *Sel volatil de vipère.* Sous-carbonate d'ammoniaque huileux.

SÉLACIENS. s. m. pl. V. Plagiostomes.

SÉLECTION. s. f. [de *selectio*, action de choisir]. En zootechnie, choix des reproducteurs qui présentent au plus haut degré les qualités de la race. — *Sélection artificielle.* L'art de diriger la reproduction pour un but déterminé, à l'effet de créer des races ou de les continuer, en ne faisant procréer entre eux que les animaux doués de certaines qualités, ou en ne faisant germer que les graines les plus robustes pour avoir les géants, ou les petites pour avoir les nains. La sélection est un art qui s'aide de la diététique ou des engrais ; elle a ses règles comme l'hygiène, à laquelle elle se rattache par des points de contact nombreux. Elle donne la taille, l'embonpoint, la régularité de la reproduction, et jusqu'à des aptitudes particulières : chevaux de course, taureaux de combat, chiens de chasse, vaches laitières, volailles pondeuses et à engraisser, etc. Mais, pour conserver les races qu'elle a créées, il faut qu'elles se reproduisent entre elles, autrement elles reviennent au type. La sélection artificielle modifie l'espèce, elle ne la change pas. Les mariages consanguins sont un cas particulier de la sélection. — *Sélection naturelle* (Darwin). Disparition plus ou moins complète de certaines espèces de plantes ou d'animaux, tandis que d'autres, restées rares jusque-là, se multiplient et se substituent aux premières sous l'influence de conditions de milieu devenues plus favorables. — *Sélection sociale.* Celle qui par les progrès de l'hygiène conduit à la prédominance lente des meilleurs, physiquement et intellectuellement, sur les moins bons. Elle conduit progressivement dans les sociétés humaines aux résultats qu'obtient en peu d'années la sélection zootechnique, dont plus d'un enseignement devrait être utilisé pour les progrès de chaque race humaine.

SÉLÉNIQUE. adj. — *Acide sélénique* [all. *Selensäure*, angl. *selenic acid*, it. et esp. *acido selenico*] (SeO^3). Liquide incolore, de consistance huileuse, qui précipite la baryte de ses dissolutions, comme l'acide sulfurique, mais qui diffère de celui-ci en ce qu'il dégage du chlore quand on le fait bouillir avec l'acide chlorhydrique.

SÉLÉNITE. s. m. [all. *selenichtsäures Salz*, angl. *selenite*, it. et esp. *selenito*]. Nom générique des combinaisons de l'acide sélénieux avec les bases.

SÉLÉNITE. s. m. [all. *Selenit*, *Marienglas*, it. *selenite*, esp. *selenita*]. Nom ancien du sulfate de chaux.

SÉLÉNITEUX, EUSE. adj. [all. *selenitisch*, it. et esp. *selenitoso*]. Se dit des eaux qui contiennent beaucoup de sélénite ou sulfate de chaux. Elles ne cuisent pas les légumes, ne dissolvent pas bien le savon, précipitent abondamment par les sels solubles de baryte et par l'oxalate d'ammoniaque. V. Eau *potable*.

SÉLÉNIUM. s. m. [de σελήνη, la lune; all. *Selën*, angl. *selenium*, it. et esp. *selenio*]. Métalloïde découvert, en 1817, par Berzelius. Il est solide, rougeâtre, volatil, et répand une odeur insupportable de raifort lorsqu'on le chauffe à l'air libre. Densité, 4,3; fond à 212°, bout à 700°, et donne une vapeur d'un jaune foncé. Il est dimorphe comme le soufre; à l'état électro-négatif ou cristallisé, il est soluble dans le sulfure de carbone; l'autre état, ou électro-positif, amorphe, est insoluble.

SÉLÉNIURE. s. m. Combinaison du sélénium avec les métaux et les métalloïdes.

SÉLIN. s. m. [*Selinum*, *Bergpetersilie*, *Grundheil*, angl. *divariated spingle*, it. *apio de montagna*, esp. *apio de montana*]. Genre d'ombellifères qui donnent un suc gommeux-résineux à odeur forte, âcre et purgatif. La racine du *sélin des marais* (*Sel. palustre*, L.) a été préconisée contre l'épilepsie.

SÉLINE. s. f. [de σελήνη, la lune]. Maladie des ongles caractérisée par des taches blanches qui se montrent dans leur substance par absence de mélanine.

SÉLINIQUE. adj. — *Acide sélinique*. Substance trouvée par Peschier dans la racine du sélin des marais.

SELLE. s. f. V. Excréments.

SELLE. s. f. — *Selle turcique*. V. Sphénoïde.

SELLES (Ardèche). *Eau ferrugineuse*, + 25°. Boisson et bains.

SELTERS ou **SELTZ** (Allemagne, Nassau) (plus exactement Niederselters). *Eaux bicarbonatées chlorurées sodiques*, froides, 16°,8, contenant 4gr,4 de sels dont 1,2 de bicarbonate de soude, et 2,3 de chlorure de sodium, et plus 1204 centimètres cubes d'acide carbonique libre. Cette eau est exportée comme eau de table.

SÉMÉCARPE. s. m. [*Semecarpus anacardium*, L., *Anacardium officinarum*, Gærtner]. Arbre de la famille des anacardiées, croissant aux Indes orientales, cultivé en Amérique, dont le pédoncule charnu et acide sert à faire une sorte de vin, et dont la noix a des parois pleines d'un suc âcre, brun rouge, employé comme caustique des végétations charnues : il se donne aussi à l'intérieur à faible dose. La graine est alimentaire, ainsi que son huile, quand elle est fraîche.

SÉMÉIOLOGIE. s. f. Mauvais ; dites *sémiologie*.

SÉMÉIOTIQUE. s. f. Mauvais ; dites *sémiotique*.

SEMENCE. s. f. [*semen*, σπορὰ ; all. *Samen*, angl. *seed*, it. *seme*, *semenza*, esp. *semen*, *semilla*]. Dans le langage vulgaire, synonyme tantôt de *graine* et tantôt de *sperme*. — *Semences chaudes majeures*. Celles d'anis, de fenouil, de cumin, de carvi. — *Semences chaudes mineures*. Celles d'ache, de persil, d'ammi et de carotte. — *Semences froides majeures*. Celles de concombre, de melon, de citrouille et de courge. — *Semences froides mineures*. Celles de laitue, de pourpier, d'endive et de chicorée sauvage.

SEMENCINE. s. f. Nom donné quelquefois au *semen-contra*.

SEMEN-CONTRA. s. m. [all. *Wurmsamen*, angl. *wormseed*, it. *seme-santo*]. Nom sous lequel on désigne les capitules de plusieurs plantes du genre *Artemisia* (V. Armoise). On trouve dans le commerce deux sortes de *semen-contra* : celui de *Barbarie*, fourni par l'*Artemisia ramosa*, Smith, et celui d'*Alep* ou d'*Alexandrie*. Ce dernier, qui est la sorte officinale, est fourni par l'*Artemisia cina*, Berg ; il est verdâtre lorsqu'il est récent, mais devient ensuite rougeâtre; il est amer, un peu âcre, d'odeur très forte et aromatique, ainsi que sa poudre, dite de *semen-contra*. On lui substitue quelquefois, dans le commerce, les capitules des fleurs de l'*Artemisia campestris*, qui sont beaucoup plus petits que ceux du vrai *semen-contra*, jaunâtres, et doués d'une extrême amertume qui les fait facilement reconnaître. Le *semen-contra* doit son action stimulante à une essence abondante jaune pâle, d'odeur de menthe, de saveur brûlante; il contient aussi, entre autres principes, une résine et de la *santonine*. Le *semen-contra* est employé comme vermifuge; de là son nom *semen-contra* (sous-entendu *vermes*) : semence contre les vers. On l'administre, soit en *poudre* (2 à 4 grammes) incorporée dans du sirop, ou dans du miel, ou dans des dragées; soit en *extrait*, qu'on donne à la dose de 10 à 15 centigrammes aux enfants, et à celle de 25 à 35 centigrammes aux adultes, soit en *infusion* (8 à 12 grammes dans 250 grammes d'eau); soit en *sirop*. — On unit quelquefois le semen-contra aux semences de tanaisie, d'aurone et de santoline à feuille de cyprès, et ce mélange constitue la *barbotine*, employée également comme anthelminthique.

SEMENINE. s. f. La *santonine*.

SEMI-CIRCULAIRE. adj. En forme de demi-cercle. V. Demi-circulaire. — *Tænia semi-circulaire*. V. Strié (*Corps*).

SEMI-LUNAIRE. adj. [*semi-lunaris*, all. *halbmondförmig*, angl. *semilunar*, it. *semi-lunare*, esp. *semilunar*]. Qui a la forme d'une demi-lune, c'est-à-dire un bord rond, avec la base ou le sommet divisé en deux lobes étroits. — *Cartilages semi-lunaires*. Cartilages de l'articulation du genou, qui sont évidés sur leur bord interne, lequel est demi-circulaire. — *Ganglions semi-lunaires*. V. Solaire (*Plexus*). — *Os semi-lunaire*. Le second os de la rangée antibrachiale du carpe. — *Repli semi-lunaire*. V. Caroncule *lacrymale*. — *Valvule semi-lunaire*. V. Sigmoïde.

SÉMINAL, ALE. adj. [*seminalis*, angl. *seminal*, it. *seminal*, esp. *seminal*]. Qui a rapport à la graine des végétaux ou au sperme des animaux. — *Capsules séminales*. Nom donné par Bartholin aux extrémités des conduits déférents, renflées au voisinage des vésicules séminales; par d'autres auteurs, à ces vésicules mêmes. —

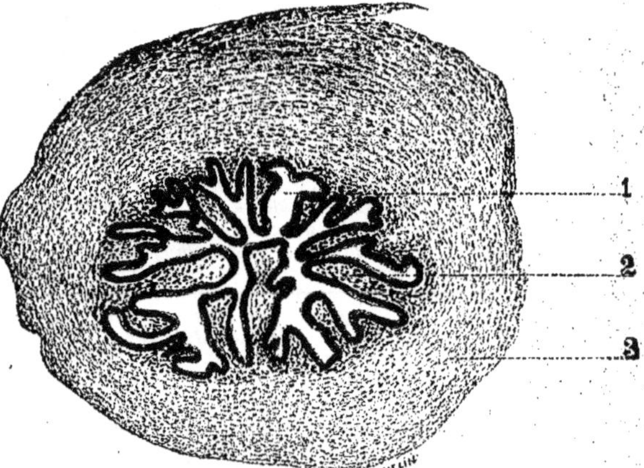

Fig. 676. — Vésicule *séminale*.

Liqueur séminale. V. SPERME. — *Pertes séminales.* V. SPERMATORRHÉE. — *Vésicules séminales.* Nom donné à deux petits réservoirs membraneux destinés à contenir le sperme, qui leur est apporté par les canaux déférents, jusqu'à ce que l'orgasme vénérien en sollicite l'éjaculation par l'urètre. Elles ont environ 60 millimètres de longueur sur 14 à 16 de largeur; elles sont irrégulièrement conoïdes, aplaties de haut en bas, bosselées à leur surface, et dirigées obliquement en dedans et en bas, à la partie postérieure et inférieure de la prostate, au-dessus du rectum, en dehors des conduits déférents et en dedans des muscles releveurs de l'anus. Chaque vésicule est plutôt un canal large et replié sur lui-même (d'où les bosselures) qu'une *vésicule* ou *poche*. Une couche formée de tissu conjonctif et de faisceaux de fibres-cellules entoure ces organes, et se trouve en connexion avec celle qui entoure la prostate. Cette couche enlevée, on peut déplisser l'organe, qui est formé d'un canal long de 9 à 15 centimètres, large de 5 à 8 millimètres, fournissant six à douze branches longues de 10 à 20 centimètres, et terminé en cul-de-sac comme ces branches mêmes. Leur paroi est formée d'une tunique conjonctive mince, d'une tunique musculeuse où les fibres sont disposées sur deux plans, l'externe longitudinal et l'interne circulaire, et d'une muqueuse pourvue de plis et tapissée d'un épithélium stratifié, dont la couche profonde est chargée de graisse chez certains animaux et la couche superficielle est cubique ou polyédrique, la partie supra-nucléaire des cellules étant infiltrée d'un pigment jaune brun qui donne à la muqueuse sa coloration particulière. — Fig. 676 : vésicule séminale de cobaye avec sa lumière (1), ses plis muqueux (2), sa musculature (3); gr. = 60 d. V. SYMPEXION.

SÉMINIFÈRE. adj. [de *semen*, semence, et *ferre*, porter; all. *samentragend*, angl. *seminiferous*, esp. *seminifero*]. — *Conduits* ou *vaisseaux séminifères*. V. TESTICULE.

SÉMIOLOGIE. s. f. [*semiologia*, de σημεῖον, signe, et λόγος, doctrine; all. *Krankheitszeichenlehre*, angl. *semiology*, it. et esp. *semiologia*. *Sémiologie*, et non *séméiologie*, l'ει grec se rendant par un *i*]. Doctrine des signes des maladies. V. SÉMIOTIQUE.

SÉMIOLOGIQUE. adj. Qui a rapport à la sémiologie.

SÉMIOTIQUE. s. f. [*semiotice*, de σημειωτική (sous-entendu, τέχνη), l'art des signes; all. *Semiotik*, angl. *semiotics*, it. et esp. *semiotica*. *Sémiotique*, et non *séméiotique*, l'ει grec se rendant par un *i*]. Partie de la médecine qui traite des signes des maladies. Toutes les circonstances de la constitution du malade, tout ce qui peut avoir eu lieu antérieurement et ce qui existe maintenant, font partie de la sémiotique; sans cet examen et sans cette connaissance, il n'est pas possible qu'on forme un jugement correct sur la tendance, la durée ou la terminaison de la maladie. La sémiotique se divise en : 1° *diagnostic*, ou considération des signes, c'est-à-dire étude de la nature des symptômes d'une maladie, à l'effet de déterminer à quelle maladie on a affaire; 2° *pronostic*, ou jugement sur la marche, la tendance et la terminaison du mal. V. SIGNE.

SEMI-TIERCE. s. f. [it. *semiterzana*, esp. *semiterciana*]. V. HÉMITRITÉE.

SEMOULE. s. f. Pâte alimentaire préparée avec des grains de blé dépouillés de leur péricarpe, comme pour l'orge perlé, puis demi-moulus.

SÉNÉ. s. m. [*senna*, all. *Sennesblätter*, angl. *senna*, it. *sena*, esp. *sen*]. Nom générique des feuilles de plusieurs espèces du genre *Cassia*, famille des légumineuses, que Linné avait confondues sous le nom de *Cassia senna*. Les espèces principales sont le *Cassia acutifolia*, Delile, le *Cassia obovata*, Colladon, le *Cassia lenitiva*, Bisch., et le *Cassia lanceolata*, Collador ou *ovata*, Mérat, ou *æthiopica*, Guibourt. Ce sont de petits arbustes qui croissent dans la haute Égypte, l'Arabie et la Syrie. Le *Cassia obovata* est cultivé en Italie et en Espagne. Tout le séné du commerce nous vient de l'Égypte, par le Caire. Dans cette ville, on le monde soigneusement; on sépare les follicules pour les vendre à part, et l'on mêle ensemble les feuilles. C'est dans cet état qu'on le livre au commerce, sous le nom de *séné de la palte*. Le vrai *séné de la palte* est en feuilles longues d'environ 3 centimètres, larges de 9 millimètres, lancéolées, d'un vert pâle, jaunâtre, d'une odeur nauséeuse, d'une saveur âcre, amère et mucilagineuse; un peu épaisses, raides, marquées de nervures (fig. 677). On y trouve mêlées des feuilles d'une plante asclépiadée, nommée *arguel* (*Solenostemma arghel*, Hayn), et des feuilles de *séné d'Italie* (*Cassia obovata*), qui sont longues de 3 centimètres, larges de 14 à 23 millimètres, de forme elliptique, obovée, d'une couleur plus verte que le séné de la palte. On trouve aussi dans le commerce un séné nommé *séné moka* ou *séné de la pique*, qui vient d'Arabie; il est en feuilles longues de plus de 3 centimètres et très étroites; sa saveur est mucilagineuse; il est presque inerte et ne doit pas être employé. Souvent le séné du commerce est falsifié avec les feuilles de redoul; souvent aussi il contient des ramuscules ligneux, des pédoncules, etc. : aussi le premier soin des marchands est-il de le *monder*; et ces particules ligneuses, douées aussi de propriétés purgatives, sont employées sous le nom de *grabeaux*, pour faire le miel de mercuriale composé et d'autres préparations officinales. — Les *follicules de séné* (fig. 678), gousses des espèces de *Cassia* dont il vient d'être question, sont des gousses planes, allongées, obtuses à leurs deux extrémités, se séparant difficilement en deux valves. On en distingue trois sortes, sous les noms de *follicules de la palte*, *de Tripoli*, *d'Alep*. Ceux de la palte sont grands, larges, d'un vert sombre, lisses et aplatis; ceux de Tripoli sont petits, à peine contournés et fauve d'un vert; ceux d'Alep, moins estimés, sont d'un brun rougeâtre, étroits, contournés, presque réniformes, très réticulés à leur surface; ils présentent une aspérité membraneuse au-dessus de chaque semence. Le séné de la palte, analysé par Lassaigne et Feneulle, a donné de la chlorophylle, une huile, une essence peu abondante, de l'albumine, de la *catharline*, du muqueux, de l'acide malique, du malate et du tartrate de chaux, de l'acétate de potasse, et quelques sels minéraux.

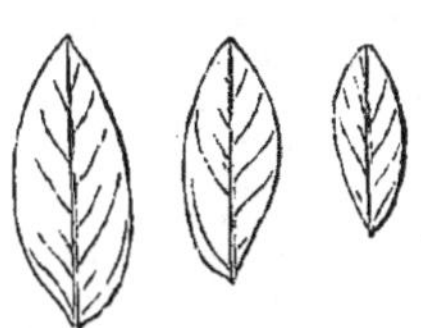

Fig. 677. — Feuilles de séné de la palte.

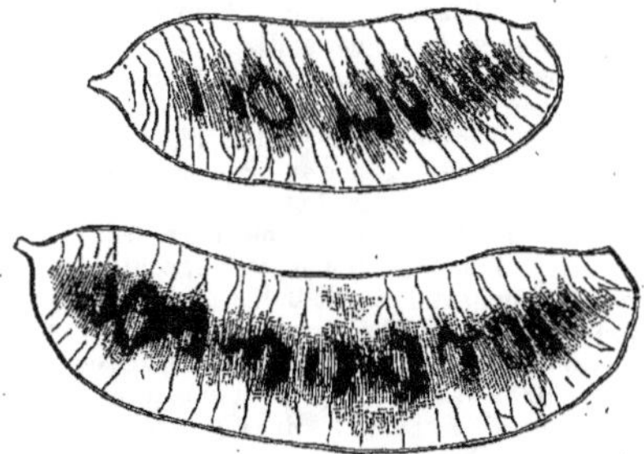

Fig. 678. — *Follicules de séné.*

Les follicules ont donné les mêmes principes que les feuilles, mais moins de cathartine, ce qui indique que l'on doit, pour l'usage médical, accorder la préférence aux feuilles. D'après Dragendorff et Kubly, le principe actif du séné n'est pas la cathartine, mais l'*acide cathartique* : les mêmes auteurs ont retiré du séné de l'*acide chrysophanique* et de la *cathartomannite*. Bourgoing nie l'existence de l'acide cathartique, et regarde la cathartine comme un mélange d'acide chrysophanique, d'une glycose fermentescible dextrogyre, et d'une substance incolore qu'il nomme *chrysophanine*. Ludwig nomme *sennapicrin* le principe amer du séné, qu'il considère comme analogue à la résine de jalap ; il appelle *sennacrol* une térébenthine molle qu'il en a retirée. D'après Batka, les follicules de séné contiennent, outre de l'acide chrysophanique et de la légumine, un principe dépourvu d'amertume, qu'il nomme *sennacrine*, un tannin (*acide sennatannique*), de la *sennaraline*, corps mal étudié, etc. — Le séné est un des purgatifs les plus fréquemment employés ; on l'associe ordinairement à la manne, à la rhubarbe et aux sels neutres. Il est rarement administré en poudre ; sa dose serait de 1gr,80 à 4 grammes. L'extrait, le sirop, la teinture de séné, sont également inusités. L'infusion est le mode le plus convenable (8 à 16 grammes ou même 28 grammes pour les adultes). Le séné fait partie de la médecine noire, de la tisane royale, de l'électuaire lénitif, etc. — Une espèce de *séné*, employée à la Jamaïque, a été importée en Angleterre par Bowerbank. Ce séné est produit par le *Cassia Porturegalis* (Bancroft), ou séné de Port-Royal. La saveur de son infusion ressemble beaucoup à celle du thé ; il n'est pas nauséeux, est très purgatif, et cependant ne cause jamais ni tranchées, ni irritation ; il convient principalement aux enfants. — *Séné des Antilles*. V. Poinciane. — *Séné bâtard, d'Europe* ou *vésiculeux*. V. Baguenaudier.

SÉNÉCINE. s. f. Principe actif du *Senecio jacobæa*, ayant la couleur et la consistance de la résine ; on l'emploie à la dose de 0gr,15 dans les troubles menstruels. Une autre *sénécine*, de nature alcaloïdique, a été extraite du *Senecio vulgaris*.

SENEÇON. s. m. [*Senecio*, all. *Kreuzkraut*, *Baldgreis*, angl. *groundsel*, it. *cardoncello*, esp. *yerba cana*]. Genre de plantes synanthérées, dont plusieurs espèces sont employées en médecine. Le *Senecio canicida* croît au Mexique ; on emploie la poudre de cette plante à la dose de 2 à 4 grammes en cachets dans l'épilepsie et les affections convulsives. Le *Senecio jacobæa* (grande jacobée, herbe de Saint-Jacques) croît dans l'Europe centrale, et a été préconisé contre les troubles menstruels ; on emploie l'extrait aqueux à la dose de 0gr,05 quatre fois par jour, l'extrait fluide à celle de 20 gouttes répétées de même, la teinture au cinquième à celle de 1 à 4 grammes. Le *Senecio vulgaris*, L., qui croît en Europe dans les lieux cultivés, passe pour émollient. On emploie les feuilles en cataplasmes, et, à l'intérieur, en décoction, contre les affections du foie. Récemment l'extrait fluide du *Senecio vulgaris* a été préconisé par Dalché contre les troubles dyspeptiques liés aux affections de l'utérus et des annexes ou à l'entérite muco-membraneuse ; on le prescrit à la dose de 30 gouttes dans très peu d'eau avant les deux principaux repas.

SENEGA. V. Polygala.

SÉNÉGINE. s. f. [all. *Senegin*, angl. *senegine*, esp. *seneguina* ; *sénéguine*, *polygaline* (Peschier), *acide polygalique* (Quevenne)]. Principe extrait de la racine du *Polygala senega*, L., et qui, d'après Bolley, est identique à la *saponine*.

SÉNESTROGYRE. adj. Synonyme de *lævogyre*.

SÉNEVÉ. s. m. [all. *Senf*, angl. *senvy*, *senvy-seed*, it. *senapa*, esp. *jenabe*]. V. Moutarde.

SÉNILE. adj. [*senilis*, de *senex*, vieillard ; γεροντικὸς, angl. et it. *senile*, esp. *senil*]. Qui a rapport à la vieillesse : *arc sénile*, *dégradation sénile*, *démence sénile*, *gangrène sénile*, *syncope sénile*.

SÉNILITÉ. s. f. État de ce qui est sénile.

SENNACRINE. s. f. V. Séné.

SENNACROL. s. m. V. Séné.

SENNAPICRIN. s. m. V. Séné.

SENNARÉTINE. s. f. V. Séné.

SENNATANNIQUE. adj. — *Acide sennatannique*. V. Séné.

SENS. s. m. [*sensus*, αἴσθησις, all. *Sinn*, angl. *sense*, it. *senso*, esp. *sentido*]. Appareil qui met un animal en rapport avec les objets du dehors, par le moyen des impressions que ces objets font sur lui. L'homme a cinq sens : la *vue*, l'*ouïe*, l'*odorat*, le *goût* et le *toucher*. — *Sens externes*. Nom donné quelquefois aux cinq sens, pour les distinguer du *sens interne* [αἴσθησις], nom sous lequel on désigne la faculté qu'a le cerveau de percevoir certaines modifications produites, dans l'intérieur de l'organisme, par le jeu des viscères ; mais il s'agit alors de *sensation* et non de *sens*. — *Sens du contact*. V. Sensation et Toucher. — *Sens des couleurs*, V. Expression. — *Sens de la douleur*. Nom donné au phénomène physiologique appelé *douleur* ; mais c'est à tort, car : 1° la douleur est un degré d'une sensation quelconque, et les douleurs sont aussi diverses que les sensations normales, et non un ordre spécial de sensation ayant un siège déterminé. 2° Le mot *sens* désigne un genre d'appareils dans chacun desquels il y a un organe doué d'une sensibilité spéciale, siège d'une sensation qui n'est pas ressentie ailleurs. 3° Dire *sens de la douleur* au lieu de *sensation de douleur*, c'est fausser la signification du mot *sens* en lui donnant celle du mot *sensation*, qui a une valeur dynamique ou physiologique, et non statique ou anatomique, comme le premier. C'est en outre prendre un degré des sensations pour une espèce particulière de sensation. Mais de ce que, dans certains états, ce degré peut ne pas être atteint (*analgésie*), les degrés normaux persistant ; de ce que les degrés normaux ont disparu (*anesthésie*), avec persistance du mode dit *douleur* lorsqu'il s'agit de la peau (*hyperesthésie*), cela ne prouve pas l'existence d'une sensation spéciale. — *Sens de l'existence*. V. Cénesthésie. — *Sens musculaire*. V. Sensation *d'activité musculaire*. — *Sens pratique*. V. Praticien.

SENSATION. s. f. [*sensus*, αἴσθημα, αἴσθησις, all. *Empfindung*, angl. *sensation*, it. *sensazione*, esp. *sensacion*]. Impression faite par les objets extérieurs sur les organes des sens, et perçue par le cerveau ; action de sentir, dévolue à certaines parties du système nerveux périphérique et central, tant de la vie animale que de la vie végétative. Chacune de ces divisions anatomiques du système nerveux sent à sa manière ; aussi les sensations se divisent-elles en : A. *Sensations externes* ou *du tissu nerveux de la vie animale*. — B. *Sensations internes* (*sentiments*) ou *du tissu nerveux de la vie végétative*. — A. La sensibilité du tissu nerveux de la vie animale ou de relation se divise elle-même en : *a*. *Sensibilité* et *sensations spéciales*, qui sont de cinq ordres et dont chacune nous fait percevoir spécialement différentes qualités des corps. Tantôt l'agent exerce de loin son action sur le tissu nerveux. Telles sont : 1° la sensibilité du tissu de la rétine et du nerf optique, qui nous fait percevoir les qualités de la lumière et la couleur des corps ; 2° la sensibilité du tissu du nerf auditif, qui nous fait apprécier les vibrations des corps ; 3° la sensibilité du tissu du nerf olfactif, qui nous fait apercevoir les qualités des émanations des corps dites odorantes. Tantôt les qualités des corps mettant en jeu la sensibilité spéciale ne sont appréciables qu'au contact. Ce sont : 4° celles qui déterminent la manifestation de la sensibilité du tissu des nerfs gustatifs, qui nous font percevoir les qualités de saveur des corps; 5° enfin la sensibilité des nerfs qui se rendent dans les papilles pourvues de *corpuscules du tact*, qui nous fait apercevoir l'état extérieur, la forme, l'état lisse ou rugueux, l'état sec ou humide, glissant ou visqueux des corps, selon la nature de l'objet qui cause l'impression. Chacune de ces variétés de sensibilité spéciale peut offrir un nombre considérable de modes allant jusqu'à la douleur dans les cas d'exagération, selon l'état du tissu et selon la manière dont les agents susceptibles de l'impressionner lui sont appliqués. — *b. Sensibilité* et *sensations* générales. Ce sont : 1° La *sensibilité aux variations de température*, qui nous fait connaître par une impression pénible, indifférente ou agréable, dite de *froid* ou de *chaud*, la présence d'un corps, en ne faisant apprécier que d'une manière vague ses autres qualités, comme le volume, la situation, et même quelquefois donnant une impression en opposition avec les qualités réelles de ce corps ; tel est le cas où, dans la cautérisation d'un tissu, on finit par n'éprouver qu'une forte sensation de pression; celui où le contact d'un corps, soit à la température ordinaire, soit au contraire très froid, avec un nerf coupé ou avec la peau dénudée, cause une sensation de brûlure, de cuisson, etc. Ch. Bell a constaté que les muscles sont insensibles à la température, et que les variations de cette dernière ne sont senties que par les organes tactiles. E. H. Weber a démontré que le sens tactile et le sens de température siègent exclusivement dans la peau et dans les muqueuses dites tactiles. Ce que nous appelons *sensation de chaud* et *de froid* est un effet composé : 1° de l'action directe de la température extérieure sur les nerfs de la peau, et 2° des modifications que les degrés de température produisent dans le tissu propre de la peau. L'*habitude*, selon Schiff, nous donne seule la faculté de sentir les modifications intimes produites par la chaleur et par le froid, ce qui explique que la peau apprécie seule les degrés de température. Darwin a séparé les sensations de chaud et de froid des sensations de tact et de douleur en s'appuyant sur des observations faites chez des paralytiques anesthésiés et analgésiés, avec persistance du sentiment de la température ; Landry a confirmé ce fait (V. TOUCHER). La peau des muqueuses à épithélium pavimenteux, celle du nez, de l'estomac et du rectum parmi les muqueuses à épithélium cylindrique, les nerfs coupés et mis à nu, les plaies et les ulcères couverts de bourgeons charnus, sont des tissus doués de cet ordre de sensibilité. Elle est bien moins développée aux faces palmaire et plantaire des mains et des pieds, siège spécial du toucher, que dans les autres parties de la peau qui ne jouissent pas du toucher proprement dit, à la langue, qui touche et qui goûte, qu'à la conjonctive. Elle se joint souvent à la sensibilité tactile et à la gustation dont elle complique l'étude analytique. La sensation de température s'observe partout où il y a sensibilité au contact; mais elle s'observe encore dans l'intestin et dans les viscères, où celle-ci n'existe pas. Elle n'a pas un appareil spécial. Il n'y a pas un *sens de la température* à proprement parler; la sensibilité à la température n'est qu'un mode de la sensibilité générale. Pourtant elle n'a pas les mêmes conducteurs dans la moelle que la sensibilité tactile ; d'où la possibilité de la suppression de la sensibilité thermique avec conservation de la sensibilité tactile (syringomyélie). Ce mode de sensibilité entraîne avec lui (comme toutes les sensations générales) un besoin, celui de se *chauffer* ou de se *rafraîchir*, selon l'état d'excès en plus ou en moins des parties douées de cette sensation. 2° La *sensation générale tactile*, ou de *contact*, *sensibilité tactile générale*, qui nous fait connaître, par une impression indifférente, agréable ou pénible, soit l'état de contact, la situation réciproque des parties de notre corps qui se touchent, soit la situation d'un corps, étranger à nous par rapport à ceux de nos tissus qui ont des nerfs dits de sensibilité générale, sans que sa forme, son état solide ou liquide, ou même sa température, soient appréciés. Selon l'état des tissus qui reçoivent les nerfs doués de cette espèce de sensibilité générale, elle peut s'élever de l'état de perception indifférente à celui de douleur. La sensation de contact est susceptible d'offrir plusieurs modes, selon la partie du corps impressionnée, selon l'état de ces parties, selon la nature de l'agent (sans pourtant que cette nature soit indiquée d'une manière précise par la sensation), et surtout selon la manière dont l'agent est appliqué. C'est dans ce cas qu'on obtient les sensations de *piqûre*, de *pincement*, de *pression*, de *déchirure*, de *chatouillement*, qui est considérée par quelques auteurs comme une espèce distincte de sensation générale différente du contact, mais à tort; car elle n'est que le résultat du mode d'application d'un agent solide, liquide ou gazeux, résultat très variable suivant les individus ou suivant l'habitude. 3° La *sensation d'activité musculaire* est le mode de sensibilité du tissu musculaire ; l'impression a lieu dans les muscles agissants, ou irrités après avoir été mis à nu; elle est transmise par certains des nerfs de la sensibilité générale, et la perception s'opère dans une partie du cerveau qui n'est pas encore déterminée. Elle nous fait apprécier d'une manière plus ou moins précise, selon les individus et les conditions normales ou pathologiques, l'intensité et la rapidité de la contraction de chaque faisceau musculaire. Par l'habitude de comparer entre elles les sensations de cette sorte, nous parvenons à acquérir l'idée du poids des corps, de la résistance à la rupture ou au renversement, de la consistance surtout, d'après l'intensité de la sensation éprouvée pour modifier la surface du corps, sensation qui est habituellement en rapport avec l'énergie de la contraction. C'est de cette même manière que cette sensation nous donne l'idée de l'ordre et de la succession de nos mouvements; nous fait connaître leur coordination, qui n'a pas d'autre source que la perception et l'appréciation de cette sensation; coordination qui cesse lorsque la sensation disparaît. La *sensation d'activité musculaire* peut être indifférente, agréable ou pénible pour l'encéphale ; elle peut s'élever de l'indifférence à l'état de fatigue musculaire et même de douleur musculaire, qui, toutes deux, diffèrent de toutes les autres sortes de fatigues et de douleurs. A cette sensation générale se rattache un *sentiment* ou *besoin*, celui d'exercice musculaire ou de repos, selon l'état du tissu ; elle joue un grand rôle dans la fonction du toucher, elle peut être exagérée ou supprimée, tandis que le toucher, la sensation de contact, celle de température, restent normales; elle existe encore dans des cas assez fréquents où il y a paralysie des sensations précédentes. Ce n'est pas, malgré cela, un *sens* spécial. — Enfin certains états qui sont ou accidentels, ou la conséquence naturelle du développement des tissus, peuvent, dans les appareils des sensations externes, dans la peau, etc., déterminer, en l'absence d'agents extérieurs, des sensations dites *spontanées* (prurit, etc.) analogues à celles dont ces organes sont le siège et qui ne sauraient être confondues avec les *sensations internes*. — B. Les *sensations internes* sont celles que nous éprouvons sans que les agents extérieurs interviennent, et dans lesquelles l'impression est causée par l'état où les organes se trouvent placés, en conséquence des actes de nutrition et de développement se passant dans leurs tissus, de l'assimilation par ceux-ci de tels et tels principes (strychnine, arsenic, etc.), ou en conséquence de leur activité propre. Sauf les cas où il s'agit des centres nerveux mêmes, l'impression est transmise par les nerfs sympathiques jusqu'à l'encéphale, où elle est perçue. Ce sont ces diverses sensations qui reçoivent le nom de *besoins* et quelquefois de *sentiments*; elles font percevoir non plus les propriétés des corps ou les actions des êtres du milieu ambiant, mais l'état où se trouvent certains organes de l'animal même qui perçoit. V. Extériorité *des sensations*.

SENSIBILISATEUR. adj. et s. Réactif qui rend un corps facilement modifiable par un autre corps ou par l'action chimique de la lumière. V. Papier *sensible*.

SENSIBILISATRICE. s. f. Nom donné par Bordet à une substance hypothétique apparaissant dans le sérum d'un animal à la suite d'injections à cet animal d'une émulsion de microbes, de globules rouges ou de cellules. Cette substance donne au sérum qui la contient des propriétés bactériolytiques ou cytolytiques vis-à-vis du microbe ou de la cellule qui a été injecté. Elle agit en se fixant sur cet élément et le rendant sensible à l'action de l'*alexine* (V. ce mot). La propriété bactéricide du sérum d'un animal immunisé tient donc à l'action de deux substances : l'une spécifique, n'apparaissant que consécutivement à la vaccination, la sensibilisatrice; l'autre antérieure à la vaccination, non spécifique, l'alexine. Tandis que cette dernière est détruite par la température de 55° maintenue pendant une demi-heure, la sensibilisatrice résiste à l'action de cette température; cette propriété permet d'avoir des sérums ne contenant que la sensibilisatrice, en chauffant le sérum de l'animal vacciné; quant à l'alexine, on s'en procure facilement en prenant le sérum d'un animal neuf. On a donné aussi à la sensibilisatrice les noms de : *ambocepteur* ou *substance intermédiaire* (Ehrlich), *corps immunisant*, *desmon* (London), *fixateur*, *philocytase* (Metchnikoff). Le mot de *sensibilisatrice*, qui fait image et ne préjuge ni de son mode d'action ni de son origine, paraît préférable.

SENSIBILISÉ, ÉE. adj. Se dit d'une lame de métal, de verre ou de papier, qu'une immersion dans certaines solutions salines a rendue modifiable sous l'influence de la lumière, de vapeurs, de certains liquides. V. Papier.

SENSIBILITÉ. s. f. [*sensibilitas*, all. *Empfidungsvermögen*, angl. *sensibility*, it. *sensibilità*, esp. *sensibilidad*]. Propriété d'ordre organique qui est un des modes de la *névrilité*, qui appartient à certaines parties du système nerveux périphérique et central, tant extérieur ou de la vie animale, qu'interne ou de la vie végétative (V. Sensation), et qui est caractérisée par ce fait, que les éléments anatomiques qui en jouissent, après avoir reçu une *impression* du dehors, la *transmettent* à un autre point, où ils la *perçoivent*. Des *excitations isolées* ou séparées l'une de l'autre par un long intervalle *ne produisent pas d'effet sensitif*, tandis que *ces mêmes excitations très rapprochées produisent un effet sensitif* d'autant plus marqué que leur fréquence est plus grande. Quand les interruptions d'un excitateur sont rares, il n'y a pas de perception immédiate; la perception n'arrive que quand les excitations ont acquis une certaine fréquence. Les phénomènes sont ici analogues à ce qu'ils sont sur les muscles ; aussi peut-on comparer ce phénomène d'addition sensitive, par lequel des excitations faibles s'accumulent dans les centres nerveux, au phénomène de l'addition motrice, qui fait que chaque secousse musculaire, s'ajoutant aux secousses précédentes, finit par produire une contraction musculaire, et même un tétanos plus ou moins complet (V. Contraction). Pour des excitations également répétées, le moment de la perception est d'*autant plus retardé que l'intensité de ces excitations est plus petite, et d'autant plus accéléré que leur intensité est plus grande*. Si les premières excitations sont trop faibles pour produire un effet sensitif, la perception ne surviendra que tard, tandis qu'avec des excitations fortes la perception, étant déjà produite par la première excitation, sera presque instantanée. Les phénomènes connus sous le nom d'*éducation de la perception* peuvent rentrer dans les faits d'addition. Si l'on prend plusieurs excitations même assez éloignées l'une de l'autre, on ne sentira pas bien les premières, tandis que les dernières seront très bien perçues et avec beaucoup moins de retard (Ch. Richet). — La sensibilité ne se rencontre que chez les animaux. Elle apparaît dans la série animale dès les premières formes et existe dans les animaux unicellulaires (amibes), n'ayant pas de système nerveux différencié; elle paraît être une propriété du protoplasma de ces êtres. — La sensibilité se subdivise en trois propriétés secondaires : 1° l'*impressionnabilité*, propriété d'être influencé ou impressionné, faculté de recevoir une impression; 2° la *transmissibilité*, propriété de transmettre l'impression au delà du point où elle a été produite; 3° la *perceptivité* ou faculté de percevoir. A l'accomplissement de l'acte de *sensibilité* succèdent : A. l'*acte intermédiaire de volition spontanée* ou *réfléchie*, ou *pensée*; B. l'*acte d'incitation motrice*, ou *motricité*, transmis du dedans vers la périphérie par les nerfs moteurs. — Les trois propriétés secondaires en lesquelles se subdivise la sensibilité sont en rapport dans leurs manifestations avec la constitution même du système nerveux. La disposition des nerfs à leur terminaison périphérique et dans leur trajet a permis de se rendre compte des conditions d'existence et d'accomplissement de l'impression, de la transmission et de la perception, ainsi que de celles de l'acte intermédiaire de *volition spontanée* ou *réfléchie*, transmise aux muscles par d'autres tubes nerveux doués aussi de la transmissibilité. Il est prouvé anatomiquement que chaque cellule du système nerveux central qui *perçoit* l'impression, transmise par les racines rachidiennes postérieures et par les nerfs sensitifs est en continuité de substance avec le nerf qui transmet. Les éléments dans lesquels s'opère, consécutivement à la perception, l'acte dit de *pensée* ou *volition spontanée* ou *réfléchie*, sont des cellules nerveuses multipolaires de l'encéphale en continuité de substance, par l'intermédiaire du cylindre-axe, d'une part avec les nerfs sensitifs, d'autre part avec les nerfs moteurs qui transmettent la volition du centre nerveux aux éléments contractiles. La sensation varie, comme la sensibilité, avec la rapidité, l'intensité, etc., de chacun des actes élémentaires précédents; elle diffère suivant que l'élément nerveux est dans tel ou tel état de constitution intime et de milieu, qui le font dire plus ou moins irritable. Si l'impression est forte, elle sera forte, et *vice versâ*; si l'impressionnabilité des extrémités nerveuses d'une main est augmentée, l'impression sera plus vive qu'à l'autre. De même pour la perceptibilité; de même aussi pour la transmissibilité; de même à fortiori, si les éléments sont dans de telles conditions, ou constitués de telle sorte, que les trois actes secondaires s'accomplissent avec plus ou moins d'intensité et de rapidité l'un que l'autre. — *Sensibilité morale*. Disposition intérieure qui inspire des idées vives et rapides, la vive expression de ces idées, la vive impression qu'on reçoit de leurs beautés ou de leurs défauts. V. Idée. — *Sensibilité organique*. Expression fréquemment employée pour désigner l'aptitude des éléments anatomiques à s'assimiler certains principes immédiats et leur inaptitude à en assimiler d'autres ; c'est un non-sens, car tout acte de sensibilité est un fait d'ordre organique, et il n'y a pas de *sensibilité inorganique*, inhérente aux corps non organisés. — *Sensibilité sans conscience* V. Motricité. — *Sensibilité récurrente* (Magendie, 1839). Sensibilité que présentent les racines rachidiennes antérieures (destinées surtout à la motricité) et qui semble provenir de la périphérie du corps. Si l'on coupe une racine antérieure, le bout central, correspondant à la moelle épinière, est insensible, et le bout périphérique, qui ne communique plus avec l'encéphale, est sensible. D'où le nom de *sensibilité en retour* ou de *sensibilité récurrente*, pour la distinguer de la sensibilité propre aux racines rachidiennes postérieures. Cette sensibilité récurrente est transmise (Magendie) à la racine rachidienne antérieure par quelques filets *récurrents* fournis par la racine postérieure, et qui reviennent de la périphérie vers la moelle épinière, à partir de points du trajet des nerfs mixtes généralement éloignés de la réunion des deux racines (Cl. Bernard). Ce sont ces filets qui donnent de la sensibilité aux racines antérieures, comme les racines postérieures en donnent à tous les organes. Une racine rachidienne postérieure *fournissant* la sensibilité récurrente *seulement à la racine antérieure correspondante*, le nerf qui donnera la sensibilité récurrente au spinal, par exemple, devra être regardé comme sa racine postérieure ; or ce n'est pas au pneumogastrique que le spinal emprunte cette sensibilité, mais aux racines postérieures des trois ou quatre premières paires nerveuses cervicales chez le chien (Cl. Bernard) ; de sorte que, à cet égard, le spinal doit être considéré comme une racine antérieure multiple surajoutée aux trois ou quatre premières paires rachidiennes. Ces faits permettent, en pathologie, de se rendre compte d'un grand nombre d'épiphénomènes dans les affections compliquées de convulsions. Ils permettent, en outre, d'établir les relations physiologiques existant entre les racines antérieures et les racines postérieures, qui sont telles que la lésion de celles-ci peut entraîner la paralysie des premières. Suivant Brown-Séquard, l'irritation des racines antérieures détermine des contractions violentes, irrégulières et douloureuses, parce que ces racines renferment des filets nerveux de sensibilité musculaire. — *Sensibilité réflexe*. V. Sympathie.

SENSIBLE. adj. [*sensibilis*, αἰσθητικὸς, all. *empfindend*, angl. *sensible*, *sensory*, it. *sensibile*, esp. *sensible*]. Se dit d'un individu, d'un tissu, etc., qui est doué de sensibilité, et, particulièrement, qui jouit d'une sensibilité exquise, plus grande, plus parfaite qu'un autre. ‖ Se dit aussi de ce qui est apte à agir sur un de nos sens. — *Calorique sensible*. Synonyme de calorique *libre*.

SENSITIF, IVE. adj. [all. *sensitiv*, angl. *sensitive*, it. et esp. *sensitivo*]. Qui a rapport aux sens ou aux sensations; qui est le siège des sensations, qui les transmet : *nerf sensitif*, *transmissibilité sensitive*. — *Neurone sensitif*. V. Neurone.

SENSITIVE. s. f. [all. *Sinnpflanze*, angl. *sensitive plant*, it. *sensitiva*]. Nom donné à plusieurs légumineuses, appartenant principalement au genre *Mimosa*, et remarquables par les mouvements que présentent leurs feuilles sous diverses influences, contact, changement brusque de température, action des substances caustiques, etc. : tel est le *Mimosa pudica*, L. de l'Amérique tropicale.

SENSITIVITÉ. s. f. (Vulpian). L'aptitude fonctionnelle des fibres nerveuses sensibles, le nom de *sensibilité* prenant alors le sens donné au mot *perceptivité*.

SENSITIVO-MOTEUR, TRICE. adj. Qui sert au mouvement et à la sensibilité, comme les nerfs mixtes; qui se rapporte à ces deux actes nerveux. — *Phénomènes sensitivo-moteurs* (Carpenter). Les actions réflexes, par opposition aux phénomènes *idéo-moteurs* ou actions accomplies sous l'influence d'une idée.

SENSORIAL, ALE. adj. [angl. *sensorial*]. Qui se rapporte au sensorium : *fonction sensoriale*, *monomanie sensoriale*.

SENSORIEL, ELLE. adj. Qui se rapporte aux organes des sens.

SENSORIUM. s. m. [*sensorium*, αἰσθητήριον, all. *Sensorium*, *Empfindungssitz*, angl. *sensory*, it. et esp. *sensorio*]. Mot par lequel on désigne quelquefois le *cerveau* considéré comme centre des sensations. — *Sensorium commune*. La portion de l'encéphale qui *perçoit*, pour la distinguer de celle qui est le siège de la *pensée* et de celle qui est douée de la *motricité*. Cette portion n'est point *une*, ni *commune* à tous les nerfs doués de sensibilité ; chacun d'eux a, dans les centres nerveux, une partie correspondante, qui perçoit à sa manière, mais qui ne peut percevoir indifféremment toutes sortes d'impressions; chacun a son *foyer perceptif*, déjà connu ou localisé pour certains nerfs (V. Localisation). Toutefois certaines parties du cerveau correspondant au lobe occipital, au lobe sphénoïdal, aux parties postérieures de chaque hémisphère, ont une structure anatomique différente de celle des parties antérieures (V. Cerveau), différence qui, jointe à certaines notions fournies par les lésions de ces parties postérieures et par les symptômes qui les ont accompagnées, ont fait donner spécialement à ces circonscriptions du cerveau le nom de *sensorium commune* (Charcot).

SENSUALISTE. adj. Se dit d'une doctrine dans laquelle on attribue tout, dans la génération des idées, à l'action des sens externes, sans tenir compte des aptitudes inhérentes aux différentes parties du cerveau.

SENTIMENT. s. m. [*sensus*, αἴσθησις, all. *Gefühl*, angl. *sentiment*, it. *sentimento*, esp. *sentimiento*]. Proprement *ce que l'on sent* ; ce mot est alors synonyme, dans beaucoup de cas, de *sensation* ; mais il s'applique particulièrement aux sensations internes, aux modifications perceptibles de nos organes intérieurs : on dit le *sentiment de la faim*, *de la douleur*, *de la fatigue*. — Dans un sens psychologique, *sentiment* (πάθος), l'affection de l'âme, penchant bon ou mauvais; ou vue de l'esprit (σύνεσις) propre à nous déterminer dans l'appréciation des choses, dans nos jugements.

SENTINELLI (médecin italien né en 1644). — *Poudre de Sentinelli*. V. Poudre *du comte de Palme*.

SÉPARATION. s. f. [all. *Scheidung*]. En pharmacie, élimination de certaines substances mêlées à d'autres à l'effet d'utiliser seulement celles-ci. ‖ *Séparation de corps*. « Les époux pourront réciproquement demander la séparation pour excès, sévices et injures graves de l'un d'eux envers l'autre. » (*Code civil*, art. 231.) Il y a beaucoup de procès en séparation de corps qui reposent sur des accidents, des vices de conformation ou des maladies. En face d'un conflit conjugal, le médecin ordinaire doit savoir s'abstenir et rester muet. Le médecin requis par la justice, au contraire, entre dans le débat de la manière la plus désintéressée et la plus impartiale ; il apprécie les faits qu'il a eu mission d'examiner, et il conclut, sans se préoccuper de la question de savoir si son rapport doit être interprété en faveur du mari ou en faveur de la femme. Le médecin-expert ne s'arrête à aucune considération d'intérêt privé : il n'a pas de client à défendre, il n'a qu'à faire connaître la vérité, quelle qu'en soit la source (Legrand du Saulle). Les excès alcooliques, les sévices et injures graves, la grossesse antérieure au mariage, les habitudes contre nature, la syphilis, l'hystérie, l'épilepsie et la folie servent d'ordinaire de prétextes aux instances en séparation de corps.

SÉPÉERI. s. m. [*bébéeru*, *sipéeri*, *Nectandra Rodiei*, Schomb.]. Arbre de la famille des laurinées de la Guyane anglaise, dont l'écorce est amère et fébrifuge.

SÉPÉERINE. s. f. [*sipéerine*]. Alcaloïde fébrifuge retiré de l'écorce de *Sépéeri*, en même temps que la *bébéerine*. Résineux, brun rouge, transparent, peu soluble dans l'eau, insoluble dans l'éther, soluble dans l'alcool.

SÉPIA. s. f. [all., angl., it. et esp. *sepia*]. L'encre de *sèche* solidifiée par évaporation et dont on fait une couleur par mélange avec un peu de gomme.

SEPSINE ou **SEPTINE.** s. f. [de σῆψις, putréfaction, ou σηπτὸς, putréfié]. Nom donné en 1868 par Bergmann et Schmiedeberg au poison qui se forme dans les viandes en putréfaction. Ces auteurs crurent avoir réussi à préparer à l'état de pureté le poison putride, dont l'existence avait été démontrée par Gaspard et la nature chimique mise hors de doute par Panum. Ils obtinrent sous une forme cristalline un sel de ce poison : le sulfate de sepsine ; ce sel était très toxique et tuait le chien en injection intraveineuse à la dose de 10 milligrammes. Mais on reconnut depuis que cette substance ne se retrouve pas dans toutes les matières putréfiées, et que d'autres alcaloïdes toxiques pouvaient être extraits de la viande en putréfaction. Aussi elle n'a plus maintenant qu'un intérêt historique.

SEPTANE. adj. [*septanus*, ἑπταῖος, all. *siebentägig*, angl. *septanous*]. V. Intermittent.

SEPTÉNAIRE. s. m. [*septenarius*, ἑβδομαῖος, all. *Siebenzal*, angl. *septenary*, it. *settenario*, esp. *septenario*]. Espace de sept jours. Les septénaires étaient, selon la doctrine des jours critiques, autant de périodes qui partageaient le cours des maladies et en marquaient les rémissions ou les terminaisons.

SEPTICÉMIE. s. f. [de *septique*, et αἷμα, sang]. Dans son acception étymologique, le mot *septicémie* s'applique à toutes les maladies résultant de l'altération du sang par des matières septiques ou putrides. Aujourd'hui, on désigne sous ce nom un état morbide caractérisé par la présence de microbes dans le sang. La septicémie peut être consécutive à une lésion locale : c'est ainsi que chez l'homme, le charbon commence par un accident local qui est le plus souvent la pustule maligne ou l'œdème malin, et dans les cas mortels se termine par septicémie : tous les vaisseaux sont remplis de bactéridies charbonneuses, et il n'y a pas d'autres lésions locales que l'accident initial. D'autres infections se traduisent d'emblée par la présence du microbe dans le sang; la septicémie est alors primitive, et la mort arrive sans qu'il y ait de lésion facilement appréciable. C'est surtout cette absence de foyer local infectieux malgré l'existence de microbes dans le sang que traduit le mot *septicémie*. Quand existent des foyers purulents, on emploie les termes de *pyohémie* ou de *septico-pyohémie*. La septicémie ainsi comprise constitue la forme la plus rapidement mortelle des infections. Les anciennes septicémies chirurgicale et obstétricale, c'est-à-dire consécutives à une intervention opératoire ou à un accouchement, tuaient sans lésions ; quand l'infection revêt une forme moins violente, et que la survie est plus longue, des lésions locales apparaissent, sous forme de lymphangites, d'abcès, de phlegmons, de péritonites, etc. On donne encore parfois le nom de *septicémie suraiguë* à une complication des plaies caractérisée par une infiltration gazeuse des téguments avec aspect marbré de la peau qui apparaît au pourtour de la solution de continuité et se propage rapidement vers la racine du membre ; cette lésion mérite le nom de *gangrène gazeuse* qu'on lui donne aussi parfois, beaucoup plutôt que celui de *septicémie* qui doit être réservé aux états morbides qui viennent d'être définis. Les microbes que l'on rencontre au cours des septicémies sont très variables, le streptocoque et le staphylocoque sont parmi les plus fréquents; mais on peut trouver aussi des anaérobies dont la recherche devra toujours être faite. — *Septicémie chronique*. Nom donné parfois improprement à un état morbide caractérisé par des accès fébriles irréguliers, de la pâleur de la face et de l'amaigrissement, consécutif à des suppurations prolongées. Dans ce cas les symptômes observés sont en rapport avec la résorption dans l'organisme des produits toxiques formés au niveau du foyer infectieux, sans qu'il y ait, au moins le plus souvent, passage de microbes dans le sang. — *Septicémie expérimentale aiguë*. Nom sous lequel Pasteur décrivit la maladie produite expérimentalement chez le cobaye par l'inoculation de sérosité ou de terre contenant le vibrion septique; dans ce cas, il n'y a pas septicémie au sens où l'on entend ce mot aujourd'hui, car le vibrion ne se rencontre dans le sang que dans les dernières heures de la vie ou après la mort. — *Septicémie gangreneuse*. Nom sous lequel Chauveau et Arloing étudièrent une complication des plaies décrite aussi sous le nom de *septicémie suraiguë*, *gangrène gazeuse*, *gangrène foudroyante*, *érysipèle bronzé*; elle est due au vibrion septique de Pasteur; ce n'est pas une septicémie, mais une infection de nature gangreneuse, à marche envahissante, dont l'agent reste cantonné pendant longtemps, sinon jusqu'à la mort, au niveau de la lésion locale. — *Septicémie hémorragique*. Maladie caractérisée par une septicémie et des hémorragies; les septicémies hémorragiques ou pasteurelloses comprennent un certain nombre d'affections épizootiques dont le type est le choléra des poules ; les microbes qui les causent sont des coccobacilles très voisins les uns des autres, appelés parfois *pasteurellæ* (V. ce mot).

SEPTICÉMIQUE. adj. Qui est relatif à la septicémie.

SEPTICITÉ. s. f. L'état de ce qui est septique.

SEPTICO-PYÉMIE ou SEPTICO-PYOHÉMIE. s. f. État morbide caractérisé par la coexistence de foyers purulents et de septicémie.

SEPTIFÈRE. s. m. Maladie dont les plaies ou les organes contiennent des matières septiques.

SEPTIFORME. adj. [*septiformis*, de *septum*, cloison, et *forma*, forme; all. *scheidewandförmig*, angl. *septiform*, esp. *septiforme*]. Qui a la forme d'une cloison.

SEPTIQUE. adj. [*septicus*, σηπτικὸς, de σήπειν, corrompre ; all. *septisch*, angl. *septic*, it. et esp. *septico*]. Qui produit la putréfaction. — *Poisons septiques*. Nom donné parfois aux poisons qui déterminent la gangrène (seigle ergoté, venin de la vipère), ou une sorte de décomposition des tissus organiques (acide sulfhydrique). ‖ Ce mot est employé aujourd'hui comme synonyme d'*infectieux*. Les matières septiques sont celles qui sont chargées de microorganismes et en particulier de microbes pathogènes. Le sens de ce terme s'est donc beaucoup étendu ; il ne désigne plus, comme pourrait le faire croire son étymologie, l'état de ce qui est corrompu, de ce qui peut engendrer la putréfaction, mais d'une façon plus générale le fait pour un corps d'être chargé de microbes ; or, comme les microbes sont répandus partout, dans l'air, sur le sol, dans l'eau, tous les objets doivent être considérés comme septiques ; il faut toujours partir de ce principe quand on veut pratiquer l'*asepsie*, et par suite stériliser tous les corps avant de pouvoir les considérer comme privés de germes. En pratique, bien peu des germes répandus dans l'atmosphère ou séjournant sur les objets sont capables de déterminer des accidents ; c'est ce qui fait en particulier que, pour pratiquer les opérations, on a renoncé à stériliser l'atmosphère comme Lister essayait de le faire au moyen du *spray*; on considère surtout comme septiques les objets qui ont été exposés à une contamination par un microbe pathogène. Cette tolérance, explicable quand il s'agit d'asepsie opératoire, parce qu'alors ne comptent que les microbes qui sont nuisibles pour l'homme et les animaux, n'est plus de mise dans les recherches bactériologiques ; les milieux de culture sont très facilement contaminés par les microbes de l'air; l'asepsie dans ce cas doit être absolue.

SEPT JOURS (Mal de). [angl. *seven day's disease*]. Affection épidémique de l'Amérique du Sud, qui, dit-on, saisit les enfants de sept jours, et qu'on suppose semblable au *trismus des enfants* dans les Indes occidentales.

SEPTOMÈTRE. s. m. [de σηπτὸς, putride, et μέτρον, mesure]. Instrument destiné à mesurer la quantité de matières organiques viciant l'air, en les fixant à l'aide d'une solution de permanganate de potasse (Smith).

SEPTON. s. m. [σήπτων, qui putréfie ; it. *septono*, esp.

septon]. Anciennement, l'azote, qu'on regardait comme déterminant les premiers phénomènes de la putréfaction.

SEPTUM. s. m. [*septum*, cloison ; διάφραγμα, all. *Scheidewand, Zwischenwand*, angl. *septum*, it. *setto*, esp. *septo*]. En anatomie, nom donné à certaines cloisons membraneuses ou charnues qui séparent deux cavités : ainsi les deux ventricules du cerveau sont séparés par une cloison mitoyenne, qu'on appelle *septum lucidum* (V. Transparent); les deux ventricules du cœur, par une cloison appelée *septum medium ;* la cavité de la bouche d'avec l'arrière-bouche, par le voile du palais, que l'on nomme *septum staphylinum* ; la poitrine d'avec l'abdomen, par le diaphragme, autrefois dit *septum transversum.* — *Septum crurale* (J. Cloquet). Cloison blanchâtre, de nature conjonctive, résistante chez quelques sujets, extensible chez d'autres, qui est tendue au-devant de l'anneau crural, et qui se continue avec le tissu conjonctif situé derrière le ligament de Gimbernat, et, en dehors, avec le tissu conjonctif qui entoure l'artère et la veine crurales et l'artère épigastrique.

SÉQUESTRATION. s. f. En police sanitaire. V. Isolement. — *Séquestration des aliénés.* V. Folie, Isolement et Restreint.

SÉQUESTRE. s. m. [*sequestrum*, de *sequestrare*, séparer, mettre à l'écart ; all. et angl. *Sequester*, esp. *sequestro*]. Portion d'os nécrosée, ainsi appelée parce qu'elle se sépare de l'os encore vivant. V. Nécrose. — *Séquestre.* Toute portion privée de vie d'un tissu quelconque qui reste enclavée dans le tissu encore vivant, bien qu'elle en soit distincte, et s'en sépare plus ou moins vite.

SERAI. s. m. (Schubler). Substance qui reste dans le petit-lait après la séparation du caséum, et qui n'est probablement que de l'albumine.

SÉRAPHIQUE. adj. — *Gomme séraphique.* V. Sagapénum.

SEREIN. s. m. [all. *Abendthau*, angl. *evening-dew*, it. et esp. *sereno*]. Rosée abondante qui tombe pendant l'été seulement, et presque toujours après le coucher du soleil.

SEREINE (Goutte). [angl. *serene drop*]. V. Amaurose.

SÉREUSE. s. f. Membrane circonscrivant une cavité généralement close de toutes parts, formée par le tissu séreux. V. Séreux. — *Séreuse des artères.* V. Artère.

SÉREUSINE. s. f. (Bixio). Le stéaroptène.

SÉREUX, EUSE. adj. [ὀῤῥώδης, ὑδατώδης, all. *serös, wässerig*, angl. *serous*, it. *sieroso*, esp. *seroso*]. Qui concourt à l'exhalation de la sérosité ou qui en a les caractères : *apoplexie séreuse, collection séreuse, exsudat séreux, pus séreux.* — *Système séreux.* Il se compose d'un grand nombre de membranes (*membranes séreuses* ou simplement *séreuses*) qui forment des sacs sans ouverture, adhérentes par leur surface extérieure aux organes qui les avoisinent, libres par leur surface interne, dont les parois sont humectées par un liquide très peu abondant, analogue, dans quelques-unes, au *sérum* du sang, très différent, dans d'autres, de ce sérum. Bichat ne comprenait dans le système séreux que les membranes séreuses splanchniques (*membranes séreuses proprement dites*) ; depuis, on y a réuni les *synoviales* ou *membrnes séreuses articulaires*, et les *membranes séreuses des tendons* et *sous-cutanées*, ou *bourses muqueuses*, bien qu'elles en diffèrent par rapport au fluide séparé, à la disposition et à la texture. V. Bourse et Synovial. — *Tissu séreux.* Celui qui forme les *membranes séreuses.* Il a pour élément fondamental des fibres conjonctives disposées en faisceaux, et s'entre-croisant sous des angles très nets. Des fibres élastiques flexueuses les accompagnent ou y forment une trame réticulée, comme dans l'endocarde, la plèvre, etc. Ces membranes sont très vasculaires ; les capillaires y forment un réseau à mailles serrées, polygonales, anguleuses, à angles nettement dessinés en général. Les lymphatiques y forment des réseaux superficiels sous l'endothélium, à mailles plus ou moins serrées. Les séreuses sont tapissées d'une couche unique de cellules endothéliales minces, se plissant avec une grande facilité, et pourvues d'un noyau assez volumineux. Cet endothélium, se détachant facilement, ne met aucun obstacle à l'adhésion des faces d'une séreuse juxtaposées chirurgicalement. Cette adhésion a lieu aussi lorsque l'endothélium tombe par l'influence d'une inflammation de la séreuse et de l'immobilité des faces accolées. Des fibres du tissu conjonctif naissent et se prolongent d'une paroi à l'autre de la membrane ; il en est de même des capillaires sanguins, des lymphatiques et des fibres élastiques. C'est ainsi que s'établissent des *adhérences séreuses*, bientôt suivies d'une fusion complète des deux feuillets en une seule membrane (V. Néomembrane). La face séreuse ou lisse et sécrétante n'existant plus, cette membrane perd rapidement sa texture et, par suite, ses caractères de séreuse : la texture est devenue celle du tissu fibreux, plus ou moins dense ou plus ou moins vasculaire. Les séreuses sont sujettes à l'endothéliome. — *Anémie séreuse.* V. Anémie.

SERGIERSK (Russie). *Eaux sulfurées calciques*, froides, 10°,4.

SÉRICEPS. s. m. Instrument imaginé par Poullet (de Lyon) pour exercer des tractions sur la tête du fœtus en évitant les pressions du forceps. Il se compose d'une bande d'étoffe de 25 centimètres, destinée à être étalée sur la tête du fœtus ; et de quatre rubans, dont une extrémité est fixée à la bande, tandis qu'ils se réunissent deux à deux par leur autre extrémité, de façon à former deux anses qui sont les points de traction.

SÉRICINE. s. f. Nom donné à la *fibroïne* (Schlossberger) et à la *myristine* (Playfair).

SÉRICIQUE. adj. — *Acide séricique.* L'acide *myristique.*

SÉRIE. s. f. [*series*, all. *Reihe*, angl. *series*, it. et esp. *serie*]. — *Série animale.* Disposition des différents animaux telle, que l'on passe successivement d'un groupe d'organisation plus simple à un groupe d'organisation plus compliquée. || En chimie, ensemble de corps dans lesquels existe une progression régulière du nombre des équivalents d'un ou de plusieurs de leurs éléments constitutifs ; telle est la série des carbures C^4H^4, C^8H^8, $C^{12}H^{12}$; celle des alcools $C^2H^4O^2$, $C^4H^6O^2$, $C^6H^8O^2$, etc. || Dans la philosophie positive, *série des sciences.* V. Science. || En démographie, *série.* V. Moyenne. || En histologie, *coupes en série.* V. Coupe.

SÉRINE. s. f. Nom donné par Denis (1856) à l'un des principes albuminoïdes composant le plasma du sang, et qui se retrouve dans la lymphe, dans les sérosités et dans le pus ; on l'appelle aussi *sérum-albumine* ; elle présente un certain nombre de caractères différentiels avec l'albumine de l'œuf ; ainsi son pouvoir rotatoire est de — 56° au lieu de — 35°,5 ; elle est précipitée de ses solutions exemptes de sels par agitation avec de l'éther, et ne l'est pas de ses solutions salines ; elle est précipitée par l'alcool comme l'ovalbumine, mais n'est coagulée que lentement par ce réactif ; quand elle a été précipitée de sa solution par l'acide azotique ajouté goutte à goutte, le précipité se dissout en grande partie par l'addition d'un volume d'alcool absolu égal à celui de la solution ou par l'addition d'un demi-volume d'acide azotique. Elle résiste beaucoup moins que l'ovalbumine à l'action des acides étendus et à celle des alcalis à l'ébullition.

SERINGAT. s. m. Nom vulgaire du *Philadelphus coronarius*, L., plante de la famille des saxifragées, tribu des philadelphées, dont les fleurs ont une odeur forte, pouvant causer la céphalalgie.

SERINGOS. s. m. [*dysenterie purulente des Cafres*]. Sorte de dysenterie caractérisée par un flux purulent et non sanguin, et observée à l'île de la Réunion. Elle n'attaque, parmi les travailleurs amenés dans l'île, que les indigènes du continent africain, tandis que les Indiens et Malgaches n'y sont point sujets, quoique plusieurs n'échappent pas à la dysenterie ordinaire.

SERINGUE. s. f. Instrument destiné à injecter dans les tissus des substances liquides. Les *seringues* dont se servent les anatomistes et les chirurgiens pour injecter les vaisseaux ou certaines cavités sont formées d'un corps d'argent, de laiton ou de maillechort, tout à fait uni, si ce n'est vers le tiers supérieur, où il peut porter une oreille circulaire, unie ou à pans, qui sert de point d'appui à l'index et au médius. Sa capacité varie de 15 à 1000 grammes et plus. Le *porte-canule* qui termine le tube doit être continu avec le corps et dépourvu de cannelures ou de molettes saillantes à sa jonction avec ce dernier. Les *canules* varient de forme et de grandeur, suivant qu'il s'agit d'injecter du liquide dans une hydrocèle (*seringue à hydrocèles*), un kyste, des vaisseaux, etc. ; la canule du trocart qui a servi à l'évacuation du liquide accidentel suffit dans ces derniers cas. Comme il faut qu'on puisse faire sortir et entrer facilement la seringue dans la canule, le porte-canule doit jouer, soit à frottement sur celle-ci, soit par des tours de vis. Les vis sur le porte-canule sont nécessaires pour les seringues les plus grosses. Pour ces seringues aussi un robinet porte-canule se fixe sur le corps de la même manière: à son tour, il s'adapte aux canules comme il vient d'être dit, afin de pouvoir être laissé attaché à volonté sur la canule ou sur la seringue. Le *piston* est formé d'une tige ou manche cylindrique qui glisse exactement dans l'orifice central de la plaque à virole qui forme le haut du tube ; l'extrémité libre de la tige porte un anneau qui doit, pour toutes les seringues, permettre l'entrée du pouce, de manière que ce doigt trouve là un solide point d'appui. Le piston est à parachute (Charrière). Il est formé de deux rondelles de cuir fixées au milieu du piston à l'aide de deux pièces qui constituent la charpente de celui-ci et se vissent l'une sur l'autre ; ces deux rondelles sont rabattues, l'une en haut, l'autre en bas. Comme elles tendent toujours à s'écarter de la tige, elles remplissent immédiatement le moindre vide qui tend à se présenter dans le corps. Pour les injections sous-cutanées, intra-

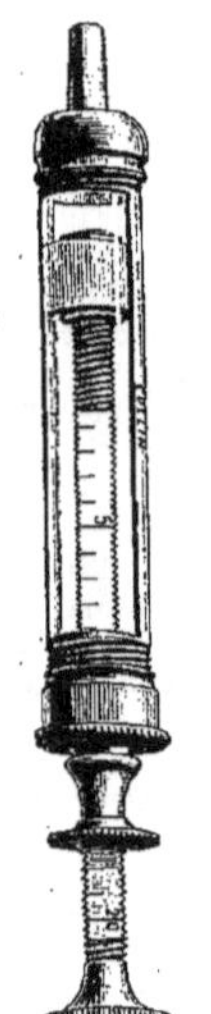

Fig. 679. — *Seringue de Pravaz.*

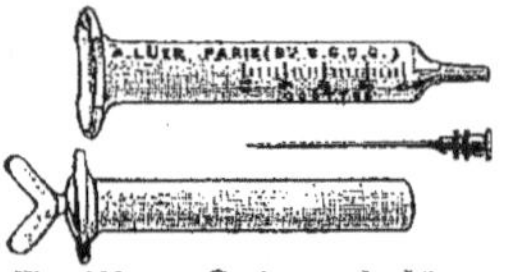

Fig. 680. — *Seringue* de Lüer.

musculaires et intraveineuses, on se sert d'une seringue (*seringue de Pravaz, seringue à injections hypodermiques*, fig. 679), dont la tige est graduée ; cette seringue est d'une contenance de 1 centimètre cube, et la tige est divisée en vingt parties, dont chacune correspond à un vingtième de centimètre cube, c'est-à-dire à une goutte d'eau distillée ; on construit aussi des seringues de 2 et de 5 centimètres cubes. Les canules sont en acier ou en platine iridié, très fines, à pointe taillée obliquement et tranchante, de manière à pouvoir être plongée dans les tissus avant l'injection. Le corps peut être

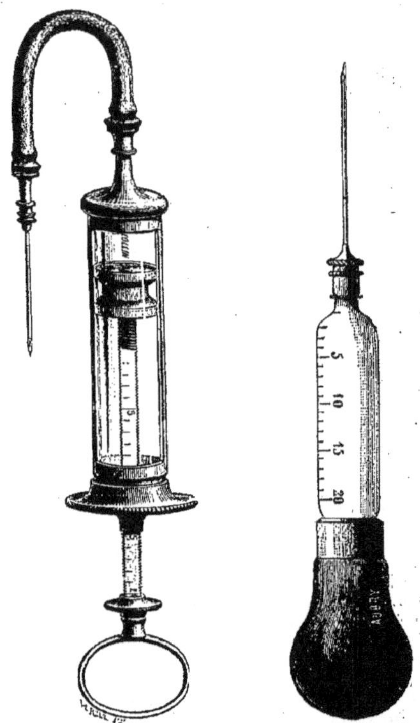

Fig. 681. — *Seringue* de Roux. Fig. 682. — *Seringue* de Créquy.

de verre, ce qui est préférable pour l'emploi des mélanges où il entre quelques substances corrosives ou du nitrate d'argent. Le piston est à parachute comme dans les seringues ordinaires. Le corps du piston ne doit pas être en cuir, mais en moelle de sureau, en amiante ou en caoutchouc, de manière à pouvoir supporter l'ébullition ; la seringue de Pravaz ainsi modifiée et rendue stérilisable prend le nom de seringue de Straus-Collin. La seringue dite de *Lüer* est construite entièrement en verre (fig. 680) ; le piston est formé d'un cylindre de verre qui pénètre à frottement dans le corps de pompe également en verre ; la graduation se trouve sur le corps de pompe ; l'asepsie parfaite de cette seringue est très facile à réaliser. Pour les injections de sérums thérapeutiques, on construit des seringues de 20 centimètres cubes à piston de caoutchouc, dites seringues de Roux (fig. 681) ; la canule est reliée à l'embouchure de la seringue par un tube de caoutchouc. On fabrique aussi des seringues sans piston, se composant d'un corps de pompe muni d'une graduation, et d'une petite poire en caoutchouc, permettant d'aspirer le liquide dans la seringue et de l'expulser ; telle est la seringue de Créquy (fig. 682).

SÉRINURIE. s. f. Présence de sérine dans l'urine ; ordinairement, l'albuminurie est caractérisée par la présence de globuline et de sérine dans l'urine ; ce n'est que dans des cas exceptionnels que la sérine s'y trouve à l'état isolé; la différenciation entre les deux variétés d'albumine urinaire se fait au moyen du sulfate de magnésie à saturation qui précipite la globuline et non la sérine. V. ALBUMINURIE.

SERMAIZE (France, Marne). *Eaux bicarbonatés sulfatées calciques*, froides, 11°, contenant 1gr,5 de sels dont 0,80 de sulfate de chaux, de magnésie et de soude, et 0,48 de bicarbonates de chaux et de magnésie. Cette eau est indiquée dans les affections du tube digestif, des reins, de la vessie. Établissement. Cette eau est transportée.

SERMENT. s. m. [*jusjurandum*, ὅρκος, all. *Eid*, angl. *oath*, it. *giuramento*, esp. *juramento*]. Titre d'un livre de la Collection hippocratique où les devoirs de la profession médicale sont indiqués avec force, sincérité et noblesse; un texte pareil, placé à une époque aussi ancienne, a certainement exercé une influence salutaire sur toute la médecine qui devait suivre. On y voit une prescription singulière, celle de ne pas pratiquer l'opération de la taille. Il semble que cette opération, si dangereuse dans l'ignorance de l'anatomie, était alors abandonnée à des charlatans.

SÉRO-DIAGNOSTIC. s. m. (Widal). Méthode de diagnostic qui repose sur ce fait qu'au cours de certaines infections le sérum acquiert des propriétés agglutinantes vis-à-vis du microbe causal de cette infection (V. AGGLUTINATION). Le séro-diagnostic a été appliqué pour la première fois à la fièvre typhoïde par Widal en 1896. Pour le pratiquer il suffit de prélever quelques gouttes de sang au malade, et quand le sérum est exsudé, de le mélanger à une culture jeune de bacille d'Eberth dans la proportion d'une goutte de sérum pour 40 à 50 gouttes de culture; il est fréquent de trouver dans la fièvre typhoïde une agglutination beaucoup plus élevée; par contre, des agglutinations produites avec des dilutions au dixième ou au vingtième ne donnent pas de certitude. La séro-réaction positive indique que le malade a ou a eu une infection à bacilles d'Eberth, et en pratique, par conséquent, une fièvre typhoïde. La séro-réaction n'apparaît pas en général dès les premiers jours de la maladie; elle n'est positive le plus souvent que du huitième au dixième jour; elle peut être retardée parfois jusqu'au quinzième ou au vingtième jour; elle diminue dans la convalescence et disparaît après une vingtaine de jours; mais elle peut parfois persister des mois et des années. La méthode du séro-diagnostic a été appliquée à d'autres maladies : dans le choléra, elle n'a pas la même valeur que dans la fièvre typhoïde en raison des variations du pouvoir agglutinatif d'un même sérum vis-à-vis de divers échantillons de vibrions cholériques; dans les infections à pneumocoques, la séro-réaction est positive à condition de cultiver le pneumocoque directement dans le sérum du malade (Bezançon et Griffon); dans les infections à tétragènes, la séro-réaction peut être obtenue par l'action du sérum sur la culture du microbe comme pour le bacille d'Eberth (Roger et Trémolières). Enfin dans la tuberculose, le séro-diagnostic peut être fait à l'aide de la méthode d'Arloing et Courmont : celle-ci consiste à prendre des cultures *homogènes* de bacilles de la tuberculose, et à mettre le sérum du malade en contact avec la culture dans la proportion de 1 de sérum pour 4, pour 9 et pour 19 de culture; l'agglutination a lieu en un temps variant d'une à cinq heures. La culture ne doit pas être trop jeune ni trop vieille; il sera bon souvent de l'étendre d'eau salée pour rendre le phénomène plus facile à observer. Mais le séro-diagnostic n'a pas la même valeur ici que dans la fièvre typhoïde; en effet, dans certains cas, par exemple au cours des maladies fébriles, le sérum peut devenir agglutinant vis-à-vis du bacille de Koch sans pourtant que celui-ci soit en cause; la méthode ne devra donc être employée que chez les individus apyrétiques et encore, dans les cas de tuberculose pulmonaire au début et chez les malades atteints de lupus, elle a été trouvée en défaut.

SÉRO-FIBRINE. s. f. (Denis). V. PLASMINE.

SÉROLINE. s. f. [angl. *serolin*, esp. *serolina*] (Boudet). V. STERCORINE.

SÉRO-PRONOSTIC. s. m. Pronostic basé sur la mesure du pouvoir agglutinatif du sérum. D'après P. Courmont, si, dans la fièvre typhoïde, la température et le pouvoir agglutinatif suivent une marche parallèle, le pronostic est bon; si au contraire il n'y a pas de parallélisme, le pronostic est grave; dans le cas enfin où la séro-réaction fait défaut ou apparaît tardivement, on ne peut donner aucune conclusion, cette réaction pouvant manquer aussi bien dans les cas graves et dans les cas bénins.

SÉRO-PURULENT, ENTE. adj. Se dit d'un liquide dont les caractères tiennent en même temps de ceux du sérum et du pus : tel est le pus dit *séreux*. V. PUS.

SÉRO-RÉACTION. s. f. V. SÉRO-DIAGNOSTIC.

SÉRO-SANGUIN, INE. adj. Qui tient à la fois du sérum et du sang; qui est formé de leur mélange. — *Bosse* ou *tumeur séro-sanguine* [*tumeur œdémateuse séro-sanguine* de Valleix, *tumeur œdémateuse* de Mme Lachapelle (1819); *œdème du cuir chevelu* de Pannetier]. Tuméfaction que présente souvent la tête du fœtus au moment de la naissance, et qui est constituée par une infiltration œdémateuse, séro-sanguine, siégeant ordinairement sous la peau du crâne. Elle se produit toujours au niveau de la partie fœtale qui n'est pas en rapport avec les parois du bassin, et sa situation est subordonnée aux présentations et positions. Son volume est variable. Son existence n'a aucune influence sur la vie de l'enfant : elle disparaît spontanément peu de temps après l'accouchement.

SÉROSITÉ. s. f. [*serum*, all. *Blutwasser*, angl. *serosity*, it. *sierosità*, esp. *serosidad*]. Nom sous lequel on désigne : 1° les humeurs sécrétées par les membranes séreuses saines ou enflammées; 2° celle qui, produite outre mesure par ces membranes, forme le liquide des hydropisies; 3° celle qui s'amasse dans les phlyctènes produites par la brûlure et sous l'épiderme soulevé par les substances épispastiques; 4° celle qui s'infiltre entre les fibres du tissu conjonctif, etc., dans les œdèmes. Aucune sérosité n'a la même composition immédiate que le plasma sanguin. Il en est, comme le liquide sous-arachnoïdien et celui de quelques kystes de l'ovaire, qui, ne renfermant que des traces d'albumine, ne sont pas coagulables par la chaleur. Le plus souvent, les liquides sécrétés par les séreuses, à l'état normal, sont albumineux, jaunâtres ou incolores, alcalins, et renferment, outre de l'albumine, de la sérine, des traces de caséine, de la cholestérine et des sels minéraux. Les proportions d'albumine, de fibrine, de cholestérine, augmentent quand le liquide est fourni par une séreuse enflammée.

SÉROTHÉRAPIE. s. f. [*serum*, sérum, et θεραπεία, traitement]. Méthode thérapeutique qui consiste dans l'emploi des sérums. On peut se servir d'un sérum normal, mais le plus souvent on a recours au sérum d'un être modifié par une maladie ou par un procédé de vaccination. On peut injecter le sérum d'un animal de même espèce : c'est ainsi qu'on a injecté à l'homme du sérum humain, en particulier dans le cas d'une maladie infectieuse, la scarlatine, par exemple, du sérum d'un individu convalescent de cette même maladie. Mais ordinairement on injecte du sérum d'un animal préparé à l'avance pour le but auquel on veut le faire servir. L'idée de chercher dans le sang d'un animal des substances immunisantes paraît dû à Richet et Héricourt qui s'adressaient à une espèce supposée naturellement réfractaire à l'infection qu'ils cherchaient à combattre; ils expérimentèrent ainsi avec le sang du chien qu'ils injectaient à des lapins en même temps que des cultures de *Staphylococcus pyosepticus* (1888) ou de bacille de Koch (1889). Mais la sérothérapie date vraiment du jour où Behring et Kitasato reconnurent que le sérum des animaux vaccinés contre la diphtérie et le tétanos est antitoxique; qu'injecté en même temps que le microbe, il protège l'animal contre l'infection; enfin qu'injecté après le microbe alors que l'infection évolue déjà, le sérum antidiphtérique arrête son évolution et permet la guérison de la maladie (1890). La sérothérapie antidiphtérique est donc à la fois préventive et curative. Par contre, la sérothérapie antitétanique n'a qu'une action préventive; injecté au moment où les accidents sont apparus, il est incapable de les enrayer. Les sérums antidiphtérique et antitétanique sont préparés en injectant les animaux au moyen de la toxine produite par les microbes; ils sont donc antitoxiques; ils n'ont pas d'action sur les microbes vivants; mais ils empêchent leur développement dans l'organisme en paralysant l'action de la toxine et en permettant aux moyens de défense naturels de détruire les microbes. Dans d'autres cas les sérums sont préparés en injectant à l'animal non plus la toxine, mais le microbe lui-même mort ou même vivant; c'est ainsi que l'on prépare le sérum antistreptococcique, antipesteux et un sérum anticholérique (choléra-sérum) qui n'a pas d'action contre le choléra humain, mais est actif contre la septicémie cholérique expérimentale des jeunes cobayes. La sérothérapie n'est pas employée uniquement dans les maladies infectieuses; elle l'est aussi dans certaines intoxications, comme celle due au venin des vipères. On a de plus cherché à employer aussi les sérums cytotoxiques, qui, à doses faibles, auraient un effet stimulant sur certaines cellules au lieu de leur action destructive ordinaire; dans l'hémoglobinurie paroxystique, Widal et Rostaine se sont servis du sérum d'animaux ayant reçu des injections de sérum humain, afin de rendre au malade l'antisensibilisatrice qui, d'après ces auteurs, serait en défaut dans de tels cas; enfin dans la maladie de Basedow, Ballet et Enriquez, Möbius ont employé le sérum d'animaux éthyroïdés. En général on choisit comme animal producteur de sérum le cheval quand il s'agit de sérum antitoxique ou antimicrobien, comme pour la diphtérie ou le tétanos, le mouton ou la chèvre pour le sérum antithyroïdien. Certains accidents sont imputables à la sérothérapie, en particulier des exanthèmes, des arthralgies, de la fièvre, quelquefois de l'albuminurie; c'est ce qu'on a appelé la *maladie des sérums*; elle est due à l'introduction dans l'organisme d'un sérum appartenant à une autre espèce animale, et non pas aux anticorps que renferme le sérum; ces accidents sont toujours légers et ne peuvent en aucun cas faire renoncer à la méthode. Les sérums thérapeutiques sont le plus souvent employés en injections sous-cutanées; quelquefois on les introduit dans les veines, dans le canal rachidien, ou même dans le cerveau (sérum antitétanique); plus rarement ils sont pris par le tube digestif.

SÉROTINE. adj. et s. f. [de *serotinus*, tardif, de *sero*, tardivement]. V. CADUQUE.

SERPENT. s. m. [*serpens*, ὄφις, all. *Schlange*, angl. *snake*, it. *serpente*, esp. *serpiente*]. Nom vulgaire des reptiles de l'ordre des ophidiens. — Les seuls serpents venimeux de France sont deux vipères très analogues. Ces animaux piquent plutôt qu'ils ne mordent, en projetant leur tête contre les objets, de sorte que les dents saillantes, quand la gueule est ouverte, s'enfoncent dans la peau. Leur langue est inerte. — *Serpent à sonnettes*. V. CROTALE.

SERPENTAIRE. s. f. Nom de plusieurs plantes de familles différentes. — *Serpentaire commune* [*Arum dracunculus*, L., *Dracunculus vulgaris*, Schott; all. *Schlangenkraut*, angl. *snake-root*, it. et esp. *serpentaria*]. Plante aroïdée dont la racine nous vient du midi de la France, en pains orbiculaires, présentant des vestiges d'écailles foliacées concentriques. Ses propriétés sont les mêmes que celles du *pied-de-veau*. — *Serpentaire femelle*. V. BISTORTE. — *Petite serpentaire*. V. OPHIOGLOSSE. — *Serpentaire de Virginie* (*Aristolochia serpentaria*, L.). Plante aristolochiée dont la racine, apportée de l'Amérique septentrionale, est formée d'un petit corps long et menu, garni d'un chevelu touffu et très fin. Elle est ordinairement grise, quelquefois jaunâtre; d'odeur et de saveur fortes et camphrées; c'est un tonique et un puissant stimulant, que l'on administre en poudre (2 à 4 gr.) ou en infusion (8 gr. pour 500 gr. d'eau).

SERPENTARINE. s. f. Principe amer de la serpentaire de Virginie, soluble dans l'eau et dans l'alcool.

SERPENTIN. s. m. [de *serpere*, ramper; *Schlangenrohr*, angl. *serpentine*, it. *serpentino*, esp. *serpentin*]. V. ALAMBIC.

SERPENTINE. s. f. [*Ophioxylon serpentinum*, L., all. *Bitterschlangenholz*, angl. *serpentine-tree*]. Arbre de Ceylan, de la famille des Apocynées, J., dont le bois (vulgairement *bois de serpent*) a été préconisé comme emménagogue, sudorifique, fébrifuge, et contre les morsures venimeuses. — Nom vulgaire du *Cereus flagelliformis*, Haw, de la scorzonère (*Scorzonera hispanica*, L.) et de l'estragon (*Artemisia dracunculus*, L.).

SERPETTE. s. f. — *Couteau en serpette*. V. COUTEAU.

SERPIGINEUX, EUSE. adj. [*serpiginosus*, de *serpigo*; ἑρπυστικός, all. *serpiginos*, *weiterkriechend*, angl. *serpiginous*, it. et esp. *serpiginoso*]. Se dit des lésions cutanées qui guérissent par un point de leur circonférence, tandis qu'ils s'étendent du côté opposé. V. CHANCRE et ERYSIPÈLE.

SERPIGO. s. m. [de *serpere*, ramper; ἕρπης]. Croûte serpigineuse.

SERPOLET. s. m. [*Thymus serpyllum*, L., ἕρπυλλον, all. *Quendel*, angl. *serpyllum*, *creeping thyme*, it. *selmolino*, esp. *serpol*]. Plante labiée dont les sommités sont aromatiques et stimulantes.

SERRATIA. s. m. (Bizio). Cryptogame qui constitue une matière rouge développée sur la polenta.

SERRATILE. adj. [de *serra*, scie: esp. *serratil*]. En forme de scie. — *Pouls serratile*. Se dit du pouls quand les doigts, appliqués sur une certaine étendue de l'artère, sentent les pulsations dans divers points à la fois, et ne sont pas frappés dans les intervalles de ces points.

SERRATULE. s. f. [de *serratus*, denté en scie]. Genre de synanthérées, dont l'espèce tinctoriale (*Serratula tinctoria*, L.), commune en Europe, donne une belle matière jaune usitée dans les arts. Elle était autrefois dite vulnéraire. — *Serratula arvensis*. V. CHARDON.

SERRÉ, ÉE. adj. [*strictus*]. En médecine, *pouls serré* [all. *concentrirt*]. Pouls dur et tendu, sans être très petit.

SERRE-COU. s. m. Instrument inventé par Chabert pour exercer une compression sur la veine jugulaire, lorsqu'on a pratiqué la saignée sur cette veine. Il entoure le cou en forme de collier, et exerce, au moyen d'une pelote, la pression nécessaire.

SERRE-FINE. s. f. Petit instrument inventé par Vidal (de Cassis), et qui a pour effet de saisir les lèvres d'une plaie sans pénétrer dans la peau, et de les tenir en contact. Ces instruments agissent comme des pinces à pression continue. Ils se composent d'un fil d'argent de la force d'une épingle ordinaire, formant à son milieu deux spirales l'une au-devant de l'autre, spirales qui constituent le ressort. Chaque branche décrit une S dont une extrémité concourt à former la spirale, et l'autre porte un crochet. Si vous rapprochez ces deux S de manière qu'elles se croisent au milieu, vous obtenez un huit de chiffre, et les crochets se rencontrent par leur extrémité. Si vous poussez sur le grand anneau inférieur, vous tendez le ressort formé par le petit anneau inférieur, le supérieur est ouvert, et les crochets sont mis à nu. Mais, en cessant la compression, l'anneau supérieur se ferme, et tout ce qui est compris entre les crochets est embrassé et fortement retenu par eux. — Fig. 683. *a*, serre-fine dont la branche horizontale est dentée et dont chaque dent correspond à une petite rainure de la branche qui lui fait face; *b*, serre-fine coudée de manière à ne point faire saillie au-dessus de la plaie. On peut placer ces dernières serres-fines très près les unes des autres, de manière à imbriquer leurs corps, mais elles sont alors plus difficiles à enlever; *c*, serre-fine qui se termine comme une pince à polypes.

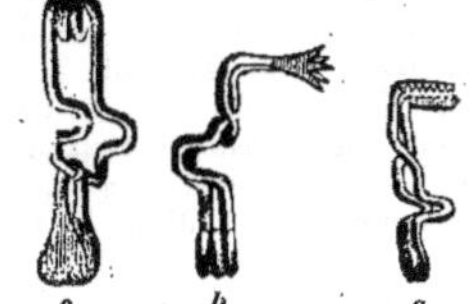

Fig. 683. — *Serre-fine.*

SERRE-NŒUD. s. m. [all. *Knotenhalter, Bindplättchen*, angl. *serre-nœud*]. Instrument employé pour exercer une constriction sur une ligature passée autour d'une tumeur pédiculée, ou de toute autre partie qu'on se propose de détruire lentement et par degrés. — *Serre-nœud de Desault.* Tige d'acier ou d'argent, dont une extrémité est pliée à angle droit et percée d'un trou assez grand pour laisser passer les deux extrémités du fil destiné à la ligature de la tumeur. L'autre bout est plat, et présente une fente dans laquelle les deux chefs de la ligature sont reçus et arrêtés. — *Serre-nœud de Deschamps.* V. Presse-artère. — *Serre-nœud de de Graefe.* Tige d'acier, percée à son extrémité d'un trou par où passent les deux chefs de l'anse du fil entourant la tumeur. A l'autre extrémité est une vis qui, mise en mouvement d'un côté ou de l'autre, fait monter ou descendre un écrou mobile auquel sont fixés les bouts du lien. Un tour augmente ou diminue la striction. — *Serre-nœud* ou *constricteur d'Herbiniaux*. Il est composé d'une canule à laquelle est adaptée une boîte de tourniquet pour serrer l'anse graduellement. — *Serre-nœud de Maisonneuve.* Serre-nœud de de Graefe modifié de telle sorte que les chefs de l'anse du fil, au lieu de passer dans une tige arrondie, sont placés sur un support transversal, ce qui augmente l'intensité de la constriction et permet de faire une ligature extemporanée, par un mécanisme analogue à celui de l'écrasement linéaire. — *Serre-nœud de Rodric.* Il consiste en une rangée de petites boules d'ivoire qui forment une colonne creuse et mobile, et reçoivent un fil double, dont les chefs viennent s'attacher à un tourniquet également d'ivoire, destiné à graduer la compression exercée par la ligature sur le pédicule d'un polype.

SERRE-PÉDICULE. s. m. Pince en forme de compas avec branches courbées, disposées de manière à opérer la constriction dans une espèce de triangle à angles arrondis. Cette disposition permet de ramasser le pédicule des tumeurs dans un espace qui, au fur et à mesure que l'on comprime, devient toujours de plus en plus petit, en se rapprochant de la forme circulaire. V. Ovariotomie.

SERRETELLE. s. f. [*aiguille-pince, pince-serretelle, serretelle à pointes*]. Kystitome modifié pour l'extraction des débris de la capsule du cristallin et des cataractes secondaires par la cornée. La branche inférieure, la plus longue, se termine comme une lame large d'aiguille à cataracte, piquante et coupante sur les côtés, ou bien est recourbée en crochet muni d'une pointe. La branche supérieure de l'instrument glisse dans une petite gouttière pratiquée dans la branche inférieure, et est munie, à son extrémité, d'une petite griffe qui sert à accrocher la capsule cristalline. Pour se servir de l'instrument, on incise la capsule cristalline avec la lame de la branche inférieure ou avec un kératotome; on appuie ensuite sur la bascule qui est sur le manche; la branche supérieure glisse sur le petit tenon pour aller accrocher la capsule, et entraîne les lambeaux de capsule qu'il est si difficile de saisir lorsque le cristallin a été extrait.

SERRULÉ, ÉE. adj. [*serrulatus*, all. *feingezahnt*, angl. *denticulated*, it. *serrulato*]. Synonyme de *denticulé*.

SÉRUM. s. m. [*serum*, ὀῤῥὸς, all. *Serum, Blutwasser, Milchwasser*, angl. *serum*, it. *siero*, esp. *serositad*]. Partie liquide qui se forme après la coagulation de certaines humeurs de l'organisme, en particulier du sang. Le sérum sanguin n'existe pas dans l'économie tel qu'on l'observe *in vitro*; en effet, pendant la coagulation les leucocytes et les hématies s'altèrent et laissent échapper certaines substances qui se dissolvent dans le sérum. Il représente dans bien des cas la partie active du sang; il contient les substances bactéricides, agglutinantes, et antitoxiques, existant naturellement et apparaissant au cours de l'immunisation; il est doué de propriétés toxiques pour les animaux d'autres espèces, il détruit leurs hématies. V. Lait, Pus et Sang. — *Matière coagulable du sérum.* V. Albumine. — *Sérum antidiphtérique.* Médicament employé dans le traitement de la diphtérie et constitué par le sérum d'un animal immunisé contre le poison diphtérique. L'animal choisi comme producteur de sérum est le cheval, en raison de la faible toxicité de son sérum normal, ce qui permet d'en injecter sans danger de hautes doses, et du volume de cet animal qui peut ainsi fournir en une seule saignée une grande quantité du médicament. L'immunisation est obtenue au moyen d'injections répétées de toxine diphtérique. On se sert d'une toxine active (V. Toxine), dont on injecte d'abord de petites doses; on emploie d'abord une toxine atténuée soit par le chauffage à 70° (K. Franckel), soit par l'addition de trichlorure d'iode (Behring et Wernicke) ou de liqueur de Gram (Vaillard). Le premier jour, on injecte au cheval derrière l'encolure un quart de centimètre cube d'un mélange de neuf parties de toxine et d'une partie de la solution iodo-iodurée préparée suivant la formule suivante : iode 1 gramme, iodure de potassium, 3 grammes, eau distillée, 200 grammes. Le deuxième jour on injecte un demi-centimètre cube du même mélange; le quatrième, le sixième et le huitième jour on injecte de même un demi-centimètre cube; le treizième et le quatorzième jour un centimètre cube. A partir de ce moment on injecte la toxine pure à la dose de un quart de centimètre cube au début; on continue ainsi à faire une injection tous les deux ou trois jours en augmentant la dose; on s'arrête s'il y a de l'œdème ou une réaction fébrile. Au bout de deux à trois mois on peut injecter 60 à 100 centimètres cubes de toxine pure et même parfois 250 centimètres cubes. Dix à douze jours après la dernière injection on saigne l'animal après l'avoir laissé à jeun pendant vingt-quatre heures. La saignée est faite au niveau de la veine jugulaire. Le sérum une fois exsudé du caillot est recueilli et mis dans des flacons de 20 centimètres cubes fermés avec un bouchon de caoutchouc et contenant un peu de camphre; toutes ces opérations doivent être faites avec une asepsie absolue. Le sérum peut être conservé pendant six mois sans perdre ses propriétés. On peut le dessécher dans le vide et le conserver à l'état de poudre que l'on dissout dans six ou huit fois son poids d'eau au moment de s'en servir. On mesure l'activité du sérum à l'aide de la méthode d'Erhlich-Behring : pour cela on inocule à un cobaye dix doses mortelles d'une toxine, ce qui constitue le poison étalon ou l'unité toxique;

à d'autres cobayes on injecte la même unité toxique additionnée de doses croissantes du sérum en question ; l'unité antitoxique est la quantité de sérum qui peut neutraliser 10 poisons étalons, soit 100 doses mortelles ; un sérum peut ainsi contenir 60, 100 et 150 unités antitoxiques, et en Allemagne on se sert de l'un ou de l'autre de ces sérums à activité différente suivant la gravité des cas. La méthode de mesure employée à l'Institut Pasteur consiste à injecter d'abord le sérum, et vingt-quatre heures après la dose mortelle de toxine ; on détermine ainsi le poids de cobaye que protège un centimètre cube de sérum ; le sérum fourni ordinairement est capable de protéger 60 kilogrammes de cobaye ; on dit que ce sérum est actif à 1/50000e. En clinique on emploie le sérum à la dose de 10 centimètres cubes chez le jeune enfant, 20 centimètres cubes dans la deuxième enfance, 20 à 40 centimètres cubes chez l'adulte ; ces doses peuvent être répétées et augmentées suivant la gravité des cas (V. DIPHTÉRIE et SÉROTHÉRAPIE). Ce sérum a aussi une action préventive ; dans ce cas on l'injecte à la dose de 5 centimètres cubes : il confère l'immunité pendant quatre à six semaines. — *Sérum antipesteux.* Ce sérum est préparé en immunisant des chevaux au moyen de cultures de bacilles pesteux tués par le chauffage à 70° ; quand l'animal est accoutumé à ces injections, on injecte des bacilles vivants (Yersin). L'immunisation au moyen de la toxine seule donne un sérum moins actif (Roux). Il faut un an à un an et demi pour avoir un sérum efficace. Le sérum d'Yersin est injecté à la dose de 20 à 40 centimètres cubes sous la peau ou dans les veines ; cette dose est répétée tous les jours jusqu'à cessation de la fièvre. Ce traitement abaisse notablement la mortalité de la peste qui tombe ainsi parfois à 16 p. 100. — *Sérum antistreptococcique.* On le prépare en injectant soit des cultures tuées (Charrin et Roger), soit des cultures vivantes ; ce dernier procédé a été employé par Marmorek qui se sert d'un streptocoque rendu très virulent par des passages successifs. Ce sérum a été employé dans le traitement de différentes infections à streptocoques, érysipèle, fièvre puerpérale, angine, lymphangite ; il n'a pas donné les résultats remarquables que l'on doit au sérum antidiphtérique. — *Sérum antitétanique.* On le prépare comme le sérum antidiphtérique, en injectant au cheval des doses progressivement croissantes de toxine tétanique ; on commence par un vingtième de centimètre cube d'une toxine atténuée par la solution iodo-iodurée ; on augmente très lentement les doses en laissant des intervalles de repos plus longs que pour l'immunisation contre la toxine diphtérique. Il faut un an à un an et demi pour qu'un cheval soit bien immunisé. Le sérum ainsi obtenu a un haut pouvoir préventif. Aussi doit-on l'injecter toutes les fois qu'on se trouve en présence d'une plaie souillée de terre ; on injecte 5 à 10 centimètres cubes, et cinq à six jours après on fait une nouvelle injection. Ce sérum n'a pas d'action sur la maladie une fois déclarée, au moins si on l'emploie en injections sous-cutanées. Aussi a-t-on proposé de l'employer en injections intraveineuses, intrarachidiennes et même intracérébrales. Cette dernière méthode, due à Roux et Borrel, donne de bons résultats expérimentalement, mais ne semble pas avoir tenu chez l'homme les espérances qu'on avait fondées tout d'abord sur son emploi. Enfin le sérum desséché a été proposé pour le pansement des plaies suspectes, mais employé de cette façon, il n'a pas une action prophylactique certaine. — *Sérum antivenimeux.* On le prépare en injectant à un cheval des doses de venin atténué par l'hypochlorite de chaux à 1 p. 60 (Calmette). Au bout de quatre mois ce sérum a des effets curatifs. — *Sérum artificiel.* On a donné ce nom improprement à des solutions salines injectables ; la formule la plus souvent employée est la suivante : chlorure de sodium 7 grammes ou 7gr,5 et eau distillée 1 litre. Le *sérum de Hayem* se compose de chlorure de sodium 5 grammes, sulfate de soude 10 grammes, eau distillée 1 litre. Ces solutions étant destinées le plus souvent à être injectées sous la peau ou dans les veines, doivent être stérilisées à l'autoclave à 120°. On les emploie à la dose de 100, 200, 500 et 1000 centimètres cubes et même plus par jour, dans les cas d'infections graves, d'affections cholériformes, d'anémie aiguë consécutive à des hémorragies abondantes, etc. On se sert parfois de solutions salines concentrées, telles que le *sérum de Chéron* dont la formule est la suivante : acide phénique neigeux 1 gramme, chlorure de sodium 2 grammes, phosphate de soude 8 grammes, eau distillée 100 grammes ; cette solution est employée en injections hypodermiques à la dose de quelques centimètres cubes par jour. Enfin on donne le nom de *sérum de Trunecek* à une solution saline qui a pour formule : sulfate de soude 0gr,44, chlorure de sodium 4gr,92, phosphate de soude 0gr,15, carbonate de soude 0gr,21, sulfate de potasse 0gr,40, eau distillée 100 centimètres cubes ; cette solution représente un mélange de tous les sels alcalins qui se trouvent dans le sérum sanguin à une concentration dix fois plus forte, le phosphate de chaux et de magnésie du sang étant remplacé par le sulfate de potasse. On l'injecte sous la peau à la dose de 1 à 5 centimètres cubes par jour dans les cas d'artériosclérose.

SERVICE. s. m. — SERVICE DE SANTÉ MILITAIRE. L'organisation du service de santé de l'armée est actuellement régie par la loi du 11 mars 1882, complétée par celle du 1er juillet 1889, qui a conféré à ce service l'autonomie depuis longtemps réclamée. L'organisation ancienne avait laissé à l'intendance la direction et la conduite des services sanitaires ; aux fonctionnaires de l'intendance étaient réservés l'ordonnancement des dépenses, le commandement des sections d'infirmiers militaires ; leur ingérence compliquait inutilement le service et nuisait à son exécution, surtout en campagne. Aujourd'hui, le médecin est le directeur, le chef véritable de son service. Le service de santé militaire possède au ministère de la Guerre une direction centrale et spéciale (7e direction), confiée à un médecin-inspecteur. Dans chaque corps d'armée, un médecin-inspecteur ou principal dirige le service sanitaire, et dans les hôpitaux militaires ou militarisés, l'autorité supérieure appartient au médecin-chef. Le comité technique de santé est composé de 9 à 11 membres, dont 6 à 8 appartiennent au corps de santé, y compris le pharmacien-inspecteur ; deux appartiennent aux différentes armes ou services métropolitains ; un appartient au corps de santé des troupes coloniales (décret du 22 mars 1901). Le médecin-inspecteur général le plus ancien est le président de ce comité. Le *recrutement* du corps de santé militaire est actuellement régi par le décret du 25 décembre 1888. D'après ce décret, l'École du service de santé militaire de Lyon a pour but d'assurer le recrutement des médecins de l'armée, de seconder les études universitaires des élèves et de leur donner l'éducation militaire jusqu'à leur passage à l'École du Val-de-Grâce. Les élèves se recrutent parmi les étudiants en médecine ayant au moins quatre inscriptions pour le doctorat. L'admission à l'école ne peut avoir lieu que par la voie d'un concours annuel, et le candidat doit justifier des conditions de nationalité, d'âge, d'aptitude physique et de scolarité prescrites par le décret. Les élèves doivent payer le prix de la pension, et à leur entrée celui du trousseau. Des bourses, demi-bourses, trousseau, demi-trousseau peuvent être accordés par le ministre de la Guerre, qui acquitte pour tous les droits de scolarité. Les élèves doivent signer un engagement de remboursement des frais ainsi payés au cas où ils démissionneraient, ou seraient exclus, où n'accompliraient pas l'engagement sexennal qu'ils sont tenus de contracter. Ils ne sont définitivement admis à l'école qu'après une visite d'incorporation ayant pour but d'apprécier leur aptitude physique. Durant leur séjour à l'école, où ils sont soumis au régime militaire, les élèves suivent les cliniques des hôpitaux civils et militaires et les cours et travaux pratiques de la Faculté de médecine ; deux échecs consécutifs à un même examen de la Faculté ou de l'École entraînent l'exclusion, après avis du conseil de discipline. Les élèves accomplissent la fin de leur scolarité pendant les trois ans qu'ils passent à l'école. Aussitôt qu'ils sont reçus docteurs, ils passent de droit à l'École d'application du Val-de-Grâce, le 1er février de chaque année, date à laquelle ils sont nommés médecins aides-majors de 2e classe. Là, ils suivent pendant huit mois les cours, conférences et travaux pratiques dont sont chargés les professeurs et professeurs-agrégés de l'école. A la fin de leur stage, les élèves passent un concours; s'ils n'y satisfont pas, si leur instruction médicale est jugée insuffisante, ils peuvent être admis sur la proposition du jury à redoubler leur stage ; s'ils ne sont pas admis à ce redoublement, ils sont mis en non-activité, et sont tenus de rembourser les frais occasionnés par eux à l'État. Il en est de même de ceux qui n'accomplissent pas leur engagement sexennal. Outre les médecins aides-majors élèves venus de l'École de Lyon, le Val-de-Grâce comprend encore des médecins stagiaires. Ceux-ci se recrutent parmi les docteurs en médecine civils qui passent un concours, composé d'épreuves partant sur toutes les branches de la médecine. Le jury propose au ministre de nommer ceux d'entre eux qui se sont montrés doués de connaissances médicales suffisantes. Dès leur nomination, ils suivent les cours, conférences, travaux pratiques du Val-de-Grâce au même titre que les élèves venus de l'École de Lyon. Ils sont soumis au même régime et doivent satisfaire au concours de sortie de cette École, après quoi, et seulement, ils sont nommés médecins aides-majors de 2e classe. Le recrutement des pharmaciens militaires s'effectue d'après les conditions stipulées par les décrets des 14 et 15 novembre 1891. Il existe chaque année en décembre un concours pour l'admission aux emplois d'*élève en pharmacie du service de santé militaire*. Sont admis à concourir : 1° les étudiants ayant accompli au 1er novembre de l'année du concours leur service militaire, et un stage régulier de deux années valable pour le grade de pharmacien de 1re classe ; 2° les étudiants se trouvant dans les mêmes conditions, mais possédant 4 ou 8 inscriptions valables pour le grade de pharmacien de 1re classe, et ayant satisfait aux examens de fin d'année. Les autres conditions sont les suivantes : 1° être né ou naturalisé Français ; 2° avoir eu, au 1er janvier de l'année du concours, moins de vingt-trois ans pour les élèves ayant deux années de stage, moins de vingt-quatre ans pour ceux ayant quatre inscriptions, moins de vingt-cinq ans pour ceux ayant huit inscriptions; 3° avoir fait constater qu'ils sont toujours aptes à servir dans l'armée (certificat signé par un médecin-major). Les élèves en pharmacie du service de santé militaire, une fois reçus pharmaciens, suivent un stage au Val-de-Grâce, et contractent dès leur admission un engagement à servir dans l'armée active pendant six ans au moins, à dater de leur promotion au grade de pharmacien aide-major de 2e classe. Médecins et pharmaciens touchent en entrant au Val-de-Grâce, une indemnité de 500 francs de première mise d'équipement. Voici l'énoncé des divers grades du service de santé, et leur assimilation avec les grades des officiers combattants :

Médecins ou pharmaciens.

Aide-major de 2e classe........	Sous-lieutenant.
— de 1re classe........	Lieutenant.
Major de 2e classe............	Capitaine.
— de 1re classe............	Commandant.
Principal de 2e classe..........	Lieutenant-colonel.
— de 1re classe.........	Colonel.
Inspecteur......	Général de brigade.
Médecin-inspecteur général.....	Général de division.

Dans le cours de leur carrière, les médecins militaires, jusqu'au grade de principal, sont employés dans les corps de troupe ou dans les hôpitaux; les médecins principaux sont employés dans les hôpitaux ou les directions du service de santé; les médecins-inspecteurs sont employés dans les directions, ou appelés aux fonctions de directeur de l'École du service de santé militaire de Lyon ou de l'École d'application du Val-de-Grâce. — SERVICE DE SANTÉ DE LA MARINE. L'isolement des navires à la mer a imposé de bonne heure l'obligation d'assurer aux équipages les secours de la médecine; aussi, dès 1689, une ordonnance royale régla-t-elle certaines conditions d'expérience et de savoir aux maîtres et aides-chirurgiens qui se présentaient pour servir sur les vaisseaux et dans les hôpitaux. Mais le service de santé de la Marine ne fut réellement organisé qu'à partir de l'année 1768 et, depuis cette époque, il a été bien souvent remanié. L'ordonnance de 1835 et les décrets de 1854, 1865 et 1875 marquent les principales étapes de son évolution ; ceux de 1886, 1896 et 1900 le régissent aujourd'hui, mais on ne peut guère affirmer qu'il possède sa forme définitive. Un projet de loi fixant ses cadres et précisant certains détails de son fonctionnement est soumis au Parlement, et n'a pas encore pu aboutir devant les Chambres. Le service de santé de la Marine emploie des médecins, des pharmaciens et des infirmiers ; il assume le traitement des équipages à terre et à bord des bâtiments, celui des ouvriers dans les arsenaux et les établissements maritimes de Ruelle, Indret et Guérigny ; enfin, celui des agents de la marine détachés aux points d'appui de la flotte dans les colonies : Bizerte, Dakar, Fort-de-France, Saïgon et Diégo-Suarez. Tout récemment encore, le service médical des colonies et celui des troupes coloniales lui incombaient, mais ils sont actuellement confiés, le premier à des médecins dépendant du ministère des Colonies, le second au service de santé de la Guerre. Le recrutement du corps de santé s'effectue par les écoles de médecine navale établies à Brest, Rochefort et Toulon ; elles préparent, en vue du concours pour l'admission à l'École principale du service de santé, les jeunes gens qui se destinent, non seulement à la médecine de marine, mais aussi au corps de santé de l'armée coloniale. L'École principale siège à Bordeaux : les élèves y sont casernés, ils portent un uniforme et sont soumis à la discipline militaire; ils suivent les cours de la Faculté voisine et subissent leurs examens devant ses professeurs. Après obtention du diplôme de docteur en médecine, les coloniaux sont versés au département de la Guerre, les marins sont dirigés sur l'école d'application de Toulon. Ils y passent six mois, pendant lesquels ils s'initient aux choses de la marine et, après avoir satisfait à un examen de sortie, ils sont nommés au grade de médecin de 2e classe et font dès lors partie de la hiérarchie navale. Les grades avec leur assimilation sont définis de la manière suivante :

Médecin de 2e classe.	— Enseigne de vaisseau	: Lieutenant.
— de 1re classe.	— Lieutenant de vaisseau	: Capitaine.
— principal	— —	: Chef de batail.
— en chef de 2e cl.	— Capitaine de frégate	: Lieutenant-col.
— — de 1re cl.	— Capitaine de vaisseau	: Colonel.
— directeur.	— Contre-amiral	: Gén. de brig.
— inspect. génér.	— Vice-amiral	: Gén. de divis.

L'avancement a lieu à l'ancienneté et au choix jusqu'au grade de médecin principal, et au choix seulement, pour les grades supérieurs, L'inspecteur général réside à Paris; il préside le Conseil supérieur de santé, comité purement technique, que le ministre consulte lorsqu'il le juge convenable. Le service de santé de la Marine n'a pas au ministère, comme le service de santé de la Guerre, une direction spéciale qui consacre son autonomie : son personnel est administré par la direction du personnel, ses infirmiers par le bureau des équipages et son matériel par le bureau des subsistances et hôpitaux. Dans chaque port de guerre, un médecin-directeur est placé à la tête du service de santé. Il règle le fonctionnement des hôpitaux, ambulances et infirmeries, assure le traitement des ouvriers de l'arsenal et des marins à terre ou embarqués sur les bâtiments en réserve; s'occupe de maintenir au complet les approvisionnements destinés à la flotte et a sous ses ordres, non seulement les médecins, pharmaciens et infirmiers, mais aussi le personnel administratif : comptables, écrivains, ouvriers et ouvrières qui ressortissent de la direction. Il gère le budget qui lui est alloué et liquide ses dépenses. Le nombre et le grade des médecins embarqués varient avec le type des navires et le chiffre de leurs équipages. Dans une escadre, le service médical est dirigé par un médecin en chef de 1re classe; dans une division navale, par un médecin en chef de 2e classe ou un médecin principal. Sur un cuirassé, il y a deux médecins en temps de paix et trois en temps de guerre; sur les croiseurs, un médecin de 1re ou de 2e classe suivant l'effectif; enfin, les contre-torpilleurs et les torpilleurs sont dépourvus de médecin. Les pharmaciens de la Marine possèdent les mêmes grades et les mêmes assimilations que les médecins; ils servent dans les hôpitaux et ne sont qu'exceptionnellement embarqués. Leur principal emploi consiste à effectuer des analyses pour le compte des diverses directions : subsistances, approvisionnements, artillerie, constructions navales. Ils ont, pour cet objet, des laboratoires dans chacun des ports et un laboratoire central à Paris. Ils constituent ainsi un véritable corps de chimistes-experts. Enfin, les infirmiers de la Marine peuvent être considérés comme appartenant au service de santé, bien qu'ils soient administrés par les équipages de la flotte. Doués de sérieuses qualités d'endurance, ils possèdent des connaissances professionnelles solides et sont, dans les hôpitaux à terre, comme dans les infirmeries à bord, de précieux auxiliaires pour les médecins de la Marine. — SERVICE DE SANTÉ AUX COLONIES. Jusqu'en 1890, le service de santé aux colonies était assuré par des médecins de la marine qui étaient affectés indifféremment, suivant les hasards de la liste de départ, au service de la flotte, au service des troupes de marine en France et aux colonies, ou au service des hôpitaux coloniaux. En 1890, l'Administration coloniale se décida à créer un corps spécial dit : *Corps de santé des colonies et pays de protectorat*, ayant pour mission d'assurer le service de santé dans les hôpitaux, établissements et services coloniaux de toutes sortes. Les premiers éléments de ce nouveau corps furent empruntés au corps de santé de la Marine. La hiérarchie, la solde et les conditions d'avancement étaient les mêmes que dans la marine. Le recrutement se faisait par l'École principale du service de la santé de la Marine de Bordeaux et aussi par des docteurs en médecine qui entrèrent d'abord comme médecins de 2e classe (lieutenant) d'emblée. Plus tard, ils ne furent admis que comme médecins auxiliaires de 2e classe et n'étaient titularisés qu'après un stage de trois années aux colonies et sur proposition de leurs chefs hiérarchiques. Cet état de choses dura jusqu'au moment où les troupes de marine passèrent au ministère de la Guerre et prirent le nom de troupes coloniales. Ces troupes n'ayant pas de médecins attachés à leurs régiments, on songea à créer pour elles un service de santé spécial qui fut désigné sous le nom de *Service de santé des troupes coloniales*. Pour le constituer, on prit le corps de santé des Colonies auquel on adjoignit une centaine d'unités empruntées au corps de santé de la Marine et prises sur demande des intéressés. Le nouveau corps a la même hiérarchie que le service de santé des troupes métropolitaines, les mêmes soldes; il dépend, comme lui, du ministère de la Guerre qui prête aujourd'hui au ministère des Colonies les médecins de tous grades dont il a besoin pour assurer ses différents services coloniaux. Le corps de santé des troupes coloniales se recrute par l'École principale du service de santé de la Marine et par des docteurs en médecine nommés stagiaires, après concours. Ces stagiaires sont nommés aides-majors de 2e classe après une année passée au Val-de-Grâce. A partir de 1907, l'année de stage se fera à Marseille où une École d'application vient d'être fondée pour les troupes coloniales. On tend aujourd'hui à confier le plus grand nombre des services sanitaires rétribués par les administrations locales de nos diverses colonies, à des médecins civils liés à la colonie, les uns par contrat libre, les autres par des engagements qui en font des sortes de fonctionnaires, notamment en Indo-Chine.

SERVIETTE. s. f. — *Serviette en carré*. V. COUVRE-CHEF.

SÉSAME. s. f. [*gengeli, gigeri, jugeoline, sésame de l'Inde, Sesamum indicum*, DC., *Ses. orientale*, L.). Plante de la famille des bignoniacées, des régions chaudes de l'Asie et de l'Afrique, dont les graines, blanches, un peu plus petites que celles du lin, fournissent une huile (*huile de sésame*) qui peut servir aux mêmes usages que l'huile d'olive et à la fabrication du savon : mêlée à l'acide sulfurique concentré (10 centimètres cubes pour 50 grammes d'huile), elle détermine une élévation de température de 68°.

SÉSAMOÏDE. adj. [*sesamoides*, σησαμοειδής, de σήσαμον, sésame, et εἶδος, forme, ressemblance; all. *sesamartig*, angl. *sesamoid*, it. *sesamoide*, esp. *sesamoideo*]. Qui ressemble à la graine de sésame. — *Os sésamoïdes* [*osscules*]. Petits os courts, arrondis, présentant une organisation analogue à celle de la rotule, qui se développent dans l'épaisseur des tendons, au voisinage de certaines articulations. Ils préviennent la contusion des tendons, dans les mouvements rapides et réitérés, changent un peu la direction de ces tendons, et, en rendant plus ouvert leur angle d'insertion, ajoutent à la force des muscles auxquels ils appartiennent. A la main, il s'en forme de chaque côté de l'articulation du premier os métacarpien avec la première phalange, dans l'épaisseur du ligament antérieur de cette articulation; au pied, il en existe aussi dans l'articulation du premier os métatarsien avec la phalange correspondante. Chez l'homme robuste, on en trouve souvent à toutes les articulations métacarpo et métatarso-phalangiennes.

SESBAN. s. m., ou **SESBANE.** s. f. Genre de légumineuses papilionacées dont l'espèce d'Égypte (*Sesbania ægyptiaca*, Persoon, *Æschynomene sesban*, L.) est un arbrisseau dont les feuilles sont employées comme le séné.

SÉSÉLI. s. m. [*Seseli*, L., all. *Sesel*, angl. *seseli*, *french hart-wort*, it. et esp. *seseli*]. Genre de plantes de la famille des ombellifères, dont l'espèce officinale est le *Séséli de Marseille* [*Seseli tortuosum*, L., *Seseli massiliense* des officines], qui a des semences de la grosseur de celles de l'anis, ovoïdes, grises, subpubescentes et cannelées, de saveur aromatique, d'odeur forte, réputées carminatives et anthelminthiques. — *Séséli d'Éthiopie*. Le *Laserpitium latifolium*, L. (V. LASER). — *Séséli de montagne*. V. LIVÈCHE.

SESQUI. Particule qui signifie une fois et demie : ainsi il y a entre deux quantités comme 6 à 9 un rapport sesqui, parce que l'une est contenue dans l'autre une fois et demie. V. PROTO.

SESQUICARBONATE. s. m. V. CARBONATE.

SESQUIOXYDE. s. m. V. OXYDE.

SESSILE. adj. [*sessilis*, de *sedere*, s'asseoir; all. *sitzend*, angl. *sessile*, it. *sessile*, esp. *sesil*]. Se dit d'une partie qui n'a pas de pédicule, qui repose immédiatement sur une autre.

SÉTON. s. m. [*setaceum*, de *seta*, soie, fil ou mèche; all. *Haarseil*, angl. *seton*, it. *setone*, esp. *sedal*]. Longue bandelette de linge fin effilé sur les bords, ou mieux longue mèche cylindrique de coton ou de charpie, qu'on passe à travers la peau et le tissu cellulaire pour entretenir un exutoire. — *Séton creux*. Drain percé de trous qu'on place au travers des grandes plaies, à deux ou plusieurs ouvertures, pour faciliter l'écoulement du pus. || Nom donné à l'exutoire lui-même. Pour pratiquer un *séton*, on fait à la peau un pli dont on traverse la base, soit avec un bistouri long sur lequel on fait ensuite glisser un porte-mèche, soit avec une large aiguille à séton (V. AIGUILLE). En même temps qu'elle fait l'ouverture, cette aiguille porte la bandelette ou la mèche, préalablement enduite de cérat, et il n'y a plus qu'à recouvrir la plaie avec de la charpie, que l'on maintient par un bandage peu serré. On ne lève cet appareil que lorsque la suppuration est établie (ordinairement le troisième ou le quatrième jour); s'il survient une inflammation trop vive, il faut lever l'appareil et appliquer des compresses d'eau bouillie ou même légèrement antiseptique. On fait ensuite des pansements à l'eau bouillie. Ce moyen de traitement n'est plus guère employé aujourd'hui.

SEUIL. s. m. Degré limite d'un excitant au-dessous duquel il n'y a plus de sensation. Le *seuil intensif* est la limite de l'intensité perceptible. Le *seuil extensif* est la limite d'étendue des cercles de sensation.

SEUTIN (chirurgien belge de la première moitié du XIXe siècle). — *Bandage de Seutin*. V. BANDAGE.

SÈVE. s. f. [all. *Saft*, angl. *sap*, it. *succhio*, esp. *savia*]. Liquide que les racines puisent dans le sein de la terre, pour le faire servir à la nutrition du végétal. La sève est d'autant plus dense et plus sapide, qu'on l'a prise à une hauteur plus considérable de la tige. Elle monte (*sève ascendante*) principalement au printemps ; peu à peu les feuilles se chargent de substances terreuses, et la sève finit par cesser de monter ; cependant il se fait, dans certains végétaux, une nouvelle ascension de la sève vers la fin de l'été : c'est ce qu'on appelle la *sève d'août*. Dans les feuilles, la sève perd une partie des principes et surtout de l'eau qu'elle contenait ; elle acquiert des qualités nouvelles, et redescend (*sève descendante*) des feuilles vers les racines : c'est alors surtout qu'elle concourt à l'accroissement et au développement de la tige. Ce mouvement de bas en haut, puis de haut en bas, dans les *plantes vasculaires*, constitue la *circulation de la sève* ou *des plantes*. Ce phénomène n'est pas comparable à la circulation des animaux, car il a lieu dans des conduits simplement représentés par des cellules végétales superposées. Aussi ces mouvements consistent-ils en transmissions endosmo-exosmotiques d'une cellule à l'autre, subordonnées à des phénomènes de concentration des contenus cellulaires sous l'influence de l'évaporation respiratoire d'une part, de la fixation de certains principes par assimilation d'autre part, avec changements chimiques corrélatifs. De là résulte que la sève se transmet aussi bien dans un sens que dans l'autre selon que ce sont les racines ou les rameaux aériens qui perdent ou fixent le plus des principes liquides et réciproquement.

SEVRAGE. s. m. [de *sevrer*, qui, dans l'ancien français, signifiait séparer; *ablactatio*, ἀπογαλακτισμός, all. *Entwohnen*, angl. *weaning*, it. *spoppamento*, esp. *destete*]. Action d'ôter à un enfant l'usage du lait maternel, pour le mettre à une nourriture plus solide. Un peu avant le sevrage on habituera le nourrisson aux bouillies faites avec diverses farines cuites dans de l'eau ou du lait. Le développement du nourrisson, la rareté du lait et surtout la dentition, doivent fournir des données sur l'époque du sevrage. Jamais on ne doit cesser l'allaitement avant la fin de la première année. C'est dans l'intervalle d'une évolution dentaire à une autre, lorsque les organes sont en repos, qu'il faut sevrer. Il faut tenir compte de la facilité et de la rapidité de la sortie des dents : Trousseau voulait qu'on attende la sortie des canines qui arrive du dix-huitième au vingtième mois, parce qu'elle est la plus périlleuse ; d'autres auteurs demandent que l'enfant ait dix dents (15 à 18 mois). En général on sèvre au douzième ou au treizième mois. Le printemps ou l'automne sont les saisons les plus favorables ; en été les infections gastro-intestinales sont fréquentes et rendent le sevrage dangereux. Quelques enfants se sèvrent sans difficulté, et pour ainsi dire d'eux-mêmes, sans que la santé soit altérée. Il suffit de les confier à une personne étrangère chargée de les distraire aux époques d'allaitement, qu'on éloignera de plus en plus, de façon qu'au bout de trois ou quatre jours le sein soit supprimé. D'autres enfants refusent toute nourriture : la mère ou la nourrice procédera alors au sevrage avec plus de lenteur ; elle cherchera à dégoûter l'enfant en appliquant sur le mamelon de l'aloès ou de la coloquinte. L'enfant une fois sevré continuera le régime des bouillies et du lait, auquel on ajoutera peu à peu des potages au vermicelle, à la semoule, au tapioca, des œufs peu cuits, des panades très cuites, plus tard des purées de légumes, des cervelles, mais pendant longtemps les bouillies et les œufs formeront la majeure partie de l'alimentation.

SEWAGE. s. m. Mot anglais adopté par les hygiénistes pour désigner les résidus des égouts.

SEXDIGITAIRE. adj. et s. m. Qui concerne le sexdigitisme, qui en est atteint.

SEXDIGITÉ, ÉE. adj. et s. Qui est pourvu de six doigts ou de six orteils, au lieu de cinq.

SEXDIGITISME. s. m. [de *sex*, six, et *digitus*, doigt]. La production de six doigts ou de six orteils à une ou plusieurs extrémités. V. POLYDACTYLIE.

SEXE. s. m. [*sexus*, γένος, all. *Geschlecht*, angl. *sex*, it. *sesso*, esp. *sexo*]. Ensemble des caractères qui, chez les êtres organisés, sont en rapport avec la fonction de reproduction, celle-ci se faisant au moyen de deux appareils distincts, mâle et femelle, réunis sur le même individu ou répartis sur des individus différents. Dans ce dernier cas, le plus fréquent, ce mot désigne à la fois les parties extérieures de l'appareil génital, et l'ensemble des différences qui existent entre celui qui porte l'appareil générateur mâle et celui qui a l'appareil femelle, différences qui se manifestent dès l'apparition de l'ovaire et du testicule. Celle-ci a lieu, chez l'homme, de la 3e à la 4e semaine après la fécondation, par un épaississement sous-péritonéal. Suivant Waldeyer, l'embryon serait d'abord hermaphrodite, c'est-à-dire que cet épaississement représenterait à la fois un ovaire et un testicule de chaque côté, et le sexe serait déterminé par l'arrêt de développement de l'un des deux parenchymes, l'autre continuant à croître (V. CORPS *de Wolff*). L'apparition du sexe dans l'embryon est dominé par deux influences organiques, l'une tenant au degré de maturité de l'ovule, l'autre à un état analogue des spermatozoïdes. Les observations faites sur les animaux domestiques et sur l'homme montrent que les ovules dont la chute a lieu tardivement, sans copulations répétées à de courts intervalles, en pleine maturation par conséquent, donnent en se développant des individus mâles. Il en est de même lorsque les mâles faisant la saillie sont jeunes, vigoureux, non surmenés par un travail antérieur. La réciproque se vérifie par la génération d'individus femelles. Des alternances dans les sexes engendrés et dans la production d'individus débiles ont lieu lorsque des mâles épuisés sont donnés à des femelles bien portantes, et *vice versâ*. — Il naît environ 106,5 garçons pour 100 filles, mort-nés compris (106,6 en France; 106,6 en Autriche; 105,8 en Suède; 106,2 en Norvège, etc.). En tout pays, ce rapport est moindre parmi les naissances illégitimes (104,4 en France; 104,9 en Autriche, etc.). Une recherche faite en Autriche montre que dans toutes les provinces de cet empire la proportion des garçons est plus élevée parmi les premiers nés (110) que parmi les puinés (105), du moins parmi les légitimes, car parmi les illégitimes c'est le contraire (103 parmi les aînés, 106 parmi les puinés). Une autre recherche en Norvège montre qu'en effet c'est dans les premières années du mariage que la probabilité de naissance des garçons l'emporte sur celle des filles (116 garçons pour 100 filles, parmi les naissances issues de mariage ayant duré de 1 à 6 ans; 107, de 7 à 12 ans, et 94 au delà de 13 ans). L'âge des époux a aussi une influence : plus les époux sont jeunes (et surtout le mari), plus les naissances masculines sont nombreuses. L'âge relatif des époux ne paraît pas avoir l'influence décisive que lui attribuaient Salder et d'autres auteurs. — Le sexe a sur la mortalité une grande influence, surtout à la naissance et dans les premiers temps qui la suivent, c'est-à-dire à une époque où son influence semble devoir être nulle. Parmi les mort-nés, on compte 147 garçons pour 100 filles en France; ce rapport n'est guère que de 135 dans les autres pays (130 en Autriche, 140 en Italie, 128 en Prusse, 135 en Suède, etc.). Cette inégalité des deux sexes devant la mort est moindre parmi les illégitimes que parmi les légitimes (en France, 124 parmi les mort-nés illégitimes au lieu de 147). Elle continue en s'atténuant très lentement pendant les trois premières années de la vie. Ainsi, sur 1000 vivants de chaque sexe, il y a dans la première année de la vie 236 décès masc. et 197 fém. en France; 158 masc. et 131 fém. en Norvège; 165 masc. et 140 fém. en Suède; 205 masc. et 168 fém. en Belgique; 236 masc. et 205 fém. en Prusse, etc. Pendant les âges adultes, la mortalité des deux sexes n'offre pas une inégalité aussi constante. Dans la vieillesse, la mortalité est généralement un peu moins élevée chez les femmes que chez les hommes (Jacques Bertillon). — Le sexe a une grande importance en pathologie. En dehors des maladies propres à l'un et l'autre sexe et dues à la conformation différente de l'appareil génital, certaines affections sans lien apparent avec les organes sexuels sont plus fréquentes chez la femme que chez l'homme ou inversement. Ainsi, le rétrécissement mitral pur se rencontre presque exclusivement chez la femme; la lithiase biliaire, sans être rare chez l'homme, est beaucoup plus commune chez la femme; inversement, la pneumonie est plus fréquente chez l'homme. Les fièvres éruptives, rares chez l'homme après vingt ans, s'observent assez fréquemment chez la femme entre vingt-cinq et trente (Roger). Certaines de ces différences tiennent au genre de vie et dépendent en grande partie des mœurs, mais ces raisons ne sont pas suffisantes pour les expliquer toutes et il faut admettre l'influence de causes plus profondes, en particulier des qualités spéciales des humeurs dans chaque sexe.

SEXTANE. adj. f. — *Fièvre sextane.* V. INTERMITTENT.

SEXUALITÉ. s. f. Mode de répartition des parties génitales sur un même individu (*sexualité partielle*) ou sur des individus différents (*sexualité individuelle* de Burdach), et, dans ce cas, ensemble des attributs anatomiques et physiologiques qui caractérisent chaque sexe.

SEXUÉ, ÉE. adj. Se dit, en botanique et en zoologie, d'un individu présentant les attributs caractéristiques de l'un ou l'autre sexe.

SEXUEL, ELLE. adj. [*sexualis*, all. *geschlechtlich*, angl. *sexual*, it. *sessuale*, esp. *sexual*]. Qui a rapport au sexe, qui le caractérise. — *Appareil* ou *organes sexuels*. Dans les animaux, les parties génitales externes; dans les plantes, les étamines et les pistils.

SHARPEY (William) [physiologiste anglais, 1802-1880]. — *Fibres de Sharpey.* V. PÉRIOSTE.

SHOCK. s. m. [mot anglais]. Synonyme de *choc traumatique*. V. CHOC.

SIAGONAGRE. s. f. [*siagonagra*, de σιαγών, mâchoire, et ἄγρα, proie; all. *Kinnbackengicht*, angl., it. et esp. *siagonagra*]. Rhumatisme fixé sur l'articulation de la mâchoire inférieure.

SIALADÉNITE. s. f. [de σίαλον, salive, et ἀδήν, glande; all. *Speicheldrüsenentzündung*, angl. *sialadenitis*, it. *sialadenite*, esp. *sialadenitis*]. Inflammation des glandes salivaires.

SIALAGOGUES. s. m. pl. [*sialagogus*, de σίαλον, salive, et ἄγειν, chasser; all. *speicheltreibend*, angl. *sialagogue*, it. et esp. *sialagogo*]. Agents qui provoquent la sécrétion de la salive. Les sialagogues sont souvent des corps solides, agissant mécaniquement au moyen de la mastication, dont les mouvements excitent l'action des glandes salivaires (*masticatoires*). D'autres fois ce sont des substances stimulantes, solides, molles ou liquides. Les racines de pyrèthre, de ptarmique, d'impératoire ou d'angélique, le jaborandi sont sialagogues.

SIALISME. s. m. Synonyme de *salivation*.

SIALODOCHITIS. s. f. [de σίαλον, salive, et δόχος, qui contient, qui reçoit; *grenouillette aiguë*]. Inflammation des canaux excréteurs des glandes salivaires, caractérisée par un catarrhe fibrino-purulent, et par des phénomènes de rétention salivaire.

SIALOÏNE. s. f. [de σίαλον, salive]. La ptyaline.

SIALOLITHE. s. m. [de σίαλον, salive, et λίθος, pierre, all. *Speichelstein*]. Calcul salivaire.

SIALOLOGIE. s. f. [*sialologia*, de σίαλον, salive, et λόγος, discours, traité; all. *Lehre vom Speichel*, angl. *sialology*, it. et esp. *sialologia*]. Traité de la salive.

SIALORRHÉE. s. f. [*sialorrhœa*, de σίαλον, salive, et ῥεῖν, couler]. Salivation abondante.

SIBBENS. s. m. [angl. *sibbens, siwens*]. Nom que les Écossais donnent à une maladie contagieuse qui commence par des ulcères à la gorge, lesquels gagnent le palais, les amygdales, la luette, et même les os propres du nez. D'autres fois, il survient des pustules, des excroissances molles et fongueuses sur diverses parties du corps. Ce sont des accidents tertiaires de la syphilis.

SIBILANCE. s. f. [de *sibilare*, siffler; all. *Pfeifen*, angl. *sibilance, sibilation*, it. *sibilazione*, esp. *sibilacion*]. Caractère des râles qui sont sibilants. — *Sibilance de la poitrine.* Se dit pour indiquer que le poumon fait entendre surtout des râles sibilants.

SIBILANT, ANTE. adj. [*sibilans*, συρίζων, all. *pfeifend*, angl. *sibilant*, it. *sibiloso*, esp. *sibilante*]. — *Râle sibilant.* Sifflement musical d'un ton plus ou moins aigu, qui accompagne ou masque le murmure respiratoire à la première période de la bronchite.

SIBSON (Francis) (médecin anglais, 1814-1876). — *Encoche de Sibson.* Dépression que présente la zone de matité précordiale dans le cas de péricardite avec épanchement; cette matité a la forme d'un triangle irrégulier, et présente vers le tiers supérieur de son bord gauche une encoche signalée par Sibson et qui, suivant la comparaison de Potain, donne à l'ensemble de la matité la forme d'une brioche; à l'aide d'injections pratiquées sur le cadavre,

Sibson a constaté que cette configuration ne se produit qu'avec des épanchements de 420 à 460 grammes. V. PÉRICARDITE et fig. 536.

SICCATIF, IVE. adj. [*siccativus*, de *siccare*, dessécher; ξηραντικὸς, all. *trocknend*, angl. *siccative*, it. *siccativo*]. Qui dessèche, qui hâte la dessiccation.

SICCITÉ. s. f. [*siccitas*, ξηρότης, all. *Trockenheit*, angl. *siccity*, *dryness*, it. *siccità*, esp. *sequedad*]. Qualité de ce qui est privé d'humidité.

SICYÉDON. s. m. [σικυηδὸν, de σίκυον, concombre]. Synonyme de *caulédon*.

SIDÉRANT, ANTE. adj. [de *siderare*, frapper d'une influence maligne]. Qui cause la sidération. — S'est dit pour *foudroyant*, en parlant de l'apoplexie ou d'autres symptômes apparus subitement.

SIDÉRATION. s. f. [*sideratio*, de *siderare*, frapper d'une influence maligne, de *sidus*, astre; all. *Bösartigkeit*, angl. *sideration, sphacelus*, it. *siderazione*, esp. *sideracion*]. État d'anéantissement subit produit par certaines maladies qui semblent frapper les organes avec la promptitude de la foudre, comme l'apoplexie, etc.; action autrefois attribuée à l'influence malfaisante de certains astres.

SIDÉRITIS. s. f. [vulgairement *crapaudine*]. Genre de labiées à tiges cotonneuses qui croissent sur les bords de la Méditerranée, et dont les sommités prises en infusion sont aromatiques et stimulantes.

SIDÉRODROMOPHOBIE. s. f. [de σίδηρος, fer, δρόμος, course, et φόβος, crainte]. Crainte angoissante des voyages en chemin de fer.

SIDÉROSE. s. f. [de σίδηρος, fer] (Zenker). État des organes infiltrés de fer; la sidérose pulmonaire est une forme de *pneumokoniose* dont l'agent est l'oxyde de fer, et dont les symptômes et les lésions se rapprochent de ceux de l'anthracose. C'est une affection rare; sur une ouvrière travaillant l'oxyde de fer ou *rouge d'Angleterre*, morte avec les symptômes de la phtisie, l'autopsie montra le tissu des poumons infiltré du rouge employé par cette femme dans sa fabrique; on put en extraire 22 grammes. La sidérose peut aussi être consécutive à l'accumulation du fer formé dans l'organisme; tel est le cas de la sidérose hépatique (Quincke) qui constitue la lésion fondamentale de la cirrhose pigmentaire de Hanot et Chauffard; elle peut se rencontrer aussi toutes les fois qu'il y a eu destruction rapide d'une grande quantité de globules sanguins, comme c'est le cas pour certaines anémies pernicieuses et pour l'anémie palustre. — Nom donné aussi parfois au fer spathique ou carbonate de fer.

SIDONAL. s. m. Poudre blanchâtre, facilement soluble dans l'eau, qui est un quinate de pipérazine; on l'a préconisé dans le traitement de la goutte et de la diathèse urique; on l'emploie à la dose de 5 à 8 grammes par jour en cachets.

SIÈGE. s. m. [all. *Sitz*, angl. *fundament breech*, it. *sede*]. La partie inférieure du tronc. — *Bain de siège*. V. DEMI-BAIN. ‖ *Siège d'une maladie*. Le lieu, la partie solide ou liquide du corps où gît l'altération matérielle dont l'existence ou la disparition coïncide avec la présence ou cessation des phénomènes morbides.

SIEGESBECKIA ORIENTALIS. Plante de la famille des composées, qui croît en Perse, au Japon et à l'île Maurice; elle contient un principe amer, la *darutyne*, et est employée comme dépuratif dans le traitement des dermatoses et de la syphilis; on l'administre sous forme d'extrait aqueux à la dose de 0gr,60 dans un sirop.

SIERK (Alsace-Lorraine). *Eaux chlorurées sodiques*, froides, 11° à 12°; altitude : 150 mètres.

SIERRA ELVIRH (Espagne). *Eaux sulfatées mixtes*, tièdes, 25° à 30°. Établissement : 15 mai au 30 juin et 15 août au 15 octobre.

SIERRE (Suisse, Valais). *Station d'hiver*, à 541 mètres d'altitude; climat sec et excitant.

SIETE AGUAS (Espagne). *Eaux ferrugineuses bicarbonatées*, froides, 24°; établissement : 1er juin au 30 septembre.

SIFAC. s. m. [de l'arabe *cifâc*, péritoine]. Nom du péritoine dans les livres médicaux du moyen âge.

SIFFLAGE. s. m. Synonyme de *cornage*.

SIFFLEMENT. s. m. V. MUSICAUX (*Bruits*).

SIGILLATION. s. f. Mot mauvais dit pour *sugillation*.

SIGILLÉE. adj. f. [all. *gesiegelt*, angl. *sealed*, it. *sigillata*]. V. TERRE *de Lemnos*.

SIGMATISME. s. m. [de la lettre grecque ς]. Prononciation vicieuse de la lettre *s*.

SIGMOÏDAL, ALE, et **SIGMOÏDE.** adj. [de Σ (sigma), lettre majuscule des Grecs, et εἶδος, forme; all. *sigmaförmig*, angl. *sigmoid*, it. *sigmoide*, esp. *sigmoideo*]. Qui a la forme d'un sigma. — *Cavités sigmoïdes du cubitus*. Deux cavités de l'extrémité humérale de cet os, distinguées en *grande* et *petite*. La *grande cavité* ou *échancrure sigmoïde*, qui sépare l'apophyse olécrâne de l'apophyse coronoïde du cubitus, en avant, s'articule avec la trochlée de l'humérus. La *petite cavité sigmoïde*, placée au côté externe, reçoit le rebord correspondant de la tête du radius. — *Anse sigmoïde du côlon*. Partie du côlon qui fait suite au côlon ascendant et se continue jusqu'au rectum; c'est l'S *iliaque* de beaucoup d'auteurs français. Elle est très mobile, grâce à la longueur du méso qui la rattache à la paroi, et peut ainsi affecter des dispositions variables. On limite actuellement sa partie inférieure au point où l'intestin devient fixe; c'est à cet endroit seulement que l'on fait commencer le rectum, si bien que l'anse sigmoïde pénètre dans le bassin et mérite le nom de *côlon ilio-pelvien*, qu'on lui donne parfois. — *Valvules sigmoïdes* ou *semi-lunaires*. Nom donné, à cause de leur forme, à des replis membraneux placés à l'orifice de communication de l'artère pulmonaire avec le ventricule droit et de l'aorte avec le ventricule gauche. Chaque orifice a trois de ces valvules, dont chacune présente une face supérieure concave dirigée vers l'artère, une face inférieure convexe tournée vers le ventricule, un bord inférieur adhérent à l'anneau fibreux de l'orifice, un bord supérieur libre et présentant un petit épaississement fibreux qui applique plus complètement les bords des valvules l'un contre l'autre au moment de leur abaissement : les épaississements de l'artère pulmonaire sont nommés *tubercules d'Aranzi* ou d'*Arantius*, ceux de l'aorte portent le nom de *nodules de Morgagni*.

SIGMOÏDITE. s. f. Inflammation de l'anse sigmoïde du côlon.

SIGNAL. s. m. En physiologie, appareil qui, inscrivant le début et la fin du phénomène étudié, en fait connaître la durée. — *Signal à air*. Il se compose de deux tambours qui se commandent, de sorte que, quand on fait mouvoir le levier du premier, celui du second inscrit sur un cylindre le début du phénomène. — *Signal électrique de Deprez*. Il est formé de deux bobines électro-magnétiques, qui, lorsque le courant passe, attirent un fer doux placé au-dessus d'elles et relié à un style écrivant sur le cylindre; dès que le courant est rompu, le levier se relève.

SIGNATURE. s. f. [*signatura*, *signatio*, σφράγισμα, all. *Signatur*, *Zeichnung*, angl. *signature*, it. *segnatura*, esp. *signatura*]. Nom donné en Orient, dans le moyen âge, à des caractères mystiques de bon ou de mauvais augure, dont on prétendait que chaque homme était marqué par l'astre sous lequel il naissait. — *Signatures des plantes*. Nom donné à certaines particularités de conformation ou de coloration, d'après lesquelles on jugeait les plantes convenables dans telle ou telle maladie : ainsi les bulbes des orchis, ayant quelque ressemblance de forme avec les testicules, ont été réputés aphrodisiaques ; l'*Echium vulgare*, étant tacheté comme la vipère, a été appelé *vipérine*, et prescrit contre les morsures de cet animal.

SIGNE. s. m. [*signum*, σημεῖον, all. *Zeichen*, angl. *sign*, it. *segno*, esp. *signo*]. Tout phénomène apparent, symptôme, disposition ou caractère, qui fait connaître des effets dérobés au témoignage direct des sens. Le *signe* se rapporte à l'état actuel, passé ou futur. C'est une conclusion que l'esprit tire des *symptômes* observés ; le *signe* appartient plus au jugement, et le *symptôme* aux sens. Les signes des maladies ne peuvent exister sans les symptômes; on peut dire que tout symptôme est un signe; mais tout signe n'est pas un symptôme. En effet, les symptômes ne s'observent que dans la maladie, et il y a des signes qui appartiennent à la santé. On dit un *signe* et non pas un *symptôme de santé*. V. Commémoratif, Diagnostique et Pronostique. Un certain nombre de signes sont désignés par le nom de l'auteur qui les a décrits le premier; on les trouvera définis à ce nom. ‖ Figure ou caractère particulier, différent des lettres et des abréviations, et servant à désigner certains objets, ou à remplacer des phrases et des expressions qui reviennent souvent dans une description. — *Signes botaniques et zoologiques* : ☉ Plante annuelle en général. — ① Plante monocarpienne annuelle, c'est-à-dire ne fructifiant qu'une fois. — ② Plante monocarpienne bisannuelle, ne fructifiant qu'une fois et la 2me année seulement. — ⊛ Plante monocarpienne vivace, c'est-à-dire ne fleurissant qu'au bout de plusieurs années et mourant ensuite. — ♃ Plante rhizocarpienne ou à tige annuelle et racine vivace. — ♄ Plante caulocarpienne ou ligneuse, fructifiant plusieurs fois avant de mourir. — ♄ Sous-arbrisseau. — ♄ Arbrisseau. — ♄ Arbuste ou petit arbre. — ♄ Arbre. — ⌒ Plante grimpante en général. — ☾ Grimpante de gauche à droite. — ☽ Grimpante de droite à gauche. — (0 =) Embryon à radicule commissurale. — (0 ‖) Embryon à radicule dorsale. — (0 >>) Embryon à radicule incluse. — △ Toujours verte. — ♂ Individu, fleur ou organes sexuels mâles. — ♀ Individu, fleur ou organes sexuels femelles. — ☿ Individu ou fleur hermaphrodite. Ce signe a été employé par quelques zoologistes pour désigner les abeilles et les fourmis neutres; mais c'est à tort, car il a été de tout temps choisi par les botanistes pour caractériser les fleurs hermaphrodites. — ⊕ Individu ou fleur neutres. — ∞ Organes de même espèce en nombre indéfini. — ? Signe de doute. — ! Signe de certitude. — † Indique qu'on parle d'un objet mal connu. — * Après le nom d'un auteur, indique qu'il a fait d'après nature la description qu'on cite. ‖ *Signes indiquant les poids dans les formules* : ℔ livre, ou 16 onces (500 gr.). — ℥ once, ou 8 gros (32 gr.). — ʒ gros, ou 72 grains (4 gr.). — ℈ scrupule, ou 24 grains (13 décigr.) — *Gr.* grain (5 centigr.). — ß *demi, moitié.* Ainsi ℥ ß, *demi-once*; ℥ ij ß, *deux onces et demie*, etc.

Signes représentant les métaux, etc., dans les anciens traités de chimie.

Acier, Fer ou Mars...	♂	Chaux...	[illegible]
Aimant...	[illegible]	Chaux vive...	[illegible]
Air...	🜁	Cinabre...	♁ ou 33
Amalgame...	[illegible]	Cuivre ou Vénus...	♀
Antimoine...	<> ou ♁	Eau...	▽
Argent ou Lune...	☾ ☽	Eau forte...	[illegible]
Argent vif ou Mercure.	☿	Eau régale...	[illegible]
Arsenic...	o–o ou [illegible]	Esprit...	-⊖-
Borax...	[illegible]	Esprit-de-vin...	[illegible]
Céruse...	[illegible]	Étain ou Jupiter...	♃
		Fer. V. *Acier*...	△
		Fleurs d'antimoine...	♁

Limaille d'acier...	O→	Soufre...	🜍 ou [illegible]
Litharge...	[illegible]	Tartre...	[illegible]
Mercure. V. *Argent vif.*		Terre...	[illegible]
Nitre ou salpêtre...	⦶	Urine...	[illegible]
Or...	☉, [illegible]	Vert-de-gris...	⊕
Orpiment.	[illegible] ou [illegible]	Verre...	O—◁
Plomb...	♄ 5 ♄ P ou [illegible]	Vinaigre...	[illegible]
Poudre de guerre...	[illegible]	Vinaigre distillé...	[illegible]
Réalgar...	♉ χ ou [illegible]	Vitriol...	[illegible]
Sel commun...	⊖ ou ⊕	Vitriol blanc...	[illegible]
Sel gemme...	8	Vitriol bleu...	[illegible]

SILBÉROL. s. m. Nom donné au sulfo-phénylate d'argent que l'on a proposé comme antiseptique en solution aqueuse.

SILEX. s. m. Quartz non cristallisé, opaque, et coloré en gris ou en noir.

SILICADE. s. m. (Mougeot). Préparation pharmaceutique à excipient de silice en gelée.

SILICATATION. s. f. Passage d'un oxyde à l'état de silicate par combinaison à la silice.

SILICATE. s. m. [all. *kieselsaures Salz*, angl. *silicate*, it. et esp. *silicato*]. Nom générique des sels qui résultent de la combinaison de l'acide silicique (silice) avec les bases. — *Silicate de potasse.* Sel vitreux, incolore, soluble dans l'eau (*verre soluble, verre liquide*), qu'on prépare en chauffant au rouge blanc, dans un four à réverbère, du carbonate de potasse avec du sable. On prépare une solution officinale de silicate de potasse en introduisant dans un digesteur en fer des fragments de ce verre, grossièrement broyés, avec la quantité d'eau nécessaire pour obtenir une dissolution marquant 33° à 35° Baumé; elle est employée pour la confection de bandages inamovibles; elle ne doit contenir ni potasse libre, qui serait caustique, ni silicate de soude, qui retarderait la dessiccation du bandage. — *Silicate de soude.* On le prépare comme le précédent, en substituant le carbonate de soude à celui de potasse. Il prévient ou supprime les fermentations qui peuvent prendre naissance au sein des liquides organiques : aussi emploie-t-on une solution à 1/200e de ce sel en injections dans la vessie ou en applications topiques, comme antiseptique (Rabuteau).

SILICATÉ, ÉE. adj. Qui contient des silicates : *bandage silicaté.*

SILICE. s. f. [de *silex*; all. *Kieselerde*, angl. *silicoflint*, it. et esp. *silice*] (Si^2O^4). Oxyde de silicium, considéré comme un acide et appelé en conséquence *acide silicique*. La silice est très abondamment répandue dans la nature ; elle forme la base de toutes les pierres donnant du feu par le choc, grès, cristal de roche, etc. Elle se présente, à l'état pur, sous forme d'une poussière blanche, fine, insipide, inodore, rude sous le doigt, d'une pesanteur spécifique de 2,66, peu soluble dans les solutions alcalines bouillantes, fusible au rouge, attaquée par le chlore et le charbon ou le soufre et le charbon ; l'acide fluorhydrique est le seul acide qui l'attaque. On l'obtient en faisant fondre dans un creuset du verre pilé ou du sable avec du carbonate de potasse; la masse vitreuse obtenue, et formée de silicate de potasse, versée dans l'eau, constitue la *liqueur des cailloux*, ou *verre liquide*. En traitant cette liqueur par un acide, la silice se précipite sous forme de gelée (*silice en gelée*), et il suffit de la laver et de la sécher pour l'obtenir pure. Elle sert à filtrer l'eau, à nettoyer les surfaces métalliques, à la fabrication des mortiers, ciments, verres, poteries, etc.

SILICÉPONGE. s. f. V. Éponge.

SILICEUX, EUSE. adj. [all. *kieselhaltig*, angl. *silicious*, esp. *silicioso*]. Qui renferme la silice.

SILICIQUE. adj. — *Acide silicique* [all. *Kieselsäure*, angl. *silicic acid*, it. et esp. *acido silicico*]. V. Silice.

SILICIUM. s. m. [all. *Silicium*, angl. *silicon*, it. et esp. *silicia*]. (Si). Métal qui produit la silice en se combinant avec l'oxygène, et qu'on connaît à l'état *amorphe*, *graphitoïde* et *cristallisé*. Amorphe, il est pulvérulent, d'un brun noisette, sans éclat métallique, fusible vers 1200°, attaquable par l'acide fluorhydrique et la potasse. Graphitoïde, il est en lamelles hexaédriques. Cristallisé, il est rougeâtre, opaque, d'une dureté moindre que celle du carbone : sa densité est 2,490.

SILIQUE. s. f. [*siliqua*, κεράτιον, all. *Schote*, angl. *husk*, it. *siliqua*, esp. *silicua*]. Fruit sec, allongé, bivalve, dont les graines sont attachées à deux trophospermes suturaux, séparés en deux loges par une fausse cloison qui n'est qu'un prolongement des trophospermes et qui persiste souvent après la chute des valves.

SILLON. s. m. [*sulcus*, all. *Furche*, angl. *furrow*, it. *solco*, esp. *surco*], En anatomie, rainure que présente la surface de certains os ou d'autres organes, et qui, le plus souvent, est destinée à loger des vaisseaux. V. Scissure. — *Sillon génital*. Sur l'embryon femelle, celui qui indique la séparation des grandes lèvres. — *Sillon olfactif*. Sur l'embryon, celui qui, au-dessous des vésicules oculaires, indique l'apparition des fosses nasales. — *Sillon de Rolando*. V. Scissure. — *Sillon de la veine porte*. Le hile du foie. ‖ En pathologie cutanée, le *sillon* est le signe pathognomonique de la gale ; il apparaît sous forme d'une petite ligne grisâtre, longue de 2 à 20 millimètres ou même davantage, ponctuée de points plus foncés (fig. 684). Son extrémité la plus large constitue l'entrée et s'ouvre au dehors ; l'autre extrémité ou queue forme une légère saillie, recouverte par l'épiderme; c'est l'éminence acarienne de Bazin. Le sillon constitue une galerie creusée dans la couche épidermique par le sarcopte femelle; l'animal dépose ses œufs tout le long du sillon, et ne pouvant revenir en arrière en raison de la direction des épines du dos, elle finit par mourir au fond de la galerie. Les larves une fois écloses sortent par les orifices qui ponctuent le sillon.

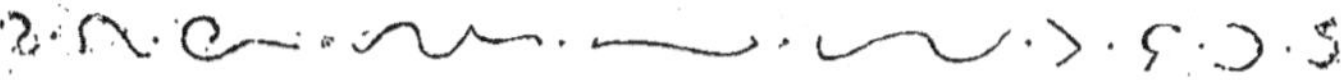

Fig. 684. — Divers aspects du *sillon*.

SILO. s. m. Fosse creusée dans le sol, où l'on dépose les grains battus pour les conserver.

SILPHIE, SILPHION ou **SILPHIUM.** s. m. [σίλφιον, *silphium*]. Nom grec d'une plante que les Latins nommaient *Laserpitium*, et qui passait pour douée de propriétés merveilleuses, qu'elle devait au suc rougeâtre (λάσερος, *Laser*), translucide, d'odeur de myrrhe, de saveur douce et suave, obtenu par des incisions faites à la tige et à la racine de cette plante. Celle-ci a été rapportée à plusieurs espèces d'ombellifères : *Ligusticum latifolium*, L., *Ferula tingitana*, L., *Laserpitium gummiferum*, Desf., *Narthex silphium*, *Thapsia silphium*, Viv. — La plante décrite par Laval sous le nom de *Silphium cyrenaicum* est le *Thapsia garganica*, L. C'est le *drias* ou *dérias* des habitants de la Cyrénaïque. V. Thapsie. ‖ *Silphium de Perse*. L'*Asa fœtida*.

SILS-MARIA (Suisse, Grisons). *Station d'altitude*, à 1811 mètres, entre Saint-Moritz et la Maloja; air calme. Saison : juin à septembre.

SILURE. s. m. [*Silurus glanis*, L., σίλουρος, all. *Wels*, angl. *silurus*, it. *laccia*]. Poisson malacoptérygien abdominal, alimentaire, de l'Europe centrale.

SIMABA. s. f. Genre de plantes simaroubées, dont quelques espèces ont une écorce et des feuilles amères employées contre les fièvres et l'hydropisie (*Simaba floribunda*, A. de Saint-Hil., et *Simaba ferruginea*, A. de Saint-Hil.). — *Simaba cedron*. V. Cédron.

SIMAROUBA. s. m. [*Quassia simarouba*, L. fils, *Simaruba officinalis*, DC., *Sim. guianensis*, A. Rich., *Sim. amara*, Aublet; all. *Simaruba*, *Ruhrrinde*, angl. *simarouba*, *evonymus fructunigro*, it. et esp. *simaruba*]. Arbre de la famille des simaroubées (rutéus) dont on emploie en médecine l'écorce de la racine. Cette écorce vient de la Guyane, en morceaux longs d'un mètre, roulée ou repliée sur elle-même, très fibreuse, blanchâtre ou d'un jaune pâle en dehors, d'une odeur presque nulle, d'une amertume franche très forte ; elle contient de la *quassine*. On l'emploie comme amer et tonique, dans les diarrhées et dysenteries chroniques, la dyspepsie, etc., en poudre (60 centigr. à 2 gr.), ou en décoction (4 à 8 gr. par 500 gr. d'eau). A dose plus forte, il est émétique.

SIMILAIRE. adj. [*similaris*, ὁμοιομερής, all. *gleichartig*, angl. *similar*, it. *similare*, esp. *similar*]. Homogène, ou de même nature. — *Parties similaires*. Nom donné en anatomie, étudiée du composé au simple, aux deux ou trois parties en lesquelles chaque organe provenant de la subdivision des appareils se subdivise ou se décompose, parties différentes dans le même organe, mais semblables à d'autres des organes analogues : l'ensemble des parties similaires de même espèce (ὁμοιμερῆ, Aristote) constitue chaque *système* d'organes. En procédant, au contraire, du simple au composé, on voit que chaque système se compose de parties plus petites, appelées alors *primaires* ou *organes premiers* (terme synonyme de *parties similaires*), qui se réunissent pour former les organes proprement dits, lesquels sont appelés, par opposition, *organes seconds*. Ces *parties similaires* ou *primaires* sont : *a*. Pour le squelette : 1, partie osseuse ; 2, cartilages articulaires, qu'on peut rapporter aux articulations; 3, périoste ; 4, moelle des os ; 5, vaisseaux et nerfs. — *b*. Pour les articulations : 1, surfaces ou cartilages articulaires ; 2, ligaments; 3, synoviales ; 4, quelquefois coussins graisseux ; 5, vaisseaux et nerfs. — *c*. Pour les muscles : 1, partie charnue, rouge, contractile ; 2, tendons et aponévroses d'insertion et de cloisonnement ; 3, vaisseaux et nerfs ; 4, aponévroses d'enveloppe. — *d*. Pour les viscères : 1° Viscères creux ou tubuleux : 1, paroi muqueuse ; 2, glandules; 3, villosités ; 4, tunique lamineuse; 5, tunique contractile; 6, vaisseaux et nerfs. — 2° Viscères pleins : 1, cul-de-sac, tubes, acini, lobes et lobules ou parenchyme ; 2, cloisons fibreuses; 3, enveloppe lamineuse ou fibreuse ; 4, vaisseaux et nerfs, quelquefois lobes adipeux. — *e*. Pour les vaisseaux : 1, tunique adventice ; 2, paroi moyenne, manquant dans les sinus ; 3, paroi interne fibroïde ; 4, *vasa propria* et nerfs. — *f*. Pour les organes disposés en membranes : 1, trame ; 2, glandules, quand il y en a ; 3, épiderme ; 4, vaisseaux et nerfs. — *g*. Pour les organes électriques : 1, disques ; 2, cloisons; 3, enveloppes fibreuses ; 4, vaisseaux et nerfs. — *h*. Pour les organes des sens : Série d'organes spéciaux appartenant soit au groupe des constituants, soit à celui des produits. — *i*. Pour les organes nerveux : 1° Organes centraux : 1, circonvolutions, lobes, lobules, ganglions, etc. ; 2, enveloppes, etc. ; 3, vaisseaux. — 2° Nerfs spéciaux : 1, cordons nerveux; 2, membrane d'épanouissement; 3, névrilème ; 4, vaisseaux. — 3° Nerfs généraux ou périphériques : 1, racines ; 2, cordons nerveux ; 3, ganglions ; 4, corpuscules terminaux ; 5, névrilème ; 6, vaisseaux. — C'est en réunissant par la pensée, pour en former un tout, l'ensemble des *parties similaires* de même espèce, telles que parties rouges des muscles d'une part, parties tendineuses ou osseuses d'autre part, etc., que l'on obtient la notion de *système*, qui est réelle anatomiquement et pratiquement. Si l'on envisage en elle-même, du composé au simple, chaque espèce des organes premiers ou *parties similaires* qui forment les organes seconds, et dont l'ensemble fait un système, on voit qu'elle est constituée par un même *tissu*, soit seul, soit accompagné d'un *fluide gazeux* ou *liquide* (*humeur*). Quand on procède du simple au composé, on voit que l'ensemble de chaque tissu, soit seul, soit avec le concours d'une humeur ou d'un fluide gazeux, constitue un système qui se décompose en *organes premiers* ou *parties similaires* : celles-ci, en se réunissant à d'autres d'une autre espèce, forment les *organes seconds* ou *proprement dits*.

SIMILIA SIMILIBUS. Expression latine désignant le traitement des phénomènes *semblables par les semblables*. C'est un des principes de l'*homœopathie*. V. ce mot.

SIMILOR. s. m. V. Laiton.

SIMON (Gustav) (chirurgien allemand, 1824-1876). — *Opération de Simon*. V. Marckwald (*Opération de*).

SIMOUN. s. m. [*semoun*, *simoum*, *samieh*, *samoun*, en Afrique ; *scirocco*, *sirocco*, en Italie). Vent du Sahara, soufflant du sud-ouest, et répandant une chaleur sèche et excessive. Ce vent soulève les sables, les accumule en collines au point que le soleil en est parfois obscurci.

SIMPLE. adj. [*simplex*, ἁπλοῦς, all. *einfach*, angl. *simple*, it. *semplice*, esp. *simple*]. Qui n'est point composé. ‖ En chimie, *corps simple* [*principe*, *élément*]. Celui qu'aucun procédé chimique ne peut dissocier en plusieurs autres : soufre, phosphore, arsenic, métaux, etc. En ce sens, *simple* n'exprime donc que la portée de nos moyens, et ne préjuge rien par rapport à la nature réelle des corps. Les corps simples, en se combinant entre eux, forment les corps composés. V. Élément, Métal et Métalloïde. ‖ En pharmacologie, *médicament simple*. Celui qui n'a subi aucune préparation pharmaceutique, ou qui ne contient qu'une seule substance. V. Drogue.

SIMPLE. s. m. Synonyme de *plante médicinale*.

SIMPLICISTE. s. m. Qui s'occupe des simples.

SIMS (Marion) (chirurgien américain, 1813-1883). — *Opération de Sims*. Nom donné à diverses opérations pratiquées en gynécologie. Dans le cas de procidence de l'utérus, Sims avive la paroi antérieure du vagin près du col de la vessie ; de ce point on fait partir deux incisions allant en divergeant de chaque côté du col de l'utérus (fig. 685) ; puis ces surfaces sont réunies et fixées sur la ligne médiane au moyen de sutures au fil d'argent ; l'utérus se trouve refoulé dans le cul-de-sac postérieur, et le pli vaginal ainsi formé en avant du col empêche tout prolapsus de l'organe. — Dans le cas de cystocèle, Sims a proposé un procédé opératoire qui consiste dans l'enlèvement d'une portion de la muqueuse vaginale en forme d'ellipse (fig. 686). — Dans l'antéflexion, Sims enlève une plus ou moins grande partie de la lèvre postérieure du col. — Enfin on a aussi donné ce nom à une opération proposée par Sims dans le cas de vaginisme et consistant dans la section du sphincter vaginal.

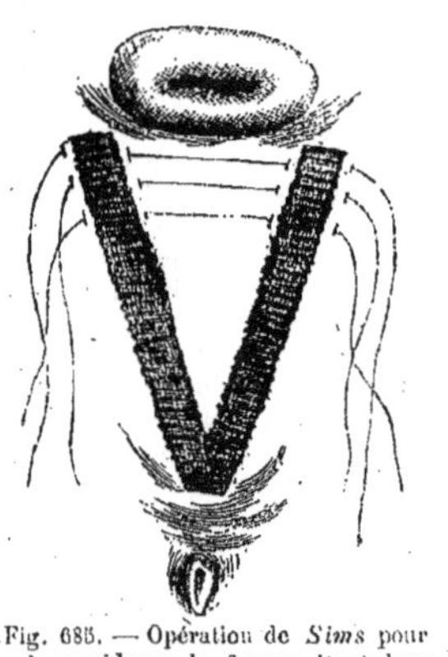

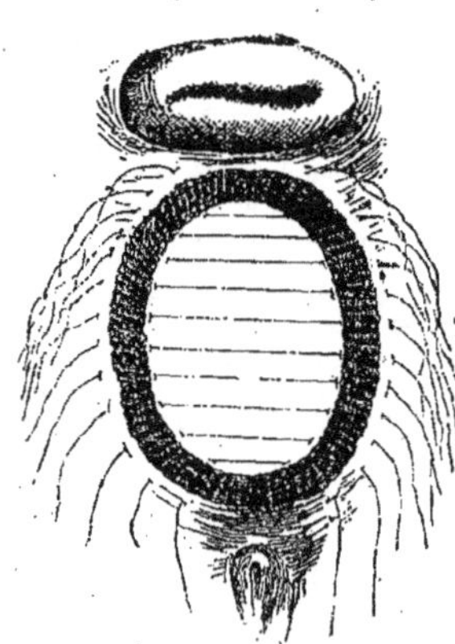

Fig. 685. — Opération de *Sims* pour la procidence, la femme étant dans la position génu-pectorale.

Fig. 686. — Opération de *Sims* pour la cystocèle, la malade étant dans la position génu-pectorale.

SIMULATEUR. s. m. Celui qui simule une maladie. V. Revision, Simulation et Simulé.

SIMULATION. s. f. [all. *Fingiren*, *Vorgeben*, *Vorbeugung*, angl. *simulation*, *feining*, *deceit*, it. *simulazione*, esp. *simulacion*]. Action de simuler des maladies. Le médecin peut être appelé à déterminer s'il y a simulation de maladies chez les accusés qui cherchent à faire croire qu'ils ont été poussés par une monomanie ou autre espèce de folie au crime à eux imputé ; chez les jeunes gens appelés devant les conseils de revision, qui cherchent à se faire exempter du service militaire ; chez les condamnés qui veulent entrer à l'hôpital ou voir abréger leur peine ; chez les mendiants qui veulent apitoyer sur leur sort ; chez des individus qui cherchent à s'exempter des devoirs imposés par la loi (juré, témoin, etc.). On observe parfois la simulation de diverses maladies, de la part des femmes hystériques, sans motif ni but déterminés.

SIMULÉ, ÉE. adj. [*simulatus*, de *simulare*, feindre ; all. *fingirt*, *vorgebeugt*, angl. *simulate*, *feigned*, it. *simulato*, esp. *simulado*]. — *Maladie simulée*. Ensemble de symptômes dont on se prétend atteint contrairement à la vérité, dans un but quelconque (V. Simulation). Les affections du système nerveux, manie, mélancolie, névroses, épilepsie surtout, sont les maladies le plus souvent simulées ; puis viennent la myopie, l'amaurose, l'héméralopie, la surdité, le bégaiement, etc. D'une façon générale, on reconnaît une maladie simulée à ce que la simulation est imparfaite, un ou plusieurs symptômes manquant ; parfois il y a oubli momentané de la simulation. Il faut souvent beaucoup de sagacité pour reconnaître les maladies simulées.

SIMULO. s. m. Plantes de la famille des capparidacées, qui croît au Pérou et en Bolivie ; elle est douée de propriétés antispasmodiques et hypnotiques et a été préconisée dans l'épilepsie et l'hystérie. On emploie la teinture au huitième à la dose de 2 à 8 grammes, l'extrait fluide à celle de 9 à 14 grammes.

SINAPINE. s. f. [all. *Sinapin*, angl. *sinapine*, *sinapinum*, it. *sinapina*] ($C^{32}H^{23}AzO^{10}$). Base cristallisable qui est à l'état de sulfocyanate dans la moutarde blanche. Sa solution aqueuse est jaune, alcaline, précipite les sels de cuivre en vert, ceux d'argent et de mercure en marron. Par l'évaporation elle se dédouble en acide sinapique et en sincaline, ce qui empêche d'obtenir la sinapine pure et sèche.

SINAPIQUE. adj. Qui concerne la moutarde et ses produits ; la sinapine et ses composés. — *Acide sinapique* [all. *Sinapinsäure*, *Senfsäure*, angl. *sinapic-acid*, it. *acido sinapico*] ($C^{22}H^{12}O^{10}$). Produit du dédoublement de la sinapine sous l'influence des alcalis. Cristallisable, soluble dans l'eau et l'alcool chaud.

SINAPISÉ, ÉE. adj. Qui renferme de la moutarde, de la farine de graine de moutarde : bain de pieds sinapisé.

SINAPISINE. s. f. [all. *Sinapisin*, *Sulfosinapisin*, angl. *sinapisine*, *sinapisinum*, it. *sinapisina*, *sulfosinapisine*]. L'*essence de moutarde* ou *sulfocyanure d'allyle*. V. ALLYLE.

SINAPISME. s. m. [*sinapismus*, σιναπισμὸς, de σίναπι, moutarde; all. *Senfpflaster*, angl. *sinapism*, it. et esp. *sinapismo*]. Cataplasme dont la moutarde noire fait la base, et qu'on applique pour déterminer la rubéfaction et produire une excitation générale ou une révulsion. On prépare le sinapisme en délayant : farine de moutarde noire, 250 grammes, et eau tiède, quantité suffisante. Cette préparation donne un cataplasme beaucoup plus actif qu'avec le vinaigre; celui-ci, employé communément dans l'intention de rendre le topique irritant, ainsi que l'eau très chaude, empêchent la formation de l'essence de moutarde. — *Sinapisme Rigollot*. V. PAPIER.

SINAPOLINE. s. f. [*diallylurée*, all. *Sinapolin*, angl. *sinapoline*, *sinapolinum*, it. et esp. *sinapolina*] ($C^{14}H^{12}Az^2O^2$). Base cristallisable obtenue par l'action de l'oxyde de plomb hydraté sur l'essence de moutarde, ou de l'eau ou de la potasse sur le cyanate d'allyle. Soluble dans l'eau chaude, l'alcool et l'éther, fusible à 100°, grasse au toucher.

SINCALINE. s. f. ($C^{10}H^{13}AzO^2$). Produit de dédoublement de la sinapine par les alcalis. Cristallisable, déliquescente; précipite les oxydes métalliques de leurs solutions.

SINCIPITAL, ALE. adj. [*sincipitalis*, all. *sincipital*, it. *sincipitale*, esp. *sincipital*]. Qui a rapport au sinciput.

SINCIPUT. s. m. [βρέγμα, all. *Vorderhaupt*, angl. *sinciput*, it. *sincipite*, esp. *sinciput*, *sincipucio*]. Mot latin qui désigne le sommet de la tête, le vertex.

SINDON. s. m. [de σινδὼν, drap, linge; all. *Wieke*, angl. *sindon*, it. *sindone*, esp. *sindon*, *lechino*]. Petit plumasseau arrondi, ou petit morceau de toile soutenu par un fil attaché à sa partie moyenne, qu'on introduit dans l'ouverture faite au crâne avec le trépan.

SINGE. s. m. [*simius*, πίθηκος, all. *Affe*, angl. *ape*]. Nom du groupe des quadrumanes qui ont à chaque mâchoire quatre incisives, des canines proéminentes séparées des autres dents par une barre, des molaires à tubercules mousses et des ongles plats à tous les doigts. Les mâchoires, fortement saillantes, forment un museau plus ou moins rudimentaire. L'angle facial, qui chez l'homme varie entre 69 et 85°, est de 30 à 35° chez le chimpanzé et l'orang. Un os intermaxillaire toujours distinct supporte les dents incisives. La main est plus grossière que sur l'homme, plus imparfaite; le gros orteil est plus court que le deuxième doigt du pied, et capable de mouvements d'abduction et d'adduction; la colonne vertébrale est peu courbée; les os iliaques, longs et étroits, se redressent le long du sacrum; le bassin est petit, sa cavité longue et étroite est en rapport avec le crâne étroit et allongé qui doit la parcourir; les os des membres ont des dimensions relatives différentes; l'humérus est extrêmement long, plus long parfois que le fémur; le rapport du radius à l'humérus, qui est en moyenne chez l'homme blanc de 75,5, est de 90,8 chez le chimpanzé. Le cerveau du gorille pèse 567 grammes au plus d'après Huxley, et celui du blanc dit Indo-Européen, 1300 en moyenne. Les singes se divisent en : 1° ceux de l'ancien continent (*catarrhiniens*) dont la queue est nulle, ou non prenante, la cloison des narines étroite, et qu'on range en *anthropomorphes* (gorille, gibbon, orang-outang, chimpanzé), et *cynomorphes* (macaque, cynocéphale, etc.); — et 2° ceux du nouveau continent (*platirrhiniens*), à cloison des narines large, à queue prenante. Les singes, surtout les anthropoïdes, semblent avoir beaucoup de ressemblance avec l'homme au point de vue de leurs aptitudes morbides. C'est ainsi que la syphilis, qui ne prend sur aucune autre espèce animale, peut être inoculée avec succès au chimpanzé, ainsi qu'ont pu le constater encore récemment, après d'autres, Metchnikoff et Roux.

SINGULTUEUX, EUSE. adj. [de *singultus*, sanglot; λυγγώδης, all. *schluchzend*, it. *singhiozzoso*]. — *Respiration singultueuse*. Respiration gênée, qui semble entrecoupée de sanglots.

SINKALINE. s. f. V. NÉVRINE.

SINUEUX, EUSE. adj. [*sinuosus*, de *sinus*, pli]. Se dit d'un organe allongé qui offre des courbes se succédant suivant leur longueur, dont le contour ou la surface présente des alternatives de dépressions et de saillies.

SINUS. s. m. [κόλπος, all. *Sinus*, *Höhle*, angl. *sinus*, it. et esp. *seno*]. Mot latin qui désigne une concavité ou excavation anfractueuse, dont l'intérieur est plus évasé que l'entrée. ‖ En anatomie, *sinus*, cavité creusée dans l'épaisseur de certains os du crâne et de la face; ou canal veineux dans lequel aboutissent un grand nombre de vaisseaux. — *Sinus de l'aorte* ou *aortique*. V. AORTE. — *Sinus caverneux*. Au nombre de deux, ils occupent chacun la partie latérale de la selle turcique, depuis la fente sphénoïdale jusqu'au sommet du rocher. Compris entre deux lames de dure-mère, ils sont parsemés de brides qui leur donnent une apparence celluleuse. L'artère carotide interne et le nerf oculo-moteur externe sont contenus dans leur intérieur; les nerfs pathétique, oculo-moteur commun et ophtalmique de Willis, sont contenus dans leur paroi externe. Le sang y coule d'avant en arrière. Postérieurement ils communiquent avec les sinus pétreux. Leurs affluents sont la veine ophtalmique, la veine méningée moyenne et le sinus coronaire. Ils communiquent souvent ensemble par un canal transversal situé sous la glande pituitaire (fig. 688). — *Sinus choroïdien*. V. SINUS *droit*. — *Sinus circulaire inférieur*. La communication transversale qui existe quelquefois entre les deux sinus caverneux. — *Sinus circulaire de Ridley*. V. SINUS *coronaire*. — *Sinus circulaire du trou occipital*. Petit sinus entourant le trou occipital, communiquant avec les sinus pétreux inférieurs, occipitaux et vertébraux. — *Sinus du cœur*. Autrefois les oreillettes. — *Sinus coronaire du cœur*. Nom donné à la veine coronaire, qui s'ouvre à la partie inférieure postérieure de l'oreillette droite du cœur. — *Sinus coronaire* ou *circulaire de la selle turcique*. Il entoure la glande pituitaire et s'ouvre des deux côtés dans le sinus caverneux. — *Sinus droit* [*sinus perpendiculaire*]. Sinus de la dure-mère qui marche d'avant en arrière, et un peu de bas en haut, dans la tente du cervelet, à l'endroit où elle communique avec la faux du cerveau, et s'étend jusqu'à la protubérance occipitale interne, où il s'ouvre dans le pressoir d'Hérophile. Il reçoit la veine cérébrale médiane inférieure, les veines de Galien, le sinus longitudinal inférieur et plusieurs petites veines de la tente du cervelet (fig. 687). — *Sinus de la face*. V. FRONTAL, MAXILLAIRE et SPHÉNOÏDAL. — *Sinus falciforme inférieur*. V. SINUS *longitudinal inférieur*. — *Sinus falciforme supérieur*. V. SINUS *longitudinal supérieur*. — *Sinus de Guérin*. Dépression de la paroi supérieure de l'urètre spongieux, munie d'une valvule. — *Sinus du larynx*. Les ventricules du larynx. — *Sinus latéral*. V. SINUS *transverse*. — *Sinus* (ou *veine*) *longitudinal inférieur* ou *falciforme inférieur*. Il occupe le bord concave de la faux du cerveau jusqu'à la tente du cervelet, où il s'ouvre dans le sinus droit. Les veines de la grande faux sont les seules qui y aboutissent. — *Sinus longitudinal supérieur* ou *falciforme supérieur*. Canal triangulaire qui occupe la base de la faux du cerveau, depuis l'apophyse *crista-galli* jusqu'à la bosse occipitale interne, où il s'ouvre dans le pressoir d'Hérophile. Il reçoit les veines cérébrales supérieures et de petites veines qui viennent de la faux du cerveau et des os du crâne (fig. 687). — *Sinus de Morgagni*. V. Anus et Urètre. — *Sinus muqueux*. Dépressions, alvéoles ou cavités des muqueuses génito-urinaires. Elles sont limitées, non par des adossements de la muqueuse comme les valvules conniventes de l'intestin, mais par des élevures de la trame muqueuse même, qui conserve sa texture, comme si les alvéoles étaient creusés directement dans le tissu. Leur fond est parfois plus large que l'orifice, surtout lorsqu'ils présentent de courtes expansions latérales comme dans l'utricule prostatique et qu'ils renferment des calculs semblables à ceux des culs-de-sac prostatiques. Ces particularités se retrouvent sur la coupe des dépressions alvéolaires des canaux éjaculateurs et déférents, de la vésicule séminale (tous dépourvus de glandes), et de certaines parties de la trompe de Fallope, mais avec des différences de grandeur et de forme variant d'un sujet et d'un âge à l'autre, surtout dans l'urètre. Ces alvéoles, de grandeur et de formes plus irrégulières que les glandes de l'urètre, que les follicules de l'intestin ou de l'utérus, n'ont pas de paroi propre analogue à celle des glandes précédentes et des acini prostatiques voisins. De plus, l'épithélium qui les tapisse est semblable à celui qui recouvre les portions non déprimées du reste de la muqueuse, contrairement à ce qu'on observe dans les glandes proprement dites. Tandis que les glandes utérines, urétrales et prostatiques apparaissent plus ou moins tôt pendant la vie intra-utérine, et sont nettement développées au moment de la naissance, les sinus ne le sont pas encore. Ce n'est que plusieurs années plus tard, plus ou moins près de l'époque de la puberté, qu'ils se montrent, et ils continuent à se développer, à s'agrandir pendant tout le reste de la vie (Cadiat et Ch. Robin, 1874). Ces sinus sécrètent du mucus, comme les surfaces muqueuses et les canaux excréteurs, en l'absence de glandes. — *Sinus occipital antérieur transverse de la selle turcique ou de Littre*. Il est transversalement situé derrière les apophyses clinoïdes postérieures, et communique de chaque côté avec le caverneux et le pétreux inférieur. — *Sinus occipital postérieur*. Il part du sinus transverse, descend dans la petite faux, et s'ouvre à la face inférieure du sinus droit. — *Sinus ophtalmique*. La portion antérieure du sinus caverneux qui reçoit la veine ophtalmique. — *Sinus perpendiculaire*. V. Sinus *droit*. — *Sinus pétreux inférieur*. Logé dans une gouttière comprise entre le bord latéral de la portion basilaire de l'os occipital et le bord postérieur du rocher, il fait communiquer le sinus occipital transverse et le sinus caverneux avec le sinus latéral, dans lequel il s'ouvre au niveau du golfe de la veine jugulaire interne. — *Sinus pétreux supérieur*. Étroit canal qui marche tout le long du bord supérieur du rocher, dans la tente du cervelet, communique en devant avec le sinus caverneux, et s'ouvre en arrière dans le sinus latéral (fig. 688). — *Sinus placentaire*. V. Placenta. — *Sinus rachidiens*. V. Intravertébral. — *Sinus rhomboïdal*, V. Ventricule. — *Sinus du tarse*. V. Calcanéum. — *Sinus terminal*. Veine qui limite l'aire vasculaire du blastoderme et se rend à la veine omphalo-mésentérique. — *Sinus transverse*. Il part du pressoir d'Hérophile, et parcourt le sillon courbe qui s'étend jusqu'au trou déchiré postérieur, en passant sur la portion basilaire de l'os occipital, l'angle postérieur et inférieur du pariétal, la portion mastoïdienne du temporal et la portion orbiculaire de l'occipital. Il se jette dans la veine jugulaire interne. — *Sinus uro-génital*. En embryologie, extrémité de l'allantoïde dans laquelle débouche la vessie et les canaux de Wolff et de Muller. Il s'unit à l'intestin terminal pour former le cloaque. — *Sinus veineux*. Vaisseaux cylindroïdes, ou prismatiques et triangulaires, dans lesquels on ne trouve des veines que les deux tuniques internes appliquées contre le tissu fibreux, osseux, etc., des organes parcourus. — *Sinus de la veine cave*. Élargissement de cette veine vers son abouchement dans l'oreillette. — *Sinus vertébraux*. V. Intravertébral.

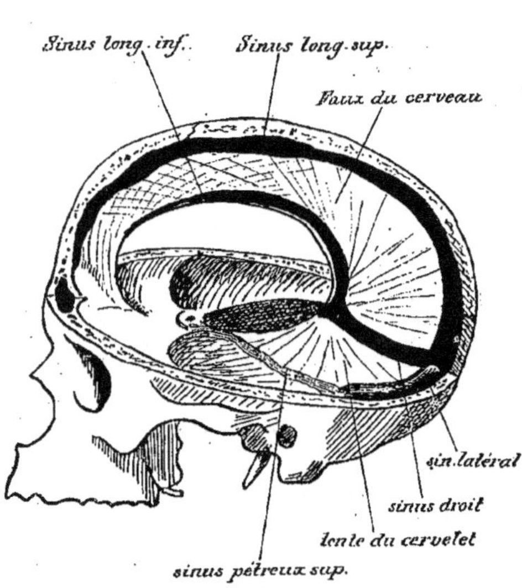

Fig. 687. — *Sinus* de la voûte.

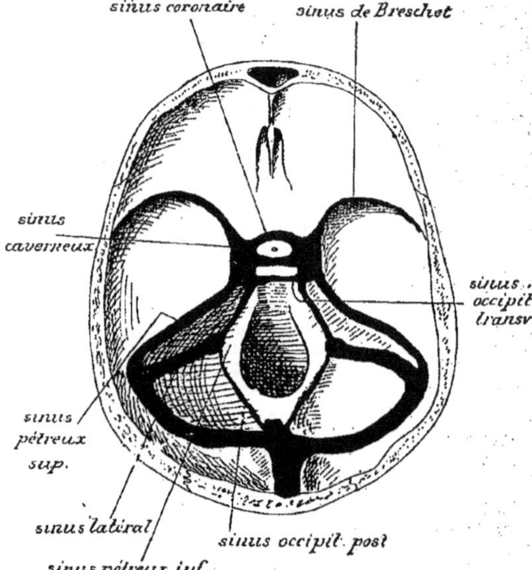

Fig. 688. — *Sinus* de la base.

SINUSCOPIE. s. f. [de *sinus*, et σκοπεῖν, examiner]. Examen des sinus annexes du nez au moyen de lampes électriques qui montrent leur transparence ou leur opacité. V. Translumination.

SINUSECTOMIE. s. f. [de *sinus*, et ἐκτομή, excision]. Opération proposée par G. Laurens et consistant à réséquer a partie supérieure et le plancher du sinus frontal pour supprimer la cavité même de ce sinus.

SINUSITE. s. f. Inflammation des sinus de la face; elle est consécutive à l'inflammation de la muqueuse des fosses nasales. On distingue une sinusite maxillaire, une

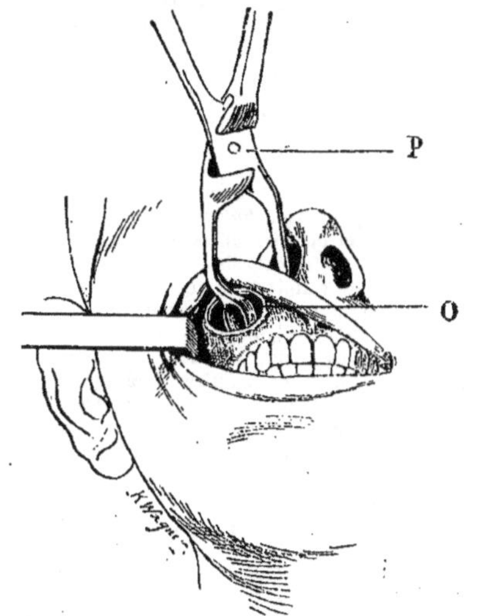

Fig. 689. — Cure radicale de la *sinusite* maxillaire, section de la paroi externe avec la pince de Laurens (P) attaquant la paroi externe de la fosse nasale à travers l'orifice de la fosse canine O.

frontale et une sphénoïdale. L'inflammation peut être aiguë ou chronique; elle s'accompagne de sécrétion de mucosités et de pus. Le traitement en est toujours difficile et nécessite souvent des opérations importantes; tel est le cas de la cure radicale de la sinusite maxillaire (fig. 689).

SINUSO-HYDRORRHÉE. s. f. Écoulement par le nez de liquide aqueux, venant de l'un des sinus annexes des fosses nasales. On distingue une sinuso-hydrorrhée maxillaire, et une sphénoïdale; il n'y a pas encore d'observation positive de localisation dans le sinus frontal.

SINUSOÏDAL. adj. — *Courant sinusoïdal.* Variété de

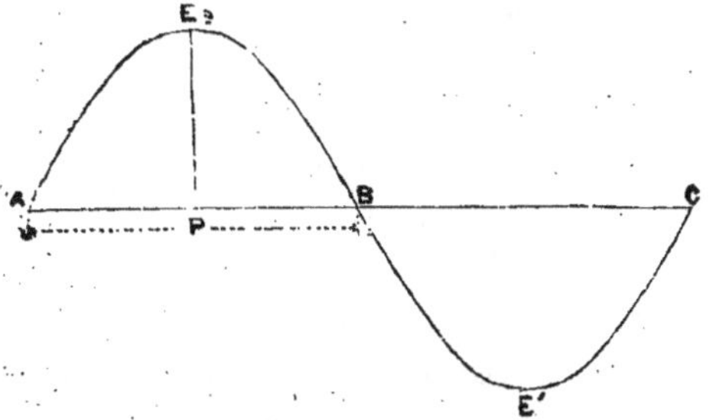

Fig. 690. — Courant *sinusoïdal.*

courant alternatif variant régulièrement. Ce courant (fig. 690) part de zéro pour atteindre en E un maximum positif, revient peu à peu à zéro, en B, pour croître dans le sens négatif jusqu'en E' et revenir à zéro, en C, et ainsi de suite. Comme on le voit, les quantités d'électricité (c'est-à-dire les aires AEB et BE'C) sont égales et de sens contraire. Le temps que met le courant pour effectuer la double courbe de A en C, s'appelle la *période* T du courant sinusoïdal. Le nombre de périodes par seconde est ce qu'on appelle la fréquence du courant. Lorsque le courant est appliqué à l'organisme, il y a deux excitations par période; par suite, le mot fréquence se conçoit mieux si on le définit, avec d'Arsonval, le nombre d'*excitations* par seconde. On obtient le courant sinusoïdal au moyen de la machine dynamo de d'Arsonval; pour l'appliquer, on le fait arriver au corps du malade, soit à l'aide de l'eau d'une baignoire (bain hydro-électrique), soit à l'aide d'électrodes à applications locales.

SIPEERINE. s. f. V. Sépeerine.

SIPHILIS. s. f. V. Syphilis.

SIPHON. s. m. [*sipho*, de σίφων, tuyau; all. *Heber*, angl. *siphon*, *antiguggler*, it. *sifone*, esp. *sifon*, *cantimplora*]. Instrument de physique consistant en un tuyau recourbé, de verre ou de métal, dont les deux branches sont inégales, et qui sert à transvaser les liquides. Pour cela on plonge la plus courte branche dans le vase qu'on veut vider, et l'on retire l'air de la branche la plus longue en l'aspirant : à mesure que l'on fait ainsi le vide, la liqueur monte dans la courte branche, puis passe dans la longue, en vertu de la pression exercée par l'atmosphère sur le liquide contenu dans le vase, et, sans qu'on continue d'aspirer, l'écoulement continue tant que la courte branche plonge dans la liqueur. — *Siphon chirurgical.* Siphon employé en chirurgie pour les irrigations continues, et fait avec un tube de caoutchouc dont un des bouts, muni d'une rondelle de plomb, est retenu au fond d'un seau plein d'eau et placé plus ou moins haut, et l'autre extrémité est dirigée sur la plaie. — *Siphon de Mauriceau.* Sonde droite ou courbe destinée aux injections intra-utérines. — *Siphon de Potain.* Il se compose de deux siphons flexibles dont l'un, pareil au précédent, amène de l'eau phéniquée ou chlorurée à 40° dans un seau, et s'embranche sur un second tube disposé aussi en siphon dont une extrémité est munie d'un tube de verre ou de métal qu'on introduit dans la cavité pleurale par la canule qui a servi à pratiquer la thoracocentèse ou par le tube de caoutchouc substitué à celle-ci. On amorce le siphon, par aspiration du liquide au bout du deuxième siphon pendant qu'on tient fermée la portion plongée dans la plèvre; une fois amorcé, on ferme le bout par lequel a été faite l'aspiration, et l'on ouvre la portion pleurale de ce siphon. Le liquide entre dans la plèvre, puis en sort dès que, fermant le siphon qui vient du seau, on ouvre le bout extra-pleural du deuxième siphon. On opère ainsi un lavage de la plèvre dans les cas de pleurésie purulente. V. Pyulque.

SIPHONIE. s. f. [*Siphonia*, de σίφων, tube]. Genre de plantes euphorbiacées dont une espèce (*Siphonia elastica*, Pers.), grand arbre de la Guyane, fournit le caoutchouc.

SIPHONOMA, et non SYPHONOMA. s. m. [de σίφων, tube; *tumeur tubuleuse*, Henle (1845)]. Tumeur d'aspect fibreux, mais molle et d'un rouge foncé, trouvée dans le mésentère d'un jeune homme. Elle était formée de tubes parallèles ou entre-croisés, contenant des granules moléculaires, des gouttes de graisse et des amas de granulations avec une grande quantité de matière colorante d'un brun foncé et un peu d'une autre manière jaunâtre. Les plus petits tubes avaient une paroi homogène, celle des plus gros était striée; elle égalait en épaisseur 1/10e à 1/13e du diamètre total du tube, lequel variait de $0^{mm},007$ à $0^{mm},070$.

Quelques-uns étaient ramifiés et anastomosés. Ces tubes se distinguaient facilement des tubes nerveux, des tubes capillaires et des faisceaux striés des muscles. On considère actuellement le siphonoma comme une variété de cylindrome.

SIRADAN (France, Hautes-Pyrénées). *Eaux sulfatées calciques* et *eaux ferrugineuses*, froides, contenant les premières 1gr,9 de sels dont 1,3 de sulfate de chaux, et les secondes 19 centigrammes de sels, dont 1 de fer ; altitude : 450 mètres. Établissement : 1er avril au 30 novembre. Ces eaux sont transportées.

SIREDON. s. m. Nom générique des batraciens urodèles appelés *axolotl* (*Siredon mexicanus*) ; on sait aujourd'hui (A. Duméril) que les axolotls ou siredons sont des larves sexuées qui passent à l'état parfait en perdant leurs branchies extérieures, et prenant les caractères des urodèles pulmonés mexicains appelés *Amblystomes*, toutes les fois qu'on les place dans les conditions voulues pour qu'ils puissent vivre à volonté dans l'air et dans l'eau. L'axolotl apporté en Europe est la larve sexuée de l'*Amblystoma luridum*, Hallowel.

SIRÈNE. s. f. [all. *Schwingungszähler*, angl. *sirene*]. Instrument destiné à compter les vibrations qui correspondent à des sons de hauteur déterminée.

SIRÉNOMÈLE. s. m. Nom donné par Isid. Geoffroy Saint-Hilaire aux monstres qui ont les deux membres abdominaux très incomplets, terminés en moignons ou en pointes, sans pied distinct. — Ces monstres sont ceux que les anciens auteurs ont appelés *sirènes* ; on retrouve chez eux presque exactement les formes bizarres qu'Homère et Ovide ont prêtées à leurs sirènes.

SIRIASE. s. f. [σειρίασις, de σείριος, brûlant ; all. *Hirnentzündung*, *Sonnenstich*, angl. *siriasis*, it. *siriasi*, esp. *siriasis*, *insolacion*]. Inflammation du cerveau ou de ses membranes, selon Aétius.

SIROCCO. s. m. V. SIMOUN.

SIROLINE. s. f. Préparation renfermant les principes actifs du goudron de houille, et en particulier le gaïacol ; elle excite l'appétit, apaise la toux, diminue l'expectoration et fait disparaître les sueurs. On la prescrit dans les affections des voies respiratoires, à la dose de 1 à 3 cuillerées à thé dans de l'eau, du vin ou du lait.

SIROP. s. m. [bas latin *sirupus*, *serapium*, bas grec σεράπιον, all. *Sirup*, *Zuckersaft*, angl. *syrup*, it. *sciloppo*, *siroppo*, esp. *jarabe*]. Médicament liquide présentant une consistance visqueuse, due à la forte proportion de sucre qu'il renferme, et qui atteint environ les deux tiers du poids total. Ce sucre est dissous dans un véhicule médicamenteux constitué par des *macérés*, *infusés*, ou *décoctés aqueux*, des *liqueurs émulsives*, des *sucs végétaux*, des liquides *hydro-alcooliques*, des *vins*, etc. La solution du sucre est effectuée soit *à froid*, soit *à chaud* ; la proportion de cette substance varie suivant la nature du véhicule. Normalement elle est de 170 p. 100 pour le sirop *simple* (sirop de sucre) *fait à chaud* et de 180 p. 100 pour le même sirop *fait à froid* ; elle est moindre lorsque le dissolvant est constitué par des *sucs végétaux acides* ou des liquides *hydro-alcooliques*. La densité des sirops est voisine de 1,32 (35° Baumé) à la température de + 15° ; elle est seulement de 1,26 (31° Baumé) lorsqu'ils sont bouillants ; la température du liquide atteint alors 105°. Lorsque la solution du sucre dans le liquide médicamenteux ne donne pas un sirop *limpide*, il faut le *clarifier*. On effectue cette opération *à chaud*, soit avec de la *pâte de papier*, soit avec du *blanc d'œuf* ; finalement on passe le sirop sur un tissu de feutre spécial ou on le filtre au papier spongieux. Les sirops sont dits *simples* lorsqu'ils ne renferment qu'une seule substance médicamenteuse ; *composés* lorsqu'ils en contiennent plusieurs. On administre généralement les sirops par cuillerées : la cuillerée *à soupe* contient environ 20 grammes de sirop ; la cuillerée *à café* 5 grammes. — *Sirop d'acide citrique.* On fait dissoudre, par agitation, 10 gr. d'acide citrique pulvérisé, dans 990 gr. de sirop simple. On prépare de la même manière le *sirop d'acide tartrique*. — *Sirop d'aconit.* On mélange 25 gr. d'alcoolature de racine d'aconit avec 975 gr. de sirop simple ; une cuillerée à soupe renferme 0gr,50, soit XVI gouttes, de médicament. — *Sirop d'amande* ou *d'orgeat.* On pile dans un mortier en marbre 750 gr. de sucre avec 500 gr. d'amandes douces et 150 gr. d'amandes amères préalablement mondées, en ajoutant, peu à peu, 125 gr. d'eau pendant cette opération. La pâte, ainsi obtenue, est délayée dans 1 500 gr. d'eau ; on exprime fortement, à travers une toile, l'émulsion ainsi obtenue ; on ajoute au résidu une quantité d'eau suffisante pour obtenir finalement 2 250 gr. d'émulsion dans laquelle on fait dissoudre, au bain-marie, 2 250 gr. de sucre ; après refroidissement, on aromatise avec 250 gr. d'eau distillée de fleur d'oranger. — *Sirop antiscorbutique* ou *de raifort composé.* Contusez 1 000 gr. de feuilles fraîches de cochléaria, et 1 000 gr. de feuilles fraîches de cresson, incisez 1 000 gr. de racine fraîche de raifort, 100 gr. de feuilles sèches de ményanthe et 200 gr. de zestes d'orange amère, concassez 50 gr. de cannelle de Ceylan ; faites macérer le tout pendant deux jours dans 4 000 gr. de vin blanc, puis distillez au bain-marie, de manière à retirer 1 000 gr. de liqueur aromatique dans laquelle vous ferez fondre, au bain-marie et en vase clos, 1 000 gr. de sucre pour obtenir un sirop. Séparez ensuite, par expression, le liquide qui imprègne les substances restées dans le bain-marie, clarifiez ce liquide, ajoutez 4 000 gr. de sucre et faites, par coction et clarification, un second sirop que vous mélangerez, après refroidissement, avec le sirop aromatique préparé en premier lieu. — *Sirop de baume de tolu.* On fait digérer, pendant deux heures, au bain-marie couvert, 50 gr. de baume de tolu dans 500 gr. d'eau distillée, en ayant soin d'agiter fréquemment ; on décante et on fait une seconde digestion avec une égale quantité d'eau distillée. On réunit les deux digestés et après refroidissement on filtre au papier. On obtient ainsi un liquide aromatique dans lequel on fait dissoudre, au bain-marie couvert, du sucre dans la proportion de 180 p. 100. — *Sirop de belladone.* On mélange 75 gr. de teinture de belladone avec 925 gr. de sirop simple : une cuillerée à café renferme 0gr,37 soit XX gouttes de teinture de belladone. — *Sirop de biiodure de mercure*, *sirop de Gibert.* Dans 50 gr. d'eau distillée on fait dissoudre 1 gr. de biiodure de mercure et 50 gr. d'iodure de potassium, on mélange ensuite cette solution avec 1 900 gr. de sirop simple : 20 grammes ou une cuillerée à soupe de ce sirop renferment environ 0gr,01 de *biiodure de mercure* et 0gr,50 d'*iodure de potassium*. — *Sirop de bourgeons de pin* et non de *sapin*. On fait macérer pendant douze heures, 100 gr. de bourgeons de pin dans 100 gr. d'alcool à 60°, puis on verse sur le tout 1 000 gr. d'eau distillée bouillante. Après six heures de contact on passe à la chausse, on ajoute 180 parties de sucre pour 100 de colature et l'on fait un sirop par solution au bain-marie, et en vase clos. — *Sirop de bromure de potassium.* Dissolvez 50 gr. de bromure de potassium pulvérisé, dans 950 gr. de sirop d'écorce d'orange amère : une cuillerée à soupe renferme 1 gramme de bromure de potassium. — *Sirop de capillaire.* On fait infuser 100 gr. de capillaire du Canada dans 1 500 grammes d'eau distillée bouillante et l'on prépare le sirop en ajoutant du sucre dans la proportion de 180 p. 100. — *Sirop de cerise*, *de coing*, *de framboise*, *de groseille*, *de mûre.* Ces sirops sont préparés avec les sucs de ces divers fruits : la proportion de sucre que l'on doit employer est variable et dépend de la proportion de sucre que le suc renferme naturellement ; cette proportion est indiquée dans un tableau spécial inscrit au Codex. Le sirop refroidi doit avoir une densité de 1,33. — *Sirop de chicorée composé.* V. Sirop *de rhubarbe composé.* — *Sirop de chloral.* Dissolvez 50 gr. d'hydrate de chloral cristallisé dans 45 gr. d'eau distillée ; mélangez ce soluté avec 900 gr. de sirop simple préparé à froid et aromatisez avec 5 gr. de teinture d'essence de menthe : une cuillerée à soupe renferme 1 gramme d'hydrate de chloral. — *Sirop de chlorhydro-phosphate de chaux.* On dissout 12gr,50 de phosphate bicalcique dans quantité suffisante d'acide chlorhydrique officinal et l'on ajoute assez d'eau distillée pour obtenir 340 gr. de solution dans laquelle on fait dissoudre au bain-marie 630 gr. de sucre blanc ; après refroidissement on ajoute 10 gr. d'alcoolature de citron. Ce sirop renferme environ 0gr,25 de phosphate bicalcique par cuillerée à soupe. — *Sirop des cinq racines, sirop diurétique.* On fait avec 100 gr. de chacune des racines suivantes : ache, asperge, fenouil, persil, petit houx, deux infusions successives dans 1500 gr. d'eau distillée bouillante. Avec le liquide provenant de la seconde infusion et 3000 gr. de sucre on fait un sirop par coction et clarification ; lorsque ce sirop bouillant marque 1,26 au densimètre, on l'évapore d'une quantité égale au poids de la première infusion, et on le ramène à la densité normale en le mélangeant ensuite avec cette infusion. — *Sirop de citrate de fer ammoniacal.* On fait dissoudre 25 gr. de citrate de fer ammoniacal dans 25 gr. d'eau distillée, et l'on mélange cette solution avec 950 gr. de sirop simple : le sirop obtenu renferme 0gr,50 de sel de fer par cuillerée à soupe. — *Sirop de codéine.* Dissolvez 0gr,20 de codéine dans 5 gr. d'alcool à 60° et mélangez avec 95 gr. de sirop simple préparé à froid : ce sirop contient 0gr,04 de codéine par cuillerée à soupe. — *Sirop de coing.* V. Sirop *de cerise.* — *Sirop de Cuisinier, sirop dépuratif.* V. Sirop *de salsepareille composé.* — *Sirop de Desessartz.* V. Sirop *d'ipécacuanha composé.* — *Sirop diacode.* On le prépare en faisant dissoudre 0gr,50 d'extrait d'opium dans 4gr,50 d'eau distillée, en filtrant et mélangeant la solution avec 995 gr. de sirop simple. 20 grammes de sirop diacode ou une cuillerée à soupe renferment 0gr,01 d'extrait d'opium. — *Sirop de digitale.* On mélange 25 gr. de teinture de digitale avec 975 gr. de sirop simple : une cuillerée à soupe renferme 0gr,50 ou XXVI gouttes de teinture de digitale. — *Sirop diurétique.* V. Sirop *des cinq racines.* — *Sirop d'écorce d'orange amère.* On fait macérer pendant douze heures, dans 100 gr. d'alcool à 60°, 100 gr. de zestes secs d'orange amère incisés; on ajoute ensuite 1000 gr. d'eau distillée préalablement chauffée à 70°, et après six heures de contact on passe à travers une chausse ; on ajoute le sucre dans la proportion de 180 p. 100, et on le fait dissoudre, en vase clos, au bain-marie. — *Sirop d'espèces pectorales.* Faites infuser 100 gr. d'espèces pectorales dans 1200 gr. d'eau distillée bouillante ; après six heures de contact passez avec expression de manière à obtenir 1000 gr. de liquide auquel vous mélangerez une solution de 0gr,30 d'extrait d'opium dans 50 gr. d'eau distillée de fleur d'oranger ; ajoutez 2000 gr. de sucre et faites un sirop par simple solution au bain-marie. Le sirop pectoral renferme environ 0gr,002 d'extrait d'opium par cuillerée à soupe. — *Sirop d'éther.* Mélangez 20 gr. d'éther officinal avec 50 gr. d'alcool à 90° et 230 gr. d'eau distillée ; ajoutez ensuite 750 gr. de sirop simple préparé à froid ; une cuillerée à soupe renferme 0gr,40 d'éther. — *Sirop de fleur d'oranger.* Dissolvez à froid 1800 gr. de sucre blanc dans 1000 gr. d'eau distillée de fleur d'oranger, filtrez au papier. — *Sirop de framboise.* V. Sirop *de cerise.* — *Sirop de fumeterre.* On le prépare de la même manière que le sirop de capillaire. — *Sirop de gentiane* : est préparé comme le *sirop de capillaire.* — *Sirop de gomme.* Faites dissoudre 1000 gr. de gomme blanche *lavée* dans 4300 gr. d'eau distillée froide ; ajoutez 6700 gr. de sucre blanc concassé, faites dissoudre à une douce chaleur, puis portez à l'ébullition et passez au premier bouillon. — *Sirop de goudron.* Imprégnez 30 gr. de sciure de bois de sapin avec 10 gr. de goudron végétal purifié ; versez sur ce mélange 100 gr. d'eau distillée chauffée à 60° ; filtrez après deux heures de contact ; ajoutez au liquide 180 p. 100 de sucre, et faites dissoudre, au bain-marie, en vase clos. — *Sirop de groseille.* On le prépare avec le suc de groseille, de la même manière que le *sirop de cerise.* — *Sirop d'hypophosphite de chaux.* Dissolvez 5 gr. d'hypophosphite de chaux dans 50 gr. d'eau distillée de fleur d'oranger ; filtrez et mélangez avec 445 gr. de sirop simple préparé à froid : une cuillerée à soupe renferme 0gr,20 de médicament. — *Sirop d'hypophosphite de soude.* Même préparation et même dosage que le sirop d'*hypophosphite de chaux.* — *Sirop iodo-tannique.* Pulvérisez finement 2 gr. d'iode et introduisez-les dans un ballon en verre avec 4 gr. de tanin et 360 gr. d'eau distillée. Maintenez dans un bain-marie chauffé à 60°, en agitant de temps en temps, jusqu'à ce que l'iode soit dissous et que le liquide ne bleuisse plus le papier amidonné ; ajoutez alors 640 gr. de sucre blanc et faites un sirop par simple solution ; ce sirop contient 0gr,04 d'iode par cuillerée à soupe. — *Sirop iodo-tannique phosphaté.* Dissolvez 20 gr. de phosphate monocalcique dans 20 gr. d'eau distillée et mélangez la solution avec 960 gr. de sirop iodo-tannique. Une cuillerée à soupe de ce sirop contient 0gr,04 *d'iode et* 0gr,40 de *phosphate monocalcique.* — *Sirop d'iodure de fer.* Introduisez dans un petit ballon en verre 10 gr. d'eau distillée, 2 gr. de limaille de fer puis, par petites portions, 4gr,10 d'iode. Lorsque la réaction est terminée, filtrez le liquide et mélangez-le avec 785 gr. de sirop de gomme et 200 gr. de sirop de fleur d'oranger. Une cuillerée à soupe de ce sirop renferme 0gr,10 d'iodure de fer. — *Sirop d'iodure de potassium.* Dissolvez dans 975 gr. de sirop d'écorce d'orange amère 25 gr. d'iodure de potassium, préalablement pulvérisé. Une cuillerée à soupe de ce sirop renferme 0gr,50 d'iodure de potassium. — *Sirop d'ipécacuanha.* On le prépare en dissolvant 10 gr. d'extrait d'ipécacuanha dans 30 gr. d'alcool à 70°, et en mélangeant ce soluté à 1000 gr. de sirop simple ; on chauffe ensuite au bain-marie jusqu'à réduction du poids total à 1000 gr. — *Sirop d'ipécacuanha composé, sirop de Desessartz.* On fait macérer pendant douze heures 30 gr. d'ipécacuanha concassé et 100 gr. de séné dans 750 gr. de vin blanc ; on exprime et on filtre ; on ajoute au résidu 30 gr. de serpolet et 125 gr. de fleurs de coquelicot et l'on verse sur le tout 3000 gr. d'eau bouillante ; on exprime après six heures de contact, et dans le liquide obtenu on fait dissoudre 100 gr. de sulfate de magnésie, puis on le mélange avec la liqueur vineuse obtenue en premier lieu, on aromatise avec 750 gr. d'eau distillée de fleur d'oranger et l'on prépare un sirop en faisant dissoudre au bain-marie 180 gr. de sucre p. 100 de liquide. — *Sirop de lactucarium opiacé.* Ce sirop, aromatisé avec de l'eau distillée de fleur d'oranger, renferme par cuillerée à soupe la partie soluble de 0gr,01 *de lactucarium* et 0gr,005 d'*extrait d'opium.* — *Sirop de Karabé.* V. Sirop *d'opium.* — *Sirop d'eau distillée de laurier-cerise.* On le prépare de la même manière que celui d'*eau distillée de fleur d'oranger.* — *Sirop de limon.* On désigne sous ce nom le *sirop d'acide citrique* additionné de 2 p. 100 d'*alcoolature de limon.* — *Sirop de menthe.* On le prépare avec l'*eau distillée de menthe* de la même manière que celui de *fleur d'oranger.* — *Sirop de morphine.* On le prépare en dissolvant 0gr,50 de chlorhydrate de morphine dans 1000 gr. de sirop simple préparé à froid. Une cuillerée à soupe de ce sirop renferme

0gr,01 de *chlorhydrate de morphine*. — *Sirop de mousse de Corse*. On fait avec 200 gr. de mousse de Corse mondée et quantité suffisante d'eau, deux infusions successives de manière à obtenir 530 gr. de liquide dans lequel on fait dissoudre, au bain-marie couvert, 1000 gr. de sucre. — *Sirop de mûre*. On le prépare avec le *suc de mûre*, de la même manière que le *sirop de cerise*. — *Sirop de narcéine*. On obtient ce sirop en dissolvant 1 gr. de narcéine dans 28 gr. d'alcool à 90°, additionné de 1 gr. d'acide chlorhydrique et en mélangeant ensuite la solution avec 970 gr. de sirop simple préparé à froid. La cuillerée à soupe renferme 0gr,02 de *narcéine*. — *Sirop de nerprun*. On fait fondre 1000 gr. de sucre dans 1000 gr. de suc de nerprun, et on fait cuire jusqu'à obtention de densité normale. — *Sirop d'opium*. Dissolvez 2 gr. d'extrait d'opium dans 8 gr. d'eau distillée, filtrez et mélangez le soluté avec 990 gr. de sirop simple. 20 gr. ou une cuillerée à soupe de ce sirop renferment 0gr,04 d'*extrait d'opium*. En ajoutant à 100 gr. de sirop d'opium, 0gr,50 de teinture de succin, on obtient le sirop de Karabé. — *Sirop d'orange*. On le prépare en aromatisant 100 gr. de sirop d'acide citrique avec 20 gr. d'alcoolature d'orange. — *Sirop de pavot blanc*. Obtenu en dissolvant 10 gr. d'extrait de pavot blanc dans 1000 gr. de sirop simple, ce sirop renferme donc 0gr,20 d'extrait par cuillerée à soupe. — *Sirop de perchlorure de fer*. On le prépare en mélangeant 15 gr. de solution officinale de perchlorure de fer avec 985 gr. de sirop simple préparé à froid. Une cuillerée à soupe renferme environ 0gr,10 de perchlorure de fer. — *Sirop de pointe d'asperge*. Dissolvez au bain-marie couvert, 1800 gr. de sucre dans 1000 gr. de suc de pointe d'asperge, préalablement clarifié à chaud. — *Sirop de polygala*. On le prépare avec la racine sèche de polygala, de la même manière que le sirop de *capillaire*. — *Sirop de pyrophosphate de fer*. Ce sirop, obtenu en dissolvant 10 gr. de pyrophosphate de fer citro-ammoniacal dans 990 gr. de sirop simple, renferme 0gr,20 de sel par cuillerée à soupe. — *Sirop de quinquina*. Épuisez 100 gr. de poudre de quinquina rouge par déplacement au moyen de 1000 gr. d'alcool à 30°, puis ensuite avec de l'eau, de manière à recueillir en tout 1000 gr. de colature que vous distillerez au bain-marie pour retirer l'alcool. Après refroidissement, filtrez le résidu de la distillation et recevez-le sur 1000 gr. de sucre ; faites dissoudre à une douce chaleur de manière à obtenir 1525 gr. de sirop. — *Sirop de quinquina au vin*. Faites par solution en vase clos et au bain-marie un sirop avec 560 gr. de sucre et 430 gr. de vin de malaga ou de grenache dans lequel vous aurez fait dissoudre 10 gr. d'extrait de quinquina; en ajoutant 10 gr. de citrate de fer ammoniacal à 990 gr. de ce sirop on obtient le *sirop de quinquina ferrugineux*. — *Sirop de raifort composé*. V. Sirop *antiscorbutique*. — *Sirop de raifort iodé*. On le prépare en faisant dissoudre 1 gr. d'iode dans 9 gr. d'alcool à 95° et en mélangeant avec 990 gr. de sirop de raifort composé, le soluté ainsi obtenu. Ce sirop renferme 0gr,02 d'iode par cuillerée à soupe. — *Sirop de ratanhia*. Préparez ce sirop en dissolvant 25 gr. d'extrait de ratanhia dans 975 gr. de sirop simple; il renferme 0gr,20 d'extrait par cuillerée à soupe. — *Sirop de rhubarbe composé*. Faites infuser pendant six heures, dans 1000 gr. d'eau chauffée à 80°, 200 gr. de rhubarbe de Chine, 20 gr. de cannelle de Ceylan et 20 gr. de santal citrin, préalablement divisés. Passez avec expression, filtrez et faites, à froid, un sirop en employant 180 gr. de sucre p. 100 de colature; ajoutez ensuite au résidu de la première infusion 200 gr. de racine et 300 gr. de feuilles de chicorée, 100 gr. de fumeterre, 100 gr. de scolopendre, et 50 gr. de baies d'alkékenge; versez sur le tout 5000 gr. d'eau bouillante; laissez infuser pendant douze heures. Passez avec expression et faites avec quantité suffisante de sucre un sirop qui doit marquer, bouillant, 1,26 au densimètre, et auquel vous ajouterez ensuite le sirop obtenu en premier lieu; clarifiez à la pâte de papier et passez. On doit employer en totalité 3000 gr. de sucre. — *Sirop de salsepareille composé*, *sirop de Cuisinier*, *sirop dépuratif*, *sirop sudorifique*. Faites trois digestions successives avec 1000 gr. de salsepareille coupée et de l'eau à 80°, employée chaque fois en quantité suffisante pour recouvrir la plante. Recueillez à part le liquide provenant de la troisième digestion, portez-le à l'ébullition et versez-le sur : fleurs sèches de bourrache, pétales de rose pâle, feuilles de séné, fruits d'anis vert āā 6. gr. Après douze heures d'infusion exprimez et passez ; réunissez aux premiers infusés préalablement évaporés et réduits à 500 gr. ; faites évaporer le tout de manière à ce que le poids total ne dépasse pas 2000 gr., clarifiez alors au blanc d'œuf, passez à l'étamine et dans le liquide ainsi obtenu, faites fondre 1000 gr. de sucre et 1000 gr. de miel blanc ; terminez le sirop par coction et nouvelle clarification. — *Sirop de saponaire*. On le prépare avec la racine de saponaire, de la même manière que le *sirop de capillaire*. — *Sirop simple* ou *sirop de sucre*. Sucre blanc 1700 gr., eau distillée 1000 gr., portez à l'ébullition; passez au premier bouillon ou filtrez: on prépare le sirop simple *à froid* en faisant dissoudre 1000 gr. de sucre blanc dans 1000 gr. d'eau distillée ; on filtre au papier. — *Sirop de stigmates de maïs*. On dissout 12gr,50 d'extrait de stigmates de maïs dans 990 gr. de sirop simple ; la cuillerée à soupe renferme 0gr,25 d'extrait. — *Sirop sudorifique*. V. Sirop *de salsepareille composé*. — *Sirop sulfureux*. Dissolvez 0gr,10 de monosulfure de sodium cristallisé dans 100 gr. de sirop simple ; chaque cuillerée à soupe contient 0gr,02 de sel. — *Sirop de tartrate de fer et de potasse*; on mélange avec 950 gr. de sirop simple une solution obtenue en dissolvant 25 gr. de tartrate ferrico-potassique dans 25 gr. d'eau distillée. Ce sirop renferme par cuillerée à soupe 0gr,50 de *tartrate ferrico-potassique* correspondant à 0gr,20 de *fer*. — *Sirop de thridace*. Ce sirop, préparé de la même manière que le sirop de ratanhia, renferme 0gr,50 de *thridace* par cuillerée à soupe. — *Sirop de térébenthine*. On fait digérer au bain-marie, pendant trois heures, 100 gr. de térébenthine du pin avec 1000 gr. de sirop simple. Après refroidissement on filtre au papier. — *Sirop de tolu*. V. Sirop *de baume de tolu*. — *Sirop de valériane*. Dissolvez 35 gr. d'extrait de valériane dans 1000 gr. d'eau distillée de valériane; filtrez, ajoutez 1800 gr. de sucre et faites dissoudre, en vase clos, au bain-marie. La cuillerée à soupe renferme environ 0gr,25 d'*extrait de valériane*. — *Sirop de vinaigre*. Faites dissoudre en vase clos 1750 gr. de sucre dans 1000 gr. de vinaigre. — *Sirop de vinaigre framboisé* : est obtenu par mélange à parties égales de sirop de vinaigre et de sirop de framboise.

SIRUPEUX, EUSE. adj. Qui a la consistance d'un sirop.

SISMOTHÉRAPIE. s. f. [de σεισμὸς, secousse, et θεραπεία, traitement]. Méthode thérapeutique physique qui utilise les vibrations : celles-ci peuvent être provoquées par les mains appliquées en un point du corps ; elle constitue alors simplement un temps du massage manuel; mais elles sont souvent obtenues à l'aide d'appareils spéciaux qui permettent alors de les transmettre à tout l'organisme.

SISON. s. m. [it. *sisone*]. V. Ammi.

SISYMBRE. s. m. [*sisymbrium*]. Genre de crucifères. — *Sisymbre officinal*. V. Vélar. — *Sisymbre sagesse* [*science, sagesse des chirurgiens, herbe de Sainte-Sophie, thalictron, Sisymbrium sophia*, L.]. Plante regardée comme vulnéraire, vermifuge et fébrifuge, mais sans action.

SITIOLOGIE. s. f. [*sitiologia*; de σιτίον, aliment, et

λόγος, discours; all. *Nahrungsmittellehre*, angl. *sitiology*, it. et esp. *sitiologia*]. Traité des aliments.

SITIOMANIE. s. f. [de σιτίον, aliment, et μανία, folie]. Besoin irrésistible de manger observé chez certains aliénés; il se montre souvent sous forme d'accès.

SITIOPHOBIE et non **SITOPHOBIE.** s. f. [de σιτίον, aliment, et φόβος, crainte; σῖτος, est particulièrement le blé et les aliments faits avec les céréales]. Refus absolu de nourriture (Guislain), symptôme très fréquent chez les lypémaniaques, qui résiste souvent à tous les moyens d'intimidation; sans l'introduction de la sonde œsophagienne, il serait impossible de sauver les jours de ces aliénés, dont l'amaigrissement est extrême, la langue sèche et fuligineuse, l'haleine fétide, l'urine rare. Malgré le bouillon et le vin qu'on ingurgite de force, beaucoup succombent à une stase sanguine dans les organes respiratoires, compliquée, dans la majorité des cas (neuf fois sur treize, selon Guislain), de gangrène pulmonaire. La cause est souvent psychique : tantôt l'esprit de pénitence et de mortification, une hallucination de l'ouïe ou une inspiration interne, comme dans la mélancolie religieuse; tantôt la crainte du poison, comme dans la monomanie de persécution, crainte parfois engendrée par une hallucination du goût ou par la présence d'un enduit muqueux sur la langue, qui, en s'altérant au contact de l'air, modifie la saveur des aliments. Parfois l'anorexie est la seule cause de la sitiophobie, la sensation interne de la faim pouvant être perdue chez les aliénés mélancoliques pendant des mois, quelquefois des années. V. Sonde *œsophagienne*.

SIUM. s. m. V. Berle.

SKATOL. s. m. [de σκῶς, σκατος, matière fécale]. V. Scatol.

SKÉLALGIE. s. f. [de σκέλος, jambe, et ἄλγος, douleur]. Douleur se manifestant au niveau de la jambe. Ce mot s'emploie surtout dans l'expression *skélalgie paresthésique*, qui désigne une affection semblable à la *méralgie paresthésique*, les troubles morbides étant localisés à la jambe au lieu de l'être à la cuisse.

SKIAGRAMME. s. m. [de σκιὰ, ombre, et γράμμα, de γράφειν, dessiner, écrire]. Dessin fourni par la fixation sur le papier d'une épreuve radiographique.

SKIAGRAPHIE. s. f. [de σκιὰ, ombre, et γραφή, dessin]. Application des rayons de Rœntgen.

SKIASCOPIE. s. f. [de σκιὰ, ombre, et σκοπεῖν, examiner]. Étude des ombres pupillaires pratiquée à l'aide de l'ophtalmoscope ordinaire et permettant de diagnostiquer rapidement les principales anomalies de la réfraction (hypermétropie, myopie, astigmatisme), suivant le sens de l'ombre pupillaire par rapport aux mouvements du miroir. On donne aussi à ce procédé le nom de *méthode de Cuignet* ou *kératoscopie*.

SKODA (Joseph) (médecin autrichien, 1805-1881). — *Signe de Skoda*. V. Skodisme.

SKODISME. s. m. Augmentation de la sonorité pulmonaire que l'on constate dans les cas de pleurésie avec épanchement ou d'hydrothorax au-dessus du niveau du liquide; ce même phénomène peut se rencontrer aussi au cours de la pneumonie, au point opposé au siège du foyer d'hépatisation. C'est surtout sous les clavicules que l'on constate le skodisme.

SKOPTZIS. s. m. pl. [*Mutilés*]. Secte religieuse très nombreuse en Russie, qui pratique la mutilation des organes génitaux comme œuvre de sainteté, et se distingue par l'ardeur de son prosélytisme, dans la croyance que le Christ viendra sur terre quand leur nombre atteindra 144000. Les Skoptzis du gouvernement d'Orel se marient, mais ils se mutilent dès qu'ils ont eu un enfant.

SMALT. s. m. [*azur*]. Verre bleu coloré par le cobalt, employé en peinture sur verre.

SMALTINE. s. f. Minerai arsenical de cobalt, cristallisé, grisâtre.

SMEGMA. s. m. [*smegma, sapo*, σμῆγμα, all. *Eichelkäse*, angl., it. et esp. *smegma*]. Mot grec employé pour désigner en anatomie une matière blanchâtre, demi-liquide, pâteuse, qui s'accumule au fond du repli balano-préputial chez l'homme, entre les petites lèvres et le clitoris chez la femme. Son odeur, fade et aromatique en même temps, se rapproche de celle des caprylates alcalins, sans être analogue à celle de la sueur de l'aisselle. Des soins convenables empêchent qu'elle se putréfie, qu'elle prenne une odeur forte ou aigre, analogue à celle que présente la sueur des orteils dans de pareilles conditions, et qu'elle devienne l'origine de balanite. Sa réaction est *alcaline*. Le smegma se compose : 1° de cellules épithéliales pavimenteuses minces, finement granuleuses, plissées, irrégulières, pourvues de noyaux, sans granulations graisseuses et nullement vésiculiformes comme celles de la matière sébacée; 2° de fines granulations moléculaires, nombreuses, grisâtres, libres ou adhérentes aux cellules, quelquefois réunies en masses amorphes; 3° quelquefois, surtout chez les enfants, de globes épidermiques; 4° presque constamment de cristaux offrant les caractères de ceux de l'acide stéarique, trop peu prononcés pour masquer l'action alcaline des sels gras à base de soude ou de potasse auxquels semble due l'odeur de cette matière. On y trouve aussi des microbes et en particulier un bacille dit *bacille du smegma*; ce bacille est identique, par sa forme et ses réactions colorantes, au bacille de Lutsgarten; il se colore par la fuchsine de Ziehl et résiste à la décoloration par l'acide nitrique au tiers; il résiste pourtant moins bien à la décoloration que le bacille de Koch et est décoloré rapidement par l'alcool; il appartient au groupe des bacilles acido-résistants. Cette propriété paraît tenir à la matière grasse qui enveloppe le bacille, et disparaît par un séjour d'une dizaine de minutes dans la lessive de soude additionnée de 5 p. 100 d'alcool. Il se cultive assez facilement sur gélose additionnée de sang ou de liquide d'ascite ou sur gélose glycérinée. Il se rencontre aussi dans la bouche, l'urine, la peau et les sécrétions diverses. Le smegma préputial n'est point le produit des glandes sébacées; il est le produit de l'accumulation de l'épithélium balano-préputial humecté par le liquide qui exsude à sa surface de toutes les muqueuses. ‖ *Smegma fœtal*. L'enduit fœtal. V. Enduit.

SMETH (médecin belge du XVIIIe siècle). — *Eau de Smeth*. V. Eau *de lavande*.

SMILACE. s. f. V. Salsepareille et Squine.

SMILACÉES. s. f. pl. Famille de plantes séparée des asparaginées, comprenant les genres *Salsepareille*, *Petit-Houx*, *Muguet*, etc.

SMILACINE. s. f. [all. *Smilacin*, angl. *smilacine*, it. et esp. *smilacina*; *pariglina*, *salséparine*, *sarsaparilline*]. Substance extraite de la racine du *Smilax sarsaparilla*, L. (V. Salsepareille). Cristallisable, incolore, inodore, soluble dans l'eau et l'alcool bouillants, dans l'éther et les essences.

SMIRNOFF (médecin russe contemporain). — *Point de Smirnoff*. Nom donné parfois à la fossette rétro-trochantérienne, qui constitue le point d'élection pour les injections mercurielles.

SOARIA. s. m. (et non **SAORIA**) [*kella, kalhao, kolah* ou *kuloh*]. Fruit mûr et desséché d'un arbrisseau d'Abyssinie (*Mœsa lanceolata*, Forsk., *Mœsa picta*, Hochstetter), famille des myrsinées, croissant de 2000 à 3000 mètres au-dessus du niveau de la mer. Il est tænifuge à la dose de 32 à 44 grammes. On l'administre ordinairement sec, en poudre, mêlé à une bouillie de farine. Il colore l'urine en violet. Les baies de soaria ressemblent aux baies du sureau, et sont au nombre des substances qui entrent dans l'hydromel du Négus de Sawa.

SOBRON (Espagne). *Eaux bicarbonatées sodiques*, froides, 20° à 22°. Établissement : 15 juin au 30 septembre.

SOCIABILITÉ. s. f. [de *sociabilis*, sociable, de *sociare*, associer; all. *Sociabilität, Geselligkeit*, angl. *sociability*, it. *sociabilità*, esp. *sociabilidad*]. Disposition innée qui porte les hommes et plusieurs animaux à vivre en société. C'est une des conditions de la domestication. Le fait essentiel à connaître pour le physiologiste, c'est qu'elle est un résultat de l'organisation animale, de celle de l'homme surtout, et n'a pas d'autre cause.

SOCIALITÉ. s. f. [de *social*]. Troisième et dernier degré de la vitalité. Il comprend trois lois : 1° *loi des trois états*, théologique ou fictif, métaphysique ou des entités, positif ou réel ; 2° *loi de classement* ou *de coordination* et *de filiation des faits*; 3° *loi d'activité pratique*, résultat complémentaire des deux autres lois. V. ANIMALITÉ.

SOCIOLOGIE. s. f. [de *societas*, et λόγος, traité; all. *Sociologie*, angl. *sociology*, it. et esp. *sociologia*] (Auguste Comte). Science qui étudie les êtres réunis et organisés en société, et qui a pour principal moyen d'étude la méthode historique ou étude de la filiation des faits. Les hommes qui cultivent les sciences, et en particulier les médecins, ont besoin d'une philosophie qui les guide; cette philosophie se trouve réellement et pleinement dans l'ensemble des sciences et dans leur enchaînement hiérarchique (V. POSITIF et SCIENCE). Or, s'il est vrai que la série scientifique se fait sans interruption de la mathématique à l'astronomie, à la physique, à la chimie et à la biologie, il est vrai aussi que cela ne forme qu'un tronçon auquel il manque une tête, un couronnement. Cette tête, ce couronnement, c'est la *sociologie*. En effet, le tronçon ainsi qualifié comprend l'ensemble de toutes les lois et de tous les phénomènes à nous accessibles, sauf les phénomènes propres à l'histoire et aux sociétés. La sociologie comble cette lacune. L'histoire, telle qu'elle a été faite jusqu'à présent, n'est pas une science, mais simplement la connaissance des événements qui se sont passés au sein des sociétés. Tant qu'on n'aura pas montré comment ces événements s'enchaînent les uns aux autres, on n'aura, en fait d'histoire, que des matériaux d'érudition, mais point de théorie scientifique. Cette théorie commence à Auguste Comte, quand il a établi que les sociétés se développent suivant un système de conceptions primitivement théologiques, puis métaphysiques, et finalement positives; et qu'à mesure que ces grandes conceptions se succèdent par des modifications graduelles, l'état social va de la sauvagerie primitive au régime des castes, à l'organisation gréco-romaine, au système catholico-féodal, et enfin à la révolution moderne, qui prépare un ordre nouveau en rapport avec l'état de plus en plus positif des notions générales.

SODA. s. m. [de l'arabe *sodan*, mal de tête]. V. PYROSIS.

SODA-POWDER. s. m. V. POUDRE *gazifère*.

SODA-WATER. s. m. V. EAU *de soude carbonatée*.

SODÉ, ÉE. adj. Qui contient de la soude : *chaux sodée*. — *Camphre sodé*. Corps cristallisable, très instable, obtenu en ajoutant du sodium à une solution de camphre dans la benzine ou le toluène, et chauffant le mélange à 30°.

SODEN (Prusse, Hesse-Nassau). *Eaux chlorurées sodiques*, tièdes, 15° à 28°,7, contenant 16gr,9 de sels dont 14,2 de chlorure de sodium et 845 centimètres cubes d'acide carbonique libre. Altitude: 145 mètres. Établissement : mai à octobre. Ces eaux sont transportées.

SODIQUE. adj. Qui concerne la soude ou ses composés : *chaux sodique*.

SODIUM. s. m. [*natrium*, all. *Sodium, Natrium, Natronium*, angl. *sodium*, it. et esp. *sodio*]. Métal découvert en 1807 par Davy. Comme le potassium, le sodium est très répandu dans la nature : il se trouve dans l'eau de mer à l'état de chlorure, bromure et iodure. Dans l'organisme, les sels de sodium sont plus abondants que ceux de potassium ; ils prédominent dans les humeurs, en particulier dans le plasma sanguin, mais sont moins nombreux que ceux de potassium dans les cellules et dans les globules sanguins. Ils sont à l'état de chlorure et de phosphate, plus rarement de sulfate. D'après Bunge, la proportion de sodium diminue dans l'économie de l'état embryonnaire à l'état adulte. Davy le retirait de la soude par l'action de la pile ; Gay-Lussac et Thénard l'obtenaient en chauffant la soude avec le fer ; aujourd'hui on le prépare en chauffant au rouge un mélange de carbonate de soude, de craie et de houille, et recevant le métal fondu dans un vase contenant de l'huile de schiste qui le préserve du contact de l'air. Il est mou comme de la cire et facile à couper avec le couteau; sa couleur est celle du plomb ; plus léger que l'eau, il a une pesanteur spécifique de 0,972, et fond à 96°. Il décompose l'eau à froid, comme le potassium, mais sans que l'hydrogène mis en liberté produise de lumière spontanément comme avec ce dernier corps ; enflammé, il brûle avec une flamme jaune, caractéristique de la présence du sodium. L'oxygène de l'eau décomposée s'unit au sodium pour former de la soude. — *Oxyde de sodium*. V. SOUDE.

SODOMIE. s. f. Coït anal. V. PÉDÉRASTIE.

SOIE. s. f. [*seta*, all. *Seide, Borste*, angl. *silk, bristl*, it, *seta*, esp. *seda*]. En chirurgie on emploie des fils de soie stérilisés, pour suturer les tissus divisés; on se sert de soies de différents calibres, ou parfois de soies plates, sortes de rubans épais permettant de lier fortement les pédicules des tumeurs, etc. On appelle encore *soie*, la partie du couteau à amputation qui fait suite à la lame, et la fixe.

SOIF. s. f. [*sitis*, δίψα, all. *Durst*, angl. *thirst*, it. *sete*, esp. *sed*]. Sensation du besoin d'introduire des liquides dans le canal alimentaire. L'absence de la soif constitue l'*adipsie* ou *aposie*; la diminution de la soif, l'*oligoposie*; l'augmentation de la soif, la *polydipsie*. V. DIABÈTE, POLYURIE et SENSATION.

SOIR. s. m. [*vesper*, ἑσπέρα, all. *Abend*, angl. *evening*, it. *sera*, esp. *tarde*]. V. JOUR.

SOJA. s. f. Genre de plantes de la famille des légumineuses ; on utilise comme aliment la graine du *Soja hispida*, plante originaire du Japon et de l'Indo-Chine et acclimatée en Autriche : elle conviendrait aux diabétiques, et ne contiendrait pas d'amidon.

SOLAIRE. adj. [*solaris*, de *sol*, soleil; ἡλιακὸς, angl. *solar*, it. *solare*, esp. *solar*]. Qui appartient au soleil : *radiation solaire*. — Qui a des rayons comme le soleil. — *Plexus solaire*. Plexus nerveux considérable formé par les nerfs grands splanchniques, une partie des petits splanchniques et des filets des nerfs diaphragmatiques, et par le nerf pneumogastrique droit. Le plexus solaire est situé autour du tronc cœliaque, au-devant de la partie supérieure de l'aorte abdominale qu'il entoure de ses ramifications. Des ganglions petits, nombreux, connus sous le nom de *ganglions solaires*, sont entremêlés avec les ramifications du plexus. Les branches nerveuses qui concourent à le former émanent de ganglions plus volumineux, au nombre de deux, les *ganglions semi-lunaires*, situés sur la face antérieure du corps de la première vertèbre lombaire, en avant des piliers du diaphragme, au-dessus du pancréas ; ils ont à peu près la forme et le volume d'un petit haricot dont le bord convexe regarde en bas. De la convexité et de l'extrémité interne de ces ganglions partent les nombreux rameaux, qui, en s'enchevêtrant, concourent à former le plexus solaire; ils reçoivent par leur extrémité externe le nerf grand splanchnique, et quelques divisions du petit splanchnique (V. Splanchnique) : le ganglion semi-lunaire droit reçoit, en outre, le pneumogastrique droit par son extrémité interne et un filet du diaphragmatique. Du plexus solaire lui-même, comme d'un centre, partent de nombreux rameaux nerveux qui accompagnent les artères de la région en restant plexiformes et formant autant de plexus secondaires, dits *plexus cæliaque, diaphragmatique, rénal*, etc.

SOLAN DE CABRAS (Espagne). *Eaux bicarbonatées calciques*, tièdes, 21° à 25°. Établissement : 15 juin au 15 septembre.

SOLANIDINE. s. f. ($C^{50}H^{41}AzO^{2}$). Produit de dédoublement de la solanine bouillie avec les acides étendus.

SOLANINE. s. f. [all. *Solanin*, angl. *solanine*, it. et esp. *solanina*] ($C^{86}H^{71}AzO^{32}$). Matière extraite des baies de la morelle noire (Desfosses), des tiges et des feuilles de la douce-amère et des germes de la pomme de terre (Otto). Elle est cristallisable, blanche, très amère et âcre, fusible à 240°; elle se dissout dans l'alcool chaud, peu dans l'eau, l'éther et les huiles. Avec les acides elle forme des sels amers et vénéneux. C'est une glycoside que les acides sulfurique et chlorhydrique étendus et bouillants dédoublent en glycose et solanidine. La solanine est vénéneuse : c'est un poison stupéfiant, qui détermine d'abord des vomissements, puis de la paralysie des membres postérieurs, des convulsions et de l'assoupissement. Pure et bien cristallisée, elle n'a aucune action mydriatique sur la pupille, ce qui la distingue de l'atropine; au contraire, l'extrait de douce-amère dilate énergiquement la pupille, ce qui prouve que cette plante doit contenir une autre substance qui lui donne ses propriétés mydriatiques.

SOLANUM. s. m. Genre de plantes qui a donné son nom à la famille des solanées, et dont plusieurs espèces sont alimentaires ou médicinales. V. Aubergine, Douce-amère, Morelle, Pomme *de terre* et Tomate.

SOLDANELLE. s. f. [*Convolvulus soldanella*, L.; all. *Meerkohl, Dattelblume*, angl. *seabindweed*, it. et esp. *soldanella; chou marin*]. Plante convolvulacée dont les racines purgent à la dose de 3 à 4 grammes, et la résine à la dose de 1 gramme.

SOLE. s. f. [*solea*, all. *Sohle*, angl. *sole*, it. *suola*, esp. *casco*]. Partie concave et semi-lunaire de la face plantaire du pied des mammifères monodactyles. ‖ En histologie, amas de protoplasme granuleux situé au point où le nerf aborde la fibre musculaire et constituant la majeure partie de la plaque motrice ou éminence de Doyère.

SOLE. s. f. [*Pleuronectes solea*, L., all. *Sohle*, angl. *sole*, it. *soglia*, esp. *suela*]. Poisson malacoptérygien subbrachien de la famille des pleuronectes ; alimentaire.

SOLÉAIRE. adj. et s. m. [*soleus*, de *solea*, semelle; all. *Sohlenmuskel*, esp. *soleo*]. Muscle (*tibio-calcanien*, Ch.) qui s'attache supérieurement à la tête et au tiers supérieur de la face postérieure du péroné, à la ligne oblique du tibia et au tiers moyen de la face interne de cet os, et se termine inférieurement par un tendon qui concourt à former le tendon d'Achille.

SOLEIL. s. m. V. Hélianthe et Système *solaire*.

SOLEN. s. m. [de σωλήν, canal, tuyau ; all. *Beinlade*]. Boîte ronde et oblongue où l'on enfermait un membre fracturé, pour le maintenir dans une position convenable.

SOLÉNOÏDE. s. m. Série de courants circulaires, de même sens, placés parallèlement à la suite les uns des autres, dont les centres sont situés sur une même ligne droite et dont les plans sont perpendiculaires à un même axe (Ampère). Un fil métallique enroulé en hélice et parcouru par un courant électrique constitue un solénoïde.

SOLÉNOSTEMME. s. m. [*Solenostemma arguel*, Hayne, *arghuel*, *argel*, ou *arghel*, *cynanche*, *Cynanchum arguel*, Delile]. Plante asclépiadée dont les feuilles servent quelquefois à falsifier le séné.

SOLFATARE. s. m. V. Soufre.

SOLIDARITÉ. s. f. [all. *Solidarität*, angl. *solidarity*, it. *solidarità*, esp. *solidaridad*]. — *Solidarité organique*. Relation nécessaire d'un acte de l'économie avec un autre acte qui en diffère ou qui s'accomplit dans une région éloignée de celle où a lieu le premier; relation résultant du mode d'association des éléments anatomiques entre eux, du mode de connexion des tissus ou des organes, et surtout de la liaison de divers appareils les uns avec les autres par les vaisseaux et les nerfs dont les centres constituent l'intermédiaire essentiel. Cette solidarité entre les parties constituantes et entre les actes est le problème que résolvent les études biologiques, suivies des parties simples aux parties complexes, à l'égard de la vie végétative comme de la vie de relation.

SOLIDE. adj. et s. m. [*solidus*, στερεὸς, all. *solid*, *fest*, angl. *solid*, it. et esp. *solido*]. Se dit d'un corps dont les molécules demeurent naturellement dans la même situation les unes par rapport aux autres et adhèrent assez fortement les unes aux autres pour opposer une résistance notable à leur séparation. Lorsqu'un corps passe de l'état solide à l'état liquide (*fusion*), il absorbe de la chaleur ; lorsqu'il passe de l'état liquide à l'état solide (*solidification*), il dégage de la chaleur. — *Parties solides du corps animal*. Les os, les cartilages, les muscles, les tendons, les vaisseaux, les nerfs, les membranes, les ligaments, etc.

SOLIDIEN, ENNE. adj. Qui appartient aux solides, qui leur est dû. — *Bruits solidiens* (Cagniard-Latour). Ceux qui sont dus au choc d'un solide contre un solide, comme les sons produits par le rapprochement des dents. Ils se propagent facilement des solides aux solides, ou aux liquides, mais se transmettent plus difficilement dans l'air que les *sons laryngiens* ou aériens. Les chants des cigales et des sauterelles sont des *bruits solidiens*, avec ou sans appareil de renforcement aérien ; la voix des vertébrés est une forme de *sons aériens* ou *laryngiens*.

SOLIDISME. s. m. [all. *solidismus*, angl. *solidism*, it. et esp. *solidismo*]. Doctrine d'après laquelle les solides seuls sont doués de propriétés vitales, peuvent être modifiés par des causes morbifiques et être le siége des phénomènes pathologiques. Il est certain que les liquides de l'économie peuvent aussi être altérés pathologiquement. Ce fait n'infirme nullement la théorie cellulaire actuelle, qui admet que toute partie solide élémentaire, tout élément anatomique, provient directement et immédiatement d'un élément anatomique semblable antécédent.

SOLIDISTE. s. m. [all. et angl. *Solidist*, it. et esp. *solidista*]. Celui qui est attaché à la doctrine du solidisme.

SOLITAIRE. adj. [*solitarius*, all. *einzelstehend*, *vereinzelt*, angl. *solitary*, it. et esp. *solitario*]. Se dit d'un organe qui n'est associé à aucun autre semblable : *fleur solitaire*. — *Ver solitaire*. V. Tænia. ‖ En pathologie, *fièvre solitaire*, variété d'accès paludéen pernicieux dont la gravité résulte de la continuité ou de l'acuité des symptômes ordinaires, tandis que dans la *fièvre comitée*, la gravité résulte de la prédominance d'un symptôme ou de l'adjonction de phénomènes anormaux (d'après Torti).

SOLUBILITÉ. s. f. [de *solubilitas*, soluble; all. *Auflösbarkeit*, angl. *solubility*, it. *solubilità*, esp. *solubilidad*]. Propriété en vertu de laquelle un corps peut se dissoudre dans un liquide.

SOLUBLE. adj. [*solubilis*, all. *auflösbar*, angl. *soluble*, it. *solubile*, esp. *soluble*]. Qui est susceptible de se dissoudre dans un menstrue. — *Corps soluble*. Celui dont la force de cohésion n'est pas assez puissante pour résister à l'action dissolvante des liquides avec lesquels on le met en contact. Quand la force de cohésion et la force dissolvante sont exactement en équilibre, il en résulte une solubilité complète; quand, au contraire, la première l'emporte sur la seconde, le corps est plus ou moins insoluble. V. MÉLANGE et SOLUTION.

SOLUTÉ. s. m. Liquide résultant de la solution d'un corps solide dans un véhicule approprié.

SOLUTIF, IVE. adj. [*solitivus*, all. *laxirend, abführend*, angl. *solutive*, it. et esp. *solutivo*]. Synonyme de *laxatif*.

SOLUTION. s. f. [*solutio*, λύσις, all. *Solution, Lösung*, angl. *solution*, it. *soluzione*, esp. *solucion*]. Opération qui a pour but de liquéfier un corps solide en le mettant en contact avec un liquide qui présente avec lui certaine affinité. La solution est un phénomène *physique*, il y a mélange et non combinaison chimique des deux corps, et le corps solide peut recouvrer sa forme primitive par évaporation du dissolvant, ce qui n'a pas lieu lorsqu'il y a dissolution. V. DISSOLUTION. — *Solutions antiseptiques*. Les solutions antiseptiques les plus employées pour l'usage externe sont les suivantes :

Acide borique	30 p. 1000
— phénique	1 à 25 p. 1000
— salicylique	1 p. 1000
Bichlorure de mercure	0,04 p. 4000
Biiodure de mercure	1 p. 1000
Chloral	10 p. 1000
Créoline	5 à 20 p. 1000
Naphtol	1 p. 2000
Nitrate d'argent	1 p. 1000
Oxycyanure de mercure	1 p. 4000
Permanganate de potasse	1 à 2 p. 1000
Résorcine	10 à 40 p. 1000
Thymol	1 p. 1000

Les solutions antiseptiques toxiques, incolores, doivent être additionnées d'une matière colorante pour éviter les confusions et des méprises funestes. On colore les solutions d'acide phénique avec la solution de fuchsine à 1 p. 100 (II gouttes), les solutions de bichlorure de mercure avec le violet de méthyle à 1 p. 20 (I goutte) ou le vert malachite à 1 p. 100 (V gouttes); les solutions d'oxcyanure de mercure avec l'aniline orange à 1 p. 20 (III gouttes), les solutions de nitrate d'argent avec la fluorescéine, qui donne au liquide une couleur jaune opalescente. ‖ *Solution arsenicale* ou *fébrifuge de Boudin*. Acide arsénieux, 1 gramme; eau distillée bouillante, 1 litre. La dissolution est plus rapide quand on ajoute 1 gramme d'acide chlorhydrique. 5 à 25 grammes en vingt-quatre heures, dans les fièvres intermittentes rebelles. — *Solution arsenicale de Heincke*. Arséniate de soude, 3 décigr.; eau de menthe, 64 grammes; eau de cannelle, 48 grammes; teinture d'opium, 4 grammes. — *Solution arsenicale de Pearson*. V. LIQUEUR *arsenicale*. — *Solution de Barreswill, de Fehling*. V. SUCRE *du foie*. ‖ En médecine, *solution d'une maladie*, sa terminaison accompagnée ou non de phénomènes critiques. ‖ En chirurgie, *solution de continuité* [angl. *solution of continuity*], nom collectif donné aux plaies, aux fractures, et en général à toutes les divisions des parties auparavant continues. V. PLAIE et RUPTURE.

SOLUTUM. s. m. Synonyme de *soluté*.

SOMA. s. m. [de σῶμα, corps]. Le corps moins les cellules destinées à la reproduction ou *germen*; tandis que ces dernières se perpétuent indéfiniment, celles du *soma* meurent avec l'individu.

SOMASCÉTIQUE. s. f. [de σῶμα, corps, et ἀσκεῖν, exercer; esp. *somascetica*]. Mot proposé par Bally pour remplacer celui de *gymnastique*.

SOMATIQUE. adj. [*somaticus*, σωματικός, de σῶμα, corps]. Qui appartient au corps. — *Signes somatiques*. Ceux que fournit l'examen du corps et des différents viscères, par opposition avec ceux que donne l'interrogatoire du malade.

SOMATOLOGIE. s. f. [*somatologia*, de σῶμα, corps, et λόγος, discours, all. *Somatologie, Korperlehre*, angl. *somatology*, it. et esp. *somatologia*] Traité du corps humain. V. ANATOMIE.

SOMATOPLEURE. s. f. [de σῶμα, corps, et πλευρά, côté]. Partie du mésoderme qui est adossée à l'ectoderme et limite en dehors la cavité pleuropéritonéale primitive ou cœlome; on lui donne aussi le nom de lame fibro-cutanée. Elle forme les différentes parties du squelette, les muscles, les articulations, le tissu sous-cutané et le derme.

SOMATOSE. s. f. Produit alimentaire, comprenant 88 p. 100 d'albumose extraite de la viande et 12 p. 100 de peptone; c'est une poudre jaune, soluble dans l'eau, presque sans saveur. Elle est indiquée chaque fois qu'il faut faire de la suralimentation; on l'emploie à la dose de 10 à 15 grammes par jour dans de l'eau, du bouillon, du lait, etc.

SOMATOSCOPIE. s. f. [de σῶμα, corps, et σκοπεῖν, examiner] (Milliot, de Kiew). Mode d'investigation des cavités splanchniques examinées par transparence. Milliot a été conduit à cette méthode par l'éclairage artificiel de la cavité buccale (*stomatoscopie*) pratiqué par Fonssagrives à l'aide des tubes lumineux de Geissler, et appliqué par lui au diagnostic des maladies de la cavité buccale. On substitue aux tubes de Geissler d'autres tubes de dimensions variables, contenant dans leur intérieur un fil de platine qui communique avec les électrodes d'un appareil de Middeldorf, source de la lumière électrique destinée à cet éclairage. Ces tubes sont introduits par l'anus dans le rectum, et, par la cavité buccale, jusque dans l'estomac. La gastro-diaphanie (V. ce mot) est une application de cette méthode, qui mérite alors le nom de *splanchnoscopie*. La sinuscopie ou transillumination (V. ce mot) en est une autre application.

SOMATOTRIDYME. s. m. Genre peu connu de monstres triples.

SOMBOUL. s. m. V. SUMBUL.

SOMBRE ou **SOMBRÉ, ÉE**. adj. — *Voix sombrée, timbre sombre* ou *sombré* (Segond). Phénomène indépendant de la voix, qui se produit quand il y a effort, et pendant lequel le larynx reste fixe. Le caractère de cette voix, qui lui a valu le nom de *sombrée*, c'est-à-dire couverte, tient à ce que le larynx vibre avec la plus grande dimension du tuyau vocal. En disposant la cavité buccale comme dans la prononciation de *o* ou *u*, et en fixant par un effort le larynx aussi bas que possible, on réalise les conditions de ce timbre, tandis qu'en ouvrant largement la bouche, et en portant le larynx à l'isthme du gosier, on produit des sons criards et très éclatants. Entre ces deux limites, *timbre sombre* et *timbre clair*, la voix peut subir, dans le timbre, des nuances infinies. Mais la fixité du larynx est un phénomène si indépendant de la voix, qu'on peut, en combinant cette fixité de l'organe avec un degré suffisant d'ouverture buccale, chanter en timbre clair pendant que le larynx est sans mouvement. Et de même on peut, par d'autres combinaisons de l'ouverture buccale, chanter en timbre sombre, tandis que le larynx est mobile (Segond).

SOMITE. s. m. V. MÉTAMÈRE.

SOMMEIL. s. m. [*somnus*, ὕπνος, all. *Schlaf*, angl. *sleep*, it. *sonno*, esp. *sueno*]. Cessation momentanée de l'activité propre aux systèmes doués des propriétés de la vie animale. Le sommeil n'est pas l'image de la mort, puisque la mort est la cessation de la nutrition et des autres actes de la *vie végétative*, tandis que, dans le sommeil, il y a suspension de la mise en jeu des propriétés de la *vie animale*, avec manifestation, plus complète que dans la veille, de l'assimilation et du développement. Si les tissus doués des propriétés de la vie animale sont dans l'inaction pendant le sommeil au point de vue de ces propriétés, ils sont plus actifs que dans toute autre condition au point de vue de la nutrition ; c'est durant le sommeil, en un mot, que leurs propriétés végétatives offrent le plus grand degré d'activité. Les auteurs qui ne rattachent pas le sommeil, comme Bichat et Cabanis, à la loi d'intermittence d'action de la vie animale, loi qui suppose connus les phénomènes végétatifs, sont dans l'impossibilité de comprendre la nature de ce phénomène. Ainsi, suivant l'expression de Burdach, l'essence du sommeil n'est point une négation : c'est l'inaction plus ou moins complète des systèmes doués de propriétés de la vie animale, avec prédominance des actes de la vie végétative, tels que nutrition, développement et reproduction des éléments anatomiques. Cette cessation des actes de la vie animale peut porter sur un certain nombre ou sur la totalité des appareils, ce qui est la source de nombreuses variétés dans l'*habitus* extérieur de ceux qui dorment ; elle peut en outre, pour chacun d'eux, être plus ou moins *profonde*. Le sommeil ne se borne pas à la cessation des actes de la vie animale (V. Rêve et Réveil). On peut être épuisé au physique et au moral sans éprouver le besoin de dormir, tandis qu'on peut dormir sans ressentir la moindre fatigue, comme lorsqu'on assiste à un discours ennuyeux : c'est que, pour qu'il y ait sommeil, il faut qu'il y ait, en même temps que cessation ou diminution d'activité de la vie animale, de la pensée principalement, prédominance de la vie végétative sur l'animalité, de la nutrition sur la pensée, etc. Aussi voit-on que toujours il y a modification dans la circulation générale quant à la rapidité des contractions du cœur, et surtout modification dans la circulation de l'œil et du cerveau lorsque le sommeil se fait sentir ou commence. D'autre part, tous les agents somnifères ou ceux qui éloignent le sommeil sont de ceux qui agissent sur la circulation et qui, par là, modifient le mode d'afflux des matériaux nutritifs. Toutefois les physiologistes sont loin d'être d'accord sur l'état de la circulation cérébrale pendant le sommeil, les uns admettant qu'il y a congestion du cerveau, les autres pensant qu'il y a anémie de cet organe : cette dernière opinion, corroborée par les expériences de Franck et de Mosso, est la plus généralement admise. Récemment on a donné une théorie histologique du sommeil : celui-ci serait dû à la rétraction des prolongements des neurones, amenant la diminution ou la suppression des rapports de contiguïté des cellules nerveuses; quand une excitation se produit, les prolongements s'allongent de nouveau, entrent en rapport avec ceux des cellules voisines, créant d'abord un état de sensibilité obtuse, de demi-sommeil ; si l'excitation se prolonge la sensibilité devient de plus en plus parfaite à mesure que le nombre des prolongements qui entrent en contact se multiplie, et le réveil devient complet. Le sommeil répare les forces perdues, moins par le fait du repos que par suite de la prédominance de l'assimilation sur la désassimilation, qui rétablit l'état moléculaire normal des éléments anatomiques et permet leur développement. Comme l'a fait remarquer Lasègue, le sommeil est une accumulation de forces destinées à faire face à la fatigue future : l'enfant dort beaucoup parce qu'il accumule pour progresser ; le vieillard au contraire dort peu, « il use son capital ». Lors du réveil, la pensée, comme les mouvements, est *lourde*, jusqu'à ce que l'afflux des matériaux nutritifs se trouve modifié de manière à amener de nouveau la prédominance des actes animaux sur la nutrition. Aussi trop peu de sommeil cause la lassitude, puis l'amaigrissement ; trop de sommeil détermine l'obésité, l'engourdissement des facultés intellectuelles. Le sommeil exerce une influence remarquable sur certaines maladies nerveuses ; c'est ainsi qu'il arrête les mouvements de la chorée et provoque l'épilepsie : la crise comitiale en effet se montre non pas au début du sommeil, mais toujours dans la seconde moitié de la nuit, vers le matin, et certains malades ont uniquement des crises nocturnes ; la crise hystérique, au contraire, ne se montre jamais pendant le sommeil. La plupart des maladies provoquent des troubles du sommeil ; l'insomnie (V. ce mot) est fréquente dans les maladies infectieuses ; quand elle persiste et est rebelle aux moyens mis en œuvre pour l'enrayer, elle est d'un mauvais pronostic. Le sommeil brusquement interrompu est préjudiciable à l'accomplissement des fonctions digestives. Ce phénomène se produit assez fréquemment lorsque la durée normale du sommeil est abrégée par une forte contention intellectuelle ou par des préoccupations résultant de la surexcitation de tel ou tel sentiment. D'autre part, les troubles digestifs influent notablement sur le sommeil : un repas trop abondant, des mets difficiles à digérer suffisent souvent pour empêcher le sommeil, ou le rendre léger et peu réparateur. Quand la constitution est assez forte pour résister au marasme qu'engendre souvent la privation de sommeil, il en résulte une excitation cérébrale sous l'influence de laquelle le retour du sommeil devient impossible sans l'intervention d'un agent thérapeutique. On a observé, chez les infirmiers veilleurs de nuit, que, par les veilles, leur caractère devenait difficile, leur irritabilité s'accroissait chaque jour, l'intelligence même déclinait graduellement. La privation de sommeil ou un sommeil fréquemment interrompu avaient été le point de départ de ces modifications dans l'idiosyncrasie morale des sujets, qui ne tardaient pas à revenir à leur état normal aussitôt qu'ils pouvaient goûter sans entraves les bienfaits d'un sommeil réparateur. La privation de sommeil est encore l'élément de ce marasme qui met fin à la vie de certains maniaques, qui n'ont pas d'autre lésion apparente qu'une déperdition graduelle des forces, une véritable inanition par défaut d'assimilation. Aussi remarque-t-on ordinairement l'innocuité de l'excitation la plus vive, quand le sommeil n'a pas perdu ses droits ; et les dangers de la période de prostration sont d'autant plus grands, que la période d'excitation a été signalée par une insomnie plus opiniâtre. C'est ordinairement par l'insomnie que commencent les retours d'accès périodiques. Chez les malades à délire continu, c'est aux insomnies intercurrentes qu'il faut attribuer certaines recrudescences dans l'expression ou l'extension des conceptions délirantes. A côté du sommeil naturel que nous venons d'étudier, il faut faire place au sommeil artificiel, dont on distingue deux variétés : le sommeil *hypnotique* qui ne donne pas lieu à des rêves, qui débute brusquement, sans que le sujet puisse retarder le moment de l'apparition, et enfin ne semble pas pouvoir être produit chez tous les individus ; et le sommeil *toxique* qui s'accompagne de rêves, donne lieu à une résolution musculaire extrême, et apparaît sans participation de la volonté. Dans l'hystérie, le sommeil peut apparaître sous forme d'attaques à début parfois foudroyant (*forme apoplectique*) ; le malade est alors complètement anesthésique ; souvent même les zones hystérogènes ont perdu toute excitabilité. La durée de l'attaque est de quelques minutes, quelques heures, plus souvent quelques semaines. Il faut le distinguer de la stupeur mélancolique à forme léthargique et dépressive, ou catatonie de Kahlbaum. — *Maladie du sommeil* [angl. *sleeping sickness*]. Affection particulière à la côte occidentale d'Afrique, de Bengala jusqu'à l'embouchure de la Gambie, entre le quinzième degré de latitude sud et le dixième de latitude nord. Elle est due à la pénétration dans l'organisme d'un trypanosome, le *Trypanosoma gambiense*, découvert par Dutton en 1901, à la suite de la piqûre d'une mouche tsétsé, la *Glossina palpalis* (Bruce) ; ce trypanosome rencontré d'abord dans le sang d'un malade atteint d'accès fébriles irréguliers, est identique au *Trypanosoma ugandense* trouvé par Castellani en 1903 dans le liquide cérébro-spinal de nègres atteints de maladie du sommeil; cette maladie est donc une trypanosomiase humaine. Elle est surtout fréquente chez les nègres, mais peut se rencontrer aussi chez les blancs qui ont été exposés aux mêmes causes de contagion. La maladie évolue en deux périodes : pendant la première, l'infection reste à l'état latent, ou ne se manifeste que par des accès de fièvre irréguliers avec anémie et prostration des forces ; parfois on observe des œdèmes partiels, à la face, aux malléoles, des érythèmes passagers; la rate est souvent grosse ; l'examen du sang révèle dès ce moment l'existence des trypanosomes, mais ceux-ci sont très peu abondants. La deuxième période, ou période confirmée, est caractérisée par une fièvre intermittente, la température montant à 39° le soir pour retomber à 37° le matin, faisant place à la fin à de l'hypothermie, par des troubles nerveux, céphalalgie d'abord, puis apathie, affaiblissement intellectuel, somnolence, et enfin accès de sommeil invincible. En même temps on constate du tremblement des mains et de la langue, quelquefois des convulsions épileptiformes; les ganglions lymphatiques et la rate sont hypertrophiés, les urines sont troubles. La durée de cette période est de quatre à sept mois, interrompue parfois par des rémissions; les accès de sommeil deviennent de plus en plus longs; le coma s'établit et la mort arrive. Le diagnostic à cette deuxième période peut être fait, en dehors des signes tirés de la clinique, par l'examen du liquide céphalo-rachidien, qui permet d'y reconnaître l'existence de trypanosomes. Le pronostic est très sombre et la mort semble constante, au moins quand la maladie est passée à la deuxième période, ou de maladie du sommeil confirmée; la guérison ne paraît pas impossible à la première. Le traitement consiste dans l'emploi combiné de l'acide arsénieux à dose suffisante, et du trypanroth (Laveran); enfin on donnera une alimentation abondante, et on mettra le malade dans de bonnes conditions hygiéniques.

SOMMET. s. m. [*vertex, cacumen*, κορυφή, all. *Gipfel*, angl. *summit*, it. *sommità, cima*, esp. *cumbre, cima*]. La partie la plus élevée d'une chose. ‖ En obstétrique, *présentation du sommet*. V. Présentation. ‖ En anatomie, *sommet du cœur*. La pointe de cet organe.

SOMMITÉS. s. f. pl. [*summitates*, angl. *summits*, it. *sommità*, esp. *sumidades*]. — *Sommités* ou *sommités fleuries*. L'extrémité de la tige fleurie des plantes dont les fleurs sont trop petites pour être conservées isolément : telles sont les sommités d'absinthe, de centaurée, etc. Les sommités fleuries doivent être recueillies, la plupart, au moment où les fleurs commencent à s'épanouir ; quelques-unes avant l'épanouissement; d'autres, telles que la centaurée, après la marcescence, c'est-à-dire après que le calice et la corolle se sont desséchés à la suite de la fécondation.

SOMNAL. s. m. Corps cristallisé, déliquescent, qu'on obtient en chauffant à 100° parties égales de chloral, d'uréthane et d'alcool et qui, à la dose de 2 à 4 grammes, provoque le sommeil sans produire d'effet nuisible sur aucun appareil.

SOMNAMBULE. s. m. et adj. [de *somnus*, sommeil, et *ambulare*, se promener; ὑπνοβάτης, all. *Natchwandler*, angl. *somnambulist, sleep-walker*, it. *somnanbolo*, esp. *somnambulo*]. Qui se promène en dormant. — Nom vulgaire des personnes qui se soumettent aux pratiques des magnétiseurs, soit pour leur fournir des renseignements sur l'état d'un malade, soit pour donner elles-mêmes des consultations d'après les renseignements qu'elles sont censées avoir ainsi recueillis. C'est une forme d'exercice illégal de la médecine.

SOMNAMBULISME. s. m. [*hypnobatesis, noctisurgium*, ὑπνοβάτησις, all. *Nachtwandeln, Somnambulismus*, angl. *somnambulism*, it. *somnambulismo*, esp. *somnambulismo*]. État d'un individu qui, bien qu'étant endormi, est capable d'exécuter comme à l'état de veille les actes de la vie ordinaire; mais de ces actes il n'accomplit que ceux qui sont en rapport avec l'idée qui domine sa conscience : il vit un rêve. L'accès de somnambulisme peut se montrer la nuit, pendant le cours du sommeil naturel. Après quelques heures de sommeil, le malade s'agite dans son lit, prononce des paroles plus ou moins incohérentes, puis se lève et accomplit des actes variés. Le somnambule a les yeux ouverts ou demi-fermés, le regard fixe, sans expression ; l'anesthésie est absolue sur tout le corps, les plaies et les contusions ne sont senties qu'au réveil. L'activité psychique est renfermée dans des limites très restreintes, et s'exerce uniquement dans le sens du rêve qui s'est emparé de l'esprit du malade; les sens ne sont impressionnés que par ce qui a trait à ce rêve : aussi ne peut-on se mettre en communication avec le malade et être entendu de lui qu'en entrant soi-même dans son rêve. Une fois réveillé, le malade a complètement oublié ce qui s'est passé pendant son sommeil; mais si une nouvelle attaque de somnambulisme survient, il peut reprendre le même rêve et se rappeler ce qui s'est passé pendant la première attaque. L'accès de somnambulisme apparaissant la nuit au cours du sommeil naturel, appelé aussi noctambulisme, se rencontre surtout pendant l'enfance. Il est considéré actuellement comme une forme larvée de l'hystérie. Chez l'hystérique adulte, on peut observer des attaques de somnambulisme survenant pendant le jour, de même que des attaques de sommeil. La durée de l'attaque peut être fort longue, et se répéter à intervalles rapprochés; le malade a pour ainsi dire deux vies : la vie normale, et la vie somnambulique, formant ce qu'Azam a appelé l'état second. Cet état ressemble parfois si bien à l'état de veille, que Charcot a adopté pour le désigner le nom de *vigilambulisme*. Quand il se prolonge et s'accompagne d'une impulsion irrésistible à déambuler, il donne lieu aux *fugues*, pendant lesquelles le malade parcourt parfois des distances considérables et accomplit une série d'actes dont il n'a plus aucun souvenir au réveil. Le traitement de cet état n'est autre que celui de l'hystérie; il faut surtout se garder de soumettre ce malade à l'hypnotisme et de déterminer le somnambulisme provoqué, ce qui ne ferait qu'exagérer la tendance morbide. — *Somnambulisme provoqué* ou *artificiel*, appelé aussi autrefois *somnambulisme magnétique*. État hypnotique pendant lequel le malade est capable d'effectuer la plupart des actes de la vie ordinaire, comme dans le cas de somnambulisme spontané ; mais ici le sommeil, au lieu d'être naturel ou d'apparaître comme une manifestation spontanée de l'hystérie, a été obtenu au moyen des procédés d'hypnotisation (V. Hypnotisme). L'état de somnambulisme ne constitue pas, comme l'ont cru certains auteurs, une des phases du sommeil hypnotique, le sujet passant successivement de la léthargie à la catalepsie et de la catalepsie au somnambulisme (Charcot) ou inversement; en réalité, certains sujets tombent en somnambulisme, d'autres en léthargie ; le somnambulisme paraissant être l'état le plus fréquemment obtenu. D'ailleurs, si la plupart des individus sont hypnotisables, comme l'ont soutenu Liébeault et Bernheim, bien peu le sont dès le premier essai, et ceux-là sont des prédisposés, le plus souvent des hystériques ; la répétition des séances modifie l'état cérébral des sujets, et amène des changements qui sont en rapport avec les suggestions de l'hypnotiseur. Le principal caractère de l'état hypnotique est en effet l'exagération de la suggestibilité du sujet; la suggestion est à la base de l'hypnose, puisque pour endormir un sujet il faut quelqu'un qui endorme, et le consentement de celui qui est endormi ; le premier acte de celui qui va être hypnotisé est donc d'accepter l'influence de l'hypnotiseur. Quand les centres nerveux sont complètement inhibés, le malade tombe en catalepsie et enfin en léthargie; à ce moment toute idée est supprimée. Au contraire, dans le somnambulisme, l'idéation persiste ainsi que le pouvoir de réaliser les actions suggérées; aussi le somnambule obéit comme un automate aux volontés exprimées par le magnétiseur; bien plus, il exécutera, une fois réveillé, des actes qui lui auront été suggérés pendant son sommeil. Pendant l'état somnambulique, il y a hyperexcitabilité de la peau et des membres, la force musculaire est augmentée au dynamomètre, les sens acquièrent une intensité qu'ils n'ont pas à l'état normal, l'intelligence elle-même est plus vive. L'hypnotisme a été proposé comme méthode de traitement dans un grand nombre de cas; en réalité, il est toujours dangereux d'y recourir et on ne devra le faire que chez les hystériques avérés; encore est-il préférable de guérir les accidents hystériques par l'isolement et la suggestion à l'état de veille, seuls procédés auxquels on a recours aujourd'hui. Provoquer le somnambulisme, c'est déterminer des accidents hystériques chez une personne qui ne les présentait pas; la répétition de cette provocation aboutirait à aggraver l'hystérie. On devra donc s'en abstenir ou n'y recourir que dans des cas exceptionnels, quand les autres modes de traitement ont échoué.

SOMNIFÈRE. adj. [*somnifer*, de *somnus*, sommeil, et *ferre*, porter; ὑπνωτικός, all. *schlafbringend*, *einschläfernd*, angl. *somniferous*, it. *sonnifero*, esp. *somnifero*]. Synonyme d'*hypnotique*.

SOMNILOQUE. adj. [de *somnus*, sommeil, et *loqui*, parler]. Qui parle durant le sommeil.

SOMNOFORME. s. m. Mélange de 65 parties de chlorure d'éthyle, 30 parties de chlorure de méthyle et 5 parties de bromure d'éthyle; on l'emploie en inhalations pour produire l'anesthésie générale, pour les opérations de courte durée, particulièrement en chirurgie dentaire.

SOMNOLENCE. s. f. [*somnolentia*, all. *Schläfrigkeit*, angl. *somnolency*, it. *somnolenzia*, esp. *somnolencia*]. État intermédiaire entre le sommeil et la veille; assoupissement peu profond, mais pénible et insurmontable.

SOMNO-VIGIL. s. m. Mot proposé par Louyer-Villermay, comme synonyme de *somnambulisme*.

SON. s. m. [*sonus*, ἦχος, all. *Ton*, *Laut*, *Schall*, angl. *sound*, it. *tuono*, *suono*, esp. *sonido*]. Perception de l'impression produite sur le nerf acoustique par les ondulations qu'excitent dans le milieu ambiant les vibrations *sensibles* et périodiques d'un corps élastique. On a admis, à tort, que l'organe de l'ouïe ne pourrait percevoir des sons engendrés par des vibrations dont le nombre serait inférieur à 16 ou supérieur à 5000 par seconde; ces nombres varient avec les individus, et on a pu rendre perceptibles des sons correspondant à plus de 30 000 vibrations par seconde. Les sons se distinguent les uns des autres par trois qualités: l'*intensité*, le *ton*, le *timbre*. L'*intensité* du son dépend de l'*amplitude* des vibrations du corps élastique; à mesure que cette amplitude augmente, les condensations et les dilatations correspondantes des couches d'air prennent plus d'intensité et produisent des impressions plus énergiques sur les ramifications du nerf acoustique; l'intensité du *son*, ou de la perception de ces impressions, augmente donc en même temps. Le *ton*, ou la *hauteur musicale*, d'un son, est déterminé par le *nombre* des vibrations exécutées par le corps élastique dans l'unité de temps; du moment où tous les sons se propagent dans l'air avec la même vitesse, la longueur des ondulations aériennes est inversement proportionnelle à leur nombre, et, par conséquent, au nombre des vibrations du corps élastique qui les engendrent. Le son le plus bas, le plus grave, est engendré par un corps élastique exécutant le moins grand nombre de vibrations par seconde; le son le plus élevé, le plus aigu, est engendré par un corps élastique exécutant le plus grand nombre de vibrations par seconde; la perception du ton musical n'est donc que la perception de la rapidité avec laquelle se succèdent les impressions de condensation et de dilatation. Le *timbre* du son perçu dépend de la *forme* de la vibration du corps sonore, en d'autres termes du nombre, de l'ordre et de l'intensité des sons harmoniques superposés au son fondamental, ce dernier son déterminant toujours la hauteur musicale de la perception (Monge). En résumé, un *son musical* est la perception d'un ébranlement périodique déterminé et entretenu, dans le milieu ambiant, par les vibrations d'un corps élastique: les modifications du rythme de ces vibrations rendent compte des infinies variétés d'intensité, de tonalité, de timbre, des sons musicaux. Au contraire, un *bruit* est produit soit par un mélange de sons discordants et confus, soit par une trop grande brièveté dans la durée du son unique, brièveté qui ne permet pas à l'oreille d'apprécier sa hauteur. Des sons musicaux combinés de manière à satisfaire l'oreille, c'est-à-dire selon les lois de l'harmonie, ne forment pas un bruit; mais rien ne ressemblerait plus au bruit que le mélange des sons musicaux résultant de tous les instruments d'un orchestre jouant à la fois dans tous les tons, sans rythme, sans harmonie, sans mesure, toutes les vibrations ainsi coexistantes se contrariant de toutes les manières possibles. Le mouvement vibratoire producteur du son a une vitesse constante et parcourt des espaces proportionnels au temps. Cette vitesse est par seconde, sous la pression de 0m,76, dans l'air, de 330m,5 à la température de 0°; 340m,9 à celle de 16°. Elle n'est que d'environ $\frac{1}{470}$ de celle de la lumière. La vitesse de propagation du son dans les liquides et les solides est plus élevée que dans l'air: dans l'eau, elle est de 1435 mètres par seconde, à la température de 8°; dans la fonte de fer, elle est dix fois supérieure à celle de la propagation dans l'air (Biot). Il résulte d'un théorème de Fourier que: *toute vibration périodique, quelle que soit sa forme, peut être considérée comme la somme d'un nombre déterminé de vibrations pendulaires.* D'autre part, quand on fait vibrer une corde de violon, une oreille exercée ne perçoit pas seulement le son dont la hauteur correspond à la durée de la vibration *composée* de la corde; elle entend en outre une série de sons plus *élevés*. De tous ces sons, le *plus grave* correspond à la vibration dominante de la corde, et prend le nom de *son fondamental*, les autres sont dits *sons harmoniques* et leurs hauteurs musicales ont des rapports définis avec la hauteur du son fondamental. La vibration *composée* de la corde engendre donc un son *complexe* constitué par une série de sons *simples* superposés; chacun de ces sons *simples composants* correspond à une des vibrations *pendulaires* en lesquelles peut être décomposé le mouvement périodique de la corde. Lorsque deux sons de ton différent sont engendrés simultanément, de nouveaux sons, dits sons *résultants*, prennent naissance, les uns intenses, engendrés par des vibrations dont le nombre est égal à la différence de celles qui produisent les sons primitifs (*sons différentiels*), les autres faibles, engendrés par des vibrations dont le nombre est égal à la somme de celles qui produisent les sons primitifs (*sons additionnels*). — *Son oral.* Celui qui s'échappe de la bouche durant le discours (V. Parole). Les sons formant autant de mots distincts sont émis en moyenne au nombre de 120 par seconde; à 90 le débit est lent; il est rapide à 200, nombre qui peut être porté à 220 (Mariotti), mais alors le langage commence à être insaisissable. ‖ En médecine, *son fémoral*, la matité absolue, comme celle que donne la percussion de la cuisse; *son intestinal*, celui que rend l'intestin contenant des gaz; *son stercoral*, celui que donnent les matières fécales dans le gros intestin ; *son stomacal*, celui de l'estomac plein de gaz. V. Hydroaérique, Jécoral, Mat, Pulmonal et Tympanique.

SON. s. m. [*furfur*, πίτυρον, all. *Kleie*, angl. *bran*, it. *crusca*, esp. *salvado*]. Partie du blé que la mouture sépare de la farine et qui est constituée par les enveloppes de la graine de froment. D'après Boussingault, le contenu en son des différentes variétés varie entre 14 et 38 p. 100, et est, en général, de 21 p. 100. Poggiale a noté 34,57 p. 100 de cellulose (ligneux) dans le son ; Payen n'en reconnaît que 4 ; Millon 9,7 ; Kébulé 9,2. Millon attribue ces divergences à la différence entre le son obtenu par la mouture habituelle et celui qu'on obtient de la mouture des blés fraîchement lavés. Poggiale regarde le son comme une substance peu précieuse, parce que, d'après ses recherches, il contiendrait 44 p. 100 seulement de parties assimilables et 56 p. 100 de parties non assimilables, qu'il ne cède à l'eau froide que 5,60 p. 100 de principes azotés, et qu'enfin des chiens nourris de son diminuaient régulièrement de poids, ce qui n'avait pas lieu quand il les alimentait avec du pain. (Selon Magendie, ces mêmes animaux vivaient avec du pain de son, et ils mouraient quand on les nourrissait de pain blanc.) Suivant Mouriès, si le pain dans lequel on a laissé du son n'est pas nourrissant au même degré que le pain qui en est dépourvu, il compense cette infériorité par des qualités importantes au point de vue de la digestibilité ; il est en outre plus sapide. Le son renferme de l'amidon, des matières azotées et une pellicule colorée épidermique et ligneuse. La farine brute, dont on n'a pas retiré le son, fournit un pain que beaucoup de médecins prescrivent contre la constipation habituelle et la disposition aux congestions cérébrales. L'effet de certains des principes du son, comme ferment, sur la farine blanche, paraît débuter dans la confection de la pâte, se propager durant le commencement de la cuisson et recommencer dans l'estomac. Une température supérieure à 75° ne détruit pas l'activité du ferment du son, car l'albumine solide peut être exposée assez longtemps à 100° sans se cuire. Ces expériences (Mouriès) expliquent la différence existant entre le pain bis et le pain blanc par l'influence, sur l'amidon, du son qui se trouve dans le premier et manque dans le second. V. Pain de son, Mouture et Panification.

SONDE. s. f. [*specillum*, μήλη, all. *Sonde*, angl. *sound*, it. *tenta*, esp. *sonda*]. Instrument qui sert à pratiquer le cathétérisme (fig. 691). Les sondes qui servent au cathétérisme de l'urètre sont formées d'un tube cylindrique, métallique, généralement en argent, dont l'un des bouts, appelé *pavillon*, présente sur les côtés deux anneaux servant à le fixer dans la main pendant qu'on l'introduit, et à recevoir des rubans au moyen desquels on l'assujettit dès qu'il est parvenu dans la vessie, si l'instrument doit séjourner en place, et dont l'autre extrémité, appelée *bec* et terminée en cul-de-sac arrondi, porte latéralement deux ouvertures oblongues et non parallèles, qu'on appelle *yeux*, et par lesquelles l'urine passe dans la sonde. La direction du tube varie depuis la double courbure jusqu'à la rectitude complète. La bicourbure des sondes n'a plus d'objet, puisqu'on n'établit à demeure que des sondes flexibles, susceptibles de s'accommoder à la direction que la verge prend dans son état de repos. Les sondes droites remontent à des temps très reculés ; elles ne conviennent pas pour pratiquer le cathétérisme, parce qu'elles sont difficiles à introduire, et causent des tiraillements douloureux en redressant le canal. La sonde doit donc avoir une courbure. Celle que Civiale donne comme étant la plus avantageuse se compose de deux parties, l'une droite et l'autre courbe. La première a une étendue de 22 à 24 centimètres. Pour trouver la longueur et le degré de la courbure qui vient après, il suffit de tracer sur le papier un cercle de 78 millimètres de diamètre, aux 2/9es (54 millimètres) de la circonférence duquel la partie concave de la sonde doit s'adapter exactement. Cette fixation de la courbure des sondes est surtout d'une haute importance dans le cas d'hypertrophie prostatique; celle qu'indique Civiale est beaucoup plus courte, plus uniforme, et en même temps plus prononcée que celle qu'on a coutume d'adopter. La longueur de 23 à 32 centimètres qu'on donne ordinairement aux sondes est trop considérable. 23 et même 20 centimètres suffisent dans les cas ordinaires ; il n'y en a qu'un petit nombre où l'on soit obligé d'employer des sondes de 23 à 27 centimètres. Le diamètre de l'instrument doit être de 2 à 5 millimètres. On le mesure à l'aide d'une *filière*. V. Sonde *de caoutchouc*. — Pour la manière d'introduire les sondes dans l'urètre, V. Cathétérisme. — *Sonde à double courant*. Celle dont le canal intérieur est divisé en deux par une cloison longitudinale, et forme un double canal, de manière qu'un liquide injecté par l'un peut ressortir par l'autre (fig. 692). Pour les lavages utérins on se sert d'une sonde dilatatrice comme la sonde de Doléris (fig. 693), dans laquelle le liquide arrive par l'intérieur d'une des branches et ressort librement grâce à l'écartement

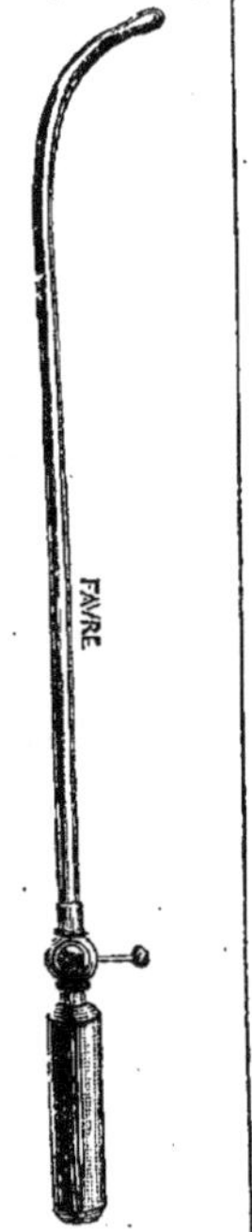

Fig. 691. — Sonde métallique.

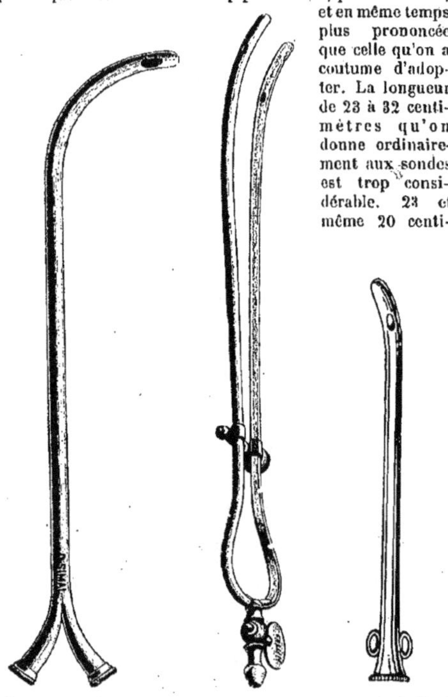

Fig. 692. — *Sonde à double courant.* Fig. 693. — *Sonde de Doléris.* Fig. 694. — *Sonde de femme.*

des deux branches que maintient la béance de l'orifice. — *Sonde de femme.* Elle est longue de 11 à 14 centimètres, droite et seulement un peu inclinée vers la pointe où elle présente aussi deux yeux (fig. 694). — *Sonde d'Anel.* Stylet d'argent très fin, en forme d'alène à l'une de ses extrémités, dont on se sert pour sonder les points lacrymaux. — *Sonde de Belloc.* Instrument (fig. 695, E) qui sert à diriger dans les arrière-cavités des fosses nasales des bourdonnets de charpie et à en opérer le tamponnement, dans les cas d'épistaxis excessives. C'est une sonde métallique creuse, ouverte aux deux bouts, et dans laquelle est une sorte de stylet terminé par un ressort d'acier flexible, dont la disposition et la courbure sont telles, que, lorsque la sonde a été introduite d'avant en arrière dans les cavités nasales, il suffit de presser sur la partie extérieure (x) de ce stylet, qui dépasse la canule, pour que la portion recourbée se déploie dans l'arrière-bouche, contourne le voile du palais, et se présente dans la cavité buccale. On fixe alors au bouton et à la petite ouverture par laquelle elle se termine un double fil auquel est attaché le bourdonnet de charpie ; on ramène le stylet et la sonde d'arrière en avant, et l'on adapte ainsi le bourdonnet à l'orifice postérieur des cavités nasales, puis on en adapte un semblable aux fils que la sonde a amenés au dehors. La sonde de Belloc est employée aussi pour passer des ligatures autour des polypes que l'on veut extraire. — Fig. 695, *a*, base du crâne; *g*, nez; C, *h*, lèvre supérieure; *k*, lèvre inférieure; *l*, coupe de la langue, on aperçoit les fibres en éventail du muscle génio-glosse s'insérant en *d*, à la face postérieure de la mâchoire inférieure; *e*, coupe de l'os hyoïde; *i*, téguments de la face antérieure du cou; *f*, larynx; *b*, coupe des vertèbres cervicales; *m*, *n*, *o*, cornets et méats de la fosse nasale droite. — B. Sonde destinée à pratiquer le cathétérisme de la trompe d'Eustache, *r*. — A. Sonde destinée à pratiquer le cathétérisme du canal nasal, en pénétrant par l'orifice inférieur de ce canal. — *Sonde brisée.* Long stylet droit composé de deux parties qui se vissent à volonté au bout l'une de l'autre; elle est boutonnée à une extrémité et percée d'un chas à l'autre, de manière à pouvoir servir tantôt à explorer les plaies pénétrantes, tantôt à conduire un séton. — *Sonde cannelée.* Instrument qui sert à guider sans déviation la pointe des instruments tranchants au milieu des organes (fig. 696). Elle est formée par une tige longue d'environ 16 centimètres, allant en s'amincissant vers son extrémité libre, arrondie et très lisse dans les deux tiers de sa circonférence, et creusée, dans l'autre tiers, d'une rainure profonde, large, unie, souvent terminée par un cul-de-sac au bec de l'instrument. A l'extrémité supérieure, cette sonde est surmontée d'une plaque transversale, à bord obtus, à angles émoussés, divisée, du côté opposé à la tige et dans le sens de l'axe de l'instrument, par une fente étroite. — *Sondes de caoutchouc, sondes flexibles, sondes de soie vernie, de gomme élastique.* Celles qui sont formées d'un tissu de soie recouvert d'huile de lin mélangée à la litharge, ou de *caoutchouc vulcanisé.* Ce qui distingue surtout ces dernières, c'est leur extrême souplesse et leur inaltérabilité. Les sondes dites en gomme peuvent amener des désordres dans les voies urinaires, quand le cathétérisme est pratiqué par une main inhabile; il n'est pas rare de voir alors des fausses routes se produire. Avec la sonde de caoutchouc vulcanisé, la souplesse du tissu permet à l'instrument de suivre sans effort les sinuosités du canal, de triompher des obstacles sans érailler la muqueuse. D'un autre côté, quand la sonde est laissée à demeure, la rigidité des *sondes de soie vernie* produit dans le canal une sensation pénible qui va jusqu'à la douleur quand le malade fait le moindre mouvement, et détermine une pression qui peut produire une escarre. Avec la sonde de caoutchouc, la portion de l'instrument qui est dans le canal se replie sous l'influence de la contraction de la vessie, et cette extrême flexibilité met à l'abri du danger. Les sondes en gomme s'altèrent rapidement. Au bout de quelques jours, sous l'influence de l'humidité, le tissu enveloppé par le vernis se boursoufle, les yeux s'éraillent, la sonde devient rugueuse, et des incrustations calcaires se déposent. Les sondes en *caoutchouc* sont plus douces au contact et mieux supportées par l'urètre que toutes les autres et que les sondes métalliques. De plus, le séjour dans le canal les assouplit un peu. Les sondes en gomme affectent différentes formes; elles peuvent être cylindriques, olivaires, à boule, en *béquille* (fig. 697); dans ce dernier cas, l'extrémité recourbée est introduite de telle sorte que la pointe suive toujours la partie postérieure du canal, et évite ainsi les aspérités de la paroi inférieure qui bouchent souvent l'entrée de la vessie dans le cas d'hypertrophie de la prostate. — *Sonde à dard.* Instrument employé dans l'opération de la cystotomie sus-pubienne. C'est une sonde d'argent, longue de 21 à 24 centimètres, présentant une légère courbure à partir des 2/3

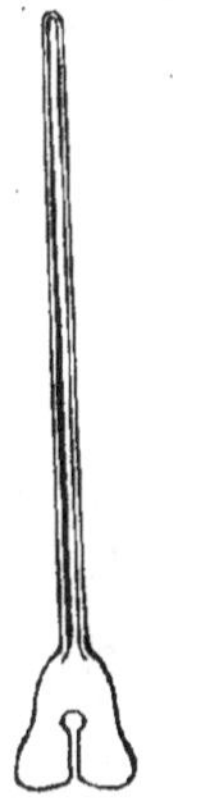

Fig. 696. — Sonde cannelée.

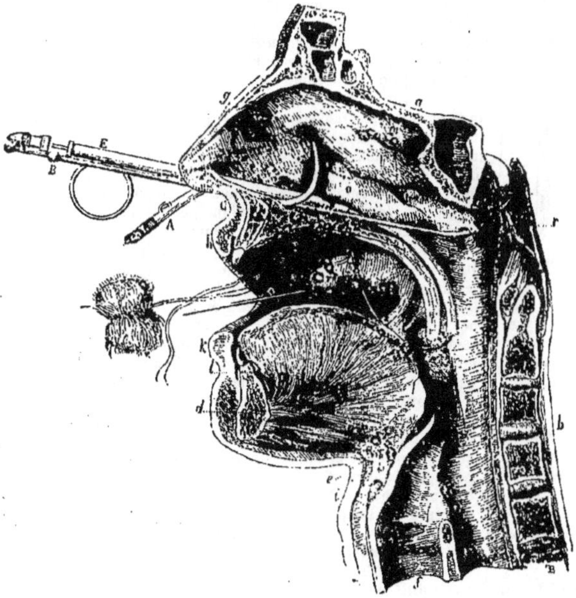

Fig. 695. — Coupe verticale destinée à faire voir la moitié droite des fosses nasales, de la bouche et de la langue.

de sa longueur, et ouverte sur sa partie concave depuis ce point jusqu'à son extrémité. On introduit dans son canal un mandrin dont l'extrémité d'acier se termine par une pointe triangulaire. La courbure que frère Côme avait donnée à cette sonde était celle de la plupart des algalies ordinaires, et suffisait dans son procédé, puisqu'il introduisait l'instrument par une plaie faite au périnée, de sorte qu'il avait la facilité de la rapprocher autant qu'il voulait de la face postérieure du pubis. Aujourd'hui qu'on l'introduit par l'urètre, cette sonde doit avoir une courbure plus prononcée et décrire un cercle plus étendu, afin que son extrémité vésicale puisse venir se placer derrière les pubis, entre la pierre et la paroi antérieure de la vessie. Dans celle de Civiale, la partie courbée, à peu près circulaire, forme environ les 2/7es d'un cercle de 11 centimètres de rayon; la courbure a une étendue telle, que la tangente de son extrémité est perpendiculaire à la portion rectiligne de l'instrument. Le dard, en sortant de la gaine, décrit la même courbe qu'elle, et se rapproche ainsi de la symphyse pubienne, de sorte qu'on ne risque pas de piquer l'angle supérieur de la plaie, et de pénétrer avec le dard dans la cavité abdominale. Les sondes à dard employées par Civiale ont 6 ou 7 millimètres de diamètre ; elles ont donc une solidité suffisante; elles remplissent à peu près le canal, et ne permettent pas au liquide de s'échapper. — *Sonde de Laforest*. Petite sonde recourbée qui sert à sonder le canal nasal de bas en haut, et à y pousser des injections. — *Sonde laryngienne*. Sonde de gomme élastique, ouverte par les deux bouts, destinée à pratiquer l'insufflation pulmonaire. Elle porte en guise de mandrin une sonde métallique à courbure ordinaire, qui dépasse un peu la sonde en gomme et porte à son extrémité laryngienne deux yeux d'assez grandes dimensions. Lorsque l'instrument a été introduit dans le larynx par la bouche et le pharynx, on retire la sonde métallique et on insuffle de l'air, avec la bouche ou avec un soufflet, dans la sonde restée en place. — *Sonde œsophagienne*. Longue *sonde flexible*, large de 10 millimètres environ, qu'on introduit par l'une des narines jusque dans l'estomac des *sitiophobes*, ou des malades atteints de rétrécissement œsophagien, pour les nourrir. On injecte des aliments liquides variés, seuls ou

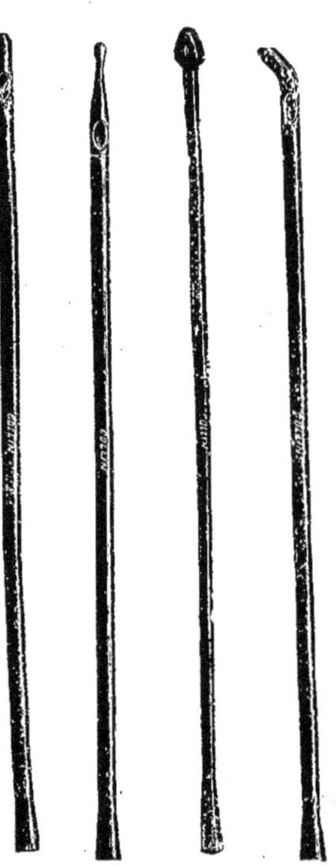

Fig. 697. — *Sondes* en gomme : cylindrique, olivaire, à boule, en béquille.

mélangés, à l'aide d'une seringue qu'on adapte au bout extérieur de la sonde. — *Sonde à panaris*. Petite sonde cannelée, très fine et sans plaque, assez mince pour être introduite dans les parties les plus serrées. — *Sonde de poitrine*. Celle dont on se sert quelquefois pour l'exploration des plaies pénétrantes de poitrine. — *Sonde de la trompe d'Eustache*. Sonde de gomme élastique ou d'argent pourvue d'un petit mandrin, avec une petite courbure ou une inflexion à l'extrémité, qu'on dirige vers le pavillon de la *trompe d'Eustache* (fig. 695, B), après lui avoir fait traverser d'avant en arrière le méat inférieur de ces cavités, et c'est au niveau de celui-ci que se trouve l'ouverture ou pavillon de ce conduit (*r*). — *Sonde utérine*. Elle se compose d'une tige métallique, ordinairement inflexible, fixée à un manche, à sommet mousse, légèrement recourbée dans son quart supérieur ; on peut, en la faisant d'un métal flexible, modifier sa courbure à volonté (Kiwisch). La sonde inflexible suffit dans la très grande majorité des cas. Des divisions en centimètres, tracées sur la concavité ou la convexité de la partie supérieure, permettent de reconnaître la profondeur à laquelle l'instrument a pénétré dans l'utérus. Dans l'*hystéromètre* de Huguier, un curseur mobile, remontant jusqu'au col, indique le point fixe auquel s'est arrêtée la sonde. Valleix a supprimé le curseur, et y supplée en maintenant, quand il retire la sonde, le doigt indicateur de la main gauche sur le point qui correspond à l'orifice externe ; une échancrure profonde, pratiquée à 6 centimètres un quart de l'extrémité supérieure, indique la profondeur à laquelle la sonde doit pénétrer dans un utérus normal.

SONGE. s. m. [*somnium*, ἐνύπνιον, all. *Traum*, angl. *dream*, it. *sogno*, esp. *sueno*]. État d'activité du cerveau qui accompagne le sommeil et dans lequel les sensations et la perception, la locomotion et la voix étant suspendues, les facultés morales et intellectuelles rentrent en exercice : dans le *rêve*, les sensations sont suspendues, mais la voix et la locomotion ensemble ou une seule de ces fonctions se continue en même temps qu'une ou plusieurs facultés cérébrales. Ces deux états d'activité cérébrale ne sont donc point indépendants des lois connues de la physiologie ; les songes et les rêves ne sont qu'une portion de la vie animale échappée au repos dans lequel l'autre est plongée (Bichat). Le délire et les rêves n'ont pas plus d'analogie que l'état d'altération d'un organe et le trouble maladif de ses usages ne ressemblent à l'état naturel et régulier des fonctions. Dans le délire, aucun organe de la vie animale ne cesse d'agir, ne se prête à une réparation des forces par continuité de la nutrition prédominant d'une manière momentanée sur les actes de la vie animale qui ont cessé, au moins en partie, comme cela a lieu dans le sommeil; les sensations, les facultés intellectuelles, la locomotion et la voix, sont en jeu, et déploient une activité anormale, par suite d'un état pathologique du tissu cérébral ou du sang qui lui arrive. Les impressions exagérées ou affaiblies, les perceptions perverties (*pseudesthésies*), les interprétations ou jugements nullement en rapport avec la nature des perceptions, les paroles et les mouvements désordonnés ou exagérés avec ou sans suite, comme on les voit dans le délire, ne ressemblent nullement à ceux des *rêves*. Enfin, et surtout, l'état d'épuisement qui succède au délire est aussi différent de l'état, le plus souvent sans fatigue, qui succède au sommeil avec rêves, que la cause du délire est différente de celle du sommeil. V. Délire, Rêve et Sommeil.

SONOMÈTRE. s. m. [*monocorde*]. Instrument d'acoustique destiné à l'étude des lois des vibrations des cordes.

SONORE. adj. [*sonorus*, ἠχώδης, all. *tönend*, angl. *sonorus*, it. et esp. *sonoro*]. Se dit de tout corps qui, par la rapidité de son mouvement vibratoire, produit, sur l'organe de l'ouïe, des impressions susceptibles d'être comparées les unes aux autres. — *Râles sonores.* Nom donné parfois aux râles sibilants et ronflants ; ces râles, qui prennent naissance dans de gros canaux bronchiques, ont une sonorité élevée et donnent parfois des vibrations assez fortes pour être perçues par la main appliquée sur le thorax.

SONORITÉ. s. f. Qualité de ce qui est sonore ; propriété de produire du son. V. Souffle et Tympanique.

SOPHISTICATION. s. f. [*adulteratio*, all. *Verfälschung*, angl. *sophistication*, it. *sofisticazione*, esp. *sofisticacion*]. Action de dénaturer une substance médicamenteuse par le mélange frauduleux de substances inertes ou d'une qualité inférieure (V. Falsification). La *sophistication* diffère de l'*altération*, qui est la détérioration spontanée ou accidentelle, et non celle qui est l'effet de la mauvaise foi.

SOPOR. s. m. [de *sopor*, sommeil profond]. Assoupissement profond, état intermédiaire entre le sommeil et le coma proprement dit.

SOPORATIF, IVE, SOPORIFÈRE ou **SOPORIFIQUE.** adj. [all. *einschläfernd*, angl. *soporific*, it. *soporifico*, esp. *soporifero*]. V. Hypnotique.

SOPOREUX, EUSE. adj. [*soporosus*, de *sopor*, sommeil ; all. *soporös*, angl. *soporous*, *soporiferous*, it. et esp. *soporoso*]. — *Fièvre soporeuse.* Fièvre intermittente pernicieuse, dans laquelle dominent l'assoupissement et le coma. — *Maladies soporeuses.* Celles qui sont accompagnées d'un assoupissement profond.

SORBATE. s. m. V. Malate.

SORBE. s. f. V. Sorbier.

SORBIER. s. m. [*sorbus*, all. *Vogelbeerbaum*, angl. *sorb*, it. *sorbo*, esp. *serbal*]. Genre de plantes de la famille des rosacées, dont une espèce, le *sorbier des oiseleurs* (*Sorbus aucuparia*, L.), a des fruits astringents (*sorbes*), qui peuvent, par distillation, donner une liqueur spiritueuse ; ceux du *sorbier domestique* ou *cormier* (*Sorbus domestica*, L.), les *cormes*, deviennent sucrés et comestibles par le blettissement.

SORBINE. s. f. ($C^{12}H^{12}O^{12} + 2HO$). Principe faiblement sucré retiré du fruit du sorbier des oiseleurs (Pelouze), non fermentescible, cristallisable, dextrogyre, réduisant le tartrate cupro-potassique.

SORBINIQUE. adj. — *Acide sorbinique* ($C^{64}H^{36}O^{30}$). Substance amorphe, rouge brun, insoluble dans l'eau et dans l'alcool, soluble dans les alcalis, qu'on obtient en chauffant la sorbine à 150° (Pelouze).

SORBIQUE. adj. — *Acide sorbique* ($C^{12}H^{8}O^{4}$). Corps cristallisable, soluble dans l'eau bouillante, l'alcool et l'éther, fusible à 134°, volatil sans décomposition, obtenu en chauffant avec de la potasse à 100° ou faisant bouillir avec de l'acide chlorhydrique l'*acide parasorbique*, substance isomérique avec l'acide sorbique, liquide, incolore, faiblement acide, retiré des baies du sorbier (Hofmann). — *Acide sorbique*. Ancien nom de l'acide malique.

SORBITE. s. f. ($C^{12}H^{14}O^{12}$) (Joseph Boussingault). Principe sucré, isomérique avec la mannite et la dulcite, fourni par les baies du sorbier des oiseleurs. La sorbite n'est pas fermentescible, et n'est point non plus un produit de la fermentation, car elle existe dans les baies non fermentées comme dans celles qui ont subi la fermentation. La sorbite cristallisée fond à 162°, tandis que la mannite fond à 160° ; elle est soluble dans l'eau avec laquelle elle forme un sirop, ce que la mannite ne fait pas.

SORCELLERIE. s. f. Partie de la magie qui enseigne à jeter des sorts ou des maléfices.

SORCIER. s. m. [*magus*, μάγος, γόης, all. *Hexenmeister*, angl. *sorcerer*, it. *stregone*, esp. *hechicero*]. Les sorciers, jusqu'au commencement du XVIIe siècle, ont été poursuivis par la justice ecclésiastique et livrés au bras séculier. Un nombre immense de ces malheureux sont morts dans les supplices ; ils étaient accusés d'entretenir un pacte avec le démon, de se livrer avec lui à des pratiques obscènes ou bizarres, et d'en obtenir une puissance malfaisante pour les autres. Beaucoup d'entre eux, livrés au supplice, confessaient qu'ils étaient allés au sabbat et avaient vu le démon, avec qui ils étaient en société : il y avait donc là une forme de la démonomanie avec hallucination et état extatique. Les sorciers, en tant qu'ils n'étaient pas des scélérats ou des empoisonneurs, doivent être rangés parmi les fous qu'un certain état de la raison contemporaine a méconnus et pris pour des êtres coupables et malfaisants. V. Erreur et Sciences *occultes*.

SORDIDE. adj. [*sordidus*, ῥυπαρὸς, all. *stinkend*, angl. *sordid*, it. et esp. *sordido*]. Se dit d'un ulcère qui fournit une suppuration sanieuse ou de mauvaise nature.

SORGHO. s. m. [all. *Moorhirse*, angl. *sorgo*, esp. *alcandia*]. — *Sorgho à fourrage* [*houlque sorgho*, *Holcus sorghum*, L., *grand millet d'Inde*, *gros millet*]. Graminée qui s'élève à 3 mètres, et dont la graine, noire ou fauve, est alimentaire dans l'Inde. Le sorgho donne : 1° un fourrage excellent et abondant ; tous les animaux le mangent avec avidité ; 2° du vin fait avec la canne ou mélangé dans le pressoir avec la vendange dans les mauvaises années ; 3° du petit vin économique pour les ouvriers et les campagnes. L'industrie peut en tirer du sirop excellent pour les usages culinaires, du rhum, de la graine propre à la teinture en rouge. La graine est recherchée de la volaille. — *Sorgho à sucre*. V. Houlque *saccharine*.

SORROCHE. s. m. V. Mareo.

SORTILÈGE. s. m. [*sortilegium*, all. *Wahrsagen*, angl. *sorcery*, it. et esp. *sortilegio*]. — *Sortilège médical.* Ensemble des moyens que les sorciers emploient dans les maladies des hommes ou des bestiaux. Aucune vertu n'appartient à des paroles magiques, à des pratiques superstitieuses, au sang d'un supplicié, à la corde d'un pendu, aux cheveux ou aux débris d'un corps mort. Cependant, tandis que l'*objet* est dépourvu de toute espèce d'action, le *sujet* peut lui en donner, en certaines affections, par une foi violente. C'est ce qui arrive dans tous les effets dits surnaturels; l'action subjective est l'important, l'action objective n'est que l'accessoire.

SOU. s. m. — *Signe du sou* (Pitres et Sicur). Signe qui l'on obtient en percutant une pièce de monnaie appliquée sur le thorax avec une autre pièce, pendant qu'on ausculte au point diamétralement opposé : dans le cas d'épanchement liquide dans la plèvre, on obtient un son clair, argentin, qui semble naître sous l'oreille.

SOUBRELANGUE. s. m. Genre d'ankyloglosse que l'on observe quelquefois chez les nouveau-nés, et qui consiste en une espèce de bourrelet charnu plus ou moins long et épais, brun et assez ferme, occupant la place du frein de la langue et empêchant les mouvements de cet organe et ceux de l'épiglotte, de manière que le lait ou les liquides introduits dans la bouche tombent dans les voies aériennes. Il suffit quelquefois de scarifier la tumeur pour en amener la résolution; d'autres fois il faut inciser avec des ciseaux boutonnés le bourrelet charnu et passer le doigt plusieurs fois par jour dans la plaie, pour s'opposer à l'adhérence des surfaces.

SOUBRESAUT. s. m. [*subsultus*, all. *Sehnenhüpfen*, it. *sussulto*]. Léger tressaillement que les tendons éprouvent par la contraction involontaire et instantanée des muscles, symptôme qui se rencontre fréquemment dans les affections nerveuses et au début du choléra.

SOUCHE. s. f. [*caudex*, all. *Wurzelstock*, angl. *stump*, it. *ceppo*, esp. *cepa*] (Gærtner). Tige souterraine des iridées, des fougères. — Aujourd'hui *souche* [*pivot des racines*], partie de l'axe d'un végétal comprise entre le collet et les divisions de la racine, radicules et chevelu. Le *rhizome*, qui est alors ce que Gærtner appelait *souche*, se distingue de la souche en ce que, sur sa moitié supérieure, il porte des feuilles, des hampes, des rameaux ou en montre les traces, tandis que sur la moitié profonde, il porte des racines, faisceaux de racines ou leurs traces : il a l'organisation des tiges.

SOUCHET. s. m. [*Cyperus*, D., all. *Cypergras*, angl. *cyperus*, it. *giunco odorato*, esp. *juncia*]. Genre de plantes de la famille des cypéracées. — *Souchet comestible* (*C. edulis*, L.). Espèce du midi de l'Europe dont le rhizome donne des tubercules alimentaires. — *Souchet long* ou *souchet odorant* (*C. longus*, L.). Racine rameuse, marquée d'impressions circulaires inégales et de nœuds de la grosseur d'une plume de cygne, recouverte d'une écorce très brune, ligneuse et rougeâtre intérieurement, stimulante, amère, astringente et aromatique. — *Souchet rond* (*C. rotundus*, L.). Racine en tubercules ovoïdes, gros comme de petites noix, unis entre eux par une radicule ligneuse; cette racine est stimulante et aromatique. — Ces trois souchets sont regardés comme aphrodisiaques. — *Souchet papyrus* (*C. papyrus*, L., *Papyrus antiquorum*, Willd.). Espèce dont les couches du rhizome, battues et collées, donnaient le *papyrus*.

SOUCI. s. m. [*Calendula*, L., all. *Ringelblume*, angl. *marigold*, it. *fiorrancio*, esp. *calendula*]. Genre de plantes synanthérées dont une espèce, le *souci des jardins* (*Cal. arvensis*, L.), a des fleurs jaunes considérées autrefois comme anticancéreuses : Geiger en a extrait la *calenduline*.

SOUDE. s. f. [*soda*, all., angl. et it. *soda*, esp. *sosa*] (NaO.HO, ou, en atomes, NaOH). Oxyde de sodium, alcali minéral. On obtient la *soude du commerce* en brûlant des plantes marines, notamment les espèces du genre *Salsola*, dans des fosses pratiquées en terre : par le refroidissement, on a une masse formée de carbonate de soude, mélangé de silicates, de chlorures et de sulfates alcalins. Pour avoir la soude pure, on traite la soude du commerce ou carbonate de soude par la chaux. On éteint la chaux, on la délaye dans l'eau de manière à avoir un lait bien homogène (30 parties d'eau pour 2 de chaux vive); on ajoute le carbonate de soude cristallisé (5 parties), et l'on fait bouillir le mélange pendant une demi-heure dans une marmite de fer, en ayant soin d'agiter et d'ajouter de l'eau pour remplacer celle qui s'évapore. Si une portion de la liqueur, étendue de son volume d'eau, ne se trouble pas en présence de l'eau de chaux, la réaction est terminée. On jette alors le résidu solide sur des toiles, on recueille le liquide clair, on lave le résidu. On réunit cette eau de lavage au liquide clair, et on les évapore dans une bassine d'argent; le produit de l'évaporation, desséché et fondu, est la *soude caustique* ou *soude à la chaux*, qui renferme un peu de carbonate de soude et des sels dont celui-ci est mélangé : on la purifie en l'agitant avec de l'alcool à 90°, qui laisse déposer les sels étrangers tandis qu'il dissout la soude; la solution évaporée dans une bassine d'argent donne la *soude à l'alcool*. La soude a des propriétés tout à fait semblables à celles de la potasse : elle attire aussi l'humidité et l'acide carbonique de l'air, et se change en carbonate de soude; mais ce sel étant efflorescent, et non déliquescent comme le carbonate de potasse, la potasse reste liquide tandis que la soude devient solide et sèche. La soude fait la base de la lessive des savonniers, et est employée pour les essais chimiques. Ses sels seuls sont usités en médecine. — *Cholate de soude*. V. Glycocholate. — *Choléate de soude*. V. Taurocholate. — *Chlorure de soude*. V. Hypochlorite. — *Hydrochlorate de soude*. V. Chlorure. || En botanique, *soude*, nom vulgaire des plantes du genre *Salsola*.

SOUDURE. s. f. (πρόσφυσις). Union intime entre deux organes différents. || En physiologie, *soudure*. V. Greffe *animale* et Syngénésique.

SOUFFLE. s. m. [all. *Blasen*, *blasendes Geräusch*, angl. *souffle*, *blowing sound*]. — *Souffles cardiaques*, *bruit de souffle* ou *de soufflet* (Laënnec). Bruits anormaux que l'oreille perçoit dans certaines conditions pathologiques, au niveau de la région cardiaque, et qui remplacent les bruits qu'on entend normalement au niveau du cœur. Ce sont des phénomènes physiques, soumis aux lois ordinaires de l'acoustique. La cause qui les produit ne tient pas à l'état de tension ou de relâchement des parois du cœur, à un spasme de cet organe, comme le croyait Laënnec; ni à des aspérités qui rendraient rugueuse la surface interne des valvules, comme le pensait Bouillaud. D'après Chauveau et Marey, la condition d'existence des souffles cardiaques, comme des souffles vasculaires, est le passage du sang d'un point rétréci dans une partie dilatée; ce passage détermine la production d'une veine fluide, d'où résulte un bruit de souffle, à condition que la différence entre le diamètre de la partie étroite et celui de la partie élargie (d'une façon absolue ou relative) soit assez prononcée, que la vitesse et la force du courant sanguin soient suffisantes, ce que Marey exprime par cette formule : *un bruit de souffle se produit toutes les fois que le sang passe d'une pression forte à une pression faible*. Tel est le mode de production des souffles qui ont leur point de départ dans l'intérieur même du cœur, et qui, pour cette raison, sont dits *intracardiaques*; ils sont le plus souvent l'indice d'une lésion, rétrécissement ou insuffisance, d'un des orifices du cœur, et de l'altération des valvules correspondantes; suivant qu'ils remplacent tel ou tel bruit normal, qu'ils siègent ou ont leur maximum d'intensité à tel ou tel point de la région cardiaque, ils correspondent à une lésion déterminée d'un des orifices : c'est ainsi qu'un souffle systolique annonce une insuffisance mitrale, s'il a son maximum d'intensité à la pointe du cœur; une insuffisance tricuspidienne, s'il a son maximum à la pointe de l'appendice xiphoïde; un rétrécissement de l'orifice aortique, s'il a son maximum dans le troisième espace intercostal droit, tout près du bord correspondant du sternum; un rétrécissement de l'orifice pulmonaire, s'il a son maximum dans le troisième espace intercostal gauche; un souffle correspondant à la diastole indique soit un rétrécissement mitral ou tricuspidien, soit une insuffisance aortique ou pulmonaire. Quelquefois les souffles intracardiaques existent en dehors de toute altération matérielle des valvules, et sont symptomatiques de l'anémie, comme certains souffles vasculaires qui les accompagnent et ont le même mécanisme (V. Souffle *vasculaire*) : les souffles cardiaques de l'anémie sont doux, ont leur siège à la base du cœur et leur maximum au premier temps; ils se passent, d'après Marey, au niveau de l'orifice aortique, tandis que Gueneau de Mussy et C. Paul les localisent à l'artère pulmonaire, Parrot à l'orifice tricuspidien, et que Potain en fait des souffles extracardiaques. — Les *souffles extracardiaques* sont des bruits anormaux, qui, comme les précédents, se font entendre à la région cardiaque, mais, contrairement à ceux-ci, prennent naissance en dehors du cœur lui-même, soit dans le péricarde dont la surface est devenue rugueuse, soit dans la plèvre enflammée dont les frottements se font entendre à distance, soit dans le poumon dont les alvéoles pleins d'air et de liquide sont ébranlés par la systole cardiaque : ces souffles extracardiaques sont doux, varient dans leur siège et leur intensité avec les attitudes du malade, débutent au milieu de la systole et se prolongent pendant le petit silence (*souffle médio-systolique*, Potain); leurs caractères les rapprochent des souffles anémiques, d'où l'assimilation que Potain a établie entre les uns et les autres. — *Souffle fœtal.* Souffle qui dépend de la circulation du fœtus, et qui diffère du souffle plancentaire en ce qu'il est isochrone au pouls du fœtus et non à celui de la mère, et en ce qu'il est toujours accompagné d'une pulsation. Tantôt il se passe dans le cœur même du fœtus (*souffle cardiaque, intracardique*), dépend d'une lésion cardiaque et persiste après la naissance; tantôt il se passe dans les vaisseaux du cordon (*souffle du cordon* ou *funiculaire*), est mobile et fugace, et dépend d'une diminution de calibre des vaisseaux ombilicaux produite par des valvules développées dans ceux-ci (Pinard). — *Souffle maternel, placentaire, abdominal* ou *utérin.* Souffle doux, tantôt sonore et grave, tantôt aigu, toujours synchronique au pouls de la mère, entendu ordinairement vers les régions inguinales à dater du quatrième mois de la grossesse, et dû au passage du sang maternel dans les artères utérines flexueuses devenues très grosses, surtout au niveau du placenta; mais il n'a aucun autre rapport que celui-là avec la circulation placentaire. Ce même souffle s'entend toutes les fois qu'une tumeur fibreuse détermine un accroissement de l'utérus et de ses vaisseaux comparable à celui qui a lieu dans la grossesse; ce fait a plusieurs fois conduit ceux qui l'ignoraient à croire à une grossesse extra-utérine. — *Souffles respiratoires.* Bruits plus ou moins analogues à celui d'un soufflet que l'on entend dans certaines conditions en auscultant les poumons. A l'état normal, l'auscultation de la poitrine permet d'entendre un léger murmure dû à la pénétration de l'air dans les alvéoles pulmonaires; certains auteurs lui donnent le nom de *souffle vésiculaire,* parce qu'ils le comparent aussi au bruit d'un soufflet, mais d'un soufflet qui retombe très doucement; par là il est totalement différent des autres souffles respiratoires et mérite d'être désigné sous un nom spécial. Les souffles, en effet, sont dus au passage de l'air dans les bronches; à l'état normal, on n'entend le souffle bronchique que vers la racine du poumon; encore n'a-t-il pas une grande intensité. Il se produit pourtant dans toute la hauteur de l'arbre bronchique, mais il n'est perçu que quand une modification du poumon ou de la plèvre le transmet à l'oreille. Aussi prend-il un timbre différent suivant l'agent de la transmission; on en distingue ainsi trois variétés: tubaire, caverneux, amphorique. Le *souffle tubaire* est ainsi dénommé parce qu'il est analogue à celui qu'on ferait en soufflant dans un tube; il présente lui-même deux sous-variétés: le souffle tubaire pneumonique s'entend au niveau d'un foyer d'hépatisation pulmonaire, et est dû à la transmission du bruit de la bronche à travers le tissu pulmonaire privé d'air et augmenté de densité; il est rude, ample, s'entend aux deux temps de la respiration et a un timbre en O; le souffle tubaire pleurétique, au contraire, est aigu, superficiel, et a un timbre en E; il est dû à la transmission du bruit bronchique à travers l'épanchement liquide. Le *souffle caverneux* est analogue au bruit que l'on détermine en soufflant dans une cavité de faible étendue; il indique en effet l'existence d'une anfractuosité creusée dans le parenchyme du poumon; il est dû à la résonance du bruit bronchique dans cette cavité ou peut-être aussi au passage de l'air dans l'intérieur de l'excavation. Le *souffle amphorique* donne à celui qui ausculte l'impression d'entendre quelqu'un qui soufflerait dans une amphore ou dans une grande cruche vide; il a un retentissement métallique; il s'entend surtout au premier temps de la respiration; il est dû à la transmission du bruit bronchique à travers un épanchement gazeux; il s'entend parfois dans les très grandes cavernes, mais le plus souvent il indique un pneumothorax. Enfin il existe aussi un *souffle trachéal* normal, de même qu'un *souffle glottique.* Ces souffles sont très faciles à constater, en appliquant l'oreille ou le stéthoscope sur le cou. Les bruits qui se produisent par le passage de l'air au niveau du pharynx, du voile du palais, des narines et de la bouche, se rapprochent plus ou moins des bruits de souffle. Beau a démontré que, si l'on ouvre largement la bouche en continuant de respirer, on produit un bruit doux, moelleux, prolongé, qu'il appelle *glottique* à cause de son siège. — *Souffles vasculaires.* Bruits anormaux qui se produisent dans les artères, et parfois dans les veines, par un mécanisme semblable à celui qui engendre les souffles cardiaques. Ils coïncident le plus souvent avec des dégénérescences des parois artérielles, avec des dilatations anévrysmatiques, etc., surtout au niveau de l'aorte, ou bien avec des altérations des orifices du cœur lui-même: tel est le double souffle crural de Duroziez, perçu au niveau de l'artère fémorale dans l'insuffisance de l'orifice aortique. Un souffle existe dans l'anévrysme artérioso-veineux au niveau du point de communication de l'artère avec la veine. Souvent enfin les souffles vasculaires sont simplement symptomatiques de l'anémie, et sont perçus alors dans les vaisseaux du cou et aussi sur la veine cave supérieure et les troncs veineux brachiocéphaliques (Gilbert et Garnier); tantôt le souffle est intermittent, systolique; tantôt c'est un bruit de *souffle continu,* semblable au bruit qu'on entend quand on approche de son oreille un gros coquillage (Laënnec); tantôt c'est un *souffle à double courant,* murmure plus intense, continu, mais renforcé à chaque systole et donnant la sensation de deux courants qui iraient en sens inverse; tantôt enfin c'est un bruit musical, dit *chant des artères.* Le souffle intermittent seul se passerait dans les artères, d'après Barth et Roger; le souffle continu aurait lieu dans les veines; le souffle à double courant résulterait du souffle continu veineux, renforcé d'une façon périodique par le souffle intermittent artériel. Dans tous les cas, c'est à l'altération du sang d'une part, à l'inégalité de vitesse du courant sanguin, d'autre part, qu'on rapporte la cause des souffles vasculaires anémiques.

SOUFFLÉ, ÉE. adj. — *Voix soufflée.* V. Voix *thoracique.*

SOUFFLET. s. m. — *Bruit de soufflet* [angl. *bellows sound*]. V. Souffle.

SOUFFRANCE. s. f. [*dolor, passio,* πάθος, all. *Leiden,* angl. *suffering,* it. *patimento,* esp. *padecimiento*]. Toute sensation pénible, qu'elle soit bornée à un simple *malaise* ou qu'elle s'élève à l'état de *douleur.* L'état de souffrance provient de l'inégalité ou de l'absence de relations entre l'état d'un viscère interne et celui de la partie cérébrale correspondante. C'est fréquemment aussi de l'absence de rapport entre le développement de tel élément d'un tissu et celui d'un autre élément du même tissu que résultent des sensations spontanées, douloureuses ou non, instantanées ou prolongées, que nous éprouvons à certains moments.

SOUFRE. s. m. [*sulphur,* θεῖον, all. *Schwefel,* angl. *sulfur, brimstone,* it. *solfo,* esp. *azufre*]. Corps simple qui existe à l'état natif aux environs des volcans, surtout en Sicile, où il forme des dépôts considérables connus sous le nom de *solfatares.* On le sépare de la terre à laquelle il est mélangé en le fondant d'abord, puis en le distillant: on le recueille dans des moules en bois, où il se solidifie et forme des bâtons dits *soufre en canon*; si la distillation est faite dans une grande chambre, et conduite avec assez de lenteur pour que la vapeur de soufre ne s'échauffe pas trop, celle-ci se solidifie en une poussière dite *fleur de soufre,* qui se dépose sur les parois de la chambre, et qui est ordinairement acide: on la purifie en la lavant jusqu'à ce que l'eau de lavage soit neutre (*fleur de soufre lavé*). Le soufre est solide, jaune-citron, inodore, insipide, très fragile, acquérant l'électricité résineuse par le frottement, pesant 2,0332, insoluble dans l'eau, peu soluble dans l'alcool et l'éther, davantage dans les huiles, très soluble dans le sulfure de carbone. Il fond vers 111° en un liquide jaune, fluide, mais brunissant et s'épaississant à mesure qu'on le chauffe davantage : vers 200°, il ne s'écoule plus du vase qui le contient et qu'on retourne, mais redevient liquide au-dessus de 250° et bout à 440°. Coulé dans de l'eau froide avant qu'il ait atteint le point où il s'épaissit, de manière à le refroidir brusquement, le soufre se solidifie; si, au contraire, l'opération est faite à une température supérieure à ce point, il forme une masse molle et élastique, dite *soufre mou*, qui se transforme en soufre ordinaire, lentement à la température ordinaire, brusquement si on le chauffe à 95°; cette transformation est accompagnée d'un dégagement de chaleur considérable. Une solution de soufre dans le sulfure de carbone évaporée donne des cristaux octaédriques de soufre. Le soufre fondu donne, par refroidissement, des cristaux prismatiques, lesquels se transforment à la température ordinaire en cristaux octaédriques, tandis que ceux-ci, chauffés à 110°, se convertissent en cristaux prismatiques. Ce *polymorphisme* du soufre dépend donc de la température à laquelle il est préparé. Le soufre a de grandes analogies avec l'oxygène; il s'unit à presque tous les corps simples et joue vis-à-vis d'eux, comme l'oxygène, le rôle de corps comburant. L'hydrogène brûle dans la vapeur de soufre comme dans l'oxygène, mais moins énergiquement. Le soufre prend feu à l'air à 250°, en répandant une odeur suffocante due à la formation d'acide sulfureux. — Le soufre porphyrisé et lavé était appelé autrefois *crème de soufre*. Obtenu par la précipitation d'une solution de polysulfure de potasse au moyen de l'acide chlorhydrique, il constituait le *soufre précipité* ou *magistère du soufre*; on trouvait aussi dans les officines un *lait de soufre*, un *beurre de soufre*, toutes préparations peu distinctes les unes des autres, et remplacées aujourd'hui par une seule, le *soufre sublimé* ou *fleurs de soufre*, qui entre dans une multitude de pommades employées contre la gale et autres affections cutanées. On le donne plus rarement à l'intérieur, en pilules, en pastilles, en poudre, seul ou associé à d'autres substances, comme excitant et dépuratif (50 centigrammes à 1 gramme) ou comme purgatif (4 à 8 grammes). — *Blanchiment des tissus par le soufre*. Opération qui, par le contact des pièces imprégnées d'acide sulfurique qu'il faut étendre à mesure qu'elles se déroulent entre les cylindres, expose les ouvriers qui y sont employés à une altération particulière des mains. La peau est ramollie; l'épiderme, complètement blanchi, est ridé, soulevé et détruit par places, surtout au pouce et à l'index. — *Carbure de soufre*. V. SULFOCARBONIQUE. — *Foie de soufre*. V. SULFURE *de potassium*. — *Pluie de soufre*. Pluie colorée par des grains de pollen qu'enlève le vent, par ceux des forêts de sapin surtout et autres conifères. Dans les prétendues *pluies de sang*, ce sont des poussières de terres calcaires colorées par l'*ocre rouge*, soulevées par les vents, qu'entraînent les gouttes de pluie. — *Soufre doré d'antimoine*. Poudre qui se précipite quand on verse un acide faible dans les eaux d'où le kermès minéral s'est précipité. Ce composé est jaune-orange, et insoluble dans l'eau. Il entrait dans les pilules de Plummer. On l'emploie comme diaphorétique, surtout dans la médecine vétérinaire. C'est un *mélange* du trisulfure d'antimoine (SbS^3) et de pentasulfure d'antimoine (SbS^5). — *Soufre végétal*. La poudre de lycopode.

SOUFRÉ, ÉE. adj. Qui est additionné de soufre; *cérat soufré, pommade soufrée*. — *Caoutchouc soufré*. V. CAOUTCHOUC *vulcanisé*.

SOULÈVEMENT. s. m. — *Soulèvement précordial* ou *thoracique*. Celui qui se produit au niveau de la sixième côte gauche à chaque systole du cœur. V. CHOC *du cœur*.

SOULINE. s. f. V. CHYNLEN.

SOULTZBACH (Alsace). *Eaux ferrugineuses bicarbonatées*, froides, 10°,5, contenant 2gr,24 de sels, dont 0,032 de bicarbonate de fer. Établissement. Eaux d'importation.

SOULTZBAD. (Alsace). *Eaux chlorurées sodiques*, froides, 16°,2. Établissement: 1er mai au 15 septembre.

SOULTZMATT (Alsace). *Eaux bicarbonatées mixtes*, froides, 12°,2, contenant 2 grammes de sels dont 0,95 de bicarbonate de soude, 0,74 de bicarbonate de chaux et de magnésie, 0,019 de bicarbonate de lithium, 0,16 de sulfate de potasse de soude; 0,005 de borate de soude et 980 centimètres cubes d'acide carbonique libre. Altitude : 275 mètres. Établissement : boisson, bains; 15 mai au 1er octobre. Ces eaux sont transportées.

SOUPAPE. s. f. V. VALVULE. — *Bruit de soupape*. V. RALE *de craquement*.

SOUPIR. s. m. [*suspirium*, all. *Seufzer*, angl. *sigh*, it. *sospiro*, esp. *suspiro*]. Contraction volontaire et lente du diaphragme et des muscles intercostaux, qui a pour effet de rétablir l'équilibre entre la circulation et la respiration, ou de nous débarrasser du poids incommode que nous sentons sur la poitrine dans les chagrins profonds, poids qui paraît surtout dépendre du trouble des fonctions du cœur par l'influence morale. Le *soupir* diffère du *sanglot* en ce que celui-ci est involontaire et spasmodique.

SOUPLE. adj. Se dit du pouls doux au toucher et modérément développé.

SOURCE. s. f. [*fons*, κρήνη, all. *Brunnen*, angl. *well*, it. *fonta*, esp. *fuente*]. Eau qui sort de terre, origine d'un cours d'eau. L'eau de pluie dans les plaines, la neige fondue sur les montagnes, pénètrent dans le sol, descendent jusqu'à une couche imperméable et constituent des infiltrations souterraines. Elles glissent le plus souvent dans les interstices des sables, des pierres, les fissures des rochers, et suivent la déclivité du sous-sol; l'eau vient ainsi sourdre dans les anfractuosités du terrain, dans les plis, quand la couche imperméable qui sert de lit à la rivière souterraine vient elle-même affleurer le niveau général du sol. Les hauteurs forment le collecteur d'eau; leur surface emmagasine la pluie; puis, selon la nature des couches souterraines, l'eau s'enfonce et vient s'écouler en source, à la surface, à des distances, tant verticales qu'horizontales, plus ou moins grandes du collecteur plus élevé, et après avoir suivi des inflexions diverses tant horizontales qu'en profondeur, puis en réascension. L'eau des *sources thermales* emprunte sa température à celle des couches terrestres dans lesquelles elle est descendue avant de remonter jusqu'au lieu d'issue (Arago). Elle est d'autant plus chaude, qu'elle est allée d'abord jusqu'à des couches géologiques plus profondes. Qu'il s'agisse d'un puits ou qu'il s'agisse d'une source, c'est toujours la nappe souterraine qui amène l'eau; dans le cas des puits, on va chercher la rivière souterraine par un trou; dans le cas de la source, c'est la rivière elle-même qui apparaît au niveau du sol. Si le sol est tassé, l'eau a quelque peine à traverser les obstacles qu'elle rencontre, et le débit est faible. La *captation* des sources consiste à enlever ces obstacles et réunir en un seul écoulement des infiltrations multiples (*griffons*) d'un faible débit. C'est dans leur passage au travers de couches diverses que les eaux, les thermales surtout, leur prennent par dissolution tels ou tels principes dits minéralisateurs, qui les rendent thérapeutiques ou hygiéniques. V. CAPTAGE, DÉBIT, EAUX *minérales* et THERMALITÉ. — *Source vauclusienne*. Fausse source : réapparition à la surface d'une eau qui, après un premier parcours superficiel, a disparu dans la profondeur et est devenue souterraine; elle reparaît au point où les terrains imperméables reviennent à un niveau inférieur à celui des points d'absorption. La connaissance de telles sources, que Martel appelle *résurgences*, a une grande importance en hygiène; l'eau en effet, au point où elle apparaît, a déjà été extérieure et a pu être contaminée.

SOURCIL. s. m. [*supercilium*, ὀφρύς, all. *Augenbraue*, angl. *eye-brow*, it. *ciglio*, *sopracciglio*, esp. *ceja*]. Éminence arquée et garnie de poils couchés de dedans au dehors, qui s'élève transversalement au-dessus de chaque œil. L'extrémité interne du sourcil porte le nom de *tête*, et l'externe celui de *queue*.

SOURCILIER, ÈRE. adj. [*superciliaris*, all. *die Augenbrauen betreffend*, angl. *superciliary*, it. *cigliare*, *sopraccigliare*]. Qui a rapport aux sourcils. — *Arcades sourcilières*. Saillies transversales que présente l'os frontal immédiatement au-dessus du bord supérieur des orbites, moins prononcées en dehors qu'en dedans, où elles sont séparées l'une de l'autre par la bosse nasale; chacune d'elles donne attache à l'extrémité interne du *muscle sourcilier* correspondant (*fronto-sourcilier*, Ch.), dont l'extrémité externe se perd dans les muscles orbiculaire et occipito-frontal. V. CORRUGATEUR. — *Artère sourcilière*. La sus-orbitaire.

SOURD, OURDE. adj. et s. m. [all. *taub*, angl. *deaf*, it. et esp. *sordo*]. Qui est privé de l'ouïe. V. SURDITÉ.

SOURD-MUET. s. m. et adj. [all. *Taubstummer*, *taubstumm*, angl. *deaf and dumb*, it. *sordomuto*, esp. *sordomudo*]. Qui est privé de la faculté d'expression orale par surdité de naissance due à un vice du développement de l'oreille interne et du nerf acoustique. On en compte 58 par 100 000 en France, et 245 en Suisse, tandis que la proportion pour les aveugles est de 76 dans le dernier et de 84 dans le premier de ces États. Les enfants privés de l'ouïe qui n'ont pu recevoir aucune leçon de leurs parents ont une vie de relation tout instinctive; leur intelligence inculte est comme à l'état latent. Les leçons d'une école spéciale les initient à la vie morale et intellectuelle; en leur apprenant le langage mimique, la lecture et l'écriture, elles les empêchent d'être des parias au milieu de la société et au milieu de leur famille. Sans un enseignement spécial et suivi, le sourd-muet, constamment seul, s'habitue à tout rapporter à lui. Obéir à ses penchants naturels, satisfaire ses appétits, ne connaître d'autre borne à cela que l'impuissance, s'irriter contre ce qui s'oppose à ses jouissances, sans être arrêté par les droits d'autrui qu'il ne connaît pas, voilà sa morale. Colère, vindicatif, paresseux, incapable de dévouement, il est pénible pour ceux qui vivent autour de lui.

SOURIS. s. f. [all. *Maus*, angl. *mouse*, it. *sorcio*, *Mus musculus*, L.]. Petit rongeur d'un pelage de couleur cendrée. ‖ La souris, en particulier la souris blanche, est couramment employée dans les laboratoires pour l'inoculation des microbes et des toxines; elle constitue le réactif de choix pour la recherche du pneumocoque; l'injection du produit suspect ou de la culture est faite sous la peau; l'animal meurt le lendemain ou le surlendemain, et on trouve dans le sang, le pneumocoque encapsulé avec sa forme typique; on le rencontre également dans les imprégnations faites avec le tissu splénique. ‖ L'un des noms du *nystagme*.

SOUS-ACÉTATE. s. m. Ancien nom des acétates contenant plusieurs équivalents de base pour un d'acide.

SOUS-ACROMIO-HUMÉRAL. adj. et s. V. DELTOÏDE.

SOUS-APONÉVROTIQUE. adj. Qui est placé sous l'aponévrose: *céphalématome sous-aponévrotique*, *phlegmon sous-aponévrotique*.

SOUS-ARACHNOÏDIEN, IENNE. adj. Qui est au-dessous de l'arachnoïde. — *Espaces sous-arachnoïdiens*. Espaces prismatiques que l'on observe à la surface des hémisphères cérébraux et de la moelle épinière, dans les points où l'arachnoïde abandonne la pie-mère pour passer d'une saillie à l'autre, sans se déprimer dans les anfractuosités de cette surface: dans ces espaces circule le liquide céphalo-rachidien. Dans le crâne, il existe: un *espace sous-arachnoïdien antérieur* (Cruveilhier) (*confluent antérieur du liquide céphalo-rachidien*, Magendie), limité en avant par la protubérance annulaire, en arrière par le chiasma des nerfs optiques, latéralement par la partie antérieure des lobes postérieurs du cerveau; de *petits espaces sous-arachnoïdiens*, communiquant avec le précédent, et situés à la partie antérieure de la face inférieure du cerveau; enfin un *espace sous-arachnoïdien postérieur* (*confluent postérieur*), compris entre la scissure médiane du cervelet et la face antéro-supérieure du bulbe rachidien. Au rachis, l'arachnoïde, restant à une certaine distance de la pie-mère, limite un espace dit *grand espace sous-arachnoïdien spinal*, surtout large au niveau de la queue de cheval: cet espace communique avec le confluent sous-arachnoïdien postérieur, de sorte que le liquide céphalo-rachidien se meut facilement dans toute l'étendue de l'axe cérébro-spinal. — *Liquide sous-arachnoïdien*. V. CÉPHALO-RACHIDIEN.

SOUS-ARSÉNIATE. s. m. Ancien nom des arséniates contenant un excès de base relativement à l'acide.

SOUS-ASTRAGALIEN, IENNE. adj. Qui concerne le dessous de l'astragale. — *Désarticulation* ou *amputation sous-astragalienne*. Mode d'amputation du pied, souvent substituée à l'amputation de la totalité de cette partie avec ablation des malléoles. Dans la méthode la plus usitée, de Jules Roux (de Toulon), on pratique une incision partant d'un point peu éloigné du relief que forme le tendon d'Achille, on conduit cette incision en avant, en passant à 1 centimètre et demi à peu près au-dessous de la malléole externe; le tégument est peu rétractile en cet endroit, et l'on n'a pas à craindre de dénuder la malléole; on continue la section d'arrière en avant sur la face dorsale du pied, et, au niveau du premier cunéiforme, on pratique une incision transversale, que l'on fait descendre verticalement sur le bord interne du pied, et qui passe ensuite au même niveau sur la face plantaire; arrivée au niveau du bord externe du pied, elle remonte un peu obliquement en haut et en arrière vers son point de départ, formant ainsi dans ce dernier point un angle très aigu. Enfin on désarticule. On a fait également l'amputation sous-astragalienne par la méthode circulaire et par la méthode ovalaire, procédés dans lesquels on peut réunir la plaie transversalement, ou bien d'avant en arrière. C'est une opération longue et laborieuse; il faut disséquer le calcanéum sur toutes ses faces, inciser le tendon d'Achille, ménager la tibiale postérieure, éviter d'ouvrir l'articulation tibio-tarsienne, mais les résultats en sont bons. Le membre garde plus de longueur, sa base de sustentation est plus large qu'après l'amputation totale. Elle est due à de Lignerolles. — *Luxation sous-astragalienne*. Luxation de l'astragale dans laquelle cet os abandonne les rapports qu'elle affecte normalement avec le calcanéum et le scaphoïde, pour se porter en avant, en arrière, en dehors ou en dedans. Dans tous ces cas, la réduction s'opère, pendant la flexion de la jambe, par une traction directe sur le pied, aidée d'une pression en sens inverse sur les os déplacés.

SOUS-ATLOÏDIEN. adj. [*subatloideus*]. Qui est au-dessous de la vertèbre atlas. — *Nerf sous-atloïdien*. Le nerf de la seconde paire cervicale.

SOUS-AXOÏDIEN. adj. [*subaxoideus*]. Qui est au-dessous de la vertèbre axis. — *Nerf sous-axoïdien*. Le nerf de la troisième paire cervicale.

SOUS-CARBONATE. s. m. [*subcarbonas*, all. *basischkohlensaures Salz*, it. *sotto-carbonato*]. Ancien nom des carbonates dans lesquels il y a plus d'un équivalent de base pour un d'acide.

SOUS-CLAVICULAIRE. adj. Qui est sous la clavicule. — *Murmure sous-claviculaire.* Bruit dû au frottement exercé sur l'artère sous-clavière par le muscle sous-clavier ou à la diminution de son calibre par l'élévation de la première côte ; c'est ainsi qu'il s'entend surtout dans l'inspiration et d'autant plus intense qu'elle est profonde, qu'il diminue ou augmente par l'élévation du bras, et s'observe plus souvent à gauche qu'à droite, en raison de la disposition anatomique de l'artère du côté gauche (Richardson).

SOUS-CLAVIER, IÈRE. adj. [*subclavius*]. Qui est situé sous la clavicule. — *Artère sous-clavière.* Elle s'étend du tronc brachio-céphalique à droite, de la crosse de l'aorte à gauche, jusqu'au bord inférieur de la clavicule, où elle se continue avec l'axillaire. Elle décrit une courbe à concavité inférieure, du côté droit, tandis qu'à gauche elle est d'abord verticale et ascendante, puis horizontale. En dedans des muscles scalènes, la sous-clavière droite répond, en arrière, à l'apophyse transverse de la septième vertèbre cervicale ; en avant, à la veine sous-clavière qui lui est parallèle, et aux nerfs grand sympathique, pneumogastrique et diaphragmatique qui lui sont perpendiculaires; en dehors, à la plèvre droite; la sous-clavière gauche est plus profondément située, parallèle d'abord à la carotide primitive, dont la séparent les nerfs grand sympathique et pneumogastrique, puis transversale et croisée à angle droit par la veine correspondante. Entre les scalènes, elle répond, de chaque côté, en avant au muscle scalène antérieur, qui la sépare de la veine sous-clavière, en haut et en arrière, aux branches d'origine du plexus brachial, en bas à la première côte sur laquelle elle s'appuie. Elle est placée, au milieu de l'espace qui sépare les bords correspondants des muscles trapèze et sterno-mastoïdien, au-dessous de la peau, du tissu conjonctif, du muscle peaussier, de l'aponévrose qui va du sterno-mastoïdien au trapèze, et immédiatement au-dessous de l'aponévrose profonde qui enveloppe le muscle omoplat-hyoïdien. Elle est séparée du muscle sous-clavier par la veine sous-clavière, à laquelle elle est accolée auprès de la clavicule. La clavicule et le muscle omoplat-hyoïdien forment un triangle dans lequel se trouve l'artère. La veine jugulaire externe croise sa direction pour se jeter dans la veine sous-clavière au milieu de la clavicule. Les branches collatérales de l'artère sous-clavière sont : la *vertébrale*, la *thyroïdienne inférieure*, la *mammaire interne*, l'*intercostale supérieure*, la *cervicale transverse*, la *scapulaire* et la *sus-cervicale profonde*. — *Muscle sous-clavier.* Muscle (*costo-claviculaire*, Ch.) qui s'étend du cartilage de la première côte à la partie inférieure externe de la clavicule. — *Veine sous-clavière.* Elle succède à l'axillaire, vers l'extrémité inférieure du scalène antérieur, et elle se termine au tronc veineux brachio-céphalique, qu'elle concourt à former avec les jugulaires.

SOUS-CONJONCTIVAL, ALE. adj. Qui est placé sous la conjonctive. — *Glande sous-conjonctivale.* V. Conjonctive.

SOUS-COSTAL, ALE. adj. [*infra-costalis*]. Qui est situé sous les côtes. — *Muscles sous-costaux.* Petits muscles qu'on trouve à la face interne des côtes, à 4 centimètres environ de l'articulation de leurs têtes, et dans la largeur de 4 à 5 centimètres et demi. Leur nombre est de dix. Leur direction est celle des intercostaux internes, qu'ils continuent jusqu'au rachis.

SOUS-COTYLOÏDIEN, IENNE. adj. — *Luxation sous-cotyloïdienne.* Variété de luxation du fémur. V. Fémur.

SOUS-CRÉPITANT. adj. — *Râle sous-crépitant.* D'après Laënnec, variété de râle crépitant, dans laquelle les bulles paraissent un peu plus grosses et plus humides que dans le râle crépitant véritable. On peut ajouter que ces bulles ne sont pas égales entre elles, et que le râle s'entend aux deux temps de la respiration. Suivant la grosseur des bulles, on distingue les râles sous-crépitants en petit, moyen et gros ; le gros, quand il est de plus très humide, constitue le gargouillement. Le râle sous-crépitant est produit par le passage de l'air dans les bronches remplies de liquide ; aussi on le rencontre dans la bronchite aiguë à sa seconde période, dans la bronchite chronique, dans l'hémoptysie, dans la congestion et l'apoplexie pulmonaires, dans la tuberculose enfin à la deuxième période, c'est-à-dire au moment de la fonte des tubercules.

SOUSCRIPTION. s. f. V. Formule.

SOUS-CRUSTACÉ, ÉE. adj. Qui est sous des croûtes : *cicatrisation sous-crustacée.*

SOUS-CUISSE. s. m. Ensemble formé par deux bandes destinées à empêcher un bandage de corps de remonter : chaque bande, cousue en arrière au bord inférieur de ce bandage, passe d'arrière en avant sous la cuisse correspondante, et est fixée, en avant, à ce même bord, dans le pli de l'aine.

SOUS-CUTANÉ, ÉE. adj. [*subcutaneus*, angl. *subcutaneous*]. Qui est situé sous la peau. — *Broiement, déchirure, division sous-cutanée.* V. Lacération. — *Incision sous-cutanée.* L'un des modes de traitement de l'anthrax. Pour pratiquer les incisions sous-cutanées, un bistouri à lame étroite est introduit par la partie culminante de l'anthrax, là où la peau commence à se sphacéler. L'instrument tranchant pénètre à travers l'anthrax et divise les tissus des parties profondes en allant vers la peau, qui est respectée. Quatre incisions sous-cutanées en croix sont ainsi faites. Elles permettent d'éviter la douleur, la peau étant, en général, la partie la plus sensible sous le couteau. La guérison est plus rapide, et la cicatrice plus petite que par les autres modes de traitement (A. Guérin). V. Ténotomie. — *Injection sous-cutanée.* V. Hypodermique.

SOUS-DIAPHRAGMATIQUE. adj. [*infra-diaphragmaticus*]. Qui est sous le diaphragme. — *Plexus sous-diaphragmatique.* V. Diaphragmatique. — *Vaisseaux et nerfs sous-diaphragmatiques.* Les vaisseaux et nerfs qui se distribuent à la face inférieure du diaphragme.

SOUS-ÉPINEUX, EUSE. adj. [*infra-spinalis*]. Qui est au-dessous de l'épine de l'omoplate : *fosse sous-épineuse.* — *Muscle sous-épineux* (*grand scapulo-trochitérien*, Ch.). Muscle qui s'attache à presque toute l'étendue de la fosse sous-épineuse, et s'insère par un large tendon à la facette moyenne de la grosse tubérosité de l'humérus. Il est rotateur de l'humérus en arrière et en dehors.

SOUS-ESPÈCE. s. f. Collection d'individus qui diffèrent dans les mêmes rapports que ceux formant une race, mais d'une manière si prononcée, que les différences se perpétuent dans toutes les circonstances où les individus choisis comme type peuvent vivre.

SOUS-GENRE. s. m. Division établie dans un genre renfermant plusieurs espèces.

SOUS-HYOÏDIEN, IENNE. adj. Se dit des parties situées au-dessous de l'os hyoïde : *muscles sous-hyoïdiens, région sous-hyoïdienne.* V. Cou.

SOUS-ISCHIATIQUE. adj. — *Luxation sous-ischiatique.* Variété de luxation du fémur dans laquelle la tête articulaire repose sur la partie postérieure de l'ischion entre la tubérosité de cet os et l'épine sciatique ; elle peut ainsi être sentie sous les téguments ; la cuisse est en flexion et rotation interne, et est raccourcie de 2 à 3 centimètres.

SOUS-JACENT ou **SUBJACENT, ENTE**. adj. Se dit d'une partie du corps située sous une autre.

SOUS-LINGUAL, ALE. adj. V. Sublingual.

SOUS-MAMMAIRE. adj. — *Phlegmon* ou *abcès sous-mammaire*. V. Mamelle.

SOUS-MAXILLAIRE. adj. et s. m. [*submaxillaris*]. Qui est situé sous la mâchoire. — *Ganglion sous-maxillaire*. Petit ganglion nerveux ovoïde, rougeâtre, situé sous la face externe de la glande sous-maxillaire, et qui a trois racines : l'une sensitive, qui vient du nerf lingual; une motrice, qui est fournie par la corde du tympan; une troisième végétative, qui vient des filets du grand sympathique. Ses rameaux efférents se rendent à la glande sous-maxillaire. — *Glande sous-maxillaire*. Glande irrégulièrement ovoïde, bifurquée en devant, placée dans la région sus-hyoïdienne, au côté interne de la branche et du corps de la mâchoire inférieure, entre les deux ventres du muscle digastrique; elle est recouverte par la peau, le peaussier et l'aponévrose cervicale; l'artère faciale passe dans une gouttière creusée sur sa face postérieure, la veine faciale occupe sa face antérieure. Elle est formée de grains ou lobules séparés les uns des autres par des amas graisseux; chaque grain est constitué par la réunion de tubes dont les uns, les plus nombreux, sont tapissés uniquement par des cellules séreuses, et les autres, ou tubes mixtes, contiennent à la fois des cellules séreuses et des cellules muqueuses. Les cellules séreuses, en raison de leurs granulations et de leurs filaments basaux, ont un aspect sombre, tandis que les cellules muqueuses sont claires. Comme les cellules séreuses dans les tubes mixtes sont groupées au fond du cul-de-sac, elles forment une demi-lune appelée *croissant de Giannuzzi*. Enfin, on trouve encore des cellules centro-acineuses, à protoplasma très colorable, groupées au fond des culs-de-sac ou réunies au niveau du col de l'acinus. Les tubes, en se réunissant, forment un canal de Boll, limité par deux rangs de cellules dont les superficielles sont muqueuses, et les profondes élaborent des grains de sécrétion ; plusieurs canaux de Boll débouchent dans un canal strié bordé d'un seul rang de cellules prismatiques; ceux-ci aboutissent au canal excréteur de la glande ou *canal de Wharton*, qui va s'ouvrir sur le côté du frein de la langue, par un orifice étroit placé au milieu d'un tubercule un peu saillant. Si, chez un chien, on excite avec le courant galvanique l'un des nerfs vagues, ou le bout central de ce nerf coupé dans sa région cervicale, on produit une augmentation de la sécrétion des deux glandes sous-maxillaires, augmentation plus forte dans la glande du côté galvanisé (Oebl, Claude Bernard). La salivation qui accompagne la nausée et précède le vomissement produit par l'excitation du nerf vague est l'effet d'une action réflexe de ce nerf sur le filet tympanique du lingual, action qui se communique dans les centres nerveux aux nerfs correspondants du côté opposé. La stimulation de la muqueuse gastro-intestinale exerce une action sur la glande sous-maxillaire par cette même voie. Si l'on injecte dans l'estomac, par une fistule, une infusion irritante ou simplement de l'eau, on excite la sécrétion de ces glandes, si les nerfs vagues sont intacts : cet effet manque après leur section. V. Corde *du tympan*, Salivaire, Salive et Sphénopalatin.

SOUS-MAXILLITE. s. f. Inflammation de la glande sous-maxillaire; elle est consécutive à une infection ascendante venant de la bouche par le canal de Warthon ; elle est surtout fréquente dans le cas de lithiase salivaire ou de corps étranger du canal; elle est d'une observation beaucoup plus rare que la parotidite.

SOUS-MAXILLO-CUTANÉ. adj. et s. m. V. Houppe *du menton*.

SOUS-MAXILLO-LABIAL. adj. et s. m. V. Triangulaire *des lèvres*.

SOUS-MENTAL, ALE. adj. V. Submental.

SOUS-MUQUEUX, EUSE. adj. Qui est placé sous une muqueuse. — *Laryngite sous-muqueuse*. V. Œdème *de la glotte*.

SOUS-NASAL. adj. — *Point sous-nasal*. Point situé au milieu du bord inférieur des narines et servant de repère en anthropologie.

SOUS-NITRATE. s. m. Nitrate contenant un excès de base par rapport à l'acide.

SOUS-OCCIPITAL, ALE. adj. [*infra-occipitalis*]. Qui est placé au-dessous de l'os occipital. — *Nerfs sous-occipitaux*. Nom donné aux branches postérieures des deux premiers nerfs cervicaux. Le premier sort du canal vertébral entre l'occipital et l'atlas par le conduit fibreux qui loge l'artère vertébrale, s'anastomose avec une branche du deuxième nerf sous-occipital et se divise en branches multiples qui se perdent dans les muscles postérieurs droits et obliques de la tête. Le second, beaucoup plus volumineux (*grand nerf occipital*), sort entre l'atlas et l'axis, se porte en haut et en dedans, traverse la partie supérieure du grand complexus et du trapèze, devient oblique en haut et en dehors, et se termine dans la partie postérieure du cuir chevelu, après avoir fourni des rameaux aux deux complexus, au splénius, au transverse épineux, et s'être anastomosé avec le premier nerf sous-occipital et avec la branche postérieure de la troisième paire rachidienne: ces anastomoses forment le *plexus cervical postérieur* de Cruveilhier. — *Os sous-occipital* ou *basilaire*. L'apophyse basilaire de l'occipital formant un os distinct sur divers sauriens, ophidiens et poissons.

SOUS-OPTICO-SPHÉNO-SCLÉROTICIEN. adj. et s. m. V. Droit *inférieur de l'œil*.

SOUS-ORBITAIRE. adj. [*infra-orbitalis*]. Qui est situé au-dessous de l'orbite. — *Canal sous-orbitaire*. Petit conduit que présente la face orbitaire du maxillaire supérieur. Il forme d'abord une simple gouttière sur la paroi inférieure de l'orbite; il est ensuite converti en canal par le rebord de cette cavité. Il s'ouvre dans la fosse canine par un orifice appelé *trou sous-orbitaire*, et loge l'*artère sous-orbitaire*, branche de la maxillaire interne qui se divise dans la fosse canine en un grand nombre de rameaux anastomosés avec la coronaire labiable supérieure, la nasale et la transverse de la face; et le *nerf sous-orbitaire*, rameau du maxillaire supérieur, dont les filets terminaux, entre-croisés avec ceux du facial, vont aux téguments de la paupière inférieure, de la lèvre supérieure et de l'aile du nez.

SOUS-OXYDE. s. m. V. Oxyde.

SOUS-PELVIEN, IENNE. adj. Qui est au-dessous du pelvis. V. Honteux.

SOUS-PÉNIEN, IENNE. adj. — *Fistule congénitale sous-pénienne*. Canal faisant communiquer l'urètre avec un point variable de la face inférieure de la verge. Cette difformité est distincte de l'hypospadias pénien, dans lequel il y a orifice anormal, mais sans canal intermédiaire à l'urètre et à la peau. Ces fistules sous-péniennes peuvent être complètes, borgnes internes (cas très rare), ou borgnes externes. Le traitement consiste à les tarir et à les cautériser; on peut même tenter l'extirpation complète (Legueu).

SOUS-PÉRICRANIEN, IENNE. adj. Qui est sous le péricrâne : *céphalématome sous-péricranien*.

SOUS-PÉRIOSTÉ, ÉE. adj. Qui se rapporte à ce qui est sous le périoste. — *Opérations sous-périostées*. Celles qui se pratiquent sur l'os en détachant et conservant le périoste qui le recouvrait. V. Évidement et Résection.

SOUS-PÉRITONÉAL, ALE. adj. Qui est sous le péritoine. — *Phlegmon sous-péritonéal*. V. Iliaque (*Phlegmon*).

SOUS-PHOSPHATE. s. m. Ancien nom des phosphates contenant plus d'un équivalent de base pour un d'acide.

SOUS-PLANTAIRE, adj. V. MÉTATARSO-PHALANGIEN.

SOUS-PUBIEN, IENNE. [*infra-pubianus*]. Qui est au-dessous du pubis. — *Fosse sous-pubienne.* Dépression qui entoure le trou sous-pubien ou trou ovale. — *Ligament sous-pubien.* Ligament très fort de l'articulation pubienne, fixé de l'un et de l'autre côté à la partie supérieure et interne des branches obliques de l'arcade pubienne. — *Os sous-pubien.* V. ILIAQUE. — *Trou sous-pubien.* V. ILIAQUE. ‖ *Hernie sous-pubienne* (*ovalaire obturatrice*). Issue de l'intestin par le trou sous-pubien de l'os iliaque. La mobilité de la cuisse sur le bassin rend souvent la contention difficile. Lorsqu'elle est étranglée, cette hernie peut faire croire à un étranglement interne : il faut examiner avec soin la région sous-pubienne et tenir compte des antécédents, de la douleur qui se produit dans un point voisin de cette région pendant l'extension de la cuisse et se propage dans le membre inférieur du côté correspondant. Si l'on pratique la kélotomie, il faut, en général, débrider en bas et en dedans pour éviter de léser l'artère obturatrice.

SOUS-PUBIO-ABDOMINAL. adj. et s. m. V. PYRAMIDAL *de l'abdomen.*

SOUS-PUBIO-COCCYGIEN. adj. et s. m. V. RELEVEUR *de l'anus.*

SOUS-PUBIO-CRÉTI-TIBIAL. adj. et s. m. V. DROIT *interne de la cuisse.*

SOUS-PUBIO-FÉMORAL. adj. et s. m. V. ADDUCTEUR (*Second*) *de la cuisse.*

SOUS-PUBIO-PRÉTIBIAL. adj. et s. m. V. DROIT *interne de la cuisse.*

SOUS-PUBIO-TROCHANTÉRIEN. adj. V. OBTURATEUR *externe* et OBTURATEUR *interne.*

SOUS-RÉSINE. s. f. V. RÉSINE.

SOUS-SCAPULAIRE. adj. [*infra-scapularis*]. Qui est situé sous l'omoplate : *fosse sous-scapulaire.* — *Artère sous-scapulaire* ou *scapulaire inférieure.* Branche de l'axillaire qui naît au niveau du bord inférieur du muscle sous-scapulaire, et se termine sur l'angle de l'omoplate en s'anastomosant avec la sus-scapulaire et la scapulaire postérieure, branches de la sous-clavière. Elle fournit une branche volumineuse, qui se ramifie dans la fosse sous-épineuse et s'anastomose aussi avec ces deux branches. De sorte que la sous-scapulaire établit une large communication entre les artères axillaire et sous-clavière. — *Muscle sous-scapulaire* (*sous-scapulo-trochinien*, Ch.). Muscle qui naît des trois quarts internes de la fosse sous-scapulaire, dans laquelle il est situé, et va se terminer à la petite tubérosité de l'humérus. Il est rotateur en dedans de l'humérus.

SOUS-SCAPULO-TROCHINIEN. adj. et s. m. V. SOUS-SCAPULAIRE.

SOUS-SCAPULO-TROCHITÉRIEN. adj. V. ROND (*Petit*).

SOUS-SEL. s. m. Ancien nom des sels contenant plus d'un équivalent de base pour un d'acide.

SOUS-SPINAL, ALE. adj. Qui est au-dessous de l'épine vertébrale ou rachis.

SOUS-STERNAL, ALE. adj. [*infra-sternalis*]. Qui est situé sous le sternum. — *Artère sous-sternale.* La mammaire interne.

SOUS-SULFATE. s. m. Ancien nom des sulfates contenant plus d'un équivalent de base pour un d'acide.

SOUS-TROCHANTÉRIEN, IENNE. adj. [*infra-trochanterianus*]. Qui est situé au-dessous du trochanter. — *Artère sous-trochantérienne.* La circonflexe interne.

SOUS-TROCHANTINIEN, IENNE. adj. [*infra-trochantinianus*]. Qui est situé au-dessous du petit trochanter. — *Artère sous-trochantinienne.* La circonflexe externe.

SOUS-UNGUÉAL, ALE. adj. Qui est au-dessous de l'ongle. — *Tissu sous-unguéal.* V. RÉTICULAIRE.

SOUS-VERTÉBRAL, ALE. adj. Synonyme de *sous-spinal.*

SOUTÈNEMENT. s. m. ou **SOUTIEN.** s. m. — *Appareil de soutènement ou de soutien.* Il comprend le tissu conjonctif, les os, les cartilages, la névroglie.

SOZOIODOL. s. m. Nom donné à l'acide diiodoparaphénolsulfonique; ce corps renferme 73 p. 100 d'iode, 20 de phénol et 7 de soufre. Il a été préconisé comme succédané de l'iodoforme.

SOZOIODOLATE. s. m. Sels formés par l'union du sozoiodol avec une base. — *Sozoiodolate de mercure.* Il s'emploie en poudre, en pommade à 1 p. 100, en solution dans l'eau salée à 8 p. 100 dans les dermatoses. — *Sozoiodolate de potassium.* Succédané de l'iodoforme; il est dépourvu d'odeur. — *Sozoiodolate de soude.* Sel non toxique, sans odeur; il s'emploie à l'intérieur à la dose de 2 à 3 grammes; pour l'usage externe, on se sert de solutions du dixième ou vingtième. — *Sozoiodolate de zinc.* Sel soluble; s'emploie comme le précédent dans le traitement de la blennorragie, en injections d'une solution à 1 ou 2 p. 100; dans les dermatoses, en poudre et pommade à 5 p. 100.

SOZOLIQUE. adj. — *Acide sozolique* Syn. d'*Aseptol.*

SPA (Belgique). *Eaux ferrugineuses*, froides, 10°, contenant 0gr,61 de sels, dont 0gr,112 de bicarbonate de fer, 0gr,12 de bicarbonate de soude, 0gr,05 de chlorure de sodium, et de plus 1288 centimètres cubes d'acide carbonique libre; boues comprenant 31 p. 100 de matières solides ormées d'oxyde de fer, d'alumine, chaux, magnésie, soude, potasse et silice. Altitude : 250 mètres. Établissement : boissons, bains, douches, bains de boues; saison : 1er mai au 1er novembre. Indications : anémies, névralgies, neurasthénie, mal de Bright, métrites, rhumatisme chronique. L'eau de la source de Pouhen est transportée.

SPAGIRIE. s. f. [*ars spagirica*, de σπᾶειν, séparer, et ἀγείρειν, rassembler; all. *spagirie*, *Chemie*, angl. *spagyry*, *chymistry*, it. *spagiria*, esp. *espagiria*]. Nom donné autrefois à la chimie, parce qu'elle enseigne l'art d'analyser les corps et de les recomposer.

SPAGIRIQUE. adj. Qui concerne la spagirie. — *Art spagirique.* La chimie. — *Médecine spagirique.* Celle qui faisait exclusivement usage de remèdes chimiques : elle était aussi nommée *hermétique*, parce qu'on supposait que les moyens qu'elle employait avaient été trouvés dans les livres d'Hermès. — *Remèdes spagiriques.* Les remèdes chimiques, par opposition aux remèdes *galéniques* ou végétaux.

SPAGIRISTES. s. m. pl. [all. *spagirist*, *alchimist*, angl. *spagirist*, it. *spagirico*, esp. *espagirico*]. Secte de médecins qui prétendaient expliquer les changements qui s'opèrent dans le corps humain, en santé et en maladie, de la même manière que les chimistes de leur temps expliquaient ceux du règne inorganique.

SPANÉMIE. s. f. [de σπάνις, manque, et αἷμα, sang]. Synonyme peu employé d'*anémie.*

SPARADRAP. s. m. [bas lat. *sparadrapum* ou *sparadrapus*, all. et angl. *sparadrap*, it. *sparadrappo*, esp. *esparadrapo*]. Feuille de papier, ou de tissu de coton, de soie, qu'on recouvre uniformément d'une couche médicamenteuse ou qu'on imprègne de quelque mélange résineux ou emplastique. Le sparadrap, étant destiné à être appliqué sur la peau, doit être composé de manière qu'il puisse y adhérer avec facilité. V. BANDELETTE, DIACHYLON et TOILE. — *Sparadrap de cire.* V. TOILE *de mai.* — *Sparadrap vésicant.* V. VÉSICATOIRE.

SPARADRAPIER. s. m. [all. *sparadrapholz*]. Instrument propre à préparer les sparadraps. Il consiste en une tablette de bois au-dessus de laquelle est une lame de fer taillée en biseau, supportée à ses extrémités par deux montants, et qui n'est séparée de la tablette que par un intervalle proportionné à l'épaisseur à donner à la couche emplastique; on fait passer entre la tablette et cette lame la toile sur laquelle on coule l'emplâtre, et la lame en retranche tout l'excédent.

SPARADRAPIQUE. adj. Qui a rapport au sparadrap : *papier sparadrapique.*

SPARGOSE, et non **SPARGANOSE.** s. f. [de σπαργάω, je gonfle; all. *Milchverhaltung,* angl. *spargosis,* it. *spargosi*]. Distension des mamelles par le lait; il y a rétention du lait sécrété en abondance. Dans la *galactorrhée* au contraire, le lait s'écoule sans difficulté.

SPARTÉINE. s. m. Alcaloïde du genêt à balais (*Spartium scoparium*). Liquide huileux, amer, insoluble dans l'eau, donnant un sulfate soluble, qui rend les battements du cœur plus réguliers et plus forts, sans produire de vomissements ni de diurèse. Le sulfate de spartéine est indiqué dans tous les cas d'asthénie cardiaque, avec ralentissement du pouls, avec ou sans lésions valvulaires : 5 à 25 centigr. par jour, en pilules ou en potion. L'effet est plus rapide et plus durable qu'avec la digitale; avec cette dose on n'a pas à redouter les effets d'accumulation, vertiges, éblouissements, fourmillements, etc. (G. Sée).

SPASME. s. m. [*spasme,* σπασμὸς, all. *Krampf,* angl. *spasm,* it. *spasmo,* esp. *espasmo*]. Contraction musculaire involontaire; c'est une convulsion clonique (V. CLONISME); elle est localisée à un muscle ou à un groupe de muscles, mais diffère du tic qui avant de devenir automatique a été élaboré par le cerveau; le spasme, au contraire, est un phénomène réflexe dont le centre a toujours été spinal ou bulbo-spinal. Il intéresse surtout les muscles lisses, et certains auteurs ont voulu réserver ce terme aux convulsions des muscles de la vie organique; la contraction est alors plus lente, et persiste plus longtemps. Enfin on a pris parfois le mot *spasme* dans le sens de contraction *tonique,* mais ce sens ne se rencontre plus que dans les expressions d'*hémiplégie spasmodique, paralysie spasmodique, paraplégie spasmodique.* — *Spasme cynique.* V. CANIN. — *Spasme essentiel.* V. NÉVROSE. — *Spasmes fonctionnels.* Nom donné parfois à des troubles moteurs convulsifs apparaissant dans un groupe musculaire à l'occasion d'un mouvement accoutumé; la convulsion étant le plus souvent tonique, le nom de *spasme* n'est pas exact; celui de *crampe,* sous lequel on le désigne souvent, ne l'est pas non plus, la contraction n'étant pas douloureuse le plus souvent. On leur donne parfois le nom de *névroses* ou *dyskinésies* fonctionnelles, qui paraît préférable; en effet, à côté de la forme dite spasmodique, qui est caractérisée par une contraction passagère, on décrit une forme paralytique, signalée déjà par Duchenne de Boulogne, dans laquelle il y a une sorte d'engourdissement musculaire passager, sans convulsion tonique ni clonique. La plus connue de ces affections est la crampe des écrivains (V. CRAMPE). — *Spasme de la glotte.* Contraction spasmodique des muscles de la glotte, qui peut être *symptomatique* d'une affection siégeant dans le larynx (croup, œdème de la glotte, laryngite striduleuse), ou dans le voisinage de cet organe (anévrysme de l'aorte, tumeur de l'œsophage, etc., comprimant le nerf récurrent ou le pneumogastrique), ou d'une névrose (épilepsie, hystérie, etc.). Mais c'est surtout le spasme *essentiel* [*angine thymique, asthme convulsif, asthme infantile, asthme de Millar, asthme thymique, asthme de Kopp, croup cérébral, phréno-glottisme,* etc.] qu'on décrit sous ce nom. C'est une affection des enfants à la mamelle, consistant en contractions convulsives des muscles glottiques et du diaphragme, caractérisées par de courts accès de suffocation, avec cyanose, survenant tout à coup, sans prodromes, entraînant à leur suite de la fatigue et quelques mouvements convulsifs. Cinq ou six de ces inspirations sonores, sans expirations entre elles, assez semblables à ce qu'on observe chez les enfants qui, au milieu de leurs sanglots, ne peuvent, comme l'on dit vulgairement, *reprendre leur haleine,* se font entendre; puis peu à peu la respiration se rétablit. Ces accès se répètent ou non plusieurs fois par jour et dans quelques cas graves causent la mort par asphyxie. Hérard a montré que c'est un simple phénomène spasmodique qui représente pour les enfants du premier âge la laryngite striduleuse des enfants plus âgés; que c'est un accident nerveux et non une maladie spéciale. Cette névrose est souvent associée à la tétanie, et s'observe surtout chez les enfants rachitiques; on a tendance actuellement à la rattacher à une auto-intoxication d'origine gasto-intestinale; les troubles digestifs y sont en effet fréquemment associés. Le pronostic est toujours sérieux; l'enfant peut succomber dès le premier accès, ce qui est rare; le plus souvent les accès se répètent, deviennent de plus en plus nombreux et prolongés; l'enfant s'affaiblit, et peut succomber au cours d'un accès; souvent, après une période d'état plus ou moins longue, les accès s'espacent, diminuent d'intensité et la guérison arrive. Le traitement consiste d'abord dans une bonne hygiène alimentaire, et la suppression des troubles digestifs; pendant l'accès, on fait des aspersions d'eau froide sur le visage; on aura recours aux tractions rythmées de la langue, si la crise se prolonge. On préviendra le retour des accès, en administrant les bromures, le chloral, le musc. — *Spasme des membres et des mâchoires.* V. CONTRACTURE. — *Spasme musculaire idiopathique.* V. TÉTANOS *intermittent.* — *Spasme œsophagien.* V. ŒSOPHAGISME. — *Spasme des reins.* V. NÉPHRALGIE. — *Spasme utérin.* Contraction spasmodique des fibres de la matrice qui fait qu'après l'expulsion du produit et pendant la délivrance cet organe prend des configurations variées : tantôt cylindrique, tantôt globuleux, parfois se contractant dans une de ses parties, il peut prendre la forme d'un sablier. La contraction porte rarement sur l'orifice externe ou sur la totalité du corps, quelquefois sur une partie du corps, le plus souvent sur l'orifice interne. Guillemot désigne par le mot anglais *hour-glass* le spasme qui tient à la forme de la matrice elle-même, et par *châtonnement* la conformation qu'elle prend en se moulant sur le délivre retenu dans la cavité. Dans le *hour-glass* ou spasme de l'orifice interne, si l'on porte la main dans la matrice, on découvre dans le vagin son col si défiguré, qu'il ressemble à une portion de gros intestin tronqué et au fond duquel se trouve, de 4 à 8 centimètres de hauteur, une espèce d'étranglement qui est l'orifice interne froncé et presque entièrement fermé. Le spasme cesse ordinairement de lui-même au bout de quelque temps, et on peut hâter cette cessation en portant sur la partie contractée une pommade contenant de l'extrait de belladone; alors le placenta sort de lui-même s'il est libre d'adhérences, ou peut être artificiellement décollé et extrait s'il est adhérent. Mais si, avant que le spasme ait disparu, une hémorragie utérine apparaît par suite d'adhérences et de décollement partiel du placenta, il est nécessaire d'extraire immédiatement celui-ci après avoir anesthésié la parturiente par des inhalations de chloroforme. — *Spasme de la vessie.* Contractions douloureuses de la vessie causées par la présence de calculs vésicaux ou par la cystite. On les fait disparaître par l'administration des antispasmodiques, de la belladone en particulier, les bains chauds, etc.

SPASMODIQUE. adj. [*spasmodicus,* σπασμώδης, all. *spasmodisch,* angl. *spasmodic,* it. *spasmodico,* esp. *espasmodico*]. Qui appartient aux spasmes, qui est caractérisé par des spasmes : *colique spasmodique, paralysie spasmodique;* dans ce dernier cas, le terme de *spasme* est employé dans le sens de contraction tonique. — *Croup spasmodique.* La laryngite striduleuse. — *Démarche spasmodique.* Trouble de la démarche qui caractérise la paraplégie spasmodique : le malade avance en inclinant alternativement le corps d'un côté, puis de l'autre, et grâce à des mouvements du torse, arrive à détacher les pieds du sol; les cuisses sont accolées et en rotation interne; les genoux frottent l'un contre l'autre; les jambes seules s'écartent l'une de l'autre; les pieds sont tournés en dedans et en équinisme; leurs pointes traînent sur le sol en faisant un bruit spécial; les pas sont courts, les pieds s'embarrassent fréquemment l'un dans l'autre, et le malade manque à chaque instant de tomber. D'autres types de démarche spasmodique se rencontrent dans la myotonie ou maladie de Thomsen, dans la maladie de Parkinson ; dans tous ces cas le trouble est dû à la rigidité musculaire. On décrit aussi une démarche spasmodique clonique, dans la chorée, l'athétose, quand des convulsions cloniques interviennent pour déterminer les troubles.

SPASMOLOGIE. s. f. [*spasmologia*, de σπασμὸς, spasme, et λόγος, discours; all. *Spasmologie*, angl. *spasmology*, it. *spasmologia*, esp. *espasmologia*]. Traité des spasmes.

SPASMOPHILIE. s. f. [de σπασμὸς, spasme, et φιλία, tendance]. Prédisposition héréditaire ou acquise aux convulsions; ce terme, dû à Féré, désigne ce que Joffroy a appelé l'aptitude convulsive.

SPASTIQUE. adj. [angl. *spastic*, it. *spastico*, esp. *espastico*]. S'est dit pour spasmodique.

SPATH. s. m. [all. *Spath*, angl. *spathum*, it. *spato*, esp. *espato*]. Nom collectif de tous les minéraux à texture lamelleuse et brillante. — *Spath calcaire.* Carbonate de chaux cristallisé. — *Spath fluor* (*fluorine*). Fluorure de calcium natif. — *Spath pesant.* Sulfate de baryte.

SPATHIQUE. adj. [all. *spathig*, angl. *spatic*, *spatical*, it. *spatico*, esp. *espatico*]. Qui est de la nature du spath, qui a une texture lamelleuse. — *Acide spathique.* V. Fluosilicique. — *Fer spathique.* V. Carbonate *de fer*.

SPATULE. s. f. [*spathula*, diminutif de *spatha*, σπάθη ; all. *Spatel*, angl. *spatula*, it. *spatola*, esp. *espatula*]. Instrument de chirurgie et de pharmacie, plat à un bout et arrondi à l'autre, dont on se sert pour remuer ou pour étendre les électuaires, les onguents, les emplâtres, etc.

SPÉCIALISATION. s. f. [all. *Specialisirung*, angl. *spécialisation*, it. *spezializazione*, esp. *especialisacion*]. Terme employé, en médecine, soit pour désigner la détermination d'une maladie ou d'un symptôme d'abord confondus avec d'autres, soit pour indiquer qu'un symptôme prend un caractère net et bien déterminé ou spécial, après avoir été peu manifesté ou général. || Limitation des études et de la pratique à une partie de l'art de la médecine.

SPÉCIALISME. s. m. L'emploi d'une spécialité.

SPÉCIALISTE. s. m. [all. et angl. *Specialist*, it. *spezialista*, esp. *especialista*]. Médecin qui se consacre principalement, ou exclusivement, au traitement de certaines maladies, maladies des yeux, des oreilles, des dents, de l'appareil urinaire, de la peau, affections vénériennes, aliénation mentale, maladies qui atteignent de préférence les enfants ou les femmes, etc.; traitement de certaines difformités, comme les déviations de la colonne vertébrale et des membres; à la pratique de certaines opérations, telles que la cystotomie et la lithotritie. L'intelligence et la vie ont des bornes qui ne permettent pas à l'homme de connaître également bien tout ce que les générations précédentes ont découvert dans les diverses branches de l'art de guérir, et moins encore de suppléer par son expérience personnelle, quelque étendue qu'elle puisse être, à cette incapacité qui ressort de la nature même. Il n'y a d'autre voie, pour arriver à la connaissance des moyens utiles dans chaque cas particulier, pour faire des découvertes techniques et surtout pour les asseoir sur des bases solides, que de limiter le cercle des investigations. Ce n'est donc pas en vue des véritables intérêts de la science et de l'humanité que quelques personnes affectent de parler avec dédain des *spécialités médicales*, qui ont existé de tout temps et sont consacrées par la séparation naturelle entre l'art et la science et par la division de l'*art de guérir* en médecine proprement dite et en chirurgie. Mais les spécialistes ne peuvent être utiles qu'autant qu'ils ont étudié l'ensemble de l'art avant de se livrer à la spécialité de leur choix, qu'ils connaissent assez les principes positifs dans toutes les branches pour n'être jamais pris au dépourvu dans les diverses occurrences de la pratique, et qu'ils savent faire tourner les résultats de leurs recherches particulières au profit de la science. Leurs rapports, soit avec la médecine, soit avec la chirurgie, sont de même nature que ceux qui existent entre ces deux grandes divisions, dont les empires se confondent sur la ligne indécise de leurs frontières. Comme il serait honteux à un médecin ou à un chirurgien de se faire de son ignorance absolue d'une des deux branches de l'art un titre de supériorité dans l'exercice de l'autre, de même un spécialiste qui perdrait de vue l'ensemble de l'art descendrait, comme les renoueurs, les rebouteurs, les rhabilleurs, au plus bas degré d'un industrialisme dangereux, que, dans le silence des lois, l'opinion publique doit flétrir.

SPÉCIALITÉ. s. f. — *Spécialité médicale.* V. Spécialiste. — *Spécialité pharmaceutique.* Médicament fabriqué industriellement. Quand la composition en est inconnue (V. Remède *secret*), la spécialité doit être proscrite; dans le cas contraire, elle peut être employée, mais elle n'a d'avantages que pour les médicaments nouveaux, dont la préparation n'est pas encore inscrite au Codex et se trouve par conséquent ignorée des pharmaciens; en dehors de ce cas particulier, on peut dire que la spécialité nuit au corps médical et pharmaceutique; elle fait perdre au médecin l'habitude de formuler, au pharmacien celle de préparer les médicaments magistraux : elle sollicite le malade à se soigner lui-même, et à appliquer, par suite, des remèdes dont il ne connaît pas l'effet à des symptômes dont il ne sait pas apprécier la signification.

SPÉCIFICISME. s. m. Doctrine des spécificistes.

SPÉCIFICISTE. s. m. Médecin qui fait reposer l'étude des maladies sur la détermination de leur spécificité.

SPÉCIFICITÉ. s. f. [de *spécifique*; *Spezificität*, angl. *specificity*, it. *specificità*]. Qualité de ce qui est spécifique. — *Spécificité des causes des maladies.* V. Spécifique (*Cause*). — *Spécificité d'une cellule, d'un élément anatomique, d'une fibre*, etc. Ensemble de caractères que ne possèdent pas les autres cellules, fibres, etc., et qui font qu'on doit considérer cet élément comme *espèce* distincte. Or, comme à toute disposition anatomique spéciale correspond quelque particularité physiologique, il importe de distinguer les uns des autres des éléments qui diffèrent entre eux, bien qu'ils puissent rentrer dans un même groupe, comme celui des cellules, des fibres, etc. — *Spécificité d'un médicament.* Propriété que possède ce médicament d'agir particulièrement sur telle ou telle lésion et d'en faire disparaître les symptômes. La spécificité d'action de certains médicaments repose, d'une part, sur les propriétés qui leur appartiennent, et de l'autre sur les rapports moléculaires qui peuvent s'établir par l'assimilation entre eux (selon leur composition chimique) et tel ou tel tissu (d'après la composition immédiate de ses éléments). Elle peut aider à déterminer la nature, la spécificité des maladies dans les cas où l'observation directe sur le cadavre ou les produits morbides ne peut être faite : *Naturam morborum curationes ostendunt.* — *Spécificité morbide* [anciennement, *nature propre*, *qualité occulte et essentielle des maladies*]. Propriété d'une maladie qui fait qu'elle est toujours semblable à elle-même et ne se confond jamais avec une autre; c'est le caractère essentiel de la maladie. La spécificité morbide était autrefois affirmée seulement par la contagiosité qui permettait de voir une même maladie se reproduire sur une série d'individus avec les mêmes caractères: la syphilis ayant ce caractère au plus haut degré, on a dit parfois d'un accident syphilitique qu'il est *spécifique*. La spécificité peut être affirmée aujourd'hui pour toutes les maladies infectieuses, grâce à la bactériologie; c'est l'agent pathogène qui est spécifique, c'est-à-dire particulier à telle maladie, et ne se rencontrant pas dans les autres. Pourtant il faut savoir que dans certains cas au moins, le microbe peut exister dans l'organisme sans qu'il y ait éclosion de la maladie; ainsi le bacille de Koch se rencontre parfois non seulement à la surface des muqueuses, mais même dans l'intérieur des ganglions bronchiques, sans qu'il y ait de tuberculose. L'existence du microbe ne suffit donc pas pour caractériser la maladie; il faut de plus que le microbe ne reste pas inactif, mais se développe, et que l'organisme réagisse contre ce développement. Malgré cette restriction nécessaire, on doit considérer que l'agent microbien est le seul élément qui soit spécifique de la maladie. La notion de spécificité n'existe que pour les maladies, c'est-à-dire pour les états morbides envisagés depuis leur cause première jusqu'à leurs conséquences éloignées (V. Maladie); il ne peut en être question dans les affections d'organes.

SPÉCIFIQUE. adj. [*specificus*, de *species*, espèce, et *facere*, faire; all. *specifish*, angl. *specific*, it. *specifico*, esp. *especifico*]. Se dit de ce qui appartient à l'espèce, de ce qui caractérise l'espèce. — *Causes spécifiques.* Agents qui déterminent une lésion et des troubles spéciaux du sang ou des tissus, ou de tel tissu en particulier. Tels sont presque tous les poisons, les venins, les microbes et les parasites de toutes sortes. Il y a des causes morbides spécifiques comme il y a des *médicaments spécifiques*. Les principes qui doivent guider dans la détermination de leur action sont les mêmes. En effet, selon leur composition et leurs propriétés, les poisons seront assimilés plus facilement par tel ou tel tissu et l'altéreront de telle ou telle manière; de même les microbes suivant la nature du poison qu'ils sécrètent attaqueront tel ou tel tissu. Il est probable que les affinités chimiques entre les poisons et les corps constituant les tissus sont à la base de ces actions spécifiques. — *Maladie spécifique.* Celle qui est déterminée ou guérie par une cause ou un médicament spécifiques. — *Médicament spécifique.* V. Spécificité. || *Pesanteur spécifique des corps.* V. Densité.

SPÉCIFIQUE. s. m. [*Specificum*, *Eigenmittel*, angl. *specific*, it. *specifico*, esp. *especifico*]. Médicament qui exerce une action spéciale sur telle ou telle maladie en particulier. V. Action *des médicaments*, Médicament et Spécificité. || *Spécifique de Weismann.* Le sulfate de cuivre ammoniacal.

SPÉCIOLÉ. s. m. Espèce pharmaceutique (Chereau).

SPECTRAL, ALE. adj. Qui concerne le spectre. — *Analyse spectrale.* V. Spectrométrique.

SPECTRE. s. m. [*spectrum*, de *spicere*, voir; φάσμα, all. *Spectrum*, *Farbenbild*, angl. *spectrum*, it. *spettro*, *colorato*, esp. *espectro*]. Image colorée que produit la lumière décomposée par son passage au travers d'un prisme (V. Lumière). L'image fournie par la lumière du soleil ainsi décomposée (*spectre solaire*) se compose de sept couleurs simples, indécomposables, correspondant à des rayons lumineux inégalement réfrangibles. Lorsque la décomposition du spectre est faite à l'aide d'un prisme de sel gemme, on constate non seulement que ses propriétés calorifiques croissent du violet au rouge, mais encore qu'il existe au delà du rouge un prolongement du spectre composé de rayons calorifiques obscurs, dits infra-rouges. De

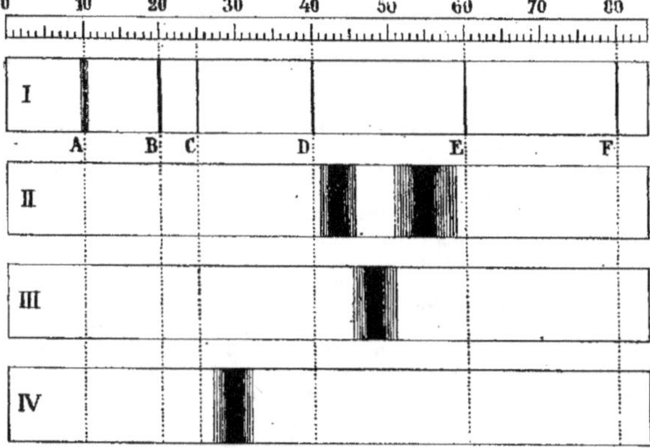

Fig. 698. — *Spectres* d'absorption.

même, si on reçoit le spectre solaire sur une des substances que la lumière décompose par une action chimique, telles que celles qui sont employées en photographie, on constate que les rayons ont une action chimique d'autant plus prononcée, qu'on approche davantage du violet, et qu'au delà de celui-ci il existe des rayons chimiques dits ultra-violets. Le spectre solaire, outre les sept couleurs principales dont il se compose et qui se fondent les unes dans les autres par une infinité de nuances, présente plusieurs raies ou bandes obscures (fig. 698, I), lesquelles semblent marquer la place des nuances qui font défaut dans la lumière solaire. Ces raies (*raies de Frauenhofer*) sont toujours en même nombre et dans la même position, d'où l'on a été autorisé à conclure que la lumière du soleil est, dans son essence, invariable. Elles ne sont pas réparties uniformément dans le spectre solaire, mais réunies en groupes dont les principaux, les plus faciles à observer, sont désignés par les lettres A, B, C, D, E, F, G, H, *a*, *b* (fig. 698). D'autre part, différents sels et oxydes métalliques, introduits dans une flamme blanche ou obscure par elle-même, lui communiquent des teintes diverses, et la flamme, soumise alors à l'analyse par le prisme, donne des spectres tout différents du spectre solaire, n'offrant, en général, qu'un nombre de nuances très restreint, quelquefois même une seule; il peut arriver que ces nuances se présentent sous forme de raies lumineuses, situées précisément à la place occupée, dans le spectre solaire, par une raie obscure : c'est sur cette diversité de coloration des spectres ainsi engendrés que repose l'analyse spectrométrique. L'observation au spectroscope de la matière colorante du sang montre deux larges bandes obscures dont la position est constante et invariable (fig. 698, II) entre les raies D et E. Sous l'influence d'agents réducteurs tels que l'hydrogène sulfuré, les deux bandes disparaissent pour faire place à une bande unique intermédiaire aux deux précédentes (fig. 698, III); c'est la bande de Stockes. Sous l'action des acides, l'hémoglobine se dédouble en globuline et hématine; cette dernière en solution acide donne une seule bande d'absorption située à la limite du rouge et de l'orangé près de la raie C (fig. 698, IV); si la solution est alcaline, la bande est plus près de la raie D et occupe presque toute la largeur de l'orangé. || *Spectres oculaires*. Les *mouches volantes*. V. MYIODOPSIE.

SPECTROMÈTRE. s. m. Le spectroscope.

SPECTROMÉTRIE. s. f. [de *spectre*, et μέτρον, mesure; all. *Spectralanalyse*, angl. *spectrometry*, it. *spettrometria*, esp. *spectrometria*]. Méthode d'analyse qualitative fondée par Bunsen et Kirchhoff sur l'observation et la comparaison des spectres produits par les différents corps; elle permet de reconnaître avec certitude la nature des éléments présents dans les flammes artificielles, et, par suite, de déterminer la constitution chimique des corps. Non seulement chaque substance communique au spectre de la flamme au sein de laquelle sa vapeur se répand des caractères invariables qui décèlent sa présence; mais une quantité infinitésimale, un millionième de milligramme, par exemple, suffit pour manifester d'une façon très sensible les caractères propres à son radical. Ainsi une flamme contenant du sodium donne un spectre dans lequel se trouve une raie jaune très brillante; la présence du lithium est annoncée par une raie rouge et par une raie jaune dont le siège n'est pas le même que celle du sodium; la présence du strontium, par une raie bleue, etc. La spectrométrie a même fait découvrir l'existence de certains métaux, par suite des raies nouvelles, n'appartenant à aucun métal connu, qu'a présentées le spectre de la flamme qui les contenait: tels sont le cæsium et le rubidium (Bunsen et Kirchhoff), le thallium (Crookes), la gallium (Lecoq de Boisbaudran).

SPECTROMÉTRIQUE. adj. Qui se rapporte à la spectrométrie. — *Analyse spectrométrique*. Celle qui a pour but de reconnaître la nature des corps par les spectres que donnent les flammes qui les contiennent. On l'opère à l'aide d'un *bec de Bunsen*, construit de manière à donner à volonté une flamme éclairante ou bien une flamme obscure, mais très chaude, par la combustion incomplète dans le premier cas, complète dans le second, des particules charbonneuses du gaz d'éclairage ordinaire. C'est dans la flamme obscure qu'on introduit, au moyen d'un fil de platine soudé à l'extrémité d'un petit tube de verre, une gouttelette de la solution métallique qu'on veut examiner. Pour rendre cet examen possible, il fallait introduire dans l'appareil une disposition qui permît d'obtenir à la fois, dans le champ d'une lunette, deux spectres superposés dont toutes les parties homologues fussent situées sur le même plan. On s'assure si les raies de ces différents spectres coïncident de part et d'autre, et dans les cas où elles occupent des positions différentes, on mesure les distances qui les séparent.

SPECTROSCOPE. s. m. [de *spectre*, et σκοπεῖν, examiner]. Appareil composé d'un prisme dispersant les rayons de la lumière et les projetant sur les corps transparents qui modifient les raies du spectre de telle ou telle manière, suivant leur nature moléculaire intime.

SPECTROSCOPIE. s. f. L'emploi du spectroscope.

SPECTROSCOPIQUE. adj. Qui concerne la spectroscopie. V. SPECTROMÉTRIQUE.

SPECTROSCOPISTE. s. m. Celui qui fait de la spectroscopie. V. SPECTROMÉTRIE.

SPÉCULAIRE. adj. — *Écriture spéculaire*. V. MIROIR (*Écriture en*). — *Fer spéculaire*. V. OXYDE *de fer*.

SPÉCULATIF, IVE. adj. [all. *speculativ*, angl. *speculative*, it. *speculativo*, esp. *especulativo*]. — *Médecine spéculative* [θεωρητική]. Celle qui s'appuie sur un ensemble de théories. Dans l'antiquité, les dogmatiques et les empiriques débattaient par des arguments, exposés par Celse, s'il fallait avoir une médecine spéculative ou s'en rapporter seulement à l'empirisme. Mais ce n'était alors qu'une question sans solution possible, puisque les bases de la spéculation faisaient défaut. Aujourd'hui il est possible d'avoir une médecine spéculative, et elle se fait tous les jours sous nos yeux par les travaux qui rattachent et subordonnent la pathologie et la biologie. La médecine comprend: 1° la connaissance des maladies; 2° l'action des modificateurs qui peuvent procurer la guérison et entretenir la santé. La connaissance des maladies se divisent, comme pour l'état normal, en anatomie (dite ici *anatomie pathologique*), et en physiologie (dite ici *symptomatologie*). Toute la doctrine de l'anatomie générale, comme toute la doctrine de la pathologie, repose sur la physiologie générale. D'autre côté, l'étude des modificateurs est un cas particulier de la recherche de l'action réciproque que les milieux et l'être vivant exercent les uns sur les autres. De la sorte, la médecine a les mêmes fondements que la biologie, et ne peut plus offrir une succession de systèmes. Ces systèmes étaient des essais provisoires qui sont maintenant remplacés d'une manière définitive par l'extension des lois biologiques aux faits de maladie.

SPÉCULUM. s. m. [κατοπτήρ, all. *Speculum, Spiegel*, angl. *speculum*, it. *specolo*, esp. *especulum*]. Mot latin, qui signifie *miroir*, et qu'on emploie en français pour désigner des instruments propres à dilater l'entrée de certaines cavités, de manière à en voir l'état intérieur directement ou au moyen des surfaces réflechissantes de ces instruments. Souvent aussi les spéculums font l'office de conducteurs, et permettent de porter profondément jusque sur une partie malade un instrument ou un topique: tels sont les *speculum oris*, *oculi*, *ani*, *uteri*, etc., destinés à tenir ouverts la bouche, l'œil, l'anus, le vagin ou l'orifice de la matrice. — *Spéculum ani*. Instrument employé autrefois pour dilater l'anus; il était composé de deux lames un peu recourbées, portées à angle droit sur deux leviers joints par une charnière. L'instrument, étant fermé, représentait une sorte de bec conique qu'on introduisait dans l'anus. On écartait ensuite les deux lames en rapprochant les leviers, et l'on pouvait explorer ainsi l'intérieur du rectum. — *Speculum gutturis*. Instrument de bois imaginé par Sanson, pour tenir la langue abaissée et explorer librement l'isthme du gosier et le pharynx. Sa face linguale ou inférieure est convexe transversalement, concave dans sa longueur; la face palatine, supérieure, présente une disposition inverse; l'extrémité pharyngienne ou postérieure est large, mince et évasée; l'extrémité dentaire est épaisse, étroite; et continue à angle droit avec un manche. — *Spéculum laryngien* (De Labordette). Spéculum bivalve s'ouvrant transversalement, prenant son point d'appui en haut de la valve fixe ou supérieure, d'où un mouvement excentrique de bascule. La valve postérieure est disposée en courbe, de façon à suivre le voile du palais et à descendre plus ou moins profondément dans le pharynx. La valve inférieure, plus courte, s'arrête à la base de la langue, qu'elle déprime en avant par le mouvement de bascule, et fait faire saillie à l'épiglotte. L'instrument, introduit dans la bouche, est poussé aussi avant que possible; la branche postérieure, descendue dans le pharynx, sert de point d'appui; c'est alors qu'on abaisse la langue sans difficulté, en faisant manœuvrer la valve antérieure qui laisse immédiatement apercevoir l'orifice béant du larynx. Il se réfléchit, d'ailleurs, dans le miroir placé au-dessus de lui dans la partie interne de la branche supérieure de l'instrument. — *Speculum nasi*. V. RHINOSCOPE. — *Speculum oculi*. V. OPHTALMOSTAT. — *Spéculum oris*. Dilatateur de la bouche. Les instruments inventés dans ce but, tels que celui de Levret, celui de Caqué, de Reims, etc. sont inusités. Pour examiner l'intérieur de la cavité buccale, on se sert soit d'un bouchon de liège placé entre les dents molaires, soit d'un abaisse-langue ou glossocatoche. — *Spéculum de l'oreille* ou *otoscope*. Il existe deux modèles de spéculum ordinairement usités : le spéculum d'Itard et le spéculum de Toynbee. Ces spéculums, introduits dans le conduit auditif externe, permettent d'examiner ce conduit ainsi que la membrane du tympan située à sa partie profonde. — *Spéculum uteri*. Tube d'étain, très poli, légèrement conique, dont le calibre est proportionné à l'ampleur du vagin. L'extrémité *utérine* de ce tube, c'est-à-dire celle qui doit être en contact avec le col de l'utérus, présente un rebord circulaire, arrondi, pour embrasser ce col sans le blesser; l'autre extrémité, un peu plus évasée, est taillée en bec de flûte allongé, de manière à présenter inférieurement une sorte de gouttière par laquelle on saisit l'instrument pour l'introduire dans le vagin et le tenir fixe. Dupuytren a remplacé la partie échancrée et allongée de cet instrument, qui lui donnait une longueur gênante, par un manche courbé presque à angle droit. Pour faire usage du spéculum, le chirurgien place la femme à peu près dans la même position que pour l'accouchement; assis au-devant d'elle, il écarte d'une main les grandes et petites lèvres, en ayant soin de bien effacer les plis que fait la membrane muqueuse ; puis, prenant de l'autre main le spéculum préalablement enduit d'un corps gras quelconque, il le fait pénétrer lentement en appuyant fortement sur la fourchette et en le dirigeant d'abord d'avant en arrière, puis un peu de bas en haut, selon l'axe de la vulve et du vagin; lorsque l'instrument est en place, sa face interne, faisant office de réflecteur, éclaire d'une vive lumière les parties auxquelles aboutit son extrémité utérine, moyennant toutefois qu'on approche de l'orifice de l'instrument une bougie allumée, lorsque la clarté du jour est insuffisante. Peu d'instruments ont subi autant de modifications que le spéculum uteri. Ces modifications ont eu, en général, pour but de substituer à un instrument volumineux et d'une seule pièce, dont l'introduction est quelquefois un peu pénible pour la femme, un instrument qu'on puisse introduire sous un petit volume, qui se déploie ensuite progressivement et qui dilate l'intérieur du vagin plus que son orifice vulvaire : de là des *spéculums brisés*, c'est-à-dire composés de pièces plus ou moins multipliées, de branches, de ressorts destinés à les faire jouer, etc. Les spéculums le plus souvent employés de nos jours sont : le *spéculum de Ricord* (fig. 699); le *spéculum de Cusco*, ou en bec de canard (fig. 700) dont les valves, élargies à leur extrémité utérine, permettent de déplisser fortement le vagin; le *spéculum de Bouveret* qui présente tous les avantages du spéculum de Cusco, et qui, muni d'une seule articulation comme le spéculum de Ricord, peut être enlevé facilement sans abandonner de la main l'hystéromètre dans les cas où l'on a introduit la sonde dans le col pour pratiquer le cathétérisme de la cavité utérine. On emploie encore assez souvent le *spéculum de Gemrig* qui ressemble à un spéculum de Cusco muni d'une seule articulation, et dont les valves peuvent subir un mouvement d'écartement grâce à la disposition des branches qui servent à saisir l'instrument : il est particulièrement utile lorsqu'on veut pratiquer l'amputation du col au moyen du fil galvanocaustique. Le *spéculum de Collin* (fig. 701), à une seule articulation, permet un écartement plus considérable des valves que celui de Cusco. Le *spéculum de Bozeman*, composé de trois valves, est surtout employé dans le traitement de la fistule vésico-vaginale. Le *spéculum de Fergusson* (fig. 702) est formé d'un cylindre dont une extrémité est taillée en bec de flûte pour embrasser le col utérin; on en fait de différents calibres. Enfin le *spéculum de Sims* (fig. 703) est un instrument composé d'une tige se terminant à chaque extrémité par une valve en forme de gouttière arrondie au bout et terminée par un cul-de-sac qui lui donne la forme d'un demi-bec-de-cane.

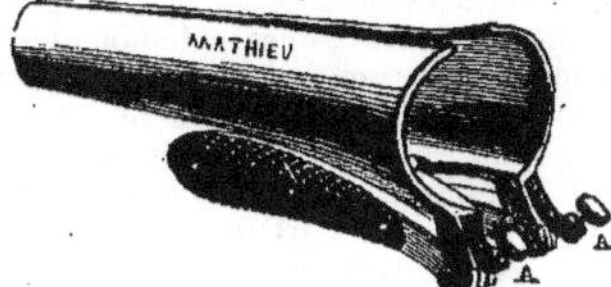

Fig. 699. — *Spéculum* de Ricord.

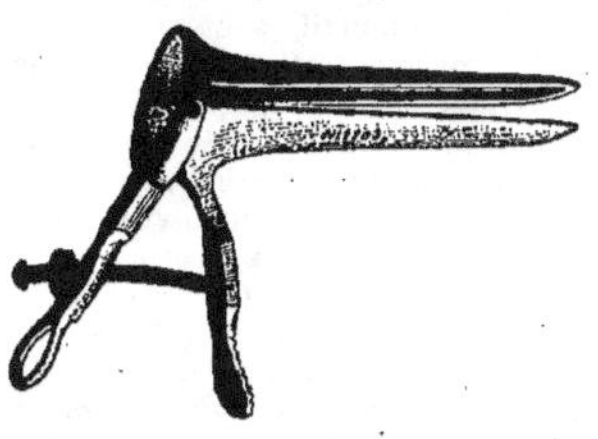
Fig. 700. — *Spéculum* de Cusco.

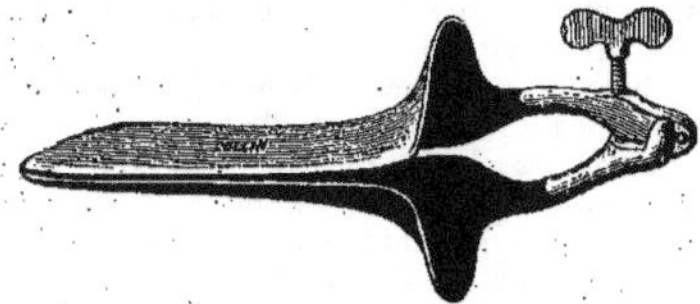
Fig. 701. — *Spéculum* de Collin.

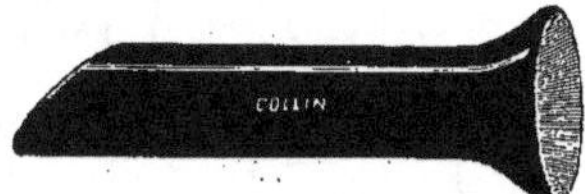

Fig. 702. — *Spéculum* de Fergusson.

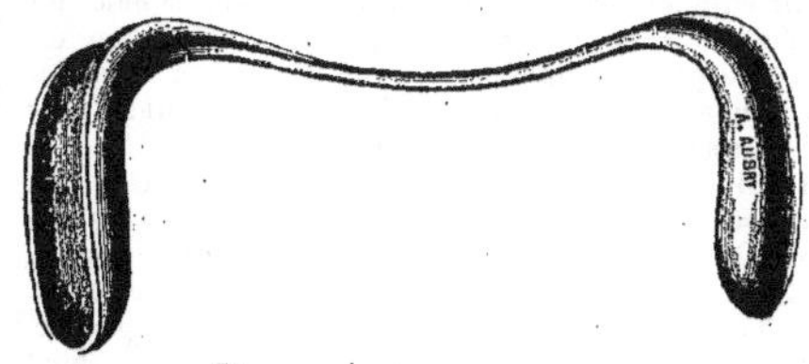

Fig. 703. — *Spéculum* de Sims.

Cet instrument, inventé pour l'opération de la fistule vésico-vaginale, est très employé en Angleterre et surtout en Amérique pour pratiquer l'exploration des organes génitaux. Pour découvrir le col au moyen de ce spéculum, la femme doit être couchée sur le côté gauche, la face regardant le lit sur lequel elle est placée; la valve est alors placée sur la paroi postérieure du vagin; il suffit d'attirer l'instrument en arrière pour voir le vagin, l'entr'ouvrir et mettre le col à découvert.

SPEDALSKHED ou **SPEDALSK.** s. m. Nom donné en Norvège à la *lèpre*.

SPELTRE. s. m. Nom inusité du zinc.

SPENCER-WELLS (chirurgien anglais né en 1818). — *Faciès de Spencer-Wells*. V. FACIES.

SPERGULINE. s. f. Principe extrait des graines du *Spergula maxima* (Harz).

SPERMACETI. s. m. [all. *Wallrath*, angl. et it. *spermaceti*, esp. *espermaceti*]. V. Cétine.

SPERMATIDE. s. f. Nom donné en 1846, par Kölliker, à de petites cellules disposées en bordure autour de la lumière du canalicule séminipare; leur protoplasma est très réduit; leur noyau est globuleux et central, ou ovoïde et rejeté au pôle profond de la cellule. Ces éléments, qui proviennent de la division des spermatocytes (V. Spermatogenèse), se transforment directement en spermatozoïdes. — Fig. 704 : 1. La spermatide avec ses deux centrosomes et son filament axile; 2, le centrosome proximal s'allonge en bâtonnet; 3, les centrosomes se rapprochent du noyau; 4, le centrosome distal prend la forme d'un cône; 5, le noyau fait saillie en dehors de la cellule, le centrosome distal se divise en deux moitiés, l'une proximale, l'autre distale (anneau); 6, la moitié distale du centrosome a émigré à la périphérie de la cellule, la moitié proximale de ce même centrosome reste accolée au centrosome proximal.

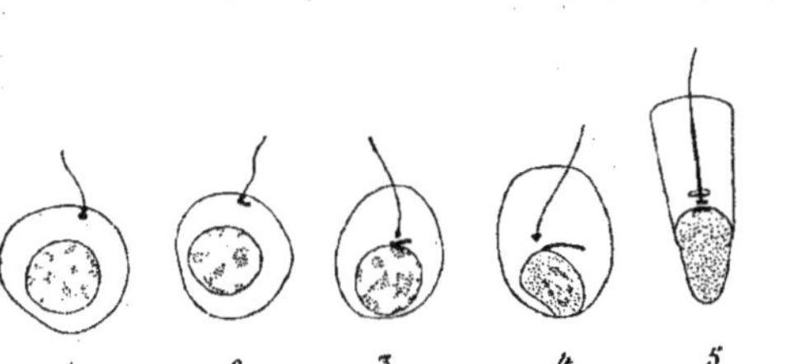

Fig. 704. — Évolution de la *spermatide* chez l'homme.

SPERMATIE. s. f. [σπερμάτιον, petite graine]. V. Spermogonie.

SPERMATINE. s. f. [all. *Spermatin*, angl. *spermatine*, it. *spermatina*, esp. *espermatina*] (Hünefeld, 1827). Matière albuminoïde que renferme la partie liquide du sperme, et que Vauquelin et John regardaient comme un mucus particulier. La spermatine est une nucléo-albumine mucinoïde précipitable par l'acide acétique et soluble dans un excès de cet acide; quelque temps après l'émission du sperme, elle peut se dissoudre dans l'eau, qui n'avait fait jusque-là que la gonfler, et produit ainsi un liquide clair qui ne se coagule plus par l'ébullition.

SPERMATIQUE. adj. [*spermaticus*, σπερματικός, all. *spermatisch*, angl. *spermatic*, it. *spermatico*, esp. *espermatico*]. Qui a rapport au sperme. — *Animalcule spermatique.* V. Spermatozoaire. — *Artères spermatiques.* Artères au nombre de deux, l'une droite et l'autre gauche, qui naissent de la partie latérale de l'aorte, descendent sur les côtés de la colonne vertébrale, en avant du psoas et de l'uretère, en dedans des veines spermatiques, en arrière du cæcum à droite, de l'S iliaque à gauche, et se comportent ensuite différemment selon le sexe. Chez l'homme, l'artère spermatique, placée à côté du conduit déférent, traverse le canal inguinal, et, parvenue dans le scrotum, se divise en deux branches, dont l'une va au testicule et l'autre à l'épididyme. Chez la femme, cette artère est dite *utéro-ovarienne.* — *Cordon spermatique* ou *testiculaire* (*funiculus spermaticus*). Ensemble des organes qui se portent du canal inguinal au testicule, c'est-à-dire le canal déférent, les artères spermatique, funiculaire et déférentielle, les veines spermatiques, les lymphatiques et les nerfs du testicule. Tous ces organes sont unis entre eux par un tissu cellulaire lâche. Le *canal déférent* est placé à la partie postérieure du cordon; il donne au doigt qui le presse la sensation d'une plume de corbeau. En arrière de lui on trouve un petit groupe de veines accompagnant l'artère funiculaire. L'*artère spermatique*, unique, est placée à la partie antérieure du cordon à quelques millimètres en avant du canal déférent. L'*artère déférentielle* est accolée au canal déférent. Les *veines spermatiques* sont nombreuses, et forment deux groupes : un groupe principal, composé de plusieurs veines volumineuses qui entourent l'artère spermatique, en avant du canal déférent; et un groupe accessoire, formé de deux ou trois petites veines, qui se placent derrière ce canal. Venus du testicule et de l'épididyme, les *lymphatiques* entourent l'artère et les veines spermatiques. Les *nerfs* forment le *plexus spermatique* qui accompagne l'artère spermatique, et le *plexus déférentiel* qui descend avec le canal déférent. Du bord supérieur du testicule, le cordon monte presque verticalement jusqu'à l'orifice inférieur du canal inguinal, s'engage dans le canal dont il suit la direction, et pénètre dans l'abdomen au-dessous du péritoine, en croisant l'artère épigastrique. Parvenu dans l'abdomen, il forme un coude, se dirige en arrière, et les organes qui le composent se séparent : le conduit déférent s'enfonce dans le bassin pour gagner la partie postérieure de la vessie avec l'artère déférentielle. Les autres vaisseaux remontent vers la région lombaire. Outre la peau et le tissu conjonctif sous-cutané, une triple enveloppe revêt le cordon testiculaire : 1° une membrane de tissu conjonctif fournie par le *fascia superficialis* ; 2° une couche mince formée par les fibres du crémaster; 3° un prolongement tubiforme tirant son origine du *fascia transversalis*, au niveau de l'orifice supérieur du canal inguinal. — Le cordon spermatique peut être affecté d'inflammation (V. Funiculite), d'*hématocèle*, d'*hydrocèle*, de *varicocèle* (V. ces mots). Le *cancer* du cordon est rarement primitif, mais accompagne souvent le *sarcocèle cancéreux*. Les autres tumeurs, *kystes*, *gommes*, *lipomes*, sont exceptionnelles, et nécessitent les premières une ponction, les secondes un traitement interne antisyphilitique; contre les dernières, aucune intervention n'est nécessaire. — *Fonction spermatique.* Fonction caractérisée par la génération d'un produit spécial, le spermatozoïde, qui, devenu libre et arrivé sur l'ovule, y détermine l'apparition des cellules constituant l'embryon. Ses organes sont le testicule, l'épididyme, le canal déférent et les glandes qui lui sont annexées, près des vésicules séminales, ces vésicules mêmes, la prostate et tous les muscles concourant à l'éjaculation qui en est l'acte final; tandis que les actes antécédents sont ceux de production du sperme, de transport de ce liquide dans des vésicules où il séjourne quand il y en a, et d'addition de diverses humeurs aux spermatozoïdes, telles que les liquides des glandes prostatiques et de Cowper au moment de l'éjaculation. — *Nerfs spermatiques.* Rameaux nerveux du plexus spermatique qui accompagnent chaque artère spermatique avec laquelle ils pénètrent dans le testicule. — *Plexus spermatiques.* Ils sont au nombre de deux et sont formés par des branches nerveuses dont les unes viennent directement du plexus solaire, les autres des plexus rénaux. — *Veines spermatiques.* Au nombre de cinq ou six de chaque côté, elles accompagnent l'artère spermatique, contribuent à former le cordon spermatique, et s'ouvrent, celles du côté droit dans la veine cave inférieure, et celles du côté gauche dans la veine rénale correspondante. Ce sont ces veines qui, chez l'homme, forment au-dessus du testicule un réseau veineux nommé *plexus veineux spermatique*, et, au-devant du muscle psoas, un autre plexus appelé *plexus* ou *corps pampiniforme*. Aux veines spermatiques correspondent, chez la femme, les veines *utéro-ovariennes*, qui suivent le trajet des artères de ce nom. — *Voies spermatiques.* Série d'organes qui servent à l'accomplissement de la fonction spermatique. || *Hydrocèle spermatique* [*kyste spermatique, hydrocèle enkystée spermatique*]. Tumeur liquide enkystée, siégeant d'ordinaire entre le testicule et l'épididyme, à la face postérieure ou sur la partie antéro-inférieure de ce dernier organe, contenant un liquide blanchâtre opalin dans lequel se trouvent des spermatozoïdes et des granules graisseux, ayant probablement pour point de départ la rupture d'un tube de l'épididyme, et susceptible de guérir par la ponction et l'injection iodée. La tumeur est d'abord arrondie, fluctuante, de la grosseur d'une noisette; plus tard elle augmente de volume, détermine parfois une sensation de pesanteur ou de douleur, et prend les caractères de l'hydrocèle vaginale, dont une ponction exploratrice peut quelquefois seule la faire distinguer; les deux affections se traitent du reste de la même façon. Dans le sarcocèle kystique, les tumeurs font corps avec le testicule et sont comme enchâssées dans son parenchyme, tandis que les kystes spermatiques en sont isolés et adhèrent à l'épididyme.

SPERMATISÉ, ÉE. adj. Qui est mêlé de sperme.

SPERMATISME. s. m. [de σπέρμα, semence; all. *Spermatismus*, angl. *spermatism*, it. *spermatismo*, esp. *espermatismo*]. Hypothèse d'après laquelle le sperme contiendrait les parties essentielles du nouvel être, auquel l'acte procréateur ne ferait que procurer, de la part de la femelle, l'espace et la nourriture nécessaires à son développement (Aristote, Hill, Darwin, Hartsoecker, Boerhaave, etc.). Il n'y a rien de vrai dans cette hypothèse; seulement les spermatozoïdes déterminent l'évolution du vitellus par un contact direct de leur substance.

SPERMATISTE. s. m. et adj. Nom donné aux partisans de l'hypothèse du spermatisme.

SPERMATOBLASTE. s. m. [de σπέρμα, sperme, et βλαστός, germe]. Nom donné par von Ebner, en 1871, à des éléments cellulaires du testicule formés d'un pied élargi, comprenant un noyau, d'un col effilé, et supportant un groupe de spermatides et de spermatozoïdes; dans cette conception, le spermatozoïde se produit par le bourgeonnement de cette cellule spéciale dite spermatoblaste, tandis que les autres cellules testiculaires étaient considérées comme des globules blancs plus ou moins transformés, destinés à fournir la partie liquide du sperme.

SPERMATOCÈLE. s. f. [*spermatocele*, de σπέρμα, sperme, et κήλη, tumeur; all. *Samenbruch*, angl. et it. *spermatocele*, esp. *espermatocele*]. Gonflement et tension douloureuse du testicule et de l'épididyme, par suite de l'accumulation du sperme dans ces organes; cet état a été attribué parfois à l'abstinence des plaisirs vénériens. — On donne aussi quelquefois ce nom aux kystes spermatiques.

SPERMATOCYSTECTOMIE. s. f. [de σπέρμα, sperme, κύστις, vessie, et ἐκτομή, ablation]. Opération qui consiste à enlever les vésicules séminales.

SPERMATOCYSTITE. s. f. [*Vésiculite*]. Inflammation des vésicules séminales causée par la blennorragie.

SPERMATOCYTE. s. m. [de σπέρμα, sperme, et κύτος, cellule]. Nom donné par Henle, en 1866, à de grosses cellules situées dans le canalicule séminipare et disposées sur un ou deux rangs; elles sont séparées de la paroi par les spermatogonies: certaines sont en mitose.

SPERMATOGENÈSE. s. f. [de σπέρμα, sperme, et γένεσις, génération]. Production des spermatozoïdes; elle se fait par suite des transformations successives des cellules des tubes séminipares: les spermatogonies poussiéreuses (V. SPERMATOGONIE) se divisent et donnent naissance aux spermatogonies croûtelleuses, lesquelles donnent lieu par mitose aux jeunes spermatocytes; c'est là la première période de la spermatogenèse ou période de division. Puis les jeunes spermatocytes augmentent de volume, s'éloignent de la membrane propre; le noyau subit diverses transformations consistant principalement en fragmentation du reticulum chromatique. C'est la période de croissance au terme de laquelle le spermatocyte se divise de manière à former deux spermatocytes de second ordre qui se divisent eux-mêmes et donnent naissance à deux spermatides. Ces mitoses des spermatocytes ont pour effet de réduire de moitié le nombre des chromosomes et de rendre ainsi la cellule mâle capable de s'unir à l'ovule, dont le noyau subit de son côté une réduction semblable; aussi les appelle-t-on *mitoses réductionnelles* ou *mitoses de maturation*. Chaque spermatide se transforme directement en spermatozoïde par une série d'actes réunis sous le nom de spermiogenèse. — Fig. 705, Schéma de la *spermatogenèse*: 1. cellule folliculeuse; 2. spermatogonie poussiéreuse; 3. spermatogonie croûtelleuse; 4. spermatocyte au terme de sa croissance (spermatocyte de premier ordre); 5. spermatocyte de deuxième ordre; 6. spermatide; 7. spermatozoïde.

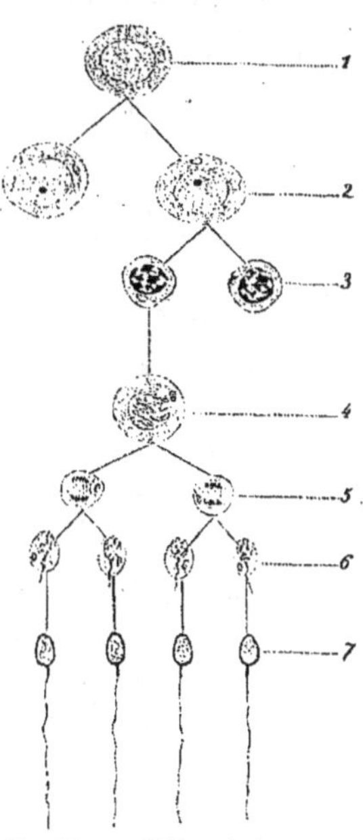

Fig. 705. — Schéma de la *spermatogenèse*.

SPERMATOGONIE. s. f. Cellule appliquée contre la paroi propre du tube séminipare; on en distingue deux variétés: les spermatogonies à noyau poussiéreux, qui ont 18 à 22 μ de diamètre, et possèdent un gros noyau muni d'un nucléole et semé de fines granulations chromatiques, et les spermatogonies à noyau croûtelleux, qui sont plus petites (12 μ), ont un noyau dépourvu de nucléole et contenant des grumeaux chromatiques irrégulièrement étoilés et anastomosés les uns avec les autres.

SPERMATOLOGIE. s. f. [*spermatologia*, de σπέρμα, sperme, et λόγος, traité, discours; all. *Spermatologie*, angl. *spermatology*, it. *spermatologio*, esp. *espermatologia*]. Traité sur le sperme.

SPERMATOPÉE. adj. des deux genres [de σπέρμα, sperme, et ποιεῖν, faire; all. *samenbereitend*, angl. *spermatopœous*, esp. *espermatopeo*]. Se dit des aliments auxquels on attribue la propriété d'augmenter la production du sperme et d'exciter à l'acte vénérien. Toutes les substances très nutritives, qui augmentent l'activité de nos fonctions, sont *spermatopées*. V. APHRODISIAQUE.

SPERMATOPHORE. adj. et s. m. [de σπέρμα, sperme, et φορός, qui porte]. Corps long de quelques millimètres, blanc, vermiforme, ou en forme de bouteille, de cornue, pourvu d'une enveloppe analogue aux mucus concrets, ou, chez quelques animaux, résistante comme de la chitine, qui entoure une masse cylindrique de spermatozoïdes faciles à désagréger après rupture de l'enveloppe. Celle-ci, formée d'une ou de plusieurs couches superposées de mucus, distingue les spermatophores des simples agglomérations vermiformes de spermatozoïdes qui se dissocient quand elles sont expulsées de l'organe mâle, et dont la surface est ordinairement hérissée par la saillie de la queue de ceux-ci. Ce sont des agglomérations de ce genre et non des spermatophores que Dujardin a observées le premier sur le cochon d'Inde, le *Sphodrus terricola* et la *Tettigonia orni*, qui depuis ont été étudiées chez beaucoup d'insectes, et que Doyère a décrites sur la *Naïs sanguinea*. Les spermatophores se trouvent à l'époque de la fécondation sur les mâles des céphalopodes, de quelques hirudinées, de divers crustacés, etc. Pendant la copulation, le mâle fixe isolément ou en faisceaux ces organes près de l'orifice sexuel de la femelle. Les spermatozoïdes sortent par l'extrémité libre des spermatophores, dont la paroi revient sur elle-même à mesure qu'elle se vide de son contenu, qui est ainsi versé sur les œufs.

SPERMATOPOÈSE. s. f. [de σπέρμα, sperme, et ποιεῖν, faire]. La production du sperme.

SPERMATORRHÉE. s. f. [de σπέρμα, σπέρματος, sperme, et ῥεῖν, couler; all. *Samenverlust*, *Pollutionen*, angl. *seminal flux*, it. *spermatorrea*, esp. *espermatorrea*]. Écoulement involontaire et spontané du sperme, qui a lieu particulièrement la nuit, en l'absence de toute excitation ou sous l'influence de stimulants qui ordinairement seraient insuffisants pour produire cet effet. L'émission de sperme qui a lieu chez un homme trop continent, sous l'influence de rêves lascifs, et qui s'accompagne d'érections, est un accident qui, le plus souvent, n'atteint nullement la santé, et qu'on distingue, sous le nom de *pollutions nocturnes*, de la spermatorrhée proprement dite. Celle-ci débute ordinairement par ces pollutions : mais lorsque la maladie est définitivement constituée, l'émission involontaire du sperme n'est précédée d'aucun orgasme vénérien, d'aucune érection, et ne s'accompagne d'aucune sensation voluptueuse; de plus, cette émission a lieu le jour comme la nuit; quelquefois alors elle est consécutive à une excitation mécanique (équitation, mouvements d'une voiture, etc.) ou provoquée par la vue d'objets réveillant des idées lascives, mais plus tard elle se produit sans la moindre excitation. L'émission du sperme peut accompagner celle de l'urine, et ce dernier liquide prend un aspect blanchâtre, particulier, mais le microscope seul peut faire affirmer la présence des spermatozoïdes, et, par conséquent, du sperme. La spermatorrhée ne se rencontre guère que chez des neurasthéniques, et il est difficile de faire le départ entre l'influence de la neurasthénie et celle du trouble génital lui-même dans la production des accidents. On fera bien en tout cas de s'assurer qu'il s'agit réellement d'un écoulement de sperme et non pas du reliquat d'une ancienne blennorragie ou de l'issue de liquide prostatique; il ne faut pas s'en tenir aux dires du malade qui, frappé du trouble qu'il présente, passe son temps à examiner son urètre et rapporte à un écoulement de sperme toute goutte d'urine ou d'autre liquide apparaissant au méat. La spermatorrhée, considérée comme assez fréquente autrefois, est rarement observée aujourd'hui; les troubles si graves qu'on lui attribuait semblent être dus à la neurasthénie et guérissent le plus souvent par le traitement de cette maladie. Le médecin devra surtout s'efforcer de ne pas donner, par un interrogatoire trop minutieux, de nouveaux aliments aux préoccupations du malade; il devra rechercher la cause de la neurasthénie, donner confiance au malade, l'assurer de la guérison, qu'il obtiendra le plus souvent par l'isolement et par une bonne réglementation de l'hygiène génitale. A côté de la spermatorrhée essentielle pour ainsi dire que nous venons de décrire, il y a des spermatorrhées symptomatiques, comme celle que l'on rencontre chez les tabétiques; dans ce cas, le traitement ne diffère pas de celui du tabes.

SPERMATORRHÉIQUE. adj. et s. Qui concerne la spermatorrhée, qui en est atteint.

SPERMATOZOAIRE ou **SPERMATOZOÏDE.** s. m. [de σπέρμα, sperme, ζῶον, animal, et εἶδος, forme; all. *Samenthierchen*, angl. *spermatozoa*, it. *spermatozoario*; *animalcule spermatique*, *larve* ou *embryon* des mammifères, etc., Leeuwenhoek; *Trematoda pseudopolygastrica*, Ehrenberg; *Macrocercus*, Hill, de la famille des *Cercozoa*; *infusoire céphaloïde* (poissons), *uroïde* (oiseaux et reptiles), *céphaluroïde* (mammifères), Czermak; *filament spermatique*, *spermatozoaire*, *zoosperme*, *spermazoïde* ou *spermatozoïde*. Quelques auteurs écrivent par abréviation *spermazoaire* et *spermazoïde*]. Élément anatomique du corps des animaux et de certains végétaux jouant le rôle de corpuscule fécondateur et caractérisant le sexe mâle. — *Spermatozoïdes de l'homme*. Filaments microscopiques qui se composent d'une partie plus large et un peu aplatie, qu'on nomme *tête*, *corps* ou *disque*, et d'un long appendice cylindrique appelé *queue*, plus étroit que la tête; la queue va en s'amincissant toujours, et se termine par une pointe extrêmement fine. Leur longueur totale est de 5 centièmes de millimètre; la tête a 0mm,005 de long, 0mm,003 de large, et 0mm,001 à 0mm,002 d'épaisseur. La tête, ovalaire quand elle est vue de face, piriforme vue de profil, présente une extrémité libre, effilée, surmontée d'un fin corpuscule, le *bouton céphalique*; l'extrémité postérieure est accolée à un bâtonnet qui a le volume d'un centrosome (*centrosome proximal*). La tête est coiffée d'une membrane mince et transparente, appelée *capuchon céphalique*; ce capuchon, bien développé chez le cobaye,

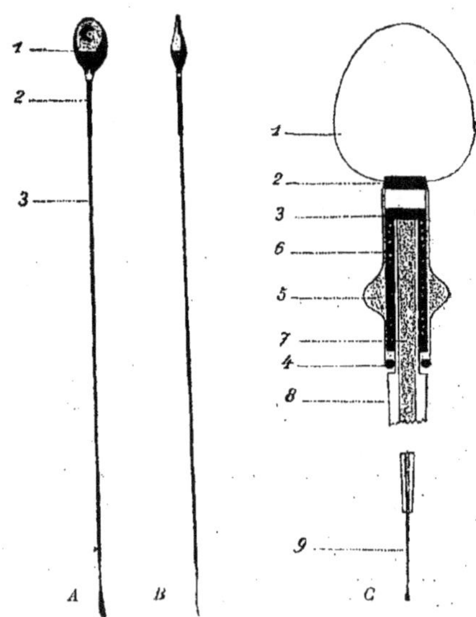

Fig. 706. — *Spermatozoïde*.

est à peine visible chez l'homme. La tête a les mêmes réactions colorantes que les noyaux des cellules; avec le violet de gentiane elle apparaît formée de deux segments, l'antérieur pâle et volumineux, le postérieur petit et bien coloré. La queue se compose de deux parties, le segment intermédiaire ou pièce d'union et la queue proprement dite; elle est formée dans toute sa longueur par un long filament dit *filament axile* qui forme la partie principale de la pièce d'union et de la queue. La pièce d'*union* longue de 5 à 6 μ. et large de 1 μ., est formée du filament axile entouré d'une gaine protoplasmique, dans laquelle s'enroulent les spires d'un filament très grêle, dit filament ou gaine spirale; elle est comprise entre les deux moitiés du *centrosome postérieur*, la moitié antérieure ou *bouton terminal* le séparant du centrosome antérieur, et la moitié postérieure ou *disque terminal* situé à l'insertion de la queue. La queue proprement dite comprend elle-même deux segments : le segment antérieur ou principal long de 40 μ., formé du filament axile entouré d'une gaine protoplasmique, et le segment postérieur, long de 10 μ. seulement, formé par le filament axile seul. — Fig. 706. *Spermatozoïde* : A. Vu de face avec sa tête (1), son segment intermédiaire (2); le segment principal de la queue (3) et le segment terminal. B. Vu de profil (d'après Retzius). C. schéma du spermatozoïde (d'après Mèves) : 1. tête; 2. centrosome antérieur; 3. moitié antérieure (bouton terminal) et 4, moitié postérieure (disque terminal) du centrosome postérieur; 5. gaine protoplasmique; 6. gaine spirale; 7. filament axile; 8. gaine protoplasmique de la queue; 9. filament axile qui, à lui seul, constitue le segment terminal de la queue. — Ces corpuscules exécutent des mouvements assez vifs, à l'aide de leur queue, qu'ils font onduler, et progressent avec une vitesse de 4 à 5 millimètres environ par minute. Leur force est assez considérable, car ils écartent aisément de leur chemin des cristaux calcaires dix fois plus gros qu'eux.

SPERMAZOAIRE ou **SPERMAZOÏDE**. s. m. V. SPERMATOZOAIRE.

SPERME. s. m. [*semen*, *sperma*, σπέρμα, de σπείρειν, semer; all. *Samen*, angl. *sperm*, it. *sperma*, esp. *esperma*; *semence*, *liqueur séminale*]. Humeur blanchâtre visqueuse, d'une odeur particulière, venant des testicules, d'où elle est portée par les conduits déférents dans les vésicules séminales, pour être ensuite, pendant le coït, lancée dans le vagin par l'urètre, où aboutissent les conduits éjaculateurs, et servir à la fécondation de l'ovule. Le sperme, au moment de l'éjaculation, est une humeur très complexe résultant du mélange de six humeurs diverses. Ce sont : 1° Le *liquide fourni par le testicule*, ou *sperme pur*, fluide, épais, filant, blanchâtre, qui est composé : *a*. d'un sérum en quantité très petite; *b*. principalement de *spermatozoïdes*; *c*. de quelques rares petites vésicules ou cellules sphériques, larges de 10 à 13 millièmes de millimètre, sans noyaux, peu granuleuses, qui sont probablement des cellules mères des spermatozoïdes, spermatocytes et spermatides, et restées stériles par accident au lieu d'avoir donné naissance à un spermatozoïde comme à l'ordinaire. Ces éléments anatomiques manquent dans le liquide éjaculé par les individus qui ont les canaux déférents oblitérés, ou dont les testicules sont restés dans l'abdomen, et qui, tout en restant puissants, sont stériles; le produit de l'éjaculation est néanmoins presque aussi abondant, de même odeur et de même aspect qu'à l'ordinaire, sauf un peu plus de transparence. 2° Le *liquide fourni par les follicules* qui sont annexés au canal déférent près des vésicules séminales. Ce liquide est brunâtre ou gris jaunâtre, plus ou moins foncé, contenant : *a*. un sérum; *b*. des cellules épithéliales prismatiques et ovoïdes; *c*. des granulations arrondies ou polyédriques, irrégulières, réfractant fortement la lumière, à centre brillant, à contour brunâtre foncé. 3° Le *liquide des vésicules séminales*, qui est brunâtre ou grisâtre, quelquefois presque opaque, d'autres fois gélatiniforme ou un peu grenu : il renferme des *sympexions* arrondis ou réunis en masses aréolaires, englobant ou non des spermatozoïdes abondants, des flocons de mucus ou mucosine. On y voit toujours des leucocytes normaux ou hypertrophiés, quelquefois granuleux, ainsi que des granulations jaunâtres graisseuses ou brunâtres, réfractant fortement la lumière. Souvent il s'y trouve de l'hématoïdine en grains amorphes, ou quelques amas d'hématies. 4° Le *liquide prostatique*, qui est blanc, crémeux, mais non transparent, ni filant, qui se mêle au liquide des vésicules séminales, au moment de l'éjaculation. Il se compose : *a*. d'un sérum ; *b*. de nombreuses granulations d'aspect graisseux, à centre brillant jaunâtre, à contour foncé, auxquelles il doit en grande partie sa couleur blanche ; *c*. de granulations moléculaires grisâtres; *d*. de cellules épithéliales prismatiques à cils vibratiles, plus ou moins nombreuses, contenant souvent des granulations graisseuses autour de leurs noyaux; *e*. quelquefois de petites concrétions ou calculs prostatiques à lignes concentriques pouvant avoir jusqu'à près de 0mm,10. C'est au liquide de la prostate que le sperme éjaculé doit principalement sa couleur blanchâtre et son odeur, qu'il n'a pas encore dans les vésicules et qu'il conserve dans le cas d'oblitération de l'épididyme et de cryptorchidie. Ce liquide n'est excrété qu'au moment de l'éjaculation et jamais dans ses intervalles. Son expulsion est due à la contraction des fibres lisses nombreuses qui entrent dans la composition de la trame de la prostate. 5° Le *liquide des glandes de Méry* ou *de Cowper*, qui est limpide, très filant, visqueux, auquel le sperme doit sa viscosité, et qui n'a aucune analogie avec le liquide prostatique; il se compose d'un sérum sans éléments anatomiques en suspension, si ce n'est quelquefois un petit nombre de leucocytes chez ceux qui ont eu des blennorragies. 6° Le *mucus du canal de l'urètre* ou *des glandes de Littre*, que les liquides précédents entraînent lors de l'éjaculation, et avec lui des cellules d'épithélium pavimenteux. Tous ces éléments se trouvent ordinairement dans le sperme éjaculé ; les sympexions peuvent manquer. Ce sont les flocons de mucosine qui ont été décrits à tort sous le nom de *fibrine* dans le sperme. On y trouve quelquefois des gouttes claires, rosées, sphériques, d'un diamètre de 10 à 40 millièmes de millimètre, visqueuses, s'allongeant lorsqu'elles rencontrent un obstacle et reprenant ensuite leur forme. Elles proviennent du liquide des vésicules séminales. Dans aucune des parties qu'il parcourt, le sperme n'offre l'odeur propre qu'il présente après l'éjaculation; elle ne se développe qu'au moment où à l'approche de ce dernier phénomène. Elle semble due à quelque modification du liquide prostatique, car elle existe dans le cas où le produit éjaculé manque de spermatozoïdes. On trouve enfin presque toujours, dans le sperme éjaculé et refroidi, des cristaux ambrés, prismatiques obliques à base rhomboïdale, soit isolés, soit réunis en croix, en étoile, etc., à base bien déterminée ou remplacée par des biseaux allongés donnant au cristal la forme de fuseau, etc. Ce sont des cristaux de phosphate de spermine uni à du phosphate de calcium. Le sperme contient environ 10 p. 100 de substances fixes, dont six parties sont formées de matières organiques et quatre de substances minérales. Chimiquement, le sperme est remarquable par sa richesse en substances organiques phosphorées, nucléines et lécithines; la partie liquide contient une nucléo-albumine spéciale, dite *spermatine* (V. ce mot). Les spermatozoïdes disparaissent par atrophie et résorption dans les vésicules séminales, pendant les maladies de longue durée, telles que la fièvre typhoïde, la phtisie chronique, etc.; les vésicules séminales renferment néanmoins un liquide de même aspect que celui qu'elles contiennent lorsque les spermatozoïdes existent. Ceux-ci reparaissent lors de la convalescence, et en même temps reviennent les érections, qui avaient cessé.

SPERMIDUCTE. s. m. [de σπέρμα, sperme, et *ductus*, conduit ; ce mot est mal fait, il devrait être *spermoducte*, puis il est hybride). Terme désignant le *canal déférent* du *spermatique*, par opposition à *oviducte*.

SPERMINE. s. f. (en atomes C^2H^5Az). Leucomaïne existant dans le sperme à l'état de phosphate et possédant l'odeur caractéristique du sperme. On la trouve aussi dans le sang des leucémiques et dans les cultures du bacille de la tuberculose.

SPERMIOGENÈSE. s. f. Transformation des spermatides en spermatozoïdes. V. Spermatide.

SPERMIOLE et non **SPERNIOLE.** s. f. [dérivé de σπέρμα ; *sperma ranarum*, all. *Froschlaich*, angl. *toadpole*, *spawn of frogs*, it. *fregolo di rane*]. Le mucus du frai. — *Spermiole de Crollius* [*spermiola Crollii*]. Poudre composée de myrrhe, d'oliban et de safran, arrosée avec l'eau distillée de frai de grenouille, à laquelle on ajoute du camphre, après dessiccation ; autrefois préconisée, comme médicament externe, contre les hémorragies.

SPERMOGONIE. s. f. [de σπέρμα, graine, et γονεία, production] (Tulasne). Corps noir ou brun qui naît sur le thalle des lichens, dont il est, selon toutes probabilités, l'appareil sexuel mâle. Il laisse échapper une sorte de mucilage ou pulpe grisâtre tenant en suspension des filaments qui remplissaient sa cavité. Ces filaments, nés au sommet des cellules formant la paroi ou sur le côté de prolongements moniliformes qui tapissent cette paroi, ont 1 millième de millimètre d'épaisseur sur 3 à 10 en longueur. Ils sont doués du mouvement brownien seulement, et manquent des cils que possèdent les spermatozoïdes des cryptogames. On les considère cependant comme analogues à ceux-ci, et, en attendant la démonstration de leur identité physiologique, on les nomme *spermaties* [σπερμάτιον, petite graine]. Ils se développent dans les spermogonies, avant que les *spores* ou organes femelles correspondants apparaissent dans leurs *apothécies*. Des spermaties analogues aux précédentes naissent sur le stroma de divers champignons et peut-être de tous (*Cenangium*, *Septaria*, *Cytispora*), avant que s'y développent les organes femelles. Le corps décrit comme un champignon sous le nom d'*Œcidiolum exanthematum*, parasite des *Uredo*, n'est qu'une *spermogonie* de ces champignons qui donne naissance à des *spermaties* apparaissant aussi au sommet de cellules filiformes, avec l'aspect de *cirres* ou de gouttes d'abord visqueuses et aromatiques. V. Ergot *de seigle*.

SPERMOLITHE. s. m. [de σπέρμα, sperme, et λίθος, pierre]. Calcul des voies spermatiques, des vésicules séminales en particulier.

SPERMOPHORE. s. m. [de σπέρμα, graine, et φέρειν, porter]. Nom donné par Link au placentaire.

SPERMORRHÉE. s. f. V. Spermatorrhée.

SPERMOTOXINE. s. f. Substance existant dans le sérum spermotoxique et lui donnant ses propriétés. Elle a pour effet d'immobiliser et de tuer les spermatozoïdes correspondants, c'est-à-dire provenant de l'espèce qui a fourni ceux qui ont servi à la production du sérum spermotoxique. La spermotoxine n'est jamais capable de dissoudre les spermatozoïdes ; cette dissolution ne se fait qu'à l'intérieur des phagocytes (Metchnikoff). La spermotoxine est formée de deux substances : l'une, l'alexine, n'est pas spécifique ; l'autre, la sensibilisatrice ou fixatrice, est au contraire spécifique et n'agit que sur les spermatozoïdes de l'espèce employée. On peut obtenir une spermotoxine en injectant à un animal des spermatozoïdes provenant d'une autre individu de la même espèce (isospermotoxine) ou même de l'animal lui-même (autospermotoxine). Mais jamais cette spermotoxine n'agit dans le corps de l'animal qui le fournit et n'influe sur la vitalité de ses spermatozoïdes.

SPERMOTOXIQUE. adj. — *Sérum spermotoxique.* Sérum capable de détruire les spermatozoïdes avec lesquels on le met en contact. On l'obtient en faisant à un animal des injections répétées de spermatozoïdes provenant d'un individu d'une autre espèce. C'est un cas particulier des sérums cytotoxiques.

SPERMOZOÏDE. s. m. V. Spermatozoïde.

SPEZIA (LA) (Italie, Gênes). *Station d'hiver*, située au bord de la mer, climat doux et pluvieux.

SPHACÈLE. s. m. [*sphacelus*, σφάκελος, all. *Absterben*, *kalter Brand*, angl. *sphacelus*, it. *sfacelo*, esp. *esfacelo*]. Gangrène qui occupe toute l'épaisseur d'un membre. ‖ Dans les livres hippocratiques, *sphacèle*, sorte d'inflammation ; c'est en ce sens qu'il est parlé de sphacèle du cerveau.

SPHACÉLÉ, ÉE. adj. [all. *abgestorben*, angl. *sphacelated*, it. *sfacelato*, esp. *esfacelado*]. Qui est frappé de sphacèle.

SPHACÉLIE. s. f. [*sphacelia*], V. Ergot *de seigle*.

SPHACÉLISME. s. m. [*sphacelismus*, σφακελισμὸς]. Action de se sphacéler ; disposition au sphacèle.

SPHACÉLOTOXINE. s. f. Principe actif de l'ergot de seigle.

SPHALÉROTOCIE. s. f. [de σφαλερὸς, trompeur, et τόκος, accouchement]. Coliques utérines faisant croire à un accouchement qui n'a pas lieu.

SPHÉNENCÉPHALE. adj. et s. m. [*sphenencephalus*]. V. Sphénocéphalie.

SPHÉNO-BASILAIRE. adj. et s. [de σφὴν, os sphénoïde, et *basilaire*]. Qui concerne à la fois le sphénoïde et l'apophyse basilaire. — *Articulation sphéno-basilaire*. Celle qui unit le sphénoïde et l'apophyse basilaire. — *Os sphéno-basilaire* (Sœmmerring). L'os occipital.

SPHÉNOCÉPHALIE. s. f. Monstruosité caractérisée par deux yeux bien séparés, deux oreilles rapprochées ou réunies sous la tête ; mâchoire et bouche distinctes.

SPHÉNO-ÉPINEUX, EUSE. adj. [*spheno-spinosus*, esp. *esfeno-espinoso*]. Qui a rapport à l'épine du sphénoïde. — *Artère sphéno-épineuse* ou *méningée moyenne*. Branche de la maxillaire interne, qui entre dans le crâne par le trou du même nom et se divise en deux branches, lesquelles se distribuent à la dure-mère. — *Trou sphéno-épineux* ou *épineux*, ou *petit rond*. Trou dont est percé l'os sphénoïde en arrière de l'apophyse d'Ingrassias et des trous grand rond et ovale, et qui donne passage à l'artère sphéno-épineuse.

SPHÉNOÏDAL, ALE. adj. [*sphenoidalis*, all. *keilartig*, angl. *sphenoidal*, it. *sfenoidale*, esp. *esfenoidal*]. Qui a rapport au sphénoïde. — *Crête* ou *épine sphénoïdale*. Arête que la face gutturale ou antérieure du sphénoïde présente sur la ligne médiane et qui s'articule avec l'ethmoïde. — *Fente sphénoïdale* ou *orbitaire supérieure*. Fente allongée, large en dedans, étroite en dehors, que présente l'os sphénoïde entre les grandes et les petites ailes. — *Ganglion sphénoïdal*. V. Sphéno-palatin. — *Sinus sphénoïdaux*. Nom donné à deux cavités dont est creusé le corps de l'os sphénoïde, et qui sont séparées l'une de l'autre par une cloison répondant à la ligne médiane. L'ouverture de ces sinus est située de chaque côté de la ligne médiane, sur la face antérieure ou orbito-nasale du sphénoïde ; elle est, en grande partie, bouchée par une lame osseuse contournée en cône, que l'on appelle *cornet sphénoïdal* ou *de Berlin*, qui forme une partie de la paroi antérieure du sinus.

SPHÉNOÏDE. adj. et s. m. [*os basilaire*, *os cunéiforme* ; *os sphénoïdal*, *os basilaire*, *os multiforme* ; de σφὴν, coin, et εἶδος, forme, ressemblance ; all. *Keilbein*, angl. *sphenoidbone*, it. *sfenoide*, esp. *esfenoide*]. Os impair enclavé au milieu des os de la base du crâne, en avant de l'occipital, en arrière de l'ethmoïde, et concourant à former les cavités nasales, les orbites, les fosses zygomatiques et la paroi de la cavité gutturale. Cet os, qu'on a comparé à une chauve-souris, a une partie moyenne qu'on appelle le *corps*, et deux parties latérales qui ressemblent assez bien à deux ailes étendues. Le corps du sphénoïde a quatre faces : 1° une *supérieure*, ou *cérébrale*, qui présente, d'avant en arrière, une partie déprimée, qui s'articule avec la lame criblée de l'ethmoïde, une gouttière transversale (*gouttière optique*) pour le chiasma des nerfs optiques, une excavation profonde (*selle turcique* ou *fosse pituitaire*) qui reçoit la glande pituitaire, une lamelle verticale (*dos de la selle turcique*) dont chaque angle postérieur présente une apophyse (*apophyse clinoïde postérieure*) et qui est bordée de chaque côté par une gouttière dite *caverneuse*, offrant souvent en avant une petite saillie dite *apophyse clinoïde* moyenne; 2° une face *inférieure* ou *gutturale*, articulée avec le vomer, et de laquelle partent les *apophyses ptérygoïdes*; 3° une *antérieure* ou *orbito-nasale*, qui s'articule par une crête médiane (*crête sphénoïdale*) avec l'ethmoïde, et qui représente de chaque côté de cette crête l'ouverture des *sinus sphénoïdaux*; 4° une *postérieure*, articulée avec l'apophyse basilaire de l'occipital. De la partie supérieure des régions latérales se détachent deux apophyses horizontales, triangulaires, allongées, appelées *petites ailes du sphénoïde* ou *ailes d'Ingrassias* (*ailes orbitaires*, *sphénoïde antérieur* ou *ingrassial*), qui présentent, à leur base et en dedans, les *apophyses clinoïdes antérieures* : au point de naissance des petites ailes se trouve le *trou optique*. De la portion inférieure des parties latérales, se détachent les *grandes ailes du sphénoïde* (*ailes temporales* ou *sphénoïde postérieur*), dont chacune a une face cérébrale qui fait partie de la base du crâne, et qui présente les trous grand rond, ovale et sphéno-épineux; une face externe ou temporale qui concourt à former les parois de la fosse temporale, et une face antérieure ou orbitaire qui correspond au sommet de l'orbite.

SPHÉNOÏDIEN, IENNE. adj. et s. Synonyme de *sphénoïdal*. — *Os sphénoïdiens*. Les différentes portions du sphénoïde quand elles sont distinctes, comme sur le fœtus de divers vertébrés et sur quelques reptiles et poissons.

SPHÉNOÏDITE. s. f. Inflammation de la muqueuse qui tapisse le sinus sphénoïdal.

SPHÉNO-MAXILLAIRE. adj. [*spheno-maxillaris*, it. *sfeno-mascellare*]. Qui a rapport aux os sphénoïde et maxillaire. — *Fente sphéno-maxillaire* ou *orbitaire inférieure*. Fente que présente la région zygomatique de la face, et que forment le sphénoïde en haut, le maxillaire en bas, le malaire en avant, et le palatin en arrière. Cette fente s'unit à angle presque droit avec la ptérygo-maxillaire, et leur angle de réunion conduit à une fosse profonde appelée *fosse sphéno-maxillaire*, qui est placée derrière et un peu sous l'orbite, et formée par le palatin, le sphénoïde et le maxillaire supérieur. — *Ligament sphéno-maxillaire*. Faisceau ligamenteux allant de l'épine du sphénoïde à la saillie ou épine du maxillaire inférieur qui limite l'orifice interne du canal dentaire.

SPHÉNO-ORBITAIRE. adj. — *Os sphéno-orbitaire* (Béclard). La portion antérieure du corps du sphénoïde chez le fœtus; elle concourt à former l'orbite, et se développe par un point particulier d'ossification.

SPHÉNO-PALATIN, INE. adj. [*spheno-palatinus*]. Qui a rapport au sphénoïde et au palais. — *Artère sphéno-palatine*. Terminaison de la maxillaire interne; elle prend ce nom en pénétrant dans les fosses nasales par le trou sphéno-palatin, et se divise en deux branches, l'une interne destinée à la cloison, l'autre externe destinée aux cornets et aux méats. — *Ganglion sphéno-palatin* [*ganglion sphénoïdal*, Ch., *ganglion de Meckel*, *ganglion sous-maxillaire*]. Petit ganglion nerveux triangulaire, du volume d'une lentille, situé en dehors du trou sphéno-palatin, dans la fosse ptérygo-maxillaire. Ce ganglion est entouré par une gaine, prolongement de la dure-mère, par du tissu adipeux et par les branches de la maxillaire interne, ce qui le rend difficile à préparer. Le nerf maxillaire supérieur (fig. 707, *h*) lui renvoie deux ou trois racines sensitives (*i*). Il a pour racine motrice le filet grand pétreux superficiel du nerf vidien (*j*). Il a pour racine végétative le filet carotidien du ganglion cervical supérieur (*u*). En arrière il donne le filet *ptérygo-palatin* ou *pharyngien de Bock*, qui passe par le conduit ptérygo-palatin pour se rendre à la muqueuse de la trompe d'Eustache et à celle des parties nasales et pharyngiennes voisines. En avant, il fournit le nerf sphéno-palatin interne ou *naso-palatin* (5), et le sphéno-palatin externe, qui est un peu au-dessous.

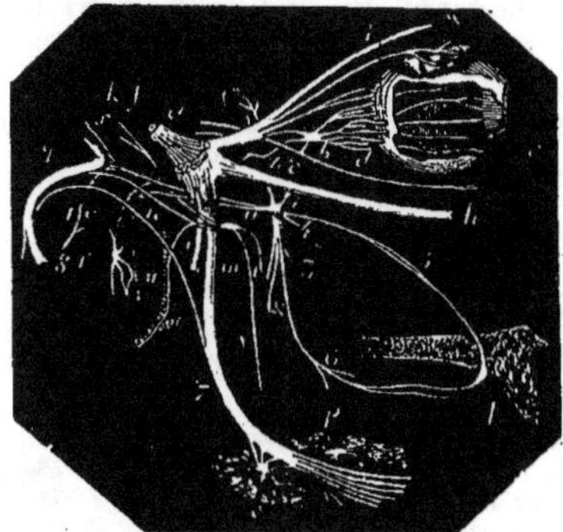

Fig. 707. — Ganglion *sphéno-palatin* et ses branches.

En bas, il fournit les filets palatins antérieurs (4), sensitifs comme les précédents, et les palatins postérieurs (2), destinés aux muscles péristaphylin interne et palatostaphylin. Les nerfs sphéno-palatins externes (3) se distribuent à la muqueuse du cornet et du méat moyen. Le naso-palatin (5) se dirige le long de la paroi interne des fosses nasales jusqu'au trou palatin antérieur, et se termine au ganglion naso-palatin (*l*) dont l'existence n'est pas constante; si ce ganglion manque, il s'anastomose avec le palatin antérieur (6). En *o* est le *ganglion sous-maxillaire*; en *p*, le *ganglion sublingual*; en *t* le *tympan*. — *Trou sphéno-palatin*. Échancrure demi-circulaire située entre les deux éminences que présente le bord sphénoïdal de l'os palatin, et qui est convertie en trou par une semblable échancrure du sphénoïde.

SPHÉNO-PARIÉTAL, ALE. adj. [*spheno-parietalis*]. Qui a rapport au sphénoïde et au pariétal. — *Articulations sphéno-pariétales*. Sutures qui unissent les extrémités des grandes ailes du sphénoïde avec les angles antérieurs inférieurs des pariétaux.

SPHÉNO-PTÉRYGO-PALATIN. adj. et s. V. Péristaphylin *externe*.

SPHÉNO-TEMPORAL, ALE. adj. [*spheno-temporalis*]. Qui a rapport au sphénoïde et au temporal. — *Suture sphéno-temporale*. Celle de l'articulation des grandes ailes du sphénoïde avec la portion écailleuse du temporal.

SPHÉNOTRÉSIE. s. f. [de *sphénoïde*, et τρῆσις, perforation]. Perforation du crâne, ayant pour but de briser le sphénoïde. V. Sape.

SPHÉNOTRIBE. s. m. [de sphénoïde, et τρίβειν, royer] (Lollini, de Bologne). Perce-crâne monté sur une ige courbe, en vue d'atteindre plus facilement la partie cenrale du sphénoïde. Pour éviter que le transforateur porte on action sur les organes maternels, la portion externe de sa tige est fixée sur un entablement du forceps, dans l'axe des cuillers, autour duquel il opère son mouvement de rotation. Les manches sont munis d'un écrou de compression, qui se transforme en un céphalotribe et en un puissant agent de traction.

SPHÉNOTRIPSIE. s. f. Embryotomie faite avec le sphénotribe.

SPHÈRE. s. f. [*sphæra*, σφαῖρα, all. *Kugel*, it. *sfera*, esp. *esfera*]. Corps dont la surface unique a tous ses points situés à la même distance d'un point intérieur qu'on appelle *centre*. — *Sphère d'activité d'un corps*. Espace déterminé et étendu tout autour d'un corps, au delà duquel l'action de ce dernier ne se manifeste plus. — *Sphère attractive*. Partie du protoplasme qui dans la cellule entoure le centrosome. — *Sphère de fractionnement, de sillonnement* ou *de segmentation vitelline*. V. SEGMENTATION.

SPHÉRICITÉ. s. f. V. ABERRATION.

SPHÉRIQUE. adj. [*sphæricus*, de σφαῖρα, sphère; all. *sphärisch, kugelrund*, angl. *spheric*, it. *sferico*, esp. *esferico*]. Qui a la forme d'une sphère : *épithélium sphérique*.

SPHÉRISTIQUE. s. f. [σφαιριστική, sous-entendu, τέχνη, de σφαῖρα, balle]. L'art de jouer à la balle, exercice conseillé par les médecins de l'antiquité.

SPHÉROÏDE. adj. [de σφαῖρα, sphère, et εἶδος, forme]. Qui ressemble à une sphère.

SPHÉRULE. s. f. Petite sphère.

SPHINCTER. s. m. [*sphincter*, σφιγκτήρ, de σφιγγειν, lier, serrer; all. *Schliessmuskel*, angl. *sphincter*, it. *sfintere*, esp. *esfinter*]. Nom de certains muscles annulaires, ainsi appelés parce qu'ils servent à fermer et à resserrer les ouvertures ou conduits naturels. — *Sphincter de l'anus*. Nom donné à deux muscles qui environnent l'extrémité inférieure du rectum. L'un, placé plus superficiellement, est le *sphincter externe* ou *sphincter cutané* (*constricteur de l'anus*, Bichat, *coccygio-anal*, Ch.), dont Winslow a fait deux muscles distincts, sous les noms de *sphincters cutanés interne et externe*. Ce muscle se compose, en effet, de deux ordres de fibres : les unes, *superficielles* (*sphincter sous-cutané*), s'insèrent au tissu cellulaire sous-cutané et à la partie profonde de la peau depuis le coccyx jusqu'à la partie postérieure du bulbe de l'urètre; les autres, *profondes*, s'insèrent en arrière à la pointe du coccyx en se confondant, d'un côté à l'autre, sur la ligne médiane, de manière à former un raphé dit *anococcygien*; en avant elles se terminent en partie à un raphé fibreux, dit *ano-bulbaire*, et passent en partie sans interruption en avant du rectum. Considéré dans sa totalité, ce muscle forme un anneau musculaire, haut de 5 centimètres, épais de 8 millimètres, qui se continue supérieurement avec la partie inférieure du releveur de l'anus. — Le *sphincter interne* est formé par les fibres lisses circulaires du rectum, qui, en s'accumulant à la partie inférieure de cet intestin, forment un anneau haut de 18 à 25 millimètres et épais de 3 à 5 millimètres. Sur les sujets vigoureux, sa partie inférieure s'avance entre le derme et la partie correspondante du sphincter externe, dont il reste séparé par du tissu cellulaire. — *Sphincter des lèvres*. V. ORBICULAIRE *des lèvres*. — *Sphincter supérieur* (et non *sphincter interne*). Épaississement de la couche circulaire à fibres-cellules du rectum, sur une portion seulement de sa circonférence, qui se trouve de 6 à 9 centimètres au-dessus de l'anus (Nélaton). — *Sphincter du vagin*. V. CONSTRICTEUR *du vagin*. — *Sphincter de la vessie*. V. VESSIE.

SPHINCTÉRALGIE. s. f. Douleur déterminée par la contraction spasmodique d'un sphincter.

SPHINCTÉRALGIQUE. adj. Qui a rapport à la sphinctéralgie, qui est accompagné de sphinctéralgie. V. FISSURE *à l'anus*.

SPHYGMIQUE. adj. [*sphygmicus*, de σφυγμός, pouls; all. *sphygmisch*, angl. *sphigmic*, it. *sfigmicco*, esp. *esfigmico*]. Qui a rapport au pouls. — *Art sphygmique*. Art qui a pour but la connaissance des caractères du pouls.

SPHYGMOGRAPHE. s. m. [de σφυγμός, pouls, et γράφειν, écrire; all. *Pulsmesser*, angl. *sphygmograph*, it. *sfigmografo*]. Instrument destiné à enregistrer les pulsations des artères. — Le *sphygmographe de Vierordt*, formé d'un levier mis en mouvement par les battements d'une artère, qui inscrit ses oscillations sur le kymographion, a des inconvénients qui lui font préférer le suivant. — *Sphygmographe de Marey* (fig. 708). Il se compose d'un levier d'une extrême légèreté qui déprime l'artère au moyen d'un ressort élastique. Chaque fois que le pouls de l'artère soulève le ressort, le mouvement se transmet au levier muni d'une plume qui inscrit les oscillations sur un cylindre tournant. La monture sur laquelle sont fixées les

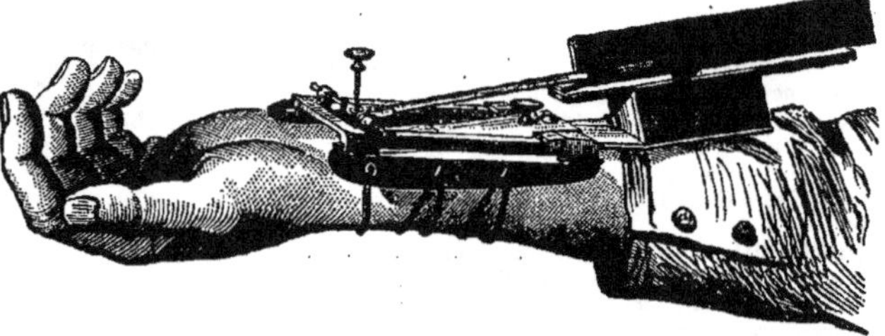

Fig. 708. — *Sphygmographe.*

différentes pièces se compose d'un cadre métallique et de deux ailes latérales, articulées à charnière. Le cadre et les ailes forment une sorte de gouttière qui embrasse la partie antérieure de l'avant-bras, et qui s'adapte à l'aide d'un lacet contournant l'avant-bras et se réfléchissant alternativement d'un côté à l'autre sur de petits crochets dont les

Fig. 709. — Graphique du pouls pris avec le *sphygmographe* direct de Marey.

ailes sont munies. Quand l'appareil est en position, un ressort, situé dans l'intérieur du cadre, est exactement appliqué sur l'artère radiale. Chaque battement de l'artère soulève le ressort, dont le mouvememt est transmis à son tour, par une pièce intermédiaire, à un levier qui l'amplifie. L'extrémité du levier décrit alors des mouvements dont la nature varie avec la forme du pouls. Un petit ressort empêche le levier d'être projeté au-dessus du point auquel l'élève le battement artériel. L'extrémité du levier porte une plume, celle-ci frotte sur une plaque couverte de papier, et qui est mue, parallèlement au levier, par un mouvement d'horlogerie. De la combinaison de ces deux mouvements résultent des courbes dont le nombre correspond à celui du pouls (fig. 709), et dont la forme correspond à des types dont plusieurs caractérisent des maladies du cœur ou des vaisseaux. La fréquence du pouls se juge d'après le nombre de pulsations inscrites sur le papier dont la vitesse de translation est connue (Marey). Dans le sphygmographe à transmission, la vis verticale qui reçoit les mouvements du pouls s'engrène avec une pièce basculante qui actionne la membrane d'un tambour à air; ce tambour est relié à un tambour inscripteur, ce qui permet de prendre sur ce cylindre enregistreur des tracés beaucoup plus longs. — *Sphygmographe de Brondel*. Il diffère du précédent en ce que le ressort métallique est remplacé par un levier droit, appliqué sur l'artère par son extrémité libre, articulé par l'autre avec un second levier qui porte la plume; un troisième levier, sur lequel on peut faire passer des curseurs de différents poids, permet de régler la pression exercée sur l'artère.

SPHYGMOGRAMME. s. m. Tracé du pouls recueilli avec le sphygmographe.

SPHYGMOLOGE. s. m. [de σφυγμὸς, pouls, et λέγειν, indiquer]. Instrument propre à faire connaître la vitesse et les autres qualités du pouls.

SPHYGMOMANOMÈTRE. s. m. Appareil servant à mesurer la pression artérielle. Le sphygmomanomètre de Potain, le plus employé en France (fig. 710), se compose d'une petite poire de caoutchouc, dont une facette plus

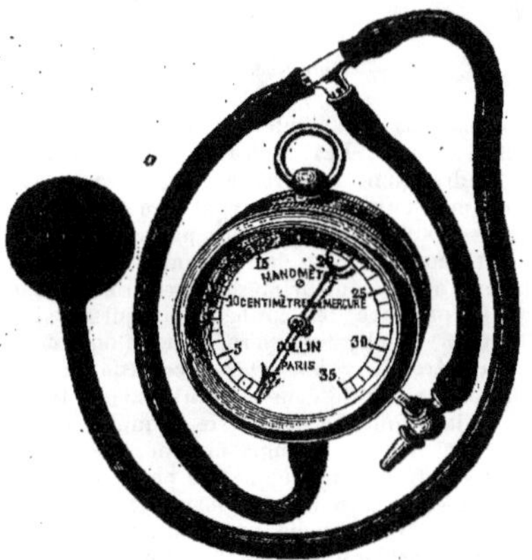

Fig. 710. — *Sphygmomanomètre.*

souple que les autres est destinée à être appliquée sur l'artère; cette poire est reliée par un tube de caoutchouc à un manomètre métallique, de sorte que toute pression exercée sur la poire se traduit par un mouvement de l'aiguille du manomètre autour d'un cadran gradué. On applique la poire sur l'artère radiale en la tenant de la main gauche; au-dessous de la poire on applique sur l'artère deux doigts de la main droite; l'un de ces doigts, le plus éloigné du bras, appuie sur l'artère de façon à en effacer la lumière, et à empêcher ainsi le retour du sang par les anastomoses de la main; l'autre doigt, situé entre celui-ci et la poire, explore le pouls. Quand la récurrence radiale est arrêtée, on appuie sur la poire avec les doigts de la main gauche, jusqu'au moment où le doigt de la main droite qui explore le pouls ne sente plus de battement artériel; à ce moment la pression exercée sur la poire est suffisante pour interrompre le cours du sang dans l'artère; cette pression mesure donc la pression artérielle. On lit alors sur le manomètre le chiffre auquel est arrêtée l'aiguille, et ce chiffre indique en centimètres de mercure la pression artérielle. Cet instrument est un perfectionnement de l'appareil de von Basch, dans lequel la valeur de la pression était donnée par un manomètre à mercure.

SPHYGMOMANTIE. s. f. [de μαντεία, divination]. Divination prétendue d'après l'état du pouls.

SPHYGMOMÈTRE. s. m. [de σφυγμὸς, pouls, et μέτρον, mesure; all. *Pulsschlagmesser*, angl. *sphygmometer*, it. *sfigmometro*]. Instrument pour mesurer le pouls. Sanctorius avait imaginé, dit-on, sous le nom de *pulsiloge*, un instrument qui devait être un véritable *sphygmomètre*. Celui qu'a inventé Hérisson pour apprécier les diverses qualités du pouls ne fait reconnaître que sa vitesse et sa régularité. C'est un tube rempli de liquide, et dont la partie inférieure, fermée par une rondelle de caoutchouc, s'applique sur l'artère; les pulsations artérielles font alternativement monter et baisser le liquide dans le tube.

SPHYGMOPHONE. s. m. [de σφυγμὸς, pouls, et φωνὴ, voix, son]. Instrument qui, appliqué sur l'artère radiale, permet d'entendre les bruits correspondants aux pulsations artérielles, et de reconnaître leurs caractères normaux ou morbides (Boudet).

SPHYGMOSCOPE. s. m. [de σφυγμὸς, pouls, et σκοπεῖν, examiner]. Instrument qui, ajouté au polygraphe, permet d'enregistrer la pression dans les artères avec lesquelles il est mis en communication (Marey).

SPHYRÈNE. s. m. V. Poisson *vénéneux*.

SPICA. s. m. [all. *Aehrenverband*, angl. *spica-bandage*, it. *spiga*, esp. *espica*]. Mot latin qui signifie *épi*, et qui désigne certains bandages croisés dont les tours de bande sont disposés autour d'un membre comme les épillets de graminées le long de leur axe commun. Le *spica* est *ascendant* ou *descendant*, selon que les pointes des doloires sont tournées vers la partie supérieure ou inférieure d'un membre. On distingue le *spica* inguinal, simple ou double; celui de l'épaule et celui du pouce.

SPICANARD. s. m. [all. *Bärwurz*, angl. *spicknel*, *spigonardi*, esp. *espicanardo*]. V. Nard *indien*.

SPIDIUM. s. m. Ancien nom de l'ivoire brûlé employé autrefois comme astringent (Adanson). C'est du phosphate de chaux tribasique.

SPIGEL (anatomiste de Bruxelles, 1578-1625). — *Lobe de Spigel*. V. Foie.

SPIGÉLIE. s. f. *Spigélie anthelminthique du Brésil* [*Spigelia anthelminthica*, L., all. *Spigelia*, angl. *anthelmia, indian pinck*, it. *spigelia*, esp. *espigelia*; *brinvilliers* ou *brinvillière*]. Herbe de la famille des loganiacées, très vénéneuse à l'état frais, et dont les feuilles et les racines desséchées sont employées à petite dose, en poudre ou décoction, contre les vers intestinaux (*yerba de lombrices*). — *Spigélie du Maryland* [*Spigelia marylandica*, L.]. Herbe de la même famille qu'on préfère à la précédente comme anthelminthique, en ce qu'elle est moins vénéneuse. On l'emploie en infusion (15 gr. pour 500 gr. d'eau bouillante), dont on donne une cuillerée à bouche de trois en trois ou de quatre en quatre heures. On en fait précéder l'administration, la veille, d'une dose purgative de calomel; après la dernière dose du vermifuge, on fait purger avec l'huile de ricin. Quelquefois on associe au vermifuge un purgatif.

SPIGÉLINE. s. f. [all. *Spigelin*, angl. *spigeline*, it. *spigelina*, esp. *espigelina*]. Substance brune non azotée, amère, nauséeuse, purgative, et causant une sorte d'ivresse, soluble dans l'eau et dans l'alcool, peu dans l'éther, soluble dans l'acide nitrique, et précipitée par le sous-acétate de plomb, trouvée dans les feuilles et surtout dans la racine de la spigélie anthelminthique.

SPILANTHE. s. m. V. Cresson *de Para*.

SPILANTHINE. s. f. Substance âcre, cristallisable, soluble dans l'alcool et l'éther, peu dans l'eau, contenue dans le *Spilanthes oleracea*, L., ou *cresson de Para*.

SPILOPLAXIE. s. f. [de σπῖλος, tache, et πλὰξ, plaque]. — *Spiloplaxie indienne.* Nom sous lequel on a décrit une maladie qui n'est autre que l'*éléphantiasis des Grecs*; Duchassaing donne le nom de *spiloplaxie* à cet éléphantiasis, en réservant le nom d'*éléphantiasis* à celui des Arabes.

SPILUS. s. m. [*nævus*, *spilus*, *spilos*, de σπῖλος, tache]. Tache cutanée causée par une production exagérée du pigment. V. Nævus.

SPINA ou **SPINAEUS** (médecin allemand du XVIIe siècle). — *Élixir de Spina.* V. Élixir antipestilentiel.

SPINA. s. m. Mot latin employé par Van Helmont pour expliquer sa théorie de l'inflammation. V. Aiguillon.

SPINA-BIFIDA. s. m. [all. *Rückenspalte*, angl. et it. *spina-bifida*, esp. *espina-bifida*]. Vice de conformation qui consiste dans la fissure des arcs vertébraux (d'où le nom de *spina-bifida*), par ossification incomplète, au niveau des apophyses épineuses; fissure à travers laquelle s'échappe une partie ou la totalité de la moelle et de ses enveloppes. Quelquefois l'axe nerveux lui-même ne prend pas part à la hernie, constituée alors uniquement par les méninges (méningocèle); le plus souvent, il pénètre dans la poche, qui contient en même temps une sérosité limpide (d'où le nom d'*hydrorachis* donné aussi à cette affection) épanchée tantôt entre la moelle et ses enveloppes (*hydrorachis externe*), tantôt, et plus fréquemment, au centre même de la moelle (*hydrorachis interne*). — Fig. 711 : Spina-bifida sacré avec hydrorachis et fixation à la paroi interne de la poche, de la partie terminale de la moelle et des nerfs de la queue de cheval (Morton). — Le spina-bifida siège le plus souvent dans les régions lombaire et sacrée; on trouve en ce point une tumeur molle, souvent transparente, d'un volume variable, plus ou moins réductible, et on peut sentir, en déprimant cette tumeur, l'écartement des lames et des apophyses des vertèbres; souvent les extrémités inférieures sont paralysées. La mort est la terminaison la plus habituelle, et survient, rapidement ou d'une façon lente, par inflammation du sac et extension de la phlegmasie aux méninges, rarement par gangrène de la tumeur. Dans bien des cas, le traitement palliatif, qui consiste à mettre la tumeur à l'abri des violences extérieures et à la comprimer légèrement par une pelotte circulaire percée à son centre, est le seul qui convienne.

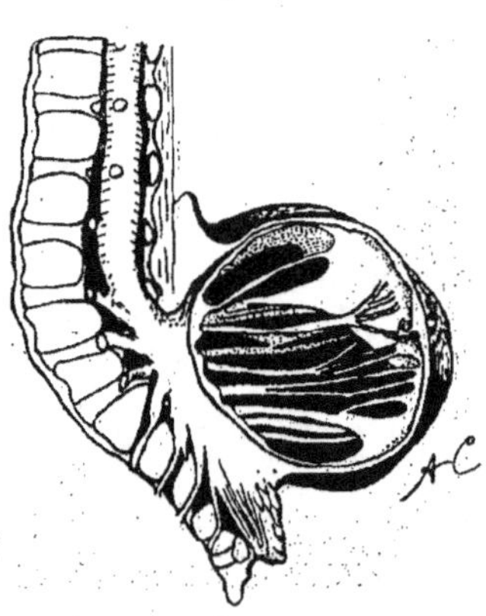

Fig. 711. — *Spina-bifida.*

Quand on a à redouter l'ulcération et l'inflammation de la tumeur, quand celle-ci augmente rapidement, il est indiqué de joindre la ponction à la compression; la ponction suivie d'injections iodées a donné des succès, mais peut, comme la cautérisation, être suivie d'accidents promptement mortels, surtout si la tumeur renferme une portion de la moelle épinière.

SPINA-VENTOSA. s. m. [all. *Winddorn, Knochenwurm*, angl. *spina ventosa*, it. *spina ventosa*, esp. *espina ventosa*]. Nom sous lequel on a décrit tantôt des hyperostoses ou des exostoses, parfois même de simples abcès développés dans l'intérieur des os, tantôt de véritables ostéosarcomes. Les tumeurs décrites sous ce nom sont : 1° des tumeurs fibreuses assez fréquentes dans la mâchoire inférieure; elles peuvent être ou non mélangées de parties ayant l'aspect colloïde, par suite de la présence de matière amorphe; 2° des tumeurs à *myéloplaxes*, de consistance et de couleur musculaires, compliquant quelquefois la présence des épithéliomas qui envahissent la mâchoire; 3° des kystes à paroi fibreuse ou non. Le principal caractère du *spina-ventosa* consiste en ce que l'os semble comme soufflé dans le point malade. Il se tuméfie, se dilate dans toute sa périphérie, s'amincit extrêmement, et acquiert ainsi un volume énorme, avec douleur profonde très obtuse et à peine perçue par le malade. Aujourd'hui on réserve ce nom à une forme de la tuberculose des os des doigts dans laquelle les phalanges sont boursouflées d'une façon considérable. — Fig. 712 : Spina-ventosa au pouce droit et au médius gauche, chez un enfant de trois ans.

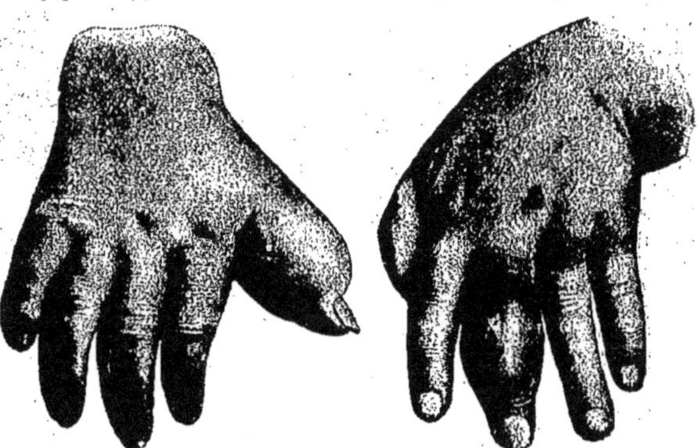

Fig. 712. — *Spina-ventosa.*

SPINAL, ALE. adj. [de *spina*, épine; angl. *spinal*, it. *spinale*, esp. *espinal*]. Qui a rapport aux apophyses épineuses des vertèbres ou à la colonne vertébrale, et à la moelle épinière ou spinale. — *Artères spinales.* Nom donné à deux branches que fournit l'artère vertébrale parvenue dans le crâne, et qu'on distingue en *antérieure* et *postérieure*. Chaussier les appelle *artères médianes du rachis*. La postérieure descend parallèlement à celle du côté opposé sur la face postérieure de la moelle allongée, donne un rameau très grêle sur les côtés du quatrième ventricule, et se continue avec les rameaux des vertébrales, des intercostales et des lombaires, situées sur la face postérieure de la moelle épinière, et lui distribue ses ramifications. L'antérieure descend en serpentant sur la face antérieure de la moelle allongée, se réunit avec celle du côté opposé au niveau du grand trou occipital, et forme un tronc commun flexueux qui se continue à la face antérieure de la moelle épinière jusqu'à l'extrémité inférieure du rachis, grâce aux anastomoses qu'il reçoit des mêmes artères que la postérieure. — *Muscles spinaux.* Ceux qui s'insèrent sur les vertèbres formant l'épine ou rachis. — *Nerfs spinaux.* Les nerfs rachidiens, par opposition aux nerfs encéphaliques. — *Nerf spinal* [*accessoire de la paire vague, accessoire de Willis, nerf trachélo-dorsal,* Chaussier, *nerf respiratoire supérieur du tronc,* Ch. Bell, *onzième paire cranienne*]. Il naît : 1° de la partie latérale de la portion cervicale de la moelle épinière, par des racines dites *médullaires*, qui descendent jusqu'à l'origine du quatrième nerf cervical, quelquefois plus bas; 2° du bulbe rachidien, par des racines dites *bulbaires*, qui ont un noyau commun avec le glosso-pharyngien et le pneumogastrique. Les racines médullaires se dirigent obliquement en haut et en dehors, entre le ligament dentelé et les racines postérieures des nerfs cervicaux, et se réunissent de façon à former un cordon unique, qui pénètre dans le crâne par le trou occipital : là ce cordon reçoit les racines bulbaires, et le tronc du spinal, définitivement constitué, se dirige vers le trou déchiré postérieur, par lequel il sort du crâne, en arrière du pneumogastrique. Il se divise alors en deux branches : une *branche externe*, qui fait suite aux racines médullaires, se porte en bas et en dehors, en arrière de la loge parotidienne, croise ou traverse le muscle sterno-mastoïdien auquel il donne quelques rameaux, et se termine dans le trapèze; une *branche interne*, qui fait suite aux racines bulbaires, se porte en bas et en avant, s'accole au plexus gangliforme, et fournit des rameaux pharyngiens et les nerfs laryngés inférieurs ou récurrents, qui paraissent venir du pneumogastrique. Le nerf spinal est un nerf moteur, qui donne la motilité aux muscles trapèze et sterno-mastoïdien par sa branche externe, d'origine médullaire; aux muscles du pharynx et à tous les muscles du larynx (moins le crico-thyroïdien, animé par le laryngé externe) par sa branche interne, d'origine bulbaire. Ces deux portions du nerf spinal sont souvent indépendantes l'une de l'autre dans leur développement : ainsi, chez le bœuf et le cheval, la branche externe est proportionnellement beaucoup plus développée que chez l'homme, tandis qu'elle disparaît presque complètement chez les oiseaux, dont le spinal est réduit à la branche interne. D'après Cl. Bernard, l'arrachement de la branche interne du spinal, sur les animaux, détermine une *aphonie* résultant de ce que, les cordes vocales ne pouvant se tendre, la glotte reste constamment dilatée, tandis que l'aphonie consécutive à la paralysie du pneumogastrique résulterait du rétrécissement persistant de la glotte; cet arrachement produit aussi une gêne spéciale de la déglutition, qui se manifeste par le passage des aliments dans la trachée au moment où on interrompt brusquement le repas de l'animal, ce qui s'explique par ce fait que les muscles du pharynx, en même temps qu'ils poussent le bol alimentaire dans l'œsophage, ferment le larynx : il y a là une double action nerveuse, dont la première, appartenant au pneumogastrique, persiste seule après la section du spinal, qui règle la seconde action. Quant à la branche externe, son arrachement produit l'essoufflement, la brièveté de l'expiration, surtout pendant l'effort, parce que la dilatation du thorax, nécessaire à la durée de l'expiration, n'est plus maintenue par les muscles sterno-mastoïdien et trapèze, dont la fonction est volontaire, contrairement à la fonction respiratoire du pneumogastrique. En résumé, d'après Cl. Bernard, le nerf spinal ne peut pas être considéré comme l'accessoire, comme la racine antérieure du pneumogastrique : il y aurait, au contraire, antagonisme entre ces deux nerfs, dont le premier préside à l'expiration forcée volontaire, en particulier aux mouvements vocaux volontaires, et le second aux mouvements respiratoires organiques involontaires. Quant à la sensibilité qu'il présente dans sa portion intracranienne, le spinal la doit sans doute à son anastomose avec le pneumogastrique au niveau du trou déchiré postérieur; de plus, la sensibilité récurrente lui est fournie, dans sa portion intrarachidienne, par les racines postérieures cervicales. V. Pneumogastrique et Récurrent. — Fig. 713. La pièce, vue en arrière, a été disséquée et disposée de manière à mettre en évidence les

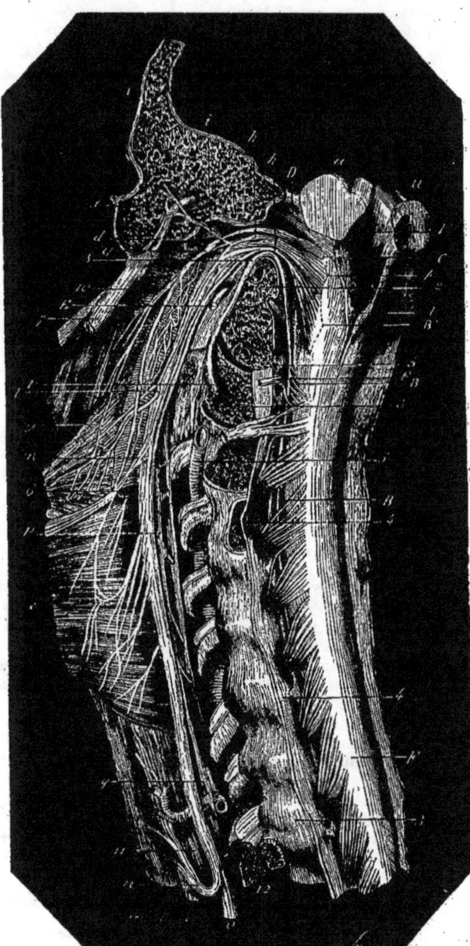

Fig. 713. — Origines du *spinal.*

origines et les anastomoses de ces nerfs. A, faisceau des origines du pneumogastrique; B, filets originaires de la grande portion médullaire du spinal qui vient ensuite former la branche externe de ce nerf *r* : ces filets originaires s'étendent depuis la première jusqu'à la cinquième paire cervicale environ; B', filets originaires de la portion bulbaire du spinal qui vont ensuite constituer la branche interne de ce nerf *k*; C, origine du glosso-pharyngien; D, troncs du facial et de l'acoustique réunis après leur origine (septième paire); E, nerf grand hypoglosse coupé; F, F, racines postérieures des paires nerveuses cervicales rachidiennes; *g*, ganglions du nerf glosso-pharyngien; *h*, ganglion jugulaire du pneumogastrique; *i*, rameau auriculaire du pneumogastrique; *k*, branche interne du spinal; *l*, rameau pharyngien du pneumogastrique provenant de la branche interne du spinal; *m*, nerf laryngé supérieur; *n*, nerf laryngé inférieur ou récurrent; *o*, tronc du nerf pneumogastrique coupé; *p*, ganglion cervical supérieur; *q*, ganglion cervical inférieur; *r*, branche externe du nerf spinal coupé; *s*, anastomose de Willis entre le pneumogastrique et la branche externe du spinal; *t*, *calamus scriptorius*; *u*, *u*, coupe des pédoncules du cervelet; *v*, plancher du quatrième ventricule; *x*, corde du tympan; 1, coupe du rocher; 2, coupe de la partie basilaire de l'occipital: 3, 3, vertèbres cervicales; 4, 4, dure-mère; 5, 5, artère vertébrale; 6, 6, artère carotide; 7 faisceau des muscles styliens coupés; 8, 9 et 10, muscles constricteurs du pharynx; 11, œsophage; 12, première vertèbre dorsale. ‖ *Irritation spinale* [angl. *spinal irritation*]. Nom donné, surtout en Angleterre, à une sorte de névrose qu'on observe principalement chez les femmes ou les hommes d'une grande susceptibilité nerveuse, ou fatigués par les excès. Elle est caractérisée par l'existence de *points* douloureux, qui se font sentir le long des apophyses épineuses ou sur les côtés de la colonne vertébrale, douleurs spontanées, mais augmentées par la pression ou le simple passage d'un corps chaud sur cette région : souvent on observe en même temps des douleurs névralgiques du col de l'utérus ou du vagin, rendant les rapports sexuels douloureux ou donnant à leurs sensations un caractère d'irritation insupportable; ou bien c'est dans le testicule, la vessie, le rectum, ou dans des points indéterminés que se font sentir ces douleurs. L'affection peut se compliquer de faiblesse générale ou locale, de diminution partielle de la sensibilité. C'est une forme de la neurasthénie compliquée parfois de phénomènes hystériques. Le traitement consiste dans le séjour à la campagne, le repos intellectuel complet, l'hydrothérapie et l'isolement dans les formes graves.

SPINI-AXOÏDO-OCCIPITAL. adj. et s. m. [it. *spino assoido-occipitale*, esp. *spini-axoideo-occipital*]. V. DROIT *postérieur* (*Grand*) *de la tête*.

SPINI-AXOÏDO-TRACHÉLI-ATLOIDIEN. adj. et s. m. V. OBLIQUE (*Grand*) *de la tête*.

SPINIFORME. adj. [*spiniformis*, de *spina*, épine, et *forma*, forme; all. *dornförmig*]. En forme d'épine.

SPINITIS. s. f. La myélite spinale.

SPINTERMÈTRE. s. m. Instrument usité en radiologie et permettant de reconnaître pour chaque ampoule la longueur d'étincelles convenant à son fonctionnement. Il se compose de deux tiges métalliques placées l'une en face de l'autre, terminées par des pointes ou par des boules également métalliques, et supportées par des montants isolants. L'une des tiges, la plus longue, est mobile et présente des divisions en centimètres, l'autre tige est fixe (fig. 714). On se sert du spintermètre de la façon suivante : dès que l'appareil producteur du courant fonctionne, on tire la tige à divisions jusqu'à la limite à laquelle l'étincelle ne se produit plus. A ce moment l'étincelle passe indifféremment dans l'ampoule ou entre les deux tiges du spintermètre (*étincelle équivalente*). On lit alors le chiffre placé au niveau du montant de la tige mobile; ce chiffre donne en centimètres la longueur de l'étincelle équivalente et, par

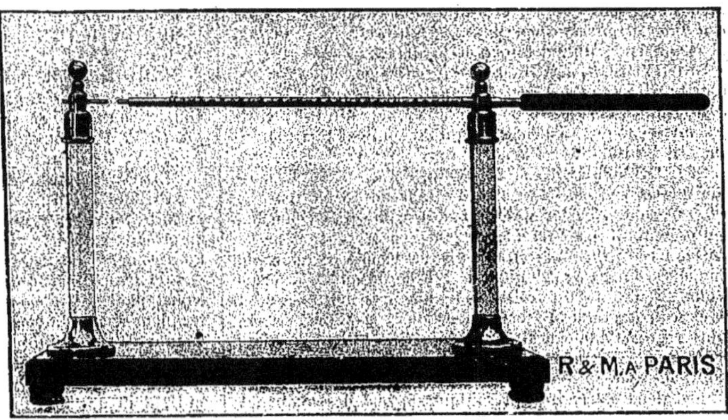

Fig. 714. — *Spintermètre* de Béclère.

suite, la qualité de l'ampoule, qualité à laquelle on peut remédier suivant le besoin. Le spintermètre est indispensable en radiographie, par suite de l'importance qu'il y a à connaître la longueur de l'étincelle équivalente; cette longueur doit être en rapport avec l'épaisseur de la région à radiographier, avec la distance de l'ampoule, avec la durée de l'opération et la puissance de la source électrique. On se sert aujourd'hui du mot moins bien formé de *spinteromètre*.

SPINTHÉROMÈTRE. s. m. [de σπινθήρ, étincelle, et μέτρον, mesure; all. *Funkenmesser*, angl. *spintherometer*, *spark-meter*, it. *spinterometro*, esp. *espinterometro*]. Instrument propre à mesurer la force des étincelles électriques. On se sert aujourd'hui du mot moins bien formé de *spintermètre*.

SPINTHÉROPIE. s. f. [de σπινθήρ, étincelle, et ὄπτεσθαι, voir]. V. SYNCHYSIS.

SPIRAL, ALE. adj. [*spiralis*, all. et angl. *spiral*, it. *spirale*, esp. *espiral*]. Qui est contourné sur soi-même comme un ressort de montre. — *Lame spirale*. V. OREILLE.

SPIRALE. s. f. — *Bandage en spirale*. V. BANDAGE.

SPIRALÉ, ÉE. adj. [all. *spiralförmig*, angl. *spirally*, it. *spiralmente*]. Qui est tordu ou disposé en spirale.

SPIRÉE. s. f. [*spiræa*]. Genre de plantes rosacées qui a donné son nom à la tribu des spiracées, et auquel appartiennent le *filipendule*, la *gillénie* et la *reine-des-prés*.

SPIRÉINE. s. f. [all. *Spirein*, angl. *spireine*, *spireic acid*, it. *spireina*, esp. *espireina*]. Poudre cristalline retirée des fleurs de *Spiræa ulmaria*, L. ou *reine-des-prés*. C'est une matière colorante jaune, insoluble dans l'eau, très soluble dans l'alcool, l'éther et les alcalis.

SPIRÉIQUE. adj. — *Acide spiréique*. V. SALICYLEUX.

SPIRÈME. s. m. [de σπείρημα, peloton]. V. CARYOCINÈSE.

SPIRILLE. s. m. Bactérie dont le corps est contourné en spirale, à la façon d'une vrille; c'est un genre des *spirobactéries*. — *Spirille de la fièvre récurrente*. V. BACTÉRIE.

SPIRITISME. s. m. V. ERREUR et SCIENCES *occultes*.

SPIRITUALISTE. adj. et s. m. [de *spiritualis*, spirituel, de *spiritus*, esprit; all. *spiritualistisch*, *Spiritualist*, angl. *spiritualistic*, *spiritualist*, it. *spiritualistico*], — *Méde-*

cin spiritualiste. Celui qui, méconnaissant les propriétés spéciales inhérentes aux éléments anatomiques et aux tissus, fait intervenir, pour expliquer les actes normaux et morbides de l'économie, des entités dont l'existence ne peut être prouvée, qui seraient indépendantes de la matière, bien qu'agissant en elle, et qui ont été nommées *esprits animaux, archées, âme, principe vital,* etc. V. ANIMISME, MATÉRIALISME, MÉTAPHYSIQUE et VITALISME.

SPIRITUEUX, EUSE. adj. [*spirituosus,* de *spiritus,* esprit; all. *spirituös, geistig,* angl. *spirituous,* it. *spiritoso,* esp. *espirituoso*]. Se dit d'un liquide qui est principalement composé d'alcool, ou qui en contient : *eau spiritueuse, teinture spiritueuse.*

SPIROBACTÉRIE. s. f. (Cohn, 1875). Bactérie contournée en spirale. Cette espèce comprend quatre genres : 1° *spirosoma :* bactérie plus ou moins spiralée, en faucille, ne présentant pas de flagelle, se rencontrant dans le mucus nasal (*Sp. nasale*) et dans les dépôts occupant la muqueuse linguale; 2° *vibrion :* bactérie qui a la forme d'une virgule ou d'un croissant, mobile, présentant des cils; ce genre comprend le vibrion du choléra asiatique, et certains vibrions analogues; 3° *spirobacillus :* bactérie spiralée très longue, présentant des cils sur les côtés; 4° *spirillum :* bactérie spiralée, ayant un ou plusieurs cils à une ou aux deux extrémités, présentant souvent des spores, et se cultivant facilement sur les milieux usités en bactériologie. On rencontre surtout les spirilles dans les eaux stagnantes, le purin, la terre.

SPIROCHÈTE. s. m. (*spirochæte* ou, plus exactement d'après Blanchard, *spirochæta*). Pour beaucoup d'auteurs, bactérie en forme de filament allongé contourné en spirale; les tours de spire seraient ici plus nombreux que dans le genre spirille. Pour Blanchard (1906), les spirochètes ne sont pas des bactéries, mais des protozoaires appartenant aux *Trypanosomidæ*; ce sont des flagellés à membrane ondulante, mais sans flagelles ; ils ne se cultivent sur aucun milieu usité en bactériologie. A ce genre appartiennent le *Spirochæte plicatilis* des eaux stagnantes, le *Spirochæte buccalis* du tartre dentaire, le *Spirochæte Obermeieri* (fig. 715), agent pathogène de la fièvre récurrente ou fièvre à

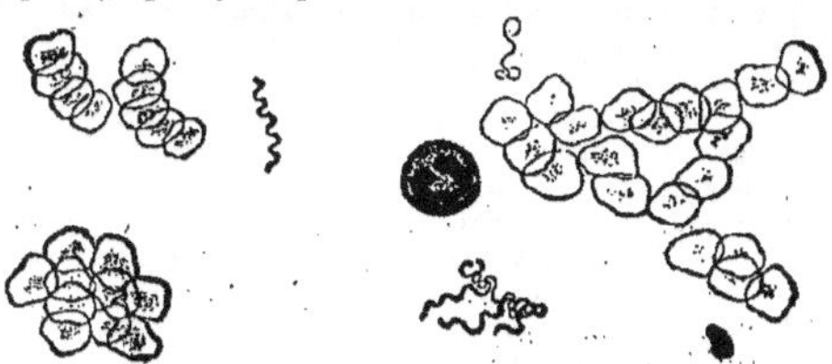

Fig. 715. — *Spirochètes* du typhus récurrent.

rechute (V. RECHUTE), le spirochète de la *Tick fever* du centre de l'Afrique, qui paraît analogue ou au moins très voisin du précédent, le *Spirochæte anserina* qui donne une septicémie mortelle chez l'oie, le *Spirochæte gallinarum* de Blanchard, qui cause au Brésil une maladie de la poule, le *Spirochæta Theileri* découvert par Theiler au Transvaal chez des bœufs, le *Spirochæta pyogenes* qui a été trouvé chez l'homme dans des cas de péricardite et de pleurésie purulente, le *Spirochæta refringens* de Schaudinn, trouvé dans les lésions syphilitiques ulcérées, et ne présentant ni la même constance, ni la même valeur que le *Treponema pallidum* du même auteur, le *Spirochæta pallidula* de Castellani, trouvé dans des formes non ulcérées du parangi, pian, ou framboesia à Ceylan, le *Spirochæta Vincenti,* trouvé par Vincent dans une forme spéciale d'angine, associée avec un bacille fusiforme, et se retrouvant avec la même association dans la stomatite ulcéro-membraneuse. Quant au *Spirochæte pallida* de Schaudinn, trouvé constamment dans les lésions syphilitiques, il appartient à un genre différent, et doit être désigné sous le nom de *Treponema.*

SPIROCHÉTOSE. s. f. Maladie causée par les spirochètes.

SPIROÏDE. adj. [*spiroides,* de σπεῖρα, tour, et εἶδος, forme; all. *spiralähnlich,* it. *spiroide,* esp. *espiroide*]. Qui est contourné en spirale. — *Canal spiroïde du temporal.* V. AQUEDUC *de Fallope.* — *Mouvement spiroïde du cœur.* V. TORSION.

SPIROL. s. m. Le *phénol.*

SPIROMÈTRE. s. m. [de *spirare,* respirer, et μέτρον, mesure; *pnéomètre, pulmomètre*]. Instrument destiné à mesurer la *capacité vitale du poumon* (V. RESPIRATION). Le *spiromètre de Hutchinson,* construit sur le modèle des *gazomètres,* consiste en un réservoir rempli d'eau, dans lequel plonge une cloche renversée qui joue le rôle de récipient à air; la cloche est suspendue par des cordes et maintenue en équilibre par des poids, à quelque hauteur qu'elle soit placée; l'appareil est mis en communication avec la poitrine du sujet en expérience à l'aide d'un tube en U, dont une branche, située à l'intérieur du réservoir, remonte jusqu'à la partie supérieure de la cloche, tandis que l'autre branche, extérieure, se termine par un tube en caoutchouc, dont l'extrémité s'adapte à la bouche du sujet : au moment où celui-ci fait une expiration forcée, l'air arrive dans la cloche, qu'elle soulève, et le degré du déplacement, indiqué sur une échelle fixe et graduée par un indicateur mobile qui suit les mouvements de la cloche, donne le volume d'air rejeté dans une forte expiration, c'est-à-dire la capacité vitale du sujet. — Le *spiromètre de Schnepf* est construit comme le précédent, mais la cloche y est équilibrée par un seul contrepoids, et supportée par une chaîne dont les anneaux sont inégaux, de façon à compenser les variations de poids qui résultent pour la cloche de ce qu'elle est plus ou moins plongée dans l'eau. — *Spiromètre écrivant* ou *anapnéographe* (et non *anapnographe,* Bergeon et Kastus). Instrument enregistreur auquel est adapté un spiromètre à aiguille venant traduire les courants d'air inspiratoires et expiratoires, comme le sphygmographe traduit la pulsation artérielle.

SPIROMÉTRIE. s. f. [*pnéométrie*]. Emploi du spiromètre ou pnéomètre, mesure de la capacité vitale du poumon, c'est-à-dire de la quantité d'air qui, chez un individu donné, est introduite et rejetée par les poumons pendant chacun des mouvements d'inspiration et d'expiration exécutés volontairement avec le plus d'amplitude possible. Chez les enfants de trois à quatre ans, la capacité vitale est de 400 à 500 centimètres cubes; de six à sept ans, elle est de 800 à 1 000 centimètres cubes; c'est de seize à vingt ans qu'elle a sa plus grande augmentation, et plus encore de quatorze à dix-sept ans; elle augmente, en moyenne, de 200 centimètres cubes par année, et atteint, chez un homme adulte vigoureux, le chiffre de 3 770 centimètres cubes; elle diminuerait, d'après Schnepf, à partir de vingt ans; d'autres observations signalent son augmentation jusqu'à trente-cinq ans. Chez la femme, la capacité vitale est la même que chez l'homme jusqu'à huit ans; elle est du quart au tiers plus petite jusqu'à dix-sept ou dix-huit ans; à partir de vingt ans, elle est encore plus faible relativement (2 500 centimètres cubes environ). La capacité vitale augmente avec la taille et le poids (60 centimètres cubes par centimètre de taille d'augmentation chez l'homme adulte, 40 centimètres cubes chez la femme); mais la plus grande taille et le plus grand poids ne correspondent pas au maximum de capacité : c'est vers 1m,79;

l'âge étant le même, que la capacité vitale est la plus grande (Hutchinson). Il n'y a pas de relation directe entre la circonférence de la poitrine et la capacité vitale (Hutchinson) : à la série croissante des périmètres correspond une progression croissante du degré de dilatation du thorax mesurée au niveau du thorax; mais ce degré de dilatation circulaire ne détermine pas celui de la capacité vitale, en raison de l'influence des types respiratoires sur la dilatation du poumon. La capacité vitale n'est diminuée ni par la grossesse, ni par le repos, qui n'a d'influence que sur la circulation. Elle est moindre dans le décubitus dorsal que dans la station assise, et surtout que dans la station debout; le mouvement l'augmente; elle est quatre fois plus grande pendant la marche rapide que pendant le décubitus, et sept fois plus grande pendant la course (Smith).

SPIROPHORE. s. m. Appareil employé pour combattre les accidents de l'asphyxie, principalement chez les noyés et les nouveau-nés. Il se compose d'un cylindre de tôle fermé d'un côté, ouvert de l'autre, et assez grand pour recevoir le corps de l'asphyxié, qu'on y glisse jusqu'à la tête qui reste libre au dehors. Un diaphragme clôt ensuite cette ouverture autour du cou. Un soufflet d'une capacité de plus de vingt litres d'air, situé en dehors de cette caisse, mais communiquant avec elle par un gros tube, est mis en mouvement par un levier, dont l'abaissement produit l'aspiration de l'air confiné autour du corps. Une glace translucide, placée en avant de cette caisse, permet de voir la poitrine et l'abdomen du patient; au-dessus, une tige mobile glissant dans un tube clos repose sur le sternum pendant les expériences. Lorsqu'un cadavre est enfermé jusqu'au cou dans le cylindre, dont on a clos l'ouverture, et qu'on abaisse vivement le levier du soufflet, le vide se fait autour du corps, et l'air extérieur, obéissant à cette aspiration, pénètre dans la poitrine, dont les parois se soulèvent comme pendant la vie. Les côtes sont écartées, le sternum est poussé en avant et refoule d'un centimètre au moins la tige mobile qui repose sur lui. L'épigastre et l'abdomen font en même temps une saillie qui démontre que l'agrandissement de la poitrine se fait, pendant cette inspiration artificielle, non seulement par le soulèvement des côtes et du sternum, mais aussi par l'abaissement du diaphragme. Tout revient en place quand le levier est relevé. On peut répéter ces mouvements respiratoires quinze à dix-huit fois par minute, comme le fait l'homme vivant. On peut faire pénétrer au moins 1/2 litre à 1 litre d'air par chaque manœuvre aspiratrice (Woillez).

SPIROPTÈRE. s. m. [*spiroptera*, de σπεῖρα, spire, et πτερόν, aile]. Genre de vers nématoïdes à corps cylindrique dont une espèce a été trouvée chez l'homme (*Spiroptera hominis*, Rudolphi) : corps blanc élastique, tête tronquée, papilleuse; corps peu aminci en avant, recourbé; extrémité caudale du mâle allongée, obtuse, à ailes très minces. Le corps de la femelle a l'extrémité de la queue très courte, mince, obtuse et transparente. La femelle est longue de 25 millimètres, le mâle de 20 millimètres; on en a trouvé de 35 millimètres. Il a été observé deux fois par Barnett et Brighton sur des femmes, dans la vessie urinaire.

SPIROSCOPE. s. m. [de *spirare*, respirer, et σκοπεῖν, examiner]. Appareil imaginé par Wollez, pour l'étude des bruits respiratoires : il consiste en un manchon de verre dans lequel on dispose un poumon normal frais; on fait le vide entre le poumon et le manchon de verre, tandis que l'air pénètre dans la trachée et les bronches; de la sorte on reproduit le jeu normal de la respiration et on peut étudier le murmure vésiculaire.

SPIROYLEUX adj. ou **SPIROYLIGIQUE.** adj. V. SALICYLEUX.

SPIROYLIQUE. adj. — *Acide spiroylique.* L'acide salicylique.

SPIRULINE. s. f. Nom donné quelquefois aux spirilles.

SPIX (anatomiste allemand du commencement du XIXe siècle). — *Aiguille de Spix.* Petite saillie osseuse que présente, en dedans, l'orifice du canal dentaire inférieur.

SPLANCHNIQUE. adj. [*splanchnicus*, de σπλάγχνον, viscère; all. *splanchnisch*, angl. *splanchnic*, it. *splancnico*, esp. *esplacnico*]. Qui a rapport aux viscères : *cavité splanchnique*, *inversion splanchnique*. — *Nerfs splanchniques.* Branches du nerf sympathique, au nombre de deux de chaque côté; distingués en *grand* et en *petit*. Le *grand splanchnique* naît de la partie interne des 6e, 7e, 8e et 9e ganglions thoraciques; ses racines s'unissent, sur les côtés de la colonne vertébrale, au-dessous de la plèvre, en un seul tronc, qui entre dans l'abdomen à travers un écartement des fibres du pilier du diaphragme, et aboutit au ganglion semi-lunaire correspondant. Le grand splanchnique droit, en se jetant dans la partie externe du ganglion semi-lunaire droit, constitue, avec le pneumogastrique droit, qui se jette à sa partie interne, une anse nerveuse, dont la concavité embrasse une bonne partie du pilier du diaphragme, et qui est connue sous le nom d'*anse de Wrisberg*. Le *petit splanchnique* naît des 10e, 11e et 12e ganglions thoraciques : ses racines se réunissent sur la douzième vertèbre dorsale, et forment un cordon qui traverse le diaphragme par une ouverture spéciale, située en dehors du grand splanchnique, en dedans du grand sympathique, pénètre dans l'abdomen, et se divise en trois rameaux, dont l'un s'anastomose avec le grand splanchnique, et les autres se perdent dans les plexus rénal et solaire.

SPLANCHNOGRAPHIE. s. f. [*splanchnographia*, de σπλάγχνον, viscère, et γράφειν, décrire; all. *Eingeweidebeschreibung*, angl. *splanchnography*, it. *splancnografia*, esp. *esplacnografia*]. Description des viscères.

SPLANCHNOLOGIE. s. f. [*splanchnologia*, de σπλάγχνον, viscère, et λόγος, discours; all. *Eingeweidelehre*, angl. *splanchnology*, it. *splancnologia*, esp. *esplacnologia*]. Branche de l'anatomie descriptive qui traite des *viscères* ou *organes viscéraux*, c'est-à-dire des organes qui servent à la *nutrition*. Ce sont les organes digestifs, urinaires et respiratoires; l'usage y a fait joindre la description des organes génitaux en raison de leur situation analogue à celle des organes précédents et de leur connexion avec les urinaires. Les viscères se divisent en : *a*. Creux ou tubuleux : 1° organes digestifs, tubes, renflements, sacs intestinaux; 2° conduits excréteurs et génito-urinaires; 3° conduits et sacs aériens ou aquifères de quelques invertébrés. — *b*. Pleins : 1° parenchymateux, avec ou sans conduits excréteurs (glandes vasculaires) (*adénologie*), aériens ou pulmonaires; 2° membraneux et lamelleux (branchies). — Ne considérant que la situation des organes et non leur structure et leurs usages, quelques auteurs y ont joint l'étude du système nerveux central, parce qu'il est contenu dans une cavité (*névrologie*), et même celle des organes des sens (*esthésiologie*), parce que la plupart aussi sont contenus dans des cavités. Le cœur aussi est un viscère, mais ses connexions avec les vaisseaux font qu'il a été décrit presque toujours avec eux (*angiologie*).

SPLANCHNOPLEURE. s. f. [de σπλάγχνον, viscère, et πλευρόν, côté]. Partie du mésoderme qui est en contact avec l'endoderme : c'est le feuillet viscéral du mésoderme par opposition à la *somatopleure* ou feuillet pariétal. Elle formera le chorion de la muqueuse intestinale, la tunique musculaire et la tunique cellulaire de l'intestin.

SPLANCHNOPTOSE. s. f. [de σπλάγχνον, viscère, et πτῶσις, chute]. Abaissement des différents viscères abdominaux par suite du relâchement de leurs moyens de fixité : l'*entéroptose*, l'*hépatoptose*, la *néphroptose* sont des variétés et des localisations particulières de la splanchnoptose. Ce déplacement entraîne un certain nombre de troubles dans le fonctionnement de ces organes.

SPLANCHNOSCOPIE. s. f. V. Somatoscopie.

SPLANCHNOTOMIE. s. f. [*splanchnotomia*; de σπλάγχνον, viscère, et τομή, section, dissection; all. *Eingeweidezerlegung*, angl. *splanchnotomy*, it. *esplancnotomia*, esp. *esplacnotomia*]. Dissection des viscères.

SPLEEN. s. m. [all. *Spleen, Milzsucht*, angl. *spleen*, esp. *espleen*, *esplin*, mot anglais que l'on prononce *spline*, et qui signifie *rate*]. Nom donné à l'hypocondrie, parce qu'on l'attribuait à une humeur noire dont la rate aurait été la source prétendue.

SPLÉNALGIE. s. f. *splenalgia*, de σπλὴν, rate, et ἄλγος, douleur; all. *Milzweh*, angl. *splenalgy*, *splenalgia*, it. *splenalgia*, esp. *esplenalgia*]. Douleur dont on rapporte le siège à la rate.

SPLÉNECTOMIE. s. f. [de σπλὴν, rate, et ἐκτομή, retranchement]. Extirpation de la rate, pratiquée dans le cas de hernies traumatiques, d'abcès, de tumeurs, d'hypertrophie de cet organe. C'est toujours une opération grave en raison des hémorragies qui se font souvent, surtout dans le cas de leucémie; dans le paludisme, l'opération est parfois rendue difficile en raison des fortes adhérences de l'organe à la paroi et aux viscères voisins; dans la maladie de Banti elle a donné parfois des succès; dans la tuberculose de la rate, quand les lésions sont localisées à l'organe ou au moins prédominantes à son niveau, elle devra être tentée. L'ablation de la rate est toujours bien supportée par les animaux; le tissu splénique n'offre aucun élément spécial, et son rôle peut être suppléé par les autres organes lymphatiques. Mais l'hypertrophie de la rate constitue une réaction de l'organisme qui a sa raison d'être; enlever la rate hypertrophiée, c'est souvent supprimer un des symptômes du mal sans en détruire la cause; aussi doit-on réserver cette opération aux seuls cas de néoplasme ou d'infection localisés à cet organe.

SPLÉNEMPHRAXIE. s. f. [de σπλὴν, rate, et ἐμφράσσειν, obstruer; all. *Milzverstopfung*, angl. *splenempraxis*, it. *splenenfrasia*, esp. *esplenenfrasia*]. Obstruction ou engorgement de la rate, pouvant résulter de l'inflammation de cet organe ou de l'afflux d'une trop grande quantité de sang occasionné par une course forcée ou par un accès de fièvre intermittente. Pendant le frisson des fièvres intermittentes, comme dans les mouvements du corps exécutés avec précipitation, le sang abandonne en partie le système capillaire cutané, et arrive trop abondamment aux parties droites du cœur; ces cavités ne pouvant s'en débarrasser assez rapidement, il reflue dans le système veineux, qui se distend de proche en proche; et la rate, dont la texture est lâche et extensible, est bientôt distendue par ce liquide. L'engorgement cesse après la course ou le frisson, ou bien il persiste et constitue (s'il est le résultat d'une fièvre intermittente) une sorte de tumeur que les pathologistes anciens ont appelée *gâteau fébrile*. On emploie avec succès contre les engorgements de la rate le quinquina et surtout le sulfate de quinine.

SPLÉNIFERRINE. s. f. Préparation obtenue avec la pulpe desséchée de rate de bœuf; elle contient du fer sous forme d'oxyde combiné à l'albumine. Elle a été employée avec succès dans la chlorose et les anémies de causes diverses.

SPLÉNIFICATION ou **SPLÉNISATION.** s. f. [all. *Splenification*, angl. *splenization*, it. *splenificazione*, esp. *esplenificacion*]. Induration d'un tissu devenu semblable à celui de la rate. On l'observe particulièrement dans le poumon : celui-ci augmente de consistance, ne crépite plus, prend une teinte rouge violacée, a un aspect lisse sur une surface de coupe et ne surnage plus dans l'eau : si l'on prélève un fragment peu volumineux, on voit celui-ci tomber au fond de l'eau ou se maintenir entre deux eaux, sans pouvoir remonter à la surface; microscopiquement, la splénisation est constituée par le gonflement des cellules de la paroi alvéolaire, qui tombent dans la cavité même de l'alvéole, et par l'exsudation, dans cette cavité, d'un liquide séro-albumineux; c'est une alvéolite catarrhale. Cette lésion caractérise la splénopneumonie, on la rencontre aussi à titre accessoire dans la bronchopneumonie.

SPLÉNIQUE. adj. [*splenicus*, σπληνικὸς, de σπλὴν, rate; angl. *splenic*, it. *splenico*, esp. *esplenico*]. Qui a rapport à la rate: *boue splénique, pulpe splénique*. — *Artère splénique*. La plus volumineuse des branches du tronc cœliaque. Elle côtoie le bord supérieur du pancréas, auquel elle fournit des rameaux, et, parvenue à la scissure de la rate, elle se partage en plusieurs branches, qui se divisent et se subdivisent en ramuscules très déliés qui parcourent le tissu de la rate. Dans son trajet, elle fournit à l'estomac, derrière lequel elle est située, les vaisseaux courts et l'artère gastro-épiploïque gauche. — *Plexus splénique*. V. Cœliaque (*Plexus*). — *Veine splénique*. Née de la rate, elle forme, avec la mésentérique supérieure, la veine porte abdominale. Elle reçoit la veine gastro-épiploïque gauche, les vaisseaux veineux courts et la petite mésaraïque. V. Basilique. || *Engorgement splénique, obstruction splénique*. V. Gateau et Splénemphraxie. — *Fièvre splénique*. Celle qui s'accompagne d'engorgement de la rate : telles sont les diverses variétés de fièvre intermittente. || *Apoplexie splénique*. V. Sang *de rate*.

SPLÉNISATION. s. f. V. Splénification.

SPLENITE. s. f. [*splenitis*, σπληνῖτις, de σπλὴν, rate; all. *Milzentzündung*, angl. *splenitis*, it. *splenite*, esp. *esplenitis*]. Inflammation de la rate, caractérisée, selon quelques auteurs, par de la fièvre, une tension dans l'hypocondre gauche, accompagnée de chaleur, de gonflement, et d'une douleur qui augmente par la pression; maladie mal déterminée, qui peut causer les engorgements chroniques qui constituent la *splénemphraxie*.

SPLÉNIUS. s. m. [*splenius*, de σπλήνιον, compresse; all. *Riemenmuskel*, angl. *splenius*, it. *splenio*, esp. *esplenio*) (*cervico-mastoïdien*, Ch.). Muscle de la partie postérieure du cou et supérieure du dos, allongé, aplati, divisé en deux parties. Il s'attache en dedans aux apophyses épineuses de la septième vertèbre cervicale et des cinq premières vertèbres dorsales. De là ses fibres se portent en dehors, et s'insèrent, les unes (*faisceau supérieur, splénius de la tête*) à l'apophyse mastoïde et à la ligne courbe occipitale supérieure; les autres (*faisceau inférieur, splénius du cou*), aux apophyses transversales des trois premières vertèbres cervicales. C'est sans doute d'après une mauvaise étymologie du nom de ce muscle [σπλὴν, au lieu de σπλήνιον], que divers ouvrages disent qu'on a comparé autrefois sa forme à celle de la rate, ce qui n'a jamais été fait, car il ne lui ressemble en rien et simule plutôt une compresse pliée et fendue.

SPLÉNOCÈLE. s. f. [de σπλὴν, rate, et κήλη, hernie, tumeur; all. *Milzbruch*, angl. *splenocele*, it. *esplenocele*, esp. *esplenocele*]. Hernie, tumeur de la rate.

SPLÉNO-GASTRIQUE. adj. V. Gastro-splénique.

SPLÉNOGRAPHIE. s. f. [*splenographia*, de σπλὴν, rate, et γράφειν, décrire, all. *Milzbeschreibung*, angl. *splenography*, it. *splenografia*, esp. *esplenografia*]. Description de la rate.

SPLÉNOÏDE. adj. et s. m. [de σπλὴν, rate, et εἶδος, forme]. Qui ressemble à la rate, à son tissu. || Le tissu des tumeurs érectiles (Heusinger).

SPLÉNOLOGIE. s. f. [*splenologia*, de σπλὴν, rate,

λόγος, discours; all. *Milzlehre*, angl. *splenology*, it. *splenologia*, esp. *esplenologia*]. Traité sur la rate.

SPLÉNOMÉGALIE. s. f. [de σπλὴν, rate, et μεγάς, grand]. Hypertrophie de la rate; on s'en rend compte cliniquement par la palpation, qui permet souvent de sentir la rate hypertrophiée descendant dans l'abdomen, et par la percussion, qui indique les limites de sa matité. C'est un symptôme que l'on rencontre dans beaucoup d'états morbides différents, dans les maladies infectieuses, d'une façon générale, en particulier dans la fièvre typhoïde, dans le paludisme, etc., et aussi dans les affections du foie apportant une gêne à la circulation porte, dans les maladies chroniques du cœur, dans la leucémie, etc. — *Splénomégalie primitive.* Affection caractérisée par une augmentation de volume de la rate qui est douloureuse, une anémie à marche progressive et des troubles digestifs. Ce syndrome ne peut être considéré comme caractéristique d'aucune affection spéciale de la rate, et l'ancienne splénomégalie primitive de Debove et Brühl doit être démembrée: dans certains cas, et le plus souvent, l'affection première est au foie, la splénomégalie n'est pas primitive, mais en réalité secondaire à une affection hépatique (Gilbert et Lereboullet). Dans d'autres, l'examen du sang montre des lésions de ce tissu, et l'on distingue des splénomégalies avec polyglobulie ou érythrémie, et des splénomégalies avec anémie, soit qu'il y ait anémie et lymphocytémie, soit qu'on trouve anémie et myélémie. Ainsi la pathologie de la rate se trouve liée intimement d'une part à celle du foie, d'autre part à celle du sang. Enfin, dans certains cas, l'augmentation de volume de la rate est due au développement dans son tissu de kystes hydatiques, de tubercules ou de noyaux cancéreux.

SPLÉNONCIE. s. f. [de σπλὴν, rate, et ὄγκος, tumeur; all. *Splenoncus*, *Milzanschwellung*, angl. *splenoncia*, it. *splenonzia*, esp. *esplenoncia*]. Engorgement de la rate.

SPLÉNOPARECTAME. s. m. [de σπλὴν, rate, et παρέκταμα, étendue démesurée]. Volume excessif de la rate.

SPLÉNOPATHIE. s. f. [de σπλὴν, rate, et πάθος, affection]. Affection de la rate.

SPLÉNOPEXIE. s. f. [de σπλὴν, rate, et πῆξις, fixation]. Opération qui consiste à fixer la rate à la paroi, quand cet organe a tendance à se déplacer dans la cavité abdominale.

SPLÉNOPHLÉBITE. s. f. Inflammation de la veine splénique.

SPLÉNO-PNEUMONIE. s. f. Variété particulière d'inflammation aiguë du poumon, caractérisée cliniquement par des symptômes stéthoscopiques qui rappellent ceux de la pleurésie; elle a été décrite par Grancher en 1883. Le début est le plus souvent brusque, et est marqué par un point de côté accompagné de frissonnements et d'élévation de la température à 40°; puis apparaît la toux, ramenant parfois une expectoration gommeuse aérée, rappelant celle de la congestion pulmonaire; à l'examen de la poitrine, on trouve une matité absolue au niveau de la région atteinte, de la disparition des vibrations vocales, un souffle aigre à timbre pleurétique; mais il n'est pas rare d'entendre quelques râles crépitants surtout pendant la toux; il n'y a ni déviation du sternum, ni déplacement du cœur, ni disparition de la sonorité de l'espace de Traube. Enfin, la ponction exploratrice ne ramène aucune trace de liquide. Ainsi le diagnostic avec la pleurésie peut être fait. L'évolution est toujours lente; la maladie dure quatre à cinq semaines. La guérison est la règle; aussi les autopsies sont peu nombreuses; quand l'examen anatomique a pu être fait, on a constaté de la splénisation du poumon, avec infiltration œdémateuse du tissu conjonctif périlobulaire, et inflammation des bronches. La cause de cette affection est variable; souvent c'est la tuberculose, soit que la spléno-pneumonie survienne chez des tuberculeux avérés, soit qu'elle apparaisse comme première manifestation de la maladie; alors les symptômes persistent longtemps, l'affection passe à l'état chronique, et bientôt des signes non douteux apparaissent au sommet du poumon. Dans d'autres cas, c'est la grippe qui est en cause et parfois alors les symptômes sont mobiles et variables d'un moment à l'autre. Moins souvent, la spléno-pneumonie doit être rattachée à l'infection du poumon par le pneumocoque, le pneumobacille de Friedlander ou même le staphylocoque blanc. Elle peut aussi apparaître au cours de la fièvre typhoïde, du paludisme, chez les diabétiques ou les albuminuriques. Le traitement consiste en l'application de ventouses sèches répétées plusieurs jours de suite, et en l'administration de potions calmantes; on ne négligera pas de soutenir les forces du malade, et on l'alimentera dès que la fièvre aura une tendance à baisser, surtout si on redoute la tuberculose. || Joffroy avait, avant Grancher, donné le nom de *spléno-pneumonie* à l'altération du poumon désignée communément sous le nom de *splénisation* (V. ce mot).

SPLÉNORRAGIE. s. f. Hémorragie, apoplexie de la rate.

SPLÉNOTOMIE. s. f. [*splenotomia*, de σπλὴν, rate, et τομή, section; all. *Milzzerlegung*, angl. *splenotomy*, it. *splenotomia*, esp. *esplenotomia*]. Dissection de la rate. — Incision de la rate. Ce terme a été employé parfois dans le sens d'extirpation de la rate, mais c'est le mot de *splénectomie* qu'il faut employer alors.

SPLÉNO-TYPHOÏDE. s. f. Fièvre typhoïde caractérisée par une augmentation considérable du volume de la rate et une tendance de la fièvre à prendre le type récurrent.

SPODE. s. f. [*spodium*, de σποδὸς, cendre; all. *Hüttennichts*, angl. *spodium*, it. *spodio*, esp. *espodio*]. Nom ancien de l'oxyde de zinc obtenu par sublimation. || L'ivoire calciné à blanc.

SPODOGÈNE. adj. [de σποδὸς, cendre, et γεννᾶν, engendrer]. Se dit d'une tumeur formée par l'accumulation de débris de globules sanguins; dans certains empoisonnements entraînant la destruction d'une grande quantité d'hématies, ou dans le paludisme, la rate se charge de détritus et augmente de volume; elle forme alors une véritable tumeur *spodogène*.

SPOLIATEUR, TRICE. adj. — *Médication spoliatrice.* V. SAIGNÉE *spoliative*.

SPOLIATIF, IVE. adj. [de *spoliare*, dépouiller; all. *spoliativ*, esp. *espoliativo*]. V. SAIGNÉE.

SPONDYLARTHROCACE. s. f. [*spondylarthrocace*, de σπόνδυλος, vertèbre, ἄρθρον, articulation, κακὸς, mauvais; it. *spondilartrocace*, esp. *espondylartrocace*]. Inflammation des surfaces articulaires des vertèbres.

SPONDYLE. s. m. [*spondylos*, σπόνδυλος, all. *Wirbel*, angl. *spondyl*]. Synonyme ancien de *vertèbre*.

SPONDYLITE. s. f. Inflammation des vertèbres ou de leurs articulations.

SPONDYLIZÈME. s. f. [de σπόνδυλος, vertèbre, et ἵζημα, action de s'asseoir, de s'affaisser] (Hergott). Affaissement de la colonne vertébrale. Les maladies de la colonne lombaire et du sacrum, et en particulier la tuberculose, peuvent entraîner deux déformations distinctes, selon que le *corps* ou l'*arc* de la vertèbre est atteint. Dans la première, où est détruit le *corps* de la vertèbre, qui est le soutien de la colonne, celle-ci s'affaisse sur elle-même et s'incline; cette inclinaison peut entraîner une projection en avant si considérable, qu'elle couvre le détroit supérieur et empêche l'engagement fœtal dans le canal; c'est le *spondylizème*. Dans la seconde, où est altéré l'*arc vertébral*, qui, par ses apophyses et ses surfaces articulaires, maintient la colonne avec les ligaments et les muscles de la région, la colonne obéissant aux lois de la pesanteur, glisse en avant dans la cavité pelvienne et l'obstrue : c'est cette lésion que Kilian appelle *spondylolisthésis* (glissement vertébral).

SPONDYLOCLISIS. s. f. [de σπόνδυλος, vertèbre, et κλεῖσις, fermeture]. Nom donné par Lambl à une variété de spondylolisthésis dans laquelle le corps de la vertèbre bascule en s'inclinant sur le détroit supérieur, mais ne pénètre pas dans le bassin.

SPONDYLOLISTHÉSIS. s. f. de σπόνδυλος, vertèbre, et ὀλίσθησις, glissement]. V. Spondylizème.

SPONDYLOLYSIS. s. f. [de σπόνδυλος, vertèbre, et λύσις, de λύειν, relâcher]. Glissement de la cinquième vertèbre lombaire qui déborde légèrement le sacrum ; c'est le premier degré de la spondylolisthésis (Lambl).

SPONDYLOPTOSIS. s. f. [de σπόνδυλος, vertèbre, et πτῶσις, chute]. Chute complète de la colonne vertébrale dans le bassin ; c'est le dernier degré de la spondylolisthésis.

SPONDYLOSCHISIS. s. f. [de σπόνδυλος, vertèbre, et σχίσις, de σχίζειν, séparer]. Synonyme de *spondylolysis* (Neugebauer).

SPONDYLOSE. s. f. [de σπόνδυλον, vertèbre]. — *Spondylose rhizomélique.* Variété de rhumatisme chronique déformant, caractérisé par la soudure des articulations des vertèbres entre elles, l'ankylose des articulations coxo-fémorales et celle, incomplète en général, des articulations scapulo-humérales ; ainsi, en dehors du rachis, ce sont les articulations de la racine des membres qui sont prises, d'où l'épithète de *rhizomélique*, (de ῥίζα, racine, et μέλος, membre). Cette affection, décrite pour la première fois par Pierre Marie, et regardée d'abord par lui comme une entité morbide, est considérée actuellement comme une variété de rhumatisme chronique. Elle peut relever de causes diverses : blennorragie, tuberculose, rhumatisme articulaire aigu ; parfois le froid humide est la seule cause appréciable. La colonne vertébrale décrit une courbe à convexité postérieure ; la tête est inclinée en avant ; les cuisses sont en flexion, adduction et rotation externe ; la marche est difficile, sinon impossible ; les mouvements des membres supérieurs sont limités. Le traitement n'est pas différent de celui du rhumatisme chronique.

SPONGIEUX, EUSE. adj. [*spongiosus*, de *spongia*, *éponge*, σπογγώδης ; all. *schwammig*, angl. *spongy*, it. *spongioso*, esp. *esponjoso*]. Dont la structure ressemble à celle de l'éponge. — *Os spongieux.* V. Ethmoïde. — *Tissu spongieux des os.* V. Osseux (*Tissu*). — *Tissu spongieux de l'urètre.* V. Érectile et Urètre.

SPONGINE. s. f. (Staedler). Substance fibreuse de l'éponge ne donnant pas de gélatine. Soluble dans la soude caustique bouillante, dans les acides chlorhydrique et azotique.

SPONGIOBLASTE. s. m. [de σπογγιά, éponge, et βλαστός, germe]. Nom donné à des cellules radiées qui apparaissent dans la formation de la première ébauche du névraxe, et dont les unes forment les longues cellules épendymaires de l'embryon, les autres, les éléments de soutien, c'est-à-dire les cellules de la névroglie. ‖ On donne aussi ce nom à des cellules situées dans la couche dite des cellules bipolaires de la rétine, à la face profonde de ces cellules, contre la couche granuleuse interne ; ce sont des éléments d'association, sur lesquels se terminent les fibres centrifuges de la voie visuelle.

SPONGIOCYTE. s. m. [de σπογγιά, éponge, et κύτος, cellule]. Nom donné par Guiyesse aux cellules formant la couche moyenne de la zone fasciculée de la surrénale du cobaye ; ces cellules ont un protoplasme spongieux et forment la couche dite spongieuse.

SPONGIOPLASME. s. m. [de σπογγιά, éponge, et πλάσμα, de πλάσσειν, donner une forme]. Protoplasme de la cellule nerveuse, présentant une structure fibrillaire ou réticulée.

SPONGOÏDE. adj. *spongoides*, σπογγοειδής, de σπόγγος, éponge, et εἶδος, forme]. S'est dit, chez les anciens, de certaines variétés d'excréments, du tissu pulmonaire, des reins, des glandes, de la lame criblée de l'ethmoïde, de certaines tumeurs osseuses, et de certaines altérations des os. — *Tissu spongoïde* ou *éponge fine.* Nom donné par J. Guérin, en raison de son aspect semblable à celui d'une éponge, à un tissu qui s'observe chez les rachitiques, à la place du tissu spongieux normal, et qui contribue, avec la couche *chondroïde* anormalement développée, à augmenter considérablement le volume des extrémités osseuses. Ce tissu rougeâtre, très élastique, semblable à une éponge très fine, est creusé d'alvéoles plus ou moins larges, contenant une grande quantité de sang, qui lui donnent sa consistance spéciale, bien différente du tissu spongieux ancien. Il est nettement séparé de la couche chondroïde, mais beaucoup moins bien limité du côté de l'os lui-même. C'est ce tissu qui détermine le gonflement des épiphyses sur lesquelles il siège : toutefois il peut envahir la diaphyse dans une petite étendue.

SPONTANÉ, ÉE. adj. [*spontaneus*, αὐτόματος, all. *spontan*, *freiwillig*, angl. *spontaneous*, it. *spontaneo*, esp. *espontaneo*]. Se dit de tout phénomène physique qui s'opère sans l'intervention d'un agent externe, des maladies qui surviennent sans cause extérieure, etc. — *Évolution spontanée.* V. Version. — *Génération spontanée.* V. Hétérogénie.

SPONTANÉITÉ. s. f. [all. *Spontaneität*, angl. *spontaneity*, it. *spontaneità*, esp. *espontaneidad*]. Qualité de ce qui peut se manifester sans intervention extérieure. — *Spontanéité d'action.* Propriété qu'ont les fibres musculaires et les éléments nerveux de pouvoir normalement ou accidentellement manifester la contractilité ou la névrilité, par ce seul fait qu'ils se trouvent dans tel ou tel état de constitution ou de rénovation moléculaire intimes, indépendamment de toute influence extérieure à eux. — *Spontanéité morbide.* Théorie d'après laquelle des troubles morbides peuvent apparaître dans l'économie sans l'intervention d'un agent extérieur et comme conséquence nécessaire en quelque sorte de la manifestation des propriétés inhérentes à la substance organisée, ou de certains actes complexes. On admet actuellement que toute maladie vient du dehors ; mais les causes qui déterminent la maladie sont parfois complexes, agissent lentement, et différemment suivant les propriétés héréditaires ou acquises de l'organisme : telles sont celles qui engendrent les maladies de la nutrition, le diabète, la goutte, l'artériosclérose, dont les causes doivent être recherchées le plus souvent dans les écarts de régime et les fautes d'hygiène alimentaire, remontant souvent très loin ; peut-être existe-t-il même dans ces cas un agent intermédiaire, un ferment figuré ou non, dont l'intervention est nécessaire pour provoquer la maladie sur un terrain que les causes énumérées n'ont fait que prédisposer. Cet intermédiaire existe pour certaines des maladies rangées dans ce groupe, telles que la lithiase biliaire, dont l'origine microbienne est aujourd'hui démontrée.

SPONTÉPARITÉ. s. f. [de *sponte*, de soi-même, et *parere*, engendrer]. Synonyme d'*hétérogénie*.

SPORADICITÉ. s. f. Qualité de ce qui est sporadique. — Se dit particulièrement de certaines maladies qui se présentent tantôt à l'état sporadique, tantôt sous forme d'épidémie, comme le *choléra*, la *fièvre typhoïde*, etc.

SPORADIQUE. adj. [*sporadicus*, σποραδικός, de σπείρειν, disperser ; all. *sporadisch*, angl. *sporadic*, it. *sporadico*, esp. *esporadico*]. Se dit d'une maladie qui n'attaque qu'un individu à la fois, ou quelques individus isolément, qui survient indifféremment en tout temps, en tout lieu, indépendamment des influences épidémiques.

SPORANGE. s. m. [*sporangium*, de σπορά, semence, et

ἀγγεῖον, vase; all. *Fruchtsack*, angl. *sporangium*, it. *sporangidio*, esp. *sporangio*; *thèque*]. Vésicule globuleuse, ovoïde ou allongée, dans laquelle les spores sont contenues en nombre variable. Les sporanges jouent le rôle de cellules mères par rapport aux spores, et sont situés tantôt à la surface du réceptacle, tantôt dans l'intérieur de conceptacles.

SPORE. s. f. [*spora*, de σπορὰ, graine; all. *Keimkorn*, angl. *spore*, it. *spora*; *sporidie*, *sporule*, *spora*, *sporidia*, *cellulæ gonimicæ*, *corpora gonimica*, *spermatia*]. Corps reproducteur des cryptogames. Les spores sont généralement très nombreuses sur chaque individu, surtout chez les champignons : on en compte deux, quatre, huit, etc., dans chaque sporange. Leur forme, généralement ovoïdale ou sphérique, peut être triangulaire, à angles arrondis, normalement ou accidentellement ; quelquefois les spores prennent d'autres formes irrégulières. Beaucoup d'espèces ont des spores fusiformes cloisonnées une ou plusieurs fois. La consistance des spores nues est très grande, dureté qui mérite d'être prise en considération, vu les cas dans lesquels on observe la pénétration des spores dans les tissus animaux.

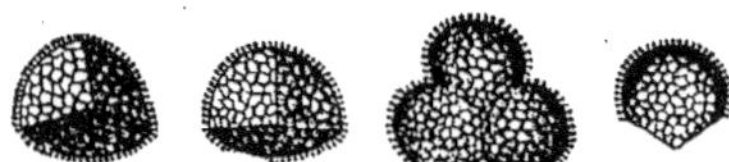

Fig. 716. — *Spores* de lycopode.

Les spores sont grises, brunes, jaunâtres, ou presque incolores si on les observe à la lumière transmise, jaunâtres, noires, verdâtres, grises ou d'un blanc plus ou moins éclatant à la lumière réfléchie. Il en est, comme celles du champignon de la teigne, etc., qui réfractent assez fortement la lumière, ce qui fait paraître leur centre comme un point brillant ordinairement jaunâtre. Celles des algues sont incolores, vertes ou grises. Les *spores* se distinguent en *conidies*, *stylospores* et *spores* proprement dites. Celles-ci sont les corps reproducteurs qui naissent dans des *sporanges*, par division du protoplasma ou interposition de cloisons issues des parois de la cellule mère : c'est principalement sur elles qu'on constate, surtout chez les fougères, la présence d'une paroi externe (*épispore* ou *exospore*), formée de cellulose, épaisse, résistante, réticulée, ou diversement hérissée à sa surface libre (fig. 716, lycopodes), et celle d'une tunique interne (*endospore*), mince, extensible, qui s'allonge lors de la germination, après rupture de la première. Les spores des mucédinées, chauffées dans le vide ou dans l'air sec, restent fécondes, après avoir été portées à une température de 120° à 125°. Une exposition de vingt

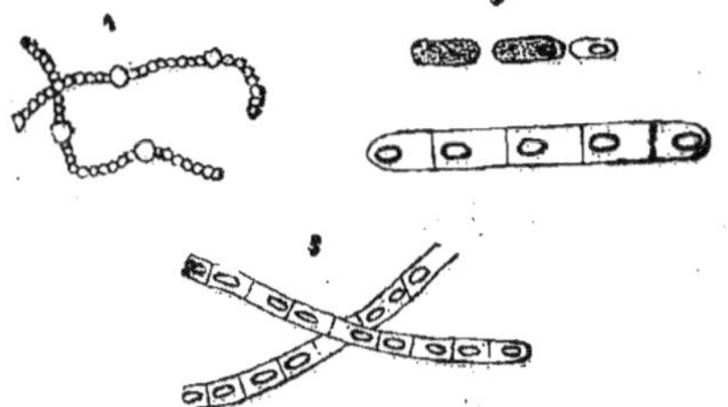

Fig. 717. — Formation des *spores*.

ou trente minutes à une température de 127° à 130° suffit pour enlever leur fécondité aux spores les moins impressionnables. Parmi les bactériacées, certaines espèces donnent des spores ; celle-ci apparaît alors à une extrémité ou au milieu du bâtonnet sous forme d'une tache claire, réfringente, qui ne prend pas les colorants qui teintent le corps du microbe ; pour les colorer, il faut recourir à des procédés spéciaux, en particulier au procédé de Ziehl, employé pour la coloration du bacille de Koch, c'est-à-dire coloration dans la fuchsine phéniquée de Ziehl, traitement par le chlorhydrate d'aniline, décoloration à l'alcool, et coloration au bleu de méthylène : le microbe est coloré en bleu, les spores en rouge. Les spores ne se rencontrent que dans les bacilles, les microcoques n'en forment pas. Elles résistent bien aux agents de destruction : chaleur, antiseptiques ; pour les tuer sûrement, il faut les exposer à la chaleur humide à 120°. — Fig. 717. Formation des *spores* : 1, chez *Leuconostoc mesenteroides*; 2, chez *Bacillus subtilis*; 3, chez *Bacillus anthracis*.

SPORIDIE. s. f. [*sporidium*, all. *Samenkein*, angl. *sporid*, it. *sporidio*, esp. *esporidio*. V. Spore.

SPORIDIUM. s. m. — *Sporidium vaccinale*. Nom donné par Funck (1901) à un protozoaire trouvé par lui dans les pustules de vaccine et qu'il considère comme l'agent de cette maladie.

SPORISORIUM. s. m. [*Sporisorium Sorghi*, Link et Ehrenberg, *Tilletia Sorghi vulgaris*, Tulasne]. Champignon de la section des Ustilaginés. — *Sporisorium du maïs*. L'*Ustilago carbo*, Tulasne. V. Maïs.

SPOROCYSTE. s. f. [de σπορὰ, graine, et κύστη, poche]. Poche renfermant plusieurs spores et tombant de la plante en même temps que celles-ci ; ce qui la distingue du sporange, qui est un organe permanent, au moins partiellement. ‖ En zoologie. V. Scolex.

SPOROGONE. s. f. L'état enkysté des infusoires, des grégarines, etc., suivi de leur multiplication par segmentation.

SPOROPHORE. s. m. et adj. [de σπορὰ, graine, et φέρειν, porter; *stérigmate*]. Petit prolongement conique ou cylindrique qui surmonte les *basides* et supporte les spores des champignons dits *basidiospores*. ‖ S'est dit de tout organe qui porte des spores.

SPOROSE. s. f. État de maturation et émission des spores (Fée).

SPOROSORIUM. s. m. (*Sporosorium saponariæ*, Rudolphi). L'*Ustilago Rudolphii*, Tulasne, qui attaque la saponaire, etc.

SPOROZOAIRE. s. m. [de σπορὰ, graine, et ζῶον, animal]. Classe de protozoaires comprenant des individus qui vivent en parasites sur les animaux (Leuckart, 1879). Ce sont des animaux unicellulaires qui donnent des spores plus souvent externes (ectospore), rarement internes (endospore); la cellule qui constitue l'animal est formée d'un protoplasme qui se divise lui-même en ectoplasme et endoplasme, et d'un noyau. Balbiani divise les sporozoaires en quatre classe : myxosporidies, sarcosporidies, grégarines, coccidies. Les sarcosporidies sont des parasites des muscles que l'on rencontre chez les mammifères domestiques ; Baraban et Saint-Rémy en ont rapporté un cas chez l'homme; les myxosporidies n'ont pas été signalées chez l'homme; c'est à cette classe qu'appartient le parasite de la pébrine des vers à soie. Les grégarines vivent en troupeau (d'où leur nom) dans le tube digestif de certains animaux, en particulier des arthropodes; à côté d'elles, on place les hémosporidies ou hémogrégarines qui vivent en parasites dans le sang des animaux à sang froid ou à sang chaud; les coccidies sont des parasites qui infectent fréquemment le foie du lapin; c'est à côté d'eux qu'il faut placer l'hématozoaire du paludisme de Laveran. Enfin on a encore signalé des sporozoaires dans la maladie de Paget du mamelon, dans le cancer, dans la variole, etc.

SPOROZOÏDE. s. m. V. Zoospore.

SPOROZOÏTE. s. m. Élément fusiforme qui représente un stade de la reproduction sexuée de l'hématozoaire du paludisme (fig. 718). Ces corps apparaissent dans l'intérieur des *blastes* qui sont eux-mêmes une transformation des éléments fécondés ou *zygotes*. Les blastes se rencontrent dans l'épaisseur de la paroi de l'estomac de l'*anopheles* infecté ; puis les blastes se rompent dans la cavité générale de l'*anopheles* et les sporozoïtes devenus libres émigrent dans les glandes salivaires ; ils sont prêts alors à être inoculés avec la goutte de sécrétion de ces glandes que l'insecte inocule chaque fois qu'il pique. Les sporozoïtes introduits dans le sang humain pénètrent dans les hématies.

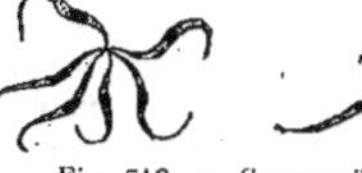
Fig. 718. — *Sporozoïtes.*

SPOROZOOSE. s. f. Maladie causée par un sporozoaire.

SPORULE. s. f. [esp. *esporulo*]. V. Spore.

SPRAY. s. m. [de l'angl. *spray*, embrun]. Mot primitivement employé pour désigner la pulvérisation phéniquée qu'on faisait dans la méthode de Lister au voisinage du champ opératoire, pendant la durée de l'opération et des pansements consécutifs. Les pulvérisations ne se font plus au cours des opérations ; mais elles sont d'un usage courant au niveau des furoncles, anthrax, brûlures, foyers traumatiques enflammés et infectés de la tête, du cou, du tronc, pour remplacer les bains antiseptiques, inapplicables en ces régions. On se sert de la solution phéniquée à 2 p. 100, pulvérisée par des instruments, qui, comme la marmite de Lucas-Championnière, marchent automatiquement pendant plusieurs heures (V. Pulvérisateur). Deux ou trois séances quotidiennes, de deux ou trois heures chacune, calment la douleur et l'inflammation locale, et atténuent les phénomènes généraux.

SPRENGEL. — *Maladie de Sprengel*. Luxation congénitale de l'omoplate.

SPUME. s. f. [de *spuma*, écume : all. *Schaum*, angl. *spume*, it. *spuma*, esp. *espuma*]. Salive écumeuse, à bulles grosses, se rompant et disparaissant facilement par le repos, qui se montre entre les dents, entre les lèvres, ou au fond de la gorge, dans certains accès d'hystérie et autres troubles nerveux. La spume diffère de l'*écume bronchique* par moins de viscosité, des bulles plus grosses et moins persistantes.

SPUMEUX, EUSE. adj. [*spumosus*, de *spuma*, écume ; φρώδης, all. *schaumig*, angl. *spumous*, *frothy*, it. *spumoso*, esp. *espumoso*]. Qui est mêlé d'écume.

SPUTATION. s. f. [*sputatio*, de *sputare*, cracher ; all. *Spucken*, *Ausspucken*, angl. *sputation*, it. *sputazione*, esp. *esputacion*]. L'action de cracher, le crachement. — *Sputation des aliénés*. Crachement continu qu'on peut rattacher à trois ordres de causes : 1° l'agitation ; 2° les troubles hallucinatoires ; 3° les désordres de l'estomac. Sans cesse occupés à opérer des mouvements d'expuition ou à les simuler, rejetant parfois des quantités considérables d'un liquide spumeux souillant les parquets ou remplissant des cuvettes, ces malades sont un objet de dégoût. Le bol alimentaire, insuffisamment humecté ou mal imprégné, descend laborieusement dans le pharynx ; et la première digestion, s'accomplissant avec peine, fournit à la nutrition des matériaux imparfaits. De là des pesanteurs, de l'acidité, le dépérissement. Si ce ptyalisme chronique dépend de l'atonie des premières voies, il doit être combattu par un régime substantiel ; d'hallucinations, il doit être combattu par les moyens moraux ; d'une surexcitation générale, il doit être combattu par les sédatifs et antispasmodiques propres à la manie. De ces trois genres, le dernier est le plus rebelle, parce qu'il est inhérent à la maladie principale. Les deux premiers se guérissent plus facilement.

SQUAME. s. f. [*squama*, λεπίς, all. *Schuppe*, angl. *scale*, it. *squama*, esp. *escama*]. Synonyme d'*écaille*, souvent employé pour désigner les petites lames d'épiderme qui se détachent à la suite de certaines inflammations du tissu cutané. ‖ En botanique, *squames*, bractées dont se compose l'involucre des fleurs composées. Écailles dont sont formés un grand nombre de bulbes (*squame de scille*).

SQUAMÉAL, ALE. adj. V. Squameux.

SQUAMELLE. s. f. Petite squame.

SQUAMEUX, EUSE. adj. [*squamosus*, de *squama*, écaille ; all. *schuppig*, angl. *squamous*, it. *squamoso*, esp. *escamoso*]. Qui ressemble à une écaille, qui est formé ou composé d'écailles. — *Articulation* ou *suture squameuse*. Synonyme d'*articulation écailleuse*. — *Tissu squameux* ou *squaméal*. La substance qui compose les écailles des poissons.

SQUAMIFORME. adj. [*squamiformis*, all. *schuppenförmig*, angl. *squamiform*, it. *squamiforme*, esp. *escamiforme*]. Qui a la forme d'une petite écaille.

SQUAMOSAL. s. m. La portion écailleuse du temporal ou l'os distinct qu'elle forme sur divers vertébrés.

SQUARREUX, EUSE. adj. [*squarrosus*, all. *sparrig*, angl. *squarrose*]. Se dit, en botanique et en pathologie, de toute partie qui est rude au toucher, raboteuse et raide.

SQUELETTE. s. m. [*sceletus*, σκελετὸν, all. *Skelett*, *Gerippe*, angl. *skeleton*, it. *scheletro*, esp. *esqueleto*]. Ensemble des os du corps chez les animaux vertébrés. — Chez l'homme, le nombre des os du squelette est différemment évalué par les anatomistes, suivant qu'ils y rangent ou non les os sésamoïdes et les dents, qu'ils font de l'occipital et du sphénoïde un os ou deux os distincts, qu'ils comptent le coccyx, le sternum, l'os iliaque, comme formant chacun un os ou un nombre d'os égal à celui des pièces dont ces os se composent, etc. En considérant le squelette de l'homme, à l'exemple de Cruveilhier, à l'âge où il a atteint son développement complet, entre vingt-cinq et trente ans, et en ne comptant comme os que les pièces alors séparables, on compte 198 os répartis de la façon suivante : colonne vertébrale (y compris le sacrum et le coccyx, comptés chacun comme un os), 26 os ; crâne, 8 ; face 14 ; os hyoïde, 1 ; thorax (côtes et sternum), 25 ; membres supérieurs, 64 ; membres inférieurs, 60. Si on ajoute les deux rotules, on arrive au chiffre de 200 os pour le squelette humain (non compris les os sésamoïdes ni les dents). — Fig. 719. Squelette de l'homme : *a*, os frontal ; *b*, os pariétal ; *c*, orbite ; *d*, os temporal ; *e*, mâchoire inférieure *f*, vertèbres cervicales ; *g*, omoplate ; *h*, clavicule ; *i*, humérus ; *k*, vertèbres lombaires ; *l*, os iliaque ; *m*, cubitus ; *n*, radius ; *o*, os du carpe ; *p*, os du métacarpe ; *q*, phalanges de la main ; *r*, fémur ; *s*, rotule ; *t*, tibia ; *u*, péroné ; *v*, tarse ; *x*, métatarse ; *y*, phalanges du pied. Le squelette d'un homme de moyenne taille pèse, sec, 4kg,70 à 6kg,50 ; celui d'une femme, 3kg,125 à 4kg,70. Un certain nombre de ses pièces ont déjà fait des progrès dans leur ossification durant les premiers temps du développement de l'embryon. Chez l'enfant qui naît, le squelette est dans l'état suivant : les osselets de l'ouïe, le labyrinthe et la caisse du tympan ont seuls acquis leur entier développement. Viennent ensuite les clavicules, les côtes et la mâchoire inférieure ; puis les os du crâne, à l'exception du sphénoïde ; le frontal se compose de deux pièces ; le sphéno-occipital de neuf, le temporal de deux ; les pariétaux ont un aspect fibreux et sont réunis par de minces plaques cartilagineuses (V. Fontanelle). Le maxillaire supérieur est encore partagé en deux ; les omoplates ont quatre épiphyses entièrement cartilagineuses ; les vertèbres et le sacrum ont plusieurs noyaux osseux : le sternum a plusieurs points d'ossification. Les os longs des membres se composent de trois pièces, dont la médiane seule est ossifiée; les os coxaux sont formés également de trois pièces, ainsi que les métatarsiens, les métacarpiens, les phalanges et les phalangines; les phalangettes en ont deux seulement, le sommet ossifié et la base

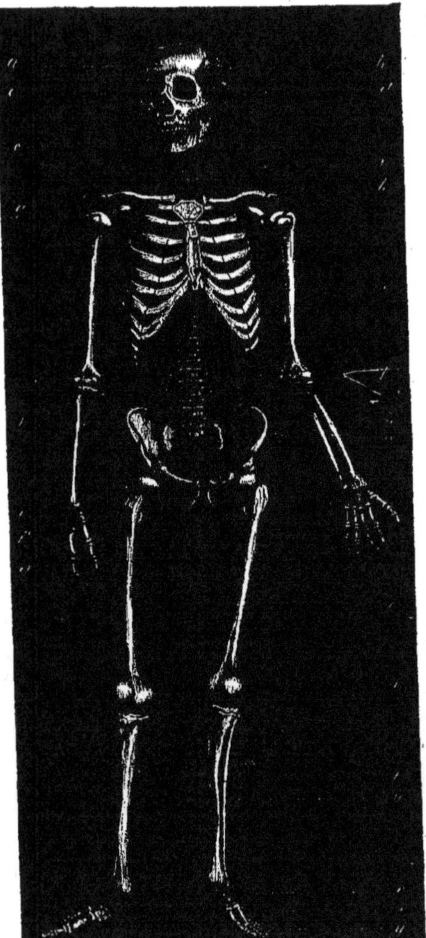

Fig. 719. — *Squelette.*

cartilagineuse; les dents manquent toutes de racines, et il n'y a encore aucune trace des deux ou trois molaires postérieures. Après la naissance, les os augmentent de dimension, et leur configuration, tant extérieure qu'intérieure, subit diverses modifications [V. Osseux (*Tissu*) et Ostéogénie]. C'est à l'âge de vingt-cinq à trente ans, dans nos climats, qu'ils acquièrent leur complet développement. De cet âge à quarante ou cinquante ans, ils ne changent pas sensiblement. Aux approches de la vieillesse, ils perdent peu à peu de leur perfection : la chute des dents entraîne la déformation des mâchoires; les sutures du crâne s'effacent, les sinus acquièrent plus d'ampleur; les os deviennent plus fragiles, beaucoup d'articulations se soudent. Plus le sujet est jeune, en deçà de vingt ans, plus la tête a de volume proportionnellement au tronc et aux membres. Au second mois, la tête fait près de la moitié du reste du corps; elle en est le quart chez l'enfant à terme, le cinquième à trois ans, le huitième chez l'adulte. Plus l'homme est jeune, plus les os de la face sont petits relativement au crâne, plus les organes auditifs sont volumineux eu égard à ce dernier, plus les fontanelles sont grandes, plus la partie inférieure de la face est petite; plus le thorax est spacieux proportionnellement au bassin; plus les membres sont courts, plus les clavicules sont grandes; plus les os renferment encore de cartilage, et plus les os larges sont lisses, les courts mal délimités, les longs arrondis. En général, le poids ou la masse des os diminue plus que leur volume dans l'âge avancé. — Le squelette présente des différences essentielles selon le sexe. Celui de la femme est plus petit et plus grêle; les saillies osseuses sont bien moins prononcées. Les membres abdominaux étant proportionnellement plus longs que chez l'homme, le milieu de la hauteur du corps correspond au dessous du pubis. La tête est plus rétrécie en avant, plus allongée d'avant en arrière. Les corps des vertèbres ont moins de largeur, leurs trous de conjugaison sont plus grands, la région lombaire du rachis a plus de longueur. Le thorax, plus court et moins saillant, est un peu plus large jusqu'à la quatrième côte, et se rétrécit inférieurement; mais, souvent déformé par l'usage des corsets, il est sensiblement allongé et rétréci. Les épaules sont plus basses, les articulations scapulo-humérales plus rapprochées l'une de l'autre; les clavicules, au contraire, sont plus allongées et moins courbées, de manière à laisser plus de largeur à la poitrine. Les membres supérieurs sont plus courts, les poignets plus étroits, les doigts plus effilés. Les fémurs sont plus courbés antérieurement et plus obliques en dedans, leur col formant avec le corps de l'os un angle moins ouvert que chez l'homme; les pieds sont beaucoup plus petits. C'est surtout par la configuration du bassin que le squelette de la femme se reconnaît facilement. V. Bassin

TAILLE mesurée du vertex à la plante des pieds.	TRONC mesuré du vertex à la symphyse pubienne.	LONGUEUR des extrémités supérieures depuis l'acromion.	LONGUEUR des extrémités inférieures depuis la symphyse pubienne.	FÉMUR.	TIBIA.	PÉRONÉ.	HUMÉRUS.	CUBITUS.	RADIUS.
m. c.	c.	c.	c.	c.	c.	c.	c.	c.	c.
1,38	70	55	68	32	27	26	24	19	17
1,43	71	65	72	38	31	30	27	22	19
1,45	70	67	75	40	32	31	29	22	20
1,47	74	60	73	38	32	31	26	21	19
1,49	74	65	75	38	32	31	29	22	20
1,54	75	69	79	40	33	32	29	24	21
1,60	80	75	80	45	38	37	32	26	24
1,64	81	71	84	44	36	35	30	20	24
1,65	75	72	90	45	38	37	32	27	25
1,67	80	76	87	45	38	37	31	27	24
1,69	85	72	84	44	36	35	31	25	22
1,70	82	75	88	46	38	37	32	27	25
1,75	86	76	89	46	39	38	32	26	25
1,77	89	78	88	46	38	37	33	28	25
1,78	90	75	88	46	37	36	33	26	24
1,79	91	77	88	46	38	37	33	27	24
1,80	92	77	88	46	40	39	33	27	25
1,83	95	78	88	46	39	38	34	28	25
1,85	92	78	93	47	43	42	33	27	25
1,86	95	78	94	47	39	38	33	27	25

et Femme. — D'individu à individu, le squelette varie peu. Cependant il y a des personnes qui ont les os plus épais que longs; d'autres les ont plus longs et plus larges. Le squelette présente quelquefois, sans cause morbide, une tête grosse ou petite, des épaules larges ou étroites, une poitrine bombée ou plate, un dos voûté ou droit, des lombes courtes ou longues, des hanches épaisses ou minces, des cuisses arquées ou droites, des tibias élancés ou courts, des mains et des pieds longs ou courts, des orteils pointus ou obtus. Les mœurs, le genre de vie, les vêtements, influent sur diverses parties du squelette. — Lorsqu'un squelette est dépouillé de ses parties molles, mais que les os ne sont pas désarticulés, on a la mesure à peu près exacte de la taille de l'individu, en mesurant la longueur du squelette et ajoutant 41 millimètres pour l'épaisseur des parties molles détruites. Lorsque les os sont désarticulés, et que l'on n'a que quelques os d'un squelette, ou même un ou deux os seulement, on peut encore déterminer la taille de l'individu auquel ils ont appartenu, au moyen du tableau ci-dessus, qui indique, comparativement à la taille générale, la longueur proportionnelle des diverses parties du squelette, et celle de chacun des os des membres supérieurs et inférieurs, mesurées sur vingt cadavres (Voir le tableau ci-dessus). On conçoit de quelle importance peuvent être ces recherches dans certains cas de médecine légale. En supposant qu'on n'ait que quelques os d'un squelette, par exemple un fémur de 0m,46 de longueur et un tibia de 0m,38, on voit par ce tableau (5e colonne) qu'un fémur de 0m,46 suppose que la longueur totale du squelette (1re colonne) est de 1m,70 à 1m,83; ce qui donne la moyenne de 1m,77. On voit (6e colonne) qu'un tibia de 0m,38 doit appartenir à un squelette de 1m,75 à 1m,83 (1re colonne), dont la moyenne serait de 1m,79. D'où l'on peut conclure que ce fémur et ce tibia proviennent d'un squelette dont la longueur totale était de 1m,77 à 1m,79; en ajoutant 41 millimètres pour l'épaisseur des parties molles, on trouve que la taille de l'individu devait être d'environ 1m,820. V. HOMOLOGIE, HOMOTYPIE et IDENTITÉ. — *Squelette du cœur*. Nom donné aux anneaux fibro-cartilagineux sur lesquels s'attachent les fibres musculaires du cœur. V. CŒUR. || En zoologie, *squelette extérieur*, nom donné à certaines parties dures du corps des animaux invertébrés qui peuvent être considérées comme répondant aux pièces osseuses de l'homme et des animaux vertébrés, mais qui, contrairement à celles-ci, sont situées à la périphérie du corps : tels sont la carapace et le plastron de la tortue, etc.

SQUELETTIQUE. adj. Qui se rapporte au squelette. — *Maigreur squelettique*. Dernier degré de l'émaciation dans les maladies chroniques. — *Pièces squelettiques*. Les os et les cartilages qui prennent part à la constitution du squelette. — *Type squelettique*. V. VERTÈBRE *type*.

SQUELETTISATION. s. f. Passage à l'état de squelette.

SQUELETTISER (SE). Se dit, selon quelques auteurs, dans les cas de grossesse extra-utérine, du fœtus enkysté, incrusté de sels calcaires (*ossification, pétrification, squelettisation du fœtus*); ces phénomènes n'ont rien de comparable à la formation des os du squelette.

SQUELETTOGÈNE. adj. *Tissu squelettogène*. Tissu qui formera le squelette.

SQUELETTOLOGIE. s. f. [*sceletologia*, all. *Skelettlehre*, angl. *skeletology*, it. *scheletrologia*, esp. *esqueletologia*]. Branche de l'anatomie descriptive qui traite du squelette. Elle étudie : 1° les parties dures ou organes de la charpente du corps (*squelettologie* proprement dite) à considérer chez les : *a*. Vertébrés : os et cartilages (*ostéologie, chondrologie*). *b*. Annelés : squelette interne et externe ou cutané. *c*. Mollusques : coquilles (*conchyliologie*). *d*. Rayonnés : squelettes des échinodermes, de certains acalèphes, polypiers. *e*. Amorphozoaires ou globuleux : squelette des foraminifères, des thécamonadiens, des spongiaires. *f*. Végétaux : tiges, branches, etc. — 2° les articulations ou jointures (*arthrologie* ou *syndesmologie*).

SQUELETTOPÉE. s. f. [de σκελετὸν, squelette, et ποιεῖν, faire; all. *Skelettbereitungskunst*, angl. *sceletopœa*, it. *scheletropea*, esp. *esqueletopea*]. L'art de préparer un squelette ou les différents os d'un squelette.

SQUINE. s. f. [all. *Chinawurzel-Stechwinde*, angl. *china-root*, it. *squinante*, esp. *esquenanto*]. Racine d'une plante de la famille des smilacées (*Smilax china*, L.) qui croît au Japon. Cette racine est un peu moins grosse que le poing, noueuse, genouillée, recouverte d'une écorce brun rougeâtre, lisse; tantôt spongieuse, légère, blanc rose à l'intérieur; tantôt pesante, dure, compacte, résineuse et brune. Elle contient de l'amidon, de la gomme et une matière colorante rouge soluble. La squine est un des bois sudorifiques, elle est moins active que la salsepareille. On l'emploie en décoction (16 à 64 grammes).

SQUIRRHE. s. m. [*scirrhus*, σκίῤῥος, *tumor durus, renitens, indolens*, tumeur dure; all. *Faserkrebs*, *Hartkrebs*, angl. *scirrhus*, it. *scirro*, esp. *cirro*]. Mot employé autrefois pour désigner toute tumeur dure, rénitente, indolente, se produisant dans les glandes. || Plus tard, Laënnec s'est servi de ce mot pour désigner toute variété de *cancer* d'un blanc bleuâtre ou grisâtre, un peu transparente, criant sous le scalpel qui l'incise, et dont la consistance varie depuis celle de la couenne de lard, jusqu'à une dureté voisine de celle des cartilages. Ordinairement homogène, cette matière semble divisée en masses, subdivisées elles-mêmes en lobules qu'unit un tissu cellulaire serré. Souvent des bandes d'un tissu fibreux blanchâtre s'étendent en rayonnant du centre à la circonférence, et se prolongent au delà de la tumeur squirrheuse. Suivant l'évolution ultérieure du tissu morbide, le squirrhe était dit *atrophique* ou *hypertrophique*. Aujourd'hui on emploie ce mot pour désigner une variété de cancer à marche lente, dans laquelle le tissu conjonctif est très abondant; c'est cette réaction conjonctive intense qui donne au squirrhe une consistance spéciale, mais la prolifération épithéliale indique bien qu'on a affaire à un carcinome. On le rencontre surtout au niveau de l'estomac et de la mamelle. — *Squirrhe du poumon* (Avenbrugger, Corvisart). L'induration grise du poumon. V. PNEUMONIE *chronique*.

SQUIRRHEUX, EUSE. adj. [*scirrhosus*, σκιῤῥώδης, all. *scirrhös*, angl. *scirrhous*, it. *scirroso*, esp. *cirroso*]. Qui offre l'aspect d'un squirrhe. — *Tumeurs squirrheuses*. Nom générique, dans les classifications des tumeurs par Bayle et par Velpeau, de tumeurs dures, dont les unes, dites *napiformes*, *bunioïdes* [de βούνιον, navet] et *rapiformes*, se rapprochent par leur consistance ou leur couleur, de l'aspect de la rave; dont les autres, dites *lardiformes* ou *larinoïdes* [de λάρινος, gras], auraient quelque analogie avec le lard. Ces expressions ne sont plus employées.

SQUIRRHOGASTRIE. s. f. [de σκίῤῥος, squirrhe, et γαστήρ, estomac] (Alibert). Squirrhe de l'estomac.

SQUIRRHOSARQUE. s. m. [de σκίῤῥος, squirrhe, et σάρξ, chair]. Le sclérème.

SQUIRRHOSITÉ. s. f. [de *squirrhe*]. Dureté semblable à celle d'un squirrhe.

STABILE. adj. — *Courant stabile*. V. ÉLECTRISATION.

STABLE. adj. Se dit de ce qui possède une certaine solidité : *équilibre stable*. || En chimie, se dit d'un corps dont le changement d'état ou la décomposition ne se fait pas naturellement et est difficile à obtenir par les moyens dont nous disposons.

STABULATION. s. f. [de *stabulum*, étable]. Séjour des animaux à l'étable, confinement permanent des bœufs ou des moutons dans l'étable, appliqué aux animaux destinés à l'engraissement. Dans certaines régions, en particulier dans la Beauce, les vaches laitières sont soumises à la stabulation permanente; cette pratique a pour effet de favoriser le développement de la tuberculose chez ces animaux.

STADE. s. m. [*stadium*, de στάδιον, carrière où les Grecs s'exerçaient à la course; all. *Stadium*, angl. *stage*, it. *stadio*, esp. *estadio*]. En médecine, synonyme de *période*, désignant particulièrement chacun des trois temps que présente un accès de fièvre intermittente.

STAGNATION. s. f. [*stagnatio*, de *stagnare*, former une espèce d'étang; all. *Stockung*, angl. *stagnation*, it. *stagnamento*, esp. *estagnacion*]. État du sang et des humeurs qui ne coulent pas ou qui circulent trop lentement, par analogie avec les eaux qui croupissent dans les étangs.

STAHL (médecin allemand, 1660-1754). — V. PILULES *balsamiques* et POUDRE.

STAHLIANISME. s. m. [it. *stalianismo*]. Doctrine de Sthal. V. ANIMISME.

STALACTITE. s. f. [de σταλάζειν, tomber goutte à goutte; all. *Tropfstein*, angl. *stalactite*, it. *stalattite*, esp. *estalactita*]. — *Stalactites osseuses*. Nom donné aux prolongements de substance osseuse qui se forment à la surface des cals irréguliers, autour des tumeurs blanches et des tissus accidentels développés dans les os ou à leur surface. V. OSTÉOGÉNIE.

STAPÉDIEN, IENNE. adj. [*stapedius*, de *stapes*, étrier; all. *Steigbügel*, it. *stapediano*, esp. *estapedio*]. Qui a rapport à l'étrier. — *Muscle stapédien*. Le muscle de l'étrier.

STAPHISAGRINE. s. f. V. STAPHISAIN.

STAPHISAGRIQUE. adj. — *Acide staphisagrique*. Corps d'existence douteuse, que Hofschläger dit avoir trouvé dans les semences de staphisaigre.

STAPHISAIGRE. s. f. [*Delphinium staphisagria*, L., all. *Stephanskraut*, *Laüsesamen*, angl. *stavy acre*, *louseseed*, it. *stafisagra*, esp. *estafisagria*]. Plante renonculacée dont les semences triangulaires, comprimées, grisâtres, d'une saveur amère et très âcre, renferment un principe amer brun, un principe amer jaune, une huile volatile et une huile grasse, de l'albumine, une matière amylacée, de la gomme, une matière sucrée, de la *delphine*, de la *delphinine*, de la *delphinoïdine*, de la *delphisine* et du *staphisain*. Ces graines, prises à l'intérieur, sont un violent drastique. On les emploie réduites en poudre, ou sous forme de pommade, pour détruire les poux.

STAPHISAIN. s. m. [*staphisagrine*; all. *Staphysan*, angl. *staphisin*, it. *stafisino*, esp. *estafisino* ($C^{44}H^{33}AzO^{10}$). Substance jaunâtre (Couerbe) contenue dans les semences de staphisaigre avec la delphine. Solide, incristallisable, fusible à 200°, très peu soluble dans l'eau et l'éther, très soluble dans l'alcool; l'acide azotique le change en une sorte de résine brune, amère et acide.

STAPHYLAIRE. s. m. Instrument inusité, employé autrefois pour tenir immobiles la luette et le voile du palais.

STAPHYLHÉMATOME. s. m. [de σταφυλή, luette, et *hématome*] (Pauli). Hématome de la luette; celle-ci apparaît alors sous forme d'une tumeur bleuâtre, grosse comme une noisette, déterminant de la douleur, de la dysphagie, de la dysphonie. L'épanchement sanguin est dû le plus souvent à la piqûre de la luette par une arête de poisson, ou un fragment d'os avalé par mégarde.

STAPHYLIN, INE. adj. [*staphilinus*, de σταφυλή, luette; it. *stafilino*, esp. *estafilino*]. Qui a rapport à la luette. — *Muscle staphylin*. Le palato-staphylin.

STAPHYLITE. s. f. [de σταφυλή, luette]. L'inflammation de la luette.

STAPHYLOCAUSTE. s. m. [de σταφυλή, luette, et καῦσις, ustion]. Instrument employé pour cautériser la luette.

STAPHYLOCOCCIE. s. f. Maladie causée par le staphylocoque; elle peut se traduire en clinique par des affections diverses : l'ostéomyélite chez les enfants et les adolescents, l'endocardite, les phlébites, la bronchopneumonie, l'infection purulente; elle peut parfois donner seulement des lésions circonscrites de la peau, sous forme de pustules ou d'abcès, qui peuvent néanmoins altérer l'état général par leur nombre et leur répétition. Le plus souvent le staphylocoque n'envahit l'organisme que secondairement à une autre infection ou sous l'influence de causes prédisposantes; dans certains cas, il peut être assez virulent pour s'attaquer à un organisme auparavant en bonne santé, comme cela arrive dans le cas d'ostéomyélite.

STAPHYLOCOQUE. s. m. Nom générique des microcoques réunis en grappes (fig. 720). Les principales espèces sont : le *Staphylococcus pyogenes aureus*, le plus fréquent, représentant des éléments sphériques de 1 μ de diamètre, donnant une coloration jaune-orange à ses cultures, d'où on extrait une substance cristallisable (*phlogosine*), qui, injectée à faible dose, détermine une inflammation suppurative; le *Staphylococcus pyogenes albus*, souvent associé au précédent, dont il se distingue par la teinte blanchâtre qu'il donne à la gélatine; le *Staphylococcus pyogenes citreus*, qui donne une culture teintée en jaune pâle; le *Staphylococcus septicus*, dont la culture produit chez le lapin un œdème gélatineux et chez le chien un abcès à forme hémorragique avec sphacèle de la peau. Ces espèces, les deux premières surtout, donnent lieu à des inflammations suppuratives locales, furoncle, anthrax, phlegmon, tourniole, adénite, amygdalite, ostéomyélite, quelquefois pourtant à l'infection purulente. Ces microbes se cultivent facilement sur les milieux employés en bactériologie; ils poussent dans la gélatine qui est liquéfiée. Les cultures en bouillon filtrées sur bougie Chamberland sont peu toxiques. Ce microbe se colore bien par les colorants ordinaires employés en bactériologie; il reste coloré par la méthode de Gram. Le lapin est, parmi les animaux de laboratoire, celui qui est le plus sensible à l'inoculation du staphylocoque.

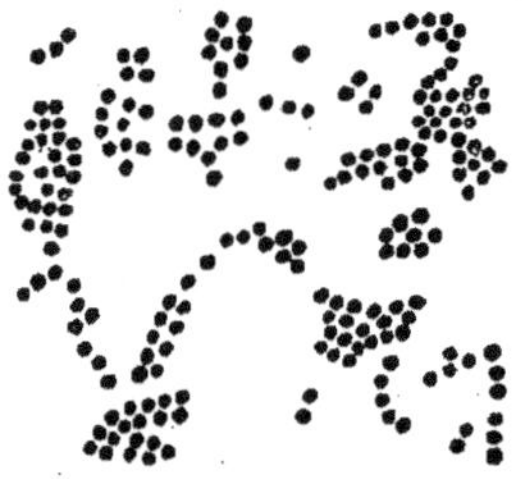

Fig. 720. — *Staphylocoque* doré (culture en bouillon).

STAPHYLOLYSINE. s. f. Nom donné parfois à une substance hypothétique contenue dans les cultures filtrées de staphylocoque et capable de dissoudre les hématies du lapin; mais le terme de staphylolysine est incorrect; il s'agit d'une hémolysine due au staphylocoque, et non d'une substance capable de dissoudre le staphylocoque, comme tendrait à le faire croire la formation de ce mot.

STAPHYLÔME. s. m. [*staphyloma*, de σταφυλή, grain de raisin; all. *Staphylom*, *Traubenauge*, angl. *staphyloma*; it. *stafiloma*, esp. *estafiloma*]. Nom sous lequel on désigne : la convexité que présente la cornée distendue par l'humeur aqueuse sans perte de sa transparence (*conicité pellucide*) ou avec opacité (*staphylôme opaque*); l'amincissement de la cornée avec adhérence à l'iris, et protrusion de ces membranes par les humeurs de l'œil; la saillie de l'iris à travers une perforation de la cornée; certaines bosselures formées par la sclérotique, etc.; de là des *sta-*

phylômes de la cornée, distingués en transparents et opaques ou cicatriciels, des *staphylômes de l'iris*, et des *staphylômes de la sclérotique*. — *Staphylôme de l'iris*. Il a été appelé *myocéphale*, quand la tumeur formée par l'iris engagé dans l'ouverture de la cornée est petite, arrondie et noirâtre ; *staphylôme rameux*, ou *raisinière*, quand elle semble formée de plusieurs grains primitifs agglomérés. — *Staphylôme antérieur de la sclérotique*, ou *staphylôme du corps ciliaire*. Nom donné à des bosselures bleuâtres qui se forment quelquefois à la surface de la sclérotique, autour de la circonférence de la cornée. Le staphylôme de la sclérotique suppose toujours l'amincissement de cette membrane. V. Scléro-Choroïdite. — *Staphylôme postérieur*. On donne ce nom à une distension de la sclérotique, dans le segment postérieur de l'œil, distension qui augmente le diamètre antéro-postérieur du globe et qui est caractéristique de la myopie. A son niveau, la choroïde est toujours altérée, atrophiée ; c'est pourquoi la maladie prend aussi le nom de *scléro-choroïdite postérieure*. Le staphylôme postérieur se reconnaît à l'aide de signes ophtalmoscopiques : 1° On voit une tache blanche, nacrée, en forme de croissant, entourer par sa concavité la demi-circonférence interne de la papille, à l'image renversée. C'est là le premier degré de la maladie ; au deuxième degré, le staphylôme embrasse les deux tiers du disque optique, et au troisième degré, le disque optique tout entier (Desmarres) ; 2° les contours de la tache atrophique sont nets, bien tranchés, quelquefois bordés d'un fin liséré pigmentaire ; 3° les vaisseaux rétiniens passent au-devant de la tache ; 4° la papille ne présente d'abord pas de changement, mais à mesure que le processus ectasique progresse, elle devient ovale dans le sens vertical ; 5° l'état dioptrique de l'œil n'est pas normal ; on constate que l'axe antéro-postérieur du globe est allongé, ce qui permet de voir l'image réelle et renversée de la papille avec le simple réflecteur. Les troubles fonctionnels occasionnés par le staphylôme postérieur sont ceux de la myopie. Ses complications sont des mouches volantes, des altérations fréquentes de la macula et quelquefois le décollement de la rétine.

STAPHYLOPLASTIE. s. f. [de σταφυλή, luette, et πλάσσειν, former ; all. *künstliche Gaumenbildung*, angl. *staphyloplastic*, it. *stafiloplastia*, esp. *estafiloplastia*] (Bonfils). Opération qui a pour but de restaurer les pertes de substance du voile du palais à l'aide d'un lambeau taillé sur la voûte palatine, en un point voisin de la partie que l'on veut restaurer : quand il a été disséqué, renversé d'avant en arrière et tordu sur son pédicule, on unit ses bords aux lèvres avivées du voile du palais.

STAPHYLORRHAPHIE. s. f. [*staphylorrhaphia*, de σταφυλή, luette, et ῥαφή, suture ; all. *Stapylorrhaphie : Gaumennath*, angl. *staphylorrhaphy*, it. *stafilorrafia*, esp. *estafilorrafia*]. Suture de la luette. — Opération par laquelle on remédie à la perforation congénitale ou accidentelle du voile du palais. Elle consiste à aviver les bords de la solution de continuité et à les mettre ensuite en contact, pour en déterminer la réunion. Dans le procédé de Roux, on commence par placer deux ou trois ligatures, au moyen d'aiguilles courtes introduites d'arrière en avant à l'aide d'un porte-aiguille, de manière que l'une des extrémités du fil traverse l'un des bords de la division du voile du palais, que l'autre extrémité traverse l'autre bord, et qu'il en résulte en arrière une anse dans laquelle les deux bords sont compris. On avive alors avec un bistouri boutonné les lèvres de la division, puis, saisissant les deux bouts du fil supérieur, on fait un nœud simple, que l'on conduit jusque sur la plaie au moyen de l'index des deux mains, et qu'on serre suffisamment pour rapprocher les parties et les maintenir en contact ; on arrête ce premier nœud par un second. On opère de même pour la seconde et pour la troisième ligature, et l'on coupe ensuite tous les fils à 5 millimètres environ de leurs nœuds. Au bout de trois ou quatre jours d'un repos absolu, pendant lesquels le malade doit s'abstenir de parler et de prendre aucun aliment ni boisson, et même d'avaler sa salive, la réunion est opérée ; et, s'il n'est survenu aucun accident, la ligature supérieure peut être ôtée du quatrième au cinquième jour, celle du milieu le jour suivant, et la troisième le surlendemain. Le jour que l'on ôte les fils et les jours suivants, il faut éviter avec soin tout mouvement du voile du palais, et se borner, pour toute nourriture, à un peu de boisson et de bouillon, que l'on verse par cuillerées dans la bouche ; peu à peu on en vient à des bouillons plus substantiels et aux potages. Lorsque l'opération a réussi, la voix recouvre son timbre ordinaire, et tous les inconvénients qui résultaient de la bifidité du voile du palais disparaissent. Mais ce succès, presque assuré lorsque la bifidité n'existe que dans la partie inférieure du voile, devient d'autant plus douteux, que la division a plus d'étendue, et, lorsque cette division existe en même temps sur la voûte palatine, qu'il y a écartement des os qui forment cette voûte, il y a peu de chances d'en obtenir le rapprochement. V. Obturateur. — Le procédé de Graefe diffère de celui de Roux par la forme des nombreux instruments qu'il emploie pour aviver les bords, pour introduire les aiguilles et pour serrer les nœuds. Divers autres instruments et procédés ont été proposés, soit pour aviver les bords, soit pour passer les aiguilles ; tels sont les procédés de Dieffenbach, de Fergusson, de Sédillot, qui ont pour but de faciliter le rapprochement des bords de la solution de continuité, soit à l'aide d'incisions latérales, soit en sectionnant la partie postérieure des muscles péristaphylin interne et externe et pharyngo-staphylin.

STAPHYLOTOME. s. m. [de σταφυλή, luette, et τέμνειν, couper]. Instrument inusité, employé autrefois pour inciser le voile du palais ou couper la luette. ‖ Large couteau triangulaire, tranchant sur ses deux bords, dont on se sert pour exciser d'un seul coup, en le traversant à sa base, le staphylôme complet de la cornée et de l'iris.

STAPHYLOTOMIE. s. f. Opération consistant à exciser le staphylôme cicatriciel de la cornée et de l'iris. — 1° *Procédé ancien*. Le malade est couché, les paupières écartées par un aide qui tient les élévateurs. Au moyen d'une forte aiguille courbe, le chirurgien passe un fil derrière la base du staphylôme, et attend qu'il se soit affaissé. Puis, prenant de la main gauche les deux bouts du fil réunis, il maintient l'œil et passe derrière le fil, d'un mouvement lent, le staphylotome à double tranchant qui enlève l'hémisphère antérieur de l'œil. On fait ensuite le pansement par compression avec de la gaze stérilisée. Au bout d'un mois il est possible d'adapter un œil d'émail. — 2° *Procédé moderne*. On enfonce derrière la tumeur cinq aiguilles à suture enfilées parallèlement les unes aux autres. Puis on excise ce qui se trouve devant elles, et, achevant de les faire passer, on serre les cinq points de la suture. La réunion est beaucoup plus rapide par ce procédé, qui laisse un très beau moignon. — 3° Enfin on peut inciser simplement le staphylôme en travers, et provoquer la sortie du cristallin. L'œil ne tarde pas à s'atrophier.

STARAJA ROSSA (Russie d'Europe). *Eaux chlorurées sodiques*, froides. Établissement : eaux mères et boues.

STASE. s. f. [*statio*, στάσις, l'action de s'arrêter ; all. *Stillstand*, angl. *stasis*, it. *stasi*, esp. *estagnacion*]. Séjour du sang ou des humeurs dans quelque partie du corps par suite de la cessation ou de la lenteur de leur mouvement.

STASER. v. n. [*stase*]. F. Petit-Radel s'est servi de ce verbe pour désigner le fait du séjour des humeurs dans l'épaisseur des tissus, du virus syphilitique dans le derme.

STASO-BASOPHOBIE. s. f. [de στάσις, l'action de s'arrêter, βάσις, marche, et φόβος, crainte]. Crainte morbide que présentent certains malades de marcher ou de se tenir debout. Ce symptôme, décrit par Debove, diffère de l'astasie-abasie de Charcot dans laquelle l'impossibilité de la marche et de la station debout est due à l'oubli des mouvements nécessaires pour maintenir ces états et non à la crainte.

STASOPHOBIE. s. f. [de στάσις, l'action de s'arrêter, et φόβος, crainte]. Crainte morbide de se tenir debout.

STATICE. s. f. Genre de plantes plumbaginées, tribu des staticées, dont une espèce [*Statice armeria*, L. *herbe à sept têtes* ou *à sept tiges*] a une racine tonique et astringente, ainsi que le *Statice limonium*, L. — Le *Statice latifolia*, Smith [*Katran rouge*] fournissait le *behen rouge* (Guibourt).

STATION. s. f. [*statio*, de *stare*, être debout; στάσις, all. *Stehen*, *Stand*, angl. *station*, *stand*, it. *stazione*, esp. *estacion*]. L'action d'être debout. On peut définir la *station*, l'immobilité active et volontaire du corps, que la contraction de ses muscles extenseurs maintient en équilibre sur sa base de sustentation (les pieds et l'espace compris entre eux), de manière qu'une ligne verticale passant par le centre de gravité (qui correspond chez l'homme au milieu du bassin, à un centimètre en avant de l'angle sacro-vertébral) tombe sur cette base. Dans la station, les muscles de la nuque se contractent pour maintenir la tête en équilibre sur la colonne vertébrale; les muscles extenseurs de cette colonne entrent en action pour l'empêcher d'être entraînée en avant par le poids des membres supérieurs et des organes thoraciques et abdominaux; le poids du corps est ainsi transmis par la colonne vertébrale au bassin, par le bassin au fémur. Les muscles extenseurs de la jambe empêchent en même temps le genou de fléchir, et ceux du pied maintiennent la jambe dans la position verticale, de façon que le poids du corps se transmet de la cuisse à la jambe, de la jambe au pied, et du pied au sol. — *Station d'altitude*. Localité située à une certaine hauteur au-dessus du niveau de la mer, en particulier à 1000 ou 1800 m., où certains malades séjournent pendant l'hiver et plus souvent pendant l'été (V. Climat). — *Station thermale*. Installation établie près d'une source thermale à l'effet de permettre d'y séjourner et d'y suivre un traitement en rapport avec la nature des eaux et les conditions climatériques du lieu d'émergence. V. Établissement. — *Station d'été*. Celle qui ne permet le séjour que pendant trois à six mois de belle saison. — Celle des régions montagneuses ou des côtes de la mer qui permet aux malades que fatigue une chaleur excessive de séjourner en été. — *Station d'hiver*. Celle dans laquelle le climat et les autres dispositions permettent de suivre un traitement en hiver comme en été. En France, les stations thermales d'hiver sont Amélie-les-Bains, le Vernet. On y ajoute aussi, par analogie, des localités dépourvues de sources particulières telles que Nice, Cannes, Pau, etc., parce que la douceur de l'hiver permet à certains malades d'y séjourner avec moins d'inconvénients que plus au nord. — *Station maritime*. Localité où les bains de mer sont pris, thérapeutiquement surtout.

STATIONNAIRE. adj. [*stationarius*, de *stare*, s'arrêter; all. *ortlich*, angl. *stationary*, it. *stazionario*, esp. *estacionario*]. — *Maladie stationnaire*. Celle qui dépend d'un état ou d'une constitution particulière de l'atmosphère, et qui règne dans une contrée pendant un certain nombre d'années.

STATIQUE. adj. Qui appartient à l'état, à la manière d'être. — *État statique*. En biologie, se dit, par opposition à *dynamique*, de l'état des parties organiques considérées à l'état de repos et indépendamment de toute action ou activité. — *Électricité statique*. Celle qui est à l'état de repos, qui réside à la surface des corps, sans les parcourir sous forme de courants comme l'électricité *dynamique*. Elle fait un effort continuel pour s'échapper, mais est retenue à la surface des corps par la pression atmosphérique, d'où son état de *tension*. V. Tension *électrique*. C'est le frottement qui la produit habituellement. — *Sens statique*. Sens de la station debout; il est lié aux sensations fournies par les canaux semi-circulaires qui indiquent l'orientation de la tête, et à celles venant du vestibule du labyrinthe qui renseignent sur les mouvements de translation.

STATISTIQUE. s. f. et adj. [de *status*, État; all. *Statistik*, *statistich*, angl. *statistics*, it. *statistica*, esp. *estalistica*]. Science qui a pour but de faire connaître, à l'aide de la méthode numérique, la fréquence absolue et relative de phénomènes naturels ou sociologiques, normaux ou accidentels. Dans les sciences naturelles, les divers attributs qui caractérisent chaque phénomène sont le plus souvent très variables dans leur fréquence et dans leur grandeur. Cette mobilité, qui tient à la complexité changeante des causes multiples dont dépend chaque attribut, s'oppose à ce que l'on puisse reconnaître les rapports qui relient ces manifestations à leurs causes, et déterminer la part de chacune d'elles dans la production et la grandeur de chaque attribut étudié. La statistique a pour but de surmonter cet obstacle. Elle y parvient : en traduisant par des chiffres les degrés de fréquence et d'intensité de chaque manifestation dont on se propose de reconnaître les conditions évolutrices; en mesurant et en enregistrant le plus grand nombre possible de ces quantités, et en calculant ensuite leur grandeur *moyenne*. De plus, sériant par ordre de grandeur les quantités relevées, on détermine leurs *écarts possibles* et leurs *écarts probables autour* de cette *moyenne* (V. ce mot). Dès que, par l'emploi des méthodes appropriées, ces *valeurs statistiques* (écarts et moyenne) auront été déterminées, il suffira de faire varier une des causes présumées, ou, ce qui revient au même, de profiter d'une perturbation naturelle qui fait varier l'une d'elles; alors une nouvelle enquête, conduite comme la précédente, donnera une nouvelle moyenne avec ses écarts; et leur rapport avec les valeurs correspondantes de la première enquête dénoncera, *mesurera* la part de la cause présumée. Cependant, si l'écart des deux moyennes est peu prononcé, ou si le nombre des observations de chaque enquête est petit, s'il ne s'élève pas au moins à plusieurs milliers de cas, l'écart des deux moyennes peut tenir à ce que des moyennes expérimentales, même obtenues dans des conditions identiques (comme le seraient deux tirages d'une même urne de boules noires et blanches), ne coïncident que très exceptionnellement entre elles ou avec la moyenne réelle *inconnue* et cherchée; elles ne peuvent jamais être regardées que comme des approximations de cette moyenne inconnue, dont elles s'approchent d'autant plus que les nombres des observations qui les ont formées sont plus considérables. C'est pour cela que la *démographie*, qui possède ces grands nombres, a montré la première et la plus brillante application de la méthode statistique. Mais aujourd'hui nous connaissons assez la théorie de ce puissant instrument d'investigation pour l'appliquer à des sujets plus difficiles. Les phénomènes de la nature et particulièrement ceux de la vie, à cause de leurs innombrables et incessantes variations, y trouvent surtout une nouvelle méthode d'analyse. A mesure que les sciences naturelles et biologiques auront épuisé la détermination de l'enchaînement des causes qui, par leur constante énergie, peuvent être facilement perçues et rattachées à leurs effets, il faudra affiner l'observation et l'investigation; on sera porté à la considération des collectivités, afin de grossir (en les multipliant par un fort coefficient) les influences qui, dans les faits isolés, sont masquées par les causes plus énergiques. — *En médecine* proprement dite, la statistique a surtout pour objet de déterminer la *nocuité* propre à chaque espèce de maladie, *d'abord avec l'expectation*, ensuite sous l'influence des différents modes de traitement. La *nocuité* s'appréciera non seulement par la fréquence moyenne de chaque terminaison, mais aussi par la durée, par la fréquence et la gravité moyenne des accidents secondaires. La méthode statistique est la seule qui, dans la plupart des cas, permettra de déterminer la valeur respective des différents traitements, et leur supériorité réelle ou fictive sur la seule expectation. C'est donc une erreur de croire que les cas à additionner doivent être absolument semblables : s'ils étaient tels, la statistique serait presque inutile; il suffit, par exemple, si c'est une influence thérapeutique que l'on veut apprécier, que les observations appartiennent à un même groupe morbide auquel le praticien croit devoir appliquer les mêmes moyens de traitement. Plus généralement, il faut et il suffit que l'*ensemble* des causes possibles (connues et inconnues) qui régissent le développement de l'attribut que l'on mesure reste invariable pendant toute la durée des épreuves. Ainsi, les sociétés mutuelles ont déterminé le nombre de jours que leurs membres payent chaque année à la maladie suivant leur âge : de 20 à 30 ans, 6 à 7 jours; de 55 à 60 ans, 23 jours, etc.; les causes individuelles de maladie sont fort diverses, fort mobiles; mais tant que le même ensemble de causes qui les amène et régit leur durée reste invariable, et que le groupe de la mutualité est nombreux, les moyennes observées annuellement oscillent fort peu *autour* de la moyenne réelle inconnue. Au contraire, un déplacement ou constant ou plus considérable d'*un même côté* de la moyenne accusera l'intervention d'une influence nouvelle. Ainsi deux difficultés subsistent seulement. L'une consiste à circonscrire *nettement* chacun des groupes morbides sur lesquels on veut faire porter l'observation, afin que, par l'admission irrégulière de cas étrangers, on n'ajoute pas, pendant la durée de l'épreuve, des causes morbides nouvelles à l'ensemble des causes propres au groupe en observation. Ce premier point est facile à obtenir avec précision pour les groupes morbides les plus importants. D'ailleurs, cette délimitation variera suivant le but de l'investigation : elle prendra en plus grande importance les analogies du traitement, si c'est une influence thérapeutique qu'elle veut découvrir; de l'acuité ou de la chronicité, si c'est la durée, etc. La seconde difficulté repose sur l'écart que présentent presque nécessairement les moyennes résultant de plusieurs séries d'observations recueillies pendant un même ensemble de causes productrices, et sur la difficulté de distinguer cet écart de celui qui résulte de l'introduction d'une influence nouvelle. Quand les enquêtes statistiques porteront sur un très grand nombre d'observations, il sera le plus souvent facile de distinguer d'abord le léger écart accidentel de l'écart considérable et significatif, on pourra d'ailleurs essayer la méthode des dédoublements des nombres (V. Moyenne); mais, si l'on veut plus de précision et surtout si le nombre des observations recueillies est peu considérable, s'il est de quelques centaines seulement, cette épreuve ne peut plus guère être tentée avec fruit; et c'est pourtant avec ces petits nombres d'observations que l'écart possible, compatible avec un même ensemble de causes, est assez considérable pour en imposer et faire croire à l'effet d'une influence nouvelle. Il faut alors s'en référer aux formules de Poisson, adoptées et déjà appliquées à notre sujet par Gavarret, admettre d'abord, pour simplifier et abréger, qu'un événement qui a 112 chances de se produire contre une de ne se produire pas peut être regardé comme à peu près certain. Dès lors, considérant deux événements qui s'excluent, comme la mort ou la guérison d'un malade; faisant m et n chacun égal à l'un des deux nombres indiquant combien l'une ou l'autre terminaison a été observée; et μ égal à la somme de tous les cas, de sorte que l'on a $m+n=\mu$; enfin E égal à l'écart maximum possible; dès lors l'intervalle $\frac{m}{\mu}+E$ à $\frac{m}{\mu}-E$ indiquera l'amplitude possible de l'oscillation de la moyenne compatible avec l'invariabilité de l'ensemble des causes. Selon Poisson, $E = 2\sqrt{\frac{2.m.n.}{\mu^3}}$. Si, par exemple, sur 100 malades observés (μ), il y a eu 25 décès (m) et 75 guéris (n), la mortalité a été de 0,25; la formule donne E = 0,06, et l'on pourra conclure seulement de ce petit nombre d'observations, que la mortalité moyenne est comprise entre 0,19 et 0,31; si cette même mortalité (0,25) résultait de 1000 malades observés, alors E = 0,0387 (soit 0,04), et l'on conclura que la mortalité est certainement comprise entre 0,21 et 0,29. Mais, si l'observation avait porté sur 10 000 malades, E = 0,006, et la mortalité (tant qu'elle restera soumise au même ensemble de causes) restera certainement (à 1/112e près) comprise entre 0,244 et 0,256; et si une seconde série de 10 000 malades donnait, par exemple, une mortalité de 0,26, on serait déjà autorisé à conclure à l'intervention d'une cause nouvelle défavorable. De même, d'après la *statistique médicale de l'armée*, en 1862 il y a eu 2514 malades atteints de fièvre typhoïde, dont 690 décès, soit une mortalité de 0,274. En appliquant la formule ci-dessus, on trouve E = 0,025, et par suite une mortalité que l'on doit regarder comme vraiment comprise entre 0,299 et 0,249. Mais si, au lieu de la seule enquête μ donnant une seule moyenne dont on fixe ainsi les limites d'oscillation, on a à comparer deux enquêtes μ et μ', et par suite deux moyennes, leur différence compatible avec un même ensemble de causes productrices sera plus resserrée, et donnée par le double de la racine carrée de la somme des deux quotients $\frac{2.m.n.}{\mu^3}$ de chaque enquête, soit par la formule

$$2\sqrt{\frac{2.m.n.}{\mu^3}+\frac{2.m'.n'}{\mu'^3}}.$$

Ainsi Louis avait observé dans les hôpitaux civils 140 typhiques dont 52 décès, soit une mortalité de 0,37. Cette mortalité paraît bien différente de celle de 0,274 trouvée pour l'armée en 1862. Mais l'application de la formule précédente prouve que la différence entre ces deux moyennes peut s'élever à 0,118. Or cette différence est moindre de 0,104 donnée par l'expérience; donc la distance entre les deux moyennes, quoique considérable, ne *nécessite pas absolument* l'intervention d'un ensemble de causes différentes; elle aurait pu se produire aussi forte dans deux tirages de boules noires et blanches puisées à la même urne. Cependant, comme la différence atteint presque la limite de la différence possible (à 1/112e près), on peut *présumer* qu'une influence favorable se rencontre dans la jeune population de l'armée; c'est à une plus longue observation ultérieure de décider. Voilà dans quelles limites doivent être retenues les conclusions de la statistique médicale pour ne pas s'en laisser imposer par les hasards des séries heureuses, comme font si souvent les médecins, au grand préjudice de la médecine et de la statistique (Bertillon). — *Statistique médicale* [angl. *medical statistics*]. Détail de faits se rapportant aux morts, naissances, maladies, épidémies. Pour son application à la pathologie, V. Numérique (*Méthode*). — *Statistique mortuaire, obituaire*. V. Obituaire.

STATURE. s. f. [*statura*, μέγεθος, all. *Leibesgrösse*, angl. *stature*, it. *statura*, esp. *estatura*]. Hauteur du corps d'un homme. V. Croissance et Taille.

STAUROPLÉGIE. s. f. [de σταυρὸς, croix, et πλήσσειν, frapper]. Paralysie simultanée du membre supérieur d'un côté et du membre inférieur de l'autre côté.

STÉAPSINE. s. f. Ferment capable de saponifier les graisses; il existe dans le suc pancréatique. On lui donne aussi le nom de *saponase*.

STÉARATE. s. m. [all. *talgsaures Salz*, it. *stearato*, esp. *estearato*]. Nom générique des sels produits par la combinaison de l'acide stéarique avec les bases. Les stéarates alcalins sont seuls solubles dans l'eau. L'emplâtre simple est un mélange d'oléate, de margarate et de stéarate de plomb.

STÉARATÉ ou **STÉARATOLÉ.** s. m. Nom générique des médicaments qui résultent de l'union d'un stéarate avec des substances médicamenteuses qu'on y mêle en les liquéfiant ensemble, ou qu'on y incorpore pendant qu'il est en liquéfaction. Uniquement destinés à être appliqués sur la peau, ils doivent être composés de manière à pouvoir y adhérer avec facilité.

STÉARATOLIQUE. adj. (Béral). Se dit d'une préparation pharmaceutique dont un stéarate fait la base ou la partie prédominante.

STÉARINE. s. f. [de στέαρ, suif; all. *Stearin*, angl. *stearine*, it. *stearina*, esp. *estearina*] (Chevreul) [$C^{114}H^{110}O^{12}$, en atomes $C^{3}H^{5}O^{3}$ $(C^{18}H^{35}O)^{3}$]. Substance grasse, solide, qu'on obtient en fondant du suif dans l'essence de térébenthine, dans laquelle elle reste dissoute : cette solution, traitée par l'eau, donne la stéarine, qui, purifiée par plusieurs cristallisations dans l'éther, est blanche, cristallisable en petites aiguilles, fusible à 63°, insoluble dans l'eau; elle est moins soluble dans l'alcool bouillant et dans l'éther que la palmitine. C'est à elle qu'est due la solidité des graisses animales ; aussi, moins celles-ci en contiennent, plus elles sont fluides. La tristéarine obtenue artificiellement par Berthelot est identique à la stéarine naturelle. Celle-ci, saponifiée, donne de l'acide stéarique et de la glycérine : c'est donc une glycéride. — *Stéarine cérébrale*. V. Cérébrine.

STÉARIQUE. adj. — *Acide stéarique* [all. *Stearinsaure, Talgsäure*, angl. *stearic acid*, it. *acido stearico*, esp. *acido estearico*] ($C^{36}H^{35}O^{3}$,HO, en atomes, $C^{18}H^{35}O$,OH). Produit de la saponification des corps gras contenant de la stéarine, du suif surtout; il se rencontre à l'état de glycéride dans toutes les graisses des animaux. Substance solide, cristallisable, incolore, inodore, soluble dans l'alcool chaud, insoluble dans l'eau, qu'elle surnage, fusible à 70°, et volatilisable, sans altération, quand on la chauffe dans le vide. Avec les bases, il donne des stéarates.

STÉAROCONOTE. s. f. [de στέαρ, suif, et κόνις, poussière; all. *Stearoconot*, angl. *stearoconotum*, esp. *estearoconota*]. Substance grasse de couleur fauve, pulvérulente, insoluble dans l'eau, l'éther et l'alcool, que Couerbe a extraite de la matière cérébrale. C'est de la lécithine mélangée de plusieurs autres principes.

STÉAROLÉ. s. m. Nom générique des pommades.

STÉAROPHANINE. s. f. L'*anamirtine*.

STÉAROPTASE. s. f. Diastase saponifiant les graisses.

STÉAROPTÈNE. s. m. [de στέαρ, suif ou graisse compacte, et πτηνὸς, volatil; all. *Stearoptën*, angl. *stearoptene*, it. *stearoptena*, esp. *estearoptena*]. V. Camphre.

STÉARORICINIQUE. adj. V. Ricinostéarique.

STÉAROSE. s. f. [de στέαρ, graisse]. La stéatose.

STÉAROXYLIQUE. adj. — *Acide stéaroxylique* ($C^{36}H^{32}O^{8}$). Corps jaunâtre, cristallisable, soluble dans l'alcool chaud et l'éther, fusible à 86°, obtenu en traitant l'acide stéaroléique par l'acide azotique fumant.

STÉARRHÉE. s. f. V. Séborragie. Le plus souvent aujourd'hui on emploie ce mot non plus comme synonyme de *séborrhée*, mais pour désigner le passage dans les matières fécales des graisses alimentaires par suite du défaut d'action du suc pancréatique chargé à l'état normal de dédoubler les graisses. La stéarrhée se rencontre dans les lésions du pancréas entraînant une insuffisance d'écoulement du suc pancréatique dans l'intestin ; elle est surtout marquée, quand à la lésion pancréatique est associée la rétention de la bile. Elle peut se reconnaître soit directement à l'œil nu, soit d'une façon plus précise par dosage des graisses dans les matières fécales à la suite de l'ingestion d'un repas d'épreuve contenant une quantité connue de matières grasses ; on peut ainsi faire le rapport de la quantité de graisse utilisée, et apprécier le degré de la stéarrhée.

STÉATOCÈLE. s. f. [*steatocele*, de στέαρ, στέατος, suif, et κήλη, tumeur, hernie; all. *Fettbruch*, angl. et it. *steatocele*, esp. *esteatocele*]. Le stéatome.

STÉATOMATEUX, EUSE. adj. Qui ressemble à du suif.

STÉATOME. s. m. [*steatoma*, στεάτωμα, de στέαρ, graisse; all. *Steatom*, *Fettgeschwulst*, angl. et it. *steatoma*, esp. *esteatoma*]. Tumeur formée par l'accumulation d'une substance ayant la consistance et la couleur du suif. V. Loupe et Tanne.

STÉATOPYGE. s. f. [all. *Fettsteiss*, angl. *steatopyga*, it. *steatopiga*, esp. *esteatopiga*, de στέαρ, graisse, et πυγή, fesse] (Livingston). Fesse graisseuse des Hottentotes.

STÉATORRHÉE. s. f. [de στέαρ, graisse, et ῥεῖν, couler]. V. Séborragie et Stéarrhée.

STÉATOSE. s. f. [de στεατόω, transformer en graisse, de στέαρ, graisse; all. *Steatosis*, *Talgbildung*, angl. *steatosis*]. Accumulation de graisse dans les éléments anatomiques. A l'état normal, la graisse s'accumule dans le tissu conjonctif où elle est mise en réserve; parfois cette accumulation peut être excessive; elle détermine alors l'obésité qui s'accompagne souvent de surcharge graisseuse du tissu conjonctif qui entoure les différents viscères. La stéatose correspond à un processus d'un ordre complètement différent : ici les granulations graisseuses apparaissent dans les éléments nobles des parenchymes, dans les cellules hépatiques, rénales, etc. A l'état normal, certaines cellules renferment de la graisse : c'est ainsi qu'on en trouve dans les cellules hépatiques pendant la période digestive ou pendant la lactation, dans l'hypophyse, etc.; il y a donc une stéatose physiologique au niveau de certains organes. Sous différentes influences pathologiques, la graisse augmente dans le foie dans des proportions considérables et apparaît dans d'autres viscères comme le rein, le cœur, où on n'en rencontrait pas à l'état sain. La plupart des infections et des intoxications déterminent la stéatose; au premier rang il faut mettre la fièvre jaune, mais la variole, la fièvre typhoïde, la diphtérie, la scarlatine, la pneumonie, la tuberculose peuvent aussi déterminer la dégénérescence graisseuse des parenchymes et en particulier du foie; les suppurations chroniques agissent de même. Parmi les intoxications, celles déterminées par le phosphore et l'arsenic s'accompagnent toujours de dégénérescence graisseuse étendue. L'alcool est aussi un poison stéatosant et, sous l'appellation de *stéatose hépatique latente des alcooliques*, Gilbert et Lereboullet ont décrit récemment la modalité pathologique que son abus entraîne le plus souvent. Cette infiltration de graisse s'observe non seulement dans les cellules glandulaires, au niveau du foie, du rein, du pancréas, de l'intestin, mais aussi dans les muscles striés et le cœur, dans les cellules conjonctives et dans les leucocytes. Chimiquement on trouve souvent, à côté de la graisse, de la lécithine. Carnot a montré que dans bien des cas cette accumulation de graisse est une réaction défensive de l'organisme; elle représente une réserve alimentaire pour les cellules et joue peut-être un rôle direct dans la neutralisation des toxines.

La stéatose ne serait donc pas une transformation régressive, une lésion passive, mais un effet actif de la lutte contre l'agent morbifique. Aussi doit-on préférer le terme de surcharge graisseuse à celui de dégénérescence.

STEBEN (Bavière). *Eaux ferrugineuses bicarbonatées*, froides.

STÉCHAS. s. m. [all. *buschige Rainblume*, angl. *stœchas, french lavender*, esp. *cantueso*]. Nom sous lequel on désigne les sommités fleuries d'une espèce de lavande (*Lavandula stœchas*, L.) qui nous vient du midi de la France, sous la forme d'épis non développés, ovales ou oblongs, écailleux, d'une couleur bleu violet, d'une odeur térébinthacée, d'une saveur chaude, âcre et amère. Ces sommités formaient la base du *sirop de stéchas*, et du *sirop de stéchas composé*, qu'on préparait en distillant, avec ces sommités, celles d'autres plantes aromatiques et stimulantes; ce sirop était regardé comme sudorifique, tonique, et légèrement excitant, et se donnait à la dose de 8 à 48 grammes.

STÉCHIOMÉTRIE. s. f. V. STŒCHIOMÉTRIE.

STEGNOSE. s. f. [*stegnosis*, στέγνωσις, de στεγνόω, je resserre; all. *Gefässverengerung*, *Porenzusammenziehung*, angl. *stegnosic*, it. *stegnosi*]. Constriction des pores et des vaisseaux; constipation; suppression des évacuations.

STEGNOTIQUE. adj. [στεγνωτικὸς, all. *zusammenziehend*, angl. *stegnotic*, it. *stegnotico*, esp. *estegnotico*]. Synonyme d'*astringent*.

STELLAIRE. s. f. [*stellaria*]. V. MOURON.

STELLWAG VON CARION (Karl) (ophtalmologiste autrichien né en 1823). — *Signe de Stellwag*. Allongement de la fente palpébrale : le malade dort les yeux ouverts parce que, même pendant le sommeil, les paupières n'arrivent pas à recouvrir la totalité du globe de l'œil. Ce signe se rencontre dans le *goitre exophtalmique*.

STÉNOCARDIE. s. f. [de στενὸς, étroit, et καρδία, cœur]. L'angine de poitrine.

STÉNOCÉPHALIE. s. f. [de στενὸς, étroit, et κεφαλή, tête]. L'étroitesse du crâne, de la tête.

STÉNOCHORDE. s. f. [de στενὸς, étroit et χορδή, corde]. Nom donné par Ritgen à deux lignes dont les dimensions faciles à mesurer permettent de calculer l'amplitude du bassin : la *sténochorde antérieure* va de l'épine sciatique au bord inférieur du pubis, et la *sténochorde postérieure* de l'épine sciatique au fond de la grande échancrure sciatique.

STÉNOCHORIE. s. f. [στενοχωρία, étroitesse]. Rétrécissement en général.

STÉNON (anatomiste danois, 1638-1687). — *Canal de Sténon*. V. PAROTIDE.

STÉNOPÉIQUE. adj. [de στενὸς, étroit, et ποιεῖν, faire]. Qui rend étroit; se dit d'un appareil pour faciliter la vision; *fente sténopéique*.

STÉNOSE. s. f. [de στενὸς, étroit]. Rétrécissement pathologique ou étroitesse congénitale d'un canal organique.

STÉNOSTOMIE. s. f. [de στενὸς, étroit, et στόμα, bouche]. Étroitesse, rétrécissement de la bouche.

STÉNOTHORAX. s. m. [de στενὸς, étroit, et θώραξ, poitrine]. L'étroitesse de la poitrine.

STEPPAGE. s. m. Trouble de la démarche caractéristique de la paralysie des extenseurs des membres inférieurs : le malade garde le tronc porté en arrière, les cuisses sont fléchies sur l'abdomen plus fortement qu'à l'état normal, les jambes sont soulevées ainsi à une grande hauteur, les pieds sont pendants, la pointe ne pouvant être relevée; puis les pieds tombent à terre, et comme la pointe touche le sol avant le talon, on entend deux bruits au lieu d'un seul. Le principal caractère de cette démarche est donc l'exagération de la flexion de la cuisse qui permet au pied ballant de ne pas traîner sur le sol à chaque pas; ce qui a permis à Charcot de comparer cette démarche à celle du cheval qui steppe. On la rencontre dans les névrites des membres inférieurs et en particulier dans la névrite alcoolique.

STÉPHANION. s. m. [de στέφανος, couronne]. Point où la crête temporale croise la suture coronale.

STERCOBILINE. s. f. Substance brune qu'on extrait par l'alcool et le chloroforme des matières fécales normales, auxquelles elle donne leur couleur. C'est, en réalité, de l'urobiline produite dans l'intestin par réduction des pigments biliaires. Une partie de ceux-ci est d'ailleurs transformée en un corps plus réduit encore et moins coloré, le chromogène; celui-ci s'oxyde et donne naissance à de l'urobiline quand les fèces sont exposées à l'air, d'où augmentation de leur teinte. En cas d'obstruction complète du cholédoque, l'urobiline et son chromogène manquent dans les matières fécales qui sont alors décolorées.

STERCORAIRE, ou **STERCORAL, ALE.** adj. [*stercorarius*, de *stercus*, excrément; κοπρώδης, all. *kothig*, angl. *stercoraceous*, it. *stercorale, stercoraceo*, esp. *estercoral*]. Qui concerne les excréments. — *Fièvre stercorale*. Celle que détermine la rétention des matières fécales, la constipation. — *Fistules stercoraires*. V. ANUS *contre nature* et FISTULE.

STERCORINE. s. f. [de *stercus*, matière fécale; all. *Sterkorin*, angl. *stercorine*, it. *stercorina*, esp. *estercorina*]. Substance solide, cristallisable, neutre, inodore, insoluble dans l'eau, soluble dans l'éther et l'alcool chaud, que Flint a extraite des matières fécales, et qu'il considère comme identique à la *séroline* de Boudet, matière trouvée dans le sang en très petite quantité; elle n'existe dans aucun des liquides déversés dans le tube digestif. Dans l'état normal, les fèces ne contiennent pas de cholestérine, mais de la stercorine, qui est une transformation de la cholestérine pendant la digestion. Cette transformation ne s'opère pas lorsque la digestion n'a pas lieu. En effet, ce n'est pas de la stercorine qu'on trouve dans le méconium et dans les fèces pendant l'hibernation, mais de la cholestérine; il en est de même dans les excréments des animaux soumis à un jeûne prolongé (A. Flint).

STERCORÉMIE. s. f. [de *stercus*, excrément, et αἷμα, sang]. Mot mal formé; on doit dire *coprémie*. V. ce mot.

STERCULIER. s. m. [*sterculia*, de *stercus*, excrément]. Genre de plantes sterculiacées dont une espèce (*Sterculia acuminata*, Palisot) a des graines âpres et acides qui, mâchées, font paraître bonnes les eaux saumâtres, etc., et sont fort recherchées à l'équateur, sous les noms de *kola, cola, noix du Soudan* ou *de gourou*. Les graines du *Sterculia fœtida*, L., sont alimentaires et croissent dans l'Inde.

STÉRÉOAGNOSIE. s. f. [de στερεὸς, solide, α priv., et γιγνώσκω, reconnaître]. Perte du sens stéréognostique. V. ce mot.

STÉRÉODONTE. s. m. [de στερεὸς, solide, et ὀδοὺς, dent] (Schange). Appareil d'or destiné à la consolidation des dents, après qu'elles ont été ramenées dans leur direction normale par le *treplodonte*.

STÉRÉODYME. adj. et s. Synonyme de *xiphodyme*.

STÉRÉOGNOSTIQUE. adj. [de στερεὸς, solide, et γιγνώσκω, connaître]. — *Sens stéréognostique*. Faculté de reconnaître les objets d'après leur forme, leur consistance, leur température; ce sens nous donnerait la notion des trois dimensions des corps. En réalité, ce n'est pas un sens spécial, mais une association de sensations simples; aussi doit-on dire plutôt perception stéréognostique que sens stéréognostique, bien que ce soit sous ce nom qu'Hoffmann l'ait décrit le premier en 1885. La perte de cette faculté est le résultat de troubles de la sensibilité superficielle et de la sensibilité profonde.

STÉRÉOGRAPHE. s. m. [de στερεὸς, solide, et

γράφειν, tracer]. Instrument destiné à figurer les corps solides (Broca).

STÉRÉOSCOPE. s. m. [de στερεὸς, solide, et σκοπεῖν, considérer; all. *Stereoskop*, angl. *stereoscope*, it. *stereoscopio*]. Appareil d'optique permettant de voir les objets représentés avec leurs reliefs et leurs perspectives, tels qu'ils s'offrent à l'œil nu dans la nature.

STÉRÉOTYPIE. s. f. Troubles que présentent certains vésaniques et qui consiste dans la répétition constante des mêmes gestes et des mêmes mots.

STÉRÉSOL. s. m. Nom donné par Berlioz (de Grenoble) à un vernis antiseptique, capable d'adhérer à la peau et aux muqueuses. Sa composition est la suivante : gomme laque purifiée et entièrement soluble dans l'alcool, 270 gr. ; benjoin purifié et entièrement soluble dans l'alcool, 10 gr. ; baume de tolu, 10 gr. ; acide phénique cristallisé, 100 gr. ; essence de cannelle de Chine et saccharine, ãã 6 gr. ; alcool à 90, Q. S. pour obtenir un litre de liquide. On emploie ce vernis pour la protection des plaies cutanées et aussi dans le traitement des ulcérations tuberculeuses de la peau et de la langue.

STÉRIGMATE. s. m. [*sterigma*, στήριγμα, ἀποστήριγμα, appui ; all. *Stützend*]. Organe qui en consolide un autre. || Nom donné à certains bandages. || En botanique. V. SPOROPHORE.

STÉRILE. adj. [*sterilis*, ἄγονος, all. *unfruchtbar*, angl. *sterile*, it. *sterile*, esp. *esteril*]. Qui ne porte pas de fruits, qui est inféconds ; qui est dépourvu de tout germe.

STÉRILISATION. s. f. Action de rendre stérile. || Action de priver un objet des germes qu'il contient. Les agents microbiens étant répandus en abondance dans l'air, dans l'eau, sur la terre, tout objet en sera souillé, et ne pourra être considéré comme privé de germes qu'après avoir été soumis à l'une des pratiques suivantes. La stérilisation peut être obtenue soit par l'action de la chaleur, soit par celle de divers agents chimiques. La chaleur sèche à 170° ou humide à 120° constitue le procédé le plus sûr de stérilisation, surtout si l'on a soin de maintenir ces températures pendant dix à quinze minutes : aucun germe, aucune spore ne résiste. On se sert, pour pratiquer cette stérilisation, du four à flamber ou four Pasteur (V. FOUR) qui donne la chaleur sèche, et de l'autoclave (V. ce mot), dans lequel les objets sont soumis à la chaleur humide. Dans les laboratoires de bactériologie, on stérilise la verrerie au four Pasteur et les milieux de culture à l'autoclave; certains milieux qui ne peuvent pas supporter la température de 115° ou de 120°, sont stérilisés par tyndallisation (V. ce mot), c'est-à-dire portés plusieurs jours de suite à 100°. Les instruments sont stérilisés par ébullition dans une solution alcaline, par exemple de borate de soude, ou au four Pasteur. Dans la pratique chirurgicale on se sert, pour stériliser les instruments, d'une étuve sèche munie d'un régulateur connue sous le nom de *stérilisateur Poupinel* (fig. 721), dans laquelle la température est portée à 160° ou 184°. Souvent on se contente d'une température de 140°; on évite ainsi les températures élevées qui détériorent plus ou moins le matériel. Pour les objets de pansements, la stérilisation doit être faite au four Pasteur. Les objets en caoutchouc, comme les sondes, doivent être stérilisés à la chaleur humide. Pour les sondes en gomme et les bougies, on sera obligé de recourir à la désinfection par les agents chimiques. Ceux-ci comprennent les différents antiseptiques employés en solution, dont les principaux sont le nitrate d'argent, le sublimé, l'acide phénique, etc. (V. ANTISEPTIQUES). Mais ces agents ne donnent jamais la sécurité que procure la stérilisation par la chaleur. — *Stérilisation de l'eau.* Les filtres à bougies de porcelaine, du type Chamberland par exemple, suffisent à la stérilisation de l'eau destinée aux usages domestiques. V. FILTRE. Mais dans les services de chirurgie et d'accouchements,

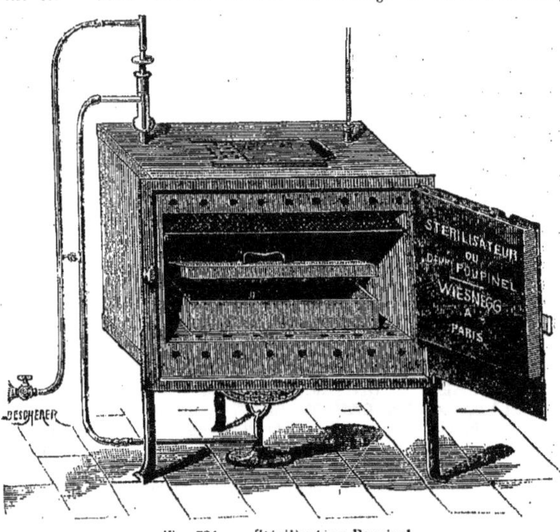

Fig. 721. — *Stérilisateur* Poupinel.

dans les casernes, dans toute agglomération où une eau débarrassée de ses germes doit être fournie en abondance, un appareil spécial est nécessaire : tel est celui de Geneste et Herscher, qui débite 500 litres d'eau stérilisée par heure et qui permet d'avoir cette eau chaude ou froide à volonté.— *Stérilisation du lait.* Pour être absolue, elle doit être faite à 120° pendant 15 minutes; c'est ainsi qu'il faut procéder quand on veut conserver le lait pendant longtemps ou le faire servir comme milieu de culture. Mais comme les microbes pathogènes que le lait véhicule, en particulier le bacille de la tuberculose et les divers colibacilles, sont tués à une température bien inférieure, on se content souvent dans la pratique de porter le lait à une température voisine de 100° : ce chauffage ne tue pas tous les germes et le lait ainsi traité ne peut être conservé longtemps sans s'altérer. Pour l'allaitement des enfants cette stérilisation incomplète à 100° est suffisante; elle a l'avantage d'apporter moins de changement à la composition et au goût du lait que l'exposition à une température plus élevée. La stérilisation doit être faite tous les jours avec du lait fraîchement trait. Le lait doit être stérilisé dans la bouteille même qui sera donnée comme biberon à l'enfant; on le répartira dans autant de bouteilles qu'il devra y avoir de tétées dans les 24 heures; le lait une fois stérilisé ne doit pas être transvasé et toute bouteille entamée sera rejetée ; tous les jours les bouteilles doivent être soigneusement lavées. Le chauffage est fait au bain-marie, pendant une demi-heure ; les bouteilles, qui doivent être à goulot évasé, sont bouchées à l'aide d'un disque en caoutchouc, maintenu en place par une capsule métallique : quand le liquide se refroidit, la vapeur d'eau contenue dans la bouteille se condense, le disque en caoutchouc s'enfonce dans le goulot par l'action de la pression atmosphérique et y reste déprimé tant que l'air n'a pas pénétré dans la bouteille; il se relève dans le cas contraire, et le lait, souillé alors par les germes de l'air, est à rejeter (Budin). Enfin parfois on se contente seulement de la *pasteurisation*. V. ce mot.

STÉRILITÉ. s. f. [*sterilitas*, ἀγονία, all. *Unfruchtbarkeit*, angl. *sterility*, it. *sterilità*, esp. *esterilidad*]. En botanique, état ou qualité d'une plante qui ne porte pas de graines. ‖ En médecine, état d'une femme qui, pour une cause quelconque, ne conçoit pas, ou d'un homme qui, bien que *puissant*, émet un sperme dépourvu de spermatozoïdes par suite d'épididymite double, ou de cryptorchidie. *Stérilité* n'est pas synonyme d'*impuissance*.

STERNAL, ALE. adj. [*sternalis*, angl. *sternal*, it. *sternale*, esp. *esternal*]. Qui a rapport au sternum. — *Appendice sternal*. V. Sternum. — *Côtes sternales*. Celles qui s'articulent directement avec cet os.

STERNALGIE. s. f. [*sternalgia*, de στέρνον, sternum, et ἄλγος, douleur; all. *Brustbeinschmerz*, angl. *sternalgy*, it. *sternalgia*, esp. *esternalgia*]. Angine de poitrine, ainsi appelée à cause de la douleur violente que le malade éprouve sous le sternum.

STERNO-CLAVICULAIRE. adj. [*sterno-clavicularis*, it. *sternoclaviculare*, esp. *esternoclavicular*]. Qui est relatif au sternum et à la clavicule. — *Articulation sterno-claviculaire*. Elle résulte de l'union de l'extrémité interne de la clavicule avec une facette de l'extrémité supérieure du sternum : entre les surfaces articulaires est un ménisque qui adhère très fortement à la clavicule. Elle est affermie par deux *ligaments sterno-claviculaires*, l'un antérieur, l'autre postérieur; par un *ligament interclaviculaire*, étendu d'une clavicule à l'autre ; par le *ligament costo-claviculaire;* et par deux capsules synoviales.

STERNO-CLIDO-MASTOÏDIEN, non **CLÉIDO.** adj. et s. m. [*sterno-clido-mastoideus*, all. *Kopfknicker*]. Muscle qui s'insère supérieurement aux deux tiers externes de la ligne courbe occipitale supérieure et à la face externe de l'apophyse mastoïde; inférieurement, il se divise en deux faisceaux, dont l'un, *interne* ou *sternal*, s'insère à la partie supérieure de la face antérieure du sternum, et l'autre, *externe* ou *claviculaire*, au tiers interne de la face supérieure de la clavicule. Couvert par le peaussier, l'aponévrose du cou et le plexus cervical superficiel, il recouvre les muscles sous-hyoïdiens, la jugulaire et la carotide internes, le plexus cervical profond, les nerfs pneumogastrique, grand sympathique et spinal. Il incline la tête de son côté, l'étend légèrement, et favorise l'inspiration en maintenant le thorax élevé.

STERNO-COSTAL, ALE. adj. et s. m. V. Triangulaire *du sternum*.

STERNO-COSTO-CLAVI-HUMÉRAL. adj. et s. m. V. Pectoral (*Grand*).

STERNO-HUMÉRAL. adj. et s. m. V. Pectoral (*Grand*).

STERNO-HYOÏDIEN. adj. et s. m. [*sterno-hyoides*, *sterno-hyoideus*]. Muscle étendu de la partie inférieure du corps de l'os hyoïde à la partie supérieure postérieure du sternum, au bord supérieur du premier cartilage costal et à l'extrémité interne de la clavicule. Son bord interne limite, avec celui du côté opposé, un triangle à base inférieure, dans lequel se voit l'angle saillant de la partie antérieure du cartilage thyroïde. Il abaisse l'os hyoïde.

STERNO-MASTOÏDIEN. adj. et s. m. V. Sterno-cléido-mastoïdien.

STERNO-MAXILLAIRE. adj. et s. m. Qui tient au sternum et à la mâchoire. — Nom d'un muscle qui, chez le cheval, est analogue au sterno-mastoïdien de l'homme.

STERNOPAGE. s. m. [de στέρνον, sternum, et παγείς, réuni ; esp. *esternopago*] (Isid. Geoffroy Saint-Hilaire). Monstre composé de deux individus à ombilic commun, qui sont réunis face à face dans toute l'étendue du thorax.

STERNO-PUBIEN. adj. et s. m. V. Droit *abdominal*.

STERNO-THYRÉOÏDIEN ou **STERNO-THYROÏDIEN.** adj. et s. m. [*sterno-thyreoides*, *sterno-thyreoideus*]. Muscle étendu de la ligne oblique du cartilage thyroïde à la partie postérieure supérieure du sternum. Il recouvre la glande thyroïde, la trachée, les veines jugulaire interne et sous-clavière, et la carotide primitive. Il abaisse le cartilage thyroïde.

STERNUM. s. m. [*sternum*, στέρνον, all. *Brustbein*, angl. *sternum*, *breast-bone*, it. *sterno*, esp. *esternon*]. Os impair, aplati, situé au-devant et au milieu du thorax. Il offre une face antérieure ou sous-cutanée, convexe, et une postérieure ou médiastine, concave ; une extrémité supérieure ou claviculaire, présentant une échancrure médiane (*fourchette du sternum*) et deux latérales articulées avec les clavicules ; une extrémité inférieure, qui est terminée par un prolongement appelé *appendice sternal*, *appendice xiphoïde*; deux bords latéraux, sur lesquels se voient sept échancrures semi-lunaires articulées avec les cartilages costaux. Le sternum est articulé de chaque côté avec la clavicule et les sept cartilages des premières côtes. Il se développe par cinq points d'ossification, qui forment d'abord autant de pièces distinctes. Chez l'adulte, il est encore séparable en trois parties incomplètement soudées : une supérieure, *manche* ou *poignée* ; une moyenne, *corps ;* une inférieure, *appendice xiphoïde*. — Chez les quadrupèdes monodactyles, le sternum est formé primitivement de sept pièces osseuses : il donne attache aux neuf premières côtes, et se termine antérieurement par un prolongement aplati latéralement et recourbé de bas en haut, appelé *apophyse trachélienne*; il présente, comme chez l'homme, un appendice xiphoïde. Dans les didactyles, il n'y a pas d'apophyse trachélienne ; mais son extrémité antérieure, très relevée, forme une pièce particulière qui n'est qu'articulée avec la partie principale de l'os. — Chez les oiseaux, le sternum, donnant attache aux muscles du vol, constitue un grand bouclier convexe et ordinairement carré, qui recouvre le thorax et une grande partie de l'abdomen; les différentes pièces dont il est formé laissent souvent entre elles, vers la partie postérieure de cet os, des échancrures ou des trous plus ou moins grands. Il présente sur sa face externe une sorte de carène saillante et longitudinale qu'on appelle le *bréchet*, et qui sert à donner plus de force aux muscles abaisseurs de l'aile.

STERNUTATOIRES. s. m. pl. [*sternutatorius*, de *sternutare*, éternuer; all. *Niesmittel*, angl *sternutatory*, it. *starnutatorio*, esp. *estornutatorio*]. Substances qui provoquent l'éternuement : tels sont le tabac, les poudres de bétoine, de cabaret, de marjolaine, les fleurs de muguet, l'euphorbe, etc.

STERTEUR. s. f. ou **STERTOR.** s. m. [*stertor*, ῥέγχος, all. *Schnarchen*, angl. *stertor*, *snore*, it. *stertore*, esp. *estertor*]. Synonyme de *ronflement*.

STERTOREUX, EUSE. adj. [de *stertor*, all. *stertorös*, *schnarchend*, angl. *stertorous*, *snoring*, it. *stertoroso*, esp. *estertoroso*]. Se dit de la respiration quand elle fait entendre, dans les mouvements d'inspiration et d'expiration, un son imitant le bruit de l'eau bouillante.

STÉTHOGRAPHE. s. m. Instrument construit sur le même modèle et employé aux mêmes usages que le stéthomètre, mais enregistrant lui-même, d'une façon automatique, l'expansion du thorax. — *Stéthographe bilatéral*. Instrument imaginé par Gilbert et Roger et permettant d'inscrire séparément la dilatation de chaque moitié du thorax. Il se compose de deux tambours manipulateurs en aluminium que l'on fixe à la partie antérieure de la poitrine. Un lien parti de chaque tambour circonscrit chaque moitié du thorax jusqu'à la colonne vertébrale où il est fixé; de cette façon les deux parties de l'appareil sont complètement distinctes. Chaque tambour manipulateur est relié par un tube de caoutchouc à un tambour enregistreur, de telle sorte qu'à chaque exploration on recueille deux tracés indépendants que l'on peut comparer l'un à l'autre (fig. 722). Il suffit d'ailleurs, pour obtenir le tracé global de la poitrine, de relier par un tube en Y les deux tubes émanés des

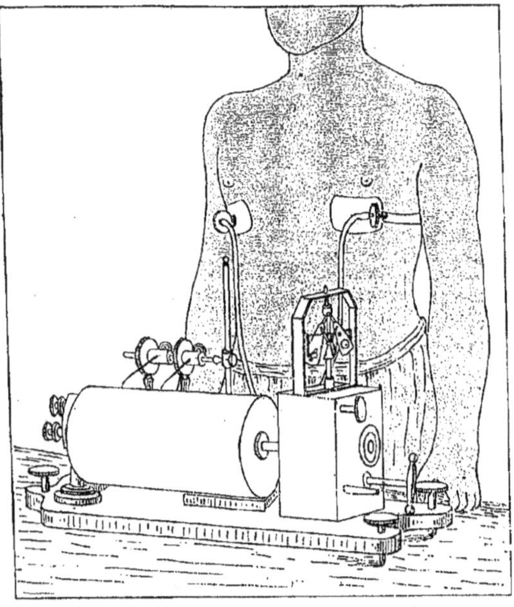

Fig. 722. — Aspect du *stéthographe* bilatéral mis en place.

tambours manipulateurs à un tube unique aboutissant à un unique tambour enregistreur. A l'état normal, le stéthographe bilatéral montre que la respiration n'est pas identique des deux côtés; toutefois les différences sont légères; parfois même elles ne sont appréciables que dans les fortes respirations. Dans le pneumothorax, le jeu de la poitrine est très amoindri du côté malade; dans la pleurésie avec épanchement, l'ampliation thoracique est d'autant plus diminuée que l'épanchement est plus abondant, et les différences notées dans les deux tracés subsistent pendant les grandes respirations, le rire, la toux. La thoracentèse est pour ainsi dire immédiatement suivie d'un amendement dans la respiration. Les changements du tracé sont en rapport non seulement avec l'abondance de l'épanchement, mais aussi avec sa nature; la pleurésie cancéreuse amène une immobilité absolue du côté atteint. Enfin, après la résorption des épanchements pleuraux, persistent des troubles que seul le stéthographe bilatéral met en évidence.

STÉTHOMÈTRE. s. m. [angl. *stethometer*]. Instrument (Hayden) qui sert à mesurer non seulement le contour du thorax, comme le cyrtomètre, mais encore l'expansibilité absolue et relative des deux côtés de la poitrine. Il consiste en deux cylindres assemblés, à l'intérieur desquels est une bande d'acier graduée avec deux anneaux à chaque extrémité. Fixée à un ressort, qui est mis en action par la pression du pouce sur un petit écrou placé sur la surface plane du cylindre correspondant, cette bande sort de chaque cylindre dans un sens opposé. Une plaque ovoïde, servant d'indicateur, et fixée entre les bords des deux cylindres, est divisée en deux parties égales dans sa longueur par une ligne dont la distance de chaque côté, au point d'émergence de la bande d'acier, est de 5/8es de pouce qui sont ajoutés à la longueur de la bande pour le calcul du contour absolu de chaque côté du thorax. Il suffit de saisir les anneaux pour faire sortir la bande graduée du cylindre et de l'appliquer autour du thorax, d'un seul côté ou des deux à la fois, pour en avoir la mesure exacte dans son expansion ou sa contraction.

STÉTHOMÉTRIE. s. f. Emploi du stéthomètre.

STÉTHOPHONOMÈTRE. s. m. [de στῆθος, poitrine; φωνή, voix, et μέτρον, mesure]. Appareil permettant de mesurer l'intensité des bruits du cœur à l'état normal et dans les divers états pathologiques.

STÉTHOSCOPE. s. m. [de στῆθος, poitrine, et σκοπεῖν, considérer, examiner; all. *Stethoscop*, angl. *stethoscop*, it. *stetoscopio*, esp. *estetoscopio*]. Instrument dont on se sert pour pratiquer l'auscultation médiate (Laennec). C'est un cylindre de bois de 36 millimètres de diamètre et de 33 centimètres de longueur, percé, d'un bout à l'autre, d'un canal central de 7 millimètres de diamètre, et évasé en forme de cône à une de ses extrémités, qu'on applique sur la région à ausculter; l'autre extrémité, sur laquelle l'observateur place son oreille, est aplatie et porte le nom de *pavillon* (fig. 723). On peut rendre cet instrument plus portatif, en le formant de deux portions d'égale longueur, dont l'une présente à une de ses extrémités un tenon garni de fil ciré, et l'autre une cavité adaptée exactement à la forme du tenon, en sorte que les deux pièces se réunissent à volonté. L'une d'elles présente, en outre, à son extrémité opposée au tenon, un évasement de 41 millimètres de profondeur dans lequel est placé un *embout*, percé d'un canal central comme le cylindre lui-même. Un tube de cuivre qui garnit ce canal, et qui entre dans la tubulure du cylindre, fixe ces deux pièces (l'embout et le cylindre) l'une à l'autre. Lorsque toutes les parties du stéthoscope sont adaptées, il représente un simple tube à parois épaisses, qui sert pour explorer la voix et les battements du cœur. On retire l'obturateur, lorsqu'il s'agit d'explorer la respiration. La longueur d'environ 33 centimètres est celle que Laennec regardait comme la plus convenable; lorsque la position du malade oblige de se servir d'un instrument plus court, la division du cylindre en deux pièces permet de n'employer que la pièce supérieure et d'y adapter, s'il le faut, l'obturateur. Diverses autres modifications ont été faites au stéthoscope; mais ces stéthoscopes modifiés sont moins bons conducteurs des divers sons qui se produisent dans les organes thoraciques. — Pour ausculter avec le stéthoscope, l'observateur tient le cylindre comme une plume à écrire; il place l'extrémité de l'instrument sur le point

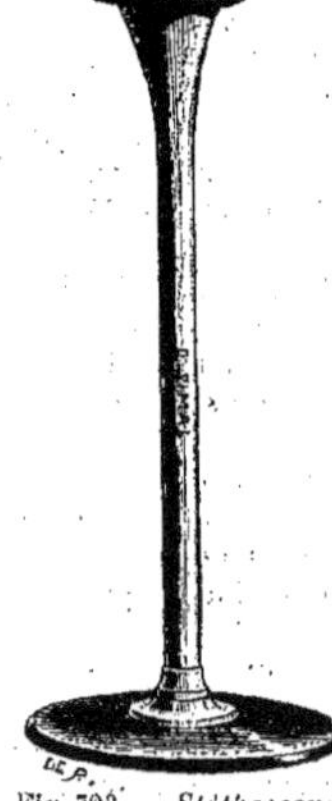

Fig. 723. — *Stéthoscope*.

de la poitrine qu'il veut explorer, en ayant soin qu'il soit appliqué exactement, sans exercer une trop forte pression ; il applique son oreille à l'autre extrémité. — *Stéthoscope bi-auriculaire* (Canman). Instrument composé d'un pavillon de stéthoscope en ébène, terminé par une boule qui supporte deux tubes élastiques, lesquels se continuent à l'aide d'une articulation avec deux tubes d'argent recourbés et terminés chacun par un embout d'ivoire que l'on place dans le conduit auditif externe; un mécanisme intermédiaire permet l'écartement et règle la pression des embouts dans les oreilles. Le pavillon peut varier dans ses dimensions; le plus souvent, il est assez grand; tantôt, au contraire, plus petit, afin de mieux localiser les bruits du cœur, et afin de mieux s'appliquer quand l'émaciation du sujet empêche la bonne adaptation du plus grand. — *Stéthoscope flexible* (fig. 724). Tube de caoutchouc vulcanisé, long de 45 centimètres, offrant une lumière de

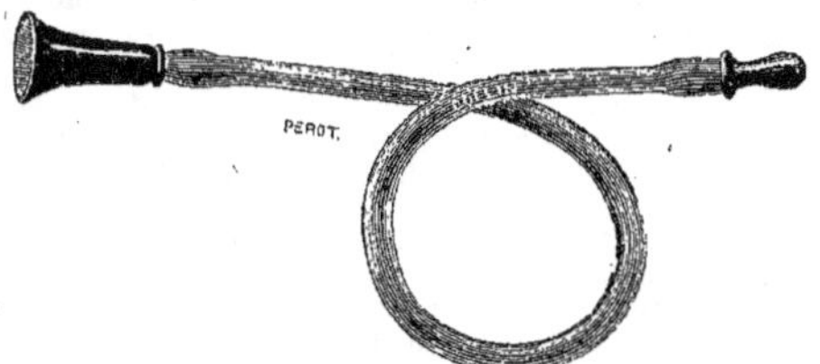

Fig. 724. — *Stéthoscope* flexible.

6 à 7 millimètres, et dont une extrémité libre pénètre à frottement dans le conduit auditif, tandis que l'autre extrémité supporte un pavillon en ivoire évasé, haut de 4 centimètres avec une base de 2 centimètres. Cet instrument est facile à transporter et il permet au médecin d'ausculter longuement sans faire prendre au malade ni à lui-même une position fatigante (C. Paul).

STÉTHOSCOPIE. s. f. Emploi du stéthoscope, et ensemble des signes fournis par le stéthoscope ou l'auscultation.

STÉTHOSCOPIQUE. adj. Se dit d'un signe fourni par le stéthoscope ou l'auscultation.

STHÉNIE. s. f. [*sthenia*, σθένος, force, puissance; all. *Sthenie, erhöhte Thätigkeitsäusserung*, angl. *sthenia*, it. *stenia*, esp. *estenia*]. Excès de force, exaltation de l'action organique. Ce mot, comme celui d'*asthénie*, a été employé surtout par les brownistes. V. Brownisme.

STHÉNIQUE. adj. [*sthenicus*, all. *sthenisch*, angl. *sthenic*, it. *stenico*, esp. *estenico*]. — *Maladie sthénique*. Celle qui dépend d'un excès de force. V. Brownisme.

STIBIATION. s. f. [esp. *estibiacion*]. Mot créé pour désigner l'emploi du tartre stibié à haute dose.

STIBIÉ, ÉE. adj. [*stibinus*, de *stibium*, antimoine; angl. *stibiated, stibious*, it. *stibiato*, esp. *estibiado*]. — *Médication stibiée*. Celle qui a pour base l'usage interne ou externe du tartre stibié. — *Pommade stibiée* [*pommade émétique, pommade d'Autenrieth*]. Pommade préparée avec émétique porphyrisé, 10 gr. ; axonge benzoïnée, 30 gr. ; mêlez exactement pour obtenir une pommade homogène (Codex). On l'emploie en frictions pour déterminer une vive irritation locale, avec production de pustules volumineuses. — *Tartre stibié*. V. Émétique.

STIBIEUX, EUSE. adj. V. Antimonieux.

STIBIQUE. adj. V. Antimonique.

STICTIQUE. adj. — *Acide stictique* (Knop et Schnedermann). Acide amer, analogue à la *cétrarine*, extrait du lichen pulmonaire (*Sticta pulmonaria*).

STIGMASIE. s. f. V. Autographisme.

STIGMATE. s. m. [*stigma*, de στίζω, je pique, je marque par des points; all. *Stigma, Pistillnarbe*, angl. *stigma*, it. *Stimma*, esp. *estigma*]. Partie du pistil destinée à recevoir le pollen et à le transmettre à l'ovaire, soit immédiatement (si le stigmate est sessile), soit par l'intermédiaire du *style*. — *Stigmates de maïs*. On les emploie comme diurétique en tisane à 10 p. 1000. ‖ Marque laissée par une plaie. V. Stigmatisés. ‖ Symptômes d'un état morbide de l'organisme persistant constamment mais demandant à être recherchés. Tels sont les stigmates de l'hystérie : hémianesthésie, zones hystérogènes, rétrécissement du champ visuel, dont le malade est porteur sans s'en douter, mais qui, reconnus par le médecin, permettent de faire le diagnostic même en dehors des manifestations paroxystiques de la maladie. ‖ En histologie, orifice intercellulaire pratiqué entre des cellules endothéliales (Arnold).

STIGMATIQUE. adj. Qui a rapport au stigmate. — *Ligne stigmatique*. Stigmate linéaire.

STIGMATIQUE. adj. Qui a rapport aux stigmatisés. — *Névropathie stigmatique*. Maladie extatique dans laquelle apparaissent des marques sanglantes ou stigmates (Warlomont).

STIGMATISATION. s. f. Production des stigmates.

STIGMATISÉS. s. m. pl. Nom donné à certains extatiques qui, par une contemplation assidue de la passion de Jésus-Christ, étaient considérés comme finissant par éprouver des douleurs, des manifestations pathologiques, des stigmates dans les parties du corps où les clous furent enfoncés et où le coup de lance fut porté.

STIGMATODERMIE. s. f. V. Autographisme et Urticaire.

STIL. s. m. — *Stil de grain*. V. Verts *végétaux*.

STILBÈNE. s. m. [*picramyle* [$C^{28}H^{12}$]. Corps solide, cristallisable, inodore, incolore, soluble dans l'alcool bouillant, dans l'éther, fusible à 118°, volatil sans décomposition, découvert par Laurent en distillant l'hydrure de sulfobenzoyle. Il se combine directement avec le brome et le chlore, en donnant un bromure et un chlorure de stilbène. Avec l'acide azotique, il fournit plusieurs produits de substitution.

STILBYLIGIQUE. adj. — *Acide stilbyligique* [*benzoate d'essence d'amandes amères, benzoate d'hydrure de benzoyle*] ($C^{42}H^{48}O^{8}$). Produit de l'action du chlore humide sur l'essence d'amandes amères. Cristallisable, blanc, neutre, insoluble dans l'eau, soluble dans l'alcool.

STILLATION. s. f. [*stillatio*, de *stilla*, goutte; στάξις, all. *Tröpfeln, stillation*, it. *stillazione*, esp. *estilacion*]. Chute d'un liquide qui tombe goutte à goutte.

STILLER (Berthold) (médecin hongrois contemporain). — *Signe de Stiller*. Mobilité anormale de la sixième côte; elle accompagne les ptoses viscérales, néphroptose, entéroptose, gastroptose.

STILLICIDIUM. s. m. Ce qui tombe par stillation.

STILLING (anatomiste hollandais contemporain). — *Noyau rouge de Stilling*. V. Olive.

STILLISTÉARINE. s. f. (Borck). Matière grasse du *suif de Chine* fourni par le *Stillingia sebifera*, Wild. ou *Croton sebiferum*. L. V. Arbre *à suif*.

STIMULANTS. s. m. pl. [*stimulans*, de *stimulus*, aiguillon; all. *stimulirend, Reizmittel*, angl. *stimulant*, it. *stimolante*, esp. *estimulante*]. Médicaments qui excitent plus ou moins promptement, mais d'une manière manifeste, l'action organique des divers systèmes de l'économie. — *Stimulants diffusibles*. Ceux dont l'action se fait sentir dans toute l'économie, promptement, mais avec peu de durée. Les stimulants diffusibles agissent en même temps comme sédatifs du système nerveux : tels sont le camphre, l'éther, l'ammoniaque, les huiles volatiles. — *Stimulants* *persistants.* Ceux qui ont une action moins prompte, mais plus durable : telles sont les semences des ombellifères, les sommités des labiées aromatiques, la cannelle, le girofle, la muscade, la vanille, la myrrhe, les térébenthines, les résines.

STIMULATION. s. f. [*stimulatio*, all. *Reizen*, angl. *stimulation*, *encitement*, it. *stimolazione*, esp. *estimulacion*]. Action des stimulants. V. Contre-stimulisme.

STIMULEUX, EUSE. adj. [*stimulosus*, all. *brennhorstig*, angl. *stimulous*, it. *stimoloso*, esp. *estimuloso*. Se dit, en botanique, d'une surface garnie de poils raides dont la piqûre occasionne une douleur. V. Urtication.

STIMULUS. s. m. [all. *Reiz*, angl. *stimulus*, it. *stimolo*, esp. *estimulo*]. Mot latin qui signifie *aiguillon*, et qui, dans le langage médical, désigne tout ce qui est de nature à déterminer une excitation dans l'économie animale. Le *stimulus* joue surtout un grand rôle dans le système de Rasori. V. Contre-stimulisme.

STŒCHAS. s. m. V. Stéchas.

STŒCHIOLOGIE. s. f. [*stœchiologia*, de στοιχεῖον, élément, et λόγος, doctrine]. Théorie des éléments.

STŒCHIOMÉTRIE. s. f. [de στοιχεῖον, élément, et μέτρον, mesure]. L'étude des éléments chimiques.

STOKES (William) (médecin anglais, 1804-1873). — *Bande de réduction de Stokes*. V. Absorption et Hémoglobine. — *Loi de Stokes*. Les muscles sous-jacents aux muqueuses et aux séreuses enflammées sont paralysés. — *Respiration de Cheyne-Stokes*. V. Cheyne. — *Syndrome de Stokes-Adams*. Nom donné par Huchard à un syndrome caractérisé par la lenteur du pouls, avec attaques syncopales et épileptiformes. Le pouls présente chez certains individus une lenteur insolite, coïncidant avec une santé parfaite : mais ce qui constitue la maladie de Stokes-Adams, c'est le retour par accès plus ou moins éloignés, d'attaques syncopales, apoplectiformes ou épileptiformes coïncidant avec des périodes de plus grand ralentissement. V. Pouls *lent permanent*.

STOMACACE. s. f. [de στόμα, bouche, et κακὸς, mauvais; angl. *stomacace*, it. *stomacace*, esp. *estomacace*]. Ulcération fétide ou gangrène de la bouche. V. Noma. ‖ Le scorbut, à cause de l'état de la bouche dans cette maladie.

STOMACAL, ALE. adj. [*stomachalis*, de *stomachus*, estomac; it. *stomacale*, esp. *estomacal*). Qui appartient à l'estomac : *embarras stomacal*, *son stomacal*, *vertige stomacal*.

STOMACHIQUE. adj. et s. m. [*stomachicus*, στομαχικὸς, de στόμαχος, estomac; all. *Magenmittel*, angl. *stomachic*, it. *stomachico*, esp. *estomatico*]. Qui est bon pour l'estomac : *élixir stomachique ;* ou qui a rapport à cet organe : *artère stomachique*. V. Coronaire.

STOMACHIQUES. s. m. pl. Médicaments qui favorisent l'exercice des fonctions de l'estomac, et qui sont propres, par conséquent, à combattre les troubles digestifs, la dyspepsie en particulier : tels sont les amers, les stimulants, les carminatifs.

STOMALGIE. s. f. [*stomalgia*, de στόμα, bouche, et ἄλγος, douleur; all. *Mundschmerz*, angl. *stomalgy*, it. *stomalgia*, esp. *estomalgia*]. Douleur dans la bouche.

STOMATE. s. m. [*stomatium*, de στόμα, bouche; all. *Spaltöffnung*, angl. *stomata*, esp. *estoma*, *estomate*]. En botanique, nom donné aux orifices microscopiques qui se voient dans l'épiderme de la plupart des surfaces herbacées des plantes, tantôt épars et sans ordre, tantôt disposés par lignes longitudinales. ‖ En histologie humaine et animale, orifices intercellulaires faisant communiquer le contenu d'une séreuse avec les cavités lymphatiques situées dans la paroi, par exemple la cavité péritonéale avec les fentes lymphatiques du centre phrénique ; ces orifices peuvent n'être pas permanents, et résulter seulement de l'écartement momentané des cellules endothéliales (Ranvier). Pour certains auteurs (Arnold), les *stomates* seraient des orifices intracellulaires, tandis que les orifices situés entre les cellules devraient être appelés *stigmates*.

STOMATIQUE. adj. [*stomaticus*, de στόμα, bouche ; all. *Mundwasser*, angl. *stomatic*, it. *stomatico*, esp. *estomatico*]. Se dit des médicaments que l'on emploie dans les diverses affections de l'intérieur de la bouche : tels sont les *dentifrices*, les *masticatoires*, les *gargarismes*.

STOMATITE. s. f. [*stomatitis*, de στόμα, bouche, all. *Stomatitis*, *Mundschleimhautentzündung*, angl. *stomatitis*, it. *stomatitide*, esp. *estomatitis*]. Inflammation de la membrane muqueuse de la bouche. — *Stomatite aphteuse* ou *folliculeuse*. V. Aphte. — *Stomatite crémeuse* ou *pultacée*. V. Muguet. — *Stomatite mercurielle*. Inflammation de la bouche qu'on observe chez les individus qui font usage de préparations mercurielles dans un but thérapeutique, rarement chez les ouvriers exposés aux vapeurs de mercure, et qui est remarquable par l'abondance de la *salivation* ou *ptyalisme* à laquelle elle donne lieu. Elle est accompagnée d'un goût métallique et de gonflement des gencives, lesquelles deviennent d'un rose pâle, excepté vers le collet des dents où elles sont d'un rouge foncé; l'haleine est fétide, les dents sont vacillantes, déchaussées, et semblent allongées. Si la maladie progresse, la tuméfaction des gencives augmente, gagne la langue, les joues, et tout l'appareil salivaire, les ganglions lymphatiques sont volumineux ; enfin la membrane muqueuse est parsemée de petites ulcérations superficielles, recouvertes d'une pellicule blanchâtre. C'est surtout lorsque les sécrétions, celle de la sueur en particulier, sont diminuées, que les individus faisant usage de préparations hydrargyriques sont exposés à la stomatite mercurielle : aussi peut-on la prévenir en ayant soin, pendant le traitement par le mercure, d'entretenir la transpiration cutanée à l'aide de bains chauds, de frictions, d'exercices du corps, et en administrant plusieurs purgatifs. Cette stomatite présente plusieurs formes : une légère, dite *stomatite d'alarme* (Fournier), se traduisant le plus souvent par le déchaussement de la gencive en arrière de la deuxième grosse molaire inférieure ou par de la gingivite autour d'une dent cariée; une forme moyenne, commune, et une forme grave dans laquelle la langue tuméfiée pend hors de la bouche; les ulcérations prennent alors une allure gangreneuse, et l'état général devient mauvais ; parfois même des hémorragies se montrent, les ulcérations creusent profondément, les maxillaires se nécrosent, réalisant cette forme de *stomatite historique* de Fournier, forme qui n'est plus guère observée aujourd'hui. La stomatite mercurielle, bien que liée à l'élimination du mercure par les glandes salivaires, est due à la pullulation des microbes de la bouche et par conséquent est de nature infectieuse, comme d'ailleurs les autres stomatites liées à une intoxication (Galippe). Aussi le traitement consiste en lavages antiseptiques de la bouche, eau oxygénée et au besoin même sublimé en solution étendue ; le chlorate de potasse est le moyen le plus sûr de prévenir ou de combattre cette stomatite, on l'emploie en collutoire, et on peut aussi en faire ingérer de petites doses en potion. — *Stomatite pseudo-membraneuse*, *couenneuse*, ou mieux *ulcéro-membraneuse*. Forme d'inflammation de la muqueuse buccale longtemps regardée comme de nature diphtéritique à cause de son aspect extérieur, mais qui a des lésions essentielles bien distinctes de celles de la diphtérie. Celles-ci consistent dans la présence d'ulcérations multiples, arrondies, siégeant sur les gencives, les lèvres, les joues, plus rarement sur la langue ou les amygdales, presque toujours d'un seul côté de la cavité buccale ; ces ulcérations succèdent à la rupture d'une vésicule ou se montrent immédiatement sur la gencive, qui est en même temps douloureuse et gonflée; leur surface est recouverte d'une matière pultacée, grisâtre ou noirâtre, leurs bords sont saignants, taillés à pic. L'haleine est fétide, la salivation plus ou moins abondante. C'est surtout chez les enfants de cinq à dix ans, débilités, rachitiques, scrofuleux, qu'on observe la stomatite ulcéro-membraneuse, qui revêt parfois le caractère épidémique; on la rencontre parfois chez les adultes soumis à de fâcheuses influences hygiéniques. Elle paraît due le plus souvent à l'association du bacille fusiforme et du spirille, signalée d'abord par Vincent dans l'angine chancriforme ou angine de Vincent. Le chlorate de potasse en collutoires, en gargarismes, en potion, les cautérisations des ulcérations avec le nitrate d'argent, de bonnes conditions hygiéniques, amènent promptement la guérison. — *Stomatite simple* ou *érythémateuse*. Elle est le plus souvent produite par l'introduction, dans la bouche, de boissons ou d'aliments trop chauds ou trop froids, ou épicés, de substances âcres ou caustiques; elle détermine de la rougeur et un peu de tuméfaction de la muqueuse buccale, de la salivation, une douleur ou une cuisson légère causée par le contact de l'air froid ou des substances alimentaires; rarement elle s'accompagne d'un mouvement fébrile; elle cède ordinairement aux collutoires mucilagineux ou astringents, et au chlorate de potasse.

STOMATOCÉPHALE. adj. et s. m. V. STOMOCÉPHALE.

STOMATOLALIE. s. f. [de στόμα, bouche, et λαλεῖν, parler]. Variété de voix nasonnée, dans laquelle l'orifice postérieur des fosses nasales restant obturé, le malade semble parler de la bouche. V. RHINOLALIE *fermée*.

STOMATOLOGIE. s. f. [de στόμα, bouche, et λόγος, discours]. Étude des maladies de la bouche.

STOMATOPLASTIE. s. f. [de στόμα, bouche, et πλάσσειν, former]. Restauration, par autoplastie, de la cavité buccale perforée ou déformée. || En gynécologie, réfection autoplastique de l'orifice externe du col de l'utérus dans le cas de sténose.

STOMATORRAGIE. s. f. [*stomatorrhagia*, de στόμα, bouche, et ῥήγνυμι, je romps; all. *Mundblutfluss*, angl. *stomatorrhage*, it. *stomatorragia*, esp. *estomatorragia*]. Hémorragie qui a lieu par la bouche.

STOMATOSCOPE. s. m. [de στόμα, bouche, et σκοπεῖν, examiner; all. *Stomatoskop*, angl. *stomatoscope*, it. *stomatoscopio*, esp. *estomatoscopio*]. Instrument employé pour tenir la bouche ouverte et permettre de voir dans son intérieur ou d'y pratiquer quelque opération. || Instrument destiné (Bruns) à faciliter le diagnostic des affections dentaires. Une spirale de platine (renfermée dans une cupule de buis, pour empêcher la transmission de la chaleur), amenée au rouge par le passage d'un courant électrique dégagé par deux éléments de Middeldorpf, est placé dans la bouche en arrière des dents. La lumière réfléchie par un petit miroir est assez intense pour rendre la mâchoire transparente, et permettre d'apercevoir les plus petits points de carie, etc.

STOMENCÉPHALE. s. m. V. STOMOCÉPHALE.

STOMOCÉPHALE. s. m. [*stomocephalus*, de στόμα, bouche, et κεφαλή, tête; all. *Rüsselkopf*, angl. *stomocephalus*, esp. *estomocefalo*] (Geoffroy Saint-Hilaire). Monstre cyclocéphalien qui a une seule orbite avec deux yeux contigus ou un œil double occupant la ligne médiane, avec un appareil nasal atrophié et en forme de trompe, des mâchoires rudimentaires et une bouche très imparfaite ou nulle.

STOMOCÉPHALIE. s. f. État du monstre stomocéphale.

STOMO-GASTRIQUE. adj. et s. f. [*stomogastricus*, all. *stomogastrisch*, angl. *stomogastric*, it. *stomogastrico*, esp. *estomogastrico*]. L'artère *coronaire stomachique*.

STOMOGRAPHIE. s. f. [de στόμα, bouche, et γράφειν, décrire]. Description de la bouche, de la cavité, de la région buccales.

STOMOXE. s. m. [*stomoxys*, de στόμα, bouche, et ὀξύς, aigu]. Genre de diptères muscides dont une espèce (*Stomoxys calcitrans*, Geoffroy) tourmente les animaux domestiques. D'après Davaine, les stomoxes, lorsqu'ils ont sucé le sang d'animaux en putréfaction, sont les agents principaux de l'inoculation de la pustule maligne.

STORAX. s. m. [στόραξ, all. et angl. *Storax*, it. *storace*, esp. *estoraque*]. — *Storax calamite* [*storax solide*, *baume storax*, ou simplement *storax*, autrefois *styrax* proprement dit ou *solide*]. Baume de consistance variable, et d'une odeur très agréable, due à la présence de l'acide benzoïque. On en distingue trois sortes principales : le *storax blanc*, en larmes blanches, opaques et molles; le *storax amygdaloïde*, en larmes sèches, dures, opaques, blanches, cassantes, agglutinées par une matière brunâtre; le *storax rouge brun*, en masses mélangées de substances étrangères et de sciure de bois. Le storax découle naturellement ou par incisions de l'*aliboufier* ou *Styrax officinalis*, L. C'est un stimulant très agréable; mais il est rare, et on le remplace généralement par le baume de Tolu.

STORCH. — *Réaction de Storch*. Coloration bleue que prend le lait additionné d'eau oxygénée en présence de la paraphényldiamine. Cette réaction disparaît quand le lait a été porté à une température de 80°.

STOUGHTON (médecin anglais du XVIIIe siècle). — *Élixir de Stoughton*. V. ÉLIXIR *stomachique*.

STOVAÏNE. s. f. [de l'angl. *stove*, fourneau]. Nom donné par le chimiste Fourneau qui l'a obtenu le premier synthétiquement au chlorhydrate de l'aminoalcool benzoylé. C'est un corps qui cristallise en lamelles brillantes, fusibles à 175°, très solubles dans l'eau et dans l'alcool. Il est doué d'un pouvoir anesthésique local au moins égal à celui de la cocaïne, et a l'avantage d'être beaucoup moins toxique; il est vasodilatateur au lieu de vasoconstricteur comme est la cocaïne. Ses solutions peuvent être stérilisées à 115° pendant 20 minutes sans être altérées. On l'emploie en injections hypodermiques en solution dont le titre varie de 0,75 à 1 p. 100, à la dose de 0,14 à 0,20; on l'a également proposé pour l'anesthésie rachidienne (*rachistovaïnisation*). On l'emploie également sous forme de pommade au centième ou au cinquantième, et à l'intérieur en solution et en sirop dans les cas d'affections douloureuses de l'estomac, etc.

STRABIQUE. adj. et s. Qui concerne le strabisme, qui en est atteint.

STRABISME. s. m. [*strabismus*, στραβισμὸς, de στραβὸς, louche; all. *Strabismus*, *Schielen*, angl. *strabism*, *squinting*, it. *strabismo*, esp. *strabismo*]. Déviation du regard par suite de laquelle, pendant qu'un œil regarde un certain point, l'autre œil est dirigé vers un autre point de l'espace. Le strabisme est *monolatéral* quand l'œil dévié est toujours le même. Le strabisme est *alternant* quand les yeux sont déviés tour à tour. Dans le strabisme *divergent*, il est dévié en dehors; dans le strabisme *convergent*, il est dévié en dedans; dans quelques formes extrêmement rares, l'un des yeux est dévié en haut (*str. sursum*), ou en bas (*str. deorsum*). Quand la déviation ne se produit qu'à certains moments, le strabisme est *périodique*; on l'appelle *relatif*, quand il n'existe que pour certaines positions du regard. Le strabisme n'est qu'un symptôme et non une maladie; d'après la cause qui le produit, il est dit *paralytique*, *spasmodique*, *optique*, et *cicatriciel* ou *mécanique*. — *Strabisme paralytique*. La déviation est due à la paralysie d'un ou de plusieurs muscles moteurs du globe, s'accompagne de diplopie, et présente les symptômes suivants en rapport avec le muscle paralysé : *Troisième paire cranienne :* Ptosis, ou chute de la paupière supérieure (paralysie du releveur). Mydriase. dilatation et immobilité de la pupille (paralysie des filets ciliaires, qui, du ganglion ophtalmique, se rendent au sphincter de la pupille). Vision confuse des objets rapprochés (impuissance du muscle accommodateur). Impossibilité de mouvoir l'œil en dedans, en haut et en bas (paralysie des droits supérieur, interne et inférieur) ; pendant les efforts que fait le malade pour le porter en dedans, le globe de l'œil tourne légèrement sous l'action du grand oblique. Strabisme divergent ; l'œil est porté en dehors, surtout relativement aux mouvements de l'œil sain. Légère saillie du globe de l'œil, conséquence du relâchement des muscles paralysés. Diplopie croisée ; les malades perçoivent deux images de l'objet qu'ils regardent ; l'image fournie par l'œil droit est perçue à gauche, l'image fournie par l'œil gauche est perçue à droite ; l'écartement des images augmente quand l'objet est porté du côté du sain ; il diminue, jusqu'à superposition, quand on le porte du côté malade, ce qui explique l'habitude commune aux malades affectés de strabisme paralytique d'incliner instinctivement la tête dans la position qui diminue le plus possible l'écartement des images quand ils marchent ou regardent un objet. — *Quatrième paire :* Si le malade, ayant la tête droite, regarde à ses pieds, il se manifeste immédiatement une diplopie ; pour la faire cesser, il est obligé d'incliner la tête en bas, en la penchant un peu du côté sain, et il marche ainsi dans l'attitude d'un homme atteint de torticolis. Les images de l'objet regardé sont homonymes, c'est-à-dire que l'image fournie par l'œil droit est vue à droite de celle qui est fournie par l'œil gauche ; l'image fournie par l'œil malade est, en outre, située au-dessous de l'autre. La diplopie n'existe pas quand le malade regarde en haut. — *Sixième paire :* C'est la plus fréquente ; elle siège souvent dans les deux yeux à la fois. La diplopie est homonyme, le strabisme est convergent. — Quand un strabisme paralytique remonte à une date très ancienne, il est incurable par les médicaments seuls. L'œil, entraîné par l'antagoniste du muscle paralysé, se met en état de déviation permanente ; le sensorium fait abstraction de l'image qu'il fournit, et la diplopie, si gênante au début de l'affection, finit par disparaître. La rétine elle-même devient moins sensible. On doit recourir, dans ce cas, à la section du tendon du muscle paralysé (V. STRABOTOMIE) ; puis, quand les yeux auront repris leur direction associée, on stimulera la rétine par l'emploi de verres convexes. — *Strabisme spasmodique.* Certaines causes, telles que l'hystérie, des actions réflexes, peuvent provoquer une *contracture* plus ou moins accentuée et *permanente* des muscles de l'œil, et amener une déviation du regard. Ce strabisme, dit spasmodique, est plus rare que le *nystagmus*, spasme *intermittent* des muscles moteurs de l'œil. V. NYSTAGMUS. — *Strabisme optique.* Il est symptomatique d'un trouble de la vue ou d'une anomalie de réfraction. Sa forme la plus commune est le *strabisme convergent.* — A. *Strabisme convergent monolatéral.* Quand on fait regarder au malade un objet placé à une distance de 30 centimètres, le doigt par exemple, on remarque qu'un œil est dévié en dedans ; cette déviation est nommée *primitive.* Si l'on couvre l'œil sain avec un verre blanc finement dépoli, à travers lequel on peut surveiller les mouvements, et si l'on fait que l'œil strabique se fixe sur le doigt placé de même, on remarque que l'œil sain se dévie à son tour en dedans ; cette déviation de l'œil sain est nommée *secondaire ;* elle est ordinairement plus forte que la déviation primitive. Pris isolément, l'œil strabique peut suivre tous les mouvements du doigt qu'il regarde, et se porter dans tous les sens. D'après Donders, le strabisme convergent est accompagné, dans les trois quarts des cas, d'*hypermétropie.* Il n'en résulte pas, du reste, que tous les hypermétropes soient strabiques ; mais l'hypermétropie prédispose, et il suffit d'une maladie infantile réagissant sur le système nerveux pour produire le strabisme. La vision binoculaire n'a pas lieu chez ces strabiques ; l'image confuse qui se produit dans l'œil dévié est neutralisée, c'est-à-dire que le sensorium n'en tient pas compte. Il n'existe donc pas de diplopie chez ces strabiques ; elle reparaît quelquefois après le redressement de l'œil par la ténotomie, mais ne dure pas. — B. *Strabisme convergent bilatéral* ou *alternant.* Il est des cas où les malades se servent indifféremment de l'un ou l'autre œil pour voir les objets situés d'un côté ou de l'autre, quoique, pendant le regard vague, un des yeux soit dévié. Dans ces cas, ils ont une puissance visuelle égale. — Une autre variété de strabisme alternant se rencontre parfois chez les individus dont un œil, emmétrope, sert pour voir au loin, tandis que l'autre, myope, leur sert pour écrire. — *Strabisme divergent.* Il est plus rare que le strabisme convergent et présente moins de variétés. La plupart des strabiques divergents sont affectés de myopie assez forte. Le myope, en effet, pour lire, est obligé d'approcher le livre de son visage, et ses yeux se mettent en convergence d'autant plus énergiquement que la distance est moins grande ; la fatigue se fait bientôt sentir dans les muscles droits internes, et au bout d'un instant, le myope renonce à lire avec ses deux yeux à la fois ; l'un des droits internes se relâche, et l'un des yeux se met en divergence franche après un moment pendant lequel la vision est troublée par une légère diplopie. — *Strabisme latent* ou *asthénopie musculaire.* Affection caractérisée par l'impossibilité de prolonger un travail assidu exigeant l'application des yeux, sans qu'il survienne une fatigue considérable de la vue, un sentiment de pesanteur et même de douleur dans le front et les tempes ; en même temps la vue devient confuse. Cet état cesse dès que le malade se repose, mais il ne tarde pas à reparaître quand il se remet au travail. Cette affection est due à l'insuffisance de la force contractile des muscles droits internes. Elle se manifeste surtout chez les myopes, dont les yeux sont obligés de faire de grands efforts de convergence (V. STRABISME *divergent*) ; mais on la remarque aussi chez des personnes ayant la vue normale et qui sont obligées de s'appliquer au travail sur des objets fins (couturières, brodeuses, écoliers, etc.) : elle est alors d'autant plus manifeste que le sujet est plus débile. — *Strabisme mécanique* ou *cicatriciel.* Déviation de l'œil produite, soit par la présence d'une tumeur développée dans la cavité de l'orbite, soit par une blessure avec perte de substance, soit par une adhérence cicatricielle des paupières au globe de l'œil.

STRABOMÈTRE. s. m. Instrument destiné à mesurer le degré de déviation d'un œil strabique. — *Strabomètre binoculaire* (Galezowski). Instrument composé d'une tige horizontale graduée, sur laquelle glissent deux aiguilles destinées à indiquer les degrés : l'anneau de l'instrument se tient en haut. La tige transversale doit être au niveau des paupières supérieures ; une fourche centrale est appuyée contre la racine du nez. En tournant les boutons fixés aux extrémités de la tige graduée, on fait marcher les aiguilles de droite à gauche et de gauche à droite jusqu'à ce qu'elles se trouvent au centre des pupilles. La graduation de la tige donne alors le degré du strabisme et la moindre différence est précisée.

STRABOTOMIE. s. f. [de στραβός, louche, et τομή, section ; all. *Schieloperation*, angl. *strabotomy*, it. *strabotomia*, esp. *estrabotomia*]. Opération qui a pour but de remédier au strabisme et qui consiste à déplacer l'insertion scléroticale du muscle rétracté en la coupant et la laissant se reformer en arrière de son lieu primitif (ténotomie). Voici comment on la pratique : supposons qu'il s'agisse du droit interne (comme cela a lieu le plus souvent). Les paupières étant maintenues par le blépharostat et le malade étant couché, l'opérateur saisit la conjonctive avec une pince à griffes entre le bord de la cornée et le niveau de l'insertion musculaire. Puis, avec des ciseaux courbes, à pointes mousses, il fait, sous la pince, une petite incision et coupe le fascia sous-conjonctival dans toute la partie qui recouvre le tendon du muscle. Il introduit alors un crochet mousse sous le muscle, en appuyant du côté de l'insertion. Le crochet étant repris par la main gauche, le chirurgien, armé de ciseaux, détache le tendon de son insertion scléroticale. On termine l'opération en faisant une suture fine à la plaie de la conjonctive. Les accidents possibles de l'opération sont l'enfoncement de la caroncule lacrymale, si l'on a fait une plaie trop grande à la capsule de Tenon, et la production d'un strabisme opposé à celui qu'on voulait corriger. Souvent on est obligé de recourir à une seconde opération qui portera alors sur le muscle symétrique de l'œil opposé. Quand, au lieu de reculer l'insertion musculaire, on veut la rapprocher de la cornée, le procédé prend le nom d'*avancement*. Le tendon est désinséré ou plissé, et rapproché de la cornée par des sutures qui prennent un point d'appui dans l'épaisseur de la sclérotique.

STRABOTOMISTE. s. m. Celui qui pratique la strabotomie.

STRAMOINE ou **STRAMONIUM**. s. m. [*Datura stramonium*, L.; *pomme épineuse*, *herbe aux sorciers*, *herbe du diable*, all. *Stechapfel*, angl. *stramony*, *thorn-apple*, it. *stramonio*, esp. *estramonio*]. Plante de la famille des solanées, qui jouit des mêmes propriétés que la belladone, à un degré plus actif. Employée à doses fractionnées et modérées, cette plante détermine la diminution de la douleur, l'obscurcissement de la vue, la dilatation de la pupille, un peu de soif et de sécheresse de la gorge. A doses élevées, elle produit des nausées, des vertiges, de la stupeur, puis des spasmes, de l'agitation, une énorme dilatation des pupilles, de la dysphagie, une soif ardente, des hallucinations des sens, un délire furieux. A dose toxique, c'est un poison narcotico-âcre des plus violents : il faut se hâter d'exciter le vomissement, et administrer ensuite des préparations à base de tannin. Son principe actif est la *daturine*. On emploie à l'extérieur ses feuilles fraîches comme cataplasmes; on fait aussi usage de leur infusion ou de leur décoction (4 à 12 grammes dans un litre d'eau) en fomentations; on combat les névralgies, la sciatique, au moyen de frictions avec la teinture alcoolique; ou bien on emploie par la méthode endermique 25 milligrammes à 10 centigrammes d'extrait. On a prescrit les fumigations de stramonium contre l'asthme; à cet effet, on place les feuilles sèches dans une pipe au lieu de tabac, et le malade fume au commencement de l'accès. On emploie aussi l'extrait en frictions contre le rhumatisme chronique. La datura stramonium a été employé dans la folie et l'épilepsie. A l'intérieur, on doit ne donner le stramonium qu'à très petites doses, que l'on augmente progressivement avec une extrême circonspection : 5 à 30, 40 ou 50 centigrammes de la poudre des feuilles; 2 à 10 centigrammes de l'extrait alcoolique, 2 à 20 centigrammes de l'extrait aqueux, 2 à 10 gouttes seulement de la teinture alcoolique et de l'alcoolature. On emploie aussi les semences, en poudre (25 milligrammes) ou sous forme de vin (quelques gouttes). — *Huile de stramoine*. V. Huiles *médicinales*.

STRANGULATION. s. f. [*strangulatio*, de *strangulare*, étrangler; all. *Erdrosselung*, *Erwürgen*, angl. *strangulation*, it. *strangolazione*, *strozzatura*, esp. *estrangulacion*]. En médecine légale, acte de violence qui consiste en une constriction exercée autour ou au-devant du cou, et ayant pour effet, en s'opposant au passage de l'air, de suspendre brusquement la respiration et la vie. Tantôt la constriction est opérée à l'aide d'une corde, d'un mouchoir, d'une courroie, d'un ruban, d'un fragment de linge ou de vêtement, d'un lien quelconque ; tantôt elle est directement exercée par les deux mains ou par une seule. Deux ou trois doigts suffisent même à l'infanticide par étranglement. Il n'est besoin ni de beaucoup de force, ni de beaucoup de temps, pour que l'accès de l'air dans les voies respiratoires soit intercepté et que mort s'ensuive : angoisse, agitation convulsion, perte de la sensibilité et du mouvement, écume sanguinolente, évacuations involontaires, diminution rapide et bientôt définitive des battements du cœur. La face des cadavres reste généralement tuméfiée, violacée et comme marbrée. D'après Amb. Tardieu, l'altération de la physionomie est d'autant moins marquée que la victime est moins forte : elle l'est, par exemple, au plus faible degré chez les nouveau-nés. La langue est habituellement proéminente, serrée entre les dents ou fixée derrière les arcades dentaires. Il n'est pas rare de voir un sang spumeux s'écouler par les narines. Le signe extérieur le plus constant, c'est la formation d'ecchymoses sur la face, sous la conjonctive, et surtout au-devant du cou et de la poitrine. Toutes ces parties présentent un pointillé rouge qui leur donne un aspect saisissant, mais non pas absolument caractéristique, car on le voit dans les cas de suffocation par compression des parois de la poitrine et du ventre. Lorsqu'un lien a été appliqué et serré autour du cou, il y laisse une empreinte en rapport avec sa forme, son épaisseur et la manière dont il était disposé et attaché. C'est le plus souvent un sillon transversal, peu profond, non parcheminé, et qui a à peine changé la coloration du tégument. A l'autopsie, on trouve des noyaux d'apoplexie. Lorsqu'il y a eu strangulation incomplète et que la tentative a été portée assez loin pour avoir laissé des traces, l'expert légiste trouve les signes suivants: face gonflée, violette, marbrée, piquetée de rouge, livide; écume aux narines et à la bouche; yeux congestionnés, extravasation ecchymotique sous la conjonctive; cou gonflé et douloureux ; voix brisée, déglutition très pénible. Le gonflement s'étend à toute la région cervicale et à la partie inférieure de la mâchoire. L'empreinte des doigts est quelquefois très visible. Les suites d'une tentative de strangulation sont toujours longues et peuvent devenir très graves. — *Strangulation utérine*. L'hystérie.

STRANGURIE. s. f. [*stranguria urinæ*, *stillicidium*, στραγγουρία, de στράγξ, goutte, et οὖρον, urine; all. *Harnstrenge*, angl. *strangury*, it. *stranguria*, esp. *estranguria*]. Difficulté extrême d'uriner, sortie de l'urine goutte à goutte, avec douleur, ardeur et ténesme vésical continuel. V. Rétention.

STRASS. s. m. [ainsi dit du nom de l'inventeur de ce composé]. Silicate de potasse et de plomb, plus riche en oxyde de plomb que le flint-glass.

STRATIFICATION. s. f. [*stratificatio*, de *stratum*, couche, et *facere*, faire ; all. *Schichtung*; angl. *stratification*, it. *stratificazione*, esp. *estratificacion*]. En anatomie, disposition par couches des tissus dans certains organes.

STRATIFIÉ, ÉE. adj. Disposé par couches. — *Productions stratifiées*. V. Pseudomorphose.

STRATUM. s. m. En anatomie, syn. de *couche*.

STRAUS (Isidore) (médecin français, 1845-1896). — *Signe de Straus*. Dans la paralysie faciale périphérique, l'injection de pilocarpine provoque la sudation du côté malade plus tardivement que du côté sain ; ce signe n'existe que dans les cas graves, et accompagne la réaction de dégénérescence.

STRÉPHENDOPODIE. s. f. [de στρέφω, tourner, ἔνδον, en dedans, et πούς, ποδὸς, pied]. Nom proposé par Vincent Duval pour désigner le pied bot varus.

STRÉPHEXOPODIE. s. f. [de στρέφω, tourner, ἔξον, en dehors, et πούς, ποδὸς, pied]. Nom proposé par Vincent Duval pour désigner le pied bot valgus.

STRÉPHOPODIE. s. f. [de στρέφω, tourner, et πούς, ποδὸς, pied]. Nom proposé par Vincent Duval pour désigner le pied bot.

STREPTOCOCCIE. s. f. Nom générique des maladies causées par la pénétration du streptocoque dans l'organisme, et dont les manifestations sont variables : érysipèle, lymphangite, suppurations locales, septicémie, infection puerpérale, phlegmatia alba dolens, endocardite, etc.

STREPTOCOQUE. s. m. Nom générique des micrococques associés en chaînettes. Les chaînettes sont formées d'un nombre d'éléments variable suivant les espèces, quelquefois peu nombreux, chaînette courte de 4 à 5 éléments, d'autres fois très nombreux, chaînette longue de 20 à 30 éléments (fig. 725) ; dans la chaînette les grains sont souvent associés deux par deux. Ce microbe se colore par les colorants habituellement usités en bactériologie et reste coloré par la méthode de Gram. Il pousse dans le bouillon en donnant lieu à des amas qui tombent au fond du tube, tandis que le liquide reste clair ; assez souvent pourtant le bouillon se trouble dans toute son étendue, mais ce trouble n'est jamais très intense. A la surface de la gélose, il donne lieu à des colonies petites, arrondies, grisâtres ; il se développe bien dans la goutte de liquide exsudée au fond du tube de gélose. Sur la surface de la gélatine il donne lieu à des colonies punctiformes reproduisant l'aspect de certaines feuilles de fougère ou d'acacia, mais ces aspects n'ont rien de caractéristique et ne peuvent servir à différencier les variétés de streptocoques ; la gélatine n'est pas liquéfiée. En milieu anaérobie, le streptocoque donne de même des colonies fines et peu abondantes. Toutes ces cultures sont pauvres et le microbe meurt rapidement. Les cultures sont beaucoup plus abondantes et la vitalité plus longue si l'on additionne le tube de bouillon d'une certaine quantité de sérum sanguin ou de liquide d'ascite. Le lapin est l'animal le plus sensible à l'action du streptocoque : inoculé sous la peau de l'oreille, il donne une tuméfaction locale ressemblant à une plaque d'érysipèle ; dans les veines, il donne lieu à une septicémie plus ou moins rapidement mortelle. Mais il perd rapidement sa virulence dans les milieux de culture ; par contre, cette virulence peut être exaltée par des passages successifs. Les bouillons de culture filtrés sont toxiques pour le lapin, mais, même quand la culture a été faite à l'abri de l'air, cette toxicité n'est pas très élevée (Roger). Parmi ces produits formés dans les cultures, il y en a un capable de détruire les globules rouges ; cette hémolysine streptococcique a été parfois appelée *streptocolysine*, mais ce mot est mauvais et doit être rejeté ; le microbe sécrète de même une hémolysine *in vivo*. En immunisant les animaux soit avec les produits solubles (Roger), soit avec les microbes eux-mêmes (Marmorek), on a obtenu un sérum antistreptococcique (V. Sérum). Aucun caractère ne permet de différencier les streptocoques entre eux, suivant qu'ils viennent de l'érysipèle, de la fièvre puerpérale ou du pus. Pourtant certains micrococques en chaînettes n'ont pas les caractères du streptocoque classique : on en a décrit qui se décolorent par la méthode de Gram, d'autres qui liquéfient la gélatine ; il s'agit là sans doute de microbes différents encore peu connus.

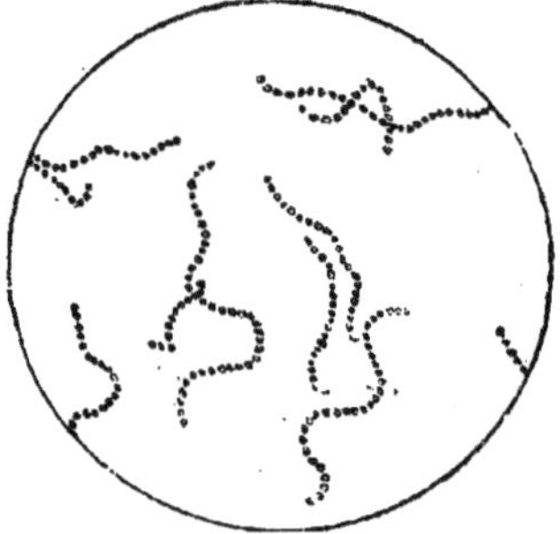

Fig. 725. — *Streptocoque* (formes longues).

STREPTODIPHTÉRIE. s. f. Forme de la diphtérie due à l'association du streptocoque au bacille de Löffler ; on dit que la diphtérie est associée lorsque l'ensemencement des fausses membranes sur sérum gélatinisé donne à côté des colonies du bacille diphtérique des colonies d'autres microbes, le streptocoque dans le cas particulier. Cette distinction de la diphtérie pure et de la diphtérie associée est donc complètement arbitraire. Le streptocoque existe à l'état normal dans la bouche, et le fait qu'il se développe sur le sérum à côté du bacille de Löffler n'implique nullement qu'il prenne une part active au processus morbide. D'ailleurs les symptômes qu'on a voulu attribuer à la strepto-diphtérie n'ont rien de particulier, et les auteurs qui ont admis cette forme ont été obligés de lui décrire des variétés suivant la rapidité de la marche et l'extension du processus, si bien que ces variétés ne se distinguent plus nettement des formes connues de la diphtérie dite pure.

STREPTOTHRICÉES. s. f. pl. Famille de champignons comprenant plusieurs espèces pathogènes, entre autres l'actinomycète.

STREPTOTHRIX. s. m. Nom donné par Cohn à un microbe rencontré par lui dans des concrétions du canal lacrymal et qu'il appela *streptothrix Försteri*, du nom de l'oculiste qui lui avait fourni le cas. Il diffère des bactéries proprement dites en ce qu'il présente des ramifications véritables et non de fausses ramifications comme les *cladothrix*. Chaque streptothrix se compose de filaments minces formant un mycélium ramifié, donnant naissance à des conidies capables, en se développant, de donner de nouveaux individus. On fait rentrer ces champignons dans le genre *Oospora* (Sauvageau et Radais) ou dans le genre voisin *Nocardia* (Trevisan, Blanchard). Le plus connu des streptothrix est l'*actinomycète* (V. ce mot). En dehors de l'actinomycose, différentes maladies, comme le pied de Madura (V. Péricaл), le farcin du bœuf, sont dues aussi à des streptothrix : celui du farcin du bœuf découvert par Nocard, donne une culture incolore sur gélose et détermine, en inoculation au cobaye, une pseudotuberculose. Enfin Eppinger a trouvé dans un abcès cérébral un streptothrix ressemblant à l'actinomycète, mais pathogène pour le lapin et le cobaye, et donnant chez ces animaux une pseudotuberculose qui les tue en quelques semaines.

STRICTION. s. f. [de *stringere*, serrer]. S'est dit pour *constriction* et pour indiquer le resserrement d'un anneau ou d'un canal organique.

STRICTUM. s. m. Mot latin employé autrefois pour désigner la force hypothétique qui causerait les affections inflammatoires, les contractures et autres phénomènes morbides dans lesquels il y a excès des actes normaux.

STRICTURE. s. f. [*strictura*, de *stringere*, serrer ; all. *Verengerung*, angl. *stricture*, it. *strittura*]. Synonyme de *rétrécissement*.

STRICTUROTOMIE. s. f. [mot mal fait, de *strictura*, étranglement, et τομή, section]. Section de l'orifice rétréci du sac lacrymal. ‖ Urétrotomie.

STRIDOR. s. m. On décrit sous le nom de *stridor congénital* une affection des nouveau-nés caractérisée par une sorte de cornage respiratoire ressemblant au hoquet ou au sanglot, se rencontrant dès la naissance. Ce bruit disparaît pendant le sommeil et augmente sous l'influence des excitations. On l'attribue soit à un spasme de la glotte, soit à une malformation de l'orifice supérieur du larynx.

STRIDULEUX, EUSE. adj. [de *stridulus*, qui rend un son aigre ; all. *zischend*, angl. *stridulous*, it. *stridulo*]. Se dit des bruits respiratoires qui ont un son aigre, sifflant, plus ou moins aigu, ou de ce qui les engendre. — *Laryngite striduleuse*. V. LARYNGITE.

STRIE. s. f. [*stria*, all. *Streifen*, *Rinne*, angl. *stria*, it. *stria*, *canelatura*, esp. *estria*]. En anatomie, sillon très fin que l'on remarque, avec un grand nombre de sillons pareils, sur quelques points de certains os. — Nom donné à des lignes de teinte plus foncée que les parties avoisinantes qu'on observe dans certains éléments anatomiques, et à celles qui résultent de la juxtaposition de fibres, de cellules épithéliales, etc. Dans ce dernier cas, elles indiquent la place du plan de juxtaposition de ces éléments, sans être des sillons. || *Strie sanguine*. Filet de sang que l'on rencontre dans le pus et dans les produits sécrétés par des muqueuses malades.

STRIÉ, ÉE. adj. [*striatus*, all. *gestreift*, angl. *striate*, it. *striato*, esp. *estriado*]. Se dit d'une partie dont la surface présente de petits sillons parallèles et longitudinaux, ou dont la couleur est interrompue par des lignes d'une autre teinte. — *Corps strié* (*corpus striatum*). Masse nerveuse située en avant et un peu en dehors de la couche optique, au niveau du plancher du ventricule latéral, et ainsi nommée à cause des nombreuses stries blanches qui traversent la substance grise. On ne voit dans le ventricule latéral qu'une partie du corps strié (*noyau intra-ventriculaire* ou *caudé*), l'autre partie est dite *extra-ventriculaire* ou *lenticulaire*. Considéré dans sa totalité, il forme une masse grise, ovoïde, à grosse extrémité tournée en avant, logée au-dessus de la scissure de Sylvius et de l'*insula* ou lobule du corps strié, dont les circonvolutions le recouvrent en dehors ; en haut, il fait partie du plancher du prolongement frontal du ventricule latéral ; en avant, il est séparé de celui du côté opposé par la cloison transparente ; en dedans et en arrière, il répond à la face externe de la couche optique, dont le séparent : 1° la *lame cornée* (*stria cornea*), bandelette grisâtre, demi-transparente, d'aspect corné : 2° la *veine du corps strié*, qui reçoit les veines des corps striés et des couches optiques ; 3° la *bandelette semi-circulaire* (*tænia semi-circularis*), bandelette blanche, linéaire, située sous la veine du corps strié, qui, d'après Luys, part d'une petite masse ganglionnaire située au-devant de l'hippocampe, et contourne successivement les régions inférieure, postérieure et supérieure de la couche optique, dans la partie antérieure de laquelle elle se termine. Le corps strié est traversé et divisé en deux parties inégales par une lame de substance blanche, *capsule interne*, plus épaisse en arrière qu'en avant, qui le sépare aussi de la couche optique : la portion grise située au-dessus de la capsule (*noyau caudé* ou *intra-ventriculaire*, *corps strié* proprement dit) fait seule saillie dans le ventricule latéral, et est épaisse en avant (*tête du corps strié*), effilée en arrière (*queue du corps strié*) ; la portion située au-dessous et en dehors de la capsule (*noyau lenticulaire* ou *extra-ventriculaire*), de forme ovoïde, répond en dehors à la capsule externe qui la sépare de l'avant-mur : cette seconde portion présente dans son étendue des différences de coloration qui lui font reconnaître trois segments, l'un externe, foncé, dit *putamen*, un moyen moins coloré, le troisième, interne, plus blanc que les deux autres, d'où le nom de *globulus pallidus* qui lui est donné. Les noyaux gris du corps strié sont en connexion, par leurs cellules, d'une part avec les fibres nerveuses des couches corticales des hémisphères par l'intermédiaire de la *couronne rayonnante* ; d'autre part, avec les pédoncules cérébraux, surtout avec l'étage inférieur de ces pédoncules, dont les fibres, arrivant en nombre différent aux divers segments de noyau lenticulaire, leur donnent leur coloration inégale (V. CAPSULE et COURONNE). Le corps strié est un centre moteur, ainsi que le montrent l'expérimentation et surtout l'observation clinique : ses lésions, hémorragie ou ramollissement, donnent lieu à une paralysie du côté opposé du corps. — *Fibre striée*. V. MUSCULAIRE.

STRIGILATION. s. f. [de *strigilis*, étrille]. Sorte de massage exécuté avec une brosse rude après le bain.

STROBILE. s. m. [*strobilus*, στρόβιλος, toupie, pomme de pin]. Chaîne que forment les articles appendus au scolex ou tête de tænia chez les cestoïdes ; le scolex des distomiens, quand il est rempli de la génération de *cercaires* (en forme de têtard) qui bientôt prendront des organes sexuels, a été comparé au strobile des polypes et des cestoïdes. Le strobile chez ces derniers est ce qu'on appelait un *ver complet* : le tænia et le bothriocéphale rejetés en masse de l'intestin sont des types de strobiles. La longueur des strobiles varie suivant le nombre des proglottis, d'une espèce à l'autre, et d'une communauté à l'autre de même espèce. Dans quelques espèces, le proglottis terminal est déjà adulte et chargé d'œufs, quand il existe à peine deux ou trois segments : le strobile ne mesure alors que quelques millimètres. Dans d'autres strobiles plusieurs centaines de segments sont très développés, lorsque les derniers commencent à peine à présenter les organes sexuels. Le scolex ne continue plus à se développer dans l'intestin, dès que sa partie postérieure s'allonge pour engendrer des segments sexuels ou proglottis ; c'est pourquoi les *vers complets* sont aussi volumineux à l'état de simple scolex que quand toute une génération de segments en a fait un strobile.

STROBOSCOPIE. s. f. [de στρόβος, tournoiement, et σκοπεῖν, examiner]. Méthode permettant d'observer les moindres vibrations des cordes vocales ; c'est plutôt une recherche de laboratoire qu'une méthode clinique. Elle s'effectue avec l'appareil de Spiess : un moteur électrique fait tourner devant l'œil de l'observateur un obturateur qui interrompt la vue par intervalles réguliers ; les cordes semblent immobiles quand l'obturateur a atteint une vitesse égale au nombre des vibrations des cordes par seconde. Cet obturateur sert en même temps de sirène et indique par la hauteur du son émis, le nombre des interruptions.

STROMA. s. m. [*stroma*, de στρῶμα, tapis ; all. *zweiter Samenboden*, *Keimlager*, angl. et it. *stroma*]. En anatomie, nom donné à la partie superficielle de l'ovaire, qui, seule, est couverte par les ovisacs, puis par confusion à tout le tissu de l'ovaire, bien qu'il ne renferme pas d'ovules. || *Stroma* est devenu, improprement, synonyme de *trame* d'un tissu, au sein de laquelle se trouve quelque partie constituante spéciale, telle que les *acini* d'une glande plongés dans le tissu interposé ; ou de *trame* des tumeurs d'origine glandulaire, épithéliale, etc. Bien que ce sens ait prévalu, il est bon de rappeler que *stroma* désigne ce qui tapisse ; *trame*, ce qui relie et maintient.

STROMATÉE. s. f. (*Stromateus*). Genre de poissons acanthoptérygiens de forme ovalaire, alimentaire, de la Méditerranée, etc.

STRONGLE. s. m. [*Strongylus*, de στρογγύλος, rond ; all. *Pallisadenwurm*, angl. *worm ascaris*, it. *strongilo*, esp. *estrongilo*]. Genre de vers nématoïdes, dont deux espèces sont parasites de l'homme. — *Strongle géant* (*Eustrongylus visceralis*, Gmelin). Entozoaire qu'on rencontre assez fréquemment dans les reins chez quelques animaux, et quelquefois chez l'homme. Il est caractérisé par sa tête obtuse et pourvue de six papilles ; son corps, très allongé, est arrondi. Chez le mâle, plus court que la femelle, il existe une bourse copulatrice, par laquelle sort un pénis très délié; chez la femelle, qui est vivipare, la queue est droite et obtuse. Le *strongle géant* a de 50 centimètres à 2 mètres de longueur, et 5 à 15 millimètres de grosseur. — *Strongle des bronches* (*S. apri*, Gmelin). Ver trouvé par Yortsits et Rokitansky en Transylvanie dans le poumon d'un enfant; mâle, long de 8 millimètres, femelle longue de 55 millimètres et vivipare; corps d'un blanc jaunâtre un peu effilé aux deux bouts; tête conique tronquée ou ailée, bouche garnie de 4 à 6 papilles.

STRONGYLIDÉS. s. f. Vers nématodes à corps allongé et cylindrique, rarement filiforme. La bouche est généralement armée de six papilles, mais elle peut être armée de crochets. Cette famille est surtout caractérisée par l'existence chez le mâle d'une *bourse copulatrice*, sorte de ventouse, qui permet au mâle de se fixer sur la femelle au moment de l'accouplement; il en sort un ou deux spicules. La famille des strongylidés comprend quatre sous-familles : 1° Les *eustrongylinés*, dont les mâles possèdent un seule spicule et une bourse copulatrice dépourvue de côtes : *Eustrongylus visceralis*, Gmelin. 2° Les *strongylinés*, à bouche dépourvue d'armature chitineuse, à deux spicules égaux, à bourse caudale munie de côtes, deux ovaires : *Strongylus apri*, *Trichostrongylus instabilis*, *T. probolurus*, *T. vitrinus*. 3° Les *sclérostominés*, à bouche munie d'une armature chitineuse; deux spicules, deux ovaires, bourse copulatrice pourvue de côtes : *Tridontophorus deminutus*, *Œsophagostomum Brumpti*, *Uncinaria duodenalis*, *Necator americanus*. 4° Les *physaloptérinés*, dont les mâles possèdent deux spicules inégaux et une bourse close et vésiculeuse : *Physaloptera caucasica*.

STRONTIANE. s. f. [*strontiana*, all. et angl. *Strontian*, it. *stronziana*, esp. *estronciana*]. Oxyde de strontium, base alcalino-terreuse découverte à Strontian, en Écosse, d'où elle tire son nom. Elle est en morceaux poreux, d'un gris blanchâtre, d'une saveur âcre et urineuse. Elle verdit le sirop de violette, et rougit le papier de curcuma ; elle donne une couleur purpurine à la flamme de l'alcool en combustion. Elle est fusible au chalumeau; elle se dissout dans moins de 20 parties d'eau à + 10°. Le bromure, l'iodure et le lactate de strontiane, très solubles dans l'eau, ont été employés en thérapeutique ; on les a préconisés comme antigastralgiques, antispasmodiques, antiépileptiques et antialbuminuriques (G. Sée, C. Paul); il faut n'employer que les sels purs, exempts de baryte; on les donne à la dose de 2 à 6 grammes par jour.

STRONTIUM. s. m. [all. et angl. *Strontium*, it. *stronzio*, esp. *estroncio*]. Métal qui, uni à l'oxygène, constitue la strontiane. Ce métal (David, 1807) est brillant, blanc, solide, plus pesant que l'eau, qu'il décompose en lui enlevant son oxygène et se transformant en strontiane.

STROPHANTUS. s. m. Genre d'apocynées dont une espèce (*S. hispidus*, Dc.) est employée comme succédané de la digitale, dans les affections du cœur où les contractions sont affaiblies et irrégulières ; on emploie la teinture de semences au cinquième à la dose de II à X gouttes, ou mieux la teinture au vingtième, à celle de V à XXX gouttes. Son action est moins sûre que celle de la digitale; il ne produit la diurèse qu'en irritant le tissu rénal, ce qui le contre-indique dans les néphrites. Les graines renferment un glycoside amer (*strophantine*), qui se donne par granules de 1/10 de milligramme, à la dose maxima de 1/2 milligramme.

STROPHANTINE. s. f. (en atomes $C^{62}H^{48}O^{12}$). Corps cristallisé, de saveur amère, très toxique, soluble dans 43 parties d'eau, dans 20 fois son poids d'alcool, insoluble dans l'éther et le chloroforme. C'est le principe actif du strophantus; on l'emploie à la dose de 1 à 3 dizièmes de milligramme, en granules ou en injections hypodermiques.

STROPHIOLE. s. m. Syn. de *caroncule*.

STROPHOCÉPHALE. adj. et s. Nom d'un genre peu connu de monstres unitaires.

STROPHULUS. s. m. [*strophulus*, diminutif de *strophus*, bandelette; all. *Schälknotchen*, angl. *strophulus*, it. *strofulus*, esp. *estrofulus*] (Willan). Dermatose bénigne apparaissant dans la première enfance et caractérisée par des papules prurigineuses qui guérissent en peu de temps; elle apparaît chez les enfants atteints de troubles digestifs, souvent à l'occasion de la dentition (*feux de dents*). La papule du strophulus est analogue à celle du lichen simplex aigu de Vidal; elle est petite, à base rouge, à sommet souvent excorié et recouvert d'une croûtelle, parfois posé sur une plaque érythémateuse (*strophulus intertinctus*). L'éruption occupe de préférence la partie supérieure du dos et de la poitrine, la face externe des bras, des avant-bras et des cuisses. On a décrit un *strophulus volaticus*, dont les papules disparaissent rapidement et se reproduisent par poussées successives pendant plusieurs semaines; un *strophulus albidus* à papules petites et blanches, et entourées d'une aréole rouge, un *strophulus candidus*, dont les papules sont larges et blanches et sans aréole; mais ces trois variétés appartiennent probablement à l'urticaire (Brocq). Le *strophulus prurigineux* [*scrofulide boutonneuse bénigne*] (Bazin) est formé d'éléments papuleux de strophulus auxquels se joignent de véritables papules de prurigo excoriées; on peut observer aussi des plaques d'urticaire, des érythèmes et même parfois des pustules d'ecthyma : cette forme a une durée longue; elle semble correspondre à la phase de début du prurigo de Hebra (V. HEBRA). Le traitement du strophulus consiste d'abord à donner à l'enfant une alimentation convenable suivant son âge, de manière à faire disparaître les troubles digestifs. Localement, on évitera tout contact irritant et on tiendra la peau très propre ; on calmera les démangeaisons avec des lotions à l'eau bouillie additionnée de vinaigre ou d'eau de Cologne ; on poudrera ensuite avec de la poudre d'amidon, de lycopode, de bismuth ou d'oxyde de zinc, ou avec un mélange de plusieurs de ces poudres.

STRUCTURE. s. f. [*structura*, κοτασκευή, all. *Bau*, *Structur*, angl. *structure*, it. *struttura*, esp. *estructura*]. Caractère d'ordre organique qui appartient exclusivement aux corps vivants organisés. Il consiste en ce que ces corps sont construits de parties multiples et diverses par leur nature intime, qui ont des caractères distincts de forme, de volume, de consistance, de couleur, de solubilité, de composition chimique. Le mot *structure* n'est pas synonyme de *texture*.

STRUMECTOMIE. s. f. [de *struma*, goitre, et ἐκτομή, retranchement]. Extirpation du corps thyroïde atteint de goitre. V. THYROIDECTOMIE.

STRUMES. s. f. pl. Synonyme de *scrofules*. Il y a en effet une certaine analogie entre le jeune goitreux, atteint d'insuffisance thyroïdienne plus ou moins marquée et le scrofuleux, et l'on comprend ainsi pourquoi le mot *strume* qui désigne le goitre a pu s'appliquer à la scrofule; il est possible aussi que, dans l'imprécision du langage médical primitif, le mot *strume* ait désigné non seulement le goitre, mais toutes les augmentations de volume du cou, qu'elles soient dues à l'hypertrophie de la glande thyroïde ou au développement de ganglions tuberculeux.

STRUMEUX, EUSE. adj. [*strumosus*, angl. *strumous*]. Synonyme de *scrofuleux*. — *Ganglions strumeux*. Ganglions tuberculeux.

STRUMIPRIVE. adj. — *Cachexie strumiprive*. Nom donné par Kocher à la cachexie spéciale observée après l'extirpation du goitre; elle est analogue au myxœdème et due comme lui à la suppression de la fonction thyroïdienne ; elle mérite le nom de *myxœdème opératoire*. V. Myxoedème.

STRUMITE. s. f. [de *struma*, goitre]. Inflammation du corps thyroïde déjà atteint d'hypertrophie.

STRUMOSITÉ. s. f. L'engorgement scrofuleux.

STRUMPELL (Adolphe) (médecin allemand, né en 1853). — *Maladie de Strumpell.* Forme curable de l'encéphalite, décrite par Strümpell, donnant des symptômes identiques à ceux du ramollissement cérébral à foyer limité ; elle paraît relever d'un processus spécifique et guérit par l'iodure de potassium. — *Phénomène de Strumpell.* Il consiste dans une contraction du jambier antérieur se produisant quand on commande à un malade placé dans le décubitus dorsal, de fléchir la jambe sur la cuisse et qu'on s'oppose à ce mouvement : le pied se met en rotation en dedans pendant que son bord interne s'élève. Ce phénomène se rencontre dans les scléroses combinées, et particulièrement dans la forme tabétique.

STRUTHINE. s. f. V. Saponine.

STRYCHNINE. s. f. [all. *Strychnin*, angl. *strychna*, *strychnine*, it. *stricnina*, esp. *estricnina*] ($C^{42}H^{22}Az^2O^4$). Alcaloïde (Pelletier et Caventou) retiré, avec la brucine et l'igasurine, de la fève de Saint-Ignace, de la noix vomique, et de quelques autres végétaux de la tribu des strychnées, d'où lui vient son nom. On l'obtient en faisant bouillir à plusieurs reprises la noix vomique dans l'eau aiguisée d'acide sulfurique ; passant avec expression, évaporant les liqueurs en consistance de sirop clair, ajoutant de la chaux vive délayée dans l'eau (dans la proportion de 1 partie de chaux pour 8 de noix vomique), faisant sécher le précipité au bain-marie où à l'étuve, et le traitant ensuite à plusieurs reprises par l'alcool à 90° bouillant. Par évaporation et refroidissement de l'alcool, la strychnine cristallise en cristaux octaédriques encore colorés ; mais, par trois ou quatre dissolutions dans l'alcool et autant de cristallisations, on l'obtient suffisamment pure pour être employée en thérapeutique (Codex). Quand elle est pure, la strychnine est blanche, en cristaux prismatiques à quatre pans, terminés par des pyramides à quatre faces, insoluble dans l'eau, l'éther et l'alcool étendu, soluble dans l'alcool concentré et bouillant, lévogyre ; elle est d'une amertume horrible : c'est un des poisons les plus violents. Elle verdit le sirop de violette, fait revenir au bleu le papier de tournesol rougi par un acide, et sature les acides, avec lesquels elle forme des sels parfaitement cristallisables. Elle n'est pas volatile ; elle ne rougit par l'acide azotique que lorsqu'elle renferme de la *brucine* ; elle prend une coloration violette en présence de l'acide sulfurique et du permanganate de potasse. Avec le tannin, elle produit un composé blanc très peu soluble. Elle se trouve dans les strychnos, à l'état de combinaison avec un acide appelé *strychnique* ou *igasurique*. Cette substance réclame la plus grande attention dans son emploi. On l'administre à la dose de 1/2 à 1 centigramme par jour (5 à 10 milligrammes, en pilules ou granules). On augmente chaque jour, jusqu'à ce qu'on arrive à l'effet désiré ; alors on s'arrête pour éviter les accidents : la mort est possible à 5 centigrammes. Si quelque raison a fait interrompre l'usage de ce remède pendant plusieurs jours, il faut reprendre les faibles doses et ne revenir que peu à peu aux doses élevées. En cas d'empoisonnement par la strychnine, il faut faire vomir, puis employer l'eau iodurée, qui forme avec la strychnine un composé insoluble même dans les acides ; il faut la prescrire en notable quantité. On a aussi indiqué le tannin à haute dose, en poudre et en infusion, le café, le thé noir, l'écorce de chêne. Sur un homme sain, 1 centigramme de strychnine a des effets très prononcés ; 2 ou 3 centigrammes suffisent pour tuer un chien de forte taille. On l'a conseillée dans toutes les maladies avec affaiblissement, soit local, soit général ; dans les paralysies de tout genre, générales ou partielles, et dans la chorée. Son application la plus utile se fait contre la paralysie de la vessie, l'incontinence d'urine et la spermatorrhée de nature atonique. Comme stomachiques, on emploie de préférence la noix vomique en nature ou la fève de Saint-Ignace. La strychnine à dose thérapeutique produit les effets qui suivent : serrement des tempes, raideur des muscles élévateurs de la mâchoire, raideur douloureuse des muscles postérieurs du cou, excitation des fonctions digestives, augmentation de l'appétit, de la sécrétion urinaire, des excrétions. A un plus haut degré, secousses musculaires rapides, dites *électriques*, picotements dans le trajet des nerfs, douleurs fulgurantes, éblouissements, démangeaisons, surtout au cuir chevelu. A dose plus élevée encore, elle détermine des convulsions tétaniques, avec raideur intermittente. Les convulsions de la strychnine se distinguent de celles produites par l'acide cyanhydrique en ce que ces dernières sont continues. Enfin, si l'on augmente encore la quantité, on remarque une raideur tétanique générale, l'immobilité du thorax, la suspension de la respiration et de l'action du cœur, un instant d'insensibilité et de coma, puis la mort ; celle-ci survient ordinairement par asphyxie résultant de la raideur des muscles de la respiration. La strychnine est un des médicaments qui s'accumulent dans l'économie. — *Chlorhydrate de strychnine.* Sel neutre, cristallisable, plus soluble dans l'eau que le sulfate. — *Sulfate de strychnine.* Il peut être employé dans les mêmes cas que la strychnine, à la dose de 5 milligrammes à 5 centigrammes, en sirop, pilules, ou injections hypodermiques au centième. Il est soluble dans l'eau.

STRYCHNIQUE. adj. Qui concerne les strychnos, la strychnine, ses effets. — *Acide strychnique.* L'acide *igasurique*.

STRYCHNISÉ, ÉE. adj. Se dit d'un être vivant dans les tissus duquel de la strychnine a été introduite.

STRYCHNISME. s. m. [all. *Strychnismus*, angl. *strychnism*, it. *stricnismo*, esp. *estricnismo*] (Marshall-Hall). Ensemble des phénomènes causés par la strychnine ou ses sels, et de leurs effets, à savoir : 1° surexcitabilité de la moelle épinière ; 2° accès épileptiformes au moment de l'application de tout excitant ; 3° constriction du larynx pendant les accès avec efforts infructueux d'expiration ; 4° dilatation de la pupille, coloration pourprée de la langue et de la face, symptômes de congestion du cerveau ; 5° quelquefois expulsion involontaire de l'urine, des fèces et des gaz intestinaux ; 6° contractions musculaires convulsives donnant des formes variées au corps de l'animal, et toujours produisant la protrusion des ongles : 7° épuisement de l'excitabilité de la moelle épinière et des nerfs de la vie animale.

STRYCHNOCHROMINE. s. f. [*pseudochromine*]. Matière colorante jaune des strychnos et des lichens qui couvrent la fausse angusture. Insoluble dans l'eau, soluble dans l'alcool. L'acide azotique la colore en vert (Pelletier et Caventou).

STRYCHNOS. s. m. [στρύχνος, nom par lequel Dioscoride désignait la morelle et que Linné a appliqué aux plantes dont il est ici question ; all. *Brechnuss*, angl. *strychnos*]. Genre de plantes loganiacées, qui fournit la *noix vomique*, la *fève de Saint-Ignace*, le *chynlen*, le *curare*, l'*upas tieuté*, etc.

STUPÉFACTION. s. f. [*stupefactio*, νάρκωσις, all. *Betäubung*, angl. *stupefaction*, it. *stupefazzione*, esp. *estupefaccion*]. Au moral, étonnement profond ; au physique, synonyme de *narcotisme*.

STUPÉFIANT, ANTE. adj. et s. m. [*stupefaciens*, de *stupor*, stupeur, et *facere*, faire ; ναρκωτικὸς, all. *betäu-*

bend, angl. *stupefactiv*, *stupefying*, it. *estupefactivo*, esp. *estupefaciente*]. Synonyme de *narcotique*.

STUPEUR. s. f. [*stupor*, νάρκη, all. *Stupor*, *Stumpfsinn*, angl. *stupor*, it. *stupore*, esp. *estupor*]. Engourdissement général, diminution de l'activité des facultés intellectuelles, accompagnée d'un air d'étonnement ou d'indifférence, qui est un symptôme de la fièvre typhoïde, de la commotion et de la contusion du cerveau, de certaines formes de manie et de mélancolie. V. STUPIDITÉ.

STUPIDITÉ. s. f. [*stupiditas*, ἄνοια, all. *Stupidität*, *Geistesbeschränkheit*, angl. *stupidity*, it. *stupidità*, esp. *estupidez*]. État pathologique des facultés cérébrales caractérisé par leur abolition apparente, ou au moins la suspension de leurs manifestations. Elle présente plusieurs degrés, depuis la stupeur légère, jusqu'à l'hébétude absolue. Dans ce dernier état, le malade ne paraît rien percevoir; il ne fait aucune action volontaire, refuse de manger, laisse aller ses excrétions, couler sa salive, etc. On admet généralement deux sortes de stupidité. Dans l'une, les facultés sont réellement interrompues dans leur fonctionnement; il semble y avoir une lacune absolue dans la vie de relation du sujet. Dans l'autre, l'hébétude n'est qu'un masque derrière lequel les facultés conservent une grande activité, mais s'exercent uniquement sur des idées tristes et terrifiantes. Après leur guérison, les malades racontent qu'ils étaient tourmentés par des hallucinations douloureuses; qu'il leur était interdit de rien dire, de rien faire, etc. V. MÉLANCOLIE.

STYLET. s. m. [*stylus*, all. *Sondirnädel*, angl. *soudingneedle*, it. *stilo*, esp. *estilete*]. Petite tige métallique très fine et flexible, terminée à l'une de ses extrémités par un petit bouton olivaire, et quelquefois percée à l'autre d'un chas (*stylet aiguille*) (fig. 726). Cet instrument sert à sonder les plaies fistuleuses, à passer des mèches de séton, etc. V. EXPLORATEUR.

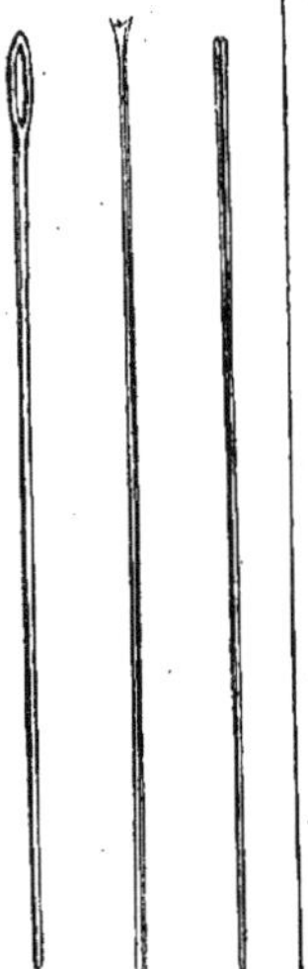

Fig. 726. — *Stylet.*

STYLIEN, IENNE. adj. Qui concerne l'apophyse styloïde. — *Muscles styliens*. V. BOUQUET *de Riolan*.

STYLO-GLOSSE. adj. et s. m. [*stylo-glossus*, de στῦλος, stylet, et γλῶσσα, langue; all. *der Zunge angehorend*, angl. *styloglossous*, it. *stilo-glosso*]. Muscle qui, de la base et de la partie antérieure de l'apophyse styloïde, se dirige de haut en bas, d'arrière en avant, et de dehors en dedans, et se divise en deux faisceaux, dont l'un, inférieur, se porte à la pointe de la langue, et se réunit sur la ligne médiane, avec celui du côté opposé, tandis que l'autre, supérieur, s'unit aux fibres de l'hyo-glosse et aux fibres transversales de la langue.

STYLO-HYOÏDIEN, ENNE. adj. [*stylo-hyoideus*, de στῦλος, style, et ὑοειδής, l'os hyoïde; it. *stilo-ioideo*, esp. *estilo-ioideo*]. — *Ligament stylo-hyoïdien*. Petit faisceau ligamenteux qui s'étend de l'apophyse styloïde aux petites cornes de l'os hyoïde. — *Nerf stylo-hyoïdien*. Nom donné par Sœmmering à un rameau du nerf facial.

STYLO-HYOÏDIEN. s. m. Muscle qui s'étend de la partie postérieure de la base de l'apophyse styloïde au corps de l'hyoïde, en s'ouvrant vers le milieu de son trajet pour livrer passage au tendon du digastrique.

STYLOÏDE. adj. [*styloïdes*, de στῦλος, style, et εἶδος, forme, ressemblance; all. *griffelformig*, *Griffelfortsatz*, angl. *styloid*, *process*, it. *estiloide*, esp. *estiloideo*]. — *Apophyse styloïde* (*calcar capitis*, *apophysis calamiformis*). Éminence très grêle et très allongée que présente la face inférieure du rocher, et qui donne attache aux muscles styliens. — *Apophyses styloïdes*. Nom donné à deux éminences grêles et arrondies que présente l'extrémité carpienne du radius et du cubitus.

STYLOÏDIEN, IENNE. adj. Synonyme de *stylien*. — *Muscles styloïdiens*. Ceux du *bouquet de Riolan*. — *Os styloïdien*. L'apophyse styloïde quand elle est articulée avec le rocher comme chez divers mammifères, au lieu d'être en continuité avec lui comme chez l'homme.

STYLO-MASTOÏDIEN, IENNE. adj. [*stylo-mastoideus*, angl. *stylo-mastoideous*, it. *stylo-mastoideo*]. Qui a rapport aux apophyses styloïde et mastoïde. — *Artère stylo-mastoïdienne*. Rameau de l'auriculaire postérieure qui pénètre par le trou du même nom dans l'aqueduc de Fallope, où elle s'anastomose avec une branche de la méningée moyenne. — *Trou stylo-mastoïdien* [all. *Griffelfortsatzloch*]. Trou de la face inférieure du rocher qui termine l'aqueduc de Fallope et par lequel sort le nerf facial.

STYLO-MAXILLAIRE. adj. [*stylo-maxillaris*, angl. *stylo-maxillar*, it. *stylo-mascellare*, esp. *estilo-maxillar*]. Qui appartient à l'apophyse styloïde et à la mâchoire. — *Ligament stylo-maxillaire*, Ligament tendu entre l'apophyse styloïde et le sommet de l'angle de la mâchoire inférieure, et qui consolide l'articulation temporo-maxillaire.

STYLO-PHARYNGIEN. adj. et s. m. [*stylo-pharyngeus*]. Muscle grêle, allongé, mince en haut, aplati en bas, qui s'insère à la partie antérieure de l'apophyse styloïde, et se termine dans les parois latérales du pharynx, aux bords de l'épiglotte, à la grande corne et au bord supérieur du cartilage thyroïde.

STYLOSPORE. s. m. [de στῦλος, style, et σπορὰ, graine]. Nom donné par Tulasne à une variété de spores distincte des spores proprement dites et des conidies. Ce sont des corps reproducteurs acrogènes qui naissent nus (c'est-à-dire sans être enveloppés par une thèque ou sporange) au sommet de pédicules rétrécis ou clinodes. Souvent leur développement est précédé par celui des *spermaties*, ou organes mâles, qui sont également acrogènes sur des clinodes, mais filiformes, courtes et ténues. Il est ordinairement précédé par l'apparition de *conidies*, et suivi de celle de spores proprement dites, enfoncées dans des thèques ou sporanges. Il est des espèces dans lesquelles on ne connaît que les conidies et les stylospores, dans d'autres seulement les stylospores (genre *Sporocadus*) avec ou sans spermaties (genre *Cytispora*).

STYMATOSE. s. f. [de στῦμα, érection du membre viril]. Mot mal formé qu'on a employé pour désigner l'hémorragie de l'urètre, sens qu'il ne peut avoir.

STYPAGE. s. m. Mode d'emploi du chlorure de méthyle dans lequel ce corps est projeté sur un tampon d'ouate, qui est promené ensuite sur la surface où on veut produire la réfrigération. V. MÉTHYLE (*Chlorure de*).

STYPHINIQUE. adj. — *Acide styphinique* [all. *Styphininsäure*, angl. *styphinic acid*, it. *acido stifinico*, esp. *acido estifinico*, *acide oxypicrique*, *trinitrorésorcine*] ($C^{12}H^3Az^3O^{16}$). Corps découvert par Chevreul (qui l'appela *tannin artificiel*), en faisant agir l'acide nitrique sur l'extrait de bois de Brésil, la gomme ammoniaque, l'asa fœtida, et un grand nombre de gommes-résines, ou sur une solution de résorcine dans l'eau bouillante. Cristallisable, peu soluble dans l'eau froide, facilement dans l'éther et l'alcool; ses solutions colorent la peau en jaune. Saveur astringente. Il forme des sels avec les bases.

STYPTICITÉ. s. f. [de στυπτικὸς, styptique, de στύφειν, exercer une action astringente; all. *Stypticität*, angl. *stypticity*, it. *stiticità*]. Qualité des substances qui agissent comme les styptiques, en resserrant les tissus.

STYPTIQUES. s. m. pl. [*stypticus*, στυπτικὸς, all. *styptich*, *zusammenzierhend*, *blutstillend*, angl. *styptic*, it. *stitico*, esp. *estiptico*]. Les *astringents*, particulièrement ceux qu'on emploie à l'extérieur pour arrêter une hémorragie : l'eau vinaigrée, l'eau de Rabel, les solutions de sulfates de cuivre ou de fer, etc., sont des *styptiques*.

STYRACINE. s. f. [*styracinum*, all. *Styracin*, angl. *styracine*, it. *stiracina*, esp. *estiracina* ; *cinnamate de cinnyle*] ($C^{36}H^{16}O^4$). Principe qui se trouve dans le styrax liquide avec l'acide cinnamique et le cinnamène. Cristalline, blanche, légère, presque insoluble dans l'eau ; fond à 38° ; soluble dans l'alcool et dans l'éther.

STYRACONE. s. f. V. Styrone.

STYRAX. s. m. [all. *Styrax*, *flüssiger Storax*, angl. *styrax*, *liquid storax*, it. *stirace*, esp. *estirace*]. Genre de plantes styracinées, qui, outre le *Styrax officinalis*, L. et le *St. benzoin*, Dryander (V. Benjoin et Storax), comprend plusieurs espèces fournissant des baumes analogues au benjoin et au storax : tels sont les *St. tomentosum*, de la Colombie ; *St. guianense* et *pallidum*, de la Guyane ; *St. reticulatum* et *ferrugineum*, du Brésil ; *St. racemosum*, du Pérou. ‖ En pharmacologie, *styrax solide*. V. Storax. — *Styrax liquide*. Baume à acide cinnamique fourni par le *Liquidambar orientale*, Millar, de la famille des amentacées balsamifluées, ou peut-être par le *Liquidambar altingiana*, Blum. Il vient d'Arabie et d'Éthiopie, et se compose : 1° de cinnamène ; 2° d'acide cinnamique ; 3° de styracine et d'une certaine quantité de résine. On l'obtient en faisant bouillir l'écorce dans l'eau de mer, fondant de nouveau le produit dans la même eau, et passant. Il a la consistance du miel ; il est gris brun, opaque, d'odeur forte ; saveur aromatique, ni âcre, ni désagréable. Il entre dans les emplâtres de Vigo et de styrax. — *Onguent de styrax*. Il se compose de 15 parties d'huile d'olive, 10 de *styrax* liquide, 18 de colophane, 10 de résine élémi, et autant de cire jaune. Il a la couleur et l'odeur du styrax. Il sert à panser les ulcères indolents, variqueux, etc., ou ceux qui se trouvent dans les parties du corps toujours humides, comme les parties génitales externes.

STYROL, STYROLE ou **STYROLÈNE.** s. m. Le cinnamène.

STYRONE. s. f. [all. *Styron*, angl. *styronum*, it. *stirona* ; *alcool cinnamique* ou *cinnylique*, *styracone*] ($C^{31}H^{10}O^2$). Corps cristallisable qui se retire de la styracine en la traitant par une solution de potasse concentrée. Elle passe à l'état d'acide cinnamique au contact des corps oxydants.

SUÆDA. s. m. Genre de plantes chénopodées qui, comme celles du genre *Salsola*, fournissent de la soude par incinération.

SUBAIGU, UË. adj. V. Aigu.

SUBAPICULAIRE. adj. [*subapicularis*]. Se dit d'une partie placée un peu au-dessous du sommet d'un organe.

SUBCONSCIENT. adj. Se dit de phénomènes qui n'éveillent pas complètement la conscience, et échappent par conséquent en grande partie à l'action de celle-ci.

SUBCORDIFORME. adj. [*subcordiformis*]. Dont la forme se rapproche de celle d'un cœur.

SUBCYLINDRIQUE. adj. [*subcylindricus*]. Qui approche de la forme d'un cylindre.

SUBDELIRIUM. s. m. [de *sub*, indiquant diminution, et *delirium*, délire ; all. et angl. *Subdelirium*, it. et esp. *subdelirio*]. Sorte de délire incomplet, dans lequel les malades, absorbés en eux-mêmes et à moitié endormis, s'égarent en de perpétuelles rêvasseries, murmurent des paroles inintelligibles ou tiennent des propos incohérents, mais peuvent, dès qu'on les éveille et qu'on fixe fortement leur attention, reprendre momentanément leurs esprits, répondre juste à ce qu'on leur demande, et apprécier très bien leur état mental.

SUBGLOSSITE. s. f. — *Subglossite diphtéroïde*. V. Riga (*Maladie de*).

SUBGRONDATION. s. f. [de *subgrundatio*, qui signifie *entablement*]. Enfoncement d'une portion du crâne au-dessous du niveau de la portion voisine avec ou sans interruption de continuité.

SUBICTÈRE. s. m. Ictère peu intense.

SUBINFLAMMATION. s. f. [de *sub*, indiquant diminution, et *inflammation* ; it. *subinfiammazione*, esp. *subinflammacion*]. Inflammation peu intense, à marche lente.

SUBINTRANT, ANTE. adj. [*subintrans*, de *subintrare*, entrer presque en même temps ; all. *zwischeneintretend*, angl. *subintrant*, it. *subentrante*, esp. *subintrante*]. — *Fièvre subintrante*. Fièvre intermittente ou rémittente dont les accès empiètent les uns sur les autres, en sorte que chaque nouvel accès survient avant que le précédent soit terminé.

SUBINVOLUTION. s. f. — *Subinvolution de l'utérus*. Arrêt de l'involution normale de l'utérus après l'accouchement ; elle s'accompagne de métrorragies et de douleurs.

SUBIT, ITE. adj. [*subitus*, all. *plötzlich*, angl. *sudden*, it. *subito*]. V. Mort *subite*.

SUBJACENT, ENTE. adj. V. Sous-jacent.

SUBJECTIF, IVE. adj. [*subjectivus*, de *subjicere*, mettre dessous ; all. *subjectiv*, angl. *subjective*, it. *suggetivo*]. — *Conception subjective*. Celle qui émane directement de l'esprit, par opposition aux conceptions *objectives*. Moins celles-ci sont développées, c'est-à-dire moins le monde extérieur est connu, plus les conceptions subjectives tiennent de place et ont d'autorité ; c'est ce que montre l'histoire de l'esprit humain. Les unes et les autres sont indispensables à la science et à la philosophie définitive. Ce n'est que par l'incorporation des notions subjectives que les objectives prennent le caractère général, scientifique et abstrait. V. Logique et Méthode. — *Symptôme subjectif*. Symptôme éprouvé par le malade mais qui ne peut être perçu directement par le médecin : telle est la douleur.

SUBLIMATION. s. f. [de *sublimis*, élevé ; all. *Sublimirung*, angl. *sublimation*, it. *sublimazione*, esp. *sublimacion*]. Opération chimique par laquelle un corps solide, volatilisé par le calorique dans un vase clos, arrive contre la paroi supérieure de ce vase, où, par le refroidissement, il repasse à l'état solide sous forme de poussières très fines, désignées sous le nom de *fleurs*. On l'exécute dans des cornues de terre, de grès, ou dans des matras de verre, dits *matras à sublimation*. Après y avoir introduit la matière à sublimer, on place le matras dans un bain de sable, et l'on chauffe au degré nécessaire.

SUBLIMATOIRE. s. m. [*sublimatorium*, all. *Sublimirgefäss*, angl. *sublimatory*, it. et esp. *sublimatorio*]. Vaisseau qui sert à la sublimation.

SUBLIME. adj. et s. m. [de *sublimis*, haut, élevé ; all. *erhaben*, angl. *sublime*, *high*, it. et esp. *sublime*]. En anatomie, nom donné à certains muscles plus superficiellement situés que leurs congénères, que l'on désigne alors par le nom de *profonds*. — *Sublime des doigts*. V. Fléchisseur *superficiel*. — *Respiration sublime*. Celle qui est profonde, accompagnée de mouvements des ailes du nez et d'élévation du thorax pendant l'inspiration.

SUBLIMÉ, ÉE. adj. [all. *sublimirt*, angl. *sublimate*, it. *sublimato*, esp. *sublimado*]. Qui est le produit de la sublimation. ‖ *Sublimé*, s. m., *sublimé corrosif* [all. *Sublimat*] et *sublimé doux*. V. Chlorure *de mercure*.

SUBLINGUAL, ALE. adj. [*sublingualis*, de *sub*, sous, et de *lingua*, langue; all. et angl. *sublingual*, it. *sublinguale*, esp. *sublingual*]. Qui est situé sous la langue. — *Artère sublinguale*. Nom donné tantôt à la linguale, tantôt à une branche que celle-ci fournit au moment où elle gagne la face inférieure de la langue, et qui s'anastomose au-dessous du frein avec celle du côté opposé, après avoir fourni des rameaux aux muscles génio-glosse, mylo-hyoïdien, génio-hyoïdien, et à la glande sublinguale. — *Ganglion sublingual*. Petit ganglion nerveux décrit par Blandin comme siégeant au-dessous de l'artère sublinguale et fournissant des filets à la glande du même nom. L'existence de ce ganglion n'est pas constante; le plus souvent les filets du nerf lingual se rendent à la glande sublinguale, sans passer par aucun ganglion. — *Glande sublinguale*. Glande salivaire située dans l'épaisseur du plancher de la bouche, au-dessous de la partie antérieure de la langue. Elle a plusieurs conduits excréteurs, dont l'un perce isolément la membrane muqueuse de la bouche près du conduit de Wharton (*canal de Bartholin*), et les autres vont s'ouvrir, au nombre de vingt-cinq à trente, sur le côté du frein de la langue (*conduits de Rivinus*). Sous la pointe de la langue, de chaque côté de la ligne médiane, sont les petites *glandes de Blandin et de Nuhn*, s'ouvrant sur la face inférieure de la langue par quatre ou cinq petits conduits. En arrière, sous les bords, il y en a d'analogues dites de *Weber*. Au point de vue histologique, la glande sublinguale est formée surtout de cellules muqueuses; les cellules séreuses y sont rares.

SUBLUXATION. s. f. [de *sub*, indiquant diminution, et *luxation*; all. *Verrenkung*, angl. *subluxation*, it. *sublussazione*]. Luxation incomplète d'une articulation, bien distincte de l'entorse. Dans l'*entorse*, il y a distension des ligaments, sans déplacement des surfaces osseuses; dans la *subluxation*, il y a sortie incomplète de l'extrémité de l'os hors de la surface qui la reçoit.

SUBMATITÉ. s. f. [de *sub*, indiquant diminution, et *matité*]. Diminution de la sonorité que donne la percussion d'un organe, matité incomplète.

SUBMENTAL, ALE. adj. [*submentalis*, de *sub*, sous, et *mentum*, menton; all. et angl. *submental*, it. *submentale*, esp. *submental*]. Situé sous le menton. — *Artère submentale* ou *sous-mentale*. Rameau de la faciale, qui s'anastomose sur la symphyse du menton avec les rameaux de la dentaire inférieure. — *Veine submentale*. Elle s'ouvre dans la veine labiale.

SUBMERSION. s. f. [*submersio*, all. *Untertauchung*, angl. *submersion*, *drowning*, it. *sommersione*, esp. *sumercion*]. Action de plonger ou d'être entièrement plongé dans un liquide. — *Mort par submersion*. Mort des noyés, qui arrive par suite du séjour sous l'eau. Le plus souvent, la mort est le résultat de la privation d'air, de l'impossibilité de respirer, de l'*asphyxie* en un mot; on observe alors une pâleur générale du cadavre, la flexion forcée des doigts dans la main, de la terre sous les ongles, des excoriations à la surface dorsale de la main et des doigts, les paupières entr'ouvertes, les pupilles dilatées, la langue saillante hors de la bouche, de l'écume s'écoulant avec de l'eau des narines et de la bouche; à l'ouverture du cadavre, on trouve dans la trachée et les bronches une écume blanche, *mêlée d'eau* (une cuillerée environ), le tissu pulmonaire d'un gris sale, dur et compact, œdémateux, de l'emphysème pulmonaire; l'*estomac contient une quantité d'eau* qui peut être évaluée à un demi-litre en moyenne, et dont la présence prouve que la submersion a eu lieu pendant la vie et non après la mort. Le sang est en général fluide, la mort survenant en moins d'un quart d'heure : cependant ce temps est dépassé dans un quart des cas (Tardieu). Parfois la submersion amène une syncope immédiate, et la mort survient par *congestion cérébrale* ou *apoplexie* : il n'y a alors ni eau dans l'estomac, ni écume dans les bronches; les lésions sont celles de la congestion du cerveau. — Les principales *questions médico-légales* relatives à la submersion sont les suivantes : *Y a-t-il suicide, accident* ou *homicide?* En cas d'homicide, il y a le plus souvent des traces de lutte, de violences, en l'absence desquelles il y a lieu de croire à un accident ou à un suicide. *La mort est-elle bien le résultat de la submersion?* Les signes précédents, internes et externes, peuvent faire résoudre cette question : toutefois l'écume des bronches, l'eau dans les bronches et dans l'estomac, sont les seuls signes vraiment caractéristiques de la submersion. *Combien de temps le cadavre a-t-il séjourné dans l'eau?* C'est par la connaissance de la marche de la putréfaction dans l'eau, indiquée par Devergie, que l'expert pourra répondre à cette question.

SUB-ORBICULAIRE. adj. Qui est presque orbiculaire.

SUBRÉSINEUX, EUSE. adj. — *Matière subrésineuse*. V. GLAIRINE.

SUBRUBRINE. s. f. (O'Shaughnessy). Produit d'altération, couleur de chair, soluble dans l'alcool étendu, insoluble dans l'éther, retiré du sang de la rate.

SUBSEPTUS. adj. lat. — *Utérus subseptus*. Utérus cloisonné dans sa partie supérieure : c'est une malformation congénitale, vestige de la formation de l'utérus par accolement de deux canaux de Muller ; quand la cloison, au lieu de s'arrêter à la moitié de l'utérus, continue jusqu'au bas, l'utérus est biloculaire.

SUBSESSILE. adj. [*subsessilis*]. Presque sessile.

SUBSISTANCE. s. f. —Les *subsistances*. L'ensemble des aliments destinés à une troupe, un équipage. V. RATION.

SUBSTANCE. s. f. [*substantia*, οὐσία, all. *Substanz*, *Stoff*, angl. *substance*, it. *sustanza*, esp. *substancia*]. Matière dont un corps est formé, et qui lui donne des propriétés particulières. — *Médicament administré en substance*. Celui qu'on donne dans son état naturel, sans aucune préparation chimique ni pharmaceutique. — *Substance alimentaire*. V. ALIMENT. — *Substance blanche graisseuse du cerveau*. La *cérébrine*. — *Substance blanche* ou *médullaire du cerveau*. V. CERVEAU. — *Substance blanche de Schwann*. V. NERVEUX (*Tissu*). — *Substances colorantes*. V. COLORATION. — *Substance fenêtrée*. V. ARTÈRE et ÉLASTIQUE. — *Substance gélatineuse, substance spongieuse des centres nerveux* [*substantia gelatinosa* seu *spongiosa*, ou *noyaux gélatineux de la moelle*]. Portion de substance grise de l'encéphale et de la moelle épinière, formée de cellules nerveuses multipolaires, volumineuses, disséminées au milieu d'une grande quantité de névroglie. On la trouve dans le filet terminal de la moelle épinière, à l'extrémité postérieure des cornes postérieures de celle-ci (*substance gélatineuse de Rolando*), à la face supérieure du quatrième ventricule, de la bandelette cornée, du corps strié. — *Substance grise* ou *corticale du cerveau*. V. CERVEAU. — *Substance médullaire*. V. NERVEUX (*Tissu*). — *Substance muqueuse*. V. MUCOSINE. — *Substances organiques* (*principes immédiats coagulables, principes immédiats non cristallisables*; *substances animales* ou *azotées*; *matières animales neutres*; *matières* ou *principes animaux, azotés, albuminoïdes, albumineux* ou *protéiques*; *corps organiques généraux, corps* ou *combinaisons protéiques*; *substances histogénétiques animales et végétales*). Corps liquides et coagulables par une chaleur de 50° à 75° et par les réactifs, ou solides et susceptibles de corrugation ou de ramollissement; non cristallisables, ni volatils, sans décomposition; de composition chimique, immédiate et élémentaire, indéterminée; brûlant avec un peu de flamme en se boursouflant; dégageant des produits empyreumatiques ammoniacaux, azotés et d'odeur âcre, puis laissant un charbon brillant, volumineux, difficile à incinérer. Ils sont alimentaires, assimilables et putrescibles. Ils sont unis moléculairement à beaucoup de corps bruts, tels que les terres et les eaux. Les corps organisés seuls présentent les conditions nécessaires à leur formation. Ils prennent naissance dans l'organisme aux dépens de matériaux pour lesquels les principes immédiats de la première classe servent de véhicule, et en sortent après s'être décomposés sur place de manière à former les matériaux de production des principes de la deuxième classe. V. Principe *immédiat.* — Les *substances organiques végétales* non azotées peuvent être représentées par du carbone uni à l'hydrogène et à l'oxygène. Leur composition est représentée par des multiples (encore à déterminer pour la plupart d'entre elles) d'une *glycoside* ($C^{12}H^{10}O^{10}$), combinée plusieurs fois avec elle-même (condensation de plusieurs molécules glycosiques en une seule). Ce sont donc des *polyglycosides* ou *polysaccharides* (Berthelot). 1° Les principes végétaux solubles dans l'eau (gommes, dextrines) sont des *disaccharides* ou *diglycosides* $(C^{12}H^{10}O^{10})^2$. Ceux qui se gonflent seulement en s'hydratant plus ou moins dans l'eau chaude ou froide sont des *triglycosides* $(C^{12}H^{10}O^{10})^3$, tels que les fécules, les mucilages, l'inuline, etc. 3° Ceux qui, non modifiés par l'eau, sont bleuis par l'iode directement ou après l'action des alcalis faibles (les *celluloses*) sont des *tétraglycosides* $(C^{12}H^{10}O^{10})^4$. 4° Les principes ligneux proprement dits ou incrustants sont des condensations d'un plus grand nombre encore de molécules $C^{12}H^{10}O^{10}$, mais dont le chiffre n'est pas encore déterminé par l'analyse; et ces polyglycosides sont presque toujours unies à des sels calcaires ou siliceux, à des corps résineux colorés, etc. 5° Enfin les composés *ulmiques* sont des dérivés des précédents dont plusieurs molécules se sont encore condensées, avec perte de plusieurs équivalents d'eau (Berthelot). — Quant aux *substances albuminoïdes* animales et végétales, tout porte à faire admettre (Hunt, Berthelot) que ce sont des amides complexes formées par l'association de la glycocolle, de la leucine, de la tyrosine, etc., avec divers principes oxygénés qui appartiennent d'une part à la série acétique, et d'autre part à la série benzoïque. Les très faibles différences de composition et de propriétés qui existent entre les divers albuminoïdes résultent des proportions relatives des amides et des corps oxygénés générateurs et de leurs degrés de condensation, comme pour les polyglycosides végétales. Les *substances albuminoïdes* renferment de 52 à 54 centièmes de carbone, 6 à 7 d'hydrogène, 15 à 17 d'azote (la chondrine et la chitine en donnent la moitié moins), 19 à 24 d'oxygène, des traces de soufre (qui viennent peut-être d'amides sulfurés générateurs), de phosphore et de sels calcaires. Il est douteux que ce soient des corps isomères; il paraît plus probable que ce sont des mélanges de divers composés non isomériques, dont les compositions sont très voisines (Berthelot). C'est en raison des analogies de leurs propriétés avec celles de l'albumine du blanc d'œuf qu'on leur a donné le nom de *substances albuminoïdes.* V. Albumine et Albuminoïdes. — Les principales substances organiques sont : A. *Substances naturelles. a. Animales :* 1° albumine, 2° peptone, 3° fibrine, 4° mucosine, 5° métalbumine, 6° caséine, 7° pancréatine, 8° globuline, 9° musculine, 10° osséine, 11° cartilagéine, 12° cristalline, 13° élasticine, 14° kératine, 15° plasmine, 16° sérine, 17° paralbumine, 18° échidnine. — *b. Végétales :* les principales sont la cellulose, l'amidon, la dextrine, les fécules, les gommes, l'inuline, le mucilage, la pectine, la légumine, l'albumine végétale, le gluten. — *c. Terrestres :* elles dérivent des précédentes et sont : 1° dans l'*air* qui en contient par la vapeur d'eau ou en suspension à l'état de molécules ténues; 2° dans l'*eau* : les eaux de pluie, de mer, des sources, des fleuves, surtout les eaux des marais et des étangs, en renferment; 3° dans la *terre*, qui en contient en quantité variant avec les terrains et le degré d'humidité. — B. *Substances accidentelles.* Se formant accidentellement, par des catalyses, par des décompositions ou des causes encore inconnues : virus, miasmes, etc. — C. *Substances artificielles.* Produites quelquefois dans l'organisme, plus souvent en dehors; résultant d'actions chimiques ou physiques, dérivant de toutes les précédentes : gélatine, albumine d'œuf coagulée, protéine, diastase, chondrine, etc. — Ainsi les substances organiques sont extrêmement répandues dans l'univers, et n'existent pas seulement dans les corps des animaux. Quand elles sont en grande abondance dans certains milieux comme l'eau, elles favorisent le pullulement des microbes, et par suite, une eau riche en substances organiques devient impropre à l'alimentation. Les substances métalliques, en général, ne donnent pas lieu, dans l'économie, à leurs réactions naturelles, parce que les matières albuminoïdes du sang empêchent ces réactions. Les substances albuminoïdes, qui souvent entraînent une assez forte proportion de phosphate calcaire, sont un moyen de transport des sels calcaires dans l'organisme. Il en est de même des substances organiques, azotées ou non, pour le transport dans les plantes des matières terreuses et siliceuses, qu'on croyait autrefois introduites en dissolution à l'aide de l'acide carbonique de l'eau, du sol, et des pluies. Ce gaz n'en dissout que des proportions insignifiantes, comparativement à ce que fixent les substances organiques. Les substances organiques azotées demi-solides sont, comme les substances liquides, susceptibles d'une coagulation dite spontanée qui amène la rigidité cadavérique : dans les muscles, par exemple; en outre, elles sont coagulables par la chaleur, qui amène un autre mode de raideur ou de dureté, puis la coction. — *Substance toxique.* V. Poison. — *Substance tubuleuse.* V. Rein.

SUBSTITUTIF, IVE. adj. — *Médication substitutive* (Trousseau et Pidoux). Celle qui fait usage de médicaments irritants pour changer le mode de l'inflammation dans certains cas, tels que ceux de blépharite chronique, d'eczéma invétéré et rebelle, etc. Une maladie aiguë, d'une guérison souvent prompte, est ainsi substituée à une maladie chronique dont la terminaison a une fin ou éloignée ou non prévue. Le nitrate d'argent, l'iode, sont des médicaments très employés dans cette méthode.

SUBSTITUTION. s. f. [all. *Ersetzung*, angl. *substitution*, it. *sostituzione*, esp. *substitucion*]. — *Substitution fonctionnelle.* Hypothèse d'après laquelle toute fonction, ou telle fonction en particulier selon les espèces, serait susceptible d'être remplie par plusieurs appareils; de sorte que, l'un d'eux disparaissant normalement ou accidentellement, l'autre pourrait le remplacer dans sa fonction. On admettait, par exemple, que, l'appareil circulatoire disparaissant, celui de la digestion pouvait le remplacer dans sa fonction de porter aux divers organes principaux les liquides nutritifs. Si cette hypothèse ainsi présentée est empreinte d'une exagération manifeste, il n'en est pas moins vrai que certains organes, ayant une fonction qui leur est commune à côté d'autres fonctions dissemblables, peuvent se substituer l'un à l'autre dans son accomplissement : c'est ainsi que la moelle des os, le foie, la rate, paraissent prendre part à la formation des globules du sang (V. Hémopoèse); que les glandes lymphatiques semblent se substituer à la rate malade ou enlevée, pour la production des globules blancs. Au contraire, l'écoulement cataménial s'accomplissant par les muqueuses nasale, bronchique, rectale, etc. (V. Règles *supplémentaires*), ne constitue point une substitution d'un organe à un autre pour l'accomplissement d'une fonction ; car le fait fonctionnel essentiel dans ce cas est l'expulsion d'un ovule hors de l'ovaire, à côté duquel les règles ne sont qu'un épiphénomène. — *Substitution graisseuse*. On a donné parfois ce nom à ce que l'on appelle généralement *dégénérescence graisseuse* ou *stéatose* (V. ces mots) ; de même la sclérose a reçu le nom de *substitution fibreuse*. Il y a en effet dans ces cas substitution à un tissu sain d'un autre tissu, par exemple le tissu fibreux, dont la présence en cet endroit constitue un véritable phénomène morbide ; dans les cellules en état de dégénérescence graisseuse il y a substitution de la graisse au protoplasma normal de l'élément. Le terme *substitution* est donc exact : il est même préférable au terme *dégénérescence*, car il indique le fait sans impliquer l'idée de dépérissement et d'acheminement vers la disparition qu'entraîne le mot *dégénérescence*. — *Substitution morbide*. Le fait de la disparition d'une maladie lorsqu'une autre survient.

SUBULÉ, ÉE. adj. [*subulatus*, de *subula*, alène ; all. *pfriemenformig*, angl. *subulate*, it. *subulato*]. Qui est en forme d'alène, c'est-à-dire qui se rétrécit insensiblement depuis le milieu jusqu'au sommet.

SUC. s. m. [*succus*, χυλὸς, ὀπὸς, all. *Saft*, angl. *juice*, it. *sugo*, esp. *jugo*]. Liquide que l'on obtient en exprimant une substance animale ou végétale ; on donne aussi ce nom à certaines sécrétions liquides qui se déversent soit directement à la surface d'une muqueuse (suc gastrique, suc entérique), soit dans un canal qui le conduit à sa destination (suc pancréatique) ; ce sont là des sucs physiologiques (V. Gastrique, Intestinal, Pancréatique). Les sucs des végétaux sont *aqueux*, *gommeux*, *huileux*, *volatils* ou *résineux*, mais c'est aux *sucs aqueux* que l'on donne plus particulièrement le nom de *sucs* (V. Essence, Gomme, Huile et Résine). La composition des sucs aqueux est très variée ; ils peuvent contenir différentes espèces d'acides, de sucres, de gommes, de matières colorantes, des sels organiques ou inorganiques ; quelquefois aussi ils tiennent en suspension des substances résineuses qui leur donnent un aspect laiteux. Tous les végétaux ne contenant pas la même quantité de parties liquides, il faut avoir égard à la nature de chacun d'eux, lorsqu'on veut en exprimer le suc. Plusieurs plantes (cresson, cochléaria, oseille, laitue) n'ont besoin que d'être soumises à une forte pression. D'autres (bourrache, buglosse, ortie), peu succulentes ou trop visqueuses, doivent être humectées d'une quantité d'eau nécessaire pour faciliter l'expression du suc ; on les pile alors, et on les met à la presse. Certaines parties doivent être préalablement râpées : tels sont la carotte, le coing, la pomme, etc. ; quelques-unes, après avoir été pilées et réduites en pâte, ont besoin d'un certain degré de fermentation avant d'être passées (baies de nerprun, de sureau, etc.). Les sucs officinaux doivent être conservés dans des bouteilles à col étroit, et il faut étendre à leur surface une légère couche d'huile d'amandes ou de toute autre huile peu concrescible. On en conserve aussi beaucoup, surtout de ceux de fruits, par le procédé d'Appert, qui consiste à en remplir des bouteilles que l'on bouche avec soin, dont on assujettit le bouchon avec une ficelle, et que l'on tient plongées dans l'eau bouillante pendant un quart d'heure ; on les laisse refroidir, on les goudronne, et on les conserve à la cave. On emploie les sucs en nature, ou on s'en sert pour la préparation des extraits. — L'emploi des sucs d'origine animale s'est généralisé dans ces dernières années et constitue l'opothérapie (V. ce mot). Les sucs sont préparés ordinairement pour être injectés par la voie hypodermique ; quand on veut se servir de la voie stomacale, on emploie plus souvent les extraits secs ou les poudres. La méthode employée pour cette préparation est celle indiquée par Brown-Séquard et d'Arsonval ; elle consiste à faire macérer l'organe dans de l'eau additionnée de glycérine, et à filtrer à travers une bougie d'alumine sous pression d'acide carbonique ; on a reproché à cette méthode de laisser perdre une partie des substances actives qui sont retrouvées sur le filtre. Gilbert et Carnot préconisent la macération de l'organe finement broyé avec du sable dans de l'eau acidulée avec de l'acide chlorhydrique ; la présence de l'acide suffit en général à tuer les germes, surtout si on a soin de laisser la solution à l'étuve pendant vingt-quatre heures avant de mettre la soude, de manière à permettre le développement des spores, qui, en tant que spores, ont résisté à l'action antiseptique de l'acide au taux employé ; après quelques heures de macération on neutralise avec de la lessive de soude ; l'acide chlorhydrique est ainsi transformé en chlorure de sodium. Enfin, comme l'ont fait remarquer Gilbert et Carnot, il convient de préparer les animaux destinés à fournir les sucs organiques suivant la nature de l'organe à prélever ; c'est ainsi que pour le pancréas on sacrifiera l'animal deux heures après un repas ; pour avoir un extrait hépatique très actif, on peut exalter la fonction de l'organe par une gymnastique appropriée, par exemple exalter la fonction glycogénique en faisant des injections intraveineuses de glycose à doses croissantes. — *Suc antiscorbutique*. V. Suc *d'herbe*. — *Suc cancéreux*, V. Suc *des tumeurs*. — *Suc de citron* [angl. *lime juice*]. Préparé par expression à la main et à la presse, il doit contenir, s'il n'est pas falsifié, 4 p. 100 d'acide citrique, de la glycose, de la pectine, une matière albuminoïde coagulable. Additionné de 60 grammes d'alcool par litre et mis en bouteilles, il supporte, sans rien perdre de ce qu'il a d'agréable, toutes les variations de température auxquelles expose la navigation. En l'absence de légumes frais il est utile, à la dose de 30 grammes par jour, pour défendre les marins contre le scorbut. Le suc ou jus de citron s'emploie aussi pour panser les plaies sanieuses, atteintes de pourriture d'hôpital ; pour badigeonner l'arrière-bouche en cas d'angine diphtérique. — *Suc hépatique*. Suc préparé avec le foie et employé en injections sous-cutanées ou en ingestion dans les cas de cirrhose, de diabète par anhépatie, d'insuffisance hépatique, etc. — *Suc d'herbes ordinaire* [vulgairement *jus d'herbes*]. Feuilles fraîches de chicorée, de cresson, de fumeterre et de laitue. Pilez ces plantes par parties égales dans un mortier de marbre, exprimez-en le suc et filtrez-le au papier dans un endroit frais (Codex). On prépare le *suc antiscorbutique* par les mêmes procédés, avec parties égales de feuilles de cochléaria, de cresson et de minyanthe. — *Suc médullaire*. Extrait organique de moelle osseuse préparé suivant la méthode de Brown-Séquard, et employé en injections hypodermiques ou en ingestion dans les cas d'anémie pernicieuse et de leucémie. — *Suc nourricier*. Terme employé dans divers sens. On l'a, mais à tort, pris comme synonyme de *plasma*, de *protoplasma*. On l'emploie habituellement pour désigner le liquide qu'empruntent les éléments anatomiques aux capillaires ou aux autres éléments anatomiques afin de se nourrir ; mais ce liquide n'existe jamais à l'état libre ; car, dans les capillaires, c'est le *plasma* et, dès qu'il est en dehors d'eux, il passe dans les éléments anatomiques et en fait partie. — *Suc orchitique*. Il a été introduit dans la thérapeutique par d'Arsonval en 1889. On le prépare en se servant de testicules de taureaux fraîchement tués ; on les fait macérer dans trois fois leur poids de glycérine ; après douze heures on ajoute de l'eau en quantité égale à cinq fois le poids de glycérine ; on laisse en contact quelques heures ; on filtre sur papier, puis à la bougie d'alumine sous pression d'acide carbonique. Ce liquide est employé en injections hypodermiques à la dose de 1 à 5 centimètres cubes. On a employé ce médicament chez tous les individus débilités, en particulier chez les vieillards affaiblis par l'âge. — *Suc pancréatique.* Extrait de pancréas employé en injections sous-cutanées ou en ingestion dans le diabète maigre. — *Suc de pavot concret.* V. Méconium. — *Suc propre.* V. Latex. — *Suc pulmonaire.* Extrait de poumon préparé suivant la méthode de Brown-Séquard et employé dans le traitement des différentes affections pulmonaires à la dose de 5 centimètres cubes par jour en injections sous-cutanées, ou à celle de 10 centimètres cubes en ingestion. — *Suc splénique.* Extrait glycériné de tissu splénique employé en injections sous-cutanées dans l'anémie, l'anémie pernicieuse, la chlorose, la leucémie. — *Suc surrénal.* Extrait de capsules surrénales préconisé dans la maladie d'Addison. — *Suc testiculaire.* V. Suc orchitique. — *Suc thyroïdien.* Extrait glycériné de glande thyroïde de mouton préparé suivant la méthode de Brown-Séquard et employé en injections sous-cutanées. Cette méthode, préconisée en 1890 par Pisenti et Viola dans le traitement du myxœdème, est généralement abandonnée aujourd'hui ; on la remplace par l'ingestion de préparations thyroïdiennes, qui donne des résultats au moins aussi satisfaisants et n'offre pas les dangers inhérents à toute médication hypodermique. — *Suc des tumeurs.* Liquide fourni par les tumeurs qu'on presse, ou dont on racle la surface, ou suintant sur la surface de section ; il est fourni par les tumeurs épithéliales, d'où le nom de *suc cancéreux* qu'on lui attribue ; il est plus abondant dans les tumeurs molles, dans les encéphaloïdes, plus rare au contraire dans les squirres. Il est blanchâtre ou grisâtre, quelquefois lactescent, de consistance crémeuse, d'une viscosité spéciale ; il suinte de toute la surface de la coupe du tissu d'une manière égale. Il est constitué par la matière amorphe non encore segmentée interposée aux cellules ramollies après la mort, qui, sous l'influence de la pression, est chassée de l'épaisseur du tissu avec des cellules, des noyaux, et avec des gouttelettes et des granulations graisseuses. Ces éléments et granulations flottent dans cette matière demi-liquide à laquelle ils donnent son opacité et son aspect lactescent plus ou moins marqué, selon leur abondance. Le tissu des tumeurs donne plus de suc deux ou trois jours après l'ablation qu'immédiatement, en raison du ramollissement de la matière amorphe interposée aux cellules ; au moment de l'ablation le suc manque souvent et se montre le lendemain ou plus tard.

SUCCÉDANÉ, ÉE. adj. et s. m. [*succedaneus*, de *succedere*, succéder, prendre la place ; ἀντιβαλλόμενος, all. *ersetzend*, *Succedaneum*, angl. *succedaneum*, it. et esp. *succedaneo*]. Médicament qu'on peut substituer à un autre, parce qu'il a les mêmes propriétés.

SUCCENTURIAUX. adj. m. pl. [it. *succenturiale*]. — *Reins succenturiaux.* V. Surrénal.

SUCCENTURIÉ, ÉE. adj. [*succenturiatus*, qui doit secourir ; proprement, destiné à compléter une centurie, de *sub*, sous, et *centuria*, centurie ; it. *succenturiato*, esp. *succenturiado*]. — *Estomac succenturié.* Le duodénum. — *Pancréas succenturié.* V. Glande *de Brunner*. — *Reins succenturiés.* V. Surrénal. — *Ventricule succenturié.* Le second estomac des oiseaux, renflement à parois épaisses, très glanduleuses, précédant immédiatement le gésier.

SUCCIN. s. m. [*succinum*, *electrum*, ἤλεκτρον, all. *Bernstein*, angl. *yellow amber*, *succinum*, it. et esp. *succino ; karabé*, *ambre jaune*]. Résine fossile, d'origine végétale, qui se trouve dans les sables et argiles des terrains tertiaires inférieurs. C'est une substance d'une couleur jaune tirant sur l'orange, acquérant une odeur agréable par le frottement, la trituration ou la combustion ; présentant une cassure conchoïdale ; susceptible d'être tournée et polie ; passant à l'état électrique résineux par le frottement ; pesant 1,078 ; combustible en se boursouflant, avec une flamme fuligineuse ; fusible à 287° ; donnant à la distillation de l'*acide succinique*, et une substance huileuse empyreumatique connue sous le nom d'*huile volatile de succin* ou *huile pyrosuccinique*, employée autrefois comme antispasmodique et emménagogue. Aucun dissolvant n'a d'action sur le succin. Très employé autrefois en thérapeutique, il n'entre plus que dans quelques teintures toniques.

SUCCINATE. s. m. [*succinas*, *bernsteinsaures Salz*, angl. *succinate*, it. et esp. *succinato*]. Nom générique des sels formés par la combinaison de l'acide succinique avec les bases. Cet acide forme des sels neutres et des sels acides. Les succinates alcalins et le succinate de magnésie sont très solubles dans l'eau.

SUCCINEUPIONE. s. m. [*succineupione* (Berzelius), *eupione de succin* (Eslner)]. Corps hydrocarboné séparé de l'huile volatile de succin, formant une résine d'odeur de musc (*musc artificiel*) au contact de l'acide azotique.

SUCCINIMIDE. s. f. Corps obtenu en traitant l'acide succinique anhydre par le gaz ammoniacal sec (E. Darcet). — *Succinimide de mercure* [en atomes ($C^4H^4O^2Az^2$)Hg]. Aiguilles longues, soyeuses, incolores, très solubles dans l'eau, assez solubles dans l'alcool ; on emploie ce corps comme antisyphilitique, en injections sous-cutanées à la dose de 1 à 2 milligrammes par jour, ou en pilules ; ce sel a la propriété de ne pas précipiter l'albumine.

SUCCINIQUE. adj. [all. *Bernsteinsäure*, angl. *succinic*, it. et esp. *succinico*]. — *Acide succinique* [$C^8H^4O^6.2HO$, en atomes $C^2H^4(COOH)^2$]. On le retire du succin, en distillant cette substance dans des vaisseaux clos ; il se sublime et s'attache à la cornue sous forme de petites aiguilles. Sa saveur est acide ; il est incolore et inodore, fusible à 180°. On l'a employé comme antispasmodique et diaphorétique ; on l'a aussi préconisé récemment dans le traitement de la tuberculose pulmonaire à la dose de 1 gramme par jour. On le prépare aussi en oxydant les graisses par l'acide nitrique ; il se forme encore pendant la fermentation de l'asparagine et du malate de chaux, et pendant la fermentation alcoolique ; il augmente dans l'urine après ingestion de ces substances. On a signalé sa présence dans les kystes hydatiques du foie (Heintz), dans le thymus du veau, la rate du bœuf (Gorup-Besanez), dans l'urine de différents animaux, dans la glande thyroïde, dans le sang. L'eau en dissout en cinquième de son poids, l'eau bouillante moitié, et il cristallise par refroidissement. Il est peu soluble dans l'alcool et l'éther.

SUCCION. s. f. [*suctio*, *suctus*, μύζησις, all. *Saugen*, angl. *sucking*, it. *suchiamento*, esp. *succion*]. Action de sucer ou d'attirer un fluide dans sa bouche en faisant le vide dans cette cavité à l'aide d'une forte inspiration. — *Extraction de la cataracte liquide par succion.* Procédé dont l'invention paraît remonter à Albucasis, et que Laugier a tenté de remettre en usage en 1847. L'opération se compose de trois temps : 1° rupture de la capsule antérieure, effectuée en introduisant deux aiguilles des deux côtés opposés de la cornée ; ou, si l'on ne veut pas se servir des deux aiguilles, n'ouvrir la capsule qu'après le second temps ; 2° ouverture de la cornée pratiquée avec une aiguille aplatie, tandis que l'œil est tenu en place par l'une des deux aiguilles introduites dans le premier temps et non retirée ; 3° extraction de la cataracte faite avec une curette tubulée terminée par un tube de caoutchouc, dont une extrémité est tenue entre les lèvres de l'opérateur, et qui lui permet de régler la force et la durée de l'expiration, laquelle doit être continuée jusqu'à ce que la pupille soit devenue nette. Ce procédé est abandonné : les cas auxquels il pourrait être appliqué sont opérés, de préférence, par l'extraction linéaire.

SUCCISE. s. f. V. Scabieuse.

SUCCUBE. s. m. [*succubus*, de *sub*, sous, et *cubare*, coucher; all. *Alpdrücken*, angl. *succubus*, it. *succubo*, esp. *sucubo*]. Esprit féminin auquel on attribuait le cauchemar.

SUCCULENT, E. adj. — *Main succulente.* V. MAIN.

SUCCUSSION. s. f. [*succussio*, de *succutere*, secouer, σεῖσις, all. *Schütteln*, angl. *succussion*, it. *scossa*]. Action de secouer. — *Succussion hippocratique.* Mode d'exploration de la poitrine employé par Hippocrate, et encore usité de nos jours. Il consiste à saisir par les épaules le malade sur son séant, et à communiquer une secousse brusque au tronc, tandis qu'on applique l'oreille sur la poitrine : le bruit particulier que l'on entend alors, en cas d'hydropneumothorax, résulte du conflit des gaz contenus dans la plèvre avec un liquide peu épais; si celui-ci devient purulent, augmente de densité, la succussion ne produit plus de bruit caractéristique. — Les médecins antérieurs à Hippocrate et ceux qui lui étaient contemporains pratiquaient encore une autre espèce de succussion. Ils attachaient le patient à une échelle, et le laissaient tomber contre le sol, d'une hauteur plus ou moins grande, du côté de la tête ou du côté des pieds, suivant le cas, pour remédier à la luxation des vertèbres. Hippocrate (*Traité des articulations*) est défavorable à cette pratique; cependant il explique comment il faut s'en servir. L'auteur du livre des *Maladies des femmes* l'employait dans le cas d'accouchement difficile, et alors la succussion se faisait du côté des pieds ; pour faire rentrer la matrice sortie, la succussion se faisait du côté de la tête.

SUÇON. s. m. V. SUGILLATION.

SUCRATE. s. m. V. SACCHARATE et SUCRE.

SUCRE. s. m. [*saccharum*, σάκχαρον, all *Zucker*, angl. *sugar*, it. *zucchero*, esp. *azucar*; *principe neutre non azoté, matière sucrée, matière animale sucrée, principe sucré*]. Nom générique des corps neutres, de saveur sucrée, solubles dans l'eau, susceptibles de présenter, directement ou indirectement, les fermentations lactique et alcoolique (V. FERMENTATION). En général, les sucres sont des hydrates de carbone, c'est-à-dire des corps composés de carbone uni aux éléments de l'eau : tels sont les *glycoses*, dont la formule générale est $C^{12}H^{12}O^{12}$, ou en atomes $C^6H^{12}O^6$, et les *saccharoses*, qui, renfermant les éléments d'une molécule d'eau en moins, ont pour formule $C^{12}H^{11}O^{11}$ ou en atomes $C^{12}H^{22}O^{11}$. Les premiers ont pour type la glycose ordinaire ou sucre de raisin, et comprennent, en outre, l'*eucalyne*, la *galactose*, l'*inosite*, la *lactose*, la *lévulose*, la *maltose* et la *sorbine* (V. ces mots et GLYCOSE); les seconds ont pour type le sucre de canne, et comprennent la *mélézitose*, la *mélitose* et la *mycose* ou *tréhalose* (V. ces mots et SUCRE *de canne*). Une troisième classe de principes sucrés est constituée par les corps qui, comme la *dulcite*, la *mannite*, la *pinite*, la *quercite*, renferment une proportion d'hydrogène supérieure à celle qui est nécessaire pour que la combinaison avec l'oxygène représente les éléments de l'eau : les uns ont pour formule $C^{12}H^{14}O^{12}$ ou en atomes $C^6H^{14}O^6$, les autres $C^{12}H^{12}O^{10}$ ou $C^6H^{12}O^5$. Les sucres ont pour caractères généraux de perdre, par l'*action de la chaleur*, leur eau de cristallisation, quand ils en contiennent, puis de fondre et de se décomposer plus ou moins, enfin de se transformer en *caramel* quand on élève encore la température; de fournir, *par l'action des agents oxydants*, tels que l'acide nitrique, de l'acide saccharique (glycose, saccharose) ou de l'acide mucique (lactose), et, en tout cas, de l'acide oxalique, si l'acide nitrique est concentré; de se convertir, *par hydrogénation*, en présence de l'amalgame de sodium et de l'eau, en mannite ou en dulcite; de former *avec les bases* des combinaisons dites *sucrates*; de former *avec les acides* des combinaisons analogues aux éthers. D'après Berthelot, les glycoses et les principes sucrés du groupe de la mannite doivent être envisagés comme des alcools polyatomiques, susceptibles de se combiner avec un nombre variable d'équivalents d'un même acide ou de plusieurs acides pour former des éthers ; toutefois, d'après Schützenberger, les glycoses fonctionnent aussi comme aldéhydes, elles ont des fonctions mixtes, ce sont des aldéhydes-alcools. A côté des glycoses-aldéhydes ou *aldoses*, il y a des glycoses à fonction acétone ou *cétoses*. Quant aux saccharoses, dont la propriété caractéristique est de se dédoubler en deux molécules de glycose en absorbant de l'eau, ce sont des glycoses condensées, provenant de la condensation en une molécule, avec élimination d'une molécule d'eau, de deux molécules d'une même glycose ou de deux glycoses différentes : ainsi, le sucre de canne, au contact de la levure de bière, se dédouble en une molécule de glycose ordinaire et en une molécule de lévulose, en fixant de l'eau. — *Sirop de sucre.* V. SIROP *simple.* — *Sucre de betterave.* V. SUCRE *de canne.* — *Sucre biliaire*, V. GLYCOCHOLATE et TAUROCHOLATE. — *Sucre de canne* ou *de betterave* [*saccharose*] ($C^{12}H^{11}O^{11}$ ou, en atomes, $C^{12}H^{22}O^{11}$). Sucre qui existe dans un grand nombre de végétaux, mais qu'on retire exclusivement de la *canne à sucre* et de la *betterave*; il cristallise en prismes hexaèdres, durs, incolores et transparents ; il est phosphorescent par le frottement, et d'une cassure vitreuse quand les cristaux sont réguliers. L'eau froide en dissout trois fois son poids, l'eau chaude le dissout en toutes proportions et donne un liquide sirupeux (*sirop simple*); l'alcool absolu et l'éther ne le dissolvent pas à froid; l'alcool étendu d'eau ou chauffé le dissout. Il fond à 160°, et, par refroidissement, donne le *sucre d'orge* : à une température plus élevée, il se transforme en glycose et lévulosane, puis en caramel. Il est dextrogyre ; mais les acides étendus l'*intervertissent*, c'est-à-dire qu'il devient lévogyre et incristallisable; l'ébullition dans l'eau, le contact d'une matière albuminoïde, d'un ferment, le changent également en sucre interverti. Avec les alcalis, il forme des *saccharates*. Il ne réduit pas le tartrate cupro-potassique, et est moins oxydable que la glycose ; aussi le retrouve-t-on dans les urines. Il ne subit la fermentation alcoolique qu'après avoir passé à l'état de glycose. Pour extraire le sucre de canne, on réunit en paquets les tiges de cette plante, et on les écrase entre des cylindres. La canne ainsi exprimée se nomme *bagasse*, et sert de combustible. Le suc obtenu, nommé *vesou*, est chauffé à 70° avec une petite quantité de chaux : cette opération, dite *défécation*, coagule l'albumine et précipite à l'état de sels calcaires insolubles divers acides du jus; lorsque celui-ci est converti en un sirop suffisamment cuit, on le fait évaporer et cristalliser dans une chaudière appelée *rafraîchissoir*, puis on met égoutter les cristaux pour en séparer la portion restée liquide, qui est la *mélasse*. Ce sont ces cristaux égouttés qui sont envoyés en Europe sous le nom de *sucre brut*, de *moscouade*, de *cassonade brute*. Le sucre qui nous vient sous le nom de *sucre terré* ou de *cassonade blanche* est du sucre que l'on a mis, en le faisant sortir du rafraîchissoir, dans des moules de terre cuite en forme de cône renversé, et dont on a recouvert uniformément la base d'une couche d'argile détrempée. Celle-ci cède peu à peu son eau, qui traverse toute la masse du sucre et dissout le sirop. Après deux ou trois terrages, on le laisse sécher et on le brise en fragments. Pour raffiner, en France, cette cassonade, on la chauffe avec une quantité déterminée d'eau de chaux claire, on enlève l'écume; on ajoute du sang de bœuf délayé dans de l'eau on fait bouillir et l'on décolore sur du noir animal. On fait ensuite cristalliser le sucre, et on le terre comme il a été dit ci-dessus. On obtient par des procédés analogues le sucre de betterave : le jus fourni par les betteraves lavées et râpées est chauffé à 70° avec de la chaux, puis décanté, filtré sur du noir animal, évaporé, et cuit de nouveau (jusqu'à ce qu'il marque 32°), dans le vide de préférence, parce que l'air brunit le liquide et augmente la quantité de mélasse incristallisable; le liquide cristallise dans des moules coniques en argile, dont la pointe est bouchée par un tampon de bois ; les cristaux sont purifiés dans des appareils nommés *turbines*, auxquels on imprime une rotation telle que la mélasse restant dans les cristaux s'échappe par les toiles métalliques qui forment les parois de ces appareils, tandis que le sucre restant est pur et blanc. — *Sucre candi*. Sucre pur dissous dans l'eau, cuit en consistance de sirop, et cristallisé ensuite par une évaporation lente dans une étuve. — *Sucre de diabète*. V. SUCRE *du foie*. — *Sucre du foie* [*sucre de diabète, sucre de raisin, sucre urinaire, sucre des urines, glucose* ou mieux *glycose animale*, (en atomes $C^6H^{12}O^6$)]. Principe qui existe à l'état normal dans le parenchyme du foie, dans le sang des veines sus-hépatiques, dans celui de la portion de la veine cave qui est au-dessus de lui, dans le sang du cœur droit et des artères pulmonaires, dans les muscles, le thymus, etc. Chez les animaux à jeun, on ne trouve pas ou presque pas de sucre dans le sang des veines pulmonaires, du cœur gauche ou au moins de l'aorte ou de ses branches ; on n'en trouve pas dans les veines générales. Pendant la digestion, on en trouve partout où il y en a à jeun, et en plus grande quantité; on en trouve de plus un peu dans les artères et même quelquefois dans les veines générales. On en trouve un peu dans la veine porte dans ce dernier cas, et dans celui où il en a été introduit avec les aliments; mais, à part ces circonstances, il n'y en a pas là, tandis qu'il y en a dans les veines sus-hépatiques. On ne trouve jamais de sucre dans la bile à l'état normal. On le rencontre dans l'urine du fœtus pendant toute la vie intra-utérine, et aussi en petites quantités dans celle des femmes enceintes, des femmes en couches, des nourrices, surtout immédiatement après le sevrage. Au point de vue de l'analyse élémentaire, il est identique avec la glycose (fig. 727) ; il en offre les

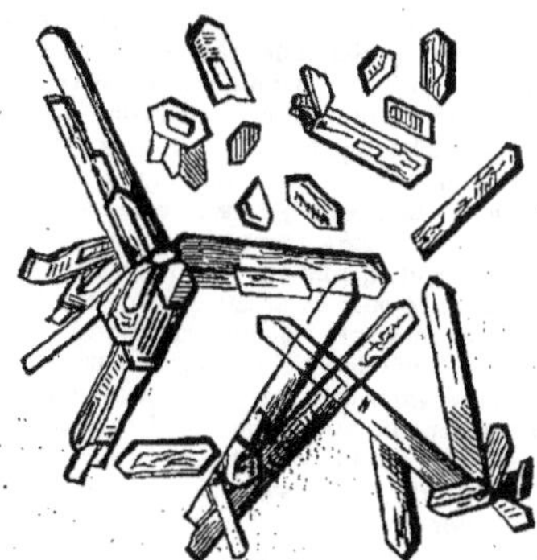

Fig. 727. — *Glycose* cristallisée.

caractères extérieurs, et la propriété de subir la fermentation sous l'action de la levure de bière; mais il en diffère en ce que, dans les vaisseaux, il se décompose sept ou huit fois plus facilement que la glycose fabriquée artificiellement, et que celle des raisins. Il faut en injecter sept ou huit fois plus dans les vaisseaux avant d'en retrouver dans les urines. Le sucre de raisin, au contraire, n'est pas détruit aussi facilement, ne passe pas aussi facilement à un autre état spécifique (celui d'acide lactique) ; en sorte que, bien qu'il ne passe pas tout dans les urines comme le sucre de canne injecté dans le sang veineux, il faut néanmoins en injecter sept ou huit fois moins que du sucre du foie pour en voir arriver dans le liquide vésical. — Les réactifs qu'on emploie pour en déceler la présence dans les liquides sont les suivants. Le *procédé de Trommer* (1841) consiste à verser de la potasse dans la liqueur que l'on veut examiner, puis ajouter au liquide filtré du sulfate de cuivre en solution très étendue : il se forme une belle couleur bleue. Si l'on chauffe ce liquide, on voit se former un précipité rougeâtre d'oxyde de cuivre en forme de poudre. On préfère l'emploi de la *liqueur de Barreswil et Bernard*, ou *réactif cupro-potassique* ou *cupro-tartrate de potasse*. Pour le préparer, on dissout du tartrate de cuivre dans une solution de potasse. Ce liquide, qui est un sel double de potasse et de cuivre, est d'un beau bleu. L'ébullition d'une liqueur sucrée additionnée de ce réactif donne un précipité caractéristique qui passe par différentes nuances du jaune rougeâtre. Celui-ci se forme parce que la glycose s'oxyde aux dépens du bioxyde de cuivre, qui passe à l'état de protoxyde rougeâtre et se précipite. L'acide sulfureux, les sulfates, l'aldéhyde, le chloroforme, l'acide tannique, la salicine, l'acide urique et les urates réduisent et précipitent le réactif cupro-potassique. Il en résulte que les urines normales riches en urates, comme celles des femmes en couches, par exemple, réduisent le cupro-tartrate de potasse sans que cela indique qu'il y ait de la glycose. Pour être certain de la présence de la glycose, on se débarrasse de toutes les matières réduisantes : 1° en ajoutant à l'urine un excès d'acétate neutre de plomb, puis filtrant ; 2° en additionnant le liquide filtré, limpide, d'ammoniaque jusqu'à légère alcalinité, et filtrant. On peut alors traiter ce deuxième liquide par le réactif, et, s'il précipite, on est sûr qu'il y a du sucre dans l'urine. L'expérience apprend, du reste, à distinguer le léger précipité des urines normales de celui, plus foncé, des liquides sucrés, sans recourir aux précautions précédentes dans la pratique; mais elles sont nécessaires pour avoir toute certitude. L'absence de précipité dans les urines non additionnées d'acétate plombique, etc., indique à coup sûr l'absence de sucre. Le *procédé de Fehling* est le même que le précédent, mais la soude remplace la potasse dans le liquide, qui est ainsi moins altérable. — *Sucre de fruits*. V. GLYCOSE. — *Sucre de gélatine*. V. GLYCOCOLLE. — *Sucre insipide*. Nom donné autrefois à la portion de sucre de diabète ou du foie qui, dans les urines, se combinant avec le chlorure de sodium, perd sa saveur. — *Sucre interverti*. Sucre de canne dont, par l'action des acides, le pouvoir rotatoire dextrogyre est devenu lévogyre. Ce fait tient à ce que les acides décomposent le sucre de canne en deux sucres différents, qui étaient auparavant combinés à équivalents égaux et qui sont la *glycose* dextrogyre et cristallisable, et la *lévulose* lévogyre et incristallisable. V. LÉVULOSE et SUCRE *de canne*. — *Sucre de lait*. V. LACTOSE. — *Sucre des nids*. V. TRÉHALOSE. — *Sucre d'orge*. V. PÉNIDE. — *Sucre de pomme*. Il ne diffère du sucre d'orge que parce qu'on le prépare avec du sucre très blanc, aromatisé à la fleur d'oranger ou au citron. C'est ce même sucre, coulé dans des moules sphériques, qui constitue les prétendues *boules de gomme*. — *Sucre de raisin*. V. GLYCOSE et SUCRE *du foie*. — *Sucre de réglisse*. La glycyrrhizine. — *Sucre de Saturne*. V. ACÉTATE *de plomb*. — *Sucre tors*. V. PÉNIDE. — *Sucre urinaire*. V. SUCRE *du foie*. — *Sucre vermifuge*. Préparation officinale composée de 3 parties de mercure coulant, qu'on a éteint avec 2 parties de sulfure de mercure noir préparé au feu et porphyrisé, auxquelles on a ensuite ajouté 7 parties de sucre en poudre. Ce vermifuge n'est pas employé.

SUCRÉ, ÉE. adj. — *Matière sucrée*. V. SUCRE.

SUCRIER. s. m. — *Sucrier des montagnes.* Nom, aux Antilles, de l'*Hedwigia* (ou *Bursera*, Pers.) *balsamifera* (Swartz), térébinthacée dont le fruit a une pulpe sucrée qui donne un suc (*baume du sucrier, résine de Gomart balsamifère*), liquide rougeâtre, ayant un peu l'aspect, l'odeur et la saveur du copahu, réputé propre à favoriser la cicatrisation des plaies. Il contient de la *bursérine*.

SUDAMINA. s. m. pl. [ἱδρῶα, all. *Schweissbläschen*, angl. *sudamina*, it. *sudamini*, esp. *sudamina*]. Mot qui n'est pas latin et qui a été fait de *sudare* pour désigner de petites vésicules proéminentes, du volume d'un grain de millet, arrondies, transparentes, pleines d'une humeur aqueuse, ténue, non visqueuse. Elles se développent sans rougeur à la peau, dans le cours de plusieurs maladies aiguës ou chroniques, particulièrement dans la fièvre typhoïde, la scarlatine, la rougeole, le rhumatisme articulaire aigu. Ces vésicules, qu'au premier coup d'œil on prendrait pour des gouttelettes de sueur, commencent quelquefois à se ternir peu d'heures après leur apparition; d'autres fois, elles ne se ternissent qu'au bout de plusieurs jours, puis elles s'affaissent, se rident et disparaissent.

SUDATION. s. f. [*sudatio*, ἵδρωσις]. Action de suer ou de faire suer pour un but thérapeutique.

SUDATOIRE. adj. [*sudatorius*, angl. *sudatory*, it. et esp. *sudatorio*]. — *Fièvre sudatoire*. La *suette*.

SUDATORIUM. s. m. [de *sudare*, suer]. Mot latin employé pour désigner le lieu où, dans un établissement balnéaire, la sueur est provoquée.

SUDORATE. s. m. Nom générique des sels formés par l'acide sudorique.

SUDORIFÈRE. adj. Synonyme de *sudoripare*.

SUDORIFICATION. s. f. (Bergeret). Fonction végétative, adjuvante et supplémentaire des actes rénal et pulmonaire, par laquelle l'économie se débarrasse de principes fixes, cristallisables ou volatils dissous dans le sang. C'est une fonction excrémentitielle devant prendre rang à côté de l'urination. Elle a pour appareils les follicules sudoripares.

SUDORIFIQUE. adj. [*sudorificus*, de *sudor*, sueur, et *facere*, faire; ἱδρωτικὸς, all. *schweisstreibend*, angl. *sudorific*, it. et esp. *sudorifico*]. Se dit de ce qui provoque la sueur. — *Bois* ou *espèces sudorifiques* (Codex). Mélange, à parties égales, de bois de gaïac, de racine de salsepareille, de squine et de sassafras.

SUDORIFIQUES. s. m. pl. Médicaments qui provoquent la sueur. On emploie comme sudorifiques les stimulants généraux, l'antimoine diaphorétique, les poudres de James, de Dower, la bardane, le sureau, la bourrache, et les *bois* ou *espèces sudorifiques*.

SUDORIPARE. adj. [de *sudor*, sueur, et *parere*, produire; angl. *sudoriparous*]. Qui produit la sueur. — *Glandes sudoripares*. Glandes de la peau par lesquelles la sueur est versée à la surface du tégument cutané et qui existent sur tous les points du corps, sauf au niveau des lèvres, des bords des paupières et du gland. Elles sont formées d'un *glomérule* sécréteur, long de 5 à 7/10 de millimètre, large de 3 à 4/10 quand il est ovoïde; celui-ci est constitué par un tube enroulé sur lui-même à la façon d'un peloton de ficelle; il siège profondément dans le derme ou dans le pannicule adipeux sous-cutané. Il est relié à la surface de la peau par un conduit excréteur formé de deux segments, l'un intradermique rectiligne, l'autre intra-épidermique enroulé en tire-bouchon et dépourvu de paroi propre. Dans le glomérule, le tube glandulaire est formé d'une membrane basale sur laquelle repose une première assise de cellules contractiles, comme les cellules musculaires (cellules *myo-épithéliales*), et d'une deuxième assise de cellules sécrétantes, pyramidales à sommet tronqué. Le tube excréteur est formé, dans sa partie dermique, d'une basale et d'une couche de cellules. Dans l'aisselle, les glandes sudoripares sont deux fois plus volumineuses que dans le reste du tégument.

SUDORIQUE. adj. [de *sudor*, sueur]. — *Acide sudorique* [*acide hidrotique*, de ἱδρώς, sueur]. Acide retiré de la sueur par décomposition des sudorates de soude et de potasse qui sont des principes immédiats de cette humeur. Il n'existe pas à l'état libre et comme principe constituant de ce liquide. Il remplace dans la sueur l'acide urique de l'urine. V. SUEUR.

SUETTE. s. f. [*morbus sudatorius*, all. *Schweissfieber*, angl. *sweating sickness*, it. *sudore anglico*]. Maladie fébrile contagieuse, presque toujours épidémique, qui éclata en Angleterre en 1486 pour la première fois, et y renouvela ses ravages à quatre reprises, jusque vers le milieu du XVIe siècle: de là son nom de *sudor anglicus*, *suette anglaise*. Elle ne se borna pas à l'Angleterre et passa sur le continent. Dans les premiers temps, cette fièvre offrait une sueur profuse, mais peu ou point d'éruption. Le danger en était très grand, et les épidémies de suette anglaise doivent être comptées parmi les plus formidables qui ont désolé les populations. Cette maladie est aujourd'hui disparue; est-elle analogue à la *suette miliaire* qui sévit en France depuis le XVIIIe siècle? Cela est probable, bien que certains auteurs l'aient nié, mais trop de caractères rapprochent ces deux maladies pour qu'on puisse les séparer complètement. — La *suette miliaire* est une maladie qui ne s'observe guère qu'en France, où elle affecte la forme d'une endémo-épidémie, localisée particulièrement en certaines régions, Picardie (*suette picarde*), Poitou, Languedoc, Charentes, etc. Il y a des faits nombreux de familles entières frappées par l'épidémie. On a pu constater la transmission de la suette d'un village dans un autre par contagion, comme on l'observe pour le choléra et la fièvre typhoïde. Mais ces épidémies restent toujours limitées et ne se répandent jamais au loin. La maladie est caractérisée par trois ordres de symptômes: les sueurs toujours très abondantes, une éruption qui, en dehors de vésicules de miliaire, comporte un érythème qui peut, suivant les cas, être scarlatiniforme ou morbilliforme; enfin, des phénomènes nerveux et en particulier des crises de suffocation avec sensation de constriction épigastrique. Elle débute parfois sans prodromes; dans d'autres cas, il y a des phénomènes précurseurs assez légers pour que les malades n'y fassent aucune attention et continuent à vaquer à leurs occupations. Les phénomènes précurseurs consistent, quand ils se montrent, en céphalalgie sus-orbitaire, étourdissements, légère courbature et lassitude dans les membres, malaise épigastrique; langue blanche, caractéristique de l'embarras gastrique. L'affection peut offrir la forme intermittente, et les accès ont été précédés du frisson caractéristique dans les lieux où il y a ordinairement des fièvres intermittentes; le sulfate de quinine a donné alors de bons résultats. On a quelquefois vu du délire et d'abondantes épistaxis. Cette maladie affecte une marche typique: la période d'invasion est marquée par les sueurs, la fièvre, la faiblesse générale, et des phénomènes nerveux dont les plus caractéristiques sont des crises de suffocation avec sentiment de constriction et de barre épigastrique; puis vient la période d'éruption annoncée par des démangeaisons et accompagnée d'un amendement des phénomènes généraux graves de la période précédente; puis les sueurs diminuent et le malade arrive peu à peu à la convalescence; quant à la desquamation, elle suit pas à pas l'éruption et ne constitue pas une période spéciale. La convalescence est longue et pénible même après une atteinte bénigne; les malades sont anémiés, ont de l'insomnie, de l'anorexie, parfois de l'arythmie cardiaque, une lassitude générale avec tremblement fibrillaire des muscles de la face et de la langue. Le pronostic est très variable suivant les épidémies; pourtant, en général la mortalité est peu élevée, les rechutes sont assez fréquentes et en général bénignes. Le diagnostic doit être fait surtout avec la rougeole et la scarlatine, mais la marche de la maladie est différente, l'éruption n'a pas la même évolution que dans ces maladies, enfin la notion d'épidémicité, l'abondance des sueurs permettront d'affirmer le diagnostic. Le traitement sera d'abord prophylactique, et comporte l'isolement du malade, et la désinfection des locaux contaminés. Le traitement médical sera purement symptomatique; l'ipéca et le sulfate de quinine, longtemps vantés comme spécifiques, ne doivent être donnés que sur indications spéciales; il faut donner au malade des boissons abondantes et recourir à l'hydrothérapie sous forme d'affusions froides, de bains froids, d'applications de draps mouillés, quand la fièvre est très vive et les phénomènes infectieux intenses; dans ces cas aussi, les injections sous-cutanées de sérum artificiel, d'huile camphrée, de caféine, pourront donner de bons résultats. Dans certaines épidémies de choléra, on a vu, dans les campagnes surtout, la suette régner en même temps, où le précéder de huit ou quinze jours, et disparaître à peu près lors de l'invasion du choléra. Certains auteurs ont soutenu que les personnes atteintes de suette qui ne succombaient pas n'avaient pas le choléra. Il semble qu'il n'y ait là qu'une coïncidence, ces deux maladies n'ayant aucun point de contact entre elles.

SUEUR. s. f. [*sudor*, ἱδρώς, all. *Schweiss*, angl. *sweat*, it. *sudore*, esp. *sudor*]. Liquide sécrété par les glandes sudoripares, versé à la surface de la peau, et condensé en gouttelettes dans certaines conditions normales, par suite d'élévation de la température extérieure, de suspension momentanée de la respiration, de mouvements ou d'efforts énergiques et prolongés, de certaines émotions et de certaines conditions morbides; c'est ce liquide qui, lorsqu'il s'échappe à l'état de vapeur, porte le nom de *transpiration* ou d'*exhalation cutanée*. La sueur diffère d'une région du corps à l'autre. Celle des *régions inguino-scrotale* et *inguino-vulvaire* est alcaline; son odeur se rapproche de celle des corps gras, bien que différente de celle du creux axillaire, ce qu'elle doit à son mélange au sébum des glandes pileuses de ces régions et à sa prompte altération. La *sueur de l'intervalle des orteils*, ne s'évaporant pas, s'altère et devient alcaline, en prenant une odeur différente des sueurs scrotale et axillaire, analogue à celle de certains corps gras devenus rances. Celle *de la plante des pieds* est acide comme celle de la paume des mains. La *sueur de la surface générale du corps et des mains* est franchement acide et sans odeur prononcée; mais la *sueur des aisselles*, si caractéristique par son odeur, est alcaline, ce qui probablement est dû à la présence d'un valérate de soude ou de potasse. Peut-être s'y trouve-t-il en même temps des acides gras volatils et odorants. L'acide caproïque a l'odeur franche de la sueur axillaire. Ainsi la *sueur générale* n'est pas un liquide unique. Ce n'est pas non plus un liquide homogène. En effet, elle est formée de liquides qui diffèrent à la surface générale de la peau et à l'aisselle. Il s'y ajoute encore le produit neutre ou légèrement alcalin des glandes pileuses dans les régions qui sont pourvues de poils et des cellules épithéliales qui se desquament incessamment. — La surface du corps produit environ 40 grammes par heure de sueur dans les conditions ordinaires, c'est-à-dire à peu près un litre par jour. Favre, qui a pu étudier jusqu'à quatorze litres de sueur générale chez un homme atteint de la goutte, sans fièvre, a reconnu que, en provoquant la sueur par les moyens sudorifiques externes, et le malade buvant jusqu'à deux litres d'eau, la quantité de sueur produite peut s'élever jusqu'à deux litres et même deux litres et demi en une heure et demie. Sur cette quantité, le premier tiers était toujours acide, le deuxième neutre ou légèrement alcalin, le troisième toujours alcalin. — La sueur est un liquide limpide ou à peine troublé par les lamelles épithéliales. Le principe qui lui donne son acidité est un acide libre et volatil comme les acides gras (*valérique*); car, dès que l'évaporation est commencée, la réaction acide disparaît pour faire place à une réaction alcaline. La composition de la sueur générale est, pour 10 000 grammes : *Principes de la quatrième classe :* 1° Eau, 9955,73; 2° chlorure de sodium, 22,30; 3° chlorure de potassium, 2,43; 4° sulfates de soude et de potasse, 0,11; 5° phosphates de soude et de potasse, des traces; 6° carbonates alcalins restant unis à une certaine quantité de substance azotée coagulable, 0,05; 7° phosphates terreux, des traces. *Principes de la deuxième classe :* 1° Sudorate de soude, 10,42 à 11,72; 2° sudorate de potasse, 3,90 à 5,20; 3° lactate de soude, 2,15 à 3,38; 4° lactate de potasse, 0,79 à 1,02 (ces sels de potasse sont le tiers ou le quart en poids de ceux de soude, tandis que, dans les principes d'origine minérale, ils ne sont que le dixième de ceux de soude); 5° urée, 0,42; 6° principes graisseux, 013. *Principes de la troisième classe :* substance azotée coagulable analogue à l'albumine en petite quantité, et des traces d'épithélium. La petite proportion de principes de la troisième classe dans la sueur montre qu'elle est une humeur excrémentitielle à peu près au même titre que l'urine. Il n'y a dans la sueur ni acide hippurique, ni acide urique, ni sels correspondants. Les phosphates et sulfates sont en petite quantité dans la sueur par rapport surtout à ce qui a lieu dans l'urine. Il y a proportionnellement plus de sel marin dans la sueur que dans l'urine. Les sels de la première classe, dans la sueur, sont aux bases des sels de la deuxième comme 100 . 12,01, tandis que, dans l'urine, ce rapport est comme 100 . 2,95. — La sécrétion de la sueur est augmentée par toutes les causes qui augmentent la pression du sang dans les capillaires de la peau (chaleur, exercice, boissons abondantes, sudorifiques) et par certaines substances spéciales (pilocarpine et jaborandi, nicotine, etc.); elle est diminuée par l'atropine et l'influence du froid. Cette sécrétion, comme celle de la salive, est sous la dépendance de deux ordres de nerfs : les uns agissent sur la circulation (*nerfs vasculaires*), les autres sur la sécrétion elle-même (*nerfs glandulaires, excito-sudoraux*, Vulpian). — *Sueur bleue*. La sueur peut, dans quelques cas morbides, tacher le linge en bleuâtre ou en verdâtre; la cause est la même que celle de la suppuration bleue. V. SUPPURATION. — *Sueur fétide*. Nom sous lequel on désigne la sueur de la fièvre typhoïde, de la suette et d'autres maladies, durant lesquelles cette sécrétion exhale une odeur désagréable plus ou moins intense, différente de l'une à l'autre de ces maladies. Le liquide renferme ordinairement des sels ammoniacaux de plusieurs espèces dus à une altération rapide des principes normaux dès que la sécrétion est opérée. — *Sueur de sang*. V. HÉMATIDROSE.

SUFFOCANT, ANTE. adj. [all. *erstickend*, angl. *suffocating*, it. *suffocante*, *suffogante*, esp. *sufogante*]. Qui produit la suffocation. — *Catarrhe suffocant* [all. *Stickfluss*]. Nom donné par Laennec à la bronchite capillaire, en raison de la dyspnée extrême qui accompagne cette maladie.

SUFFOCATION. s. f. [*suffocatio*, πνὶξ, πνιγμὸς, all. *Erstickung*, angl. *suffocation*, it. *suffocazione*, *suffogamento*, esp. *sufocacion*]. Étouffement; perte de respiration ou extrême difficulté de respirer. — Asphyxie causée par la présence d'un corps étranger qui obstrue le pharynx, le larynx ou l'arrière-bouche et intercepte le passage de l'air. Cette forme d'asphyxie se distingue de celle qui est causée par des gaz irrespirables ou toxiques qui, continuant à pénétrer dans les bronches, permettent la continuation des mouvements d'inspiration et d'expiration; elle est analogue à celles dans lesquelles aucun gaz ne pénètre dans les voies respiratoires : strangulation, pendaison, submersion. — En médecine légale, cas dans lesquels un obstacle mécanique, autre que la strangulation et la pendaison, est apporté violemment à l'entrée de l'air dans les organes respiratoires, tels que compression des parois de la poitrine, occlusion directe de la bouche et des narines, enfouissement dans la terre ou tout autre milieu, séquestration d'un enfant dans une armoire, une malle, etc. Les lésions externes, qu'on constate à l'inspection extérieure du cadavre, varient avec le procédé employé pour produire la suffocation. Les lésions internes, viscérales, se trouvent : au poumon, qui présente des ecchymoses sous-pleurales, pointillées, ou sous forme de marbrures, ou même de noyaux apoplectiques, de l'emphysème intervésiculaire, la présence dans les bronches d'une écume mélangée d'air et teinte de sang; au cœur, qui renferme du sang noir dans les cavités gauches comme dans les droites, ordinairement liquide, parfois coagulé quand la mort a été très lente, parfois aussi des ecchymoses sous-péricardiques ; à la tête, qui offre des ecchymoses sous la peau de la face et du cou, des ecchymoses sous le péricrâne, quelquefois de la congestion cérébrale. — *Suffocation d'utérus* [*præfocatio hysterica*, all. *hysterische Beklemmung*]. Autrefois l'attaque d'hystérie.

SUFFUSION. s. f. [*suffusio*, de *suffundere*, répandre dessous; all. *Ergiessung*, angl. *suffusion*, it. *suffusione*, esp. *sufusion*]. Synonyme d'*épanchement*. || Nom donné par les anciens [*oculorum suffusio*, ὑπόχυμα] à la cataracte, qu'ils attribuaient à un épanchement d'humeurs dans l'œil. || Nom donné par les Latins [*suffusio*] à la berlue.

SUGARINE. s. f. (*méthylbenzolsulfinide*). Substance obtenue en faisant bouillir une solution aqueuse de toluolcyansulfamide additionnée de lessive de potasse en quantité suffisante pour obtenir la saponification; la solution refroidie est additionnée d'acide sulfurique qui précipite le nouveau produit. Ce corps a un pouvoir sucrant 500 fois plus grand que le sucre ordinaire. On l'emploie en comprimés dosés à 0gr,05 pour édulcorer une boisson ou un médicament.

SUGGESTIBILITÉ. s. f. Aptitude à obéir aux suggestions.

SUGGESTION. s. f. Action de faire pénétrer dans l'esprit d'un autre une idée qu'il n'a pas ou qui est contraire à celles qu'il a. La suggestion est un des procédés principaux de la psychothérapie. Elle peut être faite le sujet étant à l'état de veille ou plongé dans le sommeil hypnotique. Ce dernier état est le plus favorable, parce que l'hypnose augmente la suggestibilité du sujet; la suggestion peut alors faire disparaître instantanément une manifestation de l'hystérie, comme une paralysie. Mais tous les neurologistes s'accordent aujourd'hui à reconnaître les dangers de l'hypnotisme (V. Hypnotisme, et Somnambulisme *provoqué*); aussi la suggestion hypnotique n'est-elle utilisée que dans des cas exceptionnels, même chez les hystériques. La suggestion sans hypnose est au contraire un procédé souvent employé; elle fait partie de toute consultation médicale, et tout médecin fait de la suggestion souvent sans s'en douter. Elle peut être *directe*, et consiste alors simplement dans l'affirmation pure et simple de l'idée qu'on veut imposer au sujet; c'est un procédé qui réussit rarement et seulement chez les êtres éminemment suggestibles, chez les enfants et les individus peu developpés. La suggestion *indirecte* est un moyen psychothérapique de premier ordre. Dans l'hystérie et la neurasthénie, elle fait partie intégrante du traitement au même titre que l'isolement. Elle consiste non plus à imposer une idée au sujet, mais à faire naître cette idée, de telle sorte que le sujet s'imagine qu'il l'a eue de lui-même et qu'elle fait partie de son système d'idées habituel. Souvent cette idée suggérée est en contradiction avec celles qu'il soutient maladivement, mais du moment qu'il croit l'avoir trouvée en lui, il s'y attache aussi fermement qu'à ses idées morbides, et est amené de lui-même à choisir. Ainsi la suggestion indirecte remplace dans un esprit les idées morbides par des idées saines. Elle s'effectue à l'aide de procédés psychologiques très divers, et demande, pour être mise en œuvre, des connaissances approfondies de psychologie; elle est aidée par des moyens secondaires comme l'intonation de la voix, le prestige physique du médecin traitant, le milieu dans lequel on place le malade. Elle détermine des guérisons qui sont obtenues lentement, mais souvent d'une façon définitive.

SUGILLATION. s. f. [*sugillatio*, ἐκχύμωμα, ὑπόσφαγμα, all. *Saugemaal, Blutunterlaufung*, angl. *sugillation*, it. *sugillazione*, esp. *sugilacion*]. Mot sans signification bien déterminée. || Nom donné à de légères ecchymoses cutanées; telle doit être sa véritable acception, d'après son étymologie (de *sugere*, sucer, parce qu'en suçant on peut déterminer une légère ecchymose appelée vulgairement *suçon*). || Nom donné aux taches scorbutiques et aux diverses colorations de la peau qui se produisent dans le cours de certaines affections cutanées. || Nom donné aux ecchymoses spontanées, par causes internes, du scorbut, du purpura, pour les distinguer des ecchymoses par causes externes. || Aujourd'hui, le plus ordinairement, synonyme de *lividités cadavériques*.

SUICIDE. s. m. [de *sui*, soi-même, et *cidium*, meurtre, de *cædere*, tuer; all. *Selbstmord*, angl. *suicide*, *self-destruction*, it. et esp. *suicidio*]. Meurtre de soi-même. Ce mot a été employé pour la première fois par Desfontaines au XVIIIe siècle. Des Etangs et Brierre de Boismont ont prouvé que les idées ont de l'influence sur un grand nombre de suicides, et qu'on ne doit pas considérer comme fous ceux qui se tuent. Le suicide était moins commun au moyen âge que dans l'antiquité, ce qui doit être attribué aux sentiments religieux et aux peines portées tant par l'Église que par la loi; cette diminution est plus prononcée chez les mahométans que chez les chrétiens; il y a eu un accroissement marqué du suicide depuis le XVIe siècle jusqu'à nos jours. Le nombre des suicides est plus grand en été qu'en hiver, et dans les régions chaudes de la France que dans les régions du nord, Paris excepté; parmi les suicidés il y a trois fois plus d'hommes que de femmes, plus de célibataires des deux sexes que d'individus mariés, et environ trois fois plus d'hommes illettrés ou d'une instruction limitée que d'hommes instruits. Les causes les plus habituelles du suicide sont l'inconduite, la dissipation et l'immoralité, puis l'hypocondrie et les diverses formes d'aliénation mentale; viennent ensuite les chagrins domestiques, les souffrances par maladies diverses, l'amour, la crainte du déshonneur, etc.; une fois sur cinq environ les suicidés descendent de parents qui se sont tués eux-mêmes. — En médecine légale, l'expert a souvent à intervenir pour déterminer si la mort constatée résulte du suicide, d'un accident ou d'un homicide. La réponse à cette question est souvent difficile à faire, et exige un examen minutieux de toutes les circonstances qu'il est possible d'apprécier. En cas de blessures par armes à feu ou par instruments tranchants, on a surtout égard à leur situation et à leur direction : la main de celui qui se suicide tremble, choisit de préférence certaines places, telles que le cou pour les instruments tranchants, le cœur pour les instruments piquants, la bouche, le cœur ou la tempe pour les armes à feu (Tourdes); la direction de la blessure par instrument piquant est presque toujours oblique de droite à gauche en cas de suicide (à moins que l'individu ne soit gaucher) ; au contraire, dans l'homicide, les blessures n'ont pas de siège de prédilection, elles sont multiples le plus souvent, elles sont obliques de gauche à droite si elles sont produites par un instrument piquant.

SUIE. s. f. [*fuligo*, λιγνύς, all. *Russ*, angl. *soot*, it. *fuliggine*, esp. *hollin*]. Matière noire, d'une odeur désagréable, de saveur amère et empyreumatique, que la fumée dépose sur les parois des conduits de cheminées. Elle est composée principalement de charbon, d'huile empyreumatique et d'acide acétique; elle contient souvent aussi du chlorure ammonique et quelques autres sels. La suie du charbon de terre ne diffère pas notablement de celle du charbon de bois. — La suie a été employée comme détersive, antifébrile, anthelminthique, antispasmodique; elle fait la base d'une pommade contre les dartres et la teigne; on employait comme succédanées de la créosote une décoction de deux poignées de suie par 500 grammes d'eau, et une pommade formée de parties égales de suie et d'axonge. — *Eau de suie*. V. EAU *de Clauder*.

SUIF. s. m. [*sebum*, στέαρ, all. *Talg*, angl. *tallow*. it. *sevo*, esp. *sebo*]. Graisse solide fournie par les herbivores, bœuf, mouton, chèvre. Il doit son odeur à l'*hircine*. — *Suif de Chine*. V. ARBRE *à suif* et STILLISTÉARINE.

SUIFEUX, EUSE. adj. Qui ressemble au suif. — Se dit du contenu de certains kystes, etc. V. STÉATOMATEUX.

SUINT. s. m. [*œsypum*, οἴσυπος, all. *Wollfett*, angl. *filth*, *greasiness*, it. *sucidume*]. Matière animale grasse attachée à la laine qui recouvre le corps du mouton. Isolée, elle est onctueuse, odorante, de couleur jaunâtre, plus légère que l'eau; fusible comme la graisse, et décomposable en produits ammoniacaux. La quantité de suint qui couvre la laine varie dans les différentes races ovines; elle paraît être toujours en raison directe de la finesse de la toison. Les anciens employaient le suint dans plusieurs préparations excitantes.

SUINTEMENT. s. m. [all. *Sintern*, angl. *running out*, *leaking*, it. *stillamento*, esp. *resumo*]. Écoulement imperceptible d'un liquide par une plaie ou par un émonctoire quelconque.

SUJET. s. m. — *Sujet de dissection*. Cadavre réservé pour servir aux études anatomiques.

SULCIFORME. adj. [de *sulcus*, sillon, et *forma*, forme]. En forme de sillon. — *Erosion sulciforme*. Erosion dentaire constituée par une rainure horizontale creusée dans la couronne de la dent. On la rencontre dans la syphilis héréditaire.

SULFANILIDIQUE. adj. V. SULFANILIQUE.

SULFANILIQUE. adj. — *Acide sulfanilique* [*acide sulfanilidique*, *sulfate anhydre d'aniline*, *acide amidophénylsulfureux*] ($C^{12}H^7O^6S^2Az$ ou, en atomes, $C^6H^4AzH^2.SO^2OH$). Corps obtenu en dissolvant une partie d'aniline dans deux parties d'acide sulfurique, puis chauffant jusqu'à dégagement d'acide sulfureux, et laissant refroidir; on le fait ensuite cristalliser dans l'eau après purification au noir animal. Il se présente, sous l'aspect de cristaux rhombiques brillants, solubles dans 115 parties d'eau, insolubles dans l'alcool et l'éther. On emploie le sulfanilate de soude en solution dans l'eau au titre de 5 p. 100; on l'administre à la dose de 1 à 2 grammes par jour dans les cas de catarrhe aigu des muqueuses des voies respiratoires, en particulier dans le coryza aigu, la laryngite aiguë, et aussi l'otite moyenne.

SULFARSÉNIEUX. adj. — *Acide sulfarsénieux*. V. ORPIMENT.

SULFARSÉNIQUE. adj. — *Acide sulfarsénique* (AsS^5). Composé acide de soufre et d'arsenic correspondant à l'acide arsénique (AsO^5). C'est une poudre jaune qui forme des sels avec les sulfures alcalins.

SULFARSÉNITE. s. m. Sel que forme l'acide sulfarsénieux avec les bases. — *Sulfarsénite de quinine*. On prépare ce sel en saturant une solution aqueuse d'acide arsénieux avec une solution alcoolique de sulfate de quinine, jusqu'à neutralisation; on évapore et l'on fait cristalliser. Il peut être administré sans danger à la dose de 50 à 70 centigrammes.

SULFATE. s. m. [*sulphas*, all. *schwefelsaures Salz*, angl. *sulfate*, it. *sulfato*, esp. *sulfate*]. Nom générique des sels produits par la combinaison de l'acide sulfurique avec les bases. Les sulfates ont pour caractères de se convertir en sulfures quand on les calcine avec le charbon, et de donner avec les sels solubles de baryte un précipité blanc et grenu, insoluble dans l'eau et dans l'acide azotique. On appelle *sursulfates* ou *bisulfates*, ceux dans lesquels il y a un excès d'acide; et *sous-sulfates* ou *sulfates basiques*, ceux dans lesquels la base prédomine. Les sulfates neutres et acides sont solubles dans l'eau, sauf ceux de baryte et de plomb. On prépare les sulfates soit en faisant agir l'acide sulfurique sur les métaux, ou sur les oxydes, carbonates, sulfures ou chlorures métalliques; soit par double décomposition, quand le sulfate qu'on veut obtenir est insoluble; soit enfin par oxydation des sulfures. — *Sulfate d'alumine et de potasse* ou *d'ammoniaque*. V. ALUN. — *Sulfate d'alumine et de zinc*. Sel dont la solution, d'après Homolle, serait plus efficace que celle de l'alun. Cette solution se prépare avec : sulfate d'alumine, 60 parties; eau, 40; oxyde de zinc, 6. — *Sulfate d'ammoniaque* [*sel ammoniac vitriolique*, *sel ammoniacal*, *sel secret de Glauber*, *vitriol ammoniacal*] ($AzH^3.HO.SO^3$). On le prépare en traitant l'ammoniaque liquide par l'acide sulfurique étendu d'eau, laissant un léger excès de base, évaporant doucement et faisant cristalliser. Il est en prismes à six pans, terminés par des pyramides à six faces, ou en lames ou en filets soyeux. Il est incolore, amer, très soluble dans l'eau. On l'employait autrefois à la dose de 1 gr,20 à 1 gr,80, comme stimulant et diurétique. — *Sulfate d'aniline*. V. SULFANILIQUE. — *Sulfate de bébéerine*. Sel administré par Patterson dans les fièvres intermittentes et rémittentes; ses propriétés antipériodiques ne sont pas aussi prononcées que celles du sulfate de quinine. — *Sulfate de cadmium* ($CdO.SO^4+4HO$ ou, en atomes, SO^4Cd). Sel qu'on obtient en dissolvant le carbonate de cadmium dans l'acide sulfurique, sous forme de prismes droits, triangulaires, transparents, très solubles dans l'eau, efflorescents, et qui est employé comme astringent, dans les ophtalmies chroniques, en collyre ou en pommade. C'est aussi un vomitif énergique, employé autrefois dans l'angine couenneuse et le croup. — *Sulfates de chaux*. On en connaît deux : 1° *Sulfate de chaux hydraté* [*sélénite*, *gypse*, *vitriol de chaux*, *chaux sulfatée*, *pierre à plâtre*] ($CaO.SO^3+2HO$, ou, en atomes, SO^4Ca). Sel qui forme des montagnes entières et se trouve plus ou moins abondamment dans les eaux de sources, de rivières, de puits, etc. Il est insipide et peu soluble. Il présente beaucoup de variétés dans ses cristaux, dont la forme est primitivement rhomboïdale. Sa dissolution précipite en blanc par l'eau de baryte et par l'oxalate d'ammoniaque. Les eaux qui en contiennent une certaine quantité ont une saveur fade, et coagulent le savon : on les appelle *eaux séléniteuses*. Le sulfate de chaux calciné constitue le *plâtre*. Dans les eaux *séléniteuses* évaporées, il cristallise en présentant une composition $[2(CaO,SO^3)+HO]$ différente de celle du *gypse*. Le gypse cristallise également en lames hémitropes appartenant au cinquième type cristallin. Irrégulièrement entrelacés, ces cristaux forment l'*albâtre*. 2° *Sulfate anhydre de chaux* (*anhydrite*). Il se trouve également dans la nature; ses cristaux appartiennent au quatrième type; il fond à la chaleur rouge. — *Sulfate de cinchonine* ($C^{40}H^{24}Az^2O.SO^3+4HO$). Sel que l'on obtient en versant de l'acide sulfurique sur de la cinchonine délayée dans de l'eau bouillante. On cesse d'ajouter de l'acide lorsque la liqueur présente une légère réaction acide ; on filtre et on évapore lentement la liqueur dans une étuve (Codex). Le sulfate de cinchonine cristallise en prismes à quatre pans, durs et transparents ; il est soluble dans l'alcool, plus soluble dans l'eau que celui de quinine, fusible au-dessus de 100°. Il est beaucoup moins amer que le sulfate de quinine, mais plus toxique et plus lent dans ses effets. — *Sulfate de cuivre* [*couperose bleue, vitriol bleu, vitriol de Chypre, vitriol de cuivre*] ($CuO.SO^3 + 5HO$, ou en atomes, $SO^4Cu + 5H^2O$). Il existe dans la nature, mais ordinairement en dissolution dans les eaux qui coulent à travers les galeries des mines de sulfure de cuivre. On le prépare, ou par l'évaporation de ces eaux, ou par le grillage des pyrites cuivreuses, ou en mouillant des lames de cuivre avec l'acide sulfurique faible et les laissant au contact de l'air, ou en chauffant du cuivre avec de l'acide sulfurique concentré. Ce sulfate est très styptique ; il est soluble dans une demi-partie d'eau bouillante et dans 3 parties d'eau froide; il cristallise en prismes irréguliers d'un assez gros volume, d'un beau bleu transparent, contenant 0,36 d'eau, s'effleurissant légèrement. Le sulfate de cuivre est très employé dans les arts : il sert pour les teintures en noir et la fabrication de l'encre ; c'est un des sels cuivreux les plus actifs et un des poisons les plus redoutables. On l'emploie comme vomitif à la dose de 1 à 10 centigrammes et même davantage. A la dose de 1 centigramme 1/2 à 2 centigrammes 1/2 par jour, en plusieurs fois, il a été considéré comme apéritif et antispasmodique. Employé à l'extérieur, dissous dans l'eau, il agit comme styptique, et l'on en a fait usage, sous forme de collyre, dans le traitement des ulcères des bords des paupières, des granulations, des taies et autres affections chroniques des yeux ; on l'emploie aussi sous forme de crayon. Dissous dans 32 fois son poids d'eau, il a été employé en injections contre la blennorragie et les flueurs blanches atoniques. — *Sulfate de cuivre ammoniacal* [*eau céleste*] [$CuO,SO^3.2AzH^3.HO$, ou, en atomes, $SO^4Cu(AzH^3)^4$]. Sel obtenu en versant de l'ammoniaque liquide sur du sulfate de cuivre, ajoutant de l'alcool à 90°, et faisant cristalliser par l'évaporation spontanée. Il est d'un beau bleu velouté, et présente, outre les propriétés du sulfate de cuivre, celle de dégager une odeur ammoniacale quand on le traite par la potasse, la soude et la chaux. Il est recommandé à l'intérieur comme antispasmodique, contre l'épilepsie et la chorée, à la dose de 1 centigramme 1/2 à 10 centigrammes par jour, en pilules ; Guersant en a donné jusqu'à 25 ou 40 centigrammes. La solution est parfois employée à l'extérieur, pour panser les ulcères ou traiter les taches de la cornée. — *Sulfates de fer*. Le *protosulfate* ou *sulfate de protoxyde* [*sulfate ferreux, couperose verte, vitriol vert*] ($FeO.SO^3 + 7HO$, ou, en atomes, $SO^4Fe + 7H^2O$) est préparé en mettant dans un ballon de l'eau, de la limaille de fer et de l'acide sulfurique pur, jusqu'à ce qu'il n'y ait plus d'effervescence ; portant le mélange à l'ébullition, ajoutant un excès d'acide, concentrant la liqueur, décantant, laissant cristalliser par refroidissement, lavant les cristaux avec un peu d'alcool à 85° et les séchant promptement (Codex). Dans l'industrie, on le prépare à l'aide de pyrites exposées à l'air. Il est sous forme de rhombes transparents, verts, styptiques, efflorescents, solubles dans 2 parties d'eau froide, dans les trois quarts de son poids d'eau bouillante. Cette dissolution précipite en blanc par les alcalis, mais le précipité passe aussitôt au vert en absorbant l'oxygène de l'air. Il donne, par le prussiate de potasse, un précipité blanc qui passe promptement au bleu, et par les sulfhydrates un précipité noir. Chauffé à 100°, il perd son eau de cristallisation, et forme une poudre grise, nommée jadis *poudre de sympathie de Digby*. Desséché et soumis à l'action d'une chaleur rouge, il se décompose en acide sulfureux, tritoxyde de fer, et *acide sulfurique de Nordhausen*. Il entre dans la composition des teintures en noir et en gris. On s'en sert pour faire l'encre et le bleu de Prusse, et pour dissoudre l'indigo. Il passe pour tonique et astringent ; il a été employé comme antifébrile, emménagogue et vermifuge, à la dose de 30 à 40 centigrammes, et comme apéritif ou fondant à la dose de 10 à 15 centigrammes. Dissous dans son poids ou une fois et demie son poids d'eau, il constitue un des meilleurs désinfectants des eaux de la cale des navires, des urines, des fumiers, des matières fécales et autres en putréfaction (Guérard, Chevallier, etc.). 1 kilogramme par jour suffit sur les vaisseaux pour empêcher la putréfaction du fumier de dix chevaux. Le kilogramme coûte 20 centimes. — *Sulfate d'indigo*. V. SULFO-INDIGOTIQUE. — *Sulfate de magnésie* [*sel d'Angleterre, sel d'Epsom, sel de Sedlitz, sel cathartique amer*] ($MgO.SO^3 + 7HO$, ou, en atomes, $SO^4Mg + 7H^2O$). Sel qui existe en très grande quantité dans les eaux de Sedlitz et d'Epsom, et dans plusieurs autres, d'où on l'extrait par l'évaporation. Il est très amer, incolore, transparent, efflorescent, fusible au rouge vif; il cristallise en prismes à quatre pans, terminés par des pyramides à quatre faces. Il est soluble dans le tiers de son poids d'eau froide ; il est précipité en blanc par les dissolutions de sel de baryte et par l'ammoniaque. Il est purgatif à la dose de 30 à 60 grammes, que l'on prend le matin ; en solution dans trois ou quatre verres d'eau, soit pure, soit chargée d'acide carbonique. On lui substitue souvent, dans le commerce, le *sulfate de soude* provenant de l'exploitation des eaux salées de l'est de la France ; ce dernier sel, appelé *sel d'Epsom de Lorraine*, se reconnaît à son amertume plus grande, et à ce qu'il n'est précipité par aucun alcali ni carbonate alcalin. — *Sulfate de manganèse* ($MnO.SO^3 + 4HO$, ou en atomes, $MnSO^4 + 4H^2O$). Sel qu'on prépare en introduisant dans un creuset de terre parties égales de bioxyde de manganèse et de sulfate ferreux, chauffant au rouge sombre pendant une demi-heure, et traitant la masse refroidie et pulvérisée par l'eau bouillante ; évaporant à siccité, reprenant le résidu par l'eau chaude, et concentrant pour faire cristalliser (Codex). Ce sel, cristallisé en prismes rhomboïdaux, roses, soluble dans son poids d'eau froide, est prescrit, à petites doses (0gr,05 à 0gr,50), comme tonique ; à haute dose, c'est un purgatif violent et un caustique. — *Sulfates de mercure*. 1° *Protosulfate, sulfate de protoxyde de mercure, sulfate mercureux* ($Hg^2O.SO^3$). Sel blanc, pulvérulent, insoluble, insipide, inaltérable à l'air. Inusité. 2° *Deutosulfate, sulfate de bioxyde de mercure, sulfate mercurique* ($HgO.SO^3$ ou, en atomes, SO^4Hg). Il est préparé en chauffant du mercure avec un excès d'acide sulfurique concentré. Il est solide, blanc, inaltérable à l'air, acide, décomposable par l'eau en deutosulfate acide soluble, et en sulfate tribasique, qui est le *turbith minéral* ($3HgO.SO^3$). Le deutosulfate de mercure est peu employé en médecine. Il ne sert qu'à préparer le sublimé corrosif et le turbith minéral. 3° *Sulfate de mercure éthylènediamine* (*sublamine*). Corps se présentant sous forme de petites aiguilles blanches, soluble dans l'eau et la glycérine ; il renferme 43 p. 100 de mercure. C'est un antiseptique énergique, cinq fois moins toxique que le sublimé. On l'emploie pour la désinfection en solution à 1 ou 3 p. 1000, pour les injections urétrales en solution au titre de 0,20 p. 1000. — *Sulfate de morphine* [$C^{34}H^{19}AzO^6.SO^3 + 5HO$ ou en atomes $(C^{17}H^{19}Az^3)^2SO^4H^2 + 5H^2O$]. On l'obtient directement en traitant la morphine par l'acide sulfurique affaibli. On délaye dans un peu d'eau chaude la morphine réduite en poudre très fine; on y ajoute de l'acide sulfurique étendu de 3 ou 4 parties d'eau, en quantité suffisante seulement pour dissoudre la morphine ;

on évapore la liqueur à une douce chaleur jusqu'à consistance d'un sirop clair, et on la place dans un lieu frais pendant vingt-quatre ou trente-six heures (Codex). Le sulfate cristallise en aiguilles soyeuses, blanches, opaques, ordinairement réunies en étoiles ou en masses mamelonnées; dix parties de ce sel représentent 8 parties de morphine cristallisée. Il est soluble dans l'eau et l'alcool, et prend une teinte rouge par l'acide nitrique. Le sulfate de morphine a le même mode d'action que la morphine elle-même; il peut remplacer le chlorhydrate de morphine, soit en sirop qu'on fait prendre par cuillerée à café de trois en trois heures, soit en solution aqueuse ou en potion, soit en injections hypodermiques, soit en applications endermiques, dans les cas de névralgie, ou comme soporifique. — *Sulfate de potasse* [*tartre vitriolé, sel de duobus, vitriol de potasse, arcanum duplicatum, sel polychreste de Glaser*] ($KO.SO^3$ ou, en atomes, SO^4K^2). Sel qui se rencontre dans les cendres des végétaux; celui qu'on emploie en chimie et en médecine se prépare en saturant le sulfate de potasse par l'acide sulfurique étendu d'eau. Il est sous forme de prismes blancs, à six ou à quatre pans, surmontés de pyramides à six ou quatre faces. Il a une saveur salée légèrement amère; il est inaltérable à l'air, soluble dans 12 parties d'eau froide. Le sulfate de potasse est purgatif à la dose de 8 à 16 grammes. Il est préconisé, à la dose de 8 à 12 grammes dans une tisane acidulée, comme antilaiteux; il paraît n'agir que comme purgatif. — *Sulfate de quinine*. On en connaît deux : 1° *sulfate officinal, sulfate basique* [$C^{40}H^{24}Az^2O^4.SO^3,HO. + 7HO$ ou, en atomes, $(C^{20}H^{24}Az^2O^2)^2SO^4H^2 + 7H^2O$]. On le prépare en faisant bouillir le quinquina calisaya avec de l'eau et de l'acide chlorhydrique, ajoutant de la chaux délayée dans l'eau : il se forme un dépôt d'alcaloïdes qui est lavé à l'eau froide, séché à l'étuve, puis pulvérisé; on distille au bain-marie, on met bouillir le résidu dans une bassine avec de l'eau distillée, et l'on ajoute la quantité d'acide sulfurique étendu nécessaire pour dissoudre les alcaloïdes; on projette ensuite, dans la dissolution, du noir d'os en poudre; on filtre après une demi-heure d'ébullition, et on ajoute de l'ammoniaque jusqu'à ce que la réaction soit très faiblement acide; le sulfate de quinine cristallise et se prend en masse par le refroidissement; on le fait redissoudre dans l'eau bouillante, et on fait cristalliser de nouveau jusqu'à ce que le sel soit purifié. Le sulfate de quinine séparé de ses eaux mères doit être desséché entre des feuilles de papier joseph, dans une étuve chauffée à 36° (Codex). Le sulfate pur contient 0,74 de quinine; il est blanc, soyeux, très léger; il s'effleurit à l'air, et tombe en poussière en perdant une partie de son eau de cristallisation. Il faut le conserver dans des vases bien bouchés, à l'abri de la lumière, qui le jaunirait. Il est soluble dans 740 parties d'eau froide, dans 30 d'eau bouillante, dans 60 d'alcool froid, insoluble dans l'éther sulfurique; calciné, il ne laisse aucun résidu. Le sulfate de quinine est beaucoup plus amer que celui de cinchonine; il est souvent falsifié avec du sulfate de chaux, du sucre, de la mannite. Le sulfate de chaux se reconnaît par l'alcool, qui ne le dissout pas; pour découvrir le sucre ou la mannite, on précipite par le carbonate de potasse le sulfate de quinine dissous, on sépare la quinine par le filtre, on évapore à siccité, et l'on traite par l'alcool à 30° qui dissout le sucre et la mannite. 2° *Sulfate neutre, ancien sulfate acide* ($C^{40}H^{24}Az^2O^4.2SO^3,HO + 14HO$ ou, en atomes, $C^{20}H^{24}Az^2O^2,SO^4H^2 + 7H^2O$). On l'obtient en dissolvant le précédent dans l'acide sulfurique étendu d'eau. Il cristallise en prismes rectangulaires, présente une réaction acide, est beaucoup plus soluble que le premier dans l'eau froide, et préférable pour les injections hypodermiques. — Localement, le sulfate de quinine est irritant, aussi bien pour l'estomac, qui supporte difficilement des doses de 50 centigrammes données en une seule fois, que pour le tissu sous-cutané, dans lequel il détermine des abcès et même de la gangrène locale quand on l'emploie en solutions trop concentrées. Son action diffusée, comme celle de la quinine, est fébrifuge, antipyrétique : il détermine le ralentissement du pouls par augmentation de la tension artérielle, due elle-même au resserrement des capillaires et à l'augmentation de la force du cœur; en même temps, il produit la diurèse, la pâleur de la peau et la diminution de la sécrétion de la sueur, conséquences du resserrement des capillaires; l'abaissement de la température, et la diminution des combustions organiques, dont témoigne l'abaissement du chiffre de l'urée et des urates excrétés; il est antidéperditeur, en même temps qu'hypothermique et dépresseur du pouls. Le sulfate de quinine est avantageusement substitué au quinquina dans le traitement des fièvres intermittentes, et dans un grand nombre de maladies périodiques et congestives. On l'administre en poudre, à la dose de 15, 30, 60, 90, 120 centigrammes, pris en plusieurs fois dans les vingt-quatre heures. — *Sulfate de soude* [*alcali minéral vitriolé, sel de Glauber, soude vitriolée, vitriol de soude*] ($NaO.SO^3 + 10HO$ ou, en atomes, $SO^4Na^2 + 10H^2O$). On l'obtient dans la fabrication de l'acide chlorhydrique par l'action de l'acide sulfurique sur le chlorure de sodium. Pour cela, on traite par la craie ou carbonate de chaux le résidu de l'opération, qui est un mélange de sulfate de soude et d'acide sulfurique; on filtre ensuite, et l'on fait cristalliser. Pour l'usage médical, on purifie le sulfate de soude du commerce en le dissolvant dans partie égale d'eau, à l'aide de la chaleur, filtrant la dissolution, et laissant cristalliser par refroidissement; décantant les eaux mères et renfermant le sel encore humide dans des flacons bien bouchés. Le sulfate de soude est en prismes à six pans, cannelés, terminés par un sommet dièdre, très diaphanes, blancs, d'une saveur amère, fraîche, salée, efflorescents et très solubles dans l'eau (surtout à la température de 32° à 34°). Ils contiennent plus de la moitié de leur poids d'eau. Ce sel a une solubilité qui varie suivant la température; à 0°, 1 gramme de sel est dissous dans 2,8 d'eau; à 33°, la même quantité ne demande que 0,3 d'eau, et à 100° elle exige 0,5. C'est un purgatif très employé à la dose de 16 à 48 grammes, dissous dans du bouillon aux herbes, ou associé à d'autres purgatifs. Ce sel contient 0,56 d'eau de cristallisation, qu'il perd lorsqu'il reste exposé à un air sec. Ainsi effleuri, il est purgatif comme le sulfate cristallisé, mais il est deux fois plus actif. Il constitue la base du *sel de Guindre* (mélange de sulfate de soude effleuri, 24 grammes; nitrate de potasse, 60 centigrammes; tartre stibié, 1 centigramme 1/2; à prendre dans une pinte d'eau ou de bouillon aux herbes). — *Sulfate de strychnine* [$2C^{42}H^{22}Az^2O^4SO^3 + 7HO$ ou, en atomes, $(C^{21}H^{22}Az^2O^2)^2SO^4H^2 + 5H^2O$]. On l'obtient en dissolvant, à une douce chaleur et jusqu'à saturation, la strychnine dans l'acide sulfurique, et évaporant; par le refroidissement, ce sel cristallise en cubes. Il prend une forme aiguillée lorsque l'acide est en excès. Il est plus soluble que la strychnine, dont il a les propriétés. — *Sulfate de zinc* [*couperose blanche, vitriol blanc*] ($ZnO.SO^3 + 7HO$ ou, en atomes, $SO^4Zn + 7H^2O$). On l'obtient en grand par le grillage et le lessivage du sulfure de zinc ou blende; on l'obtient directement en traitant le zinc par l'acide sulfurique. Le sulfate de zinc du commerce contient du sulfate de fer, et souvent des sulfates de cuivre et de manganèse; il est en masses d'un blanc sale avec des taches brun rougeâtre. Il précipite en violet foncé par l'infusion de noix de galle, qui donne au sulfate pur un aspect légèrement laiteux. Pour l'usage médical, on chauffe le sulfate de zinc du commerce dans un creuset de terre, que l'on maintient au rouge pendant quelques instants; le résidu refroidi est traité par deux fois son poids d'eau bouillante; la liqueur est filtrée et évaporée, et le sel cristallise, par refroidissement, en prismes quadrilatères terminés par des pyramides à quatre faces. Il est blanc, styptique, soluble dans l'eau; ni efflorescent, ni déliquescent dans l'état ordinaire de l'atmosphère; il doit donner un précipité d'un blanc pur lorsqu'on verse dans sa dissolution quelques gouttes de cyanure ferroso-potassique. Le sulfate de zinc est employé comme astringent. Il entre dans certains collyres. Il est utilisé en injections contre la blennorragie, à la dose de 1 à 2 grammes pour 100 d'eau chez l'homme, et à 10 ou 30 grammes par litre d'eau dans les cas d'écoulements muqueux purulents chez la femme. Il est désinfectant au même titre que le *sulfate de fer*, mais il est plus coûteux. On s'en est servi comme émétique (à la dose de 50 à 60 centigrammes dans de l'eau distillée); mais c'est un vomitif dangereux. V. EMBAUMEMENT.

SULFATÉ, ÉE. adj. Qui contient des sulfates: *eau minérale sulfatée*.

SULFATEUR. s. m. Nom donné aux ouvriers employés à la fabrication du sulfate de quinine. Ils sont exposés à une maladie cutanée qui peut être d'une extrême gravité. V. QUINIQUE (*Fièvre*).

SULFATIQUE. adj. Qui concerne les sulfates. — *Diathèse sulfatique*. Expulsion excessive des sulfates par l'urine.

SULFÉTHYLE. s. m. (C^4H^5S). Corps obtenu par dissolution du sulfure de fer dans un mélange d'alcool anhydre et d'acide chlorhydrique. Liquide incolore, odeur pénétrante d'asa fœtida; peu soluble dans l'eau, miscible à l'alcool et à l'éther; brûle avec une flamme bleue.

SULFÉTHYLIQUE. adj. V. SULFOVINIQUE.

SULFÉTHYLOSULFURIQUE. adj. — *Acide sulféthylosulfurique* [*acide éthylsulfureux*] ($C^4H^6S^2O^6$). Produit d'oxydation du mercaptan par l'acide nitrique. Liquide lourd, oléagineux, donnant à froid, au bout de quelque temps, des cristaux incolores; goût acide; miscible à l'eau et à l'alcool.

SULFHYDRATE. s. m. [all. *hydrothionsaures Salz*, esp. *sulfidrato*]. Ancien nom générique des sulfures. — Nom générique des sels produits par la combinaison de l'acide sulfhydrique avec un sulfure. — *Sulfhydrate de sulfure d'éthyle*. V. MERCAPTAN.

SULFHYDRIQUE. adj. — *Acide sulfhydrique* [*hydrogène sulfuré, gaz hépatique*] (HS, en atomes H^2S). Combinaison d'hydrogène et de soufre, très répandue dans la nature, qui est un résultat de la décomposition d'un grand nombre de substances organiques, et qui, à l'état de dissolution, constitue les eaux minérales sulfureuses. C'est un gaz incolore, d'une odeur fétide d'œufs pourris, soluble dans l'eau, liquéfiable par une pression de 16 atmosphères en un liquide mobile, qui se solidifie à 80°. Il brûle à l'air au contact d'un corps enflammé. L'oxygène humide le décompose, à froid, en eau et en soufre, qui se dépose; l'oxygène sec ne l'attaque qu'au rouge, et il se forme alors de l'eau et de l'acide sulfureux. Le chlore, le brome et l'iode le décomposent également, avec dépôt de soufre. La plupart des métaux sont attaqués par l'acide sulfhydrique; avec les oxydes, il donne des sulfures. C'est un corps réducteur énergique. On le prépare dans les laboratoires en traitant le sulfure de fer par l'acide chlorhydrique ou sulfurique. Il tue les animaux, même lorsqu'il est mélangé avec un grand nombre de volumes d'air: un oiseau meurt dans l'air qui en contient 1/1500, un cheval dans l'air qui en renferme 1/200. Il est la cause la plus ordinaire de l'asphyxie produite par les exhalaisons des fosses d'aisances. — *Épreuve de l'hydrogène sulfuré*. Procédé permettant de reconnaître l'état du fonctionnement hépatique chez le lapin; il consiste à introduire une solution titrée d'hydrogène sulfuré dans le rectum; celle-ci est obtenue en faisant dissoudre 1 gramme de monosulfure de sodium dans 200 centimètres cubes d'eau contenant $0^{cc},7$ d'acide chlorhydrique; le gaz absorbé passe dans le système porte et, si la quantité injectée est suffisante, est éliminé par les poumons; on reconnaît cette élimination en plaçant un papier à l'acétate de plomb devant les narines de l'animal: le papier noircit quand l'élimination se fait. A l'état normal, une certaine quantité de gaz est arrêtée par le foie; il faut injecter dans le rectum 9 centimètres cubes de la solution pour que le papier révélateur soit impressionné; quand le foie est lésé ou temporairement insuffisant, il suffit d'une dose moitié moindre pour que le gaz puisse être décelé dans l'air expiré (Roger et Garnier). Le procédé n'est pas applicable à l'homme: l'hydrogène sulfuré même injecté à fortes doses dans le rectum ne passe pas dans l'air expiré.

SULFHYDROMÈTRE. s. m. V. SULFHYDROMÉTRIE.

SULFHYDROMÉTRIE. s. f. Dosage de la quantité d'acide sulfhydrique contenue dans une eau sulfureuse. L'acide iodhydrique et les iodures métalliques n'agissent pas sur l'amidon, tandis que l'iode libre le colore en bleu. Donc, si on met en contact une dissolution alcoolique d'iode avec une eau sulfureuse additionnée d'une petite quantité d'amidon, tant que l'iode n'aura pas entièrement décomposé le principe sulfureux, il n'en restera aucune portion libre, et la couleur bleue n'apparaîtra pas, ou, si elle se montre, elle disparaîtra par l'agitation du liquide; elle se montrera au contraire, et persistera, aussitôt que la dernière trace du composé sulfureux aura disparu. En conséquence, pour calculer la quantité d'hydrogène sulfuré qui est à l'état de dissolution, ou de sulfhydrate, dans une eau sulfureuse, on prend: 1° un tube effilé, percé par le bas et gradué de manière que chaque division réponde à un demi-centimètre cube (*sulfhydromètre de Dupasquier*); 2° une solution alcoolique à 2 grammes d'iode pour 1 décilitre d'alcool. Cela fait, on agit sur un litre d'eau sulfureuse, à laquelle on ajoute une demi-cuillerée de solution d'amidon fraîche. Le sulfhydromètre étant plein de solution d'iode, on laisse couler celle-ci jusqu'à ce que la coloration bleue annonce que tout le principe sulfureux est décomposé. Chaque degré de solution d'iode décomposée indique que 1 centigramme d'iode s'est combiné, et correspond à 12 dix-milligrammes de soufre, soit 13 dix-milligrammes d'hydrogène sulfuré.

SULFIDE. s. m. [all. *Schwefelmetall*, angl. *sulphide*, it. *solfido*, esp. *sulfido*] (Berzelius). Sulfure qui peut jouer le rôle de principe électro-négatif par rapport aux autres.

SULFITE. s. m. [*sulphis*, all. *schwefligsaures Salz*, angl. *sulphite*, it. *sulfito*, esp. *sulfito*]. Nom générique des sels produits par la combinaison de l'acide sulfureux avec les bases. Les sulfites arrêtent les fermentations dans le sens chimique du mot. Par suite l'emploi en est utile, surtout en applications locales, sur les plaies gangreneuses, les ulcères sanieux, etc., pour combattre les émanations putrides; ou en injections dans les catarrhes purulents de la vessie et dans les cancers de la matrice comme désinfectants, et comme remèdes préventifs ou curatifs des intoxications dues à la fermentation putride (Semmola). — *Sulfite de chaux* ($CaO.SO^2$). On l'obtient en faisant agir l'acide sulfurique sur le carbonate de chaux, mélangé à du charbon en poudre. — *Sulfite de magnésie* ($MgO.SO^2+7HO$). Se prépare par double décomposition, avec le sulfate de magnésie et le sulfite de soude. — *Sulfite de soude* ($NaO.SO^2+7HO$). S'obtient par action directe de l'acide sulfureux sur le carbonate de soude. — Ces trois sulfites, seuls usités en médecine, s'emploient aussi à l'intérieur, à la dose de 2 à 4 grammes, en pastilles, teinture, potion, etc.

SULFITIQUE. adj. Qui concerne les sulfites.

SULFOANTIMONIATE. s. m. Nom générique des sels

formés par l'acide sulfoantimonique avec les bases : tel est le *sulfoantimoniate de soude*, dit *sel de Schlipp*. V. SEL.

SULFO-ARSÉNTIE. V. SULFARSÉNITE.

SULFOBACTÉRIE. s. f. [all. *Schwefelbakterien*]. Bactéries de grosses dimensions formant des filaments non ramifiés, vivant dans les eaux sulfureuses et accumulant du soufre dans leur corps en oxydant l'acide sulfhydrique.

SULFOCARBAMIDE. s. f. V. SULFO-URÉE.

SULFOCARBAMIQUE. adj. — *Acide sulfocarbamique*. Acide carbamique dans lequel l'oxygène est remplacé en totalité par du soufre. Son sel ammoniacal se forme par combinaison directe de l'ammoniaque avec le sulfure de carbone; en traitant la solution aqueuse de ce sel par l'acide chlorhydrique, on isole l'acide sous forme d'aiguilles incolores, d'odeur d'acide sulfhydrique, solubles dans l'eau, l'alcool et l'éther.

SULFOCARBONATE. s. m. Nom générique des sels que forme le sulfure de carbone ou acide sulfocarbonique, et qui sont analogues aux carbonates. — *Sulfocarbonate de sulféthyle* [*trisulfocarbonate d'éthyle, éther sulfocarbonique*] ($C^{10}H^{10}S^6$). Corps obtenu par action du chlorure d'éthyle sur le trisulfocarbonate de potasse. Liquide huileux, jaune, plus lourd que l'eau, qui en dissout peu; d'un goût sucré, analogue à celui de l'anis; odeur alliacée. — *Sulfocarbonate d'amyle*. V. XANTHAMYLIQUE.

SULFOCARBONIQUE. adj. — *Acide sulfocarbonique*. V. SULFURE *de carbone*, — *Éther sulfocarbonique*. V. SULFOCARBONATE *de sulféthyle*.

SULFO-CONJUGUÉ. adj. — *Acide sulfo-conjugué* [*acide sulfoné, acide sulfonique*]. Corps formé par la combinaison de l'acide sulfurique avec une substance aromatique (phénol, thymol, acide pyrogallique, etc.) : un des atomes d'hydrogène de l'acide sulfurique est remplacé par un métal, l'autre par un radical aromatique; tels sont les phénylsulfate, indoxylsulfate, scatoxylsulfate. Ce sont des corps à fonction éther. L'acide sulfurique des sulfates conjugués n'est pas précipité par le chlorure de baryum; mais si l'on fait bouillir l'urine avec un acide fort comme l'acide chlorhydrique, les sulfates conjugués se dédoublent en phénol et en sulfate métallique acide précipitable par le chlorure de baryum. Dans l'urine, l'acide sulfurique se trouve soit à l'état de sulfate métallique neutre, soit à l'état de sulfate conjugué. Les sulfates conjugués augmentent dans l'urine aux dépens des sulfates ordinaires, quand il y a exagération des fermentations intestinales et par suite formation exagérée de produits à fonction phénol, tels que l'indol ou le scatol; toutefois s'il y a une diarrhée abondante, ces produits sont rejetés par les fèces au lieu d'être éliminés par l'urine à l'état de sulfates conjugués. Pareille augmentation des sulfates conjugués se rencontre encore dans les cas de suppurations abondantes ou après l'ingestion de médicaments à fonction phénol, comme le phénol, le naphtol, la résorcine, l'acide salicylique.

SULFOCYANATE ou **SULFOCYANHYDRATE.** s. m. Nom générique des sels que forme l'acide sulfocyanique avec les bases. — *Sulfocyanate d'allyle*. V. MOUTARDE. — *Sulfocyanate d'éthyle*. V. SULFOCYANIQUE (*Éther*). — *Sulfocyanate de potassium*. Sel qui existe à l'état de traces dans la salive et dans l'urine, où sa présence est due uniquement à la salive déglutie et digérée. Il cristallise en larges prismes striés, très solubles dans l'eau; ses solutions prennent une coloration rouge intense par les sels ferriques; cette réaction est très sensible. Ce sel est très toxique. Sa présence dans la salive n'est pas constante, et Cl. Bernard était disposé à croire qu'il se montrait particulièrement quand il y a dans la bouche des dents cariées. V. SALIVE.

SULFOCYANIQUE. adj. — *Acide sulfocyanique* [*acide chyaziqué sulfuré* ou *sulfochyazique, sulfocyanhydrique, cyanhydrosulfurique, hydrocyanique sulfuré, hydrosulfocyanique, sulfuroprussique* ou *prusseux, sulfuroprussianique* ou *rhodanhydrique*] (C^2HAzS^2, en atomes CAzSH). Acide qu'on obtient en décomposant un sulfocyanate par un acide. Liquide peu stable, incolore, d'odeur piquante, de saveur acide, coloré en rouge très intense par les sels de fer au maximum; non vénéneux. — *Éther sulfocyanique* [*sulfocyanate d'éthyle*] ($C^6H^5AzS^2$). Liquide mobile, incolore, d'odeur pénétrante, de saveur analogue à celle de l'anis, bouillant à 146°, obtenu par l'action de l'iodure d'éthyle sur le sulfocyanate de potasse.

SULFOCYANOGÈNE. s. m. [all. *Schwefelcyan*; *sulfhydrate de cyanogène*] ($C^2Az.HS$). Corps solide, cristallisable, jaunâtre, soluble dans l'eau, l'alcool et l'éther.

SULFOCYANURE. s. m. [angl. *sulphocyanide*]. Composé de sulfocyanogène et d'un métal. — *Sulfocyanure de potassium*. Nom donné improprement au *sulfocyanate de potassium* (V. ce mot).

SULFODIPHTÉROSE. s. f. V. GLAIRINE.

SULFOFORME. s. m. [*sulfoformyle, formylsulfide*] ($C^6H^3S^6$). Corps qui se forme quand on chauffe l'iodoforme avec du soufre. Cristallisé, jaune.

SULFO-MUCOSE. s. f. V. GLAIRINE.

SULFONAL. s. m. [en atomes, $C^{14}H^{16}S^4O^8$] (*diéthylsulfonediméthylméthane*). Corps cristallisé, blanc, inodore, insipide, très peu soluble dans l'eau, soluble dans l'alcool et l'éther, résultant de la combinaison de l'éthylmercaptan et de l'acétone. Il est doué de propriétés hypnotiques; on l'emploie dans l'insomnie simple, nerveuse, non causée par la douleur, à la dose de 1 à 3 grammes par cachets de 1 gramme : ne troublant pas la digestion, il peut être pris après le repas; son action se produit au bout d'une demi-heure à quatre heures; il est bon de faire ingurgiter immédiatement après le médicament une boisson chaude.

SULFONÉ, ÉE. adj. — *Acide sulfone*. V. SULFOCONJUGUÉ.

SULFONIQUE. adj. — *Acide sulfonique*. V. SULFOCONJUGUÉ.

SULFOPRUSSIANIQUE. adj. V. SULFOCYANIQUE.

SULFOPURPURIQUE. adj. — *Acide sulfopurpurique* [*acide sulfophénicique, phénicine, pourpre d'indigo*]. Matière colorante obtenue par action de l'acide sulfurique à 66° sur l'indigotine. Soluble dans l'eau avec une coloration bleue : cette solution, neutralisée par un carbonate alcalin, laisse précipiter des flocons pourpres. De même les sels de cet acide, *sulfopurpurates*, sont bleus en solution, rouges à l'état sec.

SULFOSEL. s. m. [all. *Schwefelsalz*, angl. *sulfosalt*, it. *solfosale*, esp. *sulfosal*]. Nom donné par Berzelius à un genre de sels produits par la combinaison d'un sulfide avec un sulfure. Ces sels sont : les sulfantimoniates, les sulfantimonites, les sulfarséniates, les sulfarsénites, les sulfhydrates, les sulfoborates, les sulfocarbonates, les sulfochromates, les sulfocyanates, les sulfohyparsénites, les sulfomolybdates, les sulfophosphates, les sulfoplatinates, les sulfosmiates, les sulfostannates, les sulfotantalates, les sulfotellurates, les sulfovanadates.

SULFO-URÉE. s. f. ($C^2H^4Az^2S^2$ ou, en atomes, $CSAz^2H^4$) (*sulfurée*). Substance cristallisable, soluble dans l'eau et dans l'alcool, peu dans l'éther, fusible à 149°, obtenue en traitant la cyanamide par l'acide sulfhydrique : c'est de l'urée, dans laquelle le soufre remplace l'oxygène.

SULFOVINATE. s. m. Nom générique des sels formés par la combinaison de l'acide sulfovinique avec les bases. Ils sont cristallisables, nacrés, solubles dans l'eau; distillés, ils donnent de l'éthylène, de l'huile lourde de vin, des acides sulfureux et carbonique. — *Sulfovinate de* *soude* (en atomes, $SO^4C^2H^5Na + H^2O$). C'est un purgatif doux, sans mauvaise saveur, qui peut remplacer le sulfate de soude à la dose de 15 à 25 grammes (Rabuteau).

SULFOVINIQUE. adj. — *Acide sulfovinique* [*bisulfate d'éthyle, acide sulféthylique* ou *éthylsulfurique*] ($C^4H^5O.2SO^3 + HO$ ou en atomes $SO^4C^2H^6$). Liquide sirupeux, d'un goût aigre. On l'obtient en chauffant de l'acide sulfurique avec de l'alcool. Il se décompose facilement à l'air.

SULFURAIRE. s. f. Nom commun aux *Leptomitus sulfuraria*, Montagne, et *Hygrocrocis nivea*, Kützing (*Leptomitus niveus*, Agardh, *Conferva alba*, Pollini), algues dont les filaments, plongés dans une gangue gélatiniforme, et accompagnés, soit d'autres végétaux, soit d'animaux microscopiques, donnent diverses colorations aux dépôts qui se font dans certaines eaux sulfureuses. V. GLAIRINE.

SULFURATION. s. f. Action de combiner le soufre avec un autre corps.

SULFURE. s. f. [*sulphuretum*, angl. *Schwefelverbindung*, angl. *sulphuret*, it. *solfuro*, esp. *sulfuro*]. Nom générique des sels formés par la combinaison du soufre ou de l'acide sulfhydrique avec un métalloïde ou un métal. Les sulfures sont très répandus dans la nature. On les prépare : soit directement, en faisant agir le soufre sur les métaux ; soit en faisant agir l'acide sulfhydrique sur une solution alcaline ; soit en calcinant les sulfates avec du charbon en poudre ; soit par double décomposition entre un sulfure alcalin et un sel soluble du métal dont on veut avoir le sulfure. Les sulfures des métaux alcalins et alcalino-terreux sont seuls solubles dans l'eau. A chaud, l'oxygène transforme les sulfures en sulfates, surtout en présence de l'eau. Les sulfures peuvent, comme les oxydes, être divisés en acides, basiques et salins. Les sulfures alcalins se divisent en *monosulfures*, qui renferment un équivalent de soufre pour un de métal ; *sulfhydrates de sulfures*, formés par l'union d'un monosulfure avec l'acide sulfhydrique ; *polysulfures*, dans lesquels deux ou plusieurs équivalents de soufre sont combinés à un de métal, et qui, suivant le nombre de ces équivalents, sont dits *bisulfures, trisulfures, tétrasulfures, pentasulfures.* — *Sulfures d'antimoine.* On en connaît deux : le *trisulfure d'antimoine* [*antimoine cru, antimoine sulfuré*] (SbS^3 ou, en atomes, Sb^2S^3). Combinaison de soufre et d'antimoine abondamment répandue dans la nature. Il est cristallisé en aiguilles accolées les unes aux autres, et présentant un brillant d'un bleu noirâtre. C'est de ce sulfure qu'on retire l'antimoine, en le projetant, mélangé avec du nitrate de potasse, dans un creuset chauffé au rouge. Il entrait jadis dans une foule de préparations officinales aujourd'hui inusitées, telles que la *poudre antimoniale de Kœmpfer*, les *tablettes restaurantes de Kunckel*, les *pilules restaurantes de Jaser*, les *pilules antimoniales de Klein*, et dans la *tisane de Feltz.* Le *pentasulfure d'antimoine* (en atomes Sb^2S^5) [*soufre doré d'antimoine*] est une poudre jaune orangé ; il est employé quelquefois en médecine, surtout en Allemagne, comme expectorant et diaphorétique ; on le prescrit à la dose de 0gr,05 à 1 gramme en pilules. — *Sulfures d'arsenic.* On connaît plusieurs combinaisons de soufre et d'arsenic, dont les principales sont l'*orpiment* et le *réalgar*. — *Sulfures de calcium.* On connaît quatre combinaisons du soufre avec le calcium : un *monosulfure* (CaS), un *deutosulfure* (CaS^2), un *tétrasulfure* (CaS^4), un *pentasulfure* (CaS^5). Le monosulfure a été employé comme épilatoire et dans le traitement de la gale (Bœttger). Les autres combinaisons sont inusitées en médecine, de même qu'un polysulfure qui avait été vanté par Busch contre la phtisie, et qui, usité depuis comme succédané du sulfure de potasse, n'est pas mentionné par le Codex de 1884. — *Sulfure de carbone* [*bisulfure de carbone, acide sulfocarbonique*] (CS^2). Combinaison de carbone et de soufre qu'on emploie dans l'industrie pour *vulcaniser* le caoutchouc. Le sulfure de carbone s'obtient en faisant arriver de la vapeur de soufre dans un tube de porcelaine contenant de la braise chauffée au rouge. Il est liquide, incolore, fluide comme l'éther ; se volatilise très vite, avec abaissement de température considérable, bout à 45° ; sa densité est 1,29. Son odeur est fétide, particulière, se rapprochant de celle de choux pourris ; il tombe en gouttes au fond de l'eau, à laquelle il ne se mêle pas, mais il se mélange à l'éther et à l'alcool. Sa vapeur, mêlée à l'oxygène, détone fortement ; il brûle avec une flamme bleue en donnant des acides carbonique et sulfureux. Il ne dissout ni le succin, ni la laque, gonfle le copal, dissout mal l'élémi, la sandaraque, le mastic et la cire de carnauba, bien le dammar et la colophane. C'est un dissolvant du caoutchouc, des graisses, de l'iode, du soufre et du phosphore. C'est un agent énergique de sulfuration, surtout au contact des oxydes métalliques portés au rouge, qui donnent ainsi un sulfure et de l'acide carbonique. Les ouvriers qui respirent ses vapeurs éprouvent d'abord de l'anorexie, des nausées, des vomissements, divers troubles digestifs, puis de l'hébétude, de la perte de mémoire, ou une grande mobilité intellectuelle, avec des accès de violence, des vertiges, des troubles de la vue et de l'ouïe, de l'impuissance chez les hommes, la perte des désirs sexuels chez les femmes, des paralysies variées, surtout du mouvement (Delpech) ; celles-ci débutent ordinairement par les membres inférieurs, où elles intéressent surtout les extenseurs des orteils et le triceps crural ; elles peuvent atteindre aussi les membres supérieurs, et particulièrement les fléchisseurs des doigts et les interrosseux ; des troubles sensitifs, douleurs, paresthésies, analgésies, coexistent souvent avec les troubles moteurs, réalisant ainsi parfois le syndrome du *pseudo-tabes*. Il n'y a d'autre traitement que de cesser cette profession. En médecine, le sulfure de carbone s'emploie à l'extérieur, comme anodyn, en compresses appliquées sur le siège de la douleur, en cas de coliques hépatiques, biliaires, etc. Il ranime la vitalité dans tous les cas de prostration, de faiblesse, de collapsus de l'organisme. On l'applique alors sur les articulations, aux poignets et sur la colonne vertébrale, ou sur le trajet des nerfs douloureux. A l'intérieur on l'emploie comme antiseptique et désinfectant à la dose de 1 à 2 grammes en potion ou en lavement gazeux. — *Sulfures d'étain.* Le *monosulfure* d'étain (SnS) est marron. Le *bisulfure d'étain* [*persulfure d'étain, or mussif*] (SnS^2), jaune, se prépare en chauffant au bain de sable : étain, 120 grammes ; mercure, 60 grammes ; fleur de soufre, 70 grammes ; sel ammoniac, 60 grammes. Le bisulfure se sublime à la partie supérieure du vase, sous forme de petites écailles, cristallines, d'un jaune brillant. L'*or mussif*, indiqué par Geoffroy comme diaphorétique à la dose de 50 à 150 centigrammes, a été employé, contre le tænia, à la dose de 8 à 16 grammes, pris dans la conserve d'absinthe. — *Sulfures de fer.* 1° *Protosulfure de fer* (FeS). On l'obtient par combinaison directe du fer et du soufre, à chaud (voix sèche), ou en faisant dissoudre du protosulfate de fer dans de l'eau et précipitant par le monosulfure de sodium (voix humide). Il offre l'éclat métallique ; dans les précipités il forme une poudre noire. Hydraté, il peut servir comme contrepoison du sublimé corrosif, du zinc, de l'étain, du cuivre, du plomb, de l'antimoine et de l'arsenic. 2° *Sesquisulfure de fer* (Fe^2S^3). Il est très peu stable. 3° *Bisulfure de fer* (FeS^2). Il abonde dans la nature sous les noms de *pyrite* ou *pyrite martiale*. Il sert à fabriquer le sulfate de fer. — *Sulfure d'hydrogène.* V. BISULFURE et SULFHYDRIQUE. — *Sulfures de mercure.* 1° *Sulfure noir* [*éthiops minéral*]. On l'obtient en triturant dans un mortier de verre ou de marbre, à froid, 1 partie de mercure avec 2 parties de soufre sublimé et lavé. C'est une poudre noire (*poudre hypnotique de Jacobi*), amorphe, purgative, vermifuge; on le prescrit à l'intérieur à la dose de 0gr,25 à 1gr,50. Il sert à la préparation du *sulfure rouge*. 2° *Sulfure rouge* [*sulfure mercurique, bisulfure de mercure, cinabre*] (HgS). Il est obtenu en distillant le sulfure noir de mercure, et sublimant dans des vases de terre. Il est formé de 100 parties de mercure et de 10 parties de soufre. Il paraît violet lorsqu'il est en fragments; mais il est d'un beau rouge et porte le nom de *vermillon* quand il est pulvérisé. Il n'est point altéré par l'air ni l'oxygène à la température ordinaire; mais à l'aide de la chaleur il est transformé en acide sulfureux et en mercure. Il est employé dans le traitement de la syphilis sous forme de fumigations; il entre dans la poudre tempérante de Stahl et dans quelques autres préparations officinales. — *Sulfure de plomb* [*galène*] (PbS). Il est cristallin, noir, fusible au rouge et volatilisable. C'est le minerai de plomb.— *Sulfures de potassium*. On connaît cinq sulfures de potassium. Les *protosulfure* ou *monosulfure* (KS), *deutosulfure* ou *bisulfure* (KS^2), *tétrasulfure* ou *quadrisulfure* (KS^4), sont inusités. Le *trisulfure* ou *tritosulfure de potassium*, connu en médecine sous le nom de *foie de soufre*, de *sulfure de potasse*, s'obtient en calcinant 2 parties de carbonate de potasse et 1 partie de soufre sublimé : c'est un mélange d'hyposulfite de potasse et de trisulfure de potassium (KS^3, en atomes K^2S^3) ; il est solide, brun, dur, fragile, vitreux dans sa cassure, d'une saveur âcre, caustique et amère. Il attire l'humidité de l'air et est très soluble dans l'eau. Il donne avec ce liquide un soluté jaune (hydrosulfure de potasse liquide, sulfure de potasse liquide), employé en bains dans le traitement des affections cutanées, des rhumatismes chroniques, de l'anasarque, etc. Si l'on craint qu'il n'exerce une action trop irritante, on ajoute au bain de la colle de Flandre ou de la gélatine d'os. La dose de sulfure, pour un bain général, est de 120 grammes. Le foie de soufre est un excitant qui a une action spéciale sur la peau. Chaussier l'incorporait dans un sirop (*sirop de sulfure de potasse*), qui contient, par 32 grammes, 40 centigrammes de sulfure solide ou 5 centigrammes par 4 grammes. En solution presque concentrée ou plus ou moins étendue, il sert à faire des lotions qui, en une ou deux fois, guérissent le *rouge* des chiens et la gale des divers mammifères. — Le *pentasulfure de potassium* (KS^5, ou, en atomes, K^2S^5), obtenu en faisant bouillir une solution de carbonate de potasse avec un excès de soufre, peut remplacer le précédent pour l'usage externe. — *Sulfures de sodium*. Ils présentent les mêmes particularités que ceux de potassium, mais ils sont moins employés. Le plus usité est le *monosulfure* ou *protosulfure de sodium* [*hydrosulfate de soude*] (NaS, en atomes $Na^2S + 9H^2O$), dont on se sert pour la fabrication des *eaux sulfureuses* et des *bains sulfureux*; à l'intérieur on le donne à la dose de 0gr,02 à 0gr,06 sous forme de sirop. Il peut cristalliser dans l'eau. On l'obtient en traitant la soude caustique par l'acide sulfhydrique en excès, et faisant bouillir, à l'abri de l'air, jusqu'à ce que le sel cristallise. Le *trisulfure de sodium* solide, impur, sulfure de soude ou polysulfure de sodium, sert aussi à la préparation de bains sulfureux, et des bains dits *de Barèges* (Codex), à la dose de 40 grammes à 125 grammes pour un bain.

SULFURÉ, ÉE. adj. Qui a été combiné avec le soufre, qui en tient en combinaison : *essence sulfurée*. — *Hydrogène sulfuré*. V. Sulfhydrique.

SULFUREUX, EUSE. adj. Qui provient du soufre; qui en a l'odeur; qui renferme des composés du soufre. — *Acide sulfureux* [all. *schwefelige Säure*, angl. *sulphurous acid*, it. *acido solforoso*, esp. *acido sulfuroso*] (SO^2). Il existe dans la nature, à proximité des volcans, et se produit quand on traite l'acide sulfurique par le mercure, ou quand on brûle le soufre dans l'air. Il est gazeux, incolore, d'une odeur suffocante, très soluble dans l'eau ; il éteint les corps en ignition, et détruit plutôt qu'il ne rougit les couleurs bleues végétales. Un froid de 10° le condense en un liquide incolore, qui se solidifie à 75°. L'acide sulfureux est un agent réducteur énergique. A l'état gazeux, il sert pour blanchir la soie et enlever les taches de fruits sur le linge. On l'emploie en fumigations dans les maladies cutanées et, comme désinfectant des locaux, en faisant brûler du soufre. — *Eaux sulfureuses*. V. Eaux *minérales*. — *Éther sulfureux* ($C^4H^5O.SO^2$). Obtenu en versant de l'alcool sur le chlorure de soufre. Liquide, incolore, d'odeur de menthe. Se décompose à l'air humide. Bout à 170°.

SULFURHYDRINE. s. f. V. Glairine.

SULFURINE. s. f. V. Glairine.

SULFURIQUE. adj. Qui a rapport au soufre. — *Acide sulfurique* [*huile de vitriol*, *acide sulfurique monohydraté*; all. *Schwefelsäure*, angl. *sulphuric acid*, it. *acido solforico*, esp. *acido sulfurico*] ($SO^3.HO$, en atomes SO^4H^2). Liquide incolore, inodore, de consistance oléagineuse, qui, dans son plus grand état de concentration, conserve encore un peu d'eau (Marignac). Il se solidifie à —34°, bout à 325°. Sa densité est 1,84. Il absorbe vivement l'humidité de l'atmosphère, et se combine avec l'eau en dégageant une grande quantité de calorique : son avidité pour l'eau est telle, qu'il en détermine la formation aux dépens de certaines substances qui, sans la contenir toute formée, en renferment les éléments, l'hydrogène et l'oxygène; c'est ainsi que le sucre, le bois, l'amidon, noircissent au contact de l'acide sulfurique, qui ne laisse de ces substances qu'une matière charbonneuse. Chauffé avec le charbon, le soufre, le mercure, le cuivre, le phosphore, qui sont avides d'oxygène, il est réduit et donne de l'acide sulfureux; avec le zinc et le fer, l'hydrogène de l'eau de l'acide est mis en liberté. Il se combine aux bases avec violence, et chasse l'acide de la plupart des sels. C'est un poison violent, qui désorganise sur-le-champ toutes les matières animales et végétales. La nature l'offre rarement pur, mais il y est très répandu à l'état de combinaison. On l'obtient en grand en faisant brûler du soufre dans de grandes chambres tapissées de plomb (ce métal n'étant pas attaqué par l'acide sulfurique étendu) et oxydant l'acide sulfureux ainsi formé à l'aide de l'acide azotique, lequel passe dans cette opération à l'état d'acide hypoazotique; de la vapeur d'eau injectée dans les chambres fait repasser cet acide hypoazotique à l'état d'acide azotique, et il se forme en même temps du bioxyde d'azote, qui, en présence de l'oxygène de l'air, régénère l'acide hypoazotique. En résumé, c'est cet oxygène qui transforme l'acide sulfureux en acide sulfurique, et l'acide azotique sert seulement à le prendre à l'air pour le fixer sur l'acide sulfureux. Au sortir des chambres de plomb, l'acide sulfurique marque 52° à l'aréomètre Baumé : on le concentre jusqu'à 60° dans des bassines de plomb ; pour le concentrer jusqu'à 66°, il faut faire usage d'alambics en platine, le plomb étant alors attaqué par l'acide. L'acide sulfurique du commerce renferme souvent des composés nitreux, du sulfate de plomb provenant de ce que l'acide a attaqué les bassines dans lesquelles on l'a concentré, de l'acide arsénique quand, au lieu de soufre, on a employé des pyrites pour obtenir l'acide sulfureux employé dans la fabrication de l'acide sulfurique; on enlève les produits nitreux en chauffant ce dernier acide avec de la tournure de cuivre, qui transforme l'acide azotique en acide azoteux qui s'échappe; pour débarrasser l'acide sulfurique du sulfate de plomb et de l'acide arsénique, on le distille avec précaution. — En médecine, l'acide sulfurique dilué (acide, 1 partie, eau distillée, 9 parties) s'emploie comme astringent, antidysentérique, hémostatique, en potion, gargarisme, collutoire, lotions. L'acide sulfurique fait la base de l'*eau de Rabel*, de l'*élixir acide de Haller*, de la *limonade sulfurique* (2 gr. par litre), des *caustiques sulfo-carbonique* et *sulfo-safrané*. — *Acide sulfurique alcoolisé*. V. EAU *de Rabel*. — *Éther sulfurique*. Autrefois l'éther vinique. V. ÉTHER. — *Éther sulfurique normal* ou *sulfate d'éthyle* ($C^4H^5O^4S = C^4H^5O.SO^3$). Éther obtenu en faisant réagir l'acide sulfurique anhydre sur l'*éther ordinaire anhydre*. Neutre, oléagineux, incolore, de saveur âcre et brûlante, odeur de menthe poivrée. Densité, 1,20. Se décompose à 130° et au contact de l'eau. — *Limonade sulfurique*, V. LIMONADE *minérale*.

SULFUROSE. s. f. V. GLAIRINE.

SULLIN (Hongrie). *Eaux ferrugineuses*, froides, 11°. Établissement.

SUMAC. s. m. [*Rhus*, L., ῥοῦς, all. et angl. *Sumach*, it. *sommaco*, esp. *zumaque*]. Genre de plantes de la famille des térébinthacées anacardiées. — *Sumac des corroyeurs* (*Rhus coriaria*, L.). Arbrisseau de l'Europe méridionale, dont les feuilles ont été employées comme astringentes et fébrifuges. — *Sumac vénéneux* (*Rhus toxicodendron*, L.). Arbrisseau de l'Amérique dont les feuilles contiennent un suc très âcre, vénéneux et assez corrosif pour que son contact avec la peau détermine une éruption pustuleuse. Les émanations mêmes du sumac sont dangereuses : il paraît qu'il ne s'en dégage pendant le jour que de l'azote, mais qu'après le coucher du soleil il laisse exhaler du gaz hydrogène carboné, mêlé à un principe âcre et volatil. Cependant les feuilles fraîches du *sumac vénéneux* et celles du *lierre du Canada* (*Rhus radicans*, L.), qui n'est qu'une variété de la même espèce, ont été préconisées contre les dartres et les paralysies. — Le *Rhus capallina*, L., ou *sumac ailé*, fournit une résine analogue au copal, mais d'une qualité inférieure. — Le *Rhus vernix*, L. (ou *vernicifera*, de Candolle) donne le vernis du Japon, et sert à préparer la laque. — Le bois de *Rhus Cotinus*, L. est connu en teinture sous le nom de *fustel*. — *Sumac de Virginie* ou *amarante* (*Rhus typhina*, L.). Il donne des pannicules de petits fruits rouges, velus, acidules. Son écorce sert au tannage.

SUMBUL. s. m. Racine d'une plante ombellifère de la Perse (*Angelica moschata*, Wiggers, *Hyalolæna Severzovii*, Regel et Herder, *Sumbulus moschatus*, Lungershausen) dont on extrait une résine ayant l'aspect d'une masse blanchâtre, transparente, analogue à l'ambre, se ramollissant par la pression entre les doigts, brûlant sans résidu, de goût acide, d'odeur aromatique. Cette résine est employée en Russie, comme stimulant, du système nerveux en particulier, dans les fièvres adynamiques, la dysenterie asthénique, le choléra, etc., à la dose de 2 1/2 à 15 centigrammes trois ou quatre fois par jour, en pilules, avec addition d'opium au besoin. Les préparations sont : 1° *Teinture de résine de sumbul*. Résine, 1 partie ; alcool concentré, 5 parties. Dose de 10 à 20 gouttes. — 2° *Sirop de résine de sumbul*. Résine, 0,40 pour 30 grammes de sirop. Une petite cuillerée, une à quatre fois par jour. — 3° *Pastilles de résine de sumbul*. Résine de sumbul, 4 grammes ; alcool rectifié, 8 grammes ; essence de menthe poivrée, 5 gouttes ; sucre blanc, 40 grammes.

SUMBULIQUE ou **SUMBULOLIQUE.** adj. — *Acide sumbulique*. Acide cristallisable retiré du sumbul (Reinsch), identique à l'acide angélique.

SUPERBE. adj. et s. m. [*superbus*, orgueilleux ; it. *superbo*]. Nom donné au muscle droit supérieur, ou releveur de l'œil, qui entre en action lorsque cet organe exprime l'orgueil.

SUPEREMBRYONNEMENT. s. m. V. SUPERFŒTATION.

SUPERFÉCONDATION ou **SUPERIMPRÉGNATION.** Fécondation successive de deux ovules *appartenant à la même période d'ovulation*, produite dans un espace de temps très court par des rapprochements sexuels exercés à différentes reprises par le même individu ou par des individus différents. La preuve de cette fécondation successive est donnée par les faits d'une négresse, qui, ayant eu des rapports avec un nègre et un blanc, accouche d'un enfant nègre et d'un enfant mulâtre, ou d'une femme blanche, qui, dans ces conditions, met au monde un enfant blanc et un mulâtre. La superfécondation est hors de doute, contrairement à la *superfœtation*.

SUPERFŒTATION. s. f. [*superfœtatio*, de *super*, sur, et *fœtus*, enfant ; ἐπικύησις, all. *Ueberschwangerung*, angl. *superfetation*, it. *superfetazione*, esp. *superfetacion*]. Fécondation successive de deux ovules *appartenant à deux périodes différentes d'ovulation*, produite à des intervalles plus ou moins éloignés. La superfœtation, si elle existe, est donc bien distincte de la *superfécondation* ; mais son existence est loin d'être prouvée. Il faut, en effet, pour qu'elle ait lieu, que l'ovulation persiste après le début de la grossesse, et se manifeste au moins une fois, fait généralement contesté. Aussi la possibilité de la superfœtation doit-elle être rejetée jusqu'à ce que la preuve directe en ait été donnée.

SUPÉRIEUR, EURE. adj. [*superior*, all. *ober*, angl. *superior*, *upper*, it. *superiore*, esp. *superior*]. — *Membres supérieurs* (*partes superiores*, τὰ ἀνωτέρω). Synonyme de *membres thoraciques*, en parlant de l'homme. Cette synonymie ne peut être appliquée en parlant des animaux, dont les membres sont les uns thoraciques, les autres abdominaux, sans être supérieurs ou inférieurs.

SUPERINVOLUTION. s. f. — *Superinvolution de l'utérus*. Trouble de l'involution normale de l'utérus après l'accouchement : l'organe s'atrophie comme si la femme était arrivée à la ménopause.

SUPERPOSITION. s. f. — *Jonction par superposition*. V. SUTURE.

SUPERPURGATION. s. f. [*superpurgatio*, de *super*, au delà, et *purgare*, purger ; ὑπερκάθαρσις, all. *übermassige Abführung*, it. *superpurgazione*]. Purgation excessive, causée par des substances trop irritantes ou données à contretemps.

SUPEROVULATION. s. f. V. SUPERFÉCONDATION.

SUPERSÉCRÉTION. s. f. [de *super*, indiquant excès, et *sécrétion*]. Synonyme d'*hypersécrétion*, auquel il devrait être préféré.

SUPERSTITION. s. f. [*superstitio*, all. *Aberglaube*, angl. *superstition*, it. *superstizione*, esp. *supersticion*]. — *Superstition médicale* (Pidoux). Croyance erronée dans l'action mystérieuse des remèdes de la part de beaucoup de malades et de médecins qui méconnaissent la manière d'agir des médicaments et sont conduits à en faire abus. V. ERREURS *médicales* et PRÉJUGÉ.

SUPERTUBERCULISATION. s. f. Deuxième infection tuberculeuse survenant et évoluant au cours d'une tuberculose antérieure (P. Carnot). La tuberculose est une maladie qui, bien loin d'immuniser le sujet, le prédispose à une nouvelle infection ; c'est un fait qui ressort nettement des expériences de Straus ; aussi comprend-on qu'une nouvelle infection tuberculeuse survenant chez un tuberculeux soit plus grave et évolue plus vite qu'une pareille infection survenant chez un sujet sain. Ainsi peut-on concevoir le processus invoqué par Carnot comme ayant une portée très générale. Très souvent, quand un tuberculeux pulmonaire vient consulter, on trouve dans ses antécédents, soit une pleurésie, soit une adénopathie, soit une arthropathie, une quelconque en un mot des multiples manifestations de la tuberculose; il est rare en effet que la tuberculose chez l'homme se localise d'emblée sur un parenchyme, même le poumon; le plus souvent une première manifestation tuberculeuse a eu lieu, localisée sur une séreuse ou une autre dépendance de l'appareil lymphatique. Cette première localisation du bacille de Koch a guéri parfois complètement, mais elle a laissé une modification des humeurs telle que l'organisme sera plus sensible à une nouvelle infection par ce même bacille; à cette deuxième infection l'individu ne réagira plus par son appareil lymphatique, il laissera le bacille s'installer dans un parenchyme, et la maladie évoluera d'une façon le plus souvent irrémédiable. Ainsi la localisation pulmonaire nous paraît résulter d'une prédisposition de l'organisme réalisée souvent elle-même par une première infection tuberculeuse, et beaucoup de cas de tuberculose pulmonaire seraient des effets de la supertuberculisation (M. Garnier).

SUPINATEUR. adj. et s. m. [de *supinus*, couché à la renverse; all. *Zurückbeugemuskel*, angl. *supinator*, it. *supinatore*, esp. *supinador*]. Nom donné aux muscles qui portent l'avant-bras et la main en dehors, de manière que la face antérieure de celle-ci devienne supérieure. — *Supinateur* (*court*). Muscle (*épicondylo-radial*, Ch.) qui s'étend du ligament latéral externe de l'articulation du coude et du quart supérieur du bord externe du cubitus, au tiers supérieur des faces antérieure, postérieure et externe du radius. — *Supinateur* (*long*). Muscle (*huméro-sus-radial*, Ch.) qui s'étend du tiers inférieur du bord externe de l'humérus à l'extrémité inférieure du radius, au-dessus de l'apophyse styloïde.

SUPINATION. s. f. [*supinatio*, de *supinus*, couché à la renverse; ὑπτιότης, all. *Zurückbeugung*, angl. *supination*, it. *supinazione*, esp. *supinacion*]. Mouvement que les muscles supinateurs font exécuter à l'avant-bras et à la main. V. Supinateur. ‖ En pathologie, décubitus sur le dos, attitude dans laquelle le malade est couché à la renverse sur son lit, la tête jetée en arrière, les bras et les jambes étendus : c'est le signe d'une grande faiblesse.

SUPPÉDANÉ. s. m. [de *sub*, sous, et *peda*, plante du pied; en latin, *suppedaneum* veut dire marchepied]. Cataplasme préparé pour la plante des pieds.

SUPPORTEUR. s. m. — *Supporteur abdominal* (Bourjeaurd). Appareil destiné à soutenir l'abdomen dont les parois sont distendues ou relâchées accidentellement. Il est formé de bandes ou rubans à base de caoutchouc vulcanisé, qui lui donne sa propriété élastique. ‖ Nom de divers appareils prothétiques destinés à faciliter l'usage des membres malades ou blessés.

SUPPOSITOIRE. s. m. *suppositorium*, de *supponere*, placer au-dessous; βάλανος, all. *Stuhlzapfchen*, angl. *suppository*, it. *suppositorio*, esp. *supositorio*]. Médicament de consistance solide, auquel on donne une forme cônique ou mieux ovoïde allongée, en le coulant ou en le comprimant dans des moules appropriés (Codex); il est destiné à être introduit dans l'anus, soit pour provoquer les évacuations intestinales, soit pour agir comme adoucissant, soit pour faire absorber par le rectum des substances, poudres, extraits, etc., insolubles dans les corps gras, qu'on y incorpore, et qui varient avec l'effet cherché. Le savon, le suif, le beurre de cacao, le miel, sont les substances le plus communément employées pour la préparation des suppositoires. Lorsqu'on emploie le savon, la seule préparation est de le tailler dans la forme convenable. Quant au beurre de cacao et au suif, il faut les faire liquéfier par la chaleur et les couler ensuite dans un cornet de carte, ce qui donne un suppositoire cônique, ou dans un moule spécial qui donne un médicament en forme ovoïde. Si l'on se sert de miel épaissi par des poudres médicamenteuses, on lui donne une des formes indiquées ci-dessus en le roulant entre les doigts, ou bien on le cuit fortement et on le coule dans un moule huilé. Le poids maximum d'un suppositoire est de 5 grammes pour les adultes, de 3 grammes pour les enfants (Yvon); d'après le Codex, il ne dépasse pas 3 grammes pour les adultes et 2 grammes pour les enfants; d'après Gilbert, si la substance active employée n'est pas irritante, il est préférable de prendre peu d'excipient et de faire le suppositoire petit; si au contraire elle est tant soit peu offensive pour la muqueuse rectale, il faut augmenter la quantité de l'excipient. Pour la préparation des suppositoires au beurre de cacao, il est bon, surtout en été, d'ajouter 1/10 de cire blanche qui en prévient le ramollissement. La façon d'introduire un suppositoire varie suivant la forme qu'on lui a donnée; s'il s'agit d'un suppositoire cônique, on l'introduit par l'extrémité effilée en le poussant par la base; dès que celle-ci a franchi la partie supérieure du sphincter, il se produit une contraction brusque et douloureuse qui lance le suppositoire dans l'intestin. Le suppositoire de forme ovoïde est plus facile à introduire; on fait pénétrer d'abord la grosse extrémité; à peine celle-ci a-t-elle franchi la limite supérieure du sphincter que le cône entier est comme happé et disparaît dans le rectum. — *Suppositoire d'aloès.* Aloès en poudre, 5 grammes; beurre de cacao, 45 grammes. On fait fondre le beurre de cacao, et, quand il est suffisamment refroidi, on y mélange l'aloès. On divise en 10 suppositoires, dont chacun renferme 50 centigrammes d'aloès. — *Suppositoire d'extrait de ratanhia.* Extrait de ratanhia, 10 grammes, beurre de cacao, 40 grammes, pour 10 suppositoires préparés comme ceux d'aloès.

SUPPRESSION. s. f. [*suppressio*, ἐπίσχεσις, all. *Verhaltung*, angl. *suppression*, it. *suppressione*, esp. *supresion*], Suspension d'une évacuation habituelle, continuelle ou périodique, ou d'une affection cutanée dont l'éruption avait déjà commencé : *suppression de la menstruation, des hémorroïdes, des lochies, suppression de la rougeole, de la scarlatine*, etc. — *Suppression d'urine.* Arrêt de la sécrétion de ce liquide, distinct de la *rétention*, dans laquelle l'urine, sécrétée par les reins, s'arrête dans la vessie.

SUPPURATIF, IVE. adj. [*suppuratorius*, all. *Eiterungsmittel*, angl. *suppurative*, it. *suppurativo*, esp. *supurativo*]. Se dit de ce qui détermine la suppuration. — *Inflammation suppurative.* Celle qui est susceptible d'amener la suppuration : *inflammation suppurative des amygdales*, etc.

SUPPURATIFS. s. m. pl. Agents que l'on employait autrefois pour provoquer ou augmenter la suppuration : tels sont les *vésicants* appliqués à plusieurs reprises.

SUPPURATION. s. f. [*suppuratio*, ἐκπύημα, all. *Eiterung*, angl. *suppuration*, it. *suppurazione*, esp. *supuracion*]. Production de *pus*, terminaison fréquente de l'inflammation, qui peut arriver dans presque toutes les phlegmasies des différents systèmes. Cette terminaison de l'inflammation s'annonce par de légers frissons, par la rémission des symptômes locaux, surtout par celle de la douleur, qui, de lancinante et aiguë, devient gravative, et par un sentiment de pesanteur; quand la collection purulente est superficielle et accessible à la palpation, apparaît alors la *fluctuation*, signe caractéristique de la suppuration. V. Inflammation et Pus. Parfois on établit artificiellement une suppuration sur un point quelconque du système cutané, par un séton, un cautère ou l'injection d'un liquide irritant, soit pour remplacer une affection cutanée ou détourner une irritation fixée sur un organe essentiel, soit pour localiser une infection évoluant jusque-là suivant le type septicémique. V. Abcès *de fixation* et Révulsion. — *Suppuration amicrobienne.* Presque toujours la suppuration est déterminée par l'arrivée de microbes dans les tissus. Mais dans certains cas on peut voir apparaître des foyers purulents sans qu'il y ait eu intervention de germes; c'est ce qu'on a pu réaliser expérimentalement en injectant certaines substances irritantes telles que l'essence de térébenthine, le nitrate d'argent, l'ammoniaque, le mercure métallique, le calomel, le sublimé; mais on ne réussit pas toujours même avec ces substances; le succès dépend de la dose employée et de l'espèce animale choisie (Grawitz et de Bary). Les cultures microbiennes stérilisées peuvent aussi produire du pus, soit qu'on injecte les corps microbiens eux-mêmes, soit qu'on se serve des produits solubles. On est allé plus loin : Buchner a pu extraire du protoplasma du pneumobacille de Friedlander une matière soluble qui possède le pouvoir pyogène; Leber a isolé des produits solubles sécrétés par le staphylocoque un corps cristallisable, soluble dans l'alcool, qu'il appelle *phlogosine* et qui possède un pouvoir inflammatoire. Ces faits ont de l'importance en clinique; on comprend que certains abcès dans lesquels les microbes sont morts peuvent néanmoins continuer à s'accroître en raison de l'action phlogogène des cadavres microbiens ou des substances sécrétées. On comprend de même que l'injection de certains liquides irritants, et en particulier des sels mercuriels, puisse donner des abcès, même quand on a opéré dans des conditions d'asepsie absolue. — *Suppuration bleue*. V. Pus *bleu*. — *Suppuration des gencives et des alvéoles dentaires*. V. Ostéopériostite.

SUPPURÉ, ÉE. adj. [*suppuratus*, ἔμπυος]. Se dit d'un organe enflammé qui a donné lieu à la production de pus : *bubon suppuré*, etc.

SUPRAMASTITE. s. f. Phlegmon superficiel de la mamelle, développé en avant de la glande, dans le tissu cellulaire sous-cutané.

SUPRA-THORACIQUE. adj. Qui est placé au-dessus du thorax. Se dit en parlant des muscles inspirateurs placés au-dessus du thorax, tels que les scalènes, le sterno-mastoïdien, etc., par opposition avec ceux qui sont *péri-thoraciques*, et avec ceux qui, situés au-dessous du thorax, sont dits *infra-thoraciques*, tels que le diaphragme.

SURACTIVITÉ. s. f. Activité d'un organe exagérée d'une manière continue ou accidentelle. Se dit de celle des muscles dans certaines professions, des glandes dans certaines conditions morbides, etc.

SURAIGU, UË. adj. V. Aigu.

SURAL, ALE. adj. [*suralis*, de *sura*, le gras de la jambe; it. *surale*]. Qui appartient au gras de la jambe. — *Triceps sural*. Les jumeaux de la jambe et le soléaire considérés comme formant un seul muscle.

SURALIMENTATION. s. f. Alimentation plus abondante que celle nécessaire pour la réparation constante de l'organisme, et pour son développement, quand il s'agit d'un individu qui n'a pas atteint l'âge adulte. La suralimentation peut être le fait d'une faute d'hygiène alimentaire : beaucoup de personnes mangent trop; la suralimentation est ainsi un facteur important d'états morbides variés; elle existe parfois chez le nourrisson, qu'il soit au sein ou au biberon; elle entraîne des troubles intestinaux et en particulier de la diarrhée; elle détermine souvent des poussées d'eczéma prurigineux; il suffit de diminuer l'alimentation pour voir les désordres disparaître. Chez l'adulte, la suralimentation existe rarement à l'état isolé; elle est associée à d'autres fautes d'hygiène alimentaire, en particulier à l'absorption d'une trop grande quantité de viande, l'ingestion de boissons alcooliques diverses, etc. Elle est à l'origine de nombre de maladies : elle engendre la dyspepsie hyperchlorhydrique qui, au moins au début, augmente la sensation de faim, pousse le malade à manger davantage et détermine ainsi de nouveaux accidents; le diabète, la goutte, l'artériosclérose apparaissent fréquemment chez les gros mangeurs. Elle semble être un des facteurs de cette diathèse héréditaire qu'on appelle l'arthritisme. — La suralimentation constitue aussi un moyen de traitement; dans la tuberculose elle est, associée à la cure de repos, le meilleur moyen que nous ayons pour lutter contre la maladie; elle est faite surtout au moyen de la viande prise le plus souvent à l'état cru; mais elle comporte aussi l'augmentation des différents principes qui entrent dans l'alimentation, principalement des corps gras. Elle favorise l'enkystement des tubercules, et la cicatrisation par sclérose des lésions pulmonaires. Elle détermine chez les tuberculeux la tendance à la sclérose, qui précisément caractérise l'arthritisme; d'ailleurs, quand la tuberculose apparait chez les arthritiques, elle revêt volontiers la forme scléreuse. La suralimentation mal réglée n'est pas sans danger; mise en jeu trop rapidement chez un organisme qui s'était laissé débiliter, elle peut favoriser la production d'hémoptysies. Elle peut aussi occasionner de la diarrhée, des troubles gastriques, et même dans certains cas de l'albuminurie. Aussi doit-elle être toujours attentivement surveillée; on l'interrompra dès l'apparition du moindre trouble.

SUR-ANGULAIRE. adj. et s. m. Os distinct dans beaucoup d'espèces d'animaux ovipares, faisant partie de la mâchoire inférieure, et placé au-dessus de la portion postérieure dite *angle de la mâchoire*.

SURART ou **SURAT.** s. m. Nom vulgaire de l'acétolé ou de l'infusé de fleurs de sureau.

SURCHLORIQUE. adj. V. Perchlorique.

SURCILIER, IÈRE. adj. V. Sourcilier.

SURCOSTAL, ALE. adj. [*supra-costalis*, all. *Rippenaufheber*, angl. *supracostalis*, it. *sopraccostale*, esp. *supracostal*]. Qui est au-dessus des côtes. — *Muscles surcostaux*. Faisceaux musculaires, au nombre de douze de chaque côté, étendus obliquement, à la partie postérieure du thorax, de haut en bas, de dedans en dehors, et d'arrière en avant, du sommet de l'apophyse transverse d'une vertèbre au bord supérieur et à la face externe de la côte qui est au-dessous. Ce sont des muscles inspirateurs.

SURCULATION. s. f. V. Gemmation.

SURDENT. s. f. [de *sur*, et *dent*, all. *Ueberzahn*, angl. *gagtooth*, *snag*, it. *sopraddente*, esp. *sobrediente*]. Dent surnuméraire. Lorsqu'une dent de la première dentition ne tombe pas, et que la nouvelle pousse à côté, la dent qui persiste et qui est seulement déviée est une *surdent*.

SURDI-MUTISME. s. m. La surdi-mutité.

SURDI-MUTITÉ. s. f. [all. *Taubstummheit*, angl. *deaf-dumbness*, it. *sordo-mutezza*]. Privation de la parole par suite d'une surdité congénitale. Ce n'est pas parce que leur langue ou leurs organes vocaux sont mal conformés que les sourds-muets sont privés de la parole; c'est la privation du sens de l'ouïe qui, en les mettant dans l'impossibilité de recueillir les éléments du langage, est la cause de cette infirmité. Dans les cas de surdi-mutité qui ne comportent pas la privation absolue de l'ouïe, la lésion organique est cependant telle, que le retour de la perception auditive normale est impossible. Que des restes d'audition permettent à l'enfant d'entendre certains bruits, qu'il soit sensible à des vibrations sonores, qu'il paraisse gagner quelque chose à ces exercices d'audition longtemps continués, il faudra toujours reconnaître, parce que cela est démontré par l'expérience, que le sourd-muet gardera son infirmité et que tout espoir d'appartenir un jour à la classe des *entendants-parlants* n'est fondé sur rien de solide. La surdi-mutité n'est pas toujours congénitale; elle peut apparaître à la suite de la surdité survenue accidentellement dans le bas âge; l'enfant n'entendant plus perd peu à peu l'usage de la parole et devient muet; après l'âge de huit ans, la perte de l'ouïe n'entraine plus celle de la parole. Le traitement de la surdi-mutité a été institué au XVIIIe siècle par l'abbé de l'Épée : dans cette méthode on apprend à parler aux sourds-muets à l'aide de signes conventionnels qui constituent un alphabet ; on fait entrer par les yeux ce que les oreilles ne peuvent pas recevoir. Mais le sourd-muet ne peut causer qu'avec les personnes qui connaissent l'alphabet des signes. Dans ces dernières années, on a substitué à cette méthode une autre beaucoup plus féconde : on apprend au sourd-muet à lire sur les lèvres de la personne qui parle devant lui les mots que celle-ci prononce ; et de plus, par une éducation spéciale de l'appareil de la phonation, on arrive à faire prononcer au sourd-muet lui-même les mots qu'il ne peut entendre. Ainsi le sourd-muet peut entrer en relation avec tous les entendants-parlants. Enfin, d'après Urbantschitsch, il serait possible dans beaucoup de cas de réveiller l'acuité auditive, par une série d'exercices appropriés ; mais pour cela il faut que l'ouïe ne soit pas complètement abolie. Grâce à ces méthodes, le pronostic de la surdi-mutité est beaucoup moins sombre aujourd'hui qu'il ne l'était autrefois.

SURDITÉ. s. f. [*surditas, cophosis*, κωφότης, all. *Taubheit*, angl. *deafness*, it. *sordità*, esp. *sordera*]. Abolition plus ou moins complète du sens de l'ouïe. La surdité n'est pas une maladie, elle n'est que le symptôme commun à un certain nombre de lésions de l'oreille. Il importe avant tout de savoir en quoi consiste cette lésion, où elle réside, si elle est curable ; en un mot, il faut là, comme partout ailleurs, établir un bon diagnostic, et procéder ensuite d'après la connaissance exacte de la maladie. La surdité peut être l'effet d'une otite aiguë ou chronique, d'une paralysie de la terminaison ou du tronc même du nerf auditif, ou enfin d'un obstacle mécanique qui s'oppose au libre accès des sons, bouchon de cérumen, corps étranger, liquide de l'otorrhée, épaississement du tympan, raideur et immobilité de l'étrier. — *Surdité unilatérale*. Elle nuit à l'orientation, à la recherche du bruit, et devrait être une cause d'exemption du service militaire (Gellé). — *Surdité à l'école*. Gellé a trouvé 20 à 25 pour 100 d'enfants qui faisaient des erreurs d'inaudition, sur une dictée au tableau faite à des distances de cinq et huit mètres : ces enfants doivent être mis à part, auprès de la chaire du professeur ; et s'ils ne perçoivent juste qu'à trois mètres, leur éducation exige un maître et une salle de cours à part. — *Surdité verbale*. Variété d'aphasie sensorielle dans laquelle le malade entend le son des mots, mais n'en comprend plus le sens, la signification et l'idée qu'ils représentent (Küssmaul). Elle est due à une lésion du centre des images auditives des mots ou centre de Wernicke, qui siège à la partie postérieure des première et deuxième circonvolutions temporales gauches. Le plus souvent la surdité verbale est associée à d'autres troubles et fait partie du syndrome de l'aphasie sensorielle ; elle est accompagnée alors de cécité verbale et de quelques troubles du langage parlé. Dans certains cas exceptionnels elle peut être *pure*, ce sont ces cas qui ont permis de localiser exactement dans le cerveau le centre des images auditives. — *Surdité musicale*. Variété de surdité verbale dans laquelle le malade est incapable de reconnaître les airs de musique qui lui sont les plus familiers.

SUREAU. s. m. [*Sambucus nigra*, L., all. *Hollunder*, angl. *elder*, it. *sambuca*, esp. *sauco*]. Arbrisseau de la famille des caprifoliacées, dont les fleurs sont employées à l'intérieur, en infusion (5 gr. pour 1 kilogr. d'eau) comme émollientes et diaphorétiques, et à l'extérieur, en lotions et fumigations (30 gr. pour 1 kilogr. d'eau) comme résolutives. On en retire aussi une eau distillée. L'écorce des jeunes branches est purgative. Les baies, presque noires et remplies d'un suc rouge foncé, étaient appelées autrefois dans les pharmacies *grana actes* [de ἀκτῆ, sureau] ; on en prépare un extrait, connu sous le nom de *rob de sureau*, en exprimant leur suc et l'évaporant au bain-marie en consistance de miel épais. A la dose de 4 grammes, ce rob agit comme sudorifique : on l'emploie dans la syphilis et contre le rhumatisme chronique. A la dose de 12 à 15 grammes, c'est un purgatif assez énergique. — *Huile de sureau*. V. HUILES *médicinales*.

SURELLE. s. f. V. ALLÉLUIA.

SURÉPINEUX, EUSE ou **SUS-ÉPINEUX, EUSE.** adj. [*supra-spinosus, supra-spinatus*, it. *sopraspinoso*, esp. *supra-espinoso*]. Qui est au-dessus d'une épine : *fosse sus-épineuse de l'omoplate*. — *Ligament surépineux*. On distingue le *ligament surépineux dorso-lombaire*, qui passe sur les apophyses épineuses des vertèbres dorsales et lombaires, depuis la septième cervicale jusqu'à la crête médiane du sacrum, et le *ligament surépineux cervical*, ou *ligament de la nuque*, qui s'étend sur toutes les apophyses épineuses cervicales et s'attache supérieurement à la protubérance occipitale externe. — *Muscle surépineux* ou *sus-épineux* (*petit sus-scapulo-trochitérien*, Ch.). Muscle qui occupe la fosse sus-épineuse de l'omoplate, et va s'attacher par un tendon à la facette supérieure de la grosse tubérosité de l'humérus.

SUREXCITABILITÉ. s. f. Disposition à la surexcitation. — *Surexcitabilité nerveuse*. V. NÉVROSE.

SUREXCITATION. s. f. [all. *Ueberreizung*, angl. *surexciting*, it. *sopra-eccitazione*, esp. *supra-ecitation*]. Surcroît d'excitation ; augmentation de l'action vitale dans un tissu.

SURFACE. s. f. *Surface du corps humain*. V. PESANTEUR.

SURFUSIBILITÉ. s. f. [de *sur*, et *fusible*]. Qualité de ce qui est extrêmement fusible.

SURFUSION. s. f. État d'un corps qui reste liquide à une température inférieure à celle qui détermine habituellement sa solidification. Ainsi l'eau, qui se solidifie ordinairement à 0°, peut rester liquide à — 10° si elle est purgée d'air et préservée de toute agitation : au moindre ébranlement de sa surface, elle se congèle, et, en même temps, sa température atteint 0°.

SURINAMINE. s. f. [*geoffroyine*, all. *Surinamin*, angl. *surinamine*, it. *surinamina*]. Alcaloïde retiré de l'écorce de geoffrée de Surinam. Blanche, cristallisable, d'un goût fade, soluble dans l'eau bouillante, colorée en violet, puis en bleu foncé, par l'acide nitrique.

SUR-IRRITATION. s. f. [*sopra-irritazione*, esp. *supra-irritacion*]. Irritation exagérée.

SURLANGUE. s. f. Affection épidémique que, pendant les années 1855 et 1856, tandis que le *piétin* régnait sur une grande partie de la Suisse, Beck a vue sévir épidémiquement sur l'homme, et qui présentait de l'analogie avec cette épizootie. Les symptômes de la surlangue sont les phlyctènes, les ulcérations labiales, linguales et unguéales, le ptyalisme, l'engorgement des glandes salivaires, des vaisseaux et des glandes lymphatiques du cou, l'inflammation de la matrice des ongles avec chute de ces parties, la fièvre, la prostration, l'état saburral.

SURMAY. — *Opération de Surmay*. Jéjunostomie. V. ce mot.

SURMENAGE. s. m. Trouble morbide résultant d'un exercice prolongé au delà de la sensation de fatigue (*surmenage aigu*), ou répété à courts intervalles sans repos suffisant (*surmenage chronique*). Le surmenage aigu est bien connu des vétérinaires et des chasseurs. Il se manifeste par des symptômes d'abattement, la petitesse du pouls, la fréquence des inspirations, etc. Le repos, les boissons rafraîchissantes, les aliments réparateurs, et parfois la saignée lorsque se manifeste une période de réaction trop violente, favorisent la guérison si le surmenage n'est pas poussé trop loin. Dans le cas contraire, les animaux surmenés au plus haut degré, ou forcés, tombent morts en peu d'instants. Alors la rigidité cadavérique se montre parfois presque instantanément, la putréfaction survient et marche rapidement. Chez l'homme, le surmenage aigu se manifeste par des symptômes rangés par Champeaux en petits signes, ou signes prémonitoires, et grands signes; parmi les petits signes, il faut noter l'anorexie contrastant avec une sensation de soif intense, une tendance irrésistible au sommeil, et enfin la fièvre; cette *fièvre de fatigue* ou de surmenage, qui atteint parfois au thermomètre 40°, peut être due à la formation de substances ayant une action thermogène; on peut aussi l'attribuer au passage dans le sang des bactéries qui végètent sur le tégument cutané ou plutôt de celles qui pullulent dans l'intestin. Expérimentalement, en effet, Charrin et Roger ont montré que chez les animaux morts à la suite de surmenage, on trouve des microbes par ensemencement du sang, du foie et de la rate. C'est surtout quand la fièvre se prolonge, et que les accidents graves apparaissent que cette infection sanguine doit être invoquée. Ces accidents ou grands signes du surmenage aigu peuvent revêtir la forme asphyxique, ou la forme typhoïde. Cette dernière forme doit être distinguée de la fièvre typhoïde; celle-ci, comme toutes les infections, a son éclosion favorisée par le surmenage; les expérimentateurs cités plus haut ont vérifié ces faits pour le charbon bactéridien et le charbon symptomatique. Le surmenage chronique est certainement pour beaucoup dans la diffusion et la gravité des épidémies dans les armées en campagne. — A côté du surmenage général que nous venons d'étudier, il faut placer le surmenage d'un seul ou de plusieurs organes à la fois; le plus connu est le surmenage cérébral, qui favorise l'éclosion des maladies mentales, et explique en partie la fréquence de la paralysie générale chez les syphilitiques adonnés aux travaux intellectuels.

SURMULET. s. m. V. Mulle.

SUR-OCCIPITAL, ALE. adj. et s. m. Synonyme de *sus-occipital*. — *Osselets sur-occipitaux* (Cuvier). Os distincts de l'occipital chez quelques poissons, placés au-dessus de l'occipital.

SUR-ORBITAIRE. adj. et s. m. — *Cartilage* ou *os sur-orbitaire*, ou *os palpébral*. Pièce fibreuse, cartilagineuse ou osseuse, de la paupière des oiseaux, de quelques crocodiles, des lézards et de quelques serpents, qui répond au *cartilage tarse* des paupières.

SUROXYGÉNÈSES. s. f. pl. (Baumes). Maladies attribuées à une surabondance d'oxygène dans l'économie.

SURPEAU. s. f. L'épiderme.

SURRA. s. f. Maladie propre aux bovidés, se rencontrant dans l'Inde, à Java, aux Philippines, à l'île Maurice; elle est due à un trypanosome transmis aux animaux par une glossine.

SURRÉNAL, ALE. adj. [*supra-renalis*, it. *sopra-renale*, esp. *supra-renal*]. Qui est placé au-dessus des reins. — *Artère surrénale*. V. Capsulaire. — *Capsules* ou *glandes surrénales* [*capsules atrabilaires*, *reins succenturiés* ou *succenturiaux*]. Glandes appartenant au groupe des glandes vasculaires sanguines, glandes closes ou sans conduits excréteurs; elles ont une forme de casque aplati, et sont appliquées par leur base, concave et tournée en bas, contre l'extrémité supérieure de chaque rein (fig. 728). Leur face antérieure, un peu convexe, présente un sillon ou hile; la postérieure est aplatie; le sommet est libre. Leur surface est lisse ou mamelonnée. Leur parenchyme présente une *substance corticale* et une *substance médullaire*. La *substance médullaire* (*atrabilaire*, Bartholin), brune ou bistre, est intérieure; elle est formée d'une trame de vaisseaux et de nerfs, supportés par un tissu réticulaire très fin. Les intervalles de la trame sont remplis de grandes cellules polyédriques, molles, friables, contenant un ou deux noyaux sphériques, larges de $0^{mm},008$, et remplies par une grande quantité de granules d'adrénaline que l'on voit sur l'animal vivant; ces granules brunissent sous l'action des sels de chrome, ils sont donc *chromaffines*; ils se colorent en noir par l'acide osmique, en rouge par la safranine, en violet par le violet de gentiane; ils sont dissous par l'alcool; à côté de ces cellules existent, d'après certains auteurs, un certain nombre de cellules nerveuses.

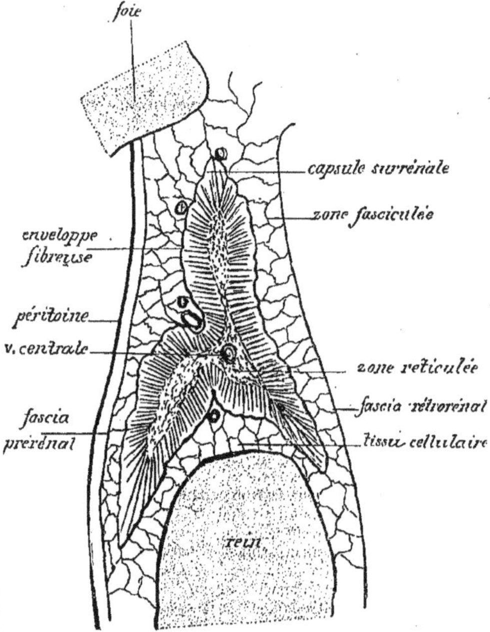

Fig. 728. — Coupe de la *capsule surrénale* (d'après Charpy).

C'est par ramollissement de cette couche que se forme, après la mort, la *cavité centrale* des capsules qui renferme des cellules, des granulations graisseuses et des globules du sang libres. Dans la substance médullaire, les veines sont en forme de sinus volumineux à paroi mince, fragile, formant des mailles étroites, polyédriques. Ces vaisseaux deviennent minces, parallèles, à mailles allongées étroites, en pénétrant dans la *substance corticale*, surtout vers la surface de celle-ci. La *substance corticale*, qui est jaunâtre ou rouge jaunâtre et beaucoup plus épaisse que la substance médullaire, est traversée par une fine trame de fibres conjonctives qui s'étendent au dehors jusque dans le tissu conjonctif ambiant. Entre ces fibres et les mailles vasculaires étroites de cette substance sont des groupes de cellules composant quatre zones distinctes: la zone externe, dite zone *glomérulaire*, ou plus exactement zone des arcs, est formée d'îlots cellulaires à convexité tournée vers la capsule; la deuxième zone, dite zone *spongieuse*, est formée de cellules plus grosses que les précédentes, farcies de granulations de lécithine et ayant une structure spongieuse; la troisième, dite zone *fasciculée*, est formée de cellules cubiques, disposées en cordons et contenant des gouttelettes volumineuses de lécithine; la zone interne, ou zone *réticulée*, comprend des cellules à cytoplasme grenu, chargé de granulations pigmentaires. Les surrénales sont indispensables à la vie et leur ablation entraîne la mort de l'animal; elles ont pour fonction de détruire les substances toxiques fabriquées par l'organisme au cours du travail musculaire, et de régulariser la pression sanguine. Cette dernière fonction paraît dévolue uniquement à la substance médullaire, qui seule secrète l'*adrénaline*, substance douée d'un pouvoir vaso-constricteur et hypertensif remarquable. Chez beaucoup d'animaux, la substance médullaire forme un organe distinct, rentrant dans le groupe des *paraganglions*. || On emploie les glandes surrénales de veaux ou de moutons récemment tués dans le cas de maladie d'Addison, de neurasthénie, de diabète; on les administre à l'état frais ou desséchées, la poudre de glande correspondant à 5 fois son poids de substance fraîche. — *Veine surrénale*. V. Capsulaire.

SURRÉNALITE. s. f. Inflammation aiguë ou chronique des glandes surrénales.

SURSATURATION. s. f. [all. *Uebersättigung*, angl. *supersaturation*]. Action de faire dissoudre à un liquide une quantité de corps qui dépasse celle qui suffit à sa saturation dans les conditions ordinaires. En général, les solutions ainsi obtenues ne peuvent cristalliser que par le contact d'une parcelle solide de la matière dissoute ou d'un corps isomorphe, ou d'un corps irrégulier, ou par l'agitation.

SUR-SEMI-ORBICULAIRE. adj. et s. L'orbiculaire des lèvres (Winslow).

SUR-SPINAL, ALE. adj. et s. Qui est au-dessus de l'épine ou rachis. — *Muscles sur-spinaux*. Les muscles interépineux.

SURTOUT. s. m. — *Surtout ligamenteux*. V. Vertébral (*Ligament*).

SURVIE. s. f. [all. *Ueberleben*, angl. *outliving*, it. *sopravivere*, esp. *supervivencia*]. En droit et en médecine légale, circonstance qui fait que, dans un événement funeste à un certain nombre d'individus, tel ou tel n'a succombé qu'après tel autre, circonstance d'une grande importance pour la transmission des héritages. Si plusieurs personnes, respectivement appelées à la succession l'une de l'autre, périssent dans un même événement, sans que l'on puisse reconnaître laquelle a péri la première, la loi a décidé que la présomption de survie se déduirait: 1° des circonstances du fait; 2° à leur défaut, de l'âge; 3° du sexe des individus. Si ceux-ci avaient moins de quinze ans, le plus âgé est présumé avoir survécu; s'ils avaient plus de soixante ans, le moins âgé est présumé avoir survécu; si les uns avaient moins de quinze ans, les autres plus de soixante ans, les premiers sont présumés avoir survécu. Entre quinze et soixante ans, c'est le mâle qui est présumé avoir survécu à égalité d'âge ou si la différence n'excède pas une année (art. 720, 721, 722 du Code civil). La question de survie est encore posée lorsque la mère et l'enfant ont succombé pendant le travail de l'accouchement: quand elle ne peut être résolue par la connaissance des circonstances de l'accouchement ou par l'examen de l'enfant, la mère est présumée avoir survécu. — *Tables de survie*. V. Table et Vie. || En physiologie, *survie*, fait consistant en ce que les phénomènes de nutrition, de sécrétion, de mouvement et de névrilité, sur un élément (épithéliums ciliés, spermatozoïdes, etc.), un tissu (muscles, nerfs, etc.), un organe séparé d'un animal ou d'une plante, ou sur l'animal dont la respiration et la circulation viennent de cesser, continuent à se produire comme dans les conditions naturelles, sans différer aucunement de nature. Ils vont en diminuant de netteté, puis cessent dès que se manifeste l'état cadavérique des éléments.

SUS-ACROMIAL, ALE. adj. Qui est au-dessus de l'acromion. — *Nerf sus-acromial*. Rameau du plexus cervical qui se rend à la peau de la portion antérieure et externe de l'épaule et à celle qui recouvre la partie externe de la clavicule.

SUS-ACROMIOTOMIE. s. f. Variété d'embryotomie consistant à sectionner les muscles de la région sus-acromiale pour permettre l'accommodation du fœtus; comme l'embryotomie, cette opération ne doit se faire que sur le fœtus mort.

SUS-CARPIEN, ENNE. adj. Qui est situé sur le carpe. — *Artère sus-carpienne*. La dorsale du carpe.

SUSCEPTIBILITÉ. s. f. [all. *Empfänglichkeit*, angl. *susceptibility*, it. *susceptibilità*, esp. *susceptibilidad*]. Propriété de recevoir les impressions qui déterminent l'exercice des actions organiques: c'est la *sensibilité*, en prenant ce mot dans sa plus grande extension. || Exaltation de la sensibilité physique et morale que l'on observe particulièrement dans les affections nerveuses.

SUS-CLAVICULAIRE. adj. Qui est au-dessus de la clavicule. — *Nerf sus-claviculaire*. Rameau du plexus cervical qui se rend à la peau qui recouvre la partie supérieure du sternum et à celle qui est située au-dessus de la partie moyenne de la clavicule.

SUS-COCCYGIEN, ENNE. adj. Qui est au-dessus du coccyx. — *Glande sus-coccygienne*. V. Uropygial.

SUS-DIAPHRAGMATIQUE. adj. V. Diaphragmatique (*Artère*).

SUS-ÉPINEUX, EUSE. adj. V. Surépineux.

SUS-HÉPATIQUE. adj. et s. [*supra-hepaticus*, it. *sopra-epatico*]. Qui est situé au-dessus du foie. — *Veines sus-hépatiques*. Les veines qui naissent des lobules du foie et se réunissent en deux ou trois troncs, qui s'ouvrent dans la veine cave abdominale. V. Foie et Porte (*Veine*).

SUS-HYOÏDIEN, ENNE. adj. [*supra-hyoideus*, it. *sopra-ioideo*]. Qui est situé au-dessus de l'os hyoïde. V. Cou.

SUS-MALLÉOLAIRE. adj. Qui est au-dessus des malléoles. — *Amputation sus-malléolaire*. Amputation du bas de la jambe, immédiatement au-dessus des malléoles.

SUS-MAXILLAIRE. adj. [*supramaxillaris*, it. *soppramascellare*). Qui est au-dessus de la mâchoire. — *Os sus-maxillaire*. V. Maxillaire (*Os*) *supérieur*.

SUS-MAXILLO-LABIAL. adj. et s. m. V. Canin, Élévateur *commun de l'aile du nez et de la lèvre supérieure*, et Élévateur *propre de la lèvre supérieure*.

SUS-MAXILLO-NASAL. adj. V. Transversal *du nez*.

SUS-MÉNINGIEN, IENNE. adj. Qui est au-dessus des méninges, entre la dure-mère et l'os. — *Céphalématome sus-méningien*. V. Céphalématome *interne*.

SUS-MÉTACARPO-LATÉRI-PHALANGIEN. adj. et s. m. (Dumas). Nom donné aux muscles interosseux dorsaux de la main.

SUS-MÉTATARSIEN, IENNE. adj. [*supra-metatarsianus*]. Qui est situé sur le métatarse. — *Artère sus-métatarsienne*. La dorsale du métatarse.

SUS-MÉTATARSO-LATÉRI-PHALANGIEN. adj. et s. m. (Dumas). Nom donné aux muscles interosseux dorsaux du pied.

SUS-OCCIPITAL, ALE. adj. et s. Qui est au-dessus de l'occiput. — *Os sus-occipital* [*occipital supérieur*, *inter-pariétal* de Cuvier]. Pièce de la voûte du crâne formant un os distinct sur divers reptiles et poissons; elle siège au-dessus de l'occipital.

SUS-ŒSOPHAGIEN, IENNE. adj. Qui est situé au-dessus de l'œsophage. Se dit surtout en parlant de certains ganglions nerveux chez les annelés.

SUS-OMBILICAL, ALE. adj. Qui est au-dessus de l'ombilic. Se dit de certaines hernies, etc.

SUS-OPTICO-PHÉNI-SCLÉROTICIEN. adj. et s. m. Le *droit supérieur de l'œil.*

SUS-ORBITAIRE. adj. [*supra-orbitalis, supra-orbitarius*]. Qui est situé au-dessus de l'orbite. — *Trou sus-orbitaire.* Trou, ou échancrure complétée par un ligament, que présente l'arcade orbitaire à l'union de son tiers interne avec les deux tiers externes, et qui donne passage à l'*artère sus-orbitaire*, *frontale externe* ou *sourcilière*, branche de l'ophtalmique qui remonte sur le front et s'y distribue ; cette artère fournit quelquefois les artères ciliaires antérieures. V. SURORBITAIRE.

SUSPENSEUR. adj. et s. m. [*suspensor*, κρεμαστήρ, angl. *suspensory*]. V. SUSPENSOIR. — *Ligaments suspenseurs.* Faisceaux ligamenteux qui soutiennent certains organes : tels sont le *ligament suspenseur du testicule, du foie, de la verge.* — *Ligament suspenseur de l'humérus.* Le ligament *coraco-huméral.*

SUSPENSION. s. f. En médecine légale, *mort par suspension.* V. STRANGULATION. || On dit d'une matière qu'elle est *en suspension* dans un liquide, quand elle est réduite en fines particules qui restent dans le liquide sans s'élever à sa surface ni tomber au fond, en raison de leur petitesse, et du faible degré de leur densité qui se rapproche de celle du véhicule. Tels sont les globules du lait, du chyle, etc., dans le sérum de ces humeurs, les globules du sang dans le plasma, les particules minérales dans les eaux qu'elles troublent, etc. || Méthode de traitement de l'ataxie locomotrice progressive introduite par Matchukowsky ; elle consiste à suspendre le malade par les aisselles chaque jour pendant une à trois minutes, à l'aide d'un appareil spécial ; elle produit une sorte de distension de la moelle et agit comme l'élongation ; pour certains auteurs, elle a pour effet de décongestionner la moelle et de rompre les adhérences ; enfin, pour d'autres, elle a une action purement suggestive. Elle présente certains dangers ; elle occasionne des vertiges, des syncopes, de la cyanose, parfois des paralysies temporaires et des accidents convulsifs ; on lui a même attribué certains cas de mort subite Elle est contre-indiquée chez les artérioscléreux, les cardiaques, les sujets porteurs de lésions pulmonaires ou rénales et chez ceux qui ont une tendance aux vertiges et à la syncope.

SUSPENSOIR ou **SUSPENSOIRE.** s. m. [all. *Suspensorium*, angl. *suspensor*, it. *suspensorio*, esp. *suspensorio*]. Bandage destiné à soutenir le scrotum chez les individus affectés de quelque maladie du testicule, du cordon testiculaire ou des bourses. C'est une sorte de poche de toile cousue supérieurement à une ceinture, dont la partie inférieure, plus étroite, est terminée par deux sous-cuisses. Vers le milieu de cette poche est un trou pour laisser passer le pénis (V. BANDAGE, fig. 66 : 1, le pénis ; 2, le scrotum, logé dans la poche du suspensoir ; 3, le bord supérieur de la poche cousu à la bande qui fait le tour des reins). — *Suspensoir des mamelles.* Sorte de poche à peu près analogue au suspensoir du scrotum, mais en sens inverse, c'est-à-dire cousue sur une ceinture par sa partie inférieure, et surmontée de deux bandes destinées à passer sur les épaules, à se croiser derrière elles et à aller se fixer à la partie postérieure de la ceinture. V. SUPPORTEUR.

SUSPIRIEUX, EUSE. adj. [*suspiriosus*, all. *stohnend*, it. *sospiroso*, esp. *suspiroso*]. Se dit de la respiration, lorsqu'elle produit le bruit qui constitue le soupir.

SUS-PLANTAIRE. adj. V. MÉTATARSO-PHALANGIEN.

SUS-PUBIEN, IENNE. adj. et s. [*supra-pubianus*]. Qui est au-dessus du pubis. — *Anneau sus-pubien.* L'anneau inguinal externe. — *Artère sus-pubienne.* L'artère épigastrique. — *Cordons sus-pubiens.* Nom donné aux ligaments ronds de la matrice. — *Nerf sus-pubien* (*nerf fémoro-génital, génito-crural, honteux externe; inguinal interne*]. Branche du plexus lombaire qui se divise en deux rameaux au-dessus du ligament de Fallope. Son *rameau génital* pénètre dans l'orifice postérieur du canal inguinal, traverse ce canal et sort par l'orifice cutané pour se distribuer à la peau du pubis et du scrotum chez l'homme et des grandes lèvres chez la femme. En traversant le canal inguinal il donne des filets au muscle crémaster. Son *rameau crural* suit la direction de l'artère iliaque externe, pénètre dans le canal crural et se divise en rameaux très déliés, qui se perdent dans la peau de la partie supérieure et interne de la cuisse.

SUS-PUBIO-FÉMORAL. adj. V. PECTINÉ.

SUS-RECTAL, ALE. adj. Qui siège au-dessus du rectum : *entéro-hémorragie sus-rectale.*

SUS-SCAPULAIRE. adj. et s. Qui est au-dessus du scapulaire. — *Artère sus-scapulaire.* Branche de la sous-clavière qui donne des rameaux aux muscles trapèze, sus et sous-épineux. — *Muscle sus-scapulaire supérieur.* Le muscle sus-épineux. — *Muscle sus-scapulaire inférieur.* Le muscle sous-épineux.

SUS-SCAPULO-TROCHITÉRIEN. adj. et s. m. V. ROND (*Petit*), SOUS-ÉPINEUX et SURÉPINEUX.

SUS-SPHÉNOÏDAL, ALE. adj. et s. m. — *Appendice sus-sphénoïdal.* V. PITUITAIRE.

SUS-SPINI-SCAPULO-TROCHITÉRIEN. adj. et s. m. Le muscle surépineux.

SUS-TARSIEN, IENNE. adj. [*supratarseus*]. Qui est situé sur le tarse. — *Artère sus-tarsienne.* La dorsale du tarse.

SUSTENTATION. s. f. [*sustentatio*, all. *Ernährung*, it. *sostentazione*, esp. *sustentacion*]. Action de donner des aliments ou des médicaments susceptibles de soutenir les forces d'une manière temporaire ou permanente, à la suite d'un accident ou durant une convalescence. — *Base de sustentation* [de *sustentare*, soutenir, supporter]. L'espace compris entre les extrémités des deux pieds pendant la station verticale.

SUSURRUS. s. m. Mot latin employé en pathologie pour désigner un murmure particulier qu'on entend dans certaines tumeurs anévrysmales, avec ou sans coïncidence du bruit de souffle, avec ou sans frémissement de la tumeur. Les tumeurs érectiles, certaines tumeurs des os ou de l'ovaire très riches en vaisseaux, l'anévrysme artério-veineux, l'anévrysme faux consécutif peuvent faire entendre ce bruit.

SUTURAL, ALE. adj. [de *sutura*, suture ; all. et angl. *sutural*, it. *suturale*, esp. *sutural*]. Qui a rapport aux sutures.

SUTURE. s. f. [de *sutura*, couture, dérivé de *suo*, je couds ; ῥαφή, all. *Naht*, angl. *suture*, it. et esp. *sutura*]. En anatomie, mode d'articulation propre aux os du crâne et de la face. Schoultz a distingué dans le crâne sept formes de *suture* : 1° la *diatrypèse*, où un des os présente une série de trous dans lesquels pénètrent des saillies de l'autre os ; ce sont des boutons passés dans leurs boutonnières : exemple, le frontal et le sphénoïde ; 2° la *prosapothlipse*, où un os se trouve serré entre deux parties de son voisin : exemple, le lacrymal dans une fissure du maxillaire ; 3° l'*ankyrisme*, où un os s'accroche par une apophyse à un autre comme l'ancre s'attache au fond : exemple, la conque et le palatin au maxillaire ; 4° l'articulation *écailleuse* ; 5° la *suture par cellules* : exemple, l'ethmoïde avec ses voisins ; 6° la *scolopsie*, où des saillies en forme de chevilles joignent deux os : exemple, le frontal et l'apophyse nasale du maxillaire ; 7° la *cylindrose*, où une lame osseuse se roule sur elle-même pour former un canal et puis une suture. || En chirurgie, opération qui consiste à coudre les lèvres d'une plaie cutanée, tendineuse, nerveuse, vasculaire, etc., pour en obtenir la réunion. La suture de la peau peut se faire de différentes façons. 1° *Suture entrecoupée, suture à points séparés* (fig. 729). Une aiguille courbe, armée d'un fil de grosseur et de nature variables, traverse successivement l'une des lèvres de la plaie du dehors

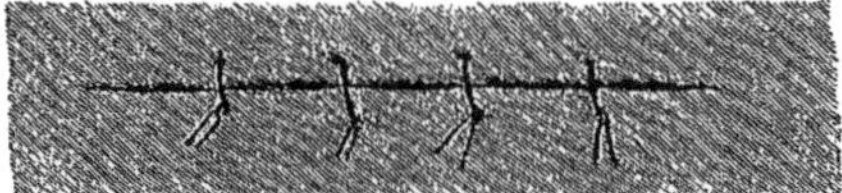

Fig. 729. — *Suture* simple à points séparés.

en dedans, l'autre lèvre de dedans en dehors, entraînant avec elle le cordon qui va servir à la suture. Selon l'épaisseur des tissus et la grandeur de la solution de continuité, les anses de fil sont placées à une distance plus ou moins grande l'une de l'autre, et des bords de la plaie. Quand elles sont toutes posées, le chirurgien, saisissant les chefs de chaque anse, les assujettit sur un des côtés par un nœud simple, double, ou par une rosette, pendant qu'un aide maintient en contact les surfaces cimentées. La constriction doit être suffisante pour assurer le rapprochement des lèvres de la plaie ; elle ne doit pas être assez forte pour amener l'ulcération et la section des tissus. — 2° *Suture enchevillée, empennée, emplumée ou avec tampon* (fig. 730). L'aiguille, armée d'un fil doublé, laisse dans les tissus, au lieu d'une anse simple, une anse double, dont le plein se trouve sur un des côtés de la plaie et dont les deux chefs sont du côté opposé. On place ainsi des fils, en nombre variable avec la longueur de la perte de substance, mais toujours plus éloignés l'un de l'autre et plus distants des bords de la plaie que dans la suture entrecoupée. Tous les fils placés, on prend deux morceaux de bougie ou des sondes en gomme élastique, deux rouleaux de gaze, etc., un peu plus grands que la plaie. On engage un de ces tampons dans les boucles formées par les deux chefs des fils, sur l'un des côtés de la plaie, et tirant sur les extrémités des fils, on l'applique sur la peau, parallèlement à la lèvre correspondante de la solution de continuité. Le second tampon est placé de l'autre côté de la perte de substance, entre les chefs redoublés des anses de fil, et sur ce tampon on assujettit ces chefs par une rosette ou un double nœud, en exerçant une traction suffisante pour mettre en contact les surfaces cruentées. Ce mode de suture convient pour l'affrontement des plaies profondes, il permet une action puissante et n'expose pas autant que les précédents à la section des tissus. Au lieu d'aiguilles courbes ordinaires, à chas terminal, il est plus commode pour placer les fils de se servir d'une aiguille

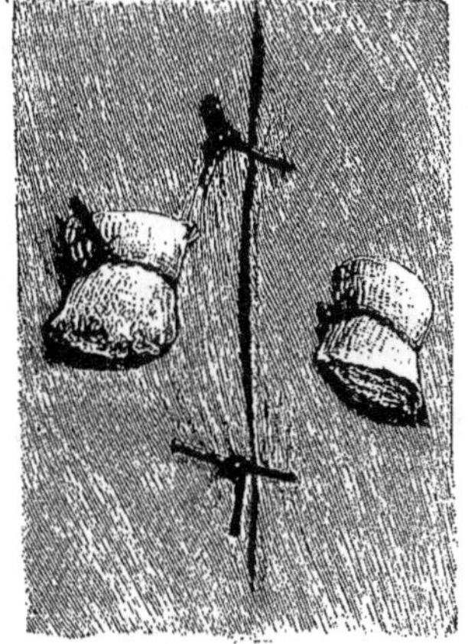

Fig. 730. — *Suture* avec tampon.

de Réverdin. (V. Aiguille). Avec cette aiguille fermée on traverse successivement de droite à gauche les lèvres adossées de la plaie, puis on place le milieu du lien dans l'encoche latérale que le déplacement d'un petit bouton a fait ouvrir. Un déplacement du bouton en sens contraire ferme l'encoche, et en retirant l'instrument, de gauche à droite, l'aiguille entraîne et laisse dans son trajet une anse de fil, simple ou double, suivant qu'on l'a désiré. La manœuvre est simple, rapide, et convient aux lacs de toute nature. — 3° *Suture entortillée.* Elle se pratique avec des épingles fines, solides, non trop flexibles (épingles à insectes), qui traversent les deux lèvres de la plaie, à une distance plus ou moins considérable de ses bords. Leur tête fait saillie d'un côté, leur pointe du côté opposé. Avec un fil résistant, on rapproche les lèvres de la plaie, en décrivant autour de la tête et de la pointe de chaque épingle des 8 de chiffre qui servent à les assujettir. Le fil, conduit d'une épingle à l'autre, maintient dans leur intervalle l'affrontement obtenu et forme avec le sang et les sécrétions qui s'y concrètent une croûte protectrice qui favorise la réunion immédiate. Avec des ciseaux forts on enlève la pointe des épingles, puis sous leurs extrémités on fait glisser un morceau d'ouate ou de gaze qui met la peau à l'abri des piqûres. Après quatre ou cinq jours, on enlève les épingles, en ayant soin de respecter les fils qui protègent les lignes cicatricielles, et restent en place jusqu'à ce qu'ils se détachent spontanément. Elle n'est plus employée actuellement. —4° *Suture à points passés ou du matelassier ou en faux-fil* (fig. 731). Elle est très rarement employée. Avec une aiguille ordinaire, munie d'un fil de soie, le chirurgien,

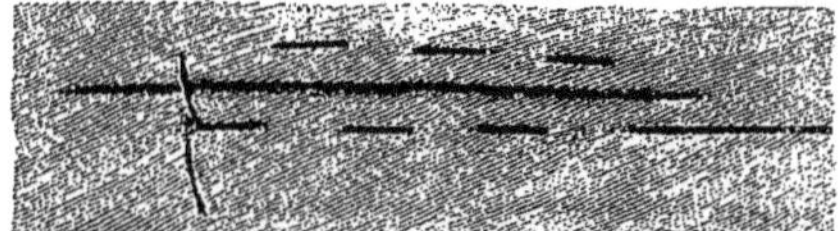

Fig. 731. — *Suture* de matelassier (en faux-fil).

tenant rapprochées les lèvres de la plaie, à l'une de ses extrémités, les traverse toutes les deux, abandonnant un long chef de fil du côté de l'entrée, ou l'arrêtant en ce point par un nœud. Il reporte alors l'aiguille à une distance convenable du trou de sortie, du même côté de la solution de continuité, et traverse de nouveau ses lèvres recolées, perpendiculairement à son axe ou un peu obliquement, mais en sens inverse du premier point, c'est-à-dire de gauche à droite si celui-ci avait été fait de droite à gauche, ou inversement. Il tire sur le fil pour bien accoler les bords. Le troisième point est fait dans le même sens que le premier, mais en sens inverse du second, et l'on continue ainsi jusqu'à l'extrémité opposée de la plaie. Le fil y est fixé par un nœud, ou, laissé libre, il est attaché dans le voisinage. — 5° *Suture en surjet ou du*

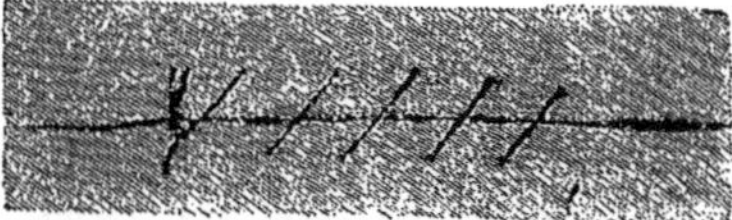

Fig. 732. — *Suture* en surjet ou du pelletier.

pelletier (fig. 732). Avec une aiguille ordinaire, le chirurgien, tenant ou faisant tenir rapprochées les lèvres de la plaie, les traverse toutes deux, à l'une de ses extrémités, de gauche à droite ou inversement, abandonnant un long chef du fil du côté de l'entrée ou l'arrêtant en ce point par un nœud. Tirant sur l'aiguille pour tendre les fils, il vient les reporter du côté de la plaie où il est entré la première fois, à une distance convenable, et de nouveau il traverse ses lèvres accolées, dans le même sens que pour le premier point, non perpendiculairement, mais un peu obliquement par rapport à la ligne de réunion, de façon que le trou de sortie soit toujours un peu plus bas que le trou d'entrée. De même pour les autres points. Dans ce mode de suture, le fil passe alternativement au-dessus et au-dessous des ligaments, faisant ce qu'en couture on appelle un *surjet*. Le dernier point est fini par un nœud au trou de sortie, où les deux chefs du fil sont réunis. La suture en languette (fig. 733)

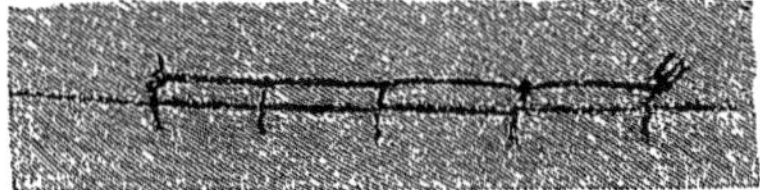

Fig. 733. — *Suture* en languette.

est une variété de suture en surjet. — 6° *Suture à anse de Ledran*. Elle consiste à rapprocher les bords de la plaie comme sont rapprochés par un cordon les bords d'entrée d'une bourse. On ne s'en sert plus aujourd'hui. — *Fils employés pour les sutures*. Les fils de chanvre et de lin sont à peu près abandonnés en raison des difficultés qu'on éprouve à les rendre aseptiques. Les fils métalliques, le catgut, le crin de cheval, la soie, tous rendus aseptiques par une préparation convenable, sont actuellement préférés. Les fils de soie, le crin de cheval, le fil d'argent, sont peu irritants pour les tissus. Les premiers conviennent mieux pour les sutures superficielles, les seconds pour les sutures profondes. Avec les fils métalliques il n'est pas possible d'arrêter les points de suture par un nœud simple ou double. On se contente de tordre les chefs, ou mieux on les fixe à l'aide d'un bouton perforé que traversent les chefs et qu'on aplatit avec une pince (Bozemann). On peut également les enrouler sur une plaque métallique ou sur un petit treuil d'ivoire. Les fils de soie phéniqués et le catgut peuvent être abandonnés dans les tissus, les chefs étant coupés au ras d'un double nœud (*sutures perdues*). Les premiers s'enkystent, les seconds sont résorbés et disparaissent après quelques jours. — Indépendamment de ces méthodes générales de suture, il est un grand nombre de sutures *spéciales* qui ne conviennent qu'à la réunion de certaines parties. — *Suture intradermique*. Variété de suture de la peau dans laquelle l'aiguille n'est pas enfoncée à travers l'épiderme, de manière que le fil parcourt seulement le derme. Elle donne des cicatrices meilleures que les autres procédés de suture, mais elle est plus longue à faire; elle ne peut être réalisée, bien entendu, que sous le couvert d'une asepsie absolue. — Pour éviter encore de traverser la peau, on a décrit une autre variété de suture, dite par *agrafage* de la peau, dans laquelle on réunit les deux bords de la plaie bien affrontés au moyen de petites lames de nickel courbées dont on aplatit les deux extrémités au moyen d'une pince (Michel). — *Suture tendineuse*. Suture des deux bords d'un tendon sectionné (fig. 734).

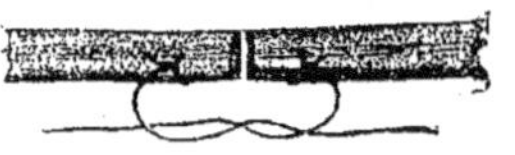

Fig. 734. — *Suture* tendineuse avec points d'appui supplémentaires.

SUTURER. v. a. D'après divers écrits chirurgicaux modernes, pratiquer une suture.

SUTUREUR. s. m. [*passe-fil*]. Instrument destiné à placer des points de suture dans les parties profondes (staphylorraphie, fistules vésico-vaginales) (Cintrat).

SWEDIAUR (médecin autrichien, 1748-1824). — *Cataplasme de Swediaur*. V. CATAPLASME. — *Poudre de Swediaur*. V. POUDRE *cathartique*. — *Talalgie de Swediaur*. V. TALALGIE.

SWIÉTÉNIE. s. f. [*Swietenia*]. Genre de plantes cédrélacées, dont deux espèces ont des écorces fébrifuges : ce sont le *Swietenia febrifuga*, Roxb., de l'Inde, et le *Swietenia mahagoni*, L., arbre des Antilles qui fournit le bois d'acajou.

SYCÉPHALIENS. s. m. pl. [de σύν, ensemble, e κεφαλή, tête] (Isid. Geoffroy Saint-Hilaire). Famille de monstres chez lesquels il y a fusion de deux têtes, en sorte que l'analyse seule peut tracer les limites entre l'un et l'autre des sujets, et déterminer la part de chacun d'eux dans la composition de la double tête.

SYCHNOSPHYGMIE. s. f. [de συχνὸς, fréquent, et σφυγμὸς, pouls]. Fréquence anormale du pouls. Ce mot employé par Spring en 1866, est presque toujours remplacé aujourd'hui par celui de *tachycardie* ; pourtant ces deux termes ne sont pas synonymes : il peut y avoir tachycardie sans sychnosphygmie, un certain nombre de battements cardiaques n'ayant pas une force suffisante pour déterminer un battement artériel perceptible à la radiale.

SYCHNURIE. s. f. [de συχνός, fréquent, et οὖρον, urine]. Synonyme de *pollakiurie*.

SYCOMORE. s. m. [*Ficus sycomorus*, L.]. Arbre de la famille des morées, qui croît en Egypte et en Asie Mineure, et dont les fruits sont comestibles. — *Faux sycomore*. V. ÉRABLE.

SYCOSE. s. f. ou **SYCOSIS**. s. m. [*sycosis*, de σῦκον, figue; all. *Feigwarzenflechte*, angl. *sycosis*, it. *sicosi*, esp. *sicosis*; *dartre pustuleuse*, *mentagre* d'Alibert]. Maladie des follicules pileux caractérisée par l'éruption successive de petites pustules acuminées, éparses ou disposées en groupes sur le menton, les lèvres, les régions sous-maxillaires et les parties latérales de la face. Le plus souvent le sycosis est causé par le développement d'un cryptogame parasite, le *Trichophyton tonsurans*, dans les poils de la barbe : c'est le *sycosis parasitaire* [all. *parasitäre Bartfinne*], lequel prend le nom de *mentagre* lorsqu'il siège au menton. L'éruption est précédée de cuisson, de tension, et même de douleurs vives, lancinantes, dans la partie affectée; la peau rougit et se tuméfie ; puis on voit apparaître à l'insertion des poils des pustules petites, acuminées, blanchâtres ou jaunâtres, qui, au bout de quelques jours, crèvent ou sont déchirées par les ongles ; quelquefois le pus, au lieu de s'échapper à l'extérieur, se dessèche dans la pustule elle-même. Des croûtes jaunâtres, ordinairement isolées, couvrent les bulbes des follicules ; ou il se forme une croûte unique, très adhérente, qui devient brunâtre ou noirâtre. Parfois, au lieu de pustules, on voit apparaître à la base des poils des taches plus ou moins saillantes, rougeâtres ou brunâtres, tuberculeuses, recouvertes par de légères squames épidermiques (*sycosis tuberculeux*). La propagation de l'inflammation aux diverses couches de la peau et aux aréoles adipeuses du derme détermine la tuméfaction des parties atteintes, surtout aux lèvres et au menton. Les bulbes pileux participent à l'inflammation, les poils se détachent avec une grande facilité, à la moindre traction, deviennent jaune cendré, blanchâtres, s'atrophient, et tombent d'eux-mêmes : à ces altérations se joint un état fongueux des follicules pileux, qui saignent à la moindre pression : l'alopécie du menton et des joues peut alors devenir permanente. Le traitement du sycosis parasitaire est celui des autres altérations que cause la présence du même cryptogame. V. TRICHOPHY-

TON. — Il existe une autre variété de sycosis, *sycosis non parasitaire*, *acme sycosis* (all. *Bartfinne*), qui, comme la variété parasitaire, est une inflammation des bulbes pileux, se manifestant aussi par une éruption papuleuse, pustuleuse ou tuberculeuse; mais ici il n'existe aucun parasite cryptogamique à la racine du poil, et, si celui-ci s'altère et tombe, c'est à une période avancée de la maladie, par suite de l'exsudation purulente qui s'est faite dans le bulbe enflammé, et non dès le début, par une altération primitive et spéciale. Cette variété, plus rare, en France du moins, que la précédente (le contraire paraît avoir lieu en Allemagne), est en somme une forme de folliculite spéciale aux parties velues de la face et du cou. — *Sycosis chéloïdien* (*acmé chéloïdienne*). Variété de folliculite siégeant principalement à la nuque, s'accompagnant d'induration profonde de la peau, formant des nodosités irrégulières et étendues, n'aboutissant pas à la suppuration. Ces nodosités se réunissant, forment de véritables tumeurs chéloïdiennes et se transforment en tissu scléreux. Quand ces tumeurs sont développées, ce sont les scarifications linéaires quadrillées qui constituent le meilleur traitement; on pourra aussi avoir recours à l'électrolyse. — *Sycosis ciliaire*. V. BLÉPHARITE *ciliaire*.

SYDENHAM (médecin anglais, 1624-1689). — *Chorée de Sydenham*. Nom donné à la chorée vulgaire, pour la distinguer de la chorée symptomatique (*hémichorée*), de la chorée électrique et de la maladie de Bergeron. — *Décoction de Sydenham*. V. DÉCOCTION. — *Laudanum de Sydenham*. V. LAUDANUM.

SYLLEPSOLOGIE. s. f. [de σύλληψις, conception, et λόγος, traité]. Traité de la conception de l'embryon (Schurig).

SYLLOGISME. s. m. V. LOGIQUE.

SYLPHION ou **SYLPHIUM.** Écrit à tort au lieu de SILPHION.

SYLVANÈS (France, Aveyron). *Eaux ferrugineuses*, chaudes, 31°,5 à 36°, contenant 1 gramme de sel dont 0gr,31 de carbonate de chaux et de magnésie, 0gr,021 de carbonate de fer, 0gr,016 de carbonate de manganèse, 0gr,36 de chlorure de sodium, 0gr,016 d'arséniates de fer et de magnésie. Altitude : 400 mètres. Établissement : bains, douches, boisson ; cette eau est digestive, laxative, tonique, reconstituante. On utilise aussi dans cette station les eaux bicarbonatées sodiques d'Andabre qui est à peu de distance. Saison : 15 avril au 15 octobre.

SYLVESTRE. adj. — *Gaz sylvestre*. V. CARBONIQUE.

SYLVIEN, IENNE. adj. Qui a rapport à la *scissure de Sylvius*. — *Artère sylvienne*. V. CÉRÉBRAL.

SYLVIQUE. adj. — *Acide sylvique* ($C^{40}H^{30}O^4$). Acide résineux découvert dans la colophane par Unverborben et dont les propriétés ne sont pas indiquées de la même façon par tous les chimistes. Il est solide, cristallisable, soluble dans l'acide acétique, l'essence de térébenthine, l'éther; son point de fusion est diversement fixé.

SYLVIUS (médecin français, 1492-1555). — *Aqueduc de Sylvius*. V. AQUEDUC. — *Esprit de Sylvius*. V. ESPRIT *volatil aromatique de Sylvius*. — *Scissure de Sylvius*. V. SCISSURE.

SYMBIOSE. s. f. Association de deux ou plusieurs organismes qui se développent côte à côte sans se nuire l'un à l'autre ; la symbiose est parfois profitable au développement de certains microbes : ainsi les cultures du bacille de Pfeiffer sont plus volumineuses quand ce bacille se développe en symbiose avec le staphylocoque (V. SATELLITISME *cultural*).

SYMBLÉPHARON. s. m. [*symblepharum*, de σὺν, avec, et βλέφαρον, paupière; all. et angl. *Symblefarum*, it. *simblefarosi*, esp. *simblefaron*]. Adhérence des paupières avec le globe de l'œil, habituellement consécutive à une brûlure ou à une ulcération, rarement congénitale. Cette adhérence est *complète* ou *partielle*; *médiate*, quand elle est formée par des brides membraneuses, *immédiate* quand le tissu même de la paupière est intimement uni à la surface du globe oculaire. Le *symblépharon* diffère de l'*ankyloblépharon* en ce que, dans celui-ci, les paupières adhèrent entre elles, et non avec le globe de l'œil. Lorsque l'adhérence consiste en une simple bride, on peut la détruire en écartant les paupières du globe de l'œil, et en sectionnant la bride avec un bistouri ou à l'aide de ciseaux. On empêche ensuite que les adhérences ne se reforment pendant la cicatrisation, en interposant entre les parties divisées un corps étranger (tel qu'un anneau ou une mèche enduite d'un corps gras). Lorsque l'adhérence est médiate et très étendue, la guérison est difficile à obtenir : on a recours à divers procédés opératoires dont le plus simple consiste à traverser les parties soudées avec une aiguille courbe entraînant un fil de plomb dont on serre de temps à autre les extrémités ; la constriction du fil opère la section des adhérences, mais ce procédé échoue le plus souvent, et on est obligé d'en venir à des autoplasties conjonctives et cutanées qui d'ailleurs donnent rarement un résultat définitif.

SYMBOLE. s. m. [*symbolum*, σύμβολον, all. et angl. *Symbol*, it. et esp. *symbolo*]. — *Symbole chimique*. Nom donné aux lettres initiales par lesquelles, pour abréger, on désigne les corps élémentaires, dans les formules chimiques. V. ÉLÉMENT et NOTATION.

SYMÈLE. s. m. [de σὺν, avec, et μέλος, membre]. Monstre chez lequel les deux membres abdominaux sont réunis, presque complets, et terminés par un pied double dont la plante est tournée en avant.

SYMÉLIENS. s. m. pl. [de σὺν, avec, ensemble, et μέλος, membre] (Is. Geoffroy Saint-Hilaire). Monstres caractérisés par la fusion médiane des deux membres d'une même paire.

SYMÉTRIE. s. f. [*symmetria*, συμμετρία, de σὺν, avec, ensemble, et μέτρον, mesure; all. *Symmetrie*, *Ebenmass*, angl. *symmetry*, it. *simmetria*. esp. *simetria*]. En anatomie, régularité de forme que présentent la plupart des organes impairs de l'économie, organes dont une des moitiés latérales ressemble presque toujours exactement à l'autre moitié. — Ressemblance parfaite que présentent entre eux les organes pairs situés, l'un à droite, l'autre à gauche de la ligne médiane. || *Loi de symétrie des cristaux*. Loi sur laquelle repose la théorie du *décroissement des types cristallins* : c'est un cas particulier de la *loi de l'attraction* étudiée sur les corps considérés à l'état moléculaire. La *loi de symétrie*, qui n'est violée que dans le cas d'*hémiédrie*, consiste en ce que, s'il existe une modification sur une partie quelconque d'un cristal, la même modification se présente sur toutes les parties semblables, et, réciproquement, les parties différentes se modifient différemment. On entend par les mots *parties semblables* ou *de même espèce* les angles et les arêtes à la fois égales et formées par la jonction des plans qui font entre eux des angles égaux.

SYMÉTRIQUE. adj. [*symmetricus*, all. *symmetrisch*, *ebenmässig*, angl. *symmetrical*, it. *simmetrico*, esp. *simetrico*]. Se dit, en anatomie, des parties qui ont de la *symétrie*, c'est-à-dire dont les deux moitiés, quand elles sont impaires, sont parfaitement semblables ; ou qui, si elles sont placées l'une à droite et l'autre à gauche de la ligne médiane, présentent une même conformation et une disposition analogue.

SYMPATHECTOMIE. s. f. ou mieux **SYMPATHICECTOMIE.** s. f. [de *sympathique*, et ἐκτομή, ablation]. Résection d'une portion du nerf grand sympathique ; c'est la partie cervicale du sympathique qui seule a été enlevée en totalité ou en partie ; cette opération a été pratiquée en particulier dans le traitement de l'épilepsie, du goitre exophtalmique et du glaucome.

SYMPATHICISME. s. m. Névralgie sympathique (Buch).

SYMPATHICOTRIPSIE. s. f. [de *sympathique* et τρίψις, broiement]. Écrasement du ganglion cervical supérieur du grand sympathique ; cette opération donnerait, d'après Chipault, les mêmes résultats que la sympathicectomie.

SYMPATHIE. s. m. [*sympathia*, *consensus*, συμπάθεια, de σὺν, ensemble, et πάθος, passion, affection ; all. *Sympathie*, *Mitleidenschaft*, angl. *sympathy*, it. et esp. *simpatia*]. Rapport qui existe entre les actions morbides de deux ou de plusieurs organes plus ou moins éloignés, et qui fait que l'affection de l'un retentit sur les autres. La connaissance des sympathies éclaire la physiologie pathologique des troubles morbides, et permet souvent de reconnaître le point vers lequel doivent être dirigés les moyens thérapeutiques. A l'état normal, les divers organes réagissent les uns sur les autres, ce qui se comprend facilement puisqu'ils doivent tous concourir à la vie de l'individu ; ainsi le travail musculaire active les contractions cardiaques ; c'est là un exemple de synergie fonctionnelle. Ces mêmes synergies se retrouvent dans les états pathologiques ; quand une cause morbide tend à élever la température du corps, la circulation et la respiration s'accélèrent, les vaisseaux sous-cutanés se dilatent, la peau se couvre de sueurs, tous phénomènes qui ont pour but de diminuer la chaleur du corps et d'empêcher une élévation de température qui serait funeste à l'organisme. Le mécanisme d'après lequel on peut expliquer les sympathies est variable suivant les cas : parfois les organes réagissent l'un sur l'autre uniquement par suite de leurs rapports anatomiques ; ainsi un cancer de la tête du pancréas retentira sur le foie en oblitérant le canal cholédoque. Dans d'autres cas, la relation morbide s'établit au moyen des vaisseaux ; c'est là un mécanisme extrêmement fréquent ; le système circulatoire, pénétrant tous les organes, répand dans toute l'économie les substances toxiques solides ou liquides, les microbes et les poisons qui proviennent d'un foyer morbide ; ces substances empruntent le plus souvent la voie de la circulation générale, celles qui viennent de l'intestin ou de la rate cheminent par la veine porte. Fréquemment aussi c'est le système nerveux qui sert d'intermédiaire ; les nerfs peuvent agir comme conducteurs de poisons ; il semble démontré que la toxine tétanique remonte le long des nerfs périphériques pour gagner le cerveau. Mais ordinairement ils agissent pour transporter les impressions, et le cerveau ou la moelle réagissent sans que l'individu en ait conscience : 1° soit sur l'organe qui a été le point de départ des impressions ; 2° soit sur un autre organe du même appareil, comme sur la mamelle dans le cas de modification de l'utérus ; 3° sur un organe de quelque autre appareil, comme dans le cas de modification du cœur par suite d'une lésion du foie. Cette classe de sympathies constitue des *actions réflexes relatives aux organes de la vie végétative*, dans lesquelles une impression non perçue, transmise en général par les nerfs du grand sympathique jusqu'à la moelle épinière, détermine une action motrice involontaire transmise par des tubes nerveux moteurs qui, généralement, appartiennent au grand sympathique, quelquefois aux nerfs de la vie animale. Cette incitation motrice se rend en premier lieu sur les vaisseaux, lesquels sont munis de fibres contractiles, puis sur les conduits excréteurs de tous ordres, enfin sur les viscères creux à parois composées de fibres-cellules et sur le cœur. Une impression morbide transmise, perçue ou non, peut, non seulement susciter une contraction des fibres de la vie animale ou de la vie organique, mais aussi susciter une douleur dans un point éloigné de celui qui, malade, a causé l'impression. Ces phénomènes sont dits de *sensibilité réflexe*. Ainsi la sensibilité générale offre des phénomènes de sympathie, comme la motricité. C'est par un phénomène de cet ordre, avec la moelle épinière comme centre intermédiaire, que les nerfs des articulations établissent entre elles une telle solidarité, que, lorsque les os de l'une sont lésés, on voit une douleur vive être rapportée à une articulation voisine, supérieure ou inférieure, qui n'est point atteinte. Des douleurs ayant le caractère *névralgique* peuvent être ainsi produites loin du testicule, de l'ovaire ou autres organes enflammés ou contus, etc. (*névralgies* et *douleurs réflexes*). Enfin, à l'état normal, certains organes réagissent sur les autres au moyen de la sécrétion d'une substance résorbée immédiatement par les vaisseaux et allant impressionner toute l'économie ; la disparition d'une de ces sécrétions internes entraîne des troubles morbides ; ainsi la suppression des sécrétions thyroïdiennes donne lieu à un trouble général de l'économie et aux différents symptômes du myxœdème. Il est probable que l'exagération de ces sécrétions peut être aussi la cause de phénomènes sympathiques et explique certains états morbides ; ainsi l'hyperactivité de la glande thyroïde semble déterminer la plupart des phénomènes du goitre exophtalmique. — En dehors des sympathies précédentes, proprement dites, il existe un ordre de phénomènes qui, en raison de leur analogie avec elles, en ont été souvent rapprochés sous le nom de *mouvements sympathiques*. Ici le cerveau est le centre d'action de l'acte qui s'accomplit et non point la moelle. L'impression, transmise par un des cinq sens, est perçue ; seulement l'acte consécutif est involontaire, et ne porte plus, comme précédemment, sur des vaisseaux, des tubes excréteurs ou des viscères, mais sur des organes de la vie animale. Toutefois, et c'est là le fait important, la perception par le cerveau étant fatale, l'incitation motrice est involontaire. L'action incitomotrice involontaire, ou du moins fort difficile à dominer, est transmise hors de l'encéphale, tantôt par des nerfs de la vie animale, tantôt par des nerfs de la vie végétative, aux tissus contractiles correspondants. C'est ainsi que ces phénomènes ont pour conséquence les actes dits de *bâillement*, par sympathie ou imitation ; de *vomissement* sympathique à la vue d'un objet qui répugne ; d'*éternuement* à la suite de telle ou telle impression de la pituitaire ; de *toux* à la suite d'une irritation de la muqueuse des voies aériennes, etc. — On a donné aussi le nom de *sympathie* à un rapport existant entre deux ou plusieurs personnes plus ou moins éloignées (*télépathie*) les unes des autres, et qui fait que l'une d'elles participe aux actions, aux sensations et aux pensées de l'autre.

SYMPATHIQUE. adj. [all. *sympathisch*, angl. *sympathetic*, it. et esp. *simpatico*]. Qui dépend de la sympathie : *apoplexie sympathique*, *bubon sympathique*. — *Affection, phénomène sympathique*. Phénomène morbide qui survient dans un organe sans qu'aucune cause morbifique agisse directement sur lui, mais par la réaction d'un autre organe primitivement lésé : ainsi le prurit nasal est un phénomène *sympathique* de la présence des vers dans les intestins, etc. V. Sympathie. — *Nerf grand sympathique* [*système nerveux de la vie organique*, Bichat]. Ensemble du système nerveux ganglionnaire considéré à tort comme formant un système distinct du système nerveux cérébro-spinal, dont il est une dépendance et avec lequel il offre les connexions les plus intimes. Le grand sympathique est constitué par deux cordons nerveux situés le long de la colonne vertébrale, depuis la tête jusqu'au bassin, et présentant sur leur trajet des ganglions nombreux ; ou, si l'on veut, par des ganglions nerveux reliés entre eux par des troncs étendus verticalement de l'un à l'autre ganglion (fig. 735). Supérieurement, chaque cordon du grand sympathique commence dans le crâne par les ganglions ophtalmique, sphéno-palatin, sous-maxillaire, etc.; inférieurement, il se rapproche de celui du côté opposé auquel il s'unit sur la ligne médiane, au-devant du coccyx, et de cette anastomose résulte une arcade à concavité supérieure, d'où partiraient, d'après

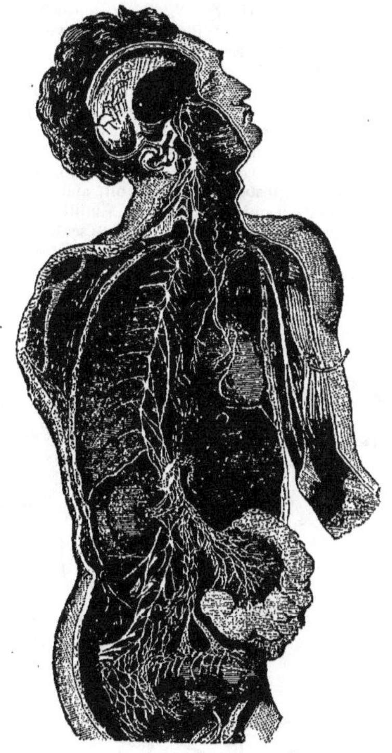

Fig. 735. — Nerf grand *sympathique*.

Huschka, des rameaux qui aboutiraient à la glande coccygienne, regardée par lui comme formée de cellules nerveuses. Selon Arnold, ces rameaux du sympathique seraient des filets vaso-moteurs accompagnant l'artère sacrée moyenne, dont les rameaux dilatés constitueraient cette glande. Dans ce trajet, le cordon du grand sympathique répond : *au cou*, en avant à la jugulaire interne, en arrière aux muscles prévertébraux, en dedans au pneumogastrique; *dans le thorax*, le cordon droit passe entre l'artère et la veine sous-clavières, le gauche est parallèle à l'artère sous-clavière et se place en arrière de l'aorte; *dans l'abdomen*, le cordon droit accompagne la veine cave inférieure, le gauche accompagne l'aorte, en avant du psoas, en arrière du péritoine; *dans le bassin*, les deux cordons longent les deux côtés du rectum, en avant du muscle pyramidal, jusqu'à leur anastomose sur la ligne médiane. Chaque ganglion du grand sympathique reçoit par son côté externe des *branches afférentes* ou *faisceaux radiculaires* (*rami communicantes*), qui lui viennent de la moelle épinière, au nombre de deux à quatre, par l'intermédiaire des branches antérieures des nerfs rachidiens, dont chacune donne un rameau au ganglion sympathique correspondant et un autre au ganglion situé au-dessus. De chaque ganglion partent des *branches efférentes* multiples, dont les unes (*rameaux externes* ou *anastomotiques*) se lient à tous les nerfs rachidiens et à beaucoup de nerfs craniens, dont les autres (*rameaux internes*) se distribuent aux divers organes, qu'elles atteignent immédiatement en suivant le trajet des artères, sur lesquelles elles s'appliquent, ou immédiatement après avoir traversé de nouveaux ganglions situés au milieu des plexus que forment ces branches efférentes : celles-ci renferment, en outre, des fibres nerveuses qui font suite aux cellules des ganglions, et des fibres qui, émanées de la moelle épinière, ne font que traverser les ganglions pour se distribuer comme celles qui viennent des cellules ganglionnaires. *Dans le crâne*, les ganglions géniculé, ophtalmique, sphéno-palatin, etc., considérés comme faisant partie du système du grand sympathique, ont pour branches afférentes les anastomoses des nerfs craniens avec les branches du grand sympathique. *Au cou*, où il existe seulement trois, et quelquefois deux ganglions, les quatre premières paires rachidiennes envoient des branches afférentes au ganglion cervical supérieur, les cinquième et sixième paires en envoient au ganglion cervical moyen, ou, quand celui-ci manque, au tronc nerveux du sympathique lui-même, les septième ou huitième au ganglion cervical inférieur. Les branches efférentes de ces ganglions forment ou contribuent à former les plexus carotidien, caverneux, pharyngien, laryngé, etc., et les filets cardiaques, et s'anastomosent avec les huit paires cervicales. *Dans le thorax*, les ganglions sont au nombre de douze, comme les paires nerveuses rachidiennes qui leur fournissent les branches afférentes, et avec lesquelles s'anastomosent leurs branches efférentes : celles-ci constituent, en dedans, les filets œsophagiens, bronchiques, pulmonaires, et les nerfs splanchniques, qui aboutissent aux ganglions semi-lunaires, et contribuent à former le plexus solaire et les plexus auxquels donnent naissance les branches émanées de celui-ci. *Dans l'abdomen*, les ganglions, dits lombaires, au nombre de quatre ou cinq, se rapprochent de la ligne médiane; leurs branches efférentes forment les plexus lombo-aortique et mésentérique inférieur, et contribuent à former le plexus hypogastrique. *Dans le bassin*, le grand sympathique a quatre ganglions correspondant aux quatre trous sacrés antérieurs, par lesquels arrivent les branches afférentes fournies par les nerfs rachidiens inférieurs; les branches efférentes de ces ganglions concourent à la formation du plexus hypogastrique. — Les ganglions du grand sympathique ont une structure analogue à celle des ganglions rachidiens : mais les cellules nerveuses sont plus petites; elles sont multipolaires, uni ou binucléées; les unes donnent naissance à un cylindraxe grêle et lisse, émettant peu de collatérales, se recouvrant de myéline après sa sortie du ganglion et se terminant par une fibre lisse, et les autres émettent un cylindraxe qui se termine dans un ganglion voisin; les premières sont des cellules motrices, les autres des cellules sensitives. Enfin quelques cellules émettent un cylindraxe qui sort du ganglion à l'état de fibre de Remak. Les fibres nerveuses du ganglion sont des fibres de Remak et des fibres à myéline. Le cordon du grand sympathique qui va d'un ganglion à l'autre, et constitue le tronc du nerf, est formé en partie par des fibres analogues à celles du système nerveux de la vie animale, en partie par des fibres de Remak. Enfin les branches efférentes des ganglions, qui vont de ceux-ci aux organes, sont aussi formées par l'association aux tubes nerveux blancs des nerfs de la vie animale de fibres de Remak, qui leur donnent leur couleur grisâtre. Outre les ganglions situés sur le trajet du cordon nerveux du grand sympathique et au milieu des plexus que forment les branches efférentes, ganglions qu'on peut appeler centraux, ce nerf présente, à la terminaison de ses filets dans les organes, des amas de cellules formant des ganglions périphériques, indiqués surtout dans les tuniques de l'intestin et de l'utérus et dans le tissu du cœur. — Les fonctions du grand sympathique se rapportent exclusivement aux actes de la vie végétative. C'est lui qui donne aux organes viscéraux la sensibilité, assez obtuse du reste, qu'ils présentent; c'est surtout lui qui donne la motricité spéciale à leurs fibres lisses et aux vaisseaux, motricité qui est le point de départ des actions vaso-motrices par lesquelles il influe sur la nutrition ; peut-être, en outre, agit-il sur celle-ci par des filets particuliers, trophiques, indépendants des vaso-moteurs (V. Vaso-Moteur). Quant à la part qu'il faut faire dans ces actions à la moelle épinière, d'où émanent les racines du grand sympathique, et aux ganglions placés sur son trajet, elle est mal élucidée. — *Nerf moyen sympathique.* Le pneumogastrique. — *Nerf petit sympathique.* Ancien nom du nerf facial. — *Ophtalmie sympathique.* V. Ophtalmie.

SYMPEXION. s. m. [de σύμπηξις, concrétion, συμπήγνυμι, figer, concréter, donner de la consistance] (Ch. Robin). Corps solide, incolore, transparent, peu réfringent, qu'on trouve dans les vésicules closes de la glande thyroïde à l'état normal et surtout quand elle est hypertrophiée, dans la rate et les ganglions lymphatiques malades, dans les kystes des glandes du corps et du col de l'utérus, et, d'une manière presque constante, dans la prostate et le liquide des vésicules séminales. Ces corps sont arrondis, réguliers, ou à contours sinueux dans la thyroïde et les kystes de l'utérus; plus irréguliers et à facettes dans les ganglions lymphatiques et dans la rate. Dans les vésicules séminales leurs formes sont très variées ; quelquefois ils y sont si nombreux, qu'ils se touchent et se soudent, de manière à former des masses comme perforées et aréolaires; là ils englobent quelques spermatozoïdes. Ils sont friables, se brisent en éclats par la pression, après s'être un peu aplatis ; leurs bords sont très pâles, leur masse est homogène ou parsemée de granulations moléculaires grisâtres. Leur composition est azotée, probablement différente d'une région du corps à l'autre. Ils se distinguent facilement, par leur homogénéité, de ceux de la prostate qui offrent des lignes concentriques et régulières.

SYMPHORÈSE. s. f. [συμφόρησις, congestion; angl. *symphoresis*, esp. *sinforesis*]. La congestion sanguine.

SYMPHYSE. s. f. [*symphysis*, σύμφυσις, de σύν, avec, et φύεσθαι, croître; angl. *symphysis*, it. *sinfisi*, esp. *sinfisis*]. L'ensemble des moyens par lesquels sont assurés les rapports mutuels des os entre eux. — Nom donné particulièrement à certaines articulations, notamment à celles des os du bassin : *symphyse pubienne*, *symphyse sacro-iliaque*. ‖ *Symphyse cardiaque.* Union anormale et intime des deux feuillets du péricarde, produite par des néomembranes, qui, à la suite d'une péricardite aiguë ou chronique, se sont organisées de manière à former, surtout au niveau de la pointe du cœur, des tractus ou une sorte de coque fibreuse, plus ou moins épaisse, qui nuisent aux mouvements normaux du muscle cardiaque, et le disposent à des altérations consécutives variables. Le diagnostic de cette lésion est souvent difficile, les symptômes fonctionnels n'ayant rien de caractéristique : les signes les plus probants sont la dépression de la région précordiale, le retrait de plusieurs espaces intercostaux correspondant à la systole du cœur et suivi d'un soulèvement du même point au moment de la diastole, la dépression brusque des jugulaires et la pâleur de la face, ainsi que la dépression du creux épigastrique, au moment de la systole. La syncope ou l'asystolie sont les conséquences ordinaires et mortelles de la symphyse cardiaque. — *Symphyse péricardo-périhépatique.* Type anatomo-clinique caractérisé par l'association d'une périhépatite sèche avec une symphyse cardiaque (Gilbert et Garnier). V. Péricardo-périhépatique. — *Symphyse pleurale.* Pleurésie sèche avec adhérence des deux feuillets, viscéral et pariétal.

SYMPHYSÉOTOMIE. s. f. [*symphyseotomia*, de σύμφυσις, symphyse, et τομή, section : all. *Symphyseotomie*, angl. *symphyseotomy*, it. *sinfisotomia*, esp. *sinfisotomia*]. Opération qui consiste à pratiquer la section du fibro-cartilage de la symphyse pubienne. Quand ce fibro-cartilage a été divisé, l'écartement des deux pubis procure au diamètre antéro-postérieur du détroit abdominal du bassin une ampliation qui est d'environ 5 millimètres par 27 millimètres de cet écartement. La symphyséotomie a été proposée dans les cas où l'étendue du diamètre sacro-pubien est comprise entre les limites extrêmes de 68 à

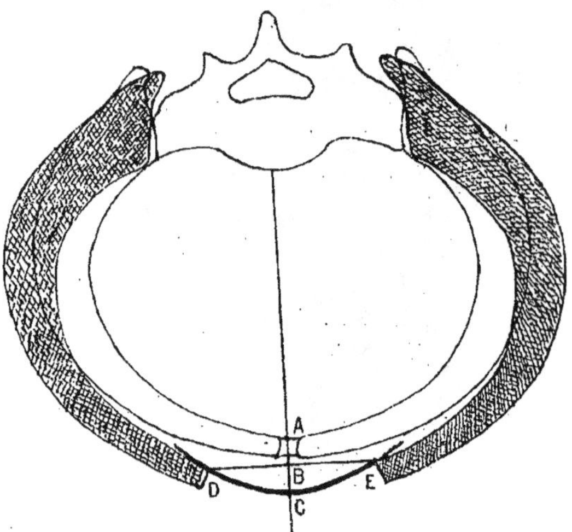

Fig. 736. — *Symphyséotomie.*

72 millimètres, et dans ceux où la tête est enclavée au détroit supérieur ou arrêtée au détroit inférieur. Il faut attendre que le travail soit commencé et que le col utérin soit dilaté ; il vaut mieux opérer avant qu'après la rupture de la poche des eaux. L'opération consiste, après avoir rasé le pubis et vidé la vessie à l'aide d'une sonde qu'on laisse dans l'urètre, à pratiquer sur la ligne médiane une incision longitudinale qui commence à 4 centimètres au-dessus de la symphyse, se prolonge jusqu'au niveau du clitoris, et divise toutes les parties molles ; puis on coupe le cartilage de haut en bas et on divise le ligament sous-pubien. — Fig. 736. *Symphyséotomie.* DE, écartement des symphyses; AC, allongement utile du diamètre antéro-postérieur; la bosse pariétale peut venir s'enclaver entre les pubis écartés, jusqu'en DCE. — L'accouchement terminé, on rapproche les pubis l'un de l'autre ; on suture la plaie, on applique un pansement antiseptique et l'on fixe un bandage de corps assez serré pour empêcher les os de s'écarter. La

symphyséotomie, aussi bien que la *pubiotomie*, n'est pas une opération grave, du moment qu'elle est faite sous le couvert de l'antisepsie. Elle permet d'avoir un enfant à terme, et par là, est préférable à l'accouchement prématuré. Mais elle détermine un affaiblissement de la ceinture pelvienne et peut occasionner consécutivement quelques troubles de la marche. Elle est donc préférable pour l'enfant, tandis que l'accouchement prématuré est préférable pour la mère. L'accoucheur décidera dans chaque cas particulier à laquelle de ces deux méthodes il donnera la préférence.

SYMPHYSIE. s. f. [de σύμφυσις, union]. Union des parties qui normalement sont séparées (Breschet).

SYMPHYSIEN, IENNE. adj. [angl. *symphisian*, it. et esp. *sinfisano*]. Qui a rapport à une symphyse. — *Couteau symphysien*. Instrument tranchant avec lequel on pratique la symphyséotomie.

SYMPLOCARPE. s. m. [*Symplocarpus*, de σύμπλοος, qui navigue ensemble, et ici, associé, et καρπὸς, fruit]. Genre d'aroïdées dont une espèce (*Symplocarpus fœtidus*, Nuttal, *Dracontium fœtidum*, L.)., de l'Amérique du Nord, a un rhizome employé comme antispasmodique, après avoir été débarrassé par la chaleur de son principe âcre.

SYMPLOCOS. s. m. Genre de plantes styracinées dont une espèce (*Symplocos alstonia*, L'Hér.) a des feuilles aromatiques, dont on fait une infusion théiforme en Amérique.

SYMPTOMATIQUE. adj. [*denunciativus*, all. *symptomatisch*, angl. *symptomatic*, it. et esp. *sintomatico*]. — *Maladie symptomatique*. Celle qui n'est qu'un symptôme d'une autre affection, et qui, quand celle-ci se termine, cesse elle-même, condition sans laquelle elle constituerait une deutéropathie. Le délire, dans la pleurésie ou la pneumonie, n'est que *symptomatique*. — *Médecine symptomatique* ou *médecine des symptômes*. Méthode de traitement qui consiste à attaquer les symptômes dominants d'une maladie et non la maladie elle-même.

SYMPTOMATOLOGIE. s. f. [*symptomatologia*, de σύμπτωμα, symptôme, et λόγος, discours, traité ; all. *Symptomenlehre*, angl. *symptomatology*, it. et esp. *sintomatologia*]. Partie de la médecine qui traite des symptômes des maladies.

SYMPTÔME. s. m. [*symptoma*, σύμπτωμα, de σὺν, avec, et πίπτω, je tombe ; all. *Symptom*, *Anzeichen*, angl. *symptom*, it. *sintomo*, esp. *sintoma*]. Phénomène morbide qu'on peut constater du vivant même des malades, qu'il soit sensible pour ceux-ci ou seulement pour le médecin. Tout symptôme est la manifestation d'un dérangement organique avec lequel il est en corrélation, dérangement qui porte sur la constitution de la substance organisée, sur la structure des éléments, sur leur arrangement dans les tissus, la forme des organes, etc. Ainsi chacune des diverses formes de la folie est le symptôme, la manifestation d'un dérangement de la substance cérébrale ou d'un trouble circulatoire encéphalique. C'est par l'ensemble et la succession des *symptômes* qu'on reconnaît la maladie. Les *symptômes* deviennent des *signes* dans l'esprit de l'observateur qui les apprécie. — *Symptômes de symptômes*. Les effets qui résultent des symptômes d'une maladie, mais qui ne sont point essentiellement liés à la maladie elle-même. Ainsi la débilité résultant de la fréquence des évacuations alvines, dans la dysenterie, est un *symptôme de symptômes*.

SYMPTOSE. s. f. [*symptosis*, σύμπτωσις, de συμπίπτειν, tomber ensemble ; all. *Verfall*, angl. *symptosis*, it. *simptosi*]. État d'affaiblissement du corps ou d'une de ses parties, ou d'un organe en particulier ; atrophie.

SYNADELPHE. s. m. [de σὺν, avec, ensemble, et ἀδελφὸς, frère] (Isid. Geoffroy Saint-Hilaire). Monstre qui a un tronc unique, mais double dans toutes ses régions, et huit membres, parmi lesquels quatre paraissent être dorsaux et dirigés supérieurement.

SYNANCHE ou **SYNANCIE.** s. f. V. Angine.

SYNANTHÉRINE. s. f. (Clamort-Marquart). L'inuline.

SYNAPTASE. s. f. [de σὺν, avec, et ἅπτειν, lier, unir]. Synonyme d'*émulsine*.

SYNARTHRODIAL, ALE. adj. [*synarthrodialis*, angl. *synarthrodial*, it. *sinartrodiale*, esp. *sinartrodial*]. Qui a lieu par *synarthrose* : articulation synarthrodiale.

SYNARTHROSE. s. f. [*synarthrosis*, de σὺν, préposition qui indique le rapprochement, et ἄρθρωσις, articulation ; all. *Synarthrose*, angl. *synarthrosis*, it. *sinartrosi*, esp. *sinartrosis*]. Nom donné aux articulations immobiles ou *sutures*. Elles se divisent en : synarthrose dentée ou par engrenage ; écailleuse ou squameuse ; juxtaposition et schindylèse ; gomphose. — *Synarthrose diarthrodiale*. V. Amphiarthrose.

SYNCHILIE, et non **SYNCHEILIE.** s. f. [de σὺν, avec, et χεῖλος, lèvre]. Atrésie de l'orifice buccal avec perte de substance des lèvres et des joues, et adhérence aux rebords alvéolaires des mâchoires.

SYNCHITONITIS. s. f. [de σὺν, avec, et χιτὼν, tunique]. Adhérence de la conjonctive.

SYNCHONDROSE. s. f. [*synchondrosis*, de σὺν, avec, et χόνδρος, cartilage ; all. *Synchondrose*, angl. *synchondrosis*, it. *sincondrosi*, esp. *sincondrosis*]. Union de deux os par un cartilage. Telles sont l'articulation du sternum avec les côtes, celle des os pubis entre eux, etc.

SYNCHONDROTOMIE. s. f. [de σὺν, avec, χόνδρος, cartilage, et τομὴ, section ; angl. *synchondrotomy*, it. et esp. *sincondrotomia*]. Section d'une synchondrose ou d'un cartilage interarticulaire. V. Symphyséotomie.

SYNCHRONE. adj. [*synchronus*, de σὺν, avec, ensemble, et χρόνος, temps ; all. *gleichzeitig*, angl. *synchronous*, it. et esp. *sincrono*]. Synonyme d'*isochrone*.

SYNCHRONIQUE. adj. [angl. *synchronic*, it. et esp. *sincronico*]. Se dit des phénomènes qui s'accomplissent en même temps, comme la contraction des deux ventricules.

SYNCHRONISME. s. m. [all. *Gleichzeitigkeit*, angl. *synchronism*, it. et esp. *sincronismo*]. Simultanéité de deux phénomènes, comme celle des pulsations cardiaques et artérielles.

SYNCHYSIS. s. m. [de σύγχυσις, confusion : all. *Synchyse*, *Glaskorperverflüssigung*, angl. *synchysis*, it. *sinchisi*, esp. *sinchisis*]. Nom donné par les anciens au trouble des humeurs de l'œil dû à la rupture traumatique ou spontanée des tuniques intérieures. — *Synchysis étincelant* (Desmarres) [*spinthéropie* (Sichel)]. Affection non douloureuse de l'œil, caractérisée par la présence de petits points brillants, ressemblant à des étincelles très nombreuses, qui se balancent au fond de l'œil, et sont visibles pendant plusieurs secondes. Lorsque l'œil se meut, elles paraissent augmenter de nombre, et tout le fond de l'œil en est parsemé. Ce phénomène est dû à la présence de cholestérine à l'état de cristaux lamelleux, qui flottent dans le corps vitré et réfléchissent la lumière. Cette cristallisation peut exister dans le cristallin encore contenu dans sa capsule.

SYNCINÉSIE. s. f. [de σὺν, avec, ensemble, et κίνησις, mouvement]. Mouvement involontaire se produisant dans un membre paralysé à l'occasion d'un mouvement d'un membre du côté opposé ; on observe ce phénomène dans certains cas d'hémiplégie organique.

SYNCLITISME. s. m. [de σὺν, avec, et κλίνω, j'incline]. Parallélisme entre le diamètre bipariétal de la tête du fœtus et le plan du détroit supérieur pendant l'engagement ; d'après Naegelé, il n'y aurait jamais synclitisme ; d'après

Duncan, le synclitisme n'existerait qu'au détroit supérieur, puis, à mesure que la tête descend dans l'excavation, elle s'incline, et son diamètre bipariétal ne coïncide plus avec les différents plans de l'excavation. Enfin, pour Kuncke. le synclitisme continuerait jusqu'au détroit inférieur.

SYNCLONUS. s. m. [de σὺν, avec, et κλόνος, secousse]. Affection convulsive qui est susceptible de gagner les assistants; par exemple, la chorée.

SYNCOPAL, ALE. adj. [all. et angl. *syncopal*, it. *sincopale*, esp. *sincopal*]. Qui a rapport à la syncope. — *Fièvre syncopale.* Fièvre intermittente pernicieuse, caractérisée par des syncopes réitérées. — *Respiration syncopale.* Type respiratoire dans lequel chaque cycle est séparé du suivant par une pause qui devient de plus en plus longue jusqu'à l'arrêt respiratoire complet; on le rencontre dans le cas d'hémorragie mortelle (Holovtschiner).

SYNCOPE. s. f. [*syncope*, συγκοπή, all. *Ohnmacht*, angl. *syncopation*, *fainting*, it. et esp. *sincope*]. Suspension subite et momentanée de l'action du cœur, avec interruption de la respiration, des sensations et des mouvements volontaires. Le mot *syncope* est regardé par beaucoup d'auteurs comme synonyme de *lipothymie* ou *défaillance*; d'autres considèrent la lipothymie comme le premier degré de la syncope. Les contractions du cœur devenant rares et faibles et le sang n'arrivant plus au cerveau, l'action de ce dernier organe s'anéantit, faute de son excitant naturel ; et les sensations, la locomotion et la voix, qui sont, ainsi que la respiration, sous la dépendance immédiate de l'encéphale, sont interrompues. La syncope diffère de l'apoplexie et de l'asphyxie par l'ordre dans lequel se succèdent les phénomènes. Dans l'apoplexie, l'action du cerveau est la première interrompue ; dans l'asphyxie, les actes qui se passent dans les poumons sont troublés les premiers. La syncope résulte d'une perte de sang abondante, d'une émotion morale vive, de certaines affections cardiaques ou pulmonaires; celle qui survient au début d'une hémorragie quand le malade n'a encore perdu que peu de sang, est due à l'émotion, et a une action favorable, à condition d'être de courte durée, puisque, les battements cardiaques s'arrêtant, l'hémorragie cesse; celle qui survient au contraire par privation de sang et apparaît après une forte hémorragie a toujours un pronostic grave. Lorsqu'on est appelé auprès d'une personne tombée en syncope, le premier soin doit être de lui placer la tête de niveau avec le tronc, ou même sur un plan inférieur à celui sur lequel le corps repose, pour que, à défaut de l'impulsion cardiaque, le sang artériel coule dans les vaisseaux encéphaliques par son propre poids. Cette position suffit d'ordinaire pour que la connaissance revienne, et que tous les accidents se dissipent avec promptitude. Quand il n'en est pas ainsi, et lorsque la face reste pâle, les carotides battant faiblement, et les veines jugulaires restant à peu près vides, il faut élever les extrémités inférieures et supérieures, de façon à porter vers le cœur, et bientôt vers le cerveau, les petites quantités de sang qui pourraient s'y trouver. C'est surtout dans les grandes hémorragies, dans celles, par exemple, qui suivent l'accouchement, que ce précepte est d'une grande utilité. Dans ce cas on pourra aussi avoir recours à la compression des membres avec la bande élastique appliquée de l'extrémité du membre vers la racine afin de chasser vers le tronc tout le sang qu'il contient. On emploie en même temps les excitants extérieurs de la peau et des sens, les frictions, les aspersions avec l'eau froide vinaigrée, l'inspiration de l'éther ou des eaux spiritueuses. — *Syncope convulsive par imitation* ou *épidémique*. Elle débute généralement par un peu de vertige, de malaise ou d'étourdissement, comme la syncope ordinaire. Puis vient la perte de connaissance, avec étouffement, spasme œsophagien, etc. Les attaques se répètent une ou plusieurs fois par jour et se terminent par quelques instants de stupeur ou un court sommeil. Parfois la perte de connaissance est complète, d'autres fois le patient entend ce qui se dit autour de lui. Souvent il y a quelques mouvements convulsifs avec ou sans énurésie pendant l'attaque. Cette maladie s'observe principalement sur les jeunes filles de dix à quinze ans, réunies dans les églises et les écoles aux époques où se multiplient les exercices religieux. L'attaque de l'une d'elles entraîne celle de plusieurs autres personnes. Cette affection disparaît lorsque les enfants rentrent chez leurs parents, mais avec la réapparition des attaques de temps en temps pendant une ou plusieurs semaines. Parfois, après l'isolement, un remède insignifiant donné comme d'une efficacité certaine amène la cessation des attaques sous l'influence de l'idée d'une guérison inévitable (Bouchut). C'est une manifestation de l'hystérie. — *Syncope sénile.* Forme de syncope commune chez les vieillards. Le plus souvent il y a peu ou point de prodromes, contrairement à ce qui se passe chez l'adulte, où, dans la plupart des cas, la syncope est annoncée par un état de malaise, des vertiges, des tintements d'oreilles, etc. La lipothymie paraît un peu plus fréquente que la syncope proprement dite. La perte du mouvement consiste dans un simple relâchement du système musculaire, phénomène très peu durable. Dans aucun cas le cœur n'a cessé complètement de battre. La disparition des phénomènes est moins rapide que chez l'adulte. La plupart des sujets restent faibles pendant deux ou trois jours. V. Mort subite.

SYNCRANIEN, IENNE. adj. [de σὺν, avec, et κρανίον, crâne ; it. et esp. *sincraniano*]. Se dit de la mâchoire supérieure, parce qu'elle tient de toutes parts au crâne.

SYNCRÉTIQUE. adj. [*syncreticus*, angl. *syncretic*, it. et esp. *sincretico*]. Synonyme usité d'*astringent*.

SYNCRÉTISME. s. m. [συγκρητικός] Système de philosophie grecque, qui consistait à fondre ensemble les divers systèmes, et qui, transporté dans la médecine, désigne un éclectisme illogique réunissant et mêlant les vues et les doctrines les plus hétérogènes.

SYNCRÉTISTE. adj. et s. Quit suit la doctrine du syncrétisme.

SYNCRISE. s. f. [*syncrisis*, de συγκρίνειν, coaguler, épaissir ; all. et angl. *Syncrisis*, it. *sincrisi*, esp. *sincrisis*]. Pour les chimistes anciens, le passage d'un corps liquide à l'état solide, ou coagulation ou solidification de deux liquides mélangés ensemble.

SYNCYTIUM. s. m. Masse protoplasmique parsemée de noyaux, paraissant résulter de la coalescence d'un grand nombre de cellules. On donne ce nom en particulier à une couche de protoplasma granuleux tapissant les villosités choriales. Elle contient de nombreux noyaux riches en chromatine, parfois groupés en amas. Elle diminue d'épaisseur à mesure que la grossesse approche de son terme, et se réduit, au moment de l'accouchement, à une mince couche s'étendant sous la caduque. Elle est d'origine fœtale et dérive de la couche de Langhans. Elle joue un rôle important dans les échanges qui se font entre le sang de la mère et celui du fœtus. Elle agit comme une véritable glande : elle sécrète un ferment protéolytique et un ferment capable de saponifier la graisse. Elle est douée d'un pouvoir histolytique vis-à-vis des tissus maternels, grâce auquel elle pourvoit aux besoins de l'œuf pendant les premiers mois du développement. Enfin c'est à elle que doit être rapporté le rôle de sécrétion interne du placenta, secrétion qui retentit à la fois sur l'organisme fœtal et l'organisme maternel. Elle constitue donc une véritable glande vasculaire sanguine. L'hypertrophie pathologique de cette couche donne lieu au *déciduome* malin, mieux appelé *chorionépithéliome* ou *placentome*.

SYNDACTYLIE. s. f. [*palmature*]. Adhérence des doigts entre eux. Ces adhérences sont le plus souvent *congénitales*; alors les doigts sont réunis par une membrane qui se porte de la face latérale d'un doigt au doigt voisin sur une étendue variable, ou sont complètement enveloppés par les téguments. Quelquefois elles sont *accidentelles*, consécutives aux brûlures ou aux ulcérations de deux doigts voisins, soudés par une membrane cicatricielle plus ou moins lâche. Dans la syndactylie congénitale, il y a avantage à opérer de bonne heure, vers trois ou quatre ans. L'opération consiste : 1° à séparer les doigts réunis, par l'incision au bistouri de la partie unissante, les anciens procédés, l'anse galvano-caustique passée dans l'interstice des doigts à séparer, le fil de fer passé dans la partie la plus reculée de la membrane et servant d'écraseur, préconisés dans le but d'éviter l'hémorragie, ne sont plus guère employés aujourd'hui; 2° à obtenir la cicatrisation isolée des surfaces et à prévenir de nouvelles adhérences. Cette opération, faite sous le couvert de l'asepsie, est exempte de dangers.

SYNDECTOMIE. s. f. Excision d'une partie de la conjonctive saine autour de la cornée, dans le but d'arrêter la nutrition des couches opaques de la cornée dans les cas de pannus et de sclérose.

SYNDESMIE. s. f. L'union des organes par des ligaments.

SYNDESMITE. s. f. Inflammation des ligaments.

SYNDESMOGRAPHIE. s. f. [*syndesmographia*, de σύνδεσμος, ligament, et γράφειν, décrire; all. *Bänderbeschreibung*, angl. *syndesmography*, it. et esp. *sindesmografia*]. Description des ligaments.

SYNDESMOLOGIE. s. f. [*sindesmologia*, de σύνδεσμος, ligament, et λόγος, discours; all. *Bänderlehre*, angl. *syndesmology*, it. et esp. *sindesmologia*]. Traité des ligaments.

SYNDESMO-PHARYNGIEN. adj. [*syndesmo-pharyngeus*, it. *sindesmo-faringico*]. Faisceau charnu qui fait partie du constricteur supérieur du pharynx.

SYNDESMOSE. s. f. [de σύνδεσμος, ligament; all. *Bandgelenk*, *Knochenfügung*, angl. *syndesmosis*, it. *sindesmosi*, esp. *sindesmosis*]. Union des os par le moyen des ligaments; symphyse ligamenteuse.

SYNDESMOTOMIE. s. f. [*syndesmotomia*, de σύνδεσμος, ligament, et τομή, section, dissection; all. *Syndesmotomie*, *Bänderzergliederung*, angl. *syndesmotomy*, it. et esp. *sindesmotomia*]. Dissection des ligaments.

SYNDICAT. s. m. — *Syndicat médical.* Association de médecins pour la défense des intérêts professionnels. Le premier syndicat médical fut celui de Montaigu en Vendée, créé en 1880; peu à peu les médecins se syndiquèrent et cent vingt syndicats existaient, lorsque survint l'arrêt de la Cour de Caen, confirmé par la Cour de cassation, refusant aux médecins le bénéfice de la loi du 21 mars 1884. Dans la loi du 30 novembre 1892, sur l'exercice de la médecine, l'article 13 ne fut voté qu'à quelques voix de majorité, et seulement à la condition que les syndicats médicaux ne pourraient défendre les intérêts professionnels qu'à l'égard de toute personne autre que l'État, les départements et les communes. Depuis cette époque, la situation des médecins a changé à leur avantage. Aujourd'hui le président d'un syndicat peut se porter partie civile contre les rebouteurs et charlatans, les cas litigieux sont examinés de plus près et les poursuites pour exercice illégal sont plus sérieuses et plus efficaces. Outre les syndicats, il existe un certain nombre d'œuvres médicales de prévoyance. La première œuvre de solidarité médicale date de 1833, et c'est à Orfila que revient l'honneur d'avoir fondé à cette date l'association médicale française: l'*Association des médecins de la Seine*. En 1856, sous l'impulsion de Rayer et d'Amédée Latour, fut fondée l'*Association générale des médecins de France*. Ces sociétés poursuivaient un triple but. Tout d'abord, elles devaient assurer l'honorabilité du corps médical. En effet, pour être reçu dans ces associations, il faut offrir de sérieuses garanties d'honorabilité morale et professionnelle. A l'Association des médecins de la Seine, la cotisation annuelle est de 20 francs, mais cette société a vu son capital considérablement accru par les libéralités de ses membres, grâce auxquelles une somme de 65 000 francs environ est distribuée en rentes viagères de 1 200 francs aux médecins infirmes, de 700 francs aux veuves des médecins membres de l'association. De plus, la société possède une bourse dans un lycée de Paris. L'Association générale des médecins de France est constituée par le groupement de 94 sociétés médicales départementales; elle compte 8 500 membres, dont la cotisation est fixée à 12 francs. Les fonds sont fournis par l'intérêt du capital de la Société qui atteint 4 000 000 de francs. Au début, l'Association ne donnait de rentes viagères que de 300 francs, elles ont été élevées ensuite à 600 francs, actuellement elles sont à 800 francs, et l'on espère que bientôt elles atteindront 1 200 francs, surtout si l'on accorde à nos associations la faveur spéciale qui est donnée aux sociétés de secours mutuels, de laisser leurs fonds à la Caisse des dépôts et consignations, moyennant un intérêt de 4 et demi p. 100. A l'Association générale des médecins de France est annexée une des caisses de retraite, émanant d'un type créé par le Dr Cezilly sous le nom de « Concours médical ». C'est la *Caisse des retraites du corps médical français*, qui possède plus de 800 000 francs et dont le but est de servir à ses adhérents des pensions, dont le chiffre type est de 1 200 francs à partir de soixante ans, moyennant une cotisation variable suivant l'âge d'entrée. A côté de ces associations et de la Caisse des retraites, le Dr Lagnogney a fondé une *caisse indemnité maladie* pour les médecins de la Seine. Cette caisse garantit à ses adhérents, en cas de maladie, une somme de 10 francs par jour pendant tout le temps que dure l'incapacité de travail. Le Concours médical a créé peu après une caisse indemnité maladie sous le nom de *Association amicale des médecins français* qui, moyennant une cotisation annuelle variable avec l'âge, assure une indemnité de 10 francs par jour pendant deux mois et, passé cette limite, une indemnité de 100 francs par mois pendant toute la durée de la maladie, si longue soit-elle.

SYNDROME. s. f. [de συνδρομή, concours; ce mot, dérivant de συνδρομή, doit être fait féminin; all. *Zusammentreffen der Krankheitssymptome*, angl. *syndrome*, it. *sindrome*, esp. *sindroma*]. Nom que les médecins grecs donnaient à des énumérations de symptômes sans rapport obligé à des maladies déterminées. Les *Prénotions de Cos*, dans la Collection hippocratique, contiennent un grand nombre de syndromes, et cette idée de l'antique médecine est encore utilisable de nos jours. En effet, on rencontre à chaque instant des aspects symptomatiques qu'il est difficile de rattacher à des lésions connues et dont la cause échappe. Les syndromes présentent le fait pathologique uniquement par son côté clinique. Quand le tableau symptomatique a pu être rapporté à une lésion, cet ensemble constitue une affection; quand enfin la cause est connue, la notion de maladie est complète.

SYNÉCHIE. s. f. [de σύν, avec, et ἔχειν, être, tenir; all. *Synechie*, *Irisverwachsung*, angl. *synechia*, it. *sinechia*, esp. *sinequia*]. Adhérence de l'iris avec la cornée (*synéchie antérieure*), ou avec la capsule cristalline (*synéchie postérieure*). V. Iritis.

SYNENCÉPHALIEN. adj. et s. V. Sycéphalien.

SYNENCÉPHALOCÈLE. s. f. [de σύν, avec, et ἐγκεφαλοκήλη, encéphalocèle] (Spring). Hernie cérébrale qui, sur une partie plus ou moins grande de sa surface, a contracté adhérence avec le placenta, le cordon ombilical ou les membranes de l'œuf. — Dans l'*hydrencéphalocèle* [de ὕδωρ, eau, et *encéphalocèle*], la hernie du cerveau est compliquée d'hydropisie ventriculaire, le cerveau est contenu dans une poche pleine de sérosité, communiquant avec l'un ou l'autre ventricule.

SYNERGIE. s. f. [*synergia*, de σύν, avec, ensemble, et ἔργον, travail; all. *Mitwirkung*, angl. *synergia*, it. et esp. *sinergia*]. Action simultanée, concours d'action entre divers organes dans l'état de santé, ou, dans un sens plus étendu, action simultanée de plusieurs organes, dans l'état de maladie comme dans l'état normal, qui n'est pas l'effet d'une continuité de tissu ou d'une dépendance nécessaire et immédiate, mais concourt pourtant à l'accomplissement régulier d'une fonction, soit volontairement, soit involontairement, sous l'influence d'une impression perçue. Dans l'état morbide, les synergies prennent le nom de *sympathies* (V. ce mot). C'est l'harmonie entre les diverses fonctions et l'équilibre mutuel des propriétés vitales élémentaires maintenues à un degré normal de développement, qui fournissent la notion positive de l'idée vague du *moi* et de la *cénesthésie*, notion si singulièrement altérée lorsque cet équilibre est rompu dans certaines maladies, celles du cerveau surtout. Barthez est le premier qui se soit occupé des synergies et qui les ait nommées. C'est le plus souvent par l'intermédiaire du système nerveux qu'elles s'établissent, comme les mouvements réflexes et les sympathies, mais elles peuvent se faire aussi par l'intermédiaire des vaisseaux et surtout des sécrétions internes : ainsi la transformation de l'individu au moment de la puberté semble bien être en rapport avec l'établissement de la sécrétion interne du testicule. Les *synergies* diffèrent des *actes diastaltiques* en ce que, dans ces derniers, il y a *mouvement involontaire* d'organes musculaires de la vie animale ou de la vie organique *après une impression non perçue*, tandis que, dans les synergies, il y a concours régulier de l'action de plusieurs muscles se produisant : *a.* après une détermination ou *acte de la volonté*; tels sont tous les mouvements normaux des membres pour exécuter la marche, le saut, la natation, pour écrire, dessiner, jouer d'un instrument de musique, etc.; *b.* après une *sensation perçue*, *avec* ou *sans intervention de la volonté* : telles sont les contractions des muscles du ventre dans la défécation, l'accouchement, la miction, le vomissement, etc., des muscles du pharynx dans la déglutition, etc.

SYNERGIQUE. adj. Qui concerne la synergie. — *Mouvements synergiques*. V. GYMNASTIQUE *suédoise*.

SYNESTHÉSIE. s. f. [de σύν, avec, et αἴσθησις, sensibilité]. Production de deux ou plusieurs sensations sous l'influence d'une seule impression : l'une des sensations est rapportée au point exact où l'excitation a été faite, les autres sont attribuées à des régions plus ou moins éloignées.

SYNGENÈSE. s. f. [de σύν, avec, et γένεσις, engendrement; all. et angl. *Syngenesis*]. Hypothèse qui admettait que tout ce qui vit aurait été créé en même temps. V. SYNGÉNÉSIQUE.

SYNGÉNÉSIE. s. f. [*singenesia*, de σύν, avec, et γένεσις, génération; all. et angl. *Syngenesia*, it. et esp. *singenesia*] (Linné). Classe contenant les plantes qui ont les étamines réunies par leurs anthères.

SYNGÉNÉSIQUE. adj. Qui se rapporte à la syngenèse ou hypothèse des syngénésistes. — *Théorie de la préformation syngénésique* [*système de l'emboîtement des germes*]. Hypothèse sur la procréation d'après laquelle, à la création de chaque espèce, les germes de tous les individus qui doivent paraître dans la série des temps auraient été créés simultanément et emboîtés les uns dans les autres : la génération serait alors un fait d'évolution des organes préexistants, qui, rompant leur enveloppe pour devenir manifestes après chaque fécondation, contiennent déjà toutes les autres successions d'êtres de cette espèce à venir. V. ÉPIGENÈSE. — *Anomalie* ou *monstruosité syngénésique, par emboîtement ou par inclusion*. V. INCLUSION.

SYNGÉNÉSISTE. s. m. Nom donné aux partisans de l'hypothèse de la syngenèse; ils admettent que la propriété de naître n'existe plus dans l'univers, mais qu'il y a seulement une matière vivante, amorphe ou déjà revêtue de forme, qui contient la raison suffisante de la génération et de toute vie en général. V. ÉPIGENÈSE.

SYNIZÉSIS. s. f. [*synizesis*, συνίζησις, de σύν, ensemble, et ἵζειν, être assis, mot à mot : conjonction; all. *Pupillenverschliessung*, angl. *synizesis*, it. *sinizesi*, esp. *sinizesis*]. Occlusion de la pupille produite par une inflammation spontanée ou survenue à la suite de l'opération de la cataracte. — *Synizésis congénitale*. L'oblitération de la pupille par la membrane pupillaire, qui a persisté jusqu'au delà de la naissance. — *Fausse synizésis*. L'obstruction de cette ouverture par une matière étrangère, telle qu'un débris de cataracte, du pus provenant d'un hypopyon, etc.

SYNNÉVROSE. s. f. [de σύν, avec, et νεῦρον, mot par lequel on désignait indistinctement toutes les parties fibreuses et blanchâtres; all. *Gelenkband*, *Flechse*, angl. *synneurosis*, it. *sineurosi*, esp. *sinevrosis*]. Synonyme de *syndesmose*.

SYNOPSIE. s. f. [de σύν, avec, et ὄψις, vue]. Association de phénomènes visuels à des sensations fournies par les autres sens; tel est le cas de l'audition colorée.

SYNOQUE. s. f. et adj. [*synocha*, de σύνοχος, continu, de σύν, avec, et ἔχειν, tenir; all. *synochisches Fieber*, angl. *synocha*, *synochus*, it. *sinoco*, *sinoca*, esp. *sinoco*; *fièvre continente*]. D'une manière générale, toute fièvre qui dure pendant un certain temps, sans intermission et même sans rémission bien marquée. — Quelques auteurs ont décrit comme un type fébrile spécial, sous le nom de *synoque* ou *fièvre synoque*, un ensemble de symptômes légers, accompagnés de fièvre, qui rentrent dans le cadre de la fièvre éphémère ou de l'embarras gastrique fébrile. — La *fièvre inflammatoire* des auteurs modernes est le *synochus imputris* (*synocha*, *synochus simplex*), de Galien, qui appelait *synochus* la maladie nommée depuis *fièvre putride*, *fièvre adynamique*.

SYNORCHIDIE. s. f. [de σύν, avec, ensemble, et ὄρχις, testicule]. Coalescence des deux testicules, fusionnés sur la ligne médiane du corps.

SYNOSTÉOGRAPHIE. s. f. [*synosteographia*, de σύν, avec, ensemble, ὀστέον, os, et γράφειν, décrire, all. *Gelenkbeschreibung*, angl. *synosteography*, it. et esp. *sinosteografia*]. Description des articulations et de leurs ligaments.

SYNOSTÉOLOGIE. s. f. *synosteologia*, de σύν, avec, ensemble, ὀστέον, os, et λόγος, discours; all. *Gelenklehre*, angl. *synosteology*, it. et esp. *sinosteologia*]. Traité des articulations et de leurs moyens d'union.

SYNOSTÉOTOMIE. s. f. [*synosteotomia*, de σύν, avec, ὀστέον, os, et τομή, section; all. *Gelenkzerlegung*, angl. *synosteotomy*, it. et esp. *sinosteotomia*]. Préparation anatomique des articulations.

SYNOSTOSE. s. f. [de σύν, avec, et ὀστέον, os]. Soudure des os les uns avec les autres, des sutures du crâne en particulier. Celle-ci commence, en général, vers l'âge de quarante-cinq ans; elle peut être retardée beaucoup au delà, ou, au contraire, avancée. Ce fait peut avoir une grande importance en médecine légale. Elle met un terme à l'accroissement de l'encéphale. L'oblitération précoce soude ordinairement les os suivant toute leur épaisseur. La synostose sénile commence par souder çà et là quelques dents de la suture; fréquemment aussi la soudure des tables vitrées par lesquelles elle débute est déjà achevée, qu'extérieurement on voit encore des endroits intacts. C'est par la partie postérieure de la suture sagittale que commence la synostose; la lambdoïde et la coronale restent plus longtemps ouvertes (Sauvage).

SYNOTE. s. m. [de σὺν, ensemble, et de οὖς, gén. ὠτός, oreille] (Isid. Geoffroy Saint-Hilaire). Monstre qui a deux corps intimement unis au-dessus de l'ombilic commun, avec une tête incomplètement double, offrant d'un côté une face et de l'autre une ou deux oreilles confondues ensemble.

SYNOVECTOMIE. s. f. (Ollier). Extirpation d'une synoviale, en particulier d'une synoviale articulaire (*arthrectomie*); cette opération se pratique surtout quand cette membrane est envahie par la tuberculose.

SYNOVIAL, ALE. adj. [angl. *synovial*, it. *sinoviale*, esp. *sinovial*]. Qui a rapport à la synovie. — *Capsules synoviales*. Petits sacs membraneux, sans ouverture, blanchâtres, demi-transparents, minces et mous, formés d'un seul feuillet qui se déploie sur les surfaces des cavités articulaires diarthrodiales (*synoviales articulaires*) et aux endroits où glissent des tendons (*synoviales tendineuses*). Leur tissu est plus dense et moins souple que celui des membranes séreuses, avec lesquelles elles ont de l'analogie. Elles renferment moins de fibres élastiques dans leur trame, qui adhère intimement au tissu qu'elles tapissent. Elles sont tapissées d'un revêtement formé sur les parties saillantes d'éléments polyédriques disposés sur un seul rang, sur les parties lisses de cellules disposées sur une ou plusieurs assises; ce revêtement a été rapproché tour à tour des épithéliums, du cartilage, des cellules conjonctives et des endothéliums. Les synoviales sont pourvues de vaisseaux très nombreux qui forment un réseau capillaire à mailles arrondies, et de nerfs qui leur donnent une vive sensibilité. Les synoviales s'arrêtent au pourtour des cartilages, en empiétant de un à quelques millimètres seulement sur leur face articulaire. Dans les cas de tumeurs blanches, le tissu spongieux qui se glisse entre les surfaces articulaires, et celui qui se produit entre l'os et le cartilage (d'où soulèvement de celui-ci), sont tous deux de nouvelle génération (V. Néo-membrane), et les synoviales ne passent ni au-dessus ni au-dessous du cartilage. Les synoviales s'enfoncent quelquefois profondément entre les faisceaux des capsules et gaines fibreuses, en formant des culs-de-sac ou prolongements de forme variable, qu'on a appelés *follicules synoviaux*. Outre les *synoviales articulaires* et les *synoviales tendineuses*, il existe de petites *bourses synoviales sous-cutanées* (V. Bourse) interposées entre la peau et certaines parties osseuses ou cartilagineuses saillantes (sur le trochanter, la rotule, l'olécrâne, etc.). Ces trois espèces de membranes constituent le *système synovial*. Le revêtement cellulaire peut être le point de départ de tumeurs malignes, que l'on range dans les sarcomes ou dans les endothéliomes. V. Séreux et Synovie. — *Franges synoviales*. Replis des membranes synoviales articulaires, analogues aux appendices épiploïques de l'intestin. Les franges, en raison du grand nombre de vaisseaux qu'elles contiennent, peuvent concourir à la sécrétion de la synovie; mais elles ne sont pas exclusivement le siège de cette sécrétion, puisqu'on n'en trouve pas dans toutes les articulations. — *Glandes synoviales* ou *de Havers*. Pelotons rougeâtres, situés dans l'intérieur des capsules synoviales, et que cet anatomiste regardait comme des *organes sécréteurs*. Ces prétendues glandes ne sont que des lobules de tissu adipeux riche en capillaires, soulevant la synoviale, surtout au niveau des franges. — *Tissu synovial*. V. Séreux. ‖ *Kyste synovial*. V. Ganglion.

SYNOVIE. s. f. [*axungia articulorum*, *unguen articulare*, all. *Gliedwasser*, *Gelenkschmiere*, angl. *synovia*, it. et esp. *sinovia*]. Mot créé par Paracelse, pour désigner tantôt, au sens physiologique, la liqueur nutritive de chaque partie, tantôt, au sens pathologique, la maladie des articulations ou même toute autre maladie. ‖ Humeur sécrétée par les synoviales articulaires, en petite quantité à l'état normal, abondamment dans les cas d'hydarthrose. Elle est filante, visqueuse, d'une saveur salée, contenant de l'eau, de la mucosine, du chlorure de sodium, du phosphate de chaux et des carbonates alcalins.

SYNOVINE ou **ARTHROHYDRINE.** s. f. (Hünefeld). La mucosine retirée de la synovie.

SYNOVITE. s. f. [esp. *sinovitis*]. Inflammation des membranes synoviales. Celle des synoviales articulaires se confond avec l'arthrite (V. ce mot). Les synovites tendineuses peuvent être sèches ou avec épanchement. La synovite sèche est crépitante ou plastique; crépitante, elle correspond à l'aï douloureux (V. Aï); la synovite plastique est consécutive à la goutte ou au rhumatisme: elle détermine des adhérences et gêne le fonctionnement des tendons. La synovite séreuse apparaît parfois au cours d'une maladie générale, en particulier du rhumatisme articulaire ou de la blennorragie; les autres infections, scarlatine, fièvre typhoïde, etc., quand elles se localisent sur les synoviales tendineuses, donnent plus souvent lieu à des synovites suppurées. Celles-ci sont fréquemment consécutives à des traumatismes qui introduisent directement un microbe dans la gaine tendineuse. Elles s'accompagnent de douleurs vives, donnent lieu à une fièvre élevée et doivent être traitées par l'ouverture précoce et les lavages antiseptiques. Parmi les synovites chroniques, les synovites fongueuses, celles à grains riziformes sont des formes de la tuberculose des synoviales; les grains riziformes sont formés par des lambeaux de la paroi nécrosée, qui détachés roulent dans la cavité et sont brassés par les mouvements du tendon; ces grains contiennent des bacilles de Koch, comme le prouve l'inoculation au cobaye. La syphilis peut déterminer une synovite séreuse à la période secondaire et des gommes de la synoviale à la période tertiaire.

SYNTHÈSE. s. f. [*synthesis*, σύνθεσις, de σὺν, avec, et τίθημι, je pose : c'est-à-dire, composition ; all. *Synthèse*, angl. *synthesis*, it. *sintesi*, esp. *sintesis*]. Procédé logique opposé à l'analyse. V. Induction et Logique. ‖ En chimie, opération par laquelle on combine entre eux des corps simples pour former des composés, ou des corps composés pour en former d'autres d'une composition plus complexe. ‖ Réunion des éléments d'un corps composé séparés par l'analyse. On peut réaliser, à l'instar des êtres vivants, et par des voies analogues, la formation de matières organiques, qui, dans les laboratoires comme dans les végétaux, s'opère par la réduction de l'eau et de l'acide carbonique. Cette réduction a pour effet, dans les deux cas, de mettre en présence le carbone, l'hydrogène et l'oxygène; d'où résulte, dans les végétaux comme dans nos laboratoires, la formation des premiers composés hydrocarbonés. Nous opérons à l'aide de la chaleur et par voie de complication graduelle, tandis que les végétaux opèrent à l'aide de la lumière et semblent atteindre tout d'abord le degré le plus élevé de la synthèse. L'oxyde de carbone, qui est le point de départ de la formation des matières organiques artificielles, et semble être également l'origine de la formation des matières organiques naturelles, résulte de la combustion incomplète du carbone; il est suceptible de brûler complètement en produisant de l'acide carbonique, et dégage ainsi une certaine quantité de chaleur. D'autre part, l'acide formique renferme les éléments de l'oxyde de carbone unis aux éléments de l'eau, c'est-à-dire d'un corps complètement brûlé. Or la combustion de l'acide formique dégage beaucoup plus de chaleur que celle de l'oxyde de carbone; elle en dégage autant que pourrait en produire le carbone contenu dans cet oxyde, s'il n'avait subi aucun commencement de combustion. Il semble donc que dans la production de l'acide formique il se soit accompli un travail inverse de celui qui avait été d'abord effectué par le jeu normal des affinités, lors de la production de l'oxyde de carbone. Si ce résultat était réalisé dans les êtres vivants, on serait porté à invoquer le jeu exceptionnel d'une force nouvelle (*force vitale*) agissant au rebours des affinités. Mais l'acide formique peut être obtenu en associant l'oxyde de carbone aux éléments de l'eau par une synthèse directe et sous l'influence de conditions purement chimiques. Les caractères considérés comme anormaux des matières organiques naturelles se retrouvent dans les matières organiques artificielles. En résumé, on combine le carbone et l'hydrogène de façon à reproduire les composés organiques au moyen de l'eau et de l'acide carbonique; on procède dans cette reproduction d'abord à l'aide de l'oxyde de carbone, puis à l'aide d'un groupement renfermant les trois éléments fondamentaux à équivalents égaux, comme paraissent le faire les végétaux; on a recours à l'intervention du temps si prononcée dans les êtres vivants; enfin, par l'art, on obtient des composés hydrocarbonés doués de propriétés spéciales et qui s'écartent des propriétés ordinaires de composés minéraux, circonstance qui avait paru d'abord rendre nécessaire le concours de la force vitale dans les métamorphoses chimiques des matières organiques (Berthelot). || En chirurgie, réunion de parties divisées : par exemple, des bords d'une plaie ou des fragments d'un os (*synthèse de continuité*); ou rapprochement de parties écartées ou déplacées, ainsi que cela a lieu dans les luxations (*synthèse de contiguïté*).

SYNTHÉTISME. s. m. [all. *Synthetismus, synthetische Verfahren*, angl. *synthetism*, it. et esp. *sintetismo*]. Ensemble des quatre opérations nécessaires pour faire la synthèse, c'est-à-dire pour réduire une fracture et la maintenir réduite : *extension, réduction, coaptation, immobilisation.*

SYNTONINE. s. f. [de σύντονος, contracté; *musculine*; all. *Syntonin, Muskelfibrin*, angl. *syntonine*, it. et esp. *sintonina*]. Substance blanche, gélatiniforme, soluble dans l'acide chlorhydrique très dilué et dans les solutions alcalines très étendues, d'où elle est précipitée par divers sels, mais non par la chaleur. Chauffée pendant quelques minutes à 85° dans l'eau, elle devient insoluble dans l'acide chlorhydrique. Cette substance avait été d'abord extraite de la chair musculaire par Bouchardat et par Liebig, d'où le nom de *syntonine musculaire* ou de *musculine* qui lui avait été donné. On sait actuellement qu'elle peut se former aux dépens de la plupart des matières albuminoïdes traitées par les acides dilués, et les corps ainsi formés, présentant les caractères généraux précédents, ont reçu le nom générique de *syntonine* ou *acidalbumine*.

SYNZYGIE. s. f. [*synzygia*, de σύν, avec, et ζεύγνυμι, je joins]. Point de jonction de deux cotylédons.

SYPHILICOME. s. m. [de *syphilis*, et κομεῖν, soigner]. Nom donné aux hôpitaux et aux dispensaires spécialement destinées au traitement de la syphilis.

SYPHILIDE. s. f. [all. *Syphilide*, angl. *syphilides*, it. et esp. *sifilide*]. Nom donné aux manifestations cutanées de la *syphilis*. Elles ont pour caractères généraux : 1° la *polymorphie* (Hardy), c'est-à-dire qu'on rencontre parfois simultanément chez un même individu, des taches, des squames, des pustules; 2° la *coloration* particulière dite *coloration syphilitique*, cuivrée ou maigre de jambon, qui peut se voir sur toute la saillie, comme cela se rencontre si la lésion élémentaire est constituée par une saillie pleine, une papule ou un tubercule; ou bien seulement à la base, s'il s'agit par exemple de pustules, ou de vésicules, ou d'ulcérations isolées; ou même simplement au pourtour, si ces dernières lésions sont réunies en groupes; 3° la *forme*, qui est circulaire ou demi-circulaire, caractère précieux, d'autant plus marqué qu'il s'agit de syphilides apparues à une époque plus tardive de la maladie, mais qu'on peut retrouver dans l'aspect d'éruptions nullement syphilitiques; 4° l'*absence de douleur*, sauf s'il s'agit de syphilides du cuir chevelu qui sont souvent prurigineuses, ou bien s'il existe une complication comme la gale, l'urticaire ou une lésion de nature herpétique; 5° l'*aspect des transformations* de la lésion primitive, squames, croûtes, ulcérations, cicatrices. *a.* Les *squames* sont généralement blanchâtres, peu épaisses, mais adhérentes (ce qui les distingue de celles du psoriasis). On donne le nom de *collerette de Biett* au liséré épidermique blanc qui circonscrit les squames et qui est dû au détachement de l'épiderme autour de la lésion. *b.* Les *croûtes* qui recouvrent les lésions syphilitiques ulcérées sont d'un vert noirâtre, sont très adhérentes, et ont une surface inégale qui les a fait comparer à une écaille d'huître. *c.* Les *ulcérations* ont une forme arrondie, des bords taillés à pic, leur fond est doué d'une teinte grisâtre et recouvert d'un pus fétide sanieux. *d.* Les *cicatrices* des ulcérations sont déprimées à leur centre, la peau qui les recouvre est lisse, très fine et ridée. Leur coloration, violacée au début, devient plus tard d'une teinte blanchâtre. Leur forme retrace d'une manière indélébile la configuration caractéristique de la lésion ulcéreuse syphilitique guérie. — L'apparition des syphilides peut être précédée d'un état fébrile plus ou moins marqué, quelquefois réduit à un simple malaise, parfois entièrement absent. Leur marche est d'ordinaire lente; elle peut se faire par poussées successives. — On distingue les syphilides en trois ordres : 1° les *syphilides précoces*, dont les lésions sont très superficielles, et qui se montrent au moment des accidents secondaires de la syphilis, de trois à dix mois après le chancre; 2° les *syphilides intermédiaires*, déjà plus profondes, qui apparaissent de six mois à deux ans; 3° les *syphilides tardives*, qui altèrent profondément le tissu et qui sont contemporaines des accidents tertiaires, de 2 à 15 ou 30 ans. On nomme *syphilides malignes*, des syphilides tertiaires graves se montrant d'une manière hâtive insolite, dès les premiers mois de l'infection syphilitique. — La *classification des syphilides* suivant la lésion anatomique ne peut être qu'indiquée ici. Duhring en décrit 46 espèces. Parmi les formes les plus fréquentes nous signalerons : I. Dans les SYPHILIDES PRÉCOCES : 1° la *syphilide exanthématique* ou *roséole syphilitique*, caractérisée par des taches à peine saillantes, du volume d'une lentille, donnant à la peau un aspect marbré, se montrant principalement sur le tronc, les flancs, à la base de la poitrine, sur le ventre, les cuisses. Cette éruption est, semble-t-il, d'autant plus persistante qu'elle se montre plus tardivement. Elle éclaire souvent par son apparition le diagnostic, resté douteux, de la nature d'un chancre; 2° les *syph. papuleuses* qui ont plusieurs formes : la *syphilide lenticulaire*, éruption indolore, souvent contemporaine de la roséole, qui siège surtout à la partie postérieure du cou, sur le tronc, les cuisses et les bras; et la *syphilide plate* ou *en plaque*, qui se montre principalement au front, puis sur les épaules et la poitrine, et se termine d'ordinaire par desquamation. Hardy y rattache la forme décrite par Bazin sous le nom de *plaques muqueuses de la peau*, car celles-ci ne s'ulcèrent jamais, n'ont pas d'odeur fétide et se terminent par desquamation; et la *syphilide cornée*, qui ne prend un aspect particulier que par suite de l'épaisseur spéciale de l'épiderme dans les régions où elle se développe, la paume des mains, et la plante des pieds;

3° les *syphilides pustuleuses superficielles*, qui apparaissent au début de la syphilis. Ces petites pustules éphémères siègent d'ordinaire dans le cuir chevelu, elles se recouvrent bientôt d'une croûte entourée d'une tache brune caractéristique ; 4° la *syphilide varioliforme*, qui, bien qu'assez rare, est la forme la plus fréquente de syphilides vésiculeuses ; elle apparaît du quatrième au sixième mois, s'accompagne souvent de fièvre, de courbature, d'angine et peut simuler une fièvre éruptive. Mais la lenteur de sa marche, la couleur de l'auréole, la coexistence d'autres accidents, font éviter l'erreur ; 5° les *syphilides végétantes* qui peuvent se développer sur la peau et les muqueuses, et présentent trois variétés : *a. syphilide granuleuse*, dont les petites saillies inégales, verruqueuses, du volume d'une tête d'épingle, siègent spécialement dans le sillon naso-labial et au menton ; elles ont une coloration gris-terre ou bien cuivrée, et sont disposées en cercle ; *b.* les *excroissances*, aussi nommées *crêtes de coq, condylomes, choux-fleurs*, qui siègent principalement à l'anus et sur les parties génitales et les aines : lésions qui se rencontrent d'ailleurs chez des individus non syphilitiques, chez les femmes enceintes par exemple ; *c.* les *plaques muqueuses* ou *syphilides pustuleuses plates*, ou *papulo-érosives*. Elles peuvent se développer par transformation du chancre *in situ*, ou bien apparaître sur une surface primitivement saine. Ce sont de petites saillies arrondies ou irrégulières, molles, à surface lisse, plate ou convexe, recouverte d'une pellicule fine comme l'épithélium qui recouvre les muqueuses. Cette pellicule s'ulcère facilement. Les bords de la plaque sont nets et peu saillants. La coloration est rosée ou bien d'un rouge vif ; un enduit pultacé recouvre la petite ulcération. Les plaques muqueuses sont le siège d'un suintement plus ou moins abondant, parfois fétide, qui se concrète en croûtes souvent épaisses, et irrite les parties avoisinantes. Elles peuvent devenir végétantes, verruqueuses, hypertrophiques sous l'influence de la malpropreté. On les rencontre sur la peau qui avoisine le pourtour des orifices naturels, bouche, anus, organes génitaux, puis aux aisselles, aux orteils, à l'ombilic. Elles sont plus fréquentes au niveau des muqueuses (buccale, pharyngée, vulvaire, anale, etc.) ; sur la langue elles peuvent affecter quatre formes d'après Fournier : érosive, papulo-érosive, papulo-hypertrophique, ulcéreuse ; sur les bords elles peuvent être fissuraires ; sur le dos de la langue, lisses (aspect fauché en prairie, Cornil). Les causes d'irritation locale (malpropreté, tabac, alcool) s'opposent à leur guérison ; ces plaques récidivent facilement et constituent une des causes les plus fréquentes de contagion. — II. Dans les SYPHILIDES INTERMÉDIAIRES : les *syphilides pigmentaires, vésiculeuses, vésiculeuses eczémateuses, vésiculeuses ecthymateuses*, ou *phlyzociées*. L'ecthyma syphilitique se rencontre surtout chez les individus en état de misère physiologique, qui sont débilités par les privations, les excès, l'âge, les fatigues, la dépression morale, l'alcoolisme, la grossesse ou l'allaitement, causes fréquentes des syphilides malignes précoces ; les *syphilides squameuses*, en gouttes ou circinées, pouvant prendre le nom de *syphilides palmaires* ou *plantaires* d'après leur siège ; les *syphlides tuberculeuses* disséminées ou en groupes : formes particulièrement fâcheuses, à cause de leur siège fréquent à la figure, au front et aussi à cause de leurs cicatrices. La *syphilide pigmentaire* ou *syphilide masculeuse pigmentaire* (Hardy, 1854) occupe une place à part parmi les syphilides ; elle apparaît dans la deuxième moitié de la première année de la syphilis, persiste des mois ou des années et est rebelle au traitement spécifique. Elle occupe principalement le cou (collier de Vénus) (fig. 737), mais peut se rencontrer aussi à la partie antérieure des aisselles et supérieure des cuisses ; parfois elle peut être généralisée ; elle est plus fréquente chez la femme que chez l'homme. Elle est constituée par des taches pigmentées d'un brun sale, séparées par des intervalles où la peau a conservé sa teinte normale ; jamais la pigmentation n'est intense, si bien que cette variété de syphilide se reconnaît souvent mieux d'un peu loin que de près. Les parties intermédiaires aux plaques pigmentées ne sont pas décolorées, ce qui distingue la syphilide pigmentaire du vitiligo. Pour Fournier, la pigmentation est primitive ; il s'agit là d'une lésion spéciale ayant une évolution propre ; d'autres auteurs la considèrent comme le reliquat d'une éruption roséolique ou papuleuse. Elle est bien distincte en tout cas des pigmentations consécutives à la cicatrisation du chancre ou d'autres lésions syphilitiques profondes ; elle a une localisation particulière, une évolution propre, et même une teinte peu foncée qui lui est spéciale. — III. Dans les SYPHILIDES TARDIVES, contemporaines d'ordinaire des accidents tertiaires de la syphilis, on décrit deux variétés qui ont une marche généralement très lente, et peuvent durer plusieurs années, car les accidents se prolongent par poussées successives : les *syphilides pustulo-crustacées* (fig. 738) et les *syphilides ulcéreuses*. Les croûtes qui les recouvrent sont adhérentes ; elles sont d'un brun verdâtre caractéristique ; au-dessous de ces croûtes on trouve des ulcérations plus ou moins profon-

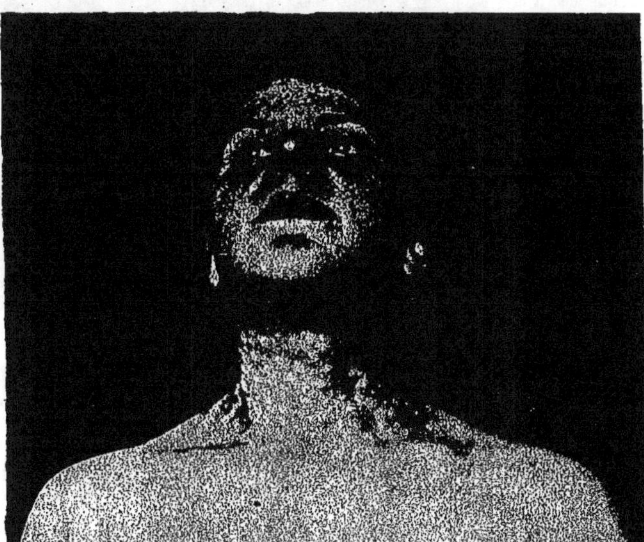

Fig. 737. — *Syphilide* pigmentaire du cou.

des et plus ou moins larges, à bords épais, taillés à pic. La suppuration fétide de ces surfaces est sanieuse et sanguinolente. Lors de la guérison, la cicatrice arrondie, déprimée, d'abord cuivrée, devient blanche avec le temps. Ces lésions sont d'ordinaire peu nombreuses; elles siègent fréquemment sur les jambes dans la forme *ecthymateuse*, mais dans la forme *impétigineuse* c'est surtout le visage, le cou, le cuir chevelu, le devant de la poitrine qui en sont le siège. La *syphilide pustulo-crustacée* peut se transformer en *syiphlide ulcéreuse serpigineuse*. On voit alors des plaques présentant sur l'un des bords une cicatrice pâle; plus loin, une cicatrice violacée; en d'autres points de récents tubercules, ailleurs des pustules, puis enfin des ulcérations à bords taillés à pic, recouvertes ou non d'une croûte verdâtre épaisse en écaille. La *syphilide ulcéreuse perforante* débute par des tubercules. Elle siège spécialement au visage, et cause dans les tissus, par la profondeur de la destruction, des pertes de substance redoutables; c'est la forme la plus grave de la syphilis. — Cette classification permet de juger le traitement applicable à chacune des formes ou variétés de syphilides, suivant qu'elles seront précoces, intermédiaires ou tardives. V. Syphilis. — *Syphilide verruqueuse*. V. Exdermoptosis.

SYPHILIGRAPHE, SYPHILIOGRAPHE et **SYPHILOGRAPHE.** s. m. [de *syphilis*, et γράφειν, décrire; all. *Syphilographe*]. Celui qui décrit la syphilis.

SYPHILIGRAPHIE, SYPHILIOGRAPHIE et **SYPHILOGRAPHIE.** s. f. [de *syphilis*, et γράφειν, décrire]. Description de la syphilis; traité de la syphilis.

SYPHILIGRAPHIQUE, SYPHILIOGRAPHIQUE et **SYPHILOGRAPHIQUE.** adj. Qui concerne la description de la syphilis.

SYPHILIS. s. f. [*lues venerea, pudendagra, morbus gallicus*; all. *syphilis, Lustseuche*, angl. *syphilis, venereal disease*, it. *sifilide*, esp. *sifilis*; *mal français, napolitain, espagnol*; *mal des Allemands, des Polonais, des chrétiens, des Turcs*, etc.; en France, *mal du saint homme Job, de Saint-Mévius, de Saint-Sement, gorre, grand'gorre, vérole, grosse vérole*; en Espagne, *mal curial, mal de piedra, mal de Bucs*; en Angleterre, *pox*; *Madorrhea* (Benedict), *pudendagra* (Gaspard Torella), *syphilis* (Frascator, Sauvage, Linné, Cullen, Pinel, Swediaur), *lues venerea* (Fernel, Boerhaave, Astruc). On ne connaît pas l'étymologie de ce mot, qui a été introduit par Frascator et écrit par lui *syphilis* : on ne peut donc adopter l'orthographe proposée par Bosquillon (*siphilis*) d'après l'étymologie (σίφλος, haïssable) qu'il lui avait plu de donner. Cette orthographe est donnée par Castelli (1746) comme l'une de celles qui étaient adoptées de son temps, ainsi que celle de *siphylis*, auxquelles il préfère *siphlis* d'après l'étymologie précédente. D'autres tirent ce mot de σύν, avec, et φιλεῖν, aimer]. Maladie infectieuse, contagieuse et inoculable, caractérisée par son évolution lente procédant par périodes dont chacune a ses accidents propres, par la fréquence et l'importance des manifestations cutanées et muqueuses et la présence dans la plupart de ces lésions d'un parasite spécial appelé *Spirochæta pallida, Spironema pallidum* ou mieux *Treponema pallidum*, découvert par Schaudinn et Hoffmann en 1905. Elle peut être héréditaire, mais le plus souvent elle est transmise par contagion; celle-ci a lieu ordinairement par le coït. Cette maladie a une telle importance en pathologie vénérienne que pendant longtemps on a confondu avec elle les autres maladies transmissibles par le coït, comme le chancre mou et la blennorragie; le chancre mou en fut nettement distingué par Bassereau en 1852, puis par Ricord et Fournier; la blennorragie, qu'Astruc, Hunter et Swediaur considéraient comme due au même virus que le chancre, fut démontrée par Ricord être de nature spéciale non syphilitique. On ne rencontre aucune indication précise de la syphilis proprement dite dans les médecins de la Grèce et de

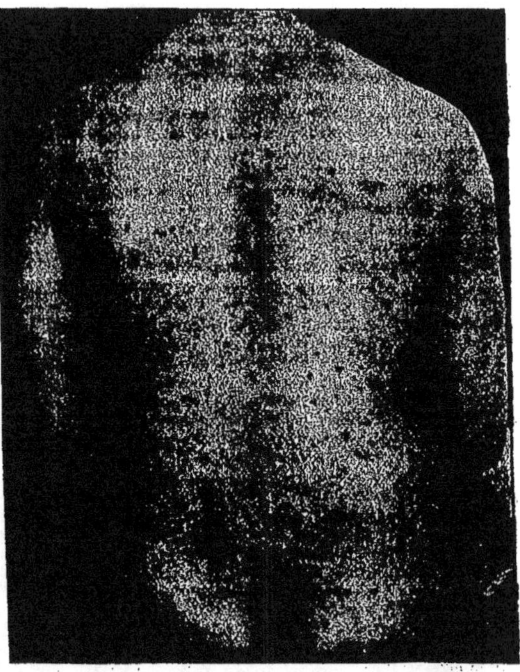

Fig. 738. — *Syphilides* pustuleuses et croûteuses.

Rome, et cela jette le doute sur ce point d'histoire médicale. Longtemps l'opinion commune a été que la syphilis avait été importée d'Amérique; mais, considérant la date du premier retour de Christophe Colomb (1492) et la date de l'explosion des accidents syphilitiques, il est impossible de ne pas reconnaître que, quand même il y aurait eu importation, la communication par le coït n'aurait pas suffi pour propager cette maladie, qui, peu de temps après sa première apparition, se montra d'une manière formidable en Italie, en France, en Espagne, en Allemagne, en Angleterre. Il y eut à ce moment une épidémie de syphilis très violente, épidémie qui paraît tout à fait indépendante de la découverte de l'Amérique et qui se répandit comme toutes les épidémies. De la sorte, on ne peut pas remonter au delà de la fin du xve siècle d'une manière certaine pour l'histoire de la syphilis. Toutefois un passage trouvé par Littré dans un médecin du xiiie siècle, passage qui signale l'infection générale après une lésion contractée par le coït, est favorable à l'opinion qui voudrait reporter plus haut que le xve siècle l'origine de la syphilis. Ce qui n'empêcherait pas d'admettre qu'il y ait eu, entre 1490 et 1500, une grave épidémie de syphilis. Les premières périodes des éruptions à la face, etc., causées par la morve chronique, ayant une assez grande analogie avec certains accidents secondaires et surtout tertiaires de la syphilis, quelques-uns pensent que cette épidémie a pu coexister avec la morve, qui a dû parfois aussi être très répandue, alors qu'il était encore impossible de distinguer l'une de l'autre ces affections. La syphilis est une maladie spécifique transmise par contact ou par hérédité. Elle n'est inoculable à aucune espèce animale sauf aux singes, comme l'ont montré les recherches d'Auzias-Turenne, Krishaber et Barthélemy, Martineau et Hamonic, etc.; on réussit constamment si l'on s'adresse aux singes anthropoïdes (Metchnikoff et Roux) ; chez le macaque il faut faire l'inoculation par scarification sur le bord de la paupière (Thibierge et Ravaut) ; mais c'est chez l'anthropoïde seul qu'on voit apparaître des accidents secondaires tels que des papules et quelquefois des plaques muqueuses. Quelle que soit la source d'où elle provienne, la maladie débute toujours, sauf le cas de syphilis héréditaire, par un chancre infectant qui peut résulter de la contagion, à un individu sain, d'un chancre infectant, d'*un accident secondaire* à forme suppurative, du sang d'un syphilitique à la période secondaire, et peut-être, dans certains cas, de ses sécrétions morbides. La contagion est *immédiate*, a lieu à la suite d'un contact direct entre le syphilitique et l'individu sain ; ou elle est *médiate*, se fait au moyen d'un intermédiaire. Les conditions qui doivent être réunies pour que la contagion puisse avoir lieu à la suite des rapports sexuels sont, d'après Clerc, A. Martin et Belhomme : 1° le dépôt du virus syphilitique sur un point de la peau ou des muqueuses ; 2° très vraisemblablement, l'existence d'une excoriation, une déchirure quelconque (si facilement produites par le coït, du reste), au point où le virus a été déposé ; 3° le fait que l'individu soumis à la contagion n'y soit pas réfractaire, ou bien qu'il n'ait pas ou n'ait pas eu la syphilis soit acquise, soit héréditaire ; car on ne peut avoir la syphilis qu'une fois ; s'il y a des exceptions, elles sont plus rares que la récidive de la variole et d'autres maladies virulentes (*la syphilis ne peut se doubler*, Ricord). Le virus syphilitique, introduit dans les tissus, est rapidement absorbé. La période dite d'*incubation* est le temps nécessaire au virus pour pénétrer l'organisme tout entier et pour se reproduire. Le chancre dit *infectant* n'est que la première manifestation apparente de la diathèse syphilitique (Aimé Martin). On a divisé longtemps la syphilis en *primitive* et en *constitutionnelle*. On lui donnait le nom de *syphilis constitutionnelle, consécutive, confirmée, générale*, quand le virus a déterminé l'infection de l'économie tout entière et produit, au bout d'un certain temps, des accidents généraux de formes et de sièges divers. Cette division mérite d'être conservée ; elle sépare nettement le chancre de tous les autres accidents de la syphilis; elle suppose que l'incubation du chancre a été le temps nécessaire au virus pour vaincre la résistance locale des tissus au point où a été déposé l'agent infectieux, et que cette résistance locale a été vaincue avant celle de l'organisme entier ; comme un certain temps s'écoule entre le chancre et l'apparition des premiers accidents de la syphilis constitutionnelle, période qui a été souvent appelée *deuxième incubation*, elle peut être considérée comme l'expression exacte des faits. Il convient seulement de remarquer que la deuxième incubation commence dès l'apparition du chancre, que dès ce moment l'économie entière est infectée ; l'ablation chirurgicale du chancre, même faite d'une façon précoce, n'empêche pas en effet le plus souvent l'apparition des autres symptômes de la maladie. Les manifestations de la syphilis *constitutionnelle* ont été eux-mêmes divisés en deux ordres : *symptômes* ou *accidents secondaires*, et *symptômes* ou *accidents tertiaires*. Cette division, fondée sur le moment d'apparition des accidents, précoces ou tardifs, est moins importante que la première en ce qu'elle n'est pas toujours nettement tranchée ; elle ne laisse cependant pas d'avoir une grande valeur, surtout au point de vue de la thérapeutique. On range au nombre des *accidents secondaires*, les douleurs névralgiques, rhumatoïdes, l'alopécie, quelques syphilides (V. ce mot), l'altération des muqueuses et l'iritis. Parmi les *accidents tertiaires*, nous trouvons les lésions des tissus sous-cutané et sous-muqueux, celles des tissus fibreux, osseux, parenchymateux (foie, poumons, cerveau), enfin, comme dernier degré, la cachexie syphilitique. Le *chancre* siège au point d'entrée du virus ; il peut provenir d'un autre chancre syphilitique ou d'une plaque muqueuse ; les accidents secondaires (plaques muqueuses, etc.) fournissent en effet un pus qui, inoculé avec la lancette à des sujets n'ayant jamais eu la vérole, donne lieu à la production de chancres indurés, puis à la syphilis constitutionnelle avec tous ses accidents caractéristiques. Il n'y pas de vérole d'emblée, c'est-à-dire par absorption directe du virus sans lésion préalable de l'organe par lequel il a pénétré dans l'économie. Si, dans certains cas, on a pu croire à de pareils faits, c'est que l'observation n'avait pas montré l'ulcère primitif, soit qu'il siégeât dans des lieux insolites, soit qu'il fût, chez la femme, caché dans les replis du vagin ou sur le col de l'utérus. Les malades ont souvent pu laisser passer inaperçu quelque chancre indolent ne siégeant pas sur les parties génitales, puisque, là même, il peut naître et guérir sans éveiller l'attention. Le chancre se développe partout, sans élection de siège, sur toute la périphérie du corps, sur tout le tégument externe ou interne accessible, et par conséquent sans qu'il y ait besoin, soit pour les parties qui se contagionnent, soit pour celles qui fournissent la matière infectante, de fonctions spéciales ou d'état physiologique particulier ; tant qu'il n'est pas cicatrisé, il est inoculable. Les parties qui s'infectent sont celles qui présentent les conditions les plus favorables à des lésions mécaniques, à des éraillures, abrasions ou desquamations de l'épiderme, à des écorchures, à des déchirures, à des solutions de continuité de toute espèce : chez l'homme, le limbe du prépuce, le voisinage du frein, les points adhérents de la muqueuse du gland et du prépuce, points qui, n'ayant pas la souplesse des autres régions, se déchirent plus facilement ; chez la femme, la fourchette, les points d'insertion des nymphes, les caroncules myrtiformes. Le *chancre infectant* est dit encore *chancre huntérien, chancre induré, chancre dur*. Il n'apparaît que vingt à vingt-cinq jours en moyenne après le moment de l'inoculation, rarement après dix jours, temps minimum, et après trente-cinq à quarante jours ; alors une papule se montre au siège inoculé, qui s'ulcère et donne lieu à un chancre infectant le plus souvent solitaire. Cette papule augmente en étendue et en épaisseur, puis s'exulcère en faisant saillie au-dessus de la peau. Les chancres peuvent aussi ne pas présenter la forme de papule, mais directement celle de petite ulcération, comme si la muqueuse avait été éraillée par un *coup d'ongle*. Les bords ne sont pas plus élevés que le fond, qui est excorié et donne lieu à la sécrétion d'une petite quantité de pus sanieux. A la *période dite d'état*, le chancre infectant se présente sous la forme d'une ulcération superficielle à bords inclinés et se raccordant avec le fond ou le plus souvent de niveau avec lui. Cette ulcération est recouverte en partie par une fausse membrane qui, vue à la loupe, a l'apparence du frai de grenouille. Les bords sont d'un rouge vif, la forme de l'ulcération est généralement régulière : elle suppure peu ; il est rarement douloureux et est accompagné 98 fois sur 100 d'une induration à la base : induration élastique, chondroïde, n'ayant aucun des caractères de l'induration inflammatoire. Les *ganglions* correspondant à l'ulcération sont engorgés de bonne heure. Il est rare que ce gonflement prenne un grand volume et dépasse celui d'une noisette ou d'une noix. Les ganglions restent communément indolents, durs, rénitents, donnant au toucher une sensation aussi analogue que possible à celle de l'induration spécifique; ils ne se soudent pas entre eux pour former une seule masse, car le tissu cellulaire périphérique ne s'engorge pas; ils sont mobiles sous la peau, qui ne leur adhère pas, et qui ne change ni de couleur, ni de température; ils forment une espèce de *pléiade ganglionnaire*; souvent l'un d'eux, *ganglion direct de Ricord*, est plus volumineux que les autres; en général les ganglions des deux côtés sont pris. Ces bubons se terminent presque toujours par une résolution lente, mais complète; ils peuvent cependant quelquefois rester à l'état hypertrophique indéfini. S'ils s'enflamment et suppurent, ce qui est excessivement rare, ils ne fournissent jamais de pus spécifique ou du moins inoculable. Cet engorgement peut servir à indiquer la nature du chancre qui a précédé quand celui-ci a déjà disparu; il est, de même que l'induration, l'indice fatal de la syphilis. Quelquefois les lymphatiques allant du chancre aux ganglions sont perceptibles sous forme de cordons durs, non douloureux, moniliformes. Le chancre infectant a une tendance spontanée à la guérison; il s'ulcère peu, se phagédénise et se gangrène rarement; il a une marche régulière. Il est le signe de l'infection générale de l'économie : on voit très souvent, avant sa cicatrisation complète, apparaître les premières manifestations secondaires (roséole, angine). Cet ulcère présente plusieurs variétés de forme et de siège. Dans certains cas, il est dit *superficiel*; il siège alors le plus souvent sur le prépuce ou le gland chez l'homme, et sur les parois du vagin chez la femme, il a une forme irrégulière plus ou moins arrondie; il est peu profond, s'arrête au derme, et n'intéresse que l'épithélium : on dirait une pêche mûre dont on a enlevé la pellicule. Lorsque l'induration n'affecte que les bords de cette érosion chancreuse, elle est dite *annulaire*. Cette forme peut donner lieu à ce qu'on appelle *ulcus elevatum*; le fond s'ulcère considérablement, devient fongueux, et forme une espèce de champignon qui sécrète longtemps du pus inoculable, et qui peut, en outre, se transformer sur place en accident secondaire. Le véritable *chancre huntérien* ou *induré* s'étend peu en surface et gagne plutôt en profondeur; parfois il est régulièrement arrondi et taillé à pic. L'aréole est moins vive, moins rouge que dans les autres espèces, le fond et la marge sont gris, criblés de petits points rougeâtres. Les bords sont durs et n'ont pas de tendance à se décoller; ils tiennent au fond, qui lui-même repose sur une base nettement circonscrite, formée dans les cas types par un noyau assez semblable à la moitié d'un pois cassé implanté dans le tissu sous-cutané, et laissant le tissu du voisinage indemne. Cette induration spécifique est rénitente et donne la sensation que donnerait une petite masse cartilagineuse En tendant la peau dessus, on remarque une teinte blanchâtre, opaline, semblable à celle du cartilage tarse de la paupière renversée. Dans certains cas, dans ceux surtout où l'ulcération est large, l'induration est tellement mince, qu'elle n'occupe que la surface du fond et est dite *parcheminée*. L'induration arrive ordinairement du cinquième au septième jour, presque jamais après le vingtième. L'induration peut persister cinq, six, dix mois et plus; son siège est le tissu conjonctif sous-muqueux ou sous-cutané, et principalement le réseau lymphatique. Elle est constituée par une hyperplasie du tissu conjonctif et par une infiltration considérable de cellules conjonctives appartenant pour la plupart, d'après Unna, au type des *plasmazellen*. L'induration, après avoir diminué ou même disparu, est très sujette à des récidives; elle tend généralement à disparaître, que le malade qui en est porteur soit soumis ou non à un traitement antisyphilitique. Elle se ramollit, avec ce caractère particulier que la consistance diminue en même temps dans toute son épaisseur; puis elle disparaît peu à peu, en ne laissant d'autre trace de son passage qu'une tache d'un violet foncé qui s'efface presque complètement par la suite. Le *chancre urétral* peut occuper tous les points de ce canal; mais la fosse naviculaire en est le plus souvent le siège. Il simule la blennorragie, en donnant lieu à un écoulement; mais cet écoulement est peu abondant, ténu, séreux, rouillé, sanguinolent; la douleur est plus circonscrite dans la miction et l'érection. On peut même, dans certaines circonstances, en palpant le trajet du canal, sentir un point résistant. Le chancre peut siéger en tout autre point du corps que la sphère génitale; ce sont les chancres dits *extra-génitaux*, qui forment 8 à 9 p. 100 de la totalité des chancres, d'après Fournier. On le rencontre à la bouche (lèvres, langue, amygdale), à l'anus, aux paupières, au mamelon, aux doigts, etc. Dès l'apparition du chancre l'état général du sujet est atteint. Il est rare, en effet, de ne pas constater chez lui une faiblesse inaccoutumée, des palpitations, de la céphalalgie, une décoloration très marquée des téguments, et quelquefois un bruit de souffle dans les carotides; en un mot, les symptômes de la chloro-anémie. — On pourrait confondre le chancre infectant à son début avec l'herpès; mais l'herpès est toujours multiple, disposé en groupe de vésicules auxquelles succèdent des érosions superficielles, tandis que le chancre infectant est le plus souvent solitaire. L'herpès est une lésion d'abord vésiculeuse, puis ulcéreuse, tandis que le chancre est une lésion plane, relativement sèche, pseudo-membraneuse; en outre l'herpès ne s'accompagne jamais d'induration ni d'adénopathies. — Le chancre mou est une ulcération douloureuse, saignant facilement, à bords taillés à pic, décollés, à fond jaunâtre, à base non indurée; le pus est inoculable au porteur, et contient le bacille de Ducrey. La balanite érosive et circinée, la balanite pustulo-ulcéreuse se différencient facilement du chancre induré par l'abondance de la suppuration, l'absence de lésion dermique circonscrite et d'induration. Le diagnostic du chancre est surtout difficile quand il siège sur la muqueuse urétrale ou en dehors de la sphère génitale. Dans ce dernier cas, l'importance de l'adénopathie, l'induration toujours considérable, enfin l'évolution relativement rapide seront de précieux indices. — Un des préceptes dans le traitement du chancre, c'est de découvrir l'ulcère, quand cela est possible, afin de pouvoir ainsi plus facilement enlever les croûtes et le pus qui s'amasse dans les replis des muqueuses On fait faire des lavages plusieurs fois par jour avec la liqueur de Van Swieten coupée d'eau bouillie, et on panse avec une poudre inerte, sous-nitrate de bismuth, dermatol, oxyde de zinc, associé ou non au calomel; quand le chancre est croûteux, on prescrira avec avantage une pommade à l'acide borique ou au calomel : mais on se trouvera mieux le plus souvent d'appliquer des pansements humides avec de l'ouate imbibée d'une solution de sublimé au cinq-millième, ou de liqueur de Labarraque diluée. Si la suppuration est abondante et s'il y a tendance au phagédénisme, on pansera avec de l'iodoforme, ou on fera une cautérisation superficielle à la teinture d'iode ou avec la solution de nitrate d'argent à 1 p. 20. On évitera les cautérisations profondes qui augmentent l'induration. Enfin, dans les cas graves, le traitement mercuriel général institué de bonne heure a une action curative manifeste. Reste la question de l'extirpation du chancre; elle n'est à recommander que quand elle peut se faire facilement et sans inconvénient pour le malade (dans le cas, par exemple, de chancre du prépuce); elle doit être faite toujours largement, comme l'ablation d'une tumeur maligne, en ayant soin de ne pas inoculer le virus chancreux dans la plaie. Elle n'a de chances d'empêcher les accidents généraux de la syphilis que quand elle est faite de très bonne heure, dès l'apparition du chancre ; comme à ce moment le diagnostic est très difficile et le plus souvent impossible, on voit que ce traitement ne peut être essayé que dans un nombre de cas bien restreint, quand par exemple de par les commémoratifs on aura tout lieu de craindre l'apparition d'un chancre. — *Accidents secondaires.* Ils sont constitués par des symptômes généraux révélant l'envahissement de l'organisme entier par le virus et par les éruptions cutanées et muqueuses; ces dernières sont réunies sous le nom de *syphilides* (V. ce mot), parmi lesquelles la roséole et les plaques muqueuses de la cavité bucco-pharyngée sont les plus fréquentes. Les accidents secondaires apparaissent après une période de latence complète que l'on appelle seconde incubation et qui commence immédiatement après l'apparition du chancre et dure en moyenne de quarante à quarante-cinq jours. Le début de la période secondaire est annoncée le plus souvent par l'apparition de la roséole qui s'accompagne ordinairement de symptômes généraux; ceux-ci consistent en un état de malaise général, avec courbature et inappétence, accompagné habituellement d'un léger état fébrile. Parfois l'élévation de la température atteint 39° et 40° et quand la fièvre affecte le type continu, elle simule la dothiénentérie, d'où le nom de *typhus syphilitique* qu'on lui donne parfois. Le plus souvent la fièvre est peu élevée et passe inaperçue ; ce que l'on remarque c'est l'amaigrissement du malade et sa pâleur qui est l'indice d'une anémie véritable ; celle-ci peut revêtir chez la femme à l'époque de la puberté l'aspect de la chlorose, d'où le nom de *chloro-anémie syphilitique* qui lui a été donné. La diminution des globules rouges s'accompagne d'une leucocytose assez élevée. Les symptômes nerveux que l'on rencontre à ce moment sont l'insomnie, la céphalée à maximum nocturne, les douleurs névralgiques, parfois l'abolition du réflexe pupillaire à la lumière, souvent les douleurs ostéocopes qui se font sentir surtout la nuit ; dans le cas de céphalée l'étude cytologique du liquide céphalo-rachidien montre une leucocytose assez marquée, constituée par des polynucléaires et des lymphocytes. Les organes lymphoïdes réagissent le plus souvent d'une façon manifeste ; les différents groupes ganglionnaires sont engorgés, en particulier au niveau de la nuque ; mais cette adénopathie reste indolente et passe inaperçue si elle n'est pas recherchée avec soin, la rate de même est augmentée de volume, comme elle l'est dans les maladies infectieuses. Du côté du système locomoteur, on observe parfois des périostites localisées principalement au niveau des os du crâne, du tibia, etc. ; des arthrites, soit sèches, soit revêtant la forme de l'hydarthrose, des synovites tendineuses et des hygromas. L'ictère peut se montrer dès cette période et revêtir l'aspect de l'ictère catarrhal bénin et exceptionnellement celui de l'ictère grave ; certaines pleurésies ont été rattachées à la même infection. La syphilis à la période secondaire peut en effet léser les viscères presque autant qu'à la période tertiaire, on voit certaines lésions du système nerveux considérées parfois comme un exemple de tertiarisme précoce et qui ont en réalité les caractères des manifestations secondaires. C'est ainsi que certaines formes de syphilis médullaire précoce, comme la méningo-myélite aiguë, appartiennent par l'aspect de leurs lésions aussi bien que par l'époque de leur apparition à la période secondaire. L'iritis enfin est un accident de la même période et apparaît en général du sixième au dixième mois après le chancre. V. Iritis. — Dès que se montrent les accidents de syphilis constitutionnelle, il faut recourir au traitement mercuriel. Celui-ci peut être appliqué de différentes façons ; sauf les cas où il est nécessaire d'agir vite en raison de la gravité des accidents, on emploiera la voie stomacale ; on peut donner le sublimé en solution étendue, une à deux cuillerées à soupe de la solution au millième prises dans du lait, ou en pilules, telles que les a formulées Dupuytren (V. Pilule), ou le proto-iodure de mercure en pilules de 2 centigrammes, dont on fait prendre deux pilules d'abord chaque jour, puis de jour en jour une de plus à intervalle de plusieurs heures jusqu'à quatre par jour. Il faut toujours tâter la sensibilité du malade au mercure et n'arriver aux doses élevées, quand celles-ci sont nécessaires, que progressivement. Dans tous les cas on s'assurera d'abord du bon état de la bouche ; on fera arracher ou soigner les dents gâtées ; on prescrira au malade des soins minutieux de la cavité buccale : lavage après chaque repas, gargarismes au chlorate de potasse, brossage des dents matin et soir ; ainsi on évitera la stomatite mercurielle. Ce traitement doit être suivi pendant toute la période secondaire avec des intervalles de repos qui seront peu prolongés pendant les premiers mois ; dans la deuxième moitié de la première année, sauf indications particulières, le traitement sera fait pendant un mois sur deux. — Les accidents secondaires sont transmissibles par les rapports sexuels et par l'inoculation. Ils donnent ainsi naissance à un chancre qui est le point de départ de la syphilis constitutionnelle au même titre que s'il était la conséquence d'une inoculation des accidents primitifs. Au niveau des accidents secondaires et en particulier des plaques muqueuses, on a trouvé le *Treponema pallidum* de Schaudinn de même que dans le chancre induré. — *Accidents tertiaires.* Ils peuvent atteindre tous les organes et sont surtout caractérisées par la production de petites tumeurs appelées *gommes*. Les organes les plus fréquemment lésés sont la peau, le tissu cellulaire, les testicules, la langue, les muqueuses, le foie, les centres nerveux [V. Sarcocèle, Syphilide, Syphilis *viscérale* et Syphilitique (*Gomme*)]. Les accidents tertiaires se traitent par l'iodure de potassium, aidé de bains sulfureux ; souvent on devra recourir au mercure qui pour certains auteurs reste le médicament de choix de la syphilis à la période tertiaire comme à la secondaire. Au niveau des viscères les gommes s'associent le plus souvent à des lésions scléreuses. — *Syphilis conceptionnelle*, Syphilis transmise à la mère par l'enfant qu'elle porte dans son sein, et qui est syphilitique du fait du père. Dans ce cas la porte d'entrée de la syphilis est le placenta ; la mère devient donc syphilitique sans avoir eu de chancre, soit que l'agent pathogène passe directement du sang du fœtus dans celui de la mère, soit que la lésion initiale soit constituée par l'altération du placenta (*chancre utéro-placentaire* de Frænkel). La syphilis conceptionnelle peut rester latente, la mère ne présentant jamais aucun accident syphilitique ; celle-ci est pourtant réfractaire à l'inoculation du virus syphilitique, et peut nourrir sans craindre d'être contagionnée ; c'est la loi de Baumès ou de Colles ; on peut admettre que dans ce cas la toxine syphilitique seule a passé à travers le placenta, déterminant l'immunisation de la mère. — *Syphilis héréditaire.* La syphilis est transmise au fœtus soit par la mère seule, soit par le père seul, soit par les deux ensemble ; c'est la syphilis héréditaire proprement dite, germinative ou ovulaire. Elle peut aussi être transmise par la mère au fœtus quand la mère la contracte pendant la grossesse ; la syphilis n'est plus alors héréditaire, mais congénitale. Toutefois cette transmission n'a lieu que si l'infection de la mère a lieu pendant les premiers mois de la grossesse ; à partir du septième mois elle est rare, et tout à fait exceptionnelle au huitième et au neuvième mois. La syphilis héréditaire peut occasionner la mort du fœtus et l'avortement ou l'accouchement prématuré ; ou bien l'enfant meurt pendant l'accouchement ou dans les jours qui suivent. La syphilis héréditaire précoce débute de la deuxième à la quatrième semaine, quelquefois plus tard, mais le plus souvent dans les trois premiers mois; elle se manifeste par des éruptions cutanées, en particulier par le *pemphigus syphilitique*, plus rarement par des lésions maculeuses ou papuleuses, par des lésions des muqueuses, surtout le *coryza*, les fissures labiales, les plaques muqueuses érosives de la bouche, l'augmentation de volume de la rate et du foie, et surtout l'altération de l'état général, caractérisé par l'amaigrissement, le facies terreux et bistré. Parfois cette altération de l'état général est le seul symptôme : un enfant qui jusque-là se développait normalement, se met à maigrir et à diminuer de poids sans cause connue; la reprise du poids a lieu avec le traitement mercuriel. La syphilis héréditaire est dite *tardive* quand les accidents apparaissent seulement au cours de la seconde enfance, de l'adolescence ou de l'âge adulte. Le plus souvent le malade a présenté peu de temps après sa naissance les accidents que nous venons de décrire; mais parfois ces accidents ont manqué. La syphilis héréditaire tardive se révèle par la triade d'Hutchinson : altérations dentaires, inflammations oculaires et en particulier kératite interstitielle, troubles de l'ouïe et surdité; elle donne lieu à des gommes en particulier du voile du palais et du nez, à des déformations osseuses portant surtout sur le tibia; enfin les malades sont souvent infantiles, ce qu'on peut rattacher aux lésions de la glande thyroïde décrites par Garnier dans la syphilis héréditaire. Différentes dystrophies ont été rapportées à l'hérédo-syphilis : telles sont les malformations craniennes, oculaires, dentaires, les monstruosités, les anomalies du développement. Ces lésions peuvent apparaître en dehors de toute manifestation syphilitique virulente ; elles constituent l'*hérédo-parasyphilis*. L'influence de la syphilis peut se faire sentir sur la seconde génération ; le petit-fils d'un syphilitique peut présenter des lésions d'hérédo-syphilis, soit virulente, soit simplement dystrophique, sans que son père ait eu de syphilis acquise, mais alors qu'il a présenté uniquement des manifestations d'hérédo-syphilis. La syphilis héréditaire doit être traitée par le mercure : au nourrisson on donnera la liqueur de Van Swieten à la dose de 30 gouttes dans le premier mois, 40 gouttes dans le second ; ou par les injections de sels solubles à dose faible. On s'abstiendra de donner de l'iodure de potassium, à cause de la gravité chez l'enfant du coryza qu'il peut déterminer. — *Syphilis vaccinale*. Celle qui est transmise par la vaccination. Quelques faits rares, mais certains, établissent que la syphilis peut être communiquée à un sujet sain, si, pour le vacciner, on prend du vaccin dans les pustules vaccinales développées sur une personne atteinte de syphilis. Ces faits imposent au médecin une grande attention, afin d'éviter la communication de la syphilis par la vaccination. C'est une des raisons qui font préférer actuellement par la majorité des médecins le vaccin animal au vaccin humain. — *Syphilis viscérale*. Nom donné aux altérations des viscères déterminées par la syphilis; elles peuvent atteindre les éléments nobles des organes, en particulier au moment de la période secondaire ou dans la syphilis héréditaire; elles donnent lieu ainsi à des hépatites se traduisant par de l'ictère bénin ou grave, à des néphrites avec albuminurie souvent considérable, à des pneumonies comme la pneumonie blanche des hérédo-syphilitiques, à des myélites déterminant en particulier des paraplégies. A la période tertiaire, elles consistent surtout en lésions interstitielles, scléroses et gommes. Cliniquement, la syphilis pulmonaire donne lieu à des troubles chroniques qui rappellent ceux de la tuberculose; une gomme vidée peut déterminer des signes de caverne ; la guérison survient rapidement sous l'action du traitement mercuriel. Au niveau du foie, la syphilis tertiaire détermine des symptômes de cirrhose avec ascite; le foie est irrégulier, déformé, souvent augmenté de volume; si les gommes sont isolées, elles ne donnent de symptômes que si elles compriment un organe du hile, canal hépatique ou veine cave. Quand la syphilis à sa période tertiaire retentit sur le rein, elle occasionne des néphrites qui revêtent la forme soit du gros rein blanc, soit de la néphrite atrophique; mais souvent aux lésions scléro-gommeuses s'ajoutent la dégénérescence amyloïde plus ou moins étendue du parenchyme. Dans le cerveau, la syphilis agit soit par l'intermédiaire de lésions artérielles, soit par la formation de gommes cérébrales ou méningées ; elle se traduit cliniquement par des signes rappelant ceux des tumeurs cérébrales ou du ramollissement cérébral. Toutes ces lésions sont justiciables du traitement mercuriel ; celui-ci a une action remarquable sur les gommes qui disparaissent rapidement, fondant en quelque sorte sous l'influence du mercure; les lésions scléreuses une fois constituées sont persistantes ; la sclérose est une cicatrice ou reliquat d'une lésion, n'ayant plus rien de spécifique, le mercure ni l'iodure ne peuvent la modifier. De même les troubles qui résultent secondairement d'une lésion syphilitique, comme les dégénérescences consécutives aux oblitérations artérielles, ne peuvent être transformés par le traitement.

SYPHILISATION. s. f. (Auzias-Turenne). Pour Auzias-Turenne qui a inventé ce mot, sorte de saturation des organes vivants par le virus syphilitique, ou mieux état d'immunité auquel l'on arrive par une succession de chancres ; les animaux ne seraient pas réfractaires à la syphilis ; si beaucoup de gens y échappent bien qu'ayant contracté des chancres, c'est qu'ils en ont contracté en trop petite ou en trop grande quantité ou dans un mode particulier de succession. Cette théorie n'a plus de raison d'être maintenant que l'on sait différencier nettement le chancre syphilitique du chancre mou ; la syphilis est une maladie infectieuse débutant par une lési n locale, le chancre, et déterminant ensuite des accidents généraux plus ou moins graves. Aussi ne peut-il être question d'inoculer à l'homme le virus chancreux comme méthode prophylactique vis-à-vis de la syphilis : pourtant certains auteurs n'ont pas craint de le faire; c'est ainsi que l'immunité contre de nouveaux chancres, malgré un coït impur ou l'inoculation, est démontrée par les expériences de Bœck et de Sperino. Ce sont aussi des expériences faites sur l'homme qui ont démontré que le sang pouvait être l'agent de la contagion et contenait par conséquent le germe de la maladie. Actuellement on sait que certains singes sont réceptifs et prennent la syphilis (V. SYPHILIS); c'est donc uniquement à cet animal qu'on devra s'adresser pour les recherches expérimentales.

SYPHILISER. v. a. Pratiquer la syphilisation.

SYPHILISME. s. m. Aptitude à être syphilisé (Auzias-Turenne). ‖ L'état syphilitique.

SYPHILITIQUE. adj. et s. [all. *syphilitisch*, angl. *syphilitic, syphilitical*, it. et esp. *sifilitico*]. Qui tient à la syphilis, qui en est atteint : *sarcocèle syphilitique*. — *Gomme syphilitique* [*tumeur gommeuse, exostose molle*]. Néoplasie inflammatoire, circonscrite et localisée, propre à la syphilis tertiaire, se développant en un point quelconque du tissu conjonctif, aussi bien dans le derme et le tissu sous-cutané que dans celui qui pénètre les viscères. A la première période de leur développement, période de *crudité*, les gommes syphilitiques se présentent sous l'aspect de tumeurs arrondies, de volume variable, grisâtre, ou rosées, demi-transparentes, de consistance élastique, plus ou moins vascularisées, ne donnant pas de suc à la coupe. Puis le centre de la gomme se ramollit, devient blanchâtre, jaunâtre, et se transforme enfin en un liquide sirupeux, ressemblant à une solution de gomme et contenant des grumeaux de substance caséeuse. C'est la période de dégénérescence, qui est suivie soit de l'ulcération d'un tissu voisin, peau, muqueuse, bronche, etc., et de l'issue au dehors du contenu de la gomme, soit de la résorption sans ulcération de la masse gommeuse, qui laisse à sa place une cicatrice fibreuse. Histologiquement, la gomme débute par une accumulation de cellules conjonctives autour d'un vaisseau; certaines de ces cellules prennent l'aspect épithélioïde, tandis que les autres gardent l'apparence de cellules embryonnaires; on a alors le *follicule syphilitique* de Brissaud ou nodule gommeux de Malassez. Le vaisseau a tendance à s'oblitérer par suite de l'endo et de la périvascularite dont il est le siège, mais ce travail est beaucoup plus lent que dans la tuberculose et le vaisseau reste beaucoup plus longtemps perméable. Dès ce moment apparaissent des tractus fibreux, qui vont peu à peu augmenter de nombre et d'épaisseur. Puis les éléments cellulaires subissent la dégénérescence hyaline et granulo-graisseuse; ils perdent leur affinité vis-à-vis des colorants ordinaires et prennent l'aspect caséeux. Autour de ce centre se disposent les cellules épithéliales et quelques cellules géantes, mais celles-ci sont moins abondantes que dans la tuberculose. Les analogies sont donc nombreuses entre la gomme syphilitique et le follicule tuberculeux, et les différences histologiques sont parfois difficiles à apprécier, mais dans la tuberculose on rencontre le bacille de Koch, et dans la syphilis il est probable que les recherches ultérieures montreront la présence du *Treponema pallidum*. Quand elles se développent dans les viscères, les gommes compriment les tissus voisins; elles sont associées le plus souvent à des lésions scléreuses diffuses. Les gommes donnent lieu à des manifestations cliniques fort diverses suivant leur siège. A la peau, la tumeur, d'abord très peu volumineuse, mal circonscrite, augmente peu à peu, offre une délimitation plus nette sur les tissus voisins; puis elle devient de moins en moins dure, donne au doigt la sensation d'un tissu mollasse, se laissant déprimer sous le doigt et en conservant même un peu l'empreinte; ensuite elle contracte des adhérences avec la peau, qui devient violacée, s'amincit et s'ulcère; tantôt il se fait une crevasse centrale avec décollement périphérique, et sortie d'une matière d'apparence gommeuse, contenant de petits grumeaux; tantôt la peau se perfore en plusieurs endroits et l'aspect rappelle alors celui de l'anthrax. Les gommes sont fréquentes au niveau des muqueuses; au voile du palais elles peuvent produire des perforations qui se font parfois très rapidement. Mais quelle que soit leur localisation, elles obéissent toujours à l'action du traitement spécifique; l'iodure de potassium ou plutôt l'association de mercure à l'iodure amène rapidement la régression des tumeurs gommeuses et la cicatrisation des ulcères. Parfois on a pu obtenir la guérison par un traitement local qui consiste à faire des injections d'iodure de potassium au pourtour de la gomme. — *Inoculation syphilitique* V. SYPHILISATION.

SYPHILOGRAPHE. s. m. V. SYPHILIGRAPHE.

SYPHILOGRAPHIE. s. f. V. SYPHILIGRAPHIE.

SYPHILOGRAPHIQUE. adj. V. SYPHILIGRAPHIQUE.

SYPHILOÏDE. adj. [de *syphilis*, et εἶδος, forme; angl. *syphiloide*]. Qui a la forme de la syphilis. — *Affections syphiloïdes*. Nom donné par les médecins anglais à des maladies qui ont beaucoup de ressemblance avec la syphilis; la principale est la *pseudo-syphilis*, ou *bastard pox* de Hunter et d'Abernethy. Il est probable qu'on a réuni sous ce nom à la fois des cas de syphilis à évolution anormale et des maladies complètement distinctes de la syphilis. — *Syphiloïde post-érosive*. Nom donné par Jacquet à des éruptions cutanées de la première enfance rappelant par leur aspect extérieur les syphilides papuleuses et papulo-érosives, mais n'ayant aucun rapport avec la syphilis. Ces lésions siègent aux fesses; elles respectent ordinairement le fond des plis, ce qui les distingue des syphilides. Elles sont arrondies, lisses, légèrement suintantes et ont un diamètre de 4 à 5 millimètres; elles peuvent devenir confluentes et prendre un aspect serpigineux. Elles sont liées en général à des troubles gastro-intestinaux. Elles ont été appelées aussi *érythème lenticulaire* (Sevestre) ou *érythème papuleux post-érosif*. Elles guérissent par des soins de propreté, par l'amélioration du fonctionnement du tube digestif; on fera aussi des lotions légèrement astringentes et on appliquera une poudre d'oxyde de zinc, de sous-nitrate de bismuth ou de talc.

SYPHILOLOGIE. s. f. V. SYPHILIGRAPHIE.

SYPHILOMANIE. s. f. [de *syphilis*, et *manie*; *syphilomanie*, Belhomme et A. Martin; *syphilophobie*, Ricord; *manie vérolique*, *hypocondrie syphilitique*]. Monomanie dans laquelle les individus atteints, n'ayant plus aucun accident syphilitique, ou n'ayant eu que des maladies vénériennes non syphilitiques, prennent les écorchures, rougeurs ou sensations génito-urinaires les plus insignifiantes pour les accidents les plus graves de la syphilis (Ricord). C'est en vain qu'on chercherait à dissuader les malades de leur erreur. Un traitement à l'aide de médicaments simulés ou insignifiants, en persuadant au malade, après quelque temps, qu'on est devenu maître du mal qu'ils supposent avoir, arrive le plus souvent à triompher de cette monomanie.

SYPHILOME. s. m. (E. Wagner). Tumeur d'origine syphilitique.

SYPHILOMYCES. s. m. [*syphilomyces planus*, de *syphilis*, et μύκης, champignon]. Les plaques muqueuses (Fuchs).

SYPHILOPHOBIE. s. f. [de *syphilis*, et φόβος, crainte] (Ricord). Crainte morbide de la syphilis. V. SYPHILOMANIE.

SYRIAQUE. adj. — *Ulcère syriaque*. Nom sous lequel Arétée a décrit l'angine diphtérique.

SYRINGÉNINE. s. f. ($C^{26}H^{18}O^{10}$). Produit de dédoublement de la *syringine*. Amorphe, rose clair, insoluble dans l'eau et dans l'éther, soluble en rouge-cerise dans l'alcool.

SYRINGINE. s. f. [*lilacine*] ($C^{38}H^{28}O^{20}$). Substance cristallisable, neutre, incolore, insipide, fusible à 212°, soluble dans l'eau chaude et dans l'alcool, insoluble dans l'éther, soluble en bleu foncé dans l'acide sulfurique étendu, dans l'acide azotique en rouge de sang, extraite de l'écorce du *Syringa vulgaris* (V. LILAS). C'est une glycoside: bouillie avec l'acide sulfurique ou l'acide chlorhydrique étendus, elle se dédouble en glycose et syringénine.

SYRINGOMYÉLIE. s. f. [de σύριγξ, lacune, et μυελός, moelle]. Affection de la moelle épinière, débutant dans l'adolescence, causée par un traumatisme, le surmenage physique, une maladie infectieuse, et caractérisée anatomiquement par la présence dans la substance grise de la moelle épinière d'espaces lacunaires; ces cavités sont consécutives parfois à une inflammation chronique, à une hématomyélie, à des altérations vasculaires; le plus souvent elles se forment au centre d'un gliome; quand elles sont formées par la dilatation du canal de l'épendyme, elles sont considérées comme dues à un excès de pression dans ce canal, ou comme résultant d'une anomalie congénitale. Enfin certains auteurs (Guillain) considèrent que la syringomyélie peut être consécutive à une lésion nerveuse périphérique, l'infection remontant le long des nerfs jusqu'à la moelle. L'existence de cavités médullaires fut reconnue anatomiquement par Ollivier d'Angers en 1837; la période clinique ne commença qu'en 1882 par les recherches de Kahler et Schultze, complétées bientôt par celles de Debove, de

Déjerine, etc. Le symptôme constant et spécifique consiste dans une dissociation de la sensibilité cutanée, limitée à un membre ou à un segment de membre, et telle que la sensibilité tactile et le sens musculaire sont conservés, tandis que la sensibilité à la douleur, au chaud et au froid, est abolie (analgésie et thermo-anesthésie). Les troubles de la

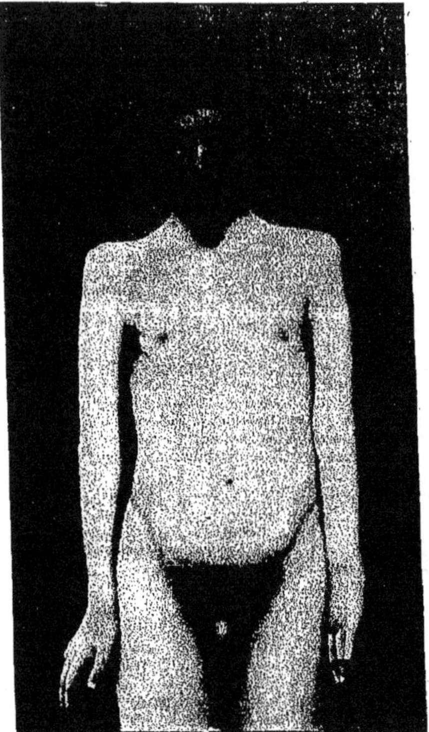

Fig. 789. — *Syringomyélie.*

sensibilité affectent une topographie segmentaire d'après Charcot, Brissaud, radiculaire d'après Laehr, Déjerine. Le début a lieu ordinairement par une atrophie musculaire des éminences thénar et hypothénar, avec secousses fibrillaires ; plus rarement, l'amyotrophie au lieu de revêtir le type Aran-Duchenne débute par les muscles de l'épaule comme dans la myopathie atrophique progressive, ou même par ceux des membres inférieurs. — Fig. 789. Syringomyélie avec atrophie musculaire, type Aran-Duchenne ; troubles dissociés de la sensibilité sur le tronc et les membres supérieurs : exagération des réflexes patellaires sans paraplégie spasmodique ; à droite, main dite de *prédicateur*. — On rencontre aussi des paralysies, des contractions et on a pu décrire une *forme spasmodique* de la syringomyélie ; l'état des réflexes tendineux est variable, ils sont plus souvent exagérés que diminués. Il y a souvent des troubles trophiques : peau lisse (*glossy-skin*), œdèmes (main succulente, V. MAIN), phlyctènes, pseudo-phlegmons. Dans certains cas, des panaris analgésiques et des troubles trophiques sont les symptômes du début, ce qui a fait rattacher par quelques auteurs la maladie de Morvan à la syringomyélie (V. MORVAN). La lèpre dans sa forme anesthésique se rapproche de la syringomyélie ; mais elle ne donne pas lieu généralement à la dissociation de la sensibilité cutanée.

SYRINGOMYÉLIQUE. adj. Qui a rapport à la syringomyélie. — *Dissociation syringomyélique de la sensibilité.* Dissociation de la sensibilité que l'on rencontre dans la syringomyélie et qui est caractérisée par l'abolition de la sensibilité thermique et douloureuse avec conservation de la sensibilité tactile. Ce symptôme n'est pas pathognomonique de la syringomyélie ; il existe aussi parfois au niveau des macules de la lèpre, du côté de l'anesthésie dans le syndrome de Brown-Séquard, etc.

SYRINGOPICRINE. s. f. Substance amère, jaunâtre, amorphe, soluble dans l'eau et dans l'alcool, insoluble dans l'éther, extraite de l'écorce de lilas.

SYRINGOTOME. s. m. [*syringotomium*, συριγγοτόμιον, de σύριγξ, tuyau, flûte, et, par métaphore, fistule, et τομή, section ; all. *Syringotom, Fistelmesser*, angl. *syringotoma*, it. et esp. *siringotomo*]. Instrument de chirurgie dont on se servait anciennement pour l'opération de la fistule à l'anus. C'est un bistouri concave sur son tranchant, et terminé par un long stylet boutonné et flexible. On introduisait ce stylet par l'ouverture extérieure de la fistule jusque dans le rectum, d'où on le ramenait au dehors par l'anus, attirant avec lui le tranchant de l'instrument, qui incisait les parties intermédiaires.

SYRINGOTOMIE. s. f. [de σύριγξ, fistule, et τομή, section ; all. *Fistelschnitt*, angl. *syringotomy*, it. et esp. *siringotomia*]. Opération de la fistule par incision.

SYRIUM. s. m. Sulfure de nickel mêlé de fer, de cobalt et d'arsenic, pris pour un corps simple.

SYRMAÏSME. s. m. [συρμαϊσμὸς, de συρμαία, sorte de navet]. Sorte de vomitif, usité par les médecins grecs, et préparé avec du jus de navet et de l'eau salée.

SYRON. Mauvaise orthographe au lieu de *ciron* ou *siron.*

SYSOMIENS. s. m. pl. [de σὺν, avec, et σῶμα, corps] (Isid. Geoffroy Saint-Hilaire). Famille de monstres comprenant ceux qui constituent des êtres doubles à deux corps confondus et comme entrelacés l'un avec l'autre.

SYSSARCOSE. s. f. [de σὺν, avec, et σὰρξ, chair ; all. et angl. *Syssarcosis*, it. *sissarcosi*, esp. *sisarcosis*]. Union des os par le moyen des chairs ou des muscles : telle est l'union des omoplates avec les côtes.

SYSTALTIQUE. adj. [*systalticus*, de συστέλλειν, resserrer ; all. *systaltisch, zusammenziehend*, angl. *systaltic, systaltical*, it. et esp. *sistaltico*]. — *Mouvement systaltique.* Synonyme de *systole.*

SYSTÉMATIQUE. adj. [all. *systematisch*, angl. *systematic, systematical*, it. et esp. *sistematico*]. Qui se rapporte à un système philosophique ou médical ; qui est décrit d'après tel ou tel système. Cette qualification est prise en bonne ou mauvaise part, selon que le système qui sert de guide est fondé ou non. — *Lésions systématiques.* Se dit des lésions de la moelle épinière qui se circonscrivent à certaines régions déterminées de cet organe. V. MYÉLITE. — *Médecine systématique.* Celle qui est faite d'après une doctrine, par opposition à la médecine empirique.

SYSTÉMATISATION. s. f. Réunion en corps de doctrine de faits jusqu'alors isolés : *systématisation anatomique. systématisation physiologique*, etc.

SYSTÈME. s. m. [*systema*, σύστημα, de σὺν, avec, ensemble, et ἵστημι, je place ; all. *System, Lehrgebäude*, angl. *system*, it. et esp. *sistema*]. En philosophie, doctrine à l'aide de laquelle on coordonne toutes les notions particulières. Ce mot est souvent pris en mauvaise part, vu le grand nombre de systèmes dépourvus de base positive, et opposés aux règles de la logique, qui ont été émis touchant les corps organisés et leurs actes. On ne doit pas confondre les *systèmes* avec les *généralités*. ‖ En physique, *système* [all. *Weltegebäude*], arrangement d'un ensemble de forces ou de corps qui concourent à un but commun, et, en particulier, arrangement des corps célestes autour d'un centre commun. — *Système solaire*. Le soleil et l'ensemble des planètes avec leurs satellites tournant autour de lui comme centre. En même temps qu'elle exécute un mouvement de rotation autour de son axe, chacune des planètes de notre système est entraînée dans l'espace par un mouvement de circulation autour du soleil. Le soleil lui-même n'est pas immobile; entraînant avec lui les planètes du système et leurs satellites, il est emporté dans l'espace vers la constellation d'Hercule, par un mouvement dont la vitesse est au moins égale à celle de la terre dans son orbite. Les étoiles, qui brillent d'une lumière qui leur est propre, véritables soleils répandus dans l'espace, sont probablement accompagnées d'un système de planètes qui circulent autour d'elles; chaque étoile est ainsi le centre d'un monde qu'elle éclaire et vivifie. ‖ En chimie. V. Unitaire (*Sytème*). ‖ En histoire naturelle, *système* [all. *System*], toute distribution des êtres naturels qui n'a d'autre but que d'en rendre l'étude plus facile. V. Artificiel et Méthode. ‖ En anatomie, *système, ensemble de parties similaires composées d'un même tissu, plus ou moins répandues dans l'économie, ensemble décrit comme formant un tout*. Vu la continuité presque complète de certains tissus, comme le cellulaire, le nerveux, etc., sans division en parties distinctes, on définit aussi les systèmes : *chacune des parties constituantes du corps représentée par un tissu considéré dans son ensemble comme formant un tout*, subdivisé ou non en *parties similaires*, servant à des usages de même ordre. Étudier le tissu n'est pas étudier le système. Le système est de même nature que le tissu qui le constitue, mais c'est un autre état du même objet qu'on étudie, c'est un objet décrit non plus comme substance, mais comme un tout envisagé en lui-même dans sa conformation par rapport aux organismes de nature différente de la sienne, et par rapport à celui dont il fait partie. *L'homœomérologie* ou étude des systèmes est cette *branche de l'anatomie générale qui a pour sujet l'étude des parties similaires formées par un même tissu, et pour objet la détermination des lois de la distribution de ces parties dans chaque organisme au point de vue de sa construction et de la part que chacune prend à sa conformation*. La physiologie des systèmes anatomiques ne consiste pas à examiner les usages de chacun des organes simples ou premiers que représente chacune des portions d'un tissu dont l'ensemble forme le système correspondant : cette physiologie spéciale appartient à l'étude de chaque organe proprement dit ou organe second. La physiologie des systèmes consiste, au contraire, à étudier le rôle rempli dans l'économie par cet ensemble de parties similaires envisagé comme formant un tout, rôle qui est l'expression générale, si l'on peut dire, des propriétés du tissu composant. La physiologie des systèmes organiques consiste donc à déterminer quel est d'entre eux celui ou ceux qui donnent particulièrement à chaque organisme tel ou tel de ses attributs. C'est ainsi qu'en ce qui concerne la configuration générale de l'organisme et ses dimensions, les *systèmes osseux*, *cartilagineux* et *fibreux* remplissent un rôle capital chez les vertébrés, tandis que dans les invertébrés ce sont les systèmes constituant le *squelette externe*, soit chitonéal, soit calcaire, qui remplissent ce rôle. Les systèmes tégumentaires leur sont en quelque sorte subordonnés, en ce qui concerne les vertébrés; tandis que c'est à peu près l'inverse pour les animaux à squelette externe. Les systèmes cellulaire, adipeux et musculaire sont également subordonnés au squelette, à l'état normal, en ce qui touche les dimensions et la forme de chaque organisme, et ainsi des autres. Les proportions du poids des divers systèmes organiques de l'homme sont en moyenne les suivantes : le système des muscles rouges, y compris leurs tendons et le tissu cellulaire qui leur adhère et les pénètre, représentent les 3/8 du poids du corps, soit 30 kil. sur 80. Vient ensuite l'ensemble des systèmes circulatoires avec leurs liquides formant 1/5, savoir 16 kil. sur 80. Dans ces 16 kilogrammes, le cœur et les parois vasculaires entrent pour 3 kil., et le sang et la lymphe pour 13 kil, soit 1/6. Le système osseux et cartilagineux à l'état frais pèse 13 kil., sur un sujet de 80 kilogrammes, soit un peu plus de 1/6 et un peu moins de 1/5 de ce poids. L'ensemble des parenchymes (les glandes muqueuses et cutanées exceptées), avec leurs conduits et leurs réservoirs excréteurs, pèse près de 6 kilog. sur 80, soit 1/13 du poids du corps. L'ensemble du système cutané avec les poils et l'épiderme pèse un peu plus de 3 kilogrammes. Le système adipeux représente en moyenne le 1/20 du poids du corps. L'ensemble du canal digestif et celui du système nerveux pèsent chacun 3 kilogrammes environ sur 80; les ligaments, les aponévroses et la dure-mère au moins 1 500 grammes, et les séreuses près d'un kilogramme. L'étude des systèmes (*systèmes musculaire, tendineux, dentaire, artériel, lymphatique, nerveux, veineux, osseux*, etc.) est intermédiaire à celle des tissus et des organes; c'est la branche de l'anatomie générale la plus voisine de l'anatomie descriptive. Les systèmes ont tous les caractères des tissus, plus une *conformation générale* propre. Il faut y rapporter, comme attribut physiologique, l'idée d'*usage général* par rapport à tout ou presque tout le corps, mais variant suivant chaque système. — *Système capillaire*. Selon quelques auteurs, le *système pileux*, et en particulier celui de la tête (de *capillus*, cheveu); cette acception n'est pas admise. On réserve ce terme pour désigner l'ensemble des *vaisseaux capillaires*. ‖ En hygiène, *système sanitaire*. V. Régime. ‖ En médecine politique, *système cellulaire*. V. Emprisonnement.

SYSTOLAIRE. adj. Synonyme de *systolique*.

SYSTOLE. s. f. [*systole*, συστολή, de συστέλλειν, resserrer; all. *Systole*, *Zusammenziehung*, angl. *systole*, it. et esp. *sistole*]. L'état du cœur dans lequel les fibres musculaires de cet organe sont en contraction; ce qui détermine le resserrement des parties contractées, avec diminution de leur volume et de leurs cavités, dans tous les diamètres à la fois. A la fin de chaque révolution cardiaque, c'est-à-dire pendant la période de diastole générale, il y a un relâchement complet de toutes les fibres musculaires des oreillettes et des ventricules (V. Diastole), auquel succède la systole, non pas simultanément dans tous les points du cœur, mais en deux temps distincts : le premier pour les oreillettes, le second pour les ventricules. — Fig. 740. Schéma des valvules et des cavités cardiaques, d'après Gad et Heymans. 1. Pendant la systole auriculaire et le remplissage du ventricule; 2. durant la mise en tension du ventricule (première phase de la systole ventriculaire); 3. durant la seconde phase de la systole ventriculaire (expulsion du sang de la cavité ventriculaire). — *Systole auriculaire*. Quand les oreillettes entrent en contraction, elles acquièrent brusquement une rigidité facile à percevoir en serrant un de ces appendices entre les doigts; on constate de plus un raccourcissement des plus sensibles, pendant lequel l'extrémité libre des oreillettes se rapproche de leur base, en même temps que des rides transversales et onduleuses apparaissent à leur surface. Les anses musculaires, qui correspondent aux orifices des veines dans les oreillettes et aux orifices des oreillettes dans les ventricules, se contractent et rapprochent les uns des autres ces divers orifices; puis les auricules se

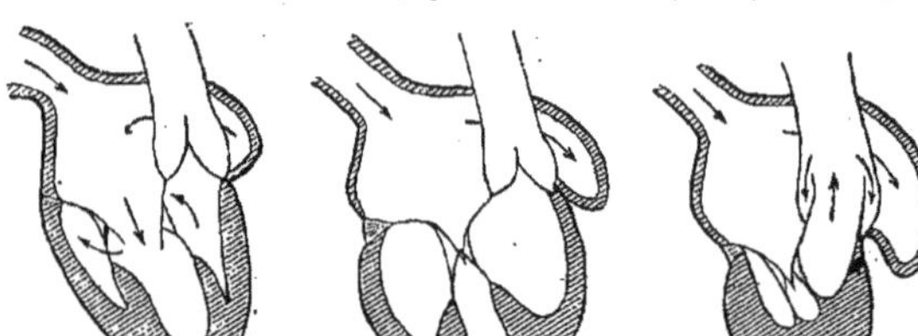

Fig. 740. — *Systole*.

contractent, et cette contraction termine la systole auriculaire. De la diminution de calibre ainsi produite dans les oreillettes résulte pour le sang contenu dans ces cavités une augmentation de pression telle que ce liquide est chassé vers les ventricules, où la pression est plus faible que dans les veines d'où il vient, et où il refluerait sans cette inégalité de pression. La systole auriculaire, quoique brusque et rapide, a cependant une durée appréciable. — *Systole ventriculaire*. Elle succède immédiatement à la systole auriculaire, et survient dès que les ventricules sont distendus par le sang venu des oreillettes. Pendant la systole des ventricules, le cœur durcit; des rides se dessinent à sa surface. Les fibres charnues sont le siège d'une espèce de tremblement (Haller). Le sommet des ventricules se rapproche de la base (V. Torsion); il suit de là que le cœur se raccourcit par diminution de son diamètre vertical. Le diamètre transversal se rétrécit aussi, notamment à la base, et l'amplitude de la cavité ventriculaire se trouve réduite. En outre, la pointe du cœur se rapproche de la paroi thoracique (V. Choc). Si l'on ouvre le cœur avant que la systole ait cessé, on voit la cloison interventriculaire et les colonnes charnues se raccourcir : la tension de ces dernières détermine l'occlusion des valvules auriculo-ventriculaires. La face antérieure du cœur devient un peu moins convexe. Si l'on touche le cœur, le doigt est fortement repoussé, et, si l'on saisit le cœur entre deux doigts, ceux-ci sont brusquement écartés. Tous ces phénomènes ont pour cause la contraction des parois musculaires des ventricules. Les ventricules ne se vident pas complètement pendant la systole (Hiffelsheim, 1853); sous l'espèce de voûte que forment les valvules auriculo-ventriculaires rapprochées, il reste toujours une certaine quantité de sang. Les oreillettes se vident encore moins complètement que les ventricules (Magendie, Bouillaud, Gerdy, Hope, Hiffelsheim, etc.). La contraction ou systole des ventricules a pour effet, comme celle des auricules, de chasser le sang hors des cavités qui le contiennent : ici c'est vers l'aorte et l'artère pulmonaire que ce liquide est projeté; comme le sang contenu dans ces vaisseaux a une certaine tension, le ventricule a plus d'efforts à faire que l'oreillette pour se débarrasser du fluide qu'il renferme; de là la plus grande épaisseur des parois des ventricules, et surtout du ventricule gauche, l'aorte qui naît de celui-ci renfermant du sang dont la tension est plus forte que celle du sang de l'artère pulmonaire née du ventricule droit. — *Systole artérielle*. Resserrement des artères dû à leur élasticité, qui fait qu'elles reviennent sur elles-mêmes après avoir été distendues par le sang que chasse la systole ventriculaire. Elle alterne avec cette dernière, et *vice versâ*. Les fibres-cellules ne concourent pas au retrait systolique des artères, influencé seulement par leurs fibres élastiques. V. Pouls.

SYSTOLIQUE. adj. Qui a rapport à la systole. — *Mouvement systolique*. V. Choc *du cœur*.

SYSTOLISME. s. m. L'état de systole du cœur, des artères.

SZCZAWNICZA (Autriche). *Eaux chlorurées sodiques ferrugineuses*, froides, 9 à 10°. Eaux d'exportation.

SZKLENO (Hongrie). *Eaux sulfatées calciques*, chaudes, 51° à 55°; altitude : 357 mètres. Établissement : piscines; 1er mai au 15 septembre.

SZLIACZ (Hongrie). *Eaux ferrugineuses bicarbonatées*, froides et chaudes, 19° et 32°; altitude : 377 mètres. Établissement : 1er juin au 15 septembre.

T

T. V. Abréviation.

T. V. Bandage *en T*.

TAAM. s. m. Nom arabe du *Sorghum vulgare*. V. Sorgho.

TABAC. s. m. [all. *Tabak*, angl. *tobacco*, it. *tabacco*, esp. *tabaco*. Le mot *tabac* est dérivé de *Tabaco*, nom d'une ville d'Amérique où les Espagnols rencontrèrent cette plante pour la première fois; celui de *Nicotiana* vient de *Nicot*, ambassadeur de France en Portugal en 1560, à qui l'on doit l'importation du tabac en Europe].

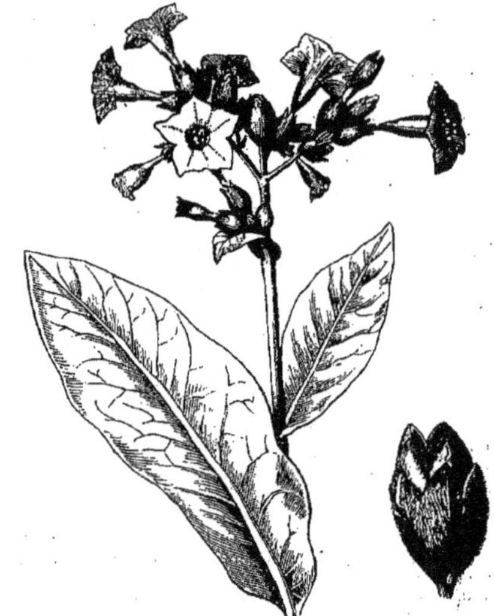

Fig. 741. — *Tabac*.

Nom donné aux feuilles de plusieurs plantes de la famille des solanées, après que ces feuilles ont été desséchées et soumises à un traitement qui en détermine la fermentation. Le tabac provient du *Nicotiana tabacum*, L. (fig. 741).

qui a des feuilles lancéolées, ovées, sessiles et décurrentes; et du *Nic. rustica*, L., qui a des feuilles pétiolées, ovées, très entières. On cultive encore le *tabac suave* (*Nic. suaveolens* Lehm.), qui fournit le tabac de Virginie; le *persique* (*Nic. persica*, Lindl.), auquel on rapporte le tabac de Schiraz; le *quadrivalve* (*Nic. quadrivalvis*, Purh.), avec lequel se prépare le tabac du Missouri; le *recourbé* (*Nic. repanda*, Willd.), avec lequel on confectionne, à Cuba, les cigares de la Havane. Le tabac donne comme résidu de sa combustion 17 à 18 p. 100 de son poids de cendres. Outre différents sels à base de potasse, de chaux et d'ammoniaque, les feuilles contiennent de la *nicotianine*, de la *nicotine*, et divers acides organiques, tels que les acides malique, acétique et citrique. La nicotine est toute formée dans les feuilles, au moment de leur récolte; elle y existe en proportion variable (V. NICOTINE). La fermentation qu'on fait subir à ces feuilles dans la fabrication du tabac en poudre détruit en grande partie cette base par la transformation de ses sels en carbonate d'ammoniaque, sel qui constitue le *montant* des tabacs à priser. On met quelquefois à profit l'action irritante, suivie de parésie de la sensibilité, du tabac. On fait alors des lotions ou des fomentations avec le décocté de tabac (8 grammes par litre). Le tabac en poudre, ou incorporé dans un corps gras, a été employé pour détruire les poux de la tête ou du pubis; mais son emploi a été souvent suivi d'accidents. On en fait quelquefois usage en lavement pour combattre la constipation résultant d'une paralysie de l'intestin; on l'emploie surtout ainsi dans les cas d'asphyxie : on fait alors un lavement composé de 4 à 5 grammes de tabac à fumer ou de feuilles sèches de tabac infusées dans 500 grammes d'eau bouillante, qu'on laisse ensuite refroidir, ou à laquelle on ajoute un peu d'eau froide, une fois l'infusion faite. La fumée de tabac introduite dans le rectum n'est plus employée; elle est à peu près sans action. On a recommandé autrefois le tabac fumé sous forme de cigare contre l'asthme et l'angine de poitrine; cette pratique est abandonnée à juste titre, l'expérience clinique ayant démontré que l'abus du tabac peut déterminer des accès de la seconde de ces deux maladies. On n'administre plus le tabac par la bouche comme purgatif. A haute dose, c'est un poison narcotico-âcre très violent, qui produit, en même temps que l'inflammation du canal intestinal, la stupeur, le tremblement, les vertiges, la dépression des forces, des palpitations, etc., et la mort. — Les ouvriers employés dans les manufactures de tabac éprouvent, pendant la durée de l'acclimatement, c'est-à-dire pendant six semaines environ, des nausées, des vomissements, des coliques, des vertiges; au bout de ce temps, ils présentent seulement, mais d'une façon persistante, de la diurèse et une altération du teint qui n'est pas une décoloration simple, mais un aspect gris avec quelque chose de terne, une nuance mixte qui tient de la chlorose et de certaines cachexies, et qui donne à la physionomie un caractère propre. Chez les femmes, l'avortement est fréquent; les enfants, s'ils viennent à terme, sont chétifs, et meurent souvent en bas âge, d'autant plus facilement que les mères sont mauvaises nourrices. — L'habitude de fumer continuellement produit les mêmes effets, précédés par un peu de congestion cérébrale causant le léger engourdissement momentané ou l'agréable état de vague des idées que recherchent les fumeurs; mais cette congestion trop souvent répétée, ayant lieu en même temps pour la rétine et le reste de l'œil, finit par amener des étourdissements et parfois des mouches volantes, la rougeur permanente de la conjonctive et des joues, particulièrement chez les gens oisifs et chez les hommes de cabinet, soit qu'ils fument pendant le travail, soit qu'ils fument dans les intervalles. Indépendamment de ces effets organiques qui vont toujours en augmentant, et comme conséquence, le tabac, par l'état agréable de vague qu'il cause et qui trompe au point de vue intellectuel ceux qui l'éprouvent, agit en sens inverse du café, du thé, du vin et des boissons alcooliques, au point de vue de la netteté et de la largeur des pensées ou de l'exécution technique. Bien que le tabac active la sécrétion gastrique comme la salivaire, et puisse être utile au commencement de la digestion, cette action est moindre que celle du café ou du thé. En outre, il diminue les désirs sexuels et l'excitation des facultés d'expression orale et mimique. L'usage du tabac ne répond à aucun besoin naturel; c'est une habitude, un plaisir tout factice. Le frottement du tuyau de la pipe est, chez certains sujets, l'occasion du développement de l'ulcère épithélial papilliforme (Bouisson), cancer des lèvres dit aussi *cancer des fumeurs*; on voit aussi survenir chez ceux qui fument beaucoup une altération de l'épithélium buccal, qui devient épais, blanchâtre; toutefois cette leucoplasie buccale n'apparaîtrait, d'après beaucoup d'auteurs récents, que chez les anciens syphilitiques. Parmi les autres inconvénients du tabac, il faut citer la nécessité de l'expuition continuelle, qui est nuisible à la santé, le jaunissement des dents dû à la fumée du tabac; enfin l'odeur de l'haleine, plus repoussante que celle du tabac lui-même. — On a observé des phénomènes d'intoxication : 1° après l'application du jus de tabac sur un exanthème chronique du cou (Landerer); 2° après l'application externe du tabac (Truchsess); 3° par des frictions faites avec le résidu du tabac à fumer sur des parties dénudées de la peau (Westrumb); 4° après l'application du suc de tabac sur un ulcère teigneux (Walterhall); 5° après l'application du tabac en poudre sur une plaie de la cuisse (Keskring); 6° après l'application d'un liniment de beurre et de tabac sur la tête de trois enfants teigneux (Keskring); 7° après l'enveloppement des bras, des mains, des cuisses et des jarrets avec des linges trempés dans une forte décoction de tabac très chaude (Marrigues). V. RÔLE. — *Tabac des Vosges*. V. ARNICA.

TABACIQUE. adj. Qui concerne le tabac. — *Acide tabacique*. Mélange d'acides malique et citrique extrait du tabac.

TABACOSIS. s. f. Variété de pneumokoniose, due à l'inhalation des poussières de tabac.

TABANIDÉS. s. m. pl. V. TAON.

TABAGISME. s. m. Intoxication aiguë ou chronique par le tabac. Le tabagisme *aigu* consécutif à l'ingestion de tabac par la voie gastrique se traduit par une sensation de chaleur à l'épigastre, suivie bientôt de vomissements et de diarrhée, par des vertiges, la pâleur de la face, une sensation de faiblesse; la pupille est d'abord contractée puis dilatée; souvent il y a du tremblement et des convulsions qui font place plus tard à la paralysie et au collapsus; la mort arrive par arrêt du cœur; la plupart de ces symptômes se rencontrent aussi quand le tabagisme est consécutif à l'inhalation de la fumée de tabac. Le traitement consiste dans le lavage de l'estomac et l'ingestion de décoction d'écorce de chêne et de quinquina dont le tannin précipite la nicotine. Le tabagisme *chronique* détermine la perte de la mémoire, des troubles cardiaques, comme l'angine de poitrine, des palpitations et des intermittences, enfin l'athérome et l'artériosclérose.

TABASCHIR, TABASHIR, ou **TABAXIR.** s. m. Concrétions siliceuses, composées de silicate de potasse et de chaux (silice, 70; potasse et chaux, 30), qui se forment au nœud des bambous, dans l'intérieur de leur cavité, aux dépens de la silice de l'épiderme. Elles ont été considérées comme jouissant de propriétés médicinales, qui sont imaginaires.

TABATIÈRE. s. f. — *Tabatière anatomique*. Petite fossette du métacarpe, comprise entre les tendons du long extenseur et du court extenseur du pouce, ainsi nommée à cause de l'usage où sont les gens du peuple d'y déposer leur tabac à priser avant de le renifler.

TABAXIR. s. m. V. Tabaschir.

TABERNÆMONTANE. s. f. [*Tabernæmontana utilis*, Arnott]. Plante apocynée de la Guyane anglaise, dont le suc, au lieu d'être âcre comme dans les autres végétaux de cette famille, est doux et alimentaire.

TABES. s. m. [φθίσις, all. *Abzehrung*, *Schwinden*, angl. *tabes*, it. *tabe*, esp. *tabes*]. Mot latin conservé en français pour exprimer la consomption, la phtisie, le marasme. — *Tabes dorsalis*. Affection de la moelle épinière caractérisée anatomiquement par l'atrophie des racines postérieures et la sclérose des cordons postérieurs de la moelle, et cliniquement par des troubles de la sensibilité, l'abolition des réflexes et l'ataxie locomotrice. Décrite pour la première fois en 1858 par Duchenne (de Boulogne) sous le nom d'*ataxie locomotrice progressive*, elle est désignée communément aujourd'hui sous celui de *tabes*, et mérite aussi celui de *maladie de Duchenne*. Elle survient presque toujours chez d'anciens syphilitiques, et apparait six à quinze ans après le chancre ; elle rentre dans la *parasyphilis*. Les principaux symptômes sont le signe d'Argyll-Robertson (V. Argyll-Robertson), le signe de Romberg (V. Romberg), le signe de Westphal (V. Westphal), des douleurs spontanées revêtant la forme de douleurs fulgurantes, de l'anesthésie cutanée à topographie radiculaire, la perte du sens musculaire, de l'anesthésie des os, des troncs nerveux, des viscères, en particulier du testicule, des crises viscérales revenant à des intervalles irréguliers, en particulier des crises gastriques, des troubles sensoriels, surtout l'amaurose, des troubles trophiques localisés spécialement aux articulations, des troubles des sphincters. Tous ces symptômes ne se rencontrent pas chez le même sujet. On a décrit à la maladie trois périodes : préataxique, ataxique et cachectique ou terminale ; en réalité, la marche n'est pas fortement progressive et les accidents peuvent s'arrêter à l'une ou l'autre des périodes. La mort peut être le fait des progrès de la maladie ou d'une affection intercurrente. On ne connait aucun cas de guérison bien constatée. Dès le diagnostic posé, on devra instituer le traitement antisyphilitique, qui, s'il ne peut faire rétrocéder les lésions, semble parfois empêcher leur progression, et contribuer à arrêter la maladie. — *Tabes dorsal spasmodique* (Charcot). Nom donné par Charcot en 1875 à une affection de la moelle épinière caractérisée par une paralysie spasmodique des membres, surtout des membres inférieurs, correspondant anatomiquement à la slérose de la portion intramédullaire des faisceaux pyramidaux. Erb avait, quelques mois avant Charcot, décrit des faits semblables sous le nom de *paralysie spinale spasmodique*. Les descriptions d'Erb et de Charcot étaient uniquement cliniques ; les autopsies ne vérifièrent pas les prévisions de Charcot, et on trouva, à l'examen anatomique, des lésions de slérose en plaques, de myélite transverse, etc., et non pas une sclérose primitive des faisceaux pyramidaux. Par contre, cette sclérose caractérise anatomiquement la maladie de Little (V. Little) à laquelle on peut appliquer le nom de *tabes dorsal spasmodique* ; encore dans ces cas la lésion n'est pas uniquement médullaire ; elle intéresse aussi le cerveau.

TABESCENCE. s. f. L'amaigrissement, le marasme.

TABESCENT, ENTE. adj. et s. [de *tabescere*, être en marasme]. Qui est dans le marasme.

TABÉTIQUE. adj. [de *tabes*, consomption ; mot mal fait et barbare ; il n'y a point de *t* dans *tabes* ; il faut dire ou tabide ou tabescent]. Qui appartient à la consomption progressive. — *Amaurose tabétique*. Amaurose déterminée par l'atrophie progressive de la papille au cours du *tabes dorsalis*.

TABÉTO-CÉRÉBELLEUX, EUSE. adj. — *Démarche tabéto-cérébelleuse*. Nom donné par Charcot à la démarche particulière des malades au cours de la maladie de Friedreich : le sujet avance en festonnant, les jambes écartées, comme un ivrogne ; cette démarche titubante rappelle celle des cérébelleux ; mais les jambes sont projetées maladroitement de côté et d'autre, comme chez les ataxiques.

TABIANO (Italie). *Eaux sulfatées calciques*, froides, 13°. Établissement.

TABIDE. adj. [*tabidus*, all. *schwindsüchtig*, angl. *tabid*, it. et esp. *tabido*]. Hectique, consumé par le marasme.

TABIFIQUE. adj. [*tabificus*, de *tabes*, consomption, et *facere*, produire ; angl. *consomptive*, it. et esp. *tabifico*], Qui cause la consomption, la phtisie.

TABLE. s. f. [*tabula*, all. *Tafel*, *Tabelle*, angl. *table*, *layer*, it. *tavola*, esp. *tabla*]. En anatomie, nom donné aux lames de tissu compact qui revêtent les surfaces interne et externe des os du crâne, et entre lesquelles est le diploé. La table interne est aussi appelée *table vitrée* à cause de sa fragilité. ‖ En chirurgie, *table à opération*, table généralement en métal et facilement stérilisable sur laquelle le malade est placé au moment de l'acte opératoire (fig. 742). Dans les opérations abdominales, on se sert d'une table dont la partie supérieure peut être inclinée à volonté de manière à pouvoir soulever le siège et rejeter la masse intestinale vers le diaphragme de manière à dégager complètement le petit bassin. Pour les opérations se faisant par le vagin, on adapte à la table des porte-cuisses qui permettent de donner la position gynécologique. ‖ *Table*, en statistique et plus généralement en mathématique, série de nombres dont la grandeur et la coordination sont déterminées par leurs rapports avec une ou plusieurs variables auxquelles on donne successivement toutes les valeurs particulières convenables au sujet qu'on se propose. En *démographie*, les seules tables dont nous nous occuperons ici sont celles qui donnent la distribution suivant la variable *âge* des vivants, des décédés, des chances de vie ou de mort. — *Table de mortalité* [*table mortuaire*, *table de population*, — *de survie*, — *de vitalité*]. D'après notre définition du mot *table*, un recensement par âge ne saurait être qualifié de *table* de P (V. Population), parce que la loi de succession des nombres qui le constituent est brisée par maintes aventures qui en ont plus ou moins effacé la trace. La même observation s'applique à la mortuaire résultant du dépouillement des registres de l'état civil. C'est pourquoi nous proposons le nom de *listes* à ces successions de faits, et nous réservons le nom de *tables* à celles qui résultent du calcul saisissant l'instant de repos relatif au milieu de la mobilité incessante des mouvements de P, déterminant les coefficients de ces mouvements propres à cet instant (natalité, mortalité à chaque âge), et les appliquant ensuite à une population fictive que l'on suppose soumise, de la naissance à la mort, à ces seuls et mêmes coefficients, et soustraite pendant tout un siècle à toute autre perturbation. La confusion de ces deux successions, l'une de fait, l'autre toute théorique, a jeté le plus grand trouble dans les idées ; il importe donc de les distinguer par le langage. En effet, les *listes* de faits et les *tables* données par le calcul, ainsi que toutes les valeurs qui en sont issues, *vie moyenne*, *vie probable*, *âge moyen des décédés*, etc. (V. Vie), ne se confondraient que dans le cas d'une P invariable dans tous ses mouvements et sans migration, depuis au moins un siècle. (Dans nos formules, nous représenterons les valeurs de fait ou des *listes* par des caractères romains, et les valeurs correspondantes des *tables* par des caractères *italiques*.) — *Listes de population*. Les listes de P par âges sont encore fort irrégulières ; nous avons indiqué (V. Population) quelques-unes des corrections qu'on doit leur faire subir. En France, la confrontation avec les conscrits et avec les électeurs inscrits peut encore, pour les hommes, être la source de quelques corrections, quoique ces valeurs et surtout la dernière ne donnent qu'une limite *minimum*. La liste de la population française distribuée par âges, selon la moyenne de trois recensements, que nous rapportons ci-dessus, a subi ces corrections. — *Liste mortuaire*. En France, en Belgique, dans les pays qui ont depuis longtemps un état civil, les listes mortuaires, ou succession des décédés selon les âges, peuvent être considérées comme suffisamment exactes ; il suffit de rétablir

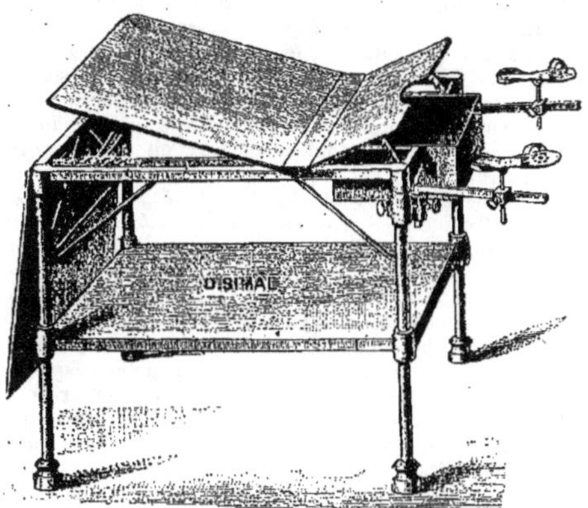

Fig. 742. — *Table à opération.*

la régularité de la succession rompue par l'attraction des nombres ronds. — La *table de mortalité*, qui donne la succession des coefficients de mortalité à chaque groupe d'âges, indique la chance de mourir avant d'avoir atteint l'âge suivant. Le complément arithmétique de ces fractions donnerait la *table de vitalité*, ou la probabilité pour chaque âge d'atteindre l'âge suivant : 0,01 étant la probabilité de mourir dans l'année pour l'enfant de 5 à 10 ans, 1 — 0,01 = 0,99 sera la chance d'atteindre l'année suivante. — *Table de survie*, appelée souvent à tort *table de mortalité*. Celle qui indique combien sur un nombre déterminé de naissances totales N, il en survit : 1° après la naissance effectuée ou à 0 âge, soit S_0 (V. Mort-né); 2° après la première année *révolue*, ou à 12 mois, soit S_1 ; 3° après la seconde année *révolue*, ou à 2 ans, soit S_2;... combien à la fin de leur n^e année, soit S_n ; à la fin de leur dernière année, soit $S_\omega = 0$. La méthode mathématique à employer pour dresser cette table a donné lieu à de nombreux débats. La méthode dite de Halley et celles qui s'y rapportent ont essayé cette construction en l'appuyant sur la seule liste mortuaire, modifiée ou non par la confrontation du chiffre annuel des naissances. Toutes ces méthodes doivent être rejetées; elles ne fournissent que des approximations éloignées, d'autant plus éloignées que la P s'est plus écartée depuis un siècle de l'invariabilité absolue de tous ses mouvements, invariabilité toujours supposée par ces méthodes. La méthode de calcul dont nous donnons ici les formules se rapproche de la méthode de Moser, de Quételet, dont elle augmente la précision. Comme elle, il lui faut pour données une liste mortuaire et une liste de population ; car sans cette double base le problème est insoluble à moins d'hypothèses de régularité toujours fort éloignées du réel ; avec elle, notre formule donne des résultats dont l'exactitude ne dépend plus absolument que de celle des deux données. Soit $d_{n,n+1}$ les décès *moyens annuels* à chaque groupe d'âge (de l'âge n à l'âge $n+1$); $p_{n,n+1}$, la population correspondante du même âge ; a, un coefficient dont nous donnons les valeurs variables suivant la durée des périodes d'âge prise pour unité de temps; on a alors très généralement :

$$S_{n+1} = S_n - S_n \frac{2ad_{n,n+1}}{p_{n,n+1} + ad_{n,n+1}}.$$

Si l'unité de la période d'âge est l'année, alors $a = 0{,}5$; on voit donc qu'ayant la liste de population et celle des décédés, il suffira d'ajouter à chaque terme la moitié du terme correspondant de la mortuaire ($0{,}5d_{n.n-1}$), puis de chercher le *rapport* entre le nombre entier des décédés de chaque groupe d'âge (car $2a = 1$) et ces sommes. D'autre part, le premier terme des survivants S_0 étant pris *ad libitum*, soit 10,000 (soit 958.100 moyenne des naissances vivantes en France), on trouvera par notre formule la succession S_1 ; S_2 ; S_3....; et en général $S_{n-1/1}$, l'antécédent S_n étant connu, puisqu'il suffit de retrancher de S_n le produit de S_n avec le *rapport* indiqué. Mais la valeur 9,5 que nous avons attribuée à a suppose une mortalité constante pendant toute l'unité de temps comprise entre n et $n+1$ et s'exerçant pendant le même temps que d, c'est-à-dire ici pendant un an; or, l'unité de temps donnée par la plupart des listes *de fait* est de un an pour les cinq premières années, et de cinq années pour les périodes successives, et il faut avouer que l'enquête démographique n'est pas encore arrivée à une précision suffisante pour pouvoir utilement donner plus. Bien que l'on puisse par des interpolations rétablir à peu près la succession des nombres d'année en année pour toute la durée de la vie, on peut aussi s'en tenir au fait et accepter pour unité de temps un an pour les cinq premières années et cinq ans pour les suivantes ; seulement la première année de la vie et les dernières ne peuvent s'en accommoder à cause des mouvements rapides de la mortalité à ces âges extrêmes. Des recherches expérimentales nous ont prouvé que pour la première année de la vie on doit poser $a = 0{,}48$, de sorte que la formule pour cette première année devient :

$$S_0 = S_0 - S_0 \frac{0{,}96d_{0-1}}{p_{0-1} + 0{,}48d_{0-1}}$$

Pour les années suivantes on se servira de la formule générale; mais si, comme dans les tables ci-contre, on veut s'en tenir au fait sans interpolation et, après les premières années, trouver les survivants de cinq en cinq ans, il suffira de multiplier le coefficient a par 5; on fera donc dans la formule générale $a = 2{,}5$, et elle devient :

$$S_{n-1} = S_n - S_n \frac{5d_{n.n-1}}{p_{n.n-1} + 2{,}5d_{n.n-1}}$$

En effet $d_{n.n-1}$ étant le nombre moyen des décès *annuels*, 5 $d_{n.n-1}$ sera le total de ceux de la période quinquennale. Mais pour les dernières périodes quinquennales de la vie, à cause de l'accroissement rapide de la mortalité à partir de 55 à 60 ans, la valeur de a devra être modifiée et devenir 2,45; puis 2,4 pour la période suivante; puis 2,3; 2,2; enfin 2 environ de 95 à 100 ans et au delà. Ces valeurs de a trouvées par tâtonnement n'ont pas la prétention d'être bien précises ni absolument applicables à toute population; mais en l'absence de bons documents donnant avec certitude le détail de ces âges par années (et par semaines et mois pour les premiers âges), elles augmenteront beaucoup la précision du résultat. On peut construire des tables d'après ces données. La *table de survie* permettra facilement de construire la *table de population*, puisqu'on a généralement $P_{n,n+1} = (S_n + S_{n+1})\ 0,5$ si l'unité de temps est l'année, ou $P_{n,n+1} = (S_n + S_{n+1})\ 2,5$ si l'unité de temps est cinq années. Au delà de 75, on substituera à la valeur 2,5 les différentes valeurs de a déjà données. — La *table mortuaire* sera encore plus facilement trouvée par simple soustraction des termes successifs de la survie : $S_n - S_{n+1} = D_{n,n+1}$, etc. Ces *tables de population* et *de décédés* sont celles qui conviendraient en fait à une population sans mouvements migratoires et ayant annuellement et pendant tout un siècle (c'est-à-dire pendant la plus longue durée d'une génération) la natalité et la mortalité à chaque âge égales à celles du moment observé et qui ont servi à calculer la *table de survie*; la différence de ces deux tables avec la liste de population et la liste mortuaire est la résultante des mouvements qui ont agité les diverses couches de population dans le siècle écoulé. Ainsi, dans la liste de population, on comprend facilement que c'est par l'adjonction des immigrants qui viennent en France aux âges de travail (de 15 à 40 ans) que la P de ces âges dans la liste surpasse celle de la *table*; mais ensuite ceux qui, vers 1850, ont plus de 40 ans, appartiennent à des générations dont les jeunes âges ont été bien éclaircis, et par la mortalité plus rapide de l'enfance et par les guerres de l'empire; de là le moindre nombre des vieillards de la liste, comparé à ce qu'il devait être selon la *table*, avec la seule mortalité de la période 1840-59. Et, comme première conséquence, ce fait bien remarquable que la mortalité générale, qui selon les *listes* est de 0,023, s'élève à 0,249 selon les *tables*, quoique la mortalité *à chaque âge* soit rigoureusement la même de part et d'autre! Nous pouvons ajouter, comme seconde conséquence, *que l'âge moyen des décédés* est de 35,66 ans, selon la *liste* mortuaire; et que ce même âge ou *vie moyenne* s'élève à 40,12 ans, selon la *table* mortuaire! Nous expliquons cette apparente contradiction au mot VIE *moyenne*. V. MORTALITÉ, POPULATION et TAILLE. (Bertillon.)

TABLETTE. s. f. *tabella*, all. *Tafel*, *Täfelchen*, angl. *tablet*, *lozenge*, it. *tavoletta*, esp. *tablilla*]. Médicament sec et solide qui a le sucre pour excipient et qui contient en outre un mucilage et une petite quantité de substance médicamenteuse. On donne aux tablettes une forme tantôt ronde, tantôt carrée ou rhomboïdale. Autrefois les premières étaient appelées *rotules*, et les autres *trochisques*; cette distinction a disparu. Les *tablettes* diffèrent des *pastilles* en ce qu'elles ont des dimensions plus grandes et qu'elles sont préparées à l'aide d'un mucilage. Leur confection consiste à pulvériser finement et à mêler exactement les substances médicamenteuses avec le sucre et un mucilage de gomme adragant bien homogène. Quand on a obtenu une pâte bien liée, on la divise en portions égales, de dimensions déterminées, qu'on expose pendant environ douze heures à l'air libre sur des tamis; puis on les dessèche très lentement à l'étuve, jusqu'à ce qu'elles soient sonores et cassantes. — *Tablettes d'acide citrique* ou *tartrique*. V. TABLETTES *oxaliques*. — *Tablettes alcalines de d'Arcet* [*tablettes* ou *pastilles de Vichy*, ou *de bicarbonate de soude*]. On prend : bicarbonate de soude, 25 gr.; sucre blanc, 975 gr.; mucilage de gomme adragant, 940 gr. On fait du tout une masse qu'on divise en tablettes de 1 gramme, contenant chacune 25 milligrammes de bicarbonate. Ces tablettes sont employées (1 ou 2 après le repas) pour faciliter la digestion. On peut les aromatiser avec les essences d'anis, de citron, de menthe, de fleur d'oranger, de rose, ou la teinture de vanille. — *Tablettes antimoniales* ou *de Kunkel*. Elles sont faites avec : sulfure d'antimoine porphyrisé, 32 gr.; poudre de cardamome, 32 gr.; cannelle pulvérisée, 16 gr.; amandes douces pilées, 64 gr.; sucre en poudre, 480 gr.; le tout incorporé dans un mucilage de gomme adragant. On fait des pastilles de 90 centigrammes, contenant chacune 5 centigrammes de sulfure. On les emploie (1 à 4 le matin et le soir) contre les maladies cutanées, les rhumatismes et la goutte. — *Tablettes balsamiques de Tolu*. On dissout : baume de Tolu, 50 gr., dans eau, 100 gr., au bain-marie; on filtre à chaud; on en fait un mucilage avec gomme adragant, 10 gr., préalablement humectée; on y incorpore alors sucre, 1000 gr., et l'on fait des pastilles de 1 gramme. — *Tablettes de bicarbonate de soude*. V. TABLETTES *alcalines*. — *Tablettes de bouillon* [*bouillon sec*]. Bouillon évaporé jusqu'à siccité, et auquel on donne la forme de tablettes. On les fait avec quatre pieds de veau, 6 kilogr. de chair de bœuf, 5 kilogr. de gigot de mouton, et 1kg,500 de rouelle de veau, qu'on fait cuire à feu doux. Le bouillon est refroidi pour en séparer la graisse, puis clarifié avec six blancs d'œufs et évaporé à consistance gélatineuse. On peut aussi y faire entrer de la volaille. Ces tablettes, qui se conservent quatre ou cinq ans en bon état, et qui sont composées de gélatine ou d'osmazôme, sont utiles pour se procurer du bouillon à volonté. Pour cela, on en met environ 16 grammes dans un grand verre d'eau bouillante; on couvre le vaisseau, et on le laisse sur les cendres chaudes jusqu'à ce que la tablette soit entièrement dissoute. — *Tablettes chalybées*. V. TABLETTES *martiales*. — *Tablettes de charbon*. Tablettes de 1 gramme faites avec 200 gr. de charbon végétal, autant de sucre blanc, et 50 gr. de mucilage de gomme : chacune contient 50 centigrammes de charbon. Elles sont employées contre la fétidité de l'haleine. — *Tablettes d'éponge*. Tablettes de 50 centigrammes, composées d'éponge torréfiée et pulvérisée, 1 partie; sucre, 4 parties; mucilage de gomme adragant à l'eau de cannelle, q. s. Chacune contient 10 centigrammes d'éponge. Ces pastilles, à raison de l'iode que contient l'éponge, ont été employées contre le goitre et les affections scrofuleuses. — *Tablettes de fer*. V. TABLETTES *martiales*. — *Tablettes de gomme arabique*. Elles sont faites avec : gomme arabique, 100 gr.; sucre en poudre, 900 gr.; et eau de fleur d'oranger, 75 gr. On fait un mucilage avec l'eau de fleur d'oranger, 75 gr. de gomme pulvérisée et autant de sucre; on mélange le reste de la gomme au sucre, on mêle le tout, et l'on fait des tablettes de 1 gramme. — *Tablettes d'ipécacuanha au chocolat* ou *de Daubenton*. On fait liquéfier à une douce chaleur 380 gr. de chocolat à la vanille, on y incorpore 32 gr. de poudre d'ipécacuanha; on divise le tout en masses de 65 centigrammes, auxquelles on fait prendre une forme hémisphérique en les tenant pendant quelque temps sur une plaque de fer-blanc chauffée. V. IPÉCACUANHA. — *Tablettes de magnésie*. Carbonate de magnésie, 200 gr.; sucre blanc, 800 gr.; mucilage de gomme adragant, 120 gr. On fait des tablettes de 1 gramme, contenant chacune 20 centigrammes de magnésie. — *Tablettes de magnésie et de cachou*. Tablettes de 1 gramme, faites avec : magnésie, 64 gr.; poudre de cachou, 32 gr.; sucre, 544 gr.; mucilage de gomme adragant à l'eau de cannelle, q. s. — *Tablettes de manne*. On triture ensemble 200 gr. de manne en larmes et 750 gr. de sucre, et, au moyen d'un mucilage avec 50 gr. de gomme adragant et 75 gr. d'eau de fleur d'oranger, on fait une pâte qu'on divise en tablettes de 1 gramme. Chaque tablette contient 15 centigrammes de manne. — *Tablettes martiales* [*tablettes chalybées, tablettes de fer*]. Tablettes de 1 gramme (contenant chacune 5 centigrammes de fer), faites avec 32 gr. de tartrate ferrico-potassique, 640 gr. de sucre blanc, et mucilage de gomme adragant, q. s. — *Tablettes de mercure doux.* V. Vermifuge (*Pastille*). — *Tablettes oxaliques* ou *pastilles contre la soif.* Pastilles du poids de 60 centigrammes, faites avec : acide oxalique pur et porphyrisé, 4 gr. ; sucre, 250 gr. ; huile volatile de citron, 8 gouttes, mêlés ensemble, et incorporés dans un mucilage fait avec : gomme adragant, 2gr,40, et eau distillée d'écorce de citron, 20 gr. On prépare de même les *tablettes d'acide tartrique* et celles *d'acide citrique.* — *Tablettes de rhubarbe.* Tablettes de 60 centigrammes (contenant chacune 5 centigrammes de rhubarbe), faites avec rhubarbe, 32 gr. ; sucre, 352 gr., et mucilage de gomme adragant, q. s. — *Tablettes de soufre.* Tablettes de 1 gramme, faites avec : soufre sublimé et lavé, 100 gr. ; sucre, 900 gr., et mucilage de gomme adragant à l'eau de rose, q. s. Chacune contient 10 centigrammes de soufre. — *Tablettes de Tolu.* V. Tablettes *balsamiques.* — *Tablettes de Vichy.* V. Tablettes *alcalines.*

TABLIER. s. m. [all. *Honiglippe*]. En anatomie, nom donné aux petites lèvres. V. Vulve.

TABOURET. s. m. — *Tabouret électrique.* Tabouret à pieds de verre sur lequel on place les sujets qu'on électrise, pour les isoler du sol. ‖ Nom vulgaire du *thlaspi.*

TABULAIRE. adj. Qui est en forme de table.

TAC. s. m. [*horion*]. Maladie qui survint en 1412, et qui, suivant les termes de l'annaliste, « mit les gens en « tel estat, qu'ils perdirent le boire, le manger et le repos, « et avoient une très forte fièvre deux ou trois fois le jour, « et surtout quand ils mangeoient. Toutes choses leur sembloient amères et puantes. Les malades trembloient « toujours, ils perdoient tout pouvoir de leur corps, qu'on « n'osoit toucher de nulle part. Ce mal duroit bien, sans « cesser, trois semaines ou plus. Avec tout cela on avoit « la toux forte et le rhume ; la toux estoit ce qu'il y avoit « de plus cruel, jour et nuit, si bien que quelques-uns, à « force de tousser, contractoient des hernies, et que les « femmes grosses avortoient. Quand la guérison appro« choit, les malades jetoient beaucoup de sang par la bouche « et par le nez. L'appétit restoit longtemps esteint. » Comparer Épidémie *de Périnthe* et Grippe.

TACAMAHACA ou **TACAMAQUE.** s. m. [all. *Takamahakharz*, angl. *tacamahaca, tacamacha*, it. *taccamacca*, esp. *tacamaca*]. Résine peu usitée qui provient d'un arbre de la famille des térébinthacées (*Elaphrium tomentosum*, Jacq.). Elle est en masses de formes variées, jaunâtres, quelquefois mollasses, ordinairement sèches et friables, d'une odeur analogue à celle de la lavande. — *Faux tacamaque* [*baume focot*]. Résine à odeur d'angélique, voisine de la suivante. — *Tacamaque de Mauritanie, tacamaque de l'île de Bourbon* (*baume vert, baume Marie*). Matière résineuse, verdâtre, liquide, produite par le *Calophyllum tacamahaca*, Willd. (*Calophyllum inophyllum*, Lamk.). V. Gommart.

TACCA. s. f. [*Tacca pinnatifida*, Forster]. Plante dioscorée, dont la racine tubéreuse donne une fécule nourrissante, analogue au sagou.

TACHE. s. f. [*macula*, σπίλος, all. *Fleck*, angl. *spot*, it. *tacca*, esp. *mancha*]. Altération plus ou moins circonscrite de la couleur de la peau, sans aucune élevure ni dépression. V. Éphélide. — *Tache colorée.* V. Nævus. — *Tache de la cornée.* V. Taie. — *Tache embryonnaire.* V. Embryon et Fœtus. — *Tache germinative.* V. Ovule. Il importe de ne pas la confondre avec la *tache embryonnaire.* — *Tache hépatique, tache ignéale.* V. Éphélide. — *Tache jaune.* V. Oariule et Rétine. — *Tache de Mariotte.* Le *Punctum cæcum.* — *Taches médico-légales,* Souillures dont la nature peut éclairer la justice sur un cas donné, infanticide, homicide, viol, etc. Les principales taches sont celles de sang, de sperme, de matière cérébrale, de méconium. Les *taches de sang* se reconnaissent à leurs caractères *physiques* (rouges, luisantes, ayant l'odeur de la sueur de l'animal qui a fourni le sang), *chimiques* (elles ne disparaissent ni par l'action de l'acide hypochloreux qui enlève les taches rouges végétales, ni de l'acide chlorhydrique qui fait disparaître les taches minérales), *micrographiques* (V. Hématie), *spectroscopiques* (V. Hémoglobine). Les *taches de sperme* ont une forme irrégulière, un bord sinueux, une couleur gris sale, et une odeur fade ; elles empèsent le linge ; macérées dans l'eau, elles donnent un liquide qui fournit une matière albuminoïde (spermatine), se dissolvant par l'acide acétique et ne se coagulant pas par la chaleur ; enfin l'examen microscopique montre la présence des spermatozoïdes. Les *taches de substance cérébrale* ont un aspect graisseux, gris rougeâtre ; le microscope y décèle la présence de tubes nerveux et de cellules nerveuses ; elles se colorent en jaune, puis en violet, par l'acide sulfurique concentré. Les *taches de méconium* se reconnaissent à la couleur jaune, aux cristaux de cholestérine, aux globules de biliverdine, aux cellules de l'intestin qu'elles contiennent. — Fig. 743. Taches de méconium : *a*, granulations diverses ; *b*, tablettes de cholestérine ; *c*, cellules d'épithélium prismatique ; *d*, grosses granulations colorées par les pigments biliaires. — *Tache mélanienne.* V. Envie et Mélanien. — *Taches métalliques de la cornée* (Desmarres). Celles qui sont produites par l'oxyde d'argent ou son chlorure, résultant de la décomposition du crayon d'azotate d'argent passé sur les ulcères de la cornée, ou par le plomb précipité par de l'eau blanche. Elles sont dues à la fixation des sels métalliques à la substance des cellules épithéliales et dans leur épaisseur, sous forme de granulations opaques qui ôtent à ces éléments leur translucidité. — *Tache rosée lenticulaire.* V. Typhoïde (*Exanthème*). — *Tache de rousseur.* V. Éphélide. — *Tache sanguine.* V. Nævus. — *Taches de Tardieu.* Épanchements sanguins sous-pleuraux et sous-péricardiques ; ces taches ou ecchymoses ont été considérées par Tardieu comme indiquant avec certitude que la mort était due à la suffocation. On sait aujourd'hui qu'elles peuvent se rencontrer dans bien d'autres circonstances ; toutes les variétés d'asphyxie peuvent les provoquer ; on peut aussi les trouver chez les mort-nés ou les nouveau-nés ayant succombé à une mort naturelle.

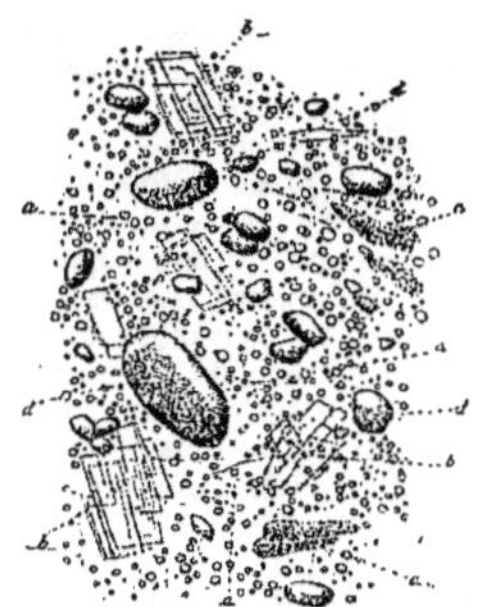

Fig. 743. — *Taches* de méconium.

TACHÉE. s. f. Plante de la famille des gentianacées, qui croît à la Guyane, *Tachia guianensis* ou *caferana* ; on emploie la racine comme antipyrétique et tonique sous forme de poudre à la dose de 1 gramme, d'infusion à 4 grammes pour 250, ou de teinture alcoolique à la dose de 4 à 8 grammes.

TACHETÉ, ÉE. adj. — *Maladie tachetée.* V. MALADIE *d'Addison*, MÉLANÉMIE et PURPURA.

TACHYCARDIE. s. f. [de ταχὺς, rapide, et καρδία, cœur]. Accélération des battements du cœur; c'est un symptôme connu depuis longtemps, mais ce nom ne lui a été donné qu'en 1882 par Gerhardt; avant lui, Spring, en 1866, avait décrit la *sychnosphygmie ;* ces deux termes ne sont pas synonymes, la rapidité exagérée du cœur pouvant dans certains cas ne pas donner lieu à la rapidité exagérée du pouls. La tachycardie est modérée quand le nombre des battements cardiaques ne dépasse pas 120 à la minute; elle est intense quand il atteint 140 à 200. Elle peut être simple, ou associée à d'autres troubles du rythme cardiaque et en particulier à de l'arythmie; la tachycardie avec arythmie est un signe d'insuffisance cardiaque, et caractérise l'asystolie, mais elle peut exister sans les signes périphériques de l'asystolie, sans œdème, sans diminution des urines, sans augmentation de volume du foie, sans stase pulmonaire, et est alors le seul symptôme par lequel se manifeste l'insuffisance de la contraction cardiaque; elle disparaît sous l'influence du repos et de l'administration de la digitale. La tachycardie peut être parfois physiologique; telle est celle qui succède aux repas, à des mouvements respiratoires exagérés, à des émotions vives, au travail de l'accouchement, etc.; elle peut être consécutive à des chocs, et les simulateurs ont recours à ce procédé pour accélérer leur pouls. Beaucoup d'états pathologiques déterminent la tachycardie : toutes les maladies fébriles, certaines infections comme la tuberculose même en l'absence de fièvre, certaines intoxications (nicotine, digitaline, atropine), différentes affections du système nerveux, en particulier le tabes, le goitre exophtalmique et les divers états d'hyperthyroïdie, les cardiopathies chroniques avec ou sans lésions valvulaires, la dilatation du cœur quelle qu'en soit l'origine, le cœur forcé, la diminution de la tension artérielle, en particulier celle consécutive aux cirrhoses veineuses, certains troubles digestifs; enfin différentes actions réflexes dont le point de départ peut être au foie (coliques hépatiques), à l'intestin (helminthiase), à l'utérus, etc. — *Tachycardie essentielle paroxystique.* Type morbide décrit pour la première fois par Bouveret en 1889 et caractérisé par une accélération des battements cardiaques (200 par minute), revenant par accès entre lesquels le cœur reprend son rythme normal. Certains de ces accès sont courts, d'autres se prolongent pendant plusieurs semaines. Après une période de tachycardie simple on voit souvent survenir de l'asystolie; la mort peut survenir par syncope et par le progrès de l'insuffisance cardiaque. C'est une affection de l'âge adulte; elle est attribuée à un trouble de la partie des centres et des rameaux pneumogastriques qui constitue l'appareil modérateur de l'activité du cœur (Bouveret). Elle est classée parmi les névroses. — *Tachycardie orthostatique.* Variété de tachycardie apparaissant dès que le malade prend la position verticale, et disparaissant pendant la station horizontale; elle révélerait, d'après Thomayer, un état d'asthénie des centres bulbaires ; elle serait liée, d'après Huchard, à une diminution marquée de la tension artérielle.

TACHYPHAGIE. s. f. [ταχὺς, rapide, et φαγεῖν, manger]. Action de manger rapidement (Jacquet, 1907); elle rend la mastication défectueuse, l'insalivation insuffisante; les aliments arrivent dans l'estomac mal préparés, exigent un travail plus considérable de la part de cet organe ; aussi la tachyphagie conduit à la dyspepsie, d'abord à type hyperchlorhydrique, plus tard avec diminution de la sécrétion gastrique.

TACHYPNÉE. s. f. [de ταχὺς, rapide, et πνεῖν, respirer]. Accélération du nombre des mouvements respiratoires. Le mot *dyspnée* est souvent employé à tort dans ce sens; on doit distinguer en effet respiration rapide et respiration difficile.

TACITURNITÉ. s. f. [*taciturnitas*, σιγή, all. *Schweigsamkeit*, angl. *taciturnity*, it. *taciturnita*, esp. *taciturnidad*]. Silence prolongé et morbide. C'est un symptôme des affections nerveuses et surtout de la mélancolie.

TACT. s. m. [*tactus*, ἁφή, ἅψις, all. *Tatsinn*, *Fühlsinn*, angl. *feeling*, *touch*, *tact*, it. *tatto*, esp. *tacto*]. Modification du toucher, en vertu de laquelle une partie quelconque de l'organe cutané peut juger de certaines qualités des corps, de leur solidité ou de leur fluidité, de leur humidité ou de leur sécheresse, etc.; certaines muqueuses présentent la même propriété. Ce mot et le mot *toucher* sont souvent employés comme synonymes, et pris tantôt dans un sens passif, comme lorsqu'on dit *le tact, le toucher*, pour *appareil de tact* et *de toucher ;* tantôt dans un sens actif, pour indiquer l'exercice de cet appareil. Tel auteur prend le premier dans le sens passif et l'autre dans le sens actif, tel autre fait l'inverse. D'autres emploient le mot *tact* pour indiquer un cas particulier de toucher, tel que le *palper* ou *vice versâ*. On ne saurait indiquer de règle à cet égard, parce que ces deux mots sont réellement synonymes ; ce sont les mots *palper* et *contact* qui doivent être choisis pour désigner les divers cas que peut offrir l'exercice du tact ou du toucher. V. CORPUSCULE et TOUCHER. — *Tact médical.* V. PRATICIEN.

TACTILE. adj. [*tactilis*, ἁπτὸς, all. *fühlbar*, *tangibel*, angl. *tactile*, it. *tattile*, esp. *tactil*]. Qui est ou qui peut être l'objet du tact, qui le concerne. — *Sensation tactile.* V. SENSATION, SENSIBILITÉ et TOUCHER.

TACTILITÉ. s. f. Faculté cérébrale qui perçoit les sensations du toucher.

TACTISME. s. m. Influence qu'exercent certains agents physiques et chimiques sur le protoplasma. Cette influence peut être attractive, *tactisme positif*, ou répulsive, *tactisme négatif.* On dit aussi *taxie*, et *tropisme.*

TACTUEL, ELLE. adj. Qui appartient au tact.

TADDO. s. m. Nom abyssin d'une plante de la famille des rhamnées, le *Rhamnus taddo*, A. Richard. V. TAIDJE.

TÆNIA ou TÉNIA. s. m. [ταινία, bandelette, ruban; all. *Bandwurm* ; angl. *tapeworm* ; it. et esp. *tenia*]. Genre de vers cestoïdes appartenant à la famille des téniadés (V. ce mot). Les espèces suivantes se rencontrent chez l'homme. — Le *Tænia solium* ou *ténia armé* est long en moyenne de 2 à 3 mètres. Sa tête globuleuse (fig. 747) est large de 0mm,5 à 1 millimètre. Elle est pourvue de quatre ventouses et d'un rostre terminal rétractile

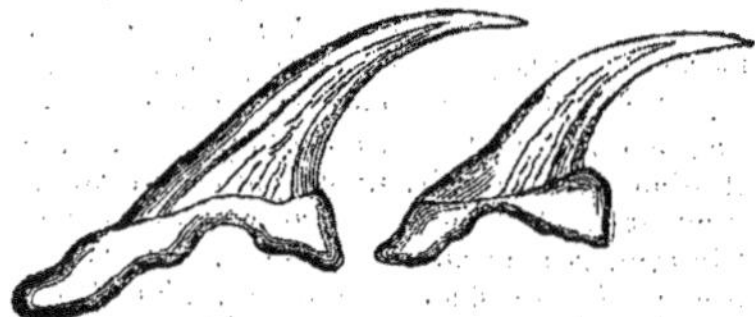

Fig. 744. — Grand et petit crochet de *Tænia solium*, × 280, d'après Leuckart.

entouré à sa base par une double couronne d'environ 25 crochets dont les plus grands mesurent environ 175 μ et les plus petits 125 μ (fig. 744). Les anneaux sont au nombre d'environ 850 chez un ver de taille moyenne; les 80 ou 100 derniers sont mûrs. Les pores génitaux sont latéraux et irrégulièrement alternes. L'anneau en activité sexuelle est à peu près carré. — Fig. 745. Anneau mûr de *Tænia solium*, d'après Sommer : *a*, bord postérieur de l'anneau précédent ; *b*, lacune longitudinale ; *c*, lacune transversale établissant la communication entre les deux lacunes longitudinales ; *d*, canal déférent ; *e*, poche du cirre ; *f*, fossette marginale ; *g*, vagin ; *h*, corps de Mehlis ; *k*, utérus : *m*, vésicules testiculaires ; *n*, traînées spermatiques ; *o*, réservoir spermatique ; *p*, branche descendante de l'oviducte ; *q*, lobe latéral de l'ovaire ; *r*, canal réunissant les deux lobes latéraux de l'ovaire ; *s*, lobe ovarien impair ; *t*, vaisseau longitudinal. — L'anneau mûr (fig. 745) est deux fois plus long que large et mesure 10 à 12 millimètres de long sur 5 à 6 de large. Son utérus présente 6 à 13 branches épaisses, ramifiées et peu serrées, les unes contre les autres. Il est gorgé d'embryophores globuleux (fig. 752 A) larges de 30 à 35 μ, limités par une coque épaisse et radiée et renfermant un embryon large de 20 μ en moyenne. La larve ou *Cysticercus cellulosæ* (fig. 753) vit dans le tissu conjonctif des muscles ou des viscères du porc, où elle cause la ladrerie. Les muscles le plus fréquemment atteints sont ceux de la langue, du cou et des épaules. Les cysticerques sont généralement en telle abondance que l'examen de la viande de boucherie dans les abattoirs permet facilement de rejeter les viandes ladres de la consommation ; c'est ce qui cause précisément l'extrême rareté du ténia armé. Le cysticerque est une vésicule ellipsoïde, transparente, longue de 1 à 2 centimètres, sur 0cm,5 à 1 centimètre de large ; on voit, vers le milieu de sa longueur, une tache blanc opaque, correspondant au *receptaculum capitis*, c'est-à-dire à la dépression au fond de laquelle se développe la tête. En comprimant la vésicule, on fait saillir une tête identique à celle du ver adulte (fig. 753, *a*). — Le *Tænia saginata* ou *ténia inerme* est long en moyenne de 3 à 8 mètres. La tête (fig. 748), de forme presque cubique, est large de 1mm,5 à 2 millimètres; elle porte une dépression terminale au lieu d'un rostre et, à l'entour, quatre ventouses souvent pimentées de noir. La chaîne comprend de 1 200 à 1 500 anneaux. Les pores génitaux sont également latéraux et irrégulièrement alternes. — Fig. 746. Anneau mûr de *Tænia saginata*, d'après Sommer. L'anneau a déjà commencé à s'étrangler. Les glandes coquillères sont en voie de résorption ; *j*, ramifications latérales de l'utérus. Les autres lettres comme dans la figure 745. — L'anneau mûr (fig. 746) est trois fois plus long que large et mesure 16 à 20 millimètres de long sur 5 à 7 millimètres de large. Son utérus présente 20 à 30 ramifications parallèles très serrées les unes contre les autres. Il est gorgé d'embryophores de forme ovale (fig. 752, B), longs de 40 μ sur 35 de large, limités aussi par une coque épaisse et striée et renfermant un embryon également ovale mesurant 30 μ sur 25. La larve ou *Cysticercus bovis* vit dans les muscles et les viscères du bœuf. Heureusement pour nous, dans un bœuf ladre il existe un très petit nombre de

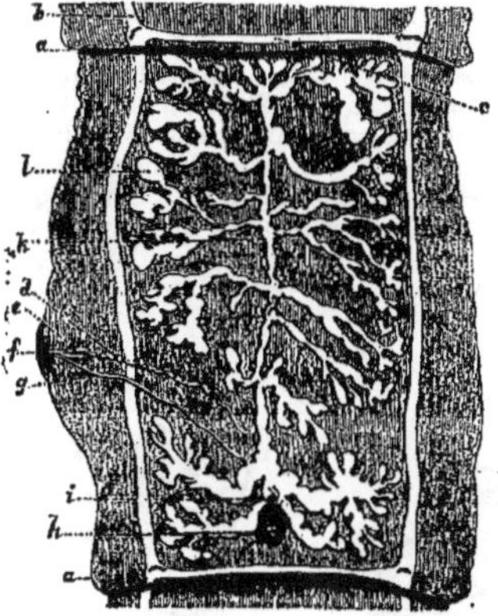

Fig. 745. — Anneau mûr de *Tænia solium*, d'après Sommer.

cysticerques, ce qui explique que les cas de ténia inerme ne soient pas plus communs. Il est vrai que, par suite même de leur rareté, les cysticerques passent inaperçus dans les abattoirs aux yeux des vétérinaires, tandis qu'ils seraient facilement décelés dans un bœuf vraiment ladre, c'est-à-dire farci de cysticerques. La viande de bœuf constituant le fond de l'alimentation de beaucoup d'individus, il en résulte que la fréquence du parasite semble avoir augmenté, surtout depuis l'emploi thérapeutique de la viande saignante et de la viande crue. Le cysticerque est sensiblement plus petit que celui du porc; il est long de 5 à 8 millimètres sur 3 à 4 millimètres de largeur. Il renferme une tête semblable à celle du ver adulte. — Le *Tænia echinococcus* ou *Tænia nana* (Siebold) est un ténia de l'intestin du chien, dont la larve, en se développant chez l'homme, produit le *kyste hydatique* (V. ECHINOCOQUE). A l'état adulte, il ne dépasse pas les dimensions d'un millimètre. — *Tænias douteux ou peu connus :* le *Tænia confusa* n'est connu que par deux exemplaires qui ont été recueillis aux États-Unis par un médecin de Lincoln (État de Nébraska). Il peut atteindre 8m,50 de longueur sur 5 millimètres de large.

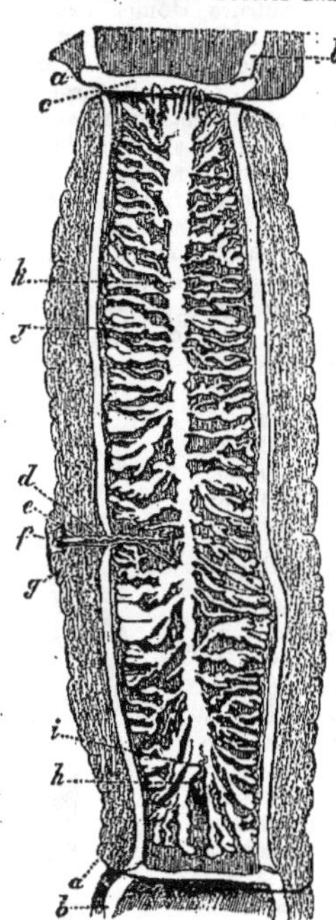

Fig. 746. — Anneau mûr de *Tænia saginata*, d'après Sommer.

La tête est inconnue. Il comprend 700 à 800 anneaux plus longs que larges, dont les derniers mesurent 3cm,5 de longueur sur 5 millimètres de largeur. Les pores génitaux sont irrégulièrement alternes. L'utérus présente 14 à 18 ramifications latérales. L'embryophore est ovale. C'est donc un ténia très allongé, probablement identique au *Tænia saginata* var. *abietina* (Weinland) expulsé par un Indien chypeway. — Le *Tænia africana* a été décrit d'après deux échantillons, conservés dans l'alcool, provenant d'un soldat nègre des environs du lac Nyassa. Il mesure environ 1m,40 de longueur. La tête, inerme, présente quatre ventouses. Il comprend environ 600 anneaux, plus larges que longs, dont les derniers mesurent 7 millimètres de long sur 12 à 15 millimètres de large. Les pores génitaux sont irrégulièrement alternes. L'utérus présente 15 à 24 branches latérales. Le cysticerque, inconnu, vit peut-être chez le zébu dont les Askaris ont coutume de manger la viande crue. Il s'agit sans doute d'une simple variété de *Tænia saginata* et probablement d'exemplaires mal conservés et fortement contractés dans l'alcool. — En 1905, Raillet et Henry ont décrit sous le nom de *Tænia tonkinensis*, une variété de *Tænia saginata*, intermédiaire entre celui-ci et le *T. africana*. Cette variété, représentée par deux exemplaires, fut expulsée par un tirailleur tonkinois. Ces ténias contractés, tels que le *T. africana* et le *T. tonkinensis*, se reconnaissent facilement à l'aspect étoilé des ventouses, à l'absence de cou, à la brièveté des anneaux, au tassement des branches de l'utérus et surtout aux ondulations des canaux aquifères et des nerfs. — D'après Vital, le *Tænia serrata* du chien aurait été vu deux fois chez l'homme, en Algérie. Toutefois sa description peut tout aussi bien s'appliquer au *Tænia solium*. D'ailleurs, Moniez a essayé en vain de communiquer le *Tænia serrata* à l'homme en lui faisant ingérer des cysticerques de lapin. — Au dire de Cobbold, le *Tænia marginata* du chien se rencontrerait aussi chez l'homme, où il serait amené par la viande de mouton. Mais Chatin a démontré qu'il s'agissait certainement de petits ténias armés. Du reste, il n'a pu s'infester en ingérant un certain nombre de *Cysticercus tenuicollis*, alors qu'il a toujours réussi l'infestation chez le chien. ‖ En anatomie, *Tænia semi-circularis*. V. STRIÉ (*Corps*). — *Tænia de l'hippocampe*. Le corps *bordé*.

TÆNIADÉS. s. m. pl. [all. *Bandwurmarten*]. Vers rubannés appartenant à la famille des cestodes. — La tête, ou organe de fixation, est généralement petite. Même chez les plus grandes espèces de ténias, elle ne dépasse guère la dimension d'une tête d'épingle. Elle possède toujours quatre ventouses, organes très musculaires et très mobiles, qui produisent une adhérence tellement énergique à la muqueuse qu'on brise la tête plutôt que de la détacher. En outre des ventouses, il existe au sommet de la tête de certains ténias (fig. 747) un rostre plus ou moins rétractile, muni d'un nombre variable de crochets dont la pointe est tournée en bas et en dehors. Ces crochets ne semblent pas, comme on l'a cru, jouer un bien grand rôle dans la fixation ; ils sont d'ailleurs généralement sessiles, et, chez certaines espèces, ils tombent de très bonne heure. A la suite de la tête vient le cou, qui peut être assez court et assez large, ou, au contraire, très long et très effilé, suivant l'état de contraction de l'animal (fig. 748). Les premières portions du cou n'attirent l'attention par aucune particularité, si ce n'est par les corpuscules calcaires qui sont accumulés en nombre immense dans ses tissus. La région postérieure présente des stries transversales, d'abord peu apparentes et serrées les unes contre les autres, puis de plus en plus marquées et de plus en plus espacées à mesure qu'on s'éloigne de la tête. Ces lignes transversales sont la première indication des anneaux. Le cou se continue insensiblement par le corps rubané constitué par un nombre plus ou moins considérable d'anneaux (fig. 749). Ceux-ci sont de plus en plus volumineux et les différences que l'on peut observer entre eux portent principalement sur l'état de développement des organes génitaux. On voit d'abord se développer les organes mâles, puis les organes femelles, et les anneaux hermaphrodites types se rencontrent vers le milieu de la chaîne. Après quoi, on assiste à la régression des organes mâles, tandis que les œufs se produisent en quantité tellement considérable que l'utérus occupe bientôt la presque totalité de l'anneau. C'est ce que l'on appelle les anneaux mûrs. Ces anneaux se détachent continuellement à l'extrémité de la chaîne et sont entraînés au dehors. Les anneaux étant tous semblables, on connaît la structure de l'ensemble en étudiant l'un d'eux pris vers le milieu de la chaîne. — Fig. 750. Anneau 628 de *Tænia saginata*, vu par la face inférieure ou femelle, d'après Sommer : *d*, canal déférent ; *e*, poche du cirre ; *f*, pore génital ; *g*, vagin ; *h*, gl. coquillère ; *k*, utérus ; *n*, follicules testiculaires ; *q*, germigènes : *s*, vitellogène. Les autres lettres comme dans la figure 745. — Le tégument présente à l'extérieur une cuticule reposant sur de grosses cellules contractiles, en connexion avec des fibres musculaires disposées sur deux couches : une longitudinale externe et une circulaire interne. Le système nerveux très rudimentaire est formé de deux cordons latéraux ne communiquant entre eux qu'au niveau de la tête. L'appareil digestif n'existe pas, l'animal profitant de la perméabilité de son tégument pour absorber directement par osmose les substances assimilables qui existent à profusion autour de lui dans l'intestin de l'hôte. Le système excréteur est formé par quatre troncs, longitudinaux latéraux, unis dans la tête par un cercle anastomotique. Les deux troncs ventraux, plus volumineux, sont réunis par une branche transversale à la partie inférieure de chaque anneau. Ces

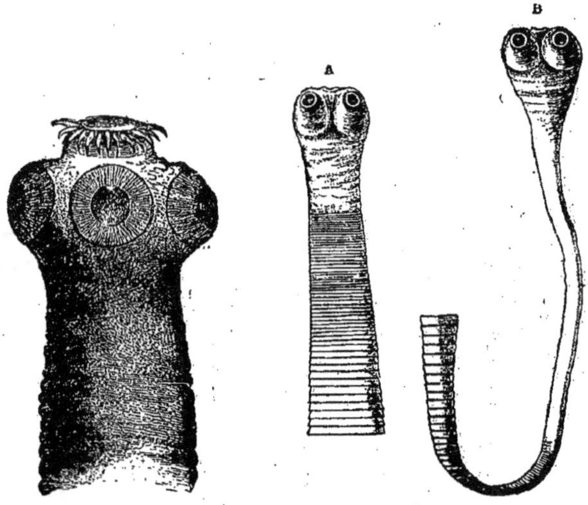

Fig. 747. — Tête de *Tænia solium*, × 45, d'après Leuckart.

Fig. 748. — Tête de *Tænia saginata*, × 8, d'après Leuckart. A, rétraction ; B, extension.

différents canaux sont en relation avec de fins canalicules qui s'ouvrent dans le parenchyme par de petits entonnoirs vibratiles. Les organes génitaux occupent en général toute la cavité centrale de l'anneau en dedans des muscles circulaires. Les organes mâles se développent les premiers. Les follicules testiculaires prennent naissance dans la région dorsale et supérieure de l'anneau. Ils se développent aux dépens d'un certain nombre de cellules du parenchyme, qui se transforment directement en cellules mères des spermatozoïdes. Ceux-ci se frayent un passage à travers les mailles du parenchyme jusqu'au centre de l'anneau, où toutes les traînées se réunissent en un trajet unique transversal, qui acquiert bientôt des parois propres et devient un canal déférent très contourné. Il pénètre dans un sac ovoïde à parois minces et transparentes, qu'on appelle la *poche du cirre* et peut même se dévaginer au dehors en un long cirre ou pénis, à travers le sommet excavé d'une éminence latérale de l'anneau qu'on appelle la *papille génitale*. Les organes femelles sont constitués par des follicules ovariens et des follicules vitellogènes, qui se développent dans la région inférieure et ventrale de l'anneau et dont les produits s'échappent, eux aussi, à même le parenchyme. Mais ils sont recueillis par deux pavillons, qui reçoivent l'un les œufs et l'autre le vitellus. Les deux tubes qui leur font suite viennent se fusionner au centre d'une glande coquil-

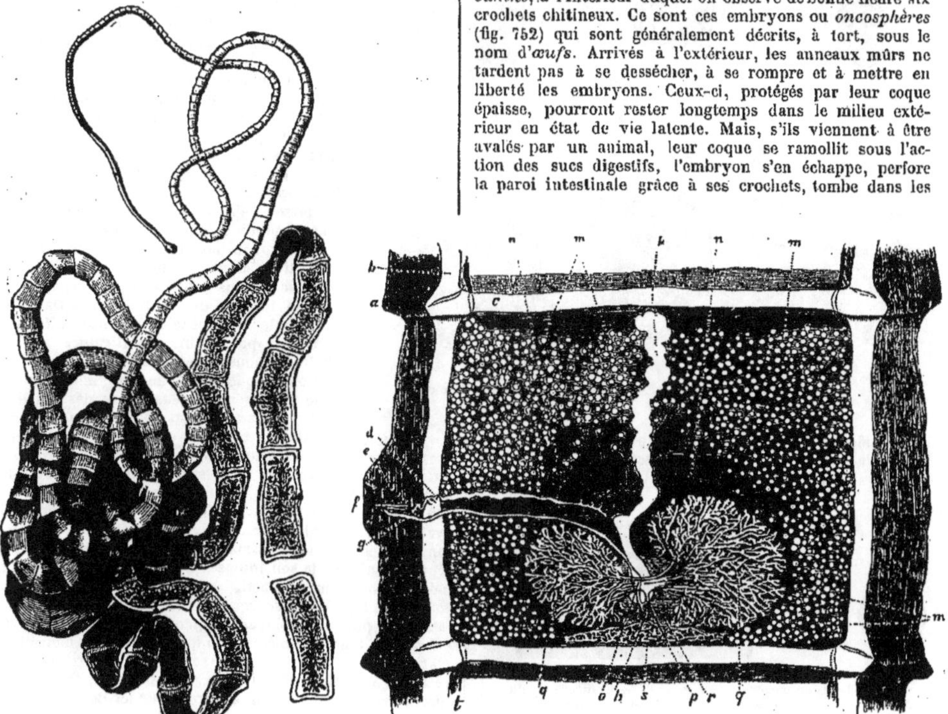

Fig. 749. — *Tænia saginata*.

Fig. 750. — Anneau 628 de *Tænia saginata*, d'après Sommer.

lère qui communique elle-même avec un long vagin, qui va s'ouvrir d'autre part au sommet de la papille génitale. Enfin le carrefour génital, situé au centre de la glande coquillère, est encore en rapport avec un canal, qui ne tarde pas à s'élargir en un vaste utérus, d'abord irrégulièrement cylindrique et situé dans l'axe de l'anneau. L'accouplement s'opère vraisemblablement entre les anneaux d'une même chaîne. Les spermatozoïdes, arrivés dans le vagin, vont féconder les ovules au niveau du carrefour génital. L'ovule fécondé s'entoure de granulations vitellines, puis d'une coque, et tombe enfin dans l'utérus. L'utérus distendu par les œufs pousse des prolongements latéraux ramifiés, puis ses parois se rompent et les œufs se répandent dans tout le parenchyme, en déterminant l'atrophie graduelle des organes. C'est en cet état que l'anneau mûr se détache spontanément. Il peut continuer à vivre un certain temps, franchir de lui-même le sphincter anal ou être entraîné au dehors avec les excréments. Arrivé dans l'utérus, l'ovule contenu dans l'œuf ne tarde pas à se diviser rapidement.

Fig. 751. Embryogénie du *Tænia solium* : *v*, masses vitellines ; *e*, cellules blastodermiques de l'embryon ; *c*, couche périphérique aux dépens de laquelle se forme la coque *b* ; *m*, membrane vitelline. — Les cellules périphériques évoluent de manière à constituer une coque épaisse, tandis que les cellules internes constituent l'*embryon hexacanthe*, à l'intérieur duquel on observe de bonne heure six crochets chitineux. Ce sont ces embryons ou *oncosphères* (fig. 752) qui sont généralement décrits, à tort, sous le nom d'*œufs*. Arrivés à l'extérieur, les anneaux mûrs ne tardent pas à se dessécher, à se rompre et à mettre en liberté les embryons. Ceux-ci, protégés par leur coque épaisse, pourront rester longtemps dans le milieu extérieur en état de vie latente. Mais, s'ils viennent à être avalés par un animal, leur coque se ramollit sous l'action des sucs digestifs, l'embryon s'en échappe, perfore la paroi intestinale grâce à ses crochets, tombe dans les origines des veines et est entraîné par le torrent circulatoire en différents points du corps. Il s'arrête dans quelque capillaire, passe dans le tissu conjonctif voisin, et là il subit une véritable hydropisie. Il augmente considérablement de volume et se creuse d'une cavité qui se remplit de liquide. Puis se produit une invagination de la paroi au fond de laquelle bourgeonne la tête du futur ténia. L'embryon est devenu larve ; c'est ce qu'on appelle le *cysticerque*. — Fig. 753. Cysticerque du *Tænia solium* : *a*, tête évaginée : *b*, *c*, tête invaginée grandeur naturelle. — Ce cysticerque n'est donc en somme qu'une tête de ténia protégée à l'intérieur d'une vésicule. Si les tissus infectés de cysticerques sont alors mangés par un autre animal, la vésicule est dirigée dans l'intestin et la tête, se fixant sur la muqueuse par ses ventouses, bourgeonne inférieurement des anneaux, qui deviennent de plus en plus nombreux, acquièrent des organes génitaux et constituent le ver rubané que nous avons précédemment décrit.

TÆNIFUGES. s. m. pl. [all. *wurmabtreibend, Bandwurmmittel*, angl. *tænifuge*, it. et esp. *tenifugo*]. Ce sont les médicaments propres à provoquer l'expulsion

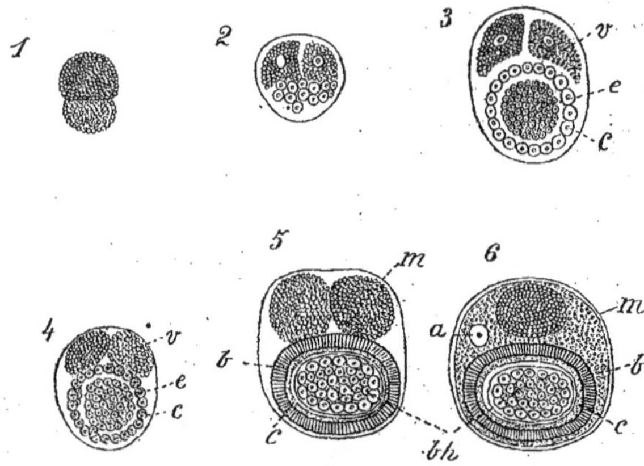

Fig. 751. — Embryogénie du *Tænia solium*, d'après R. Moniez.

des cestodes. Le tænifuge le plus employé est la fougère mâle, déjà connue de Pline, de Dioscoride et de Galien. On l'extrait du rhizome ou tige souterraine du *Polypodium filix mas*, fougère abondante dans les montagnes boisées du midi de la France. Il doit ses propriétés à l'acide filicique et à une huile essentielle. On traite les rhizomes par l'éther et on concentre par évaporation; on obtient ainsi l'*extrait éthéré de fougère mâle*, qui se donne à la dose moyenne de 6 à 8 grammes, mais on peut aller jusqu'à 12 grammes. On l'emploie souvent sous forme de capsules dites *de Créquy-Limouzin*. Chacune contient 50 centigrammes d'extrait éthéré de fougère mâle et 5 centigrammes de calomel; la dose est de 12 à 16 pour l'adulte. C'est un excellent tænifuge, mais il a le grand inconvénient de faire absorber une trop grande quantité du médicament, c'est une médication un peu trop brutale. De plus, elle nécessite l'emploi consécutif d'un purgatif. Duhourcau a eu l'idée d'associer une faible quantité d'extrait de fougère mâle (1gr,20) à trois fois son poids de chloroforme pur et, après dissolution complète, il mélange le tout à un poids égal d'huile de ricin, additionné d'une demi-goutte d'huile de croton; il divise le tout en douze capsules. C'est là ce qui se vend sous le nom de *tænifuge français*. Chez l'enfant, on donne un nombre

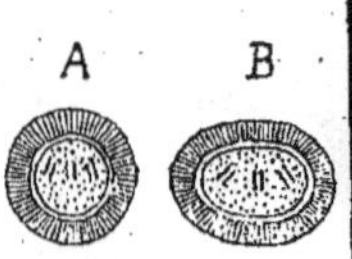

Fig. 752. — Œufs ou oncosphères. — A, du *Tænia solium*; B, du *Tænia saginata*.

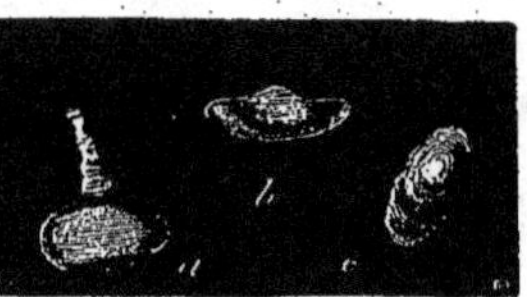

Fig. 753. — Cysticerque du *Tænia solium*.

de capsules égal à celui des années plus une; toutefois, dans aucun cas on ne devra dépasser le nombre de 12 qui constitue la dose pour l'adulte. On les fera prendre en l'espace d'un quart d'heure, avec aussi peu de liquide que possible et sans avoir besoin de songer ensuite à prendre un purgatif. S'il s'agit d'un ver solitaire, *on veillera avec grand soin à ce que le malade aille à la selle sur un vase à moitié plein d'eau tiède*. Sans cette précaution, quand le ver est sorti en majeure partie, il pèse sur la portion effilée du cou qui se brise; la tête reste dans l'intestin et bourgeonne un nouveau parasite qu'il faudra expulser deux ou trois mois plus tard. Au contraire, dans l'eau tiède le poids spécifique du parasite se trouve diminué, le cou n'est pas brisé et l'animal sort de lui-même, car il ne demande qu'à quitter l'intestin, qui est devenu un milieu toxique, pour gagner l'eau tiède dont la température lui est agréable et dans laquelle il peut échapper à l'action toxique du médicament. Dans le cas où le ver solitaire sortirait difficilement, on peut faire une ligature sur la chaîne et pousser en avant d'elle une injection hypodermique de morphine; ce procédé semble avoir réussi dans des cas difficiles. Dans aucun cas on ne devra tirer sur la portion déjà sortie. — Certains auteurs recommandent aussi comme anthelminthique le *kousso*, fleur du *Brayera anthelminthica*, rosacée d'Abyssinie, qui s'emploie de la façon suivante : on en fait macérer 20 grammes dans 250 grammes d'eau tiède et, au bout d'un quart d'heure, on avale le tout, liquide et fleurs. Malgré sa célébrité, ce médicament n'est pas à recommander, en raison de son odeur répugnante et de la soif intense qu'il provoque. De plus, le médicament, pour être actif, doit toujours être très frais, son action tænifuge disparaissant très vite. — Chez les enfants, on pourra employer les *graines de courge ou de citrouille*. C'est une médication qui a l'avantage d'être bon marché, d'être facile à se procurer et facile à prendre. On recueille 35 à 40 grammes de graines fraîches. Quoi qu'en disent certains auteurs, on se gardera de les décortiquer, le principe actif siégeant, d'après Heckel, dans le périsperme du fruit. On les pile et on mélange avec une égale quantité de miel; on ajoute un peu d'eau et on administre en deux ou trois fois, d'heure en heure, par cuillerée à café. Une heure ou deux après la dernière dose, on fait prendre 30 à 60 grammes d'huile de ricin. C'est là un excellent tænifuge; toutefois, dans certains cas, on fera bien de recourir à une médication plus énergique. — En ces dernières années, on a beaucoup préconisé l'emploi de la *pelletiérine*, alcaloïde retiré de l'écorce de grenadier. La veille, on prend un léger purgatif et on ne mange au repas du soir que du laitage; le lendemain matin à jeun, on administre 30 centigrammes de sulfate de pelletiérine et d'isopelletiérine dans une solution contenant 50 centigrammes de tannin, dans le but de retarder l'absorption du médicament. On donne au bout de dix minutes un grand verre d'eau, puis, une demi-heure après, un purgatif. Mais ce procédé offre de grands inconvénients : il coûte d'abord fort cher et il produit, en général, de la céphalalgie, des vertiges, des hallucinations, des crampes, des vomissements et autres symptômes d'intoxication qui peuvent effrayer avec raison les malades.

TÆNIINE. s. f. La *koussine*.

TÆNIOÏDE. adj. [de *tænia*, et εἶδος, forme]. Qui ressemble à un tænia, à une bandelette.

TAFFETAS. s. m. [all. *Taffet*, angl. *taffeta*, it. *taffetà*, esp. *taffetan*]. — *Taffetas d'Angleterre.* Taffetas sur lequel on applique un enduit préparé avec une solution de 32 gr. d'ichtyocolle dans 250 gr. d'eau commune, à laquelle on ajoute, après l'avoir passée, 250 gr. d'alcool à 60°, et que l'on passe de nouveau, lorsqu'elle a été réduite à moitié sur un feu doux. Le taffetas étant coupé par bandes et bien tendu sur un châssis, où l'enduit de cette liqueur tiède au moyen d'un pinceau, et l'on met successivement plusieurs couches à mesure qu'elles sèchent. — *Taffetas épispastiques* [it. *taffetà vesicante*]. Ceux sur lesquels on étend des épispastiques. V. Vésicatoire.

TAFIA. s. m. [all. *Zuckerbranntwein*, angl. et it. *tafia*, esp. *cachaba*]. Eau-de-vie qu'on retire après fermentation du sucre des débris de la canne à sucre.

TAGALE. s. m. Arbre de la Chine dont le capitaine Maisonneuve a retiré un extrait alcoolique, amer, âcre, d'un brun foncé, d'aspect résineux, d'odeur légèrement empyreumatique, employé contre les diarrhées et les dysenteries graves.

TAGLIACOZZI (chirurgien italien, 1546-1599). — *Opération de Tagliacozzi* [angl. *taliacotian operation*]. Rhinoplastie pratiquée par la méthode italienne.

TAGUA. s. m. Dans la Nouvelle-Grenade, l'*ivoire végétal*.

TAIDJE ou **TAIDJI.** s. m. Sorte d'hydromel que l'on prépare en Abyssinie avec une partie de *Taddo*, 2 parties de miel et 6 parties d'eau.

TAIE. s. f. [all. *weisser Hornhautfleck*, angl. *pin, film*, it. *macchia*, *albugine*, esp. *nube*]. Nom sous lequel on décrit collectivement l'*albugo*, le *leucome*, le *nuage*, c'est-à-dire toutes les taches ou opacités qui surviennent à la cornée, et qui troublent la vision d'une façon plus ou moins prononcée suivant leur étendue, leur siége et la profondeur du tissu cornéen qu'elles occupent. Le traitement de ces diverses opacités a pour but d'activer la circulation de la cornée et de donner à son tissu une impulsion nutritive favorable à la résorption des produits morbides ; on emploie les insufflations de poudre de calomel et de sulfate de soude, la pommade au précipité rouge, les collyres au sulfate de zinc, les badigeonnages de la taie avec le sulfate de cadmium.

TAIGUTIQUE. adj. — *Acide taigutique.* Jaune, cristallisé, inodore, insipide, fusible à 135°, peu soluble dans l'eau, soluble dans l'alcool et l'éther. Existe dans le bois de taigu du Paraguay, dont l'origine est inconnue (Arnaudon).

TAILLE. s. f. V. Cystotomie.

TAILLE. s. f. [*statura*, all. *Körpergrösse*, angl. *size*, it. *taglia*, esp. *talla*]. Longueur du corps humain de la plante des pieds au vertex (en vétérinaire, celle des animaux se mesure du point le plus élevé du garrot au sol). La taille est un des éléments *démographiques* les mieux connus, grâce à sa facile détermination et aux exigences de la conscription. Cependant les données du recrutement sont loin d'être exactes ; mais les erreurs sont contenues dans des limites assez étroites et uniformes pour en permettre la correction. On sait, en effet, que l'on peut facilement, suivant la tension des muscles, suivant que le corps est dispos ou courbatu, gagner ou perdre 1 ou 2 centimètres de la taille normale. Le calcul des probabilités permet de faire disparaître ces erreurs, et de rétablir la régularité de la succession avec une approximation bien supérieure à la donnée administrative. En admettant seulement que la probabilité des groupes situés au-dessous de la moyenne soit la même que celles des groupes situés au-dessus (symétrie que confirment toutes les enquêtes démographiques), Bertillon a pu distribuer par ordre de grandeur tous ceux qui sont réformés par défaut de taille, et que les comptes rendus persévèrent malheureusement à donner en bloc. Au point de vue de l'aptitude au service militaire, la taille a été appréciée différemment suivant les époques :

En l'an VIII,	le minimum de la taille était de		$1^m,54$
En 1813,	—	—	$1^m,52$
En 1832,	—	—	$1^m,55$
En 1872 et 1889,	—	—	$1^m,54$

Depuis, la circulaire ministérielle du 14 janvier 1901 est venue apporter une importante modification à l'appréciation de la taille : « Un examen approfondi de la question a permis de reconnaître qu'il y a lieu d'abaisser la taille et de l'abaisser sans fixation de minimum, afin de donner plus de latitude aux autorités médicales chargées d'examiner si un homme remplit les conditions d'aptitude physique au service armé, conditions qui sont aujourd'hui complètement indépendantes de la taille. » Actuellement donc, il n'existe pas de limite inférieure pour la taille. Or, la taille étant affaire de race, il se trouve que son abaissement porte surtout sur les populations de Bretagne, du massif Central, des Alpes, fournissant des sujets petits, mais vigoureux, supportant bien les fatigues de la vie militaire. A cet égard, les services qu'on peut attendre de l'exécution de cette circulaire sont très appréciables; mais les critiques que Laveran avait autrefois formulées restent vraies sur certains points : si la taille est inférieure à $1^m,54$, les jambes sont courtes et l'homme peut difficilement suivre pendant de longues marches les camarades plus grands ; la fatigue est plus rapide, car le pas est plus petit et la dépense de force musculaire est plus considérable. Puis le sac, dont le poids est le même pour tous, est assurément plus pénible à porter pour eux que pour les hommes de haute taille. En ce qui concerne les armes autres que l'infanterie, il en est de même : il faut que le cavalier puisse seller son cheval, que l'artilleur puisse atteindre toutes les pièces du canon. Mais on peut tout concilier en affectant les sujets dont la taille est minime à des emplois où elle n'est pas pour le soldat une raison d'infériorité : on peut en faire des ouvriers tailleurs, bottiers, bourreliers, etc., qui ne sont guère appelés à user d'une force musculaire exagérée. Ces différentes améliorations sont de nature à montrer que la taille, prise isolément, est de nulle valeur comme élément d'appréciation ; il en est autrement quand on la rapproche de deux caractères d'une importance beaucoup plus capitale, le périmètre thoracique et le poids du corps. — La loi du développement de la taille a été donnée au mot Croissance ; seulement il faut remarquer que le tableau annexé à ce mot se rapporte seulement au sexe mâle et à la Belgique. — Au delà de cinquante ans la taille diminue : et, pour continuer le tableau du mot Croissance, un groupe ayant 1684 millimètres de taille moyenne à trente ans et à quarante ans, n'a plus que 1674 millimètres à cinquante ans ; 1639 à soixante ans ; 1623 à soixante-dix ans, et 1613 à quatre-vingts ans, en ne mesurant que les individus restés droits. Ainsi l'homme perd jusqu'à 7 centimètres de sa taille. La loi de croissance de la femme n'est pas absolument la même que celle de l'homme : la femme naît moins grande (10 millimètres environ), croît moins vite et s'arrête plus tôt, de sorte qu'elle a en moyenne 10 centimètres de moins que l'homme. La taille du citadin est de 2 à 3 centimètres plus élevée que celle du campagnard. — Mais c'est l'hérédité et notamment la race qui jouent le plus grand rôle dans le développement de la taille et dans sa distribution sur le sol français (Broca). Nous avons donné (V. Démographie) un petit tableau de la taille des conscrits bretons du Finistère, dont la taille moyenne

(1612 millimètres) est une des plus petites de France. Le département du Doubs a la taille la plus élevée de France (moyenne des conscrits, 1668 millimètres ; moyenne du contingent, 1673 millimètres). La série du Doubs est remarquable à un autre égard ; elle a deux *maxima*, entre lesquels est située la moyenne arithmétique ci-dessus. Cette forme révèle, au point de vue anthropologique, deux tailles moyennes, types de deux races non encore fondues et ayant des nombres à peu près égaux de représentants; le premier conserve la taille propre à la France entière, puisque son plus grand groupe, 17 061, correspond à l'intervalle 1625-51 dont la moyenne est tout à fait voisine de 1640 millimètres, taille moyenne générale de nos conscrits; le second maximum, 17 701, a pour taille au moins 1720 millimètres, et appartient sans doute au type Burgonde. — Le rapport de la taille avec le poids n'est pas constant : la moyenne oscille, chez les hommes bien faits, entre 372 et 402 grammes par centimètre de taille : le rapport n'est pas plus constant avec le carré des tailles, comme l'a prétendu Quételet, ni avec leur cube, comme l'a avancé Buffon. Une loi plus intime (mais encore indéterminée) lie les rapports de la circonférence thoracique au poids ; le rapport simple est d'environ 700 à 725 grammes par centimètre de circonférence. — Les dimensions et les rapports des diverses parties du corps humain, étudiées au point de vue artistique (V. CANON), sont déterminés avec peu de précision au point de vue scientifique et anthropologique (V. SQUELETTE pour les rapports des longueurs osseuses, mais le tableau donné ne se rapporte qu'aux Européens). Les rapports des poids, des volumes, des dimensions des divers viscères (cerveau, foie, rate, rein, testicule, etc.), dans les divers groupes humains et dans les divers climats, qui seraient d'un si haut intérêt pour la physiologie, l'anthropologie et la mésologie comparées, sont presque inconnus. V. DÉMOGRAPHIE, MOYENNE, POPULATION, et STATISTIQUE. || En médecine légale, la détermination de la taille acquiert parfois une grande importance. Manouvrier a dressé des tables indiquant les rapports moyens qui existent entre la taille et la longueur de différents os longs; ces rapports ne sont pas exacts pour tous les individus ; l'erreur est 68 fois sur 100 inférieure à 3 centimètres et 86 à 5 centimètres. Cette table sert encore à reconnaître si un membre détaché d'un corps peut être regardé comme appartenant au même cadavre. || *Taille*. Spécialement la partie du tronc qui s'étend des hanches aux épaules. — *Déviations de la taille*. V. COURBURE, CYPHOSE, LORDOSE et SCOLIOSE.

TAILLER. v. a. Faire l'opération de la taille.

TAKYTOMIE. s. f. [de ταχύς, prompt, et τομή, section]. Procédé d'amputation que Mayor, de Lausanne, a cherché à ériger en principe. Il consistait à couper un membre dans la continuité ou la contiguïté, s'il s'agit des doigts ou du poignet, en frappant brusquement avec un maillet sur le dos d'un instrument tranchant, appelé *takytome*, posé d'abord sur l'endroit qu'il s'agit de trancher. Comme l'os restait nu, était long à se recouvrir de bourgeons charnus, le moignon vicieux, etc., on a proposé, mal à propos, de couper l'os ainsi au lieu de le scier, après avoir taillé les lambeaux destinés à le recouvrir.

TALALGIE. s. f. [*talus*, talon, et ἄλγος, douleur] (Desprès). Douleur ayant son siège à la face inférieure du talon. — *Talalgie blennorragique* (Swediaur). Douleur du talon apparaissant au cours de la blennorragie, accompagnée ou non des autres localisations du rhumatisme blennorragique ; elle s'observe surtout chez les sujets que leur profession oblige à une station debout prolongée ; la douleur siège au niveau de l'insertion du tendon d'Achille sur le calcanéum, et aussi sous le talon.

TALAUME. s. m. Plante de la famille des magnoliacées, qui croît au Mexique, *Talauma mexicana* ou *yoloxochill*; on emploie les fleurs, l'écorce et les graines, les fleurs en teinture ou en vin contre les affections cardiaques et nerveuses, ou les pétales en infusion théiforme, l'écorce sous forme de décoction à la dose de 5 grammes dans 140 grammes d'eau pour régulariser les battements du cœur.

TALAUMINE. s. f. Alcaloïde extrait des graines et de l'écorce de *Talauma mexicana*.

TALC. s. m. [*craie de Briançon*, all. *Talk*, angl. *talc*, it. et esp. *talco*]. Silicate hydraté de magnésie, contenant un peu d'alumine et de fer, onctueux au toucher, facilement réductible en poudre fine, formée d'un grand nombre de lamelles incolores, épaisses de 1 à 2 millièmes de millimètre et au-dessous, anguleuses, de grandeurs et de formes variées (sans dépasser pourtant 7 ou 8 centièmes de millimètre, qu'un petit nombre seulement atteint). Il y a, en outre, un assez grand nombre de lamelles de même épaisseur superposées en piles. Certains de ces amas sont irréguliers et atteignent une longueur de 1 dixième de millimètre environ ; la plupart ont de 3 à 6 centièmes de millimètre de large, rarement 8 centièmes. Ils ont une forme hexagonale à angles émoussés. Le *talc* a été proposé comme moyen de pansement par Guyon ; il est employé surtout pour saupoudrer les parties humides ; il ne permet pas le développement des fermentations microbiennes, ce qui le rend dans bien des cas préférable à l'amidon. C'est aussi un bon hémostatique des hémorragies capillaires. A l'intérieur, il a été préconisé par Debove contre la diarrhée ; on le donne à la dose de 100 à 200 et même 400 grammes par jour en suspension dans du lait.

TALER. v. a. Vulgairement contusionner, écorcher.

TALMA. — *Opération de Talma*. Opération qui a pour but d'établir des anastomoses entre le système porte et le système cave dans le cas d'ascite liée à un obstacle à la circulation porte, en particulier dans les cirrhoses veineuses du foie ; on obtient ce résultat en fixant le grand épiploon à la paroi abdominale antérieure; le sang du système porte peut ainsi passer dans les veines de la paroi tributaires de la veine cave ; l'hypertension portale diminue et l'ascite disparait. Cette opération ne donne pas toujours les bons résultats qu'on serait en droit d'en attendre.

TALON. s. m. [*talus*, *calx*, πτέρνα, all. *Ferse*, angl. *heel*, it. *tallone*, *calcagno*, esp. *talon*]. Partie postérieure du pied, formée par l'os calcanéum.

TALPA. s. f. [Mot latin signifiant *taupe*]. V. TAUPE.

TALURE. s. f. Vulgairement, contusion, écorchure.

TALUS. adj. m. [de *talus*, talon]. — *Pied talus*. V. PIED *bot*. || Vulgairement synonyme de *calus*.

TAMAR. s. m. — *Tamar-hendi*, signifiant fruit de l'Inde, est le nom arabe du tamarin, dont quelques-uns ont fait *tamar indien* par corruption.

TAMARIN. s. m. [all. *Tamarinde*, angl. *tamarind*, it. et esp. *tamarindo*]. Fruit du tamarinier. C'est une gousse longue de 11 à 13 centimètres, inégalement renflée, contenant, au milieu d'une pulpe abondante, trois ou quatre semences rouges, luisantes, anguleuses et comprimées. Cette pulpe, jaunâtre, rouge ou brune, acidulée et sucrée, traversée par plusieurs filaments durs et fibreux, et encore mêlée des semences, nous est envoyée après qu'on lui a fait subir un commencement d'évaporation. Le tamarin contient des tartrates de potasse et de chaux, des acides tartrique, citrique, malique libres, et quelquefois du cuivre provenant des bassines dans lesquelles il a été évaporé. Il est souvent falsifié avec la pulpe de pruneaux et l'acide tartrique. On prescrit le tamarin, comme laxatif, à la dose de 30 à 60 grammes. — *Conserve de tamarin*. On l'obtient en faisant cuire en consistance de miel épais 120 grammes de pulpe et 180 grammes de sucre. — *Pulpe de tamarin.* On la prépare en faisant digérer le tamarin du commerce avec un peu d'eau, jusqu'à ce qu'il soit ramolli bien également; on le passe ensuite à travers un tamis pour en séparer les noyaux et les filaments. — *Tisane de tamarin.* On la fait avec 32 grammes de la pulpe du commerce, qu'on délaye dans 1 kilogramme d'eau bouillante, et qu'on passe à l'étamine après une heure d'infusion.

TAMARINIER. s. m. [*Tamarindus indica*, L.]. Arbre des Indes, de l'Asie occidentale et de l'Égypte, naturalisé en Amérique, de la famille des légumineuses, qui fournit le tamarin.

TAMARISC. s. m. [*Tamarix*, all. *Tamariske*, angl. *tamarisk*, it. et esp. *tamarisco*]. Genre de plantes tamariscinées. L'écorce du *Tamarix gallica*, L., brun verdâtre extérieurement, rouge dans l'intérieur, est diurétique et amère, ainsi que celle du *Tam. germanica*, L. — Le *Tam. mannifera*, Ehr., donne la *manne des Hébreux*. V. Manne.

TAMBAYAN. s. m. Fruit d'un *sterculier* (*Sterculia scaphigera*, Wall.) de la Chine et de la Cochinchine; il porte, dans les droguiers, les noms de *Boatam-Pajan*, *Boochamtam-Paijam*, et, par abréviation, *Tambayan*. On l'a prescrit contre la diarrhée et la dysenterie, à la dose de 5 grammes par litre d'eau, en infusion qu'on édulcore avec 60 grammes de sirop de coings. On attribue son action à la grande quantité de bassorine qu'il contient.

TAMBOUR. s. m. En anatomie. V. Tympan. ‖ En physiologie, *tambour à levier* (fig. 754), instrument enregistreur dans lequel la transmission du mouvement observé jusqu'au levier inscrivant se fait par l'air. Il se compose d'une cupule en métal, qui contient de l'air, et sur l'ouverture de laquelle est tendue une membrane de caoutchouc portant une petite plaque d'aluminium rattachée au levier écrivant; un tube en caoutchouc fait communiquer avec l'extérieur l'intérieur du tambour; les variations de pression subies par l'air contenu dans celui-ci déterminent des mouvements alternatifs d'abaissement et d'élévation de la membrane, et, par suite, du levier (Marey).

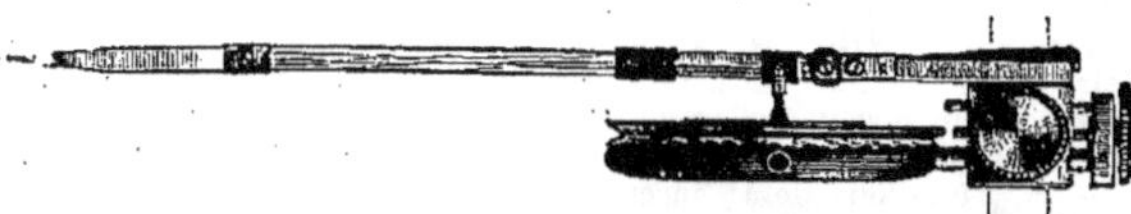

Fig. 754. — *Tambour* à levier de Marey.

TAMBUK. s. m. Nom donné en Abyssinie, dans le Tigray, à un grand arbre de la famille des euphorbiacées, le *Croton macrostachys*, Hochst, dont l'écorce est employée dans le pays comme adjuvant du kousso. Il a reçu aussi, dans quelques localités, le nom de *misanna*. Il faut éviter de le confondre avec le *moucenna*.

TAMINIER. s. m. [*Tamus*, all. *Schmeerwurzel*. Genre de plantes de la famille des dioscorées. — L'espèce ordinaire [*Tamus communis*, L., *sceau de Notre-Dame*] a une racine (*racine de femme battue*) grosse, tubéreuse, noire au dehors, blanche au dedans, âcre et amère, préconisée autrefois comme purgative et diurétique.

TAMIS. s. m. Instrument formé de deux cercles en bois mince entre lesquels est tendu un tissu de crin ou de soie à mailles plus ou moins serrées.

TAMISATION. s. f. L'action de passer au tamis les farines et les poudres pour leur donner une certaine ténuité.

TAMPICINE. s. f. ($C^{68}H^{54}O^{28}$). Résine voisine de la convolvuline et de la jalapine, extraite d'une variété de jalap dit de Tampico (*Ipomæa simulans*, Haub.). Incolore, inodore, insipide, fusible vers 130°, insoluble dans l'eau, soluble dans l'alcool et dans l'éther. C'est une glycoside: sous l'influence des acides étendus, à chaud, elle se dédouble en glycose et acide tampicolique.

TAMPON. s. m. Amas de gaze ou d'ouate destiné au tamponnement.

TAMPONNEMENT. s. m. [all. *Tamponiren*, angl. *plugging*, esp. *tamponiamento*]. Introduction de boudonnets ou de tampons de gaze, secs ou imbibés de liquides médicamenteux, dans une plaie ou dans une cavité naturelle, telles que l'utérus, le vagin, les cavités nasales, pour arrêter une hémorragie. — *Tamponnement des fosses nasales*. V. Sonde *de Belloc*.

TAN. s. m. [all. *Gerbelohe*, angl. *tan*, it. *concia*, esp. *casca*]. Écorce de chêne concassée dont on se sert pour transformer les peaux en cuirs imputrescibles. Ce nom a été étendu à diverses écorces qui, en raison du tannin qu'elles contiennent, sont susceptibles, comme l'écorce de chêne, de tanner les peaux. Le tan ou écorce de chêne est employé en thérapeutique comme astringent. V. Chêne.

TANACÉTINE. s. f. [angl. *tanacetine*, it. et esp. *tanacetina*]. Substance résineuse, d'une amertume intense, retirée des feuilles et des fleurs de la tanaisie.

TANACÉTIQUE. adj. — *Acide tanacétique* [all. *Tanacetinsäure*, angl. *tanacetic acid*, it. et esp. *acido tanacetico*]. Acide cristallisable retiré des fleurs de la tanaisie.

TANAISIE. s. f. [*Tanacetum vulgare*, L.; all. *Rainfarn*, angl. *tansy*, it. et esp. *tanaceto; coq des jardins*]. Plante de la famille des synanthérées sénécionidées, dont les sommités fleuries sont amères, aromatiques, et employées comme vermifuges. On donne la tanaisie en poudre (2 à 4 grammes) et en infusion (8 à 16 grammes). On en retire aussi une eau distillée. Elle renferme une huile volatile abondante, de la tanacétine et de l'acide tanacétique. — *Tanaisie baumière*. V. Balsamite *odorante*.

TANCHE. s. f. [*Cyprinus tinca*, L.]. Poisson malacoptérygien abdominal, de rivière et d'étang, alimentaire.

TANGENTIEL, ELLE. adj. Se dit, en parlant des organes, sphériques ou sphéroïdaux, des coupes, fibres, etc., qui ne font que toucher un point de leur surface sans pénétrer vers le centre; tandis qu'on appelle *équatoriales* les sections qui passent par le centre, suivant le plus grand axe; et *méridiennes* celles qui sont perpendiculaires à celles-ci et suivent le plus petit axe. On étend aussi le nom de *tangentielles* à celles qui divisent la sphère en tranches parallèles aux précédentes sans passer par son centre; et on appelle *radiales* ou *rayonnantes*, celles qui de la surface aboutissent au centre ou réciproquement.

TANGER (Maroc). *Station d'hiver*, au bord de la mer; climat doux et égal, température moyenne de l'hiver 13°,5. Tuberculose pulmonaire au début, affections cardiaques et nerveuses.

TANGHINIE. s. ., ou **TANGHIN, TANGUIN,** s. m. [*Tanghinia venenifera*, du P. Th., *Cerbera manghas*, L.]. Arbre de la famille des apocynées, dont le fruit est une drupe uniloculaire monosperme, du volume d'un œuf. La graine huileuse et vénéneuse sert d'épreuve judiciaire à Madagascar.

TANGHUINE. s. f. [all. *Tanghin*, angl. *tanghicin*, it. *tanguina* esp. *tanguino*]. Principe vénéneux très âcre, cristallisable, soluble dans l'éther et l'alcool, isolé du fruit du *tanghin de Madagascar* par Henry fils. D'après Olliier (d'Angers), ce poison tue en arrêtant les mouvements u cœur.

TANGUIN. s. m. V. Tanghinie.

TANIN. s. m. (orthographe de l'Académie française). '. Tannin.

TANNAGE. s. m. Opération industrielle qui a pour but e convertir les peaux en une substance imputrescible, le cuir, à l'aide du tan ou autres substances astringentes, après avoir débarrassé les peaux de l'épiderme et des poils au moyen de la chaux éteinte.

TANNALBINE. s. f. (*tannate d'albumine*). Poudre insipide de couleur jaune pâle, renfermant la moitié de son poids de tannin ; elle résiste à l'action du suc gastrique et ne se décompose que dans l'intestin. On l'emploie comme astringent dans les cas de diarrhée et de dysenterie, à la dose de 2 à 4 grammes par jour chez l'adulte, de 1 à 2 grammes chez l'enfant.

TANNASPIDIQUE. adj. — *Acide tannaspidique* ($C^{52}H^{28}O^{22}$). Un des deux tannins contenus, d'après Luck, dans la racine de fougère mâle : l'autre est l'*acide ptéritannique*.

TANNATE. s. m. [all. *gerbsaures Salz*, angl. *tannate*, it. *tannato*, esp. *tanato*]. Nom générique des sels produits par la combinaison du tannin ou acide tannique avec les bases.— Le *tannate d'antipyrine* est une poudre jaunâtre, insipide, insoluble dans l'eau, soluble dans l'alcool, obtenue en mélangeant une solution d'antipyrine à 3gr,20 pour 10 centimètres cubes, avec une solution de tannin à 1,88 pour 10 centimètres cubes : il se fait un précipité blanc caséeux, qui est le tannate d'antipyrine, et qui contient 37 p. 100 d'antipyrine. Ce produit a l'avantage d'être à peu près sans saveur, ce qui en permet un usage facile chez l'enfant ; on l'emploie à la dose de 0gr,50 à 2 grammes. — Le *tannate de créosote* est une combinaison moléculaire d'une partie de tannin et trois parties de créosote du hêtre. V. Tannosal. — Le *tannate de fer* a été employé en sirop, comme astringent et tonique. — Le *tannate de plomb*, obtenu en précipitant l'acétate de plomb par la noix de galle, a été employé contre la gangrène des plaies. — Le *tannate de quinine*, obtenu en versant du tannin dans une solution d'acétate de quinine, est amorphe, jaunâtre, insoluble dans l'eau, l'éther et le chloroforme, soluble dans l'alcool et la glycérine. L'action physiologique du tannate est moins rapide que celle du sulfate de quinine : aussi, dans les cas de fièvre intermittente pernicieuse, il faut préférer celui-ci. Le tannate nuit moins à la digestion et amène plus tardivement la satiété que le sulfate ; conséquemment, son usage peut être continué durant un temps plus long. Lorsque la fièvre intermittente est accompagnée de diarrhée, le tannate modifie heureusement l'état intestinal, que le sulfate exagère souvent (Lambron).

TANNE. s. f. [all. *Hautfinne*, angl. *grub*, it. *pustula*, esp. *paño*]. Petite tumeur formée par la dilatation d'une glande sébacée, et siégeant surtout dans les régions pourvues de nombreux follicules pileux, de duvet, particulièrement au front, sur les ailes du nez, au cou, au devant de la poitrine. Tantôt c'est simplement une petite élevure, tantôt c'est une saillie tubéreuse, d'un assez fort volume, constituant alors une véritable loupe. On peut en faire sortir par la pression une matière d'aspect graisseux, vermiforme plus ou moins dure. Lorsque les tannes ont un certain volume, il faut les vider de temps en temps de la matière qui les remplit, ou bien, si elles deviennent gênantes ou trop volumineuses, il faut les extirper chirurgicalement, en disséquant le kyste que l'on enlève entièrement ; on obtient ainsi une guérison radicale. Leur contenu est formé par : 1° des cellules épithéliales pavimenteuses plus ou moins déformées, sphériques, aplaties ou vésiculeuses, à contenu homogène ou granuleux, avec ou sans globes épidermiques libres pouvant atteindre le diamètre d'un millimètre et plus ; 2° des granulations graisseuses libres ; 3° des cristaux de cholestérine très souvent ; 4° des carbonates de chaux et de magnésie à l'état de granulations ou sous forme pâteuse ; 5° quelquefois un liquide tient en suspension tous ces éléments.

TANNERIE. s. f. [all. *Lohgerberei*, angl. *tannery*, it. *concia*, esp. *teneria*]. Manufacture où l'on tanne les peaux pour les convertir en cuirs. Les tanneurs et mégissiers sont sujets à des maladies des doigts (Armieux). L'une d'elles consiste en une ecchymose de la partie interne des doigts, où l'épiderme est très mince : elle a un aspect noirâtre, peut durer plusieurs mois sans être bien pénible, plus souvent la peau s'ulcère, et alors l'ouvrier éprouve des souffrances atroces par le contact des surfaces saignantes avec la chaux employée pendant le tannage. Quelques jours de repos et d'application d'un corps gras suffisent ordinairement pour guérir cette maladie ; mais elle récidive souvent quand l'ouvrier s'expose de nouveau à la cause qui l'a produite. Les mégissiers appellent ce mal *choléra des doigts*. Une autre maladie, nommée par eux *rossignol*, parce qu'elle leur fait jeter des cris de douleur, consiste en un petit trou capillaire qui se forme à l'extrémités de la pulpe des doigts ; il est dû à l'amincissement de la peau corrodée par la chaux. Il y a issue de gouttelettes de sang, communication de l'air avec les papilles nerveuses, et douleurs atroces. Les ouvriers continuent leur métier malgré cela, et n'en éprouvent pas de conséquences fâcheuses. Le mal disparaît sans médication, par la simple suspension du travail. Si les ouvriers voulaient s'astreindre à porter des gants huilés, il est probable qu'ils s'affranchiraient de ces désagréables accidents.

TANNIFICATION. s. f. Traitement d'un corps par le tannin.

TANNIGÈNE s. m. (*acétyltannin*). Poudre jaune grisâtre, sans odeur ni saveur, insoluble dans l'eau froide, se dissolvant facilement dans les solutions alcalines, de phosphate, carbonate ou borate de soude. Elle n'est toxique à aucune dose ; ingérée, elle ne se décompose pas dans l'estomac, mais seulement dans l'intestin. On l'emploie comme astringent dans le traitement des diarrhées, des entérites aiguës ou chroniques, de la dysenterie, chez l'adulte à la dose de 2 à 3 grammes par jour, chez l'enfant à celle de 0gr,40 à 1 gramme.

TANNIN. s. m. (orthographe adoptée par Littré et Robin) ou **TANIN.** s. m. (orthographe de l'Académie française) [*tanninum*, *acide tannique*, all. *Tannin*, *Gerbstoff*, *Gallusgerbsäure*, angl. *tannin*, it. *tannino*, esp. *tanino*] ($C^{28}H^{10}O^{18}$, ou, en atomes, $C^{14}H^{10}O^{9}$). Nom donné à divers principes immédiats très répandus dans les organes des végétaux, feuilles, écorces, bois, et dont les principaux se trouvent dans le cachou (*acide cachutique*), le café (*acide caféitannique*), le mûrier (*acide morintannique*), le quinquina (*acide quinotannique*) : ces diverses substances ne sont pas identiques entre elles, non plus qu'avec l'*acide gallotannique* ou *tannin du chêne*, *de la noix de galle*, qui constitue le tannin proprement dit. Celui-ci s'extrait de la noix de galle au moyen de l'éther sulfurique hydraté, agissant dans un appareil à déplacement (Pelouze). A l'état sec, il est d'un blanc jaunâtre, amorphe, friable, spongieux, conservant une odeur légèrement éthérée, de saveur styptique, très léger, très soluble dans l'eau, moins dans l'alcool, presque pas dans l'éther pur, modérément dans la glycérine. Chauffé à 210°, il fond et se décompose en acide carbonique, métagallique et pyrogallique. La solution est à peine acide, mais très astringente : elle coagule l'albumine et la gélatine, précipite en blanc l'émétique, en noir tirant sur le bleu les sels de peroxyde de fer (en formant un tannate de fer, qui est l'encre). Le tannin précipite aussi une foule de sels métalliques en formant des tannates du métal : c'est pourquoi il agit comme contrepoison des solutions métalliques et est incompatible avec elles dans les préparations médicinales; pour la même raison, c'est un contrepoison des alcaloïdes, strychnine, quinine, etc., qu'il précipite. Les solutions de tannin abandonnées à l'air absorbent l'oxygène, dégagent de l'acide carbonique, se couvrent de moisissures, et se troublent par formation d'acide gallique. Strecker, ayant trouvé que le tannin bouilli avec un acide étendu se dédoublait en acide gallique et en glycose, l'avait regardé comme une glycoside, à laquelle il avait donné pour formule $C^{54}H^{22}O^{34}$; mais Schiff a montré que le sucre formé dans cette réaction dérivait de glycosides étrangères au tannin, et que celui-ci est un acide, dit *acide digallique* parce qu'il dérive de deux molécules d'acide gallique avec élémination d'une molécule d'eau. — En médecine, le tannin est très usité comme astringent et hémostatique, pour le pansement des plaies, contre la leucorrhée et autres flux morbides, en poudre, en injections (V. TANNIQUE), lavements, suppositoires, collyres, pommades, ou en potion, en pilules (10 centigr. à 1 gramme pour l'usage interne, 1 à 4 gramme dans 100 à 200 grammes de véhicule pour l'extérieur). — En tenant compte de la coloration qu'ils donnent aux sels de fer, on divise les tannins en deux variétés : avec les uns, la coloration noire tire sur le bleu (tannin de la noix de galle, de l'écorce de chêne, de l'uva-ursi, de la bistorte, de la consoude, du noisetier, du mûrier); avec les autres, elle tire sur le vert (tannin du cachou, du quinquina, du café, de la rhubarbe). — En tenant compte de leur mode de production, Wagner en décrit deux types : les uns, qu'il nomme *pathologiques*, résultent de la piqûre des insectes (noix de galle); les autres, *physiologiques*, existent normalement dans les végétaux (écorce de chêne). — *Tannin artificiel*. V. STYPHNIQUE. — *Tannin du cachou*. V. CATÉCHINE. — *Tannin du café*. V. CAFÉTANNIQUE. — *Tannin du chêne*. V. QUERCITANNIQUE. — *Tannin du mûrier*. V. MORINTANNIQUE. — *Tannin du quinquina*. (V. QUINOTANNIQUE.

TANNINGÉNIQUE ou **TANNINGIQUE**. adj. V. CATÉCHINE.

TANNIQUE. adj. Qui a rapport au tannin. — *Acide tannique*. V. TANNIN. — *Alcool tannique*. V. MÉTHYLIQUE. — *Fermentation tannique*. Sorte de fermentation par suite de laquelle les solutions de tannin de noix de galle se dédoublent en acides gallique et carbonique au contact de l'air, et qui, d'après Robiquet, a pour agent la pectase de la noix de galle. — *Injection tannique*. Injection astringente employée contre la blennorragie, contenant 1 gramme de tannin pour 100 à 150 grammes d'eau lorsqu'elle est destinée à l'urètre chez l'homme, et le double de ce principe si elle est destinée au vagin. Dans les affections utérines, on la remplace souvent par des injections avec une décoction de 60 à 200 grammes de *feuilles de noyer* pour 1 litre d'eau bouillante.

TANNISAGE. s. m. Addition de tannin à des poudres ou à des liquides.

TANNOCOL. s. m. Combinaison de tannin et de gélatine; poudre jaunâtre, inodore, insipide et presque insoluble dans l'eau, soluble dans les liquides alcalins et en particulier le suc intestinal, insoluble dans les liquides acides, en particulier le suc gastrique. On l'a préconisé comme astringent dans le traitement des entérites à la dose de 0gr,50 chez l'enfant, de 1 gramme chez l'adulte.

TANNO-CRÉOSOFORME. s. m. Combinaison de formol, de créosote et de tannin; poudre brunâtre, sans odeur ni saveur, non toxique, insoluble dans l'eau et la glycérine, soluble dans l'alcool et les solutions alcalines. On l'a préconisé à l'intérieur comme antiseptique intestinal à la dose de 1 à 3 grammes par jour en cachets, et à l'extérieur dans le traitement des plaies, de l'hyperidrose, du coryza et de l'ozène.

TANNOFORME. s. m. (en atomes, $C^{29}H^{20}O^{18}$). Poudre légère, blanc rougeâtre, insoluble dans l'eau, soluble dans l'alcool, résultant de la condensation de l'acide gallotannique et de la formaldéhyde. On l'emploie dans le pansement des plaies et des ulcérations atoniques, des brûlures, de l'intertrigo, du chancre mou, dans le traitement de l'hyperidrose; à l'intérieur dans les cas de catarrhe de l'intestin à la dose de 1 à 2 grammes chez l'adulte, 0gr,50 à 1 gramme chez l'enfant. A l'extérieur on se sert de pommade au dixième avec la vaseline ou de poudre mélangée au talc et à l'amidon.

TANNONE. s. f. (*tannopine, tannate d'urotropine*). Poudre brun clair, légère, un peu hygroscopique, presque insoluble dans l'eau, les acides étendus, l'alcool, l'éther, soluble dans les alcalis étendus, et provenant de la condensation du tannin avec l'urotropine; elle contient 87 p. 100 de tannin, et 13 d'urotropine. On l'a préconisée à la dose de 1 à 4 grammes chez l'adulte, de 0gr,20 à 0gr,50 chez l'enfant dans le catarrhe de l'intestin.

TANNOSAL. s. m. Éther tannique de la créosote, poudre amorphe brune, très hygroscopique ; on l'emploie contre la tuberculose en solution contenant 1 gramme par cuillère à bouche ou en pilules renfermant 0gr,33: dans l'intestin, le tannosal se décompose en tannin et créosote.

TANTALE. s. m. [*colombium*, all. *Tantal*, angl. *tantalum*, it. et esp. *tantalo*]. Métal découvert en 1801 (Hatchett) dans le colombite ou tantalite du Massachusetts. C'est une poudre noire difficilement fusible, inaltérable à l'air, inattaquable par les acides chlorhydrique, nitrique, sulfurique, et par l'eau régale ; mais soluble dans un mélange d'acides fluorhydrique et nitrique. Chauffé à l'air, ce métal brûle avec une flamme brillante et donne de l'acide tantalique.

TANTALIQUE. adj. Qui concerne le tantale. — *Acide tantalique* ou *peroxyde de tantale* [all. *Tantalsäure*, angl. *tantalic acid*, it. et esp. *acido tantalico*] (TaO^5). Poudre blanche, insipide, insoluble, inodore, infusible, indécomposable par la chaleur, soluble dans l'acide oxalique, moins dans les acides sulfurique et chlorhydrique, très peu dans les acides azotique et tartrique, formant des sels avec les bases.

TAO. s. m. V. TARRO.

TAON. s. m. [*tabanus*, οἶστρος, all. *Vieherfliege*, angl. *ox-fly*, it. *tafano*, esp. *tabano*]. Genre d'insectes diptères qui est le type de la famille des tabanidés. Les taons sont communs dans les bois. Les femelles sont avides du sang des animaux; les mâles butinent sur les fleurs. Parmi les animaux domestiques, les bœufs et les chevaux ont le plus à souffrir des attaques de ces insectes, dont les piqûres provoquent le développement de tumeurs sans gravité.

TAPETUM. s. m. En zoologie. V. TAPIS. ‖ En anatomie. V. CALLEUX (*Corps*).

TAPHOPHOBIE. s. f. [de τάφος, tombeau, et φόβος, crainte]. Crainte morbide d'être enterré vivant.

TAPHOSOTE. s. f. (*tannophosphate de créosote*). Association de tannin et de phosphate de créosote renfermant 85 p. 100 de créosote ; on l'emploie aux mêmes doses que ce dernier produit.

TAPIOCA. s. m. [all. *Tapiokamehl*, angl., it. et esp. *tapioca*]. Fécule de manioc séchée sur des plaques chaudes où elle se cuit en partie et s'agglomère en grumeaux durs.

TAPIR. s. m. — *Lèvre de tapir*. On a comparé à la lèvre du tapir, la lèvre supérieure saillante qui forme une des caractéristiques du facies myopathique (V. FACIES), et aussi la lèvre antérieure du col de l'utérus quand elle est hypertrophiée et fait saillie dans le vagin au-dessus de la postérieure.

TAPIS. s. m. [*Tapetum, membrana versicolor oculi*, Fielding; all. *Chorioidenfläche*]. Portion de la choroïde qui présente des reflets métalliques changeant selon les incidences de la lumière. Elle est située à la partie externe de l'insertion du nerf optique, au-dessus, ou au-dessous, ou quelquefois à la fois au-dessus et au-dessous, et même tout autour de cette insertion. Le tapis manque chez l'homme, les singes, les rongeurs, les oiseaux, etc. Il existe chez les ruminants, le cheval, les phoques, beaucoup de carnassiers, chez les tortues terrestres, les batraciens, les vipères, les couleuvres, les raies et les squales. La cause de cette apparence brillante et métallique dépend d'un phénomène d'interférence, qui résulte lui-même de ce qu'au niveau du tapis, les cellules de la choroïde, bien qu'existant avec leurs caractères de forme, de volume, etc., manquent de granulations pigmentaires, ou n'en renferment pas assez pour leur ôter toute transparence; ces cellules contiennent souvent une ou deux gouttes d'huile. La lumière arrive ainsi jusqu'à la trame de la choroïde, formée de fibres conjonctives minces, à bords nets et fermes, disposées à ce niveau en faisceaux larges, très serrés, sans granules mélaniques; il n'y a pas de fibres élastiques avec elles. Par leur texture, elles représentent une membrane finement et régulièrement striée, qui produit des effets d'interférence en décomposant la lumière, qu'elle réfléchit à la manière des lames striées, au lieu de l'absorber comme la portion noire de la choroïde. Aussi le tapis, bien qu'offrant un éclat métallique distinct pour chaque espèce animale, selon la couleur du spectre lumineux principalement réfléchie, varie de couleur et donne des effets d'irisation selon l'inclinaison des surfaces réfléchissantes. Il résulte aussi de cette disposition que le tapis perd sa couleur en se séchant, parce qu'il perd sa texture. Chez les carnassiers, cette couche est occupée par des cellules irisantes, aplaties, polygonales, disposées sur dix à quinze couches, avec un cytoplasme paraissant clivé en aiguilles cristallines. La surface rétinienne du tapis est parcourue par des vaisseaux en tourbillon comme le reste de la choroïde, avec de minces fibres conjonctives pâles et lâches entre les mailles.

TAPOTAGE. s. m. — *Signe du tapotage*. On donne parfois ce nom à un signe décrit par H. Erni comme caractéristique d'une caverne pulmonaire superficielle. Il consiste à percuter la cage thoracique, avec le manche d'un couteau que l'on tient par l'extrémité de la lame; quand la percussion porte sur la région qui répond à une caverne, elle provoque une quinte de toux suivie d'expectoration. Ce procédé peut donc servir aussi à vider les cavernes et a alors une certaine valeur thérapeutique.

TAPOTEMENT. s. m. Un des temps du massage. V. MASSAGE.

TARA. s. m. Maladie épidémico-contagieuse qui a été observée par Gmelin en Sibérie, dans la ville de Tara, et sur les bords du fleuve Irtisch. Cette maladie s'annonce par des boutons pâles et durs qui surviennent en différentes parties du corps. En quatre à cinq jours, ils deviennent de la grosseur du poing sans changer de couleur ni diminuer de dureté. Alors les malades éprouvent une grande faiblesse avec soif ardente, perte d'appétit, somnolence, vertige, anxiété précordiale, respiration difficile, haleine fétide, pâleur du visage, douleurs atroces internes, angoisses inexprimables; et, s'il ne survient pas une sueur copieuse, la mort est inévitable du neuvième au onzième jour.

TARASP (Suisse, Grisons). *Eaux ferrugineuses bicarbonatées*, froides, 6°,25 à 9°,3; altitude: 1221 mètres; climat alpestre adouci. Établissement: 1er juin au 30 septembre.

TARAXACINE. s. f. Matière cristalline, amère, du *Taraxacum dens leonis*, L. V. PISSENLIT.

TARAXIS. s. f. [*taraxis*, de τάραξις, trouble; it. *tarassi*]. Altération de la vision résultant d'une légère ophtalmie ou d'une cause vulnérante.

TARENTISME. s. m. [all. *Tarantismus, Veitstanz*, angl. *tarentism*, it. *tarantismo, tarantolismo*, esp. *tarantismo*]. V. CHORÉE *épidémique*.

TARENTULE. s. f. [*tarentula*, all. *Tarantel*, angl. *tarentula*, it. *tarantolo*, esp. *tarantula*]. Espèce d'araignée [*Lycosa tarentula*, Latreille], ainsi appelée parce qu'on la trouve principalement aux environs de Tarente, ville de la Pouille, dans le royaume de Naples. Sa morsure, regardée comme dangereuse, ne cause que de l'enflure sans accidents graves locaux ou généraux. V. CHORÉE *épidémique*.

TARFA. s. m. La *manne des Hébreux* ou *du Sinaï*.

TARIÈRE. s. f. — *Tarière sphénoïdale* ou *sphénoïdienne*. Sorte de perce-crâne pouvant atteindre le sphénoïde pour l'extraction du fœtus en cas de rétrécissement du bassin (Hamon).

TARIN (anatomiste français, mort en 1761). — *Pont de Tarin*. V. PONT. — *Valvule de Tarin*. V. CERVELET.

TARRO, TARO ou **TAO.** s. m. Nom indigène en Océanie de l'*Arum esculentum*. V. ARUM.

TARSALGIE. s. f. [de *tarse*, et ἄλγος, douleur; *tarsalgie des adolescents, valgus douloureux, ostéo-arthrite, impotence fonctionnelle du long péronier latéral, pied plat*]. Affection de l'adolescence, caractérisée par de la claudication, des douleurs, une sensation de fatigue dans le pied et dans la jambe, surtout au côté externe, et par la déformation du pied, qui est renversé en dehors, ce qui justifie la dénomination de *pied plat valgus douloureux* qui lui est donné. Le matin, le malade ne souffre pas et marche facilement; mais, sous l'influence de la station verticale, de la marche, de la fatigue, les douleurs reparaissent. Richet, qui considérait la déformation du pied comme une conséquence de la contracture du long péronier latéral, a pratiqué la ténotomie de ce muscle sur le côté externe du pied en des cas rebelles à l'action du repos prolongé dans un appareil plâtré; la déformation du pied peut s'expliquer aussi bien par l'impuissance que par la contracture du muscle. Gosselin admettait aussi la contracture, mais comme un phénomène secondaire, réflexe, produit par une inflammation de l'articulation médio-tarsienne. L'électrisation du muscle est le mode de traitement le plus général (Duchenne, Duplay, etc.).

TARSE. s. m. [*tarsus*, de ταρσὸς, qui signifiait tout objet composé de plusieurs pièces rangées avec ordre; all. *Fusswurzel*, angl. *instep*, it. et esp. *tarso*]. La partie postérieure du pied, comprise entre les os de la jambe et le métatarse, et composée de sept os enclavés les uns dans les autres. Ces os forment deux rangées: la première, dite *rangée jambière*, comprend l'astragale et le calcanéum; la seconde, ou *rangée métatarsienne*, le scaphoïde, le cuboïde et les trois cunéiformes. Le tarse est, au pied, l'analogue du carpe de la main, et peut aussi présenter des phénomènes inflammatoires des os (carie, ostéite, etc.) ou des articulations (arthrite); mais l'inflammation des gaines des tendons y est moins fréquente qu'au carpe.

TARSE. adj. [*tarseus*, all. *Kammknorpel, Tarsusknorpel, Augenlidknorpel*, angl. *tarsus*; it. et esp. *tarso*]. — *Cartilage tarse*. V. PAUPIÈRE.

TARSECTOMIE. s. f. [de *tarse*, et ἐκτομή, ablation]. Résection des os du tarse pratiquée dans le cas soit d'ostéo-arthrite du pied, soit de pied bot varus équin.

— *Tarsectomie antérieure.* Elle consiste à réséquer un coin osseux à base supéro-externe, comprenant l'extrémité antérieure du calcanéum, le cuboïde tout entier, le col et la tête de l'astragale et une partie du scaphoïde. — *Tarsectomie postérieure.* On enlève l'astragale et une partie du calcanéum.

TARSIEN, IENNE. adj. [*tarseus*, angl. *tarsic, tarsical*, it. *tarsico*, esp. *tarsiano*]. Qui a rapport au tarse. — *Artère tarsienne.* L'artère dorsale du tarse. — *Articulations tarsiennes.* Celles qui unissent l'astragale avec le calcanéum (*calcanéo-astragalienne*), les deux rangées du tarse entre elles (*calcanéo-cuboïdienne, calcanéo-scaphoïdienne* et *scaphoïdo-astragalienne*), et les os de la seconde rangée entre eux (*scaphoïdo-cuboïdienne* et *scaphoïdo-cunéenne*). — *Os tarsiens.* Les os qui composent le tarse.

TARSITE. s. f. Inflammation du cartilage tarse, consécutive soit à une conjonctivite, soit à un eczéma; elle peut être aussi d'origine syphilitique (Magawly) et déterminer la chute des cils.

TARSO-MÉTATARSIEN, ENNE. adj. [*tarso-metatarseus*, it. *tarso-metatarsico*]. Qui a rapport au tarse et au métatarse. — *Articulations tarso-métatarsiennes.* Celles des os de la seconde rangée du tarse avec les os métatarsiens.

TARSO-MÉTATARSI-PHALANGIEN DU POUCE. adj. et s. m. V. Abducteur *du gros orteil.*

TARSO-PHALANGIEN DU POUCE. adj. et s. m. [it. et esp. *tarso-falangiano*]. V. Fléchisseur (*Court*) *du gros orteil.*

TARSOPTOSE. s. f. [de *tarse*, et πτῶσις, chute]. — *Tarsoptose douloureuse* (M. Bloch). Le pied plat valgus douloureux. V. Tarsalgie.

TARSORRHAPHIE. s. f. [*tarsorrhaphia*, de *tarse*, et ῥαφή, suture]. Suture des cartilages tarses.

TARSO-SOUS-PHALANGIEN. s. m. *Tarso-sous-phalangien du petit orteil.* — V. Fléchisseur (*Court*) *du petit orteil.* — *Tarso-sous-phalangien du pouce.* V. Fléchisseur (*Court*) *du gros orteil.*

TARSOSTROPHIE. s. f. [de *tarse*, et στροφή, renversement]. Opération qui consiste, dans le cas de trachome, à retourner un fragment myrtiforme du cartilage tarse après l'avoir disséqué.

TARSOTOMIE. s. f. [de *tarse*, et τομή, section]. Opération qui consiste, dans les cas d'entropion, à réséquer une portion du cartilage tarse pour le redresser.

TARTAREUX et **TARTARIQUE.** adj. [de *tartre*; angl. *tartaric*, it. et esp. *tartarico*]. Qui a rapport au tartre. — *Acide tartarique* [all. *Weinsteinsäure*, angl. *tartaric acid*, it. *acido tartarico*]. L'acide *tartrique.* — *Glande tartarique*, V. Tartre *dentaire.*

TARTARISÉ, ÉE. adj. Qui contient du tartre. V. Teinture *de Mars.*

TARTON-RAIRE. s. m, [vulgairement *gros retombel, trintanelle, malherbe*]. Nom du *Passerina* (*Daphne*, L.) *tarton-raira*, Trag., famille des thymélées, dont l'écorce a été proposée pour remplacer celle de garou (Hetet).

TARTRATE. s. m. [*tartras*, all. *weinsaures Salz*, angl. *tartrate*, it. et esp. *tartrato*]. Nom générique des sels formés par la combinaison de l'acide tartrique avec les bases. Cet acide, étant bibasique, donne des tartrates neutres et acides; ces derniers sont nommés *bitartrates.* — *Tartrate acide* ou *acidule de potasse* [*bitartrate de potasse, crème de tartre*] (KO.HO.$C^8H^4O^{10}$ ou, en atomes, $C^4H^4O^6KH$). Sel qui existe tout formé dans plusieurs matières végétales, et surtout dans le raisin; il constitue en grande partie le *tartre* des vins. Il suffit, pour l'obtenir pur, de faire bouillir le tartre avec de l'argile délayée, qui s'empare de la matière colorante, et de faire cristalliser plusieurs fois (*cristaux de tartre*). Ce sel a une saveur aigrelette. Il est grenu, croquant sous la dent, soluble dans 15 parties d'eau bouillante, dans 60 d'eau froide. On le rend bien plus soluble en le combinant avec l'acide borique (on fait dissoudre dans 2 parties d'eau bouillante, 1 partie de cet acide et 4 de bitartrate de potasse) : le composé incristallisable qui en résulte, et qui n'est pas une combinaison chimique quoiqu'on l'ait appelé *tartrate borico-potassique*, est connu sous le nom de *crème de tartre soluble*, parce qu'il suffit, pour la dissoudre, de 3 parties d'eau froide et de 2 d'eau bouillante : la crème de tartre soluble est administrée comme laxative (16 à 32 gr.). — *Tartrate cupro-potassique, tartrate de potasse et de cuivre.* V. Sucre *du foie.* — *Tartrate de magnésie.* Ce sel peut remplacer le citera de magnésie dans les limonades purgatives; on l'emploie à la dose de 10 à 40 grammes. — *Tartrate de potasse neutre* [*sel végétal*] (2KO.$C^8H^4O^{10}$ ou, en atomes, $C^4H^4O^6K^2$). Sel que l'on prépare en saturant une solution de crème de tartre chaude par du carbonate de potasse; on filtre la liqueur et on l'évapore pour la faire cristalliser. Ses cristaux sont des prismes rectangulaires à quatre pans et à sommets dièdres. Il est légèrement déliquescent, soluble dans son poids d'eau à + 20°, d'une saveur amère : c'est un purgatif doux. — *Tartrate de potasse et d'antimoine.* V. Émétique. — *Tartrate de potasse et de fer* [*tartrate ferrico-potassique, tartrate de potasse et de fer cristallisé, tartre chalybé*]. Sel qu'on prépare en faisant digérer à 60° de la crème de tartre avec du peroxyde de fer hydraté en suspension dans l'eau : on filtre ensuite, et l'on évapore à siccité, à une douce chaleur. Il est rougeâtre, styptique, très soluble dans l'eau. — *Tartrate de potasse et de fer liquide.* V. Teinture *de Mars tartarisée.* — *Tartrate de potasse et de soude* [*sel de Seignette, sel de la Rochelle*] (KO.NaO.$C^8H^4O^{10}$+8HO ou, en atomes, $C^4H^6O^6KNa+4H^2O$). Sel que l'on obtient en faisant bouillir dans de l'eau du tartrate acidule de potasse, y versant du carbonate de soude jusqu'à saturation, et faisant cristalliser. Ce sel est sous forme de beaux prismes d'une transparence parfaite, solubles dans deux fois et demie leur poids d'eau : c'est un purgatif doux (à la dose de 12, 24 ou 32 gr.). — *Tartrate de quinine.* Sel que l'on prépare directement et à chaud, en saturant la quinine par l'acide tartrique; il est peu soluble dans l'eau à froid, beaucoup plus dans l'alcool : il a été employé dans quelques poudres dentifrices. — *Tartrate de soude neutre* (en atomes $C^4H^4O^6Na^2$). On prépare avec ce sel des limonades purgatives comme avec le citrate de potasse.

TARTRE. s. m. [*tartarus*, nom qui n'est pas latin et qui a été donné à cette substance par les alchimistes et les chimiatres; all. *Weinstein*, angl. *tartar*, it. et esp. *tartaro*]. Dépôt que forment les vins sur les parois des cuves où ils fermentent, et dans les tonneaux à mesure qu'ils vieillissent. Il est rouge ou blanc, selon la couleur du vin dont il provient. L'un et l'autre contiennent une grande quantité de bitartrate de potasse, un peu de silice, de tartrate de chaux, d'alumine, d'oxyde de fer et de manganèse. Le rouge ne contient, de plus que le blanc, qu'un peu de matière colorante. Le tartre calciné constitue les *centres gravelées.* Calciné avec parties égales de nitre, il forme le *flux blanc*; et avec la moitié de son poids du même sel, le *flux noir.* Dans le premier, l'acide nitrique du nitre a complètement brûlé le charbon du tartre; il ne reste que les principes des cendres gravelées, plus la potasse du nitre. Dans le flux noir, il reste un peu de charbon qui n'a pas été complètement brûlé, et il y a moins de potasse. Le *tartre brut* n'est pas employé en médecine; mais la pellicule qui se forme pendant l'évaporation de sa dissolution constitue la *crème de tartre* qui est du bitartrate de potasse avec 7 à 8 p. 100 de tartrate de chaux. V. TARTRATE *acide*. — *Cristaux de tartre*. V. TARTRATE *acide*. — *Huile de tartre par défaillance*, V. CARBONATE *de potasse* — *Tartre chalybé*. V. TARTRATE *de potasse et de fer*. — *Tartre martial soluble*. Sel que l'on obtient en dissolvant 1 partie de tartrate de potasse neutre dans 4 parties de teinture de Mars tartarisée, et faisant évaporer à siccité. — *Tartre stibié*. V. ÉMÉTIQUE. — *Tartre de vitriol*. V. SULFATE *de potasse*. ‖ *Tartre dentaire* [*rubigo*, angl. *tartar*, it. *tartaro*, esp. *tartaro dentario*]. Enduit limoneux, blanchâtre ou jaunâtre, qui s'amasse au collet des dents, se durcit, et forme à la base de la couronne une incrustation phosphato-calcaire qui finit par en environner la surface. Le tartre dentaire est formé, d'après Berzelius, de 70,0 de phosphate terreux, 12,5 de mucus, 1,10 de matière salivaire, et 7,5 d'une matière animale soluble dans l'acide chlorhydrique. Quelques auteurs ont admis des glandes (*glandes tartariques*) qui auraient la propriété de sécréter le tartre des dents : elles n'existent pas. Le tartre des dents, chez l'homme et chez le chien, est un dépôt anormal et accidentel des sels de la salive altérée, surtout quant à sa substance organique, ou ptyaline, qui joue un rôle dans la dissolution de ces sels. Sa formation est le signe d'un trouble de la sécrétion salivaire dû le plus souvent à une perturbation des usages de l'estomac ou à une lésion de la muqueuse buccale. Le tartre détermine une congestion des gencives qui réagit défavorablement à son tour sur la sécrétion salivaire, qui amène le déchaussement des dents, leur ébranlement, l'inflammation du périoste alvéolo-dentaire et hâte la chute de ces organes. On doit le faire enlever lorsqu'il se forme, et en prévenir le dépôt en lavant les dents une ou plusieurs fois par jour. V. DENTIFRICE.

TARTRIQUE. adj. Qui concerne le tartre et ses composés. — *Acide tartrique* [all. *Weinsäure*, *Weinsteinsäure*, *Tartrylsäure*] ($C^8H^6O^{12}$ ou, en atomes, $C^4H^6O^6$). Corps qu'on rencontre, libre ou combiné à la potasse, dans beaucoup de fruits acides : il fait la base du tartre du vin. Il donne des prismes obliques à base rhombe, translucides, inodores, d'une saveur acide, solubles dans l'eau et dans l'alcool, insolubles dans l'éther, rougissant moins le tournesol que l'acide oxalique, répandant une odeur de caramel quand on les jette sur les charbons ardents. Il est dextrogyre, d'où le nom d'*acide tartrique droit* qui lui a été donné. Chauffé à 180°, il perd de l'eau, et se transforme en *acide tartrélique* ; à 200°, il perd de l'acide carbonique et donne de l'*acide pyrouvique* ($C^6H^4O^6$), qui, par une plus forte chaleur, donne l'acide *pyrotartrique* ($C^{10}H^8O^8$). Traité par l'eau de chaux, il donne un précipité qui ne se redissout pas ; dans une solution de potasse concentrée, il donne un dépôt blanc de bitartrate de potasse. — Le tartre de certains vins du Midi fournit, au lieu d'acide tartrique droit, dextrogyre, un acide tartrique sans action sur la lumière polarisée, *acide racémique* ou *paratartrique*, isomère avec le précédent, un peu moins soluble dans l'eau, et donnant des sels plus solubles. Lorsqu'on forme des *racémates* doubles de soude et d'ammoniaque ou de soude et de potasse, les solutions sont sans *pouvoir rotatoire*, comme l'acide racémique; mais les cristaux qui se déposent par évaporation sont de deux sortes, distinctes par des *facettes hémiédriques de sens opposés*, qu'on peut isoler : les uns sont des cristaux d'*acide tartrique droit* ou ordinaire, les autres appartiennent à un nouvel acide tartrique, l'*acide tartrique gauche*, qui est lævogyre, de pouvoir rotatoire égal, mais opposé au premier. Sauf ce caractère et l'opposition des faces de ses cristaux (*dyssymétrie moléculaire*, Pasteur), tous ses caractères sont les mêmes. L'*acide racémique* est donc une combinaison des *acides tartriques droit* et *gauche* et on peut, d'une part, l'obtenir en les combinant, d'autre part le dédoubler en *acides droit* et *gauche*. — L'acide tartrique sert à préparer la limonade et le sirop tartriques.

TARTROBORATE. s. m. [esp. *tartroborato*]. Sel composé d'acides tartrique et borique unis à une base : telle est la crème de tartre soluble ou tartrate borico-potassique. V. TARTRATE *acide de potasse*.

TARTROGLYCÉRIQUE. adj. — *Acide tartroglycérique* ($C^{14}H^{12}O^{16}$). Corps obtenu par Berzelius en chauffant à 100°, pendant quarante heures, parties égales de glycérine et d'acide tartrique, et analogue aux *acides sulfoglycérique* et *phosphoglycérique*. Liquide sirupeux, décomposé par l'eau. Il forme des *tartroglycérates* analogues aux *sulfoglycérates* et *phosphoglycérates*.

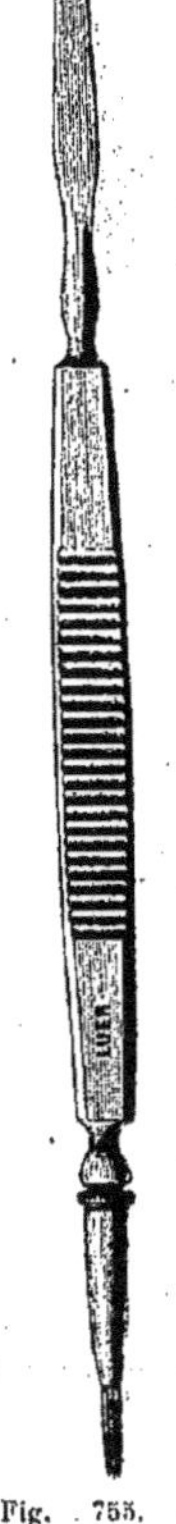

Fig. 755. — Aiguille à tatouage.

TATOUAGE. s. m. [all. *Tätowiren*]. Opération qui consiste à piquer la peau jusqu'au sang et à étendre, sur la partie piquée, des poudres fines, par exemple du vermillon, du charbon porphyrisé, etc., qui, pénétrant dans les lymphatiques, s'arrêtent dans les glandes correspondantes qu'elles colorent. Pauli (de Landau) a proposé de faire disparaître la rougeur des *nævi* par le tatouage, en usant d'un mélange de céruse et de vermillon dans les proportions convenables pour rendre à la peau sa teinte naturelle autant que possible. — Le médecin est parfois consulté par des individus tatoués qui veulent faire disparaître leur tatouage. Pour cela on peut se servir du procédé préconisé par Variot; il consiste à verser sur les parties tatouées une solution concentrée de tannin, puis à piquer toute la partie à décolorer avec des aiguilles analogues à celles dont se servent les tatoueurs ; on passe ensuite fortement le crayon de nitrate d'argent ; la surface tatouée devient noire; les jours suivants se forme une croûte qui, quand elle tombe, laisse une cicatrice rougeâtre qui se décolore ensuite progressivement. — *Tatouage de la cornée*. Procédé destiné à masquer les taies de la cornée. Il consiste à incruster d'encre de Chine les couches superficielles de la taie ; on se sert pour cela d'une aiguille de Taylor (fig. 755) avec laquelle on fait une série de petites piqûres très rapprochées et très superficielles qui intéressent seulement l'épithélium et les lames cornéennes sous-jacentes.

TATZÉ. s. m. [*Myrsine africana*, L., *zarch* et *katchamo* en amharina]. Arbrisseau de la famille des myrsinées qui croît sur les roches humides de l'Afrique, et surtout en Abyssinie, à 3 000 mètres au-dessus du niveau de la mer. Le fruit est *tænifuge*, à la dose de 15 à 24 grammes, en poudre mêlée à un véhicule quelconque. Il a une saveur âcre assez persistante et cause quelquefois des vomissements, mais ne donne pas de coliques et ne purge pas toujours.

TATZMANNSDORF (Hongrie). *Eaux ferrugineuses bicarbonatées*, froides, 13°. Établissement. Eaux d'exportation.

TAUPE. s. f. [*talpa*, all. *Speckgeschwulst*, angl. it. et esp. *talpa*]. Nom vulgaire d'une espèce de loupe irrégulière, sinueuse, formée sous les téguments de la tête, qui sont soulevés comme la terre fouillée par la taupe.

TAURINE. s. f. [de ταύρος, bœuf, taureau ; all. et angl. *Taurin*, it. et esp. *torina*] ($C^8H^7AzO^6S^2$, actuellement en atomes $C^2H^7AzSO^3$). Matière cristallisable découverte par Gmelin dans la bile du bœuf (*asparagine biliaire*) ; c'est une amine acide (fig. 756). On l'obtient en traitant, à chaud, le *taurocholate de soude*, qui est un principe immédiat de la bile, ou ce liquide lui-même, par l'acide chlorhydrique. La

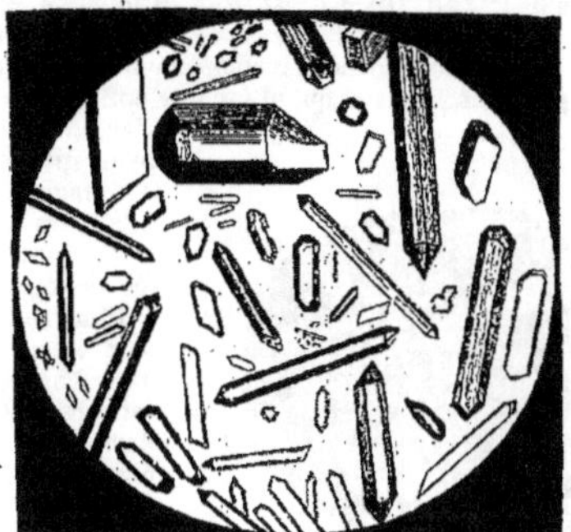

Fig. 756. — Cristaux de *taurine*.

taurine n'est pas toute formée dans la bile, n'en est pas un principe immédiat : elle y est combinée à l'acide cholalique, combinaison qui constitue l'*acide taurocholique*. Elle existe dans l'intestin et les fèces de l'homme, où elle est formée par suite de la décomposition de la bile ; elle est absorbée et transformée dans l'économie, et à l'état physiologique ne se trouve pas dans l'urine. On la rencontre aussi dans les muscles de plusieurs espèces d'animaux, surtout dans ceux des animaux à sang froid, dans les reins et les poumons des mammifères. Elle peut passer dans le sang, dans les transsudats et même dans l'urine au cours de divers états pathologiques. La taurine se dissout dans l'eau bouillante, dans les acides nitrique et sulfurique, non dans l'alcool absolu, et donne des cristaux prismatiques à quatre et à six pans, remarquables par leur volume. Elle est détruite par une chaleur élevée.

TAUROCARBAMIQUE. adj. — *Acide taurocarbamique* ($C^6H^8Az^2S^2O^8$, actuellement en atomes $C^3H^8Az^2SO^3$). Corps cristallisable, soluble dans l'eau, peu dans l'alcool, insoluble dans l'éther, qui se forme quand on fait fondre la taurine avec l'urée. C'est sous cette forme que s'élimine, en partie tout au moins, la taurine administrée aux animaux.

TAUROCHOLATE. s. m. Nom générique des sels formés par la combinaison de l'acide taurocholique avec les bases. — *Taurocholate de soude* [*choléate de soude*, Demarçay, 1838 ; *biline*, Berzelius, 1841, et Mulder, 1847 ; *bilate de soude*, Liebig, 1843 ; *taurocholate de soude*, Lehmann, 1850]. Principe trouvé, avec le glycocholate de soude, dans la bile de tous les mammifères, sauf celle du porc, où il est remplacé par l'hyotaurocholate de soude. Son existence n'a pas été constatée ailleurs que dans la bile, où il est à l'état de dissolution. C'est le plus abondant des principes de la bile après l'eau (50 pour 1000 environ). Il est solide, blanc ; il attire l'humidité de l'air, sans toutefois se liquéfier ; il est très amer, avec un arrière-goût douceâtre ; il fond à la chaleur, et brûle avec une flamme charbonneuse. Il est soluble dans l'eau et l'alcool, insoluble dans l'éther. Il est sans action sur les réactifs colorés. Les sels biliaires, tauro et glycocholates de soude, introduits dans le sang veineux, produisent chez le chien les mêmes modifications fonctionnelles que les injections de bile en nature. Ce sont les sels biliaires qui agissent dans la bile pour déterminer le ralentissement du pouls, la diminution de la respiration, l'abaissement de la température, de la tension artérielle, l'épuisement de la contractilité musculaire. Le sang contaminé par des quantités à peine appréciables de sels biliaires s'écoule beaucoup plus lentement à travers les tubes capillaires que le sang normal (Feltz et Ritter), ramollit les globules et dissout leur matière colorante. Ces troubles fonctionnels ne se produisent pas sous l'influence d'injections des matières colorantes de la bile ou des solutions éthérées de cholestérine. V. BILE.

TAUROCHOLIQUE. adj. — *Acide taurocholique* [*acide choléique*] ($C^{52}H^{45}AzS^2O^{14}$ ou, en atomes, $C^{26}H^{45}AzSO^7$). Corps obtenu par décomposition du taurocholate de soude, l'un des principes immédiats de la bile. Il est soluble dans l'alcool et dans l'eau, incristallisable. Bouilli avec la potasse ou la soude, il se dédouble en taurine et acide cholalique. Il se forme dans le foie comme l'acide glycocholique et se trouve dans la bile à l'état de sel de sodium chez les animaux terrestres, de sel de potassium chez les poissons de mer. Il se décompose dans le gros intestin en acide cholalique ou taurine, sauf dans le cas de diarrhée où il passe à l'état de nature dans les selles.

TAUROCRÉATINE. s. f. ($C^6H^9Az^3O^6S^2$). Corps cristallisable, dur, opaque, peu soluble dans l'eau, insoluble dans l'alcool et l'éther, fusible vers 250°, qui se forme quand on ajoute quelques gouttes d'ammoniaque à un mélange de cyanamide et de taurine en solution, à chaud (Engel).

TAURYLIQUE. adj. — *Acide taurylique* ($C^{14}H^{14}O^2$). Substance retirée de l'urine de vache, de cheval et d'homme, d'où on la retire mélangée à un peu d'acide phénique. Liquide huileux, incolore, d'odeur de castoréum.

TAUTOMÈRE. adj. [de τό αὐτὸ, le même, et μέρος, partie]. — *Neurone tautomère*. Neurone d'association se rencontrant dans la moelle épinière, et dont les différentes parties, corps cellulaire et cylindraxe, sont contenues dans la même moitié de la moelle.

TAUTOPHONE. s. m. [de ταῦτος, le même, et φωνή, son]. Nom commun aux instruments qui répètent les sons émis dans leur voisinage, en particulier les sons laryngiens. Tels sont le phonographe et le téléphone.

TAW D'AFRIQUE. s. m. V. YAWS.

TAXIDERMIE. s. f. [*taxidermia*, de τάξις, arrangement, et δέρμα, peau]. Traité de la manière d'empailler les animaux.

TAXIE. s. f. Syn. de *tactisme*. Ce mot ne s'emploie guère que combiné ; ex. : *chimiotaxie*.

TAXINE. s. f. [de *taxus*, if]. Principe résineux extrait des feuilles de l'if et proposé contre l'épilepsie. V. IF.

TAXINOMIE ou **TAXIONOMIE**, et non **TAXONOMIE**. s. f. [*taxinomia*, de τάξις, arrangement, et νόμος, loi ; all. *Systemkunde*, angl. *taxinomy*]. Partie de la biotaxie qui traite des classifications des animaux et des plantes, des règles qui doivent déterminer l'établissement des méthodes et systèmes.

TAXINOMIQUE. adj. Se dit de ce qui a rapport à la taxinomie : *caractère taxinomique*.

TAXIS. s. m. [τάξις, de τάσσειν, arranger ; all. et angl. *Taxis*, it. *tassis*, esp. *taxis*]. Pression méthodique qu'on exerce avec les mains sur une tumeur herniaire pour la réduire. Les règles générales sont de placer le malade dans une position telle que l'ouverture qui a donné passage à la hernie soit dans le plus grand état de relâchement possible, et de faire suivre aux viscères une route exactement inverse de celle qu'ils ont parcourue en s'échappant. Le chirurgien saisit l'intestin hernié près du pédicule de la hernie, allonge celle-ci afin de faire du sac une espèce l'entonnoir dont la partie rétrécie est au niveau de l'anneau et d'effiler le pédicule ; puis, par des pressions d'abord douces et graduelles, mais dont la force est progressivement croissante, il repousse les parties vers l'anneau en agissant d'abord sur les parties qui sont sorties les dernières, c'est-à-dire sur les plus voisines de cet anneau. Dans la hernie inguinale, les pressions sont faites d'abord d'avant en arrière pour faire traverser l'anneau inguinal externe par les viscères, puis de dedans en dehors quand une portion d'intestin a franchi cet anneau ; dans la hernie crurale, les efforts de réduction seront dirigés en haut et un peu en dehors. Les hernies inguinales, ordinairement plus volumineuses que les crurales, laissent au taxis des délais plus longs. Le temps pendant lequel les manœuvres doivent être prolongées varie suivant que le chloroforme est ou non administré : dans le premier cas, il ne doit pas être continué au delà de quinze à vingt minutes, au maximum. Aujourd'hui on ne recourt au taxis que dans des cas exceptionnels ; toute hernie étranglée doit être opérée le plus tôt possible : le taxis fait perdre un temps précieux, il expose à faire rentrer dans le péritoine une anse intestinale gangrenée, ce qui déterminerait une péritonite généralisée ; aussi ne doit-on l'essayer que quand la hernie s'étrangle, pour ainsi dire, sous les yeux du médecin, à un moment par conséquent où la paroi intestinale n'est pas encore altérée et où les microbes intestinaux n'ont pas encore franchi la muqueuse pour gagner le péritoine. Quant au taxis forcé et prolongé, il est aujourd'hui complètement abandonné : il expose à l'inflammation, à la gangrène, à la rupture de l'intestin, etc.

TAYUYA. s. f. Plante volubile de la famille des cucurbitacées qui croît au Brésil, au Paraguay, à la Plata, appelée aussi *Trianosperma ficifolia*. On emploie la racine qui contient un alcaloïde, la *trianospermine*, et une résine, la *tayugine* ; on l'administre sous forme de poudre, d'infusion ou de teinture, cette dernière à la dose de six à quinze gouttes. On l'a préconisée contre l'hydropisie, certaines affections cutanées et les accidents tertiaires de la syphilis.

TEBAS (Tarn). *Eaux ferrugineuses, bicarbonatées sodiques, cuivreuses et arsenicales*, froides, 19°. Établissement : juin à octobre.

TEFF. s. m. En Abyssinie, le *Poa abyssinica*, Jacq., graminée qui est cultivée comme céréale. V. THALLA.

TEGMAT. s. m. En Abyssinie, la dysenterie, qui y est très fréquente, surtout à la fin de la saison des pluies.

TEGMENTUM. s. m. V. PÉDONCULE *cérébral*.

TÉGUMENT. s. m. [*tegumentum, tegumen*, de *tegere*, ouvrir ; all. *Decke, Hülle*, angl. *tegument*, it. *integumento*, esp. *tegumento*]. Tout ce qui sert à couvrir, à envelopper : la peau est le *tégument* du corps de l'homme et des animaux.

TÉGUMENTAIRE. adj. [all. *deckenartig*]. Qui sert de tégument, qui dépend des téguments : *organes, membranes tégumentaires*.

TÉGUMENTEUX, EUSE. adj. Synonyme de tégumentaire. — *Artère tégumenteuse abdominale*. Branche de la fémorale qui remonte dans les téguments de l'abdomen jusqu'au voisinage de l'ombilic, et dont les rameaux s'anastomosent avec ceux de l'épigastrique et de la circonflexe iliaque.

TEIGNE. s. f. [*tinea*, all. *Motte*, angl. *moth*, it. *terma*]. Genre de lépidoptères nocturnes à ailes blanchâtres, enroulées autour du corps, et dont les chenilles, sous forme de petits vers grisâtres, détruisent les étoffes de laine pour faire le cocon de la chrysalide (*Tinea sarcitella*, L.). ‖ *Teigne* [all. *Grind*, angl. *scald*, it. *tigna*, esp. *tina*]. Nom vulgaire de différentes affections du cuir chevelu. — *Teigne amiantacée*. Elle est rapportée à de l'eczéma sec ou à de l'eczéma séborrhéique. — *Teigne faveuse*. Le favus. V. FAVEUX et FAVUS. — *Teigne furfuracée*. Elle est rapportée au pityriasis, à l'eczéma, au lichen. — *Teigne granulée*. L'impétigo du cuir chevelu. — *Teigne imbriquée*. V. TOKELAU. — *Teigne muqueuse*. V. ACHORES, ECZÉMA et IMPÉTIGO. — *Teigne des paupières*. V. BLÉPHARITE. — *Teigne pelade* [*alopecia arata, tinea decalvans*]. La pelade. — *Teigne scrofuleuse*. V. ACHORION. — *Teigne tondante* ou *tonsurante* [*herpès tonsurant* des auteurs ; all. *tinea tonsurans, Ringwurm*, angl. *tinea tonsurans, ringworm*, it. *tigna tonsurante*] (fig. 757). Dermatose caractérisée par le développement dans le cuir chevelu de parasites végétaux qui altèrent le poil, le rendent friable, si bien qu'au niveau de la plaque malade, les cheveux sont cassés à quelques millimètres de leur émergence, d'où l'aspect de tonsure. Cette dermatose peut être causée par deux parasites différents : l'un appartient à la classe des *Tricophyton* (V. TRICOPHYTON), l'autre, longtemps rangé parmi les *Tricophyton*, doit en être distingué, c'est le *Microsporon Audouini* (V. MICROSPORON). La maladie produite par le *Microsporon Audouini* constitue donc une variété spéciale de teigne tondante qui ne doit pas être décrite parmi les tricophyties, et qui mérite le nom de teigne tondante à petites spores de Gruby-Sabouraud, du nom des deux auteurs qui, l'un, en 1843, l'autre en 1894, ont bien décrit le parasite. Elle se présente sous forme de plaques arrondies, peu nombreuses, ayant 3 à 5 centimètres de diamètre, au niveau desquelles les poils se brisent à 6 ou 7 millimètres au-dessus de la peau ; de là résulte la formation des tonsures, qui, se réunissant, forment sur le cuir chevelu de larges surfaces dénudées, sur lesquelles on voit çà et là des cheveux rares et isolés, ou quelques touffes de cheveux plus ou moins altérés. Sur les régions malades, la couleur tégumentaire tranche sur la peau environnante ; elle est ardoisée, bleuâtre, ou gris jaunâtre ; la peau est recouverte de squames fines d'un gris sale, remplies de spores ; d'où le nom de *pityriasis alba parasitaire*, qu'on a donné parfois à cette maladie. Au niveau de la plaque, les poils sont fins, décolorés, entourés à leur base d'une gaine grisâtre qui remonte sur une hauteur de 3 à 5 millimètres. Cette variété de teigne présente donc des différences cliniques importantes avec la tricophytie vraie ; elle s'accompagne rarement de lésions des parties glabres, mains et visage, et celles-ci, quand elles existent, sont fugaces et disparaissent spontanément ; elle ne donne pas lieu aux infiltrations purulentes et au kérion que déterminent parfois certaines variétés de tricophytie ; enfin elle est particulièrement rebelle au traitement. Elle constitue, d'après Sabouraud, le plus grand nombre des cas de teigne tondante observée chez les enfants des écoles de Paris. C'est en effet uniquement une maladie du cuir chevelu spéciale à l'enfance ; elle guérit spontanément quand arrive l'adolescence, elle ne donne jamais lieu à des alopécies définitives. Le diagnostic peut être fait déjà d'après l'aspect clinique ; il sera confirmé par l'examen microscopique qui fera reconnaître le parasite et les petites spores extérieures au cheveu.

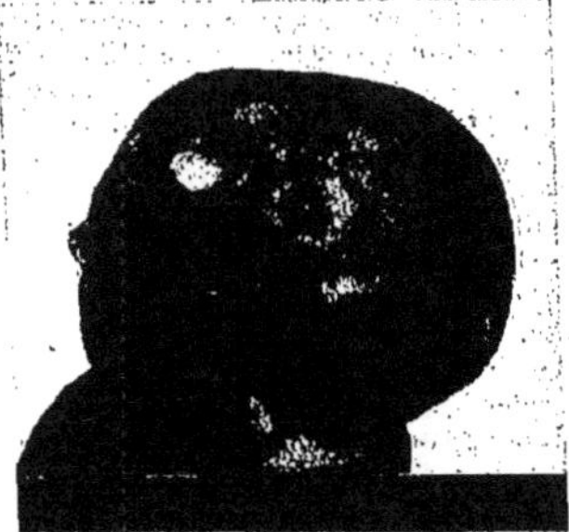

Fig. 757. — *Teigne* tondante avec zones d'épilation.

Le traitement de cette variété de teigne est le même que celui des tricophyties du cuir chevelu. V. TRICOPHYTIE.

TEIGNEUX, EUSE. adj. et s. Qui est atteint de la teigne; qui la concerne.

TEINESME. Mauvaise orthographe. V. TÉNESME.

TEINTURE. s. f. [*tinctura*, de *tingere*, teindre; all. *Tinctur*, angl. *tincture*, it. et esp. *tintura*]. Solution d'une ou de plusieurs substances, simples ou composées, dans l'alcool ou l'éther, préparée à froid: de là les noms de *teinture alcoolique* ou *éthérée*. Les *teintures alcooliques* ou *spiritueuses*, que l'on désigne souvent par le mot *teintures* seulement, ou par celui d'*alcoolés*, sont donc de l'alcool tenant en dissolution une ou plusieurs substances végétales, plus rarement animales ou minérales. Elles sont *simples* ou *composées*, selon que l'on a soumis à l'action du dissolvant une ou plusieurs substances. Les unes et les autres ont les propriétés médicinales des substances dissoutes et de l'alcool. On prépare les teintures à la température ordinaire, soit par *solution*, soit par *macération*, soit par *lixiviation*. On a recours à la *solution* toutes les fois que la substance est entièrement et facilement soluble dans l'alcool (camphre, iode, essences). Lorsqu'il s'agit de substances de nature complexe, telles que les végétaux, lesquels ne peuvent céder à l'alcool qu'une faible partie de leurs éléments constituants, on a recours à la *macération* ou à la *lixiviation*. La première opération exige une durée de dix jours; la seconde s'effectue plus rapidement. Les substances qui servent à la préparation des teintures, doivent répondre aux exigences du Codex; elles seront, selon leur nature, convenablement divisées ou pulvérisées plus ou moins finement. Le degré de l'alcool doit être approprié à la nature des principes que l'on veut dissoudre. On emploie l'alcool à 95, 90, 80, 70 et 60 degrés centésimaux. L'alcool à 95° est aujourd'hui employé pour la préparation de la teinture *d'iode*; l'alcool à 90° est utilisé pour dissoudre le *camphre*, les *résines*, etc. On prescrit l'emploi de l'alcool à 80° pour les teinturse de résines, gommes-résines, baumes et plantes qui renferment des essences : *asa fœtida*, *baume de tolu*, *benjoin*, *cannelle*, etc. L'alcool à 60° est le plus généralement employé et sert à la préparation de toutes les teintures simples des drogues habituelles : *quinquina*, *arnica*, *gentiane*, et à celle des teintures composées : *teinture balsamique*, *teinture de jalap composée*. Le rapport qui existe entre la quantité de substances et celle de l'alcool est variable pour les teintures composées; pour les teintures simples il était le plus souvent d'un cinquième : ce rapport est actuellement conservé pour les drogues habituelles; mais il est modifié et réduit au dixième pour toutes substances très actives. Conformément à la décision de la Conférence internationale pour l'unification de la formule des médicaments héroïques (Bruxelles, 1902), les teintures des drogues très actives (*belladone*, *digitale*, *noix vomique*, *strophanthus*, etc.) sont maintenant préparées par *lixiviation* et avec *de l'alcool à* 70° et de telle manière que le poids de la teinture recueillie soit dix fois plus grand que celui de la drogue employée. Ces teintures sont donc au *dixième* et non au *cinquième*, le praticien ne doit pas l'oublier. — Les *teintures éthérées* ou *éthérolés* diffèrent des précédentes en ce que l'alcool est remplacé par l'éther sulfurique, ou quelquefois par l'éther acétique ou par l'éther alcoolisé. Ces préparations sont peu employées aujourd'hui et ne figurent plus au Codex. — *Teinture d'absinthe composée*. *L'élixir stomachique de Stougthon*. — *Teinture alcaline de Stahl*. V. AZOTATE *de fer*. — *Teinture d'aloès composée*. *L'élixir de longue vie*. — *Teinture d'antimoine*. Liqueur que l'on prépare en faisant digérer, dans 768 gr. d'alcool, 256 gr. de carbonate de potasse sec, et 192 gr. de sulfure d'antimoine, préalablement fondus ensemble : c'est une dissolution alcoolique de kermès minéral à l'aide de la potasse. Elle ne diffère pas de l'élixir aurifique de Rotrou, malgré le nom d'*élixir aurifique de Rotrou réformé* qui lui a été parfois donné. — *Teinture antiscorbutique*. On coupe en tranches minces 200 gr. de racine fraîche de raifort, on pulvérise 100 gr. de semences de moutarde noire et 50 gr. de chlorhydrate d'ammoniaque et l'on fait macérer le tout pendant dix jours dans un mélange de 400 gr. d'alcool à 60° et de 400 gr. d'alcoolat de cochléaria composé. On passe avec expression et on filtre. — *Teinture aromatique*. V. EAU *de Bonferme*. — *Teinture aromatique sulfurique*. V. ÉLIXIR *vitriolique de Mynsicht*. — *Teinture aurifique* (Rotrou). V. TEINTURE *d'antimoine*. — *Teinture balsamique*. V. BAUME *du commandeur*. — *Teinture de Bestucheff* ou *de Klaproth* [*teinture éthérée de perchlorure de fer*, *teinture nervico-tonique*, *élixir d'or*]. On met en contact, dans un flacon à l'émeri, 4 gr. de perchlorure de fer sec et 38 gr. de liqueur d'Hoffman (éther alcoolisé) et l'on conserve à l'abri de la lumière. Cette teinture, dont le secret a été acheté 5000 roubles (22500 francs) par l'Impératrice de Russie, Catherine II, est administrée à la dose de 10 à 30 gouttes contre les affections spasmodiques et comme tonique. — *Teinture de camphre concentrée*. *L'alcool camphré*. — *Teinture de camphre faible*. *L'eau-de-vie camphrée*. — *Teinture céphalique*. V. EAU *de Bonferme*. — *Teinture d'Helvétius*. Dissolution alcoolique de bichlorure de cuivre, à laquelle on a ajouté un cinquième ou un sixième d'ammoniaque. — *Teinture d'Huxham composée*. Solution que l'on obtient par une macération dans 100 gr. d'alcool à 60° : d'écorce de quinquina jaune, 100 gr.; d'écorce d'orange, 54 gr.; de racine d'aristoloche serpentaire, 27 gr.; de safran, 6 gr., et de cochenille pulvérisée, 3 gr. On l'emploie à la dose de 8 à 16 gr., deux fois par jour, comme tonique et fébrifuge. — *Teinture d'iode*. Solution de 10 gr. d'iode dans 90 gr. d'alcool à 95°. Additionnée d'eau, elle laisse précipiter l'iode, à moins qu'on n'ait ajouté à la liqueur de l'iodure de potassium ou qu'elle ne renferme de l'acide iodhydrique lorsqu'étant trop ancienne, elle s'est altérée. — *Teinture d'iode incolore*. Préparation complexe, usitée en Amérique, où on la prépare avec : iode, 10 gr.; alcool à 85°, 85 gr.; ammoniaque concentrée, 10 gr. La liqueur contient de la *duodamine*, qui disparaît avec le temps, de l'iodure d'ammonium, de l'iodure d'éthyle, de la triéthylamine, de l'alcool et de l'ammoniaque. — *Teinture de Mars de Ludwig*. On la prépare en faisant bouillir parties égales de sulfate de fer calciné à blanc et de tartrate acidule de potasse, dans une certaine quantité d'eau, et agitant le mélange jusqu'à ce qu'il ait pris la consistance du miel. On ajoute de l'alcool. On fait digérer au bain de sable; on filtre; on verse de nouvelles quantités d'alcool sur le résidu jusqu'à ce que la liqueur ne se colore plus, enfin on réunit toutes les teintures. — *Teinture de Mars tartarisée* (*tartrate de potasse et de fer liquide*). Pour l'obtenir, on mêle 100 gr. de limaille de fer pure et 250 de crème de tartre dans une chaudière de fer; on ajoute suffisante quantité d'eau pour faire une masse molle, qu'on abandonne à elle-même pendant vingt-quatre heures; on y verse alors 300 gr. d'eau, et l'on fait bouillir pendant deux heures en remuant et remplaçant l'eau qui s'évapore. On laisse déposer, on décante le liquide qui surnage, et on l'évapore jusqu'à 32°; puis on ajoute 50 gr. d'alcool; on mélange et l'on filtre. En évaporant cette teinture en consistance d'extrait solide, on a l'*extrait de Mars*. — *Teinture des métaux*. V. LILIUM *de Paracelse*. — *Teinture nervico-tonique*. V. TEINTURE *de Bestucheff*. — *Teinture d'or*. V. OR *potable*. — *Teinture de Stisser*. Bichlorure de cuivre dissous dans l'alcool. — *Teinture thébaïque*. V. OPIUM.

TEISSIÈRES-LES-BOULIÈS (Cantal). *Eaux bicarbonatées sodiques*, froides, 11°.

TEK. s. m. (*Teka grandis*, Lamk, *Tectona grandis*, L., all. *Tekbaum*, angl. *teak-wood*]. Grand arbre à bois dur de la famille des verbénacées, croissant dans l'Inde. Ses fleurs fournissent une infusion diurétique.

TÉLANGIECTASIE. s. f. [de τῆλε, loin, ἀγγεῖον, vaisseau, et ἔκτασις, dilatation; all. *Telangiectasis*, *Gefässender-weiterung*, angl. *telangectasia*, esp. *telangiectasis*]. Dilatation des vaisseaux de petit calibre; elle peut être *généralisée* ou *localisée*, *passagère* ou *permanente*. Elle est parfois sous la dépendance de l'inflammation et est due à l'action des toxinse vaso-dilatatrices. Elle peut être secondaire à d'autres lésions cutanées comme le lupus, la kératose pilaire, la sclérodermie; elle est surtout fréquente à la face, sur le nez et la pommette, et forme l'élément le plus important de l'acné rosacée (V. COUPEROSE). Elle se rencontre quelquefois primitivement, et constitue l'affection appelée *télangiectasie généralisée primitive*, qui est caractérisée par des taches rosées, irrégulières, disséminées sur tout le tégument, et dont l'étiologie n'est pas connue. || *Télangiectasie verruqueuse*. V. ANGIOKÉRATOME. || Nom donné par quelques auteurs au fongus hématode.

TÉLÉGONIE. s. f. [de τῆλε, loin, et γονή, génération]. Nom donné parfois à l'*hérédité d'influence*. V. HÉRÉDITÉ.

TÉLENCÉPHALE. s. m. [de τῆλε, loin, et ἐγκέφαλος, encéphale]. Partie de l'encéphale la plus éloignée de la moelle, c'est-à-dire les hémisphères cérébraux.

TÉLÉOLOGIE. s. f. [*teleologia*, de τέλος, fin, et λόγος, traité]. Doctrine des causes finales. V. FINALITÉ.

TÉLÉOSTÉENS. s. m. pl. Les poissons osseux de Cuvier. Ils forment la majorité des poissons écailleux de l'époque actuelle.

TÉLÉPATHIE. s. f. [de τῆλε, loin, et πάθος, passion). V. SYMPATHIE.

TÉLÉPHIEN adj. [all. *bosartig*, angl. *malignant*]. Nom donné par les anciens à tout ulcère difficile à guérir, parce que, selon la Fable, la blessure que Télèphe reçut de la main d'Achille dégénéra en un pareil ulcère.

TÉLÉPHIUM. s. m. V. ORPIN.

TELLURATE. s. m. [all. *tellursaures Salz*, angl. *tellurate*, esp. *telurato*]. Nom générique des sels qui résultent de la combinaison de l'acide tellurique avec les bases. — *Tellurate de potasse*. On a préconisé ce médicament contre la phtisie en raison de ses propriétés bactéricides; il diminue les sueurs nocturnes, mais communique à l'haleine une odeur alliacée; on l'emploie en pilules à la dose de 3 milligrammes par jour. — *Tellurate de soude*. Mêmes propriétés que le tellurate de potasse.

TELLURE. s. m. [de *tellus*, la terre; all. *Tellur*, angl. *tellurium*, it. *telluro*, esp. *teluro*]. Métalloïde voisin du soufre découvert, en 1782, par Müller de Reichenstein, dans les mines d'or de Transylvanie. Il est solide, d'un blanc bleuâtre, très volatil, d'une pesanteur spécifique de 6,115, oxydable par l'air et le calorique, se volatilisant en fumée blanchâtre.

TELLURÉ, ÉE. adj. [all. *tellurhaltig*, angl. *tellurated*, it. *tellurato*, esp. *telurado*]. Qui contient du tellure.

TELLUREUX, EUSE. adj. — *Acide tellureux* (TeO^2). Combinaison acide la moins oxygénée du tellure.

TELLURIQUE. adj. [de *tellus*, la terre]. Qui a rapport à la terre, à son influence sur les corps organisés. On donnait autrefois le nom de *maladies telluriques* à un groupe de maladies miasmatiques, c'est-à-dire dues à un agent morbigène se transmettant par l'air, groupe qui comprenait le *paludisme* et la *suette*, et aussi pour certains auteurs le *choléra* et la *grippe*. On voulait exprimer par là que les agents de ces maladies prenaient naissance en dehors de l'homme et se reproduisaient surtout loin des lieux habités. A ce point de vue, en effet, le paludisme mérite d'être séparé des autres maladies parasitaires; il est fréquent surtout dans les campagnes, mais cela tient uniquement à ce que les *Anophèles* qui transportent d'un malade à l'autre l'hématozoaire de Laveran y trouvent les conditions de vie et de développement qui leur sont nécessaires.

TELLURIQUE. adj. [de *tellure*]. Qui appartient au tellure. — *Acide tellurique* [all. *Tellursäure*, angl. *telluric acid*, it. *tellurico*, esp. *telurico*] (TeO^3). Combinaison acide la plus oxygénée du tellure.

TELLURURE. s. m. [all. *Tellurmetall*, esp. *telururo*]. Combinaison de tellure avec un autre corps simple.

TÉLOLÉCITHE. adj. [de τῆλε, loin, et λέκιθος, jaune d'œuf]. — *Œuf télolécithe*. Œuf dans lequel le deutoplasme ou vitellus nutritif est accumulé au niveau du pôle végétatif; ce deutoplasme ainsi séparé du vitellus formatif ne prend pas part à la segmentation. Tel est l'œuf des reptiles, des poissons et des oiseaux.

TÉLOTISME. s. m. [de τέλος, achèvement, perfection]. S'est dit de l'achèvement, du plus haut degré de perfection d'un phénomène normal, de la vision par exemple, puis de l'érection, et, par confusion, de la rigidité des organes érectiles.

TEMPE. s. f. [*tempus*, κρόταφος, all. *Schläfe*, angl. *temple*, it. *tempia*, esp. *sien*]. Région latérale de la tête comprise entre l'œil et l'oreille; elle répond à la partie écailleuse et mince de l'os temporal et à la portion correspondante du muscle de ce nom.

TEMPÉRAMENT. s. m. [*temperamentum*, κρᾶσις, all. *Körperanlage*, angl. *constitution*, *temperament*, it. et esp. *temperamento*]. Résultat général de la prédominance d'action d'un organe ou d'un système dans l'organisme. Hallé distinguait les tempéraments en *généraux* et *partiels*. Les premiers résulteraient de différences dans les rapports mutuels des liquides et des solides des systèmes sanguin et lymphatique; les autres résulteraient de différences dans les rapports mutuels entre solides, comme entre les systèmes nerveux et musculaire. Cette doctrine des tempéraments n'est plus admise, et le mot *tempérament*, pris avec une signification plus générale, ne désigne plus que la constitution particulière de chaque individu cet état [particulier du sang, de tel ou tel tissu, etc., qui fait que tel individu est ou n'est pas habituellement disposé aux hémorragies capillaires après une blessure; est ou n'est pas facilement atteint d'inflammation des muqueuses; cet état qui fait que des maladies bien définies comme la syphilis, la tuberculose, la fièvre typhoïde, etc., où des intoxications comme l'alcoolisme, le saturnisme, celles qui résultent d'une alimentation trop copieuse ou mal réglée, offrent des manifestations diverses selon les personnes. Pris dans ce sens, il est à peu près synonyme de *constitution*. Bouchard en a donné une conception un peu différente; pour lui, « le tempérament, c'est tout ce qui concerne les variations individuelles de l'activité nutritive et fonctionnelle... Le tempérament a donc trait à l'activité de l'organisme: il est une caractéristique dynamique. » Par opposition, « la constitution, c'est tout ce qui concerne les variations individuelles dans la charpente et l'architecture du corps, dans la proportion des organes, des appareils, de l'organisme entier, dans l'adaptation physique de chaque partie à sa fonction, dans la répartition de la matière, soit dans la totalité de l'organisme, soit dans chaque élément. La constitution a donc trait à la structure du corps; elle est une caractéristique statique. » La notion de tempérament ne peut encore être appuyée sur aucune donnée précise; néanmoins il est facile de trouver des analogies dans la façon dont se comportent les différents individus devant les mêmes causes morbides, et de décrire ainsi plusieurs tempéraments. Il faut se garder toutefois de confondre le tempérament avec l'habitus extérieur déterminé par la façon de vivre, l'hygiène alimentaire, les maladies antérieures, et les différentes intoxications auxquelles l'économie a été soumise ; toutes ces causes influent sur le tempérament, elles le modifient à chaque instant, mais le cachet particulier qu'elles impriment à l'organisme ne doit pas être confondu avec le tempérament lui-même. Enfin le tempérament varie suivant l'âge, le sexe, la race. V. Bilieux, Cranio-abdominal, Cranio-thoracique, Lymphatique, Nerveux, Sanguin et Scrofuleux. — *Tempérament morbide.* V. Diathèse.

TEMPÉRANTS. s. m. pl. [*temperans*, de *temperare*, modérer ; all. *temperirend*, *kühlend*, angl. *temperative*, *refrigerant*, it. et esp. *temperante*]. Médicaments auxquels on attribue la propriété de modérer l'activité de la circulation. Les tempérants sont de légers calmants.

TEMPÉRATURE. s. f. [*temperies*, all. *Temperatur*, *Wärmearad*. angl. *temperature*, it. et esp. *temperatura*]. Degré appréciable de chaleur qui règne dans un lieu ou dans un corps, énergie variable avec laquelle l'action du calorique s'exerce en des circonstances diverses. Le mot *température* exprime l'inégalité de ces sensations et de leurs effets, sans les mesurer ni les fixer, et sans déterminer la manière dont elles dépendent du calorique qui les produit (V. Calorification). La France, située entre les deux lignes isothermes de 10° et de 15° C., a une température moyenne qui peut être évaluée à 12°,5. La chaleur détermine une sensation désagréable lorsqu'elle dépasse notablement 24°. La température la plus élevée, régulièrement constatée, est celle de + 48° au Sénégal ; en France, on a vu, en juillet 1830, le thermomètre, à Orange, marquer 40°,2. — *Température animale.* La température de l'homme adulte prise dans l'aisselle peut, dans nos climats, osciller entre 36°,05 et 37°,3. Dans les climats extrêmes, elle peut s'élever ou s'abaisser de 0°,5 à 1°. La température des autres mammifères oscille entre 30°,5 et 40°,5, sauf pour les mammifères hibernants, qui, pendant leur sommeil, se rapprochent, par leurs phénomènes de calorification, des animaux inférieurs. Le loup a 40°, le renard 41°, le tigre 37°,2, le cheval arabe 37°,5, le chat commun 38°,9, le chien 39°, le mouton 37°,3 à 40° (Davy), le lapin 39°,6 à 40° (Delaroche), le bœuf 37°,5 (Hunter), la chèvre 39°,2 (Prévost et Dumas). De tous les êtres organisés, les oiseaux sont ceux dont la température est la plus élevée : chez eux, elle ne s'abaisse pas normalement au-dessous de 39°,44, et ne s'élève pas au-dessus de 43°,90. Tous les animaux dont nous venons de parler appartiennent à la classe des animaux dits à *sang chaud*, ou mieux *à température constante*, par opposition à la classe des animaux dits à *sang froid* ou *à température variable*, qui comprend les autres vertébrés et tous les invertébrés. Ce qui caractérise les animaux à sang froid, ce n'est pas une température propre et peu élevée, c'est la faculté qu'ils ont de suivre, à quelques degrés près, les changements de température du milieu dans lequel ils respirent. S'ils nous paraissent froids, c'est que la chaleur de l'air et de l'eau est presque constamment et de beaucoup inférieure à celle de notre sang. Dans les circonstances ordinaires, la température des reptiles ne s'élève, en moyenne, qu'à 1° au-dessus de celle du lieu ambiant. Czermak et John Davy attribuent aux reptiles une chaleur propre, supérieure, dans certains cas, de 3°,4 à 7°,34 à celle de l'air. La température des poissons surpasse de 0°,5 à 1° celle de l'eau dans laquelle ils vivent. Pour la carpe, on a trouvé 0°,5 (Becquerel et Breschet), quelquefois 0°,86 et 0°,71 (Despretz). Pour les raies, les squales, les thons, la différence est de 3° à 4°. — La température va croissant à mesure que, de la peau, on pénètre dans l'intérieur de l'animal et qu'on s'avance des extrémités des membres vers leurs racines. A la surface du corps, la température varie dans des limites assez étendues, sauf dans le creux de l'aisselle, mieux protégé contre les influences extérieures : elle peut descendre à 30° dans la paume des mains. Dans les cavités du corps, la température est plus élevée que dans l'aisselle : 36°,9 à 37°,2 et même 37°,6 dans le rectum à l'état normal ; 37°,2 dans la bouche. Les parties contenues dans l'intérieur du crâne ont une température inférieure à celle des viscères du bassin. La température du tronc va croissant de ses deux extrémités vers le diaphragme. Cl. Bernard a montré que, dans la *veine cave supérieure* et dans toutes les veines qui y aboutissent, comparées à la crosse de l'aorte et à toutes les artères qui en émanent, lorsque l'observation porte sur des portions de vaisseaux situées à la même distance du cœur, la température du sang veineux (39°,20 à 39°,25 chez les chiens) est *constamment inférieure* à celle du sang artériel (39°,3 à 39°,4). Dans les *artères* et les *veines abdominales*, dans la *veine cave inférieure* et les veines qui y aboutissent, dans l'*aorte descendante* et *toutes les artères* qui en émanent, les résultats varient suivant les régions : I. Le sang de la *veine rénale* est plus chaud (39°,3) que celui de l'artère rénale (38°,7). II. Le sang de la *veine porte* est moins chaud (39°,35 à 39°,40) que celui des veines sus-hépatiques (39°,6 à 39°,8), et plus chaud que celui de l'aorte descendante immédiatement au-dessous du diaphragme (38°,70). III. Le sang des *veines des membres inférieurs* est moins chaud que celui des artères correspondantes ; il en est de même du sang des veines et des artères iliaques ; le sang de la veine cave ascendante, jusqu'à l'abouchement de la veine rénale, est moins chaud que celui de l'aorte descendante au-dessous de l'origine des artères rénales. IV. Le mélange du sang de la *veine rénale* avec celui qui revient des membres inférieurs fait que, dans la portion de la veine cave comprise entre l'abouchement des veines rénales et le foie, le sang est plus chaud (39°,2) que dans la partie de l'aorte descendante qui s'étend du diaphragme à l'origine des artères rénales (38°,7). V. Au moment où les *veines sus-hépatiques* (39°,8) se dégorgent dans la veine cave ascendante, la température du sang de cette dernière veine s'élève encore (39°,40 à 39°,65) et l'emporte de beaucoup sur celle du sang de la partie correspondante de l'aorte (38°,70). Le *confluent des veines sus-hépatiques et de la veine cave* est le lieu le plus chaud de l'économie (39°,80). Dans l'*oreillette droite*, le sang très chaud de la veine avec inférieure (39°,50 à 39°,65) se mêle au sang de la veine cave supérieure (39°,20) ; la température de la première tombe à 39°,35 environ, au-dessous de ce qu'elle était au niveau du diaphragme (39°,50), mais reste supérieure à celle du sang de l'aorte descendante (38°,70). Constamment, le sang du *ventricule droit du cœur* (39°,32), chez les animaux vivants, est plus chaud que le sang du ventricule gauche (39°,07). C'est donc le sang qui sort de l'appareil digestif d'une part, du foie en particulier par les veines sus-hépatiques, puis, d'autre part, celui qui sort du rein par la veine rénale, qui sont une source constante de calorification pour le sang qui entre dans le cœur. Ce sont les appareils digestif et urinaire qui, par chacun de leurs organes les plus volumineux, sont la source constante et principale de la chaleur des animaux, et c'est l'appareil circulatoire qui la distribue dans l'économie, grâce à la fluidité du sang, qui en permet la distribution sous forme de courants infiniment petits. Ce sont surtout les actions chimiques ou moléculaires désassimilatrices (V. Nutrition) qui amènent la production de chaleur, et la température s'élève dans la fièvre de 1° à 3° au-dessus de la température normale, en raison de l'excès de la désassimilation dans l'intimité des tissus qui caractérise l'état fébrile; excès en corrélation lui-même, soit avec l'état de la composition du sang, soit avec l'état de la circulation capillaire sous l'influence des nerfs vaso-moteurs et des centres nerveux qui leur correspondent (*centres de température*). La douleur et les impressions morales pénibles amènent un abaissement de température mesurable (Cl. Bernard) qui correspond à des troubles de la circulation capillaire, et par suite de la nutrition, pouvant amener des lésions organiques intimes quand elles sont intenses ou prolongées. Inversement, l'exercice musculaire détermine une élévation de la température. A l'état normal, la température varie suivant les moments de la journée; elle est à son minimum entre quatre et sept heures du matin et est alors de 36°,7 dans le rectum; elle monte à partir de ce moment pour atteindre son maximum entre cinq et sept heures du soir, où elle s'élève à 37°,5. Cette oscillation journalière se retrouve quand le sujet en expérience fait de la nuit le jour et inversement; toutefois, chez les gens qui constamment travaillent la nuit et dorment le jour, la température peut devenir plus élevée le matin que le soir. Si une cause accidentelle abaisse la température comme un bain froid prolongé, ou au contraire l'élève comme un bain de vapeur, dans les heures suivantes la température remontera et dépassera la normale, ou au contraire s'abaissera au-dessous de la moyenne, de manière à établir une compensation. Si la cause perturbatrice se répète régulièrement, la moyenne de la température s'en ressent, s'abaisse par exemple dans le cas de bains froids quotidiens, mais l'abaissement de la moyenne ira en diminuant et celle-ci redeviendra égale et même supérieure à la normale. — *Température morbide*. V. THERMOMÉTRIE. — *Température du sol*. V. REFROIDISSEMENT. — *Sens de la température*. V. SENSATION et TACT.

TEMPÉRÉ, ÉE. adj. V. CLIMAT et ZONE.

TEMPÊTE. s. f. — *Bruit de tempête*. Bruit que l'on entend à l'auscultation des poumons dans le cas de bronchite, quand l'inflammation atteint les fines ramifications bronchiques; il est produit par le mélange de râles sonores et humides avec des râles sous-crépitants fins (Récamier).

TEMPORAL, ALE. adj. et s. m. [*temporalis*, angl. *temporal*, it. *temporale*, esp. *temporal*]. Qui a rapport aux tempes. — *Aponévrose temporale*. Large expansion fibreuse fixée en haut au pourtour de la fosse temporale, en bas aux deux lèvres de la racine de l'apophyse zygomatique, et donnant attache, par sa face profonde, au muscle temporal. — *Artères temporales*. Elles sont au nombre de quatre. La *temporale superficielle* naît de la carotide externe au niveau du col de la mâchoire, monte entre la branche de cet os et le conduit auditif externe, sous la parotide, passe sous l'arcade zygomatique, devient superficielle, et se divise en deux branches : l'une antérieure, qui s'anastomose avec les rameaux de la frontale; l'autre postérieure, dont les divisions se perdent dans la région pariétale. Elle fournit une branche *temporale moyenne*, qui s'anastomose avec les suivantes dans l'épaisseur du muscle temporal. Les deux *temporales profondes*, antérieure et postérieure, naissent de la maxillaire interne et se distribuent à la face profonde du muscle temporal. — *Fosse temporale*. Dépression de chacune des parties latérales de la tête, bornée supérieurement par une ligne courbe appelée *ligne courbe temporale* et formée de chaque côté par les os coronal, pariétal, temporal, sphénoïde et malaire supérieur. — *Muscle temporal* (κροταφίτης, *crotaphite*, *temporo-maxillaire*, Ch.). Muscle dont les fibres naissent de la fosse et de l'aponévrose temporales; il s'attache à l'apophyse coronoïde de la mâchoire inférieure; il élève cette mâchoire. — *Nerfs temporaux*. On distingue le *nerf temporal superficiel* ou *auriculo-temporal*, fourni par la branche maxillaire inférieure du trijumeau, derrière le condyle de la mâchoire (V. AURICULO-TEMPORAL), et les *nerfs temporaux profonds*, *moyen*, *antérieur* et *postérieur*, dont le premier vient du nerf maxillaire inférieur, le second du nerf buccal, le troisième du massétérin, et qui se distribuent au muscle temporal. — *Os temporal* [*os temporis*] (fig. 758). Les *os temporaux*, l'un droit et l'autre gauche, sont situés sur les parties latérales et inférieures de la tête. Chacun d'eux présente trois portions distinctes, connues sous le nom d'*écailleuse*, *mastoïdienne* et *pierreuse*. L'*écaille* du temporal présente une face externe, lisse et convexe; une face interne ou cérébrale, concave; un bord supérieur qui forme la ligne courbe de

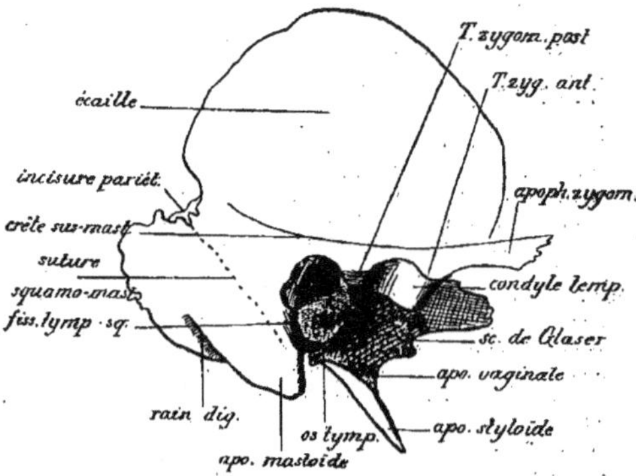

Fig. 758. — Face externe du *temporal*.

la fosse temporale; et un bord inférieur, d'où part l'*apophyse zygomatique* : celle-ci, située en avant de la scissure de Glaser, naît par deux branches ou *racines*, entre lesquelles se trouve la cavité glénoïde articulée avec le condyle du maxillaire inférieur, et à l'union desquelles est une partie saillante, *tubercule zygomatique*, qui donne naissance à un ligament; l'apophyse zygomatique se porte jusqu'à l'os malaire, avec lequel elle s'articule. La *portion mastoïdienne* est constituée par l'apophyse mastoïde (V. MASTOÏDE et MASTOÏDIEN). La *portion pierreuse*, *apophyse pétrée* ou *rocher*, ainsi dite à cause de sa dureté, a la forme d'une *pyramide* à quatre pans (d'où le nom de *pyramide* qui lui est aussi donné) dirigée en avant et en dedans, et présente : une face supérieure, sur laquelle se voient l'hiatus de Fallope et un sillon qui loge le petit nerf pétreux superficiel; une face postérieure, qui présente l'orifice du conduit auditif interne et ce conduit lui-même; une face inférieure sur laquelle on trouve l'apophyse styloïde, le trou stylo-mastoïdien, la fosse de la veine jugulaire, l'orifice inférieur du canal carotidien, l'orifice du canal du limaçon, enfin l'orifice du canal qui loge le nerf de Jacobson; une face antérieure, sur laquelle on remarque une lamelle quadrilatère (cercle tympanique) qui limite l'orifice et le conduit auditif externes, et qui est nommée apophyse vaginale parce qu'elle engaine inférieurement l'apophyse styloïde sans lui adhérer; un bord supérieur, creusé en gouttière, qui loge le sinus pétreux supérieur; un bord antérieur, à l'extrémité duquel se voient le conduit du muscle du marteau et le conduit osseux de la trompe d'Eustache; un bord inférieur et un bord postérieur, qui n'offrent aucune particularité; une base, confondue en haut avec les autres portions du temporal, et offrant en bas l'orifice du conduit auditif externe; un sommet reçu dans l'angle rentrant que le sphénoïde forme avec l'occipital. Dans l'intérieur du rocher se trouvent les cavités qui renferment les organes de l'audition (V. Oreille), le canal de Fallope, le canal du nerf de Jacobson et le canal carotidien. Le temporal s'articule avec le sphénoïde, l'occipital, le pariétal, l'os de la pommette et le maxillaire inférieur. — *Signe de la temporale.* Dilatation flexueuse de l'artère temporale, se rencontrant chez les malades atteints d'artériosclérose, et considérée par Dieulafoy comme un signe de brightisme.

TEMPORISATION. s. f. Méthode qui consiste à attendre le moment favorable pour intervenir par une opération chirurgicale ou une médication active, en employant simplement des moyens palliatifs ou un traitement symptomatique.

TEMPORO-AURICULAIRE. adj. et s. m. [it. *temporo-auriculare*, esp. *temporo-auricular*]. V. Auriculaire (*Muscle*).

TEMPORO-CONCHINIEN. adj. et s. m. Nom donné au muscle supérieur de l'oreille.

TEMPORO-FACIAL, ALE. adj. — *Nerf temporo-facial.* V. Facial (*Nerf*).

TEMPORO-MASTOÏDIEN. adj. et s. m. L'apophyse mastoïde et la partie écailleuse du temporal formant un os distinct du rocher chez les crocodiles, etc.

TEMPORO-MAXILLAIRE. adj. [*temporo-maxillaris*, angl. *temporo maxillary*, it. *temporo-mascellare*, esp. *temporo-maxilar*]. Qui appartient à la tempe et à la mâchoire. — *Articulation temporo-maxillaire.* Celle qui a lieu entre le condyle de la mâchoire, d'une part, la portion antérieure de la cavité glénoïde et l'apophyse transverse du temporal, de l'autre part. — *Muscle temporo-maxillaire.* V. Temporal.

TEMPORO-SUPERFICIEL, ELLE. adj. et s. Nom donné au nerf *temporal superficiel* ou *auriculo-temporal*.

TEMPS. s. m. [*tempus*, χρόνος, all. *Zeit*, angl. *time*, it. *tempo*, esp. *tiempo*]. Idée qui résulte en nous de la comparaison entre l'état successif et celui de coexistence, états dont la mémoire nous donne le sentiment, en retraçant à notre esprit l'ordre et la succession des impressions physiques et morales que nous avons éprouvées, après que les événements qui les avaient produites ont cessé d'être. Si, abstraction faite des corps et de leurs propriétés, on conçoit la succession des phénomènes, on formera la notion abstraite de temps. Le temps n'a pas plus d'existence réelle que l'étendue et l'espace; c'est la notion abstraite de succession. La succession ne suppose pas le temps; le temps suppose la succession, car une notion abstraite suppose toujours la notion concrète correspondante. Presque tous les mouvements de notre système dynamique, peut-être tous, se passent comme s'ils étaient dus à des propriétés qui varient avec les distances et qui ne varient pas avec le temps (E. Pascal). La notion de temps est donc une notion abstraite, résultant de la comparaison d'objets en mouvement et dont l'image a successivement impressionné des points divers de la rétine, aussi les hommes ensevelis par des éboulements dans les mines ou les puits, sans être tués, en sortent *sans avoir la moindre notion du temps écoulé* depuis le moment où ils ont été plongés dans l'obscurité. ‖ En chirurgie, *opération en deux temps ou plusieurs temps*, celle qu'on cesse après en avoir fait certaines parties, pour la terminer plus tard en une ou plusieurs fois. En parlant des amputations, on dit encore que, dans un *premier temps*, on coupe la peau et la dissèque; dans un *deuxième temps*, les muscles, et que, dans un *troisième*, on prend la scie pour scier l'os. ‖ En médecine et en chirurgie, on distingue le *temps de nécessité* et celui d'*élection*. Le *temps de nécessité* est celui où l'on est forcé d'employer tel médicament, de pratiquer telle opération pour empêcher la maladie de s'aggraver. Le *temps d'élection* est celui que l'on choisit pour agir, parce qu'il est plus convenable à la nature de la maladie et à l'état du malade. V. Lieu. — *Temps critique.* V. Ménopause.

TÉMULENCE. s. f. [*temulencia*, all. *Taumelwahn*, angl. *reeling*, it. *temulenza*]. État semblable à l'ivresse.

TENACE. adj. [*tenax*, all. *zähe*, angl. *tenacious*, it. *tenace*, esp. *tenaz*]. Se dit d'un corps dont les parties adhèrent fortement les unes aux autres.

TÉNACITÉ. s. f. [*tenacitas*, all. *Zähigkeit*, angl. *tenacity*, it. *tenacità*, esp. *tenacidad*]. Résistance que les corps opposent aux efforts qui tendent à les rompre, soit par choc, soit par pression ou traction : c'est par leur ténacité que les cordes et les courroies sont aptes à servir d'instruments de traction et de transmission des forces motrices.

TENACULUM. s. m. [de *tenere*, tenir]. Aiguille courbe, attachée à un manche, et destinée à soulever les artères qui doivent être liées, de façon à les séparer des parties voisines et à ne prendre que le vaisseau dans la ligature. Cet instrument n'est plus employé. — *Tenaculum d'Assalini.* Petite pince garnie d'un ressort, qui maintient les mors fermés. On s'en sert pour tenir les petites artères dont on veut faire la ligature, quand on n'a pas d'aide.

TENAILLE. s. f. [*tenaculum*, de *tenere*, tenir; all. *Zange*, angl. *pincers*, it. *tanaglia*, esp. *tenaza*]. Instrument de chirurgie dont on se sert pour couper des esquilles ou des cartilages. C'est une pince à mors très forts et tranchants dans l'endroit où ils se touchent.

TÉNALGIE. s. f. [de τένων, tendon, et ἄλγος, douleur]. Douleur des tendons. — *Ténalgie crépitante.* L'aï.

TÉNALINE. s. f. Mélange de divers alcaloïdes de la noix d'arec : arécaïne, arécaïdine, guadine; l'arécoline en a été exclue autant que possible. C'est un tænifuge que l'on emploie de préférence chez les petits animaux, chiens et chats, à la dose de 0,06 par demi-kilogramme de poids de l'animal.

TENCHAIÉ. s. m. En Abyssinie, le *Cadaba farinosa*, R. Br., de la famille des capparidées, dont les feuilles infusées sont employées en gargarismes contre les angines.

TENDINEUX, EUSE. adj. [all. *sehnig*, angl. *tendinous*, *sinewy*, it. et esp. *tendinoso*]. Qui a rapport aux tendons, qui est de la nature des tendons : *centre tendineux du diaphragme.* — *Section tendineuse.* La *ténotomie.* — *Système tendineux.* L'ensemble des tendons de l'organisme. — *Tissu tendineux, fibre tendineuse.* V. Tendon.

TENDON. s. m. [de *tendere*, tendre; τένων, dérivé de τείνειν, tendre; *nervus*, all. *Sehne*, angl. *tendon*, *sinew*, it. *tendine*, esp. *tendon*]. Cordon ou faisceau fibreux plus ou moins long, quelquefois rond, plus ordinairement aplati, d'un blanc luisant. Les tendons ne diffèrent des aponévroses d'insertion que par leur forme. Ils sont constitués par des *fibres conjonctives* très minces, plus étroites, à bords plus foncés et plus raides que les fibres conjonctives proprement dites, légèrement onduleuses. Une de leurs extrémités adhère immédiatement au sarcolemme de l'extrémité des faisceaux striés des muscles; lorsque plusieurs muscles s'attachent par un seul tendon à une saillie osseuse, l'extrémité du sarcolemme adhère aux faisceaux de fibres tendineuses sur leur longueur, et non à leur extrémité. L'autre extrémité des fibres des tendons adhère à la substance osseuse par juxtaposition moléculaire immédiate, sans interposition de périoste ni d'autre tissu; c'est au niveau de ces points d'attache où manque le périoste que le tissu osseux se développe le plus avec les progrès de l'âge, sous formes de crêtes et d'apophyses, dites d'insertion, tendineuses ou musculaires. Les tendons sont formés de petits faisceaux aplatis de ces fibres, faisceaux larges de quelques dixièmes de millimètre à 1 et même 2 millimètres. Aucun capillaire ne pénètre dans l'épaisseur de ces faisceaux; il n'y en a que dans l'enveloppe séreuse ou dans le tissu conjonctif adhérent aux tendons, et de là il s'en distribue dans les minces cloisons du tissu conjonctif interposées à ces faisceaux. Ces capillaires des cloisons sont toujours accompagnés de petits faisceaux nerveux, à tubes minces (Sappey). A la surface des fibres tendineuses sont appliquées des cellules conjonctives, de forme rectangulaire, réunies bout à bout; de leurs bords partent des prolongements ou *expansions aliformes*, et à leur surface se trouvent des crêtes longitudinales en nombre variable, parallèles à la direction de la fibre; c'est à ces cellules qu'on a donné le nom de *cellules tendineuses*. Il n'y a dans les tendons d'autres fibres élastiques que celles qui existent dans le tissu conjonctif formant les cloisons; elles sont minces et rares. Aussi les tendons, très tenaces dans le sens de leur longueur, manquent-ils d'élasticité, ce qui est une des conditions du rôle purement mécanique qu'ils remplissent, en tant qu'intermédiaires inextensibles entre la partie contractile du muscle et les points d'attache à mouvoir. — Fig. 759 : A, fibres tendineuses dissociées avec cellules tendineuses à leur surface (Gr. = 400 d.); B, cellule tendineuse isolée avec ses crêtes (à la surface du noyau) et ses expansions aliformes (Gr. = 260 d.). — Les fibres des tendons passent chez l'embryon par l'état de corps fibro-plastiques fusiformes parallèlement disposés, comme les autres fibres conjonctives, ce qui les distingue des fibres élastiques. — *Tendon d'Achille* (*funiculus Hippocratis*) [all. *die Achilles-Sehne*, angl. *the tendon of Achilles*]. Gros tendon aplati, formé, à la partie pos-

A

B

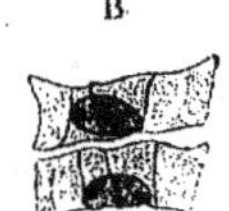

Fig. 759. — Structure du *tendon* (d'après Ranvier).

térieure et inférieure de la jambe, par la réunion des tendons des muscles jumeaux et soléaire et s'attachant à la partie inférieure de la face postérieure du calcanéum. Achille fut, dit la Fable, blessé à ce tendon pendant le siège de Troie : de là cette dénomination. On en pratique la section sous-cutanée pour remédier à l'extension du pied dans des as de pied équin, varus ou valgus. On le divise en enfonçant au-devant de lui, sous les téguments, à quelques centimètres au-dessus du talon, un bistouri recourbé très étroit et à tranchant convexe; puis on maintient les deux bouts rapprochés, et après cinq ou six jours on étend graduellement la substance qui les unit, jusqu'à ce que le pied soit ramené dans la flexion. V. Ténotomie. — *Tendons des doigts en massue*. Altération du tissu des tendons siégeant ordinairement près de l'insertion des fléchisseurs à la dernière phalange et donnant au doigt affecté la forme d'une massue. Elle est due à la production d'une substance amorphe, vasculaire, grisâtre, demi-transparente, parsemée de cellules embryonnaires. Elle débute dans les cloisons qui séparent les faisceaux tendineux; ceux-ci se trouvent écartés les uns des autres, quelquefois un peu atrophiés, mais conservent leur aspect nacré au travers du tissu morbide grisâtre à la constitution duquel ils ne prennent point part. — *Crépitation douloureuse des tendons*. V. Aï. — *Luxation des tendons*. Le déplacement du tendon de la longue portion du biceps, de ceux des péroniers latéraux et autres, par des chocs ou des froissements ayant amené la déchirure de leurs gaines fibreuses et séreuses. On ramène ces organes dans leur coulisse et on les tient au repos sous un bandage approprié.

TÉNESME. s. m. [*tenesmus*, τεινεσμὸς, de τείνειν, tendre; all. *Stuhlzwang*, angl. *tenesmus*, it. et esp. *tenesmo*]. Sentiment douloureux de tension et de constriction à la région de l'anus, avec des envies continuelles et presque inutiles d'aller à la selle. C'est un symptôme d'une irritation du rectum, produite par les matières excrétées, ou par une inflammation intestinale, la dysenterie principalement, ou par des hémorroïdes. Le traitement varie avec la cause du symptôme. — *Ténesme vésical* [all. *Harnzwang*]. Envie continuelle et douloureuse d'excréter l'urine, avec chaleur et cuisson, dont le siège paraît être au col de la vessie, et qui est d'origine inflammatoire ou spasmodique.

TENETTE. s. f. [*tenaculum*, *volsella*, all. *Blasensteinzange*, angl. *pincer*, it. *tanaglietta*, esp. *tenacilla*]. Espèce de pince que l'on introduit dans la vessie pour en extraire les calculs, dans l'opération de la cystotomie (fig. 760). La forme des tenettes varie ainsi que leurs dimensions. Celles dont on se sert ordinairement sont composées de deux branches croisées, terminées à l'une de leurs extrémités par des anneaux dans lesquels on engage les doigts qui les tiennent; l'autre extrémité se termine par deux cuillers oblongues, garnies de petites pointes, qui empêchent la pierre de glisser après avoir été saisie. Les tenettes anciennes avaient les branches croisées jusqu'auprès des anneaux ; cette construction nécessitait l'emploi des deux mains pour les faire manœuvrer. Au moyen du décroisement partiel que Charrière a placé à 4 centimètres environ des anneaux, on peut tenir ces tenettes comme une pince à pansement ordinaire.

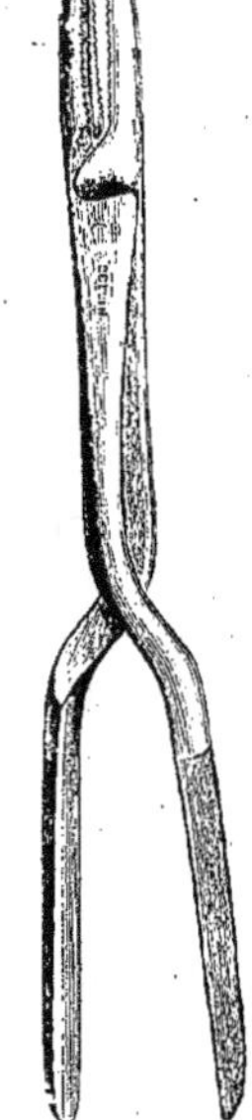

Fig. 760. — *Tenette* casse-pierre de Dolbeau.

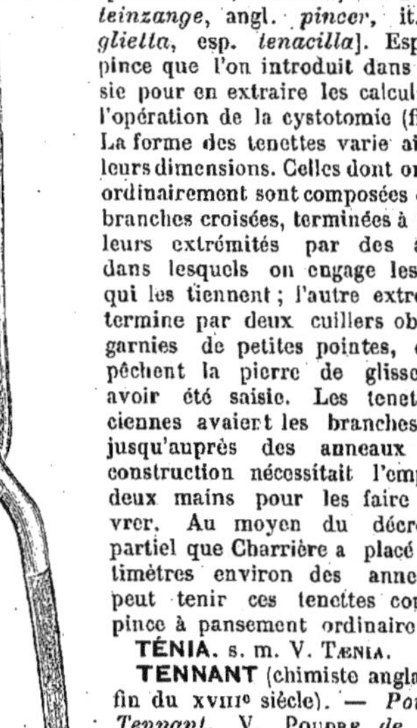

TÉNIA. s. m. V. Tænia.

TENNANT (chimiste anglais de la fin du xviiie siècle). — *Poudre de Tennant*. V. Poudre *de blanchiment*.

TÉNOGRAPHIE. s. f. [de τένων, tendon, et γράφειν, décrire]. Description des tendons.

TÉNOLOGIE. s. f. [de τένων, tendon, et λόγος, traité]. Traité des tendons; leur description.

TÉNON (chirurgien français, 1742-1816). — *Capsule* ou *aponévrose de Ténon* ou *aponévrose de l'orbite*. Plan aponévrotique, qui sépare la cavité orbitaire en deux loges : l'antérieure occupée par le globe de l'œil; la postérieure, par les dépendances du globe, graisse, vaisseaux, nerfs, etc.

TÉNONITE. s. f. Inflammation de la capsule de Ténon. V. Capsulite.

TÉNOPHYTE. s. m. [de τένων, tendon, et φυτὸν, production]. Production de nature osseuse et cartilagineuse des tendons (Albers).

TÉNOPLASTIE. s. f. [de τένων, tendon, et πλάσσειν, faire]. Opération qui consiste à suturer un morceau de tendon prélevé à un animal, par exemple le chien, entre les deux extrémités d'un tendon sectionné, lorsque le tendon était trop court, ou que les deux extrémités ne peuvent être suffisamment rapprochées pour être suturées ensemble directement.

TÉNORRHAPHIE. s. f. [de τένων, tendon, et ῥαφή, suture; all. *Sehnennaht*, angl. *tenorrhaphy*, it. et esp. *tenorrafia*]. Suture des tendons. Cette opération, pratiquée le plus souvent après une division récente pour obtenir la réunion des tendons que la position et un bandange sont impuissants à opérer, se fait au moyen de fils d'argent ou de catgut. Cette dernière substance a l'avantage d'être résorbée dans la plaie; en opérant sous le couvert de l'asepsie, la réunion immédiate est obtenue facilement, ce qui abrège le temps pendant lequel le membre est dans une position forcée. L'immobilité est maintenue au moyen d'un appareil ouaté. La ténorrhaphie est aussi employée dans le cas de plaie ancienne où, les bouts du tendon s'étant cicatrisés isolément, les mouvements sont anéantis : on incise la peau longitudinalement en dehors du tendon, on va chercher les bouts dans la gangue interstitielle (ce qui est quelquefois difficile), on les avive et on les suture comme précédemment au moyen d'un ou de plusieurs fils passés à l'aide d'une aiguille courbe à travers les extrémités divisées.

TÉNOSITE. s. f. [de τένων, tendon]. Inflammation d'un tendon.

TÉNOSYNITE. s. f. ou **TÉNOSYNOVITE.** s. f. Inflammation de la synoviale d'un tendon. — *Ténosynite crépitante.* L'*aï*.

TÉNOTOME. s. m. [de τένων, tendon, et τομή, section; all. et angl. *Tenotom*, it. et esp. *tenotomo*]. Instrument qui sert à pratiquer la ténotomie, surtout par la méthode sous-cutanée. C'est un petit scalpel à lame courte et très étroite. Cette lame, ordinairement droite, parfois concave ou convexe, est unie au manche par une tige arrondie qui, se trouvant en rapport avec l'ouverture cutanée, après que l'instrument a pénétré profondément, ne risque pas d'agrandir cette ouverture. Le manche porte un point noir sur le côté correspondant au dos de la lame, pour servir de guide pendant l'opération.

TÉNOTOMIE. s. f. [*tenotomia*, de τένων, tendon, et τομή, section ; all. *Tenotomie*, *Sehnenschnitt*, angl. *tenotomy*, it. et esp. *tenotomia*]. Mot qu'on a d'abord employé pour désigner exclusivement la section des tendons, mais qui, aujourd'hui, indique toute opération dans laquelle on coupe une partie trop tendue ou trop courte, quelle qu'elle soit. Dès le XVIIe siècle, on avait eu recours à la section du muscle sterno-cléido-mastoïdien pour remédier à certains vices de position de la tête, et il y a fort longtemps aussi qu'on a proposé des opérations pour remédier aux cicatrices vicieuses. C'est surtout à Thilénius, Sartorius, Michaelis, Delpech et Stromeyer, que la ténotomie doit le grand développement qu'elle a pris, en faisant entrer, dans son domaine, des tendons, des muscles, des ligaments qu'elle avait cru d'abord devoir respecter. On pratique cette opération : 1° pour détruire des brides accidentelles qui empêchent ou gênent certains mouvements, comme dans les cas de cicatrices vicieuses ou de rétraction de l'aponévrose palmaire; 2° pour remédier à une gêne dans les mouvements qui dépendent de ce que certaines parties naturelles du corps devenues plus courtes et plus rigides que dans l'état ordinaire, maintiennent une position vicieuse (pied bot, torticolis); 3° pour faire cesser certains resserrements des orifices naturels qui sont entretenus par une contraction de leurs sphincters. Il y a deux grandes méthodes pour la pratiquer : 1° L'une consiste à diviser la peau avec les organes tendus, de manière que la plaie soit au contact de l'air. Elle comporte deux procédés, suivant qu'on divise au même niveau la peau et les parties profondes (Thilenius), ou qu'on donne une direction différente à l'incision de la peau et à celle du tendon ou de la bride (Sartorius). Cette division était importante à l'époque où on ne connaissait pas la cause véritable de la suppuration; dans le premier cas en effet, les bords de la plaie restaient écartés, la guérison avait lieu par suppuration. Dans le second cas, le malade était à l'abri des accidents inflammatoires quand la réunion immédiate s'opérait ; mais on n'était jamais certain d'obtenir cette réunion à cause de l'étendue de la plaie, de sorte que l'inflammation et la suppuration parfois survenaient quoi qu'on fasse. Aujourd'hui, grâce à l'asepsie, il est facile d'éviter la suppuration ; on choisira le procédé qui

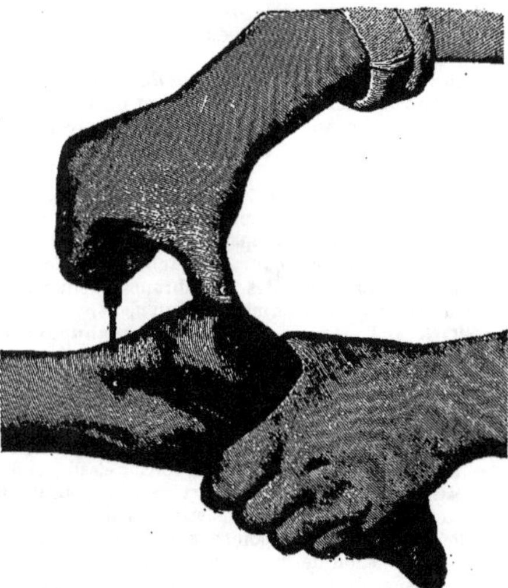

Fig. 761. — *Ténotomie* du tendon d'Achille. — Le ténotome est conduit sous le tendon relâché.

donnera les meilleurs résultats au point de vue du fonctionnement ultérieur du membre. 2° L'autre méthode, appelée *sous-cutanée*, usitée presque exclusivement aujourd'hui, consiste à ne faire à la peau qu'une piqûre, et à porter par cette voie un instrument étroit, avec lequel on divise les parties profondes. L'idée première appartient à Delpech ; elle a été préconisée par Stromeyer, Dieffenbach, Bouvier, V. Duval et Jules Guérin. La plaie extérieure se cicatrise promptement, et la solution de continuité profonde, faite avec asepsie, guérit rapidement. Pour exécuter cette méthode, on prend un ténotome pointu, qu'on plonge sur un des côtés du tendon, puis on fait glisser l'instrument, ou mieux un autre ténotome mousse, entre la peau et le tendon ; on augmente le plus possible la tension de celui-ci, en faisant maintenir la partie dans une situation convenable ; enfin on retourne le tranchant vers le tendon, et on le coupe des parties superficielles aux parties profondes. On place alors un appareil qui maintienne pendant quelque temps la position obtenue par la section, et qui, souvent même, augmente et complète le redressement, de sorte que la ténotomie n'est ordinairement qu'une sorte de préliminaire de l'orthopédie, qui vient ensuite appliquer ses moyens et ses procédés, en les variant suivant l'exigence des cas. — La section du tendon d'Achille est encore pratiquée comme acte préliminaire de l'opération de Pirogoff (fig. 761).

TENQUE. — *Collyre de Tenque.* V. Collyre.

TENSEUR. adj. et s. m. [all. *Spannmuskel,* angl. *tensor*, it. *tensore*, esp. *tensor*]. Synonyme d'*extenseur*. — *Tenseur de l'aponévrose crurale* ou du *fascia lata.* V. Fascia. — *Tenseur de la choroïde.* Muscle qui naît circulairement de la face interne de l'anneau sclérotical osseux des oiseaux, et s'unit, par des fibres dirigées d'avant en arrière, à toute la circonférence antérieure de la choroïde. Il est riche en nerfs; ses fibres sont striées. Le même muscle se retrouve, avec des caractères identiques, chez les reptiles dont l'œil est pourvu d'un anneau sclérotical, comme les tortues, les lézards, et même chez les crocodiles, animaux privés de cercle osseux. Ce muscle, chez l'homme et chez les mammifères, est le *muscle ciliaire,* qui, au lieu de fibres musculaires striées, présente des fibres-cellules. V. Ciliaire. — *Tenseur de la synoviale du genou.* Faisceau musculaire aplati allant du bas de la face antérieure du fémur à la portion supérieure de la synoviale du genou; c'est une dépendance du vaste externe.

TENSIF, IVE. adj. [τονώδης, all. *spannend,* angl. *tensive*, it. et esp. *tensivo*]. Accompagné de tension. — *Douleur tensive.* Celle qui s'accompagne d'un sentiment de distension dans la partie souffrante. Telle est celle que causent les inflammations des membranes muqueuses, l'éruption de la variole, la formation d'un abcès.

TENSION. s. f. [*tensio*, τάσις, all. *Spannung*, angl. *tension,* it. *tensione*, esp. *tension*]. Augmentation du volume d'un corps par l'effet de l'écartement ou du tiraillement de ses molécules. En parlant d'un liquide, c'est la force avec laquelle il émet des vapeurs ; quand il s'agit d'une vapeur, c'est l'élasticité dont elle jouit. — *Tension artérielle.* Énergie de la tendance au retrait élastique des artères distendues. Elle est en rapport avec la quantité de sang contenue dans le segment d'artère considéré et avec l'élasticité de la paroi en ce point; la quantité de sang est elle-même en fonction de la masse sanguine totale, de la force d'impulsion du cœur et de la résistance qu'oppose à l'écoulement le système capillaire. La tension augmente à chaque ondée sanguine qui passe du cœur dans l'aorte ou l'artère pulmonaire : les valvules sigmoïdes mettent obstacle à la rentrée du sang dans les ventricules, la tension le chasse vers les capillaires et devient la cause prochaine du mouvement du sang dans l'arbre circulatoire. La tension diminue à mesure qu'on s'éloigne du cœur, et augmente quand le sang s'échappe lentement d'une artère par suite de la contraction des capillaires. La tension est proportionnelle à l'intensité de l'afflux, c'est-à-dire à l'intensité de l'action du cœur. Il n'existe qu'un retard insignifiant entre le battement d'une artère rapprochée du cœur et celui d'une artère éloignée ; mais les pulsations ne sont pas complètes au même instant dans toutes les artères, de sorte que le retard ne porte que sur le maximum de la pulsation. La force avec laquelle le pouls est perçu par le doigt de l'observateur n'exprime pas exactement la force déployée par le cœur ; mais l'intensité de la pulsation augmente toutes les fois que la tension artérielle diminue. La pulsation est supprimée au-dessous d'un anévrysme, non par les caillots qu'il renferme, mais par l'élasticité de la poche qui ramène la tension intermittente à un état uniforme. Les bruits de souffle cardiaques et vasculaires, ainsi que les variétés du pouls qui leur correspondent, sont produites par une condition commune de l'état circulatoire : *la faiblesse de la tension artérielle* (Marey). On mesure cette tension au moyen de sphygmomanomètre de Potain. Elle varie suivant beaucoup d'états morbides ; elle peut être exagérée (hypertension) ou au contraire diminuée (hypotension). — *Tension et pression atmosphériques.* On donne le nom de *tension* d'un gaz dans un mélange au produit de la proportion centésimale de ce gaz par la pression atmosphérique. En partant de là, Bert a reconnu que la mort, dans les ascensions, etc., est due à la tension devenue insuffisante de l'oxygène dans l'air dilaté, en sortant de l'air comprimé ; les accidents de la décompression ne sont point dus à la pression barométrique diminuée, mais à la tension de l'oxygène devenue insuffisante. Lorsque la pression diminue, la quantité d'oxygène et la quantité d'acide carbonique contenues dans le sang diminuent progressivement : 100 volumes de sang artériel d'un chien duquel on pouvait extraire, à la pression normale, 20 volumes d'oxygène et 40 volumes d'acide carbonique, n'en donnaient plus, à un quart d'atmosphère, que 8 et 22 volumes. Et c'est en vain que l'animal essayerait de rétablir sa richesse première en oxygène par des respirations précipitées : son sang, comme l'a prouvé l'expérience, n'en peut plus dissoudre autant qu'à la pression normale (Bert, Jourdanet). La production d'acide carbonique et d'urée, aux basses pressions, est notablement diminuée. Le rétablissement de la tension de l'oxygène ramène ce gaz à sa proportion normale dans le sang, et tout malaise cesse lorsqu'on respire, sans changer de pression, un air plus riche en oxygène que l'air extérieur (V. Air *comprimé*). Bert a pu atteindre, sans la moindre souffrance, une pression de 24 cent., correspondant à une hauteur de 9 000 mètres, supérieure à celle du plus élevé des sommets terrestres. Sur tous les corps, organisés ou non, la pression atmosphérique est égale à celle qu'exerce une colonne de mercure ayant pour base la surface de ce corps et pour hauteur 76 centimètres, ou celle qu'exercerait une colonne d'eau de 10 à 11 mètres (V. Baromètre). Pour la surface du corps de l'homme (V. Pesanteur *spécifique*) cette pression est égale à un poids de 16 000 kil. environ, en supposant l'intérieur vide. Mais cette pression s'exerce d'une manière égale dans tous les sens, de dedans en dehors, comme de dehors en dedans, quelle que soit la particule organique envisagée. Cela tient à ce que tous les êtres organisés contiennent, dans leur intérieur, des fluides élastiques ou gaz, soit à l'état de liberté comme dans les poumons, la vessie natatoire, l'intestin, soit dissous comme dans toutes les humeurs. Or, le *ressort* des gaz est déterminé par la pression atmosphérique et lui est égal, tandis que les liquides mêmes sont sensiblement compressibles. D'où il suit que la résistance intérieure à la pression extérieure est infinie quand elle dépend d'un liquide, et égale à la presssion atmosphérique quand elle dépend d'un gaz. L'égalité et la réciprocité des pressions est la cause qui les rend insensibles aux animaux. Mais, dès que l'une l'emporte sur l'autre, comme lorsque le baromètre s'élève ou s'abaisse brusquement, il en résulte un changement d'état qui se manifeste par une sensation de bien-être ou de malaise, selon le degré de ces variations ou selon le degré de sensibilité des individus ou des espèces animales. — *Tension.* État des parties vivantes qui n'ont plus leur souplesse naturelle, les tissus étant distendus par l'afflux d'un liquide intra ou extra-vasculaire ou par l'accumulation de gaz, ou leurs fibres étant tirées en sens opposé par une cause quelconque. — *Bruit de tension.* Son rendu par la vibration de toute membrane passant subitement de l'état de flaccidité à celui de tension. V. Bruit *du cœur.* — *Tension électrique.* Manifestation de l'*électricité statique*, caractérisée par un effet répulsif et attractif de corps chargés d'électricité. La tension électrique est l'effort exercé en un point par l'électricité contre l'air. Elle est directement proportionnelle au carré de la quantité d'électricité, et inversement proportionnelle à l'étendue de la surface sur laquelle l'électricité est répandue. Cette tension est partout égale sur la surface d'une sphère ; sur un ellipsoïde, elle augmente aux extrémités du grand axe ; sur les pointes, elle est si forte que le fluide électrique se dissipe dans l'air à mesure qu'on le développe. Deux corps légers et suspendus, par exemple des balles de sureau chargées d'une espèce différente d'électricité, s'attirent à une distance qui est en raison directe de la *tension* de celle-ci. L'intensité de cette attraction est en raison inverse du carré de la distance. La répulsion se manifeste lorsque les deux corps sont chargés de la même espèce d'électricité. L'attraction, toutes choses égales d'ailleurs, agit entre deux corps d'électricité contraire à une distance plus grande que la répulsion entre deux corps d'électricité semblable. En médecine, où il s'agit de faire pénétrer dans la profondeur de tissus mauvais conducteurs une petite quantité d'électricité, la tension électrique est nécessaire. En galvanocaustique, où l'on doit désorganiser, il faut le courant chimique le plus énergique possible, comme pour la lumière électrique ; de là résulte que les appareils électriques disposés pour les usages médicaux et pour les applications chirurgicales devront recevoir une disposition différente (V. ÉLECTRISATION). Plus un corps est mauvais conducteur, plus l'électricité doit avoir de *tension* pour le pénétrer. Si un corps donne passage à deux électricités de nom contraire, elles se décomposent. Pendant ce temps, l'électricité en mouvement constitue un *courant*, état *dynamique* de l'électricité. Plus grande est la *tension*, plus rapidement se fait ce mouvement, d'où résulte un courant plus *intense*. La nature de ce conducteur, c'est-à-dire sa composition, sa longueur, son épaisseur (*section*), détermine l'énergie de la recomposition ou l'intensité du courant d'une source électrique donnée. La *conductibilité* propre à un corps est un facteur, et la *section* est l'autre facteur de l'*intensité* du courant ou *force électro-motrice*. Si une source électrique est riche en *tension* et pauvre en quantité, l'épuisement de cette source se fera d'autant plus vite, qu'elle ne rencontre point de cause de ralentissement, comme un corps mauvais conducteur ou un fil mince. Si la source est riche en quantité, l'épuisement est presque impossible. Le dégagement de l'électricité par frottement se fait en d'autant plus grande *quantité*, que la surface frottée est plus grande et le mouvement plus soutenu. Dans la pile, c'est l'étendue de la surface en contact avec le liquide excitateur qui détermine la quantité, tandis que le nombre des éléments détermine la tension (Hiffelsheim). — *Tension musculaire*. C'est le *tonus* musculaire. V. TONICITÉ. — *Tension* ou *pression du sang*. Pression ou tension exercée par le sang sur les parois des cavités et des vaisseaux qui le renferment. Mesurée dans les artères à l'aide de l'hémodynamomètre, la tension du sang est égale, chez l'homme, à celle qu'exerce une colonne de mercure haute de 16 centimètres, au moins pour ce qui est des carotides, car elle est plus faible dans les artères plus éloignées du cœur. Dans les veines, elle est du 10e au 20e de ce qu'elle est dans les artères correspondantes, et peut même être inférieure à 0 (pression ou tension négative). Dans les capillaires, où elle ne peut être directement mesurée, elle doit être intermédiaire aux pressions artérielle et veineuse. Enfin, dans les cavités du cœur, elle est soumise à des variations considérables, parce qu'elle est influencée par les mouvements du thorax et par les diverses causes qui modifient le rythme de la respiration : dans le ventricule droit, elle est, en moyenne, à peu près égale au cinquième de la tension du sang dans le ventricule gauche : elle est encore plus faible dans l'oreillette droite. — *Tension intermittente de l'épigastre*. Soulèvement de la partie gauche de l'épigastre qui fait une saillie résistante au palper, sonore à la percussion ; cette tuméfaction s'abaisse tout à coup pour se reproduire au bout d'un instant et ainsi de suite comme un ballon qu'on gonflerait et dégonflerait avec une pompe aspirante et foulante. Ce signe, décrit par Bouveret, indique la sténose du pylore, apparaît avant les ondulations épigastriques et permet un diagnostic précoce.

TENTE. s. f. [de *tenter* ; la *tente* est primitivement une sonde, et l'on disait *tenter une plaie* ; *turunda*, μοτὸς, all. *Wieke*, angl. *tent*, it. et esp. *tenta*]. On donnait autrefois ce nom, en chirurgie, à un faisceau de charpie qui ne différait de la *mèche* que par un volume plus considérable. Ces deux termes ont été souvent employés comme synonymes.

TENTE. s. f. [de *tendere*, tendre ; all. *Zelt*, it. *tenda*, esp. *tienda*]. En hygiène hospitalière. V. HÔPITAL *sous tente*. ‖ *Tente du cervelet*. Large repli de la dure-mère tendu horizontalement entre les lobes postérieurs du cerveau et la face supérieure du cervelet. Sur le milieu de sa face supérieure s'insère la tente du cerveau, qui soulève légèrement cette partie médiane, de sorte que la tente s'incline de chaque côté en bas et en dehors. La circonférence postérieure, ou grande circonférence, s'attache en arrière aux gouttières latérales de l'occipital, et s'insère sur le bord supérieur du rocher, d'où elle se porte en avant sur l'apophyse clinoïde postérieure en formant une sorte de pont au-dessus du trijumeau. La circonférence antérieure, plus petite, va de chaque côté jusqu'à l'apophyse clinoïde antérieure, et limite avec la gouttière basilaire une ouverture (*trou ovale de Pacchioni*) qui donne passage à la protubérance annulaire. Dans l'épaisseur de la tente du cervelet sont logés les sinus latéral, pétreux supérieur, droit et caverneux, ainsi que le pressoir d'Hérophile.

TENTIGO. s. m. Mot latin synonyme de *priapisme*.

TENTIPELLE. s. m. [de *tendere*, tendre, et *pellis*, peau ; it. *tentipelle*]. Cosmétique auquel on attribuait la propriété d'effacer les rides de la peau peu dense.

TÉNU, UE. adj. [*tenuis*, λεπτὸς, all. *dunn*, angl. *thin*, it. *tenero*, esp. *tenue*]. Se dit d'une partie solide mince, très déliée, ou d'un liquide.

TÉNUITÉ. s. f. [*tenuitas*, λεπτότης, all. *Dünheit*, angl. *tenuity*, *thinness*, it. *tenuità*, esp. *tenuidad*]. Qualité de ce qui est ténu.

TÉPHRO-MYÉLITE. s. f. [de τεφρός, gris, et myélite]. Inflammation systématique des cornes de la moelle épinière, particulièrement des cornes antérieures ; elle se rencontre à l'état aigu dans la paralysie de l'enfance et dans la paralysie spinale aiguë de l'adulte, à l'état chronique dans l'atrophie musculaire progressive.

TÉPHROSIE. s. f. Genre de plantes de la famille des légumineuses papilionacées. — *Tephrosia apollinea*, Pers. (*Galega apollinea*, Del.). Ses feuilles servent à falsifier le séné. — *Tephrosia senna*, Kunth, de Popayan. Les feuilles sont purgatives. — *Tephrosia leptostachya*, DC., du Sénégal. La racine est purgative. ‖ *Tephrosia toxicaria*, Pers. (*Galega toxicaria*, Sw.). Il sert à empoisonner le poisson sans le rendre vénéneux.

TEPIDARIUM. s. m. [de *tepidus*, tiède]. Mot latin employé pour désigner dans les établissements de bains le lieu où l'on prend des bains tièdes.

TEPLITZ-SCHŒNAU (Bohême). *Eaux thermales simples*, température 28° à 49°,3. Altitude : 230 mètres. Établissement : 1er mai au 1er octobre.

TEPLITZ-TZENTSCHIN (Hongrie). *Eaux bicarbonatées calciques*, chaudes, 36° à 40°. Altitude : 175 mètres. Établissement : 1er mai au 15 octobre.

RABDELLE. s. f. Sorte de machine pneumatique nt à volonté la saignée locale et la révulsion par l'in-'diaire de tubes allant de la machine à des ventouses moyen de l'application continue de la force d'un uvre à la succion du sang (Damoiseau).

RATOGÉNIE. s. f. [de τέρας, monstre, et γένεσθαι, produit]. Mode de production des monstruosités es), dont la théorie repose sur les points fondamen-suivants : 1° Aux dépens d'un blastoderme unique r une même tache embryonnaire, apparait une *seule* primitive, et, dès ce moment, le champ des per-ations tératologiques est ouvert. 2° Qu'il survienne, à période du développement, une bifurcation d'une émité, elle entraînera la production, soit d'un monstre *phale* ou *sycéphale*, soit de la *polymélie* inférieure. lle a lieu simultanément aux deux extrémités caudale éphalique, il se produira un monstre *sternopage*, *hopage*, *pygopage*, etc. 3° Que la déviation ne s'opère dans les phases ultérieures de l'évolution, elle pro-ra la multiplication d'un membre ou d'un organe quel-que suivant le bourgeon qui aura été le siège de la reation.

ÉRATOÏDE. adj. — *Tumeur tératoïde.* V. TÉRA-B.

ÉRATOLOGIE. s. f. [*teratologia*, de τέρας, monstre, ,όγος, discours ; all. *Teratologie*, *Missgeburtlehre*, angl. *'atology*, it. et esp. *teratologia*]. Partie de la pathologie i traite des monstruosités. Comme celles-ci ne sont que résultat de perturbations de la naissance et du déve-pement des organes, elles constituent des maladies rigine embryonnaire. Leur description, faite d'après principes de la méthode comparative (dite méthode turelle en biologie), rattache la tératologie à l'anatomie thologique d'une part, à la physiologie pathologique l'autre, et conduit à classer les monstres d'après les is de la biotaxie, classification qui constitue la *biotaxie athologique*. La netteté des résultats obtenus à l'aide e la comparaison des monstres aux êtres normaux eut guider les médecins dans la marche à suivre pour écrire les maladies postérieures à la naissance, celles-ci écessitant comme les autres une comparaison incessante vec l'état normal.

TÉRATOLOGIQUE. adj. [*teratologicus*, all. *teratolo-isch*, angl. *teratologic*, *teratological*, it. et esp. *terato-ogico*]. Qui a rapport à la tératologie.

TÉRATOME. s. m. Nom proposé par Virchow pour dési-ner les tumeurs complexes ou à tissus multiples dans les-uelles les différents tissus paraissent s'être développés simul-anément ; comme ces tumeurs présentent parfois une ébauche 'organisation, elles ont été aussi désignées sous le nom de tumeurs *organoïdes*, les autres tumeurs méritant le nom d'*histioïdes*. On range seulement dans les tératomes les tumeurs formées de tissus de type différent ; c'est ainsi que celles qui contiennent uniquement les différentes variétés du tissu conjonctif, tissus myxomateux, fibreux, lipoma-teux, sarcomateux, cartilagineux, etc., ne rentrent pas dans ce groupe. Quant au carcinome, dans lequel il y a à la fois développement de tissu épithélial et de tissu conjonctif, il ne peut non plus rentrer dans cette catégorie, car ces deux tissus n'ont pas un développement simultané, le conjonctif est secondaire à l'épithélial et représente une réaction de l'orga-nisme. Ces tumeurs sont congénitales, soit qu'elles se déve-loppent de bonne heure, soit qu'elles apparaissent tardive-ment, mais dans les deux cas on admet qu'elles sont le résultat du développement de germes existant dès la nais-sance. Les principales de ces tumeurs sont les *kystes der-moïdes*. V. KYSTE.

TÉRATOPAGE. s. m. [de τέρας, monstre, et παγείς, uni]. Nom générique des monstres doubles.

TERBIUM. s. m. (Mosander, 1844). Métal extrait d'un minéral de Suède. Il n'est pas connu à l'état pur.

TERCIS (France, Landes). *Eaux chlorurées sulfu-rées*, chaudes, 37°.

TEREBELLUM. s. m. [esp. *terebelo*]. Nom donné par Dugès à un perce-crâne de son invention.

TÉRÉBÈNE. s. m. [all. *Terebën*, angl. *terebenum*, it. et esp. *terebeno* ; *camphilène*] ($C^{20}H^{16}$). Carbure d'hydro-gène qu'on obtient en traitant l'essence de térébenthine par l'acide sulfurique. Le térébène pur est un liquide inco-lore, mobile, sans action sur la lumière polarisée, bouillant à 152°, moins oxydable à l'air que le térébenthène, se transformant, lorsqu'on y fait passer un courant d'acide chlorhydrique, en monochlorhydrate de térébène solide, et jamais en bichlorhydrate (contrairement au térébenthène qui fournit les deux chlorhydrates), même lorsqu'il est saturé par l'acide chlorhydrique ; il ne donne pas non plus d'hydrate cristallisé. Ce corps a été em-ployé en thérapeutique à la dose de 0gr,25 à 2 grammes par jour dans la cystite tuberculeuse. — Le *chlorhy-drate de térébène* ($C^{20}H^{16}Cl$) est solide, cristallin, blanc, fusible à 125° ; l'eau froide le décompose en partie, en mettant de l'acide chlorhydrique en liberté ; l'eau à 100° le décompose totalement et rapidement, en dégageant l'acide chlorhydrique et reformant du térébène liquide : cette décomposition n'a pas lieu pour le chlorhydrate de téré-benthène.

TÉRÉBENTHÈNE. s. m. [*essence de térébenthine rec-tifiée* ou *chimiquement pure* ($C^{20}H^{16}$, en atomes $C^{10}H^{16}$). Liquide incolore, très mobile, d'odeur spéciale pénétrante, de saveur âcre et brûlante ; densité 0,864 ; bout à 160° ; brûle avec une flamme éclairante et fuligineuse ; dévie à gauche ou à droite le plan de polarisation de la lumière, suivant qu'il est extrait de l'essence de térébenthine fournie par le *Pinus maritima* ou par le *Pinus australis*. Chauffé à 250°, le térébenthène a un pouvoir rotatoire moins fort : le li-quide est devenu plus oxydable, a pris une odeur de citron, et est changé en corps polymères et en un hydrocarbure isomérique, l'*isotérébenthène*, qui est lævogyre (Berthelot). Le térébenthène absorbe l'oxygène de l'air en devenant visqueux et résineux, et en donnant naissance aux acides acétique, formique et carbonique, en même temps qu'il se forme du cymène. L'acide sulfurique attaque vivement le térébenthène, et donne du térébène, du cymène, du colo-phène, et quelques composés polymères résineux ; l'acide azotique agit plus violemment encore, en fournissant divers produits dont la nature varie avec la concentration de l'acide ; les acides organiques agissent en diminuant le pouvoir rotatoire du térébenthène. L'acide chlorhydrique forme trois chlorhydrates ; l'eau donne un hydrate cris-tallisé. Le térébenthène se dissout à peine dans l'eau ; il se mélange aux huiles, à l'alcool et à l'éther. Il dissout le soufre, l'iode, le phosphore, et beaucoup de corps d'origine organique. Il ne dissout ni le succin, ni la laque, gonfle le copal, dissout bien le dammar, la colophane, l'élémi, la sandaraque, la cire de carnauba, et très bien le mastic. — *Monochlorhydrate solide de térébenthène* [*camphre artificiel*] ($C^{20}H^{16}Cl$, en atomes $C^{10}H^{16}HCl$). Corps qui se produit quand le gaz chlorhydrique sec traverse lentement le térébenthène bien refroidi, qui l'absorbe avec élévation de température. Il se dépose en cristaux blancs, mous, in-solubles dans l'eau, solubles dans l'alcool et l'éther, fusibles à 115°, bouillant à 208°. Il dévie le plan de polarisation dans le même sens que le térébenthène dont il dérive ; il a un peu l'aspect extérieur et l'odeur du camphre ordi-naire ; contrairement au chlorhydrate de térébène, il n'est nullement décomposé par l'eau froide, et l'est à peine par l'eau bouillante ; chauffé en vase clos à 200° avec de l'eau, il perd son acide chlorhydrique et se transforme en térébène. — *Monochlorhydrate liquide de térébenthène.* Liquide huileux qui surnage les cristaux du précédent après sa formation ; il est de même composition, mais reste toujours liquide. Il est impossible de le séparer complètement du chlorhydrate solide. — *Bichlorhydrate de térébenthène* ($C^{20}H^{16}.2HCl$). Corps solide, cristallisable, blanc nacré, insoluble dans l'eau, soluble dans l'alcool et l'éther, fusible à 49°,5, sans action sur la lumière polarisée, qui se dépose au bout d'un mois dans une solution aqueuse et saturée d'acide chlorhydrique à la surface de laquelle est placé du térébenthène. — *Hydrate de térébenthène* [*terpine*] ($C^{20}H^{16}2HO$). Composé cristallisé, solide, qui se produit quand le térébenthène est exposé au contact de l'eau. Il est soluble dans l'alcool, fusible à 103°. Par la chaleur il devient $C^{20}H^{16}4HO$, distille a 250° sans altération. Il est utilisé en médecine sous le nom de *terpine*. V. ce mot. || *Térébenthène.* Nom donné souvent, à tort, à l'essence de térébenthine du commerce, c'est-à-dire à un produit brut dans lequel est contenu le véritable *térébenthène*. V. Térébenthine (*Essence de*).

TÉRÉBENTHILIQUE. adj. — *Acide térébenthilique* ($C^{16}H^{10}O^4$). Composé cristallin, blanc, à vapeur irritante, fusible à 90°, peu soluble dans l'eau, soluble dans l'alcool et l'éther, distillant à 250°, obtenu en faisant passer sur la chaux sodée, puis sur l'acide chlorhydrique, les vapeurs de l'hydrate de térébenthène.

TÉRÉBENTHINE. s. f. [*terebenthina*, τερεβινθίνη, τερμινθίνη, all. *Therpentin*, angl. *turpentine*, it. *terebentina*, *trementina*, esp. *terebentina*]. Nom collectif des résines liquides. Ce sont des sucs odorants, demi-liquides et glutineux, qui découlent d'arbres de la famille des conifères et de celle des térébinthacées. Incolores pour la plupart au moment où elles s'échappent de la plante, les térébenthines prennent avec le temps une couleur citrine. Elles sont inflammables, d'une saveur chaude et piquante, d'une odeur forte. Elles se composent d'une essence ayant pour formule $C^{20}H^{16}$, à laquelle elles doivent leur odeur et leur saveur, et d'une ou plusieurs résines. L'absence des acides benzoïque et cinnamique les distingue des baumes, dont cependant quelques-unes portent le nom. La chaleur les concrète en volatilisant leur essence. — *Térébenthine d'Alsace*. V. Térébenthine *de Strasbourg*. — *Térébenthine du Canada* [dite à tort *baume du Canada*]. Elle est produite par l'*Abies balsamea*, Miller. Elle est liquide, se dessèche à l'air en deux à trois jours, a une odeur suave, et est souvent substituée au baume de la Mecque. — *Térébenthine de Chio*. Elle provient du *Pistacia terebinthus*, L. Elle est très épaisse, glutineuse, transparente, d'une couleur citrine verdâtre, d'une odeur agréable de citron et de fenouil, d'une saveur parfumée comme celle du mastic, sans amertume ni âcreté. — *Térébenthine commune, de Bordeaux, de France, du sapin*, etc. Elle provient du *Pinus maritima*. Elle est épaisse, trouble, grenue, colorée, entièrement soluble dans l'alcool, solidifiable par la magnésie, d'odeur désagréable, de saveur amère. Elle se dessèche complètement à l'air. Elle découle d'entailles pratiquées au tronc de l'arbre ; pour la purifier, on la filtre après l'avoir fondue au soleil (*térébenthine au soleil*) ou dans une chaudière. En nature, elle n'est pas employée en médecine : mais on en retire la colophane, la poix, le galipot, le goudron végétal. — *Térébenthine cuite*. On la prépare en faisant bouillir la térébenthine d'Alsace dans l'eau, et arrêtant l'opération lorsqu'un peu de résine, jetée dans de l'eau froide, y prend une consistance plastique (Codex). On l'administre en pilules. — *Térébenthine* ou *faux baume de la Mecque, de Judée, de Gilead* ou *du Caire*. Térébenthine qu'on obtient par incision de l'écorce du *Balsamodendron gileadense*, Kunth (*Amyris opobalsamum*, Forsk.), famille des térébinthacées burséracées. Saveur aromatique amère, odeur forte d'abord, puis suave, spéciale. Elle a une teinte fauve, variable suivant son ancienneté. Une goutte tombée dans l'eau remonte à la surface, et s'y étend aussitôt en une couche très mince, nébuleuse, formée de fort petites gouttes qui s'attachent aux objets de fer, comme la térébenthine, et se durcissent à l'air comme elle en peu de temps. — *Térébenthine de Strasbourg, d'Alsace* ou *des Vosges, térébenthine au citron*. Elle est fournie par l'*Abies pectinata*, DC., est rare, chère, et souvent remplacée par la térébenthine commune. C'est à tort qu'on lui donne parfois le nom de *térébenthine de Venise*, qui désigne la térébenthine du mélèze, et qu'on appelle aussi celle-ci térébenthine de Strasbourg. — *Térébenthine de Venise, térébenthine du mélèze*. Elle découle du mélèze (*Larix Europæa*, DC.), et vient de la Suisse. Elle est fluide, verdâtre, transparente, de saveur âcre et amère, d'odeur forte. Elle est employée en pharmacie. — *Essence de térébenthine*. Produit de la distillation d'une térébenthine quelconque, en particulier de la térébenthine commune ou du sapin. C'est alors un liquide incolore, mobile, réfringent, de saveur âcre et brûlante, d'odeur tenace, jaunissant au contact de l'air, lævogyre. A l'intérieur, l'essence de térébenthine s'emploie en capsules, dans une potion ou un lavement (émulsionnée avec un jaune d'œuf) ; comme anticatarrhale (flux bronchiques et intestinaux, blennorragie, leucorrhée) et comme hémostatique (50 centigr. à 4 gr.) ; comme stimulant général et modificateur de la muqueuse gastro-intestinale, dans les névroses, la sciatique, les gastralgies, le météorisme intestinal (4 à 8 gr.) ; comme tænifuge (30 à 60 gr.). A l'extérieur, elle s'emploie en frictions dans le rhumatisme chronique et les névralgies ; comme topique désinfectant sur les plaies gangreneuses, les ulcères ; comme rubéfiant, surtout quand elle est chaude, et même vésicant. Associée au double de son poids d'éther, elle constitue le *remède de Durande*, regardé à tort comme dissolvant des calculs biliaires. C'est un puissant antidote du phosphore en cas d'empoisonnement (Personne). — La térébenthine agit comme l'essence à titre d'excitant général : mais l'essence s'élimine particulièrement par l'appareil respiratoire et la peau, tandis que la résine se dirige vers les organes urinaires en communiquant à l'urine une odeur de violette. Une térébenthine liquide, riche en essence, suit la première voie ; une térébenthine molle, résineuse, suit la seconde : l'administration de l'une ou l'autre sorte n'est donc pas indifférente. La térébenthine se donne à la dose de 1 à 4 grammes, en capsules, en émulsion, et surtout en pilules (préparées avec la magnésie qui solidifie la térébenthine).

TÉRÉBENTHINÉ, ÉE. adj. Qui a les qualités de la térébenthine, ou qui en contient.

TÉRÉBENZIQUE. adj. — *Acide térébenzique*. Nom donné par Cailliot à un corps acide obtenu par oxydation de l'essence de térébenthine, et qui n'est autre que l'acide toluique.

TÉRÉBINTHE. s. m. [all. *Terpentinbaum*, angl. *terebinth*, it. *albero resinoso*, esp. *terebinto*, *Pistacia terebinthus*, L.]. Arbre de la famille des térébinthacées qui donne la *térébenthine de Chio*.

TÉRÉBIQUE. adj. — *Acide térébique* [all. *Terebilsäure*, angl. *terebilic acid*, it. et esp. *acido terebilico* ($C^{14}H^{10}O^8$). Produit cristallisable de l'action oxydante de l'acide azotique sur l'essence de térébenthine ou sur la colophane. Peu soluble à froid dans l'eau, l'alcool et l'éther ; plus soluble à chaud, fond à 175°.

TÉRÉBRANT, ANTE. adj. [*terebrans*, all. *bohrend*, angl. *terebrating*, *boring*, esp. *terebrante*]. Qui perce : *épithélioma térébrant du maxillaire supérieur*, épithélioma qui y creuse une cavité ; *artérite térébrante*, forme de syphilis artérielle qui, évoluant rapidement, entraîne la rupture du vaisseau sans formation préalable d'un anévrysme (Brault et Letulle). — Se dit quelquefois de la douleur, quand il semble que la partie souffrante soit percée par un corps qui cherche à s'y introduire.

TÉRÉBRATEUR. s. m. Synonyme de *perforateur*.

TÉRÉBRATION. s. f. [de *terebrare*, perforer]. Action de perforer. — *Térébration des côtes.* Opération consistant à percer une côte avec un perforateur en forme de vrille pour y passer un trocart ou une canule dans un des procédés de la thoracocentèse.

TÉRÉNIABIN. s. m. V. MANNE *liquide*.

TÉREPHTALIQUE. adj. — *Acide térephtalique* ($C^{16}H^6O^8$). Produit de l'oxydation de l'essence de térébenthine par l'acide azotique (comme les acides térébique et téréchrysique). Pulvérulent, insoluble dans l'eau, l'alcool, l'éther, le chloroforme, soluble sans altération dans l'acide sulfurique chaud.

TERMINAISON. s. f. [*terminus*, πέρας, τέλος, τελεύτη, all. *Ende*, angl. *termination, ending*, it. *terminazione*, esp. *terminacion*]. Cessation d'un phénomène normal ou d'une maladie. — En anatomie, le bout ou la disparition des nerfs, des vaisseaux, etc. Lorsque les artères, se subdivisant de plus en plus, cessent d'avoir la disposition et la structure qui leur sont propres, elles ont environ un dixième de millimètre de large, et peuvent encore être aperçues à l'œil nu. Elles se terminent en se continuant avec les vaisseaux capillaires. — *Terminaisons nerveuses.* Tous les nerfs se terminent à leur extrémité périphérique par une arborisation plus ou moins riche qui aboutit pour les nerfs centrifuges dans les glandes, dans le tissu conjonctif (cellules pigmentaires), dans le tissu musculaire [V. MUSCULAIRE (*Tissu*)], pour les nerfs centripètes dans les épithéliums, le tissu conjonctif, le tissu osseux, le tissu musculaire. Mais l'influx nerveux allant dans les nerfs sensitifs de la périphérie au centre, l'extrémité qui est en contact avec les organes constitue non pas une terminaison, mais bien l'origine véritable du nerf. Néanmoins, l'usage a prévalu de désigner sous le nom de terminaison nerveuse l'extrémité périphérique des nerfs centripètes comme des centrifuges. Parmi les terminaisons ou plutôt les origines des fibres sensitives dans les épithéliums, les unes se font par des boutons, les autres par des ménisques, d'autres par des arborisations entourant une cellule sensorielle; ce sont les *terminaisons hédériformes* du derme et de l'épiderme chez l'homme.

TERMINAL, ALE. adj. [*terminalis*, all. *gipfelständig*, angl. *terminal*, it. *terminale*, esp. *terminal*]. En anatomie, *fil* ou *filet terminal*. V. PIE-MÈRE. — *Plaque terminale.* V. MUSCULAIRE (*Tissu*).

TERMINALIA. s. m. V. MYROBALAN.

TERMINOLOGIE. s. f. [de *terminus*, terme, et λόγος, traité]. Mot mal formé employé pour *glossologie* dans le sens de connaissance des termes techniques d'une science.

TERMINTHE. s. m. [*terminthus*, it. *terminto*]. Chez les anciens, tumeur dont la forme leur semblait avoir quelque analogie avec celle du fruit du térébinthe.

TERPÈNE. s. m. Nom générique des hydrocarbures dont la formule en notation atomique est $C^{10}H^{16}$.

TERPÉNIQUE. adj. — *Acide terpénique* ($C^{16}H^{12}O^8$). Substance cristallisable, soluble dans l'eau, obtenue en traitant l'hydrate de térébenthine par un mélange de bichromate de potasse et d'acide sulfurique.

TERPILÈNE. s. m. ($C^{20}H^{16}$). Liquide obtenu en faisant agir, à chaud, le sodium sur le bichlorhydrate de térébenthène (Berthelot).

TERPINE. s. f. V. TÉRÉBENTHÈNE (*Hydrate de*). La terpine a une action analogue à celle du copahu, marquée surtout sur la muqueuse bronchique; on l'emploie comme balsamique dans les affections catarrhales des voies respiratoires à la dose de 0gr,10 à 2 gr. par jour, en pilules, en cachets ou en potion alcoolisée (Lépine).

TERPINOL. s. m. [all. *Terpinol*, angl. *terpinole*, it. et esp. *terpinola*]. Essence qui se forme par l'action des acides sur l'hydrate de térébenthène (*terpine*). Liquide incolore, d'odeur agréable de jacinthe, employé dans les mêmes cas que la terpine, en pilules ou capsules de 10 centigr., à la dose de 0gr,50 à 1 gr.

TERRAIN. s. m. En pathologie générale, le milieu chimique et dynamique constitué par l'organisme. — *Cure de terrain.* V. CURE.

TERRALINE. s. f. Mélange de plâtre calciné, de kaolin, de silice, de lanoline, de glycérine et d'un antiseptique quelconque (Tschhoff). C'est un véhicule non irritant, qu'on peut enlever facilement de la surface sur laquelle on l'a étalé, avec de l'eau sans savon.

TERRASSE (La) (France, Isère). *Eaux sulfurées calciques*, froides, 19°,3.

TERRE. s. f. [*terra*, γῆ, χθών, all. *Erde*, angl. *earth*, it. *terra*, esp. *tierra*]. Celle des planètes du système solaire qu'habite l'homme. Elle est la troisième dans l'ordre de l'éloignement du soleil, Mercure étant la plus rapprochée, Vénus ensuite. Son orbite est placée entre celle de Vénus et celle de Mars, qui sont un peu moins grosses qu'elle. C'est un sphéroïde un peu aplati aux deux pôles. Les mers et les glaciers couvrent plus des trois quarts et un peu moins des quatre cinquièmes de sa surface. Les déserts et les montagnes rocheuses réduisent à un cinquième au plus la portion habitable de la surface du globe. On calcule que cette surface s'est solidifiée depuis 150 millions d'années, et 50 millions d'années depuis le moment où elle a été assez froide pour que des plantes et des animaux aient pu y apparaître et y vivre. Parties constituantes de cette surface, composés des mêmes principes, en étant dérivés sans qu'on sache encore de quelle manière, beaucoup de ces plantes et de ces animaux offrent des corrélations superficielles de couleurs avec celles du sol, ou de l'animal avec le végétal sur lequel vit le premier. Mais il n'y a pas de corrélations organiques proprement dites plus profondes. Rien non plus jusqu'à présent n'a prouvé que les animaux les plus complexes dérivent par métamorphose ou promorphose des plus simples, pas plus qu'on ne peut considérer les animaux simples comme une transformation de quelque plante. — *Mangeur de terre.* V. GÉOPHAGE. ‖ Nom donné pendant longtemps par des chimistes à un certain nombre de substances qu'ils regardaient comme simples, aucun des agents connus n'ayant de prise sur elles, mais qu'on est parvenu depuis à décomposer et à ramener à la classe des corps oxygénés. — *Terre animale.* V. PHOSPHATE *de chaux*. — *Terre bolaire.* V. BOL. — *Terre calcaire.* V. CARBONATE *de chaux*. — *Terre cimolée* [*boue des couteliers*, *cimolia terra*, κιμωλία γῆ; all. *Cimolit*, angl. *tobacco-pipe-clay*, it. *cimolia*]. Espèce d'argile ainsi nommée de *Cimolis*, l'une des Cyclades, aujourd'hui l'Argentière, d'où on la tirait. Elle passait pour astringente et résolutive, et était employée contre la brûlure du premier au troisième degré. — *Terre foliée calcaire.* V. ACÉTATE *de chaux*. — *Terre foliée mercurielle.* V. ACÉTATE *de mercure*. — *Terre foliée minérale.* V. ACÉTATE *de soude*. — *Terre foliée de tartre.* V. ACÉTATE *de soude*. — *Terre foliée végétale.* V. ACÉTATE *de potasse*. — *Terre de Lemnos* (*terre sigillée bolaire*, *argilla lemnia*). Substance argileuse qui ne diffère pas de la sanguine, ou argilo-ocreuse, rouge graphique de Haüy. On en formait de grosses pastilles sur lesquelles on imprimait le sceau du

Grand Seigneur. Elle est employée en Égypte comme astringente, et inusitée en Europe. — *Terre pesante.* V. Baryte. — *Terre pesante salée.* V. Chlorure *de baryum.* — *Terre à porcelaine.* V. Kaolin. — *Terre de Vérone.* Composé de silice, d'alumine, de protoxyde de fer, de magnésie, de soude et de protoxyde de manganèse.

TERRE-NOIX. s. f. [all. *Erdnuss*, angl. *pignut*, it. *noce della terra*, esp. *castaña di tierra*]. Tubercule sphérique de la grosseur d'une noisette ou un peu plus, noirâtre au dehors, blanc au dedans, alimentaire, fourni par le *Bunium bulbocastanum* (Koch), ombellifère croissant en Europe dans les terrains maigres.

TERREUX, EUSE. adj. Qui a l'aspect ou la nature de la terre : *lut terreux.*

TERRICOLE. adj. [de *terra*, terre, et *colere*, habiter]. Qui habite dans la terre, la vase.

TERRITOIRE. s. m. — *Territoire cellulaire.* Expression employée pour la première fois par Goodsir (1845) pour désigner l'ensemble des cellules de même espèce dans tel ou tel organe donné.

TERROU. s. m. V. Formène.

TERTIAIRE. adj. Se dit, en anatomie, des divisions de troisième ordre des vaisseaux, etc. ; en pathologie, des accidents qui se montrent après deux autres ordres de symptômes. V. Syphilis.

TEST. s. m. [*testa*, ὄστρακον, all. *Schale*, angl. *shell*, it. *costa*, esp. *tiesto*]. Enveloppe dure de certains animaux, particulièrement celle qui est surtout calcaire, comme la coquille des mollusques, la carapace des crustacés et des échinodermes.

TESTAMENT. s. m. V. Donation.

TESTES. s. m. pl. [pluriel latin de *testis*, testicule ; all. *das hintere Vierhügelpaar*, it. *testi*]. Nom donné aux tubercules quadrijumeaux postérieurs.

TESTICULAIRE. adj. [all. *testiculär*, angl. *testicular*, it. *testicolare*, esp. *testicular*]. Qui appartient au testicule. — *Cordon testiculaire, fonction testiculaire.* V. Spermatique. — *Parenchyme testiculaire.* V. Testicule. — *Suc testiculaire.* V. Suc.

TESTICULE. s. m. [*testis*, *testiculus*, ὄρχις, δίδυμος, all. *Hode*, angl. *testicle*, it. *testicolo*, esp. *testiculo*]. Organe essentiel de l'appareil reproducteur mâle, homologue de l'ovaire chez la femme, pair, contenu dans le scrotum, et dans lequel naissent les spermatozoïdes. La forme des testicules est celle d'un ovoïde aplati ; ils ont une obliquité telle, que leur grand axe se rapproche en bas et en arrière, que leur extrémité supérieure est tournée en avant et en dehors, que leur bord antérieur, lisse et convexe, regarde en bas, que leur bord postérieur (*hile du testicule*), rectiligne, regarde en haut. Le testicule gauche descend un peu plus bas et est un peu plus volumineux que le droit. Le poids de chaque testicule est de 21 grammes en moyenne, sa longueur de 5 centimètres, sa largeur de 7, son épaisseur de 2 et demi : ces chiffres varient d'ailleurs d'un sujet à l'autre. Les testicules sont enveloppés par une membrane fibreuse, appelée *albuginée* ou *périddidyme*, qui a l'aspect de la sclérotique, sur le vivant. Cette membrane est résistante, d'un blanc opaque, non élastique ; en rapport avec la tunique vaginale par sa surface externe, elle est appliquée sur le parenchyme de l'organe, dans lequel elle envoie des prolongements membraneux minces et aplatis, qui se dirigent tous vers le bord postéro-supérieur du testicule, de manière à le subdiviser en loges à peu près pyramidales : ces cloisons partent d'un renflement que cette membrane forme le long du bord supérieur du testicule (*corps d'Highmore*), renflement à travers lequel passent les conduits efférents, qui se continuent avec ceux de la tête de l'épididyme. — Fig. 762. Trajet de la vaginale sur une coupe sagittale. — Le *parenchyme testiculaire* est mou, jaunâtre ; il fait hernie au dehors quand on a pratiqué une boutonnière sur l'albuginée ; il est formé d'un grand nombre de tubes dits *canaux séminifères* ou *canalicules spermatiques*, flexueux, peu adhérents les uns aux autres, enroulés de manière à former des *lobules* que séparent les cloisons émanées de l'albuginée. Ces lobules sont au nombre de 200 à 300. Chaque lobule a une forme allongée ; son extrémité la plus grêle regarde le corps d'Highmore, tandis que l'autre extrémité plus volumineuse regarde la périphérie de l'organe. Chacun renferme un à trois tubes enroulés sur eux-mêmes, longs de 75 à 80 centimètres, parfois de 1m,50, larges de 0mm,15 en moyenne. Chaque tube est ouvert du côté du corps d'Highmore, et terminé en cul-de-sac ou cæcum à son autre extrémité. Il est quelquefois ramifié, mais ses ramifications ne dépassent pas le chiffre de 4 à 6. En se rapprochant du corps d'Highmore, ces tubes deviennent à peu près parallèles, rectilignes. On leur donne à ce niveau le nom de *canaux droits*. Ces canaux, réduits à 14 ou 16, pénètrent dans le corps d'Highmore, s'envoient dans son épaisseur quelques anastomoses qui représentent un réseau dit *rete vasculosum testis*, *réseau de Haller*. Ils convergent les uns vers les autres, et, au moment où ils abandonnent le bord supérieur du testicule pour se jeter dans la tête de l'épididyme, ils sont au nombre de 12 environ. Ce sont ces 12 conduits, marquant l'origine de l'épididyme, qui forment les *canaux efférents* du testicule ; ils ne s'anastomosent pas entre eux, mais se contournent en formant des lobules qu'on appelle *cônes vasculaires de Haller*. Les *artères* du testicule proviennent de la spermatique, dont les ramifications se portent les unes à la face interne de la tunique albuginée, tandis que les autres se ramifient dans les cloisons conjonctives qui séparent les lobules. Leurs capillaires forment des mailles autour des canalicules qu'ils enlacent sans jamais pénétrer dans l'épaisseur de leur paroi. De ces capillaires naissent les *veines*, qui sortent du testicule, au niveau de la tête de l'épididyme, pour cheminer ensuite le long du bord interne de ce corps avec les *lymphatiques*, qui sont nombreux : les veines forment les veines spermatiques ; les lymphatiques se rendent aux ganglions lombaires. L'artère spermatique donne aussi quelques rameaux à l'épididyme. Les *nerfs* du testicule viennent du plexus spermatique. — Chaque canalicule séminifère a une paroi composée de deux couches : l'extérieure est formée de tissu conjonctif disposé en 2 à 4 lamelles concentriques, entre lesquelles sont situées des cellules endothéliales ; l'intérieure est formée par le revêtement épithélial à plusieurs assises cellulaires. Ces cellules sont de deux sortes : les *cellules de Sertoli* et les éléments appartenant à la lignée séminale. Les premières sont de grands éléments implantés sur la paroi propre et dont l'extrémité libre regarde la lumière du canalicule ; elles sont anastomosées entre elles ; elles ren-

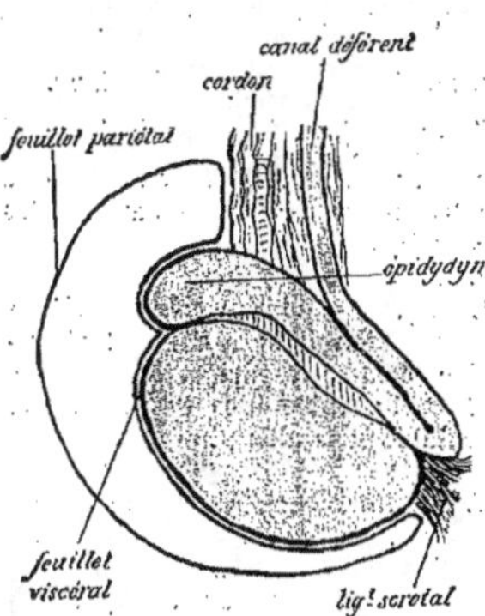

Fig. 762. — Coupe sagittale du testicule.

ferment un noyau clair situé à une hauteur variable ; leur protoplasma fibrillaire renferme des gouttelettes de substance grasse et parfois des granulations falciformes appelées *cristalloïdes de Lubarsch.* Ces cellules constituent à elles seules le revêtement épithélial chez le vieillard et dans les testicules en ectopie. Elles ne se transforment jamais en spermatozoïdes ; elles constituent des cellules nourricières et élaborent des produits variés. Les éléments de la lignée séminale se rapportent à quatre types : les *spermatogonies*, les *spermatocytes*, les *spermatides* et les *spermatozoïdes* (V. ces mots et Spermatogenèse). — Fig. 763. Σ, cellule de Sertoli ; S^1, spermatogonie ; S^2, spermatocyte ; S^3, spermatide ; *s*, spermatozoïde (gr. = 1250 d.). — Dès le point où ils traversent la tunique albuginée pour former le commencement de l'épididyme, les tubes prennent un épithélium prismatique et vibratile à la place du précédent, et leur paroi n'est plus que fibreuse. Entre les canalicules séminipares se trouve du tissu conjonctif comprenant des éléments particuliers appelés *cellules interstitielles* du testicule. Ce sont de jeunes cellules polyédriques ou ovoïdes, munies d'un noyau sphérique souvent excentrique, groupées sous forme d'îlots ; le cytoplasme abondant est formé d'une zone centrale se colorant fortement, finement granuleuse et contenant des diplosomes, et d'une zone périphérique claire, et semée d'alvéoles arrondis. Ces cellules élaborent divers produits : un corps gras qui s'accumule à la périphérie de la zone compacte, des cristalloïdes qui se présentent sous forme de bâtonnets à extrémités mousses, et un pigment qui ne s'observe avec abondance que chez le vieillard. Ces cellules, bien que d'origine conjonctive, ont la valeur d'éléments glandulaires ; c'est à elles que le testicule doit son action générale sur l'économie et commande à l'évolution des caractères sexuels secondaires, évolution du squelette et des phanères, développement de l'instinct génital. Elles méritent le nom de glande interstitielle du testicule (Ancel et Bouin). — Fig. 764. Cellules interstitielles de l'homme avec leur zone périnucléaire et ses diplosomes, et leur zone périphérique (gr. = 800 d.). — Au testicule sont annexés : un ou plusieurs *vaisseaux aberrants* (V. Vas) ; le *corps innommé de Giraldès* (V. Corps de Wolff et Paradidyme) ; et l'*hydatide de Morgagni.* — *Descente ou migration du testicule.* Vers la sixième semaine de la vie intra-utérine, le testicule, né aux dépens de la partie supérieure du corps de Wolff, est situé à la partie interne de celui-ci, et séparé par ce corps du canal déférent, qui en occupe la partie antéro-supérieure ; plus tard, l'organe séminal et le canal déférent se réunissent, et le testicule, recouvert par l'épididyme, se place au-dessous des reins, sur le côté de la colonne vertébrale. A ce moment, de l'extrémité inférieure du testicule, et du point de jonction de la queue de l'épididyme avec le canal déférent part un cordon de fibres musculaires striées, recouvert par un repli péritonéal (*mesorchium*) dans lequel il fait saillie : ce cordon descend devant le psoas, auquel il est uni par la séreuse, et s'engage dans l'anneau abdominal du canal inguinal ; ses fibres externes s'insèrent sur l'arcade crurale ; les internes se terminent au pubis ; les moyennes descendent jusque dans le scrotum, et s'y attachent à la face profonde de la peau ainsi qu'au tissu conjonctif des bourses. Ce cordon est formé, au centre, de tissu conjonctif mou, transparent, gélatineux, lâche, très vasculaire, contenant quelques fibres-cellules : c'est le *gubernaculum testis* (Hunter) ou *ligament du testicule,* analogue, chez le mâle, du ligament rond de l'utérus. Autour de ce tissu est une couche de fibres musculaires striées : c'est le *musculus testis* (Hunter), lequel s'insère au ligament de Fallope et forme le muscle crémaster après son renversement lors de la descente du testicule dans le scrotum ; quelque pâle que devienne le *crémaster,* dont les faisceaux sont écartés les uns des autres de manière à former la *tunique érythroïde* des bourses, ces faisceaux musculaires n'en conservent pas moins leur état strié chez l'adulte. Lorsque le testicule, sollicité par la contraction du *musculus testis,* commence à descendre, il entraîne les vaisseaux spermatiques, qui s'allongent, mais dont l'origine se fait toujours au niveau de ceux des reins ; ils sont alors contenus dans le *mesorchium.* Vers le quatrième mois, le testicule est vertical : le péritoine, comme chez l'adulte, tapisse ses faces interne et externe, son bord antérieur, une partie de son bord pos-

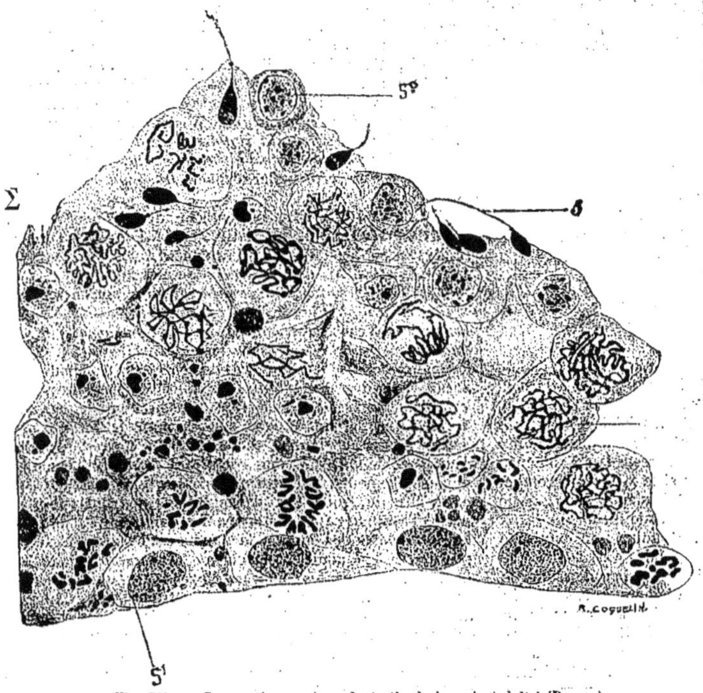

Fig. 763. — Coupe microscopique du *testicule* humain (adulte) (Branca).

térieur, et envoie un prolongement entre la partie médiane de ce bord et la face interne de l'épididyme. Pendant la descente, le testicule regarde en avant par sa face externe, en arrière par sa face interne; le bord postérieur est tourné en dedans: le *mesorchium* entoure si complètement le testicule, que celui-ci est en quelque sorte flottant. Vers le huitième mois, parfois au moment de la naissance seulement, le testicule est situé dans le pli cruro-scrotal, au niveau de la racine de la verge. Lorsque le testicule s'engage dans le canal inguinal, il entraîne avec lui le péritoine, qui forme une dépression, s'allonge de plus en plus et l'accompagne jusqu'au fond du scrotum, pour former la tunique vaginale; celle-ci, jusqu'au moment de la naissance et parfois dans les premiers temps de la vie, communique avec la cavité péritonéale par un canal étroit qui plus tard s'oblitère, à l'état normal, par un travail adhésif qui se fait à partir de l'anneau abdominal. Si le *musculus* et le *gubernaculum testis* manquent, le testicule reste dans le point où il s'est développé;

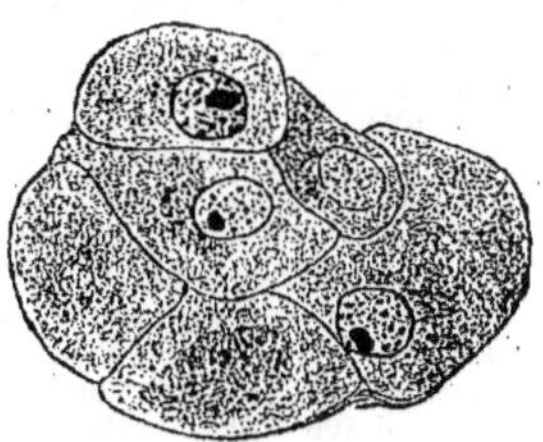

Fig. 764. — Cellules interstitielles du *testicule*.

s'ils s'unissent au testicule pendant la migration, l'épididyme et le canal déférent sont déplissés; s'ils ne s'attachent qu'à l'épididyme, celui-ci et le canal déférent descendent dans les bourses, le testicule restant dans l'abdomen ou dans le canal inguinal; si le faisceau scrotal et celui qui s'insère à l'arcade de Fallope manquent, l'organe reste dans l'abdomen ou au niveau de l'anneau du canal; si le faisceau scrotal et celui qui s'insère au pubis manquent, la glande reste dans le canal inguinal; si le *gubernaculum* et le *musculus testis* s'attachent à la tête du testicule, et non à son extrémité supérieure, il y a inversion du testicule, c'est-à-dire que l'épididyme occupe son bord inférieur au lieu d'occuper le supérieur. — *Testicule irritable* (Cooper), *névralgie du testicule*. Douleur testiculaire se manifestant au moindre contact de l'organe ou spontanément, résultant d'une dilatation variqueuse des veines du cordon, d'une lésion traumatique ou blennorragique de l'épididyme ou du testicule; souvent rebelle aux antiphlogistiques et aux narcotiques ordinaires, mais finissant par disparaître spontanément, ce qui doit faire proscrire la castration. — *Lésions traumatiques du testicule*. Les *piqûres* sont sans gravité et ne laissent pas de troubles fonctionnels. Les *coupures*, plus graves, peuvent annihiler les fonctions de l'organe. Les *contusions* sont plus sérieuses: elles sont parfois l'occasion d'une simple douleur qui diminue peu à peu sans laisser de traces; dans d'autres cas, la désorganisation est immédiate et plus ou moins complète; quelquefois il se fait un épanchement sanguin entre les éléments du testicule; elles ne sont le point de départ d'une orchite que si des germes sont apportés de l'extérieur ou existent en entretenant une suppuration chronique au niveau du canal de l'urètre (blennorragie chronique, goutte militaire). Le débridement de la tunique albuginée est nécessaire si une mortification des éléments glandulaires est imminente; le repos, des applications chaudes sont le plus souvent suffisants. — *Vices de conformation du testicule*. V. ANORCHIDIE, CRYPTORCHIDIE et MONORCHIDIE. — Pour les autres affections du testicule, V. FONGUS, ORCHITE et SARCOCÈLE.

TEST-OBJECT. s. m. [mot angl. francisé; de *test*, épreuve, et *object*, objet]. Préparation transparente, faite à l'aide d'animaux ou de végétaux microscopiques, d'organes ou d'éléments anatomiques des plantes ou des animaux, qui présentent des particularités de structure compliquées, généralement à contours très délicats, mais pourtant nettement délimités. Ces préparations servent à juger la valeur comparative des microscopes, d'après la facilité et la netteté avec lesquelles ces instruments font reconnaître ces détails de structure ou en font distinguer plus les uns que les autres. Les test-objects le plus en usage, servant à juger l'achromatisme et la pénétration des lentilles objectives du microscope, sont les suivants: 1. Ongles d'araignée; 2. *Forbicine* ou *Lepisma saccharina*, Linné (écailles); 3. *Pieris rapæ*, Latreille (écailles); 4. *Zygæna Alexis*, Fabricius (écailles); 5. *Satyrus Janira*, Linné (écailles); 6. *Podura plumbea*, Linné (écailles); et les diatomées suivantes: 7. *Pleurosigma attenuatum*, W. Smith; 8. *Pleurosigma angulatum*, W. Smith; 9. *Navicula Spencerii*; 10. *Navicula veneta*, Kützing; 11, les *Grammatophora*; 12. *Striatella unipunctata*, Agardh (*Achnantes unipunctata*, Carmichaël, *Diatoma rigidum*, de Candolle).

TESTUCAIRE. s. f. Nom vulgaire des *distomes*.

TESTUDO. s. m. [mot latin signifiant *tortue*]. Tumeur enkystée en façon d'écaille de tortue.

TÊT. s. m. Autre orthographe du mot *test*.

TÉTANIE. s. f. [*tétanos intermittent, spasmes musculaires idiopathiques, contracture rhumatismale des nourrices* (Trousseau), *contracture rhumatismale intermittente, contracture essentielle des extrémités*]. Syndrome caractérisé par des accès de contracture douloureuse localisée le plus souvent aux extrémités des membres. Décrit d'abord par Dance, en 1831, sous le nom de *tétanos intermittent*, il fut désigné sous le nom de *tétanie* par Lucien Corvisart dans sa thèse en 1852. L'accès est souvent précédé de prodromes consistant en fourmillements, engourdissements, puis quelques contractions musculaires; enfin la main, qui est la partie le plus souvent atteinte, prend l'attitude caractéristique : les doigts sont appliqués les uns contre les autres, la paume est excavée, c'est la position de la « main d'accoucheur » (Trousseau) (fig. 765). La contraction peut s'étendre à l'avant-bras qui est fléchi sur le bras, au bras qui est accolé au tronc. Aux membres inférieurs, l'attitude est semblable; mais la jambe et la cuisse sont dans l'extension. Le visage peut être pris et devenir grimaçant. Les mouvements volontaires sont impossibles. Entre temps le malade se plaint de picotements et de douleurs véritables parfois intenses. L'accès dure une ou plusieurs heures, disparaît tout d'un coup et reparaît après plus ou moins longtemps; dans l'intervalle des accès on peut réveiller les spasmes par la compression des gros troncs vasculaires des membres (*signe de Trousseau*), qui agit peut-être par l'excitation des troncs nerveux; en même temps on constate l'hyperexcitabilité mécanique des nerfs moteurs (*signe de Chvostek*), facile à mettre en évidence au niveau du facial (*signe de Weiss*); l'excitation des nerfs sensibles réveille aussi les spasmes (*signe de Hoffmann*); enfin les nerfs moteurs présentent une augmentation de l'excitabilité électrique surtout vis-à-vis du courant galvanique (*signe d'Erb*). Dans certains cas graves les muscles du cou, du tronc et de l'abdomen sont pris, et la mort peut survenir par asphyxie. Chez les enfants on a décrit une *forme permanente*, dans laquelle les contractures persistent plusieurs jours, avec des retours paroxystiques. La tétanie peut se montrer primitivement, en particulier chez l'homme, pendant l'hiver et dans certaines professions manuelles, chez les cordonniers et les tailleurs principalement; ce sont ces cas qui font ranger par beaucoup d'auteurs la tétanie parmi les névroses. Le plus souvent elle est liée à divers états physiologiques, comme la grossesse et la lactation chez la femme, ou pathologiques, comme les maladies infectieuses et en particulier la fièvre typhoïde, les intoxications telles que l'alcoolisme et l'ergotisme dont les crampes sont analogues à celles de la tétanie, les affections gastro-intestinales, diarrhée infantile, dilatation de l'estomac (*tétanie gastrique* de Küssmaul), parfois

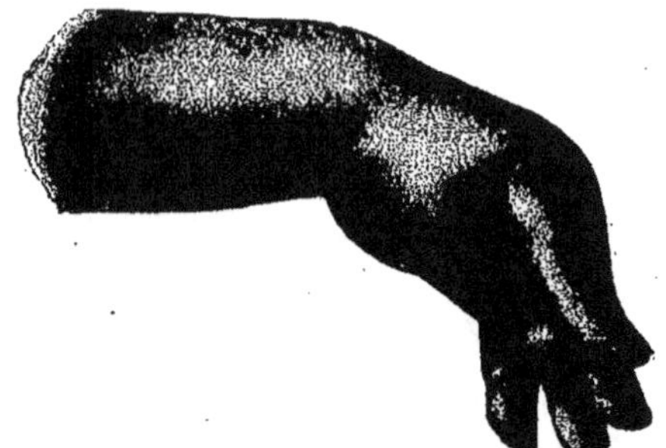

Fig. 765. — Attitude de la main dans la *tétanie*.

cancer du pylore, colique hépatique (Gilbert); enfin la tétanie fait partie des symptômes de la cachexie strumiprive et apparaît chez l'homme comme chez les animaux après l'extirpation complète de l'appareil thyroïdien. Ce n'est pourtant pas l'ablation de la thyroïde elle-même qui donne lieu à la tétanie, c'est uniquement l'extirpation des glandules parathyroïdes (Moussu, Vassale et Generali). La tétanie étant un symptôme de l'insuffisance parathyroïdienne, certains auteurs et entre autres Pineles ont soutenu que les différentes causes qui engendrent la tétanie agissent en lésant ces glandules. Le traitement sera d'abord celui de la cause; l'ingestion d'extrait de parathyroïdes s'impose quand la tétanie est d'origine strumiprive et devra être tentée dans les autres cas; le chloral, la morphine seront employés pour calmer les spasmes.

TÉTANIQUE. adj. [*tetanicus*, all. *starrkrampig*, angl. *tetanic*, it. et esp. *tetanico*]. Qui tient du tétanos. — *Toxine tétanique*. V. Toxine.

TÉTANISATION. s. f. Action de tétaniser.

TÉTANISER. v. a. Produire des phénomènes tétaniques.

TÉTANISME. s. m. État tétanique : *un tétanisme généralisé.*

TÉTANOÏDE. adj. [de *tetanos*, et εἶδος, forme]. Se dit des phénomènes convulsifs qui, dans le strychnisme, ressemblent à ceux du tétanos (Marshall-Hall).

TÉTANO-MOTEUR. adj. Se dit d'une substance qui, comme la strychnine, suscite des mouvements tétaniques.

TÉTANOS. s. m. [*tetanus, rigor, distensio nervorum*, τέτανος, de τείνειν, tendre; all. *Starrkrampf*, angl. *tetanus*, it. *tetano*, esp. *tetanos*]. Maladie infectieuse, contagieuse et inoculable, commune à l'homme et aux animaux, caractérisée cliniquement par une contracture douloureuse de tous ou presque tous les muscles volontaires, état de crampe qui est permanent, mais avec des redoublements convulsifs, et qui, s'étendant aux muscles de la respiration, amène souvent la mort par asphyxie. Elle est due à un microbe spécial, le bacille de Nicolaïer (V. Nicolaïer), qui végète uniquement au point où il a pénétré dans l'organisme et agit à distance grâce à la toxine qu'il sécrète. Lorsque le tétanos est *général* (*tétanos holotonique*), il maintient le corps dans un état permanent de rigidité, sans le fléchir en aucun sens : c'est le *tétanos droit*. Quand il tient le tronc courbé en avant, il est appelé *emprosthotonos; opisthotonos*, quand il courbe le corps en arrière; *pleurothotonos*, quand il le courbe sur un des côtés; *trismus*, quand il n'affecte que les muscles de la mâchoire. Presque toujours le tétanos débute par le *trismus*, contraction spasmodique des muscles masséters et temporaux, qui tiennent la mâchoire inférieure fortement appliquée contre la supérieure, et empêchent le malade d'ouvrir la bouche et de mastiquer. La rigidité se propage ensuite aux muscles du cou, puis à ceux de la face, du tronc, des membres, qui prennent des attitudes variées selon que l'affection prédominante de telle ou telle masse charnue entraîne les parties dans un sens ou dans l'autre. Par rapport à la fréquence, l'opisthotonos vient immédiatement après le trismus, puis l'emprosthotonos, et en dernière ligne le pleurothotonos. Lorsque le tétanos est complet, le corps tout entier est raide et immobile, et les efforts les plus puissants sont incapables de le fléchir; le plus souvent il y a des paroxysmes, pendant lesquels la rigidité devient plus intense; et au milieu de ce désordre, les facultés intellectuelles restent intactes. La température s'élève considérablement dans les formes aiguës et atteint 40°, 41° et même 42 et 43°; Wunderlich l'aurait vue s'élever à 44°,7; elle monte souvent encore après la mort; le pouls s'accélère et atteint 100, 120 et même 140 pulsations. La contraction des muscles de la face donne à la physionomie un aspect caractéristique, qui est ordinairement celui du rire sardonique. A la difficulté d'ouvrir la bouche s'ajoute la dysphagie produite par le spasme des muscles du pharynx. Les muscles qui concourent à la respiration ne se contractent d'abord qu'au moment des redoublements convulsifs; mais bientôt leur rigidité devient presque permanente, par répétition de ces accès, et la mort survient par asphyxie, dans un espace de temps qui varie depuis trois ou quatre jours dans le *tétanos aigu*, jusqu'à trois ou quatre semaines dans le *tétanos lent, subaigu*. On distingue un *tétanos spontané*, ou médical, quand la porte d'entrée du bacille reste inaperçue; le plus souvent on trouve une petite plaie insignifiante, des lésions de carie dentaire, une angine ulcéreuse, des ulcérations gastriques ou intestinales, telle que celles de la fièvre typhoïde ou de la dysenterie; parfois pourtant aucune solution de continuité tégumentaire ou muqueuse ne peut être décelée; il faut admettre alors que l'organisme contenait des spores tétaniques qui se sont développées sous une influence quelconque. Le *tétanos traumatique*, beaucoup plus fréquent, apparaît surtout après certaines blessures (plaies contuses, plaies compliquées de déchirure ou de morsure, de corps étrangers, de fracture comminutive, plaies des doigts ou des orteils, des articulations et des nerfs), principalement quand la plaie a été souillée de terre (*origine tellurique* du tétanos) et que cette terre contient des déjections de cheval (*origine équine*, Verneuil); le tétanos apparaît en général du quatrième au onzième jour après le traumatisme, souvent plus tôt, quelquefois plus tard; quand le début est tardif, l'évolution est lente et le pronostic habituellement favorable. Les opérations chirurgicales sanglantes faites sans asepsie peuvent aussi donner lieu au développement du tétanos. Les plaies utérines (*tétanos puerpéral*), la plaie ombilicale (*trismus nascentium*) sont encore des portes d'entrée possibles au bacille de Nicolaïer. Grâce aux progrès de l'antisepsie, les épidémies de tétanos observées autrefois dans les maternités sont inconnues aujourd'hui. Le tétanos fait encore beaucoup de victimes dans certaines régions froides, en Islande, ou aux contrées tropicales, Antilles, Guyanes, Brésil. D'après les différences de l'aspect clinique on distingue un tétanos généralisé et un tétanos partiel, le tétanos de la tête ou tétanos *céphalique de Rose*, consécutif à une plaie des régions innervées par un nerf cranien, en particulier le facial, s'accompagnant de paralysie de ce nerf, puis de spasme du pharynx rappelant l'hydrophobie et déterminant souvent la mort par spasme laryngé, enfin le tétanos à point de départ viscéral ou tétanos *splanchnique de Binot*, qui a une évolution rapide, ne détermine pas de contracture généralisée, et se termine constamment par la mort par spasme du larynx. Le traitement est prophylactique et curatif; le traitement prophylactique comprend d'abord le nettoyage et l'asepsie aussi complète que possible de toutes les plaies, surtout des plaies anfractueuses, souillées de terre, puis l'injection à titre préventif du sérum antitétanique (V. Sérum). Ce sérum n'a aucune action efficace sur le tétanos déclaré; quand les premiers symptômes du tétanos apparaissent, la toxine est déjà fixée sur les éléments nerveux, et le sérum ne peut plus la neutraliser; expérimentalement, il n'agit que quand il est injecté peu de temps après la toxine, avant que les contractures n'apparaissent; l'injection par les voies veineuse, intra-rachidienne et même cérébrale n'a pas donné de résultats beaucoup plus satisfaisants. Aussi doit-on injecter le sérum préventivement toutes les fois que la nature de la plaie et les conditions dans lesquelles elle a été produite font redouter l'apparition du tétanos; on peut aussi employer dans ce but le sérum desséché et porphyrisé avec lequel on panse directement la plaie. Dans les cas graves, où le tétanos apparaît rapidement, où la plaie est impossible à désinfecter complètement, on devra recourir à l'amputation pour enlever le foyer où s'élaborent constamment de nouvelles doses de toxine. Une fois que les spasmes sont apparus, le traitement sera purement symptomatique; on aura recours à l'administration simultanée de l'hydrate de chloral et de l'opium : le chloral se donne par les voies digestives, à dose élevée (4 à 10 gr. par jour en potion ou en lavement) ; en même temps on fait une ou plusieurs injections hypodermiques de chlorhydrate de morphine (1 centigr. par injection). Le tétanos traumatique aigu est la forme qui offre le moins grand nombre de chances de guérison; dans les cas subaigus, il y a quelque espoir de réussir quand plusieurs jours se sont écoulés, comme dans le tétanos spontané. Si la déglutition est impossible, il faut avoir recours à la sonde œsophagienne, introduite par le nez au besoin, pour nourrir le malade. S'il y a menace d'asphyxie, la trachéotomie peut au moins prolonger les jours du malade. — *Tétanos intermittent*. V. Tétanie.

TÊTARD. s. m. [all. *Froschlarve*, angl. *bull-head*, it. *cazzola*, esp. *renacuajo*]. Nom donné aux larves des jeunes batraciens, surtout de ceux qui, à l'état parfait, n'ont pas de queue (*batraciens anoures*). On les appelle ainsi, parce que leur corps semble ne consister qu'en une grosse tête terminée par une queue.

TÉTARTOPHYIE. s. f. et non pas **TÉTARTOPHIE** [*tetartophyia*, de τέταρτος, quatrième, et φῦναι, naître]. Nom donné par Sauvage à la fièvre rémittente quarte.

TÊTE. s. f. [*caput*, κεφαλή, all. *Kopf*, angl. *head*, it. *testa*, esp. *cabeza*]. Extrémité supérieure du corps humain, antérieure du corps des animaux dont l'organisation se rapproche de celle de l'homme, qui loge les principaux organes des sens et le principal centre du système nerveux. — L'étude de la conformation de la tête en général, qui contient quatre des appareils des sens, celle du crâne en particulier qui recouvre l'encéphale, ont une grande importance pour l'étude zoologique et physiologique de l'homme et des autres animaux. Cette étude est facilitée par l'emploi du *craniographe* de Broca. V. Angle *facial*; Brachycéphale et Dolichocéphale. — *Tête microcéphalique*. V. Dégradation. — *Tête rachitique*. V. Crétinisme. — *Hydropisie de la tête*. V. Hydrocéphale. ‖ En anatomie descriptive, *tête*, extrémité arrondie de certains os longs, comme le fémur, l'humérus; portion plus volumineuse que les autres de certains organes mous comme l'épididyme, etc. ‖ En pathologie, *tête de méduse*, aspect que prend le réseau veineux sous-cutané du côté droit de l'abdomen, quand il est dilaté par le passage du sang du système porte cherchant à gagner par les anastomoses le système cave supérieur; on le rencontre dans la cirrhose de Laënnec.

TÉTIN ou **TÉTINE.** s. f. V. Mamelle.

TÉTRABROMURE. s. m. Nom générique des composés contenant quatre équivalents de brome.

TÉTRACHLORURE. s. m. Nom générique des composés contenant quatre équivalents de chlore.

TÉTRACOQUE. s. m. [de τέτρα, quatre, et κόκκος, grain]. Nom proposé par Roger, pour remplacer celui de *tétragène*; il est plus conforme à la terminologie bactériologique que celui-ci, et mérite de le remplacer.

TÉTRADE. s. f. Nom donné parfois aux microcoques qui se groupent par quatre éléments; on les appelle plus souvent *tétragène* ou mieux *tétracoque*.

TÉTRAGÈNE. s. m. Microcoque dont chaque élément est formé de quatre grains entourés d'une capsule; il fut découvert en 1881, par Koch, dans les crachats de phtisiques (fig. 766); il pousse bien sur les différents milieux

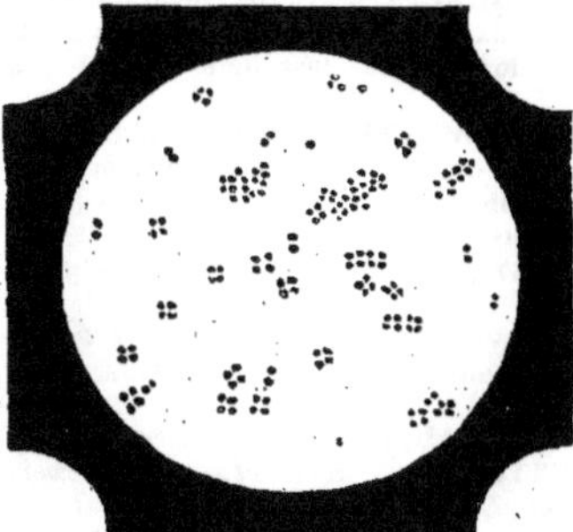

Fig. 766. — *Micrococcus tetragenes*.

de culture; il ne coagule pas le lait et ne liquéfie pas la gélatine; il est pathogène pour la souris et le cobaye, moins pour le lapin. Il faut rapprocher de ce microbe le *Tetracoccus buccalis* de Roger ou *paratétragène zoogléique* de Bezançon et de Jong; ce microbe qui habite fréquemment la gorge de l'homme et des animaux, et se rencontre souvent dans les angines, est remarquable par son polymorphisme; à côté des tétrades typiques, on trouve des diplocoques et de petits amas de grains arrondis formant une zooglée; ces grains rappellent le staphylocoque, mais en diffèrent par leur inégalité, leur formation fréquente en tétrade ou en diplocoque. Ce microbe diffère du tétragène classique en ce qu'il n'est pas pathogène pour le cobaye, peu pour la souris, et détermine, à dose élevée chez le lapin, des troubles nerveux (Roger). Les différents tétragènes jouent un rôle assez important en pathologie humaine; ils peuvent déterminer des angines, et en particulier l'angine sableuse de Dieulafoy et Apert, des septicémies (Chauffard et Ramond), des pleurésies, des broncho-pneumonies à la suite de la rougeole et de la scarlatine, des abcès, des adénites, des otites (Roger). Dans les infections à tétragène, le sérum du malade agglutine le microbe (Roger et Trémolières). A l'état normal on le trouve dans la cavité bucco-pharyngée. Sa virulence semble s'exalter dans certaines épidémies dites de grippe, où son rôle devient parfois prédominant (Bezançon et de Jong).

TÉTRAMAZE. adj. [de τέτρα, quatre, et μαζὸς, mamelle]. Qui a quatre mamelles : *femme tétramaze*.

TÉTRANITROL. s. m. (*tétranitrate d'érythrol*). Corps solide, fusible à 60°, insoluble dans l'eau, soluble dans l'alcool ; c'est un vaso-dilatateur ; on l'emploie en thérapeutique dans le but d'abaisser la tension artérielle, à la dose de 0gr,01 à 0gr,06 par jour en comprimés, pilules ou soluté alcoolique. Il a une action plus lente, mais plus durable que la trinitrine.

TÉTRAPHARMACUM. s. m. [de τέτρα, quatre, et φάρμακον, médicament; it. et esp. *tetrafarmaco*]. V. Basilicon.

TÉTRAPLÉGIE. s. f. [de τέτρα, quatre, et πλήσσειν, frapper]. Paralysie frappant les quatre membres. On dit quelquefois, à tort, dans le même sens, *quadriplégie*.

TÉTRATOMIQUE. adj. [de τέτρα, quatre, et *atome*]. Se dit d'un corps qui n'est saturé que par 4 atomes d'un autre corps. Ainsi le carbone est *tétratomique*, parce que 1 atome de carbone fixe 4 atomes d'un élément monoatomique, ou 2 atomes d'un élément diatomique. V. Atomicité.

TÉTRODON. s. m. V. Poisson *vénéneux*.

TÉTRONAL. s. m. Corps voisin du sulfonal, mais contenant deux groupes d'éthyl de plus ; c'est un hypnotique : on le donne à la dose de 0gr,50 à 1 gramme, en cachets.

TÉTRONÉRYTHRINE. s. f. Matière colorante rouge retirée (Wurm), à l'aide de chloroforme, d'une tache de même couleur située au-dessus des yeux du coq de bruyère (*tétrao-urogallus*).

TÉTRYLE. s. m. Synonyme de *butyle*.

TEXTULAIRE. adj. Qui concerne la texture, les tissus (de Blainville, 1882). — *Anatomie textulaire* (de Blainville). Étude anatomique des tissus, dite depuis *histologie*.

TEXTURAL, ALE. adj. Qui concerne la texture.

TEXTURE. s. f. [*textura*, de *texere*, tisser ; all. *Textur*, *Gewebe*, angl. *texture*, it. *tessura*, esp. *textura*]. Caractère d'ordre organique des êtres vivants, propre aux tissus, et consistant en un arrangement particulier des éléments anatomiques dont ils sont composés.

THALAMUS. s. m. Mot latin employé en français pour désigner le *réceptacle* de la fleur et les *couches optiques*.

THALASSOMELI. s. m. [θαλασσόμελι, de θάλασσα, mer, et μέλι, miel]. Médicament purgatif que les anciens composaient de parties égales d'eau de mer, de miel et d'eau de pluie, exposées au soleil pendant la canicule dans un vase enduit de poix.

THALASSOPHOBIE. s. f. [de θάλασσα, mer, et φόβος, crainte]. Crainte accompagnée d'angoisse éprouvée par certains dégénérés névropathes à la vue de la mer.

THALASSOTHÉRAPIE. s. f. [de θάλασσα, mer, et θεραπεία, traitement]. Méthode thérapeutique qui utilise les propriétés vivifiantes de l'air marin associé ou non à la pratique des bains de mer. Le thalassothérapie comprend le séjour au bord de la mer et les voyages sur mer. Elle convient aux individus déprimés, aux convalescents, aux scrofuleux, aux sujets à tempérament lymphatique. Elle donne de bons résultats chez certains prédisposés à la tuberculose, et certains surmenés. Elle est contre-indiquée chez les personnes dont le système nerveux est facilement excitable ; elle augmente alors le nervosisme et produit l'insomnie. Elle doit donc n'être employée qu'à bon escient.

THALGUT (Suisse, Berne). *Eaux bicarbonatées calciques*, froides 12° ; altitude : 550 mètres. Établissement : 1er juin au 30 septembre.

THALICTRON. s. m. V. Sisymbre.

THALLA. s. m. Sorte de bière préparée en Abyssinie avec de l'orge et du *teff*, ou avec du *dagoussa* et du *taddo*.

THALLE. s. m. [*thallus*, θαλλὸς, all. *Flechtenlaub*, angl. *thallus*]. Expansion de forme très variable qui forme la plupart des *lichens*. — On dit quelquefois *thalle* ou *thallus* pour *mycélium*. V. ce mot.

THALLINE. s. f. Dérivé de la quinoline, employé sous forme de chlorhydrate et de sulfate, sels solubles dans l'eau, de saveur amère et aromatique. Les doses de 50 à 80 centigrammes abaissent la température dans les fièvres éruptives, la tuberculose, la pneumonie, le rhumatisme ; des doses de 10 à 20 centigrammes, répétées toutes les heures, agissent dans la typhoïde ; les vomissements, les sueurs qui accompagnent la chute de la fièvre, les frissons au moment de l'ascension nouvelle, sont moins prononcés qu'avec d'autres antipyrétiques. Mais la thalline détruit les hématies, a une action toxique sur le système nerveux et les tissus riches en soufre et en phosphore : c'est un antipyrétique dangereux.

THALLIQUE. adj. Qui se rapporte au thallium. — *Alcool thallique* (C^4H^5TlO). C'est le plus lourd, le plus réfringent et le plus dispersif pour la lumière de tous les liquides composés connus (Lamy). Sa densité est 3,550 ; son indice de réfraction est 1,661 pour la raie B à 14°,5, tandis que celui du sulfure de carbone est seulement 1,614 à la même température. Les indices de réfraction de l'alcool thallique correspondant aux raies D et H sont respectivement 1,667 et 1,759 ; son pouvoir dispersif, mesuré par la différence entre les indices correspondant aux raies B et H, est 0,975, tandis que les indices des raies correspondantes du sulfure de carbone, à la même température, sont 1,633 et 1,693, et son pouvoir dispersif est seulement 0,079. Il est peu soluble dans l'alcool absolu, davantage dans l'éther pur, tandis que l'éther aqueux donne un précipité d'oxyde de thallium ; il se congèle à 3°, et se décompose quand on veut le distiller. Il brûle avec une flamme verte. On l'obtient par dissolution du protoxyde de thallium dans l'alcool absolu.

THALLIUM. s. m. Métal découvert au moyen de l'analyse spectrométrique dans les résidus de fabrication de l'acide sulfurique. En 1861 Crookes a vu la raie verte du spectre qui caractérise le thallium (d'où son nom, de θαλλὸς, rameau vert) ; en 1862, Lamy en a déterminé la nature. D'une blancheur qui le rapproche de l'aluminium, un peu plus blanc que le plomb, il a les autres apparences de ce dernier métal. Comme lui, il laisse des traces sur le papier ; il a la même chaleur spécifique, mais il est fusible à 290° et se cristallise plus facilement ; il se comporte comme le plomb à l'égard des réactifs ; il eût toujours été confondu avec lui sans la raie verte qu'il donne au spectre. Les sels qu'il forme sont plus toxiques que les sels de plomb (Grandeau). Par la facilité avec laquelle il s'oxyde, il prend rang après les métaux alcalins. Sa densité est 11,862 à 0° ; 11,853 à 11°. — *Acétate de thallium*. Ce corps a été préconisé contre les sueurs des phtisiques, mais il doit être banni de la thérapeutiqne, car administré à l'intérieur, il détermine la chute des poils et des cheveux (Jeanselme). — *Chlorures de thallium*. On connaît : 1° un *protochlorure* (TlCl), qui forme dans la solution d'un sel de thallium, traité par l'acide chlorhydrique, un précipité caillebotté, blanc, semblable au chlorure d'argent, mais moins altérable à la lumière, peu soluble dans l'ammoniaque, soluble dans l'eau ; 2° un *perchlorure* [*chlorure thallique*] ($TlCl^3$), obtenu en traitant le précédent par un courant de chlore, cristallisable ; 3° des *chlorures doubles* formés par combinaison du chlorure thallique avec d'autres chlorures. — *Oxydes de thallium.* Il existe : 1° un *protoxyde* (TlO) qu'on prépare en chauffant le thallium à 100°, et qui est cristallisé, fusible à 300° en un liquide jaune brun qui se prend par le refroidissement en un enduit jaune adhérent au verre; 2° un *peroxyde* (TlO^3), brun, infusible au rouge, formé aux dépens du précédent, qui s'oxyde à l'air. — *Sulfate de thallium.* Ce corps a été préconisé comme antiblennorragique ; on injecte une solution à 2 p. 100.

THALLUS. s. m. V. THALLE.

THANATOLOGIE. s. f. [de θάνατος, la mort, et λόγος, traité]. Traité de la mort, des signes de la mort.

THANATOLOGIQUE. adj. Qui concerne la mort.

THANATOMÈTRE. s. m. [de θάνατος, la mort, et μέτρον, mesure ; all. *Thanatometer*, *Thanatodocimaster*, angl. *thanatometer*, it. *tanatometro*]. Thermomètre qui, introduit dans le rectum, descend rapidement à 20° après la mort réelle, ce qui n'a pas lieu dans la mort apparente (Nasse).

THANATOPHOBIE. s. f. [de θάνατος, la mort, et φόβος, crainte]. Crainte angoissante de la mort qu'éprouvent certains dégénérés.

THAO. s. m. Nom japonais et commercial de la *gélose*.

THAPSIE. s. f. [*Thapsia*]. Genre d'ombellifères à fruit oblong, échancré aux deux extrémités, muni de quatre ailes membraneuses. La racine du *Thapsia garganica*, L., qui croît en Algérie, en Espagne, en Italie, etc., donne, quand on la traite par l'alcool, une résine qui, incorporée dans des emplâtres et des pommades, produit sur la peau une éruption cutanée vésiculaire et révulsive, très usitée en thérapeutique. Le suc de la plante est caustique (Baillon) et agit comme drastique et poison si elle est prise à l'intérieur. V. SILPHIE. — La *Thapsie velue* (*Thapsia villosa*, L.) a une racine qui contient une essence âcre et corrosive, rarement employée comme purgatif (Poiret). — *Emplâtre* ou *sparadrap révulsif de thapsia.* Il est préparé en faisant fondre ensemble : cire jaune, 84 parties, colophane, poix blanche et térébenthine cuite, āā 30 parties, et térébenthine du mélèze, 10 parties; ajoutant glycérine, 10 parties, et résine de *Thapsia garganica*, 15 parties : le mélange est étendu sur des bandes de toile colorée, de façon à ne pas confondre le sparadrap révulsif avec les sparadraps agglutinatifs (Codex).

THAUMATROPE. s. m. Fauteur de la thaumatropie.

THAUMATROPIE. s. f. [de θαῦμα, merveille, et τροπή, changement]. S'est dit pour exprimer le changement, la conversion extraordinaires, merveilleux d'une chose, d'un organe, etc., en l'autre.

THÉ. s. m. [*Thea*, L. ; all. *Thee*, angl. *tea*, it. *te*, esp. *té*]. Genre de plantes ternstræmiacées, dont l'espèce principale est le *Thea sinensis*, Simson, arbrisseau du Japon et de la Chine. On a cru longtemps que les diverses sortes de thés provenaient de deux espèces différentes, le *Thea bohea*, L., produisant les thés noirs, et le *Thea viridis*, L., produisant les thés verts. La distinction était fondée sur ce que la première a neuf pétales et la deuxième n'en a que six. Mais le nombre des pétales, extrêmement variable, ne peut servir de caractère; et on n'admet plus qu'un seul *thé* comme souche de toutes les variétés du commerce. Ces variétés paraissent résulter de l'âge auquel on a cueilli les feuilles, ou du mode de leur dessiccation. On récolte les feuilles plusieurs fois par an; celles de la première récolte, très petites, sont les plus estimées. Dès qu'elles sont cueillies, les feuilles sont ramollies dans l'eau bouillante, puis roulées avec les mains sur des nattes; on exprime ainsi une grande partie de leur suc, qui paraît avoir des ualités malfaisantes. Cette opération répétée plusieurs fois, on sèche les feuilles sur des poêles de fer chauffés. C'est dans cet état que le thé est livré au commerce, dans des boîtes vernissées garnies de plomb. On en distingue alors deux espèces (le *thé vert* et le *thé noir*), qui comptent chacune un grand nombre de variétés. Parmi les *thés verts*, sont : le *thé heyswen* ou *hyswen*, en feuilles roulées longitudinalement, d'un vert sombre un peu bleuâtre, d'une odeur agréable, d'une saveur astringente : infusées dans l'eau, ses feuilles se développent ; elles sont ovées-lancéolées, dentées, longues de 27 à 81 millimètres, larges de 14 à 20 millimètres ; le *thé schulang*, très estimé, ne diffère du précédent que par son odeur plus suave, qu'il doit à ce qu'il est aromatisé avec les fleurs du *tanhoa* ; le *thé perlé*, ramassé, comme arrondi ; il a l'odeur du thé schulang ; ses feuilles développées ont tous les caractères du thé hyswen ; elles sont seulement plus petites. Parmi les *thés noirs*, dont la coloration paraît due à ce que les feuilles ont subi un commencement de fermentation avant d'être chauffées, sont : le *thé boui-bou* à feuilles peu roulées, brisées en poudre; c'est le plus commun; le *thé souchon* ou *saotchaon*, brun noirâtre, plus léger, plus grêle, moins astringent et d'une odeur moins agréable que le thé hyswen ; le *thé pekao* à feuilles brun noirâtre, petites, roulées, couvertes de duvet, d'odeur suave; c'est le plus estimé. Le thé est souvent falsifié. V. FALSIFICATION. — *Infusion de thé.* Boisson convenable aux individus d'une constitution molle, mais non aux personnes irritables. Pour l'usage ordinaire, on fait cette infusion avec 8 à 12 grammes de thé par litre d'eau, et l'on ajoute 1/6e ou 1/8e de lait; mais, lorsqu'on le prescrit comme médicament, dans les cas, par exemple, de mauvaises digestions causées par la surcharge de l'estomac, on met moitié moins de thé et point de lait. Le thé étend à la fois son action stimulante sur les fonctions cérébrales, la circulation, la calorification et les sécrétions. Sous son influence, le pouls acquiert de la fréquence et de la plénitude, la respiration s'accélère, les sueurs et les urines deviennent plus abondantes, la peau chaude et injectée. A doses modérées, il stimule les facultés du cerveau, tient éveillé, rend l'intelligence plus active, plus nette, plus lucide; à cet égard, on peut l'assimiler au café. A doses élevées, il excite ces mêmes fonctions, détermine une insomnie rebelle et de l'agitation. Ces différences d'action semblent être dues à l'essence que le thé renferme, outre la *théine.* L'*essence de thé* est jaunâtre, épaisse, d'une odeur étourdissante, et peut causer le vertige et des accidents toxiques. Elle est plus abondante dans les thés verts : aussi ceux-ci sont-ils plus aromatiques et plus excitants que les thés noirs. Les premiers donnent une infusion jaunâtre, moins amère que celle des seconds, qui est brun orangé. — *Thé des Apalaches.* Le *houx vomitif*. — *Thé du Canada.* V. GAULTHÉRIE. — *Thé d'Europe*. La *véronique*. — *Thé de France.* La *sauge*. — *Thé de l'île Bourbon ou de Madagascar.* V. FAHAM. — *Thé de Jersey.* V. CÉANOTHE. — *Thé des Jésuites, Thé du Paraguay, Thé de Saint-Barthélemy,* V. HOUX *maté.* — *Thé du Mexique.* V. AMBROISIE. *Thé de Saint-Germain.* Laxatif composé de fleurs de sureau, semences de fenouil, semences d'anis, crème de tartre, āā 5 gr. ; feuilles de séné, 12 gr. On fait macérer pendant vingt-quatre heures le séné dans l'alcool, et on laisse évaporer sans chaleur. On mêle ensuite ces substances, et l'on divise en paquets de 5 grammes. Chaque matin, le malade boit 2 à 6 tasses d'infusion préparées avec autant de ces paquets. — *Thé suisse,* Léger stimulant, préparé avec les feuilles et les sommités fleuries d'un grand nombre d'espèces aromatiques, dites *vulnéraires* : absinthe, bugle, calament, germandrée, hysope, lierre terrestre, romarin sau e th m arnica etc.

pare avec 1 à 20 parties de ces espèces pour 1000 parties d'eau une infusion, à laquelle on attribue vulgairement, à tort, la propriété de guérir les blessures. V. FALTRANK.

THÉBAÏNE. s. f. [*thebainum*, all. *Thebaïn, Paramorphin*, angl. *thebaine*, it. et esp. *tebaina*; *thébaïne* (Couerbe) ou *paramorphine*] ($C^{38}H^{21}Az^6O^6$). Découverte par Thiboumery dans l'opium, dont elle forme environ la centième partie. Cristallisable, insipide, fusible à 193°, insoluble dans l'eau froide, soluble dans l'alcool (surtout à chaud), soluble dans le chloroforme et la benzine, peu dans l'éther, soluble dans les acides avec lesquels elle forme des sels cristallisables dans l'éther et l'alcool. C'est le plus toxique des alcaloïdes de l'opium : les animaux tués par la thébaïne meurent dans le relâchement (Cl. Bernard). Elle est très faiblement hypnotique, et inusitée en thérapeutique.

THÉBAÏNÉ, ÉE. adj. Qui est mêlé de thébaïne.

THÉBAÏQUE. adj. [θηβαικὸς, de Thèbes, ville d'Egypte]. — *Extrait thébaïque*. Nom donné à l'extrait aqueux d'opium à cause de l'opium d'Égypte, qui est le plus répandu dans le commerce. V. OPIUM.

THÉBAÏSME. s. m. Ensemble des accidents d'intoxication par l'opium.

THÉBÉNINE. s. f. Modification isomérique de la thébaïne sous l'influence de l'acide chlorhydrique. Amorphe, insoluble dans l'éther, un peu soluble dans l'alcool bouillant.

THÉBÉSIUS (anatomiste silésien de la première moitié du XVIe siècle). — *Valvule de Thébésius*. V. VALVULE.

THÉBOLACTIQUE. adj. — *Acide thébolactique*. Corps analogue à l'acide lactique, extrait des eaux mères de la morphine.

THÉCOSTOME. s. m. V. ACARIENS.

THÉDEN. — *Eau de Théden*. V. EAU *d'arquebuse*.

THÉIFORME. adj. [all. *theeartig*, angl. *theiform*, *teatike*, it. et esp. *teiforme*]. — *Infusion théiforme*. Celle qu'on prépare comme le thé.

THÉINE. s. f. [angl. *theine*]. Substance cristallisable extraite du *thé*, et identique à la *caféine* (Oudry).

THÉLITE. s. f. [de θηλὴ, mamelon: all. *Brustwarzenentzündung*, angl. *thelitis*]. Inflammation du mamelon.

THÉLODERMITE. s. f. Inflammation des papilles de la peau (Piorry), ou du mamelon.

THÉLORRAGIE. s. f. [de θηλὴ, mamelon, et ῥήγνυσθαι, faire éruption]. Hémorragie par le mamelon.

THÉNAR. s. m. [*thénar*, de θέναρ, paume de la main, ou plante du pied ; all. *Handballen, Klopfer*, angl. *thenar*, it. *tenare*, esp. *tenar*]. Saillie que les muscles court abducteur, opposant, et court fléchisseur du pouce, forment à la partie antérieure, externe et supérieure de la main.

THÉOBROME. s. m. [de θεὸς, dieu, et βρῶμα, mets]. Genre de plantes buttnériacées, auquel appartient le *cacaoyer*.

THÉOBROMINE. s. f. [all. *Theobromin*, angl. *theobromine*, it. et esp. *teobromina*] ($C^{14}H^8Az^4O^4$). Alcaloïde cristallisable se trouvant dans la semence du cacaoyer (*Theobroma cacao*, L.) ; à peine soluble dans l'eau, l'alcool et l'éther ; amer; inaltérable à l'air (Woskresensky, 1842). C'est une base faible, qui donne des sels cristallisables que l'eau décompose en partie. Ce corps jouit de propriétés diurétiques très marquées ; on l'administre à la dose de 1^gr,5 à 2 grammes et même 3 grammes par vingt-quatre heures en cachets de 0^gr,50 ; on continue pendant deux ou trois jours, en interrompant le même temps, et on recommence ensuite s'il y a lieu. C'est le meilleur diurétique dans les néphrites chroniques; c'est le médicament de choix chez les artérioscléreux, quand le taux d'urine s'abaisse sans qu'on sache exactement si c'est le cœur ou le rein qui doit surtout être incriminé. — *Acétate bisodique de théobromine*. Substance cristallisée, soluble dans l'eau, dénommée souvent *agurine* ; on la prescrit comme diurétique à la dose de 0^gr,25 et 0^gr,50 par jour, et jusqu'à 1^gr,50. — *Salicylate de soude et de théobromine*. On le donne à la dose 3 et 6 grammes par jour. Ce corps évaporé à siccité a été désigné sous le nom de *diurétine* (V. ce mot). — *Salicylate de lithine et de théobromine*. On l'emploie sous le nom d'*uropherine* à la dose de 2 à 5 grammes en cachets.

THÉOCINE. s. f. Poudre cristalline, blanche, inodore, soluble dans 180 parties d'eau ; c'est un produit synthétique analogue à la *théophylline*. Il a une action diurétique plus marquée que celle de la caféine, et n'exerce pas d'action excitante sur le cœur ; on l'administre à la dose de 0^gr,60 à 1^gr,60 par jour en cachets de 0^gr,20 à 0^gr,40.

THÉOMANIE. s. f. [de θεὸς, dieu, et *manie*]. V. MONOMANIE *religieuse* et THÉOSOPHIE.

THÉOPHYLLINE. s. f. Substance extraite du thé par Kossel.

THÉORÉTIQUE ou **THÉORIQUE.** adj. [*theoreticus*, de θεωρέω, je contemple ; all. *theoretisch*, angl. *theoretical*, it. et esp. *teoretico*]. Qui a trait à la théorie, à la spéculation. — S'est dit d'une secte de médecins qui fondaient leur doctrine sur le raisonnement exclusivement. V. SPÉCULATIVE (*Médecine*).

THÉORICIEN. s. m. Médecin qui se livre à l'étude des sciences sur lesquelles s'appuie l'art médical sans en faire application. V. PRATICIEN.

THÉORIE. s. f. [*theoria*, de θεωρία, contemplation ; all. *Theorie, Lehrgebäude*, angl. *theory*, it. et esp. *teoria*]. Partie spéculative d'une science. — Rapport établi entre un fait général, ou un petit nombre de faits généraux, et tous les faits particuliers qui en dépendent. Par exemple, les mouvements des corps célestes, l'aplatissement de la terre et les plus grands phénomènes de la nature se lient à un seul fait constaté par l'observation, savoir, que la force de la pesanteur agit en raison inverse du carré de la distance : c'est ce qui constitue la *théorie* de la gravitation universelle. Le mot *théorie* ne doit pas être confondu avec le mot *système* pris en un sens défavorable. Une *théorie* est le produit d'un jugement sain qui voit la nature telle qu'elle est ; c'est l'expression générale de faits bien observés; un *système*, au sens défavorable, est le produit d'un esprit qui ne prend pour guide que des faits isolés, et qui les fait cadrer avec une idée préconçue, ou hypothèse. La pratique ne réussit qu'autant qu'elle agit d'après les lois de la réalité dont la théorie s'occupe : en sorte que la pratique est toujours dominée par celle des sciences qui envisage ces lois. Seulement la pratique arrive quelquefois à des résultats en désaccord avec ceux de la science, quand il s'agit de questions ou de matériaux peu connus ; mais alors elle constitue simplement une expérience spontanée, source de la découverte d'une loi ou d'une modification des lois établies. La pratique offre ainsi un côté scientifique, car en ce cas elle fournit des documents à la théorie contemporaine, au lieu de s'appuyer, comme à l'ordinaire, sur celle qui a été antérieurement fondée à l'aide de l'expérience graduelle et successive des temps passés. V. ATOMIQUE, CLINIQUE, DOCTRINE et FAIT.

THÉORIQUE. adj. V. THÉORÉTIQUE.

THÉOSOPHIE. s. f. [θεοσοφία, proprement, connaissance des choses divines, de θεὸς, dieu, et σοφία, savoir]. État de certains hallucinés (dits aussi alors *illuminés*) qui prétendent se mettre en communication avec la divinité et en recevoir des dons particuliers, en diriger ou en combattre l'influence ou l'intervention, soit par l'intermédiaire des génies ou des démons dans certains phénomènes supposés contraires aux lois naturelles, soit par l'intermédiaire des astres ou des fluides. La superstition a emprunté des dogmes et des moyens de traitement à ces hallucinations, et le fait encore de nos jours sous des formes diverses dans toutes les classes qui n'ont pas de notions exactes des lois que suivent dans leur évolution et leurs actes les êtres organisés et les sociétés.

THÉRAPEUTE ou **THÉRAPEUTISTE.** s. m. [θεραπευτής, qui soigne ; all. *Therapeutiker*, angl. *therapeutist*]. Celui qui s'occupe spécialement de thérapeutique.

THÉRAPEUTIQUE. adj. Qui est relatif à la guérison des maladies. — *Exercice thérapeutique.* V. GYMNASTIQUE.

THÉRAPEUTIQUE. s. f. [*therapeutice*, θεραπευτική, de θεραπεύειν, soigner, guérir; all. *Therapie, praktische Heilkunde*, angl. *therapeutics*, it. et esp. *terapeutica*]. Partie de la médecine qui a pour objet le traitement des maladies, c'est-à-dire qui donne des préceptes sur le choix et l'administration des moyens curatifs des maladies et sur la nature des médications. Dans un sens aussi étendu, c'est la *thérapeutique générale*. Les règles de traitement propres à chaque maladie en particulier constituent la *thérapeutique spéciale*. V. MÉDICAMENT. — *Thérapeutique expérimentale.* Expérimentation faite sur les animaux à l'effet de connaître l'action dynamique des médicaments avant de les appliquer à l'homme malade. Sans cette expérimentation, la thérapeutique resterait à l'état empirique, jusqu'au moment où un nombre suffisant d'observations aurait démontré le mode d'action du médicament. — *Thérapeutique hydrologique.* Celle qui s'occupe de l'emploi médical et hygiénique des eaux minérales. L'influence de la minéralisation des eaux se rattache surtout à ce fait que les sels minéraux interviennent dans la constitution de toute substance organisée dans des proportions définies. Dans l'action de ces sels sur la nutrition interviennent non seulement les questions d'isomérie, mais encore celles de leurs associations à d'autres sels, qui les rendent aptes à se fixer à tels ou tels éléments des tissus (V. EAU *minérale*), *Thérapeutique par les agents physiques.* Elle comprend l'*aérothérapie*, l'*hydrothérapie*, la *climatothérapie*, l'*électrothérapie*, la *kinésithérapie*, la *massothérapie*, la *mécanothérapie* la *photothérapie*, la *radiothérapie*. — *Thérapeutique par les agents psychiques.* Elle met en œuvre la suggestion directe ou indirecte, l'isolement, les voyages, etc.

THÉRAPEUTISME. s. m. Doctrine de ceux qui, dans e traitement des maladies, empruntent tout à la thérapeutique proprement dite, en négligeant les moyens hygiéniques, etc.

THÉRAPIE. s. f. [*therapeia*, θεραπεία, all. *Therapie*, it. et esp. *terapia*]. Synonyme de *thérapeutique*.

THÉRÉOBROME. s. m. [de θέρος, θέρεος, été, et βρῶμα, aliment]. Aliment d'été ; aliment froid.

THÉRIACAL, ALE. adj. [all. *theriakalisch*, angl. *theriacal*, it. *teriacale*, esp. *teriacal*]. Qui a rapport à la thériaque. — *Eau thériacale.* Teinture réputée cordiale et sudorifique (à la dose de 4 à 8 grammes), et préparée avec un grand nombre de plantes aromatiques associées à la thériaque. — *Électuaire thériacal, poudre thériacale.* V. THÉRIAQUE.

THÉRIAQUE. s. f. [*theriaca*, de θηριακὸς, qui se rapporte aux bêtes sauvages : θηριακή, ἀντίδοτος, antidote contre les morsures des bêtes ; all. *Theriak*, angl. *theriac*, it. et esp. *teriaca*]. Électuaire très composé, ainsi appelé parce qu'on le regardait comme un spécifique contre toute espèce de venins. La formule originale, qu'on trouve dans Galien, n'a été reproduite exactement dans aucune pharmacopée, celle du Piémont exceptée; toutes les autres l'ont plus ou moins modifiée. Pendant longtemps, Venise eut le privilège de fournir la thériaque à toute l'Europe : on l'y préparait chaque année avec solennité ; aujourd'hui les pharmaciens peuvent la faire partout, en suivant le Codex national. En France, en Italie et en Espagne on a craint pendant longtemps de porter une main réformatrice sur ce vieux débris de la médecine orientale ; partout ailleurs elle a subi des modifications plus ou moins heureuses, de sorte que ce n'est pas la formule de Galien, mais son nom seul, qui a traversé dix-huit siècles sans altération. En Prusse, les pharmaciens la délivrent *sans opium* à ceux qui ne présentent pas une ordonnance du médecin. 4 grammes de thériaque française contiennent près de 5 centigrammes d'opium brut, ou 25 milligrammes d'extrait d'opium. Peu usitée de nos jours, la thériaque a des propriétés calmantes, dues à l'opium qu'elle contient ; elle renferme, en outre, des substances amères, aromatiques, stomachiques, qui empêchent la dyspepsie ordinairement produite par les opiacés : de là son emploi dans la gastralgie (4 grammes avant le repas). Il n'entre pas moins de 70 substances dans sa composition. Ces substances, pilées ensemble, constituent la *poudre thériacale*, qu'on mêle, à chaud, avec la térébenthine de Chio, le miel blanc et le vin de Grenache, pour obtenir l'*électuaire thériacal* ou *thériaque*. — *Thériaque allemande.* L'extrait de genièvre. — *Thériaque céleste* ou *d'Hoffmann.* Elle diffère de la thériaque ordinaire par le cinnabre qui y remplace le colcothar, et parce qu'elle ne renferme pas de substances fermentescibles. — *Thériaque minérale* (Robin). Poudre composée, renfermant de nombreux sels minéraux, des glycérophosphates, de l'hémoglobine, de la lactose, de la caséine, enfin du sulfate de strychnine et du méthylarsinate disodique. — *Thériaque des pauvres.* V. DIATESSARON.

THERMAL, ALE. adj. [de θέρμη, chaleur ; all. et angl. *thermal*, it. *termale*, esp. *termal, caliente*]. V. EAU *minérale*. — *Fièvre thermale.* Mouvement fébrile plus ou moins intense, qu'on observe chez certains sujets au début de l'emploi des eaux thermales, et aussi de certaines eaux minérales froides.

THERMALINE. s. f. V. GLAIRINE.

THERMALISME. s. m. Doctrine de la thermalité des sources.

THERMALITÉ. s. f. [all. *Thermalität*, angl. *thermality*, it. *termalità*, esp. *termalidad*]. Qualité qu'a une eau de présenter spontanément un degré de chaleur plus ou moins prononcé. Quelques médecins se servent à tort de ce mot pour indiquer la qualité d'une eau d'avoir une action thérapeutique à tel ou tel degré ou d'être minérale. Il y a des eaux qui sont thermales et médicinales quoique moins minéralisées que les eaux potables (Plombières, etc.), et des eaux très chargées de sels qui ne sont ni médicinales ni douées de thermalité.

THERMANISME. s. m. [de θερμὸς, chaud]. Synonyme de *diathermansie*.

THERMANTIQUE. adj. [*thermanticus*, θερμαντικὸς, de θερμαίνειν, échauffer; all. *erwärmend*, angl. *thermantic, thermantical*, it. et esp. *termantico*]. Synonyme d'*échauffant*.

THERMES. s. m. pl. [*thermæ*, sources d'eau chaude, de θερμὸς, chaud; all. *Warmquellen*, angl. *thermal baths*, it. *terme*, esp. *termas*]. Les établissements disposés pour l'usage thérapeutique des eaux médicinales chaudes.

THERMESTHÉSIE. s. f. [de θέρμη, chaleur, et αἴσθησις, faculté de sentir]. Sensibilité à la chaleur.

THERMIQUE. adj. Qui concerne la température, les

thermes. — *Centre thermique.* Centre se trouvant dans le bulbe, et ayant pour objet de maintenir constante la température de l'organisme ; son existence a été démontrée chez les animaux à sang chaud par Pflüger; un centre semblable existerait chez les animaux à sang froid (Fano). V. CALORIFIQUE et VASO-MOTEUR. ‖ En pathologie, *cycle thermique*, l'ensemble des variations de température du début à la fin d'une maladie. V. THERMOMÉTRIE. — *Fièvre thermique.* V. INSOLATION.

THERMO-ANALGÉSIE. s. f. [de θέρμη, chaleur, et *analgésie*]. Abolition de la sensation douloureuse que produisent sur la peau et les muqueuses les températures élevées.

THERMO-ANESTHÉSIE. s. f. [de θέρμη, chaleur, et *anesthésie*]. Abolition de la sensibilité normale à la chaleur.

THERMOCAUTÈRE. s. m. [de θέρμη, chaleur, et καιειν, brûler, détruire]. Nom donné par Paquelin à un instrument à feu qu'il créa en 1875 et modifia avantageusement en 1891. Sa construction est basée sur la propriété qu'ont certains métaux, dits *condensateurs*, quand ils sont préalablement chauffés, d'entrer en incandescence au contact d'un mélange gazeux de composition convenable. Le thermocautère se compose de trois organes essentiels, un foyer de combustion en platine (cautère proprement dit) — un carburateur, récipient à combustible liquide volatil — une soufflerie à main (poire de Richardson) — lesquels sont disposés à la suite les uns des autres dans l'ordre énoncé. Le foyer est une chambre en forme de doigt de gant, de figures et de dimensions variées; il est monté sur un tube de métal résistant qui plonge dans son intérieur et s'y termine par un petit canal de platine. En un point de ce dispositif est ménagée une sortie pour le dégagement des produits de la combustion. Le combustible est de l'essence minérale, du poids de 710 grammes le litre à 15°C. Ces organes ainsi agencés, chauffer le platine au rouge sombre sur la flamme d'une lampe à alcool et mettre en jeu la soufflerie : l'air qui traverse le carburateur s'y imprègne de vapeurs combustibles ; le mélange qui en résulte est chassé jusqu'au fond du cautère où il brûle sans flamme en déterminant l'incandescence du métal condensateur. — Fig. 767. Thermocautère Paquelin ; A, couteau ; B,

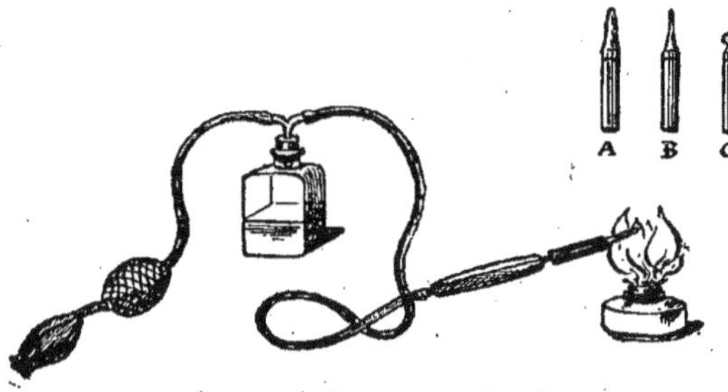

Fig. 767. — *Thermocautère* Paquelin.

pointe ; C, bouton de platine. — L'incandescence varie avec le degré de pression imprimé à l'insufflation ; ainsi, l'opérateur la mouvemente à sa volonté ou la fixe à tel degré qu'il désire. On sait que le rouge sombre est le degré de chaleur hémostatique par excellence. Verneuil a enseigné qu'il faut opérer à petits coups, à main levée. — Le thermocautère a le même emploi que le bistouri et le couteau ; il sert aussi pour la cautérisation transcurrente et pour l'ignipuncture ; il se prête en un mot à toutes les opérations de la petite et de la grande chirurgie. Soudant les vaisseaux rouges et blancs en même temps qu'il les sectionne, il permet à l'opérateur de suivre tous les détails de l'opération et d'économiser la sang du patient ; détruisant

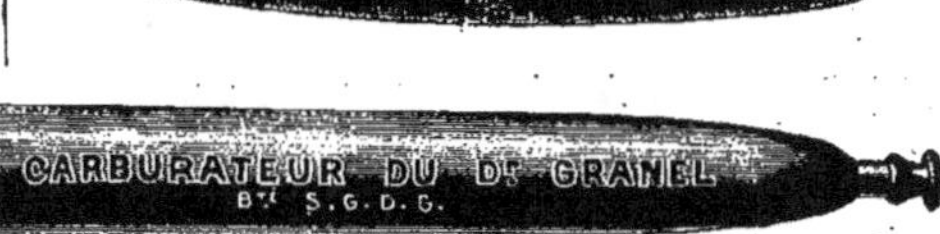

Fig. 768. — *Thermocautère* à manche carburateur de Granel.

les tissus et les germes qui s'y trouvent, il prévient la pénétration des microbes dans les vaisseaux ; aussi est-il particulièrement utile quand il s'agit d'inciser des foyers infectieux virulents (phlegmon diffus), ou de détruire des lésions tuberculeuses ; il préserve l'organisme contre l'infection. Le thermocautère fournit sans arrêt plusieurs heures de travail. — Les différences qui séparent le nouvel appareil de l'ancien sont de trois ordres : 1° changements apportés dans le dispositif de chacun des organes fondamentaux de l'instrument (cautère, carburateur, soufflerie) ; 2° suppression de l'emploi de deux espèces de combustible (plus de lampe à alcool) ; 3° addition de plusieurs organes dont deux surtout, robinet doseur-mélangeur et chalumeau indépendant, jouent un rôle très important dans le fonctionnement de l'appareil et en assurent le jeu continu et parfait. Le robinet fait partie du carburateur ; le chalumeau s'y adapte. Le jeu du robinet peut être comparé à celui de deux tiroirs, dont l'un se fermerait ou s'ouvrirait au même moment de la même quantité dont l'autre s'ouvrirait ou se fermerait. Voici les principaux perfectionnements apportés dans le nouveau modèle de 1891 et les nombreux avantages qui en découlent. Les chambres de platine sont réduites aux dimensions strictement utiles. L'intérieur du manche est balayé par un courant d'air. Les produits de la combustion s'écoulent en haut du manche, en arrière de la main de l'opérateur; l'un d'eux, la vapeur d'eau, est utilisé dans l'emploi des gros cautères comme second agent de réfrigération grâce à l'adjonction des canaux condensateurs; aussi le manche du cautère est-il très sensiblement diminué. Le carburateur est en métal; il est muni d'un robinet doseur-mélangeur ; le combustible est emprisonné dans des éponges. La soufflerie porte un bourrelet en avant de sa poche régulatrice. A la faveur de ces modifications, on se sert de l'instrment comme d'un crayon, l'opérateur a la main tout près du champ opératoire et peut porter le thermocautère dans les cavités sans en brûler ni les bords ni les parois ; le carburateur est incassable, le liquide combustible est inversable ; on obtient à l'instant, dans toute saison, un mélange gazeux de composition parfaite ; les temps d'arrêt de la soufflerie sont supprimés. Le nouveau dispositif a de plus l'avantage de servir à la création d'instruments nouveaux tels que le dessiccateur à air chaud et le pyrophore, instruments du domaine de l'art dentaire ; ajoutons qu'il permet d'utiliser les anciens cautères. Enfin récemment Granel a proposé un nouveau manche carburateur, (fig. 768); le flacon d'essence est remplacé par une cartouche inexplosible renfermée dans le manche et contenant l'absorbant de l'essence. Le robinet est placé sous le doigt qui tient le manche et se manœuvre de la même main : placé en position horizontale, il laisse passer parties égales d'air et de vapeurs carburantes; dirigé en haut, il débite un excès d'air; incliné en bas, il laisse passer un excès de vapeurs carburantes; poussé à fond en haut et en bas, il est fermé. Suivant la position du robinet, le cautère passe ainsi par toutes les nuances depuis le rouge sombre jusqu'au rouge blanc. — Le thermocautère sert à faire les pointes de feu, mode de cautérisation fréquemment employé et agissant comme révulsif ou comme sédatif de la douleur.

THERMOCHIMIE. s. f. [de θερμός, chaud, et *chimie*]. Étude et mesure des quantités de chaleur absorbées ou dégagées pendant les actes chimiques de composition ou de décomposition. Les actions chimiques s'accompagnent toujours de manifestations calorifiques. Les quantités de chaleur mises en jeu dans ces circonstances représentent non seulement les effets de la combinaison ou de la désagrégation des corps, mais aussi les changements de volume et d'état que ceux-ci éprouvent au moment de la combinaison ou de la décomposition. Presque toujours, la combinaison s'accompagne d'une *production* ou *dégagement de chaleur*, et la décomposition d'une *absorption* ou *consommation de chaleur*. D'une façon générale, les phénomènes thermiques dont s'accompagne une décomposition chimique sont *inverses* de ceux dont s'accompagne la combinaison chimique correspondante, et de *même intensité*; en d'autres termes, un composé chimique quelconque *absorbe*, au moment de sa décomposition, autant de chaleur que ses éléments en ont *dégagé* en se combinant. L'étude de la thermochimie a montré que les affinités chimiques sont de même nature que toutes les forces motrices, et rentrent de plein droit dans les lois de la mécanique générale. Elle permet non seulement de comprendre le mécanisme d'une réaction chimique effectuée, la position réelle occupée par les corps dans leurs combinaisons; elle permet encore de prévoir qu'une réaction se fera ou sera impossible à effectuer.

THERMOCHROÏQUE. adj. [de θερμός, chaud, et χροιά, couleur]. Se dit d'un corps qui, comme l'alun et le verre, est diathermane pour certains rayons, et ne l'est pas pour d'autres qu'il absorbe.

THERMOCHROSE. s. f. [de θερμός, chaud, et χρόω, colorer]. Qualité particulière à certains rayons, qui les rend plus transmissibles que d'autres à travers une même substance diathermane (Melloni).

THERMODINE. s. f. (*acétyléthoxyphényluréthane*). Corps se présentant sous forme de cristaux insipides, inodores, soluble dans 2 600 fois son poids d'eau à 20°; on l'a préconisé comme antithermique et antinévralgique à la dose de $0^{gr},50$ répétée deux à trois fois par jour.

THERMO-ÉLECTRICITÉ. s. f. [all. *Warme-electricität*, angl. *thermo-electricity*, it. *termo-elettricità*, esp. *termo-electricidad*]. Électricité engendrée par un simple changement de température produit dans les métaux.

THERMO-ÉLECTRIQUE. adj. [all. *thermo-electrisch*, angl. *thermo-electric*, it. *termo-elettrico*, esp. *termo-electrico*]. Se dit des courants électriques engendrés dans un circuit formé par un ou deux métaux, sous la seule influence des différences de température existant dans certains points du circuit. Un cylindre de bismuth, recourbé deux fois à angle droit, et soudé à un fil de cuivre par chaque extrémité, représente un *couple thermo-électrique*. En réunissant un certain nombre de ces couples, on a une *pile thermo-électrique* : si les soudures de cuivre et de bismuth sont plongées les unes dans l'eau bouillante, les autres dans la glace fondante, en alternant, d'un couple à l'autre, il se produit dans le circuit des courants qu'on constate à l'aide du galvanomètre.

THERMO-ESTHÉSIE. s. f. [de θέρμη, chaleur, et αἴσθησις, sensibilité]. Sensibilité à la chaleur; elle peut être troublée dans différentes maladies, soit que ses troubles accompagnent des modifications de la sensibilité tactile, soit au contraire qu'ils en soient indépendants, comme c'est le cas dans la syringomyélie.

THERMO-ESTHÉSIOMÈTRE. s. m. Instrument servant à mesurer la sensibilité à la chaleur; il comprend essentiellement un récipient dont on peut élever à volonté la température et qui est muni d'un thermomètre.

THERMOGENÈSE. s. f. [de θέρμη, chaleur, et γεννᾶν, engendrer]. Développement de la chaleur chez les êtres vivants.

THERMOGINOSE. s. f. Mot mal fait, employé par quelques médecins pour désigner les affections déterminées par l'insolation dans les pays intertropicaux.

THERMOGRAPHE. s. m. [de θέρμη, chaleur, et γράφειν, écrire; all. et angl. *Thermograph*, it. et esp. *termografo*]. Appareil destiné à enregistrer l'intensité et la durée des changements de température d'un point quelconque : en réunissant deux ou plusieurs instruments, on obtient une indication simultanée des changements survenus dans la température de plusieurs points. Le thermographe se compose d'un thermomètre à air, d'où part un tube capillaire, qui transmet les effets de dilatation et de condensation de l'air à un appareil récepteur muni d'un levier dont les mouvements s'enregistrent sur un cylindre tournant. L'appareil récepteur est un tube de verre courbé en demi-cercle et tournant librement autour d'un axe horizontal. Ce tube, fermé à l'une de ses extrémités, ouvert à l'autre extrémité, à laquelle aboutit le tube capillaire, contient à sa partie déclive un index de mercure : ce tube présente donc une chambre close, d'une part, par l'extrémité fermée du tube, d'autre part par l'index de mercure. C'est dans cette chambre qu'arrive, à travers le mercure, l'extrémité du tube capillaire du thermomètre à air, courbée de telle sorte qu'elle pénètre dans le tube de verre récepteur sans gêner ses mouvements; dès lors, toute dilatation de l'air du thermomètre produira une dilatation de l'air de la chambre close, l'index de mercure sera poussé dans un sens déterminé; et comme, par son poids, cet index tend à occuper toujours la partie inférieure du cercle tournant qui le renferme, il s'ensuivra une rotation de ce cercle. Ce mouvement sera reproduit et amplifié par la longue aiguille équilibrée qui est fixée sur l'axe, et la pointe de cette aiguille enregistrera les degrés sur le cylindre tournant ou sur un cadran. Les effets du froid sur la boule du thermomètre se traduisent par une rotation en sens inverse de l'aiguille indicatrice. Le thermographe est soumis aux influences barométriques, qui constituent une cause d'erreur très légère dans l'appréciation des températures, et négligeable dans les expériences physiologiques, dont la durée est assez courte. Du reste, on pourrait supprimer entièrement ces influences en mettant l'appareil récepteur sous une cloche de verre bien lutée que traverserait seulement le tube du thermomètre (Marey).

THERMOGRAPHIE. s. f. Emploi du thermographe.

THERMOGRAPHIQUE. adj. Qui concerne la thermographie ou le thermographe. — *Courbes* ou *lignes thermographiques*. Celles qui donnent l'indication des variations de la température en un temps donné.

THERMOLOGIE. s. f. [*thermologie*, de θέρμη, chaleur, et λόγος, discours; all. *Wärmelehre*, angl. *thermology*, it. et esp. *thermologia*]. Doctrine de la chaleur.

THERMO-MAGNÉTISME. s. m. V. THERMO-ÉLECTRICITÉ.

THERMOMÈTRE. s. m. [de θέρμη, chaleur, et μέτρον, mesure; all. et angl. *Thermometer*, it. et esp. *termometro*]. Instrument propre à mesurer la température d'un corps ou d'un milieu quelconque, par les variations de volume que subit l'instrument sous l'influence des variations de température de ce corps ou de ce milieu. Les thermomètres le plus souvent employés sont le *thermomètre à mercure* et le *thermomètre à alcool* : le premier convient surtout pour les températures élevées, c'est le seul employé en médecine; le second est préférable pour les températures très basses, telles qu'on en rencontre au voisinage des pôles, le mercure se congelant à — 40°. La graduation des thermomètres exige la détermination de deux points fixes, qui correspondent l'un à la température de la glace fondante, l'autre à la température de la vapeur d'eau bouillante. Dans le *thermomètre centigrade* (ou de Celsius), le plus usité en France, on marque zéro au premier point, 100 au second, et on partage la distance comprise entre les deux points en cent parties égales, dont chacune est un degré thermométrique. Dans le *thermomètre de Réaumur*, le zéro est au même point que dans le précédent; mais le point qui correspond à la température de l'eau bouillante est marqué 80, et la distance entre les deux points est divisée en 80 parties égales. Enfin, dans le *thermomètre de Fahrenheit*, le point de la fusion de la glace est marqué 32, celui de l'eau bouillante 212, et la distance est divisée en 180 parties égales ; au-dessous de 32, on établit des divisions égales aux précédentes. Le zéro de l'échelle Fahrenheit correspond à — 17°,78 du thermomètre centigrade. La table suivante donne la concordance des trois thermomètres de 5° en 5° centigrades.

Centigr.	Réaum.	Fahr.	Centigr.	Réaum.	Fahr.
— 15°	— 12°	+ 5°	+ 45°	+ 36°	113°
10	8	14	50	40	122
5	4	23	55	44	131
0	0	32	60	48	140
+ 5	+ 4	41	65	52	149
10	8	50	70	56	158
15	12	59	75	59	167
20	16	68	80	64	176
25	20	77	85	68	185
30	24	86	90	72	194
35	28	95	95	76	203
40	32	104	100	80	212

— *Thermomètre différentiel*. Il sert à apprécier les différences les plus faibles entre des températures très rapprochées. Le calibre de la tige capillaire est tellement faible, que le mercure ne peut plus y être employé; c'est un thermomètre à alcool. Grâce à l'exiguïté de ce calibre, on peut, avec un réservoir suffisamment petit, avoir, pour une longueur de l'appareil de 20 à 25 centimètres, une échelle de quelques degrés seulement qui, divisée en un grand nombre de parties, donne à la lecture le millième de degré. Les indications sont fournies par un index de mercure qui, situé à la partie supérieure de la colonne d'alcool, en traduit aux yeux les oscillations. — *Thermomètre différentiel de Leslie* et *de Rumford*. V. Thermoscope. — *Thermomètre électrique*. Circuit fermé, qui est composé d'un fil de fer et d'un fil de cuivre soudés à leurs points de jonction, et dans lequel se trouve un galvanomètre. Le principe à l'aide duquel se déterminent les températures avec cet instrument est le suivant : quand la température est la même aux deux soudures, l'aiguille aimantée reste à zéro, il ne se produit pas de courant thermo-électrique; lorsqu'il y a une différence de température, et production de courant, si l'une des soudures est dans un lieu dont on ne puisse observer la température avec un thermomètre, en élevant ou abaissant la température de l'autre jusqu'à ce que l'aiguille aimantée soit revenue à zéro, on sera certain que cette température sera égale à celle qui est inconnue. Cet instrument donne la température à moins de 1/40e de degré près. En donnant aux fils métalliques un diamètre suffisant, on peut observer la température des grandes couches terrestres (Becquerel); cette opération exige trois choses : 1° un puits foré; 2° un câble thermo-électrique ; 3° un galvanomètre. — *Thermomètre médical*. Celui qui sert en thermométrie pathologique. Les thermomètres médicaux, devant être très précis et très sensibles, ont un tube capillaire très fin et un réservoir d'une très petite capacité; leur échelle ne comprend que les degrés correspondant à ceux entre lesquels peuvent osciller les températures observées sur le vivant (*thermomètres à échelle fractionnée*), de 25° à 45° par exemple, et est divisée en dixièmes de degré; un étui de cuir ou de métal en rend le transport facile. Les thermomètres médicaux sont toujours des thermomètres à *maxima*, c'est-à-dire que la colonne de mercure reste à la hauteur la plus élevée que la chaleur du corps lui a fait atteindre, le mercure ne pouvant redescendre dans la cuvette que si on secoue violemment l'instrument; dans d'autres modèles, le maxima est indiqué au moyen d'un index de mercure séparé du reste de la colonne par une bulle d'air : l'index ne descend que par agitation. Parfois on munit le thermomètre d'une loupe qui permet de lire plus facilement la température (Bloch, de Genève) (fig. 769). — *Thermomètre métastatique*. Walferdin, en employant des tubes très capillaires, a disposé le thermomètre de sorte que la quantité de mercure contenu dans la cuvette et la tige capillaire est invariable. Grâce à cette disposition, on peut, avec une tige divisée en 200 parties, qui répondent à 10° du thermomètre centigrade, par exemple, lire 1/200e de degré, lorsque l'œil est habitué à diviser en dix l'intervalle compris entre deux traits de l'échelle. Quant aux 10° compris entre les points extrêmes de la tige capillaire, ils répondront aux degrés compris entre 0 et 10, 10 et 20, 20 et 30, etc., du thermomètre étalon, suivant la quantité de mercure que contiennent la cuvette et la tige de l'instrument. Pour obtenir la température maximum d'une observation, Walferdin a construit un *thermomètre à maximum* dans lequel un index de mercure indique, par la place qu'il occupe à la fin de l'expérience, cette température. — *Thermomètre métastatique à bulle d'air, de Walferdin*. Il réunit les qualités du thermomètre à maximum à l'exquise sensibilité du thermomètre métastatique. Il est terminé supérieurement par une double chambre. L'une dans laquelle on fait passer du mercure à volonté en chauffant la cuvette, en fait un thermomètre métastatique, c'est-à-dire donnant avec une grande sensibilité les indications intermédiaires à deux points très rapprochés de l'échelle. La seconde chambre peut recevoir une petite quantité de mercure qui, séparée du reste de la colonne par une bulle d'air, fera de l'appareil un instrument à maxima différant du précédent en ce que ces indications sont susceptibles d'osciller entre deux

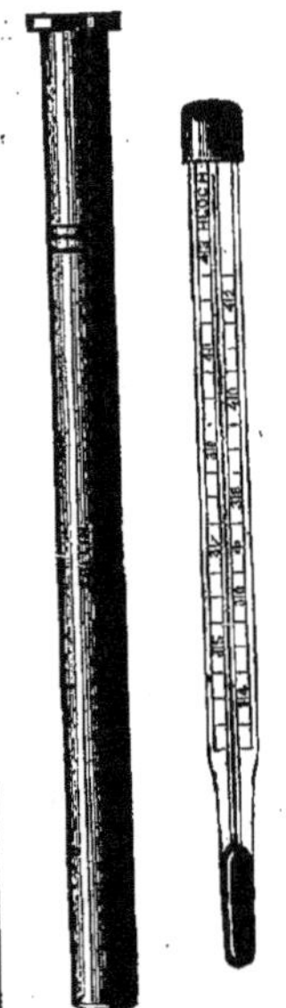

Fig. 769. — *Thermomètre* médical.

températures assez rapprochées, mais variables avec la quantité de mercure préalablement logée dans la chambre supérieure. La colonne de mercure peut être brisée par une bulle d'air, sans que le mercure contenu dans la chambre supérieure tombe dans l'inférieure. Ce thermomètre doit être comparé à un thermomètre centigrade, pour convertir en déterminations absolues ses indications.

THERMOMÉTRIE. s. f. Mesure des températures à l'aide du thermomètre. — *Thermométrie pathologique.* Détermination à l'aide du thermomètre de l'étendue et de la rapidité des variations de la température animale dans les maladies. — Chez les femmes en couches, la température s'élève de 0°,5 à 1° pendant le travail; elle diminue après l'accouchement, pendant vingt-quatre heures. Après ce temps-là, elle s'élève de nouveau, en même temps que le pouls s'accélère, mais à un trop faible degré, à moins de complications, pour mériter le nom de *fièvre de lait* qui lui est souvent donné; quand la température s'élève pendant les suites de couches, il faut toujours craindre l'infection puerpérale localisée ou généralisée à point de départ utérin. La température d'un membre paralysé est toujours inférieure de 1° à 2° à celle du membre sain, différence qui tend à disparaître quand la chaleur du lit et le repos permettent une répartition plus uniforme de la température. Les membres paralysés opposent, en raison de l'état de leur circulation capillaire, une résistance moins grande au refroidissement que le membre sain. Contrairement à ce qu'on croit généralement, la sensation du froid accusée par les malades dans le stade du frisson de la fièvre intermittente correspond à un fait réel, l'abaissement de la température de la périphérie du corps accompagnant l'élévation de la température intérieure (V. FIÈVRE). Dans le stade de chaleur, la température des malades peut s'élever jusqu'à 42°. Ce fait résulte de la production de plus de chaleur dans les tissus, et d'une répartition plus égale vers la périphérie de la température centrale, sous l'influence du mouvement plus rapide du sang (Marey). Dans la fièvre jaune, le thermomètre a marqué jusqu'à 42°,89; dans une fièvre intermittente, 41°,11 et 42°,22; dans la fièvre continue, 42°,8 (Haller). Dans le choléra, au contraire, la température descend à 33° et 34° dans la bouche et dans l'aisselle; dans les viscères profonds, elle ne descend pas au delà de 2° à 3° au-dessous de la température moyenne (Doyère). Les recherches de Briquet, Mignot et autres, démontrent que, chez les adultes, le plus fort refroidissement ne va pas au delà de + 32°, et que, chez l'enfant nouveau-né, il s'arrête à 23°. Il suit de là que, lorsqu'une température inférieure à 32°, et à plus forte raison à 30°, sera constatée à l'aide d'un thermomètre appliqué dans l'aisselle, on pourra, si le corps n'est pas celui d'un nouveau-né, affirmer qu'il n'a plus de vie; que si, au contraire, il s'agit d'un nouveau-né, on ne devra conclure à la réalité de la mort que lorsque l'instrument sera descendu au-dessous de 23°, et à plus forte raison de 21°. La période de réaction amène le retour de la température ou même d'une température un peu plus élevée. La mort des cholériques est précédée d'un réchauffement qui dépasse rapidement le réchauffement ordinaire de la réaction de guérison; il peut s'élever jusqu'à 42°, mais il varie généralement entre 39° et 40°. L'ascension thermométrique s'arrête au moment même de la mort. Un fait analogue s'observe dans la fièvre typhoïde. Dans le tétanos, au contraire, la température augmente encore quelques moments après la mort. Tandis que la température va s'élevant, l'absorption de l'oxygène et l'exhalation de gaz carbonique suivent une marche inverse (Doyère). Dans la variole, la température atteint rapidement son sommet d'élévation et s'y maintient; dans la rougeole, cette élévation a lieu progressivement pendant deux à quatre jours; dans la scarlatine, le summum d'élévation est brusquement atteint en général. Dans la pneumonie, la température s'élève à 40° environ dès le premier jour, s'y maintient avec des oscillations de 0,5 au plus, et tombe ensuite de 1° à 2° en douze ou dix-huit heures, du 7e au 12e jour, suivant les cas. Dans la fièvre typhoïde (fig. 770), la température atteint lentement son acmé, elle monte plusieurs jours de suite, et, une fois arrivée à son summum, elle y reste pendant tout le temps de la période d'état; elle redescend ensuite lentement en *lysis*. L'hyperthermie est un fait à suivre dans l'évolution de toute une série d'affections morbides; elle indique la marche de la maladie, l'imminence d'une complication, l'approche de la guérison, etc.; mais dans chaque affection, l'excès de calorification se rattache à des conditions particulières à celles-ci, et se présente avec une marche particulière qui lui donne son autonomie, et qui montre qu'il ne faut pas oublier, dans la contemplation du thermomètre, la cause générale et supérieure, l'état morbide, qui tient dans sa dépendance la localisation première ou directe et les actes réflexes qui en dérivent. Redoutable dans toutes les affections, l'hyperthermie ne l'est pas, à degré thermométrique égal, au même point ni de la même manière; en effet, ce degré ne donne qu'un des éléments de la fièvre; il n'indique pas le nombre de calories que produit le malade, tout au plus la rapidité avec laquelle la colonne mercurielle atteint son maximum peut donner une idée approximative de cette notion. Quand la température du corps tend à s'élever, entre en jeu l'appareil régulateur de la chaleur animale: la peau devient plus chaude et se couvre de sueur, la respiration s'accélère, la circulation devient plus rapide, tous effets qui ont pour but de refroidir le sang; or avec une température rectale 39°,5 par exemple, on peut voir tous ces phénomènes très marqués, si bien que la fièvre sera facilement reconnue à la main et perçue pour ainsi dire par le malade lui-même, ou au contraire être à peine marqués; l'usage de plus en plus général de prendre toujours la température rectale a révélé l'existence de ces hyperthermies qui n'engendrent qu'un malaise vague, et ne s'accompagnent pas des grands signes de la fièvre. C'est que dans un cas, la quantité de calories produites est considérable, mais l'appareil régulateur de la température fonctionne bien, toutes les réactions de la fièvre existent et la température reste à un degré

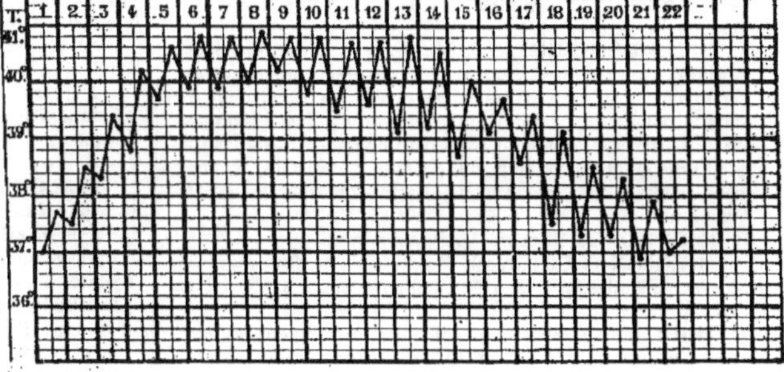

Fig. 770. — *Thermométrie* : fièvre typhoïde, forme simple (Wunderlich).

moyen compatible avec l'existence; dans l'autre, la quantité de calories est beaucoup moindre, mais l'individu réagit peu contre l'élévation thermique, et la température centrale atteint un chiffre qui étonne l'observateur. Donc la thermométrie fournit une indication qu'il faut savoir apprécier en la rapprochant des autres symptômes ; un degré thermométrique n'a qu'une importance relative tant qu'on ne l'a pas comparé aux réactions fournies par la fièvre.

THERMOMÉTRIQUE. adj. [all. *thermometrisch*, angl. *thermometric, thermometrical*. it. et esp. *thermometrico*]. Qui a rapport au thermomètre.

THERMOMÉTROGRAPHE. s. m. Thermomètre qui marque d'une manière permanente le plus haut et le plus bas degré de température auquel il est parvenu dans un temps déterminé.

THERMOMULTIPLICATEUR. s. m. et adj. [de θερμὸς, chaud, et *multiplicateur*]. Appareil thermométrique très sensible formé en associant une pile thermométrique à un galvanomètre : l'aiguille de celui-ci est déviée dès qu'on met en place de la pile un corps dont la température diffère de la sienne.

THERMOPHOBIE. s. f. [de θέρμη, chaleur, et φόβος, crainte]. Crainte de la chaleur, ou plus exactement crainte de tout ce qui permet la conservation de la chaleur du corps, comme les couvertures de laine, les vêtements chauds; ce symptôme se rencontre chez les malades qui souffrent d'une sensation de chaleur habituelle, comme ceux atteints de maladie de Parkinson ou de goitre exophtalmique.

THERMOPODE. s. m. V. PODOTHERME.

THERMOPYLES (Grèce). *Eaux chlorurées sodiques fortes*, chaudes, 39° à 41°. Établissement : 1er avril au 15 septembre.

THERMOSCOPE. s. m. [de θερμὸς, chaud, et σκοπεῖν, observer; all. *Thermoskop*, *Wärmezeiger*, angl. *thermoscope*, it. et esp. *termoscopio*]. Thermomètre très sensible au moyen duquel on mesure les plus petites quantités de calorique contenues dans une atmosphère très circonscrite. Le thermoscope le plus communément employé est le *thermomètre différentiel de Leslie*, composé de deux tubes semblables terminés chacun par une boule, joints ensemble à la flamme du chalumeau et recourbés. Ces tubes renferment une certaine quantité d'acide sulfurique coloré en rouge, qui s'élève à la même hauteur dans l'un et l'autre tube : le reste de leur capacité est occupé par l'air, qui se dilate lorsqu'on chauffe une des branches, et qui refoule le liquide dans la branche opposée. Dix degrés de cet instrument répondent à *un* centigrade. Le *thermomètre de Rhumford* est le même que celui de Leslie, mais il est construit sur de plus grandes proportions, et l'acide sulfurique est remplacé par de l'alcool coloré.

THERMOSCOPIE. s. f. Emploi du thermoscope.

THERMOSCOPIQUE. adj. Qui concerne la mesure des températures.

THERMOSYSTALTIQUE. adj. [de θέρμη, chaleur, et συστέλλειν, resserrer]. Se dit des muscles lisses, par opposition à *athermosystaltique*.

THERMOTHÉRAPIE. s. f. [de θέρμη, chaleur, et θεραπεία, traitement]. Méthode thérapeutique basée sur l'emploi de la chaleur.

THERMOTROPISME. s. m. [de θέρμη, chaleur, et τρέπειν, tourner]. Une des propriétés fondamentales du protoplasma, celle suivant laquelle il réagit à la chaleur.

THERMOXYGÈNE. s. m. (Brugnatelli). L'oxygène.

THÉURGIE. s. f. [θεουργία, *theurgia*, opération divine, de θεὸς, dieu, et ἔργον, opération ; all. *Zauberei*, angl. *theurgy*, it. et esp. *teurgia*]. — *Théurgie médicale*. Guérison des maladies par l'intervention des dieux. La théurgie médicale a régné et règne encore comme doctrine thérapeutique. C'est la médecine primitive des peuples au début de la civilisation ; c'est celle de l'ignorance et de la superstition chez les peuplades sauvages, et chez les individus d'esprit faible et peu cultivé. Très favorisée par le polythéisme et par la théocratie, elle fuit devant la lumière des sciences modernes, et, si elle trouve des adeptes au milieu des pays civilisés, c'est en secret et dans les bas-fonds de la société ignorante. Elle se mêle parfois aux saines doctrines, et la médecine, telle que nous la pratiquons, a encore sa part de merveilleux et d'influences occultes : mais ici les interventions diverses sont l'appoint de la doctrine, au lieu d'en être la base, et, sans croire qu'on puisse jamais en faire disparaître entièrement l'usage, il est certain que son influence diminuera de jour en jour, par le fait même des progrès de la science. A cet égard, l'histoire du passé nous montre ce que doit être l'avenir.

THÉVÉTIE. s. f. [*Thevetia*]. Genre de la famille des apocynées dont toutes les espèces sont très vénéneuses par leur suc, leur bois et leur graine.

THÉVÉTINE. s. f. ($C^{108}H^{84}O^{48}$). Glycoside extraite des fruits d'une plante du genre *Thevetia*, le *Th. nereifolia*. Pulvérulente, blanche, insipide, amère, très peu soluble dans l'eau, soluble dans l'alcool, fusible vers 170°, dédoublée par les acides étendus, à chaud, en glycose et *thévérésine*.

THIALDINE. s. f. [all. *Thialdin*, angl. *thialdine*, it. et esp. *tialdina*] [$C^{12}H^{13}AzS^4$, actuellement en atomes $(C^2H^4)^2S^2AzH$]. Corps obtenu en faisant passer un courant d'hydrogène sulfuré dans une solution aqueuse d'aldéhydate d'ammoniaque. Cristallisable, odeur aromatique particulière. Fond à 43° ; peu soluble dans l'eau, davantage dans l'alcool et l'éther. Ce corps est un paralysant général qui donne au cœur des mouvements irréguliers et le fait arrêter en systole.

THIERSCH (Karl) (chirurgien allemand, 1822-1895). — *Greffe de Thiersch*. V. GREFFE.

THILANINE. s. f. Substance brunâtre, d'odeur soufrée, qui est de la lanoline contenant 3 p. 100 de soufre et qui a la même consistance que la lanoline. On l'emploie comme topique dans les dermatoses superficielles, eczéma du visage, des doigts, des organes génitaux ; elle n'a aucune action irritante.

THIOCOL s. m. Corps qui se présente sous forme d'une poudre blanche, de saveur d'abord amère puis douceâtre, très soluble dans l'eau ; c'est un *gaïacolsulfonate de potasse* ; il renferme 60 p. 100 de gaïacol. Il a été préconisé comme antituberculeux et antidiarrhéique ; on le donne chez l'adulte en cachets à la dose de 2 à 8 grammes et même 10 grammes par jour, chez l'enfant à celle de 0gr,50 par année d'âge, en potion ou en sirop.

THIOFORME. s. m. Corps se présentant sous forme d'une poudre jaune, inodore, insoluble dans l'alcool et dans l'eau ; c'est un *dithiosalicylate de bismuth*. On l'emploie comme succédané de l'iodoforme.

THIOL. s. m. Corps obtenu en faisant agir à une température élevée le soufre sur les huiles lourdes de pétrole ou de houille. On emploie un sel ammoniacal soluble dans un mélange d'eau et de glycérine, ou d'eau, d'alcool et d'éther. Il a les mêmes propriétés que l'ichtyol, et s'emploie dans les mêmes conditions, d'où le nom d'ichtyol artificiel qu'on lui donne parfois.

THIOMÉLANIQUE. adj. — *Acide thiomélanique* [all. *Thiomelansäure*, angl. *thiomelanic acid*, it. et esp. *acido tiomelanico*]. Produit de l'action de l'acide sulfurique anhydre sur l'alcool. Peu acide.

THIONATE. s. m. Nom générique des sels que les acides de la série *thionique* forment avec les bases.

THIONIQUE. adj. [de θεῖον, soufre; all. *schwefelsauer*, angl. *thionic, thionical*, it. et esp. *tionico*]. Qui concerne le soufre et ses composés. — *Série thionique.* Le soufre forme avec l'oxygène une série remarquable de combinaisons, que Berzelius a réunies sous le nom d'*acides thioniques*. V. Hyposulfurique.

THIONURIQUE. adj. — *Acide thionurique* [de θεῖον, soufre, et *urique*; all. *Thionursäure*, angl. *thionuric acid*, it. et esp. *acido tionurico*] ($C^8H^5O^{12}S^2Az^3 + 2HO$). Acide retiré du thionate d'ammoniaque, qui résulte lui-même de l'action simultanée de l'ammoniaque et de l'acide sulfureux sur l'alloxane : ce sel, traité par l'acétate de plomb, puis par l'acide sulfhydrique, donne l'acide thionique, qui est cristallisable, soluble dans l'eau, d'un goût très acide.

THIOPYRINE. s. f. Corps ayant la formule de l'antipyrine, dans laquelle l'oxygène est remplacé par du soufre. Il se présente sous forme de cristaux incolores, assez solubles dans l'eau froide, très solubles dans l'eau chaude et dans l'alcool, fusibles à 166°. Il possède les propriétés thérapeutiques de l'antipyrine, mais a été encore peu étudié.

THIOSINNAMINE. s. f. [all. *Thiosinammin, Senfolammoniak*, angl. *thiosinammine*, it. et esp. *tiosinamina*] ($C^8H^8S^2Az$). Corps obtenu en traitant l'essence de moutarde par 3 ou 4 fois son poids d'ammoniaque. Il se présente sous forme de cristaux blancs, inodores, amers, fusibles à 70°, solubles dans l'eau, l'alcool et l'éther. Il a été employé par Hebra dans le traitement du lupus et des carcinomes.

THLASPI. s. m. [*Thlaspi bursa pastoris*, L., *Capsella bursa pastoris*, Mœnch, *capselle, bourse-à-pasteur*, all. *Täschelkraut*, angl. *dittander, lepidium*, it. et esp. *tlaspi*]. Crucifère recommandée contre les hémoptysies et les métrorragies, contre les hémorragies par altération du sang, comme il arrive dans le typhus, etc., en suc, eau distillée, tisane, teinture, vin, sirop, extrait. — *Thlaspi officinal* [*Lepidium campestre*, Br., *Thlaspi campestre*, L.]. Autre crucifère, dont les graines entrent dans la préparation de la thériaque. — *Thlaspi des champs* [*Thlaspi arvense*, L.]. Autre espèce que l'on a quelquefois confondue avec la précédente.

THLIPSENCÉPHALE. s. m. [de θλίβειν, écraser, et ἐγκέφαλος, encéphale; it. *thlissencefalo*, esp. *tlipsencefalo*] (Geoffroy Saint-Hilaire). Monstre dont le cerveau n'a pu se développer par suite d'une compression que la tête de l'enfant a subie dans la matrice.

THOMSEN (Julius) [médecin danois, né en 1815]. — *Maladie de Thomsen.* Maladie familiale, débutant dans l'enfance, caractérisée par une raideur spasmodique, non douloureuse, se produisant dans les muscles volontaires, au moment où ils entrent en jeu pour accomplir un mouvement; cette raideur atteint surtout les muscles des membres, quelquefois ceux de la face, de la langue, du larynx, et gêne les mouvements; elle cesse en quelques instants, mais reparaît si le mouvement est modifié dans son rythme ou essayé de nouveau. Les muscles sont hypertrophiés : ils présentent une réaction particulière, dite *réaction myotonique* (V. Myotonique) sous l'influence de l'excitation électrique.

THON. s. m. [*thynnus*, θύννος, all. *Thunfisch*, angl. *tunny-fisch*, it. *tonno*, esp. *atun*]. Genre de poissons osseux, dont une espèce (*Thynnus vulgaris*, L.) est alimentaire.

THONON (France, Haute-Savoie). *Eaux bicarbonatées mixtes*, froides, 11°, contenant 0gr,529 de sels, dont 0gr,29 de bicarbonate de chaux, 0gr,12 de bicarbonate de magnésie, et 0gr,03 de bicarbonate de soude; cette eau contient de plus une matière balsamo-résineuse. Elle a une action digestive, diurétique et est indiquée dans le catarrhe des voies urinaires et biliaires. Altitude : 436 mètres. Établissement : boisson, bains; 1er juin au 30 septembre.

THORA. s. f. [*Ranunculus thora*, T.]. Renonculacée très vénéneuse contre laquelle on a recommandé comme contrepoison l'*aconit anthore* (*Aconitum anthora*, L.), mais à tort, car il est lui-même vénéneux.

THORACECTOMIE. s. f. [de θώραξ, poitrine, et ἐκτομή, ablation]. Résection d'une partie plus ou moins considérable du gril costal; cette opération est pratiquée dans le cas de pleurésie purulente chronique, quand le poumon est rétracté vers le hile et ne peut venir reprendre adhérence avec la paroi costale.

THORACIQUE et non pas **THORACHIQUE.** adj. [*thoracicus*]. Qui appartient au thorax : *aorte thoracique.* — *Artères thoraciques.* Nom donné : 1° aux branches de l'acromio-thoracique qui se distribuent aux muscles pectoraux ; 2° à la mammaire externe (thoracique longue). — *Canal thoracique* [all. *ductus thoracicus*, angl. *thoracic duct*, it. *condotto toracico*, esp. *conducto toracico*]. Tronc lymphatique formé par la réunion de tous les vaisseaux lymphatiques des membres inférieurs et des parties sous-diaphragmatiques du tronc, et par quelques vaisseaux lymphatiques intercostaux. Il prend naissance au niveau des premières vertèbres lombaires, dans la citerne ou réservoir de Pecquet, passe dans le thorax par la même ouverture du diaphragme que l'aorte, le long de la colonne vertébrale, s'élargit au niveau de la quatrième vertèbre dorsale, devient oblique en haut et à gauche, puis s'infléchit au niveau de la sixième vertèbre du cou pour se diriger en bas et s'ouvrir dans la veine sous-clavière gauche. — *Capacité thoracique.* V. Respiration et Spiréométrie. — *Membres thoraciques.* Les deux membres qui s'articulent avec les parties latérales et supérieures du thorax, par opposition aux deux membres abdominaux et pelviens qui sont attachés au bassin. — *Nerfs thoraciques.* Nom donné à trois branches du plexus brachial, qui se rendent : l'une, *nerf grand thoracique antérieur*, au grand pectoral; une autre, *nerf petit thoracique antérieur*, au petit pectoral; la troisième, *nerf thoracique postérieur*, au grand dentelé. — *Régions thoraciques du tronc.* On distingue de chaque côté la *région thoracique antérieure*, qui répond aux muscles pectoraux et au sous-clavier, et la *région thoracique latérale*, qui répond au grand dentelé. — *Viscères thoraciques.* Le cœur et les poumons contenus dans le thorax.

THORACOADELPHE. V. Thoradelphe.

THORACOCENTÈSE, et non **THORACENTÈSE.** s. f. *thoracocentesis*, de θώραξ, thorax, et κεντεῖν, percer; all. *Brusthöhlenstich*, angl. *thoracocentesis*, it. *toracocentesi*]. Opération qui a pour but d'évacuer les liquides accumulés dans la plèvre. Lorsqu'un épanchement, quelle qu'en soit la nature, séreux, sanguin ou purulent, emplit la totalité de la cavité pleurale, et occasionne des accidents d'orthopnée, de suffocation, d'asphyxie, tels que la vie du malade soit en danger, il est nécessaire de donner issue au liquide, en pratiquant la thoracocentèse. Dans cette circonstance, on fait l'*opération de nécessité*, et on la pratique dans un point dit *lieu de nécessité*, qui correspond à un foyer limité par des adhérences (ce qui arrive surtout dans la pleurésie purulente) et qui est indiqué par l'œdème de la peau, ou dans le *lieu d'élection*, qui se trouve, d'après Trousseau, dans le septième espace intercostal en comptant de haut en bas, à 3 ou 5 centimètres du bord externe du muscle grand pectoral, d'après les auteurs modernes dans le même espace mais en arrière sur une ligne verticale passant par la pointe de l'omoplate (fig. 771). Mais il s'en faut que ces cas de dyspnée extrême soient les plus nombreux et, si l'on bornait là le champ de la thoracocentèse, on serait loin d'en tirer tous les avantages qu'elle peut fournir. Trousseau l'employait contre l'épanchement aigu, même sans dyspnée, à la seule condition qu'il soit considérable, excessif, et il est excessif toutes les fois qu'il occupe la totalité ou la presque totalité de la cavité pleurale, que le médiastin antérieur est déprimé, le cœur déplacé, le diaphragme refoulé, la rate abaissée, etc. C'est la quantité du liquide, reconnue par les signes physiques, et non le plus ou moins d'oppression du malade, qui fait décider l'opération. La thoracocentèse, considérée comme opération thérapeutique, convient dans la pleurésie aiguë, à la seconde période, quand l'appareil fébrile est tombé, et qu'il ne reste qu'un épanchement dont la résorption ne se fait pas, et dans tous les épanchements séreux de la plèvre, qui font à eux seuls toute la maladie (hydrothorax).

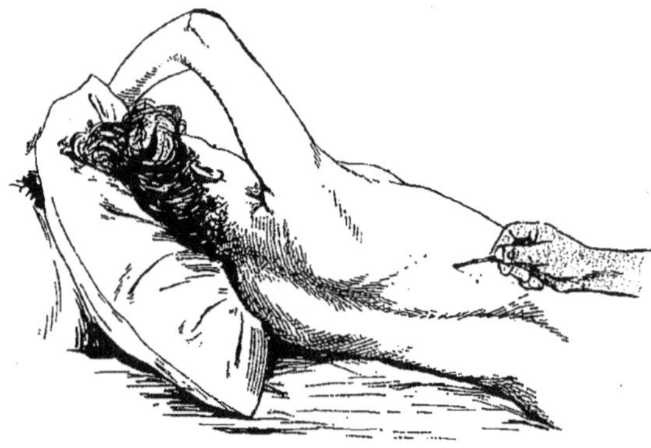

Fig. 771. — *Thoracocentèse.*

Comme opération de nécessité, on y a recours chaque fois que l'épanchement excessif fait redouter une mort prochaine, par la seule pression exercée sur les viscères, au milieu même de la pleurésie la plus aiguë et dans le cours d'une pleurésie purulente, tuberculeuse ou cancéreuse. L'opération se pratique avec le trocart ordinaire, ou avec une seringue aspiratrice (appareil de Dieulafoy) ou avec l'aspirateur de Potain, ou sans aspiration avec le siphon de Duguet, et en observant les règles suivantes : 1° éviter, pendant l'opération, les mouvements et les émotions qui pourraient provoquer une syncope; 2° opérer autant que possible dans la position horizontale; 3° obtenir un écoulement lent, que l'on pourra suspendre à volonté; 4° si l'on se sert d'un instrument aspirateur, le prendre de moyen volume et ne point faire un vide trop complet en commençant l'opération. Les cas de mort subite dans la pleurésie sans thoracocentèse (Foucart) arrivent souvent par le même mécanisme que les morts subites ou rapides après cette opération, ce qui prouve que la ponction n'est pas la cause de cette fatale terminaison. Le malade doit être placé sur le bord du lit, et maintenu, du côté opposé à celui où doit se faire la ponction, par un aide qui l'empêche de fuir devant la pointe de l'instrument; la région doit être lavée avec soin et aseptisée le mieux possible; le trocart sera stérilisé. Trousseau pratiquait l'opération en deux temps. Dans le premier il faisait, avec la lancette, une incision à la peau, un peu au-dessous du point où il voulait ponctionner. Cette incision préalable, qui a pour but de rendre la ponction plus facile en diminuant l'épaisseur des parties molles que le trocart doit traverser avant d'arriver à la plèvre, d'éviter que la pointe de l'instrument se dévie de sa direction, enfin d'avoir moins à redouter, cette incision une fois faite, un mouvement brusque du malade, qui compromettrait l'opération, cette incision, disons-nous, n'est pas indispensable. Le second temps consiste dans la ponction elle-même. L'aide tire un peu la peau en haut, jusqu'à ce qu'elle corresponde au septième espace intercostal. L'opérateur plaçant l'index gauche sur le bord supérieur de la huitième côte, fait glisser sur ce doigt le trocart introduit dans la plaie ; puis, rasant le bord supérieur de la côte, il l'enfonce brusquement dans la poitrine. Une sensation de résistance vaincue, la mobilité de l'instrument, font connaître qu'il a pénétré au sein de la collection. Il n'y a aucun danger à pousser brusquement le trocart dans la poitrine, car la couche de liquide épanché entre la paroi thoracique et le poumon protège suffisamment cet organe. Si l'on pousse le trocart trop doucement, on peut (ce qui est arrivé plusieurs fois) ne pas donner issue à une seule goutte de liquide, bien qu'il existe une vaste collection pleurale, parce que la pointe de l'instrument aura rencontré une fausse membrane épaisse, qu'elle repousse sans la percer. Après avoir évacué le liquide, on peut, pour en empêcher la reproduction, injecter dans la plèvre de l'air ou de l'azote stérilisé par filtrage sur ouate, ou, dans le cas de pleurésie purulente, faire des lavages de la cavité avec une solution antiseptique quelconque. Toutefois, cette dernière pratique n'est plus guère employée : les empyèmes qui ne peuvent guérir par la ponction simple sont justiciables en général de l'intervention chirurgicale.

THORACODIDYME. adj. Se dit des monstres soudés à partir du thorax, du haut en bas.

THORACODYNIE. s. f. [de *thorax*, et ὀδύνη, douleur]. V. PLEURODYNIE.

THORACO-FACIAL, ALE. adj. et s. m. [angl *thoracofacial*, it. *toraco-faciale*, esp. *toraco-facial*]. V. PEAUSSIER.

THORACOMÈTRE. s. m. [de θώραξ, poitrine, et μέτρον, mesure] (Sibson). Espèce de *cyrtomètre*.

THORACOMYODYNIE. s. f. [de *thorax*, μῦς, μυός, muscle, et ὀδύνη, douleur]. V. PLEURODYNIE.

THORACOPLASTIE. s. f. [de θώραξ, poitrine, et πλάσσειν, former]. Opération qui consiste à réséquer une plus ou moins grande étendue du thorax.

THORACOSCOPE. s. m. [de *thorax*, et σκοπεῖν, regarder]. Instrument destiné à rendre visible à l'observation directe les altérations des voies respiratoires intrathoraciques (Marguliès).

THORACOTOMIE. s. f. Ouverture chirurgicale du thorax. La thoracocentèse en est donc une variété; mais on réserve le plus souvent le nom de *thoracotomie* à une incision des espaces intercostaux plus large que l'ouverture produite par un trocart.

THORACOXIPHOPAGE. s. m. Monstre double monocéphalien, caractérisé par la soudure des sternums et des cartilages costaux, la réunion des deux organes hépatiques, la communication des deux péricardes avec dextrocardie chez un des sujets.

THORADELPHE (pour **THORACOADELPHE**). s. m. et adj. [de *thorax* et ἀδελφός, frère]. Genre de monstres doubles monocéphaliens, dans lequel les troncs sont réunis au-dessus de l'ombilic avec deux membres thoraciques et séparés au-dessous sans parties surnuméraires (Isid. Geoffroy-Saint-Hilaire).

THORADELPHIE. s. f. État du monstre thoradelphe.

THORAX. s. m. [*thorax*, θώραξ, all. *Brust, Brustkasten*, angl. *thorax, chest*, it. *torace, petto*, esp. *torax, pecho*]. Synonyme de *poitrine*, quand il est question d'animaux vertébrés. Chez l'homme, le thorax est une grande cavité, de forme conoïde (fig. 772), circonscrite postérieurement par les vertèbres, latéralement par les omoplates, les côtes et les muscles intercostaux, antérieurement par le sternum ; bornée en haut par la clavicule, et en bas par le diaphragme. Elle est destinée à loger et à

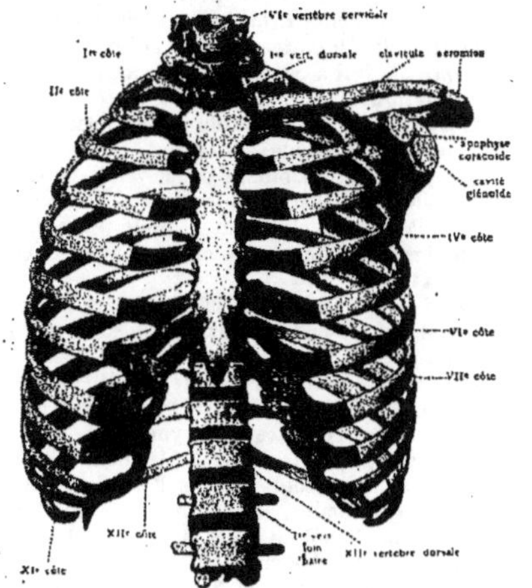

Fig. 772. — *Thorax* avec l'omoplate gauche, vue antérieure.

protéger les principaux organes de la respiration et de la circulation : les poumons et le cœur, et est séparée de l'abdomen par le diaphragme.

THORENC (France, Alpes-Maritimes). *Station climatérique d'été* à proximité de Nice et de Cannes, à 1200 mètres d'altitude ; pas de brouillard, air sec, pas de refroidissement brusque de l'atmosphère. Indications : débuts de tuberculose, reliquats de pleurésie, surmenage, neurasthénie. Saison : 14 mai au 1er novembre.

THORINE. s. f. [all. *Thorerde*, angl. *thorine*, it. et esp. *torina*]. Oxyde de thorinium (Berzelius). C'est, suivant le mode de préparation, une substance blanche et pulvérulente, ou formée de fragments brun grisâtre et durs, ou encore régulièrement cristallisée. En tout cas, elle est infusible, irréductible par le charbon, et inattaquable par les alcalis et par les acides, si ce n'est par l'acide sulfurique concentré et bouillant.

THORINIUM. s. m. [all. *Thorium*, angl. *thorinum*, it. *torio*, *torinio*]. Métal en poudre noirâtre, d'un aspect métallique, dont la thorine est l'oxyde, et qu'on trouve dans quelques rares minerais de Suède.

THOUNE (Suisse, Berne). *Station d'été* ; altitude : 565 mètres ; climat sédatif, doux, surtout agréable au printemps et à l'automne.

THRÆNINE. s. f. V. Dacryoline.

THRICHOPHYTIE. s. f. [de θρὶξ, τριχὸς, poil, et φυτὸν, végétal]. Mauvaise orthographe pour *trichophytie*. V. ce mot.

THRIDACE. s. f. [de θρίδαξ, laitue; all. *Lattigextract*, angl. *thridace*, it. *tridace*, esp. *tridacio*]. Primitivement, suc laiteux, amer, un peu visqueux, qui découle d'incisions faites aux tiges de la laitue cultivée (*Lactuca sativa*). — Actuellement, la *thridace* est un extrait préparé avec le suc exprimé de l'écorce des tiges de la même plante convenablement évaporé. Pour obtenir la thridace, on choisit la laitue montée et près de fleurir, on rejette les feuilles, on pile les tiges ; on exprime fortement; on chauffe le suc pour coaguler l'albumine qu'il contient, on évapore au bain-marie en consistance d'extrait ferme (Codex). La thridace paraît jouir, à un faible degré, de la propriété de calmer les douleurs et de provoquer le sommeil, à la dose de 10 à 15 centigrammes (pour un adulte), répétée une ou deux fois dans la journée, de demi-heure en demi-heure, sous forme de pilules ou de sirop.

THRILL. s. m. [all. *Fieberschauer*, angl. *thrill*, frémissement, prononciation du *th*). Nom donné en Angleterre, par imitation de son, à une variété du frémissement cataire que l'on percoit au niveau des anévrysmes.

THROMBASE. s. f. (Duclaux). Ferment qui dissout les coagulations veineuses formées dans les vaisseaux, ou plus exactement qui s'oppose à l'action coagulante de la plasmase. C'est à la thrombase que l'extrait de sangsue doit ses propriétés anticoagulantes. Ce principe résiste à une température assez élevée et n'est détruit que par un long chauffage à 140°. La thrombase et la plasmase peuvent coexister dans le sang, et, suivant leurs proportions relatives, l'une ou l'autre l'emporte et le sang est ou n'est pas coagulable.

THROMBIDION. s. m. V. Rouget.

THROMBINE. s. f. V. Plasmase.

THROMBO-PHLÉBITE. s. f. Phlébite avec thrombose. Ce terme s'emploie surtout en parlant de l'inflammation des sinus de la dure-mère.

THROMBOSE. s. f. [*thrombosis*, θρόμβωσις, conversion en grumeaux, de θρόμβος, grumeau, all. *Thrombose*, *Blutgerinnung*, angl. *thrombosis*, it. *trombo*]. Coagulation du sang se faisant, dans l'organisme vivant, en un point quelconque du système circulatoire, sous l'influence de causes variables. Tantôt la thrombose se fait dans le cœur même, dans le ventricule droit ou gauche, sous l'influence de l'endocardite végétante, ou aux approches de la mort par diminution de la force d'impulsion du sang. Tantôt elle se produit dans les artères dont les parois sont enflammées, athéromateuses, calcifiées, ou anévrysmatiques. Tantôt enfin, et le plus souvent, c'est dans les veines que se fait la coagulation sanguine qui constitue la thrombose : la phlébite en est alors le point de départ. Outre les accidents qu'elles produisent sur place, par la modification qu'elles impriment à la circulation de la partie où elles ont pris naissance, les thromboses sont surtout redoutables par les accidents qui résultent de leur déplacement : c'est là la variété d'*embolies* la plus fréquente.

THROMBUS. s. m. [θρόμβος, all. *Thrombus*, *Blutklumpen*, *Blutpfropf*, angl. *thrombus*, it. *trombo*, esp. *trumbo*]. Dans les anciens auteurs, synonyme de *caillot* (*grumus* seu *placenta sanguinis*). || Aujourd'hui, amas de sang coagulé en particulier dans un vaisseau; c'est le résultat de la *thrombose*. On a donné parfois ce nom plus spécialement au sang qui se coagule quelquefois autour de l'ouverture d'une veine sur laquelle on a pratiqué la saignée ; cet accident arrive lorsque l'ouverture de la veine ne répond pas exactement à celle de la peau, ou qu'un peu de tissu conjonctif, se présentant à cette ouverture, s'oppose au libre écoulement du sang. Une légère compression ouatée, par-dessus un pansement aseptique, suffit ordinairement pour dissiper le thrombus. — *Thrombus scrotal.* V. Hématocèle. — *Thrombus* ou *tumeur sanguine de la vulve* et *du vagin*. Nom donné à des tumeurs constituées par du sang *infiltré* ou *épanché* dans le tissu conjonctif de ces organes, principalement dans l'état puerpéral, et parfois en dehors de la grossesse, à la suite de coups, de chute, d'efforts violents, etc. Le thrombus affecte le plus souvent les grandes lèvres ; on l'a observé aussi dans les petites lèvres, il peut même se propager au périnée et dans les parties voisines. Le diagnostic des tumeurs sanguines de la vulve est généralement facile. L'apparition brusque d'une tumeur précédée d'une vive douleur, l'augmentation continue et progressive de cette tumeur, sa dureté ou sa fluctuation, souvent une cause déterminante bien évidente, éclairent le diagnostic. Cette affection, dans les cas les plus simples, dure de quelques jours à deux ou trois septénaires. Dans les cas graves, surtout s'il survient des complications, la maladie peut ne se terminer qu'après plusieurs mois. Enfin, quand il se fait une hémorragie, suite de la rupture de la poche et de gros vaisseaux, la mort peut survenir au bout de quelques heures et même de quelques minutes. Les tumeurs sanguines de la vulve et du vagin peuvent se terminer : 1° par résolution ; 2° par rupture ; 3° par enkystement ; 4° par suppuration ; 5° par gangrène, ces deux derniers cas étant réalisés quand il y a infection secondaire de la poche. Le traitement consiste à attendre la résolution quand la tumeur est petite ; à l'inciser dans l'endroit le plus déclive, puis à la vider de ses caillots, quand elle est grosse et gêne l'accouchement ; la résolution se montre rarement dans les thrombus qui surviennent pendant l'état puerpéral ; elle est plus fréquente dans ceux qui apparaissent en dehors de la grossesse.

THUIA. s. m. [all. *Lebensbaum*, angl. *american arbor vitæ*, it. *albero di vita*, esp. *arbol de la vida*]. Genre de conifères, très rameux, à feuilles petites, écailleuses, imbriquées sur 4 rangs. L'extrait alcoolique des *Thuia orientalis*, L., et *occidentalis*, L., pris à l'intérieur, a été proposé comme remède contre la variole.

THUIÈNE ou **THUIONE.** s. m. Hydrocarbure obtenu par action de l'iode sur l'essence de *Thuia occidentalis*, L. Incolore, saveur âcre, odeur de térébenthine ; plus léger que l'eau ; bout à 175°.

THUIINE. s. f. ($C^{80}H^{44}O^{24}$). Glycoside jaune, qu'on retire des parties vertes des *Thuia*, et qui, bouillie avec les acides étendus, se dédouble en glycose et en *thuiétine* ou en *thuiigénine*.

THURIQUE. adj. [de *thus*, *thuris*, encens]. — *Gomme thurique*. La gomme arabique. ‖ L'encens.

THYM. s. m. [*thymus*, θύμος, all. *Thymian*, angl. *thyme*, it. *timo*, *sermollino*, esp. *tomillo*]. Genre de plantes de la famille des labiées, dont deux espèces sont stimulantes et toniques : le *thym vulgaire* (*Thymus vulgaris*, L.), qui renferme une essence fluide (*huile de thym*), neutre, lévogyre, composée de *thymène* et de *thymol* ; et le *serpolet*.

THYMACÉTINE. s. f. Dérivé du thymol, en poudre cristalline, blanche, peu soluble dans l'eau, qui, à dose de 25 centigrammes à 1 gramme, est employé pour calmer les douleurs de tête, paroxystiques ou continues.

THYMÉLÉE. s. f. [*Daphne thymelea*, L.). Plante de la famille des thymélées, dont les feuilles sont purgatives.

THYMÈNE. s. m. ($C^{20}H^{16}$ ou, en atomes, $C^{10}H^{16}$). Liquide incolore, d'odeur agréable, qui, avec le thymol, constitue l'essence de thym. Il bout à 160°.

THYMIATECHNIE. s. f. (de θυμιᾶν, parfumer, et τέχνη, art ; all. *Parfümbereitung*, *Räucherkur*, it. et esp. *timiatecnia*]. Art de faire les parfums. — *Thymiatechnie médicale*. Art d'employer les parfums en médecine, ou, dans un sens plus étendu, emploi des fumigations.

THYMINIQUE. adj. — *Acide thyminique* (en atomes, $C^{30}H^{46}Az^{4}O^{52}P^{2}O^{5}$). Corps produit par la décomposition de l'acide nucléinique sous l'influence de la chaleur et d'un acide minéral étendu. Il se présente sous l'aspect d'une poudre amorphe d'un brun clair, soluble dans l'eau, insoluble dans l'alcool. Il jouit de la propriété de tenir en solution une quantité d'acide urique égale à son poids à la température de 20° et plus élevée de moitié à la température de 37° ; l'acide urique dans une telle solution est dissimulé à ses réactifs. Aussi on a attribué la goutte au défaut de formation de l'acide thyminique ; ce serait l'absence de cet acide qui rend l'acide urique décelable dans le sang. On est parti de cette théorie de la goutte pour donner comme médicament l'acide thyminique aux goutteux à la dose de 0,75 à 1 gramme par jour.

THYMIOSIS. s. m. V. Yaws.

THYMIQUE. adj. Qui a rapport au thym, qui est extrait du thym. — *Acide thymique*. V. Thymol.

THYMIQUE. adj. [*thymicus*, angl. *thimic*, *thymical*, it. et esp. *timico*]. Qui a rapport au thymus. — *Angine* ou *asthme thymique*. V. Spasme *de la glotte*.

THYMOFORME. s. m. Corps obtenu en faisant agir le thymol sur la formaldéhyde ; il se présente sous forme d'une poudre jaunâtre, insipide, à odeur faible de thymol, soluble dans l'alcool, l'éther, le chloroforme, l'huile d'olive, insoluble dans l'eau et la glycérine. Il a été préconisé dans le pansement des plaies, en poudre ou en pommade, comme antiseptique externe.

THYMOÏLE. s. m. Produit de la distillation d'une solution de thymol dans l'acide sulfurique avec du peroxyde de manganèse.

THYMOL. s. m. [*acide thymique*] ($C^{20}H^{14}O^{2}$ ou, en atomes, $C^{10}H^{3}OH$). Corps cristallisé, du groupe des phénols, contenu dans l'essence de thym. Il a une odeur douce, une saveur piquante ; fond à 44°, bout à 230°. Peu soluble dans l'eau, très soluble dans l'alcool et l'éther. Il peut être employé comme désinfectant et antiputride, au même titre que le phénol ou acide phénique. Il a été préconisé récemment par Metchnikoff et par Guiart comme anthelminthique, à la dose de 2 à 3 grammes par jour en cachets avec un peu d'eau froide ; le malade devra s'abstenir d'absorber en même temps une boisson alcoolique, de l'eau chloroformée, du sirop d'éther, de l'huile ou de la glycérine, toutes substances capables de solublilisor le thymol et par suite d'entraîner des accidents d'intoxication. S'il y a un peu de brûlure au creux épigastrique, le malade prendra un peu d'eau froide, de la glace ou de l'eau de fleurs d'oranger. La médication thymolée, suivie si c'est nécessaire de l'absorption d'un léger purgatif salin, agit contre l'ankylostome, le trichocéphale, les ascarides, et les oxyures. — *Thymol biiodé*. V. Aristol.

THYMOQUINONE. s. f. Syn. de *Thymoïle*.

THYMUS. s. m. [*thymus*, θύμος, all. *Thymusdrüse*, *Brustdrüse*, angl. *thymus-gland*, it. et esp. *timo*]. Corps transitoire, oblong, bilobé, glandiforme, blanc rosé, situé derrière le sternum, occupant la partie supérieure du médiastin antérieur et la partie intérieure du cou, où il est couvert par les muscles sterno-hyoïdien et sterno-thyroïdien. Le thymus paraît vers la septième semaine, et augmente de volume jusqu'à la fin de la première et même de la deuxième année ; ensuite il s'atrophie peu à peu, et, vers la dixième ou la douzième année, on ne trouve plus à la place qu'il occupait qu'un tissu adipeux plus ou moins abondant ; il persiste quelquefois plus longtemps. A l'époque de son plus grand développement, cet organe est appliqué sur le péricarde, sur les gros troncs vasculaires qui partent du cœur, et spécialement sur la veine sous-clavière gauche ; il se prolonge inférieurement jusqu'au diaphragme et supérieurement jusque sur la glande thyroïde. Il est divisé en deux lobes allongés, réunis dans les deux tiers inférieurs par du tissu conjonctif peu résistant, présentant supérieurement un écartement qui loge la trachée (fig. 773). Le thymus est une glande sans conduit excréteur. Chacun de ses lobes est formé d'une série de lobules disposés autour d'un tractus conjonctif ou *cordon central*. Chaque lobule est divisé par des cloisons conjonctives en *follicules* qui constituent l'unité histologique de la glande. Le follicule thymique se compose d'une substance corticale se teintant fortement par les réactifs colorants, formée d'un réticulum contenant dans ses mailles des lymphocytes, des leucocytes mononucléaires non granuleux, quelques leucocytes à granulations neutrophiles, acidophiles ou basophiles et des globules rouges à noyau; et d'une substance médullaire claire comprenant le même réticulum et les mêmes éléments, auxquels il faut ajouter les *corpuscules de Hassall*. Le réticulum, dans la substance médullaire comme dans la corticale, est formé d'éléments étoilés, anastomosés entre eux. Les corpuscules de Hassall sont formés de cellules épithéliales : au centre se trouvent de gros éléments sphériques à noyaux arrondis, tandis qu'à la périphérie sont disposées des cellules aplaties dont certaines sont kératinisées, tandis que d'autres sont creusées de vacuoles ou infiltrées de graisse, de sels calcaires, de matière colloïde ou de pigment. Le thymus est primitivement un organe épithélial; la transformation lymphoïde commence de bonne heure et est achevée dès le troisième mois de la vie embryonnaire ; d'après certains auteurs, ce seraient les cellules épithéliales primitives qui se transformeraient en globules blancs ; les seules cellules qui gardent l'aspect épithélial sont celles des corpuscules de Hassall. Il disparaît par transformation adipeuse. Les vaisseaux du thymus, très nombreux, forment des réseaux à mailles larges, autour des vésicules; ils viennent des artères mammaire interne et thyroïdienne inférieure. Le rôle du thymus n'est pas encore connu ; sa structure et aussi ses réactions pathologiques, étudiées par Roger et Ghika, prouvent qu'il fabrique des globules blancs ; il semble aussi qu'il agisse en tant que glande à sécrétion interne; l'extirpation du thymus chez les animaux très jeunes détermine des troubles graves du développement et souvent la mort; d'après Abelous et Billard, le thymus sécréterait une substance douée de propriétés excito-motrices capable de neutraliser des poisons à action paralysante fabriqués en d'autres points de l'organisme. Le thymus de veau ou de mouton a été employé en thérapeutique dans les cas de goitre et de maladie de Basedow; on l'administre frais ou desséché en tablettes ou en capsules, contenant 0,05 de poudre sèche, ce qui correspond à 0,30 de glande fraîche ; on en donne douze ou quinze par jour.

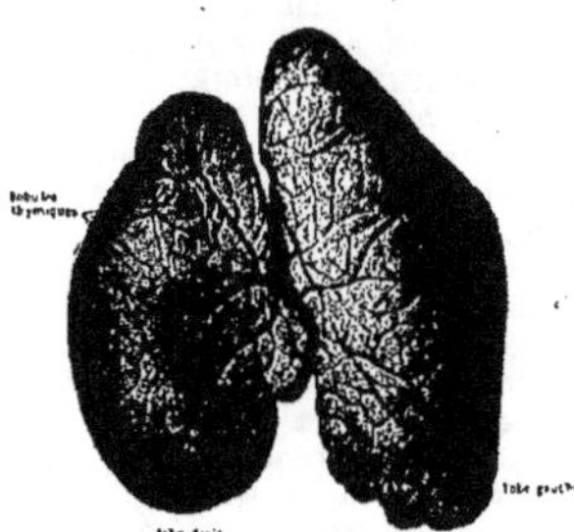

Fig. 773. — *Thymus* d'un enfant de deux ans vu par sa face antérieure.

THYRÉO-ARYTÉNOÏDIEN, IENNE. adj. [*thyreo-arytænoides*, it. et esp. *tireo-aritenoideo*]. Qui a rapport aux cartilages thyroïde et aryténoïde : *articulation thyréo-aryténoïdienne*. — *Muscle thyréo-aryténoïdien* [all. *Schildgiessbeckenmuskel*]. Muscle qui s'étend de l'angle rentrant du cartilage thyroïde à la partie antérieure et inférieure de l'aryténoïde.

THYRÉOCÈLE. s. f. [*thyreocele*, all. *Schilddrüsengeschwulst, Kehlbruch, Luftröhrenbruch*, angl. *thyreocele*, it. et esp. *tireocele*]. Le goitre.

THYRÉO-ÉPIGLOTTIQUE. adj. [*thyreo-epiglottideus*, it. *tireo-epiglottico*, esp. *tireo-epiglotico*]. Qui appartient au cartilage thyroïde et à l'épiglotte : *articulation thyréo-épiglottique*.

THYRÉO-HYOÏDIEN, IENNE. adj. [*thyreo-hyoides*, it. *tireo-ioideo*, esp. *tireo-hioideo*]. Qui a rapport à l'hyoïde et au cartilage thyroïde. — *Membrane thyréo-hyoïdienne*. Expansion membraneuse qui s'étend de la face postérieure du corps et des grandes cornes de l'hyoïde à tout le bord supérieur du cartilage thyroïde. — *Muscle thyréo-hyoïdien* [all. *Schildzungenbeinmuskel, hyo-thyréoïdien*]. Muscle de la partie antérieure en supérieure du cou qui, de la ligne oblique de la face antérieure du cartilage thyroïde, s'étend au bord inférieur du corps de l'hyoïde et à la partie antérieure de sa grande corne.

THYRÉOIDE. adj. [*thyreoideus*, θυρεοειδής, de θυρεός, bouclier, et εἶδος, ressemblance; angl. *thyroid*, it. *tiroide*, esp. *tiroides*; on écrit ordinairement *thyroïde*, mais *thyroïde* viendrait de θύρα, porte; il est clair que tous les composés où entre *thyréoïde* doivent recevoir la même correction ; néanmoins l'orthographe *thyroïde* a prévalu et est actuellement consacrée par l'usage]. Qui a la forme d'un bouclier. — *Cartilage thyréoïde* [all. *Schildknorpel*, angl. *thyroid cartilage*, esp. *cartilago tiroides*]. Le plus grand des cartilages du larynx, dont il occupe la partie antérieure et supérieure. Plus large que haut, il semble formé de deux lames quadrilatères qui, par leur jonction, produisent un angle saillant en avant (*pomme d'Adam*). La face antérieure donne attache sur les côtés aux muscles sterno-thyréoïdiens et thyréo-hyoïdiens, ainsi qu'aux constricteurs du pharynx. La face postérieure, concave, présente dans son milieu un angle rentrant, où s'attachent les ligaments de la glotte et les muscles thyréo-aryténoïdiens; sur les côtés elle correspond aux crico-aryténoïdiens latéraux. Ses bords postérieurs se terminent de chaque côté par un prolongement ensiforme, appelé *grande corne*, et en bas par une éminence moins saillante, la *petite corne*, qui s'articule avec le cartilage cricoïde. V. Larynx. — *Glande ou corps thyréoïde* [all. *Schilddrüse*, angl. *thyroid gland*, esp. *cuerpo tiroides*]. Organe situé sur la partie antérieure et inférieure du larynx et sur les premiers anneaux de la trachée, et qui est composé de deux lobes ovoïdes réunis l'un à l'autre par une partie transversale qu'on nomme *isthme* ; de l'isthme se détache parfois un lobe médian appelé pyramide de Lalouette (fig. 774). La thyréoïde appartient aux glandes à sécrétion interne ou sans conduits excréteurs. Elle est formée de vésicules closes groupées en un certain nombre de lobules allongés dans le sens du grand axe du lobe et plongés au sein d'un tissu conjonctif peu abondant chez l'adulte. Chaque vésicule est formée d'une paroi de nature conjonctive tapissée d'un épithélium; l'existence d'une membrane basale n'est pas démontrée. Les cellules épithéliales sont de deux sortes (Langendorff): les unes, dites *cellules principales*, ont un protoplasma clair; les autres, *cellules colloïdes*, ont un protoplasma granuleux. Le centre de la vésicule est occupé par une substance homogène, se colorant par les couleurs acides et dite *matière colloïde*. Entre les vésicules on voit des amas cellulaires, considérés par Renaut comme des canaux pleins, reste des conduits excréteurs devenus inutiles, par Hürthle comme des matériaux de réserve se transformant en vésicule en cas de besoin ; ce sont en réalité, d'après Garnier, soit une vésicule revenue sur elle-même et ne contenant plus de colloïde, soit une coupe tangentielle d'une vésicule n'intéressant que la périphérie de la sphère. La matière colloïde est le produit de la sécrétion des cellules de la paroi : la cellule principale devient cellule colloïde, puis celle-ci laisse échapper son contenu qui, d'abord granuleux, prend ensuite un aspect homogène. Puis la matière colloïde quitte la vésicule, passe dans les lymphatiques et de là dans la circulation générale. Si la sécrétion est active, les vésicules n'arrivent jamais à un développement très considérable; mais si la sécrétion se ralentit, comme cela arrive chez l'adulte, la matière colloïde s'accumule dans les vésicules, les distend, et les cellules de la paroi s'aplatissent. Les vésicules sont en contact avec les lymphatiques et avec les capillaires sanguins, très nombreux autour des cellules. Le rôle de la thyréoïde est de sécréter une substance particulière dite matière colloïde. Cette sécrétion se fait sur le type des sécrétions externes : la vésicule est un véritable acinus sécréteur, mais le conduit excréteur manque et l'excrétion se fait par les lymphatiques ; la thyroïde est donc une glande à sécrétion externe et à excrétion interne. On est en droit de penser, par suite, qu'en plus de la matière colloïde, qui sort de la cellule par son pôle acineux ou glandulaire, d'autres substances passent directement dans le sang en quittant la cellule par son pôle vasculaire; il y aurait ainsi, à côté de la sécrétion colloïde, véritable sécrétion externe, une autre sécrétion, à proprement parler interne, comme cela arrive pour les autres glandes de l'économie (Garnier). Les sécrétions thyroïdiennes ont une action considérable sur la nutrition, comme le montrent les résultats de l'expérimentation et de l'anatomie pathologique. La diminution de ces sécrétions entraîne un ralentissement général de toutes les fonctions ; l'absence de la glande est compatible avec la vie, mais avec une vie presque uniquement végétative : les fonctions intellectuelles restent rudimentaires, les organes génitaux ne se développent pas, le corps reste infantile, la mort arrive vers l'âge de trente ou quarante ans, du fait d'une infection intercurrente. Dans ce cas et aussi quand la glande disparaît par atrophie chez l'adulte, la peau s'infiltre et prend un aspect spécial qui a fait donner à cette affection le nom de *myxœdème* ou de *cachexie pachydermique*. V. Myxoedème. Les sécrétions thyroïdiennes ont donc une influence considérable sur le développement de l'être, et d'ailleurs la glande est plus active chez l'enfant que chez l'adulte, et sur la nutrition ; non seulement le myxœdème, mais certaines variétés d'obésité sont en rapport avec l'insuffisance des sécrétions thyroïdiennes. Celles-ci exercent aussi une action encore mal connue, mais certaine sur la circulation : le pouls est faible, petit, les extrémités sont cyanosées dans le cas d'insuffisance thyroïdienne ; au contraire, l'exagération de la sécrétion produit la tachycardie. La part qui revient à la sécrétion colloïde et à la véritable sécrétion interne dans ces différentes actions de la glande n'est pas encore exactement déterminée ; la pathologie montre que, quand cette sécrétion colloïde est entravée, la glande restant en place, l'infiltration myxœdémateuse des téguments manque ; elle n'apparaît que quand la glande a été enlevée ; elle est donc due au défaut d'une sécrétion distincte de la sécrétion colloïde ; mais l'analyse ne peut encore être poussée plus loin. De ces fonctions thyroïdiennes, il faut séparer actuellement celles qui sont sous la dépendance des *parathyroïdes* (V. ce mot).

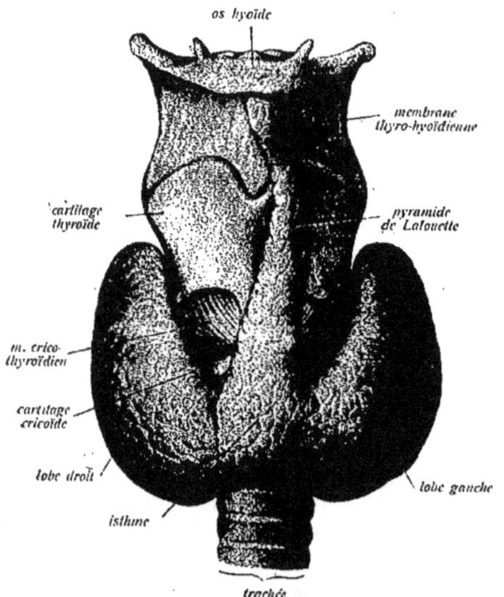

Fig. 774. — Larynx et glande *thyréoïde*. Vue antérieure.

THYRÉOÏDECTOMIE. s. f. ou **THYROÏDECTOMIE.** s. f. [de *thyroïde*, et ἐκτομή, ablation]. Opération qui consiste à extirper avec le bistouri la glande thyroïde. L'incision cutanée peut être longitudinale et médiane, ou cruciale, en V à pointe inférieure, en H, en T. Le corps thyroïde étant mis à nu, tantôt on l'extirpe, en totalité ou en partie, sans ouvrir la capsule, ce qui facilite la recherche des vaisseaux thyroïdiens, qu'on coupe entre deux ligatures (*extirpation totale* ou *partielle*) ; tantôt on incise la capsule et on la sépare, avec les doigts ou la sonde cannelée, de l'organe lui-même, qu'on enlève (*énucléation* ou *évidement*). Le deuxième procédé expose moins que le premier à la lésion des récurrents et permet de laisser en place les glandules parathyroïdes. La thyroïdectomie est une opération grave, exposant à plusieurs accidents : les uns, se produisant au cours de l'opération, sont l'hémorragie et la suffocation, qui résulte de l'aplatissement de la trachée, et qui force parfois à la trachéotomie immédiate, la trachéotomie préliminaire étant abandonnée ; d'autres, qui apparaissent de suite après l'opération, sont la raucité de la voix et l'aphonie qui résultent de la section des récurrents, ou de la dénudation de ces nerfs, des tiraillements et de l'irritation qu'ils subissent. Quant aux accidents tardifs qui sont connus sous le nom de *cachexie strumiprive*, ils ne sont plus observés, depuis le moment où on a renoncé complètement à pratiquer la thyroïdectomie totale. On devra en effet laisser toujours en place un fragment de tissu thyroïdien, pour prévenir les accidents d'insuffisance thyroïdienne. L'énucléation ménage seulement les glandules parathyroïdes ; elle empêche l'apparition de certains accidents aigus survenant très rapidement après l'opération, tels que la tétanie ; elle ne pare pas aux conséquences tardives de la thyroïdectomie, conséquences surtout funestes quand il s'agit de sujets jeunes. Dans le cas de cancer, il y a intérêt, pour éviter la récidive, à faire l'extirpation complète. On devra en tout cas toujours ménager les parathyroïdes dont l'ablation totale peut entraîner la mort, et si l'on est conduit à enlever la thyroïde entière, on fera suivre au malade un traitement consécutif par les préparations thyroïdiennes, ou on greffera des cellules thyroïdiennes suivant la méthode de Cristiani.

THYRÉOÏDIEN, IENNE. adj. [*thyreoideus*, angl. *thyreoideal*, it. et esp. *tiroideo*]. Qui appartient au cartilage ou à la glande thyréoïde. — *Artères thyréoïdiennes*. Elles sont au nombre de deux, et distinguées en *supérieure* et *inférieure*. Née de la carotide externe, près de la bifurcation de la carotide primitive, l'artère *thyréoïdienne supérieure*, d'abord superficielle, s'enfonce sous les muscles omo-hyoïdiens, sterno-hyoïdiens et sterno-thyréoïdiens ; parvenue près du corps thyréoïde, elle se divise en trois rameaux, dont l'un se place entre ce corps et la trachée, tandis que l'un des deux autres s'anastomose sur la ligne médiane avec l'artère du côté opposé : ces rameaux se perdent dans le corps thyréoïde et s'anastomosent avec ceux de la thyréoïdienne inférieure. La thyréoïdienne supérieure fournit aussi les artères laryngées supérieure et inférieure. — L'artère *thyréoïdienne inférieure*, née de la sous-clavière, au niveau de l'apophyse transverse de la sixième vertèbre cervicale, se porte, en décrivant des flexuosités, vers la corne inférieure du lobe latéral du corps thyréoïde, où elle se divise en trois rameaux qui s'anastomosent avec ceux de la thyréoïdienne supérieure et avec ceux du côté opposé. Parfois il existe, en outre, une *artère thyréoïdienne accessoire* ou *de Neubaüer*. — *Muscle thyréoïdien*. V. Hyothyréoïdien. — *Veines thyréoïdiennes*. Au nombre de trois de chaque côté : la *supérieure* et la *moyenne* s'ouvrent dans la jugulaire interne ; *l'inférieure* se jette à gauche dans la sous-clavière de son côté, à droite dans la veine cave supérieure.

THYRÉOÏDINE. s. f. Ce mot, qui est régulièrement formé, devrait être employé en place du mot *thyroïdine* mal formé. Mais comme les mots *thyroïde, thyroïdine* ont prévalu malgré leur irrégularité, on s'est servi du terme *thyréoïdine* pour désigner autre chose que la *thyroïdine*. La thyréoïdine épurée est un composé complexe, renfermant au moins deux corps albuminoïdes; il a été extrait de la glande thyroïde par Notkin. Elle se présente sous forme d'une poudre jaune, hygroscopique, soluble dans l'eau, plus toxique que la thyréoprotéide. C'est un des principes spécifiques du corps thyroïde. Elle n'est pas attaquée par le suc gastrique ; on peut la donner par l'estomac en pilules à la dose de 1 à 2 centigrammes par jour, en injections hypodermiques à celle de 5 milligrammes.

THYRÉOÏDISME. s. m. Intoxication aiguë ou chronique par les produits de sécrétion de la glande thyréoïde, soit que ceux-ci soient formés en excès dans l'économie par suite de la suractivité de la glande, soit qu'ils aient été introduits en trop grande quantité dans un but thérapeutique.

THYRÉOIDITE. s. f. [*thyreoiditis*, it. *tireoïdite*]. Inflammation de la glande thyréoïde. Elle peut être aiguë ou chronique, suppurée, hémorragique ou simplement catarrhale ; infectieuse ou toxique.

THYRÉOMÉGALIE. s. f. Augmentation de volume de la glande thyréoïde. Ce terme, construit sur le même modèle que celui de *splénomégalie*, doit être préféré à celui de *goitre* parce qu'il est plus précis (Garnier).

THYRÉONCIE. s. f. [de *thyréoïde*, et ὄγκος, tumeur; all. *Schilddrüsengeschwulst*, it. *tireonzia*]. Tuméfaction du corps thyréoïde.

THYRÉO-PHARYNGIEN, IENNE. adj. [*thyreo-pharyngeus*, it. et esp. *tireo-faringeo*]. Qui appartient au cartilage thyréoïde et au pharynx. — *Muscle thyréo-pharyngien*. Nom donné à une portion du constricteur inférieur du pharynx.

THYRÉOPHYMA. s. m. [de *thyréoïde* et φῦμα, tumeur]. Augmentation de volume de la glande thyroïde. — *Thyréophyma acutum*. Thyréoïdite aiguë.

THYRÉOPROTÉIDE. s. f. Matière albuminoïde extraite de la glande thyréoïde par Notkin, avec la thyréoïdine. C'est un corps homogène, toxique pour l'animal à la dose de 2 grammes par kilo.

THYRÉOSARCOME. s. m. [de *thyréoïde*, et σάρκωμα, sarcome]. Sarcome du corps thyréoïde.

THYRÉO-STAPHYLIN. adj. [*thyreo-staphylinus*, it. *tireo-stafilino*, esp. *tireo-estafilino*]. Qui a rapport au cartilage thyréoïde et à la luette. ‖ Se dit d'une partie du muscle pharyngo-staphylin.

THYRÉOTOMIE. s. f. [de *thyréoïde*, et τομή, section]. Dissection du cartilage thyréoïde. ‖ *Laryngotomie* par incision du cartilage thyréoïde.

THYROÏDE. adj. Mot mal formé. V. Thyréoïde.

THYROÏODINE. s. f. V. Iodothyrine.

THYROTOMIE. s. f. Mot mal formé. V. Thyréotomie.

TIBIA. s. m. [*tibia*, κνήμη, all. *Schienbein*, angl. *tibia*, it. *tibia*, esp. *tibia, canilla*]. Os long, prismatique et triangulaire (fig. 775), placé à la partie interne et antérieure de la jambe, beaucoup plus volumineux que le péroné. Son corps a une face externe excavée, une face interne convexe et sous-cutanée, une face postérieure plane, un bord antérieur (*crête*) saillant sous la peau, en forme d'S italique allongée. Son extrémité supérieure est surmontée de deux surfaces articulaires, *condyles* ou *cavités glénoïdes*, que sépare une saillie nommée *épine du tibia*; elle présente sur les côtés deux saillies ou tubérosités, dont l'externe s'articule avec le péroné, et qui sont réunies en avant par une surface plane terminée en bas par une saillie dite tubérosité antérieure. Son extrémité inférieure offre en dedans une éminence qui constitue la malléole interne, en dehors une surface en contact avec le péroné, inférieurement une surface articulaire concave et quadrilatère qui repose sur l'astragale. Le tibia s'articule avec le fémur, le péroné et l'astragale. — *Fractures du tibia*. Le tibia peut être brisé au niveau de sa partie moyenne ou de l'une de ses extrémités. Les fractures du corps et de l'extrémité supérieure ne présentent pas d'autres indications que celles des deux os de la jambe [V. Jambe (*Fractures de*)]; à l'extrémité inférieure, on rencontre surtout la fracture dite en V, particulièrement grave par ses conséquences (V. Fracture).

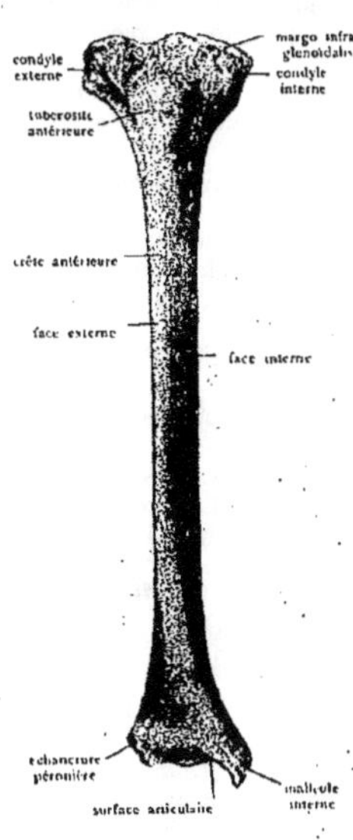

Fig. 775. — *Tibia*.

TIBIAL, ALE. adj. [*tibialis*, angl. *tibial*, it. *tibiale*, esp. *tibial*]. Qui appartient au tibia. — *Artères tibiales*. Elles sont au nombre de deux et distinguées en antérieure et postérieure. *L'antérieure*, branche de bifurcation de la poplitée, appliquée sur le ligament interosseux dans ses trois quarts supérieurs, répond, en bas, à la partie antérieure du tibia. Elle a deux veines satellites ; le nerf tibial antérieur, situé d'abord à son côté externe, la croise pour se placer au-devant d'elle. Dans la moitié supérieure de la jambe, elle occupe l'espace qui sépare le muscle tibial antérieur de l'extenseur commun des orteils ; dans la moitié inférieure, l'espace entre le muscle tibial antérieur et l'extenseur propre du gros orteil. Les branches collatérales, assez volumineuses, fournies par l'artère tibiale antérieure, sont : la *récurrente tibiale antérieure* et les *malléolaires interne* et *externe*. — *L'artère tibiale postérieure*, branche interne de bifurcation du tronc tibio-péronier, se dirige d'abord obliquement en bas et en dedans ; au-dessous du tiers supérieur de la jambe, elle devient verticale jusqu'à la voûte calcanéenne, au-dessous de laquelle elle se divise en *branches plantaires, interne* et *externe*. Le long de la jambe, l'artère tibiale postérieure est éloignée du bord interne du tibia de la largeur d'un travers de doigt. Elle est placée entre les muscles de la couche profonde et le soléaire, le nerf tibial postérieur est en dehors d'elle ; deux veines satellites sont l'une en dedans, l'autre en dehors. Dans le tiers inférieur de la jambe, l'artère est recouverte par le feuillet postérieur de l'aponévrose des muscles de la couche profonde de la jambe. C'est au milieu de l'espace qui sépare le tendon d'Achille et le bord interne du tibia que se trouve l'artère tibiale postérieure. Une aponévrose relie le tendon d'Achille au tibia; il résulte de là que deux aponévroses, l'une superficielle, l'autre profonde, recouvrent l'artère. L'artère tibiale postérieure est à peu près couverte par ses deux veines satellites qui sont souvent accolées l'une à l'autre. — *Muscle tibial antérieur*. V. Jambier *antérieur*. — *Muscle tibial postérieur*. V. Jambier *postérieur*. — *Nerfs tibiaux*. V. Sciatique (*Nerf*).

TIBIO-CALCANÉEN. adj. et s. m. [it. et esp. *tibio-calcaneo*]. V. Soléaire.

TIBIO-MALLÉOLAIRE. adj. [*tibio-malleolaris*, it. *tibio-malleolare*, esp. *tibio-maleolar*]. Nom donné à la veine saphène interne, qui correspond au tibia et à la malléole interne.

TIBIO-PÉRONÉI-CALCANIEN. adj. et s. V. Soléaire.

TIBIO-PÉRONÉO-TARSIEN. adj. et s. m. V. Péronier *latéral* (*Long*).

TIBIO-PÉRONIER, ÈRE. adj. et s. m. — *Tronc tibio-péronier*. Branche de bifurcation de l'artère poplitée, qui elle-même se subdivise, après un trajet de 4 à 5 centimètres, en artères tibiales postérieure et péronière.

TIBIO-SOUS-PHALANGETTIEN COMMUN. adj. et s. m. V. Fléchisseur *commun* (*Long*) *des orteils*.

TIBIO-SOUS-TARSIEN. adj. et s. m. V. Jambier *postérieur*.

TIBIO-SUS-TARSIEN. adj. et s. m. V. Jambier *antérieur*.

TIBIO-TARSIEN, IENNE. adj. [*tibio-tarseus*, it. et esp. *tibio-tarsiano*]. Se dit de ce qui concerne le tibia et le tarse. — *Articulation tibio-tarsienne*. Articulation de la jambe avec le pied, sorte de charnière formée d'une part par la face supérieure et les deux faces latérales de l'astragale; d'autre part, par la mortaise que constitue l'extrémité inférieure du tibia et du péroné. Ces surfaces articu-

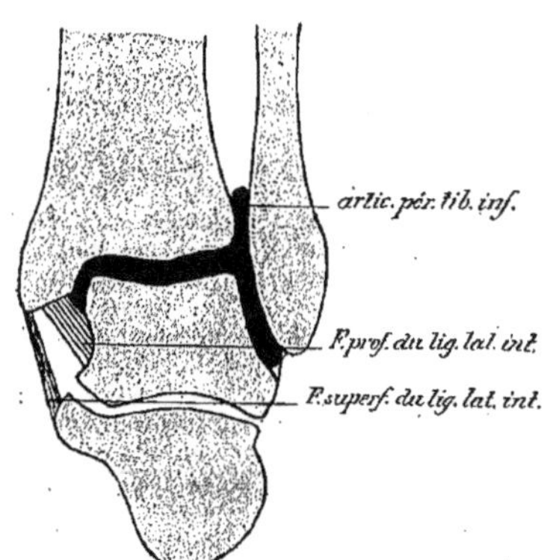

Fig. 776. — Coupe transversale schématique de l'articulation tibio-tarsienne.

laires sont maintenues en rapport par un ligament latéral interne, épais, triangulaire, qui, de la malléole interne, va s'attacher à l'astragale, au calcanéum et au scaphoïde; et trois ligaments latéraux externes, qui, de la malléole externe, vont se fixer l'un à la face externe du calcanéum, les deux autres aux parties antérieure et postérieure de l'astragale (fig. 776). ‖ *Luxation tibio-tarsienne*. Déplacement des os de la jambe par rapport à l'astragale, dans lequel le tibia se porte en dedans, en dehors, en avant ou en arrière de cet os : les fractures des malléoles interne et externe sont des complications à peu près constantes. La réduction se fait en exerçant des tractions sur le pied pendant que la jambe est dans la flexion ou dans la demi-flexion. ‖ *Amputation tibio-tarsienne*. Amputation pratiquée dans l'articulation de la jambe avec le pied. Procédé de Baudens : tailler sur le dos du pied un lambeau en forme de guêtre jusqu'auprès de la racine des orteils, pour le replier sur les os de la jambe, de manière à fournir au pilon un point d'appui dans la déambulation, la peau de la face supérieure du pied pouvant s'épaissir à la longue, comme celle de la région plantaire. Après ce premier temps, réséquer les deux malléoles d'un trait de scie et diviser le tendon d'Achille. C'est une opération mixte qui tient à la fois de la désarticulation et de l'amputation. Syme emploie, pour former le lambeau, la peau du talon. J. Roux procède ainsi : 1° il porte le tranchant du scalpel à la partie postérieure de la face externe du calcanéum et pratique une incision qui, revenant au point de départ, divise jusqu'aux os les téguments et toutes les parties molles; 2° dissection des parties molles, de manière à mettre à nu l'articulation; 3° ouverture de l'articulation par le côté externe d'abord, et par l'interne ensuite ; 4° dissection des parties qui adhèrent fortement à la face postérieure du calcanéum ; 5° résection des malléoles par un trait de scie transversal au niveau de la surface articulaire du tibia, qui reste intacte ; 6° les artères sont liées, la plaie nettoyée, les bords affrontés par des points de suture, de manière que la peau du talon soit appliquée à l'extrémité inférieure du tibia.

TIC. s. m. [all. *Zucken*, *Verzerrung*, angl. *tic*, it. *ticchio*, esp. *tiro*]. Mouvement convulsif, local et habituel, systématisé, primitivement volontaire, mais devenu involontaire par suite de la répétition. Le *tic* diffère du *spasme* en ce que la contraction musculaire était primitivement coordonnée vers un but; mais le mouvement se reproduit d'une façon intempestive et illogique et alors que le but a disparu ; c'est donc un trouble moteur révélant un trouble psychique. La contraction musculaire a perdu les caractères des mouvements volontaires et conscients; elle est brève, brusque, convulsive, d'où le nom de *tic convulsif* qu'on lui donne parfois; et ce caractère distingue le tic des *stéréotypies* qui sont des mouvements habituels intempestifs et répétés, mais non convulsifs ; les *tics coordonnés* de Letulle sont des stéréotypies. La contraction musculaire peut être *clonique* ou *tonique*, d'où deux variétés de tics. Elle peut affecter les différents muscles du corps, mais le tic est plus fréquent à la face. La convulsion se répète un certain nombre de fois; puis vient une phase de repos suivie d'une nouvelle période convulsive. Le sujet peut empêcher le tic de se produire par un effort de volonté; il souffre alors d'un malaise indéterminé; il a un véritable besoin de tiquer, et au moment où il se laisse aller à son tic, il éprouve un véritable soulagement. Le tic est un symptôme qui peut se rencontrer dans divers états morbides, en particulier dans certaines formes de névralgies faciales (V. Tic *douloureux de la face*) ; il se rencontre ordinairement chez les névropathes héréditaires ; il s'associe souvent alors à d'autres symptômes, tels que l'*écholalie*, l'*échokinésie*, l'*échomimie*, et surtout la *coprolalie* ; ainsi est constitué le syndrome décrit en 1885, par Gilles de la Tourette, sous le nom de *maladie des tics convulsifs*. Le tiqueur a le plus souvent un état mental particulier, caractérisé par l'insuffisance de la volonté, de l'instabilité mentale, souvent du puérilisme. Le traitement des tics est d'abord prophylactique : il faudra surveiller chez les enfants l'éclosion de tels mouvements; on les réprimera facilement au début. Plus tard, il faudra recourir à une véritable éducation des mouvements ; on habituera peu à peu le malade à garder au repos les muscles affectés de tic pendant un temps de plus en plus long; et, d'autre part, on fera exécuter par ces mêmes muscles des mouvements voulus et corrects; les séances d'immobilisation et de mobilisation seront répétées plusieurs fois par jour. Enfin on s'occupera de traiter l'état mental du malade et de redresser son psychisme. — *Tic douloureux de la face*. Variété de la *névralgie faciale*, siégeant plus souvent sur les branches frontale ou sous-orbitaire, dans laquelle la douleur, parfois assez intense pour arracher des cris, revient par élancements de courte durée et s'accompagne de contractions involontaires de quelques muscles de la face. Elle est généralement plus rebelle au traitement que les autres, et quelquefois symptomatique de tumeurs ou autres lésions siégeant à l'origine ou sur le trajet de la cinquième paire, dans le canal dentaire, etc. — *Tic de Salaam*. V. SALAAM.

TICTAC. s. m. Par onomatopée, nom donné aux bruits du cœur.

TICUNA. V. CURARE.

TIÈDE. adj. [*tepidus*, all. *lau*]. — *Eau tiède*. Celle dont la température étant égale à la chaleur naturelle du corps ne donne de sensation d'aucune sorte, ni de froid, ni de chaud.

TIERCE. adj. — *Fièvre tierce* [*febris tertiana*, τεταρταῖος πυρετὸς, all. *Tertianfieber*, angl. *tertian ague*, *tertian fever*, it. *febbre terziana*, esp. *terciana*]. V. INTERMITTENT.

TIERMAS (Espagne). *Eaux chlorurées sodiques, sulfureuses*, tièdes et chaudes, 25 à 41°. Établissement, 1er juin au 30 septembre.

TIEUTÉ. s. m. Nom d'un vomiquier de Java. V. UPAS.

TIGE. s. f. [*caulis*, καυλὸς, all. *Stiel*, angl. *stalk*, it. *stelo*, esp. *tallo*]. Partie de la plante qui tend à s'élever verticalement, et qui porte les feuilles, les fleurs et les fruits. ‖ Par analogie, en anatomie, *tige*, tout prolongement allongé et plus ou moins cylindrique, qui fait partie d'un corps quelconque : *tige pituitaire*.

TIGÉDITÉ. s. f. Nom donné par A. Séverin à la raideur des muscles extenseurs de la nuque empêchant la flexion de la tête dans le tétanos.

TIGLIQUE. adj. — *Acide tiglique*. Acide isomère de l'acide angélique contenu dans l'huile de croton, au lieu des acides angélique et crotonique, d'après Geuther et Frölich.

TIGLIUM. s. m. V. CROTON. — **TIGLY** ou **TILLY** (par corruption de *Tiglium*). V. GRAINE *de Tilly*.

TIGRETIER. s. m. V. CHORÉE.

TILLEUL. s. m. [*Tilia* L., φίλυρα, all. *Linde*, angl. *lime*, *linden-tree*, it. *tiglio*, esp. *tila*]. Genre de plantes de la famille des tiliacées, dont la seule espèce intéressante en médecine est le *tilleul d'Europe* (*Tilia europæa*, L.), grand arbre dont il existe deux variétés : le *tilleul à petites feuilles* ou *tilleul sauvage* (*T. microphylla*, Vent.), et le *tilleul à grandes feuilles* ou *tilleul de Hollande* (*T. platyphylla*, Scop). Les feuilles et l'écorce sont mucilagineuses et émollientes. La fleur est communément employée comme légèrement antispasmodique, en infusion théiforme; on en prépare aussi une eau distillée, usitée comme excipient dans beaucoup de potions.

TIMBO. s. m. Arbre du Brésil (*Paullinia pinnata*, L.), de la famille des sapindacées. La poudre de l'écorce des racines, en cataplasmes, est employée comme calmante.

TIMBONINE. s. f. Alcaloïde du timbo (S. Martin).

TIMBRE. s. m. [all. *Klang*, angl. *voice*, esp. *sonido*, *voz*]. V. SON. — *Timbre nasillard*. V. NASONNEMENT.

TINKAL. s. m. Nom persan du borax brut.

TINTEMENT. s. m. [all. *Klingen*, angl. *ringing the ears*, it. *buccinamento*, esp. *zumbido*]. — *Tintement d'oreille*. V. BOURDONNEMENT. — *Tintement métallique* [angl. *metallic tinkling*, it. *tintinno metallico*] (Laennec). Bruit sec, argentin, analogue à celui d'une petite cloche ou d'un verre qui finit de résonner, qui retentit dans l'oreille appliquée, avec ou sans stéthoscope, contre la poitrine. Ce phénomène est un des principaux signes de l'hydropneumothorax. Beau l'explique en admettant que, dans l'inspiration, une ou plusieurs bulles d'air s'introduisent dans la plèvre par la fistule broncho-pleurale, ouverte *au-dessous du niveau du liquide*, et produisent, en crevant, le *tintement métallique*, qui serait un *râle bullaire produit dans la plèvre*, qu'on pourrait appeler *tintement bullaire*. Mais la persistance de la fistule n'est pas nécessaire pour la production de ce bruit, qui semble plutôt due à la résonance de râles engendrés dans les bronches au voisinage de l'épanchement hydroaérique.

TIPULAIRES. s. f. pl. ou **TIPULIDÉS.** s. m. pl. Famille de diptères voisins des *culicides*, mais dont la trompe, courte et épaisse, ne peut piquer la peau des animaux. Leurs larves sont appelées *vers de vase*, vivent dans la terre humide, et ressemblent à celles des *cousins*; d'autres tipulaires sont appelées *fongicoles*, *terricoles*, *gallicoles* et *floricoles*, selon la nature des corps dans lesquels elles pondent leurs œufs et dans lesquels vivent leurs larves. Ce sont ces diptères qui, en été, se réunissent en troupes nuageuses, dans les lieux humides surtout.

TIQUE. s. f. Nom vulgaire des *ixodes*.

TIQUEUR, EUSE. adj. [all. *koppend*]. Se dit des animaux domestiques et parfois aussi des hommes qui ont contracté un *tic*.

TIRAGE. s. m. Phénomène qu'on observe toutes les fois qu'un obstacle quelconque empêche l'entrée de l'air dans l'arbre aérien au moment de l'inspiration; on le rencontre en particulier dans le croup, où son apparition a une importante valeur pronostique. Il consiste en une dépression du creux épigastrique, se produisant à chaque inspiration par suite du vide qui se fait à ce moment dans le thorax; vide à peine appréciable à l'état normal, parce que la colonne d'air inspirée équilibre immédiatement la pression, très sensible au contraire quand une diminution des diamètres de la glotte met obstacle à l'entrée de l'air, et déterminant alors une ascension du diaphragme qui se manifeste par une dépression de l'épigastre (*tirage sternal*); la dépression peut même s'étendre à la partie supérieure du thorax et du cou (*tirage sus-sternal*).

TIRE-BALLE. s. m. [all. *Kugelzange*, angl. *ball-tongs*, it. *tira-palle*, esp. *sacabalas*]. Instrument dont on se servait autrefois, en chirurgie, pour retirer les projectiles engagés dans une plaie profonde. Les tire-balles étaient des espèces de tenettes ou de curettes, dans lesquelles on fixait la balle au moyen d'une tige d'acier qui glissait dans une cannelure du manche de l'instrument : tel est le *tire-balle de Thomassin*. Ces instruments peuvent être remplacés par de longues pinces à branches croisées terminées par des cuillers évidées, dans presque tous les cas. — *Tire-balle de Ferri*. V. ALPHONSIN.

TIRE-FOND. s. m. [all. *Bodenzieher*, *Kugbohrer*, angl. *elevator*, it. et esp. *tira-fondo*]. Instrument de chirurgie destiné à pénétrer dans les corps étrangers, et à se fixer dans leur substance assez fortement pour les amener au dehors. Il consiste en une vis double, longue de 20 à 27 millimètres, parfaitement évidée et disposée de telle sorte que les lames qu'elle détache des corps sur lesquels on dirige son action (balles de plomb, par exemple) remontent le long du sillon qui sépare les deux vis et s'y logent. L'autre extrémité du tire-fond présente un anneau qui sert de manche, et qu'on pouvait au besoin, dans les anciens appareils à trépan, engager dans le crochet de l'élévatoire, afin d'augmenter la force de traction. Le tire-fond était autrefois enfoncé au centre de la pièce d'os cernée par la couronne du trépan, afin de l'enlever ; mais depuis longtemps on se sert à cet effet du manche d'une spatule. On ne l'emploie à l'extraction des balles que lorsqu'elles sont fixées dans un os et inaccessibles aux doigts et aux pinces. L'ouverture de la plaie étant convenablement agrandie, la mèche du tire-fond est appliquée sur la balle, dans laquelle on la fait pénétrer par une action lente, ménagée, et avec le moins de pression possible, jusqu'à ce qu'elle y soit solidement implantée ; on fait alors l'extraction.

TIRE-TÊTE. s. m. [all. *Kopfzieher*, it. *tira-testa*, esp. *tira-cabezas*]. Nom donné à divers instruments dont on se servait autrefois pour extraire la tête du fœtus mort dans la matrice. — *Tire-tête de Moriceau.* Longue canule terminée par deux platines mobiles, susceptibles, en se rapprochant, de serrer fortement le cuir chevelu et les os du crâne. — Le *tire-tête à double croix de Baquié*, chirurgien de Toulouse, le *tire-tête à bascule de Levret*, les *tire-têtes à trois branches de Petit et de Levret*, et le *tire-tête d'Assalini*, sont inusités.

TIRETOIR. s. m. Instrument dont les dentistes se servent pour extraire les incisives et les racines de la mâchoire inférieure. Il ressemble assez au davier ; mais il agit comme levier, et les branches se séparent et se réunissent à volonté par un bouton. La branche mâle porte la partie inférieure de la pince, qui sert de point d'appui ; à cette branche on adapte plusieurs espèces de branches femelles qui portent un crochet, dont l'extrémité varie de longueur et d'épaisseur.

TIRNAHA. s. m. [écrit aussi *Ternacha*]. Nom donné en Abyssinie au *Verbascum Ternacha*, Hochst. famille des scrofularinées, dont la racine y est employée contre le tænia.

TISANE. s. f. [*ptisana*, de πτισάνη, orge mondé ; all. *Tisane*, *Trank*, angl. *ptisan*, it. et esp. *tisana*]. Chez les anciens, la décoction d'orge qu'ils donnaient souvent avec l'orge même. V. Ptisane. || Aujourd'hui, boisson aqueuse qui tient en dissolution une petite quantité de substances médicamenteuses, et que l'on administre dans les maladies pour aider l'action des médicaments plus actifs et pour désaltérer le malade. La plupart des tisanes sont des infusions ou des décoctions édulcorées avec du sucre, du miel et de la réglisse ou un sirop approprié. L'infusion se fait en jetant de l'eau bouillante sur la substance médicamenteuse, et en laissant celle-ci en contact avec l'eau pendant dix minutes si elle est molle (feuilles, fleurs), pendant trente minutes si elle est dure (bois). La dose ordinaire est de 10 à 20 grammes de la substance pour un litre d'eau. La décoction se prépare en faisant bouillir les substances dans l'eau pendant une demi-heure ; elle convient aux tisanes préparées avec des substances amylacées, des bois et racines non divisés, le lichen, la guimauve, etc. Les tisanes sont prises froides si elles doivent agir comme tempérantes, hypothermiques ; chaudes, si elles doivent être sudorifiques, antialgides. — *Tisane de Feltz* [*apozème de salsepareille composé*]. On met 80 gr. de sulfure d'antimoine pulvérisé dans un nouet et on le fait bouillir dans 2 litres d'eau pendant une heure ; on rejette le liquide ; on remet le nouet contenant le sulfure avec 60 gr. de salsepareille fendue et coupée, et 10 gr. de colle de poison, dans 2 autres litres d'eau ; on fait bouillir à petit feu jusqu'à réduction de moitié ; on passe, on laisse déposer et on décante. Pour préparer cette tisane, il convient de se servir d'un vase non métallique (Codex). Cette tisane, à la dose de un à quatre verres par jour, est antisyphilitique et antiherpétique. — *Tisane royale.* Tisane purgative que l'on prépare en faisant macérer pendant vingt-quatre heures, dans 1 kg. d'eau commune : feuilles de séné, sulfate de soude, feuilles de persil, āā 16 gr. ; anis et coriandre, āā 4 gr. ; citron coupé par tranches, nº 1. Passant avec expression et filtrant. — *Tisane de Vinache.* On fait macérer pendant douze heures, dans 3 litres d'eau, salsepareille, squine et gaïac, āā 48 gr. ; sulfure d'antimoine (dans un nouet), 64 gr. On réduit au tiers, et l'on ajoute : sassafras et séné, āā 16 gr. On passe après une heure d'infusion. On ajoute quelquefois 4 gr. de carbonate de potasse, pour rendre la boisson plus sudorifique et plus purgative.

TISSU. s. m. [*textus*, *tela*, all. *Gewebe*, *Gebilde*, angl. *tissue*, it. *tessuto*, esp. *tejido*]. Nom générique donné, en anatomie, à un ensemble d'éléments unis entre eux de manière à faire un tout et concourant au même but. L'étude des tissus porte le nom d'*histologie*. Les tissus offrent à étudier la nature même des éléments constituants, c'est-à-dire leur *structure*, et de plus la façon dont ces éléments sont ajustés entre eux, c'est-à-dire leur *texture*. Les propriétés des tissus sont les unes d'ordre *physico-chimique*, comme : la *consistance* et la *ténacité*, variables de l'un à l'autre ; l'*extensibilité*, la *rétractilité*, l'*élasticité* : qui peuvent exister indépendamment l'une de l'autre ; l'*hygrométricité* ; les autres d'*ordre organique*, comme : la *nutrition*, qui n'est pas tout à fait la même dans les tissus que dans les éléments, et à laquelle se rattachent : l'*absorption* et la *sécrétion*, qui, à l'état d'ébauche seulement dans les éléments anatomiques, ont leur plénitude d'action dans les tissus ; le *développement*, qui diffère ici de ce qu'il est dans les éléments, en ce qu'il est caractérisé à la fois par le développement ou augmentation de volume des éléments existants, et par la génération d'éléments nouveaux à côté des précédents ; la *reproduction* ou *régénération* ; tous les tissus jouissent de la propriété de se *reproduire* après une destruction partielle, soit en quantité plus petite, soit en plus grande quantité que la portion enlevée, en sorte que l'organe sur lequel a été opérée l'ablation d'une partie de tissu est déformé, mais le tissu existe ; la *contractilité*, et l'*innervation*, qui sont des propriétés dites *de la vie animale*, n'existant que sur quelques tissus seulement. — Robin divisait les tissus en : *constituants* et *produits*, suivant qu'ils composent essentiellement l'organisme, ou qu'ils ne sont que des parties accessoires perfectionnant la constitution des premiers, émanés d'eux pourtant et susceptibles de s'en détacher sans les détruire. Les premiers ont une structure complexe et sont formés de plusieurs espèces d'éléments anatomiques ; ils étaient divisés en deux variétés : les *tissus proprement dits*, comme le tissu adipeux ou le tissu conjonctif, dans lesquels on rencontre un élément fondamental, prédominant, donnant au tissu ses principales propriétés physiologiques, et des éléments accessoires, et les tissus parenchymateux, ou *parenchymes*. Les seconds, *tissus produits*, offrent une texture simple ; ils sont formés chacun par une seule espèce d'élément, ils ne sont pas vasculaires à l'état normal, et ne le deviennent que dans certaines productions morbides qui en dérivent. Ces tissus, qui ne sont ni sensibles, ni contractiles, comprennent : 1. tissu épidermique ou épithélial, feuillets externe et interne du blastoderme, écailles et certains poils des insectes ; 2. tissu kératinien ou unguéo-cornéal (substance propre), ongles, cornes, etc. (dérivant de l'épithélium) ; 3. tissu squaméal ou squameux (écailles des poissons) ; 4. tissu pileux ou des poils ; 5. tissu chitonéal (crustacés, insectes, etc.) ; 6. tissu de l'ivoire dentaire et des écailles des poissons placoïdes ; 7. émail ou tissu de l'émail dentaire et des écailles des poissons ganoïdes ; 8. tissu du cristallin ; 9. tissu de la capsule du cristallin et de la membrane de Demours ; 10. membrane de Ruysch ; 11. tissu des tubes demi-circulaires. — Les tissus peuvent être classés suivant leurs propriétés, classification *physio-*

logique, suivant leur origine, classification *embryologique*, ou suivant la forme des éléments qui les composent, classification *morphologique*. La première a l'inconvénient de réunir dans un même groupe des éléments qui n'ont aucun caractère objectif commun, comme les cellules osseuses et les cellules névrogliques; la seconde sépare des tissus que rapprochent tous leurs autres caractères, c'est ainsi que les tissus épithéliaux proviennent de l'un quelconque des trois feuillets; la troisième est incomplète, mais elle est la plus simple et la seule véritablement histologique. On peut ainsi classer les tissus en quatre grands groupes : 1° les *tissus épithéliaux*, qui comprennent les épithéliums de revêtement et les épithéliums glandulaires; 2° les *tissus conjonctifs*, qui comprennent le tissu conjonctif proprement dit, le tissu cartilagineux et le tissu osseux; 3° les *tissus musculaires* qui ont deux variétés : tissu musculaire lisse et strié; 4° le *tissu nerveux*. Tous ces différents tissus sont solides; le sang et le lymphe, bien qu'étant des *humeurs*, ont été rapprochés par certains auteurs des tissus, le plasma étant considéré comme une substance intercellulaire comparable à celle de l'os et du cartilage. Ce rapprochement n'est pas tout à fait légitime: en effet, il semble que les hématies pas plus que les leucocytes ne se détruisent ni se reproduisent dans le sang, peut-être même ne s'y nourrissent-ils pas; si bien que le sang et la lymphe apparaissent plutôt comme des dépendances d'autres tissus, tissus myéloïde et lymphoïde, que comme un tissu propre. — *Tissus accidentels* et *morbides*. Ceux qui naissent dans des régions où ils n'existent pas normalement. Le même nom est, à tort, souvent employé dans des cas où il n'y a qu'une simple modification morbide de tissus déjà existants. V. HOMŒOMORPHE, HÉTÉROMORPHE et TUMEUR. — *Tissu adénoïde, cytogène* ou *lymphoïde*. V. LYMPHATIQUE (*Ganglion*). — *Tissu du blastoderme, blastodermique, blasteux* (Laurent). V. EMBRYOPLASTIQUE. — *Tissu bulbaire* (Laurent, 1837). V. PHANÉROPHORE. — *Tissu cellulaire des animaux*. V. LAMINEUX. — *Tissu cicatriciel* ou *de cicatrice*. V. INODULAIRE. — *Tissu dartoïde contractile* (Blainville, 1832; Laurent). Le tissu musculaire à fibres-cellules. — *Tissu dartoïde* ou *darteux rétractile* (Laurent, 1837). L'élastique fibreuse anastomosée. V. ÉLASTIQUE. — *Tissu électrique*. V. ÉLECTROGÈNE. — *Tissus embryonnaires*. On trouve ces expressions appliquées : 1° à la désignation du tissu des trois feuillets blastodermiques confondus comme s'ils n'en formaient qu'un (V. EMBRYON); 2° à la désignation du tissu de tous les organes lors de leur apparition première dans l'embryon, du tissu cellulaire surtout (V. LAMINEUX); 3° au tissu des bourgeons charnus. On a voulu dans ce cas le distinguer du tissu cellulaire primordial ou *embryoplastique*; mais c'est le même avec des différences d'aspect secondaires, portant sur l'état grenu des noyaux, la matière amorphe, la vascularité. Dans ce cas aussi il faut distinguer le tissu cartilagineux, soit embryonnaire, soit de régénération dans la formation du cal, du tissu cellulaire au sein duquel il naît; mais le premier est plus blanchâtre, moins mou, à noyaux plus généralement sphériques, etc. — *Tissu érectile accidentel*. V. VASCULAIRE. — *Tissu glandulaire*. V. GLANDE. — *Tissu médullaire*. V. MOELLE et NERVEUX (*Tissu*). — *Tissu morbide*. V. TISSU *accidentel*. — *Tissu plastique* (Laurent, 1837). V. LAMINEUX. — *Tissu primaire* ou *primordial*. V. BLASTODERME. — *Tissu sarceux* (de Blainville). Le tissu musculaire. — *Tissu velouté*. V. VILLEUX.

TISSULAIRE. adj. Qui concerne les tissus. — *Anatomie tissulaire* (de Blainville). Anatomie des tissus, histologie.

TISSURE. s. f. [ὕφανσις]. Synonyme de *texture*.

TITANATE. s. m. [all. *titansaures Salz*, angl. *titaniate*, it. et esp. *titanato*]. Nom générique des sels produits par la combinaison de l'acide titanique avec les bases.

TITAN-COTTE. s. m. [all. *Krähenaugenbaum*, angl. *poison-nut*]. Arbre de l'Inde (*Strychnos potatorum*, L.; *clearing nut* des Anglais), de la famille des loganiacées, dont le nom indien est *nirmuli* et dont le fruit sert dans l'Inde à purifier l'eau, qu'elle rend potable et agréable à boire. Aussitôt que l'eau d'un vase est mise en contact avec le suc de ce fruit, toutes les impuretés qu'elle contient se précipitent au fond du vase, d'après le mécanisme des clarifications au blanc d'œuf.

TITANE. s. m. [all. *Titan, Menakan*, angl. *titanium*, it. et esp. *titano*]. Métal découvert en 1787 par William Gregor, dans le sable noir d'un ruisseau de la vallée de Menacan en Cornouailles, puis en 1794, dans le schorl rouge de Hongrie, par Klaproth, qui lui a donné son nom actuel. Poudre grise, brûlant avec éclat quand on la chauffe au contact de l'air, très avide d'azote à une haute température, décomposant faiblement l'eau à 100°.

TITANIQUE. adj. — *Acide titanique* [all. *Titansaure*, angl. *titanic acid*, it. et esp. *acido titanico*] (TiO^2). On l'obtient à l'état gélatineux par décomposition du *rutile* (acide titanique combiné avec 1 ou 2 centièmes d'oxyde de fer); il est alors attaquable par les acides, mais à l'état de rutile il leur résiste.

TITHONICITÉ. s. f. [all. *Tithonicität*, angl. *tithonicity*, it. *titenicità*, esp. *titonicidad*; de *tithon*, nom emprunté à la Fable et donné à l'agent chimique qui réside dans les rayons solaires]. Force chimique inhérente aux rayons du spectre. Draper a essayé d'établir que le *tithon* est un agent impondérable différent de ceux qui produisent la lumière, la chaleur et l'électricité.

TITILLATION. s. f. [*titillatio*, all. *Prickeln, Kitzeln*, angl. *titillation*, it. *titillazione*, esp. *titilacion*]. Léger chatouillement qui, exercé sur la luette, peut déterminer le vomissement.

TITRÉ, ÉE. adj. V. LIQUEUR.

TOCOLOGIE. s. f. [*tocologia*, de τόκος, accouchement, et λόγος, doctrine; all. *Geburtslehre, Hebammenkunst*, angl. *tocology*, it. et esp. *tocologia*]. Théorie des accouchements; traité des accouchements.

TODD (Robert Bentley) (médecin anglais, 1809-1860). — *Démarche de Todd*. Démarche des malades atteints de paralysie flasque, en particulier de paralysie hystérique; le malade traîne après lui le membre paralysé comme un membre étranger; c'est la démarche *helcopode* de Charcot. — *Potion de Todd*. V. POTION.

TODDALIE. s. f. Plante de la famille des rutacées qui croît dans l'Inde, à Madagascar, à la Réunion; les feuilles de *Toddalia aculeata* sont employées comme tonique dans la diarrhée chronique et la convalescence des fièvres graves; on les emploie en infusion, 10 gr. pour 100 gr. d'eau, à la dose de 30 à 60 gr. deux ou trois fois par jour, ou en teinture au cinquième, à la dose de 6 à 20 gr.

TODDY. s. m. V. ARACK.

TŒPLITZ (Bohême). *Eaux thermales* simples, 28 à 48°. Altitude : 205 mètres.

TOILE. s. f. [*tela*, ἱστίον, ὀθόνιον, all. *Zeug, Tuch*, angl. *cloth*, esp. et it. *tela*]. Étoffe faite de fil de chanvre. — *Toile Gauthier*. Sparadrap préparé avec de la toile neuve, de l'emplâtre diapalme, du diachylon gommé, de l'emplâtre de céruse brûlée et un peu d'iris de Florence. — *Toile d'hôpital* ou *vulcanisée*. Toile recouverte d'une couche de caoutchouc vulcanisé qui la rend imperméable et résistante. On la dispose en plaques, calottes, manchons, etc., pour la maintenir sur les plaies que l'on veut priver du contact de l'air, sur les parties atteintes d'affections douloureuses de la peau, surtout au cuir chevelu; elle en fait disparaître rapidement la douleur et la rougeur. V. ECZÉMA. — *Toile de mai* [*sparadrap de cire*]. Faites liquéfier au bain-marie : cire blanche, 200 gr., huile d'amandes douces, 100 gr., térébenthine du mélèze, 25 gr., et plongez-y des bandes de toile fine, longues de 1 mètre et larges de 15 centimètres. Retirez chacune de ces bandes en la faisant passer entre deux règles rapprochées qui feront tomber l'excédent de la masse emplastique (Codex).

TOISE. s. f. Instrument servant à mesurer la taille.

TOIT. s. m. — *Toit des pédoncules cérébraux*. Leur étage supérieur ou *tegmen*.

TOKELAU. s. m. [*teigne imbriquée, tinea imbricata, Tokelau Ringworm, Lafa Tokelau, la Pela*]. Dermatose commune en Indo-Chine, dans l'archipel Malais et dans les îles Tokelau (Océanie) dont elle a pris le nom, due à un parasite se rapprochant des tricophytons. La maladie commence par des taches rouges disposées en demi-cercles; ces taches se transforment en papules, deviennent prurigineuses; l'épiderme éclate alors au centre de la papule, qui s'agrandit par sa périphérie; les squames sont adhérentes par leur bord externe, libres au contraire par leur bord interne. Au centre de la plaque ainsi formée apparaît bientôt une tache brunâtre, due à un nouveau développement du champignon; cette tache s'ouvre au centre et s'agrandit par ses bords; de nouvelles squames apparaissent; il se fait ainsi un deuxième anneau squameux à marche excentrique, inclus dans le premier; puis un troisième anneau apparaît; d'où l'aspect *imbriqué* que prend la lésion. Ces placards squameux et prurigineux peuvent couvrir une grande étendue du tégument en décrivant des dessins capricieux et bizarres. Dans les squames se trouvent un abondant réseau mycélien et des spores contenant un pigment jaune donnant aux squames une couleur cuivrée particulière. Jeanselme y a trouvé des fructifications aspergillaires, sans pouvoir affirmer leur continuité avec le mycélium; de sorte que la place du parasite du tokelau n'est pas encore exactement définie. Le traitement consiste en applications d'agents parasiticides, tels que le sublimé, l'hyposulfite de soude, le sulfure de calcium, etc.

TOLÉRANCE. s. f. [de *tolerare*, supporter, εὐφορία]. Faculté qu'ont les malades de supporter certains remèdes. Il est certaines substances qui, administrées à doses successivement croissantes, réitérées à de courts intervalles, peuvent être élevées à des quantités telles, que, si on les administrait immédiatement à la dose où l'on arrive, elles empoisonneraient infailliblement. Il faut distinguer l'*habitude* de la *tolérance*. Dans les deux cas, on arrive à élever successivement la dose du principe actif, et l'habitude est un élément de la tolérance; mais ce qui distingue la tolérance de l'habitude, c'est que celle-ci persiste tant qu'on administre la substance; la tolérance, au contraire, peut cesser subitement, et la substance toxique révéler immédiatement sa présence par une série d'accidents plus ou moins redoutables. On dit alors que la tolérance a cessé et qu'il y a saturation. Les substances qui sont tolérées, mais qui ne sont pas susceptibles d'accoutumance, doivent être rangées parmi celles qui agissent comme poisons sur tous les êtres de l'échelle organique.

TOLÉRANT, ANTE. adj. S'est dit (Boyer) d'une variété de fissure à l'anus. V. FISSURE.

TOLINE. s. f. V. BENZOÈNE.

TOLOMANE. s. f. — *Fécule de Tolomane*. Fécule à grains volumineux, elliptiques, fournie par les rhizomes de deux plantes de la famille des amomées, le *Canna coccinea*, Mill., et le *C. edulis*, Ker.

TOLU. s. m. V. BAUME et TABLETTES *balsamiques*.

TOLUÈNE. s. m. (en atomes, C^7H^8) (*toluine, toluol, benzoène, méthylbenzine*). Ce corps a été préconisé par Löffler dans le traitement local de la diphtérie en raison de ses propriétés microbicides. Il est toxique pour le cobaye en injection intra-péritonéale à la dose de 0 gr. 441 par kilogramme d'animal (Chassevant et Garnier). V. BENZOÈNE.

TOLUIDINE. s. f. [*toluidinum*, all. *Toluidin*, angl. *toluidine*, it. et esp. *toluidina*] ($C^{14}H^9Az$). Corps obtenu par action de l'hydrogène sulfuré sur le nitrotoluène. Liquide huileux, incolore, réfringent, d'odeur analogue à celle de l'aniline, solidifiable à 20°, bouillant à 198°, miscible à l'alcool et à l'éther. — *Bleu de toluidine*. Matière colorante basique employée en histologie; c'est un colorant nucléaire que l'on emploie en solution aqueuse à 0,5 ou 1 pour 100.

TOLUINE. s. f. V. BENZOÈNE et TOLUÈNE.

TOLUIQUE ou **TOLUYLIQUE.** adj. — *Acide toluique* [all. *Toluylsäure*, angl. *toluylic acid*, it. et esp. *acido toluilico*] ($C^{16}H^8O^4$). Composé qui se forme quand on oxyde de la cymène par l'acide nitrique. Cristallisable, volatil, soluble dans l'eau bouillante, l'alcool, l'éther et l'esprit de bois. Il y a trois acides toluiques, ortho, para, méta [en atomes, C^6H^4 (CH^3) $(COOH)$]; en injection intra-péritonéale chez le cobaye, le plus toxique de ces corps est l'acide métatoluique qui tue l'animal à la dose de 0 gr. 74 par kilogramme, puis vient l'acide orthotoluique (0,90 par kilog.) et enfin l'acide paratoluique (1,20 par kilog.) (Chassevant et Garnier).

TOLUOL. s. m. V. BENZOÈNE et TOLUÈNE.

TOLYPYRINE. s. f. [*paratolyldiméthylpyrazolon*]. Homologue de l'antipyrine.

TOMASELLI (médecin italien contemporain). — *Maladie de Tomaselli*. Maladie caractérisée par de la fièvre, de l'ictère et de l'hémoglobinurie et due à une intoxication par les sels de quinine. Cette intoxication pourrait être confondue avec la bilieuse hémoglobinurique des pays chauds; certains auteurs ont été jusqu'à rapporter à l'intoxication quinique tous les cas de bilieuse hémoglobinurique.

TOMATE. s. f. [*pomme d'amour*, all. *Liebesapfel, Geldapfel*, angl. *tomato*, it. *tomato*, esp. *tomate*]. Fruit du *Solanum lycopersicum*, L. Grosse baie rouge, molle, comprimée à ses extrémités, sillonnée sur les côtés et remplie d'un suc acide assez agréable, alimentaire.

TOMBAC. s. m. [esp. *tumbaga*]. V. LAITON.

TOMELLINE. s. f. V. GLOBULINE.

TOMENTEUX, EUSE. adj. [*tomentosus*, de *tomentum*, duvet]. Qui est recouvert de poils courts, souples et serrés, ou de villosités; qui semble velouté.

TOMENTUM. s. m. [*tomentum*, all. *Filz*, angl. *tomentum*, it. et esp. *tomento*]. Mot latin qui signifie *duvet*, et qu'on a conservé pour exprimer une substance douce au toucher et comme veloutée.

TOMOTOCIE. s. f. [*tomatocia*, de τομή, incision, et τόκος, accouchement; all. *Kaiserschnitt*, angl. *tomotocy*, *cæsarian operation*, it. et esp. *tomatocia*]. Opération césarienne.

TON. s. m. [*tonus*, de τόνος, tension; all. *Spannung*, *Ton*, angl. *tone*, it. *tuono*, esp. *tono*]. État de rénitence et d'élasticité de chaque tissu dans l'état de santé. ‖ *Ton des couleurs*. Ensemble des modifications successives qu'une couleur peut recevoir du blanc qui abaisse le ton ou du noir qui le rehausse. ‖ Hauteur d'un son, qualité qui fait qu'il est plus ou moins grave, nombre des vibrations sonores accomplies dans l'unité de temps.

TONA (Espagne). *Eaux chlorurées sodiques, sulfureuses*, froides, 11°. Établissement: 1er juin au 15 septembre.

TONCIQUE. adj. — *Acide toncique*. La coumarine.

TONDANT, ANTE. — adj. *Teigne tondante*. V. TEIGNE.

TONGA. s. m. Nom indigène d'une espèce de frambœsia des enfants à la Nouvelle-Calédonie.

TONGRES (Belgique). *Eaux bicarbonatées, ferrugineuses*, froides, 11 à 13°.

TONICITÉ. s. f. [de τόνος, ton, tension; all. *Spannkraft*, *Tonicität*, angl. *tonicity*, it. *tonicità*, esp. *tonici-*

dad]. Nom donné, en physiologie, à un état particulier des tissus qui n'est pas une propriété spéciale, mais est tantôt une manifestation de l'élasticité subordonnée à certaines dispositions anatomiques, tantôt un des modes de l'action réflexe spinale. Ainsi dans les tissus, tant contractiles que non contractiles, la *tonicité* est caractérisée par ce fait qu'indépendamment de toute contraction les bords d'une section pratiquée sur eux s'écartent plus ou moins selon les sujets, ou, sur le même sujet, suivant les conditions normales ou morbides dans lesquelles ils se trouvent. Ce n'est, dans ce cas, qu'un phénomène de *rétraction*, conséquence de leur élasticité. — *Tonicité artérielle*. Propriété que possèdent les artères de revenir sur elles-mêmes, à mesure que se vide le système circulatoire; ou d'avoir leurs parois plus ou moins tendues, leur diamètre plus ou moins resserré, selon certains états morbides, certaines influences morales, sans qu'il y ait eu écoulement de sang. Dans le premier cas, c'est un phénomène de retrait par élasticité, se manifestant sur un conduit habituellement ou momentanément distendu. Dans le second cas, c'est un phénomène de contractilité des fibres-cellules qui concourent à former les parois artérielles. La prétendue tonicité de la peau et autres organes membraneux ou parenchymateux n'est encore qu'un phénomène de contraction lente des fibres-cellules qui prennent part à leur constitution. — *Tonicité musculaire* (*tonus musculaire*). État permanent des muscles qui fait que, tant qu'ils sont en communication avec le névraxe par les nerfs, leur influence se contrebalance exactement; mais, dès qu'il y a section ou paralysie des nerfs de mouvement, les muscles du côté opposé à la paralysie ou les antagonistes dans les membres se raccourcissent et entraînent de leur côté les parties auparavant maintenues en parfait équilibre, et cela sans qu'il y ait *contraction* proprement dite de ces muscles; car, lorsque celle-ci survient, elle exagère la déviation. Il y a là, dans le tissu musculaire, une action autre que celle de l'élasticité. On le prouve expérimentalement (Brondgeest) en coupant la moelle épinière au-dessous du bulbe rachidien d'une grenouille; les muscles des membres postérieurs, soustraits ainsi à l'influence de la volonté, prennent une position demi-fléchie, représentant la position moyenne d'équilibre entre l'action des fléchisseurs et celle des extenseurs. Cette situation persiste tant que les nerfs restent en communication avec le segment inférieur de la moelle. Mais, si l'on coupe ces nerfs d'un côté, le membre de ce côté perd la position demi-fléchie pour devenir flasque et pendant; tous deux tombent dans cet état si l'on détruit la moelle des deux côtés. Cette expérience prouve qu'il s'agit là, non d'une propriété inhérente au muscle, mais d'une action continue du centre rachidien qui maintient les muscles subordonnés à ce centre à un certain degré de tension continue. La *cause* de ce maintien n'est pas une action automatique de la moelle épinière : c'est un simple fait d'action réflexe; car on peut voir survenir la flaccidité des muscles, si, au lieu de couper le nerf entier après avoir coupé la moelle, on coupe seulement ses racines sensitives; dès lors, le cordon médullaire postérieur ou sensitif ne transmettant plus l'état du muscle au cordon moteur, celui-ci cesse d'agir. C'est là une manifestation particulière de la contractilité propre aux fibres musculaires, sous l'influence de l'action réflexe motrice, remarquable surtout dans la manière dont elle règle l'action des *sphincters*, et qu'on doit appeler *tonicité nerveuse*, puisqu'elle est sous la dépendance des centres nerveux, et non inhérente aux muscles. Tandis que Brondgeest considère cette action médullaire comme permanente, elle ne se produirait, d'après Tschiriew, que quand les muscles et leurs tendons sont soumis à un certain degré de distension préalable, ce qui explique que, dans certaines positions, les muscles sont tout à fait relâchés. L'augmentation des phénomènes précédents, attribués à la tonicité considérée à tort comme propriété spéciale de tissu, produit l'*orgasme*; l'excès cause l'*éréthisme*, la *crispation*; la privation amène l'*atonie*, la *flaccidité*. Les troubles du tonus musculaire peuvent se rencontrer dans différentes maladies; dans le tabes, en particulier, il y a souvent d'une façon précoce diminution du tonus. Certaines substances toxiques diminuent ou suppriment le tonus musculaire; ainsi en est-il dans l'intoxication expérimentale par le benzène, le toluène, le phénol, la pyrocatéchine et l'hydroquinone (Chassevant et Garnier).

TONIQUE. adj. [*tonicus*, τονικὸς, τονωτικὸς, all. *tonisch*, angl. *tonic*, *tonics*, it. et esp. *tonico*]. Qui a rapport à la tonicité. — *Convulsion tonique*. Celle dans laquelle la contraction des muscles est permanente, par opposition à *convulsion clonique*. — *Spasme tonique*. Crispation des muscles plus régulière, plus continue que le *spasme clonique*. V. CONTRACTURE.

TONIQUES. s. m. pl. Médicaments qui ont la faculté d'activer par des degrés insensibles la rénovation moléculaire nutritive des divers systèmes de l'économie animale, et, par suite, d'augmenter leur force d'une manière durable. Les substances végétales amères dépourvues de principe âcre ou narcotique, gentiane, quinquina, quassia amara, les préparations ferrugineuses, l'eau froide, etc., agissent comme toniques.

TONISME. s. m. V. CONTRACTURE.

TONKA. s. m. [*Coumarouna odorata*, Aublet, *Dipterix odorata*, Willedenow]. Arbre qui fournit la *fève tonka*. V. FÈVE.

TONKASTÉAROPTÈNE. s. m. La *coumarine*.

TONNEAU. s. m. — *Signe du tonneau*. Signe fourni par un épanchement liquide de la plèvre; en promenant le doigt mouillé sur la paroi thoracique, on éprouve une sensation particulière en arrivant au niveau de l'épanchement.

TONNERRE. s. m. V. FOUDRE.

TONOMÈTRE. s. m. [de *ton*, et μέτρον, mesure]. Instrument destiné à mesurer le nombre des vibrations sonores données par chaque corps dans l'unité de temps.

TONSILLAIRE. adj. [*tonsillaris*, all. *tonsillar*, it. *tonsillare*, esp. *tonsilar*]. Qui a rapport aux tonsilles ou amygdales : *angine tonsillaire*. — *Artère tonsillaire*. Branche de la pharyngienne inférieure qui va à l'amygdale. — *Lobule tonsillaire*. Nom donné quelquefois à la portion moyenne ou lobule médian du cervelet.

TONSILLE. s. f. [*tonsillæ*, παρίσθμια, all. *Tonsille*, *Halsmandel*, angl. *tonsil*, it. *tonsilla*, esp. *tonsila*]. V. AMYGDALE. — *Tonsille* ou *amygdale encéphalique* (*amygdala*). V. NOYAU *amygdalien*.

TONSILLITE. s. f. L'amygdalite.

TONSILLITOME. s. m. V. AMYGDALOTOME.

TONSURANT, ANTE. adj. — *Teigne tonsurante*. V. TEIGNE.

TONUS. s. m. V. TON et TONICITÉ.

TOPAZE. s. f. [*topazion*, τοπάζιον, all. *Topas*, angl. *topaz*, it. *topazio*, esp. *topacio*]. Pierre précieuse composée d'alumine, de silice, d'acide fluorique et de fer. C'était un des cinq *fragments* précieux.

TOPHACÉ, ÉE. adj. [de *tophus*, τόφος, qui signifie *tuf*, all. *tophusartig*, *grandig*, angl. *tophaceous*, it. et esp. *tofaceo*]. — *Concrétion tophacée* ou *tophus*. Dépôt de substance dure, qui se forme dans l'intérieur des organes ou aux environs des articulations, et qui est composé, dans le premier cas, de phosphate de chaux; dans le second, d'urate de soude. Les tophus uratiques forment un symptôme important de la goutte; ils apparaissent à la suite d'une crise aiguë de goutte articulaire ou au cours de la goutte chronique; ils se forment dans le tissu cellulaire qui entoure les jointures, dans les bourses muqueuses sous-cutanées, en particulier dans la bourse rétro-olécrânienne ; on les rencontre souvent dans le pavillon de l'oreille (fig. 777), sur le rebord de l'hélix; leur constatation permet de faire le diagnostic de la goutte dans les périodes intercalaires. Généralement petits, du volume d'un pois, ils peuvent atteindre les dimensions d'une noix ou d'une mandarine. Une fois formés, ils persistent indéfiniment; dans quelques cas ils disparaissent par résorption; dans des cas plus rares, le foyer uratique est envahi par les microbes de la suppuration; la peau rougit et s'ulcère, et l'abcès s'ouvre au dehors, laissant échapper du pus et des cristaux d'urate de soude. V. GOUTTE.

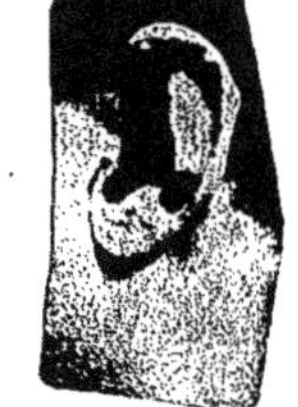

Fig. 777. — *Tophus* de l'oreille.

TOPHUS. s. m. [πῶρος, all. *Tophus, Grand,* angl. *tophus, toph,* it. *tofo,* esp. *tofos*]. V. TOPHACÉ.

TOPICITÉ. s. f. Caractère de ce qui est topique.

TOPINAMBOUR. s. m. [*Helianthus tuberosus,* L., all. *Jerusalemsartischoke,* angl. *Jerusalem artichoke*]. Plante synanthérée sénécionidée, vivace, à racine pourvue de bourgeons tubéreux, charnus, pédiculés, pyriformes, alimentaires pour l'homme et les animaux; leur goût est analogue à celui du phorante des artichauts et plus sucré. Ces tubercules contiennent de l'inuline. || Nom donné aux Antilles à une zingibéracée féculifère.

TOPIQUE. adj. et s. m. [*topicus,* de τόπος, lieu; all. *topisch, örtlich, äusserlich,* angl. *topical,* it. et esp. *topico*]. Tout médicament qu'on applique à l'extérieur, sur une région limitée; les emplâtres, les onguents, les cataplasmes, sont des *topiques.* — Les topiques sont appelés parfois *applications,* surtout quand ils sont employés sous forme de poudres sur les ulcères, les végétations, comme désinfectants locaux, tels que la poudre d'argile fine et de talc. On les appelle encore des *épithèmes.* || *Fièvre topique* ou *locale.* Fièvre intermittente, anomale, voisine de la fièvre larvée.

TOPLIKA (Autriche). *Eaux sulfurées calciques,* très chaudes, 59°. Établissement.

TOPOALGIE. s. f. (Blocq) [de τόπος, lieu, et ἄλγος, douleur]. Douleur fixe, localisée dans une région variable, mais sans rapport avec un district anatomiquement ou physiologiquement délimité; c'est un symptôme de neurasthénie.

TOPOGRAPHIQUE. adj. [all. *topographisch,* angl. *topographic,*it. et esp. *topographico*]. V. ANATOMIE et RÉGION.

TOPOPHOBIE. s. f. [de τόπος, lieu, et φόβος, crainte]. Peur morbide de certains lieux. V. AGORAPHOBIE.

TORCULAR. s. m. Mot latin voulant dire *pressoir,* employé en anatomie comme synonyme de *pressoir d'Hérophile.*

TORCULARIEN, IENNE. adj. [de *torcular,* pressoir]. — *Sinus torculariens.* Ceux qui se jettent dans le pressoir d'Hérophile, par opposition aux *sinus atorculariens.*

TORDU, UE. adj. [*tortus, torquatus*]. Se dit d'un organe replié sur lui-même.

TORMENTILLE. s. f. [*Tormentilla erecta,* L., *Potentilla tormentilla,* Scop., all. *Tormentille, Fingerkraut,* angl. *tormentil,* it. *tormentilla,* esp. *tormentila*]. Plante de la famille des rosacées, dont les racines sont très astringentes, fébrifuges, et employées pour le tannage des peaux.

TORMINAL, ALE. adj. V. TORMINEUX.

TORMINEUX, EUSE. adj. [*torminosus,* de *tormina,* dysenterie, tranchées]. Qui est sujet à la dysenterie ou aux tranchées, qui s'y rapporte. — *Douleur tormineuse.* Celle qui s'interrompt et reparaît alternativement en prenant le caractère de tranchées.

TORNWALDT (Gust.-Lud.) (médecin allemand né en 1843). — *Angine ou maladie de Tornwaldt.* Inflammation catarrhale chronique localisée à l'un des récessus, en particulier le médian, de l'amygdale pharyngée.

TORPEUR. s. f. [*torpor,* νωθρότης, all. *Torpidität, Erstarrung,* angl. *torpor, numbess,* it. *torpore,* esp. *entorpecimiento*]. L'engourdissement porté jusqu'à l'insensibilité.

TORPIDE. adj. Qui tient de la torpeur; qui s'y rapporte.

TORPILLE. s. f. [*torpedo,* all. *Zitterroche,* angl. *crampfish,* it. *torpiglia,* esp. *torpedo, tremielga*]. Genre de poissons plagiostomes voisins des raies, mais ayant leur appareil électrique sur les côtés de la tête, qui est plus large et arrondie, et non sur les côtés de la queue qui est plus courte. On les trouve sur les côtes d'Angleterre, de l'ouest de la France et surtout de la Méditerranée. V. ÉLECTROGÈNE.

TORRÉFACTION. s. f. [*torrefactio,* de *torrefacere,* faire rôtir, all. *Rösten,* angl. *torrefaction,* it. *arrostimento,* esp. *torrefaccion*]. Opération qui consiste à exposer à l'action du feu, pendant un temps très court en général, une substance organique, soit pour la priver d'eau, soit pour en séparer quelques principes volatils, soit pour y développer un principe nouveau, soit pour en déterminer l'oxydation. Le mot *grillage,* qui désigne la même opération, s'applique spécialement aux matières minérales, telles que les minerais.

TORRÉFIÉ, ÉE. adj. [*torrefactus,* all. *gerostet,* angl. *torrefied,* it. *arrostito,* esp. *torrado*]. Qui a subi la torréfaction.

TORRES (Espagne). *Eaux sulfatées magnésiennes,* froides, 12°. Établissement: 15 juin au 30 septembre.

TORRETTA (Italie). *Eau saline,* froide. Boisson et bains.

TORRIDE. adj. V. ZONE.

TORS, ORSE. adj. [*contortus,* στρεπτὸς, all. *gewunden, gedreht,* angl. *twisted,* it. *torto,* esp. *torcido*]. Se dit d'une partie dont les bords tournent ou tendent à tourner obliquement autour de leur axe.

TORSION. s. f. [*torsio,* de *torquere,* tordre; στρέμμα, all. *Torquiren, Zusammendrehen,* angl. *torsion,* it. *torsione,* esp. *torsion*]. Action de tordre. — *Torsion des artères.* Un des moyens employés pour arrêter les hémorragies provenant des ouvertures béantes de ces vaisseaux après les opérations ou les blessures (Maunoir, 1820). Amussat exécutait cette opération au moyen de deux pinces à torsion ordinaires (V. PINCE) et d'une troisième pince sans mors (*pince à baguette* ou *à refoulement*), formée de deux tiges cylindriques destinées à serrer l'artère au degré nécessaire pour que ses deux tuniques internes soient refoulées dans l'intérieur de la tunique externe. Il saisissait d'abord, avec une des pinces à torsion, et attirait la portion de l'artère saillante en dehors de sa gaine adventice; puis il plaçait la seconde pince au-dessus de la première, qui servait alors à dégager le vaisseau du tissu conjonctif voisin, et qui était ensuite placée le plus haut possible sur l'artère, en place de l'autre; enfin, les tuniques interne et moyenne de l'artère étant divisées par la pression exercée à l'aide de la pince à refoulement, l'extrémité libre de l'artère était tordue un certain nombre de fois sur elle-même au moyen de la pince à torsion restée libre, fermée par le verrou qu'elle porte. Tillaux pratiquait la torsion à l'aide d'une pince spéciale et très solide : d'après lui, il faudrait faire de 25 à 40 tours pour une artère volumineuse, telle que la fémorale, et l'hémostase pourrait être définitive même pour un vaisseau de ce diamètre. ‖. *Torsion du cœur*. Mouvement de rotation autour de leur axe longitudinal qu'exécutent les ventricules au moment de leur systole. A ce moment la masse ventriculaire éprouve un *raccourcissement*; or, comme les fibres musculaires dites *unitives* qui enveloppent les ventricules sont plus longues en avant qu'en arrière, surtout pour le ventricule droit (Verneuil), elles produisent en se contractant un plus grand raccourcissement de la paroi antérieure que de la paroi postérieure; de là ce *mouvement partiel* du cœur qu'on appelle la *torsion* ou le *mouvement spiroïde du cœur*, et dans lequel la pointe de l'organe se tord de gauche à droite et d'avant en arrière. Cette torsion, en se propageant de la pointe au milieu des ventricules, tourne légèrement à droite la face antérieure du cœur, et à gauche la face postérieure; mais ce dernier mouvement est beaucoup moins prononcé que le premier. Un mouvement inverse a lieu lors de la diastole, et le cœur se détord. On admet généralement que la pointe du cœur est projetée en avant pendant son mouvement spiroïde : cette déviation, qui constitue ce qu'on a souvent nommé le *redressement* de la pointe du cœur, a lieu sur un cœur excisé, dont les cavités sont encore distendues par la présence du sang; mais elle ne s'observe pas sur le cœur qui bat en place dans sa cavité péricardique, et se transforme probablement, sur le vivant, en un simple mouvement de glissement contre les parois thoraciques. — *Torsion de l'humérus*. Disposition en hélice que présentent les faces et les bords de l'humérus par rapport à l'axe de l'os. Considéré comme étant l'homologue thoracique du fémur, l'humérus est un *fémur tordu*; cette torsion, qui est de 180° ou d'une demi-circonférence chez l'homme et la plupart des mammifères, a pour résultat de changer le sens de la flexion de l'avant-bras. Au fémur, la poulie articulaire étant tournée d'avant en arrière, la jambe se fléchit dans ce sens; à l'humérus, en vertu de la torsion du corps de l'os, la poulie est contournée d'arrière en avant, et l'avant-bras se fléchit suivant un plan parallèle au plan de symétrie bilatérale des vertèbres. Chez les chiroptères, les oiseaux et les reptiles, la torsion n'est que de 90° ou d'un angle droit. Le résultat de cette torsion de 90°, c'est que la poulie articulaire de l'humérus est dirigée en dehors, au lieu d'être dirigée en avant. Dans ce cas, la flexion de l'avant-bras ne se fait pas dans un plan parallèle au plan de symétrie bilatérale, mais dans un plan perpendiculaire ou oblique au plan vertébro-sternal. Le mécanisme du vol et celui de la reptation sont une conséquence de cette demi-torsion. Les rapports des parties molles sont modifiés par cet état de torsion. L'artère poplitée est en arrière du fémur dans le creux du jarret, tandis que son homologue, la brachiale, est en avant de l'humérus dans le pli du bras. Quant aux nerfs, le radial, qui se distribue aux muscles de l'articulation huméro-radiale, contourne l'humérus suivant sa ligne de torsion, tandis que le nerf sciatique et toutes ses branches sont dans un plan parallèle à l'axe du fémur (Ch. Martins).

TORTICOLIS. s. m. [*caput obstipum*, all. *steifer Hals, Halssteifheit*, angl. *crick, wry neck*, it. *torci-collo*, esp. *torticolis*]. Inclinaison vicieuse et plus ou moins douloureuse de la tête vers l'une ou l'autre épaule, qui peut être liée à une altération de la peau ou du tissu cellulaire sous-cutané de la région du cou (cicatrices vicieuses), des ganglions lymphatiques (tumeurs ou hypertrophie), de la colonne vertébrale (en particulier, tuberculose), mais qui, le plus souvent, dépend d'une affection des muscles du cou, sterno-mastoïdien, trapèze, peaussier, etc., ayant rompu l'équilibre entre les puissances musculaires placées de chaque côté de la colonne vertébrale, ou déterminé la rétraction pathologique de leurs fibres. Le torticolis peut donc être amené par toutes les causes capables de produire la paralysie ou la contracture : influence du froid, rhumatisme musculaire, affections syphylitiques des muscles, lésions des centres nerveux, contusions violentes du cou, etc. Le sterno-clido-mastoïdien est le muscle le plus

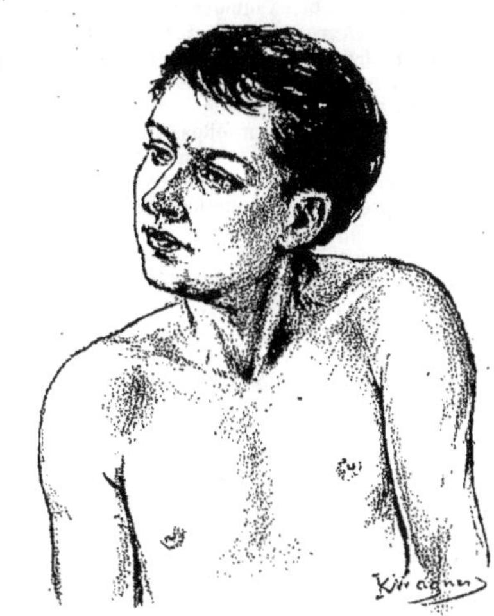

Fig. 778. — *Torticolis*.

fréquemment affecté, ordinairement dans ses deux portions (fig. 778) : parfois le faisceau sternal est seul atteint. Dans la forme aiguë, rhumatismale, du torticolis, les topiques émollients et narcotiques, ou révulsifs, le massage, l'électricité, ont des chances de succès, qui sont beaucoup plus restreintes dans les autres formes : aussi celles-ci exigent-elles un traitement à la fois chirurgical et orthopédique, la ténotomie appliquée au muscle sterno-mastoïdien, et suivie de l'application d'un bandage ou d'un appareil, collier en cuir ou en gutta-percha, minerve, etc., qui maintienne la tête dans la rectitude que lui a rendue l'opération. — *Torticolis convulsif* (*spasme fonctionnel des muscles du cou*, Féré; *hyperkinésie de l'accessoire de Willis*, Jaccoud ; *tic rotatoire*, Bock). Torticolis provoqué par une convulsion des muscles du cou, en particulier sterno-clido-mastoïdien et trapèze, et déterminant une rotation de la tête intermittente ou permanente. — *Torticolis mental* (Brissaud). Variété de tic, localisé aux muscles du cou (*torticolis-tic*), caractérisé par une convulsion clonique ou tonique sous la dépendance d'un trouble psychique. Pour atténuer ou corriger la position vicieuse, les malades imaginent un geste antagoniste ou des procédés correcteurs plus ou moins étranges. Le traitement de cette forme consiste à rechercher la cause première du torticolis (douleur, trouble mental) et à la supprimer par la psychothérapie. — *Torticolis spasmodique*. Spasme des muscles du cou dont le point de départ est une irritation centrale ou périphérique. Ce spasme est souvent associé à d'autres lésions nerveuses organiques de nature bien définie comme la paraplégie spasmodique familiale, ou au contraire mal connue.

TORTILE. adj. [*tortilis*, all. *sich windend*, angl. *twisted*]. Qui est susceptible de se tordre.

TORTUE. s. f. [*testudo*, ἐμύς; all. *Schildkröte*, angl. *turtle, tortoise*, it. *testuggine*, esp. *tortuga*]. Genre de reptiles chéloniens pourvus d'une carapace. V. ÉMYDE. ‖ En médecine, synonyme vulgaire de *loupe*.

TORTUEUX, EUSE. adj. [*tortuosus*, all. *gewunden*, angl. *tortuous*, it. et esp. *tortuoso*]. Qui est courbé plusieurs fois en différents sens.

TORULA. s. f. [*torulus*, renflé en nœuds]. Nom donné à des microbes formés de grains arrondis réunis en séries linéaires et flexueuses. Certains auteurs font des *torulas* un genre voisin des *saccharomyces* et des *mycodermes* ; il s'agit donc de champignons plus élevés en organisation que les bactéries. Les *torulas* ne donnent jamais de spores, font rarement des filaments mycéliens et n'ont qu'un très faible pouvoir fermentatif. Comme elles sont abondamment répandues dans l'atmosphère, elles infectent parfois les milieux de culture ; elles ne liquéfient pas la gélatine et donnent lieu à la production de matières colorantes : telle est la torula rose, la plus répandue. — *Torula cerevisiæ.* Le *saccharomyces cerevisiæ* ou levure de bière. V. Levure. — *Torula vulgaris.* Microorganisme décrit par Vidal en 1879 dans le pityriasis rosé.

TORULEUX, EUSE. adj. [*torulus*, renflé comme une tresse ; all. *knotig*, angl. *torlulose*]. Qui est renflé de distance en distance, comme une corde chargée de nœuds.

TOUCHER s. m. [*tactus*, ἀφή, ἅψις, all. *Fühlen*, angl. *feeling*, *touch*, it. *tatto*, esp. *tacto*]. Sens qui nous fait connaître les qualités palpables des corps, telles que la consistance, la sécheresse ou l'humidité, la configuration extérieure, et qui a pour organes la peau et certaines muqueuses. La main est l'organe principal du toucher, et réunit toutes les conditions favorables à l'exercice de cette fonction ; au lieu que, lorsque nous touchons un corps avec quelque autre partie de la surface cutanée, nous n'avons que la notion plus ou moins imparfaite de *contact*. Le tact ou exercice du toucher est une opération organique complexe dans laquelle on remarque : *a.* un état particulier du cerveau qui perçoit, état dit *attention*, qui est inconstant, mais dont il faut tenir grand compte dans l'appréciation des troubles de sensibilité, dits d'anesthésie; *b.* quel que soit l'état du cerveau, il y a dans l'exercice du toucher : 1° sensation réfléchie de contact, générale ou non ; 2° sensation de température ; 3° sensation d'exercice musculaire, qui joue un très grand rôle en raison de la mobilité des parties douées de la sensibilité spéciale de tact, surtout lorsqu'il s'agit d'apprécier la consistance des corps et même leur forme; 4° sensation spéciale de tact faisant naître l'idée de l'état extérieur de forme, lisse ou rugueux, sec ou humide, des corps. C'est l'intervention inévitable des trois premières sensations qui rend difficiles l'étude analytique et l'appréciation des phénomènes de la fonction du toucher. Il faut, en outre, tenir compte, dans cette étude, du contraste de toutes ces sensations simultanées et de l'appréciation des idées que chacune détermine. La sensation spéciale du tact peut être conservée, et la sensation générale de contact, de piqûre, de pincement, être anéantie. Cette insensibilité aux actions exercées sur les tissus, et qui ordinairement causent de la douleur, est un phénomène assez habituel de l'hystérie, de l'intoxication saturnine, de la lypémanie, etc. V. Corpuscule, Main et Sensation. ‖ En chirurgie et dans l'art des accouchements, *toucher vaginal* [all. *Touchiren*], opération qui consiste à explorer avec le doigt indicateur, auquel on adjoint quelquefois le médius, introduit dans le vagin, l'état de ce conduit et du col de la matrice, soit pour constater l'existence ou l'époque d'une grossesse, soit pour établir le diagnostic d'une affection de l'utérus ou des annexes. La main du médecin sera préalablement lavée, et, s'il s'agit d'une femme sur le point d'accoucher, soigneusement aseptisée ; puis le doigt explorateur, préalablement enduit de vaseline stérilisée ou boriquée, est porté presque horizontalement entre les cuisses et appliqué sur le périnée par son bord radial; puis le bout du doigt, dirigé d'abord en arrière, est ramené en haut, s'enfonce dans la partie postérieure de la vulve, et pénètre dans le vagin ; il explore ainsi ce canal, s'il est nécessaire. S'il s'agit d'explorer l'utérus lui-même, il faut enfoncer le doigt tout entier et même refouler de bas en haut la vulve et le périnée, en même temps que la main, du côté opposé au doigt explorateur, appliquée sur la région hypogastrique, maintient l'utérus dans une position fixe. S'il s'agit d'une femme en travail, le doigt aseptisé devra être introduit directement dans le vagin en écartant les grandes lèvres avec la main de l'autre côté, de manière à éviter de le souiller par le contact du périnée. Le toucher permet d'apprécier le volume des deux lèvres du *museau de tanche*, leur consistance, leur régularité, leur écartement, etc. ; il constate l'existence d'une tumeur du col, et, soulevant l'utérus lui-même, il permet d'en apprécier le développement, la mobilité, le poids, etc. Le toucher vaginal est encore d'un grand secours pour le diagnostic des maladies de la vessie et du rectum, des tumeurs renfermées dans la cavité abdominale. — *Toucher rectal.* Introduction du doigt dans le rectum pour l'examen de cette cavité et des organes avoisinants : prostate et vésicules séminales, ou utérus et vagin ; il se pratique comme le vaginal, et n'est guère plus pénible. — *Toucher vésical.* Procédé d'exploration qui consiste à introduire le doigt dans la vessie, chez la femme, après avoir préalablement dilaté le canal de l'urètre.

TOUKA. s. m. V. Juvia.

TOULOUCOUNA. s. m. V. Carapa.

TOULOUCOUNIN. s. m. Principe amer de l'écorce de touloucouna. Résinoïde, neutre, insoluble dans l'éther, soluble dans l'alcool et le chloroforme. On en obtient environ 1gr,60 pour 1000.

TOUR. s. m. — *Tour de maître.* Manière de pratiquer le cathétérisme qui consiste à abaisser la verge vers une des cuisses, un peu au-dessous d'une ligne qui serait perpendiculaire, à l'axe du corps, à saisir la sonde de manière que sa convexité regarde le pénis, à l'engager ainsi dans l'urètre jusqu'à ce qu'elle s'arrête à la région du bulbe, et à lui communiquer alors un mouvement de demi-cercle, qui en place la concavité sous la symphyse, et en ramène le pavillon à une direction verticale. C'est une manœuvre hasardeuse, surtout quand on veut y mettre de la célérité, exposant à de graves lésions quand elle ne réussit pas. On lui préfère la méthode ordinaire, qui est plus facile et moins douloureuse. V. Cathétérisme.

TOURAILLON. s. m. Germe d'orge séché à l'étuve. — *Liquide de touraillons.* Liquide obtenu en faisant macérer pendant deux heures 100 grammes de touraillons dans un litre d'eau, puis faisant bouillir quelques minutes, filtrant et stérilisant à l'autoclave ; il constitue un excellent milieu de culture pour les bactéries.

TOURAINE (*Sanatorium de la*) (Indre-et-Loire). Sanatorium pour tuberculeux situé près de Tours, sur la rive droite de la Loire, à 50 mètres d'altitude; deux établissements, l'un pour les indigents, l'autre pour les malades aisés.

TOURBILLON. s. m. [*vortex*, all. *Gefässwirbel*, esp. *torbellino*]. — *Tourbillon vasculaire* (*vasa vorticosa*). V. Choroïde. ‖ *Tourbillon vital.* Nom donné par Cuvier à la succession de compositions et de décompositions qui constituent la nutrition et dont les organismes vivants sont incessamment le siège.

TOURMALINE. s. f. V. Borosilicate.

TOURNESOL. s. m. [all. *Lackmus*, angl. *litmus*, it. *tornasole*, *laccamuffa*, esp. *tornasol*, *girasol*]. Matière colorante, d'un bleu violet, très employée pour les teintures. Le *tournesol* est, dans le commerce, sous deux états différents : 1° le *tournesol en drapeau*, préparé, près de Montpellier, avec le suc de la *maurelle* (*Crozophora tinctoria*, Nech., *Croton tinctorium*, L.), de la famille des euphorbiacées. On trempe, dans ce suc, des chiffons que l'on fait sécher et que l'on expose ensuite à la vapeur d'un mélange d'urine putréfiée et de chaux ; 2° le *tournesol en pains*, préparé en Auvergne avec les mêmes espèces de lichens que celles qui servent à l'obtention de l'orseille, en faisant intervenir l'action des carbonates alcalins dans la préparation. On fait digérer à la température de 25 à 30° un mélange de 2 parties de lichens et d'une partie de carbonate de potasse avec du carbonate d'ammoniaque ou de l'urine humaine. Au bout de quarante jours ce mélange, d'abord d'une couleur pourpre, est devenu bleu; on divise alors la masse, on la moule et on la fait sécher. Les principes colorants caractéristiques et dominants du tournesol en pain (dont la solution est utilisée comme réactif en chimie) sont (Kane) : l'*azolithmine*, l'*érythroléine* et l'*érythrolithmine*. Le tournesol renferme, en outre, un acide rouge très faible, l'*acide lithmique*, qui, combiné avec la soude, donne un sel bleu. Si l'on met la teinture rouge en contact avec du carbonate de soude, l'acide lithmique déplace l'acide carbonique et forme du lithmate de soude bleu; l'acide sulfurique décompose ce lithmate bleu et met l'acide lithmique en liberté. Le sulfate de cuivre contient de l'acide sulfurique combiné avec une base peu énergique; en contact avec le lithmate de soude, il produit une double décomposition; il se forme du lithmate, qui est rouge. C'est ainsi que les sels neutres peuvent réagir sur le tournesol. — *Papier de tournesol*. V. Papier *réactif*.

TOURNIOLE. s. f. V. Panaris.

TOURNIQUET. s. m. [*torcular*, all. *Aderpresse*, angl. *tourniquet*, it. *tornachetto*, *tornichetto*, esp. *torniqueto*]. Instrument de chirurgie inventé par J.-L. Petit, et qu'on emploie quelquefois, à défaut d'aides, pour arrêter, au moyen de la compression, le cours du sang dans la principale artère d'un membre sur lequel on veut pratiquer une opération. Il est composé de deux plaques de cuivre superposées : l'une est garnie, sur le côté qui doit être en contact avec le membre, d'une pelote épaisse, allongée, saillante et très ferme; et, sur le côté opposé, un peu convexe, elle présente, à peu de distance de ses bords latéraux, deux tenons de cuivre qui traversent la seconde plaque. Celle-ci est percée dans son milieu pour le passage d'une vis de rappel dont l'extrémité est reçue dans une dépression de la plaque inférieure; un lacs solide fixé à cette plaque supérieure est disposé de manière à revenir se fixer sur la même plaque, après avoir fait le tour du membre. Pour faire usage du tourniquet, les deux plaques, rapprochées l'une de l'autre, sont appliquées sur le point où l'on veut exercer la compression ; le lacs décrit un circulaire autour du membre, et son chef vient passer dans une boucle solide. On fait alors agir la vis, qui éloigne la plaque mobile de la plaque fixe, presse celle-ci par son extrémité, et exerce ainsi la compression nécessaire. — Souvent on ajoute à l'instrument une troisième plaque, garnie également d'une pelote, et sur laquelle passe aussi le lacs. Dans ce cas, c'est cette plaque qui est appliquée sur le point où l'on veut exercer la compression, et le reste de l'instrument est appliqué sur le point diamétralement opposé. Le tourniquet est généralement remplacé par le *compresseur*.

TOURNOIEMENT. s. m. [all. *Drehen*, angl. *whirling*, it. *giramento*, esp. *giro*]. Succession de mouvements violents de rotation suivant l'axe du tronc, que Magendie (1825) a observés à la suite de la lésion d'un pédoncule cérébelleux chez les animaux, et qui s'accompagnent d'une distorsion singulière dans la direction des yeux. La rotation a lieu du côté correspondant à la lésion : si l'on a blessé le pédoncule cérébelleux du côté droit, l'animal tournera de gauche à droite. Parmi les physiologistes qui ont répété ces expériences, il en est qui ont trouvé que les animaux tournaient du côté opposé à la section du pédoncule cérébelleux. Ces résultats ne s'excluent point; car Cl. Bernard a pu, en blessant le même pédoncule cérébelleux, faire tourner l'animal tantôt du même côté, tantôt du côté opposé à la lésion. Tout dépend du point où le pédoncule est blessé. Toutes les fois que le pédoncule cérébelleux est atteint dans la partie située en arrière de l'origine du nerf trijumeau, l'animal tourne du même côté, tandis que la lésion du pédoncule en avant de l'origine du même nerf entraîne le tournoiement du côté opposé (Cl. Bernard). Lorsqu'on détruit la branche vestibulaire du nerf auditif seule ou en même temps que les canaux demi-circulaires, l'animal tourne autour de son axe longitudinal ordinairement sur le côté où le nerf a été lésé (Flourens). En même temps, le membre antérieur du côté opposé est tenu écarté du corps, étendu et demi-convulsé (Brown-Séquard). Les altérations morbides des canaux demi-circulaires causent des mouvements de tournoiement analogues aux précédents (Ménière). Le *mouvement de manège*, et la *rotation du corps autour de l'axe longitudinal*, indiquent une affection du pédoncule moyen du cervelet qui le plus souvent est combinée avec une affection de l'hémisphère du cervelet. V. Vertige.

TOURTEAU. s. m. Résidu de l'expression qu'on a fait subir à des graines, à des fruits, pour en extraire une huile ou un suc : *tourteau de faîne*. ‖ En zoologie, *tourteau*, le *Platycarcinus pagurus*, Latreille (*Cancer mænas*, Rondelet), crustacé décapode brachyure des côtes d'Europe, alimentaire.

TOUSPZKO (Autriche). *Eaux bicarbonatées calciques*, très chaudes, 49 à 58°. Établissement.

TOUTE-BONNE. s. f. V. Sauge *sclarée*.

TOUTE ÉPICE. s. f. Nigelle et Piment *de la Jamaïque*.

TOUTE-SAINE. s. f. V. Androsème.

TOUX. s. f. [*tussis*, βήξ, all. *Husten*, angl. *cough*, it. *tossa*, *tosse*, esp. *tos*]. Phénomène réflexe consistant en une ou plusieurs expirations brusques et sonores, dans lesquelles le courant d'air expiré, animé d'une grande vitesse, fait entrer en vibration les bords de la glotte, momentanément rétrécie. Le siège de la sensation causant la toux *occupe toujours le même point* sur la muqueuse de la trachée, au niveau de sa bifurcation et de la fossette sternale, indépendamment du point de départ même du phénomène réflexe, dont la localisation, plus ou moins éloignée sur les organes respiratoires, peut être aussi fixée en dehors de la cavité thoracique ; ce qui fait distinguer des *toux sympathiques vermineuse*, *hystérique*, *gastrique*, *hépatique*, etc., qui ne dépendent point d'un trouble primitif de l'appareil respiratoire, et reconnaissent pour causes la lésion de quelque organe éloigné, ou certaines conditions qui agissent sur l'économie entière. Mais le plus souvent ce point de départ se trouve au niveau du larynx, des bronches ou du poumon, dans une irritation des filets terminaux du pneumogastrique, laquelle arrive au bulbe rachidien, d'où elle est réfléchie par les nerfs moteurs qui animent les muscles expirateurs (V. Tussigène). Aussi l'étude de la toux a-t-elle une grande importance séméiologique au point de vue des affections des voies respiratoires, non seulement par le fait de son existence, mais aussi par les conditions qui lui donnent naissance, les caractères, le timbre, le rythme, etc. : *toux caverneuse*, *croupale*, *férine*, *gutturale*, etc. Elle est dite *quinteuse*, lorsqu'elle est constituée par plusieurs expirations successives, revenant par accès : on observe chez les phtisiques, après les repas, des quintes de toux suivies de vomissements (*toux émétisante de Morton*), dont le point de départ paraît être l'estomac, et qu'on peut empêcher parfois par l'ingestion d'une petite quantité d'eau-de-vie qui empêche l'irritabilité de cet organe. — *Toux éructante.* Celle dont la sonorité est analogue à celle qui caractérise l'*éructation* : on l'observe surtout dans la phtisie laryngée.

TOXALBUMINE. s. f. Substance toxique de nature albuminoïde. Les toxines d'origine bactérienne sont, d'après Brieger et Fränkel, des albumines; et, en effet, ces auteurs ont pu retirer des cultures du bacille diphtérique une substance toxique qu'ils ont démontré être de nature albuminoïde; mais comme ils avaient cultivé le bacille dans du bouillon additionné de sérum, on peut penser qu'ils ont isolé simplement l'albumine du sérum, et que la toxine véritable adhérait à la substance toxique. Parmi les toxalbumines, on range non seulement les toxines microbiennes, mais aussi des poisons retirés du corps de certains animaux et des tissus de certaines plantes ; telles sont en particulier l'*abrine* et la *ricine*, qui sont d'origine végétale.

TOXALBUMOSE. s. f. Substance toxique ayant les réactions des albumoses; tels sont certains poisons bactériens.

TOXÉMIE. s. f. Présence de poisons dans le sang et accidents qui en résultent.

TOXICITÉ. s. f. Propriété qu'ont certaines substances d'être toxiques. D'une façon plus précise, le mot *toxicité* indique la plus faible quantité d'une substance nécessaire pour tuer un animal à la façon d'un toxique : c'est la dose mortelle minimum (Ch. Richet). Pour pouvoir comparer les différentes substances, il faut rapporter la toxicité au kilogramme d'animal; ce n'est là qu'une approximation imparfaite, car la résistance de l'animal n'est pas nécessairement proportionnelle au poids; Claude Bernard a fait remarquer que pour être exacte, la toxicité devrait être rapportée non au kilogramme du corps de l'animal pris en masse, mais au kilogramme de l'élément sur lequel agit le poison; de plus, d'autres conditions peuvent aussi influer sur la dose toxique, comme l'âge, l'état de digestion, la taille, l'espèce animale, la race, etc. La dose mortelle varie encore suivant le procédé de pénétration, injection sous-cutanée, intrapéritonéale, intraveineuse, absorption par la voie digestive, etc., suivant le degré de dilution de la substance, et la nature du solvant. Il importe de tenir compte aussi de la question de temps : souvent on recherche la toxicité immédiate d'une substance, c'est-à-dire qu'on injecte la substance jusqu'à ce que l'animal meure; c'est là un procédé arbitraire: certaines solutions très toxiques, comme les toxines microbiennes et en particulier la toxine tétanique, ne déterminent la mort qu'après une période d'incubation, toujours la même, quelle que soit la dose injectée. D'une façon générale on ne doit donc pas admettre de limite de temps. Il convient de séparer aussi les cas où la mort est due à une action directe sur l'économie de la substance introduite, et ceux où elle est due à des complications secondaires greffées sur les lésions provoquées par la substance, lésions par elles-mêmes non mortelles; c'est ainsi que certains corps, en s'éliminant par l'intestin, déterminent des ulcérations qui peuvent être le point de départ d'infections mortelles. Enfin il faut distinguer la toxicité pour l'individu et la toxicité pour les différents appareils qui le constituent : avec une dose mortelle de strychnine par exemple, les cellules nerveuses sont seules atteintes, les autres ne sont pas altérées; cette dose est la dose toxique pour les cellules nerveuses, mais non pour les autres; il y a donc lieu de distinguer une toxicité apparente et une toxicité vraie cellulaire.

TOXICODENDRON. s. m. Genre de plantes térébinthacées, auquel appartiennent le sumac vénéneux (*Toxicodendron pubescens* Mill., *Rhus toxicodendron* L.) et le lierre du Canada (*Tox. vulgare* Mill., *Rh. radicans* L.). V. Sumac.

TOXICODENDRONIQUE. adj. — *Acide toxicodendronique.* Acide volatil ayant les propriétés irritantes du sumac vénéneux (Maisch).

TOXICOHÉMIE. s. f. [de *toxique*, et αἷμα, sang]. Présence d'un poison dans le sang.

TOXICOLOGIE. s. f. [*toxicologia*, de τοξικὸν, poison, et λόγος, discours ; all. *Toxicologie*, *Giftlehre*, *Giftkunde*, angl. *toxicology*, it. *tossicologia*, esp. *tosicologia*]. Traité des poisons. V. Empoisonnement et Poison.

TOXIDERMIE. s. f. Nom donné parfois aux dermatoses d'origine toxique.

TOXIKOSE. s. f. Nom donné par von Jacksh aux intoxications endogènes. V. Endogène.

TOXINE. s. f. Nom générique des substances sécrétées par les divers agents infectieux et capables de produire des effets toxiques. On sait aujourd'hui que les microbes n'agissent que par les poisons qu'ils sécrètent (H. Roger), c'est-à-dire par les toxines ; personne n'admet plus la théorie de l'obstruction des capillaires par les bactéries ni celle de la concurrence vitale, de la lutte engagée entre les cellules de l'organisme et les microbes pour s'approprier les matériaux alimentaires charriés dans le milieu intérieur. Pour ce qui est des parasites plus élevés, champignons, protozoaires, leur action ne peut s'expliquer aussi que par la sécrétion d'une toxine; et dans la culture du champignon du muguet, H. Roger a pu mettre en évidence un poison soluble. On distingue deux sortes de toxine : l'une est sécrétée par les microbes dans le bouillon de culture : on l'obtient facilement en filtrant ce bouillon sur bougie de manière à le séparer des corps bactériens; le filtrat constitue la toxine; bien qu'il soit parfois extrêmement toxique, il contient, outre la toxine, les diverses parties constituantes du bouillon qui ont résisté à l'action du microbe; la toxine s'y trouve mélangée à quantité de substances étrangères et inactives. C'est à ces toxines diffusibles, comme le sont celles du bacille diphtérique ou du bacille tétanique, que l'on donne parfois le nom d'*exotoxines*. Mais la culture filtrée d'un microbe même virulent n'est pas toujours toxique; de plus, un microbe ne laisse pas diffuser toutes ses matières toxiques dans le bouillon où il s'est développé. Pour rechercher les autres substances toxiques des microbes, on s'est adressé aux corps bactériens eux-mêmes; en les broyant avec des substances inertes, en les soumettant à des températures très basses au moyen de l'air liquide par exemple, on a pu faire éclater le protoplasma bactérien, et préparer ainsi des poisons qui portent le nom d'*endotoxines*. Ceux-ci sont de connaissance récente, aussi ont-ils été moins étudiés que les exotoxines. C'est à ces dernières que s'applique presque toujours le mot *toxine* employé seul. La nature des toxines n'est pas encore exactement connue ; elle n'est pas alcaloïdique comme l'avait cru tout d'abord Brieger, mais plus souvent albuminoïde, d'où le nom de *toxalbumine, toxalbumose, toxopeptone*, qu'on leur donne suivant les cas. De toutes façons les toxines doivent être rapprochées des ferments; en effet, elles précipitent par l'alcool, adhèrent au précipité de phosphate de chaux qu'on produit dans les liquides qui les renferment, sont détruites par la chaleur, et enfin sont actives à dose minime. — *Toxine diphtérique*. C'est la première toxine connue et étudiée; le bacille de la diphtérie ne pénétrant pas dans l'organisme et restant au point même où il a été déposé, ses effets à distance ne peuvent s'expliquer que par un poison diffusible sécrété par le microbe. Ce poison fut découvert par Roux et Yersin en 1889 ; il existe en grande quantité dans les cultures quand celles-ci sont redevenues alcalines après avoir été acides, c'est-à-dire du quinzième au vingtième jour. Pour le préparer en grande quantité, on se sert du milieu suivant préconisé par Martin : on met 200 grammes d'estomacs de porc hachés dans un litre d'eau acidulée par

10 grammes d'acide chlorhydrique pur; on porte à une étuve à 50°; après douze à quatorze heures, toute la paroi est digérée; on chauffe à 100°; on alcalinise quand le liquide est refroidi à 80° et on filtre. On chauffe alors à 120° et on filtre; on a ainsi une solution de peptone qu'on peut stériliser à 115° dans les vases de culture. En même temps on prépare une macération de 500 grammes de viande dans un litre d'eau, que l'on laisse pendant vingt heures à l'étuve à 37°, de manière à la faire fermenter; on ajoute 5 grammes de sel marin; on mélange les deux solutions, on chauffe à 70° et on filtre sur bougie Chamberland. C'est dans ce milieu qu'on sème le bacille diphtérique. Après cinq à sept jours d'étuve on filtre le bouillon et on a la toxine. Une toxine active tue le cobaye de 500 grammes à la dose de 1/10 de centimètre cube, mais très souvent des doses bien inférieures sont suffisantes; si la dose est faible, on peut reproduire des paralysies (Roux et Yersin); si la toxine est déposée sur une muqueuse, elle détermine la formation de fausses membranes (Roger et Bayeux). En saturant la toxine par l'antitoxine, Ehrlich a établi que la toxine diphtérique était un produit complexe, et qu'elle contenait, à côté de la substance douée des propriétés spécifiques et capable de neutraliser une quantité mathématiquement déterminée d'antitoxine, d'autres produits qu'il a appelés *toxoïdes* et *toxone* (V. ces mots). — *Toxine tétanique.* Son existence a été démontrée par Knud Faber en 1890; on l'obtient facilement en cultivant le microbe en bouillon anaérobie pendant vingt jours et en filtrant le bouillon. Cette toxine est extrêmement active; un 1/100 000 de centimètre cube peut tuer la souris; 1/10 de centimètre cube, un cheval. Elle détermine chez les animaux les mêmes symptômes que le bacille. Elle s'atténue rapidement sous l'action de l'air et de la lumière. Elle appartient au groupe des toxalbumines.

TOXINIQUE. adj. Qui se rapporte à une toxine.

TOXINOTHÉRAPIE. s. f. Emploi thérapeutique des toxines; c'est ainsi qu'on a employé les toxines du streptocoque dans le traitement des néoplasmes et du lupus.

TOXIQUE. adj. [*toxicum*, de τοξικὸν, poison; all. *Gift, giftig*, angl. *toxicum, toxic*, it. *tossico*, esp. *tosico*]. Synonyme de *vénéneux*. — Rabuteau a établi que les *sels métalliques sont d'autant plus actifs au point de vue physiologique que le poids atomique de leur métal est plus élevé.* Les chaleurs spécifiques des corps simples étant en raison inverse de leurs poids atomiques, les *sels métalliques sont d'autant plus toxiques que la chaleur spécifique de leur métal est plus faible.* Richet a reconnu que cette loi n'était exacte que si on comparait non point les poids absolus, mais les poids moléculaires. Pour les métalloïdes de la famille monoatomique du chlore, l'énergie physiologique est en raison inverse du poids atomique (Bouchardat, Rabuteau). Les fluorures d'un même métal sont plus vénéneux que les iodures, la toxicité des chlorures et bromures est intermédiaire. Pour les métalloïdes biatomiques, la loi est inverse, redevient semblable à celle des métaux. L'activité de leurs composés hydrogénés (eau, hydrogène sulfuré, hydrogène sélénié, acide tellurhydrique) augmente dans le même sens que les poids atomiques 16, 32, 79 et 120 de l'oxygène, du soufre, du sélénium et du tellure. Il en est de même pour les autres composés de ces quatre métalloïdes; pour la famille de l'antimoine, de l'arsenic et du phosphore, l'énergie toxique décroît à mesure que le poids atomique s'élève. Chassevant et Garnier, étudiant les modifications apportées à la toxicité du noyau benzène par la substitution d'un ou plusieurs radicaux hydrocarburés, hydroxylés, ou carboxylés, ont reconnu que la toxicité des composés dépend à la fois de la nature du radical substitué, de son poids moléculaire, du nombre des substitutions et de la position de ces substitutions.

TOXIQUE. s. m. Poison qui agit en modifiant le milieu dans lequel sont plongés les éléments anatomiques. V. Poison.

TOXIRÉSINE. s. f. Corps produit par l'action de la chaleur (240°) sur la digitoxine.

TOXITUBERCULIDE. s. f. Nom donné parfois aux *tuberculides*.

TOXOIDE. s. f. Nom donné par Ehrlich à certains produits dérivés des toxines, en particulier des toxines diphtérique et tétanique; la toxoïde est dépourvue de groupement *toxophore*, mais a gardé le groupement *haptophore*, c'est-à-dire qu'elle est dépourvue de toxicité, mais est capable de fixer l'antitoxine.

TOXOLYSE. s. f. Cytolyse déterminée par une substance toxique agissant sans intervention de changement osmotique; la cytolyse due aux variations de la pression osmotique mérite le nom de *tonolyse* (Achard et Paisseau).

TOXONE. s. f. Nom donné par Ehrlich à des produits microbiens se rapprochant des toxines : ils possèdent comme les toxines un groupe *haptophore* et sont capables par conséquent de fixer l'antitoxine spécifique, mais leur groupe *toxophore* est différent de celui des toxines. Ils ont sur l'organisme une action moins intense et ne déterminent pas les mêmes effets que les toxines.

TOXOPEPTONE. s. f. Substance toxique ayant les réactions des peptones, rencontrée dans certaines cultures microbiennes.

TOXOPHOBIE. s. f. [de τοξικὸν, poison, et φόβος, crainte] Peur morbide des poisons.

TOXOPHORE. adj. [de τοξικὸν, poison et φορὸς, qui porte]. — *Groupement toxophore.* Groupement atomique existant dans la molécule de toxine à côté du groupement *haptophore* et doué de la propriété toxique, d'après la conception d'Ehrlich. V. Chaine *latérale* et Haptophore.

TOXURIE. s. f. Nom donné par Guéneau de Mussy à l'urémie.

TRABÉCULE. s. f. [*trabecula*, petite poutre, de *trabes*, poutre]. Nom donné aux procès filiformes qu'on trouve dans le sinus longitudinal de la dure-mère, et aux fibres nerveuses qui constituent les commissures du cerveau. — *Trabécules osseuses.* Petits prolongements de substance osseuse qui, entre-croisés, limitent les cavités médullaires du tissu spongieux dans le voisinage du canal des os longs.

TRACÉ. s. m. En physiologie et en médecine, ligne obtenue en enregistrant les variations que subissent, à des intervalles de temps déterminés, les phénomènes biologiques, normaux ou morbides. V. Courbe.

TRACHÉAL, ALE. adj. [*trachealis*, angl. *tracheal*, it. *tracheale*, esp. *traqueale*]. Qui a rapport à la trachée-artère.

TRACHÉE. s. f. [*trachea*, de τραχὺς, âpre; τραχεία, ἀρτηρία, all. *Luftröhre*, angl. *trachea, windpipe*, it. *trachea*, esp. *traquiarteria*]. Chez l'homme et dans les premières classes du règne animal, *trachée* ou *trachée-artère* (*trachea arteria, aspera arteria*), le tronc commun des conduits aériens. C'est un canal élastique, long de 12 centimètres en moyenne, large de 2 centimètres, ayant la forme d'un cylindre comprimé latéralement, plat postérieurement, situé sur la ligne médiane du cou, au-devant de l'œsophage, se continuant supérieurement avec le larynx, et se divisant à sa partie inférieure (au niveau de la troisième vertèbre dorsale) en deux branches auxquelles on a donné le nom de *bronches*, qui se rendent chacune dans l'un des poumons, où elles se divisent et se subdivisent (fig. 779). La trachée-artère est composée de seize à vingt anneaux cartilagineux, placés les uns au-dessus des autres unis par une membrane fibreuse et tapissés intérieuremen par une membrane muqueuse à épithélium vibratile stra tifié, pourvue de glandes en grappe simple, et dépourvue de papilles. On rencontre, à sa surface postérieure, des fibres-cellules transversales. Ses vaisseaux appartiennent

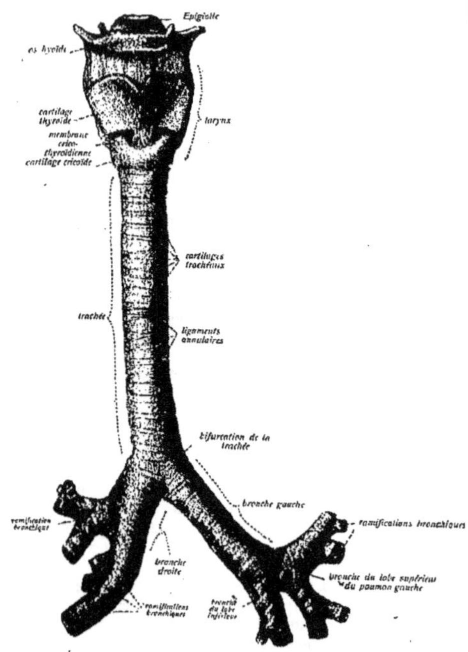

Fig. 779. — *Trachée.*

aux artères et aux veines thyroïdiennes, ses nerfs aux nerfs récurrents et aux ganglions cervicaux. Le calibre de la trachée est supérieur aux calibres réunis des deux bronches droite et gauche, au moins lorsqu'on établit les mesures de ces divers calibres d'après les données moyennes de 22 millimètres pour le diamètre de la trachée, de 17 millimètres pour la bronche droite et 13 millimètres pour la bronche gauche. La marche de l'air, en pénétrant de la trachée dans les bronches et leurs ramifications, se comporte donc de la même façon que s'il se mouvait dans un vase conique de la base au sommet, ce qui explique la rapidité de l'expiration dans l'état normal. Lorsque le calibre des bronches et de leurs ramifications est devenu plus grand que celui de la trachée, l'expiration doit être plus longue. — *Plaies de la trachée.* La trachée peut être blessée dans une portion ou dans la totalité de son diamètre; ses plaies sont longitudinales, transversales ou obliques; outre que la phonation est complètement abolie, l'asphyxie peut survenir par introduction de sang dans les voies aériennes ou par rétraction des deux bouts du conduit mettant obstacle à l'entrée de l'air. Même traitement que pour les plaies du larynx. — *Rétrécissement de la trachée.* Diminution du calibre de la trachée, ordinairement produit par le retrait du tissu cicatriciel qui s'est formé pour combler les ulcérations traumatiques (corps étranger) ou spontanées (tubercules, syphilis) de la trachée. La trachéite (Demarquay), le développement anormal des cartilages et de la membrane fibreuse de la trachée (Gintrac), peuvent aussi déterminer la coarctation du conduit aérien. Enfin celui-ci est rétréci d'une façon secondaire quand il est comprimé par une tumeur développée dans son voisinage, au cou ou dans le médiastin. Dans ce dernier cas, où il y a déviation ou aplatissement de la trachée, plutôt que rétrécissement véritable, la trachéotomie ne peut être utile qu'à la condition d'être pratiquée au-dessous de l'obstacle. La syphilis portant le plus souvent son action sur la partie inférieure de la trachée, cette opération est alors impraticable ou insuffisante. C'est dans ces conditions et autres semblables qu'il faut agir directement sur la partie rétrécie, en tentant de la dilater à l'aide de sondes en caoutchouc durci, à extrémité triangulaire, qu'on laisse en place pendant quelques minutes à chaque séance, et dont on augmente successivement le calibre. — *Signe de la trachée* (*signe d'Oliver* ou d'*Oliver-Cardarelli*, *signe de la secousse trachéale*, angl. *logging-tracheal*). Secousse brusque de haut en bas, imprimée au tube laryngo-trachéal, à chaque systole cardiaque; ce signe indique la présence d'un anévrysme de l'aorte situé à la partie postéro-inférieure de la partie transversale de la crosse : il correspond au pouls de l'aorte. Pour le mettre en évidence, on peut se servir de l'un des trois procédés suivants : le *procédé d'Oliver* consiste à saisir le cartilage cricoïde entre le pouce et l'index et à le maintenir en place pendant que le malade debout ferme la bouche et lève le menton le plus haut possible. Dans le *procédé d'Ewart*, l'observateur debout derrière le malade place l'index de chaque main sur le cartilage cricoïde en le soulevant délicatement. Enfin, dans le *procédé de Cardarelli*, la pulpe du doigt est appliquée sur les côtés du tube laryngo-trachéal, tantôt à droite, tantôt à gauche. La secousse trachéale peut exister en dehors des anévrysmes de l'aorte, mais elle est alors moins intense et en rapport avec l'excitation cardiaque; elle peut se trouver parfois dans le cas de tumeur du médiastin ou de cancer de l'œsophage.

TRACHÉITE. s. f. [*tracheitis*, de *trachea*, trachée-artère; all. *Luftrohrenbräune*, angl. *tracheitis*, it. *tracheite*, esp. *traqueitis*]. Inflammation de la trachée. Elle existe rarement isolée, et, lorsqu'elle coexiste avec la laryngite (*laryngo-trachéite*), ou avec la bronchite (*trachéo-bronchite*), ce sont ces maladies qui doivent occuper surtout l'attention.

TRACHÉLAGRE. s. f. [de τράχηλος, cou, et ἄγρα, prise; all. *Nackenweh*, *Halsgicht*, angl. *trachelagra*, it. *trachelagra*, esp. *traquelagra*]. Goutte, douleur au cou.

TRACHÉLHÉMATOME. s. m. [de τράχηλος, cou, et *hématome*]. Hématome du cou occupant la gaine du muscle sterno-cleido-mastoïdien, et se rencontrant parfois chez le nouveau-né à la suite de rupture de fibres musculaires au moment de l'accouchement. L'enfant présente du torticolis et l'examen de la région permet de constater une tuméfaction allongée suivant le muscle. La guérison se fait lentement et exige plusieurs mois.

TRACHÉLI-ATLOÏDO-BASILAIRE. adj. et s. m. V. Droit *latéral de la tête*.

TRACHÉLIEN, IENNE. adj. [de τράχηλος, cou; angl. *trachelian*, *cervical*, it. *tracheliano*, esp. *traqueliano*]. Synonyme de *cervical*. — *Apophyse trachélienne*. V. Sternum.

TRACHÉLISME. s. m. [de τράχηλος, cou; all. *Trachelismus*, *Halskrampf*, angl. *trachelism*, it. *trachelismo*. esp. *traquelismo*] (Marshall-Hall). Concentration spasmodique des muscles du cou par action réflexe, pendant l'épilepsie, etc., causant la compression des veines du cou, l'occlusion de la glotte, et, par suite, la turgescence de la face, la congestion de l'encéphale et la manifestation d'accidents cérébraux.

TRACHÉLO-ANGULI-SCAPULAIRE. adj. et s. m. [it. *trachelo-anguli-scapolare*, esp. *traquelo-anguli-scapulare*]. V. Angulaire *de l'omoplate*.

TRACHÉLO-ATLOÏDO-OCCIPITAL. adj. et s. m. [it. *trachelo-alloido-occipitale*, esp. *traquelo-atloido-occipital*] V. Oblique (*Petit*) *de la tête*.

TRACHÉLO-BASILAIRE. adj. et s. m. [it. *trachelo-basilar*, esp. *traquelo-basilar*]. V. Droit *antérieur de la tête*.

TRACHÉLO-CERVICAL, ALE. adj. et s. [*trachelo-cervicalis*, it. *trachelo-cervicale*, esp. *traquelo-cervical*]. — *Artère trachélo-cervicale*. La cervicale profonde.

TRACHÉLO-COSTAL. adj. et s. m. [it. *trachelo-costale*, esp. *traquelo-costal*]. V. Scalène.

TRACHÉLO-DIAPHRAGMATIQUE. adj. [*trachelo-diaphragmaticus*, it. *trachelo-diaframmatico*, esp. *traquelo-diafragmatico*]. Nom donné à la quatrième paire des nerfs cervicaux.

TRACHÉLO-DORSAL. adj. et s. m. [*trachelo-dorsalis*, it. *trachelo-dorsale*, esp. *traquelo-dorsal*]. Le nerf spinal.

TRACHÉLOGRAPHIE. s. f. [de τράχηλος, cou, et γραφή, description]. Description anatomique du cou.

TRACHÉLO-MASTOÏDIEN. adj. et s. m. [it. *trachelo mastoideo*, esp. *traquelo-mastoideo*]. V. Complexus (*Petit*).

TRACHÉLO-OCCIPITAL. adj. et s. m. [it. *trachelo-occipitale*, esp. *traquelo-occipital*]. V. Complexus (*Grand*).

TRACHELOPEXIE. s. f. [de τράχηλος, col, et πῆξις, fixation]. Fixation du col utérin dans le cas de prolapsus de l'utérus; la *trachélopexie ligamenteuse* de Jacobs consiste à suturer le moignon du col après amputation supra-vaginale du corps de l'utérus aux moignons des ligaments ronds.

TRACHÉLOPHYME. s. m. [de τράχηλος, col, et φῦμα, tumeur: mot à mot, tumeur du cou; it. *trachelofimo*, esp. *traquelofimo*]. Le *goitre*.

TRACHÉLORRAPHIE. s. f. (Emmet) [de τράχηλος, col, et ῥαφή, suture]. Opération pratiquée dans le but de réparer les déchirures du col de l'utérus consécutives à l'accouchement (fig. 780). Elle consiste à aviver une des commissures et à suturer les deux lèvres ainsi formées.

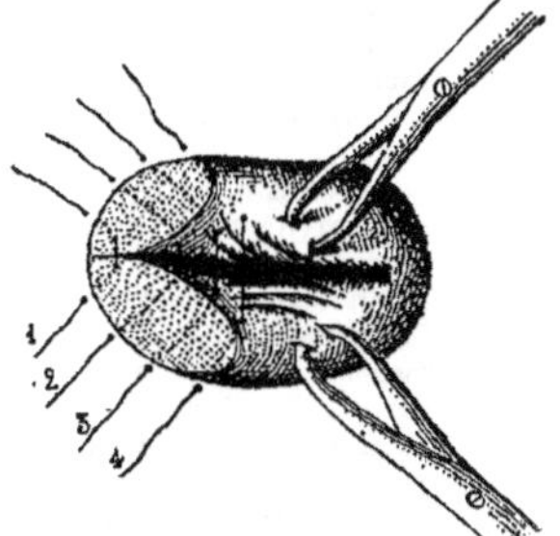

Fig. 780. — *Trachélorraphie.*

TRACHÉLO-SCAPULAIRE. adj. et s. m. [it. *trachelo-scapolare*, esp. *traquelo-scapular*]. V. Angulaire *de l'omoplate*.

TRACHÉLO-SOUS-CUTANÉ, ÉE. adj. [*trachelo-subcutaneus*, it. *trachelo-sottocutaneo*, esp. *traquelo-subcutaneo*]. — *Nerfs trachélo-sous-cutanés*. Les nerfs du plexus cervical. — *Veine trachélo-sous-cutanée*. La jugulaire externe.

TRACHÉLO-SOUS-OCCIPITAL. adj. et s. m. [it. *trachelo-sotto-occipitale*]. V. Droit *antérieur de la tête*.

TRACHÉOBRONCHITE. s. f. Inflammation simultanée de la trachée et des bronches.

TRACHÉOBRONCHOSCOPIE. s. f. Examen de la trachée et des bronches, imaginé par Killian de Fribourg-en-Brisgau en 1897. Elle comprend deux variétés: la *trachéobronchoscopie supérieure*, dans laquelle l'examen se fait par l'orifice naturel du larynx; et la *trachéobronchoscopie inférieure*, dans laquelle l'examen se fait par une incision faite à la trachée. Cette méthode a été perfectionnée en France par Guisez. La tête étant mise en extension, le

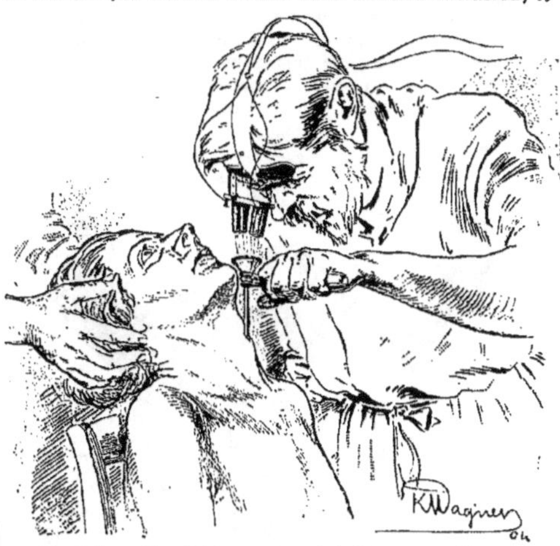
Fig. 781. — *Trachéobronchoscopie* inférieure; position assise, exploration de la bronche droite.

sujet étant assis ou couché, on peut engager un tube jusque dans la trachée; les grosses bronches mobiles et élastiques viennent se mettre dans la direction du tube engagé de plus en plus profondément (fig. 781).

TRACHÉOCÈLE. s. f. [de τραχεῖα, trachée, et κήλη, tumeur; all. *Luftröhrenbruch*, angl. et it. *tracheocele*, esp. *traqueocele*]. Tumeur de la trachée. — Nom donné par Heister au goitre.

TRACHÉO-CRICOÏDIEN, IENNE. adj. Qui a rapport à la trachée et au cartilage cricoïde. — *Membrane trachéo-cricoïdienne*. Membrane tendue entre le bord inférieur du cartilage cricoïde et le premier arceau cartilagineux de la trachée-artère.

TRACHÉO-LARYNGOTOMIE. s. f. V. Bronchotomie.

TRACHÉORRAGIE. s. f. [de *trachée*, et ῥήγνυσθαι, faire éruption]. Hémorragie de la trachée.

TRACHÉOSCOPIE. s. f. [de τραχεῖα, trachée, et σκοπεῖν, examiner]. Examen de la trachée; la technique ne diffère que par quelques détails de celle de la laryngoscopie usuelle; il faut avoir à sa disposition une source de lumière intense; le médecin doit tenir sa tête au-dessous de celle du malade, l'œil de l'observateur étant au niveau du menton du patient; celui-ci penche un peu la tête en avant; le miroir laryngé est maintenu horizontalement au-devant de la luette; on aperçoit alors la paroi postérieure de la trachée, puis l'ensemble des anneaux cartilagineux jusqu'à la bifurcation des bronches.

TRACHÉOSTÉNOSE. s. f. [de τραχεῖα, trachée, et στένωσις, rétrécissement; all. *Luftröhrenverengerung*, angl. *tracheostenosis*, it. *tracheostenosi*, esp. *traqueostenosis*]. Rétrécissement de la trachée. V. Trachée.

TRACHÉOTOMIE. s. f. [*tracheotomia*, de τραχεῖα, trachée, et τομή, section; all. *Tracheotomie*, *Luftröhrenschnitt*, angl. *tracheotomy*, it. *tracheotomia*, esp. *traqueotomia*]. Opération chirurgicale dans laquelle on incise les premiers anneaux de la trachée (fig. 782), soit pour extraire un corps étranger engagé dans ce conduit, soit pour établir une communication entre la trachée et l'extérieur au-dessous du larynx, dans les affections qui, situées au niveau du larynx ou au-dessus de lui, peuvent causer l'asphyxie : polypes du larynx, œdème de la glotte, croup, etc. Pour la pratiquer, le malade est couché sur le dos, le cou appuyé sur un oreiller plié en deux, la tête portée dans le sens de l'extension, mais pas assez renversée en arrière pour augmenter la difficulté de respirer; le chirurgien se place à la gauche du malade, qui tourne le dos à la fenêtre, et que la lumière éclaire largement de la tête vers la poitrine. Le patient étant maintenu dans cette position et l'asepsie de la région étant assurée, l'opérateur fixe la trachée entre le pouce et l'indicateur de la main gauche ; portant ensuite la pointe d'un bistouri légèrement convexe au niveau du bord inférieur du cartilage cricoïde, il incise de haut en bas vers le bord supérieur du sternum. La peau, le tissu cellulaire sous-cutané et le muscle peaussier ayant été divisés, le chirurgien cherche la ligne blanche du cou, et, soulevant les muscles sterno-thyroïdiens qui se touchent presque en ce point, il les écarte l'un de l'autre. Alors on découvre de gros plexus veineux qui se répandent dans le tissu conjonctif sous-jacent aux muscles. Il faut les diviser rapidement, ou, si c'est possible, les écarter. Ces plexus acquièrent avec l'âge un développement qui donne de la gravité à leur lésion. Les muscles sterno-thyroïdiens ayant été éloignés l'un de l'autre, et les rameaux veineux écartés ou divisés, le chirurgien, tenant son bistouri comme une plume à écrire, en porte la pointe sur la trachée, dans le point le plus bas de l'incision, et, appuyant la pulpe de l'indicateur gauche sur le dos de l'instrument, il divise la trachée. Si la trachéotomie a pour but d'extraire un corps étranger, l'incision doit comprendre cinq ou six anneaux ; il suffit d'en inciser quatre pour placer une canule qui permette l'entrée d'une assez grande quantité d'air dans les cas de croup, d'œdème de la glotte, etc. Quelques opérateurs, surtout chez les enfants, remplacent le bistouri pointu par un bistouri boutonné, ou se servent de ciseaux, dès que le premier instrument a fait une ouverture à la trachée. D'autres (de Saint-Germain) font l'opération en un seul temps, et plongent d'emblée le bistouri dans la trachée ; quelques-uns se servent du thermocautère et incisent les téguments couches par couches ou, au contraire, d'un seul coup jusqu'à la trachée. La trachée ayant été incisée, et les deux lèvres de l'incision écartées à l'aide d'une pince dont les branches coudées, introduites dans le bout inférieur de la trachée, s'éloignent l'une de l'autre (Trousseau), on glisse une canule dans leur intervalle (fig. 783), et, pendant que le chirurgien la tient appliquée, un aide noue derrière le cou de l'opéré les deux liens attachés aux petites plaques de l'instrument qu'ils doivent fixer assez solidement pour qu'il reste dans la trachée, malgré l'impulsion que lui communique une toux convulsive. La canule qu'on introduit dans la trachée doit être assez large pour permettre le libre accès de l'air, et avoir une courbure telle que son extrémité inférieure ne soit pas en contact avec la paroi postérieure de la trachée. Avec une plume ou un petit écouvillon monté sur une baleine flexible, on enlève immédiatement les fausses membranes quand, dans les cas de croup, elles ont déjà envahi la partie inférieure de la trachée. Après l'opération, il faut placer autour du cou une petite cravate de mousseline qui passe au-devant de la canule, tamise l'air qui pénètre dans la trachée et en élève un peu la température. Puis, en cas de diphtérie, il est nécessaire de nettoyer chaque jour, au moins une fois, la canule des produits membraneux qui l'obstruent ; l'emploi d'une canule double facilite beaucoup cette manœuvre. Il est arrivé à des chirurgiens de pousser la canule entre la trachée et les muscles sterno-thyroïdiens. Cet accident vient de ce que, au moment de l'introduction, un des côtés de la trachée, cédant sous la pression de l'instrument, s'est, en vertu de son élasticité, rapproché de l'autre côté, et a fermé la cavité dans laquelle on veut mettre la canule. Avec un dilatateur, cet accident est moins à craindre que lorsqu'on fait tenir une des lèvres de la plaie par une pince confiée à un aide. Depuis l'emploi du sérum antidiphtérique, la trachéotomie est plus rarement employée qu'autrefois ; le plus souvent il suffit de recourir au tubage. V. Croup.

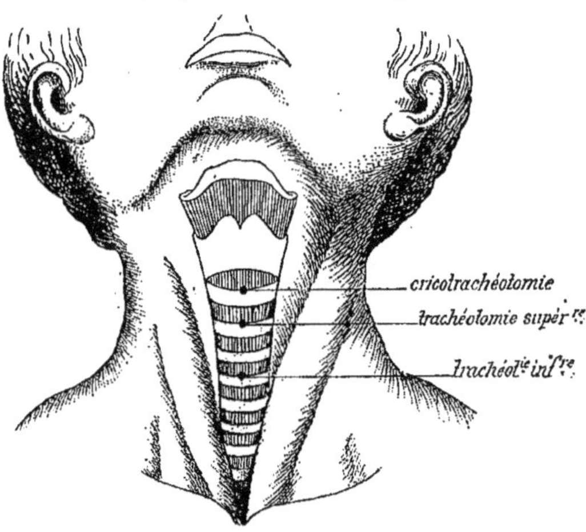

Fig. 782. — Méthodes de *trachéotomie*.

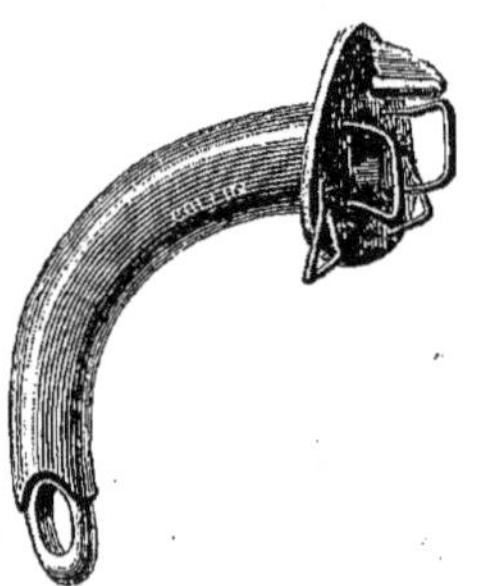
Fig. 783. — Canule-mandrin de Kisheber.

TRACHOMA, s. m. [de τραχύς, raboteux ; all. *Trachoma*, *Granulation der Augenbindhaut*, angl. et it. *trachoma*, esp. *tracoma*]. L'un des noms de la *xérophtalmie*, et, en Allemagne, des *granulations* palpébrales.

TRACTEUR, s. m. Sorte de petite spatule recourbée à ses deux extrémités, qui sert à écarter les chairs pendant certaines opérations, telles que la ligature des artères, etc. — Nom de divers instruments servant à la réduction des luxations, à l'obstétrique, etc. V. Traction. — *Tracteur métallique*. V. Perkinisme.

TRACTION, s. f. Action de tirer. — *Appareils à traction*. Nom d'instruments d'obstétrique qui, abaissant la tête fœtale graduellement et sans secousse, mettent à l'abri des échappements brusques et violents, dangereux pour la mère. La traction mécanique, soutenue tout le temps désirable, soit à un égal degré de puissance, soit à un degré progressivement croissant, est beaucoup plus efficace que la force manuelle, qui ne peut se maintenir égale même pendant quelques secondes consécutives; ce déploiement inégal de l'effort musculaire et le temps de repos qu'il nécessite permettent à la tête, momentanément abaissée, de remonter à sa place primitive. Les expériences de Chassagny, puis de Joulin, ont montré que ces appareils, avec un degré de force de 35 à 50 kilogrammes, produisent des effets plus sûrs et plus rapides qu'avec un déploiement musculaire de 100 à 120 kilogrammes, représentant les efforts de deux adultes vigoureux. L'appareil de Chassagny se compose d'une longue traverse prenant appui sur les genoux de la femme. A la portion moyenne de l'arc de cercle qui constitue cette traverse est adaptée une longue canule intérieurement munie d'une vis, mettant en mouvement un écrou à deux crochets sur lesquels viennent se réfléchir les cordons de traction. Ceux-ci, d'autre part, vont se réfléchir sur une traverse située à la partie centrale des cuillers du forceps. Celui de Hamon (de la Rochelle) est constitué de la manière suivante : deux montants sont munis de béquilles destinées à prendre appui de chaque côté de la vulve, sur l'ischio-pubis. L'appareil est complété par deux traverses dont l'inférieure est percée à sa partie moyenne d'un pas de vis dans lequel se meut une longue vis destinée à communiquer ses mouvements à la traverse supérieure, pourvue de dynamomètres auxquels viennent se fixer les cordons de traction. Ainsi que dans l'appareil de Chassagny, les manches du forceps jouissent de toute leur liberté, et l'instrument ne contrarie en rien les évolutions intra-pelviennes de la tête. Il permet aussi d'effectuer des tractions latérales. — *Tractions rythmées de la langue.* Manœuvre préconisée par Laborde pour faire reparaître les mouvements respiratoires dans le cas d'arrêt de ces mouvements. On saisit la langue à l'aide d'un linge ou bien d'une pince

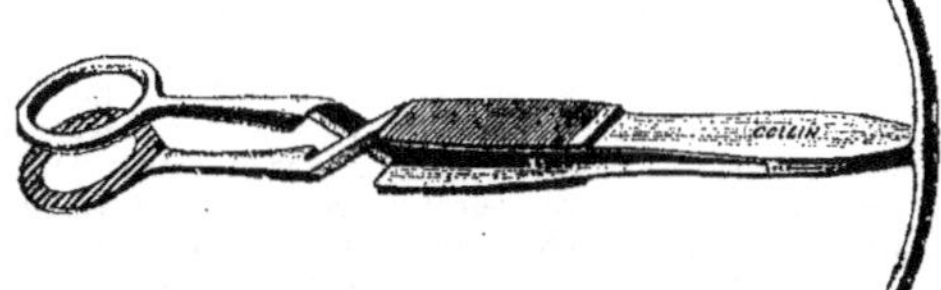

Fig. 784. — Pince à *tractions* rythmées de la langue.

(fig. 784), on la tire hors de la bouche et on la laisse rentrer d'une façon rythmée environ seize fois par minute, pendant cinq à dix minutes et plus, jusqu'à ce que l'on voie apparaître des mouvements respiratoires spontanés.

TRACTORATION. s. f. Emploi des *tracteurs métalliques* de Perkins. V. Perkinisme.

TRACTUS. s. m. Mot latin employé en anatomie, normale et pathologique, pour désigner des filaments d'un tissu, ou d'une humeur visqueuse, de configuration, d'origine et de terminaison mal déterminées, placés dans l'épaisseur, à la surface d'un produit morbide, d'un organe, ou entre deux organes. — *Tractus longitudinal, tractus transversaux.* V. Calleux (*Corps*).

TRAGACANTHE. s. f. Nom des plantes du genre *astragalus* qui donne de la gomme adragant.

TRAGANT. s. m. **TRAGACANTHINE** ou **TRAGANTINE.** s. f. V. Adragant et Bassorine.

TRAGIEN, IENNE. adj. [it. et esp. *tragiano*]. Qui appartient au tragus. — *Muscle tragien* [all. *Boksmuskel*]. Petit muscle qui naît de la base du tragus, en recouvre la face externe et se termine à son sommet.

TRAGUS. s. m. [τράγος, all. *Tragus, Bock,* angl. *tragus,* it. et esp. *trago*]. Mot latin employé en français pour désigner le petit tubercule situé en dehors et au-devant de l'orifice du conduit auditif externe, et qui se couvre de poils lorsqu'on avance en âge.

TRAÎNASSE. s. f. V. Renouée.

TRAÎNÉE. s. f. — *Traînée épidémique.* Les épidémies, celles du choléra surtout, peuvent non seulement se traîner pendant quelque temps avec quelques cas isolés, mais encore se produire sous forme de propagations épidémiques violentes, à marche foudroyante dès le début et présentant plusieurs exacerbations et rémissions importantes. Les grandes épidémies laissent souvent à leur suite une *traînée* considérable. La grande épidémie de choléra de Paris en 1832 fut suivie de cinq à six recrudescences qui ne cessèrent qu'après quatre années. Il en fut de même à Hambourg en 1831-1835, etc.

TRAIT. s. m. [all. *Zug,* angl. *trait,* it. *fattezza*]. — *Trait génal.* Trait qui va du milieu des joues au *trait nasal,* et qui, seul ou réuni à celui-là, a été considéré par Jadelot comme un signe caractéristique des affections du ventre chez les enfants. — *Trait labial.* Il commence à l'angle des lèvres et se perd à la portion inférieure de la face. Il est considéré comme indiquant les affections du cœur et des voies respiratoires. — *Trait nasal.* Il commence à la partie supérieure de l'aile du nez, embrasse en demi-cercle la ligne extérieure de la commissure des lèvres et se réunit avec le trait génal. — *Trait oculo-zygomatique.* Il s'étend du grand angle de l'œil jusqu'à l'apophyse zygomatique, et indique, d'après Jadelot, les affections cérébrales et nerveuses.

TRAITEMENT. s. m. [*medela,* θεραπεία, all. *Behandlung, Heilverfahren,* angl. *cure,* it. et esp. *cura*]. Ensemble des précautions que l'on prend, des médicaments que l'on met en usage, des pratiques auxquelles on a recours, pour déterminer ou hâter la guérison d'une maladie, diminuer le danger dont elle menace, calmer les souffrances qu'elle occasionne, atténuer ou dissiper les suites qu'elle peut entraîner. — *Traitement* ou *remède de la Charité.* Traitement de la colique de plomb qui consistait à administrer successivement : 1° la *tisane sudorifique laxative,* préparée avec le bois de gayac, 30 gr., les racines de salsepareille, 15 gr., de sassafras, 4 gr., de réglisse, 6 gr., les feuilles de séné, 16 gr. et eau q. s. pour 500 gr. de tisane; 2° l'*eau de casse avec les grains* (V. Eau); 3° la *potion purgative des peintres,* composée de diaphœnix, 37 gr., poudre de jalap, 4 gr., feuilles de séné, 8 gr., sirop de nerprun, 27 gr., eau bouillante, 125 gr.; 4° l'*eau bénite,* 5° le *lavement purgatif des peintres,* et 6° le *lavement anodyn des peintres* (V. Lavement); enfin 7° l'électuaire *diaphœnix.* || *Traitement à domicile.* Celui qui est donné aux indigents chez eux, au lieu du traitement hospitalier, auquel il est préférable. La Société philanthropique, fondée à Paris en 1781, a la première associé les étudiants en médecine aux médecins chargés de soigner ses malades à domicile. Sous le nom de *dispensaires,* elle a créé six établissements dans lesquels elle fait donner gratuitement des consultations à toutes les personnes qui s'y présentent. « Les élèves doivent assister à toutes les séances et exécuter les pansements et les opérations de petite chirurgie qui leur sont confiés par les médecins et chirurgiens. » (*Art. XLIV des règlements.*) De même les élèves accompagnent aussi le médecin au domicile des malades traités au nom de la Société. Ce service a fonctionné de la sorte pendant de longues années. Aujourd'hui les *Sociétés de secours mutuels* et les *bureaux de bienfaisance,* auxquels les étudiants sont complètement étrangers, lui ont enlevé la plus grande partie de sa clientèle. C'est à ceux-ci que devrait incomber le soin de continuer la tradition d'enseignement inaugurée par cette société dans l'assistance à domicile, enseignement qui a reçu le nom de *policlinique* en Allemagne, où il fait partie du programme officiel des facultés. Un professeur est chargé de cette chaire, qui porte aussi le nom de *clinique ambulante,* par opposition à la *clinique d'hôpital* ou *clinique fixe.* L'enseignement consiste en consultations données par les élèves sous la direction du maître et de plusieurs assistants, et en visites à domicile pour les malades alités. Ceux-ci sont répartis entre tous les étudiants inscrits pour les cours. Ils viennent tous les jours, à l'heure de la consultation externe, rendre compte de l'état de leur malade, du diagnostic qu'ils ont posé et du traitement qu'ils ont institué. S'il y a erreur ou embarras de la part de l'élève, le professeur ou l'un de ses aides se rend avec lui au domicile du malade (Passant). — *Traitement moral.* Ensemble des moyens thérapeutiques tirés de la direction donnée à l'exercice des sentiments et des facultés intellectuelles. Les organes de ces facultés réagissant, par l'intermédiaire du grand sympathique, sur le système musculaire de la vie végétative, leur action influe sur la circulation, capillaire principalement, et par suite sur la nutrition et les sécrétions, ainsi que sur les appareils digestif et urinaire. L'exercice des facultés encéphaliques, réglé, quant à la durée, à la fréquence et à la régularité, comme l'exercice des propriétés du tissu musculaire (V. Loi *d'exercice*), est à l'innervation ce que la gymnastique est à la contractilité. Il y a donc une gymnastique intellectuelle dans laquelle on dirige l'action de tels ou tels sentiments, de telle ou telle faculté de l'intelligence, de manière à en modifier le développement naturel (sur quoi repose l'éducation), ou à les ramener à l'état normal en cas de trouble par excès ou par aberration d'activité. C'est surtout dans les maladies mentales que ces *moyens moraux* deviennent efficaces, particulièrement dans les hallucinations, et presque toutes les formes de monomanie. Ils réussissent surtout quand ces affections reviennent par accès à certaines heures du jour et plus encore de la nuit, alors que surviennent les changements de la circulation cérébrale coïncidant avec le sommeil. Dans ces cas on leur associe efficacement la quinine, la digitale et autres médicaments agissant sur la circulation ou l'encéphale.

TRAJET. s. m. [all. *Durchgang*, angl. *passage*, it. *tragetto*, esp. *travesia*]. — *Trajet d'un nerf, d'un vaisseau*, etc. Étendue linéaire qu'il occupe; et, bien qu'il n'y ait pas mouvement dans ce fait, on dit aussi qu'il se ramifie une ou plusieurs fois pendant son trajet.

TRAME. s. f. En anatomie, tissu qui passe de l'une à l'autre des surfaces d'un organe ou entre ses parties essentielles. — *Trame glandulaire.* Le tissu conjonctif interposé aux acini et aux culs-de-sac sécréteurs. — Se dit aussi des éléments les plus résistants d'un tissu ; la *trame élastique du derme, des séreuses*, etc., est la partie de ces tissus formée de fibres élastiques anastomosées, entre lesquelles passent les fibres conjonctives, les vaisseaux et les nerfs. V. Stroma.

TRAMÈTES. s. m. Genre de champignons hyménomycètes polypores, dont une espèce, le *T. Bulliardi*, Fries (*Dædalea suaveolens*, Persoon ou *Boletus suaveolens*, Bulliard), a une odeur d'anis et a été employée en poudre contre la phtisie.

TRAMULAIRE. adj. Qui concerne la trame des tissus.

TRANCHANT. s. m. Bistouri, Couteau et Incision.

TRANCHÉES. s. f. pl. [*tormina*, στρόφοι, all. *Bauchgrimmen*, angl. *gripe*, it. *pondi*, esp. *retortijon*]. Coliques violentes. — *Tranchées utérines* [all. *Mutterschmerzen, Wehen*]. Douleurs qui ont leur siège dans la matrice après l'accouchement, et qui sont causées par les efforts que fait cet organe pour expulser les caillots qu'il contient encore.

TRANCHEPIERRE. s. m. Sorte de litholabe inventé par Gruithuisen.

TRANSCENDANT, ANTE. adj. Se dit de ce qui dépasse les notions expérimentales, qui est opposé à l'immanence. — Au sens positif, *anatomie transcendante.* Celle qui, de l'observation et de la comparaison des dispositions anatomiques concrètes, s'élève à la conception abstraite des lois de l'organisation envisagées dans ses divers degrés.

TRANSCURRENT, ENTE. adj. V. Cautérisation.

TRANSFERT. s. m. — *Phénomène de transfert.* Phénomène observé d'abord par Gellé et Charcot sur des hystériques, retrouvé depuis sur l'homme sain, et consistant en ce que les fonctions de chaque hémisphère cérébral paraissent alterner. Si, chez une hystérique en état d'hémianesthésie, on ramène la sensibilité en un point du côté paralysé, à l'aide d'un courant électrique par exemple, la sensibilité disparaît du côté sain en un point symétrique de celui où elle a reparu du côté paralysé. Sur l'homme sain, on constate que, quand on augmente la sensibilité d'un côté par l'application d'un sinapisme, la sensibilité du côté opposé diminue. Ce sont des phénomènes de *transfert.*

TRANSFIXION. s. f. [de *transfigere*, transpercer]. Procédé opératoire qui consiste à traverser d'un seul coup les chairs saines au-dessous d'une tumeur, avec un couteau à amputation ou un long bistouri dont le tranchant est tourné vers la peau. On tranche ensuite d'un seul coup tous les tissus placés sur ce côté de la tumeur ; et le couteau, reporté au fond de la plaie, achève de détacher en un second temps la partie adhérente. La *transfixion* de la cuisse, de l'épaule, etc., constitue aussi le premier temps de certains procédés d'amputation et de désarticulation des membres.

TRANSFORATEUR. s. m. (Hubert de Louvain). Espèce de perce-crâne associé à un tire-tête. V. Perforateur.

TRANSFORATION. s. f. Emploi du perce-crâne, du transforateur.

TRANSFORMATION. s. f. [*transformatio, transfiguratio*, de *trans*, au delà, et *formatio*, formation; μετάμόρφωσις, all. *Umbildung, Umgestaltung*, angl. *transformation*, it. *transformazione*, esp. *transformacion*]. Littéralement, formation d'une chose au delà ou en dehors de ses limites naturelles, son passage à une configuration contre nature ou exagérée. || Souvent, ce terme est employé pour désigner les changements de forme et de volume, indépendants de tout changement de nature : 1° que peut présenter un même appareil, organe ou élément anatomique, sur un même être, pendant les phases de son développement, par suite d'altérations morbides, et surtout tératologiquement; 2° que peuvent présenter les mêmes parties sur plusieurs espèces animales ou végétales comparées les unes aux autres. V. Dégénérescence. — *Transformation des maladies.* Hypothèse consistant à admettre, par exemple, que la suppression de la variole par la vaccine amènerait la transformation de la première de ces maladies (préexistant à l'état de germe dans l'économie), en phtisie, en dothiénentérie, etc., et ainsi des autres. Cette hypothèse, de même ordre que celle qui dans les pays de marais fait admettre au vulgaire que les enfants qui n'ont pas eu de fièvre d'accès ne grandissent pas, est infirmée par l'observation. — *Transformation morbide.* Hypothèse, infirmée par l'observation, qui admet que les éléments anatomiques des productions morbides peuvent se transformer d'une espèce à une autre, sous des influences encore indéterminées. — *Transformation fibreuse, transformation graisseuse des muscles.* V. Atrophie *musculaire.* — *Transformation des forces.* V. Propriété. — *Transformation graisseuse.* V. Dégénérescence *graisseuse.* — *Transformation graisseuse du placenta.* V. Môle.

TRANSFORMISME. s. m. Hypothèse d'après laquelle les espèces animales et végétales actuelles seraient le résultat de la transformation lente de tous les individus d'une autre espèce, en général plus simple, qui disparaît ainsi, ou d'une partie seulement des individus de cette espèce en êtres présentant encore des analogies avec la souche, mais en différant assez pour se distinguer au point de vue taxinomique, et pour ne donner avec eux que des métis inféconds à la reproduction ou le devenant après un petit nombre de générations.

TRANSFORMISTE. adj. et s. Qui concerne le transformisme, qui en est partisan. Il y a des transformistes qui, comme Lamarck, premier promoteur de l'hypothèse, sont *monogénistes*; d'autres, comme Darwin, sont *polygénistes*, admettent que plusieurs types simples, végétaux et animaux, se sont produits spontanément en divers milieux, et que de ces types, par de lentes évolutions progressives, sont dérivées les diverses formes spécifiques actuelles, qui seraient destinées à disparaître à leur tour comme leurs précurseurs paléontologiques végétaux et animaux. V. TYPE *ancestral*.

TRANSFUSION. s. f. [*transfusio*, de *transfundere*, verser d'un vase dans un autre; μετάχυσις, all. *Blutüberleitung*, angl. *transfusion*, it. *transfusione*, esp. *transfusion*]. Opération par laquelle on fait passer du sang des veines d'un individu dans celles d'un autre individu, ou des veines d'un animal dans celles d'un autre animal, ou bien encore des veines d'un animal dans celles d'un homme, pour remplacer le sang qui a été perdu par une hémorragie traumatique, surtout par l'hémorragie puerpérale. Cette opération, préconisée jadis comme moyen thérapeutique, proscrite en 1668 par arrêt du parlement de Paris, et remise en honneur au XIXe siècle, donne d'excellents résultats. Pour la pratiquer, on fait une saignée du bras à un individu qui se prête à cette opération (fig. 785, X); le sang est reçu aseptiquement dans un vase maintenu à la température du corps ou un peu plus chaud, et qui, au besoin, plonge dans un bain-marie à cette température. Il est pris à l'aide d'une seringue chauffée (B, B), ou d'un appareil approprié, et injecté lentement par une incision faite à la veine de l'avant-bras de l'individu exsangue (Y). Il faut prendre toutes les précautions nécessaires pour ne pas pousser d'air en même temps que le sang. Le sang est généralement défibriné avant l'injection; mais on a aujourd'hui des appareils permettant de l'injecter avant la coagulation de la fibrine. Tels sont ceux de Roussel, de Collin, etc. Il n'est pas toujours nécessaire que la quantité de sang injectée soit considérable : 90 grammes, 45 grammes même, ont suffi pour ranimer des individus exsangues, mais bien portants avant l'hémorragie actuelle. Aujourd'hui la transfusion est rarement pratiquée; le plus souvent on se contente de pratiquer des injections intraveineuses de sérum artificiel : l'opération est plus facile à faire que la transfusion et donne en général de bons résultats.

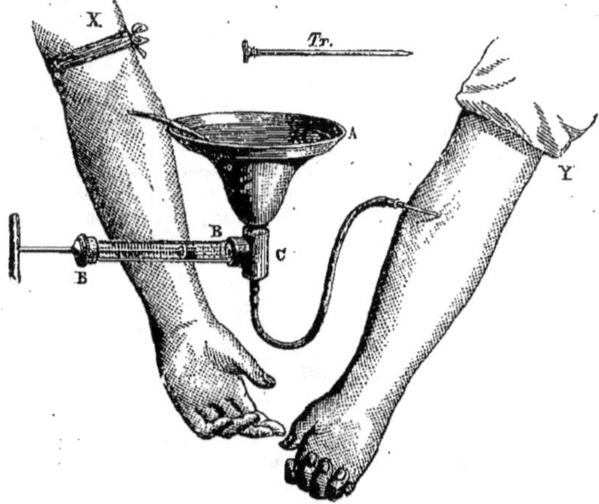

Fig. 785. — *Transfusion.*

TRANSITOIRE. adj. Qui est de peu de durée. — *Organes transitoires*. Ceux qui, après une existence plus ou moins longue, disparaissent avant les organes permanents, constituant essentiellement l'organisme. Les uns disparaissent par atrophie et résorption graduelle, comme la vésicule ombilicale sur beaucoup d'animaux. D'autres tombent et sont rejetés dans les milieux ambiants, comme le chorion villeux, le tissu vasculaire et la couche épithéliale de l'allantoïde, l'amnios, lors du part. Le tissu de la corde dorsale et les organes qu'il forme disparaissent par résorption sur les oiseaux et divers mammifères.

TRANSLATION. s. f. [*translatio*, μεταφορά]. V. LOCOMOTION, MARCHE, MIGRATION.

TRANSLUCIDE. adj. [*translucidus*, de *trans*, au travers, et *lucere*, luire; all. *durchscheinend*, angl. *translucid*, it. *traslucido*, esp. *translucido*]. Se dit d'un corps qui laisse passer une partie de la lumière qu'il reçoit, mais en trop faible quantité pour qu'on puisse distinguer la couleur ni les formes des objets à travers son épaisseur.

TRANSLUCIDITÉ. s. f. [all. *Durchscheinen*, angl. *translucidity*, it. *traslucidità*, esp. *translucidez*]. État des corps translucides.

TRANSLUMINATION. s. f. Éclairage par transparence des sinus de la face imaginé par Heryng (de Varsovie) en 1889. Le malade étant placé dans une pièce obscure, on introduit dans la cavité buccale une petite lampe électrique d'une dizaine de volts. Le malade referme ses lèvres sur la tige de la lampe. On fait passer le courant et on voit l'image claire des deux sinus maxillaires; si l'un des deux est rempli de pus, le côté correspondant est sombre. Si le malade ferme ses paupières, il a du côté sain une perception lumineuse qui fait défaut de l'autre (signe de Garel). Pour rechercher la transparence du sinus frontal, on pose la lampe électrique au niveau de l'angle interne de l'œil, contre le rebord de l'orbite. Si le sinus est rempli de pus, toute la région est sombre; quand le sinus est sain, la région est transparente.

TRANSMISSIBILITÉ. s. f. [de *transmittere*, transmettre, all. *Mittheilbarkeit*, angl. *transmissibility*, it. *trasmisibilità*, esp. *transmisibilidad*]. Faculté de transmettre. — *Transmissibilité morbide*. Communication plus ou moins facile d'une maladie d'un malade à un individu sain. La transmission est d'autant plus facile que l'individu sain sur lequel elle se fait est dans un état général moins bon, par suite d'alimentation insuffisante, soit absolue, soit relative à la somme de la dépense désassimilatrice causée par un travail musculaire ou cérébral. L'aptitude ainsi acquise ou *réceptivité morbide* doit surtout être prise en considération dans les cas d'épidémies de dothiénentérie, de typhus, de choléra, de dysenterie, etc., et dans l'interprétation des causes de leur propagation (V. SURMENAGE). Pour toutes les maladies contagieuses il faut tenir compte de la possibilité d'une aptitude constitutionnelle individuelle ou héréditaire à contracter le germe de ces maladies. — *Transmissibilité nerveuse*. Propriété qu'ont les nerfs de déterminer soit la contraction des muscles en servant d'intermédiaires entre les centres nerveux et les muscles (on disait autrefois *transmettre le mouvement*, *conduire* ou *transmettre l'influx moteur*, ou *le fluide nerveux moteur*), soit de porter au cerveau les impressions périphériques. Elle est centrifuge et inhérente aux nerfs venant des racines antérieures de la moelle épinière dans le premier cas ; elle s'opère en sens opposé dans le second mode de *transmissibilité*, dite *sensitive spéciale* ou *générale*, centripète, qui se fait par les racines postérieures et par les nerfs appartenant aux organes des sens. V. CONDUCTIBILITÉ.

TRANSMISSION. s. f. [*transmissio*, διαπομπή]. — *Transmission héréditaire*. V. HÉRÉDITÉ. — *Transmission nerveuse*. Manifestation de la transmissibilité nerveuse, dont la condition indispensable, pour ce qui regarde le nerf, est l'intégrité et la continuité de ces fibres : aussi peut-elle être interrompue ou modifiée par la ligature, la compression, ou toute autre lésion du tronc nerveux. Cette transmission présente les mêmes caractères dans les nerfs moteurs ou centrifuges et dans les nerfs sensitifs ou centripètes; dans les premiers, elle a lieu avec une rapidité de 33 mètres par seconde; dans les seconds, elle est évaluée à 30 mètres par Marey, à 50 par Ch. Richet, à 60 par Helmholtz. On admet généralement qu'elle peut avoir lieu sur un même nerf aussi bien du centre à la périphérie qu'en sens inverse (V. CONDUCTION et CONDUCTIBILITÉ). Cependant les expériences de soudure des nerfs ou de greffe sur lesquelles s'appuie cette hypothèse peuvent être diversement interprétées. Souvent on a attribué la transmission motrice à un nerf sensitif soudé à un nerf moteur, ou *vice versâ*, alors qu'il y avait eu génération de tubes nerveux nouveaux et atrophie des nerfs différents coupés et rapprochés. D'autres fois les actions obtenues et données comme démonstratives étaient dues à la conservation d'une anastomose entre deux nerfs dont on n'avait pas tenu compte. Il faut distinguer la *transmission* d'une excitation, qui est toujours très rapide et uniforme, quelle que soit son intensité, et la *persistance* de cette excitation, grâce à laquelle on peut observer des phénomènes d'addition aussi bien dans les muscles que dans les centres nerveux. La transmission est un phénomène qui dépend du nerf, la persistance dépend des centres nerveux. La transmission dans le nerf ressemble au courant électrique qui passe dans un fil de métal, tandis que l'excitation des centres provoque une sorte d'ébranlement, analogue à la vibration d'une cloche qui continue à résonner longtemps après qu'elle a été frappée. V. PERCEPTION et SENSIBILITÉ.

TRANSMUTATION. s. f. [*transmutatio*, μεταβολή, μεταλλαγή, all. *Verwandlung*, angl. *transmutation*, it. *transmutazione*, esp. *transmutacion*]. Conversion d'une chose en une autre (*quod mutatur de specie in speciem*). Les anciens auteurs de chimie et de médecine déterminent nettement que cette conversion est une action moléculaire, s'opère *in prima materia*. Elle domine la *dégénérescence* (νόθευσις, νοθεία) ou changement de genre d'un organe, d'une humeur (*quando res quædam a pristina sua indole et natura recedit et mutatur in deteriorem*). Elle diffère de l'*épigénème*, qui est l'apparition d'une chose, d'un organe qui n'existait pas, à côté d'un autre qui préexistait (*quod fit per additionem partis post partem*). Ils distinguent la transmutation de la *métamorphose*, qui est l'arrivée d'un organe ou d'un anima à une forme et à une grandeur autres que celles qu'ils avaient, par suite de leur développement ou évolution ; et de la *transformation* des organes et autres parties de l'organisme, qui est la formation de ceux-ci au delà ou en dehors de leur constitution habituelle survenant dans des conditions contre nature. L'*épigénème* est un cas particulier de la naissance des éléments anatomiques et des organes; la *métamorphose* se rattache au développement normal, et la *transformation* aux évolutions pathologiques des tissus ; la *transmutation* se rapporte aux phénomènes d'assimilation et de désassimilation nutritives. Ces termes ne sont donc pas synonymes. C'est pour avoir confondu les phénomènes du développement ou de l'évolution d'une chose déjà née, soit avec ceux de la naissance de cet objet, soit avec ceux de sa nutrition, que quelques médecins donnent au mot *dégénérescence*, *métamorphose* et *transformation*, le sens de transmutation (*quod mutatur de specie in speciem*), et que quelques anatomistes ont été conduits à admettre la transmutation d'une espèce d'élément anatomique en une autre dans divers cas où il n'y a qu'une simple évolution de ces parties. La variabilité des espèces, entre telles ou telles limites, ne prouve pas leur transmutation. — *Transmutation des métaux*. V. ALCHIMIE.

TRANSPARENCE. s. f. [de *trans*, à travers, et *parere*, paraître; *pelluciditas*, all. *Durchsichtigkeit*, angl. *transparency*, it. *trasparenza*, esp. *transparencia*]. Propriété dont jouissent certains corps de se laisser pénétrer par une lumière assez abondante pour permettre de distinguer nettement les objets à travers leur épaisseur.

TRANSPARENT, ENTE. adj. [*pellucidus*, διαφανής, all. *durchsichtig*, angl. *transparent*, it. *transparente*, esp. *transparente*]. Se dit des corps doués de transparence. — *Aire transparente*. L'*area pellucida*. V. EMBRYON. — *Cloison transparente* (*septum lucidum*). Lame de substance nerveuse, de forme triangulaire, située verticalement à la partie antérieure des ventricules latéraux, et séparant l'une de l'autre ces deux cavités dont ses faces forment une partie de la paroi interne. Par son bord supérieur, convexe, elle adhère à la face inférieure du corps calleux, à la portion réfléchie duquel elle répond par sa base; son sommet s'insinue entre ce corps et le trigone cérébral; son bord inférieur, concave, répond à la partie antérieure de la face supérieure du trigone. La cloison transparente est formée de fibres nerveuses auxquelles se mêlent des cellules nerveuses qui lui donnent sa couleur grisâtre. Ces éléments forment deux lamelles justaposées, entre lesquelles est un petit espace libre, dit *ventricule de la cloison*, qui renferme un peu de sérosité, et qui, contrairement à ce qu'on a cru, ne communique pas avec le troisième ventricule. — *Tuméfaction transparente*. V. TUMÉFACTION. — *Zone transparente*. V. OVULE.

TRANSPÉRITONÉAL, ALE. adj. Qui traverse le péritoine. Dans certaines opérations portant sur un organe situé en dehors du péritoine comme le rein, on aborde l'organe par la paroi abdominale antérieure ; il faut alors traverser le péritoine pour mettre à nu le viscère, on fait ainsi une *laparotomie transpéritonéale*.

TRANSPIRATION. s. f. [de *trans*, à travers, et *spirare*, souffler; *sudor*, διαπνοή, all. *Transpiration*, *Ausdünstung*, angl. *transpiration*, it. *traspirazione*, esp. *transpiracion*]. Sécrétion et excrétion, hors du corps, de la sueur à l'état de liquide ou de vapeur, et aussi de *sebum*. ‖ Nom donné au produit lui-même de la transpiration; la *transpiration cutanée* prend le nom de *sueur* lorsque la substance exhalée est liquide et plus abondante que de coutume. — *Transpiration insensible*. Nom inexact donné à la portion de sueur qui s'évapore à mesure qu'elle est versée à la surface de l'épiderme, sans pouvoir être recueillie. On la croyait fournie par le derme et l'épiderme interposés aux orifices sudoripares, ce qui n'est pas.

TRANSPLANTATION. s. f. [*translatio*, μεταφυτεία, all. *Verpflanzung*, *Uebertragung*, angl. *transplantation*, it. *traspiantamento*, esp. *transplantacion*]. Prétendue manière de guérir les maladies, selon Paracelse, en les faisant passer d'un sujet dans un autre, soit animal, soit végétal. V. AUTOPLASTIE et GREFFE *animale*.

TRANSPLEURAL, ALE. adj. Qui traverse la plèvre.

TRANSPORT. s. m. [*emotio mentis*, ἔκστασις, all. *Fieberwahn*, angl. *transport*, it. *trasporto*, esp. *transporte*, *delirio*]. Synonyme vulgaire de *délire*.

TRANSPOSITIF, IVE. adj. Qui transpose. — *Médi-*

cation transpositive. Celle qui est faite dans l'intention d'amener le mal d'un organe dans un autre.

TRANSPOSITION. s. f. [*transpositio*, μετάθεσις]. Déformation d'un cristal telle, que chacune de ses moitiés est placée comme si, après la section en deux du cristal entier, on eût fait faire un sixième de révolution à l'une des moitiés sur l'autre. L'*hémitropie* ou *macle* et l'*entre-croisement* sont deux variétés de *transposition*. — *Transposition des viscères.* V. INVERSION *splanchnique*.

TRANSSUBSTANTIATION. s. f. [de *trans*, au delà, et *substance*] (Vetter et Burdach). Cas dans lequel les parties constituantes d'un tissu, ayant été résorbées, sont remplacées par des éléments d'une autre espèce qui se substituent à lui, ce qu'on appelle habituellement *transformation*, mais à tort. Ils la divisent en : 1° *régressive*, dans laquelle il y a ramollissement du tissu qui préexistait, ou remplacement d'un tissu spécial par un autre plus général ; 2° *progressive*, dans laquelle un tissu mou devient plus dur, ou un tissu général, comme le conjonctif, est remplacé par un tissu spécial, comme le cartilagineux.

TRANSSUDAT. s. m. Résultat de la transsudation.

TRANSSUDATION. s. f. [de *trans*, à travers, et *sudare*, suer ; διίδρωσις, all. *Durchschwitzen*, angl. *transudation*, it. *trasudamento*, esp. *transudacion*]. Action d'un fluide qui passe à travers les parois d'un corps quelconque, et se ramasse en gouttelettes à sa surface.

TRANSVERSAIRE. adj. Qui se rapporte aux apophyses transverses.

TRANSVERSAIRE. s. m. Nom des divers faisceaux musculaires qui s'insèrent aux apophyses transverses. — *Transversaire cervical* [all. *Halsquermuskel, longissimus cervicis*, Ba.]. Muscle qui naît du sommet des apophyses transverses des six vertèbres supérieures du dos (moins la première), et s'attache aux tubercules postérieurs des apophyses transverses des cinq dernières vertèbres cervicales. — *Transversaire épineux.* Muscle qui remplit les gouttières vertébrales depuis le sacrum jusqu'à l'axis. Il est composé de nombreux faisceaux qui naissent des apophyses transverses cervicales, dorsales et lombaires, et vont obliquement de bas en haut et de dehors en dedans s'insérer aux apophyses épineuses des vertèbres qui sont au-dessus. Au niveau de chaque vertèbre, il est formé de plusieurs faisceaux superposés séparés par les vaisseaux et les nerfs spinaux postérieurs. Dans la nomenclature anatomique de Bâle (1895), ce muscle ne figure pas en tant qu'entité distincte ; il est divisé en trois segments décrits chacun séparément : le *demi-épineux du dos* (*semi-spinalis dorsi*), le *multifide du rachis*, et les *rotateurs du dos*.

TRANSVERSAL, ALE. adj. Qui est disposé en travers. = S'est dit substantivement, pour *transversaire* et pour *transverse*, de divers organes. — *Transversal du nez* [all. *querlaufend*, angl. *transversal*, it. *transversale*, esp. *transversal*]. Muscle (*susmaxillo-nasal*, Ch.) qui naît du corps de l'os maxillaire supérieur et rencontre celui du côté opposé au-dessous des os propres du nez, sur la ligne médiane.

TRANSVERSE. adj. [*transversus*, all. *quer*, angl. *transverse*, it. *trasverso*, esp. *transverso*]. Qui est itué en travers, comme les *apophyses transverses des vertèbres*. V. VERTÈBRE. — *Artère transverse antérieure du carpe.* Branche de l'artère radiale qui naît au niveau du bord inférieur du muscle carré pronateur, se porte transversalement en dedans, et s'anastomose avec une branche semblable venue de la cubitale. — *Artère transverse de la face.* L'artère massétérine. — *Artère transverse du périnée.* L'artère bulbeuse. — *Ligament transverse de l'atlas.* Ligament qui s'insère de chaque côté à la partie interne des masses latérales de l'atlas, et qui divise l'ouverture centrale de cette vertèbre en deux parties : l'une antérieure, qui loge l'apophyse odontoïde, l'autre postérieure, dans laquelle passe la moelle épinière. De ses côtés supérieur et inférieur partent deux ligaments verticaux, dont l'un va au bord antérieur du trou occipital, l'autre à la face postérieure de l'axis. Il consolide l'articulation axoïdo-odontoïdienne.

TRANSVERSE. s. m. Nom de divers muscles disposés transversalement. — S. m. *Transverse de l'abdomen* ou *du bas-ventre.* Muscle (*lombo-abdominal*, Ch.) de la région lombaire, qui s'attache supérieurement à la face interne des six dernières côtes, inférieurement à la lèvre interne de la crête iliaque, et, dans l'intervalle, aux vertèbres lombaires, par une aponévrose, dite abdominale postérieure, à laquelle se joint l'aponévrose du petit oblique de l'abdomen, et qui se fixe en arrière, par trois feuillets, aux apophyses épineuses, au sommet et à la face antérieure des apophyses transverses de la colonne lombaire ; en avant, cette aponévrose se rend, avec l'aponévrose abdominale antérieure, dont elle forme le feuillet postérieur, à la ligne blanche ; en bas, elle forme le pli semi-lunaire de Douglas. — *Transverse de la mâchoire inférieure.* V. MYLO-HYOÏDIEN. — *Transverse du menton.* Faisceau transversal du triangulaire des lèvres qui convertit une portion du triangulaire en un arc qui part du coin de la bouche, passe sous le menton, et revient au même point du côté opposé. — *Transverse de l'oreille.* Petit muscle qui s'attache à la partie externe de l'anthélix et de l'autre côté à la conque. — *Tranverse du périnée.* V. TRANSVERSO-ANAL et TRANSVERSO-URÉTRAL.

TRANSVERSO-ANAL. adj. — *Muscle transverso-anal* (Cruveilhier) [*transverse superficiel du périnée, ischio-périnéal* de Chaussier]. Plan musculaire s'insérant en général à la partie antérieure de la tubérosité ischiatique pour se confondre : 1° par ses fibres antérieures, sur la ligne médiane, au-devant du rectum, avec son congénère du côté opposé et avec le bulbo-caverneux : 2° par ses fibres postérieures ou obliques d'avant en arrière, il s'unit au sphincter de l'anus. Il manque parfois et présente de grandes variétés d'un sujet à l'autre.

TRANSVERSO-COSTAL. adj. — *Ligament transverso-costal.* Celui qui unit les côtes aux apophyses transverses des vertèbres.

TRANSVERSO-ILIAQUE. adj. et s. Qui va des apophyses transverses des vertèbres à l'os iliaque. — *Muscle transverso-iliaque.* Le carré des lombes. V. CARRÉ.

TRANSVERSO-URÉTRAL. adj. — *Muscle transverso-urétral* (Cruveilhier) [*transverse profond du périnée, muscle ischio-bulbaire, muscle de Guthrie*]. Muscle situé en avant et en haut du transverso-anal, dans l'épaisseur de l'aponévrose périnéale moyenne. Il s'insère en dehors sur la face interne de la branche descendante du pubis et la branche ascendante de l'ischion. En dedans, il s'attache à la partie inférieure de l'urètre, au niveau du bulbe. En avant, il reste séparé de la symphyse pubienne par une distance d'un centimètre et demi environ. Les glandes de Cowper sont situées dans son épaisseur, et ses contractions contribuent à expulser le liquide qu'elles sécrètent.

TRAPÈZE. adj. [*trapezius*, de τράπεζα, table ; all. *Trapez*, angl. *trapezium*, it. *trapezzo*, esp. *trapecio*]. Qui a quatre côtés inégaux, dont deux parallèles. — *Os trapèze* [*Os multangulum majus*, Ba.]. Le plus externe des os de la seconde rangée du carpe, qui s'articule en haut avec le scaphoïde, en bas avec le premier métacarpien, en dedans avec le trapézoïde et le second métacarpien, et qui donne attache à des ligaments par ses autres faces.

TRAPÈZE. s. m. [*cucullarsi, trapezius*, τραπεζέος, all. *Monchskappenmuskel*]. Muscle (*dorso-susacromien*, Ch., *trapezius*, Ba.] situé à la partie postérieure et supérieure du tronc, qui s'attache : d'une part, au tiers interne de la ligne courbe occipitale supérieure, au ligament cervical postérieur, aux apophyses épineuses de la septième vertèbre cervicale et des dix premières vertèbres du dos; de l'autre, à l'épine de l'omoplate, à l'acromion et au bord postérieur de la clavicule.

TRAPÉZIFORME. adj. Mot hybride, et inutile, puisqu'on a *trapézoïde*, qui a le même sens.

TRAPÉZOÏDE. adj. [*trapezoide*, all. *ungleichviereckig*, angl. *trapezoidal*, it. *trapezzoide*, esp. *trapezoidal*]. Qui ressemble à un trapèze. — *Ligament trapézoïde*. V. CORACO-CLAVICULAIRE. — *Os trapézoïde*. Le second os de la seconde rangée du carpe, qui s'articule en haut avec le scaphoïde, en bas avec le second métacarpien, en dedans avec le grand os, en dehors avec le trapèze, et donne attache à des ligaments par ses autres faces.

TRAPÈZO-MÉTACARPIEN, IENNE. adj. Ce qui est en rapport avec l'os trapèze et le métacarpe.

TRAUBE (Ludwig) (médecin allemand, 1818-1876). — *Cœur de Traube*. Cœur hypertrophié de forme cylindro-conique, observé dans le cas de néphrite interstitielle. — *Espace semi-lunaire de Traube*. Zone qui siège à la base gauche de la poitrine. Elle a pour limite inférieure le bord du thorax; sa hauteur à sa partie moyenne, sur le prolongement du mamelon, est de 8 à 10 centimètres, sur 9 à 11 centimètres de large. Elle correspond au cul-de-sac pleuro-pariéto-diaphragmatique, au côlon et à l'estomac. A l'état normal, la percussion donne un son tympanique, remplacé par de la matité dans les grands épanchements pleuraux. — *Signe de Traube*. Double bruit que l'on entend dans le cas d'insuffisance aortique en auscultant une artère avec un stéthoscope sans comprimer le vaisseau.

TRAUMATICINE. s. f. [de τραῦμα, plaie]. Solution de gutta-percha dans le chloroforme, qui, étendue sur la peau, laisse, par évaporation du chloroforme, une pellicule mince, mais suffisamment protectrice contre l'action de l'air, de la poussière et des corps étrangers. Cette substance a été employée comme le collodion sur les brûlures et les coupures, et essayée, sous forme d'onction, dans des cas de psoriasis et d'eczéma invétérés. On peut y incorporer un médicament, tel que l'acide chrysophanique, en solution au dixième.

TRAUMATIQUE. adj. [*traumaticus*, de τραῦμα, plaie ou blessure; all. *traumatisch*, angl. *traumatic*, it. et esp. *traumatico*]. Qui a rapport aux plaies, qui est causé par une plaie : *fièvre traumatique, tétanos traumatique, apoplexie traumatique*. — *Choc traumatique*. V. TRAUMATISME.

TRAUMATISME. s. m. [de τραῦμα, blessure]. État dans lequel une blessure grave jette l'organisme. Il consiste le plus souvent en un état de stupeur (*choc traumatique*) avec trouble de l'influence régulatrice du système nerveux sympathique sur la circulation, fréquent surtout après les plaies par armes à feu, les contusions étendues, les écrasements, les grandes opérations. On lui a souvent attribué des effets qui en réalité étaient causés par l'encombrement des lieux, la mauvaise hygiène et l'infection des plaies.

TRAUMATOL. s. m. Corps obtenu par la combinaison de l'iode et du crésol, d'où les noms d'*iodocrésyl*, *iodocrésyne*, qu'on lui donne souvent; il contient 54 p. 100 d'iode. Il se présente sous forme d'une poudre fine, inodore, de couleur rouge violet, insoluble dans l'eau, l'alcool et les acides, soluble dans les alcalis et le chloroforme. On l'emploie comme succédané de l'iodoforme dans le pansement des plaies, sous forme de poudre, de gaze ou incorporé à de la vaseline ou du collodion. A l'intérieur, Kaminsky l'a préconisé dans le traitement de la diarrhée tuberculeuse en pilules de $0^{gr},01$; on en donne 5 à 10 par jour progressivement.

TRAUMATOPNÉE. s. f. [angl. *traumatopnea* (P. Fraser)]. Entrée et sortie de l'air à chaque mouvement respiratoire, par l'orifice d'une plaie pénétrante de la plèvre et du poumon.

TRAVAIL. s. m. L'ensemble des efforts accomplis pour un but déterminé par un animal. ‖ Par analogie, les effets d'un ensemble d'actions mécaniques soit moléculaires, soit de la masse des corps. ‖ En physiologie, *travail atomique*. L'ensemble des actions moléculaires de l'économie et leurs résultats dans les actes de la vie végétative ou de la vie animale. Dans les *muscles* en activité, le travail atomique a pour résultat : *a*. diminution de la production d'électricité; *b*. travail mécanique proprement dit (raccourcissement, etc.); *c*. augmentation de la chaleur. Dans les *nerfs* : *a*. diminution de production d'électricité; *b*. augmentation de chaleur; de plus un nerf s'échauffe lorsqu'il est excité. Durant les *actes encéphaliques* on constate : *a*. fatigue résultant de la continuité des opérations intenses de l'intelligence; *b*. l'exercice de l'intelligence et de la volonté cesse de pouvoir s'accomplir d'une manière régulière lorsque les organes du cerveau ne sont pas à leur état normal. Par la mesure des quantités d'urée produites, on constate que pendant le travail intellectuel la désassimilation des principes azotés est plus active même que pendant le travail musculaire (Byasson); il exige donc une action atomique. De plus les sensations psychiques s'accompagnent de l'échauffement de la substance cérébrale elle-même, et cela indépendamment de la circulation. Il se produit en même temps une élévation de température dans la partie extra-cranienne. Cette élévation est le résultat d'une action vaso-motrice, puisque la section préalable du grand sympathique en empêche l'apparition. ‖ *Travail* [all. *Kressen*, *Wehen*, angl. *labour*, esp. *trabajo*]. Succession de phénomènes violents et douloureux dont l'ensemble caractérise *l'accouchement*. — *Accidents du travail*. On donne ce nom aux accidents survenus par le fait ou à l'occasion du travail (loi du 9 avril 1898), et, d'après la circulaire du 10 juin 1899, l'accident dans ce cas doit être entendu dans le sens d'une lésion corporelle provenant de l'action soudaine d'une cause extérieure. Cette définition est encore incomplète; celle de Thoinot paraît préférable; d'après cet auteur, doit être considéré comme accident du travail « toute blessure externe, toute lésion chirurgicale, toute lésion médicale, tout trouble nerveux psychique (avec ou sans lésion corporelle concomitante) résultant de l'action soudaine d'une violence extérieure intervenant pendant le travail ou à l'occasion du travail; et toute lésion interne déterminée par un effort violent au cours du travail ». Comme le fait remarquer Vibert, le terme de violence extérieure doit être pris dans un sens très étendu et s'applique à l'action des agents physiques, tels que la chaleur et le froid, l'insolation et la congélation pouvant constituer dans certains cas des accidents du travail. En tout cas, les maladies professionnelles déterminées par l'exercice prolongé de certaines professions insalubres sont exclues du bénéfice de la loi. La loi du 9 avril 1898 a été complétée par celles du 22 mars 1902 et du 31 mars 1905; d'après ces lois, l'ouvrier victime d'un accident du travail est soigné aux frais de son patron et par le médecin qu'il lui convient de choisir; les frais de médicaments et de pansements lui sont payés; de plus, il touche une indemnité quotidienne égale à la moitié du salaire qu'il recevait quand il travaillait. Cette indemnité lui est versée jusqu'à ce qu'il soit guéri, ou, s'il ne doit pas guérir complètement, jusqu'à ce que les blessures soient *consolidées*, c'est-à-dire jusqu'à ce que l'infirmité résultant des blessures ne soit plus susceptible d'être modifiée. Si la blessure laisse une infirmité permanente, l'ouvrier reçoit une rente dont le montant est réglé suivant la gravité de l'infirmité. S'il meurt de ses blessures, sa veuve, ses enfants, ses ascendants ou ses descendants qui étaient à sa charge reçoivent une pension viagère, et les frais des funérailles sont à la charge du patron. Le fonctionnement de la loi sur les accidents du travail nécessite le concours continuel des médecins : si la victime n'a pas repris son travail dans les quatre jours qui suivent l'accident, le chef d'entreprise doit déposer à la mairie un certificat de médecin indiquant l'état de la victime, les suites probables de l'accident, et l'époque à laquelle il sera possible d'en connaître le résultat définitif; ce certificat est fait sur papier libre. Le médecin qui fait e premier certificat est le médecin du patron ou de la compagnie d'assurances, mais le blessé a le droit de refuser de recevoir le médecin envoyé auprès de lui, et de faire rédiger le certificat par un médecin de son choix. De même, pour le traitement de l'accident, le blessé peut recourir au médecin qui lui convient; d'après la loi du 31 mars 1905, article 4, « au cours du traitement, le chef d'entreprise peut désigner au juge de paix un médecin chargé de le renseigner sur l'état de la victime. Cette désignation, dûment visée par le juge de paix, donnera audit médecin accès hebdomadaire auprès de la victime, en présence du médecin traitant, prévenu deux jours à l'avance par lettre recommandée. Faute par la victime de se prêter à cette visite, le paiement de l'indemnité journalière sera suspendu par décision du juge de paix qui convoquera la victime par simple lettre recommandée. Si le médecin certifie que la victime est en état de reprendre son travail et que celui-ci le conteste, le chef d'entreprise peut requérir du juge de paix une expertise médicale qui devra avoir lieu dans les cinq jours ». De même, « au cours des trois années pendant lesquelles peut s'exercer l'action en revision, le chef d'entreprise pourra désigner au président du tribunal un médecin chargé de le renseigner sur l'état de la victime. Cette désignation, dûment visée par le président, donnera audit médecin accès trimestriel auprès de la victime. Faute par la victime de se prêter à cette visite, tout paiement d'arrérages sera suspendu par décision du président qui convoquera la victime par simple lettre recommandée ». Des expertises médicales relatives aux accidents du travail peuvent être ordonnées par le juge de paix, le tribunal ou la cour d'appel ; mais dans aucun cas, l'expert ne peut être le médecin qui a soigné le blessé, ni un médecin attaché à l'entreprise ou à la société d'assurances à laquelle le chef d'entreprise est affilié; l'expertise se fait en présence du plaignant qui a le droit d'être assisté de son médecin, et de l'auteur de l'accident qui peut aussi amener un médecin avec lui. Les honoraires du médecin traitant, quand celui-ci a été choisi par l'accidenté, sont fixés par un arrêté ministériel du 8 octobre 1905 appliqué depuis le 1er novembre de la même année. Quand le médecin traitant est celui de la compagnie d'assurances ou celui du chef d'entreprise, les honoraires ont été établis d'avance par une convention qu'il a consentie. Les honoraires des experts se chiffrent par vacations. — *Travail des enfants dans les manufactures.* D'après la loi du 2 novembre 1892, les enfants ne peuvent être admis dans les établissements industriels avant treize ans révolus ; cependant on tolère leur emploi à partir de douze ans, si l'enfant est pourvu du certificat d'études primaires et d'un certificat d'aptitude physique délivré par un médecin chargé d'un service public et désigné par le préfet. Ils ne seront assujettis qu'à un travail de six heures par jour, interrompu par un repos, Les garçons au-dessous de dix-huit ans et les filles au-dessous de vingt et un ans ne pourront être employés à aucun travail de nuit, non plus que dans les ateliers à produits vénéneux ou sujets à explosions. Il y aura une école dans l'atelier (loi du 19 mai 1874, loi Joubert, et règlement d'administration publique, septembre 1879). Malheureusement la loi ne vise que les manufactures et les usines, sans s'occuper de travaux également dangereux à cet âge, tels que ceux des carrières, des mines, etc.

TRAVESERES (Espagne). *Eaux bicarbonatées sodiques*, chaudes, 29 à 33°. Établissement : 15 juin au 30 septembre.

TREBEL. s. m. [*Piqueria trinervia*, Cavanille, *Eupatorium triplinerve*, Guibourt]. Plante synanthérée dont les feuilles servent à aromatiser les cigares de la Havane.

TRÈFLE. s. m. [*trifolium*, de *tres*, *tria*, trois, et *folium*, feuille; τριφυλλον, all. *Klee*, angl. *trefoil*, it. *trifoglio*, esp. *trebol*]. Genre très nombreux en espèces, de la famille des légumineuses papilionacées. Elles sont cultivées comme fourrage vert et sec. Il faut éviter de laisser manger aux animaux le trèfle mouillé. Les espèces importantes en prairies artificielles et naturelles sont : 1° *Trèfle des prés* (*Trifolium pratense*, L.) [*trèfle commun*, *grand trèfle rouge*, *grand rouge de Hollande*]. C'est celui qui épuise le moins la terre et profite le mieux du plâtrage. Il fournit de l'indigo. — 2° *Trèfle blanc* (*Trifolium repens*, L.) [*trèfle rampant*, *petit trèfle de Hollande*]. Utilisé surtout comme fond des prairies naturelles de graminées. — 3° *Trèfle incarnat* (*Trifolium incarnatum*, L.) [*trèfle de Roussillon*, *foin rouge*, *farouche*]. S'élève haut, forme un bon fourrage qui est peu délicat à la culture et croît dans les chaumes à peine labourés. — *Trèfle d'eau*. V. Minyanthe. — *Trèfle musqué*. V. Mélilot *bleu*.

TRÉHALA. s. m. [*sucre des nids*, en Perse]. Matière alimentaire, féculente, déposée sur une plante synanthérée du genre *Echinops* par un coléoptère tétramère, voisin des charançons, le *Larinus nidificans*, Guibourt, qui la dégorge de son estomac et en forme les parois de son nid. Le tréhala, d'un usage aussi commun en Orient que le sont en France le salep et le tapioca, est une coque creuse maçonnée par ce coléoptère. Il renferme un sucre cristallisable (*tréhalose*), mais est de nature principalement amylacée (Berthelot et Guibourt). Il est composé approximativement de : amidon, 66,54; gomme peu soluble, 4,66 ; sucre et principe amer, 28.80. Mis en contact avec l'eau, il se ramollit, se gonfle et se convertit en une bouillie épaisse et mucilagineuse. En ajoutant beaucoup d'eau, la liqueur surnageante est un peu colorée et faiblement sucrée. Le dépôt, au lieu d'être pulvérulent et mobile comme une fécule pure, a toujours l'apparence d'une bouillie mucilagineuse. L'amidon du tréhala diffère de la fécule de pomme de terre, et de l'amidon de blé, qui sont formés de couches concentriques dont les intérieures sont facilement solubles dans l'eau bouillante, et dont les plus extérieures, quoique plus résistantes, finissent par disparaître presque entièrement. Mais il est analogue aux amidons d'orge, de sagou des Moluques, et surtout de gomme adragant, lesquels, plus ou moins, sont formés d'une matière *très dense*, qu'une longue ébullition dans l'eau ne peut pas complètement diviser et encore moins dissoudre (Guibourt).

TRÉHALOSE. s. f. ($C^{24}H^{22}O^{22}+2HO$) (Berthelot). Sucre extrait du tréhala. La tréhalose cristallise en octaèdres rectangulaires, durs, croquants sous la dent, et doués d'une saveur sucrée. A 130°, ils perdent leur eau de cristallisation et sont alors représentés par la même formule que le sucre de canne. La tréhalose est dextrogyre; son pouvoir rotatoire moléculaire est triple de celui du sucre de canne, et plus élevé que celui de la *mycose*, avec laquelle la tréhalose est peut-être identique.

TREITZ (Wenceslas) (médecin de Prague, 1819-1872). — *Muscle de Treitz* (*musculus suspensorius duodeni*, Ba.). Petit muscle triangulaire, aplati, s'insérant d'une part sur le pilier gauche du diaphragme et sur l'angle du duodénum et du jéjunum, à la partie postéro-interne de l'intestin. Il est situé à gauche des vaisseaux mésentériques supérieurs et en arrière du pancréas. Il est formé de fibres musculaires lisses qui se continuent avec la couche longitudinale de la tunique musculaire de l'intestin.

TRÉMATODES. s. m. pl. [*trematodea*, de τρῆμα, pertuis; all. *Trematod, Sangwurm*, angl. *trematoda*, it. et esp. *trematode*] (Rudolphi). Ordre de la classe des helminthes, groupe des plathelminthes. Ils ont pour type les *douves* et sont constitués par un corps foliacé, non segmenté, pourvu d'un tube digestif incomplet sans anus. Les trématodes parasites de l'homme se divisent en *distomidæ*, ayant une ventouse terminale et une ventrale, et *amphidistomidæ* comprenant les genres *fasciola* (*f. hepatica* et *f. gigantea*) à intestin ramifié; — *fasciolopsis* (*f. Bucki* et *f. Rathonisi*), *opisthorchis* (*o. sinensis, o. felineus, o. noverca*), et *metorchis* (*m. troncatus*), ces trois genres caractérisés par les testicules en arrière de l'utérus, — *dicrocœlium* (*d. lanceatum*) ayant les testicules en avant de l'utérus, — *heterophyes* et *paragonimus* (*p. Westermanni*), ayant le pore génital en arrière et la ventouse postérieure, — *schistosomium* (*s. hæmatobium* et *s. japonicum*), ayant les sexes séparés. Les *amphidistomidæ* comprennent le genre *cladorchis* (*c. Watsoni*) et *gastrodiscus* (*g. hominis*), ces deux genres ayant une ventouse à chaque extrémité du corps.

TREMBLEMENT. s. m. [*tremor*, τρόμος, all. *Zittern*, angl. *trembling*, it. *tremore*, esp. *tremor*]. Agitation involontaire du corps, ou d'un ou plusieurs membres, sous forme de petites oscillations compatibles avec l'exécution des mouvements volontaires, lesquels n'en continuent pas moins de se produire, mais avec moins de précision. Le tremblement est dû à une convulsion fasciculaire, partielle ou générale, passagère ou permanente, qui met en mouvement la totalité ou une portion d'un nombre plus ou moins grand de muscles, contre l'influence de la volonté. Il est parfois idio-musculaire, c'est-à-dire qu'il dépend de la débilité du système musculaire, ce qu'on observe dans les convalescences, par exemple; plus souvent il est lié à un état morbide du système nerveux. Il est physiologique ou pathologique. Les *tremblements physiologiques* surviennent sous l'influence d'émotions morales, vives ou prolongées, par l'impression du froid, etc.; ce sont des tremblements passagers, mais il y a aussi un tremblement physiologique permanent : il affecte les mains le plus souvent, et aussi la langue et les paupières; il se rencontrerait, d'après Pitres, chez 40 p. 100 des sujets sains. Dans les *tremblements pathologiques* on range : 1° les tremblements par intoxications diverses, intoxications par le mercure, le plomb, l'arsenic (*tremblements métalliques*), par l'alcool, l'opium, les alcaloïdes du café, du thé, par le hachisch, par l'ergot de seigle, etc.; 2° les tremblements que l'on observe dans les affections des centres nerveux (*délire tremblant*) ou de leurs enveloppes, la paralysie générale, le ramollissement du cerveau, son induration ou celle de la moelle (V. SCLÉROSE), la méningite, etc.; chez les malades atteints de névrose générale, dans l'hystérie, l'épilepsie, la *paralysie agitante* ou *tremblante*; 3° enfin ceux qu'on observe dans la fièvre typhoïde, le typhus, etc. Le tremblement peut être *localisé* à un membre ou à une moitié du corps, ou *généralisé*. Il peut n'exister que pendant les mouvements volontaires, comme dans la sclérose en plaques. Quand il existe au repos, il peut avoir un rythme *lent*, tel est le cas de la paralysie agitante et du tremblement sénile, *rapide*, comme dans la maladie de Basedow, la paralysie générale ou l'alcoolisme, ou *modéré* comme le tremblement mercuriel. — *Tremblement épidémique de Tubingue*. Maladie qui régna, en 1729, à Tubingue et dans les environs. Les malades éprouvaient d'abord une lassitude extraordinaire; les yeux s'obscurcissaient et se couvraient d'un nuage; il survenait de la stupeur et bientôt un tremblement universel, violent et opiniâtre, avec anxiété et oppression. Cet état durait sept à huit semaines, sans qu'il y eût insomnie et perte d'appétit. Cette maladie se jugeait souvent par une toux véhémente, avec expectoration de matières fétides. Aucune fièvre manifeste ne l'accompagnait. Un coryza, une sueur copieuse, ou enfin une diarrhée abondante, étaient autant de crises qui emportaient le mal. — *Tremblement fibrillaire*. Celui qui ne porte que sur quelques faisceaux d'un muscle. C'est un des symptômes de la paralysie générale. — *Tremblement sénile*. Tremblement se rencontrant chez les vieillards, mais qui peut survenir avant l'âge avancé; il est caractérisé par des oscillations peu fréquentes, trois à cinq par seconde, de faible amplitude, localisées le plus souvent à la tête, cessant dès que la résolution musculaire est complète. Ce tremblement est peu fréquent chez les vieillards; il peut survenir avant la sénilité; il se rapproche par son aspect clinique du tremblement héréditaire, qui survient, en général, à un âge peu avancé, mais peut aussi n'apparaître que tardivement, si bien que certains auteurs (Achard et Soupault), ont proposé de réunir ces deux variétés en une seule qui mériterait le nom de *névrose trémulante* ou *tremblement essentiel*. Il convient pourtant de remarquer que le tremblement sénile est plus fréquent à la tête et le tremblement héréditaire aux mains.

TREMBLEUR. s. m. Pièce ajoutée aux machines mamagnéto-électriques pour obtenir une succession rapide de fermetures et de ruptures du circuit par lequel passe le courant. Dans les machines employées en médecine, c'est une tige métallique, fixe à l'une de ses extrémités qui communique avec un des pôles de la pile, libre et oscillante par l'autre extrémité qui touche et quitte alternativement une pièce métallique communiquant avec l'autre pôle. V. INTERRUPTEUR et MAGNÉTO-ÉLECTRIQUE. ‖ L'un des noms vulgaires des *choréiques*.

TREMBLOTEMENT. s. m. Tremblement caractérisé par des secousses ou oscillations peu intenses, mais presque égales et répétées. — Le tremblement fibrillaire.

TRÉMELLE. s. f. [*Tremella*]. Genre de champignons qui a donné son nom au groupe des trémellinés.

TRÉMELLINE. s. f. (Brandes). Substance amère de la *Tremella mesenterica*.

TREMPE. s. f. [all. *Härten*, angl. *tempering*, it. *tempera*, esp. *temple*]. Terme de métallurgie. Opération qui consiste à refroidir brusquement un métal après l'avoir porté à une température très élevée, et qui a pour effet de lui donner une grande dureté. Tous les instruments tranchants sont d'acier *trempé*; on trempe l'acier en le plongeant dans l'eau ou dans tout autre liquide froid, après l'avoir fortement chauffé : il est alors plus dur, plus élastique, moins pesant, fragile. Mais il est des corps sur lesquels la trempe produit un effet opposé. L'alliage du *tamtam*, composé de 1 partie d'étain sur 4 de cuivre, devient ductile et malléable lorsqu'il est refroidi brusquement; au contraire, il devient dur et fragile comme le verre lorsqu'il est refroidi avec lenteur.

TRÉMULATION. s. f. Le tremblement vibratoire communiqué au corps de certains infusoires, etc., par l'agitation de leurs cils.

TRÉMULINE. s. f. (Van Mons). La *populine*.

TRENDELENBURG (Frédéric) (chirurgien allemand né en 1844). — *Position de Trendelenburg*. Position dans laquelle le tronc repose sur un plan incliné de telle sorte que le bassin soit élevé, les épaules occupant le point déclive; dans cette position usitée surtout dans les opérations abdominales chez la femme, la masse intestinale tombe dans la cavité du diaphragme, et les organes du petit bassin peuvent être facilement explorés.

TRÉPAN. s. m. [*terebra*, τρύπανον, tarière, trépan, all. *Trepan, Schädelbohrer*, angl. *trepan*, it. *trapano*, esp. *trepano*]. Instrument de chirurgie en forme de vilebrequin, avec lequel on perce les os, surtout ceux du crâne, pour remplir diverses indications thérapeutiques (V. TRÉPANATION). Cet instrument se compose essentiellement de deux parties : *l'arbre du trépan* et le *trépan* proprement dit, c'est-à-dire la portion qui doit agir sur la surface osseuse. *L'arbre* est une espèce de vilebrequin d'ébène,

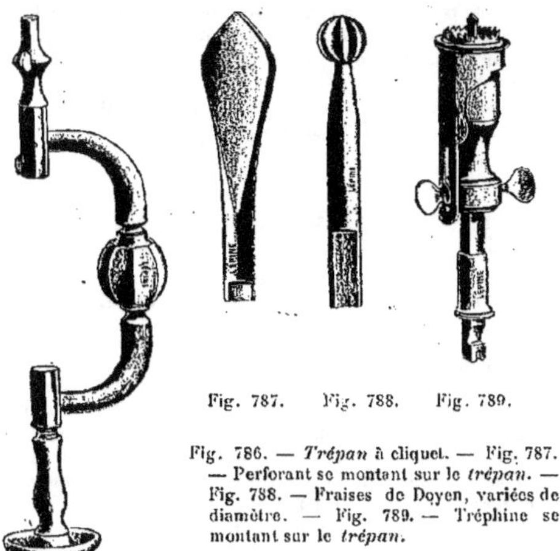

Fig. 786. Fig. 787. Fig. 788. Fig. 789.

Fig. 786. — *Trépan* à cliquet. — Fig. 787. — Perforant se montant sur le *trépan*. — Fig. 788. — Fraises de Doyen, variées de diamètre. — Fig. 789. — Tréphine se montant sur le *trépan*.

d'ivoire et le plus ordinairement d'acier. Il est terminé à une de ses extrémités par une palette légèrement concave, mobile sur un axe central ; la boule de la partie moyenne de l'instrument, par laquelle l'opérateur tient celui-ci pour le faire jouer, est également mobile, ce qui épargne à la main un frottement désagréable. Le *trépan*, que l'on adapte à l'extrémité de l'arbre opposée à la palette, au moyen d'une tige arrêtée par une bascule, n'a pas toujours la même forme : on le distingue en *trépan perforatif, trépan à couronne* et *trépan exfoliatif*. — Le *trépan perforatif* est une forte lame d'acier *pyramidale*, terminée par une pointe triangulaire ou quadrangulaire tranchante sur les côtés ; elle peut avoir 14 millimètres de large à sa base, sur 32 à 34 de hauteur. — Le *trépan exfoliatif* ressemble au perçoir de tonnelier : c'est une lame dont le bord tranchant présente à sa partie moyenne une sorte de pivot ou d'épine saillante qui le partage en deux moitiés taillées en sens inverse l'une de l'autre. — Les *trépans à couronne*, ou, comme on dit communément, les *couronnes de trépan*, sont des espèces de tubes d'acier de 40 millimètres environ de hauteur et 18 à 27 de largeur, légèrement coniques, dont l'extrémité la plus étroite est dentelée en forme de scie circulaire, et dont l'autre extrémité est formée par une plaque qu'on appelle la *culasse*, et d'où part (comme des trépans perforatif et exfoliatif) une tige destinée à être adaptée à l'arbre. Au centre de la couronne est la *pyramide*, autre tige d'acier appelée ainsi à cause de sa forme, vissée de gauche à droite dans le milieu de la culasse, et dont la pointe dépasse un peu le niveau des dents : cette pyramide sert à assujettir la couronne sur le lieu où elle doit agir, et peut être dévissée, au moyen d'une clef à peu près semblable à celles avec lesquelles on monte les pendules, quand la couronne est suffisamment maintenue par le sillon creusé dans l'os. Le fond de la couronne est percé d'un canal quadrangulaire dans lequel glisse la tige de la pyramide, qu'une vis de pression tient à la hauteur convenable. Ces diverses pièces sont enfermées habituellement dans une boite que l'on appelle *boîte à trépan*, et il est d'usage d'y mettre trois couronnes de différentes dimensions. — *Trépan sphénoïdien* (F. Guyon, 1867). Espèce de perce-crâne pouvant atteindre le sphénoïde et permettre l'extraction du fœtus en cas de rétrécissement du bassin.

TRÉPANATION. s. f. [*terebratio*, τρύπησις, all. *Trepaniren*, *Schädelbohren*, angl. *trepanning*, it. *trapanazione*, esp. *trepanacion*]. Application méthodique d'un trépan ; elle se pratique le plus souvent sur le crâne, particulièrement pour remédier aux accidents de compression cérébrale produits par un corps étranger qui a pénétré du dehors dans la cavité crânienne, par une esquille ou une partie osseuse enfoncée à la suite d'une fracture complète ou incomplète de la voûte du crâne, par un épanchement de sang ou de pus résultant d'une lésion inflammatoire ou traumatique. Les chirurgiens du XVIIIe siècle et l'Académie de chirurgie préconisaient l'application du trépan dans toutes les fractures de la voûte crânienne, à titre préventif des accidents ultérieurs. Desault, Bichat, Gama, Malgaigne, la repoussaient d'une manière absolue, à un titre quelconque. Boyer en admettait l'utilité dans certains cas : c'est cette opinion qui a prévalu, et la trépanation est aujourd'hui reconnue comme praticable et utile, mais à titre curatif seulement, et dans des cas déterminés. C'est l'existence des symptômes de compression cérébrale, coma, hémiplégie, épilepsie jacksonienne, etc., surtout lorsque ces accidents succèdent à une fracture du crâne avec plaie extérieure, ou à une fracture nettement constatée, quoique sans plaie, siégeant du côté opposé à la paralysie, qui indique le plus formellement l'utilité de la trépanation et le point sur lequel le trépan doit être appliqué. Suivant les cas, l'opération fait cesser la compression du cerveau, soit en relevant les pièces osseuses enfoncées, soit en extrayant un corps étranger ou une esquille, soit en donnant issue au sang ou au pus amassé en un point circonscrit du cerveau. La tête du malade est rasée et placée de manière que le point sur lequel le trépan doit être appliqué soit facilement accessible ; on divise les parties molles par une incision cruciale ou en T, ou, s'il existe une plaie, on se borne à l'agrandir. On relève les lambeaux, et avec eux le péricrâne, que l'on détache avec une spatule ou une rugine. Après avoir marqué le centre de la rondelle osseuse à enlever avec la pointe de la pyramide de la couronne, on monte le trépan perforatif sur l'arbre, on l'applique sur le point déterminé, et l'on fait jouer l'instrument. Dès que le perforatif a fait un trou suffisant pour loger la pointe de la pyramide, on le détache de l'arbre et on lui substitue une couronne appropriée au diamètre que l'on juge nécessaire de donner au disque osseux. A mesure que, par le mouvement de rotation communiqué à l'instrument, on pénètre dans l'épaisseur de l'os, il faut veiller à ce que le sillon soit bien circulaire, et suspendre souvent l'opération pour nettoyer le sillon avec une plume taillée en cure-dent, et les dents de la scie avec une brosse dure en forme de pinceau. Lorsque ce sillon est assez profond pour que la couronne ne puisse plus s'en échapper, on retire la pyramide au moyen de la clef, dans la crainte de blesser les membranes du cerveau. Enfin quand, par les progrès de l'opération, le disque osseux est en grande partie détaché, on l'enlève à l'aide du tire-fond, dont la pointe pénètre dans le trou de l'os fait par la pyramide, ou à l'aide de l'élévatoire, dont on se sert comme d'un levier du premier genre, que l'on introduit sous la pièce à enlever, en prenant un point d'appui sur les bords de l'ouverture ou sur la main qui la dirige, dans le cas où les os ne seraient pas assez résistants. On prend alors le couteau lenticulaire pour égaliser les bords de l'ouverture. On peut, au besoin, faire deux ou plusieurs ouvertures, si la première ne suffit pas. Puis, suivant le but que s'est proposé l'opérateur, il extrait le corps étranger, relève une partie d'os, fait couler le sang ou le pus à l'extérieur. Il peut se faire qu'après l'opération du trépan on ne trouve aucun épanchement, sanguin ou purulent, celui-ci siégeant au-dessous de la dure-mère : si cette membrane apparait tendue, rénitente, bleuâtre ou jaunâtre (suivant la nature du liquide qui la distend), il est rationnel de l'inciser pour donner issue au liquide qu'elle recouvre manifestement ; plusieurs observations autorisent même, par les succès qu'elles relatent, à faire avec le bistouri une ponction des couches superficielles du cerveau, pour aller à la recherche d'un corps étranger, ou ouvrir un abcès dont la présence est certaine. Lorsque l'opération est terminée, on réunit les bords de la plaie avec des points de suture, en laissant une ouverture béante dans le cas où on a trouvé une suppuration profonde ; on applique ensuite un pansement aseptique. L'os se régénère rarement dans le point trépané, qui est ordinairement fermé par une cicatrice fibreuse ; pourtant, d'après Dubreuil, l'os se reformerait quand le péricrâne et la dure-mère sont ménagés. — L'étude des *localisations cérébrales* est d'un grand secours pour l'application du trépan, en indiquant les rapports des surfaces osseuses avec les parties de la substance cérébrale dont on connait actuellement l'usage, en particulier avec les centres moteurs. Les *centres moteurs* étant groupés autour du sillon de Rolando, c'est dans cette région que les chirurgiens auront le plus souvent à pratiquer la trépanation. Le sommet du sillon de Rolando se trouve à 55 millimètres en moyenne, chez les hommes, à 48 chez les femmes, en arrière du bregma, lequel est placé sur un plan passant par les conduits auditifs et perpendiculaire au plan alvéolo-condylien. L'extrémité inférieure du sillon de Rolando se trouvera en traçant, derrière l'apophyse orbitaire, une ligne horizontale de 70 millimètres, et, à l'extrémité postérieure de cette ligne, une autre perpendiculaire de 30 millimètres. En réunissant par une ligne droite les deux points ainsi déterminés, on aura la direction du sillon de Rolando. C'est vers le milieu de cette ligne qu'il faudrait trépaner, si les mouvements étaient très compromis, les accidents très graves. S'il existait une paralysie du membre inférieur, on trépanerait vers le sommet de cette ligne. On trépanerait plutôt en avant de cette ligne, et un peu plus bas, si le membre supérieur était paralysé (Lucas-Championnière). — La *trépanation* peut être pratiquée aussi sur certains os de la face, tels que le maxillaire supérieur pour ouvrir le sinus maxillaire, ou du tronc, le sternum par exemple. Celle des os des membres est quelquefois nécessaire pour arrêter une carie ou pour extraire un séquestre : le procédé a toujours beaucoup d'analogie avec celui qui vient d'être décrit. — En obstétrique, *trépanation du sphénoïde*. V. SAFE *sphénoïdienne*.

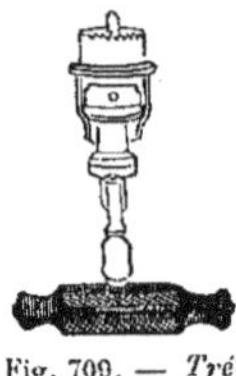

Fig. 790. — Tréphine.

TRÉPHINE. s. f. [all. *Trephine, Handtrepan*, angl. *trephine*, it. et esp. *trefina*]. Instrument que les Anglais emploient pour la trépanation : l'*arbre* du trépan est remplacé par une poignée analogue à celle d'une vrille, et la *couronne* est cylindrique (fig. 790). On ne se sert pas de perforatif ; on applique immédiatement la tréphine armée de sa pyramide, et on la fait pénétrer à la manière d'une vrille. — *Tréphine d'Assalini* (1840). Espèce de perce-crâne.

TRÉPIDATION. s. f. — *Trépidation épileptoïde*. V. CLONUS DU PIED.

TRÉPIED. s. m. [*tripus*, τρίπους, all. *Tripus, Drei fuss*, angl. *tripes, tripus*, it. *treppie*]. Mot employé en anatomie et en physiologie au propre ou au figuré : *trépied cœliaque, trépied vital*.

TRÉPONÈME. s. m. Genre de protozoaires flagellés appartenant à la famille des Trypanosomidés et ne comprenant qu'une seule espèce, le *Treponema pallidum*, agent supposé de la syphilis. Cet organisme, découvert par Schaudinn et Hoffmann au mois de mai 1905, fut décrit d'abord sous le nom de *Spirochæte pallida*. Vuillemin peu après proposa le nom de *Spironema pallidum* ; Stiles et Pfender celui de *Microspironema pallidum* ; enfin, en octobre 1905, Schaudinn créa le genre tréponème et donna au microorganisme qu'il avait décrit dans la syphilis le

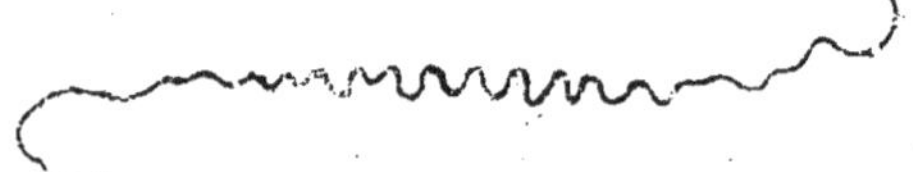

Fig. 791. — *Treponema pallidum* avec flagellum aux extrémités.

nom de *Treponema pallidum*. Les tréponèmes sont des individus à corps spiralé, cylindrique, effilé et muni d'un flagelle à chaque extrémité ; ils n'ont pas de membrane ondulante, ils se multiplient par division longitudinale. Le *Treponema pallidum* a une longueur variant de 4 à 14 μ, et une épaisseur ne dépassant pas 1/2 μ ; il a au minimum 8 à 10 tours de spire, quelquefois beaucoup plus, jusqu'à 26 (fig. 791). Il est mobile et se déplace par saccades ; il présente des mouvements d'ondulation, de flexion et de

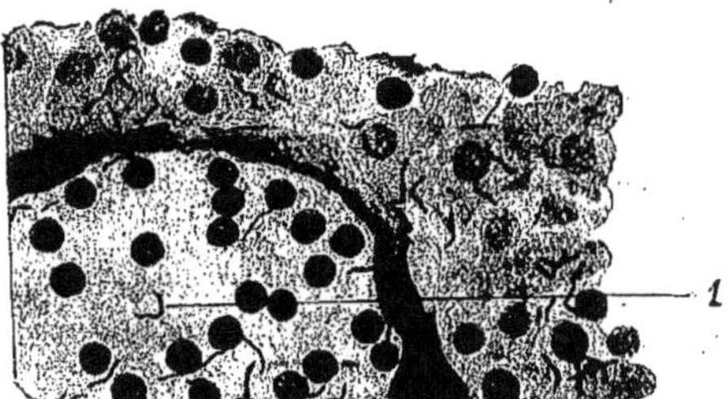

Fig. 792. — Coupe du foie avec *Treponema pallidum*.

torsion, qui s'effectuent sans que la disposition des tours de spire soit modifiée. Il prend difficilement les matières tinctoriales. Pour le colorer, il faut fixer la préparation par l'alcool absolu pendant quinze à vingt minutes, ou par les vapeurs d'acide osmique, puis laisser agir pendant une heure la solution de Giemsa (mélange d'azur II et d'éosine dans l'alcool méthylique et la glycérine) diluée dans l'eau distillée pure ou contenant un centième de carbonate de potassium, dans la proportion du vingtième ou du dixième ; on lave ensuite à l'eau, on sèche et on monte au baume ; les tréponèmes sont teintés en rouge pâle, les noyaux de leucocytes en rouge sombre, et les autres spirochètes en bleu. On peut aussi le colorer dans une solution au millième de bleu azur pendant douze à seize heures, ou par une solution de bleu de Marino dans l'alcool méthylique (4 centigrammes pour 20 centimètres cubes) pendant trois minutes en faisant passer quelques gouttes d'une solution d'éosine au vingt-millième. Le tréponème se colore aussi par le violet de gentiane ou la fuchsine phéniquée si l'on a soin de chauffer légèrement la préparation ; il ne prend pas le Gram ; dans tous les cas il reste toujours faiblement teinté, et sa recherche est laborieuse. On le trouve dans l'exsudat du chancre induré et des plaques muqueuses, le liquide prélevé dans les ganglions engorgés, dans le sang à la période secondaire, dans le liquide du vésicatoire à cette même période. Les accidents tertiaires ne le renferment jamais, d'après la plupart des auteurs. Dans la syphilis héréditaire, on l'a rencontré au niveau du placenta, des bulles de pemphigus, et des différents viscères, en particulier dans le foie. — Fig. 792. *Treponema pallidum* dans le foie d'un fœtus syphilitique macéré ; on voit au milieu d'une veine des globules rouges et le tréponème (1). — Pour le mettre en évidence dans les coupes histologiques, Levaditi s'est servi d'une méthode au nitrate d'argent, modification de celle de Ramon y Cajal pour les fibrilles nerveuses. Étant donnée la présence constante de ce parasite dans les lésions syphilitiques chez l'homme et dans celles reproduites expérimentalement chez le singe, son absence dans les lésions d'autre nature, on est en droit de penser qu'il est l'agent pathogène de la syphilis. Jusqu'ici la culture de cet organisme n'a pu être obtenue.

TRÉPONÉMOSE. s. f. Maladie produite par un tréponème ; le *Treponema pallidum*, agent probable de la syphilis, étant la seule espèce de tréponème connue actuellement, on réserve parfois à la syphilis le nom de *tréponémose.*

TREPTODONTE. s. m. [de τρεπτὸς, tourné, et ὀδοὺς, dent] (Schange). Appareil composé de fils ou *joncs* d'or sur lesquels s'attachent des fils de soie, et destiné à combattre la proéminence et la rétroïtion des dents et à en opérer le redressement.

TRESCLÉOUX (France, Hautes-Alpes). *Eaux sulfurées calciques*, froides.

TRESCORE (Italie). *Eaux sulfurées calciques*, froides, 15° ; établissement du 1er mai au 30 octobre.

TRESPOYE (France, Basses-Pyrénées). *Sanatorium* situé à 3 kilomètres, à l'est de Pau, à 215 mètres d'altitude ; galeries de cure.

TRESSAILLEMENT. s. m. [*subsultus*, all. *Zucken, Züsammenfahren*, angl. *starting*, it. *gricciolo*, esp. *temblor, estremecimiento*]. Émotion subite causée par une surprise ; frémissement avec horripilation, qui parcourt le système cutané, et qui est souvent l'effet d'une impression morale.

TRESSAILLI, IE. adj. — *Nerf tressailli.* Nom donné par le vulgaire à un phénomène qu'il suppose dû à la sortie momentanée d'un tendon hors de sa place à la suite d'un effort violent. C'est soit à des contusions tendineuses, articulaires, ou musculaires, soit à des ruptures musculaires partielles, ou parfois au diastasis, que répond cette dénomination.

TRI. V. Photo.

TRIAMIDE. s. f. V. Amide.

TRIAMINE. s. f. V. Amine.

TRIAMYLÈNE. s. m. [*métamylène*] ($C^{30}H^{30}$). Liquide incolore, d'odeur d'essence de térébenthine, obtenu en traitant l'alcool amylique par le chlorure de zinc. Il bout à 245°.

TRIANGLE. s. m. [*triangulus*, de *tres*, trois, et *angulus*, angle ; all. *Dreieck*, angl. *triangle*, it. *triangolo*, esp. *triangulo*]. Nom donné, en anatomie, à la disposition de plusieurs de nos organes, analogue à cette figure géométrique. — *Triangle de Scarpa.* Espace triangulaire dont la base est représentée par l'arcade crurale, qui est en haut, et dont le sommet est formé, 12 centimètres environ au-dessous, par la rencontre des muscles couturier et premier adducteur qui en représentent les côtés. Cet espace est recouvert par le *fascia cribriformis* que traverse la veine saphène interne pour gagner la veine fémorale. En dehors de celle-ci se trouve l'artère fémorale, qui occupe à peu près le milieu du triangle, et dont on fait la ligature en ce point d'après le procédé de Scarpa. De la graisse et des ganglions lymphatiques entourent ces vaisseaux.

TRIANGULAIRE. adj. [*triangularis*, τρίγωνος, all. *dreieckig*, angl. *triangular*, it. *triangulare*, esp. *triangular*]. Qui a trois angles. — *Ligament triangulaire du radius.* Ligament fibro-cartilagineux en forme de ménisque, qui complète la cavité de réception que le radius offre au cubitus dans l'articulation radio-cubitale inférieure. — *Muscle triangulaire du coccyx.* Le muscle ischio-coccygien. — *Muscle triangulaire des lèvres.* Muscle (*sous-maxillo-labial*) qui naît de la face antérieure du maxillaire inférieur et s'étend jusqu'à la commissure des lèvres, en resserrant ses fibres en forme de triangle. — *Muscle triangulaire du sternum.* Muscle (*sterno-costal, petit dentelé antérieur*) qui naît de l'extrémité externe des cartilages des 4e, 5e, 6e et 7e côtes, et de la face postérieure du sternum, d'où il se porte à la partie externe des cartilages des 6e, 5e, 4e et 3e côtes.

TRIATLODYME. adj. et s. Genre douteux de monstres triples.

TRIATOMIQUE. adj. [all. *triatomisch*, angl. *triatomic, triatomical*, it. et esp. *triatomico*]. V. Atomicité.

TRIBADE. s. f. [τριβὰς, all. *Hermaphrodite, Mannweib*, it. et esp. *tribada*]. En chirurgie et tératologie, synonyme de *clitorisme.*

TRIBADISME. s. m. Inversion de l'instinct sexuel, chez la femme, et satisfaction de l'appétit vénérien avec un individu de même sexe (masturbation, coït buccal ou *saphisme*).

TRIBASIQUE. adj. Se dit des sels qui contiennent 3 équivalents de base pour 1 d'acide. — *Phosphate tribasique.* V. Phosphate *de chaux.*

TRIBROMHYDRINE. s. f. V. Tribromure *d'allyle.*

TRIBROMURE. s. m. — *Tribromure d'allyle* (en atomes $C^6H^5Br^3$) (*tribromhydrine, bibromure d'éther allylbromhydrique, éther tribromhydrique de la glycérine*). Liquide incolore, bouillant à 217°, se solidifiant à + 10°, miscible à l'éther. Il a été préconisé contre l'asthme, l'angine de poitrine, les convulsions infantiles, la coqueluche ; on l'emploie en capsules gélatineuses contenant 0gr,25 du médicament, et on donne par jour deux à quatre de ces capsules. Mélangé à l'éther, il peut être injecté sous la peau à la dose de 2 à 4 gouttes.

TRIBU. s. f. [*tribus*, all. *Geschlecht*, angl. *tribe*, it. *tribu*, esp. *tribu*]. En taxinomie, subdivision établie dans certaines familles, et renfermant un ou plusieurs genres. V. Classification.

TRIBULCON. s. m. Mot mal formé pour *trielcon.*

TRIBULE. s. m. [*tribulus*, τρίβολος, all. *Wassernuss*, angl. *caltrop*, it. *tribolo*, esp. *tribulo*]. — *Tribule terrestre.* La *herse.* — *Tribule d'eau.* V. Macre.

TRIBUTYRINE. s. f. [all. *Tributyrin*, angl. *tributyrine*, it. et esp. *tributirina*] ($C^{30}H^{26}O^{12}$). Liquide neutre, huileux, odorant, d'un goût piquant, puis amer ; soluble dans l'alcool et dans l'éther, insoluble dans l'eau. La tributyrine existe dans le beurre (Chevreul), où elle forme la butyrine naturelle, mais d'où elle n'a pu être isolée à l'état de pureté. Berthelot l'a préparée artificiellement en chauffant la dibutyrine à 240°, pendant quatre heures, avec 10 à 15 fois son poids d'acide butyrique.

TRICÉPHALE. s. m. [*tricephalus*, de τρεῖς, trois, et κεφαλή, tête ; all. *dreiköpfig*, angl. *tricephalous, three-headed*, it. et esp. *tricefalo*]. Genre de monstres à trois têtes.

TRICEPS. adj. [*triceps*, all. *dreiköpfig*, it. *tricipito*, esp. *triceps*]. Se dit des muscles dont une extrémité est formée de trois faisceaux distincts. — *Triceps brachial* ou *huméral* (*scapulo-huméro-olécrânien*, Ch.) (it. *tricipito-brachiale*]. Muscle de la partie postérieure du bras qui s'attache supérieurement à la partie supérieure du bord illaire de l'omoplate (*longue portion*) et aux parties terne (*vaste externe*) et interne (*vaste interne*) de la ce postérieure de l'humérus, et qui descend de cette triple igine jusqu'à l'olécrâne, à la partie postérieure et supé-ure duquel il s'attache par un fort tendon. Il est exten-ur de l'avant-bras sur le bras. — *Triceps crural* ou *moral* (*trifémoro-rotulien*, Ch., *quadriceps* des auteurs odernes) [it. *tricipito-crurale*]. Muscle placé aux parties itérieure, interne et externe de la cuisse. Supérieurement, s'attache, par sa plus longue portion (*droit antérieur la cuisse*), à l'épine iliaque antérieure et supérieure (ten-n direct) et au rebord de la cavité cotyloïde (tendon fléchi) : par sa portion externe (*vaste externe*), à la base u grand trochanter, à la branche externe de la bifurcation périeure de la ligne âpre, et à la lèvre externe de cette gne ; par sa portion interne (*vaste interne*), à la lèvre iterne de la ligne âpre et à la face interne du fémur. nférieurement, les trois portions se réunissent en un seul endon qui se fixe à la base, aux deux bords et à la face ntérieure de la rotule. Ce muscle étend la jambe sur la uisse, et fléchit celle-ci sur le bassin par l'intermédiaire lu droit antérieur.

TRICHANGIECTASIE. s. f. [de θρὶξ, τριχὸς, cheveu, capillaire, ἀγγεῖον, vaisseau, et ἔκτασις, dilatation]. Dilatation accidentelle des vaisseaux capillaires.

TRICHAUXE. s. m. [de θρὶξ, τριχὸς, poil, et αὔξη, augmentation]. Hypertrophie des poils.

TRICHESTHÉSIE. s. f. [de θρὶξ, τριχὸς, cheveu, et αἴσθησις, sensibilité]. Sensibilité spéciale des poils ; d'après Vaschide et Rousseau, en portant l'excitation sur la base même du poil, on détermine une sensation beaucoup plus facilement qu'en portant le même excitant sur la région voisine.

TRICHIASIS. s. m. [τριχίασις, de θρὶξ, poil ; all. et angl. *Trichiasis*, it. *trichiasi*, esp. *triquiasis*]. Changement de direction des cils, qui se portent vers la surface du globe de l'œil, qu'ils irritent. On l'observe plus ordinairement à la paupière inférieure. Parfois le trichiasis est *total*, toute la rangée des cils est déviée de sa direction naturelle ; le plus souvent il est *partiel*, quelques-uns de ces poils seulement, ou même un seul, sont ainsi déviés ; dans d'autres cas encore, les cils sont tous dans leur direction normale, mais des cils surnuméraires se sont développés sur la marge de la paupière. Quelquefois il existe ainsi une ou plusieurs rangées surnuméraires plus ou moins complètes, et l'affection prend alors le nom de *phalangosis* ; ou, pour indiquer le nombre des rangées, on l'appelle *distichiasis*, *tristichiasis*, etc. Le trichiasis est ordinairement l'effet d'un *entropion*, mais peut exister sans lui, par simple déviation des cils, sans renversement du cartilage tarse. Le traitement consiste à remédier à l'entropion lui-même, s'il en existe un ; lorsque la déviation des poils existe seule, on a proposé cinq méthodes de traitement : 1° le redressement des cils déviés ; 2° leur arrachement ; 3° leur arrachement suivi de la cautérisation des bulbes ; 4° l'excision de la partie du bord des paupières contenant les bulbes des cils déviés ; 5° l'extirpation de ces bulbes seuls. Le procédé le plus simple pour le *redressement* est de maintenir pendant quelque temps les cils renversés sur la peau de la région voisine au moyen de bandelettes agglutinatives ; ou, si ces cils sont assez rapprochés les uns des autres, on les étreint dans l'anse d'un fil de soie, qu'on fixe sur la joue par un agglutinatif. L'*arrachement* se fait en saisissant successivement chaque cil avec des pinces à épiler. En cautérisant ensuite les bulbes, on a pour but d'empêcher que les cils ne repoussent ; mais ce moyen est douloureux, dangereux et incertain. L'excision du bord des paupières ou des bulbes est réservée pour les cas rebelles au renversement et à l'arrachement.

TRICHINE. s. f. (*Trichina* ou *Trichinella spiralis*, Owen). Helminthe nématode découvert par Hilton et décrit par R. Owen, Virchow, Luschka, etc. C'est un ver blanc cylindrique, aminci à son extrémité antérieure qui présente une très petite papille perforée en bouche à laquelle fait suite un tube digestif rectiligne à parois distinctes, ouvert dans une dépression de l'extrémité postérieure (fig. 793). Le mâle mesure $1^{mm},5$ de longueur, la femelle 3 millimètres. La femelle est vivipare ; elle a un seul ovaire et un seul utérus qui peut contenir un nombre considérable d'embryons. Le mâle ne possède pas de spicules, mais, au moment de l'accouplement, le cloaque tout entier se dévagine au dehors et joue le rôle d'organe copulateur. L'accouplement a lieu dans l'intestin ; le mâle meurt bientôt après et est expulsé avec les matières fécales. La ponte commence vers le sixième jour après l'infestation ; elle dure un mois environ ; chaque femelle peut ainsi donner naissance à 10 000 ou 15 000 embryons. Ceux-ci mesurent 90 à 100 μ de longueur ; ils sont obtus en avant, effilés en arrière ; ils peuvent être rencontrés dans les matières fécales. Beaucoup d'entre eux restent dans l'intestin, perforent la paroi, tombent dans les origines des lymphatiques et des veines, d'où ils arrivent finalement dans les capillaires intra-musculaires. Ils en sortent alors par une véritable diapédèse et s'enkystent dans le tissu conjonctif des muscles striés. Parfois la femelle traverse elle-même la paroi intestinale et gagne une plaque de Peyer ou un ganglion mésentérique dans lequel elle pond ses embryons. Si l'homme ou l'animal ne succombe pas, les trichines finissent par s'enkyster après un mois ou deux de séjour ; elles n'éprouvent de modifications que quand elles sont de nouveau ingérées. La trichine diffère donc des autres vers intestinaux, car pour engendrer une nouvelle génération, il lui suffit d'être ingérée une seule fois. Les trichines ont été rencontrées chez l'homme, le porc, les rongeurs (rats, lapins) et les carnivores. Elles vivent longtemps dans les muscles putréfiés.

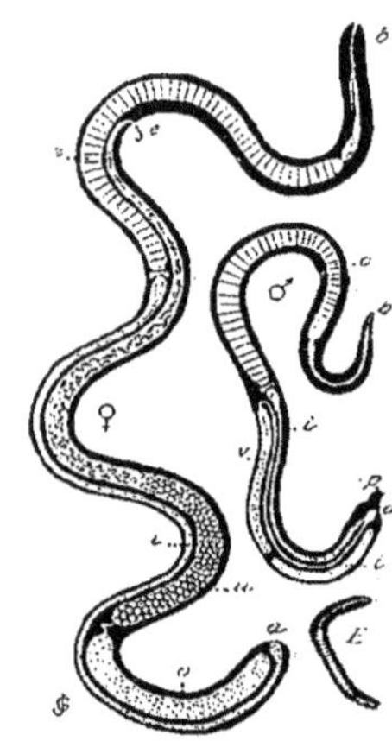

Fig. 793. — *Trichines adultes*, grossies 100 fois : ♂, mâle ; ♀, femelle.

a, anus ; *b*, bouche ; *c*, corps cellulaire ; *e*, embryon ayant franchi la vulve ; *i*, intestin ; *o*, ovaire ; *p*, papilles copulatrices ; *t*, testicule ; *u*, utérus ; *v*, vésicule séminale ; E, embryon libre fortement grossi.

TRICHINÉ, ÉE et **TRICHINEUX, EUSE.** s. et adj. Qui est affecté de trichinose.

TRICHINOSE. s. f. [all. *Trichinenkrankheit*, angl. *trichinosis*, it. *trichinosi*]. Maladie causée par la présence de la trichine dans l'économie. Elle est assez fréquente en Allemagne, où Zenker, le premier, en a observé une épidémie, causée par l'usage de la viande d'un seul porc abattu dans une ferme, près de Dresde : le fermier, sa femme et d'autres personnes tombèrent malades ; une servante mourut. Zenker trouva des trichines dans les jambons, les cervelas et les boudins du porc abattu, et dans les muscles de la servante. A Hetstedt, il y eut plus de 150 malades et plus de 20 cas mortels. A Emersleben, et dans quelques villages voisins, il y eut, à la fin de l'année 1883, une épidémie de trichinose qui fit 250 victimes (dont 42 morts) et dont la relation a été faite par Brouardel et Grancher. Partout on retrouva des trichines dans les muscles des personnes qui succombèrent. La mort est d'autant plus rapide, que la quantité ingérée de viande chargée de ces helminthes est plus considérable, et que le moment de l'injection est plus rapproché de celui où le porc malade a été abattu. On a compté jusqu'à 10 000 kystes par gramme de viande dans certains porcs. Les symptômes de la trichinose chez l'homme, pris isolément, ne sont pas caractéristiques : c'est par l'ensemble et la succession de ces symptômes qu'on peut reconnaître la maladie. Dans les cas légers on observe quelques malaises ou souffrances gastro-intestinales, anorexie, douleurs d'estomac et de ventre, nausées, vomissements, diarrhées, persistant pendant quelques jours ; puis les malades restent faibles pendant une à deux semaines, pour retrouver ensuite leur activité habituelle et se remettre complètement. Mais, lorsqu'un plus grand nombre de trichines s'est développé dans les voies digestives, aux symptômes précédents s'ajoutent : abattement extrême, fièvre, douleurs de plus en plus intenses, puis persistantes dans les membres; enflure œdémateuse de la figure, surtout de sa partie supérieure, inquiétude, insomnie, mouvements des membres et du tronc difficiles et douloureux, immobilité presque forcée, membres demi-fléchis, peau chaude, sueurs excessives, surtout pendant la nuit, pouls à 120, prostration extrême, délire vers le soir et pendant la nuit, urines rares et foncées, selles liquides, peu fréquentes, puis toux fréquente, sèche, douloureuse, dyspnée. Dans des cas plus graves encore, les forces baissent, la respiration devient de plus en plus courte : toux parfois suivie d'une expectoration de crachats rouillés ou sanguinolents ; respiration très accélérée; râles sous-crépitants disséminés ou concentrés sur un des lobes inférieurs, avec matité; affaiblissement rapide ; pouls filiforme à 144 et au delà ; gêne croissante de la respiration et mort par asphyxie dans un collapsus complet avec œdème considérable des membres pendant les derniers temps de la vie. Ainsi l'évolution de la maladie se fait en trois périodes : au début, prédominance des accidents gastro-intestinaux, pouvant faire croire à une invasion de choléra nostras; puis douleurs musculaires, avec faiblesse et prostration voisines de l'état typhoïde ; enfin, œdème pouvant faire penser à une affection du cœur ou des reins, si l'auscultation de la région cardiaque et l'examen de l'urine ne venaient lever les doutes : la mort survient par complication pulmonaire (Brouardel et Grancher). Si la maladie est reconnue à son début, et elle peut l'être par l'examen des selles et la recherche des embryons, les anthelminthiques sont utiles. A l'autopsie on trouve les muscles striés farcis de trichines ; l'examen histologique montre que la trichine a pénétré dans la fibre musculaire même. — Fig. 794. Trichine enkystée dans un muscle ; 1, 2, fibres saines refoulées par le kyste ; 3, membrane kystique; 4, pôle du kyste. — Quand le ver est enkysté, il n'existe actuellement aucun remède efficace. Aussi les moyens prophylactiques ont-ils une grande importance. C'est sur la viande de porc que doit être portée l'attention, et cela aux points de vue suivants : 1° prévenir autant que possible l'infection des porcs par les trichines ; 2° faire soigneusement l'inspection microscopique des viandes ; 3° préparer d'une manière soignée toute viande de porc, et s'abstenir de toute viande qui n'a pas été cuite suffisamment : *la cuisson de la viande de porc assure au consommateur une immunité absolue* (Brouardel). En salant d'abord avec soin et fumant ensuite le jambon pendant dix jours, on tue sûrement les trichines. Une chaleur de 75° les tue également. Les porcs atteints par les trichines n'offrent point de symptômes assez caractérisés pour que l'éleveur soit en état de les reconnaître. Il ne peut donc être présumé connaître l'existence de la maladie chez les animaux, ni poursuivi pour avoir vendu des animaux malades. Il n'est point vrai que la trichinose des cochons soit produite par l'alimentation avec des betteraves, par l'ingestion de lom-

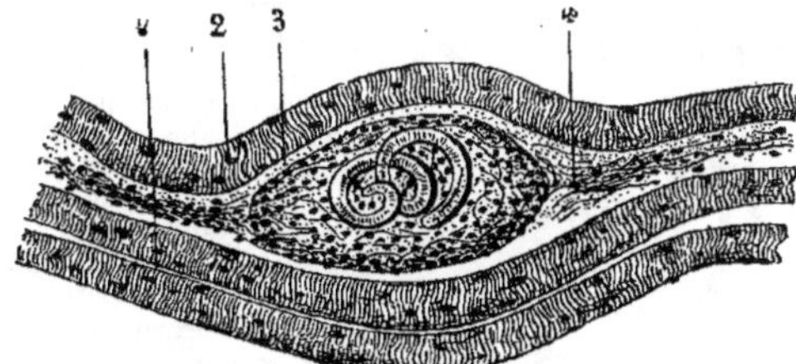

Fig. 794. — *Trichine* enkystée dans un muscle.

brics terrestres ou de taupes contenant des trichines; les parasites des betteraves, des lombrics et des taupes, sont de jeunes nématoïdes ou des filaires, et non des trichines. Il en est autrement des rats et des souris qui deviennent la proie des porcs, dans les pays où ils vaguent hors des étables, comme en Allemagne ; or, sur 100 rats, 5 à 6 contiennent des trichines dans leurs muscles et n'en sont pas incommodés, quel qu'en soit le nombre (Goujon). En Suède, on trouve un porc trichiné sur 500 ; 2 à 3 p. 100 sur ceux qui viennent d'Amérique. On les trouve surtout sur ceux des troupeaux et non dans ceux qui sont élevés à la campagne, parce que dans les troupeaux on fait souvent manger aux porcs vivants les débris des porcs tués (Key). La trichinose du porc est beaucoup plus rare en France et en Italie. Tous les accidents produits en Allemagne par l'alimentation avec la viande de porc ne doivent pas être attribués à la présence des trichines dans les matières ingérées ; il est parfois difficile au début de faire le diagnostic entre le trichinose et le botulisme, et on peut se demander si certains cas rapportés à cette affection ne sont pas des trichinoses méconnues.

TRICHISME. s. m. [*trichismus*, τριχισμός, de θρίξ, cheveu ; all. *Haarbruch*, angl. *trischim*, it. *tricismo*, esp. *triquismo*]. Fracture filiforme.

TRICHLORACÉTIQUE. adj. V. Chloracétique.

TRICHLORHYDRINE. s. f. *L'épichlorhydrine.*

TRICHLORURE. s. m. V. Chlorure. — *Trichlorure de formyle.* Le *chloroforme.*

TRICHOCARDIE. s. f. [de θρίξ, cheveu, et καρδία, cœur ; L. ; *cor hirsutum* seu *villosum*]. État du cœur hérissé de flocons pseudo-membraneux dans certains cas de péricardite.

TRICHOCÉPHALE. s. m. [*Trichocephalus*, de θρίξ, cheveu, et κεφαλή, tête; *Haarkopfwurm*, *Peitschenwurm*, *Trichuride*, angl. *trichocephalus*, *hair-headed worm*, it. *tricocefalo*, esp. *triquocefalo*]. Genre d'helminthes nématodes dont une espèce (*Trichocephalus dispar*, Rud. 1801) se rencontre chez l'homme. L'individu adulte a une moitié antérieure effilée comme un cheveu, d'où son nom, tandis que sa moitié postérieure est assez fortement renflée. La partie effilée ne renferme que l'œsophage ; la portion renflée contient l'intestin et l'appareil génital. Le mâle a 3 à 4 centimètres de long, la femelle 4 à 5 centimètres. — Fig. 795. *a*, mâle de grandeur naturelle ; *b*, mâle grossi ; *c*, femelle de grandeur naturelle. — La couche musculaire est très mince ; le trichocéphale est un ver peu agile, et seule la région antérieure s'agite dans l'eau chaude. L'œuf (fig. 796) est long de 50 à 55 μ et large de 20 à 25 ; il est brunâtre ou rougeâtre, ovale, lisse; il présente un petit bouton brillant à chaque pôle, ce qui lui donne la forme d'un citron. L'œuf pénètre dans le tube digestif de l'homme avec l'eau de boisson, les légumes crus qui ont été arrosés par de l'eau contaminée, etc. La coque épaisse et résistante qui avait protégé l'embryon tant qu'il était dans l'eau est dissoute par les sucs digestifs. L'embryon mis en liberté se développe dans l'intestin grêle et arrive à maturité sexuelle en cinq à six semaines. L'individu adulte se fixe généralement dans le cæcum, quelquefois dans l'appendice. Le plus souvent, l'homme n'héberge que quelques vers, parfois on en trouve une centaine, dans certains cas plusieurs milliers. Le trichocéphale n'est libre dans l'intestin qu'après la mort; pendant la vie de

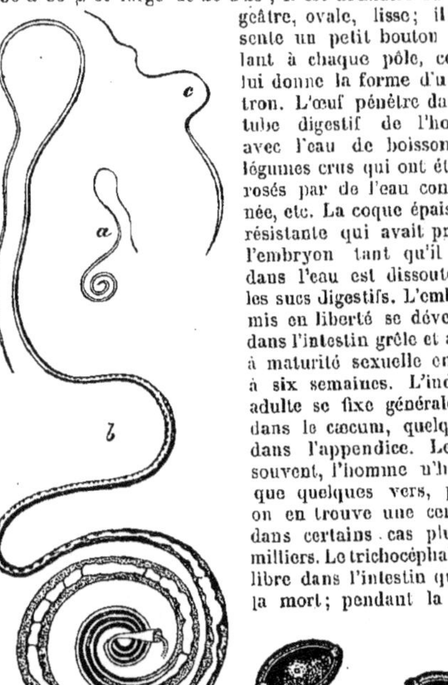

Fig. 795. — *Trichocéphales.*

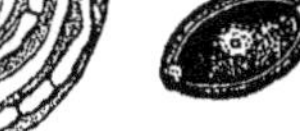

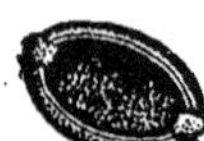

Fig. 796. — Œufs de *trichocéphale.*

son hôte, il est implanté dans la muqueuse par son extrémité effilée; il se nourrit de sang. Les accidents qu'il produit sont décrits sous le nom de *trichocéphalose.*

TRICHOCÉPHALOSE. s. f. Maladie produite par les trichocéphales. Elle se traduit par des troubles digestifs : diarrhée, crises douloureuses abdominales, quelquefois des troubles nerveux réflexes, et enfin de l'anémie. D'après Guiart, les vers intestinaux et en particulier le trichocéphale seraient surtout dangereux par les inoculations de bactéries pathogènes qu'ils peuvent déterminer dans la muqueuse du tube digestif; c'est ainsi que ces vers seraient les principaux agents de l'inoculation de la fièvre typhoïde, peut-être du choléra et de la dysenterie; et qu'ils seraient la cause la plus fréquente de l'appendicite. Le traitement est celui des vers intestinaux : calomel, semen-contra, thymol.

TRICHOCLASIE. s. f. V. TRICHOPTILOSE, TRICHORRHIZE.

TRICHOCYSTE. s. m. [de θρίξ, τριχὸς, cheveu, et κύστις, vessie]. Nom donné aux kystes pileux.

TRICHODESME. s. m. [*Trichodesmium*]. Genre d'algues microscopiques nostochinées formées de filaments réunis en faisceaux d'une couleur rouge de sang, qu'on trouve parfois à la surface de l'eau de mer.

TRICHOGLOSSIE. s. f. [de θρίξ, cheveu, et γλῶσσα, langue; all. *Haarzunge*, angl. *trichoglossia*, it. *tricoglossia*; *productions capilliformes de la langue* (Lebert)]. État de la langue dans lequel elle semble couverte de poils longs de 1 centimètre et plus, formant un gazon touffu dont les filaments blanchâtres ou bruns, parfois ramifiés, se reproduisent assez rapidement après avoir été enlevés. Ils résultent de l'allongement considérable de la gaine épithéliale des papilles filiformes ou coniques de la langue et des subdivisions des papilles composées, sans hypertrophie de la substance propre de la papille. Ces filaments sont formés de longues et minces cellules épithéliales pavimenteuses juxtaposées, conservant presque toutes leur noyau. Parfois elles renferment des granules pigmentaires qui colorent les filaments qu'elles forment.

TRICHOLOGIE. s. f. [de θρίξ, τριχὸς, cheveu, et λόγος, discours]. Traité des poils.

TRICHOMA. s. m. [angl. *the plaited hair*, it. et esp. *tricoma*]. V. PLIQUE.

TRICHOMANIE. s. f. [de θρίξ, τριχὸς, cheveu, et μανία, manie] (E. Besnier). Habitude morbide de gratter une région recouverte de poils, déterminant par suite l'alopécie en cet endroit.

TRICHOMAPHYTE. s. m. V. TRICHOPHYTON.

TRICHOMATIQUE. adj. [de τρίχωμα, chevelure; all. *trichomatisch*, angl. *trichomatic*, it. et esp. *tricomatico*]. Qui a rapport à la plique.

TRICHOMONAS. s. m. [de θρίξ, cheveu, et μονὰς, monade; all. *Haarmonade, Scheidenhaarmonade*, angl. *trichomonas*, it. et esp. *tricomonas*]. Protozoaire flagellé, à corps non spiralé, muni de 3 à 4 flagelles; à ce genre appartient le *Trichomonas vaginalis* (Donné, 1837), d'un volume double de celui des globules de sang, trouvé par Donné dans le muco-pus d'une vaginite.

TRICHOMYCOSE. s. f. [de θρίξ, τριχὸς, cheveu, et *mycose*]. Maladie des poils produite par des champignons; Juhel-Rénoy a donné à la *piedra* (V. ce mot) le nom de *trichomycose noueuse*.

TRICHONODOSE. s. f. V. MONILETHRIE.

TRICHOPHOBIE. s. f. [de θρίξ, poil, et φόβος, crainte]. Crainte morbide des poils, du duvet des fruits; on désigne à la fois sous ce nom la crainte qu'éprouvent certaines femmes de voir se développer d'une façon exagérée les poils du visage, et l'appréhension angoissante ressentie par certains dégénérés à toucher des objets velus ou simplement soyeux.

TRICHOPHYTIE. s. f. Dermatose causée par un trichophyton. Plusieurs tricophytons peuvent devenir parasites de l'homme : le plus fréquent est le *Trichophyton endothrix*, à mycélium résistant et à culture cratériforme de Sabouraud, qui cause la *teigne tondante scolaire parisienne*. Elle est fréquente à Paris, moins pourtant que la teigne tondante à petites spores due au *Microsporum Audouini*. Elle est souvent difficile à reconnaître; il n'y a pas de grandes plaques de cheveux malades, mais une multitude de points envahis, au niveau desquels on voit quelques squames pityriasiques, recouvrant des cheveux cassés, malades; parfois il y a de petites clairières alopéciques; souvent on trouve sur la peau des régions glabres, à la face, au cou, aux mains, des plaques roses, arrondies, à bords un peu surélevés, squameux, et parfois recouverts de fines vésicules. En l'absence de ces plaques, le diagnostic est souvent difficile et devra s'appuyer sur l'examen microscopique du cheveu qui fera reconnaître la présence du parasite avec ses caractères particuliers. Cette variété de trichophytie est propre à l'enfance; elle évolue lentement, au moins au cuir chevelu, mais guérit spontanément quand l'individu arrive à l'âge adulte, et ne laisse pas à sa suite d'alopécie définitive. A côté de cette trichophytie banale, il y a d'autres variétés plus rares, qui ne se distinguent guère de la précédente que par les caractères de culture de l'espèce qui les déterminent. D'autres trichophyties relativement fréquentes sont celles qui sont dues à des trichophytons d'origine animale; à l'inverse des précédentes, celles-là ne donnent qu'un nombre infime de teignes tondantes de l'enfant, mais, au contraire, forment toutes les trichophyties de la barbe, des ongles et la plupart des trichophyties cutanées, Les trichophyties de la barbe dues au *Trycophyton gypseum* d'origine équine revêtent le plus souvent la forme de sycosis nodulaire ou *kérion* de Celse; la lésion consiste en une folliculite avec périfolliculite suppurée; les pustules forment quelquefois des nodosités avec infiltration profonde et des abcès intradermiques. La suppuration est due au trichophyton lui-même sans intervention des microbes pyogènes ordinaires. Cette lésion s'observe à la barbe, plus rarement sur les parties glabres, quelquefois sur le cuir chevelu; à la barbe, l'évolution est longue, et la guérison a lieu en laissant des cicatrices. Les trichophyties d'origine aviaire dues au *Trichophyton rosaceum* donnent à la barbe des plaques sèches, squameuses; la lésion élémentaire est constituée par un cône épidermique sec, d'où émane un poil cassé. D'autres trichophytons, tels que le *Trichophyton acuminatum* et le *violaceum*, donnent des lésions de la barbe, parfois du cuir chevelu, et aussi de la peau; à la paume des mains et à la plante des pieds, c'est l'*acuminatum* surtout que l'on rencontrerait, d'après Sabouraud. Enfin, certaines trichophyties de la barbe sont dues à un parasite très voisin du trichophyton vulgaire de la teigne de l'enfant; dans cette forme, on voit à côté des cheveux malades des vésicules analogues à celles de l'impétigo. Les trichophyties, au point de vue de leurs localisations, peuvent être distinguées en trichophyties du cuir chevelu, de la barbe, des régions glabres, ou des ongles; sur les régions glabres on leur donne souvent le nom d'*herpès circiné parasitaire*, en raison de la couronne de petites vésicules qui entoure la plaque malade; au niveau des ongles, l'*onychomycose trichophytique* se traduit par un épaississement de l'ongle, qui devient friable et s'évide peu à peu. Le traitement des trichophyties est d'abord prophylactique et consiste dans l'isolement de tout individu contaminé; le traitement curatif dans la teigne du cuir chevelu est l'épilation, que l'on pratique aujourd'hui au moyen des rayons X; ceux-ci ont la propriété de faire tomber les cheveux au point où ils ont été appliqués; la repousse ne commence que tardivement, dix semaines après l'épilation; à ce moment, le parasite est mort et le malade est guéri. Si on ne peut recourir à la radiothérapie, on fera l'épilation à la main au niveau de chaque plaque en empiétant sur le tissu sain, et on appliquera ensuite des topiques, teinture d'iode, pommade au goudron et au soufre; dans le cas de kérion, on appliquera des pansements humides et on fera des pulvérisations avec un antiseptique faible; dans les trichophyties de la barbe qui ne s'accompagnent pas d'inflammation vive, on recourra à la radiothérapie comme pour celles du cuir chevelu; dans l'herpès circiné, la teinture d'iode seule ou coupée d'alcool à 60° amènera la guérison en quelques jours.

TRICHOPHYTINE. s. f. Substance retirée par Plato des cultures de trichophyton stérilisées par la chaleur. Elle détermine chez les sujets atteints de trichophytie de la fièvre, du gonflement et de la rougeur au niveau du point de l'injection et parfois des parties malades. Elle a pu ainsi être employée comme moyen de diagnostic.

TRICHOPHYTON. s. m. [de θρίξ, cheveu, et φυτὸν, plante; all. *Härchenpilz*, angl. *trichophyton*, it. *tricofiton*], ou **TRICHOMYCES** [de μύκης, champignon] (Malmsten). Genre de champignons arthrosporés formés de filaments mycéliens et de spores; les spores sont rondes ou ovales, transparentes, incolores, à surface lisse; leur diamètre varie entre 4 et 12 μ, d'où le nom de *Trichophyton megalosporon* qu'on a donné à ces espèces; c'est un des caractères qui le distinguent d'un autre parasite longtemps confondu avec lui, le *Microsporum Audouini*, qui a des spores petites et n'appartient pas au genre des trichophytons. Ces spores se multiplient dans l'intérieur du cheveu ou à l'extérieur de celui-ci suivant les espèces, d'où les noms d'*endothrix* et d'*ectothrix*. — ESPÈCES: *Trichophyton tonsurans*, Malmsten, *Trichophyton endothrix*, *Trichophyton cratériforme* (Sabouraud). Dans le cheveu malade examiné après action de la potasse à 40 p. 100 sans coloration et avec un grossissement moyen, on voit seulement des spores disposées en chapelet ou en files allongées suivant l'âge du cheveu. Ces files de spores se divisent dichotomiquement; elles occupent toute l'épaisseur du cheveu, mais ne dépassant pas la cuticule qui garde son intégrité. Elles représentent des filaments mycéliens, remplis de spores; le mycélium résiste mieux à la potasse que le tissu du cheveu. Dans les squames on trouve un mycélium formé de tubes allongés, peu flexueux, ramifiés dichotomiquement, renfermant quelques spores mycéliennes à double contour; on ne trouve pas de conidies ni aucune forme de fructification. Ce parasite est cultivé facilement sur tous les milieux et à toute température, et particulièrement sur des milieux très sucrés, contenant par exemple 3,8 de maltose p. 100, 0,5 de peptone et 1,3 de gélose; on obtient alors une culture montueuse dont le centre se creuse d'une cavité, culture *cratériforme*; en culture on observe des formes de reproduction qui ont l'aspect de grappes de raisin. Cet organisme peut être inoculé à l'homme facilement, en ayant soin de rendre la sueur alcaline par ingestion de 10 à 12 grammes de bicarbonate de soude, ou en faisant sur la peau une brûlure légère qui détermine une vésicule de sérum dans laquelle on fait l'inoculation. On peut l'inoculer aussi au cobaye. Une variété de cette même espèce se distingue par un mycélium encore plus résistant que celui du type précédent et par une culture chargée de striations concentriques (*trichophyton cratériforme* β). — Fig. 797. Trychophyton endothrix: A, gaine du poil; B, chaînettes de spores; C, filaments (dichotomie). — *Trichophyton acuminatum*. Espèce qui se rencontre dans certaines teignes tondantes de l'enfant, et qui se caractérise par des spores irrégulières et bossuées, contenues dans un mycélium fragile qui se brise avant que le cheveu soit dissous dans la solution de potasse; sa culture sur milieu sucré prend un aspect montueux, acuminé, d'où son nom. Le *Trichophyton violaceum* semble être une variété de la même espèce; il a les mêmes caractères, mais de plus sa culture prend en vieillissant une teinte violet noir. — *Trichophyton ectothrix* ou *endo-ectothrix*. Espèce dont les spores irrégulières siègent, suivant les variétés, soit toujours en dehors du cheveu (*ectothrix*), soit à la fois en dehors et en dedans du cheveu (*endo-ectothrix*). Ces trichophytons sont parasites de certains animaux et se propagent à l'homme par contagion; ils se rencontrent rarement dans les teignes de l'enfant; ce sont eux qui donnent la plupart

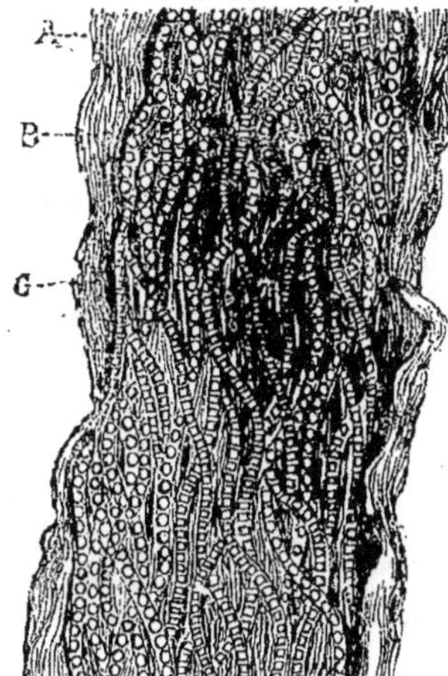

Fig. 797. — *Trychophyton endothrix*.

les cas de trichophytie de la barbe, des ongles, et de trichophytie des régions glabres (herpès circiné). Les principales variétés sont le *Trichophyton gypseum* du cheval, donnant des cultures blanches, et qui est le parasite du kérion de Celse; le *Trichophyton rosaceum*, d'origine aviaire, qui donne des cultures roses; le *Trichophyton niveum*, qui vient du chat et dont la culture est d'un blanc de neige et duveteuse (Sabouraud). La fréquence relative de ces différents tricophytons dans les trichophyties humaines est variable suivant les pays, et les espèces qui sont rares dans certaines régions, comme à Paris, sont au contraire fréquentes dans d'autres.

TRICHOPTILOSE. s. f. [de θρίξ, τριχὸς, cheveu, et πτίλον, plume]. Altération des cheveux dans laquelle chaque cheveu malade devient sec et terne, et se casse à son extrémité ou parfois se fend dans sa longueur. Cette altération se rencontre dans certaines affections du cuir chevelu, parasitaires comme la trichophytie, ou non parasitaires comme l'eczéma et la séborrhée sèche; elle peut se montrer aussi dans certaines maladies générales graves, phtisie, fièvre typhoïde; plus rarement elle apparaît indépendamment de toute maladie et coïncide alors souvent avec la *trichorrhexie noueuse*.

TRICHORRHEXIE. s. f. [de θρίξ, τριχὸς, cheveu, et ῥῆξις, rupture]. Nom donné par Kaposi à la *trichoptilose*. — La *trichorrhexie noueuse* ou *trichorrhexis nodosa* est caractérisée par ce fait que les cheveux se gonflent en un ou plusieurs points de leur longueur, éclatent et se fendent en plusieurs brins séparés, puis se rompent complètement. Cette affection se rencontre à la barbe chez l'homme, aux cheveux et au pubis chez la femme. D'après Brocq, elle serait très fréquente actuellement à Paris chez la femme du monde, où elle se localise surtout à l'extrémité des cheveux qui se cassent et perdent peu à peu de leur longueur. L'étiologie n'est pas connue; certains auteurs font de cette affection un trouble trophique, d'autres une maladie parasitaire. Le traitement consiste à couper les poils au-dessus du point où se trouvent les nodosités, à graisser le cuir chevelu et les cheveux eux-mêmes avec de l'huile, et à traiter le pityriasis, qui coïncide souvent avec cette affection.

TRICHORRHIZE. s. m. [de θρίξ, τριχὸς, cheveu, et ῥίζα, racine] (Meininger). Production de cils anormaux surnuméraires différents des autres en ce qu'ils ne sont pas étranglés entre le collet et le bulbe, et qu'ils sont noirs dans cette étendue au lieu d'être plus pâles que dans la portion aérienne. Leur bulbe, plus profondément implanté, est souvent recourbé à angle droit relativement au poil même; néanmoins leur partie aérienne est parallèle à celle des cils normaux, ce qui les distingue de ceux du trichiasis. Les *trichorrhizes*, lorsqu'ils irritent le globe de l'œil et donnent lieu à des conjonctivites, doivent être arrachés sans les casser, car autrement ils repoussent.

TRICHOSANTHE. s. m. [*trichosanthes*, de θρίξ, τριχὸς, poil, et ἄνθος, fleur]. Genre de la famille des cucurbitacées, dont une espèce (*Trichosanthes anguina*, L.) est alimentaire en Chine, et une autre (*T. cucumerina*, L.) est un purgatif et vomitif violent usité aux Indes.

TRICHOSIS. s. m. [τρίχωσις]. Nom donné: 1° au *trichiasis*; 2° au *pinguicula*; 3° à la production de poils par de la peau mise en communication avec les muqueuses de la vessie ou de l'urètre. V. Hétérotopie et Pilimiction. — *Trichosis area* (Good). Le *porrigo decalvans*.

TRICHOSOME. s. m. [de θρίξ, τριχὸς, cheveu, et σῶμα, corps]. Genre de vers nématoïdes des mammifères et des oiseaux, voisin des trichocéphales. — *Tricholoma subcompressa*. Nom donné primitivement au filaire bronchial.

TRICHOSPORIE. s. f. Maladie des poils causée par un *Trichosporum* et qui n'est autre que la *piedra* de Colombie et la *piedra nostras* appelée aussi *trichomycose noueuse*.

TRICHOSPORUM. s. m. Genre de champignons arthromycètes (Vuillemin), parasites des cheveux, formés de cellules à double contour, à noyau nucléolé, réunies par une substance agglutinante, ayant l'aspect d'une mosaïque. Ce genre comprend plusieurs espèces dont les principales sont: le *Trichosporum giganteum*, parasite de la *piedra* de Colombie, et cultivant facilement en bouillon, en gélose glycérinée, dans le sérum du lait; le *Trichosporum Beigœli*, le *Trichosporum ovoides* et le *Trichosporum ovale*, qui seraient les parasites de la *piedra nostras*.

TRICHOTILLOMANIE. s. f. [de θρίξ, τριχὸς, cheveu; τίλλω, j'arrache, et μανία, manie]. Nom donné par Hallopeau à la même habitude morbide que Besnier a appelée *trichomanie*. V. ce mot.

TRICHOTOME. adj. [*trichotomus*, de τρίχα, en trois, et τομή, section; all. *dreitheilig*, angl. *trichotomous*, it. et esp. *tricotomo*]. Se dit de toute partie qui se divise et se subdivise par trois.

TRICHOXEROSIS. s. f. V. Trichoptilose.

TRICHURIDE. s. m. Nom donné au trichocéphale par les premiers auteurs qui l'ont observé au xviiie siècle. C'est seulement en 1782 que Göze reconnut que l'extrémité effilée était la tête et non la queue comme on l'avait cru auparavant, et donna à ce ver le nom qu'il porte depuis.

TRICOQUE. adj. [*tricoccus*, de *tres*, trois, et *coccus*, grain; all. *dreikapselig*, angl. *tricoccus*]. Se dit d'un fruit composé de trois coques.

TRICROTE. adj. [de τρεῖς, trois, et κρότος, battement]. — *Pouls tricrote*. Pouls dont la courbe présente une ligne de descente interrompue par deux soulèvements secondaires. V. Sphygmogramme.

TRICUSPIDE. adj. [*tricuspis*, de *tres*, trois, et *cuspis*, pointe; all. *dreigipfelig*, *dreispitzig*, angl. *tricuspid*, it. et esp. *tricuspide*]. Qui est muni de trois pointes ou de trois sommets. — *Valvule tricuspide*. Nom donné (ainsi que celui de *triglochine*) au repli membraneux qui se trouve dans les cavités droites du cœur, entre l'oreillette et le ventricule, parce que les anciens anatomistes lui décrivaient seulement trois festons. En réalité, elle a quatre angles ou pointes, dont un est seulement plus petit que les autres. Par son bord supérieur, cette valvule est fixée à l'anneau fibro-cartilagineux de l'orifice auriculo-ventriculaire droit; elle est libre dans la cavité du ventricule par son bord inférieur. L'une de ses faces est lisse; l'autre reçoit, ainsi que le bord libre, l'insertion des tendons par lesquels les colonnes charnues agissent sur la valvule. V. Cœur.

TRICUSPIDIEN, ENNE. adj. Qui appartient à la valvule tricuspide. — *Insuffisance tricuspidienne*. V. Insuffisance.

TRIDENT. s. m. [*tridens*, de *tres*, trois, et *dens*, dent; all. *Dreizack*, angl. *trident*, it. et esp. *tridente*]. — *Trident de Jobert pour l'extraction des corps étrangers du genou*. Instrument composé d'une canule creuse terminée par un fer de lance au-dessus duquel sont deux ouverture communiquant avec l'intérieur de la canule, et livrant passage à deux tiges d'acier qui, lorsqu'elles sont développées, donnent à cet instrument la forme d'un trident. A l'aide d'une vis on rend immobiles les tiges d'acier une fois sorties, pendant qu'on maintient l'appareil fixé à l'aide d'une plaque à oreilles. Il sert à retenir les corps étrangers dans le tissu conjonctif sous-cutané, après qu'on les a fait sortir de la capsule articulaire, avant d'en achever l'extraction. V. Corps *étrangers*.

TRIDERMIQUE. adj. [de τρεῖς, trois, et δέρμα, peau, membrane]. Qui est composé de trois membranes ou couches. — Se dit de la portion du blastoderme aux dépens de laquelle se forme l'embryon, et qui est composée de trois feuillets, par opposition au reste de la vésicule blastodermique qui est successivement *monodermique*, puis *didermique* (E. Van Beneden), c'est-à-dire formée d'une, puis de deux couches cellulaires. ‖ En pathologie, se dit d'une tumeur développée au niveau de l'ovaire ou du testicule et contenant des éléments venant des trois feuillets de l'embryon ; c'est une variété de kyste dermoïde.

TRIDÉROATLODYME. adj. et s. Genre peu connu de monstres triples.

TRIDÉRODYME. adj. et s. Genre douteux de monstres triples.

TRIELCON. s. m. [de ἕλκειν, tirer; all. *Trielcon, dreiarmiger Kugelzicher*, angl. *trielcon*, c'est-à-dire extracteur à trois branches]. Instrument (Percy) destiné à l'extraction des corps étrangers des plaies. Il est composé de deux branches de 32 centimètres de longueur, déliées, polies, aplaties, terminées chacune par une sorte d'ongle à bords mousses et minces. Elles sont assemblées par un cliquet tournant qui permet de les séparer pour pouvoir les introduire l'une après l'autre. L'une des branches est terminée à son extrémité supérieure par un anneau, et l'autre par une curette demi-circulaire de 7 millimètres de profondeur. L'anneau de la première branche se dévisse et porte un tire-fond qui se trouve logé dans l'intérieur de la branche. Cet instrument peut suppléer aux tire-balles de toute espèce, aux curettes et aux tire-fond.

TRIENCÉPHALE. s. m. Genre de monstres otocéphaliens.

TRIÉTHYLAMINE. s. f. V. Éthylamine.

TRIÉTHYLARSINE. s. f. [$As(C^2H^5)^3$]. Liquide incolore, huileux, réfringent, bouillant à 140°, qui se forme par action de l'iodure d'éthyle sur l'arséniure de sodium.

TRIÉTHYLPHOSPHINE. s. f. [$Ph(C^2H^5)^3$]. Corps liquide, d'une densité de 0,812, bouillant à 127°, insoluble dans l'eau, qui se forme par action de l'hydrogène phosphoré sur l'iodure d'éthyle.

TRIEUR. s. m. — *Maladie des trieurs de laine* (en angl. *woolsorter's disease*). Maladie observée depuis longtemps à Bradfort en Angleterre chez les trieurs de laine, et qui n'est qu'une variété de charbon interne à localisation pulmonaire primitive. V. Charbon.

TRIFACIAL, ALE. adj. et s. m. [all. *der dreifache Gesichtsnerv*, angl. *trifacial*, it. *trifacciale*, esp. *trifacial*]. V. Trijumeau.

TRIFÉMORO-ROTULIEN. adj. et s. m. [it. et esp. *trifemoro-rotuliano*]. V. Triceps *crural*.

TRIFERRINE. s. f. Corps résultant de la combinaison d'acide paranucléinique avec le fer; il contient 9 p. 100 d'azote, 2,5 p. 100 de phosphore et 22 p. 100 de fer. On le prescrit à la dose de 30 centigrammes trois fois par jour.

TRIFIDE. adj. [*trifidus*, all. *dreispaltig*, angl. *trifid*, it. et esp. *trifido*]. Qui est divisé en trois parties, segments ou lobes.

TRIGASTRIQUE. adj. [de τρεῖς, trois, et γαστήρ, ventre ; all. *dreibäuchig*, angl. *trigastric, threebellied*, it. et esp. *trigastrico*]. Qui a trois ventres. — Se dit des muscles qui ont trois portions charnues.

TRIGÉMINÉ, ÉE. adj. [*trigeminatus*, de *tri*, trois fois, et *geminatus*, doublé]. — En pathologie, *pouls trigéminé*, état particulier du pouls, caractérisé par ce fait que trois pulsations se suivent à intervalle très court, et sont séparées du groupe suivant de trois pulsations, par un espace plus considérable.

TRIGLE. s. m. Nom d'un genre de poissons acanthoptérygiens alimentaires.

TRIGLOCHINE. adj. [*triglochine*, τριγλώχιν, de τρεῖς, trois, et γλωχίν, pointe; all. *dreizipfelig*, angl. *three-pointed*, esp. *trigloquine*]. V. Tricuspide.

TRIGONE. s. m. [de τρεῖς, trois, et γωνία, angle ; all. *Trigonum*, *Dreieck*, angl. *trigon*, it. et esp. *trigono*]. Qui offre trois angles. — *Trigone cérébral*. V. Voûte *à trois piliers*. — *Trigone extra-vésical* ou *vaginal* (Pawlik). Trigone formé par la colonne antérieure du vagin, qui, à sa partie moyenne, se divise en deux branches divergentes qui vont rejoindre les extrémités d'un repli transversal situé au-dessous de l'orifice externe du col. Ce trigone répond ligne pour ligne au trigone vésical de Lieutaud; son angle antérieur répond à l'extrémité vésicale de l'urètre, ses deux angles postérieurs indiquent les points où les les deux uretères débouchent dans la vessie. — *Trigone vésical*. V. Vessie.

TRIGONOCÉPHALE. s. m. [de τρίγωνος, triangulaire, et κεφαλή, tête]. Serpent venimeux d'Amérique (*Trigonocephalus lanceolatus*), qui est aussi dangereux que les crotales ; il atteint 2 mètres et plus de longueur.

TRIGONOCÉPHALIE. s. f. Malformation du crâne qui affecte une forme triangulaire à sommet antérieur.

TRIIODURE. s. m. V. Iodure *de potassium*.

TRIJUMEAU ou **TRIFACIAL.** adj. et s. m. [*tergeminus*, all. *Trillingsnerv*, it *trigemello*, esp. *trigemelo*]. Nom

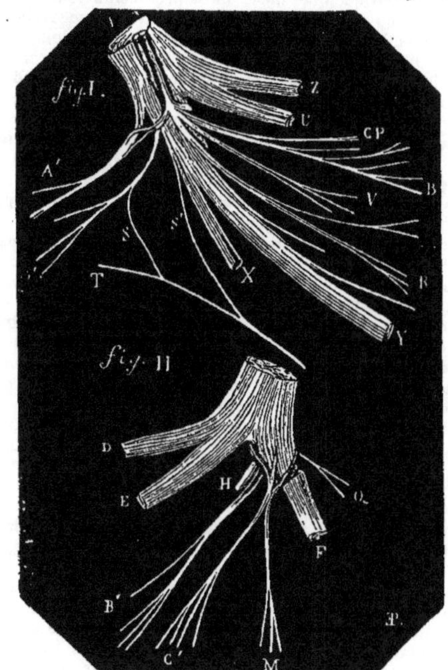

Fig. 798. — *Trijumeau.*

donné au nerf de la cinquième paire crânienne, parce qu'il se divise en trois branches. — Fig. 798. Portion motrice de la cinquième paire chez le cheval (fig. I). A, portion motrice de la cinquième paire qui embrasse en forme de collier le nerf maxillaire inférieur; A', branche auriculo-temporale qui est entourée par une anse provenant de la portion motrice ; O', autre portion du nerf auriculo-temporal provenant exclusivement de la portion sensitive du maxillaire inférieur et envoyant un filet anastomotique S à la corde du tympan I ; S', autre filet allant du maxillaire inférieur à la corde du tympan I ; B, rameau buccal du maxillaire inférieur, venant en plus grande partie de la portion motrice du nerf; CP, filet moteur pour le muscle crotaphyte; V, filet moteur pour le voile du palais; R, rameau moteur pour le ptérygoïdien; Z, branche ophtalmique de la cinquième paire; U, branche maxillaire supérieure de la cinquième paire; X, nerf lingual; Y, nerf dentaire inférieur; — (fig. II), même nerf que précédemment vu par la face externe; C' M, filets massétériens et crotaphytes venant de la portion motrice du maxillaire inférieur et auxquels se mêlent cependant quelques fibres venant de la portion sensitive du nerf; D, branche ophtalmique; E, nerf maxillaire supérieur; F, nerf dentaire; H, nerf lingual; A, portion de la branche auriculo-temporale (Claude-Bernard). — C'est la troisième paire de Galien, Vésale, Fallope, etc.; cinquième paire de Willis, nerf trijumeau de Winslow; sympathique moyen de Wrisberg; nerf trifacial de Chaussier; nerf mixte de Gall. Il se détache de l'encéphale par *deux racines*, dont l'origine apparente se trouve sur le bord externe de la protubérance annulaire, au niveau du point où elle se confond avec les pédoncules cérébelleux moyens: l'une *grosse, essentiellement sensitive*, l'autre *petite, essentiellement motrice*, séparées par quelques fibres de la protubérance. La racine motrice, ou *nerf masticateur*, a pour origine réelle un noyau bulbaire à grosses cellules, situé sur le prolongement des cornes antérieures de la moelle épinière. L'origine réelle de la racine sensitive a lieu sur toute l'étendue de la substance grise qui prolonge dans le bulbe rachidien la corne postérieure de la moelle: ses fibres d'origine, auxquelles se joignent quelques fibres venues du *locus cœruleus* et du voisinage de l'aqueduc de Sylvius, montent dans l'épaisseur du bulbe, en communiquant dans ce trajet avec les noyaux d'origine des nerfs facial, auditif, glosso-pharyngien, pneumogastrique, spinal et grand hypoglosse, ce qui explique un grand nombre de mouvements réflexes, tels que la toux, l'éternuement, la déglutition, etc. (Schröder van der Kolk). De la protubérance, le nerf trijumeau se porte en haut, en dehors et en avant, et gagne le bord supérieur du rocher, où il se renfle, dans une dépression de ce bord, pour former le ganglion de Gasser. La racine motrice du trijumeau, qui, d'abord supérieure à la racine sensitive, lui est inférieure à ce niveau, passe au-dessous du ganglion sans prendre aucune part à sa constitution. De ce ganglion, de forme semi-lunaire, qui représente un renflement de la portion sensitive du nerf, et qui reçoit, par sa face profonde, quelques filets nerveux sympathiques, partent trois grosses branches: 1° le *nerf ophtalmique de Willis*, qui pénètre dans l'épaisseur de la paroi externe du sinus caverneux, à l'extrémité antérieure duquel il se divise en trois rameaux, *nasal, frontal* et *lacrymal*, qui donnent la sensibilité à la peau du front, de la paupière supérieure, du lobule du nez, à la conjonctive, à la partie antérieure de la pituitaire, à la glande lacrymale, et qui fournissent les nerfs ciliaires par le *ganglion ophtalmique*; 2° le *maxillaire supérieur*, qui traverse le trou grand rond, pénètre dans le canal sous-orbitaire, sort par le trou sous-orbitaire, se divise en un grand nombre de filets qui s'anastomosent avec ceux du nerf facial, et se distribue à la peau de la paupière inférieure, de la joue, des parties latérales du nez et de la lèvre supérieure; à la muqueuse de la joue et de la lèvre supérieure, du sinus maxillaire, du canal nasal; aux dents et aux gencives de la mâchoire supérieure. Par le ganglion *sphéno-palatin*, il se distribue à la muqueuse qui avoisine la trompe d'Eustache, à celle de la partie postérieure des fosses nasales, du voile du palais et de la voûte palatine; aux muscles palato-staphylin et péristaphylin interne; 3° le *maxillaire inférieur*, formé par la réunion de la portion *motrice* du trijumeau (*nerf masticateur*) à la troisième branche émanée du ganglion de Gasser, sort du crâne par le trou ovale, et se distribue à la muqueuse des deux tiers antérieurs de la langue; aux glandes sous-maxillaires, sublinguales et parotides, ainsi qu'aux gencives et aux dents de la mâchoire inférieure; à la muqueuse, à la peau de la lèvre inférieure et du menton, à la peau de la partie antérieure du pavillon de l'oreille et de la région temporale; au conduit auditif; par le *ganglion otique*, il se distribue au muscle interne du marteau, au péristaphylin externe, à la muqueuse du tympan. Enfin la branche motrice (*nerf masticateur*, Charles Bell) répand ses rameaux dans les muscles élévateurs, diducteurs (temporal, masséter, ptérygoïdiens externe et interne, péristaphylin externe), abaisseurs de la mâchoire inférieure (mylo-hyoïdien et ventre antérieur du digastrique), et dans les muscles tenseurs du voile du palais.

TRILABE. s. m. [de τρεῖς, trois, et λαβεῖν, prendre]. V. LITHOLABE.

TRILLO (Espagne). *Eaux chlorurées sodiques et sulfurées calciques*, tièdes et chaudes, 23° à 30°. Altitude: 720 mètres. Établissement: 20 juin au 20 septembre.

TRILOBÉ, ÉE. adj. [*trilobus*, all. *dreilappig*, angl. *trilobate*, it. *trilobato*, esp. *trilobado*]. Qui se partage en trois lobes.

TRILOCULAIRE. adj. [*trilocularis*, all. *dreifächerig*, angl. *trilocular*, it. *triloculare*, esp. *trilocular*]. Qui est divisé intérieurement en trois loges.

TRIMAMME. adj. et s. [de *tres*, trois, et *mamma*, mamelle]. Se dit de l'anomalie caractérisée par trois mamelles et de celui qui les porte.

TRIMARGARINE. s. f. [all. *Trimargarin*, angl. *trimargarine*, it. *trimargarina*]. L'acide margarique forme, d'après Berthelot, deux combinaisons neutres avec la glycérine. Ce sont: 1° la *monomargarine* ($C^{40}H^{40}O^{8}$), obtenue en chauffant un mélange de glycérine et d'acide margarique à 100° pendant six heures (Berthelot). Neutre, blanche, peu soluble dans l'éther froid; cristallisable, biréfringente, fusible à 56°, solidifiable à 49°. Son point de fusion varie: 1° selon que l'on prend la matière cristallisée ou fondue; 2° avec la température à laquelle on l'a conservée avant de la fondre; 3° avec celle à laquelle on l'a solidifiée; 4° avec la forme et la nature des vases; 5° avec le contact ou non de l'eau. — 2° *Trimargarine* ($C^{108}H^{104}O^{12}$). Substance très répandue dans les corps gras naturels, où elle est mélangée à l'oléine et à la stéarine dont on n'a pu l'isoler à l'état de pureté; c'est la margarine naturelle. Berthelot, en chauffant la monomargarine avec un excès d'acide margarique, à 270°, pendant quelques heures, a obtenu une substance fusible à 60°, solidifiable à 52°, qui est probablement la trimargarine, mais qui n'est pas parfaitement pure.

TRIMÉTHYLAMINE. s. f. [en atomes $Az(CH^3)^3$]. Corps rencontré dans les produits de distillation du sang et de l'urine, accompagnée presque toujours de son isomère, la propylamine $AzH^2(C^3H^7)$; dans le sang, il provient probablement de la décomposition de la lécithine. V. MÉTHYLAMINE. — *Chlorhydrate de triméthylamine*. Il a été employé contre le rhumatisme articulaire aigu à la dose de 0gr,50 à 1 gramme.

TRIMORPHE. adj. [*trimorphus*, de τρεῖς, trois, et μορφή, forme; all. *trimorph, dreigestaltig*, angl. *trimorphous*, it. et esp. *trimorfo*]. Se dit d'une substance qui peut donner des cristaux appartenant à trois systèmes différents, ou à un même système, mais avec de telles différences d'angles, qu'on ne saurait les dériver d'une forme fondamentale.

TRIMORPHISME. s. m. [all. *Trimorphismus*, it. et esp. *trimorfismo*]. État des substances trimorphes.

TRINGIBIN ou **TÉRÉNIABIN.** s. m. V. MANNE *liquide*.

TRINGLE. s. f. — *Tringle médullaire.* La voûte à trois piliers.

TRINITRINE. s. f. [*nitroglycérine*]. On emploie une solution alcoolique au centième comme anti-hystérique, antispasmodique, antinévralgique, spécialement dans l'angine de poitrine, à la dose de 2 à 3 gouttes par jour; le plus souvent on se sert de la formule suivante (Huchard): solution alcoolique de trinitrine au centième, XXX gouttes, eau distillée, 300 grammes, trois cuillerées à soupe par jour.

TRINITROGLYCÉRINE. s. f. V. NITROGLYCÉRINE.

TRINITROPHÉNIQUE. adj. V. PICRIQUE.

TRINITRORÉSORCINE. s. f. V. STYPHNIQUE.

TRINTANELLE. s. f. V. TARTON-RAIRE.

TRIOCÉPHALE. s. m. V. TRIENCÉPHALE.

TRIOLÉINE. s. f. [$C^{114}H^{104}O^{12}$ ou, en atomes, $C^3H^5O^3(C^{18}H^{33}O)^3$]. Substance incolore, inodore, insipide, très soluble dans l'alcool et l'éther, insoluble dans l'eau, qui entre dans la composition de la plupart des corps gras, surtout des huiles: c'est l'oléine naturelle, qu'on ne peut obtenir parfaitement pure. Elle a été préparée artificiellement par Berthelot.

TRIONAL. s. m. (*diéthylsulfoneméthyléthylméthane*). Corps cristallisé, inodore, peu soluble dans l'eau froide (1 gramme pour 320), plus soluble dans l'eau chaude et l'alcool; sa solution a une saveur amère. Il ne diffère du sulfonal que parce qu'un atome *méthyl* est remplacé par un atome *éthyl*; quand les deux atomes *méthyl* du sulfonal sont remplacés par deux atomes *éthyl*, on a le *tétronal*, corps moins actif et complètement inusité aujourd'hui. Le trional est un hypnotique; il agit à la dose de 0gr,50 à 1 gramme et 1gr,50, et procure le sommeil en quinze à vingt minutes. On l'administre en cachets ou en émulsion dans l'huile avec de la gomme arabique et adragante; et on fait suivre la prise du médicament de l'ingestion d'une tasse de liquide chaud tel qu'une infusion de tilleul. On peut aussi donner le trional en lavement.

TRIORCHIDE. adj. et s. m. τρίορχος, de τρεῖς, trois, ὄρχις, testicule]. S'est dit des individus supposés porter trois testicules, ce qui n'a jamais été observé; on a pris des tumeurs des bourses, de l'épididyme ou du cordon, pour un troisième testicule.

TRIOXYDE. s. m. V. TRITOXYDE.

TRIOXYMÉTHYLÈNE. s. m. V. PARAFORME. On a préconisé ce corps pour la stérilisation des sondes et des bougies en gomme, en exposant ces objets aux vapeurs de formol qu'il dégage.

TRIOXYPROTÉINE. s. f. [all. *trioxyprotein*, angl. *trioxyproteine*, it. *triossiproteina*, *tritoxyde* ou *trioxyde de protéine*] (Mulder). V. PROTÉINE.

TRIPALMITINE. s. f. [all. *Tripalmitin*, angl. *tripalmitine*, it. et esp. *tripalmitina*] [$C^{102}H^{98}O^{12}$, ou en atomes, $C^3H^5O^3(C^{16}H^{31}O)^3$]. Elle est semblable à la palmitine naturelle, d'où elle a été longtemps extraite sous le nom de *margarine*. Elle fond à 60° et se solidifie à 46°. Elle a été préparée artificiellement par Berthelot.

TRIPAN ou **TRIPANG.** s. m. Espèce d'holothurie (*Holothuria edulis*) alimentaire en Chine.

TRIPARAGNATHE. adj. et s. Nom d'un genre de monstres doubles.

TRIPHÉNINE. s. f. (*propionylphénétidine*). Poudre blanche, cristalline, très soluble dans l'eau froide, légèrement amère. Ce corps a été préconisé par von Mering comme antipyrétique et antinévralgique; on l'administre à la dose de 1 à 3 grammes par vingt-quatre heures, par cachets de 0gr,50.

TRIPHOCÉNINE. s. f. V. TRIVALÉRINE.

TRIPLÉGIE. s. f. [de τρεῖς, trois, et πλήσσειν, frapper]. Paralysie de trois membres: hémiplégie d'un côté et monoplégie du côté opposé.

TRIPLE QUOTIDIEN. adj. V. INTERMITTENT.

TRIPLOÏDE. s. m. et adj. [de τριπλόος, triple, et εἶδος, forme; all. *dreifüssiger Hebel*, angl. *triploid*, esp. *triploides*]. V. ÉLÉVATOIRE.

TRIPOLI. s. m. [ainsi nommé de *Tripoli*, ville d'où le tripoli vient principalement; all. *Tripelstein*, *Tripel*, angl. *tripoli*, it. *tripolo*, esp. *tripol*]. Nom donné à des couches géologiques de silice pulvérulente, à grains presque impalpables, réunis en feuillets minces, d'une teinte rougeâtre ou jaune pâle. La plupart des tripolis sont formés de dépouilles siliceuses d'infusoires fossiles, dont la dureté les fait servir au polissage des métaux et des verres.

TRIQUE-MADAME. s. f. V. ORPIN.

TRISCAPULO-HUMÉRO-OLÉCRANIEN. adj. et s. m. V. TRICEPS *brachial*.

TRISEL. s. m. [all. *Drittelsalz*, angl. *trisalt*, it. *trisale*, esp. *trisal*]. Sel qui renferme trois fois autant d'acide pour la même quantité de base, ou trois fois autant de base pour la même quantité d'acide, que le sel neutre correspondant.

TRISMUS. s. m. [τρισμὸς, de τρίζω, je grince; all. *Mundklemme*, angl. *trismus*, *locked jaw*, it. et esp. *trismo*]. Serrement des mâchoires par la contraction spasmodique des muscles élévateurs du maxillaire inférieur, qui fait que la bouche demeure forcément fermée; il est ainsi nommé à cause du grincement des dents qui l'accompagne. V. CONTRACTURE et TÉTANOS.

TRISPLANCHNIE. s. f. Nom donné par quelques médecins au choléra indien, considéré comme une affection du nerf grand sympathique ou trisplanchnique.

TRISPLANCHNIQUE. adj. et s. m. [*trisplanchnicus*, de τρεῖς, trois, et σπλάγχνον, viscère; all. *trisplanchnisch*, angl. *trisplanchnic*, it. et esp. *trisplancnico*] (Chaussier). Le nerf grand sympathique, parce que ses ramifications se distribuent dans les trois cavités splanchniques.

TRISTÉARINE. s. f. [all. *Tristearin*, angl. *tristearine*, it. et esp. *tristearina*] $C^{114}H^{110}O^{12}$; en atomes $C^3H^5O^3(C^{18}H^{35}O)^3$]. Stéarine naturelle qui existe dans une foule de matières grasses, surtout dans le suif de bœuf ou de mouton, d'où on l'extrait à l'état impur. On l'obtient pure, artificiellement, en chauffant la monostéarine à 270° pendant trois heures avec 15 à 20 fois son poids d'acide stéarique (Berthelot); elle fond alors à 71° et se solidifie à 55°. Du reste, son point de fusion varie, comme celui de la trimargarine, dans certaines conditions.

TRISTÉARIQUE. adj. Qui contient trois équivalents d'acide stéarique: *mannite tristéarique*.

TRISTERNAL. adj. et s. La troisième pièce du sternum (Béclard).

TRISTICHIASIS. s. m. V. TRICHIASIS.

TRISTIMANIE. s. f. V. MÉLANCOLIE.

TRISTIQUE. adj. [de τρεῖς, trois, et στίχος, rang]. Se dit des parties qui sont rangées par trois le long d'un axe commun.

TRISTOMIENS. s. m. pl. V. TRÉMATODE.

TRISULFURE. s. m. V. SULFURE.

TRITÉOPHYE. s. f. [*tritæophya*, τριταιοφυής, de τριταῖος, tous les trois jours, et φύεσθαι, naître; all. *dreitägiges Wechselfieber*, angl. *tritæophyia*, it. et esp. *triteofia*]. Fièvre intermittente ou rémittente tierce, qui diffère de la fièvre tierce, en ce que ses accès ne sont pas complets et réguliers, n'offrent pas les stades de froid, de chaleur et de sueur que l'on observe dans les fièvres intermittentes tierces complètes.

TRITICINE. s. f. [de *triticum*, blé]. Un des noms du *gluten*. ‖ *Triticine* ($C^{24}H^{22}O^{22}$). Substance gommeuse, neutre, insipide, soluble dans l'eau, extraite de la racine du chiendent (*Triticum repens*).

TRITO [de τρίτος, troisième]. V. Proto.

TRITOCHLORURE. s. m. — *Tritochlorure de fer.* V. Perchlorure.

TRITON. s. m. Genre de batraciens urodèles aquatiques, voisins des salamandres, dont la peau fournit une humeur analogue à celle de ces dernières. L'espèce la plus répandue est le *Triton cristatus*, Laurenti.

TRITOXYDE. s. m. [*tritoxidum*, all. et angl. *Tritoxyd*, it. *tritossido*, esp. *tritoxido*]. Troisième des oxydes d'un corps qui peut se combiner avec l'oxygène en plusieurs proportions différentes. V. Oxyde.

TRITURANT, ANTE. adj. [all. *zerreibend*, angl. *triturating*, it. *triturante*]. Qui sert à la trituration. — *Surface triturante des dents.* Celle des molaires, sur laquelle les dents de l'autre mâchoire écrasent les aliments.

TRITURATION. s. f. [*triuratio*, all. *Zerreiben*, angl. *trituration*, it. *triturazione*, esp. *trituracion*]. Action de réduire une substance en poudre, en la broyant circulairement dans un mortier, entre l'extrémité du pilon et le fond du mortier, différant de la *contusion* par la manière dont on fait mouvoir le pilon. Elle est employée surtout pour la pulvérisation des matières résineuses, que la chaleur produite par la contusion ramollirait.

TRIVALÉRINE. s. f. [*triphocénine*]. Liquide neutre, huileux, d'odeur faible et désagréable, obtenu en chauffant à 220°, pendant huit heures, la divalérine avec huit à dix fois son poids d'acide valérique.

TRIVALVE. adj. [*trivalvis*, all. *dreiklappig*, angl. *trivalvular*, it. *trivalvulo*, esp. *trivalvo*]. Qui a trois valves.

TRIVELIN. s. m. V. Langue-*de-carpe*.

TRIVENTRE. adj. [esp. *triventre*]. V. Trigastrique.

TRIXIPHOPAGE. adj. et s. Genre douteux de monstres triples.

TROCART. s. m. V. Trois-quarts.

TROCHANTER. s. m. [*trochanter*, τροχαντήρ, de τροχάζειν, tourner ; all. *Trochanter*, *Rollhügel*, angl. *trochanter*, it. *trocantere*, esp. *trocanter*]. Nom donné à deux tubérosités que présente l'extrémité supérieure du fémur. Le *grand trochanter* est une éminence volumineuse, située à la partie externe de cette extrémité ; sa face externe donne attache au tendon du grand fessier, et se termine inférieurement par une crête à laquelle s'attache une portion du triceps ; à sa face interne profondément excavée (*cavité digitale*) se fixent les muscles pyramidal, jumeaux et obturateurs ; son bord antérieur donne attache au petit fessier, le postérieur au carré crural, et son sommet au moyen fessier. Le *petit trochanter*, situé en arrière et en dedans du précédent, au-dessous du col du fémur, donne attache aux tendons des muscles grand psoas et iliaque réunis. Les deux tubérosités sont réunies en arrière par une crête saillante, en avant par une ligne rugueuse, constituant la base du col du fémur.

TROCHANTÉRIEN ou **TROKANTÉRIEN, IENNE.** adj. [angl. *trochanterian*, it. et esp. *trocanteriano*]. Qui appartient au grand *trochanter*.

TROCHANTIN. s. m. [all. *kleinen Rollhügel*, it. *trocantino*, esp. *trocantin*]. Le petit trochanter.

TROCHANTINIEN, IENNE. adj. [angl. *trochantinian*, it. et esp. *trocantiniano*]. Qui a rapport au trochantin.

TROCHIN. s. m. [all. *kleiner Drehhügel*, it. et esp. *trocino*] (Chaussier). V. Humérus.

TROCHINIEN, IENNE. adj. [angl. *trocinian*, it. et esp. *trochiniano*]. Qui appartient au *trochin*.

TROCHISCATION. s. f. Division d'une pâte en trochisques.

TROCHISQUE. s. m. [*trochiscus*, τροχίσκος, trochisque, rondelle, de τροχὸς, roue ; all. *Scheibchen*, angl. *troche*, it. *trocisco*, *trochisco*, esp. *trocisco*]. Nom donné autrefois à des médicaments composés d'une ou de plusieurs substances sèches, réduites en poudre, et auxquels on donnait la forme d'une tablette ronde, à l'aide d'un intermède non sucré, mucilage, mie de pain, suc végétal, etc. C'était l'absence du sucre dans les trochisques qui les différenciait des *tablettes*. On a ensuite fait des trochisques coniques, cubiques, pyramidaux. L'usage des uns et des autres est généralement abandonné. — *Trochisques d'Alhandal.* V. Coloquinte. — *Trochisques escarrotiques.* Ils sont composés d'une partie de sublimé corrosif, de deux parties d'amidon en poudre, et de mucilage de gomme adragant. — *Trochisques escarrotiques de minium.* Ils sont préparés avec : minium, 4 grammes ; sublimé corrosif, 3 grammes ; mie de pain tendre, 32 grammes, et eau distillée, quantité suffisante. On fait une pâte qu'on divise en trochisques de 15 centigrammes, ayant la forme de grains d'avoine. On les employait pour ouvrir les bubons vénériens, les tumeurs scrofuleuses, etc.

TROCHITER. s. m. [all. *grosser Drehhügel*, angl. *trochiter*, it. *trocitere*] (Chaussier). V. Humérus.

TROCHITÉRIEN, IENNE. adj. [angl. *trochiterian*, it. *trociteriano*]. Qui appartient au trochiter.

TROCHLÉATEUR. adj. [all. *Augenrollmuskel*, angl. *trochleary*, it. *trocleare*, esp. *trocleador*]. V. Oblique (*Grand*) *de l'œil*.

TROCHLÉE. s. f. [*trochlea*, de τροχιλία, poulie ; all. *Trochlea*, *Rolle*, angl. *trochlea*, it. et esp. *trochlea*]. Genre de diarthroses, dit aussi *ginglyme angulaire*, dans lequel un os roule sur une poulie que lui présente l'autre surface articulaire. Il n'y a dans cette articulation que des mouvements de flexion et d'extension. Ainsi l'éminence articulaire que présente en dedans l'extrémité inférieure de l'humérus, et qui forme une espèce de poulie sur laquelle se déplace l'extrémité supérieure du cubitus : dans les mouvements d'extension et de flexion de l'avant-bras, est un type de *trochlée*.

TROCHOCÉPHALIE. s. f. (τροχὸς, roue, et κεφαλή, tête). État arrondi de la tête, du crâne.

TROCHOÏDE. adj. [τροχοειδής, de τροχὸς, roue, et εἶδος, forme ; all. *Rattengelenk*, angl. *trochoid*, it. *trocoide*, esp. *trocoides*]. — *Articulation trochoïde* (*ginglyme latéral*). Celle dans laquelle un cylindre osseux plein tourne dans un cylindre creux ou un anneau en partie osseux, en partie formé par un ligament semilunaire. Telle est l'articulation atloïdo-axoïdienne.

TROÈNE. s. m. [*Ligustrum vulgare*, L.]. Arbuste de la famille des oléinées, dont les feuilles et les fleurs passent pour astringentes.

TROGLODYTE. adj. et s. Nom donné en anthropologie aux hommes qui ont habité les cavernes. Il n'y a pas et il n'y a pas eu de race essentiellement troglodyte ; des groupes plus ou moins nombreux d'individus, dans diverses races, ont seulement profité de l'existence des cavernes pour y habiter lorsqu'ils en ont trouvé.

TROISIER (Émile) (médecin français, né en 1844). — *Ganglion* ou *signe de Troisier.* Hypertrophie du ganglion sus-claviculaire du côté gauche dans le cas de cancer d'un organe abdominal ; l'apparition de ce ganglion au cours d'une maladie abdominale à caractère mal défini, permet d'affirmer le diagnostic de cancer. — *Nodosités de Troisier et Féréol.* Nodosités sous-cutanées éphémères, observées dans le rhumatisme articulaire aigu franc.

TROIS-QUARTS ou **TROCART.** s. m. [*triquetrum*, all. *Trocar*, *Bauschstecher*, angl. *trocart*, it. *trequarti*, *trocarre*, esp. *trocar*]. Poinçon cylindrique, monté sur un manche, et contenu dans une canule proportionnée à son volume (fig. 799). Son extrémité perforante est terminée par une pointe triangulaire à trois côtés aigus et coupants. La canule qui contient ce poinçon en laisse la pointe à découvert, et s'ajuste exactement à sa base, de manière à pénétrer avec elle dans la cavité, normale ou accidentelle, qu'on veut ponctionner. En retirant alors le trois-quarts, et maintenant la canule dans la cavité, le fluide auquel on veut donner issue s'écoule par cette canule, dont l'extrémité laissée à l'extérieur peut recevoir au besoin la canule

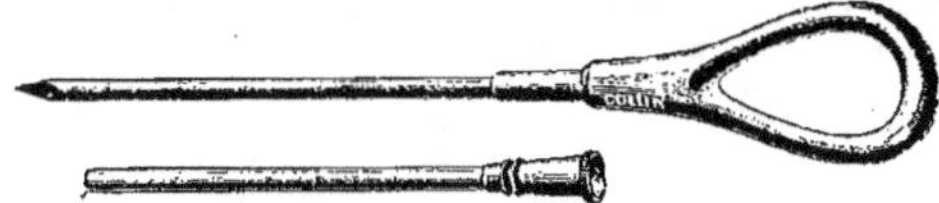

Fig. 799. — *Trois-quarts.*

d'une seringue destinée à remplir la cavité vidée avec de la teinture d'iode, etc. (V. HYDROCÈLE, PARACENTÈSE, PONCTION, THORACOCENTÈSE). Le trois-quarts a été modifié selon la partie sur laquelle on avait à pratiquer la ponction, selon la profondeur, la direction du trajet que devait suivre l'instrument: aussi les trois-quarts sont-ils plus ou moins longs, plus ou moins volumineux, droits ou courbes, etc. — *Trois-quarts explorateur.* Trois-quarts extrêmement fin, qui ne fait qu'une ouverture capillaire, semblable à celle des aiguilles à acupuncture, et dont on fait usage pour s'assurer de la présence ou de la nature d'un liquide dans une partie. S'il y a lieu de donner issue à un liquide, on retire le trois-quarts explorateur pour faire la ponction par les moyens ordinaires.

TROIS-SIX. adj. et s. m. V. ALCOOL *ordinaire.*

TROLLIÈRE (LA) (France, Allier). *Eaux ferrugineuses bicarbonatées*, froides, 7°.

TROMBIDIÉS. s. m. pl. Famille d'insectes de l'ordre des acariens, à laquelle appartient le trombidion soyeux.

TROMBIDION. s. m. Acarien, qui vit sur le corps des insectes; la larve du *Trombidion holosericeum* est le *rouget*. V. ce mot.

TROMBIDIOSE. s. f. Dermatose causée par les individus du genre *Trombidion*, V. ROUGET.

TROMMER (chimiste allemand contemporain). — *Réactif de Trommer.* V. SUCRE *du foie.*

TROMOPHILIE. s. f. [de τρόμος, tremblement, φιλία, tendance). Aptitude à trembler; ce nom est parfois donné au tremblement essentiel héréditaire.

TROMPE. s. f. [*proboscis*, προβοσκίς, all. *Rüssel*, angl. *trunk*, it. *tromba*, esp. *trompa*]. Nez prolongé de l'éléphant et du tapir; suçoir charnu, rétractile et protractile, de certains insectes diptères. || *Trompe d'Eustache* [σάλπιγξ, all. *eustachische Röhre*, *Ohrtrompete*, angl. *eustachian tube*, it. *tromba d'Eustachia*, esp. *trompa de Eustaquio*]. Canal en partie osseux, en partie fibro-cartilagineux et membraneux, dont une extrémité s'ouvre à la partie antérieure et supérieure de la caisse du tympan, et dont l'autre extrémité, plus évasée (*pavillon de la trompe*), s'ouvre à la partie latérale et supérieure du pharynx, près de l'aile interne de l'apophyse ptérygoïde, à 7 centimètres de l'ouverture extérieure des fosses nasales, au niveau du bord supérieur du cornet inférieur. Ce canal, long de 35 centimètres, est tapissé par une muqueuse en continuité avec celle du pharynx, mais à épithélium prismatique vibratile; elle se continue avec celle de la caisse. Le calibre du conduit n'a que 2 millimètres de hauteur, et 1 millimètre de largeur au niveau de l'union de ses portions osseuse et cartilagineuse (*isthme de la trompe*); de là, il s'élargit dans les deux sens, de façon à atteindre 9 millimètres de hauteur sur 5 de largeur au niveau de son pavillon, 5 de hauteur sur 3 de largeur au niveau du tympan. Au niveau de l'isthme, la trompe forme un angle très obtus, à concavité inférieure, résultant de ce que les deux parties de la trompe n'ont pas une même direction. V. SONDE *de la trompe d'Eustache.* — *Trompe de Fallope* [all. *Muttertrompete*, angl. *fallopian tube*, it. *tromba di Falloppio*, esp. *trompa de Falopio*; *oviducte*, *trompe utérine*]. Nom donné à deux conduits longs de 10 à 13 centimètres, qui naissent chacun de l'un des angles supérieurs de la matrice, et se portent à l'ovaire correspondant, sur les côtés du détroit supérieur du bassin, le long du bord supérieur du ligament large, et entre ses deux feuillets (fig. 800). Leurs parois, épaisses de 1 millimètre environ, sont formées par : 1° un revêtement séreux, fourni par le péritoine; 2° des fibres-cellules longitudinales et circulaires, disposées en faisceaux, continues avec celles de l'utérus; 3° une muqueuse revêtue par un épithélium vibratile, et pourvue de plis longitudinaux relativement larges, surtout près du pavillon. D'abord droites et étroites, dans l'épaisseur des parois de l'utérus, qu'elles traversent

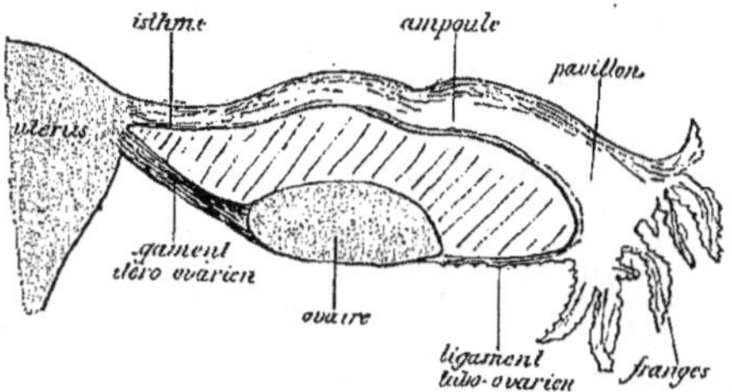

Fig. 800. — *Trompe* droite étalée, vue par derrière (Charpy).

sans se confondre avec elles, les trompes s'élargissent ensuite et deviennent flexueuses. Leur extrémité voisine de l'ovaire est libre, évasée (*pavillon de la trompe*), flottante et découpée dans son contour en franges ou languettes, ce qui fait donner à cette partie de la trompe le nom de *morceau frangé.* Dans le nombre de ces languettes, qui sont rouges et d'apparence musculaire, il en est toujours une ou deux, plus longues et plus fortes (*ligament de la trompe*), qui attachent l'extrémité de la trompe à l'ovaire. Au moment de la ponte ovulaire, le *pavillon de la trompe* s'applique étroitement contre l'ovaire, et forme ainsi de l'ovaire à l'utérus un conduit ininterrompu qui transmet l'ovule du premier de ces organes dans le second. V. UTÉRUS.

TROMYLE. s. f. [de τρόμος, tremblement, et ὕλη, matière]. Nom donné aux cils vibratiles.

TRONC. s. m. [*truncus*, στέλεχος, all. *Stamm*, *Rumpf*, angl. *trunc*, it. et esp. *tronco*]. En zoologie, la partie principale du corps de l'animal, celle sur laquelle s'articulent les membres, définition qui, d'ailleurs, ne convient qu'aux animaux vertébrés; car dans la série des invertébrés, le mot *tronc* a des significations peu fixées. || En anatomie, la partie la plus considérable d'une artère, d'une veine, d'un nerf, celle qui n'a encore fourni aucune division: *tronc basilaire*, *tronc cœliaque*, etc. — *Tronc innominé*, *anonyme* ou *brachio-céphalique.* V. BRACHIO-CÉPHALIQUE. || En obstétrique, PRÉSENTATION du *tronc.*

TRONCATURE. s. f. Nom donné aux *faces modifiantes* qui remplacent les arêtes d'une forme dominante, et donne ainsi une forme composée à un cristal simple. On dit alors que l'angle limité par l'arête est *tronqué*, et la face modifiante, ou *troncature*, s'appelle encore *face* ou *facette de troncature* de l'angle tronqué. Le mot *troncature* pourrait faire supposer que le cristal naît d'abord avec la forme primitive, puis perd ses angles ou ses arêtes, mais il n'en est rien; le cristal, aussi petit qu'il soit, se présente avec la forme qu'il conservera toujours, ou quelquefois il est régulier, offre la forme type, lorsqu'il est encore infiniment petit, et se déforme à mesure qu'on le voit grandir sous le microscope.

TRONCULE. s. m. Terme employé par quelques anatomistes pour désigner un tronc vasculaire très petit.

TROPACOCAÏNE. s. f. V. Benzoïl-tropéine.

TROPÆOLIQUE. adj. — *Acide tropæolique.* Corps cristallisable, soluble dans l'eau, l'alcool et l'éther, extrait par Müller du *Tropæolum majus.* V. Capucine.

TROPHIQUE. adj. [de τροφή, nourriture; all. *Nährstoff*]. Qui concerne la *nutrition.* — *Nerf trophique.* V. Vaso-moteur

TROPHŒDÈME. s. m. Nom donné par Meige en 1898 à une variété d'œdème chronique à disposition segmentaire, apparaissant sans cause et persistant indéfiniment; l'œdème siège le plus souvent aux membres inférieurs; il est dur et indolore. Ce syndrome correspond à certains faits d'*éléphantiasis nostras*, à l'*œdème rhumatismal chronique* de Desnos, à l'*œdème segmentaire* de Debove, au *pseudo-éléphantiasis neuro-arthritique* de Mathieu.

TROPHONÉVROSE. s. f. [de τροφή, nutrition, et *névrose* : proprement, *névrose de la nutrition*]. Nom donné à des affections caractérisées par des troubles trophiques apparaissant indépendamment d'une affection définie du système nerveux, mais liés vraisemblablement à un fonctionnement défectueux de ce système. Telles sont: la *gangrène symétrique des extrémités* ou *maladie de Raynaud*, l'*érythromélalgie*, qui sont des syndromes vaso-moteurs, l'*acroparesthésie*, l'*acrodynie*, syndromes sensitifs, l'*hémiatrophie* et l'*hémihypertrophie faciales*, peut-être certains *œdèmes circonscrits* de la peau, la *sclérodermie* et la *sclérodactylie*, syndromes trophiques proprement dits. — *Trophonévrose de la face* (Romberg) (*hémiatrophie faciale* de Charcot). Atrophie d'une moitié de la face, atteignant la peau, les muscles sous-jacents qui diminuent de volume tout en restant contractiles, parfois le maxillaire supérieur; les cheveux et la barbe tombent du côté malade; les sécrétions sudorale et sébacée diminuent ou disparaissent; enfin le même côté est le siège de vives douleurs névralgiques. D'après Charcot, cette affection présente de grandes analogies avec la sclérodermie.

TROPHOPATHIE. s. f. [de τροφή, nourriture, et πάθος, maladie] (Alibert). Classe des maladies qui affectent les appareils de la vie de nutrition.

TROPHOPLASMA. s. m. [de τροφή, nourriture, et *plasma*]. Substance fondamentale fibrillaire de la cellule nerveuse (Marinesco).

TROPHOSPONGE. s. m. Charpente spongieuse de la cellule nerveuse, dépendant de cellules conjonctives du voisinage qui ont envoyé des prolongements dans le cytoplasme de la cellule nerveuse (Holmgren). Les canalicules intra-cellulaires de Holmgren seraient dus à la fonte de la partie centrale des ramifications du trophosponge.

TROPHOTROPISME. s. m. Synonyme de *chimiotaxie.* V. ce mot.

TROPIDONOTE. s. m. — *Tropidonote à collier.* V. Couleuvre.

TROPINE. s. f. Produit du dédoublement de l'atropine et de l'hyoscyamine chauffées avec l'acide chlorhydrique.

TROPIQUE. adj. — *Acide tropique* ($C^{12}H^{10}O^{6}$). Corps produit par dédoublement de l'atropine au contact de l'acide chlorhydrique concentré. Cristaux prismatiques, peu solubles dans l'eau, très solubles dans l'alcool et l'éther.

TROPISME. s. m. [de τρέπειν, tourner]. V. Tactisme.

TROPŒOLINE. s. f. Matière colorante, formée par les sels d'acides aromatiques diazosulfoconjugués. — *Tropœoline orangée Poirier n° 4*, employée pour déceler la présence de l'acide chlorhydrique dans le suc gastrique.

TROU. s. m. [*foramen*, all. *Loch.* angl. *hole*, it. *forame*, esp. *agujero*]. Cavité percée de part en part. ‖ Nom donné quelquefois à l'orifice d'un canal : *trou auditif*, etc. — *Trou de Botal.* Orifice qui, chez le fœtus, fait communiquer largement entre elles les deux oreillettes du cœur, et qui est ainsi nommé parce qu'on en a attribué la découverte à Léonard Botal (1562), quoique Galien et Vésale en eussent parlé avant lui. Cet orifice commence à se fermer au début du troisième mois de la vie intra-utérine par le développement d'une espèce de valvule, composée d'un double feuillet membraneux, et qui n'est complète qu'au sixième mois. Le trou de Botal est alors remplacé par la fosse ovale, limitée par l'anneau de Vieussens, et il ne reste qu'un court passage oblique qui s'oblitère lui-même peu à peu, sauf à la partie inférieure et postérieure, où persiste une petite fissure résultant de ce que la valvule membraneuse s'est incomplètement soudée à l'anneau musculaire. — *Trou épineux.* V. Borgne et Sphéno-épineux. — *Trou de Ferrein.* V. Stylo-mastoïdien. — *Trou de Magendie.* V. Arachnoïde *intérieure.* — *Trou de Monro.* Orifice ovalaire qui établit une communication entre le troisième ventricule et les ventricules latéraux, et qui résulte de la réunion des deux courbures que décrivent les pédoncules supérieurs de la glande pinéale, en se réfléchissant de bas en haut pour s'unir à la voûte; orifice déjà connu de Galien, mentionné par Vésale, mais que A. Monro le premier décrivit avec exactitude. Ces trous donnent passage : 1° au cordon qui réunit les plexus choroïdes du ventricule moyen aux plexus choroïdes des ventricules latéraux; 2° à l'origine des veines de Galien. — *Trou ovalaire* ou *ovale* [*foramen ovalum*]. Nom donné : au trou sous-pubien de l'os iliaque; au trou de la face supérieure du sphénoïde, par lequel le nerf maxillaire inférieur sort du crâne; au trou de Botal. — *Trou ovale de Pacchioni.* V. Tente *du cervelet.* — *Trou petit rond.* V. Sphéno-épineux. — *Trou sous-pubien.* V. Ovale. — *Trou vertébral.* V. Vertèbre.

TROUBLE. s. m. [all. *Störung*, angl. *trouble*, esp. *turbacion*]. — *Trouble fonctionnel.* Se dit de tout état morbide.

TROUBLE. adj. Se dit d'un liquide qui n'est pas transparent.

TROUSSE. s. f. [*armamentarium portatile*, all. *Besteck*, angl. *truss*, esp. *navajero*]. Espèce de portefeuille divisé en un certain nombre de compartiments et contenant les instruments les plus nécessaires à un chirurgien, savoir : des ciseaux droits et courbes, trois bistouris droits, dont un boutonné, une pince à pansements, une pince à disséquer, une spatule, une sonde cannelée, deux ou trois stylets, une sonde urétrale, un porte-pierre garni

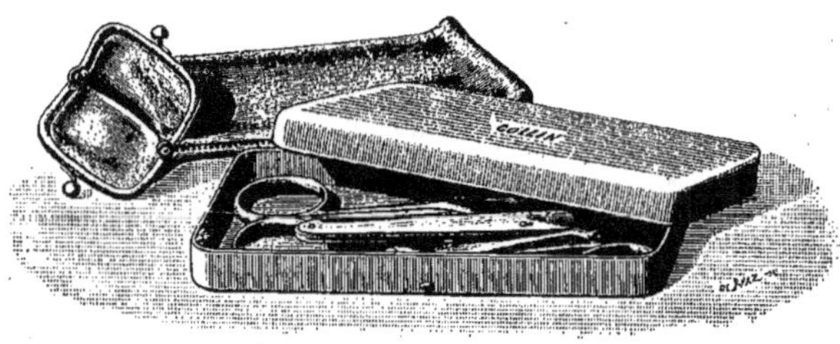

Fig. 801. — *Trousse.*

d'azotate d'argent fondu (pierre infernale), un rasoir, une lancette, une pince à forcipressure, et une aiguille à suture. Le choix des instruments varie, du reste, selon la volonté et les habitudes de chaque chirurgien, et aussi selon les opérations auxquelles il se livre plus particulièrement dans sa pratique. Actuellement, on se sert surtout de trousses en métal; elles sont formées d'une boîte contenue en général dans une poche en peau (fig. 801) et dans laquelle on met les instruments, tels que sonde métallique, pince à forcipressure, bistouri, ciseaux, aiguille de Reverdin, etc.

TROUSSEAU (Armand) (médecin français, 1801-1867). — *Point apophysaire de Trousseau.* Douleur réveillée par la pression de l'apophyse épineuse de la vertèbre qui correspond au nerf malade dans le cas de névralgie; dans la sciatique, la douleur siège non pas au niveau des vertèbres lombaires, mais sur la crête sacrée (Trousseau). — *Raie méningitique de Trousseau.* V. RAIE. — *Signe de Trousseau.* V. TÉTANIE.

TROUSSEAU. s. m. [*fasciculus*]. Faisceau de fibres unies intimement ensemble.

TROUSSE-GALANT. s. m. Nom donné vulgairement au *choléra-morbus*, parce que cette affection abat en très peu de temps les hommes les plus robustes.

TRUFFE. s. f. [*Tuber cibarium*, L., all. *Trüffel*, angl. *truffle*, it. *tartufo nero, tubero*, esp. *criadillo de tierra*]. Champignon thécasporé souterrain, charnu, compact, dont les spores sont renfermées dans l'épaisseur du tissu charnu et germent lors de la destruction de celui-ci, pour la reproduction de l'espèce. La truffe est arrondie, irrégulière, parfois un peu lobée, d'un volume variable depuis celui d'une noisette jusqu'à celui du poing, garnie au dehors de veines nombreuses; elle a une odeur particulière, très forte. On en trouve dans diverses parties de la France méridionale. La meilleure est celle du Périgord, qui est tendre et odorante; la truffe de Bourgogne et du Piémont a la chair plus blanche, plus dure et moins parfumée; il existe une espèce à chair violette. La truffe se trouve à une profondeur de 16 à 19 centimètres. Au printemps ce n'est qu'un tubercule pisiforme rougeâtre, qui s'accroît pendant l'été, et devient alors blanc et charnu (truffe blanche); vers la fin de l'automne elle se colore et acquiert l'odeur qui la caractérise. La truffe est regardée comme aphrodisiaque. — *Truffe d'eau.* V. MACRE.

TRUITE. s. f. [*Salmo fario*, L., *tructus*, τρώκτης, all. *Forelle*, angl. *trout*, it. *trota*, esp. *trucha*]. Poisson malacoptérygien voisin du saumon, alimentaire, offrant plusieurs variétés, et dont le corps est tacheté de rouge. V. FERA et OMBRE.

TRUMIS. s. m. V. KOUMISS.

TRUSION. s. f. [de *trusus*, poussé]. Propulsion du sang par le cœur dans les artères et toutes les parties du corps.

TRUSKAWIA (Autriche). *Eaux chlorurées sodiques; sulfurées calciques; ferrugineuses bicarbonatées*; froides, 11°. Établissement.

TRUZZI. — *Manœuvre de Truzzi.* Manœuvre employée en obstétrique pour dégager le bras dans la présentation du siège; on introduit dans l'utérus la main du même sens que le bras à dégager, on embrasse l'humérus avec l'extrémité des doigts et on l'attire au dehors.

TRYPANOPLASME. s. m. (Laveran et Mesnil, 1901). Genre de protozoaires flagellés, appartenant à la famille des *trypanosomidés*, caractérisé par un corps mou, arqué, muni d'un gros noyau globuleux et de deux flagelles partant du pôle antérieur; l'un va immédiatement en avant, l'autre suit le bord convexe, limite une étroite membrane ondulante et devient libre à l'extrémité postérieure. Ces animaux vivent dans le sang et parfois dans l'estomac des poissons.

TRYPANOSOME. s. m. [de τρύπανον, tarière, et σῶμα, corps]. Genre de protozoaires flagellés appartenant à la famille des trypanosomidés, créé par Gruby en 1844, et appelés aussi *Trypanomonas* (Danilewsky, 1885). Ils sont formés d'un corps mou, spiralé; à quelque distance du noyau se trouve un amas de chromatine ou centrosome, appelé aussi *blépharoplaste*, d'où naît un flagelle. Ce flagelle remonte le long du corps en soutenant une membrane ondulante; arrivé à l'autre extrémité, il se prolonge sur une certaine longueur. La propulsion se fait par les mouvements du flagelle et de la membrane ondulante; l'animal marche le flagelle en avant. Toutes les espèces sont parasites et vivent dans le sang et les liquides organiques de l'homme et des animaux. Les principales sont : *Trypanosoma Brucei*, Plimmer et Bradford, qui cause le nagana des bovidés; *Trypanosoma cuniculi*, R. Blanchard, parasite du lapin, vivant dans son sang mais dénué d'action pathogène; *Trypanosoma Evansi*, découvert par Griffith Evans, et qui cause la surra, chez le cheval, le bœuf, le chameau et l'éléphant; *Trypanosoma Gambiense*, Dutton, 1901, parasite de la maladie du sommeil ou trypanosomiase humaine; ce trypanosome se distingue par une membrane ondulante étroite et un noyau arrondi ou ovalaire situé vers la partie moyenne du corps du parasite; il présente parfois une vacuole (2, *v*) autour du centrosome ou au-dessous, paraissant due à une mauvaise fixation de la préparation, avec un flagelle dont la partie libre représente le tiers de la longueur totale; il est virulent pour le singe, donne chez le chien une maladie de cinq à six semaines de durée, terminée souvent par la mort, chez le cobaye, le lapin et le rat, une affection à marche lente. — Fig. 802 :

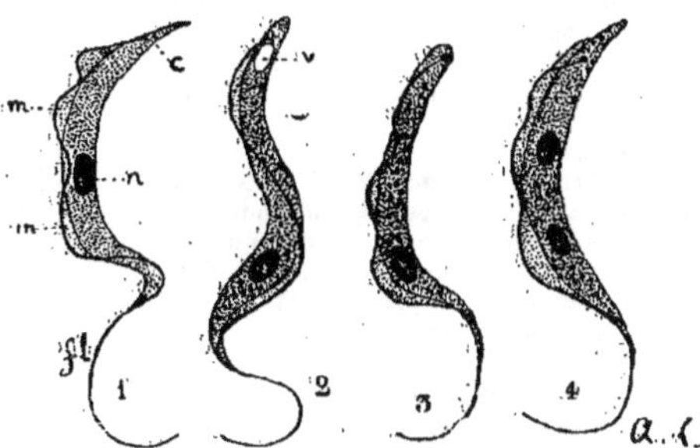

Fig. 802. — Différents aspects de *Trypanosoma Gambiense.*

1. *Trypanosoma Gambiense* bien fixé dans le sang : *n*, noyau; *c*, centrosome; *m*, *m*, membrane ondulante; *fl*, flagelle. 2. Trypanosome dans une préparation de sérosité sanguinolente. 3. Trypanosome dont l'extrémité postérieure est arrondie et dont le protoplasme contient beaucoup de granulations chromatiques. 4. Élément en voie de division. Gross. : 2000 diamètres environ. — Le *Trypanosoma Lewisi* se rencontre dans le sang du rat, mais n'est pas pathogène. Les trypanosomes pénètrent dans le corps de l'homme et des animaux par suite de piqûres d'insectes, en particulier des mouches tsetsé; c'est la *Glossina palpalis* qui transmet chez l'homme le *Trypanosoma Gambiense*, cause de la maladie du sommeil.

TRYPANOSOMIASE. s. f. ou **TRYPANOSOMOSE.** s. f. Maladie causée par les trypanosomes. Plusieurs épizooties sont dues à ces parasites : tels sont le *nagana* ou maladie de la mouche tsé-tsé qui sévit en Afrique sur les chevaux et les autres animaux domestiques; le *surra* aux Indes, le *mal de Caderas* dans l'Amérique du Sud, enfin la *dourine des chevaux*. Chez l'homme on ne connaît encore qu'une seule trypanosomose; elle est due au *Trypanosoma Gambiense* et se manifeste dans sa forme achevée sous l'aspect de la maladie du sommeil. La trypanosomiase humaine évolue en deux périodes : la première période peut être complètement latente, l'examen du sang seul permet de reconnaître la réalité de l'infection; mais, dans d'autres cas, elle se révèle par une fièvre rémittente, irrégulière, s'élevant à 38°,5 ou 39°, rarement à 40° ; le nombre des respirations et des pulsations est augmenté ; l'hypertrophie de la rate existe parfois, mais manque souvent; il y a parfois des œdèmes partiels, des érythèmes passagers ; le diagnostic ne peut être fait que par l'examen du sang, qui révèle la présence des parasites. Le malade peut succomber à cette période du fait d'une affection intercurrente; le plus souvent l'affaiblissement général augmente, la céphalée devient vive, l'asthénie et l'apathie s'installent, les trypanosomes apparaissent dans le liquide céphalo-rachidien, en un mot la maladie du sommeil s'établit. Une fois la seconde période confirmée, la mort est pour ainsi dire la règle; auparavant, la guérison est observée surtout si on met en œuvre un traitement approprié. Celui-ci comprend l'administration de deux médicaments : l'arsenic sous forme d'acide arsénieux ou mieux d'arsénanilide ou atoxyl, et le trypanroth.

TRYPANOSOMIDÉS. s. m. pl. (Doflein, 1901). Famille de protozoaires flagellés à corps contourné en spirale, se multipliant par division longitudinale, n'ayant pas de spores endogènes, pourvus d'un appareil locomoteur constitué soit par une membrane ondulante seule, soit par une membrane ondulante et un ou deux flagelles. Ils ne se colorent pas par la méthode de Gram et ne donnent pas de culture sur les milieux employés habituellement en bactériologie. Cette famille comprend quatre genres : *Spirochæta*, *Treponema*, *Trypanosoma*, *Trypanoplasma*.

TRYPANROTH. s. m. Matière colorante appartenant à la série benzopurpurique. Il se présente sous l'aspect d'une poudre brunâtre, sans odeur ni saveur, soluble dans l'eau. Ce corps a été employé avec succès par Ehrlich et Shiga dans le traitement du mal de Caderas chez la souris. Pour Laveran, le trypanroth donne expérimentalement de bons résultats si on l'associe à l'acide arsénieux. Dans le traitement de la trypanosomose humaine, il peut être employé concurremment avec un composé arsenical et en particulier l'arsénanilide. Enfin le trypanroth a été essayé dans le traitement du cancer par Horand et Jaboulay en injection sous-cutanée.

TRYPSINE. s. f. Nom donné par Kühne à l'un des trois ferments contenus, d'après lui, dans le suc pancréatique (V. PANCRÉATINE) : la trypsine agirait sur les matières albuminoïdes. Ce corps a été préconisé pour dissoudre les fausses membranes diphtériques, en solution au dixième; on l'a employé aussi dans le traitement du cancer.

TSETSÉ. s. f. [*Glossina morsitans*]. Diptère de la famille des muscides, de l'Afrique méridionale, voisin des stomoxes. La tsetsé attaque le plus habituellement l'entre-deux des cuisses et le ventre des animaux. Sur l'homme, sa piqûre produit une douleur moins persistante que celle des cousins; elle n'est dangereuse que si l'insecte a sucé le sang d'animaux malades. Les différentes tsetsés transmettent les trypanosomes. — *Maladie de la tsetsé*. Trypanosomiase africaine sévissant sur les chevaux en particulier, et appelée aussi *nagana*.

TUAIUSSU. s. m. Le *guaré* en épi.

TUBAGE. s. m. — *Tubage du larynx* (Bouchut). Introduction d'une virole métallique dans le larynx entre les cordes vocales inférieures. Dans certaines maladies chroniques du larynx, il pourrait permettre de retarder la trachéotomie. Il est surtout employé dans le traitement du croup. Préconisé d'abord par Bouchut en 1858, il fut pratiqué systématiquement par O'Dwyer en Amérique, depuis 1881, puis en France, par Jacques et d'Astros (de Marseille), et Bonain (de Brest); mais son emploi ne se généralisa que depuis la découverte de la sérothérapie antidiphtérique. Pour pratiquer le tubage, on commence par mettre en place un ouvre-bouche ou écarteur des mâchoires, de manière à maintenir béante la cavité buccale ; on introduit ensuite l'index gauche jusqu'à la rencontre de l'épiglotte et des cartilages aryténoïdes qui constituent les points de repère, puis au moyen de l'introducteur tenu dans la main droite, on fait pénétrer le tube dans le pharynx, puis dans l'orifice supérieur du larynx en le faisant glisser le long de l'index gauche; il faut avoir soin pendant tout ce temps de maintenir l'instrument sur la ligne médiane; on déclenche alors la branche mobile de l'introducteur et on la retire tout en maintenant le tube en place avec l'index gauche; on entend alors un sifflement caractéristique indiquant la pénétration de l'air à travers le tube. On fait une injection d'huile mentholée, et on donne à l'enfant quelques gorgées de grog de manière à exciter la toux et à faire expulser les fausses membranes. — Fig. 803 : Tubage du larynx ; l'index gauche fixe le tube pendant que le pouce de la main droite fait basculer le propulseur pour provoquer le déclenchement. — Pour enlever le tube, on peut se servir de l'extracteur ; le plus souvent on l'énuclée en pressant avec le pouce sur le bord inférieur du cartilage cricoïde, suivant le procédé de Bayeux. Le détubage se fait en général du deuxième au troisième jour, quelquefois plus tôt, rarement plus tard; si le tube est obstrué par des fausses membranes, il faut l'enlever immédiatement et le placer de nouveau une fois nettoyé, ce qui fait que l'enfant tubé doit toujours être sous la surveillance d'un médecin capable de remettre le tube en place en cas de besoin. L'ulcération et le rétrécissement du larynx sont tout à fait exceptionnels. Il est plus fréquent d'observer des enfants qui sont pris d'accès de spasme de la glotte dès qu'on enlève le tube; ces *tubards* guérissent toujours en un temps plus ou moins long.

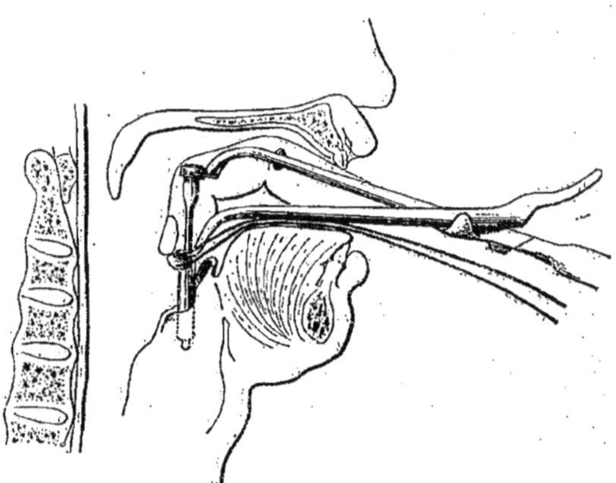

Fig. 803. — *Tubage* du larynx.

TUBAIRE. adj. [it. *tubare*, esp. *tubario*]. Qui a rapport aux trompes de Fallope : *grossesse tubaire*. — *Angles tubaires*. V. UTÉRUS. — Qui paraît se produire dans un tube : *souffle tubaire*, *voix tubaire*.

TUBE. s. m. [*tubus*, σύριγξ, all. *Röhre*, *Rohr*, angl. *tube*, it. et esp. *tubo*]. En chimie, conducteur de verre auquel on donne différents noms suivant sa forme ou ses usages. — *Tube de sûreté*. Tube droit ou courbe, que l'on adapte à un appareil pour empêcher le passage d'un liquide d'un vase dans un autre, lorsque la pression exercée à la surface de ce liquide vient à changer. — *Tube en S*. Tube recourbé, dont la forme a quelque analogie avec celle de cette lettre majuscule. — *Tube de Welter* [du nom de son inventeur, ou simplement *tube à boule*]. Tube en S présentant une boule dans sa courbure moyenne. En ajoutant, dans l'appareil de Woulf, cette boule aux tubes de communication, on peut supprimer les tubes de sûreté droits et la tubulure qui les porte. || En anatomie et en physiologie, nom donné à certains canaux ou conduits naturels : *tube intestinal*. — *Tube du cristallin*. V. CRISTALLINIEN. — *Tube germinal*. V. SCOLEX. — *Tube urinifère* ou *urinipare*. V. REIN. || En médecine, *tube laryngien*. Instrument qu'on laisse dans le larynx de façon à permettre le libre passage de l'air en empêchant la glotte de se fermer (V. TUBAGE). Différents modèles de tubes ont été proposés ; les tubes d'O'Dwyer modifiés par Collin sont longs ; le plus petit numéro a 4 centimètres de longueur, de telle sorte qu'une partie du tube plonge dans la trachée ; le tube de Bayeux (fig. 804), ou tube court, et le tube de Sevestre, qui n'est qu'une modification du précédent, sont employés de préférence aujourd'hui.

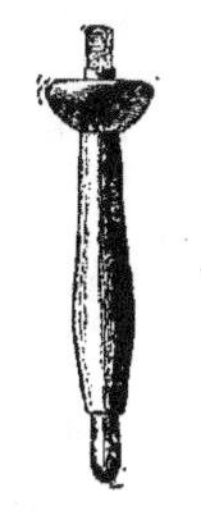

Fig. 804. — *Tube court et son mandrin.*

TUBER CINEREUM s. m. [*corps et tubercule cendré*]. V. PITUITAIRE (*Glande*).

TUBERCULE. s. m. [*tuberculum*, all. *Höcker*, angl. *tubercule*, it. *tubercule*, esp. *tuberculo*). En botanique, masse ordinairement pleine de fécule, placée à l'extrémité des rameaux inférieurs de la tige souterraine de certaines plantes. Les *bulbes* diffèrent des *tubercules*, en ce que la partie charnue est représentée, dans les premiers, par des organes appendiculaires ou écailles charnues, analogues des feuilles, tandis que, dans les tubercules, elle est formée par un organe axile souterrain. || En anatomie [all. *Höcker*, *Hügel*, angl. *tubercle*, it. *tuberculo*, esp. *tuberculo*], toute éminence naturelle, peu considérable, que présente une partie quelconque. — *Tubercule d'Aranzi* ou *d'Arantius*. V. SIGMOÏDE (*Valvule*). — *Tubercule bigéminé*. V. QUADRIJUMEAU. — *Tubercule carotidien* (Chassaignac, 1834). Saillie que porte en avant la branche antérieure de l'apophyse transverse de la sixième vertèbre cervicale ; la carotide primitive passe en avant et un peu en dedans de lui. — *Tubercule cendré*. V. PITUITAIRE (*Glande*). — *Tubercule de Lower*. Petite éminence de l'oreillette droite au point où le contour de la veine cave inférieure se continue avec celui de la veine cave supérieure. — *Tubercule de Montgomery*. V. MAMELON. — *Tubercule de la première côte*. Saillie de la face supérieure de cet os, qui donne attache au muscle scalène antérieur et sert à reconnaître la place de l'artère sous-clavière, qui passe derrière lui ; il manque assez souvent. — *Tubercule de Santorini*. Petite saillie cartilagineuse qui couronne le sommet de chaque cartilage aryténoïde. — *Tubercule du troisième adducteur*. V. FÉMUR. || En anatomie pathologique, *tubercule* [all. *Tuberkel*, angl. *tubercle*, it. *tuberculo*, esp. *tuberculo*]. Production morbide se rencontrant dans un parenchyme ou à la surface d'une membrane, et affectant la forme d'une nodosité plus ou moins arrondie, bien limitée, dure, non énucléable. Quand elle est peu volumineuse (de 0mm,02 jusqu'à 2 et 3 millimètres), on lui donne le nom de *granulation* ; elle peut être grise et transparente (*granulation grise* ou *demi-transparente*), et correspond alors à une lésion peu âgée ; si l'évolution a été plus longue, elle devient jaunâtre et opaque (*granulation* ou *tubercule miliaire*). Quand la masse est plus considérable, elle prend le nom de *tubercule* ; elle atteint alors le volume d'un pois ou même d'une amande ; toute la masse est d'un jaune blanchâtre ; c'est le *tubercule jaune cru* ou *tubercule cru* de Laennec. Les tubercules crus sont formés par la réunion de plusieurs granulations ou tubercules miliaires. Chaque granulation est constituée par un certain nombre de *follicules tuberculeux* (V. FOLLICULE) dont le centre est occupé par une *cellule géante* (V. CELLULE). Le tubercule considéré en tant qu'élément macroscopique n'est pas caractéristique d'une maladie : différents agents parasitaires et même des substances inanimées peuvent lui donner naissance ; histologiquement, le follicule tuberculeux, la cellule géante elle-même ne sont pas non plus liés à telle ou telle cause morbide. Mais chez l'homme et les mammifères tout au moins, les tubercules se développent presque toujours par suite de l'apport dans l'organisme d'un microbe particulier, le bacille de Koch, si bien que l'on décrit sous le nom de *tuberculose* la maladie produite par le bacille de Koch. C'est la présence de ce bacille qui caractérise la tuberculose, et les tubercules dans lesquels on ne le rencontre pas, sont décrits actuellement comme des *pseudo-tubercules* et donnent lieu aux *pseudo-tuberculoses* (V. ce mot). Ainsi que l'a établi Laennec, la matière tuberculeuse se présente sous deux formes : celle de corps isolés et celle d'infiltration. Les tubercules isolés, qui ont donné leur nom à la maladie, offrent plusieurs variétés : la granulation grise, la granulation jaune ou tubercule miliaire, le tubercule cru, auxquelles il faut joindre les tubercules enkystés qui sont entourés d'une capsule fibreuse, et les tubercules crétacés, dont le contenu est infiltré de sels calcaires. L'infiltration tuberculeuse présente également plusieurs variétés, l'*infiltration tuberculeuse grise*, l'*infiltration gélatiniforme* et l'*infiltration jaune*. L'infiltration se développe parfois primitivement : tel est le cas de la pneumonie caséeuse ; plus souvent elle apparaît dans un organe présentant déjà des tubercules. Dans le poumon, l'infiltration grise se présente sous forme d'une masse dure, friable, homogène, présentant une surface de coupe lisse et polie. Dans certains cas, l'infiltration devient gélatiniforme, revêtant l'aspect d'une gelée incolore, légèrement sanguinolente, dans laquelle on ne trouve plus trace de vésicules pulmonaires ; peu à peu cette matière se transforme en infiltration grise. Celle-ci ne tarde pas à présenter une quantité de petits points jaunes, opaques, qui finissent par envahir la totalité de la portion infiltrée et la transforment en infiltration tuberculeuse jaune crue (Laennec). Ces différents stades d'infiltration tuberculeuse peuvent se rencontrer côte à côte dans le même poumon. Au milieu de la masse jaune se voient des stries noirâtres dues à l'anthracose pulmonaire concomitante et donnant au poumon l'aspect du fromage de Roquefort, d'où le nom de dégénérescence caséeuse qu'on a donné à cette transformation (V. DÉGÉNÉRESCENCE). L'évolution de la matière tuberculeuse ne s'arrête pas à la caséification ; elle continue et aboutit au ramollissement et à la liquéfaction. Celle-ci s'observe rarement dans les grandes infiltrations tuberculeuses ; dans la pneumonie caséeuse en particulier, la mort arrive avant que la matière tuberculeuse ne soit ramollie et évacuée à l'extérieur. Mais le tubercule, sauf les cas rares où il s'enkyste ou s'infiltre de matière calcaire, passe par cette dernière phase qui aboutit à la formation de la caverne. La matière uberculeuse devient plus molle et plus humide, acquérant ainsi une consistance qui rappelle celle du fromage, autre raison de lui donner, à ce moment, le nom de *matière caséeuse*; puis elle devient visqueuse et puriforme; elle peut alors soit présenter l'aspect ordinaire du pus épais, jaune, soit se séparer en deux parties, l'une liquide et transparente, l'autre formée de fragments opaques et friables nageant dans la première. Cette matière ramollie s'ouvre un passage dans les conduits voisins, en particulier dans les bronches, quand c'est le poumon qui est le siège des tubercules; elle s'évacue ainsi en dehors, et laisse à la place du tubercule une excavation qui constitue une caverne (V. CAVERNE). Si le tubercule siège près de la surface cutanée, la matière ramollie cherchera à se faire jour à l'extérieur, et après évacuation, laissera à sa place une fistule; parfois le pus ira se collecter très loin de l'endroit où il s'est produit, formant des abcès par congestion. L'évolution de la matière tuberculeuse vers la caséification et le ramollissement peut être entravée par l'effort réactionnel de l'organisme. Celui-ci ne se manifeste que dans les cas de granulations ou de tubercules isolés; il se traduit par la formation de tissu fibreux, qui enkyste le tubercule, l'envahit parfois, et ainsi se trouvent formés les *granulations fibreuses*, et les *tubercules fibro-crétacés*, quand l'infiltration calcaire s'est jointe au processus fibreux. C'est ce qui a fait dire à Grancher que le tubercule était une néoplasie à tendance fibro-caséeuse. En réalité, la caséification est bien sous l'action directe de l'agent pathogène, le bacille de Koch; elle est due, comme l'ont montré les recherches d'Auclair, à l'action locale des poisons contenus dans le protoplasma de ce microbe; le processus fibreux est, au contraire, une réaction de l'organisme, qui cherche à se défendre contre le bacille, et le fait en limitant son action au moyen d'un tissu indifférent et résistant, le tissu fibreux; cette réaction fibreuse n'est pas, d'ailleurs, spéciale au tubercule; l'organisme l'emploie chaque fois qu'il a à lutter contre un microbe ou à réparer une lésion. Le triomphe de l'organisme peut être complet et toute la masse tuberculeuse être transformée en tissu fibreux; dans d'autres cas il reste incomplet, la lésion est limitée, mais des bacilles restent vivants et virulents au centre du tubercule. La guérison n'est donc obtenue qu'au moyen de la formation d'un tissu de sclérose, qui persistera, le plus souvent, dans l'organe atteint, et peut gêner plus ou moins son fonctionnement. Quel que soit le point où se développe primitivement le tubercule, celui-ci est toujours formé par la prolifération des cellules conjonctives ou l'apport de cellules lymphatiques; les cellules épithéliales, les éléments nobles des tissus ne prennent pas part directement à l'édification de la néoplasie tuberculeuse; ils sont tués par les poisons du bacille de Koch et contribuent seulement à former le tissu caséeux; mais, suivant la voie suivie par le bacille pour pénétrer dans l'organe, le tubercule débute au niveau de telle ou telle partie du parenchyme. Pour vaincre la résistance de l'organisme, il faut qu'un certain nombre de bacilles soient déposés dans un tissu; le premier tubercule sera donc relativement volumineux, car il sera formé de la coalescence d'un grand nombre de follicules tuberculeux et par la prolifération d'une grande quantité de bacilles. Ce premier tubercule constitue le *chancre d'inoculation* de la tuberculose; il se rencontre de préférence au niveau des régions exposées à la contagion, ou dans les ganglions qui reçoivent les lymphatiques venant de ces régions, ganglions sous-cutanés, trachéo-bronchiques, mésentériques. Dans le poumon, il peut se développer directement dans l'alvéole pulmonaire, formant un tubercule intra-alvéolaire, *tubercule pneumonique* de Grancher; il peut au contraire se former autour de la bronchiole terminale; il est alors primitivement extra-alvéolaire, c'est le nodule ou *tubercule péribronchique* de Rindfleisch et Charcot. Quand le microbe a proliféré dans un point de l'organisme, il peut pénétrer ensuite dans d'autres parties en suivant la voie sanguine; disséminé ainsi par la circulation, il donne lieu à la formation de granulations grises, disposées le long des vaisseaux. Si ces granulations sont très nombreuses, la mort arrive rapidement; l'autopsie montre les lésions de la granulie, et permet, en général, de trouver le tubercule d'inoculation d'où est partie l'infection sanguine; si ces granulations sont, au contraire, plus rares,

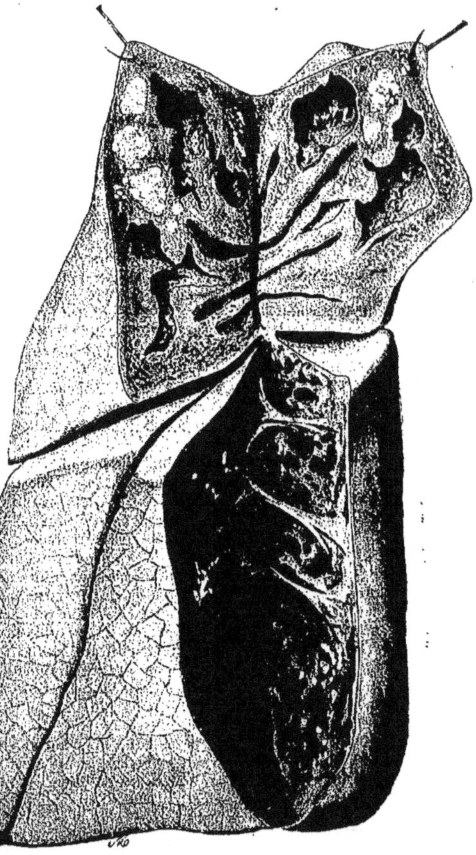

Fig. 805. — Poumon tuberculeux.

l'individu survit ; chaque granulation va évoluer pour sa part et peut se transformer en tubercule cru et plus tard en caverne. — *Tubercule anatomique.* Nodosité grosse comme une lentille, un pois, et même plus, à base mal limitée, à surface lisse, humide, présentant parfois un petit foyer de suppuration, se développant parfois sur la main ou le poignet à la suite d'une piqûre anatomique. Le tissu qui compose cette sorte d'induration est gris rougeâtre, œdémateux. Il se confond insensiblement avec le tissu conjonctif ambiant, mais en diffère par sa structure. On y trouve une trame de tissu conjonctif ; une matière amorphe abondante, granuleuse, englobant les autres éléments ; des leucocytes et des cellules embryonnaires en grand nombre. Cette lésion est due souvent, mais non toujours, à l'inoculation du bacille de Koch ; d'autres microbes peuvent aussi la produire. On devra, de toutes façons, détruire cette nodosité dès son apparition avec le thermocautère ; si elle est trop considérable pour être supprimée de cette façon, on l'enlèvera chirurgicalement ; si on a la preuve qu'elle n'est pas due au bacille de Koch, on pourra se contenter de faire des pansements antiseptiques.

TUBERCULEUX, EUSE. adj. [all. *tuberculös*, angl. *tuberculous*, esp. *tuberculoso*]. Qui offre de petites saillies ressemblant à des bosses. ‖ Qui est produit par les tubercules pathologiques : *méningite*, *péritonite*, *phtisie tuberculeuse*, *sarcocèle tuberculeux*. — *Infiltration tuberculeuse*. V. TUBERCULE. — *Tissu tuberculeux*. V. TUBERCULE. — Se dit substantivement d'une personne affectée de tubercules : *un tuberculeux*.

TUBERCULIDE. s. f. Nom donné par Darier à des dermatoses dont la nature tuberculeuse est probable, mais dans lesquelles on ne trouve pas de bacilles et dont l'inoculation aux animaux est négative. Hallopeau les appelle *toxi-tuberculides*. Tels sont le *lupus érythémateux*, l'*érythème induré de Bazin*, la *folliclis* et l'*acnitis* de Barthélemy, etc.

TUBERCULINE. s. f. Nom donné à divers produits extraits des cultures du bacille de Koch. La première tuberculine, ou tuberculine ancienne préparée par Koch en 1890, est constituée par une culture de bacille tuberculeux en bouillon glycériné à 4 p. 100 âgée de six semaines, stérilisé à l'autoclave à 110°, puis concentrée au dixième au bain-marie par évaporation, et filtrée sur papier. C'est un liquide brunâtre, sirupeux, d'odeur particulière. On l'emploie diluée dans le sérum physiologique ou dans l'eau phéniquée à 5 p. 1000. La nouvelle tuberculine, T. R., préparée par Koch en 1897, est extraite de la façon suivante : une culture virulente de bacille tuberculeux est desséchée dans le vide, puis triturée dans un mortier d'agate ; cette masse émulsionnée dans de l'eau distillée est mise à centrifuger pendant trente à quarante-cinq minutes dans un appareil faisant 4 000 tours à la minute. Elle est alors séparée en deux couches, l'une supérieure, T. O., formée d'un liquide blanchâtre, opalescent, l'autre inférieure, T. R., constituée par un précipité épais. Ce précipité est de nouveau séché, trituré et centrifugé à plusieurs reprises jusqu'à ce qu'il n'y ait presque plus de précipité. On recueille à chaque centrifugation le liquide surnageant, liquide différant complètement par ses propriétés du premier liquide ou T. O., et c'est la réunion de ces liquides qui constitue la tuberculine nouvelle ou résiduelle ou T. R. ; on l'additionne de 20 p. 100 de glycérine pour assurer sa conservation. Ni l'une ni l'autre de ces tuberculines n'ont d'action curative sur la tuberculose, comme l'avait d'abord annoncé Koch ; elles n'ont pas non plus d'action préventive. Mais elles ont la propriété de susciter chez l'individu tuberculeux des réactions spéciales, qui permettent d'affirmer le diagnostic de tuberculose quand celui-ci restait douteux. En France, on se sert, pour faire cette épreuve, de la tuberculine ancienne ; on la dilue au dixième avec de l'eau phéniquée à 5 p. 1000, et on injecte une quantité représentant un dixième de milligramme du produit brut pour l'enfant, 2 à 3 dixièmes pour l'adulte. Quatre à cinq heures après l'injection, le malade est pris de malaises, de douleurs dans les membres et d'une élévation de température qui atteint 39° à 40° ; ces manifestations durent pendant douze à quinze heures, puis tout rentre dans l'ordre. Si la réaction ne se produit pas, c'est que l'individu n'est pas tuberculeux ; on pourra recommencer une deuxième injection quelques jours après en employant une dose plus forte. Cette réaction n'est pas absolument spécifique ; elle a été observée chez des malades atteints de cancer, de syphilis, de lèpre, d'actinomycose ; de plus, elle manque parfois chez des sujets manifestement tuberculeux. La réaction générale s'accompagne de phénomènes locaux, bien visibles dans les tuberculoses externes, comme le lupus ; il y a du gonflement, de la rougeur, suivis les jours suivants de formation de croûtes. Cette réaction ne s'exerce pas toujours dans un sens favorable, et parfois l'injection d'une dose un peu élevée a pu être suivie d'extension des lésions ou de l'apparition de néphrite. Aussi son emploi est-il à peu près abandonné chez l'homme. Il s'est, par contre, généralisé en vétérinaire, où il permet de dépister des tuberculoses latentes.

TUBERCULISABLE. adj. Se dit d'un individu qui, par le fait de l'hérédité ou de vice d'hygiène, est prédisposé à la tuberculisation.

TUBERCULISATION. s. f. [all. *Tuberkelbildung*, angl. *tuberculisation*, it. *tuberculisazion*, esp. *tuberculisacion*]. Formation du tubercule ; travail local qui produit la tuberculose.

TUBERCULOSE. s. f. Maladie infectieuse, contagieuse, inoculable, due au développement dans l'économie d'un microbe particulier, le *bacille de Koch*. Aux expériences de Villemin (1869), provoquant l'apparition de tubercules chez les animaux par introduction de fragments de matière tuberculeuse sous les téguments, et prouvant l'inoculabilité de la tuberculose, on avait objecté que l'introduction de matières purulentes, cancéreuses, ou inertes (poudre de cantharide, de lycopode, poivre de Cayenne) était également suivie du développement de granulations ; mais celles-ci sont des pseudo-tubercules, qui, contrairement au tubercule vrai, ne peuvent pas être indéfiniment inoculés et ne se généralisent jamais (H. Martin). Du reste, la nature spécifique de la tuberculose n'est plus niable depuis que son bacille a pu être isolé, cultivé, et que l'inoculation de ses cultures a reproduit la maladie. Pour le colorer, on fixe la préparation par la chaleur, en la passant trois fois dans la flamme d'un bec de Bunzen ou en faisant agir un mélange à parties égales d'alcool et d'éther, puis on la plonge dans une solution de fuchsine phéniquée, appelée liquide de Ziehl (V. ZIEHL) ; on chauffe jusqu'à émission de vapeurs en évitant avec soin l'ébullition, on la maintient pendant dix minutes dans un bain chauffé, ensuite on la soumet rapidement à l'action de l'acide nitrique dilué dans deux parties d'eau, on la lave à l'alcool, et on la trempe pendant quelques secondes dans une solution de bleu de méthylène : le bacille de la tuberculose, retenant la couleur plus longtemps que les autres, conserve la coloration rouge primitive, après l'action décolorante de l'acide nitrique, tandis que les autres éléments sont teintés en bleu ou en violet. Il a la forme de bâtonnets, longs de 1,5 μ à 4 μ, larges de 0,3 μ, droits ou légèrement courbés, immobiles, présentant souvent 4 à 6 vacuoles incolores, ovalaires, d'où son aspect granuleux. On peut le cultiver sur le sérum sanguin, et mieux encore sur la gélose glycérinée ou sur le sang gélosé : le produit de culture inoculé aux animaux les fait mourir tuberculeux. Le bacille conserve longtemps sa virulence, ainsi que les produits tuberculeux de l'organisme : les crachats, par exemple, stent très longtemps actifs s'ils sont lentement desséchés, même lorsqu'ils sont soumis à une chaleur de + 60°, un froid de — 8°, ou à la putréfaction, ce qui prouve la résistance du bacille aux agents extérieurs. On le trouve dans les granulations tuberculeuses de toutes dimensions et de tout âge, même en voie de calcification ; il se rencontre surtout dans les cellules géantes, dont il occupe la périphérie. Le bacille de Koch, quand il pénètre dans l'économie, donne lieu le plus souvent à la formation de tubercules (V. ce mot), d'où le nom de *tuberculose* donné à la maladie qu'il détermine. Pourtant, au niveau de certains tissus, de la plèvre en particulier, il provoque la formation d'exsudats fibrineux et pseudo-membraneux, si bien que tant qu'on n'a vu dans la tuberculose que la maladie caractérisée par le développement des tubercules, on ne pouvait y faire entrer la pleurésie séro-fibrineuse ; il a fallu la constatation constante du bacille de Koch dans les exsudats pour que fût définitivement acceptée la nature tuberculeuse de la pleurésie séro-fibrineuse que la clinique avait déjà permis d'affirmer (Landouzy) ; d'ailleurs, l'examen histologique de la plèvre permet de reconnaître non seulement le bacille, mais aussi le follicule tuberculeux avec sa constitution caractéristique. Le bacille de Koch peut donc provoquer une affection nodulaire qui mérite seule à proprement parler le nom de *tuberculose* et des affections inflammatoires séro-fibrineuses, hémorragiques, purulentes. Pour déterminer ces différentes lésions, il secrète plusieurs poisons encore mal connus, dont les uns agissent localement, les autres au contraire diffusent dans l'organisme et vont léser des viscères éloignés. Les premiers ont été étudiés par Auclair, qui les a extraits des corps bacillaires au moyen de l'éther et du chloroforme ; les autres n'ont pu encore être isolés des cultures. Quelquefois la tuberculose reste locale : c'est ce qui arrive en particulier dans le lupus, qui est bien de nature tuberculeuse, quoique le bacille ne puisse être décelé dans des produits lupiques que par l'inoculation. Mais le plus souvent, malgré la prolifération conjonctive qui se fait autour du foyer tuberculeux primitif, les lésions se propagent au voisinage et se généralisent, soit que les bacilles s'étendent le long des vaisseaux et des canaux (bronchiques, urinifères, etc.), soit qu'ils se répandent au loin par le mécanisme de l'embolie, après avoir pénétré dans le système circulatoire. — Tous les organes peuvent être atteints de tuberculose par arrivée du bacille spécifique à leur niveau : on l'a trouvé dans le poumon, l'intestin, le foie, la rate, les reins, la pie-mère, les ganglions lymphatiques, les articulations, le tissu osseux, les muqueuses de la langue, du pharynx, du nez, les séreuses, les voies urinaires, etc. ; toutefois les organes respiratoires sont plus souvent affectés que les autres. La différence de localisation initiale des lésions tuberculeuses dépend de la voie par laquelle le bacille a pénétré dans l'économie, et d'une prédisposition tenant à un défaut de résistance d'un point déterminé de l'organisme. C'est par les voies respiratoires que l'agent pathogène se transmet le plus fréquemment, d'un homme infecté à un sujet sain, à condition que la muqueuse de ces voies soit desquamée par suite d'une inflammation préalable : les particules de crachats desséchés des phtisiques, qui contiennent de grandes quantités de bacilles, se mêlant à l'air, sont inhalées avec lui, et constituent le mode de propagation le plus commun. Quand les voies digestives servent de porte d'entrée au bacille, c'est par ingestion de viscères ou de lait provenant d'animaux tuberculeux ; pour certains auteurs, le bacille pénétrerait toujours par le tube digestif, soit qu'il soit apporté dès le premier âge avec le lait contaminé (Behring), soit qu'il s'introduise plus tard avec des poussières contaminées déglutiées en même temps que la salive (Calmette). Quelquefois il a paru pénétrer par les organes génitaux pendant les rapports sexuels : cependant ce mode de transmission est douteux (Guyon, Reclus). L'inoculation peut aussi se faire par la peau (Hanot). En tout cas, l'infection ne se produit que chez les individus débilités, présentant une disposition naturelle ou acquise. La tuberculose n'est pas héréditaire par transmission directe du germe tuberculeux, mais par transmission d'une prédisposition qui tient aux modifications déterminées chez les ascendants par le bacille. On ne naît pas tuberculeux, mais tuberculisable (Peter). La maladie se développe sous l'influence des causes qui, affaiblissant l'organisme, le mettent en état de réceptivité vis-à-vis de l'agent spécifique : inanitiation par les voies digestives (alimentation vicieuse, rétrécissement de l'œsophage, ulcère ou névrose de l'estomac, dyspepsie, diarrhée chronique) ; inanitiation par les voies respiratoires (bronchite chronique, emphysème, air des villes, air confiné), alcoolisme, maladies générales débilitantes, diabète, etc. La prédisposition peut aussi être limitée à un organe et joue alors un rôle dans la localisation des lésions tuberculeuses, le bacille se fixant d'abord dans les points affaiblis de l'économie, et, suivant l'endroit primitivement atteint, la généralisation est plus ou moins rapide : lente dans la tuberculose des os, cette généralisation se fait bien plus vite quand les poumons sont primitivement atteints. — Ces notions sont importantes en ce qui concerne le diagnostic et la prophylaxie de la tuberculose. Ainsi pour la tuberculose pulmonaire, le diagnostic précoce peut en être fait lorsqu'on trouve le bacille de Koch dans les produits expectorés (fig. 806), quels que soient d'ailleurs les symptômes locaux et généraux observés ; par contre, l'absence du bacille éloigne l'idée de la lésion spécifique. De même l'agent doit être cherché dans les liquides digestifs, les liquides évacués par ponction des séreuses viscérales ou articulaires, le pus ganglionnaire ou osseux, l'urine, etc. La prophylaxie et l'hygiène découlent également de la connaissance des conditions dans lesquelles le bacille pénètre et pullule dans l'économie. Les crachats étant son véhicule le plus habituel, doivent être reçus dans des vases pleins de liquide, de façon que la dessiccation ne puisse se faire et répandre dans l'air des particules nuisibles ; ces vases doivent être nettoyés avec des substances antiseptiques. Le lait ne doit être bu que bouilli ; la viande doit être portée à une température élevée, celle des animaux suspects ne doit pas être livrée à la consommation. La vie en commun dans les milieux encombrés, où l'air est confiné, amenant une débilitation de l'organisme qui favorise l'activité virulente du bacille, la ventilation des logements, des ateliers, des casernes, etc., compte parmi les meilleurs moyens préventifs de la tuberculose ; et, s'il s'agit d'individus tuberculisables par hérédité, la vie active, au grand air, s'impose, ainsi qu'une alimentation fortement réparatrice. — Quant aux formes cliniques de la tuberculose, à ses symptômes, à sa thérapeutique, ils varient avec l'organe atteint. V. Carreau, Mal *vertébral*, Méningite *tuberculeuse*, Péritonite *tuberculeuse*, Phtisie *granuleuse*, Phtisie *tuberculeuse*.

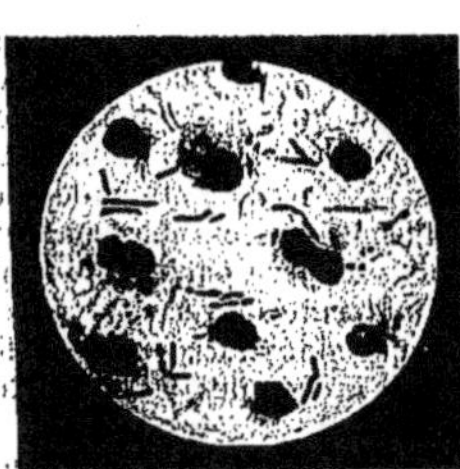

Fig. 806. — Bacilles *tuberculeux* dans les crachats.

TUBÉREUX, EUSE. adj. [*tuberosus*, all. *knollig*, angl. *tuberous*, it. et esp. *tuberoso*]. Se dit d'une racine renflée, plus grosse que la tige qu'elle supporte ; et aussi de celle qui est parsemée de tubercules, c'est-à-dire de masses épaisses et charnues.

TUBER-ISCHIO-TROCHANTÉRIEN. V. CARRÉ *crural.*

TUBÉROSITÉ. s. f. [*tuber*, *tuberculum*, all. *Knollen*, angl. *tuberosity*, it. *tuberosità*, esp. *tuberosidad*]. Éminence d'un os où s'attachent des muscles ou ligaments : *tubérosité bicipitale*, etc. || *Tubérosités de l'estomac.* Les deux extrémités de cet organe. — En botanique, les *tubérosités* des racines se distinguent des tubercules en ce qu'elles n'offrent ni bourgeons ni écailles.

TUBO-OVARIEN, ENNE. adj. [de *tube*, signifiant ici trompe de Fallope, et *ovaire*]. Qui concerne la trompe utérine et l'ovaire: *grossesse tubo-ovarienne.* — *Kyste tubo-ovarien* (Ad. Richard). Kyste de l'ovaire ou du corps de Wolff communiquant avec la trompe et se vidant de temps en temps par l'utérus. La trompe conserve ses dimensions ordinaires ou à peu près dans sa partie voisine de l'utérus; mais, à partir de ce point, elle prend le calibre et l'apparence de l'intestin grêle, avec des flexuosités intestiniformes, pour se continuer et se confondre avec les parois du kyste. Parfois la dilatation de la trompe est sphéroïdale et limitée.

TUBO-UTÉRIN, INE. adj. Qui concerne l'utérus et les trompes : *grossesse tubo-utérine.*

TUBULÉ, ÉE. adj. [all. *rohricht*, angl. *tubulated*, it. *tubulato*, esp. *tubulado*]. Qui est muni d'une ou de plusieurs tubulures, ou qui est en forme de tube : *stigmate tubulé*, *épithélioma tubulé.*

TUBULEUX, EUSE. adj. [all. *röhrig*, angl. *tubulous*, esp. *tubuloso*]. Qui a la forme d'un tube; qui en est formé. — *Substance tubuleuse.* V. REIN.

TUBULHÉMATIE. s. f. Sous le nom de *tubulhématie rénale chez le nouveau-né*, Parrot a décrit en 1873 une affection que Laroyenne et Charrin venaient de désigner sous celui de *maladie bronzée hématurique des nouveau-nés.* Cette affection apparaît dès le deuxième jour après la naissance et est caractérisée par un ictère intense avec teinte violacée des extrémités, par de l'hématurie, de la diarrhée bilieuse; la mort survient le plus souvent en trois ou quatre jours dans l'hypothermie. A l'autopsie, on trouve entre autres altérations une accumulation de globules rouges plus ou moins déformés dans les tubes contournés du rein. Cette affection, qui s'observe parfois épidémiquement et coïncide dans les maternités avec des cas de fièvre puerpérale, paraît être d'origine microbienne. Elle est identique à la *maladie de Winckel* des auteurs allemands.

TUBULI. s. m. pl. Nom donné, en anatomie, à divers tubes microscopiques, ceux du rein surtout.

TUBULISATION. s. f. Méthode proposée par Vanlair pour assurer la régénération des nerfs dans les cas de suture nerveuse: elle consiste à introduire les nerfs dans des tubes formés par des fragments d'os décalcifiés, qui maintiennent dans une bonne direction les fibres nerveuses et sont résorbés peu à peu.

TUBULURE. s. f. [de *tubus*, tube; all. *Tubulatur*, angl. *tubulating*, esp. *tubulura*]. Ouverture que présentent des flacons, des ballons et autres vaisseaux de chimie, et qui est ordinairement destinée à recevoir un bouchon percé d'un trou par lequel passe un tube.

TUE-CHIEN. s. m. V. COLCHIQUE.

TUE-LOUP. s. m. V. ACONIT.

TULIPIER. s. m. [*Liriodendron tulipifera* L., all. *Tulpenbaum*, angl. *tulip-tree*, esp. *tulipero*]. Arbre d'Amérique, de la famille des magnoliacées, dont l'écorce des jeunes rameaux est employée comme fébrifuge dans l'Amérique septentrionale, à la dose de 4 à 8 grammes en poudre ou en décoction. De cette écorce on a extrait la *liriodendrine.*

TUMÉFACTION. s. f. [de *tumefacere*, de *tumor*, tumeur, et *facere*, faire; ἄγκωσις, all. *Aufschwellung*, angl. *tumefaction*, *swelling*, it. *tumefazione*, esp. *tumefaccion*]. Augmentation de volume d'une partie. — *Tuméfaction transparente.* Altération particulière de la cellule hépatique dont le protoplasme est gonflé, ne prend plus aucun réactif et devient transparent comme du cristal ; le noyau persiste, souvent hypertrophié et fixant les réactifs colorants. Cette altération, décrite par Hanot et Gilbert dans le choléra, a été retrouvée par divers observateurs dans divers états morbides, et notamment par Gilbert et Garnier dans l'anémie post-hémorragique. — *Tuméfaction trouble de Virchow.* Altération cellulaire caractérisée par l'augmentation de volume de l'élément dont le protoplasme devient foncé, opaque et prend mal les réactifs ; elle paraît due à l'accumulation de granulations de nature albuminoïde. Elle se rencontre en particulier au niveau du foie, au cours d'un grand nombre d'infections et d'intoxications.

TUMÉNOL. s. m. Corps sulfuré qui provient de la distillation des huiles minérales ; il est miscible à l'éther, à la glycérine et aux corps gras ; c'est un succédané de l'ichtyol; on l'emploie en nature avec du talc, ou en pommade à 5 à 15 p. 100, dans certains cas d'eczéma et de prurigo.

TUMESCENCE. s. f. V. INTUMESCENCE.

TUMESCENT, ENTE. adj. [de *tumescere*, se gonfler]. Qui est gonflé; qui porte une tumeur, qui en produit.

TUMEUR. s. f. [*tumor*, de *tumere*, enfler ; ὄγκος, φῦμα, all. *Geschwulst*, angl. *tumour*, *swelling*, it. *tumore*, esp. *tumor*]. Communément, toute éminence circonscrite, d'un certain volume, développée dans une partie quelconque du corps. Ainsi, on confond sous la dénomination de *tumeur*, et la simple tuméfaction, soit inflammatoire, soit de toute autre nature; et la distension d'un organe par l'accumulation de matières qui, normalement, n'y sont contenues qu'en petite quantité; et la tuméfaction produite par le déplacement d'un organe qui fait saillie dans sa nouvelle place, etc. || En anatomie pathologique générale, production morbide *persistante*, de génération nouvelle, et caractérisée par une tuméfaction limitée, quels que soient du reste ses caractères physiques. Cette définition embrasse tous les tissus morbides de nouvelle formation, ainsi que les collections liquides circonscrites de production nouvelle; elle élimine les productions morbides d'origine inflammatoire qui, au lieu de *persister* ou de *s'accroître*, disparaissent au bout d'un temps plus ou moins long. En disant *produit de génération nouvelle*, on entend que des éléments fondamentaux ou accessoires d'un tissu se sont multipliés outre mesure. Le fait que l'hypergenèse porte souvent sur les *éléments accessoires* plutôt que sur l'espèce fondamentale d'un tissu, est encore une cause de différence entre le tissu morbide et le tissu normal au milieu duquel il est engendré; car, passant à l'état fondamental en un point de l'économie où il n'était qu'accessoire, cet élément forme localement un tissu nouveau par rapport à celui dont il dérive. En dehors des cas de tumeur à tissu multiple, la prolifération porte sur une seule variété d'éléments de l'organisme; elle est indéfinie et se fait en dehors du plan d'organisation et sans tenir compte de la vie des tissus voisins qui sont refoulés ou détruits. Une définition exacte des tumeurs est actuellement à peu près impossible; du groupe des tumeurs sont détachées constamment des variétés dont l'étiologie est reconnue; c'est ainsi que certaines formes de tuberculose, que l'actinomycose englobent des tumeurs décrites autrefois parmi les sarcomes; il est probable qu'un jour viendra où on ne mettra plus dans le même groupe morbide des affections aussi différentes que le fibromyome de l'utérus, l'épithélioma et les tératomes. Les umeurs sont d'origine : 1° *ectodermique;* 2° *endodermique*; 3° *mésodermique*. Celles du premier groupe sont outes les tumeurs dérivant des épithéliums cutanés et des muqueuses papillaires, *cancroïdes*, *papillomas*. Elles comprennent aussi celles provenant des glandes annexées à la peau, les tumeurs du sein en particulier, qui sont aussi redoutables que les cancers d'origine endodermique. Il faut y joindre encore, bien que par suite d'un mode indirect de provenance, les tumeurs cérébro-spinales et rétiniennes à myélocytes. Celles du deuxième groupe sont les tumeurs dérivant de l'endoderme, qui à partir de l'occlusion de l'ombilic n'est représenté que par l'épithélium gastro-intestinal et les glandes qui en dérivent. Ici se place le groupe le plus dangereux par son action cachectisante, indice d'une intoxication générale de l'économie, et sa tendance à la généralisation : c'est celui des tumeurs dites *cancéreuses* (V. CANCER). Il comprend toutes les tumeurs dérivant par hypergenèse des épithéliums d'origine tant ectodermique qu'endodermique, qui par involution dans l'épaisseur du mésoderme ont amené la génération des parenchymes. Ces tumeurs d'origine parenchymateuse se développant dans la profondeur des organes ont déjà par ce fait un caractère de gravité spécial, sans parler de ceux qui tiennent à leur nature épithéliale. Les tumeurs du troisième groupe ou d'origine mésodermique dérivent des tissus cellulaire, fibreux, cartilagineux, osseux, musculaire, vasculaire, etc. — *Classification des tumeurs.* Faute de connaître exactement la texture des tissus et des éléments anatomiques, les anciens auteurs ont supposé aux tumeurs une origine plus ou moins singulière; ils se sont fondés ensuite sur de simples analogies d'aspect extérieur avec des végétaux (tumeurs napiformes), des animaux (polypes, cancer, tumeurs larinoïdes), des corps bruts (tumeurs colloïdes, squirreuses, etc.), pour établir des classifications et une nomenclature qui laissent en singularité bien loin derrière elles celles des chimistes où les sels étaient classés d'après des comparaisons avec les astres (sel de Saturne, etc.), des plantes (arbres de Mars, de Diane, de Jupiter, etc.). L'examen des tissus morbides à l'aide du microscope, l'étude de leur composition élémentaire et de leur texture, lorsqu'elle est fondée sur la connaissance et la comparaison des caractères correspondants des tissus normaux et du mode de développement de ceux-ci, permet de donner logiquement aux tumeurs un nom correspondant à celui de l'élément dont elles dérivent, en rapport avec leur texture. C'est en partant de ces principes, et en prenant pour base cette loi de J. Müller que *le tissu qui forme une tumeur a son type dans un tissu de l'organisme à l'état embryonnaire ou à l'état de développement complet*, que Cornil et Ranvier ont classé les tumeurs dans un certain nombre de groupes de la façon suivante : 1er GROUPE. *Tumeurs dont le tissu a son type dans le tissu embryonnaire.* GENRE UNIQUE : *sarcome*. — 2e GROUPE. *Tumeurs dont le tissu a son type dans le tissu conjonctif.* Cornil et Ranvier distinguaient 7 GENRES : *myxome*, *fibrome*, *lipome*, *carcinome*, *tubercule*, *granulation morveuse*, *gomme syphilitique*; de ces sept genres, les trois derniers sont des productions d'ordre parasitaire et ne font pas partie des tumeurs; le carcinome est une tumeur d'origine épithéliale, c'est une variété d'épithéliome; il doit donc rentrer dans le 9e groupe. — 3e GROUPE. *Tumeurs dont le tissu a son type dans le tissu cartilagineux.* GENRE UNIQUE : *chondrome*. — 4e GROUPE. *Tumeurs dont le tissu a son type dans le tissu osseux.* GENRE UNIQUE : *ostéome*. — 5e GROUPE. *Tumeurs dont le tissu a son type dans le tissu musculaire.* 2 GENRES : *myome à fibres striées*, *myome à fibres lisses*. — 6e GROUPE. *Tumeurs dont le tissu a son type dans le tissu nerveux.* 2 GENRES : *névrome médullaire* (à cellules nerveuses), *névrome fasciculé* (à tubes nerveux). — 7e GROUPE. *Tumeurs qui sont formées de vaisseaux sanguins.* GENRE UNIQUE : *angiome*. — 8e GROUPE. *Tumeurs qui sont formées de vaisseaux lymphatiques ou dont le tissu a son type dans celui des ganglions lymphatiques.* 2 GENRES : *lymphangiome*, *lymphadénome*. — 9e GROUPE. *Tumeurs formées par des cellules épithéliales de nouvelle génération*, divisées en masses irrégulières, sur des papilles, dans des culs-de-sac ou dans des cavités de nouvelle formation. 4 GENRES : *épithéliome*, *papillome*, *adénome*, *kyste*. — 10e GROUPE. *Tumeurs mixtes*, formées par plusieurs tissus. — Les conditions qui ont amené la naissance des tumeurs persistent ordinairement, une fois qu'elles sont apparues, et continuent à présider à leur développement qui n'est jamais rétrograde ou atrophique. Aussi ne doit-on pas laisser aux tumeurs le temps de se développer et de devenir inopérables, il faut dès leur origine les détruire ou les enlever. En outre, un des résultats de l'expérience semble être que : une tumeur offre d'autant moins de tendance à l'extension et à la récidive qu'elle a séjourné moins longtemps dans l'économie, que les éléments embryonnaires qui entrent dans sa constitution sont moins abondants. V. BÉNIN et MALIGNITÉ. — *Tumeur anévrysmale.* V. ANÉVRYSME. — *Tumeur blanche* [all. *weisse Geschwulst*, angl. *white swelling*, it. *tumore bianco*, esp. *tumor blanco*]. Variété de tuberculose articulaire, caractérisée par un gonflement souvent considérable de l'article avec pâleur marquée du tégument. Le nom de *tumeur blanche* est impropre en ce que il s'agit de tuméfaction et non de tumeur à proprement parler, et que la pâleur de la peau fait place à de la rougeur lorsque le pus se forme par suite de la caséification et du ramollissement des tubercules. Bonnet considérait comme principal caractère anatomique de la maladie, la formation d'un tissu nouveau, dit *fongueux* ou *fongoïde*, développé aux dépens de la synoviale et des surfaces osseuses articulaires, d'où le nom d'*arthrite fongueuse* donné aussi à la tumeur blanche. La lésion initiale consiste, d'après Lannelongue, dans l'apparition de tubercules dans les extrémités osseuses; l'arthrite fongueuse primitive est exceptionnelle; la synoviale est atteinte secondairement. Quand elle est envahie, elle réagit par la formation, autour du bacille et des follicules tuberculeux, d'un abondant tissu embryonnaire, dont la masse constitue les fongosités. Parfois le tubercule est représenté simplement par un nodule embryonnaire, dans lequel les cellules du centre sont envahies par la dégénérescence granulo-graisseuse; dans d'autres cas, il affecte une forme plus typique, avec cellule géante et cellules épithélioïdes; il reçoit alors souvent le nom de *follicule de Köster*; dans ce cas la tendance à la caséification est bien marquée. Enfin quand la réaction fibreuse est marquée autour du tubercule, celui-ci prend le nom de *nodule de Friedlander*, et la synovite s'étend lentement. Quand les tubercules se ramollissent, la cavité articulaire se remplit de pus, et celui-ci cherche à se faire jour au dehors, déterminant des fistules qui persistent indéfiniment. La tumeur blanche apparaît chez des sujets à constitution lymphatique, ayant déjà eu souvent d'autres manifestations scrofuleuses, telles qu'adénites tuberculeuses en particulier. Elle survient parfois à la suite d'un traumatisme, mais celui ci n'est pas la cause directe de la maladie ; il n'est qu'une raison de localisation du bacille de Koch; on peut aussi admettre que la tuberculose évoluait silencieusement depuis plusieurs semaines quand un traumatisme est venu précipiter la marche des accidents, ou que la lésion articulaire antérieure a donné de l'importance à un traumatisme insignifiant. Elle est beaucoup plus fréquente chez les enfants et les adolescents que chez l'adulte ou les vieillards, mais peut se rencontrer néanmoins à tous les âges de la vie. Les signes locaux varient suivant la période de la maladie; la douleur et la gêne des mouvements sont ordinairement les premiers en date; quelquefois le gonflement apparaît en même temps. En tout cas, la tuméfaction se produit constamment, mais à un degré variable et à une époque plus ou moins éloignée; elle est due non seulement à l'accumulation de liquide dans la synoviale et l'œdème des parties molles, mais encore à l'augmentation de volume des extrémités osseuses et à la présence des fongosités. Le membre prend une position fixe et vicieuse, ordinairement la demi-flexion, causée par la contraction involontaire des muscles qui avoisinent la jointure : les mouvements sont très limités, parfois il y a mobilité anormale et exagérée. Plus tard, se montrent les signes habituels de la suppuration : la tuméfaction augmente; la peau, jusque-là blanche et mate, devient rouge, lisse, tendue, œdémateuse ; le pus fuse sous la peau, qu'il décolle, ou se fait jour au dehors par des trajets fistuleux. Enfin on peut voir apparaître des déformations, des changements de longueur, tous les signes des luxations et des subluxations ; ou il se fait une ankylose qui peut être considérée comme le mode de terminaison le plus heureux. En même temps l'état général est atteint ; souvent on constate d'autres tuberculoses locales, ganglionnaire, cutanée, etc., ou viscérales ; l'examen des divers appareils est un bon appoint pour le diagnostic de l'affection. Quand la suppuration s'est établie et persiste pendant longtemps, on peut voir apparaître la bouffissure des téguments, l'albuminurie, la diarrhée, indiquant, avec l'augmentation de volume du foie et de la rate, la dégénérescence amyloïde des viscères. Le traitement général consiste à placer le malade dans les meilleures conditions possibles d'hygiène, à l'exposer au soleil et au grand air, à relever ses forces par le quinquina, le fer, les bains sulfureux; l'hydrothérapie, les préparations iodées, huile de foie de morue, iodure de potassium, teinture d'iode. Le traitement local des tumeurs blanches peut se résumer de la façon suivante : dans tous les cas, et pendant tout le cours de la maladie, immobilisation de la jointure dans une bonne position, au moyen d'appareils inamovibles, après redressement brusque ou progressif, immobilisation de la jointure seule, qui ne doit pas condamner le reste du corps à un repos absolu, mais doit permettre au malade de marcher, avec des béquilles au besoin, et de s'exposer à l'air et au soleil ; le plus souvent, compression associée à l'immobilité et aidée par les révulsifs, la cautérisation transcurrente, l'ignipuncture. Mais dans bien des cas, il faudra recourir à l'intervention sanglante, ouvrir et vider l'articulation, réséquer les têtes articulaires, et déterminer l'ankylose des extrémités osseuses dénudées. Souvent même ces résections sont insuffisantes, c'est à l'amputation qu'il faut avoir recours. Dans tous les cas on consultera, avant de tenter une intervention sanglante, non seulement l'état local, mais aussi l'état général du sujet, et si celui-ci est mauvais, si les poumons sont envahis, on se contentera d'un traitement palliatif, ouverture des abcès, grattage des trajets fistuleux, injections modifiantes dans l'articulation, sans rechercher une guérison radicale. — *Tumeur dentaire*. V. ODONTOME. — *Tumeur dermoïde*. Tumeur d'origine congénitale comprenant les éléments de la peau et siégeant sur la conjonctive ou sur la muqueuse buccale. — *Tumeur épidermique* ou *épithéliale*. V. ÉPITHÉLIOMA. — *Tumeur érectile*; *tumeur fongueuse sanguine*. V. VASCULAIRE (*Tumeur*). — *Tumeur des ganglions lymphatiques*. V. GANGLIOMA. — *Tumeur hémorragique*. V. ANÉVRYSME. — *Tumeur œdémateuse*. V. SÉRO-SANGUIN. — *Tumeur papillaire* ou *papilliforme*. V. PAPILLOMA. — *Tumeur salivaire*. V. GRENOUILLETTE. — *Tumeur sanguine du pavillon de l'oreille chez les aliénés*. Affection qui se produit assez fréquemment chez les aliénés sous forme de tumeur fluctuante, d'un rouge foncé, plus ou moins volumineuse, dont le développement est spontané et souvent fort rapide. Le siège constant de l'affection est la face externe de la partie cartilagineuse du pavillon ; le lobule reste toujours intact. Tantôt les deux oreilles sont prises à la fois, tantôt une seule, tantôt enfin elles sont prises à quelque temps l'une de l'autre (Ferrus, 1838). — *Tumeur sanguine de la vulve*. V. THROMBUS. — *Tumeur sébacée*. V. ATHÉROME, LOUPE et TANNE. — *Tumeur tubuleuse*. V. SIPHONOMA. — *Tumeur variqueuse*. V. VARICE. — *Tumeur verruqueuse des cicatrices*. V. CHÉLOÏDE *cicatricielle*.

TUMIDE. adj. [*tumidus*, all. *aufgetrieben*, angl. *tumid, swelled*, it. *tumido*, *gonfiato*]. Se dit d'une partie gonflée ou renflée, en quelque sorte ventrue.

TUNBRIDGE-WELS (Angleterre). *Eaux ferrugineuses bicarbonatés*, froides, 10°. Établissement.

TUNGSTATE. s. m. [*tungstas*, all. *scheelsaures Salz*, angl. *tungstate*, it. et esp. *tunstato*]. Nom générique des sels produits par la combinaison de l'acide tungstique avec les bases.

TUNGSTÈNE. s. m. [*scheelium*, all. *Tungsteinmetall, Wolframmetall, Scheel*, angl. *tungsten*, it. et esp. *tunsteno*]. Métal d'un gris foncé ou noir, très dur, très pesant. Densité, 17 à 18 ; peu fusible, inaltérable dans l'oxygène sec ou humide à la température ordinaire ; au rouge, il brûle dans l'oxygène ou dans l'air, et se transforme en acide tungstique. C'est un élément hexatomique.

TUNGSTIQUE. adj. — *Acide tungstique* [all. *Tungsteinsäure*; angl. *tungstic acid*, it. et esp. *acido tunstico*] (TuO^6). Il existe dans la nature, combiné tant avec la chaux qu'avec les oxydes de fer et de manganèse. Il est solide, et insoluble dans l'eau.

TUNICINE. s. f. [*cellulose animale*] ($C^{12}H^{10}O^{10}$) (Berthelot). Principe immédiat de l'enveloppe des tuniciers qui diffère chimiquement et anatomiquement de la cellulose, avec laquelle elle est isomère ; l'acide sulfurique concentré la change en sucre ; mais elle n'est point détruite par le fluorure de bore ; les acides sulfurique et chlorhydrique étendus et bouillants ne l'altèrent pas sensiblement, même au bout de plusieurs semaines, etc. L'existence de ce composé dans les tissus des vertébrés et des articulés n'est démontrée par aucun fait probant. — La *chitine* peut être regardée comme la tunicine combinée avec une substance albuminoïde.

TUNIQUE. s. f. [*tunica*, χιτὼν, all. *Hulle*, angl. *tunic, coat*, it. *tonica*, esp. *tunica*]. Toute membrane qui forme ou concourt à former les parois d'un organe. — *Tunique commune du système vasculaire à sang rouge*. V. ARTÈRE. — *Tunique innominée*. La sclérotique.

TURBINÉ. s. f. V. SUCRE *de canne*.

TURBINÉ, ÉE. adj. [*turbinatus*, de *turbo*, toupie ; all. *kreiselformig*, angl. *turbinate*, it. *turbinato*, esp. *turbinado*]. Qui a la forme d'une toupie, c'est-à-dire d'un cône dont la base s'arrondit brusquement, et dont la hauteur égale environ une fois et demie le diamètre de cette base.

TURBINECTOMIE. s. f. Opération qui consiste à extraire l'un des cornets des fosses nasales.

TURBITH. s. m. [*Convolvulus turpethum*, L., *Thomæa turpathum*, R. Br. ; *turbith végétal*, all. *Turpithwinde*, angl. *turbith, turbeth*, it. *turbito*, esp. *turbit*]. Plante de l'Inde, de la famille des convolvulacées, dont la racine est un purgatif drastique autrefois fort employé, aujourd'hui peu usité. Outre des substances grasses, une huile volatile, une matière colorante, la racine de turbith renferme une résine, molle, soluble dans l'éther, qui est son principe purgatif, et une glycoside, la *turpéthine*. — *Turbith faux ou des anciens*. L'un des noms de la *Thapsia villosa*, L. — *Turbith noir*. En Russie, la racine de *uphorbia palustris*, préconisée contre la rage. — *Turb. de montagne* ou *bâtard*. Nom d'un *Laser*. ‖ Terme l'ancienne chimie. — *Turbith minéral* [angl. *mineral pelh*] ($3HgO.SO^3$). Précipité jaune qui se forme quand traite 1 partie de sulfate de deutoxyde de mercure par parties d'eau bouillante. Il est très peu employé à l'intérieur, comme antisyphilitique, à la dose de 2 à 5 centimmes. A l'extérieur, il est usité en pommade, comme parsiticide. — *Turbith nitreux*. Poudre jaune qui se précite par décomposition de l'azotate acide de deutoxyde de ercure au contact de l'eau. Inusité.

TURBOT. s. m. [all. *Meerbulle*, angl. *turbot*, it. *mbo*, esp. *rodaballo*] (*Pleuronectes maximus*, L.) isson malacoptérygien de la famille des pleuronectes; i est alimentaire.

TURCIQUE. adj. [*turcicus*]. — *Selle turcique* [all. *ürkenattel*, it. *sella turcica*, esp. *silla turca*]. V. Sphénoïde.

TÜRCK (Ludwig) (médecin autrichien, 1810-1868). — *aisceau de Türck*. V. Moelle épinière.

TURGESCENCE. s. f. [de *turgescere*, se gonfler; ργασμὸς, all. *Turgescenz*, *Vollsaftigkeit*, angl. *turgescence*, it. *turgescenza*, esp. *turgescencia*]. Enflure causée par une surabondance de liquide dans les conduits qui les enferment naturellement, ou dans les interstices des éléments anatomiques, après issue hors des vaisseaux. La urgescence diffère de l'*érection* en ce que celle-ci est due à une augmentation d'afflux sanguin, par dilatation artérielle dans un tissu de texture spéciale et déterminée, andis que la turgescence est due à une distension par rétention, de cause physique ou organique, du sang veineux ans les vaisseaux normaux ou lésés. — Les humoristes donnaient le nom de *turgescence de la bile* à ce qu'on a appelé depuis *embarras gastrique*.

TURGESCENT, ENTE. adj. Qui est en orgasme.

TURGIDE. adj. [*turgidus*, all. *turgid*, *strotzend*, angl. *turgid*, esp. *turgido*]. Qui est renflé d'une manière uniforme.

TURK (médecin allemand contemporain). — *Cellule de Turk*. Variété de leucocyte non granuleux; c'est une grosse cellule dont le protoplasme se teint fortement par les couleurs basiques; le noyau est souvent plus clair que le protoplasma et parfois s'en distingue difficilement, c'est un *myélocyte basophile non granuleux*. Cette cellule représente le type primordial du leucocyte, d'où dérivent les formes granuleuses. Elle existe à l'état normal dans les organes hématopoiétiques. Elle passe dans le sang sous certaines influences morbides; on l'y rencontre en particulier au cours de la leucémie et dans la variole; on lui donne le nom de *cellule d'irritation* de Turk.

TURNEPS. s. m. La *Brassica rapa*. V. Rave.

TURPENAY (Indre-et-Loire). *Eaux ferrugineuses bicarbonatées*, froides.

TURPÉTHINE. s. f. ($C^{68}H^{56}O^{32}$). Substance résineuse, brunâtre, âcre et amère, soluble dans l'alcool, insoluble dans l'eau et dans l'éther, fusible à 183°, irritant les muqueuses quand elle est en poudre, extraite de la racine de turbith. C'est une glycoside : les acides étendus et bouillants la dédoublent en glycose et *acide turpétholique*. Les alcalis la transforment en acide *turpéthique*.

TURPÉTHIQUE. adj. — *Acide turpéthique* ($C^{68}H^{60}O^{36}$). Masse amorphe, jaunâtre, soluble dans l'eau; obtenue par l'action de l'eau de baryte sur la turpéthine.

TURPÉTHOLIQUE. adj. — *Acide turpétholique* ($C^{32}H^{32}O^{8}$). Produit du dédoublement de la turpéthine par les acides. Substance cristallisable en fines aiguilles, blanches, inodores, acides, très solubles dans l'alcool, peu dans l'éther, insolubles dans l'eau.

TURQUETTE. s. f. [*Herniaria glabra*, L.]. Plante de la famille des paronychiées, qu'on préconisait autrefois contre les hernies (d'où le nom de *herniole* qui lui est aussi donné), et qui passe pour astringente et lithontriptique.

TUSSICULATION. s. f. [all. *Hüsteln*]. Petite toux sèche, continue ou fréquente, composée d'une seule ou d'un petit nombre de secousses, et non d'accès comme à l'ordinaire. On l'observe surtout dans certaines affections du cœur, de l'estomac et quelques états nerveux.

TUSSIGÈNE. adj. et s. [de *tussis*, toux, et γεννάω, je produis]. Mot hybride employé pour désigner ce qui engendre la toux. — *Zone tussigène*. Région dont le simple contact par un corps étranger, barbe de plume, etc., amène la toux par action réflexe; il y a plusieurs régions tussigènes; les principales sont dans les voies respiratoires, en particulier dans les fosses nasales, au voisinage du cornet inférieur, dans l'espace inter-aryténoïdien, et à la bifurcation de la trachée; d'autres existent dans le conduit auditif externe, la plèvre, les amygdales, l'estomac, l'intestin, le foie, la rate et même les organes génitaux.

TUSSILAGE. s. m. [*tussilago*, all. *Huflattich*, angl. *colt's foot*, it. *tussilaggine*, esp. *tusilago*]. Genre de plantes de la famille des synanthérées, dont une espèce, le *pas-d'âne* (*Tussilago farfara*, L.), porte des fleurs qui font partie des espèces pectorales, d'où le nom de *tussilage* (de *tussis*, toux, et *agere*, pousser). La racine d'une autre espèce, le *pétasite* ou *herbe aux teigneux* (*Tussilago petasites*, angl. *butter-bar*), est amère et un peu âcre : on la dit apéritive et sudorifique.

TUSSIPARE. adj. [de *tussis*, toux, et *parere*, engendrer]. Synonyme de *tussigène*.

TUSSOL. s. m. [*amygdalate* ou *phénylglycolate d'antipyrine*]. Poudre blanche, cristalline, soluble dans l'eau, employée contre la coqueluche, aux doses de 0 gr. 15 à 2 grammes par jour suivant l'âge du malade.

TUTHIE. s. f. [*tuthia*, all. *grauer Ofenbruch*, angl. *tutty*, it. *tuzia*, esp. *tucia*]. Oxyde de zinc, sous forme d'incrustations grises, terreuses, qui s'attache aux cheminées des fourneaux où l'on fait fondre des mines de zinc. La tuthie entre dans quelques collyres résolutifs et dans une pommade. — *Onguent de tuthie*. On le prépare en mêlant : oxyde de zinc sublimé et lavé, 8 grammes; onguent rosat, 26 grammes, et autant de beurre lavé à l'eau de rose.

TYLOMA. s. m. [de τύλος, cor aux pieds; *Schwiele*, angl. *callus*, it. *callosità*, esp. *callosidad*]. Callosité de l'épiderme, ou callosité en général.

TYLOPHORE. s. f. On a employé en médecine la racine et les feuilles de *Tylophora asthmatica*, plante de la famille des asclépiadacées, qui croît dans l'Inde et à la Réunion. Elle a des propriétés émétiques, diaphorétiques et expectorantes, et peut remplacer l'ipéca dans la dysentérie; on a donné les feuilles à fumer contre l'asthme. Comme émétique, on administre 1gr,50 à 2 grammes de feuilles pulvérisées; comme expectorant, 0gr,15 à 0gr,20.

TYLOSE. s. f. ou **TYLOSIS**. s. m. [de τύλος, cor aux pieds; all. *Leichdorn*, angl. *corn*, it. et esp. *callo*] (Alibert). Cor aux pieds et œil-de-pie ou œil-de-perdrix. — La blépharite ciliaire. — *Tylosis gompheux* (Alibert). Cor aux pieds. — *Tylosis linguæ* (Ulman). Leucoplasie linguale.

TYMPAN. s. m. [*tympanum*, de τύμπανον, tambour; all. *Trommelfell*, angl. *tympanum*, *drum*, it. et esp. *tympano*]. — *Caisse* ou *cavité du tympan*, ou simplement *tympan*. Nom donné, par analogie avec un tambour, à une cavité qui constitue l'oreille moyenne. — *Cadre du tympan*. V. Tympanal. — *Membrane du tympan*. V. Oreille moyenne.

TYMPANAL. adj. et s. [all. et angl. *tympanal*, it. *tym-*

panal, esp. *timpanal*]. Qui concerne le tympan. — *Tympanal, cercle, cadre* ou *os tympanal* ou *tympanique* (*os carré* d'Hérissant sur les oiseaux, *énostéal* de G. Saint-Hilaire sur les crocodiles). Os en forme d'anneau ou de tube sur lequel est tendue la membrane du tympan, insérée à une cannelure qu'il présente à sa partie interne. Il reste distinct du rocher sur quelques espèces. Chez l'homme, il se soude à lui dans le dernier mois de la vie intra-utérine. Le *tympanal* prend, dès son apparition, la forme d'une faucille à convexité tournée en bas et ouverte du côté des pièces solides du tympan. Il est plus mince et plus élargi dans sa partie antérieure qu'à l'autre extrémité qui est très aiguë. Il paraît vers la onzième semaine chez l'homme et chez le veau, et est alors plongé dans les tissus ambiants sans avoir de périoste propre; il ne commence à posséder un périoste distinct que vers l'époque où il s'élargit transversalement, en avant surtout, pour constituer le canal auditif externe osseux, c'est-à-dire après le huitième mois. V. Cartilage *de Meckel*.

TYMPANICO-LINGUAL, ALE. adj. V. Corde *du tympan* et Otique (fig. 515, *l*).

TYMPANIQUE. adj. [*tympanicus*, angl. *tympanic*, it. et esp. *tympanico*]. Qui a rapport au tambour. — *Son tympanique*. Bruit analogue à celui qu'on produit en frappant un tambour. On l'obtient en percutant le poumon quand la sonorité normale de cet organe est exagérée par suite de l'augmentation de la tension de l'air dans les alvéoles pulmonaires, ou par le fait de la présence de gaz dans la cavité pleurale. Le son tympanique s'observe dans l'*emphysème pulmonaire*; dans le *pneumothorax*; dans certains cas de *pleurésie* où, l'épanchement étant trop peu abondant pour comprimer le poumon au point d'en chasser complètement l'air, mais suffisant pour augmenter la tension du gaz, l'air contenu dans les grosses bronches et dans la trachée est brusquement ébranlé par la percussion pratiquée au-dessous de la clavicule (*tympanisme sous-claviculaire*). || Qui a rapport à la cavité du tympan. — *Artère tympanique*. L'artère auditive externe. — *Cadre, cercle* ou *os tympanique*. V. Tympanal. — *Rameau tympanique du nerf facial*. V. Corde *du tympan*.

TYMPANIQUE. s. m. V. Tympanal.

TYMPANISME. s. m. Synonyme de *son tympanique*. — État d'un organe atteint de tympanite.

TYMPANITE. s. f. [*tympanitis*, de τύμπανον, tambour; all. *Trommelsucht, Windsucht*, angl. *tympany*, it. *tympanite*, esp. *timpanitis*). Gonflement de l'abdomen causé par l'accumulation rapide et considérable de gaz dans le canal gastro-intestinal; affection ainsi nommée parce que le ventre est tendu et résonne comme un tambour sous le choc du doigt qui le percute. V. Occlusion *intestinale* et Pneumatose. — *Tympanite péritonéale*. Dégagement de gaz qui se produit dans le péritoine, tantôt par perforation de l'intestin, tantôt par développement dans le liquide contenu dans la séreuse de microbes anaérobies.

TYNDALL (physicien anglais, 1820-1893). — *Procédé de Tyndall*. V. Tyndallisation.

TYNDALLISATION. s. f. Mode de stérilisation qui consiste à chauffer les milieux à 58°, plusieurs jours de suite, pendant une heure ou deux chaque fois. Cette température tue les germes développés; elle n'a aucune action sur les spores des microbes; mais dans l'intervalle de deux chauffages, les spores se développent et sont tuées le lendemain à l'état de bactéries. Ce procédé a l'avantage de ne pas changer la composition chimique du milieu; on l'emploie pour stériliser les liquides organiques, en particulier le sérum. Il donne de bons résultats, à condition que le liquide ne contienne pas primitivement un trop grand nombre de microbes. La température de 58°, si elle ne coagule pas l'albumine, détruit certaines substances, et en particulier l'alexine; on ne peut donc pas dire que la composition du milieu n'a subi aucune modification.

TYPE. s. m. [*typus*, de τύπος, empreinte, caractère; all. *Grundform*, angl. *type*, it. et esp. *tipo*]. Empreinte, caractère. — *Type ancestral*. Nom donné, dans l'hypothèse du transformisme, à l'espèce, dite aussi *type primitif* (J.-C. Delamétherie, 1806), qu'on suppose avoir disparu tout à fait ou en laissant des restes fossiles, après la transformation de certains de ses individus en ceux dont les descendants constituent les espèces actuelles. Tout ce qui s'écarte brusquement du type est dit *aberrant*. On appelle *type perdu* l'espèce qui a disparu dans l'hypothèse de Delamétherie, d'après laquelle les types primitifs de l'homme, du cheval, du chien, du chameau, du blé et autres plantes cultivées, ne se trouvent plus dans l'état de nature. — *Type spécifique*. V. Espèce, Limite et Transformation. — *Type squelettique* ou *vertébral*. V. Vertèbre *type*. || Ordre dans lequel se montrent et se succèdent les symptômes d'une maladie. Il est continu, intermittent ou rémittent.

TYPHA. s. f. Genre de plantes aquatiques, type de la famille des typhacées, dont le pollen sert parfois à falsifier la poudre de lycopode; mais il est d'un jaune foncé, à peine inflammable, formé de 4 grains soudés, ce qui permet de reconnaître la falsification.

TYPHIQUE. adj. [all. *typhisch*, angl. *typhic*, esp. *tifico*]. Qui a rapport au typhus ou à la fièvre typhoïde. Qui est atteint de fièvre typhoïde. — *Bacille typhique*. Bactérie dont le développement dans l'organisme humain cause la fièvre typhoïde (fig. 807); il a été vu et décrit en 1880 par Eberth, d'où le nom de bacille d'Eberth, qu'on lui donne souvent (V. Eberth). Il se colore facilement par les diverses couleurs d'aniline, mais se décolore par la méthode de Gram; il est mobile et pourvu de douze cils

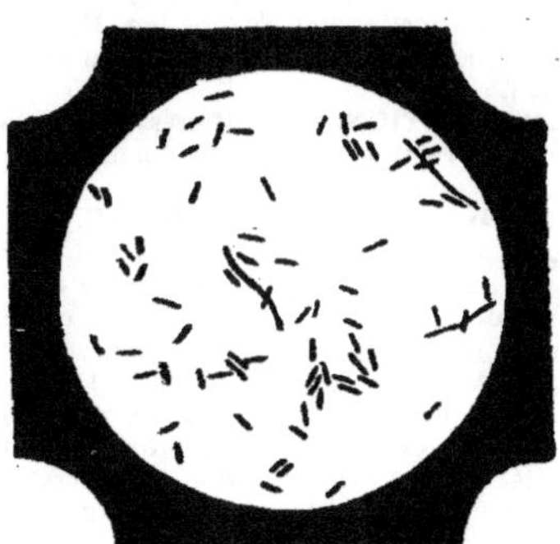

Fig. 807. — Bacille *typhique*.

qui sont distribués sur tout son pourtour. Il se cultive facilement sur les milieux employés ordinairement en bactériologie, mais ses cultures sont moins abondantes que celles du colibacille. Il donne une culture peu apparente sur la pomme de terre, il ne verdit pas l'artichaut; il ne fait pas fermenter la lactose et ne coagule pas le lait; il ne donne pas la réaction de l'indol; tous ces caractères permettent de le distinguer du colibacille (V. ce mot). Néanmoins la différenciation de ces deux espèces bactériennes reste toujours difficile en raison des types intermédiaires (paratyphique et paracolibacille) qui participent des caractères de l'un et de l'autre. — *Cellule typhique*. Nom donné par Rindfleisch à certaines cellules que l'on rencontre dans les plaques de Peye infiltrées au cours de la fièvre typhoïde. Ce sont des cellules plus volumineuses que les cellules lymphatiques habituelles, sphériques ou polygonales, à protoplasme granuleux contenant un ou plusieurs noyaux. Pour Rindfleisch et pour Siredey elles dériveraient des cellules lymphatiques ; pour Cornil et Ranvier des cellules endothéliales, du tissu réticulé des follicules et des sinus lymphatiques ; on les regarde aujourd'hui comme des macrophages. — *Corpuscule typhique*. Nom donné par certains histologistes du XIXe siècle aux cellules lymphatiques qui bourrent les plaques de Peyer infiltrées au cours de la fièvre typhoïde. — *État typhique* V. TYPHOÏDE. — *Matière typhique*. Substance blanchâtre, ou d'un gris jaunâtre ou verdâtre quand elle est colorée par la bile, homogène, ferme, cassante, offrant une coupe lisse et brillante, mais pouvant devenir pulpeuse et friable, qu'on trouve dans le tissu des *plaques de Peyer*, et des *follicules isolés* de l'intestin tuméfiés durant la dothiénentérie. C'est à partir du huitième jour environ, qu'on l'observe, surtout dans la moitié inférieure de l'*iléon*, là où se trouvent les follicules isolés tuméfiés. Si l'on fait une coupe des plaques de Peyer ou des follicules isolés tuméfiés, on trouve successivement : 1° la muqueuse encore saine ou peu altérée ; 2° au-dessous, la matière typhique occupant toute l'étendue de la plaque ou de la saillie du follicule isolé ; 3° le tissu conjonctif et la couche musculeuse. C'est cet état qui porte le nom de *plaques dures* (Louis) et de *plaques gaufrées*. Dans les *plaques molles* (Louis) et *plaques réticulées* (Chomel), la matière typhique s'est désagrégée en se réduisant en pulpe. Quand cette matière se détache de la paroi intestinale et tombe dans la lumière du canal, l'ulcération est constituée. La matière typhique n'est autre chose qu'un amas de leucocytes avec des débris cellulaires et de nombreux bacilles d'Eberth. — *Toxine typhique*. Les produits solubles contenus dans les cultures filtrées du bacille d'Eberth n'ont jamais une toxicité bien considérable. Balthazard, en faisant éclater les corps bacillaires, a obtenu une endotoxine un peu plus active que l'exotoxine. Néanmoins, la toxine a une action certaine sur le cœur, qui est ralenti (Chantemesse).

TYPHISATION. s. f. Processus qui conduit à l'état typhique. Peter avait proposé le nom de *typhisation urinémique* pour désigner l'urémie.

TYPHLITE, TYPHLOENTÉRITE. s. f. [*typhlitis*, de τυφλὸς, aveugle, et ἔντερον, intestin ; all. *Blindarmentzündung*, angl. *typhlitis*, it. *tiphlitide*, esp. *tiphlitis*]. Inflammation du cæcum. La plupart des cas décrits autrefois sous le nom de *typhlite* et de *pérityphlite* doivent être rapportés à l'appendicite (V. ce mot). La typhlite isolée, sans inflammation des autres segments de la muqueuse intestinale, est en effet exceptionnelle ; pourtant elle peut exister parfois, donner lieu à des ulcérations de la paroi, et à la formation d'abcès péricæcaux. Le diagnostic de cette forme avec l'appendicite est à peu près impossible. Le traitement est le même dans les deux cas. Certaines inflammations spécifiques, telles que la tuberculose, l'actinomycose, peuvent se localiser uniquement sur le cæcum ; elles donnent lieu parfois à des hypertrophies considérables des parois de cet intestin, formant une tuméfaction dure, qui occupe toute la fosse iliaque et simule une tumeur de cette région. Le diagnostic exact, dans ces cas, est toujours difficile à établir ; le traitement consiste dans l'ablation chirurgicale de la région malade ; dans l'actinomycose, on pourra essayer parfois avec succès l'iodure de potassium.

TYPHLO-DICLIDITE. s. f. [*typhlo-diclidítis*, de τυφλὸς, aveugle, et δικλίς, valvule]. Inflammation de la valvule iléo-cæcale.

TYPHLOGRAPHE. s. m. [de τυφλὸς, aveugle, et γράφειν, écrire : all. et angl. *Typhlograph*, it. et esp. *tiflografo*]. Instrument permettant aux aveugles d'écrire. A la règle mobile que l'aveugle est obligé de manœuvrer et de suivre dans ses mouvements, manœuvre extrêmement délicate pour l'aveugle qui n'est jamais sûr de placer sa tringle dans une direction horizontale, et par suite de ne pas tracer des lignes obliques empiétant les unes sur les autres, Passart a proposé de substituer un typhlographe qui repose sur l'immobilité de la tringle, et sur la mobilité du papier, qu'un mécanisme très simple, fait avancer d'une mesure déterminée à la fin de chaque ligne. L'appareil se compose d'un pupitre de bois, recouvert d'un appuimain de fer-blanc vernissé. Le côté supérieur de cet appuimain est muni d'une tringle mince sur laquelle glisse un curseur de bois, légèrement excavé, et d'un arrêt à vis qui peut être porté sur différents points de son étendue, de façon à limiter le champ du curseur, suivant la longueur qui doit être donnée aux lignes d'écriture. La planchette supérieure du pupitre porte deux rouleaux faisant laminoir, qui sont mus par un levier à bascule manœuvré par la main gauche de l'aveugle. La feuille de papier passe entre ces rouleaux et s'avance d'une largeur déterminée, à chaque mouvement du levier. La tranche supérieure du papier étant pincée entre les deux cylindres par un mouvement du levier-bascule, et l'arrêt à vis fixé à la longueur que doivent avoir les lignes, l'écrivain place l'annulaire de la main droite sur le curseur, ou, s'il le juge plus commode, saisit l'angle gauche du curseur entre le même médius et l'annulaire. Il n'y a pas ici de règle fixe, pas plus qu'il n'y en a pour la position respective des doigts dans l'écriture ordinaire. Chacun a ses habitudes, et l'aveugle finit instinctivement par trouver les siennes.

TYPHLOSE. s. f. [de τυφλὸς, aveugle]. La cécité.

TYPHLOSTOMIE. s. f. [τυφλὸς, cæcum, et στόμα, ouverture]. Ouverture chirurgicale du cæcum, dans le but de créer un anus artificiel (Folet).

TYPHO-BACILLOSE. s. f. Nom donné parfois à une forme de tuberculose aiguë, évoluant sous l'aspect clinique d'une maladie générale qui la rapproche plus ou moins de la fièvre typhoïde. Ce nom est mauvais, car outre qu'il est formé d'un mot grec et d'un mot latin, il suppose admis l'emploi du terme bacillose dans le sens de tuberculose, emploi qui n'est nullement justifié.

TYPHODE. adj. V. TYPHIQUE et TYPHOÏDE.

TYPHOÉMIE. s. f. [de τῦφος, typhus, et αἷμα, sang ; all. *Typhæmie*, esp. *tifoemia*]. Nom donné autrefois à l'altération du sang par les substances ou les miasmes putrides qui engendrent les affections typhoïdes.

TYPHOÏDE. adj. [*typhoides*, de τῦφος, stupeur, d'où l'on a fait *typhus*, et εἶδος, forme, ressemblance ; all. *typhusartig*, angl. *typhoid*, it. *tifoide*, *tifode*, esp. *tifoideo*]. Qui ressemble au typhus. — *Affections typhoïdes*. Nom donné à diverses maladies aiguës dans le cours desquelles on observe un ensemble de phénomènes généraux analogues à ceux du *typhus*. Cet état se rencontre particulièrement dans la dothiénentérie. — *État typhoïde*, Groupe de symptômes qui caractérisent les affections typhoïdes, et qui indiquent un trouble profond des fonctions du système nerveux. C'est un état de stupeur, d'abattement physique et de dépression intellectuelle, dans lequel le malade reste dans le décubitus dorsal, paraît plongé dans une somnolence continuelle, évite de parler, ne répond pas aux questions qu'on lui adresse, est étranger, pour ainsi dire, à la vie extérieure. Cet état s'accompagne de pulvérulence des narines, de fuliginosités des dents, etc. — *Exanthème typhoïde*. Éruption de taches érythémateuses rosées, plus ou moins nombreuses, du volume d'une lentille (*taches rosées lenticulaires*), qui apparaît dans le cours de la dothiénentérie, vers le huitième jour de la maladie, à la base du thorax et sur l'abdomen, parfois aussi à la partie supérieure des cuisses: ces taches disparaissent momentanément par la pression du doigt. — *Fièvre typhoïde*. V. DOTHIÉNENTÉRIE. — *Ictère typhoïde*. V. ICTÈRE *grave*.

TYPHOÏDIQUE. adj. Qui se rapporte à la fièvre typhoïde; qui est atteint de fièvre typhoïde.

TYPHOÏDISME. s. m. L'état des malades atteints d'affections typhoïdes.

TYPHO-MALARIEN, NE. adj. — *Fièvre typho-malarienne* ou *typho-palustre*. Forme de la fièvre typhoïde modifiée par le paludisme. Quand les deux infections ont été contractées simultanément, le début a lieu à la façon d'une fièvre quotidienne ou double tierce, dont les accès s'allongent et se rapprochent, si bien que la fièvre devient continue, puis apparaissent les symptômes de la fièvre typhoïde, épistaxis, diarrhée, taches rosées, symptômes nerveux, en même temps qu'évoluent ceux du paludisme, teint terreux, mélanémie, mégalosplénie, allure irrégulière de la fièvre. A l'autopsie, on trouve les lésions du paludisme et de la fièvre typhoïde, ces dernières à la vérité peu marquées. Ces cas, pour la plupart anciens, auraient besoin d'être contrôlés par des examens bactériologiques.

TYPHOMANIE. s. f. [*typhomania*, τυφομανία, de τῦφος, stupeur, et μανία, délire; all. *Typhusdelirium*, angl. *typhomania*, it. et esp. *tifomania*]. Délire avec stupeur observé dans le *typhus*, et manie consécutive au typhus.

TYPHUS. s. m. [all. *Typhus*, *Fleckfieber*, *Petechialfieber*, angl. *typhus*, it. et esp. *tifo*]. Nom donné par les anciens à diverses maladies qui n'avaient d'autre caractère commun qu'un état de stupeur, τῦφος; aussi rien de plus vague que le sens attaché à ce mot. ‖ Aujourd'hui, *typhus* [*fièvre des armées*, *des camps*, *des hôpitaux*, *des prisons*, *des vaisseaux*, *fièvre nosocomiale*, *pétéchiale*, *morbus maculosus*, *typhus exanthématique*; angl. *typhus fever*]. Maladie contagieuse et épidémique, caractérisée par une fièvre à type continu, et une éruption exanthématique spéciale. Longtemps confondue avec la fièvre typhoïde et le typhus récurrent, elle n'en a été séparée que dans le courant du XIXe siècle. Quand Louis eut individualisé la fièvre typhoïde et décrit les lésions intestinales qui la caractérisent, on crut d'abord, avec Gaultier de Claubry, qu'on pouvait identifier le typhus et la maladie décrite par Louis. Mais bientôt les élèves de Louis montrèrent que le typhus exanthématique observé en Irlande et que la maladie épidémique observée pendant la guerre de Crimée étaient complètement distincts, aussi bien de par la clinique que de par l'anatomie pathologique, de la fièvre typhoïde. Puis la bactériologie est venue consacrer ces distinctions; on connait aujourd'hui le bacille d'Eberth, microbe de la fièvre typhoïde, et le spirille d'Obermeier, qui cause la fièvre récurrente, tandis que l'agent causal du typhus exanthématique n'est pas encore connu avec certitude. Ce qui a contribué pendant longtemps à confondre ces trois maladies, c'est qu'elles s'observent dans des circonstances étiologiques semblables; elles se rencontrent surtout chez les individus surmenés, mal nourris, logés dans des locaux encombrés. C'est le typhus exanthématique qui se développe surtout dans ces conditions étiologiques: dans les armées en campagne, dans les prisons, les bagnes, chez les populations misérables. Sa fréquence semble avoir diminué considérablement avec les progrès de l'hygiène; on ne l'a pas observé pendant la guerre de 1870-71. En France on signale seulement quelques foyers en Bretagne, d'où semble être partie la petite épidémie de 1893, épidémie qui d'ailleurs s'arrêta rapidement. Le nom de *typhus d'Europe* ne lui convient pas, car il a été observé dans d'autres parties du monde. Le *typhus* se développe toujours par contagion; mais son apparition est facilitée par des causes secondaires: grands rassemblements d'individus, privation d'aliments, fatigues excessives, tristesse et dépression morale. La durée de l'incubation est de douze jours en moyenne, mais elle peut être beaucoup plus courte. Le début est brusque, et marqué par des frissons, de la fièvre, de la courbature et de la céphalalgie. Le pouls est fréquent, et souvent dépasse 120. La stupeur existe pendant toute la durée de la maladie; les yeux sont fixes et éteints, le corps immobile; le malade, étranger à tout ce qui l'entoure, semble dans un état d'ivresse. Vers le cinquième jour, de petites taches peu apparentes, livides ou rouges, arrondies, peu élevées, apparaissent disséminées sur le tronc et sur les membres, mais non sur la face, ce qui les distingue des taches de la rougeole, avec lesquelles on pourrait les confondre; de plus, elles ne disparaissent pas comme celles-ci sous la pression du doigt, parce qu'en dessous des taches exanthématiques, existent les taches pétéchiales. Elles disparaissent vers le dixième jour. Souvent aussi, vers le septième jour, il survient un gonflement inflammatoire des parotides ou du tissu cellulaire qui environne ces glandes. Chez presque tous les malades il y a une vive irritation des conjonctives, des symptômes d'inflammation gastrique ou intestinale. Ces symptômes phlegmasiques dominent plus souvent au début; puis se manifestent les symptômes nerveux, des tremblements, des soubresauts, de légers mouvements convulsifs, le délire, la surdité, une prostration très prononcée. Vers le quatorzième jour survient une amélioration plus ou moins brusque : le malade s'endort d'un sommeil paisible, la température tombe, le pouls redevient normal; des sueurs abondantes apparaissent, la diurèse s'établit, et le malade entre en convalescence. La mort, quand elle survient, apparaît à toutes les périodes de la maladie, quelquefois au deuxième ou au troisième jour. La proportion des décès est variable; elle atteint souvent 20 à 23 p. 100. Le diagnostic est facilité par les commémoratifs et la notion épidémique. De nombreuses observations, en particulier celles de A. Flint (1852), établissent une distinction nette entre le typhus et la fièvre typhoïde. La fièvre typhoïde se manifeste surtout pendant les mois d'automne, le typhus d'une manière égale pendant toute l'année. Lors de l'invasion, la diarrhée se manifeste dans la fièvre typhoïde, avec douleur et gargouillement dans la fosse iliaque droite ; ceux-ci manquent, et on observe de la constipation dans le typhus. On trouve dans la fièvre typhoïde une éruption de taches rosées, ovales, légèrement élevées; la rougeur disparait à la pression; dans le typhus, les taches sont d'un rouge sombre, d'une petite dimension; la rougeur ne disparaît pas à la pression. L'épistaxis est rare dans le typhus, assez fréquente dans la fièvre typhoïde. Les troubles des organes digestifs et thoraciques sont moins prononcés dans le typhus; les troubles nerveux le sont davantage. Le pouls est plus fréquent dans le typhus que dans la fièvre typhoïde, et l'ascension et la défervescence de la température sont plus lentes dans la fièvre typhoïde que dans le typhus. Dans la première, les plaques de Peyer augmentent considérablement de volume et s'ulcèrent; il y a tuméfaction considérable des ganglions mésentériques. Dans le typhus, les ganglions mésentériques sont peu tuméfiés, non plus que les plaques de Peyer. Ce sont bien deux maladies du même groupe de fièvres, mais aussi différentes l'une de l'autre que la scarlatine et la rougeole. Le traitement sera avant tout prophylactique : isolement rigoureux de tous les malades atteints, désinfection des locaux contaminés, surveillance des individus suspects. Le traitement curatif sera celui des infections graves : lotions froides ou bains froids, injections de sérum artificiel, boissons abondantes, lait, champagne; injections de caféine, de spartéine, d'huile camphrée en cas de défaillance cardiaque. Enfin, Legrain a obtenu de bons effets de l'injection sous-cutanée du sérum de malades convalescents. — *Typhus abdominal.* Nom que les Allemands donnent à la *dothiénentérie* ou *fièvre typhoïde.* — *Typhus abortif.* Nom donné à tort à la forme abortive de la dothiénentérie. — *Typhus amaril d'Amérique.* V. JAUNE (*Fièvre*). — *Typhus cérébral convulsif.* La *chorée électrique.* V. CHORÉE. — *Typhus ambulatorius* (Griesinger). Forme de la fièvre typhoïde dans laquelle les individus atteints ne se sentent pas malades et continuent à vaquer à leurs occupations. Malgré la bénignité apparente de la maladie, des complications graves et même mortelles, telles que l'hémorragie et la perforation intestinale, peuvent se montrer, et même elles apparaissent d'autant plus facilement qu'aucune précaution n'est prise et que le malade continue à prendre la nourriture ordinaire. — *Typhus des chiens.* Forme de fièvre typhoïde modifiée par le paludisme, observée en Bosnie et en Herzégovine; la température n'affecte pas le type continu, elle arrive brusquement à son acmé, et tombe de même après quelques jours; mais Karlinski a trouvé le bacille d'Eberth dans la rate, et dans le cas de mort, l'autopsie permet de reconnaître les lésions anatomiques de la fièvre typhoïde. — *Typhus ictérode.* La *fièvre jaune.* — *Typhus des membres.* V. PÉRIOSTÉITE *phlegmoneuse diffuse.* — *Typhus d'Orient.* V. PESTE. — *Typhus des tropiques.* La *fièvre jaune.* — *Typhus récurrent.* V. RECHUTE (*Fièvre à*).

TYRATOL. s. m. Poudre blanche, insipide, qui est, au point de vue chimique, un carbonate de thymol. On le donne comme vermifuge en cachets de 0gr,25 à la dose de quatre à huit par jour; ce traitement est poursuivi pendant quatre jours consécutifs et complété par un purgatif.

TYRINE. s. f. [de τυρὸς, fromage]. V. CASÉINE.

TYROGLYPHE. s. m. [*tyroglyphus*, de τυρὸς, fromage, et γλυφεὺς, sculpteur]. Genre d'arachnides acariens, à corps resserré sur les flancs, grisâtre, à surface lisse, brillante, offrant entre la deuxième et la troisième paire de pattes un sillon circulaire bien marqué sur le dos. On en connaît plusieurs espèces : le *T. siron* ou *ciron* [*Tyroglyphus siro*, Latr. ; *Ciron du fromage*, *Acarus casei antiqui* et *Acarus farinæ*, L.; *Acarus domesticus*, de Geer; *mite du fromage*, Lyonnet; *T. domestique*, Gervais, et *T. de la farine*, Gervais], qui vit dans le fromage, dans la farine de lin et autres, altérées, et dont les enveloppes se trouvent parfois dans diverses déjections où la poussière les apporte, et sur les surfaces où ont été appliqués des cataplasmes; le *T. allongé* [*T. longior*, Gervais, ou *dimidiatus*], qui se trouve aussi sur le fromage, seul ou accompagné par le précédent; le *T. Siculus* (A. Fumouze et Ch. Robin), qui attaque les insectes des collections, ainsi que le *T. entomophagus* (A. Laboulbène et Ch. Robin), qui est le plus petit de tous. On trouve le *T. brasiliensis* (Ch. Robin) dans les fromages du Brésil et autres pays chauds.

TYROLEUCINE. s. f. Substance cristallisable, incolore, insipide, soluble dans l'eau, peu dans l'alcool, insoluble dans l'éther, obtenue en chauffant l'hydrate de baryte avec l'albumine d'œuf à 150° (Schützenberger).

TYROSINE. s. f. [all. *Tyrosin*, angl. *tyrosine*, it. et esp. *tyrosina*] ($C^{18}H^{11}AzO^6$, en atomes $C^9H^{11}AzO^3$). Corps cristallisable en aiguilles blanches brillantes, très soluble dans l'eau et l'alcool, se combinant avec les acides et les alcalis. C'est un dérivé bisubstitué du benzène; c'est l'acide oxyphénylamidopropionique de la série *para*; il a à la fois une fonction amine, acide et phénol. La tyrosine se montre dans le corps de l'homme à côté de la leucine, qu'elle accompagne presque toujours. Elle se forme au cours de la putréfaction des matières albuminoïdes, de leur décomposition par les acides et les bases, et de leur digestion par le suc pancréatique; aussi la trouve-t-on dans l'intestin. A l'état normal, elle ne se rencontre pas dans les excrétions; elle donne probablement naissance aux composés phénoliques qu'on trouve dans l'urine. Mais dans certains états pathologiques, au cours de la fièvre typhoïde et de la variole en parti-

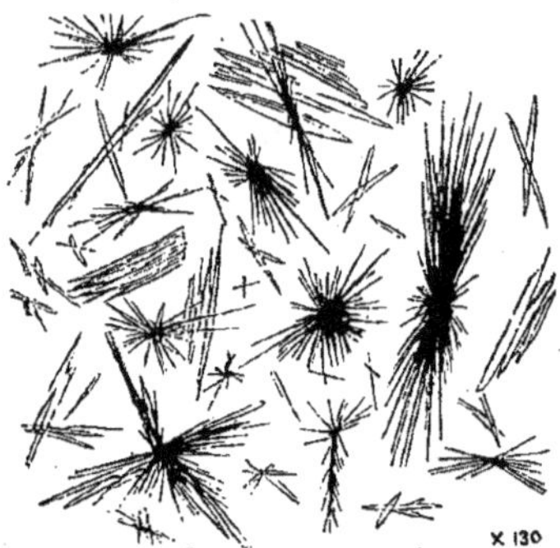

Fig. 807. — Cristaux de *tyrosine*.

culier, dans l'atrophie jaune aiguë du foie, on peut la rencontrer dans l'urine; dans l'insuffisance hépatique grave, on peut aussi la trouver dans le foie par l'examen histologique. On caractérise la tyrosine par la forme de ses cristaux (fig. 808), par l'odeur de corne brûlée qu'elle donne quand on la chauffe sur une lame de platine, par la réaction de Millon (V. RÉACTIF), etc.

TYSON (Edward) (anatomiste anglais, 1749-1808). — *Glandes de Tyson.* V. GLANDE.

U

u = l'ου grec et l'*u* latin.

UEBERLINGEN (Allemagne, Bade). *Eaux ferrugineuses bicarbonatées*, froides, 14°. Établissement.

UGOD (Hongrie). *Eaux sulfatées mixtes*, froides, 13°. Établissement.

ULCÉRATIF, IVE. adj. Qui a rapport à l'ulcération. V. NUTRITION, ULCÉRATION et ULCÈRE.

ULCÉRATION. s. f. [*ulceratio*, ἕλκωσις, all. *Schwären*, *Verschwärung*, angl. *ulceration*, it. *ulcerazione*, esp. *ulceracion*]. Travail morbide qui se produit à la surface ou dans la profondeur des tissus, et qui a pour effet une solution de continuité avec perte de substance, appelée *ulcère*. Le travail de l'*ulcération* consiste en une transformation graduelle de la substance des éléments anatomiques d'un tissu; les débris cellulaires restés à l'état solide sont repris par les leucocytes et emportés dans les ganglions; les substances liquides passent directement dans la circulation. C'est à cette nécrose qu'est due la *perte de substance* graduelle qui caractérise l'ulcération. L'ulcération, ou *travail ulcératif*, est précédée quelquefois d'un soulèvement de l'épiderme par de la sérosité ou du pus, comme on le voit pour les chancres et quelques affections cutanées pustuleuses. D'autres fois il y a simple desquamation de l'épithélium, comme on le voit sur les muqueuses, et dès l'origine de certains ulcères variqueux. Les phénomènes de nécrose cellulaire qui constituent l'ulcération peuvent se manifester dans tous les tissus, tant vasculaires que non vasculaires, sans qu'une inflammation préalable des tissus auxquels ceux-ci empruntent leurs matériaux soit nécessaire, sans que l'inflammation, quand elle précède l'ulcération, offre rien de spécial : l'expression *inflammation ulcérative* est donc mauvaise en ce qu'elle exprime un fait souvent inexact, et qu'elle rattache faussement l'ulcération à cet acte morbide plutôt qu'à un trouble de la propriété de nutrition qui seul est constant. Toute plaie, toute solution de continuité de la peau ou des muqueuses peut être le point de départ d'une ulcération ; la tendance naturelle à la guérison ne se manifeste pas ou disparaît, et la perte de substance, au lieu de diminuer, s'étend. Ce travail est dû à l'intervention de microbes peu virulents contre lesquels l'organisme sain se défend facilement, mais qui pullulent chaque fois que la nutrition d'un tissu est entravée par une cause générale ou locale. Ainsi des ulcérations se développent facilement à la suite de traumatismes insignifiants sur des membres mal nourris, comme c'est le cas dans la paralysie infantile, ou encore quand des dilatations variqueuses gênent la circulation en retour. Mais en dehors de ces ulcérations dans la pathogénie desquelles la cause microbienne est peu importante et les vices du terrain ont la part prédominante, il en est d'autres au contraire qui sont dues à l'action d'un microbe spécifique qui est, à lui seul, responsable de tout le travail morbide; telles sont celles dues à la syphilis ou à la tuberculose. Dans ce cas, la lésion commence par une nodosité, gomme ou tubercule, due à l'action nécrosante des poisons locaux du microbe en cause, et à la réaction de l'organisme autour de ce foyer morbide. Puis la nodosité s'ouvre, les débris qu'elle contenait s'échappent au dehors, mais le processus continue à évoluer, les microbes n'ont pas été détruits, et leur action nécrosante continuant à s'exercer, la plaie produite aura tendance à s'accroître et non à diminuer. De même la cause encore inconnue des tumeurs peut déterminer la liquéfaction d'un tissu cutané ou muqueux ; l'ulcération cancéreuse est ainsi produite. Plus rarement une tumeur bénigne, en contondant les téguments, et en empêchant l'apport des matériaux nutritifs, peut donner lieu à une ulcération. Le processus de l'ulcération se rapproche donc de celui de la gangrène ; tous deux aboutissent à la formation d'une perte de substance; les différences tiennent uniquement à la nature des microbes en cause et aux propriétés des poisons qu'ils sécrètent; dans la gangrène, il y a d'emblée modification d'un fragment plus ou moins étendu de tissu; dans l'ulcération, le travail de nécrose est plus lent, si bien que les débris cellulaires peuvent être balayés au fur et à mesure qu'ils se produisent. — *Ulcération.* Nom donné quelquefois aux *ulcères* superficiels. — *Ulcération chancreuse.* Celle qui a l'aspect d'un chancre ; celle qui caractérise le chancre.

ULCÈRE. s. m. [*ulcus*, ἕλκος, all. *Geschwür*, angl. *ulcer sore*, it. *ulcero*, esp. *ulcera*]. Solution de continuité des parties molles avec perte de substance, accompagnée d'un écoulement de pus et n'ayant pas de tendance naturelle à la cicatrisation. La *plaie* diffère de l'*ulcère* en ce qu'elle résulte d'une action extérieure, tandis que la cause de l'ulcère est inhérente à l'économie ; et en ce que la plaie tend essentiellement à la guérison, parce que l'action de la cause a été instantanée, tandis que l'ulcère tend à se perpétuer et même à s'agrandir, parce que sa cause est subsistante. La peau et les membranes muqueuses sont les deux tissus où se montrent le plus souvent les ulcères ; mais il peut en exister aussi dans des tissus profondément situés. Parmi les ulcères, les uns sont symptomatiques d'une modification locale, compression prolongée, corps étranger, frottement d'une muqueuse comme celle de la langue contre une dent ébréchée, etc., et ne peuvent disparaître qu'avec leur cause ; d'autres sont produits et entretenus par une affection ayant un retentissement sur toute l'économie, cancer, syphilis, tuberculose, et nécessitent avant tout un traitement général ; d'autres enfin, dits ulcères simples ou idiopathiques, ont pour causes prédisposantes des conditions mécaniques telles que l'œdème accumulé dans les parties déclives, aux membres inférieurs, par exemple, l'âge avancé, le délabrement de la constitution, et comme causes déterminantes une contusion, une plaie, une brûlure, etc. ; dans ces derniers cas, la lésion traumatique est retardée dans sa cicatrisation par la mauvaise nutrition des tissus. Les ulcères simples peuvent disparaître sous l'influence d'un traitement local dont les deux indications principales sont : 1° d'empêcher les infections secondaires en assurant l'asepsie de la région avec les moyens appropriés ; 2° *de favoriser la cicatrisation* par les excitants, tels qu'onguent styrax, solutions acides, jus de citron, alcool, solution d'azotate d'argent ou de perchlorure de fer ; par la compression faite à l'aide de bandes de flanelle ou de caoutchouc, ou mieux de bandelettes de diachylon ou d'emplâtre de Vigo ; par les greffes épidermiques. — *Ulcère annamite* ou *de Cochinchine.* L'ulcère de la Nouvelle-Calédonie. V. Ulcère de *Ghé-Ham.* — *Ulcère des Arabes.* Celui de Ghé-Ham. — *Ulcère de la baie* [angl. *bay sore*]. Maladie endémique à la baie de Honduras. Le docteur Nosely la considère comme un vrai cancer débutant par une ulcération. — *Ulcère cancéreux.* Cancer ayant déterminé une perte de substance des téguments. — *Ulcère contagieux de Mozambique* ou *pianiforme.* Maladie désignée à l'île de la Réunion sous le nom de *pian*, mais différant du pian véritable, d'après quelques auteurs : la lésion élémentaire est une simple élevure au centre de laquelle naît une excoriation légère, tandis que dans le pian véritable, c'est une nodosité. On note dans le pian une fièvre d'invasion ; dans l'ulcère contagieux la fièvre manque, ou n'apparaît que lorsque les tissus profonds viennent à être affectés ; l'étendue des désordres donne lieu alors à des accidents consécutifs inflammatoires, auxquels la fièvre se mêle. Le pian apparaît sur le front, sur les bras, sur la poitrine ; l'ulcère contagieux ne se montre communément qu'aux membres pelviens. Le pian présente plusieurs nodosités qui s'ulcèrent et parmi lesquelles il existe une ulcération dominante. L'ulcère contagieux de Mozambique est presque toujours unique; rarement il en existe deux chez le même individu, jamais trois. — *Ulcère de Dehly.* L'ulcère de Ghé-Ham. — *Ulcère diphtéritique.* Celui qui est recouvert d'une pseudo-membrane. — *Ulcères épithéliaux.* Variété d'*ulcères cancéreux*, à bords taillés à pic, calleux, renversés, fournissant un ichor séro-purulent fétide. Il ne faut pas confondre avec les *ulcères épithéliaux* les *tumeurs épidermiques* qui sont *ulcérées* et dont quelquefois une partie du tissu s'est exfoliée ou mortifiée. Les uns et les autres sont des *épithéliomas*, mais, dans les *tumeurs épidermiques*, il y a un tissu morbide, formant une masse plus ou moins volumineuse dans laquelle l'élément fondamental est une variété d'épithélium accompagné de matière amorphe, d'une trame de tissu conjonctif, de vaisseaux capillaires, etc. ; que la tumeur soit ulcérée ou non, ce tissu se trouve toujours formant une masse plus ou moins considérable. Dans l'*ulcère épithélial*, au contraire, le derme ou ses papilles sont le point de départ du mal, sont engorgés, congestionnés, sans qu'il y ait tumeur épithéliale, tissu épithélial à cellules intriquées avec d'autres éléments, bien que l'épithélium puisse être épaissi à la surface de la membrane tégumentaire. — *Ulcère de l'estomac.* V. Ulcère simple. — *Ulcère de Ghé-Ham*, *de la Guyane*, *de Kenieba*, ou *ulcère de Mozambique non contagieux*, *ulcère de la Nouvelle-Calédonie* (E. Vinson) ou *de l'Yemen*, *ulcère phagédénique des pays chauds.* Ulcère à extension rapide, recouvert le plus souvent d'un exsudat diphtéroïde, se rencontrant aux membres inférieurs, dans les régions tropicales de l'ancien et du nouveau monde. Il est consécutif à une excoriation cutanée, piqûre d'insecte, écorchure vulgaire, bouton d'acmé, ulcère syphilitique, etc. Il siège de préférence aux membres inférieurs et apparaît chez les individus qui marchent jambes nues dans la vase et l'eau des rizières. Il est surtout fréquent chez les sujets anémiés et chez ceux qui souffrent de paludisme. Dans la forme ordinaire, il débute par une bulle qui se rompt et laisse à sa place une plaie recouverte d'un enduit grisâtre ; s'il succède à une plaie, les bords de celle-ci s'enflamment, et la perte de substance s'étend et se recouvre d'un pus sanieux, sanguinolent. Au bout d'un certain temps, les phénomènes inflammatoires tombent, la plaie devient atone et grisâtre, elle ne s'étend que très lentement, les bords sont indurés et parfois décollés. Cet état peut persister plusieurs mois, puis des bourgeons charnus apparaissent, l'écoulement purulent cesse, et la cicatrisation s'accomplit. Dans une forme grave qui n'apparaît guère que chez les sujets débilités, l'extension peut être très rapide, il y a production d'escarres plus ou moins étendues, quelquefois envahissement des gaines tendineuses ou ouverture des articulations. Ces ulcères phagédéniques ressortissent probablement à des étiologies diverses ; les formes les plus communes reconnaissent pour cause, d'après Vincent, la symbiose du bacille fusiforme et du spirille que cet auteur a décrit dans certaines angines auxquelles on a donné son nom. Le traitement prophylactique consiste dans la propreté absolue et l'asepsie de toutes les solutions de continuité des téguments. Comme traitement curatif, on emploiera les pansements avec une solution antiseptique, en particulier l'eau oxygénée, les pulvérisations phéniquées ou boriquées, les cautérisations avec le nitrate d'argent, l'alun, l'acide azotique, le chlorure de zinc, et en particulier le bleu de méthylène, ou les badigeonnages avec une solution d'éosine, enfin en dernier lieu l'application de poudre de sous-carbonate de fer, de peroyde de zinc, d'iodoforme. — *Ulcère malin*. L'ulcère phagédénique. || Le lupus. — *Ulcère œnophagédénique* [de οἶνος, vin, et *phagédénique*] (Ricord). Chancre simple qui, sous l'influence de l'abus des boissons alcooliques, devient d'abord inflammatoire, puis gangreneux, par la facilité avec laquelle le tissu cellulaire s'œdématie. — *Ulcère d'Orient*. Le bouton d'Alep. — *Ulcère papillaire* ou *papilliforme*. V. PAPILLOMA. — *Ulcère perforant*. V. ULCÈRE *simple*. — *Ulcère pianiforme simple*. V. PIAN. — *Ulcère de Saïgon*. L'ulcère annamite. — *Ulcère simple de l'estomac* (Cruveilher), *ulcère perforant de l'estomac* (Rokitansky), *ulcère rond* (Niemeyer), *ulcus rotundum*, *gastrite ulcéreuse* (Valleix). Affection chronique de l'estomac consistant en une destruction plus ou moins étendue et plus ou moins profonde de ses tuniques, sans aucune production ayant forme de tumeur. La perte de substance, ordinairement arrondie, de diamètre variable depuis quelques millimètres jusqu'à plusieurs centimètres, siège ordinairement sur la petite courbure ou au voisinage du pylore. D'abord superficielle, constituée par une simple érosion de la muqueuse, elle offre plus tard l'aspect d'un véritable ulcère, à bords taillés à pic, à surface couverte de mucus mêlé de sang, ayant la forme d'un cône dont le sommet se rapproche plus ou moins de la séreuse péritonéale : parfois même le travail ulcératif s'étend à cette séreuse, d'où résulte une perforation de l'estomac, qui peut être suivie d'une péritonite rapidement mortelle, à moins que des adhérences ne se soient préalablement produites, qui limitent la péritonite ; dans d'autres cas, l'ulcération gagne les vaisseaux voisins, d'où hématémèse plus ou moins abondante. Si la perte de substance se répare, il se produit à son niveau une cicatrice circulaire ou en étoile, qui, en se rétractant, peut amener un rétrécissement du pylore, ou du moins déterminer des troubles digestifs consécutifs. L'ulcère simple de l'estomac est surtout fréquent dans le sexe féminin, et chez les sujets chlorotiques ou alcooliques. Rokitansky explique son développement par une stase sanguine circonscrite, suivie d'infiltration et de gangrène ; Virchow regarde l'oblitération par embolie des vaisseaux capillaires de l'estomac comme le phénomène initial, amenant une mortification limitée de la muqueuse ; d'après Brinton, la cause de l'ulcère n'est pas unique et toujours semblable à elle-même, mais multiple et résultant de tous les troubles de la circulation stomacale. Les symptômes dominants sont : des douleurs tant spontanées que provoquées, qui se localisent à l'épigastre, et dans un point correspondant de la colonne dorsale, qui ont lieu immédiatement ou peu de temps après l'introduction des aliments et se prolongent pendant tout le temps de la digestion, qui cessent complètement ou diminuent beaucoup quand, par le vomissement, l'estomac est débarrassé de son contenu, et qui sont accompagnées de crises douloureuses beaucoup plus intenses, dites cardialgiques ; les vomissements, dont les uns, alimentaires, ont lieu immédiatement ou peu de temps après le repas, d'autres muqueux et pituiteux sont semblables à ceux de la gastrite chronique, les derniers, pathognomoniques, sont composés de sang rouge et liquide, ou noirâtre et coagulé ; des troubles dyspeptiques ; un amaigrissement, une cachexie spéciale, différente de celle du cancer de l'estomac. Les améliorations, qui deviennent des guérisons par la suite, peuvent durer des semaines, des mois et des années entières ; elles surviennent après un régime sévère et un traitement convenable. L'aggravation et les récidives sont provoquées par un écart dans le régime et des excès de tout genre. La durée peut être d'une à plusieurs années (dix-sept ans), la moyenne est de cinq ans. Le régime, et principalement la diète lactée, sont la base du traitement, lequel amène promptement une amélioration, et assez souvent une guérison définitive. On y joint les révulsifs à l'épigastre, l'eau de chaux à l'intérieur, les préparations opiacées. La terminaison est heureuse dans deux tiers des cas environ. Dans les autres cas, la terminaison fatale arrive surtout par deux accidents, la perforation et l'hémorragie. Le cancer de l'estomac se distingue de l'ulcère en ce qu'il atteint des sujets plus âgés, en général, qu'il a une marche progressive, sans périodes d'amélioration, que sa durée est plus courte, que la douleur épigastrique est continue, sans crises cardialgiques, sans exacerbations par l'ingestion des aliments, que les vomissements sont presque toujours noirs, que l'épigastre est le siège d'une tumeur appréciable à l'extérieur le plus souvent, que la cachexie est celle des autres manifestations cancéreuses, avec teinte jaune-paille de la peau. Mais l'ulcère peut être le point de départ du cancer, et le diagnostic de la transformation cancéreuse sera basé sur la perte de l'appétit, la persistance des douleurs, la substitution de l'hypochlorhydrie à l'hyperchlorhydrie, la cachexie spéciale au cancer. — *Ulcère syriaque*. L'angine diphtéritique. — *Ulcères du col de l'utérus* (plus souvent décrits sous le nom *d'ulcérations*). Solutions de continuité de la muqueuse du col utérin. Si l'on classe ces ulcérations d'après les causes qui leur ont donné naissance, on peut en admettre trois espèces différentes : les ulcérations d'origine inflammatoire, vénérienne et cancéreuse. 1° *Ulcérations inflammatoires*. Elles résultent de l'inflammation des follicules mucipares de la muqueuse du col. Ces follicules se gonflent et finissent par se rompre. Lorsque le nombre des follicules ainsi ouverts est suffisamment considérable, les bords de chaque follicule ulcéré se touchent et forment une surface rouge dépourvue d'épithélium, siégeant au pourtour de l'orifice du col, mais s'étendant plus ou moins sur l'une ou l'autre des lèvres du museau de tanche, ou le plus souvent sur les deux en même temps. Ces ulcérations prennent des aspects variables suivant le degré d'inflammation qui les a produites. Elles s'observent souvent dans le cours de la grossesse. — 2° *Ulcérations d'origine vénérienne*. Ces ulcérations résultent de la contagion d'un chancre simple (chancre mou) ou syphilitique (chancre induré). Le chancre simple ou mou est celui qui a été le plus souvent observé. Le chancre du col siège dans un endroit variable sur la surface du museau de tanche; il se présente sous la forme d'une ulcération à fond grisâtre, à bords taillés à pic et entourés d'une auréole inflammatoire. Ces chancres généralement multiples s'élargissent et finissent le plus souvent par ne former qu'une seule ulcération envahissant tout le col, et dont le caractère est alors à déterminer. Le chancre syphilitique a été constaté, mais rarement, dit-on; toutefois, comme il n'est pas rare d'observer la production d'accidents syphilitiques à la suite d'un chancre du col déclaré mou, il en faut conclure que la lésion n'était autre qu'un chancre syphilitique. — 3° *Ulcérations cancéreuses.* On observe du côté de l'utérus, trois formes de cancer: l'épithélioma, le squirre et l'encéphaloïde. Ces deux dernières formes se diagnostiquent facilement, car au moment où l'ulcération se produit, le col est irrégulier, volumineux, bosselé, saignant au moindre contact. L'épithélioma se présente sous deux formes : la forme ulcéreuse, et la forme végétante. La forme ulcéreuse qui creuse et évide le col a été décrite sous le nom d'*ulcère rongeant.* — *Ulcères variqueux.* Ceux qui compliquent les varices; ils sont fâcheux surtout à cause de la grande facilité avec laquelle ils récidivent, et parce que souvent ils privent de l'usage de leurs membres des hommes encore dans la force de l'âge, la guérison n'étant souvent que momentanée; ils siègent le plus souvent au bas de la jambe, fréquemment au-dessus de la malléole interne. L'ulcère commence tantôt par une perforation spontanée de la veine et de la peau, qui s'élargit si le sujet marche beaucoup; tantôt, cette déchirure est produite par un coup, une chute; l'ulcération n'en marche que plus vite; dans d'autres cas, c'est une cicatrice ancienne qui s'ouvre sous l'influence d'une grande fatigue ou d'une violence externe; enfin l'ulcération peut être le produit d'une phlébite ou d'un érysipèle. Les ulcères variqueux gagnent en largeur plutôt qu'en profondeur; leurs bords sont engorgés, durs, taillés à pic, saillants; le fond est inégal, livide, souillé de sang; le pus est sanieux et très fétide; les parties environnantes sont violacées, tendues. L'inflammation peut s'emparer de ces ulcères; ils ont alors une couleur lie de vin, sont souvent recouverts d'une couche gangreneuse; leur odeur est repoussante; ils marchent avec rapidité, détruisent les tissus et arrivent parfois jusqu'à l'os. L'inflammation doit être combattue par le repos absolu au lit, l'élévation du membre et les pansements humides faiblement antiseptiques; quand les bords sont affaissés et que les bourgeons charnus se développent, on peut appliquer un pansement sec avec la poudre de sous-carbonate de fer, ou faire de la compression au moyen de bandelettes de diachylon. Dans bien des cas on devra recourir aux greffes épidermiques. Si les bords de l'ulcère ne sont pas le siège d'une inflammation trop intense, il n'est pas nécessaire de condamner le malade au repos absolu; une marche modérée, loin de s'opposer à la guérison, a paru au contraire favoriser et accélérer la cicatrisation. Quand celle-ci est terminée, il faut conseiller l'usage d'un bas lacé ou élastique qui facilite la circulation du sang veineux et prévient la déchirure de la cicatrice ou la formation d'une nouvelle ulcération. — *Ulcère de l'Yémen.* V. Ulcère *de Ghé-Ham.*

ULCÉRÉ, ÉE. adj. [*ulceratus*, ἑλκωθείς, all. *ulcerirt, geeitert, verschwärt*, angl. *ulcerated*, it. *ulcerato*, esp. *ulcerado*]. Qui est atteint d'ulcération. — *Tumeurs ulcérées.* On ne doit pas les confondre avec les ulcères proprement dits. V. Ulcération et Ulcère *épidermique.*

ULCÉREUX, EUSE. adj. [*ulcerosus*, ἑλκώδης, all. *eiterig, schwärend*, angl. *ulcerous*, it. et esp. *ulceroso*]. Qui tient de la nature de l'ulcère : *endocardite ulcéreuse, laryngite ulcéreuse, phtisie ulcéreuse.*

ULCÉRO-CANCER. s. m. — *Ulcéro-cancer prépylorique.* Affection chronique de l'estomac débutant par des signes d'ulcère et se terminant par ceux du cancer gastrique. Elle apparaît après quarante ans, c'est-à-dire à un âge où le cancer est plus fréquent que l'ulcère, et est caractérisée, dans une première phase, par les symptômes de l'ulcère chronique, et dans une phase terminale, par ceux du cancer, vomissements noirs, cachexie rapide. Le diagnostic est toujours difficile au début; il faudra songer toujours à cette forme quand les symptômes d'un ulcère gastrique apparaissent tardivement. Le seul traitement est la pylorectomie, qui n'est possible que tant que des adhérences n'ont pas soudé le pylore aux organes voisins; dans beaucoup de cas on devra se contenter de pratiquer la gastro-entérostomie, qui prolonge la vie du malade.

ULCÉROÏDE. adj. Qui ressemble à un ulcère.

ULITE. s. f. [*ulitis*, de οὖλον, gencive; all. *Zahnfleischentzündung*, angl. *ulitis*, it. *ulite*, it. *ulitis*]. Inflammation de la membrane muqueuse des gencives, synonyme de *gingivite.* V. Gencive.

ULLUQUE. s. m. [*Ullucus tuberosus*, Collas, esp. *ulluco, olloco, melloco*]. Plante de la famille des portulacées, cultivée dans le Haut-Pérou et la Bolivie, à tubercules jaunes, lisses, féculents et alimentaires.

ULMAIRE. s. f. V. Reine *des prés.*

ULMARÈNE. s. f. Liquide jaune rougeâtre, soluble dans l'alcool, l'éther, le chloroforme, insoluble dans l'eau; c'est un mélange en proportions déterminées d'éthers salicyliques et d'alcools à poids moléculaires élevés. On l'emploie comme succédané du salicylate de méthyle dont il n'a pas l'odeur désagréable.

ULMARIQUE. adj. — *Acide ulmarique.* L'acide salicyleux, retiré de l'ulmaire ou reine des prés.

ULMATE. s. m. [all. *Ulmat*, angl. *ulmate*, it. et esp. *ulmato*]. Nom générique des sels formés par la combinaison de l'acide ulmique avec les bases. On connaît des ulmates d'argent et de cuivre.

ULMINE. s. f. [de *ulmus*, orme; all. *Ulmin*, angl. *ulmine*, it. et esp. *ulmina*]. Produit qu'on obtient en faisant bouillir 100 parties de sucre de canne ou de cellulose dans 300 parties d'eau, et 30 parties d'acide sulfurique; on place le tout dans une cornue remplie de gaz carbonique pour éviter l'action de l'oxygène. La liqueur devient brune, floconneuse, et dépose un mélange d'*ulmine* et d'*acide ulmique.* On sépare ces substances à l'aide de l'ammoniaque, qui laisse l'ulmine insoluble et dissout l'acide ulmique, qu'on précipite par un acide. L'*ulmine* est noire, pulvérulente. L'*acide ulmique* est noir, gélatineux, un peu soluble dans l'eau pure, mais non dans l'eau acidulée.

ULMIQUE. adj. Qui concerne l'ulmine. — *Acide ulmique.* V. Ulmine.

ULNAIRE. adj. [*ulnaris*, angl. *ulnar*, it. *ulnare*, esp. *ulnar*]. Qui a rapport à l'os cubital.

ULONCIE. s. f. [de οὖλον, gencive, et ὄγκος, tumeur; all. *Zahnfleischgeschwulst*, angl. *uloncia, uloncy*, it. *ulonzia*, esp. *uloncia*]. Gonflement des gencives. V. Parulie.

ULORRAGIE. s. f. [*ulorrhagia*, de οὖλον, gencive, et ῥήγνυμι, je romps; all. *Zahnfleischblutung*, angl. *ulorrhage*, it. et esp. *ulorragia*]. Hémorragie par la membrane muqueuse gingivale.

ULOTRIQUES. adj. et s. m. pl. [οὐλόθριξ, de οὖλος, crépu, et θρίξ, cheveu; all. *krausharig*, angl. *curly*]. Nom donné par Bory de Saint-Vincent aux races humaines qui ont les cheveux crépus, par opposition aux *liotriques.* Ces cheveux crépus sont aussi dits *laineux* parce qu'ils sont entremêlés comme ceux d'une toison.

ULTIME. adj. [*ultimus*, ἔσχατος]. Mot latin francisé qui signifie *dernier* : les *phénomènes ultimes* d'une maladie.

ULTIMUM MORIENS. Expression latine sous laquelle on désigne parfois l'oreillette droite, parce qu'elle est la dernière des parties du cœur et de l'organisme qui, au moment de la mort, cesse de se contracter, en dehors de l'intervention expérimentale des agents physiques. Cela n'est pas dû à ce que la contractilité persiste dans ses fibres plus longtemps que dans les autres parties du cœur, mais à ce que le sang continue à y être versé pendant quelque temps après la dernière systole ventriculaire (Ch. Robin), tant que dure le retrait des artères qui pousse le sang dans les capillaires, et de ceux-ci dans les veines par la *vis à tergo*.

ULTRA-MICROSCOPE. s. m. Instrument permettant de distinguer des objets dont les dimensions sont tellement petites qu'ils ne peuvent être vus avec les microscopes ordinaires, quel que soit le perfectionnement qu'on leur donne, et sont au delà des limites de la visibi-

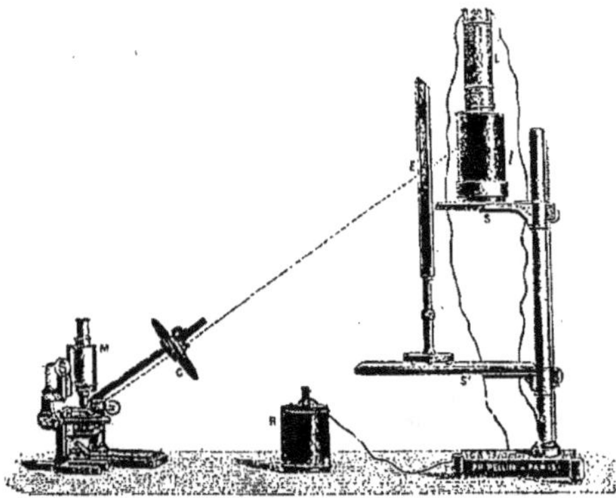

Fig. 809. — Appareil *ultra-microscopique* de Cotton et Mouton ; B, bloc de verre ; C, lentille achromatique ; L, lampe à arc ; *l*, petite lanterne ; M, platine du microscope ; S, support ; S', plateau ; R, rhéostat.

lité. Avec l'ultra-microscope (fig. 809) on ne cherche plus à les étudier, mais seulement à constater leur présence par la vision ; ils sont vus sous forme de points lumineux, comme les étoiles au firmament. Pour arriver à ce résultat, on concentre sur la préparation microscopique placée sur la platine du microscope des rayons lumineux provenant d'une lampe à arc. Ces rayons viennent éclairer directement la préparation, sont ensuite réfléchis en bas et ne peuvent pas, par conséquent, pénétrer dans le microscope. De cette façon, les particules solides sont éclairées et se détachent sur le fond sombre de la préparation. Avec cet instrument on a pu s'assurer que les liquides colloïdaux ne sont pas des solutions, mais contiennent le colloïde que l'on croit dissous à l'état de granules très fins. De même certains microbes qu'on sait cultiver mais dont les dimensions sont inférieures à la limite de visibilité, peuvent être aperçus par ce moyen : tel est celui de la péripneumonie des bovidés.

ULTRA-MICROSCOPIQUE adj. Se dit d'un objet qui ne peut être vu qu'à l'aide de l'ultra-microscope.

ULTRA-VIOLET, ETTE. adj. — *Rayon ultra-violet*. V. Lumière et Spectre.

UNCARIA. s. m. — *Uncaria gambi*. V. Cachou et Nauclée.

UNCIFORME. adj. [*unciformis*, de *uncus*, crochet, et *forma*, forme ; all. *hakenförmig*, angl. *unciform*, it. et esp. *unciforme*]. En forme de crochet. — *Apophyse unciforme*. Portion de l'ethmoïde qui s'articule avec le cornet inférieur. — *Os unciforme*, V. Crochu.

UNCINARIOSE. s. f. Nom donné parfois à l'*ankylostomasie* ou anémie des mineurs (V. Anémie), parce qu'elle est due à l'*Uncinaria duodenalis*, ou *Ankylostoma duodenale*.

UNCIPRESSION, UNCIPRESSURE. s. f. [it. *uncipressione*, de *uncus*, *unci*, crochet, et de *pressio*, par analogie avec acupressure] (Vanzetti). Procédé chirurgical hémostatique, consistant à enfoncer, au fond d'une plaie, et en sens contraire, deux crochets aigus ou érignes, simples ou doubles, avec ou sans manche, assez profondément pour comprimer l'artère ouverte.

UNGUÉAL, ALE. adj. [de *unguis*, ongle ; angl. *ungual*, it. *ungueale*, esp. *ungual*]. Se dit des dernières phalanges des doigts et des orteils, celles qui portent des ongles. — *Matrice unguéale*. V. Ongle.

UNGUÉO-CORNÉAL, ALE. adj. — *Tissu unguéo-cornéal*. V. Kératinien.

UNGUIFÈRE. adj. [all. *nageltragend*, angl. *unguiferous*, it. et esp. *unguifero*]. Qui porte les ongles.

UNGUINEUX, EUSE. adj. [de *unguen*, oint, graisse]. Qui concerne l'onction. — *Capsules unguineuses*. Les bourses synoviales.

UNGUINOCÈLE. s. m. [mot hybride, de *unguen*, graisse, et κήλη, tumeur]. Un des noms de l'*aï* et des kystes synoviaux, c'est-à-dire des tumeurs des capsules unguineuses.

UNGUIS. s. m. [all. *Nagelbein*, angl., it. et esp. *unguis*]. Petit os quadrilatère, très mince, comparé à un ongle à cause de sa forme, qui est placé à la partie antérieure et interne de l'orbite, et concourt à la formation de la gouttière lacrymale et du canal nasal. Il s'articule en avant avec le maxillaire supérieur, en bas avec le cornet inférieur, en haut avec l'apophyse orbitaire interne du frontal, en arrière avec l'ethmoïde. || En pathologie, *unguis*, le ptérygion.

UNICELLULAIRE. adj. [de *unus*, un, et *cellula*, cellule, *unicellulär*, *einzellig*, angl. *unicellular*, it. *unicellulare*, esp. *unicelular*]. Se dit d'un animal ou d'un végétal qui n'est représenté ou constitué que par une seule cellule. Beaucoup d'infusoires sont des *animaux unicellulaires*.

UNICISME. s. m. [all. *Unicismus*, angl. *unicism*, it. et esp. *unicismo*]. Le fait d'être unique. — *Doctrine de l'unicisme*. Celle dans laquelle on admettait que tous les chancres vénériens sont causés par l'inoculation d'un virus unique, par opposition à la doctrine *dualiste* qui admet que le chancre induré est causé par un virus différent de celui qui détermine l'apparition du chancre mou. V. Chancre.

UNICISTE. s. m. Qui est partisan de l'unicisme.

UNICITÉ. s. f. Qualité de ce qui est unique : *unicité du virus syphilitique*. V. Dualité et Syphilis.

UNICOLLIS. adj. latin employé en français. Se dit de l'utérus présentant l'anomalie suivante : le corps de l'utérus est double, mais la cloison de séparation s'arrête à l'isthme et le col est unique.

UNICORNE. adj. Qui n'a qu'une corne. V. Utérus.

UNICUSPIDÉ, ÉE. adj. [de *unus*, un, et *cuspis*, pointe]. Qui n'a qu'une pointe. Les dents canines sont dites *unicuspidées*.

UNIJUGUÉ, ÉE. adj. V. Conjugué.

UNILATÉRAL, ALE. adj. [*unilateralis*, de *unus*, un, et *latus*, côté ; all. *einseitig*, angl. *unilateral*, it. *unilaterale*, esp. *unilateral*]. Qui est disposé ou qui se porte d'un seul côté.

UNILOBÉ, ÉE. adj. [*unilobatus*, de *unus*, un, et *lobe* ;

all. *einlappig*, angl. *unilobate*, it. *unilobato*, esp. *unilobado*]. Qui n'a qu'un lobe.

UNILOCULAIRE. adj. [*unilocularis*, de *unus*, un, et *loculus*, loge; all. *einfächerig*, angl. *unilocular*, it. *uniloculare*, esp. *unilocular*]. Qui n'a qu'une loge.

UNION. s. f. V. Adhésion, Réunion, Soudure et Unissant. — *Union consanguine*. V. Consanguinité. — *Union similaire*. V. Analogue.

UNIPARE. adj. [de *unus*, un seul, et *parere*, enfanter]. Se dit, par opposition à *multipare*, d'une femelle qui met bas un seul petit à la fois.

UNIPOLAIRE. adj. [*unipolaris*, de *unus*, un, et *polus*, pôle; all. *einpolig*, angl. *unipolar*, it. *unipolare*, esp. *unipolar*]. Se dit des conducteurs qui, mis en communication avec les pôles d'une pile voltaïque et en même temps avec le sol, ne conduisent qu'une espèce d'électricité, soit la résineuse, soit la vitrée. — *Excitation unipolaire*. Action locale exercée par les courants électriques sur les nerfs, au point d'application d'une électrode, quand celle-ci est seule en contact, immédiat ou médiat, avec le nerf conservé dans ses rapports normaux, et ne peut agir efficacement qu'au point de contact, à cause de la grande diffusion qui, au delà, disperse le courant dans toutes les directions (A. Chauveau). || *Cellule unipolaire*. V. Nerveux.

UNIPOLARITÉ. s. f. [all. *Einpoligkeit*, angl. *unipolarity*, it. *unipolarità*, esp. *unipolaridad*]. Fait qui consiste en ce que, dans les molécules d'un corps, l'électricité de l'un des pôles est prédominante, ou plus concentrée sur un certain point, que l'électricité de l'autre pôle.

UNISSANT, ANTE. adj. [all. *vereinigend*, angl. *uniting*, it. et esp. *unitivo*]. Se dit de ce qui maintient deux parties en contact : *bandage unissant*. — *Matière unissante*. Nom donné, à tort, à un prétendu élément anatomique qui déterminerait l'adhésion des parties entre elles : cette *substance unissante*, ce *tissu unissant*, n'existe pas.

UNITAIRE. adj. [all. *unitarisch*, angl. *unitar*, it. et esp. *unitario*]. Se dit des êtres qui présentent les caractères de l'unité. — *Animal unitaire*. Celui qui n'est pas subdivisible en zoonites (les vertébrés, les mollusques et les infusoires). — *Monstres unitaires*. Première classe de la classification d'Isid. Geoffroy Saint-Hilaire, renfermant tous les monstres chez lesquels on ne rencontre les éléments que d'un seul individu. Ils se divisent en trois ordres : 1° les *Autosites*, 2° les *Omphalosites*, 3° les *Parasites*.

UNITÉ. s. f. [*unitas*, ἑνότης, all. *Einheit*, angl. *unity*, it. *unità*, esp. *unidad*]. Qualité de ce qui est unique, de ce qui forme un tout indissoluble. V. Monades. — *Unité de composition* ou *de plan*, ou mieux *théorie de l'unité de composition*. Principe anatomique établi par induction à l'aide de la *méthode comparative*, et consistant en ce que les animaux et les végétaux les plus différents par leur forme, leur volume, leur couleur, etc., sont réductibles par l'analyse anatomique à un type unique de composition organique, c'est-à-dire de parties anatomiques analogues entre elles, sans pour cela être identiques; identité qui substituerait l'homogénéité à la solidarité des parties, caractéristique de toute économie organique. L'économie n'étant point un tout homogène, mais un assemblage de parties d'ordres divers et solidaires, cette *unité de composition* doit être envisagée dans les divers ordres de parties, tels qu'appareils, organes, etc. Dès que l'on envisage la substance organisée à l'état d'*élément anatomique*, l'unité de composition se manifeste par l'analogie de constitution (nucléole, noyau, granulations), dans chaque cellule pour les plantes et les animaux, et d'un animal à l'autre, ou dans le même animal, s'il renferme plusieurs *espèces* de cellules. On la retrouve dans les appareils reproducteurs des deux règnes, et, chez les animaux en particulier, l'unité de composition des appareils digestif, visuel et autres, est manifeste quant aux organes essentiels. Dans les organes et les systèmes anatomiques, l'unité de composition est moins générale que la substance organisée et les éléments anatomiques végétaux et animaux. Quels que soient les attributs d'un système, son unité de composition est subordonnée à sa nature élémentaire. Ainsi l'unité de composition des systèmes ne peut se poursuivre d'un règne à l'autre, et si, pour les systèmes nerveux, glandulaire et quelques autres, elle est reconnaissable d'une classe animale à l'autre, elle ne peut plus se constater dans les systèmes tégumentaire, osseux, etc., lorsqu'on passe des vertébrés aux invertébrés, etc. Mais, dans chaque système anatomique, elle devient très évidente lorsque l'on compare : 1° les organes des monstres à ceux des êtres normaux; 2° les parties similaires des organes qui sont composés d'un même tissu ou de tissus qui se succèdent l'un à l'autre durant les phases du développement (comme l'os au cartilage, etc., chez les animaux ; le tissu fibreux au tissu utriculaire, chez les plantes). Elle retrouve une partie de la généralité qu'elle avait dans les éléments anatomiques, lorsqu'on envisage, d'un être à l'autre, la texture des tissus constitués par les mêmes espèces d'éléments anatomiques. On ne doit pas confondre la *théorie de l'unité de composition organique* avec la *théorie des analogues*, non plus qu'avec le système métaphysique qui suppose un animal archétype sur le plan duquel tous les animaux sont construits. || *Unité morbide*. Ensemble de lésions et de symptômes correspondants qui, coexistant ou se succédant dans un ordre à peu près constant, chez un être vivant, offrent des relations de similitude et de succession suffisantes, d'un individu à l'autre, pour mériter d'être considérés comme un tout, et pour recevoir un nom en rapport avec leur nature. V. Maladie.

UNITIF, IVE. adj. [all. *unitiv*, angl. *unitive*, it. et esp. *unitivo*]. Qui sert à unir : *fibres unitives du cœur*.

UNIVALVE. adj. [*univalvis*, de *unus*, un, et *valva*, valve; all. *einklappig*, angl. *univalve*, it. *univalvulo*, esp. *univalvo*]. Qui n'a qu'une seule valve; qui n'est formé que d'une seule pièce.

UNIVOQUE. adj. [all. *selbstbefruchtend*]. — *Génération univoque*. La *gemmiparité*.

UNNA (Paul-Gerson) (dermatologiste allemand né en 1850). — *Maladie de Unna*. L'eczéma séborrhéique.

UPAS. s. m. [all. *Giftbaum*, angl., it. et esp. *upas*]. Substance vénéneuse dont les habitants des îles de la Sonde se servent pour empoisonner leurs flèches, et dont la plus petite quantité suffit pour donner immédiatement la mort. L'*upas antiar*, substance brun rougeâtre, de saveur âcre, très amère, provient de l'*Antiaris toxicaria*, Leschenault, arbre de la famille des urticées artocarpées : son principe actif paraît être l'*antiarine*. — L'*upas tieuté* ou *tjettek*, matière analogue à la précédente, contenant de la strychnine, est fourni par une espèce de strychnos (*Strychnos tieute*, Lesch). Ce poison développe de violents accès tétaniques, paralyse l'action du cœur, et porte spécialement son influence sur la moelle épinière.

UPSILOÏDE, mauvais mot pour **HYPSILOÏDE.**

URAL. s. m. (*chloraluréthane*). Produit d'addition du chloral et de l'uréthane. Il se présente sous forme de cristaux incolores, très amers, peu solubles dans l'eau. C'est un modérateur nervin, et un hypnagogue. Doses : 2 à 3 grammes en cachets.

URANE. s. m. [all. et angl. *Uran*, it. et esp. *urano*]. Substance qu'on a longtemps considérée comme un métal, et que Péligot a reconnue être de l'oxyde d'uranium. L'*acétate d'urane* a été préconisé par Stein contre le coryza, en instillation dans chaque narine de quelques gouttes d'une solution tiède à 1 p. 100.

URANISCOPLASTIE, URANOPLASTIE. s. f. et non **OURANOPLASTIE.** [de οὐρανίσκος, οὐρανὸς, palais, et πλάσσειν, former; all. *Uranoplastik*, angl. *uraniscoplastics*, it. et esp. *uranoplastica*]. Opération qui a pour but de produire l'occlusion des perforations de la voûte palatine à l'aide d'un lambeau pris sur les parties molles voisines. Ce lambeau peut être amené au niveau de la perforation par glissement (Roux, Sédillot), ou par renversement (Velpeau); le plus souvent aujourd'hui, on emploie le procédé par déplacement latéral, qui consiste à aviver les deux bords de la solution de continuité, qu'une incision médiane prolonge en avant et en arrière dans une étendue de 1 centimètre environ; puis à pratiquer plus en dehors deux incisions latérales et parallèles à la première, de façon à former deux lambeaux compris entre la perforation et ces incisions, dont chacun doit contenir l'artère palatine postérieure (de peur de sphacèle consécutif) et rester adhérent par ses extrémités antérieure et postérieure, tandis que sa face supérieure est détachée du squelette sous-jacent: on a ainsi deux voiles mobiles, qui, attirés en dedans, se rejoignent sur la ligne médiane, où on les suture, ce qui forme un pont au-dessous de la perforation.

URANISCOSTÉOPLASTIE, URANOSTÉOPLASTIE. s. f. [de οὐρανίσκος, palais, ὀστέον, os, et πλάσσειν, former]. Opération par laquelle on produit l'occlusion des perforations du palais par rapprochement des os de la voûte palatine, préalablement sciés et avivés.

URANISTE. s. m. Inverti sexuel, ne présentant pas d'anomalie du côté des organes génitaux.

URANIUM. s. m. [all. et angl. *Uranium*, it. et esp. *uranio*]. Métal extrait de l'urane par Péligot, de même couleur que le nickel, dur, peu malléable, jaunissant à l'air; en poudre, il brûle, lorsqu'on le chauffe, avec une lumière remarquable par son éclat et sa blancheur.

URANOPLASTIE. s. f. V. URANISCOPLASTIE.

URANOSTAPHYLORRAPHIE. s. f. [de οὐρανὸς, palais, σταφυλή, luette, et ῥαφή, suture]. Restauration de la voûte palatine et du voile du palais, dans le cas de fissure congénitale. V. STAPHYLORRAPHIE et URANOPLASTIE.

URANOSTÉOPLASTIE. s. f. V. URANISCOSTÉOPLASTIE.

URASE. s. f. Ferment soluble capable de transformer l'urine en carbonate d'ammoniaque (Musculus). On l'obtient en précipitant par l'alcool une urine en pleine fermentation ammoniacale.

URATE. s. m. [all. *harnsaures Salz*, angl. *urate*, it. et esp. *urato*]. Nom générique des sels formés par la combinaison de l'acide urique avec les bases. Les urates sont peu solubles ou insolubles dans l'eau. L'acide urique, étant bibasique, forme des sels neutres et acides. Les sels neutres de potasse et de soude sont plus solubles dans l'eau que l'acide urique, mais moins que les sels acides. On trouve l'urate de soude dans les concrétions tophacées, celui d'ammoniaque et celui de chaux dans certains calculs urinaires. Les urates trouvés dans l'urine, ou dans diverses concrétions ou calculs, sont ceux de potasse, l'urate neutre et l'urate acide de soude, ceux de chaux, de magnésie, d'ammoniaque, et l'urate acide d'ammoniaque. V. URINE.

URATÉ, ÉE. adj. Qui est mêlé d'urates. V. SÉDIMENT.

URATIQUE. adj. Qui est formé d'urates.

URBERUAGA DE ALZOLA (Espagne). *Eaux bicarbonatées calciques*, chaudes, 30°. Établissement : 15 juin au 30 septembre.

URBERUAGA DE UBILLA (Espagne). *Eaux nitrogénées*, thermales, 27°. Établissement : 1er juin au 30 septembre.

URÉE. s. f. [de οὖρον, urine; all. *Harnstoff*, angl. *urea*, it. et esp. *urea; carbamide, amide carbamique, carbonyldiamide*] [$C^2H^4Az^2O^2$, ou, en atomes, $CO(Az^2H^2)^2$]. Substance azotée que l'on rencontre constamment dans l'urine de l'homme et des carnivores, dont elle est un des principes immédiats. On la trouve en petite quantité dans le sang, le chyle et la lymphe, dans le liquide amniotique, dans la sérosité hydropique, dans l'humeur aqueuse et la vitrée. On extrait l'urée de l'urine en évaporant celle-ci en consistance de sirop, et traitant par l'acide azotique; il se forme de l'azotate d'urée qui se dépose; ce sel est chauffé avec de l'eau et du noir animal; le liquide bouillant, filtré, donne par refroidissement un dépôt de cristaux blancs d'azotate d'urée, qui, traité par le carbonate de potasse, fournit de l'acide carbonique, de l'azotate de potasse, et de l'urée; on traite par l'alcool bouillant, qui ne dissout que l'urée, laquelle cristallise par évaporation. On obtient l'urée artificiellement en traitant le cyanate de potasse par le sulfate d'ammoniaque: le cyanate d'ammoniaque ainsi formé, dissous dans l'alcool, se transforme par évaporation en son isomère, l'urée. L'urée est en prismes à quatre pans (fig. 810), étroits, inodores, incolores, d'une saveur fraîche analogue à celle du nitre; elle est neutre au papier de tournesol; elle est soluble dans l'eau, dans l'alcool bouillant, presque insoluble dans l'éther. Elle n'est pas déliquescente, mais enlève l'eau de cristallisation de certains sels et l'eau de l'éther aqueux, et s'y dissout. Chauffée à 130°, elle entre en fusion sans se décomposer; vers 150°, elle se décompose en carbonate d'ammoniaque, ammélide et biuret; à une température plus élevée, elle se détruit, et laisse une poudre grisâtre, qui est de l'acide cyanurique. L'urée se combine avec la plupart des acides, sauf avec les acides acétique, carbonique, hippurique, lactique et urique, et forme des sels parfaitement définis, dont les plus importants sont l'azotate et l'oxalate d'urée; elle se combine également en proportions définies avec plusieurs oxydes, et forme, en présence de quelques chlorures, comme ceux de sodium, d'ammonium et de mercure, des composés cristallisables. L'urée en solution aqueuse est susceptible de fixer deux molécules d'eau, en se transformant en carbonate d'ammoniaque [$C^2H^4Az^2O^2 + 2\,HO = 2\,(CO^2.AzH^3)$]: cette transformation se fait rapidement quand on chauffe la solution aqueuse d'urine en vase clos à 140°, ou lorsqu'on la chauffe avec des acides minéraux forts ou des bases alcalines. Elle a lieu aussi quand on abandonne à l'air la solution d'urée et surtout l'urine, par suite du développement dans le milieu d'un ferment figuré (*Micrococcus ureæ* de Van Tieghem). L'urine devient alors alcaline et prend une odeur ammoniacale. — L'urée est un produit excrémentitiel, qui se forme dans l'économie par désassimilation des matières albuminoïdes; elle augmente dans l'urine avec la quantité d'aliments azotés ingérés; elle ne disparaît jamais complètement même après un jeûne prolongé, ce qui indique qu'elle provient non seulement des matières albuminoïdes de l'alimentation, mais aussi de celles de nos tissus. Elle en dérive probablement, d'une façon indirecte, par oxydation de substances, telles que la créatine, la créatinine, l'allantoïne, la sarcosine, la xanthine, l'acide urique, qui serviraient d'intermédiaires entre les matières albuminoïdes désassimilées et l'urée; il est prouvé que l'acide urique, entre autres, se transforme en urée dans l'économie, que l'urée et l'acide urique sont éliminés en quantités inversement proportionnelles, et que, lorsque l'oxydation diminue dans l'économie, la première substance augmente tandis que la seconde diminue. L'urée peut se former aussi dans l'organisme aux dépens de certaines substances

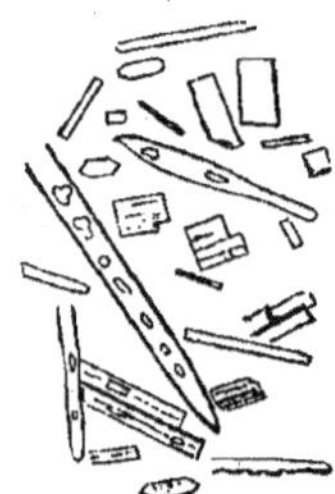

Fig. 810. — *Urée.*

comme l'acide cyanique, l'ammoniaque, les acides amidés, le carbamate ou le carbonate d'ammonium; il s'agit alors d'une véritable synthèse faite aux dépens de produits de décomposition plus avancés. La proportion normale d'urée contenue dans le sang est de 0,03 à 0,05 p. 100; elle augmente après la néphrectomie. Le sang de l'artère rénale contient au moins deux fois plus d'urée que celui de la veine. Le rein a pour rôle d'éliminer l'urée, qui, des tissus, passe dans le sang; mais il n'est pas susceptible de produire ce principe par lui-même. Toutes les affections congestives du foie, et toutes celles qui amènent l'augmentation de masse de son tissu, amènent l'augmentation de la quantité d'urée dans l'urine. Il en est de même de l'ictère simple (Murchison, Brouardel). L'*ictère grave*, les kystes, et les autres affections du foie qui causent la destruction de son tissu propre, diminuent les proportions de l'urée dans l'urine. La détermination de ces proportions peut ainsi aider à faire connaître l'état du foie dans diverses affections (Brouardel). On a conclu des données précédentes que l'urée se formait essentiellement dans le foie; mais il est certain qu'il s'en forme dans l'intimité de tous les tissus. — *Recherche et dosage de l'urée*. La présence de l'urée dans un liquide quelconque est décelée par les caractères de ses cristaux, et par ses réactions chimiques, après que ce corps a été isolé par le procédé employé pour l'extraire de l'urine. Le *dosage de l'urée* dans l'urine (*uréométrie*) se fait le plus souvent par le procédé de Leconte, qui a pour base la décomposition en azote et acide carbonique que les hypochlorites alcalins font subir à l'urée : l'acide carbonique étant absorbé par la potasse, on déduit la quantité de l'urée du volume d'azote mis en liberté. En pratique, on substitue à l'hypochlorite l'hypobromite de soude, qui agit de la même manière, et dont on prépare une solution titrée en ajoutant 2 centimètres cubes de brome à 100 centimètres cubes d'eau distillée tenant en solution 40 centimètres cubes de lessive de soude; et on opère dans l'*uréomètre* d'Esbach, tube de verre gradué en dixièmes de centimètres cubes : dans ce tube on verse environ 7 centimètres cubes de la liqueur d'épreuve et 20 fois plus d'eau; après avoir noté le point qui correspond au niveau supérieur du liquide, on introduit l'urine à l'aide d'une pipette graduée, on agite le mélange, on retourne le tube sur une cuve à eau, de façon que les liquides intérieurs et extérieurs au tube se trouvent au même niveau : l'azote est alors dégagé; on bouche le tube avec le pouce, on le redresse; la nouvelle division à laquelle correspond le niveau supérieur du liquide, retranchée du chiffre précédemment noté, donne le volume de l'azote dégagé: or 34 centimètres cubes d'azote correspondent à 10 centigrammes d'urée. Esbach a construit des tables qui permettent de lire immédiatement la quantité d'urée, dont on a isolé l'azote, en grammes et décigrammes pour un litre d'urine; de plus, elles tiennent compte, par des corrections appropriées, des influences qui peuvent modifier le volume de l'azote dégagé, savoir : la pression atmosphérique, la température à laquelle on opère, la vapeur d'eau dont le gaz est saturé. L'urée a été employée en thérapeutique, comme diurétique, à la dose de 0gr,50 à 2 grammes; on l'a aussi préconisée dans la lithiase urinaire, à la dose d'une cuillerée toutes les heures, d'une solution à 10 p. 100. — *Urées composées*. Sorte de corps dans lesquels un ou plusieurs équivalents d'hydrogène de l'urée sont remplacés par autant d'équivalents d'un ou plusieurs composés d'origine organique. Tels sont l'*éthylurée* $C^2H^3(C^4H^5)Az^2O^2$, l'*acétylurée* $C^2H^3(C^4H^3O^2)Az^2O^2$, etc. Certains de ces corps, en particulier les *aminurées*, se forment dans l'organisme, ceux-ci par fixation des éléments de l'acide cyanique sur les amines.

URÉIDE. s. f. Nom d'un groupe de composés représentés par l'urée, dans laquelle l'hydrogène est remplacé par un radical acide : ce sont des urées composées. Le nom d'*uréides* vient de ce que ces composés présentent avec l'urée les même relations que les amides présentent avec l'ammoniaque.

URÉIQUE. adj. Qui concerne l'urée et ses composés.

URÉMIE. s. f. [de *urée*, et αἷμα, sang]. Étymologiquement ce mot signifie : accumulation de l'urée dans le sang; mais ce n'est pas dans ce sens qu'il est employé. On désigne en effet, sous le nom d'*urémie*, l'ensemble des accidents liés à l'insuffisance des fonctions rénales. C'est un syndrome qui s'observe au cours des différentes formes du mal de Bright, ou quand la sécrétion urinaire est supprimée (*urémie par anurie*). Les symptômes de l'urémie sont le plus souvent des troubles des fonctions du cerveau (*urémie cérébrale*), lesquels sont ordinairement précédés de prodromes, tels que céphalalgie, amblyopie, diplopie, plus rarement surdité ou bourdonnements d'oreilles. C'est habituellement par des convulsions alternativement toniques et cloniques, apparaissant sous forme d'accès, tout à fait analogues à celles de l'épilepsie (*forme convulsive* ou *éclamptique*) que se révèle l'urémie cérébrale. Aux convulsions succède fréquemment un coma profond qui peut aussi apparaître d'emblée et isolément (*forme comateuse*), avec perte de connaissance, insensibilité, résolution musculaire, respiration stertoreuse, etc. Une troisième forme d'urémie cérébrale, qui s'ajoute parfois aux précédentes, est caractérisée par un délire (*forme délirante*) ordinairement doux et tranquille. L'urémie s'accompagne généralement de troubles digestifs, résultant du passage de l'urée dans l'estomac et l'intestin, ce qui est en rapport avec les expériences de Cl. Bernard, qui montrent qu'après la néphrectomie, l'urée est éliminée par ces organes : lorsque les troubles digestifs, inappétence, nausées, vomissements, diarrhée, sont prédominants, l'urémie est dite *gastro-intestinale*. Enfin, beaucoup plus rarement, c'est la dyspnée qu'on observe (*urémie dyspnéique* ou *respiratoire*) : tantôt il y a une simple accélération des mouvements respiratoires; tantôt le rythme de la respiration est profondément modifié, on observe le phénomène connu sous le nom de *phénomène respiratoire de Cheyne-Stokes* (V. Cheyne). Suivant la cause qui l'a produite, l'urémie revêt des formes différentes; l'urémie des néphrites aiguës, celle de la néphrite scarlatineuse en particulier, affecte surtout la forme éclamptique; celle de la néphrite atrophique lente ou néphrite interstitielle, est chronique d'emblée, et se révèle par de la dyspnée nocturne, des crises de douleurs, souvent le type respiratoire de Cheyne-Stokes, et enfin le coma terminal. L'urémie par anurie ne se manifeste qu'après une période de tolérance de l'organisme, pouvant durer sept à huit jours; dès que les signes d'urémie confirmés apparaissent, rétrécissement des pupilles, soubresauts musculaires, les accidents évoluent rapidement et la mort arrive parfois pour ainsi dire subitement, sans convulsions ni coma. L'urémie n'est pas due à la présence en excès de l'urée dans le sang; elle est causée par la rétention dans l'organisme de toutes les substances que le rein doit éliminer, et aussi à la suppression de la sécrétion interne du rein. Parmi les substances retenues, le chlorure de sodium joue un rôle particulier; il attire à lui l'eau pour satisfaire aux lois de l'osmose, facilite la production des œdèmes, détermine l'hypertension artérielle, et tient sous sa dépendance certains accidents cérébraux. Mais la plupart des symptômes de l'urémie sont d'ordre toxique, sans que l'on puisse incriminer tel ou tel poison d'une façon précise. Le traitement de l'urémie consiste à provoquer l'évacuation au dehors des substances que le rein n'élimine plus; pour cela on s'adressera aux purgatifs, et à la saignée générale qu'il ne faut pas craindre de faire abonante. En même temps on donnera les diurétiques, et on iminuera les auto-intoxications par un régime approprié : liète hydrique absolue dans les cas très graves, régime acté dans les cas habituels.

URÉMIGÈNE. adj. Qui engendre l'urémie. — *Néphrite urémigène.* Nom donné par Castaigne à la néphrite interstitielle en raison de ses tendances à donner des accidents urémiques.

URÉMIQUE. adj. Qui a rapport à l'urémie.

URÉOMÈTRE. s. m. [de *urée*, et μέτρον, mesure]. Instrument employé pour mesurer la quantité d'urée contenue dans l'urine. L'uréomètre de Regnard (fig. 811) se compose

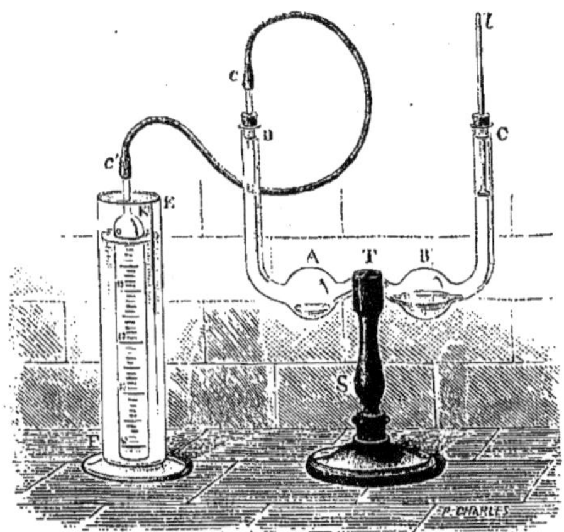

Fig. 811. — *Uréomètre* de Regnard.

d'un tube en U dont la branche horizontale porte deux boules; dans l'une on introduit 8 à 10 centimètres cubes de solution d'hypobromite de soude, dans l'autre 2 centimètres cubes d'urine. Un tube de caoutchouc relie une des extrémités du tube en U à une cloche graduée dont le zéro doit coïncider avec le niveau de l'eau contenue dans l'éprouvette. Quand l'équilibre de température est obtenu, et le zéro établi, on incline le tube de manière à mélanger l'hypobromite et l'urine, on agite en soulevant peu à peu la cloche, on fait coïncider les deux niveaux et on lit le volume de l'azote dégagé. Dans une seconde opération, on détermine le volume d'azote dégagé, en remplaçant l'urine par 5 centimètres cubes de solution d'urée à 5 p. 100, et par un calcul simple on a la quantité de l'urée contenue dans l'urine.

URÉOMÉTRIE. s. f. Emploi de l'*ureomètre*, dosage de l'urée. V. Urée.

URÉRYTHRINE. s. f. V. Uroérythrine.

URÈSE. s. f. [*uresis*, οὔρησις, de οὐρεῖν, uriner]. La production de l'urine; la miction.

URÉTÉRAL, ALE. adj. Qui concerne les uretères.

URÉTÉRALGIE. s. f. [*ureteralgia*, de οὐρητήρ, uretère, et ἄλγος, douleur; it. *ureteralgia*]. Douleur dans le trajet de l'uretère.

URETÈRE. s. m. [*ureter*, οὐρητήρ, de οὐρεῖν, uriner; all. *Harngang*, angl. *ureter*, it. *uratere*, esp. *ureter*]. Canal membraneux cylindrique, long de 27 centimètres environ, destiné à porter l'urine du rein dans la vessie. Il commence dans le bassinet du rein, avec lequel il se continue par une portion évasée appelée *infundibulum*, descend obliquement en dedans jusqu'à la symphyse sacro-iliaque, en avant du grand psoas, de l'artère iliaque primitive à gauche, de l'iliaque externe à droite, en avant des vaisseaux spermatiques, pénètre dans l'excavation pelvienne jusqu'à la partie postérieure et inférieure de la vessie, traverse obliquement l'épaisseur des parois de cet organe, et vient s'ouvrir dans sa cavité, à l'un des angles postérieurs du trigone vésical, par un orifice étroit et oblique. Les uretères sont formés d'une membrane externe, blanche, fibreuse et élastique; d'une membrane moyenne, musculaire, formée d'une couche circulaire superficielle et d'une couche longitudinale profonde; et d'une membrane interne, constituée par une muqueuse mince ($0^{mm},5$) et demi-transparente. Les faisceaux de fibres-cellules de la couche musculaire sont anastomosés. Il n'est pas rare de la voir soulevée par un grand nombre de petits kystes, du volume d'un grain de chènevis au plus, brillants, transparents, pleins d'un liquide limpide, abondants surtout vers la partie supérieure du conduit et dans l'infundibulum. La muqueuse est plissée, d'où l'aspect étoilé de la lumière du canal sur une coupe perpendiculaire à l'axe; elle est formée d'un chorion hérissé de saillies contenant les fibres élastiques, et d'un épithélium pavimenteux stratifié dont la couche profonde comprend des cellules cylindriques, les moyennes sont formées d'éléments polyédriques, et la superficielle de cellules aplaties. Certaines cellules renferment de deux à quatre ou cinq noyaux. Cette muqueuse n'a pas de glandes, sauf vers la partie supérieure où on trouve des bourgeons épithéliaux pleins et creux, s'enfonçant dans le chorion; leur nature glandulaire n'est pas démontrée.

URÉTÉRECTOMIE. s. f. [de οὐρητήρ, uretère, et ἐκτομή, retranchement]. Résection d'une partie ou de la totalité de l'uretère. L'urétérectomie partielle sans ablation du rein et suivie de la réunion des deux bouts est pratiquée dans le cas de rétrécissement limité de l'uretère. Dans tous les autres cas, l'urétérectomie est le complément d'une néphrectomie.

URÉTÉRIQUE. adj. Qui concerne l'uretère, *calcul urétérique.*

URÉTÉRITE. s. f. [*ureteretis*, all. *Harngangentzündung*, angl. *ureteritis*, it. *ureteritide*, esp. *ureteritis*]. Inflammation des uretères.

URÉTÉRO-COLOSTOMIE. s. f. Opération qui a pour but d'aboucher l'uretère dans le côlon.

URÉTÉRO-CYSTO-NÉOSTOMIE. s. f. Opération qui a pour but de réaliser un nouvel abouchement de l'uretère dans la vessie, dans le cas de fistule utéro-vaginale.

URÉTÉRO-ENTÉROSTOMIE. s. f. Opération qui a pour but d'aboucher l'uretère dans l'intestin.

URÉTÉROLITHIASE. s. f. [de οὐρητήρ, uretère, et λιθίασις, lithiase; angl. *ureterolithiasis*, it. *ureterolitiasi*]. Formation de calculs dans les uretères.

URÉTÉRO-PHLEGMATIQUE. adj. [de οὐρητήρ, uretère, et φλέγμα, mucus; angl. *uretero-phlematic*, it. *uretero-flemmatico*, esp. *uretero-flecmatico*]. Qui est causé par des mucosités amassées dans l'uretère.

URÉTÉRO-PYÉLO-NÉOSTOMIE. s. f. Opération qui a pour but de réaliser un nouvel abouchement de l'uretère dans le bassinet, dans le cas d'hydronéphrose, et de conserver ainsi un rein qui peut encore fonctionner.

URÉTÉRO-PYIQUE. adj. [de οὐρητήρ, uretère, et πῦον, pus; angl. *uretero-pyic*, it. et esp. *uretero-piico*]. Qui détermine la présence de pus dans l'uretère.

URÉTÉRORRAPHIE. s. f. [de οὐρητήρ, uretère, et ῥαφή, suture]. Opération qui consiste à suturer une ouverture faite à l'uretère.

URÉTÉRO-STOMATIQUE. adj. [de οὐρητήρ, uretère, et στόμα, ouverture; angl. *uretero-stomatic*, it. *uretero-stomatico*, esp. *uretero-stomatico*]. Qui est causé par l'obstruction de l'orifice de l'uretère dans la vessie.

URÉTÉROTOMIE. s. f. [de οὐρητήρ, uretère, et τομή, dissection]. La dissection des uretères. — Incision ou taille des uretères pour en tirer un calcul (Gigon).

URÉTÉRO-VÉSICAL adj. — *Réflexe urétéro-vésical.* Réflexe provoqué par l'excitation de la face inférieure de la vessie près de l'embouchure des uretères, au moyen du toucher rectal ou du toucher vaginal surtout; chez les sujets atteints de pyélite ou de pyélo-néphrite, cette excitation détermine de la douleur et de l'envie d'uriner.

URÉTHANE. s. m. [*éthyloxydocarboamide, carbamate d'éthyle, éther carbamique*; all. *Urethan*, angl. *urethane*, it. et esp. *urethano*] [$C^6H^7Az^4O = (C^4H^5O)(C^2O^3,AzH^2)$ ou, en atomes, $C^3H^7AzO^2$]. Produit de l'action de l'ammoniaque sur l'éther carbonique ou carbonate d'éthyle. Il se présente sous la forme de cristaux incolores, un peu amers, solubles dans l'eau et dans l'alcool, fusibles à 100°, distillant sans altération à 180°. Il est employé comme hypnotique, surtout chez les enfants, les alcooliques, les maniaques, à la dose de 1 à 3 et 4 grammes, en potion ou en cachets.

URÉTRAL, ALE. adj. [*urethralis*, all. et angl. *urethral*, it. *uretrale*, esp. *uretral*]. Qui a rapport à l'urètre : *calcul urétral.* — *Catarrhe urétral.* V. BLENNORRHÉE. — *Crête urétrale* [*verumontanum*]. Éminence oblongue, aplatie latéralement, d'un volume variable et d'une consistance assez ferme, qu'on aperçoit sur la paroi postérieure de l'urètre, au-devant de la prostate. Cette éminence se prolonge en avant dans la partie membraneuse du canal, par une saillie qui diminue à mesure qu'elle s'éloigne du point de départ, et, chez certains sujets, on peut la suivre jusqu'à la courbure sous-pubienne ; en arrière, elle se continue souvent par deux replis ou *freins* qui s'étendent jusqu'à l'orifice de la vessie. Formée principalement par une expansion de fibres musculaires venant de la paroi postérieure de la vessie, elle offre vers son sommet, ou *utricule prostatique*, les orifices des deux conduits éjaculateurs. En avant se trouvent les canaux excréteurs des glandes de Cowper, et sur les côtés on aperçoit deux enfoncements assez grands quelquefois pour loger l'extrémité d'une sonde. — *Sphincter urétral.* V. VESSIE. || *Fistule urétrale.* Nom générique des fistules urinaires dans lesquelles l'urètre anormalement ouvert laisse passer l'urine dans un trajet aboutissant à la peau, ou dans une cavité voisine : telles sont les fistules *urétro-pénienne, urétro-périnéale, urétro-rectale, urétro-scrotale* et *urétro-vaginale.* — *Névrose urétrale.* V. URÉTRALGIE.

URÉTRALGIE. s. f. [*urethralgia*, οὐρήθρα, de urètre, et ἄλγος, douleur; all. *Harnröhrenschmerz*, angl. *urethralgy*, it. et esp. *uretralgia*, *névralgie* ou *névrose urétrale*]. Douleur dans l'urètre sans phénomènes inflammatoires; elle peut dépendre d'une pierre vésicale, d'une lésion organique de la prostate, du col ou du corps de la vessie, d'un rétrécissement de l'urètre, etc., mais elle peut aussi exister sans lésion appréciable; il s'agit alors d'une névralgie urétrale ou d'une douleur d'origine uniquement mentale. Le diagnostic une fois établi, les indications à remplir varient suivant les causes ; dans tous les cas on s'efforcera de diminuer la sensibilité exaltée de l'urètre par les antinévralgiques et les anesthésiques locaux.

URÉTRARCTIE. s. f. Mauvais mot formé du grec οὐρήθρα, urètre, et du latin *arctus*, étroit. V. URÉTROSTÉNIE.

URÈTRE. s. m. [*urethra*, οὐρήθρα, all. *Harnröhre*, angl. *urethra*, it. et esp. *uretra*]. Canal excréteur de l'urine dans les deux sexes, qui, chez l'homme, sert aussi à l'émission du sperme. — Chez l'homme, l'urètre s'étend depuis le col de la vessie jusqu'à l'extrémité de la verge. On le divise, d'après sa direction, en deux portions, l'une antérieure, *mobile*, l'autre postérieure, *fixe*. Celle-ci s'étend depuis l'orifice vésical du canal jusqu'au niveau de la face antérieure de l'arcade et des branches pubiennes, en décrivant une courbe à concavité antérieure et supérieure, dont la partie la plus déclive est à 2 centimètres du sommet de cette arcade ; au niveau où les deux portions se continuent l'une avec l'autre, le canal de l'urètre forme, quand la verge est en état de flaccidité, un angle à concavité inférieure, *angle prépubien*, situé sur une ligne qui réunirait l'orifice vésical au sommet de l'arcade pubienne, à 3 centimètres en avant de ce sommet. La portion mobile commence à l'angle prépubien et s'étend jusqu'à l'orifice externe du canal. D'après ses rapports et sa conformation, l'urètre est subdivisé en trois portions, *prostatique, membraneuse* et *spongieuse*. La *portion prostatique* fait suite à la *vessie*. Elle est entourée par la prostate, dont on ne peut la séparer, et affecte les mêmes rapports avec les parties voisines (V. PROSTATE). La *portion membraneuse*, interposée à la première et à la suivante, appelée par quelques auteurs *musculeuse* ou *sous-pubienne*, est renfermée en grande partie dans l'aponévrose périnéale moyenne qu'elle traverse obliquement, entourée par des fibres musculaires (fig. 811, *d*), qui appartiennent au transverso-urétral ; en avant, cette portion répond à l'arcade du pubis ; en arrière, elle répond au bulbe, dont la saillie fait que la partie postérieure de cette région est plus courte que l'antérieure. La *portion spongieuse*, composée de tissu érectile, est située dans le sillon inférieur des corps caverneux, qu'elle déborde en arrière et en avant. Dans ce sillon, la portion moyenne, ou *corps spongieux*, est maintenue par un dédoublement de la tunique fibreuse qui entoure la verge. Sa partie qui déborde les corps caverneux en arrière est un renflement ovoïde, connu sous le nom de *bulbe* ; il est placé sur la face inférieure de l'urètre, et présente sur la ligne médiane une petite dépression qui lui donne un aspect bilobé. Sa grosse extrémité, dirigée en bas et en arrière, est appliquée à la face inférieure de la portion membraneuse ; l'antérieure se perd dans le corps spongieux. L'urètre à ce niveau (M) est dilaté et prend le nom de *portion bulbeuse*. Cette *dilatation bulbaire*, dite aussi *ampoule* ou *golfe* (Lecat) de l'*urètre*, retient toujours quelques gouttes d'urine qui, normalement, sont expulsées par les contractions des fibres musculaires de l'urètre. Le renflement antérieur de la portion spongieuse constitue le *gland*. — L'urètre est composé d'une *muqueuse* qui se continue avec celle de la vessie, et d'une *tunique musculaire* composée de fibres-cellules, dont les faisceaux internes sont longitudinaux et les faisceaux externes circulaires (*sphincter urétral involontaire*) : ces fibres sont surtout abondantes dans la région membraneuse, où elles sont doublées par une couche de fibres striées circulaires (*sphincter urétral volontaire*). Le *chorion* de la muqueuse ne dépasse pas un demi-millimètre d'épaisseur ; il est formé de *fibres de tissu cellulaire* et de *fibres élastiques*. Ces dernières sont très abondantes, extrêmement fines, et anastomosées de manière à former des mailles longitudinales selon l'axe du canal de l'urètre ; leur présence explique le retrait de l'urètre après qu'il a été traversé par l'urine ou par le sperme. Des *papilles*, se développant après la naissance, sont nombreuses dans la partie antérieure de l'urètre, dans une étendue de 4 à 5 centimètres. En arrière de ce point, elles sont écartées les unes des autres, longues et grêles ; elles siègent surtout au sommet des *plis* permanents de la muqueuse, plis longitudinaux qu'on trouve dans les portions spongieuse et membraneuse, et qui s'effacent par la distension. Vers la région prostatique, elles disparaissent ou sont rudimentaires. Le *tissu cellulaire sous-muqueux* manque dans la portion spongieuse et dans la portion prostatique. Dans la portion membraneuse, et dans la partie postérieure de la portion spongieuse, on trouve un tissu sous-muqueux mince, et contenant des fibres musculaires lisses. Dans les régions où le tissu cellulaire sous-muqueux fait défaut, le chorion est contigu et adhérent au tissu érectile. Les *vaisseaux* de la muqueuse sont très nombreux, ils forment un fin réseau à mailles polygonales, dont les angles sont arrondis. Ce réseau est séparé de l'épithélium par une *couche hyaline sous-épithéliale*. On trouve des veinules abondantes dans

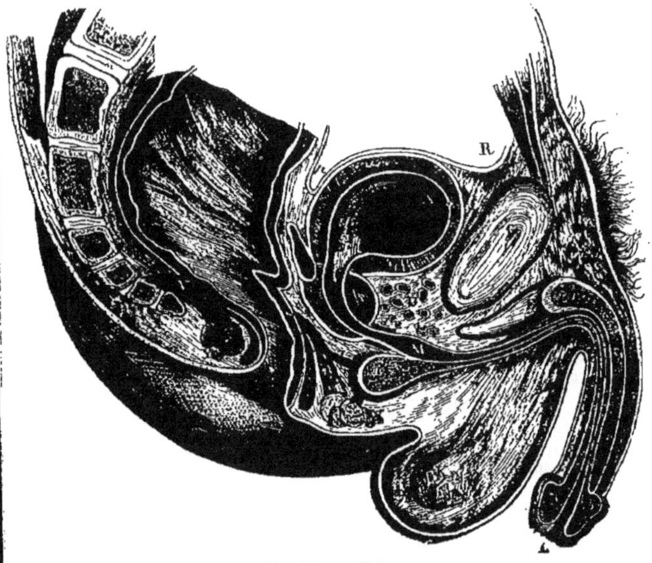

Fig. 812. — *Urètre.*

e chorion, surtout à la partie postérieure de la portion spongieuse. L'*épithélium* est *pavimenteux* dans la fosse naviculaire, puis il revêt une forme prismatique. Il est franchement *prismatique* dans les portions membraneuse et prostatique. Les *glandes de l'urètre* ou *glandes de Littre* sont des follicules et des glandes en grappe simple. Les *follicules* ont de 0^{mm},2 à 0^{mm},3 de profondeur, sont disséminés dans l'urètre, très rares dans la portion prostatique, et formés d'une paroi propre recouverte d'épithélium polyédrique. Les *glandes en grappe simple*, perpendiculaires à l'axe du canal ou couchées obliquement de manière à présenter leur embouchure en avant, peuvent avoir jusqu'à 1 millimètre de long; elles n'existent pas dans la région prostatique, et sont plus nombreuses dans la portion membraneuse que dans la portion spongieuse. On peut apercevoir ces glandes chez le fœtus dès le troisième mois de la vie intra-utérine, elles ne sécrètent que du mucus. Les *lacunes de Morgagni* ou *sinus*, au contraire, ne se montrent qu'après la naissance; elles augmentent de profondeur avec l'âge et elles varient d'un sujet à l'autre. Ces lacunes ne sont pas des glandes, mais des dépressions de la muqueuse, des sinus couchés obliquement sous la muqueuse. Elles sont revêtues du même épithélium que la muqueuse, tandis que les follicules, véritables glandes, ont un épithélium spécial. Ces sinus n'existent que dans les portions spongieuse et membraneuse; le premier, situé à la partie supérieure de la fosse naviculaire, a quelquefois 2 centimètres de profondeur (*valvule de Guérin*). Morgagni avait donné le nom de *foramina* aux plus grands sinus, et de *foraminula* aux autres. — L'urètre offre trois courbures. L'antérieure s'efface d'elle-même par l'érection, et la mobilité de la verge permet de la faire disparaître à volonté. Une autre, constante et régulière, est au-dessous de l'arcade pubienne, dont sa convexité est séparée par un tissu cellulaire et un lacis fibreux. La troisième, plus variable et presque toujours liée à l'état de la prostate, se trouve dans la partie du conduit que cette glande embrasse. La muqueuse urétrale a une grande dilatabilité, surtout dans la portion *membraneuse* ; aussi les calculs urinaires s'arrêtent-ils dans ce point et s'y développent fréquemment. A la face interne de la région prostatique, le canal de l'urètre présente d'abord le prolongement antérieur de la crête urétrale, puis cette crête elle-même ou verumontanum, surmontée de l'utricule prostatique, ensuite un petit rebord circulaire qui constitue le col de la vessie. — La longueur de l'urètre, chez les adultes et les vieillards, varie entre 13 et 19 centimètres, ce qui donne 16 centimètres pour terme moyen, dont 25 à 30 millimètres pour la région prostatique, 15 millimètres pour la région membraneuse, le reste pour la région spongieuse; chez les enfants de quatre à dix ans, les extrêmes sont 8 et 12 centimètres. Tous les points du canal n'ont pas le même diamètre. L'orifice extérieur est le point le moins dilatable. Derrière lui se trouve la fosse naviculaire dont le diamètre est plus grand, surtout à sa partie moyenne, et peut se dilater beaucoup par suite d'états morbides. A partir de la fosse naviculaire jusqu'à l'arcade du pubis, le calibre de l'urètre ne varie pas d'une manière sensible. Sous l'arcade, à l'union des portions bulbeuse et membraneuse, le canal offre le point le plus étroit de son étendue après l'orifice extérieur ; puis il se dilate au niveau du bulbe. En pénétrant dans la prostate, il est assez étroit; il s'élargit vers le milieu de la glande, et y forme une espèce de sinus. Il se rétrécit de nouveau à l'orifice vésical, dont le diamètre est d'environ 11 millimètres chez l'adulte. Cet orifice, très dilatable chez les enfants, perd son élasticité à mesure que le sujet avance en âge. Ainsi l'urètre présente naturellement une série d'élargissements et de rétrécissements successifs, ce qui fait qu'il n'a pas une forme exactement cylindrique dans toute son étendue, et qu'on doit le considérer comme composé d'une série de cônes adossés, soit par le sommet, soit par la base. Son diamètre est, terme moyen, de 7 millimètres au méat urinaire, 8 millimètres à la réunion des parties membraneuse et bulbeuse, un peu moins de 9 millimètres au col de la vessie, 9 millimètres au milieu de la partie spongieuse, 9 1/2 à la fosse naviculaire et à la partie membraneuse, et 10 à 11 millimètres au-devant du bulbe. Son diamètre varie beaucoup dans l'état morbide : tantôt il permet à peine l'introduction du plus petit stylet, et tantôt on le trouve renfermant d'énormes calculs. — Fig 812, d'après E.-K. Legendre. A. vessie ; B. rectum; C. symphyse des pubis ; D. ampoule anale ; E. corps caverneux ; F. bulbe de l'urètre ; G. tissu spongieux du gland ; H. prostate ; J. vésicule séminale ; K. scrotum et testicule ; L. fosse naviculaire et méat de l'urètre ; M. dilatation bulbaire du canal de l'urètre ; N. cinquième vertèbre lombaire ; O. coccyx ; P. cul-de-sac recto-vésical du péritoine ; R. repli vésical supérieur du péritoine ; S. muscle pyramidal ; T. muscle droit ; U. plexus veineux de Santorini ; V. muscle releveur de l'anus ; X. muscle sphincter interne ; Y. muscle sphincter externe ; Z. col de la vessie ; *a.* muscle transverse superficiel du périnée ; *b.* muscle transverse profond du périnée ; *d.* fibres musculaires entourant la portion membraneuse de l'urètre ; *e.* muscle bulbo-caverneux ; *f.* tissu fibreux en avant du col de la vessie ; *g.* tunique musculeuse de la vessie. — Chez la femme, l'urètre a environ 54 millimètres de long ; il s'ouvre au bas du vestibule, au-dessus du vagin, à 1 centimètre au-dessous de la symphyse pubienne. Il est entièrement membraneux, et à cet égard diffère de celui de l'homme ; sa dilatabilité est par suite plus grande que sur celui-ci. Les *sinus* y sont petits et rares, si ce n'est près du méat ; les *glandes en grappe simple* n'existent que près du méat et sont rares ; des *follicules* un peu moins nombreux que chez l'homme existent jusqu'au niveau du sphincter ; les parois sont composées, comme chez l'homme, d'une tunique musculaire à deux couches de fibres-cellules, et d'une muqueuse à épithélium prismatique stratifié ; cet épithélium devient pavimenteux aux deux extrémités du conduit, près de la vessie et près du méat.

URÉTRECTOMIE. s. f. [οὐρήθρα, urètre, et ἐκτομή, ablation]. Résection d'une portion plus ou moins étendue de l'urètre frappé de rétrécissement. Elle est totale, quand on enlève le cylindre urétral dans sa totalité ; partielle, quand on n'enlève qu'un segment de ce cylindre, l'inférieur d'ordinaire.

URÉTRITE. s. f. [*urethritis*, de οὐρήθρα, urètre ; all. *Harnröhrenentzündung*, angl. *urethritis*, it. *ureteride*, esp. *uretritis*]. Inflammation de l'urètre ; elle peut être aiguë ou chronique ; elle peut résulter de l'introduction d'une bougie, de la présence d'un calcul ou d'un corps étranger de l'urètre. Mais le plus souvent elle est d'origine blennorragique (V. BLENNORRAGIE).

URÉTROBLENNORRHÉE. s. f. [all. *chronischer Tripper*, angl. *urethroblennorrhæa*, it. et esp. *uretroblenorrea*]. Écoulement de pus ou de mucus par l'urètre.

URÉTRO-BULBAIRE. adj. [*urethro-bulbaris*, all. *urethrobulbär*, angl. *urethro-bulbar*, it. *urethro-bulbare*, esp. *urethro-bulboso*]. Qui a rapport au bulbe de l'urètre. — *Artère urétro-bulbaire*. La transverse du périnée.

URÉTROCÈLE. s. m. [de οὐρήθρα, urètre, et κήλη, hernie]. Hernie de l'urètre dans le vagin ; elle est due à une dilatation du canal urétral.

URÉTRO-CYSTITE. s. f. [de οὐρήθρα, urètre, et *cystite*]. Inflammation de la partie postérieure de l'urètre s'accompagnant de symptômes de cystite du col.

URÉTRO-PÉNIEN, IENNE. adj. Qui se rapporte au canal de l'urètre et au pénis. — *Fistule urétro-pénienne*. Fistule urinaire dont l'orifice externe s'ouvre en avant du scrotum, le long du pénis, en général à la face inférieure, l'orifice interne siégeant dans l'urètre. Tantôt cette fistule est congénitale et constitue une variété de l'*hypospadias*. Tantôt elle est acquise, accidentelle, et s'observe alors à la suite de plaies de l'urètre par armes à feu, de l'extraction d'un calcul ou d'un corps étranger, de mortification du pénis par compression : l'urétroplastie est alors le meilleur moyen de remédier à la solution de continuité.

URÉTRO-PÉRINÉAL, ALE. adj. Qui se rapporte au canal de l'urètre et au périnée. — *Fistule urétro-périnéale*. Fistule urinaire dont l'orifice extérieur s'ouvre au périnée, en arrière du scrotum, l'orifice interne siégeant sur un point de la muqueuse urétrale, à sa partie membraneuse en général. Comme la fistule urétro-pénienne la fistule urétro-périnéale est tantôt congénitale, tantôt accidentelle, consécutive à un rétrécissement de l'urètre ou à un abcès urineux. Le traitement consiste d'abord à rétablir le calibre du canal et à empêcher l'urine de passer dans le trajet fistuleux, ce qu'on obtient soit par la dilatation, soit par l'urétrotomie ; puis à oblitérer le trajet de la fistule, dont les bords présentent souvent de nombreuses indurations, en incisant le trajet sur une sonde cannelée, disséquant les tissus indurés, et les excisant avec un bistouri ou des ciseaux.

URÉTROPHRAXIE. s. f. [de οὐρήθρα, urètre, et φράσσειν, obstruer ; all. *Harnröhrenverstopfung*, angl. *urethremphraxis*, it. *uretrofrassi*, esp. *uretrofraxia*]. Obstruction de l'urètre.

URÉTROPLASTIE. s. f. [de οὐρήθρα, urètre, et πλάσσειν, former ; all. *Urethroplastik*, angl. *urethroplastics*, it. et esp. *uretroplastica*]. Opération qui a pour but de réparer une perte de substance éprouvée par l'urètre. Le lambeau autoplastique peut être taillé sur le scrotum, et retourné ou glissé de façon à recouvrir la fistule, ou bien on emploie le procédé dit par dédoublement, qui consiste à détruire la juxtaposition des orifices cutané et urétral de la fistule, et à détacher la peau dans une certaine étendue, de façon à avoir de larges surfaces qu'on peut affronter.

URÉTRO-RECTAL, ALE. adj. Qui a rapport au canal de l'urètre et au rectum. — *Fistule urétro-rectale*. Fistule urinaire dont une ouverture se trouve sur la muqueuse de l'urètre, l'autre sur la muqueuse du rectum. Cette fistule, assez rare, peut être observée à la suite d'une taille latéralisée ayant intéressé le rectum, ou à la suite d'un abcès de la prostate ouvert à la fois dans les deux conduits.

URÉTRORRAGIE. s. f. [*urethrorrhagia*, de οὐρήθρα, urètre, et ῥήγνυμι, je romps ; all. *Harnröhrenblutfluss*, angl. *urethrorrhage*, it. et esp. *uretroragia*]. Hémorragie de l'urètre.

URÉTRORRAPHIE. s. f. [de οὐρήθρα, urètre, et ῥαφή, suture]. Opération qui consiste à pratiquer la suture des bords d'une solution de continuité de l'urètre résultant d'une plaie ou consistant dans une fistule : dans ce dernier cas, la suture doit ordinairement être précédée de l'avivement des bords de la solution de continuité.

URÉTRORRHÉE. s. f. [*urethrorrhæa*, de οὐρήθρα, urètre, et ῥεῖν, couler ; all. *Harnröhrenausfluss*, angl. *urethrorrhæa*, it. et esp. *uretrorrea*]. Écoulement par l'urètre. V. BLENNORRHÉE.

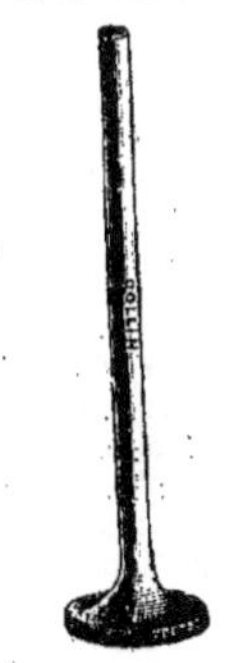

Fig. 813 — Tube urétroscopique.

URÉTROSCOPE. s. m. [de οὐρήθρα, urètre, et σκοπεῖν, examiner ; all. *Harnröhrenspiegel*, angl. *urethroscope*, it. et esp. *uretroscopio*] (J. Desormeaux). V. ENDOSCOPE et URÉTROSCOPIE.

URÉTROSCOPIE. s. f. Exploration de l'urètre ; on emploie actuellement des appareils à lumière réfléchie, dans lesquels la lumière est envoyée dans l'urètre comme elle l'est dans le larynx avec les appareils laryngoscopiques. On introduit dans l'urètre un tube urétroscopique tel que celui de Janet (fig. 813), pourvu de son mandrin ; on retire le mandrin et à l'aide du miroir frontal on envoie un rayon lumineux dans le tube qui le transmet à la paroi urétrale. On peut alors explorer l'urètre et au besoin porter direct ment un médicament au niveau de la surface malade.

URÈTRO-SCROTAL, ALE. adj. Qui a rapport à l'urètre et au scrotum. — *Fistule urétro-scrotale.* Fistule urinaire dont l'orifice externe siège sur un point de la surface du scrotum, l'interne partant du canal de l'urètre. L'origine et le traitement sont les mêmes que pour la fistule urétro-périnéale.

URÈTRO-SPASME. s. m. Le spasme de l'urètre.

URÈTROSTÉNIE. s. f, [de οὐρήθρα, urètre, et στενὸς, étroit; all. *Striktur*, *Harnröhrenverengerung*, angl. *stricture*, it. et esp. *uretrostenia*]. Rétrécissement de l'urètre. La coarctation peut être *spasmodique*, ou dépendre d'une lésion *organique*. Dans le premier cas, elle est temporaire, résulte de la contraction passagère des faisceaux musculaires de certains points de l'urètre, et ne mérite pas plus, à proprement parler, le nom de rétrécissement, que les diminutions de calibre du canal produites par la pression d'une tumeur voisine. Quant aux rétrécissements *organiques*, ce sont des états morbides des parois du canal qui ont pour effet d'en diminuer la largeur et l'extensibilité d'une manière progressive, à tel point que l'urètre ne puisse plus céder à l'effort du flot d'urine poussé par la vessie, ou du moins qu'il oppose à la sortie du liquide un obstacle permanent plus ou moins considérable. D'après leur mode de production, ces rétrécissements se distinguent en *cicatriciels* ou *traumatiques* et en *inflammatoires*. Les premiers ont pour causes : 1° les ulcérations qui succèdent aux cautérisations du canal, d'où des cicatrices minces, inextensibles, mais rétractiles ; 2° les plaies transversales de l'urètre, qui donnent lieu à une rétraction des deux bouts du canal et à un rétrécissement variable (dans les plaies longitudinales, le canal garde son calibre normal); 3° les contusions de l'urètre qui amènent un rétrécissement immédiat et primitif exigeant quelquefois une incision du point où siège la contusion, ou un rétrécissement tardif. Dans tous ces cas, le rétrécissement résulte du retrait graduel d'un tissu pathologique, qui s'est substitué à une portion plus ou moins étendue des parois de l'urètre. Les *rétrécissements inflammatoires*, ordinairement consécutifs à une blennorragie, surtout chronique, à l'action d'injections irritantes, à la présence d'un corps étranger, etc., ne sont pas dus, comme on le disait à tort autrefois, à des épaississements, indurations, callosités et végétations de la muqueuse; dans la grande majorité des cas, ils sont dus à la rétraction des fibres indurées du tissu conjonctif sous-jacent à cette membrane (Voillemier). Le premier effet de l'inflammation sur la membrane muqueuse consiste dans une tuméfaction causée par l'engorgement des vaisseaux; puis on observe dans la trame de la membrane une exsudation qui s'étend aux tissus environnants, qu'elle rend œdémateux. Cette matière se résorbe assez vite dans des conditions ordinaires et le rétrécissement disparaît à mesure que l'inflammation décroît. Mais, quand l'état morbide persiste, on voit augmenter la quantité du tissu cellulaire et apparaître des fibres conjonctives. Le résultat de ce travail est la formation dans la muqueuse d'un tissu fibreux assez solide qui la rend plus épaisse, non élastique, faisant disparaître la trame élastique qui donne à cette membrane ses propriétés de dilatabilité et de retrait rapide et complet. Dès que ce tissu est formé, il amène la rétraction d'une manière incessante par un mécanisme analogue à celui de la rétraction du tissu cicatriciel (Ch. Robin). — Fig. 814. Rétrécissements blennorragiques multiples, bandes scléreuses dans le double corps caverneux. Fistule urétrale en arrière du rétrécissement (Musée Guyon, n° 166). — Les régions où l'on rencontre les rétrécissements de l'urètre sont l'orifice extérieur, les deux extrémités de la fosse naviculaire, la région antérieure de la partie spongieuse, et surtout le point de jonction des parties bulbeuse et membraneuse. Ils occupent donc tantôt l'extrémité de l'urètre, tantôt une région dont la profondeur varie de 27 à 81 millimètres, tantôt enfin une partie profonde d'environ 13 centimètres. Quelquefois, il n'y en a qu'un seul, ailleurs on en trouve plusieurs à

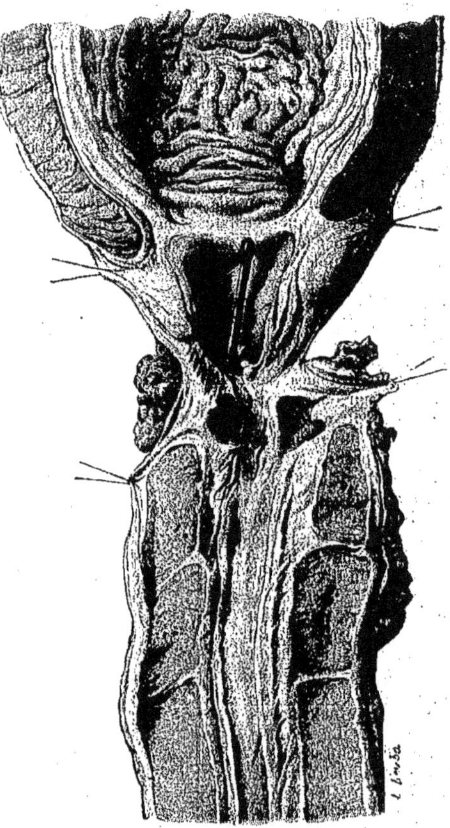

Fig. 184. — Rétrécissements de l'urètre.

la suite les uns des autres; leur étendue varie aussi beaucoup, mais on n'en trouve de longs que dans un seul point du canal, la partie spongieuse. Les rétrécissements de l'urètre évoluent longtemps sans déterminer de symptômes ; la couche musculaire de la vessie s'hypertrophie pour triompher de l'obstacle apporté à l'écoulement de l'urine par l'étroitesse du conduit. Les modifications de la forme du jet n'ont pas grande valeur diagnostique. Mais peu à peu les mictions deviennent plus fréquentes, et brusquement, sous l'influence d'un écart de régime, d'un refroidissement, ou simplement d'une retenue volontaire de l'urine, apparaît une crise de rétention aiguë. Cette crise est rapidement conjurée, mais un traitement actif doit être institué d'emblée, car une nouvelle crise ne tarderait pas à se montrer, et la rétention chronique s'installerait bientôt. L'incontinence ou plutôt l'issue d'une certaine quantité d'urine, une fois la miction terminée en apparence, est parfois un signe de début; elle est due à l'accumulation de l'urine au-dessus du rétrécissement dans un point de l'urètre qui se développe en forme de réservoir. Dès qu'il y a stagnation urineuse, l'infection se fait facilement; les symptômes de cystite se surajoutent à la gêne mécanique de l'urètre; l'uretère et le rein lui-même ne tardent pas à se prendre; c'est alors que se montrent les abcès urineux et l'infiltration d'urine. Par toutes ses conséquences et ses complications, le rétrécissement de l'urètre est une affection grave; le meilleur moyen de l'éviter est de soigner les blennorragiens et de ne les considérer comme guéris que le jour où toute goutte purulente ne se montre plus au méat. Quand le rétrécissement est développé, deux méthodes principales de traitement sont applicables : la *dilatation* et l'*urétrotomie*; il existe deux méthodes secondaires : la *divulsion* et la *cautérisation*. V. Galvanocaustique *chimique*.

URÉTROSTOMIE. s. f. [de οὐρήθρα, urètre, et στόμα, bouche]. Opération qui consiste à ouvrir l'urètre de manière à déterminer un méat contre nature, au niveau du périnée par exemple, dans les cas de rétrécissement infranchissable du canal.

URÉTROTOME. s. m. [de οὐρήθρα, urètre, et τέμνειν, couper; all. *Urethrotom*, angl. *urethrotome*, it. et esp. *uretrotomo*]. Instrument qui sert à inciser l'urètre. Les urétrotomes sont destinés à agir, ou sur l'orifice du canal, ou sur une portion plus ou moins étendue de ses parois. 1° A la première catégorie se rapporte l'*urétrotome de Civiale*, instrument à lame cachée, construit sur le modèle du lithotome caché, et avec lequel on divise d'arrière en avant l'orifice externe de l'urètre, quand cet orifice est rétréci, ou qu'il n'a pas un diamètre suffisant pour permettre l'introduction, soit de grosses bougies, soit des instruments lithotriteurs. 2° La seconde catégorie comprend un assez grand nombre d'instruments, destinés à fendre les parois rétrécies de l'urètre, qu'on peut, à leur tour, partager en deux séries, selon qu'ils sont *droits* ou *courbes*. Les uns incisent d'*avant en arrière* : tantôt le scarificateur n'est pas couvert, comme dans l'instrument d'Amussat, olive hérissée de huit saillies tranchantes ; tantôt il est couvert, et la lame destinée à pratiquer l'incision peut à volonté rentrer dans la gaine ou en sortir ; cette lame elle-même est simple ou double. La plupart de ces instruments, tels que ceux d'Amussat, de Dupierris, de Bégin et Robert, de Ricord, de Reybard, coupent latéralement; un seul, appartenant à Dupierris, agit dans la direction même du canal. Les autres incisent d'*arrière en avant* : tels sont ceux de Delacroix, de Leroy, de Mercier, et un qui appartient à Reybard. Quant aux *urétrotomes courbes*, ils ont la forme de la courbure des sondes ordinaires avec un volume moindre. De leur concavité ou de leur convexité on fait sortir des lames tranchantes au moyen de mécanismes placés à leur extrémité antérieure. Ici se rapportent les instruments de Tanchou, de Tanchou et Jobert, de Leroy, de Reybard, qui tous coupent par le côté, et celui de Stafford, qui coupe par le bout : ce dernier est une sonde terminée par une olive, de laquelle sort à volonté une pointe de lancette. Charrière a construit un *scarificateur urétrotome*, à l'extrémité duquel est une tige conductrice d'un assez petit volume pour pouvoir s'engager facilement dans le rétrécissement; de plus, cette extrémité sert de gaine à la pointe de la lame conique de l'urétrotome, qui incise le rétrécissement soit d'avant en arrière, soit d'arrière en avant. — Aujourd'hui l'urétrotome le plus généralement employé est construit sur le modèle indiqué par Maisonneuve (fig. 814). Une bougie filiforme porte à son extrémité une douille d'acier de même volume, creusée d'un pas de vis qui permet de la faire tenir solidement à une sonde cannelée, dont la courbure est celle du canal de l'urètre, et dont le diamètre est à peine plus considérable que celui de la bougie; sur la cannelure de la sonde, peut passer une tige métallique, renflée à une de ses extrémités, et supportant à l'autre extrémité une lame tranchante en forme de triangle à sommet mousse, à bords tranchants. Pour se servir de cet instrument, on introduit d'abord la bougie seule dans le canal de l'urètre; dès que le rétrécissement est franchi, on visse sur la douille d'acier l'extrémité de la sonde, qui pousse devant elle la bougie jusque dans la vessie, et traverse à son tour le rétrécissement : il n'y a plus alors qu'à faire glisser dans la cannelure la lame tranchante qui divise le rétrécissement avec précision, d'avant en arrière, sans atteindre les parties saines des parois de l'urètre.

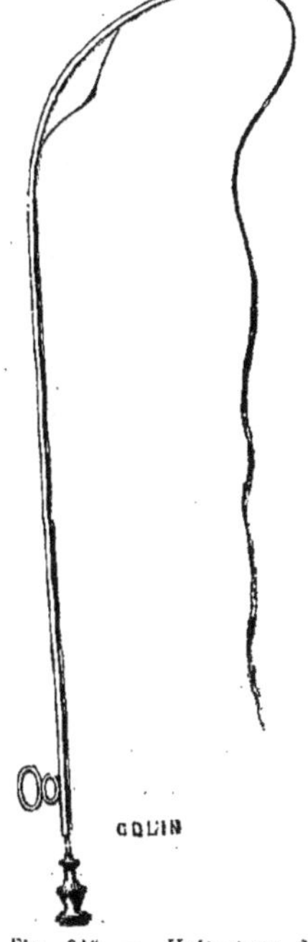

Fig. 815. — *Urétrotome* de Maisonneuve.

URÉTROTOMIE. s. f. [*urethrotomia*, all. *Harnröhrenschnitt*, angl. *urethrotomy*, it. et esp. *uretrotomia*]. Incision de l'urètre, pratiquée de dedans en dehors ou de dehors en dedans. L'incision faite de dedans en dehors, ou *urétrotomie interne*, se pratique, en cas de rétrécissement de l'urètre, dans les conditions suivantes : lorsque la dilatation simple est impossible, à cause du degré de la coarctation, qu'elle s'accompagne d'accidents (fièvre, etc.), ou qu'elle ne donne que des résultats incomplets, temporaires; lorsque le rétrécissement est accompagné de fausse route, de rétention ou d'incontinence d'urine; lorsque le rétrécissement est formé de tissus très épais ou que l'urètre est très sensible à son niveau. L'incision se fait à l'aide de l'urétrotome de Maisonneuve, parfois modifié dans les détails de construction (V. Urétrotome). Elle doit atteindre les brides indurées sous-jacentes à la muqueuse, et ne pas se borner à scarifier cette membrane; elle doit être faite d'avant en arrière, intéresser toute la portion rétrécie et la dépasser en avant et en arrière. On place immédiatement une sonde à demeure, qui est fermée et débouchée toutes les deux heures : il n'est pas nécessaire qu'elle soit d'un gros volume. Toutes ces opérations doivent être faites avec une asepsie absolue. La dilatation consécutive ne doit pas être commencée avant quinze jours ou trois semaines. — L'*urétrotomie externe*, ou *boutonnière*, consiste en une incision du dehors vers l'intérieur du canal de l'urètre, le long de la verge ou en avant des bourses, soit pour enlever un calcul arrêté dans l'urètre, soit pour passer une sonde dans la vessie et en faire couler l'urine derrière un rétrécissement qu'on ne peut franchir, soit enfin pour diviser le rétrécissement lui-même quand il est infranchissable, ou accompagné de fistules multiples ou de décollement du périnée, cas dans lesquels l'urétrotomie interne n'est pas applicable. On introduit parfois dans l'urètre, avant l'opération, un cathéter qui joue le rôle de conducteur; le plus souvent, on opère sans conducteur. Pratiquée derrière les bourses, au périnée, elle prend le nom de *taille urétrale*.

URÉTROTOMISÉ, ÉE. adj. et s. Se dit de l'organe et du malade sur qui on a pratiqué l'urétrotomie.

URÉTRO-VAGINAL, ALE. adj. — *Fistule urétro-vaginale.* V. Vagino-urétral.

UREUX. adj. — *Acide ureux.* V. Xanthine.

URGINÉE. s. f. [*Urginea scilla*, Stenheil]. L'un des noms de la *scille*.

URIAGE (Isère). *Eaux hydrosulfurées chlorurées* froides, contenant 11gr,12 de sels dont 1gr,42 de sulfate de chaux, 2gr,25 de sulfate de soude et de magnésie et 7gr,2 de chlorure de sodium, et 7cc,3 d'hydrogène sulfuré libre ; il y a de plus une source ferrugineuse. Indications : lymphatisme et scrofule avec déterminations cutanées ; arthritisme, syphilis. Altitude : 414 mètres. Établissement : 25 mai au 15 octobre.

URIASE. s. f. L'urèse. — S'est dit, à tort, pour lithiase urinaire.

URICÉMIE. s. f. Présence de l'acide urique dans le sang.

URIDROSE. s. f. [de οὖρον, urine, et ἱδρως, sueur]. Sueur urineuse.

URILE. s. m. [esp. *uril*]. Radical problématique que Morin a supposé exister dans l'urée.

URINAIRE. adj. [*urinarius*, angl. *urinary*, it. et esp. *urinario*]. Qui a rapport à l'urine. — *Abcès urinaire*, V. Urineux. — *Appareil* ou *voies urinaires*. Ensemble des conduits et cavités destinés à transmettre ou à contenir l'urine, depuis le rein où se fait la sécrétion de ce liquide jusqu'à son élimination définitive (*uretère*, *vessie* et *urètre*). — *Fermentation urinaire.* V. Urée. — *Fistules urinaires.* Nom donné à toutes les ouvertures ou trajets anormaux qui livrent passage à l'urine. Parmi ces fistules, les unes sont communes aux deux sexes ; les autres sont particulières à chacun d'eux. Les *fistules communes aux deux sexes* diffèrent par leurs causes et par le point où se fait l'ouverture anormale des voies urinaires. On distingue : 1° les *fistules ombilicales*, presque toujours congénitales, résultant de la persistance de la perméabilité de l'ouraque et de la présence d'un obstacle s'opposant à l'écoulement de l'urine par les voies ordinaires ; 2° les *fistules hypogastriques*, plus fréquentes que les précédentes, succédant à un traumatisme accidentel ou chirurgical de la vessie ; 3° les *fistules inguinales*, très rares, presque toujours consécutives à l'ouverture d'une cystocèle méconnue ; 4° les *fistules intestinales*, résultant d'une plaie, d'un abcès, d'un calcul du rein ou de l'urètre. Toutes ces fistules présentent des indications thérapeutiques communes, dont l'application seule varie avec le siège et la nature de l'obstacle qui empêche l'écoulement de l'urine par les voies urinaires : la première indication est de détruire cet obstacle et de rendre à l'urètre son calibre normal ; la seconde, de chercher à obtenir l'occlusion de la fistule, en cautérisant l'orifice, en exerçant une compression soutenue sur le trajet fistuleux, ou en pratiquant une opération autoplastique. — Les *fistules spéciales au sexe masculin* sont dites *urétrales* ou *vésicales* suivant le point de l'appareil urinaire qui est ouvert. — Les *fistules propres au sexe féminin* sont les fistules *vésico-utérines*, *vésico-utéro-vaginales*, *vésico-vaginales*, *urétro-vaginales* et *recto-vaginales*. — *Méat urinaire*. V. Urètre. — *Sucre urinaire*. V. Sucre *du foie*.

URINAL. s. m. [*urinal*, all. *Uringlas*, angl. *urinal*, it. *urinale*, esp. *orinal*]. Vase à col incliné, dans lequel les malades urinent commodément. ‖ Réservoir qu'on adapte à la verge dans les cas d'incontinence d'urine, pour recevoir ce liquide à mesure qu'il s'écoule.

URINATION. s. f. Nom donné par Ch. Robin (1850) à une fonction de la vie végétative caractérisée par l'expulsion des principes liquides et solides devenus impropres à la nutrition, ayant pour condition d'existence la propriété physique d'exosmose dont jouissent les éléments anatomiques et les tissus, et satisfaisant à l'acte de désassimilation ou décomposition désassimilatrice. Chez les animaux, l'appareil digestif introduit les matériaux solides et liquides ; l'appareil urinaire, correspondant à l'appareil digestif, mais agissant en sens inverse, rejette à l'état fixe et cristallisable les matériaux qui sont devenus impropres à servir et doivent être expulsés. Entre ces deux appareils se trouve l'appareil pulmonaire, qui, à la fois, prend et rejette, mais les principes gazeux seulement, double action qui est une suite nécessaire de l'état fluide de ces principes, dont le mouvement ne peut être qu'un échange. Les organes urinaires constituent un *appareil* qu'il faut placer sur le même rang que l'*appareil respiratoire*, aussi net et aussi distinct que lui et que ceux de la digestion et de la circulation. Par conséquent, on reconnaîtra qu'il existe une *fonction* correspondante, la *fonction urinaire* ou *urination*. De ce que l'urètre et le pénis servent à deux fonctions, cela n'établit aucune confusion entre les appareils reproducteur et urinaire, pas plus qu'on ne peut confondre la fonction de la voix avec celle de la digestion ou celle de la respiration, par suite du concours des mâchoires, de la langue et du larynx à leur accomplissement. Un seul organe peut, en effet, concourir à former deux ou plusieurs appareils ; et, selon qu'il agit de telle ou telle façon, il prend part à l'accomplissement de deux ou de plusieurs fonctions, parce qu'un organe peut remplir deux ou plusieurs *usages*. On distingue quatre groupes d'actes secondaires dans la fonction d'urination, accomplis par autant de subdivisions de l'appareil urinaire. Ce sont : 1° l'*acte rénal* ou *de production de l'urine*, exécuté par le parenchyme rénal, les artères et les veines correspondantes ; 2° l'*acte d'excrétion de l'urine*, accompli par les bassinets, les calices et les uretères ; 3° l'*acte vésical* ou *d'accumulation de l'urine*, exécuté par la vessie ; 4° enfin l'*acte de miction*, *de déjection*, ou *d'expulsion de l'urine*, auquel prennent part indirectement les parois abdominales et la vessie, et directement l'urètre, ainsi que l'appareil de muscles qui lui est annexé.

URINATOIRE. adj. Qui concerne l'urination. — *Aliments urinatoires*. Ceux qui sont diurétiques, comme les fruits acidules.

URINE. s. f. [*urina*, *lotium*, οὖρον, all. *Harn*, angl. *urine*. it. *urina*, *orina*, esp. *orina*]. Liquide excrémentitiel sécrété par les reins, d'où il coule, par les uretères, dans la vessie, où il séjourne pendant quelque temps avant d'être chassé au dehors par l'urètre. Ce liquide est transparent, d'un jaune citron, d'une odeur particulière, d'une saveur saline et amère. Mais ces propriétés sont plus ou moins prononcées, suivant le séjour plus ou moins long qu'il a fait dans la vessie et suivant l'abondance des boissons ; aussi admet-on trois sortes d'urines : 1° celle des *boissons*, qui est rendue après qu'on a bu une certaine quantité de liquide : elle est claire, limpide, peu dense ; 2° celle de la *digestion* ou du *chyle*, qui est expulsée deux ou trois heures après les repas : elle est plus dense, plus colorée, moins abondante ; 3° celle du *sang* ou du *matin*, qui est plus foncée, plus dense, plus acide. — L'urine est dite *ténue* quand elle est transparente, peu colorée et peu dense ; *ténue* ou *crue* quand, avec ces caractères, elle ne donne ni nuage ni dépôt. L'urine est ténue et d'une grande limpidité dans les accès des maladies nerveuses convulsives : on l'appelle alors *urine nerveuse*. On appelle *urine cuite*, *urine de coction*, celle qui, paraissant normale par sa couleur et sa consistance au moment où elle est rendue, ne tarde pas à déposer. L'urine est *épaisse* quand elle contient une grande quantité de matière muqueuse ; *trouble* lorsque cette matière est précipitée de son dissolvant naturel, ou que les urates, etc., trop abondants, précipitent par le refroidissement du liquide ; *jumenteuse* lorsqu'elle est jaune et trouble comme celle des animaux herbivores : elle est alors souvent alcaline. Par le refroidissement et le repos, il se fait un dépôt d'acide urique, d'urates et d'oxalate de chaux (V. Sédiment). Abandonnée à elle-même, l'urine s'altère sous l'influence des microorganismes apportés par l'air ou provenant des vases dans lesquels elle est conservée ; en quelques jours, ou parfois dès le lendemain s'il fait chaud, elle prend une odeur ammoniacale, devient alcaline par transformation de l'urée en carbonate d'ammoniaque (*fermentation alcaline* ou *ammoniacale*) et laisse déposer des phosphates et oxalates terreux et du phosphate ammoniaco-magnésien. Souvent il se forme vers la partie supérieure de l'urine un *nuage* (*nubes, nubecula*) composé de flocons muqueux ; si le nuage se forme plus bas, vers le tiers inférieur de la masse du liquide, on l'appelle *énéorème*.

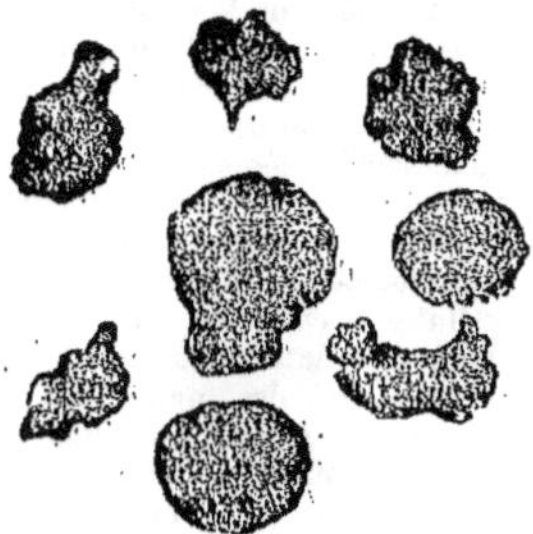

Fig. 816. — Leucocytes observés dans une *urine* fraîche et neutre. Grossissement : 900 diamètres.

Enfin, on nomme *hypostase* les *sédiments urinaires*. — L'urine de l'homme a une pesanteur spécifique de 1005 à 1030, 1020 en moyenne, et, dans quelques maladies, de 1050, celle de l'eau étant représentée par 1000. L'urine des bêtes à cornes, des chevaux, des lapins et de plusieurs autres herbivores est alcaline. Chez l'homme, elle est acide pendant la plus grande partie de la journée; mais, dans les vingt-quatre heures, elle passe successivement par les réactions neutre et alcaline quelques heures après le premier repas. Ces passages sont en rapport avec les modifications de la circulation que déterminent les repas et le sommeil. L'acidité de l'urine est due à une combinaison de l'acide urique avec le phosphate de soude de l'urine, combinaison qui, bien que peu soluble dans l'eau, rougit nettement le tournesol. Elle est représentée par du phosphate neutre de soude dans lequel un équivalent d'acide urique remplace un équivalent d'eau (Byasson, 1868). L'acidité est proportionnelle à la quantité de ce composé. Il existe *trois espèces d'alcalescences de l'urine* : 1° *Alcalescence due à la présence d'un bicarbonate de potasse* ou *de soude*. Elle se montre toutes les fois que des sels d'origine organique susceptibles de passer, pendant la digestion, à l'état de carbonate alcalin (*tartrates*, *malates*, *citrates*, etc.), sont ingérés en quantité suffisante pour que le produit de leur transformation se trouve en excès dans l'urine (Wöhler). C'est là la cause de son alcalinité chez les herbivores. 2° *Alcalinité de l'urine par les alcalis fixes* ou *alcalescence par le phosphate de soude*. Elle s'observe rarement ; indépendante de l'alimentation, elle apparaît à la suite d'exercices violents, ou durant le cours de certaines maladies, et pendant quelques instants chaque jour un peu après le premier repas. 3° *Alcalescence par le carbonate d'ammoniaque*. Elle se développe, soit dans la vessie, soit à l'air libre. Dans ces deux cas, elle est la conséquence de l'altération qu'éprouve l'*urée*. L'urine non mélangée de matières étrangères à sa composition peut séjourner un jour ou deux dans une vessie saine, sans perdre son acidité. La densité de l'urine diminue après un bain tiède, sans que la quantité de ce liquide paraisse augmentée. Généralement, après un bain simple, pris en état de santé, l'urine acide devient neutre ou alcaline. Après un bain alcalin elle reste le plus souvent acide; après un bain acide elle devient alcaline. Sous l'influence de l'abstinence, les urines des herbivores (lapins, chevaux), qui habituellement sont troubles, alcalines, chargées de carbonates, pauvres en phosphates et en urée, prennent les caractères des urines des carnivores, et deviennent claires, acides et riches en urée et en phosphates — La quantité d'urine excrétée dans les vingt-quatre heures par un homme adulte et sain est, en moyenne, de 1 000 à 1 400 grammes : cette quantité est, du reste, très variable dans l'état de santé parfaite, et ne devient morbide que lorsqu'elle est au-dessous de 800 et au-dessus de 1 500 grammes. Le tableau suivant donne la composition moyenne de l'urine chez l'homme, d'après J. Vogel :

	En 24 heures gr.	Pour 1000 parties d urine. gr.
Quantité d'urine	1500.00	1000.00
Eau	1440.00	960.00
Parties solides	60.00	40.00
Urée	35.00	23.30
Acide urique	0.75	0.50
Chlorure de sodium	16.50	11.00
Acide phosphorique	3.50	2.30
Acide sulfurique	2.00	1.30
Phosphate terreux	1.20	0.80
Ammoniaque	0.65	0.40
Acide libre	3.00	2.00

Les matières colorantes de l'urine sont les unes jaunes ou rouges (V. Urochrome), les autres bleues, violettes ou noires (V. Indican). La quantité d'eau rendue dans l'espace de vingt-quatre heures est généralement en rapport direct avec la proportion d'eau avalée. Les conditions qui font

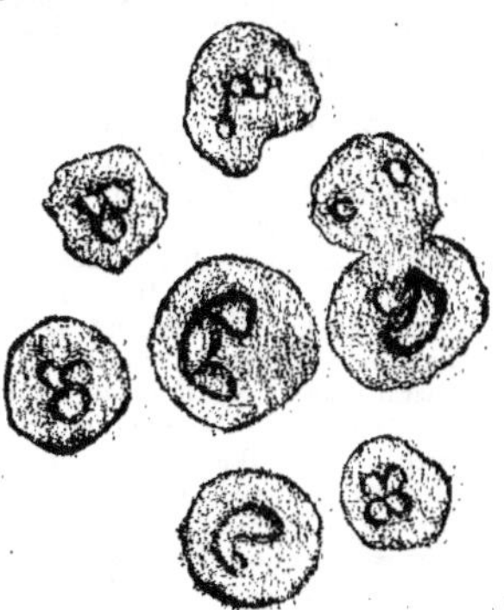

Fig. 817. — Leucocytes traités par l'acide acétique. Grossissement : 900 diamètres.

diminuer la quantité d'eau sont : l'abondance des sueurs qui éliminent l'eau par la peau, la fièvre et toutes les circonstances capables de la déterminer, spécialement les inflammations qui nécessitent la rétention de l'eau dans l'intimité des tissus, les maladies du cœur, qui en diminuant la tension sanguine entravent la filtration de l'urine, celles du foie qui agissent en entravant la circulation abdominale et en diminuant la formation de l'urée, celles du rein enfin. L'urine normale, si elle sort des voies urinaires et se répand dans les tissus, est en général bien supportée; si elle contient des germes pathogènes ou si ces germes sont apportés par le sang ou existent déjà dans les tissus, les accidents graves du phlegmon urineux ou de l'infiltration d'urine apparaîtront, l'urine offrant un excellent milieu de culture pour les bactéries. Pourtant l'urine est toxique, comme l'ont montré Feltz et Ritter en 1881 et Bouchard en 1883; en injectant l'urine dans la veine marginale de l'oreille du lapin, la mort arrive quand on a introduit 45 centimètres cubes par kilogramme d'animal (Bouchard); les urines pathologiques sont tantôt moins tantôt plus toxiques que celles normales. L'injection d'urine détermine du myosis, de la dyspnée, de l'hypothermie, et la mort arrive avec des secousses musculaires modérées. Cette toxicité est due à l'action de plusieurs substances dissoutes qui, d'après Bouchard, sont au nombre de sept : une substance diurétique, l'urée, qui n'est toxique qu'à dose énorme et joue en réalité

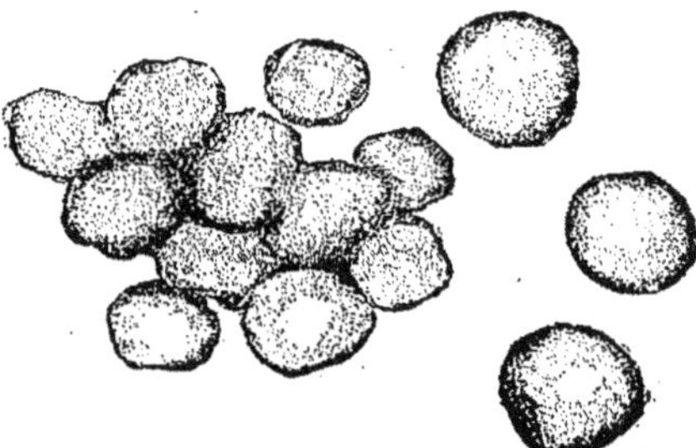

Fig. 818. — Leucocytes observés dans une *urine* alcaline. Grossissement : 900 diamètres.

un rôle utile, une substance narcotique, deux substances convulsivantes, l'une organique, l'autre fixe constituée par la potasse, une substance qui contracte le pupille, une substance hypothermisante, et une substance sialogène dont l'action est masquée, dans les cas d'injection d'urine en nature, par les effets d'autres substances plus toxiques. — Les éléments anormaux qu'on peut trouver dans l'urine et dont il est important en médecine de reconnaître la présence et la quantité sont : la *glycose* (V. DIABÈTE et SUCRE *du foie*); l'*albumine*, (V. ALBUMINURIE), les pigments biliaires [V. GMELIN (*Réaction de*)], les sels biliaires (V. HAY), l'urobiline (V. UROBILINURIE), l'indican (V. ce mot), etc. Enfin le dosage des éléments normaux, la détermination de la densité, la cryoscopie fournissant aussi des éléments importants pour le diagnostic et le pronostic. — Passage des substances du canal alimentaire dans l'urine : 1° *Matières qu'on ne peut retrouver dans l'urine.* Ce sont : le plomb, l'alcool, l'éther sulfurique, le camphre, l'huile de Dippel, le musc et les matières colorantes de la cochenille, du tournesol et de l'orcanette. — 2° *Matières que l'on retrouve dans l'urine, mais altérées, décomposées.* Cyanure ferricopotassique, converti en cyanure ferroso-potassique; tartrate, citrate, malate, acétate de potasse, convertis en carbonates alcalins ou terreux; sulfhydrate de potasse, converti en sulfate. Le soufre passe dans l'urine à l'état de sulfate et de sulfure; l'iode à celui d'iodure; les acides oxalique, tartrique, gallique, succinique et benzoïque, à celui d'oxalate, de tartrate ou de carbonate, de gallate, succinate et benzoate. — 3° *Matières que l'on retrouve dans l'urine sans qu'elles aient subi de changement.* Ce sont les carbonate, chlorate, azotate, sulfate de potasse, sulfhydrate de potasse (en partie décomposé), cyanure ferroso-potassique, borate de soude, chlorure de baryte, silicate de potasse; beaucoup de matières colorantes, comme sulfate d'indigo, gomme gutte, rhubarbe, garance, bois de Campêche, betteraves, baies d'airelle, mûres, merises; beaucoup de matières odorantes, en partie altérées, l'essence de térébenthine qui sent la violette, les principes odorants du genièvre, de la valériane, de l'asa-fœtida, de l'ail, du castoréum, du safran, de l'opium, des asperges, les principes stupéfiants du bolet. Il ne passe dans l'urine que des substances dissoutes. Orfila a constaté l'élimination de l'arsenic et de l'antimoine très rapidement par l'urine. Cantù a trouvé le mercure dans l'urine, et Quevenne le sulfate de quinine. Les sels qui sont éliminés par l'urine activent, pour la plupart, la sécrétion de ce liquide (Wöhler). — Le mécanisme de la sécrétion urinaire est différemment expliqué par les physiologistes. Plusieurs théories sont en présence : d'après l'une (Bowmann, Heidenhain), la filtration de l'eau et des principes salins de l'urine se fait au niveau des glomérules de Malpighi et est exclusivement sous la dépendance de la pression sanguine, tandis que les autres principes, l'urée et l'acide urique en particulier, sont séparés du sang au niveau des cellules des canalicules urinifères par le fait de l'activité propre à ces cellules et entraînés par l'eau formée dans le glomérule; d'après une autre théorie (Küss), l'urine filtre en totalité dans les glomérules, mais l'albumine du sérum sanguin ainsi transsudé est résorbée par le fait des cellules épithéliales des canaux urinifères, d'où l'absence de cette substance dans l'urine normale. D'après Koranyi, au niveau du glomérule filtre une solution de chlorure de sodium dont la pression osmotique est équivalente à celle du sang; puis au niveau du tube contourné, il se fait, grâce au travail des cellules épithéliales, un échange molécule à molécule entre le chlorure de sodium qui est dans le tube et les éléments apportés par le sang. Enfin, d'après Lamy et Mayer (1907), le glomérule est un organe pulsatile, qui a pour unique fonction de chasser l'urine dans le tube contourné; toute la sécrétion se fait au niveau de l'épithélium de ces tubes; les matériaux de l'urine passent d'abord du capillaire sanguin dans les espaces interstitiels où ils sont pris par les cellules épithéliales et déversés dans la lumière du tube; l'eau et le chlorure de sodium passent aussi par la même voie. — *Urine bilieuse* ou *ictérique.* Celle qui contient des principes colorants de la bile. V. ICTÈRE. — *Urine bleue.* V. INDICAN. — *Urine chyleuse, urine graisseuse, urine laiteuse.* V CHYLURIE. — *Urine noire.* V. INDICAN. — *Urine pourpre.* V. SÉDIMENT et UROCHROME. — *Urine sucrée.* V. SUCRE *du foie.*

URINÉMIE s. f. Présence de l'urine dans le sang. Ce nom a été proposé par Chalvet, Gübler et Peter, pour désigner l'ensemble de symptômes connus sous le nom d'*urémie*, que ces auteurs rattachent à l'accumulation dans le sang de tous les éléments de l'urine, et non de l'urée seule comme l'a soutenu Wilson. V. URÉMIE.

URINEUX, EUSE. adj. [*urinalis*, all. *harnartig*, angl. *urinous*, it. et esp. *urinoso*]. Qui a rapport à l'urine. — *Abcès urineux.* Ceux qui, formés dans le voisinage des voies urinaires, laissent écouler du pus ayant l'odeur urineuse. Ils se produisent à la suite du cathétérisme forcé, d'une chute, d'un coup, d'une rupture très limitée de la vessie, d'une fissure de la région pénienne ou des régions membraneuse et prostatique de l'urètre. Leur liquide peut répandre l'odeur urineuse sans que le foyer communique avec l'urètre ou la vessie; il suffit qu'il ne soit séparé de leur cavité que par la muqueuse. Quand ils communiquent avec la vessie ou l'urètre, ils peuvent devenir le point de départ d'une infiltration urineuse. Il faut donner au liquide qu'ils contiennent une issue prompte et facile pour éviter cette complication. — *Fièvre urineuse.* Fièvre intermittente ou rémittente qui résulte d'une infection des voies urinaires. On peut observer cette fièvre à l'occasion d'un simple cathétérisme, sans aucune solution de continuité de la muqueuse, quand l'urètre est infecté. — *Infiltration urineuse.* Pénétration de l'urine dans le tissu cellulaire du périnée ou du bassin, accompagnée d'accidents inflammatoires dus à des microbes ayant le plus souvent pénétré avec l'urine; c'est quand les voies urinaires sont infectées que la rupture de ces voies, entraînant l'irruption dans les tissus avoisinants de l'urine et des microbes, donne lieu à l'infiltration d'urine. Il s'agit alors d'un véritable phlegmon diffus à marche extrêmement rapide, entraînant la mort par infection généralisée. Le meilleur moyen de traitement consiste à pratiquer des incisions suffisamment larges au thermocautère pour permettre l'écoulement facile au dehors du pus et de l'urine ; on fera ensuite des pulvérisations antiseptiques et on appliquera de grands pansements humides. — *Tumeur urineuse.* Induration fibreuse située au pourtour du canal de l'urètre et due à l'inflammation chronique de la paroi ; elle résulte du passage en petite quantité dans le tissu cellulaire d'une urine faiblement septique qui détermine une inflammation chronique. Le traitement consiste en l'extirpation, qui sera pratiquée quand la tumeur sera devenue gênante par son volume.

URINIFÈRE. adj. [de *urina*, urine, et *ferre*, porter; all. *harnführend*, angl. *uriniferous*, it. *urinifero*, esp. *urinifero*]. Qui porte l'urine. — *Tubes urinifères.* Ceux de la substance médullaire du rein.

URINIPARE. adj. [de *urina*, urine, et *parere*, produire]. — *Tubes uripares.* Les tubes de la substance corticale du rein qui produisent l'urine.

URINOMÈTRE. s. m. [de *urine*, et μέτρον, mesure; all. *Urinmesser*, angl. *urinometer*]. Synonyme d'*uromètre*.

URIQUE. adj. — *Acide urique* [all. *Harnsäure*, angl. *uric acid*, it. et esp. *acidourico*] ($C^{10}H^4Az^4O^6$ ou, en atomes, $C^5H^4Az^4O^3$). Découvert en 1776 par Scheele, qui l'appela *acide lithique*, parce qu'il le croyait la base de tous les calculs urinaires, cet acide existe en petite quantité dans l'urine de l'homme et des mammifères carnivores. On l'a trouvé dans certaines concrétions arthritiques, et dans les liquides vomis après la rétention d'urine. Il se précipite, dans certains cas, presque pur, de l'urine humaine, sous forme d'un dépôt pulvérulent rose pâle ou rouge brun, qui s'attache fortement aux vases. On en a trouvé dans le sang et quelques produits d'exsudation de l'homme. Il se forme dans l'économie par désassimilation des substances albuminoïdes; oxydé, il se transforme en urée; cette transformation se faisant en partie avant l'excrétion de l'acide urique, les urines n'éliminent pas la totalité de cet acide. Il est toujours accompagné dans l'urine par les bases puriques et xanthiques dont il est le produit d'oxydation finale. L'acide urique augmente dans l'urine par le fait du régime carné ; certains végétaux, les légumineuses en particulier (pois, lentilles, haricots), le chocolat, le café, le thé contiennent aussi en abondance les éléments générateurs de l'acide urique. Pour faire diminuer l'acide urique, le régime convenable est un régime végétarien, composé de farines, de pommes de terre, de légumes verts, de fruits, de graisses végétales, de beurre. L'acide urique est très abondant dans les excréments des oiseaux et des serpents. On l'obtient pur en traitant ces excréments successivement par une solution bouillante de potasse, qui donne de l'urate de potasse, par l'acide carbonique, qui précipite l'urate acide de potasse, par l'acide chlorhydrique, qui déplace l'acide urique. Celui-ci cristallise en tables rhomboïdales (fig. 819), lisses, blanches, transparentes, ou en lamelles hexagonales : ces cristaux, souvent groupés en forme de rosaces, sont inodores, insipides, solubles dans 14 000 parties d'eau froide, dans 1 700 parties d'eau bouillante, insolubles dans l'alcool et l'éther, solubles sans décomposition dans l'acide sulfurique concentré, insolubles dans l'acide chlorhydrique étendu. Chauffé, il se décompose en acide cyanhydrique, urée et acide cyanique. Chauffé avec de l'eau et du peroxyde de plomb, il donne de l'allantoïne. Une solution alcaline d'acide urique, en présence de l'ozone, fournit de l'urée, de l'ammoniaque, de l'acide oxalique et de l'acide carbonique. Chauffé avec une petite quantité d'acide azotique, jusqu'à siccité, il donne un résidu jaune rougeâtre, qui, additionné d'ammoniaque, prend une belle couleur rouge due à la formation de purpurate d'ammoniaque ou murexide. — *Calcul urique.* Se dit pour *calcul d'acide urique*. — *Diathèse urique.* État général de certains goutteux dans lequel des urates et de l'acide urique sont produits abondamment dans l'urine, les concrétions lithacées, etc. — *Oxyde urique.* V. XANTHINE.

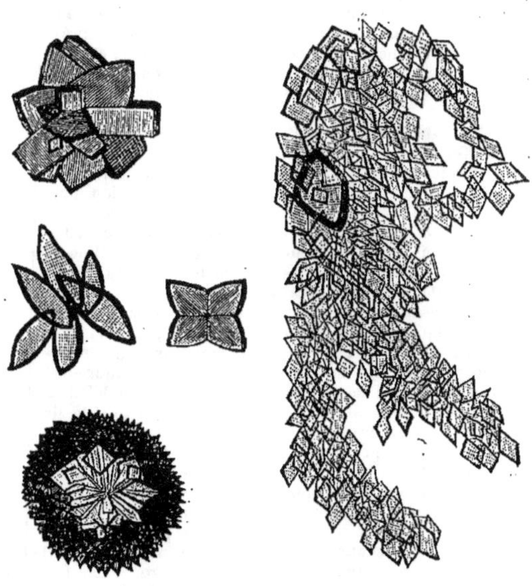

Fig. 819. — Cristaux d'acide *urique*.

URISOLVINE. s. f. Poudre blanche très soluble dans l'eau ; c'est une combinaison d'urée et de carbonate de lithine. On l'emploie comme dissolvant de l'acide urique dans la goutte, la gravelle, à la dose de 0,20 à 1 gramme par jour en cachets ou en solution.

UROBENZOATE. s. m. [all. *harnbenzoesaures Salz*, esp. *urobenzoato*]. Nom ancien des *hippurates*.

UROBENZOÏQUE. adj. Synonyme d'*hippurique*.

UROBILINE. s. f. [en atomes $C^{32}H^{40}Az^4O^7$]. Substance amorphe, d'un rouge brun, peu soluble dans l'eau, soluble dans les acides et les alcalis étendus, dans l'alcool, l'éther, le chloroforme, l'alcool amylique. En solution acide, elle présente au spectroscope une bande à l'union du bleu et du vert, entre *b* et F. Traitée par l'ammoniaque et le chlorure de zinc, sa solution alcoolique présente une belle fluorescence verte. A l'état normal, l'urobiline se rencontre dans les fèces ; la bile en contiendrait, d'après certains auteurs ; quant à l'urine, elle renferme une substance appelée *chromogène de l'urobiline*, qui, par oxydation sous l'action de la lumière ou d'autres agents, se transforme en urobiline véritable. L'urobiline peut se former aux dépens de l'hémoglobine ou aux dépens des pigments biliaires. Pour Hayem, l'urobiline serait formée par les cellules hépatiques altérées; ce serait le pigment du foie malade; Gilbert et Herscher ont montré que la présence de l'urobiline dans le sang est exceptionnelle et que l'urobiline est formée dans le rein aux dépens des pigments biliaires contenus dans le sérum (origine rénale de l'urobiline).

UROBILINURIE. s. f. Présence de l'urobiline dans l'urine. On recherche cette substance dans l'urine à l'aide du spectroscope ; si l'urine renferme en même temps des pigments biliaires, il faut verser avec précaution une petite quantité d'eau à la surface de l'urine; l'urobiline, très diffusible, passe dans cette eau et peut être caractérisée (Hayem). On peut aussi rechercher l'urobiline à l'aide de procédés chimiques : on agite dans un verre parties égales d'urine et d'alcool amylique, on laisse reposer, on décante l'alcool amylique qui surnage; on y ajoute quelques gouttes de chlorure de zinc ammoniacal et on agite; s'il y a de l'urobiline, on voit apparaître immédiatement une belle fluorescence verte. L'urobilinurie est la conséquence de la cholémie : si les pigments biliaires sont apportés en faible quantité aux reins, la totalité de ces pigments est transformée en urobiline ou même en chromogène de l'urobiline; si le sérum est plus riche en pigments biliaires, une partie de ceux-ci passe en nature et l'urine contient des pigments biliaires normaux et de l'urobiline; dans les cas enfin où la cholémie est très intense, il semble que l'action réductrice du rein ne peut plus s'opérer, l'urine ne contient pas d'urobiline, mais seulement des pigments normaux. Si l'urobilinurie se rencontre fréquemment dans l'insuffisance hépatique, c'est — pure coïncidence — que la cholémie accompagne souvent la déchéance fonctionnelle du foie (Gilbert et Herscher).

UROCANINE. s. f. ($C^{22}H^{10}Az^4O^2$). Substance amorphe, vitreuse, verdâtre, peu soluble dans l'eau, obtenue en chauffant l'acide urocanique à 212°.

UROCANIQUE. adj. — *Acide urocanique* ($C^{12}H^6Az^2O^4$). Corps cristallisable, très peu soluble dans l'eau froide, un peu plus dans l'eau bouillante, insoluble dans l'alcool et l'éther, trouvé par Jaffé dans l'urine d'un chien bien portant; il n'a pas été retrouvé depuis.

UROCÈLE. s. f. [*urocele*, de οὖρον, urine, et κήλη, tumeur; all. *Harnhodenbruch*, angl., it. et esp. *urocele*]. Tumeur formée par infiltration d'urine dans le scrotum.

UROCHLORALIQUE. adj. — *Acide urochloralique* ($C^{14}H^{12}Cl^2O^{12}$). Corps cristallisable, très soluble dans l'eau et l'alcool, peu dans l'éther, trouvé dans l'urine de malades qui ingéraient du chloral à dose élevée (Musculus et de Moring).

UROCHROME. s. m. [de οὖρον, urine, et χρῶμα, couleur; *urohæmatine*, de οὖρον, urine, et *hæmatine* (Harley); *matière rosacée* et *acide rosacé* (Proust) ; *matière rose des urines* et *acide rosacique* (Vauquelin) ; *purpurate d'ammoniaque* ou *de soude* (Proust); *purpurine* (Golding Bird)]. La principale matière colorante de l'urine (Thudichum). Ce corps isolé à l'état pur est jaune, amorphe, très soluble dans l'eau, moins dans l'éther, et encore moins dans l'alcool. Sa couleur reste jaune, lors même que la quantité dissoute est augmentée ; ce qui infirme l'hypothèse de Vogel, que l'urine en santé comme en maladie noircit selon l'augmentation de la matière colorante. L'urochrome donne, à l'analyse, une substance cristallisable et soluble dans l'alcool, l'*uropittine*.

UROCRISIE. s. f. [de οὖρον, urine, et κρίνειν, juger, all. *Harnbeurtheilung*, it. *urocrisia*, esp. *urocrisis*]. Jugement qu'on porte d'après l'inspection des urines.

UROCYANINE ou **UROCYANE.** s. f. [*urocyanum*, *urocyanin*, all. *Urocyan*]. V. INDICAN.

UROCYANOSE. s. f. L'état bleuâtre de l'urine.

UROCYSTITE. s. f. Inflammation de la vessie urinaire. V. CYSTITE.

URODÈLE. adj. [de οὐρὰ, queue, et δῆλος, visible]. Qui a la queue visible, qui en est pourvu. V. BATRACIENS.

URODENSIMÈTRE. s. m. V. UROMÈTRE.

URODIALYSE. s. f. [de οὖρον, urine, et διάλυσις, interruption]. Suspension de la fonction du rein.

URODIÉRÉTÈRE. s. m. [de οὖρον, urine, et διαιρέω, je sépare]. Appareil imaginé par Luys pour pratiquer la division intravésicale des urines ; il est composé de deux sondes métalliques dont les orifices vésicaux peuvent être séparés au moyen d'une membrane de caoutchouc qui peut être tendue de l'extérieur et divise la vessie en deux compartiments, un pour chaque uretère.

URODYNIE. s. f. [*urodynia*, de οὖρον, urine, et ὀδύνη, douleur; angl. *urodynia*, it. et esp. *urodinia*]. Sentiment de douleur qu'on éprouve en urinant.

UROÉMIE. s. f. [de οὖρον, urine, et αἷμα, sang]. Mot employé comme synonyme d'*urémie*, ou pour désigner la présence supposée de l'urine dans le sang (*urinémie*).

UROÉRYTHRINE. s. f. Pigment qui colore les sédiments uratiques de l'urine; on peut l'extraire de ces sédiments en les traitant par l'alcool bouillant. Il donne au spectroscope deux bandes avant la ligne F.

UROGÉNITAL, ALE. adj. Qui a rapport à l'appareil urinaire et à l'appareil génital. — *Canal* ou *sinus uro-génital* (Müller et Valentin). Cavité qui, chez l'embryon, se produit au-devant de l'intestin, et qui représente la partie inférieure de la vessie, dans laquelle s'ouvrent les conduits de Wolff et de Müller. — *Germe uro-génital.* V. CORPS *de Wolff*.

UROGLAUCINE. s. f. [all. *Uroglaucin*]. V. INDICAN.

UROHÆMATINE. s. f. V. UROCHROME.

UROHÉMATOPORPHYRINE. s. f. Substance retirée par Mac Munn de certaines urines pathologiques (maladie d'Addison, rhumatisme articulaire aigu, etc.). En solution acide, elle donne au spectroscope quatre bandes dont la troisième située entre D et E est la plus intense.

UROÏDE. adj. [de οὐρὰ, queue, et εἶδος, forme]. En forme de queue. — *Infusoire uroïde.* V. SPERMATOZOÏDE.

UROLITHE. s. m. [de οὖρον, urine, et λίθος, pierre, all. *Harnstein*, angl. *urolith*]. Calcul urinaire.

UROLOGIE. s. f. [de οὖρον, urine, et λόγος, discours]. Étude des caractères physiques, chimiques et biologiques de l'urine.

UROMANCIE. s. f. [*uromantia*, de οὖρον, urine, et μαντεία, divination; all. *Harndenterei*, angl. *uromancy*, it. *uromanzia*, esp. *uromancia*]. Art prétendu de deviner les maladies par l'inspection des urines.

UROMÉLANINE. s. f. [de οὖρον, urine, et μέλας, noir; all. *Uromelanin*, it. et esp. *uromelanina*]. V. INDICAN.

UROMÈLE. s. m. [de οὐρὰ, extrémité postérieure, et

μέλος, membre] (Isid. Geoffroy Saint-Hilaire). Genre de monstres qui ont les deux membres abdominaux très incomplets, terminés par un pied simple, presque toujours même imparfait, et dont la plante est tournée en avant.

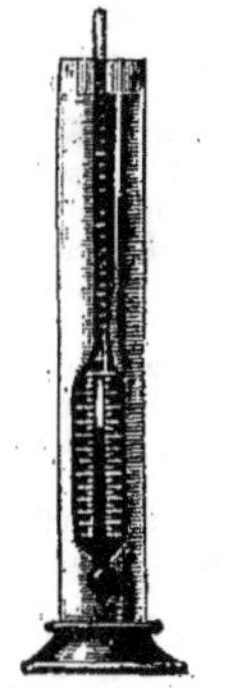

UROMÈTRE. s. m. [de οὖρον, urine, et μέτρον, mesure]. Aréomètre disposé de manière à donner la pesanteur spécifique de l'urine (fig. 820).

Fig. 820. — *Uromètre.*

URONÉPHROSE. s. f. [de οὖρον, urine, et νεφρὸς, rein]. Synonyme d'*hydronéphrose*.

URONOXYDE. s. m. V. Cystine.

UROPHÉRINE. s. f. (*lithion diurétine*). C'est un salicylate de lithine et de théobromine. On donne ce médicament à la dose de 1 à 5 grammes par jour en cachets ou en solution.

UROPHTISIE. s. f. [de οὖρον, urine, et *phtisie*]. L'un des anciens noms du diabète.

UROPITTINE. s. f [de οὖρον, urine et πίττα, poix]. V. Urochrome.

UROPLANIE. s. f. [de οὖρον, urine, et πλάνη, erreur; all. *Harnbildend*, it. *uroplania*]. Transport de l'urine en une partie du corps où sa présence est anormale.

UROPOÈSE. s. f. [*uropoesis*, de οὖρον, urine, et ποίησις, action de faire; all. *Harnbereitung*]. Production de l'urine. V. Urine.

UROPOÉTIQUE. adj. [de οὖρον, urine, et ποιητικὸς, qui fait; angl. *uropoetic*]. Qui concerne ou favorise la production de l'urine.

UROPYGIAL, ALE ou **UROPYGIEN, ENNE.** adj. [de οὐρὰ, queue, et πυγή, fesse]. Qui se rapporte aux régions anale, fessière, sacrée ou caudale, et au croupion chez les oiseaux. — *Glande uropygiale*, *uropygienne* ou *suscoccygienne* [all. *Steissdrüse*]. Groupe de petites glandes en grappe ayant la structure des glandes sébacées ou pileuses, qui se trouve sur le croupion des oiseaux.

UROPYONÉPHROSE. s. f. Rétention dans le bassinet de pus et d'urine (Guyon).

UROROSÉINE. s. f. V. Urrhodine.

URORRAGIE. s. f. Hémorragie par les voies urinaires. V. Hématurie.

URORRHÉE. s. f. [de οὖρον, urine, et ῥεῖν, couler]. Synonyme de *polyurie*.

URORUBINE. s. f. V. Urrhodine.

UROSCHÉOCÈLE. s. f. [de οὖρον, urine, ὀσχέον, scrotum, et κήλη, tumeur]. Tumeur ou infiltration urineuse du scrotum.

UROSCOPIE. s. f. [*uroscopia*, de οὖρον, urine, et σκοπεῖν, considérer; all. *Harnschau*, angl. *uroscopy*, it. et esp. *uroscopia*]. Examen des urines fait au point de vue des caractères physiques (couleur, densité, etc.) ou de la composition (dosage de l'urée, de la glycose, etc.), en vue d'en tirer profit pour le diagnostic médical.

UROSE. s. f. [de οὖρον, urine; angl. *urosis*, it. *urosi*, esp. *urosis*] (Alibert). Nom générique des maladies des voies urinaires.

UROSTÉALITHE. s. f. [de οὖρον, urine, et λίθος, pierre] (Haller). Substance grasse qui composait un calcul rendu après un traitement par le carbonate de soude. Elle brûle sans se fondre, en répandant une odeur de benjoin; elle se ramollit dans l'eau en se gonflant sans se dissoudre.

UROTOXIE. s. f. Terme proposé par Bouchard en 1887, pour désigner l'unité de toxicité urinaire, c'est-à-dire la quantité d'urine nécessaire pour tuer 1 kilogramme d'être vivant. Cette unité est déterminée expérimentalement en injectant l'urine dans les veines du lapin.

UROTOXIQUE. adj. — *Coefficient urotoxique*. Quantité d'urotoxies que 1 kilogramme d'homme peut fabriquer en vingt-quatre heures (Bouchard); le coefficient normal est en moyenne de 0,464, c'est-à-dire qu'un kilogramme d'homme fabrique en vingt-quatre heures de quoi tuer 464 grammes de lapin.

UROTROPINE. s. f. Corps qui résulte de la combinaison de l'aldéhyde formique avec l'ammoniaque; c'est l'hexaméthylènetétramine. On l'emploie comme diurétique et comme dissolvant de l'acide urique à la dose de 1 gramme à 1gr,50 par jour, et même jusqu'à 6 grammes en solution dans l'eau ou en cachets, associée ou non avec un sel de lithine.

UROXANIQUE. adj. — *Acide uroxanique* ($C^{10}H^8Az^4O^{12}$). Corps cristallisable, obtenu par action prolongée de la potasse sur l'acide urique. Peu soluble dans l'eau froide, décomposé par l'eau bouillante en acide carbonique, urée et acide allanturique.

UROXANTHINE. s. f. [all. *Uroxanthin*, angl. *uroxanthine*, it. et esp. *uroxantina*]. V. Indican.

URRHODINE. s. f. [angl. *urrhodine*]. Pigment mal connu extrait de certaines urines pathologiques par l'action des acides minéraux. L'*uroroséine*, l'*urorubine* sont des pigments qui prennent naissance dans les mêmes conditions.

URSAL. s. m. Corps se présentant sous l'aspect de cristaux blancs solubles dans l'alcool; c'est le salicylate d'urée. On l'emploie dans le rhumatisme en cachets de 0gr,50 dont on donne un à quatre par jour.

URSONE. s. f. ($C^{40}H^{32}O^4$). Corps cristallisable, inodore, insipide, insoluble dans l'eau, peu soluble dans l'alcool et l'éther, extrait des feuilles de busserole (Trommsdorff).

URTICA. s. m. pl. V. Ortie.

URTICAIRE. s. f. [*urticaria*, *febris urticata*, all. *Nesselausschlag*, *Nesselfieber*, angl. *nettlerash*, it. *orticaria*, esp. *urticaria*; *cnidose*, *fièvre ortiée*]. Dermatose caractérisée par des élevures passagères de la peau, plus ou moins colorées, accompagnées d'un prurit semblable à celui causé par les piqûres d'ortie. Ces élevures sont produites par un œdème aigu de la peau. La coloration blanche de leur centre (*urt. porcelainée*) tient à ce que cet œdème est anémique en ce point, congestif à la périphérie. Les plaques sont de dimensions et de forme variables : *urt. géante*, *tubéreuse* (Hardy), *annulaire*, *linéaire*, *figurée*, *vésiculeuse*, *bulleuse*, *papuleuse* (lichen urticans). La durée est d'ordinaire très courte, un ou plusieurs jours, *urt. aiguë*, mais on observe les formes *récidivantes* (cnidosis, Bazin), et même *chroniques*. L'urticaire est tantôt de cause externe : piqûres de punaises, poux, insectes, cousins, mouches, chenilles; tantôt symptomatique d'une irritation nerveuse par action réflexe : émotions morales vives, lésions des organes génitaux, troubles des voies digestives, maladies du foie, diabète, vers intestinaux, divers *ingesta*, poissons, moules, charcuterie, écrevisses, fraises, etc., ou certains médicaments : copahu, térébenthine, sérums thérapeutiques, antidiphtérique ou antitétanique, en injections sous-cutanées. Le liquide hydatique s'épanchant dans le péritoine ou la plèvre produit l'*urticaire hydatique*. L'urticaire peut précéder l'apparition de fièvres éruptives; d'autres fois elle prélude pendant des mois à l'établissement des papules caractéristiques du prurigo. Le traitement varie avec l'étiologie. L'hygiène sera très surveillée, puis pour atténuer le prurit il faut prescrire les lotions vinaigrées, alcooliques ou acidulées, les douches, bains de rivière et de mer. A l'intérieur : l'arséniate de soude (Hardy), le bromhydrate de quinine (Vidal), le salicylate de soude, le chlorure de calcium. etc. Les eaux minérales de Marienbad, Carlsbad, Vichy, Vals, Plombières, sont surtout utiles contre la forme chronique. — *Urticaire hémorragique* ou *purpura urticans.* Variété d'urticaire dans laquelle il y a une tache centrale hémorragique. — *Urticaire pigmentée.* Dermatose caractérisée par l'apparition d'éléments d'urticaire auxquels font suite des taches brunâtres persistant pendant longtemps. C'est une affection de la première enfance, qui dure plusieurs années par le fait de poussées successives; l'étiologie est inconnue. Le traitement est celui de l'urticaire ordinaire.

URTICANT, ANTE. adj. Se dit de tout ce qui produit une sensation analogue à celle que cause la piqûre des orties, avec ou sans élevures analogues à celles de l'*urticaire.* Il y a des chenilles dont les poils très fins, très légers et caducs, sont urticants. Telles sont les *processionnaires* (*Phalæna processiona*, L., et *Bombyx pilyocampa*, God.) qui vivent en société sur les pins et les chênes ; les chenilles des *Phalæna quercus*, L., *Liparis auriflua*, Ochsen, et des *Lithosia caniolia*, Fabricius. Ces poils agissent mécaniquement et peut-être aussi chimiquement, car ils sont fragiles et contiennent un liquide irritant dans leur cavité Quelquefois ils vont jusqu'à causer des phlyctènes. Les *animaux urticants* marins sont quelques actinies et beaucoup d'acalèphes. Ils produisent une urtication moins intense que celle causée par les chenilles. — *Acmé urticante* (Kaposi). Dermatose caractérisée par des saillies nodulaires rouge vif, qui sont le siège d'un prurit intense ; ces nodules ont leur centre excorié, parfois creusé par le grattage et recouvert d'une croûtelle noirâtre. Elle paraît en rapport avec des troubles dyspeptiques ou, chez la femme, avec des lésions des organes génitaux.

URTICATION. s. f. [de *urtica*, ortie; all. *Brennesselkur*, angl. *urtication*, it. *urticazione*, esp. *urticacion*]. Sorte de flagellation qu'on pratiquait avec des orties fraîches pour produire une excitation locale. On prenait avec la main, couverte d'un gant épais, une poignée d'orties, et l'on en frappait la partie jusqu'à ce qu'il s'y développe une cuisson brûlante avec formation d'ampoules proéminentes. L'urtication était conseillée pour déterminer une irritation de la peau propre à favoriser l'éruption cutanée des fièvres éruptives. — *Urtication.* Toute sensation analogue à celle que produisent les orties.

URTICIN. s. m. Matière colorante rouge des sommités de l'ortie (Knezaureck).

USAGE. s. m. — *Usage des organes.* Chacun des actes exécutés par chaque organe. Un même organe peut avoir plusieurs usages ; un même muscle peut servir à la flexion et à la rotation d'un membre ; la mâchoire sert à la mastication et à la phonation, etc. Les systèmes ont des *usages généraux.* Chaque système a un ou plusieurs usages généraux. Le système osseux a pour usage de soutenir toutes les parties du corps; il sert de plus à donner insertion aux muscles, etc. On ne doit pas confondre le mot *usage* avec le mot *fonction.*

USNATE. s. m. Nom générique des sels formés par la combinaison de l'acide usnique avec les bases.

USNÉE. s. f. [*usnea*, de l'arabe *ashna*, mousse ; all. *Haarflechte*, angl. *unea*, it. et esp. *usnea*]. L'un des noms du *Lichen saxatilis*, L., *Parmelia saxatilis*, Acharius. — *Usnée humaine* ou *de crâne humain.* Mousse verdâtre que les anciennes pharmacologies mentionnent, et que l'on recueillait sur des crânes humains longtemps exposés à l'air, particulièrement sur ceux des pendus, et à laquelle on supposait des propriétés miraculeuses.

USNÉINE, ou **USNINE.** s. f. V. Usnique.

USNIQUE. adj. — *Acide usnique* [*usnéine, usnine, pariétine*, all. *Usninsäure*, angl. *usninic acid*] ($C^{16}H^{16}O^{14}$). Corps faiblement acide qui existe dans beaucoup de lichens ; jaune de soufre, cristallisable, insoluble dans l'eau ; peu soluble dans l'éther et l'alcool froids, davantage à chaud ; soluble dans les essences et les huiles chaudes; fond à 200° ; se volatilise à une haute température, mais une petite partie se décompose.

USSAT (Ariège). *Eaux faiblement minéralisées, thermales simples*, 30° à 35° contenant 1,27 de sels dont 0,69 de carbonate de chaux, 0,43 de sulfates de magnésie, soude, potasse et chaux, 0,04 de chlorure de magnésium. Altitude : 428 mètres. Établissement : bains.

USTILAGINÉES. s. f. pl. Groupe de champignons clinosporés, auquel appartient l'*Ustilago segetum*, qui produit la maladie du maïs connue sous le nom de *verdet*, qui a été considérée comme la cause de la *pellagre.*

USTION. s. f. [*ustio*, de *urere*, brûler ; καῦσις, all. *Brennen*, *Aetzen*, angl. *ustion*, it. *ustione*, esp. *ustion*]. Action de brûler ou d'appliquer le cautère actuel.

USURE. s. f. [all. *Friction*, angl. *friction*, it. *usura*]. Atrophie avec résorption complète de la substance des dents, des cartilages ou des os pressés par certaines tumeurs, comme les vertèbres par les anévrysmes de l'aorte, ou par le frottement.

UTÉRALGIE. s. f. [de *utérus*, et ἄλγος, douleur]. Douleur nerveuse de l'utérus.

UTÉRIN, INE. adj. [*uterinus*, angl. *uterine*, it. et esp. *uterino*]. Qui concerne la matrice. — *Artère utérine.* Branche de l'hypogastrique, qui naît quelquefois par un tronc commun avec la honteuse interne. Elle monte dans l'épaisseur du ligament large et gagne les parties latérales de la matrice, pour se ramifier dans le tissu de cet organe et s'anastomoser avec l'utéro-ovarienne. Elle décrit des flexuosités qui augmentent pendant la grossesse. — *Fureur utérine* [angl. *uterin fury*]. V. Hystérie et Monomanie *érotique.* — *Globe utérin.* La masse arrondie que forme dans l'hypogastre l'utérus pendant la grossesse et pendant les huit à dix jours qui suivent l'accouchement, avant que l'utérus ait repris sa forme et son volume habituels. — *Granulations et fongosités utérines.* Nom donné autrefois à des productions morbides végétantes résultant de l'inflammation chronique de la muqueuse utérine. — *Mucus utérin.* Liquide exsudé à la surface de la muqueuse du corps et du col de l'utérus. Celui du *corps* est un liquide demi-transparent, grisâtre, que sécrètent les follicules flexueux de la muqueuse du corps : il contient des leucocytes, des cellules prismatiques venant de la muqueuse même, et quelquefois des *sympexions.* Le *mucus du col utérin* est limpide, à peine jaunâtre, gélatiniforme, très tenace, demi-solide plutôt que liquide. Il est sécrété par les larges follicules de la muqueuse du col. Sa quantité est peu considérable, presque insignifiante hors de l'état de grossesse. Pendant la grossesse, il est produit en quantité considérable et oblitère le col de l'utérus. On lui donne alors le nom de *bouchon gélatineux.* Il ne tient aucun élément anatomique en suspension, sauf quelquefois des cellules prismatiques ciliées ; il est entièrement homogène. Le mucus de l'utérus répand une odeur spéciale, qui peut présenter une grande intensité et des caractères variés dans l'accouchement, dans les fièvres puerpérales, diverses maladies de l'utérus, etc. — *Muqueuse utérine.* V. Utérus. — *Muscle utérin de Ruysch.* Les fibres obliques du fond de l'utérus. — *Nerfs* et *plexus utérins.* V. Utérus. — *Pneumatose utérine.* V. Physomètre. — *Sinus utérins.* V. Utéro-ovarien. — *Trompes utérines.* V. Trompes de *Fallope.* — *Veines utérines.* V. Utéro-ovarien.

UTÉRITE. s. f. La métrite.

UTÉRO-ÉPICHORIAL, ALE. adj. — *Membrane*

utéro-épichoriale. La membrane inter-utéro-placentaire. V. CADUQUE.

UTÉRO-LOMBAIRE. adj. Qui se rapporte à l'utérus et aux lombes. V. PLI *de Douglas* et UTÉRO-SACRÉ.

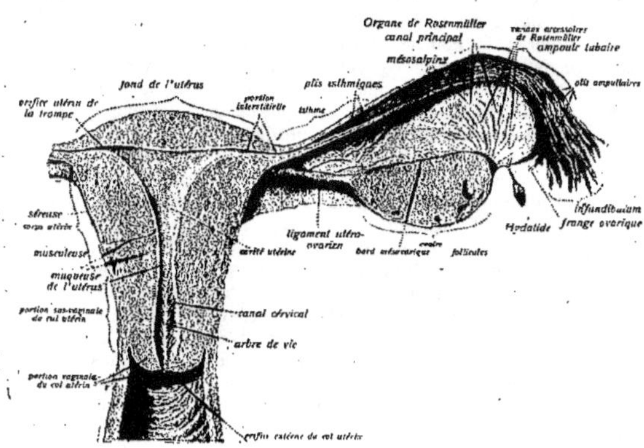

Fig. 821. — *Utérus*.

UTÉRO-OVARIEN, IENNE. adj. Qui se rapporte à l'utérus et à l'ovaire. — *Artère utéro-ovarienne*. Branche de l'aorte abdominale qui, chez la femme, correspond à l'artère spermatique de l'homme, et longe le bord supérieur de l'ovaire, auquel elle se distribue en s'anastomosant avec l'utérine. — *Veines utéro-ovariennes*. Elles viennent de la partie supérieure du vagin (*veines vaginales*), du col et du corps de l'utérus (*veines utérines* proprement dites), du ligament rond, de la trompe et de l'ovaire, s'anastomosent fréquemment entre elles, et forment dans l'épaisseur du ligament large un plexus à mailles allongées dit *plexus utéro-ovarien*. Elles ne présentent que de rares valvules. Elles se jettent dans la veine hypogastrique. Chez les jeunes filles non menstruées, ce plexus est peu développé; au contraire, chez celles qui ont eu déjà depuis plusieurs années leurs règles, sur les femmes surtout qui ont eu plusieurs enfants, il a pris un notable accroissement. On les trouve souvent dilatées et variqueuses, quelquefois même formant sur les côtés de l'utérus un véritable varicocèle, analogue au varicocèle de l'homme. Cet état est normal dans la grossesse : les veines de l'utérus sont alors dites *sinus utérins*.

UTÉRO-OVARIQUE. adj. — *Ampulation utéro-ovarique*. V. CÉSARIEN.

UTÉROPATHIE. s. f. [de *uterus*, πάθος, affection; all. *Gebärmutterleiden*]. Affection de l'utérus en général.

UTÉRO-PLACENTAIRE. adj. Qui concerne l'utérus et le placenta. V. INTER-UTÉRO-PLACENTAIRE, SÉROTINE et VILLOSITÉ *choriale*.

UTÉRO-RECTAL, ALE. adj. V. UTÉRO-SACRÉ.

UTÉRORRAGIE. s. f. [all. *Gebärmutterblutung*, it. et esp. *uterorragia*]. Synonyme de *métrorragie*.

UTÉRORRHÉE. s. f. [*Gebärmutterfluss*, it. et esp. *uterorrea*]. Synonyme de *leucorrhée*.

UTÉRO-SACRÉ, ÉE. adj. Qui appartient à l'utérus et au sacrum. — *Ligament utéro-sacré* [*utéro-lombaire*, *sacré lombaire* ou *ligament utéro-rectal*]. Expansion du tissu sous-péritonéal ou aponévrose d'enveloppe utéro-vaginale qui se détache des côtés du bas de l'utérus, se dirige en arrière et contourne le rectum qu'elle engaine dans ses deux tiers antérieurs pour se fixer sur l'aponévrose pelvienne et le sacrum; elle est un des plus puissants moyens de fixation de l'utérus. Elle renferme une partie du plexus nerveux hypogastrique dans son épaisseur.

UTÉROSCOPIE. s. f. [de *uterus*, et σκοπεῖν, examiner]. Examen de l'utérus pendant la grossesse et lors de l'accouchement, au point de vue de la situation absolue ou relative du fœtus (Aubinais).

UTÉROSTOMATOME. V. HYSTÉROSTOMATOME.

UTÉRO-TUBAIRE. adj. [angl. et esp. *utero-tubar*, it. *utero-tubare*]. V. GROSSESSE.

UTÉRO-VAGINAL, ALE. adj. [angl. et esp. *utero-vaginal*, it. *utero-vaginale*]. Qui appartient à l'utérus et au vagin.

UTÉRUS. s. m., ou **MATRICE.** s. f. [*matrix*, de *mater*, mère; utérus, ὑστέρα, μήτρα, all. *Gebärmutter*, angl. *womb*, it. *matrice*, esp. *matriz*]. Organe destiné, dans l'appareil générateur de la femme, à contenir le produit de la conception, depuis la fécondation jusqu'à la naissance. La matrice est placée dans la cavité du petit bassin, entre la vessie et le rectum, au-dessous des circonvolutions intestinales, et inclinée de manière que son fond se trouve en haut et en avant, et son ouverture en bas et en arrière. Elle a la forme d'une gourde fortement aplatie d'avant en arrière, et peut être divisée en deux parties : le *corps* et le *col*; elle a 70 à 80 millimètres de longueur, 30 à 40 millimètres de largeur et 23 à 27 millimètres d'épaisseur (fig. 821). Le *corps*, triangulaire, présente extérieurement une face antérieure ou pubienne, une postérieure ou sacrée, un bord supérieur qui en forme le fond, et deux latéraux. On y distingue trois angles : deux supérieurs et latéraux, appelés *angles tubaires*, parce qu'ils sont situés près de l'insertion des trompes utérines, et un inférieur médian, qui se continue avec le *col*. Celui-ci, long de 23 à 27 millimètres, fusiforme, est embrassé par le vagin dans lequel il fait une saillie de 9 à 11 millimètres en devant, et de 14 à 16 millimètres en arrière; il présente à son extrémité une fente transversale à bords arrondis, qui est l'orifice de la matrice, et que l'on a appelée, par analogie de configuration, *museau de tanche* (*os tincæ*). Lisses et arrondies, et si rapprochées l'une de l'autre qu'on sent à peine la fente linéaire qui les sépare, chez les femmes qui n'ont point eu d'enfants (fig. 822, *a* et *a'*), les lèvres de cet orifice sont ordinairement rugueuses et découpées après plusieurs

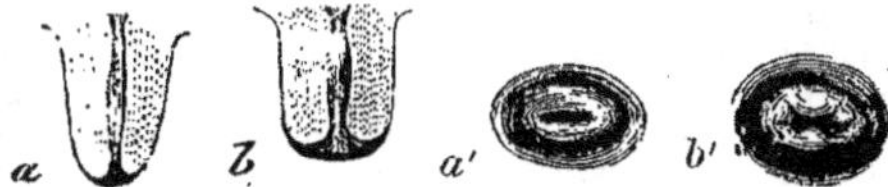

Fig. 822. — Divers aspects du col de l'*utérus*.

accouchements (fig. 822, *b* et *b'*). La lèvre antérieure est plus épaisse et plus proéminente que la postérieure. Le développement de l'utérus commence par le col, qui est, dans les derniers temps de la vie embryonnaire, beaucoup plus volumineux, proportion gardée, qu'à toute autre époque de la vie. Quant au corps, c'est à peine s'il est indiqué par un renflement au point de rencontre des trompes. Plus tard, vers le milieu de la vie intra-utérine, le corps de l'utérus a au plus le sixième de la longueur totale de l'organe. Il est mince, flexible en tous sens (Huguier), flottant pour ainsi dire sur le col. Celui-ci est épais, d'autant plus volumineux qu'on l'examine inférieurement. A l'union des deux parties existe un étranglement très marqué sur les côtés, et un amincissement très sensible aussi d'avant en arrière. A la naissance, le corps forme à peu près le quart du volume total de l'organe. Depuis ce moment, le développement se fait au profit du corps, qui empiète sur le col, mais avec tant de lenteur, que la matrice, qui a 32 ou 35 millimètres chez le nouveau-né, n'a que 45 millimètres chez l'enfant de dix ans. A l'âge adulte, la longueur du col est supérieure à celle du corps chez les vierges ; les deux longueurs sont à peu près égales chez les femmes qui n'ont pas eu d'enfants ; la longueur du corps l'emporte d'un cinquième sur celle du col chez les femmes qui ont eu des enfants (Guyon). Les changements de direction de l'utérus par rapport aux parties voisines (*déviations*) ou de ses deux parties l'une par rapport à l'autre (*flexions*), sont fréquents, surtout dans le sens antérieur : les premières peuvent être transitoires, dues à la laxité des attaches de l'organe ou à la pression exercée par lui sur les parties voisines ; parmi les secondes, l'antéroflexion est un phénomène normal, dont l'exagération seule peut être considérée comme une véritable lésion (V. DÉVIATION et FLEXION). Intérieurement, l'*utérus* présente la *cavité du corps* et la *cavité du col*. La première, de forme triangulaire chez la femme qui n'est point enceinte, contiendrait à peine une grosse fève de marais : sa capacité est de 3 centimètres cubes environ, et ses parois sont accolées l'une à l'autre. Sa surface est lisse, gris rosé, tapissée habituellement par une couche de mucus [V. UTÉRIN (*Mucus*)]. Elle se termine, en haut et sur les côtés, par les orifices très petits des trompes ; la portion de cet organe située au-dessus de ces orifices constitue le *fond de la matrice*. Inférieurement, la cavité du corps se termine par une autre ouverture plus large, appelée *orifice interne de la matrice* ou *du col*, qui s'allonge parfois en une sorte de détroit long de 5 à 6 millimètres (*isthme de Guyon*). La *cavité du col* est une espèce de canal de 27 à 34 millimètres de longueur, aplati d'avant en arrière, et un peu plus large dans son milieu qu'à ses extrémités : elle présente des saillies verticales et transversales qui constituent l'*arbre de vie*. Indépendamment de la séreuse péritonéale qui le revêt extérieurement en grande partie, l'utérus est constitué par deux couches : l'une, musculaire, formant un tissu propre ; l'autre, muqueuse, interne, possédant des glandes très nombreuses. Le péritoine entoure le fond de l'utérus, tapisse sa face antérieure et se réfléchit sur la vessie en formant le cul-de-sac antérieur ; en arrière, il tapisse la face postérieure de la vessie et se réfléchit sur le rectum en formant le cul-de-sac postérieur ou de Douglas qui est en rapport par son point le plus déclive avec le fond du vagin ; latéralement le feuillet antérieur et le feuillet postérieur de la séreuse sont séparés par les trompes ; ils restent écartés l'un de l'autre par du tissu cellulaire et les vaisseaux, et forment ainsi les *ligaments larges*. La tunique musculaire est formée, au niveau du corps de l'utérus, de trois couches : l'une externe, mince, pâle, riche en fibres élastiques et en petits vaisseaux, contient dans sa partie superficielle surtout des fibres longitudinales, tandis que dans sa partie profonde les fibres circulaires prédominent ; c'est le *stratum suberosum*. La couche moyenne, dite *stratum vasculosum*, est épaisse, rouge foncé, infiltrée de vaisseaux volumineux dont la paroi adhère intimement aux fibres musculaires. La couche profonde, *stratum submucosum*, est formée de fibres circulaires dans sa partie superficielle, et longitudinales dans sa partie profonde ; quant au prétendu *detrusor placentæ* de Ruysch, sorte de disque musculaire qui aurait pour fonction de décoller le placenta lors de l'accouchement, il n'a pas d'existence réelle. Pendant la grossesse la tunique musculaire augmente considérablement de volume ; jusqu'au cinquième ou sixième mois, cette augmentation se fait par multiplication des fibres par mitose ; plus tard elle a lieu seulement par accroissement de dimensions des fibres existantes ; l'hypertrophie porte aussi sur les éléments conjonctifs, les fibres élastiques et les vaisseaux. Au niveau du col de l'utérus, la couche musculaire est plus mince ; elle est constituée par une couche de fibres circulaires médiane, recouverte sur ses deux faces d'une couche longitudinale ; aux fibres musculaires est jointe une grande quantité d'éléments conjonctifs. La *muqueuse* du corps de l'utérus est parsemée d'orifices punctiformes très rapprochés qui correspondent à l'orifice des glandes. Elle est épaisse de 1 millimètre à 1 millimètre et demi seulement, molle, friable et fortement adhérente aux muscles sous-jacents. Elle est formée d'un *chorion* constitué surtout par des cellules conjonctives avec très peu de faisceaux conjonctifs ; près du muscle ce sont les cellules étoilées qui prédominent, près de l'épithélium ce sont les cellules rondes il n'y a pas de fibres élastiques. L'*épithélium* est formé d'une seule rangée de cellules prismatiques, hautes de 25 à 30 μ, contenant à leur partie moyenne un noyau sphérique ; elles sont munies de cils vibratiles. Ces cils sont animés d'un mouvement qui va du fond de l'utérus vers le col et par conséquent s'oppose à la progression des spermatozoïdes ; ils n'existent que pendant la vie génitale et font défaut avant l'établissement de la menstruation et après la ménopause.

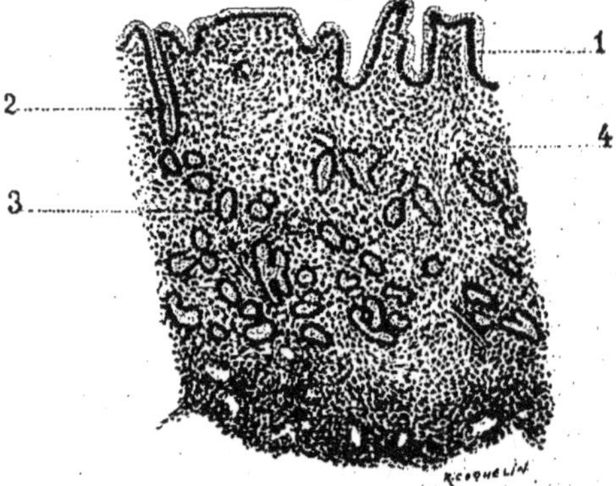

Fig. 823. — Muqueuse du corps de l'*utérus* avec son épithélium (1), ses glandes (2 et 3), son chorion (4). (Gr. = 95 diam.) (Branca.)

Les *glandes* ou follicules se rencontrent dans la partie superficielle de la muqueuse. Généralement très rapprochés les uns des autres, ces follicules sont perpendiculaires à la surface de la muqueuse ou obliquement dirigés en avant, leur ouverture regardant du côté du col. Ils ont une longueur de 15 à 20 centièmes de millimètre ; ils sont resserrés à leur collet et dilatés en forme de poire à leur cul-de-sac. La partie la plus dilatée a une largeur de 5 à 8 centièmes de millimètre. Ils ont une membrane très mince, et sont tapissés de cellules épithéliales prismatiques, qui mesurent de 10 à 18 millièmes de millimètre en longueur sur 4 à 6 millièmes de millimètre en largeur (Ch. Robin), et dont les noyaux ovoïdes mesurent 5 millièmes de millimètre de long sur 2 millièmes de millimètre de large ; ces cellules sont munies, comme celles de la muqueuse, de cils vibratiles dont le mouvement est dirigé vers l'orifice du follicule. Ces follicules ne semblent pas avoir de fonction glandulaire véritable ; on tend à les considérer comme des dépressions tubuleuses de l'endomètre destinées à fournir les éléments de régénération de la muqueuse. — Fig. 823. Muqueuse du corps de l'utérus avec son épithélium (1), ses glandes (2 et 3), son chorion (4). — La muqueuse du col de l'utérus a une couleur blanc grisâtre, une consistance ferme, une épaisseur de 1 millimètre et demi. Elle est formée d'un chorion riche en fibres conjonctives et pauvre en éléments cellulaires à l'inverse de celui de la muqueuse du corps. L'épithélium comprend des cellules polyédriques, hautes de 30 à 60 μ, avec un noyau occupant le pôle basal et des cils vibratiles au niveau de la surface libre ; à côté de ces cellules on trouve des cellules caliciformes qui siègent surtout dans les dépressions de l'*arbre de vie* ; elles produisent un mucus clair et visqueux. Les glandes sont surtout nombreuses à la partie supérieure du col ; elles sont ramifiées et consistent en un conduit principal, qui reçoit parfois sur son trajet des culs-de-sac latéraux et se divise lui-même en deux ou plusieurs conduits secondaires, recevant des culs-de-sac multiples. Leur longueur varie de 35 centièmes de millimètre à 2 millimètres ; la largeur de la glande à son extrémité profonde est de 20 à 25 centièmes de millimètre. Ces glandes sont tapissées de cellules muqueuses. Leur contenu liquide s'épaissit quelquefois, et forme des concrétions globuleuses distendant les follicules, qui constituent alors ce qu'on appelle *œufs de Naboth*. Ceux-ci ne sont donc que des kystes formés par les glandes distendues ; leur orifice ne se distend pas, mais n'est pas complètement oblitéré. Enfin, au niveau du museau de tanche, la muqueuse du col change de caractère ; l'épithélium devient stratifié, le chorion riche en éléments conjonctifs et élastiques se montre hérissé de papilles qui contiennent chacune un capillaire. La muqueuse utérine est pendant toute la vie génitale le siége de modifications importantes du fait de la menstruation et de la grossesse. Chaque mois, dans les jours qui précèdent les règles, la muqueuse augmente d'épaisseur, le chorion s'infiltre de leucocytes et se remplit de liquide transsudé des vaisseaux. Puis les vaisseaux se rompent, le sang s'écoule dans la cavité utérine, l'épithélium et la partie superficielle du chorion s'éliminent. Quand l'hémorragie a cessé, la muqueuse reprend son aspect normal, l'épithélium se régénère grâce aux cellules situées dans le fond des culs-de-sac glandulaires qui ont échappé à la destruction. La muqueuse du col ne prend aucune part à ce processus. Pendant la grossesse, la muqueuse utérine prend le nom de *caduque* (V. ce mot), bien qu'en réalité ce ne soit pas toute la muqueuse qui tombe au moment de la délivrance, mais seulement sa partie superficielle. La caduque vraie dans un premier stade s'épaissit, perd son revêtement épithélial, tandis que les glandes s'allongent et se ramifient ; puis dans un second stade, elle s'amincit et se soude à la caduque réfléchie. Celle-ci de même perd son épithélium de revêtement avant de se souder à la caduque vraie. Quant à la caduque sérotine ou inter-utéro-placentaire, elle se modifie de manière à former la portion maternelle du placenta. Après l'accouchement, l'épithélium commence à se régénérer grâce aux culs-de-sac glandulaires qui ont persisté au fond de la muqueuse ; cette régénération, qui commence dix jours après l'expulsion du fœtus, est à peu près terminée au bout de trois semaines ; la muqueuse peu à peu reprend son épaisseur normale, les débris d'hématies, les cristaux d'hématoïdine disparaissent ; mais la muqueuse est encore pigmentée six semaines après l'accouchement. Au niveau de l'aire placentaire, la réparation se fait de la même façon ; de plus, les vaisseaux volumineux situés à ce niveau s'oblitèrent par un bouchon de fibrine, qui bientôt s'organise, et se transforment en cordons fibreux. La muqueuse du col de l'utérus s'épaissit pendant la grossesse ; les glandes s'allongent et se dilatent ; elles sécrètent un bouchon muqueux qui n'est expulsé qu'au moment du travail ; dans le chorion, autour des glandes, se trouvent des *mastzellen*. Cette muqueuse s'étale pendant le travail, mais ne devient pas caduque ; elle reprend rapidement ses caractères habituels après l'accouchement. — Deux ordres d'*artères* arrivent à l'utérus : les *utérines*, qui pénètrent dans sa substance par les côtés de son col ; les *ovariques*, qui rampent dans le ligament large, se distribuent en partie à l'ovaire, et arrivent au bord du corps même de l'utérus (*artère utéro-ovarienne*) ; toutes, fortement serrées, hors de la gestation, au milieu du tissu qu'elles sillonnent, sont pliées et repliées un grand nombre de fois sur elles-mêmes ; au moment de la grossesse, elles prennent un développement considérable. Les *veines*, distribuées comme les artères, présentent pendant la grossesse des dilatations connues sous le nom de *sinus utérins* : leurs parois épaissies adhèrent alors intimement aux fibres musculaires, dans lesquelles elles forment de larges canaux béants. Elles se rendent dans les veines ovariques. Les *nerfs* de l'utérus viennent du plexus sacré et du grand sympathique ; ils forment un plexus (*plexus utérin*), dont les filets suivent les branches artérielles et présentent sur leur trajet de petits ganglions microscopiques. Frankenhausser n'a jamais pu déterminer des contractions utérines en excitant les nerfs qui émergent du sacrum ; loin de là, cette excitation arrête les mouvements de l'organe, de sorte que les nerfs sacrés doivent être regardés comme les agents de l'innervation suspensive de la contraction de la matrice. Il a localisé dans la moelle allongée le centre moteur de l'utérus, c'est-à-dire le centre dont l'excitation détermine constamment des contractions dans l'organe. A partir de cette région, on peut obtenir des contractions utérines en faisant agir le stimulus sur un point quelconque de la moelle épinière, soit sur sa surface extérieure, soit sur sa partie interne ; l'excitation est transmise par les fibres qui relient la moelle au sympathique. — Pendant la grossesse tout l'utérus augmente de dimensions, et il revient rapidement sur lui-même lorsqu'a eu lieu l'expulsion du fœtus. Il prend une forme globuleuse et fait saillie dans l'hypogastre ; on le sent encore avec cette forme après la délivrance au-dessus du pubis, mais diminuant de plus en plus de volume et augmentant de consistance. C'est du huitième au douzième jour que l'utérus disparaît normalement derrière le pubis. Le *retrait de l'utérus*, c'est-à-dire son retour au volume qui lui est habituel dans l'état de vacuité, n'est complet qu'environ un mois ou six semaines après l'accouchement. Depuis le moment de l'expulsion du fœtus ainsi que du délivre, jusqu'à la fin du retrait, l'utérus donne un son mat à la percussion, et jamais la sonorité qui indiquerait la présence de l'air dans sa cavité, sauf les cas de fièvre puerpérale où il se dégage des gaz par putréfaction des liquides contenus dans l'utérus. — La matrice est maintenue dans sa position : 1° Par les *ligaments larges*, expansions membraneuses résultant de l'adossement des deux feuillets de péritoine, et s'étendant des bords de l'utérus aux côtés du bassin. Chaque ligament large présente supérieurement trois replis secondaires ou *ailerons* : dans l'*aileron moyen*, se trouvent comprises les trompes utérines ; l'ovaire est embrassé dans le repli du ligament large appelé *aileron postérieur* : de son extrémité interne part le *ligament de l'ovaire*, fibreux et musculaire, qui s'attache à l'angle correspondant de l'utérus, au-dessous et un peu en arrière de la trompe ; dans l'*aileron antérieur* du ligament large se voient les *cordons sus-pubiens* ou *ligaments ronds*, conjonctifs et musculaires, qui naissent des bords latéraux de l'utérus, au-dessous et en avant des trompes, pour aller traverser le canal inguinal et se terminer dans le tissu cellulaire du mont de Vénus, de l'aine et des grandes lèvres. 2° Par les *ligaments antérieurs*, petits replis formés par le feuillet du péritoine qui se réfléchit de la face postérieure de la vessie. 3° Par les *ligaments postérieurs* ou *utéro-sacrés*. A ces moyens de suspension, il faut ajouter l'action du plancher pelvien et du périnée, qui s'opposent à la descente ou prolapsus de l'utérus. — L'utérus peut manquer (*uterus deficiens*); mais cette absence n'est pas absolue, l'utérus étant alors réduit à une lamelle de tissu conjonctif rougeâtre renfermant quelques fibres musculaires, et située sous le péritoine, entre la vessie et le rectum. Dans ce cas, les seins sont assez développés, les désirs vénériens parfois prononcés; aux époques de menstruation, on observe le changement moral habituel; quelquefois il y a une sorte d'écoulement menstruel supplémentaire, des épistaxis par exemple. Le diagnostic se fondera sur l'absence totale de règles coïncidant avec une excitation périodique, sur les renseignements fournis par le toucher vaginal et rectal combiné avec le cathétérisme. Il y a toujours occlusion du vagin à une profondeur variable. Le mariage doit être interdit. Lorsque l'un des canaux de Müller ne se creuse pas, l'utérus reste unicorne: alors il est tantôt arrondi et dans sa position normale, tantôt pyramidal et oblique, le col dévié du côté opposé, ce qui rend l'accouchement difficile; l'utérus unicorne n'est pas une cause de stérilité. Si les *canaux de Müller*, s'étant bien développés, ne s'accolent pas au-dessous des trompes, l'*utérus est double* (*uterus duplex seu diductus*). Très rare, ce vice de conformation coïncide souvent avec la duplicité du vagin et l'exstrophie de la vessie. Si l'utérus est dédoublé seulement dans la partie supérieure du corps, il est dit *bicornis*; si le col est dédoublé et présente deux orifices, l'utérus est dit *biforis*; enfin si l'utérus est divisé par une cloison sur toute sa hauteur, il est dit *bilocularis* ou *bipartitus*, ou *septus*. ‖ *Allongement hypertrophique du col de l'utérus*. Augmentation de la longueur et du volume de l'utérus, qui a été longtemps confondue avec le prolapsus de la matrice, dont Huguier l'a distinguée, et qui dépend d'un vice local de nutrition par suite duquel les éléments anatomiques sont devenus plus abondants sans que la structure du tissu soit modifiée. Tantôt l'allongement porte sur la portion inférieure du col, tantôt sur sa partie supérieure. Dans le premier cas (*hypertrophie sous-vaginale*), il peut être congénital ou résulter d'un défaut d'involution de l'utérus après l'accouchement: le plus souvent, il est produit par la persistance de la congestion et de l'inflammation de la muqueuse, d'où l'utilité des scarifications et des cautérisations du col; parfois cependant il faut en venir à l'excision de la partie hypertrophiée. Dans le second cas (*hypertrophie sus-vaginale*), l'allongement survient de préférence chez les femmes exposées aux fatigues répétées, surtout chez celles qui ont eu des enfants, et après un accouchement laborieux: il accompagne habituellement le prolapsus utérin; l'inflammation chronique joue probablement aussi un grand rôle dans sa production. Les pessaires, les injections froides, etc., ne sont que des moyens palliatifs, et, lorsque l'allongement constitue par son développement une infirmité intolérable, il est nécessaire de pratiquer l'amputation conoïde du col utérin (Huguier), opération qui enlève non seulement la partie sous-vaginale, mais aussi une portion assez étendue de la partie sus-vaginale du col. — *Engorgement de l'utérus*. Nom donné autrefois d'une manière vague par Lisfranc aux tuméfactions en connexion avec l'utérus et s'accompagnant de douleurs pelviennes. V. Péri-utérin (*Phlegmon*). — *Hydropisie de l'utérus*. V. Hydromètre. — *Inflexion de l'utérus*. V. Déviation. — *Utérus irritable*. Névralgie de l'utérus, dans laquelle il y a beaucoup de souffrances, surtout dans la station et la progression, ainsi qu'aux époques menstruelles. La pression cause de la douleur, et l'orifice utérin est tuméfié. C'est une affection pénible, fatigante, se prolongeant souvent pendant des années. Les moyens antiphlogistiques, les sangsues à l'anus, les injections anodines, la posture horizontale, sont les remèdes principaux. — *Utérus mâle*. V. Utricule *prostatique*.

UTRICULAIRE. adj. [*utricularis*, all. *schlauchformig*, esp. *utricular*]. Qui a la forme d'une petite outre; qui est composé d'utricules. — *Glandes utriculaires*. Follicules du gros intestin ou du col de l'utérus dont l'extrémité en cul-de-sac est renflée.

UTRICULE. s. m. [*utriculus*, diminutif de *uter*, outre; all. *Zelle*, esp. *utriculo*]. Chacune des cellules du tissu cellulaire des végétaux. — *Utricule azoté, primitif, primordial*. Nom donné par les premiers cytologistes (Schwann, Schleiden) au protoplasma cellulaire considéré comme circonscrivant une cavité remplie de liquide. En anatomie, *utricule de l'oreille*, sac elliptique situé à la partie supérieure du vestibule membraneux, dans la fossette ovoïde, représentant le confluent d'abouchement des canaux demi-circulaires, et rempli d'endolymphe. — *Utricule prostatique* [*utriculus prostaticus, vesicula spermatica spuria, vesica prostatica* de Weber; *uterus cystoides* d'Ackermann; *sinus pocularis* de Guthrie; *vésicule mitoyenne* de Bourgelat; *utérus mâle, uterus masculinus* de divers auteurs; *utriculus virilis* de Huschke]. Organe en forme de poche piriforme, ovoïde, aplati ou oblong, allongé, situé sur la ligne médiane dans la portion prostatique de l'urètre. Sur quelques animaux, il dépasse le bord postérieur de la protaste. Il s'ouvre au sommet de la crête urétrale ou *verumontanum*, à sa partie antérieure et médiane, entre les orifices des canaux éjaculateurs. Sur l'homme, il a de 6 à 15 millimètres de long, et une largeur une à deux fois moindre; il manque une fois sur cinq. Chez les solipèdes, il atteint 7 à 9 millimètres. Il a une muqueuse à épithélium stratifié du type pavimenteux ou du type prismatique. Huschke indique, dans cette muqueuse, des follicules mucipares: mais ce sont des *sinus muqueux* (V. Sinus) (Cadiat et Robin). Les testicules étant les analogues des ovaires, les canaux déférents les analogues des trompes, l'utricule prostatique a été considéré comme analogue de la matrice, et la prostate comme analogue des glandes de la muqueuse utérine, développées hors de l'organe. Chez le cheval, le liquide de l'utricule est muqueux, citrin, plus limpide que le sperme, ou jaunâtre et plus ou moins poisseux. Il se compose d'un liquide muqueux, tenant en suspension des sympexions, tels que ceux des vésicules séminales de l'homme, beaucoup de granulations graisseuses et azotées, des lymphocytes et des cellules épithéliales prismatiques vibratiles. L'utricule se développe aux dépens du segment inférieur des conduits de Müller, partie qui chez la femme forme le vagin. Son grand développement chez les animaux qui manquent de vésicules séminales, l'épaisseur de sa couche musculaire, doivent faire penser que, chez ces mammifères, l'utricule prostatique sécrète et verse l'une des nombreuses humeurs qui sont mêlées au sperme lors de l'éjaculation, et dont la présence est nécessaire pour que liquide soit apte à la fécondation. V. Fécondation et Sperme.

UTRICULÉ, ÉE, ou **UTRICULEUX, EUSE.** adj. [esp. *utriculado*]. V. Utriculaire.

UVA URSI. V. Arbousier.

UVÉAL, ALE adj. Qui concerne l'uvée. — *Artère uvéale*. Nom donné aux artères ciliaires.

UVÉE s. f. [*uvea*, de *uva*, raisin; all. *Traubenhaut*, angl., it. et esp. *uvea*]. Couche de cellules épithéliales pigmentée, noire et brillante, qui recouvre la face postérieure de l'iris. — Nom sous lequel on a parfois désigné la couche correspondante de la face interne de la choroïde, et même le système des parties représenté par la choroïde, les procès ciliaires et l'iris.

UVÉITE. s. f. [*uveitis*, all. *Traubenhautentzündung*, esp. *uveitis*]. Inflammation de la face postérieure de l'iris.

UVIQUE. adj. Qui concerne les raisins. — *Acide uvique.* L'acide tartrique.

UVULAIRE. adj. [*uvularis*, de *uvula*, luette; it. *uvolare*, esp. *uvular*]. Qui a rapport à la luette. — *Fragon uvulaire.* Le *Ruscus hypophyllum*, L., plante asparaginée, dont les feuilles astringentes servaient à préparer des gargarismes employés contre le relâchement de la luette.

UVULE. s. f. [*uvula columella*, γαργαρεών, σταφυλή]. La luette.

UVULOPTOSE. Mauvais mot, pour *staphyloptose.*

V

v = *v* latin; il n'y a point de *v* en grec.

V. — V *lingual.* V. LANGUE. — *Os en V.* V. Os *hypsiloïdes.*

VACATION s. f. Temps (3 h. au minimum) employé par un expert à faire des constatations médico-légales. ‖ Somme payée pour cette opération.

VACCIN. s. m. [*virus vaccinum*, de *vacca*, vache; all. *Kuhpockenstoff*, angl. *vaccine-mater*, it. *vaccino*, esp. *vaccina*]. Humeur virulente particulière, ainsi appelée parce qu'elle a été recueillie primitivement dans les pustules qui surviennent au pis des vaches atteintes de *cowpox*. L'humeur que contiennent ces pustules, ou *vaccin animal*, inséré dans la peau de l'homme, y produit le développement de pustules semblables; celles-ci sont gonflées vers le cinquième ou sixième jour d'un liquide qui constitue le *vaccin jennérien*, de *bras à bras* ou *humain*. Le vaccin est employé pour transmettre, par inoculation, la maladie préservatrice de la variole connue sous le nom de *vaccine*. C'est un liquide transparent, incolore, visqueux, inodore, d'une saveur âcre et salée, qui ressemble à la sérosité des vésicatoires. Liquide ou desséché, il se dissout facilement dans l'eau; exposé à l'air sur une surface plane, il se dessèche promptement sans perdre sa transparence, et y adhère intimement. Le vaccin préservatif est caractérisé par la viscosité: lorsqu'on pique une pustule avec la pointe d'une lancette, il ne doit sortir que lentement, et se rassembler en un globule; la lancette, dont on a introduit la pointe dans ce globule pour le charger d'une portion du vaccin, doit éprouver un peu de résistance en se détachant; s'il se répand sur l'aréole de la pustule, il doit prendre une couleur brillante, comme argentée, comparable à celle des traces que laissent les limaçons. Tel est ordinairement le vaccin du septième ou huitième jour après l'inoculation, époque où il convient de l'employer pour inoculer d'autres individus. On peut recueillir le vaccin humain sur les pustules et le conserver entre deux verres de montre stérilisés dont les bords sont joints hermétiquement avec la cire, ou dans des petits tubes de verre longs de 14 millimètres et capillaires à leurs extrémités. Dans la pratique on ne sert plus jamais aujourd'hui de vaccin humain, en raison des dangers qu'offre son emploi et en particulier du transfert possible de la syphilis avec la lymphe vaccinale. On emploie uniquement le vaccin animal. On peut vacciner de génisse à bras, mais le plus souvent on emploie du vaccin conservé; celui-ci est préparé avec le produit de raclage de la pustule; on obtient ainsi une *pulpe vaccinale*, qu'on additionne de glycérine. La *lymphe vaccinale*, c'est-à-dire le liquide obtenu en exprimant la pustule, est très virulente; mais quand elle est fraîche, elle expose aux accidents inflammatoires, et conservée, elle perd rapidement sa virulence. Aussi se sert-on de préférence de la pulpe vaccinale; certains auteurs mélangent à la pulpe des caillots provenant de la coagulation de la lymphe, coagulation qui se fait presque immédiatement. Comme le virus vaccinal réussit mieux à l'action bactéricide de la glycérine que les microbes associés, aussi laisse-t-on vieillir pendant quelque temps les tubes avant de les utiliser; toutefois le vieillissement ne doit pas être trop prolongé, et parfois des tubes vieux de trois mois ne donnent plus de succès. Enfin on prépare aussi une pulpe vaccinale desséchée; cette *poudre vaccinale* est utilisée dans l'armée pour l'approvisionnement des ambulances et des places fortes. Cette poudre conserve sa virulence deux ou trois ans. — Le vaccin protégeant contre la variole l'organisme auquel il a été inoculé, on a donné par extension ce nom à toute substance qui, inoculée à un individu, lui confère l'immunité contre une maladie parasitaire.

VACCINABLE. adj. Qui est susceptible d'être vacciné.

VACCINAL, ALE. adj. Qui a rapport à la vaccine: *éruption vaccinale, auréole vaccinale, croûte vaccinale.* — *Phagédénisme vaccinal.* Ulcération qui survient quelquefois après une vaccination.

VACCINATION. s. f. [all. *Kuhpockenimpfung*, angl. *vaccination*, it. *vaccinazione*, esp. *vacunacion*]. Inoculation de la vaccine dans le but de préserver de la variole. La vaccination est dite de *bras à bras*, quand on inocule le vaccin au moment où l'on vient de le recueillir sur une lancette, en piquant légèrement des boutons vaccinaux parvenus à leur maturité; de *génisse à bras* quand on le recueille sur la génisse. C'est cette dernière méthode qui est seule employée aujourd'hui, le vaccin humain n'étant plus utilisé, sauf dans des cas exceptionnels. Le plus souvent on se sert de vaccin animal conservé dans des tubes de verre fermés à la lampe à leurs deux extrémités. Au moment de s'en servir, on brise avec une pince les deux pointes de verre, on flambe légèrement l'extrémité par où le vaccin va s'écouler, on laisse tomber une goutte de vaccin sur la lancette préalablement stérilisée (fig. 824). La région sur laquelle va être pratiquée la vaccination, et qui est le plus souvent la partie supérieure du bras, est soigneusement lavée à l'eau chaude et au savon, puis à l'alcool; on évitera de se servir d'un antiseptique qui pourrait entraver le développement de la vaccine et on attendra pour piquer la peau que l'alcool soit évaporé. Pour pratiquer la vaccination, l'opérateur, saisissant avec la main gauche la face postérieure de la partie supérieure du bras de l'individu qu'il veut vacciner, tend exactement la peau, et pratique de la main droite une légère piqûre, en introduisant horizontalement l'instrumen sous l'épiderme; il applique aussitôt sur la petite plaie le pouc de la main qui tendait la peau, et l'y tient appuyé comm pour essuyer l'instrument, qu'il retire alors avec précau tion; aucune goutte de sang ne doit se montrer. Selon Jenner une seule piqûre suffit pour que l'effet préservatif soit complet si le bouton se développe bien; mais, comme il peut arrive qu'il avorte, on fait ordinairement trois piqûres à chaqu bras. Il n'est besoin d'appliquer aucun appareil sur le piqûres; on laisse seulement sécher les petites plaies, et l'o évite dans les premiers moments le contact des vêtements. O peut aussi vacciner à la cuisse ou à la face postérieure d mollet; cette pratique évite les cicatrices souvent très appa rentes de la vaccine chez les femmes qui ont l'habitude de s décolleter. La vaccination et les revaccinations bien faite sont les seuls préservatifs de la petite vérole. On doit fair vacciner les nouveau-nés dans les trois ou quatre premier mois de leur vie. En temps d'épidémie on doit vaccine les enfants le plus tôt possible après leur naissance. L

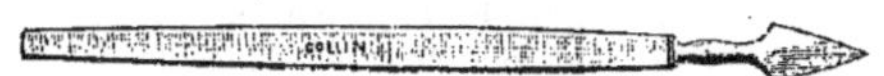

Fig. 824. — Aiguille de Chambon.

vaccination ne peut jamais donner lieu à la variole; et, si quelques jours après on voit survenir cette maladie, c'est que la personne était déjà avant l'opération dans la période d'incubation de la variole (V. Revaccination). La vaccination peut donner lieu à certains accidents; les uns seront sûrement évités en se servant dans tous les cas de vaccin animal: c'est la syphilis et la lèpre qui, toutes deux, mais la première surtout, ont pu être transmises d'un individu malade à un individu sain par le vaccin. D'autres sont dus à un défaut d'asepsie de la peau du patient, de la main de l'opérateur, de la lancette, ou à un vaccin infecté: ce sont les lymphangites, phlegmons, érysipèle. D'autres proviennent d'une prédisposition du sujet: eczéma, érythème. D'autres enfin sont inhérents au vaccin lui-même: telles sont la vaccine ulcéreuse et la vaccine généralisée (V. Vaccine). — Par extension, le terme de *vaccination* signifie aujourd'hui d'une manière générale inoculation d'un vaccin, c'est-à-dire de toute substance capable d'immuniser un individu contre une maladie parasitaire. H. Roger range en six classes les procédés de vaccination qui ont été préconisés: 1° on peut inoculer directement la maladie contre laquelle on veut préserver l'individu, c'est l'ancien procédé de *variolisation* (V. ce mot); 2° on peut inoculer une maladie bénigne pour préserver d'une maladie grave, c'est le cas de la vaccine pour ceux qui n'admettent pas que cette maladie soit de même nature que la variole; 3° on peut inoculer un virus privé d'une partie de ses propriétés nocives, c'est le principe de la *vaccination pastorienne*; 4° on peut inoculer les cultures microbiennes tuées, contenant à la fois les corps microbiens et leurs produits de sécrétion; c'est le procédé préconisé par Ferran contre le choléra et appliqué par Haffkin contre la peste, et par Wright contre la fièvre typhoïde; 5° on peut injecter une substance chimique définie ayant une certaine analogie d'action avec les toxines microbiennes, c'est la vaccination chimique qui se ferait contre le tétanos par la strychnine, mais dont l'action n'est rien moins que démontrée; 6° on peut se servir des sérums thérapeutiques, qui ont non seulement une action préventive mais sont aussi curatifs. La plus féconde de ces méthodes a été la vaccination pastorienne. Pasteur reconnut en effet qu'une culture du microbe du choléra des poules laissée à l'étuve pendant un mois avait perdu sa virulence, mais que l'inoculation d'une telle culture mettait l'animal à l'abri de l'action d'une culture active. Cette méthode de l'atténuation des virus devait trouver son application principale dans la *vaccination anti-charbonneuse*. C'est Toussaint le premier qui, en inoculant à des animaux du sang charbonneux chauffé pendant 10 minutes à 55°, constata qu'un certain nombre mouraient, mais que ceux qui résistaient avaient acquis l'immunité vis-à-vis d'une nouvelle inoculation de bactéridies virulentes. Pasteur montra que le chauffage avait eu pour effet d'atténuer la virulence des bactéridies. Si on cultive la bactéridie à 42°-43°, elle perd la propriété de donner des spores, et si on l'abandonne un certain temps à cette température, elle perd peu à peu sa virulence, puis sa végétabilité et finit par mourir en 5 à 6 semaines. Pour vacciner les animaux contre le charbon, on leur injecte deux vaccins: le premier est formé d'une culture laissée 15 à 20 jours à 42°,5; elle est donc très atténuée: aucun animal ne succombe quand on l'inocule; mais elle ne donne pas une immunité suffisante. Aussi 12 à 15 jours après cette première inoculation, il faut injecter le deuxième vaccin qui est constitué par une culture laissée moins longtemps, 10 jours seulement, à 42°. A partir de ce moment l'animal est vacciné et insensible à une inoculation de virus fort. C'est ce qui résulte clairement de la fameuse expérience de Pouilly-le-Fort: les 25 moutons témoins moururent à la suite de l'inoculation; parmi les 25 vaccinés un seul succomba; c'était une brebis pleine dont le fœtus mourut, ce qui entraîna la mort de la mère. La *vaccination antirabique* repose aussi sur le principe des virus atténués, mais dans ce cas l'ino-

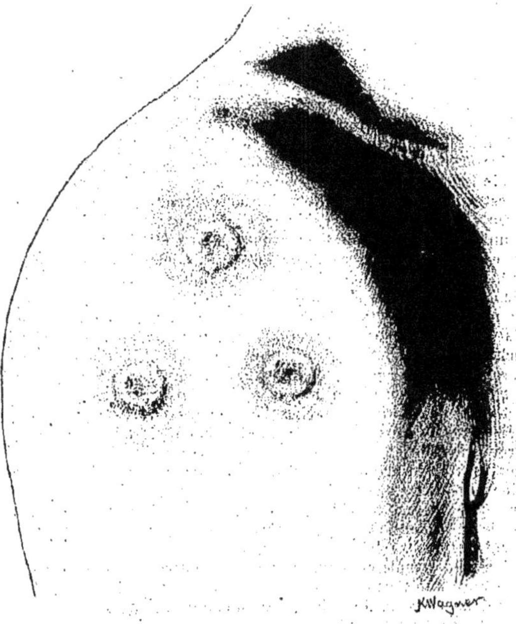

Fig. 825. — Pustules de *vaccine*.

culation est faite non plus préventivement, mais quand déjà l'individu est en période d'incubation; le microbe de la rage n'est pas connu, on sait seulement qu'il réside dans les centres nerveux; aussi ce sont les centres nerveux eux-mêmes qu'on soumet à la dessiccation, qui atténue progressivement le virus, et qu'on inocule ensuite comme vaccin (V. Rage). Enfin, différents sérums thérapeutiques, principalement le sérum antidiphtérique, peuvent jouer le rôle de vaccin, mais l'immunité qu'ils confèrent est toujours de très courte durée et ne persiste que quelques semaines.

VACCINE. s. f. [all. *Kuhpocken*, *Schutzblattern*, angl. *cow-pox*, it. *vaccina*, esp. *vacuna*]. Maladie contagieuse particulière aux vaches (V. Cowpox), et inoculable à l'homme, au cheval et à d'autres espèces animales. La *vaccine naturelle* ou *spontanée* se manifeste sous forme d'éruption pustuleuse en certains lieux d'élection, tels que la région mammaire de la vache, les régions naso-latérales et des talons sur le cheval. Transmis par inoculation, le liquide des pustules amène une éruption aux seuls points de l'inoculation, sans éruption généralisée. Injecté dans un lymphatique, ce liquide amène l'éruption généralisée avec prédominance dans les régions sus-indiquées. Injecté dans le sang, il ne cause pas d'éruption (Chauveau). Le sang d'un animal en pleine éruption vaccinale transfusé à une génisse non vaccinée n'amène aucune éruption, mais détermine chez elle l'immunité contre la vaccine (Maurice Raynaud); le sérum recueilli 10 à 50 jours après la vaccination possède aussi des propriétés immunisantes (Béclère, Chambon et Ménard). La vaccine préserve de la petite vérole : de là l'utilité de son inoculation à l'homme sous forme de *vaccin*, opération qui constitue la *vaccination*. Pendant les 2 ou 3 premiers jours (*incubation*) qui suivent l'inoculation on observe à peine un petit cercle rougeâtre. A la fin du 3e ou du 4e jour, on sent un peu de dureté, et bientôt se montre une petite élevure rouge, au sommet de laquelle apparaît une vésicule du 5e au 6e jour ; cette vésicule ne tarde pas à se déprimer à son centre, elle est dite alors ombiliquée, elle est entourée d'un cercle rouge de 1 millimètre de diamètre, la vésicule devient pustule ; l'aréole inflammatoire périphérique s'étend, le contenu ou *lymphe vaccinale*, qui était clair, filant, visqueux, devient trouble et prend de plus en plus l'aspect du pus véritable. C'est le 8e et le 9e jour que l'inflammation atteint son maximum (fig. 825) ; la pustule est volumineuse, entourée d'un aréole rouge étendue ; souvent les ganglions de l'aisselle s'engorgent ; parfois il y a un peu d'élévation de température le soir. L'inflammation commence à tomber le 10e jour, et la dessiccation débute le 11e jour, allant du centre à la périphérie ; la croûte devient brunâtre ; elle a envahi toute la pustule le 13e jour, mais ne tombe que vers la 3e ou 4e semaine. Elle laisse après elle une cicatrice gaufrée, brunâtre, qui devient blanche par la suite et persiste toute la vie. L'évolution de la vaccine s'accompagne de modifications sanguines ; il y a une hyperleucocytose peu marquée quantitativement et caractérisée qualitativement chez l'enfant par une mononucléose avec ou sans mycélocytose ; chez l'adulte au cours des revaccinations par une polynucléose avec éosinophilie (Roger et Weil, Enriquez et Sicard). Le diagnostic de la vaccine est à faire quand l'inoculation s'est faite accidentellement ; les caractères objectifs permettront la plupart du temps de l'affirmer ; l'*érythème vacciniforme syphiloïde* de Besnier peut être difficile à reconnaître ; mais le siège à la région génito-anale chez un enfant, les cicatrices d'une vaccine ancienne permettront le plus souvent de ne pas tomber dans l'erreur. Avec le vaccin humain, l'évolution de l'éruption est un peu plus rapide, les réactions inflammatoires locales et générales sont moins marquées. Chez l'adulte, le vaccin animal donne une réaction plus vive que chez l'enfant. — *Fausse vaccine*. V. VACCINOÏDE. — *Vaccine généralisée*. Variété de vaccine dans laquelle les éléments ne se montrent pas seulement au niveau des points d'inoculation, mais apparaissent en même temps sur une grande étendue des téguments. Il y a deux sortes de vaccine généralisée : l'une, la plus fréquemment observée, est due à des auto-inoculations pratiquées par le malade lui-même ; en grattant les pustules avec ses ongles et grattant ensuite d'autres points du tégument, il transporte le virus et produit de nouvelles inoculations ; on retrouve le plus souvent des pustules aux doigts (tourniole vaccinale) ; cette généralisation est plus fréquente chez les sujets ayant une affection cutanée telle qu'eczéma, impétigo au niveau desquels les solutions de continuité des téguments sont nombreuses. Des pustules nouvelles peuvent se produire jusqu'au 8e jour ; à ce moment l'immunité est acquise et les pustules régressent. La vaccine généralisée spontanée est exceptionnelle ; elle est caractérisée par une éruption de boutons de vaccine se faisant sur tout le corps et apparaissant le plus souvent au 7e ou 8e jour, c'est-à-dire quand les boutons primitifs sont en pleine évolution ; les éléments secondaires évoluent rapidement et disparaissent sans laisser de cicatrice. A côté de la vaccine généralisée, il faut citer l'*éruption vaccinale par migration*, de Stocquart, dans laquelle les pustules manquent au point d'inoculation et apparaissent vers le 6e jour en un point quelconque du corps. — *Vaccine latente*. Variété de vaccine dans laquelle les boutons n'apparaissent qu'après 7, 8, 10, 20, 30 jours et même plus, à partir de l'inoculation. — Enfin, sous le nom de *vaccine sans éruption*, on groupe des cas dans lesquels aucune éruption n'apparaît, tout se borne à quelques phénomènes généraux, et néanmoins le sujet est à l'abri de la variole et résiste à une vaccination ultérieure. C'est une vaccine sans manifestation cutanée telle que celle que l'on observe par inoculation sous-cutanée de vaccin.

VACCINELLE ou **VACCINOÏDE**. s. f. [all. *unächte Kuhpocken*, angl. *false cow-pox*, it. *vaccinella*, esp. *vacunella*]. Nom donné par Rayer à une variété de vaccine bénigne dans laquelle les différentes périodes sont plus courtes que dans la vaccine régulière et qui est à la vaccine ce que la varioloïde est à la variole. Cette forme a parfois été appelée à tort *fausse vaccine* ; mais cette appellation est inexacte, il s'agit de vaccine véritable modifiée dans son évolution par le peu de réceptivité du sujet ; en effet, elle s'observe chez les individus déjà vaccinés ou ayant eu antérieurement la variole. Dès le 2e jour après l'inoculation apparaît au niveau de la piqûre une papule rosée, au sommet de laquelle se développe bientôt une petite vésicule qui se dessèche, la croûte tombe rapidement sans laisser de cicatrices. Parfois tout se borne à l'apparition d'une papule rosée sans vésicule. Ces lésions sont très prurigineuses et ne s'accompagnent pas de phénomènes généraux.

VACCINIDE. s. f. Éruption vaccinale généralisée (V. VACCINE). Certains auteurs donnent le nom de *vaccinides* aux différentes éruptions qui apparaissent consécutivement à la vaccine, pustules vaccinales secondaires, urticaire, éruptions vésiculeuses, érythèmes, etc.

VACCINIER. s. m. L'*airelle*.

VACCINIFÈRE. adj. Se dit du cheval, de la vache et de l'enfant qui fournissent du vaccin pour l'inoculation à d'autres. — *Génisses vaccinifères*. On inocule du vaccin par douze ou quinze piqûres faites au pourtour de la vulve, partie dépourvue de poils, et que l'animal ne peut atteindre. Les pustules se développent lentement, du huitième au douzième jour, et acquièrent un volume variable, tout en suivant la marche ordinaire. Le vaccin est introduit dans des tubes et conservé avec de la glycérine. On peut aussi conduire la génisse portant les pustules près des personnes à vacciner, ou *vice versâ*, et pratiquer l'inoculation directement à l'aide du vaccin frais. On obtient plus de cent pustules sans altérer la santé de l'animal. Le cowpox naturel est ainsi en permanence, et on l'inocule sans danger de communiquer aucune maladie diathésique (Palasciano), et surtout on a constamment du vaccin à sa disposition, fait important durant les épidémies varioliques. V. VACCINATION *animale*.

VACCINIFORME. adj. Qui a l'aspect de la vaccine. L'*érythème vacciniforme syphiloïde*, décrit par Besnier chez les enfants, se rattache par certains de ses caractères objectifs à la vaccine, par d'autres à la syphilis, sans avoir rien autre de commun avec l'une ou l'autre de ces maladies ; il guérit par des soins locaux appropriés et une bonne hygiène alimentaire.

VACCININE. s. f. Substance extraite de l'airelle ponctuée (*Vaccinium Vitis Idæa*). Cristallisable, inodore, incolore.

VACCINIQUE. adj. [de *vaccinus*, qui vient de la vache]. — *Acide vaccinique*. Mélange acide que l'on obtient quelquefois par saponification du beurre, et qui se compose probablement d'*acides butyrique* et *caproïque*.

VACCINOÏDE. adj. et s. f. Qui ressemble à la vaccine. V. VACCINELLE.

ACCINOSTYLE. s. m. Petit instrument ayant à peu 's les dimensions et la forme d'une plume à écrire . 826); on le monte sur un porte-plume ou sur une pince 'orcipressure; on met une goutte de vaccin sur l'extrémité

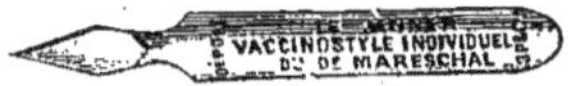

Fig. 826. — *Vaccinostyle.*

intue et triangulaire et on s'en sert comme d'une lancette. ant donné le bon marché de ces instruments, on peut les ter après chaque vaccination et se servir chaque fois d'un ccinostyle neuf; on a ainsi l'assurance de ne pas transrter à un individu sain des germes pris dans les tégunts d'un sujet malade.

VACCINO-SYPHILOÏDE. s. f. Nom donné parfois x syphiloïdes post-érosives. V. SYPHILOÏDE.

VACUOLAIRE. adj. Qui appartient aux vacuoles. — *ltération vacuolaire des cellules.* Lésion dans laquelle s cellules semblent parsemées de vacuoles; en réalité, il 'agit d'infiltration d'une substance albuminoïde.

VACUOLE. s. f. [de *vacuus*, vide]. Petite cavité d'un issu ou d'un élément anatomique pleine de gaz ou de liuide, et paraissant vide par rapport au tissu solide qui 'entoure.

VAGABONDS. s. m. pl. — *Maladie des vagabonds.* Etat de la peau qui est épaisse et pigmentée par suite du anque de soins et des grattages incessants occasionnés par la phtiriase chez les individus sans domicile. Parfois es taches pigmentées peuvent apparaître sur la muqueuse uccale, comme dans la maladie d'Addison.

VAGIN s. m. [*vagina uteri*, canal vulvo-utérin, de *vagina*, gaine, fourreau; ἔλυτρον, all. *Scheide*, *Mutterscheide*, angl., it. et esp. *vagina*]. Canal cylindroïde, décrivant une courbe à concavité antérieure, situé dans l'intérieur du petit bassin, répondant en avant à la vessie, dont le sépare un tissu cellulaire lâche, et à l'urètre, auquel il est soudé (*cloison urétro-vaginale*), en arrière au rectum, auquel il est soudé dans ses deux tiers inférieurs (*cloison recto-vaginale*), continu par une de ses extrémités avec la vulve, et aboutissant par l'autre à la matrice, dont il embrasse le col: comme il remonte sur le col utérin plus en arrière qu'en avant, sa paroi postérieure a 8 centimètres de longeur, tandis que l'antérieure n'en a que 6 et demi. Le vagin est tapissé intérieurement par une membrane muqueuse à grosses papilles et à épithélium pavimenteux stratifié. Elle est rouge et vermeille en bas, blanchâtre ou grisâtre plus profondément, formant, dans l'intérieur du canal, des rides transversales plus ou moins saillantes qui aboutissent en avant et en arrière à deux saillies médianes et verticales (*colonnes du vagin*). La muqueuse ne renferme pas de glandes, mais aux deux extrémités du vagin on rencontre des orifices de glandes dont les unes situées dans la partie supérieure sont des glandes utérines erratiques, les autres, celles de la partie inférieure, sont d'origine vulvaire. Elle est tapissée extérieurement d'une couche d'un tissu grisâtre, dense, assez épais, pourvu de vaisseaux volumineux, surtout de veines très congestibles et de quelques follicules clos solitaires. Ce tissu est composé de fibres conjonctives, de fibres élastiques, et de nombreux faisceaux de fibres-cellules, les uns circulaires, les autres longitudinaux, qui, à l'époque de l'accouchement, prennent une teinte rougeâtre et s'étendent depuis le col utérin jusqu'à la vulve, dans une épaisseur de 1 millimètre environ. Le vagin est partagé par la membrane hymen en deux parties: l'une postérieure, qui constitue le vagin proprement dit; l'autre antérieure, dite *vestibule du vagin*, étendue de cette membrane jusqu'à la vulve. Le vestibule, long de 3 centimètres, a la même muqueuse que le vagin, mais présente des follicules mucipares et des glandes en grappe dites glandes de Bartholin ou vulvo-vaginales. C'est dans le vestibule que se trouve le tissu érectile, dit à tort bulbe du vagin. V. ÉRECTILE, HYMEN et VULVO-VAGINAL. — *Imperforation du vagin.* Elle peut dépendre de ce que la membrane hymen ferme complètement l'orifice de ce conduit; d'une oblitération du conduit par une couche plus ou moins étendue de parties molles; de brides cicatricielles, existant entre les parois opposées du vagin. Dans le premier cas, il suffit d'inciser crucialement l'hymen et d'exciser les angles de la division pour remédier à ce

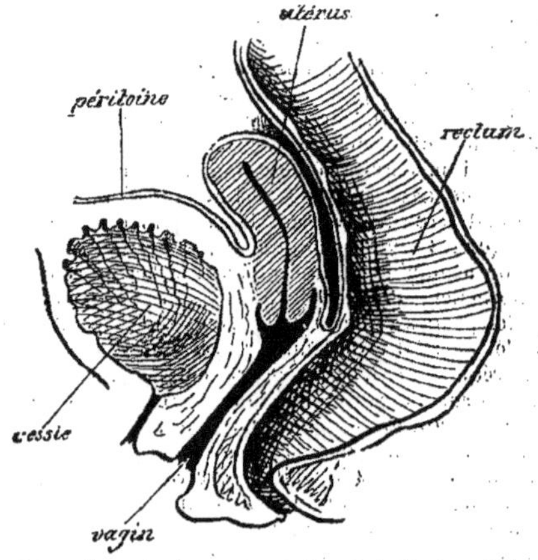

Fig. 827. — Rapports du *vagin* et du col de l'utérus (Schrœder).

défaut de conformation; comme les malades ne s'aperçoivent de cet état qu'à l'époque de leur puberté, c'est ordinairement pour donner issue au sang des règles, accumulé au-dessus de l'hymen, qu'on réclame l'intervention du chirurgien. Lorsqu'il existe des brides accidentelles, des cicatrices vicieuses, il est utile de les inciser, surtout si elles nuisent à l'accouchement. Lorsqu'il y a oblitération du vagin, coïncidant avec un développement des ovaires et de l'utérus normal ou à peu près, il est nécessaire, pour prévenir la rétention des menstrues, de créer un vagin artificiel entre la vessie ou le rectum ou de rétablir la perméabilité du conduit jusqu'au col utérin. — *Prolapsus du vagin.* On observe souvent, surtout chez les femmes qui ont passé l'âge critique, que l'urine devient phosphatique, répand une odeur ammoniacale, contient un dépôt muqueux, et sort involontairement en petite quantité à l'occasion du moindre effort soudain, soit pour tousser, soit pour changer de situation. Ces incommodités s'accompagnent de difficulté à marcher, de douleur à la partie antérieure de l'abdomen, et, ce qui est le plus pénible, d'envie d'évacuer la vessie à chaque instant. Ces désordres proviennent d'un prolapsus du vagin, tumeur formée par la saillie de la membrane interne du conduit dans le vagin lui-même ou entre les grandes lèvres; le plus souvent la paroi intérieure seule est en prolapsus. Après avoir réduit la tumeur, on applique un pessaire et on conseille le repos pour prévenir la récidive. Parfois il est nécessaire de pratiquer une *colporrhaphie* pour remédier aux accidents.

VAGINAL, ALE. adj. [*vaginalis*, angl. *vaginal*, it. *vaginale*, esp. *vaginal*]. Qui a rapport au vagin ou qui est en forme de gaine. — *Apophyse vaginale.* V. STYLOÏDE (*Apophyse*). — *Artère vaginale.* Elle provient tantôt de l'hémorroïdale moyenne, tantôt de l'ombilicale, quelquefois de l'obturatrice, et se prolonge jusqu'à l'orifice du vagin. — *Mucus vaginal*. Il répand, à l'état normal, une odeur spéciale assez forte, différente de celle du mucus utérin. Il est toujours peu abondant, blanchâtre, renferme des cellules épithéliales pavimenteuses très grandes détachées de la muqueuse. Sa quantité augmente vers la fin de la grossesse, sans que sa nature change. Ce mucus est acide tandis que ceux du corps et du col utérin sont alcalins. L'un et l'autre ne renferment de globules de pus qu'autant que la muqueuse est malade ; leur teinte est plus ou moins modifiée, selon la quantité de ces éléments anatomiques. — *Tunique vaginale* ou *élytroïde*. Membrane séreuse qui enveloppe le testicule. Lors de la migration du testicule, la dépression péritonéale qui précède cet organe est le premier indice du feuillet pariétal de la séreuse, tandis que la portion du péritoine entraînée par le testicule lui-même constitue le feuillet viscéral. Au moment de la naissance, il existe ainsi une cavité séreuse dans les bourses, cavité qui communique avec celle du péritoine, par l'intermédiaire d'un canal séreux traversant le canal inguinal le long du cordon (*canal vagino-péritonéal*), et laissant passer l'intestin ou le liquide péritonéal dans la hernie congénitale. Mais normalement le canal s'oblitère après la naissance, en même temps qu'au niveau de la partie inférieure du cordon le feuillet pariétal et le feuillet viscéral de la tunique vaginale se réunissent. L'occlusion est complète vers le sixième mois, et à son niveau on voit une dépression qui forme la *fossette inguinale externe*. Le feuillet pariétal de la tunique ainsi formée tapisse la face interne de la tunique fibreuse des bourses ; le feuillet viscéral recouvre le testicule et la face supérieure de l'épididyme. Ces deux feuillets sont en continuité au niveau de la partie inférieure du cordon spermatique et ne remontent pas sur ce cordon. Cette tunique présente la structure ordinaire des séreuses. Au niveau du corps de l'épididyme, elle forme un cul-de-sac qui s'enfonce entre le corps de l'épididyme et le testicule. ‖ *Catarrhe vaginal*. V. BLENNORRHÉE. — *Hernie vaginale*. Celle dans laquelle l'intestin ou l'épiploon, ou ces deux parties à la fois, descendent dans le vagin, plus souvent sur les parties latérales que sur les parois antérieure et postérieure. La tuméfaction qui en résulte se distingue du prolapsus du vagin par sa réductibilité et son augmentation de volume sous l'influence de la toux, caractères que n'a pas le prolapsus. La hernie vaginale est fréquente : on la réduit facilement avec deux doigts introduits dans le vagin ; la contention se fait à l'aide d'une éponge ou d'un pessaire.

VAGINALITE. s. f. [angl. *vaginalitis*, it. *vaginalitide*, esp. *vaginalitis*]. Inflammation de la tunique vaginale, accompagnant l'*épididymite* ou l'*orchite*, ou plus rarement existant seule : elle se développe alors sous l'influence des causes qui donnent naissance à cette dernière affection. Elle peut aussi apparaître à la suite d'une ponction faite pour évacuer le liquide d'une hydrocèle et suivie d'une injection irritante. Elle prend la forme aiguë ou chronique : dans ce dernier cas surtout, elle s'épaissit, se recouvre de fausses membranes qui peuvent être vasculaires et peut alors être le point de départ d'une hématocèle.

VAGINANT, ANTE. adj. [all. *einsteckend*, angl. *sheathing*, it. et esp. *vaginante*]. V. ENGAINANT.

VAGINÉ, ÉE. [adj. *vaginatus*, all. *bescheidet*, angl. *sheathed*, it. *vaginato*]. Qui est embrassé par une gaine.

VAGINISME. s. m. Resserrement spasmodique du vagin empêchant le coït, par suite d'hyperesthésie de ce canal, de de l'hymen, ou de la vulve, d'une vaginite ou d'une métrite, du prurigo et de l'eczéma vulvaires. Il est dû à la contraction du constricteur du vagin et des fibres-cellules sous-jacentes à la muqueuse. On le combat par les suppositoires opiacés ou belladonés.

VAGINITE. s. f. [all. *Scheidenentzündung*, angl. *vaginitis*, it. *vaginitide*, esp. *vaginitis*]. Inflammation du vagin. Il existe une *vaginite simple*, purement inflammatoire, développée à la suite d'une irritation quelconque de la muqueuse du vagin ; et une *vaginite blennorragique*, résultant d'un coït impur. Dans les deux cas, il y a de la rougeur, de la chaleur, des démangeaisons locales pouvant aller jusqu'à la douleur vive, et un écoulement muco-purulent dont les caractères physiques et microscopiques sont les mêmes, sauf que dans le cas d'écoulement blennorragique on y trouve le gonocoque avec sa forme et ses réactions caractéristiques. De plus, dans la blennorragie, l'inflammation est plus tenace, plus persistante, et au lieu de rester localisée à la muqueuse du vagin, s'étend ordinairement à l'urètre et aux conduits des diverses glandes qui s'ouvrent à la vulve, et peut gagner l'orifice et la cavité du col utérin, puis la cavité de la matrice. Dans la vaginite simple et légère, il suffit d'isoler les surfaces enflammées par une poudre inerte, bismuth ou talc, et de conseiller des soins hygiéniques de propreté, des ablutions et des injections d'eau bouillie chaude. Quand l'inflammation est intense, on donne des bains tièdes prolongés, des injections antiseptiques, émollientes et narcotiques. Dans la vaginite blennorragique, il faudra avoir recours aux injections antiseptiques avec une solution de permanganate de potasse ou de nitrate d'argent, aux badigeonnages de la muqueuse avec cette dernière solution concentrée, aux applications de tampons d'ouate hydrophile saupoudrée d'alun ou de gaze iodoformée.

VAGINODYNIE. s. f. (de *vagina* et ὀδύνη, douleur]. Mot mal formé employé quelquefois dans le sens de vaginisme.

VAGINOFIXATION. s. f. Opération qui consiste à fixer le col de l'utérus à la paroi postérieure du vagin (Bossi). C'est une variété d'hystéropexie vaginale.

VAGINO-LABIAL, ALE. adj. [angl. *vagino-labial*, it. *vagino-labiale*, esp. *vagino-labial*]. — *Hernie vagino-labiale*. Celle qui descend entre l'ischion et le vagin jusque dans les grandes lèvres de la vulve. Cette hernie, fort rare, se réduit d'ordinaire avec facilité, comme la hernie vaginale : il faut avoir soin de vider la vessie avant toute tentative de réduction.

VAGINO-PÉRITONÉAL, ALE. adj. [angl. *vagino-peritoneal*, it. *vagino-peritoneale*, esp. *vagino-peritoneal*]. — *Conduit vagino-péritonéal*. V. VAGINALE (*Tunique*).

VAGINO-RECTAL, ALE. adj. [angl. *vagino-rectal*, it. *vagino-rettale*, esp. *vagino-rectal*]. — *Fistule vagino-rectale*. V. RECTO-VAGINAL.

VAGINOSCOPIE. s. f. Examen du vagin à l'aide du spéculum.

VAGINO-URÈTRAL, ALE. adj. [angl. *vagino-urethral*, it. *vagino-uretrale*, esp. *vagino-uretral*]. Qui a rapport au vagin et à l'urètre. — *Fistule vagino-urétrale* ou *urétro-vaginale*. Fistule urinaire qui fait communiquer le vagin avec l'urètre, de sorte que l'urine est excrétée en partie par le vagin. Elle présente la plus grande analogie étiologique et thérapeutique avec la fistule vésico-vaginale.

VAGINO-UTÉRIN, INE. adj. Qui se rapporte au vagin et à l'utérus.

VAGINO-VÉSICAL, ALE. adj. [angl. *vagino-vesical*, it. *vagino-vessicale*, esp. *vagino-vesical*]. Qui se rapporte au vagin et à la vessie : *cystotomie vagino-vésicale*. — *Fistule vagino-vésicale*. V. VÉSICO-VAGINAL.

VAGISSEMENT. s. m. [*vagitus*, all. *Schreien*, angl.

squalling, it. *vagito*, esp. *vagido*]. Cri de l'enfant nouveau-né.

VAGO-SYMPATHIQUE. adj. Qui a rapport au nerf vague et au grand sympathique.

VAGOTOMIE. s. f. [de *vagus*, nerf vague, et τομή, section]. Section du nerf pneumogastrique ou nerf vague.

VAGUE. adj. [*vagus*, all. *Lungenmagennerv*, it. et esp. *vago*]. — *Nerf vague*. V. PNEUMOGASTRIQUE.

VAIRON. adj. m. [*dispar oculis*, all. *glasäugig*, angl. *silver-eyed*, it. *cafato*, esp. *ojizarco*]. Se dit des individus dont l'iris est entouré d'un cercle blanchâtre, ou qui n'ont pas les deux yeux de la même couleur.

VAISSEAU. s. m. — *Fièvre des vaisseaux*. V. TYPHUS.

VAISSEAU. s. m. [du mot latin *vas*, qui signifie un vase quelconque; ἀγγεῖον, all. *Gefäss*, angl. *vessel*, it. et esp. *vaso*]. En anatomie, nom générique des canaux (*vasa*) dans lesquels circulent les fluides de l'économie animale. L'ensemble des *vaisseaux artériels* constitue le *système vasculaire à sang rouge*; l'ensemble des *vaisseaux veineux* constitue le *système vasculaire à sang noir* ; entre ces deux systèmes se trouve celui des *vaisseaux capillaires;* l'ensemble des *vaisseaux* et des *ganglions lymphatiques* constitue le *système lymphatique*. V. ARTÈRE, CAPILLAIRE, LYMPHATIQUE et VEINE. — *Vaisseaux accidentels*. Ceux de nouvelle génération dans une région où ils n'existaient pas. V. CAPILLAIRE et CICATRISATION. — *Vaisseaux droits*. V. TESTICULE. — *Vaisseaux tournoyants* (*vasa vorticosa*). V. CHOROÏDE.

VALDEYANGA (Espagne). *Eaux ferrugineuses bicarbonatées*, tièdes, 21° à 25°. Établissement : 15 juin au 15 septembre.

VALDIERI (Italie). *Eaux sulfurées sodiques*, froides et chaudes, 21° et 69°. Altitude : 1 349 mètres. Établissement : 15 mai au 15 septembre.

VALDIVIA. s. m. [*Picrolemma Valdivia*, G. Pl.]. Arbre de la famille des Simaroubées, de Colombie, dont toutes les parties, surtout les cotylédons, sont amères et renferment la *valdivine*. On emploie la graine pulvérisée dans la fièvre intermittente (60 centigr. par jour), dans la diarrhée chronique (1 gramme), et l'infusion des fleurs dans la diarrhée des enfants (Aguilar).

VALDIVINE. s. f. ($C^{36}H^{24}O^{20}$ 5 HO). Principe actif du *Valdivia*, cristallisable, peu soluble dans l'eau froide, plus soluble dans l'eau bouillante et dans l'alcool, très soluble dans le chloroforme, insoluble dans l'éther, neutre, d'une grande amertume (Tanret). Substance très toxique. Chez l'homme, 4 milligrammes donnés par l'estomac déterminent des vomissements, plus lents à se produire et moins constants à la suite des injections hypodermiques. Elle a donné des résultats négatifs dans la fièvre intermittente, la rage, et les morsures de serpents (Restrepo).

VALENCE. s. f. [de *valere*, valoir]. En chimie, synonyme d'*atomicité* d'un corps : on dit que le chlore est *monovalent* ou monoatomique, l'oxygène *bivalent* ou diatomique. etc.

VALENTIN (Gabriel-Gustave) (anatomiste suisse mort en 1861). — *Corpuscules de Valentin*. Les corpuscules amyloïdes.

VALENTINI (médecin allemand, 1658-1729). — *Poudre de Valentini*. Le carbonate de magnésie.

VALÉRAL. s. m. [*aldéhyde valérique, hydrure de valéryle*] ($C^{10}H^{10}O^2$). Produit obtenu par distillation du valérate de baryte. Liquide incolore, neutre, inflammable, très fluide, qui, à l'air, passe facilement à l'état d'acide valérique.

VALÉRALDÉHYDE. s. m. Le valéral.

VALÉRATE ou **VALÉRIANATE**. s. m. [all. *Valeral*, angl. *valerate*, it. *valerato*]. Nom générique des sels formés par la combinaison de l'acide valérique ou valérianique avec les bases. La plupart sont solubles dans l'eau, onctueux au toucher; en solution ils répandent l'odeur de l'acide valérique; secs, ils sont presque inodores. — *Valérianate d'ammoniaque* ($C^{10}H^9O^3$.HO.AzH^3, en atomes $C^5H^9O^2AzH^4$). S'emploie dans les mêmes cas que celui de zinc, à la dose de 10 centigrammes à 2 grammes en pilules, ou mieux en potion ou en sirop : il est déliquescent. — *Valérianate d'amyle* (*éther amylvalérianique*). Liquide incolore, ayant une odeur qui rappelle celle de la pomme de reinette ; il bout à 187°. On l'a préconisé comme antispasmodique et anesthésique et aussi contre les coliques hépatiques, en raison de son action dissolvante sur la cholestérine. On l'administre en capsules dosées à 0gr,10 à la dose de 5 à 10 par jour, ou en émulsion. — *Valérianate d'éthyle*. V. VALÉRIANIQUE (*Éther*). — *Valérianate de fer* [en atomes $(C^5H^9O^2)^2Fe$]. On l'emploie lorsque des accidents névralgiques compliquent la chlorose, en pilules, à la dose de 10 à 60 centigrammes par jour, en trois ou quatre fois. — *Valérianate de caféine*. Il a été employé comme celui de zinc. — *Valérianate de quinine* ($C^{10}H^9O^4$. $C^{40}H^{24}Az^2O^4$ ou, en atomes, $C^{20}H^{24}Az^2O^2$,$C^5H^{10}O^2$). Sel formé par la combinaison de l'acide valérianique avec la quinine. Médicament utile dans les cas qui réclament des toniques stimulant les nerfs : 10 à 50 centigrammes; il contient 76 p. 100 de quinine. — *Valérianate de zinc* ($C^{10}H^8O^3$.ZnO + 12 HO ou, en atomes, $(C^5H^9O^2)^2Zn$ + $12H^2O$). Sel blanc, cristallisé en paillettes, employé dans tous les cas de névralgie, de migraine, etc., rebelles aux antispasmodiques, à la dose de 5 à 15 centigrammes par jour, en pilules, en poudre ou en potion.

VALÉRÈNE. s. m. Synonyme d'*amylène*. — Désigne aussi (Pierlot) le *bornéène* extrait de la valériane.

VALÉRIANATE. s. m. V. VALÉRATE.

VALÉRIANE. s. f. [*Valeriana*, all. *Baldrian*, angl. *valerian*, it. et esp. *valeriana*]. Genre de plantes de la famille des valérianées dont une espèce, la *valériane officinale* (*Val. officinalis*, L.) a une racine très petite, formée d'un collet écailleux entouré de radicelles blanches, cylindriques et ténues, qui prennent par la dessiccation une apparence cornée. On y trouve des valérianates et une essence (composée d'acide valérianique, de bornéène et de valérol) auxquels la plante doit ses propriétés. Cette racine agit comme un stimulant énergique du système nerveux et comme un puissant antispasmodique, dans les cas où les spasmes sont sous la dépendance d'un état asthénique de ce système : vertiges asthéniques, hystérie, névralgies anémiques, etc. On a constaté son efficacité contre les fièvres intermittentes. Comme antispasmodique, on administre quelquefois la valériane en décoction (8 gr., dans eau, 1 kilogr.); mais cette boisson a une saveur excessivement désagréable : aussi fait-on plutôt usage de la poudre, sous forme de bois (3 à 10 gr.), ou de la teinture alcoolique (à la dose de 15 à 10 gr.) ou éthérée (2 gr.). On emploie aussi avec avantage l'*extrait alcoolique* (2 à 4 gr.), l'essence et le sirop (6 à 10 gouttes). — *Grande valériane* ou *grand baume des jardins*, *Valériane Phu* (*Val. phu*, L.), et *Valériane dioïque* (*Val. dioica*, L.). Elles ont une odeur forte qui rappelle celle de la valériane officinale, et jouissent de propriétés analogues.

VALÉRIANELLE. s. f. V. MACHE.

VALÉRIANINE. s. f. Le *valérol*.

VALÉRIANIQUE. adj. — *Acide valérianique*. V. AMYLIQUE. — *Ether valérianique* ou *valérique* [*valérate* ou *valérianate d'éthyle*] ($C^{20}H^9O^4$.C^4H^5). Liquide incolore, bouillant à 183°.

VALÉRIANOÏLE. s. m. (Righini). Le *valérol*.

VALÉRINE ou **PHOCÉNINE**. s. f. [all. *Valerin*, angl. *valerine*, it. et esp. *valerina*]. Nom commun aux trois combinaisons que forme, avec la glycérine, l'acide valérianique ou phocénique : la *monophocénine* ou *monovalérine* ; la *diphocénine* ou *divalérine* ; la *triphocénine* ou *trivalérine* (V. ces mots). Les *valérines*, au contact de l'air, s'acidifient rapidement.

VALÉRIQUE. adj. — *Acide valérique*. V. Amylique. — *Ether valérique*. V. Valérianique.

VALÉROL. s. m. ($C^{12}H^{10}O^2$). Principe oxygéné qu'on trouve dans l'essence de valériane. Cristallise au-dessous de 0° : les cristaux fondent à 26°. Neutre, odeur de valériane ; plus léger que l'eau, qui en dissout peu ; soluble dans l'alcool, l'éther, les huiles.

VALÉRONE. s. m. [*valeronum*, all. et angl. *Valeron*, it. et esp. *valerona* ; *oxyde de valéronyle*] ($C^{18}H^{18}O^2$). Produit obtenu par distillation du valérianate de chaux. Liquide, mobile, incolore, d'odeur de valériane et d'éther ; plus léger que l'eau, qui n'en dissout pas ; soluble dans l'éther et l'alcool ; neutre.

VALÉRYDINE. s. f. Corps se présentant sous forme de cristaux brillants, solubles dans l'alcool, le chloroforme et l'acétone, peu solubles dans l'éther et presque insolubles dans l'eau ; il renferme de l'acide valérianique et de la phénacétine. On l'emploie dans les migraines, les névralgies, à la dose de 0gr,50 à 1 gramme en cachets.

VALÉRYLATE. s. m. Synonyme de *valérate*.

VALÉRYLE. s. m. [*delphinyle, phocényle*] ($C^{10}H^9O^2$). Radical hypothétique de l'acide valérique. — *Hydrure de valéryle*. V. Valéral.

VALÉRYLÈNE. s. m. ($C^{10}H^8$). Liquide incolore, très mobile, d'odeur alliacée, qui bout à 46°. On l'obtient en chauffant à 140° le bromure d'amylène au contact d'une solution alcoolique de potasse (Reboul).

VALÉRYLIQUE. adj. — *Acide valérylique*. V. Amylique.

VALET. s. m. — *Valet à Patin* [*volsella Patini*]. Pince inventée par Charles Patin, médecin et chirurgien français, 1633-1693. Elle est composée de deux branches unies dans le milieu par une charnière, et que l'on peut écarter ou rapprocher au moyen d'un anneau coulant. On s'en servait pour saisir et tenir comprimée l'extrémité des vaisseaux ouverts dont on voulait faire la ligature.

VALÉTUDINAIRE. adj. [*valetudinarius*, de *valetudo*, santé, mauvaise santé ; all. *kränkelnd*, *kränklich*, angl. *valetudinarian*, it. et esp. *valetudinario*]. Infirme, qui a une faible santé, qui est sujet à de fréquentes maladies.

VALETUDINARIUM. s. m. [de *valetudo*, santé, mauvaise santé]. Nom donné chez les Romains à des locaux destinés, dans les maisons des riches, à recevoir et à traiter les esclaves malades, et, dans les camps, à des locaux destinés au traitement des malades.

VALEUR. s. f. — *Valeur séméiologique*. Importance que l'on doit attacher en clinique à tel ou tel symptôme.

VALGUS. adj. et s. m. [βλαισός]. V. Pied *bot*. — *Valgus douloureux*. V. Tarsalgie.

VALIDOL. s. m. Liquide incolore, limpide, de consistance de glycérine, d'une odeur aromatique agréable, de goût légèrement amer. C'est du valérianate de menthol renfermant 30 p. 100 de menthol libre. C'est un analeptique que l'on emploie dans les cas de neurasthénie et d'hystérie ; on en donne 10 à 15 gouttes sur un morceau de sucre ou dans un liquide quelconque. On peut aussi l'employer en pommade à 10 p. 100 dans les cas de prurigo et dans le coryza.

VALLE DE RIVAS (Espagne). *Eaux bicarbonatées mixtes et ferrugineuses bicarbonatées*, froides et chaudes, 15 à 33°. Etablissement : 15 juillet au 15 septembre.

VALLEIX. (F.-L.-J.) (médecin français, 1807-1855). — *Loi de Valleix*. Dans les névralgies, le maximum de la douleur est obtenu en pressant aux points d'émergence des troncs nerveux, aux points où les filets nerveux traversent les muscles pour gagner la peau, aux points où les branches terminales se dissocient dans la peau, aux points où les troncs nerveux deviennent superficiels. — *Points de Valleix*. Points douloureux révélés par la pression et déterminés suivant les lois de Valleix.

VALS (Ardèche). *Eaux bibarbonatées sodiques*, froides, 13 à 16° ; alcalinité variant suivant les sources, de quelques décigrammes à 7 grammes ; trois groupes de sources : 1° *eaux bicarbonatées simples* (Saint-Jean), dont quelques-unes sont bicarbonatées magnésiennes et laxatives (Précieuse, Désirée), d'autres bicarbonatées lithinées (Marquise) ; 2° *eaux bicarbonatées ferrugineuses* (Vivaraise n° 2, 56 milligrammes de fer ; Rigolette, 24 milligrammes) ; 3° *eaux ferrugineuses sulfatées arsenicales*, sans bicarbonate de soude, faiblement minéralisées (Dominique, 3 milligrammes d'arséniate de fer ; Saint-Louis, 1 milligramme d'arséniates). Toutes ces eaux sont gazeuses. Indications : variables suivant les sources. Altitude : 243 mètres. Etablissement : 15 mai au 15 octobre. Ces eaux sont transportées.

VALSALVA (Antonius-Maria) (anatomiste italien, 1666-1723). — *Epreuve de Valsalva*. Elle consiste à faire souffler le malade tandis qu'il maintient la bouche fermée : l'air pénètre ainsi dans l'oreille moyenne. — *Méthode de Valsalva*. Traitement des anévrysmes artériels par des saignées répétées, de fréquentes purgations et une diète sévère ; ces pratiques ont pour but de rendre le sang plus coagulable. — *Modiole de Valsalva* [*axis, nucleus auris, pyramis*]. Cône osseux formant l'axe du limaçon. V. Oreille.

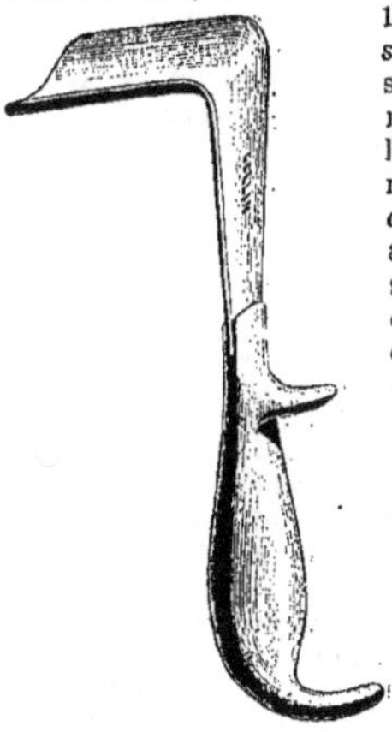

Fig. 828. — *Valve*.

VALVE. s. f. [*valva*, all. *Klappe*, angl. *valve*, it. et esp. *valva*]. Instrument de chirurgie servant à écarter les parois du vagin ou du rectum de manière à déplisser la muqueuse et à explorer leur cavité (fig. 828) ; on se sert ordinairement de deux valves, mais on peut en appliquer trois quand on veut dilater davantage le conduit.

VALVULAIRE. adj. Qui se rapporte aux valvules : *claquement valvulaire*. — *Lésions valvulaires du cœur*. V. Insuffisance et Rétrécissement.

VALVULE. s. f. [*valvula*, diminutif de *valva*, valve ; all. *Klappe*, *Kläppchen*, angl. *valve*, it. *valvola*, esp. *valvula*]. Tout repli qui, dans les vaisseaux et conduits du corps, empêche les liquides ou autres matières de refluer. — *Valvules aortiques*. Les valvules sigmoïdes. — *Valvule de Bauhin*. V. Iléo-cæcal. — *Valvule bicuspide*. V. Mitral. — *Valvule d'Eustachi*. Repli membraneux qui répond à l'ouverture de la veine cave inférieure dans l'oreillette droite du cœur. — *Valvules prostatiques* ou du *col de la vessie*. Saillies qui, chez quelques vieillards, existent à l'union de la paroi inférieure de l'urètre et du col de la vessie, et résultent d'un soulèvement de la muqueuse, en forme de valvule, qui s'oppose à l'excrétion de l'urine et à l'introduction des sondes dans la vessie. Ces espèces de plis sont (Mercier) formés tantôt par des éléments de la prostate hypertrophiée, tantôt par des fibres musculaires, d'où les noms de *valvules prostatiques* et *valvules musculaires*. On reconnait cette disposition valvulaire à l'aide de sondes métalliques à courte courbure. C'est le plus souvent à la suite d'une urétrite chronique, ou d'un rétrécissement de l'urètre, que le col, longtemps contracturé, finit par former une valvule persistante. Celle-ci expose les malades à tous les accidents qui résultent d'un obstacle à la miction. On incise la valvule à l'aide d'un cathéter muni d'une lame tranchante qu'on fait saillir au niveau de l'obstacle; puis on place une sonde à demeure pour prévenir les récidives. — *Valvule pylorique*. V. Pylore. — *Valvule de Tarin*. V. Cervelet. — *Valvule de Thébésius* [*valvula thebesiana*]. Celle qui se trouve à l'orifice d'abouchement de la *veine coronaire du cœur* dans l'oreillette droite, au-devant de l'orifice de la veine cave inférieure, et se continue avec l'extrémité inférieure de la *valvule d'Eustachi*. — *Valvule triglochine*. V. Tricuspide. — *Valvule de Vieussens*. Lame de substance nerveuse située entre les deux pédoncules cérébelleux supérieurs, de forme rectangulaire, faisant partie de la paroi supérieure du quatrième ventricule; de sa partie antérieure part le *frein de la valvule de Vieussens*, petit faisceau qui remonte entre les tubercules quadrijumeaux postérieurs. Extérieurement, la valvule de Vieussens présente alternativement des stries blanches et grises. Elle est constituée par des tubes nerveux et des cellules nerveuses, et est regardée par Luys comme une dépendance du cervelet. — *Valvules de Zerkring* ou *Kerkringius*. Les valvules conniventes.

VALYL s. m. Liquide incolore, d'odeur particulière, de saveur brûlante; c'est le *diéthylamide de l'acide valérianique*. On l'emploie comme sédatif en capsules contenant chacune 0gr,125 de valyl mélangé à de la graisse; on en donne trois à six par jour; on peut aussi employer une solution hydro-alcoolique à 4 p. 100.

VANADATE. s. m. [all. *vanadinsaures Salz*, angl. *vanadate*, it. *vanadato*]. Nom générique des sels produits par la combinaison de l'acide vanadique avec les bases. — *Vanadate de soude* (en atomes VaO^2Na). On emploie le métavanadate; c'est un corps blanc, cristallisé, assez soluble dans l'eau. Ce sel a la propriété d'absorber l'oxygène des substances organiques pour former de l'acide pervanadique, lequel, étant instable, se réduit avec une grande facilité. Il a été préconisé par Lyonnet, Martz et Martin comme excitant et accélérateur des combustions intraorganiques. Il augmente l'appetit et accroît l'énergie musculaire. On le prescrit à la dose de 1 à 5 milligrammes par jour en granules de 1 milligramme, ou en élixir avec de l'arséniate et du glycérophosphate de soude. Le médicament doit être donné d'une manière intermittente, deux à trois jours par semaine.

VANADIQUE. adj. — *Acide vanadique* [all. *Vanadsäure*, angl. *vanadic acid*, it. et esp. *acido vanadico*]. Se retire du vanadate d'ammoniaque; il rougit fortement le tournesol, cristallise après fusion et n'est pas décomposé au rouge blanc.

VANADIUM. s. m. [all. *Vanadin*, angl. *vanadium*, it. et esp. *vanadio*]. Métal découvert par Sefstrœm dans un fer très ductile: il est d'un blanc argentin, non ductile, soluble dans l'acide azotique, insoluble dans les acides sulfurique et chlorhydrique. Densité, 5,64.

VANDELLIE. s. f. [all. et angl. *Vandellia*; *hannarada*; *caca-alaica* de Pison]. Plante de la famille des scrofulariées (*Vandellia diffusa*, L.), de Madagascar et de l'Amérique tropicale; elle est amère et purgative. On l'emploie en décoction dans les fièvres et les maladies du foie. Elle fournit l'*aimerada*, médicament employé à la Guyane.

VANILLE. s. f. [all. *Vanille*, angl. *vanilla*, it. *vaniglia*, *vainiglia*, esp. *vainilla*]. Fruit de l'*Epidendrum vanilla*, L. (*Vanilla aromatica*, Swartz), plante parasite et sarmenteuse du Mexique, de la famille des orchidées. C'est une capsule droite, d'un rouge brun, ridée et sillonnée dans le sens de sa longueur, renflée dans son milieu, un peu molle, grasse au toucher, souvent recouverte d'efflorescence de *vanilline*, contenant une pulpe liquide, huileuse, noirâtre, et une multitude de petites semences. Elle est stimulante, mais plutôt employée pour aromatiser le chocolat, les liqueurs de table, etc., qu'à titre de médicament. Elle a une odeur aromatique extrêmement agréable.

VANILLINE. s. f. ($C^{16}H^8O^6$; en atomes $C^8H^8O^3$). Principe qui préexiste dans les capsules de vanille, et qui forme à leur surface les petits cristaux blancs connus sous le nom de *givre*. Pure, cette substance est incolore, en longues aiguilles ou prismes à quatre pans déterminés par des biseaux. Elle présente une odeur aromatique très forte, qui rappelle puissamment le parfum de la vanille; sa saveur est chaude et piquante. Ses cristaux sont durs et craquent sous la dent. Elle n'exerce pas d'action sensible sur le tournesol. Elle fond à 78°; elle se volatilise en grande partie vers 150°. Elle est à peine soluble dans l'eau froide; l'eau bouillante en dissout une assez grande quantité qu'elle abandonne par le refroidissement; elle est très soluble dans l'alcool, dans l'éther. Elle est distincte de l'acide benzoïque, de l'acide cinnamique et de la *coumarine* (Gobley).

VANILLIQUE. adj. — *Acide vanillique* ($C^{16}H^8O^8$). Corps acide obtenu par oxydation de la vallinine ou de la coniférine. Cristallisable, fusible à 210°, volatil sans décomposition. Les sels alcalins sont cristallisés et très solubles dans l'eau.

VANILLISME. s. m. Accidents déterminés par la vanille chez les ouvriers qui la manipulent; ils consistent en prurit, éruption papuleuse, céphalalgie, vertige. On décrit aussi un *vanillisme alimentaire* résultant de l'ingestion de mets aromatisés à la vanille; il se traduit par des vomissements, de la diarrhée et des crampes.

VANITEUX, EUSE. adj. — *Monomanie vaniteuse*. V. Ambitieux.

VANNES (Eaux). Eaux impures qui proviennent des égouts, des fosses d'aisances, des fumiers, etc. V. Eau.

VAPEUR. s. f. [*vapor*, ἀτμὸς, all. *Dampf*, *Dunst*, angl. *vapour*, it. *vapore*, esp. *vapor*]. Ce mot a deux acceptions. Suivant les uns, il désigne tous les gaz produits par l'évaporation, qu'ils soient à l'état aériforme parfait ou déjà précipités dans l'air; suivant les autres, on ne doit l'appliquer qu'aux molécules liquides accumulées dans l'air dont elles troublent la transparence, et qui, résultant de la perte de calorique d'un gaz, n'ont point encore eu le temps de se réunir. V. Gaz et Tension. — *Vapeurs d'aniline*. Elles déterminent un empoisonnement véritable (Bergeron). Les troubles éclatent dès les premiers jours d'entrée de l'ouvrier à l'atelier, et se traduisent par de la céphalalgie, des vertiges, des lipothymies suivies d'un sentiment d'hébétude et de prostration; ou bien par de la torpeur congestive, un état ébrieux, de la dyspnée, de la somnolence; ou bien encore par des convulsions épileptiformes, des spasmes tétaniques, du tremblement, du délire, des irrégularités de la respiration, de la pâleur et de l'algidité de la peau, de la cyanose des lèvres et des extrémités, de la violence extrême alternant avec un abaissement des battements du cœur, un sentiment de fatigue. V. Aniline. — *Vapeurs de benzine*. Leur absorption cause une sorte d'ébriété, le sujet se sent étourdi, chancelle, cesse d'être maître de ses mouvements; puis se manifestent un indicible malaise, des sueurs profuses, et une lassitude extrême qui ne disparait qu'au bout de plusieurs jours. La benzine produit encore aux mains et aux bras un léger tremblement, avec sensation pénible de fourmillement et d'engourdissement. — *Vapeur de charbon de bois, de charbon de terre, de coke* et *vapeur de bois chauffé*. Nom donné au gaz et à la vapeur d'eau qui se dégagent et se mêlent à l'air lorsque ces corps brûlent dans de telles conditions que l'oxygène leur arrive en quantité insuffisante pour qu'il y ait combustion complète et formation d'eau et d'acide carbonique. L'air confiné vicié par ce mélange renferme surtout de l'azote (75 p. 100), et l'oxygène manque parce qu'il s'est combiné pour former de l'oxyde de carbone, de l'acide carbonique et de l'eau, quand il y a du bois qui brûle. On y trouve aussi un peu d'hydrogène carboné. Les proportions de gaz varient selon les conditions dans lesquelles se passe la combustion. Ce mélange de gaz et de vapeurs est incolore, mais répand une odeur spéciale (*odeur de charbon* ou de la *vapeur de charbon*). Tous ces gaz sont irrespirables, et un courant de vapeur de charbon, même en plein air, peut causer l'asphyxie. L'azote agit comme gaz simplement irrespirable; l'acide carbonique agit en empêchant la sortie et l'échange avec l'oxygène de ce même acide, dont les hématies du sang veineux sont imprégnées. L'oxyde de carbone se combine à l'hémoglobine, et forme avec ce corps une combinaison plus stable que l'oxyhémoglobine; aussi apporte-t-il une entrave absolue à l'hématose. L'hydrogène bicarboné agit comme gaz toxique, mais il est peu abondant. L'hydrogène protocarboné agit comme l'azote. — *Vapeurs médicamenteuses* V. VAPORISATION. — *Vapeurs mercurielles*. V. MERCURE et MERCURIEL. — V. BAIN *de vapeur* et DOUCHE *de vapeur*.

VAPEURS. s. f. pl. [all. *Winde*, angl. *vapeurs, winds*, it. *vapori*, esp. *vapores*]. L'hystérie et l'hypocondrie, que les anciens attribuaient à des vapeurs qu'ils supposaient partir de la matrice ou des hypocondres et s'élever jusqu'au cerveau. V. NÉVROSE. — *Vapeurs de rate*. Le spleen.

VAPORARIUM. s. m. V. ÉTUVE.

VAPOREUX, EUSE. adj. — *État vaporeux*. V. NÉVROSE.

VAPORISATION. s. f. [*vaporatio*, all. *Verdunstung*, angl. *vaporation, vaporisation*, it. *vaporisazione*, esp. *vaporisacion*]; Transformation d'un liquide en vapeurs; dégagement rapide de vapeurs qui a lieu au moment de l'ébullition (V. ÉBULLITION et ÉVAPORATION). Beaucoup de substances sont entraînées en suspension dans la vapeur d'eau lors même qu'elles ne sont pas volatiles, et à plus forte raison lorsqu'elles le sont, comme les essences. De là l'emploi en médecine des *vapeurs médicamenteuses* de beaucoup de plantes qu'on plonge dans l'eau maintenue en ébullition et dont on dirige la vapeur sur la partie malade, telles que les fosses nasales dans le coryza, l'arrière-gorge dans l'angine et diverses altérations du larynx, le col de l'utérus, diverses sortes d'ulcères, etc. Les solanées vireuses, les labiées, etc., sont surtout employées de cette manière.

VAQUOIS. s. m. [*Pandanus odoratissimus*]. Plante de la famille des pandanées, dont les spadices servent en parfumerie.

VARAIRE. s. m. Nom vulgaire du *veratrum*.

VAREC. s. m. [all. *Tang*, angl. *sea-weed*, it. *nave sommersa*, esp. *varec, ova*]. Nom donné, sur les côtes de l'Océan, ainsi que celui de *goémon*, à toutes les algues du genre *Fucus* qu'on y ramasse pour produire, par leur incinération, une soude de mauvaise qualité, et surtout pour en extraire les iodures et bromures alcalins du commerce. C'est à cause de l'iode qu'elles contiennent qu'on a recommandé d'en respirer les émanations en les répandant sur le sol des habitations des phtisiques. Le *varec vésiculeux* (*Fucus vesiculosus*, L.) a été préconisé contre les scrofules, le goitre, etc.; réduit en charbon dans un creuset, c'est l'*éthiops végétal* de quelques pharmacopées, employé dans les mêmes cas. Ce varec a aussi été préconisé contre l'obésité.

VARIABILITÉ. s. f. [all. *Veranderlichkeit*, angl. *variability*, it. *variabilità*, esp. *variabilidad*]. Propriété de présenter des variétés. — *Variabilité des espèces*. Elle présente à considérer trois cas distincts: 1° A partir de la deuxième génération, les hybrides végétaux reviennent fréquemment, lorsqu'ils sont doués de fertilité, à l'une des deux espèces dont ils sont sortis. Ce retour n'est cependant pas universel: on peut trouver dans une collection d'hybrides de même provenance et de seconde génération (ou d'une génération plus avancée), à côté d'individus qui rentrent dans le cadre des espèces productrices, des individus qui n'y rentrent pas, ou même qui diffèrent plus de ces dernières que n'en différaient les hybrides de première génération. On dit que la *variation est désordonnée* (Naudin), quand les individus issus d'hybrides constituent autant de variétés distinctes; 2° Dans les arbres fruitiers, les variétés sont individuelles, sans permanence, dès que cesse la greffe; 3° Quant aux espèces végétales pures, lorsqu'elles varient en vertu de leurs aptitudes innées et des conditions naturelles du milieu, elles le font d'une manière différente de celle qui est constatée dans les hybrides (Naudin). Tandis que chez ces derniers la forme passe, d'une génération à l'autre, à des variations individuelles, dans l'espèce pure la variation naturelle tend à se perpétuer et à faire race ou seulement variété proprement dite. En aucun cas la variabilité ne se montre indéfinie, jamais elle ne produit des types stables, susceptibles de donner à leur tour des variétés et d'être considérés comme des espèces nouvelles dérivant d'une autre ou de deux autres, et venant se surajouter à celles qui existent déjà. Il n'y a donc pas là un mode naturel de formation d'espèces. Jamais la variabilité des espèces ne conduit à obtenir de l'une d'elles, naturellement ou pathologiquement, une transformation d'un ou plusieurs individus en individus semblables à ceux d'une autre espèce naturelle, voisine ou éloignée. On ne connaît pas encore d'exemple de transmutation d'une espèce en une autre, ni de création d'une ou plusieurs espèces d'une organisation plus parfaite.

VARIATION. s. f. V. VARIABILITÉ.

VARICE. s. f. [*varix*, κιρσός, all. *Krampfader*, angl. *varix*, it. *varice*, esp. *variz*]. Dilatation permanente et morbide d'une veine. La varice offre l'apparence d'une nodosité molle, inégale, liquide, noirâtre ou bleuâtre, sans pulsation, cédant facilement à l'impression du doigt, reparaissant dès que l'on cesse la compression. Ces dilatations sont tantôt circonscrites, en forme d'ampoules : ces *varices ampullaires* sont dites *circonférencielles* ou *latérales* suivant que la veine est dilatée sur toute sa circonférence ou seulement sur un côté. Tantôt elles sont allongées, étendues à une certaine partie du trajet de la veine : ces *varices cylindroïdes* sont dites *serpentines* ou *rectilignes* suivant qu'elles décrivent ou non des sinuosités. Les dilatations variqueuses sont sous-cutanées ou sous-muqueuses. On les observe particulièrement dans : 1° les veines superficielles des membres abdominaux, la saphène interne surtout (fig. 829); 2° les veines hémorroïdales (V. HÉMORROÏDE); 3° les veines spermatiques (V. VARICOCÈLE); 4° les veines de la vulve et du vagin; plus rarement dans les veines des autres régions. Dans les veines variqueuses, l'épaississement de la paroi est dû à l'hypertrophie de la portion interne de la membrane moyenne, par suite du développement anormal de tissu conjonctif en ce point; il s'agit donc d'une phlébosclérose qui, partie de la tunique moyenne, envahit peu à peu toute la paroi (Cornil). Cet état des veines retentit bientôt sur les tissus voisins : la peau et le tissu sous-cutané qui sont épaissis et indurés, les muscles qui sont envahis par le tissu conjonctif, les artères qui sont souvent atteintes concomitamment d'artériosclérose, les nerfs qui présentent de la névrite interstitielle. Toutes ces lésions expliquent le développement sous une minime influence des eczémas et ulcères variqueux sur les membres malades. Le développement des varices est facilité par toutes les causes mécaniques

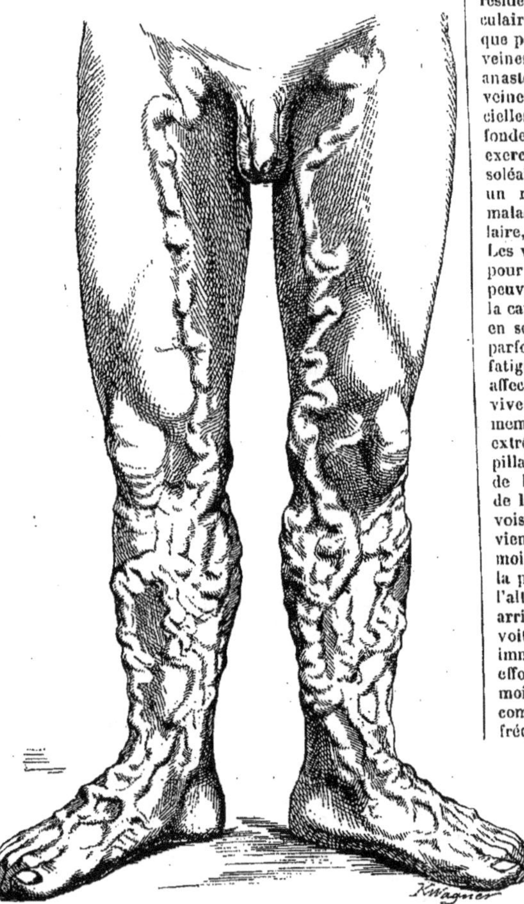

Fig. 829. — *Varices* du membre inférieur.

qui gênent la circulation en retour, principalement dans les membres inférieurs, ou dans la veine cave inférieure : tel est le cas de la grossesse ; néanmoins, on doit faire jouer un rôle à une prédisposition particulière que présentent certains individus, prédisposition le plus souvent héréditaire. On a incriminé aussi l'arthritisme, bien que les varices soient plus fréquentes dans la classe ouvrière où l'arthritisme est moins répandu et moins développé que dans la classe aisée. Enfin, parfois, les varices sont dues à une cause purement locale, comme une phlébite antérieure. Les varices des membres inférieurs n'affectent aucune prédilection pour l'un ou l'autre côté. Elles ne débutent jamais, lorsqu'elles sont spontanées, par le tronc de la saphène interne, mais bien par les branches secondaires et anastomotiques. La saphène elle-même reste souvent normale, plus souvent encore s'atrophie au moins au niveau de la jambe, quand le membre tout entier est couvert de dilatations veineuses. Le siège primitif de la phlébectasie réside dans les veines profondes, dans les veines intramusculaires du mollet, le plus souvent; c'est sur elles d'abord que porte la dilatation; de là elle se prolonge dans les veines sous-cutanées. Cette propagation se fait par les voies anastomotiques étendues des veines superficielles aux veines profondes. Toutes les fois que des varices superficielles existent, il y a en même temps des varices profondes : la réciproque n'est pas vraie. La constriction exercée sur les veines intramusculaires par l'anneau du soléaire et les anneaux aponévrotiques musculaires joue un rôle initial considérable dans la production de la maladie. En second lieu, prend place l'insuffisance valvulaire, dont l'importance est également très considérable. Les varices, qui, à un état de dilatation médiocre, ne sont pour les malades que la source de faibles incommodités, peuvent, quand elles ont acquis un grand volume, devenir la cause d'accidents plus ou moins graves, surtout quand, en se groupant, elles forment une masse veineuse appelée parfois improprement *tumeur variqueuse*. Alors la moindre fatigue, le moindre exercice, détermine dans le membre affecté de l'engourdissement et une douleur plus ou moins vive ; toutes les causes qui activent la circulation dans ce membre produisent aussi de la douleur et une turgescence extrême des veines. La turgescence, en s'étendant aux capillaires, amène dans le tissu cellulaire et dans la peau de l'empâtement, de l'œdème, de l'induration, résultant de la compression exercée sur les vaisseaux lymphatiques voisins des veines dilatées; les téguments infiltrés deviennent violacés et adhèrent à la veine sous-jacente. Le moindre frottement détermine, sur le tissu conjonctif ou la peau ainsi altérés, une ulcération très rebelle, à cause de l'altération primitive des tissus. Les nodosités variqueuses arrivent à n'être plus recouvertes que par l'épiderme. On voit alors une petite tache noire, indice d'une perforation imminente qui s'effectuera sous l'influence du moindre effort, et pourra donner lieu à une hémorragie plus ou moins abondante, dont on se rendra facilement maître par la compression du membre. La phlébite est une complication fréquente des varices; celles-ci deviennent alors dures, rondes et douloureuses. Elle se termine le plus souvent par résolution. L'inflammation se propage parfois aux parties voisines; il se produit un véritable phlegmon qui peut suppurer. Le *traitement* des varices doit, en général, se borner aux *palliatifs*, tels que la compression à l'aide de bandes de flanelle, ou mieux de bas à varices. La compression doit être faite depuis les orteils jusqu'à l'endroit où les varices cessent, c'est-à-dire, suivant les cas, au-dessus ou au-dessous du genou. On recommandera aux malades d'éviter toute constriction trop marquée du thorax, de même qu'aux prédisposés on déconseillera l'usage des jarretières. Les bandes, les bas et la peau elle-même devront être tenus dans un état de propreté absolue afin d'éviter les infections et les irritations de la peau, points de départ fréquents des eczémas et des ulcères. La *cure radicale* des varices nécessite une opération; elle devra être tentée quand les varices donnent naissance à des hémorragies, quand elles sont assez volumineuses pour empêcher la marche et le travail, quand il existe des ulcères étendus. Parmi ces procédés, le seul que l'on emploie aujourd'hui est la *ligature*, qui donne d'assez bons résultats, bien que la perméabilité du vaisseau puisse se rétablir ; à la ligature simple, on préfère souvent la ligature en étages qui consiste à poser toute une série de ligatures sur la même veine. Souvent on combine la ligature avec la résection d'un paquet variqueux. Toutes ces opérations faites sous le couvert de l'asepsie n'offrent aucun danger. Quant aux anciens procédés, cautérisation par les caustiques chimiques ou par le cautère actuel, acupuncture, galvanopuncture, injections intra ou extra-veineuses de perchlorure de fer, d'ergotine, etc., ils doivent être proscrits. — *Varice anévrysmale*. V. Artérioso-veineux. — *Varice artérielle*. V. Anévrysme *cirsoïde* et Vasculaire (*Tumeur*). — *Varice lymphatique*. V. Lymphangiectasie. — *Varices vésicales*. Cordons noueux, de la grosseur d'une plume d'oie, que l'on rencontre aux faces antérieure et postérieure de la vessie sous le péritoine; quelques-unes sont pour ainsi dire incrustées dans les parois vésicales mêmes, et se distinguent, par leurs nodosités, des fibres charnues qui les recouvrent en plusieurs endroits. Là où des pelotons variqueux se dessinent à la surface de l'organe, la dissection a montré (Triquet) les tuniques veineuses triplées d'épaisseur; la membrane interne, très épaisse, se laisse déchirer en lambeaux par la moindre traction; de longs caillots tapissent leur intérieur. Arrivées à l'extrémité antérieure et postérieure de la vessie, ces veines dilatées s'enfoncent dans la prostate. Au niveau de l'orifice vésical, une dilatation variqueuse peut obturer complètement l'orifice d'écoulement de l'urine; dans les efforts que fait le malade pour uriner, elle s'applique sur l'orifice, poussée en avant par les fibres musculaires sur lesquelles elle repose. Les vaisseaux variqueux de la vessie peuvent se rompre, rupture souvent occasionnée par la présence d'une pierre dans ce viscère. Quand le gonflement variqueux s'accompagne de symptômes inflammatoires, on peut y remédier par le repos au lit, des boissons adoucissantes prises en petites quantités, des ventouses à l'épigastre, et enfin par les sondes élastiques qui, au moyen de la pression qu'elles exercent sur les vaisseaux variqueux du col de la vessie, les affaissent. — *Bas à varices* (fig. 830). Bas en tissu élastique, en coutil, en peau de chien, etc., dont l'usage est recommandé aux sujets atteints de varices des membres inférieurs, et qui ont pour effet de fournir un point d'appui au système veineux de ce membre, d'y rendre la circulation partout égale, de faire cesser la distension de la peau, et de prévenir l'ulcération.

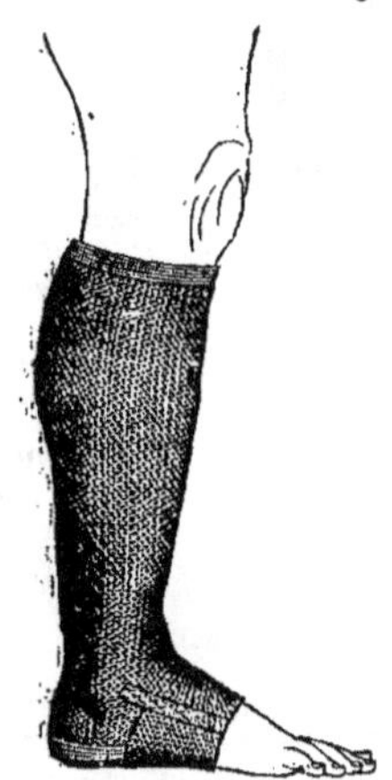
Fig. 830. — Bas à *varices*.

VARICELLE. s. f. [*varicella*, *variolæ spuriæ*, all. *Wasserpocken*, *Spitzblattern*, *Schafpocken*, *Schweinspocken*, *Hühnerpocken*, angl. *chicken-pox*, *water-pox*, it. *varicella*, esp. *viruelas locas*; *petite vérole volante*]. Maladie contagieuse et épidémique caractérisée par un exanthème bulleux spécial et une allure le plus souvent bénigne. La varicelle a été longtemps confondue avec la variole, et considérée comme une forme bénigne de cette maladie; cette erreur, bien que combattue par de nombreux auteurs, s'est propagée jusqu'au milieu du XIXe siècle, et il a fallu l'autorité de Trousseau pour distinguer définitivement la varicelle des formes atténuées de la variole. Chacune de ces maladies est due à un virus distinct; elles n'ont entre elles rien de commun, qu'une vague ressemblance symptomatique; aussi la vaccine, qui préserve contre la variole, n'a-t-elle aucun pouvoir préventif contre la varicelle. C'est une maladie très fréquente dans l'enfance; il est rare qu'un enfant y échappe; aussi, étant donné qu'elle ne récidive pas, on l'observe exceptionnellement chez l'adulte. La période d'incubation est longue, elle atteint quatorze jours en moyenne; dans le cas de varicelle inoculée, cette période est réduite à huit jours. L'invasion se traduit par quelques phénomènes généraux, parfois si légers qu'ils passent complètement inaperçus : un peu de malaise, une fièvre légère, et au bout de vingt-quatre à quarante-huit heures apparaît l'éruption. Celle-ci se fait par poussées successives, si bien que l'on peut voir sur une même région du corps des éléments à des stades de développement différents; elle n'affecte pas une marche régulière, ni de localisation prédominante à la figure, et ce sont là déjà deux caractères distinctifs importants avec la variole. Chaque élément débute par une tache rouge qui se transforme bientôt en papule sur laquelle apparaît au bout de quelques heures la vésicule. Celle-ci devient assez volumineuse, et acquiert la dimension d'un poids ou d'une lentille et une forme oblongue. Elle renferme un liquide clair qui se teinte légèrement le deuxième jour; elle commence à se dessécher par son centre, si bien qu'elle peut avoir à un moment donné un aspect ombiliqué; le troisième jour après son apparition elle se dessèche complètement, et la croûtelle formée ne tarde pas à tomber. A ce moment les phénomènes généraux, s'ils existaient, ont disparu; parfois pourtant, un léger accès fébrile accompagne chaque poussée. La période d'éruption dure une dizaine de jours, rarement plus. Des vésicules peuvent se montrer sur les muqueuses, buccale, pharyngée, conjonctivale, vulvaire. Les formes anormales comprennent les variétés *bulleuse* et *pemphigoïde*, dans lesquelles les vésicules deviennent considérables; la forme *papuleuse*, dans laquelle la plupart ou même tous les éléments restent à l'état de papules; la forme *suppurée*; la varicelle *gangreneuse*, qui est la forme maligne de la maladie, rare et ordinairement mortelle; la varicelle *hémorragique*, où les vésicules se remplissent de sang et où des pétéchies apparaissent sur les téguments. Enfin dans quelques cas on voit survenir un rash le plus souvent scarlatiniforme, avant ou plus souvent en même temps que l'éruption vésiculeuse. Parmi les complications il faut signaler la néphrite, qui n'est pas exceptionnelle, et la laryngite, due à la localisation de l'exanthème sur le larynx et pouvant nécessiter la trachéotomie ou le tubage. Ainsi, bien que le pronostic soit le plus souvent extrêmement bénin, il est assombri par la possibilité de complications dangereuses. Le diagnostic avec la variole se fera par l'aspect des éléments, leur âge différent, leur superficialité : les vésicules varicelliques ne sont pas en effet enchâssées profondément dans le derme comme le sont les pustules de la variole; enfin la marche de l'éruption est différente dans les deux cas. Il faudra se rappeler qu'il y a des varioles où le nombre des éléments est restreint et des varicelles où il est considérable, certains éléments pouvant être confluents. Mais l'analyse exacte des caractères de l'éruption permettra toujours de faire le diagnostic avec certitude. Le traitement consistera à maintenir le malade à la chambre, à prescrire un régime alimentaire convenable, à calmer le prurit, s'il y en a, avec des applications de poudres inertes, enfin à isoler le malade pour empêcher la contagion. Il sera bon d'examiner l'urine de manière à ne pas laisser échapper l'albuminurie et à traiter cette complication, si elle se présente, suivant les méthodes ordinaires.

VARICOCÈLE. s. m., et mieux s. f. [*varicocele*, de *varix*, varice, dilatation d'une veine, et κήλη, tumeur : petite tumeur formée par la dilatation d'une veine; all.

Krampfaderbruch, angl., it. et esp. *varicocele*]. D'après cette étymologie, le nom de *varicocèle* devrait s'appliquer indifféremment à toute espèce de varices; cependant on ne le donne qu'aux dilatations variqueuses des veines du scrotum et du cordon testiculaire, et plus spécialement à ces dernières, les dilatations des veines du scrotum portant le nom de *cirsocèle*. Les varices des veines du cordon testiculaire, ou *varicocèle*, sont caractérisées par une tu-

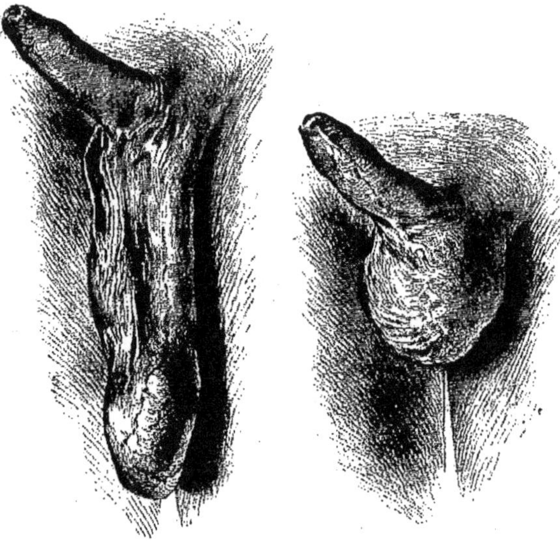

Fig. 831. — *Varicocèle* avant et après l'opération.

meur molle, pâteuse, d'une consistance comparable à celle d'une ficelle ou d'un paquet de vers, à nodosités multiples, s'élevant du bord supérieur du testicule, et s'étendant jusqu'au niveau de l'orifice inférieur du canal inguinal, à travers lequel elle se prolonge quelquefois jusqu'aux régions lombaires. Lorsque la maladie est ancienne, on observe de petites masses irrégulières et dures, produites par le pelotonnement des veines, dans lesquelles la fibrine du sang s'est concrétée faute de circulation. Quelquefois le volume de la tumeur et le tiraillement qu'elle détermine causent l'atrophie du testicule. L'impuissance que l'on observe dans certains cas paraît être d'ordre psychique et en rapport avec l'état de neurasthénie que présentent souvent ces malades. L'usage du suspensoir, dès le début, est indispensable et suffit souvent. Une opération n'est nécessaire que quand la tumeur est volumineuse ou très douloureuse. Celle-ci consiste soit dans la ligature des paquets variqueux, soit dans la résection du scrotum; ces deux opérations faites avec asepsie n'offrent aucun danger. Quand on fait la ligature des veines, on devra isoler celles-ci du canal déférent et si possible de l'artère spermatique; souvent l'artère est liée avec les veines, on peut voir alors le testicule s'atrophier. La résection du scrotum ne comporte pas de pareils aléas; elle doit être large; il faut ensuite lier les vaisseaux et suturer les deux lèvres de la plaie (fig. 831). — *Varicocèle symptomatique*. Varicocèle siégeant à droite, indiquant l'existence d'une tumeur du rein (Guyon) : la tumeur, comprimant le plexus veineux spermatique au moment de son embouchure dans la veine rénale, entraîne la dilatation des veines situées en amont. — *Varicocèle tubo-ovarien*. Dilatation variqueuse des veines du ligament large : il donne lieu à des douleurs souvent assez vives; il guérit en général en même temps que les lésions utérines qui en sont la cause.

VARICOMPHALE. s. m. [*varicomphalus*, de *varix*, varice, et ὀμφαλὸς, ombilic; all. *Krampfadernabel*, angl. *varicomphalus*, it. *variconfalo*, esp. *varicomfalo*]. Tumeur variqueuse ayant son siège à l'ombilic.

VARIÉTÉ. s. f. [*varietas*, all. *Varietät*, *Abart*, *Spielart*, angl. *variety*, it. *varietà*, esp. *variedad*]. En anatomie, groupe d'individus de même espèce qui diffèrent, par la conformation extérieure, le volume, les propriétés optiques ou autres propriétés secondaires, des échantillons choisis comme types de l'espèce. Cette définition s'applique à toutes les parties qui constituent l'organisme sans distinction, depuis l'organisme lui-même jusqu'aux principes immédiats. ‖ En biotaxie, *variété*, groupe d'individus de même espèce qui diffèrent par la forme extérieure, le volume, la couleur ou autres propriétés secondaires, sans que ces différences se perpétuent par la génération, sauf dans un très petit nombre de circonstances déterminées et généralement identiques (V. ESPÈCE, INDIVIDU et RACE). Ces différences, qui peuvent provenir de causes diverses, telles que l'âge, le sexe et la localité, repassent par la génération au type de l'espèce, ou du moins ne jouissent pas d'une longue durée. Une variété est une anomalie légère qui ne met obstacle à l'accomplissement d'aucune fonction, et de laquelle il ne résulte point de difformité. V. VARIABILITÉ.

VARIOLARINE. s. f. [all. *Variolarin*, angl. *variolarine*, it. et esp. *variolarina*]. Matière cristallisable, soluble dans l'alcool et l'éther, que Robiquet a trouvée, avec l'orcine, dans l'orseille (*Variolaria dealbata*, Acharius), et qui n'est probablement que l'acide lécanorique.

VARIOLE. s. f. [*variola*, *febris variolosa*, de *varius*, tacheté, moucheté; all. *Blattern*, *Pocken*, angl. *small pox*, it. *vajuolo*, esp. *viruela; petite vérole*]. Maladie générale, contagieuse et épidémique, caractérisée par une éruption d'aspect particulier, constituée par des papulo-vésicules qui dans la plupart des cas se transforment en pustules et par des phénomènes généraux plus ou moins graves qui marchent en général de pair avec les symptômes cutanés. Les meilleures descriptions en ont été données par Rhazès au IXe siècle, Sydenham au XVIIe et Trousseau au XIXe siècle. C'est par la contagion qu'elle se propage, contagion directe du malade aux individus sains qui l'entourent, ou contagion indirecte par transport de particules chargées de germes pathogènes, en particulier des croûtes qui résultent de la dessiccation des pustules. La durée de la période d'*incubation*, pendant laquelle aucun symptôme morbide n'est apparent, est de neuf à douze jours. Puis vient la *période d'invasion*, qui a une durée de trois jours pleins et même de quatre dans la variole discrète, de deux à trois dans la variole confluente : cette période est marquée, au début, par un frisson violent, quelquefois par des convulsions chez les enfants; par une fièvre élevée avec céphalalgie, anorexie, soif vive, constipation, vomissements bilieux, et surtout douleurs lombaires caractéristiques. A cette période succède celle d'*éruption*, dont les phénomènes varient suivant qu'elle est discrète ou confluente. Quand les pustules sont abondantes à la face seulement, la variole est dite *cohérente*; quand elles sont disposées par plaques, séparées par de grands espaces de peau saine, elle est dite *en corymbes*. Dans la *variole discrète*, on voit apparaître, du troisième au quatrième jour, des petits boutons rouges, isolés, distincts, semblables à des morsures de puces, et occupant d'abord la face, puis les bras, la poitrine, et toutes les autres parties du corps. La fièvre diminue momentanément dès que l'éruption paraît. Les papules d'abord arrondies et acuminées se transforment bientôt en vésicules remplies de sérosité limpide et entourées d'une auréole rouge. Ces vésicules grandissent pendant un jour ou deux; leur sommet présente une sorte d'aplatissement suivi d'une dépression ombiliquée. En même temps une éruption analogue apparaît sur les muqueuses, principalement buccale et pharyngée. Le septième ou le huitième jour de la maladie commence la *période de suppuration* : le contenu des vésicules devient opaque, et bientôt franchement purulent; les boutons s'agrandissent encore, la peau dans les intervalles se tuméfie; cette tuméfaction est surtout marquée au niveau de la face et des paupières; elle détermine une douleur tensive particulièrement au cuir chevelu, où le tissu cellulaire ne peut se laisser distendre par l'œdème. La suppuration commence par la face, pour s'étendre ensuite à tout le corps. Les symptômes généraux que s'étaient amendés pendant la période précédente reparaissent à ce moment, la fièvre qui avait presque disparu revient et atteint souvent un degré plus élevé que pendant la période d'invasion ; le pouls s'accélère, les urines diminuent; consécutivement à la rétention de l'eau qui se fait dans l'organisme, le poids du corps, qui avait légèrement fléchi au moment où la température baissait, remonte (Garnier et Sabaréanu) (fig. 832). Dans les formes ordinaires, cette fièvre secondaire dure peu; elle baisse du dixième au douzième jour; à ce moment, les boutons se flétrissent, souvent leur centre s'affaisse, c'est l'*ombilication secondaire*, et la *période de dessiccation* commence. La tuméfaction diminue; les croûtes se forment sur la face et tombent vers le quatorzième ou quinzième jour; celles des autres régions du corps tombent successivement un, deux ou trois jours plus tard; et il reste de petites taches brun rougeâtre qui s'effacent lentement, et laissent à leur place de petites cicatrices irrégulières et persistantes. —

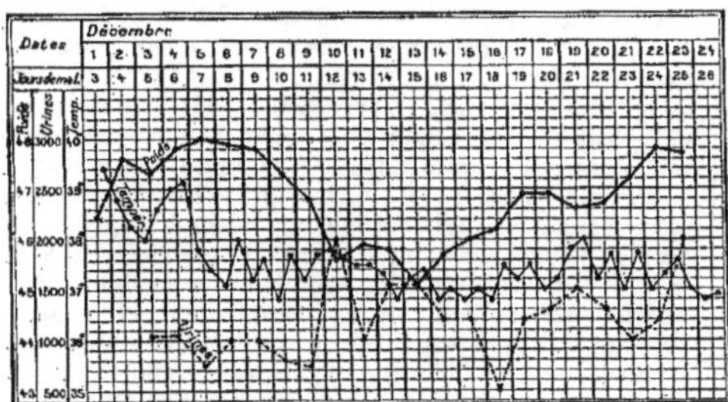

Fig. 832. — *Variole* cohérente. Femme de 36 ans. Guérison.

Dans la *variole confluente*, les phénomènes de la période d'*invasion* se manifestent souvent avec une effrayante intensité. L'*éruption* apparaît dès la fin du deuxième jour, et ne s'accompagne pas de défervescence, ou du moins celle-ci est peu marquée. L'éruption occupe d'abord la face, puis elle envahit toute la surface du corps, et se propage aux membranes muqueuses, conjonctive, muqueuses buccale, laryngée, bronchique. A la face la peau est uniformément rouge et tuméfiée, en raison de la confluence des zones érythémateuses qui entourent chaque papule. Bientôt apparaissent les vésicules qui sont au début fort petites, puis se réunissent en formant de vastes phlyctènes remplies d'un liquide légèrement louche. L'éruption sur les muqueuses est moins intense; la langue est boursouflée, la voix est rauque; quelquefois elle s'éteint complètement. La *suppuration* commence le sixième ou le septième jour. A ce moment le malade est presque méconnaissable, tellement la figure est boursouflée; la face est recouverte de vastes ampoules purulentes, la bouche est entr'ouverte et laisse échapper la salive dont la quantité est augmentée, les fosses nasales sont obstruées, la déglutition est impossible, la respiration gênée. Les symptômes généraux sont à leur maximum, la fièvre atteint 40° et 41°; les urines sont rares, l'insomnie est complète, le pouls rapide. La mort arrive fréquemment à cette période, du dixième au quinzième jour de la maladie (fig. 833). Si le malade résiste, la *dessiccation* commence à la face vers le onzième ou douzième jour, aux extrémités du quatorzième au quinzième. La tuméfaction diminue; il se forme une sorte de vaste croûte brunâtre, d'odeur infecte, qui tombe du cinquième au sixième jour, à compter de l'époque de sa formation, et qui est remplacée par des écailles qui se renouvellent plusieurs fois. La *desquamation* commence vers le vingtième ou vingt-cinquième jour et ne se termine qu'un mois ou un mois et demi plus tard. Les symptômes généraux ont une intensité qui est directement en rapport avec celle des symptômes locaux : peu marqués dans la variole discrète, ils le sont davantage dans la forme cohérente et dans celle qu'on appelle parfois cohérente confluente, et ils atteignent leur maximum dans la forme confluente. Dans tous les cas, qu'elle soit grave ou bénigne, la maladie évolue en deux périodes : une première qui aboutit à l'éruption vésiculeuse, et une deuxième qui coïncide avec la suppuration et se termine par la dessiccation ; il semble que l'organisme ait besoin d'un double effort pour rejeter le parasite de la variole ; il ne lui suffit pas de l'avoir relégué dans les téguments, là encore le parasite est nuisible, il faut un nouvel envoi de leucocytes et la suppuration des vésicules pour qu'il soit définitivement vaincu. C'est dire que la suppuration est bien due à l'agent même de la variole et non à des microbes d'infection secondaire ; c'est du reste ce qu'a démontré Weil par l'étude de la formule leucocytaire de la pustule variolique. La *variole hémorragique* est la forme la plus grave de cette infection; elle est due au même agent pathogène que la variole suppurée, mais cet agent a acquis une virulence excessive et trouve un terrain particulièrement réceptif. Dans la variole hémorragique d'emblée, on observe les phénomènes ordinaires de la période d'invasion, mais à leur plus haut degré d'intensité ; un *rash* purpurique ou *astacoïde* et quelques papulo-vésicules se montrent; il y a des épistaxis, des hématuries, des hémorragies gingivales, sous-conjonctivales, pharyngées, et la mort arrive en quelques jours sans que l'éruption ait eu le temps d'évoluer; quelquefois même la mort est plus précoce : aucune papule ne peut être constatée, tous les phénomènes cutanés se bornent au rash (*purpura variolosa* de certains auteurs allemands), ou même le rash manque : dans cette forme foudroyante, dont la durée n'est guère que de vingt-quatre à trente-six heures, on trouve à l'autopsie des suffusions sanguines sur les séreuses et dans les viscères.

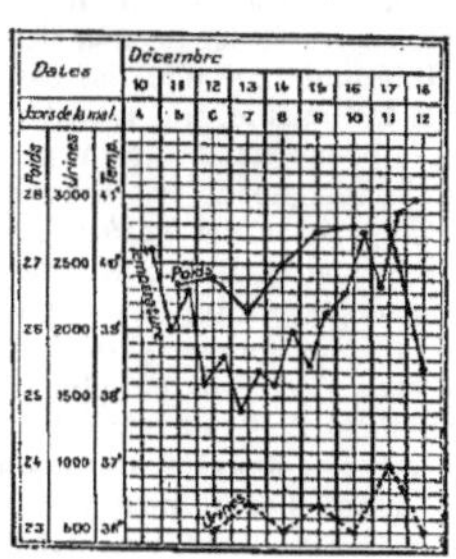

Fig. 833. — *Variole* confluente. Mort au 12e jour. Enfant de 11 ans.

Moins spéciale est la variole hémorragique secondaire; dans ce cas, les hémorragies apparaissent seulement au moment de l'éruption ou pendant la suppuration. Le diagnostic de la variole hémorragique primitive est toujours très difficile, on y songera en temps d'épidémie; celui de la variole suppurée ordinaire sera facile au moment de l'éruption; on devra le faire aussitôt que possible pour isoler les malades. Enfin on fera le diagnostic des différentes complications qui peuvent se montrer au cours de la maladie, qui retardent la convalescence, assombrissent le pronostic et laissent parfois des lésions irrémédiables. Le diagnostic est souvent rendu difficile au début, par l'apparition des *rash* (V. ce mot), qui présentent, d'après Roger et Weil, six variétés; érythémateux, ortié, morbilliforme, scarlatiniforme, purpurique, astacoïde, ce dernier n'étant qu'une variété du rash purpurique. Certains auteurs décrivent en plus un rash érysipélateux. — Le traitement de la variole est purement symptomatique; dans la forme discrète on se contente des boissons abondantes, auxquelles on peut joindre quelques aliments légers, en surveillant l'état des urines. Dans les formes plus graves, on aura recours aux bains tièdes ou froids, aux stimulants, alcool, caféine, huile camphrée et pepsine; là encore l'alimentation précoce donnera de bons résultats. Le chlorure de calcium sera donné chaque fois qu'il y aura tendance aux hémorragies. On fera de plus des applications légèrement antiseptiques sur la peau. Mais il est à peu près impossible d'éviter la suppuration et les cicatrices consécutives. Quand les pustules ne seront pas trop abondantes, on pourra les ouvrir une à une avec une aiguille flambée, et les toucher avec un peu de teinture d'iode ou d'eau phéniquée faible.

VARIOLÉ, ÉE. adj. Qui a ou qui a eu la variole.

VARIOLEUX, EUSE. adj. et s. [angl. *variolous*, it. et esp. *varioloso*]. Qui concerne la variole; qui en est atteint: *orchite varioleuse, ovarite varioleuse.* — *Fièvre varioleuse.* V. Variole.

VARIOLIFORME. adj. [all. *pockenartig*, angl. *varioliform*, it. et esp. *varioliforme*]. Qui ressemble à la variole : *pustule varioliforme.* — *Acmé varioliforme de Bazin.* V. Molluscum *contagiosum.*

VARIOLIQUE. adj. [de *variola*, petite vérole; angl. *variolic*, it. et esp. *variolico*]. Qui a rapport à la variole.

VARIOLISATION. s. f. Inoculation de la variole, pratiquée dans un but prophylactique. Cette méthode, employée depuis longtemps en Chine, pénétra en Perse, puis en Turquie, d'où lady Montague la rapporta en Angleterre en 1721. Elle a été abandonnée depuis la découverte de la vaccine.

VARIOLOÏDE. adj. et s. f. [de *variola*, variole, et εἶδος, forme, ressemblance: all. et angl. *Varioloid*, it. et esp. *varioloide*]. Forme atténuée de la variole, dans laquelle la guérison se produit sans qu'il y ait eu de période de suppuration. Elle survient le plus souvent chez les individus antérieurement vaccinés, et qui ont gardé une certaine immunité. La période d'invasion peut être marquée par des phénomènes aussi graves que celle de la variole ordinaire; la fièvre tombe dès que l'éruption apparaît et elle ne revient pas; l'éruption est discrète, rarement cohérente; les vésicules se dessèchent en deux ou trois jours sans avoir suppuré.

VARIOLOSE. s. f. Nom donné parfois à l'ensemble des maladies et des complications morbides qui se rattachent à la variole; telle est la variole qui atteint le fœtus, quand la mère en est affectée pendant les septième, huitième et neuvième mois de la grossesse. Si la mère est atteinte dans les mois antérieurs sans qu'il y ait avortement, l'enfant naît réfractaire à la variole et à la vaccine. L'évolution variolique et l'incubation se font plus lentement pendant la grossesse qu'après la naissance. Dans le cas de grossesse double, un seul fœtus peut être variolé.

VARIOLO-VACCIN. s. m. Vaccin obtenu en inoculant la variole à la vache. Le virus varioleux se transformerait en virus vaccinal dans l'organisme de la vache, et, repris sur cet animal, il donnerait la vaccine. Pour beaucoup d'auteurs, la variole inoculée à la vache donne une éruption différente de la vaccine, et le virus varioleux reporté chez l'homme même après plusieurs passages chez l'animal, donnerait toujours la variole et jamais la vaccine.

VARIOLO-VACCINE. s. f. Maladie obtenue chez la vache par inoculation du virus varioleux; elle serait identique à la vaccine, d'après certains auteurs.

VARIQUEUX, EUSE. adj. [*varicosus*, κιρσοειδής, all. *krampfaderig*, angl. *varicose*, it. et esp. *varicoso*]. Qui a rapport aux varices, qui en est affecté ou qui en dépend : *anévrysme variqueux, tumeur variqueuse, ulcère variqueux.* — *Veine variqueuse.* Celle qui est le siège de varices.

VAROLE (anatomiste italien, 1543-1576). — *Pont de Varole.* V. Protubérance *annulaire.*

VARUS. adj. et s. m. [*varus*, cagneux]. V. Pied *bot.*

VARUS. s. m. [*varus*, ἴονθος]. Nom générique donné par Alibert à des maladies diverses, telles que l'acmé, la mentagre, les tannes du visage, etc.

VAS [mot latin, au pluriel *vasa*]. — *Vas aberrans.* Nom donné à plusieurs diverticules du canal de la queue de l'épididyme terminés en cul-de-sac. Il existe ordinairement un de ces diverticules en forme de cul-de-sac ouvert dans le *rete testis*, c'est le *vas de Roth*, et un autre qui a plusieurs centimètres de longueur et qui remonte un peu le long du cordon testiculaire : c'est le *vas aberrans de Haller.* V. Corps *de Wolff.* — *Vasa aberrantia.* Conduits biliaires arrêtés dans leur évolution que l'on rencontre à la surface du foie, en particulier au voisinage du ligament triangulaire. — *Vasa breviora.* V. Court. — *Vasa recta.* Les *canaux droits du testicule.* — *Vasa vasorum.* Petits vaisseaux qui se distribuent dans la tunique externe des artères et dans les parois des veines. — *Vasa vorticosa.* V. Choroïde.

VASCULAIRE. adj. [de *vasculum*, petit vase, vaisseau; angl. *vascular*, it. *vascolare*, esp. *vascular*]. Qui est relatif aux vaisseaux, particulièrement aux vaisseaux sanguins. — *Canalicules* ou *conduits vasculaires des os.* V. Osseux. — *Murmure vasculaire.* V. Souffle. — *Système vasculaire.* Ensemble des vaisseaux sanguins et lymphatiques. Si l'on excepte les portions de ce système qui sont à l'état de *sinus* et de *capillaires* à une seule tunique, toutes ses parties sont douées de contractions péristaltiques continuelles (et antipéristaltiques également chez divers invertébrés sur un même conduit). L'appareil toujours plein de liquide est en voie de contractions continues pour l'ensemble du système, mais alternatives sur chaque point de son étendue; si bien que tel vaisseau reste au repos avec dilatation réplétive, pendant que l'autre se resserre : resserrement qui, du reste, ne va jusqu'à l'oblitération momentanée complète du canal que sur tels ou tels capillaires. Les contractions du cœur lui-même, bien que brusques et énergiques, ne perdent pas leur caractère péristaltique et n'amènent jamais l'évacuation absolue du liquide de chaque cavité. — Le *système vasculaire à sang rouge* est l'ensemble des vaisseaux que le sang rouge parcourt pour se rendre du système capillaire pulmonaire au système capillaire général. Il commence aux origines des veines pulmonaires, qui prennent dans le poumon le sang artérialisé par la respiration; il comprend les veines pulmonaires, l'oreillette et le ventricule gauches du cœur, l'aorte et ses nombreuses divisions et sous-divisions. Le *système vasculaire à sang noir* commence où finit le précédent, dans le système capillaire général : il comprend toutes les veines, depuis leur origine au sein des tissus jusqu'à leur abouchement dans l'oreillette droite du cœur, puis cette oreillette et le ventricule droit du cœur, l'artère pulmonaire et ses branches, et se termine dans le système capillaire du poumon. La division du système vasculaire en *système artériel*, *système capillaire* et *système veineux* est préférable et la seule rationnelle anatomiquement. — *Système vasculaire lymphatique*. V. LYMPHATIQUE. || *Tumeurs vasculaires* [*tumeurs érectiles, angiomes*]. L'expression *tumeur érectile* est inexacte, en ce qu'elle fait croire, à tort, à la production d'un tissu morbide anatomiquement et physiologiquement analogue à celui de tissu érectile. L'examen anatomique des tumeurs susceptibles de s'*ériger* dans quelques circonstances pour revenir ensuite sur elles-mêmes montre en effet qu'elles n'ont pas toujours la structure du tissu érectile normal (V. ÉRECTILE). Si, d'autre part, on tient à rapprocher les unes des autres toutes ces tumeurs, parce qu'elles deviennent turgescentes lorsqu'on les place dans une situation déclive et qu'on comprime les veines qui en rapportent le sang, ou encore parce que celles de la tête se gonflent durant la congestion céphalique amenée par la colère, la douleur, etc., l'anatomie montre que des tumeurs de nature très diverse sont dans ce cas. La physiologie montre également qu'il n'y a rien d'uniforme dans ces causes de turgescence, qui puisse être comparé à ce que présente d'uniforme et de constant le mécanisme de l'érection. V. ÉRECTION. — A ces divers points de vue, le terme de *tumeurs vasculaires* serait préférable à celui de *tumeurs érectiles*, qui convient à quelques tumeurs formées par des vaisseaux, mais non à toutes. Celui d'*angiomes* s'applique particulièrement aux tumeurs formées par des vaisseaux de nouvelle formation : il exclut donc celles qui, comme les anévrysmes artériels ou artérioso-veineux, sont uniquement constituées par la dilatation de vaisseaux anciens. Cependant il est d'usage de rapprocher des angiomes les dilatations des petites artères connues sous le nom d'anévrysmes cirsoïdes : de là deux espèces de tumeurs vasculaires, les simples dilatations artérielles, et les angiomes ou tumeurs vasculaires proprement dites. — 1° *Tumeurs vasculaires par dilatation artérielle*, dites *anévrysmes cirsoïdes*, *varices artérielles*. Tumeurs qu'on observe particulièrement à la tempe ou au cuir chevelu, et à l'avant-bras : elles sont formées par la dilatation des artères devenues flexueuses, à parois plus épaisses, et qui semblent être plus nombreuses qu'à l'état normal, sans qu'il y ait pourtant autre chose qu'augmentation de volume des artérioles qui sont devenues visibles à l'œil nu, et quelquefois atrophie des tissus qui leur sont normalement interposés. L'anévrysme cirsoïde diffère essentiellement des anévrysmes artériels ou artérioso-veineux par sa forme non circonscrite, l'absence de sac, et surtout par l'absence de solution de continuité des membranes. Il se manifeste par une tuméfaction violacée ou rougeâtre, au-dessus de laquelle la peau a conservé sa coloration normale; tuméfaction d'abord limitée aux petites branches artérielles, puis s'étendant aux rameaux et au tronc vasculaire lui-même ; présentant des circonvolutions, des renflements mal circonscrits, animés de pulsations, avec bruit de souffle et frémissement vibratoire continu (*bruit de rouet*). Les téguments s'amincissent ; ils peuvent s'ulcérer et se rompre : d'où résultent des hémorragies sans cesse renouvelées. Les procédés thérapeutiques usités contre les anévrysmes cirsoïdes peuvent être classés en quatre groupes (Terrier) : les uns ont pour but d'arrêter la circulation dans la tumeur, et se résument dans la ligature du tronc artériel dont les branches se rendent à l'anévrysme cirsoïde plutôt que de ces branches mêmes ; d'autres consistent à détruire la tumeur, en pratiquant la ligature de celle-ci, en masse ou par parties ; d'autres encore déterminent des modifications de la tumeur, en coagulant le sang qu'elle renferme, mais ces procédés reconnus dangereux sont complètement abandonnés aujourd'hui ; enfin il est des méthodes mixtes, consistant par exemple à diminuer l'afflux du sang dans la tumeur par la ligature artérielle avant de la détruire ou de la modifier. Aujourd'hui l'excision est considérée comme la méthode de choix, toutes les fois que les dimensions de la tumeur la rendent possible. — 2° *Tumeurs vasculaires proprement dites, angiomes*. Tumeurs constituées non seulement par le développement anormal, la simple dilatation, des vaisseaux préexistants (capillaires, artérioles et veinules), mais encore par une formation nouvelle de canaux vasculaires, qui tantôt ont une similitude complète avec les vaisseaux qui existent à l'état normal (*angiomes simples, télangiectasies*), tantôt se rapprochent par leur structure, et par la façon dont le sang circule dans leur intérieur, du système caverneux des organes érectiles (Virchow, Cornil et Ranvier) : c'est à cette dernière variété (*angiome caverneux*, *fongus hématode* (fig. 834), que peut convenir le nom de *tumeurs érectiles* qui leur avait été donné par Dupuytren, car elles sont susceptibles, lorsqu'elles sont distendues par un afflux de sang sous l'influence d'une émotion, d'un effort, etc., de manifester une sorte d'érection, et de présenter des pulsations distinctes, avec un bruit de souffle plus ou moins doux, rarement double. Les angiomes sont le plus souvent congénitaux (*nævi vasculaires*, *tumeurs érectiles congénitales*) ; quelquefois, ils apparaissent après la naissance, à la suite d'un coup, d'une contusion, etc. On les rencontre à la tête plus souvent qu'en tout autre point. Ils siègent surtout dans l'épaisseur de la peau et du tissu cellulaire sous-cutané, ou des muqueuses voisines des orifices naturels (lèvres, langue); plus rarement, dans les muscles, les os, la profondeur des organes (testicule, ovaire, thyréoïde, etc.). Ils présentent une coloration rougeâtre lorsque les artérioles dominent dans leur tissu (*angiomes artériels*), bleuâtre lorsque ce sont des veinules qui les constituent (*angiomes veineux*, *tumeurs érectiles veineuses*, *fongueuses sanguines*) ; cette coloration devient plus foncée sous l'influence des cris, des efforts, qui augmentent en même temps le volume de la tumeur ; celle-ci a d'ailleurs un relief plus ou moins saillant, des contours bien ou mal limités. Certaines tumeurs restent stationnaires, surtout les angiomes artériels ; d'autres subissent un accroissement lent ou rapide, uniforme ou saccadé ; souvent elles ont de la tendance à l'ulcération, source d'hémorragies graves; enfin il survient rarement une guérison spontanée, soit par atrophie simple de la production morbide, soit par suite d'un travail inflammatoire dont celle-ci devient le siège. Les angiomes superficiels doivent être traités comme les nævi vasculaires non saillants lorsqu'ils dépassent à peine le niveau de la peau ; comme les anévrysmes cirsoïdes quand ils forment de véritables tumeurs, sous-cutanées ou sous-muqueuses. Les angiomes profonds des membres peuvent être traités par la ligature du tronc principal; ils sont au-dessus des ressources de

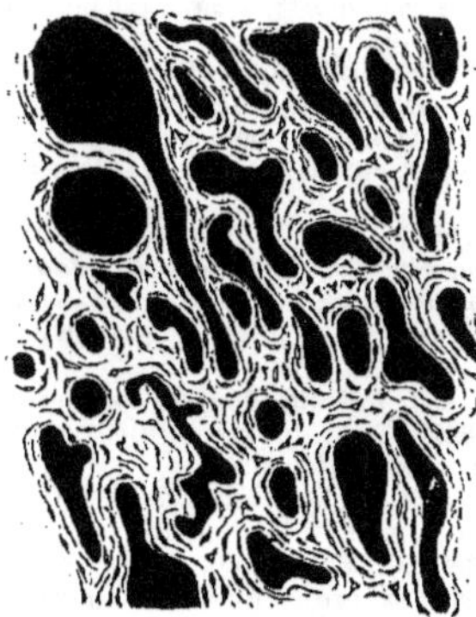

Fig. 834. — Angiome caverneux.

l'art quand ils siègent dans les viscères. — *Tumeurs vasculaires* dites *érectiles, formées par extravasation du sang hors des vaisseaux rompus* ou *érodés*, etc. Tumeurs caractérisées par une communication accidentelle d'un ou de plusieurs vaisseaux volumineux avec plusieurs cavités irrégulières que le sang se creuse entre les faisceaux, lamelleux ou non, du tissu où siège le mal. Les *anévrysmes par érosion* ou *anévrysmes de Pott* sont des tumeurs de ce groupe ayant pour origine les artères lésées. Telles sont les tumeurs dites *anévrysmes des os, tumeurs sanguines de nature douteuse* ou *fongueuses sanguines des os* ; tantôt elles ont les artères pour point de départ, tantôt les veines, et alors les battements manquent. Il s'agit là d'une communication de vaisseaux artériels ou veineux avec des interstices normaux, ou accidentellement produits par un tissu, qui vont s'agrandissant à mesure que le sang presse sur leurs parois : ces interstices ne sont point une dilatation des vaisseaux, ni des sinus accidentels tapissés par une tunique vasculaire ; le sang qui s'y trouve est hors de ses voies naturelles.

VASCULARISATION. s. f. [all. *Gefässbildung*, angl. *vascularisation*, it. *vascularizzazione*, esp. *vascularizacion*]. Production de vaisseaux dans un tissu qui n'en contenait pas, ou augmentation du nombre de ceux qui existaient.

VASCULARITÉ. s. f. [all. *Gefässreichthaum*, angl. *vascularity*, it. *vascularita*, esp. *vascularidad*]. Présence normale ou pathologique des vaisseaux sanguins ou lymphatiques en quantité plus ou moins grande dans un point de l'économie.

VASCULARITE. s. f. Inflammation des vaisseaux.

VASCULEUX, EUSE. adj. [de *vasculum*, petit vase]. Se dit quelquefois pour *vasculaire*.

VASCULIFÈRE. adj. [angl. *vasculariferous*]. Qui porte ou qui conduit les vaisseaux.

VASCULO-NERVEUX, EUSE. adj. Qui est composé de vaisseaux et de nerfs ; ex. : *faisceau vasculo-nerveux de l'aisselle*, etc.

VASE. s. f. [*limus*, πηλός, all. *Schlamm*, angl. *mud*, it. *fango*, esp. *limo*]. Limon mêlé de débris organiques et déposé au fond des étangs, des fossés. V. Boue.

VASECTOMIE. s. f. [de *vas*, canal, et ἐκτομή, ablation]. Résection des canaux déférents ; cette opération est pratiquée dans les cas d'hypertrophie de la prostate, dans le but d'amener l'atrophie de cette glande.

VASELINE. s. f. Syn. *cosmoline, pétroléine*. Mélange d'huiles lourdes, résultant de la distillation du pétrole, purifié et décoloré. Elle est rouge, blonde ou blanche ; c'est la vaseline blanche qui est le plus souvent employée. Elle a une consistance solide, semblable à celle de la graisse, à la température ordinaire ; elle fond à 40° et distille vers 200°. Elle est insoluble dans l'eau et la glycérine, très peu soluble dans l'alcool, et soluble en partie seulement dans l'éther à froid. Elle est neutre, insipide ; elle n'est pas saponifiable et résiste à l'action des acides et des alcalis. Elle dissout le brome et l'iode, les alcaloïdes, quelques sels et oxydes métalliques, et un peu d'acide phénique. Elle est inaltérable et ne permet pas le développement des germes. Aussi est-elle employée pour graisser les doigts du médecin qui pratique un toucher vaginal ou rectal, les sondes, les bougies, les valves du spéculum, etc. Elle sert comme excipient dans la préparation des pommades, et a remplacé l'axonge dans la plupart des cas ; toutefois elle ne doit pas être employée quand on se propose de faire pénétrer un médicament à travers la peau par friction (mercure, collargol) ; dans ces cas il faut recourir à l'axonge. — *Vaseline liquide* ou *huile de vaseline*. Vaseline qui garde l'état liquide à la température ordinaire. Elle a la consistance de l'huile.

VASO-CONSTRICTEUR, TRICE et **VASO-DILATATEUR, TRICE.** adj. V. Vaso-moteur.

VASO-CONSTRICTINE. s. f. Nom donné par Battelli à des substances existant dans le sérum sanguin de diverses espèces animales, et douées d'un pouvoir vaso-constricteur. Dans la majorité des cas il y a un parallélisme étroit entre le pouvoir vaso-constricteur et le pouvoir hémolytique d'un sérum donné. Ce pouvoir est détruit par le chauffage à 57°, mais le sérum ainsi inactivé peut être rendu actif de nouveau par l'addition d'un peu de sérum frais d'un autre animal, même dans les cas où ce sérum est inactif par lui-même ; il agit alors comme l'alexine vis-à-vis de la sensibilisatrice.

VASO-FORMATEUR, TRICE. adj. [de *vas*, vaisseau, et *formare*, former]. — *Cellule vaso-formatrice*. V. Hémopoèse.

VASOGÈNE. s. m. On donne ce nom à des hydrocarbures oxygénés qui ont la propriété de dissoudre certains médicaments insolubles dans l'eau. Ces combinaisons au vasogène forment avec l'eau des solutions ou des émulsions. Par suite de cette propriété, qu'ils soient destinés à l'usage externe ou à l'usage interne, les vasogènes s'émulsionnent avec les sécrétions de l'organisme et sont rapidement absorbés.

VASO-MOTEUR, TRICE. adj. [de *vas*, vaisseau, et *motor*, moteur ; angl. *vaso-motory*, it. *vaso-motore*, esp. *vaso-motor*]. Qui a la propriété de causer un mouvement dans les vaisseaux. — *Centres vaso-moteurs*. Dans toute l'étendue de la moelle sont disséminés des centres vaso-constricteurs et vaso-dilatateurs. — *Nerfs vaso-moteurs*. Filets nerveux qui déterminent la contraction et le relâchement des fibres musculaires des vaisseaux auxquels ils se rendent, et qui, bien qu'existant surtout dans les rameaux du grand sympathique, tirent leur origine de la moelle épinière. Lorsqu'on coupe les ganglions sympathiques d'une partie du corps, on voit aussitôt, dans les parties où se fait sentir leur influence, les vaisseaux se dilater, la pression sanguine diminuer, la circulation être plus active, la température augmenter. Les phénomènes sont inverses quand on galvanise le ganglion ou le bout périphérique du filet nerveux sympathique divisé : alors les vaisseaux dilatés se resserrent, la circulation se ralentit, la pression augmente, et les parties qui étaient échauffées se refroidissent. Partout les nerfs vaso-moteurs sont topographiquement et physiologiquement indépendants des nerfs qui se distribuent aux muscles : d'où résulte que l'appareil circulatoire vasculaire possède un système moteur spécial, et que, selon l'état de dilatation ou de resserrement des capillaires, le mouvement du sang peut être accéléré ou retardé dans les vaisseaux, soit localement, soit généralement, sans que le système nerveux moteur des mouvements musculaires du corps y participe en rien. Les congestions locales et fonctionnelles qui surviennent périodiquement dans certains organes sont des exemples de cette indépendance des mouvements circulatoires à l'état physiologique (Cl. Bernard). On peut à l'aide du microscope suivre les nerfs vaso-moteurs jusque sur les capillaires de la deuxième variété, où on les voit se terminer en pointe sur la couche circulaire de fibres-cellules. Ce sont des fibres de Remak, parallèles au vaisseau, lâchement appliquées contre lui ; elles présentent, d'espace en espace, des noyaux ovoïdes allongés, un peu plus larges que la fibre, qui sont des ganglions nerveux microscopiques. Les nerfs vaso-moteurs ont une double origine, l'une qui se fait dans la moelle épinière, l'autre qui a lieu dans le système du grand sympathique ; ainsi les nerfs vaso-moteurs de la tête viennent en partie de la portion cervicale de ce système, en partie de la portion cervicale de la moelle épinière par les racines antérieures des nerfs cervicaux inférieurs et des nerfs thoraciques supérieurs; les vaso-moteurs des membres supérieurs et des parois thoraciques sont fournis par les ganglions cervical inférieur et thoraciques supérieurs, et par les racines des premiers nerfs dorsaux, etc. — Les effets produits par les nerfs vaso-moteurs sont de l'ordre des actions réflexes : l'excitation qui en est le point de départ se trouve tantôt à la périphérie, dans les nerfs sensitifs rachidiens, tantôt dans les centres nerveux eux-mêmes comme il arrive à la suite des émotions. Quant aux points où se fait la transformation de cette excitation en un acte moteur consécutif, quant aux *centres vaso-moteurs* en un mot, leur situation est mal connue : Owsjannikow décrit un centre vaso-moteur unique qui serait placé à la partie supérieure de la moelle allongée; Vulpian et Goltz admettent

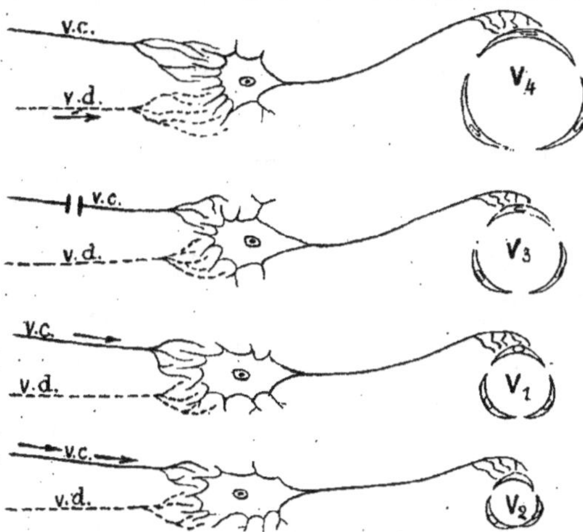

Fig. 835. — Schéma de l'innervation *vaso-motrice*, d'après A. Dastre.

l'existence de ce centre, mais le regardent comme centre principal et non exclusif des actes vaso-moteurs, lesquels auraient d'autres centres disséminés dans toute l'étendue de la moelle épinière. Les cellules ganglionnaires qui existent sur le trajet des nerfs vaso-moteurs jouent peut-être aussi le rôle de centres périphériques. Les centres vaso-moteurs, quel que soit leur siège, ont une activité continuelle, qui agit sur les vaisseaux de façon à les mettre constamment dans un état de demi-contraction qui constitue ce que Vulpian a appelé le *tonus vasculaire*. Il est des cas où l'action des vaso-moteurs, au lieu de se traduire par cet état de demi-contraction, produit une dilatation réflexe des petits vaisseaux : tel est le cas du *nerf de Cyon*, *nerf accélérateur* ou *constricteur du cœur*, *nerf dépresseur de la circulation*. V. Pneumogastriques. — D'après ce qui précède, les nerfs vaso-moteurs entretiennent normalement un état de demi-contraction des vaisseaux qui est exagéré par leur excitation galvanique et qui fait place à un état de dilatation par la section des parties du sympathique d'où ils viennent. Mais Cl. Bernard, qui a fait cette découverte, a remarqué plus tard que, parmi les filets nerveux qui se distribuent aux muscles lisses des vaisseaux, il en est dont l'action est précisément inverse, c'est-à-dire que leur galvanisation détermine une dilatation des artères avec diminution de pression et augmentation de la température dans les parties correspondantes. Ses expériences, faites sur le nerf tympanico-lingual, semblent prouver que cette dilatation artérielle et les phénomènes concomitants peuvent résulter non seulement de la paralysie de certains nerfs vaso-moteurs, mais aussi de l'action directe d'autres nerfs du même ordre. Aussi certains physiologistes admettent-ils, avec Schiff, que les nerfs vaso-moteurs sont de deux sortes : les uns sont dits *vaso-constricteurs* ou *frigorifiques*, en raison de la façon dont se manifeste leur action ; les autres, *vaso-dilatateurs*, *thermiques* ou *calorifiques*. Toutefois cette théorie de la *dilatation active* des vaisseaux est généralement abandonnée, et la plupart des physiologistes admettent, avec Vulpian, Cl. Bernard, Rouget, qu'il n'y a qu'une *dilatation passive*, c'est-à-dire que la dilatation des muscles lisses des artères, à l'état normal, en dehors de toute excitation ou section expérimentale, résulte d'une *action d'arrêt* exercée sur les vaso-constricteurs par les nerfs vaso-dilatateurs, dits aussi *frénateurs*, *modérateurs*, *réfrénateurs*, de *relâchement* ou *paralyseurs*, action analogue à celle que le pneumogastrique exerce sur le cœur, et qui, contrairement à celle qui détermine la contraction des vaisseaux, serait temporaire, intermittente, et non continue. Il est probable que les cellules ganglionnaires dont sont pourvues les extrémités des nerfs vaso-moteurs ont un rôle important dans cette action modératrice ou d'arrêt. — Fig. 835. Schéma de l'innervation vaso-motrice. Cellule nerveuse périphérique en communication avec deux filets nerveux, constricteur et dilatateur *v. c.* (ligne pleine) et *v. d.* (ligne pointillée) par des prolongements protoplasmiques et avec les cellules musculaires des vaisseaux par son cylindre-axe. V_1, état normal du vaisseau. La fibre musculaire est légèrement excitée par l'influence nerveuse tonique qui vient (flèche) du système nerveux central et des cellules périphériques ; le muscle est donc légèrement contracté. V_2, action du nerf vaso-constricteur. Le tonus vasculaire est renforcé (deux flèches) par l'excitation du nerf; le muscle se contracte, d'où le resserrement du vaisseau. V_3, vaso-dilatation active. L'excitation du nerf vaso-dilatateur suspend l'activité de la cellule périphérique, et la paroi musculaire privée de tonus se laisse distendre par la pression du sang. — A l'étude des nerfs vaso-moteurs se rattache celle des *nerfs glandulaires* et des *nerfs trophiques*. Tandis que l'existence des nerfs glandulaires, agissant directement sur les glandes indépendamment des nerfs vaso-moteurs, mais concurremment avec eux, paraît hors de doute (V. Sécrétion), celle de *nerfs trophiques*, qui exerceraient une influence propre sur la nutrition des tissus, est loin d'être suffisamment démontrée. On admet généralement que les nerfs dits trophiques ne sont autres que les nerfs vaso-moteurs, agissant sur la nutrition en raison de l'afflux sanguin plus ou moins grand qu'ils permettent selon le degré de resserrement ou de dilatation des capillaires. Il est vrai que, dans certains cas, les troubles de la nutrition consécutifs à la paralysie des nerfs d'une partie sont localisés de telle sorte qu'ils paraissent dépendre d'une altération du système nerveux plutôt que du système vasculaire. Mais, d'un autre côté, l'œdème observé par Ranvier après la section du nerf sciatique, et d'autres faits semblables, sont favorables à l'idée que les *nerfs trophiques* n'ont pas plus une existence propre que les *centres trophiques*, et qu'il faut rapporter les uns et les autres aux nerfs vaso-moteurs.

VASOTHION. s. m. Corps entrant dans la composition de diverses pommades ; il contient 10 p. 100 de soufre.

VASOTRIPSIE. s. f. [*vas*, vaisseau, de τρίψις, broiement]. Mot mal formé. V. Angiotripsie.

VASTE. adj. [esp. *vasto*]. V. Triceps.

VATER (anatomiste allemand, 1684-1752). — *Ampoule, canal* et *pli de Vater*. V. Pancréas.

VAUCLUSIEN, NE. adj. — *Source vauclusienne.* Nom

donné à des sources dont l'eau au moment où elle sort de terre a déjà fait un premier trajet aérien ; ce sont donc de *fausses sources* ; Martel a proposé pour les désigner le nom de *résurgence*, indiquant l'idée de réapparition d'eaux d'origine plutôt extérieure que véritablement souterraine.

VAUQUELINE. s. f. [all. *Vauquelin*, angl. *vauqueline*, it. et esp. *vauquelina*]. La strychnine, du nom du chimiste Vauquelin.

VAYSONNIER. s. m. [du nom de l'inventeur Vayson]. Vase en terre cuite percé de quelques trous, dans lequel on place de la vase, et qui sert au transport des sangsues.

VÉGÉTABILITÉ. s. f. Propriété de végéter.

VÉGÉTAL, ALE. adj. [de *vegetare*, végéter ; *planta*, φυτὸν, all. *vegetabilisch*, angl. *vegetal*, it. *vegetale*, esp. *vegetal*]. Qui a la nature de ce qui végète, qui est produit par les végétaux, *colique végétale*, *limonade végétale*. — *Règne végétal*. Ensemble des êtres connus sous le nom de végétaux.

VÉGÉTAL. s. m. Tout organisme constitué, soit seulement par une ou plusieurs *cellules*, soit en même temps par des fibres et des tubes celluleux, éléments qui tous ont pour principes immédiats fondamentaux des substances organiques non azotées, telles que la cellulose ou ses congénères. Au point de vue physiologique, le végétal est défini un organisme *qui se nourrit*, *se développe* et *se reproduit*. Il n'est pas sensible et ne se contracte pas, bien qu'il puisse se transporter d'un lieu à un autre, comme certaines diatomées. A un autre point de vue, le végétal est un *être organisé* qui accomplit son alimentation solide, liquide et gazeuse, aux dépens du milieu inerte, c'est-à-dire minéral ou inorganique. L'animal, au contraire, est un être organisé qui accomplit son alimentation solide aux dépens d'êtres vivants ou qui ont vécu. On dit que les végétaux seuls peuvent faire des *substances organiques* à l'aide des composés inorganiques, au contact seulement d'une substance organisée déjà existante; et même cette action est favorisée par l'addition, aux principes bruts, de substances organiques toutes formées. Toutefois divers animaux très simples et peut-être tous peuvent en produire aussi quelques-unes. Le carbone fixé par les végétaux à chlorophylle provient de l'acide carbonique de l'atmosphère, qui, absorbé par les organes verts, est décomposé et transformé en produits organisés sous l'influence de la lumière (Cailletet). On est souvent appelé à distinguer les uns des autres les produits de nature animale et ceux de nature végétale, rejetés par les premières voies, soit dans certains cas morbides, soit pour résoudre des questions de médecine légale. Comme ce sont ordinairement des végétaux les plus simples (dits *microscopiques*), ou des fragments de végétaux complexes, les caractères de forme, de volume, de couleur, de consistance, etc., sont ici insuffisants ou trompeurs. Le caractère chimique, obtenu en chauffant le corps isolé dans un tube, pour voir s'il dégage de l'ammoniaque (cas où il serait de nature animale) ou non (cas où il serait d'origine végétale), est aussi trompeur, car les cellules végétales renferment des *substances organiques azotées* qui peuvent donner de l'ammoniaque, comme les substances azotées d'origine animale. Celui qui consiste dans l'action bleuissante de l'iode sur les matières végétales directement ou après traitement par la potasse, ou par les acides sulfurique et nitrique, est meilleur. Mais la subérine, le xylogène, et le principe analogue de la paroi des cellules de certains unicellulaires, de certains champignons et d'algues inférieures, ne bleuissent pas, même après l'action des acides ou alcalis. De plus, les grains de fécule, sans être encore détruits, peuvent avoir perdu la propriété de bleuir par l'iode. Enfin, chez quelques mollusques inférieurs (tuniciers), le test renferme de la cellulose bleuissant par l'iode après action de la potasse. On doit donc recourir directement à l'examen des caractères d'ordre organique (V. ORGANIQUE), ou de structure; sauf ensuite à s'aider des caractères chimiques. On étudie la structure à l'aide du microscope, qui, selon la nature animale ou végétale du corps dont il s'agit, montrera les caractères des éléments anatomiques (V. ELÉMENT), ou ceux des végétaux de telle ou telle variété, tels que ceux des tissus fibreux ou utriculaire, ceux des trachées, vaisseaux ponctués. Les végétaux les plus simples sont formés, en général, par une seule cellule, un seul élément anatomique, qui ne diffère des éléments des êtres complexes que par la forme ou le volume, et la propriété de se nourrir et de se reproduire isolé de tout autre. On peut en dire autant des animaux microscopiques ou infusoires les plus simples, dits *unicellulaires*. Toutefois la distinction est toujours possible. En effet, les animaux adultes les plus simples, *unicellulaires*, et les embryons ciliés des invertébrés, sont formés d'une masse azotée, plus ou moins homogène, contractile, changeant de forme, se résolvant facilement en sarcode. Au contraire, chez les végétaux les plus simples, réduits aussi à une cellule, ou sur les spores ciliées mobiles des algues, la paroi de la cellule se distingue toujours nettement de son contenu. L'iode montre que la paroi est formée de cellulose, et le contenu est de nature azotée, ne formant pas de globules sarcodiques quand il s'épanche ; dans certaines espèces, il faut recourir à l'examen de leur mode de développement, qui les fait distinguer des animaux unicellulaires et des spermatozoïdes. Quant aux spermatozoïdes des algues ou des animaux qu'on pourrait prendre pour des animaux adultes ou des embryons, ils ne se reproduisent ni ne se développent. De plus, après leur mort, ils ne se résolvent pas en sarcode, et, au lieu de diffluer rapidement comme les êtres parfaits, ils résistent longtemps à beaucoup d'agents. Les spermatozoïdes végétaux et animaux sont de nature azotée ; mais leur couleur, le nombre et la disposition de leurs cils ou queues, la nature de leurs mouvements, peuvent les distinguer entre eux. L'ammoniaque dissout les œufs et les embryons de tous les animaux, comme elle dissout le corps des infusoires animaux. Il est des parties de certains infusoires et de quelques embryons qu'elle ne dissout pas : tels sont leurs organes chitineux ; mais, lorsque ces derniers existent, la nature animale des êtres est déjà tellement reconnaissable d'après leurs mouvements, leur configuration, leur structure propre et leur volume, qu'il n'y a plus obligation de se servir d'un réactif pour déterminer cette nature ; si on l'emploie, la disparition de la masse fondamentale de l'organisme, avec conservation de ses parties squelettiques seulement, est un fait caractéristique, prouvant qu'il s'agit là d'un être animal. Les cellules épidermiques, les fibres élastiques et la gaine de la notocorde des embryons ne sont pas dissoutes non plus par l'ammoniaque ; mais plus encore que pour les organes chitineux, lorsque existent ces parties les caractères prouvant la nature animale des êtres sont depuis longtemps reconnaissables. Les spermatozoïdes sont pâlis également sans être tout à fait dissous par l'ammoniaque ; mais leur constitution est trop caractéristique pour qu'on puisse les confondre avec les plantes microscopiques et avec leurs corps reproducteurs. Toutes les variétés de cellulose sont en effet insolubles dans l'ammoniaque. Aussi, que les éléments anatomiques reproducteurs des plantes soient mâles ou femelles, quelle que soit la phase évolutive à laquelle se trouvent les éléments dérivés reproduisant un nouvel individu, cet agent les laisse absolument intacts, sauf plus de transparence de leur contenu qui, pourtant, n'est pas totalement dissous. Tout végétal, tout mycélium, toute spore, conservent alors leurs caractères de forme, de volume et leurs dispositions structurales, tandis que l'inverse a lieu pour les animaux microscopiques ainsi que pour les œufs et les embryons microscopiques des animaux.

VÉGÉTALITÉ. s. f. [all. *Vegetalität*, *Lebensfähigkeit*, angl. *vegetality*, it. *vegetalità*, esp. *vegetalidad*]. Premier degré, le plus simple, de la vitalité; ensemble des phénomènes physiologiques qui sont communs aux plantes et aux animaux, et qui existent seuls chez les végétaux. Les lois de végétalité sont : 1° *loi de rénovation moléculaire* ou *matérielle* de l'organisme considéré dans son ensemble, fondée sur la propriété de nutrition, d'où chaleur et peut-être électricité; 2° *loi d'accroissement* total du corps, reposant sur la propriété de développement, d'où les âges et la mort; 3° *loi de propagation* ou *de multiplication* de l'espèce qui se rattache aux propriétés et fonctions de naissance, et repose sur la propriété de reproduction, d'où hérédité.

VÉGÉTANT, ANTE. adj. Qui produit des végétations; *endocardite végétante*. — *Plaie végétante*. Celle qui se couvre de végétations. V. Bourgeonnement.

VÉGÉTATIF, IVE. adj. [de *vegetare*, végéter; φυτικὸς, all. *vegetativ*, angl. *vegetative*, it. et esp. *vegetativo*]. Qui a la nature de ce qui végète. — *Appareils et organes végétatifs* ou *de la vie végétative*. Ceux qui concourent aux fonctions de nutrition (digestion et urination, respiration et circulation), et de reproduction (mâle et femelle). Ce terme s'emploie par opposition à *organes et appareils de la vie animale*, qui existent chez les animaux et manquent aux plantes. Beaucoup d'auteurs emploient *organique* au lieu de *végétatif*, mais à tort, car le premier mot, plus général, désigne ce qui appartient à tous les êtres organisés par opposition aux corps bruts. ‖ En anatomie, *éléments*, *tissus*, et *systèmes végétatifs*, tous les éléments, tissus, etc., qui, bien que faisant partie du corps des animaux, ne jouissent, comme les éléments anatomiques des plantes, que des propriétés de *nutrition*, de *développement* et de *reproduction*, mais n'ont aucune des propriétés de la vie animale : contractilité, sensibilité, et pensée. La plupart des éléments anatomiques sont dans ce cas, les fibres musculaires striées, les fibres-cellules, et les tubes nerveux étant, chez les vertébrés, les seuls éléments doués de propriétés de la vie animale. — *Fonctions végétatives*. Celles qui existent chez les végétaux aussi bien que chez les animaux. Dire *fonctions organiques* pour *fonctions végétatives* est un non-sens, car toute fonction animale et végétale est un fait d'ordre organique. — *Propriétés végétatives* ou *de la vie végétative*. Propriétés des corps organisés, ou de leurs parties, qui existent chez les végétaux à l'exclusion de tous les autres (*nutrition*, *sécrétion* et *absorption*, *développement* et *reproduction*), et qui coexistent chez les animaux avec les propriétés dites *animales*. — *Tissu végétatif*. Ensemble des tissus qui ne sont doués que des propriétés de nutrition et de reproduction par opposition à ceux qui sont doués en même temps des propriétés animales. V. Vie.

VÉGÉTATION. s. f. [de *vegetare*, végéter; all. *Vegetation*, *Wachsthum*, *Pflanzenwachsthum*, angl. *vegetation*, it. *vegetazione*, esp. *vegetacion*]. Action de végéter, ensemble des fonctions qui constituent la vie d'une plante. ‖ En pathologie, *végétations*, toutes les productions charnues qui s'élèvent et semblent végéter à la surface des téguments ou d'une plaie, et, en particulier, celles qui apparaissent au niveau des organes génitaux et sont appelées *condylomes*, *crêtes de coq* ou *choux-fleurs*. Elles apparaissent parfois au cours de la blennorragie, des balanites, mais peuvent aussi se montrer en dehors de toute maladie vénérienne; on les rencontre souvent dans la grossesse et dans la leucorrhée simple. Leur contagiosité est peu marquée. Elles sont dues, d'après Schaudin et Hoffmann, à un parasite voisin de celui de la syphilis et qu'ils ont appelé *Spirochæte refringens*. Au point de vue anatomo-pathologique, ce sont des *papillomes* bénins, c'est-à-dire qu'elles sont formées par l'hypertrophie des papilles dermiques due elle-même à l'hypertrophie de l'épiderme. Chez l'homme elles se développent surtout au niveau de la rainure balano-préputiale ou au bord du prépuce, assez souvent au pourtour de l'anus, plus rarement sur la verge; chez les femmes elles se montrent sur les petites lèvres, autour du méat urinaire, quelquefois dans le vagin et au col de l'utérus. Les végétations sont plus ou moins saillantes suivant les cas, donnant l'aspect de crêtes de coq, de choux-fleurs ou parfois restant plates, sessiles; elles sont molles, rouges et suintantes, ou dures, sèches et cornées. Elles doivent être distinguées des syphilides végétantes hypertrophiques; mais celles-ci comprennent toute l'épaisseur du derme tandis que les végétations simples sont épidermiques; elles ne sont pas subdivisées, feuilletées comme les végétations, qui peuvent d'ailleurs se développer à leur surface. Elles ne seront pas confondues non plus avec l'épithéliome cutané qui s'ulcère, envahit le derme et s'accompagne bientôt d'adénopathie. Le traitement consiste en l'excision à la curette ou en la destruction au thermo-cautère ou avec des caustiques chimiques. — *Végétation des plaies*. V. Bourgeonnement. — *Végétations palpébrales*. V. Granulation.

VÉGÉTO-ANIMAL, ALE. adj. — *Matière végéto-animale*. V. Glairine.

VÉGÉTO-MINÉRAL, ALE. adj. [it. *vegeto-minerale*, esp. *vegeto-mineral*]. — *Eau végéto-minérale*. V. Eau blanche.

VÉHICULE. s. m. [*vehiculum*, de *vehere*, porter : tout ce qui sert à conduire; ὄχημα, all. *Vehikel*, angl. *vehicle*, it. *veicolo*, esp. *vehiculo*]. Ce qui sert à transmettre. L'air est le *véhicule* du son; les artères sont les *véhicules* du sang; les sérums sont les *véhicules* des éléments qu'ils tiennent en dissolution. ‖ En pharmacie, *véhicules*, les excipients liquides. ‖ En anatomie, *véhicules*, les liquides qui servent à tenir en suspension, momentanément ou d'une manière permanente (quand ce sont des liquides conservateurs), les éléments anatomiques qu'on doit examiner au microscope. A l'état frais, le liquide de l'humeur vitrée, l'humeur aqueuse, le liquide céphalo-rachidien sont des meilleurs à cet égard (Bischoff, 1841; Robin, 1849). On étend parfois la dénomination de *véhicules* à de véritables réactifs dans lesquels on laisse macérer des organes, et qui, en attaquant certains tissus à l'exclusion des autres, permettent de mieux étudier la disposition de ces derniers : tels sont le mélange de 5 à 20 parties d'acide nitrique ou chlorhydrique, ou d'*eau régale*, à 100 parties d'eau; les solutions d'acide lactique, d'acide oxalique, d'acide tartrique seul ou mêlé d'acide oxalique, etc. Les véhicules ou agents durcissants, par coagulation des éléments, avec ou sans combinaison à la substance de ceux-ci, servent à conserver les tissus et à faciliter leur coupe en tranches minces : telles sont les solutions à 1, 2, 3 ou 4 pour 1 000 d'acides chromique et osmique, des chromates à dose double environ, etc. On emploie aujourd'hui dans ce sens le terme de *fixateur* (Voir ce mot).

VEILLE. s. f. [*vigilia*, ἐγρήγορσις, all. *Wachsein*, angl. *watching*, *wake*, it. *veglia*, esp. *vigilia*]. Etat de l'économie animale dans lequel les impressions venues, soit du dehors, soit du dedans, sont perçues par les sens et contrôlées par la pensée, et où il est possible à l'animal d'agir volontairement. Cet état est surtout relatif à la vie animale (V. Sommeil); tandis que les actes de la vie végétative sont continus chez les animaux comme chez les plantes. Dans certains états accidentels ou morbides, l'intervention volontaire des facultés intellectuelles seule, ou en même temps l'action de quelques autres appareils, peuvent être suspendues pendant la veille; ils reçoivent, selon les circonstances qui les ont produits, les noms d'*ivresse*, de *délire*, de *manie*, de *somnambulisme*, d'*hypnotisme*, etc. Dans d'autres circonstances, accidentelles ou morbides aussi, la suspension porte, comme dans le sommeil, sur les appareils de la vie animale : ils reçoivent alors les noms de *catalepsie*, de *léthargie*, etc., selon les conditions de leur durée, etc.

VEILLOTTE. s. f. V. Colchique.

VEINE. s. f. [*vena*, φλέψ, all. *Vene*, *Ader*, angl. *vein*, it. et esp. *vena*]. Nom commun à tous les conduits membraneux qui ramènent aux oreillettes du cœur le sang qui revient soit des poumons, où il avait été conduit par l'artère pulmonaire, soit des autres parties du corps, où il avait été distribué par l'aorte et ses branches. L'ensemble de ces conduits constitue le *système veineux*, qu'on peut regarder comme formé de deux systèmes secondaires distincts : 1° le *système veineux général*, qui commence dans tous les organes par des ramuscules faisant suite aux capillaires généraux, et qui, par les veines caves et la veine coronaire, ramène à l'oreillette droite du sang noir, désoxygéné ; 2° le *système veineux pulmonaire*, qui commence dans le poumon aux capillaires pulmonaires, et se termine à l'oreillette gauche par les veines pulmonaires, lesquelles rapportent du sang rouge, oxygéné. Ces deux systèmes ne varient, du reste, que par la nature du sang qu'ils charrient ; leur structure est la même [V. Vasculaire (*Système*)]. Il existe un troisième système veineux, qui, contrairement aux précédents, n'a pas d'analogue dans le système artériel : c'est le *système porte abdominal* (V. Porte). L'ensemble du système veineux l'emporte beaucoup par sa capacité sur le système des artères ; car, d'une part, chaque veine est en général plus volumineuse que l'artère à laquelle elle correspond ; et, d'autre part, le nombre des veines est plus considérable que celui des artères : en effet, il existe des veines sous-cutanées, cheminant dans le tissu sus-aponévrotique, indépendamment des veines qui accompagnent les artères au-dessous des aponévroses, et qui sont elles-mêmes au nombre de deux pour une seule artère, sauf à la racine des membres où l'artère est accompagnée d'un seul tronc veineux. Les parois des veines, moins épaisses que celles des artères, sont composées de deux tuniques : la *tunique interne*, plus mince de moitié que celle des artères et formée d'un endothélium polygonal reposant parfois sur une couche striée, assez volumineuse sur la veine rénale ; la *tunique externe* séparée de l'interne par une limitante élastique, simple réseau de fibres élastiques ne formant pas une membrane ; dans les mailles de ce réseau sont disposées les fibres musculaires ; celles-ci sont dans la partie interne de la tunique externe, tandis que dans la partie externe sont des fibres conjonctives. Les fibres musculaires manquent dans certaines veines, comme les sinus de la dure-mère ou les veines des os ; dans d'autres, elles forment une seule couche, circulaire dans les veines du cou, longitudinale dans les veines rénales ; au niveau de l'arcade palmaire elles forment deux couches longitudinales, au niveau de la saphène une couche longitudinale et une couche circulaire entremêlées, au niveau de la veine porte une couche longitudinale externe et une circulaire interne ; la veine fémorale a trois couches musculaires, une longitudinale entre deux circulaires ; enfin les veines caves ont trois couches de fibres musculaires *striées*, une longitudinale entre deux circulaires. — Les veines sont pourvues d'un grand nombre de replis paraboliques, nommés *valvules*, dont le bord est dirigé du côté du cœur, de manière que la colonne de sang qui parcourt les veines pour se rendre à cet organe central refoule les valvules contre les parois du vaisseau, et continue son cours sans empêchement ; mais, si une cause s'oppose à la marche de ce fluide et le repousse en sens contraire, les replis qui se trouvent distendus se relèvent, l'empêchent de rétrograder, et fournissent à la colonne sanguine un point d'appui qui facilite le rétablissement de la circulation. Les valvules sont ordinairement disposées par paires ; elles sont dites *pariétales*, quand elles sont sur le trajet de la veine, *ostéales* quand elles occupent leur embouchure. Dans les veines minces, telles que les intravertébrales, on suit directement des faisceaux nerveux de 15 à 20 tubes, se subdivisant en fascicules de 1, 2 ou 3 tubes dans les couches circulaires et longitudinales mêmes (Ch. Robin). Au point de vue de la structure, les valvules sont un prolongement de la tunique externe de la veine ; elles ont un axe fibro-élastique sur lequel se dispose la couche striée, épaisse surtout sur la face libre de la valvule. Les cellules de l'endothélium ont sur cette face leur grand axe parallèle à la direction du courant sanguin ; sur la face pariétale au contraire, le grand axe est perpendiculaire à cette même direction. V. Circulation *veineuse*. — *Air dans les veines*. V. Aerhémoctonie. — *Veines diploïques*. V. Osseux. — *Veines de Galien*. On connaît plusieurs veines sous ce nom : 1° *veine de Galien cardiaque* : Celle des petites veines coronaires ou cardiaques (*veines innominées de Vieussens*) qui longe le bord droit du cœur ; 2° *veines de Galien cérébrales* ou *veines ventriculaires*. Elles sont au nombre de deux, une pour le ventricule latéral droit du cerveau, l'autre pour le ventricule gauche ; chacune d'elles est formée par la *veine choroïdienne* unie à la *veine du corps strié*. Elles sont sous la toile choroïdienne, sortent du cerveau sous le corps calleux, et se jettent dans le sinus droit. — *Veine de Jacobson*. V. Porte. — *Veine lactée*. V. Chylifère.

VEINEUX, EUSE. adj. [*venosus*, φλεβώδης, all. *venos*, *aderig*, angl. *venous*, it. et esp. *venoso*]. Qui a rapport aux veines : *absorption veineuse*, *bouches veineuses*, *bruit veineux*.

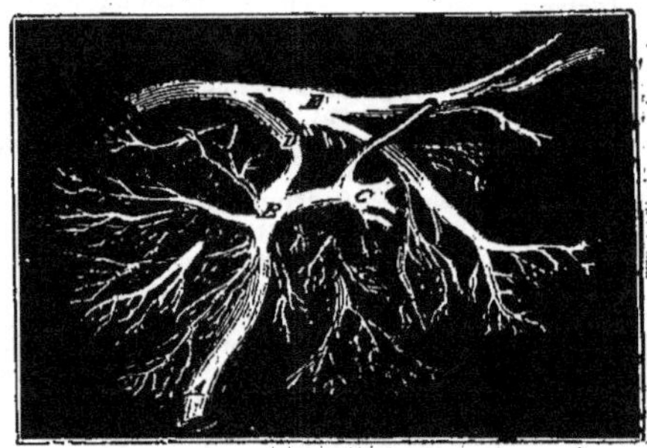

Fig. 836. — Canal *veineux* d'Aranzi.

— *Canal veineux d'Aranzi*. Chez le fœtus une des deux divisions (fig. 836) de la veine ombilicale dans le sillon longitudinal du foie. Ce canal suit la direction primitive de la veine jusqu'à la veine cave inférieure, dans laquelle il s'ouvre au-dessous du diaphragme, et il y verse une partie du sang que la veine ombilicale apporte du placenta, sang qui, par conséquent, ne passe pas par le foie. Il s'oblitère après la naissance, et se change en un cordon fibro-celluleux. V. Foie. — *Canaux veineux*. V. Osseux. — *Système veineux*. V. Veine. || *Pouls veineux*. Mouvement des veines jugulaires internes qu'on a comparé à celui qui, dans les artères, donne lieu normalement au phénomène du *pouls*. Le *pouls veineux vrai* est un phénomène pathologique, qui indique l'existence d'une insuffisance de l'orifice auriculo-ventriculaire droit, et qui résulte de ce que, au moment où ce ventricule droit se contracte, le sang, au lieu de passer en totalité dans l'artère pulmonaire, reflue en partie dans l'oreillette droite et de là dans le système veineux général. On observe alors facilement ce reflux dans la jugulaire interne, surtout quand on a préalablement vidé un segment de la veine par une pression de bas en haut, et qu'on a soin d'empêcher le sang qui vient des parties supérieures du corps d'y pénétrer. La distension de la jugulaire qui constitue le *vrai pouls veineux* dure autant que la systole ventriculaire, contrairement aux oscillations de la même veine qui sont sous la dépendance de la pulsation de la carotide interne ou d'un mouvement respiratoire étendu. Ces oscillations (*faux pouls veineux*), qui existent à l'état physiologique, consistent dans un soulèvement brusque, de peu de durée, isochrone à la présystole et non à la systole du ventricule. V. Pouls.

VEINULE. s. f. V. Vénule.

VÉLAMENTEUX, SE. adj. — *Insertion vélamenteuse du cordon.* Anomalie du cordon ombilical qui, au lieu de s'insérer au centre du placenta, se termine sur les membranes; les vaisseaux ombilicaux gagnent séparément le placenta en cheminant sur les membranes. On donne parfois à cette anomalie le nom de *placenta de Lobstein* ou d'*anomalie de Benckiser.*

VÉLAR. s. m. [*Erysimum officinale*, L., all. *Hederich, Wegsenf*, angl. *hedge-mustard*, it. *erisamo*, esp. *jaramago*]. Plante de la famille des crucifères, dite *herbe aux chantres* parce qu'on lui attribuait la propriété d'éclaircir la voix. Ses feuilles sont employées en infusion dans le catarrhe pulmonaire chronique. V. Sirop *des chantres.*

VELLARINE. s. f. (Lépine) [all. *Vellarin*, angl. *vellarine*, it. et esp. *velarina*]. Liquide huileux, amer, regardé comme le principe actif de l'*Hydrocotyle asiatique.*

VELOUTÉ, ÉE. adj. [all. *sammten, sammetweich*, angl. *velvet.* it. *vellutato, velloso*, esp. *aterciopelado*]. Se dit de la muqueuse intestinale. V. Villeux. — *Tissu velouté.* V. Réticulaire.

VELPEAU (chirurgien français, 1795-1867). — *Hernie de Velpeau.* Hernie crurale située au-devant des vaisseaux.

VELVÉTIQUE. adj. [du mot anglais *velvet*, velours]. — *Altération velvétique des cartilages articulaires* (Redfern, 1819, Broca, 1850). Altération des cartilages caractérisée par la chute de la couche superficielle, et la disparition des cellules cartilagineuses, tandis que les travées de substance hyaline qui séparent les piles de cellules persistent; ces travées restent appendues à la surface de l'os et lui donnent un aspect velouté. Cette altération s'observe principalement dans le rhumatisme articulaire chronique et dans les tumeurs blanches.

VÉNAL, ALE. adj. Est écrit pour *veineux* par presque tous les anatomistes du xviie et du xviiie siècle.

VÉNÉNEUX, EUSE. adj. [*venenosus*, all. *giftig*, angl. *venomous*, it. *velenoso*, esp. *venenoso*]. Qui agit comme poison sur l'économie animale. — *Animaux vénéneux.* Ceux qui, ingérés comme aliments, agissent sur l'économie à la manière des poisons; il ne faut pas les confondre avec les *animaux venimeux* (V. Venin). Il n'y a d'animaux vénéneux dans nos pays que les *moules*, et encore elles n'offrent ce caractère que très rarement (V. Moule). On a vu des crustacés et des poissons altérés après leur cuisson déterminer des accidents analogues à ceux que causent parfois les moules.

VÉNÉNIFÈRE. adj. [all. *giftführend*, angl. *veneniferous*, it. *velenifero*, esp. *venenifero*]. Qui porte le venin.

VÉNÉNIFIQUE. adj. [de *venenum*, venin, et *facere*, faire; all. *giftbereitend*, angl. *venenific*, it. *velenifico*, esp. *venenifico*]. Qui fait le venin. — *Glande vénénifique.* V. Venin.

VÉNÉNIPARE. adj. [de *venenum*, venin, et *parere*, produire]. Qui fait le venin.

VÉNÉNOSITÉ. s. f. S'est dit pour *toxicité.*

VÉNÉRÉOLOGIE. s. f. [de *Venus, veneris*, et λόγος, discours]. Mot mal formé. Voir : Cypridologie.

VÉNÉRIEN, IENNE. adj. [*venereus*, de *Vénus*, déesse de la volupté; all. *venerisch*, angl. *venereal*, it. et esp. *venereo*]. Se dit de tout ce qui a rapport aux plaisirs de l'amour : *excès vénériens, désirs vénériens, appétit vénérien, instinct vénérien.* — *Acte vénérien.* V. Coït. — *Mal vénérien.* C'est seulement en 1527 que l'épithète de *vénériens* fut appliquée par Jacques de Béthencourt aux maux dont les parties génitales peuvent être atteintes. Jusque-là on ne les attribuait pas aux relations sexuelles, ou du moins à elles seules; car, bien que l'on commençât à admettre, chez certaines femmes, un état d'impureté apte à les produire par la contagion, on les considérait, avec les anciens, comme des crises salutaires provoquées par les forces médicatrices de la nature. Parmi les maladies vénériennes on range la syphilis, la blennorragie, le chancre mou ou chancrelle, les végétations. Mais il s'en faut que ces maladies soient toujours d'origine vénérienne : la syphilis en particulier peut être contractée de bien d'autres manières que par un acte vénérien; la vulvite blennorragique des petites filles peut se développer en dehors de tout contact vénérien; les végétations peuvent être liées à la grossesse et apparaître sans contagion reconnue; il n'y a guère que le chancre mou qui soit constamment transmis par le coït. Par contre, d'autres maladies qui ne sont pas à proprement parler vénériennes apparaissent souvent après l'accomplissement de l'acte sexuel avec un individu contaminé; telles sont en particulier la phtiriase du pubis et la gale.

VENIMEUX, EUSE. adj. [*venenatus*, all. *giftig*, angl. *venomous*, it. *velenoso, tossicoso*, esp. *venenoso*]. Se dit des animaux qui ont du venin.

VENIN. s. m. [*venenum, toxicum*, φάρμακον, τοξικὸν, all. *Gift*, angl. *venom, poison*, it. *veleno*, esp. *veneno*]. Liquide toxique que sécrètent certaines glandes, dites *vénénifiques* ou *vénénipares*, chez quelques animaux, tels que la vipère, le scorpion, etc., qui le conservent dans un réservoir particulier, pour s'en servir comme de moyen d'attaque ou de défense. Tous les venins connus sont des humeurs transparentes ou lactescentes, à réaction acide plus ou moins faible, mais nette. Ils doivent leurs propriétés à différents corps; on a extrait du venin de cobra un corps cristallisable en aiguilles microscopiques, soluble dans l'eau, à réaction acide, appelé *acide cobrique*, qui a l'action énergique de ce venin; et du venin de la vipère une substance organique appelée *échidnine* (V. ce mot). Aujourd'hui, on attribue le pouvoir toxique des venins à des substances protéiques; on en décrit deux différentes : l'une, appartenant à la classe des toxalbumines, est appelée *vénoglobuline*, et agit sur les tissus au point d'inoculation; l'autre est une toxopeptone appelée *vénopeptone* qui agit sur le système nerveux et produit des troubles vaso-moteurs et trophiques. Enfin on a encore reconnu la présence d'une *hémorragine* (Flexner) et d'un ferment protéolytique. Ainsi, au point de vue de la constitution chimique, les venins ont une certaine analogie avec les toxines microbiennes; c'est aussi à la façon des toxines qu'ils agissent sur l'économie; pourtant il est à remarquer que leur action est presque immédiate, et l'apparition des symptômes suit de très près l'insertion du poison; pour les toxines microbiennes, au contraire, il s'écoule presque toujours un certain temps dit période d'incubation entre ces deux moments. Le venin des abeilles a une composition différente de celle du venin des serpents; il renferme en effet de l'acide formique et un hydrocarbure de formule $C^{11}H^{24}$, l'undécane. Les symptômes produits par les venins sont les uns locaux : tache violacée, livide; œdème au niveau de la piqûre; les autres généraux. Ces derniers consistent en phénomènes bulbaires : dyspnée, arythmie, vomissements, syncope ; cérébraux : délire, somnolence ; médullaires : crampes, soubresauts des tendons ; viscéraux : hématurie, anurie, ictère, diarrhée. Les venins perdent leur action s'ils sont introduits dans le tube digestif ; aussi est-ce une pratique heureuse et sans danger que celle qui consiste à sucer la plaie de la personne qui vient d'être piquée. Les venins sont produits par différentes espèces animales, en particulier par les ophidiens. Mais les serpents ne sont pas les seuls animaux qui produisent des venins ; il faut citer encore le scorpion, le crapaud, le triton, les salamandres ; parmi les poissons, les vives ; parmi les insectes, les cousins, les punaises, les puces, les fourmis et les abeilles qui sont les seuls dangereux de ce groupe.

VÉNOGLOBULINE. s. f. V. Venin.

VÉNOPEPTONE. s. f. V. Venin.

VÉNOSITÉ. s. f. [all. *Venosität*, *Venenüberfüllung*, angl. *venosity*, it. *venosità*, esp. *venosidad*]. Surabondance du sang dans les veines. ‖ Pléthore veineuse. — Mode de distribution des veines dans un organe.

VENT. s. m. [*ventus*, ἄνεμος, all. et angl. *Wind*, it. *vento* esp. *viento*]. En physique, nom donné aux *courants d'air* plus ou moins rapides occasionnés par les changements qui surviennent dans la pesanteur spécifique et l'élasticité du fluide atmosphérique, sous l'influence de causes qui en déplacent une portion en agissant inégalement sur quelques points de l'atmosphère. On explique la marche des vents, en admettant soit une dilatation dans le point de l'atmosphère d'où part le courant, soit une condensation dans le lieu vers lequel il se dirige. La vitesse du vent est très variable. Les marins appellent *vent frais*, celui qui parcourt environ 10 mètres par seconde ; *grand frais*, le vent de 14 mètres ; et *très grand frais*, celui de 20 mètres. Quand la vitesse atteint 25 ou 30 mètres, on a une *tempête*. Si elle s'élève de 35 à 45 mètres, il en résulte un *ouragan*. Dans ce cas, le vent fait à peu près 30 lieues à l'heure. La direction et la vitesse des vents dans une station a une grande importance en climatologie. ‖ *Vent du boulet*. Action des projectiles de gros calibre, passant à proximité d'un individu ; on lui attribue souvent des contusions, que quelques-uns expliquent par l'action de l'air condensé ou par la raréfaction de l'air ambiant au moment du passage du projectile. Cette raréfaction, comme par l'effet aspirant d'une pompe, attirerait vers la périphérie les liquides du corps. Or Pelikan a démontré que ce qu'on appelle le *vent du boulet* possède une force très faible, et que l'existence des lésions produites par lui est inadmissible. Par conséquent, lorsqu'un projectile atteint le but, sans ricocher ni enlever quelques objets sur son trajet, les hommes placés à une très petite distance de son passage ne peuvent pas recevoir une contusion, sauf le cas où il y a eu contact plus ou moins rapide et superficiel du boulet avec l'intermédiaire des vêtements. V. Projectile.

VENTEUX, EUSE. adj. [all. *blähend*, angl. *flatulent*, it. et esp. *ventoso*]. Qui produit des vents, des flatuosités : *aliments venteux* ; ou bien est produit par les vents : *colique venteuse*, *maladies venteuses*. V. Pneumatose.

VENTILATEUR. s. m. [de *ventilare*, faire du vent ; all. et angl. *Ventilator*, it. *ventilatore*, esp. *ventilador*]. Ce qui sert à donner du vent. — Nom donné à diverses machines et procédés employés pour renouveler l'air dans les endroits où un long séjour pourrait lui faire acquérir des qualités nuisibles : par exemple, dans les lieux où sont réunis un grand nombre d'individus. Les cheminées font souvent l'office de ventilateurs, en entraînant l'air des appartements, et attirant par les ouvertures des croisées et des portes l'air extérieur.

VENTILATION. s. f. [de *ventus*, vent ; all. *Lufterneuerung*, angl. *ventilation*, it. *ventilazione*, esp. *ventilacion*]. Opération qui a pour objet d'entretenir la pureté de l'air dans une enceinte close, et de remédier aux dangers de l'air confiné, par introduction d'air pur et expulsion incessante de l'air vicié. Elle est dite *intermittente* quand le local à ventiler est mis en large communication avec l'extérieur de manière à y faire régner de grands courants d'air dans les moments où il n'est pas habité. Elle se fait par l'ouverture des fenêtres et est parfaite si celles ci sont disposées sur des parois opposées ; de cette façon le renouvellement de l'air est rapide et le refroidissement de la pièce peu intense, les parois gardant leur chaleur. La ventilation est *permanente* quand l'air est renouvelé au fur et à mesure de sa viciation. Ce procédé doit toujours être combiné avec le précédent ; il est indispensable dans les locaux qui doivent être habités plusieurs heures consécutives par un groupe d'individus : ateliers, salles d'hôpitaux, lieux de réunion, etc. La quantité d'air nécessaire à la ventilation n'est pas en rapport, dans certaines limites tout au moins, avec les dimensions du local à ventiler. L'air vicié par la respiration humaine étant à une température voisine de 37° tend à s'élever vers la partie supérieure de la pièce ; l'air neuf devra donc arriver par en bas, de façon à profiter de ce mouvement naturel ascensionnel : il arrive ainsi aux personnes groupées dans la pièce avant aucun mélange avec l'air vicié qui doit être évacué par en haut. Certains hygiénistes, et entre autres Morin, ont préconisé autrefois un mode inverse de ventilation, appelé ventilation *renversée* : l'air frais arrivant par en haut, l'air vicié sortirait par des orifices situés au niveau des individus de façon à évacuer l'air dès le moment où il est souillé. Mais ce procédé est mauvais, car l'air vicié des parties supérieures est ramené vers les personnes, qui, comme le fait remarquer Arnould, se trouvent finalement placées dans la couche la plus altérée. La ventilation permanente est *naturelle* ou *artificielle*. Dans la première, la circulation de l'air a pour cause essentielle, comme dans la ventilation intermittente du reste, la différence de densité qui existe presque toujours naturellement, en raison de leur inégalité de température, entre l'air frais du dehors et celui du dedans, d'ordinaire relativement plus chaud ; le vent vient quelquefois joindre ses effets à ceux qui résultent de cette circonstance. L'utilisation voulue de toute autre force, soit pour introduire, soit pour évacuer l'air (foyers de chauffage, propulseurs ou aspirateurs mécaniques), caractérise la ventilation artificielle. La ventilation naturelle peut d'ailleurs, sans cesser de mériter cette dénomination, se trouver plus ou moins favorisée par le fonctionnement de quelque appareil de chauffage, à condition que celui-ci n'ait point été spécialement aménagé dans ce but : sinon on rentrerait alors dans le cas de la ventilation artificielle. Si l'on pratique une série d'ouvertures près du plancher et une autre près du plafond, la zone neutre se trouvant entre ces deux groupes, le premier fera entrer l'air frais du dehors, le second évacuera l'air chaud et vicié du dedans. Ainsi sera réalisée, sans aucun appareil spécial, par le seul jeu d'une force naturelle, la ventilation ascendante qui est le mode le plus rationnel du renouvellement continu de l'air des locaux habités. Le courant fourni par un orifice est d'autant plus actif que cet orifice est plus éloigné de la zone neutre ; en effet, la différence de poids (ou pression) va en croissant, d'une façon continue et positive au-dessus de la zone neutre, continue et négative au-dessous. Toutes choses égales d'ailleurs, la ventilation naturelle d'un local est à peu près proportionnelle à la différence de température entre le dedans et le dehors qui est justement sa cause productrice. Cette différence étant très sujette à variations, il sera nécessaire de pouvoir faire varier la section des orifices de ventilation pour maintenir toujours cette dernière au taux voulu. Dans la pratique, étant donné pour un local le cube d'air à faire entrer, et par suite à évacuer, en un temps donné, on commence par calculer la section des *orifices extérieurs de sortie* de l'air vicié de telle sorte qu'avec un écart minimum de 10° entre la température du dedans et celle du dehors le volume d'air en question soit débité avec une vitesse de 2 mètres par seconde (Arnould). Il faut en toutes circonstances s'efforcer d'éviter les refoulements qui troublent profondément la circulation ascendante de l'air qu'il s'agit de maintenir dans les pièces. On comprend combien ces refoulements surviennent aisément : avec une pièce haute de 4 mètres et surmontée de cheminées d'aération de même hauteur, la force qui s'exerce au passage des orifices de sortie de l'air n'est que de 4 dixièmes de millimètre de hauteur d'eau, alors que l'action d'un vent très ordinaire de 6 mètres à la seconde, par exemple, équivaut à une pression de 5 millimètres d'eau, c'est-à-dire décuple de la précédente. On dispose, pour atténuer les effets de ces phénomènes, du ventilateur du Ct Renard (dit aussi de Retterer et Bellot), qui consiste en une boîte métallique que l'on fixe dans les salles aux bouches d'évacuation de l'air (fig. 837). On surmonte d'autre part les orifices des cheminées d'aération d'appareils désignés sous le nom général de *capes à vent*, disposés de telle sorte que le vent, quelle que soit sa direction, fasse appel sur l'orifice de la cheminée et serve ainsi à la ventilation au lieu de l'empêcher. La ventilation naturelle peut encore être obtenue au moyen d'impostes mobiles, de vitres perforées placées dans le haut des croisées, de vitres parallèles à ouvertures contrariées de Castaing, etc. La ventilation permanente artificielle comporte la mise en œuvre de moyens spéciaux propres à déterminer le mouvement de l'air soit par appel, soit par propulsion. L'appel peut s'exercer soit sur l'air qu'il s'agit d'introduire, soit plus rationnellement sur celui qu'il faut évacuer ; la pulsion ne peut servir qu'à faire entrer de l'air dans un local. On combine d'ordinaire l'appel et la propulsion quand on pense devoir recourir à cette dernière ; cette association est même préférable à l'appel seul s'exerçant sur l'atmosphère des locaux et y engendrant une dépression qui occasionne des courants d'air entrant par toutes les ouvertures ou joints. L'essentiel est de ne pas aboutir à la ventilation renversée, mais au contraire, comme avec la ventilation naturelle, d'assurer un mouvement ascendant de l'air dans toute l'étendue des locaux habités (Arnould). Cette ventilation artificielle est volontiers *centrale*, et par suite comporte de longs conduits, soit pour l'amenée, soit pour la sortie de l'air. L'inconvénient de ce système est de faire cheminer l'air neuf dans des conduits souvent souterrains, obscurs, que l'on ne peut nettoyer efficacement et où s'accumulent des poussières. La ventilation artificielle *locale* comporte l'appel d'air extérieur au moyen de foyers installés dans les diverses pièces à ventiler ; si l'appareil employé sert en même temps à chauffer ces pièces, l'air entrant est porté au contact des parois du foyer à une haute température ; il se répand d'abord en haut de la pièce, redescend à mesure qu'il se refroidit le long des murs et surtout des fenêtres, pour s'évacuer enfin à travers le foyer même de combustion. On a ainsi les inconvénients de la circulation renversée, et la viciation possible de l'air par les produits du foyer de combustion. Aussi, pour mettre l'air en mouvement dans les cheminées collectrices de gaines d'évacuation on tend actuellement à avoir recours à des moteurs mécaniques produisant la pulsion ou l'aspiration. Tels sont les ventilateurs hélicoïdaux mus par l'électricité et dont certains modèles peuvent être actionnés par une dérivation du courant qui alimente l'éclairage électrique. Dans tous les pays industriels, les gouvernements ont édicté des dispositions pour empêcher les ouvriers de travailler dans un air confiné. En France, l'article 5 du décret du 29 novembre 1904 établit ce qui suit : « Les locaux fermés affectés au travail ne seront jamais encombrés. Le cube d'air par personne employée ne pourra être inférieur à 7 mètres cubes. Le cube d'air sera de 10 mètres au moins par personne employée dans les laboratoires, cuisines, chais ; il en sera de même dans les magasins, boutiques et bureaux ouverts au public. Un avis affiché dans chaque local de travail indiquera sa capacité en mètres cubes. Les locaux fermés affectés au travail seront largement aérés. » L'article 6 ajoute : « L'air des ateliers sera renouvelé de façon à rester dans l'état de pureté nécessaire à la santé des ouvriers. »

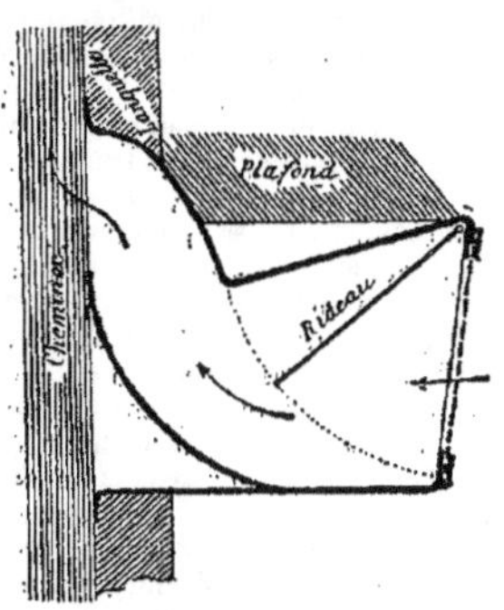

Fig. 837. — *Ventilateur* du Ct Renard.

VENTOUSE. s. f. [*cucurbitula*, σικύα, all. *Schropfkopf*, angl. *cupping-glass*, it. *ventosa*, *copetta*, esp. *ventosa*]. Sorte de cloche de verre qu'on applique sur une partie des téguments, après avoir fait le vide dans son intérieur, afin d'attirer le sang à la périphérie du corps pour produire une dérivation thérapeutique, ou afin de favoriser l'évacuation d'une humeur morbide. Pour appliquer une ventouse, on y allume un peu de papier ou d'ouate, ou on passe rapidement à l'intérieur la flamme d'une lampe à alcool (fig. 838); l'air est raréfié par la combustion ; il se forme un vide dans le vase, et son ouverture étant aussitôt mise en contact avec la peau, la portion de téguments ainsi soustraite à la pression de l'air atmosphérique rougit et se gonfle par l'afflux des humeurs. Si la ventouse a été appliquée sur l'orifice d'un foyer purulent, ou sur une ouverture quelconque, telle que des piqûres faites par des sangsues, etc.; elle fait l'office d'une pompe aspirante. Lorsqu'on veut enlever la ventouse, il faut déprimer la peau avec le doigt sur un point de la circonférence du vase, pour donner

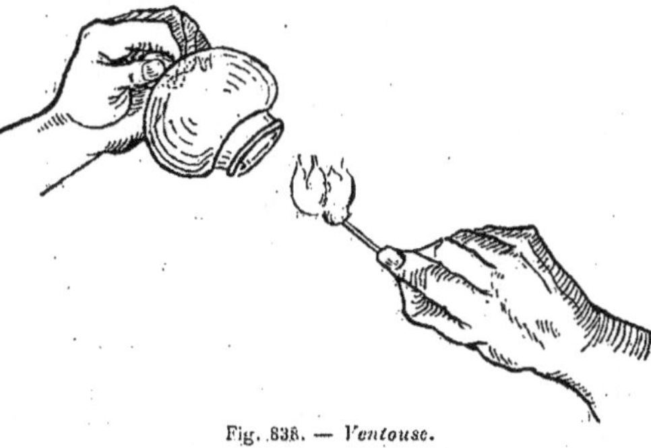
Fig. 838. — *Ventouse.*

accès à l'air. On applique souvent des ventouses sur des parties scarifiées (V. SCARIFICATEUR), pour déterminer une saignée plus abondante : dans ce dernier cas, la ventouse a reçu le nom impropre de *ventouse scarifiée*, comme elle a reçu celui de *ventouse sèche*, lorsqu'on l'applique sur une partie de la peau où il n'existe aucune solution de continuité. — *Ventouses de Junod.* Bottes de laiton dans lesquelles on place les jambes du malade. Un manchon de caoutchouc permet de les fermer hermétiquement autour de la cuisse. On raréfie ensuite l'air à l'aide d'une pompe aspirante, ce qui amène un afflux sanguin dans les membres inférieurs et opère une dérivation par rapport au tronc et à la tête.

VENTRAL, ALE. adj. [*ventralis*, angl. *ventral*, it. *ventrale*, esp. *ventral*]. Qui appartient au ventre : *décubitus ventral*.

VENTRE. s. m. [*ventre*, *alvus*, *κοιλία*, all. *Bauch*, angl. *belly*, it. *ventre*, esp. *vientre*]. Synonyme d'*abdomen*. — *Flux de ventre*. La diarrhée. — *Gros ventre*. V. TYMPANITE. — *Ventre en bateau*. Déformation du ventre qui, au lieu de bomber légèrement en avant, est déprimé, si bien que l'ombilic occupe un plan inférieur, tandis que l'épine iliaque et les rebords costaux de chaque côté font saillie. Cette rétraction du ventre peut être le résultat d'un amaigrissement considérable ; elle n'est jamais aussi marquée que dans la méningite tuberculeuse, où elle acquiert une certaine valeur sémiologique. — *Ventre en besace*. Déformation du ventre à la fin de la grossesse chez les femmes dont la paroi abdominale est relâchée par des grossesses antérieures : l'utérus bascule en avant et le ventre tend à venir se mettre en contact avec les cuisses. ‖ En physiologie, *ventre musculaire* ou *des muscles*. La partie rouge de chaque muscle, qui est renflée comparativement à ses tendons. ‖ Le renflement de telle ou telle portion de cette partie rouge pendant la contraction.

VENTRICULAIRE. adj. [angl. *ventricular*, it. *ventricolare*, esp. *ventricular*]. Qui se rapporte aux ventricules : *capacité ventriculaire*, *hydropisie ventriculaire*, *systole ventriculaire*. — *Adhérences ventriculaires* ou *péricardiques*. V. SYMPHYSE *cardiaque*. — *Liquide ventriculaire*. V. CÉPHALO-RACHIDIEN.

VENTRICULE. s. m. [*ventriculus*, de *venter*, ventre : petit ventre ; γαστήρ, all. *Magen*, angl. *ventricle*, it. *ventricolo*, esp. *ventriculo*]. Nom donné quelquefois à l'estomac. — *Ventricule aortique*. Le ventricule gauche du cœur. — *Ventricule d'Aranzius*. Petite fossette située à la pointe du *calamus scriptorius*, et continue avec le canal central de la moelle épinière. — *Ventricules du cerveau* [all. *Gehirnhöhlen*, angl. *ventricles of the brain*, it. *ventricolo del cervello*, esp. *ventriculos del cerebro*]. Nom donné à quatre cavités de l'intérieur de l'encéphale. Tous sont tapissés par l'épendyme. On les distingue en *ventricule moyen*, *ventricules latéraux*, et *quatrième ventricule*. 1° Le *ventricule moyen* est une cavité allongée d'avant en arrière, située entre les deux hémisphères cérébraux, et ayant la forme d'un entonnoir aplati. La partie supérieure et élargie, ou base, est formée par la toile choroïdienne et la voûte à trois piliers ; son sommet répond à la tige pituitaire ; son bord postérieur et supérieur, oblique en bas et en avant, répond successivement à la glande pinéale, à la commissure blanche postérieure, à l'ouverture antérieure de l'aqueduc de Sylvius par laquelle ce ventricule communique avec le quatrième, aux tubercules mamillaires et au tuber cinereum ; le bord antérieur, formé de trois lignes inclinées en bas et en avant, est constitué supérieurement par les piliers antérieurs de la voûte et la commissure blanche antérieure, au milieu par la racine grise des nerfs optiques, en bas par le chiasma de ces nerfs ; enfin les parois latérales sont formées supérieurement par les couches optiques, inférieurement par une masse de substance grise (*substance grise intraventriculaire*, Cruveilhier). Ces parois latérales sont reliées l'une à l'autre par une lame grise (*commissure grise* ou *molle*), horizontale, quadrilatère, située dans la cavité du ventricule, un peu plus près du bord antérieur que du postérieur. Le ventricule moyen est relié aux ventricules latéraux par des orifices appelés *trous de Monro*. — 2° Les *ventricules latéraux*, très étendus en longueur, commencent dans le lobe frontal, à peu près à 40 millimètres de l'extrémité antérieure du cerveau, et se portent d'abord en arrière et en dedans, en se rapprochant l'un de l'autre ; puis au milieu du cerveau, ils s'écartent de nouveau et se dirigent en dehors et en bas, jusqu'au niveau des corps frangés. Là ils forment un coude, reviennent sur eux-mêmes, se portent en dehors, en avant et en bas, et vont se terminer près de la scissure de Sylvius. En résumé, ils prennent naissance au-devant de l'espace perforé inter-pédonculaire et se terminent en arrière de cet espace, en décrivant une courbe qui embrasse dans sa concavité les pédoncules cérébraux et les corps opto-striés. Leur partie antérieure ou frontale est limitée en haut et en dehors par le corps calleux, en bas par le corps strié et la couche optique, en dedans par la voûte à trois piliers ; la partie inférieure ou sphénoïdale, ou réfléchie, répond supérieurement au *tapetum* du corps calleux, inférieurement à la corne d'Ammon ou pied d'hippocampe, en dehors à la réunion des parois supérieure et inférieure, en dedans à la face inférieure de la couche optique et au pédoncule cérébral. Au niveau de la couche optique, on voit naître du ventricule latéral un prolongement qui se porte en arrière et en dedans : c'est le prolongement postérieur ou occipital, dit aussi *cavité digitale* ou *ancyroïde* ; sur la paroi inférieure de cette cavité est une saillie blanche, convexe, *ergot de Morand*, qui, comme la corne d'Ammon, est une circonvolution dont la substance grise est devenue intérieure. — 3° Le *quatrième ventricule*, *ventricule cérébelleux*, *ventricule du cervelet*, intermédiaire au cervelet, à la moelle allongée et à la protubérance annulaire, est une cavité de forme rhomboïdale (*sinus rhomboïdal*), formée par l'élargissement du canal de l'épendyme qui résulte de la séparation des deux cordons postérieurs de la moelle, au niveau du bec du *calamus scriptorius*, et étendue de ce point jusqu'à l'orifice postérieur de l'aqueduc de Sylvius, qui fait communiquer le quatrième ventricule avec le ventricule moyen (fig. 839). Sa paroi inférieure, ou *plancher*, formée par la face supérieure d'une portion du bulbe rachidien en arrière, présente sur la ligne médiane un sillon, *tige du calamus*, terminé inférieurement par le ventricule d'Aranzius, et latéralement des stries blanches, *barbes du calamus*, considérées comme des racines du nerf auditif. Son angle inférieur répond au bec du calamus, et au point d'union des deux corps restiformes ; son angle supérieur, à l'ouverture postérieure de l'aqueduc et au point d'union des deux pédoncules cérébelleux supérieurs. Ses deux angles latéraux répondent au point où les trois pédoncules cérébelleux de chaque côté se séparent. Sa paroi supérieure, ou *voûte*, est formée par la valvule de Vieussens et par une portion de la face inférieure du cervelet. Sur le plancher du quatrième ventricule sont disséminés les noyaux d'origine des nerfs craniens. C'est ainsi qu'on trouve supérieurement, très près de la ligne médiane, le noyau d'origine de la racine motrice du trijumeau (*locus cœruleus*) ; plus bas le noyau commun aux nerfs facial et oculo-moteur externe (*eminentia teres*) ; plus bas encore, au niveau du bec du calamus, trois saillies allongées que leur couleur et leur position ont fait appeler *aile blanche externe*, *aile grise*, *aile blanche interne* ; de la première, qui se continue avec la base de la corne postérieure de la moelle épinière, naissent une partie des fibres de l'auditif, et les fibres sensitives des nerfs glosso-pharynglion, pneumogastrique et spinal ; de la seconde, qui continue la tête de la corne antérieure, naissent les fibres motrices de ces trois derniers nerfs ; de la dernière, qui continue la corne antérieure, partent les fibres du nerf grand hypoglosse. On trouve encore : les noyaux des nerfs pathétiques et oculo-moteur commun, en haut, près de l'orifice de l'aqueduc ; un noyau propre au facial et un second noyau pour le grand hypoglosse, un peu plus bas ; le noyau des fibres sensitives du trijumeau, plus en dehors. Le rôle rempli par les nerfs qui naissent ainsi dans les parois du quatrième

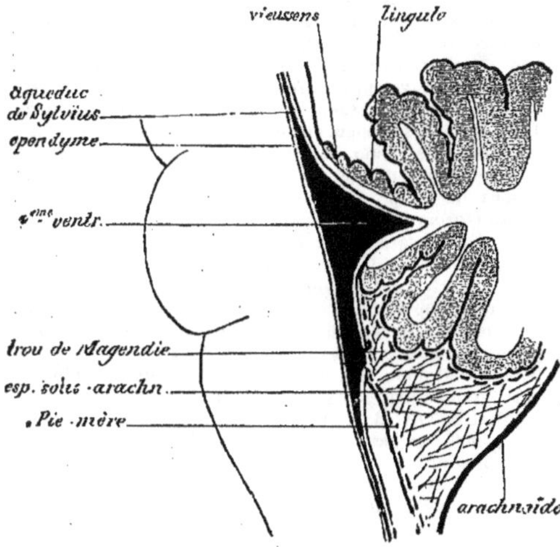

Fig. 839. — Coupe verticale antéro-postérieure du 4e *ventricule*.

ventricule donne au bulbe rachidien, auquel cette cavité répond, un grand intérêt physiologique et pathologique. V. Moelle *allongée*. — *Cinquième ventricule* ou *ventricule de la cloison*. V. Transparent. — *Ventricules du cœur* [all. *Herzkammern*, angl. *ventricles of the heart*, it. *ventricoli del cuore*, esp. *ventriculos del corazon*]. Nom donné aux deux cavités inférieures du cœur, celles qui sont le plus voisines de la pointe de cet organe, et qui sont situées au-dessous des oreillettes, avec lesquelles elles communiquent par les orifices auriculo-ventriculaires. Le ventricule droit a une forme triangulaire ; ses faces antérieure et postérieure sont concaves, tandis que sa face interne, formée par la cloison interventriculaire, est convexe : sa cavité renferme des colonnes charnues nombreuses ; elle communique avec l'oreillette droite et avec l'artère pulmonaire. Le ventricule gauche a des parois beaucoup plus épaisses, plus puissantes que le précéden, en raison de la pression plus forte qu'il a à vaincre pour lancer le sang dans l'aorte, qui s'ouvre dans sa cavité : celle-ci communique avec l'oreillette gauche ; elle a la forme d'un ovoïde aplati de dehors en dedans ; ses faces sont concaves. V. Cœur, Capacité, Diastole et Systole. — *Ventricules du larynx*. V. Glotte et Larynx.

VENTRIER. s. m. et adj. Faisceau fibreux, aplati, d'un jaune rougeâtre, qui s'insère sur le pilier interne de l'anneau inguinal externe, descend entre le cordon et le ligament suspenseur de la verge, puis derrière le dartos et le cordon testiculaire pour se terminer sur le *fascia lata*, à la partie interne et supérieure de la cuisse, un peu plus bas que la branche ascendante du pubis. Quelquefois très développé, il est dans certains cas à peine distinct du *fascia superficialis*. Ce n'est point un muscle, mais un faisceau de grosses et larges fibres élastiques, jaunes, avec du tissu conjonctif très vasculaire.

VENTRILOQUE. adj. et s. [*ventriloquus*, de *venter*, ventre, et *loqui*, parler, mot à mot, qui parle du ventre ; ἐγγαστρίμυθος, *engastrimythe*, all. *Bauchredner*, angl. *ventriloquist*, it. *ventriloquo*. esp. *ventrilocuo*]. Individu qui a l'art de modifier sa voix, de l'étouffer à sa sortie du larynx, pendant une expiration lente, graduée et ménagée de manière que cette voix semble venir d'une distance plus ou moins éloignée : on la croyait autrefois produite dans le ventre.

VENTROFIXATION. s. f. Fixation de l'utérus à la paroi abdominale. V. Hystéropexie *abdominale*.

VENTROSCOPIE. s. f. [de *venter*, ventre, et σκοπεῖν, examiner]. Examen de l'intérieur de la cavité abdominale au cours d'une laparatomie ; le malade étant dans la position de Trendelenburg, on introduit une petite lampe à incandescence dans l'ouverture et on peut inspecter les divers organes de l'abdomen.

VENTROSITÉ. s. f. Synonyme d'*hyposarque*.

VENTRU, UE. adj. [*ventriosus*, all. *dickbäuchig*, angl. *ventricos*, it. *panciutu*, esp. *ventrudo*]. Qui a le ventre gros. — Se dit aussi d'un corps plus volumineux à sa partie moyenne qu'à ses deux extrémités.

VENTS. s. m. pl. [*flatus*, φῦσα, all. *Winde Blähungen*, angl. *winds*, it. *vento*, esp. *viento*]. Gaz accumulés dans certains organes. V. Pneumatose.

VÉNULE. s. f. [*venula*, φλέβιον, all. *Aederchen*, angl. *venula*, *small vein*, it. *venuzza*, esp. *venula*]. Petite veine. V. Capillaire.

VER. s. m. [*vermis*, ἕλμινς, σκώληξ, all. *Wurm*, angl. *worm*, it. *verme*, esp. *gusano lombriz*]. Nom donné communément à tout animal qui offre une conformation analogue à celle du *ver de terre* ou *lombric terrestre*. Mais les êtres qui peuvent offrir cette forme sont très différents les uns des autres par leur nature. Les uns sont des larves d'insectes, d'autres sont des crustacés parasites (*lernéens*, *linguatules*), les autres enfin forment le sous-embranchement des *vers*. — *Ver cylindriforme*. V. Scolex. — *Ver cystique*. V. Cestoïde et Tæniadés. — *Ver des dents*. Ce que le vulgaire croit être des vers retirés des dents cariées n'est que des fragments de plantes, particulièrement des embryons, ceux de solanées surtout, qui se courbent au contact de l'eau, ce qui les fait choisir par ceux qui cherchent à tromper le vulgaire à cet égard. — *Ver du Fezzan* [angl. *brine-worm*]. L'*Artemia salina*, petit crustacé branchiopode, rouge, des marais salants. — Suivant Vallot, nom des sauterelles conservées dans la saumure comme aliment. — *Ver du fromage*. Larve de la *Piophila casei*, Fallen, et de deux ou trois espèces voisines qui sont des diptères muscidés, noirs, longs de 4 à 6 millimètres. La femelle pond ses œufs dans le fromage que la larve quitte, lorsqu'elle a tout son développement, pour gagner la terre où elle passe à l'état de chrysalide. — *Ver de Guinée*, *ver de Médine*. V. Filaire. *Ver jaune*. V. Scolex. — *Ver lombric*. V. Ascaride. — *Ver macaque*, *ver maringouin*. V. Cutérèbre. — *Ver solitaire*. V. Tænia. — *Ver vésiculaire*. V. Tæniadés.

VÉRATRALBINE. s. f. Alcaloïde qui, d'après Mitschell, existerait, avec la vératrine, dans le *Veratrum album*.

VÉRATRATE. s. m. Nom générique des sels formés par l'acide vératrique. — *Vératrate d'éthyle* [*éther vératrique*] ($C^{18}H^9O^7$. C^4H^5O). Produit de l'action du gaz chlorhydrique sur une solution alcoolique d'acide vératrique. Cristallisable, fusible à 42°, inodore, de goût amer, aromatique, brûlant, à peine soluble dans l'eau, soluble dans l'alcool.

VÉRATRINE s. f. [all. *Veratrin*, angl. *veratrine*, it. et esp. *Veratrina*] ($C^{64}H^{52}Az^2O^{16}$, en atomes $C^{32}H^{52}Az^2O^8$).

Alcaloïde trouvé par Meissner dans les graines de la cévadille et par Pelletier et Caventou dans la racine d'ellébore blanc. La vératrine est une poudre blanche, cristalline, fusible à 115°, inodore, extrêmement âcre ; la moindre quantité provoque l'éternuement. Elle est soluble dans l'alcool et l'éther, insoluble dans l'eau. En se combinant avec les acides, elle fournit des sels dont les uns sont cristallisables, les autres d'un aspect gommeux ; elle donne par l'acide sulfurique concentré une couleur successivement jaune, rougeâtre, rouge foncé et violette ; au contact de l'acide sulfurique additionné de quelques gouttes d'acide azotique très étendu, elle donne une coloration jaune, puis rouge-brique, qui devient rouge-cerise par addition de quelques gouttes d'eau (Erdmann). Elle est très vénéneuse. On l'emploie comme calmant dans le traitement de certaines formes de rhumatisme à la dose de 1 à 10 milligrammes et jusqu'à 25 milligrammes. A la dose de 5 milligrammes, cet alcaloïde détermine des vomiturations, des nausées, des vomissements, quelquefois des hoquets, rarement des évacuations alvines, plus rarement encore une sensation de chaleur ou de brûlure passagère le long de l'œsophage ou dans l'estomac ; le pouls est beaucoup moins fréquent ; le nombre des respirations diminue ; l'abaissement de la chaleur est marqué dans tous les cas : la peau, de sèche et brûlante qu'elle était, devient fraîche, froide même, et baignée de transpiration. C'est un purgatif violent, à haute dose. La vératrine ralentit les pulsations artérielles, et de 120 les fait tomber en deux ou trois jours à 100, à 90, et jusqu'à 60 pulsations. Dans l'empoisonnement par la vératrine, on observe, outre les symptômes déjà décrits, des contractures spasmodiques survenant par accès. Expérimentalement ces contractures peuvent naître, même quand la moelle est détruite, sous l'influence des excitations des nerfs ou des muscles ; et aussi sur les membres séparés du tronc, par l'excitation des bouts nerveux ou l'excitation directe des muscles.

VÉRATRIQUE. adj. — *Acide vératrique* [*Veratrinsäure*, angl. *veratrinic acid*, it. et esp. *acido veratrinico*] ($C^{18}H^9O^7.HO$). Corps qu'on trouve dans les graines de la cévadille. Il est cristallisable et rougit le tournesol ; il est insoluble dans l'éther, soluble dans l'alcool, peu soluble dans l'eau, fusible et sublimable sans décomposition ; il donne des sels avec les bases (Merk).

VÉRATROL. s. m. ($C^{16}H^{10}O^4$). Liquide huileux, incolore, d'odeur agréable, bouillant à 202°, obtenu en chauffant l'acide vératrique avec la baryte.

VERATRUM. s. m. [all. *Veratrum Germer*, angl. *veratrum*, it. et esp. *veratro*). Genre de plantes de la famille des colchicacées, tribu des vératrées, auquel appartiennent : 1° la *cévadille* ; 2° l'*ellébore blanc* ou *varaire* (*Veratrum album*, L.), dont la racine, apportée sèche de la Suisse, longue de 58 centimètres, blanche à l'intérieur, noire et ridée extérieurement, de saveur d'abord douceâtre, bientôt amère, puis âcre et corrosive, à raison de la vératrine qu'elle contient, est un vomitif et un purgatif drastique : elle n'est plus employée qu'à l'extérieur dans les maladies pédiculaires et cutanées, et même dans ce cas elle peut déterminer des accidents graves ; 3° l'*ellébore vert* ou d'*Amérique* (*Veratrum viride*, Aiton), de l'Amérique septentrionale, qui a été employé avec succès, dit-on, contre l'éclampsie puerpérale, à l'état d'extrait donné à la dose de quelques gouttes chaque jour.

VERBIGÉRATION. s. f. V. Vociferation.

VERDERAME. s. m. V. Maïs.

VERDET. s. m. [all. *Grünspan*, angl. *verdigris*, it. *verderame*, *verdetto*, esp. *verdete*]. V. Acétate *de cuivre*. — *Verdet gris*. V. Vert-*de-gris*. ‖ Maladie du maïs. V. Maïs.

VERETTE ou **VÉROLETTE.** s. f. Noms vulgaires de la *varicelle*.

VERGE. s. f. [*coles*, *penis*, *mentula*, *veretrum*, σάθη, all. *Ruthe*, angl. *penis*, it. et esp. *verga*]. Organe cylindroïde, membraneux, vasculaire et érectile, situé à la partie antérieure inférieure de l'abdomen, au-dessous et au-devant de la symphyse pubienne, et se terminant à son extrémité libre par un renflement conoïde appelé *gland*. Sa consistance, sa forme, sa direction, son volume, varient suivant qu'il est en repos ou à l'état d'érection : long de 9 centimètres en moyenne dans le premier état, il atteint 15 centimètres dans le second. La verge, à l'état d'érection, représente un prisme triangulaire ayant une face supérieure et deux latérales, un bord inférieur et deux latéraux. La face supérieure correspond aux *corps caverneux*, le bord inférieur à l'*urètre*. Ces organes, qui constituent essentiellement la verge, ont une double enveloppe, l'une cutanée, l'autre fibreuse. La peau de la verge, mince, pourvue de quelques glandes sébacées, dépourvue de poils, fait suite aux téguments du scrotum et du pubis, et forme, au niveau de la couronne du gland, un repli appelé *prépuce*. Au-dessous de la peau, est une membrane blanchâtre, fibreuse (*fascia penis*), épaisse de 1 à 2 millimètres, constituée par des faisceaux de fibres conjonctives entre-croisées et par une trame de fines fibres élastiques. A cette membrane se rattachent les *ligaments suspenseurs de la verge*, dont l'un, superficiel, jaunâtre, très élastique, descend de la ligne blanche et se divise autour de la verge en deux parties qui soutiennent cet organe ; dont l'autre, profond, fibreux, naît de la face antérieure de la symphyse pubienne et se confond avec l'enveloppe cutanée. V. Caverneux.

VERGETURES. s. m. pl. [*vibices*, *sugillatio*, all. *Striemen*, angl. *stripes*, it. *striscica livida*]. Proprement, ecchymoses produites par des coups de verges ou de fouet. ‖ Par analogie d'aspect, stries longitudinales ou transversales parallèles entre elles, que l'on observe sur la peau aux points qui ont été soumis à une distension exagérée ; à leur niveau la peau est amincie ; rouge au début elle devient blanche par la suite ; les vergetures sont indélébiles. On les rencontre surtout sur les parties latérales de l'abdomen où elles ont une direction oblique en bas et en dedans, chez les femmes enceintes ou chez les malades atteints d'ascite ou de tumeurs abdominales, plus rarement, lors de l'allaitement, sur les seins où elles convergent vers le mamelon ; on les observe aussi sur les membres où elles apparaissent au voisinage des articulations, près du cartilage de conjugaison, chez les adolescents qui grandissent rapidement sous l'influence d'une maladie fébrile, en particulier de la fièvre typhoïde ; elles sont alors transversales. On les voit survenir parfois sur le thorax parallèlement aux côtes dans le cas de pneumothorax ou même de pneumonie du côté opposé (Gilbert). Ces vergetures, comme celles de l'abdomen, découlent de deux conditions : distension exagérée de la peau et dystrophie causée par la grossesse, la fièvre typhoïde, la tuberculose, etc. ‖ Lividités que l'on observe sur les cadavres lorsqu'ils ont reposé sur un sol inégal, ou par l'effet de quelques liens, de quelques plis de vêtements qui les couvrent. ‖ Taches scorbutiques violacées et linéaires. V. Vibices.

VERHEYEN (Philippe) (anatomiste flamand, 1648-1710). — *Étoile de Verheyen*, V. Rein.

VERJUS. s. m. [all. *Sauertraube*, angl. *verjuice*, it. *agresto*, esp. *agraz*]. Espèce de très gros raisin qui mûrit imparfaitement dans nos contrées, et que l'on emploie pour aciduler les sauces. — Raisin vert, dont le jus, très aigre par suite de la présence des tartrates acides, impropre à faire du vin, sert à préparer un sirop très rafraîchissant, que l'on remplace très bien par le sirop tartrique, puisque l'un et l'autre ont pour base le même acide.

VERMICELLE. s. m. [all. *Fadennudeln*, angl. *vermicelli*, it. *vermicelli*, esp. *fideos*]. Pâte alimentaire non fermentée, ainsi appelée parce qu'on lui donne la forme de vers en la passant dans une filière.

VERMICIDE. adj. et s. [de *vermis*, ver, et *cædere*, tuer]. Substance qui tue les vers. V. VERMIFUGES.

VERMICULAIRE. adj. [*vermicularis*, de *vermiculus*, petit ver; σκωληκοειδής, all. *wurmformig*, angl. *vermicular*; it. *vermicolare*, esp. *vermicular*]. Qui a quelque rapport aux vers. — *Appendice vermiculaire.* V. CÆCAL. — *Ascaride vermiculaire.* V. OXYURE. — *Mouvement vermiculaire.* Contraction successive des fibres musculaires circulaires de l'intestin et des conduits excréteurs, d'où résulte un mouvement analogue à celui des vers. — *Pouls vermiculaire.* Celui qui, avec le caractère du pouls ondulant, est petit et faible.

VERMICULAIRE. s. f. — *Vermiculaire brûlante* (*Sedum acre*, L.) [all. *Mauerpfeffer*, angl. *wall-pepper*, it. *erba pignola*, esp. *uvas de zrato*]. V. ORPIN.

VERMIFORME. adj. [de *vermis*, ver, et *forma*, forme; σκωληκοειδής; all. *wurmformig*, angl. *vermiform*, it. *vermiform*, esp. *lombrizal*]. Qui a la forme d'un ver. — *Appendice vermiforme.* V. CÆCAL.

VERMIFUGE. adj. [de *vermes*, vers; et *fugare*, chasser; all. *Wurmmittel*, angl. *vermifuge*, it. et esp. *vermifugo*]. Se dit d'une préparation propre à chasser les entozoaires : *biscuit, dragée, lavement vermifuge.* — *Pastilles vermifuges* ou *tablettes de mercure doux.* Elles contiennent : calomel à la vapeur, 32 grammes; sucre blanc, 352 grammes; mucilage de gomme adragant, q. s. Chaque tablette contient 5 centigrammes de calomel. — *Poudre vermifuge.* Mélange de 2 parties de mousse de Corse, d'autant de semen-contra, et de 1 partie de rhubarbe. — *Poudre vermifuge mercurielle.* Poudre composée de parties égales de poudre de *tribus* et de sulfure de mercure noir récemment préparé par trituration.

VERMIFUGES. s. m. pl. Médicaments qui ont la propriété de déterminer l'expulsion des vers intestinaux (V. ENTOZOAIRES). On emploie comme tels les purgatifs et beaucoup de substances végétales amères. Celles qui jouissent au plus haut degré de la propriété vermifuge sont : la mousse de Corse, la fougère mâle, l'écorce de la racine de grenadier, le semen-contra, l'huile de ricin, etc. On fait aussi usage de quelques préparations d'étain, du calomel, de la santonine. Enfin récemment on a préconisé l'emploi du thymol. V. THYMOL.

VERMILLON. s. m. [all. *Zinnober*, angl. *vermilion*, it. *vermiglione*, esp. *vermellon*]. Cinabre réduit en poudre fine. — *Vermillon d'Espagne.* V. FARD.

VERMINATION. s. f. [*verminatio*, all. *Wurmerzeugung*, angl. *vermination*, it. *verminazione*, esp. *verminacion*]. La production des vers intestinaux portée au point de causer des accidents morbides.

VERMINEUX, EUSE. adj. [*verminosus*, angl. *verminous*, it. et esp. *verminoso*]. Qui est produit par des vers : *bronchite vermineuse.* — *Facies vermineux.* Modification du facies déterminée par la présence de vers dans l'intestin : teint pâle, yeux cernés. — *Maladies vermineuses.* Nom donné aux accidents déterminés par la présence des vers dans l'intestin. Les symptômes qui indiquent la présence des vers intestinaux et en particulier des nématodes, sont rares; le plus souvent les vers passent totalement inaperçus jusqu'au jour où ils sont expulsés dans les matières; parfois ils déterminent quelques troubles intestinaux, des crises gastralgiques quand le ver remonte dans l'estomac, de la toux et même de la dyspnée s'il s'engage dans l'œsophage. Certains vers déterminent de l'anémie et même le syndrome de l'anémie pernicieuse, soit par les hémorragies répétées qu'ils provoquent, soit par une action toxique exercée par les parasites. On a pu en effet extraire des helminthes des toxines (Schapiro, Schaumann et Talqvist, etc.) qui ont une action hémolytique marquée. Parmi les autres accidents provoqués par les vers, il faut noter des phénomènes nerveux réflexes, et dans des cas exceptionnels des abcès du foie et du pancréas par pénétration des parasites dans les canaux cholédoque et pancréatique, des abcès de l'oreille par passage dans la trompe d'Eustache, des accès de suffocation quand le ver, sorti des voies digestives, s'engage dans la trachée et les bronches, etc. Il est plus intéressant de signaler le rôle que les vers peuvent jouer dans la genèse de différentes maladies comme la fièvre typhoïde, le choléra, la dysenterie, et dans l'appendicite. Les recherches récentes ont montré que les nématodes se nourrissent non pas des matières au milieu desquelles ils sont plongés, mais du sang de leur hôte qu'ils vont puiser dans les parois de l'intestin. On comprend par suite qu'ils peuvent introduire dans la circulation les microbes de l'intestin, de même que les insectes, en piquant la peau, font pénétrer des microbes aériens (Guiart). Le diagnostic des vers intestinaux est souvent difficile; il faut se garder de s'en laisser imposer par de prétendues sensations souvent imaginaires, sur lesquelles le malade s'abuse lui-même. Beaucoup se persuadent qu'ils sont tourmentés par ces animaux, alors même qu'ils n'en ont point. Le diagnostic repose uniquement sur la constatation de vers dans les matières fécales, exceptionnellement dans les vomissements; mais il faut faire le diagnostic avant l'expulsion des parasites. L'examen des fèces à l'aide du microscope permet de déterminer la présence des vers par celle de leurs œufs. Pour cela, on prendra une parcelle de la selle que l'on étalera entre lame et lamelle, et on examinera systématiquement toute la préparation avec un objectif faible : l'objectif 2 est suffisant pour un observateur exercé; il faut avoir soin de diaphragmer fortement; il faut souvent faire dix à quinze préparations avant de rencontrer un seul œuf; mais dans beaucoup de cas on trouve plusieurs œufs dans chaque préparation; on trouve aussi souvent des cristaux de Charcot-Leyden. L'examen du sang pourra dans certains cas mettre sur la voie du diagnostic; il permet de reconnaître une augmentation des cellules éosinophiles, mais l'éosinophilie n'est intense que dans le cas de parasites déterminant des accidents généraux graves. C'est seulement quand la présence de vers dans l'intestin aura été directement constatée et que les œufs auront été mis en évidence dans les selles, que le traitement sera institué. Mais il devra l'être immédiatement; il n'est pas indifférent de laisser de tels hôtes dans l'intestin d'individus en apparence normaux; on doit les faire expulser. Pour cela on se servira de différents moyens suivant le ver auquel on a affaire. V. ASCARIDE, OXYURE, TÆNIFUGES et VERMIFUGES.

VERMIOTHES. s. f. pl. Petits cylindres analogues à un vermicelle que l'on fait sortir par la pression d'un épithéliome de la langue ulcéré.

VERMIS. s. m. V. CERVELET.

VERMOUTH ou **VERMUTH.** s. m. Liqueur apéritive, composée de vin blanc, souvent alcoolisé, dans lequel on fait macérer, dans la proportion de 27 à 30 pour 1000, une quantité variable des substances ci-après : écorce d'orange, coriandre, badiane, quassia, girofle, muscade, galanga, absinthe, petite centaurée, chardon bénit, sureau, tamarin, cannelle, quinquina, acore, aunée.

VERNAL, LE. adj. — *Fièvre vernale.* V. INTERMITTENTE (*Fièvre*).

VERNET (Pyrénées-Orientales). *Eaux sulfurées sodiques*, chaudes, 35 à 60°, contenant 0,27 de sels dont 0,042 de sulfure de sodium, 0,026 de sulfates de soude, de magnésie et de chaux, 0,005 de sulfate de soude et 0,10 de carbonates alcalins. Ces eaux ont une action plus douce, moins excitante que celle des sulfurées sodiques pures. On les emploie dans le traitement des affections catarrhales chro niques des voies respiratoires. Altitude : 620 mètres. Etablissements : boissons, bains, douches, étuves, inhalations. Saison : toute l'année et spécialement juin à octobre. A côté de la station, est le sanatorium du Canigou.

VERNICIE. s. f. L'*Elæcocca vernicia*, Jussieu, euphorbiacée qui produit une huile siccative, vernis naturel dont on se sert en Chine pour garantir le bois des maisons, les peintures, les poteries, etc., pour rendre les étoffes imperméables. C'est avec elle et le vernis du *Rhus vernicifera* (V. SUMAC) qu'on fabrique la *laque*. Cette huile est bonne pour l'éclairage. La médecine chinoise en fait usage pour le pansement des plaies, pour guérir la gale, pour ramener la chaleur à la surface du corps.

VERNIS. s. m. [all. *Firniss*, angl. *varnish*, it. *vernice*, esp. *barnisz*]. Nom commun des solutions de résines dans l'alcool, l'éther, les huiles siccatives, les essences de térébenthine, qui, étendues sur les corps solides, les protègent contre l'action de l'air et leur donnent un aspect qui les fait ressembler au verre. — *Vernis de la Chine*. V. AILANTE. — *Vernis du Japon*. Le sumac amarante.

VERNIX. — *Vernix caseosa*. Expression latine par laquelle on désigne l'enduit blanc jaunâtre, crémeux, comparable à du mastic, qui recouvre le corps de beaucoup de fœtus au moment de la naissance. Sa quantité est très variable. Sa fréquence et son abondance sont plus grandes chez les enfants nés de parents malades, d'après Jacquet. Sa localisation principale est au niveau de la région postérieure, aux points où les poils sont le plus développés. Son apparition indique une excitation anormale des glandes sébacées annexées à l'appareil pilaire.

VERNONIE. s. f. — *Vernonie anthelminthique*. V. CAGÉRI. — Une autre espèce, *Vernonia nigritiana*, qui croît dans le Niger et le Sénégal, a une action sur le cœur comparable à celle de la digitale, mais 80 fois plus faible environ. La racine est fébrifuge.

VERNONINE. s. f. (en atomes $C^{10}H^{24}O$). Glycoside extrait de la *Vernonia nigritiana*.

VÉROLE. s. f. [all. *Lustseuche*, angl. *venereal disease*, it. *mal francese*, esp. *mal venereo*, *bubas*]. V. SYPHILIS. — *Petite vérole* [all. *Blattern*, *Pocken*, angl. *small-pox*, it. *vaiuolo*, esp. *viruelas*]. V. VARIOLE.

VÉROLETTE. s. f. V. VARICELLE.

VÉROLIQUE ou **VÉROLÉ, ÉE.** adj. Synonyme de *syphilitique*.

VÉROLOÏDE. adj. (Diday). Se dit des accidents de même ordre que ceux de la syphilis, qu'on observe chez ceux qui sont réinfectés une seconde fois.

VÉRONAL. s. m. Corps se présentant sous l'aspect de petits cristaux incolores, solubles dans 150 fois leur poids d'eau à 15°, d'une saveur amère, facilement solubles en présence des alcalins. Son nom chimique est *diéthylmalonylurée* ou *acide diéthylbarbiturique*. Il a été préconisé comme hypnotique par Fischer et von Mering ; il agit une demi-heure à une heure après l'absorption ; on le donne à la dose de 0gr,25 à 1 gramme en cachets. Son emploi doit être surveillé.

VÉRONIQUE. s. f. [*Veronica*, L., all. *Ehrenpreis*, angl. *veronica*, *speedwell*, it. et esp. *veronica*]. Genre de plantes de la famille des scrofularinées, dont l'espèce officinale (*véronique mâle*, *thé d'Europe*, *Veronica officinalis*, L.) a des sommités amères et aromatiques, qui ont été recommandées comme béchiques et lithontriptiques. Les *véroniques des bois* (*Ver. Teucrium*, L.), *petit chêne* (*Ver. chamædrys*, L.) et *à épis* (*Ver. spicula*, L.), lui sont souvent substituées. — Le *beccabunga* (*Ver. beccabunga*, L.) est purement mucilagineux, quoiqu'il ait été employé comme dépuratif et antiscorbutique (12 grammes de feuilles en infusion dans 1 litre d'eau bouillante).

VERRE. s. m. [*vitrum*, ὕαλος, all. *Glas*, angl. *glass*, it. *vetro*, esp. *vidrio*]. Substance fusible à une température élevée, dure et cassante à froid, transparente, insoluble dans l'eau et les liquides neutres, formée par la combinaison d'un silicate alcalin (de potasse ou de soude) fusible, avec un ou plusieurs autres silicates infusibles (de chaux, de magnésie, de baryte, d'alumine, de fer, de chrome, d'urane et de zinc). En ajoutant 6 d'oxyde de fer, autant d'alumine, on a le *verre à bouteilles* ; 62,8 de silice, 12,5 de chaux, 22 de potasse et 2,6 d'alumine donnent le *crown-glass* ; 38,2 de silice, 43,5 d'oxyde de plomb, 11,7 de potasse et 2 d'alumine, forment le *flint-glass* : le crown-glass et le flint-glass servent à construire les lentilles achromatiques des microscopes. Avec le silicate de plomb on obtient le verre appelé *cristal*. Les acides et les sulfures alcalins attaquent à la longue tous les verres, surtout ceux à base de plomb ; l'eau de baryte et l'eau de chaux attaquent aussi ces derniers. L'acide fluorhydrique les attaque tous, et sert à les graver. — *Verre d'antimoine* [all. *Spiessglanzglas*]. V. OXYDE d'*antimoine*. — *Verre isochrome*. Ménisque plano-convexe incolore, doublé sur sa face plane, la plus voisine de l'œil, d'une lame mince et plane de verre coloré, maintenue adhérente au moyen de colle à froid. Les rayons qui ont traversé le ménisque ne sont pas déviés par cette lame et s'y revêtent d'une couleur uniforme, quel que soit le point d'où ils émergent du ménisque. On peut ainsi, par l'apposition de lames colorées de plus en plus pâles, arriver, sans secousse pour l'œil, au point où il pourra supporter sans fatigue l'accès de la lumière blanche à travers les ménisques seuls. Les verres isochromes sont destinés à remplacer les verres biconvexes teintés dans la masse, dont on prescrit l'usage aux opérés de la cataracte, pour combattre la photophobie qui suit parfois l'opération, et dont la teinte est trop claire sur les bords, trop foncée au centre, à cause de la trop grande épaisseur de celui-ci par rapport à ceux-là (Camuset). — *Verre liquide*. V. SILICATE *de potasse*. — *Coton de verre*. Verre en fils extrêmement fins. Le coton de verre, vu en masse, ressemble à du coton ; les filaments qui le constituent, plus faciles à briser par la traction, possèdent une remarquable souplesse. Grâce à son inaltérabilité, ce coton se prête à de nombreux usages dans le laboratoire, soit pour filtrer les solutions altérables, soit pour recueillir les précipités et faciliter leur pesée. Veut-on se servir indéfiniment du même filtre, il suffit de laver celui-ci à grande eau après chaque opération et de le sécher. Il se prête à la fabrication de pinceaux inaltérables par les liqueurs qui sont employées en badigeonnages, telles que les solutions d'acide chromique, les teintures, etc.

VERRÉE. s. f. Quantité de liquide que peut contenir un verre à boire, et qui est parfois employée pour indiquer le dosage d'un médicament. Elle répond environ à huit cuillerées à bouche.

VERRIER. s. m. Les ouvriers qui taillent les verres dans la composition desquels entre le plomb sont parfois atteints d'accidents saturnins, par inspiration des poussières vitreuses : une ventilation convenable des ateliers suffit en général pour prévenir ces accidents. Les ouvriers verriers peuvent être atteints d'emphysème pulmonaire par suite d'efforts d'expiration ; ou des joues, soit quand il y a ulcération de la muqueuse des joues, soit par pénétration de l'air dans le canal de Sténon dilaté et rupture de ses branches (Tillaux) : le traitement est celui de l'emphysème ordinaire. Ceux qui sont affectés de plaques muqueuses syphilitiques buccales peuvent transmettre la maladie à ceux qui se servent des mêmes tubes à souffler ; ils doivent en conséquence ne pas être admis dans les ateliers tant que la guérison n'est pas complète.

VERRUCOSITÉ. s. f. Etat de ce qui est verruqueux.

VERRUE. s. f. [*verruca*, ἀκροχορδών, all. *Warze*, angl.

wart, it. *porro*, esp. *verruga*]. Petite excroissance cutanée, indolente, inoculable et auto-inoculable, constituée anatomiquement par une hypertrophie circonscrite des papilles du derme. L'excroissance a une consistance assez ferme, une surface rugueuse, mamelonnée, une teinte grisâtre ; elle est sessile ou pédiculée, son volume atteint celui d'une lentille, d'un pois, rarement d'une cerise. La verrue est parfois unique; plus souvent un certain nombre coexistent chez le même individu. Elles occupent le plus souvent la face dorsale de la main. Les *verrues planes juvéniles* forment une variété caractérisée par leur petitesse, leur aplatissement, leur multiplicité; les papilles sont moins hautes que dans la verrue vulgaire. Les *verrues séniles* sont très fréquentes au visage; elles sont aplaties, sessiles, recouvertes d'une couche de matière sébacée noirâtre ou jaunâtre. Ces verrues séborrhéiques s'observent parfois chez la femme jeune; elles occupent souvent le tronc et de préférence au niveau du corset. Les verrues peuvent guérir d'elles-mêmes et disparaître sans aucun traitement, après un certain laps de temps. Le plus souvent elles doivent être traitées. Pour les faire disparaître, on peut les brûler au thermocautère, les enlever à la curette et cautériser leur base; on se sert souvent de collodion renfermant 1 p. 10 d'acide salicylique. Quant au traitement interne, magnésie, eau de chaux, arsenic, il devra être appliqué dans les cas où le nombre des verrues est considérable.

VERRUGA. s. f. La *verruga péruvienne*, ou *maladie de Carrion*, ou *bouton d'Amboine*, est une maladie infectieuse et inoculable caractérisée par des symptômes généraux graves et l'apparition de saillies vasculaires disséminées sur la peau et les muqueuses et dans les viscères. La durée de l'incubation varie de quinze à quarante jours; elle fut de vingt-deux jours dans le cas de Carrion, étudiant péruvien, qui se fit inoculer la verruga et mourut trente-neuf jours après. L'invasion est marquée par des symptômes généraux : fièvre à type intermittent ou rémittent, douleurs articulaires, anémie, tuméfaction du foie, de la rate et des ganglions lymphatiques. Cet état dure plusieurs semaines et même plusieurs mois, puis apparaît l'éruption de verruga. Elle est caractérisée par deux sortes d'éléments : des verrues miliaires, sortes de saillies écarlates, très prurigineuses, et d'autres verrues plus considérables, appelées *mulaires*, parce qu'elles ont la taille de celles qu'on observe sur les mules. Ces productions peuvent disparaître sans laisser de cicatrices. L'éruption se faisant aussi sur les muqueuses et dans les viscères, différents symptômes peuvent se montrer, tels que toux, dyspnée, dysphagie, hémorragies par les diverses voies. Ces hémorragies ne se font guère que quand le malade séjourne à une certaine altitude; ainsi convient-il de transporter dans la plaine les sujets atteints; la mortalité devient ainsi très faible. Dans une forme septicémique appelée fièvre de la Oroya, la mort arrive avant que l'éruption ait eu le temps d'apparaître. L'agent pathogène est inconnu. Le traitement est purement symptomatique.

VERRUQUEUX, EUSE. adj. [*verrucosus*, all. *warzig*, angl. *warting*, it. *verrucose*, esp. *verrugoso*]. Se dit des parties qui portent des excroissances arrondies, fermes et peu volumineuses. — *Syphilide verruqueuse*. V. Exdermoptosis. — *Tuberculose verruqueuse de la peau*. Variété de tuberculose cutanée décrite par Riehl et Paltauf en 1885 et 1886, caractérisée par des placards siégeant principalement à la face dorsale des mains, ayant les dimensions d'une pièce de cinquante centimes à celle de cinq francs ; chaque placard comprend un zone périphérique érythémateuse, une zone moyenne présentant de petites pustules, des croûtelles et des squames, et une zone centrale hérissée de saillies papillomateuses, lesquelles sont recouvertes de croûtes. Cette affection a une durée très longue qui se chiffre par années. Elle apparaît surtout chez des personnes qui sont en contact par leurs occupations avec les animaux domestiques; aussi est-elle due probablement à un bacille tuberculeux d'origine animale. L'examen microscopique y décèle la présence de follicules tuberculeux et de nombreux bacilles de Koch. Le traitement consiste à détruire la lésion au thermocautère et recouvrir ensuite d'un pansement antiseptique. — *Tumeurs verruqueuses des cicatrices*. V. Chéloïde *cicatricielle*.

VERS. s. m. pl. [*vermes*, ἕλμινθες, all. *Würmer*, angl. *worms*, it. *vermi*, esp. *gusanos*]. — *Vers intestinaux*. V. Entozoaire.

VERSATILE. adj. [*versatilis*, all. *wankend*, angl. *versatile*, it. *versatile*, esp. *versatil*]. Se dit quelquefois comme synonyme de *vacillant*.

VERSICOLORE. adj. [*versicolor*, all. *farbewechselnd*, angl. *versicolour*]. Se dit des organes qui changent plusieurs fois de couleur pendant les phases de leur développement, comme la corolle de diverses borraginées.

VERSION. s. f. [*versio*, de *vertere*, tourner ; all. *Wendung*, angl. *version*, it. *versione*, esp. *version*]. Opération dans laquelle on se propose d'amener au niveau du détroit supérieur une partie du fœtus autre que celle qui s'y présentait tout d'abord. — On peut amener au niveau du détroit supérieur soit la tête (*version céphalique*), soit l'extrémité pelvienne (*version podalique*). Dans certains cas de présentation de l'épaule, les contractions utérines suffisent à elles seules à amener cette mutation de présentation du fœtus : la *version* est *spontanée*. — La version peut être pratiquée soit par *manœuvres externes*, soit par *manœuvres internes*. Enfin la version est dite *bipolaire* quand on associe à la fois les manœuvres externes et internes. La version par manœuvres externes ne se pratique guère, et n'est possible en effet, sauf exception très rare, que pendant la grossesse et au début du travail. La version par manœuvres internes, au contraire, ne se pratique que pendant le travail. — *Version par manœuvres externes*. Elle se fait toujours sur la tête (*version céphalique*). Elle est indiquée dans les présentations du tronc (fait admis par tous les auteurs), et dans les présentations de l'extrémité pelvienne (fait admis par certains auteurs, contesté par d'autres). Pour qu'elle réussisse, il faut que l'utérus ne se contracte pas, que la poche des eaux soit intacte (de là l'indication de ne la pratiquer que pendant la grossesse), qu'il n'y ait qu'un fœtus et qu'il ne soit pas trop volumineux. Elle se pratique en agissant d'une main sur un des pôles du fœtus que l'on repousse par en haut (extrémité pelvienne), et de l'autre main sur l'autre pôle que l'on déplace et ramène au milieu du détroit supérieur (extrémité céphalique). Il faut ensuite maintenir la tête ramenée en bas, à l'aide d'une ceinture spéciale. — *Version par manœuvres internes*. Elle peut se pratiquer sur la tête ou sur les pieds. Mais la version céphalique est aujourd'hui à peu près abandonnée, et la version par manœuvres internes se pratique toujours sur l'extrémité pelvienne. — Les indications de la version par manœuvres internes sont : 1° la *présentation du tronc*, lorsqu'elle n'a pas été reconnue pendant la grossesse, et que l'on n'a pas fait ou pu faire la version par manœuvres externes; 2° *tous les accidents qui, menaçant la vie de la mère ou de l'enfant, exigent la prompte terminaison de l'accouchement*. La version peut en effet être suivie de l'extraction immédiate de l'enfant; 3° les *rétrécissements modérés du bassin* et certaines formes de ces rétrécissements (bassin oblique ovalaire). Cette dernière indication n'est pas admise par tous les auteurs, les accoucheurs français préférant le forceps dans les redressements du bassin, tandis qu'à l'étranger (Angleterre, Allemagne, Amérique) les accoucheurs préfèrent la version. Celle-ci paraît préférable lorsque l'enfant n'est pas à terme, le forceps, au contraire, devant être employé lorsque la grossesse a atteint son terme normal. Les conditions *indispensables* pour que l'on puisse réussir la version sont : 1° que le col soit dilaté ou dilatable; 2° *que la partie fœtale ne soit ni trop engagée, ni trop immobilisée*; 3° *que le bassin ne soit pas trop rétréci*. Une condition *favorable* est que *la matrice contienne encore une certaine quantité de liquide amniotique*. — Les conditions qui s'opposent absolument à la version sont : 1° la *rétraction tétanique de l'utérus*; 2° l'*engagement trop prononcé de la partie fœtale*; 3° le *rétrécissement trop prononcé du bassin*. — *Manuel opératoire*. Trois temps suivant les auteurs, deux temps en réalité, le dernier n'étant que le complément (complément qui n'est pas toujours indispensable) de la version. — 1er *temps*. Introduction de la main et recherche des pieds. 2e *temps*. Évolution du fœtus. 3e *temps*. Extraction

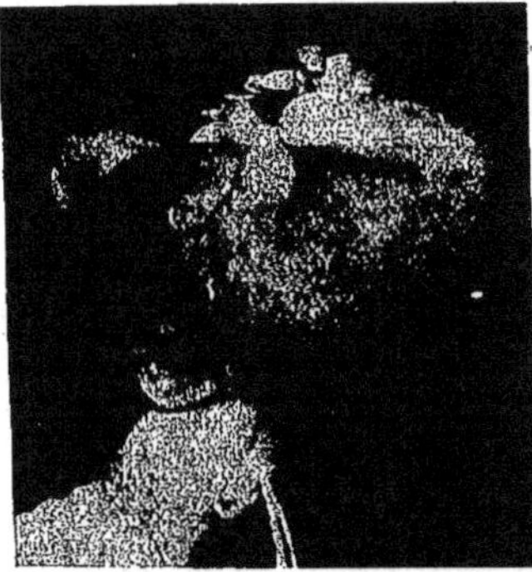

Fig. 840. — *Version* ; 1er temps : recherche et saisie du pied.

du fœtus. — *Précautions préliminaires*. Faire placer la femme en travers du lit, qui doit être dur et élevé. Endormir la femme complètement à l'aide du chloroforme. Avoir à sa disposition des lacs, un bain pour l'enfant, du vinaigre, un tube laryngien, un forceps, etc. Appliquer un lacs sur le bras s'il pend à la vulve. Faire l'asepsie complète de la main et du bras de l'opérateur, de la vulve et du vagin de l'accouchée. — 1er *temps*. Introduction de la main *pendant l'intervalle des contractions*. Rompre les membranes au niveau du col, et pénétrer dans l'utérus. Aller chercher les pieds par les trois procédés suivants : 1° *directement là où ils doivent être* (Lachapelle); 2° *introduire la main jusqu'au fond de l'utérus et ramener la main d'arrière en avant* (Dubois; cela réussit si les pieds sont en arrière); 3° *suivre le plan dorso-latéral du fœtus*. On arrive aux fesses, de là aux cuisses, jambes et pieds. Se contenter d'un pied. (La main à introduire est à peu près indifférente.) Cela suppose que l'utérus ne se contracte pas, et qu'il y a encore une quantité notable de liquide amniotique. Maintenir l'utérus avec l'autre main. — 2e *temps*. Saisir un ou les deux pieds. Tirer en bas et en arrière. Appliquer au besoin un lacs sur le pied. On sent le fœtus évoluer, *mais il faut agir dans l'intervalle des douleurs*. — 3e *temps*. *Extraire le fœtus* comme dans les cas d'intervention dans la présentation pelvienne. — *Obstacles et difficultés de la version*. Les obstacles et difficultés que l'on peut rencontrer dans la version sont extrêmement nombreux, et en font une opération des plus délicates de l'obstétrique. Ce sont : l'étroitesse et la rigidité de la vulve; la présence du cordon et du bras dans le vagin, quelquefois des deux bras et même d'un pied; la rigidité du col; la rétraction spasmodique de l'orifice externe, de l'orifice interne, du col, ou du corps de l'utérus lui-même; l'insertion vicieuse du placenta; la mobilité du fœtus; le déplacement des pieds ou leur situation en avant; la difficulté de les saisir assez solidement ou d'y placer un lacs; le redressement du bras le long de la tête, la rétraction du col sur le cou du fœtus; la non-rotation de la tête; la déflexion de la tête; l'arrachement du tronc, la tête restant seule dans la cavité utérine. — La version est rendue surtout impossible quand le liquide amniotique est écoulé depuis longtemps (souvent rupture *artificielle* prématurée des membranes) et quand l'utérus est trop rétracté (administration intempestive du seigle ergoté).

VERT, ERTE. adj. [all. *grün*, angl. *green*, it. et esp. *verde*]. Qui est de couleur d'herbe.

VERT. s. m. Une des couleurs de l'arc-en-ciel. V. Coloration. — *Vert anglais, vert de Neuwied* et *vert Pickel*. Arsénite de cuivre traité par le sulfate de baryte ou de chaux. — *Ver d'aniline*. V. Violet. — *Vert de la bile*. V. Biliverdine. — *Vert-de-gris naturel* [all. *Grünspan*, angl. *verdigris*, it. *verderame*, esp. *verdete*]. Vulgairement, le sous-carbonate d'oxyde de cuivre qui se forme à la surface des ustensiles de ce métal. — *Vert-de-gris du commerce* ou *verdet gris*. L'acétate bibasique de cuivre. V. Acétate *de cuivre*. — *Vert lumière*. V. Violet. — *Vert des plantes*. V. Chlorophylle. — *Verts végétaux*. Le *Rhamnus catharticus* (nerprun purgatif) donne le *vert de vessie*, dont la fabrication est attribuée par les uns à l'action de l'alun, par d'autres à l'action de la chaux sur le suc des baies; le *stil de grain* est obtenu au moyen de la craie et des graines d'Avignon. Les teinturiers emploient en grande quantité, et sous forme de bains, les graines de plusieurs espèces, connues sous les noms de *graines d'Avignon, de Perse, de Turquie, de Morée*, etc., qui sont les fruits des *R. infectorius, saxatilis, oleoides, amygdalinus*. — *Vert de Scheele*. Arsénite de cuivre obtenu en faisant bouillir parties égales de sulfate de cuivre et de potasse dissous, avec un peu moins de la moitié, en poids, d'acide arsénieux également dissous dans l'eau. — *Vert de Schweinfurt, vert de milis* ou *de Vienne*. Arsénite de cuivre qu'on prépare en dissolvant une partie de vert-de-gris dans du vinaigre et ajoutant une solution aqueuse d'une partie d'acide arsénieux. Le précipité est redissous dans du vinaigre; on fait bouillir le tout mélangé, et peu à peu il se forme un dépôt cristallin du plus beau vert employé pour la peinture.

VERTÉBRAL, ALE. adj. [*vertebralis*, all. et angl. *vertebral*, it. *vertebrale*, esp. *vertebral*]. Qui a rapport aux vertèbres. — *Artère vertébrale*. Elle naît de la partie supérieure de la sous-clavière, est logée dans un canal que lui forment les apophyses transverses des vertèbres cervicales depuis la sixième jusqu'à l'axis, en sort au niveau de celui-ci, décrit une courbure à concavité interne pour gagner le trou de l'apophyse transverse de l'atlas, pénètre dans le crâne, et s'anastomose au niveau de la protubérance annulaire avec la vertébrale opposée; de leur réunion résulte l'artère basilaire. Après avoir pénétré dans le crâne, la vertébrale fournit les artères spinales antérieure et postérieure et cérébelleuses inférieure et postérieure. — *Canal vertébral*. Conduit qui règne dans toute la longueur de la colonne vertébrale depuis le grand trou occipital jusqu'au canal sacré, qui en est la continuation. Ce canal, triangulaire supérieurement et inférieurement, ovalaire dans son milieu, est formé, au niveau des vertèbres elles-mêmes, par la face postérieure de leurs corps et par leurs lames, et, dans leur intervalle, par les cartilages intervertébraux et par les ligaments jaunes. Large au cou et aux lombes, c'est-à-dire dans les points les plus mobiles de la colonne vertébrale, ce canal se rétrécit dans sa portion dorsale. Il est tapissé par le périoste vertébral, et contient la moelle épinière avec ses enveloppes méningiennes et les sinus vertébraux, les artères spinales antérieure et postérieure, et les veines intravertébrales. — *Colonne vertébrale*, *épine* ou *rachis*. Sorte de colonne formée par la superposition de toutes les vertèbres, placée à la partie postérieure du tronc, soutenant la tête, et soutenue par le bassin (fig. 841). Chez l'homme, le rachis a trois courbures antéro-postérieures, dont deux sont convexes en avant (régions cervicale et lombaire), et la troisième est convexe en arrière (région dorsale) (fig. 842). Ces courbures

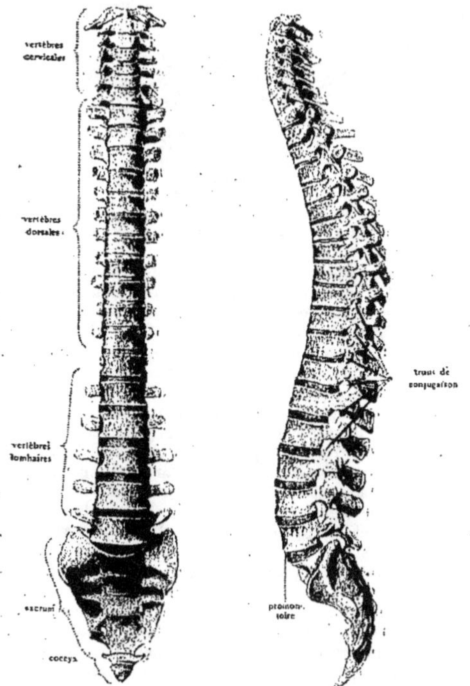

Fig. 841. — Colonne *vertébrale*, face antérieure.

Fig. 842. — Colonne *vertébrale*, face latérale gauche.

favorisent la rectitude du tronc en amenant la ligne du centre de gravité à peu près au-dessus de la base de sustentation fournie par la contraction des muscles rachidiens extenseurs. Or les insertions fixes de ces muscles sont toujours du côté du bassin, attendu que le point d'appui du corps est toujours à sa partie inférieure; leur action s'exerçant principalement sur les apophyses épineuses des vertèbres dorsales et toujours de haut en bas ou vers le bassin, ces apophyses sont fortement inclinées et imbriquées dans cette direction. Au contraire, les apophyses épineuses des vertèbres cervicales sont peu inclinées, et celles des vertèbres lombaires restent perpendiculaires à la colonne lombaire. Chez les quadrupèdes, la colonne vertébrale n'a que deux courbures, une cervicale, dirigée comme celle de l'homme, et une dorso-lombaire, à concavité inférieure, qui se prolonge sans interruption jusqu'au sacrum, et forme une sorte de voûte dont l'extrémité antérieure a son point d'appui à l'épaule, et l'extrémité postérieure au bassin. Ici les muscles longs du rachis prennent successivement leur point fixe en avant pour mouvoir le train postérieur, et en arrière pour mouvoir le train antérieur. Il résulte de cette double action que les apophyses épineuses des vertèbres dorsales, qui correspondent au train antérieur, sont inclinées vers le bassin, comme chez les bipèdes, mais que les apophyses épineuses des vertèbres lombaires qui correspondent au train postérieur, attirées en sens inverse, sont dirigées obliquement en avant. Cette direction en avant des apophyses épineuses de la colonne lombaire est caractéristique de la marche quadrupède. Le centre du mouvement de la colonne vertébrale des quadrupèdes se trouve placé entre l'antépénultième vertèbre dorsale et la pénultième, dont l'apophyse épineuse n'est inclinée ni en avant ni en arrière, et non entre la colonne dorsale et la colonne lombaire proprement dites. — *Gouttières vertébrales*. Gouttières situées sur chaque côté de la région postérieure de la colonne vertébrale, formées par la série des *lames* vertébrales, limitées en dehors par les apophyses transverses et en dedans par les apophyses épineuses, et occupées par les muscles spinaux postérieurs. — *Lames vertébrales*. V. VERTÈBRE. — *Ligaments vertébraux*. Nom donné aux moyens d'union des corps des vertèbres entre eux : ce sont les *disques intervertébraux* et les *ligaments vertébraux antérieur et postérieur*. Les *disques intervertébraux* ont la forme de lentilles biconvexes, composées d'une partie centrale ou noyau, élastique, et d'une partie périphérique, fibreuse, formée de fibres entre-croisées et formant des zones concentriques autour du noyau : chaque disque intervertébral répond par sa face supérieure au corps de la vertèbre située au-dessus, et par sa face inférieure au corps de la vertèbre située au-dessous. Quant aux *ligaments vertébraux* proprement dits, ils sont étendus dans toute la longueur de la colonne vertébrale, et dits, suivant leur situation, *ligament vertébral commun antérieur* et *ligament vertébral commun postérieur*. Le premier s'insère supérieurement à l'apophyse basilaire de l'occipital, descend sur la face antérieure du corps des vertèbres, et se termine sur la face antérieure du sacrum et du coccyx : il est plus étroit au dos que dans les régions cervicale et lombaire. Le second a la même étendue, mais occupe la face postérieure du corps des vertèbres : il a une apparence festonnée parce qu'il est plus large au niveau des disques intervertébraux qu'au niveau des vertèbres mêmes. — *Moelle vertébrale*. V. MOELLE *épinière*. — *Nerf vertébral*. Il naît à la partie supérieure du ganglion sympathique cervical inférieur, et se porte en haut dans le trou vertébral des apophyses transverses des dernières vertèbres cervicales. Il accompagne l'artère vertébrale, donne des filets à chacun des trois derniers nerfs cervicaux, arrive dans le crâne avec l'artère vertébrale, accompagne le tronc basilaire et va s'anastomoser à la surface de artères cérébrales avec des rameux intracrâniens venu du ganglion cervical supérieur. — *Théorie vertébrale du crâne*. Théorie exprimée par Goethe, Oken, d'après la quelle le crâne est composé d'une série de vertèbres et représente par conséquent que la partie antérieure de la colonne vertébrale. Cette théorie n'apparaît plus aujourd'hui que comme un chapitre de la théorie segmentaire du crâne ou théorie de la *métamérie céphalique* : le crâne n'est pas formé de la coalescence d'un certain nombre de vertèbres, mais de segments squelettiques analogues à des vertèbres. — *Type vertébral*. V. VERTÈBRE *type*. ‖ *Arthrite vertébrale*. Inflammation des parties constituantes d'une ou de plusieurs des articulations des vertèbres entre elles. Elle peut être de nature rhumatismale ; mais le plus souvent elle accompagne la tuberculose des vertèbres et est de même nature ; elle est appelée alors mal vertébral de Pott. V. M.

VERTÈBRE. s. f. [*vertebra*, de *vertere*, tourner; σπόνδυλος, all. *Rückgratswirbel*, angl., it. et esp. *vertebra*]. Nom donné à chacun des vingt-quatre os qui forment la colonne vertébrale, et qui sont le centre des mouvements du tronc. Souvent on leur donne le nom de *vraies vertèbres*, par opposition aux pièces osseuses qui forment le sacrum et le coccyx, et qui, par suite de leur analogie avec les premières, sont dites *fausses vertèbres*. Les vraies vertèbres sont des os courts, légers, épais, celluleux, d'une forme irrégulière, placés les uns au-dessus des autres, et séparés par les disques intervertébraux [V. VERTÉBRAL (*Ligament*)]. Ces os sont divisés en trois séries : sept *vertèbres cervicales*, douze *dorsales*, et cinq *lombaires*. Leur nom numérique sert à les désigner dans chaque région, excepté la première et la seconde cervicales, que l'on appelle l'une l'*atlas*, l'autre l'*axis*, et la septième cervicale, que l'on appelle quelquefois *vertèbre proéminente* à cause de la longueur de son apophyse épineuse. — On distingue à chaque vertèbre : un *corps*, qui est sa partie antérieure, et qui répond par ses faces supérieure et inférieure, enduites de cartilage, au corps des vertèbres voisines; une *apophyse épineuse*, qui occupe sa partie postérieure et moyenne, et qui se dirige d'avant en arrière et plus ou moins de haut en bas, suivant la série à laquelle appartient la vertèbre; deux *apophyses transverses*, l'une droite et l'autre gauche, ainsi appelées parce qu'elles se portent presque transversalement en dehors; quatre *apophyses articulaires*, dont une supérieure et l'autre inférieure de chaque côté, servant de moyen d'union avec les vertèbres voisines. Les apophyses transverses et articulaires se continuent avec les parties latérales et postérieures du corps de la vertèbre par des portions osseuses ou *lames* étroites, sur lesquelles sont creusées, de chaque côté, deux échancrures qui, par leur rencontre avec de semblables échancrures de la vertèbre qui précède et de celle qui suit, forment les *trous de conjugaison*, par lesquels passent les nerfs rachidiens. C'est entre le corps, les lames et les apophyses, que se voit le *trou vertébral*, qui fait partie du canal vertébral. Ces diverses parties présentent, du reste, des différences plus ou moins prononcées dans les vertèbres de diverses régions. Les *vertèbres cervicales* (fig. 843), sauf les deux premières qui ont une

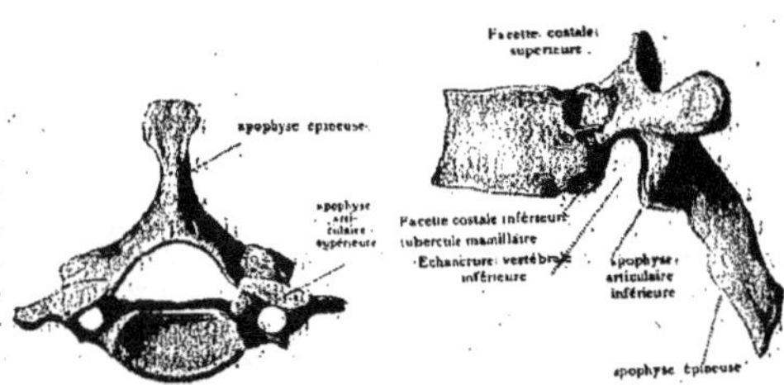

Fig. 843. — 7e vertèbre cervicale, face supérieure. Fig. 844. — 6e vertèbre dorsale, côté gauche.

configuration spéciale (V. ATLAS et AXIS), ont un corps large transversalement, aplati d'avant en arrière, surmonté de deux petits crochets verticaux; une apophyse épineuse presque horizontale, creusée d'une gouttière en dessous, et bifide à son sommet; des apophyses articulaires à facettes circulaires situées dans le même plan des deux côtés, regardant en haut et en arrière pour les supérieures, en bas et en avant pour les inférieures; des apophyses transverses creusées en gouttières supérieurement et percées d'un trou pour le passage de l'artère vertébrale. Les *vertèbres dorsales* (fig. 844), ont un corps creusé, sur chaque côté, de deux demi-facettes, supérieure et inférieure, articulées avec les côtes ; une apophyse épineuse longue, triangulaire, non bifurquée, très oblique en bas; des apophyses articulaires à facettes planes, situées dans un plan différent d'un côté à l'autre, les supérieures regardant en arrière et en dehors, les inférieures en avant et en dedans; des apophyses transverses déjetées en arrière, creusées d'une facette qui s'articule avec la tubérosité des côtes. Les *vertèbres lombaires* (fig. 845) ont un corps très volumineux, une apophyse épineuse rectangulaire, horizontale; des apophyses articulaires à facettes supérieures, concaves, tournées en arrière et en dedans et pourvues en arrière d'un tubercule

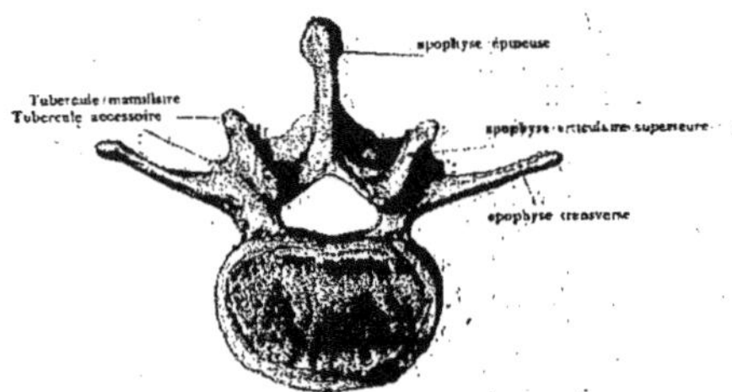

Fig. 845. — 3e vertèbre lombaire, face supérieure.

saillant, tandis que les facettes inférieures sont convexes, tournées en avant et en dehors; des apophyses transverses longues et minces, dites *costiformes* parce qu'elles sont les analogues des côtes. — *Vertèbres abdominales*. Les vertèbres lombaires. — *Vertèbre type*. En ostéologie, construction abstraite qui ne se rencontre à l'état parfait chez aucun vertébré, mais qui, dans les vertébrés supérieurs, se rapproche assez du modèle théorique; aussi convient-il de procéder des vertébrés supérieurs aux vertébrés inférieurs. D'après la conception de la vertèbre type (Geoffroy Saint-Hilaire, Oken, Carus, Owen, Lavocat, etc.), le squelette est *exclusivement* composé de vertèbres, c'est-à-dire de segments semblables qui se répètent et se modifient dans les diverses régions. Le modèle vertébral ou la *vertèbre type* ou *proto-vertèbre* comprend : un corps ou *centrum*, un anneau supérieur ou *neural*, protégeant le système nerveux central; un anneau inférieur avec ou sans prolongements costaux, etc., dit *arc hémal* ou *viscéral*, protégeant le système vasculaire et différents organes. L'arc neural est formé par les deux lames vertébrales ou *neurapophyse*, qui se trouvent en arrière et se terminent par une partie saillante, l'apophyse épineuse ou *neurépine*. L'arc hémal est formé par les côtes, apophyses costales ou *pleurapophyses*; chez l'homme et les vertébrés supérieurs, les côtes vertébrales se continuent en avant avec les côtes sternébrales, ou *hémapophyses*, qui se soudent à une pièce antérieure, le sternum ou *hémépine*. A ce moment l'analogie est complète entre l'arc neural et l'arc hémal. Dans sa composition élémentaire, la vertèbre type comprend de chaque côté, pour chacun de ses deux anneaux, *cinq pièces* distinctes par leur développement, et les pièces de l'anneau inférieur répètent exactement celles de l'anneau supérieur. En examinant les variétés que subit la composition élémentaire de la vertèbre dans les diverses régions et chez les différents vertébrés, on voit qu'elles se rapportent toutes au même type de construction, et que, si le nombre normal des éléments est souvent réduit, il n'est jamais dépassé. La *tête* n'est pas en dehors du plan général. D'après les principes de répétition et de symétrie, elle se rattache nécessairement au système vertébral, comme les autres régions du squelette. Elle est formée de quatre segments vertébraux comparables au modèle fondamental. Par conséquent, elles ont chacune un *centrum*, un arc *neural* et un arc *hémal*. De chaque côté, ces deux arcs sont composés des cinq pièces élémentaires de la vertèbre type. Tous les os de la tête entrent régulièrement dans la construction des *vertèbres céphaliques*. Chez tous les vertébrés, les mêmes éléments se reproduisent, leur forme seule varie; quelques pièces peuvent disparaître, mais il n'y a jamais de pièces nouvelles.

VERTÉBRÉ, ÉE. adj. et s. m. [*vertebratus*, all. *gewirbelt*, *Wirbelthier*, angl. *vertebrate*, it. *vertebrato*, esp. *vertebrado*]. Qui est pourvu de vertèbres. — *Animaux vertébrés*. Embranchement du règne animal, comprenant tous les animaux dont le corps et les membres ont une charpente intérieure osseuse, cartilagineuse, ou au moins fibreuse et cartilagineuse, composée de pièces liées ensemble et mobiles les unes sur les autres. Ils ont un système nerveux cérébro-spinal, deux mâchoires superposées, deux paires de membres, une circulation se faisant dans un système de vaisssaux contractiles, un sang rouge. — *Vertébrés allantoïdiens*. Les *mammifères*, les *oiseaux* et les *reptiles*, qui tous ont une allantoïde et une vésicule ombilicale à l'état fœtal. — *Vertébrés anallantoïdiens*. Les *batraciens* et les *poissons*, qui n'ont qu'une vésicule ombilicale et pas d'allantoïde durant l'état fœtal.

VERTÉBRO-ILIAQUE. adj. [angl. *vertebro-iliac*, it. et esp. *vertebro-iliaco*]. Qui a rapport aux vertèbres et à l'os iliaque. — *Articulation vertébro-iliaque*. Articulation de la dernière vertèbre lombaire avec l'os iliaque.

VERTEX. s. m. [κορυφή, all. *Scheitel*, *Wirbel*, angl. *vertex*, it. et esp. *vertice*]. Sommet de la tête ou partie du crâne comprise entre les deux oreilles.

VERTIGE. s. m. [*vertigo*, de *vertere*, tourner; σκοτοδινία, all. *Schwindel*, angl. *giddiness*, it. *vertigine*, esp. *vertigo*]. État dans lequel il semble que tous les objets tournent, et que l'on tourne soi-même. On a distingué deux espèces de vertiges : le *simple* (*vertigo simplex*), qui consiste dans un tournoiement apparent des objets, sans que la vue en soit obscurcie; le *ténébreux* (*vertigo tenebricosa*, *scotodinie*) dans lequel au tournoiement des objets se joint un obscurcissement tel de la vue que le malade a peine à conserver l'équilibre; il est ordinairement l'avant-coureur de l'épilepsie ou de l'apoplexie. Quand le sujet a une sensation de tournoiement sur lui-même, on a affaire au *vertigo gyrans*; quand il est entraîné en avant ou en arrière, au *vertigo titubans*, de côté, au *vertigo oscillans*, et quand la chute a lieu, au *vertigo caduca*. Le vertige est déterminé par la rotation sur soi-même, une course rapide en chemin de fer, le redressement brusque du corps lorsqu'on est resté quelque temps accroupi. Le mal de mer est aussi une variété de vertige. Tous ces vertiges sont en quelque sorte physiologiques; il s'agit simplement dans ces cas d'un trouble dans le fonctionnement des organes de l'équilibre qui, trop vivement sollicités par des circonstances extérieures, ne fournissent plus à chaque instant au cerveau l'exacte position du corps par rapport aux objets environnants. Aussi ces différents vertiges cessent ordinairement quand la cause est supprimée. Le vertige des altitudes est d'un ordre différent; l'élément mental est ici primordial : la vue du vide inspire la crainte de perdre l'équilibre, et c'est cette crainte qui détermine le vertige. Beaucoup d'états pathologiques peuvent engendrer la sensation de vertige; tels sont en particulier les troubles circulatoires de l'encéphale, l'anémie ou la congestion : le coup de chaleur, l'effort, les bouffées de chaleur de la ménopause agissent par congestion; le vertige des convalescents qui commencent à se lever, celui des individus qui ont subi de grandes hémorragies sont dus à l'anémie. Différentes maladies des centres nerveux peuvent déterminer le vertige : la méningite cérébro-spinale au début, la paralysie générale où il est prémonitoire des attaques épileptiformes ou apoplectiformes, le tabes où il peut relever de différentes causes, être lié à des troubles sensoriels, et où il constitue, d'après Grasset, le phénomène essentiel du signe de Romberg, la sclérose en plaques, les tumeurs cérébrales, les lésions du cervelet surtout, où sa fréquence s'explique par le rôle attribué à cet organe dans le maintien de l'équilibre, enfin la pachyméningite hémorragique et certaines formes de syphilis cérébrale. Dans les névroses, le vertige est fréquemment noté; il annonce souvent l'attaque d'épilepsie, il donne son nom à une forme particulière du mal comitial, le *vertige épileptique* (V. plus bas); il fait partie du syndrome de la migraine, se montre dans l'hystérie, la neurasthénie et aussi au début de la paralysie agitante. Le vertige se rencontre encore dans les cardiopathies mitrales ou aortiques, dans l'artériosclérose. Des lésions des différents viscères peuvent lui donner naissance : la variété la plus fréquente de ce groupe est le *vertige stomacal* (*vertigo a stomacho leso* de Trousseau, *vertigo per consensum ventriculi* des anciens); le vertige fait défaut dans les affections organiques de l'estomac et est fréquent au contraire dans les troubles fonctionnels de cet organe; il peut dépendre de la vacuité de l'estomac (vertige *ab inedia*) et peut être rapproché alors de celui de l'abstinence, ou apparaît au contraire quand l'estomac est rempli, comme après un repas copieux (vertige *a crapula* des anciens); il est constant dans l'indigestion; il est fréquent chez certains dyspeptiques et serait dû, d'après Bouchard, à la résorption des produits toxiques dus à la fermentation du contenu gastrique, stagnant dans un estomac dilaté; il est tantôt calmé par l'ingestion d'une petite quantité de liquide, tantôt réveillé au contraire par un repas, ce qui semble indiquer la part qui revient à l'excitation de la muqueuse gastrique dans sa production. Les troubles intestinaux, l'helminthiase, les lithiases biliaire et rénale, les troubles menstruels peuvent aussi occasionner des vertiges; de même aussi les diverses maladies infectieuses, en particulier la fièvre typhoïde où, au début, le passage de la position horizontale à la position assise le provoque souvent. Parmi les poisons il faut citer en particulier l'alcool et le tabac; parmi les médicaments, la pelletiérine, l'opium, la quinine, les salicylates, la digitale, le camphre, l'ergot de seigle, le tartre stibié; les auto-intoxications de l'urémie, du coma diabétique le déterminent parfois. Les lésions de l'oreille sont des causes fréquentes de vertiges; cette variété ne mérite vraiment d'être isolée sous le nom de *vertige* ou *maladie de Ménière* (V. MÉNIÈRE) que dans le cas où le début est brusque, apoplectiforme; certaines formes atténuées et non paroxystiques ne se différencient guère des autres types de vertige. Rarement certains troubles de la vision, tels que strabisme, asthénopie accommodative, nystagmus, donnent lieu au vertige. Le diagnostic de la cause du vertige est souvent difficile à faire; on devra penser tout d'abord aux troubles gastriques, à l'artériosclérose, à une lésion de l'oreille, au tabes au début; le pronostic et le traitement dépendront naturellement du diagnostic causal. Dans un accès actuel de vertige, s'il est intense, on met le malade au repos et on lui prescrit quelques infusions aromatiques, telles que la mélisse, la sauge, la menthe, etc. — *Vertige épileptique*. Accident paroxystique, non convulsif, de l'épilepsie; il consiste en une perte brusque de la connaissance, précédé d'un violent tournement de la tête; le malade tombe ou s'appuie sur un meuble; très rapidement il revient à lui et ne conserve aucun souvenir du paroxysme; ce syndrome ne comprend donc aucun élément du vertige; ce n'est pas un vertige, mais une attaque fruste d'épilepsie, sans convulsion ou avec quelques contractions fugaces. — *Vertige galvanique*. V. VERTIGE *voltaïque*. — *Vertige laryngé*. Accès qui débute ar une sensation d'angoisse et de suffocation et qui est aractérisé par une sensation de vertige suivie quelquefois le chute; il y a parfois perte de connaissance et des convulsions épileptiformes. Puis la crise cesse brusquement, le malade ne gardant plus qu'un état vertigineux. Il s'agit donc d'un ictus laryngé avec vertige et spasme glottique pouvant entrainer l'asphyxie (V. Laryngé). Ces accès se montrent surtout à la période préataxique du tabes; dans des cas très rares, ils apparaissent en dehors de toute lésion des centres nerveux, à l'occasion d'une inflammation légère des voies respiratoires; le vertige laryngé n'est pas alors sans analogie avec l'asthme. — *Vertige mental* (Lasègue). État morbide caractérisé d'abord par un sentiment d'angoisse précordiale ou épigastrique, à forme compressive; puis par une sensation de collapsus, de défaillance imminente, avec tremblement des membres inférieurs. Il peut alors survenir une sorte d'obnubilation semblable à celle qui accompagne la période initiale de presque toutes les défaillances. L'étourdissement, la gyration propres à d'autres modes de vertiges, ne se produisent pas. L'inquiétude morale comparable à la peur devient bientôt l'élément dominant de la crise Elle se traduit par la pâleur du visage, la constriction thoracique, l'angoisse respiratoire, la rétraction de la peau du scrotum, l'algidité, la sueur froide diffuse ou partielle. Bien que le malade reconnaisse que le danger est nul, il se sent incapable de commander à sa préoccupation anxieuse. Deux modes possibles se présentent alors : ou le vertigineux se maintient dans une immobilité qu'explique son incapacité matérielle de se mouvoir, ou il accuse une impulsion qui le porterait, s'il n'était retenu, à se précipiter dans le vide. — *Vertige otopathique* ou *des maladies de l'oreille*, *oticodinie*, *oticodinose*, *vertige auriculaire*; *vertige de Ménière*; *syndrome de Ménière*, *surdité apoplectiforme des Allemands*. V. Ménière. — *Vertige paralysant*. V. Gerlier (*Maladie de*). — *Vertige voltaïque*. Vertige déterminé en faisant passer un courant galvanique au moyen de deux électrodes appliquées sur les apophyses mastoïdes. Au moment où le courant est fermé, il semble au sujet que les objets se déplacent du pôle négatif au positif, et la tête s'incline vers le pôle positif. Dans les cas de lésion auriculaire unilatérale, la tête s'incline seulement du côté malade. Le vertige voltaïque est donc un vertige auriculaire et sa recherche permet de diagnostiquer une lésion de l'appareil auditif.

VERTIGINEUX, EUSE. adj. et s. Qui concerne le vertige ; qui en est atteint.

VERTIGO. s. m. V. Vertige.

VERUMONTANUM. s. m. [all. *Schneckenkopf*, *Hahnenkof*, angl. *verumontanum*, it. et esp. *verumontano*]. La crête urétrale. V. Urétral.

VERVEINE. s. f. [*Verbena*, L., all. *Eisenhart*, *Eisenkraut*, angl. *vervain*, it. et esp. *verbena*]. Genre de plantes verbénacées, dont l'espèce officinale (*Verbena officinalis*, L., *Herba verminata*, Pseudo-Apulée, περιστερεών, Dioscoride, *herbe à tous maux*), un peu astringente, a été recommandée comme vulnéraire, et même considérée comme une panacée universelle. Les feuilles de la *verveine odorante* ou *citronnelle* (*Verbena triphylla*, L'hér.) peuvent être employées comme antispasmodiques et diaphorétiques, en infusions théiformes.

VÉSANIE. s. f. [*vesania*, all. *Wahnsinn*, angl. *madnes*, it. et esp. *vesania*]. Synonyme de maladie mentale. Lésion des fonctions de l'entendement ou facultés affectives qui n'est point accompagnée de fièvre (Pinel). V. Folie.

VÉSANIQUE. adj. Qui a rapport aux vésanies, qui en dépend : *délire vésanique*.

VESCE. s. f. [*vicia*, all. *Wicke*, angl. *vetch*, it. *veccia*, esp. *algarroba*]. Genre de plantes légumineuses très nombreux en espèces, auquel appartient la *fève de marais*. V. Fève. — La *vesce commune* (*Vicia sativa*, L.) a une semence ronde, noire, lisse et farineuse, dont la farine est souvent substituée à celle d'orobe dans les quatre farines résolutives : mêlée à celle du blé, elle donne à la pâte une odeur désagréable et une couleur grise.

VÉSICAL, ALE. adj. [*vesicarius*, angl. *vesical*, it. *vessicale*, *vescicale*, esp. *vejical*]. Qui a rapport à la vessie. — *Artères vésicales*. Leur nombre et leur origine sont très variables ; elles naissent des artères ombilicale, hémorroïdale moyenne, honteuse interne, obturatrice, etc. L'hypogastrique en fournit une un peu plus volumineuse que les autres, qu'on a appelée *vésicale inférieure*. — *Catarrhe vésical*. V. Cystite. — *Trigone vésical*. V. Vessie.

VÉSICANT, ANTE. adj. [all. *blasenziehend*, angl. *vesicant*, it. *vessicante*, esp. *vejigante*]. Qui fait naître des ampoules à la peau. V. Cantharide, Papier *sparadrapique* et Pommade *de Gondret*. — *Emplâtre*, *sparadrap*, *taffetas*, *topique vésicants*. V. Vésicatoire.

VÉSICANTS. s. m. pl. Synonyme de *cantharidiens*.

VÉSICATION. s. f. [all. *Blasenziehen*, angl. *vesication*, it. *vessicazione*, esp. *vejigacion*]. Action produite par les substances vésicantes.

VÉSICATOIRE. s. m. [*causticum*, all. *Blasenpflaster*, *Zugpflaster*, angl. *blister*, *vesicatory*, it. *vescicatorio*, *vessicatorio*, esp. *vejicatorio*]. Topique qui, appliqué sur la peau, détermine une sécrétion séreuse, par laquelle l'épiderme est soulevé de manière à former une ampoule. Les principaux topiques vésicants sont : 1° l'*emplâtre vésicatoire*, préparé avec résine élémi, 5 parties ; huile d'olive, 2 ; onguent basilicum, 15 ; cire jaune, 20 ; poudre de cantharides, 21 (Codex) ; 2° la *mouche de Milan*, faite avec poix blanche, cire jaune, poudre de cantharides, āā 50 parties ; térébenthine du mélèze, 10 ; essence de lavande et essence de thym, āā 1 partie (Codex) ; 3° le *taffetas* ou *sparadrap vésicant*, obtenu en étendant sur une toile cirée un mélange de cire jaune, poix noire, colophane, āā 5 parties ; huile d'olive, 2 ; glycérine, térébenthine du mélèze, āā, 4 ; poudre de cantharides, 40 (Codex). On remplace souvent la poudre de cantharides par la cantharidine même (Fumouze). En recouvrant ces topiques de poudre de camphre pour diminuer l'influence de la cantharidine sur la vessie (V. Cystite *cantharidienne*), on a les *vésicatoires camphrés*. — La formation de l'ampoule du vésicatoire a lieu par soulèvement de la couche cornée de l'épiderme qui empêche la sérosité sécrétée de passer, et agit comme endosmomètre pour la cantharidine du vésicatoire qui est humectée par la sueur et plus dense que la sérosité. Celle-ci de plus se charge de la cantharidine qui passe, car la couche cornée ne fait obstacle que d'une manière relative à l'absorption, bien qu'elle soit efficace pour un certain temps du moins. — *Vésicatoire*. Plaie produite par l'application d'un des topiques précédents quand l'épiderme a été enlevé. — Six à huit heures d'application suffisent, dans les cas ordinaires, pour que l'action d'un vésicatoire soit complète. On l'enlève ensuite, on ouvre l'ampoule vers sa partie inférieure, pour donner issue à la sérosité, sans ôter l'épiderme, et l'on panse avec de la vaseline boriquée ou simplement stérilisée. C'est là le vésicatoire *volant* des anciens auteurs, le seul appliqué aujourd'hui ; on ne se sert plus des vésicatoires durables que l'on entretenait au moyen de la pommade épispastique et qui agissaient comme un véritable cautère. L'efficacité du vésicatoire a été très controversée dans ces dernières années ; certains auteurs ont voulu le proscrire complètement ; son emploi est beaucoup plus restreint qu'autrefois, mais mérite d'être conservé. En effet, le vésicatoire, quand il n'est pas trop grand, qu'il est bien camphré, et qu'il est appliqué chez un individu dont les reins fonctionnent normalement, est sans aucun danger, et il peut rendre des services dans certains cas, en particulier dans les poussées congestives se faisant autour des lésions tuberculeuses. Carrieu et Lagriffoul ont montré que le vésicatoire déterminait une polynucléose avec éosinophilie et on conçoit que cette leucocytose peut avoir une influence favorable sur un processus inflammatoire en évolution. — *Épreuve du vésicatoire* (Roger et Josué). Elle consiste dans l'étude cytologique de l'exsudat séreux provoqué par l'application d'un vésicatoire ; chez un individu normal, cet exsudat contient une grande proportion de cellules éosinophiles ; celles-ci diminuent ou disparaissent dans les maladies infectieuses et reparaissent au moment où l'amélioration se produit ; chez les tuberculeux, il y a diminution des éosinophiles et en même temps augmentation de mononucléaires, enfin les leucocytes sont gonflés et comme hydropiques. Cette épreuve peut permettre de dépister une tuberculose peu marquée, ou de faire le diagnostic entre une tuberculose miliaire aiguë et une fièvre continue. Enfin dans cet exsudat on trouve des cellules spéciales, *cellules du vésicatoire*, caractérisées par une mince couche de protoplasma teinté en rose par l'éosine et par un noyau rond ou ovalaire mal limité. — *Vésicatoire perpétuel de Janin.* Emplâtre inusité aujourd'hui. Lorsqu'on s'en était servi, on le lavait, et l'on pouvait l'appliquer de nouveau à l'occasion.

VÉSICO-INTESTINAL, ALE. adj. Qui a rapport à la vessie et à l'intestin. — *Fistule vésico-intestinale.* V. Vésico-rectal.

VÉSICO-PÉRINÉAL, ALE. adj. Qui a rapport à la vessie et au périnée. — *Fistule vésico-périnéale.* Fistule urinaire propre au sexe masculin, dans laquelle l'orifice interne du trajet se trouve dans la vessie et l'externe au périnée. Elle est plus rare que les fistules vésico-rectale et urétro-périnéale.

VÉSICO-PROSTATIQUE. adj. [angl. *vesico-prostatic*, it. *vessico-prostatico*, esp. *vesico-prostatico*]. Qui appartient à la vessie et à la prostate. — *Artère vésico-prostatique.* Branche de l'artère vésicale inférieure de l'homme qui se rend à la prostate. — *Plexus vésico-prostatique.* Lacis veineux considérable situé sur les parties latérales du col de la vessie et de la prostate, recevant les veines de cette région et communiquant avec le plexus pubio-prostatique ou de Santorini.

VÉSICO-PUBIEN, IENNE. adj. [angl. *vesico-pubian*, it. *vessico-pubico*, esp. *vesico-pubico*]. — *Fossette vésico-pubienne.* V. Inguinale (*Fossette*).

VÉSICO-PUSTULE. s. f. Vésicule dont le contenu commence à subir la transformation purulente ; il n'est plus transparent, mais n'a pas encore l'opacité et la consistance du pus, dont la présence caractérise la pustule.

VÉSICO-RECTAL, ALE. adj. Qui a rapport à la vessie et au rectum. — *Fistule vésico-rectale* ou *vésico-intestinale.* Fistule urinaire dont un orifice est sur la muqueuse de la vessie et l'autre sur la muqueuse du rectum. Elle est consécutive à une plaie de la cloison qui sépare ces deux organes (taille ou ponction de la vessie par le rectum) ; à un abcès de cette cloison, à son ulcération par un corps étranger du rectum ou de la vessie. En tout cas, le trajet fistuleux est très court, les deux cavités étant en contact ; mais l'orifice de communication peut être plus ou moins large. Lorsqu'il est étroit, la cautérisation de ses bords avec un crayon de nitrate d'argent, ou avec un petit stylet rougi par le procédé galvano-caustique, peut en amener l'occlusion. Dans le cas contraire, il est nécessaire de suturer les bords de la solution de continuité après les avoir avivés ; il est indiqué de placer une sonde à demeure dans la vessie pour empêcher le contact incessant des lèvres de la plaie avec l'urine, quoique souvent la situation déclive de la fistule, au-dessous du point où la sonde peut recueillir l'urine dans la vessie, rende cette précaution inutile et fasse échouer la réunion des bords suturés.

VÉSICO-SPINAL, ALE. adj. Qui a rapport à la vessie et à la moelle épinière. — *Centre vésico-spinal.* Région de la moelle épinière dont l'excitation détermine les mouvements de la vessie, et qui paraît tenir sous sa dépendance les mouvements naturels de cette cavité : elle répond à la partie de la moelle comprise entre les troisième et cinquième vertèbres lombaires.

VÉSICO-UTÉRIN, INE. adj. [angl. *vesico-uterine*, it. *vessico-uterino*, esp. *vesico-uterino*]. Qui se rapporte à la vessie et à l'utérus. — *Ligaments vésico-utérins* (*ligamenta vesica-uterina, ligamenta uteri inferiora, anteriora*). Plis péritonéaux courts et peu saillants qui, de chaque côté de la face antérieure du col utérin, vont gagner les parties latérales de la vessie, en limitant latéralement le cul-de-sac dit *vésico-utérin*, que forme le péritoine en se réfléchissant de la face antérieure de la matrice sur la face postérieure du réservoir urinaire. Chaque pli péritonéal recouvre une expansion membraneuse du tissu d'enveloppe utéro-vaginale, expansion qui se jette sur les parois latérales de la vessie et se confond avec les parties de l'aponévrose supérieure du périnée qui, des côtés du bassin, gagne les côtés du réservoir. || *Fistule vésico-utérine.* Fistule urinaire dont un orifice se trouve dans la vessie et l'autre dans l'utérus (fig. 846). C'est ordinairement à la suite d'un accouchement laborieux, qui a donné lieu à la formation d'une escarre sur un point longtemps comprimé, qu'une communication s'établit entre la vessie et l'utérus ; il en résulte que l'urine, passant par ce dernier organe, s'écoule par le vagin. Le traitement de cette fistule consiste à diviser le col de l'utérus dans le sens des commissures de son orifice externe et en montant vers le corps de l'organe, de façon à écarter les deux lèvres du col ; puis à disséquer le vagin jusqu'au niveau de la fistule dont on avive et suture les bords.

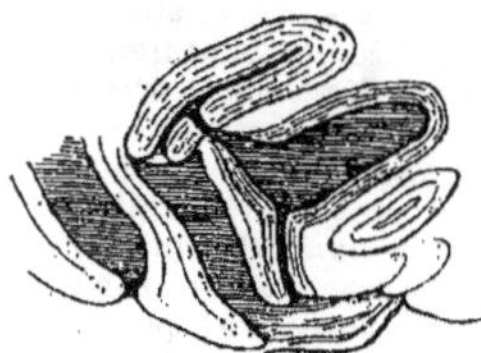

Fig. 846. — Fistule *vésico-utérine.*

VÉSICO-UTÉRO-VAGINAL, ALE. adj. Qui a rapport à la vessie, à l'utérus et au vagin. — *Fistule vésico-utéro-vaginale.* Fistule urinaire qui fait communiquer la vessie avec l'utérus et le vagin tout à la fois, et qui, plus fréquente que la fistule vésico-utérine, résulte comme elle d'une mortification consécutive à un accouchement laborieux. Cette fistule est susceptible de guérir par le procédé opératoire suivant, indiqué par Jobert de Lamballe. Dans un premier temps, on sépare le col de l'utérus de ses attaches au vagin par des incisions longitudinales qui donnent à celui-ci plus de laxité et permettent aux lèvres de la fistule de se rapprocher ; dans un second temps, on avive les lèvres au niveau de la cloison qui sépare la vessie du vagin ; dans un troisième temps, on rapproche et suture les surfaces avivées.

VÉSICO-VAGINAL, ALE. adj. Qui concerne la vessie et le vagin. — *Fistule vésico-vaginale.* Fistule urinaire dont un orifice se trouve dans la vessie et l'autre dans le vagin (fig. 847). Elle peut se produire dans les mêmes conditions que les fistules vésico-utérine et vésico-utéro-vaginale ; de plus, la cloison vésico-vaginale peut être perforée par un calcul vésical, un corps étranger, un pessaire ayant longtemps séjourné dans le vagin, une plaie qui du vagin a pénétré dans le réservoir urinaire. Dans ces conditions, une communication directe et anormale peut persister entre le vagin et la vessie; une fistule rebelle s'établit; l'urine coule sans cesse sur les téguments. La méthode opératoire généralement employée pour amener l'occlusion de cette fistule est la suture dite par le procédé américain, qui comprend deux temps (Bozemann, Marion Sims): dans le premier temps, on avive la muqueuse vaginale seule, avec le bistouri, par une incision circulaire parallèle aux bords de l'orifice, et distante de 5 millimètres environ de ce bord; puis avec des ciseaux on excise cette muqueuse dans une étendue de 10 à 12 millimètres, sans intéresser la muqueuse vésicale: l'avivement est donc fait en surface, et non suivant une ligne; dans le second temps, on affronte la plus grande étendue possible de la surface avivée et on pratique la suture à l'aide de fils d'argent ou de fils de soie de fort diamètre, passés en nombre variable, espacés de 5 millimètres, respectant toujours la paroi vésicale, et assujettis au moyen de plaques de plomb trouées et de boutons. A cette méthode, qui a l'inconvénient d'être d'une exécution difficile, longue, parfois gênée par l'hémorragie, on a proposé de substituer la suture métallique combinée avec la réunion immédiate secondaire: ce procédé mixte, dit italiano-belge, applicable seulement aux fistules profondes et à lèvres résistantes, consiste à cautériser d'abord la fistule avec le thermocautère; on ne pose les points de suture que lorsque plusieurs cautérisations ont détruit l'épithélium. Mais après avoir pratiqué cette méthode pendant quelque temps, les chirurgiens sont revenus à la pratique de la suture, qui est le seul procédé employé aujourd'hui.

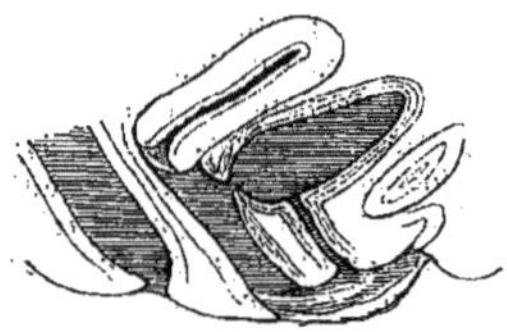
Fig. 847. — Fistule *vésico-vaginale*.

VÉSICULAIRE. adj. [all. *bläschenartig*, *blasenartig*, angl. *vesicular*, it. *vessiculare*, esp. *vesicular*]. Qui a la forme d'une vésicule: *môle vésiculaire*. — *Fièvre vésiculaire*. La suette. — *Râle vésiculaire*. Synonyme de *râle crépitant*. — *Ver vésiculaire*. V. Cestoïde et Téniadés.

VÉSICULASE. s. f. Ferment d'origine prostatique se rencontrant chez les rongeurs; il a pour effet de coaguler le sperme et le liquide séminal quand ceux-ci ont été projetés dans le vagin au moment du coït (Camus et Gley).

VÉSICULATION. s. f. [all. *Blasenbildung*, *Bläschenbildung*, angl. *vesiculation*, it. *vessiculazione*, esp. *vesiculacion*]. Production de vésicules; passage d'une papule à l'état de vésicule dans diverses maladies cutanées.

VÉSICULE. s. f. [*cystis*, *vesicula*, κύστιγξ, all. *Bläschen*, angl. *vesicle*, it. *vescichetta*, esp. *vesicula*]. Petite vessie, petite cavité ou poche. — *Vésicule aérienne* ou *pulmonaire*. V. Poumon. — *Vésicule allantoïdienne*. L'*allantoïde*. — *Vésicule auditive*. Cavité qui représente la première ébauche du labyrinthe de l'oreille. Elle est située dans la région du deuxième arc pharyngien, et paraît dans la troisième semaine. — *Vésicule de Baer* [*vesicula Baerii*]. L'ovule dont on attribue la découverte à Baer (1827), mais il a été vu avant lui par de Graaf, Prévost et Dumas. — *Vésicule blastodermique*. Le blastoderme. — *Vésicule cérébrale*. Chacune des trois dilatations que présente le canal qui succède à la gouttière médullaire chez l'embryon, dilatations qui sont les premiers rudiments du cerveau. La *vésicule cérébrale antérieure* est l'ébauche des hémisphères cérébraux et de la couche optique, sa cavité répond au troisième ventricule. La *vésicule moyenne* formera les pédoncules cérébraux et les tubercules quadrijumeaux; sa cavité répond à l'aqueduc de Sylvius. La *vésicule postérieure* répond à la moelle allongée, à la protubérance annulaire et au cervelet, et sa cavité au quatrième ventricule. — *Vésicules élémentaires*. Les cellules. — *Vésicule fertile*. V. Proscolex. — *Vésicule du fiel*. V. Biliaire. — *Vésicule germinative*. V. Ovule. — *Vésicule de de Graaf* [*vesicula Graafiana*, *ovisaccus* de Barry]. V. Ovaire. — *Vésicule incolore du sang*. V. Leucocyte. — *Vésicule moyenne*. V. Utricule *prostatique*. — *Vésicule de Naboth* [angl. *vesicles of Naboth*]. V. Utérus. — *Vésicule nucléenne*. V. Noyau. — *Vésicule oculaire*. Expansion creuse du cerveau embryonnaire qui représente l'ébauche de chaque globe oculaire. Chaque vésicule paraît dans la troisième semaine, sur le côté de la vésicule cérébrale antérieure correspondante, avec laquelle elle communique d'abord largement, puis seulement par un pédicule creux, qui formera plus tard le nerf optique. — *Vésicule organique*. V. Cellule. — *Vésicule ovarique*. V. Ovaire. — *Vésicule préembryonnaire*. V. Embryonnaire. — *Vésicule pulsatile*. V. Trématode. — *Vésicule de Purkinje* [*vesicula germinativa*, s. *prolifera*, s. *Purkinji*]. V. Ovule. — *Vésicule séminale*. V. Séminale. — *Vésicules de Zimmermann*. Éléments que l'on rencontre dans le sang, et qui seraient, d'après Hayem, distincts des hématoblastes. ‖ En pathologie, lésion élémentaire de la peau consistant en un petit soulèvement de l'épiderme contenant de la sérosité transparente. On divise les vésicules, avec Brocq, en superficielles et profondes, suivant l'épaisseur de la couche épidermique qui recouvre le liquide, ou en parenchymateuses et interstitielles, suivant que le liquide s'accumule dans l'intérieur des cellules épidermiques ou dans leurs interstices.

VÉSICULECTOMIE. s. f. [de *vesicula*, et ἐκτομή, ablation]. Mot mal formé. V. Spermatocystectomie.

VÉSICULEUX, EUSE. adj. [*vesiculosus*, all. *vesiculos*, angl. *vesiculosus*, it. *vessiculoso*, esp. *vesiculoso*]. Qui est renflé en manière de vessie. — *Maladies vésiculeuses*. Celles qui sont caractérisées par la production de vésicules.

VÉSICULIFORME. adj. [all. *bläschenformig*, angl. *vesiculiform*, it. *vessiculiforme*, esp. *vesiculiforme*]. En forme de vésicule. — S'est dit particulièrement des cellules de l'épithélium des glandes sébacées distendues et rendues sphériques par accumulation de leur contenu huileux, devenu homogène. — S'est dit aussi des excavations claires et limpides, quelquefois contenant des granulations ou des globules de pus, qui se produisent dans certaines cellules, et constituent une sorte d'altération, pathologique ou sénile, de ces éléments, dans quelques tumeurs.

VÉSICULITE. s. f. V. Spermatocystite.

VESOU. s. m. V. Sucre *de canne*.

VESPERTILIO. s. m. [*vespertilio*, chauve-souris]. Nom donné à une variété de *lupus érythémateux* (V. Lupus) siégeant sur la figure au niveau de chaque pommette, qui représente ainsi chaque aile étendue de la chauve-souris, et du nez qui figure le corps de l'animal.

VESSIE. s. f. [*vesica*, κύστις, all. *Blase*, angl. *bladder*, it. *vescica*, esp. *vegiga*, *vejica*]. Réservoir musculo-membraneux destiné à contenir l'urine jusqu'à ce que l'accumulation d'une certaine quantité de ce liquide en sollicite l'expulsion. La vessie occupe les parties antérieure et médiane de l'excavation pelvienne. Elle est située derrière le pubis, au-dessus et au-devant du rectum et des vaisseaux spermatiques chez l'homme, du col de l'utérus et du vagin chez la femme. Dans l'état de vacuité, elle forme, dans le petit bassin, une masse arrondie, légèrement conoïde, et dont le volume égale celui d'un œuf de poule. Le sommet du cône, tourné en haut et en avant, correspond à la partie postérieure de la symphyse pubienne; il donne attache à l'ouraque. La base ou grosse extrémité regarde en bas et en arrière, et forme la partie la plus déclive du réservoir : c'est le *bas-fond de la vessie*, lequel repose sur la face antérieure du rectum ; la moitié postérieure de la prostate a le même rapport, mais sa moitié antérieure s'éloigne déjà de cette partie de l'intestin, avec laquelle la portion membraneuse et le bulbe

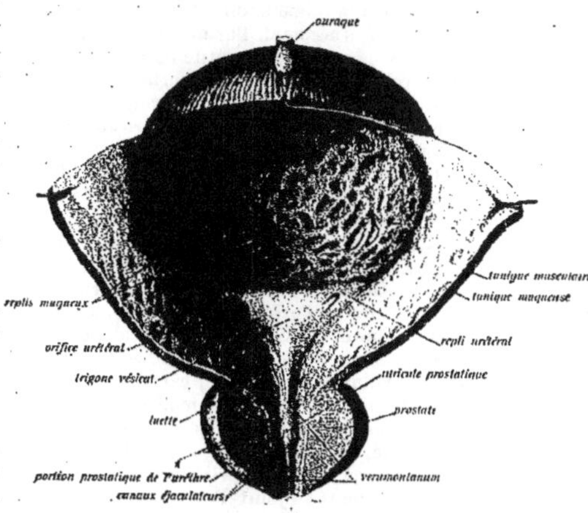

Fig. 848. — *Vessie.*

de l'urètre forment un angle de plus en plus ouvert. En arrière de la prostate, à 1 centimètre de cette glande environ, le bas-fond de la vessie est en rapport avec les vésicules séminales quand elle n'est pas vide. Le péritoine descend entre la vessie et le rectum, et forme un cul-de-sac dans lequel on trouve des anses intestinales. C'est dans le triangle formé par le rectum et l'urètre que l'on enfonce le trocart pour la ponction périnéale. A mesure que la vessie s'emplit d'urine, ses parois s'écartent les unes des autres ; son développement est limité dans le bassin par la solidité des parois osseuses qui circonscrivent cette excavation : elle ne peut donc acquérir toute l'ampliation dont elle est susceptible qu'en sortant du bassin, en dépassant le niveau de la symphyse pubienne. C'est en haut, dans l'abdomen, entre les muscles droits et la masse des intestins, qu'elle trouve l'espace nécessaire pour se dilater, et comme en se distendant elle repousse la partie du péritoine qui la coiffe supérieurement, le trocart enfoncé dans sa cavité, en rasant le bord supérieur de la symphyse pubienne, dans la ponction hypogastrique, ne peut léser la séreuse péritonéale. Elle prend plus de développement de bas en haut et d'un côté à l'autre, que d'avant en arrière : dans cet état de distension, elle a une capacité moyenne de 500 à 600 centimètres cubes. La figure intérieure de la vessie correspond assez bien à la figure extérieure, sauf à la partie inférieure, où se trouve le *trigone vésical* ou *de Lieutaud*, surface plate, unie, triangulaire, bornée antérieurement par l'orifice interne de l'urètre, qui aboutit au sommet du triangle, en arrière et de chaque côté, par l'insertion des uretères, qui en marquent les deux angles de la base, et qui sont réunis entre eux par une crête transversale, formée par le soulèvement de la muqueuse (fig. 848). Les trois orifices sont séparés l'un de l'autre par une distance presque égale, qui s'élève à 41 millimètres environ. Quant à l'orifice de l'urètre, il répond à la *luette vésicale*, et se trouve au niveau d'un plan passant à l'union du tiers inférieur avec le tiers moyen de la symphyse. Les parois de la vessie sont formées, de dehors en dedans, par le péritoine, une couche musculaire et une couche muqueuse. Le péritoine recouvre le sommet, les régions postérieures et latérales et le bas-fond de la vessie ; un tissu conjonctif lâche l'unit à la couche musculeuse de la vessie. Celle-ci est formée de fibres-cellules disposées en trois couches : l'une superficielle, longitudinale ; la seconde transversale ; la troisième profonde et réticulée. Les fibres longitudinales n'existent pas sur les parties latérales de la vessie, mais seulement sur ses faces antérieure et postérieure : en bas et en avant, elles s'attachent à la symphyse du pubis et aux parties latérales de la prostate, au niveau du *col vésical*, sorte de prolongement de la région antéro-inférieure de la vessie, qui a la forme d'un goulot très court ou d'un cône tronqué continu en avant avec l'urètre ; elles montent sur la face antérieure de l'organe, et, arrivées au sommet, se perdent en partie dans l'ouraque, tandis que le plus grand nombre se portent sans interruption sur la face postérieure. Les fibres transversales forment une couche circulaire complète qui s'étend depuis le sommet de la vessie jusqu'au niveau de l'orifice de l'urètre : c'est à la partie inférieure de cette couche, celle qui correspond au col vésical, qu'on a donné improprement le nom de *sphincter de la vessie*, en lui attribuant la propriété de s'opposer à la sortie de l'urine ; mais c'est au sphincter urétral volontaire (V. Urètre), c'est-à-dire à une couche de fibres striées circulaires associées à un certain nombre de fibres-cellules, qu'est dévolue cette action, et, bien que ces fibres remontent jusqu'à l'orifice de l'urètre, c'est à ce canal, non à la vessie, que doit être rapporté le sphincter. Les fibres spiroïdes à anse supérieure dont sont entourés les orifices des uretères appartiennent à la couche de fibres transversales. Enfin, au-dessous de celles-ci, immédiatement en rapport avec la muqueuse, se trouve une couche de fibres qui s'anastomosent entre elles de manière à former un réseau à mailles irrégulières, dont la direction générale est longitudinale. Toutes les fibres musculaires de la vessie appartiennent au tissu musculaire lisse : c'est par leur action que la vessie se vide de l'urine qu'elle contient, mais par un phénomène purement réflexe (V. Miction). La muqueuse de la vessie est rouge sur le vivant ; elle présente chez l'adulte des plis qui disparaissent quand l'organe est rempli ; chez le vieillard elle est souvent soulevée par les faisceaux musculaires sous-jacents (*vessie à colonnes*), elle s'enfonce quelquefois entre ces faisceaux (*vessie à cellules*). Son *chorion*, d'un demi-millimètre d'épaisseur, est formé principalement de fibres conjonctives contenant un réticulum très riche de fibres élastiques ; la surface du chorion est hérissée de quelques courtes papilles. L'épithélium est pavimenteux stratifié ; on y distingue une couche basilaire formée d'une rangée de cellules coniques ou polyédriques, plusieurs couches moyennes de cellules polyédriques, et une superficielle dont les éléments sont allongés, munis de noyaux multiples et ont un protoplasma grenu dans la profondeur, et hyalin à la superficie. Toutes ces cellules s'aplatissent quand la vessie se distend. Il n'y a pas de glandes ; certains animaux, notamment la grenouille, ont des cellules caliciformes. Au niveau du trigone vésical on trouve des dépressions épithéliales qui sont regardées parfois comme des glandes analogues aux glandes urétrales ou prostatiques. Les artères de la vessie sont les artères vésicales ; elles forment trois plexus : sous-péritonéal, sous-muqueux, sous-épithélial. Les veines se jettent dans le plexus vésico-prostatique et dans le plexus de Santorini. La muqueuse n'a de lymphatiques qu'au niveau du trigone ; la couche musculaire en est pourvue dans toute son étendue. Les nerfs communiquent par les nerfs sympathiques lombaires, et de là, par les *rami communicantes*, à la moelle épinière, et produisent les mouvements réflexes de la vessie. V. Vésico-

SPINAL. — *Abcès, gangrène et ulcérations de la vessie.* Modes de terminaison, assez rares, de la cystite aiguë ou chronique; surtout de la cystite due à la présence d'un calcul ou d'un corps étranger de la vessie. La gangrène peut, en outre, chez la femme, résulter de la compression exercée par la tête du fœtus, dans un accouchement laborieux, sur la cloison qui sépare la vessie de l'utérus et du vagin, et détermine l'établissement de fistules vésico-utérine, vésico-vaginale ou vésico-utéro-vaginale; ou bien, à la chute de l'escarre, l'urine filtre dans le tissu cellulaire du bassin, d'où infiltration urineuse, ou s'épanche dans le péritoine, d'où péritonite promptement mortelle. Quant à l'abcès de la vessie, il est rarement à l'état de nappe purulente; le plus souvent, le pus est réuni en un foyer qui, suivant sa situation dans les parois du réservoir et suivant la migration du liquide, se vide dans la vessie même, ou s'ouvre un passage dans le rectum, le vagin, l'utérus ou le péritoine. Le traitement de ces diverses lésions est d'abord celui de la cystite qui en est le point de départ; plus tard, on peut avoir à traiter les complications, infiltration, fistules urinaires, etc., auxquelles elles peuvent donner naissance à leur tour. — *Hypertrophie de la vessie.* Ampliation du réservoir urinaire déterminée par un obstacle quelconque à l'émission de l'urine : rétrécissement de l'urètre, hypertrophie de la prostate, calcul de la vessie, cystite chronique. Il y a d'abord épaississement de ses parois, de la tunique musculaire en particulier; puis les fibres musculaires se laissent distendre, les tuniques s'amincissent, et l'urine stagne en arrière de l'obstacle. Dans l'une et l'autre de ces formes d'hypertrophie, c'est à la cause que le traitement doit s'adresser. — *Inflammation et catarrhe de la vessie.* V. CYSTITE. — *Paralysie de la vessie.* Diminution ou abolition de la contractilité des fibres musculaires de la vessie, qui peut paraître, à titre de complication, dans le cours des fièvres graves, ou succéder à une lésion traumatique ou encore résulter d'une affection organique des centres nerveux : sa cause la plus fréquente est une distension souvent renouvelée du réservoir urinaire, résultant soit d'une cystite aiguë ou chronique, soit d'un obstacle permanent à l'écoulement de l'urine, siégeant dans l'urètre (rétrécissement ou déviation du canal), au niveau du col vésical (valvule prostatique) ou de la prostate (hypertrophie). Le traitement, indépendamment des indications subordonnées aux causes de la paralysie, consiste, lorsque celle-ci est récente et momentanée, à pratiquer le cathétérisme pour faire cesser la distension des fibres musculaires de la vessie : quand celles-ci ont perdu leur contractilité, il faut chercher à la leur rendre par les injections d'eau stérilisée froide, les applications réfrigérantes à l'hypogastre, l'usage de la strychnine à l'intérieur, de l'ergotine en injections hypodermiques, l'emploi de l'électrisation : un pôle de la pile est appliqué à la région hypogastrique, l'autre est mis en contact avec les parois de la vessie par l'intermédiaire d'une bougie à extrémités métalliques. — *Plaies de la vessie.* A l'état de vacuité, la vessie, pelotonnée derrière la symphyse pubienne, est difficilement atteinte par les instruments piquants ou tranchants, à moins qu'ils ne soient introduits par l'urètre; distendue, elle est plus facilement lésée. Les plaies contuses, plus fréquentes, résultent d'un coup, d'une chute, et surtout d'une blessure par armes à feu, s'accompagnant alors de délabrements considérables, fractures du bassin, blessures du rectum, de la prostate, de l'urètre, etc. D'autres complications des plaies de la vessie sont la présence de corps étrangers, la péritonite, l'infiltration urinaire. C'est à prévenir ou à combattre ces complications que doit s'attacher le traitement. V. CORPS *étrangers de la vessie.* — *Ruptures de la vessie.* Elles reconnaissent pour cause prédisposante la réplétion du réservoir urinaire qui accompagne toutes les affections s'opposant à la miction, et le met dans une situation telle au-dessus du pubis, qu'il n'est plus protégé contre les violences extérieures, les chutes, etc.; elles sont une complication fréquente des fractures du bassin. La rupture peut encore se produire, dans ces conditions de distension, quand la vessie est malade; une violence minime suffit à rompre souvent ces sortes de poches où s'accumule l'urine entre deux faisceaux musculaires. L'issue en petite quantité de l'urine aseptique dans le tissu cellulaire est bien supportée en général; si l'urine passe dans le péritoine, elle détermine une intoxication urineuse par résorption des principes toxiques destinés à être éliminés; la péritonite ne survient que si des germes sont apportés par la circulation ou franchissent la paroi de l'intestin; mais si la vessie était infectée avant la rupture, l'infiltration d'urine se déroule avec toutes ses conséquences, et si la rupture est intra-péritonéale, une péritonite rapidement mortelle se montrera bientôt. Dans les ruptures traumatiques de la vessie, il faudra s'efforcer de ramener le cours de l'urine par l'urètre; on fera la laparotomie si la rupture était intra-péritonéale, et on suturera l'orifice. — *Tumeurs de la vessie.* Les tumeurs bénignes sont le papillome, le myxome, exceptionnellement le myome et le fibrome. Les tumeurs malignes comprennent le sarcome, qui est très rare, et l'épithéliome avec ses variétés : carcinome, encéphaloïde, squirre, etc. L'hématurie dans ces cas est spontanée, capricieuse, abondante, répétée; si à ces caractères se joint l'existence d'une tuméfaction accessible par le palper abdominal ou le toucher rectal ou vaginal, le diagnostic est facile; l'endoscopie vésicale rendra des services dans bien des cas. Le cancer secondaire de la vessie est plus fréquent chez la femme et est consécutif à une tumeur de l'utérus. Le traitement est l'ablation de la tumeur qui devra être tentée chaque fois qu'il sera possible. — *Ulcère simple de la vessie.* Perte de substance de la muqueuse vésicale, revêtant souvent un aspect semblable à celui de l'ulcère simple de l'estomac, dont la nature exacte n'est pas connue, mais qui n'est certainement pas d'origine cancéreuse, d'où le nom d'ulcère simple. Cette affection se traduit par des hémorragies, exceptionnellement par la perforation de la vessie. Le diagnostic est facile grâce à la cystoscopie. A côté de cette forme, il faut en citer une autre dite *ulcération aiguë perforante*; la perforation peut se faire sans grand bruit, et si la vessie n'est pas infectée, les symptômes péritonéaux sont peu marqués. Le traitement consiste dans la cautérisation directe à l'aide du cystoscope.

VESTIBULAIRE. adj. [angl. *vestibular*, it. *vestibolare*, esp. *vestibular*]. Qui a rapport au vestibule. — *Ouverture vestibulaire du tympan.* La fenêtre ovale. — *Rampe vestibulaire du limaçon.* V. OREILLE *interne*. — *Taille vestibulaire.* Celle qu'on pratique, chez la femme, en pénétrant dans l'espace triangulaire limité en avant et sur les côtés par les ailerons des nymphes, en arrière par l'orifice de l'urètre, espace appelé *vestibule génital*.

VESTIBULE. s. m. [*vestibulum*, all. *Vorhof*, angl. *vestibule*, it. *vestibolo*, *labirinto*, esp. *vestibulo*]. V. AQUEDUC, OREILLE *interne* et VESTIBULAIRE.

VESUVIANA-NUNTIANTE (Italie). *Eaux bicarbonatées sodiques, ferrugineuses*, chaudes, 30°,5, au bord de la mer. Établissement.

VETA. s. m. V. PUNA.

VÉTÉRINAIRE. adj. [*veterinarius*, de *veterina*, bêtes de somme, bestiaux; all. *veterinär*, *thierärztlich*, angl. *veterinary*, it. et esp. *veterinario*]. Qui concerne les bestiaux. — *Art vétérinaire* ou *la vétérinaire*, s. f. [*veterinaria medicina*, *mulomedicina*, κτηνιατρική, all. *Thierarzneikunde*, angl. *veterinary surgery*, *farriery*, it.

arte veterinaria, esp. *veterinaria, albeleiria*]. Connaissance de l'anatomie et des maladies des bestiaux.

VÉTÉRINAIRE. s. m. [*veterinarius, mulomedicus*, κτηνιατρὸς, all. *Thierarzt, Veterinär*, angl. *veterinarium*, it. *veterinario*, esp. *veterinario, albeitar*]. Celui qui cultive ou pratique l'art vétérinaire.

VÉTIVER ou **VETTIVER**, et non **VÉTYVERT**. s. m. [all. *indischer Spikanard, Mollengras*, angl. *vetiver*, it. *barbone*]. Nom vulgaire de l'*Andropogon muricatus*, Retz. (*Vetiveria odorata*, Virey), graminée de l'Inde remarquable par son odeur pénétrante due à la présence de la coumarine, qui la fait employer comme parfum.

VEVEY (Suisse, Vaud). *Station* d'automne et de printemps; altitude : 377 mètres.

VIABILITÉ. s. f. [all. *Lebensfähigkeit*, angl. *viability*, it. *viabilità*, esp. *viabilidad*]. État d'un fœtus né viable. Aux termes des articles 725 et 903 du Code civil, l'enfant doit être né viable pour succéder ou jouir du bénéfice d'un testament ou d'une donation. Or la viabilité n'est pas définie par la loi, d'où la nécessité de recourir aux médecins pour résoudre la question de viabilité dans les nombreuses variétés d'anomalies du développement intra-utérin qui peuvent la faire poser. Tant qu'un enfant est vivant, il y a présomption de viabilité : celle-ci lui est définitivement acquise, si une opération destinée à remédier à un vice de conformation dont il était affecté a réussi. Ce n'est donc que quand l'enfant a succombé que la question de viabilité peut être posée. Parmi les vices de conformation que peut présenter le nouveau-né, les uns peuvent être traités ou guéris par des moyens opératoires, faciles, certains, exempts de danger : telles sont les imperforations du prépuce, du méat urinaire, de l'anus, etc. Dans d'autres cas, les ressources de l'art sont incertaines, l'opération offrant des dangers ou les procédés opératoires étant moins certains que dans le premier cas : telle est l'absence d'une partie du rectum. Or la viabilité doit être subordonnée à l'état de la science et aux progrès de l'art de guérir, et non à des circonstances éventuelles, telles que la position sociale de l'enfant, la présence des hommes de l'art, etc. Tout enfant né avec un vice de conformation doit être considéré comme viable quand celui-ci peut être traité et guéri, même en supposant que les opérations destinées à atteindre ce but puissent être suivies de mort.

VIABLE. adj. [de *vitæ habilis*, apte à vivre; all. *Lebensfähig*, angl. *viable*, it. *vitabile*, esp. *viable*]. — *Fœtus viable.* Celui qui présente, au moment de la naissance, une conformation assez régulière et assez de développement, pour que les fonctions nécessaires à l'entretien de la vie puissent s'exécuter. Quoiqu'un enfant, sorti du sein de sa mère, donne des preuves de vie par quelques cris ou vagissements, ou par quelques mouvements de ses membres, il peut, néanmoins, n'être pas conformé de manière à vivre : les conditions qui le font dire *viable* sont au nombre de quatre : 1° Il doit avoir un *développement organique suffisant*, accusé par une taille de 35 centimètres, un poids de 1 kilogramme, de l'enduit sébacé sur la peau, des ongles recouvrant la face dorsale des doigts, des bosselures et des valvules conniventes dans l'intestin, du méconium dans le gros intestin : ce développement est celui d'un fœtus de six à sept mois, le Code civil (art. 312 et suivants) admettant qu'à la fin du sixième mois, au 180e jour, le fœtus est *viable*, état qu'il ne faut pas confondre avec celui de fœtus *à terme*, c'est-à-dire ayant atteint neuf mois (V. Fœtus). 2° Il faut qu'il ait une *énergie fonctionnelle suffisante*, se traduisant par une respiration complète, des cris, des mouvements généraux intenses, etc. 3° Il faut qu'il *n'apporte pas de maladie mortelle* en naissant. 4° Il ne doit présenter *aucun vice de conformation incompatible avec la vie*, tel qu'acéphalie, anencéphalie, etc. V. Viabilité.

VIANDE. s. f. [all. *Fleisch*, angl. *flesh, meat*, it. *carne, polla*, esp. *carne*]. Nom vulgaire de la portion rouge des muscles, partic. la plus nutritive des tissus animaux. La viande est un aliment riche surtout en matières albuminoïdes : celle de bœuf en contient 20,9 p. 100; elle renferme 5,4 de graisse, 1,1 de sels et 72 d'eau; celles de porc et d'oie sont moins riches en albuminoïdes, mais la quantité de graisse est considérable et atteint 37 p. 100 pour la première et 18 p. 100 pour la seconde. L'article 22 de la loi du 21 juin 1898 ordonne que « la chair des animaux morts d'une maladie quelle qu'elle soit ne peut être vendue et livrée à la consommation »; le décret du 1er novembre 1904, la loi du 8 janvier 1905 organisent l'inspection sanitaire des viandes. En France, toutes les viandes reconnues dangereuses sont retirées de la consommation et dénaturées, c'est-à-dire arrosées avec différents liquides, essence de térébenthine, créoline, huile lourde de gaz, etc. A l'étranger, notamment en Allemagne, certaines viandes d'animaux malades sont vendues après avoir été stérilisées par la chaleur à 100° ; tel est le cas de la chair des animaux tuberculeux quand les ganglions lymphatiques ne sont pas pris. Cette pratique permet de vendre à bas prix des viandes qui, ainsi traitées, ne sont nullement nuisibles. De plus, en Allemagne, la viande d'animaux trop jeunes ou trop vieux, ou abattus par nécessité (fracture osseuse, danger d'asphyxie, part laborieux, etc. , sont vendues crues à la *Freibank*. La recherche des lésions tuberculeuses chez l'animal abattu est souvent fort difficile; aussi Martel (1907) a proposé de mettre à profit cette particularité que présentent le bœuf et le porc d'avoir leurs lésions tuberculeuses rapidement envahies par les sels de chaux pour rechercher, à l'aide des rayons de Röntgen, l'existence de telles lésions au sein même des tissus. Ce procédé permet de déceler des foyers tuberculeux que rien ne faisait soupçonner. — *Viande de cheval.* V. Cheval. — *Viande crue.* Préconisée d'abord dans certaines diarrhées chroniques des enfants (Weisse), la viande crue est très employée aujourd'hui, non pas tant dans la diarrhée que dans le traitement de la tuberculose. On doit se servir uniquement de viande de mouton ou de cheval, celle de bœuf et de porc pouvant contenir des œufs de bothriocéphale ou de trichine, ou des cysticerques de tænia. Elle doit être débarrassée des aponévroses et de la graisse; elle est râpée menue et ingérée en nature, ou additionnée de sel ou de sel et de sucre comme dans la formule suivante : viande crue, 100 grammes, sucre pulvérisé, 20 grammes; chlorure de sodium, 1gr,50; chlorure de potassium, 50 centigrammes; poivre noir pulvérisé, 20 centigrammes; on peut aussi la prendre dans du bouillon de viande ou de légumes tiède, ou bien additionnée de gelée de fruits, de vin de Banyuls, etc. On prépare aussi des pastilles renfermant de la viande crue, dont le goût est complètement dissimulé, et que les enfants prennent sans répugnance. V. Extrait *de viande*. — *Viande cuite.* Quand la viande garde la teinte rouge, l'apparence dite *saignante*, c'est que la température n'a pas dépassé 60 degrés. Mais, très souvent, il y a des points limités, dont la coloration reste un peu violacée, et où le thermomètre se maintient à 50, 48, 46; pour que les trichines et les œufs des entozoaires soient tués, il faut que la température ait dépassé pendant dix minutes au moins un minimum de 57° (Vallin). On distingue les viandes en blanches, rouges et noires, suivant la couleur qu'elles prennent après la cuisson. Les viandes *blanches* comprennent le veau, le chevreau, l'agneau, les gallinacés; elles sont moins faciles à digérer que les viandes rouges, sauf en ce qui concerne les gallinacés; elles contiennent presque autant de matières extractives et donnent plus d'acide urique que les viandes rouges (Gautier). Les viandes rouges sont celles de bœuf et de mouton ; les noires, celles des animaux sauvages. La coction de la viande se fait très bien à la température de + 95°. Elle exige un peu plus de temps que la coction à l'ébullition sous la pression de 0m, 6, dans le rapport de 16 à 15 ou 14 pour la viande de bœuf bouillie. Le bouillon et la viande de bœuf sont beaucoup plus agréables et plus sapides lorsque la coction a été effectuée à + 95° sans autre ébullition que celle qui est nécessaire pour l'écumage et dont la durée ne dépasse pas quinze minutes. Par la coction à + 95° le rendement de la viande cuite est augmenté de 3 à 6 p. 100 et le rendement en bouillon de 10 p. 100 environ (Jeannel). — *Poudre de viande.* Elle est formée de viande desséchée à une température inférieure à 100°; elle doit renfermer des fibres striées visibles à l'examen microscopique, et avoir une odeur de colle forte et de rôti. On la donne à la dose de 30 à 40 grammes, et progressivement jusqu'à 100 grammes par jour, dans du potage, du chocolat, des grogs, etc.

VIBICES. s. f. pl. [*vibices*, μώλωψ, it. *vibici*]. Synonyme de *vergetures.* || Variété d'hémorragie cutanée se présentant sous forme de stries ou de raies ; c'est un aspect spécial du purpura.

VIBRANT, ANTE. adj. [*vibrans*, all. *straff*, angl. *vibrating*, it. et esp. *vibrante*]. Se dit du pouls qui est à la fois ample, dur, tendu, prompt et fréquent. — *Corpuscule vibrant* ou *de Cornalia.* V. Pébrine. — *Râle vibrant.* Râle sec et sonore ; on désigne parfois plus particulièrement sous ce nom le râle sec qui, né au niveau d'un gros tuyau bronchique, est assez fort pour faire vibrer la bronche et communiquer à la paroi thoracique un frémissement que la main peut percevoir.

VIBRATILE. adj. [all. *vibrirend*, *schwingungsfähig*, angl. et it. *vibratile*, esp. *vibratil*]. Qui est susceptible de vibrations. — *Cils*, *filaments* ou *organes vibratiles*, et *mouvement vibratile*. V. Cil et Épithélium.

VIBRATILITÉ. s. f. [all. *Schwingungsvermögen*, angl. *vibratility*, it. *vibratilità*, esp. *vibratilidad*]. Faculté de présenter des vibrations.

VIBRATION. s. f. [*vibratio*, all. *Schwingung*, *Vibration*, angl. *vibration*, it. *vibrazione*, esp. *vibracion*]. Mouvement très rapide qu'une corde tendue par les deux bouts exécute en oscillant, entre ses deux points fixes, quand une cause l'écarte instantanément de la position où elle se tient en équilibre. V. Sonore. — *Vibrations thoraciques.* Le médecin, en appliquant la main à plat sur la paroi thoracique, peut percevoir des vibrations au moment où le sujet parle ; ces vibrations sont augmentées dans le cas de condensation du parenchyme pulmonaire (pneumonie), abolies au contraire quand il y a un épanchement d'air (pneumothorax) ou de liquide (pleurésie dans la plèvre. D'après de Brun, au début de l'ascite, la main appliquée sur la paroi abdominale pourrait percevoir des vibrations en rapport avec la parole ; ces vibrations disparaissent quand l'épanchement devient abondant.

VIBRATOIRE. adj. [*vibratorisch*, angl. *vibratory*, it. et esp. *vibratorio*]. — *Frémissement vibratoire.* Frémissement rythmique que la palpation de la région précordiale ou des gros vaisseaux permet de percevoir dans certains états pathologiques. Le frémissement cataire en est une variété (V. Frémissement). — *Médecine vibratoire.* Méthode thérapeutique applicable à certaines affections nerveuses, qui consiste à soumettre systématiquement les malades à des vibrations, à des trépidations, analogues à celles produites par un train, au moyen d'appareils, tels que le *casque vibratoire* de Gilles de la Tourette, le *fauteuil vibrant* de Charcot. — *Mouvement vibratoire.* V. Mouvement.

VIBRIONS. s. m. pl. [de *vibrare*, vibrer : all. *Zitterthierchen*], et **VIBRIONIENS.** s. m. pl. Espèce de bactéries, remarquables par leur mobilité et par la façon dont elles sont infléchies sur elles-mêmes. Au moment où l'attention fut attirée par les recherches de Davaine, de Pasteur, d'Ehrenberg, de Cohn, etc., sur le rôle que jouent les agents animés dans la genèse des maladies dites *virulentes*, on rangea d'abord tous ces agents dans le groupe des vibrions, qu'on plaça dans le règne animal, et dont on fit une subdivision de la classe des infusoires. Bientôt on reconnut que le plus grand nombre des microorganismes qui engendrent les maladies infectieuses ne sont ni mobiles, ni infléchis et que la plupart, au contraire, ont une forme plus ou moins régulièrement sphérique ou l'aspect de bâtonnets plus ou moins longs, mais rectilignes. Ainsi fut créée la grande classe des bactéries, dont certains auteurs font des champignons, les autres des algues mais que tous s'accordent à placer dans le règne végétal. Les bactéries ont été divisées en trois groupes : les microcoques, les bacilles et les spirobactéries ; c'est à ce dernier groupe qu'il faut rattacher les vibrions. Les vibrions sont donc des bactéries ayant une forme allongée et incurvée, et ayant une motilité très grande. Leurs mouvements, rapides et étendus, se composent d'alternatives d'inflexion et de redressement, d'ondulations analogues à celles d'un serpent. — *Vibrion cholérique.* Microbe qui cause le choléra (fig. 849). V. Cholérique. A côté du vibrion cholérique, il faut ranger une série de vibrions ayant un certain nombre de caractères communs avec le vibrion cholérique véritable et rencontrés en dehors de l'intestin des cholériques ; tels sont le *vibrion de Finkler et Prior*, isolé des selles d'un malade atteint de gastro-entérite aiguë, le *vibrion de Deneke*, venant d'un vieux fromage, le *vibrio Metchnikovi*, étudié par Gamaleïa, les vibrions trouvés dans le tartre dentaire, dans les eaux, etc. Pour différencier ces vibrions de l'agent du choléra, il faut recourir à la recherche de diverses réactions telles que le phénomène de Pfeiffer, ou l'agglutination par un sérum obtenu par l'injection de vibrions cholériques légitimes — *Vibrion septique* Nom donné par Pasteur, en 187., à un microbe trouvé dans du sang prélevé chez un animal quelques heures après la mort. Il n'appartient pas au genre vibrion ; c'est un bacille ; aussi

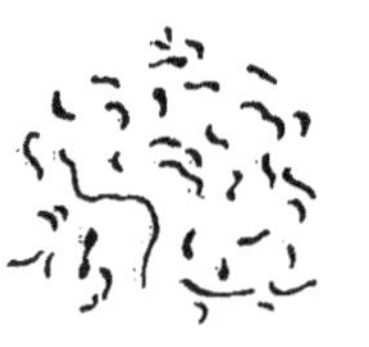

Fig. 849. — *Vibrion* cholérique.

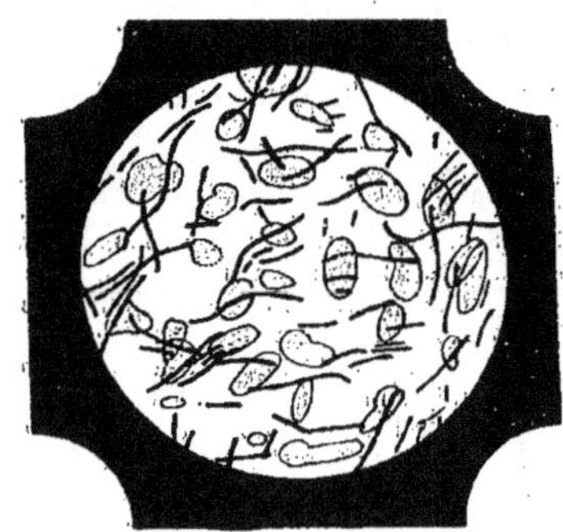

Fig. 850. — *Vibrion septique*

est-il mieux nommé *bacille de l'œdème malin* (Koch) ou *bacille de la gangrène gazeuse* (Chauveau et Arloing). Il se présente dans le sang ou les sérosités, sous forme de longs filaments flexueux, mobiles, rampant entre les globules rouges comme un serpent dans les hautes herbes (Pasteur), munis de cils nombreux et longs, insérés sur tout le pourtour du corps bactérien ; certains éléments présentent des spores en leur milieu ou à une de leurs extrémités. Ce bacille se colore facilement par les couleurs d'aniline et reste coloré par la méthode de Gram. Il est anaérobie strict et donne lieu à un développement abondant de gaz dans la gélose profonde ; il liquéfie la gélatine. Inoculé sous la peau du cobaye, il détermine un phlegmon gazeux à marche rapide avec infection générale de l'organisme et mort en quelques heures ; après la mort, le microbe passe dans le sang. — Fig. 850. Vibrion septique ; préparation obtenue avec la surface du foie d'un cobaye. — On le trouve dans la terre végétale, dans l'intestin des animaux, d'où il peut se répandre dans la circulation après la mort. Il sécrète une toxine étudiée par Roux et Chamberland et par Besson, toxine qui tue le cobaye à la dose de 5 à 10 centimètres cubes.

VIBRISSES. s. f. pl. [*vibrissæ*]. Poils qui se trouvent en dedans de l'orifice des narines, et dont l'état pulvérulent est quelquefois un signe utilisé pour le diagnostic. V. PULVÉRULENCE.

VIBURNINE. s. f. Principe actif du *Viburnum prunifolium.*

VIBURNUM. s. m. Genre de plantes caprifoliacées. — *Viburnum caprifolium.* On emploie l'écorce du tronc sous forme d'extrait fluide représentant son poids de plante, à la dose de 20 à 50 gouttes en trois fois dans les vingt-quatre heures dans le cas de dysménorrhée, et pour prévenir l'avortement. Cette plante a été aussi préconisée comme tonique du système nerveux, astringent et diurétique.

VICE. s. m. [*vitium*, all. *Fehler*, angl. *vice*, *fault*, it. *vizio*, esp. *vicio*]. Défaut, imperfection. — *Vice de conformation* [all. *Missbildung*, angl. *malformation*, it. *vizio di conformazione*]. V. HÉMITÉRIE et MONSTRUOSITÉ.

VICHY (Allier). Ville de 14 000 habitants, située à 260 mètres d'altitude, sur les bords de l'Allier ; station hydrominérale la plus importante de France : *eaux bicarbonatées sodiques*, froides et chaudes, 13° à 44°. L'eau de la *Grande-Grille* a une température de 42° et contient 4,8 de bicarbonate de soude, 1,08 de bicarbonates de potasse, magnésie, chaux, 0,29 de sulfate de soude, 0,50 de chlorure de calcium, 0,002 d'arséniate de soude et 460 centimètres cubes d'acide carbonique libre. L'eau des *Célestins* est froide, 14°,3, et renferme 5,1 de bicarbonate de soude et 520 centimètres cubes d'acide carbonique par litre ; elle contient de plus 16 milligrammes de lithine ; celle de *Mesdames* a une température de 16°,5 et renferme 4 grammes de bicarbonate de soude et 1000 centimètres cubes d'acide carbonique par litre ; elle contient de plus, comme celle de *Lardy*, 26 milligrammes de bicarbonate de fer. A ces sources, il faut joindre celles de *Puits-Chomel*, l'*Hôpital*, *Lucas*, qui est tiède, 28°,4, *Prunelle*, *le Parc*, *Larbaud*, *Dubois* ; en outre, de nombreuses sources existent aux environs de Vichy sur les communes de *Cusset*, *Saint-Yorre*, *Hauterive*, etc. : ce sont les sources du « bassin de Vichy ». L'eau de Vichy favorise la digestion, excite l'appétit, augmente la sécrétion des divers sucs digestifs et en particulier de la bile, accroît le volume des urines. Ces eaux sont employées dans le traitement des dyspepsies, des lithiases biliaire et urinaire, du diabète, de l'obésité, du rhumatisme, de la goutte. Elles provoquent souvent, chez les lithiasiques, des crises de coliques hépatiques, et permettent l'expulsion de calculs ; les formes fébriles de la lithiase biliaire, les cas où les calculs sont emprisonnés dans la vésicule ou sont trop volumineux pour en sortir ne sont pas justiciables de la cure de Vichy. L'eau est employée surtout en boisson, bains, douches, pulvérisations, etc. Nombreux établissements. Saison du 15 mai au 1er octobre.

VICIATION. s. f. — *Viciation de l'air.* V. ENCOMBREMENT.

VICIÉ, ÉE. adj. Lésé, déformé. — *Air vicié.* V. ENCOMBREMENT. — *Bassin vicié.* V. DÉFORMATION.

VICIEUX, EUSE. adj. En médecine, qui n'est pas régulier ou normal : *accouchement vicieux.* — *Insertion vicieuse du placenta.* V. PLACENTA *prævia.*

VICINE. s. f. Substance cristallisable, peu soluble dans l'eau à froid, davantage à chaud, presque insoluble dans l'alcool, insipide, faiblement alcaline, extraite de la vesce commune (Ritthausen).

VIC-LE-COMTE (Puy-de-Dôme). V. SAINT-MAURICE.

VIC-SUR-CÈRE (Cantal). *Eaux bicarbonatées ferrugineuses chlorurées*, froides, 12°,2, contenant 5,5 de sels dont 1,8 de bicarbonate de soude, 1,2 de bicarbonates de chaux et de magnésie, 0,05 de bicarbonate de fer, 1,2 de chlorure de sodium, 0,8 de sulfate de soude, 0,008 d'arséniate de soude et 766 centimètres cubes d'acide carbonique libre. Indications : chloro-anémie, paludisme, dyspepsie, lithiase biliaire, goutte, gravelle. Altitude : 670 mètres. Établissement : saison, 15 juin au 15 septembre. Ces eaux sont transportées.

VICTORIA (Hongrie, Buda-Pest). *Eaux sulfatées magnésiennes*, purgatives, contenant 32,3 de sulfate de magnésie et 20,9 de sulfate de soude. Ces eaux sont transportées.

VICTORIA-SPA (Angleterre). *Eaux sulfatées sodiques* contenant 8,6 de sels, dont 6,4 de sulfate de soude. Établissement.

VIDAGO (Portugal). *Eaux bicarbonatées sodiques, lithinées.* Établissement ; eaux d'exportation.

VIDAL (Émile) (médecin français, 1825-1893). — *Type Vidal* ou type rectiligne. Type de rhumatisme chronique déformant, caractérisé par la rigidité des doigts, la situation des trois phalanges dans le prolongement les unes des autres, et en demi-flexion sur les métacarpiens, et la déviation en masse des doigts vers le bord cubital. — *Type Vidal-Brocq.* Variété de mycosis fongoïde, dans laquelle les tumeurs apparaissent d'emblée sur la peau saine, sans être précédées des périodes eczémateuse et lichénoïde. V. MYCOSIS.

VIDANGE ou **VUIDANGE.** s. f. Expression qui jadis désignait les lochies.

VIDE. s. m. [*vacuum*, τὸ κενόν, all. *das Leere*, *luftleerer*, *Raum*, angl. *void*, it. *vuoto*, esp. *vacio*]. Espace dans lequel il n'y a aucune matière résistante. Avec nos meilleures machines, on peut faire le vide jusqu'à un millimètre. Le vide barométrique est le plus parfait qu'on puisse obtenir.

VIDIEN, ENNE. adj. [de *Vidius*, célèbre anatomiste du XVIe siècle ; all. *vidianisch*, angl. *vidian*, it. et esp. *vidiano*]. V. PTÉRYGOÏDIEN.

VIE. s. f. [*vita*, βίος, ζωή, all. *Leben*, angl. *life*, it. *vita*, esp. *vida*]. Mode d'activité de la matière ; manifestation des propriétés qui sont spéciales à la substance organisée, qui sont immanentes à la matière tant qu'elle est à l'état d'organisation, et dont la plus générale est la nutrition. Il n'y a vie que là où il y a *organisation* ; mais la manifestation de la vie n'a pas nécessairement lieu partout où il y a organisation, la coexistence d'un ensemble de conditions déterminées, extérieures à l'être organisé, étant indispensable à cette manifestation (V. MILIEU). Aussi la vie n'est-elle pas un résultat de l'organisation ; elle est l'activité de l'économie placée dans certaines conditions dites de milieu, spéciales pour chaque espèce d'organisme : les notions de vie, de substance organisée et de milieu sont inséparables. La vie est un attribut dynamique de la substance organisée, et non une chose isolable de celle-ci, ni douée elle-même d'attributs ; cet état d'activité, cet attribut dynamique, disparaît lorsque les conditions de milieu et de constitution de la substance organisée sont modifiées au delà de certaines limites. Tout être qui présente une organisation, quelque simple qu'elle soit, et qui est placé dans un milieu convenable, est doué d'une au moins des propriétés vitales, la nutrition. Les autres propriétés que ne présentent pas les corps bruts, savoir : développement, reproduction, et, chez certains êtres, contractilité et innervation ont un moindre caractère de généralité. Ainsi, le mot *vie* exprime une notion complexe, il désigne à la fois : 1° l'activité de l'organisme pris dans son ensemble, ou l'activité de l'une de ses parties isolément, élément anatomique, tissu, système, etc. (près desquels les humeurs jouent dans l'intimité des organes le rôle que remplit le milieu extérieur par rapport à l'économie entière) ; 2° l'ensemble des actes successivement présentés par un ou plusieurs êtres dans la série des âges qu'ils ont parcourus, cas dans lequel on se sert plutôt du terme *vitalité*, actes au nombre desquels sont ceux du système nerveux central dont le mot *âme* désigne l'ensemble. L'âme est, en effet, un des modes de la vitalité, contrairement à l'hypothèse d'après laquelle *la vie de l'âme est d'un autre ordre que la vie du corps*. Ramener l'explication de tous les phénomènes à des principes mécaniques est l'un des pas les plus hardis qu'on ait faits en philosophie; nous le devons à Descartes, et les phénomènes de la vie doivent par là être rattachés aux lois générales de la matière (De Blainville, 1829). Ces particularités sont importantes pour concevoir ce qu'est la mort, qui, pas plus que la génération de l'embryon, n'est un fait brusque, un phénomène simple ; la cessation de la vie a lieu d'abord dans l'appareil le plus complexe, celui des perceptions et de la pensée, avec persistance, pendant plusieurs heures, des propriétés vitales, dans le tissu nerveux périphérique, le tissu musculaire, etc., dont les actions cessent graduellement à leur tour. Les lois fondamentales de la vie et de la mort sont connues, soit qu'on les envisage dans leur ensemble, soit qu'on en étudie les détails. La nature intime, l'essence seule de la vie restent inconnues, comme celles de la pesanteur, de l'électricité, des affinités chimiques, etc., c'est la manifestation de l'une ou de l'ensemble des propriétés inhérentes à la *substance organisée*, et que ne possède pas la matière brute. Elle est inhérente à la substance organisée placée dans certaines conditions de milieu, comme l'acidité ou l'alcalinité sont inhérentes à l'acide sulfurique ou à certains oxydes. La notion de *vie* est donc représentée par le phénomène le plus général qui se passe dans la matière organisée en action, celui que manifeste sans interruption tout être organisé agissant. C'est là tout ce que nous pouvons savoir de réel à cet égard ; toute idée métaphysique sur la nature intime, sur les causes premières, sur l'essence du phénomène, toute idée d'entité, doit être éloignée. — La vie peut être bornée à la nutrition pendant un temps plus ou moins long. Tel est le cas de l'œuf, de la graine, des spores, etc. Dans ces corps organisés, ordinairement très simples, tout se borne à un échange avec les parties gazeuses du milieu ambiant. Il peut même se faire que tout phénomène de nutrition, et par suite que toute vitalité soit suspendue pendant un temps plus ou moins long, soit dans les graines, soit chez les larves de quelques animaux placés dans certaines conditions de température, de sécheresse ou d'humidité (V. Reviviscent), pour reparaître et continuer dans d'autres conditions. Dans cet état de *mort apparente*, l'organisme n'est point lésé et manque seulement des conditions extérieures physico-chimiques nécessaires à l'accomplissement des actions qui caractérisent la vie, et qui reprennent dès que celles-ci lui sont rendues. Ce sont seulement des êtres à organisation très simple qui offrent des exemples de ce genre. Les animaux ou les larves d'un grand volume, ou qui ont un appareil respirateur développé, ne peuvent être placés dans cet état que pendant un temps très court, même les animaux à température variable. Mais, quelles que soient les précautions prises, on ne peut suspendre la vie sans amener la mort sur les animaux à température fixe. Ce qui s'y oppose surtout, c'est la facile altérabilité des substances organiques qui composent la partie fondamentale de leurs éléments anatomiques. — *Durée de la vie*. En 1853, l'*Annuaire du bureau des longitudes* évaluait la durée de la vie moyenne à 36 ans 4/10. La table de Duvillard ne donne que 28 ans 3/4 pour la durée de la vie moyenne avant la Révolution. Elle a continué à augmenter tout le long du XIXe siècle ; pour la période de 1881 à 1891, elle était de 43 ans et 6 mois en France. Voilà donc une augmentation de 15 ans pour une période de 100 ans environ. Les causes en sont diverses, mais les plus importantes sont : la vaccine ; des soins plus intelligents donnés aux enfants ; le développement de l'aisance publique ; des améliorations sensibles dans l'hygiène publique et privée ; une organisation plus efficace de l'assistance publique; enfin d'incontestables progrès dans l'art de guérir. A Paris par exemple, comme l'a montré Jacques Bertillon, la mortalité a considérablement diminué pendant le cours du XIXe siècle et notamment pendant les vingt dernières années; sous la Restauration, elle était de 32 à 33 décès pour 1 000 habitants ; elle est restée voisine de ce chiffre jusque vers 1856-1860, où elle est tombée à 26, mais elle a surtout diminué dans la période 1886-1905 et est descendue à 17. C'est surtout à l'abaissement de la mortalité des enfants qu'est dû ce résultat ; elle est tombée de 147 p. 1000, chiffre qu'elle atteignait en 1817-1820 pour les enfants de 0 à 4 ans, à 102 p. 1000 pour la période 1886-1890, 85 pour celle 1891-1895, 65 pour celle 1896-1900, et enfin 55 pour 1901-1905. A côté de cette cause, il faut signaler la diminution des maladies infectieuses, notamment de la fièvre typhoïde et de la diphtérie. — Le temps que vivent les animaux varie beaucoup avec chaque espèce. La mort naturelle de l'homme arrive après un temps de 80 à 90 ans, quelquefois de plus de 100 ans. On a parlé de la vie très courte de certains insectes, tels que les éphémères et les papillons, qui ne vivraient que quelques heures ; mais on n'a tenu compte là que du temps de leur phase d'insecte parfait ou de reproduction, tandis que leur état de larve dure depuis plusieurs semaines jusqu'à un an ou même 3 ou 4 années. L'ours, le porc, le chien, le loup, vivent 20 ans, le renard 14 ou 16. L'âge ordinaire du chat est 15 ans; celui d'un écureuil, d'un lièvre ou d'un lapin, 7 ou 8. Les éléphants vivent, dit-on, 400 ans, les rhinocéros 50 ; les chevaux peuvent atteindre l'âge de 62 ans, mais ils vivent d'ordinaire de 25 à 30 ans, ainsi que les bêtes bovines ; les chameaux, quelquefois 100 ans. Un mouton passe rarement l'âge de 10 ans, et une vache 15 ans. Un aigle mourut à Vienne à l'âge de 104 ans ; les corbeaux vont jusqu'à 100 ans, les cygnes jusqu'à 300 ans. Une tortue a vécu plus de 190 ans. — *Vie autonome* (Blumenbach), ou *vie propre*. V. Autonomie. — *Vie chimique, vie physique*. Ce que quelques auteurs (Pasteur, 1875) appellent ainsi correspond à ce que les physiologistes étudient sous le nom de phénomènes moléculaires physico-chimiques qui caractérisent la nutrition. — *Vie extra-utérine*. V. Age. — *Vie moyenne*. On appelle ainsi le nombre d'années qu'une certaine quantité de personnes nées à la même date vivraient si toutes vivaient le même nombre d'années. Si l'on a enregistré l'âge du décès d'un très grand nombre de personnes, la *somme des âges* vécus par chacune, divisée par la somme des personnes, donnera l'*âge moyen des décédés* de cette collectivité. Mais, si l'observation portait exclusivement sur un très grand nombre de nouveau-nés suivis de la naissance à la mort en notant l'âge du décès de chacun d'eux sans en omettre aucun, sans y mêler aucun étranger, alors, dans ce cas spécial, l'âge moyen des décédés prend le nom de *vie moyenne*; c'est la part de vie qu'en moyenne peut espérer un nouveau-né se trouvant dans ces mêmes conditions. Mais, dans une population dont chacun des éléments perturbateurs (natalité, mortalité et migration à chaque âge) serait parfaitement compensé et invariable depuis plus d'un siècle, il est clair que tous les groupes d'un même âge ayant existé dans les années successives seraient égaux; que, par exemple, aujourd'hui comme il y a trente ans, il y aurait le même nombre de vivants compris entre 10 et 11 ans; le même nombre compris entre 20 et 25 ans, etc., etc.: et que chaque groupe donnerait lieu aujourd'hui à un même nombre de décédés qu'autrefois. On pourrait opérer sur les uns comme sur les autres, de sorte que, dans une telle population, il suffirait de relever pour l'*année moyenne* le nombre des décédés de chaque groupe d'âge pour avoir une table de mortalité sur laquelle on pourrait calculer la *vie moyenne*. En fait, il est fort improbable que l'on rencontre une population se rapprochant assez, et depuis assez longtemps, de cette stabilité, pour réaliser avec une approximation suffisante les hypothèses posées. Le tableau suivant donne la vie moyenne calculée tant pour la génération entière, c'est-à-dire considérée du moment de la naissance, que pour une génération arrivée à sa cinquième année. Les résultats de ce dernier calcul représentent les conditions de vie des populations de différentes nations sans tenir compte de la mortalité infantile.

Vie moyenne :

	De 0 à 90 ans.		De 5 à 90 ans.	
	Ans.	Mois.	Ans.	Mois.
Italie	39	3	52	
France	43	6	52	8
Suisse	44	4	52	
Belgique	44	11	53	10
Hollande	44		54	4
Prusse	39	1	51	2
Bavière	36	3	51	11
Wurtemberg	38	8	53	1
Autriche	33	8	48	1
Angleterre	45	3	53	1
Écosse	45	8	52	2
Irlande	48	3	52	5
Suède	50		55	11
Norvège	50		55	2
Danemark	48	2	54	7
Espagne	32	4	48	
Japon	44	6	50	11

Vie normale. Age autour duquel les décès des vieillards viennent se grouper régulièrement, d'autant plus nombreux que l'on considère une période d'âge qui en soit plus rapprochée. M. Léris, à qui l'on doit cette conception (*Cong. démogr. Paris*, 1878), fixe la vie normale à environ 72 ou 73 ans. Et, en effet, si l'on consulte les statistiques, on voit le nombre des décès de vieillards grossir (44, —58, —68) à mesure qu'on approche de l'âge normal de la mort (79), puis diminuer progressivement (74, —54, —21, etc.) à mesure qu'on s'en éloigne jusqu'à la fin de la vie. Le groupement de ces décès autour de l'*âge normal de la mort* est conforme à la *loi des erreurs accidentelles*. C'est-à-dire que (si l'on fait abstraction des individus morts dans la première enfance, et que la nature semble avoir rejetés de la vie comme impropres à parcourir une carrière normale), on arrive à penser que l'organisme humain, pourvu qu'il soit doué d'une vitalité normale, est comme une machine montée pour marcher un certain temps (72 ans); elle s'arrête un peu en deçà, un peu au delà de ce terme, qui est, pour user d'une comparaison, le but que la nature semble s'être proposé d'atteindre. Cette manière de voir est confirmée si l'on étudie la fréquence des causes de mort à chaque âge. — Flourens, prenant le mot *vie normale* dans un sens un peu différent, en fixe le terme à 100 ans, mais il ne s'est pas appuyé sur l'observation statistique (Bertillon). — *Vie de nutrition*. V. MOTRICITÉ. — *Vie organique*. Beaucoup d'auteurs disent *vie organique*, *appareils* ou *organes* et *tissus de la vie organique*, au lieu de *vie végétative*, d'*appareils*, etc., *de la vie végétative*, par opposition à ceux qui accomplissent des actes relatifs à la vie animale. Cette confusion est un non-sens; car toute vie, soit végétative, soit animale, soit sociale, est un fait d'*ordre organique*, lié à un état d'*organisation*, et il n'y a pas de vie qui soit *inorganique*, c'est-à-dire propre aux corps bruts ou non organisés. — *Vie probable*. On appelle ainsi le nombre d'années après lequel il ne reste plus que la moitié des individus de la génération qui a servi de base aux calculs. Le tableau suivant indique la vie probable pour une génération entière, et pour une génération arrivée à sa cinquième année, c'est-à-dire sans tenir compte de la mortalité infantile.

Vie probable :

	De 0 à 90 ans.		De 5 à 90 ans.	
	Ans.	Mois.	Ans.	Mois.
Italie	45	6	63	10
France	51	11	63	3
Suisse	53		61	10
Belgique	54		64	4
Hollande	53	1	65	2
Prusse	44	6	61	5
Bavière	38	11	62	2
Wurtemberg	45		63	
Autriche	31	7	58	1
Angleterre et Galles	53	7	62	6
Écosse	53	8	62	1
Irlande	56		62	9
Suède	60	1	67	9
Norvège	60	1	67	1
Danemark	58	5	65	10
Finlande	51	3	63	11
Espagne	27	2	58	3
Massachusetts	50	4	63	2
Japon	51	11	60	10

Vie de relation. V. ANIMALITÉ. — *Vie végétative*. V. VÉGÉTALITÉ.

VIEILLESSE. s. f. [*senectus*, γῆρας, all. *Greisenalter*, angl. *old age*, it. *vecchiezza*, esp. *vejez*]. Période de la vie humaine, dont on fixe le commencement à la soixantième année, mais qui peut être retardée ou avancée, suivant la constitution individuelle, le genre de vie et une foule d'autres circonstances. Dès l'âge de 30 ans, la peau perd ordinairement de sa souplesse et de sa fraîcheur; les rides, plus ou moins précoces, peuvent déjà apparaître au front et aux tempes; plus tard elles sillonnent les joues et la partie antérieure du cou; enfin elles se généralisent et la peau se *ratatine*. Vers 30 ans aussi, la chevelure commence à s'éclaircir au sommet de la tête; après 40 ans, les cheveux blanchissent aux tempes; peu à peu la *canitie* envahit tous ceux que la *calvitie* a respectés. La taille s'affaisse : d'après Quetelet, elle est, à 40 ans, de 1m,684 en moyenne chez l'homme, de 1m,579 chez la femme. A 60 ans, ces moyennes deviennent 1m,674 et 1m,536; à 60 ans, 1m,639 et 1m,516; à 70 ans, 1m,623 et 1m,514; à 80 ans, 1m,613, et 1m,506; à 90 ans, 1m,613 et 1m,504. De 80 à 90 ans la taille et le poids restent stationnaires chez l'homme et continuent à décroître chez la femme (V. Poids). L'usure des dents caractérise mieux l'âge que leur caducité, qui est précoce ou tardive, suivant certaines conditions encore mal définies (V. Age). Passé quarante ans, le pouvoir d'accommodation de l'œil diminue. Le vieillard tend à la presbytie; en même temps le cristallin prend une teinte cornée et l'*arc sénile* apparaît. Souvent la voix devient *cassée*, d'un timbre grêle, d'une tonalité indécise, d'une intensité médiocre, d'une courte portée. L'ouïe devient paresseuse; le sommeil est précaire; certaines sécrétions se tarissent; la capacité de la poitrine se rétrécit; le tissu des poumons est moins expansible; la respiration est par suite moins énergique, la nutrition se ralentit. De là un abaissement de la température qui, chez les sexagénaires, tombe à 36°, et chez les octogénaires à 35°. L'appareil digestif est celui qui subit le moins directement l'influence de l'âge.

VIERGE. adj. [*nativus*, all. *gediegen*, angl. *native*, it. *vergine*, esp. *virgen*]. Se dit d'un métal qu'on trouve dans le sein de la terre, pur ou à peu près; — d'une substance qui est à l'état de pureté ou s'en rapproche : *cire vierge*, *huile vierge*.

VIERORDT (physiologiste allemand contemporain). — *Sphygmographe de Vierordt*. V. Sphygmographe.

VIEUSSENS (anatomiste français, 1641-1720). — *Anneau de Vieussens*. V. Anneau. — *Centre ovale de Vieussens*. V. Centre. — *Valvule de Vieussens*. V. Valvule. — *Veine de Vieussens*. V. Veine *de Galien*.

VIF, IVE. adj. [*vividus*, all. *raschgehend*, angl. *quick*]. Se dit de ce qui est, d'une manière persistante ou au moins au moment de l'observation, dans l'état d'activité dit de *force vive*. ‖ Se dit du pouls quand il réunit la promptitude, la fréquence et la force, sans dureté.

VIF-ARGENT. s. m. V. Argent *vif*.

VIGIL. adj. — *Coma vigil*. V. Subdélirium.

VIGILAMBULISME. s. m. Nom donné par Charcot à une sorte de somnambulisme simulant complètement l'état de veille. V. Somnambulisme.

VIGNE. s. f. [*Vitis vinifera*, ἄμπελος, all. *Weinrebe*, *Weinstock*, angl. *vine*, it. *vite*, esp. *vid*]. Arbuste sarmenteux de la famille des ampélidées qui produit le *raisin*. V. ce mot et Vin. — *Vigne blanche*. V. Bryone et Clématite.

VIGO (chirurgien italien de la 1re moitié du XVIe siècle). — *Emplâtre de Vigo*. V. Emplatre.

VIGOUROUX (médecin français contemporain). — *Signe de Vigouroux*. Diminution de la résistance électrique de la peau, due probablement à l'augmentation de la perspiration cutanée. C'est un symptôme du goitre exophtalmique.

VILIAHARTA O FUENTE AGRIA (Espagne). *Eaux ferrugineuses bicarbonatées*, froides, 15°. Établissement : mai et juin, septembre et octobre.

VILLACABRAS (Espagne). *Eaux sulfatées sodiques*, contenant 122 grammes de sulfate de soude et 0gr,98 de sulfate de magnésie. Cette eau est exportée.

VILLARO (Espagne). *Eaux sulfurées calciques*, froides, 15°. Établissement : 1er juin au 15 octobre.

VILLATERJA (Espagne). *Eaux sulfatées calciques*, 16° à 27°,5. Établissement : 25 mai au 30 septembre.

VILLAVIEJA DE NULES (Espagne). *Eaux sulfatées mixtes*, chaudes, 28° à 47°. Établissement : mai et juin, 15 août au 15 octobre.

VILLETTE. — *Remède ou élixir de Villette*. V. Remède.

VILLEUX EUSE. adj. [*villosus*, de *villus*, poil; all. *villös*, *zottig*, angl. *villous*, it. et esp. *villoso*]. Se prend quelquefois dans le même sens que velu. — En anatomie, *membranes villeuses*. Nom donné : 1° aux séreuses (*membranes villeuses simples*) quoiqu'elles n'aient point de villosités; 2° aux muqueuses (*membranes villeuses composées*). ‖ *Cancer villeux des voies biliaires*. Une des formes du cancer de ces voies.

VILLIFÈRE. adj. [de *villus*, poil, et *ferre*, porter]. Qui porte des villosités.

VILLIFORME. adj. [de *villus*, poil, et *forme*]. En forme de villosité.

VILLOSITÉ. s. f. [de *villosus*; all. *Zottigkeit*, angl. *villosity*, it. *villosità*, esp. *vellosidad*]. Assemblage de poils couchés, membraneux et un peu mous. — En anatomie, *villosités intestinales*, saillies très petites, molles, flexibles, presque contiguës les unes aux autres, qui, chez l'homme et les carnivores, couvrent la surface de la muqueuse de l'intestin grêle depuis l'orifice pylorique jusqu'au bord libre de la valvule iléo-cæcale : chez les ruminants, il y en a aussi dans le voisinage du cardia. Les villosités sont des prolongements de la muqueuse qui flottent dans la cavité intestinale; elles ont de 0mm,4 à 0mm,6 de longueur, et sont surtout abondantes à la partie supérieure de cette cavité. — Fig. 851. Coupe du duodénum : 1, villosité; 2, villosité dont on ne voit pas la base; 3, glande de Lieberkühn; 4, glande de Brunner; 5, couche circulaire, et 6, couche longitudinale de la musculeuse. — Les villosités, au point de vue de la forme, se divisent en *simples* et en *composées*. Les *villosités simples* sont dites *coniques*, *cylindriques*, en *massue* ou *foliacées*, c'est-à-dire larges et aplaties, terminées en pointe, ou par un renflement; c'est dans le duodénum surtout qu'on trouve des villosités foliacées. Les *villosités composées* sont, la plupart, des villosités foliacées dont la surface ou seulement le bord libre est pourvu de plus petites villosités, coniques, cylindriques ou en massue. Le tissu de la villosité est un prolongement du

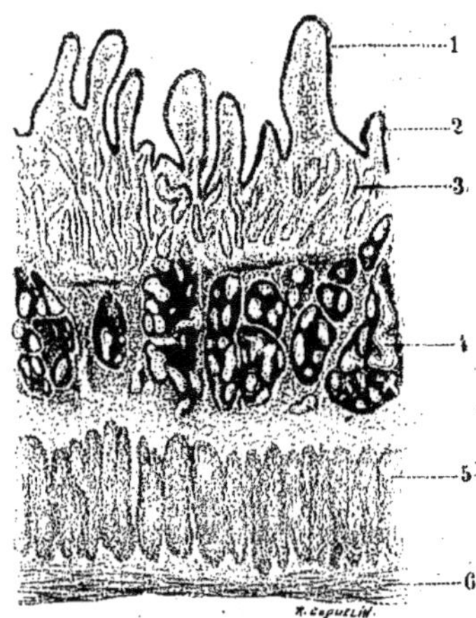

Fig. 851. — *Villosités* intestinales (Branca).

chorion de la muqueuse; il est formé de tissu conjonctif réticulé, qui renferme dans ses mailles des lymphocytes, des leucocytes hyalins et granuleux, et d'autres éléments chargés de débris de globules sanguins. On y rencontre de plus des fibres musculaires longitudinales, qui sont une dépendance de la *muscularis mucosæ*; ces fibres se terminent au sommet de la villosité en s'envoyant des anastomoses arciformes. La villosité est recouverte par un épithélium semblable à celui du reste de l'intestin. Elle reçoit de plus une ou deux artérioles qui, dès la base de la villosité, se subdivisent en capillaires, qui forment un réseau serré à la surface même de la villosité, de telle sorte qu'ils font saillie du côté de la cavité intestinale, dont ils ne sont séparés que par la mince couche d'épithélium de cette région. Ces capillaires se réunissent assez brusquement en une, deux ou trois veinules, selon le volume de la villosité, et assez larges elles-mêmes. Cette réunion a lieu près du sommet de l'organe, et le conduit veineux qui en résulte descend dans l'intérieur de sa substance, plus ou moins près de son axe central; quelquefois c'est sur le bord même de la villosité, du côté opposé à celui qui est occupé par l'artériole, que descend la veine, pour aller se réunir à celles qui rampent à la face profonde de la muqueuse. Au centre de chaque villosité se trouvent un et parfois plusieurs capillaires lymphatiques, peu réguliers, variqueux, non ramifiés ni anastomosés, commençant supérieurement par une extrémité close, et se jetant en bas dans le réseau lymphatique sous-muqueux. Ainsi chaque villosité est composée par les éléments suivants, du centre à la phériphérie: 1° un chylifère central adhérent avec la substance même de la villosité, et simplement creusé dans cette substance, suivant les uns, limité par une membrane propre, d'après les autres; 2° des capillaires sanguins sous-jacents à l'épithélium; 3° un stroma constitué par un tissu connectif, dans lequel se trouve une sorte de réseau lacunaire communiquant, d'après un très grand nombre d'histologistes, avec le chylifère central d'une part, avec les cellules d'épithélium d'autre part; 4° des cellules épithéliales prismatiques, qui forment une couche simple à la surface de la villosité. Le rôle physiologique des villosités intestinales se rapporte à l'absorption des substances grasses. V. PÉNÉTRATION *du chyle*. — *Villosités choriales* ou *placentaires*. V. CHORION, OBLITÉRATION et PLACENTA. — *Villosités synoviales*. Nom donné parfois aux franges synoviales. V. SYNOVIAL.

VILOO ROZAS (Espagne). *Eaux sulfurées calciques*, froides, 15 à 20°. Etablissement : du 15 juin au 30 septembre.

VIN. s. m. [*vinum*, οἶνος, all. *Wein*, angl. *wine*, it. et esp. *vino*]. Liqueur alcoolique qu'on obtient par la fermentation du jus de raisin. Celle-ci ne décompose pas la totalité du sucre contenu dans le moût; mais les raisins donnent en général un vin d'autant plus alcoolique qu'ils sont plus sucrés. Lorsqu'on veut qu'ils contiennent, après la fermentation, une proportion assez considérable de sucre pour avoir une saveur douce, on fait évaporer une portion du moût en consistance de sirop et on le mêle avec l'autre avant la fermentation. Le vin est composé de 80 à 90 parties d'eau pour 100 et d'un grand nombre de substances dont les principales sont l'alcool (8 p. 100 en moyenne), la glycérine (0,6 p. 100), le tannin à l'état de sels ferreux le plus souvent, des huiles essentielles, des éthers, des sels de potasse, de chaux, de magnésie, d'alumine, des acides tartrique, malique, citrique, lactique, succinique, etc., des sucres (mannite, inosite, glycose et lévulose), des gommes et dextrines, des matières colorantes, de très petites quantités de substances grasses et albumineuses, etc. La proportion d'alcool pour 100 contenue dans les différents vins est :

Vin de Marsala	23,83	Vin de Champagne mousseux	11,77
— de Madère rouge	20,52	— de Cahors	11,36
— — blanc	20	— de Mâcon blanc	11
— de Porto	20	— de Volnay	11
— de Banyuls	17	— d'Orléans	10,66
— de Malaga	17,42	— de Bordeaux rouge	10,10
— du Roussillon	16,88	— de Larose	9,05
— de Malaga ordinaire	15	— de Pauillac	9,70
— de Chypre	15	— de Vouvray blanc	9,86
— de Jurançon rouge	13,70	— de Château-Latour	9,33
— de Lunel	13.70	— de Léoville	9,10
— d'Angers	12,90	— de Pouilly	9,10
— de Champagne	12,77	— de détail à Paris	8,80
— de Graves	12,30	— de Château-Margaux	8,85
— de Beaune blanc	12,80	— de Château-Laffitte	8,73
— de Frontignan	11,80	— de Châblis blanc	7,88

Les acides que le vin renferme, avec le tartrate acide de potasse, le rendent naturellement acide. Un litre sature en général la quantité de potasse nécessaire pour neutraliser 2 décigrammes d'acide tartrique. Enfin les vins contiennent de l'acide carbonique, qui les rend mousseux quand on les met en bouteilles avant que la fermentation soit achevée. Le vin laisse déposer trois sortes de substances: 1° Cristaux de bitartrate de potasse, de tartrate neutre de chaux, ou d'un mélange de ces deux sels. Leur influence sur la composition et les qualités du vin est peu sensible et sans importance. 2° Matières en forme de petits amas amorphes, de couleur brune ou violet foncé, qui couvrent les parois des bouteilles; ces dépôts sont constitués par de la matière colorante primitivement dissoute et devenue insoluble par un effet d'oxydation. Souvent des spores et des filaments très fins de mycélium les accompagnent. Leur présence correspond à une phase d'amélioration graduelle du vin, bien qu'elle soit accompagnée d'une diminution progressive de couleur. 3° Dépôts constitués par des cryptogames; ils sont dangereux tant par les principes qu'ils transforment que par les substances nouvelles qu'ils développent. Les gaz dissous dans le vin sont: l'acide carbonique, dont la proportion va en diminuant à mesure qu'on s'éloigne de l'époque de la fermentation, et l'azote, dont la proportion est égale à environ 20 centimètres cubes par litre de vin. Berthelot n'a pas trouvé trace d'oxygène dans les vins qu'il a examinés. En saturant des vins de Bourgogne d'oxygène, il a constaté que leur bouquet disparaissait pour faire place à une odeur de vinasse des plus désagréable. Cette altération donne au vin le goût et l'odeur d'*évent*; les mêmes vins, saturés d'acide carbonique, n'éprouvent aucune modification de leur bouquet. Il suffit d'agiter un bon vin avec de l'air dans une bouteille renfermant seulement un quart ou un cinquième de vin, pour qu'au bout d'un quart d'heure on en ait altéré complètement le bouquet. L'absorption de l'oxygène par le vin est accélérée par l'élévation de la température et rendue presque instantanée par l'addition d'un alcali. Les vins sont toniques et astringents par leurs matières tanniques et colorantes, stimulants par leur alcool, reconstituants par leurs sels de potasse; ils sont utiles dans les maladies infectieuses avec tendance au collapsus. Les vins acidulés sont diurétiques. Les *vins de liqueur* sont des vins très sucrés renfermant plus de 14 p. 100 d'alcool par litre. Les *vins rouges* contiennent 1,50 à 2 grammes de tannin par litre, des bouquets plus ou moins capiteux, et ont une acidité de 4 à 6 p. 1 000. Les *vins blancs* contiennent moins de tannin (0,60 à 0,70) et plus de tartrates; ils sont moins nourrissants, plus diurétiques et moins acides. Les *vins mousseux* contiennent beaucoup d'acide carbonique et peu de sucre; ils sont employés dans le traitement des vomissements. Pris en petite quantité, coupé d'eau, le vin constitue une excellente boisson; malheureusement l'abus succède vite à l'usage; la plupart des ouvriers parisiens boivent à 2 litres de vin par jour, et quelques-uns beaucoup plus, antité qui est nuisible à elle seule, même en dehors des éritifs et des liqueurs diverses qu'ils y adjoignent le plus uvent. Il est difficile de fixer la limite au-dessus de laquelle vin devient nuisible; elle est certainement inférieure ou tout u plus égale à un litre par jour, et varie d'ailleurs suivant s individus et les conditions d'existence. Le vin doit être éfendu aux dyspeptiques et aux goutteux, et permis seulement en très faible quantité aux arthritiques. Aussi, en aison des inconvénients du vin chez la plupart des malades, 'usage des vins médicamenteux est-il devenu actuellement beaucoup moins répandu qu'il ne l'était autrefois. . CHAUFFAGE et COLLAGE. — *Coloration artificielle les vins.* Mode de falsification des vins qui a pour ut soit de permettre le *mouillage*, c'est-à-dire l'addition 'eau aux vins naturels, soit d'augmenter la coloration des vins rouges ou en procurer une aux vins blancs de qualité inférieure. Les matières colorantes généralement employées dans ce but sont: les pétales de rose trémière; les baies de sureau, d'hièble, de troène, d'airelle myrtille; la décoction de betterave, de bois de campêche, de bois de Pernambouc; la cochenille; la fuchsine, les rouges et violets d'aniline; l'indigo; l'orcanette; l'orseille; la safranine. Parmi ces matières, les unes, telles que la fuchsine, sont nuisibles à la santé par elles-mêmes; d'autres, les substances végétales, sont inoffensives: mais dans tous les cas, la coloration artificielle des vins est une tromperie sur la marchandise vendue et ne saurait être tolérée au point de vue de l'hygiène plus qu'au point de vue légal, puisque les vins ainsi colorés sont presque toujours additionnés d'eau et bien différents de ceux qui ne contiennent que les matières colorantes naturelles que renferme le jus de la vigne. — *Coupage des vins.* Mélange, en proportions déterminées, de deux ou plusieurs vins, fait en vue de rehausser la valeur de l'un d'eux par l'addition d'un vin de qualité supérieure au premier: cette opération n'a aucune influence fâcheuse au point de vue hygiénique, et ne saurait rentrer dans la catégorie des falsifications comme la coloration artificielle ou le mouillage. — *Esprit-de-vin.* V. ALCOOL. — *Fleurs du vin.* V. MYCODERME. — *Huiles de vin.* Nom donné: 1° à une substance d'apparence oléagineuse, aromatique, plus dense que l'eau (*huile douce, huile pesante du vin*), qui se produit pendant l'éthérification, et que l'eau bouillante dédouble en acide sulfovinique et *huile légère du vin*; 2° à cette dernière substance, dite aussi *éthérol*, laquelle est un liquide incolore, oléagineux, devenant visqueux à — 35° et laissant alors déposer des cristaux prismatiques, inodores, d'un nouveau corps appelé *éthérine*, qui en est le stéaroptène. — *Mouillage des vins.* Opération frauduleuse qui consiste à additionner d'eau, alcoolisée ou non, les vins blancs ou rouges, après les avoir colorés artificiellement. Le meilleur moyen de reconnaître cette falsification est de déterminer le poids de l'extrait sec du vin soupçonné: car, la quantité de l'alcool contenu dans le vin étant déterminée par le zéoscope, il suffit, pour connaître la quantité d'eau ajoutée, de soustraire du poids du litre la somme des poids de l'extrait sec et de l'alcool, et de comparer ce poids à celui que donne, en moyenne, l'analyse des vins naturels de même année et de même cépage (Gautier). — *Plâtrage des vins.* V. PLATRAGE. D'après avis du comité d'hygiène, on tolère la dose maxima de 2 grammes de sulfate de potasse par litre. — *Vin amer de Dubois.* V. VIN DE *quinquina.* — *Vin antimonié* ou *vin émétique*. Vin de Malaga contenant 10 centigrammes de tartre stibié par 80 grammes. — *Vin antiscorbutique.* On le fait avec: racines fraîches de raifort, 30 gr.; feuilles récentes de cochléaria, de cresson, ãã 15 gr.; feuilles sèches de trèfle d'eau, 3 gr.; semences de moutarde noire, 7 gr.; vin blanc, 1 kilogr.; alcoolat de cochléaria composé, 16 gr. Après dix jours de macération en vase clos, on passe à travers un linge avec expression et l'on filtre. — *Vin aromatique.* On l'emploie à l'extérieur en fomentations. Il est préparé avec 125 gr. d'alcoolature vulnéraire et 875 gr. de vin rouge; mêlez, filtrez. — *Vin chalybé.* Vin de Grenache contenant 5 grammes de citrate de fer ammoniacal par litre. — *Vin créosoté.* Créosote, 13gr,50; teinture de gentiane, 20 gr.; alcool de Montpellier, 250 gr.; vin de Malaga, quantité suffisante pour un litre; chaque cuillerée à soupe renferme 0gr,20 de créosote; deux à quatre par jour dans un verre d'eau (Bouchard, Gimbert). — *Vin diurétique de l'Hôtel-Dieu.* V. VIN *de Trousseau.* — *Vin diurétique amer de la Charité.* V. VIN *scillitique.* — *Vin émétique.* V. VIN *antimonié.* — *Vin gaïacolé.* Gaïacol cristallisé, 2gr,50; vin de Grenache, 250 gr.; un demi à un verre à liqueur après le déjeuner et après le dîner (Gilbert). — *Vin de kola.* Teinture de kola, 20 gr.; teinture de coca, 10 gr.; biphosphate de chaux, 20 gr.; vin de Malaga, quantité suffisante pour un litre. — *Vins de macération.* Mélanges impurs de vin, de matières colorantes, d'essences, d'eau et d'alcool de betterave, qui sont consommés dans les grandes villes. — *Vins médicinaux.* Les œnolés. — *Vin d'opium composé.* V. LAUDANUM *de Sydenham.* — *Vin d'opium par fermentation.* V. LAUDANUM *de Rousseau.* — *Vin de pulque.* V. AGAVE. — *Vin de quinquina.* Sa formule est la suivante: quinquina jaune grossièrement pulvérisé, 25 gr.; alcool à 60°, 100 gr.; vin rouge, 1000 gr. (Codex). Le *vin amer de Dubois*, le *vin de Séguin* en sont des variantes; le *vin de Bugeaud* renferme en outre 50 grammes de cacao par litre. — *Vin scillitique amer* [*vin diurétique amer de la Charité*]. On le prépare en mettant dans un matras: écorces de quinquina gris, de Winter, ãã 60 gr.; écorce fraîche de citron, 30 gr.; racines d'asclépias et d'angélique, squames de scille, baies de genièvre et macis, ãã 15 gr.; feuilles d'absinthe et de mélisse, ãã 30 gr.; versant sur ce mélange: alcool, 200 gr., et vin blanc, 4 litres; passant avec expression après dix jours de macération, et filtrant. — *Vin de Trousseau* (*vin diurétique de l'Hôtel-Dieu*). On le prépare avec digitale, 5 gr.; scille, 15 gr.; baies de genièvre, 25 gr.; acétate de potasse, 50 gr.; alcool, 100 gr.; vin blanc, 900 gr.; 20 gr. contiennent 1 gramme d'acétate de potasse et 0gr,10 de digitale.

VINA DIO (Italie). *Eaux chlorurées sodiques et sulfureuses*, très chaudes, 31°,7 à 67°,5. Altitude: 1330 mètres. Établissement: étuves, boues et conserves; 20 juin au 1er septembre.

VINAGE. s. m. Addition d'alcool au vin pour diminuer son altérabilité. Lorsqu'on connaît la provenance d'un vin, on peut savoir s'il a été viné, en comparant son degré alcoométrique actuel avec son degré alcoométrique normal, qui est de 9 à 10 p. 100 pour les vins de Bourgogne et de Bordeaux, de 10 à 12 pour ceux de l'Hérault, et de 12 à 14 pour ceux du Roussillon. Le comité consultatif d'hygiène repousse le vinage exagéré; il n'admet que le vinage avec des alcools chimiquement purs et dans une proportion telle, que la quantité d'alcool ne dépasse point le titre normal de 10 à 12 p. 100. Malheureusement, ces conditions de pureté ne sont presque jamais remplies, et l'alcool amylique, adultérant l'alcool vinique, donne à ces vins le grave inconvénient de causer une ivresse prompte suivie d'hébétude profonde pendant un ou plusieurs jours.

VINAIGRE. s. m. [*acetum*, ὄξος, all. *Essig*, angl. *vinegar*, it. *aceto*, *vino agro*, esp. *vinagre*]. Produit de la fermentation acétique de l'alcool de vin; liqueur qui contient, outre l'acide acétique, de l'acide malique, du tartrate acide de potasse et de chaux, et une matière colorante. Celle-ci manque dans le *vinaigre blanc*, qui est obtenu par acétification du vin blanc. Beaucoup de liqueurs fermentées peuvent passer à l'état de vinaigre. L'acétification ou fermentation acétique du vin, c'est-à-dire le passage de son alcool à l'état d'acide acétique, se produit sous l'influence d'un microorganisme, le *Mycoderma aceti*, qui se développe à la surface du vin exposé à l'action de l'air et forme une couche membraneuse, d'aspect muqueux et filant, qu'on appelle la *mère du vinaigre* ; ce microbe emprunte à l'air son oxygène pour le fixer sur l'alcool et transformer ce corps en acide acétique. Avant d'en faire usage, le vinaigre doit être soumis à l'ébullition pendant 15 à 20 minutes afin de tuer le *Mycoderma aceti* qui, ingéré, causerait des fermentations gastro-intestinales nuisibles. Il constitue un excellent condiment, quand il est pris à dose modérée. Il doit être défendu aux hyperchlorhydriques et aux malades atteints d'ulcère de l'estomac. Il sert, en pharmacie, à dissoudre diverses substances, et ces dissolutions prennent le nom de *vinaigres médicinaux* ou d'*acétolés*. — *Vinaigre antiseptique*. Acide salicylique, 5 gr.; alcoolat de lavande et vinaigre, āā 100 gr. — *Vinaigre aromatique*. On le prépare avec 125 grammes d'alcoolature vulnéraire, et 875 grammes de vinaigre blanc : mêlez et filtrez. — *Vinaigre aromatique anglais*. On le prépare en pulvérisant 10 grammes de camphre dans un mortier de verre, l'introduisant dans un flacon bouché à l'émeri; ajoutant 10 gr. d'acide acétique cristallisable, 10 centigr. d'huile volatile de lavande, 20 centigr. d'huile volatile de girofle, et autant d'huile volatile de cannelle; mêlant, et conservant pour l'usage. — *Vinaigre de bois*. Vinaigre qu'on obtient en distillant le bois dans des tuyaux de fonte qui aboutissent à un réservoir dans lequel se rend tout l'acide acétique, dit pyroligneux. Il est utilisé pour la préparation des divers acétates employés en pharmacie. Il est incolore, très acide et d'une odeur pénétrante. — *Vinaigre martial* ou *chalybé*. Ancien nom de l'*acétate de fer*. — *Vinaigre distillé* (*acetum stillatum*). Acide acétique étendu d'eau, pesant 1000,5, qu'on obtient en distillant du vinaigre de vin dans une cornue. — *Vinaigre de magnanimité*. V. Formique. — *Vinaigre de Pennès*. Acide salicylique, 30 gr.; acétate d'alumine, 30 gr.; alcoolés d'eucalyptus globulus, de verveine, de lavande, de benjoin, āā 100 gr.; acide acétique à 8°, 100 gr.; on l'emploie en lotions étendu d'eau ou en bains à la dose de 100 gr. par bain. — *Polype du vinaigre*. Ce que, sous ce nom, des voyageurs disaient être un animal de la Chine qui, vivant dans les liquides alcooliques, les transformerait en vinaigre, n'est autre qu'une couche épaisse du *Mycoderma aceti*. — *Vinaigre des quatre voleurs*. On le prépare en faisant macérer pendant dix jours dans 4 litres de vinaigre blanc : sommités sèches de grande et petite absinthe, fleurs de lavande, sommités de menthe, de romarin, de sauge, de rue, āā 60 gr.; calamus aromaticus, cannelle fine, girofles, noix muscades et gousses d'ail, āā 8 gr. On passe ensuite à travers un linge; on exprime fortement, et l'on ajoute : camphre, 16 gr.; acide acétique cristallisable, 60 gr. Deux jours après on filtre au papier gris. — *Vinaigre radical*. L'acide acétique du verdet. — *Vinaigre rosat*. On le prépare en faisant macérer 100 grammes de roses rouges dans 1200 grammes de vinaigre blanc pendant dix jours. — *Vinaigre de rouge*. V. Fard. — *Vinaigre scillitique*. On le prépare en faisant macérer pendant huit jours 100 grammes de squames de scille sèches, grossièrement pulvérisées, dans 1200 grammes de vinaigre blanc.

VINASSE. s. f. Le résidu, au fond des chaudières, du vin distillé pour en obtenir l'alcool.

VINATE. s. m. Nom générique des sels que forment les acides viniques.

VINÇA (Pyrénées-Orientales). *Eaux sulfurées sodiques*, tièdes, 23°,5. Établissement : boisson, bains.

VINCENT (Jean) (médecin français, né en 1862). — *Angine de Vincent*. Variété spéciale d'angine décrite en 1896 et 1898 par Vincent; elle n'est autre que l'*amygdalite ulcéro-membraneuse* de Bergeron; elle mérite aussi le nom d'*amygdalite gangreneuse bénigne primitive* (Raoult et Brindel, Moure, Escat). Elle se présente sous deux formes, l'une *diphtéroïde* caractérisée par la présence d'une fausse membrane sur l'amygdale, l'autre *ulcéro-membraneuse*, avec une ulcération tomenteuse recouverte d'un exsudat grisâtre; elle est alors vraiment *chancriforme* et le diagnostic avec le chancre amygdalien est souvent difficile à faire; mais dans ce dernier cas, le gonflement est plus considérable, l'amygdale présente une induration très marquée, les ganglions sont plus fortement hypertrophiés. L'angine de Vincent est surtout caractérisée par l'examen microscopique d'une parcelle de l'exsudat; on y voit deux microbes particuliers : un bacille fusiforme ayant souvent un aspect en navette, et un spirille très fin, ne restant pas coloré par la méthode de Gram. L'association de ces deux microbes peut se rencontrer sur des lésions d'autre nature; elle peut envahir en particulier les lésions syphilitiques des amygdales ; elle n'est donc pas absolument caractéristique. L'angine de Vincent évolue lentement, en huit à dix jours, quelquefois plus. Le traitement consiste dans l'attouchement de la surface malade avec la teinture d'iode, l'acide chromique, le bleu de méthylène.

VINEUX, EUSE. adj. [*vinosus*, οἰνώδης, all. *weinartig*, angl. *vinous*, it. et esp. *vinoso*]. Qui a la couleur ou les autres qualités du vin. — *Fermentation vineuse*. V. Fermentation *alcoolique*. — *Hydromel vineux*. V. Œnomel.

VINIQUE. adj. — *Acides viniques*. Série d'acides formés par une combinaison de deux équivalents d'acide avec un équivalent d'éther vinique. Ce sont des acides énergiques saturant bien les bases. Ils sont un des produits constants de l'action des acides sur l'alcool ordinaire. — *Alcool vinique*. L'alcool ordinaire. — *Éther vinique*. L'éther ordinaire.

VINO-ŒNANTHIQUE. adj. V. Œnanthique.

VINOSULFURIQUE. adj. V. Sulfovinique.

VIOL. s. m. [*vis illata pudicitiæ*, ὕβρις, all. *Nothzucht*, angl. *violation*, *rape*, it. *stupro*, esp. *violencia*]. Le *viol* consiste dans l'intromission complète de la verge dans le vagin d'une femme vierge ou déflorée sans son consentement. Si la verge n'a pas été introduite dans le vagin, on dit qu'il y a eu attentat à la pudeur et non viol. Le coupable du crime de *viol* est puni des travaux forcés à temps; si le crime a été commis sur une enfant âgée de moins de quinze ans accomplis, le coupable subit le *maximum* de la peine des travaux forcés à temps. La peine est celle des travaux forcés à perpétuité, si le coupable est un des ascendants de la personne sur laquelle a été commis l'attentat, ou s'il est de la classe de ceux qui ont autorité sur elle, ou s'il est ministre d'un culte, ou bien s'il a été aidé dans son crime par une ou plusieurs personnes (Art. 332, 333 du Code pénal). Le rôle de l'expert sera différent suivant qu'il s'agit d'une vierge ou d'une femme ayant déjà eu des rapports sexuels. Chez les vierges, en effet, la preuve du viol résulte de la constatation d'une défloration récente. Le médecin expert devra donc rechercher si l'hymen est intact ou non; il ne confondra pas avec des traces d'une déchirure ancienne, les encoches ou les franges que l'on rencontre parfois à l'état normal chez les vierges (V. Hymen). La déchirure de l'hymen peut reconnaître exceptionnellement d'autres causes que le viol; un traumatisme, l'introduction des doigts dans le vagin, peuvent dans certains cas amener des ruptures de l'hymen. Le médecin expert devra donc conclure, comme le conseille Balthazard, que la rupture de l'hymen a été causée par l'intromission dans le vagin de la verge en érection ou de tout autre corps volumineux et dur. Il devra se prononcer aussi sur l'époque probable où remonte la défloration; on admet que lorsque la cicatrisation n'est pas accomplie, la déchirure remonte à quinze jours au plus; s'il existe au contraire des cicatrices blanches linéaires, on peut affirmer que la rupture de l'hymen n'est pas récente et qu'elle remonte au moins à un mois. Chez les petites filles, la rupture de l'hymen s'accompagne toujours de lésions des autres parties des organes génitaux, d'ecchymoses sur les cuisses, etc. Chez les vierges nubiles, à partir de quatorze à quinze ans, la vulvo-vaginite traumatique, fréquente chez les petites filles, n'existe pas, et le coït est possible sans entraîner d'autres désordres que la rupture de l'hymen. Mais comme la femme a plus de force pour résister à son agresseur, on constate des lésions plus marquées des parties extra-génitales. Chez les filles déjà déflorées et chez les femmes qui ont eu des enfants, la preuve du viol est plus difficile à donner; si l'expertise est faite peu de temps après l'attentat, on pourra trouver du sperme dans les voies génitales; on relèvera aussi des lésions résultant de la résistance opposée par la femme. La constatation de maladies vénériennes transmissibles, blennorragie, chancre mou, chancre syphilitique, pourra encore être utile à l'expert. Le viol n'est possible pendant le sommeil que chez une femme déjà déflorée et plongée dans un sommeil profond; le sommeil peut être dans certains cas transformé, à l'insu de la femme, en anesthésie chloroformique, mais administrer du chloroforme à une femme pendant son sommeil sans la réveiller est chose difficile et demande une grande habileté. Enfin le viol semble être possible pendant l'hypnose; mais dans la plupart des cas où le sommeil hypnotique est invoqué par la femme, le médecin est dans l'impossibilité de prouver si le coït a été ou non consenti.

VIOLANILINE. s. f. Syn. de *Violet d'aniline*.

VIOLAT. adj. m. — *Miel violat, sirop violat*. Miel et sirop préparés avec des violettes.

VIOLÉNIQUE. adj. — *Acide violénique*. Corps incolore, cristallin, extrait des feuilles de violette (Peretti).

VIOLENT, ENTE. adj. — *Mort violente*. V. MORT.

VIOLET, ETTE. adj. Qui a la couleur de la violette.

VIOLET. s. m. [all. *violett, veilchenblau*, angl. *violetblue*, it. *violato*, esp. *violado*]. Une des couleurs du spectre. — *Violets d'aniline* ou *de Paris*. Ils résultent des réactions des chlorures alcalins, le chlorure de chaux en particulier, sur les sels d'aniline. On en compte quarante variétés. Ils sont souvent employés à la coloration artificielle des vins. Les *verts d'aniline* sont au nombre de quinze parmi lesquels on cite l'*émeraldine* et le *vert-lumière*. Ils se préparent d'une manière analogue. Le *violet végétal* s'obtient par union des sels de plomb à l'hématoxyline.

VIOLETTE. s. f. [*viola*, ἴον, all. *Veilchen*, angl. *violet*, it. *violetta*, esp. *violeta*]. Genre de plantes de la famille des violariées, dont une espèce, la *violette odorante* (*Viola odorata*, L.), donne des fleurs qui font partie des espèces pectorales, et passent pour adoucissantes. On fait sécher ces fleurs entre deux papiers, dans une étuve chauffée à 40°, après en avoir séparé avec soin les calices et les étamines. Quelquefois on commence par les étendre sur des toiles suspendues et par les arroser d'eau chaude versée en pluie très fine, qui se charge d'une matière colorante verte. Les fleurs de violette doivent être conservées dans des vases imperméables à la lumière. Celles que l'on trouve communément dans le commerce sont des fleurs de *pensée sauvage* ou *violette des champs* (*Viola tricolor*, L.), récoltées dans le midi de la France, et séchées avec leur calice. La *pensée* est, comme la violette, réputée pectorale et adoucissante; de plus, elle est recommandée comme dépurative : on en prépare un sirop; on la donne aussi en décoction. Les racines des diverses espèces de violettes contiennent un peu d'émétine et pourraient, à fortes doses, déterminer le vomissement. — Pour préparer le sirop de violette, qui est un réactif souvent employé en chimie (il verdit sous l'influence des alcalis), on met infuser pendant six heures, dans un vase d'étain couvert, 500 grammes de pétales de violettes dans 1 kilogramme d'eau bouillante; on passe, on laisse reposer et on décante la liqueur; on ajoute le double de sucre et on fait épaissir en consistance de sirop, au bain-marie.

VIOLINE. s. f. Base qui existe dans la racine de violette, et dont l'action est analogue à celle de l'émétine (Boullay). C'est une poudre amère, âcre, un peu soluble dans l'eau, difficilement dans l'alcool, insoluble dans l'éther et les huiles. — On a donné aussi ce nom à un produit *pourpre foncé* résultant de l'action de l'acide sulfurique sur l'aniline, voisin de la *fuchsine*; en chauffant plus ou moins la violine, on a des produits d'une autre teinte appelée *roséine* et *purpurine*.

VIORNE. s. f. Genre d'arbrisseaux de la famille des caprifoliacées. La *viorne laurier-tin* (*Viburnum tinus*, L.) a des graines purgatives.

VIPÈRE. s. f. [*vipera*, de *vivus*, vivant, et *parere*, enfanter, produire; ἔχις, all. *Viper, Otter*, angl. *viper*, it. *vipera*, esp. *vibora*]. Groupe de reptiles ophidiens à dents creuses et marquées, en dessus, d'une fente par où s'écoule le venin que secrète une petite glande située au-dessous de la mâchoire, et qui est déposé dans de petits réservoirs à la base de chaque dent. Ce venin, introduit dans la petite plaie faite par la morsure de la vipère, détermine d'abord une douleur vive, puis de la rougeur avec ecchymoses, le gonflement de la partie mordue et de tout le membre, avec frisson, abattement, petitesse et irrégularité du pouls, quelquefois syncope et convulsions, ou stupeur, hématurie, surdité, fièvre intense, etc. L'agrandissement de la plaie pour faire couler le sang, la succion, puis l'instillation d'alcool, ou d'ammoniaque, ou de perchlorure de fer, la ligature du membre au-dessus de la piqûre, puis les sudorifiques, les diurétiques, l'emploi des liqueurs alcooliques sont les moyens thérapeutiques les plus convenables. On devra surtout faire le plus tôt que l'on pourra une injection sous-cutanée de sérum antivenimeux (V. SÉRUM). Les lésions observées sont les mêmes que celles que produit la piqûre des *crotales*, mais à un moindre degré. Les cas de mort sont très rares chez l'adulte, et ne s'observent qu'en l'absence de tout soin, sur les sujets de mauvaise constitution : de même pour les enfants. Les serpents décrits sous le nom de *vipères*, en France, sont de deux genres. Le premier est du genre *Pelias* (*lance d'Achille*), caractérisé par une tête couverte, sur la partie antérieure seulement, de petits écussons plans ou très légèrement concaves, dont un central plus grand; narines latérales simples; plaques sous-caudales formant une seule rangée. L'espèce est le *Pelias berus*, Merrem, ou *petite vipère* (*Vipera berus*, Daudin, *Vipera chersea*, Cuvier, *Pelias berus* et *chersea*, Ch. Bon). Son corps est allongé, peu ou pas ré-

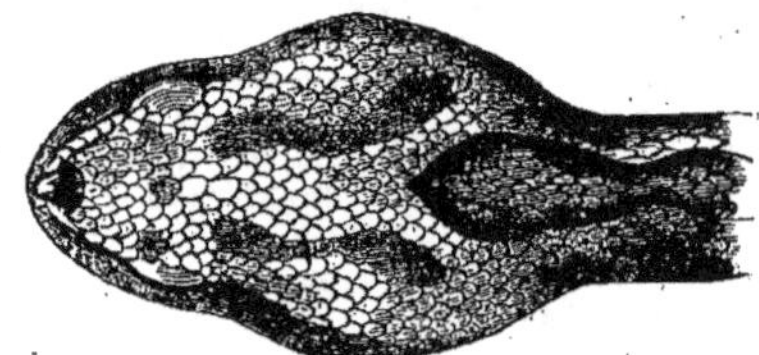

Fig. 852. — *Vipère* commune.

tréci à la nuque ; ligne foncée brune ou noire sur le dos ; plaque polygonale centrale sur la tête. L'autre espèce appartient au genre *Vipère* (*Vipera*, Laurenti), caractérisé par une tête déprimée, élargie en arrière, entièrement revêtue de petites écailles et non de plaques (fig. 852) ; narines à orifices latéraux simples, larges, concaves ; plaques sous-caudales distribuées par doubles rangées sous toute la queue. L'espèce de ce genre est la *vipère commune* (*Vipera aspis*, Merrem, Latreille, *Echidna aspis*, Risso), à bande dorsale, noire, flexueuse, continue ou formée de taches contiguës distinctes, arrondies ou rhomboïdales ; dessous du corps variable, d'un gris d'acier ou rougeâtre, avec des taches blanches irrégulières ; museau tronqué. L'un et l'autre de ces serpents peuvent offrir des variétés de teinte, grises, noirâtres ou rougeâtres ; mais c'est la *vipère commune* qui offre le plus de variétés, dont chacune a souvent été prise pour des espèces distinctes sous le nom de *Coluber chersea*, L. (colore ferrugineo, habitat in Succia) ; *Coluber prester*, L., *vipère anglaise* ou *noire* (vipera anglica nigricans, atra toto corpore ; ab Europa septentrionali, Linné) ; *Coluber aspis*, L. (rufus, similis *cherseæ*, sed major ; habitat in Gallia), appelé aussi *vipère rouge*, *aspic*, *æsping*, *Coluber vipera*, Lacépède (*Vipera Redi*, Latreille), à lignes transversales courtes, dont les moyennes sont unies en ligne longitudinale. On trouve aussi, dans le Dauphiné, l'Italie, la Morée, l'Autriche, la Dalmatie et l'Istrie, la *vipère ammodyte* (*Vipera ammodytes*, Duméril), dont le museau offre un prolongement mou, verruqueux, protégé par de petites écailles, et dont les teintes varient. Elle a été appelée aussi *Coluber ammodytes*, L., *Vipera illyrica*, Laurenti, *Echidna ammodytes*, Merrem, et *Rhinechis ammodytes*, Fitzinger. V. Échidnine et Venin.

VIPÉRIN, INE. adj. Qui tient de la vipère. — *Couleuvre vipérine*. V. Couleuvre.

VIPÉRINE. s. f. [*Echium viperina*, L.]. Borraginée d'Europe légèrement astringente.

VIRE. s. f. Vulgairement, le panaris sous-épidermique.

VIREUX, EUSE. adj. [*virosus*, de *virus*, poison ; all. *virös*]. Qui est doué de qualités malfaisantes ; ou qui a une saveur nauséabonde particulière ; on dit aussi dans ce sens une *odeur vireuse*.

VIRGINAL, ALE. adj. — *Lait virginal*. Teinture de benjoin, 10 gr., eau de roses ou de mélilot ou lait d'amandes, 250 gr. — *Pommade virginale*. V. Pommade.

VIRGINÉIQUE. adj. — *Acide virginéique*. Acide gras liquide, volatil, d'odeur forte, jaune, de saveur âcre et piquante, extrait de la racine du polygala de Virginie (Quevenne).

VIRGINITÉ. s. f. [*virginitas*, παρθενεία, all. *Jungfrauschaft*, angl. *virginity*, it. *virginita*, esp. *virginidad*]. V. Hymen et Viol.

VIRGULE. s. f. — *Bacille virgule*. Nom donné au bacille du choléra, en raison de sa forme recourbée. V. Cholérique et Vibrion.

VIRICULTURE. s. f. Art d'élever les hommes (Molinari).

VIRIDINE. s. f. Synonyme inusité de *chlorophylle*.

VIRIDINE. s. f. [all. *Viridin*, angl. *viridine*, it et esp. *viridina*] $C^{24}H^{19}Az$). Alcaloïde du goudron de houille, oléagineux, jaune à la lumière réfractée, verdâtre à la lumière réfléchie ; d'odeur aromatique, peu soluble dans l'eau. Bout à 251° ; densité, 1024.

VIRIDIQUE. adj. — *Acide viridique* ($C^{28}H^{14}O^{16}$). Acide qui, combiné à la chaux, colore en vert les grains de café. Il est brun et verdit au contact des bases. On le produit en laissant au contact de l'air une solution d'acide cafétannique mêlée d'ammoniaque.

VIRIL, ILE. adj. *virilis*, de *vir*, homme ; all. *männlich*, angl. *virile*, it. *virile*, esp. *viril*]. Qui appartient à l'homme. — *Age viril*. V. Age et Virilité. — *Membre viril*. V. Verge.

VIRILITÉ. s f. [*virilitas*, all. *Mannbarkeit*, *Mannheit*, angl. *virility*, it. *virilità*, esp. *virilidad*]. Époque de la vie de l'homme à laquelle il atteint toute sa force. V. Age.

VIRTUEL, ELLE. adj. V. Image.

VIRULENCE. s. f. [all. *Virulenz*, *Ansteckungssoff*, angl. *virulency*, it. *virulenza*, esp. *virulencia*]. Propriété qu'acquièrent certains tissus et certaines humeurs au cours des maladies infectieuses, de transmettre ces maladies quand ils sont inoculés à un autre individu. Ainsi l'on dit que le liquide des pustules de la variole est virulent, parce qu'il est capable de transmettre la maladie ; de même, au cours de la syphilis, le liquide qui recouvre le chancre et les plaques muqueuses, et dans certains cas le sperme et même le sang sont virulents et peuvent donner la syphilis. Tant qu'on n'a pas connu la cause des maladies infectieuses, on ne pouvait déterminer à quel élément était liée la virulence. Quand les recherches de Davaine, celles de Pasteur et de ses élèves eurent montré que ces maladies étaient dues à des microbes, il devint évident que la virulence était liée à la présence de ces microbes : le sang d'un animal mort de charbon est virulent parce qu'il contient la bactéridie charbonneuse, et d'ailleurs la bactéridie isolée, cultivée sur un milieu artificiel, est capable, comme le sang de l'animal charbonneux, de reproduire le charbon. Mais bientôt la question se compliqua : à côté des bactéries pathogènes, on décrivit des microbes incapables d'exercer aucune action morbide ; bien plus, certains microbes se montraient pathogènes par moments, tandis que dans d'autres circonstances ils étaient dépourvus de toute influence morbide ; ainsi le pneumocoque, capable de causer la pneumonie la plus grave, peut perdre peu à peu en culture toute propriété pathogène et devenir inoffensif ; et d'ailleurs on rencontre dans la bouche de beaucoup d'individus sains, n'ayant jamais eu de pneumonie, des pneumocoques qui ne paraissent pas les gêner. Donc il ne suffit pas de la présence du microbe pour caractériser la virulence, il faut encore que ce microbe soit dans un état déterminé ; il ne suffit pas que le microbe ait la propriété de végéter, il faut qu'il puisse vaincre la résistance de l'organisme et pour cela qu'il sécrète une toxine. Or cette toxine, certains microbes, quand ils sont virulents, la sécrètent dans les bouillons de culture comme ils le font dans l'économie ; ainsi font par exemple le bacille diphtérique et le bacille tétanique ; d'autres comme le pneumocoque et le streptocoque, ne communiquent, même quand ils sont virulents, qu'un faible pouvoir toxique aux milieux dans lesquels on les fait développer. Les toxines diphtérique et tétanique ont la même virulence que les microbes qui les ont produites, elles déterminent chez l'animal les mêmes lésions que les microbes ; mais ces lésions ne seront plus aucunement virulentes ; en aucun point de l'organisme on ne trouvera un tissu capable de reproduire la maladie chez un autre individu. D'ailleurs la nature même de cette toxine nous échappe ; nous ne la connaissons pas autrement que par ses effets, nous ne la connaissons que comme une propriété qu'acquièrent dans certains cas, les bouillons de culture, propriété singulièrement instable (V. Toxine). C'est donc dans le microbe que réside la virulence, mais un microbe n'est virulent qu'à condition de sécréter une toxine. Même capable de sécréter une toxine active, un microbe ne sera pas nuisible pour toutes les espèces animales ; il y a des espèces qui sont réfractaires à certains microbes : la poule et la grenouille sont naturellement réfractaires au charbon ; cette immunité naturelle peut être vaincue parfois par certains artifices : en refroidissant la poule et en réchauffant la grenouille, ces animaux meurent du charbon. De plus, la virulence n'a pas toujours la même intensité ; on peut l'augmenter ou la diminuer à son gré. Le meilleur moyen de l'exalter est de prendre un microbe, un streptocoque par exemple, de l'injecter à un animal donné, la souris, puis de prendre le streptocoque venant de la première souris et de l'inoculer à une autre, et ainsi de suite, de souris à souris : on aura ainsi un streptocoque qui sera capable de tuer la souris à dose infinitésimale, il aura acquis une virulence considérable pour la souris ; mais, chose curieuse, ce streptocoque très virulent pour la souris ne le sera que très peu pour un autre animal comme le lapin. Et ainsi la virulence apparaît non pas seulement comme la propriété d'un microbe capable de sécréter une toxine, mais comme une propriété d'un microbe vis-à-vis d'un organisme animal, comme un rapport entre le microbe et tel animal donné. Ici comme dans la notion de maladie, il ne faut pas faire entrer seulement l'idée de l'agent extérieur, il faut aussi mettre en ligne de compte l'organisme réceptif. C'est dire que la virulence est, par rapport au microbe, ce qu'est la maladie par rapport à l'organisme, l'un étant la cause, et l'autre l'effet, mais aucun des deux ne pouvant se concevoir sans l'autre.

VIRULENT, ENTE. adj. [*virulentus*, ἰώδης, *virulent*, all. *ansteckend*, *giftig*, angl. *virulent*, it. et esp. *virulento*]. Se dit de ce qui est capable de virulence. — *Maladies virulentes*. Maladies contagieuses, inoculables, qui se développent par transmission d'un individu à l'autre, et dont la nature parasitaire est actuellement hors de doute. Pendant longtemps on n'a rangé dans ce groupe que les maladies se transmettant seulement par contact direct, comme la syphilis, la morve, la rage. On connaissait l'agent de contagion, le pus du chancre ou des plaques muqueuses, le jetage nasal, la salive de l'animal mordeur, et on le désignait sous le nom de *virus*, et on savait que, pour que la contagion s'effectue, il faut que ce virus soit déposé dans l'organisme, à la surface d'une muqueuse ou à travers le tégument excorié. Pour d'autres maladies contagieuses, comme les fièvres éruptives, le contact direct n'est pas indispensable, aussi les mettait-on dans un groupe à part. Actuellement la notion d'infection domine l'étiologie de ces différents groupes de maladies; les distinctions anciennes ont néanmoins leur intérêt; elles sont basées sur les façons différentes dont s'effectue la contagion, sur la plus ou moins grande diffusibilité du germe morbide, tous caractères importants à connaître au point de vue de l'hygiène et de l'épidémiologie. Mais le terme de *maladies virulentes* doit disparaître comme prêtant à l'ambiguïté ; la rougeole en effet se prend par contact direct ; l'érysipèle, la variole peuvent être inoculés ; la fièvre typhoïde elle-même peut être transmise directement à l'homme et même, dans certaines conditions, aux animaux ; le paludisme, type des maladies dites autrefois miasmatiques, est inoculé par la piqûre d'un insecte ; ces maladies sont donc, elles aussi, virulentes, ou plutôt elles appartiennent toutes au grand groupe des maladies infectieuses. V. INFECTIEUX.

VIRUS. s. m. [*virus*, suc, et, par extension, poison ; ἰός, venin; all., angl., it. et esp. *Virus*]. Substance capable de transmettre une maladie infectieuse. Avant la découverte des microbes, on désignait par ce mot les différents produits, tels que le pus des pustules varioliques, qui, prélevés sur un individu malade, sont capables de déterminer, chez un individu sain, l'apparition de la même maladie ; c'est l'agent qui, par inoculation ou contact, reproduit une maladie semblable à celle dont est infecté l'économie d'où il est tiré. Actuellement ce terme n'est plus employé que pour les maladies que l'on sait transmissibles et dont l'agent pathogène n'est pas connu; on s'en est longtemps servi pour désigner l'agent de contagion de la syphilis, on s'en servira tant qu'on ne saura pas isoler et cultiver le *treponema pallidum*, agent probable de cette maladie, et qu'on n'aura d'autre moyen pour reproduire la syphilis que de prélever sur un malade du pus de chancre ou de plaque muqueuse. On s'en sert aussi pour la rage, dont le microbe reste encore inconnu ; le virus ici est soit la salive de l'animal mordeur, soit les centres nerveux. — *Virus fixe*. Virus dont l'action est constante pour une espèce animale donnée; tel est le cas du virus de la rage quand on l'a exalté par une série de passages de lapin à lapin : au début la période d'incubation est de quatorze à vingt jours, elle diminue ensuite, tombe à onze puis à neuf jours, enfin, après 100 à 150 passages, l'incubation ne se raccourcit plus, malgré de nouveaux passages : elle est fixée à six jours. Grâce à l'emploi du virus fixe, les expériences sont toujours comparables. — *Atténuation des virus*. Le principe de l'atténuation des virus est la base de la vaccination pastorienne (V. VACCINATION) ; entrevu par Toussaint avec le charbon, il fut nettement établi par Pasteur avec le microbe du choléra des poules ; à mesure qu'elles vieillissent, les cultures de ce microbe deviennent de moins en moins virulentes et au bout de quarante jours elles ont perdu tout pouvoir morbide; Pasteur vit de plus que les animaux inoculés avec une culture peu active résistaient à une inoculation ultérieure de virus nocif. La chaleur, l'oxygène de l'air, l'oxygène sous pression, les antiseptiques à dose trop faible pour tuer le microbe, la dessiccation agissent de la même façon. Pour atténuer la bactéridie charbonneuse, il faut la cultiver à 42-43°, car à cette température elle ne donne pas de spores, et la production des spores empêche l'atténuation de se produire, celles-ci gardant la virulence primitive. Pour les vaccinations antirabiques, les moelles sont atténuées par la dessiccation (V. RAGE).

VIS A TERGO. (Expression latine que l'on fait précéder de l'article féminin) [de *vis*, force, *a*, par, et *tergo*, derrière]. — *Impulsion*, *pression*, ou *vis a tergo*. Celle que l'action continue du *cœur* exerce sur le sang contenu dans les *artères* et les *capillaires*, d'où il est incessamment chassé vers les petites veines et de là dans les grosses : cette impulsion est la cause principale de la marche du sang dans les veines. V. CIRCULATION *veineuse*. — Pour les vaisseaux lymphatiques, la *vis à tergo* est représentée par la réplétion continue qui résulte de l'absorption exercée par leurs réseaux d'origine.

VISCÈNE. s. m. Liquide huileux, acide, obtenu par distillation sèche de la viscine.

VISCÉRAL, ALE. adj. [*visceralis*, σπλαγχνικός, angl. *visceral*, it. *viscerale*, esp. *visceral*]. Qui appartient aux viscères : *syphilis viscérale*. — *Arc viscéral*. V. EMBRYON.

VISCÉRALGIE. s. f. Mot mal formé. On l'emploie quelquefois dans le sens d'*entéralgie*.

VISCÈRE. s. m. [*viscus*, de *vesci*, se nourrir, parce que l'on a particulièrement appelé *viscères*, *viscera*, les organes qui concourent à la digestion ; σπλάγχνον, all. *Eingeweide*, angl. *viscera*, it. *viscere*, esp. *viscera*]. Dans l'acception la plus étendue, tout organe plus ou moins compliqué logé dans une des trois cavités splanchniques, la tête, le thorax et l'abdomen, ou dans ce dernier plus particulièrement. V. SPLANCHNOLOGIE. — *Transposition des viscères*. V. INVERSION *splanchnique*. — *Viscères végétatifs*. Ceux qui servent à l'accomplissement des fonctions de la vie végétative.

VISCÉROPTOSE. s. f. [de *viscera*, viscères, et πτῶσις, chute]. Mot mal formé. V. SPLANCHNOPTOSE.

VISCIDITÉ ou **VISCOSITÉ.** s. f. [*viscidilas*, de *viscum*, glu ; γλισχρότης, all. *Klebrigkeit*, angl. *viscidity*, *viscosity*, it. *viscidità*, *viscosità*, esp. *viscosidad*]. Qualité d'un corps qui est visqueux ou gluant, et qui file lorsqu'on cherche à le faire couler, ou qu'on en écarte un autre corps avec lequel il était en contact : propriété qui résulte d'une certaine adhésion des molécules des corps entre elles.

VISCINE. s. f. [*viscinum*, all. *Viscin*, angl. *viscine*, it. et esp. *viscina*]. Substance visqueuse extraite du chamæléon blanc (*Atractylis grammifera*) et du gui (*Viscum album*). Elle est incolore, transparente, plus légère que l'eau, un peu acide ; elle se ramollit à 30°, s'attache aux doigts comme la colle forte, devient fluide à 100°.

VISCOSITÉ. s. f. V. Viscidité.

VISIOMÈTRE. Mauvais mot ; dites *optomètre*.

VISION. s. f. [*visio*, ὄψις, all. *Gesicht*, *Sehen*, *Trugbild*, angl., it. et esp. *vision*]. Action de voir ; exercice actif du sens de la vue. — Fonction de la vie de relation, ayant l'œil pour appareil externe, qui nous fait percevoir les qualités dites lumineuses des corps, suivant certaines lois dites lois de la lumière, et qui nous fait, en outre, percevoir secondairement certains caractères d'ordre mathématique, tels que ceux de situation, de forme et de volume. Les impressions de ce dernier ordre, fournies par le sens de la vue, sont souvent trompeuses quant à la réalité de la situation, de la forme, etc. Au contraire le toucher, qui nous fait connaître spécialement les particularités de cet ordre, ne conduit pas à ces erreurs ; c'est ce qui a fait dire qu'il était destiné à rectifier le sens de la vue. Quant aux qualités d'intensité lumineuse, de couleur et de réfringence des corps, l'œil ne nous trompe qu'autant que la rétine qui reçoit l'impression de la lumière, le nerf optique qui la transmet, ou la partie du cerveau qui la perçoit, sont modifiés en quelque chose : à cet égard, la lésion des milieux de l'œil lui-même ne peut que diminuer l'intensité de la sensation ou même l'empêcher, mais sans la troubler dans ses qualités. — Les phénomènes de la vision sont : *A*. les uns purement physiques, ils commencent à la cornée et finissent à la rétine ; *B*. les autres organiques, dépendant des propriétés des nerfs ; ils commencent où cessent les premiers, et cessent à la partie du cerveau qui perçoit. — A. Les phénomènes physiques consistent en plusieurs réfractions successives de la lumière. Les rayons lumineux émanés d'un objet (fig. 853. AB), en passant de l'air dans la cornée (CC) plus dense que ce

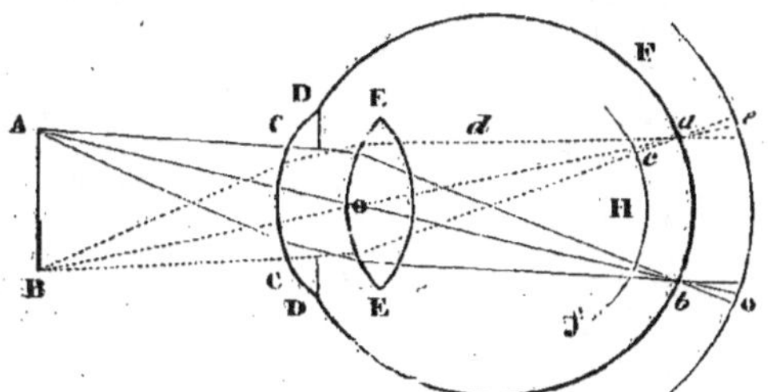

Fig. 853. — Marche des rayons lumineux dans l'œil.

milieu, se rapprochent de la perpendiculaire menée à la surface qu'ils rencontrent. L'humeur aqueuse, placée derrière la cornée, les réfracte aussi, les rapproche de la perpendiculaire, mais un peu moins que la cornée. Les rayons sont encore réfractés à la surface antérieure du cristallin (O), et se rapprochent encore davantage du rayon qui suit l'axe (Ao) à cause de la convexité de cette face antérieure et de la plus grande densité du cristallin par rapport à l'humeur aqueuse. Une dernière réfraction a lieu quand les rayons quittent le milieu du cristallin pour passer dans le milieu moins dense du corps vitré (*d*). Par conséquent les milieux réfringents de l'œil, comme toute lentille, rapprochent de l'axe les rayons, tant lorsqu'ils passent d'un milieu moins dense dans un plus dense à face convexe, que lorsqu'ils repassent de la face convexe de celui-ci dans un milieu moins dense. Il en résulte que les rayons émanés de l'objet AB se réunissent de nouveau de l'autre côté de la lentille cristallinienne. Si les parties réfringentes et la rétine sont disposées à des distances telles, que ce point de réunion soit situé sur la rétine (*ab*), l'image est nette ; elle est confuse si ces parties sont disposées de telle sorte que, ce point restant en *ab*, la rétine se trouve plus proche (*cf*) ou plus loin (*eo*), par rapport au cristallin, ou *vice versâ*, si c'est le cristallin qui change de place par rapport à la rétine restant fixe. La distance entre la face postérieure du cristallin et le point où les rayons émanés de l'objet se réunissent devient plus grande quand l'objet est plus proche, et moindre quand l'objet est plus éloigné : dans ces cas, ce point se trouvant en deçà ou au delà de la rétine (*ab*), une image confuse serait perçue si les contractions de certaines parties musculaires de l'œil n'intervenaient pas pour produire entre le cristallin et la rétine un écartement ou un éloignement tel que le point de réunion des rayons tombe sur celle-ci. C'est ce qui constitue l'*adaptation* de l'œil à la vision pour diverses distances ; adaptation plus ou moins parfaite suivant les individus. V. Accommodation, Hypermétropie et Myopie. — Quelles que soient les réfractions subies par les rayons partis de chaque point d'un objet, l'endroit où l'image de ce point se projette sur la rétine est déterminé par le prolongement du rayon qui représente le centre du cône lumineux ; d'où il résulte que l'image de l'objet (fig. 854, *ab*) est renversée sur la rétine (αβ). Ce qui était en haut est en

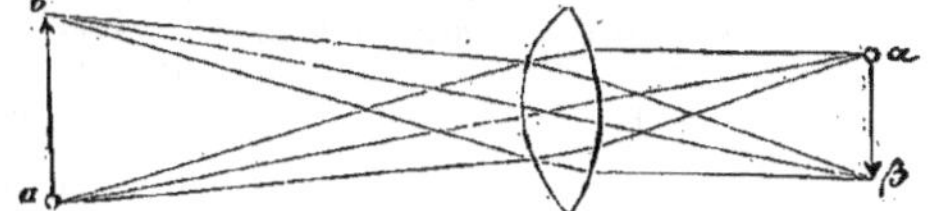

Fig. 854. — Renversement de l'image.

bas, et *vice versâ*, et, si nous voyons néanmoins les objets dans leur position réelle, cela tient à une disposition des éléments de la membrane impressionnée, c'est-à-dire que ce rétablissement des objets dans leur situation fait partie des phénomènes organiques de la vision. Les rayons qui tombent sur le bord du cristallin subissent une autre réfraction que ceux qui rencontrent le centre de la lentille, en vertu de l'*aberration de sphéricité* ; celle-ci, dans l'œil emmétrope, est en partie corrigée, principalement par un diaphragme, l'*iris* (fig. 853, DD), qui ne permet qu'aux rayons centraux d'arriver au cristallin, et dont l'ouverture ou *pupille*, en se dilatant dans les lieux peu éclairés, fait que la quantité de lumière compense un peu la perte de netteté qui en résulte, tandis qu'en se resserrant, elle ne laisse entrer que la quantité de lumière voulue, lorsque celle-ci est intense, pour qu'il n'y ait pas éblouissement. Ces conditions physiques perfectionnent celles de réfraction qui sont les principales. Le pigment choroïdien et iridien absorbe les rayons lumineux qui pourraient être réfléchis, si derrière la rétine était un corps de teinte claire qui leur permît de revenir une seconde fois sur le point où se peint l'image renversée de l'objet, ce qui en troublerait la netteté en impressionnant trop vivement la rétine, ainsi que cela arrive chez les albinos. Toutefois les milieux de l'œil ne sont pas achromatiques, et, par conséquent, décomposent la lumière, séparant les rayons rouges, bleus, jaunes, qui forment une auréole irisée autour de l'image qui se peint sur la rétine ; cette aberration de réfrangibilité existe même dans l'œil normal. V. Aberration. — B. Quand le rayon lumineux arrive sur la rétine, le pourpre rétinien se transforme en jaune, puis en blanc. Cette action chimique semble être un acte fondamental de la vision ; mais il y en a probablement d'autres dont la nature nous est encore inconnue ; en effet, le pourpre n'existe pas dans les cônes ni même dans les bâtonnets voisins de l'*ora serrata* et certains animaux en sont dépourvus, de sorte qu'il ne faut pas exagérer l'importance de cette décomposition. C'est à ce niveau que l'ondulation de l'éther qui constitue la lumière se transforme en influx nerveux. — C. Une fois l'image peinte sur la rétine, elle est perçue par les centres nerveux. Tout ce qui fait image sur la rétine, soit les parties de notre corps, soit les objets extérieurs à lui, est interprété comme phénomène objectif; mais il peut se faire (V. PHOSPHÈNE) accidentellement que des états analogues soient produits dans la rétine par la pression ou un coup sur le globe de l'œil, par l'action de l'électricité, etc. C'est ce que l'on nomme *phénomènes subjectifs* ou *entoptiques* de la vision, c'est-à-dire produits, sans images, par un état particulier du sujet même qui perçoit. Mais comment les objets sont-ils vus dans leur situation réelle, bien que leur image sur la rétine soit renversée? On a invoqué, pour se rendre compte de ce fait, l'intervention de l'esprit, qui corrigerait la notion vicieuse fournie par la vision, grâce au toucher dont l'exercice ferait acquérir une expérience indispensable à cette rectification, explication renversée par ce fait qu'un aveugle de naissance, lorsqu'une opération lui a rendu la vue, voit immédiatement, sans exercice préalable, les objets droits. Aussi la théorie de Schultze et Rouget est-elle préférable : on sait que les cônes et les bâtonnets, qui représentent les seuls éléments de la rétine impressionnables à la lumière, sont formés de deux parties ou articles, l'un externe, l'autre interne : or, d'après Schultze, les rayons lumineux n'arriveraient à l'article interne qu'après avoir été réfléchis par l'article externe; d'après Rouget, c'est au niveau du contact de la choroïde avec ce dernier article qu'aurait lieu cette réflexion des rayons; en tout cas, ce ne serait qu'après réflexion que les rayons impressionneraient la rétine, qui recevrait ainsi redressée par un phénomène organique l'image renversée par les phénomènes physiques de la vision. C'est à un phénomène de même ordre qu'il faut rapporter les effets de l'attention sur la vision, qui font que nous ne percevons pas des objets dont l'image se peint sur la rétine, et placés pourtant à une distance convenable, quand notre attention n'est pas fixée. Quant au jugement que nous portons sur la situation, la forme, le volume des objets, nous le devons surtout à la *vision binoculaire*, qui, outre qu'elle agrandit le champ visuel, nous donne des notions plus complètes que la *vision monoculaire* sur les sujets précédents. Pour qu'un objet soit vu simple avec les deux yeux, il suffit que son image se fasse sur des points correspondants des deux rétines (V. FUSION *des images doubles* et HOROPTÈRE. Souvent la disposition des milieux réfringents de l'œil varie : les deux yeux sont dits inégaux; alors un seul sert habituellement, ou l'un ou l'autre alternativement, selon les cas, souvent sans que l'on puisse s'en douter. Dans le cas d'égalité des deux yeux, les objets sont vus simples toutes les fois que les deux yeux sont dirigés (fig. 855, A, B), par rapport aux objets à voir successivement (α, β, γ), de telle manière que des images

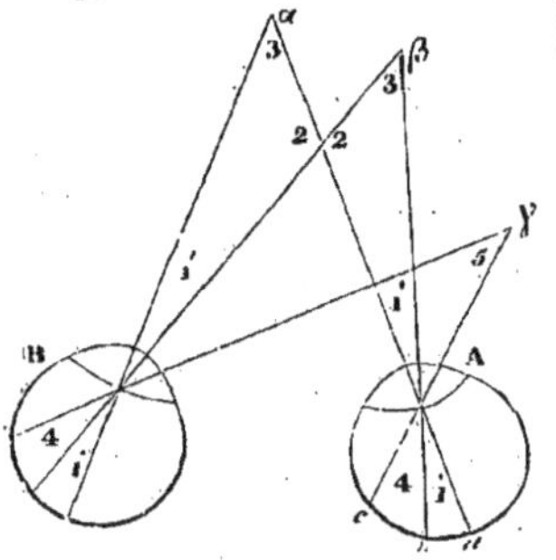

Fig. 855. — *Vision* binoculaire.

semblables (*a* et *a'*, *b* et *b'*, *c* et *c'*) du même objet tombent sur des parties identiques des deux rétines. Toute perte de perception rétinienne s'accusant dans l'un ou dans l'autre œil du malade réagit immédiatement sur l'effet total du sens visuel; de même le moindre excédent de lumière bleue apporté au côté relativement plus faible remédiera à la perte visuelle résultant du trouble de la combinaison binoculaire en amortissant l'éblouissement, en rétablissant la faculté de distinguer les objets, en rétablissant la vue à distance, en rétablissant la vue de près, en calmant la douleur, en rendant à la vue sa persistance, résultats qui s'obtiennent par l'appropriation des verres à chaque cas particulier, ainsi que par la diversité méthodique des nuances dans la distribution de la lumière bleue à chaque œil. L'impression de la lumière sur la rétine dure plus longtemps que la lumière ne frappe la rétine. C'est ce qui fait que, lorsqu'un corps brillant tourne plus vite que ne disparaît l'impression, on a la sensation d'un cercle lumineux. C'est aussi ce qui explique le contraste simultané ou successif des couleurs. V. CONTRASTE. || *Vision*. Variété d'hallucination de la vue survenant, soit dans l'état de maladie, soit, dans l'état de santé, pendant les rêves ou même dans l'état de veille chez certains sujets très excitables, auxquels elle donne subjectivement la perception d'êtres divers qu'ils croient voir agir dans le monde extérieur. Il peut y avoir vision soit d'un seul être ou d'un seul objet, soit de plusieurs successivement durant une seule crise ou dans chacune d'elles. Les visions sont un symptôme fréquent du vertige épileptique, de l'alcoolisme, de l'absinthisme, etc. Elles ont le plus souvent rapport aux êtres fictifs ou réels dont l'éducation a préoccupé l'esprit des individus affectés. V. HALLUCINATION et RÊVE.

VISIONNAIRE. adj. et s. Se dit des malades qui ont des visions.

VISITE. s. f. Examen, volontaire ou sur appel, d'un malade par le médecin. V. HONORAIRES.

VISOS (Hautes-Pyrénées). *Eaux sulfurées calciques*, froides, 11°.

VISQUEUX, EUSE. adj. [all. *kleberig*, *zähe*, angl. *viscous*, it. et esp. *viscoso*]. Qui a donné la viscosité. V. VISCIDITÉ.

VISUEL, ELLE. adj. [*visorius*, all. *visuel*, angl. *visual*, it. *visuale*, esp. *visual*]. Qui concerne la vue : *axe visuel*, *angle visuel*. — *Champ visuel*. Espace limité par les rayons lumineux extrêmes qui, après avoir traversé la pupille, peuvent impressionner la rétine. On y distingue une zone centrale, dans laquelle la vision est distincte, et une périphérique, dans laquelle elle est un peu plus confuse. Le champ visuel peut être troublé par des taches. V. SCOTOME.

VITAL, ALE. adj. [*vitalis*, ζωτικός, all. et angl. *vital*, it. *vitale*, esp. *vital*]. Qui appartient ou qui a rapport à la vie. — *Air vital*. V. OXYGÈNE. — *Fonctions vitales*. Celles qui existent aussi bien chez les végétaux que chez les animaux. — *Force vitale*. Force supposée qui présiderait aux fonctions des corps organisés vivants et qu'on a considérée tantôt comme indépendante de l'organisation, et extérieure à elle, tantôt comme le résultat de l'arrangement et des rapports des principes matériels dont l'assemblage produit les corps organisés. V. VITALISME. — *Nœud vital*. En physiologie, le *centre respiratoire*. V. RESPIRATOIRE. — *Principe vital*. Pour beaucoup de médecins, cause, fluide, qui produirait les phénomènes que manifeste la substance organisée. En ce sens, ce prétendu principe n'existe point, pas plus que les fluides nerveux, électriques, etc. Pour d'autres, *principe vital*, cause, quelle qu'elle soit, inconnue pour eux, des phénomènes que manifestent les êtres organisés. L'emploi de cette expression n'est pas plus fondé dans ce cas que dans le premier : car, si c'est la cause première ou finale que l'on entend indiquer, il n'y a pas plus lieu de s'occuper de celle-ci que de toute autre (V. Cause, Finalité et Propriété); si, au contraire, on entend parler des qualités élémentaires de la substance organisée qui déterminent tous les autres phénomènes, leurs lois étant connues, il n'est pas permis de les ignorer, et, par suite, de masquer cette ignorance par une hypothèse; car ici comme en tout autre cas l'essence, sans ses attributs ou accidents, n'existe pas, et la forme de ce qui est soit organisé, soit inorganique, est un résultat et non une cause. — *Propriétés vitales*. Celles qui n'appartiennent qu'à la substance organisée, amorphe ou figurée, laquelle est douée, en outre, de propriétés de même ordre que celles que possèdent les corps bruts; ce sont ces propriétés vitales qui distinguent l'activité de la matière brute de l'activité spéciale de la matière organisée. Cette activité spéciale est : *a. végétative*, c'est-à-dire relative : 1° à la nutrilité, 2° à l'évolubilité, 3° à la natalité; *b. animale*, relative : 4° à la névrilité, et 5° à la contractilité. La première existe seule chez les végétaux; elles existent toutes deux chez les animaux. Il n'y a pas d'autre *force vitale* que ces propriétés-là, inhérentes à la substance organisée; c'est d'elle qu'il s'agit lorsqu'on dit d'une lésion qu'elle guérit par les seules *forces de la nature* : ce qui signifie que le rétablissement des usages d'un ou de plusieurs organes est le résultat de l'ensemble des actions dérivant des propriétés inhérentes à la substance des éléments anatomiques et des humeurs. Le terme *vital* ne veut pas dire qu'il y ait là une entité, un être imaginaire, séparable de la matière organisée, que chacun pourrait envisager à sa manière sous les noms d'*âme*, d'*archée*, d'*agent vital*, etc.; mais seulement qu'il s'agit de propriétés qui ne sont ni mécaniques, ni physiques, ni chimiques; elles sont d'un ordre différent. Tous les éléments anatomiques ont au moins une propriété vitale, la *nutrition*, sans laquelle ils n'auraient pas de vie. Ils jouissent généralement de toutes les propriétés *végétatives*; il en est pourtant, comme les grains de pollen et les spermatozoïdes, qui ne peuvent se reproduire, donner naissance à des éléments semblables à eux. Les propriétés vitales des tissus sont les mêmes que celles des éléments anatomiques qui les composent; mais elles n'offrent plus la même netteté que dans chaque élément pris à part, par suite de leur enchevêtrement réciproque; elles présentent certaines particularités ou modifications dont quelques-unes sont fort importantes; c'est ainsi que dans les tissus on voit de la *nutrition* dériver l'*absorption* et la *sécrétion*. — *Trépied vital*. Nom donné par Bichat à l'ensemble des trois fonctions de circulation, de respiration et d'action de l'encéphale, parce qu'elles sont tellement solidaires que, lorsque l'une d'elles a cessé, les autres s'interrompent également, dans un temps généralement très court.

VITALISME. s. m. [all. *Vitalismus*, angl. *vitalism*, it. et esp. *vitalismo*]. Doctrine qui émane à la fois des doctrines métaphysiques qui ont longtemps prévalu sur l'âme, et de la répugnance qu'avaient de bons esprits à admettre que les phénomènes vitaux pussent se résoudre en phénomènes chimiques ou physiques : c'est la doctrine de la force vitale. Cette force est une pure entité quand on la considère comme indépendante du corps vivant, de la matière organisée, et que, sous la forme de cette conception, on lui attribue des propriétés, des qualités, des actions, soit qu'on en fasse une âme intelligente, comme Stahl, soit qu'on en fasse un archée subalterne, comme Van Helmont. La tendance vicieuse de ces systèmes est dans la séparation qu'ils font entre la matière organisée et ses propriétés. L'étude positive réunit ces deux points de vue, associant constamment à l'état statique l'état dynamique, lequel se manifeste par trois propriétés fondamentales, la nutrition, la contractilité et la sensibilité, répondant à trois structures, le tissu végétatif, le tissu musculaire et le tissu nerveux; elle complète la notion réelle, en représentant ces trois propriétés comme reposant sur l'ensemble des lois chimiques, physiques et mathématiques. V. Médecine.

VITALISTE. s. m. [all. et angl. *Vitalist*, it. et esp. *vitalista*]. Nom donné, par opposition à ceux qui expliquent par les lois de la chimie, de la physique et de la mécanique, le mécanisme des fonctions et la formation des maladies, aux médecins qui mettent sous la dépendance du principe vital toutes les actions organiques : telles furent surtout les doctrines de Stahl et de Barthez.

VITALITÉ. s. f. [*vitalitas*, all. *Vitalität*, *Lebenskraft*, angl. *vitality*, it. *vitalità*, esp. *vitalidad*]. Ensemble des propriétés inhérentes à la substance organisée : *vitalité* est alors synonyme de *vie*. C'est dans ce sens qu'on dit la *vitalité d'un tissu*, pour exprimer l'ensemble de ses propriétés vitales. En médecine, lorsqu'on parle des modifications de cette vitalité, c'est particulièrement de la nutrition qu'il est question. C'est encore dans ce sens, mais en tenant compte des propriétés animales, qu'on dit d'un être qu'il est doué d'une *grande vitalité*. Par erreur, dans certains écrits physiologiques et médicaux, *doué de vitalité* est dit pour doué soit de sensibilité, soit de vascularité. ‖ Dans un sens plus élevé, plus large, ensemble des actions accomplies par un, plusieurs, ou tous les êtres vivants, ou même des *résultats* de leur activité commune. En ce sens, *vitalité des végétaux*, *des animaux*, *de tout le règne organique*, désigne le mode de vie qui leur est propre. La vitalité présente trois degrés. L'*être végétal* est caractérisé physiologiquement par la *végétalité seule*, ou 1er degré de vie, avec les trois lois propres à ce degré. L'*être animal* est caractérisé par la végétalité, plus l'*animalité*, ou 2e degré de vie, reposant sur le précédent; il en a les trois lois, plus les trois qui lui sont propres. L'*être social* est caractérisé par la *socialité*, ou 3e degré de vie, qui repose immédiatement sur le précédent; il est doué des trois degrés de vitalité et assujetti aux lois de chacun d'eux. V. Animalité, Socialité et Végétalité. — *Table de vitalité*. V. Table *de mortalité* et Vie *moyenne*.

VITELLIN, INE. adj. [all. *dottegelb*, angl. *vitellin*, it. et esp. *vitellino*]. Qui appartient au vitellus. — *Corps vitellin de Balbiani*. Corpuscule arrondi, existant au voisinage du noyau dans l'ovule en voie de développement; il est formé d'une partie centrale, grenue, et d'une partie périphérique claire; il représente une portion de protoplasme différenciée en vue de l'élaboration du deutoplasme; il disparaît quand l'ovule est arrivé à maturité. — *Globe vitellin*. V. Ovule. — *Membrane vitelline*. V. Ovule.

VITELLINE. s. f. [all. *Vitellin*, angl. *vitelline*, it. et esp. *vitellina*]. Substance albuminoïde phosphorée qu'on retire du jaune d'œuf, dans lequel elle est unie à la lécithine et à la nucléine; c'est une substance blanche, insoluble dans l'eau, soluble dans une solution de chlorure de sodium au dixième, solution qui est coagulée par la chaleur à 75°.

VITELLO-INTESTINAL, ALE. adj. V. Omphalo-mésentérique.

VITELLOSE. s. f. Albumose correspondant à la vitelline.

VITELLUS. s. m. [*vitellus*, λέκιθος, all. *Eidotter*, angl. *vitellus*, *dodder*, it. *tuorlo*, *rosso d'uovo*, esp. *yema de huevo*]. Mot latin voulant dire *jaune d'œuf*, qu'on a introduit dans le langage anatomique pour désigner le protoplasma de l'ovule; le jaune de l'œuf des oiseaux est formé uniquement par l'ovule, et dans l'ovule c'est le protoplasma qui constitue presque toute la substance. Le vitellus se compose de deux parties qui dans l'ovule de la femme sont disposées de la façon suivante : une zone périphérique étendue et claire, *vitellus formatif*, et une zone centrale entourant le noyau chargé de granulations dont la plupart sont de nature albuminoïde, et quelques-unes seulement sont formées de graisse, *vitellus nutritif*. C'est le vitellus formatif seul qui, après la fécondation, se segmentera et formera l'embryon; le vitellus nutritif, appelé aussi *deutoplasme* ou *lécithe*, est destiné à nourrir l'embryon pendant les premiers stades de son développement. La répartition des deux sortes de vitellus est très différente suivant les espèces : chez les mammifères, le protoplasma est presque entièrement formé du vitellus formatif; l'absence presque complète du vitellus nutritif a fait donner à ces ovules le nom d'*alécithes*. Chez les batraciens, au contraire, le corps protoplasmique est formé presque en totalité par le vitellus nutritif; le vitellus formatif se réfugie à un pôle de la cellule entourant le noyau; l'ovule est dit alors *panlécithe*. Enfin, chez les oiseaux, les reptiles, les poissons, le vitellus nutritif est complètement distinct du vitellus formatif qui constitue à la surface de l'œuf une tache blanchâtre, la *cicatricule*, laquelle contient le noyau et prend seule part à la segmentation. Cette dernière variété est dite *télolécithe*.

VITELOTTE. s. f. V. Pomme *de terre*.

VITERBE (Italie). *Eaux sulfurées calciques ferrugineuses*, froides et chaudes, 13 à 61°, contenant 4gr,850 de sels dont 0gr,916 de carbonate de chaux et 1gr,160 de sulfate de chaux. Altitude : 380 mètres. Établissement : boues et étuves.

VITESSE. s. f. [*celeritas*, ταχύτης, all. *Schnelligkeit*, *Geschwindigkeit*, angl. *quickness*, *velocity*, it. *velocità*, esp. *velocidad*]. — *Vitesse du sang*. V. Hémodromomètre.

VITILIGO. s. m. [all., angl. et it. *Leucoderma*, *chloasma album*]. Affection cutanée, caractérisée par l'apparition de plaques blanches, lisses, unies, entourées d'une aréole brune, sur la peau des parties génitales, des mains, de la face, du cou, et parfois d'une grande étendue de la surface du corps; les poils sont décolorés au niveau des plaques blanches. C'est une lésion *dyschromateuse*, c'est-à-dire consistant en une inégale répartition du pigment cutané, et non en l'absence complète de pigment comme l'albinisme : de plus, celui-ci est congénital, tandis que le vitiligo est acquis, et se développe souvent consécutivement aux maladies générales graves, telles que la fièvre typhoïde.

VITRÉ, ÉE, ou **VITREUX, EUSE.** adj. [*vitreus*, ὑαλοειδής, all. *glasartig*, angl. *vitreous*, it. et esp. *vitreo*]. Qui ressemble au verre, qui en dépend. — *Corps vitré*, *hyaloïde*, ou *humeur vitrée*. Le plus volumineux des milieux de l'œil, dont il remplit les deux tiers postérieurs. Il est situé en arrière du cristallin, et reçoit celui-ci dans une fossette que présente sa face antérieure. Il est très transparent; sa densité est 1005, son pouvoir réfringent 1339. Le corps vitré est une humeur particulière, comparable au blanc d'œuf, dont elle a la demi-fluidité, et présentant, sous le microscope, des stries fines, plus visibles lorsque, par le repos, elle a laissé écouler un fluide très ténu. Elle est coagulable par certains réactifs, et prend alors, comme le blanc d'œuf, un aspect fibrillaire; les stries ont une direction déterminée qui donne au corps vitré une apparence de texture spéciale. On trouve des leucocytes dans l'humeur vitrée chez le fœtus, les jeunes sujets et même chez l'adulte. On a cru longtemps que le corps vitré était entouré d'une membrane, *membrane du corps vitré*, *membrane hyaloïde* ; en effet, le corps vitré isolé des membranes de l'œil se déforme, mais garde une surface régulière, et si on pique cette surface, on voit la substance faire hernie à travers l'orifice ainsi pratiqué. En réalité il n'y a pas là de membrane distincte et isolable, mais seulement une condensation des couches périphériques du corps vitré. On trouve dans le corps vitré trois sortes d'éléments : des cellules rondes à noyau simple ou polymorphe abondantes à la périphérie du corps vitré (*cellules sub-hyaloïdiennes*) ; des cellules fusiformes ou étoilées à prolongements parfois renflés; des cellules munies d'une ou plusieurs vacuoles ; toutes ces cellules seraient pour certains auteurs des leucocytes. On trouve aussi, à la périphérie du vitré, des filaments sur la nature desquels on discute encore. Lorsque l'œil est développé, les veines de l'*artère hyaloïdienne* semblent fort éloignées de l'artère et appartenir à un système différent. Mais il n'en était pas de même lorsque, l'humeur vitrée encore peu abondante, le cristallin était placé au fond de l'œil qu'il remplissait à peu près. Alors l'artère rencontrait tout de suite le cristallin ; et ses terminaisons, se jetant dans les veines iriennes avec le réseau pupillaire, entouraient le cristallin d'un réseau vasculaire complet (V, Pupillaire). L'humeur vitrée peut, dans certaines conditions morbides, devenir aussi fluide que l'eau. Elle contient chez le veau, d'après Lohmeyer, 8,77 de sels minéraux dont la plus grande partie est formée de chlorure de sodium, 3,21 de matières extractives, 1,57 de matières protéiques, et 986,40 d'eau p. 1000. — *Dégénérescence vitreuse*. Variété de dégénérescence cellulaire qui paraît identique à celle décrite par Weigert sous le nom de *nécrose de coagulation*. V. Nécrose.

VITRINE. s. f. (de Blainville). L'endolymphe.

VITRIOL. s. m. (du bas lat. *vitriolum*, du lat. *vitrum*, verre, à cause de l'apparence vitreuse de ces sulfates ; *chalcanthum*, all. et angl. *Vitriol*, it. et esp. *vitriolo*]. Nom ancien et générique des sels appelés aujourd'hui *sulfates*. — *Huile de vitriol*. L'acide sulfurique du commerce. — *Vitriol d'alumine*. V. Alun. — *Vitriol ammoniacal*. Le sulfate d'ammoniaque. — *Vitriol d'argile*. V. Alun. — *Vitriol blanc*. Le sulfate de zinc. — *Vitriol bleu*, *vitriol de Chypre*, *vitriol de Vénus*. Le sulfate de cuivre. — *Vitriol calcaire* ou *de chaux*. Le sulfate de chaux. — *Vitriol de cobalt*. Sulfate double de cobalt et de magnésie. — *Vitriol de cuivre*. Le sulfate de cuivre. — *Vitriol de fer*. Le sulfate de fer. — *Vitriol de Goulard*. Le sulfate de zinc. — *Vitriol de potasse*. Le sulfate de potasse. — *Vitriol de soude*. Le sulfate de soude. — *Vitriol végétal*. Le nostoc végétal. — *Vitriol vert*. Le sulfate de fer. — *Vitriol de zinc*. Le sulfate de zinc. ‖ Vulgairement, *vitriol*, l'acide sulfurique du commerce.

VITRIOLÉ, ÉE. adj. Qui contient du vitriol, qui a subi l'opération du vitriolage. — *Pilule vitriolée*. V. Pilule *astringente*. — *Soude vitriolée*. V. Sulfate *de soude*. — *Tartre vitriolé*. V. Sulfate *de potasse*.

VITRIOLIQUE. adj. [all. *vitriolartig*, angl. *vitriolic*, it. et esp. *vitriolico*]. — *Acide vitriolique*. Acide sulfurique qu'on obtenait par la décomposition du protosulfate de fer (vitriol).

VITTEL (Vosges). *Eaux bicarbonatées sulfatées calciques*, froides, 11°,2, la *grande Source* contenant 1,7 de sels dont 0,44 de sulfate de chaux, 0,43 de sulfate de magnésie, 0,32 de sulfate de soude, 0,23 de bicarbonates de chaux et de magnésie, 0,22 de chlorures de sodium et de magnésium, la *Source salée* contenant 2,9 de sels dont 1,42 de sulfate de chaux, 0,82 de sulfate de magnésie, 0,31 de bicarbonates de chaux et de magnésie. Ces eaux sont diurétiques, la source salée est de plus purgative. Indications : gravelle urinaire, goutte, lithiase biliaire (source salée). Altitude : 336 mètres. Établissement : saison 1er juin au 1er octobre. Ces eaux sont transportées.

VIVACE. adj. [*vivax*, *perennis*, all. *perennirend*, angl. *perennial*, it. *vivace*, esp. *vivaz*]. Qui est susceptible de vivre longtemps ou dont la vie est difficile à détruire.

VIVANT, ANTE. adj. [*vivus*, all. *lebend*, *lebendig*, angl. *living*, it. *vivo*, esp. *viviente*]. Qui jouit de la vie. — *Matière vivante*, La *matière organisée*.

VIVARAISES (sources). Sources d'eaux minérales situées à Vals (V. ce mot) ; elles sont désignées par des numéros, 1, 3, 5, 7 et 9, et contiennent chacune environ la quantité en grammes de bicarbonate de soude que représente le numéro : le n° 1 contient 1gr,9, le n° 3, 3gr,4, le n° 5, 4gr,07, le n° 7, 6gr,3, et le n° 9, 7gr,22 ; ces eaux contiennent en outre de petites quantités de bicarbonates de fer et de lithine.

VIVE. s. f. [*Trachinus*]. Genre de poissons osseux acanthoptérygiens alimentaires ; telle est la *vive commune* (*T. draco*, L.) de l'Océan et de la Méditerranée.

VIVIPARE. adj. [*viviparus*, de *vivus*, vivant, et *parere*, enfanter ; ζωοτόκος, angl. *viviparous*, it. et esp. *viviparo*]. Se dit des animaux dont les petits viennent au monde vivants (par opposition à *ovipares*), et des plantes dont les graines germent dans leur péricarpe (oranger, citronnier).

VIVIPARISME. s. m. et **VIVIPARITÉ.** s. f. Le fait d'être vivipare. Tels sont divers sauriens, ophidiens, batraciens, poissons osseux et cartilagineux, insectes hémiptères et diptères, mollusques gastéropodes, helminthes, etc.

VIVISECTEUR. adj. et s. m. Celui qui pratique des vivisections.

VIVISECTION. s. f. [de *vivus*, vivant, et *secare*, couper ; angl. *vivisection*, it. *vivisezione*, esp. *viviseccion*]. Nom donné : 1° aux expériences faites sur les animaux vivants, à l'effet de déterminer les propriétés des tissus et des humeurs ou les usages des organes ; 2° aux opérations faites sur des vertébrés en vie pour juger la valeur d'une opération nouvelle à pratiquer sur l'homme, et pour habituer les élèves à conserver le sang-froid nécessaire pendant toute opération. Les vivisections sont indispensables aux progrès de la physiologie, de la médecine, de la chirurgie ; elles doivent être faites avec réserve, en évitant tout ce qui peut leur donner un caractère de cruauté. Elles doivent toujours avoir pour but un progrès bien déterminé de la science ou de l'art. Ceux qui sont obligés d'y recourir s'entourent de tous les moyens que possède la science pour abréger et adoucir les souffrances des animaux, et même, s'il est possible, pour les prévenir complètement. L'étude des maladies transmissibles des animaux à l'homme et de celui-ci aux animaux, la recherche de l'action pathogène des microbes, exigent des vivisections sous forme d'inoculations parfois mortelles. L'expérimentation sur les animaux vivants sert de réactif plus sûr que ceux des laboratoires dans les expertises médico-légales, en permettant de reproduire sur des mammifères la série des symptômes observés sur la victime d'un crime. Tous les remèdes nouveaux ne peuvent entrer dans la pratique médicale qu'après des essais faits sur les animaux vivants, touchant leur mode d'action : c'est la thérapeutique expérimentale. A ces divers égards, la vivisection représente une nécessité sociale plus impérieuse encore que ne l'est la castration des chevaux, des taureaux, des verrats, des coqs, l'égorgement des mammifères et des animaux de boucherie, les modes de mort qu'entraînent la chasse et la pêche : toutes opérations plus douloureuses en général et parfois plus longues que celles des vivisections. V. Expérimentation.

VIZOS (Hautes-Pyrénées). V. Visos.

VOCAL, ALE. adj. [*vocalis*, φωνητικὸς, all., angl. et esp. *vocal*, it. *vocale*]. Qui a rapport à la voix. — *Corde vocale*, *glotte vocale*. V. Glotte.

VOCIGÉRATION. s. f. [de *vox*, voix, et *gerere*, porter]. Intonation forte et particulière que donnent à leur voix quelques aliénés, dans certaines formes aiguës des maladies mentales, en prononçant certaines voyelles isolément, certains mots, ou des phrases courtes. Ce terme n'est pas synonyme du mot *vocifération*.

VOIE. s. f. [*via*, ὁδὸς, all. *Weg*, angl. *way*, it. et esp. *via*]. En chimie, manière de faire quelques opérations. La *voie sèche* consiste à soumettre les substances à l'action du feu, et la *voie humide* consiste à les traiter par les dissolvants liquides. ‖ En anatomie, *voies*. Ensemble de conduits ou série d'organes que parcourt un fluide ou une matière quelconque dans l'économie animale. Ex. : *voies biliaires*, *voies lacrymales*, *voies urinaires*, *voies digestives*, *voies aériennes*. — *Premières voies* [*primæ viæ*, it. *prime vie*]. L'estomac et les intestins. — *Secondes voies*. Les vaisseaux chylifères. — *Troisièmes voies*. Les vaisseaux sanguins.

VOILE. s. m. En anatomie, *voile du palais* [*velum palatinum*, *pendulum palati velum*, *palatum molle*, all. *Gaumensegel*, ou *septum staphylin*, parce qu'il sépare la bouche du pharynx]. Lame mobile, musculo-membraneuse, à peu près quadrilatère, dont le bord supérieur est fixé au bord postérieur de la voûte palatine, et dont l'inférieur, libre et flottant au-dessus de la base de la langue, présente dans sa partie moyenne un prolongement appelé *luette* ; ses bords latéraux se continuent avec la langue et le pharynx par deux replis de chaque côté, que l'on nomme ses *piliers*, et qui sont distingués en *antérieur* et *postérieur* ; les deux piliers antérieurs circonscrivent l'isthme du gosier, les postérieurs circonscrivent l'orifice de communication du pharynx avec l'arrière-cavité des fosses nasales ; les piliers postérieurs sont plus rapprochés l'un de l'autre que les antérieurs, de sorte que les uns et les autres sont visibles quand on examine le fond de la cavité buccale. D'un même côté, les piliers antérieur et postérieur, très voisins l'un de l'autre en haut, s'écartent en descendant, et l'espace triangulaire qu'ils laissent entre eux contient l'amygdale. Le voile du palais est tapissé sur sa face antérieure par une portion de la membrane muqueuse palatine, qui présente à ce niveau des glandes nombreuses et volumineuses et est doublée d'un tissu conjonctif lâche, et sur la postérieure par la pituitaire. Ses artères viennent

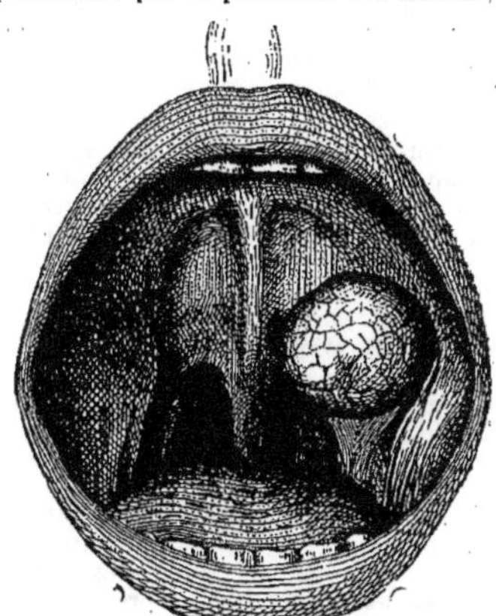

Fig. 856. — Tumeur mixte du *voile* du palais.

des palatines supérieure et inférieure et de la pharyngienne ; ses veines vont se rendre dans la jugulaire interne ; ses nerfs proviennent du ganglion de Meckel et du glosso-pharyngien. Sa face supérieure ou postérieure prolonge les fosses nasales en arrière, tandis que sa face inférieure et antérieure appartient à la cavité buccale. Les rameaux artériels, accompagnés de leurs veines satellites, sont nombreux et fournissent beaucoup de sang quand on incise cette région. Les muscles glosso-staphylins et pharyngo-staphylins, recouverts par la membrane muqueuse buccale, constituent les piliers antérieur et postérieur. Il y a en outre dans le voile du palais le muscle palato-staphylin, et les muscles péristaphylins interne et externe : le premier élève le voile, le second le tend. Le voile du palais sert surtout à la déglutition, et contribue aux modifications de la voix.— *Paralysie du voile du palais.* Elle peut être motrice ou sensitive, ou les deux à la fois, unilatérale ou bilatérale, simple ou compliquée d'autres paralysies. Elle peut être d'origine cérébrale, bulbaire, névritique ; elle est très fréquemment due à la diphtérie et c'est la forme la plus commune de la paralysie diphtérique (V. DIPHTÉRIE). Elle fait partie du syndrome de la paralysie labio-glosso-laryngée et des pseudo-bulbaires. — *Tumeurs du voile du palais.* On peut observer au niveau du voile du palais des papillomes, des lipomes, plus souvent des angiomes, quelquefois des sarcomes, des épithéliomes, ou des tumeurs mixtes appelées adénomes (fig. 856).

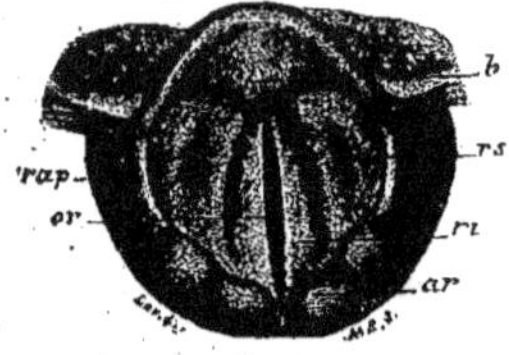

Fig. 857. — *Voix* de poitrine ; sons graves (Mandl).

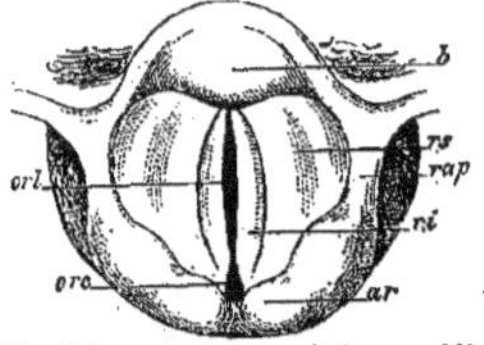

Fig. 858. — *Voix* de poitrine ; médium (Mandl).

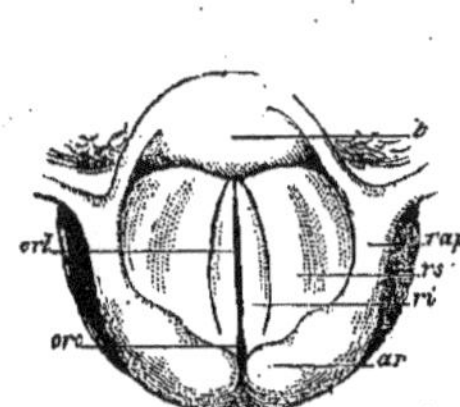

Fig. 859. — *Voix* de poitrine ; sons aigus (Mandl).

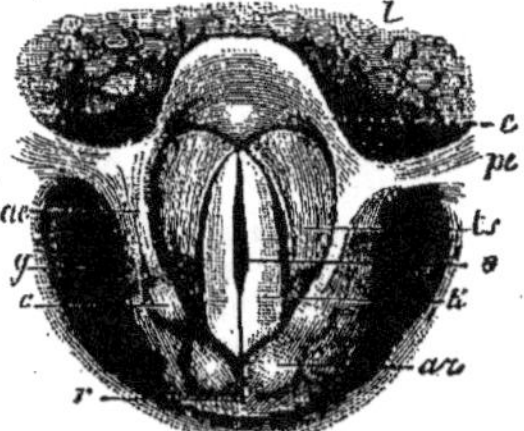

Fig. 860. — *Voix* de tête.

VOILÉ, ÉE. adj. [*velatus*]. Couvert en partie.

VOIRIE. s. f. [all. *Wegeamt, Schindgrube*, angl. *road-office, carrion-pit*, it. *mondezzajo, scorticalojo*, esp. *oficio publico, muladar*]. En administration et en hygiène publique, *voirie*, lieu où on dépose les débris que fournissent les villes. Ces débris peuvent être divisés en trois classes : 1° *immondices*, débris des halles et marchés, de l'économie domestique, boues, etc. ; 2° *excréments*, provenant des hommes et des animaux domestiques ; 3° *cadavres d'animaux*. Les moyens en usage pour évacuer hors des villes, décomposer ou transformer d'une manière salubre et utile, les débris organiques putréfiés ou putrescibles, constituent la question des voiries. V. SALUBRITÉ.

VOIX. s. f. [*vox*, φωνή, all. *Stimme*, angl. *voice*, it. *voce*, esp. *voz*]. D'une manière générale, tout phénomène de bruit ou de son engendré chez un animal vivant, et destiné à le mettre en relation avec les êtres doués du sens de l'ouïe (V. EXPRESSION). ‖ Plus spécialement, son produit, chez un grand nombre de vertébrés, par l'appareil de *phonation*. Voici quelles sont, chez l'homme et les vertébrés supérieurs, les conditions anatomiques et physiologiques des phénomènes qui ont trait à la voix. L'appareil phonateur se compose d'un organe essentiel à la génération des sons, le *larynx* ; d'un soufflet et d'un porte-vent, le *poumon* et la *trachée-artère* ; d'un tuyau vocal, le *pharynx*, la *bouche* et les *fosses nasales*. L'intensité du son émis par le larynx dépend de la force avec laquelle le courant d'air expiré est chassé par la trachée, par la raison que les ondes sonores résultent des ondulations de l'air qui entre en vibration sous l'influence même des vibrations des replis que le courant d'air met en mouvement, sans que les conditions anatomiques permettent à ces tissus de produire par eux-mêmes des sons. Aussi, tous les épaississements morbides des lèvres vocales qui gênent leurs mouvements vibratoires amènent la *raucité* ou l'annulation de la voix en empêchant la vibration de l'air. La dépense d'air nécessaire pour l'émission des notes croît avec l'acuité des sons, et décroît à mesure que, à partir d'une certaine limite, les sons deviennent plus graves. Elle croît avec l'intensité des sons pour une même note. Dans les sons graves, la voix est pleine, volumineuse et s'accompagne de résonance des parois thoraciques ; c'est la *voix de poitrine* ou *registre inférieur* ; dans les sons aigus au contraire, la voix est perçante, criarde, c'est la *voix de tête, voix de fausset* ou registre supérieur. Les sons intermédiaires, ni trop graves, ni trop aigus, peuvent être émis dans les deux registres, et certains chanteurs peuvent passer par transitions insensibles de la voix de poitrine à la voix de tête. L'émission des sons est due à la vibration des cordes vocales ; mais dans les sons graves la glotte représente une fente elliptique, tandis que les deux cordes sont presque en contact dans les sons aigus, la glotte interaryténoïdienne restant ouverte. — Fig. 857 : Voix de poitrine ; sons graves : *b*, bourrelet de l'épiglotte ; *or*, orifice glottique ; *rs*, corde vocale supérieure ; *ri*, corde vocale inférieure ; *rap*, repli ary-épiglottique ; *ar*, cartilages aryténoïdes. — Fig. 858 : Voix de poitrine : médium. — Fig. 859 : Voix de poitrine : sons aigus : *orl*, glotte ligamenteuse ; *orc*, glotte intéraryténoïdienne ; les autres lettres comme dans la figure 857. — Dans la voix de tête, la glotte interaryténoïdienne est fermée, et les sons aigus sont émis avec les cordes un peu écartées l'une de l'autre. — Fig. 860 : Voix de tête ; sons graves : *ll*, langue ; *e*, épiglotte ; *pc*, repli pharyngo-épiglottique ; *ae*, repli ary-épiglottique ; *ts*, cordes vocales supérieures ; *ti*, cordes vocales inférieures ; *g*, gouttières pharyngo-laryngées ; *ar*, cartilages aryténoïdes ; *c*, cartilages cunéiformes ; *o*, glotte vocale ; *r*, repli interaryténoïdien. — Le degré de tension des cordes se combine avec la longueur et la largeur des replis qui entrent en vibration. En effet, les vibrations peuvent s'opérer dans toute la longueur des replis, ou ne porter que sur le tiers moyen, tandis qu'au niveau du tiers antérieur et du tiers postérieur ils sont en contact immédiat. De plus, le repli peut vibrer par son bord seulement, ou dans presque toute sa argeur. On voit les modalités qui permettront de varier la hauteur du son. L'intensité dépend uniquement de l'amplitude de vibration des cordes vocales et par conséquent de la force du courant d'air expiré. Les sons émis par le larynx sont constitués par un son fondamental et un certain nombre d'harmoniques. Mais le timbre est modifié par la résonance des cavités pharyngée, nasale et surtout buccale. C'est là que se forment les voyelles et les consonnes et que se constitue la voix articulée. Une voix est *juste* quand les sons émis ont exactement le nombre de vibrations correspondant à leur hauteur ; *fausse* quand le nombre de vibrations est trop faible ou trop élevé ; d'ailleurs, dans cette question, il faut faire la part de ce qui revient au larynx et de ce qui revient à l'oreille (Beaunis). V. PAROLE et PHONATION. — *Voix amphorique.* Résonance de la voix perçue à l'auscultation du thorax comme si le malade parlait dans une amphore. Elle a la même signification pathologique que le souffle amphorique : pneumothorax, ou caverne pulmonaire vaste et vide. — *Voix articulée.* La parole. — *Voix chevrotante.* L'égophonie. — *Voix convulsive.* Névrose de la voix qui consiste dans la difficulté de parler, puis dans la succession de sons discordants que l'on s'efforce en vain de ramener au ton naturel; elle paraît dépendre des muscles du larynx. — *Voix thoracique soufflée.* Phénomène qui se produit en même temps et au même niveau que le souffle bronchique ou caverneux (Woillez). La *voix soufflée* se produit dans toute sa simplicité lorsque le malade parle bas. Alors chaque syllabe qu'il prononce est articulée par un souffle distinct pour l'oreille de l'observateur. Cette articulation soufflée ne se produit qu'après l'articulation laryngienne ou vocale que perçoit l'oreille qui n'ausculte pas. La voix soufflée constitue donc un phénomène distinct des autres variétés de la voix thoracique. On peut le constater comme épiphénomène du bourdonnement vocal, de la *voix bronchique* ou *tubaire* (bronchophonie), de la voix caverneuse, amphorique, même égophonique, et comme phénomène isolé dans les mêmes conditions, si l'on fait parler le malade à voix basse. On le constate dans la pneumonie, la pleurésie, l'infiltration tuberculeuse, les cavernes plus ou moins vastes, la gangrène du poumon, la congestion pulmonaire. — *Extinction de la voix.* V. APHONIE. — *Retentissement de la voix.* V. RÉSONANCE.

VOL. s. m. — *Manie du vol.* V. KLOPÉMANIE.

VOLANT, ANTE. adj. — *Chancre volant.* L'herpès préputial.

VOLATIL, ILE. adj. [*volatilis*, all. *flüchtig*, angl. *volatile*, it. *volatile*, esp. *volatil*]. Se dit d'un corps susceptible de se réduire en vapeur, soit à la température ordinaire, soit par l'action de la chaleur. — *Huile volatile.* V. ESSENCE.

VOLATILISATION. s. f. — *Volatilisation des hémorroïdes* (Richet). Procédé de destruction des hémorroïdes qui consiste à saisir le paquet hémorroïdal, maintenu à sa base par un fil métallique, dans les mors d'une pince spéciale chauffée à blanc.

VOLCANISATION. s. f. V. VULCANISATION.

VOLITIF, IVE. adj. Se dit, en physiologie, des cellules du système nerveux central dont le rôle paraît se rapporter à l'exercice de la volition.

VOLITION. s. f. [de *volo*, je veux; βούλησις, all. *Wollen*, *Willensäusserung*, angl. *volition*, it. *volizione*, esp. *volicion*]. Terme du langage psychologique employé en physiologie pour désigner tout phénomène actif de l'encéphale qui conduit à une volonté. Toute pensée est une *volition*, ayant l'idée pour résultat; c'est pourquoi le mot *pensée*, pris dans le sens actif, est quelquefois usité comme synonyme de *volition*. On a distingué la volition en *spontanée* ou *proprement dite*, et en *réfléchie* : celle-ci n'est que la pensée et la réflexion. Entre la *sensibilité* et la *transmissibilité motrice*, se trouve une propriété intermédiaire, propre à certains éléments de l'encéphale, qui caractérise mieux qu'aucune autre l'animalité, et qui établit une liaison intérieure entre ces deux propriétés extérieures, sauf dans les cas dits actions *réflexes*, caractérisés précisément par l'absence de cette liaison : cette propriété, c'est la *volition* ou pensée active. Affectée par les sensations, elle inspire, sous les noms d'idées instinctives ou intellectuelles, les mouvements, selon la nature des parties qui sont le siège du phénomène.

VOLKMANN (Richard von) (chirurgien allemand, 1830-1889). — *Difformité de Volkmann.* Luxation congénitale de l'articulation tibio-tarsienne.

VOLONTAIRE. adj. [*voluntarius*, ἑκούσιος, all. *freiwilig*, angl. *voluntary*, it. *volontario*, esp. *voluntario*]. Se dit de tout ce qu'il est en notre pouvoir de faire ou de non faire. — *Mouvement volontaire* (*motus voluntarius*). Celui que l'on peut exécuter ou arrêter à volonté. — *Muscles volontaires.* Ceux qui exécutent les mouvements volontaires : ce sont les muscles rouges à faisceaux striés. — *Nerfs volontaires.* Ceux qui se rendent au tissu musculaire de la vie animale et lui transmettent, par leur intermédiaire, l'influence de la volonté. V. INVOLONTAIRE, MOTRICITÉ et MUSCULAIRE (*Tissu*).

VOLONTÉ. s. f. [*voluntas*, θέλημα, βούλημα, all. *Wille*, angl. *will*, it. *volontà*, esp. *voluntad*]. Action cérébrale qui est le dernier état du désir suscité par l'instinct ou par l'esprit et par les volitions.

VOLT. s. m. [du nom de *Volta*, physicien italien]. En électricité, unité de force électro-motrice, correspondant à peu près à la force d'une pile de Daniell. C'est la force électro-motrice qui donne un courant d'un *ampère*, dans un circuit dont la résistance vaut 1 *ohm*.

VOLTA-ÉLECTRIQUE. adj. V. VOLTAÏQUE.

VOLTAÏQUE. adj. [all. *voltaisch*, angl. *voltaic*, it. et esp. *voltaico*]. — *Pile voltaïque.* La pile galvanique, du nom de son inventeur, Volta.

VOLTAÏSATION. s. f. — *Voltaïsation sinusoïdale* (d'Arsonval). Application des courants sinusoïdaux au corps de l'homme. Les effets de ces courants se traduisent par l'exaltation des échanges, l'augmentation de la capacité respiratoire du sang, l'augmentation des déchets azotés de l'urine.

VOLTAÏSME. s. m. [all. *Voltaismus*, angl. *voltaism*, it. et esp. *voltaismo*]. Synonyme de *galvanisme*.

VOLTAMÈTRE. s. m. Instrument destiné à mesurer l'énergie du courant de la pile de Volta. C'est un tube de verre rempli d'eau, et à l'intérieur duquel pénètrent deux fils de platine communiquant avec la pile. Le courant décomposant proportionnellement l'eau, il suffit d'intercaler le *voltamètre* dans le circuit, pour obtenir la mesure de l'énergie de ce courant : la quantité d'eau disparue en un temps donné montre l'énergie du courant. La graduation du tube du voltamètre fait connaître le volume d'eau disparu par suite de cette décomposition.

VOLTMÈTRE. s. m. Appareil destiné à faire connaître la différence de potentiel ou force électro-motrice entre deux points d'un circuit parcouru par un courant. On se sert pour cela d'un galvanomètre très résistant que l'on gradue en volts et que l'on place en dérivation sur l'appareil dont on veut mesurer le voltage; l'ampèremètre au contraire, qui doit donner l'intensité du courant, est un galvanomètre

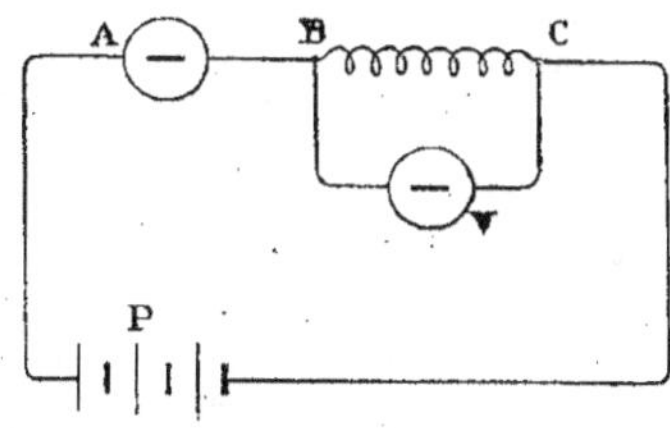

Fig. 861. — *Voltmètre.*

très peu résistant et placé de telle manière qu'il fasse partie du circuit du courant qu'il doit mesurer. Si l'on veut se rendre compte de ce qui se passe dans l'appareil BC, on disposera l'ampèremètre en A, et le voltmètre en V (fig. 861); le voltmètre étant très résistant, le régime du courant ABC sera peu modifié par l'interposition de V, qui donnera, grâce à sa graduation, la force électro-motrice de ce courant.

VOLUME. s. m. [*volumen*, all. *Volumen*, angl. *volume*, it. *volume*, esp. *volumen*]. — *Volume du corps*. Pour l'obtenir, il faut immerger le sujet dans une baignoire remplie jusqu'à un trop-plein, et recueillir toute l'eau qui s'écoule; la tête doit plonger sous l'eau; le sujet doit donc être muni d'un tube de caoutchouc qui lui permettra de respirer. Le volume est sujet à des variations importantes suivant le moment respiratoire, inspiration ou expiration, suivant l'état de replétion ou de vacuité du tube digestif, en particulier suivant la quantité des gaz qui y sont contenus.

VOLVULUS. s. m. [it. et esp. *volvulo*]. Torsion d'une anse intestinale autour de son mésentère. V. OCCLUSION *intestinale*.

VOMER. s. m. [all. *Pflugscharknochen*, angl. *vomer*, it. *vomero*, esp. *vomer*]. Os impair qui forme la partie postérieure de la cloison des fosses nasales (fig. 862). Cet os, mince, vertical, aplati, quadrilatère, situé sur la ligne médiane, a son bord supérieur partagé en deux lames, séparées par une gouttière profonde qui reçoit le bec du sphénoïde, et reçues chacune dans une des rainures de la face gutturale

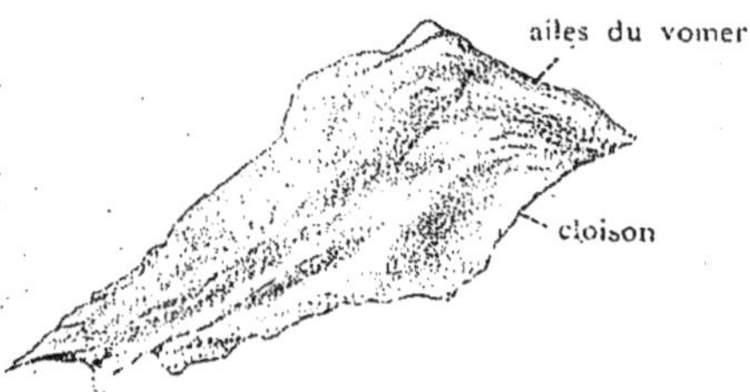

Fig. 862. — *Vomer*. Face latérale (1/1).

du sphénoïde; son bord inférieur est reçu dans la rainure qui résulte de la réunion des deux maxillaires supérieurs et des deux palatins; son bord postérieur ou guttural est libre et forme la cloison des arrière-narines; son bord antérieur, ou ethmoïdal, s'articule en haut avec la lame perpendiculaire de l'ethmoïde, et en bas avec le cartilage de la cloison.

VOMÉRIEN, IENNE. adj. Qui concerne le vomer.

VOMICINE. s. f. [all. *Vomicin*, angl. *vomicine*, it. et esp. *vomicina*] ($C^{46}H^{26}Az^2O^8 + 4HO$). Nom proposé par Guibourt pour remplacer celui de *brucine* donné primitivement à l'alcaloïde retiré d'une écorce vénéneuse, la *fausse angusture*, que l'on croyait appartenir au *Brucea antidysenterica*, Lamk. On a reconnu, depuis, que la fausse angusture n'est autre chose que l'écorce du *vomiquier*, d'où le nom de *vomicine* donné à cet alcaloïde. Il avait été remplacé : 1° par celui d'*angusturine*, qui n'a pas été adopté, parce qu'il semble indiquer un corps provenant de l'*angusture vraie*; 2° par celui de *pseudangusturine*, qui n'a pas été adopté non plus, parce qu'il semble indiquer l'existence d'une véritable angusturine; 3° par celui de *caniramine*, du mot *canirum*, nom ancien du *Strychnos nux vomica*, mais il n'a pas non plus été adopté, parce que son orthographe a été transformée de diverses manières. Le terme de *brucine* a néanmoins prévalu. V. BRUCINE.

VOMIPURGATIF, IVE. adj. et s. Qui est à la fois vomitif et purgatif.

VOMIQUE. adj. V. NOIX *vomique*.

VOMIQUE. s. f. [*vomica*, de *vomere*, vomir; all. *Eitersack*, *Lungengeschwür*, angl. *vomica*, it. et esp. *vomica*]. Collection purulente, enkystée ou non, formée dans la poitrine, susceptible de se faire jour par les bronches et d'être évacuée par une sorte de vomissement. Dans des cas exceptionnels, la vomique a pu être dite séreuse quand une pleurésie séreuse s'évacue dans les bronches; très rarement aussi, un kyste hydatique non suppuré peut se vider par les mêmes voies. La vomique apparaît en général brusquement; les symptômes qui précèdent sont ceux de l'affection causale; le malade est pris tout d'un coup d'un accès de suffocation, d'efforts de toux et de vomissements, et il rend une quantité plus ou moins considérable de pus; la vomique peut être massive ou au contraire fragmentée; dans ce cas le malade rend en plusieurs fois d'abondants crachats purulents. Souvent les symptômes qui existaient avant la vomique et qui indiquaient l'existence d'une collection suppurée s'amendent après qu'elle a eu lieu; parfois ils reprennent les jours suivants et une nouvelle vomique se produit. On ne confondra pas la vomique avec un vomissement de pus; dans ce cas-là il n'y a ni toux, ni dyspnée, et les symptômes indiquent une collection avoisinant le tube digestif et non l'appareil respiratoire. Il est plus difficile de distinguer la vomique véritable des *pseudo-vomiques* dans lesquelles le pus vient d'une bronche dilatée, d'une caverne gangreneuse ou tuberculeuse; toutefois la recherche exacte des symptômes permettra de faire le diagnostic. Le pus de la vomique peut venir d'un abcès du cou ou du médiastin, ouvert dans la trachée ou les bronches, d'un abcès du poumon, d'un kyste hydatique suppuré du poumon; le plus souvent la vomique est la terminaison d'une pleurésie purulente occupant la grande cavité ou plus fréquemment la plèvre interlobaire; elle est suivie de l'apparition des signes d'un pyopneumothorax; elle est un mode favorable de terminaison de ces suppurations; parfois pourtant l'évacuation du pus n'est pas suffisante, la collection est mal drainée, les symptômes généraux persistent et il faut recourir à l'intervention chirurgicale. Dans certains cas, les collections siégeant dans l'abdomen, un abcès hépatique ou sus-hépatique, un kyste hydatique suppuré du foie, un pyothorax sous-phrénique peuvent ainsi cheminer vers le thorax et se faire jour dans le poumon. || Pour quelques auteurs, toute collection de pus enkystée qui se développe dans l'intérieur d'un viscère; c'est dans ce sens qu'on a parlé de vomiques s'ouvrant dans la plèvre ou le péritoine.

VOMIQUIER. s. m. Arbre des Indes (*Strychnos nux vomica*, L.), de la famille des loganiacées, qui fournit la *noix vomique*. V. NOIX. || *Écorce de vomiquier*. Nom donné à celle de cet arbre, au lieu du nom de *fausse angusture* (*cortex pseudo-angusturæ*) qu'elle avait reçu lorsqu'on la croyait provenir d'une autre espèce d'arbre. Cette écorce contient de la strychnine, de la vomicine et de l'igasurine qui lui donnent ses qualités vénéneuses. Souvent elle est mélangée dans le commerce avec l'*angusture vraie*; mais elle est beaucoup plus épaisse qu'elle, compacte, pesante, et racornie par la dessiccation, taillée à pic sur ses bords, tandis que la vraie est taillée en biseau; elle rougit sur sa face interne par l'acide azotique, et l'angusture vraie ne rougit pas. Sa substance intérieure est grise; son épiderme a une couleur de rouille; sa saveur, plus amère que celle de l'angusture vraie, persiste longtemps au palais, sans laisser d'âcreté à l'extrémité de la langue. Sa poudre est d'un blanc légèrement jaunâtre, au lieu que celle de l'autre ressemble à la poudre de rhubarbe. C'est à tort qu'on avait attribué cette écorce au *Brucea antidysenterica*, Lamk.

VOMISSEMENT. s. m. [*vomitus*, ἐμετός, all. *Erbrechen*, angl. *vomiting*, it. et esp. *vomito*]. Acte morbide par lequel les substances solides et liquides contenues dans l'estomac sont rejetées au dehors. Le vomissement est un symptôme commun à un grand nombre d'affections de l'estomac et même des autres organes. Tantôt il est passager, comme il arrive à la suite d'une indigestion, au début de la plupart des maladies fébriles, en particulier de la pneumonie et de la variole, etc.; tantôt il se répète avec une fréquence variable et pendant un temps plus ou moins long, et devient alors, par la nature des substances rejetées, un moyen précieux de diagnostic. Quatre organes concourent à l'acte du vomissement : l'œsophage, l'estomac, le diaphragme et les muscles abdominaux. L'action du diaphragme et des muscles abbominaux est essentielle, les vomissements ne peuvent plus se produire si les phréniques sont coupés et le diaphragme paralysé, ou si le ventre est ouvert par une laparotomie. L'action de l'estomac n'est pas indispensable, car en mettant une vessie remplie d'eau à la place de l'estomac chez le chien, on peut produire le vomissement en injectant de l'émétique dans les veines, pourvu toutefois que le cardia soit enlevé. Les contractions antipéristaltiques de l'estomac ramènent les aliments vers le cardia, dont la dilatation est favorisée par la disposition des fibres longitudinales de l'œsophage. Les aliments remontent alors dans ce conduit. Cette action de la musculature gastrique se produit déjà pendant la nausée; bientôt apparaissent des contractions convulsives des muscles abdominaux et du diaphragme, d'abord peu intenses, puis le devenant davantage; enfin elles ont une force telle, que les matières contenues dans l'estomac sont, pour ainsi dire, lancées dans l'œsophage et dans la bouche. Le même effet est produit plusieurs fois de suite, après des intervalles plus ou moins longs. En même temps que les matières arrivent au pharynx, la glotte se ferme, et le passage dans les fosses nasales est empêché par le même mécanisme que dans la déglutition. Le cheval et les autres solipèdes vomissent rarement et avec difficulté; la constriction du sphincter cardiaque et du renflement musculeux de l'extrémité inférieure de l'œsophage, la petitesse de l'estomac, sa séparation des parois de l'abdomen, son peu de distension dans les circonstances ordinaires, le séjour peu prolongé, dans l'estomac, des matières alimentaires qui passent rapidement dans l'intestin par un pylore toujours béant, enfin le peu d'impressionnabilité du système nerveux par les agents qui provoquent le vomissement constituent les obstacles qui l'empêchent. Les ruminants vomissent quelquefois; les matières expulsées viennent du rumen, de telle sorte qu'il y a plutôt une réjection ordinaire qu'un véritable vomissement. Chez les carnivores le vomissement est facile. Les matières vomies sont le plus souvent les aliments contenus dans la cavité gastrique et déjà plus ou moins digérés ; plus rarement c'est le contenu de l'intestin qui est remonté dans l'estomac avant d'être rejeté par le vomissement; le vomissement mérite alors parfois le nom de *fécaloïde*. Dans d'autres cas il peut être muqueux, bilieux, sanguin, exceptionnellement purulent quand une collection de pus s'est ouverte dans l'estomac. Parfois, et particulièrement chez les hystériques, les vomissements sont *électifs* et consistent seulement dans le rejet de certains aliments. En dehors de l'embarras gastrique, les vomissements peuvent se montrer dans les différents types de gastrite, dans l'ulcère de l'estomac, dans le cancer où ils sont alimentaires, muqueux (*eaux du cancer* de Damaschino) ou hémorragiques; dans la dilatation de l'estomac, quelle qu'en soit la cause, les vomissements sont rares et ramènent des aliments ingérés parfois depuis plusieurs jours; dans l'obstruction intestinale, dans l'appendicite, les vomissements sont abondants et rapidement fécaloïdes; dans les péritonites, ils sont verdâtres, porracés. Dans toutes les crises douloureuses abdominales, coliques hépatiques, coliques néphrétiques, coliques de plomb, etc., les vomissement sont abondants et répétés. Ils se montrent encore dans l'urémie, où ils constituent un phénomène de défense et servent à l'élimination des poisons; dans la coqueluche, dans les quintes des tuberculeux, où ils sont dus à l'irritation du pneumogastrique. Dans la méningite les vomissements se font sans efforts et sans nausées; de même dans les tumeurs cérébrales, et ces vomissements dits *cérébraux* ont une grande importance diagnostique. Dans les crises gastriques du tabes, les vomissements s'accompagnent de douleurs souvent intolérables; parfois les efforts de vomissement ne ramènent aucun liquide, ce sont les *vomissements à sec* de Fournier, les plus pénibles pour le malade. Certains vomissements survenant périodiquement chez les enfants sont liés à l'hérédité arthritique, et attestent une auto-intoxication qui se révèle aussi par l'odeur particulière acétonique de l'urine et de l'haleine, d'où le nom de *vomissements acétonémiques* sous lequel on les décrit. — *Vomissements incoercibles de la grossesse.* Vomissements opiniâtres, rebelles à toutes les médications, qui amènent au bout d'un certain temps un état général fort grave, et qui se terminent quelquefois par la mort, sans qu'aucune lésion de l'estomac ou de l'utérus explique leur persistance. Les vomissements, surtout ceux qui surviennent le matin à jeun, constituent un symptôme banal du début de la grossesse; quand ils se reproduisent avec opiniâtreté, ils entravent l'alimentation de la femme, entraînent l'amaigrissement et la cachexie. Ils apparaissent surtout dans la première moitié de la grossesse. Ils ont été attribués à une action réflexe, et sont peut-être plutôt en rapport avec une insuffisance des glandes à sécrétion interne. On cherchera à les calmer par l'ingestion d'eau chloroformée, de cocaïne, d'opium après les repas; la révulsion au-devant de l'estomac peut donner de bons résultats. On a employé aussi le chloral, le bromure de potassium, la teinture d'iode iodurée, l'eau de laurier-cerise, la noix vomique, l'alcool, l'électricité, les pulvérisations d'éther. Dans certains cas, on est obligé de recourir à la déplétion de l'utérus par l'accouchement prématuré, ou par l'avortement provoqué. V. AVORTEMENT. — *Vomissement noir.* V. JAUNE (*Fièvre*). — *Vomissements périodiques.* Ils peuvent être dus à l'acétonémie (*vomissements acétonémiques* des enfants), à une appendicite larvée, à une maladie de l'axe cérébro-spinal (tabes), à la migraine, à la gastroxie ou gastroxynsis. V. ces mots. Souvent constitués par des flux bilieux avec ou sans crises hépatalgiques et splénalgiques, les vomissements périodiques sont fréquemment dus à une affection hépatique ou biliaire et notamment à la cholémie simple familiale (Gilbert et Lereboullet, Richardière). — *Vomissement de sang*: V. HÉMATÉMÈSE. — *Vomissements volontaires.* Les Romains, sur la fin de la République et le commencement de l'empire, avaient l'habitude des vomissements volontaires : pour suffire à des repas multipliés où l'on mangeait et buvait beaucoup, les gourmands quittaient la table, et, allant dans un endroit secret, provoquaient le vomissement en mettant le doigt ou une plume dans le gosier; puis ils revenaient à table. C'est ce que Sénèque attaque dans ces mots : « Ils vomissent pour manger, ils mangent pour vomir, et ne daignent même pas digérer les mets qu'ils font chercher par tout l'univers. » Au point de vue médical, une pareille habitude ne pouvait être que fort nuisible.

VOMITIF, IVE. adj. et s. m. [*vomitorius, vomitivus*, ἐμετικὸς, all. *Vomitiv, Brechmittel*, angl. *vomitive*, it. *vomitivo, vomitatorio*, esp. *vomitivo*]. Se dit de ce qui fait vomir : *poudre vomitive*.

VOMITIFS. s. m. pl. Agents médicamenteux qui ont la propriété de faire vomir toutes les fois qu'ils sont ingérés; propriété qu'ils doivent à un principe particulier qu'ils contiennent : tels sont, parmi les substances du règne minéral, l'émétique, le soufre doré d'antimoine, le sulfate de zinc, etc., et, parmi les substances végétales, l'ipécacuanha, ou l'émétine extraite de cette racine. Bien d'autres moyens ou substances peuvent déterminer le vomissement : mais ce ne sont pas des vomitifs, si cet effet n'est pas constant et dû à un principe spécial.

VOMITO. s. m.— *Vomitivo negro.* V. Jaune (*Fièvre*). — *Vomito negro appendiculaire.* Nom donné par Dieulafoy à une forme d'appendicite dans laquelle le symptôme dominant est le vomissement noir ; l'hématémèse dans ce cas est due à des ulcérations hémorragiques dues à la toxi-infection d'origine appendiculaire.

VOMITURITION. s. f. [de *vomere*, vomir ; all. *Brechreiz*, angl. *vomiturition*, it. *vomiturizione*, esp. *vomituricion*]. Diminutif de *vomissement*. Vomissement assez fréquent, mais se produisant sans grandes secousses et évacuant peu de matières. Ce mot est aussi employé pour désigner cette espèce de vomissement avorté, dans lequel les matières remontent de l'estomac dans l'œsophage, mais ne sont pas rejetées au dehors. V. Régurgitation.

VORACITÉ. s. f. V. Boulimie et Pica.

VORTEX. s. m. [all. *Vortex, Wirbel*, angl. *vortex*]. Mot latin usité en anatomie pour désigner la disposition en cercles concentriques offerte par certains vaisseaux, qui simulent les lignes circulaires d'un tourbillon. Tels sont ceux de la surface du rein et de la choroïde (*vasa vorticosa*).

VORTICOSA. — *Vasa vorticosa.* Les tourbillons que forment les veines de la choroïde.

VÖSLAU (Autriche). *Eaux sulfatées calciques*, 25°, tièdes. Établissement : 15 mai au 30 septembre.

VOUSSURE. s. f. Convexité surmontant plus ou moins une surface courbe. — *Voussure précordiale.* Saillie que représente la région précordiale dans l'hypertrophie cardiaque et les péricardites avec épanchement. — *Voussure thoracique.* Exagération de la convexité normale du thorax, qu'on observe dans l'emphysème, certaines pleurésies, etc.

VOÛTE. s. f. [*fornix*, *camera*, all. *Wölbung*, *Gewolbe*, angl. *vault*, *fornix*, it. *volta*, esp. *bovela*]. En anatomie, tout ce qui est convexe et arrondi par sa surface extérieure, concave et arqué par sa surface intérieure. — *Voûte du crâne.* Partie supérieure de la boîte osseuse que représentent les os du crâne. — *Voûte palatine.* V. Palais. — *Voûte à trois piliers* (*trigone cérébral* de Chaussier, *triangle médullaire* de Vicq d'Azyr, *fornix* des auteurs latins, *voûte à quatre piliers* de quelques auteurs, *bandelette géminée* de Reil). Partie du cerveau qui se présente sous deux aspects très différents, suivant qu'on l'examine par sa face supérieure ou par sa face inférieure. Vue par sa partie supérieure, elle offre la forme d'un triangle isocèle dont la base est tournée en arrière, et adhérente à la face inférieure du corps calleux. Vue par sa face inférieure, préalablement mise à nu sur toute son étendue, elle représente une voûte simple dans sa partie moyenne, qui résulte de l'adossement de deux bandelettes antéro-postérieures, bifide à chacune de ses extrémités qui sont celles de ces bandelettes devenues libres et divergentes. Suivant qu'on aura égard à l'un ou à l'autre de ces aspects, ou qu'on attachera plus d'importance à la structure qu'au mode de configuration, on sera donc conduit à adopter les dénominations de *trigône*, de *triangle*, de *voûte à quatre piliers*, de *bandelette géminée*, qui toutes sont parfaitement fondées. C'est une lame de substance médullaire, molle, blanche, fibreuse, située au-dessous du corps calleux et de la cloison transparente des ventricules latéraux, à laquelle elle donne insertion par sa moitié antérieure. Sa face inférieure est libre en son milieu et forme la voûte du troisième ventricule, dont elle est séparée par la toile choroïdienne ; latéralement elle recouvre la face supérieure des couches optiques. Son extrémité antérieure se partage en deux faisceaux cylindriques (*piliers antérieurs*) qui se portent en bas, contournent les tubercules mamillaires, et se perdent dans les couches optiques. Ses angles postérieurs (*piliers postérieurs*) se perdent en partie dans les cornes d'Ammon, et se continuent en partie avec le corps bordé. V. Lyre.

VOYAGE. s. m. En thérapeutique, les voyages sont recommandés dans les affections chroniques du foie, de l'intestin, etc., et particulièrement dans les affections mentales à formes mélancoliques. Ils font partie du traitement des maladies exigeant de l'exercice physique et le séjour dans tel ou tel ordre de *stations*. Dans certaines formes de tuberculose pulmonaire à marche torpide, sans tendance aux hémoptysies, les voyages en mer apportent une amélioration incontestable. Pour certains auteurs même, les nausées et les vomissements du mal de mer font cesser les crachements de sang ; ces voyages diminuent la toux et l'expectoration, et sont suivis d'un bien-être souvent prolongé durant des semaines et des mois.

VOYELLE. s. f. V. Parole.

VRAI. s. m. [*verum*, το ἀληθὲς, all. *das Wahre*, angl. *truth*, it. *il vero, verita*, esp. *verdad*]. Condition des choses qui produisent une impression par laquelle nous percevons qu'elles sont conformes à d'autres choses connues de nous ou à leur type conservé dans notre esprit. Le vrai est donc, comme le beau, une certaine relation entre l'objet et le sujet.

VUE. s. f. [*visus*, ὄψις, all. *Gesicht*, *Sehen*, angl. *sight*, it. et esp. *vista*]. Celui des cinq sens dont l'œil est l'organe, et par lequel nous distinguons les couleurs. V. Vision. — *Vue courte.* V. Myopie. — *Vue diurne.* V. Héméralopie. — *Vue double.* V. Diplopie. — *Vue faible.* V. Amblyopie. — *Vue longue.* V. Presbytie. — *Vue louche.* V. Strabisme. — *Vue nocturne.* V. Nyctalopie. — *Vue oblique.* V. Strabisme. — *Seconde vue.* V. Deutéroscopie.

VUIDANGE. s. f. V. Vidange.

VULCANISATION. s. f. [all. *Vulkanisirung*, angl. *vulcanisation*, it. *vulcanisazione*, esp. *vulcanisacion*]. Combinaison d'une petite quantité de soufre avec le caoutchouc. Celui-ci, après cette opération, résiste aux causes extérieures d'altération autres que les vapeurs d'eau chaude, qui, à la longue, se combinent avec le soufre et donnent de l'hydrogène sulfuré et des acides du soufre qui rendent le caoutchouc cassant. Le principal avantage de la vulcanisation est de faire que le caoutchouc conserve le même degré d'élasticité à toutes les températures, à sec comme dans l'eau.

VULCANISÉ, ÉE. adj. Qui a subi la vulcanisation. Le caoutchouc vulcanisé est remplacé, dans beaucoup de cas, par le *caoutchouc durci*, caoutchouc pur amené à la consistance de pâte par la chaleur et soumis dans des moules de fer à l'action de la vapeur surchauffée. Dans cet état il est noir, sans odeur, inattaquable par les acides et par les alcalis, d'une grande ténacité, susceptible d'être tourné, sculpté et de recevoir le poli à l'émeri le plus parfait. Il remplace alors avantageusement la corne et les métaux dans la confection de toutes les sortes de tubes inflexibles, de canules, de spéculums, de sondes, de robinets, de vases, de manches d'instruments, de mandrins, d'étuis, etc. Pour ces instruments, on durcit le caoutchouc dans des moules ayant déjà la forme des instruments pleins ou creux que l'on veut avoir, et qu'il n'y a plus qu'à polir.

VULCANITE. s. f. [all. *Vulcanit*, angl. *vulcanite*, it. et esp. *vulcanita*]. Substance inattaquable par les acides et les dissolvants ordinaires, qui ne se déforme pas, malgré toutes les influences auxquelles on la soumet, et qui est composée de gutta-percha et de caoutchouc vulcanisés auxquels on ajoute du soufre et de la silice. Elle acquiert la dureté de l'ivoire si on la soumet à l'action d'une température de 180°. Avant d'être durcie par la chaleur, elle est malléable et se moule avec une grande facilité. On en fait la base des pièces de prothèse dentaire qui se moulent exactement sur les gencives, et sur lesquelles on fixe des dents de kaolin.

VULNÉRAIRE. adj. [*vulnerarius*, all. *Wunden heilend. Wundmittel*, angl. *vulnerary*, it. et esp. *vulnerario*]. Qui est propre à la guérison des plaies ou des blessures: *baume vulnéraire*, *eau vulnéraire*. Une foule de plantes ou de substances ont été décorées du nom d'*espèces vulnéraires*, ainsi que des végétaux dont l'infusion était regardée omme apte à prévenir les conséquences des coups, des

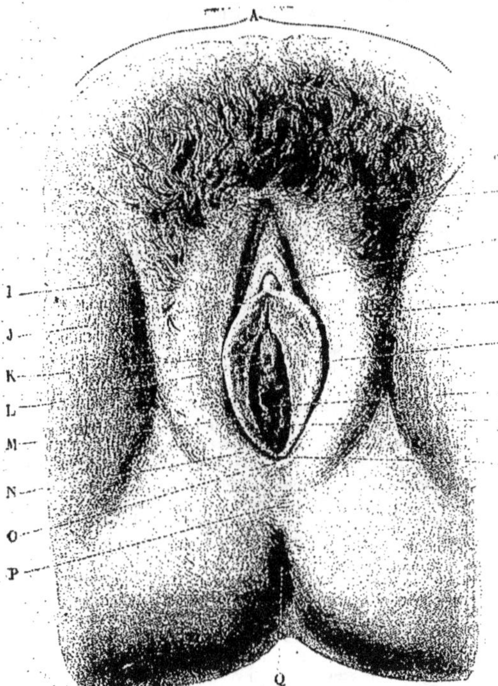

Fig. 868. — *Vulve*.

contusions. Les *espèces vulnéraires* du Codex sont : les feuilles et les sommités d'absinthe, bétoine, bugle, calament, chamædrys, hysope, lierre terrestre, millefeuille, origan, pervenche, romarin, sanicle, sauge, scolopendre, scordium, thym, véronique, les fleurs d'arnica, de pied-de-chat et de tussilage. — *Alcoolature vulnéraire*. On la prépare en faisant macérer en vase clos, pendant dix jours, dans 3000 grammes d'alcool à 80°, feuilles fraîches d'absinthe, angélique, basilic, calament, fenouil, hysope, marjolaine, mélisse, menthe poivrée, origan, romarin, rue, sarriette, sauge, serpolet, thym, sommités fraîches et fleuries d'hypericum et de lavande, āā 100 grammes ; passant avec expression et filtrant.

VULNÉRAIRE. s. m. — *Vulnéraire suisse*. V. FALTRANK.

VULNÉRATION. s. f. [*vulneratio*, all. *Verwundung*, angl. *vulneration*, it. *vulnerazione*, esp. *vulneracion*] (Cruveilhier). — *Lésion par vulnération* se dit par opposition à plaie par ulcération, etc.

VULPIAN (E.-F.-A.) (médecin français, 1826-1887). — *Loi de Vulpian et Prévost*. Dans l'attaque d'apoplexie, le malade tient sa tête et ses yeux tournés de telle sorte qu'il semble regarder sa lésion. V. DÉVIATION *conjuguée de la tête et des yeux*. — *Type Vulpian*. Variété d'atrophie musculaire d'origine myélopathique débutant par les muscles de l'épaule.

VULPINE ou **VULPULINE.** s. f. V. VULPIQUE.

VULPIQUE. adj. — *Acide vulpique* [*vulpine*, *vulpuline*] $C^{38}H^{14}O^{10}$). Principe colorant jaune-citron, cristallisable, volatil, inaltérable à l'air, fusible à 110°, très soluble dans l'alcool et l'éther, moins dans l'eau, isolé (Bébert) d'un lichen, le *Cetraria vulpina*.

VULTUEUX, EUSE. adj. [*vultuosus*, de *vultus*, visage ; all. *vultuos*, esp. *vultuoso*]. Se dit de la face quand elle est bouffie et vermeille à l'excès, et que les joues et les lèvres sont gonflées, le teint enluminé, les yeux saillants, et leur blanc plus ou moins injecté.

VULVAIRE. adj. [*vulvaris*, de *vulva*, vulve ; angl. *vulvar*, it. *vulvare*, esp. *vulvar*]. Qui a rapport à la vulve : *folliculite vulvaire*, *prurit vulvaire*. — *Artères vulvaires*. Branches des honteuses internes et externes qui se distribuent à la vulve.

VULVAIRE. s. f. [all. *stinkender Gansefuss*, angl. *stinking goss-foll*, it. et esp. *vulvaria*]. V. ANSÉRINE.

VULVE. s. f. [*vulva*, *pudendum muliebre*, all. *Schamritze*, angl., it. et esp. *vulva*]. Fente longitudinale qui se trouve entre les parties saillantes de l'appareil extérieur de la génération chez la femme, étendue depuis le mont de Vénus jusqu'au périnée, et limitée latéralement par les grandes lèvres. ‖ Ensemble des parties génitales externes de la femme. Dans cette acception, la *vulve* comprend en haut une surface saillante couverte de poils, appelée le *pénil* ou *mont de Vénus*. Elle est bornée latéralement par les *grandes lèvres*, entre lesquelles se trouvent, de haut en bas, le *clitoris*, les *petites lèvres* ou *nymphes*, séparées par un espace triangulaire appelé le *vestibule*, le *méat urinaire* ou orifice du canal de l'urètre ; l'*entrée du vagin*, avec l'*hymen* ou les *caroncules myrtiformes* ; enfin, entre l'entrée du vagin et la commissure que l'on nomme la *fourchette*, est un petit enfoncement transversal appelé la *fosse naviculaire*. Les *grandes lèvres*, qui limitent extérieurement la vulve, se réunissent l'une à l'autre, en haut, pour former la commissure antérieure et supérieure qui se perd dans le mont de Vénus, en bas pour constituer la *fourchette*, qui n'est autre chose que leur commissure postérieure ; elles ont une face interne, dite parfois muqueuse, rosée, lisse, garnie de glandes sébacées, et une face externe, cutanée, couverte de poils. La partie centrale contient un peloton adipeux, et l'épanouissement terminal du ligament rond. Les *petites lèvres* ou *nymphes*, cachées ordinairement entre les précédentes, et saillantes de 6 à 10 millimètres, sont des replis cutanés, s'amincissant en bas sans atteindre la fourchette, se bifurquant en haut en deux divisions qui, en s'unissant d'un côté à l'autre, forment une espèce de capuchon autour du gland du clitoris, analogue au prépuce du pénis ; elles sont formées d'un épiderme pigmenté, d'un derme dépourvu de graisse, et contiennent des glandes sébacées et quelques glandes sudoripares à la partie antérieure. Au niveau du capuchon du clitoris, il n'y a plus que des glandes sébacées, lesquelles font défaut à la face interne du capuchon. Les petites lèvres peuvent, en s'hypertrophiant, faire saillie entre les grandes lèvres et même au-devant des cuisses pour former ce qu'on appelle le *tablier des Hottentotes* : cette hypertrophie peut exister chez les Européens, à un moindre degré, mais assez prononcé cependant pour nécessiter l'ablation des replis. — Fig. 863. Vulve : A, mont de Vénus ; B, commissure antérieure ; C, clitoris ; D, grande lèvre ; E, petite lèvre ; F, orifice du vagin ; G, hymen ; H, fourchette ; I, capuchon du clitoris ; J, frein du clitoris ; K, orifice externe de l'urètre ; L, méat urétral ; M, conduit excréteur de la glande de Bartholin ; N, fosse naviculaire ; O, commissure postérieure ; P, périnée ; Q, anus. — Les petites lèvres correspondent aux deux moitiés de la portion spongieuse de l'urètre de l'homme. Les anciens leur attribuaient la fonction de diriger le jet de l'urine : d'où leur nom, par allusion aux nymphes de la fable. La muqueuse du vestibule a un derme pourvu de papilles ; l'épithélium est stratifié, et pavimenteux ou prismatique suivant les sujets. C'est à ce niveau que débouchent les glandes génitales accessoires, glandes de Bartholin (V. VULVO-VAGINAL) et les glandes de Skene. Celles-ci sont des glandes en grappe de 2 à 3 centimètres de long ; les acini sécréteurs sont revêtus d'un épithélium polyédrique, à une seule couche, et renferment souvent des calculs ; le canal excréteur est revêtu d'un épithélium stratifié, chemine dans la profondeur de la muqueuse urétrale et débouche en arrière du méat. Ces glandes s'atrophient à la ménopause ; elles ont été considérées comme analogues à la prostate de l'homme. V. ESTHIOMÈNE, FOLLICULITE *vulvaire*, HERPÈS *génital*, et THROMBUS. ‖ *Vulve*. Ouverture sans issue que l'on trouve dans le cerveau au-dessous de la commissure antérieure, au-devant de l'adossement des couches optiques, au-dessous du pilier antérieur de la voûte à trois piliers.

VULVITE. s. f. [all. *Scheidenentzündung, Schamritzenentzündung*, angl. *vulvitis*, it. *vulvitide*, esp. *vulvitis*]. Inflammation de la vulve. Les causes et le traitement sont ceux de la vaginite. — *Vulvite aphteuse*. Affection spéciale à l'enfance, caractérisée par la formation de vésicules qui s'ulcèrent secondairement et peuvent aboutir à la formation de plaques de sphacèle. Le traitement consiste en lotions à l'eau boriquée ou oxygénée, suivies de pansements avec des poudres inertes. — *Vulvite folliculeuse*. V. FOLLICULITE *vulvaire*.

VULVO-UTÉRIN, INE. adj. [angl. *vulvo-uterine*, it. et esp. *vulvo-uterino*]. Qui appartient à la vulve et à l'utérus. — *Canal vulvo-utérin*. Celui que représentent les cavités génitales de la femme, depuis la vulve et le vagin jusqu'à celle de l'utérus inclusivement.

VULVO-VAGINAL, ALE. adj. [angl. *vulvovaginal*, it. *vulvo-vaginale*, esp. *vulvo-vaginal*]. Qui se rapporte à la vulve et au vagin. — *Glande vulvo-vaginale* [*glande de Bartholin* ou *de Duverney*, *glande vulvaire conglomérée* (Garengeot), *corps folliculaire vaginal*]. Glande en grappe d'après la plupart des auteurs, en tube ramifié d'après Flemming, double du volume d'une amande, aplatie, située sur les parties latérales et postérieures du vagin, à un centimètre au-dessus de la face supérieure de l'hymen ou des caroncules myrtiformes, à un centimètre de la face interne de la branche ascendante de l'ischion, contre laquelle on peut la presser. Son canal excréteur s'ouvre à un centimètre environ au-dessus de la fourchette vaginale, par un orifice plus étroit que le canal lui-même. Elle est formée d'une série de lobes dont chacun comprend plusieurs tubes sécréteurs, tapissés d'une seule rangée de cellules claires ; l'épithélium devient cubique au niveau du sinus dans lequel débouchent les tubes sécrétoires, polyédrique dans le canal excréteur du lobe, et stratifié dans le canal collecteur commun. Ces glandes sécrètent un liquide blanchâtre ; on les considère comme étant l'analogue des glandes de Cowper chez l'homme. Elles s'atrophient lors de la ménopause. Ces glandes peuvent s'enflammer consécutivement à une vulvite, quelle qu'en soit l'origine, mais surtout quand la blennorragie est en cause. Cette inflammation aboutit souvent à la formation d'un véritable abcès qu'il faut inciser et panser aseptiquement. — *Orifice vulvo-vaginal*. Ouverture de l'hymen qui établit une communication entre la vulve et le vagin.

W

W = Le *w* allemand ou anglais.

WAGGART. s. m. [*Ogkert* ou *Okert*, *sursure*]. En Abyssinie, le *Silene macrosolen*, Stend., de la famille des caryophyllées, dont la souche est employée dans ce pays comme tænifuge.

WALCHER (Gustave-Adolphe) (médecin allemand né en 1856). — *Position de Walcher*. En obstétrique, position que l'on donne à la femme pendant le travail pour agrandir le diamètre antéro-postérieur du bassin dans le cas de rétrécissement léger ; le siège est placé au bord du lit sur un coussin dur et les jambes sont pendantes.

WALDHAUS-FLIMES (Suisse, Grisons). *Station de montagne*, 1130 mètres d'altitude ; forêts dans le voisinage. Saison : 15 juin au 15 septembre.

WALIDA. s. f. Le *Nerium antidysentericum*, L. V. CODAGAPALLE.

WALLER (Augustin) (médecin anglais, 1816-1870). — Son nom a été donné à une variété spéciale de dégénérescence que cet auteur a décrite et qu'on a appelée depuis *dégénérescence wallérienne* : quand un nerf est sectionné, son bout périphérique ou plus exactement la partie qui est séparée du centre trophique dépérit, son cylindraxe se détruit et tout le nerf dégénère peu à peu.

WALS. — *Signe de Wals*. Il consiste dans l'ampliation du thorax du côté opposé à l'épanchement, quand celui-ci est dû à une tumeur du poumon ou du médiastin.

WALTER (Ph. Fr. von) (chirurgien allemand de la première moitié du XIXe siècle). — *Aiguille de Walter*. V. AIGUILLE.

WALTON (A.) (médecin belge contemporain). — *Méthode de Walton*. Traitement de la salpingite par le curettage de l'utérus suivi de drainage prolongé.

WARDROP (James) (médecin anglais, 1782-1829). — *Maladie de Wardrop*. Variété d'onyxis malin dont l'origine tuberculeuse est probable. — *Méthode de Wardrop*. Traitement de l'anévrysme artériel circonscrit par ligature de l'artère à distance au-dessous du sac.

WAREN. s. m. En Westphalie, maladie héréditaire qui s'annonce par des douleurs vagues et très vives en tout le corps, particulièrement au dos et aux lombes, et qui présente deux variétés. Dans la première, aux douleurs succèdent des tumeurs dans les articulations, où elles subsistent longtemps ; elles se couvrent de taches livides comme celles du scorbut. Ces taches dégénèrent en ulcères rebelles, surtout aux pieds. La deuxième variété est sans tumeur, mais elle produit l'émaciation du corps, le marasme et l'atrophie de quelque membre, qui se paralyse. En général, les douleurs sont plus violentes la nuit que le jour ; elles sont sans fièvre ou avec une fièvre modérée.

WARM AND HOT SPRINGS OF BUNCOMBE (États-Unis, Caroline). *Eaux sulfatées calciques*, chaudes, 34 à 40°.

WARMBRUNN (Prusse). *Eaux sulfatées sodiques et sulfureuses*, chaudes, 36 à 41°,2, contenant 0,23 à 0,26 de sulfate de soude. Altitude : 316 mètres. Etablissement : buvette, bains, douches ; 15 mai au 15 septembre.

WARM SPRINGS (États-Unis, Virginie). *Eaux sulfatées calciques*, froides, 15°,6. Etablissement.

WARM SPRINGS (États-Unis, Géorgie). *Eaux bicarbonatées ferrugineuses*, chaudes, 34°. Etablissement.

WATWILLER (Alsace). *Eaux ferrugineuses bicarbonatées*, froides, 16°. Etablissement : buvette, bains et boues.

WEBER (Ernst-Heinrich) (médecin allemand, 1795-1878). — *Compas de Weber*. V. Esthésiomètre. — *Epreuve de Weber*. Dans le cas de diminution de l'acuité auditive, en appuyant un diapason sur le milieu du front, le son est perçu avec plus d'intensité du côté malade quand la lésion porte sur l'oreille moyenne, du côté sain, si la lésion porte sur l'oreille interne. — *Syndrome de Weber*. Syndrome résultant de l'association d'une paralysie de l'oculo-moteur commun d'un côté avec une hémiplégie du côté opposé; il indique une lésion de la partie postérieure et interne du pied du pédoncule cérébral intéressant l'émergence de la troisième paire. On lui donne aussi le nom d'*hémiplégie alterne supérieure* ou *pédonculoprotubérantielle*.

WEEKS. — *Bacille de Weeks*. Microbe spécifique de la conjonctivite aiguë contagieuse; c'est un bacille très fin qui ne se colore pas par la méthode de Gram. — *Bacille massué de Weeks*. Bacille se montrant fréquemment à la surface des muqueuses et caractérisé par sa forme en massue; il pousse rapidement sur le sérum gélatinisé comme le bacille diphtérique, et peut être confondu avec ce dernier; il appartient au groupe des bacilles pseudo-diphtériques. Il se rencontre fréquemment sur la muqueuse oculaire et a été d'abord décrit comme le bacille du xérosis; on le trouve aussi sur la muqueuse du canal génital de la femme.

WEIGERT (Karl) (médecin allemand né en 1845). — *Méthode de Weigert*. C'est une modification de la méthode de Gram pour colorer les microbes dans les coupes; on colore d'abord la coupe avec l'éosine, le brun de Bismarck ou le picrocarmin d'Orth, on lave et on déshydrate, puis on colore avec une solution anilinée ou phéniquée d'une couleur basique d'aniline, on fait agir le liquide de Gram, on sèche, et on décolore par l'huile d'aniline. On enlève l'huile par le xylol et on monte au baume du Canada.

WEIL (Adolphe) (médecin allemand né en 1848). — *Maladie de Weil*. Variété d'ictère infectieux, caractérisé par sa tendance aux rechutes; on l'appelle aussi *Typhus hépatique* ou *maladie de Mathieu* (V. Mathieu).

WEILBACH (Allemagne, Nassau). *Eaux chlorurées sodiques*, froides, 13°,7, contenant 0gr,20 à 1gr,26 de chlorure de sodium et 91 centimètres cubes d'hydrogène sulfuré. Etablissement : 1er mai au 15 octobre.

WEILL (Edmond) (médecin français contemporain). — *Signe de Weill*. Défaut d'expansion de la région sous-claviculaire du côté malade; c'est un signe précoce de la pneumonie infantile. — *Syndrome de Weill*. Hyperesthésie neuro-musculaire limitée au côté où siège la lésion ou, si les deux poumons sont malades, du côté où la lésion est le plus marquée, dans la tuberculose pulmonaire.

WEIR-MITCHELL (médecin américain né en 1829). — *Maladie de Weir-Mitchell*. V. Erythromélalgie. — *Syndrome de Weir-Mitchell*. V. Causalgie. — *Traitement de Weir-Mitchell*. Traitement de la neurasthénie par le repos au lit avec immobilité absolue, la suralimentation, le massage et l'électricité.

WEISS (Nathan) (médecin allemand contemporain). — *Signe de Weiss*. V. Tétanie.

WEISS (médecin suisse, 1702-1783). V. Antilaiteux et Petit-*lait*.

WEISSENBURG (Suisse, Berne). *Eaux sulfatées calciques*, tièdes, 25 à 26°, contenant 1gr,39 de sels, dont 0,95 de sulfate de chaux. Altitude : 896 mètres. Etablissement : saison du 15 mai au 30 septembre. Cette eau est transportée.

WEITBRECHT (anatomiste anglais du XVIIIe siècle). V. Cartilage et Ligament.

WELTER (chimiste anglais du XVIIIe siècle). V. Amer et Tube.

WERDNIG (médecin allemand contemporain). — *Amyotrophie type Werdnig-Hoffmann*. Variété particulière d'amyotrophie décrite par Werdnig en 1891 et Hoffmann en 1893, formant cliniquement une sorte de passage entre les atrophies musculaires myopathiques et les myélopathiques; comme dans les myopathies, on rencontre la caractère familial, le début dans l'enfance, la propagation centrifuge au niveau des membres, l'existence de pseudo-hypertrophie au début, l'absence de contractions fibrillaires; comme dans les myélopathies, on trouve la réaction de dégénérescence, l'évolution rapide. L'autopsie permet de reconnaître l'existence de lésions des cornes antérieures de la moelle épinière.

WERLHOF (médecin hanovrien, 1699-1767). — *Maladie de Werlhof*. Variété de purpura hémorragique. V. Purpura.

WERNICKE (Karl) (médecin allemand né en 1848). — *Aphasie de Wernicke*. V. Aphasie *sensorielle*.

WESTPHAL (C.-F.-O.) (médecin allemand, 1833-1890). — *Signe de Westphal*. Abolition du réflexe rotulien ; c'est un symptôme important du tabes, mais il peut se rencontrer dans beaucoup d'autres états pathologiques. — *Contraction paradoxale de Westphal*. Phénomène qui consiste en ce que la flexion forcée du pied sur la jambe produit des secousses cloniques non pas dans les muscles du mollet comme dans le clonus du pied, mais dans les muscles de la région antérieure de la jambe. On le rencontre dans le tabes, la sclérose en plaques, la paralysie agitante, l'hystérie, l'alcoolisme chronique.

WHARTON (anatomiste anglais, 1610-1673). V. Canal et Ombilical.

WHISKY. s. m. [all. *Kornbranntwein*, angl. *whisky*, it. *acquavite di granq*]. Mot anglais par lequel on désigne une liqueur alcoolique obtenue en distillant le produit de la fermentation de la drèche, de l'orge pure ou du seigle. Le whisky ordinaire contient 60 à 75 pour 100 d'alcool.

WHITEHEAD. — *Procédé de Witehead*. Procédé de traitement opératoire des hémorroïdes, consistant dans l'ablation d'un lambeau circulaire de la muqueuse ano-rectale après dilatation du sphincter.

WICHMANN (médecin allemand, 1740-1802). — *Maladie de Wichmann*. Nom donné parfois à la laryngite striduleuse.

WIDAL (Fernand) (médecin français né en 1862). — *Réaction de Widal*. V. Séro-*diagnostic*.

WIELICZKA (Autriche) *Eaux chlorurées sodiques* froides, contenant 189gr,17 de sels, dont 137 de chlorure de sodium. Etablissement.

WIESBADEN (Allemagne, Nassau). *Eaux chlorurées sodiques*, chaudes, 35 à 68°,7, contenant 8,2 de sels dont 6,8 de chlorure de sodium. Altitude : 117 mètres. Établissements : saison toute l'année, bains, douches, boisson, hydrothérapie. Cette eau est transportée.

WIESEN (Suisse, Grisons). *Station d'altitude*, 1454 m.; saisons hiver et été. En hiver : insolation prolongée, humidité faible, peu de vent, climat un peu moins froid et un peu plus sec que celui de Davos. Indications : tuberculose pulmonaire à lésions limitées, avec conservation d'un bon état général, et sans tendance aux hémoptysies.

WILDBAD (Allemagne, Wurtemberg). *Eaux indéterminées, thermales simples*, 32 à 39°. Altitude : 430 mètres. Établissement : saison 1er mai au 30 septembre.

WILDEGG (Suisse, Argovie). *Eaux chlorurées sodiques bromo-iodurées*, froides, 12°, contenant 14 gr.,3 de sels dont 10 de chlorure de sodium, 1,6 de chlorure de magnésium, 1,8 de sulfate de chaux, 0,028 d'iodure de sodium et 0,013 de bromure de sodium. Altitude : 350 mètres. Établissement : 15 mai au 15 septembre.

WILDUNGEN (Prusse). *Eaux bicarbonatées mixtes*, et *ferrugineuses bicarbonatées*, froides, 10°,4 à 11°,5. Altitude : 178 mètres. Etablissement : buvette, bains ; 15 juin au 30 septembre. Ces eaux sont transportées.

WILHEMSBAD (Prusse). *Eaux chlorurées sodiques*, froides, 15°, contenant 35 grammes de chlorure de sodium. Etablissement connu sous le nom de *Bains Aschersleben*.

WILLAN (Robert) (médecin anglais, 1757-1812). — *Lupus de Willan*. Le lupus tuberculeux. V. Lupus.

WILLIAMS (Charles) (médecin anglais mort en 1889). — *Signe de Williams*. Diminution de la saillie inspiratoire de la partie antérieure gauche de la poitrine ; c'est un signe de symphyse cardiaque. — *Son trachéal de Williams*. Son tympanique que l'on provoque en percutant la région sous-claviculaire quand le poumon est comprimé par un grand épanchement, et qui est d'autant plus élevé que la bouche du malade est plus largement ouverte.

WILLIS (médecin anglais, 1622-1675). — *Accessoire de Willis*. V. Spinal (*Nerf*). — *Maladie de Willis*. Diabète sucré.

WILSON (sir W.-J.-Erasmus) (médecin anglais, 1809-1884). — *Maladie de Wilson*. Dermatite exfoliatrice généralisée.

WILSON (chirurgien anglais de la première moitié du XIX° siècle). V. Muscle.

WINCKEL (F.-K.-L. von) (médecin allemand né en 1837). — *Maladie de Winckel*. V. Tubulhématie.

WINSLOW [anatomiste né en Danemark (1679), mort à Paris (1760)]. V. Hiatus.

WINTER (Justin-Nicolas) (médecin français né en 1858). — *Procédé de Hayem-Winter*. V. Hayem.

WINTER (navigateur anglais du XVI° siècle). V. Écorce.

WINTERGREEN. s. f. — *Essence de Wintergreen*. V. Gaulthérie et Pyrole.

WINTRICH (Anton) (médecin allemand, 1812-1882). — *Signe de Wintrich*. Dans les grandes cavernes pulmonaires, le son tympanique obtenu par la percussion s'élève quand la bouche est ouverte et s'abaisse quand elle est fermée.

WIRSUNG (anatomiste bavarois du XVII° siècle). — *Canal de Wirsung*. V. Pancréas.

WITHÉRINGIE. s. f. [*Witheringia montana*, Dunal, *Solanum montanum*, L. ; esp. *pana de lama*]. Solanée herbacée, pileuse, qui produit des tubercules analogues aux pommes de terre, utilisés comme elles par les Péruviens pour leur alimentation et celle des bestiaux.

WITTEKIND (Prusse). *Eaux chlorurées sodiques*, froides, 13°. Etablissement : eaux mères, et cure de petit-lait.

WOILLEZ (E.-J.) (médecin français, 1811-1882). — *Cyrtométrie de Woillez*. Mensuration du thorax à l'aide du cyrtomètre (V. ce mot) dans les affections pulmonaires. — *Maladie de Woillez*. Congestion pulmonaire à forme pneumococcique ; elle correspond dans bien des cas à une pneumonie abortive, dans laquelle la guérison arrive avant le stade d'hépatisation.

WOLFF (G.-F.) (anatomiste allemand, 1735-1794). V. Corps.

WOLFRAMIUM. s. m. Nom donné par les Allemands au *tungstène*.

WOODHALL (Angleterre). *Eaux chlorurées sodiques*, froides, 13°. Etablissement.

WOORARA, WOORARI, WOURARI. s. m. V. Curare.

WORMIEN. adj. [*wormianus*, angl. *wormian bones*, it. et esp. *wormiano*]. — *Os wormiens* [*os épactaux*]. Petits os très variables quant au nombre et à la forme, qu'on trouve surtout aux angles des sutures de la voûte du crâne, particulièrement dans la suture lambdoïde. Parfois il en existe à la face, dans la cavité orbitaire, etc. Ainsi appelés du nom d'Olaüs Wormius, de Copenhague (1583-1654), qui les a décrits le premier.

WOULF (chimiste allemand du XVIII° siècle). V. Appareil et Elixir *fébrifuge*.

WREDEN (Robert) (médecin russe, 1837-1893). — *Epreuve de Wreden*. Elle consiste à rechercher la présence d'air dans la caisse du tympan d'un nouveau-né, l'air n'y pénétrant qu'après la naissance, quand l'enfant a respiré (*docimasie auriculaire*). Il faut piquer le tympan sous l'eau, l'orifice pharyngé et la trompe étant obstrués, pour voir s'échapper une bulle d'air. Cette épreuve est délicate à mener à bien ; de plus elle n'est pas démonstrative, car des gaz peuvent se former, grâce à la putréfaction, dans l'oreille moyenne.

WRIGHTIE. s. f. Genre de plantes apocynées dont une espèce fournit de l'indigo (*Wrightia tinctoria*, R. Brown, *Nerium tinctorium*, Roxburgh). Une autre fournit l'écorce de codagapalle (*Wr. antidysenterica*, R. Br., *Nerium antidysentericum*, L.).

WRISBERG (anatomiste allemand, 1737-1808). V. Cardiaque, Facial et Splanchnique.

WUNDERLICH (Carl, Reinhold, August) (médecin allemand, 1815-1877). — *Lois de Wunderlich*. Propositions émises par Wunderlich au sujet de la valeur de la courbe fébrile pour le diagnostic de la fièvre typhoïde. D'après cet auteur, on peut supposer avec grande probabilité qu'il ne s'agit pas de fièvre typhoïde : *a.* quand, dès le premier jour de la maladie ou au commencement du deuxième, la température monte à 40° ; *b.* quand, entre le quatrième et le sixième jour, la température du soir chez un adulte d'âge moyen ou chez un enfant n'atteint pas 39°,5 et si, durant ce temps, elle n'a pas déjà plusieurs fois atteint ce chiffre ; *c.* quand, dans la seconde moitié de la première semaine, se présentent des abaissements considérables ou progressifs de la température. Ces aphorismes n'ont rien d'absolu.

X

X = le ξ grec et l'*x* latin.

XANTHÉLASMA. s. m. Dermatose caractérisée par l'apparition de taches de couleur jaune, planes ou légèrement surélevées. Elle peut être généralisée ou localisée. Dans ce dernier cas, les plaques occupent le plus souvent les paupières (*xanthélasma des paupières*), et en particulier le grand angle de l'œil. Quand l'éruption est généralisée, elle débute souvent par les paupières, et apparaît de préférence au niveau du coude et des genoux, aux articulations des doigts, aux fesses, à la plante des pieds et à la paume des mains. Les éléments, ordinairement symétriques, sont saillants, parfois nettement papuleux. Des éléments semblables peuvent apparaître sur les muqueuses et sur les séreuses. Le xanthélasma est le plus souvent lié aux affections du foie et des voies biliaires et à la cholémie chronique qu'elles entraînent ; tantôt il y a ictère cholurique, ce sont les cas les plus rares ; tantôt il y a ictère acholurique se manifestant par la *xanthochromie* : il en est ainsi fréquemment lors de lithiase biliaire ou de cholémie familiale dont le xanthélasma peut être un signe révélateur (Gilbert et Lereboullet). — *Xanthélasma des diabétiques*. Variété de xanthélasma se rencontrant chez les diabétiques ; les éléments apparaissent parfois rapidement, et disparaissent de même après avoir persisté un laps de temps plus ou moins long, d'où le nom de *xanthome rémittent* ou *intermittent* donné par Besnier; son existence dans le diabète est sans doute explicable par la fréquence avec laquelle celui-ci se développe sur le terrain biliaire.

XANTHÉMATINE. s. f. [*xanthæmatinum*, de ξανθὸς, jaune, et αἷμα, sang; all. *Xanthæmatin*, angl. *xanthæmatine*, it. et esp. *xantematina*]. Substance jaune et amère obtenue par Brette et Bird (1835) en traitant l'hématosine par l'acide nitrique étendu.

XANTHINE. s. f. [de ξανθὸς, jaune; *oxyde xanthique*, *oxyde urique*, *acide ureux*; all. *Harnoxyd*, *harnige Saüre*] ($C^{20}H^4Az^4O^4$, actuellement en atomes $C^5H^4Az^4O^2$). Matière trouvée d'abord dans un calcul vésical (Marcet). Poudre blanche, prenant un aspect cireux par le frottement, insoluble dans l'alcool et l'éther, presque insoluble dans l'eau froide, peu soluble dans l'eau bouillante. Elle se dissout dans la potasse et dans l'acide azotique, avec une coloration d'un jaune-citron très beau; évaporé à siccité à une douce chaleur, le résidu jaune se colore en rouge par addition de soude caustique. 300 kilogrammes d'urine humaine en donnent 1 gramme. On en trouve aussi un peu dans le cerveau, les muscles, le pancréas, le foie, la rate et le thymus.

XANTHIUM. s. m. V. Lampourde.

XANTHOCHROMIE. s. f. [de ξανθὸς, jaune, et χρῶμα, couleur]. Couleur jaunâtre généralisée de la peau, observée dans le cas de xanthélasma et superposable à la teinte jaune de la peau habituelle dans l'ictère acholurique.

XANTHOCRÉATININE. s. f. (en atomes, $C^5H^{10}Az^4O$). Base retirée des muscles par A. Gautier. C'est un corps qui cristallise en paillettes brillantes de couleur jaune-soufre, solubles dans l'eau et l'alcool bouillant.

XANTHOCYSTINE. s. f. [all. *Xanthokystin*, angl. *xanthocystine*, it. et esp. *xantocistina*] (Chevalier et Lassaigne). Composé trouvé dans des tubercules blanchâtres existant à la surface et dans l'épaisseur de divers organes d'un sujet examiné juridiquement après une inhumation de deux mois. Chauffée, elle jaunit sans fondre, se boursoufle, noircit ensuite, et exhale une fumée jaune brunâtre, d'une odeur de corne brûlée.

XANTHOMATOSE. s. f. Processus morbide qui aboutit à la production de xanthomes (Chambard).

XANTHOME. s. m. [de ξανθὸς, jaune] (Hardy). Ce mot est pris souvent comme synonyme de *xanthélasma*. Pour certains auteurs il s'applique seulement au xanthélasma tubéreux.

XANTHOPROTÉIQUE. adj. [de ξανθὸς, jaune, et *protéique*]. — *Acide xanthoprotéique* [*acide jaune* (Fourcroy et Vauquelin); all. *Xanthoproteinsäure*, angl. *xanthoproteic acid*, it. et esp. *acido xantoproteico*]. Produit de l'action de l'acide nitrique sur les substances albuminoïdes. Poudre amorphe, jaune, soluble dans les acides concentrés, d'où l'eau la précipite, soluble en rouge foncé dans les alcalis.

XANTHOPSIE. s. f. [de ξανθὸς, jaune, et ὄψις, vue]. Coloration jaune de l'œil. ‖ Teinte jaune qui semble colorer tous les objets pour les malades atteints d'ictère. On a attribué ce phénomène à la coloration jaune des milieux de l'œil: il dépend plus probablement d'un trouble nerveux, et s'accompagne assez souvent d'héméralopie ou de nyctalopie. La xanthopsie s'observe aussi après l'absorption de la santonine.

XANTHORRHÉE. s. f. [de ξανθὸς, jaune, et ῥεῖν, couler]. Genre de plantes monocotylédones, voisines des asphodèles, originaires d'Australie. Elles fournissent une résine comme la gomme-gutte, mais ne colorant pas la salive en jaune. Celle qui est importée en Europe vient du *Xanthorrhea arborea*, R. Br. Elle brûle avec une odeur de benjoin, mais ne contient pas d'acide benzoïque.

XANTHOSE. s. f. [de ξανθὸς, jaune] (Lebert). Matière d'un jaune safrané ou d'un jaune orange qui se trouve par taches irrégulières dans diverses tumeurs. C'est un mélange de divers principes gras.

XANTHOXYLE. s. m. V. Clavalier.

XANTHOXYLÈNE. s. m. ($C^{20}H^{16}$). Carbure d'hydrogène qui est la partie liquide de l'essence de poivre du Japon, bouillant à 160°, d'odeur aromatique agréable (Stenhouse).

XANTHOXYLINE. s. f. Stéaroptène de l'essence de poivre du Japon; cristallin, fusible à 80°, saveur aromatique (Stenhouse).

XANTHURE. s. m. [all. et angl. *Xanthur*, it. et esp. *xanturo*]. Ancien nom des sulfovinates.

XÉNOL. s. m. [*Xylénol*]. Produit analogue au phénol.

XÉNOMÉNIE. s. f. [de ξένος, étranger, extraordinaire, et μῆνες, les règles; *eruptio vel excretio mensium per loca aliena* (Mercatus, Sennert), *règles dévoyées* (Astruc), *ménoxénie* (Jamin), *Menstruation am unrechten Orte* (G. Jörg)]. Déplacement des règles. V. Règles.

XÉNOPHONIE. s. f. [de ξένος, étranger, et φωνή, voix]. Trouble de la phonation dans lequel la voix prend un accent étranger.

XÉNYLAMINE. s. f. ($C^{24}H^{19}Az$). Base cristalline incolore dérivant de l'aniline.

XÉRASIE. s. f. [*xerasia*, de ξηρὸς, sec; all. *Haartrokenheil*, *Haardürre*, angl., it. et esp. *xerasia*]. Maladie des cheveux et des cils qui les empêche de croître, et les rend semblables à un duvet couvert de poussière. — L'alopécie qui en est parfois la suite.

XÉRODERMA. s. m. — *Xeroderma pigmentosum* (Kaposi). Affection congénitale de la peau, caractérisée par des plaques d'érythème qui siègent sur les parties découvertes du corps (face, mains); à ces plaques succèdent des macules pigmentaires ou des télangiectasies, puis des altérations trophiques se produisent (pustules, exulcérations); la peau s'amincit, se rétracte, déterminant de l'ectropion, de l'atrésie des narines et de la bouche; des tumeurs épithéliales verruqueuses se développent, qui s'éliminent, laissant après elles des cicatrices analogues à celles de la variole, ou s'ulcèrent et entraînent la cachexie et la mort.

XÉRODERMIE. s. f. [de ξηρὸς, sec, et δέρμα, peau]. Affection de la peau, caractérisée par la sécheresse avec desquamation presque insensible. C'est une variété de l'ichtyose.

XÉROFORME. s. m. Poudre jaune, insoluble dans l'eau, dégageant une légère odeur de phénol. Ingérée, elle est décomposée dans l'intestin en oxyde de bismuth et en tribromophénol. Ce corps a été préconisé comme antiseptique intestinal dans le cas de diarrhée, et même dans le choléra; on le donne à la dose de 4 à 6 grammes par jour en cachets. On l'a employé aussi en chirurgie dans le pansement des plaies et le traitement des chancres. C'est un succédané du dermatol.

XÉROME. s. m. V. Xérophtalmie.

XÉROPHAGIE. s. f. [*xerophagia*, de ξηρὸς, sec, et φαγεῖν, manger; all. *Xerophagie*, angl. *xerophagy*, it. et esp. *xerofagia*]. Usage exclusif d'aliments secs.

XÉROPHTALMIE. s. f. [*xerophthalmia*, ξηροφθαλμία, de ξηρὸς, sec, et ὀφθαλμὸς, œil; all. *trokene Augenentzündung*, angl. *xerophthalmy*, it. et esp. *xeroftalmia*]. État de sécheresse et de rétraction de la conjonctive oculaire, qu'on observe surtout après les conjonctivites chroniques. La muqueuse oculaire prend un aspect mat, se ride autour de la cornée, devient semblable à la peau; la sécrétion des larmes est suspendue. L'opacité de la cornée et l'atrophie du globe de l'œil sont les conséquences ordinaires de cette maladie, contre laquelle l'art est impuissant.

XÉROSE. s. f. **XÉROSIS.** s. m. La xérophtalmie. ‖ Boy-Tessier a proposé d'employer le terme de *xérose* pour désigner les modifications que subissent les organes sous l'influence de la vieillesse par suite du développement du tissu conjonctif. Ce processus est distinct de la sclérose ; dans ce dernier cas, en effet, il s'agit d'un processus pathologique, et par suite irrégulièrement développé.

XÉROSTOMIE. s. f. [de ξηρὸς, sec, et στόμα, bouche]. Sécheresse de la bouche.

XÉROTRIBIE. s. f. [de ξηρὸς, sec, et τρίβειν, frotter ; all. *trokene Abreibung*, angl. *xerotriby*, it. et esp. *xerotribia*]. Friction sèche.

XIPHODYME. s. m. [de ξίφος, épée, et δίδυμος, jumeau] (Is. Geoffroy Saint-Hilaire). Monstre composé de deux corps distincts supérieurement, dont les thorax sont confondus en bas, séparés en haut, et qui ont deux membres pelviens, quelquefois avec les rudiments d'un troisième.

XIPHOÏDE. adj. [*xiphoides*, de ξίφος, épée, et εἶδος, ressemblance, all. *shwertförmig*, angl. *xiphoid*, it. *xifoide*, esp. *xifoides*]. Qui ressemble à une épée. — *Appendice xiphoïde*. V. STERNUM.

XIPHOÏDIEN, IENNE. adj. [*xiphoideus*, angl. *xiphoidian*, *xiphoidous*, it. et esp. *xifoido*]. Qui a rapport à l'appendice xiphoïde. — *Ligament xiphoïdien* ou *costo-xiphoïdien*. Ligament étendu du cartilage de la septième côte à la face antérieure de l'appendice xiphoïde, où il s'insère en s'entre-croisant avec le ligament du côté opposé.

XIPHOPAGE. s. m. (de ξίφος, épée, et παγεὶς, réuni] (Is. Geoffroy Saint-Hilaire). Monstre qui résulte de la réunion de deux individus depuis l'extrémité inférieure du sternum jusqu'à l'ombilic commun. Les frères Siamois appartenaient à ce cas ; d'autres xiphopages ont été signalés depuis : tels sont Rosalina-Maria, observées au Brésil en 1899, Radica-Doodica, originaires de l'Inde et opérées à Paris en 1902.

XIPHO-STERNAL. adj. — *Cartilage xipho-sternal*. L'appendice xiphoïde.

XYLÈNE. s. m. [*xylenum*, all. et angl. *Xylën*, it. et esp. *xileno*] (*xylol*) [$C^{16}H^{10}$ ou, en atomes, $C^6H^4(CH^3)^2$]. Carbure d'hydrogène liquide bouillant à 130°, retiré de l'esprit de bois brut (Cahours). On en connaît trois isomères : ortho, méta ou paraxylène. En injection intra-péritonéale chez le cobaye, ces corps déterminent la mort à la dose de de 1gr,98 pour l'orthoxylène, 1gr,42 pour le méta, 2gr, 16 pour le para par kilogramme d'animal (Chassevant et Garnier). Le xylène a été préconisé récemment à l'intérieur dans le traitement de la variole. On l'emploie dans les laboratoires d'histologie et de bactériologie sous le nom de *xylol* pour dissoudre la paraffine. V. INCLUSION.

XYLÉNOL. s. m. V. XÉNOL.

XYLIDINE. s. f. ($C^{16}H^{11}Az$). Produit liquide, d'odeur forte, de la distillation des os, qui se trouve aussi dans les goudrons et les huiles empyreumatiques, avec la *collidine*, la *cryptidine*, l'aniline, le leucol, le xylène, etc.

XYLOBALSAMUM. s. m. [de ξύλον, bois, et βάλσαμον, baume ; all. *Balsamholz*, angl. *xylobalsamum*, it. et esp. *xilobalsamo*]. Bois du *baumier de la Mecque*.

XYLOCARPE. s. m. [de ξύλον, bois, et καρπὸς, fruit]. Arbre de l'Inde, de la famille des méliacées, dont le fruit, dur et ligneux, contient une substance analogue au sagou.

XYLOCOPE. s. m. [de ξύλον, bois, et κόπτειν, couper]. Genre d'hyménoptères, à aiguillon venimeux, nombreux en espèces exotiques. En Europe, la femelle de la *Xylocopa violacea*, volumineuse et de couleur bleu noirâtre, perce le bois pour y déposer ses œufs.

XYLOÏDINE. s. f. [de ξύλον, bois; all. *Xyloidin*, angl. *xyloidine*, it. et esp. *xyloidina* ; *amidon azotique*, *amylide nitrique*, *pyroxam*, *nitramidine*] ($C^{24}H^{10}O^{18}.AzO^5$). Matière qui provient de l'action de l'acide azotique à froid sur l'amidon. C'est un corps blanc, explosible, soluble dans l'alcool et l'éther.

XYLOL. s. m. V. XYLÈNE.

XYLOMANCIE. s. f. [de ξύλον, bois, et μαντεία, divination]. Partie du prétendu art divinatoire se proposant de prédire l'avenir d'après l'examen des bois.

XYLON. s. m. [de ξύλον, bois] (Berzelius). Cellulose du bois et des enveloppes des fruits durs.

XYLOPIE. s. f. Genre de plantes de la famille des anonacées dont une espèce appelée *embira* au Brésil (*Xylopia grandiflora*, A. Saint-Hil.) a des fruits employés comme épices à la Guyane et au Brésil.

Y

Y = l'υ grec ; comme l'υ est toujours marqué d'un esprit rude, il ne se retrouve en français que sous la forme *hy*, quand il commence un mot; dans l'intérieur des mots, υ se rend régulièrement par *y*. Dans les mots qui ne dérivent pas du grec, *y* représente deux *i*, ou appartient à des noms étrangers.

YALLHOY. s. m. Nom indigène du *Monnina polystachia* (R. et Pav.), plante polygalée de l'Amérique du Sud, dont la racine a une écorce qui fait mousser l'eau comme le savon, et est sialagogue et sternutatoire, astringente et expectorante. V. MONNINIKE.

YA-MA-MAI. s. m. Nom japonais du *Ver à soie du chêne* ou *Bombyx pernyi*. Il vit sur le chêne au Japon, dont il est originaire, et en Chine. Il commence à s'acclimater en France. Son cocon donne une soie belle et très solide.

YAWS. s. m. [all. *Himbeerwarzensucht*, angl. *yaws*]. Maladie contagieuse, analogue au *pian*, observée chez les nègres de la Guinée ; elle débute par des taches blanches ou par de petites papules, qui occupent particulièrement le front. Au bout de quelques jours, ce sont des pustules larges, couvertes de croûtes irrégulières, peu adhérentes, sous lesquelles sont des ulcères qui se couvrent plus tard de fongosités d'un rouge vif chez les sujets bien constitués, blanches et déprimées chez les sujets faibles et peu résistants. Ordinairement il y a plusieurs éruptions successives; il y a aussi, comme dans le pian d'Amérique, une pustule plus large et plus élevée que les autres. La durée de la maladie est de six à dix mois : les fongosités finissent par s'affaisser et ne laissent que de très légères cicatrices. Pas plus que le pian, cette maladie n'a de rapport avec la syphilis. Néanmoins l'emploi du mercure peut donner de bons résultats; l'iodure de potassium réussit très bien dans certains cas. Une affection semblable a régné à Nérac en 1752.

YDES (Cantal). *Eaux sulfatées chlorurées sodiques*, froides, contenant 3,7 à 9,3 de sulfate de soude anhydre, 4 à 8 gr. de chlorure de sodium, et 0,11 de sulfate de lithine. Ces eaux sont laxatives et diurétiques. Établissement: 15 mai au 15 octobre.

YÈBLE. s. f. V. HIÈBLE.

YELLOW SULPHUR SPRINGS (État-Unis, Virginie). *Eaux sulfatées mixtes*, froides, 13°. Établissement.

YERSIN (Alexandre) (médecin français né en 1863). — *Bacille d'Yersin*. Le bacille de la peste. V. PESTE.

YEUSE. s. f. V. CHÊNE.

YEUX D'ÉCREVISSE. [*pierres d'écrevisse*, *concrementa s. calculi cancrorum*; all. *Krebsaugen*, *Krebsleine*, angl. *crab's eyes*, it. *occhi di granchio*, esp. *ojos de cangrejos*]. Concrétions dures, blanches, orbiculaires, concaves d'un côté, convexes de l'autre, que l'on trouve dans l'estomac de l'écrevisse, à l'époque où se renouvelle le test calcaire. Elles se forment dans un dédoublement du tégument chitineux de la face interne de l'estomac de ces crustacés, à compter du quarante-cinquième jour environ qui précède chaque mue. Après la mue, on trouve la concrétion réduite à une pellicule large de 1 à 2 millimètres, sur laquelle on distingue la face concave, très lisse, de la face convexe, encore un peu rugueuse. Parfois, au bout de soixante-dix heures, la destruction des concrétions est complète ; sur d'autres sujets, on en retrouve un reste jusqu'à la quatre-vingtième heure. Elles disparaissent par usure due à un frottement de la face aplatie de chaque pierre (S. Chantran). Elles contiennent p. 100 : 63,16 de carbonate de chaux ; 17,30 de phosphate de chaux ; 1,30 de phosphate de magnésie ; 1,41 de carbonate de soude ; 11,43 de *matières* extractives et de chlorure de sodium, et 4,43 de substances analogue à la *chitine* considérée autrefois comme étant de la gélatine. On les a employées à titre d'absorbant contre les aigreurs d'estomac. On les réduisait en poudre, on les porphyrisait avec un peu d'eau ; on les réduisait en pâte, dont on formait des trochisques que l'on faisait sécher à l'air sur du papier : c'est ce que l'on nommait *pierres d'écrevisse préparées*. On les remplace aujourd'hui par la craie ou la magnésie ou le phosphate tribasique de chaux.

YOHIMBINE. s. f. Alcaloïde extrait de l'écorce de Yohimbéhé, plante de la famille des rubiacées (?) ou des apocynées (?) qui croît en Afrique. Elle se présente sous l'aspect d'aiguilles blanches, insolubles dans l'eau, solubles dans l'alcool, l'éther et le chloroforme. Elle a des propriétés aphrodisiaques très marquées ; expérimentalement injectée à des lapins ou à des chiens, elle provoque l'hyperémie de l'épididyme, des testicules et du pénis ; elle semble sans action sur le rein. On l'a donnée dans les cas d'impuissance à la dose de 0,005 milligramme deux à trois fois par jour en tablettes ; le chlorhydrate d'yohimbine est soluble dans l'eau ; on peut l'employer en injections hypodermiques.

YOGHOURT. s. m. Variété de lait fermenté préparé en Turquie, en faisant chauffer le lait à 80° pour en réduire le volume de moitié environ, puis ajoutant un ferment spécial qui le fait coaguler. L'emploi de ce lait a été préconisé en thérapeutique ; c'est un aliment facile à digérer et diurétique.

YULAN. s. m. V. MAGNOLIER.

YVERDUN (Suisse, Vaud). *Eaux sulfurées sodiques*, tièdes, 23 à 25°. Etablissement.

Z

Z = le ζ grec.

ZAISENHAUSEN (Allemagne, Bade). *Eaux sulfurées calciques*, froides, 8°. Etablissement.

ZAIZON (Autriche). *Eaux bicarbonatées mixtes*, froides, 9 à 11°. Altitude : 566 mètres. Etablissement.

ZALDIVAR (Espagne, Biscaye). *Eaux chlorurées sodiques sulfureuses*, froides, 16°,5. Etablissement : 1er juin au 30 septembre.

ZAMENIS. s. m. V. COULEUVRE.

ZAMIE. s. f. [*Zamia*]. Genre de cycadées du cap de Bonne-Espérance, etc., dont une espèce (*Zamia integrifolia*, Th.) donne une moelle analogue au sagou.

ZARCH. V. TATZÉ.

ZEA. s. m. [de ζεὰ, sorte de céréale]. Le maïs.

ZÈBRE. s. m. — *Bois de Zèbre*. V. GATEADO.

ZÉDOAIRE. s. f. [*zedoaria*, all. *Zitwer*, *Zepterwurzel*, angl. *zedoary*, it. et esp. *zedoaria*]. Nom donné, en pharmacie, à deux substances stimulantes et antispasmodiques. La racine de *zédoaire ronde* ou *zérumbet*, fournie par le *Curcuma aromatica*, Roscoë, de la famille des amomées, vient des Indes et des Moluques, coupée en deux et en quatre parties, représentant des moitiés et des quartiers de petits œufs de poule, garnies sur leur côté convexe de pointes épineuses, qui sont des restes de radicules. Cette racine est blanc grisâtre au dehors, pesante, grise et souvent cornée à l'intérieur, d'une saveur amère, fortement camphrée, d'odeur aromatique. La racine de *zédoaire longue*, fournie par le *Curcuma zedoaria*, Roscoë, est en tubercules allongés, cylindriques ou fusiformes : même odeur, même saveur que la première.

ZÉDOARINE. s. f. Extrait amer de la zédoaire ronde (Tromsdorff).

ZÉIDE. s. f. Extrait aqueux de farine de maïs (*zea*), réduit en poudre ou en granules alimentaires.

ZÉINE. s. f. [de ζεὰ, ζεία, sorte de céréale ; all. *Zein*, *Maiskleber*, angl. *zeine*, it. et esp. *zeina*]. Substance extraite de la farine du *Zea maïs*, L. Elle est jaune, molle, ductile, élastique, et se rapproche du gluten ; mais elle n'est pas azotée (Graham).

ZÉISME. s. m. Doctrine qui assigne au maïs altéré (*Zea maïs*, L.) la cause de la pellagre.

ZÉLOTYPIE. s. f. [de ζηλοτυπία, jalousie, de ζῆλος, zèle, et τύπτειν, frapper]. Monomanie religieuse à forme doctrinale. ‖ La folie haineuse ou persécutrice.

ZÉOSCOPE. s. m. [de ζεῖν, bouillir, et σκοπεῖν, examiner ; *ébullioscope*]. Appareil employé pour déterminer, au moyen de l'ébullition, la quantité d'alcool contenue dans un liquide. C'est un thermomètre à mercure gradué : le zéro de l'échelle correspond au point d'ébullition de l'eau pure, et le 100e degré au point d'ébullition de l'alcool absolu (Conaty). Si un liquide, un vin par exemple, bout à la température qui correspond au vingtième degré du zéoscope, ce liquide renferme 20 p. 100 d'alcool.

ZÉPHYRIEN. adj. m. — *Œuf zéphyrien*, œuf clair.

ZERMATT (Suisse, Valais). *Station d'altitude*, 1620 mètres ; climat tonique et vivifiant, mais variable.

ZÉRUMBET. s. m. [all. *Blockzitwer*, esp. *zerumbet*]. V. ZÉDOAIRE.

ZESTE. s. m. [*corticula*, all. *Citronenschale*, *Pomeranzenschale*, angl. *zest*, esp. *luquete*]. Ecorce extérieure, jaune et colorante, de l'orange ou du citron, séparée de la peau blanche et amère qui est au-dessous.

ZIBETH. s. m. La civette.

ZIEHL (médecin allemand contemporain). — *Liquide de Ziehl*. Sa formule est la suivante : fuchsine basique, 1 gramme ; alcool absolu, 10 centimètres cubes ; eau phéniquée à 5 p. 100, 100 centimètres cubes. Faire d'abord dissoudre la fuchsine dans l'alcool, puis ajouter l'eau phéniquée. Ce liquide sert à colorer le bacille de Koch (V. TUBERCULOSE) ; dilué, il peut être employé pour la coloration de tous les microbes.

ZIMASE. V. ZYMASE.

ZIMMERLIN (médecin allemand contemporain). — *Amyotrophie, type Zimmerlin*. Forme d'atrophie musculaire progressive d'origine myopathique, débutant par les muscles de la partie supérieure du thorax et par ceux du bras, au moment de la puberté ou plus tard.

ZIMOME. V. ZYMOME.

ZINC. s. m. [*zincum*, all. *Zink*, *Zinkmetall*, angl. *zinc*, it. *zinco*, esp. *zinc*]. Métal qui existe dans la nature, combiné avec le soufre dans la blende, et à l'état de carbonate dans la calamine. Réduit à l'état métallique, il est d'un blanc bleuâtre, d'une structure lamelleuse, d'une pesanteur spécifique variable de 6,8 à 7,1, fusible à 410°, bouillant vers 900°, se convertissant, lorsqu'on le volatilise au contact de l'air, en flocons d'oxyde appelés vulgairement *fleur de zinc*, *laine philosophique*. A l'air, il se couvre d'une pellicule d'hydrocarbonate qui le préserve de l'oxydation. Il est soluble dans la plupart des acides ; il forme avec le cuivre divers alliages V. LAITON.

ZINCIQUE. adj. Qui concerne le zinc et ses composés. — *Fièvre zincique*. Mouvement fébrile qui se manifeste parfois lors de l'emploi de préparations de zinc ou quand elles sont prises à dose toxique.

ZINN (anatomiste bavarois, 1727-1759]. — *Zone de Zinn.* V. Vitré (*Corps*).

ZIRCONE. s. f. [all. *Zirkonerde*, angl. *zircon*, it. *zirconia*, esp. *zircona*]. Base découverte en 1789 par Klaproth. Elle est sous forme de poudre blanche, insipide, pesant 4,3, infusible. C'est l'*oxyde de zirconium*.

ZIRCONIUM. s. m. [all. et angl. *Zirkonium*, it. et esp. *zirconio*]. Métal isolé par Berzelius en 1824. On le connait à l'état cristallin, en lamelles brillantes et fragiles; graphitoïde, en écailles gris d'acier; amorphe, en poudre noirâtre, sans aspect métallique, devenant brillante par l'action du brunissoir. Il s'enflamme à l'air, étant chauffé, et se convertit en zircone.

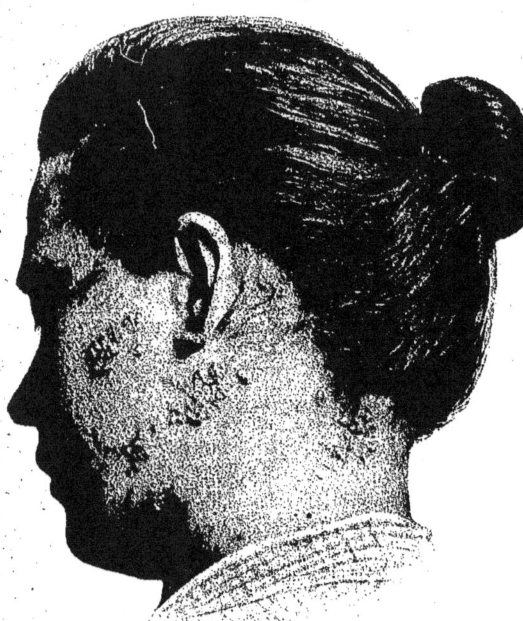

Fig. 864. — *Zona* cervical.

ZIZYPHIQUE. adj. — *Acide zizyphique*. Acide cristallisable de l'extrait de jujubier (Latour).

ZOAMYLIE. s. f. La fonction glycogénique.

ZOAMYLINE. s. f. [de ζῶον, animal, et ἄμυλον, amidon]. L'amyloïde animal. V. Amyloïde et Glycogénie.

ZOANTHROPIE. s. f. [*zoanthropia*, de ζῶον, animal, et ἄνθρωπος, homme; all. *Zoanthropie, Thierwahn*, angl. *zoanthropy*, it. et esp. *zoantropia*]. Espèce de monomanie dans laquelle le malade se croit métamorphosé en quelque animal.

ZOÏODINE. s. f. Produit azoté d'un beau violet inaltérable à l'air, inodore, insipide, insoluble, retiré de l'eau où se forme la *glairine* (Bonjean).

ZOÏQUE. adj. Qui concerne l'animal, la vie animale.

ZOÏSME. s. m. [de ζωή, vie]. L'ensemble des phénomènes de la vie animale. V. Animalité.

ZOMIDINE. s. f. [de ζωμὸς, jus de viande; all. *Zomidin*, angl. *zomidine*, it. et esp. *zomidina*]. Matière brune, d'une forte odeur de bouillon, insoluble dans l'alcool, qu'on sépare de l'extrait de viande. C'est un mélange de divers corps.

ZOMOL. s. m. Suc de viande desséché à basse température; il se présente sous forme de petites écailles rouges solubles dans l'eau. On peut l'administrer en solution dans un liquide quelconque, ou en cachets.

ZOMOTHÉRAPIE. s. f. [de ζωμὸς, jus de viande, et θεραπεία, traitement]. Méthode thérapeutique consistant dans l'emploi du plasma musculaire. Ce plasma est obtenu en exprimant la viande crue au moyen d'une forte presse. C'est donc un jus contenant tous les éléments liquides de la viande. Il exercerait une action presque spécifique contre la tuberculose (Richet et Héricourt).

ZONA. s. m. [*zona*, ζωστήρ, *herpès zoster*, *feu sacré*, *érysipèle pustuleux*, *érysipèle phlycténoïde*; all. *Gürtelkrankheit*, angl. *Formica corrosiva*, *zoster schingles*, it. et esp. *zona*]. Affection cutanée caractérisée par une éruption de vésicules d'aspect perlé et réunies en groupes, développée sur le trajet des ramifications superficielles d'un nerf; éruption précédée, accompagnée et même suivie, de douleurs habituellement paroxystiques et lancinantes. Le zona récidive très rarement; il est le plus souvent unilatéral, mais il peut être double. On l'a observé sur le trajet des divisions du nerf facial, de l'ophtalmique, labial, occipito-cervical (fig. 864), cervico-subclaviculaire, cervico-brachial, dorso-pectoral, dorso-abdominal, lombo-inguinal, lombo-fémoral, sacro-ischiatique, génital; mais il est plus fréquent sur le tronc que sur les membres (Barensprung, Charcot, Hébra). Le début a lieu par du malaise général, quelques troubles digestifs, et des douleurs parfois très vives, qui manquent pourtant chez les sujets jeunes. L'éruption apparaît bientôt sous forme de plaques érythémateuses dont le grand axe est dirigé suivant le trajet du nerf et sur lesquelles se développent de petites vésicules à contenu transparent de la grosseur d'une tête d'épingle à une lentille. Leur contenu se trouble parfois les jours suivants et devient opalescent ou franchement purulent; quelquefois il est hémorragique. Ces placards sont le siège de douleurs spontanées; le moindre frôlement des vésicules exagère la souffrance qui devient parfois intolérable. Au bout de trois à six jours les vésicules se flétrissent et se dessèchent; chez les sujets débilités elles peuvent être suivies d'escarres, c'est le *zona gangreneux*. Les douleurs peuvent persister après la disparition de l'éruption, en particulier chez les vieillards; chez les sujets jeunes, les douleurs sont toujours peu marquées et peuvent même manquer complètement. La durée de la maladie varie de une à trois semaines; son évolution s'accompagne parfois d'un léger mouvement fébrile. Sabrazès et Mathis ont trouvé une leucocytose polynucléaire et éosinophile assez marquée. Le zona présente de nombreuses variétés suivant le nerf atteint; l'une des plus intéressantes est le *zona ophtalmique*, dû à la localisation de l'affection sur la branche ophtalmique de Willis, et qui s'accompagne de complications oculaires dans deux tiers des cas (Hybord): conjonctivite, kératite, iritis. Le zona des régions inférieures peut s'accompagner de rétention d'urine. La topographie de l'éruption ne répond pas exactement à la distribution des nerfs cutanés, en particulier des nerfs intercostaux dans le cas de zona intercostal. Pour Head les zones envahies correspondent aux métamères et le zona serait lié à l'altération d'un segment médullaire ou neurotome; Brissaud adopta cette idée, en y ajoutant l'hypothèse de la métamérie secondaire des membres. Cependant Head lui-même avec Campbell est revenu depuis sur cette opinion, et considère que le zona a une topographie radiculaire et qu'il est dû à une altération des ganglions spinaux. Pour Brissaud, pour Achard, il y a un zona radiculaire et un zona spinal, à topographies différentes pour un même niveau. Quoi qu'il en soit, le liquide céphalo-rachidien examiné montre toujours une lymphocytose marquée (Brissaud et Sicard). Les causes du zona sont nombreuses; parfois l'étiologie peut être rapportée à une intoxication comme celle par l'oxyde de carbone, ou à une infection comme la tuberculose pulmonaire. Mais dans bien des cas, aucune cause apparente ne peut être relevée; le zona apparaît alors comme une maladie se montrant sous forme de petites épidémies; c'est la fièvre zostérienne de Landouzy, analogue aux fièvres éruptives; c'est une maladie infectieuse localisée sur les cellules des ganglions spinaux, comme la paralysie infantile est une maladie infectieuse localisée sur les cellules des cornes antérieures de la moelle (Head et Campbell). L'apparition de vésicules en des points très éloignés de l'éruption zostérienne (Jeanselme et Leredde) cadre bien avec cette idée. A côté du zona vrai, il faut ranger les éruptions zostériformes apparaissant au cours des maladies des centres nerveux (tabes) ou par altération d'un nerf ou d'un ganglion par un cal osseux, un mal de Pott, etc. L'indication principale du traitement est de prévenir la déchirure des vésicules: il faut donc proscrire les applications chaudes ou froides émollientes, les pommades, les cataplasmes, qui exposent au ramollissement de l'épiderme. En saupoudrant le zona avec un mélange de poudre d'amidon et oxyde de zinc, avec ou sans poudre d'opium, on calme le prurit sans s'exposer à mettre à nu le corps papillaire. En appliquant ensuite une large plaque de baudruche que l'on gommera sur les bords, on formera une sorte d'épiderme artificiel prévenant les frottements douloureux. On calmera les douleurs au moyen de l'antipyrine, de la phénacétine et des différents antinévralgiques, l'insomnie par le chloral, le trional, l'opium, etc. Enfin les névralgies, parésies, amyotrophies et autres troubles trophiques persistants, exigent l'emploi des courants continus, puis l'usage des eaux de Néris.

ZONE. s. f. [*zona*, de ζώνη, bande, ceinture; all. *Zone*, *Himmelstrich*, angl. *zone*, it. et esp. *zona*]. Chacune des cinq divisions en lesquelles les géographes partagent le globe terrestre à raison de leurs climats, qui influent beaucoup sur la constitution de l'homme: 1° la *zone torride* est comprise entre les deux tropiques; 2° les *zones tempérées* sont entre les tropiques et les cercles polaires; 3° les *zones glaciales* sont entre les cercles polaires et les pôles. ‖ En anatomie, *zone choroïdienne*, *zone ciliaire* ou *de Zinn*. V. VITRÉ (*Corps*). — *Zone transparente* (*zona pellucida*, *oolemma pellucidum*). V. OVULE. ‖ En chirurgie, *zone dangereuse*. On a appelé ainsi une région qui, ayant la clavicule pour centre, s'étend à 14 ou 18 centimètres sur le cou, le bras et la poitrine, et fait courir le danger d'introduction de l'air dans les veines lorsqu'on ouvre celles-ci pendant les opérations chirurgicales. V. AÉRHÉMOCTONIE.

ZONÉ, ÉE. adj. Qui est marqué de zones.

ZONULAIRE. adj. — *Cataracte zonulaire*. V. CATARACTE.

ZONULE. s. f. Zone d'une petite largeur. — *Zonule de Zinn*. V. ŒIL.

ZOOBIOLOGIE. s. f. [de ζῶον, animal, et *biologie*]. La physiologie animale (de Blainville, 1829).

ZOOCARPE. s. m. [de ζῶον, animal, et καρπός, fruit]. Nom donné par Borie de Saint-Vincent, qui les a découverts (1847), aux corps appelés depuis *zoospores*.

ZOOCHIMIE. s. f. [de ζῶον, animal, et *chimie*, all. *Zoochemie*, *Tierchemie*, angl. *zoochymy*, it. *zoochimica*, esp. *zooquimica*]. Analyse chimique des parties animales (Clarus, 1801).

ZOOCHIMIQUE. adj. [de ζῶον, animal, et *chimique*; all. *zoochemisch*, angl. *zoochymic*, it. *zoochimico*, esp. *zooquimico*]. Se dit des phénomènes chimiques qui se passent dans l'économie animale, tels que les actes d'*assimilation* et de *désassimilation*, d'où résulte la production des principes immédiats.

ZOOGÈNE. s. m. [de ζῶον, animal, et γεννᾶν, engendrer; all. *Zoogen*, it. et esp. *zoogeno*]. La glairine.

ZOOGLÉE. s. f. [de ζῶον, animal, et γλοιά, colle]. Nom donné, d'après l'idée erronée qui faisait ranger les bactéries parmi les animaux, à certains microorganismes se présentant constamment sous l'aspect d'amas. Cet état résulte de ce que l'enveloppe gélatineuse particulière à chaque élément se gonfle par absorption d'eau, et s'unit aux éléments voisins de façon à constituer une masse dans laquelle ils sont fusionnés. Ces colonies, habituellement constituées par

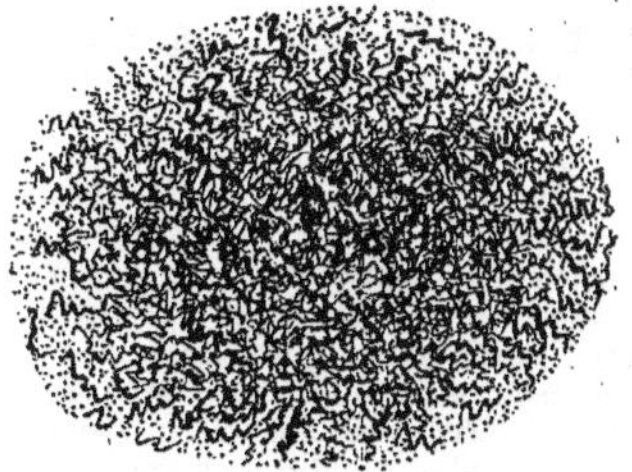

Fig. 865. — *Zooglée* de spirilles. 500/1 (d'après Cohn).

des microcoques et des bâtonnets courts peuvent être aussi formées par des spirobactéries (fig. 865); elles acquièrent parfois un volume tel qu'elles sont visibles à l'œil nu.

ZOOGLÉIQUE. adj. Qui est relatif aux *zooglées*. — *Paratétragène zoogléique*. V. TÉTRAGÈNE. — *Tuberculose zoogléique* (Malassez et Vignal). Variété de pseudo-tuberculose due à un parasite se montrant sous forme de zooglées. D'après Roger, elle serait identique à la pseudo-tuberculose streptobacillaire de Dor, mais distincte de la pseudo-tuberculose bacillaire que lui-même a décrite avec Charrin.

ZOOGOMMITE. s. m. [de ζῶον, animal, et *gomme*] (Mérat). Nom commun aux matières muqueuses et gélatineuses des animaux, *mucus*, *gélatine*, *chondrine*, etc.

ZOOGRAPHIE. s. f. Description des animaux.

ZOOGREFFE. s. f. Greffe dont on emprunte les éléments à un animal; telle est la greffe de la peau de grenouille sur une vaste perte de substance.

ZOOHÉMATINE. s. f. Syn. d'*hématosine*.

ZOOLOGIE. s. f. [*zoologia*, de ζῶον, animal, et λόγος, discours; all. *Zoologie*, *Tierkunde*, angl. *zoology*, it. et esp. *zoologia*]. Partie de l'histoire naturelle qui traite des animaux. V. BIOTAXIE. — *Zoologie médicale*. Partie de la zoologie qui décrit les animaux fournissant des matières utilisées en médecine, et ceux qui sont nuisibles à l'homme, tels que les animaux venimeux, les poissons vénéneux et les parasites.

ZOOLOGIQUE. adj. Qui se rapporte à la zoologie, aux animaux: *géographie zoologique*.

ZOOMAGNÉTISME. s. m. V. MAGNÉTISME *animal*.

ZOOMANIE. s. f. Amour morbide de certains dégénérés pour les animaux.

ZOOMÉPHITISME. s. m. [de ζῶον, animal, et *méphitisme*]. Le méphitisme d'origine animale. V. ENCOMBREMENT.

ZOOMÉTRIE. s. f. [de ζῶον, animal, et μέτρον, mesure]. La mensuration des animaux, de leurs parties.

ZOOMORPHISME. s. m. [de ζῶον, animal, et μορφή, forme; all. *Tierumgestaltung*, *Zoomorphismus*, angl. *zoomorphism*, it. et esp. *zoomorfismo*]. Métamorphose en animal. On s'est servi de ce mot pour exprimer l'opinion où l'on était que des hommes pouvaient se transformer en animaux : croyance aux loups-garous, à la lycanthropie, etc.

ZOOMYLE. s. m. [de ζῶον, animal, et μύλη, môle]. Monstre unitaire parasitaire, produit d'une conception incomplète, dans lequel on rencontre des débris osseux et des dents. Ex. : môles utérins (Isid. Geoffroy Saint-Hilaire).

ZOONIQUE. adj. [de ζῶον, animal ; angl. *zoonic*, it. et esp. *zoonico*]. Se dit de ce qui appartient à une substance animale ou en provient. — *Acide zoonique.* Acide acétique impur.

ZOONITE. s. m. [all. *Zoonit*, angl. *zoonite*, it. et esp. *zoonito*] (Dugès). Chacune des parties du tronc des animaux connues, depuis Aristote, sous les noms d'*anneaux*, de *segments* et d'*articles*, et considérées comme un type élémentaire, mais idéal, des formes animales. Tout animal articulé serait composé d'une série longitudinale de zoonites depuis l'extrémité de la tête jusqu'au bout de la queue, renfermant chacun toutes les parties essentielles d'un animal (nerfs, muscles, membres, etc.). Le type idéal nommé *zoonite* se répète à droite et à gauche dans tous les animaux symétriques, binaires et pairs. Le cas de la génération qui, d'un zoonite, ferait un individu nouveau dans quelques annélides, ne porte jamais sur un seul segment dans nos expériences ; quand il est naturel, il offre des caractères particuliers dans lesquels il y a développement organogénique d'une partie à l'état d'individu entier, ce qu'on appelle *rédintégration*.

ZOONOMIE. s. f. [*zoonomia*, de ζῶον, animal, et νόμος, loi, règle ; all. *Zoonomie*, *Thierlebenskunde*, angl. *zoonomy*, it. et esp. *zoonomia*]. Science des lois qui régissent l'organisation (Chaussier, *Plan du cours de zoonomie*, Paris, 1809) et les actions organiques des animaux.

ZOONOMIQUE. adj. [*zoonomicus*, all. *zoonomisch*, angl. *zoonomic*, it. et esp. *zoonomico*]. Qui a rapport à la zoonomie.

ZOONOSE. s. f. [de ζῶον, animal et νόσος, maladie]. Maladie qui frappe de préférence les animaux.

ZOOPHOBIE. s. f. [de ζῶον, animal, et φόβος crainte]. Crainte morbide de certains animaux.

ZOOPHYTE. s. m. [*zoophytum*, de ζῶον, animal, et φυτόν, plante ; all. *Thierpflanze*, angl. *zoophyte*, it. et esp. *zoofito*]. Littéralement *animal-plante*. Linné donnait ce nom à une classe d'animaux comprenant des êtres qu'il croyait intermédiaires entre les animaux et les plantes. Ce mot est actuellement synonyme d'*animaux rayonnés*.

ZOOPLASMA. s. m. [de ζῶον, animal, et *plasma*] (Remak). Le plasma des animaux.

ZOOPLASTE. s. m. [de ζῶον, animal, et πλάσσειν, former] (Serres, 1842). Synonyme de *spermatozoïde*.

ZOOSE. s. f. [de ζώωσις, vivification, de ζῶον, animal]. La formation, l'apparition des animaux.

ZOOSPERME. s. m. [de ζῶον, animal, et σπέρμα, sperme ; all. *Samenthierchen*, angl. *zoospern*, it. et esp. *zoospermo*]. V. SPERMATOZOAIRE.

ZOOSPORANGE. s. m. Sporange dans laquelle se forme une zoospore.

ZOOSPORE. s. f. [de ζῶον, animal, et σπορά, graine]. Nom donné à une variété d'endospore nue et pourvue de cils moteurs.

ZOOTAXIE. s. f. [de ζῶον, animal, et τάξις, ordre]. La classification des animaux. V. BIOTAXIE.

ZOOTECHNIE. s. f. [de ζῶον, animal, et τέχνη, art; all. *Zootechnik*, angl. *zootechnics*, it. et esp. *zootecnica*]. Primitivement, art d'empailler et de conserver les animaux. — Actuellement, l'art de l'exploitation des animaux domestiques pour l'industrie agricole.

ZOOTOMIE. s. f. [*zootomia*, de ζῶον, animal, et τομή, section, dissection ; all. *Zootomie*, *Thierzergliederung*, angl. *zootomy*, it. et esp. *zootomia*]. Anatomie des animaux.

ZOOTOMIQUE. adj. [all. *zootomisch*, angl. *zootomic*, *zootomical*, it. et esp. *zootomico*]. Qui a rapport à l'anatomie des animaux. — *Lois zootomiques.* Nom sous lequel on a longtemps distingué les faits relatifs à la structure des animaux de ceux qui se rapportent aux plantes, dans la croyance qu'ils étaient sans analogie. Or l'examen des systèmes organiques a d'abord montré à Geoffroy Saint-Hilaire l'*unité de plan* ou *de composition* des animaux, unité qui n'atteint toute son évidence que par l'étude des tissus et des éléments anatomiques, et qui s'applique à la structure des plantes comme à celle des animaux, lorsqu'on compare entre elles les parties élémentaires, telles que les cellules. La fécondité de ce principe se manifeste dans les études tératologiques. Jamais, dans les anomalies animales ou végétales, on n'a trouvé une seule partie étrangère à l'état normal et nouvelle pour l'organisation ; c'étaient toujours les organes ordinaires, mais plus ou moins développés, plus ou moins déformés, selon les conditions accidentelles extérieures ou intimes, causes de l'anomalie. C'est ce qu'a développé l'examen des aberrations de forme, de volume et de structure, offertes par les éléments.

ZOSTER. s. f. ZONA.

ZOSTÈRE. s. f. [*Zostera marina*, de ζωστήρ, ceinture ; all. *Gürtelflechte*, angl. *shingles*, et *alga dei vetrai*]. Plante de la famille des naïadées, croissant submergée sur les côtes de presque toutes les mers, surtout méridionales. Sa tige rampante porte des feuilles allongées, engainantes, disposées en éventail à leur base, très usitées dans les arts sous le nom de *crin végétal*.

ZOSTÉRIFORME. adj. Qui ressemble à l'éruption du zona.

ZUJAR (Espagne, Grenade). *Eaux chlorurées sodiques sulfureuses*, chaudes, 36° à 40°. Établissement : avril à juin, septembre et octobre.

ZUMIQUE. V. ZYMIQUE.

ZUOZ (Suisse, Grisons). *Station d'altitude*, 1748 mètres. Saison : 15 juin au 15 septembre.

ZYGODACTYLE. adj. Qui présente la zygodactylie.

ZYGODACTYLIE. s. f. [de ζύγος, union, et δάκτυλος, doigt]. La soudure des doigts deux à deux (V. SYNDACTYLIE).

ZYGOMA. s. m. [ζύγωμα, qui signifie tout corps transversal servant à en joindre deux autres ; all. *Jochbein*, angl. *zygoma*, it. et esp. *zigoma*]. — *Zygoma* ou *os jugal*. L'os malaire, parce qu'il joint la face aux parties latérales du crâne.

ZYGOMATIQUE. adj. [*zygomaticus*, angl. *zygomatic*, it. et esp. *zygomatico*]. Qui a rapport à la pommette. — *Apophyse zygomatique*, *tubercule zygomatique*. V. TEMPORAL (*Os*). — *Fosse zygomatique*. Espace compris entre le bord supérieur de l'aile externe de l'apophyse ptérygoïde et la crête qui descend de la tubérosité de l'os malaire au bord alvéolaire de l'os maxillaire supérieur. — *Muscle grand zygomatique* [it. *zigomatico maggiore*, esp. *zigomatico mayor*, *grand zygomato-labial*, Ch.]. Muscle qui s'étend de la face externe de l'os de la pommette à l'angle des lèvres. — *Muscle petit zygomatique* [it. *zigomatico minore*, esp. *zigomatico menor*, *petit zygomato-labial*, Ch.]. Muscle qui naît un peu plus bas que le précédent, et se réunit au bord externe de l'élévateur propre de la lèvre supérieure, avec lequel il se termine dans la peau de cette lèvre.

ZYGOMATO-AURICULAIRE. adj. et s. m. V. AURICULAIRE *inférieur*.

ZYGOMATO-LABIAL, ALE. adj. et s. m. V. ZYGOMATIQUE.

ZYGOMATO-MAXILLAIRE. adj. et s. m. V. MASSÉTER.

ZYGOMORPHE. adj. [de ζύγος, copule, et μορφή, forme]. Se dit des corps organisés semblables unis normalement ou tératologiquement.

ZYGOSPORE. s. f. [de ζύγος, copule, et σπορὰ, graine]. Spore née de la rencontre de deux bourgeons latéraux provenant de deux filaments de mycélium différents. On l'observe chez les *Mucor*.

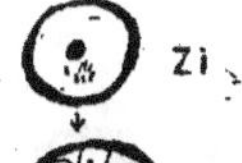

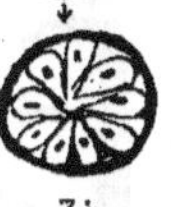

Fig. 866. — *Zygote*.

ZYGOTE. s. m. Dans l'évolution de l'hématozoaire de Laveran, on donne ce nom à une phase de la vie sexuée; le zygote résulte de la fécondation du macrogamète par le microgamète; il se loge dans la paroi de l'estomac de l'*Anopheles*, s'y divise et se transforme en un kyste rempli de sporozoïtes. V. ce mot.

ZYMASE. s. f. [de ζυμόω fermenter; all. *Gährstoff*, *Sauerteig*; *ferment soluble, amorphe* ou *non figuré*]. Nom générique donné par Béchamp aux ferments solubles, appelés encore *enzymes* ou *diastases*.

ZYMÉTOLOGIE. s. f. V. ZYMOLOGIE.

ZYMIQUE. adj. (improprement *Zumique*) de [ζύμη, fermentation]. Qui concerne la fermentation. — Se dit des microorganismes qui jouent le rôle de ferments (Pasteur). — *Acide zymique* [all. *Zyminsäure*, angl. *zimic acid*, it. et esp. *acido zimico*]. Ancien nom de l'acide lactique.

ZYMOGÈNE. adj. [de ζύμη, ferment, et γεννᾶν, engendrer]. Se dit d'une substance capable d'engendrer un ferment soluble ou zymase; dans l'épithélium des glandes qui sécrètent de tels ferments, s'accumulent, quand la glande est en repos, des granulations de substance *zymogène* qui se transforme en ferment quand la glande fonctionne. — Se dit aussi des bactéries qui déterminent la fermentation ou la putréfaction des matières animales ou végétales; on dit dans le même sens bactéries *saprogènes*. Elles agissent par oxydation, réduction ou dédoublement; elles sont ordinairement anaérobies. Elles sont pour la plupart parfaitement tolérées par l'organisme, dans lequel elles peuvent être introduites à fortes doses sans produire de troubles appréciables. Elles ne se développent qu'aux dépens de la matière morte et sont sans action sur la matière vivante.

ZYMOLOGIE. s. f. [*zymologia*, de ζύμη, levain ou ferment, et λόγος, discours; all. *Zymologie*, *Gährungslehre*, angl. *zymology*, it. et esp. *zymologia*]. Partie de la chimie qui traite de la fermentation.

ZYMOME. s. m. [de ζύμη, ferment; all. *Zymom*, *Weingeistkleber*, angl. *zymome*, it. et esp. *zimoma*; *fibrine végétale*, Liebig]. Un des principes constituants du gluten.

ZYMOSCOPE. s. m. [de ζύμη, ferment, et σκοπεῖν, examiner]. V. ZYMOSIMÈTRE.

ZYMOSIMÈTRE. s. m. [*zymosimetrum*, de ζύμωσις, fermentation, et μέτρον, mesure; all. *Gährungsmesser*, angl. *zimosimeter*, it. et esp. *zimosimetro*]. Instrument propre à faire connaître le degré de fermentation d'une liqueur.

ZYMOTECHNIE. s. f. [*zymotechnia*, de ζύμη, ferment, et τέχνη, art; all. *Zymotechnik*, angl. *zymotechnics*, *zymology*, it. et esp. *zimotecnia*]. Synonyme de *zymologie* (Stahl).

ZYMOTIQUE. adj. [*zymoticus*, ζυμωτικός, et ζύμη, ferment; all. *gährungsfähig*, *gährungserregend*, angl. *zymotic*, it. et esp. *zimotico*]. Qui est propre à la fermentation. — *Maladie zymotique*. Nom donné parfois aux maladies infectieuses en raison de l'analogie reconnue depuis longtemps entre l'évolution de ces maladies et le processus de la fermentation. C'est Rhazès, le premier, qui assimila la variole au moût de raisin qui fermente. Depuis ce temps, beaucoup de médecins, entre autres Bouillaud, comparèrent le processus infectieux au processus fermentatif. Aussi, quand Pasteur eut montré que les fermentations étaient dues à l'intervention de germes extrêmement petits venus du dehors, Davaine eut l'idée que les bâtonnets qu'il avait observés depuis plusieurs années dans le sang des animaux morts du charbon étaient l'agent de la maladie, comme le ferment butyrique de Pasteur était l'agent de la fermentation butyrique. Peu à peu furent découverts les agents de beaucoup de maladies infectieuses. Puis on reconnut que ces microbes n'agissaient que par les produits solubles ou toxines qu'ils sécrètent, et, appliquant cette idée aux fermentations, on s'aperçut que l'agent figuré de la fermentation excrétait lui aussi un ferment soluble. Ainsi marchent toujours de pair les progrès dans l'étude des fermentations et ceux dans la connaissance des maladies infectieuses.

ZYTHOGALE. s. m. [de ζῦθος, bière, et γάλα, lait; all. *Biermolken*, angl. *zythogalum*, it. et esp. *zitogala*]. Mélange de lait et de bière, appelé aussi *posset*, et qui est employé comme boisson dans certains pays.

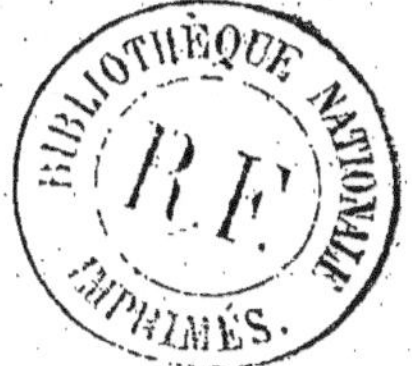

Fascicule V

(S-Z)

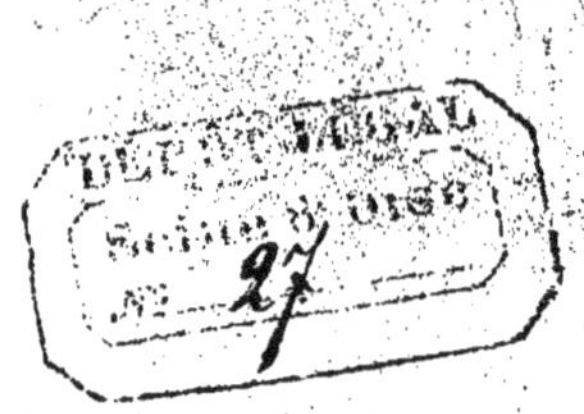

DICTIONNAIRE

DE MÉDECINE

Par É. LITTRÉ

VINGT ET UNIÈME ÉDITION

Par A. GILBERT

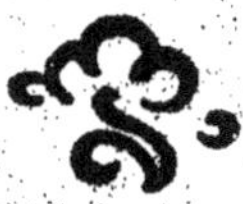

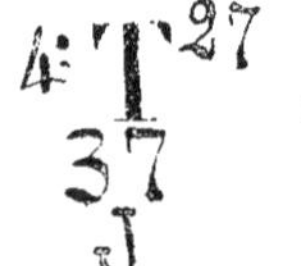

J.-B. BAILLIÈRE et FILS

www.ingramcontent.com/pod-product-compliance
Lightning Source LLC
LaVergne TN
LVHW010115230826
846091LV00001BA/47

* 9 7 8 2 0 1 4 0 2 2 5 1 3 *